EbM-GUIDELINES

Susanne Rabady, Erwin Rebhandl, Andreas Sönnichsen (Hg.)

EbM-Guidelines
Evidenzbasierte Medizin für Klinik und Praxis

Chef-Editor: Ilkka Kunnamo

4., komplett überarbeitete und erweiterte Auflage

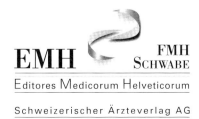

Editores Medicorum Helveticorum
Schweizerischer Ärzteverlag AG

© der Originalausgabe: Duodecim Medical Publications Ltd.,
an imprint of Duodecim Medical Publications Ltd.,
Kalevankatu 11 A, 00100 Helsinki, Finland

Alle deutschsprachigen Rechte
© 2008 Verlagshaus der Ärzte GmbH, Nibelungengasse 13,
A-1010 Wien www.aerzteverlagshaus.at
4. Auflage 2008

Schweizer Lizenzausgabe
Copyright © 2008 by
EMH Schweizerischer Ärzteverlag AG
Farnsburgerstrasse 8
CH-4132 Muttenz
www.emh.ch

aus dem Englischen übersetzt von Eva Beckel, Eva Fürthauer,
Eva Holzmair-Ronge, Herbert Kaiser, Thomas Mally, Patrizia
Reinagel, Gerhard Reinagel und Werner Richter

Umschlaggestaltung: Lukas Drechsel-Burkhard,
Wien. luc-design
Umschlagfoto: PhotoDisc
Satz: Helmut Lenhart, Kalsdorf bei Graz
Korrektorat der deutschsprachigen Ausgabe:
Ernst Schmölzer, Markus Helmut Lenhart
Technische Betreuung: Martin Roubal, Richard Schreitl
Wissenschaftliches Lektorat: Dr. Susanne Rabady
Projektbetreuung: Hagen Schaub, Michael Hlatky
Druck & Bindung:
Ferdinand Berger & Söhne GmbH, 3580 Horn

Printed in Austria

ISBN: 978-3-03754-030-5

Das Werk ist urheberrechtlich geschützt. Die dadurch begründeten Rechte, insbesondere das der Übersetzung, des Nachdrucks, der Entnahme von Abbildungen, der Funksendung, der Wiedergabe auf fotomechanischem oder ähnlichem Wege und der Speicherung in Datenverarbeitungsanlagen, bleiben, auch bei nur auszugsweiser Verwendung, vorbehalten.

Geschützte Warennamen (Warenzeichen) werden im Buch nicht immer besonders kenntlich gemacht. Aus dem Fehlen eines solchen Hinweises kann aber nicht geschlossen werden, dass es sich um einen freien Warennamen handelt.

Herausgeber, Reviewer und Verlag haben alle Buchinhalte sorgfältig erwogen und geprüft, dennoch kann keine Garantie übernommen werden. Eine Haftung wird daher nicht übernommen.

Aus Gründen der leichteren Lesbarkeit – vor allem in Hinblick auf die Vermeidung einer ausfernden Verwendung von Pronomen – haben wir uns dazu entschlossen, alle geschlechtsbezogenen Wörter nur in eingeschlechtlicher Form – der deutschen Sprache gemäß zumeist die männliche – zu verwenden. Selbstredend gelten alle Bezeichnungen gleichwertig für Frauen.

Inhaltsverzeichnis

Bitte beachten Sie, dass es aus technischen Gründen nicht möglich war, alle EbM-Guidelines in das Buch aufzunehmen. Weitere Leitlinien, ein umfangreiches Bildarchiv sowie Videoclips finden Sie auf der Homepage www.ebm-guidelines.at (Österreich), www.ebm-guidelines.de (Deutschland) bzw. www.ebm-guidelines.ch (Schweiz).

Vorwort der Originalausgabe		18
Vorwort der deutschsprachigen Ausgabe		19
Einleitung zur deutschsprachigen Ausgabe		20
Originalautoren und Reviewer der einzelnen Beiträge		21
Mitarbeiter bei der deutschsprachigen Ausgabe		26
Die Evidenzstufen		26
Abkürzungsverzeichnis		27

1 Infektionskrankheiten

1.10	Anhaltendes Fieber bei Erwachsenen	30
1.20	Yersiniose	32
1.21	Tularämie	33
1.22	Erysipeloid	34
1.24	Tetanus	35
1.26	Gasbrand (Gasgangrän)	36
1.28	Methicillin-resistenter Staphylococcus aureus (MRSA)	36
1.29	Lyme-Borreliose (LB)	39
1.40	Grippe (Influenza)	44
1.41	Herpes zoster	46
1.42	Mononukleose	48
1.45	HIV-Infektion	49
1.46	Verdacht auf Tollwut	53
1.50	Schistosomendermatitis (Zerkariendermatitis)	54
1.51	Echinokokkose	55
1.52	Bandwurmbefall	56
1.53	Trichinose (Trichinellose)	57
1.54	Askariasis	58
1.55	Madenwürmer (Enterobiasis)	58
1.60	Lambliasis (Giardiasis)	59
1.62	Toxoplasmose	61
1.63	Amöbiasis	63
1.70	Sepsis	64
1.71	Infektionen bei Immunsupprimierten und Krebspatienten	66
1.72	Prävention und Behandlung von Infektionen bei splenektomierten Patienten	69
1.80	Ökologische Aspekte bei der Verwendung von Antibiotika	69
1.81	Empfehlungen für die Antibiotikatherapie	71

2 Reise- und Tropenmedizin

2.01	Infektionsprophylaxe für Reisende	76
2.02	Diagnose und Prophylaxe von Malaria bei Reisenden	77
2.03	Prophylaxe und Erstbehandlung der Reisediarrhö	79
2.04	Flugreisen und Erkrankungen	80
2.30	Fieber bei Tropenheimkehrern	81
2.31	Bakterielle Erkrankungen in warmen Ländern	84
2.32	Viruserkrankungen in warmen Ländern	89
2.33	Parasitäre Erkrankungen in warmen Ländern: Protozoen und Würmer	91
2.36	SARS (Schweres akutes Atemnotsyndrom)	94

3 Impfungen

3.01	Impfungen	98

4 Kardiovaskuläre Erkrankungen

4.01	Interpretation des EKG beim Erwachsenen	104
4.02	Ventrikelhypertrophien (RVH, LVH) im EKG	106
4.03	Schenkelblockbilder im EKG	107
4.04	Belastungstests (Ergometrie und Spiroergometrie)	112
4.05	Langzeit-EKG	117
4.06	Computergestützte EKG-Auswertung	118
4.07	(Langes) QT-Syndrom (LQTS)	118
4.10	Harmlose Herzgeräusche beim Erwachsenen	121
4.11	Herzgeräusche bei den häufigsten erworbenen Vitien der Erwachsenen	121
4.12	Herzklappenersatz: Nachsorge	127
4.20	Arterielle Hypertonie: Definition, Prävalenz und Klassifikation	128
4.21	Risikofaktoren für Hypertonie	129
4.22	Hypertonie: Diagnostik und erste Untersuchungen	129
4.23	Hypertonie: Richtwerte für den Therapiebeginn und Zielwerte für die Behandlung	131
4.24	Hypertonie: Nicht medikamentöse Therapie	133
4.25	Medikamentöse Behandlung der arteriellen Hypertonie	134
4.26	Individuelle Wahl blutdrucksenkender Mittel für verschiedene Patientengruppen	137
4.27	Linksventrikuläre Hypertrophie (LVH) bei Hypertoniepatienten	139
4.28	Sekundäre Hypertonie	141

4.35	Arrhythmie: Symptome und Untersuchungen	144
4.36	Synkopen: Ursachen und Abklärung	146
4.37	Supraventrikuläre Extrasystolie	150
4.38	Sinustachykardie	150
4.39	Supraventrikuläre Tachykardie (SVT)	151
4.40	Ventrikuläre Extrasystolen	155
4.41	Ventrikuläre Tachykardie	157
4.42	Differenzialdiagnostik bei Breitkomplextachykardie	160
4.43	Bradykardie	161
4.44	Sick-Sinus-Syndrom	162
4.45	Therapieoptionen bei Vorhofflimmern: Frequenzkontrolle oder Rhythmuskontrolle?	163
4.46	Management des akuten Vorhofflimmerns	164
4.47	Frequenzkontrolle bei andauerndem Vorhofflimmern	167
4.48	Prävention des Vorhofflimmerns	168
4.49	Antikoagulation bei Vorhofflimmern: Indikationen und Durchführung	171
4.50	Behandlung des Vorhofflatterns	173
4.52	Herzschrittmacher: Folgebetreuung des Patienten und Überwachung der Schrittmacherfunktion	174
4.55	Differenzialdiagnostik beim Thoraxschmerz	178
4.58	Akutes Koronarsyndrom: instabile Angina pectoris und Nicht-ST-Strecken-Elevations-Myokardinfarkt (NSTEMI)	180
4.60	Myokardinfarkt	181
4.61	Thrombolyse und PTCA beim akuten ST-Hebungsinfarkt (STEMI)	189
4.63	Koronare Herzkrankheit (KHK): Symptomatik, Diagnose und Therapie	194
4.64	Diagnostische Koronarangiographie	199
4.65	Nachsorge nach Revaskularisation	200
4.70	Akutes Lungenödem	201
4.71	CPAP-Behandlung des Lungenödems	202
4.72	Chronische Herzinsuffizienz	203
4.80	Infektiöse Endokarditis	212
4.81	Bakterielle Endokarditis: Prävention	213
4.82	Myokarditis	215
4.85	Dilatative Kardiomyopathie	216
4.86	Hypertrophische Kardiomyopathie	218
4.90	Primäre pulmonale Hypertonie	219

5 Gefäßerkrankungen

5.10	Beinödeme	222
5.11	Wadenschmerzen	224
5.20	Doppler-Ultraschall-Einsatz in der Diagnostik	225
5.30	Varizen und venöse Insuffizienz der unteren Extremitäten	227
5.35	Oberflächliche Thrombophlebitis	230
5.40	Tiefe Venenthrombose	231
5.41	Thrombophilie (ererbt)	234
5.42	Prävention von venösen Thrombosen	236
5.43	Pulmonalembolie (PE)	239
5.44	Orale Antikoagulation	243
5.50	Konservative Behandlung des Ulcus cruris	247
5.51	Chirurgische Therapie des Ulcus cruris	248
5.53	Intermittierende Kompression bei Beinödemen	249
5.60	Ischämische Erkrankung der unteren Extremität	250
5.61	Cholesterin-Embolie	253
5.62	Vibrationssyndrom (Vibrationsbedingte Weißfingerkrankheit)	254
5.63	Aortenaneurysma und Aortendissektion	255

6 Erkrankungen der Atemwege

6.01	Anhaltender Husten beim Erwachsenen	258
6.02	Hämoptysen	260
6.03	Dyspnoe	261
6.04	Hyperventilation	263
6.05	Respiratorische Insuffizienz	264
6.07	Lungenfunktionstests	267
6.10	Akute Bronchitis	270
6.11	Pneumonie	272
6.12	Infektionen mit Mycoplasma pneumoniae	275
6.20	Kontakt mit einer infektiösen Tuberkulose	276
6.21	Diagnostik der Tuberkulose	278
6.22	Medikamentöse Tuberkulosebehandlung beim ambulanten Patienten	279
6.23	Infektionen mit atypischen Mykobakterien	281
6.24	Bronchiektasien	281
6.30	Asthma bronchiale: Symptome und Diagnostik	282
6.31	Asthma: Langzeitmanagement	284
6.32	Asthma bronchiale: Behandlung bei akuter Exazerbation	287
6.33	Berufsbedingtes Asthma	288
6.34	Chronisch obstruktive Lungenerkrankung (COPD)	291
6.40	Idiopathische Lungenfibrose (fibrosierende Alveolitis)	294
6.41	Allergische Alveolitis (Farmerlunge etc.)	295
6.42	Eosinophile Pneumonie (eosinophile Lungeninfiltrate)	296
6.43	Sarkoidose (Morbus Boeck)	296
6.44	Akute Reaktionen der Lunge auf Reizgase	298
6.50	Bronchuskarzinom	299
6.60	Fremdkörper in den Atemwegen	301
6.61	Pneumothorax	302
6.62	Pneumomediastinum	304
6.71	Schlafapnoe	304
6.80	Pleuraerguss – Pleurapunktion	307

7 Erkrankungen des Mundraums

7.10	Mundtrockenheit	310
7.11	Cheilitis	311
7.12	Störungen des Geschmackssinns	312
7.13	Mundgeruch	312
7.15	Mundbrennen und Glossalgie	313
7.16	Malokklusion und Kopfschmerzen	315
7.20	Schleimhautulzera im Mund	316
7.21	Virale Infekte der Mundschleimhaut	316
7.22	Pilzinfektionen im Mund	318
7.23	Hautkrankheiten im Mundbereich	320
7.24	Gutartige Läsionen der Zunge	324
7.26	Lippen-, Kiefer-, Gaumenspalte	325
7.30	Störungen der Zahnentwicklung	327
7.31	Zahnkaries und andere Erkrankungen des harten Zahngewebes und der Zahnpulpa	328
7.32	Parodontale Erkrankungen (Zahnfleischentzündung und Zahnstein)	329
7.33	Zahnverletzungen	330
7.34	Erste Hilfe bei starken Zahnschmerzen	331
7.35	Komplikationen nach Zahnextraktionen und anderen Eingriffen im Mundbereich	332
7.36	Notfallbehandlung eines gingivalen Abszesses	334

8 Gastroenterologie

8.01	Unbeabsichtigter Gewichtsverlust	336
8.02	Übelkeit und Erbrechen	337
8.03	Reisekrankheit	339
8.04	Dysphagie (Schluckstörungen)	340
8.05	Hämatemesis	342
8.06	Stuhlinkontinenz	344
8.07	Obstipation beim Erwachsenen	345
8.08	Schmerzhaftes und gebläthes Abdomen – das Reizdarmsyndrom (Colon irritabile)	347
8.09	Akutes Abdomen beim Erwachsenen	349
8.10	Syndroma pelvis spasticum: Levatorsyndrom	352
8.21	Gastroskopie	352
8.22	Sigmoidoskopie und Koloskopie	354
8.30	Sodbrennen; Refluxösophagitis	356
8.31	Dyspepsie	360
8.32	Therapie bei Dyspepsie, Ulcus pepticum und Helicobacter-pylori-Infektion	363
8.33	Sichere Anwendung nicht steroidaler Antirheumatika	365
8.40	Diarrhö beim erwachsenen Patienten	368
8.41	Klinisches Erscheinungsbild und Behandlung der Diarrhö nach ihrer Ursache bei Erwachsenen	370
8.42	Durch Antibiotika verursachte Diarrhö	374
8.43	Lebensmittelvergiftung	375
8.44	Anhaltende Diarrhö bei Erwachsenen	377
8.50	Untersuchung eines Patienten mit rektalen Blutungen	379
8.51	Erkrankungen, die rektale Blutungen verursachen	380
8.52	Meläna	382
8.60	Analschmerzen	382
8.61	Pruritus ani	385
8.62	Hämorrhoiden	385
8.63	Analfissur	387
8.64	Analabszess	388
8.70	Kolorektales Karzinom	388
8.71	Prävention und Screening bei kolorektalen Karzinomen	389
8.72	Postoperative Nachsorge beim kolorektalen Karzinom	390
8.73	Langzeitbeobachtung von Risikopatienten für kolorektale Karzinome	391
8.80	Chronisch entzündliche Darmerkrankung	391
8.81	Paralytischer und mechanischer Ileus; Pseudoobstruktion	394
8.82	Divertikulitis und Divertikulose	395
8.83	Laktoseintoleranz	396
8.84	Zöliakie	397
8.85	Hernien bei Erwachsenen	400
8.86	Postoperative epigastrische Beschwerden	402

9 Erkrankungen der Leber und Bauchspeicheldrüse

9.10	Der Patient mit Ikterus	406
9.11	Gilbert-Meulengracht-Syndrom	407
9.12	Abklärung eines Patienten mit auffälligen Leberwerten	408
9.13	Alkalische Phosphatase (AP)	409
9.20	Virale Hepatitis	409
9.21	Chronische Hepatitis	414
9.22	Leberzirrhose	415
9.23	Primär biliäre Zirrhose	417
9.24	Cholelithiasis	418
9.25	Sklerosierende Cholangitis	419
9.30	Akute Pankreatitis	420
9.31	Chronische Pankreatitis	421
9.32	Pankreasinsuffizienz	423
9.33	Pankreaskarzinom	424

10 Nierenerkrankungen

10.01	Polyurie	426
10.02	Erhöhtes Serumkreatinin	427
10.03	Proteinurie	428
10.04	Nephrotisches Syndrom	431
10.05	Harndiagnostik und Bakterienkultur	432
10.10	Therapie bei Harnwegsinfekt (HWI)	436
10.20	Akutes Nierenversagen	439
10.21	Rhabdomyolyse	441
10.22	Therapie der chronischen Niereninsuffizienz	442
10.23	Der Dialysepatient in der Grundversorgung	445
10.24	Transplantierte Patienten in der Allgemeinmedizin	447
10.31	Glomerulonephritis	451
10.32	IgA-Nephropathie	452
10.40	Nierenzysten	453

11 Urologie

11.03	Schwacher Harnstrahl	456
11.04	Harnverhalten	456
11.06	Hämaturie	457
11.07	Harnblasentamponade (Blutkoagel in der Blase)	460
11.08	Hämatospermie	460
11.10	Akute Prostatitis	460
11.11	Chronische Prostatitis	461
11.12	Benigne Prostatahyperplasie	462
11.13	Prostatakarzinom	464
11.20	Balanitis, Balanoposthitis und Paraphimose beim Erwachsenen	467
11.21	Induratio penis plastica (Peyronie-Krankheit) (Sclerosis penis)	468
11.22	Hodenschmerzen	469
11.23	Vergrößertes Skrotum oder tastbare Raumforderung im Skrotum	470
11.30	Wahl einer Methode zur Harnableitung aus der Blase	470
11.31	Blasenkatheterismus	471
11.32	Suprapubische Zystostomie	472
11.40	Erektile Dysfunktion	472
11.41	Harnsteine (Urolithiasis)	475
11.43	Karzinome der Harnwege und der Hoden	477
11.45	Hypogonadismus des alternden Mannes	479

12 Sexuell übertragbare Krankheiten

12.01	Chlamydienurethritis und -zervizitis	482
12.02	Gonorrhö („Tripper")	484
12.03	Syphilis (Lues)	485
12.05	Herpes genitalis	486
12.06	Seltene venerische Erkrankungen: Schanker	488

13 Dermatologie

13.01	Blickdiagnostik bei Dermatosen	492
13.02	Juckreiz	495
13.03	Haarausfall (Effluvium)	496
13.05	Dermatologische Diagnostik	497
13.10	Dermatitis der Hand	499
13.11	Dermatitis der Leistenregion	502
13.12	Dermatitis im Bereich der unteren Extremität	503
13.13	Allergische Dermatitis	504
13.14	Toxisches Ekzem	505
13.15	Seborrhoische Dermatitis	506
13.16	Nummuläres Ekzem	506
13.17	Erythema exsudativum multiforme	508
13.18	Herpesinfektionen der Haut	508
13.20	Erysipel	510
13.21	Nekrotisierende Fasziitis und Gasbrand	511
13.22	Impetigo und andere Pyodermien	512
13.23	Hautabszess und Follikulitis	514
13.30	Warzen (Verruca vulgaris)	515
13.31	Molluscum contagiosum	516
13.40	Scabies (Krätze)	518
13.41	Kopfläuse und Filzläuse	519
13.42	Insektenbisse und -stiche	520
13.50	Dermatomykosen	522
13.51	Pityriasis versicolor (Kleinpilzflechte)	527
13.60	Akne	528
13.61	Rosacea	529
13.62	Periorale Dermatitis (Mundrose)	530
13.70	Chronische bullöse Erkrankungen (Dermatitis herpetiformis, Pemphigoid)	531
13.71	Psoriasis	532
13.72	Pityriasis rosea (Röschenflechte)	538
13.73	Lichen planus	538
13.74	Urtikaria	539
13.75	Erythema nodosum	541
13.76	Aktinische (solare) Keratose	542
13.77	Hautkrebs	543
13.79	Keloid	549
13.80	Eingewachsener Zehennagel: Teilresektion der Nagelkanten und Phenolisierung	549
13.81	Pilonidalsinus (Haarnestfistel)	550
13.83	Prävention und Behandlung von Druckgeschwüren (Dekubitus)	551
13.91	Schutz der Haut vor Erfrierungen, Sonnenlicht und Austrocknung	552
13.92	Medikamente und Lichtsensibilisierung	553

14 Allergologie

14.01	Anaphylaxie	556
14.02	Untersuchungen bei Atopie	557
14.03	Arzneimittelüberempfindlichkeit	558
14.04	Lebensmittelzusätze und Überempfindlichkeit	563
14.05	Latexallergie	564
14.09	Allergenspezifische Immuntherapie	565
14.10	Hereditäres Angioödem (HAE) und durch ACE-Hemmer induziertes Angioödem	567

15 Hämatologie

15.01	Knochenmarkuntersuchung	572
15.02	Blutausstrich	573
15.03	Erhöhte BSG (Blutsenkungsgeschwindigkeit)	574
15.04	Leukozytose	575
15.05	Leuko(zyto)penie	576
15.06	Eosinophilie	578
15.07	Erythrozytose	580
15.08	Makrozytose (erhöhtes MCV)	582
15.09	Thrombozytose	582
15.10	Thrombozytopenie	583
15.20	Bewertung von Anämien bei Erwachsenen	585
15.21	Eisenmangelanämie	586
15.22	Schwangerschaftsanämie	587
15.23	Sekundäre Anämie	588
15.24	Megaloblastische Anämie	589

15.25	Hämolytische Anämie	591
15.30	Neigung zu Blutergüssen, Petechien und Ekchymosen	592
15.31	Beurteilung und Behandlung von Patienten mit hämorrhagischer Diathese	595
15.32	Angeborener Mangel an Gerinnungsfaktoren	598
15.39	Neoplasien hämatopoetischer und lymphatischer Gewebe: allgemeine Empfehlungen	601
15.40	Chronisch myeloische Leukämie (CML)	603
15.41	Polycythaemia vera (PV)	604
15.42	Myelofibrose (MF)	606
15.43	Chronisch lymphatische Leukämie (CLL)	607
15.44	Lymphome	609
15.45	Akute Leukämie bei Erwachsenen	612
15.46	Multiples Myelom (MM)	614
15.47	Morbus Waldenström (MW)	616
15.48	Myelodysplastische Syndrome (MDS)	617
15.49	Essenzielle Thrombozythämie (ET)	619
15.60	Bluttransfusionen: Indikationen und Methoden	621
15.61	Transfusionsreaktionen und mögliche Komplikationen bei einer Blutkonservenverwechslung	623

16 Onkologie

16.01	Nebenwirkungen der Strahlentherapie	626
16.02	Nebenwirkungen antineoplastischer Medikamente	627
16.10	Medikamentöse Behandlung von Tumorschmerz	629
16.11	Palliativbehandlung von Krebspatienten	633
16.20	Screening auf Malignome im Rahmen öffentlicher Gesundheitspolitik	640
16.21	Probleme Überlebender nach einer Krebserkrankung im Kindesalter	641
16.22	Rehabilitation von Krebspatienten	643

17 Anästhesie

17.01	Kardiopulmonale Reanimation (CPR)	646
17.02	Endotracheale Intubation	650
17.03	Präklinische Notfallversorgung	650
17.11	Pulsoxymetrie	658
17.20	Behandlung von Vergiftungen	659
17.21	Medikamentenvergiftung	663
17.22	Vergiftungen durch Betäubungsmittel (Alkohol, Drogen)	667
17.24	Vergiftung durch Kohlenmonoxid	669
17.30	Präoperative Beurteilung	670
17.40	Chronischer Schmerz	674
17.41	Komplexes regionales Schmerzsyndrom (sympathische Reflexdystrophie – Morbus Sudeck)	678

18 Traumatologie und Plastische Chirurgie

18.02	Schädel-Hirn-Trauma	682
18.03	Gehirnerschütterung (Commotio cerebri)	683
18.04	Hirnkontusion	684
18.05	Intrakranielle Hämatome	685
18.06	Kieferluxation (Kiefersperre)	686
18.08	Schleudertrauma (Peitschenschlagsyndrom)	687
18.10	Wirbelfrakturen	687
18.11	Rückenmarksverletzungen	688
18.12	Rippen- und Beckenfrakturen	691
18.20	Schlüsselbein- und Schulterblattfraktur	692
18.21	Schulterluxation	692
18.25	Verletzungen des Handgelenks und der Hand	694
18.26	2. Verletzung des Ligamentum ulnare collaterale metacarpophalangeale	702
18.32	Patellaluxation	703
18.33	Verletzungen des Kniegelenks	704
18.36	Knöchelfrakturen	707
18.37	Knöchelverstauchung	709
18.38	Behandlung von Fußfrakturen	710
18.39	Nachsorge nach Osteosynthese und Indikationen für die Materialentfernung	712
18.40	Verbrennungen	713
18.41	Elektrounfälle	714
18.42	Erfrierungen	715
18.43	Reanimation bei akzidenteller Hypothermie	716
18.50	Indikationen für plastische Chirurgie	717
18.51	Verletzungen, die plastisch-chirurgische Eingriffe erfordern	718
18.52	Lymphödem	718
18.53	Replantation eines traumatisch amputierten Körperteils	719
18.54	Brustrekonstruktion	720
18.60	Subunguales Hämatom	720
18.61	Muskelverletzungen	720
18.62	Bisswunden	721
18.63	Akute Hitzekrankheiten	722
18.64	Ermüdungsfrakturen	724
18.65	Kompartmentsyndrom	726
18.106	Mandibulafrakturen	727

19 Sportmedizin, physikalische Medizin und Rehabilitation

19.01	Körperliches Training in Prävention, Therapie und Rehabilitatio	730
19.02	Kontraindikationen für körperliches Training	738
19.10	EKG-Befunde bei Sportlern	738
19.11	Doping beim Sport	739
19.12	Anämie bei Sportlern	740
19.100	Physikalischmedizinische und rehabilitative Maßnahmen bei unspezifischer Lumbalgie (Low back pain)	740

20 Orthopädie

20.01 Nacken- und Schulterschmerzen 744
20.02 Untersuchung des Schultergelenks 748
20.05 Läsionen der Rotatorenmanschette 748
20.06 Bizepssehnenentzündung und Bizepssehnenruptur 751
20.09 Scapula alata
(Abstehendes Schulterblatt) 753
20.20 „Tennisellbogen" (Epicondylitis humeri
radialis) 753
20.21 Tendovaginitis (de-Quervain-Krankheit
und andere Tendinitiden des
Handgelenks und Unterarms) 754
20.22 Ganglion 755
20.23 Lunatummalazie (Kienböck-Krankheit) 756
20.24 Dupuytren-Kontraktur 756
20.30 Lumbalgie 757
20.33 Lumbale Spinalkanalstenose 763
20.34 Leistenschmerz 765
20.35 Gesäß- und Hüftschmerzen 766
20.36 Trochanterschmerz 767
20.40 Das schmerzhafte Knie 767
20.41 Untersuchung eines instabilen
Kniegelenks 768
20.42 Chondromalacia patellae 769
20.43 Entzündung der Patellasehne
(„Springerknie") 770
20.44 Meniskuseinrisse 770
20.45 Baker-Zyste 771
20.46 Bursitis (Patella und Ellenbogen) 771
20.47 Osteochondrosis dissecans des
Kniegelenks 772
20.50 Fuß- und Sprunggelenkschmerzen
beim Erwachsenen 773
20.51 Fersenschmerzen (Calcaneodynie) 773
20.52 Peritendinitis der Achillessehne und
Achillessehnenriss 774
20.53 Hallux valgus 775
20.60 Thoracic-outlet-Syndrom
(Kompressionssyndrome im Bereich
der oberen Thoraxapertur) 776
20.61 Karpaltunnelsyndrom (CTS) 777
20.62 Ulnartunnelsyndrom 779
20.63 Meralgia paraesthetica 780
20.70 Schmerzen des Bewegungsapparats 780
20.72 Akupunktur 782
20.75 Behandlung von Arthrosen 784
20.76 Frühdiagnose und Management von
Komplikationen nach Gelenksersatz 787
20.80 Restless legs, Akathisie und
Muskelkrämpfe 789
20.82 Fibromyalgie-Syndrom 790
20.83 Tietze-Syndrom 791
20.84 Amputation von Gliedmaßen (untere
Extremität): Nachbehandlung 792
20.90 Knochentumore 792
20.91 Sarkome 793

21 Rheumatologie

21.01 Klinische Untersuchung von Patienten
mit Gelenkentzündung in der Grund-
versorgung 796
21.02 Diagnose einer Gelenkentzündung
beim Erwachsenen 798
21.03 Krankheitsspezifische Beschwerden
und Symptome von Patienten mit
entzündlichen Gelenkerkrankungen 800
21.04 Raynaud-Phänomen 803
21.10 Lokale Kortikosteroidinjektionen in
Weichteilgewebe und Gelenke 804
21.20 Pharmakotherapie der rheumatoiden
Arthritis 806
21.21 Kontrolluntersuchungen bei Patienten
mit rheumatischer Arthritis 809
21.22 Rheumachirurgie 810
21.30 Psoriasis-Arthritis
(Psoriasis arthropathica) 812
21.31 Reaktive Arthritis und rheumatisches
Fieber 812
21.32 Spondylitis ankylosans/M. Bechterew ... 814
21.40 Sklerodermie 816
21.41 Systemischer Lupus erythematodes
(SLE) 817
21.42 Mischkollagenose (MCTD) 819
21.43 Sjögren-Syndrom 819
21.44 Die Vaskulitiden 820
21.45 Polymyalgia rheumatica (PMR) 823
21.46 Arteriitis temporalis (Horton-Riesen-
zellarteriitis) 824
21.50 Gicht (Arthritis urica) 826
21.51 Ernährung bei Gicht 828
21.52 Chondrokalzinose (Pseudogicht) 828
21.62 Sulfasalazin in der Behandlung von
rheumatischen Erkrankungen 829
21.63 Malariamittel in der Therapie
rheumatischer Erkrankungen 829
21.64 Methotrexat in der Therapie
rheumatischer Erkrankungen 830
21.65 Azathioprin in der Behandlung von
rheumatischen Erkrankungen 831
21.66 Ciclosporin in der Behandlung von
rheumatischen Erkrankungen 831
21.71 Amyloidose 832

22 Geriatrie

22.01 Stürze bei betagten Menschen 836
22.02 Delir bei betagten Patienten 838
22.03 Wahnsymptome im Alter 840
22.04 Depression im Alter 842
22.05 Ernährungsbedingte Störungen bei
älteren Menschen 844
22.06 Harninkontinenz im Alter 845
22.07 Infektionen im Alter 847
22.08 Überprüfung des Medikamenten-
konsums älterer Patienten 848

22.10	Hypertonie bei älteren Patienten	850	24.33	Chronische lymphozytäre Thyreoiditis (Hashimoto-Thyreoiditis, Autoimmunthyreoiditis) ... 932
22.20	Gesundenuntersuchungen bei älteren Menschen	851	24.34	Hypothyreose ... 933
22.21	Beurteilung der physischen und kognitiven Funktionen	853	24.35	Hyperthyreose (Thyreotoxikose) ... 935
			24.40	Cushing-Syndrom ... 937
22.30	Organisation der Betreuung betagter Patienten – intermediäre Dienste	856	24.41	Primärer Hyperaldosteronismus (Conn-Syndrom) ... 937
22.31	Beurteilung der Notwendigkeit einer institutionellen Betreuung	858	24.42	Hypokortizismus (NNR-Insuffizienz, Addison-Krankheit) ... 938

23 Diabetes

23.01	Diabetes mellitus: Definition, Differenzialdiagnostik und Klassifizierung	862
23.10	Hypoglykämie bei Diabetikern	864
23.11	Diabetische Ketoazidose	865
23.12	Nicht ketotisches hyperglykämisches hyperosmolares Koma	867
23.20	Erst- und Folgeuntersuchungen bei Typ-1-Diabetes	868
23.21	Insulintherapie bei Typ-1-Diabetes	869
23.22	Typ-1-Diabetes: Ernährung und körperliche Betätigung	878
23.31	Erstdiagnose: Typ-2-Diabetes	879
23.32	Therapie und Follow-up bei Typ-2-Diabetes	880
23.33	Lebensstilschulung von Typ-2-Diabetikern	884
23.34	Orale Antidiabetika und Exenatin zur Behandlung des Typ-2-Diabetes	886
23.35	Insulintherapie bei Typ-2-Diabetes	888
23.36	Metabolisches Syndrom (MBS)	890
23.40	Diabetische Retinopathie	892
23.41	Diagnose und Behandlung der diabetischen Nephropathie	895
23.42	Diabetische Neuropathie	898
23.43	Diabetische Makroangiopathien	900
23.44	Behandlung des diabetischen Fußes	900

24 Endokrinologie

24.01	Vorgehen bei Adipositas	906
24.02	Behandlung der Adipositas	907
24.10	Hypokaliämie	910
24.11	Hyperkaliämie	912
24.12	Hyponatriämie	913
24.13	Hypernatriämie	916
24.14	Magnesiummangel	916
24.20	Hypokalzämie, Hypoparathyreodismus und Vitamin-D-Mangel	917
24.21	Hyperkalzämie und Hyperparathyreoidismus	919
24.24	Osteoporose	921
24.30	Schilddrüsenfunktionsdiagnostik	929
24.31	Schilddrüsenvergrößerung oder Schilddrüsenknoten	931
24.32	Subakute Thyreoiditis (Thyreoiditis de Quervain, Riesenzell-Thyreoiditis)	932
24.43	Therapie mit Glukokortikoiden	940
24.50	Einteilung der Hyperlipidämien	943
24.51	Untersuchungen bei Patienten mit Hyperlipidämie	944
24.52	Strategien und Prioritäten für ein Hyperlipidämie-Screening	944
24.53	Mögliche Fehlerquellen bei der Blutfettbestimmung: LDL-Cholesterin	945
24.54	Behandlung der Hyperlipidämie: Zielsetzungen und Therapiewahl	946
24.55	Ernährungsgrundsätze bei erhöhtem Serumcholesterinspiegel	947
24.56	Medikamentöse Behandlung der Hyperlipidämien	949
24.61	Männlicher Hypogonadismus und Hormonsubstitution	952
24.62	Gynäkomastie	953
24.63	Polyglanduläres Autoimmunsyndrom (PGAS Typ 1) (= APECED)	955
24.64	Klinischer Einsatz von Vitaminen	956
24.65	Hämochromatose (Eisenspeicherkrankheit)	958
24.66	Akute Porphyrie	959
24.67	Hypophysentumore	960
24.68	Seltene endokrine Tumoren (Phäochromozytom und Insulinom)	961

25 Gynäkologie

25.10	Dysmenorrhö	964
25.11	Prämenstruelles Syndrom (PMS)	965
25.12	Verschiebung der Menstruation	966
25.13	Menstruationsstörungen	966
25.14	Amenorrhö	970
25.15	Polyzystisches Ovarsyndrom (PCOS)	972
25.16	Übermäßiger Haarwuchs (Hypertrichose und Hirsutismus)	974
25.20	Klinische Brustuntersuchung: Knoten, Schmerz und benigne Veränderungen	975
25.21	Absonderungen aus der Brustwarze, non puerperale Mastitis	977
25.23	Mammakarzinom	979
25.30	Vaginitis	982
25.31	Infektion durch menschliche Papillomaviren (Human Papilloma Virus = HPV) (Kondylome)	984
25.32	Bartholinitis; Abszesse und Zysten der Bartholin-Drüsen	986
25.33	Vulvodynie	987

25.40	Gynäkologisch bedingte Schmerzen im Unterbauch 989
25.41	Diagnose und Behandlung akuter Entzündungen im weiblichen Becken (PID) 991
25.42	Endometriose 993
25.43	Adenomyose 994
25.44	Gynäkologischer Prolaps 995
25.45	Harninkontinenz bei Frauen 997
25.46	Gynäkologische Tumoren 999
25.50	Wechselbeschwerden 1004
25.51	Postmenopausale Hormonersatztherapie 1005
25.55	Ursachen von Infertilität 1008
25.56	Untersuchung und Behandlung der Infertilität 1009
25.57	Infertilitätskrise 1011

26 Geburtshilfe

26.02	Schwangerenberatung: Betreuung und Untersuchungen 1014
26.04	Screening auf fetale chromosomale Anomalien 1023
26.05	Stillprobleme und Beratung 1025
26.10	Ektopische Schwangerschaft 1027
26.11	Blutungen während der Schwangerschaft (1. und 2. Trimenon, bis zur 28. Woche) 1029
26.12	Habitueller Abort 1031
26.13	Gestationsbedingte Trophoblasterkrankungen (GTD) 1033
26.14	Schwangerschaft und Blutdruck 1034
26.15	Systemische Erkrankungen während der Schwangerschaft 1036
26.16	Blutungen in der Spätschwangerschaft . 1041
26.18	Substanzmissbrauch während der Schwangerschaft 1042
26.20	Drohende Frühgeburt/Vorzeitige Wehen 1044
26.21	Wehen und Geburt 1044
26.22	Nicht stationäre Entbindung/Notfallentbindung 1047
26.23	Postpartale Blutungen und Endometritis 1049
26.24	Mastitis puerperalis 1051
26.30	Medikamente während der Schwangerschaft 1052

27 Kontrazeption

27.01	Empfängnisverhütung: Erstuntersuchung und weitere Betreuung 1056
27.02	Wahl der Verhütungsmethode 1057
27.03	Hormonelle Kontrazeption 1058
27.04	Intrauterinpessare 1061
27.05	Sonstige Methoden der Empfängnisverhütung 1062
27.06	Postkoitale Kontrazeption 1063
27.08	Verhütung bei Patientinnen mit systemischen Erkrankungen 1064

29 Akutpädiatrie

29.01	Kindliches Fieber 1068
29.03	Rasselgeräusche beim Kind (Stridor, Giemen) 1070
29.04	Behandlung einer obstruktiven Bronchitis und eines Asthmaanfalls beim Kind 1072
29.10	Behandlung akuter Krampfanfälle bei Kindern 1074
29.11	Fieberkrämpfe 1076
29.12	Meningitis beim Kind 1077
29.13	Enzephalitis beim Kind 1078
29.20	Untersuchung eines Kindes mit akuter abdomineller Symptomatik 1079
29.21	Akute abdominelle Schmerzen beim Kind 1080
29.22	Gastroenteritis beim Kind 1083
29.23	Obstipation im Kindesalter 1084
29.25	Vergiftungen bei Kindern 1086
29.26	Verschlucken von ätzenden Substanzen durch ein Kind 1087
29.30	Tonsillitis und Pharyngitis beim Kind . 1088
29.31	Sinusitis beim Kind 1088
29.32	Laryngitis beim Kind 1090
29.34	Keuchhusten (Pertussis) 1091
29.35	Wann sollte ein Kind mit Husten mit Antibiotika behandelt werden? 1093
29.36	Die Behandlung einer Pneumonie beim Kind 1093
29.40	Otitis media beim Kind: Definition, Epidemiologie und Diagnose 1094
29.42	Akute Otitis media beim Kind: Behandlung und Nachsorge 1096
29.43	Druckausgleich im Mittelohr mittels Nasenballon 1098
29.44	Ohrfluss bei Kindern mit Paukenröhrcheneinlage 1099
29.45	Prävention der Otitis media bei Kindern 1100
29.50	Harnwegsinfekt beim Kind 1101
29.51	Harnprobenahme durch Blasenpunktion bei Kindern 1104
29.52	Balanitis beim Kind 1105
29.55	Windpocken (= Varizellen) 1106
29.56	Erythema infectiosum (Ringelröteln) 1107
29.57	Exanthema subitum (Dreitagefieber, Roseola infantum) 1108
29.60	Stomatitis bei Kindern 1109
29.61	Rötung oder Schwellung im Bereich des Gesichts oder der Augenlider eines Kindes – Zellulitis 1110
29.62	Infektionen beim immungeschwächten Kind 1110
29.70	Anämie beim Kind 1111
29.71	Blaue Flecken und Purpura beim Kind: ITP und mögliche Differenzialdiagnosen 1113
29.72	Vergrößerung der zervikalen Lymphknoten und andere Knotenbildungen in der Hals-/Nacken-Region des Kindes ... 1114

29.75	Passagere Glukosurie bei Kindern 1116	31.07	Suche nach sezernierender Otitis media im Rahmen von Routineuntersuchungen 1155
29.76	Neu diagnostizierter Typ-1-Diabetes beim Kind 1117	31.08	Herzauskultation und Blutdruckmessung bei Kindern 1156
29.77	Ein Kind oder ein Jugendlicher mit Typ-1-Diabetes in der Allgemeinpraxis 1117	31.09	Herzgeräusche bei Kindern 1157
29.80	Klinische Untersuchung eines Kindes mit Arthritissymptomatik 1119	31.10	EKG-Interpretation bei Kindern 1158
29.81	Diagnose und Epidemiologie der kindlichen Arthritis 1120	31.11	Hypertonie bei Kindern 1161
		31.21	Sprach- und Sprechentwicklung 1162
29.82	Urtikaria mit Arthritis (Serumkrankheit) 1122	31.22	Erkennen neurologischer Störungen beim Kind 1163
29.83	Purpura Schoenlein-Henoch 1122	31.24	Lernstörungen 1164
29.84	Coxitis fugax („Hüftschnupfen") 1123	31.25	Aufmerksamkeitsdefizitstörung mit Hyperaktivität (ADHS/ADHD) 1165
29.85	Postenteritische Arthritis, Lyme-Borreliose und andere akute Arthritiden bei Kindern 1124	31.26	Pubertäre Entwicklung und deren Störungen 1168
		31.34	Langzeiterkrankungen bei Jugendlichen 1171
29.86	Juvenile idiopathische Arthritis (Juvenile rheumatoide Arthritis) 1124	31.36	Mobbing und Bullying in der Schule ... 1172
29.87	Kawasaki-Syndrom 1126	31.40	Allergien bei Kindern 1173
29.91	Plötzlicher Kindstod („SIDS") 1127	31.41	Kuhmilchallergie 1174
29.100	Mumps 1129	31.42	Nahrungsmittelüberempfindlichkeit und -allergie 1175
29.101	Röteln 1130	31.43	Vorgangsweise bei Nahrungsmittelassoziierten Symptomen 1178
29.102	Masern 1130	31.44	Atopische Dermatitis („Neurodermitis") bei Kindern: klinisches Bild und Diagnose 1179

30 Pädiatrische Traumatologie und Orthopädie

30.02	Ein Kind, das hinkt oder nicht gehen will 1134	31.45	Behandlung einer atopischen Dermatitis bei Kindern 1180
30.03	Wundversorgung bei Kindern durch Pflaster und Klebemittel 1135	31.46	Juckreiz beim Kind 1181
30.04	Schürfwunden und Bissverletzungen bei Kindern 1136	31.47	Chronischer Husten bei einem Kind 1181
		31.48	Kindliches Asthma: Diagnosestellung und Therapie 1183
30.06	Gelenks- und Bänderläsionen beim Kind 1138	31.50	Ein schreiender Säugling (Schreibabys, Kolikbabys) 1186
30.07	Schädelhirntrauma beim Kind 1138	31.51	Neugeborenenikterus 1189
30.08	Intraabdominelle Verletzungen und Blutungen bei Kindern 1139	31.52	Schlafstörungen bei Kindern 1190
30.09	Chirurgische Wundversorgung bei Kindern 1140	31.53	Windelausschlag 1192
		31.54	Kindliche Tränengangstenose 1192
30.10	Fremdkörper im Magen-Darm-Trakt eines Kindes 1141	31.55	Strukturelle Anomalien bei Kindern 1193
30.20	Angeborene Hüftdysplasie 1142	31.57	Kindliche Enuresis 1194
30.21	Rückenschmerzen bei Kindern 1143	31.58	Psychologische Aspekte bei der kindlichen Enuresis 1195
30.22	Skoliose und Kyphose 1144	31.59	Rachitis 1196
30.23	Hüftkopfepiphysenlösung 1145	31.60	Rezidivierende Infektionen und Immunschwächen bei Kindern 1198
30.24	Morbus Perthes-Calvé-Legg (idiopathische kindliche Hüftkopfnekrose/Osteochondrosis deformans coxae juvenilis/Pseudocoxalgie) 1146	31.61	Zystische Fibrose (Mukoviszidose, CF) 1201
		31.62	Rezivierende Bauchschmerzen beim Kind 1202
30.25	Osgood-Schlatter-Syndrom 1147	31.63	Rezidivierende psychogene Bauch- und Kopfschmerzen bei Kindern 1203
30.26	Harmlose Beinschmerzen bei Kindern . 1147	31.64	Diagnose und Behandlung einer Hypercholesterinämie beim Kind 1203
30.27	Schmerzen im Bereich von Knöchel und Fuß bei Kindern und Jugendlichen 1148	31.70	Kinder und Jugendliche als Opfer von Gewalt und Misshandlung 1204

31 Pädiatrische Probleme und Vorsorge

		31.72	Psychiatrische Erkrankung eines Elternteils – Auswirkungen auf die Entwicklung des Kindes 1207
31.03	Das frühgeborene Kind 1152		
31.04	Abnormes Kopfwachstum bei Kindern 1154		
31.06	Maldescensus testis (Kryptorchismus) . 1155	31.73	Sexueller Missbrauch eines Kindes – Erkennen und Behandlung 1208

32 Kinderneurologie

- 32.01 Kopfschmerz bei Kindern 1214
- 32.02 Epilepsie des Kindesalters 1216
- 32.03 Autismus 1220
- 32.04 Ticstörungen bei Kindern 1221
- 32.05 Betreuung der Familie eines Kindes mit neurologischer Behinderung 1222
- 32.10 Down-Syndrom 1225
- 32.11 Alkohol-Embryopathien (Fetales Alkoholsyndrom) 1228
- 32.13 Behandlung psychischer Probleme von Personen mit mentaler Behinderung in der Allgemeinpraxis 1230

33 Psychiatrie des Kindesalters

- 33.02 Depression im Kindesalter 1236
- 33.03 Anpassungsstörungen im Kindesalter ... 1238
- 33.04 Panikstörung im Kindesalter 1239
- 33.05 Zwangsstörungen im Kindesalter 1240
- 33.06 Verhaltensstörungen bei Kindern und Jugendlichen 1241
- 33.07 Suizidales Verhalten von Kindern und Jugendlichen 1242
- 33.08 Enkopresis 1243
- 33.09 Elektiver Mutismus 1244
- 33.20 Psychotherapie bei Kindern und Jugendlichen 1245
- 33.21 Psychopharmakotherapie bei Kindern und Jugendlichen 1248
- 33.101 Schreibabys – psychologische Aspekte . 1250

34 Psychiatrie des Jugendalters

- 34.10 Essstörungen bei Kindern und Jugendlichen 1256
- 34.11 Depression bei Jugendlichen 1258
- 34.12 Suizidrisiko bei Jugendlichen 1260
- 34.13 Psychose bei einem Jugendlichen 1261
- 34.15 Soziale Ausgrenzung von Jugendlichen 1263
- 34.20 Psychische Probleme bei Jugendlichen: Evaluierung und Überweisung zur psychiatrischen Behandlung 1264
- 34.30 Substanzmissbrauch bei Jugendlichen .. 1266

35 Psychiatrie

- 35.01 Psychische Störungen infolge organischer Erkrankungen 1270
- 35.02 Psychosomatische Symptome 1272
- 35.03 Behandlung von Schlafstörungen 1274
- 35.04 Der gewalttätige Patient 1276
- 35.05 Der suizidale Patient 1278
- 35.06 Müdigkeit oder Abgeschlagenheit 1279
- 35.11 Schizophrenie 1281
- 35.12 Wahnhafte Störungen 1284
- 35.13 Wochenbettpsychose und andere postpartale psychische Störungen 1285
- 35.14 Malignes neuroleptisches Syndrom (MNS) 1287
- 35.20 Erkennen und Diagnose einer Depression 1288
- 35.21 Depression 1290
- 35.22 Bipolare affektive Störung (manisch-depressive Krankheit) 1292
- 35.23 Chronische depressive Verstimmung (Dysthymie) 1295
- 35.25 Depression bei anderen psychiatrischen Erkrankungen 1296
- 35.27 Depression, Drogen und somatische Erkrankungen 1297
- 35.29 Panikstörung 1298
- 35.31 Angststörung 1299
- 35.32 Zwangsstörung 1301
- 35.33 Persönlichkeitsstörung 1303
- 35.34 Anpassungsstörungen 1304
- 35.36 Akute Belastungsreaktion und post-traumatische Belastungsstörung 1305
- 35.40 Pharmakotherapie bei psychiatrischen Notfällen 1309
- 35.41 Medikamentöse Behandlung der Depression 1310
- 35.42 Clozapintherapie 1316
- 35.43 Medikamentöse Behandlung von Angststörungen und verwandten Störungen .. 1317
- 35.45 Langfristige Einnahme von Benzodiazepinen und Benzodiazepinentzug 1318
- 35.50 Psychotherapie in der Allgemeinmedizin 1323
- 35.51 Psychotherapieformen für Erwachsene . 1325
- 35.62 Transsexualität 1328

36 Neurologie

- 36.02 Der bewusstlose Patient 1332
- 36.03 Paralyse – Muskelschwäche 1335
- 36.04 Differenzialdiagnosen bei plötzlichem (episodischem) Bewusstseinsverlust 1336
- 36.05 Gangstörungen 1339
- 36.06 Dyskinesien und Schluckauf 1340
- 36.07 Tremor 1343
- 36.08 Neurologische Augensymptome Pupillendifferenz (Anisokorie) Doppelbilder (Diplopie) 1344
- 36.09 Schlafstörungen 1346
- 36.15 Klinische Verwendung neuroradiologischer Bildgebungsverfahren 1347
- 36.16 Neurophysiologische Untersuchungen für den klinischen Einsatz 1349
- 36.20 Transitorische ischämische Attacke (TIA) 1351
- 36.21 Schlaganfall 1352
- 36.22 Intrazerebrale Blutung 1356
- 36.23 Zerebrales Aneurysma und Subarachnoidalblutung (SAB) 1357
- 36.25 Untersuchung von Patienten mit epileptischen Symptomen 1359
- 36.26 Behandlung des Status epilepticus (Grand Mal) 1360

36.27	Behandlung der Epilepsie bei Erwachsenen 1361	**37**	**Augenerkrankungen**	
36.28	Epileptiker im Straßenverkehr und am Arbeitsplatz 1365	37.01	Visusbestimmung 1432	
36.30	ZNS-Manifestationen im Rahmen von Infektionskrankheiten 1366	37.02	Bewertung einer Beeinträchtigung und Behinderung durch Visusminderung 1434	
36.31	Meningitis 1366	37.03	Refraktionsfehler 1435	
36.32	Enzephalitis 1369	37.05	Visusverschlechterung 1437	
36.33	Hirnabszess 1370	37.06	Gerötetes, tränendes oder schmerzendes Auge 1444	
36.34	Slow-Virus-Infektionen des Zentralnervensystems 1371	37.07	Schmerzen im Auge und in der Orbitaregion 1445	
36.35	Poliomyelitis und Postpoliosyndrom 1372	37.10	Entropium und Ektropium 1445	
36.40	Kopfschmerzen 1373	37.11	Ptosis palpebrae 1446	
36.41	Kopfschmerz vom Spannungstyp 1375	37.12	Lagophthalmus („Hasenauge") 1446	
36.42	Migräne 1376	37.13	Chalazion (Hagelkorn) und Hordeolum (Gerstenkorn) 1447	
36.43	Cluster-Kopfschmerz (Bing-Horton-Syndrom) 1078	37.15	Blepharitis 1448	
36.45	Multiple Sklerose (Encephalitis disseminata) 1379	37.16	Lidverletzungen, präseptale Zellulitis und orbitale Zellulitis 1448	
36.47	Morbus Parkinson 1381	37.21	Subkonjunktivale Blutung (Sugillation) 1449	
36.48	Essenzieller Tremor (ET) 1385	37.22	Konjunktivitis 1449	
36.50	Gedächtnisstörungen und Demenz 1385	37.23	Pterygium (Flügelfell) 1451	
36.51	Untersuchung von Patienten mit Gedächtnisstörungen und Demenz 1387	37.24	Corneaulzerationen und -erosionen 1451	
		37.25	Peripheres Hornhautulkus 1452	
36.52	Behandelbare Ursachen von Demenz und Gedächtnisstörungen 1388	37.26	Fremdkörper in der Hornhaut 1452	
		37.27	Augenverletzungen 1453	
36.53	Vaskuläre Demenz (VD) 1390	37.28	Augenschäden durch UV-Strahlung (Photoophthalmie/Photokeratitis) 1454	
36.54	Alzheimer-Demenz 1391			
36.55	Demenzen aufgrund anderer Erkrankungen 1392	37.29	Augenbeschwerden bei Kontaktlinsenträgern 1455	
36.56	Behandlung der Demenz 1393	37.30	Trockenes Auge (Sicca-Syndrom/ Keratoconjunctivitis sicca) 1456	
36.60	Rückenmarkserkrankungen 1394			
36.61	Amyotrophe Lateralsklerose (ALS) 1396	37.31	Episkleritis 1457	
36.65	Myopathien 1398	37.32	Iridozyklitis (Iritis) 1458	
36.66	Myasthenia gravis und Myastheniesyndrom (Lambert-Eaton) 1401	37.33	Katarakt (Grauer Star) 1459	
		37.34	Glaukom (Grüner Star) 1460	
36.70	Periphere Neuropathien: Untersuchung des Patienten 1403	37.40	Retinaler Zentralarterienverschluss 1461	
		37.41	Zentralvenenverschluss (Retinathrombose) 1462	
36.71	Nerveneinklemmung und -kompressionsschäden 1404			
		37.42	Glaskörperblutung 1463	
36.72	Polyneuropathien 1406	37.43	Netzhautablösung (Amotio/Ablatio retinae) 1464	
36.73	Radikulopathien 1409			
36.74	Guillain-Barré-Syndrom (Polyradikulitis) 1411	37.44	Altersbedingte Makuladegeneration (AMD) 1465	
36.76	Trigeminusneuralgie 1412			
36.80	Hirntumoren 1413	37.45	Retinoblastom 1466	
36.81	Erhöhter intrakranieller Druck (Hirndruck) 1416	**38**	**Hals-, Nasen-, Ohrenkrankheiten**	
		38.01	Infektionen der oberen Atemwege bei Erwachsenen 1470	
36.82	Hydrozephalus beim Erwachsenen und Shuntkomplikationen 1417			
		38.02	Heiserkeit, Laryngitis und Dysphonie ... 1471	
36.83	Neurologische Komplikationen bei Alkoholismus 1419	38.03	Ohrenschmerzen beim Erwachsenen ... 1473	
		38.04	Tinnitus 1474	
36.90	Aphasie und Dysphasie 1422	38.05	Zerumen 1475	
36.91	Neuropsychologische Störungen 1423	38.06	Riechstörungen 1476	
36.92	Rehabilitation nach Schlaganfall 1425	38.08	Ein Knoten im Halsbereich 1477	
36.93	Folgeschäden nach Schädelhirntrauma 1427	38.09	Globussyndrom („Kloss" im Hals) 1478	
		38.10	Fazialisparese 1478	
36.94	Behandlung der Spastizität 1428	38.11	Speicheldrüsenschwellung 1479	
		38.15	Interpretation eines Audiogramms: Hörschäden 1481	

38.16	Technische Hilfen zur Rehabilitation von Hörgeschädigten 1484		40.03	Kurzintervention bei übermäßigem Alkoholkonsum 1531
38.17	Otosklerose 1486		40.04	Behandlung von Alkoholentzug 1533
38.20	Halsschmerzen und Tonsillitis 1487		40.05	Pharmakotherapie bei Alkoholabhängigkeit 1534
38.21	Rachenabstrich zur Bakterienbestimmung 1489		40.10	Umgang mit Medikamentenabhängigen in der ärztlichen Praxis 1536
38.23	Epiglottitis bei Kindern und Erwachsenen 1490		40.11	Behandlung von Drogenabhängigen 1538
38.24	Chronische Pharyngitis 1491		40.12	Doping mit Steroiden 1542
38.25	Blutung nach Tonsillektomie 1492		40.20	Raucherentwöhnung 1545
38.30	Sinusitis: Diagnostik 1493		40.21	Die wichtigsten Gesundheitsrisiken des Rauchens 1549
38.31	Akute Sinusitis maxillaris 1493			
38.32	Akute Sinusitis frontalis 1495			
38.33	Chronische Sinusitis 1496		**41**	**Gerichtsmedizin**
38.35	Akute Otitis media beim Erwachsenen . 1497		41.02	Bestimmung des Todeszeitpunkts 1552
38.36	Chronische Otitis media 1497		41.11	Untersuchung eines Vergewaltigungs- oder Inzestopfers 1553
38.37	Otitis externa 1499			
38.38	Akute Mastoiditis 1500			
38.40	Läsionen der Ohrmuschel 1501		**42**	**Radiologie**
38.41	Barotitis und Barotrauma 1502		42.01	Verschattungen im Thoraxröntgen 1556
38.42	Lärmschwerhörigkeit 1503		42.02	Urographie und Pyelographie 1558
38.43	Nasenbeinfraktur 1504		42.03	Ultraschalldiagnostik: Indikationen und Vorbereitung des Patienten 1558
38.44	Fremdkörper im Gehörgang 1505			
38.45	Fremdkörper in der Nase 1505		42.04	Messung des Restharnvolumens mittels Ultraschall 1561
38.46	Epistaxis 1506			
38.50	Allergische Rhinitis 1508			
38.51	Untersuchung eines Nasenabstrichs 1510		**44**	**Arbeitsmedizin**
38.53	Berufsbedingte Rhinitis 1510		44.30	Gefährdung durch physikalische Einwirkungen am Arbeitsplatz 1564
38.54	Polyposis nasi 1511			
38.55	Behinderte Nasenatmung 1512		44.31	Gesundheitsgefährdung am Arbeitsplatz durch physikalische und chemische Einwirkungen 1565
38.56	Atrophische Rhinitis und Ozäna (Rhinitis atrophicans cum foetore) 1513			
38.60	Tumoren im Gehörgang 1514		44.35	Berufsbedingte Virusexposition 1567
38.61	Tumoren der äußeren Nase 1515		44.36	Bildschirmarbeit 1569
38.62	Tumoren der Nase und der Nasennebenhöhlen 1516		44.37	Burn-out-Syndrom (chronisches Erschöpfungssyndrom) 1570
38.63	Malignome im Bereich von Kopf und Hals 1517		44.51	Asbestinduzierte Erkrankungen 1572
38.70	Schwindel 1519		44.52	Silikose 1574
38.71	Morbus Ménière 1522			
38.72	Benigner Lagerungsschwindel 1523		**45**	**Umwelt und Gesundheit**
38.80	Versorgung von Patienten mit Tracheostoma 1524		45.01	Gesundheitsschäden durch Luftverschmutzung 1578
			45.02	Epidemiegefahr durch kontaminiertes Trinkwasser 1578
40	**Alkohol und Drogen**			
40.01	Erkennen von schädlichem Gebrauch von Alkohol und Drogen 1526		45.03	Schadstoffbelastung in Innenräumen 1579
40.02	Betreuung von Alkohol- und Drogenabhängigen 1529		45.04	Mikrobielle Verseuchung von Gebäuden mit Wasserschäden 1580
			Register 1583	

*Evidenzbasierte Medizin ist der gewissenhafte, ausdrückliche und vernünftige Gebrauch der gegenwärtig besten externen, wissenschaftlichen Evidenz für Entscheidungen in der medizinischen Versorgung individueller Patienten.
EbM beinhaltet die Integration individueller klinischer Expertise mit der bestmöglichen externen Evidenz aus systematischer Forschung.*

David Sackett

Vorwort der Originalausgabe

Das Projekt, Leitlinien nach den Prinzipien der evidenzbasierten Medizin (EbM) herauszubringen, entsprach einem Bedarf der Allgemeinmediziner, die sich ein Nachschlagewerk für die große Vielfalt an Erkrankungen und Leiden wünschten, mit denen sie in der Praxis konfrontiert sind. 1989 wurden diese Leitlinien zuerst in einer elektronischen Version publiziert, die nach wie vor verfügbar ist und in regelmäßigen Abständen immer wieder überarbeitet und verbessert wurde. Der Aufbau der Leitlinien zielt auf leichte Lesbarkeit und müheloses Auffinden der medizinischen Behandlungspfade ab. Dazu tragen ein umfangreicher Index ebenso bei wie eigene Inhaltsverzeichnisse für die einzelnen Kapitel.

Diese Leitlinien sind primär für Allgemeinmediziner und sonstige in der primären Gesundheitsversorgung tätige Ärzte konzipiert. Nichtsdestoweniger werden sie auch häufig von Fachärzten verwendet, die sie weniger für ihr eigenes Fach, als vielmehr als Referenzhandbuch für andere Fachgebiete einsetzen. Die Leitlinien können in zwei Gruppen geteilt werden: Die problembasierten Leitlinien behandeln eine Vielzahl von Symptomen, die in der medizinischen Primärversorgung auftauchen können, und finden ihre Ergänzung in den krankheitsspezifischen Einzeldarstellungen, die sich auch mit relativ seltenen Krankheitsbildern auseinander setzen. Die nicht invasive primäre Gesundheitsversorgung wurde ebenso abgehandelt wie kleinere chirurgische Eingriffe und die stationäre Behandlung in nicht spezialisierten Basiskrankenhäusern. Die Leitlinien beschreiben auch Verfahren, die in der Praxis eines Allgemeinmediziners zwar nicht so häufig zum Einsatz gelangen, die aber nach einer entsprechenden Ausbildung durchaus auch vom praktischen Arzt angewandt werden können.

An der Erstellung dieser Leitlinien haben viele Autoren und Editoren mitgewirkt. Zahlreiche Leitlinien wurden von den Editoren verfasst, die in der Regel praktizierende Ärzte mit einem wissenschaftlichen Background und mit Erfahrung in der kritischen Bewertung von Behandlungsverfahren sind.

Die Tatsache, dass das Werk ursprünglich in elektronischer Form publiziert wurde, hatte weit reichende Auswirkungen auf die bei den EBM-Leitlinien angewandte Methodik. Bei elektronischen Leitlinien sind Updates und Links zum besten verfügbaren Evidenzmaterial leicht durchzuführen. Die elektronische Version wird in der klinischen Praxis in großem Umfang verwendet und Kommentare von Klinikern als auch von anerkannten externen Experten haben die laufende Aktualisierungsarbeit an den Leitlinien sehr erleichtert.

Ein spezifisches Merkmal dieses Handbuchs ist die Verwendung von Codes für die einzelnen Evidenzlevels (A, B, C, D, siehe dazu auch die englischsprachige Webseite www.ebm-guidelines.com), die im Zusammenhang mit vielen Empfehlungen der Leitlinien erscheinen. Die Kodierung entspricht den Empfehlungen der GRADE-Arbeitsgruppe (siehe Tabelle) für die Bewertung der Qualität der Evidenz und sagt noch nichts über die Wertigkeit der jeweiligen Empfehlung aus. Die Hauptquellen der Evidenz, die Cochrane Reviews und die DARE Abstracts, werden sofort nach Erscheinen systematisch evaluiert und, wenn sie für die Themen der EbM-Leitlinien relevant sind, in einer Kurzdarstellung des Evidenzstatus zusammengefasst. Zu den weiteren Evidenzquellen zählen Clinical Evidence, Originalartikel und systematische Übersichtsdarstellungen in medizinischen Zeitschriften, Abstracts aus der Health Technology Assessment Database und der NHS Economic Evaluation Database sowie klinische Leitlinien, die den Evidenzstatus systematisch beschreiben.

In vielen Fällen steht für die abgegebenen Empfehlungen keine qualitativ hochwertige Evidenz zur Verfügung, was speziell auf die Leitlinien zu den Diagnosen und die nicht pharmakologischen Therapien zutrifft. Diese Empfehlungen basieren dann auf Lehrbüchern, Übersichtsartikeln und Expertenmeinungen, die von anerkannten unabhängigen Autoritäten („Referees") geprüft wurden. Obwohl alle erdenklichen Bemühungen unternommen worden sind, um die Praktikabilität und Sicherheit der Empfehlungen zu gewährleisten, sollte der Kliniker stets wachsam sein und immer auch das eigene Wissen und Urteilsvermögen einsetzen, wenn Entscheidungen für einen bestimmten Patienten getroffen werden müssen. Die in den Leitlinien gelieferten Informationen betreffen zwar eine signifikante Anzahl von Themen, können jedoch keinen Anspruch auf Vollständigkeit erheben. Die ungeheure Vielfalt der Krankheitsspektren sowie eine Reihe von Behandlungsalternativen konnten in den Leitlinien einfach nicht erschöpfend behandelt werden.

Die Produktion der EbM-Leitlinien basiert auf einer fruchtbaren Kooperation zwischen Hunderten von Experten. Wir würden ihnen allen gern für die uns zur Verfügung gestellte Zeit, für ihr Engagement und für ihre Geduld danken. Die Leitlinien wurden ursprünglich in Finnland in enger Zusammenarbeit mit der finnischen Gesellschaft Duodecim, der wissenschaftlichen Vereinigung der finnischen Ärzteschaft, verfasst. Wir möchten der Gesellschaft für ihre Unterstützung und ihren kreativen Geist danken. Unser Dank gilt auch unseren Editorenkollegen von Current Care, unserem nationalen Leitlinienprojekt, für die gute Zusammenarbeit.

Die internationale Version wurde möglich durch die Unterstützung von einer ganzen Reihe von Ärzten auf der ganzen Welt, unter denen viele bei der Cochrane Collaboration mitwirken. Wir sind allen jenen dankbar, die uns als „Referees" ihr Expertenwissen zur Verfügung gestellt haben. Ferner wollen wir die Unterstützung würdigen, die wir von den Mitgliedern unseres wissenschaftlichen Kuratoriums („Advisory Board") erfahren haben. Danke sagen wir auch all jenen, die an der sprachlichen Revision dieser Leitlinien mitgearbeitet haben speziell Maarit Green und Maria Kuronen. Last but not least möchten wir noch Professor Raimo Suhonen nennen, der uns aus seinen fabelhaften Sammlungen die dermatologische Bilddokumentation zur Verfügung gestellt hat.

Ilkka Kunnamo – Helena Varonen

Vorwort zur deutschsprachigen Ausgabe

Wir alle möchten unseren Patienten eine Versorgung nach dem aktuellen Stand des Wissens bieten, auch um unserer eigenen Sicherheit willen. Dennoch ist der Unterschied zwischen dem, was die Wissenschaft als gesichert betrachtet, und dem, wie Ärzte in der Praxis tatsächlich handeln, nicht zu übersehen:

Auf der individuellen Ebene mit dem Stand der Wissenschaft Schritt zu halten, ist bei der derzeitigen Entwicklung der medizinischen Erkenntnisse unmöglich.

Die vorliegenden Handlungsempfehlungen fassen diesen Wissensstand so aktuell und übersichtlich wie möglich zusammen, und bieten zuverlässige Basisinformation als eine der wesentlichen Entscheidungsgrundlagen und als Teil der allgemeinärztlichen Expertise.

Das vorliegende Kompendium soll und kann klinische Leitlinien, wie sie in zahlreichen Ländern nach festgelegten Verfahren erstellt werden, nicht ersetzen, sondern praxisnah und alltagstauglich ergänzen.

Das Buch ist so konzipiert, dass das Suchen in den meisten Fällen rasch erfolgreich verläuft und damit die Verwendung auch während einer Konsultation möglich und sinnvoll ist. Dies wird vor allem durch den Aufbau der einzelnen Leitlinien erzielt: Teilung größerer Themen in kurze Kapitel, übersichtliche Gliederung entsprechend der Struktur des hausärztlichen Entscheidungsablauf (mögliche gefährliche Verläufe und Fallen, diagnostische und therapeutische Strategien, Überweisungszeitpunkte und -modalitäten, begleitende Maßnahmen), Auffindbarkeit praktisch aller gängigen Themen der Allgemeinmedizin.

Andererseits finden sich neben Krankheitsbildern auch beschwerde- und betreuungsorientierte Aufsätze, die einen für die Allgemeinmedizin charakteristischen und praktikablen Zugang zu Problemstellungen ermöglichen.

In vielen Fällen wurde auf niedrigere Evidenzstufen (z.B. Expertenmeinung) zurückgegriffen, weil für zahlreiche allgemeinmedizinische Problemstellungen derzeit noch keine harte Evidenz vorliegt.

Das Werk ist für folgende Einsatzbereiche konzipiert:
- Für den Umgang mit dem unselektierten Patientengut der Allgemeinpraxis.
- Für die Grund- und Erstversorgung akut Erkrankter oder Verletzter.
- Für die Führung, Behandlung und Begleitung chronisch Kranker im Rahmen des Disease-Managements.
- Für die Ausbildung künftiger Fachärzte (Ärzte) für Allgemeinmedizin im extramuralen und im stationären Bereich.

Die folgenden Bereiche werden im Regelfall nicht berücksichtigt:
- spezialistische Fragestellungen,
- neonatologische Probleme,
- Techniken, die üblicherweise nur auf spezialistischer Ebene vorgenommen werden,
- Diagnostik, die üblicherweise von Spezialisten vorgenommen und interpretiert wird.

Die Herausgeber danken dem finnischen Verlag Duodecim und dem Verlagshaus der Ärzte für die Unterstützung, ohne die ein derartig umfangreiches Werk nicht möglich gewesen wäre.

Die Umsetzung dieses umfangreichen Projektes wäre aber auch ohne die zahlreichen Kolleginnen und Kollegen, die beim Reviewprozess mitgewirkt haben, nicht gelungen. Ihnen allen danken wir herzlich.

Wir wünschen Ihnen, dass Sie im vorliegenden Buch viele nützliche Informationen für Ihre tägliche Praxisarbeit finden.

Die Herausgeber

Zusatz zur Neuauflage

In den vergangenen drei Jahren wurde der überwiegende Teil der vorliegenden Artikel überarbeitet und aktualisiert, viele davon wurden vollständig umgeschrieben, etliche sind neu dazu gekommen. Zudem ist das Werk seit 2007 online zugänglich, was zusätzlich zur rascheren Einsetzbarkeit in der täglichen Praxis auch zahlreiche neue Möglichkeiten eröffnet.

Neben einer Vielzahl von Links zu anderen Artikeln, zur zugrunde liegenden Evidenz in der Originalfassung (z.B. als vollständiges Cochrane Review), zu Datenbanken und Internetstellen, finden Sie Bilder, Audiobeispiele, Videos, interaktive Programme und Rechner.

Die Online-Version wird laufend aktualisiert, pro Monat werden durchschnittlich etwa 30 Artikel überarbeitet, neue Evidenz wird eingefügt, Überholtes entfernt.

Zudem gibt es die Möglichkeit des unmittelbaren User-Feedbacks, was die Weiterentwicklung des Werkes entlang den Bedürfnissen praktisch tätiger Kollegen erleichtert.

Das Projekt liegt, bei wissenschaftlicher Anbindung an die Universitäten Salzburg und Wien, weiterhin in den Händen eines Teams aus praktisch tätigen Hausärzten. Die vielen positiven Rückmeldungen von Kolleginnen und Kollegen sind die Motivation, die für Weiterarbeit und kontinuierliches Engagement notwendig sind – wir bedanken uns dafür!

Einleitung zur deutschsprachigen Ausgabe

Das vorliegende finnische Leitlinienkompendium ist ein hervorragendes Beispiel für Vollständigkeit, leichte Auffindbarkeit der Themen und unmittelbare Umsetzbarkeit des Suchresultats in die Praxis.

Es erfüllt damit grundlegende Anforderungen an ein derartiges Hilfsmittel für die medizinische Grundversorgung.

Darüber hinaus müssen Leitlinien möglichst gut an Gesundheitssysteme und organisatorisch-technische Strukturen angepasst sein. Das finnische Werk musste also nicht nur übersetzt, sondern auch adaptiert werden. Dies erfolgte in einem mehrstufigen Prozess durch eine Gruppe von sowohl in Forschung und Lehre als auch in der Praxis tätigen erfahrenen Hausärzten. Es wurden dabei vor allem diejenigen Aspekte berücksichtigt, die sowohl den Rahmenbedingungen innerhalb ganz Österreichs und in den wesentlichen Zügen denen der anderen deutschsprachigen Länder gemeinsam sind.

Diese sind:
- Gering primärärztlich orientiertes GH-System mit niedergelassenen Fachärzten und ausschließlich ambulant praktizierter Hausarztmedizin,
- dichtere Besiedelung,
- flächendeckendes Notarztsystem,
- unterschiedliche Stellung und Aufgaben des Hausarztes in städtischen und ländlichen Regionen,
- Betonung auf Einzelpraxis,
- systembedingt unterschiedliche Qualifikationen durch inhomogene Ausbildung der Allgemeinmediziner,
- Public-Health-Sektor im Aufbau,
- unterschiedlich ausgebautes, aber generell weniger dichtes soziales Netz im Vergleich zu Skandinavien.

Auf eine Bezugnahme auf Besonderheiten, die durch Versicherungssysteme und engere regionale Gegebenheiten entstehen, wurde verzichtet, einerseits wegen der starken Unterschiede sogar innerhalb von Österreich, andererseits auch wegen der häufigen Veränderungen: eine Einbeziehung dieser Details hätte notwendigerweise die Benutzbarkeit des Werkes reduziert.

Änderungen des Textes gegenüber dem finnischen Original wurden in Absprache mit den finnischen Autoren ohne Kennzeichnung im Text vorgenommen, soweit es sich um geringgradige, meist organisatorische Abweichungen handelte, um eine gute Lesbarkeit des Textes zu gewährleisten. In allen anderen Fällen sind sie als Anmerkungen eingefügt und markiert.

Bei gravierenden Eingriffen (die ausschließlich aufgrund massiver organisatorisch-technischer Abweichungen erfolgten) wurde die betroffene Leitlinie unter der Überschrift als gegenüber dem Original veränderte Version kenntlich gemacht.

Das finnische Leitlinienkompendium enthält entsprechend der unterschiedlichen Stellung der Allgemeinmedizin viele Themen, die nur einen kleinen Teil der in den deutschsprachigen Ländern tätigen Hausärzte betreffen: Unfallchirurgie beispielsweise wird nur in den Skiregionen im beschriebenen Ausmaß betrieben, und auch einige diagnostische Verfahren (Ultraschall, Endoskopie, Tympanometrie etc.) sowie manche therapeutischen Strategien sind wohl in den meisten Regionen speziell ausgebildeten und interessierten Kollegen vorbehalten. Diese Leitlinien wurden dennoch belassen, da sie gerade in entlegeneren Regionen immer wieder hilfreich werden können. Zudem spiegeln sie das mögliche breite Spektrum der Allgemeinmedizin wider.

Vorschläge für fachlich-inhaltliche Veränderungen wurden mit den finnischen Autoren abgestimmt und fanden in der Folge Eingang in die folgenden Updates der internationalen und der finnischen Ausgabe.

Dieser Prozess wird durch das österreichische Editorboard weitergeführt, damit ist die ÖGAM nun auch inhaltlich an der Weiterentwicklung beteiligt.

So wie in Finnland streben wir auch im Verbreitungsgebiet der deutschsprachigen Version einen Feed-back-Prozess durch die Nutzer an, der die Praktikabilität und Benutzerfreundlichkeit des vorliegenden Kompendiums für den deutschen Sprachraum begünstigen und befördern soll.

Die österreichischen Mitarbeiter danken den finnischen Kollegen, vor allem dem Herausgeber Ilka Kunnamo, ganz herzlich für die intensive fruchtbare Zusammenarbeit und freuen sich auf deren Fortsetzung im Rahmen der Entstehung der deutschsprachigen elektronischen Version und des zukünftigen Update-Prozesses.

Originalautoren und Reviewer der einzelnen Beiträge

(In Klammern sind die deutschsprachigen Reviewer angeführt.)

1.10 Ville Valtonen (Susanne Rabady), 1.20 Rauli Leino (Gustav Kamenski), 1.21 Janne Laine (Gustav Kamenski), 1.22 Petteri Carlson (Gustav Kamenski), 1.23 Kirsi Skogberg (Gustav Kamenski), 1.24 Janne Mikkola (Gustav Kamenski), 1.25 Markku Kuusi (Gustav Kamenski, Susanne Rabady), 1.28 Jaana Vuopio-Varkila, Pirkko Kotilainen (Gustav Kamenski), 1.29 Dag Nyman, Peter Wahlberg (Gustav Kamenski), 1.40 Terho Heikkinen (Gustav Kamenski), 1.41 Maija Haanpää (Gustav Kamenski), 1.42 Jukka Lumio (Gustav Kamenski), 1.43 Jukka Mustonen (Gustav Kamenski), 1.44 Satu Kurkela, Olli Vapalathu (Susanne Rabady), 1.45 Janne Laine, Janne Mikkola (Gustav Kamenski), 1.46 Juha Vuote (Gustav Kamenski), 1.50 Sakari Jokiranta (Susanne Rabady), 1.51 Kirsi Skogberg (Gustav Kamenski), 1.52 Sakari Jokiranta (Gustav Kamenski), 1.53 Sakari Jokiranta (Gustav Kamenski), 1.54 Sakari Jokiranta (Gustav Kamenski), 1.55 Sakari Jokiranti (Gustav Kamenski), 1.60 Sakari Jokiranta (Gustav Kamenski), 1.61 Sakari Jokiranta (Gustav Kamenski), 1.62 Klaus Hedmann, Maija Lapplainen (Gustav Kamenski), 1.63 Sakari Jokiranta (Gustav Kamenski), 1.70 Veli-Jukka Antilla (Gustav Kamenski), 1.71 Juha Salonen (Gustav Kamenski), 1.72 Juha Salonen (Gustav Kamenski), 1.80 Pentti Huovinen (Gustav Kamenski, Susanne Rabady), 1.81 Editoren (Gustav Kamenski), 1.93 Marjukka Mäkelä (Gustav Kamenski)
2.01 Terhi Heinesmäki (Harald Berger, Susanne Rabady), 2.02 Heli Siikamäki (Harald Berger), 2.03 Tapio Pitkänen (Harald Berger), 2.04 Pekka J. Oksanen (Harald Berger, Susanne Rabady), 2.30 Heli Siikamäki (Harald Berger), 2.31 Heli Siikamäki (Harald Berger), 2.32 Heli Siikamäki (Harald Berger), 2.33 Heli Siikamäki (Harald Berger), 2.36 Herausgeber (Harald Berger, Barbara Degn)
3.01 Hanna Nohynek, Satu Rapola (Gustav Kamenski, Susanne Rabady)
4.01 Markku Ellonen (Erwin Kepplinger), 4.02 Markku Ellonen (Erwin Kepplinger), 4.03 Markku Ellonen (Erwin Kepplinger), 4.04 Herausgeber (Erwin Kepplinger), 4.05 Markku Ellonen (Erwin Kepplinger), 4.06 Markku Ellonen (Erwin Kepplinger), 4.07 Markku Ellonen (Erwin Kepplinger), 4.10 Markku Ellonen (Erwin Kepplinger), 4.11 Markku Ellonen (Erwin Kepplinger), 4.12 Herausgeber (Erwin Kepplinger), 4.20 Matti Nikkilä (Erwin Kepplinger), 4.21 Matti Nikkilä (Erwin Kepplinger), 4.22 Matti Nikkilä (Erwin Kepplinger), 4.23 Matti Nikkilä (Erwin Kepplinger), 4.24 Matti Nikkilä (Erwin Kepplinger), 4.25 Matti Nikkila (Erwin Kepplinger), 4.26 Matti Nikkilä (Erwin Kepplinger), 4.27 Markku Ellonen (Erwin Kepplinger), 4.28 Niina Koivuviita-Ylinen (Erwin Kepplinger), 4.35 Pekka Raatikaineni (Erwin Kepplinger), 4.36 Markku Ellonen, Pekka Raatikainen (Erwin Kepplinger), 4.37 Pekka Raatikainen (Erwin Kepplinger), 4.38 Pekkai Raatikainen (Erwin Kepplinger), 4.39 Pekka Raatikainen (Erwin Kepplinger), 4.40 Pekka Raatikainen (Erwin Kepplinger) 4.41 Pekka Raatikainen (Erwin Kepplinger), 4.42 Markku Ellonen, Pekka Raatikainen (Erwin Kepplinger), 4.43 Markku Ellonen, Pekka Raatikainen (Erwin Kepplinger), 4.44 Pekka Nikkilä (Erwin Kepplinger), 4.45 Pekka Raatikainen (Erwin Kepplinger), 4.46 Pekka Raatikainen (Erwin Kepplinger), 4.47 Pekka Raatikainen (Erwin Kepplinger), 4.48 Pekka Raatikainen (Erwin Kepplinger), 4.49 Pekka Raatikainen (Erwin Kepplinger), 4.50 Pekka Raatikainen (Erwin Kepplinger), 4.52 Herausgeber (Erwin Kepplinger), 4.55 Herausgeber (Erwin Kepplinger, Susanne Rabady), 4.58 Herausgeber (Johann Altenberger, Susanne Rabady, Erwin Kepplinger), 4.60 Helena Kervinen (Erwin Kepplinger), 4.61 Herausgeber (Erwin Kepplinger), 4.63 Helena Kervinen (Erwin Kepplinger), 4.64 Herausgeber (Erwin Kepplinger), 4.65 Markku Ikäheimo (Erwin Kepplinger), 4.70 Herausgeber (Johann Altenberger, Susanne Rabady), 4.71 Herausgeber (Erwin Kepplinger), 4.72 Markku Ellonen (Erwin Kepplinger), 4.80 Herausgeber (Erwin Kepplinger), 4.81 Herausgeber (Erwin Kepplinger), 4.82 Jouko Karjalainen (Erwin Kepplinger), 4.85 Herausgeber (Erwin Kepplinger), 4.86 Herausgeber (Erwin Kepplinger), 4.90 Markku Ellonen (Erwin Kepplinger)
5.10 Ilkka Kunnamo (Erwin Rebhandl), 5.11 Herausgeber (Jörg Ardelt), 5.20 Ilkka Kunnamo (Jörg Ardelt), 5.30 Virpi Honkala (Erwin Rebhandl), 5.35 Juha Sinisalo (Erwin Rebhandl), 5.40 Herausgeber (Erwin Rebhandl), 5.41 Pirjo Mustonen (Erwin Rebhandl), 5.42 Markku Ellonen (Susanne Rabady, Erwin Rebhandl), 5.43 Markku Ellonen (Susanne Rabady, Erwin Rebhandl), 5.44 Herausgeber (Erwin Rebhandl), 5.50 Ken Malanin (Susanne Rabady), 5.51 Hannu Kuokkanen (Erwin Rebhandl), 5.52 Anna Hjerppe (Erwin Rebhandl), 5.53 Herausgeber (Erwin Rebhandl), 5.60 Mauri Lepäntalo (Susanne Rabady), 5.61 Tom Pettersson (Pia Stütz), 5.62 Herausgeber (Susanne Rabady), 5.63 Herausgeber (Erwin Kepplinger)
6.01 Vuokko Kinnula (Wolfgang Hockl), 6.02 Herausgeber (Wolfgang Hockl), 6.03 Pirkko Brander (Wolfgang Hockl), 6.04 Herausgeber (Wolfgang Hockl), 6.05 Pirkko Brander (Wolfgang Hockl), 6.07 Vuokko Kinnula (Wolfgang Hockl), 6.10 Pekka Honkanen (Wolfgang Hockl), Pekka Honkanen (Wolfgang Hockl), 6.12 Marjaana Kleemola (Wolfgang Hockl), 6.20 Herausgeber (Wolfgang Hockl), 6.21 Paula Maasilta (Wolfgang Hockl, Susanne Rabady), 6.22 Paula Maasilta (Wolfgang Hockl), 6.23 Paula Maasilta (Wolfgang Hockl), 6.24 Olli Säynäjäkangas (Wolfgang Hockl), 6.30 Timo Keistinen (Wolfgang Hockl), 6.31 Timo Keistinen (Susanne Rabady, Wolfgang Hockl), 6.32 Timo Keistinen (Wolfgang Hockl, Susanne Rabady), 6.32 Beratung: Sylvia Hartl, 6.33 Henrik Nordman (Wolfgang Hockl), 6.34 Vuokko Kinnula (Wolfgang Hockl, Susanne Rabady), 6.40 Pentti Tukiainen (Wolfgang Hockl), 6.41 Vuokko Kinnula (Wolfgang Hockl), 6.42 Olli Säynäjäkangas (Wolfgang Hockl), 6.43 Anne Pietinalho (Wolfgang Hockl), 6.44 Pentti Tukiainen (Wolfgang Hockl), 6.50 Aija Knuuttila (Wolfgang Hockl), 6.60 Herausgeber (Wolfgang Hockl), 6.61 Herausgeber (Wolfgang Hockl, Susanne Rabady), 6.62 Herausgeber (Wolfgang Hockl), 6.71 Jaakko Herrala (Wolfgang Hockl), 6.72 Herausgeber (Wolfgang Hockl), 6.80 Herausgeber (Wolfgang Hockl)
7.10 Aira Lahtinen (Erwin Rebhandl), 7.11 Tuula Salo, Maria Siponen (Erwin Rebhandl), 7.12 Herausgeber (Erwin Rebhandl), 7.13 Herausgeber (Erwin Rebhandl), 7.15 Arja Kullaa (Erwin Rebhandl), 7.16 Pentti Kirveskari (Erwin Rebhandl), 7.17 Olli Rönning (Erwin Rebhandl), 7.20 Herausgeber (Erwin Rebhandl), 7.21 Herausgeber (Erwin Rebhandl), 7.22 Tuula Salo, Maria Siponen (Erwin Rebhandl), 7.23 Tuula Salo, Maria Siponen (Erwin Rebhandl), 7.24 Tuula Salo, Marja Siponen (Erwin Rebhandl), 7.25 Herausgeber (Erwin Rebhandl), 7.26 Reijo Ranta (Erwin Rebhandl), 7.30 Herausgeber (Erwin Rebhandl), 7.31 Markku Larmas (Erwin Rebhandl), 7.32 Jukka Dinamo (Erwin Rebhandl), 7.33 Kyösti Oikarinen (Erwin Rebhandl), 7.34 Kyösti Oikarinen (Erwin Rebhandl), 7.35 Kai Sundquist (Erwin Rebhandl), 7.36 Jukka Dinamo (Erwin Rebhandl)
8.01 Rauli Leino (Franz Burghuber), 8.02 Herausgeber (Susanne Rabady, Franz Burghuber), 8.03 Hannu Laaksonen (Susanne Rabady), 8.04 Jouko Isolauri (Franz Burghuber), 8.05 Martti Matikainen (Susanne Rabady), 8.06 Kari-Matti Hiltunen (Franz Burghuber), 8.07 Perttu Arkkila (Franz Burghuber), 8.08 Simo Tarpala (Franz Burghuber, Susanne Rabady), 8.09 Jyrki Mäkelä (Franz Burghuber), 8.10 Kari-Matti Hiltunen (Franz Burghuber), 8.21 Ilkka Kunnamo (Franz Burghuber), 8.22 Ilkka Kunnamo (Franz Burghuber), 8.30 Juhani Lehtola (Franz Burghuber), 8.31 Pekka Pikkarainen (Franz Burghuber), 8.32 Pekka Pikkarainen (Franz Burghuber), 8.33 Arja Helin-Salmivaara (Franz Burghuber), 8.40 Tapio Pitkänen (Franz Burghuber), 8.41 Tapio Pitkänen (Franz Burghuber), 8.42 Herausgeber (Franz Burghuber), 8.43 Tapio Pitkänen (Franz Burghuber), 8.44 Markku Ellonen (Franz Burghuber), 8.50 Matti V. Kairaluoma (Franz Burghuber), 8.51 Matti V. Kairaluoma (Franz Burghuber), 8.52 Herausgeber (Franz Burghuber), 8.60 Kari-Matti Hiltunen (Franz Burghuber), 8.61 Kari-Matti Hiltunen (Franz Burghuber), 8.62

Kari-Matti Hiltunen, Matti V. Kairaluoma (Franz Burghuber), 8.63 Kari-Matti Hiltunen (Franz Burghuber), 8.64 Kari-Matti Hiltunen (Franz Burghuber), 8.70 Jukka-Pekka Mecklin (Franz Burghuber, Susanne Rabady), 8.71 Herausgeber (Franz Burghuber), 8.72 Jukka-Pekka Mecklin (Franz Burghuber), 8.73 Jukka-Pekka Mecklin (Franz Burghuber), 8.80 Pekka Pikkarainen (Franz Burghuber), 8.81 Herausgeber (Franz Burghuber), 8.82 Pekka Pikkarainen (Franz Burghuber), 8.83 Herausgeber (Franz Burghuber), 8.84 Pekka Collin (Franz Burghuber), 8.85 Herausgeber (Franz Burghuber), 8.86 Pekka Pikkarainen (Franz Burghuber)
9.10 Pekka Pikkarainen (Franz Burghuber), 9.11 Markku Ellonen (Renate Hoffmann-Dorninger), 9.12 Pekka Pikkarainen (Franz Burghuber), 9.13 Kerttu Irjala (Franz Burghuber), 9.20 Maija Lappalainen, Martti Färkkilä (Franz Burghuber), 9.21 Pekka Pikkarainen (Franz Burghuber), 9.22 Pekka Pikkarainen (Franz Burghuber), 9.23 Herausgeber (Franz Burghuber), 9.24 Ilmo Kellokumpu (Franz Burghuber), 9.25 Herausgeber (Franz Burghuber), 9.30 Pauli Puolakkainen (Franz Burghuber), 9.31 Pauli Puolakkainen (Franz Burghuber), 9.32 Herausgeber (Renate Hoffmann-Dorninger), 9.33 Herausgeber (Renate Hoffmann-Dorninger, Franz Burghuber)
10.01 Leo Niskanen (Barbara Degn), 10.02 Jukka Mustonen (Barbara Degn), 10.03 Ilpo Ala-Houhala (Susanne Rabady, Barbara Degn), 10.04 Eero Honkanen (Barbara Degn), 10.05 Timo Kouri (Barbara Degn), 10.10 Risto Ikäheimo (Susanne Rabady), 10.20 Eero Honkanen (Barbara Degn), 10.21 Heikki Saha (Barbara Degn), 10.22 Virpi Rauta (Barbara Degn), 10.23 Risto Tetti (Barbara Degn), 10.24 Maija Heiro, Petri Koskinen (Barbara Degn), 10.31 Jukka Mustonen (10.31 Barbara Degn), 10.32 Jukka Mustonen (Barbara Degn), 10.40 Jukka Mustonen (Barbara Degn)
11.02 Mikael Leppilahti (Peter Pichler), 11.03 Teuvo Tammela (Erwin Rebhandl), 11.04 Teuvo Tammela (Erwin Rebhandl), 11.06 Erna Pettersson (Peter Pichler), 11.07 Teuvo Tammela (Erwin Rebhandl), 11.08 Herausgeber (Susanne Rabady), 11.10 Teuvo Tammela (Peter Pichler), 11.11 Teuvo Tammela (Peter Pichler), 11.12 Teuvo Tammela (Peter Pichler), 11.13 Herausgeber (Peter Pichler), 11.20 Pekka Autio (Peter Pichler), 11.21 Herausgeber (Peter Pichler), 11.22 Herausgeber (Erwin Rebhandl), 11.23 Herausgeber (Peter Pichler), 11.30 Teuvo Tammela (11.30 Erwin Rebhandl), 11.31 Teuvo Tammela (Peter Pichler), 11.32 Teuvo Tammela (Susanne Rabady), 11.40 Hannu Koistinen (Peter Pichler), 11.41 Pekka Hellström (Peter Pichler), 11.43 Olavi Lukkarinen (Erwin Rebhandl), 11.45 Sakari Rannikko (Susanne Rabady)
12.01 Timo Regnala (Harald Berger), 12.02 Timo Regnala (Harald Berger), 12.03 Timo Regnala (Harald Berger), 12.05 Eija Hiltunen-Back (Harald Berger), 12.06 Timo Reunala (Harald Berger)
13.01 Herausgeber (Harald Berger), 13.02 Pekka Autio (Harald Berger), 13.03 Eero Lehmuskallio (Harald Berger), 13.05 Heli Majamaa (Harald Berger), 13.06 Markku Helle (Harald Berger), 13.10 Pekka Autio (Harald Berger), 13.11 Pekka Autio (Harald Berger), 13.12 Jaakko Karvonen (Harald Berger), 13.13 Heli Majamaa (Harald Berger), 13.14 Eero Lehmuskallio (Harald Berger), 13.15 Eero Lehmuskallio (Harald Berger), 13.16 Heli Majamaa (Harald Berger), 13.17 Heli Majamaa (Susanne Rabady), 13.18 Heli Majamaa (Harald Berger), 13.20 Heli Majamaa (Harald Berger, Susanne Rabady), 13.21 Janne Laine, Janne Mikkola (Harald Berger), 13.22 Pekka Autio (Harald Berger), 13.23 Jaakko Karvonen (Harald Berger), 13.30 Pekka Autio (Harald Berger), 13.31 Pekka Autio (Harald Berger), 13.40 Pekka Autio (Harald Berger), 13.41 Pekka Autio (Susanne Rabady, Harald Berger), 13.42 Heli Majamaa (Harald Berger, Susanne Rabady), 13.50 Hannele Heikkilä (Harald Berger), 13.51 Pekka Autio (Harald Berger), 13.60 Jorma Lauharanta (Harald Berger, Susanne Rabady), 13.61 Heli Majamaa (Harald Berger, Susanne Rabady), 13.62 Pekka Autio (Harald Berger), 13.70 Pekka Autio (Harald Berger, Susanne Rabady), 13.71 Tapio Rantanen, Tapio Rantanen (Harald Berger, Susanne Rabady), 13.72 Eero Lehmuskallio (Harald Berger), 13.73 Pekka Autio (Harald Berger), 13.74 Herausgeber (Harald Berger), 13.75 Herausgeber (Harald Berger), 13.76 Pekka Autio (Harald Berger), 13.77 Heli Majamaa (Susanne Rabady, Harald Berger), 13.79 Pekka Autio (Harald Berger), 13.80 Heli Majamaa (Harald Berger), 13.81 Herausgeber (Harald Berger), 13.83 Herausgeber (Harald Berger), 13.91 Herausgeber (Harald Berger), 13.92 Pirkko Paakkari (Harald Berger)
14.01 Herausgeber (14.01 Franz Burghuber), 14.02 Minna Kailla (Franz Burghuber), 14.03 Kristiina Alanko (Franz Burghuber), 14.04 Kirsti Kiviranta (Franz Burghuber), 14.05 Kristiina Turjanmaa (Franz Burghuber), 14.09 Erkka Valovirta (Susanne Rabady), 14.10 Hanna Jarva, Seppo Meri (Franz Burghuber)
15.01 Juhani Vilpo (Manfred Maier), 15.02 Juhani Vilpo (Manfred Maier), 15.03 Herausgeber (Manfred Maier), 15.04 Eeva-Riitta Savolainen (Manfred Maier), 15.05 Marjaana Säily (Manfred Maier), 15.06 Juhani Vilpo (Erwin Rebhandl), 15.07 Herausgeber (Manfred Maier), 15.08 Eeva-Riitta Vilpo (Manfred Maier, Susanne Rabady), 15.09 Eeva Juvonen (Manfred Maier), 15.10 Juhani Vilpo (Erwin Rebhandl, Manfred Maier), 15.20 Juhani Vilpo (Manfred Maier), 15.21 Juhani Vilpo (Manfred Maier), 15.22 Juhani Vilpo (Manfred Maier), 15.23 Juhani Vilpo (Manfred Maier), 15.24 Tarja-Terttu Pelliniemi (Manfred Maier), 15.25 Juhani Vilpo (Manfred Maier), 15.30 Anne Määkipernaa (Susanne Rabady, Erwin Rebhandl), 15.31 Anne Mäkipernaa (Erwin Rebhandl, Susanne Rabady), 15.32 Anne Mäkipernaa (Manfred Maier), 15.39 Juhani Vilpo (Manfred Maier), 15.40 Kimmo Porkka (Manfred Maier), 15.41 Petri Oivanen, Juhani Vilpo (Erwin Rebhandl), 15.42 Juhani Vilpo (Manfred Maier), 15.43 Maija Itälä (Manfred Maier), 15.44 Erkki Ellonen (Manfred Maier), 15.45 Juhani Vilpo (Manfred Maier), 15.46 Petri Otrivanen, Marjatta Sinisalo (Manfred Maier), 15.47 Petri Oivanen, Marietta Sinisalo (Erwin Rebhandl, Manfred Maier), 15.48 Timo Siitonen (Manfred Maier), 15.49 Eeva Juvonen (Manfred Maier), 15.60 Sinikka Koskinen (Erwin Rebhandl), 15.61 Sinikka Koskinen, Pekka Arovita (Susanne Rabady, Erwin Rebhandl)
16.01 Risto Johansson (Franz Burghuber), 16.02 Risto Johansson (Franz Burghuber), 16.10 Eija Kalso (Franz Burghuber), 16.11 Rita Janes (Franz Burghuber), 16.20 Matti Hakama (Franz Burghuber), 16.21 Anne Mäkipernaa (Franz Burghuber)
17.01 Maaret Castrén (Alexander Franz, Gustav Kamenski, Susanne Rabady), 17.02 Eija Kalso (Erwin Rebhandl), 17.03 Timo Jama (Dietmar Weixler, Susanne Rabady, Alexander Franz), 17.10 Timo Jama (Susanne Rabady, Alexander Franz), 17.11 Timo Jama (Erwin Rebhandl), 17.20 Ari Alaspää (Alexander Franz), 17.21 Ari Alaspää (Alexander Franz), 17.22 Ari Alaspää (Susanne Rabady, Alexander Franz), 17.24 Markku Ellonen (Alexander Franz), 17.25 Arno Vuori (Erwin Rebhandl), 17.30 Markku Ellonen (Alexander Franz), 17.40 Maija Haanpää, Martina Bachmann (Alexander Franz), 17.41 Pertti Pere, Martina Bachmann (Susanne Rabady, Erwin Rebhandl)
18.01 Herausgeber (Susanne Rabady), 18.02 Herausgeber (Harald Berger), 18.03 Herausgeber (Franz Burghuber), 18.04 Herausgeber (Franz Burghuber, Bernhard Fürthauer), 18.05 Herausgeber (Franz Burghuber, Harald Berger), 18.06 Herausgeber (Franz Burghuber, Bernhard Fürthauer), 18.08 Herausgeber (Susanne Rabady), 18.10 Herausgeber (Harald Berger), 18.11 Antti Dahlberg (Renate Hoffmann-Dorninger), 18.12 Herausgeber (Harald Berger), 18.20 Herausgeber (Harald Berger), 18.21 Herausgeber (Bernhard Fürthauer), 18.22 Herausgeber (Franz Burghuber), 18.23 Herausgeber (Bernhard Fürthauer, Michael Hofer), 18.24 Herausgeber (Harald Berger), 18.25 Herausgeber (Franz Burghuber), 18.26 Herausgeber (Bernhard Fürthauer, Michael Hofer), 18.30 Seppo Honkonen (Bernhard Fürthauer, Michael Hofer), 18.31 Herausgeber (Franz Burghuber), 18.32 Risto Nikku (Franz Burghuber), 18.33 Jukka Ristiniemi, Olli Korkala (Franz Burghuber), 18.34 Herausgeber (Bernhard Fürthauer), 18.35 Matti Sävelä (Franz Burghuber), 18.36 Olli Korkala, Matti Sävelä, Erkki Nylamo (Harald Spatzenegger), 18.37 Olli Korkala (Franz Burghuber), 18.38 Herausgeber (Franz Burghuber, Bernhard Fürthauer), 18.39 Herausgeber (Harald Berger), 18.40 Anthony Papp (Harald Berger), 18.41 Herausgeber (Harald Berger), 18.42 Herausgeber (Harald Berger), 18.43 Jouni Kurola (Harald Berger), 18.50 Sirpa Asko-Seljavaara (Harald Berger),

18.51 Sirpa Asko-Seljavaara (Harald Berger), 18.52 Sirpa Asko-Seljavaara (Harald Berger), 18.53 Sirpa Asko-Seljavaara (Franz Burghuber), 18.54 Hannu Kuokannen (Harald Berger), 18.60 Herausgeber (Franz Burghuber), 18.61 Herausgeber (Harald Berger), 18.62 Herausgeber (Harald Berger), 18.63 Harry Lindholm (Harald Berger), 18.64 Harri Pihlajamäki, Martti Kiuru (Michael Hofer, Franz Burghuber), 18.65 Herausgeber (Harald Berger), 18.103 Antti Pihakari (Harald Berger), 18.104 Antti Pihakari (Harald Berger), 18.105 Antti Pihakari (Harald Berger), 18.106 Antti Pihakari (Harald Berger)

19.01 Katriina Kukkonen-Harjula, Ilkka Vuori (Wolfgang Hockl), 19.02 Jouko Karjalainen (Susanne Rabady), 19.04 Erik Eklund (Wolfgang Hockl), 19.10 Herausgeber (Wolfgang Hockl), 19.11 Markku Alén (Wolfgang Hockl), 19.12 Kari Remes (Wolfgang Hockl), 19.100 Veronika Fialka-Moser, Malvina Herceg, Karin Pieber, Wolfgang Hockl, Susanne Rabady

20.01 Eira Viikari-Juntura (Walter Heckenthaler), 20.02 Herausgeber (Walter Heckenthaler), 20.05 Martti Vastamäki (Walter Heckenthaler), 20.06 Herausgeber (Walter Heckenthaler), 20.07 Heidi Vastamäki-Mehtälä, Martti Vastamäki (Walter Heckenthaler), 20.09 Herausgeber (Walter Heckenthaler), 20.20 Olli Korkala (Walter Heckenthaler), 20.21 Eira Viikari-Juntura (Walter Heckenthaler), 20.22 Jouni Havulinna (Walter Heckenthaler), 20.23 Jouni Havulinnen (Walter Heckenthaler), 20.24 Jouni Havulinna (Walter Heckenthaler), 20.30 Antti Malmivaara, Seppo Seitsalo (Wolfgang Hockl), 20.33 Herausgeber (Walter Heckenthaler), 20.34 Herausgeber (Wolfgang Hockl), 20.35 Kaj Rekola (Wolfgang Hockl), 20.36 Herausgeber (Wolfgang Hockl), 20.40 Herausgeber (Wolfgang Hockl), 20.41 Herausgeber (Wolfgang Hockl), 20.42 Jerker Sandelin (Wolfgang Hockl), 20.43 Herausgeber (Wolfgang Hockl), 20.44 Herausgeber (Wolfgang Hockl), 20.45 Herausgeber (Wolfgang Hockl), 20.46 Jerker Sandelin (Wolfgang Hockl), 20.47 Jerker Sandelin (Wolfgang Hockl), 20.50 Pentti Kallio (Wolfgang Hockl), 20.51 Herausgeber (Wolfgang Hockl), 20.52 Herausgeber (Wolfgang Hockl), 20.53 Markus Torkki (Wolfgang Hockl), 20.60 Karl-August Lindgren (Walter Heckenthaler), 20.61 Kaj Rekola (Walter Heckenthaler), 20.62 Kaj Rekola (Walter Heckenthaler), 20.63 Herausgeber (Wolfgang Hockl), 20.70 Pekka Mäntyselkä (Wolfgang Hockl), 20.72 Seppo Junnila (Wolfgang Hockl), 20.75 Hannu Väänänen (Wolfgang Hockl), 20.76 Ari-Pekka Puhto (Wolfgang Hockl), 20.80 Hannu Lauerma (Wolfgang Hockl), 20.82 Pekka Hannonen (Walter Heckenthaler), 20.83 Herausgeber (Wolfgang Hockl), 20.84 Herausgeber (Wolfgang Hockl), 20.90 Aarne Kivioja (Walter Heckenthaler), 20.91 Risto Johansson (Walter Heckenthaler)

21.01 Tapani Helve (Manfred Maier, Ingrid Pichler), 21.02 Ilkka Kunnamo (21.02 Manfred Maier), 21.03 Tapani Helve (Manfred Maier, Ingrid Pichler), 21.04 Herausgeber (Manfred Maier), 21.10 Ilkka Kunnamo (Manfred Maier), 21.11 Herausgeber (Manfred Maier), 21.20 Herausgeber (Manfred Maier), 21.21 Herausgeber (Manfred Maier), 21.22 Herausgeber (Manfred Maier), 21.30 Herausgeber (Manfred Maier), 21.31 Herausgeber (Manfred Maier), 21.32 Herausgeber (Manfred Maier), 21.40 Tom Pettersson (Ingrid Pichler), 21.41 Marianne Gripenberg-Gahmberg (Ingrid Pichler), 21.42 Tom Pettersson (Manfred Maier), 21.43 Herausgeber (Manfred Maier), 21.44 Tom Pettersson, Markku Ellonen (Ingrid Pichler), 21.45 Tom Pettersson (Ingrid Pichler), 21.46 Tom Pettersson (Ingrid Pichler), 21.50 Herausgeber (Ingrid Pichler), 21.51 Herausgeber (Ingrid Pichler), 21.52 Herausgeber (Ingrid Pichler), 21.60 Herausgeber (Ingrid Pichler), 21.61 Herausgeber (Ingrid Pichler), 21.62 Herausgeber (Ingrid Pichler), 21.63 Herausgeber (Ingrid Pichler), 21.64 Herausgeber (Ingrid Pichler), 21.65 Herausgeber (Susanne Rabady), 21.66 Herausgeber (Ingrid Pichler), 21.67 Herausgeber (Ingrid Pichler), 21.71 Tom Pettersson (Ingrid Pichler)

22.01 Maritta Salonoja (Barbara Degn), 22.02 Jouko Laurila (Eva Mann), 22.03 Tuula Saarela, Pirkko Hiltunen (Barbara Degn), 22.04 Tuula Saarela (Eva Mann), 22.05 Merja Suominen (Eva Mann), 22.06 Reijo Tilvis (Barbara Degn), 22.07 Jouko Laurila (Eva Mann), 22.08 Kaisu Pitkälä (Barbara Degn), 22.10 Timo Strandberg (Eva Mann), 22.20 Kaisu Pitkälä (Barbara Degn), 22.21 Kaisu Pitkälä (Barbara Degn), 22.30 Anja Noro, Kaisu Pitkälä (Barbara Degn), 22.31 Annamaija Sutela (Barbara Degn)

23.01 Hannele Yki-Järvinen, Tiinamaija Tuomi (Barbara Degn), 23.10 Liisa Hiltunen, Minna Koivikko (Barbara Degn), 23.11 Liisa Hiltunen, Minna Koivikko (Barbara Degn), 23.12 Liisa Hiltunen, Minna Koivikko (Barbara Degn), 23.20 Liisa Hiltunen, Minna Koivikko (Barbara Degn), 23.21 Pirjo Ilanne-Parikka, Liisa Hiltunen (Barbara Degn), 23.22 Pirjo Ilanne-Parikka, Liisa Hiltunen (Barbara Degn), 23.31 Hannele Yki-Järvinen (Barbara Degn), 23.32 Hannele Yki-Järvinen (Barbara Degn), 23.33 Hannele Yki-Järvinen (Barbara Degn), 23.34 Hannele Yki-Järvinen (Barbara Degn), 23.35 Hannele Yki-Järvinen (Barbara Degn), 23.36 Mauno Vanhala (Barbara Degn, Susanne Rabady), 23.40 Laila Laatinkainen, Paula Summanen (Barbara Degn), 23.41 Leo Niskanen (Barbara Degn), 23.42 Esa Mervaala (Barbara Degn), 23.43 Herausgeber (Barbara Degn), 23.44 Tapani Ebeling, Liisa Hiltunen (Barbara Degn)

24.01 Pertti Mustajoki (Gustav Kamenski), 24.02 Pertti Mustojoki (Gustav Kamenski), 24.10 Herausgeber (Gustav Kamenski), 24.11 Herausgeber (Gustav Kamenski), 24.12 Markku Ellonen (Gustav Kamenski), 24.13 Herausgeber (Gustav Kamenski, Susanne Rabady), 24.14 Markku Ellonen (Gustav Kamenski), 24.20 Herausgeber (Gustav Kamenski), 24.21 Ritva Kauppinen-Mäkelin (Gustav Kamenski), 24.24 Herausgeber (Susanne Rabady, Gustav Kamenski), 24.30 Herausgeber (Gustav Kamenski), 24.31 Herausgeber (Gustav Kamenski), 24.32 Herausgeber (Gustav Kamenski), 24.33 Herausgeber (Gustav Kamenski), 24.34 Herausgeber (Gustav Kamenski), 24.35 Herausgeber (Gustav Kamenski, Susanne Rabady), 24.40 Herausgeber (Gustav Kamenski), 24.41 Herausgeber (Gustav Kamenski), 24.42 Herausgeber (Gustav Kamenski), 24.43 Ritva Kauppinen-Mäkelin (Gustav Kamenski), 24.50 Timo Strandberg, Hannu Vanhanen (Gustav Kamenski), 24.51 Hannu Vanhanen, Timo Strandberg (Gustav Kamenski), 24.52 Hannu Vanhanen, Timo Strandberg (Gustav Kamenski), 24.53 Hannu Vanhanen, Timo Strandberg (Gustav Kamenski), 24.54 Hannu Vanhanen, Timo Strandberg (Gustav Kamenski), 24.55 Hannu Vanhanen, Timo Strandberg (Gustav Kamenski), 24.56 Hannu Vanhanen, Timo Strandberg (Gustav Kamenski), 24.61 Ritva Kauppinen-Mäkelin (Susanne Rabady), 24.62 Herausgeber (Gustav Kamenski), 24.63 Jaakko Perheentupa (Susanne Rabady, Gustav Kamenski), 24.64 Herausgeber (Gustav Kamenski, Susanne Rabady), 24.65 Matti Vuoristo (Gustav Kamenski), 24.66 Pertti Mustajoki (Gustav Kamenski, Susanne Rabady), 24.67 Ritva Kauppinen-Mäkelin (Gustav Kamenski), 24.68 Herausgeber (Gustav Kamenski)

25.01 Pekka Nieminen (Ingrid Pichler), 25.02 Pertti Palo (Ingrid Pichler), 25.10 Päivi Härkki (Ingrid Pichler), 25.11 Päivi Härkki (Ingrid Pichler), 25.12 Anneli Kivijärvi (Ingrid Pichler), 25.13 Ritva Hurskainen (Ingrid Pichler), 25.14 Helena Tinkanen (Ingrid Pichler), 25.15 Laure Morin-Papunen (Ingrid Pichler), 25.16 Herausgeber (Gustav Kamenski), 25.20 Ulla Puistola (Ingrid Pichler), 25.21 Ulla Puistola (Ingrid Pichler), 25.22 Herausgeber (Ingrid Pichler), 25.23 Kaija Holli (Ingrid Pichler), 25.30 Herausgeber (Ingrid Pichler), 25.31 Jorma Paavonen (Ingrid Pichler), 25.32 Pentti K. Heinonen (Ingrid Pichler), 25.33 Jorma Paavonen (Ingrid Pichler), 25.40 Pertti Palo, Laure Morin-Papunen (Ingrid Pichler), 25.41 Klaus Teisala (Ingrid Pichler), 25.42 Päivi Härkki (Ingrid Pichler), 25.43 Päivi Härkki (Ingrid Pichler), 25.44 Kari Nieminen (Ingrid Pichler), 25.45 Juha Mäkinen (Susanne Rabady), 25.46 Pentti K. Heinonen (Ingrid Pichler), 25.50 Aila Tiitinen (Ingrid Pichler), 25.51 Aila Tiitinen (Ingrid Pichler), 25.55 Aila Tiitinen (Ingrid Pichler), 25.56 Outi Hovatta (Ingrid Pichler), 25.57 Outti Hovatta (Susanne Rabady), 25.60 Herausgeber (Ingrid Pichler)

26.02 Jukka Uotila (Christoph Dachs), 26.03 Ari Ylä-Outinen (Christoph Dachs), 26.04 Riitta Salonen, Pekka Taipale (Susanne Rabady), 26.05 Herausgeber (Christoph Dachs), 26.10 Juha Mäkinen (Christoph Dachs), 26.11 Mika Nuutila (Susanne Rabady), 26.12 Eero Varila (Christoph Dachs), 26.13 Mikko Loukovaara (Susanne Rabady), 26.14 Annelii Kivijärvi (Christoph Dachs), 26.15 Seppo Saarikoski (Barbara Degn), 26.16 Mika Nuutila (Barbara Degn), 26.18 Erja Halmesmäki (Susanne Rabady), 26.20 Herausgeber (Susanne Rabady), 26.21 Ulla Ekblad (Christoph Dachs), 26.22 Ulla Ekblad (Christoph Dachs), 26.23 Tarja Vihtamäki (Christoph Dachs), 26.24 Tarja Vihtamäki (Barbara Degn), 26.30 Heli Malm (Susanne Rabady)

27.01 Anneli Kivijärvi (Susanne Rabady), 27.02 Anneli Kivijärvi (Susanne Rabady), 27.03 Anneli Kivijärvi (Susanne Rabady), 27.04 Anneli Kivijärvi (Susanne Rabady), 27.05 Anneli Kivijärvi (Susanne Rabady), 27.06 Anneli Kivijärvi (Susanne Rabady), 27.08 Seppo Saarikoski (Susanne Rabady)

28.18 Anna-Leena Noponen, Sakari Lukkarinen (Susanne Rabady)

29.01 Pentti Ukkonen, Sirkka Keinänen-Kiukaanniemi (Bernhard Fürthauer), 29.03 Hannu Jalanko (Bernhard Fürthauer), 29.04 Minna Kaila (Bernhard Fürthauer), 29.10 Eija Gaily, Kai Eriksson (Bernhard Panhofer, Bernhard Fürthauer), 29.11 Heikki Rantala (Bernhard Fürthauer), 29.12 Heikki Peltola (Bernhard Fürthauer), 29.13 Tuula Lönnqvist (Bernhard Fürthauer), 29.14 Tuula Lönnqvist (Bernhard Fürthauer), 29.20 Risto Rintala (Bernhard Fürthauer), 29.21 Risto Rintala (Bernhard Fürthauer), 29.22 Per Ashorn, Ilkka Kunnamo (Bernhard Fürthauer), 29.23 Erkki Heikkinen, Merja Ashorn (Susanne Rabady), 29.25 Kalle Hoppu (Bernhard Fürthauer, Susanne Rabady), 29.26 Matti Nuutinen (Bernhard Fürthauer), 29.30 Marjukka Mäkelä (Bernhard Fürthauer, Susanne Rabady), 29.31 Anne Pitkäranta, Jukko Suonpää (Bernhard Fürthauer), 29.32 Hannu Jalanko (Bernhard Fürthauer), 29.34 Matti Uhari, Jussi Mertsola (Bernhard Fürthauer), 29.35 Hannu Jalanko (Bernhard Fürthauer), 29.36 Hannu Jalanko (Bernhard Fürthauer), 29.40 Terho Heikkinen (Bernhard Fürthauer), 29.41 Ilkka Kunnamo (Bernhard Fürthauer), 29.42 Terho Heikkinen (Bernhard Fürthauer), 29.43 Jukko Suonpää (Bernhard Fürthauer), 29.44 Terho Heikkinen (Bernhard Fürthauer), 29.45 Terho Heikkinen (Bernhard Fürthauer), 29.50 Matti Uhari (Bernhard Fürthauer), 29.51 Herausgeber (Bernhard Fürthauer), 29.52 Tuija Lahdes-Vasama (Susanne Rabady), 29.55 Marjo Renko (Bernhard Fürthauer), 29.56 Marjo Renko (Bernhard Fürthauer), 29.57 Marjo Renko (Susanne Rabady), 29.60 Pentti Ukkonen (Bernhard Fürthauer), 29.61 Herausgeber (Bernhard Fürthauer), 29.62 Kaarina Heiskanen (Bernhard Fürthauer), 29.70 Jukka Rajantie (Bernhard Fürthauer), 29.71 Jukka Rajantie (Bernhard Fürthauer), 29.72 Herausgeber (Bernhard Fürthauer), 29.75 Jukka Rajantie (Bernhard Fürthauer), 29.76 Jukka Rajantie (Susanne Rabady, Bernhard Fürthauer), 29.77 Jukka Rajantie (Peter Schermann, Susanne Rabady), 29.80 Visa Honkanen (Bernhard Fürthauer), 29.81 Visa Honkanen (Bernhard Fürthauer), 29.82 Ilkka Kunnamo (Bernhard Fürthauer), 29.83 Ilkka Kunnamo (Bernhard Fürthauer), 29.84 Pentti Kallio (Bernhard Fürthauer), 29.85 Ilkka Kunnamo (Bernhard Fürthauer), 29.86 Visa Honkanen (Bernhard Fürthauer), 29.87 Eeva Salo (Bernhard Fürthauer), 29.91 Pertti Rintahaka (Bernhard Fürthauer, Susanne Rabady), 29.100 Herausgeber (Bernhard Fürthauer), 29.101 Herausgeber (Bernhard Fürthauer), 29.102 Herausgeber (Bernhard Fürthauer)

30.02 Ilkka Kunnamo, Pentti Kallio (Franz Burghuber, Susanne Rabady), 30.03 Pentti Kallio, Herausgeber (Susanne Rabady, Bernhard Fürthauer), 30.04 Herausgeber (Susanne Rabady), 30.05 Herausgeber (Franz Burghuber, Michael Hofer), 30.06 Pentti Kallio (Michael Hofer, Franz Burghuber), 30.07 Pentti Kallio (Bernhard Fürthauer), 30.08 Herausgeber (Franz Burghuber), 30.09 Pentti Kallio (Susanne Rabady), 30.10 Risto Rintala (Franz Burghuber), 30.20 Ilkka Kunnamo (Franz Burghuber), 30.21 Herausgeber (Franz Burghuber, Susanne Rabady), 30.22 Ilkka Helenius (Susanne Rabady), 30.23 Pentti Kallio (Franz Burghuber), 30.24 Timo Yrjönen (Franz Burghuber), 30.25 Herausgeber (Franz Burghuber), 30.26 Herausgeber (Franz Burghuber), 30.27 Pentti Kallio (Bernhard Fürthauer)

31.03 Anna-Liisa Järvenpää (Bernhard Fürthauer, Susanne Rabady), 31.04 Tuula Lönnqvist (Bernhard Fürthauer), 31.05 Lea Hyvärinen (Bernhard Fürthauer, Susanne Rabady), 31.06 Seppo Taskinen (Bernhard Fürthauer), 31.07 Ilkka Kunnamo (Susanne Rabady), 31.08 Ilkka Kunnamo (Bernhard Fürthauer, Susanne Rabady), 31.09 Eero Jokinen (Susanne Rabady), 31.10 Eero Jokinen (Bernhard Fürthauer), 31.11 Eero Jokinen (Bernhard Fürthauer), 31.20 Päivi Tapanainen (Bernhard Fürthauer), 31.21 Ritva Kalenius (Susanne Rabady), 31.22 Herausgeber (Bernhard Fürthauer), 31.24 Heikki Lyytinen (Bernhard Panhofer, Bernhard Fürthauer), 31.25 Hannu Westerinen (Bernhard Fürthauer, Bernhard Panhofer), 31.26 Herausgeber (Susanne Rabady), 31.34 Pekka Ropponen (Bernhard Panhofer), 31.36 Kirsti Kumpulainen (Bernhard Panhofer), 31.40 Minna Kaila (Bernhard Fürthauer, Susanne Rabady), 31.41 Minna Kaila (Bernhard Fürthauer), 31.42 Minna Kaila (Susanne Rabady), 31.43 Minna Kaila (31.43 Bernhard Fürthauer), 31.44 Herausgeber (Bernhard Fürthauer), 31.45 Sakari Reitamo (Bernhard Fürthauer), 31.46 Herausgeber (Bernhard Fürthauer), 31.47 Merja Kajosaari (Bernhard Fürthauer), 31.48 Minna Kaila (Bernhard Fürthauer), 31.50 Liisa Lehtonen (Bernhard Fürthauer), 31.51 Jari Petäjä, Juha Viitala (Bernhard Fürthauer), 31.52 Pertti Rintahaka (Bernhard Panhofer), 31.53 Herausgeber (Bernhard Fürthauer), 31.54 Ilkka Kunnamo (Susanne Rabady), 31.55 Ilkka Kunnamo (Susanne Rabady, Bernhard Fürthauer), 31.57 Ilkka Kunnamo (Bernhard Fürthauer), 31.58 Irma Moilanen (Bernhard Panhofer), 31.59 Marja Ala-Houhala (Bernhard Fürthauer), 31.60 Kaarina Heiskanen (Bernhard Fürthauer), 31.61 Erkki Savilahti (Bernhard Fürthauer, Renate Hoffmann-Dorninger), 31.62 Merja Ashorn (Bernhard Fürthauer), 31.63 Irma Moilanen (Bernhard Panhofer), 31.64 Matti Salo (Bernhard Fürthauer), 31.70 Kirsti Kumpulainen (Bernhard Panhofer), 31.72 Anne-Maria Vartiovaara (Susanne Rabady), 31.73 Sirpa Taskinen, Tuula Taminen (Bernhard Panhofer), 31.122 Hannu Jalanko (Bernhard Fürthauer)

32.01 Helena Pihko (Bernhard Panhofer), 32.02 Eija Gaily, Kai Eriksson (Bernhard Panhofer), 32.03 Sirkka-Liisa Linna (Bernhard Panhofer), 32.04 Hannu Westerinen, Herausgeber (Bernhard Panhofer), 32.05 Matti Sillanpää (Bernhard Panhofer), 32.10 Hannu Westerinen, Maija Wilska, Hannu Westerinen (Bernhard Panhofer), 32.11 Erja Halmesmäki (Bernhard Panhofer), 32.13 Hannu Westerinen (Bernhard Panhofer)

33.02 Kaija Puura (Bernhard Panhofer), 33.03 Kirsti Kumpulainen (Bernhard Panhofer), 33.04 Saija Roine (Bernhard Panhofer), 33.05 Kirsti Kumpulainen (Bernhard Panhofer), 33.06 Irma Moilanen (Bernhard Panhofer), 33.07 Kirsti Kumpulainen (Bernhard Panhofer), 33.08 Irma Moilanen (Bernhard Panhofer), 33.09 Kirsti Kumpulainen (Bernhard Panhofer), 33.20 Hanna Ebeling (Bernhard Panhofer), 33.21 Irma Moilanen (Bernhard Panhofer), 33.101 Leena Launis (Bernhard Panhofer)

34.10 Päivi Rantanen (Bernhard Panhofer), 34.11 Eila Laukkanen (Bernhard Panhofer), 34.12 Mauri Marttunen (Bernhard Panhofer), 34.13 Anders Sandqvist (Bernhard Panhofer), 34.15 Matti Kaivosoja (Bernhard Panhofer), 34.20 Kari Pylkkänen (Bernhard Panhofer), 34.30 Pekka Aarninsalo (Bernhard Panhofer)

35.01 Herausgeber (Bernhard Panhofer), 35.02 Herausgeber (Bernhard Panhofer), 35.03 Herausgeber, Erkka Syvälahti (Susanne Rabady, Bernhard Panhofer), 35.04 Herausgeber (Bernhard Panhofer), 35.05 Martti Heikkinen (Bernhard Panhofer), 35.06 Markku Ellonen (Renate Hoffmann-Dorninger), 35.11 Herausgeber, Leea Muhonen (Bernhard Panhofer), 35.12 Martti Heikkinen (Bernhard Panhofer), 35.13 Antti Perheentupa (Bernhard Panhofer), 35.14 Hannu Koponen (Bernhard Panhofer), 35.20 Erkki Isometsä (Bernhard Panhofer), 35.21 Erkki Isometsä (Bernhard Panhofer), 35.22 Erkki Isometsä (Bernhard Panhofer), 35.23 Erkki Isometsä (Bernhard Panhofer), 35.25 Herausgeber (Bernhard Panhofer), 35.27 Herausgeber (Bernhard Panhofer), 35.29 Ulla Lepola, Gérard Emilien (Bernhard Panhofer), 35.31 Herausgeber (Bernhard Panhofer), 35.32 Hannu Koponen, Esa Leinonen, Hannu Koponen, Ulla Lepola, Gérard Emilien (Bernhard Panhofer), 35.33 Martti Heikkinen (Bernhard Panhofer), 35.34 Herausgeber (Bernhard Panhofer), 35.36 Matti Ponteva (Bernhard Panhofer), 35.40 Heikki Rytsälä, Herausgeber (Bernhard Panhofer), 35.41 Heikki Rytsälä (Bernhard Panhofer), 35.42 Virpi Raitasuo (Bernhard Panhofer), 35.43 Erkka Syvälahti (Bernhard Panhofer), 35.45 Aki Rovasalo (Bernhard Panhofer), 35.50 Pekka Larivaara (Bernhard Panhofer), 35.51 Kari Pylkkänen (Bernhard Panhofer), 35.62 Eila Sailas (Bernhard Panhofer)

36.02 Perttu J. Lindsberg, Mikko Kallela (Renate Hoffmann-Dorninger), 36.03 Herausgeber (Renate Hoffmann-Dorninger), 36.04 Mikko Kallela (Renate Hoffmann-Dorninger), 36.05 Herausgeber (Renate Hoffmann-Dorninger), 36.06 Seppo Kaakkola (Renate Hoffmann-Dorninger), 36.07 Seppo Kaakkola, Heikki Teräväinen (Renate Hoffmann-Dorninger), 36.08 Kati Juva (Renate Hoffmann-Dorninger), 36.09 Unto Nousiainen, Esa Mervaala (Renate Hoffmann-Dorninger), 36.15 Minna Erkintalo (Renate Hoffmann-Dorninger), 36.16 Tapani Salmi (Renate Hoffmann-Dorninger), 36.20 Risto O. Roine (Renate Hoffmann-Dorninger), 36.21 Risto O. Roine (Renate Hoffmann-Dorninger), 36.22 Risto O. Roine (Renate Hoffmann-Dorninger, Susanne Rabady), 36.23 Juha Jääskeläinen (Susanne Rabady, Renate Hoffmann-Dorninger), 36.25 Esa Mervaala, Reetta Kälviäinen (Renate Hoffmann-Dorninger), 36.26 Reetta Kälviäinen (Renate Hoffmann-Dorninger), 36.27 Reetta Kälviäinen (Renate Hoffmann-Dorninger), 36.28 Mikael Ojala (Renate Hoffmann-Dorninger), 36.30 Jussi Kovanen (Renate Hoffmann-Dorninger), 36.31 Jussi Kovanen (Renate Hoffmann-Dorninger), 36.32 Jussi Kovanen (Renate Hoffmann-Dorninger), 36.33 Sari Atula (Renate Hoffmann-Dorninger), 36.34 Jussi Kovanen (Renate Hoffmann-Dorninger), 36.35 Jussi Kovanen, Hannu Alaranta (Renate Hoffmann-Dorninger), 36.40 Kari Murros (Renate Hoffmann-Dorninger), 36.41 Markus Färkkilä (Renate Hoffmann-Dorninger), 36.42 Markus Färkkilä (Renate Hoffmann-Dorninger), 36.43 Markus Färkkilä (Renate Hoffmann-Dorninger), 36.45 Juhani Wikström (Renate Hoffmann-Dorninger), 36.47 Heikki Teräväinen, Seppo Kaakkola (Renate Hoffmann-Dorninger), 36.48 Heikki Teräväinen, Seppo Kaakkola (Renate Hoffmann-Dorninger), 36.50 Timo Erkinjuntti (Renate Hoffmann-Dorninger), 36.51 Timo Erkinjuntti (Renate Hoffmann-Dorninger), 36.52 Timo Erkinjuntti (Renate Hoffmann-Dorninger), 36.53 Timo Erkinjuntti (Renate Hoffmann-Dorninger), 36.54 Raimo Sulkava (Renate Hoffmann-Dorninger), 36.55 Timo Erkinjuntti, Raimo Sulkava (Renate Hoffmann-Dorninger), 36.56 Raimo Sulkava (Renate Hoffmann-Dorninger), 36.60 Kati Juva (Renate Hoffmann-Dorninger), 36.61 Hannu Laaksovirta (Renate Hoffmann-Dorninger), 36.65 Bjarne Udd, Hannu Somer (Renate Hoffmann-Dorninger), 36.66 Toimitus (Renate Hoffmann-Dorninger), 36.70 Esa Mervaala (Renate Hoffmann-Dorninger), 36.71 Esa Mervaala (Renate Hoffmann-Dorninger), 36.72 Juhani Partanen, Esa Mervaala (Renate Hoffmann-Dorninger), 36.73 Herausgeber (Renate Hoffmann-Dorninger), 36.74 Markus Färkkilä (Renate Hoffmann-Dorninger), 36.76 Kati Juva (Renate Hoffmann-Dorninger), 36.80 Herausgeber (Renate Hoffmann-Dorninger), 36.81 Juha Jääskeläinen (Renate Hoffmann-Dorninger), 36.82 Juha E. Jääskeläinen (Renate Hoffmann-Dorninger), 36.83 Matti Hillbom (Renate Hoffmann-Dorninger), 36.90 Anita Kiesiläinen (Renate Hoffmann-Dorninger), 36.91 Marja Hietanen (Renate Hoffmann-Dorninger), 36.92 Mervi Kotila (Renate Hoffmann-Dorninger), 36.93 Hannu Alaranta, Mikael Ojala (Renate Hoffmann-Dorninger), 36.94 Juhani Wikström (Renate Hoffmann-Dorninger), 36.100 Antti Dahlberg (Renate Hoffmann-Dorninger)

37.01 Lea Hyvärinen (Susanne Rabady, Manfred Haydn), 37.02 Lea Hyvärinen (Susanne Rabady), 37.03 Paula Summanen (Susanne Rabady), 37.05 Paula Summanen, Kirsi Setälä (Susanne Rabady), 37.06 Herausgeber (Susanne Rabady), 37.07 Lea Hyvärinen (Susanne Rabady), 37.10 Anna-Maija Paakkala (Susanne Rabady), 37.11 Anna-Maija Paakkala (Susanne Rabady), 37.12 Tero Kivelä (Susanne Rabady), 37.13 Anna-Maija Paakkala (Susanne Rabady), 37.15 Lea Hyvärinen (Susanne Rabady), 37.16 Paula Summanen (Susanne Rabady), 37.20 Paula Summanen (Susanne Rabady), 37.21 Anna-Maija Paakkala (Susanne Rabady), 37.22 Herausgeber (Susanne Rabady), 37.23 Anna-Maija Paakkala (Susanne Rabady), 37.24 Anna-Maija Paakkala (Susanne Rabady), 37.25 Anna-Maija Paakkala (Susanne Rabady), 37.26 Anna-Maija Paakkala (Susanne Rabady, Manfred Haydn), 37.27 Herausgeber (Susanne Rabady, Manfred Haydn), 37.28 Anna-Maija Paakala (Manfred Haydn, Susanne Rabady), 37.29 Osmo Kari (Susanne Rabady), 37.30 Tero Kivelä (Susanne Rabady), 37.31 Anna-Maija Paakkala (Susanne Rabady), 37.32 Paula Summanen (Susanne Rabady), 37.33 Herausgeber (Susanne Rabady), 37.34 Anja Tuulonen (Manfred Haydn, Susanne Rabady), 37.40 Anna-Maija Paakkala (Susanne Rabady), 37.41 Paula Summanen (Susanne Rabady), 37.42 Paula Summanen (Susanne Rabady), 37.43 Anna-Maija Paakkala (Susanne Rabady), 37.44 Paula Summanen (Susanne Rabady, Wolfgang Hockl), 37.45 Tero Kivelä (Susanne Rabady), 37.46 Tero Kivelä (Susanne Rabady)

38.01 Herausgeber (Barbara Degn), 38.02 Leenamaija Kleemola (Barbara Degn), 38.03 Jukka Luotonen (Barbara Degn), 38.04 Seppo Savolainen (Barbara Degn), 38.05 Jukka Luotonen (Barbara Degn), 38.06 Herausgeber, Seija Vento (Barbara Degn), 38.08 Timo Atula (Barbara Degn), 38.09 Antti Mäkitie (Barbara Degn), 38.10 Anne Pitkäranta (Renate Hoffmann-Dorninger), 38.11 Timo Atula (Barbara Degn), 38.15 Martti Sorri (Barbara Degn), 38.16 Martti Sorri (Barbara Degn), 38.17 Hans Ramsay (Barbara Degn), 38.20 Marjukka Mäkelä, Jouko Suonpää (Barbara Degn), 38.21 Marjukka Mäkelä (Barbara Degn), 38.22 Antti Mäkitie (Barbara Degn), 38.23 Tarja Heiskanen-Kosma (Bernhard Fürthauer), 38.24 Jouko Suonpää (Barbara Degn), 38.25 Pekka Karma (Barbara Degn), 38.30 Helena Varonen (Barbara Degn, Susanne Rabady), 38.31 Jouko Suonpää (Barbara Degn, Susanne Rabady), 38.32 Jouko Suonpää (Barbara Degn), 38.33 Jouko Suonpää (Barbara Degn), 38.35 Hans Ramsay (Barbara Degn), 38.36 Hans Ramsay (Barbara Degn), 38.37 Jukka Luotonen (Barbara Degn), 38.38 Hans Ramsay (Barbara Degn), 38.40 Jukka Luotonen (Barbara Degn), 38.41 Herausgeber (Barbara Degn), 38.42 Seppo Savolainen (Barbara Degn), 38.43 Jouko Suonpää (Barbara Degn), 38.44 Jukka Luotonen (Barbara Degn), 38.45 Anne Pitkäranta (Barbara Degn), 38.46 Henrik Malmberg (Barbara Degn), 38.50 Pirkko Ruoppi (Barbara Degn), 38.51 Pirkko Ruoppi (38.51 Barbara Degn), 38.53 Kari Reijula (Barbara Degn), 38.54 Pirkko Ruoppi (Barbara Degn), 38.55 Jouko Suonpää (Barbara Degn), 38.56 Pirkko Ruoppi (Barbara Degn), 38.60 Jukka Luotonen (Barbara Degn), 38.61 Antti Mäkitie (Barbara Degn), 38.62 Antti Mäkitie (Barbara Degn), 38.63 Timo Atula, Antti Mäkitie (Barbara Degn), 38.70 Mikael Ojala (Barbara Degn), 38.71 Jouko Suonpää (Barbara Degn), 38.72 Mikael Ojala (Barbara Degn), 38.80 Antti Mäkitie, Timo Atula (Barbara Degn, Susanne Rabady)

40.01 Antti Holopainen (Renate Hoffmann-Dorninger), 40.02 Antti Holopainen (Bernhard Panhofer), 40.03 Tiina Kaarne (Bernhard Panhofer), 40.04 Antti Holopainen (Renate Hoffmann-Dorninger), 40.05 Antti Holopainen (Bernhard Panhofer, Renate Hofmann-Dorninger), 40.10 Antti Holopainen (Renate Hoffmann-Dorninger), 40.11 Antti Holopainen (Renate Hoffmann-Dorninger), 40.12 Timo Seppälä (Renate Hoffmann-Dorninger), 40.20 Risto Mäkinen, Heidi Alenius (Renate Hoffmann-Dorninger), 40.21 Herausgeber (Renate Hoffmann-Dorninger)

41.02 Antti Sajantila (Harald Berger), 41.11 Kaisa Lalu (Harald Berger)

42.01 Ossi Korhola (Renate Hoffmann-Dorninger), 42.03 Herausgeber (Renate Hoffmann-Dorninger), 42.04 Herausgeber (Renate Hoffmann-Dorninger)

44.30 Mari Antti-Poika (Susanne Rabady), 44.31 Mari Antti-Poika (Susanne Rabady), 44.35 Jukkapekka Jousimaa (Susanne Rabady), 44.36 Ritva Ketola (Susanne Rabady), 44.37 Aki Rovasalo (Susanne Rabady), 44.51 Matti S. Huuskonen, Antti Jahkola (Wolfgang Hockl), 44.52 Matti S. Huuskonen (Wolfgang Hockl)

45.01 Antti Pönkä (Harald Berger), 45.02 Antti Pönkä (Harald Berger), 45.03 Antti Pönkä (Harald Berger), 45.04 Kari Reijula (Harald Berger)

48.01 Alexander Becherer, Susanne Rabady, 48.14 Herausgeber (Susanne Rabady), 48.41 Herausgeber (Susanne Rabady), 48.61 Herausgeber (Susanne Rabady), 48.91 Tellervo Aho (Susanne Rabady)

Mitarbeiter bei der deutschsprachigen Ausgabe

Dr. Johann Altenberger
Univ.-Klinik für Innere Medizin II
Landeskrankenhaus Salzburg –
Universitätsklinikum der PMU
Müllner Hauptstraße 48, 5020 Salzburg

Prim. Univ.-Doz. Dr. Alexander Becherer
Abt. f. Nuklearmedizin
LKH Feldkirch
Carinagasse 47, 6807 Feldkirch

Dr. Harald Berger
Rennerstraße 25, 4614 Marchtrenk

Dr. Franz Burghuber
Stadtplatz 17, 4150 Rohrbach

Dr. Christoph Dachs
Rifer Hauptstraße 34, 5400 Hallein

Dr. Barbara Degn
Prager Straße 92/7, 1210 Wien

Univ.-Prof. Dr. Veronika Fialka-Moser
Billrothstraße 78, 1190 Wien

Dr. Alexander Franz
Salzburger Straße 6, 5340 St. Gilgen

Dr. Bernhard Fürthauer
Am Feld 17, 5751 Maishofen

Dr. Sylvia Hartl
1. Lungeninterne Abteilung
SMZ Baumgartner Höhe
Baumgartner Höhe 1, 1145 Wien

Dr. Manfred Haydn
Landstraße 29, 3910 Zwettl

Dr. Walter Heckenthaler
Hohe-Wand-Straße 36/3
2344 Maria Enzersdorf

Dr. Malvina Herceg
Univ.-Klinik für Physikalische Medizin
und Rehabilitation
Währinger Gürtel 18–20, 1090 Wien

Dr. Wolfgang Hockl
Sportplatzstraße 9, 4470 Enns

Dr. Michael Hofer
Wiener Straße 60, 8605 Kapfenberg

Dr. Renate Hoffmann-Dorninger
Gymnasiumstraße 20, 1180 Wien

Dr. Gustav Kamenski
Ollersbachgasse 144
2261 Angern a.d. March

Dr. Erwin Kepplinger
Michaelsbergstraße 7, 4060 Leonding

Univ.-Prof. Dr. Manfred Maier
Abteilung für Allgemein- und Familienmedizin
Medizinische Universität Wien
Währinger Gürtel 18-20, 1090 Wien

Dr. Eva Mann
Habsburgerstraße 1, 6830 Rankweil

Dr. Bernhard Panhofer
4841 Ungenach Nr. 35

Dr. Ingrid Pichler
Feuerwehrsteig 1, 2170 Poysdorf

MR Dr. Peter Pichler
Feuerwehrsteig 1, 2170 Poysdorf

Dr. Karin Pieber
Univ.-Klinik für Physikalische Medizin
und Rehabilitation
Währinger Gürtel 18–20, 1090 Wien

Dr. Susanne Rabady
Landstraße 2, 3841 Windigsteig

Dr. Erwin Rebhandl
Marktplatz 43, 4170 Haslach

Dr. Peter Schermann
Abteilung für Pädiatrie
Landesklinikum Waldviertel Zwettl
Propstei 5, 3910 Zwettl

Dr. Dietmar Weixler
Abt. f. Anästhesiologie und Intensivmedizin
Landesklinikum Waldviertel Horn
Spitalgasse 10, 3560 Horn

Die Evidenzstufen*

A (hoch): Es ist unwahrscheinlich, dass weitere Forschungsarbeiten unser Vertrauen in die Richtigkeit unserer Aussagen erschüttern werden.
– Es liegen mehrere wissenschaftlich einwandfreie Studien mit konsistenten Ergebnissen vor.
– In besonderen Fällen genügt eine große und qualitativ hochwertige multizentrische Studie.

B (mäßig hoch): Weitere Forschungsarbeiten haben wahrscheinlich einen signifikanten Einfluss auf unser Vertrauen in die Richtigkeit unserer Aussagen und könnten uns zu einer Korrektur derselben veranlassen.
– Eine qualitativ hochwertige Studie.
– Mehrere Studien, für die schwere Einschränkungen gelten.

C (niedrig): Weitere Forschungsarbeiten haben höchstwahrscheinlich einen signifikanten Einfluss auf unser Vertrauen in die Richtigkeit unserer Aussagen und werden uns wahrscheinlich zu einer Korrektur derselben veranlassen.
– Eine oder mehrere Studien, für die schwer wiegenden Einschränkungen angezeigt sind.

D (sehr niedrig): Alle Aussagen sind mit einer großen Ungewissheit behaftet.
– Expertenmeinung.
– Keine aus Studien gewonnene direkte Evidenz.
– Eine oder mehrere Studien, für die schwere Einschränkungen gelten.

* (GRADE Working Group [BMJ 2004; 328:1490-8]; adaptiert])

Abkürzungsverzeichnis

Maßeinheiten

mm	Millimeter
cm	Zentimeter
m	Meter
m2	Quadratmeter
m3	Kubikmeter
fl	Femtoliter
μl	Mikroliter
ml	Milliliter
cl	Zentiliter
l	Liter
μg	Mikrogramm
mg	Milligramm
g	Gramm
kg	Kilogramm
sec.	Sekunde
min.	Minute
h	Stunde
J	Joule
MJ	Megajoule
W	Watt
kW	Kilowatt
Pa	Pascal
kPa	Kilopascal
cal	Kalorie
kcal	Kilokalorie
Hz	Hertz
kHz	Kilohertz
dB	Dezibel
mmHg	Millimeter auf der Quecksilbersäule; Blutdruckmesswert
mmol	Millimol
IU	International Unit

Pharmakologische Abkürzungen

i.d.	intradermal
i.m.	intramuskulär
i.v.	intravenös
p.o.	per os; oral
s.c.	subkutan
o.d.	omni dei; einmal täglich
b.i.d.	bis in die; zweimal täglich
b.d.	bis in die; zweimal täglich
t.i.d.	ter in die; dreimal täglich
t.d.s.	ter die sumendus; dreimal täglich
q.i.d.	quarter in die; viermal täglich
q.d.s.	quarter die sumendus ; viermal täglich
1 x 3 x 5	eine Tablette dreimal täglich für 5 Tage
gtt	guttae; Tropfen

Klinische Abkürzungen

Ab	Antikörper
ACBP	Aorto-coronarer Bypass
ACE	angiotensin converting enzyme
ACTH	adrenocorticotropes Hormon
ADH	antidiuretisches Hormon
ADHD	Aufmerksamkeits- und Hyperaktivitätsstörung
AFP	Alphafetoprotein
Ag	Antigen
AHA	American Heart Association
AIDS	acquired immune(o) deficiency syndrome; zelluläre Immunschwäche
AIHA	Autoimmune hämolytische Anämie
ALS	Aminolävulinsäure
ALT	Alaninaminotransferase
ANP	atriales natriuretisches Peptid
AMI	akuter Myokardinfarkt
AOM	akute Otitis media
AP	Angina pectoris
APC	adenoidal pharyngeal conjunctival; Adenoviridae
ARDS	adult respiratory distress syndrome; syn. Schocklunge, akutes Lungenversagen
ASAT	Aspartataminotransferase
ASD	Atriumseptumdefekt
ASS	Acetylsalicylsäure
ATII	Angiotensin II
AV	atrioventrikular
BCG	Bacille-Calmette-Guérin (Impfstoff gegen Tuberkulose)
BE	1: Basenabweichung; 2: Broteinheit
BMI	Body Mass Index
BNP	Brain natriuretic peptide
BSG	Blutkörperchensenkungsgeschwindigkeit
CD4	CD4-Zelle
CIN	zervikal intra-epitheliale Neoplasie
CK	Kreatinkinase
CK-MB	Kreatinkinase Isoenzym MB
CMV	Zytomegalie-Virus
COPD	chronisch obstruktive pulmonale Lungenerkrankung
COX	Zyklooxigenase
CPAP	continuous positive airway pressure; kontinuierlicher positiver Atemwegsdruck
CRP	C-reaktives Protein
CSF	kolonstimulierender Faktor
CT	Computertomographie
DIC	disseminated intravascular coagulation; disseminierte intravasale Gerinnung
DIP	distal interphalangeal
DM	Diabetes mellitus
DNA	Desoxyribonukleinsäure
DPT	Kombinationsimpfstoff gegen Diphtherie, Pertussis und Tetanus
EBM	Evidence Based Medicine
EBV	Epstein-Barr-Virus
EDTA	Äthylendiamintetraessigsäure
EEG	Elektroenzephalogramm
EF	Ejection fraction; Auswurffraktion
EKG	Elektrokardiogramm
ELISA	enzyme-linked immuno sorbent assay; heterogener Enzym-Immunoassay
EMG	Elektromyographie
ENMG	Elektroneuromyographie
EPO	Erythropoetin
EU	Europäische Union
FDA	The Food and Drug Administration
FSH	follikelstimulierendes Hormon
FVC	forcierte Vitalkapazität
FXa	Faktor Xa

GADA	Glutamat-Decarboxylase-Antikörper	NSAR	nicht-steroidale Antirheumatika
GGT	Gammaglutamyltransferase	NYHA	New York Heart Association
GI	gastrointestinal	Pap	Papanicolaou-Färbung
GM	grand mal (Epilepsie)	PCOS	polyzystisches Ovarialsyndrom
GnRH	Gonadotropin-releasing-hormone; syn. luteinisierendes Hormon-Releasing-Hormon	PCR	Polymerase-Kettenreaktion
		PEF	peak expiratory flow: maximaler exspiratorischer Fluss
Hb	Hämoglobin		
HbA1c	Glykohämoglobine	PID	pelvic inflammatory disease; entzündliche Erkrankung des Beckens
HBV	Hepatitis-B-Virus		
hCG	human chorionic gonadotropine; menschliches Choriongonadotropin	PIP	proximales Interphalangealgelenk
		PM	petit mal; Epilepsie
HCV	Hepatitis-C-Virus	PMS	prämenstruelles Syndrom
HDL	high density lipoproteins; Lipoproteine mit hoher Dichte	PPI	Protonenpumpeninhibitor
		PSA	prostataspezifisches Antigen
HiB	Haemophilus influenzae Typ b	PTCA	perkutane transluminale koronare Angioplastie
HIV	human immunodeficiency virus		
HLA	human leucocyte antigen; menschliches Leukozyten-Antigen	PTH	Parathormon
		RAH	rechtsanteriorer hemiblock
HNO	Hals, Nasen, Ohren	RAST	Radio-Allergo-Sorbent-Test
HPV	Humanpapillomavirem	RBC	rote Blutzellen
HRT	hormone replacement therapy; Hormonersatztherapie	RDS	respiratory distress syndrome ; Atemnotsyndrom
HSV	Herpes-simplex-Virus	REM	rapid eye movement; Schlafqualitätsmessung
ICD	International Classification of Diseases (WHO)	RNS	Ribonukleinsäure
ICU	Intensive Care Unit	RR	Blutdruckwerte (gemessen mit dem Riva-Rocci-Apparat)
Ig	Immunglobuline		
IHD	ischämischer Schlaganfall	RSB	Rechtsschenkelblock
INH	Isonicotinsäurehydrazid	RVH	rechtsventrikuläre Hypertonie
INR	international normalized ratio	SA	sinuatrial
ISA	intrinsische sympathomimetische Aktivität	SAB	Subarachnoidalblutung
ITP	idiopathische thrombozytopenische Purpura	SLE	systemischer Lupus erythematodes
IUD	Intrauterinpessare	SSRI	selektive Serotonin-Wiederaufnahmehemmer
IVF	In-vitro-Fertilisation	SSS	Sick-sinus-Syndrom
KCI	Kaliumchlorid	ST	Sinustachykardie
KHK	koronare Herzkrankheit	STD	sexually transmitted diseases; durch Sexualkontakt übertragene Krankheiten
KOH	Kaliumhydroxid		
LAD	left anterior descending: ramus interventricularis anterior	SVT	supraventrikuläre Tachykardie
		T3	Triiodthyronin
LAH	links-anteriorer Hemiblock	T4	Thyroxin
LAHB	links-anteriorer Hemiblock	tbc	Tuberkulose
LDL	low density lipoproteins; Lipoproteine mit einer niedrigen Dichte	TENS	transkutane elektrische Nervenstimulation
		TIA	transitorische ischamische Attacke
LH	luteinisierendes Hormon	TNF	Tumor-Nekrose-Faktor
LHRH	luteinisierendes Hormon-Releasing-Hormon	TPHA	Treponema-pallidum-Hämagglutination
LSB	Linksschenkelblock	TSH	thyreoideastimulierendes Hormon
LV	linksventrikulär	TTP	Thymidintriphosphat
LVH	linksventrikuläre Hyperthrophie	TVT	tiefe Venenthrombose
MAO	Monoaminooxidase	UV	ultraviolet
MCH	mean corpuscular haemoglobin; synthetisches HbE (Färbekoeffizient)	UVA	ultraviolet A
		UVB	ultraviolet B
MCP	Metakarpophalangealgelenk	VAS	visuelle Analogskala
MCV	mittleres Erythrozyteneinzelvolumen	VC	Vitalkapazität
MI	Myokardinfarkt	VF	Ventrikelfibrillation
MMR	Masern, Mumps, Röteln	VLDL	very low density lipoproteins; Lipoproteine sehr niedriger Dichte
MOF	Multiorganversagen		
MPA	Medroxyproesteronacetat	VSD	Ventrikelseptumdefekt
MR	Magnetresonanz	VT	ventrikuläre Tachykardie
MRT	Magnetresonanztomographie	WBC	weiße Blutkörperchen
MS	multiple Sklerose	WHO	World Health Organization
MTP	Metatarsophalangealgelenk	WPW	Wolff-Parkinson-White-Syndrom
NMDA	N-Methyl-D-Asparate	ZNS	Zentralnervensystem
NMH	niedermolekulares Heparin		
NNT	Number needed to treat		
NPH	neutrales Protamin Hagedorn		

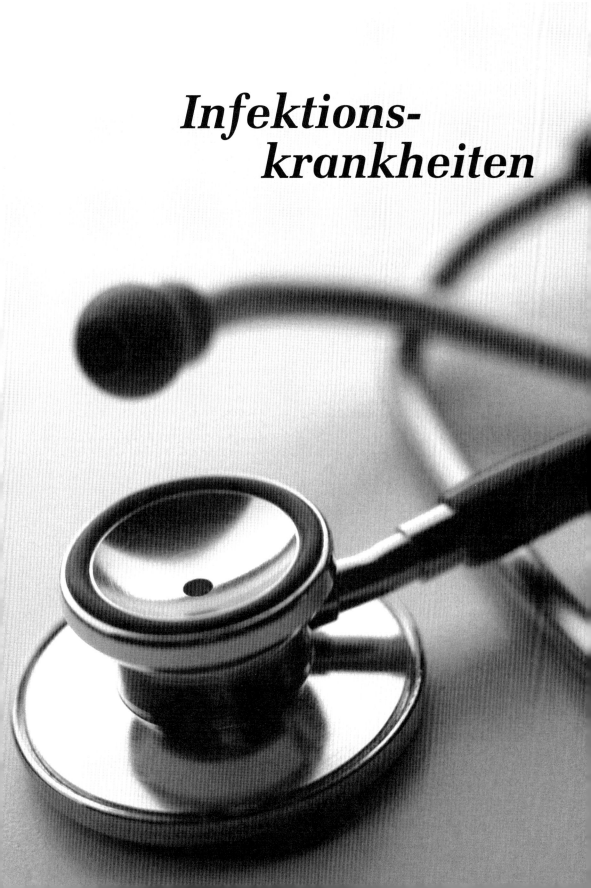

Infektions-
krankheiten

1.10 Anhaltendes Fieber bei Erwachsenen

Grundregeln

- Vor der Einleitung aufwändiger Untersuchungen sind häufige Krankheiten (Lungenentzündung, Sinusitis, Harnwegsinfektionen) auszuschließen.
- Entscheidungen über die Dringlichkeit von Untersuchungen werden auf der Basis des Allgemeinzustands des Patienten, allfälliger Risikofaktoren (Immunsuppression) und lokaler Symptome getroffen.
- Vor der Wiederholung bereits durchgeführter Untersuchungen ist die Anamnese erneut zu überprüfen und die körperliche Untersuchung zu wiederholen.

Diagnostisches Vorgehen

1. Ausschluss folgender häufiger Krankheiten vor Einleitung weiterer Untersuchungen:
   - Pneumonie (Thoraxröntgen und Auskultation).
   - Das Thoraxröntgen kann auch eine Tuberkulose, eine Sarkoidose, eine Alveolitis, einen Lungeninfarkt oder ein Lymphom zeigen.
   - Harnwegsinfektion (Harntest und -kultur)
     - Der Harntest kann auch Hinweise auf eine epidemische Nephropathie oder einen Nierentumor liefern.
   - Sinusitis maxillaris (Ultraschall oder Röntgen).
2. In der Anamnese sind u.a. folgende wichtige Fragen zu stellen:
   - Zeitpunkt, Häufigkeit (Messung!) und Dauer des Fiebers
   - Reisen, Herkunftsort (-land), Wohnsitz
   - vorangegangene Krankheiten, vor allem Tuberkulose und Herzklappenfehler
   - Medikamenteneinnahme, einschließlich rezeptfreier Medikamente
   - Alkoholkonsum
   - systematische Suche nach Symptomen der einzelnen Organsysteme
3. Diagnostische Hinweise und mögliche Ätiologien
   - Siehe Tabelle 1.10.1.
4. Tests:
   - Erstuntersuchungen
     - Harntest und -kultur
     - CRP und BSG
     - Hämoglobin, weißes Blutbild (Differentialblutbild und Thrombozyten)
     - AST(GOT) und ALT(GPT)
     - optional: Serumprobe für allfällige serologische Untersuchungen einfrieren
     - Thoraxröntgen
     - Ultraschall oder Röntgen des Sinus maxillaris
   - Weitere Untersuchungen
     - Abdomineller Ultraschall
     - Knochenmarkaspiration
     - Serologie (Yersinia, Tularämie, HIV, Borrelia burgdorferi, virale Antikörper, Serum-HBsAg, Serum-HCV-Antikörper, antinukleare Antikörper
     - Blutkultur (Bakterien)
5. Planen Sie Ihre Vorgangsweise vor der Fortsetzung der Untersuchungen. Siehe Tabelle 1.10.2.
6. Sehen Sie in einer Liste möglicher Fieberursachen nach, um sicherzustellen, nichts übersehen zu haben.

Ursachen für anhaltendes Fieber

- Tuberkulose (gleichgültig, welches Organ)
- Bakterielle Infektionen:
  - Sinusitis
  - Harnwegsinfektionen
  - intraabdominelle Infektionen (Cholezystitis, Appendizitis, Abszesse)
  - Perianalabszess
  - thorakale Abszesse (Lunge, Mediastinum)
  - Bronchiektasien
  - Salmonellose, Shigellose
  - Osteomyelitis
- Bakteriämie ohne Herd (häufig eine akute Erkrankung und nicht anhaltendes Fieber)
- Intravasale Infektionen:
  - Endokarditis
  - Infektionen von Gefäßprothesen
- Generalisierte virale oder bakterielle Infektionen:
  - Mononukleose
  - Adeno-, Zytomegalie- oder Coxsackie-B-Virus-Infektionen
  - Hepatitis
  - HIV
  - Chlamydieninfektion (Psittakose, Ornithose)
  - Toxoplasmose
  - Lyme-Krankheit
  - Tularämie
  - Malaria
- Gutartige Temperaturerhöhung nach Infektionskrankheiten
- Chronisches Müdigkeitssyndrom
- Sarkoidose
- Atriales Myxom
- Subakute Thyreoiditis
- Thyreotoxikose
- Hämolytische Erkrankungen
- Posttraumatische Gewebeschäden und Hämatome
- Gefäßthrombose, Lungenembolie
- Kawasaki-Krankheit
- Erythema nodosum

Tabelle 1.10.1. **Anhaltendes Fieber bei Erwachsenen – Diagnostische Hinweise**

Hinweis	Mögliche Ursachen[1]
Infektionsparameter (BSG, CRP) normal	Chronisches Müdigkeits-Syndrom, subfebrile Temperaturen nach Infektionskrankheit, medikamentös und selbst induziertes Fieber
Ausgeheilte virale oder bakterielle Infektion	Eine leichte, 1 bis 2 Monate andauernde „vegetative" Temperaturerhöhung nach einer Infektionskrankheit ist eine funktionelle Störung („thermostatische Temperaturerhöhung"). Hohes Fieber führt zu einer zeitweiligen Umstellung des thermoregulatorischen Systems, die sich in einer anhaltend hohen Körpertemperatur äußert. Diese Störung kann durch Stress und Übermüdung gefördert werden.
Exanthem	Siehe 1.70. Meningokokkensepsis, medikamentös induziertes Fieber („Drug fever")
Hals- oder Nackenschmerzen	Subakute Thyreoiditis, **Retropharyngealabszess,** Mononukleose
Verwirrtheit	Bei älteren Personen steht die Verwirrtheit mit dem Fieber selbst in Zusammenhang, bei jüngeren ist an eine **Enzephalitis** oder an eine Sepsis zu denken. Siehe 2.30.
Bekannte Klappenvitien oder darauf hindeutende Herzgeräusche	Endokarditis
GI-Symptomatik	Morbus Crohn, Colitis ulcerosa, **periappendikulärer Abszess,** sonstige peritoneale Abszesse, Yersiniose
Abnormaler Harnbefund	HWI, **epidemische Nephritis,** Nierenkrebs, Endokarditis
Vorangegangener Aufenthalt in den Tropen	(2.30)
Landwirt	Farmerlunge
Eitriger Mückenstich oder Geschwür	Tularämie
Lymphknoten palpierbar	Mononukleose, Morbus Hodgkin, Lymphom
Neuroleptikamedikation	Malignes neuroleptisches Syndrom
Langzeitmedikation mit Antibiotika	Medikamentös induziertes Fieber („Drug fever"), Clostridium difficile
Immunsupprimierter Patient	(1.71)
Kopfschmerz	Arteriitis temporalis
Myalgie	Polymyalgia rheumatica (kann mit dem Fieber vergesellschaftet sein)
Knochenschmerzen	Myelom, Metastasen
Rückenschmerzen	Ankylosierende Spondylitis, verschiedene Infektionen
Rückenschmerzen beim Abklopfen	Infektionsherd
Rezidivierendes Fieber	Endokarditis, tief liegende Infektionsherde
Diskrepanz zwischen Befund und Anamnese	Selbst induziertes Fieber

[1] Die Diagnose von Krankheiten in Fettdruck erfordert sofortiges Handeln.

- Drug fever
- Malignes neuroleptisches Syndrom
- Allergische Alveolitis:
  - Farmerlunge
- Bindegewebserkrankungen:
  - Polymyalgia rheumatica, Arteriitis temporalis
  - ankylosierende Spondylitis
  - rheumatoide Arthritis
  - Systemischer Lupus erythematodes (SLE)
  - Still-Syndrom (adulte Form)
  - rheumatisches Fieber
  - Vaskulitis
  - Periarteriitis nodosa
  - Wegener-Granulomatose
- Entzündliche Darmerkrankungen:
  - Enteritis regionalis (Morbus Crohn)
  - Colitis ulcerosa
- Leberzirrhose, Alkoholhepatitis
- Maligne Erkrankungen:
  - Leukämie
  - Pankreas- und Gallengangkarzinom
  - Nierenkarzinom (Hypernephrom)

Tabelle 1.10.2. **Diagnostisches Vorgehen bei anhaltendem Fieber**

Richtig	Falsch
Anamnese wiederholen	Labor- und Röntgenuntersuchungen wiederholen
Körperliche Untersuchung wiederholen	Medikamentöse Therapie einleiten oder Dosis erhöhen
Krankengeschichte nochmals überprüfen	Chirurgischen Eingriff vorschlagen
Den Fall in Ruhe überdenken	

- Sarkome
- Morbus Hodgkin, andere Lymphome
- Metastasen (Nierenkarzinom, Melanom, Sarkom)

Fieber unbekannter Ursache

- Die Diagnose „Febris e causa ignota/Fieber unbekannter Ursache" (Fever of unknown origin) bezeichnet ein Fieber mit Temperaturen über 38° C, das länger als 2 bis 3 Wochen anhält.
- Meist ist die Ursache eine schwere Erkrankung, die oft therapierbar ist. Daher sollte eine ätiologische Abklärung intensiv angestrebt werden, vorzugsweise im Rahmen eines stationären Aufenthaltes.
- Die Enddiagnose lautet auf Infektion bei etwa 35% der Patienten, auf maligne Erkrankung bei 20%, auf Kollagenose bei 15% und auf eine andere spezifische Krankheit bei 15% der Patienten. Bei etwa 15% der Patienten kann die Ursache nicht festgestellt werden.

1.20 Yersiniose

Grundregeln

- An Yersiniose ist bei folgenden Symptomen zu denken:
  - akute Bauchschmerzen
  - akute Diarrhö
  - Fieber unbekannter Ursache
  - Morbus Reiter
    - Arthritis
    - Urethritis
    - Iritis, Konjunktivitis
  - Erythema nodosum
  - auffälliger Harnbefund, erhöhte Leberparameter oder Pankreasenzyme (Untersuchung auf Pankreatitis)
  - beschleunigte BSR

Pathogene

- Yersinia enterocolitica 3 und 9, Y. pseudotuberculosis IA und 3
- Der Erreger kann aufgrund des klinischen Bildes nicht identifiziert werden.

Symptome und klinisches Bild

Symptome der akuten Infektion

- Fieber
- Diarrhö: Kinder haben oft Blut und Schleim im Stuhl.
- Bauchschmerzen: bei Kindern oft im rechten unteren Quadranten. Bei einer Operation können mesenteriale Lymphknoten, terminale Ileitis oder eine echte Appendizitis gefunden werden.

Postinfektiöse Symptome

- Reaktive Arthritis:
  - 1 bis 3 Wochen nach Enteritis
  - Die Symptome reichen von leichter Arthralgie bis zu schwerer Polyarthritis und in manchen Fällen bis zu Morbus Reiter.
  - Bei einem geringen Prozentsatz der Patienten kommt es zu chronischer Arthritis.
  - Die Erkrankung steht in engem Zusammenhang mit HLA-B27.
- Augensymptome:
  - Iritis
  - Konjunktivitis
- Harnwegssymptome:
  - Urethritis
  - Balanitis
  - Glomerulonephritis
- Hautsymptome:
  - Erythema nodosum ist das häufigste Hautsymptom (etwa 10% der Fälle werden durch Yersinia ausgelöst). Es kann sich dabei auch um das einzige Symptom einer Yersiniose handeln.
- Kardiale Symptome:
  - Transitorische EKG-Veränderungen
  - Herzklappenerkrankungen stehen in keinem Zusammenhang mit Yersiniose.
- Andere Symptome:
  - Hepatitis, Pankreatitis oder Thyreoiditis

Diagnose

Stuhlbakterienkultur

- Sinnvoll in akuten Fällen.
- Die diagnostische Sensitivität verringert sich rasch nach Abklingen der Enteritis-Symptome.

Serologie

- Diagnosemethode der Wahl bei postinfektiösen Symptomen (Arthritis)
- Der ELISA-Assay ist die spezifischste Methode.
  - Eine kurz zurückliegende Infektion kann auf der Basis einer einzigen Serumprobe diagnostiziert werden.
  - Antikörper der Klasse IgM treten innerhalb weniger Tage auf und verschwinden nach einigen Monaten.
  - Antikörper der Klasse IgG sind auch noch nach Jahren nachweisbar.
  - Antikörper der Klasse IgA gehen vor allem mit Arthritis einher.
  - Eine Kreuzreaktion gibt es zwischen Y. enterocolitica 9 und Brucella. In positiven Fällen wird jedoch automatisch ein, die Diagnose bestätigender, ELISA-Test durchgeführt.

Therapie

- Die Krankheit heilt üblicherweise spontan aus.
- Chronische Keimträger wurden bisher nicht gefunden.

- Es gibt wenig Beweise für die Wirksamkeit einer Antibiotikatherapie und ihre Wirkung auf das Auftreten von postinfektiösen Symptomen ist unbekannt.

Indikationen für eine Antibiotikabehandlung
- Septikämie
- Eine fulminante Erkrankung oder schwere postinfektiöse Symptome (wie Arthritis) sind relative Indikationen für eine Antibiotikatherapie.

Auswahl und Dosierung
- Chinolone, z.B. Ciprofloxacin 500 mg 2 × tägl. über 7–10 Tage.
- Tetracycline stellen eine gute Alternative dar.
- Trimethoprim ist das Medikament der Wahl bei Kindern.

Indikationen für die Überweisung an einen Facharzt
- Akute Appendizitis
- Schwere postinfektiöse Symptome
- Anmerkung: In Österreich besteht für Yersiniose Meldepflicht.

1.21 Tularämie

Zielsetzungen
- Verdacht auf Tularämie besteht bei Patienten mit Fieber, Lymphadenopathie und einer ulzerierenden Hautläsion (Abb. 1.21) am Ort eines Mückenstiches oder Hautkratzers.
- Therapiebeginn auf der Basis des klinischen Bildes, wenn die Symptome typisch sind und der Zeitpunkt des Krankheitsbeginns zu einer Tularämie passt.
- Die Diagnose kann serologisch bestätigt werden.

Übertragung
- Das wichtigste Reservoir für den Erreger ist der Maulwurf.
- Die Infektion wird übertragen durch:
  - Mücken (häufigste Überträger)
  - andere blutsaugende Arthropoden (Rinderbremsen, Kriebelmücken, Zecken)
  - Bisse oder Kratzer durch ein erkranktes Tier
  - Einatmen von infizierten Aerosolen
  - Aufnahme von kontaminiertem Wasser oder Nahrungsmitteln
  - Aufnahme von Fleisch eines infizierten Tieres (auch wenn das Fleisch tiefgefroren war)
- Die Inkubationszeit beträgt 1 bis 14 Tage (Mittel: 4 Tage).
- Der Einsatz von Tularämie als biologische Waffe wird für möglich gehalten. In diesem Fall würden die Bakterien als Aerosol versprüht werden und die Infektion würde über die Atemwege erfolgen.

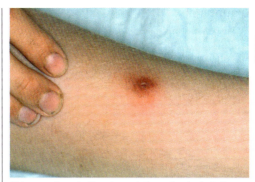

Abb. 1.21 Francisella tularensis kann durch ein infiziertes Tier, aber auch durch Mückenstiche oder sogar Ixodeszecken auf den Menschen übertragen werden. Die Inkubationszeit beträgt in der Regel wenige Tage. Bei der häufigsten Form, der ulzeroglandulären Tularämie, entwickelt sich an der Inokulationsstelle eine rote exulzerierende Papel. Die regionalen Lymphknoten schwellen an und der Patient fiebert. Der Anstieg des Antikörpertiters ist diagnostisch. Photo © R. Suhonen.

Symptome
- Die klinischen Symptome sind unterschiedlich:
  - **Die ulzeroglanduläre Form** (75–85% der Fälle) führt zu Fieber, einer kleinen entzündeten Hautläsion sowie zum Anschwellen und zu Schmerzempfindlichkeit von regionalen Lymphknoten.
  - **Die glanduläre Form** (5–10% der Fälle) führt zu Fieber und Lymphadenopathie, aber nicht zu Hautläsionen.
  - **Die typhoidale Form** (5–15% der Fälle) führt zu schweren systemischen Symptomen (Fieber, Müdigkeit und Gewichtsverlust) und unter Umständen auch zur Vergrößerung von Leber und Milz.
  - **Die okuloglanduläre Form** führt zu granulomatöser Konjunktivitis mit regionaler Lymphadenopathie.
  - **Die oropharyngeale Form** (2–4% der Fälle) führt zu Tonsillitis, Pharyngitis und zervikaler Lymphadenopathie.
- Asymptomatische Infektionen sind häufig (etwa 50% der Fälle).
- Ausschläge werden bei bis zu 20% der Patienten berichtet.
- Pneumonie tritt bei 15% der ulzeroglandulären Fälle sowie bei fast allen Patienten auf, die an einer anderen Form der Erkrankung leiden.
- Hepatomegalie und erhöhte Leberenzyme
- Peritonitis, Meningitis und Osteomyelitis sind selten.
- CRP steigt mäßig an, BSG in geringerem Maß.
- Anämie

Diagnostik

- Der Behandlungsbeginn erfolgt auf der Basis des klinischen Bildes.
- Die Diagnose wird durch eine serologische Untersuchung bestätigt. Der Antikörpertiter beginnt 10–14 Tage nach dem Auftreten von Fieber zu steigen. Titerkontrollen sind 2–3 × im Abstand von 2 Wochen durchzuführen. Ein Ansteigen des Antikörpertiters ist ein Anzeichen einer rezenten Infektion. Ein 4facher Anstieg des Titers oder ein einmalig eindeutig erhöhter Titer (1:160 mit der Agglutinationsmethode, 1:128 mit der Mikroagglutinationsmethode) gilt als beweisend.
- Aus dem Sekret einer Läsion kann auch eine Bakterienkultur angelegt werden.
- Francisella tularensis wächst nicht leicht auf einem gewöhnlichen Bakteriennährmedium. Die Kultur ist mit dem Risiko der Übertragung auf das Laborpersonal behaftet, weshalb eine Kultur nur in einem Sicherheitslabor durchgeführt werden sollte. Deshalb kommt die Kultur in der Diagnostik einer Tularämie auch kaum zur Anwendung. Wenn entschieden wird, eine tularämieverdächtige Probe zur mikrobiologischen Kultur an ein Labor zu schicken, sollte das Labor über den Verdacht vorinformiert werden.

Therapie

- Als Antibiotikatherapie werden Fluorochinolone empfohlen (die Ciprofloxacin-Dosis für Erwachsene beträgt 2 × 500 mg/Tag). Als Alternative können je nach Schweregrad der Erkrankung Doxycyclin (2 × 100 mg über 10 bis 14 Tage) oder Streptomycin oder Aminoglykoside über 1–2 Wochen verabreicht werden.
- Bei schwerwiegenden Symptomen ist ein Spezialist für Infektionskrankheiten zu konsultieren.
- Betalaktam-Antibiotika sind wirkungslos.
- Kinder sind unter Kontrolle eines Kinderarztes zu behandeln. Auch wenn Ciprofloxacin nicht offiziell für die Verwendung bei Kindern zugelassen ist, wurde es doch üblicherweise bei nachgewiesener Tularämie eingesetzt. Die Dosis beträgt 15–20 mg/kg/Tag, aufgeteilt auf 2 Dosen. Die Erwachsenendosierung darf dabei aber nicht überschritten werden, auch wenn die körpergewichtsbasierte Dosierung eine höhere Dosis ergeben würde!

Prophylaxe

- Ein attenuierter Lebendimpfstoff wurde bereits entwickelt, ist aber gegenwärtig noch nicht erhältlich.

1.22 Erysipeloid

Epidemiologie

- Der Erreger, der das Erysipeloid hervorruft (Erysipelothrix rhusiopathiae), findet sich bei vielen Tieren (Schweine, Fische, Vögel).
- Menschen können über kleine Hautwunden infiziert werden.
- Es handelt es sich dabei um eine seltene Berufskrankheit von Viehzüchtern, Fleischhauern, Fischern, Tierärzten etc.

Symptome

- Geschwollene, bläulich verfärbte, gut umschriebene, vornehmlich an den Händen auftretende Hautläsionen (Abb. 1.22). Es kommt nicht zur Eiterbildung.
- Die Erkrankung ist normalerweise sehr schmerzhaft, auch Juckreiz und ein prickelndes Gefühl treten häufig auf.
- Es kommt häufig zu einer Schwellung der lokalen Lymphknoten, andere systemische Symptome sind selten. In manchen Fällen kann es zu Septikämie und Endokarditis kommen.
- Die Erkrankung klingt innerhalb weniger Wochen von selbst ab. Die Haut bleibt braun verfärbt und häufig schuppig.

Diagnose

- Die Diagnose kann aufgrund der Anamnese und des typischen klinischen Bildes erstellt werden. Anfärbung und Anlegen einer Kultur aus einer Biopsieprobe oder durch Aspiration entnomme-

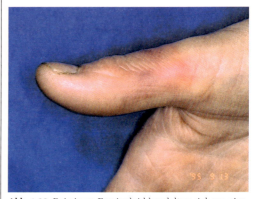

Abb. 1.22 Bei einem Erysipeloid handelt es sich um eine beim Menschen selten auftretende Infektion, die hauptsächlich bei in der Landwirtschaft und Fischerei tätigen Personen vorkommt. Bei diesem Patienten wurde das Erysipelothrix rhusiopathiae wahrscheinlich durch Geflügel übertragen. Der hier gezeigte rote und leicht druckempfindliche Bezirk entwickelte sich innerhalb von etwa zwei Wochen. Das Bakterium wurde erfolgreich aus einer kleinen biopsierten Probe kultiviert. Orale Gaben von Penicillin V wirken kurativ. Photo © R. Suhonen.

ner Gewebsflüssigkeit ist möglich, aber nur in seltenen Fällen indiziert.

Therapie
- Penicillin 1,5 Millionen Einheiten 2 × tgl. über 10 Tage verkürzt die Dauer der Erkrankung. Auch Cephalosporine, Makrolide und Fluorochinolon sind wahrscheinlich wirksam ⓓ.

Prävention
- Umsichtiges Vorgehen bei der Berufsausübung, Abdecken von Wunden und Hautabschürfungen an der Hand.

1.23 Listeriose
Nur online verfügbar.

1.24 Tetanus

Zielsetzungen
- Prophylaxe durch Impfung und sorgfältige Behandlung von verschmutzten Wunden.
- Früherkennung der Erkrankung bei ungeimpften Patienten.

Definition
- Tetanus ist eine bei ungeimpften Menschen von Clostridium tetani hervorgerufene, schwere systemische Infektion. Das Bakterium findet sich in hohen Konzentrationen im Boden und in der normalen Darmflora.

Symptome
- Zunächst kommt es zu einer lokalen Infektion der Wunde, in der sich Bakterien vermehren und Toxin produzieren.
- Innerhalb von Tagen oder Wochen kommt es zu einer generalisierten systemischen Infektion mit Muskelkrämpfen, die oft zuerst am Kiefergelenk auftreten (Trismus).
- Lokalisierter Tetanus führt zu Muskelsteifigkeit und schmerzhaften Krämpfen in der Nähe der Verletzungsstelle.
- Auch bei intensivmedizinischer Behandlung ist die Mortalitätsrate hoch.

Diagnose
- Basiert in erster Linie auf der Anamnese und dem klinischen Bild. Der Nutzen einer Gram-Färbung und Kultur eines Aspirates ist gering.

Therapie
- In den meisten Fällen ist eine intensivmedizinische Behandlung erforderlich, die in der Sicherung der Atemwege, der Verabreichung von krampflösenden Medikamenten und einer Sedierung besteht.
- Die wichtigsten Behandlungsschritte sind die Verabreichung von menschlichem Anti-Tetanus-Immunoglobulin und die Reinigung der Wunde.
- Oral oder i.v. verabreichtes Metronidazol ist das Medikament der Wahl. Die Dosis bei Erwachsenen beträgt 500 mg 3 x täglich und bei Kindern 30 mg/kg/Tag aufgeteilt in 3 Dosen. Penicillin G ist eine Alternative.
- Eine aktive Immunisierung sollte während der Rekonvaleszenz eingeleitet werden.

Prophylaxe
- In den meisten entwickelten Ländern ist die Bevölkerung weitgehend durchgeimpft, Booster werden alle 10 Jahre verabreicht.
  ○ Der Td-Impfstoff schützt auch vor Diphtherie.
- Prophylaxe bei der Behandlung verschmutzter Wunden:
  ○ Auffrischungsimpfung
    – Eine Auffrischungsimpfung wird durchgeführt, wenn die letzte Impfung mehr als 10 Jahre zurückliegt.
    – Im Falle einer großen verschmutzten Wunde wird die Auffrischungsimpfung nach 5 Jahren durchgeführt.
    – Ungeimpfte Patienten werden geimpft und erhalten zusätzlich Tetanus-Immunoglobulin.
  ○ Häufige Impfungen erhöhen die Wahrscheinlichkeit des Auftretens lokaler Reaktionen.

1.25 Diphtherie
Nur online verfügbar.

1.26 Gasbrand (Gasgangrän)

Grundregeln
- Die klinische Diagnose ist so rasch wie möglich zu stellen.
- Infiziertes Gewebe ist chirurgisch zu entfernen.
- Der Patient ist auf einer Intensivstation zu behandeln.

Epidemiologie
- Diese lebensbedrohliche Infektion des Muskelgewebes wird durch Clostridium-Arten hervorgerufen, die sich häufig im Boden oder in der Darmflora finden.
- In Westeuropa beträgt die Inzidenz leichter Fälle 1/1Million/Jahr. Schwere Fälle treten noch seltener auf.

Symptome
- Schmerzhafte, knisternde Schwellung in einer nekrotischen Wunde.
- Die Infektion breitet sich rasch aus (innerhalb von Stunden).

Diagnose
- Die Diagnose basiert auf dem klinischen Bild.
- Große grampositive Stäbchen finden sich bei der Bakterienanfärbung des Gewebes. Für das Anlegen einer Kultur ist eine anaerobe Probe zu entnehmen. (Die Gewebeprobe wird tief in das Röhrchen [Stuart] oder in einen speziellen anaeroben Probenbehälter eingeführt.)

Therapie
- Infiziertes Gewebe ist zur Gänze chirurgisch zu entfernen.
- Verabreichung hoch dosierten Penicillins.
- Hyperbarer Sauerstoff ist in Verbindung mit den oben erwähnten Behandlungen wahrscheinlich wirksam. Der Transport zur hyperbaren Oxygenierungseinheit darf den radikalen chirurgischen Eingriff um nicht mehr als eine Stunde verzögern (19.04).

Prävention
- Nekrotisches Gewebe ist bei der Behandlung von Rissquetschwunden sorgfältig zu entfernen.

1.28 Methicillin-resistenter Staphylococcus aureus (MRSA)

- Die in diesem Artikel behandelten Grundsätze können auch beim Management von anderen durch resistente Bakterien verursachten Nosokomialinfektionen Anwendung finden. Dies gilt u.a. für bestimmte Stämme von Escherichia coli und Klebsiella, die ESBL (Extended-Spectrum-Beta-Lactamase) bilden, für Vancomycinresistente Enterokokken (VRE), multiresistenten Pseudomonas und Acinetobacter.

Definition
- MRSA-Stämme sind S. aureus-Isolate, die nicht auf Betalaktamase-resistente Staphylokokkenantibiotika (Cloxacillin und Dicloxacillin) oder andere Betalaktam-Antibiotika (wie Cephalosporine und Imipenem) ansprechen.
- Außerdem sind MRSA-Stämme oft multiresistent, sodass beispielsweise auch Clindamycin, Aminoglykoside und Fluorochinolone gegen sie nicht mehr wirksam sind.
- CA-MRSA (community-associated MRSA, also außerhalb des Krankenhauses erworbener MRSA oder MRSA in der nicht hospitalisierten Bevölkerung) haben eine andere Antibiotika-Sensibilität und ein anderes Genom als die typischen nosokomialen MRSA-Stämme. CA-MSRA-Stämme sind üblicherweise nicht multiresistent.
- Die vorliegende Leitlinie gilt für die skandinavischen Länder und andere Gebiete, in denen MRSA nicht häufig auftritt.

Epidemiologie
- Die Inzidenz der MRSA-Infektionen nimmt weltweit ständig zu, wobei in vielen Ländern in erster Linie ältere Patienten betroffen sind. In der Mehrzahl der Fälle handelt es sich um asymptomatische Träger. Besonders Besorgnis erregend ist die steigende Zahl invasiver Infektionen.
- In vielen Krankenhäusern Mittel- und Südeuropas, der USA, Asiens und des Mittleren Ostens sind bis zu 50% aller S. aureus-Isolate Methicillin-resistent.
- In vielen Ländern steigt auch die Zahl der durch MRSA verursachten Hautinfektionen bei nicht hospitalisierten Patienten. Diese Infektionen hatten in einigen Fällen einen schweren Verlauf oder sogar einen tödlichen Ausgang. Sie betrafen Personen aller Altersgruppen ohne vorherigen Krankenhausaufenthalt und ohne ersichtliche besondere MRSA-Exposition.

Erkrankungen

- MRSA verursacht meist nosokomiale Infektionen an Operationswunden oder Knochen bzw. septische systemische Infektionen.
- Bei den nicht im Krankenhaus erworbenen Infektionen ist typischerweise die Haut betroffen. Zu diesen Infektionen gehören solche des Weichteilgewebes (Zellulitis), Impetigo, verschiedene pustulöse Infektionen (Follikulitis, Furunkulose, Karbunkel), Abszesse und infizierte Ulzera.
- Bei ambulanten Patienten sind MRSA-Infektionen selten.
- Spektrum und Schweregrad der MRSA-Infektionen entsprechen jenen von Methicillin-empfindlichem S. aureus.

Gründe für eine Prophylaxe

- Die Behandlung von MRSA erweist sich deswegen als schwierig, weil es außer i.v. verabreichtem Vancomycin oder Teicoplanin nur noch ganz wenige gegen diese Infektionen wirksame Antibiotika gibt. Die gehäufte Anwendung von Vancomycin kann zu einer Resistenzentwicklung gegenüber diesem Präparat führen, wie sich bereits bei den Enterokokken gezeigt hat.
- Es ist daher wichtig, MRSA-Epidemien und die weitere Verbreitung von MRSA durch Blockierung der Übertragungswege zu verhindern.
- Jeder neue MRSA-Fall verursacht dem betroffenen Krankenhaus hohe Kosten:
  ○ vorbeugende Isolierung
  ○ umfassendes Screening auf MRSA-Besiedelung
  ○ längere Krankenhausaufenthalte der MRSA-Patienten
  ○ größere Arbeitsbelastung des Pflegepersonals

Diagnostik und Probennahme

- Um die Verbreitung von MRSA zu verhindern, sind Patienten mit MRSA-Infektionen oder -Besiedelung möglichst rasch nach der Aufnahme ins Krankenhaus zu identifizieren.
  ○ Ein Patient, der in einem Gebiet ins Krankenhaus eingeliefert wurde, in dem MRSA häufig ist, oder bei dem aus anderen Gründen ein erhöhtes MRSA-Risiko gegeben ist, ist so lange unter Isolationsbedingungen zu behandeln, bis sich seine MRSA-Kultur als negativ erwiesen hat.
- MRSA kann mittels einer Standard-Bakterienkultur diagnostiziert werden, doch ist es natürlich möglich, beim Labor eine spezifische Austestung auf MRSA anzufordern.
  ○ Das Labor für klinische Mikrobiologie kann auch angewiesen werden, bei allen Proben ein routinemäßiges Screening auf MRSA vorzunehmen.
- Ein Nasenabstrich wird vorgenommen, indem man Wattestäbchen unter Drehung in beide Nasenlöcher einführt und sie dann sofort in die Nährlösung oder das Transportröhrchen einbringt.
- Bakterienkulturen im Rahmen des Screenings auf MRSA und der Verlaufskontrollen sind individuell anzulegen. Obwohl hier die lokalen Praktiken recht unterschiedlich sind, könnte man allgemein empfehlen, dass bei einem neu ins Krankenhaus eingelieferten Patienten immer dann ein MRSA-Screening durchzuführen ist,
  ○ wenn dieser schon einmal MRSA-positiv war (auch wenn später angelegte MRSA-Kulturen wieder negativ waren),
  ○ wenn der Patient in den letzten 12 Monaten im Ausland stationär behandelt wurde,
  ○ wenn der Patient in einem Krankenhaus oder einer sonstigen Einrichtung behandelt wurde, von denen bekannt ist, dass MRSA dort endemisch ist,
  ○ wenn der Patient während einer früheren stationären Behandlung im selben Zimmer lag wie ein Patient mit nachgewiesener MRSA-Infektion,
  ○ wenn der Patient zu einem Zeitpunkt auf einer Station lag, zu dem es dort zu einem MRSA-Ausbruch kam.
- Es empfiehlt sich, hinsichtlich Zeitpunkt und Technik von Probennahme und Anlegen der Kulturen einen Spezialisten für Infektionskrankheiten oder einen klinischen Mikrobiologen zu konsultieren.

Übertragungswege

- Der wichtigste Übertragungsweg führt über Patienten mit einer MRSA-Infektion oder -Besiedelung.
- Im Krankenhaus kann es sehr rasch durch direkten Kontakt, häufig über die Hände des Pflegepersonals, zu einer Übertragung von MRSA-Stämmen von einem Patienten zum anderen kommen.
- Das Pflegepersonal kann im Rahmen der Betreuung von MRSA-positiven Patienten mit MRSA besiedelt werden. Dies stellt aber nur dann eine signifikante Infektionsquelle dar, wenn die betreffende Person an einer Hautkrankheit oder Hautverletzung leidet.
- Bei stationären Patienten führt die Übertragung von MRSA zunächst meist nur zu einer asymptomatischen Besiedelung. Diese findet meist an Nasenlöchern, Hals, Perineum, Leisten, Achselhöhlen oder an Hautläsionen (z.B. Hautausschlägen) statt.
- Bei ambulanten Patienten werden MRSA-Hautinfektionen durch intensiven interpersonellen Hautkontakt übertragen. Es ist auch ein indirek-

ter Übertragungsweg möglich, etwa wenn eine Person mit Material oder Gegenständen (Handtüchern, Kleidung, Sportausrüstung etc.) in Berührung kommt, die durch einen Patienten mit einer MRSA-Hautinfektion kontaminiert wurden.

Prävention der Übertragung

- Die wichtigste Maßnahme zur Prävention einer Ausbreitung von MRSA im Krankenhaus ist es, vor und nach jedem Patientenkontakt die Hände sorgfältig zu desinfizieren.
- Wenn irgend möglich, sind MRSA-Patienten von anderen Patienten zu isolieren. Die Form der Isolierung hängt von den konkreten Gegebenheiten ab. Im Krankenhaus ist für eine Kontaktisolation der betroffenen Patienten zu sorgen. Das wird dann relativ leicht zu verwirklichen sein, wenn das Krankenhaus über eine ausreichende Zahl von Isolierzimmern verfügt, hingegen haben Einrichtungen der Langzeitpflege mit dieser Forderung ein großes Problem.
- Sobald ein Patient durch eine Kultur als MRSA-positiv identifiziert wurde, ist es ratsam, zumindest die im selben Krankenzimmer untergebrachten Patienten auf eine MRSA-Besiedelung hin zu untersuchen. Tritt innerhalb kurzer Zeit auf derselben Station ein zweiter MRSA-Fall auf, muss geprüft werden, ob nicht auch alle anderen Patienten und das Pflegepersonal auf eine MRSA-Besiedelung untersucht werden müssen.
- In Risikobereichen, wie Intensiv- oder Dialysestationen, ist das Screening aller Patienten und des Personals auch dann schon gerechtfertigt, wenn erst ein gesicherter MRSA-Fall aufgetreten ist.
- Es ist nur selten angezeigt, beim Personal Besiedelungsproben zu gewinnen. Hier wird man sich nach den lokal geltenden Vorschriften richten.
  ○ Der regional zuständige Beauftragte für die Bekämpfung von Infektionskrankheiten sollte immer dann kontaktiert werden, wenn eine Untersuchung und Behandlung des Krankenhauspersonals ins Auge gefasst wird.
  ○ Es sollten Pläne ausgearbeitet werden für den Fall, dass dabei das Untersuchungsergebnis positiv sein sollte.
  ○ Beim Krankenhauspersonal sollte eine Probennahme am Beginn der Schicht erfolgen, da während der Arbeitszeit ein vorübergehender MRSA-Träger-Status auftreten kann.
  ○ Bei der Handhabung von Proben des Personals sollte auf den Datenschutz geachtet werden.
- Bei Patienten mit einer bekannten vorangegangenen MRSA-Infektion oder -Besiedelung ist diese im Patientenblatt deutlich zu vermerken. Eine Kontaktisolierung ist auch für die folgenden Behandlungsepisoden vorzusehen.
- Wird ein Patient mit einer MRSA-Infektion oder -Besiedelung in eine andere Anstalt verlegt, ist die aufnehmende Station entsprechend zu informieren.

Behandlung und Nachkontrolle

- Patienten mit einer MRSA-Infektion oder -Besiedelung sind während ihres stationären Aufenthalts in Isolation zu behandeln.
- Ein MRSA-Befall verlängert oft den Krankenhausaufenthalt. Patienten sind aus der stationären Behandlung zu entlassen, sobald dies ohne Beeinträchtigung ihrer medizinischen Versorgung möglich ist.
- Die Behandlung einer MRSA-Infektion oder -Besiedelung hat in Zusammenarbeit mit einem Spezialisten für Infektionskrankheiten oder einem Epidemiologen zu erfolgen. Keinesfalls darf das Bestehen einer MRSA-Infektion oder -Besiedelung dazu führen, dass dem Patienten die erforderliche Pflege oder Behandlung vorenthalten wird.

Besiedelung

- Bei ambulanten Patienten wird eine Besiedelung üblicherweise nicht therapiert.
- Bei stationären Patienten kann die Behandlung einer asymptomatischen MRSA-Besiedelung angezeigt sein.
- Pflegepersonal mit MRSA-Besiedelung wird in der Regel behandelt.
- Beschränkt sich die Besiedelung auf ein Areal wie z.B. die Nasenlöcher, kann das Bakterium durch eine lokale Behandlung eradiziert werden **Ⓓ**.
  ○ Dazu wird 5 Tage lang 3 × täglich eine kleine Menge einer Mupirocin-Salbe auf die besiedelte Stelle appliziert.
- Bei großflächiger Besiedelung oder Vorliegen einer schweren Hautkrankheit wird die Eradikation des Bakteriums meist nicht gelingen. Auch Fremdkörper (Harnkatheter, Tracheotomie-Tuben, Nasensonden oder verschiedene Drainageschläuche) können eine erfolgreiche Eradikation verhindern.
- Systemische Antibiotika haben auf eine Besiedelung nur geringe Auswirkungen **Ⓓ**, da sie nur in beschränktem Ausmaß an die Schleimhautoberfläche gelangen. Ihre Anwendung ist dann in Betracht zu ziehen, wenn die MRSA-Besiedelung ein großes Gebiet oder Bereiche erfasst hat, bei denen eine lokale Anwendung nicht möglich ist. Eine systemische Therapie gegen Besiedelung ist nur in Ausnahmefällen angezeigt.
- Waschen des Patienten mit Desinfektionsmitteln (z.B. Flüssigseifen mit Chlorhexidin) sollen die Bakterienzahl auf Haut und Schleimhäuten reduzieren, doch ist die Wirkung zur Behandlung von besiedelten Arealen nicht bewiesen.

- Der Patient gilt als frei von Besiedelungen, wenn 3 im Abstand von je 1 Woche durchgeführte Kontrollbehandlungen ein negatives Ergebnis zeitigen.
- Rezidive sind häufig, besonders wenn der Patient wegen einer Infektion Antibiotika erhalten hat. Da Rezidive auch noch nach mehreren Jahren auftreten können, ist es ratsam, bei einem schon einmal besiedelten Patienten bei jeder neuerlichen stationären Aufnahme MRSA-Kulturen anzulegen.
- Die Entscheidung, ob Pflegepersonen, die MRSA-Träger sind, aus der Patientenpflege abgezogen werden sollten, liegt beim Hygienebeauftragten des Krankenhauses oder des Gesundheitsamtes und ist aufgrund der individuellen Gegebenheiten jedes Falles zu treffen. Meist werden Angehörige des Pflegedienstes, die lediglich eine Besiedelung oder Infektion im Bereich der Nase aufweisen, unter Mupirocin-Behandlung an ihrem Arbeitsplatz belassen.

Infektionen

- Die verlässlichsten derzeit vorliegenden Daten sprechen zugunsten von Vancomycin and Teicoplanin zur Behandlung von schweren MRSA-Infektionen.
- Von den neueren Antibiotika hat sich Linezolid auch für die Behandlung von MRSA-Infektionen als wirksam erwiesen. Außerdem zeigen sowohl Tigecyclin als auch Daptomycin gegen MRSA-Stämme Wirkung.
- Rifampicin, die Fluorochinolone, Fusidinsäure und Sulfatrimethoprim können je nach Ansprechen auf die Behandlung bei leichteren Infektionen angewandt werden. Rifampicin sollte nicht als Monotherapie eingesetzt werden.
- Von der Wahl des Antibiotikums abgesehen, werden MRSA-Infektionen gemäß den für Staphylokokkeninfektionen geltenden allgemeinen Grundsätzen behandelt.
- Die First-Line-Behandlung bei Weichteilinfektionen, die nicht im Krankenhaus erworben wurden, besteht in einer Inzision, einer Drainage und einer topischen Behandlung und nicht in einer Antibiotikatherapie. Der dabei einzusetzende Wirkstoff wird durch Empfindlichkeitstests ermittelt. In einigen Fällen kann eine Kombination von 2 Präparaten notwendig sein. Einige der bei ambulanten Patienten gefundenen MRSA-Stämme können während der Behandlung eine Clindamycin-Resistenz entwickeln.

Nationale Leitlinien für die MRSA-Prophylaxe

- Viele Länder haben eigene Leitlinien für die Bekämpfung von MRSA ausgearbeitet.

1.29 Lyme-Borreliose (LB)

Zielsetzungen

- Die Krankheit im Frühstadium zu erkennen und mit Antibiotika zu behandeln, um Spätmanifestationen vorzubeugen.
- Spätzeichen und Spätsymptome einer Lyme-Borreliose als eine diagnostische Möglichkeit in Betracht zu ziehen und eine Überdiagnostizierung zu vermeiden.

Erreger

- Der Erreger der Krankheit ist die von Zecken übertragene Spirochaete Borrelia burgdorferi, die im weiteren Sinn zumindest 3 für den Menschen pathogene Spezies umfasst. In Europa wird die Krankheit von folgenden Borrelia-Arten auf den Menschen übertragen: B. afzelii, B. garinii und B. burgdorferi sensu stricto. In den USA ist B. burgdorferi s.s. fast der einzige Erreger der Lyme-Borreliose.
- Spirochaeten können von Zecken in allen Entwicklungsstadien übertragen werden, also auch von den kleinen Larven und Nymphen, die nur schwer erkennbar sind.

Geographische Verteilung

- In Europa wird die Krankheit vor allem durch die Zecke Ixodes ricinus übertragen. In Osteuropa und Asien soll auch Ixodes persulcatus als Vektor fungieren. Die Lyme-Borreliose wurde zunächst in den Vereinigten Staaten beobachtet und später in ganz Europa und in Teilen Asiens diagnostiziert.
- Das Spektrum der Borrelia-Arten und -Unterarten und der Infektionshäufigkeit variiert von Land zu Land, von Region zu Region und sogar von Gebiet zu Gebiet innerhalb ein und derselben Region. In hoch endemischen Regionen kann die Inzidenz der Infektion 1500/100.000 erreichen, während sie in anderen Gebieten unter 1/100.000 liegen kann. Aufgrund der Reisetätigkeit und der in manchen Fällen langen Latenzzeit der Spätstadien der Krankheit sehen sich Ärzte auf fast der ganzen Welt mit Lyme-Borreliosefällen konfrontiert.
- In Nordeuropa besteht das größte Risiko, einen Zeckenbiss zu erleiden, in feuchten Graslandschaften.
- Die Serokonversionsrate bei gesunden Einwohnern von hoch endemischen Gebieten kann mehr als 1000/100.000/Jahr betragen, und die Prävalenz der Seropositivität in der Bevölkerung derartiger Regionen schwankt zwischen 15% und 45% und steigt mit zunehmendem Alter.

Symptome und Anzeichen

Primärinfektion (Stadium I)

- Die häufigste Form der primären LB ist das Erythema migrans (EM) (Abb. 1.29.1 und 1.29.2) an der Stelle des Zeckenbisses. Es ist schon 1 Woche nach dem Biss sichtbar. Wenn keine Behandlung erfolgt, verschwindet es innerhalb von 2–4 Wochen, kann aber auch wesentlich länger bestehen bleiben. Dieses Erythem ist in seiner Ausprägung höchst unterschiedlich. Es breitet sich zentrifugal um den Biss herum aus und in manchen, aber nicht allen Fällen, bildet sich eine sich langsam ausbreitende ringförmige Rötung um die Bissstelle („schießscheibenartig"). Es kann aber auch zu einem sich vergrößernden Fleck kommen und das ECM sogar multipel auftreten. Multiple Erytheme werden üblicherweise als disseminierte Borreliose angesehen.
- Als praktische Regel gilt: Wenn eine ringförmige Hautrötung um die Bissstelle einen Durchmesser von mehr als 5 cm aufweist und noch nach 1 Woche nach dem Biss vorhanden ist, sollte vom Vorliegen eines ECM ausgegegangen werden.
- Diese Läsion ist nicht mit der üblichen kleinen Hautrötung um den Biss zu verwechseln, welche durch Irritationen der Haut verursacht wird und nach einigen Tagen wieder verschwindet.
- Das Borrelien-Lymphozytom (1.29.3) oder Lymphadenosis benigna cutis ist eine seltenere Form der primären Borreliose und besteht aus einer weichen, oft bläulich oder rötlich umschriebenen Schwellung. Es kann in sehr weichem Gewebe an der Stelle des Bisses auftreten, z.B. am Ohrläppchen oder an der Brustwarze.
- Im Frühstadium der Erkrankung fühlt sich der Patient üblicherweise wohl. In manchen Fällen kann es zu leichter Abgeschlagenheit, Müdigkeit oder auch zu leicht erhöhter Temperatur kommen.
- Auch bei Vorliegen einer Borrelien-Infektion kann die Primärläsion fehlen oder nicht bemerkt worden sein, weil der Biss am Rücken des Patienten oder in einer Hautfalte erfolgte.

Disseminierte Lyme-Borreliose

- Bleibt die Primärinfektion unbehandelt, kann es bei bis zu 50% der Patienten zu Spätmanifestationen kommen, die Wochen, Monate oder sogar Jahre nach der Primärläsion auftreten können.
- Die Spätmanifestationen werden üblicherweise in Gruppen eingeteilt.
- Stadium II (disseminiert, 2 bis 9 Monate nach der Infektion) umfasst hauptsächlich Meningitis, Meningoradikulitis, Neuritis, kardiale Symptome, Augenbefall und Arthralgie. Ein Erythema migrans, das in Form multipler Läsionen auftritt, gehört ebenfalls zu dieser Gruppe.
- Stadium III (persistierend, über 10 Monate nach der Infektion, betrifft weniger als 10% der Patienten) umfasst Symptome wie Arthritis, Myositis und gelegentlich Enzephalomyelitis.
- Die Stadien können sich überlappen.
- Zu den üblichen Zeichen und Symptomen der Borreliose für beide Stadien der Spätborreliose zählen:
  - Paresen
  - Hirnnervenparesen, vor allem Facialislähmungen treten häufig auf. Auch beim geringsten Verdacht auf Borreliose ist bei allen Patienten mit Gesichtsnervlähmung nach Borrelien-Antikörpern im Serum oder im Liquor zu suchen.
  - Zentralnervensystem:
    - Symptome: Kopfschmerz, Müdigkeit
  - lymphozytäre Meningitis, Meningoenzephalitis
  - Meningoradikulitis (Bannwarth-Syndrom)
  - chronische progrediente Enzephalomyelitis
  - Herz:
    - Myokarditis
  - Reizleitungsstörungen
  - Muskeln: Myositis
  - Haut: Acrodermatitis atrophicans (Abb. 1.29.4)
  - Gelenke:
    - Arthritis und Erguss, vor allem der großen Gelenke
  - Augen: Entzündliche Augensyndrome
- Die Manifestationen des Spätstadiums der Lyme-Borreliose können auch erst nach langer Zeit (1 Jahr) in Erscheinung treten. Sie sind sehr vielgestaltig und man sollte an diese Erkrankung denken, wenn der Patient anders nicht erklärbare Symptome oder Zeichen aufweist und aus der Anamnese hervorgeht, dass er sich in einem Zeckengebiet aufgehalten hat.

Diagnose

Primärstadium

- Bei primärer Lyme-Borreliose werden üblicherweise keine Labortests durchgeführt. Wenn eine Rötung von mehr als 5 cm Durchmesser auch noch eine Woche nach dem Zeckenbiss vorhanden ist, kann angenommen werden, dass ein EM vorliegt. Ein Lymphozytom an der Bissstelle ist für eine primäre LB pathognomonisch.

Disseminierte Lyme-Borreliose

- Die Diagnose geht von den klinischen Zeichen und Symptomen passend zu einer LB sowie von der Tatsache aus, dass der Patient einen Zeckenbiss erlitten oder sich zumindest in einem Zeckengebiet aufgehalten hat **B**. Eine lymphozytäre Pleozytose des Liquors erhärtet die Diagnose.
- Der wichtigste Labortest ist die Bestimmung spezifischer Antikörper gegen Borrelien-Antige-

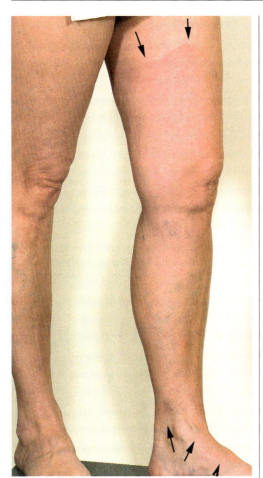

Abb. 1.29.1 Ein ungewöhnlich flächenhaftes Erythema migrans mit Beteiligung von nahezu der gesamten unteren Extremität. Die positive IgG-Serologie, ein positiver Borrelien-PCR-Test und ein rasches und vollständiges Ansprechen auf die Amoxycillin-Therapie sicherten die Diagnose. Photo © R. Suhonen.

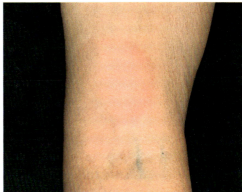

Abb. 1.29.2 Beim Erythema (chronicum) migrans, einer primären Borrelieninfektion der Haut, handelt es sich um eine potenziell vielgestaltige Erkrankung. Es kann sich von der zentralen Abblassung der Bissstelle ein roter Herd ausbreiten (Ring-Erythem). Möglicherweise erscheint aber auch das ganze Areal rot und sogar bullös. In der frühen Erkrankungsphase kann der Test auf IgG-Antikörper noch negativ sein. Photo © R. Suhonen.

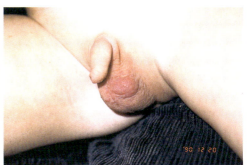

Abb. 1.29.3 Ein durch eine Borrelieninfektion hervorgerufenes Lymphozytom (Borrelien-Lymphozytom). Der IgG-Antikörpertiter im Serum gegen Borrelien war hoch, fiel aber nach der Antibiotikatherapie in den Normalbereich zurück. Der Patient ist ein Knabe im Vorschulalter. Photo © R. Suhonen.

ne **B**. Als Screening-Test zum Ausschluss der Erkrankung wird in den meisten Fällen ein ELISA-Test eingesetzt. Ein positiver oder nicht eindeutiger Test wird mit einem Immunoblot-Test, vorzugsweise mit rekombinanten Antikörpern, bestätigt. Die eingesetzte serologische Methode sollte im Idealfall getestet und an das lokale Spektrum der Borrelia-Arten und Antigene angepasst werden.

- Bei einer Beteiligung des ZNS finden sich erhöhte Antikörpertiter und eine erhöhte intrathekale Antikörperproduktion im Liquor cerebrospinalis, in manchen Fällen auch dann, wenn keine signifikante Erhöhung der Antikörper im Serum vorliegt.
  - Die IgM-Antikörper steigen innerhalb von etwa 3 Wochen nach der Infektion an und bleiben etwa 6 Wochen lang hoch; anschließend kommt es zu einem Absinken der Werte. Nicht alle Patienten entwickeln IgM-AK. IgM-AK können auch ohne aktive Erkrankung über längere Zeit beobachtet werden. Weiters ist die Spezifität der IgM-AK sehr niedrig und ihr Einsatz in der Routinediagnostik wird nicht empfohlen, zumindest nicht in Endemiegebieten.
  - Die IgG-Antikörpertiter steigen etwa 6 Wochen nach der Infektion und bleiben, manchmal über Jahre, auf einem hohen Niveau.
  - Bei einem negativen oder grenzwertigen Ergebnis des ersten Tests empfiehlt sich eine Wiederholung nach einem Monat. Ein signi-

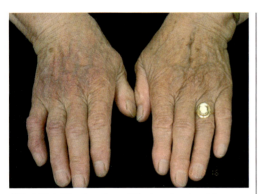

Abb. 1.29.4 Eine Acrodermatitis chronica atrophicans Herxheimer (ACA) ist eine Hauterkrankung im Zuge einer Borrelieninfektion und tritt im Spätstadium der Erkrankung auf. Bei dieser Patientin fortgeschrittenen Alters war eine Hautatrophie am rechten Handrücken zu beobachten. Die Patientin hatte typische histopathologische Befunde, eine positive IgG-Borrelien-Antikörper-Serologie; bei der PCR-Analyse einer an der erkrankten Stelle entnommenen Biopsieprobe wurde der Borrelien-DNA-Nachweis erbracht. Dank einer richtig gewählten Antibiotikatherapie kam es zu einer partiellen Rückbildung der Atrophie. Photo © R. Suhonen.

fikanter Anstieg des IgG-Antikörpertiters in wiederholten Tests kann die Diagnose bestätigen.
  - Eine intrathekale Antikörperproduktion ist ein gutes diagnostisches Kriterium für eine Borrelien-Infektion des ZNS. Zur Feststellung müssen an ein und demselben Tag Liquor- und Serumproben genommen werden. Bei starkem Verdacht auf eine Borrelien-Infektion empfiehlt es sich daher, auf die intrathekale Antikörperproduktion zu achten, auch wenn keine eindeutigen klinischen Zeichen für eine neurologische Beteiligung vorliegen.
  - Die Diagnose wird üblicherweise durch einen Immunoblot- oder Westernblot-Test bestätigt, wenn das Ergebnis des ELISA Tests nicht schlüssig ist oder in klarem Gegensatz zur klinischen Untersuchung steht. Der Blot-Test ist allerdings nicht erforderlich, wenn Immunoassays eingesetzt werden, mittels derer das Vorhandensein spezifischer Antikörper statistisch abgesichert nachweisbar ist. Das Ergebnis ist nach den EUCALB-Kriterien (European Union Concerted Action On Lyme Borreliosis) zu interpretieren.
  - In speziellen Fällen, in denen sich die Diagnosestellung als schwierig erweist, können sich PCR-Methoden zur Darstellung der DNS der Spirochaeten als hilfreich erweisen.
- Bei Patienten mit dem klinischen Bild einer möglichen LB, das nicht durch verlässliche Antikörpertests bestätigt wurde, ist die Diagnose LB nicht zu stellen.
- In Regionen, in denen LB-Infektionen häufig sind, kann ein erheblicher Teil der gesunden Bevölkerung erhöhte Borrelien-Antikörpertiter aufweisen. Die Diagnose einer aktiven LB bei symptomfreien Patienten mit erhöhten Borrelien-Antikörpern im Serum ist daher nicht angebracht.
- Das Anlegen einer Spirochaetenkultur wäre die bestmögliche Laboruntersuchung, diese ist allerdings schwierig durchzuführen und bleibt daher auf Speziallabors beschränkt.
- Die beste Methode der Interpretation eines positiven serologischen Tests wäre die Anwendung der Analyseprinzipien nach dem Bayes'schen Gesetz auf die positiven bzw. negativen Vorhersagewerte des Tests, wobei sowohl das Ausmaß der Hintergrund-Seropositivität als auch die vor Durchführung des Tests bestehende Wahrscheinlichkeit der Erkrankung zu berücksichtigen wären (Tabelle 1.29).

Therapie

Zeckenbiss ohne Zeichen oder Symptome einer primären Borreliose

- Ein nicht zu einem Erythem führender Zeckenbiss macht keine Behandlung mit Antibiotika erforderlich. Während der Schwangerschaft ist eine prophylaktische Antibiotikabehandlung in Betracht zu ziehen (nach Rücksprache mit einem Spezialisten für Infektionskrankheiten).

Primärstadium (Erythema migrans oder Lymphozytom)

- Die Behandlungsdauer beträgt üblicherweise 2 Wochen. Wenn nach den ersten 2 Wochen noch Symptome vorliegen, kann sie auf 3 Wochen ausgedehnt werden.
- Das Medikament der Wahl ist Amoxicillin.
  - Erwachsene mit einem KG unter 70 kg erhalten 500 mg 3 × täglich, über 70 kg erhalten sie 1 g 3 × täglich. Eine dreimalige Dosierung innerhalb von 24 Stunden bewirkt einen gleichmäßigeren Plasmaspiegel als eine zweimalige.
  - Kinder: 50 mg/kg KG, aufgeteilt auf 3 tägliche Dosen.
- Wenn Amoxicillin aufgrund einer bestätigten Allergie nicht gegeben werden kann, empfiehlt sich:
  - bei Erwachsenen Doxycyclin 2 × 100 mg/Tag oder als Alternative auch Cefuroxim Axetil oder Cefradoxil 500 mg bis 1 g 2 × täglich.
  - bei Kindern Cefuroxim Axetil 30 mg/kg KG, aufgeteilt auf 3 tägliche Dosen.
- Aufgrund seiner Nebenwirkungen, vor allem der Erhöhung der Lichtempfindlichkeit, ist von Doxycyclin abzuraten, da die Infektion üblicherweise im Sommer auftritt, wenn die Menschen

sehr viel Zeit im Freien verbringen und daher über lange Zeiträume der Sonneneinstrahlung ausgesetzt sind.
- Penicillin V sollte nicht verwendet werden, da die Spirochaeten schon während der Phase des ECM in die Blutbahn und ins ZNS gelangen können, wo Penicillin V nur eine ungenügende Konzentration erreicht.
- Schwangerschaft: Allgemein wird die Ansicht vertreten, dass die Infektion bei schwangeren Frauen behandelt werden sollte. Es konnte allerdings bisher nicht nachgewiesen werden, dass eine Lyme-Borreliose den Fetus schädigt.
  - Zur Behandlung von primärer LB während der Schwangerschaft wird Amoxicillin 500 mg 4 × täglich über 30 Tage empfohlen. Bei jeder Form von LB bei Schwangeren ist mit einem Spezialisten für Infektionskrankheiten Rücksprache zu halten.

Spätstadium
- Die Behandlung ist zeitaufwändig und erfordert hohe Disziplin. Therapieempfehlungen aus den USA können aufgrund der unterschiedlichen Subspezies von Borrelienerregern nicht direkt auf Europa übertragen werden. Die Wahl der Behandlung und vor allem die Behandlungsdauer sind nach wie vor umstritten.
- Wenn der behandelnde Arzt keine Erfahrung auf dem Gebiet der Behandlung von LB-Patienten hat, ist stets der Rat eines Spezialisten für Infektionskrankheiten oder LB einzuholen.
- Die Berichte über Behandlungsergebnisse sind von Land zu Land unterschiedlich, was möglicherweise auf unterschiedliche Borrelia-Spezies, in manchen Fällen aber auch auf unzureichende Nachuntersuchungszeiträume zurückzuführen ist.
- Empfehlungen zur Behandlung der Spätstadien stützen sich hauptsächlich auf klinische Erfahrung.

- Eine 2-wöchige i.v. Behandlung mit 2 g/tgl. Ceftriaxon (bei Kindern 100 mg/kg/Tag) wird empfohlen, mit daran anschließender oraler Verabreichung eines Antibiotikums (Amoxicillin oder Cephadroxil p.o.) für 100 Tage.
- Eine Multicenterstudie aus Südfinnland und den Åland-Inseln zeigt, dass die 100-tägige orale Medikationsdauer (folgend auf die i.v. Therapie) durch eine von 7 auf 21 Tage verlängerte i.v. Gabe von 2 g Ceftriaxon (tägliche Gabe) weggelassen werden könnte.
- In Schweden wird landesweit orales Doxycyclin 200 mg/Tag über 8–20 Tage empfohlen, was allerdings nicht durch Untersuchungen unter kontrollierten Bedingungen untermauert ist.
- Klinische Erfahrungen lassen darauf schließen, dass die Neuroborreliose im Frühstadium besser auf eine Antibiotikabehandlung anspricht als jede andere Form der Erkrankung. Das konnte im Speziellen deutlich an Kindern gezeigt werden.
- Man sollte zwischen einem Therapieversagen, das darauf zurückzuführen ist, dass die Bakterien nicht gänzlich eradiziert werden konnten, und persistierenden Symptomen auf Grund von durch das Bakterien verursachten bleibenden Gewebsschädigungen unterscheiden. Diese Unterscheidung würde verlässliche und objektive Laborkriterien zur Unterscheidung zwischen einer vollkommen beseitigten Infektion und einer persistierenden Infektion erfordern. Derartige stets verlässliche Kriterien wurden bisher allerdings nicht gefunden. Ein deutlicher Abfall der Antikörper könnte als Zeichen für die vollkommene Beseitigung der Infektion dienen, während das durch die PCR-Methode nachgewiesene weitere Vorliegen von Borrelia-DNS ein Indikator für eine persistierende Infektion sein könnte.
- Es wurde nachgewiesen, dass es bei manchen Patienten zu einer Kreuzreaktion zwischen den Borrelia-Proteinen und menschlichen Proteinen

Tabelle 1.29 Bayes'sche Analyse der Nachtest-Wahrscheinlichkeit der Erkrankung in Abhängigkeit von der klinischen Vortest-Wahrscheinlichkeit und der endemischen serologischen Situation in der Bevölkerung. Durch entsprechende Auswahl der Werte A und B ergibt sich die Nachtest-Wahrscheinlichkeit C.

		A. Klinische Vortest-Wahrscheinlichkeit			
		80%[1]	20–80%[2]	< 20%[3]	
B. Endemische Seropositivität	5%	96%	61–96%	< 61%	C. Nachtest- Wahrscheinlichkeit der Erkrankung Bei einem seropositiven Patienten
	15%	94%	49–94%	< 49%	
	30%	90%	37–90%	< 37%	
	45%	87%	30–87%	< 30%	

Die Grundlage der Überlegung ist die, dass ein serologischer Test mit einer Sensitivität von 0,95 und einer Spezifität von 0,90 auf Gruppen von Patienten mit verschiedenem Grad des klinischen Verdachts auf eine Borreliose (= Vortest-Wahrscheinlichkeit) angewandt wird, die aus Gegenden mit verschiedenen Höhen der Hintergrundsseropositivität kommen.
[1] > 80%: ein beobachteter Zeckenbiss wird von einem Erythem und einer lymphozytären Meningitis gefolgt.
[2] 20–80%: ein Patient aus einem Endemiegebiet hat eine lymphozytäre Meningitis oder Monoarthritis.
[3] < 20%: ein Patient aus einem nicht Endemiegebiet ohne beobachteten Zeckenbiss zeigt nicht spezifische Symptome, z.B. Müdigkeit und einen diffusen Muskelschmerz.

kommt, was eine nach der Behandlung der Lyme-Borreliose persistierende Arthritis zu erklären hilft.
- Es gibt bisher noch keine vollkommen verlässliche Methode zur Bewertung des Therapieerfolgs. Klinische Behandlungsergebnisse sind mit Vorsicht zu interpretieren, da die Krankheit auch noch einige Monate nach einer scheinbar erfolgreichen Therapie erneut zum Ausbruch kommen kann.

Prävention der Lyme-Borreliose
- Die beste Prophylaxe ist natürlich die Vermeidung eines Zeckenbisses während eines Aufenthaltes in Zeckengebieten.
- In felsigen, trockenen Gegenden besteht keine Gefahr. Zecken halten sich in feuchten Gebieten, vor allem in Graslandschaften, auf. Bei Wanderungen im Wald sollte man stets in der Wegmitte gehen.
- In die Socken gesteckte lange Hosen (in hellen Farben, um allfällige Zecken besser lokalisieren zu können) erschweren den Zecken den Zugang zur Haut.
- Nach einem Aufenthalt in Zeckengebieten ist die Haut jeden Tag auf Zecken zu untersuchen, und allfällige Zecken sind zu entfernen. Eine Zecke, die sich in der Haut festgesetzt hat, lässt sich durch Wegrollen mit der feuchten Fingerspitze oder mittels einer Pinzette leicht entfernen. In den meisten Apotheken sind eigens für diesen Zweck entwickelte Pinzetten erhältlich. Ein zu abruptes Herausziehen der Zecke ist zu vermeiden, da der Kopf dadurch in der Haut verbleiben und zu lokalen eitrigen Entzündungen führen kann. In diesem Fall fällt der abgerissene Kopf nach einiger Zeit von selbst heraus.
  ○ Die Art der Entfernung einer Zecke hat keinen Einfluss auf das mögliche Risiko einer Borrelien-Infektion. Eine in der Haut verbliebene Zecke sollte wenn möglich innerhalb eines Tages entfernt werden, da das Infektionsrisiko steigt, je länger die Zecke in der Haut verbleibt.
- Gegenwärtig wird an der Entwicklung eines Borrelien-Impfstoffs gearbeitet. Derartige Impfstoffe müssen auf das örtliche Spektrum der Borrelia-Subspezies angepasst werden. Impfstoffe auf der Basis des Oberflächenproteins A von Borrelia burgdorferi sensu stricto wurden einige Zeit lang in den Vereinigten Staaten verwendet, werden aber heute nicht mehr hergestellt. Das Spektrum der Borrelia-Subspezies und die Antigenzusammensetzung in Europa unterscheiden sich wesentlich von jenen in den Vereinigten Staaten.

1.40 Grippe (Influenza)

Informationen über die derzeitige Situation hinsichtlich der Vogelgrippe sind auf der Website der WHO zugänglich www.who.int/csr/disease/avian_influenza/en/index.html.

Grundregeln
- Eine Grippeimpfung empfiehlt sich für alle Risikopatienten sowie bei älteren Personen.
- Die Impfung sollte möglichst längere Zeit vor dem erwarteten Beginn einer Grippeepidemie erfolgen.
- Auf die lokale epidemiologische Situation in der Gemeinde ist zu achten.
- In den meisten hoch entwickelten Ländern sind die neuesten Informationen über die epidemiologischen Entwicklungen der Influenza über die staatlichen Gesundheitsbehörden und über die Website der WHO verfügbar.
- Der Begriff Influenza ist kein Synonym für eine Erkältung mit ausgeprägteren Symptomen.

Ursache
- Influenza-Viren lassen sich in 3 unterschiedliche Typen (A, B und C) einteilen, wobei den Viren vom Typ A die größte klinische Bedeutung zukommt.
- Der Subtyp H5N1 des Influenza-A-Virus, der die so genannte Vogelgrippe verursacht, hat sich in den letzten Jahren von Südostasien nach Europa und Afrika ausgebreitet. Dieses H5N1-Virus hat Infektionen vor allem bei Vögeln verursacht und sich bis jetzt noch nicht dahingehend gewandelt, dass es leicht von Vögeln auf Menschen oder von einem Menschen auf einen anderen übertragen werden könnte. Zu Beginn 2007 gab es weltweit ungefähr 260 bestätigte Fälle von H5N1 weltweit und mehr als die Hälfte davon starben.
- Der Ausbruch einer neuen Influenza-Pandemie gilt als unvermeidlich, aber weder der Zeitpunkt noch das diese verursachende Virus können vorhergesagt werden.

Epidemiologie
- In den gemäßigten Zonen der nördlichen Hemisphäre treten Grippeepidemien zumeist im Winter auf.
- Der Schweregrad des Auftretens variiert von Jahr zu Jahr, je nach der Antigenvariation der jeweiligen Virenstämme.
- Influenza-Viren werden sowohl durch Aerosole von kleinen Partikeln als auch durch direkten Kontakt übertragen.
- Die Inkubationszeit beträgt zwischen 1 und 7 Tage, meist 2–3 Tage.

- Die Ausscheidung des Virus kann bereits 1–2 Tage vor Auftreten der klinischen Symptome einsetzen.

Klinisches Bild

- Variabel, von einer asymptomatischen Infektion bis zu schwerer Erkrankung mit Todesfolge (multiples Organversagen)
- Die Dauer der Erkrankung beträgt meist 3–8 Tage.
- Bei Erwachsenen kommt es häufig zu einem plötzlichen Auftreten von Fieber, Schüttelfrost, Kopfschmerzen, Myalgie, Unwohlsein oder Husten. Im Frühstadium ist Schnupfen selten.
- Bei Kindern überschneiden sich die Symptome oft mit jenen anderer viraler Atemwegsinfektionen. Bei Kindern tritt der Schnupfen meist schon in der Anfangsphase der Grippe auf. Bei Kleinkindern kann es auch zu Fieberkrämpfen kommen.
- Bei Erwachsenen sind die häufigsten Komplikationen Pneumonie, Sinusitis sowie eine Exazerbation von Asthma oder einer chronischen Bronchitis. Die Lungenentzündung ist zumeist auf Bakterien (Pneumokokken, Staphylokokken oder Hämophilus) zurückzuführen. Die Grippe kann aber auch Ursache einer primären Viruspneumonie, oft schwersten Grades, sein.
- Bei Kindern ist die häufigste Komplikation eine akute Otitis media.

Diagnose

- Bei einem epidemiologisch bestätigten örtlichen Influenza-Ausbruch ist ein plötzliches Auftreten von Fieber und einem trockenen Reizhusten bei Erwachsenen typisch für eine Grippe, obwohl es meist äußerst schwierig ist, aufgrund des klinischen Bildes die Diagnose einer Influenza zu stellen.
- Bei Kindern ist es extrem schwierig, eine Influenza von anderen viralen respiratorischen Infekten nur auf Grund der Klinik zu unterscheiden.
- Es gibt verschiedene Schnelltests für die Grippediagnostik (mittels Abstrichen innerhalb von 15–30 Minuten), doch variieren diese stark hinsichtlich ihrer Sensitivität und Spezifität.

Therapie

- Die Behandlung ist symptomatisch: Bettruhe, Verabreichung von Paracetamol oder NSAR (nicht aber ASS).
- Spezifische antivirale Medikamente zur Behandlung der Influenza sind unter anderen Oseltamivir **A**, Zanamivir **A** und Amantadin (in manchen Ländern auch Rimantadin).
  - Oseltamivir und Zanamivir sind sowohl gegen Influenza-A- als auch gegen B-Viren wirksam, Amantadin nur gegen Influenza-A-Viren.
  - Oseltamivir und Amantadin werden oral verabreicht, Zanamivir wird mit einem speziellen Gerät inhaliert.
  - Alle diese Medikamente verkürzen den Verlauf der klinischen Krankheit um 1–1,5 Tage, wenn die Behandlung innerhalb von 48 Stunden nach Auftreten der Symptome einsetzt.
  - Bei Patienten mit schwerer Symptomatik oder in fortgeschrittenem Alter wird die Krankheit im Schnitt um 3 Tage verkürzt.
  - Je kürzer die Zeitspanne zwischen dem Beginn der Symptome und dem Behandlungsbeginn ist, umso effektiver wirkt die Therapie.
  - Oseltamivir **A** und Zanamivir verkürzen signifikant die Rate bakterieller Komplikationen, die eine Antibiotikatherapie notwendig machen.
  - Wird Oseltamivir innerhalb von 48 Stunden nach Auftreten der Symptome verabreicht, lässt sich bei Kindern die Häufigkeit des Auftretens einer akuten Otitis media als Komplikation der Grippe um 40% senken.
  - Ältere Patienten haben manchmal Schwierigkeiten bei der Handhabung des für Zanamivir erforderlichen Inhalationsgeräts.
  - Die wichtigste Einschränkung für die Verwendung von Amantadin ist, dass es rasch zu einer Resistenzentwicklung kommt. Resistente Virusstämme sind bei einer erheblichen Zahl von Patienten bereits nach einer 2–3-tägigen Behandlung isoliert worden.
  - Die Mehrheit der A-Virusstämme (H3N2) und alle B-Stämme, die derzeit weltweit zirkulieren, sind gegen Amantadine resistent.
- Salizylate sind vor allem bei Kindern und Jugendlichen wegen des erhöhten Reye-Syndrom-Risikos nicht angezeigt.

Prävention

- Die Grippeimpfung ist die wichtigste Präventionsmaßnahme **B**.
- Die Antigenzusammensetzung der Vakzine ändert sich von Jahr zu Jahr. Zur Maximierung der Präventionswirkung ist die Impfung daher jährlich vorzunehmen.
- Die Schutzwirkungsrate gegen Influenza scheint im Laufe der Jahre nicht abzunehmen, auch wenn jährlich geimpft wird.
- Die Vakzine werden intramuskulär verabreicht. Der heute zur Verfügung stehende inaktivierte Impfstoff ist sicher und wird mit Ausnahme von gelegentlichen lokalen Reaktionen an der Injektionsstelle gut vertragen.
- Die Impfung kann ab dem Alter von 6 Monaten vorgenommen werden, um die Wahrscheinlichkeit einer Grippeinfektion zu senken.
- Oseltamivir und Amantadin können auch präventiv eingesetzt werden, doch ist eine Präventi-

onswirkung nur während der Zeit der Einnahme zu erwarten, so dass ein saisonaler Einsatz dieser Medikamente zur Grippeprävention kaum vertretbar erscheint.

Dosierung: Erwachsene und Kinder ab 3 Jahren: 1 × 0,5 ml. Bei Kindern unter 8 Jahren und Erstimpfung gegen Influenza 2 × im Abstand von 4 Wochen impfen. Impfschema für Kinder von 6–36 Monaten: Dosierung: 1 × 0,25 ml; evtl. zweite Immunisierung nach 4 Wochen bei erstmaliger Impfung.

1.41 Herpes zoster

Grundregeln

- Früherkennung eines Herpes zoster, um unnötige Untersuchungen zu vermeiden.
- Sofortiger Beginn der Medikation bei immunsuprimierten Patienten oder Lokalisation der Krankheit im Bereich des N. trigeminus, wenn der Patient über 60 Jahre und die Erkrankung ausgeprägt und schmerzhaft ist.
- Behandlung anderer Patienten entsprechend der individuellen Situation mit antiviralen Medikamenten, je nach der Schwere der Erkrankung. Die Behandlung sollte innerhalb von 3 Tagen nach Auftreten der Hautveränderungen begonnen werden. Bei immunsuprimierten Patienten ist eine antivirale Medikation selbst dann einzuleiten, wenn bereits ein längerer Zeitraum verstrichen ist.

Ätiologie

- Herpes zoster wird durch das Varicella-zoster-Virus verursacht, das nach einer Varizellen-Infektion in den paraspinalen Ganglien verblieben ist. Herpes-zoster-Rezidive sind selten.

Symptome

- Ein segmentaler, immer streng halbseitiger vesikulöser Ausschlag, der meist im Gesicht und am Rumpf auftritt. Die Extremitäten sind selten befallen.
- Lokale Schmerzen können bereits mehrere Tage vor Auftreten des Ausschlags einsetzen (Abb. 1.41).
  - In der Differenzialdiagnose von Thoraxschmerzen sollte man an Herpes zoster denken und daher die Haut des Patienten untersuchen.
- Denken Sie bei jungen Patienten daran, dass einer HIV-1-Infektion vorliegen könnte, wenn der Herpesbefall ausgedehnt und schwer ist.

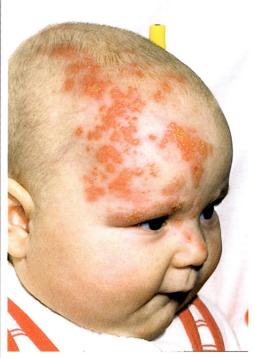

Abb. 1.41 Babys sind von Herpes zoster nur selten betroffen. Dieser 7 Monate alte Bub wurde während einer Varizellen-Epidemie in seiner Familie geboren. Er zeigte keine Zeichen von Varizella und die Serumprobe beim Herpes-Zoster-Ausbruch war negativ. Zwei Wochen später war der VZV-Antikörpertiter positiv. Der Patient wurde wahrscheinlich schon während seiner ersten Lebenstage infiziert, war aber zu diesem Zeitpunkt noch durch die Antikörper seiner Mutter geschützt. Wegen der Beteiligung des N. nasociliaris wurde er parenteral mit Acyclovir therapiert. Es entwickelten sich keine okulären Komplikationen. Photo © R. Suhonen.

- Falls der Patient Fieber hat und der Ausschlag nicht in einem oder zwei Dermatomen an ein und derselben Körperseite auftritt, kann es sich um eine primäre Herpes-simplex-Infektion handeln.

Antivirale Medikation

Wirkung antiviraler Medikamente bei Herpes zoster

- Eine frühzeitig begonnene antivirale Therapie
  - verkürzt die Dauer der Erkrankung,
  - beschleunigt Abheilung der Läsionen,
  - lindert in der akuten Phase die Schmerzen,
  - reduziert den Bedarf an Analgetika,
  - senkt die Häufigkeit von Augenkomplikationen,
  - verhütet oder mildert eine postherpetische Neuralgie **B**.

Absolute Indikationen
- Patienten, die wegen einer der unten angeführten Erkrankungen bzw. Medikationen immunsupprimiert sind, sind stets mit antiviralen Medikamenten zu behandeln:
    - Knochenmarksdepression (Leukämie, Granulozytopenie)
    - Primäre Immunschwäche
    - HIV-Trägerstatus
    - schwere systemische Erkrankungen jeglicher Art
    - schlecht eingestellter Diabetes
    - Zytostatikatherapie
    - Langzeitmedikation mit oralen Kortikosteroiden
- Herpes zoster im Bereich des N. trigeminus sollte wegen der Gefahr einer Augenkomplikation immer behandelt werden.
    - Dieses Risiko besteht, wenn der Ausschlag auf einer Nasenseite lokalisiert ist.
    - Bei eindeutiger Augenrötung, herabgesetzter Sensibilität der Hornhaut bei Berührung mit einem Wattestäbchen oder bei Beeinträchtigung der Sehschärfe (mögliche Iridozyklitis) ist der Patient an einen Augenarzt zu überweisen. Durch die Überweisung darf der Beginn der antiviralen Therapie nicht verzögert werden.

Relative Indikationen
- Wegen des häufig schwereren klinischen Verlaufs und dem erhöhten Risiko einer Postzosterneuralgie benötigen Personen über 60 oft eine antivirale Therapie.
- Jüngere Patienten sollten antiviral behandelt werden, wenn der Krankheitsverlauf besonders schwer ist.

Dosierung
- Valaciclovir 3 × 1 g für 7 Tage p.o.
    - Valaciclovir wird im Magen-Darmtrakt zu Aciclovir und Valin verstoffwechselt.
    - Die Resorption ist besser als bei Aciclovir.
- Famciclovir 3 × 250 mg für 7 Tage oder 2 × 500 mg für 7 Tage p.o.
    - Die wirksame Substanz ist Penciclovir.
- Aciclovir 5 × 800 mg für 7 Tage p.o.
- In Österreich ist zusätzlich Brivudin am Markt: 1 × 125 mg täglich über 7 Tage.
- Immunsupprimierte Patienten sind mit Aciclovir 10 mg/kg 3 × täglich i.v. zu behandeln.
- Lokal anzuwendende antivirale Salben sind bei der Behandlung von Herpes zoster nur beschränkt wirksam.

Nebenwirkungen
- Aciclovir, Famciclovir und Valaciclovir werden gut vertragen. Ernste Nebenwirkungen sind selten, bei manchen Patienten kommt es zu
    - gastrointestinalen Symptomen,
    - Ausschlägen,
    - Kopfschmerzen,
    - einer vorübergehenden Erhöhung der Lebertransaminasen.

Ansteckungsgefahr und Notwendigkeit einer Isolierung
- Das Varicella-zoster-Virus ist während der vesikulären Phase übertragbar.
- Der Patient sollte den Kontakt mit Kindern, die eine Chemotherapie erhalten, vermeiden, da bei ihnen die Folgen einer Varizellen-Infektion schwerwiegend sein können. Ist ein Kontakt erfolgt, ist das Kind mit Zoster-Hyperimmunglobulin zu behandeln.

Behandlung von Zosterschmerz und Postzosterneuralgie
- Fast alle Patienten leiden nach Verschwinden des Ausschlags an Schmerzen oder Hyperästhesien der Haut. Bei älteren Patienten kann die Neuralgie jahrelang anhalten.
- Eine antivirale Therapie während der akuten Phase verhindert oder mildert eine postherpetische Neuralgie.
- Die akuten Zosterschmerzen sind zunächst mit Analgetika zu behandeln.
- Trizyklische Antidepressiva (z.B. Amitryptiline 25–75 mg 1 × abends) können sowohl zur Erleichterung des akuten Schmerzes als auch zur Verhinderung einer Postzosterneuralgie gegeben werden.
- Sowohl der akute Zosterschmerz als auch die Postzosterneuralgie können auch mit den unten angeführten Medikamenten behandelt werden. Evidenz besteht allerdings nur für die Postzosterneuralgie; es gibt keine Publikationen zur Behandlung des akuten Schmerzes.
- Die Postzosterneuralgie kann auch mit folgender Medikation behandelt werden:
    - Tramadol 50–100 mg 3 × tgl. oder
    - Gabapentin beginnend mit 300 mg am Abend und Steigerung der Dosis in Schritten von 300 mg bis auf 3600 mg/24 h, wenn erforderlich
    - Pregabalin beginnend mit 75 mg 2 × tgl., und dann, wenn erforderlich, nach 3–5 Tagen steigern bis auf 150 mg 2 × tgl. und weiter bis auf 300 mg 2 × tgl.
- Lidocaincreme (5%) oder Lidocain-Pflaster (sehr teuer!)
- Wenn die obige Medikation nicht genügend Schmerzerleichterung bewirkt und vorausgesetzt, dass der Patient keine unbehandelte Angststörung oder Depression oder Abhängigkeitsprobleme hat und er/sie kooperativ ist und den

Anweisungen Folge leistet, können auch starke Opioide versucht werden. Lang wirksame (mit langsamer Freisetzung) Opioidtabletten können verwendet werden.
- Unbedingt sollte man an die Überprüfung möglicher Interaktionen der Medikamente denken! Besonders ist dabei an das Risiko der medikamentösen Polypragmasie älterer Patienten zu denken.

Prävention des Herpes Zoster
- Zur Prävention eines Zosters gibt es einen Impfstoff am Markt, der das Risiko einer Infektion und einer Postzosterneuralgie bei Patienten über 60 Jahre reduziert.

1.42 Mononukleose

Ziele
- Erkennen der Erkrankung und Unterscheidung von einer Streptokokkentonsillitis
- Vermeidung einer wirkungslosen Antibiotikabehandlung auch bei schwerer Pharyngitis

Epidemiologie
- Mononukleose wird durch das Epstein-Barr-Virus (EBV) verursacht, welches durch Speichel übertragen wird („Kusskrankheit").
- Die Inkubationszeit beträgt zwischen 7 und 50 Tage.
- In Nordeuropa weisen etwa die Hälfte aller Kinder unter 5 Jahren und fast alle Erwachsenen Serum-Antikörper gegen EBV auf, ein Hinweis auf eine vorangegangene Exposition, Infektion oder einen subklinischen Verlauf der Infektion mit dem Virus.

Symptome und klinische Manifestation
- Bei Vorschulkindern asymptomatisch oder nur geringfügiges Fieber, daher nur selten diagnostiziert.
- Bei älteren Patienten ernstere Symptome: hohes Fieber, Tonsillitis, meist generalisierte Vergrößerung der Lymphknoten (an den Kieferwinkeln, unter dem Kinn und in der Axillar- und Supraklavikularregion) oder der Milz, Hepatitis, u.U. Lidödem (bei 15%) als Prodromalsymptom.
- Etwa jeder zehnte Patient zeigt einen kleinfleckigen roten Ausschlag. Dieser Ausschlag wird aber bei fast allen Patienten, die mit Amoxicillin behandelt werden, ausgelöst.
- Die Erkrankung klingt oft innerhalb von 2 Wochen spontan ab, doch kann das Fieber auch 4–6 Wochen anhalten.

- Eine stationäre Aufnahme ist im Fall von – seltenen – schweren Symptomen oder Komplikationen erforderlich, z.B. bei Myokarditis, autoimmuner hämolytischer Anämie (AIHA), Blutungen (Thrombozytopenie), Glomerulonephritis, Arthritis, Meningitis oder Enzephalitis, Neuropathien und Polyradikulitis, psychische Störungen oder spontaner Milzruptur, der häufigsten schweren Komplikation, die manchmal zum Tod führen kann (1/3000 aller stationären Patienten).
- Gegen die Halsschmerzen und Schwellung können NSAR verabreicht werden, sofern der Patient das Medikament schlucken kann. Schwere Schwellungen (die das Schlucken von Nahrung und/oder die Atmung behindern) können ohne Gefahr mit Kortikosteroiden behandelt werden. In solchen Fällen ist eine stationäre Aufnahme angezeigt.
- Die Symptome der Mononukleose können erneut auftreten oder chronisch werden.

Labordiagnostik
- Bei klinischem Verdacht auf Mononukleose wird ein Blutbild (einschließlich eines automatischen Differenzialblutbildes) angefertigt und ein Schnelltest auf Mononukleose wird durchgeführt (mehrere kommerzielle Anbieter).
- Ein positiver Schnelltest in Verbindung mit dem typischen klinischen Bild ermöglicht bei jungen Erwachsenen eine ziemlich sichere Diagnose. Bei einem Drittel der unter 10-Jährigen und bei einem Fünftel der über 30-Jährigen bleibt der Schnelltest negativ. Braucht man eine sichere Bestätigung der Diagnose aus differenzialdiagnostischen Gründen, sollte auf IgM-Antikörper gegen das EBV untersucht werden. Diese finden sich immer schon am Beginn der Erkrankung. Spezifische Antikörper können ebenso als diagnostischer Test in der Initialphase verwendet werden.
- Im Blutbild finden sich im typischen Fall vermehrt mononukleäre Zellen (mehr als 50% der Leukozyten sind Lymphozyten). Mehr als 10% aller Lymphozyten im peripheren Blut sind atypisch. Häufig besteht eine Thrombozytopenie oder Granulozytopenie. Manchmal täuscht das Blutbild auch eine maligne hämatologische Erkrankung vor.
- Weitere Labortests sind lediglich für eine Differenzialdiagnose erforderlich. Die BSG ist leicht erhöht, das CRP bleibt fast normal, Leberfunktionswerte (wie Transaminasen) sind deutlich erhöht (um mehrere hundert IE/ml) und gehen oft mit Ikterus einher. Bei Patienten mit Tonsillitis ist von dem Rachenabstrich eine Bakterienkultur anzulegen; Mononukleose ist häufig (20–30%) mit einer Streptokokkenbesiedelung oder -infektion verbunden.

Mononukleose bei ambulanten Patienten

- Bei Erwachsenen manifestiert sich die Erkrankung häufig in Form einer Vielzahl persistierender Symptome und ist mit einer 1- bis 2-wöchigen Arbeitsunfähigkeit verbunden.
- Streptokokkentonsillitis, andere fieberhafte Erkrankungen, Hepatitis und sogar die Möglichkeit eines Lymphoms sind bei der Differenzialdiagnose in Betracht zu ziehen.
- Milz und Leber sind zu palpieren; ist die Milz vergrößert (d.h. bei der Palpation spürbar oder im Ultraschall größer als 10–12 cm), besteht die Gefahr einer Milzruptur und der Patient ist vor körperlicher Betätigung zu warnen.
- Bei Rachen- und Halssymptomen ist, wenn in der Kultur oder mittels Antigentest Streptokokken der Gruppe A nachgewiesen werden, eine Penicillintherapie (kein Amoxicillin: Exanthem!) angezeigt; es besteht die Gefahr eines Peritonsillarabszesses.
- Eine Isolierung des Patienten ist nicht erforderlich (auch symptomfreie Patienten zeigen eine hohe Virenbelastung). Bei jedem zehnten Patienten findet sich in seinem unmittelbaren Umfeld ein Fall einer symptomatischen Sekundärinfektion. Innerhalb von 6 Monaten nach Ablauf der Infektion soll kein Blut gespendet werden.

1.43 Nephropathia epidemica (NE)

Nur online verfügbar.

1.44 Pogosta-Krankheit (Arbovirus – Arthritis)

Nur online verfügbar.

1.45 HIV-Infektion

Allgemeines

- Die Identifikation einer HIV-infizierten Person ist in höchstem Maße bedeutsam.
- Verdacht auf eine HIV-Infektion besteht aus klinischer Sicht:
  - bei Patienten, die einer HIV-Infektion durch ungeschützten Geschlechtsverkehr oder durch Injektionen ausgesetzt waren.
  - bei Patienten, deren Anamnese auf ein Hochrisikoverhalten hinweist und die den Arzt wegen Symptomen aufsuchen, die auf eine primäre HIV-Infektion schließen lassen.
  - bei Patienten mit einer Immunschwäche ungeklärter Ursache sowie bei jungen Männern und Frauen mit Gewichtsverlust, Demenz oder mit ösophagealer Candidose, Thrombozytopenie oder Anämie, deren Ursache nicht eindeutig feststeht.
- Die Antikörper werden 1–4 Monate nach der Infektion positiv. Zum Ausschluss einer HIV-Infektion sollten über einen Zeitraum von 4 Monaten Antikörpertests durchgeführt werden. Erstsymptome können 2–6 Wochen nach der Infektion auftreten.
- Eine HIV-Infektion ist unheilbar, doch kann die Prognose des Patienten durch eine Kombinationstherapie (HAART – Hoch aktive antiretrovirale Therapie) stark verbessert werden **Ⓐ**.

Epidemiologie

- Nach Angaben der WHO wurden im Jahr 2004 weltweit schätzungsweise 5 Millionen neue HIV-Infektionen diagnostiziert, insgesamt 3 Millionen Menschen starben an Erkrankungen im Zusammenhang mit HIV/AIDS, die Gesamtzahl der HIV-/AIDS-infizierten Personen betrug 40 Millionen.
- In Westeuropa stehen Neuinfektionen hauptsächlich mit Sextourismus, Prostitution und dem Gebrauch intravenöser Drogen in Zusammenhang.

Natürlicher Verlauf einer HIV-Infektion
Primäre Infektion

- Zu einer primären HIV-Infektion kommt es bei 30–50% der Patienten innerhalb von 2–6 Wochen nach der Infektion.
- Symptome sind Fieber, Müdigkeit, Halsschmerzen, Kopfschmerzen, Diarrhö, Myalgie, Arthralgie, gelegentlich vergrößerte Lymphknoten sowie ein kleinpapulöser Ausschlag am Körper (Abb. 1.45). Die Primärinfektion gleicht oft einer Mononukleose.
- Die Symptome klingen innerhalb 1 Monats ab.

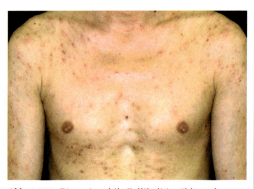

Abb. 1.45.1 Die eosinophile Follikulitis zählt zu den Hautsymptomen im Spätstadium einer HIV-Infektion. Die Diagnose stützt sich auf den histopathologischen Befund. Der Entstehungsmechanismus besteht wahrscheinlich in einer autoimmunen Entzündungsreaktion auf die normale Hautflora bei einem stark immunsupprimierten Patienten. Bei HIV-Infizierten sind in der Regel schon in früheren Phasen der Erkrankung sonstige Hautmanifestationen aufgetreten. Photo © R. Suhonen.

- Die Diagnose wird durch die Tatsache erschwert, dass während der Primärinfektion der serologische (ELISA-)Befund bei mehr als 50% der Patienten HIV-Antikörper-negativ ist. Der HIV-Antigentest und PCR-Assay zeigen bereits früher positive Ergebnisse. Bei einem positiven PCR-Assay ist eine Bestätigung des Befundes durch weitere Testmethoden zu einem späteren Zeitpunkt angezeigt **C**.

Asymptomatische Phase
- Diese dauert mehrere, in manchen Fällen bis zu mehr als 10 Jahre.
- Eine hohe Viruslast beschleunigt die Progredienz der Erkrankung.

Symptomatische HIV-Infektion
- Die CD4-Zellzahl sinkt meist auf unter $0,35 \times 10^9/l$.
- Eine steigende Viruslast ist oft ein Indikator für das vermehrte Auftreten von Symptomen im weiteren Verlauf der Erkrankung.
- Die Symptome sind unspezifisch, wie z.B. Gewichtsverlust, Fieber oder persistierende Diarrhö.
- Herpes zoster (Gürtelrose), oropharyngeale Candidose und seborrhoische Ekzeme weisen ebenfalls auf eine verminderte Immunantwort hin.

AIDS
- AIDS wird als eine HIV-Infektion mit zumindest einer der offiziell als opportunistisch anerkannten Krankheiten definiert.
- Die Einführung von HAART hat das Auftreten opportunistischer Erkrankungen signifikant gesenkt.

- In Westeuropa sind die häufigsten opportunistischen Erkrankungen:
  - Pilzösophagitis oder -stomatitis
  - Infektionen mit atypischen Mykobakterien (M. avium intracellulare)
  - Pneumocystis- jirovecii-Pneumonie
  - Kaposisarkom
- In anderen Teilen der Welt tritt häufig Tuberkulose auf.

Indikationen für einen HIV-Test

- Ein HIV-Test kann vor allem bei folgenden klinischen Bildern angezeigt sein:
  - Anamnestisch ist ein Hochrisikoverhalten bekannt: ungeschützter Sex mit wechselnden Partnern oder Prostituierten oder Gebrauch von intravenösen Drogen.
  - Sexuell übertragbare Krankheiten (STD)
  - Fieber, Diarrhö, Gewichtsverlust oder Demenz unbekannter Ursache
  - Thrombozytopenie ungeklärter Ursache
  - Tuberkulose bei Personen jugendlichen und mittleren Alters
  - Pneumonien durch Pneumocystis jiroveci (eine opportunistische Pneumonie, die sich typischerweise mit langsamen Beginn, Belastungsdyspnoe, Hypoxämie und leichtem bis mäßigem Fieber präsentiert)
  - Ausgedehnte orale Candidose vergesellschaftet mit Dysphagie oder Schmerzen beim Schlucken (ösophageale Candidose)
  - Kaposisarkom (weinrote oder violette Flecken oder Tumore auf Gaumen, Zahnfleisch oder Haut)
- Auf Wunsch des Patienten sollte stets ein serologischer HIV-Befund erhoben werden.
- Der Patient sollte um seine Zustimmung vor der HIV-Testung gefragt werden. Verweigern Patienten einen Test, so sind mit ihnen die durch eine verzögerte Diagnose verursachten Probleme und möglichen Schäden zu besprechen, und zwar in Bezug auf sie selbst, aber auch für das sie behandelnde medizinische Team (zusätzliche Untersuchungen, verlängerte Therapiedauer) und für dritte Personen (Infektionsrisiko).
- Schwangeren wird eine freiwillige HIV-Testung im Rahmen der Schwangerschaftsbetreuung angeboten.

Diagnose

- HIV-Antikörpertest. Eine positive Probe ist nochmals zu testen; bleibt sie positiv, fordert das Laboratorium eine weitere Probe an und gibt erst dann das Ergebnis bekannt.
- Der Test zeigt 2–4 Wochen nach Auftreten der Symptome bzw. 1–4 Monate nach Infektion ein positives Ergebnis.

- Ein HIV-Nukleinsäuretest ist zu erwägen, wenn bei einem Patienten mit Primärsymptomen ein starker Infektionsverdacht besteht, eine Diagnose dringend erforderlich ist, der Antikörpertest aber negativ ist.

Untersuchungen und Patientenaufklärung in der primärärztlichen Versorgung

- Wenn ein Patient darüber zu informieren ist, dass sein Test positiv ist, muss ausreichend Zeit zur Verfügung stehen. Ebenso wichtig ist es, ihm Kontaktadressen mitzuteilen, an die er sich wenden kann, wenn er weitere Informationen oder moralische Unterstützung benötigt (für AIDS-Patienten steht von der AIDS-Hilfe telefonische Beratung rund um die Uhr zur Verfügung).
- Bei einem negativen Testergebnis ist der Patient bezüglich seines Hochrisikoverhaltens zu beraten und darauf aufmerksam zu machen, dass der Test unter Umständen wiederholt werden muss.
- Alle HIV-Tests-durchführenden Stellen sollten in der Lage sein, Patienten mit einem positiven Testergebnis allgemeine Informationen über die Art der HIV-Übertragung, den Krankheitsverlauf und die therapeutischen Möglichkeiten zu geben. Auch Fragen bezüglich der täglichen Hygieneerfordernisse etc. sollten beantwortet werden **B**.
- Die Stadienbeurteilung der Krankheit und die Einschätzung der Prognose des einzelnen Patienten sowie die Festlegung der jeweiligen medikamentösen Therapie sind Sache des Spezialistenteams.
- Sobald ein positives Ergebnis vorliegt, ist alles zu unternehmen, um die früheren Kontakte des Patienten zu identifizieren und die betroffenen Personen zu informieren und aufzufordern, sich einem Test zu unterziehen.
- Eine HIV-Infektion ist meldepflichtig, und eine entsprechende Meldung ist an die Gesundheitsbehörde zu erstatten. (Ö: Nur manifeste Erkrankung)
- Bei Patienten, die intravenöse Suchtmittel benutzen, ist eine Hepatitis-B-Impfung vorzunehmen, sofern der Patient die Krankheit nicht bereits gehabt hat oder dagegen geimpft wurde. Eine HCV-Serologie sollte ebenfalls durchgeführt werden.
- Die Nachsorge hat für gewöhnlich durch ein Spezialistenteam für Infektionskrankheiten zu erfolgen.

Therapie

Spezifische Behandlung mit HIV-Medikamenten

- Die Behandlung einer HIV-Infektion erfordert Spezialkenntnisse. Die Planung und Durchführung einer medikamentösen Therapie sollte Ärzten mit besonderer Erfahrung auf diesem Gebiet vorbehalten bleiben.
- Die Entwicklung von HIV-Medikamenten hat die Prognose von HIV-Infizierten wesentlich verbessert. Es besteht noch immer keine Heilungsmöglichkeit, doch kann die Lebenserwartung HIV-positiver Patienten um Jahrzehnte verlängert werden. Gleichzeitig hat sich die Lebensqualität und die Fähigkeit der Patienten, einem geregelten Beruf nachzugehen, wesentlich verbessert.
- Eine Indikation für die Einleitung einer medikamentösen Therapie einer HIV-Infektion besteht:
  - bei Vorliegen einer symptomatischen Erkrankung (vor allem, wenn AIDS diagnostiziert wurde),
  - bei Bestehen einer asymptomatischen Erkrankung, wenn die CD4-Zellzahl weniger als $0{,}35 \times 10^9$/l beträgt,
  - bei HIV-positiven Schwangeren (zur Verhinderung einer vertikalen Transmission) **A** (HAART).
- Die Behandlung besteht aus einer Kombination von mindestens 3 antiviralen Medikamenten (HAART) **A**.
- Während einer wirksamen medikamentösen Therapie liegt die Viruslast unter der Nachweisschwelle (40 Viruskopien/ml) und als Zeichen des Ansprechens auf die Therapie steigt die CD4 Zellzahl an und das Komplikationsrisiko geht zurück.
- Sobald eine Therapie mit antiviralen Medikamenten eingeleitet wurde, ist eine kontinuierliche Fortsetzung der Therapie absolut unerlässlich.
  - Mangelnde und unregelmäßige Compliance kann zu Resistenz und Wirkungsverlust führen.
  - Die Behandlung darf nur nach Rücksprache mit dem behandelnden Arzt unterbrochen werden.
  - Es bestehen Wechselwirkungen zwischen HIV-Medikamenten und mehreren anderen Medikamenten, so dass es zu einer zu hohen oder zu niedrigen Konzentration der jeweiligen Medikamente kommen kann. Bei Unklarheiten ist in jedem Fall ein Spezialist zu konsultieren.
- Die Compliance des Patienten ist der wichtigste Faktor einer erfolgreichen medikamentösen HIV-Therapie.
  - Es kommt häufig zu Nebenwirkungen, vor allem zu Beginn der Therapie.
  - Zur Sicherstellung, dass die Medikamente täglich zur gleichen Zeit eingenommen werden, sind oft Änderungen der Lebensgewohnheiten erforderlich.
  - Um ein Ansprechen auf die Therapie über einen langen Zeitraum aufrecht zu erhalten,

sollten mindestens 95% dieser Medikamente zu einer genau festgelegten Zeit eingenommen werden.
  ○ Das Risiko einer Transmission auf den Fetus liegt unter 1%, vorausgesetzt, dass die mütterliche Infektion rechtzeitig entdeckt wurde und dass die HAART-Behandlung die Viruslast im mütterlichen Plasma vor der Entbindung unter die Nachweisgrenze abgesenkt hat.

HIV und der Hausarzt

- Die asymptomatische Phase kann lang andauern, und die Wahl des richtigen Zeitpunkts für den Einsatz spezifischer antiviraler Medikamente kann das Auftreten opportunistischer Erkrankungen wirksam verringern. Die Patienten werden vermutlich ihren Arzt häufiger als vorher wegen banaler Infektionen, Haut- oder Zahnproblemen, aber auch wegen Problemen, die mit ihrem positiven HIV-Status nichts zu tun haben, aufsuchen.
  ○ Sucht ein HIV-positiver Patient seinen Arzt wegen einer fieberhaften Erkrankung auf, so ist im Fall einer Unklarheit telefonischer Kontakt mit dem behandelten HIV-Team aufzunehmen, vor allem, wenn der Patient unter antiretroviraler Medikation steht.
  ○ Ungewöhnliche Kopfschmerzen, Lähmungen, Bewusstseinsträbungen oder Sehstörungen erfordern bei HIV-positiven Patienten stets eine sofortige Überweisung an einen Spezialisten zur weiterführenden Untersuchung.
- HIV ist mit den heute vorhandenen medikamentösen Therapien nicht heilbar, und früher oder später muss der Übergang zur Pflege in der Terminalphase erfolgen. Die zur Verfügung stehenden Möglichkeiten umfassen die Pflege zu Hause durch mobile Pflegedienste, in Hospizen oder im Krankenhaus. Die entsprechenden Überlegungen sind rechtzeitig anzustellen, um den Personen, die die Pflege übernehmen sollen, genügend Zeit für eine eventuell erforderliche spezielle Schulung einzuräumen.

Arbeitsfähigkeit von HIV-Trägern

- Während der asymptomatischen Phase bleibt der Patient in den meisten Berufen voll arbeitsfähig.
- Während der Primärinfektion ist eine verringerte Arbeitsfähigkeit nur temporär gegeben. AIDS kann den dauernden Verlust der Arbeitsfähigkeit bedeuten, eine antivirale Therapie kann die Arbeitsfähigkeit aber auch wiederherstellen.
- Ein eventuelles Infektionsrisiko ist üblicherweise kein Grund für die Arbeitsunfähigkeit des Patienten.

Leitlinien für das medizinische Personal

- Wenn die Gefahr eines Kontakts mit dem Blut des Patienten besteht, sind Handschuhe und eine Gesichtsmaske, die auch die Augen bedeckt, zu tragen.
- Bei jeder Blutabnahme sind Handschuhe zu tragen, doch ist (bei Benutzung eines Vakuumsystems) die Verwendung einer Gesichtsmaske nicht erforderlich.
- Zur Vermeidung von Verletzungsfolgen durch Injektionsnadeln sind die folgenden Empfehlungen besonders zu beachten.

Postexpositionelle Prophylaxe nach Exposition im beruflichen Umfeld

Das Infektionsrisiko ist sehr klein. Bei nachgewiesenen HIV-positiven Stichverletzungen betrug das Risiko um die 0,1 Prozent.
Nach einer perkutanen Exposition gegenüber einer Körperflüssigkeit eines Patienten, der bekanntermaßen HIV-positiv ist, empfiehlt sich die prophylaktische Verabreichung einer Kombination von 3 Medikamenten über 4 Wochen. Die Behandlung sollte innerhalb von 2 Stunden nach der Exposition beginnen, aber sie ist auch noch effektiv, wenn sie innerhalb von 2 Tagen begonnen wird. Die Postexpositionsprophylaxe hat sich als wirksam erwiesen **C**, sollte aber auf Fälle beschränkt werden, in denen die Möglichkeit einer Übertragung tatsächlich besteht, und zwar wegen des potentiellen Risikos schwerer Nebenwirkungen. Die Entscheidung über eine Prophylaxe nach Schleimhautexposition bleibt dem Betroffenen überlassen. In Zweifelsfällen und zur Unterstützung bei der Risikoeinschätzung ist ein Spezialist für Infektionskrankheiten beizuziehen.

- Die Entscheidung über die Notwendigkeit einer postexpositionellen Prophylaxe ist Sache eines Arztes mit HIV-Erfahrung. Dem medizinischen und dem Pflegepersonal muss der Zugang zu einer postexpositionellen Prophylaxe rund um die Uhr offen stehen.
- Ein HIV-Antikörpertest ist unverzüglich durchzuführen und nach (1), 3 und 6 Monaten zu wiederholen.
- Wenn eine Prophylaxe mit antiviralen Medikamenten durchgeführt wurde, ist die Überwachung durch Antikörpertests unter Umständen noch länger durchzuführen.
- Jede Nadelstichverletzung ist den Gesundheitsbehörden zu melden.
- Während der Nachsorgezeit ist bei Sexualkontakt ein Kondom zu verwenden **B**.

1.46 Verdacht auf Tollwut

- Anmerkung: Zur Zeit der Drucklegung ist in Österreich seit Jahren kein Tollwutfall mehr aufgetreten. Gefahr geht daher derzeit nur von illegal importierten Tieren aus Wutgebieten und von Reisen in solche Regionen aus.

Zielsetzungen

- In allen verdächtigen Fällen ist eine Impftherapie einzuleiten (siehe Indikationen für Impftherapie).
- Tollwut-Immunoglobulin ist stets zu verabreichen, wenn:
  - bei dem für die Exposition verantwortlichen Tier Verdacht auf Tollwut besteht oder
  - die Art des Kontakts mit dem Tier als mit hohem Risiko behaftet angesehen wird (siehe sowohl Indikationen für die Impftherapie als auch Tollwut-Immunoglobulin)

Grundregeln

- Tollwut ist eine durch Säugetiere übertragene neurotrope Virusinfektion, die
  - weltweit verbreitet ist,
  - durch den Speichel übertragen wird (entweder durch einen Biss oder durch Schleimhautkontakt),
  - nach einer durchschnittlichen Inkubationszeit von 20 bis 90 Tagen zu Enzephalomyelitis führt, die, wenn nicht frühzeitig prophylaktisch behandelt, unweigerlich zum Tod führt,
  - vor allem in den Entwicklungsländern zu schätzungsweise 100.000 Todesfällen pro Jahr führt.
- Die Behandlung mit Impfstoff und Tollwut-Immunoglobulin kann den Ausbruch der klinischen Erkrankung immer verhindern, wenn
  - sie möglichst bald (< 24 Stunden) nach der Exposition eingeleitet und
  - fachgerecht durchgeführt wird.

Infektion des Menschen

- Tollwut wird über den Speichel übertragen. Ein mit Tollwut infiziertes Tier kann die Krankheit auf den Menschen übertragen, und zwar
  - durch einen Biss oder
  - durch Ablecken der Schleimhäute oder Hautverletzungen.
- Potentiell gefährlich sind:
  - wild lebende Tiere: Füchse, Wölfe, Waschbären, Dachse und Fledermäuse
  - Haustiere: Hunde, Katzen und Vieh

Übersicht über die jährlichen Tollwutfälle in den einzelnen Ländern siehe
www.who-rabies-bulletin.org/.

Halten Sie Folgendes fest:

1. Wann und wo trat der Zwischenfall auf?
2. Handelte es sich bei dem Kontakt mit dem Tier um einen Biss, um Ablecken oder eine andere Form des Kontakts (Knabbern, Kratzen etc.)?
3. Um welche Tierart handelte es sich?
4. Schien das Tier tollwütig zu sein, d.h. war es besonders aggressiv oder zeigte es andere Symptome, die auf eine ZNS-Erkrankung schließen lassen?
5. Bei Haustieren ist der Impfstatus zu erfragen.
6. Wurde das Tier gefangen und ist es möglich, es weiter zu beobachten?
7. Wurde ein Veterinärmediziner in Bezug auf den Impfstatus des Tieres konsultiert?

Behandlung nach der Exposition

Lokale Wundversorgung

- Folgende Maßnahmen sind so bald wie möglich, vorzugsweise noch am Ort des Vorfalls, vorzunehmen:
  - Schmutz und Verunreinigungen aus der Wunde entfernen.
  - Die Wunde unter fließendem Wasser ausspülen und mit Seife und Wasser waschen.
- Beim Arzt oder im Krankenhaus:
  - Reinigung der Wunde erforderlichenfalls wiederholen.
  - Wunde z.B. mit einer Alkohollösung desinfizieren.
  - Totes Gewebe entfernen, jedoch kein Wundschluss, d.h. keine Nähte legen.
- Frühzeitig einsetzende lokale Behandlung kann das Tollwutrisiko um 90% verringern.

Postexpositionelle Impfung

- Sollte so früh wie möglich, vorzugsweise innerhalb von 24 Stunden nach der Exposition eingeleitet werden.
  - In manchen Fällen kann die Impftherapie auch nach Ablauf eines längeren Zeitraums gerechtfertigt sein.
- Wird im Krankenhaus an autorisierten Abteilungen durchgeführt.
- Dosierung bei nicht vorab geimpften (nicht immunisierten) Patienten:
  - 5×1 ml (2,5 IE/ml) Injektionen an den Tagen 0, 3, 7, 14 und 28.
  - Die Injektion erfolgt in den M. deltoideus, bei Kleinkindern in den proximalen Bereich des lateralen Oberschenkelmuskels.

Tollwut-Immunoglobulin

- Tollwut-Immunoglobulin ist üblicherweise in speziellen Mikrobiologielabors erhältlich. Die Entscheidung sowie die Verabreichung selbst erfolgt z.B. in Österreich an autorisierten Unfallabteilungen.

- Wenn die Verabreichung von Tollwut-Immunoglobulin angezeigt ist, ist wie folgt vorzugehen:
  - Verabreichung möglichst innerhalb von 24 Stunden nach der Exposition
  - spätestens am Tag der dritten Injektion (Tag 7)
- Die Dosis beträgt 20 IE/kg (150 IE/ml) und wird als Einzeldosis verabreicht. Tollwut-Immunoglobulin sollte tief in die Wunde(n) infiltriert und in das umgebende Gewebe injiziert werden.
- Impfstoff und Tollwut-Immunoglobulin können gleichzeitig verabreicht werden, vorausgesetzt, dass die Einstichstellen nicht unmittelbar anatomisch nebeneinander liegen.
  - D.h. wenn das Immunoglobulin in den linken Oberarm infiltriert wird, ist der Impfstoff in den rechten Oberarm zu injizieren.

Zur Beachtung
- Ziehen Sie stets die Möglichkeit der Konsultation eines Tollwutberatungszentrums in Ihrem Land in Betracht.
- Tollwut ist eine meldepflichtige Erkrankung.
- Tetanus-Prophylaxe nicht vergessen. Eine prophylaktische Antibiotikabehandlung ist bei Tierbissen oft angezeigt (z.B. Amoxicillin + Clavulansäure oral).

Indikation für Impftherapie und Verabreichung von Tollwut-Immunoglobulin

In folgenden Fällen sind Impftherapie und Tollwut-Immunoglobulin nicht angezeigt:
- Wenn der Kontakt nur in der Berührung des Tieres bestand oder nur leichte Kratzer die Folge sind.
- Wenn das Tier die intakte Haut nur abgeleckt hat und der Speichel des Tieres nicht mit Hautverletzungen oder Schleimhäuten in Kontakt kam.
- Bei Bissen von oder Schleimhautkontakt mit geimpften Haustieren,
  - die keine direkten Tollwutsymptome zeigen,
  - deren Gesundheitszustand überwacht werden kann
  - Zur Beachtung: Das Tier ist 10 Tage lang zu beobachten! Wenn beim Tier Anzeichen von Tollwut auftreten, ist die betroffene Person mit Impftherapie und Tollwut-Immunoglobulin zu behandeln.

Indikationen für Impftherapie
- Ein wild lebendes Tier oder ein (möglicherweise) nicht geimpftes Haustier
  - hat eine Hautverletzung abgeleckt,
  - hat eine kleine, oberflächliche Wunde am Körper mit Ausnahme von Kopf, Hals oder peripherem Bereich der Gliedmaßen verursacht.
- Die Behandlung kann abgebrochen werden, wenn das Tier innerhalb des 10-tägigen Beobachtungszeitraums keine Zeichen von Tollwut zeigt.
- Wenn bei dem Tier zum Zeitpunkt des Kontakts oder während des Beobachtungszeitraums Anzeichen von Tollwut auftreten, ist die betroffene Person mit Impfstoff und Tollwut-Immunoglobulin zu behandeln.

Indikation für eine Impftherapie und Verabreichung von Tollwut-Immunoglobulin
- Wenn ein wild lebendes Tier oder ein (möglicherweise) nicht geimpftes Haustier folgende Risikosituationen verursacht hat:
  - schwerer oder tiefer Biss
  - mehrere Bisse
  - Biss im Kopf- oder Halsbereich oder in einem peripheren Bereich der Gliedmaßen
  - Exposition einer Schleimhaut
- In jenen Fällen, in denen es möglich ist, das Tier klinisch zu beobachten oder Laboruntersuchungen des Gehirngewebes des toten Tieres durchzuführen, kann die Impftherapie abgebrochen werden, wenn
  - das Tier während des 10-tägigen Beobachtungszeitraums keine klinischen Anzeichen von Tollwut aufweist oder
  - das Gehirn keine histopathologischen Veränderungen im Sinne von Tollwut zeigt.

1.50 Schistosomendermatitis (Zerkariendermatitis)

Erreger und Infektionsquelle
- Die Schistosomendermatitis (Badedermatitis, Zerkariendermatitis) wird üblicherweise durch einen Zerkarientrematoden (Saugwurm) der Trichobilharzia-Spezies verursacht. Diese Art vereint verschiedene Typen von Trematoden. Vögel dienen als Endwirte und Gastropoden (Schnecken) als Zwischenwirte.
- Menschen können nicht als Wirte dienen, doch können die Zerkarien in die Haut eindringen und eine Überempfindlichkeitsreaktion vom Sofort- oder verzögerten Typ auslösen. Üblicherweise entwickeln nur solche Personen Symptome, die bei früherem Schwimmen einen Kontakt mit Trichobilharzia-Zerkarien hatten und so gegen Trichobilharzia sensibilisiert wurden.
- Da der Entwicklungszyklus der Trichobilharzia-Trematoden sowohl Vögel als Endwirte als auch infizierte Schnecken als Zwischenwirte benötigt, tritt die Zerkariendermatitis nur in manchen Gegenden und von Zeit zu Zeit auf.

Symptome
- Ein makulopapulöser juckender Ausschlag, vor allem an den Füßen (nach Waten im Wasser) tritt 1 Tag nach der Exposition auf, besteht 1 Woche oder auch länger und klingt allmählich ab.

Diagnose
- Beruht auf der typischen Anamnese.
- Manchmal ist unter dem Mikroskop eine aus einer Papel stammende Zerkarie mit einer Länge von unter 1 mm erkennbar, eine Hautbiopsie ist allerdings nicht nötig.
- Serologische Tests sind nicht in Gebrauch.

Therapie
- Der Juckreiz kann durch Salben und orale Antihistaminika gemildert werden. Die Krankheit heilt üblicherweise innerhalb weniger Tage (1 Tag bis maximal 3 Wochen) spontan ab.

Prävention
- Haut nach dem Schwimmen duschen und gründlich abtrocknen.
- Waten im niedrigen Wasser vermeiden.

1.51 Echinokokkose

Grundregeln
- Die Echinokokken gehören zu den Zestoden (Bandwürmer) und sind Parasiten bei Hunden.
- Die zystische Echinokokkose wird durch Echinococcus granulosus und die alveoläre Echinokokkose durch Echinococcus multilocularis verursacht.
  - Die zystische Echinikokkose ist weltweit verbreitet, besonders in Gebieten wo Hunde mit Abfällen gefüttert werden. Die alveoläre Echinokokkose findet man auf der nördlichen Hemisphäre, wo besonders Füchse und arktische Füchse die Hauptwirte darstellen, jedoch auch Hunde dafür in Frage kommen.

Parasitärer Zyklus
- Hunde und Hundeartige sind die Endwirte der Echinokokken und scheiden deren Eier mit dem Kot aus.
- Zu den Zwischenwirten zählen Mensch, Schafe, Rentiere, Mäuse und kleine Nager. Diese infizieren sich durch Nahrung, die mit dem Stuhl des Endwirtes kontaminiert wurde.
- Echinokokken (E. granulosus und der seltenere E. multilocularis) sind Bandwürmer. Der erwachsene Wurm ist 3–9 mm lang.
- Die Larvenstadien des Parasiten wandern durch die Darmwand meist in Leber und Lunge, wo sie eine Hydatidenzyste bilden. Diese Zyste enthält die für Caninen infektiösen Larven und kann durch das Wachstum über einige Jahre einen Durchmesser von einigen Zentimetern erreichen.
- Der Zwischenwirt scheidet keine Echinokokken im Stuhl aus und das Fleisch des Zwischenwirtes (z.B. Rentier, Mäuse) ist für Menschen nicht infektiös. Hunde und Hundeartige können durch das Fressen kontaminierten Fleisches, inklusive von Abfall, infiziert werden.

Symptome
- Die Zysten verursachen über einen langen Zeitraum keinerlei Symptome und werden oft zufällig, z.B. bei einer Ultraschalluntersuchung der Leber, entdeckt.
- Je nach ihrer Lokalisation (am häufigsten in Leber oder Lunge, aber auch im Zentralnervensystem, den Knochen usw.) können die Zysten Kompressionssymptome verursachen.
- Eine Ruptur der Zyste kann eine anaphylaktische Reaktion oder Hämoptysen (Lungenzyste) auslösen.

Diagnose
- Die Diagnose stützt sich auf die mittels bildgebender Verfahren (Ultraschall, Thoraxröntgen, CT oder MRI) durchgeführte Darstellung der typischen Echinokokkenzyste bei Patienten, in deren Anamnese sich eine einschlägige Exposition findet. Die Differenzialdiagnostik zu anderen, üblicherweise häufigeren Ursachen zystischer Erkrankungen ist wichtig.
- Das Vorliegen von Echinokokken-Antikörpern bestätigt die Diagnose, ihr Fehlen schließt eine Echinokokkose aber nicht aus.
- Wenn eine verdächtige Zyste entfernt wird, kann die Diagnose Echinokokkose in einem Labor für Parasitologie gestellt werden. Auch eine Punktion unter Albendazolschutz (um eine Ausbreitung zu verhindern) ist eine mögliche, aber selten eingesetzte Vorgangsweise. Vor der Probennahme sollte ein Parasitologe konsultiert werden.
- Die Inspektion einer Stuhlprobe auf das Vorliegen von Parasiten ist nicht zielführend.

Therapiemöglichkeiten
- Aufmerksames Beobachten kann bei inaktiven, kleinen und symptomlosen Zysten genügen.
- Chirurgische Entfernung der unversehrten Zyste wenn möglich unter Albendazolschutz oder Chemotherapie mit Albendazol, 10 mg/kg/Tag über 28 Tage. Dieser Therapiezyklus wird nach einem Intervall von 2 Wochen wiederholt. Die Heilungsrate liegt bei 30%, eine Besserung tritt in 30–50% auf.

- Drainage mittels der PAIR-Methode ⒟: Punktion und Aspiration der Zyste unter Ultraschallkontrolle und unter Albendazolschutz mit Injektion eines wurmtötenden Mittels.

Prävention
- Hunde sind zu entwurmen (Praziquantel).
- Hunde und andere fleischfressende Tiere sind von Fleischabfällen und Tierkadavern fernzuhalten.
- Anmerkung: In Österreich und den angrenzenden Ländern muss mit einer Übertragung durch Füchse, z.B. über kotkontaminierte Waldbeeren (Blaubeeren) gerechnet werden. In Endemiegebieten ist vom Konsum roher Waldbeeren daher abzuraten, da die Eier durch Waschen der Früchte nicht entfernt werden.

1.52 Bandwurmbefall

Erreger

Fischbandwurm (Diphyllobothrium latum).
- Schalentiere und Fische (Quappe, Hecht, Barsch, Kaulbarsch) fungieren als Zwischenwirte. Die Infektion erfolgt durch das Essen rohen oder ungenügend gekochten oder ungenügend gepökelten Süßwasserfisches.
- Die Finnen finden sich in allen Organen des Fisches, besonders aber in den Muskeln. Die Finnen imponieren als weißliche Massen.
- Ein geschlechtsreifer Bandwurm kann den Dünndarm für Jahre besiedeln und ist 1–2 cm breit und eine Länge von mehr als 10 m erreichen.
- Endemisch in den skandinavischen Ländern, Nordamerika, Russland, Osteuropa, Uganda und Chile. In bestimmten Gebieten kann der Erreger auch Diphyllobothrium dentriticum oder D. ursi sein

Taenia sp.
- Intestinale Taeniasis wird durch Taenia saginata und T. solium verursacht. Die Larven werden durch schlecht gekochtes Rindfleisch (T. saginata) oder Schweinefleisch (T. solium) aufgenommen.
- T. saginata ist weltweit anzutreffen. T. solium ist selten in muslimischen Ländern.
- Neben dem Befall des Darms kann T. solium auch Ursache schwererer Erkrankungen wie Zystizerkose (Ablagerung von Finnen im Gewebe) sein.

Andere Bandwürmer
- Hymenolepis nana, H. diminuta und Dipylidium caninum sind Bandwürmer, die bei Mäusen, Ratten und Hunden auftreten, jeweils aber auch beim Menschen Wurmerkrankungen auslösen können.

Klinisches Bild
- Der Befall verläuft zumeist symptomlos.
- Es kann aber auch zu leichten Darmbeschwerden, Bauchschmerzen und Übelkeit kommen.
- In seltenen Fällen kann die Krankheit einen Darmverschluss verursachen.
- Auf Grund der Absorption von Vitamin B_{12} durch Diphyllobothrium latum kann es zu einem B_{12}-Mangel kommen, der sich in Form einer
  - makrozytären Anämie (15.24),
  - glatten Zunge oder
  - neurologischen Anomalien (Parästhesien der Gliedmaßen, Ataxie) äußern kann.

Diagnose
- Der Nachweis von Wurmeiern im Stuhl ist diagnostisch entscheidend. Wurmglieder sind eher selten zu finden.
- Aufgrund der Tatsache, dass die Eier sequenziell von den Proglottiden freigesetzt werden, sind unter Umständen zur Diagnose mehrere Stuhlproben an verschiedenen Tagen erforderlich.
- Bei einer Bandwurmerkrankung kann Eosinophilie auftreten, diese hat aber keine diagnostische Bedeutung.

Therapie
- Zur Behandlung des Bandwurmbefalls bei Erwachsenen wird Niclosamid als Einzeldosis in einer Dosierung von 2 g gegeben, bei Kindern über 35 kg gibt man 1,5 g und bei Kindern zwischen 11 und 34 kg gibt man 1,0 g. Die Wirksamkeit der Behandlung kann durch die Gabe von gleichzeitig verabreichten Laxantien verstärkt werden.
- Die empfohlene Behandlung von Taenia-Infektionen ist Praziquantel in einer Einzeldosis von 5–10 mg/kg, weil es das einzige Medikament ist, das für T. solium empfohlen wird und es unmöglich ist, die verschiedenen Taenia-Infektionen nur auf Grund der Wurmeier zu unterscheiden.
- Hymenolepis nana wird mit Praziquantel mittels einer Einmalgabe von 25 mg/kg behandelt. Der Erfolg der Behandlung wird durch eine neuerliche Stuhluntersuchung nach 3 Monaten kontrolliert.

Anmerkung: In Österreich ist nur Mebendazol als Breitbandanthelmintikum gegen Tänien erhältlich. Die Dosierung beträgt 2 × 2 Tabletten über 3 Tage; halbe Dosis bei Kindern. (Im 1. LJ nur in Ausnahmefällen verwenden!). Um einer Reinfektion vorzubeugen, sollte der Patient über erforderliche hygienische Maßnahmen aufgeklärt werden.

Praziquantel kann evtl. über die Internationale Apotheke besorgt werden, die Kooperation mit einem Spezialisten (Hygieneinstitut) wird daher bei Bandwurmbefall empfohlen.

Prävention

- Fisch, Rogen und Fleisch sind ausreichend zu erhitzen oder tiefzufrieren (mindestens 24 Stunden lang bei -18°C).
- Taenia-Infektionen können auch durch eine sorgfältige Fleischbeschau verhindert werden.

1.53 Trichinose (Trichinellose)

Erreger

- Trichinellen (Trichinella spiralis, T. nativa, T. britovi und andere Trichinella-Arten), früher als Trichinen bezeichnet, gehören zu den Nematoden und sind bei Fleisch fressenden Tieren auftretende Parasiten. Die Infektion des Menschen erfolgt über die Aufnahme von unzureichend zubereitetem und unbeschautem mit Larven infiziertem Fleisch, üblicherweise Schweinefleisch, Würste oder Bärenfleisch.
- Die Larven werden im Dünndarm freigesetzt und reifen dort. Die erwachsenen Würmer produzieren Larven, die über den Blutstrom in die Muskeln des ganzen Körper eindringen.
- Wenn die Larven in einen Muskel gelangen, bilden sie zusammen mit der befallenen Muskelzelle eine Zyste, die jahrelang lebensfähig bleibt und nach dem Absterben verkalkt.
- Zusätzlich zu den Räubern, die in freier Wildbahn leben, finden sich Trichinen bis zu einem gewissen Grad auch bei Schweinen und bei in Gefangenschaft lebenden Wildbären. Infizierte Tiere, die bei einer Fleischbeschau entdeckt werden, werden entsorgt.

Symptome

- Die manifeste Erkrankung beginnt üblicherweise mit milden gastrointestinalen Symptomen (Übelkeit, Erbrechen, Durchfall).
- Während der Migrations- und Muskelinvasionsphase (1–6 Wochen nach der Infektion) leidet der Patient unter Fieber, Muskelschwellungen, Gesichtsödem und Schmerzen um die Augen herum, subungualen und subkonjunktivalen Blutungen, Zeichen einer Vaskulitis, Urtikaria und gelegentlich auch unter Husten und Atemnot.
- Bei einer massiven Infektion befallen die Larven den Herzmuskel und können Arrhythmien verursachen.

Diagnose

- Die Diagnose basiert auf der Anamnese und dem klinischen Bild.
- In der Anamnese findet sich üblicherweise der Verzehr von unbeschautem Fleisch (privat geschlachtetem Schweinefleisch, Bärenfleisch).
- Eine Eosinophilie kann etwa 10 Tage nach dem Befall auftreten und die Antikörperwerte steigen nach 2 bis 3 Wochen. Es kann zu erhöhten Konzentrationen der Muskelenzyme CK, LDH und der Aminotransferasen kommen.
- Die Diagnose wird entweder serologisch oder durch Muskelbiopsie bestätigt. In jedem Fall muss die Behandlung bereits begonnen werden, wenn ein starker klinischer Verdacht besteht. Die Serokonversion erfolgt 3–5 Wochen nach dem Befall und die Larven sind in einer Muskelbiopsie (M. deltoideus, M.gastrocnemius) in der 4. Woche nach dem Befall am leichtesten erkennbar.

Therapie

- Da die erwachsenen Würmer, die im Darm leben, dort viele Wochen lang Larven produzieren, ist die Elimination mit Mebendazol sinnvoll (200 mg – 400 mg 3 × täglich für 3 Tage und danach 400–500 mg 3 × täglich für 10 Tage) (in Österreich dafür nicht registriert) oder Albendazol (400 mg/Tag 2 × täglich 14 Tage lang, in Österreich laut Austriacodex in dieser Dosierung nur 6 Tage!). Die Dosierung für Kinder ist gleich. Mebendazol sollte während der Schwangerschaft vermieden werden, speziell während des ersten Trimenons, jedoch können die Vorteile einer medikamentösen Therapie die Risiken überwiegen (FDA Schwangerschafts-Kategorie C).
- Es sollte ein Facharzt für Infektionskrankheiten zugezogen werden.
- Wenn der dringende Verdacht auf den Verzehr befallenen Fleisches besteht, sollte Thiabendazol (7 Tage lang 25 mg/kg 2 × täglich), verabreicht werden.
- Die Behandlung in der Akutphase umfasst auch Bettruhe sowie die Verabreichung von NSAR und (bei Vorliegen von schweren Symptomen) von Kortikosteroiden. In schweren Fällen kann auch eine Intensivbehandlung nötig sein (wegen der erhöhten Mortalität 3–6 Wochen nach der Ansteckung).

Prävention

- Fleischbeschau (regelmäßig, gründlich).
- Gründliches Erhitzen (mehr als +80° C). Das Räuchern von Fisch oder Fleisch ist nicht ausreichend. Einfrieren (−15° C über zumindest 20 Tage) wurde früher empfohlen, es hat sich aber herausgestellt, dass zumindest einige Trichinenarten (Trichinella nativa) kältebeständig sind.

1.54 Askariasis

Erreger

- Ein erwachsener Ascaris lumbricoides ist ein den Darm besiedelnder Spulwurm, der ausgewachsen 15–40 cm lang und 0,3–0,6 cm dick ist.
- Spulwurmbefall ist weltweit verbreitet, vor allem in den Entwicklungsländern (schätzungsweise $1-1,2 \times 10^9$ Fälle). Todesfälle treten in Entwicklungsländern mit einer jährlichen Inzidenz von 75.000 auf.
- Die Übertragung erfolgt durch die Aufnahme von Eiern aus dem Boden. Die Larven entwickeln sich im Magen-Darm-Trakt und gelangen von dort in den Blutstrom. Sie durchwandern dabei die Lungen und gelangen von dort in den Pharynx, wo sie wieder verschluckt werden und erneut in den Darm gelangen, wo dann die erwachsenen cremefarbigen Würmer leben.
- Die Eier gelangen mit dem Stuhl in den Boden. Dort reifen sie einige Wochen lang, bis sie infektiös sind.

Klinisches Bild

- Meist bleibt der Befall asymptomatisch oder es zeigen sich nur milde Symptome.
- Die üblichen intestinalen Symptome sind vage Beschwerden oder Schmerzen im Bauchraum, Übelkeit und Koliken.
- Während des Stadiums der Larvenwanderung können Husten und Fieber auftreten; gelegentlich findet sich auch eine Urtikaria.
- Ein massiver Befall kann Vitamin-A-Mangel, Mangelernährung durch Proteinverlust und Verlust an energiereichen Nahrungsbestandteilen und in seltenen Fällen auch zum Darmverschluss führen.
- Da die adulten Würmer aktiv bewegliche Nematoden sind, können sie in den Gallentrakt eindringen und Symptome eines Gallengangverschlusses verursachen oder sogar die Darmwand durchdringen und als seltene Komplikation eine Peritonitis auslösen.

Diagnose

- Die Diagnose erfolgt durch den mikroskopischen Nachweis von Eiern im Stuhl.
- Die Sensitivität der Stuhluntersuchung auf Eier kann durch ein Anreicherungsverfahren erhöht werden.
- Ein in der Stuhlprobe entdeckter Wurm wird durch eine mikroskopische Untersuchung als Ascaris lumbricoides identifiziert.
- Während des Stadiums der Larvenwanderung finden sich eine Eosinophilie und eine erhöhte Serum-IgE-Konzentration; gelegentlich findet man auch Larven im Sputum.

Therapie

- Eine Askariasis ist in jedem Fall zu behandeln und hat Vorrang vor der Behandlung eines Befalls mit anderen Würmern.
- Das Medikament der Wahl ist eine Einzeldosis Albendazol 400 mg (bei Kindern unter 2 Jahren 200 mg). Alternativ erhalten Erwachsene und Kinder über 2 Jahre an 3 aufeinanderfolgenden Tagen 2 × 100 mg Mebendazol (oder 500 mg als Einzeldosis). Für die Verschreibung dieser Medikamente können spezielle Richtlinien zum Tragen kommen.
- Mebendazol darf nicht in der Schwangerschaft gegeben werden, besonders nicht im 1. Trimenon (obwohl es keine Evidenz für einen Schaden beim Fetus gibt). In der Schwangerschaft darf es verabreicht werden.
- Bei Darm- oder Gallengangsverschluss gibt man Piperazincitrat als Einzeldosis (50–75 mg/kg Körpergewicht, maximal 3,5 g) an 2 aufeinanderfolgenden Tagen, um eine Lähmung des Wurmes zu bewirken.
- In der Schwangerschaft verabreicht man üblicherweise Piperazin (siehe obiges Dosierungsschema) oder Pyrantelpamoat (11 mg/kg Körpergewicht über 3 Tage).

1.55 Madenwürmer (Enterobiasis)

Erreger

- Der Erreger, Enterobius vermicularis (Madenwurm, Oxyuris), ist ein 8–13 mm langer, weniger als 1 mm dicker weißer Nematode (Fadenwurm), der im distalen Ende des Colons lebt. Er befällt nur Menschen und wird direkt von Mensch zu Mensch übertragen.
- Zum Befall kommt es durch die Aufnahme reifer Eier mit der Nahrung.
- Die weiblichen Würmer (8–13 mm lang und weniger als 1 mm im Durchmesser) treten – oft während des Schlafes des Patienten – aus dem Anus und legen ihre Eier auf der perianalen Haut ab.
- Die Eier bleiben im Bettzeug für Wochen lebensfähig.
- Die Zeit von der Ansteckung bis zu den Symptomen beträgt ca. 1–2 Monate.
- Madenwürmer sind auf der ganzen Welt verbreitet, und Enterobiasis stellt in mehreren Industrieländern die häufigste Wurminfektion dar. Die Infektion findet sich vorwiegend bei Kindern im Alter von 3 bis 10 Jahren, ist aber auch bei älteren Kindern und bei Erwachsenen nicht selten.

Klinisches Bild
- Das häufigste Symptom ist vor allem während der Nacht auftretender perianaler Juckreiz.
- Das kann zum Aufwachen und zu Enuresis während der Nacht führen.
- Durch Kratzen kann sich sekundär um den After eine bakterielle Dermatitis entwickeln.
- Gelegentlich treten Anorexie oder Reizbarkeit auf.
- Seltene Komplikationen sind Appendizitis, Vulvovaginitis bei Mädchen, Urethritis oder sogar Salpingitis.

Diagnose
- Zur Diagnose einer Madenwurminfektion sind vor dem Stuhlgang und vor der morgendlichen Dusche Proben von der perianalen Region zu entnehmen.
- Die primäre Methode, um Proben zu erhalten, ist der Gebrauch eines Wattetupfers, der mit Kochsalzlösung getränkt ist, um damit die Randregion des Anus abzureiben. Dieser Tupfer wird auch 0,5 cm in die Analöffnung eingeführt. Danach wird er in ein Proberöhrchen (gefüllt mit 2 ml Kochsalzlösung) in ein Labor geschickt. Ein Fetttupfer ohne Kochsalzlösung kann ebenfalls verwendet werden.
- Die zweite Methode besteht darin, Eier auf ein Stück durchsichtiges Klebeband aufzubringen, indem man die Klebeseite wiederholt an die Ränder der Analöffnung anpresst. Danach wird das Klebeband in einer ebenen Schicht auf einen Objektträger aufgeklebt. Diese Methode wird aufgrund des Infektionsrisikos und der Schwierigkeiten bei der Probenbeurteilung jedoch nicht empfohlen.
- Die Sensitivität der perianalen Probenentnahme wird erhöht, wenn mehrere morgendliche Proben nach Auftreten der Symptome entnommen werden.
- Nur selten gelingt es, Wurmeier in Stuhlproben nachzuweisen.

Therapie
- Pyrvine 7,5–10 mg/kg als Einzeldosis oder Mebendazol 100 mg als Einzeldosis.
- Mebendazol sollte während der Schwangerschaft vermieden werden, zumindest während des 1. Trimenons, auch wenn es derzeit keine Evidenz dafür gibt, dass es dem Fetus schaden könnte. Es kann während des Stillens verwendet werden. Die Sicherheit von Pyrvine während der Schwangerschaft wurde nicht systematisch untersucht, aber es gilt als sicher, sowohl in der Schwangerschaft als auch während des Stillens.
- Auch Albendazol (400 mg als Einzeldosis) oder Pyrantelpamoat (11 mg/kg als Einzeldosis, max. 1 g) sind wirksam.
- Die Behandlung ist nach 2 Wochen immer zu wiederholen.
- Das Bett sollte üblicherweise mit dem Staubsauger gereinigt oder gelüftet werden und die Bettwäsche ist am Tag nach der Behandlung zu wechseln. Die Fingernägel des Kindes sind kurz zu schneiden.
- Die ganze Familie sollte gleichzeitig behandelt werden, einschließlich asymptomatischer Familienmitglieder.
- Bei Auftreten einer Infektion bei einem Drittel der Kinder eines Tagesheims ist es empfehlenswert, die gesamte Gruppe zu behandeln. Ein Befall mit Madenwürmern ist kein Grund, dem Kind den Besuch eines Kindergartens zu verbieten.
- Madenwurminfektionen haben ein hohes Rezidivrisiko, hauptsächlich durch die hohe Prävalenz bei Kindern im Vorschulalter bedingt.

Prävention
- Die wirksamsten Präventionsmaßnahmen sind sorgfältiges Händewaschen und gründliche Toilettenhygiene.
- Die Fingernägel von Kindern sind kurz zu halten.
- Die gemeinsame Benutzung der Bettwäsche mit einem Infektionsträgers ist zu vermeiden.

1.60 Lambliasis (Giardiasis)

Erreger
- Bei Giardia lamblia (G. intestinalis, G. duodenalis) handelt es sich um einen protozoischen Flagellaten, der an der Schleimhaut des Duodenums und Jejunums haftet.
- Die Übertragung erfolgt über den Stuhl einer infizierten Person, durch Aufnahme von Zysten in Nahrungsmitteln oder Wasser oder durch direkten Kontakt.
  - Das Infektionsrisiko kann durch eine Chlorierung des Wassers nicht reduziert werden, durch die Verwendung von Filtern hingegen schon.
  - Zysten können in kaltem Wasser 2 bis 3 Monate lang überleben.
  - Mehrere Wildtierarten kommen als Überträger in Frage.
  - Ein hohes Übertragungsrisiko für Kinder besteht zum Beispiel in Tagesbetreuungseinrichtungen.
- Giardia tritt weltweit auf mit einer Prävalenz, die von sehr hoch (5 bis 50% in Entwicklungsländern) bis mäßig (0,5 bis 7% in Industrienationen) schwankt.

Klinisches Bild

- Die Bandbreite reicht von asymptomatischen Fällen bis zu schwerer akuter Gastroenteritis und chronischer Malabsorption. Abdominalkoliken und Diarrhö sind Leitsymptome.
- Für eine spezifische Diagnose reicht das klinische Bild allein nicht aus.
- Symptome einer akuten Lambliasis (= Giardiasis):
  - Die Symptome manifestieren sich in der Regel erstmals 1–3 Wochen nach der Infektion.
  - Oberbauchkrämpfe, Übelkeit
  - Die Stuhlkonsistenz kann von wässrig bis fester geformt variieren und die Stühle können profus, faulig riechend und hell gefärbt sein und aufschwimmen.
  - Besonders morgens und nach den Mahlzeiten kommt es zu Tenesmen.
  - Blähungen, Flatulenzen, Anorexie, Gewichtsverlust
- Symptomatik einer chronischen Lambliasis:
  - Ähnlich jener der akuten Form, aber milder und periodisch auftretend.
  - Rezidivierende Diarrhöen, Bauchschmerzen und ein aufgetriebener Leib sind die Leitsymptome.
  - Folgende Komplikationen sind möglich: sekundäre Malabsorption, z.B. Laktoseintoleranz, sogar eine subtale Zottenatrophie, Pankreatitis, Cholangitis; seltener finden sich kindliche Wachstumsverzögerungen; gelegentlich kommt es zu einer reaktiven Arthritis, zu Urtikaria und Uveitis.

Diagnose

- Beruht auf dem Nachweis von Protozoenzysten oder Trophozoiten.
- Die Stuhlprobe wird in Formalin fixiert, angereichert und dann unter dem Mikroskop auf Zystenformen des Protozoons untersucht. Für eine sichere Diagnosestellung werden mehrere Proben benötigt (die beispielsweise in Abständen von 3 bis 4 Tagen gewonnen werden).
- Giardia kann auch mit einer Antigenbestimmung nachgewiesen werden. Diese Methode ist sensitiver als die Mikroskopie, kann jedoch andere Stuhlparasiten nicht nachweisen.
- Trophozoitenformen können in einer endoskopisch gewonnenen Probe des Duodenal- oder Jejunalschleimsekrets nachgewiesen werden, ferner durch die Untersuchung eines Objektträgers, auf den ein Klatschabdruck der Zottenseite einer Biopsieprobe der Schleimhaut aufgebracht wurde. Eine im Rahmen einer Gastroskopie durchgeführte Duodenalbiopsie kann den Zufallsbefund „chronische Lambliasis" ergeben.
- Für eine Lambliasis charakteristisch ist eine gewisse Präpatenzperiode, in der die Symptome noch nicht manifest sind. Was dazu führt, dass die Protozoen erst ziemlich spät nach der Übertragung im Stuhl gefunden werden. Die Inkubationszeit ist aber meist kürzer, wodurch es am Beginn der Erkrankung zu falschnegativen Stuhlproben kommen kann.
- Bei der chronischen Lambliasis finden sich nur wenige Protozoen und der Nachweis von Zysten oder Giardia-Antigenen im Stuhl gelingt nur sporadisch.

Differenzialdiagnosen

- Andere Darminfektionen – der Nachweis einer spezifischen Darminfektion schließt eine weitere Infektion nicht aus.
- Gallenerkrankungen, Ulkus, Gastritis, Laktoseintoleranz.
- Zöliakie, Pankreasfunktionsstörungen und andere Ursachen einer Malabsorption.

Therapie, Nachkontrollen, Prognose

- Das Ziel besteht darin, sowohl die Symptome als auch die Protozoen zu beseitigen. Die Behandlung asymptomatischer Patienten ist indiziert:
  - um die Übertragungsquelle zu eliminieren
  - um die Entwicklung weiterer Erkrankungen hintanzuhalten, die häufig mit einer Lambliasis assoziiert sind
- Die wirksamsten Medikamente sind Metronidazol 200–400 mg während 5 bis 7 Tagen (für Erwachsene 250 mg 3 × täglich und für Kinder 15 mg/kg/Tag aufgeteilt auf drei Einzeldosen) und Tinidazol (in Österreich nicht registriert) **Ⓐ**, welches als Einzeldosis von 2 g bei Erwachsenen bzw. 50mg/kg bei Kindern (2 g dürfen hier nicht überschritten werden), gegeben wird. Mit diesen Therapeutika können über 90% der Patienten geheilt werden.
- Während einer Schwangerschaft kann eine mit nur leichten Symptomen einhergehende Lambliasis vorübergehend unbehandelt bleiben; bei einer schweren Symptomatik ist es hingegen sinnvoll, 7 Tage lang das nicht resorbierbare Paromomycin p.o. (25–35 mg/kg/Tag aufgeteilt auf jeweils 3 Einzeldosen) zu geben. Es liegen jedoch keine Hinweise darauf vor, dass die Einnahme von Metronidazol während des 1. Trimenons der Schwangerschaft eine teratogene Wirkung hätte **Ⓒ**
- Falls es zu Rückfällen kommt, dann treten sie zumeist 2 Wochen nach der Therapie auf; in seltenen Fällen sind sie auch noch nach 2 Monaten beobachtet worden.
- Bei Rückfällen ist oft eine längere Gabe von Metronidazol in höherer Dosierung wirksam (bis zu 750 mg 3 × täglich über 3 Wochen). Die Empfindlichkeit von Giardia gegenüber Metronidazol oder Tinidazole kann jedoch herabgesetzt

sein. Werden Zysten von Giardia trotz mehrerer Behandlungsversuche beim Patienten und nahen Kontaktpersonen im Stuhl gefunden, kann die Behandlung entweder mit Qinacrin (100 mg 3 × täglich über 5 Tage) oder mit Nitazoxanide (500 mg 2 × täglich über 3 Tage) durch einen Spezialisten für Infektionskrankheiten in Erwägung gezogen werden.
- Ein Rückfall kann auch symptomlos bleiben. Kontrollproben sind daher zumindest 1 und 2 Monate nach der Behandlung sinnvoll.
- Es empfiehlt sich, alle im Haushalt des Patienten lebenden Personen zu untersuchen und, falls notwendig, zu behandeln; dies ist insbesondere bei Rezidiven wichtig.
- Die Prognose ist gut und nach Eradikation des Protozoons erlöschen auch alle Komplikationen (mit der möglichen Ausnahme der extrem seltenen reaktiven Arthritis).

1.61 Kryptosporidiose
Nur online verfügbar.

1.62 Toxoplasmose

Grundlegendes
- Die Toxoplasmose ist die häufigste latente Protozoeninfektion.
- Die Infektion ist in der Regel nur während der Schwangerschaft oder bei einem immungeschwächten Patienten gefährlich.
- Die Übertragung erfolgt hauptsächlich über Katzenkot, Erde oder den Verzehr von nicht ausreichend gekochtem Fleisch.
- Eine symptomatische Erkrankung ist die Folge einer Primärinfektion oder der Reaktivierung einer latenten Infektion.

Epidemiologie
- Die Seroprävalenz nimmt mit dem Alter zu und es gibt keinen signifikanten Unterschied zwischen Männern und Frauen.
- In geografischer Hinsicht bestehen beträchtliche Unterschiede bei der Prävalenz. Dies ist auf Ursachen wie die Dichte der Katzenpopulation, die klimatischen Bedingungen, die Anbaumethoden, die hygienischen Verhältnisse und die kulturellen Gepflogenheiten bei der Essenszubereitung zurückzuführen.
- In den skandinavischen Ländern und den USA sind etwa 80% der Frauen im gebärfähigen Alter seronegativ und es besteht daher ein Risiko für eine primäre Toxoplasmose-Infektion während der Schwangerschaft. In Ländern mit einer hohen Zahl von seronegativen Frauen und einer niedrigen Infektionsrate ist die tatsächliche Zahl der Primärinfektionen möglicherweise die gleiche wie in Ländern mit einer niedrigen Zahl von seronegativen Frauen und einer hohen Infektionsrate.

Infektionsquelle
- Gewebezysten
  - Nahrung (rohes oder nicht ausreichend gekochtes Fleisch) **G**
  - Organtransplantation
- Oozysten treten im Intestinaltrakt von Mitgliedern der Katzenfamilie auf. Schätzungsweise scheiden etwa 1% aller Katzen in Zentral- und Nordeuropa Oozysten aus.
  - Katzenkot
  - Erde
  - ungewaschenes und ungeschältes Obst und Gemüse
  - Die Oozysten bleiben in einer warmen und feuchten Umgebung über Monate hinweg infektiös.
- Tachyzoiten
  - Blut- und Gewebstransplantationen
  - infektiöse Sekrete
  - Die Tachyzoitenform kann während einer Parasitämie die Plazentaschranke überschreiten und den Fetus infizieren. Eine Primärinfektion der Mutter stellt eine Gefahr für den Fetus dar, nicht jedoch eine Reaktivierung der Infektion. Das Übertragungsrisiko beträgt im Durchschnitt 30%.

Symptome und Zeichen
- Eine erworbene Infektion ist in aller Regel asymptomatisch.
- Die Inkubationsperiode einer symptomatischen Infektion beträgt 10–14 (–21) Tage.
- Bei symptomatischen Patienten ist eine Lymphadenopathie die häufigste Manifestation. Eine Toxoplasmose-Infektion ist die Ursache von 3–7% aller klinisch signifikanten Fälle von Lymphadenopathie.
- Fieber, Müdigkeit, nächtliches Schwitzen, Hals- und Muskelschmerzen zählen zu den häufigsten Symptomen.
- Eine Hepatosplenomegalie und ein makulopapulöses Erythem sind ebenfalls möglich.
- Möglicherweise finden sich atypische Lymphozyten im peripheren Blut.
- Bei immungeschwächten Patienten findet sich oft ein schweres Krankheitsbild. Die Betroffenen entwickeln unter Umständen eine Enzephalitis,

eine Pneumonie oder eine Myokarditis und die Infektion kann tödlich enden. Gelegentlich finden sich auch bei immunkompetenten Patienten schwere Krankheitsformen.
- Bei einer kongenitalen Toxoplasmose handelt es sich um eine generalisierte Infektion mit den Symptomen einer Entzündung des ZNS.
  - Die Erkrankung resultiert aus einer primären Infektion der Mutter während der Schwangerschaft. Das Übertragungsrisiko von Mutter auf Fetus beträgt im 1. Trimenon 10% und im 3. 70%.
  - Eine Infektion in der Frühschwangerschaft führt meist zu einer schweren Erkrankung.
  - Die Erkrankung chronifiziert und führt im Laufe der Jahre bei 85–90% der Patienten zu Seh- und/oder ZNS-Störungen.
- Bei einer chronischen aktiven Toxoplasmose persistieren die Symptome und Zeichen über Monate oder sogar Jahre. Bei diesen Patienten bleibt jedoch der Parasit oder seine DNA im Blut nachweisbar.
- Bei einer okulären Toxoplasmose tritt als häufigste Läsion eine Retinochoroiditis auf, von der man allgemein annimmt, dass sie auf eine kongenitale Infektion zurückgeht. Auch im Zusammenhang mit akuten Infektionen wurde über Augenerkrankungen durch Toxoplasmenbefall berichtet.

Diagnose

- Die Diagnose einer Primärinfektion wird meistens serologisch gestellt.
  - Toxoplasmose spezifische IgG- und IgM-Antikörper werden zuerst im Serum (1–2 ml) nachgewiesen.
  - Je nach Befund des IgM-Tests kann die Avidität der IgG bestimmt werden und bei Säuglingen auch die der IgA.
- Bei speziellen Indikationen kann ein Erregernachweis mittels PCR aus Blut, Liquor, Fruchtwasser oder Gewebe erfolgen.
- Die Diagnose einer kongenitalen Toxoplasmose nach der Geburt erfordert üblicherweise mehrere Serumproben.

Diagnose einer primären Toxoplasmose-Infektion während der Schwangerschaft

- Positive IgG-Antikörper und negative IgM-Antikörper gegen Toxoplasmen in der 1. vor der Schwangerschaft oder während des 1. Trimenons entnommenen Probe deuten auf eine wirksame Immunität hin und der Fetus ist sicher.
- Andererseits ist eine niedrige Avidität von IgG bei einer IgM-positiven Frau ein Hinweis auf eine rezente Primärinfektion. Bei einer grenzwertigen Avidität müssen weitere Kontrollen durchgeführt werden.
- Seropositive Frauen sollten zu weiteren Untersuchungen und zur Behandlung an eine Abteilung für pränatale Medizin überwiesen werden.

Therapie

- Nach der symptomatischen Periode, die von ein paar Tagen bis zu ein paar Wochen dauern kann, erfolgt in aller Regel eine spontane Abheilung. Eine Behandlung ist indiziert bei
  - Patienten mit einer schweren Infektion,
  - immungeschwächten Patienten,
  - Schwangeren mit einer Primärinfektion,
  - Säuglingen mit kongenitaler Toxoplasmose-Infektion.
- Eine Toxoplasmose während der Schwangerschaft sollte immer vom Spezialisten behandelt werden.
  - Spiramycin oder eine Kombination von Pyrimethamin und Sulfonamid ist die Therapie der Wahl.
  - Wenn weder die im Ultraschall kontrollierte fetale Morphologie noch die Fruchtwasseranalyse Zeichen einer fetalen Infektion zeigen, erhält die Mutter bis zur Geburt Spiramycin (2–3 g pro Tag in 2 Gaben).
- Wenn die oben genannten Untersuchungen eine fetale Infektion vermuten lassen, erhält die Mutter eine alternierende Therapie in Abschnitten von jeweils 4 Wochen:
  - Spiramycin wie oben (wenn die Schwangerschaft seit weniger als 18 Wochen besteht, wird nur Spiramycin verabreicht).
  - Pyrimethamin 50 mg/24 h (Startdosis 100 mg/24 h während der ersten 48 Stunden) + Sulfadiazin 100 mg/kg/24 h (maximale Dosis 4 g/24 h) + Folsäure 10–20 mg/24 h.
- Die Gabe von Pyrimethamin ist mit dem Risiko von schweren Nebenwirkungen assoziiert (Knochenmarktoxizität).
- Eine Schwangerschaft muss nicht unterbrochen werden, wenn die Ultraschalluntersuchung des Fetus wiederholt normal ausfällt, die Toxoplasma-PCR im Fruchtwasser negativ ist und Antibiotika gegeben werden.
- Die Option, die Schwangerschaft zu beenden, sollte auf jene Primärinfektionen beschränkt bleiben, bei denen der Fetus infiziert ist (Toxoplasma-PCR im Fruchtwasser positiv) und die Ultraschalluntersuchung einen pathologischen Befund ergibt.
- Bei der Behandlung einer kongenitalen Toxoplasmose werden dieselben Medikamente wie bei der alternierenden Therapie eingesetzt, allerdings in einer für den Säugling geeigneten Dosierung.

Prävention

Ratschläge für Schwangere zur Prävention einer Toxoplasmose-Infektion

- Die Prävention basiert auf guter Hand- und Nahrungsmittelhygiene.
  - Essen Sie nur gut gekochtes Fleisch.
  - Waschen Sie die Küchenutensilien und die Hände, nachdem Sie rohes Fleisch angegriffen haben.
  - Waschen Sie oder noch besser schälen Sie Gemüse und Obst.
  - Lassen Sie ein anderes Familienmitglied das Katzenklo versorgen; wenn Sie es selbst machen, tragen Sie Schutzhandschuhe und waschen Sie sich nachher die Hände.
  - Nach jeder Gartenarbeit oder nachdem Sie Zeit an der Sandkiste für Kinder zugebracht haben, waschen Sie sich die Hände.
- Siehe auch unter www.cdc.gov/MMWR/preview/mmwrhtml/rr4902a5.htm.

Screening auf primäre Toxoplasmose während der Schwangerschaft

- Es gibt Argumente für und gegen Screeninguntersuchungen bei Schwangeren. Anmerkung: In Österreich ist das Toxoplasmose-Screening Bestandteil der Mutter-Kind-Pass-Untersuchungen.

1.63 Amöbiasis

Erreger

- Erreger der Amöbiasis ist ein pathogenes Protozoon (eine Amöbe), Entamoeba histolytica. Sie wird heute als eine eigene Spezies anerkannt, die sich von der eng verwandten nicht pathogenen Entamoeba dispar unterscheidet.
- E. histolytica besiedelt den Dickdarm und gibt Zysten in den Stuhl ab. Eine Infektion erfolgt, wenn diese von Menschen peroral aufgenommen werden.
- E. histolytica kann in die Darmschleimhaut eindringen, Epithelzellen zerstören, kraterförmige Geschwüre verursachen, durch die Darmwand in das Peritoneum vordringen und über die venöse Blutbahn in die Leber und andere Organe disseminieren und dort Amöbenabszesse bilden.
- Zysten von E. histolytica werden durch Chlorzusatz zum Trinkwasser nicht zerstört, können aber durch gute Filtersysteme, die Behandlung des Wassers mit Jodtabletten oder durch Einfrieren (- 20° C) oder Erhitzen des Wassers (+ 50° C über 5 Minuten) unschädlich gemacht werden.
- Der Erreger ist weltweit verbreitet, in tropischen und subtropischen Gebieten aber häufiger. Die jährliche Zahl an Patienten beträgt etwa 40–50 Millionen bei einer Mortalität von ca. 0,1%.

Klinisches Bild

- Die häufigsten Krankheitsbilder nach einer Infektion mit pathogener E. histolytica sind Amöbenkolitis (Amöbenruhr) und Leberabszesse. Weitere, allerdings seltene Krankheitsbilder sind u.a.:
  - intestinal: Peritonitis, toxisches Megakolon, Amöbom
  - extraintestinal: Hautfisteln und Hautamöbiasis, Amöbenabszesse in Milz, Lunge oder Gehirn, Perikarditis, Amöbenempyem
- Das klinische Bild allein reicht für eine definitive Diagnose nicht aus.
- Die Inkubationszeit zwischen Infektion und Auftreten der Symptome beträgt zwischen 1 Woche und 4 Monate.
- Lange herrschte die Meinung vor, dass 90% der Patienten mit E.-histolytica-Zysten im Stuhl asymptomatische Träger seien. Nach heutigem Wissensstand scheiden diese Träger jedoch die nicht pathogene E. dispar aus. Andererseits gibt es auch Patienten mit einer E.-histolytica-Infektion, die keine oder nur geringfügige Symptome zeigen.

Amöbenkolitis

- Das klinische Bild reicht von sehr leichtem bis zu blutigem Durchfall, d.h. Ruhr, die unbehandelt lebensbedrohlich sein kann.
- Weitere Symptome sind in vielen Fällen Bauchschmerzen, Krämpfe, Lethargie, leichtes Fieber, Appetitlosigkeit, Kopf- und Kreuzschmerzen.
- Bei der Untersuchung zeigen die Patienten zumeist ein druckempfindliches Abdomen sowie Fieber.
- Zu den möglichen Komplikationen zählen Darmblutungen sowie Peritonitis oder Amöbome nach Darmdurchbruch. Bei Amöbomen handelt es sich um granulomatöse tumorähnliche Läsionen, die zu einem Darmverschluss führen können.

Amöbenabszess

- Am häufigsten bilden sich Abszesse in der Leber. Die wichtigsten Zeichen sind Schmerzen im Oberbauch, (rezenter) Durchfall und Gewichtsverlust.
- Bei der Untersuchung finden sich für gewöhnlich ein druckempfindlicher Oberbauch, Fieber und eine vergrößerte Leber.
- Häufig finden sich auch eine Leukozytose sowie erhöhte alkalische Phosphatase- und CRP-Werte.

Differenzialdiagnose

- Bei Amöbenkolitis: andere Darminfektionen, vor allem jene, bei denen blutige Stühle auftreten, sowie Colitis ulcerosa und Reizkolon.
- Bei Amöbenabszess: bakterielle Abszesse, Tumore, Echinokokkose, Zysten.
- In manchen Fällen erbringt die Stuhluntersuchung oder Kolonbiopsie auf E. histolytica den Nachweis auf das Vorliegen anderer Amöben. Entamoeba coli, E. hartmanni, E. dispar, Endolimax nana und Iodamoeba bütschlii sind alle nicht pathogen, so dass eine Antibiotikatherapie nicht angezeigt ist.
- Dientamoeba fragilis ist ein Amöbenflagellat, das eine Darminfektion mit Diarrhö verursachen kann. Der Nachweis ist nur mittels einer Stuhlprobe unter Verwendung einer Trichromfärbung oder anderen Amöbenfärbungen möglich.

Definitive Diagnose

- Die Diagnose beruht auf dem Nachweis der Protozoen in einer Stuhlprobe oder Kolonbiopsie.
- Vor der Untersuchung kann die Stuhlprobe mit Formalin oder Polyvinylalkohol (PVA) fixiert werden, doch kann auch eine unbehandelte Probe untersucht werden. Die mikroskopische Untersuchung gestattet aber keine Unterscheidung zwischen pathogener E. histolytica und nicht pathogener E. dispar in einer Stuhlprobe, die mit Formalin oder mit PVA fixiert wurde.
- Ein Antigennachweis zur Unterscheidung zwischen E. histolytica und nicht pathogener E. dispar kann an unbehandelten Stuhlproben durchgeführt werden. Zur Differenzierung können auch Untersuchungsmethoden auf Basis einer Polymerasekettenreaktion (PCR) herangezogen werden.
- Bei schwerer Diarrhö bilden sich keine Zysten, sondern ein Großteil der Amöben wird in Form von Trophozoiten ausgeschieden. Aus diesem Grund ist es ratsam, die Diagnose unter Verwendung von PVA-fixierten oder (zum Antigennachweis) unbehandelten Proben zu stellen. Bei Verdacht auf eine chronische Amöbiasis in Zusammenhang mit chronischen Magen-Darm-Beschwerden oder einem Amöbenabszess können auch Formalin-fixierte Proben von 3 verschiedenen Tagen verwendet werden.
- Kolonbiopsien können ebenfalls auf Amöben untersucht werden.
- Für die Diagnose von Amöbenabszessen empfiehlt sich der Nachweis von Amöben-Antikörpern im Serum, die Anwendung von bildgebenden Verfahren (Abdomen, Leber) sowie erforderlichenfalls die Untersuchung perkutan gewonnener Aspirate aus verdächtigen Abszessen. Eine spezifische Diagnose kann für gewöhnlich mittels Antigennachweis oder mikroskopischer Untersuchung des Aspirats gestellt werden. Wegen der mit diesem Verfahren einhergehenden Komplikationen kann diese Vorgangsweise aber nicht uneingeschränkt empfohlen werden.

Therapie, Nachsorge, Prognose

- Ziel der Behandlung ist es, sowohl die Symptome als auch die Amöben selbst zu bekämpfen.
- Die wirksamste Behandlung einer Amöbenkolitis und extraintestinaler Amöbiasis erfolgt mit 3 × 750–800 mg Metronidazol (Kinder: 3 × 10–16 mg/kg) über 7–10 Tage ❸. Zur Eliminierung der Darmzysten: Entweder 3 × 500 mg Diloxanidfuroat* (Kinder: 3 × 6,5 mg/kg) über 10 Tage oder 3 × 650 mg Iodoquinol* über 20 Tage (Kinder: 3 × 10–13 mg/kg bis maximal 2 g/Tag) oder mit Paromomycin 8–12 mg/kg 3 × täglich für 7 Tage.

* in Österreich nicht erhältlich

- Bei Amöbenabszessen kann zusätzlich zur Metronidazolbehandlung eine perkutane Aspiration des Abszesses versucht werden. Statt Metronidazol kann auch Chloroquin eingesetzt werden.
- Die Behandlung asymptomatischer Träger von E. histolytica zielt darauf ab, die Infektionsquelle zu eliminieren und so die spätere Entwicklung einer symptomatischen Erkrankung zu verhindern. Mittel der ersten Wahl für die Behandlung asymptomatischer Patienten ist bisher Metronidazol gewesen, ist jedoch Diloxanidfuroat* oder Paromomycin verfügbar, stellen diese die bessere Alternative bei der Eradizierung eines asymptomatischen Trägerstatus dar, da sie gegen Zysten effektiver wirken. Die Behandlung von Trägern von E. dispar ist nicht angezeigt.
- Manchmal kommt es zu Rezidiven, weshalb 3–12 Wochen nach Abschluss der Therapie 2–3 weitere Stuhlproben untersucht werden sollten.

1.70 Sepsis

Grundregeln

- Eine Sepsis ist eine schwere, durch Mikroorganismen hervorgerufene systemische Infektion, bei der meist, aber doch nicht in allen Fällen, ein positiver Blutkulturbefund vorliegt.
- Verdacht auf eine Sepsis besteht bei allen Patienten, die sich sehr schlecht fühlen und schwere Symptome aufweisen.
- Hinweise über mögliche Ursachen gibt die Anamnese: Erstsymptome, ihre Dauer, vorhergehende Eingriffe, Grundkrankheiten, Alkoholmissbrauch, Atemwegs- oder Harnwegssymptome,

immunsuppressive Medikation, Splenektomie, Wunden, Bisse, Zahnprobleme etc.
- Bei Patienten, die nicht sofort zur stationären Aufnahme überwiesen werden, ist unverzüglich das Serum-CRP zu bestimmen.
- Denken Sie bei Patienten mit Hautmanifestationen an die Möglichkeit einer Streptokokken- oder Staphylokokkensepsis.
- Petechien und ausgedehnte Hämatome: Meningokokken, Pneumokokken oder Capnocytophaga canimorsus (z.B. nach Hundebiss).
- Bei allen Fällen, bei denen Verdacht auf eine schwere Infektion besteht, sollten die Patienten auf Nackensteifigkeit untersucht und sollte auf den Grad einer allfälligen Bewusstseinstrübung geachtet werden, um eine mögliche Meningitis zu erkennen.

Symptome, die für eine Sepsis sprechen

- Allgemeines Krankheitsgefühl
- Fieber
- Generalisierte oder örtlich begrenzte Schmerzen
- Schüttelfrost
- Müdigkeit, Schwäche
- Übelkeit
- Erbrechen
- Beschleunigter Puls
- Beschleunigte Atmung
- Hautsymptome (häufig Petechien, Hämatome)
- Niedriger Blutdruck bei warmer Haut des Patienten („warme Hypotension")
- Verwirrtheit
- Unerklärliche Verschlechterung einer Grundkrankheit

Untersuchungen

- Klinische Untersuchung: Pulsfrequenz, Blutdruck, Pulsoximetrie, Atemfrequenz, Auskultation von Herz und Lunge, Untersuchung der Haut, Auskultation und Palpation des Abdomens, Inspektion von Mund und Rachen, Palpation der Lymphknoten, Untersuchung der Analregion.
- Ein hoher Serum-CRP-Wert ist ein verlässliches Anzeichen für eine Sepsis, sofern die Symptome seit mindestens 12 Stunden bestehen. Vor Ablauf dieser Zeit kann das CRP auch bei Vorliegen einer Sepsis normal sein.
- Die Leukozytenzahl kann unter Umständen früher als der CRP-Spiegel steigen (und sollte daher bestimmt werden, wenn die Symptome seit weniger als 12 Stunden bestehen). Eine niedrige Leukozytenzahl schließt jedoch eine septische Infektion nicht aus.
- Eine niedrige Thrombozytenzahl unterstützt die Diagnose einer Sepsis oder einer anderen schweren Infektionskrankheit (denken Sie an die Möglichkeit einer epidemischen Nephropathie, siehe 1.43).
- Vor Beginn einer Antibiotikabehandlung sollten 2 × Blutkulturen angelegt werden. Bei septischem Schock werden die Proben gleichzeitig aus beiden Armen entnommen. Es ist nicht notwendig, die Blutproben zum Zeitpunkt des Fiebergipfels des Patienten zu entnehmen. Bleibt die Temperatur hoch, sind die Blutkulturen während der Antibiotikatherapie zu wiederholen.

Die häufigsten Sepsiserreger bei Patienten ohne vorbestehende Krankheit

- E. coli
- Pneumokokken
- Staphylococcus aureus
- Meningokokken
- Betahämolysierende Streptokokken der Gruppe A
- Bei Patienten mit Harnwegssymptomen sind E. coli, Klebsiella species und Enterokokken die häufigsten Gründe für eine Urosepsis.

Therapie

- Zur Schockbehandlung sollte die I.v.-Rehydrierung (normale Kochsalzlösung) möglichst rasch begonnen werden (noch vor dem Krankenhaustransport). Der Patient kann mehrere Liter Flüssigkeit benötigen. Bei anhaltender Hypotonie kann man eine Korrektur durch Plasmaexpander und langsam ansteigende Dosen von Dopamin versuchen.
- Besteht aufgrund des klinischen Bildes Verdacht auf Meningokokkensepsis, ist der Allgemeinzustand des Patienten schlecht und würde der Transport des Patienten in eine Intensivstation mehr als 1 Stunde dauern, sind folgende Maßnahmen angezeigt:
  ○ Verabreichung von Antibiotika (z.B. Penicillin G, Cefuroxim oder ein Cephalosporin der 3. Generation),
  ○ Kontaktaufnahme mit dem Krankenhaus und Abnahme einer Blutkultur vor Beginn der Antibiotikatherapie (sind keine Blutkulturflaschen vorhanden, ist eine Injektionsspritze mit dem Blut des Patienten zu füllen und an einem warmen Ort – z.B. in der Jackentasche – in das Krankenhaus mitzuführen). Die rasche Einleitung einer Antibiotikatherapie kann das Leben des Patienten retten.
- Bei allen Patienten mit Granulozytopenie (die Zytostatika erhalten) sollte nach der Abnahme der Blutkultur eine Behandlung mit einem Cephalosporin der 3. Generation (z.B. Cefepime, Ceftazidime) oder einem Antipseudomonas-

Penicillin (Piperacillin/Tazobactam) oder Carbapenem (Imipenem, Meropenem) mit oder ohne Aminoglykoside begonnen werden. Wenn das Risiko einer Pseudomonasseptikämie niedrig ist, kann Ceftriaxon als ein Betalaktam zusammen mit einem Aminoglykosid verwendet werden. Dabei ist den Anweisungen der jeweiligen Spezialabteilung zu folgen.
- Ein Patient mit vermuteter Sepsis sollte in einem Krankenhaus behandelt werden. Bestehen Zweifel an der Sicherheit wegen des schlechten Allgemeinzustandes des Patienten, sollte diesen ein Arzt begleiten.

1.71 Infektionen bei Immunsuprimierten und Krebspatienten

Erkrankungen und Medikamente, die zu einer Immunsuppression führen

- Maligne hämatologische Erkrankungen
- HIV-Infektion
- Angeborene Immundefekte (Hypogammaglobulinämie, Störungen der Phagozytose, Störungen der zellvermittelten Immunität)
- Organ- und Stammzelltransplantationen
- Frühgeburtlichkeit (Kleinkinder)
- Zytotoxische Medikamente (einschließlich Azathioprin und Methotrexat gegen rheumatoide Arthritis)
- Ciclosporin, Mycophenolat, Tacrolimus
- Glukokortikoide (tägliche Dosierung >10 mg Predisolonäquivalent)
- Biologika (TNF-alpha-Blocker und andere Zytokine)
- Antilymphozytenimmunglobulin

Infektionsursachen bei Malignompatienten:

- Neutropenie (nach Zytostatikatherapie)
  - gramnegative Stäbchen (Enterobakterien, Pseudomonas)
  - Staphylococcus aureus
  - Staphylococcus epidermidis (Zentralvenenkatheter)
  - Streptococcus viridans (Mukositis)
  - Enterokokken (perianale Infektionen)
  - Hefen (Candida-Arten)
  - Aspergillus-Schimmelpilze (vor allem bei schwerer, prolongierter – d.h. mehrere Wochen andauernder – Neutropenie)
- Störungen der humoralen Immunität (Myelom, chronische myeloische Leukämie)
  - bekapselte Bakterien (Pneumokokken, Haemophilus influenzae, Meningokokken)
- Splenektomierte Patienten
  - Pneumokokken, Haemophilus influenzae, Meningokokken
- Störungen der zellulär vermittelten Immunität (HIV-Infektion, Lymphome, Organtransplantationen)
  - Mykobakterien
  - Listerien
  - Salmonellen
  - Herpes
  - Zytomegalie-Virus
  - Toxoplasmen
  - Pneumocystis carinii
  - Kryptokokken
  - Candida-Hefen
  - Aspergillus-Schimmelpilze

Fieber bei immunsuprimierten Patienten

- Wenn ein Patient über 38° C fiebert (2 × innerhalb einer ½ Stunde gemessen) oder 1 × gemessen über 38,5° Fieber hat: Sofort Granulozytenzahl im Blut bestimmen! Überschreitet sie $1,0 \times 1000/\mu l$ (= $1 \times 10^9/l$), ist dieser wie jeder andere Patient mit Fieber zu behandeln.
  - Liegt die Granulozytenzahl jedoch unter $1,0 \times 1000/\mu l$ (= $1 \times 10^9/l$), ist der Patient wegen Verdachts auf eine septische Infektion stationär einzuweisen.
  - Bei Patienten mit schwerer Immunschwäche ist unmittelbar nach der Blutabnahme für die Blutkultur immer eine empirische Breitband-Antibiotikatherapie einzuleiten, da der Krankheitsverlauf oft heftig und schwer voraussagbar ist. Das Antibiotikum kann später, wenn die Ergebnisse der Blutkultur und der Resistenzbestimmung vorliegen, geändert werden.
  - Das empirische initiale Antibiotikum für einen neutropenischen Patienten ist entweder Piperacillin-Tazobactam oder die Kombination eines 3. Generation-Cephalosporins mit einem Aminoglykosid.
  - Die kürzeste Dauer der Antibiotikatherapie bei einem neutropenischen Patienten ist 7 Tage, die Medikation sollte nicht abgesetzt werden, bevor der Patient nicht mindestens 4 Tage fieberfrei ist.
- Die absoluten Leukozytenzahlen sind wichtiger als das Serum-CRP, was die Indikation zur Spitalseinweisung betrifft.
- Die Serum-CRP-Konzentration ist bei immunsuprimierten Patienten mit einer bakteriellen Infektion meist hoch, kann aber auch unmittelbar nach Infektionsbeginn normal sein.
- Wenn das Fieber seit wenigstens 12 Stunden besteht, schließt eine normale Serum-CRP-Kon-

zentration eine schwere bakterielle Infektion fast mit Sicherheit aus.
- Hohes Fieber ist daher bei neutropenischen Patienten das einzige sichere Anzeichen für eine Infektion, da die lokalen Infektionszeichen oft spärlich und die Befunde bildgebender Verfahren bei einer schweren Neutropenie häufig wenig aussagekräftig sind.

Infektionen bei Malignompatienten ohne schwere Granulozytopenie

- Granulozytenzahl über $1{,}0 \times 1000/\mu l$ ($> 1{,}0 \times 10^9/l$).
- Die Infektionen stehen oft in Zusammenhang mit Obstruktionen oder Durchbrechen anatomischer Grenzen durch Tumore, invasive Prozesse und Tumornekrosen.
- Die verantwortlichen Erreger sind üblicherweise virulente Bakterien.
- Bei langen Krankenhausaufenthalten sind die Patienten der Gefahr einer Besiedelung vor allem durch Darmbakterien ausgesetzt und damit drohen schwere Infektionen.
- Die Behandlung dieser Infektionen ist die gleiche wie bei anderen stationären immunsupprimierten Patienten.
- Eine lokale Bestrahlung kann durch Schädigung der Darmschleimhäute das Infektionsrisiko erhöhen.

Prävention bakterieller Infektionen bei neutropenischen Patienten oder Patienten nach Stammzellentransplantation

- Der Schlüssel zur Verhinderung von nosokomialen Infektionen ist eine gut funktionierende Krankenhaushygiene, durch die eine Übertragung von Infektionen über die Hände verhindert wird. Darüber hinaus ist es auch wichtig, die Dauer der Neutropenie möglichst zu reduzieren (durch Gabe von Leukozytenwachstumsfaktoren).
- Auch wenn eine prophylaktische Gabe von Fluorochinolonen das Auftreten von bakteriellen Infektionen und Fieberschüben bei neutropenischen Patienten reduzierte **A**, so sind doch die meisten Experten davon überzeugt, dass eine routinemäßige prophylaktische Behandlung mehr schadet als nützt.
- Die prophylaktische Gabe von antimykotischen Substanzen reduziert oberflächliche Candida-Infektionen im Mund und Rachen **A**.
- Stärkste Evidenz in Hinblick auf den prophylaktischen Effekt antimykotischer Substanzen in der Verhinderung tiefer Infektionen liegt bei Patienten mit allogener Stammzellentransplantation vor. Nach derzeitiger Auffassung sollen nur diese Patienten routinemäßig eine Fluconazol-Prophylaxe erhalten.
- Die Fluconazol-Dosis sollte 400 mg/Tag betragen. Eine extensive prophylaktische Verwendung von Fluconazol bei anderen immunsupprimierten Patienten führt zu einer Ausbreitung resistenter Hefepilze in der Abteilung des Spitals.

Varizellen und Herpes zoster

- Das Varizellen-Virus verursacht bei einem immundefizienten Patienten, der vorher noch nie Varizellen gehabt hat, eine sehr schwere und ausgedehnte Erkrankung.
- Ein Patient, der einem Varizellen-Kontakt ausgesetzt war, sollte Varicella-zoster-Hyperimmunglobulin innerhalb von 3 Tagen bekommen.
- Wenn Symptome einer Varizellen-Infektion auftreten, sollte eine antivirale Medikation (intravenöses Aciclovir) sofort begonnen werden, da eine unbehandelte Primärinfektion mit Varizellen mit einer hohen Mortalität bei immundefizienten Patienten behaftet ist.
- Auch ein Herpes zoster (die Reaktivierung des Varizellen-Viruses) kann bei schwer immundefizienten Patienten ungewöhnlich heftig und ausgedehnt verlaufen (besonders während einer schweren Neutropenie). Eine antivirale Therapie (Aciclovir oder Valaciclovir) soll, sobald die ersten Bläschen erscheinen, begonnen werden.
- Eine antivirale Behandlung (1.41) eines Herpes zoster ist bei Patienten mit Krebs immer indiziert, außer bei jenen Fällen, bei denen mehr als 3 Tage seit dem Auftreten der ersten Bläschen und mehrere Tage seit dem Auftreten neuer Hautläsionen verstrichen sind.

Zytomegalie-Virus (CMV)

- CMV ist eine schwerwiegende Infektionsursache bei Patienten nach Stammzellen- oder Organtransplantationen. Das Virus kann während einer länger dauernden immunsuppressiven Therapie sowohl bei Patienten reaktiviert werden, die selbst CMV-Antikörper-positiv sind, als auch bei CMV-Antikörper-negativen Patienten, bei denen aber das Transplantat von einer CMV-Antikörper-positiven Person stammt. Solchen Patienten verabreicht man entweder Ganciclovir oder Foscarnet. Eine allfällige prophylaktische Behandlung stützt sich auf ein Follow-up des CMV-pp65-Antigens oder der CMV-DNA mittels PCR.
- Eine CMV-Infektion kann mit Ganciclovir, Foscarnet oder Cidofovir behandelt werden.
- Die Sterblichkeitsrate ist bei CMV-Pneumonie besonders hoch. Sie wird mit antiviralen Medikamenten in Kombination mit Immunglobulin i.v. behandelt.

Influenza und andere respiratorische Infekte

- Influenza-Viren, ebenso wie viele andere respiratorische Viren, können eine schwere, sogar tödliche Erkrankung bei schwer immundefizienten Patienten hervorrufen. Neuroaminidaseinhibitoren oder Amantadin können zur Behandlung und Prophylaxe einer Influenza gegeben werden 1.40. Neuraminidaseinhibitoren sind gegen A- und B-Influenza-Viren wirksam, Amantadin nur gegen das A-Influenza-Virus.
- Unter den übrigen respiratorischen Viren können besonders das Parainfluenza-Virus und das Respiratory-syncytial-Virus (RS) bei immundefizienten Patienten schwere Infektionen bewirken. Inhalatives Ribavirin kann bei der Behandlung dieser Infektionen versucht werden.

Tuberkulose

- Denken Sie an die Möglichkeit eines Wiederaufflammens einer Tuberkulose bei immunsupprimierten Patienten. Ein früherer Kontakt mit dem Erreger der Tuberkulose, ein positiver Tuberkulintest (Reaktion > 15 mm) und Narbenherde im Lungenröntgen deuten auf eine latente Tbc hin. Risikogruppen stellen vor 1950 Geborene, solche die Kontakt mit einem Fall offener Tbc hatten, Immigranten aus Gegenden mit hoher Tbc-Prävalenz und Menschen mit Substanzmissbrauch oder sozialer Isolation dar.
- Eine prophylaktische Behandlung mit Isoniazid ist zu erwägen, wenn
  - eine vorangegangene Tuberkulose nicht chemotherapeutisch behandelt wurde,
  - die Tuberkulose vor dem Jahr 1970 (d.h. vor Entwicklung einer wirksamen Kombinations-Chemotherapie) behandelt wurde,
  - in der Familie des Patienten in dessen Kindheit ein Fall von Lungentuberkulose aufgetreten war.

Pneumocystis carinii

- Je nach der Ätiologie der Immunsuppression ist eine sekundäre oder primäre Prävention angezeigt. Prophylaktisch werden alle Patienten nach einer autologen Stammzellentransplantation oder einer Organtransplantation und alle HIV-Patienten mit einer CD4-Zahl unter $0,2 \times 1000/\mu l$ ($= 0,2 \times 10^9/l$) medikamentös behandelt.
- Die prophylaktische Therapie besteht entweder in der Verabreichung von Trimethoprim/Sulfamethoxazol $3 \times$ pro Woche oder einer Pentamidin-Inhalation $1 \times$ pro Monat. Die Prophylaxe wird nach einer allogenen Stammzellentransplantation oder Organtransplantation 6 Monate lang durchgeführt bzw. länger als 6 Monate, wenn der Patient andere stark immunsuppressiv wirkende Medikamente wie Kortikosteroide oder Ciclosporin erhält. Bei HIV-Patienten wird die Prophylaxe so lange fortgesetzt, bis die CD4-Zahl dauerhaft auf $0,2 \times 1000/\mu l$ ($= 0,2 \times 10^9/l$) gestiegen ist.
- Für die Behandlung einer Pneumocystis-carinii-Infektion ist hoch dosiertes intravenöses Trimethoprim/Sulfamethoxazol das Medikament der Wahl. Bei allergischen Patienten bieten intravenöses Pentamidin, Atovaquon oder eine Kombination von Primaquin und Clindamycin eine Alternative. Bei schweren Infektionen gibt man zusätzlich Kortikosteroide.

Pilzinfektionen

- Während einer prolongierten schweren Neutropenie werden die Patienten, die nach 3–5 Tagen einer antibakteriellen Breitbandmedikation noch immer Fieber haben, meist empirisch mit Antimykotika behandelt. Das Medikament der Wahl ist Amphotericin B **D**.
- Es gibt auch neuere, besser verträgliche Medikamente, wie liposomales Amphotericin B **B**, Caspofungin und Voriconazol und Posaconazol, die sich bei der empirischen Antimykotikabehandlung als mindestens ebenso wirksam wie das herkömmliche Amphotericin B erwiesen haben. Die hohen Behandlungskosten limitieren allerdings den Einsatz dieser Substanzen.
- Fluconazol eignet sich in manchen Fällen für eine empirische antimykotische Therapie, doch ist es bei Schimmelpilzinfektionen nur wenig wirksam, und auch Hefepilze zeigen eine steigende Resistenzentwicklung. Die Möglichkeit, dass Hefepilze gegen Fluconazol resistent sind, sollte bedacht werden, besonders bei Patienten mit einer vorhergegangenen lang dauernden Fluconazol-Prophylaxe.
- Voriconazol ist das Mittel der Wahl bei nachgewiesener Aspergillose.
- Liposomales Amphotericin B oder Caspofungin sind bei der Behandlung von Hefepilzinfektionen, die gegen Fluconazol resistent sind, Mittel der ersten Wahl.

1.72 Prävention und Behandlung von Infektionen bei splenektomierten Patienten

Allgemeines
- Eine Splenektomie erhöht das Risiko schwerer Infektionen im weiteren Lebensverlauf des Patienten. Die Mortalitätsrate bei Infektionen ist hoch (bei Pneumokokkensepsis bis zu 60%).
- Die häufigsten Erreger schwerer Infektionen sind gekapselte Bakterien, wie Pneumokokken, Haemophilus influenzae B und Meningokokken.
- Das Infektionsrisiko ist auch bei Patienten mit eingeschränkter Milzfunktion erhöht; dazu gehören auch Patienten mit Sichelzellenanämie, Thalassämie, essentieller Thrombozytopenie, nach Stammzellentransplatation und mit lymphoproliferativen Erkrankungen.

Impfungen
- Ein Fehlen der Milz stellt keine Gegenanzeige für Impfungen dar.
- Pneumokokken-Vakzine
  - Für alle splenektomierten Patienten empfohlen.
  - Die Impfung sollte 2 Wochen vor einer elektiven Splenektomie durchgeführt werden.
  - Auffrischungsimpfung alle 5 Jahre.
- Impfung gegen Haemophilus influenzae B
  - Für alle nicht schon in der Kindheit geimpften Patienten empfohlen.
  - Die Vakzine wird nur einmal verabreicht.
- Meningokokken-Vakzine
  - Der Impfstoff schützt nicht vor Infektionen durch Meningokokken vom Typ B. Auch der Impfschutz gegen Typ A und C ist von eher kurzer Dauer. Nach den britischen Leitlinien sollten alle Patienten nach einer Splenektomie und vor Reisen in Epidemiegebiete geimpft werden.
- Grippeimpfung
  - Die Impfung gegen Influenza sollte jährlich erfolgen, da sie das Risiko einer sekundären bakteriellen Infektion reduziert.

Vorgehen bei Verdacht auf eine Infektion
- Die Patienten sollten ein Notfalldokument bei sich tragen, in dem ihre Splenektomie vermerkt ist.
- Bei Fieber, Schüttelfrost oder Übelkeit sollte der Patient unverzüglich einen Arzt aufsuchen.
- Eine 5-tägige Behandlung mit Amoxycillin ist nach Tierbissen angezeigt.
- Bei Verdacht auf eine schwere Infektion kann dem splenektomierten Patienten vor der Überstellung ins Krankenhaus eine Dosis Penicillin parenteral verabreicht werden. Vor Verabreichung des Penicillins sollte, wenn dies ohne Verzögerung möglich ist, eine Blutprobe für eine Kultur abgenommen werden.
- Personen, die in Gebiete reisen, in denen Malaria endemisch ist, sind über das erhöhte Risiko einer schweren Malariainfektion zu informieren und sollten eine entsprechende Prophylaxe bekommen.

1.80 Ökologische Aspekte bei der Verwendung von Antibiotika

Einleitung
- Die ersten Antibiotika im eigentlichen Sinn wurden 1935 (Sulfonamide) und 1942 (Penicillin) eingeführt. Seither kamen hunderte neue Antibiotika auf den Markt.
- Die meisten Antibiotika werden im Rahmen einer ambulanten Behandlung verschrieben, davon etwa 80% gegen Atemwegsinfektionen wie Otitis media oder Sinusitis. An zweiter Stelle liegen Antibiotika zur Behandlung von Harnwegs- und Hautinfektionen. Im Krankenhaus ist die häufigste Indikation für die Gabe von Antibiotika die Prophylaxe vor chirurgischen Eingriffen.

Entwicklung von Resistenzen
- Bakterien gibt es auf der Erde seit 3,8 Milliarden Jahren. Je nach der Berechnungsweise ist die Menschheit einige Millionen Jahre alt. Unter günstigen Bedingungen können sich Bakterien alle 20 Minuten fortpflanzen und optimal an Veränderungen in ihrer Umwelt anpassen. Es hat sich gezeigt, dass manche Bakterien Temperaturen von mehreren hundert Grad überleben oder auch dem Wasserdruck tausende Meter unterhalb der Meeresoberfläche standhalten können. Aufgrund ihres DNS-Reparaturmechanismus sind manche Bakterien sogar gegen radioaktive Strahlung resistent.
- Seit 70 Jahren stehen die dem Menschen eigenen Bakterien sowie jene in seiner unmittelbaren Umgebung unter einem noch nie zuvor da gewesenen Selektionsdruck. Der Einsatz von

Antibiotika fördert die Entwicklung von Bakterien, die eine natürliche Resistenz gegen Medikamente aufweisen. Empfindliche Bakterien sterben aus und die resistentesten überleben, wobei der Mensch sehr wahrscheinlich schon die Zusammensetzung der Bakterienspezies oder die relative Häufigkeit gewisser Spezies in der menschlichen Bakterienflora verändert hat. Da die Zusammensetzung der normalen menschlichen Bakterienflora bisher nicht untersucht werden konnte, ist es nicht möglich, derartige Veränderungen abzuschätzen oder etwaige Konsequenzen für die menschliche Gesundheit vorherzusagen.

- Bei Bakterien wurden hunderte unterschiedliche Resistenzgene gefunden. Man vermutet, dass sie sich innerhalb oder außerhalb der normalen Bakterienflora entwickelt haben, Bakterien sind aber auch in der Lage, neue Resistenzgene zu entwickeln. So stammen etwa die Resistenzgene der Pneumokokken gegen Penicillin aus dem Genom anderer Bakterien aus der Bakterienflora der Mundhöhle.
- Die größten Sorgen bereiten der Forschung multiple Resistenzen, d.h. die gleichzeitige Widerstandsfähigkeit von Bakterien gegenüber verschiedenen Antibiotika. Viele klinisch relevante Bakterien weisen eine multiple Resistenz auf. Die Bakterien können die resistenzkodierenden Gene in Genkassetten sammeln, die dann von einem Bakterium auf ein anderes übertragen werden und wird dann hauptsächlich durch die Vervielfältigung des bakteriellen Genoms übertragen.

Bekämpfung der Resistenzbildung

- Die Resistenz stellt den Arzt in seiner täglichen Arbeit sowohl im Rahmen der Grundversorgung als auch vor allem im Krankenhaus vor Probleme. Da die Verabreichung von Antibiotika unerlässlich ist, wird die Resistenz von Bakterien immer ein Problem bleiben. Trotz stetiger Bemühungen, den Einsatz von Antibiotika möglichst einzuschränken, hat sich gezeigt, dass dennoch immer mehr dieser Präparate verschrieben werden, was zu einer weiteren Zunahme des Resistenzproblems führt.
- Auch neue Antibiotika können dieses Problem nicht lösen. Die Medikamente werden zwar laufend weiterentwickelt, aber auch neue Produkte können das Problem wahrscheinlich nur kurzzeitig lösen. Die Entwicklung eines neuen Medikaments dauert schätzungsweise 10 Jahre.
- Die Resistenz von Bakterien ist nur durch den verringerten Einsatz von Antibiotika und durch vorbeugende Maßnahmen gegen die Verbreitung von Bakterien in den Griff zu bekommen.
  - Es ist auf die genaue Diagnosestellung zu achten. Halten Sie sich an die Empfehlungen in Bezug auf Labortests und röntgenologische Untersuchungen.
  - Setzen Sie Antibiotika nur ein, wenn sie unerlässlich sind. Außer in begründeten Fällen sollten Sie nicht von den Therapieempfehlungen für die jeweilige Indikation abweichen.
  - Wenn Sie sich gegen eine Antibiotikabehandlung entscheiden, ist auf eine sorgfältige Nachuntersuchung des Patienten zu achten.
  - Halten Sie sich an eine gründliche Handhygiene. Präparate auf Alkoholbasis sind gegen Keimübertragung wesentlich wirksamer als herkömmliche Seife ☉.
- Es ist durchaus wahrscheinlich, dass das Ausmaß der Hygiene einen Einfluss auf die Verbreitung von resistenten Bakterien hat. Im Krankenhaus werden die meisten Keime über die Hände des Pflegepersonals und der Patienten übertragen. In vielen Ländern ist das Klima der Entwicklung von Bakterien äußerst zuträglich, was ebenfalls zur Verbreitung von Resistenzen beiträgt.
- In Zukunft wird in allen Ländern vor allem bei der ambulanten Behandlung von Patienten der Hygiene größere Aufmerksamkeit geschenkt werden müssen. So kommt es etwa in Tagesbetreuungszentren zur Verbreitung von Infektionen unter Kindern.

Die Bedeutung der normalen Bakterienflora nimmt zu

- Es liegt im Interesse des Patienten, dass Antibiotika nur dann eingesetzt werden, wenn sie unbedingt erforderlich sind. In verschiedenen Studien wurde aufgezeigt, dass eine Behandlung mit Antibiotika das Risiko des Patienten für eine Besiedelung durch neue resistente Bakterien erhöht. Tierversuche haben ergeben, dass während einer Antibiotikabehandlung 1000- bis 100.000-mal weniger Bakterien für eine Besiedelung erforderlich sind als ohne eine solche Behandlung.
- Antibiotika zerstören die normale Bakterienflora, und das entstehende Vakuum wird nur allzu leicht durch fremde, resistente Bakterien aufgefüllt, die sich nun frei vermehren können. Der Patient beginnt nun, diese resistenten Bakterien auszuscheiden, wodurch er ihnen die Verbreitung weiter erleichtert.
- Bei jungen Frauen erhöht eine Antibiotikatherapie das Risiko einer Harnwegsinfektion um das 2- bis 5fache. Dies ist wahrscheinlich auf eine Unterdrückung der normalen Bakterienflora zurückzuführen, die eine Besiedelung durch pathogene Bakterien 2 bis 4 Wochen nach der Behandlung begünstigt.
- Vorläufige Untersuchungen legen den Schluss nahe, dass eine Korrektur der gestörten Bakterienflora mit Hilfe von oralen und oropharyn-

gealen alpha-hämolytischen Streptokokken im Anschluss an eine Antibiotikatherapie einen statistisch signifikanten Schutz vor einem Otitis-media-Rezidiv und Pharyngitis bietet.

Durch Antibiotika hervorgerufene Diarrhö

- Die Unterdrückung der normalen Darmflora ermöglicht Clostridium difficile die Ausbreitung im Darmtrakt. Dieser Keim produziert Toxine, die Durchfälle verursachen können. Seine Bedeutung hat vor allem durch den vermehrten Einsatz von Cephalosporinen und Fluorchinolonen zugenommen. Vor kurzem kam es zur raschen Verbreitung eines neuen Stammes von C. difficile in verschiedenen Teilen der Welt, welcher einen signifikanten Mortalitätsanstieg bewirkte. Metronidazol wurde bisher breit zur Therapie von C.-difficile-Infektionen verwendet, aber dieser neue Stamm ist deutlich weniger empfindlich als früher.
- Vorbeugung gegen antibiotikainduzierte Diarrhöen: Antibiotika nur in unbedingt erforderlichen Fällen verabreichen. Patienten mit Antibiotika-induzierter Diarrhö sind im Krankenhaus von anderen Patienten zu isolieren. Auf sorgfältige Handhygiene ist zu achten. Handreinigung mit Alkohol tötet nicht die Sporen von C. difficile. Daher sollte man seine Hände sorgfältig mit Wasser und Seife waschen und sie danach gut trocknen.
- Bei Kindern beugt die Verabreichung von Lactobacillus-GG-Kapseln einer Antibiotika-induzierten Diarrhö in statistisch signifikantem Ausmaß vor. Zusätzlich kann ein Saccharomyces-boulardii-Hefeprodukt rezidivierende Antibiotika-induzierte Diarrhö-Episoden verringern.

Erfolgreiche und sichere Behandlung

- Um ihre Wirksamkeit auch in Zukunft zu gewährleisten, sind Antibiotika nur dann zu verabreichen, wenn sie unbedingt erforderlich sind, eingefahrene Behandlungsroutinen sind neu zu überdenken.
- Zwischen Wirksamkeit und Sicherheit besteht ein Zusammenhang. Der Einsatz der neuen Breitband-Antibiotika bei der ambulanten Behandlung von Patienten ist im Lichte der gegenwärtigen Resistenzlage nur selten gerechtfertigt. Die exzessive Behandlung mit Breitband-Antibiotika führt vielmehr zu einer unnötigen Unterdrückung der natürlichen Flora und fördert die Resistenz gegen diese Präparate, die ja eigentlich nicht für eine First-line-Behandlung gedacht sind.
- Ausgehend von der Beobachtung der Entwicklung von Resistenzen und des Verbrauchs von Antibiotika können Leitlinien zur Förderung einer effizienten und sicheren Antibiotikatherapie ausgearbeitet und veröffentlicht werden.

1.81 Empfehlungen für die Antibiotikatherapie

- Diese Empfehlungen (Tabelle 1.81) wurden aus anderen Artikeln der EBMG zusammengestellt. Die Ziffern geben an, welchen Medikamenten Priorität einzuräumen ist. Sorgfältige klinische und Laboruntersuchungen sind eine wesentliche Voraussetzung für die richtige Diagnosestellung. Regionale Resistenzmuster sind vor der Wahl der Behandlung in jedem Fall zu berücksichtigen.

Tabelle 1.81. Empfehlungen für die Antibiotikatherapie (die Ziffern geben die Priorität an)

	Indikation, Medikament	Dosierung	Bemerkungen
Tonsillitis			
1.	Penicillin V	Erwachsene: 1–1,5 Millionen IE × 2 × 10; Kinder: 50.000–100.000 IE/kg/Tag/2 × 10	Erklärung: 1–1,5 Millionen IE Penicillin V 2-mal/Tag über 10 Tage
2.	Cephalexin/Cefadroxil	Erwachsene: 750/500 mg × 2–3 × 10; Kinder: 50 mg/kg/ Tag/2 × 10	Bei Penicillinallergie ohne Anaphylaxie
3.	Clindamycin	Erwachsene: 150 mg × 4 oder 300 mg × 2–3 × 10 Kinder: 20 mg/kg/Tag/3 × 10	Bei Patienten mit anaphylaktischer Penicillinallergie

	Indikation, Medikament	Dosierung	Bemerkungen
\multicolumn{4}{l}{Sinusitis oder Otitis media bei Erwachsenen}			
1.	Amoxicillin	500–750 mg × 2 × 5–7	
2.	Doxycyclin	150 mg × 1 × 5–7 oder 100 mg × 2 am 1. Tag, 100 mg × 1 × 5–7	
3.	Amoxicillinclavulanat	750 mg × 2 × 5–7	
4.	Cefaclor	500 mg × 2 × 7	Nur bei Allergie gegen andere Medikamente
	Azithromycin	500 mg × 1 × 3	Nur bei Allergie gegen andere Medikamente
	Roxithromycin	150 mg × 2 × 7	Nur bei Allergie gegen andere Medikamente
Otitis media oder Sinusitis bei Kindern			
1.	Amoxicillin	40 mg/kg/Tag/2 × 5–7	
	Penicillin V	100.000 IE/kg/Tag/2 × 5–7	
2.	Amoxicillinclavulanat	40–45 mg/kg/Tag/2 × 7	
3.	Cefaclor	40 mg/kg/Tag/2 × 7	Nur bei Allergie gegen andere Medikamente
	Cefuroximaxetil	40 mg/kg/Tag/2 × 7	Nur bei Allergie gegen andere Medikamente
Pneumonie in ambulanter Behandlung bei Erwachsenen			
1.	Penicillin V, Amoxicillin	1 Mio. IE × 4 × 10 Amoxicillin 500–750 mg × 3 × 10	Verdacht auf Pneumokokken-Pneumonie: rasches Einsetzen, Schüttelfrost, Leukozytenzahl im Blut und Serum-CRP erhöht. Stationäre Aufnahme sowie i.v. Antibiotikagabe in Betracht ziehen
	Roxithromycin	150 mg × 2 × 10	Bei Verdacht auf Mykoplasmeninfekt auch andere Makrolide; kann mit Penicillin V oder Amoxicillin kombiniert werden
2.	Doxycyclin	100 mg × 2 × 10	Kann mit Penicillin V oder Amoxycillin kombiniert werden
Ambulant erworbene Pneumonie in stationärer Behandlung			
1.	Penicillin G	1–2 Mio. IE × 4 i.v.	Starker Verdacht auf Pneumokokken-Pneumonie
2.	Cefuroxim	1,5 g × 3 i.v.	Schwere Pneumonie (Atemzüge > 30/min, Hypoxie) unbekannter Ursache. Unter Umständen auch in Verbindung mit Makrolidmedikamenten
Pneumonie bei Kindern			
1.	Amoxicillin	40–50 mg/kg/Tag/2 × 7–10	Kinder aller Altersgruppen
2.	Makrolide		Können bei Kindern über 6 Jahren bei starkem Verdacht auf Chlamydien oder Mykoplasma sowie bei Penicillinallergie in Betracht gezogen werden
Harnwegsinfektionen bei Erwachsenen in ambulanter Behandlung (die Wahl der Medikamente sollte sich nach örtlichen Resistenzmustern richten)			
1.	Trimethoprim	160 mg × 2 × 5 oder 300 mg × 1 × 5	Unterschiedliche Resistenzen vor allem bei älteren Patienten
	Nitrofurantoin	75 mg × 2 × 5	Nicht bei Niereninsuffizienz
	Pivmecillinam	200 mg × 3 × 5	Nicht wirksam gegen Staphylococcus saprophyticus
2.	Norfloxacin	400 mg × 2 × 3–7	
	Ciprofloxacin	100–250 mg × 2 × 3	Komplizierte Infektionen und Pyelonephritis: 250–500 mg × 2 × 7–14
	Levofloxacin	250 mg × 1 × 3–7	
	Cephalexin	500 mg × 2 × 5–7	
	Cefadroxil	500 mg × 1 × 5–7	
3.	**Niereninsuffizienz:** Cephalexin, Cefadroxil, Amoxicillin, Pivmecillinam		Wenn indiziert, Dosisreduktion vornehmen
	Schwangerschaft: Pivmecillinam, Nitrofurantoin, Cephalexin, Cefadroxil, Amoxicillin je nach dem Antibiogramm		Bei Zystitis Therapiedauer von 5 Tagen

	Indikation, Medikament	Dosierung	Bemerkungen
Harnwegsinfektion mit Fieber in stationärer Behandlung			
1.	Cefuroxim	1,5 g × 3 i.v.	
Harnwegsinfektionen bei Kindern (Kleinkinder sind 10 Tage lang zu behandeln, eine Zystitis bei älteren Kindern über 5 Tage) **(nicht stationär)**			
1.	Nitrofurantoin	5 mg/kg/Tag/2	
2.	Cephalexin	40 mg/kg/Tag/2	
3.	Trimethoprim	8 mg/kg/Tag/2	
4.	Pivmecillinam	20–40 mg/kg/Tag/3	
Mastitis			
1.	Cephalexin oder	500 mg × 3 × 7	
	Cefadroxil	500 mg × 3 × 7	
2.	Roxithromycin	150 mg × 2 × 7	Oder ein anderes Makrolid
	Dicloxacillin	500 mg × 4 × 7–10	
Erysipel			
1.	Penicillin G	1–2 Mio. IE × 4 i.v.	Anschließend Penicillin V oder Cephalexin/Cefadroxil p.o. zumindest über 3 Wochen
	Procainpenicillin	1,2 –1,5 (–2,4) Mio. IE × 1	Anschließend Penicillin V oder Cephalexin/Cefadroxil p.o. zumindest über 3 Wochen
2.	Cefuroxim	750–1 500 mg × 3 i.v.	
	Clindamycin	300–600 mg × 4 i.v.	Bei Patienten mit Penicillinallergie
	Weitere Behandlung:	Penicillin V 1,5 Mio. IE × 2 oder Cephalexin 750 mg × 2 oder Cefadroxil 1 g × 1	
	Prophylaktische Behandlung:	Penicillin V 1,5 Mio. IE × 1 (–2) p.o.Benzatinpenicillin 1,2–1,4 Mio IE i.m. jede 3. bis 4. Woche	Das Injektionsintervall richtet sich nach dem Ansprechen auf die Therapie
Impetigo bei Kindern			
	Cephalexin	50 mg/kg/Tag/3 × 7	
	Cefadroxil	50 mg/kg/Tag/3 × 7	
Durch Staphylokokken verursachte eitrige Hautinfektionen bei Erwachsenen			
	Cephalexin	500–750 mg × 2–3 × 7	
	Cefadroxil	500 mg × 2–3 × 7	
Eradikation von Helicobacter pylori			
	Amoxicillin **und**	1000 mg × 2 × 7	rezidivierende Infektion: siehe (8.32)
	Clarithromycin **und**	500 mg × 2 × 7	
	Protonenpumpenhemmer	Übliche Dosierung	
Campylobacter			
	Roxithromycin	150 mg × 2 × 10	Oder ein anders Makrolid (Clarithromycin, Azithromycin, Erythromycin)
Salmonellen Gastroenteritis			
1.	Ciprofloxacin (oder ein anderes Fluorochinolon)	500–750 mg × 2 × 14	Notwendigkeit einer Antibiotikabehandlung ist stets individuell zu bestimmen.
Gonorrhö			
1.	Ciprofloxacin	500 mg als Einzeldosis	
2.	Ceftriaxon	250 mg i.m. Einzeldosis	In Kombination mit Lidocain
Chlamydien-Urethritis oder Zervizitis			
1.	Azithromycin	1000 mg als Einzeldosis	
	Doxycyclin	100 mg × 2 × 10–14, 100–150 mg × 2 × 21	Bei Komplikation oder Rezidiv
	Erythromycin	500 mg × 3 × 10	In der Schwangerschaft

1.93 Streptokokkenepidemien

Nur 0nline verfügbar.

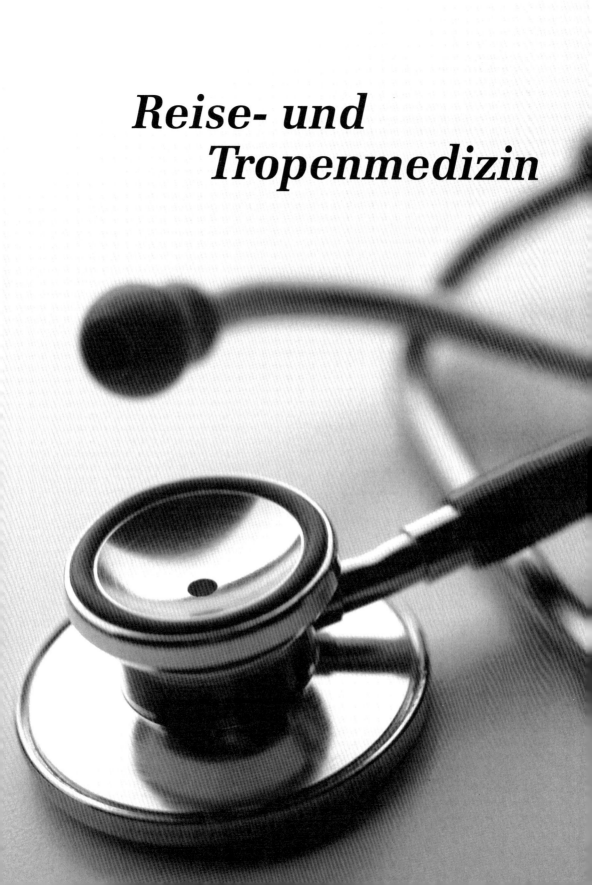

Reise- und Tropenmedizin

2.01 Infektionsprophylaxe für Reisende

Anmerkung für die deutschsprachige Ausgabe:
Aktueller österreichischer Impfplan: www.bmg-fj.gv.at/cms/site/attachments/1/4/0/CH0780/CMS1038913010412/b)_impfplan_20081.pdf
Oder: www.impf.at
Aktueller deutscher Impfplan:
www.rki.de/nn_387378/DE/Content/Infekt/Impfen/STIKO_Empfehlungen/stiko_empfehlungen_node.html_nnn=true
Aktueller schweizerischer Impfplan: www.bag.admin.ch/themen/medizin/00682/00685/01021/

Ziele

- Ausreichender und spezifischer Schutz vor bestimmten Krankheiten
- Information über andere Maßnahmen zum Schutz der Gesundheit
- Rechtzeitiger Beginn der Prophylaxe – nicht später als 3 Monate vor Reisebeginn – bei Personen, die längere Zeit in den Tropen verbringen werden, sowie für Personen mit chronischen Krankheiten

Allgemeine Ratschläge

- Die größten Risiken für einen Reisenden sind Verkehr, Alkohol und Sex.
- Fragen Sie, ob die Reiseversicherung ausreichend ist.
- Beratung über vernünftiges Essen und Hygiene
- Prophylaxe und Behandlung von Durchfällen (2.03)
- Geeignete Kleidung und passendes Schuhwerk
- Hautpflege:
  - Wundreinigung
  - Sonnenschutz
  - Behandlung von Insektenstichen
- Moskitorepellents und -netze:
  - besonders in Malariagebieten (2.02)
  - Denguefieber (2.30), eine von Moskitos verbreitete Viruskrankheit, wird ein zunehmendes Risiko besonders in asiatischen Städten. Es gibt keine Impfung gegen Denguefieber.
- Kondome schützen vor STD und AIDS.
- Krankheitsspezifischer Schutz: Malariaprophylaxe und spezifische Impfungen

Malariaprophylaxe

- Beginnt zumeist 1 Woche vor Reiseantritt und ist je nach Medikament über 1–4 Wochen nach Rückkehr fortzusetzen (2.02).
- Die Auswahl der prophylaktischen Medikation ist vom Reisegebiet abhängig. Prophylaktische Malariamittel sind Mefloquin (Lariam), Atovaquon-Proguanil (Malarone), Chloroquin (Resochin) und Doxycyclin.

Basisimpfungen für alle Reisenden

- Tetanus, Diphtherie alle 10 Jahre
- Eine Hepatitis-A-Impfung wird bei Reisen außerhalb von Westeuropa und Nordamerika empfohlen. Gammaglobulin wird zur Prävention einer Hepatitis A nicht mehr verwendet.
  - Es stehen 3 Impfstoffe zur Verfügung: Avaxim, Epaxal und Havrix, die beiden Impfungen im Abstand von 6–12 Monaten. Die Schutzwirkung hält wenigstens 10 Jahre, möglicherweise lebenslang an. Es gibt auch Kombinationsimpfungen gegen Hepatitis A und B, auch für Kinder.
- Auch bei kurzen Reisen ist eine Polioauffrischung zu empfehlen, wenn die Reise in Gebiete mit beträchtlichem Infektionsrisiko führt (bestimmte Länder in Asien und Afrika). Nach frischen Polioepidemien beträgt das Auffrischungsintervall 5 Jahre, sonst 10 Jahre.
- Bei allen Kindern über 6 Monate sowie bei Erwachsenen, falls besonders angezeigt: Masern, Röteln, Mumps. Die Impfung von Kindern unter 1 Lebensjahr ersetzt nicht die Impfung im allgemeinen Impfprogramm. Für einen Erwachsenen werden 2 Dosen des MMR-Impfstoffes mit einem Mindestintervall von 6 Monaten, bevorzugt aber 2–3 Jahren empfohlen, falls er keine Masern, Mumps oder Röteln durchgemacht hat und auch noch nicht dagegen geimpft wurde.
  - Anmerkung: lt. Institut für Tropenmedizin gilt in Österreich ein Mindestabstand von 4 Wochen.
- Kinderimpfungen sollten entsprechend den nationalen Impfprogrammen vorgenommen werden. Der Fahrplan kann beschleunigt werden, wenn es für notwendig erachtet wird.

Zusätzliche Impfungen

- Sie sollten zumindest 2 Wochen vor der Abreise verabreicht werden.
- Es gibt eine Vielzahl von Impfungen – beschränken Sie sich auf jene, die für den einzelnen Reisenden wirklich erforderlich sind (s.a. 3.01).
  - Hepatitis B
  - Influenza
  - Japanenzephalitis
  - Gelbfieber
  - Cholera
  - Typhus
  - Meningokokkeninfektion
  - FSME
  - Tollwut
- Ein Gelbfieber-Impfzertifikat kann an manchen Grenzen im Fall von Endemien verlangt werden.

2.02 Diagnose und Prophylaxe von Malaria bei Reisenden

Grundregeln

- Solange keine eindeutige andere Diagnose gestellt wurde, besteht bei einem fiebernden Patienten, der sich in den Tropen aufgehalten hat, der dringende Verdacht auf Malaria.
- **So früh wie möglich sollte die Diagnose gestellt und die Behandlung eingeleitet werden.**
- Die Inkubationszeit beträgt üblicherweise 7–30 Tage, zwischen dem Ausbruch der Erkrankung und der Infektion können aber auch Monate oder sogar Jahre liegen.
- Neben Fieber kann der Patient auch an Diarrhö, Ikterus oder Verwirrtheit leiden, und im Blutbild können sich verringerte Leukozyten- und Thrombozytenzahlen zeigen.
- Bei Verdacht auf Malaria empfiehlt es sich, ein Institut für Tropenmedizin zu konsultieren.
- Bei Reisen in die Tropen ist eine Malariaprophylaxe unabdingbar.
- Reisende sollten stets daran erinnert werden, dass es keinen absoluten Schutz gegen Malaria gibt und dass bei Auftreten von Fieber nach der Rückkehr stets ein Arzt aufzusuchen ist.

Epidemiologie

- Global gesehen ist Malaria die schwerste Infektionskrankheit. Jährlich sind etwa 300 bis 400 Millionen Menschen davon betroffen, und Schätzungen zufolge sterben jährlich 1,5 bis 2,5 Millionen Menschen, vor allem Kinder, an dieser Krankheit.
- Malaria ist in jenen westlichen Ländern ein zunehmendes Problem, in denen sich Reisen in die Tropen zunehmender Beliebtheit erfreuen.
- Prävention und Behandlung werden darüber hinaus durch die zunehmende Resistenz der Malariaparasiten erschwert.
- Ärzte, die Reisende beraten, sollten sich über die Prävalenz, Resistenzen und Prophylaxeempfehlungen stets auf dem Laufenden halten. Die WHO veröffentlicht jährlich ein Handbuch über Impfungen und Prophylaxe (International Travel and Health. Vaccination Requirements and Health Advice www.who.int oder www.cdc.gov/travel/, www.impf.at).

Blutabnahme bei Verdacht auf Malaria

- Immer eine dringende Maßnahme
- Kapillargefäßproben von den Fingerspitzen, vorzugsweise während eines Fieberschubs (falls nötig mehrmals),
  - **3–4 dünne Blutausstriche,** von denen 1 fixiert, gefärbt und sofort unter dem Mikroskop bei einer Vergrößerung von 1:1000 zu untersuchen ist. Die übliche May-Grunwald-Giemsa-Färbung kann eingesetzt werden, die einfache Giemsa-Färbung ist allerdings üblicherweise besser.
  - **3–4 dicke Blutausstriche:** 2 bis 3 Tropfen Kapillarblut auf einen Träger aufbringen und durch 30 Sekunden langes Reiben mit einem Glasstab auf eine Fläche von 2 × 2 cm verteilen. Gründlich trocknen lassen, nicht fixieren.
- Entsprechend den lokalen Vorschriften sollten die Proben in ein spezialisiertes Labor gesandt werden, um die Diagnose zu bestätigen und die Parasitenkonzentration zu quantifizieren.
- Die Proben werden unfixiert und ungefärbt an ein Labor geschickt. Angaben über die Reiserouten und Informationen über die erfolgte Malariaprophylaxe oder Behandlung sind stets hinzuzufügen.
- Ein negatives Ergebnis schließt eine Malariaerkrankung noch nicht aus. Die Blutprobenahme ist nach 3–4 Stunden und während eines Fieberschubs zu wiederholen.
- Zuletzt sollten 3 oder 4 Proben innerhalb von 48 bis 72 Stunden genommen werden.
- Ein Schnelltest zum Antigennachweis ist nur zusammen mit einer mikroskopischen Untersuchung der Ausstriche aussagekräftig.

Tabelle 2.02 Dosierung					
Medikament (Tabletten)	< 1 Jahr	1–4 Jahre	5–8 Jahre	9–15 Jahre	
Mefloquin 250 mg	1/6–1/8 KG muss > 5 kg liegen!	1/4	1/2	3/4	Pro Woche
Chloroquin 250 mg	1/4	1/2	1	1 1/2	Pro Woche
Proguanil 100 mg	1/4	1/2	1	1 1/2	Pro Woche
Atovaquon 62,5 mg + Proguanil 25 mg ACHTUNG: Dieses Medikament ist in Österreich nicht erhältlich	–	11–20 kg 1/4	21–30 kg 1/2	31–40 kg 3/4	Alle 24 Stunden
Doxycyclin 100 mg				1/2–1	Alle 24 Stunden
Kinder über 45 kg erhalten die Erwachsenendosis					

Behandlung

- Die Behandlung sollte jeweils über Auskünfte durch zuverlässige regionale Quellen (Tropeninstitute) oder anhand von WHO-Empfehlungen www.who.int/malaria/treatmentguidelines.html abgesichert werden.
- Wo durchführbar, sollte ein Malariapatient stationär behandelt werden.
- Die medikamentöse Behandlung der Malaria sollte unverzüglich begonnen werden.
- Bis der Malariatyp bestätigt ist, muss die Behandlung auch resistente Falciparum-Stämme abdecken.

Vermeidung von Moskitostichen in Endemiegebieten

- Mechanische Maßnahmen:
  - Moskitonetze an Fenstern und Türen sowie ein Netz über dem Bett, das unter die Matratze eingeschlagen werden kann (Letzteres sollte möglichst mit Permethrin Ⓐ imprägniert sein).
  - Abtötung von Moskitos durch Insektizide, vor allem in Schlafräumen.
  - Von der Abenddämmerung bis zur Morgendämmerung sollten helle, die Haut gut abdeckende Kleidungsstücke getragen werden. Die Kleidungsstücke können mit Permethrin imprägniert werden. Diese Behandlung übersteht einige Waschvorgänge und schädigt das Material nicht.
  - Bei Aufenthalten im Freien nach Sonnenuntergang sollten auf unbedeckte Hautstellen Insektenschutzmittel (Diethyltoluamid) aufgetragen werden.

Empfohlene Malariaprophylaxe bei kurzzeitiger Exposition

Dosierung der Malariaprophylaxe bei Erwachsenen

- Mefloquin Ⓐ
  - 250-mg-Tabletten: 1 Tablette/Woche
  - ab 1 Woche vor Reiseantritt und 4 Wochen lang nach der Exposition
  - sollte bei Personen, in deren Anamnese sich Krämpfe oder Depressionen finden, nicht verschrieben werden
  - für Regionen, wo mit resistente P. Falciparum-Malaria zu rechnen ist
- Malarone
  - Atovaquon 250 mg, Proguanil 100 mg: 1 Tablette/Tag
  - ab einem Tag vor der Exposition und eine Woche lang danach
  - sollte zusammen mit fetthaltigen Nahrungsmitteln genommen werden
  - eine Alternative für Regionen mit resistenter P.-falciparum-Malaria
- Doxycyclin
  - 100 mg: 1 Tablette/Tag
  - ab 1 Tag vor der Exposition und 4 Wochen lang danach
  - Primärprophylaxe für Regionen mit massiver Resistenzsituation und eine Alternative für Regionen mit resistenter P.-falciparum-Malaria
- Proguanil
  - 100-mg-Tabletten: 2 Tabletten/Tag; nur in Verbindung mit Chloroquin
  - ab 1 Tag vor der Exposition und 1–4 Wochen danach
- Chloroquin
  - 250-mg-Tabletten: 2 Tabletten/Woche
  - ab 1 Tag vor der Exposition und 4 Wochen lang danach
  - effektiv bei P. falciparum nur in Zentralamerika, in der Karibik, im Mittleren Osten und gewissen Teilen Asiens
- Als sichere Medikamente während der Schwangerschaft gelten Mefloquin, Chloroquin und eine Kombination von Chloroquin und Proguanil Ⓒ. Laut WHO kann auch Mefloquin eingesetzt werden Ⓒ, allerdings erst ab dem 4. Schwangerschaftsmonat.

Prophylaxe bei Kindern

- Siehe 2.02
- Bei Kindern ist eine Prophylaxe besonders wichtig, da Komplikationen bei ihnen schneller auftreten als bei Erwachsenen.
- Insektenschutzmittel können zu Hautreizungen führen und sind daher bei Kindern unter 3 Jahren nicht zu empfehlen.
- Unangenehm schmeckende Malariatabletten sollten zerkleinert, in einem geschmacksintensiven Fruchtsaft gelöst und in den Mund gespritzt werden. In manchen Ländern gibt es Chloroquin für Kinder auch in Sirupform.
- Malarone hat sich als effektiv und sicher für Kinder mit mehr als 11 Kilo Körpergewicht erwiesen. Die Hersteller empfehlen die Verwendung bei Kindern erst über 40 Kilo. Eine spezielle Tablette für den Einsatz in der Pädiatrie (Atovaquone 62,5 mg + Proguanil 25mg) ist erhältlich (in Österreich nicht registriert).
- Doxycyclin darf bei Kindern unter 8 Jahren nicht angewendet werden.
- Chloroquin und Proguanil können zur Prophylaxe ab dem 1. Lebensmonat eingesetzt werden.

2.03 Prophylaxe und Erstbehandlung der Reisediarrhö

Ernährungsratschläge

- Waschen der Hände mit Seife oder besser deren Reinigung mit einem alkoholgetränkten Desinfektionstuch nach Toilettenbesuchen und vor Mahlzeiten verhüten effektiv die Übertragung von Mikroben aus der Umgebung auf die Lebensmittel.
- Im Zweifelsfall sollten Reisende nur Speisen zu sich nehmen, die gut durchgebraten oder ausreichend gekocht wurden, Obst, das sie selbst geschält haben, und sich auf abgekochte Getränke oder Flaschengetränke beschränken.
- Oft wird geraten, keine Salate zu essen. Werden Salate als erster Gang gegessen, können jedoch manche Erreger durch die Magensäfte abgetötet werden.
- Nahrungsmittel wie rohe Hühnereier, weich gekochte Eier und Omletten können Salmonellen verbreiten.
- Personen, die magensäurehemmende Pharmaka einnehmen, immunsupprimierte Patienten und solche mit chronischen Darmerkrankungen sollten bei der Wahl ihrer Speisen besonders vorsichtig sein.
- Rohe oder nur unvollständig gekochte/gebratene Schalentiere können Hepatitis A, Salmonellen, Cholera oder Caliciviren übertragen, vor allem wenn sie in der Nähe von Abwasserkanälen gefangen oder gezüchtet werden.

Wasserdesinfektion

- Die sicherste Methode, Trinkwasser zu desinfizieren, besteht darin, das Wasser 5 Minuten lang abzukochen. Dadurch werden häufig vorkommende Bakterien, die Durchfall verursachen, Hepatitis-A-Viren und Parasiten selbst in großer Höhe, wo das Wasser bei einer Temperatur unter 100° C kocht, abgetötet.
- Wasser kann auch auf chemischem Weg desinfiziert werden, indem man 1 Liter Wasser 2 Tropfen einer 5%igen Jodlösung zusetzt. Bei Giardiazysten benötigt man 5 Tropfen und 1 Stunde. Sehr kaltes Wasser benötigt 2 Stunden.
- Chloramintabletten neigen dazu, bei hoher Luftfeuchtigkeit Klumpen zu bilden. Die Desinfektion des Wassers dauert eine halbe Stunde, zur Geschmacksverbesserung sollte man Thiosulfat zusetzen.
- Bei schlechter Wasserqualität reicht eine Filtration nicht aus, um eine Infektionsgefahr auszuschalten.

Prophylaktische Antibiotikatherapie

Personen, bei denen eine Antibiotikaprophylaxe sinnvoll sein kann

- Personen mit Anazidität
  - Patienten, die H2-Blocker, Protonenpumpenhemmer oder Antazida einnehmen
  - Patienten nach Gastrektomie
- Krebspatienten
- Patienten, die an schwerem Diabetes mellitus leiden
- Patienten mit schwerer Herzinsuffizienz
- Patienten mit ausgeprägter Immunschwäche
  - Hypogammaglobulinämie, Behandlung mit Zytostatika
  - Behandlung mit mehr als 20 mg Prednisolon pro Tag
- Patienten mit einer aktiven Darmkrankheit (Morbus Crohn, Colitis ulcerosa)
- Patienten mit reaktiver Arthritis, Reiter-Krankheit (HLA B 27)
- Personen auf einer (zwischen 4 und 14 Tagen dauernden) Reise in Länder mit hohem Durchfallrisiko können von einer Antibiotikaprophylaxe profitieren.
- 200 mg **Norfloxacin** pro Tag eignet sich zur Diarrhöprophylaxe, verhindert aber nicht durch Giardia lamblia oder Amöben verursachte Durchfälle. In den letzten Jahren erweist sich jeder zweite Campylobacter-Stamm als resistent gegen Fluorochinolone. Bei einer entsprechend selektierten Gruppe von Reisenden stellt Doxycyclin (das auch zur Malariaprophylaxe dient) eine Alternative dar. Makrolide können ebenfalls eingesetzt werden, wenn möglich jedoch nicht länger als 2 Wochen.

Erste Hilfe

- Rehydratation ist der wichtigste Behandlungsschritt. Orale Rehydratationslösungen (ORS) beschleunigen die Korrektur von Flüssigkeitsverlusten. Es ist ratsam, die fertigen Lösungen mit einem Volumsdrittel Wasser zu verdünnen.
- Tritt kein Fieber auf, kann eine symptomatische Behandlung, z.B. mit Loperamid, erfolgen.
- Bei fieberhafter Diarrhö, die mehr als 6–24 Stunden anhält, sind Erwachsene mit Antibiotika zu behandeln. Eine antibiotische Behandlung verkürzt die Dauer des Durchfalls, erhöht aber das Risiko von Nebenwirkungen ⓐ.
  - Norfloxacin, 400 mg × 2 oder
  - Ciprofloxacin, 500 mg × 2
  - ein Makrolid, z.B. Roxithromycin 150 mg × 2, besonders in Ostasien (und möglicherweise Spanien), wo Fluorchinolonresistenzen vorkommen
  - Die Behandlung erfolgt über 3–5 Tage oder weniger, wenn die Symptome abklingen.

- Bei einer Reisedauer von mehr als 2 Wochen und einem hohem Risiko, an Durchfall zu erkranken, ist die Aufnahme eines Antibiotikums in die Reiseapotheke zu überlegen.

2.04 Flugreisen und Erkrankungen

Hintergrund

- Je nach Flugzeugtyp und der Flughöhe entspricht der Luftdruck in der Kabine eines modernen Passagierflugzeugs jenem zwischen Meereshöhe und 2100 Metern. Der Sauerstoffgehalt der Kabinenluft beträgt stets 21%, mit zunehmender Höhe sinkt aber der alveoläre Sauerstoffpartialdruck.
- Der arterielle Sauerstoffpartialdruck (pO_2) beträgt bei einem gesunden Menschen auf Meereshöhe etwa 13 kPa (ca. 98 mmHg) und in einer Höhe von 2100 m immer noch etwa 8 kPa (60 mmHg). Hypoxiesymptome treten erst oberhalb von 3000 m auf, wenn der Sauerstoffpartialdruck auf unter 7 kPa (ca. 50 mmHg) absinkt. Die entsprechende Hämoglobin-Sauerstoffsättigung beträgt 98% auf Meereshöhe, 92% in 2100 m Höhe und 87% in 3000 m Höhe.
- Die Luft in der Kabine zirkuliert, so dass es 6- bis 12-mal pro Stunde zu einem Luftaustausch kommt. Die Luft im Inneren eines Flugzeugs ist sehr trocken, wobei die Luftfeuchtigkeit während eines Fluges zwischen 10% und 20% schwankt.
- Änderungen des Luftdrucks im Flugzeug können bei mangelndem Druckausgleich zu Druckänderungen in geschlossenen Körperhöhlen führen. Die häufigsten Symptome sind auf infektiöse oder allergische Erkrankungen des Mittelohres oder der Nebenhöhlen zurückzuführen.

Absolute Kontraindikationen für Flugreisen

- Rezenter Herz- oder Hirninfarkt (2–4 Wochen nach dem Ereignis)
- Nicht kompensierte Herzinsuffizienz
- Stenokardie in Ruhe
- Pneumothorax
- Schwere Anämie (Hb < 75 g/l)
- Zustand nach Operation (Luft in einer geschlossenen Körperhöhle, Ileus)
- Gefährliche ansteckende Krankheiten (Diphtherie, unbehandelte Lungentuberkulose, Anthrax, Pest, Cholera, Ebola-Fieber, Lassa-Fieber)

Vorsicht ist geboten bei:

- Leichter Angina pectoris
  - Wenn der Patient in der Ebene 100 m gehen oder Stiegen steigen kann, spricht nichts gegen eine Flugreise.
- Chronisch obstruktive Lungenerkrankung
  - Wenn der pO_2-Wert eines Patienten auf Meereshöhe unter 9 kPa (ca. 65 mmHg) liegt, ist bei Flügen, die länger als 1 Stunde dauern, eine zusätzliche Sauerstoffzufuhr erforderlich.
- Psychosen
  - Die Fluglinie muss bei der Buchung informiert werden, der Patient benötigt Begleitung.
- Diabetes
  - Insulinpflichtige Patienten müssen ihr Insulin, die Spritzen und Nadeln im Handgepäck transportieren. Bei Langstreckenflügen sollten sich Diabetiker an die Ortszeit des Ausgangslandes halten und ihre Mahlzeiten und Medikamente nach dem üblichen Zeitplan einnehmen. Die Umstellung auf die Ortszeit des Bestimmungsortes ist erst nach der Ankunft vorzunehmen 23.21.
- Patienten mit Verletzungen
  - Ein Patient mit einem Gipsverband an einer Extremität ist unter Umständen nicht in der Lage, in einem normalen Flugzeugsitz Platz zu nehmen, da während des Starts und der Landung der Maschine die Sitzlehne hochgestellt werden und der Sicherheitsgurt angelegt werden muss. Die Extremität darf nicht in den Mittelgang ragen. Ein Liegendtransport auf einer Trage kann erforderlich sein.
- Chirurgisch behandelte Otosklerose
  - Auf Grund der Druckänderungen kann es zu schwerem Schwindel kommen.
- Ansteckende Erkrankungen bei Kindern
  - Keine Kontraindikation, die Ansteckung anderer Passagiere ist aber möglich. Fluglinien können Beschränkungen erlassen.
- Schwangerschaft
  - Die Fluggesellschaften können ab der 28. Schwangerschaftswoche ein Attest verlangen. Der Mutter-Kind-Pass oder ein ähnliches Dokument sollte bei Reisen mitgeführt werden.
  - Internationale Flugreisen sind bis zum Ende der 36. Schwangerschaftswoche erlaubt, kürzere und Inlandsflüge bis zum Ende der 38. Schwangerschaftswoche, vorausgesetzt, die Schwangerschaft verläuft komplikationsfrei und es liegen keine Hinweise auf eine mögliche Frühgeburt vor.
- Postpartal
  - 48 Stunden nach einer normalen Entbindung können Mutter und Kind wieder reisen.

MEDIF-Formular

- Fluglinien können medizinische Informationen mittels eines Standardformulars (MEDIF-Formular) verlangen, bevor sie einer kranken Person

- die Genehmigung für die Flugreise erteilen. Das Formular ist in allen Reise- und Reservierungsbüros erhältlich.
- Ein MEDIF-Formular ist immer erforderlich, wenn ein Patient auf einer Tragbahre transportiert wird oder Unsicherheit darüber besteht, ob der Patient in der Lage ist, allein zu reisen.

Medizinische Ausrüstungen an Bord eines Flugzeuges

- Die Joint-European-JAR-OPS-1-Regulation definiert das Mindesterfordernis an Erste-Hilfe-Ausrüstung in Flugzeugen. Viele Fluglinien haben jedoch ihre Ausstattung verbessert und führen zum Beispiel halbautomatische Defibrillatoren sowie zusätzliche Medikamente und Utensilien mit.
- Medizinischer Sauerstoff
- Erste-Hilfe-Koffer
  - Inhalt
    - Verbandstoffe
    - Verbände für Brandwunden
    - große und kleine Wundverbände
    - selbstklebende Verbände
    - Fixierpflaster, Sicherheitsnadeln, Schere
    - sterile Wundverbände
    - selbstklebende Wundverbände
    - Beatmungsmaske
    - Schmerzmittel
    - Antiemetika
    - abschwellende Nasentropfen/-sprays
    - Bronchodilatator (inhalierbar)
    - Erste-Hilfe-Handbuch
    - Schienen
    - Antazida
    - Antidiarrhoika
    - Handbuch für visuelle Notsignale am Boden und in der Luft
    - Einweghandschuhe
    - Abfallbehälter
    - Ereignisberichtsformulare
- Notfallkoffer
  - Inhalt
    - Blutdruckmesser (nicht auf Quecksilberbasis)
    - Stethoskop
    - Spritzen und Injektionsnadeln
    - Beatmungstuben
    - Tourniquet
    - Einmalhandschuhe
    - Abwurfbehälter für Kanülen
    - Harnkatheter und Gleitgel
    - Entbindungsset
    - Sauerstoffmaske, Ambubeutel
    - Koronardilatator
    - Spasmolytikum (injizierbar)
    - Adrenalin 1:1000 und 1:10.000 (injizierbar)
    - Kortison (injizierbar)
    - starkes Schmerzmittel (injizierbar)
    - Diuretikum (injizierbar)
    - Antihistaminika (Tabletten und injizierbar)
    - Sedativa/Antiepileptika (Tabletten und injizierbar/rectal)
    - antihypoglykämische Medikation (injizierbar)
    - Antiemetika (injizierbar)
    - Atropin (injizierbar)
    - Digoxin (injizierbar)
    - Uterustonika
    - Bronchodilatator (injizierbar/inhalierbar)
    - Medikamenteliste mit Indikationen und Dosierungsangaben (Landessprache und Englisch)
- Anmerkung für Österreich: Für Patienten relevante Informationen sind im Internet unter www.aua.com >Rund um den Flug >Reisemedizinische Infos abrufbar.

2.30 Fieber bei Tropenheimkehrern

Grundregeln

- Auf Reisen können sich Personen Krankheiten zuziehen, die auch im eigenen Land üblich sind.
- Reisedurchfall ist die am besten bekannte Infektion in Zusammenhang mit Reisen. Atemwegsinfektionen belegen den 2. Platz.
- Lebensbedrohliche Krankheiten wie Sepsis und Malaria müssen sofort diagnostiziert und behandelt werden. **Fieber bei aus den Tropen zurückgekehrten Reisenden ist bis zur Widerlegung der Diagnose als Malaria zu betrachten**.
- Der Patient sollte gleich an eine geeignete Abteilung weitergeleitet werden. Wenn der Patient ambulant behandelt wird, sollte er nachbetreut werden.
- Konsultieren Sie den Infektionsspezialisten Ihrer Region (Tropeninstitut).

Diagnostisches Vorgehen bei Reiseerkrankungen

- Sofortige Krankenhauseinweisung ist notwendig, wenn der Allgemeinzustand des Patienten schlecht ist oder wenn die klinischen Untersuchungen Alarmzeichen offenbaren, wie Symptome einer Blutung, Symptome des Zentralnervensystems, Dyspnoe, niedrigen Blutdruck, Leber- oder Niereninsuffizienz, schwere Anämie, Thrombozytopenie, Agranulozytose oder wenn die Möglichkeit einer Malaria aufgrund der Vorgeschichte besteht.

Tabelle 2.30.1 Hinweise auf die Ätiologie einer Tropenkrankheit auf Basis des klinischen Bildes

	Typische klinische Bilder und diagnostische Hinweise
Lungeninfektionen mit ernsten Symptomen	
• Pneumonie	
• Legionärskrankheit	Kopf- und Muskelschmerzen, Verwirrtheit, Bauchschmerzen, Durchfall
• Q-Fieber	Fieber, Kopfschmerz, Myalgie und erhöhte Leberenzymwerte
• Lungenmilzbrand	Mediastinitis
Fieber, schlechter Allgemeinzustand	
• Malaria	Thrombopenie, Leucopenie, erhöhte Leberwerte
• Dengue-Fieber	Thrombopenie, Leucopenie, erhöhte Leberwerte, Hautausschlag
• Prim. HIV	Thrombopenie, Leucopenie, erhöhte Leberwerte, Hautausschlag
• Typhus	Kopfschmerz, trockener Husten, Leukozyten und CRP nur leicht erhöht oder normal
• Brucellose	Lymphadenopathie, Hepatosplenomegalie, Arthritis, Ostitis
• Viscerale Leishmaniose	Lymphadenopathie, Hepatosplenomegalie, Pancytopenie
• Schlafkrankheit	Tsetsefliegenstich in der Anamnese, Schanker
• Schistosomiasis	Süsswasserkontakt in der Anamnese
• Fleckfieber	Hautausschlag, Schorf
• Rückfallfieber	Wiederholte Fieberepisoden
• Leptospirose	Fieber und Symptome ähnlich Grippe, Hepatitis oder Meningitis, Frischwasserkontakt in der Anamnese
Enzephalitis	
• **Herpesenzephalitis**	
• **FSME**	
• **Japanische Enzephalitis**	
Hämaturie	
• Schistosomiasis	Süsswasserkontakt in der Anamnese
Diarrhö	
• **Gastrointestinale bakterielle Infektionen: Salmonellen, Shigella, Campylobacter, Yersinia usw.**	
• Gastrointestinale parasitäre Infektionen: Amöbiasis, Giardiasis, Kryptosporidiose	
• Hepatitis, vor allem Hepatitis A und E	
• Malaria	
Ikterus	
• **Hepatitis**	
• **Malaria**	
• Leptospirose	
• Typhus	
• Q-Fieber	
• Epstein-Barr-Virusinfektion	
• Zytomegalie-Virusinfektion	
Delir	
• Enzephalitis oder Meningitis	
• Malaria	
• Jede septische Infektion	
• Mefloquin als Malariaprophylaxe	
Blutungsstörung	
• **Hämorrhagisches Dengue-Fieber**	Thrombopenie, Leucopenie, erhöhte Leberwerte, Exanthem
• Gelbfieber (Afrika, Mittel- und Südamerika)	Aufenthalt im tropischen Afrika oder Südamerika
• Ebola, Marburg, Lassa, Krim-Kongo-hämorrhagisches Fieber	Aufenthalt in einem Epidemiegebiet während der vorausgehenden 21 Tage und naher Kontakt mit erkranktem Menschen oder Tier

- Die folgenden Ergebnisse sind zu erfragen und zu dokumentieren:
  - Reisetätigkeit (Destinationen und Reiseverlauf) in den letzten 6 Monaten oder auch Jahren, wenn die Symptome seit langer Zeit bestehen
  - Symptome und deren Auftreten in chronologischer Reihenfolge
  - Infektionsexposition (ungeschützte Sexualkontakte, Injektionen und Bluttransfusionen, Insektenstiche, Zeckenbisse, Tierkontakte, Kontakte mit Frischwasser, Genuss von unpasteurisierten Milchprodukten)
  - Medikationen und Behandlungen während der Reise
  - prophylaktische Impfungen und Impfplan
  - Malariaprophylaxe und ihre Richtigkeit
  - bei Mitreisenden beobachtete Symptome
- Gründliche klinische Untersuchung inklusive Hautuntersuchung bei guten Lichtverhältnissen
- Labor- und Röntgenuntersuchungen:
  - Ein peripherer Blutausstrich und ein dicker Tropfen zur Diagnose von Malaria. Zumindest ein Blutausstrich sollte sofort im nächstgelegenen Labor untersucht werden. Wenn die 1. Probe negativ ist, wird nach 4–6 Stunden eine neue Probe genommen, ebenso bei einer Fieberspitze. Letztlich müssen 3–4 negative Proben vorliegen, bevor eine Malaria ausgeschlossen werden kann.
  - Blutkultur, 2 ×
  - Hämoglobin, Leukozyten, Differenzialblutbild, Thrombozyten und Serum-CRP

Tabelle 2.30.2 **Häufige fieberhafte Tropenkrankheiten**

In weiten Bereichen häufig oder endemisch
• Malaria • Dengue-Fieber • Epidemisches Fleckfieber • Virale Hepatitis • HIV-Infektion • Tuberkulose
In weiten Bereichen seltener auftretende Erkrankungen
• Durch Amöben verursachter Leberabszess • Brucellose • Schistosomiasis • Toxoplasmose • Leptospirose • Rickettsiosen • Filariose
Nur in beschränkten Regionen seltener auftretende Erkrankungen
• Viszerale Leishmaniose • Rückfallfieber • Trypanosomiasis • Poliomyelitis • Pest • Melioidose • Hämorrhagische Fieber • Gelbfieber

Tabelle 2.30.3 **Inkubationszeiten einiger Reisekrankheiten**

Inkubationszeit	Dauer
Kurze Inkubationszeit	**(weniger als 7 Tage)**
	Reisedurchfall
	Dengue-Fieber und andere Arbovirusinfektionen
Mittlere Inkubationszeit	**(weniger als 21 Tage)**
	Malaria
	Hepatitis A
	Rickettsiosen oder Fleckfieber[1]
	Epidemisches Fleckfieber
	Leptospirose
	Hämorrhagische Fieber
Lange Inkubationszeit	**(mehr als 21 Tage)**
	Malaria[2]
	Virale Hepatitis (A, B, C, D, E)
	Leberabszess bei Amöbiasis
	Akute HIV-Infektion
	sekundäre Syphilis
	Brucellose
	Tuberkulose[2]
	Akute Schistosomiasis
	Viszerale Leishmaniose

[1] Üblicherweise weniger als 10 Tage
[2] Symptome können Monate oder sogar Jahre nach der Infektion auftreten

Tabelle 2.30.4 **Hautbefunde bei einigen Infektionen**

Form der Hautveränderung	Mögliche Diagnosen
Makulopapulärer Ausschlag	Dengue-Fieber
	Akute HIV-Infektion
	Leptospirose
	Hämorrhagische Fieber
Erythema chronicum migrans	Lyme-Krankheit (Borreliose)
Roseola typhosa	Typhus abdominalis
Pusteln	Generalisierte Gonokokkeninfektion
Petechiae, Ecchymosen, Blutungen	Meningokokkämie
	Dengue-Fieber
	Hämorrhagische Fieber
	Gelbfieber
	Rickettsiosen
	Leptospirosen
Nekrotische Papeln („Eschar", „Tache noire")	Rickettsiosen oder Fleckfieber
	Anthrax
	Krim-Kongo-hämorrhagisches Fieber
Ulzera	Tularämie
	Kutane Diphtherie
Urtikaria	Wurminfektionen

- SGOT, SGPT, alkalische Phosphatase und Serumbilirubin
- Kalium, Natrium und Kreatinin
- Harntest (Mittelstrahlharn)
- Stuhlbakterienkulturen
- Thoraxröntgen
• Tabelle 2.30.1 listet jene Krankheiten auf, die je nach Vorliegen der Symptome in Betracht zu ziehen sind. Die wahrscheinlichsten Ursachen (wobei es sich häufig nicht um eine Tropenkrankheit handelt) sind fett gedruckt.
• Siehe auch Tabelle 2.30.2, 2.30.3, 2.30.4.

2.31 Bakterielle Erkrankungen in warmen Ländern

Anthrax (Milzbrand)

Erreger
• Bacillus anthracis (ein grampositives Stäbchen)

Epidemiologie
• Anthrax bei Tieren findet sich z.B. in Süd- und Nordamerika, der Karibik, Ost- und Südeuropa, im Mittleren Osten, Asien und Afrika.

Infektionsweg
• Anthrax wird nicht von Mensch zu Mensch übertragen.
• Die Krankheit befällt Pflanzenfresser und wird gelegentlich auf Menschen übertragen.
• Rinder, Schafe, Ziegen, Pferde und Schweine stellen das Reservoir dar.
• Die bakteriellen Sporen bleiben auch in getrockneten oder verarbeiteten Tierhäuten (Leder) sowie im Boden jahrelang lebensfähig.
• Eine Infektion mit Hautmilzbrand kann beim Menschen über tierisches Gewebe, Wolle, Leber, Haare oder daraus hergestellte Produkte oder auch kontaminiertes Bodenmaterial und Knochen erfolgen. Lungenmilzbrand wird durch eingeatmete Sporen verursacht, z.B. beim Hantieren mit Ziegenwolle (Wollsortiererkrankung).
• Darmmilzbrand kann durch den Verzehr von kontaminiertem Fleisch verursacht werden.
• Im Fall von biologischer Kriegführung oder Terrorismus würden die Bakterien mit größter Wahrscheinlichkeit in Form von Aerosolen verbreitet werden und vor allem Lungenmilzbrand verursachen.

Weltweite Bedeutung
• Eine vorwiegend bei Tieren auftretende Krankheit, kann in seltenen Fällen beim Menschen auftreten.
• Potenzieller Krankheitserreger im Rahmen von terroristischen Anschlägen und biologischer Kriegführung.

Symptome
• Die häufigste Form der Erkrankung ist der Hautmilzbrand. Die Inkubationszeit beträgt 1–7 (meist 2–5) Tage. Die Krankheit beginnt mit einer Papel, die sich vergrößert und ein Bläschen bildet. Die Bläschen breiten sich aus und brechen auf; 7–10 Tage nach Ausbruch der Krankheit entwickelt sich ein schwarzes, schmerzloses Geschwür mit einem Durchmesser von einigen Zentimetern. Das Geschwür bildet eine Kruste, die nach 1–2 Wochen abfällt und eine Narbe hinterlässt. Ohne Behandlung kann sich die Erkrankung über den ganzen Körper ausbreiten.
• Ein Einatmen des Erregers führt zu einer in 2 Phasen ablaufenden Krankheit, die nach einer Inkubationszeit von 1–5 Tagen grippeähnliche Symptome verursacht, auf die nach 2–5 Tagen eine schwere, oft tödliche Mediastinitis folgt.
• In seltenen Fällen tritt Darmmilzbrand auf. Die Symptome sind Erbrechen, Fieber und im späteren Verlauf Bauchschmerzen, Hämatemesis und Meläna, ähnlich einer akuten Blutung.

Diagnose
• Verdachtsdiagnose
  - Akute fieberhafte Erkrankung bei Personen, die aus einem Endemiegebiet kommen, wo sie mit Tieren oder tierischen Produkten Kontakt hatten, und die die oben genannten klinischen Symptome aufweisen.
  - Bei Verdacht auf eine absichtliche Verbreitung von Anthraxbakterien ist auf eventuelle Symptome von Lungen- oder Hautmilzbrand zu achten.
• Blutkultur (2 ×), Bakterienfärbung und -kultur, PCR je nach Krankheitsform aus Hautläsion, Speichel- oder Stuhlprobe.
• Antikörperbestimmung
• Alle Proben sind mit Informationen über den Verdacht auf Anthrax und mit einem gelben Dreieck als Warnung vor der Ansteckungsgefahr zu kennzeichnen.
• Patienten mit Anthraxverdacht müssen nicht isoliert werden, die üblichen Vorsichtsmaßnahmen sind ausreichend. Abfallstoffe sind als ansteckendes Material zu behandeln.
• Die Antibiotikatherapie ist so frühzeitig wie möglich einzuleiten. Das Mittel der Wahl ist Ciprofloxacin, 2 × 400 mg i. v., bei Kindern beträgt die Dosierung 20–30 mg/kg/Tag. Die Therapie ist nach Vorliegen der Diagnose und Feststellung der Sensitivität der Bakterien entsprechend zu modifizieren. Die Behandlung ist bei Lungen- und Darmmilzbrand über etwa 60 Tage fortzusetzen, bei Hautmilzbrand 7–10 Tage lang.

- Differenzialdiagnose: Staphylokokkeninfektion, Pest, Tularämie.
- Alle verifizierten Anthraxfälle sowie alle Fälle, bei denen ein begründeter Verdacht besteht, sind den staatlichen Behörden zu melden.

Prognose
- Hautmilzbrand
  - Die Mortalität beträgt bei unbehandelten Fällen 5–20%, ist aber bei Antibiotikatherapie extrem niedrig.
- Lungenmilzbrand
  - Die Mortalität beträgt, selbst bei Behandlung, 90–100%.
- Darmmilzbrand
  - Die Mortalität beträgt bei unbehandelten Fällen 25–100%.

Exposition (Verdacht auf absichtliche Verbreitung)
- Expositionswahrscheinlichkeit beurteilen. Die Entscheidung über Probennahme und die Behandlung exponierter Personen ist in Zusammenarbeit mit den für die nationale Sicherheit verantwortlichen Behörden zu treffen.
- Alle Areale und Räumlichkeiten, bei denen ein Verdacht auf Kontamination besteht, sind zu verschließen bzw. abzusichern. Alle Personen, die sich in diesen Arealen aufgehalten haben, sind zu registrieren. Behördenvertreter sorgen dafür, dass von allen etwaigen Infektionsquellen Proben genommen werden.
- Exponierte Personen sollten ihre Bekleidung ablegen, sich unter der Dusche gründlich waschen und saubere Kleidung anziehen.
- Exponierte Personen sind selbst nicht ansteckend und müssen daher nicht isoliert werden.
- Wird der Verdacht einer Exposition bestätigt, sind prophylaktisch Antibiotika zu verabreichen, vor allem Ciprofloxacin 2 × 500 mg per os; bei Kindern 20–30 mg/kg/Tag in 2 Dosen (nicht mehr als 1 g/Tag). Bei bestätigtem Verdacht ist die Antibiotikabehandlung 60 Tage lang fortzusetzen.

Prophylaxe
- Überwachung etwaiger Infektionen bei Tieren. Die Kadaver erkrankter Tiere sind zu verbrennen.
- In manchen Ländern gibt es einen Impfstoff **A**.

Pest

Erreger
- Yersinia pestis

Epidemiologie
- Tritt in der ganzen Welt, aber außerordentlich selten, auf. Etwa 200 Fälle pro Jahr werden aus Afrika, Asien und Südamerika gemeldet. Auch in den Vereinigten Staaten von Amerika gibt es Pestfälle.

Infektionsweg
- Nagetiere, vor allem Ratten, sind die Infektionsträger.
- Die Infektion erfolgt über Flohbisse.
- Lungenpest kann als Aerosolinfektion von Mensch zu Mensch übertragen werden.

Weltweite Bedeutung
- in der Vergangenheit Ursache großer Pandemien.
- Könnte grundsätzlich von Terroristen als biologische Waffe eingesetzt werden. Die wahrscheinlichste Verbreitung wäre in Form von Aerosolen.

Symptome
- Bei der Beulenpest kommt es nach einer Inkubationszeit von 2–8 Tagen zu einer Vergrößerung der Lymphknoten im Bereich der Leisten, Achselhöhlen und am Hals sowie zu hohem Fieber.
- Durch Einatmen der Bakterien kann es zu einer oft tödlich verlaufenden Lungenentzündung kommen (Lungenpest; diese kann auch als Komplikation der Beulenpest auftreten).

Diagnose
- Bei klinischem Verdacht auf Pest ist eine sofortige Behandlung einzuleiten.
- Die traditionelle Diagnostik stützt sich auf eine Bakterienfärbung und -kultur. Es gibt auch einen neuen Streifen-Schnelltest zum Nachweis von F1-Antigen von Yersinia pestis, der eine hohe Sensitivität und Spezifität aufweist.

Therapie
- Das Medikament der Wahl ist Streptomycin.
- Tetracycline und wahrscheinlich auch Fluorochinolone sind ebenfalls wirksam.

Prognose
- Unbehandelt sterben 50% der Patienten mit Beulenpest und bis zu 100% der Patienten mit Lungen- oder septikämischer Pest.
- Antibiotika sind nur wirksam, wenn die Therapie im Frühstadium der Krankheit einsetzt. In diesem Fall beträgt die Mortalität etwa 5%.

Prophylaxe
- Ausrottung der als Vektoren fungierenden Nagetiere.
- Es gibt keinen wirksamen Impfstoff **D**.

Brucellose

Erreger
- Brucellen sind gramnegative Stäbchen.

Epidemiologie
- Brucellose tritt in den Mittelmeerländern, auf der Arabischen Halbinsel, in Indien, Mittel- und Südamerika sowie in Afrika auf.

Infektionsweg
- Die häufigste Infektionsquelle für Menschen ist Milch, vor allem nicht pasteurisierte Ziegenmilch.

Weltweite Bedeutung
- In der Vergangenheit eine häufige Infektion, deren Inzidenz jedoch durch die Pasteurisierung von Milch zurückgegangen ist.

Symptome
- Die Symptome variieren stark, und eine Unterscheidung von anderen lang dauernden systemischen Infektionen ist schwierig. Manche Fälle bleiben subklinisch.
- Fieber, Schweißausbrüche, Kopfschmerzen, Rückenschmerzen und Übelkeit treten nach einer Inkubationszeit von 2–8 Wochen auf. Manche Patienten klagen über einen seltsamen Geschmack im Mund. Depressionen, Lymphadenopathie und eine Vergrößerung von Milz und Leber sind weitere mögliche Symptome, ebenso wie Symptome, die den Magen-Darm-Trakt, Skelett und Gelenke, das Zentralnervensystem, Herz, Lunge oder die Harnwege betreffen.

Diagnose
- Die Diagnosestellung erfolgt auf Basis eines klinischen Verdachts (Kontakt mit Tieren in endemischen Gebieten).
- Brucellen für die Kultur können aus Blut, Knochenmark und Gewebe gewonnen werden. Brucella-Antikörper können bestimmt werden.

Therapie
- Kombination von Doxycyclin und Gentamycin oder Streptomycin oder von Doxycycline und Rifampicin (6 Wochen), bei Kindern Trimethoprim-Sulpha (6 Wochen) und Gentamycin (2 Wochen).

Prognose
- Bei unbehandelten Fällen beträgt die Mortalität etwa 2%.

Prophylaxe
- Massenimmunisierung der Tiere in endemischen Gebieten

Rückfallfieber

Erreger
- Epidemisches Rückfallfieber wird durch Borrelia recurrentis verursacht.
- Endemisches Rückfallfieber wird durch andere Borrelia-Spezies verursacht.

Epidemiologie
- Epidemisches Rückfallfieber tritt in Afrika und Südamerika auf und in jedem anderen Teil der Welt, wo Menschen unter schlechten hygienischen Bedingungen leben, aber bekleidet sind; die endemische Form in den meisten Teilen der Welt.

Infektionsweg
- Borrelien werden nur über das Blut übertragen. Der Vektor für die epidemische Form ist die Laus. Bei der endemischen Form übertragen Zecken die Krankheit von Kleinsäugern auf den Menschen.

Weltweite Bedeutung
- Die Krankheit ist weit verbreitet. Durch Zecken übertragenes Rückfallfieber verursacht Epidemien im Kriegsfall, bei Hungersnöten und Populationsbewegungen.

Symptome
- Fieber mit Schüttelfrost, starke Kopfschmerzen, Myalgie, Arthralgie, Photophobie und Husten nach einer Inkubationszeit von einer Woche. Die erste Fieberphase dauert 3–6 Tage.
- Nach einer fieberfreien Zeit von 1 Woche kommt es zu Rezidiven, die jeweils 2–3 Tage dauern. Bei epidemischem Rückfallfieber kommt es für gewöhnlich zu 1–5 Rezidiven, bei der endemischen Form ist die Zahl der Rezidive höher.
- Die häufigsten Symptome oder Befunde am Ende des Fieberschubs sind eine Vergrößerung von Milz und Leber, Ikterus, Ausschläge, Lähmung der Hirnnerven, Meningitis, Hemiplegie oder epileptische Anfälle.

Diagnose
- Durch Blutausstrich während der Fieberschübe (Malariaausstrich)

Therapie
- Die epidemische Form kann mit einer Einzeldosis von 500 mg Tetracyclin behandelt werden; die endemische Form der Erkrankung erfordert die Verabreichung von 4 × 500 mg über 5–10 Tage.
- Die Herxheimer-Reaktion folgt oft der Behandlung bei endemischem Rückfallfieber, mit Fieberanstieg, Verwirrtheit, Tachykardie und vorübergehender Hypertension mit anschließendem Blutdruckabfall.

Prognose
- Bei der epidemischen Form beträgt die Mortalität 4–40%, bei der endemischen Form 5%.

Prophylaxe
- Verbesserung der Hygiene, Entlausung und Vermeidung von Zeckenbissen

Leptospirose

Erreger
- Spirochäten der Gattung Leptospira
- Der häufigste Erreger ist Leptospira interrogans.

Epidemiologie
- Weltweites Vorkommen

Infektionsweg
- Die Erkrankung wird auf den Menschen über den Kontakt mit Bodenmaterial oder Wasser übertragen, das mit dem Urin erkrankter Tiere kontaminiert wurde.
- Seltener kommt es durch den Biss eines infizierten Tieres oder durch Kontakt mit oder Verzehr von infiziertem Gewebe zu einer Infektion.

Weltweite Bedeutung
- Eher häufig

Symptome
- Die Inkubationszeit beträgt 2–30 Tage.
- Die Symptome sind meist jenen von Grippe, Meningitis oder Hepatitis ähnlich.
- Weitere Symptome sind Erbrechen, Myalgie, Kopfschmerz, Photophobie, subkonjuktivale Blutungen, Lymphadenopathie, Splenomegalie und Karditis.
- Wenn die Muskulatur betroffen ist, kann der Kreatinkinasespiegel erhöht sein.
- Zu den möglichen Komplikationen zählen Nierenversagen, das in manchen Fällen eine Dialyse erfordert, sowie kardiogener Schock.

Diagnose
- Verdacht: Symptomatische fieberhafte Erkrankungen, Hepatitis oder Meningitis und eine Vorgeschichte mit möglicher Exposition
- Die Diagnose stützt sich auf serologische Befunde.

Therapie
- Schwere Formen der Erkrankung sind durch intravenöse Verabreichung von Penicillin oder Ceftriaxon, leichtere Formen mit oralem Doxycyclin ❷ zu behandeln, das auch bei hohem Expositionsrisiko prophylaktisch verabreicht werden kann ❸.

Prognose
- Bei der ikterischen Form der Erkrankung beträgt die Mortalität 5–10%.

Prophylaxe
- 200 mg Doxycyclin 1 × pro Woche in endemischen Gebieten bei hohem Expositionsrisiko kann die Erkrankung nicht in jedem Fall verhindern, verringert aber ihren Schweregrad.
- In manchen Ländern gibt es eine Impfung, die zum Schutz von Personen verabreicht wird, die in endemischen Gebieten leben und im Rahmen ihrer Arbeit dem Bakterium ausgesetzt sind.

Lepra

Erreger
- Mycobacterium leprae

Epidemiologie
- In den Tropen und Subtropen endemisch

Infektionsweg
- Eine Infektion erfolgt durch längeren Kontakt mit einem Krankheitsträger.

Weltweite Bedeutung
- In endemischen Gebieten ein ernstes Gesundheitsproblem

Symptome
- Tuberkuloide Lepra (kleine Anzahl von Bakterien auf der Haut)
  - benigner Verlauf
  - blasse sensibilitätsgestörte Hautareale, Mononeuropathien
- Lepromatöse Lepra
  - große Hautreale mit Verdickungen und Knötchen
  - Verletzungen an Fingern und Zehen auf Grund der Neuropathie

Diagnose
- Färbung von Hautproben zum Nachweis von Mykobakterien

Therapie
- Dapson, Clofazimin, Rifampicin (als Dreifachtherapie) ❶

Prognose
- Bei frühzeitig einsetzender Behandlung ist die Prognose gut.
- Die Therapie verhindert eine Ausbreitung der Erkrankung sowie die Infektiosität, kann aber kosmetische Defizite nicht rückgängig machen.

Prophylaxe
- Alle infizierten Patienten sind zu behandeln.
- Schutzimpfung ❶

Rickettsiosen oder Fleckfieber

Erreger
- Rickettsien sind intrazelluläre Mikroben, die die Intima der Blutgefäße besiedeln und Vaskulitis verursachen. Es gibt 16 Arten von Rickettsien, die beim Menschen bekanntermaßen Krankheiten auslösen. R. prowazekii verursacht epidemisches (Läuse-)Fleckfieber, R. typhi (mooseri) endemisches oder murines (Ratten-, Rattenfloh-) Fleckfieber oder Flohfleckfieber, R. conorii Mediterranes Fleckfieber (Boutonneuse-Fieber), R. africae Afrikanisches Zeckenbissfieber, R. rickettsii Rocky-Mountain-spotted-Fieber und

R. tsutsugamushi Milbenfleckfieber (Tsutsugamushi-Fieber).

Epidemiologie
- Epidemisches Fleckfieber tritt vor allem in Afrika, Süd- und Mittelamerika und Asien auf. Es verbreitet sich u.a. in Flüchtlingslagern und überall dort, wo Übervölkerung besteht und Menschen bekleidet sind. Zu Epidemien kommt es vor allem in den Wintermonaten. In den letzten Jahren sind kleinere Ausbrüche in Burundi und Russland gemeldet worden. Endemisches Fleckfieber findet sich in Afrika, Asien und Europa, Rocky-Mountain-Fieber in Nord-, Mittel- und Südamerika. Andere Rickettsiosen treten in enger begrenzten endemischen Gebieten auf. Mediterranes Fleckfieber findet sich in den Mittelmeerländern, Afrika, Indien, im Bereich des Schwarzen Meeres und in Russland, während das Afrikanische Zeckenbissfieber auf dem Afrikanischen Kontinent und das Milbenfleckfieber im Fernen Osten heimisch sind.

Infektionsweg
- Die Infektion wird je nach Rickettsienspezies durch folgende Arthropoden übertragen: Läuse (R. prowazekii), Flöhe (R. typhi) oder Zecken (R. rickettsii, R. conorii, R. africae, R. Helvetica etc. oder die Fleckfiebergruppe).

Weltweite Bedeutung
- Epidemisches Fleckfieber verbreitet sich unter schlechten hygienischen Bedingungen. Schätzungen zufolge forderte es im Lauf der Menschheitsgeschichte mehr Opfer als alle Kriege.

Symptome
- Die Inkubationszeit beträgt meist weniger als 2 Wochen.
- Typische Symptome sind plötzlich auftretendes hohes Fieber, Myalgie, Übelkeit und starke Kopfschmerzen.
- Bei den meisten Rickettsiosen tritt nach 3–7 Tagen ein typisches makulopapuläres und/oder violettes Ekzem auf, dieses kann aber auch fehlen. Bei manchen Rickettsiosen tritt ein vesikulärer Ausschlag wie bei Windpocken auf.
- Bei manchen Zeckenbissfiebern (z. B. Afrikanischem Fleckfieber und Mediterranem Fleckfieber) sowie bei Milbenfleckfieber kann an der Bissstelle eine nekrotische Hautläsion (tache noire) auftreten, die wie eine durch Ausdrücken einer Zigarette verursachte Punktverbrennung aussieht.
- Weitere mögliche Symptome:
  - Lymphadenopathie, Husten, Lungeninfiltrate, Konjunktivitis, Pharyngitis, Übelkeit, Erbrechen, Bauchschmerzen, erhöhte Leberenzymwerte, Hepatosplenomegalie, ZNS-Syndrome, Arrhythmie, Myokarditis, Proteinurie, Niereninsuffizienz

Diagnose
- Eine fieberhafte Erkrankung mit Ekzemen und/oder einem schwarzen Fleck (tache noire) bei einer aus einem endemischen Gebiet kommenden Person mit einem Zecken-, Floh- oder Läusebiss. Die Behandlung erfolgt auf Basis des klinischen Bildes, da schnelle Diagnosemethoden routinemäßig nicht zur Verfügung stehen. Wenn dies möglich ist, ist eine Malaria vor Beginn der Therapie auszuschließen.
- Spezifische Antikörper (R.-conorii-Antikörper zeigen eine Kreuzreaktion mit Rickettsien der Fleckbissfiebergruppe, R. typhi kreuzreagieren mit R. prowazekii und B. Quintana) zeigen oft erst 4–12 Wochen nach Auftreten der Krankheit erhöhte Werte.
- Positive PCR-Werte aus einer aus dem schwarzen Fleck stammender Biopsie (oder in manchen Fällen aus einer während des Fiebers abgenommenen Blutprobe).

Therapie
- Doxycyclin 2 × 100 mg, meist über 7 Tage

Prognose
- Von Spezies zu Spezies unterschiedlich, im Allgemeinen gut.
- Epidemisches Fleckfieber, Rocky-Mountain-Fieber, Mediterranes Fleckfieber und Milbenfleckfieber können – vor allem bei später Diagnose – lebensbedrohlich sein.

Prophylaxe
- Vermeidung von Arthropodenbissen

Q-Fieber

Erreger
- Coxiella burnetii, eine intrazytoplasmatische Mikrobe, die, im Gegensatz zu Rickettsien, auch außerhalb der Zelle existieren kann und in Sporenform in trockenem Staub lange Zeit lebensfähig bleibt.

Epidemiologie
- Tritt weltweit auf, vor allem in Viehzuchtgebieten.

Infektionsweg
- Auf Menschen meist über die Luft oder durch Kontakt mit Rinder-, Schaf- oder Ziegenexkrementen übertragen. Kann auch durch kontaminierte Wolle, nicht pasteurisierte Milch oder die Nachgeburt eines Haustieres (Katze) übertragen werden.

Weltweite Bedeutung
- Häufige fieberhafte Erkrankung, auf die man auch in Südeuropa treffen kann.

Symptome
- In den meisten Fällen zeigen die Patienten keine Symptome oder nur leichtes Fieber, das von selbst abklingt.
- Symptomatische Patienten zeigen nach einer Inkubationszeit von etwa 20 Tagen (1–5 Wochen) hohes, lang dauerndes Fieber mit Kopfschmerzen und Myalgien.
- Bei manchen Patienten kommt es zu einer Lungenentzündung und/oder erhöhten Leberenzymwerten.
- In schweren Fällen können Nierenkomplikationen, Myokarditis oder eine aseptische Meningoenzephalitis auftreten.
- Kann auch zu chronischer Endokarditis führen.

Diagnose
- Anamnese: Wohnort in einem Viehzuchtgebiet, in dem die Krankheit endemisch ist, Kontakt mit Viehexkrementen, Schlachtabfällen oder tierischen Nachgeburten
- Antikörperbestimmung

Therapie
- Doxycyclin

Prognose
- Selten tödlich

Prophylaxe
- Vermeidung von Tierkontakten

2.32 Viruserkrankungen in warmen Ländern
- Virushepatitis siehe 9.20.

Gelbfieber
Erreger
- Ein Flavivirus

Epidemiologie
- Gelbfieber ist in Südamerika und in Afrika südlich der Sahara, nicht aber in Asien endemisch.

Infektionsweg
- Die Krankheit wird durch Mückenstich übertragen.

Weltweite Bedeutung
- Von Zeit zu Zeit große Epidemien

Symptome
- Die Inkubationszeit beträgt 3–6 Tage. Das klinische Bild variiert von einer leichten fieberhaften Erkrankung bis zu einer schweren Krankheit mit Kopfschmerzen, Myalgie, Funktionsstörungen von Leber und Nieren, und Blutungen.

Diagnose
- Antikörperbestimmung

Therapie
- Es gibt keine spezifische Therapie.

Prognose
- Die Mortalität bei Gelbfieber beträgt etwa 5%, bei der ikterischen Form 20–50%.

Prophylaxe
- Es gibt eine wirksame und sichere Impfung gegen Gelbfieber. Eine Impfung schützt 10 Jahre lang. Sie empfiehlt sich für Personen, die in endemische Gebiete reisen. Die Gelbfieberimpfung ist die einzige Impfung, die in bestimmten Fällen von den Grenzbehörden verlangt wird, gewöhnlich von Personen, die aus endemischen Gebieten einreisen.
- Vermeidung von Mückenstichen

Dengue-Fieber
Erreger
- Ein Flavivirus, 4 verschiedene Serotypen

Epidemiologie
- Dengue-Fieber ist in vielen tropischen und subtropischen Gebieten endemisch, vor allem in urbanen Regionen.
- Hämorrhagisches Dengue-Fieber tritt in Südostasien und in der Karibik, nicht aber in Afrika auf.

Infektionsweg
- Die Infektion wird von Mensch zu Mensch durch Mücken übertragen (Aedes aegypti, sticht untertags).

Weltweite Bedeutung
- Steigende Inzidenz, gelegentlich große Epidemien
- 50–100 Millionen Fälle pro Jahr, 25.000 Tote pro Jahr wegen schwerer Fälle
- 40% der Weltbevölkerung sind gefährdet.

Symptome
- Inkubationszeit
  - kurz, 2–7 Tage
- Symptome
  - Fieber (oft biphasisch), Kopfschmerzen, Myalgie und Arthralgie, Übelkeit, Atembeschwerden, vergrößerte Lymphknoten, Ausschlag
  - Die Symptome klingen binnen 2 Wochen ab, oft gefolgt von wochenlanger Müdigkeit und Depressionen.
- Laborbefunde
  - Leukopenie, Thrombopenie, erhöhte Leberenzymwerte

Hämorrhagisches Dengue-Fieber
- Eine mit Dengue-Virus infizierte Person erkrankt nach kurzer Zeit an einer Dengue-Infektion mit einem anderen Serotyp.
- Die Krankheit beginnt wie normales Dengue-Fieber, doch kommt es nach 2–5 Tagen zur Bildung von Petechien und Blutungen, die zu einem Schock führen können.

Diagnose
- Antikörperbestimmung
- Ausschluss von Malaria

Therapie
- Es gibt keine spezifische Therapie.

Prognose
- Gut, die Mortalität ist niedrig.
- Bei der hämorrhagischen Form beträgt die Mortalität ohne unterstützende stationäre Behandlung etwa 20%, mit unterstützender Behandlung in einem Krankenhaus kann die Mortalität auf unter 1% gesenkt werden.

Prophylaxe
- Vermeidung von Mückenstichen.

Japan-Enzephalitis

Erreger
- Ein Flavivirus

Epidemiologie
- Tritt großräumig in Asien von Indien bis Korea auf.
- Die Prävalenz ist in Indien und Südostasien am höchsten.

Infektionsweg
- Von Mücken übertragen

Weltweite Bedeutung
- Wichtige Ursache viraler Meningoenzephalitiden bei Kindern in endemischen Gebieten.
- In endemischen Gebieten in Thailand beträgt die Inzidenz 3–5 Fälle/100.000 Einwohner/Jahr.

Symptome
- Die Inkubationszeit beträgt 4–15 Tage.
- Der Schweregrad variiert von einer fieberhaften Erkrankung mit Kopfschmerzen bis zu Meningitis oder Enzephalitis.

Diagnose
- Antikörperbestimmung

Therapie
- Es gibt keine spezifische Therapie.

Prognose
- Die Mortalität an Enzephalitis variiert von 30–40%.
- Die meisten überlebenden Patienten (50–80%) zeigen verschiedene neuropsychiatrische Symptome.

Prophylaxe
- Verhinderung von Mückenstichen tagsüber
- Es gibt einen wirksamen inaktivierten Ganzvirusimpfstoff.
- Bei der Impfung können Überempfindlichkeitsreaktionen auftreten. Die Inzidenz beträgt 1–100/10.000 geimpfte Personen.

Hämorrhagisches Fieber, das von Mensch zu Mensch übertragen wird
- Umfasst die Krankheiten Lassa-Fieber, Ebola-Fieber, Marburg-Virus-Infektion, Krim-Kongo-hämorrhagisches Fieber

Erreger
- Nach den Erkrankungen benannte Viren

Epidemiologie
- Lassa-Fieber wurde in Nigeria, Sierra Leone und Liberia beobachtet.
- Die Marburg-Virus-Infektion ist aus einer einzigen Epidemie bekannt, die in Deutschland und im früheren Jugoslawien auftrat und von importierten Affen übertragen wurde.
- Ebola-Fieber ist bisher in Form von begrenzten Epidemien in Zentral- und Ostafrika aufgetreten, z.B. im Jahr 1995 im Sudan und Kongo und in den Jahren 2000-2001 in Uganda.
- Das Krim-Kongo-hämorrhagische Fieber tritt in großen Gebieten Osteuropas, in Mittel- und Westasien und in Afrika auf.

Infektionsweg
- Das Lassa-Virus findet sich in Ratten. Die Infektion wird durch mit Rattenurin verunreinigten Staub, Lebensmittel und Ausscheidungen übertragen. Das Marburg-Virus stammt augenscheinlich von Affen. Der Wirt des Ebola-Virus ist unbekannt. Die Übertragung findet vermutlich von Mensch zu Mensch statt, und zwar durch engen Kontakt mit dem Blut oder Ausscheidungen infizierter Personen. Das Krim-Kongo-Virus findet sich in vielen Haustieren und wild lebenden Tieren, wobei Zecken den Vektor darstellen.

Weltweite Bedeutung
- Vom Standpunkt des öffentlichen Gesundheitswesens haben diese Krankheiten keine große Bedeutung, auf Grund der Infektiosität und hohen Sterblichkeitsrate zieht das Ebola-Virus während Epidemien große Aufmerksamkeit der Medien auf sich.

Symptome
- Verdacht auf hämorrhagisches Fieber besteht bei allen Patienten mit einem Fieber unbekann-

ter Ursache und/oder einer unerklärlichen Blutungstendenz, von denen bekannt ist, dass sie in den letzten 3 Wochen
- ○ engen Kontakt mit einer Person mit bestätigtem hämorrhagischen Fieber hatten,
- ○ mit Blut aus der Laborprobe eines Patienten mit hämorrhagischem Fieber in Berührung gekommen sind,
- ○ mit einem an hämorrhagischem Fieber erkrankten Tier Kontakt hatten,
- ○ als medizinisches oder Pflegepersonal in einem Gebiet arbeiteten, in dem hämorrhagisches Fieber auftritt.

Diagnose
- Klinisches Bild
- Viruskultur, Antikörper, PCR-Analyse (erfordern ein spezielles Sicherheitslaboratorium)

Prognose
- Lassa-Fieber ist meist eine leichte fieberhafte mit Schmerzen verbundene Erkrankung. Die Mortalität beträgt etwa 2%.
- Bei Ebola und der Marburg-Virus-Infektion liegt die Sterblichkeitsrate im zweistelligen Prozentbereich.
- Die Sterblichkeitsrate beim Krim-Kongo-hämorrhagischen Fieber ist etwa 10–15%.

Therapie
- Auf symptomatische Therapie beschränkt
- Bei Lassa-Fieber Ribavirin

Prophylaxe
- Vermeiden von Aufenthalten in Epidemiegebieten
- Vermeiden von Kontakt mit Blut und Ausscheidungen
- Für den Umgang mit Patienten und Laborproben sind besondere Isolierungsmaßnahmen erforderlich.

Chikungunga-Fieber

Erreger
- Ein Arbovirus

Epidemiologie
- Endemisch in Teilen von Afrika, Nordostasien und der indischen Halbinsel. Das Auftreten begann während des Jahres 2005 auf den Inseln östlich von Afrika und breitete sich auf die indische Halbinsel und Sri Lanka aus.

Infektionsweg
- Durch Stechmücken von Mensch zu Mensch übertragen

Weltweite Bedeutung
- Kann weit verbreitete Epidemien auslösen

Symptome
- Inkubationszeit 3–7 Tage
- Hohes Fieber, Hautausschlag, schwere Gelenksschmerzen, Muskelschmerzen, Kopfschmerzen
- Hämorrhagische Symptome bei einem Viertel der Patienten, Atemnot, Herzinsuffizienz, eventuell Zeichen von Meningitis oder Enzephalitis
- Gelenkssymptome können bei manchen Patienten mehrere Monate lang anhalten.

Diagnose
- Antikörperbestimmung

Behandlung
- Es existiert keine spezifische Behandlung.

Prognose
- gut

Vorsorge
- Vermeidung von Stechmückenbissen, auch tagsüber

2.33 Parasitäre Erkrankungen in warmen Ländern: Protozoen und Würmer

- Siehe eigene Leitlinien für Malaria 2.02, Giardiasis 1.60, Kryptosporidiose 1.61, Toxoplasmose 1.62 und Amöbiasis 1.63.

Leishmaniose

Erreger
- Der Flagellat Leishmania

Epidemiologie
- Viszerale Leishmaniose (Kala azar)
  - ○ Mittelmeerraum (endemisch an der Ostküste Spaniens), Naher Osten, Mittelasien, Indien, China, Afrika, Südamerika
- Kutane Leishmaniose
  - ○ Mittelmeerländer, Türkei, Indien, Afrika, Mittel- und Südamerika
- Mukokutane Leishmaniose
  - ○ Südamerika

Infektionsweg
- Die Infektion wird durch Sandmücken von Nagetieren und Hunden auf den Menschen übertragen.

Weltweite Bedeutung
- Die globale Prävalenz beträgt 12 Millionen, die jährliche Inzidenz 600.000.

Symptome
- Bei der viszeralen Leishmaniose beträgt die Inkubationszeit 3–8 Monate, kann aber zwischen 3 Wochen und 2 Jahren schwanken.
- Typische Symptome der viszeralen Leishmaniose sind Fieber, Gewichtsverlust und Lymphadenopathie. Hepato-, Splenomegalie und Diarrhö sind häufig. Die Haut zeigt unter Umständen eine starke Pigmentierung, und es können Blutungen auftreten.
- Die kutane Leishmaniose manifestiert sich als Kruste nach einer Inkubationszeit von mehreren Monaten. Die Kruste beginnt zu ulzerieren, das Geschwür heilt nach einigen Jahre ab, doch die Hautstelle bleibt unpigmentiert.
- Die mukokutane Leishmaniose beginnt im Gesicht als Hautläsion, die spontan abheilt. Nach Monaten oder Jahren entwickeln sich Ulzera, die unter Umständen die Nasenscheidewand und die Weichteile von Mund und Nase vollständig zerstören.

Diagnose
- Leishmanien sind im Gewebe zu finden: Bei Verdacht auf viszerale Leishmaniose wird im Allgemeinen eine Knochenmarkbiopsie, bei Verdacht auf kutane Leishmaniose eine Hautbiopsie durchgeführt.
- Antikörper im Serum können bei viszeraler Leishmaniose gefunden werden.

Therapie
- Kleine Hautläsionen können operativ behandelt werden.
- 5-wertige Antimonpräparate parenteral
- Amphotericin B stellt bei viszeraler Leishmaniose eine alternative Therapiemöglichkeit dar.

Prognose
- Die kutane Leishmaniose heilt spontan ab. Bei Bedarf lokale chirurgische Eingriffe oder medikamentöse Therapie.
- Eine unbehandelte viszerale Leishmaniose führt oft zum Tod. Die Krankheit spricht auf eine Therapie gut an.
- Die mukokutane Leishmaniose ist schwieriger zu behandeln.

Prophylaxe
- Es gibt weder einen Impfstoff noch eine medikamentöse Prophylaxe.
- Schutz vor Sandmückenstichen

Trypanosomiasis

Erreger
- Trypanosomen sind Flagellaten, die Blut und Gewebe befallen.

Epidemiologie
- Die afrikanische Trypanosomiasis (Schlafkrankheit) ist im tropischen Afrika endemisch. Es gibt zwei Formen: die chronische westafrikanische (T. gambiense) und die akute ostafrikanische Form (T. rhodesiense).
- Die amerikanische Trypanosomiasis (Chagas-Krankheit) findet sich in den ländlichen Gebieten und Slums von Mittel- und Südamerika.

Infektionsweg
- Die afrikanische Trypanosomiasis wird durch den Stich der Tsetsefliege übertragen, die amerikanische Form durch Raubwanzen (Reduviidae). Das Reservoir sind Menschen oder Säugetiere.

Weltweite Bedeutung
- 20.000 Fälle der afrikanischen Trypanosomiasis jährlich
- Die Chagas-Krankheit betrifft 16–18 Millionen Menschen und ist in manchen Gebieten die häufigste Todesursache bei Menschen jugendlichen und mittleren Alters.

Symptome
- Afrikanische Trypanosomiasis
  - Die chronische afrikanische Trypanosomiasis hat 3 Stadien:
    - Etwa 1 Woche nach dem Insektenstich entwickelt sich ein Schanker, eine schmerzhafte rote Papel, die nach einigen Wochen verschwindet.
    - Fieber, Lymphadenopathie, Ausschlag und Ödeme entwickeln sich nach Wochen oder Monaten. Gelegentlich kommt es zu einer Karditis.
    - ZNS-Symptome: Reizbarkeit und Apathie (Schlafkrankheit) treten nach Monaten oder Jahren zu Tage.
  - Der klinische Verlauf der ostafrikanischen Form ist ähnlich, aber schneller.
- Chagas-Krankheit
  - An der Einstichstelle entwickelt sich eine Quaddel.
  - Nach 1–2 Wochen treten Fieber und Lymphadenopathie auf. Es kann zu Myokarditis oder Meningoenzephalitis kommen.
  - Die Krankheit klingt oft spontan ab, kann aber chronisch werden und zu Herzinsuffizienz führen. Andere Komplikationen sind eine Erweiterung des Ösophagus und des Kolons auf Grund einer Schädigung der autonomen Nerven.

Diagnose
- Im akuten Stadium wird die Diagnose durch Isolierung der Trypanosomen aus einer schankrösen Läsion (Quaddel) oder aus dem Blut gestellt.
- Eine serologische Diagnose in einem späteren Stadium ist weniger genau.

Therapie
- Im Frühstadium kann die afrikanische Trypanosomiasis medikamentös behandelt werden (Suramin, Pentamidin, Eflornithin). Eflornithin ist auch wirksam, wenn die chronische westafrikanische Trypanosomiasis das ZNS angegriffen hat.
- Die gegen Chagas-Krankheit zur Verfügung stehenden Mittel können wahrscheinlich die chronische Form der Erkrankung nicht verhindern. Außerdem haben sie Nebenwirkungen.

Prognose
- Im Frühstadium lässt sich die afrikanische Trypanosomiasis medikamentös behandeln. Unbehandelt kann sie zum Tod führen. Bei Beteiligung des ZNS beträgt die Mortalität trotz Therapie 10%.
- Bei der Chagas-Krankheit ist die Mortalität in der akuten Phase 5–10%. 20–30% der Patienten leiden an Spätfolgen.

Prophylaxe
- Es gibt keine Impfung.
- Schutz vor Insektenstichen und -bissen.

Parasitäre Würmer
- Parasitäre Würmer finden sich auf allen Kontinenten. Etwa ein Fünftel der Weltbevölkerung ist zumindest von einer Spezies von Würmern befallen, und oft ist ein und dieselbe Person Träger mehrerer Wurmarten.
- Die als Parasiten des Menschen geltenden Würmer umfassen Nematoden, Trematoden und Zestoden.
- Die meisten Wurminfektionen sind chronisch und zeigen keine auffälligen Symptome. Symptome treten erst nach einem langen Aufenthalt in einem Endemiegebiet bei massivem Wurmbefall auf.

Epidemiologie
- Die Nematoden Enterobius vermicularis (Madenwurm) (1.55) und Ascaris lumbricoides (1.54)(Spulwurm) finden sich weltweit. Trichuriasis (Peitschenwurmbefall), Ankylostomiasis (Hakenwurmkrankheit) und Strongyloidiasis (Zwergwurmbefall) sind in den Tropen und Subtropen häufig. Der Hakenwurm und der Zwergwurm finden sich auch in Südeuropa.
- Trichinose (1.53) kommt weltweit dort vor, wo Schweinefleisch konsumiert wird. Drakunkulose findet sich in Afrika, dem Nahen Osten und Indien. Elephantiasis (Filariose) tritt in vielen tropischen und subtropischen Gebieten auf. Onchozerkose ist im tropischen Afrika und in Mittel- und Südamerika sowie im Yemen heimisch. Loiasis (Loa-Loa) ist in den Regenwäldern West- und Zentralafrikas endemisch.
- Schistosomiasis (Bilharziose) findet sich in Afrika und im Nahen Osten, in Mittel- und Südamerika und in Ost- und Südostasien. Leberegel sind in China und auf der ganzen Welt in Schafzuchtgebieten zu finden.
- Von den Zestoden findet sich der Fischbandwurm in Nordeuropa und Echinokokkose (1.52) (Hundebandwurm) in Mitteleuropa. Hymenolepiasis ist eine Erkrankung, die in warmen Klimazonen auftritt. Zystizerkose (Schweinebandwurm) ist in Gebieten mit hohem Schweinefleischkonsum endemisch: Mexiko, Südamerika, Indonesien und Südafrika.
- Myiasis bezeichnet einen Befall der Haut mit Fliegenlarven. Im typischen Fall entwickelt sich eine Quaddel, die schließlich aufbricht und eine lebende Larve freisetzt.

Infektionsweg
- Die Infektion beim Menschen erfolgt über den Mund (häufigster Infektionsweg), die Haut (Ankylostomiasis, Strongyloidiasis und Schistosomiasis) oder durch einen Insektenstich (Loiasis, Onchozerkose, Elephantiasis).
- Meist werden die Würmer nicht von Mensch zu Mensch übertragen (mit Ausnahme der Madenwürmer, Strongyloides, Hymenolepis und Zystizerkus).
- Nur Strongyloides und Echinococcus können sich im menschlichen Körper vermehren.

Weltweite Bedeutung
- Spulwürmer und Hakenwürmer finden sich bei etwa 1 Milliarde Menschen, Schistosomiasis bei 200 Millionen und Filariasis (Elephantisasis) bei 90 Millionen. Die Prävalenz der Onchozerkose (Flussblindheit) in Afrika beträgt etwa 300.000.

Symptome
- Anämie
  - Hakenwürmer, Bandwurm (perniziöse Anämie)
- Schmerzen im Oberbauch
  - Strongyloidiasis, Hakenwürmer
- Pruritus ani
  - Madenwurm
- Lungensymptome (bei Larvenwanderung)
  - Askariasis, Strongyloidiasis
- Myalgie
  - Trichinose
- Larvenwanderung unter der Haut
  - Larva migrans
- Aus der Haut austretende Larven
  - Fliegenlarven, Drakunkulose (oberhalb des Knöchels, bis zu 1 Meter lang)
- Behinderung des Lymphabflusses (Elephantiasis)
  - Lymphatische Filariasis

- Hautjucken
  - Loiasis, Schistosomiasis, Larva migrans und Onchozerkose
- Darm- und Gallensymptome, Hepatomegalie, Hypersplenismus
  - Askariasis, Leberegel und Schistosomiasis
- Hämaturie
  - Schistosomiasis
- Epilepsie und andere ZNS-Symptome
  - Zystizerkosis, Schistosomiasis
- Leber- und Lungenzysten
  - Echinokokkose

Diagnose
- Eosinophile und eine hohe IgE-Konzentration sind für die meisten Wurmkrankheiten typisch.
- Die Diagnose von Wurmbefall im Darm beruht auf dem Nachweis von Wurmeiern oder Larven im Stuhl.
- Schistosomeneier können im Stuhl, Harn oder Gewebebiopsien nachgewiesen werden.
- Mikrofilarien finden sich in einem dicken Blutabstrich bei lymphatischer Filariasis und in Hautproben bei Onchozerkose.
- Zystizerkosis lässt sich oft im Hirn-CT oder bei der MRI-Untersuchung feststellen; eine von Echinococcus verursachte Hydatide (Zyste) lässt sich durch Leberultraschall, CT oder MRI-Bild darstellen.

Therapie
- Durch Nematoden hervorgerufene Erkrankungen können mit Mebendazol oder Albendazol behandelt werden, Strongyloidiasis am besten mit Ivermectin oder Albendazol.
- Diethylcarbamazepin eignet sich zur Behandlung von Elephantiasis (lymphatischer Filariasis) **C**, Onchozerkose wird mit Ivermectin therapiert **D**.
- Schistosomiasis und Befall mit anderen Trematoden und Zestoden werden mit Praziquantel **A**, Echinokokken mit Albendazol und operativ behandelt.
  - Bei Infektionen mit Schistosomia haematobium zeigt eine Einzeldosis von Praziquantel eine bessere Wirkung als Metrifonat in mehreren Dosen **B**.
  - Bei Schistosomiasis mansoni sind Praziquantel und Oxamniquin wirksam **A**.
- Bei Neurozystizerkosis werden Albendazol und Praziquantel eingesetzt, doch liegen keine überzeugenden Beweise für den Nutzen einer zystiziden Therapie vor.

Prognose
- Bei behandelten Wurminfektionen ist die Prognose gut.
- Eine unbehandelte Strongyloides-Infektion kann tödliche systemische Infektionen bei immunkompromittierten Patienten verursachen.

- Bei einer unbehandelten Elephantiasis kann es zu einem Anschwellen der Gliedmaßen und Genitalien kommen, das Missbildungen verursacht.
- Zystizerkose und Schistosomiasis stellen in manchen Gegenden wichtige mögliche Ursachen für Epilepsie dar.
- In manchen Regionen ist Flussblindheit (Onchozerkose) ein bedeutendes Gesundheitsproblem.

Prophylaxe
- Generell verbesserte Hygiene, Vermeiden von Vektoren, Fleischuntersuchungen und Vermeidung von Kontakt mit Wasser in endemischen Gebieten.

2.36 SARS (Schweres akutes Atemnotsyndrom)

Einleitung
- Die WHO erklärte im Juli 2003 den weltweiten SARS-Ausbruch für beendet; nach diesem Datum wurde nur noch über einige wenige Infizierte, die in Labors mit dem Virus in Kontakt gekommen waren, berichtet. Ein Wiederaufflammen von SARS ist jedoch jederzeit wieder möglich, sodass internationale Wachsamkeit nach wie vor geboten erscheint.
- Das oberste Gebot ist das rechtzeitige Erkennen von neuen Fällen.
- Alle Verdachtsfälle müssen der Behandlung durch einen Spezialisten für Infektionskrankheiten zugeführt werden, wobei strenge Vorsichtsmaßnahmen zur Vermeidung einer Kontakt- oder Tröpfcheninfektion einzuhalten sind. Nach Möglichkeit sollte der Patient im Krankenhaus auf eine Isolierstation verlegt werden.
- Zunächst sollte die Möglichkeit von anderen Infektionen ausgeschlossen werden (Sputum, Blut, Akute-Phase-Proteine, Harn, Thoraxröntgen), spezielle Diagnosetests zum Nachweis des SARS-Coronavirus sollten allerdings nur nach Zuziehung eines Infektiologen durchgeführt werden.
- Alle Personen, die mit einem möglicherweise mit SARS-Infizierten in engem Kontakt standen, müssen ausfindig gemacht werden, damit ihnen Informationen in Bezug auf Quarantänevorschriften und andere Vorsichtsmaßnahmen übermittelt werden können.

Epidemiologie

- Bei SARS handelt es sich um eine Infektionskrankheit, die von einem Coronavirus (SARS-CoV) verursacht wird. Der erste Ausbruch ging im November 2002 von der chinesischen Provinz Guangdong aus.
- 29 Länder haben Fälle gemeldet, bei denen es sich mit hoher Wahrscheinlichkeit um SARS handelte.
- SARS wird durch engen Kontakt mit Körpersekreten oder durch Tröpfcheninfektion übertragen.
- Gesundheitspersonal, das SARS-Patienten betreut, stellt eine besonders gefährdete Risikogruppe dar.
- Bei den meisten Infizierten handelt es sich um junge Erwachsene. Kinder sind seltener betroffen und bei ihnen nimmt die Infektion einen weniger aggressiven Verlauf.
- Die durchschnittliche Inkubationszeit beträgt 5 Tage (2–10 Tage).

Klinisches Bild

- Die Krankheit präsentiert sich mit plötzlich auftretendem hohen Fieber (> 38,5° C), das mit Kopf- und Muskelschmerzen einhergeht.
- Neurologische Zeichen und abdominelle Störungen fehlen anfangs noch ebenso wie ein Hautausschlag. Desgleichen sind im 1. Stadium der Erkrankung auch noch keine Symptome oder Zeichen einer Infektion der oberen Atemwege vorhanden.
- Spätestens in der 2. Krankheitswoche entwickelt der Patient einen trockenen Husten und eine Dyspnoe und in 2/3 aller Fälle kommt es zu einer wässerigen Diarrhö.
- Keines dieser Symptome ist spezifisch. Der Patient kann sogar afebril bleiben.
- Lymphozytopenie, Leukopenie und Thrombozytopenie treten häufig auf. Der LDH-Wert (Laktatdehydrogenase) ist häufig erhöht, was möglicherweise auf eine ungünstige Prognose verweist. Die Leberenzyme und die Serum-CK können ebenfalls erhöht sein.
- Ein Thoraxröntgen zeigt im Frühstadium wenig ausgeprägte fleckförmige Konsolidierungen, auch wenn eine Auskultation des Brustkorbs kaum Auffälligkeiten ergibt.
- In 10–20% der Fälle ist die Atemnot so gravierend, dass eine Intubation und eine Transferierung in die Intensivstation notwendig werden. In durchschnittlich 10% der Fälle verläuft die Erkrankung tödlich, jedoch kann bei älteren Patienten die Mortalität über 50% betragen.

Tabelle 2.36 Charakteristika von SARS, die für die klinische Diagnose hilfreich sein können (Quelle: WHO [www.who.int])

SARS	Beispiel	Cave
Klinische Anamnese	Plötzlich einsetzendes grippeartiges Prodrom, trockener Husten, nicht respiratorische Symptome, z.B. Diarrhö (häufig)	Erhebung der Reiseanamnese, Anamnese von Krankenhausaufenthalten und Kontakten mit Gesundheitseinrichtungen. Das Fehlen einer solchen Vorgeschichte sollte nicht automatisch die Diagnose SARS ausschließen.
Klinische Untersuchung	Korreliert nicht mit Veränderungen im Röntgenbefund	Bei bestimmten Patientengruppen (insbesondere bei älteren Menschen) können Atemwegssymptome fehlen.
Monitoring am Krankenbett	Hypoxie	Bei der Aufnahme muss die Temperatur nicht erhöht gewesen sein; die Atemfrequenz sollte dokumentiert werden.
Hämatologische Untersuchungen	Niedrige Lymphozytenzahl	–
Biochemische Untersuchungen	Erhöhtes LDH	Überprüfung der Elektrolyte und der Leberfunktion
Röntgenuntersuchungen	Veränderungen im Thoraxröntgen schwach ausgeprägt, fleckförmige Konsolidierung, progrediente Veränderungen	Kann als lobäre Pneumonie imponieren; Pneumothorax und Pneumomediastinum können auftreten.
Mikrobiologische Untersuchungen	Fahnden nach einer ambulant oder nosokomial erworbenen Pneumonie, einschließlich atypischer Pneumonien	Sonstige Infektionen können zusätzlich auftreten.
Virologische Untersuchungen	Fahnden nach anderen möglichen Ursachen einer atypischen Pneumonie	Vorsichtige Interpretation des SARS-Befunds
Behandlung	Zum gegenwärtigen Zeitpunkt gibt es keine anerkannte spezifische Therapie, supportive Maßnahmen werden empfohlen.	Ungenügendes Ansprechen auf die Behandlung mit Standardantibiotika für ambulant erworbene Pneumonie (auch für atypische Pneumonien) könnte auf SARS hindeuten.

Diagnose

- Die Verdachtsdiagnose basiert auf dem klinischen Bild und einer Exposition, siehe Tabelle 2.36.
- Mikrobiologische Untersuchungen sollten spezialisierten Labors mit Biosicherheitsstufe vorbehalten bleiben. SARS-CoV-Proben werden entsprechend den Anweisungen eines Spezialisten für Infektionskrankheiten entnommen.

Klinische Falldefinition von SARS

- Aus dem Blickwinkel der Epidemiologie präsentiert sich ein Hochrisikopatient (Aufenthalt in einer Region, die von der WHO als SARS-Gebiet spezifiziert wurde, oder enger Kontakt mit einem SARS-Verdachtspatienten innerhalb der letzten 10 Tage) mit einem
  - plötzlichen Fieberausbruch > 38° C UND
  - Husten und Atemnot UND
  - Veränderungen im Röntgenbild, wie sie bei Pneumonie oder beim Atemnotsyndrom RDS auftreten.

Labordefinition von SARS

- Eine Person mit einer klinischen Symptomatik, die auf SARS hindeutet und die auf einem oder mehreren der folgenden Tests beruhende positive SARS-CoV- Laborbefunde aufweist:
  - eine positive PCR (Polymerasen-Ketten-Reaktion) bei zumindest 2 Gelegenheiten oder von 2 verschiedenen klinischen Proben (z.B. Nasen-/Rachenabstrich und Stuhl)
  - Serokonversion (ELISA oder IFA) zwischen der akuten und der Konvaleszenzphase
  - Nachweis des Virus mittels einer Zellkultur aus einer Probe mit positiver PCR

Behandlung

- Die Behandlung sollte auf einer Isolierstation durchgeführt werden.
- Als Vorsichtsmaßnahme werden meist die bei einer ambulant erworbenen atypischen Pneumonie (Community Acquired Pneumonia = CAP) eingesetzten Standardantibiotika verschrieben.

Maßnahmen für direkte Kontaktpersonen

- Das Ziel besteht darin, möglichst rasch nach der Exposition (innerhalb von 10 Tagen), enge Kontaktpersonen mit einer symptomatischen Erkrankung zu identifizieren:
- Zu den engen Kontaktpersonen zählen jene, die
  - im selben Haushalt gelebt haben,
  - Kontakt mit den Atemwegssekreten oder anderen Körpersekreten des Patienten hatten,
  - einen SARS-Patienten im Krankenhaus gepflegt haben.
- Die Kontaktpersonen eines höchstwahrscheinlich mit SARS-Infizierten sollten
  - informiert werden über Symptome, klinisches Bild und Übertragung von SARS,
  - 10 Tage lang unter aktiver Beobachtung bleiben, wobei ihnen eine freiwillige Heimquarantäne empfohlen wird,
  - täglich von einer Krankenschwester oder einem Arzt angerufen werden,
  - unter Fieberüberwachung gestellt werden (Fieber ist meist das erste Krankheitszeichen).
- Die Kontaktpersonen eines SARS-Verdachtspatienten sollten
  - über Symptome, klinisches Bild und Übertragung von SARS informiert werden,
  - 10 Tage lang unter aktiver Beobachtung verbleiben. Solche Patienten werden angewiesen, beim Auftreten von Symptomen medizinisches Fachpersonal zu kontaktieren.
  - Keine Quarantäne, solche Personen können ihren normalen Aktivitäten nachgehen.
- Für weitere Information und Leitlinien siehe WHO www.who.int/csr/sars/postoutbreak/en/

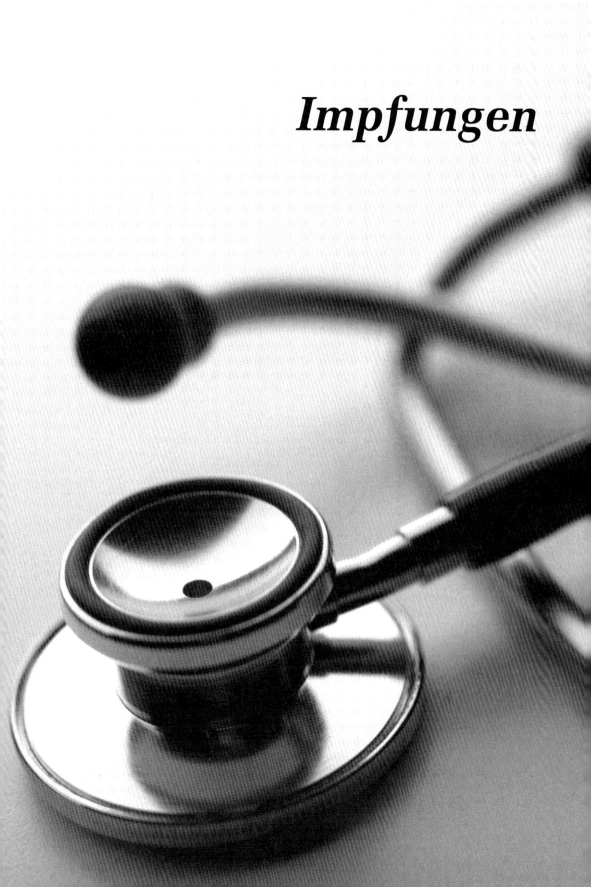

Impfungen

3.01 Impfungen

Aktueller österreichischer Impfplan:
www.bmgfj.gv.at/cms/site/attachments/1/4/0/CH0780/CMS1038913010412/b)_impfplan_20081.pdf

Aktueller deutscher Impfplan:
www.rki.de/cln_049/nn_195844/DE/Content/Infekt/EpidBull/Archiv/2007/30__07,templateId=raw,property=publicationFile.pdf/30_07.pdf

Aktueller schweizerischer Impfplan:
www.bag.admin.ch/themen/medizin/00682/00685/01021/

Grundregel
- Die gesamte Bevölkerung oder bestimmte Risikogruppen sind vor wichtigen Infektionskrankheiten zu schützen.

Probleme
- Nicht für jeden Einzelnen kann ein vollständiger Schutz erzielt werden.
- Nebenwirkungen der Impfungen können auftreten, aber insgesamt gesehen sind die Vorteile durchwegs größer als die Nachteile.

Impfplan
Grundregeln
- Frühestmöglicher Schutz.
- Die Immunisierung sollte nach dem Schema vorgenommen werden, das die wenigsten Nebenwirkungen verursacht (dabei sind auch neutralisierende Antikörper der Mutter und die Reife des kindlichen Immunsystems in die Überlegungen einzubeziehen).
- Zielgruppen von Impfungen sind entweder die Gesamtbevölkerung oder Risikogruppen.

Abweichungen vom Impfplan
- Wenn eine Impfserie unterbrochen wurde, ist sie fortzusetzen und nicht erneut zu beginnen.
- Die Intervalle zwischen den einzelnen Impfungen sollten nicht ohne einen triftigen epidemiologischen Grund verkürzt werden.
- Wenn ein Kind das empfohlene Alter für eine Impfung eindeutig überschritten hat, kann die Zweit- oder Auffrischungsimpfung nach einem kürzeren Intervall als üblich vorgenommen werden.
- Das Mindestintervall zwischen 2 Impfungen liegt bei mindestens 1 Monat.
- Bei der gleichzeitigen Durchführung von mehreren Impfungen ist Folgendes zu beachten:
  ○ Verschiedene Einstichstellen benutzen – dadurch sind lokale Reaktionen besser zuzuordnen und dokumentierbar.
  ○ Immunglobulin darf nicht gleichzeitig mit der MMR- oder Varizellen- oder Gelbfieber-Impfung verabreicht werden: Impfung 3–4 Wochen – Immunglobulin 6–12 Wochen.

Hepatitis B
- Neugeborene von HbsAg-Trägern (sowohl Mutter als auch Vater) im Alter von 0, 1, 2 und 12 Monaten. Wenn die Mutter eine Trägerin ist, muss auch 1 Dosis HB Immunglobulin verabreicht werden (125 IE) Ⓐ.
- Alle Personen, die im gleichen Haushalt mit Personen leben, die an einer akuten HBV-Infektion erkrankt sind oder HbsAg-Träger sind.
- Sexualpartner von Personen, die an einer akuten HBV-Infektion erkrankt sind oder HbsAg-Träger sind.
- Hämophile mit häufiger Substitutionstherapie
- I.v. Drogenabhängige, ihre Sexualpartner sowie im selben Haushalt lebende Personen. Am Wichtigsten ist die Impfung von Neugeborenen i.v.drogenabhängiger Eltern (Mutter und/oder Vater).
- Prostituierte
- Personen, bei denen das Risiko von Verletzungen durch Injektionsnadeln besteht.
- Medizinstudenten oder Pflegepersonal in Ausbildung, bei denen eine HBV-Impfung bei Arbeit im Ausland erforderlich ist.

Hepatitis A
- Gegen Hepatitis A sollten i.v. Drogenabhängige und ihre nächsten Kontaktpersonen sowie Hämophile, die eine Substitutionstherapie mit aus Plasma gewonnenen Gerinnungsfaktoren erhalten, geimpft werden.

Influenza
- In einigen Ländern wird die Grippeimpfung allen Personen über 65 Jahren und den folgenden Risikogruppen empfohlen:
  ○ Patienten mit chronischen Herz- oder Lungenkrankheiten Ⓑ oder Diabetes
  ○ Patienten mit renaler Insuffizienz (Serumkreatinin permanent über 1,7 mg/100 ml)
  ○ Patienten, die orale Steroide nehmen
  ○ Immunsupprimierte Patienten oder solche mit Immundefizienz. Die Impfung sollte zwischen den Behandlungszyklen oder zumindest 1 bis 2 Wochen vor einer Behandlung mit Zytostatika erfolgen.
  ○ Patienten, die eine Steroidersatztherapie erhalten oder an einer Immunschwäche leiden. Bei Bestehen einer Hypogammaglobulinämie, die eine Immunglobulin-Ersatztherapie erforderlich macht, ist nicht zu impfen.
  ○ Kinder und Jugendliche mit Langzeit-Salicylat-Therapie (um ein Reye-Syndrom durch

einen Virusinfekt während der Salicylat-Therapie zu verhindern).

Eine Influenza-Impfung kann 70% der serologisch verifizierten und ca. 25% der klinisch diagnostizierten Influenza-Infektionen verhindern. Eine Impfung reduziert die Häufigkeit einer stationären Behandlung von älteren Personen **B**.

Schwangere Frauen, die zu den oben erwähnten Risikogruppen gehören, können unabhängig vom Stadium der Schwangerschaft geimpft werden.

Pneumokokken-Impfung mit Polysacharidimpfstoff

- Enthält gereinigtes Antigen (23 verschiedene Oberflächen-Polysacharide)
- Diese Impfung ist nicht überall im allgemeinen Impfplan vorgesehen, die Wirksamkeit des Impfstoffs ist allerdings nachgewiesen **A**.
- Die Schutzwirkung liegt bei 50–80%.
- Die Impfung ist bei immundefizienten Personen in jedem Fall 5 Jahre nach der Erstimpfung zu wiederholen. Mehrere Auffrischungsimpfungen können aus individuellen Gründen in 5-jährigen Intervallen gegeben werden.
- Für Kinder unter 2 Jahren ist die Impfung wegen schwacher Immunogenität in dieser Altersgruppe nicht empfehlenswert.
- Die Impfung kann gleichzeitig mit der Grippeimpfung erfolgen, allerdings ist eine andere Einstichstelle zu wählen.

Primäre Zielgruppen
- Splenektomierte Patienten und Patienten mit Milzfunktionsstörungen (entweder 2 Wochen vor der Splenektomie oder unmittelbar danach)
- Patienten mit einer Liquor-Fistel oder einem Cochleaimplantat
- Patienten mit Lymphom
- Patienten mit multiplem Myelom
- Patienten mit nephrotischem Syndrom
- HIV-infizierte Patienten
- Patienten mit angeborener oder erworbener Immunschwäche (außer Patienten mit Agammaglobulinämie). Die Impfung sollte 2 Wochen vor der Immunsuppressionstherapie durchgeführt werden.
- Patienten, die eine Knochenmarks- oder eine Organtransplantation erhalten haben.
- Patienten mit kontinuierlicher systemischer Steroidtherapie oder einer anderen immunsuppressiven Medikation.

Andere Zielgruppen (Impfung erwägen)
- Patienten mit
  - Herzinsuffizienz
  - chronischer Lungenkrankheit
  - Diabetes
  - Leberinsuffizienz
  - Niereninsuffizienz
- Personen über 65 Jahre
- Alkoholiker
- Patienten in Pflegeinstitutionen

Konjugierte Pneumokokkenimpfstoffe

- Enthalten gereinigte Antigene (7 verschiedene Polysacharide, die mit einem Eiweißträgermolekül konjugiert sind).
- Können allen Kindern zwischen 2 und 24 Monaten gegeben werden, um schwere Pneumokokkeninfektionen zu verhindern.
- Konjugierte Pneumokokkenimpfstoffe empfehlen sich besonders bei Kindern unter 5 Jahren, die den folgenden Risikogruppen angehören:
  - splenektomierte Kinder und Kinder mit Milzfunktionsstörungen (z.B. Sichelzellenanämie)
  - HIV-infizierte Kinder
  - Kinder mit anderen Immunschwächen (angeborene Immunschwächen, nephrotisches Syndrom, Kinder, die mit Zytostatika oder hoch dosierten Steroiden oder mit Strahlentherapie behandelt werden).

Pneumokokkenkonjugatimpfstoff-Impfungen sind Teil der nationalen Impfprogramme in den USA, Kanada, Australien und mehreren europäischen Ländern, wobei sie mit 2, 4, 6, und 12 Monaten allen Kindern gegeben werden.

Empfohlene Impfungen außerhalb des allgemeinen Impfplans

Hib-Impfung (Hämophilus) bei Erwachsenen
- Enthält gereinigtes Antigen mit einem Eiweißträgerprotein.
- Splenektomierte Kinder und Erwachsene.

Hepatitis A
- Reisende in Endemie- und Epidemiegebiete (Dauer der Reise > 1 Monat oder wiederholte Reisen) oder ein aus anderen Gründen erhöhtes Infektionsrisiko (9.20).
- Patienten, bei denen eine Hepatitis-A-Infektion zu ungewöhnlich schweren Folgen führen kann (Pat. mit chronischer Hepatitis, Träger des Hepatitis-B- oder -C-Virus).

Japan-Enzephalitis
- Enthält das inaktivierte Virus.
- Reisende in endemische Gebiete (Südostasien, östliches Indien), vor allem wenn die Aufenthaltsdauer mehr als 1 Monat beträgt und Besuche in ländlichen Gebieten vorgesehen sind (auch wenn hierbei die Aufenthaltsdauer kürzer sein sollte).
- Diese Impfung ist im nationalen Impfprogramm zumindest in Thailand und Korea vorgesehen.

Gelbfieber
- Enthält einen attenuierten Lebendvirusimpfstoff.
- für Reisende nach Äquatorialafrika, Mittel- und Südamerika.

Zeckenbissbedingte Enzephalitis
- Enthält inaktiviertes Virus.
- Für Reisende in Endemiegebiete (in Nord-, Zentral- und Osteuropa, Russland), wenn die Wahrscheilichkeit einer Zeckenexposition hoch ist.
- Die FSME-Vakzine ist Teil des nationalen Impfprogramms in Österreich. Vom Frühjahr 2006 wird diese Vakzine als Teil des nationalen finnischen Impfprogramms allen Personen, die älter als 7 Jahre sind und auf der Insel Åland (dort ist die Erkrankung endemisch) wohnen, gegeben.
- Die Grundimmunisierung gegen die Zeckenbiss-Enzephalitis besteht aus 3 i.m. Injektionen: 0, 1–3 und 6 (10)–15 Monaten. Die Anweisungen des Impfstoffherstellers sind dabei zu beachten. Für Kinder gibt es einen eigenen Impfstoff.

Typhus
- Enthält einen attenuierten Bakterienimpfstoff oder ein gereinigtes Antigen.
- Reisende in Endemiegebiete oder in Epidemiegebiete im Rahmen von Krisen und Hilfseinsätzen, wenn die Lebensmittelhygiene schlecht ist.

Cholera
- Enthält das inaktivierte Virus.
- Reisende in Endemiegebiete, in denen die Lebensmittelhygiene zu wünschen übrig lässt. Der Imfschutz liegt bei ca. 50% **B**.

Meningokokken
- Enthält gereinigtes Antigen allein oder an ein konjugiertes Eiweißträgermolekül konjugiert.
- Meningokokken-Impfstoffe werden in folgenden Fällen verwendet:
  ○ bei splenektomierten Patienten
  ○ bei Reisenden in endemische und epidemische Gebiete
- Eine Impfung mit einem konjugierten Meningokokken-C-Konjugat-Impfstoff ist in den nationalen Impfplänen mehrerer EU-Staaten, in denen die Inzidenz von Infektionen mit Meningokokken der Serogruppe C epidemisches Ausmaß erreicht hat, vorgesehen.

Tollwut
- Enthält inaktiviertes Virus.
- Personen, die im Laufe ihrer beruflichen Tätigkeit in Endemiegebieten mit wild lebenden Tieren zu tun haben oder lange Zeit in Entwicklungsländern tätig sind.
- Als Teil der Behandlung nach einem Biss durch ein infiziertes Tier (1.46).

Windpocken (Herpes varicellazoster)
- Enthält attenuierte lebende Viren.
- Zu den Zielgruppen gehören:
  ○ Patienten, bei denen ein hohes Komplikationsrisiko im Falle einer Erkrankung an Windpocken besteht: Kinder mit Leukämie oder Krebs, Empfänger von Organtransplantaten, Kinder, die mit systemischen Steroiden behandelt werden, oder Kinder, die an schweren chronischen Krankheiten leiden.
  ○ Gesunde Personen, die in engem Kontakt mit den oben erwähnten Risikopatienten stehen, einschließlich medizinisches Personal, das immunsupprimierte Kinder behandelt, sowie die Angehörigen dieser Kinder, wenn sie selbst nicht an Windpocken erkrankt waren und eine Exposition stattfinden könnte.
  ○ Nach Ermessen des Arztes gesunde Kinder im Alter von 12 Monaten oder darüber, die noch nicht Windpocken hatten. In den USA wird die Impfung für alle Kinder im Alter von 12 bis 18 Monaten empfohlen. Der Impfstoff wird üblicherweise gleichzeitig mit der MMR-Impfung in den Arm injiziert.
  ○ Verschiedene Dinge sind bei der Impfung von Riskopatienten zu erwägen – siehe die spezifischen Empfehlungen im Beipacktext. Es gibt keine speziellen Vorsichtsmaßnahmen bei der Impfung der Geschwister oder naher Kontaktpersonen von Risikopatienten. Bei der Impfung von Risikogruppen oder von Heranwachsenden über 13 Jahren sollten 2 Impfdosen im Abstand von 3 Monaten gegeben werden.

HPV-Impfung
- Enthält das L1-Protein des humanen Papillomavirus (Typ 6, 11, 16, 18, oder die Typen 16 und 18).
- Dient zur Prophylaxe prolongierter Infektionen bei Mädchen und jungen Frauen durch die oben genannten Virustypen und den daraus resultierenden Condylomata sowie den zervikalen und vulvären intraepithelialen Neoplasien **A**.
- Die Impfung schützt nicht jene, die bereits infiziert sind.
- Bis jetzt gibt es noch keine Evidenz, dass diese Impfung vor Krebs schützt.

Impftechniken
- **s.c. (subkutan)**
  ○ Außenseite des Oberschenkels oder Oberarms
- **i.m. (intramuskulär)**
  ○ Musculus vastus lateralis oder IM. deltoideus
  ○ Eine 25-mm-Nadel verwenden **A**
- **i.d. (intrakutan) (BCG)**
  ○ Obere Außenseite des linken Oberschenkels (BCG)
  ○ Nach erfolgreicher Impfung sollte sich eine blasse Quaddel bilden.

Allgemein übliche Impfungen

Aktueller österreichischer Impfplan:
www.bmgfj.gv.at/cms/site/attachments/1/4/0/
CH0780/CMS1038913010412/b)_impfplan_20081.
pdf

Aktueller deutscher Impfplan:
www.rki.de/nn_387378/DE/Content/Infekt/Impfen/STIKO__Empfehlungen/stiko__empfehlungen__node.html__nnn=true

Aktueller schweizerischer Impfplan:
www.bag.admin.ch/themen/
medizin/00682/00685/01021/

- Informationen über die nationalen Impfprogramme in verschiedenen Ländern findet man bei der WHO www.who.int/countries/en/

Nebenwirkungen

Lokale Reaktionen

- Erythem, Schwellung, Schmerz an der Einstichstelle sind häufig.
- Die Reaktionen sind üblicherweise toxischer Natur. Die meisten Reaktionen treten nach der Keuchhusten- (bes. Ganzzellenimpfstoff) Diphtherie-Tetanus-Impfung auf.
- Therapie: Ruhigstellung des Armes mit der Impfstelle.
- Symptomatische medikamentöse Behandlung (Analgetika, Antihistamine).

Allgemeine Reaktionen

- Fieber, juckender Ausschlag, Reizbarkeit
  - symptomatische Behandlung
  - anaphylaktische Reaktion (14.01)
    - Adrenalin 1:1000 i.m. **0,1 ml/10 kg**
    - entsprechende Nachuntersuchung

Vermeidung, Nachkontrolle und Verhinderung von Nebenwirkungen

- Fragen Sie nach Allergien gegen Antibiotika, Eier oder Impfstoffkomponenten (14.03). Kontraindikationen siehe weiter unten.
- Schwere Nebenwirkungen sind genau festzuhalten.
- Informieren Sie die Gesundheitsbehörden über schwere Nebenwirkungen. Die einzelnen Länder haben abhängig von der Art der Impfstoffe verschiedene Strategien zur Vermeidung und Vorbeugung von Nebenwirkungen.
- Kontraindikationen siehe unten.
- Die Gesundheitsbehörden sind über schwerwiegende Reaktionen zu informieren.

In folgenden Fällen besteht KEINE Kontraindikation für eine Impfung

- Wenn der Patient die Krankheit, gegen die sich die Impfung richtet, bereits gehabt hat.
- Inkubationszeit einer infektiösen Erkrankung
- Vorliegen einer leichten infektiösen Erkrankung (Grippe oder Diarrhö ohne Fieber)
- Antibiotikabehandlung
- Lokale Steroide oder niedrig dosierte systemische Steroide
- Atopische Erkrankungen (atopische Rhinitis, Asthma, Dermatitis)
- Dermatitiden, umschriebene Hautinfektionen
- Krämpfe in der Familienanamnese
- Stabile neurologische Erkrankung
- Down-Syndrom
- Chronische Herz-, Leber-, Lungen- oder Nierenkrankheiten, rheumatoide Arthritis oder Diabetes mellitus
- Neugeborenen-Gelbsucht
- Frühgeburten, small for date-Baby
- Unterernährung
- Stillen
- Schwangerschaft der Mutter (das Kind einer schwangeren Frau kann geimpft werden)

Kontraindikationen für eine Impfung

- Mit Fieber verbundene Infektion: **alle Impfungen**
  - Die Impfung wird durchgeführt, sobald der Patient genesen ist.
  - Wird die Impfung wegen einer bereits ausgebrochenen Epidemie gegeben, ist Fieber keine Kontraindikation.
- Störungen des Immunsystems:
  - Impfungen mit Totimpfstoffen und ihren gereinigten Antigenen sind sicher.
  - Lebendimpfstoff-Impfungen mit attenuierten Bakterien oder Viren sind mit wenigen Ausnahmen kontraindiziert.
  - **HIV-infizierte Patienten**
    - MMR kann bei symptomatischen HIV-Infizierten gegeben werden.
    - Eine BCG-Impfung ist bei HIV-Infizierten nicht zulässig.
- Schwere Reaktionen auf frühere Impfungen: **der gleiche Impfstoff**
  - Anaphylaxis, Schock, Enzephalitis, Enzephalopathie, Krämpfe
  - **Fieberkrämpfe** sind keine Kontraindikation: Antipyretika sind gegebenenfalls nach der Impfung zu verabreichen.
- Ein Krampfleiden, das noch in Abklärung ist:
  - Erwägen Sie, die Impfung mit einem Pertussis-Antigen enthaltenden Impfstoff zu verschieben.

- Erst wenn die Untersuchungen eine progressive Erkrankung des ZNS ausgeschlossen haben, sollten weitere Impfungen gegeben werden.
- Schwangerschaft: Impfungen werden mit wenigen Ausnahmen nicht empfohlen.
  - Impfstoffe, die inaktivierte Mikroben und gereinigte Antigene (Tetanus-, Influenza- und Pneumokokken-Impfungen) enthalten, werden in vielen Ländern durchgeführt (siehe Hinweis zur Grippe-Impfung oben).
  - Auch nach Impfungen mit Lebendimpfstoffen wurden bisher keine negativen Reaktionen beobachtet (zumindest nicht bei oraler Polio- und MMR-Impfung).
  - Eine versehentlich durchgeführte MMR-Impfung ist keine Indikation für einen Schwangerschaftsabbruch.
- Schwere Allergien gegen Impfstoffkomponenten:
  - Schwere Hühnereiweißallergie: wenn Speisen, die Eier enthalten zu anaphylaktischen Reaktionen geführt haben, sollten in Hühnerembryonen hergestellte Impfstoffe (Influenza und Gelbfieberimpfstoffe) nicht gegeben werden.
  - Leichte Hühnereiweißallergie: allergische Symptome sind möglich, wenn in Hühnerembryonen gezüchtete (Virus)Impfstoffe gegeben werden. Das Komplikationsrisiko ist in jedem Einzelfall gegen den Nutzen der Impfung abzuwägen.
  - Schwere Überempfindlichkeit gegenüber Antibiotika
    - Neomycin: Tollwut (abhängig von der Zubereitung des Impfstoffes) und Varicella-Impfstoff. Ein Allergiespezialist sollte über die Verwendung der MMR-Vakzine entscheiden.

Kardiovaskuläre Erkrankungen

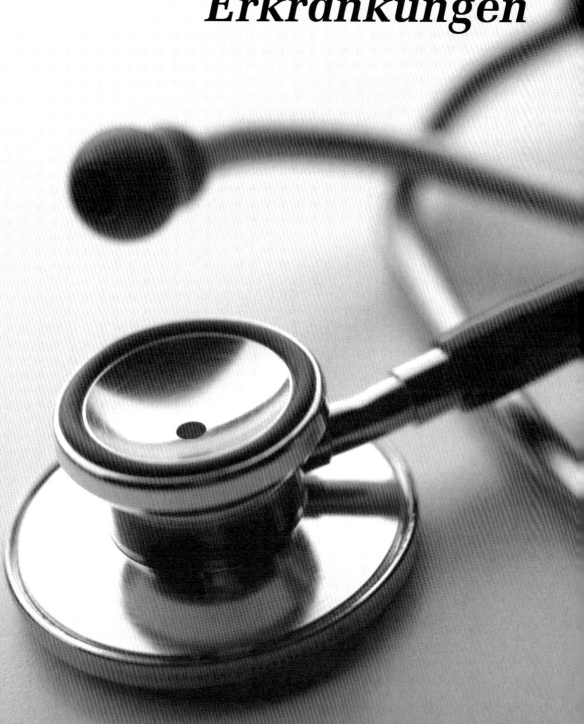

4.01 Interpretation des EKG beim Erwachsenen

1. Erster Eindruck und Herzfrequenz

- Schwere Krankheitsbilder sind oft eine Ein-Blick-Diagnose; eine systematische Aufarbeitung ist dennoch erforderlich. Die QT-Zeit wird häufig nicht beachtet.

2. QRS-Achse

- Die Lage der elektrischen Herzachse in der Frontalebene kann annähernd bestimmt werden:
  - Linkstyp bei negativem QRS in Extremitätenableitung III
  - überdrehter Linkstyp bei negativem QRS in Extremitätenableitung II
  - Rechtstyp bei negativem QRS in Extremitätenableitung I
- Der Computer bestimmt die Herzachse nach den Flächen der negativen und positiven Auslenkungen des QRS-Komplexes (nicht nach der Amplitude). Der Computer misst auch die Vorhofachse.
- Zur Interpretation s. (4.02).

3. PQ-Zeit

- Die normale PQ-Zeit beträgt bis zu 0,20 Sekunden.
- **Beim Wolff-Parkinson-White- (WPW-)Syndrom** beträgt die PQ-Zeit oft weniger als 0,12 s. (4.39).
- Die PQ-Zeit gilt als verlängert, wenn sie mehr als 0,20 Sekunden beträgt. Eine leicht verlängerte PQ-Zeit ist eine häufige und meist harmlose Variante des normalen EKGs. Sie findet sich oft bei koronarer Herzkrankheit und Hypertonie und ist, solange sie geringfügig ist (< 0,24 s), kein Hindernis für die Anwendung von Betablockern oder Digoxin. Da diese Medikamente jedoch die PQ-Zeit potenziell weiter verlängern können, sollte das EKG einige Tage nach Einleitung der Medikation überprüft werden.
- Bei Vagotonie ist die PQ-Zeit in Ruhe funktionell verlängert (speziell bei Sportlern), normalisiert sich aber bei körperlicher Betätigung. Die PQ-Zeit ist frequenzabhängig, wie auch das QT-Intervall.
- Eine darüber hinausgehende Verlängerung der PQ-Zeit ist als Anzeichen für einen AV-Block 1. Grades zu werten. Die Verzögerung kann im AV-Knoten oder im His'schen Bündel oder in beiden erfolgen. Wenn die Reizleitung weitere Anomalien aufweist (z.B. RSB, LAHB, LPHB), kann eine verlängerte PQ-Zeit schwerwiegend sein und sogar einem totalen AV-Block vorausgehen.
- Bei einem AV-Block 2. Grades vom Typ **Mobitz I (Wenckebach)** verlängert sich die PQ-Zeit allmählich, bis der auf eine P-Zacke folgende QRS-Komplex völlig verschwindet. Die Überleitungsstörung tritt fast immer im AV-Knoten auf. Die Störung ist meist eine funktionelle und vorübergehende Folge eines Hinterwandinfarkts.
- **Mobitz II:** Ohne vorherige Verlängerung des PQ-Intervalls fällt der folgende QRS-Komplex regelmäßig oder zeitweilig aus. Der Block tritt häufig im His'schen Bündel auf. Die Störung ist schwerwiegend und deutet auf einen drohenden totalen AV-Block hin. (Achtung! Nicht zu verwechseln mit einem sinuatrialen Block, bei dem die P-Zacke gelegentlich ausfällt; dies ist kein Grund zur Beunruhigung.)
- Bei der AV-Dissoziation kann der Kammerrhythmus (Frequenz 30–50) völlig vom schnelleren Vorhofrhythmus dissoziiert sein. Bei dieser Form eines **AV-Blocks 3. Grades** kann der QRS-Komplex breit oder schmal sein. (Achtung! Bei Tachykardie können manchmal QRS-Komplexe ausfallen, ohne dass ein AV-Block zugrunde liegt.)

4. Die P-Welle

- Am besten beurteilbar in Brustwandableitung V1.
- Wenn P-Wellen schwierig zu erkennen sind, markieren Sie die sichtbaren P-Wellen mit einem Stift. Das hilft beim Auffinden von unsichtbaren P-Wellen, die in QRS- und T-Wellen versteckt sind.
- Die PTF (P terminal force) wird aus Ableitung V1 beurteilt: Die Dauer des negativen terminalen Ausschlags der P-Welle in Sekunden wird mit ihrer Tiefe in Millimetern multipliziert. Die PTF ist pathologisch, wenn das Ergebnis mehr als 0,03 mms beträgt. In der Praxis genügt eine Schätzung: die PTF ist positiv, wenn der negative terminale Ausschlag der P-Welle tiefer und länger als die initiale positive Auslenkung ist. Eine Belastung des linken Vorhofs erhöht den PTF-Wert. Die Veränderung zeigt sich meist rasch in Form eines Linksherzversagens. Die PTF ist ein relativ spezifisches Zeichen, allerdings mit niedriger Sensitivität. Es ist ein spezifisches, aber nicht sensitives Anzeichen für eine Hypertrophie des linken Vorhofs.
- Die P-Welle ist beim so genannten Koronarsinusrhythmus (low atrial rhythm) negativ; der Schrittmacher liegt – ausnahmsweise – im unteren Teil des Vorhofs.
- Computer haben unter Umständen Schwierigkeiten, eine kleine P-Welle zu erkennen, was zu Problemen bei der Arrhythmiediagnostik führt.

5. Der QRS-Komplex

- Die Richtung der QRS-Ablenkung in den Extremitätenableitungen zeigt die elektrische Herz-

achse in der Frontalebene (siehe Abschnitt QRS-Achse).
- Ein breiter QRS-Komplex (über 0,12 s) weist auf einen Schenkelblock oder andere Anomalien in der intraventrikulären Erregungsleitung hin.
- Eine pathologische Q-Zacke ist ein nicht spezifisches Zeichen für einen (alten) Myokardinfarkt (4.60).
- Hohe Amplituden des QRS-Komplexes gehören zu den Kriterien für eine ventrikuläre Hypertrophie (4.27).

6. QT-Zeit und QTc

- Dieses Intervall wird vom Anfang des QRS-Komplexes bis zum Ende der T-Welle gemessen. Die Extremitätenableitung II eignet sich meistens am besten. Das QT wird unter Verwendung der Formel QTc = gemessene QT-Zeit (ms) × Quadratwurzel (Herzfrequenz/60) korrigiert. Das Ergebnis ist die auf eine Herzfrequenz von 60/min korrigierte QT-Zeit, d.h. QTc.
- Eine Verlängerung der QT-Zeit von mehr als 10% über den frequenzabhängigen auf dem EKG-Lineal angegebenen Normalwert hinaus ist meist pathologisch. Eine QTc-Zeit über 440–480 ms ist für gewöhnlich abnormal.
- Eine verlängerte QT-Zeit erhöht das Risiko einer Arrhythmie vom Typ „torsade de pointes". Das Risiko vergrößert sich weiter bei Kalium-, Calcium- und Magnesiummangel. Eine Synkope kann Zeichen einer selbst limitierten Torsade-de-pointes-Episode sein („subsided sudden death").
- Die QT-Dauer ist in folgenden Fällen erhöht:
  ○ beim ererbten (Long-)QT-Syndrom (Romano-Ward). Die QTc kann im Ruhe-EKG normal sein. Eine QTc > 480 ms und anamnestisch Synkopen bei sportlicher Betätigung oder Angst weisen auf diese Diagnose hin. Eine QTc < 480 ms schließt die Erkrankung nicht aus. Der Patient ist vor allen Medikamenten zu warnen, die die QT-Zeit verlängern können.
  ○ bei der Anwendung von Chinidin, Disopyramid, Sotalol und anderen ausgewählten Antiarrhythmika in therapeutischer Dosierung. Die Verschreibung dieser Medikamente erfordert eine Messung des QT-Intervalls binnen 2 Tagen nach dem Beginn der Einnahme. Eine Verlängerung des QT-Intervalls um mehr als 10% oder über 500 ms ist zu vermeiden. Die gleichzeitige Anwendung von Sotalol und Chinidin kann bei Vorhofflimmern gefährlich werden.
  ○ bei hoher Dosierung von trizyklischen Antidepressiva und Phenothiazinen (vor allem Thioridazin, aber auch Haloperidol), vor allem bei Patienten mit vorangegangener Myokarderkrankung.

- Die Wechselwirkung zwischen gewissen Medikamenten kann eine gefährliche Verlängerung des QT-Intervalls hervorrufen und Arrhythmien verursachen. Dazu gehören bestimmte Antimykotika (Itraconazol, Ketoconazol), Antihistaminika (Terfenadine), Cisaprid und Erythromycin. Diese Medikamente dürfen nicht gleichzeitig oder gemeinsam mit anderen Herzmedikamenten verabreicht werden, die u.U. die QT-Zeit verlängern. Da ständig neue Nebenwirkungen von Medikamenten entdeckt werden, verlängert sich die Liste laufend.
- Auch eine Erkrankung, die das Myokard schädigt, kann die QT-Zeit verlängern. Die Auswirkungen von Chinidin, Disopramid und Solatol sind daher bei Vorliegen eines geschädigten Myokards noch ernster und schwerer. Auch andere Antiarrhythmika der Klassen Ia und III können das QT-Intervall verlängern.
- **Eine kurze QT-Zeit** kann auf Hyperkalzämie hinweisen, eine **lange QT-Zeit** auf eine schwere Hypokalzämie.
- Eine **QT-Streuung** liegt vor, wenn die Verlängerung des QT-Intervalls in den verschiedenen Ableitungen eines EKG mit 12 Ableitungen stark variiert. Die Wirkung von die QT-Zeit verlängernden Medikamenten könnte bei QT-Streuung potenziert werden. Eine im Ruhe-EKG gemessene QT-Streuung gibt nur ungenügenden Aufschluss über das Arrhythmierisiko eines Patienten.
- Weitere Informationen finden Sie in (4.07).

7. ST-Strecke und T-Welle

- Die ST-Streckenhebung steht in Zusammenhang mit einer akuten Ischämie und ist das wichtigste Anzeichen für einen unmittelbar bevorstehenden Myokardinfarkt. Die Lokalisation der Läsion ist aus den ST-Hebungen über der Läsionsstelle und der reziproken ST-Streckensenkung auf der gegenüberliegenden Seite der Läsion ersichtlich.
- Im Rahmen einer Myokarditis tritt eine ST-Hebung in allen Ableitungen (ausgenommen V1 und aVR) auf, während beim Infarkt die ST-Hebung nur in den Ableitungen über der infarzierten Stelle aufscheint.
- Eine ST-Hebung von 1–3 mm in den Brustwandableitungen V1–V3 kann ein normaler Befund sein (frühe Repolarisation, vor allem beim so genannten „Sportlerherz", 19.10). Einer benignen ST-Hebung folgt oft eine T-Welle, deren Apex höher als der Anfangsteil der ST-Strecke ist.
- Digoxin kann zu einer deszendierenden ST-Streckensenkung führen. Dies ist eine normale Wirkung und kein Anzeichen einer Überdosierung.
- Die ST-Streckensenkung ist oft ein Anzeichen für eine chronische Ischämie und/oder linksventrikuläre Hypertrophie (LVH).

- Die ST-Streckenhebung kann nach einem großen Vorderwandmyokardinfarkt erhalten bleiben und weist oft auf ein Aneurysma hin.
- Eine Sympathikotonie kann vor allem bei Frauen inferiore oder anterolaterale ST-T-Veränderungen verursachen, die ischämische Veränderungen vortäuschen. Diese Veränderungen verschwinden bei Betablockade, sobald die Herzfrequenz auf 60/min sinkt (geben Sie 40 mg Propanolol und fordern Sie den Patienten auf, die Tablette zu kauen).
- Negative T-Wellen sind in hohem Maße unspezifisch und unter verschiedenen Umständen zu finden, so z.B.
  ◦ bei zahlreichen Faktoren mit Eigenschaften, die das Herz schädigen oder belasten,
  ◦ bei ventrikulärer Hypertrophie,
  ◦ bei Intoxikation,
  ◦ nach lang andauernder Tachykardie,
  ◦ bei subarachnoidalen Blutungen oder erhöhtem Hirndruck.

U-Welle
- QT(U)-Syndrom
- Schwere Hypokaliämie (24.10)

Herzrhythmusstörungen
- Siehe 4.39 und 4.42.

4.02 Ventrikelhypertrophien (RVH, LVH) im EKG

Allgemeines
- Das wichtigste Kriterium für eine Hypertrophie ist der Anstieg der QRS-Amplitude (Amplitudenkriterium). Weitere Kriterien sind Achsenabweichung, QRS-Verbreiterung (Verlängerung der VAT = Ventricular Activation Time), Repolarisationsstörungen (ST-T-Veränderungen) und eine begleitende Vorhofhypertrophie.
- Die Amplitude korreliert mit der Muskelmasse. Sie variiert in Abhängigkeit vom Körperbau und temporären Sympathikotonus. Die Amplituden sind kleiner bei Frauen und werden im Alter, bei Adipositas, Lungenemphysem und Myokardschaden niedriger. Sie werden durch schwere Arbeit und Training höher und sind in der Jugend und bei Männern größer. Diese Faktoren sollten bei der Interpretation des EKG berücksichtigt werden.
- Die ST-T-Veränderung (ST-Streckensenkung und asymmetrische T-Negativität) entsteht nicht durch die vermehrte Muskelmasse, sondern durch deren langsame Relaxation. Eine Erregungsrückbildungsstörung kann außerdem durch Schenkelblocks und andere Arten von Myokardschäden verursacht werden.
- Hoch entwickelte Computerprogramme modifizieren ihre Auswertungen in Abhängigkeit von Alter und Geschlecht des Patienten. Die Computer melden das Vorliegen einer Hypertrophie und geben gleichzeitig eine Begründung dafür. Das Programm berücksichtigt jedoch nicht die physischen Eigenschaften des Patienten. Um die Sensitivität zu steigern, sind in vielen Fällen die „universellen" hoch spezifischen Amplitudenkriterien herabgesetzt worden.
- Die Echokardiographie ist bei der Untersuchung von Hypertrophien empfindlicher und genauer als das EKG.

Rechtsventrikelhypertrophie (RVH)
- Die Kriterien für die RVH sind nicht so offensichtlich wie jene für die LVH, da ihre Ätiologie ein breiteres Spektrum von Erkrankungen umfasst, die Veränderungen im EKG bewirken. Eine RVH ist im EKG nicht immer sichtbar, weil die größere Muskelmasse der linken Herzkammer dominiert.
- Die häufigste Ursache für eine erworbene RVH („cor pulmonale") ist eine chronisch obstruktive Lungenerkrankung (COPD). Ein Emphysem verkleinert den QRS-Ausschlag und vermindert dadurch die Sensitivität. Das EKG ist empfindlicher, wenn die RVH durch Schäden der rechten Herzklappen oder angeborene Herzfehler verursacht wird. Die Diagnose einer RVH wird bei gleichzeitig vorhandenem Rechtsschenkelblock erschwert und durch einen Linksschenkelblock oft unmöglich gemacht.

Eine RVH ist wahrscheinlich, wenn eine oder mehrere der folgenden EKG-Veränderungen vorhanden sind:

1. QRS-Achse > + 100(110)° (ohne Rechtsschenkelblock); QRS negativ in Ableitung I
2. R/S > 1 in Ableitung V1 (und V2) (ohne Rechtsschenkelblock).
3. R/S < 1 in Ableitung V5–6 (kein linksanteriorer Hemiblock LAHB und Vorderwandinfarkt)
   ◦ Weitere Kriterien sind rechte Vorhofhypertrophie, die sich als prominente P-Welle („p-pulmonale") manifestiert, ST-T-Erregungsrückbildungsstörung in V1–V2 und inkompletter Rechtsschenkelblock.

Akutes „cor pulmonale", das durch eine massive Embolie verursacht wird, kann auftreten als
- inkompletter Rechtsschenkelblock,
- septale Q-Wellen in V1–4, die einem anteroseptalen Infarkt ähneln,

- geringfügige Achsenabweichung nach rechts,
- ST-Streckensenkung in der Vorderwand (V1–4) und/oder reziproke inferiore ST-Streckenhebung, die einem Hinterwandmyokardinfarkt ähnelt.
- Bitte beachten: Kleine Lungenembolien verursachen keine definitiven Änderungen des EKG (oft gar keine Auffälligkeiten im EKG!).

Linksventrikelhypertrophie (LHV)
- Die häufigste Ursache für LVH sind Hypertonie, Aortenstenose und/oder Aorteninsuffizienz sowie Mitralinsuffizienz. Der Körperbau des Patienten und andere Charakteristika müssen immer berücksichtigt werden, da sie bei der LVH starke Auswirkungen auf die Amplitudenkriterien haben.

Eine LVH ist wahrscheinlich, wenn zumindest eines der folgenden Amplitudenkriterien erfüllt ist:
1. SV1 + RV5–6 > 3,5 mV (über 35 mm) (Sokolow, Lyon)
2. RaVL > 1,1 mV
3. R in einer Extremitätenableitung > 20 mV (1,8 mV)
4. SV1 > 2,5 mV
5. RV5–6 > 2,5 mV
6. RaVL + SV3 > 2,8 mV
   - Weitere Kriterien:
     – Hypertrophie des linken Vorhofs (= P. sinistrocardiale)
     – ST-T-Veränderung in den Ableitungen V5–6, I, aVL (Repolarisationsstörung)
     – QRS-Achse > -30 (kein linksanteriorer Hemiblock)
     – QRS-Verbreiterung > 100 ms
   - Die Amplitudenkriterien sind oft zu niedrig angesetzt für junge Leute, besonders für Männer. Entsprechend sind sie für Frauen oft zu hoch angesetzt. Die oben angegebenen Amplitudenkriterien sind unspezifisch; deswegen tendieren Computerprogramme, die auf höhere Sensitivität zielen, zu einer Herabsetzung dieser Werte. Viele Computerprogramme modifizieren die Kriterien in Abhängigkeit von Alter und Geschlecht. Ein Linksschenkelblock ist eine starkes Indiz (90%) für eine linksventrikuläre Hypertrophie. Erregungsrückbildungsstörungen sind ein Anzeichen für eine schwere und oft irreversible Hypertrophie.
   - Zu den Estes-Scoring-Kriterien für linksventrikuläre Hypertrophie (LVH) siehe (4.27).
   - In den LIFE- und ASCOT-Studien wurde linksventrikuläre Hypertrophie definiert mit Hilfe des Sokolow-Lyon-Index von 3,8 mV bzw. durch Verwendung des Cornell-Produkts, welches außer den Amplitudenkriterien auch die Breite des QRS-Komplexes und das Geschlecht des Patienten berücksichtigt: Der Patient hat eine LVH, wenn das Amplituden-Dauer-Produkt > 2,44 mm × s ist.
     – Männer: (RaVL + SV3) × Dauer des QRS
     – Frauen: (RaVL + SV3 + 6 mm) × Dauer des QRS

4.03 Schenkelblockbilder im EKG

Allgemeines
- Rechtsschenkelblock (RSB) und Linksschenkelblock (LSB) sind Blockbildungen in den Hauptschenkeln des His'schen Bündels. Neben diesen, von den Hauptschenkeln ausgehenden, erscheinen funktionelle (von der Pulsfrequenz abhängige) und strukturelle (permanente) Leitungsstörungen in Verzweigungen (Hemiblocks) und an der Peripherie.
- Läsionen an verschiedenen Orten (oder an mehreren Orten gleichzeitig) können gleichartige Veränderungen im EKG hervorrufen. Die genaue Lokalisierung einer Leitungsstörung ist oft schwierig, und die Klassifikation ist immer künstlich.
- Die WHO hat Empfehlungen für diagnostische Kriterien gegeben (1985). In diesem Kapitel werden nur die häufigsten Leitungsstörungen (mit kurz gefassten Kriterien) zusammengefasst, wobei das Augenmerk auf ihre klinische Bedeutung gelegt wird.

Rechtsschenkelblock RSB

Erscheinungsbild im EKG
1. QRS-Intervall mindestens 0,12 s
2. QRS positiv (M-förmig, doppelgipfelig oder RSR-, oft rsR-, rSR- oder rR-Form) in den rechtspräkordialen Brustwandableitungen (V1–V2)
3. Erregungsrückbildungsstörung in den Ableitungen V1–V2 (ST-Streckensenkung, T-Negativität)
4. Breite S-Wellen in den linken Ableitungen I, V5 und V6
5. Die Form des QRS-Komplexes variiert stark in Abhängigkeit von der zugrunde liegenden Erkrankung.

Differenzialdiagnose
- Rechtsventrikelhypertrophie (RVH)
- Wolff-Parkinson-White-Syndrom (WPW)
- Periphere Leitungsstörungen

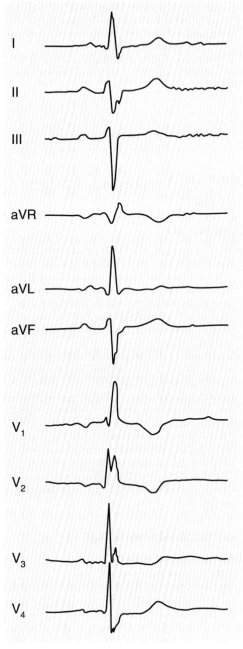

Abb. 4.3.1 RSB + LAH und normale PQ-Zeit. Bifaszikulärer Block. Voltagekriterien für LVH ebenfalls erfüllt.

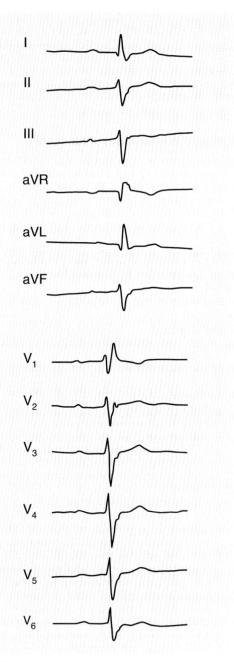

Abb. 4.3.2 RSB + LAH und lange PQ-Zeit (0,26 sec.). Ein trifaszikulärer Block lässt einen AV-Block erwarten.

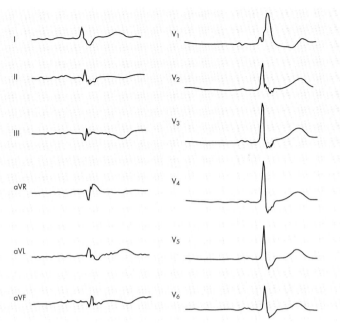

Abb.4.3.3 RSB und ein rezenter Hinterwandinfarkt: Q III-Typ, aVF und Inversion der T-Welle.

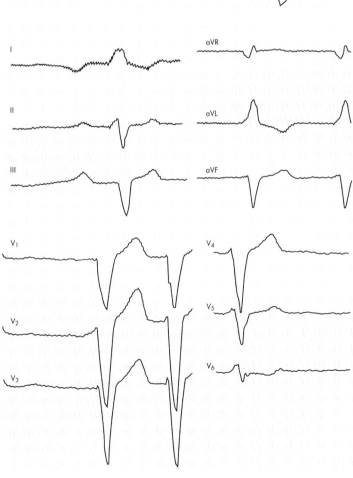

Abb.4.3.4 LSB und Vorhofflimmern.

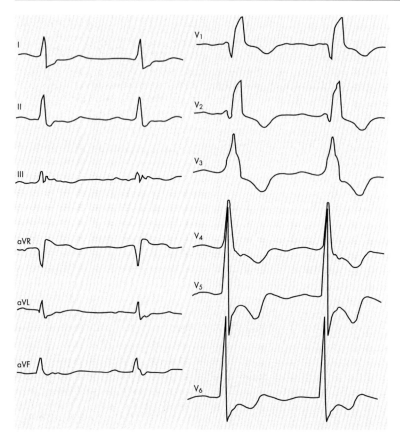

Abb. 4.3.5 RSB + LVH. ST-T-Veränderung in linker Brustableitung verursacht durch eine LVH. Ein hohes RV5 wird mit Hypertrophie assoziiert.

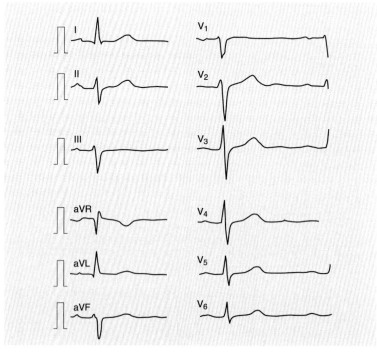

Abb. 4.3.6 LAHB bei einer gesunden Person. Der negative QRS-Komplex in Ableitung II deutet auf eine Linksverschiebung. Die häufigsten Ursachen dafür sind LAHB, LVH oder beides.

Klinische Bedeutung
- Tritt oft ohne ernste Herzerkrankung auf.
- Die klinische Bedeutung hängt von der möglicherweise zugrunde liegenden Erkrankung ab; dabei kann es sich um einen Myokardinfarkt, Myokarditis, Lungenembolie oder COPD (Cor pulmonale) handeln.
- Häufig Folge einer angeborenen Herzerkrankung nach chirurgischer Korrektur (ASD).
- Im mittleren Alter auftretender RSB deutet oft auf eine ischämische Herzerkrankung, Kardiomyopathie oder COPD (= RVH) hin.
- Beim akuten Vorderwandinfarkt in Verbindung mit einem LAHB ist ein RSB ein Anzeichen für einen ausgedehnten Myokardschaden und hat eine ungünstige Prognose.
- Kompliziert die EKG-Diagnose und die Beurteilung von
  - Hinterwandinfarkt,
  - LVH und RVH
- Ein inkompletter RSB (die gleiche Form, aber Dauer < 0,12 s) ist eine häufige und harmlose Veränderung im EKG von jungen Ausdauersportlern. Die Ätiologie des rSR ist in diesen Fällen keine Störung der Reizleitung.

Linksschenkelblock LSB
Erscheinungsbild im EKG
1. QRS-Dauer mindestens 0,12 s
2. M-förmige, breite R-Welle in Ableitungen I, aVL, V5–V6 und ohne Q
3. ST und T-Ausschlag gegensinnig zu QRS (Erregungsrückbildungsstörung)
4. Breites, tiefes S in Form von rS oder QS in den Ableitungen V1–V2
5. Formvarianten hängen von einer gleichzeitigen LVH, einem Herzinfarkt usw. ab. Die elektrische Herzachse weicht oft nach links ab.

Differenzialdiagnose
- WPW
- Periphere Leitungsstörungen

Klinische Bedeutung
- Oft ein Anzeichen für eine Herzerkrankung.
- Ein LSB im mittleren Alter weist meistens auf eine erworbene Herzerkrankung hin, am häufigsten auf einen LVH, eine KHK oder Myokarditis. Die Prognose wird durch die zugrunde liegende Erkrankung bestimmt. Manchmal kann keine zugrunde liegende Erkrankung diagnostiziert werden.
- Im Zusammenhang mit einem akuten Myokardinfarkt (AMI) weist ein frischer LSB auf einen ausgedehnten Myokardschaden und eine schlechte Prognose hin.
- Ein LSB kompliziert oder verhindert die Diagnose eines AMI im EKG. Bei der klinischen Diagnose eines Infarkts mit rezentem LSB im EKG ist eine Thrombolyse angezeigt.
- Der LSB an sich ist bereits ein Zeichen für eine LVH.
- Ein inkompletter LSB (die gleiche Form, aber Dauer < 0,12 s) wird gewöhnlich durch eine LVH verursacht. Eine exakte Abgrenzung gegen den LSB ist nicht erforderlich.

LAHB, linksanteriorer Hemiblock
Erscheinungsbild im EKG
1. Abweichung der Frontalachse nach links (-30° bis -90°)
2. Tiefe S-Welle in der Form rS in den Ableitungen II, III und aVF
3. qR in den Ableitungen I und aVL
4. Geringfügige Verbreiterung des QRS (< 0,12 s)
5. Keine Erregungsrückbildungsstörung
6. Weitere Kriterien, die die Diagnose stützen, sind eine Amplitudenminderung des R und ein tiefes S in den linken Brustwandableitungen.

Differenzialdiagnose
- LVH (Achsenabweichung nach links)
- Vorderwandinfarkt (R-Verlust)

Klinische Bedeutung
- Der LAHB ist der häufigste intraventrikuläre Block. Der linke vordere Schenkel ist leicht zu schädigen; ein Block bedeutet daher nicht, dass die Läsion im Herzen beträchtlich sein muss.
- Ein LAHB kompliziert die EKG-Diagnostik auch beim Einsatz von Computerprogrammen auf mehrere Arten, weshalb der Arzt damit vertraut sein sollte.
- Bei jungen Patienten ohne Risikofaktoren ist der LAHB eine gutartige und harmlose Veränderung im EKG ohne besondere klinische Bedeutung.
- Im mittleren Alter deutet ein LAHB auf eine Herzerkrankung hin, die nicht unbedingt schwerwiegend sein muss.

LPHB, linksposteriorer Hemiblock
Erscheinungsbild im EKG
- Achsenabweichung nach rechts
- QRS-Komplexe weichen gegensinnig zum LAHB ab.

Klinische Bedeutung
- Sehr selten
- Kommt üblicherweise bei einem massiven Hinterwandinfarkt vor.
- Differenzialdiagnose: RVH

Bifaszikuläre Blocks: RSB + LAHB
- Der häufigste Block.
- Das Erscheinungsbild im EKG ist das Gleiche wie bei RSB. Außerdem Abweichung der Fron-

talachse nach links (-30° bis -90°): rS in den Ableitungen II, III und avF.

Klinische Bedeutung
- Bei asymptomatischen Patienten ist die Prognose oft gut. Bei Myokarderkrankungen kann sich ein trifaszikulärer Block entwickeln.
- Bei einem Myokardinfarkt ist dies ein Anzeichen für eine ausgedehnte Infarzierung und lässt einen totalen AV-Block erwarten.
- Ein Herzschrittmacher ist bei einem gleichzeitigen akuten Myokardinfarkt (AMI) oft erforderlich. Wenn diese Leitungsstörung in Verbindung mit einer langen PQ-Zeit auftritt, wird das als trifaszikulärer Block (s.u.) bezeichnet, was immer eine Indikation für einen Schrittmacher ist.

Trifaszikuläre Blocks: RSB + LAHB + AV-Block
- Ein bisfaszikulärer Block mit einem AV-Block 1. oder 2. Grades. Das Krankheitsbild ist schwerwiegender, wenn die PQ-Zeit lang ist, was auf eine Läsion im His-Bündel hinweist. Bei Medikamenten, die die PQ-Zeit verlängern, ist Vorsicht geboten.
- Der häufigste Typ ist RSB + LAHB + verlängerte PQ-Zeit.
- Das Risiko eines totalen AV-Blocks ist hoch; deshalb ist oft ein Schrittmacher notwendig. Die Prognose ist auch mit Schrittmacher ziemlich ungünstig.

4.04 Belastungstests (Ergometrie und Spiroergometrie)

Allgemeines
- Anmerkung: Wir weisen darauf hin, dass es im folgenden Text einige (geringfügige) Abweichungen vom Protokoll der österreichischen kardiologischen Gesellschaft gibt. Diese werden nicht detailliert beigefügt, da der Artikel ein Grundverständnis des Belastungstests, ihrer Möglichkeiten und Grenzen geben soll. Allgemeinärzte, die selbst Ergometrien durchführen, benötigen eine in ihrer Region gültigen Standards entsprechende Ausbildung.
- Ein Belastungstest (auch bekannt als Belastungstoleranztest, Herzbelastungstest, Belastungs-EKG, Ergometrie etc.) dient zur Abklärung der körperlichen und insbesondere der kardiorespiratorischen Leistungsfähigkeit.
- Dieser Artikel beschäftigt sich mit Belastungstests mittels Ergometer.
- Wenn der Belastungstest zu diagnostischen Zwecken durchgeführt wird, sollten vor dem Test alle Medikamente abgesetzt werden, die die Testergebnisse beeinflussen könnten. Die Einnahme von Digoxin sollte 7 Tage vor dem Test ausgesetzt werden, lang wirksame Nitrate, Betablocker und Calciumkanalblocker 2–4 Tage vor dem Test und alle Medikamente mit Wirkung auf die Bronchien 12 bis 72 Stunden vor dem Test. Es ist in den meisten Fällen sicherer, die Betablocker auszuschleichen und in bestimmten Situationen überhaupt auf einen Einnahmestopp zu verzichten.
- Wenn der Patient nicht in der Lage ist, den Belastungstest sitzend auf dem Fahrradergometer oder liegend mittels Tretmühle zu absolvieren, besteht die Möglichkeit, einen medikamentösen Belastungstest in Kombination mit einem Myokardisotopenscan oder einer Ultraschalluntersuchung durchzuführen.
- Es müssen die Voraussetzungen für eine kardiopulmonale Reanimation gegeben sein und die Testleiter müssen über eine einschlägige Ausbildung verfügen. Die Auswertung der Testergebnisse erfordert ein fachärztliches Know-how.

Indikationen
- Untersuchung von noch nicht abgeklärten thorakalen Beschwerden oder einer Belastungsdyspnoe.
- Diagnose einer KHK und Bestimmung des Schweregrades, wenn die Symptome stabil sind.
  - Vor der Überweisung des Patienten zu einem Belastungstest sollte der Arzt die Vortestwahrscheinlichkeit, dass der Patient an einer koronaren Herzkrankheit (KHK) leidet, abschätzen. Die Bewertung beruht auf der Symptomatik, den Risikofaktoren, dem Alter und dem Geschlecht des Patienten.
    – Thoraxschmerzen können entweder als typische Angina, atypische Angina oder nicht spezifische funktionelle Brustschmerzen eingestuft werden. Das Auftreten von typischen Thoraxschmerzen erhöht die Wahrscheinlichkeit einer KHK.
    – Bei Patienten mit einer sehr niedrigen KHK-Erkrankungswahrscheinlichkeit wird ein Belastungstest keine wesentlichen neuen Informationen liefern. Beim Testen gesunder Individuen wird man daher einen hohen Prozentsatz von falsch positiven Befunden und die daraus resultierenden Abklärungsprobleme erhalten.
    – Umgekehrt hat der Test auch in Fällen mit einer sehr hohen KHK-Wahrscheinlichkeit einen geringen zusätzlichen diagnostischen Wert. In solchen Fällen wird er in der Regel

zur Bestimmung des Schweregrads der Erkrankung oder für die weitere Therapieplanung eingesetzt.
– Es gibt eine Reihe von Faktoren, die nichts mit einer KHK haben, aber wie z.B. eine Ischämie typische Veränderungen der ST-Strecke verursachen können und so die Diagnose verfälschen. Belastungstests haben eine 60–80%ige Spezifität für den Nachweis einer KHK. Bei Frauen mittleren Alters liegt der Prozentsatz sogar noch niedriger.
- Ein frühzeitiger prognostischer Belastungstest kann 2–3 Tage nach einem akuten Koronarsyndrom durchgeführt werden, um die Notwendigkeit für weitere Interventionen einschätzen und die Prognose beurteilen zu können, wenn das Kurzzeitrisiko für ein kardiales Ereignis als gering eingestuft wird. Der Test kann bei ausgewählten Patienten auch im Falle eines mittelgradigen Risikos durchgeführt werden. Patienten mit hohem koronaren Risiko werden sofort koronarangiographiert.
- Evaluierung der Belastungskapazität zur Abschätzung der Arbeitsfähigkeit des Patienten. Der Test wird unter optimaler medikamentöser Therapie durchgeführt.
- Arrhythmien bei körperlicher Belastung:
  ○ Evaluierung von belastungsinduzierten Arrhythmien oder Synkopen
  ○ Verdacht auf unzureichende Erhöhung der Herzfrequenz während körperlicher Belastung (Störung im Bereich des Reizleitungssystems)
  ○ Evaluierung einer adäquaten oder überschießenden Frequenzkontrolle (ventrikuläre Überleitung) bei Vorhofflimmern
- Beurteilung der hämodynamischen Signifikanz von Klappenvitien
- Evaluierung des Blutdrucks (ein erhöhter Blutdruck während körperlicher Belastung ist ein Vorläufer für eine Hypertonie)
- Falls als notwendig erachtet, Screening auf latente KHK bei Männern über 40:
  ○ spezielle Berufsgruppen (z.B. Piloten)
  ○ Patienten mit Hochrisikoberufen und mehreren Risikofaktoren für eine KHK

Weniger gesicherte, ungeklärte oder kontroversiell beurteilte Indikationen
- KHK-Diagnostik bei Patientinnen mit atypischer Symptomatik oder Symptomen, die auf eine funktionale Herzerkrankung hindeuten sowie bei Patienten unter Digoxin
- KHK-Diagnostik bei Patienten unter Digoxin oder mit Rechtsschenkelblock (RSB)
- Bei folgenden Erkrankungen ist eine sichere Auswertung der Testergebnisse nicht möglich:
  ○ Linksschenkelblock (LSB)
  ○ Wolf-Parkinson-White-Syndrom (WPW)
  ○ ST-Streckenabsenkung > 1 mm in Ruhe
  ○ ventrikuläres Pacing
- In diesen Fällen kann der Belastungstest im Spital mit einem Myokardisotopenscan oder einer Ultraschalluntersuchung kombiniert werden, um eine mögliche Ischämie abzuklären.

Kontraindikationen
Absolute
- Akutes Koronarsyndrom bei Hochrisikopatienten (zur Risikoklassifizierung siehe ACC-/AHA-Richtlinien: circ.ahajournals.org/cgi/content-nw/full/102/10/1193/T1). Der Test kann mit Niedrigrisikopatienten durchgeführt werden und unter bestimmten Voraussetzungen auch mit Patienten mit mittlerem Risiko.
- Verdacht auf einen akuten Myokardinfarkt
- Symptomatische Herzinsuffizienz
- Neu aufgetretener AV-Block 2. oder 3. Grades
- Akute Perikarditis oder Myokarditis
- Akute infektiöse Erkrankung
- Vorhoftachykardie oder ventrikuläre Tachykardie, rezente Episode eines schnellen Vorhofflimmerns
- Akute Lungenembolie
- Schwere hypertrophe obstruktive Kardiomyopathie (HOCM)
- Unbehandelte oder schwere Hypoventilation (z.B. Asthma, COPD)
- Schwere oder akute systemische Erkrankung (Fieber, Anämie, Hyperthyreose etc.)

Relative
- Vorhofflimmern
  ○ Der Verdacht auf eine überschießende oder aber eine verminderte ventrikuläre Reaktion auf ein Belastung bei Vorhofflimmern kann eine Indikation für einen Belastungstest sein.
- Hoher Blutdruck (systolischer Druck > 200 und/oder diastolischer Druck > 110 mmHg)
- Andere physische oder psychische Ursachen, die einen Belastungstest ausschließen
- Aortenstenose (mäßig schwer):
  ○ Im Krankenhaus wird der Test durchgeführt, um den besten Zeitpunkt für eine Operation zu ermitteln.
- Lungeninsuffizienz (pO_2 < 8 kPa [60 mmHg] oder pCO_2 > 6 kPa [45 mmHg])

Kontraindikationen für einen Belastungstest kurz nach einem MI
- Die absoluten Kontraindikationen decken sich mit jenen des Standardbelastungstests. Hinzu kommen
  ○ ventrikuläre Tachykardie oder Herzstillstand später als 2 Tage nach dem Infarkt,
  ○ hämodynamisch bedeutsamer Klappendefekt,
  ○ Blutdruck > 180/100 mmHg in Ruhe.

Belastungstest (Fahrradergometrie und Spiroergometrie)

- Anmerkung: Wir weisen darauf hin, dass es im folgenden Text einige (geringfügige) Abweichungen vom Protokoll der österreichischen kardiologischen Gesellschaft gibt. Diese werden nicht detailliert beigefügt, da der Artikel ein Grundverständnis der Belastungstests, ihrer Möglichkeiten und Grenzen geben soll. Allgemeinärzte, die selbst Ergometrien durchführen, benötigen eine in ihrer Region gültigen Standards entsprechende Ausbildung.

Formel zur Ermittlung der alterskorrigierten maximalen Herzfrequenz

- Für Männer und Frauen kommt dieselbe Formel zur Anwendung: 205–0,5 × Alter.
- Sollte der Test abgebrochen werden, bevor 85–90% der maximalen Herzfrequenz erreicht sind, ohne dass kardiale Symptome oder Hinweise auf pathologische Befunde aufgetreten wären, dann ist der Test für eine KHK-Diagnose nicht brauchbar und sein „negativer" Befund nicht aussagekräftig. Bei Patienten, die Betablocker einnehmen, ist die Zielherzfrequenz niedriger.
- Wenn der Patient die maximale Herzfrequenz nicht erreichen kann, ist dies möglicherweise auch ein Hinweis auf eine schwer wiegende Herzerkrankung und eine Indikation für weiterführende Untersuchungen.

Belastungsstufen

- Die Belastung wird bei Männern traditionell in Stufen von 50 Watt und bei Frauen in Stufen von 40 Watt gesteigert; neue Protokolle verwenden oft auch 20-Watt-Schritte. Es gibt sehr unterschiedlich aufgebaute Protokolle und es bedarf einer Standardisierung.
- Nach jeweils 3 Minuten wird die Belastung gesteigert.

EKG-Aufzeichnungen

- Zuerst am liegenden Patienten.
- Dann, wenn der Patient auf dem Fahrradergometer sitzt.
- In Minutenabständen während des Belastungstests.
- Sofort nach Ende der Belastung.
- 3 und 6 Minuten nach Ende der Belastung.

Blutdruckmessungen

- Zuerst am liegenden Patienten.
- Dann, wenn der Patient auf dem Fahrradergometer sitzt.
- Jeweils am Ende einer Belastungsstufe (wenn nötig, auch öfters).
- 6 bis 10 Minuten nach Ende der Belastung.
- Die Messung des diastolischen Drucks ist schwierig und ungenau.

Messung der Atemfrequenz

- Am Beginn des Tests.
- Jeweils am Ende einer Belastungsstufe.

Messung des Peak flow oder der Sekundenkapazität (PEF oder FEV_1)

- Am Beginn des Tests.
- Sofort nach Ende des Belastungstests.
- 4 und 10 Minuten nach Ende des Belastungstests.

Indikationen für einen Testabbruch

- Von Fall zu Fall verschieden, abhängig von der Kompetenz des Testleiters und von den örtlichen Gegebenheiten.

Standardbelastungstest

- Der Patient berichtet über folgende Symptome:
  - schwere allgemeine Müdigkeit
  - übermäßige Dyspnoe
  - progressive Angina pectoris
  - Müdigkeit in den Gliedmaßen
  - starke Wadenschmerzen (Claudicatio)
  - Benommenheit, Gefühl der Schwäche oder Übelkeit
- Beobachtungen des Testleiters:
  - Der Test hat bereits alle benötigten Daten geliefert.
  - Die EKG-Aufzeichnungen oder die Blutdruckmessungen sind von schlechter Qualität.
  - ST-Streckensenkung um (2–)4 mm
  - ST-Streckenhebung ≥ 2 mm in einer pathologischen Q-Wellen-Ableitung; ansonsten ST-Streckenhebung ≥ 4 mm.
  - Ataxie (Koordinationsstörung)
  - Ein Abfall des systolischen Blutdrucks > 20 mmHg oder ein ausbleibender Anstieg des systolischen Blutdrucks.
  - ventrikuläre Tachykardie
  - schnelle supraventrikuläre Tachykardie oder hochfrequentes Vorhofflimmern
  - Entwicklung eines AV-Blocks 3. Grades (absolute Indikation für einen Testabbruch), eines AV-Blocks 2. Grades oder einer ausgeprägten Bradykardie.
  - Die arterielle Sauerstoffsättigung fällt unter 90%, was häufig einen Hinweis auf ein Lungenödem darstellt.
  - Die Haut wird blass oder zyanotisch.
  - Es kommt zu einem exzessiven Blutdruckanstieg.
    - systolischer Blutdruck > 280 mmHg
    - diastolischer Blutdruck > 130 mmHg

Belastungstest kurz nach einem MI

- Es gelten die obigen Kriterien mit folgenden Änderungen:
  - Systolischer Blutdruck steigt höher als 200 mmHg.

- Herzfrequenz steigt über 150 (wenn der Patient Betablocker einnimmt über 130).

Interpretation und Messungen von EKG-Veränderungen

ST-Streckensenkung

- Eine Senkung sollte gemessen werden
  - an der Ableitung mit der ausgeprägtesten Absenkung am Ende des Tests,
  - an einem horizontalen Abschnitt der EKG-Linie,
  - an mindestens 3 Komplexen.
- Die PQ-Strecke wird als Grundlinie verwendet.
- Die Messungen erfolgen in Abständen von 0,08 und 0,06 Sekunden vom J-Punkt (definiert als jener Punkt am EKG, der das Ende der S-Welle und den Beginn der ST-Strecke markiert; an diesem Punkt kommt es oft zu einer „Winkeländerung").
- Typen von ST-Streckensenkungen:
  - junctional (rasch aszendierend)
  - träge aszendierend
  - horizontal
  - deszendierend

Pathologische Streckensenkung

- ST-Streckensenkung ≥ 1 mm, gemessen 0,08 sec vom J-Punkt (wenn die Herzfrequenz > 130 beträgt, wird die ST-Streckensenkung in einem Abstand von 0,06 sec vom J-Punkt gemessen).
  - Die verlässlichste (signifikanteste) Veränderung ist eine ST-Streckensenkung, die gegen Ende des Belastungstests neu auftritt und sich nach Ende der Belastung zurückentwickelt.
  - ST-Streckensenkungen und T-Welleninversionen, die nur in der Zeit nach der Belastung auftreten, sind von zweifelhafter Bedeutung.

Faktoren, die durch eine ST-Streckensenkung eine Ischämie simulieren und die Testergebnisse für diagnostische Zwecke wertlos machen

- Linksventrikuläre Hypertrophie (ST-Streckensenkung > 1 mm)
- Kardiomyopathie
- Hypertonie
- Mitralklappenprolaps
- Hyperventilation, Sympathikotonie
- WPW-Syndrom
- Medikation (z.B. Digoxin, Phenothiazine), Hypokaliämie

Faktoren, die eine ST-Streckensenkung unterdrücken

- Betablocker
- Calciumkanalblocker
- Nitrate

Interpretation der Ergebnisse des Belastungstests

- Maximale Leistung (W_{max}) und mittlere Endleistung (W_4)
- W_{max} = die Leistung während der vorletzten Belastungsstufe + der Anteil an der zusätzlichen während der letzten Testphase bis zum Abbruch des Tests noch erbrachten Leistung (Beispiel: der Test wird 2 Minuten, nachdem die Belastung 150 W erreicht wurde, abgebrochen: 100 W + 2/3 × 50 W = 133 W.)
- W_4 = mittlere Leistung, die während der letzten 4 Minuten des Tests erreicht wird (entspricht besser der tatsächlichen Belastung, die auf den Körper einwirkt, als die Belastung zum Zeitpunkt des Testabbruchs)
- Ergometrieleistung= W_{max}/Körpergewicht (kg)
  - < 1 W/kg oder < 5 METs: schwere Erkrankung, schlechte Prognose
  - 2–3 W/kg oder 8–10 METs: bei adäquater Medikation mäßig gute Prognose, keine Notwendigkeit für eine invasive Behandlung
  - > 3 W/kg: gute Prognose unabhängig von EKG-Veränderungen
- Die METs (metabolische Äquivalente) sind Vielfache der Sauerstoffaufnahme während der maximalen Belastung verglichen mit jener in Ruhe. Eine gesunde Person mittleren Alters sollte in der Lage sein, die Sauerstoffaufnahme auf das 10fache zu steigern, d.h. unter Belastung eine Leistungssteigerung von 10 METs zu erreichen. Dies gilt für beide Geschlechter.

Abnormal rasche Zunahme der Herzfrequenz

- Kleines Herzschlagvolumen
- Schlechte körperliche Fitness
- Anämie, latente Infektion, Hyperthyreose
- Vegetative Labilität und Sympathikotonie

Abnormal langsame Zunahme der Herzfrequenz

- Betablocker
- Erhöhtes Herzschlagvolumen (körperliches Training)
- Sinusknotenstörung

Blutdruckveränderungen

- Normale Reaktion des Blutdrucks:
  - Systolischer Druck steigt bis auf 200 mmHg an.
  - Diastolischer Druck verändert sich nicht oder erhöht sich nur leicht.
- Veränderungen, die auf eine Herzinsuffizienz hindeuten:
  - Der systolische Blutdruck sinkt oder steigt nicht an (Hinweis auf einen linksseitigen Koronararterienverschluss im Sinne eines koronaren Zweigefäßverschlusses oder einer koronaren Dreigefäßerkrankung).

- Veränderungen, die auf eine echte oder imminente Hypertonie hindeuten:
  - Der systolische Druck steigt auf > 240 mmHg an.
  - Der diastolische Druck steigt auf > 100 mmHg an.

Atemfrequenz
- Mehr als 40 Atemzüge/Minute gelten als pathologisch.

Diagnostische Schlussfolgerungen

Testergebnisse diagnostisch nicht verwertbar
- Der Patient konnte nicht 85% der maximalen altersbezogenen Herzfrequenz erreichen und das EKG zeigt keine ischämischen Veränderungen.
- Ein pathologisches EKG ergibt falsch positive Befunde oder maskiert ST-Streckenveränderungen (linksventrikuläre Hypertrophie, LSB, WPW, Ventrikel-Pacing, Mitralklappenprolapssyndrom/Barlow-Syndrom, Hyperventilation, funktionelle Herzbeschwerden, Digoxin).

Normalbefunde
- Keine ST-Streckenveränderungen, auch nicht bei maximaler oder submaximaler Herzfrequenz.
- Junktionale ST-Streckensenkung („steil aszendierende ST-Strecke"); tritt insbesondere bei Frauen in Verbindung mit einer schnellen Herzfrequenz auf.
- Alleinige T-Welleninversion
- Isolierte ventrikuläre Extrasystolen, insbesondere wenn die Herzfrequenz unter 130 liegt.
- Vorhofarrhythmien
- Entwicklung eines Rechtsschenkelblocks
- ST-Streckensenkungen nur in den Ableitungen II, III und aVF können auf eine Sympathikotonie zurückzuführen sein. Eine echte Ischämie äußert sich in der Regel in ST-Streckensenkungen in den Ableitungen I und V4–6.
- Die ST-Streckenveränderungen korrelieren mit der Spezifität des Befundes. Die unten angegebenen Werte sind üblich und spezifisch.

Potenziell pathologische Befunde
- Horizontale ST-Streckensenkung von 1–1,5 mV
- Träge aszendierende ST-Streckensenkung von zumindest 1,5 mV gemessen 0,08 sec vom J-Punkt (0,06 sec vom J-Punkt, wenn die Herzfrequenz > 130 beträgt)

Pathologische Befunde
- Horizontale ST-Streckensenkung von 1,5–2,5 mV
- Träge aszendierende ST-Streckensenkung von > 2,5 mV, gemessen 0,08 sec (bzw. 0,06 sec) vom J-Punkt
- Deszendierende ST-Streckensenkung von 1–2 mV, gemessen 0,08 sec (bzw. 0,06 sec) vom J-Punkt
- Häufige ventrikuläre Extrasystolen (15–20% aller QRS-Komplexe), insbesondere wenn die Herzfrequenz über 130 liegt und gleichzeitig ischämische ST-Streckenveränderungen vorhanden sind. Häufige ventrikuläre Extrasystolen im Anschluss an die Belastung deuten auf eine Herzerkrankung hin.

Schwer pathologische Befunde
- Deszendierende ST-Streckensenkung von zumindest 2 mV, gemessen 0,08 sec (0,06 sec) vom J-Punkt
- Horizontale ST-Streckensenkung von > 2,5 mV
- Deszendierende oder horizontale ST-Streckensenkung, die sich bereits bei leichter Belastung entwickelt und/oder während mehr als 8 Minuten nach der Belastung persistiert.
- Komplizierte ventrikuläre Tachykardie

Faktoren, die die Signifikanz des pathologischen Befunds verstärken
- Hypotonie während leichter Belastung + Ischämie (schwere KHK)
- Schwere typische Angina pectoris + ischämische ST-Streckenveränderungen
- Entwicklung eines 3. Herztons (S3) bei der Auskultation oder asynergische Kontraktion des linken Ventrikels bei Palpation
- Entwicklung einer Mitralregurgitation
- Entwicklung einer übermäßigen Dyspnoe
- Klassische Anamnese einer Angina pectoris
- Risikofaktoren

Faktoren, die auf eine schwere Erkrankung und eine schlechte Prognose hindeuten
- Belastungsinduzierte Hypotonie; unter Belastung steigt der Blutdruck nicht an oder sinkt sogar ab.
- Vorzeitiger Testabbruch aufgrund von Brustschmerzen
- Geringe Leistung (< 40%, < 1 W/kg, < 5 METs)
- ST-Streckensenkung:
  - entwickelt sich bei gleichzeitig niedrigen Werten für das Produkt aus Herzfrequenz × systolischer Blutdruck (< 15.000)
  - erscheint in allen Ableitungen (I, V4–6, II, aVF, V2)
  - persistiert noch lange in der Erholungsphase
  - Die ST-Strecke deszendiert, insbesondere in der Erholungsphase.

4.05 Langzeit-EKG

Grundsätzliches

- Bei der Registrierung des Langzeit-EKG wird die Herztätigkeit des Patienten kontinuierlich mit einem tragbaren Rekorder während der gewohnten täglichen Aktivitäten aufgezeichnet. Das Hauptziel des Langzeit-EKG liegt im Erkennen von Herzrhythmusstörungen (Brady- und Tachykardien).
- Die am häufigsten verwendeten Geräte sind Holter-Monitore (1–2 Tage), Event-Rekorder (3–7 Tage), EKG-Telemetrie (1 Woche bis 3 Monate) und implantierbare Loop-Rekorder (12–14 Monate).
- Beim Event-Rekorder und bei der EKG-Telemetrie wird die Aufzeichnung vom Patient gestartet, wenn er Symptome verspürt.

Indikationen

- Bewusstseinsstörungen unklarer Genese (Synkopen)
- Paroxysmale Tachykardien, die mit Bewusstseinsstörungen oder anderen schwerwiegenden Symptomen verbunden sind
- Verdacht auf Funktionsstörungen im Bereich des Sinus- oder AV-Knotens
- Beurteilung der Notwendigkeit einer Schrittmacherimplantation oder Überprüfung einer etwaigen Schrittmacherfunktionsstörung
- Kontrolle der Wirksamkeit von Antiarrhythmika (z.B. bei Vorhofflimmern)
- Nur in besonderen Fällen zur Diagnose und Kontrolle einer Ischämie
- Die „therapeutische" Untersuchung eines Patienten mittels Holter-Monitoring sollte zurückhaltend eingesetzt werden, da die Auswertung eines nicht indizierten Langzeit-EKG große Probleme bei der Interpretation der klinischen Bedeutung etwaiger Befunde bereiten kann. Für diesen Zweck wäre ein Event-Rekorder die optimale Wahl.

Interpretation

- Langzeit-EKG-Aufzeichnungen werden meist von Kardiologen oder anderen Ärzten, die Erfahrung in der Anwendung und Interpretation dieser Methode haben, ausgewertet.
  - Er/Sie sollte bei dieser Untersuchung mit den Grenzen und technischen Problemen, die die Interpretation beeinflussen können, vertraut sein, besonders wenn es sich um eine computergestützte Auswertung handelt (Artefakte).
- Der für den Patienten zuständige Arzt erhält meist nur einen kurzen Kommentar und den Ausdruck einiger Punkte, die für die Interpretation essenziell sind.
  - Bei der Überprüfung einer Holter-Aufzeichnung sollte darauf geachtet werden, dass computergestützte Auswertungen breite Kammerkomplexe immer als ventrikuläre Extrasystolen interpretieren.
- Die mit einem Langzeit-EKG gesammelten Informationen müssen immer mit dem Alter des Patienten und möglichen kardiovaskulären und anderen Erkrankungen in Beziehung gebracht werden. Das erfordert spezielle Fähigkeiten, und es kann manchmal unmöglich sein, die pathologische Bedeutung eines Befundes sicher einzuschätzen.
- Eine asymptomatische Bradykardie ist meist keine Indikation für eine Schrittmacherimplantation, aber selbst kurze (2 bis 3 Sekungen) Pausen, die bedrohliche Symptome auslösen, können eine Indikation darstellen.
- Bei der Beurteilung von Schwindelanfällen und Synkopen sind die häufigsten klinisch signifikanten Befunde längerer Sinusarrest oder niederfrequentes Vorhofflimmern, AV-Block, ventrikuläre Tachykardie und schnelle supraventrikuläre Tachyarrhythmie.
- Bei gesunden asymptomatischen Patienten finden sich häufig ventrikuläre Ektopien, selbst limitierende Episoden ventrikulärer Tachykardie (3 Schläge), Bradyarrhythmien und nächtliche AV-Leitungsstörungen.
- Selbst bei asymptomatischem Vorhofflimmern ist eine Antikoagulation bei älteren Patienten mit Risikofaktoren für zerebrale Durchblutungsstörungen indiziert.
- Die Registrierung einer asymptomatischen Ischämie im Langzeit-EKG (ST-T-Veränderungen) sollte immer mit Vorbehalt interpretiert werden und erfordert nicht in jedem Fall eine weitere Abklärung.
- Wenn keine Symptome während der Aufzeichnung aufgetreten sind, schließt ein „negatives" Holter-EKG bedrohliche Arrhythmien nicht aus. Andererseits hilft ein normaler Rhythmus beim Auftreten von Symptomen, Arrhythmien als Ursache auszuschließen und die Abklärung in eine andere Richtung zu lenken.
- Für selten auftretende Symptome kann ein Event-Rekorder oder eine EKG-Telemetrie für die Abklärung eingesetzt werden, da eine längere Überwachung möglich ist und die kardiale Aktivität nur während der Symptome aufgezeichnet wird.
- In schwierigen Fällen (Synkopen) kann ein implantierbarer Loop-Rekorder verwendet werden. Er wird wie ein Schrittmacher unter die Haut implantiert und gestattet eine permanente Aufzeichnung für länger als 1 Jahr.

4.06 Computergestützte EKG-Auswertung

- Eine Computersoftware interpretiert ein EKG systematisch, wobei die verschiedenen Wellen, Strecken und die Amplituden der Kammerkomplexe untersucht werden. Mit dem Einsatz solcher Programme sollte jedoch in erster Linie sichergestellt werden, dass der behandelnde Arzt keine potenziell pathologischen Befunde übersieht.
- Eine solche Auswertungssoftware weist in der Regel eine hohe Sensitivität auf, was die Gefahr des Überdiagnostizierens mit sich bringt. Meistens legt die Software ihren Aussagen einen ziemlich breiten Interpretationsspielraum zugrunde und gibt dann auch Befunde mit unterschiedlichen Wahrscheinlichkeitsgraden an. So beispielsweise der falsch positive Befund „Vorderwandinfarkt" bei R-Verlust in den Ableitungen V2, V3 und V4 (Minnesota Code 1-2-8). Ein solcher R-Verlust kann aber auch Folge eines linksanterioren Hemiblocks (LAHB), einer hypertrophen Kardiomyopathie, einer Rechtsherzhypertrophie oder einer falsch platzierten Elektrode sein. Eine schmale Q-Welle (unter 0,03 s) in den Ableitungen III und aVF kann zu dem Verdacht auf einen alten inferioren Infarkt führen.
- Die Diagnose „akuter Infarkt" stützt sich auf Veränderungen der ST-Strecke. Da einerseits die Auswertungsprogramme vorsichtshalber sehr sensitiv konzipiert sind und andererseits Veränderungen der ST-Strecke sehr häufig und auch oft unspezifisch sind, kann es vorkommen, dass der computergestützte Befund vage ausfällt, was nicht hilfreich ist, wenn man eine Unterstützung bei der raschen Entscheidung, ob ein akutes Infarktgeschehen vorliegt, erwartet. Das Programm erkennt die Form der ST-Strecke nicht so wie das menschliche Auge. Es berechnet das Verhältnis ST : T. Ist dieser Wert hoch, so ist eine Schädigung des Myokards wahrscheinlicher als eine „frühe Repolarisation". Bevor die Aussage einer pathologischen ST-Strecken-Hebung gemacht wird, prüft der Computer (so wie der Arzt auch), ob auch eine reziproke ST-Strecken-Senkung vorliegt. Wenn vorhanden, wird „Myokardschaden" als Diagnose vorgeschlagen. Zeigen gleich mehrere Ableitungen eine ST-Strecken-Hebung, so sollte man an eine Perimyokarditis denken. Es ist aber genau so gut möglich, dass der Computer einen solchen Befund ignoriert und als „unspezifische ST-Strecken-Hebung" interpretiert. Dann ist es Sache des Arztes, die klinische Bedeutung dieses Befundes zu evaluieren.
- Das Programm interpretiert Breitkomplex-Extrasystolen als ventrikuläre Extrasystolen, obwohl einige davon durch einen transienten Schenkelblock verursacht sein können.
- Die Computerprogramme sind nicht in der Lage, die Form der P-Welle verlässlich zu interpretieren. Das führt zu Problemen bei der Diagnose von Rhythmusstörungen, die die gravierendste Schwachstelle der computergestützten EKG-Interpretation darstellen.
- Die „deterministischen" Programme stützen sich in ihren Auswertungen auf sensitive Adaptierungen der klassischen Diagnosekriterien.
- Neu entwickelte „intelligente" Software basiert nicht mehr auf den traditionellen Interpretationsparametern. Anhand von Tausenden von EKG-Befunden haben diese Programme „gelernt", Auffälligkeiten in den Kurven zu erkennen.
- Gewöhnliche Programme können EKG-Kurven nicht mit früheren Befunden des Patienten vergleichen.
- Ein computergestütztes Auswertungsprogramm gibt oft einen Näherungswert für die Verlässlichkeit des vorgeschlagenen Befunds („wahrscheinlich"; „möglicherweise eine normale Variante"). Auch kurze Begründungen der Diagnose werden gegeben. Ein EKG-Gerät wird üblicherweise mit einer Beschreibung der zugrunde liegenden Evaluierungskriterien der Software geliefert.
- Die Aussage „EKG o.B." ist normalerweise verlässlich, aber es gibt auch Ausnahmen.
- Ein Programm kann auch mehrere Interpretationsvorschläge machen, zwischen denen sich dann der Arzt entscheiden muss. Dabei wird er die klinischen Befunde berücksichtigen. Eine Computersoftware ist jedenfalls nicht für eine unrichtige Auswertung verantwortlich.
- Ein Programm kann EKG-beeinflussende Patientencharakteristika wie Adipositas, COPD, Alter, Geschlecht oder Medikamente nicht berücksichtigen.

4.07 (Langes) QT-Syndrom (LQTS)

- Siehe auch: EKG-Interpretation bei Kindern 31.10.

Grundsätzliches

- Als Ursache einer Synkope bei einem Kind oder Jugendlichen ist an ein langes QT-Syndrom (LQTS) zu denken.
- Ein erworbenes LQTS kann auf den Einsatz bestimmter Medikamente (häufiger: bestimmter Wirkstoffkombinationen) zurückzuführen sein. Wenn solche Medikamente verschrieben wer-

den, sollte daher das QT-Intervall gemessen werden.
- Beim LQTS handelt es sich um ein kompliziertes Syndrom, d.h., dass zum Zeitpunkt der Messung das QT-Intervall durchaus normal sein kann. Referenzwerte sollten nur als Anhaltspunkte dienen. Die QT-Dispersion kompliziert die Sache noch weiter.
- Das QT-Intervall sollte mit einem EKG-Lineal gemessen werden; ein kurzer „diagnostischer Blick" reicht nicht aus, um ein pathologisches QT-Intervall zu erkennen.
- Patienten mit LQTS dürfen keine das QT-Intervall verlängernden Medikamente erhalten. Eine solche Einnahme würde des Risiko von „Torsade-de-pointes"-Arrythmien steigern.
- Eine schwere Hypokalziämie verlängert das QT-Intervall, sie geht jedoch nicht mit einem „Torsade-de-pointes"-Risiko einher.

Angeborenes QT-Syndrom (kongenitale Repolarisationsstörung)

- Beginn der Symptomatik im Schulalter: bei männlichen Patienten fast immer vor dem 15. Lebensjahr, bei einem Teil der weiblichen Patienten (20%) auch später (15.–30. Lebensjahr).
- Das häufigste Leitsymptom ist ein Bewusstseinsverlust während körperlicher Belastung oder bei Erschrecken. Die Synkope wird durch eine „Torsade-de-pointes"-Episode ausgelöst, die in der Regel, aber nicht immer, selbst limitierend ist und einige wenige Sekunden oder Minuten dauert („subsided sudden death" – der „noch einmal aufgeschobene" plötzliche Herztod). Die Tachykardieepisode kann von so geringer Dauer sein, dass es zu keiner zerebralen Ischämie kommt und der Patient daher auch gar nicht bewusstlos wird, sondern von Palpitationen und verschwommenem Sehen berichtet. In einigen Fällen von plötzlichem Kindstod dürfte das LQTS ebenfalls eine Rolle spielen. Ein QTc-Wert über 440 ms sollte als Risikogrenzwert angesehen werden.
- Es manifestieren nicht bei allen Genträgern Symptome der Erkrankung. Einige betroffene Familien konnten identifiziert werden. Sie leiden zumeist am Romano-Ward-Syndrom, welches autosomaldominant vererbt wird, d.h. 50% der Nachkommen erben das schadhafte Gen.
- Das Syndrom involviert einen Ionenkanaldefekt in der Zellmembran, der zu einer Kaliumkanalblockade führt. Dies wiederum verlängert die Repolarisationszeit. Bis jetzt wurden mindestens 5 Gendefekte identifiziert (LQT 1–5).
  - Am häufigsten verantwortlich für pathologische Erscheinungen ist das LQT 1. Es bewirkt eine Verlängerung des QT-Intervalls während körperlicher Anstrengung oder einige Minuten danach.
  - Sind LQT 2 und 3 geschädigt, so kommt es zu nächtlichen Episoden, die zunächst einen epileptischen Ursprung vermuten lassen.
  - Das Herz eines Patienten mit LQTS ist normal strukturiert.
- Die Vermutung eines erblichen LQTS liegt nahe, wenn
  - sich in der Anamnese Synkopen oder Präsynkopen finden, insbesondere während körperlicher Betätigung oder emotionaler Stresssituationen oder unmittelbar danach. Ein kurz andauernder Krampfanfall kann vorkommen, aber anders als bei einem epileptischen Anfall liegt der Patient vor der Krampfepisode 5–10 Sekunden still da.
  - der Patient an unklaren nächtlichen epileptiformen Anfällen leidet.
  - QTc verlängert ist (mehr als 440–480 ms ist meist krankhaft). Die T-Welle ist häufig pathologisch, d.h. gespalten.
  - in der Familie ein gehäuftes Auftreten von LQTS zu verzeichnen ist.

Diagnose

- Die auf dem QT-Intervall basierenden Diagnosekriterien sind nicht sehr sensitiv und daher unzulänglich. Wenn jedoch das frequenzkorrigierte QT-Intervall (QTc) mehr als 480 ms beträgt und es zu einer Synkope gekommen ist, kann von einer LQTS-Diagnose ausgegangen werden.
  - Der obere Grenzwert für ein normales QT-Intervall wurde per Konvention mit 440 ms bei einer Herzfrequenz von 60/min festgelegt.
  - Ein frequenzkorrigiertes QT-Intervall von mehr als 440 ms bei einem Patienten mit Episoden von Bewusstseinsverlust gilt als verdächtig.
  - Das QT-Intervall kann sich unter Umständen bei einigen Patienten mit LQTS innerhalb des normalen Referenzbereichs befinden.
  - Eine positive Familienanamnese stellt ein weiteres wichtiges Kriterium dar.
  - Bei einem Kind deutet eine auffällige Morphologie der T-Welle bei gleichzeitiger Bradykardieneigung auf ein LQTS hin.
- Im Ruhe-EKG ist bei 70% der betroffenen Personen ein verlängertes QT-Intervall zu sehen.
  - Verwandte 1. Grades von betroffenen Patienten sollten untersucht werden.
  - Ein Belastungs-EKG steigert die Sensitivität: nach körperlicher Belastung zeigt sich das QT-Intervall meist verlängert. Die QT-Dispersion kann größer als normal sein.
- Die Diagnose sollte durch DNA-Untersuchungen gesichert werden. Ein Routine-Screening wäre allerdings aufgrund der Vielzahl der potenziell geschädigten Gene nicht machbar.

- Auch schließt ein negativer DNA-Befund ein LQTS keineswegs definitiv aus. 30% der Träger zeigen ein normales QT-Intervall R3.
- Bei Kindern und Jugendlichen sollten als Differenzialdiagnosen eine normale vasodepressive Synkope, Epilepsie, eine vererbte polymorphe ventrikuläre Tachykardie und eine hypertrophe Kardiomyopathie in Betracht gezogen werden.

Therapie

- Wenn der Verdacht besteht, dass die Ursache für die Symptomatik ein LQTS sein könnte, dann sollte ein Kardiologe zugezogen werden.
- Die Behandlung besteht in den meisten Fällen in einer permanenten Betarezeptorblockade. Propranolol in Retardgalenik stellt meist die Standardtherapie dar.
- Der Patient darf nicht an sportlichen Wettkämpfen teilnehmen und sollte insbesondere Schwimmen vermeiden.
- Die gleichen Verbote und Instruktionen gelten auch für asymptomatische Träger, die aber in aller Regel keine Medikation benötigen. Bei Kindern wird allerdings häufig eine Betablockertherapie initiiert.
- Bei Nichtansprechen auf die Medikation besteht die Indikation für die Implantation eines Kardioverter-Defibrillators (ICD).
- Es ist von größter Bedeutung, dass Arzneimittel, die das QT-Intervall verlängern können, vermieden werden. Dem Patienten muss eine Liste der betreffenden Medikamente ausgehändigt werden. Die Dosierung von Beta-Agonisten mit potenziell tachykardem Effekt sollte verringert werden.
- Situationen, die zu Elektrolytentgleisungen führen könnten, sind zu vermeiden.

Erworbenes QT-Syndrom

Ursachen

- Kaliumkanal blockierende Antiarrhythmika
  - Die Verlängerung des QT-Intervalls beweist ihre therapeutische Wirksamkeit, aber es besteht kein Einvernehmen hinsichtlich der noch sicheren Obergrenze für eine proarrhythmische Verlängerung des QT-Intervalls.
  - Zu den bekanntesten einschlägigen Wirkstoffen zählen Chinidin und Disopyramid (Klasse IA) sowie Amiodaron, Sotalol und Ibutilid (Klasse III).
    - Die Verschreibung dieser Medikamente erfordert eine Messung des QT-Intervalls innerhalb weniger Tage nach Beginn der Einnahme. Eine Verlängerung von mehr als 25% gilt als alarmierend. Sotalol sollte durch einen anderen Betablocker ersetzt werden.
  - Es gibt noch eine Reihe weiterer Arzneimittel, die das QT-Intervall prolongieren und das Risiko einer „Torsade de pointes" steigern. Ihr Wirkmechanismus ist häufig nicht bekannt.
    - Zu diesen Medikamenten zählen konventionelle Phenothiazide (insbesondere Thioridazin) Haloperidol, trizyklische Antidepressiva und Doxepin. Das Risiko ist erhöht, wenn der psychiatrische Patient an einer kardialen Grunderkrankung leidet.
  - In einigen Fällen ist die Verlängerung des QT-Intervalls auf latente Defekte der Ionenkanäle zurückzuführen.
    - Von den Antibiotika gilt intravenös verabreichtes Erythromycin als bekanntester Auslöser für eine „Torsade de pointes".
  - Die kombinierte Einnahme von 2 Medikamenten, von denen jedes für sich für eine Monotherapie als unbedenklich gilt, kann den Patienten für ein „Torsade-de-pointes"-Risiko prädisponieren. Wenn nämlich 2 Wirkstoffe, die das QT-Intervall verlängern, über dieselbe metabolische Route abgebaut werden, kann es zu einer gefährlichen Akkumulation kommen, die sogar bei einem Herzgesunden eine „Torsade de pointes" bewirken kann. Ein weiterer möglicher Auslösemechanismus ist ein kleiner vererbter Ionenkanaldefekt, der in aller Regel nicht manifest ist.
    - Die Liste der LQTS-induzierenden Medikamente ist lang und muss laufend durch neue Substanzen ergänzt werden.
    - Ihre bekanntesten Vertreter sind Terfenadin, die Konazole, die Makrolide, Ciprofloxacin, etc. Viele wurden auch bereits vom Markt genommen (z.B. Astemizol, Cisapride) oder dürfen nur mehr mit entsprechenden Warnhinweisen abgegeben werden.

Messung des QT-Intervalls

- Die Länge des QT-Intervalles wird zwischen dem Beginn des QRS-Komplexes bis zum Ende der T-Zacke gemessen.
- Eine pathologische Morphologie der T-Welle oder die Präsenz einer U-Welle können die exakte Messung beeinträchtigen.
- Mit einem EKG-Lineal kann die normale frequenzunabhängige QTc-Zeit ermittelt werden. Eine Schwankungsbreite von bis zu 10% über die Normalwerte hinaus ist häufig und akzeptabel.
- Normalerweise wird für die Messung die Ableitung II herangezogen. Zwischen den einzelnen Ableitungen kann die QT-Dauer variieren. Dieses „QT-Dispersion" genannte Phänomen ist mit einem erhöhten Risiko von Arrhythmien assoziiert, insbesondere bei Patienten mit einer kardialen Komorbidität. Eine signifikante QT-

Dispersion ist ein Hinweis auf Differenzen bei der Repolarisierung in den verschiedenen Herzarealen.
- QTc = gemessene QT-Zeit (ms)/Quadratwurzel des RR-Abstand (s). Die Bazett-Formel stellt dazu eine Alternative dar: QT-Zeit (ms) × Quadratwurzel (Herzfrequenz/60). Eine QTc-Zeit von über 440 ms ist pathologisch oder zumindest verdächtig. Der EKG-Computer kalibriert das gemessene QT-Intervall auf eine Herzfrequenz von 60/min : QTc.

4.10 Harmlose Herzgeräusche beim Erwachsenen

- Herzgeräusche bei Kindern, siehe 31.09

Allgemeines

- Zu den harmlosen Herzgeräuschen zählen:
  - Herzgeräusche physiologischen Ursprungs
  - akzidentelle Geräusche infolge von hämodynamisch nicht signifikanten Herzfehlern
- Bei jungen Erwachsenen treten harmlose Herzgeräusche häufig auf.
- Fieber, Anämie, Tachykardie und ein dünnwandiger oder flacher Brustkorb können die Flussgeräusche intensivieren, sodass sie wie Herzgeräusche bei Klappenvitien imponieren.
- Für ein harmloses Geräusch sprechen:
  - kurzes systolisches Geräusch, Grad 1–2
  - Geräuschmaximum links parasternal
  - systolisches Austreibungsgeräusch
  - normaler 2. Herzton
  - keine sonstigen Auffälligkeiten bei der Auskultation
  - keine linksventrikuläre Hypertrophie oder Dilatation (EKG, Thoraxröntgen)
- Herzgeräusche dürfen erst nach einer gründlichen Abklärung als harmlos eingestuft werden.
  - Wenn nötig, sollte zur Sicherung der Diagnose eine Echokardiographie durchgeführt werden.
- Diastolische Herzgeräusche sind immer auf eine organische Anomalie zurückzuführen, die jedoch hämodynamisch bedeutungslos sein kann.

Strömungsgeräusche an den Pulmonalklappen

- Das häufigste unter den harmlosen Herzgeräuschen.
- Hörbar im 2. und 3. linken Interkostalraum.
- Die Intensität des Geräusches beträgt üblicherweise Grad 1–2/6, selten 3/6.
- Frühsystolisch
- Das Schließen der Pulmonalklappe ist nicht verzögert und die Spaltung des Herztons erweitert sich während der Inspiration. Es wird kein Austreibungsklick hörbar.

Strömungsgeräusche an den Aortenklappen

- Ein Flussgeräusch mit Ursprung in der Aorta, vergleichbar mit dem Strömungsgeräusch an den Pulmonalklappen:
  - bei jungen Erwachsenen
  - hörbar im Bereich der Aortenklappen
  - deutlicher ausgeprägt nach körperlichen Anstrengungen, wenn das Schlagvolumen besonders hoch ist
- Ein Geräusch, das mit einer verkalkten Aortenklappe assoziiert ist:
  - bei älteren Patienten
  - ähnelt dem Aortenstenosengeräusch (4.11) (ein Austreibungsklick kann hörbar sein)
  - keine signifikante Aortenstenose oder andere Anomalien feststellbar
  - Meist ist eine Echokardiographie angezeigt.

Still-Geräusch

- Bei jungen Erwachsenen
- Hörbar in der Systolenmitte, musikalisch (vibrierend) in der Klangqualität, Lautstärke in der Regel 2/6.
- Hörbar im 3. oder 4. linken Intercostalraum, über dem rechten Ventrikel.

Venöses Flussgeräusch

- Bei Kindern und Jugendlichen
- Hörbar als kontinuierliches Summen im Halsbereich und der Fossa supraclavicularis, besonders rechts.
- Verschwindet bei Kompression der Vena jugularis interna oder im Liegen; lauter während der Inspiration.

4.11 Herzgeräusche bei den häufigsten erworbenen Vitien der Erwachsenen

Ziele

- Die Bedeutung eines Herzgeräusches einzuschätzen: Klappenerkrankung oder harmloses Systolikum.
- Die Schwere der Herzklappenerkrankung und die Notwendigkeit einer Echokardiographie abschätzen.

- Grundsätzlich sollte bei jedem Patienten mit Dyspnoe oder Zeichen einer Ventrikelhypertrophie im EKG an eine Erkrankung der Herzklappen gedacht werden.
- Eine Endokarditisprophylaxe ist für alle Patienten mit Herzklappenerkrankung oder einem angeborenen Herzfehler erforderlich (Ausnahme: Vorhofseptumdefekt).

Grundregeln

- Die Lautstärke eines Herzgeräusches korreliert nicht immer mit dem Stenosegrad. Wenn die Auswurffraktion (EF) abnimmt, kann ein Herzgeräusch leiser werden oder sogar völlig verschwinden (Aortenstenose).
- Die Regurgitationsgeräusche werden bei ausgeprägter Aorteninsuffizienz schwächer und machen auch ohne Stenose einem systolischen Austreibungsgeräusch Platz, das durch den erhöhten Fluss verursacht wird. Ein kombiniertes Klappenvitium ist durch eine Stenose und eine Regurgitation charakterisiert.
- Nur die häufigsten Herzklappengeräusche werden hier beschrieben. Ventrikelseptumdefekt (VSD) und Pulmonalstenose, die beim Erwachsenen selten sind, sowie die Mitralstenose bleiben unberücksichtigt.

Systolische Geräusche

Aortenklappenstenose (AS)

- Die wichtigste Herzklappenerkrankung bei Erwachsenen. Ihre Inzidenz nimmt mit dem Alter zu.
- Bei Patienten unter 60 ist die Degeneration und Verkalkung der Aortenklappe ein langsamer Prozess, der gelegentlich mit einer Bikuspidalität einhergeht (in 1–2% der Fälle).
- Bei Patienten über 60 Jahren wird der Herzklappenfehler durch arteriosklerotische Veränderungen verursacht. Die Risikofaktoren dafür sind die gleichen wie für eine KHK.
- Die Symptomatik entwickelt sich schleichend und ist unspezifisch. Nach einer langen asymptomatischen Phase kommt es dann zu einer belastungsinduzierten diastolischen Herzinsuffizienz. Später entwickelt sich eine systolische Herzinsuffizienz. Die klassische Trias von AS-Symptomen besteht aus Dyspnoe, Angina pectoris und Anstrengungssynkopen. Die Druckbelastung kann die Koronarperfusion beeinträchtigen, sodass es auch ohne eine vorbestehende KHK zu einer Myokardischämie kommen kann.
- Eine frühe Symptomerkennung ist wichtig. Sinkt der Lumenquerschnitt in der Klappe auf weniger als 1 cm^2 ab und steigt der Druckgradient auf mehr als 50 mmHg an, wird die Klappenstenose symptomatisch.
- Sobald Symptome auftreten, verschlechtert sich die Prognose rasch. Ohne chirurgischen Eingriff beträgt die Lebenserwartung dann 2–5 Jahre.
- Eine chirurgische Sanierung sollte bei noch gut erhaltener linksventrikulärer systolischer Funktion (EF > 50%) durchgeführt werden.
- Geräusche:
  - Rau und laut, Maximum in der Mitte oder am Ende der Systole. Ein frühsystolisches Geräusch deutet auf eine geringe Stenosierung hin, während ein anhaltendes Austreibungsgeräusch auf eine schwerere Stenose hinweist.
  - Fortleitung aus dem Aortenbereich in Richtung Hals und in die Herzspitze. Das apikal fortgeleitete Geräusch kann kaum von einem mitralen Regurgitationsgeräusch, bei dem die Ausstrahlung in Richtung Axilla geht, zu unterscheiden sein.
  - Wenn die Herzklappe stärker stenosiert, werden der Öffnungs- und Schließton (S2) leiser und verschwinden schließlich völlig. Die Klappe kann insuffizient werden, und es kann zu einem diastolischen Regurgitationsgeräusch kommen.
  - Bei schwerer Herzinsuffizienz kann das Geräusch deutlich leiser oder sogar unhörbar werden.
- Sonstige Anzeichen:
  - Die Palpation ergibt einen ausgeprägten und verlängerten Herzspitzenstoß.
  - Grundsätzlich finden sich im EKG Zeichen einer linksventrikulären Hypertrophie (und Veränderungen des QRS-Komplexes und der ST-Strecke), ausgenommen bei älteren Patienten.
  - Auf dem Thoraxröntgen erscheint das Herz oft normal groß und mit gerundeter Kontur des linken Ventrikels. Dadurch wird die Diagnose einer Aortenstenose oft verzögert. Achten Sie auf dem Thoraxröntgen auf eine mögliche poststenotische Erweiterung der Aorta, im lateralen Strahlengang auf verkalkte Aortenklappensegel. Dieser wichtige Befund darf nicht übersehen werden, da er sowohl ein sensitives (80–90%) als auch ein spezifisches (60–70%) Anzeichen für eine AS ist.
  - Der Karotispuls ist schwach und steigt langsam an („parvus et tardus"), Blutdruckmessungen ergeben eine geringe Blutdruckamplitude. Dies ist ein Anzeichen für eine schwere Stenose. Bei älteren Menschen kann die Blutdruckamplitude allerdings auch über 50 mmHg liegen, obwohl eine signifikante AS vorliegt.
- Differenzialdiagnose:
  - Aortenstenose und Aortensklerose sind verschiedene Stadien desselben degenerativen Prozesses auf Grundlage von Hypertonie und Hypercholesterinämie.

1. „Harmloses Systolicum" bei einem jungen Erwachsenen

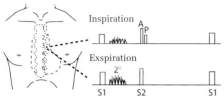

2. Hämodynamisch bedeutungsloses Aortenklappengeräusch in der Systole bei einem Patienten fortgeschrittenen Alters

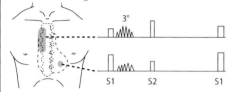

3. Aortenstenose

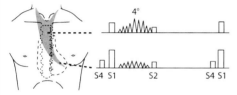

4. Pulmonalisstenose

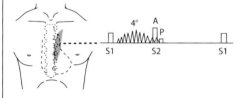

5. Vorhofseptumdefekt

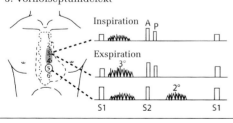

6. Mitralklappenregurgitation

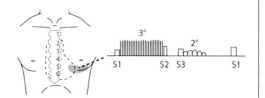

7. Mitralklappenprolaps und assoziierte Regurgitation

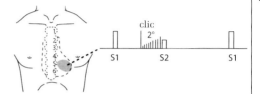

8. Kammerseptumdefekt

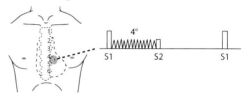

9. Aortenregurgitation

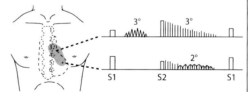

10. Mitralklappenstenose

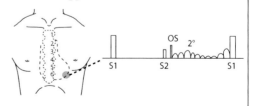

Abb. 4.11 Herzgeräusche

- Eine verkalkte, aber nicht verengte Aortenklappe findet sich bei älteren Menschen häufig. Das Geräusch ähnelt einer AS und ist auskultatorisch nur schwer davon zu unterscheiden. Andere, oben erwähnte klinische Anzeichen für eine Stenose (linksventrikuläre Hypertrophie, geringe Blutdruckamplitude) fehlen hingegen. Eine Echokardiographie ist oft erforderlich. Bloße Verkalkungen der Klappe können auch ein Hinweis auf ein erhöhtes kardiovaskuläres Risiko sein $\textbf{\textcircled{C}}$.
- hypertrophe Kardiomyopathie (4.86)
- Echokardiographie und Doppler-Sonographie:
  - Ermöglichen die Bestimmung des Restlumens, die Beurteilung der Klappenoberfläche, des Druckgradienten, der Wanddicke und somit des Stenosierungsgrads und der Notwendigkeit eines chirurgischen Eingriffs. Liegt der Druckgradient über 50 mmHg oder beträgt die Klappenquerschnittsfläche weniger als 1 cm², so ist die Situation als ernst einzustufen und der Patient ist in der Regel auch symptomatisch. In Einzelfällen kann ein Patient trotz eines höheren Druckgradienten asymptomatisch sein und eine Operation aufgeschoben werden.
- Behandlung:
  - Asymptomatische Patienten werden klinisch und echokardiographisch engmaschig in Spezialzentren kontrolliert. Mit Abnahme des Restlumens werden die Kontrollen häufiger.
  - Das plötzliche Auftreten von Symptomen oder eine Verschlechterung der EKG-Befunde stellen Indikationen für ein Echokardiogramm dar und sollten dazu veranlassen, eine dringende Operation ins Auge zu fassen.
  - Bei Patienten mit symptomatischer Stenose sollte ein chirurgischer Eingriff (Klappenersatz) ohne Alterslimitierung erwogen werden, wenn keine Komorbiditäten dagegen sprechen und die funktionellen Fähigkeiten des Patienten erhalten sind. Ohne Operation ist die Prognose schlecht, nach einem Eingriff verbessert sie sich.
  - Körperliche Anstrengungen können für AS-Patienten wegen des Risikos von Ischämien, Herzrhythmusstörungen und Synkopen gefährlich sein.
  - Die Anwendung von Nitraten oder anderen gefäßerweiternden Mitteln ist bisher wegen des Risikos einer Synkope meist vermieden worden. Sie können jedoch den meisten Patienten verabreicht werden und sind sogar wichtige Elemente der Behandlung (insbesondere ACE-Hemmer), zumal bei den meisten Patienten ein Hochdruck, eine KHK und eine Klappeninsuffizienz nebeneinander bestehen.
  - Antibiotika zur Endokarditisprophylaxe sowohl in der Monitoringphase der AS als auch nach dem Klappenersatz.
  - Antikoagulierung bei einem Patienten mit Herzklappenersatz:
    – Die traditionelle Björk-Shiley-Klappen eine Dauerantikoagulierung im INR-Bereich von 2,0–3,0.
    – Die Thromboseneigung mit der modernen St.-Jude-Herzklappe ist deutlich geringer und es besteht deshalb auch bei vorübergehendem INR-Absinken unter den therapeutischen Bereich nur selten eine Gefährdung.

Mitralklappeninsuffizienz (MI)
- Die häufigste Herzklappenerkrankung beim Erwachsenen.
- Unter den Krankheitsursachen finden sich u.a. ein rezenter oder alter Myokardinfarkt, eine aus einer Dilatation des linken Ventrikels und des Mitralklappenrings (dilatative Kardiomyopathie) resultierende Klappensegelinsuffizienz, eine Papillarmuskelschwäche oder eine Degeneration des Klappenbindegewebes.
- Ätiologisch lassen sich eine sich plötzlich verschlechternde Regurgitation bzw. eine plötzlich einsetzende Regurgitation durch eine Ruptur der Chordae tendineae oder der Papillarmuskeln oder durch ein Herztrauma erklären.
- Geräusch:
  - Das hochfrequente, schwirrende, holosystolische Geräusch ist am lautesten im Bereich zwischen Apex und mittlerer Axillarlinie. Bei schwacher Regurgitation kann es sein, dass nur ein schwaches Austreibungsgeräusch hörbar ist.
  - Bei einer Regurgitation im Bereich der Valvula posterior wird das Geräusch in Richtung oberes Brustbein fortgeleitet, so dass eine AS vorgetäuscht sein kann. Die Unterscheidung zwischen AS und MI ist ein häufiges Problem der klinischen Praxis. Bei einer Regurgitation im Bereich der Valvula anterior wird das Geräusch in Richtung der Axilla fortgeleitet.
  - Das Schließen der Klappe (S1) ist oft nur schwach hörbar, während der 3. Herzton S3 oft hörbar ist.
  - Die Lautstärke des Geräusches korreliert nicht mit dem Ausmaß der mitralen Regurgitation. Wenn die Funktion des linken Ventrikels gut erhalten ist, ist das Regurgitationsgeräusch deutlich vernehmbar. Mit zunehmender Insuffizienz der linken Kammer nimmt auch das Geräusch ab. Bei schwerer Regurgitation kann ein leises diastolisches Einflussgeräusch hörbar sein. Ein Regurgitationsgeräusch, das auf eine Schädigung des Papillarmuskels nach einem Herzinfarkt zurückzuführen ist, ist normalerweise auch dann leise, wenn es sich um ein großes Regurgitationsvolumen handelt. Bei

dilatativer Kardiomyopathie variieren Flussstärke und Geräusch je nach der Größe des Mitralklappenrings. Die Natur des Geräuschs hängt von der Größe des Ventrikels und von der Auswurffraktion ab. Es kann sein, dass bei abnehmender Herzgröße das Geräusch unhörbar wird.
- Sonstige Anzeichen:
  ○ Der Apex des erweiterten linken Ventrikels wird bei der Palpation als größere Vorwölbung getastet, die sich auch in den parasternalen Bereich ausbreitet und eine Erweiterung des rechten Ventrikels vortäuschen kann.
  ○ Bei einer signifikanten Regurgitation finden sich im EKG sowohl Zeichen einer Hypertrophie des linken Ventrikels als auch einer Überbeanspruchung des linken Vorhofs (PTF-P terminal force). Es besteht oft Vorhofflimmern.
  ○ Das Thoraxröntgen zeigt eine Erweiterung des linken Vorhofs und der linken Herzkammer mit Pulmonalvenenstauung.
- Echokardiographie mit Doppler-Untersuchung:
  ○ Die wichtigste Untersuchung zur Beurteilung des Schweregrades einer Mitralinsuffizienz. Dient auch zur Einschätzung der Notwendigkeit und des richtigen Zeitpunkts für einen chirurgischen Eingriff, bevor die linke Herzkammer irreversibel geschädigt ist.
- Behandlung:
  ○ Medikamente der Wahl sind Diuretika oder Vasodilatatoren (ACE-Hemmer und Nitrate), die zur Behandlung einer möglichen Hypertonie oder Herzinsuffizienz eingesetzt werden. Vorhofflimmern wird ebenfalls oft behandelt (Digitalis, Betablocker und Antikoagulantien). In vielen Fällen führt ein neu aufgetretenes Vorhofflimmern zu einer akuten kardialen Insuffizienz.
  ○ Eine kontinuierlich abnehmende Auswurffraktion (< 60%), progressive Linksventrikeldilatation (endsystolische Größe > 45 mm) und eine Verschlechterung der Symptome sind Indikationen für eine chirurgische Intervention. Beachten Sie, dass der Patient die Regurgitation kompensiert und zu dem für einen Eingriff optimalen Zeitpunkt manchmal nur geringe Beschwerden hat.
  ○ Ein linker Ventrikel, der durch Volumenbelastung geschädigt ist, erholt sich auch nach einem chirurgischen Eingriff nicht.
  ○ Als Operation kommt entweder ein reparativer Eingriff an der erhaltenen Klappe oder aber ein Klappenersatz in Frage.
  ○ Denken Sie an die Endokarditisprophylaxe mit Antibiotika.

Mitralklappenprolaps (Barlow-Syndrom, MKP)
- Ein häufiger (bis zu 10% der Untersuchten) und meist harmloser Auskultationsbefund mit einer Prävalenz von nur etwa 2,4% (in den USA) laut den jüngsten Echokardiographiekriterien.
- Ein klassisches Zeichen bei der Auskultation ist ein hochfrequenter mesosystolischer Click oder ein für eine Mitralinsuffizienz typisches endsystolisches blasendes Geräusch oder beides. Ein solcher Befund bedeutet nicht unbedingt, dass der Patient die derzeitigen echokardiographischen Kriterien für den MKP erfüllt. Bei signifikanter Regurgitation verlängert sich das Geräusch und kann sogar holosystolisch werden.
- Der Mitralklappenprolaps ist kein eigenständiges Krankheitsbild, sondern eine Störung mit einer sehr großen Bandbreite möglicher Manifestationen: Auf der einen Seite des Spektrums finden wir den völlig Gesunden (mit einem Zufallsbefund bei der Auskultation) und auf der anderen einen progredient Kranken, bei dem die Klappendegeneration zu einer signifikanten Regurgitation geführt hat.
- Viele Patienten spüren Extrasystolen.
- Ein MKP-Geräusch ist oft ein Zufallsbefund bei einer gesunden Person. Ein hämodynamisch nicht signifikanter MKP steht in keinem Bezug zu Schlaganfall oder TIA.
- Eine Echokardiographie kann zur Abklärung des Ausmaßes der Regurgitation und der Verdickung und Degeneration der Klappensegel eingesetzt werden, wenn ein signifikanter Rückstrom vermutet wird.
- Eine Endokarditisprophylaxe ist nur bei Patienten mit einem signifikanten Rückstrom erforderlich. Solche Patienten bedürfen regelmäßiger Kontrollen. Bei einem Vorhofflimmern oder einer TIA ist üblicherweise die Verschreibung von Antikoagulantien notwendig.

Trikuspidalklappeninsuffizienz (TI)
- Eine TI ist praktisch immer die Folge einer pulmonalen Hypertonie.
- Geräusch:
  ○ Holosystolisch, ähnlich wie bei der Mitralinsuffizienz. Das Punctum maximum liegt im 4. Interkostalraum parasternal. Das Geräusch wird durch Inspiration verstärkt.
  ○ Es ist gewöhnlich leise und nur schwer zu hören, selbst bei im Elektrokardiogramm nachgewiesenem großem Regurgitationsvolumen.
- Sonstige Anzeichen:
  ○ Anzeichen und Symptome der venösen Drucksteigerung.
  ○ Pulswellen (V-Wellen) in den Halsvenen sind ein typisches Zeichen.
  ○ Aszites, Ödeme, Leber vergrößert und pulsatil.
  ○ Eine geringe Insuffizienz ohne klinische Relevanz wird oft in der farbkodierten Doppler-Echokardiographie gesehen.

- ○ EKG und Thoraxröntgen: Hypertrophie und Erweiterung des rechten Ventrikels und Vorhofs.

Diastolische Geräusche

- Können Insuffizienzgeräusche (AI) oder diastolische Stenosegeräusche (MS) sein.
- Immer pathologisch, auch wenn sie nicht hämodynamisch signifikant sind.
- Oft leise und leicht zu überhören. Untersuchen Sie den Patienten in einem ruhigen Raum und achten Sie auf die Diastole, um das Geräusch zu hören.

Aortenklappeninsuffizienz (AI)

- Klappenerkrankungen (Degeneration, Endokarditis, Bikuspidalität), Aortendilatation
- Geräusch:
  - ○ Ein diastolisches, hauchendes Decrescendogeräusch, das am besten mit dem Diaphragma des Stethoskops zu hören ist.
  - ○ Das Geräusch ist am besten vom Aortenbereich bis zum Apex zu hören, wenn der Patient vorwärts gebeugt sitzt und nach Exspiration den Atem anhält. Das Regurgitations- und das Atemgeräusch haben eine ähnliche Frequenz.
  - ○ Bei progredienter Insuffizienz tritt auch ohne Stenose ein systolisches Austreibungsgeräusch auf, das sich aus dem erhöhten Schlagvolumen ergibt. Ein systolisches Geräusch kann auch auftreten, wenn zugleich eine Mitralinsuffizienz als Folge eines dilatierten Klappenrings besteht.
  - ○ Ein frühdiastolisches Geräusch weist gewöhnlich auf eine leichte, ein enddiastolisches Geräusch auf eine schwere Insuffizienz hin.
  - ○ Ist wegen der hohen Frequenz schwer von normalen Atemgeräuschen zu unterscheiden.
  - ○ Bei schwerer Regurgitation mit gleichzeitiger Herzinsuffizienz wird das Geräusch schwächer.
- Symptome:
  - ○ Lange Zeit asymptomatisch, weil sich der linke Ventrikel an die Volumenbelastung gut anpasst (vgl. Aortenstenose und Druckbelastung!).
  - ○ Belastungsdyspnoe und andere Anzeichen der Herzinsuffizienz.
- Weitere Anzeichen:
  - ○ Die Blutdruckamplitude ist groß, der diastolische Druck niedrig (kann 0 mm Hg betragen).
  - ○ Rascher Anstieg und großes Volumen der Pulswelle.
  - ○ Dilatation des linken Ventrikels mit seitlich verlagertem Spitzenstoß (Herzbuckel).
  - ○ Das EKG zeigt eine LVH.
  - ○ Im Thoraxröntgen erscheint das Herz deutlich erweitert (vgl. Aortenstenose bei der die Herzgröße lange normal bleibt!).

- Echokardiogramm und Doppler-Untersuchung zeigen:
  - ○ Weite der Aorta
  - ○ Größe und Wanddicke des LV
  - ○ das Ausmaß der Regurgitation
- Behandlung:
  - ○ ACE-Hemmer, gefäßerweiternde Calciumkanalblocker und Diuretika.
  - ○ Eine Operation sollte schon ins Auge gefasst werden, wenn es noch nicht zu einer Verschlechterung der Belastungstoleranz gekommen ist, aber Zeichen einer systolischen Dysfunktion bestehen (Verminderung der EF auf < 50–55%).
  - ○ Eine bereits längere Zeit bestehende deutlich verminderte systolische Leistung kann auch durch einen Eingriff nicht wiederhergestellt werden.

Systolische und diastolische Geräusche (Dauergeräusche)

Kombinierte Herzklappenvitien (Stenose und Insuffizienz derselben Klappe)

- Aorten- und Mitralstenosen treten normalerweise nicht isoliert auf. Eine geschädigte stenosierte Klappe wird vielfach auch mehr oder weniger schlussunfähig sein, was zu einem Geräusch sowohl in der Systole als auch in der Diastole führt.
- Bei Aorteninsuffizienz ist zusätzlich zum diastolischen Geräusch ein systolisches Auswurfgeräusch infolge des erhöhten Schlagvolumens zu hören, selbst wenn die Klappe nicht stenosiert ist.
- Ein häufiges praktisches Problem ist die Entscheidung darüber, welche der beiden Komponenten hämodynamisch wichtiger ist: die Stenose oder die Insuffizienz. Eine Echokardiographie ist notwendig.

Andere Untersuchungen zur Beurteilung eines Geräusches

- Puls, Blutdruck, Venendruck, Herzpalpation und anamnestische Erhebung der Belastungstoleranz
- EKG und Thoraxröntgen
- Falls notwendig, werden Echokardiographie und Doppler-Untersuchung eingesetzt, da diese fast immer Aufschluss über die Notwendigkeit eines chirurgischen Eingriffs geben.

ACC/AHA Guidelines 2006: www.cardiosource.com/guidelines/guidelines/valvular/3205P149.pdf

European Society of Cardiology Guidelines 2007: eurheartj.oxfordjournals.org/cgi/content/full/28/2/230

4.12 Herzklappenersatz: Nachsorge

Ziele

- Vorbeugung gegen Klappenobstruktion und Gerinnselbildung durch sorgfältige Antikoagulation.
- Früherkennung von mechanischen Klappenproblemen (Pannus oder Thrombose der Klappe und paraprothetische Regurgitation), Überweisung des Patienten an die richtige Abteilung zur Weiterbehandlung.
- Endokarditisprophylaxe
- Sorgfältige Behandlung der zugrunde liegenden Erkrankungen: Hypertonie, kongestive Herzinsuffizienz.
- Zusammenarbeit mit dem spezialisierten Kardiologen.

Grundregeln

- Jährlich haben 4–8% der Patienten mit Herzklappenersatz schwere Komplikationen **A**. Die Hälfte davon hängt mit der Grunderkrankung zusammen und ist daher schwer zu verhindern. Die andere Hälfte kann jedoch durch sorgfältige Nachbehandlung/-untersuchung des Patienten vermieden werden.
- Die meisten Probleme treten in den ersten Monaten nach dem chirurgischen Eingriff auf, also zu einer Zeit, da noch der Kardiologe für den Patienten verantwortlich ist. Nachuntersuchungen werden gewöhnlich für 3 Monate und für 1 Jahr nach dem Operationstermin anberaumt.
- Spätere Nachuntersuchungen in einer Facharztpraxis können in Einjahresabständen erfolgen, wenn der Patient sonst gesund ist und keine größeren Risikofaktoren aufweist.
- Bei der Antikoagulierung sollte der Hämatokrit zumindest 30 und die Thrombozytenzahl normal sein.
  - In Verbindung mit den INR-Kontrollen sollten Hämoglobin und andere Basislaborparameter ca. 2 × jährlich kontrolliert werden.
  - Wenn die Thrombozytenzahl nur gering erniedrigt ist, kann ein etwas niedrigerer INR-Wert akzeptiert werden (gilt nicht z.B. für Patienten mit Mitralklappenprothese).
- Eine Klappenthrombose kann jederzeit als Folge einer fehlgeschlagenen Antikoagulation auftreten. Nicht alle Emboli können durch gerinnungshemmende Maßnahmen vermieden werden.
- Eine Schwangerschaft ist sowohl für die Mutter als auch für den Fetus mit vielen Problemen und Anforderungen verbunden. Ein Kardiologe sollte schon vor der Empfängnis die Risiken abschätzen. Ein Klappenersatz sollte nach Möglichkeit erst nach einer Schwangerschaft geplant werden. Marcoumar kann zu Missbildungen führen und sollte zumindest während der ersten 3 Monate und auch unmittelbar vor der Entbindung durch Heparin ersetzt werden, um Blutungskomplikationen zu vermeiden. In Europa sind die Empfehlungen für das 2. und 3. Trimester der Schwangerschaft nicht so streng wie in den USA.
- Instruktionen und Maßnahmen zur Marcoumar-Therapie bei geplanten operativen Eingriffen und Maßnahme s. Artikel 5.44

Komplikationen

- Postperikardiotomie-Syndrom (4.65)
- Thrombotische Auflagerungen an der Klappe und arterielle Embolien
- Unerwünschte Wirkungen gerinnungshemmender Maßnahmen (5.44)
- Endokarditis (4.81)
- Okkulte Hämolyse (15.25)

Thrombosierung der mechanischen Klappe in Aorten- oder Mitralposition

Allgemeine Bemerkungen

- Ein mechanischer Klappenersatz neigt in der Mitralposition eher zur Thrombosierung als in der Aortenposition. Das Risiko hängt auch von der Art der Prothese ab.
  - Patienten mit biologischen Klappen (sowohl Aorten- als auch Mitralklappen) brauchen eine Antikoagulation für 3 Monate nach der Operation. Danach benötigen sie oft nur Aspirin (100–250 mg/d), außer wenn es andere Indikationen für gerinnungshemmende Maßnahmen gibt (Vorhofflimmern, verminderte Pumpfunktion des linken Ventrikels [EF 30–35%], ein hoher Gradient, ein großer Vorhof oder ein intraoperativ gefundener Vorhofthrombus).
- Der Zielbereich der Antikoagulation kann in Abhängigkeit vom Thromboserisiko etwas variieren. Er wird zusätzlich von anderen Risikofaktoren wie Vorhofflimmern, Herzvergrößerung und kongestiver Herzinsuffizienz oder tiefer Venenthrombose und Pulmonalembolie in der Anamnese beeinflusst. Das Ziel wird in einem Bereich festgelegt, in dem die Summe des Thromboembolie- und Blutungsrisikos am geringsten ist.
- In den meisten Fällen ist ein Fehler in der Antikoagulierung die Ursache für Klappenthrombosen.
  - Der Zielbereich der Antikoagulation sollte präzise definiert sein, die Medikation darf wegen eines kleinen chirurgischen Eingriffs mit geringem Blutungsrisiko nicht verändert werden. Vor chirurgischen Eingriffen mit hohem Blutungsrisiko soll die Antikoagulation für einige Tage reduziert oder ausgesetzt werden

(INR 1.5). Schwere intestinale oder zerebrale Blutungen erfordern die Unterbrechung der Antikoagulation für 3 Tage oder länger.
- Wenn der INR-Wert unter das Zielniveau abfällt, sollte die Antikoagulation mit niedermolekularen Heparinen in therapeutischen Dosen zumindest bei Patienten mit Mitralklappenersatz ergänzt werden.
  – Niedermolekulares Heparin wird bei einem INR-Wert unter 2,5 sofort verabreicht und kann abgesetzt werden, wenn der INR-Wert für 2 Tage im Zielbereich liegt.
  – Ein Patient mit Aortenklappenersatz braucht kein Heparin, wenn er keine thromboembolischen Komplikationen in der Anamnese aufweist.
- Erfolgreiche Antikoagulantientherapie erfordert eine angemessene **Patienteninformation.** Der Patient muss über das angestrebte Zielniveau und die Regeln für weitere Maßnahmen bei Nichterreichen des Ziels Bescheid wissen. Das Ziel sollte von einem Kardiologen definiert werden.
- Der angestrebte INR-Bereich ist gewöhnlich 2,5–3,5 für Patienten mit einer Mitralklappenprothese (und vorzugsweise auch mit Trikuspidalklappenprothese) und 2,0–3,0 für Patienten mit einer Aortenklappenprothese.
- Der Patient muss über den Einfluss zusätzlicher Medikamente und Diätmaßnahmen auf das Antikoagulationsniveau informiert sein. Das Niveau der Einnahme von Vitamin K (grünem Gemüse) sollte konstant gehalten werden. Eine vom Patienten selbst durchgeführte Überwachung der Antikoagulation ist möglich und wird bereits erfolgreich angewendet. Für diesen Zweck ist ein Gerät verfügbar.
- Bei manchen Patienten mit einer Prothese in Mitralposition und anderen Risikofaktoren für eine Thrombose (Vorhofflimmern, koronare Herzerkrankung oder Funktionsstörung des linken Ventrikels, verringerter Auswurffraktion, 2 Klappenprothesen) sollte die Marcoumar-Therapie durch zusätzliche Gaben von Aspirin **A** und/oder Dipyridamol **C** unterstützt werden.

Symptome bei Klappenthrombose
- Symptome einer arteriellen Thromboembolie (Schlaganfall)
- Verschlechterte Belastungstoleranz, Ermüdbarkeit
- Dyspnoe, Synkope, Angina pectoris
- Symptome können mehrere Tage oder Wochen andauern

Klinische Anzeichen
- Schwache oder fehlende Clicks der Prothese
- Stärkere Auswurf- oder Fließgeräusche, neues Regurgitationsgeräusch
- Hypotonie, niedrige Blutdruckamplitude, Tachykardie
- Herzdilatation oder Herzinsuffizienz
- Die Herztöne und -geräusche sollten in der Karteikarte des Patienten aufgezeichnet werden, wenn die Klappenprothese normal funktioniert. Das erlaubt einen späteren Vergleich der Töne und das Erkennen etwaiger Veränderungen.

Diagnose
- Die Echokardiographie ist die wichtigste Untersuchungsmethode und ist besonders dann wertvoll, wenn ein früherer Befund zum Vergleich zur Verfügung steht.

Therapie
- Ein Patient mit Verdacht auf Klappenthrombose muss unverzüglich an die kardiologische Abteilung überwiesen werden, in der er/sie zuvor behandelt wurde.
- Die therapeutischen Alternativen sind Thrombolyse oder Klappenersatz.
- Wenn eine Notoperation notwendig ist, kann die Antikoagulation rasch aufgehoben werden, indem Vitamin-K-abhängige Gerinnungsfaktoren verabreicht werden. Frischblutplasma wird speziell dann verabreicht, wenn eine Volumsubstitution notwendig ist (zur Aufhebung der Antikoagulierung mit Frischblutplasma werden große Volumina benötigt, 6–7 Einheiten).
- Vitamin K wird in kleinen Dosen von 1–3 mg i.v. verabreicht. Die Wirkung setzt erst nach 8 Stunden ein.

4.20 Arterielle Hypertonie: Definition, Prävalenz und Klassifikation

Definition der Hypertonie
- Morbidität und Mortalität kardiovaskulärer Erkrankungen steigen mit Zunahme des Blutdruckes ohne eindeutigen Schwellwert für den systolischen und diastolischen Druck. Nach den derzeitigen Empfehlungen der WHO und der ISH (International Society of Hypertension) sollten die **Obergrenzen für normalen systolischen bzw. diastolischen Blutdruck mit 140/90 mmHg angesetzt werden**. Das entspricht Werten von 135/85 bei Selbstmessung und einem Durchschnittswert von 140/90 (in Österreich 135/85) im Tagesintervall und von 125/75 im Nachtintervall des ambulanten Blutdruckmonitorings (ABDM).

- Nach WHO/ISH-Empfehlungen werden drei Stufen der Hypertonie unterschieden:
  - Leicht: 140–159/90–99 mmHg
  - Mittel: 160–179/100–109 mmHg
  - Schwer: ≥ 180/110 mmHg
  - Anmerkung: In Österreich werden „leichte und mittlere Hypertonie" als Hypertonie Grad I zusammengefasst und die „schwere Hypertonie" als Hypertonie Grad II bezeichnet.
- Man spricht von **isolierter systolischer Hypertonie,** wenn der systolische Blutdruck ≥ 160 mmHg (in Österreich ≥ 140 mmHg), der diastolische Blutdruck aber < 90 mmHg ist.
- Der Zielblutdruck liegt bei 130/85, akzeptable Blutdruckwerte sind 130–139/85–89 mmHg. Für junge Erwachsene beträgt der Richtwert 120/80 mmHg.

Prävalenz der Hypertonie

- In Einzelmessungen zeigen zirka die Hälfte der erwachsenen männlichen Bevölkerung im Alter von 35–64 Jahren und etwa ein Drittel der entsprechenden weiblichen Bevölkerung einen erhöhten Blutdruck > 140/90.
- Die Prävalenz der Hypertonie steigt nach dem 25. Lebensjahr bei Männern und nach dem 40. Lebensjahr bei Frauen an.

Die Klassifikation der WHO

- **WHO-Klasse I:** mehrfach erhöhter Blutdruck ohne Anzeichen kardiovaskulärer Komplikationen
- **WHO-Klasse II:** anhaltende Hypertonie mit Anzeichen für Linksventrikelhypertrophie
- **WHO-Klasse III:** anhaltende Hypertonie mit Anzeichen für andere Endorganschäden
- Bei Patienten mit Bluthochdruck der Klassen II und III ist der Nutzen der Therapie am größten.
- **Eine essentielle** Hypertonie (ohne ersichtliche Ursache) wird bei 90–95% der Hypertoniepatienten diagnostiziert.
- **Eine sekundäre** Hypertonie wird bei 5–10% der Hypertoniepatienten festgestellt.

Durch Hypertonie verursachte Endorganschäden

- Herz
  - Linksventrikelhypertrophie
  - ischämische Herzerkrankung
- Gehirn
  - Infarkt
  - Blutungen
  - Enzephalopathie
- Nieren
  - Mikroalbuminurie (Harneiweiß 30–300 mg/24h)
  - Nephrosklerose
  - Niereninsuffizienz
- Retina
  - Arteriosklerose
  - Kreuzungszeichen
  - Blutungen
  - Exsudate
  - Papillenödem (1. bis 4. Grades)

4.21 Risikofaktoren für Hypertonie

Risikofaktoren, die durch den Patienten selbst beeinflusst werden können

- Rauchen
- Adipositas **B**
- Salzreiche Ernährung
- Reichlicher Genuss von Lakritzenprodukten (Anmerkung: in Finnland beliebt)
- Verwendung von Hormonen (orale Kontrazeption, Hormonersatztherapie)
- Einnahme von NSAR **A**
- Mangel an körperlicher Betätigung
- Alkohol, illegale Drogen
- Stress

Risikofaktoren und Komorbiditäten, die für eine frühzeitige antihypertensive Medikation sprechen

- Vererbung
  - Myokardinfarkt oder Schlaganfall
    - bei Vater oder Bruder unter 55 Jahren
    - bei Mutter oder Schwester unter 65 Jahren
- Alter unter 40 Jahren
- Männliches Geschlecht
- Ischämische Herzerkrankung
- Hyperlipidämie
- Diabetes

4.22 Hypertonie: Diagnostik und erste Untersuchungen

Ziele

- Sicherstellen, dass alle Erwachsenen unter 50 ihren Blutdruck in 5-Jahres-Abständen messen lassen; das wird durch Messung des Blutdrucks bei normal anfallenden Konsultationen erreicht. Wenn der Blutdruck nur zufriedenstellend (Österreich: hoch normal [s. Tabelle in Artikel 4.23]) ist, sollte er zumindest jährlich gemessen werden.

- Vereinbarung ausreichender Kontrollmessungen für Patienten mit erhöhten Blutdruckwerten vor Einleitung einer medikamentösen Therapie.
- Frühzeitiger Ausschluss einer sekundären Hypertonie durch Laboruntersuchungen und durch die Überweisung von jungen Patienten mit deutlich erhöhtem Blutdruck und von allen Patienten mit therapieresistenter Hypertonie.
- Abschätzung der Risikofaktoren (4.21) und der Komorbidität.

Die Blutdruckmessung

- Der Blutdruck wird am Arm des sitzenden Patienten entweder auskultatorisch mit dem Stethoskop oder mittels eines digitalen Messgerätes gemessen.
- Wählen Sie die Größe der Manschette nach dem Armumfang: 12 cm für einen Armumfang von 26–32 cm, 15 cm bei einem Umfang von 33–41 cm. Für noch dickere Arme verwenden Sie die für den Oberschenkel gedachte Manschette (18 cm). Für Kinder s. 31.08.
- Der Patient sollte vor der Messung 5 Minuten lang mit der Manschette um den Arm ruhig sitzen.
- Der Manschettendruck wird zunächst deutlich über den systolischen Druck erhöht und dann um 2 mmHg pro Sekunde verringert.
- Korotkoff-Geräusche:
  - Das 1. Geräusch ist der systolische Druck und das 5. Geräusch der diastolische Druck. (Bei manchen Patienten können die Geräusche im mittleren Bereich zwischen dem systolischen und dem diastolischen Druck verschwinden.)
  - Wenn die Geräusche nicht verschwinden, wird der Druck aufgezeichnet, bei dem sie leiser werden (z.B. 120/80/0). Dies geschieht häufig bei schwangeren Frauen und bei Kindern sowie bei Patienten mit Atherosklerose.
- Der Druck wird 2 × im Abstand von 1 bis 2 Minuten gemessen; beide Werte werden dokumentiert.
- Messungen werden mit einer Genauigkeit von 2 mmHg aufgezeichnet (1 mmHg bei digitalen Messgeräten). Bei Patienten mit Vorhofflimmern wird das Auftreten oder Verschwinden der wiederkehrenden Geräusche als Blutdruck aufgezeichnet. Ein digitales Manometer ist bei Vorhofflimmern oder gehäuften Extrasystolen nicht zuverlässig.
- Wenn der Blutdruck erhöht ist, wird die Messung nach 5-minütiger Entspannung zur Kontrolle wiederholt. Um eine orthostatische Hypotension speziell bei älteren Patienten und Diabetikern zu erkennen, sollte der Blutdruck beim Patienten im Liegen und sowohl 1 als auch 3 Minuten nach dem Aufstehen gemessen werden.
- Bei der 1. Konsultation wird der Blutdruck an beiden Armen gemessen. Wenn ein signifikanter Unterschied (über 10 mmHg) zwischen den Druckwerten besteht, werden Kontrollmessungen am Arm mit dem höheren Blutdruck durchgeführt.

Erste Untersuchungen beim Hausarzt

- Bei der Anamnese des Patienten ist vor allem auf Erbfaktoren, Rauchen, Salz- und Alkoholkonsum, andere Ernährungsgewohnheiten, den körperlichen Zustand, das Ausmaß körperlicher Betätigung sowie auf weitere Krankheiten und Risikofaktoren 4.21 zu achten.
- Vor Beginn einer medikamentösen Behandlung sind folgende Untersuchungen durchzuführen:
  - Serumkreatinin
  - Nüchternblutzucker
  - Serumkalium (Hypokaliämie-Conn-Syndrom (24.41), renale Hypertonie)
  - Serumcholesterin, HDL-Cholesterin und Triglyceride
  - Harnanalyse
  - EKG
  - Thoraxröntgen (bei Verdacht auf Herzinsuffizienz)
- Echokardiographie bei schwer zu interpretierendem EKG (LSB), bei Verdacht auf Herzinsuffizienz oder bei Herzklappenfehlern.

Klinische Untersuchung:

- Herzperkussion (LVH) und Auskultation
- Arterien (Leiste, Carotis, Abdomen)
- Ödeme, Leber, Bauchumfang
- Augenhintergrund, falls der diastolische Blutdruck 120 übersteigt oder der Patient Kopfschmerzen hat

Fachärztliche und stationäre Untersuchungen

- siehe 4.28
- Indikationen:
  - behandlungsresistente Hypertonie
  - ein junger Patient mit schwerer Hypertonie
  - plötzlich aufgetretene mittelschwere oder schwere Hypertonie
- Laboruntersuchungen (s. (4.28)):
  - Plasma-Renin (Ruhe/Belastung)
  - Plasma-Aldosteron (Ruhe/Belastung)
  - 24-Stunden-Harn Aldosteron
  - 24-Stunden-Harn Kalium und Natrium
  - 24-Stunden-Harn Adrenalin und Noradrenalin bei Verdacht auf Phäochromozytom
- Radiologische Untersuchungen:
  - Nierenultraschall (Tumor? Polyzystische Nieren? Größenunterschied?), Doppler-Ultraschall
  - Normale Nephrographie, wenn der Patient eine ACE-Hemmer-Therapie hat, ansonsten Captopril-Renographie (einseitiger Befund?)

- Nierenarterien MR-Angiographie
- Renale Angiographie, falls erforderlich (selektive Reninproben aus den Nierenvenen während der Untersuchung)
- Computertomographie der Nebennieren, wenn ein Nebennierentumor oder eine Hyperplasie vermutet wird. Eine Szintigraphie der Nebennieren kann durchgeführt werden, wenn die CT unklar oder negativ ausgefallen ist.
• Retinauntersuchung (besonders bei hohem Blutdruck oder wenn der Patient Kopfschmerzen hat)

Eigenmessung des Blutdrucks durch den Patienten

- Die Ergebnisse von Selbstmessungen können herangezogen werden, um zu entscheiden, ob eine Therapie begonnen werden soll, und für das Follow-up, wenn der Patient ausreichend motiviert ist. Die Ergebnisse sind wie beliebige Einzelmessungen zu bewerten. Zu Hause gemessene Werte liegen im Durchschnitt um 5 mmHg unter den in der Arztpraxis gemessenen.
- Die Verlässlichkeit nimmt mit der Anzahl der Messungen zu. Eine hohe Zuverlässigkeit liegt vor, wenn der Mittelwert von mindestens 4 Doppelmessungen von verschiedenen Zeitpunkten verwendet wird.
- Die Messungen werden nach dem Standardverfahren sitzend in Ruhe durchgeführt.
- Die Möglichkeit zur Blutdruckselbstkontrolle verbessert Compliance und Behandlungsanpassung.
- Selbstmessungen verringern den Arbeitsaufwand des Gesundheitspersonals und sind daher ökonomisch. Sie sind immer zu empfehlen, wenn eine Langzeittherapie erforderlich ist.

Ambulantes Blutdruckmonitoring (ABDM)

- Sowohl in der Diagnostik als auch bei Folgeuntersuchungen anzuwenden **D**.
- Bei sekundärer oder schwerer Hypertonie kann die Tagesrhythmik fehlen.
- Ein mittlerer Blutdruck von 140/90 bei Einzelmessungen durch Gesundheitspersonal entspricht einem 24-Stunden-Mittelwert von 135/85 (neue Richtlinien f. Ö: 125/80), einem Tagesmittelwert von 140/90 (neue Richtlinien f. Ö: 135/85) und einem Mittelwert während des Schlafes von 125/75 (neue Richtlinien f. Ö: 120/70) beim ambulanten Blutdruckmonitoring (24-Stunden-Blutdruckmessung).
- Die Blutdruckmittelwerte der 24-Stunden-Blutdruckmessung korrelieren besser mit LVH und Mikroalbuminurie als Werte von Einzelmessungen.
- Der Patient muss während der 24-Stunden-Blutdruckmessung ein Event-Tagebuch führen.

Indikationen für ambulantes Blutdruckmonitoring
- Wenn die in Gesundheitseinrichtungen oder zu Hause gemessenen Werte keine verlässliche Beurteilung zulassen.
- Große Schwankungen in den Messergebnissen.
- Verdacht auf „Weißkittelhypertonie" (tritt in 20–30% der Fälle auf).
- Schlechtes Ansprechen auf medikamentöse Behandlung.
- Nebenwirkungen von Medikamenten, besonders orthostatische Hypotonie.
- Nicht zum Routinegebrauch empfohlen (im Gegensatz zu Heimblutdruckmessgeräten).

Probleme beim ambulanten Blutdruckmonitoring
- Kosten (Ausrüstung und Personal)
- Verfügbarkeit. Die Auswertung dauert etwa eine halbe Stunde pro Patient.
- Technische Fehlfunktionen sind häufig.
- Schwierigkeiten bei der Interpretation der Ergebnisse.
  - Etablierte Referenzwerte sind in letzter Zeit veröffentlicht worden. Das Niveau liegt ungefähr 5 mmHg niedriger als bei den in der Praxis erzielten Resultaten.

4.23 Hypertonie: Richtwerte für den Therapiebeginn und Zielwerte für die Behandlung

- Empfehlungen des Finnish National Guidelines-Komitees:
  - Wenn bei wiederholten Messungen der systolische Blutdruck 160 mmHg übersteigt oder der diastolische Blutdruck 100 mmHg übersteigt, sollte bei allen Patienten mit der medikamentösen Behandlung begonnen werden.
  - Eine medikamentöse Behandlung ist schon ab einem Wert > 140 mmHg systolisch oder > 90 mmHg diastolisch angezeigt, wenn der Patient zusätzlich an einer der folgenden Erkrankungen leidet:
    – Diabetes (in Österreich: 130/80)
    – Nierenerkrankung (in Österreich: 125/75)
    – Endorganschäden (in Österreich: 135/85)
    – klinisch signifikante kardiovaskuläre Erkrankung (in Österreich: 130/85)
  - Maßnahmen nach der ersten Blutdruckmessung s. Tabelle 4.23

Anmerkung für Österreich: Die Kategorien „leicht erhöht" und „moderat erhöht" werden als Hypertonie Grad I zusammengefasst.

Diastolischer Blutdruck 90–99 mmHg

- Keine Symptome, keine Komplikationen: nicht medikamentöse Behandlung: jährliche Kontrollen.
- Die medikamentöse Behandlung ist nach einer Folgeuntersuchung angezeigt, wenn
  - der Patient Diabetes, ein Nierenleiden oder eine diabetische Nephropathie (Mikroalbuminurie oder erhöhtes Serumkreatinin), Anzeichen für einen Organschaden oder eine klinisch signifikante Herz-Kreislauf-Erkrankung hat.
- Eine medikamentöse Behandlung muss erwogen werden, wenn der Blutdruck trotz Lebensstiländerungen und anderer Maßnahmen, die auf eine Minimierung der Risikofaktoren zielen, anhaltend über 140/90 mmHg liegt, und wenn ein hohes Risiko für kardiovaskulären Tod vorliegt (SCORE: über 5%/10 Jahre).
  - Die SCORE-Risikotabelle bezieht sich auf europäische Patientendaten. Sie wird zur Bestimmung des 10-Jahres-Risikos für kardiovaskulären Tod von Personen zwischen 45 und 64 Jahren verwendet. Die Risikobewertung basiert auf Geschlecht, Alter, Rauchverhalten, systolischem Blutdruck und Gesamtcholesterin. Außerhalb des oben erwähnten Altersrahmens wird das Risiko durch Projektion auf das 60. Lebensjahr bestimmt.

Endorganschäden

- Linksventrikelhypertrophie (LVH) (4.27)
- Ischämische Herzerkrankung
- Herzinsuffizienz
- Zerebrale Gefäßerkrankung
- Niereninsuffizienz
- Störung der peripheren Durchblutung oder Claudicatio
- Retinopathia hypertonica

Diastolischer Blutdruck 100–109 mmHg

- Folgemessungen über 1 Monat. Beginn der medikamentösen Therapie, wenn der Patient Endorganschäden oder Zeichen einer LVH aufweist und der diastolische Blutdruck beständig über 100 mmHg liegt Ⓐ.
- Beginn der Pharmakotherapie nach 3–6-monatiger Nachsorge, wenn kein Organschaden oder LVH vorliegt.

Diastolischer Blutdruck 110–119 mmHg

- Wöchentliche Folgemessungen während eines Monats. Beginn der medikamentösen Therapie, wenn der Blutdruck nicht unter 110 mmHg sinkt Ⓐ. Wenn der Patient Organschäden aufweist, sollte die medikamentöse Behandlung sogleich eingeleitet werden.

Systolischer Blutdruck > 180–200 und/oder diastolischer Blutdruck > 120 mmHg

- Bei symptomlosen Patienten sollte die Medikation unmittelbar nach einer Folgebeobachtung von höchstens ein paar Tagen beginnen, wenn der Blutdruck nicht sinkt.
- Anmerkung: Nach der in Österreich geltenden Terminologie sind unspezifische Symptome wie Kopfschmerzen, Palpitationen, Kurzatmigkeit oder Epistaxis Zeichen für eine hypertensive Krise („hypertensive urgency") ohne Organmanifestation.
  - Eine rasch wirksame Kombinationstherapie unter engmaschiger Blutdruckkontrolle ist zumeist ausreichend.
- **Symptome eines hypertensiven Notfalles** (Herzinsuffizienz, zerebrale Symptome, Niereninsuffizienz, Netzhautblutungen) sind Indikationen für eine sofortige Hospitalisierung („hypertensive emergency").

Tabelle 4.23 **Blutdruckeinteilung nach der Erstmessung des systolischen (SBP) und diastolischen (DBP) Blutdrucks mit Kontrollschema**

Einteilung	SBP (mmHg)		DBP (mmHg)	Vorgehen
Optimal	< 120	und	< 80	Kontrollmessung nach 5 Jahren
Normal	< 130	und	< 85	Kontrollmessungen nach 2 Jahren
Noch normal	130–139	und	85–89	Kontrollmessung nach 1 Jahr, Lebensstilberatung
Hypertonie				
Leicht erhöht	140–159	oder	90–99	Beobachtung und Beurteilung des Blutdruckes[1] für 2 Monate, Lebensstilberatung
Moderat erhöht	160–179	oder	100–109	Beobachtung und Beurteilung des Blutdruckes[1] für 1 Monat, Lebensstiländerung
Stark erhöht (Österreich: Hypertonie Grad 2)	≥ 180	oder	≥ 110	Beobachtung und Beurteilung des Blutdruckes[1] für 1–2 Wochen, Lebensstilberatung
Hypertensive Krise (ohne Organmanifestation) Hypertensiver Notfall (mit Organmanifestation)	≥ 220	oder	≥ 120	sofortige Behandlung, bei Organmanifestationen zusätzlich Hospitalisierung unter Notfallbedingungen

[1] Mittelwert von Doppelmessungen an mindestens 4 verschiedenen Tagen

- ○ Tritt heute selten auf.
- ○ Als Erstmaßnahme bei hypertensiven Krisen im ambulanten Bereich kann dem Patienten ein Calciumkanalblocker mit mittlerer oder langer Wirkung oral verabreicht werden (unzerkaut schlucken: Cave rasche Blutdruckabfälle!), oder ein Alphablocker (Urapidil) langsam i.v.

Systolische Hypertonie

- Die Ergebnisse von medikamentösen Therapiestudien sind günstig für die Altersgruppe von 60–85 Jahren **A**. Bei jüngeren Patienten tritt eine systolische Hypertonie selten isoliert auf; es wird die nicht medikamentöse Behandlung empfohlen. Aorteninsuffizienz und Aortenisthmusstenose können erhöhten systolischen Blutdruck verursachen.
- Ein systolischer Blutdruck > 180 mmHg sollte dann medikamentös behandelt werden, wenn nach 1–3 Monaten nicht medikamentöser Therapie keine Senkung eintritt. Ein systolischer Druck > 160 mmHg über einen längeren Beobachtungszeitraum ist eine Indikation für eine medikamentöse Behandlung.
- Ein systolischer Blutdruck von 140–159 mmHg sollte durch Änderungen der Lebensweise behandelt werden; ihre Auswirkungen sollten 3–6 Monate lang überwacht werden. Danach ist an eine medikamentöse Behandlung zu denken, vor allem wenn der Patient einen Organschaden, eine klinisch signifikante kardiovaskuläre Erkrankung, ein Nierenleiden oder Diabetes hat.
- Der systolische Druck sollte bei Patienten im hohen Alter nicht zu weit gesenkt werden.

Folgebehandlung und Zielwerte

- Das allgemeine Behandlungsziel ist ein Blutdruck unter 140/85 mmHg, bei Diabetikern unter 140/80 mmHg (neue Richtlinien f. Ö: 130/80) und bei Patienten mit Nephropathie bzw. mit Nephropathie oder Mikroalbuminurie in Verbindung mit Diabetes unter 130/80 mmHg (neue Richtlinien f. Ö: 125/75).
- Folgemessungen mit einem Sphygmomanometer (klassisches Manschettenverfahren) sind zu empfehlen; der Arzt ist über die Ergebnisse zu informieren.
- Der Blutdruck älterer Patienten sollte nicht zu abrupt gesenkt werden. Das Ziel sollte ein schrittweises Absinken über mehrere Monate hinweg auf einen Wert unter 160/90 mmHg sein. Besonders Patienten mit koronarer Herzkrankheit und Herzinsuffizienz profitieren von der Blutdruckbehandlung.
- Orthostatische Hypotonie kann eine Komplikation von zu vielen Medikamenten bei älteren Personen sein.

4.24 Hypertonie: Nicht medikamentöse Therapie

- Mit dem Rauchen aufzuhören, ist die wichtigste Maßnahme zur Verringerung des Herz-Kreislauf-Risikos (40.20).
- Reduktion von Übergewicht (24.02):
  - ○ Eine 4–8%ige Reduktion bei ausgeprägtem Übergewicht senkt den erhöhten systolischen und diastolischen Blutdruck um circa 3–4 mmHg **B**.
  - ○ Stammfettleibigkeit im Zusammenhang mit Hypertonie und Hyperlipidämie deutet auf ein metabolisches Syndrom hin.
- Einschränkung des Alkoholkonsums **B**:
  - ○ Bei Frauen führt der wöchentliche Konsum von 160 g Alkohol oder mehr (entspricht 14 Einheiten), bei Männern der Konsum von 240 g (21 Einheiten) zu einer signifikanten Erhöhung des Blutdrucks.
- Reduktion des Salzkonsums **A**:
  - ○ Die Verminderung der täglichen Natriumaufnahme auf maximal 2 g reduziert einen erhöhten Blutdruck im Durchschnitt um 6/4 mmHg.
  - ○ Der Zielwert liegt unter 5 g Kochsalz täglich.
- Modifikation der Fettzusammensetzung der Ernährung:
  - ○ Reduktion von gesättigten Fettsäuren und Transfettsäuren und ihre Ersetzung mit ein- und mehrfach ungesättigten Fettsäuren senkt das Gesamtcholesterin, aber nicht den Blutdruck.
  - ○ Sie verringert das Risiko kardiovaskulärer Erkrankungen.
- Regelmäßige körperliche Bewegung **A**:
  - ○ Mindestens 3–4-mal pro Woche flottes Gehen oder eine entsprechende Belastung über 30–45 Minuten, am besten täglich.
- Abbau von psychosozialem Stress
- Entspannungstherapie
- Verzicht auf Lakritzenprodukte
- Einigen Studien zufolge senkt die vermehrte Einnahme von Kalium **B** und Magnesium **C** den Blutdruck.
  - ○ Etwa 3,7 g zusätzliches Kalium senkt den Blutdruck im Durchschnitt um 4,4/2,5 mmHg. Dieser Effekt tritt nicht ein, wenn die Natriumaufnahme niedrig ist.
  - ○ Eine ausreichende Kaliumaufnahme wird durch eine ausgewogene, gemischte Ernährung, die reich an Gemüse, Früchten und Beeren ist, gewährleistet.

4.25 Medikamentöse Behandlung der arteriellen Hypertonie

- Behalten Sie die Vorteile der Hochdruckbehandlung ohne Medikamente im Auge (4.24).

Diuretika

- Diuretika sind für viele Patienten als Starttherapie eine gute Wahl. Sie sind speziell für Frauen (Osteoporoseprävention) und ältere Menschen sowie in Kombinationstherapie geeignet.

Medikamente und Dosierung

- **Hydrochlorothiazid** 12,5–25 mg täglich, Anfangsdosis 12,5 mg für ältere Personen.
- **Amilorid** in Kombination mit Hydrochlorothiazid, wenn das Serumkreatinin normal ist und keine Gefahr einer Hyperkaliämie besteht. Eine Hypokaliämie sollte besonders bei Patienten mit Herzerkrankung oder bei Einnahme von Digitalis ● vermieden werden.
- **Indapamid** 1 × 2,5 mg ist eine Alternative zu Hydrochlorothiazid. Es hat keine Vorteile gegenüber niedrig dosierten Thiaziden, ist teurer und verursacht bei manchen Patienten schwere Elektrolytstörungen.
- **Furosemid** sollte nur bei Patienten mit Niereninsuffizienz verwendet werden (Serumkreatinin > 1,7 mg/dl).

Nebenwirkungen

- Hypokaliämie, Hyponatriämie
- Hypomagnesiämie
- Hyperurikämie
- Hyperglykämie
- Erhöhung der Triglyceride und des Gesamtcholesterins sowie Verminderung des HDL-Cholesterins im Serum. In der Praxis sind die Auswirkungen auf die Lipide allerdings gering.

Kontraindikationen

- Kalium sparende Diuretika sollten bei Niereninsuffizienz wegen des Risikos einer Hyperkaliämie vermieden werden.

Vorsichtsmaßnahmen

- Kalium und Natrium im Serum sollten 1–2 Monate nach Behandlungsbeginn bestimmt werden. Bei normalen Befunden sind jährliche Kontrollen in der Folge ausreichend.

ACE-Hemmer

- ACE-Hemmer sind für alle Schweregrade einer Hypertonie geeignet. Ihre Wirksamkeit wird durch eine hohe Reninkonzentration verstärkt.

Medikamente und Dosierung

- **Captopril** 50–150 mg täglich
- **Enalapril** 10–40 mg täglich
- **Lisinopril** 10–40 mg täglich
- **Ramipril** 1,25–10 mg täglich
- **Quinapril** 10–40 mg täglich

Nebenwirkungen

- Husten bei 20% aller Patienten
- Ausschlag
- Dyspeptische Symptome
- Schwindel
- Kopfschmerzen
- Störungen des Geschmackssinns
- Angioödem

Kontraindikationen

- Beidseitige Nierenarterienstenose oder Stenose der Nierenarterie bei einer Einzelniere
- Niereninsuffizienz bei älteren Personen
- Schwere Stenose der Aorten- oder Mitralklappe

Vorsichtsmaßnahmen

- Serumkalium und -kreatinin sollten einen Monat nach Beginn der Behandlung mit ACE-Hemmern bestimmt werden. Falls der Patient Symptome einer peripheren Arteriosklerose hat, sollten die Werte schon nach 1 Woche bestimmt werden. Die Anwendung und die Dosierung des Medikaments müssen ständig kontrolliert werden, und das Medikament muss abgesetzt werden, wenn ein initial normales Serumkreatinin auf über 1,7 mg/100 ml ansteigt, oder auf mehr als 2,0 mg/100 ml bei älteren Personen 4.28.

Angiotensin-Rezeptor-Blocker

- Die Wirkung beruht auf dem Renin-Angiotensin-Aldosteron-System, wobei sich der Angriffspunkt von den ACE-Hemmern unterscheidet.
- Zweite Wahl nach den ACE-Hemmern wegen des hohen Preises
- Medikamente und Dosierungen:
  - **Losartan** 1 × 100 mg Ⓐ
  - **Valsartan** 1 × 160 mg
  - **Candesartan** 1 × 4–16 (-32) mg
  - **Eprosartan** 1 × 300–800 mg
  - **Telmisartan** 1 × 40–80 mg
  - **Irbesartan** 1 × 150–300 mg
  - **Olmesartan** 1 × 10–40 mg
- Ein Diuretikum verstärkt die Wirkung der Angiotensin-Rezeptor-Blocker signifikant.
- Die Medikamente sind gleich wirksam Ⓐ, werden gut vertragen und haben nur minimale Nebenwirkungen.
- Geeignet für Patienten, die durch ACE-Hemmer Husten bekommen.
- Es gelten die gleichen Kontraindikationen wie für ACE-Hemmer.

Calciumantagonisten

- Calciumantagonisten eignen sich, wenn Beta-Blocker kontraindiziert sind, z.B. für körperlich aktive Personen.

Medikamente und Dosierungen
- **Amlodipin** 5–10 mg täglich
- **Diltiazem** 180–360 mg täglich
- **Felodipin** 5–10 mg täglich
- **Isradipin** 5–10 mg täglich
- **Lercanidipin** 10 mg täglich
- **Nifedipin** 20–60 mg täglich
- **Nisoldipin** 10–40 mg täglich
- **Nilvadipin** 8–16 mg täglich
- **Verapamil** 120–240 mg täglich

Nebenwirkungen
- Kopfschmerzen A
- Schwindel
- Beinödeme A
- Flush A
- Obstipation
- Kardiale Reizleitungsstörungen

Kontraindikationen
- Verapamil sollte nicht zusammen mit Beta-Blockern gegeben werden.
- Herzinsuffizienz und atrioventrikulärer Block sind Kontraindikationen für Verapamil und Diltiazem.
- In einigen Studien war Nifedipin, das nicht in Kombination mit Betablockern verabreicht wurde, mit einem erhöhten Risiko für kardiale Ereignisse bei Patienten mit ischämischer Herzkrankung assoziiert.

Betablocker

- Betablocker sind Mittel der ersten Wahl für Patienten mit KHK oder anderen Indikationen für Betablocker wie z.B. Arrhythmien. Sie eignen sich auch für junge, hyperkinetische Patienten, die auch weitere für eine Betablockerbehandlung sprechende Faktoren wie zum Beispiel Tachykardie oder Stress aufweisen. Die Kombination mit anderen Antihypertensiva ist möglich.
- Carvedilol und Labetalol können eine orthostatische Hypotonie verursachen.
- Selektive Betablocker ersetzen zunehmend nicht selektive Typen.

Medikamente und Dosierung
- Die hochselektiven Betablocker werden am besten vertragen und haben keine Auswirkungen auf den Lipidstoffwechsel.
  - Betaxolol 1 × 10–20 mg (in Österreich nur als Augentropfen)
  - Bisoprolol 1 × 5–10 mg
  - Anmerkung: In Österreich ist auch Nebivolol verfügbar.
- Selektive Betablocker sind den nicht selektiven in Bezug auf Wirksamkeit und Verträglichkeit überlegen.
  - Metoprolol 100–200 mg täglich
  - Acebutolol 400–800 mg täglich
- Gefäßerweitende Wirkung (Alpha-Antagonist und Beta2-Agonist)
  - Carvedilol 1 × 25 mg
  - Labetalol 200–800 mg täglich
  - Celiprolol 1 × 200–400 mg (geringe Wirksamkeit)

Nebenwirkungen
- Bradykardie
- Herzinsuffizienz
  - In Kombination mit einem ACE-Hemmer und einem Diuretikum verringern Betablocker (Bisoprolol, Carvedilol, Metoprolol) jedoch die Anzahl der Todesfälle durch Herzerkrankungen und die Notwendigkeit der Spitalseinweisung bei Patienten mit Herzinsuffizienz. Herzinsuffizienz ist daher eine Indikation für die Betblockertherapie. Die Startdosis sollte bei Herzinsuffizienz niedrig sein und vorsichtig gesteigert werden.
- Reizleitungsstörungen, Sinusknotensyndrom
- Betablocker können die Symptome einer schweren arteriellen Durchblutungsstörung der unteren Gliedmaßen verstärken; bei einer schwachen oder mittleren peripheren Arterienerkrankung können diese Medikamente jedoch eingenommen werden.
- Asthma (Wenn keine Alternative verfügbar ist, kann vorsichtig versucht werden, einen hochselektiven Beta1-Blocker oder einen mit zusätzlicher Beta2-agonistischer Wirkung einzusetzen.)
- Schlafstörungen
- Hypoglykämie bei Diabetikern (Maskiert die hypoglykämischen Symptome!)
- Nur selektive Betablocker eignen sich für Patienten mit erhöhter Triglyceridkonzentration und einer verringerten HDL-Cholesterin-Konzentration.

Kontraindikationen
- Siehe oben unter unerwünschte Wirkungen.
- Nicht selektive Betablocker ohne intrinsische sympathomimetische Aktivität (ISA) eignen sich nicht für Männer mit Dyslipidämie.
- Alle Betablocker wirken sich nachteilig auf die maximale physische Leistungsfähigkeit von Sportlern aus.

Zentrale Sympathikusblocker

- Ihre Anwendung ist wegen der zahlreichen Nebenwirkungen stark zurückgegangen. Können als Ersatz verwendet werden, wenn andere Medikamente sich als ungeeignet erweisen.

Medikamente
- Clonidin 3 × 75–150 µg
- Minoxidil 1 × 0,2–0,4 mg, max. 0,4 + 0,2 mg

Aldosteronantagonisten
- Wirksam bei Hyperaldosteronismus
- Spironolacton 1–4 × 25 mg (kostengünstig)
- Eplerenon 1–2 × 25 mg (teuer)

Vasodilatatoren
- Die Anwendung dieser Medikamente ist infolge der gefäßerweiternden Wirkung von Calciumantagonisten und ACE-Hemmern zurückgegangen. Sie können als Ersatz verwendet werden, wenn andere Medikamente sich als ungeeignet erweisen.
- Prazosin (in Österreich auch Doxazosin, Terazosin)
  - Unerwünschte Wirkungen: orthostatische Hypotonie, Ödeme, erhöhte Harnfrequenz, Priapismus, Herzklopfen.

Kombinationen von blutdrucksenkenden Mitteln

Ziele
- Nutzung der additiven Wirkung verschiedener Medikamente
- Reduktion von unerwünschten Wirkungen
- Verbesserung der Blutdruckkontrolle

Empfohlene Kombinationen
- ACE-Hemmer oder Angiotensinrezeptorblocker und Diuretikum (oder Reduktion des Salzkonsums unter 5 g täglich)
- ACE-Hemmer und Dihydropyridin-Calciumantagonist (Amlodipin A, Felodipin, Isradipin, Lerkanidipin, Nilvadipin, Nifedipin)
- Betablocker (nicht Atenolol A oder Propranolol) und Dihydropyridin-Calciumantagonist
- Betablocker (nicht Atenolol A oder Propranolol) und Diuretikum (oder Reduktion des Salzkonsums unter 5 g täglich)

Mögliche Kombinationen
- Betablocker und ACE-Hemmer
  - Wirkt sich günstig aus bei Patienten mit Tachykardie, begleitender Angina pectoris oder Belastungsdyspnoe (Vasodilatation kann hilfreich sein).
- Calciumantagonist und Thiazid

Kombinationen, die vermieden werden sollten
- Betablocker und Verapamil oder Diltiazem
  - Kann extreme Bradykardie, Hypotonie oder Herzinsuffizienz verursachen, besonders bei älteren Personen und bei Patienten mit gestörter Myokardfunktion.

Kombinationen von 3 Medikamenten
- ACE-Hemmer/Angiotensinrezeptorblocker, Calciumantagonist und Diuretikum
- Betablocker (bei spezieller Indikation für Betablocker), gefäßerweiternder Calciumantagonist und Diuretikum

Kombination von 4 oder 5 Medikamenten
- Diuretikum, ACE-Hemmer/Angiotensinrezeptorblocker, Calciumantagonist, Betablocker. Ein zentral wirkendes Medikament (Moxonidin, Clonidin) kann ein beliebiges der genannten Mittel ersetzen.
- Ein zentral wirkendes Medikament (Moxonidin, Clonidin) kann bei Bedarf zusätzlich gegeben werden.
- Ein Aldosteronantagonist ist eine wirksame Zusatzmedikation bei Hyperaldosteronismus und kann häufig einen ACE-Hemmer ersetzen.

Blutdrucksenkende Medikamente reduzieren oder absetzen

Grundsätzliches
- Bei leichter Hypertonie ohne Komplikationen (WHO I), wenn der Blutdruck unter medikamentöser Behandlung und Änderung der Lebensweise über 1–3 Jahre im Zielbereich geblieben ist.
- Nach Reduktion der Dosis sollte der Blutdruck monatlich kontrolliert werden. Nach dem Absetzen eines Medikaments sollte der Blutdruck 6 Monate lang jeden Monat kontrolliert werden und danach ständig in Abständen von 3–4 Monaten, da die Hypertonie oft nach einigen Jahren zurückkehrt. Das Risiko beim Absetzen eines Medikaments ist minimal, wenn die Nachkontrolle nicht vernachlässigt wird. Die Notwendigkeit einer Wiederaufnahme der Therapie wird gewöhnlich binnen 2–3 Monaten offenbar, manchmal jedoch erst nach mehreren Jahren.
- Dauerhafte Veränderungen der Lebensweise sind unbedingt notwendig.

Gründe für abnehmenden Medikamentenbedarf
- Pensionierung oder Abbau von Stress
- Verringerung des Körpergewichts
- Positive Veränderungen bei anderen Faktoren, die erhöhten Blutdruck verursachen
- Unangemessener Beginn der medikamentösen Behandlung
- Hohes Alter und Einweisung in eine Institution zur Langzeitpflege „kurierten" oft komplikationsfreie Hypertonien. Insbesondere Diuretika können orthostatische Hypertonie und andere unerwünschte Nebenwirkungen hervorrufen, die die Lebensqualität beeinträchtigen.
- Herzinsuffizienz als Folge eines Myokardinfarkts

4.26 Individuelle Wahl blutdrucksenkender Mittel für verschiedene Patientengruppen

Grundlagen
- Bei der Wahl blutdrucksenkender Medikamente sind folgende Faktoren zu beachten:
  - Schweregrad der Hypertonie
  - damit in Verbindung stehende Endorganschäden
  - Komorbiditäten bzw. andere medikamentöse Therapien
  - Kosten der Behandlung
- Obwohl hoch wirksame neue Medikamente zur Verfügung stehen, kann der Blutdruck nur bei 40–60 % der Patienten durch eine Monotherapie ausreichend gesenkt werden.
  - Ein **Medikament mit unzureichender Wirkung** sollte gegen ein anderes ausgetauscht werden.
  - Bei einer Kombinationstherapie (4.25) sollte die Wirksamkeit jedes neuen Medikaments durch Folgeuntersuchungen bestätigt werden.
  - Denken Sie bei **behandlungsresistenten Fällen** an die Möglichkeit einer sekundären Hypertonie.
  - Die Wirkung von Diuretika, ACE-Hemmer, Angiotensinrezeptorblocker und Calciumkanalblocker bezüglich der Senkung der kardiovaskulären Mortalität und anderer Endpunkte ist gleichwertig. Bei Betablockern variiert der prognostische Effekt je nach Präparat. Die Wirkung von Atenolol und Propranolol scheint gering zu sein.
  - Laut den Ergebnissen der ALLHAT-Studie sind Thiazide für die meisten Patientengruppen die Medikamente der ersten Wahl **B**.
- Thiazide schützen auch vor Osteoporose und eignen sich deshalb besonders für postmenopausale Frauen **C**.

Faktoren, die die Medikamentenwahl bestimmen

Unkomplizierte essentielle Hypertonie
- Bei unkomplizierter essentieller Hypertonie beginnt die Therapie mit einem niedrig dosierten Thiazid (Hydrochlorothiazid 12,5–25 mg/Tag), einem ACE-Hemmer, Angiotensinrezeptorblocker oder Betablocker (Anmerkung: Seit kurzem werden Betablocker in Österreich nicht mehr als Mittel der ersten Wahl betrachtet).
- Bei hohem systolischem Druck können zur Erstbehandlung auch Calciumkanalblocker eingesetzt werden.
- Der Einsatz von Angiotensin-II-Rezeptorblockern ist zu erwägen, wenn sich die Nebenwirkungen von ACE-Hemmern oder anderen Medikamenten als problematisch erwiesen haben.
- Erweist sich die Therapie als unwirksam oder treten Nebenwirkungen auf, ist ein Präparat einer anderen Gruppe zu verschreiben.
- Gelingt es mit einer Monotherapie nicht, die erwünschte Blutdrucksenkung zu erzielen, geht man zu einer Kombinationstherapie über (Abb. 4.26).
- Die Gründe für die schlechte Wirksamkeit sind zu erforschen.
  - Nicht steroidale Antirheumatika können z.B. die Wirksamkeit von Diuretika und anderen Antihypertensiva vermindern.

Unkomplizierte isolierte systolische Hypertonie
- Bei unkomplizierter isolierter systolischer Hypertonie beginnt die Therapie mit
  - einem niedrig dosierten Thiazid oder
  - einem lang wirksamen Dihydropyridin-Calciumkanalblocker.

Abb. 4.26 Geeignete und weniger geeignete Kombinationen von Antihypertensiva

* Kombination von Hydrochlorothiazid und Kalium sparenden Diuretika (Amilorid, Triamteren)

** Die Kombination von Betablockern und Kalziumantagonisten, die den Herzschlag verlangsamen (Diltiazem, Verapamil), ist kontraindiziert.

ARB = Angiotension-Rezeptorblocker
CCB = Kalziumkanal-Blocker (Kalziumantagonisten)

Kombinationen von Antihypertensiva

	Diuretika	Betablocker	ACE-Hemmer	ARB	KKB	Alphablocker
Alphablocker	++	+	±	±	–	–
KKB	±	+**	++	++	–	
ARB	+++	±	–	–		
ACE-Hemmer	+++	±	–			
Betablocker	++	–				
Diuretika	++*					

+++ sehr empfehlenswerte Kombination
++ empfehlenswerte Kombination
+ mögliche Kombination
+/– unter bestimmten Umständen mögliche Kombination
– ungeeignete Kombination

- Aus ökonomischen Gründen empfiehlt sich das Thiazid als Medikament der ersten Wahl.
- Treten bei Verabreichung eines Thiazids oder Calciumkanalblockers Nebenwirkungen auf, ist ein ACE-Hemmer zu verschreiben.

Dyslipidämien

- Antihypertensiva haben nur eine geringe Wirkung auf die Serumlipide **Ⓑ**, und ihre klinische Bedeutung ist nicht eindeutig geklärt.
- Zur Behandlung der Hypertonie in Verbindung mit einem metabolischen Syndrom sind ACE-Hemmer und Angiotensin-II-Rezeptorblockern geeignet, da durch die Reduzierung der Insulinresistenz die Fettstoffwechselstörung verbessert wird.

Diabetes

- Hauptziel der Behandlung von Diabetikern mit Bluthochdruck ist eine gute Blutdruckeinstellung **Ⓑ**.
- Die Behandlung des Bluthochdrucks mit ACE-Hemmern, Diuretika, Betablockern und Calciumkanalblockern verbessert bei Diabetikern die Prognose **Ⓐ**.
- Bei Verwendung eines ACE-Hemmers ist die Senkung der Inzidenz von kardialen Ereignissen und Todesfällen bei Diabetikern unter Umständen signifikanter als bei Einsatz eines Calciumkanalblockers.
- Bei diabetischer Nephropathie sind ACE-Hemmer und Angiotensin-II-Rezeptorantagonisten die Medikamente der ersten Wahl, da sie die Proteinurie verringern und die Progredienz der Nierenschädigung verlangsamen.
- Thiazide und nicht selektive Betablocker, die keine intrinsische sympathomimetische Aktivität (ISA) aufweisen, können die Blutzuckerwerte leicht erhöhen, die gleichzeitige Blutdrucksenkung verbessert aber die Prognose des diabetischen Patienten.
- Es hat sich gezeigt, dass bei Verwendung von Angiotensinrezeptorantagonisten als Antihypertensiva die Zahl neu auftretender Diabetesfälle niedriger und bei ACE-Hemmern entweder niedriger oder ähnlich ist wie bei Einsatz von Diuretika oder Betablockern **Ⓐ**.

Linksventrikuläre Hypertrophie

- Antihypertensiva können für gewöhnlich die Masse und Wandstärke des linken Ventrikels verringern.
- Die Reduktion der Masse des linken Ventrikels scheint die Prognose des Patienten zu verbessern. Die Auswirkungen der Medikamentenwahl auf die Prognose sind nicht gesichert. Die meisten Studien zu dieser Frage befassen sich mit ACE-Hemmern **Ⓐ**.

Koronare Herzkrankheit

- Bei Personen, die einen Myokardinfarkt überlebt haben, reduzieren Betablocker die Inzidenz von Infarktrezidiven und Herztod um etwa 25% **Ⓐ**.
- Betablocker sind die erste Wahl für die Behandlung von Bluthochdruck bei einem KHK-Patienten.
- Ein Betablocker kann nötigenfalls mit einem niedrig dosierten Diuretikum kombiniert werden.
- Verapamil und Diltiazem reduzieren möglicherweise Ischämie und Infarktrisiko, während kurz wirksames Nifedipin sie unter Umständen erhöht.
- ACE-Hemmer reduzieren die Inzidenz von Myokardinfarkten und plötzlichem Herztod bei etwa 20% der Patienten mit arteriosklerotischen Erkrankungen oder Diabetes und einem weiteren kardiovaskulären Risikofaktor.

Herzinsuffizienz

- Bei Herzinsuffizienz ist die Hypertonie in erster Linie mit ACE-Hemmern und Diuretika zu behandeln (4.72).
- ACE-Hemmer verbessern die Prognose von Patienten mit Herzinsuffizienz oder linksventrikulärer Dysfunktion **Ⓐ**.
- Diuretika mildern die Symptome einer Herzinsuffizienz.
- Spironolacton verbessert die Prognose bei schwerer Herzinsuffizienz **Ⓐ**.
- Betablocker (Bisoprolol, Carvedilol, Metoprolol) reduzieren in Kombination mit ACE-Hemmern und Diuretika die Inzidenz von Herztod **Ⓐ** und die Notwendigkeit einer stationären Aufnahme wegen Herzinsuffizienz.
- Eine Betablockertherapie ist langsam einzuschleichen, sobald die Insuffizienz unter Kontrolle ist.
- Angiotensin-II-Rezeptorantagonisten sind bei Nebenwirkungen durch ACE-Hemmer angezeigt.

Arrhythmien und Erregungsleitungsstörungen

- Betablocker, Diltiazem und Verapamil können bei Hochdruckpatienten das Auftreten von supraventrikulären Arrhythmien verhindern und die Response-Rate des Ventrikels bei schnellem Vorhofflimmern reduzieren.
- Diese Medikamente sind allerdings bei verzögerter AV-Erregungsleitung zu vermeiden.
- Clonidin darf bei Sick-Sinus-Syndrom nicht gegeben werden.

Periphere arterielle Erkrankungen

- Gefäßerweiternde Mittel (Alphablocker, Calciumkanalblocker, ACE-Hemmer und Angiotensin-II-Rezeptorblocker) können die Symptome der Raynaud-Krankheit lindern.

- Betablocker können die Durchblutung der unteren Extremitäten beeinträchtigen und damit die Symptome einer schweren arteriellen Durchblutungsstörung verstärken. Bei leichter bis mäßiger peripherer Arterienerkrankung können sie erforderlichenfalls jedoch angewendet werden.
- ACE-Hemmer verbessern möglicherweise die Gehdistanz bei Claudicatio intermittens **C**.

Störungen der Gehirndurchblutung
- Eine medikamentöse Blutdrucksenkung verringert bei Personen, die einen durch Hochdruck induzierten Schlaganfall überlebt haben, das Rezidivrisiko.
- Nach einem Schlaganfall sollte bei der Behandlung des Bluthochdrucks das Risiko einer orthostatischen Hypotonie in Betracht gezogen werden.

Niereninsuffizienz
- Bei Beeinträchtigung der Nierenfunktion werden ACE-Hemmer als Hochdruckmedikamente der ersten Wahl empfohlen, da festgestellt wurde, dass sie die Verschlechterung der Nierenfunktion wirksamer verlangsamen als konventionelle Antihypertensiva und Betablocker.
- Ein Diuretikum ist oft zur Korrektur einer Hypervolämie erforderlich.
- Thiazide verlieren bei schwerer Nierenschädigung ihre blutdrucksenkende Wirkung. Ein Schleifendiuretikum (Furosemid) ist das Medikament der Wahl, wenn der Serumkreatininspiegel > 1,7 mg/100 ml oder die GFR < 30 beträgt.
- Auf Grund der Gefahr einer Hyperkaliämie sind Kalium sparende Diuretika bei Niereninsuffizienz zu vermeiden.
- ACE-Hemmer sind bei mäßiger bis schwerer Nierenschädigung und renovaskulärer Hypertonie mit großer Vorsicht anzuwenden; die Serumkreatinin- und Kaliumspiegel sind laufend zu überwachen.
- Bei renovaskulärem Hochdruck sind die Notwendigkeit bzw. die Vorteile einer Ballondilatation oder eines chirurgischen Eingriffs zu erwägen.

Asthma oder chronische obstruktive Lungenkrankheit (COPD)
- Diuretika, Calciumkanalblocker und ACE-Hemmer eignen sich zur Behandlung des Bluthochdrucks bei Asthma oder chronischer obstruktiver Lungenkrankheit.
- Die empfohlene Diuretikatherapie besteht in einer fixen Kombination eines Kalium sparenden Diuretikums mit einem anderen Diuretikum, da Beta2-Rezeptoragonisten und Kortison eine Hypokaliämie verursachen können.
- ACE-Hemmer können einen trockenen Husten auslösen und die bronchiale Hyperreagibilität steigern, was wiederum das Asthma verschlimmern oder auslösen kann.
- Nicht selektive Betablocker sind meist kontraindiziert.
- Ist die Anwendung von Betablockern unbedingt erforderlich (z.B. bei KHK), so ist der Blocker mit der größten Beta1-selektiven Wirkung oder ein Blocker mit einer zusätzlichen Beta2-agonistischen Wirkung zu wählen.

Schwangerschaft
- Siehe Artikel „Schwangerschaft und Blutdruck" 26.14.

4.27 Linksventrikuläre Hypertrophie (LVH) bei Hypertoniepatienten

- Siehe auch unter Ventrikelhypertrophien (RVH, LVH) im EKG 4.02.
- Das Ziel der Blutdrucktherapie ist die Senkung des Blutdruckes unter 140/90, außer der Patient hat Endorganschäden oder zusätzliche Risikofaktoren. Dazu gehören z.B. Diabetes mellitus, renale Funktionseinschränkung, zerebrale Durchblutungsstörungen, Arteriosclerosis obliterans, KHK oder LVH. In diesen Fällen liegt der Zielblutdruck unter 130/80 (in Österreich für Nierenerkrankungen unter 125/75).
- Bei Hochdruckpatienten kann eine LVH auch durch eine Erkrankung der Aortenklappen oder durch eine Mitralinsuffizienz verursacht sein. Eine geringgradige LVH ist bei adipösen älteren Patienten häufig. Eine LVH ist ein unabhängiger und bedeutender Risikofaktor für Koronarerkrankungen. Eine im EKG diagnostizierte LVH ist mit einem 6–8fachen Risiko für eine KHK oder einen plötzlichen Herztod verbunden. Eine ST-T-Veränderung („strain") verdoppelt das Risiko. Mit einer effektiven Blutdrucksenkung sollte eine linksventrikuläre Hypertrophie verhindert oder rückgebildet werden.
- Viele der klassischen EKG-Kriterien sind nicht sensitiv, nur ein Bruchteil der echokardiographisch nachgewiesenen LVH-Patienten wird auf Basis dieser Kriterien diagnostiziert. Der LVH-Ausschluss mittels EKG allein ist deshalb nicht möglich, ein normales EKG reduziert jedoch die Wahrscheinlichkeit einer LVH. Der EKG-Nachweis einer LVH ist jedoch recht spezifisch und erfordert eine effektive medikamentöse Therapie. Bei Hochrisikohypertoniepatienten sollte die Echokardiographie häufiger eingesetzt werden.

- Die Amplitudenkriterien treten zuerst auf, danach folgt eine QRS-Verbreiterung, und bei ausgeprägter Hypertrophie kommt es zu ST-T-Veränderungen.
- Viele der klassischen EKG-Kriterien sind nicht sensitiv, eine LVH wird auf der Basis dieser Kriterien nur bei einem Bruchteil derjenigen hypertensiven Patienten diagnostiziert, bei denen sie echokardiographisch nachgewiesen werden kann. Die Amplitudenkriterien treten zuerst auf, danach folgt eine QRS-Verbreiterung, und bei ausgeprägter Hypertrophie kommt es zu ST-T-Veränderungen.
- Eine LVH führt zur Zunahme der Wandstärke im linken Ventrikel mit einer konsekutiven diastolischen Dysfunktion. Die LVH erhöht den Sauerstoffbedarf und beeinträchtigt gleichzeitig die Koronardurchblutung, was auch ohne pathologische Koronarveränderungen zu Ischämie führt. Diese Faktoren erklären möglicherweise das erhöhte Risiko für Ischämien. Plötzliche Todesfälle werden häufig durch schwere Kammerarrhythmien verursacht.
- Eine Hypertonie in Kombination mit linksventrikulärer Hypertrophie wird nach der WHO-Klassifikation als Hypertonie Stufe II klassifiziert. Eine antihypertensive Behandlung wird bei solchen Patienten bei niedrigeren Blutdruckwerten und nach kürzerer Beobachtungszeit eingeleitet. Ein Linksschenkelblock ist ein starker Hinweis auf eine LVH (90%).
- Zusätzlich zur WHO-Klassifizierung (WHO I–III) wird derzeit auch die Glasgow-Klassifizierung (1–4) verwendet: normales EKG, Amplitudenkriterien, Amplitudenkriterien plus ST-T-Veränderungen und Infarkt-EKG.
- Eine Rückbildung der Hypertrophie belegt eine gute Blutdruckeinstellung **Ⓐ**, was die Prognose verbessert. Es gibt kein Medikament, das den anderen grundsätzlich überlegen ist. Nach neueren Studienergebnissen sind allerdings ACE-Hemmer und ATII-Blocker vor allem bei Patienten mit mehreren Risikofaktoren wirksamer als Calciumkanalblocker, Betablocker oder Diuretika. Zur Rückbildung der LVH kommt es, wenn der Blutdruck sinkt. Medikamente werden individuell nach Begleiterkrankungen und anderen Charakteristika des Patienten gewählt. In der LIFE-Studie war Losartan bei der Reduktion der kardiovaskulären Morbidität Atenolol geringfügig überlegen **Ⓑ**. Die Amplitudenerhöhungen gehen am schnellsten zurück. Eine signifikante ST-T-Veränderung (Erregungsrückbildungsstörung) wird von einer dauerhaften Schädigung des Herzens verursacht und ist daher meist irreversibel.
- Eine LVH ist oft mit systolischer Hypertonie kombiniert, besonders bei älteren Frauen, von denen etwa 20% eine altersbedingte LVH ohne andere Ursachen haben können. Die Zunahme der Gefäßsteifigkeit führt zum Anstieg des systolischen und zum Abfall des diastolischen Drucks.

Beurteilung der LVH

- Palpatorisch zeigt sich eine Verbreiterung und Lateralverschiebung des Herzspitzenstoßes. Wenn ein massiger oder emphysematischer Thorax die Palpation behindert, kann möglicherweise die Perkussion zum Ziel führen. Ein Galopprhythmus mit einem 4. Herzton kann hörbar sein und ein diastolisches Pumpversagen anzeigen.
- Das EKG ist das wichtigste diagnostische Verfahren. Die Echokardiographie ist jedoch sensitiver und kann je nach verwendeten Kriterien eine LVH bei bis zu 20–50% der Hypertoniker nachweisen. Im Falle von anatomischen Besonderheiten ist die Echokardiographie nur eingeschränkt brauchbar. Es gibt zahlreiche Empfehlungen für die echokardiographische Größenbeurteilung des linken Ventrikels. Eine Echokardiographie sollte durchgeführt werden, wenn zwischen den klinischen Befunden und dem EKG eine Diskrepanz auftritt. Wenn die Blutdruckanamnese lang und das EKG normal ist, hilft oft eine Echokardiographie bei der Entscheidung, ob mit einer medikamentösen Therapie begonnen werden soll. Wenn aus dem EKG bereits eine LVH diagnostiziert werden kann oder andere Hochdruckkomplikationen bestehen, ist die Echokardiographie nicht erforderlich: die EKG-Kriterien sind weitgehend spezifisch. Auf Grund der Echokardiographie wird bei 20–50% aller Hypertoniepatienten eine LVH diagnostiziert.
- Der Einsatz der Echokardiographie zur Diagnose einer LVH sollte gefördert werden. Auch eine ventrikuläre Dilatation kann echokardiographisch nachgewiesen werden.
- Ein Thoraxröntgen ist wenig sensitiv. Eine verstärkte Kontur des linken Ventrikels ist oft die einzige radiologisch feststellbare Auffälligkeit. Ein weiterer häufiger und wichtiger Befund ist eine Elongation der Aorta.

Sokolow- und Cornell-Kriterien

- Für die Beurteilung einer LVH ist die Amplitudenhöhe (hohes R) besonders wichtig. Zu den am häufigsten verwendeten Kriterien gehören die Sokolow-Lyon-Kriterien: SV1 + RV5–6 > 3,5 mV.
- Zu den Cornell-Kriterien gehören Amplitudenhöhe, QRS-Breite und Geschlecht. Cornell QRS Amplituden-Dauer-Produkt-Kriterien (LIFE):
  - Männer: (RaVL + SV3) × QRS > 2,44 mm × s
  - Frauen: (RaVL + SV3 + 6 mm) × QRS > 2,44 mm × s

Tabelle 4.27 **Romhilt- und Estes-Kriterien zur LVH-Einstufung**

EKG-Kriterien		Score
1.	R oder S in Extremitätenableitungen > 20 mV oder R oder S in Brustwandableitungen V1 V2 V5 V6 > 30 mV	3
2.	ST-Veränderung ohne Digitalis	3
	ST-T-Veränderung mit Digitalis	1
3.	QRS-Achse mehr als -30° nach links verschoben	2
4.	QRS-Dauer über 90 ms oder Aktivationszeit (VAT) V5–V6 über 50 ms	1
5.	P-sinistrocardiale über 0,04 mms (absoluter Wert) (= linksatriale Hypertrophie) (4.01)	3
Interpretation: sichere LVH 5, mögliche 4. Sensitivität ca. 50% und Spezifität 97%		

- Die oben erwähnten Kriterien wurden in der LIFE- und ASCOT-Studie verwendet. Durch Veränderung der Kriterien können Sensitivität und Spezifität variiert werden. Das Ziel ist häufig eine hohe Sensitivität.
- Ein häufiges Verfahren zur Beurteilung des EKG ist die Einstufung nach Estes. Neben den Amplituden-Kriterien berücksichtigen die Estes-Kriterien auch ST-T-Veränderungen, Achsenlage, die Verbreiterung des QRS-Komplexes und eine Vorhofbelastung links. Die klassischen Estes-Amplitudenkriterien sind spezifisch aber wenig sensitiv und daher in der klinischen Medizin nicht anwendbar. Verschiedene computergestützte Beurteilungsmethoden reduzieren die Amplitudenkriterien, um die Sensitivität zu erhöhen. Der Arzt muss dann selbst beurteilen, ob andere Faktoren die Amplitude erhöhen (Schwerarbeit, Sport, jugendliches Alter, männliches Geschlecht, schlanker Körperbau) oder diese verringern könnten (Fettleibigkeit, Lungenemphysem, hohes Alter, weibliches Geschlecht, ein vorangegangener Myokardinfarkt). Neueste computergestützte Programme für die Einstufung einer LVH geben die Kriterien und deren Konfidenzintervalle an; sie können sogar Alter und Geschlecht des Patienten berücksichtigen.
- Vor allem ein Linksschenkelblock stört sowohl Computerprogramme als auch den Arzt bei der Beurteilung einer LVH. Die Wahrscheinlichkeit einer LVH liegt bei Linksschenkelblock bei 90%.

Estes-Kriterien zur LVH-Einstufung
- Siehe Tabelle 4.27.

4.28 Sekundäre Hypertonie

Essenzielles
- Verdacht auf das Vorliegen einer sekundären Hypertonie besteht in Kombination mit einem oder mehreren der folgenden atypischen Faktoren:
  - Beginn vor dem 30. Lebensjahr
  - rascher Anstieg des Blutdrucks bei älteren Patienten
  - systolischer Blutdruck über 220 mmHg oder diastolischer Blutdruck über 120 mmHg
  - schlechtes Ansprechen auf die Behandlung (Therapieziele mit Dreierkombination nicht erreicht)
  - Hypokaliämie
  - erhöhte Kreatininkonzentration im Plasma
  - Proteinurie, Hämaturie

Ursachen
- Bei ungefähr 5% der Hypertoniepatienten wird eine sekundäre Ursache diagnostiziert (bei 4% liegt eine renale Hypertonie zugrunde).
- Die renale Ätiologie tritt am häufigsten auf.
  - Nierenarterienstenose
  - Nierenerkrankung, z.B. diabetische Nephropathie, chronische Glomerulonephritis, interstitielle Nephritis oder polyzystische Nierenerkrankung
- Endokrine Ursachen
- Medikamentöse Therapie
- Schlafapnoe
- Aortenisthmusstenose

Renale Hypertonie
Renovaskuläre Hypertonie
- Sie ist die häufigste Form einer sekundären Hypertonie.
- Verdacht auf renovaskuläre Hypertonie besteht, wenn
  - der Patient eine therapieresistente Hypertonie hat oder sich sein Ansprechen auf die Behandlung verschlechtert;
  - der Patient klinische Anzeichen einer generalisierten Arteriosklerose zeigt: eine Claudicatio intermittens, ein permanentes Strömungsgeräusch im Bereich der Aorta abdominalis oder der Nierenarterien, schwache oder nicht tastbare periphere Pulse;
  - ein ACE-Hemmer oder Angiotensinrezeptorblocker einen unerwartet hohen Anstieg des Serumkreatinins verursacht.
- Bei einem derartigen Verdacht sind Untersuchungen im Krankenhaus angezeigt.
  - Eine Doppler-Sonographie ist die Untersuchung der ersten Wahl; wenn notwendig, wird auch eine MR-Angiographie durchgeführt.

- Eine Captopril-Nephrographie ist bei Patienten mit Niereninsuffizienz nicht von Nutzen.
- Atherosklerotische Nierenarterienstenose:
  - Typischer Patient: Alter etwa 69 Jahre, mäßige Niereninsuffizienz, GFR etwa 35 ml/min, Hypertonie (bei 97%), Typ-2-Diabetes (bei 32%), Hyperlipidämie (bei 62%), Raucher (bei 70%), Arteriosclerosis obliterans (ASO; bei 68%), koronare Herzkrankheit (bei 45%)
  - Prävalenz etwa 7% der Amerikaner über 65
  - Sie erhöht das Risiko für eine kardiovaskuläre Mortalität.
  - Eine Angioplastie ist von fragwürdigem Nutzen, insbesondere wenn die Stenose unilateral ist ⓒ.
  - Ein Stent vermindert das Risiko einer Restenose.
- Fibromuskuläre Dysplasie:
  - junge Patienten; weibliche Dominanz (10:1)
  - Die Ballonangioplastie bringt häufig gute und anhaltende Erfolge.

Renale Hypertonie als Folge einer renalen Parenchymerkrankung

- Eine Nierenerkrankung als Ursache für eine Hypertonie ist bei Patienten mit erhöhtem Serumkreatinin, Proteinurie oder Hämaturie zu erwägen (4.42). Eine normale Kreatininkonzentration schließt eine renale Hypertonie nicht aus.
- Die Diagnose wird, wenn nötig, durch eine Nierenbiopsie gesichert. Wenn die Diagnose nicht offensichtlich ist (Nephropathie in Verbindung mit Typ-2-Diabetes, chronische Glomerulonephritis, polyzystische Nierenerkrankung, Amyloidose), ist der Patient an einen Nephrologen zu überweisen.
- Eine langfristige Hypertonie kann ihrerseits eine Nierenerkrankung verursachen (so genannte hypertensive Nephrosklerose).

Grundlagen des Hypertoniemanagements bei Nierenpatienten

- Das Fortschreiten der Nierenerkrankung kann durch ein gutes Hypertoniemanagement verzögert werden (4.26). Der Zielwert liegt unter 130/80 mmHg.
  - Häufig muss eine Kombination von mehr als 3 Medikamenten eingesetzt werden.
  - ACE-Hemmer und Angiotensinrezeptorantagonisten sind die Medikamente der ersten Wahl. Sie verlangsamen das Fortschreiten der Nierenerkrankung (durch Reduktion der Proteinurie). Eine Kombination bringt zusätzlichen Nutzen. Auch bei schwerer Niereninsuffizienz wird ein Versuch unternommen, die Proteinurie mit ACE-Hemmern zu reduzieren. Zu den Anfangsdosen siehe 10.22.
  - Überprüfung der Kalium- und Kreatininkonzentrationen im Serum bereits 1 Woche nach Einleitung der Medikation. Eine Stabilisierung wird gewöhnlich innerhalb von 4 Wochen erzielt. Zu beachten ist, dass eine übermäßige Diuretikamedikation und Dehydrierung die Kreatininkonzentration erhöhen.
  - Ein Ansteigen des Wertes von etwa 30% über dem Ausgangswert ist noch akzeptabel. Wenn der Plasmakreatininwert um mehr als 90 µmol/l (1 mg/100 ml) über das Ausgangsniveau ansteigt, sollte ein Absetzen des ACE-Hemmers erwogen werden. Besonders alarmierend ist eine begleitende Hyperkaliämie.
- Unumgänglich ist eine Verringerung des Körperflüssigkeitsvolumens und eine Einschränkung der Kochsalzzufuhr (< 3–5 g/Tag).
- Bei mäßig ausgeprägter Niereninsuffizienz sind Thiaziddiuretika von zweifelhaftem Wert.
- Bei einer glomerulären Filtrationsrate (GFR) unter 30ml/min sollten Thiaziddiuretika durch Furosemid ersetzt werden (27.03).
- Kalium sparende Diuretika und Spironolacton sollten vermieden werden.
- Calciumantagonisten und Betablocker werden oft kombiniert und verursachen keine Probleme.
- NSAR sind zu vermeiden.
- Wenn der Kreatininwert 150 µmol/l (1,7 mg/100 ml) überschreitet, sollte Thiazid durch Furosemid ersetzt werden. Es ist zu beachten, dass die Kreatininwerte von der Muskelmasse und vom Alter des Patienten abhängen.

Endokrine Hypertonie

- Ein Verdacht auf endokrine Ursachen für eine Hypertonie besteht, wenn
  - der Patient neben der Hypertonie noch andere von den unten aufgeführten Symptomen aufweist;
  - der Patient schlecht auf die Therapie anspricht;
  - der Patient gut auf Spironolacton anspricht (Conn-Syndrom).

Ursachen für eine endokrine Hypertonie und erste Untersuchungen

1. Primärer Hyperaldosteronismus (Conn-Syndrom (24.41)) ist die wichtigste Form der endokrinen Hypertonie und häufiger als bislang angenommen.
   - Die Diagnose ist zu erwägen, wenn der Patient zu Beginn eine niedrige Serumkaliumkonzentration (< 3,5–4,0 mmol/l) oder bei niedriger Dosierung von Diuretika eine persistente Hypokaliämie hat (Serumkalium < 3 mmol/l).
     – Im Rahmen der Primärversorgung wird der K- und Na-Spiegel im 24-Stunden-Harn be-

stimmt; ergibt der Befund einen Hinweis auf Hyperaldosteronismus, sollte der Patient zu weiterführenden Untersuchungen überwiesen werden.
- Die Ursache ist entweder ein Adenom der Nebennierenrinde oder eine beidseitige (mikro- oder makronoduläre) NNR-Hyperplasie.
  – Ein Adenom wird chirurgisch angegangen.
  – Eine Hyperplasie kommt häufiger vor als früher angenommen, denn auch nach einem chirurgischen Eingriff sind bis zu 50% der Adenom-Patienten noch immer hypertensiv.
- Ziel der Behandlung ist die Normalisierung des Blutdrucks, des Kaliumspiegels und der Aldosteronaktivität.
- Spironolacton ist das Mittel der Wahl; es blockiert die Mineralkortikoidrezeptoren und hemmt so die Aldosteronwirkung.

2. Pseudohyperaldosteronismus:
- Hypertonie, Hypokaliämie, Plasmarenin- und Aldosteronspiegel erniedrigt
- Liddle-Syndrom:
  – autosomal dominante Erbkrankheit
  – führt zu einer Natriumretention
- Lakritze:
  – Glycyrrhetinsäure ist ein Metabolit der Lakritze. Sie hemmt das Enzym (11-beta-hydroxysteroid-Dehydrogenase, 11β-OHSD), das Cortisol inaktiviert (bindet an die Mineralkortikoidrezeptoren und führt zu einem Zustand wie bei Hyperaldosteronismus).
  – Die Enzymhemmung hält bis zu 2 Wochen nach dem Verzehr von Lakritze an.
  – Ein 11β-OHSD-Enzym-Mangel kann auch angeboren sein.

3. Hyperparathyroidismus:
- Die Diagnose ist zu erwägen, wenn bei einer Frau mittleren Alters Nierenschäden, Frakturen, abdominelle Koliken und/oder psychische Störungen auftreten (24.21).
- Ursache ist ein Nebenschilddrüsenadenom.
- Untersuchungen:
  – Zuerst ionisiertes Calcium im Plasma (oder Serumcalcium und Albumin);
  – dann Serumparathormon (erhöhtes Serum-PTH ist gewöhnlich sekundär und mit Niereninsuffizienz oder Malabsorption verbunden, die eine Senkung der Serumcalciumwerte verursachen).
- Der die Hypertonie auslösende Mechanismus ist unklar. Möglicherweise wird sie durch die Hyperkalziämie verursacht.
- Die Behandlungsmethode hängt von der allfälligen sonstigen Symptomatik ab.
- Ein Adenom kann durch einen chirurgischen Eingriff entfernt werden.
- Ein Hypertonus bei einem Patienten mit einer leichten Hyperkalziämie und nur geringer Symptomatik wird medikamentös behandelt und durch Folgeuntersuchungen kontrolliert.

4. Cushing-Syndrom (24.40):
- Das typische klinische Erscheinungsbild ist der wichtigste Schlüssel zur Diagnose.
- Vergessen Sie nicht, den Patienten nach einer eventuellen Kortikosteroidmedikation zu fragen.
- Untersuchungen:
  – Dexamethason-Kurztest (24.40)
- Die Behandlung erfolgt auf chirurgischem Wege.

5. Phäochromozytom (24.68):
- Typische klinische Symptome sind der wichtigste Schlüssel zur Diagnose. Der Blutdruck steigt paroxysmal (40%) oder persistierend.
- selten (< 1% aller Fälle von sekundärer Hypertonie)
- Ursache: ein Katecholamin produzierendes Adenom
  – in 90% der Fälle in der Nebenniere
- zu 90% gutartig
- Ausschlussdiagnose, Symptomatik kann sehr vielfältig sein:
  – Bestimmung von Metanephrin und Normetanephrin im 24-h-Harn
  – Differenzialdiagnose: Panikattacken
- Die Behandlung erfolgt gewöhnlich auf chirurgischem Wege.

6. Hyperthyreose (24.35)

Andere Ursachen für eine sekundäre Hypertonie

- Aortenisthmusstenose (4.11):
  - Palpation der Arteria femoralis: Puls schwach oder nicht wahrnehmbar
  - unterschiedliche Blutdruckwerte in den oberen und unteren Gliedmaßen (bei jungen Hypertoniepatienten sollten immer die Werte für beide Bereiche aufgezeichnet werden)
- Schlafapnoe
- Medikamente:
  - Ciclosporin
  - nicht steroidale Antirheumatika
  - Orale Kontrazeptiva:
    – Frauen unter 40 sollten immer nach ihrer Verhütungsmethode befragt werden (27.03). Ein Hypertonus ist ein Anlass zum Wechsel auf eine andere Verhütungsmethode. Eine Hormonsubstitutionsbehandlung erhöht den Blutdruck nicht.
  - Glukokortikoide
- Schwerer Alkoholabusus
- Illegale Drogen (Kokain)

4.35 Arrhythmie: Symptome und Untersuchungen

Grundlagen

- Wenn der Patient ein grundsätzlich gesundes Herz hat, seine Leistungsfähigkeit normal ist, die Arrhythmie keine hämodynamischen Probleme (Synkopen) auslöst und in der Familienanamnese keine Hinweise auf plötzlichen Herztod oder schwere Arrhythmien zu finden sind, ist die Arrhythmie meistens gutartig.
- Eine sorgfältige Anamnese und klinische Untersuchung sind die Grundlagen der Diagnose und Behandlung.
  - Ein Großteil der schweren Herzerkrankungen kann mit einer sorgfältigen Anamnese und einer gründlichen klinischen Untersuchung ausgeschlossen werden.
  - Zur Identifikation seltener vererbter Arrhythmien ist die Aufzeichnung der Familienanamnese unerlässlich.
- Eine Arrhythmie, die schwere hämodynamische Störungen (Synkopen oder Präsynkopen) verursacht oder die mit schweren Herzerkrankungen assoziiert ist, muss immer als gefährlich eingestuft werden ⊙. Die Abklärung erfordert kardiologisches Fachwissen und oft ausführliche Untersuchungen.
- Die Unterscheidung zwischen supraventrikulärer und ventrikulärer Arrhythmie ist wesentlich für die Prognose und die Behandlung. Breitkomplextachykardien müssen immer als ventrikulär eingestuft werden, bis das Gegenteil bewiesen ist.
- Ventrikuläre Extrasystolen, die Palpitationen auslösen, und ventrikuläre Tachykardien, die weniger als 4 Schläge aufweisen, haben bei Patienten mit einem grundsätzlich gesunden Herzen eine gute Prognose und benötigen nur selten eine Behandlung.
- Die Behandlung prolongierter ventrikulärer Arrhythmien verlangt sehr häufig invasive Eingriffe und möglicherweise auch die Implantation eines Defibrillators zur Kardioversion. Solche Patienten sind grundsätzlich zur gründlichen kardiologischen Abklärung zu überweisen.
- Mit Ausnahme des Vorhofflimmerns ist die Behandlung von symptomlosen Arrhythmien nur selten nötig (Vorhofflimmern erhöht das Thrombembolierisiko und ist eine Indikation für Antikoagulierung).

Durch Rhythmusstörungen verursachte Symptome

Bewusstseinsstörungen

- Eine durch Arrhythmie verursachte Bewusstseinsstörung (Synkope) ist immer Zeichen eines ernsten Problems. Es sollte immer zwischen benignen vasovagalen Reaktionen und anderen Ursachen unterschieden werden.
  - In beiden Fällen wird dem Patienten schwarz vor den Augen, die Muskulatur erschlafft und der Patient stürzt zu Boden. Die „normale Bewusstlosigkeit", die durch vasovagale Reaktionen verursacht wird, ist häufig mit Stresssituationen verbunden (z.B. Blutabnahme). Die Patientenanamnese ist eine recht verlässliche Hilfe bei der Identifizierung von Kollapsen, die in Verbindung mit vasovagalen Reizen (Erbrechen, Husten, Miktion) auftreten.
  - Die Differenzierung zwischen „Nitro-Kollaps" und Synkope durch Arrhythmie ist mittels Anamnese leicht möglich.
  - Nach einem epileptischen Anfall ist der Patient meist somnolent oder müde, während

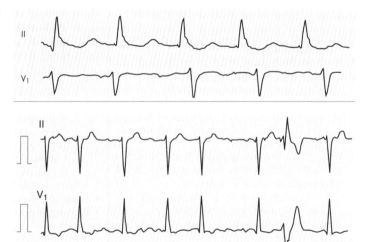

Abb. 4.35.1 Paroxysmales Vorhofflimmern. P-Wellen fehlen (man sollte ihr Vorhandensein in Ableitungen II und V1 überprüfen). Die Kammerfrequenz (140/min.) ist nur scheinbar regelmäßig. Die Patientin ist eine ansonsten gesunde Fünzigjährige.

Abb. 4.35.2 Vorhofflimmern. Kammerfrequenz 103/min. Eine Extrasystole im verbreiterten QRS-Komplex ist nicht eine ektopische Kammersystole, sondern eine aberrante Vorhofextrasystole mit einem transienten RSB. Das R-R-Intervall vor der Extrasystole ist ungewöhnlich lang (Ashman-Phänomen).

er sich nach einem kardialen Kollaps frisch fühlt. Die Differenzialdiagnose ist dadurch erschwert, dass auch eine prolongierte kardiale Synkope oft von einem Anfall begleitet sein kann.

Herzklopfen

- Herzklopfen ist das häufigste Symptom bei Arrhythmien.
- Das Spektrum der Empfindungen ist breit und die Symptome variieren von einem einzelnen „Stolpern" bis zu unerträglichem Pochen des Herzens.
- Die sorgfältige Überprüfung der Patientenempfindungen (siehe Anamnese und klinische Untersuchung) führt häufig zu einer recht spezifischen Arrhythmiediagnose.

Andere Symptome

- Arrhythmien können Schwäche, Atemnot, Thoraxschmerzen und viele andere unspezifische Symptome auslösen, die oft mit der Grundkrankheit des Patienten assoziiert sind.

Anamnese und klinische Untersuchung

Anamnese

- Die Patientenanamnese sollte bei Arrhythmien folgende Informationen enthalten:
  - Wann begann die Arrhythmie?
    - Symptome, die ab der Kindheit auftreten, weisen auf eine supraventrikuläre Arrhythmie hin.
    - Arrhythmien, die nach einem Myokardinfarkt starten, sind möglicherweise ventrikulär.
  - Frequenz und Dauer der Attacken
  - Art des Anfallbeginns und des Anfallendes
    - Supraventrikuläre Tachykardien starten und stoppen abrupt, als würde ein Schalter betätigt.
    - Sinustachykardien beginnen und enden nach und nach.
    - Vagusstimulation stoppt supraventrikuläre Tachykardien, beeinflusst jedoch Sinustachykardien, Vorhofflimmern oder ventrikuläre Tachykardien kaum.
  - Auslösende Faktoren: Kaffee, Schlafmangel, Belastung, Stress etc.
  - Pulsfrequenz und Pulscharakter während der Arrhythmie
    - Extrasystolen: vereinzelt „Stolpern" oder „Überspringen" eines Herzschlages
    - Supraventrikuläre Tachykardie: gleichmäßiger, rascher Puls
    - Vorhofflimmern: der Rhythmus ist völlig „durcheinander"
    - Bringen Sie dem Patienten bei, während der Arrhytmie seinen Puls zu fühlen (z.B. an der Karotis) und die Schläge zu zählen.
  - die hämodynamische Auswirkung (Synkope)
  - die Auswirkung auf Arbeitsfähigkeit und Lebensqualität
  - Familienanamnese: Arrhythmien und plötzlicher Herztod bei nahen Verwandten
  - Basisuntersuchungen
- Klinische Untersuchung
  - Auskultation des Herzens und der Karotiden (Herzgeräusche)
  - Blutdruck
  - 12-Kanal-EKG (EKG)
    - Herzfrequenz, AV-Überleitung (PQ-Zeit), Hypertrophien, pathologische Q-Welle, Repolarisationsstörungen (QT-Zeit), Deltawelle
- Thoraxröntgen bei Zeichen von Herzinsuffizienz oder Leistungsminderung (pathologische Befunde)
- Komplettes Blutbild, Elektrolyte und Serumkreatinin je nach klinischem Zustand des Patienten
- TSH zumindest bei Patienten mit Vorhofflimmern und raschen Arrhythmien

Weitere Untersuchungen

- Die Notwendigkeit weiterer Untersuchungen muss immer individuell beurteilt werden, da in den meisten Fällen die Basisuntersuchungen ausreichen.
- Klinischer Belastungstest (Ergometrie), wenn die Symptome bei körperlicher Anstrengung auftreten, die Leistungsfähigkeit vermindert ist oder die Symptome auf eine koronare Herzkrankheit hinweisen.
- Ambulantes 24-Stunden-EKG (Holter), wenn der Patient
  - Synkopen
  - oder andere Schwächeattacken hat.
- Ein Anfalls-EKG (der Patient zeichnet das EKG beim Auftreten der Symptome selbst auf) ist zur Abklärung beunruhigender Patientenempfindungen besser geeignet als das Holter-Monitoring.
- Echokardiographie, wenn der Patient
  - einen Myokardinfarkt hatte,
  - ein verdächtiges Herzgeräusch hat,
  - einen Leistungsabfall hat,
  - Zeichen einer linksventrikulären Hypertrophie im EKG zeigt,
  - der Herzschatten im Thoraxröntgen deutlich vergrößert ist.
- Durch einen Kardiologen veranlasste Untersuchungen: Koronarangiographie, elektrophysiologische Abklärung, Magnetresonanztomographie.

4.36 Synkopen: Ursachen und Abklärung

Ziele

- Erkennen harmloser Ursachen für eine Bewusstseinsstörung, um unnötige Untersuchungen vermeiden zu können.
- Erkennen der häufigsten kardialen, neurologischen oder sonstigen Ursachen für Bewusstseinsstörungen.
- Sorgfältige Abklärung möglicher kardialer Ursachen ☉, da eine Kausaltherapie die ansonsten ungünstige Prognose oft signifikant verbessern kann.

Definition

- Eine Synkope (Ohnmacht, Kollaps) ist ein kurzer und selbst limitierender Bewusstseinsverlust, der durch eine zerebrale Minderperfusion ausgelöst wird und in der Regel einen Sturz verursacht. Eine Synkope geht gelegentlich mit einem kurzzeitigen (< 15 Sekunden) tonisch-klonischen Anfall einher, der erst nach dem Bewusstseinsverlust auftritt. Der Anfall tritt plötzlich auf und der Patient erholt sich auch ohne Intervention meist rasch.
- Präsynkope: Schwindel, Benommenheit, Gleichgewichtsstörung
- Synkope und Sturzattacke sind grundsätzlich 2 verschiedene Diagnosen.
  - Ältere Patienten sind häufig nicht in der Lage zu erklären, warum sie gestürzt sind. Sie sprechen nicht von einer Ohnmacht, sondern von einer Benommenheit beim Sturz. Die einer unerklärlichen Sturzepisode zugrunde liegende Ursache kann eine ernst zu nehmende (aber behandelbare) kardiale Synkope sein.
- Sturzattacke („drop attack"): plötzlicher Tonusverlust der Haltemuskulatur ohne Bewusstlosigkeit

Ursachen und Erscheinungsbilder

Reflexsynkope oder vasovagale (vasodepressorische) Synkope

- Die vasovagale Synkope (vasodepressorische Synkope, einfache Ohnmacht) ist der häufigste Fall.
- Klassischerweise wird eine Ohnmacht durch einen situativen Reflex getriggert, der zu einer Pulsverlangsamung oder einem Blutdruckabfall oder beidem führt. Ohnmachten können wiederholt auftreten und der Patient zeigt häufig prodromale Symptome. Das Herz des Patienten weist keine Strukturanomalien auf.
- Der Ohnmacht gehen voran:
  - Schmerz, Angst, Stresssituationen (Injektionen, Blutabnahmen, Anblick von Blut)
  - Übelkeit und Erbrechen
  - Harnabgang (Miktionssynkope), Stuhlgang
  - Husten (Hustensynkope)
  - aufrechtes Stehen, besonders dann, wenn die Wadenmuskelpumpe nicht zum Einsatz kommt
  - ungenügende Flüssigkeits- oder Salzzufuhr
  - Hitze oder übermäßiges Schwitzen
- Prodromalsymptome
  - Unsicherheit beim Stehen (Schwanken, motorische Ruhelosigkeit, rastlose Augenbewegungen)
  - Blässe
  - Nausea oder Schwitzen, Benommenheit
  - Einengung des Gesichtsfelds oder verschwommenes Sehen
- Hypersensitiver Karotissinus: Diagnose durch Sinusmassage während eines EKG-Monitorings. Die Synkope wird in der Regel durch ein Drehen des Kopfs ausgelöst.
- Die so genannte „atypische reflexassoziierte Synkope" ohne Prodromalsymptome oder auslösende Faktoren tritt selten auf. Die Diagnose wird durch Ausschluss anderer Ursachen und einen positiven Befund bei der Karotissinusmassage oder bei der Kipptischuntersuchung gestellt.

Kardiale Synkope (Synkope kardiovaskulärer Genese)

- Im Gegensatz zur reflexassoziierten Synkope ist eine Synkope kardiovaskulärer Genese stets gefährlich. Meist ist sie ein Symptom einer strukturellen Herzanomalie, sie kann aber auch durch einen angeborenen Ionenkanaldefekt (z.B. langes QT-Syndrom) verursacht werden.
- Eine kardiale Synkope tritt typischerweise während körperlicher Belastung auf und wird häufig von Herzklopfen oder Brustschmerzen eingeleitet.
- Arrhythmogene Synkope
  - Bradyarrhythmien: schweres Sick-Sinus-Syndrom und drittgradiger atrioventrikulärer Block (ein verlängertes PQ-Intervall und ein Schenkelblock können Anzeichen für kurze Episoden eines totalen Blocks sein).
  - Tachyarrhythmien: Kammertachykardie, extrem schnelle SVT (WPW-Syndrom) sowie Vorhofflimmern bei älteren Menschen. Eine angeborene lange QT-Strecke (4.07) und eine medikamenteninduzierte Proarrhythmie (Torsade-de-Pointes) sollten ebenfalls als mögliche Ursachen für eine Synkope in Betracht gezogen werden.
  - Fehlfunktion eines Herzschrittmachers oder eines implantierten Kardioverter-Defibrillators
  - Als Auslöser für eine Synkope bei einem MI-Patienten sollte – bis zum Beweis des Gegen-

teils – immer eine Kammertachykardie (VT) angenommen werden.
- Sonstige Synkopen kardialer Genese
  - akutes Koronarereignis
  - schwere Aortenstenose (bei Nichtbehandlung schlechte Prognose)
  - hypertrophe Kardiomyopathie (HCM): Familienanamnese erheben!
  - Perikardtamponade (Postperikardiotomiesyndrom)
  - Lungenembolie
  - atriales Myxom
- Das Risiko für ein wiederholtes Auftreten kardialer Synkopen ist hoch; ohne Therapie ist die Prognose meist ungünstig, so dass die Betroffenen in der Regel einer fachärztlichen Abklärung und Behandlung zugeführt werden müssen.

Neurogene Synkopen
- Siehe 36.04
- Epileptische Anfälle
- Zerebrale Minderperfusion
- Autonome Neuropathie

Medikamenteninduzierte Synkopen
- Blutdrucksenkende Medikamente
  - Durch Nitroglycerin ausgelöste Synkopen sind bei älteren Personen häufig, da das Medikament oft gegen unspezifische Symptome (wie allgemeines Krankheitsgefühl oder Schwäche) eingenommen wird, wenn der Blutdruck ohnehin bereits niedrig ist.
  - Antihypertonika
  - Medikamente gegen Prostatahypertrophie (Alphablocker)
  - Medikamente gegen erektile Dysfunktion (Cave! Dürfen nicht mit Nitroglycerin kombiniert warden!)
- Medikamente, die eine Bradykardie verursachen
  - Betablocker, Calciumantagonisten, Digoxin, Antiarrhythmika
- Medikamente, die eine ventrikuläre Proarrhythmie verursachen
  - Antiarrhythmika der Klassen IA, IC und III
  - psychoaktive Medikamente (Phenothiazine, trizyklische Antidepressiva, Antipsychotika)
  - Antihistaminika
  - Antibiotika
  - Medikamentenwechselwirkungen
- Antidiabetika (Hypoglykämie: Führt zu einem Bewusstseinsverlust, selten zu einer Synkope)
- Alkohol und illegale Drogen
- Diuretika, Phenothiazine, Parkinsonmittel und Vasodilatanzien können eine orthostatische Synkope auslösen, insbesondere bei dehydrierten Patienten.

Synkopen durch Hypovolämie
- Diuretika
- Schwitzen
- Erbrechen oder Durchfall
- Eine akute Magen-Darm-Blutung oder eine Extrauterinschwangerschaft können mit niedrigem Blutdruck und einer Synkope assoziiert sein.

Orthostatische Hypotonie
- Bei lang andauernder Bettruhe und schnellem Aufstehen
- Fieber und Dehydrierung
- Medikamente: Diuretika, Phenothiazine, Nitrate und Betablocker
- Diabetische autonome Neuropathie
- Morbus Parkinson und Parkinson-Medikamente
- Noch in der Akutphase einen kurzen (3-minütigen) Orthostasetest durchführen.
  - Ein Abfall von > 20 mmHg des systolischen Blutdrucks oder ein systolischer Blutdruck von < 90 mmHg in Verbindung mit Schwäche, Schwindel, Schwanken und herabgesetztem Muskeltonus sind signifikante Befunde.
- Verlust des Muskeltonus, Kollaps und Synkope lassen in erster Linie an eine orthostatische Hypotonie denken.

Psychogene Ursachen
- Eine psychogene Ursache sollte erwogen werden, wenn keine andere Ursache für wiederholte Synkopen gefunden wird.

Synkope unbekannter Ätiologie
- Nicht selten kann die Ätiologie einer einmaligen Synkope auch durch umfassende Untersuchungen nicht abgeklärt werden (in 25% aller Fälle). In solchen Fällen liegt wahrscheinlich eine vasovagale Ursache vor; bei Herzgesunden ist dann die Prognose günstig.

Diagnostische Hinweise
- Bei jungen und sonst gesunden Menschen haben Synkopen keinen Krankheitswert, vor allem, wenn die Ursache offenkundig situationsbedingt ist.
- Bei herzkranken oder älteren Patienten ist die Wahrscheinlichkeit höher, dass der Synkope ein ernst zu nehmendes Problem zugrunde liegt, und es ist daher eine gründlichere Abklärung angezeigt. Bei einem Mann über 50 mit kardiovaskulären Risikofaktoren ist bereits eine einzige Synkope ein gravierendes Warnzeichen.
- Zeichen, Symptome und Details der Patientenanamnese, die auf eine gefährliche Synkope schließen lassen:
  - bekannte Herzerkrankung
  - Thoraxschmerzen, Dyspnoe
  - Arrythmien (Tachykardie > 160/min, Bradykardie < 40/min)

- protrahierte Hypotonie, auch im Liegen
- starke Kopfschmerzen und neurologische Zeichen
- rezidivierende Synkopen und Fälle von Sekundenherztod bei nahen Verwandten
- Zu den ernst zu nehmenden Zeichen und Symptomen zählen Brustschmerzen, Tachykardie (> 160/min), Bradykardie (< 40/min), Dyspnoe.
- Eine kardiale Synkope tritt plötzlich auf oder wird durch körperliche Betätigung ausgelöst. Sie steht oft in Zusammenhang mit Herzklopfen, Thoraxschmerzen oder anderen kardialen Symptomen.
- Reflexassoziierten Synkopen geht häufig ein eindeutiger Triggerfaktor voran.
  - Eine durch das Drehen des Kopfes oder durch einen zu engen Kragen ausgelöste Synkope lässt auf eine Hypersensitivität des Karotissinus schließen.
- Aurasymptome und Krämpfe deuten auf eine Epilepsie hin. Kurz dauernde tonisch-klonische Krämpfe bei kardialen – gelegentlich sogar bei vasovagalen – Synkopen können jedoch auch im Zusammenhang mit einer vorübergehenden zerebralen Ischämie auftreten. In diesem Fall setzen die Krämpfe erst nach dem Bewusstseinsverlust ein.
  - Der Bericht eines Augenzeugen hilft oft weiter: Krämpfe, Blässe, Pulsfrequenz, Wiedererlangung des Bewusstseins, Position und prädisponierende Faktoren.
  - Wenn ein Patient, bei dem die Diagnose „Epilepsie" gestellt wurde, nicht auf Antiepileptika anspricht, stellt sich nach weiterführenden Untersuchungen oft heraus, dass es sich bei den Anfällen in Wirklichkeit um kardiale Synkopen gehandelt hat.
- Neurologische Halbseitenzeichen weisen auf eine TIA hin.
- An eine psychogene Synkope sollte gedacht werden, wenn eine Hyperventilation oder eine Überfülle von Symptomen vorliegt oder wenn sich trotz häufiger Episoden keine Augenzeugen finden lassen.
- Siehe auch 36.04.

Untersuchungen

- Wiederholte Synkopen erfordern in der Regel ergänzende Untersuchungen, es sei denn, die Attacken haben offensichtlich vasovagale Ursachen und treten bei ansonsten gesunden jungen Menschen auf. Solche vasovagale Reaktionen sind auch bei gehäuftem Auftreten harmlos und führen zumeist zu einer spontanen Remission.
- Die Erhebung der Anamnese und der Umstände der Synkope reichen in der Regel zum Erkennen der meisten Fälle von harmlosen Synkopen aus, die keiner eingehenden weiterführenden Untersuchung bedürfen.
- Nach der ersten Synkope wird der Patient angewiesen, die Notaufnahme eines Krankenhauses aufzusuchen.
- Eine Synkope bei einem Herzpatienten bedarf immer gründlicher spezialisierter Untersuchungen.

Anamnese
- Details des Hergangs
  - Triggerfaktoren (körperliche Anstrengungen, Stress, usw.)
  - Prodromalsymptome (Herzklopfen, Thoraxschmerzen, Nausea, Sehstörungen, Aura)
  - Berichte von Augenzeugen
  - Postiktale Symptome (Nausea, Desorientierung, Verletzungen, Thoraxschmerzen, Inkontinenz)
- Finden Sie heraus, ob der Patient an einer Herzkrankheit leidet.
  - Die Ursache für eine kardiale Synkope ist häufig ein früherer MI-Infarkt, eine Herzinsuffizienz oder ein anderer struktureller Herzdefekt. Die Symptome treten üblicherweise bei körperlicher Belastung auf, zu den häufigsten Prodromalsymptomen zählen Herzklopfen und Thoraxschmerzen.
- Sonstige Erkrankungen (z.B. Diabetes, Lungenerkrankungen und neurologische Erkrankungen)
- Pharmaka (Denken Sie auch an rezeptfreie Medikamente!)
- Familienanamnese: rezidivierende Synkopen, schwere Kammerarrhythmien oder plötzlicher Herztod bei nahen Verwandten können ein Hinweis auf eine ererbte Neigung zu Arrhythmien sein (z.B. langes QT-Syndrom).

Klinische Untersuchung
- Auskultation: Herz- und Karotisgeräusche
- Blutdruck und Herzfrequenz
  - Der Blutdruck sollte auch im Stehen gemessen werden; ein 2–3-minütiger Orthostasetest ist ebenfalls meist angezeigt, desgleichen ein Nitrattoleranztest.
  - Der Puls einer ohnmächtigen Person ist oft verlangsamt und schwach und die Synkope kann leicht mit einem Herzstillstand verwechselt werden. Die Haut ist schweißig und blass. Nach dem Aufwachen ist der Patient müde und ängstlich.
- Eine Karotismassage dient zum Nachweis einer Hypersensitivität des Sinus caroticus. Dabei massiert man ungefähr 5 Sekunden lang eine Karotis (nie beide gleichzeitig!) unter EKG- und Blutdruckkontrolle. Dieser Test kann auch am stehenden Patienten durchgeführt werden. Kommt es zu einer deutlichen Bradykardie, einer 3-Sekunden-Asystolie oder einem Abfall des

systolischen Blutdrucks, besteht der Verdacht auf einen hypersensitiven Karotissinus.

EKG
- Bei Patienten mit Synkopen in der Vorgeschichte ist die gründliche Auswertung eines 12-Kanal-EKGs eine First-Line-Untersuchung.
  ○ Vorhofflimmern: Eine kardiogene zerebrale Embolie kann eine Synkope verursachen.
  ○ verschiedene Schweregrade von AV-Überleitungsstörungen und/oder intraventrikulären Reizleitungsstörungen (langes PQ-Intervall, Schenkelblock, bi- oder trifaszikulärer Block)
  ○ Deltawelle (WPW-Syndrom)
  ○ lange QT-Strecke
  ○ LVH, durchgemachter Infarkt
  ○ Bei einem völlig unauffälligen EKG ist ein kardialer Ursprung der Synkope unwahrscheinlich und weitere aufwändige Untersuchungen sind in der Regel nicht erforderlich.

Weitere Untersuchungen
- Eine kurze neurologische Untersuchung ist bei einem Patienten mit Synkopen unerlässlich, eine umfassende neurologische Untersuchung ist aber in der Regel nur in jenen Fällen angezeigt, in denen die Labor- und die Herzuntersuchungen keinen eindeutigen Befund ergeben haben.
- Zum Basislabor zählen komplettes rotes und weißes Blutbild, pO$_2$ (oder Pulsoxymetrie), Elektrolyte, Blutzucker und, wenn der Patient Thoraxschmerzen hat, serologische Marker für eine Herzmuskelschädigung (CK-MB oder Troponin).
  ○ Weitere sinnvolle Laboruntersuchungen sind die Bestimmung von CRP, D-Dimer (nützlich für die Diagnose einer Lungenembolie) und ANP (atriales natriuretisches Peptid, ein Herzinsuffizienzmarker) (in Österreich nur BNP in Verwendung).
- Ein Langzeit-EKG ist bei entsprechender Symptomatik bzw. auffälligen klinischen oder EKG-Befunden ● angezeigt. Die Überwachung durch einen Eventrekorder (bei dem beim Auftreten von Symptomen der Patient selbst die Aufzeichnung startet) zeigt oft Arrhythmien als Auslöser der präsynkopalen Symptomatik. Die der Synkope zugrunde liegende Ursache wird aber nur selten gefunden.
- Bei einer durch körperliche Belastung ausgelösten Synkope oder bei Vorliegen einer KHK ist ein Belastungstest angezeigt.
- Bei Verdacht auf Klappenvitien, MI oder Herzinsuffizienz sollte eine Abklärung mittels Echokardiographie erfolgen.
- Eine Kipptischuntersuchung sollte bei Verdacht auf eine vasodepressive Synkope erwogen werden. Allerdings hat dieser Test nur eine geringe Spezifität und seine Ergebnisse liefern selten ausreichende Grundlagen für therapeutische Entscheidungen ●.
- Die Indikation durch Durchführung invasiver Untersuchungen (Angiographie, elektrophysiologische Untersuchungen) richtet sich nach der Anamnese und den Ergebnissen der übrigen kardiologischen Abklärung.
- Bei sporadisch auftretenden Synkopen oder anderen diagnostischen Problemfällen kann der Einsatz eines implantierbaren Loop-Rekorders ins Auge gefasst werden. Dieser wird ähnlich wie ein Schrittmacher unter der Haut implantiert. Das Gerät zeichnet bis zu 2 Jahre lang automatisch sowohl Brady- als auch Tachykardien auf und kann zusätzlich beim Auftreten von Symptomen auch noch vom Patienten selbst aktiviert werden.
- Eine CT des Kopfes, ein EEG und sonstige spezifisch neurologische Untersuchungen sollten erwogen werden, wenn neurologische Defizite gegeben sind oder die Symptomatik auf eine Epilepsie hinweist.

Behandlung

Vasovagale Reaktion (= einfache Ohnmacht)
- Eine auf Schmerz, Angst oder emotionale Stresssituationen zurückgehende vasovagale Reaktion (= kurz dauernder Bewusstseinsverlust) hat keinen Krankheitswert und bedarf keiner besonderen Behandlung.
  ○ Als Erste-Hilfe-Maßnahme wird der Patient in eine liegende Position gebracht, die Beine sind hoch zu lagern.
  ○ Zur Prävention ähnlicher Episoden ist eine entsprechende Aufklärung des Patienten wichtig:
    – ausreichende Flüssigkeits- und Salzzufuhr
    – Vermeidung unfallträchtiger Situationen
    – Vermeidung typischer Auslösesituationen
    – Bei orthostatischer Hypotonie sollte ein zu rasches Aufstehen vermieden werden.
    – Rasches Reagieren auf präsynkopale Symptome: Bei Prodromalsymptomen kann der Patient seinen Blutdruck durch isometrisches Anspannen der Muskeln (z.B. kraftvoller Faustschluss, Kreuzen und Öffnen der Beine bei angespannter Gesäß- und Bauchmuskulatur, Auseinanderziehen der Arme bei fest verschränkten Händen) anheben und so eine Ohnmacht vermeiden.
    – wenn möglich Vermeidung typischer Auslösesituationen
  ○ Ist die Ursache eine Hypotonie, kann die Gabe eines Mineralkortikoids oder von Etilefrin sinnvoll sein.
  ○ Betablocker sind kaum von Nutzen.
  ○ Intensive gymnastische Übungen im Stehen, die täglich über einen längeren Zeitraum

durchgeführt werden, waren für viele Patienten hilfreich („Desensibilisierung der aufrechten Position").
  ◦ Bei längeren Episoden einer Asystolie oder eines AV-Blocks sollte der Einsatz eines Schrittmachers erwogen werden.
- Ältere Menschen leiden häufig an orthostatischer Hypotonie. Bei ihnen bestehen allerdings vielfach auch noch medikamentenpflichtige Begleitkrankheiten, die die Diagnosefindung erschweren können.

Sonstige Typen von Synkopen
- In allen sonstigen Fällen wird man in erster Linie die Grundkrankheit therapieren. So können beispielsweise ein Schrittmacher, ein automatischer implantierbarer Kardioverter-Defibrillator, eine koronare Revaskularisierung oder eine Herzklappenoperation angezeigt sein.

Synkopen und das Führen von Kraftfahrzeugen
- Nach mehreren Ohnmachtsanfällen ist dem Patienten das Führen von Kraftfahrzeugen zu verbieten. Das Verbot ist zeitlich beschränkt, bis die Ursache der Synkopen identifiziert worden ist und die Symptome unter Kontrolle gebracht worden sind. Beachten Sie die für Sie geltenden lokalen Rechtsvorschriften.

4.37 Supraventrikuläre Extrasystolie

Epidemiologie und klinische Bedeutung
- Supraventrikuläre (atriale) Extrasystolen (SVES) treten sowohl bei gesunden Personen als auch bei Patienten mit Herzerkrankungen auf.
- Sie sind in der Gesamtbevölkerung häufig, ihre Häufigkeit steigt mit fortschreitendem Alter. In der Altersgruppe über 60 haben 20% der Bevölkerung mehr als 100 und 5% mehr als 1000 Extrasystolen in 24 Stunden.
- Supraventrikuläre Extrasystolen sind meist harmlos, aber bei Patienten mit diffuser Symptomatik und häufigen frühen Vorhofextrasystolen („P- auf-T"-Phänomen) im Langzeit-EKG können sie Vorboten eines Vorhofflimmerns sein.

Behandlung
- Die Anamnese und eine gründliche Untersuchung des Patienten sind ein wichtiger Teil der Behandlung. Zusätzliche spezifischere kardiologische Untersuchungen sind üblicherweise nur notwendig, wenn die Diagnostik und Behandlung der Patientengrunderkrankung sie erfordern.
- Patienten sollten informiert werden, dass Palpitationen gutartig sind. Die dadurch entstehenden Unannehmlichkeiten dürfen aber nicht ignoriert werden. Besonders wenn der Patient keine anderen bedeutsamen Herzprobleme hat, sollte der Arzt ihn durch den Hinweis beruhigen, dass die Symptome ungefährlich sind.
- Wenn eine Antiarrhythmikatherapie notwendig ist, sind Betablocker die erste Wahl. Verapamil und Diltiazem können angewendet werden.

4.38 Sinustachykardie

Definition
- Als Sinustachykardie bezeichnet man einen Sinusrhythmus mit > 100 Schlägen/min.
- Sie wird normalerweise nicht als eigentliche Arrhythmie betrachtet, sondern als physiologischer Mechanismus, der die Auswurfleistung entsprechend dem körperlichen Bedarf erhöht.

Ätiologie
- Körperliche Anstrengung
- Psychischer Stress, Angst, nervöse Anspannung
- Schmerz
- Fieber
- Hyperthyreose
- Anämie
- Hypovolämie

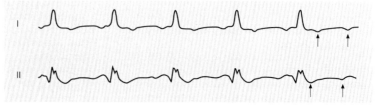

Abb.4.38 Vorhoftachykardie mit 2:1-AV-Block. Die P-Welle ist deutlich sichtbar. Zusätzlich liegt ein Hinterwandinfarkt vor. Die Vorhoffrequenz beträgt 240/min und die Ventrikelfrequenz 120/min.

- Medikamentöse Therapie (Sympathomimetika, Alphablocker)
- Myokarditis
- Herzinsuffizienz
- Lungenembolie
- Respiratorische Belastung oder Insuffizienz (unabhängig von der Ursache)
- Inadäquate Sinustachykardie

Differenzialdiagnostik

- Die Morphologie der P-Welle ist bei der Sinustachykardie normal im Unterschied zu ektoper Vorhoftachykardie und nodalem Ryhthmus.
- **Vorhoftachykardie mit 2:1-AV-Blockierung** kann eine Sinustachykardie vortäuschen, besonders wenn eine P-Welle durch die vorausgehende T-Welle oder den QRS-Komplex verdeckt ist. Bei Bedarf können Vagusstimulation oder Adenosin als diagnostische Hilfe eingesetzt werden.
- Um eine Sinustachykardie von anderen supraventrikulären Tachykardien zu unterscheiden, ist zu beachten, dass ein erhöhter Sympathikotonus oder Fieber bei Erwachsenen normalerweise keine Sinustachykardie mit mehr als 120 Schlägen/min verursacht.

Behandlung

- Die Ursache der Sinustachykardie sollte erkannt und behandelt werden.
- Denken Sie daran, dass eine Sinustachykardie Zeichen einer zugrunde liegenden Erkrankung oder deren Verschlechterung sein kann (Herzinsuffizienz, Anämie, Hyperthyreose etc.).
- Eine inadäquate Sinustachykardie tritt am häufigsten bei jungen Frauen auf. Sie hat eine gute Prognose.
  - Eine symptomatische Behandlung mit dem Ziel, die Herzfrequenz zu senken, sollte nicht begonnen werden, bis zugrunde liegende Ursachen (siehe oben) ausgeschlossen worden sind.
  - Körperliches Training hat sich als gute nicht medikamentöse Therapiemöglichkeit erwiesen, da mit Besserung der physischen Leistungsfähigkeit die Pulsfrequenz sinkt.
  - Als symptomatische Therapie kommen Betablocker oder Verapamil in Frage.
  - In medikamentös therapierefraktären Fällen kann eine Katheterablation erwogen werden.

4.39 Supraventrikuläre Tachykardie (SVT)

Grundregeln

- Die Vagusstimulation ist die First-Line-Behandlung einer akuten SVT-Episode. Bleibt sie wirkungslos, sollte dem Patienten Adenosin gegeben werden.
- Patienten mit rezidivierenden SVT-Episoden sollten an einen auf das Management von Arrythmien spezialisierten Kardiologen (Elektrophysiologen) überwiesen werden. Die Katheterablation stellt eine kurative Therapieform dar und ersetzt bei der SVT-Prophylaxe die Medikamententherapie.
- Ein Wolff-Parkinson-White-Syndrom (WPW) muss erkannt und der Patient in jedem Fall zum Management an einen Spezialisten überwiesen werden.

Pathogenese

- Die Mehrzahl der supraventrikulären Tachykardien basiert auf dem Reentry-Phänomen.
  - Bei etwa 60% der Patienten erfolgt der Reentry-Mechanismus am AV-Knoten (AV-Knoten-Reentry-Tachykardie = AVNRT). Diese Patienten weisen eine angeborene doppelte AV-Knoten-Physiologie auf, die zu dieser kreisenden Erregung führen kann.
  - Etwa 30% der Patienten leiden an einer atrioventrikulären Reentry-Tachykardie AVRT), die auf einer akzessorischen Leitungsbahn beruht. In der Mehrzahl der Fälle ist über das akzessorische Leitungsbündel nur die retrograde Überleitung von den Ventrikeln in den Vorhof möglich. Beim WPW-Syndrom ist über die akzessorische Leitungsbahn auch eine antegrade Überleitung vom Vorhof in die Ventrikel möglich, was im EKG eine Deltawelle erzeugt.
- Bei einigen wenigen Patienten (weniger als 10%) entsteht die Tachykardie durch einen intraatrialen Reentry-Kreislauf oder sie tritt sekundär als Folge einer erhöhten lokalen Autonomie eines oder mehrerer ektopischen Vorhoffoki auf (ektopische fokale Vorhoftachykardie).

Diagnose

- Eine SVT-Episode ist charakterisiert durch abrupten Beginn und Ende, was sie von der Sinustachykardie und den meisten Kammerarrhythmien unterscheidet. Die Dauer variiert von einigen Sekunden bis zu Tachykardien, die persistieren.
- Die Diagnose wird durch ein EKG gesichert. Der SVT-Rhythmus ist regelmäßig und liegt bei etwa 140–220 Schlägen pro Minute, je nach Alter und

mentaler Wachheit des Patienten. Die QRS-Komplexe sind gewöhnlich schmal. Eine aberrante Leitung führt zu verbreiterten QRS-Komplexen, ähnlich wie bei dauerhaftem Schenkelblock oder einer Vorerregung der Ventrikel über eine akzessorische Leitungsbahn.
- Eine Vagusstimulation beendet entweder eine SVT-Episode oder sie hat keine Wirkung auf die Herzfrequenz (dies hilft, eine SVT-Episode von einer Sinustachykardie zu unterscheiden).

AV-Knoten-Reentry-Tachykardie (AVNRT)
- Es liegt eine typische AVNRT (langsam-schnelle AVNRT) vor, wenn
   - die QRS-Komplexe schmal sind und in regelmäßigen Intervallen erscheinen,
   - die P-Wellen entweder fehlen oder retrograde P-Wellen unmittelbar nach den QRS-Komplexen erscheinen (am besten zu sehen in Ableitung V1),
   - im Ruhe-EKG keine Deltawellen aufscheinen.
- Ungewöhnliche Formen der AVNRT (schnell-langsame AVNRT, langsam-langsame AVNRT) erzeugen typischerweise retrograde P-Wellen, die merklich nach den QRS-Komplexen liegen, was es schwierig macht, diese Form der AVNRT von einer ektopischen Vorhoftachykardie zu unterscheiden.

AV-Reentry-Tachykardie (AVRT)
- Eine AVRT ist durch ein akzessorisches, angeborenes Leitungsbündel verursacht.
- Bei der häufigeren orthodromen Tachykardie läuft die Erregungswelle von den Vorhöfen zu den Ventrikeln durch den AV-Knoten und kehrt über die akzessorische Leitungsbahn zurück. Die QRS-Komplexe sind schmal (es sei denn, es liegt eine aberrante Überleitung oder ein Schenkelblock vor). Retrograde P-Wellen treten später auf als bei der typischen AVNRT.
- Bei der selteneren antidromen Wiedereintrittstachykardie stellt sich die Erregungsschleife gegenläufig dar. Die Ventrikel werden über das akzessorische Bündel vorzeitig aktiviert, woraus breite QRS-Komplexe resultieren.
- WPW-Syndrom
   - Ein Ruhe-EKG zeigt:
      – eine Deltawelle in zumindest zwei Ableitungen
      – eine kurze PQ-Zeit (< 0,10 Sekunden)
   - Das WPW-Syndrom tritt häufig in Verbindung mit Vorhofarrhythmien, wie etwa Vorhofflimmern, auf.
   - Beim WPW-Syndrom stellt das Vorhofflimmern aufgrund der Überleitung über das akzessorische Leitungsbündel eine lebensbedrohliche Arrhythmie dar, da es zu extrem hohen Ventrikelfrequenzen (200–300/min) kommen kann, die zu einem Kammerflimmern ausarten können. Beim präexzitierten Vorhofflimmern sind die QRS-Komplexe breit.

Vorhoftachykardie
- Eine Vorhoftachykardie ist wahrscheinlich, wenn
   - die Morphologie der P-Welle sich von ihrer Form beim Sinusrhythmus unterscheidet (Vergleich mit früheren EKG-Aufzeichnungen),
   - die PQ-Zeit normal oder verlängert ist,
   - die Tachykardie gewöhnlich langsam einsetzt und allmählich endet.

Behandlung einer akuten SVT-Episode
- Eine SVT, die einen hämodynamischen Beeinträchtigung auslöst, muss rasch mit Elektrokardioversion behandelt werden.
- Bei hämodynamisch stabilen Patienten erfolgt als First-Line-Behandlung der SVT eine Vagusstimulation (Tabelle 4.39). Während des Verfahrens muss der Rhythmus kontinuierlich auf dem Herzmonitor überwacht werden (wichtig ist auch ein Papierausdruck).

Tabelle 4.39 **Die Vagusstimulation kann sowohl für die Diagnose als auch die Behandlung von Arrhythmien eingesetzt werden.**

Verfahren	Vorgangsweise
Valsalva-Manöver	Nach dem Einatmen versucht der Patient, gegen die geschlossene Epiglottis kräftig auszuatmen. In der Praxis ist es wahrscheinlich einfacher, den Patienten 15–30 Sekunden lang in ein geschlossenes Gefäß (z.B. einen Probenbecher aus Kunststoff) gleichmäßig kräftig blasen zu lassen.
Karotis-Sinus-Massage	Der Patient wendet seinen Kopf von der Seite weg, die gerade massiert wird. Die Karotisarterie wird unter dem Unterkiefer am vorderen Rand des M. sternocleidomastoideus palpiert. Es wird jede Seite einzeln 5–10 Sekunden lang massiert. Insbesondere bei älteren Patienten müssen die Karotiden zum Ausschluss einer Stenose vor der Massage auskultiert werden.
Sonstige Verfahren	Es kann auch das Benetzen des Gesichts mit kaltem Wasser versucht werden, hingegen ist ein erzwungenes Erbrechen (indem man seine Finger in den Rachen des Patienten steckt) zu vermeiden.
Monitoring	Zur Dokumentation von für die Diagnose wichtigen Daten oder der Wirkung der angewandten Verfahren sollte der Herzrhythmus ständig überwacht und möglichst auch ein Papierausdruck zu den Unterlagen genommen werden.
Auswertung	Vagusmanöver führen zu einer Verlangsamung der Herzfrequenz und können eine SVT stoppen. Überdies unterdrückt die Vagusstimulation die atrioventrikuläre Überleitung, wodurch beispielsweise die charakteristischen Flatterwellen des Vorhofflatterns sichtbar werden.

Abb. 4.39.1 AV-Reentry-Tachykardie mit einer Frequenz von 205/min. Abgebildet ist eine SVT in paroxysmaler Form mit schmalem QRS-Komplex, wobei die P-Welle am Ende des Komplexes häufig nicht mehr zu erkennen ist.

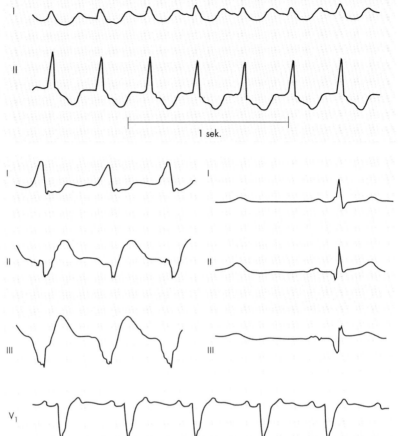

Abb. 4.39.2 WPW-Syndrom und Vorhofflimmern. Die Kammerfrequenz ist 160/min. Die elektrischen Impulse werden auf einer zusätzlichen Leitungsbahn von den Vorhöfen zu den Herzkammern geleitet. Während der Tachykardie ist der QRS-Komplex verbreitert. Während des Sinusrhythmus ist in den Ableitungen I und aVL eine Deltawelle zu sehen. In den Ableitungen II, III und aVF simuliert die Deltawelle einen Infarkt.

Abb. 4.39.3 Abgebildet ist eine Vorhoftachykardie, entweder vom klassischen Typ oder eine Variante eines Vorhofflimmerns. Der Zustand wird mit einer organischen Herzerkrankung assoziiert und tritt selten auf. Die Vorhoffrequenz beträgt 290/min und die ventrikuläre Antwort 145/min.

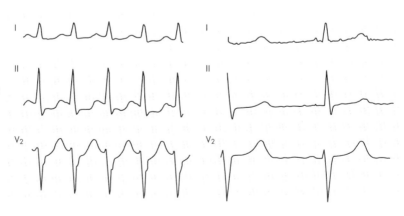

Abb. 4.39.4 Paroxysmale Tachykardie mit einer Frequenz von 240/min. Der Patient ist jung und ansonsten gesund. Es sind keine P-Wellen sichtbar, aber man kann interpretieren, dass sie in Ableitung V2 präsent sind. Im rechten Bild ist ein Sinusrhythmus ohne eine assoziierte Deltawelle abgebildet. Es handelt sich um eine schwer zu diagnostizierende Variante des WPW-Syndroms. Ein Valsalva-Manöver kann die Attacke möglicherweise beenden.

- Wenn die Vagusstimulation keine sofortige Wirkung auf die Schmalkomplextachykardie hat, wird Adenosin in eine große Vene injiziert.

Adenosin
- Adenosin ist wirksam und ungefährlich und eignet sich daher auch in der Primärversorgung als First-Line-Präparat zur Behandlung der Schmalkomplextachykardie.
    - Es unterdrückt wirksam die AV-Überleitung. Es führt binnen 20–30 Sekunden nach der Injektion zu einer Rhythmuskonversion und seine Wirkungsdauer ist sehr kurz (Halbwertszeit etwa 2 Sekunden).
    - Ein Vorhofflimmern oder -flattern wird zwar nicht in einen Sinusrhythmus konvertiert, aber die Kammerfrequenz wird vorübergehend verlangsamt, womit die Diagnose bestätigt werden kann.
    - Es hat keine Wirkung auf die meisten ventrikulären Tachyarrhythmien, d.h. es kann im Krankenhaus zur Differenzialdiagnose zwischen einer VT und einer SVT mit weiten Kammerkomplexen eingesetzt werden.
    - Es darf nicht gegeben werden, wenn die Arrhythmie unregelmäßig ist (variables RR-Intervall).
- Hinweise zur Verabreichung
    - 6 mg als rasch verabreichter Bolus in die Cubitalvene unter Monitoring (Papierausdruck). Zur besseren Wirksamkeit sollte der Arm angehoben bleiben und die Kanüle unmittelbar nach der Verabreichung mit etwa 10 ml Kochsalzlösung gespült werden. Bei Injektion in eine zentrale Vene sollte eine geringere Dosis gewählt werden.
    - Wenn nach 2 Minuten der Sinusrhythmus nicht wiederhergestellt ist, wird eine weitere Dosis von 12 mg und, falls erforderlich, nach 2 Minuten noch eine Dosis von 12 mg verabreicht.
    - Die Vorteile von Adenosin gegenüber Verapamil sind die kürzere Halbwertszeit und die schwächer ausgeprägten hämodynamischen Wirkungen. Auch stellt eine Betablockade keine Kontraindikation für die Verabreichung dar.
- Vorsicht in folgenden Fällen:
    - Wenn beim Patienten ein Sick-Sinus-Syndrom oder ein AV-Block II. Grades oder III. Grades diagnostiziert worden sind, darf kein Adenosin gegeben werden.
    - Bei älteren Menschen besteht das Risiko einer verlängerten AV-Überleitung, weshalb es sicherer ist, diese Patienten im Krankenhaus zu behandeln.
    - Die Dosis muss bei Patienten unter Dipyridamol verringert werden, da dieses Medikament die Wirkung von Adenosin bis zum 4fachen erhöht.
    - Hingegen ist die Adenosindosis bei Patienten unter Theophyllamin zu erhöhen. Eine kurzzeitige Exazerbation einer Asthmaerkrankung ist möglich.
    - Bei einer schweren KHK besteht das Risiko einer Bradykardie und eines AV-Blocks.
    - Herztransplantationspatienten reagieren äußerst empfindlich auf Adenosin und sollten nur ganz geringe Dosen erhalten.
- Unerwünschte Wirkungen
    - Gesichtsrötung, Dyspnoe, Druckgefühl im Thorax, Nausea und Schwindel treten häufig auf und der Patient sollte vorgewarnt werden; es sollte ihm aber auch gesagt werden, dass diese Nebenwirkungen nur sehr kurz andauern (1–2 Minuten).
    - kurzzeitige Sinusbradykardie gefolgt von Reflextachykardie, AV-Block, Vorhofextrasystolen und gelegentlich auch Vorhofflimmern
    - Beim WPW-Syndrom kann Adenosin die Reizleitung im akzessorischen Bündel beschleunigen und es sollte daher zur Behandlung und Diagnose von Breitkomplextachykardien nur im Krankenhaus eingesetzt werden.

Verapamil
- Wenn Adenosin die SVT nicht beendet, kann Verapamil versucht werden.
    - Cave: Nicht bei WPW-Syndrom!
- Verapamil verlangsamt sehr effizient die AV-Überleitung durch Blockade der Calciumkanäle.
- Dosierung
    - Langsame intravenöse Injektion von 5 mg (über 5–10 Minuten), da ansonsten das Risiko einer Hypotonie besteht. Falls erforderlich, kann die gleiche Dosis nach etwa 5 Minuten erneut injiziert werden.
    - Während der Behandlung müssen der Rhythmus am Herzmonitor ständig kontrolliert und der Blutdruck in regelmäßigen Abständen gemessen werden.

Sonstige Wirkstoffe
- Alternativ können intravenöse Betablocker versucht werden. Im Krankenhaus stellen Antiarrhythmika der Klasse Ic oder Amiodaron ebenfalls Alternativen dar.
    - Klasse-Ic-Antiarrhythmika und Amiodaron verlangsamen die Reizleitung über die akzessorischen Leitungsbahnen und sind daher beim WPW-Syndrom unbedenklich.
- Wenn der Patient aufgrund der Arrhythmiesymptome eine Angstreaktion zeigt, kann ein Anxiolytikum, z.B. Diazepam, hilfreich sein.

Elektrische Kardioversion
- Die Kardioversion sollte eingesetzt werden, wenn die oben erwähnten Methoden beim Ma-

nagement von Patienten mit schweren hämodynamischen Störungen keine Wirkung zeigen oder wenn bei Patienten, die bereits mehrere kardiovaskuläre Medikamente erhalten, eine Polypragmasie vermieden werden soll.
- Nach der QRS-Synchronisation des Defibrillators wird der Elektroschock ausgelöst, d.h., das Vorgehen entspricht jenem bei Vorhofflimmern.

Behandlung einer SVT im Rahmen eines WPW-Syndroms

- Beim Management einer orthodromen (Schmalkomplex-)Tachykardie ist Adenosin das Medikament der Wahl (siehe oben).
- Bei der antidromen (Breitkomplex-)Tachykardie wird das evozierte Potenzial über ein akzessorisches Leitungsbündel vom Vorhof zu den Ventrikeln geleitet. Verapamil, Digoxin und Betablocker können eine aberrante Überleitung über die akzessorische Leitungsbahn begünstigen, vor allem bei Vorhofflimmern, und sie sind daher für die Behandlung einer antidromen SVT kontraindiziert. Adenosin kann zwar auch eine leitungsbeschleunigende Wirkung auf die akzessorische Bahn entfalten, aber aufgrund seiner kurzen Wirkungsdauer bleibt es eine ziemlich sichere Wahl.
  - Die Elektrokardioversion ist die verlässlichste und sicherste Methode, eine antidrome SVT zu beenden und den Sinusrhythmus wiederherzustellen.
  - Neben Adenosin können Klasse-Ic-Antiarrhythmika (Flecainid oder Propafenon 1–2 mg/kg als Infusion über 10–30 Minuten) oder Amiodaron (300 mg oder 5 mg/kg über 10 Minuten) erwogen werden.
- Wenn in Verbindung mit WPW Vorhofflattern oder -flimmern auftritt, darf der Patient aufgrund der beschleunigten ventrikulären Reaktion weder Verapamil noch Digoxin oder Betablocker erhalten. Hier ist die Kardioversion die Behandlungsmethode der Wahl.

Akutmanagement einer ektopischen (fokalen) Vorhoftachykardie

- Eine Vagusstimulation und Adenosin führen in der Regel nicht zur Beendigung einer ektopischen Vorhoftachykardie; sie können aber bei der Diagnosefindung hilfreich sein, da sie einen temporären AV-Block verursachen, wodurch die P-Wellen leichter zu sehen sind.
- Die Ventrikelfrequenz wird durch die Hemmung der AV-Reizleitung mit Betablockern, Verapamil, Digoxin oder Diltiazem verlangsamt.
- Im Krankenhaus können auch Klasse-Ic-Antiarrhythmika (Flecainid, Propafenon) oder Amiodaron eingesetzt werden, aber die Elektrokardioversion bleibt die schnellste und verlässlichste Methode zur Wiederherstellung eines normalen Sinusrhythmus.

Prophylaxe

- Unabhängig von der Pathogenese ist die Rezidivneigung bei einer SVT hoch; nur bei einigen wenigen Fällen ist mit einer Spontanheilung zu rechnen.
- Zu den Medikamenten, die innerhalb der primären Gesundheitsversorgung zur Prophylaxe supraventrikulärer Tachykardien eingesetzt werden, zählen Betablocker, Verapamil oder Diltiazem. Wenn ein Spezialist dies für erforderlich hält, können auch Klasse-Ic-Antiarrhythmika oder Amiodaron eingesetzt werden.
- Die medikamentöse Therapie ist jedoch nicht sehr wirkungsvoll und sie wurde bei der SVT-Prophylaxe durch die Katheterablation verdrängt. Patienten mit rezidivierenden SVT-Episoden sollten daher immer an einen Kardiologen mit Erfahrung im Arrhythmiemanagement (Elektrophysiologe) überwiesen werden, der die notwendigen elektrophysiologischen Untersuchungen und eine mögliche Ablationstherapie durchführen wird.
- Die Katheterablation kann bis zu 95% der AV-Knoten-Reentry-Tachykardien und der Tachykardien, die durch ein kongenitales akzessorisches Leitungsbündel verursacht werden, heilen. Bei der ektopischen Vorhoftachykardie liegt die Erfolgsrate der Ablationstherapie bei etwa 90%. Komplikationen in Verbindung mit diesem Verfahren sind selten.
- Vorhofflimmern in Verbindung mit einem WPW-Syndrom ist eine lebensbedrohliche Arrhythmie, und diese Patienten müssen immer an einen Kardiologen überwiesen werden. Der Zufallsbefund einer Deltawelle bei einem asymptomatischen Patienten ist ebenfalls eine Indikation für die Überweisung an einen Spezialisten.

4.40 Ventrikuläre Extrasystolen

Grundsätzliches

- Das Hauptziel bei der Abklärung der Ätiologie von ventrikulären Extrasystolen (VES) besteht darin, eine mögliche strukturelle Herzerkrankung zu erkennen. Falls eine strukturelle Herzkrankheit diagnostiziert wird, sollte die Therapie in erster Linie im Management dieser Grunderkrankung bestehen und erst dann auf die Arrhythmie selbst abzielen.

- Isolierte VES eines Herzgesunden sind ein harmloses Phänomen, das nur selten einer Therapie bedarf. Wenn der Patient erfährt, dass die Symptome nicht von einer strukturellen Herzerkrankung verursacht werden, reicht das meist schon aus, um ihn zu beruhigen.
- Wenn jedoch häufige VES in Verbindung mit einer Herzkrankheit (z.B. rezenter Myokardinfarkt, Herzinsuffizienz) oder mit einer genetisch determinierten Ionenkanalerkrankung (z.B. QT-Syndrom, polymorphe katecholaminsensitive ventrikuläre Tachykardie) auftreten, können sie Vorboten von bedrohlichen Arrhythmien sein und erfordern die Beiziehung eines Kardiologen.

Prävalenz und Symptomatik

- Die Frequenz der VES variiert je nach der Grunderkrankung des Patienten und nach seiner Aufmerksamkeitsintensität („Alertness").
    - Während eines 24-Stunden-EKGs und bei einem klinischen Belastungstest treten bei etwa der Hälfte der Herzgesunden VES auf, bei Herzpatienten noch häufiger.
    - Zu den typischen prädisponierenden Faktoren zählen Schlafmangel, Stress und übermäßiger Genuss von Kaffee oder Alkohol.
- Zu den von den Patienten am häufigsten erwähnten Symptomen zählen intermittierende Palpitationen und verschiedene Beschwerden im Thoraxbereich.
- Synkopale (und präsynkopale) Episoden sind seltene Ereignisse. Es besteht der Verdacht auf eine ernste Grunderkrankung, der immer durch gründliche kardiologische Untersuchungen abgeklärt werden sollte.

Untersuchungen

- Unbedingt notwendig ist es, die Diagnose zu verifizieren und eine strukturelle Herzerkrankung auszuschließen.
- Die Diagnose sollte sich auf die Patientenanamnese, die klinische Untersuchung und ein 12-Kanal-EKG stützen. In der Regel werden als Laboruntersuchungen nur Blutbild, Elektrolyte und ein Schilddrüsenfunktionstest benötigt. Wenn die Befunde dieser Untersuchungen nicht auf einen organischen Herzschaden schließen lassen, kann man dem Patienten mitteilen, dass seine VES keinen Krankheitswert haben und dass keine ergänzenden kardiologischen Untersuchungen nötig sind.
- In problematischeren Fällen sind Langzeit-EKG, Ergometrie und Echokardiographie die am häufigsten benötigten ergänzenden Untersuchungen.
- Invasive Untersuchungen (Koronarangiographie, elektrophysiologische Untersuchungen) sollten ins Auge gefasst werden, wenn die VES mit einer ernsten Herzerkrankung assoziiert sind oder wenn Synkopen auch schon früher aufgetreten sind.

Therapie

Ventrikuläre Extrasystolen beim Herzgesunden

- Isolierte VES beim Herzgesunden sind harmlos und müssen in der Regel nicht medikamentös behandelt werden. Es ist daher besonders wichtig, dem Patienten die harmlose Natur seiner Herzrhythmusstörung zu erklären.
- Gleichzeitig sollte ein Versuch unternommen werden, auslösende Faktoren (Kaffee, Alkohol, Nikotinkonsum, Schlafmangel, gestörter Elektrolythaushalt) zu eliminieren.
- Wenn die Symptomatik persistiert, können Betablocker versucht werden:
    - Betablocker sind wirksam bei VES, die durch Stress oder extreme körperliche Belastungen ausgelöst werden. Ihre Verschreibung durch den Hausarzt ist unbedenklich, sie dürfen nur nicht routinemäßig zum Einsatz gelangen, weil sie gerade Situationen, in denen VES bei verminderter Herzfrequenz häufig auftreten (z.B. in der Erholungsphase nach körperlicher Betätigung, beim Zubettgehen), verschlechtern.
    - Für den temporären Einsatz empfehlen sich Präparate mit kurzer Wirkungsdauer (z.B. Propranolol 10–40 mg je nach Bedarf). Für eine länger dauernde Behandlung werden Wirkstoffe empfohlen, die eine tägliche Einmalgabe erlauben.
    - Wenn Betablocker kontraindiziert sind oder der Patient auf sie schlecht anspricht, können die Calciumkanalblocker Verapamil und Diltiazem versucht werden.
- Wenn trotz Lebensstiländerung und Einsatz der eben genannten Medikamente eine gravierende Symptomatik bestehen bleibt, sollte der Patient für speziellere Untersuchungen und für die mögliche Einleitung einer Antiarrhythmikatherapie an einen Kardiologen überwiesen werden. Auch eine Katheterablation kann erwogen werden.
    - Für eine Ablationstherapie eignen sich am besten häufige (> 1000/Tag) unifokale VES mit Ursprung nahe dem Ausflusstrakt der Pulmonalarterie, weit oben im rechten Ventrikel (RVOT-Extrasystolen). Die Morphologie dieser Extrasystolen ähnelt der des Linksschenkelblocks und sie zeigen in den tiefen Ableitungen (II, III, aVF) hoch positive Wellen.

Ventrikuläre Extrasystolen beim Herzpatienten

- Bei der Behandlung von VES in Verbindung mit einem organischen Herzleiden geht es in erster Linie darum, die Ischämie, die Herzinsuffizienz

oder eine andere die Herzfunktion beeinträchtigende Grundkrankheit zu therapieren. Demgegenüber ist die Behandlung der Arrhythmie selbst nur von sekundärer Bedeutung.
- Anders als isolierte VES bei einem Herzgesunden haben VES, die mit einer Herzerkrankung assoziiert sind, immer einen Einfluss auf die Prognose (also auch, wenn sie asymptomatisch bleiben), und es sollte daher stets eine Überweisung an einen Kardiologen zur Durchführung weiterer Untersuchungen und für ein Therapieassessment angestrebt werden.
- Eine Betablockertherapie, die auch vom Allgemeinarzt eingeleitet werden kann, reduziert im Falle von strukturellen Herzerkrankungen signifikant die Mortalität (vor allem, wenn sie arrhythmogenen Ursprunges ist). Dies gilt beispielsweise für folgende Fälle:
  - koronare Herzerkrankung
  - rezenter Myokardinfarkt
  - hypertrophe oder dilatierende Kardiomyopathie
  - Herzinsuffizienz
- Klasse-I-Antiarrhythmika (Quinidin, Disopyramid, Flecainid, Propafenon) sind kontraindiziert nach einem Myokardinfarkt und bei Herzinsuffizienz, aber Amiodaron reduziert die Frequenz der Extrasystolen und hat möglicherweise einen positiven Einfluss auf die Prognose. Die Erstverschreibung von Amiodaron sollte stets durch einen Spezialisten erfolgen, doch danach kann durchaus ein Allgemeinmediziner die Therapiekontrolle übernehmen.
- VES, die mit angeborenen Ionenkanalerkrankungen (z.B. QT-Syndrom, Brugada-Syndrom, polymorphe katecholaminsensitive ventrikuläre Tachykardie) assoziiert sind, bedürfen der Betreuung durch einen Spezialisten. Solche Patienten sollten daher immer an einen Kardiologen überwiesen werden.

4.41 Ventrikuläre Tachykardie

Definition

- Eine ventrikuläre Tachykardie (VT) ist eine Breitkomplexarrhythmie mit Ursprung in den Kammern und einer Herzfrequenz von über 100–120 Schlägen pro Minute.
- Bei Verdacht auf VT sollte immer eine Überprüfung durch einen Facharzt erfolgen (zumindest in Form eines schriftlichen Konsiliarbefunds). Die Zuweisung sollte eine ausführliche Krankengeschichte sowie die EKG-Aufzeichnung der Tachyarrhythmieepisode und ein EKG mit normalem Herzrhythmus beinhalten.
- Eine VT darf keinesfalls als supraventrikuläre Tachykardie (SVT) fehldiagnostiziert werden – die Fehldiagnose VT statt richtig SVT ist weniger gefährlich (4.39).

Klassifikation

- Die ventrikulären Tachykardien können nach Entstehungsmechanismen, Dauer der Episoden und Morphologie des QRS-Komplexes in Subkategorien unterteilt werden.
  - Eine **kurzzeitige VT** umfasst mehr als 3 Schläge, dauert aber weniger als 30 Sekunden und verursacht keine hämodynamische Dysfunktion. Eine **persistierende VT** dauert länger als 30 Sekunden oder verursacht eine hämodynamische Dysfunktion.
  - Bei einer **monomorphen VT** bleiben die QRS-Komplexe formkonstant, während sie bei der **polymorphen VT** von Schlag zu Schlag die Form ändern. Eine persistierende monomorphe VT findet sich häufig bei Patienten, die eben einen Myokardinfarkt durchgemacht haben oder an einer Herzkrankheit leiden.
  - Eine **Torsade de pointes** geht mit einer Verlängerung der QT-Zeit einher und gehört ebenfalls zu den polymorphen Formen der VT. Typisch sind die sich wiederholenden spindelförmigen EKG-Veränderungen („Spindeltachykardie"). Beim angeborenen QT-Syndrom ist die Verlängerung der QT-Zeit auf einen genetisch bedingten Defekt der Ionenkanäle zurückzuführen. Beim erworbenen QT-Syndrom wird die Episode üblicherweise durch eine Medikation ausgelöst, die eine Verlängerung der QT-Zeit verursacht (4.07).
  - Beim **Kammerflattern** ist die Frequenz so hoch, dass man die diastolische Phase nicht mehr erkennen kann.
  - Beim **Kammerflimmern** wird ein anfänglich noch grobschlägiges Frequenzmuster plötzlich durch hochfrequente Flimmerwellen abgelöst.
- Die Differenzierung dieser Unterkategorien kann sowohl für die Beurteilung des Schweregrads und der Prognose der VT als auch für therapeutische Entscheidungen nützlich sein.

Klinisches Bild

- Das klinische Bild einer VT wird durch die Grundkrankheit des Patienten ebenso bedingt wie durch Typ, Dauer und Häufigkeit der Herzrhythmusstörungen.
- Bei ansonsten Herzgesunden imponiert eine VT normalerweise als paroxysmales Herzjagen, dem das Gefühl von Extrasystolen vorausgehen kann. Selten kommt es zu einer Synkope.

- Eine persistierende VT bei herzkranken Patienten führt häufig zu einer schwerwiegenden hämodynamischen Dysfunktion. In diesen Fällen kommt es in der Regel zu Synkopen, es gibt jedoch auch Patienten, die eine VT erstaunlich gut verkraften.

Diagnostik

- Eine VT fälschlicherweise als eine harmlose supraventrikuläre Tachykardie (SVT) zu diagnostizieren, kann gefährliche Konsequenzen haben!
- Eine sorgfältige Anamnese und klinische Untersuchung sind äußerst wichtig für die differenzialdiagnostische Abklärung zwischen einer VT und einer SVT mit Schenkelblock oder Aberration.
  - Im Falle einer Breitkomplextachykardie (die zu einer Synkope geführt hat) bei einem älteren Myokardinfarktpatienten handelt es sich fast ausnahmslos um eine VT.
  - Eine Tachykardie bei einem jungen und sonst gesunden Menschen, die wie ein Schenkelblock imponiert, kann einen supraventrikulären Ursprung haben.
- Zu den wichtigen Veränderungen im EKG, die sowohl über den Entstehungsmechanismus der VT als auch über deren Behandlung Aufschluss geben, gehören insbesondere R-auf-T-Phänome, Länge des QT-Intervalls, ST-T-Veränderungen, Frequenzveränderungen (Verlangsamung, Beschleunigung, Pause).
- Die Grundsätze der Differenzialdiagnose der Breitkomplextachykardien werden unter 4.42 behandelt.

Behandlung eines akuten Anfalls

- Ein Kammerflimmern oder andere ventrikuläre Arrhythmien, die zu einer hämodynamischen Instabilität führen, sind so rasch wie möglich mit einer Defibrillation zu behandeln.
  - Falls neuerlich Anfälle eines Kammerflimmerns auftreten, kann man nach der Defibrillation entweder einen Betablocker geben (z.B. Metoprolol 2–5 mg i.v.) oder aber Amiodaron i.v. (anfänglich 5 mg/kg über einen Zeitraum von 30 Minuten, danach 800–1200 mg während 24 Stunden). Siehe 17.01.
- Bei einer persistierenden VT ist die First-Line-Behandlung die elektrische Kardioversion. Falls eine hohe Wahrscheinlichkeit neuerlicher Anfälle besteht, ist auch hier (so wie beim Kammerflimmern) die Gabe eines Betablockers bzw. von Amiodaron oder Lidocain angezeigt (zunächst als Bolus mit einer Dosierung von 1 mg/kg, gefolgt von einer Infusion von 1–3 mg/min).
  - Eine medikamentöse Behandlung ist zu erwägen, falls über den Auslösemechanismus einer persistierenden VT Klarheit besteht. So spricht beispielsweise eine idiopathische VT

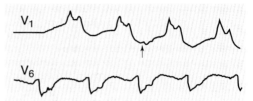

Abb. 4.41 Eine Breit-Komplex-Tachykardie, die einem RSB ähnelt. Die Form des QRS-Komplexes in Ableitung V1 ist ein deutlicher Hinweis auf eine ventrikuläre Tachykardie. Was weiters dafür spricht, ist der breite QRS-Komplex, der über 0,14 sec liegt. Die Herzfrequenz (150/min) wäre sowohl mit einer ventrikulären als auch einer supraventrikulären Tachykardie vereinbar.

mit Ursprung im rechtsventrikulären Ausflusstrakt (RVOT) gut auf Adenosin an, und eine faszikuläre ventrikuläre Tachykardie kann man fast immer mit Verapamil in den Griff bekommen. Das Mittel der Wahl bei einer medikamenteninduzierten Torsade de pointes ist Magnesium ($MgSO_4$ 1–2 g über 1–2 min), siehe 4.07.
- Bei einer kurzzeitigen VT sollte der Status des Patienten sorgfältig abgeklärt werden, sodass bei Bestehen eines signifikanten Arrhythmierisikos sofort mit einer Behandlung begonnen werden kann.
  - Während der Akutphase eines Myokardinfarkts hat eine kurzzeitige VT für die Prognose keine Bedeutung. Eine Behandlungsbedürftigkeit ist nur gegeben, wenn sich die Episoden häufen oder den hämodynamischen Status des Patienten beeinträchtigen (4.60).
  - In den späteren Stadien eines MI ist eine kurzzeitige VT, auch wenn sie asymptomatisch bleibt, ein Hinweis auf ein erhöhtes Risiko für einen plötzlichen Herztod, das einer kardiologischen Abklärung bedarf.

Untersuchungen

- Nach der Akutphase sollten die Ätiologie der Herzrhythmusstörung und der allfällige Bedarf für zusätzliche Interventionen abgeklärt werden. Im Hinblick auf eine allenfalls gebotene Nachsorge ist insbesondere die Abklärung wichtig, ob eine Herzerkrankung oder angeborene Defekte der Ionenkanäle vorliegen.
- Die Erhebung der Anamnese, die klinische Untersuchung, ein 12-Kanal-EKG und Labortests (Differenzialblutbild, Kreatinin, Elektrolyte, Herzenzyme, Schilddrüsenfunktionstests etc.).
- Zum Ausschluss einer strukturellen Herzerkrankung oder einer Myokardischämie bedarf es einer Echokardiographie und eines Belastungstests.
- Ergeben diese Untersuchungen nur unauffällige Befunde und hat der Patient keine nahen Ange-

hörigen, die an plötzlichem Herztod verstarben oder an schweren Herzrhythmusstörungen leiden, kann die VT als eine harmlose Arrhythmie eines ansonsten gesunden Herzens eingestuft werden; ergänzende invasive Untersuchungen sind in solchen Fällen nur sehr selten angezeigt.
- Liegen Zeichen und Symptome eine Herzkrankheit vor (wie etwa eine Herzinsuffizienz oder ein Status nach einem Myokardinfarkt), dann sollte der Patient an einen Kardiologen zwecks Durchführung einer Koronarangiographie bzw. elektrophysiologischer Untersuchungen überwiesen werden. Der Kardiologe wird auch prüfen, ob eine MR-Untersuchung des Herzens, eine Myokardbiopsie, genetische Untersuchungen oder sonstige spezielle Tests geboten erscheinen.

Prognose und Nachsorge

- Die Behandlung ventrikulärer Arrhythmien sollte durch einen Kardiologen oder einen Arzt mit einschlägiger Qualifikation erfolgen. Die verordnete Behandlung sollte sich immer auf eine ausreichende kardiologische Abklärung stützen, da eine rein empirische Pharmakotherapie (nach dem Prinzip „Versuch und Irrtum") möglicherweise gefährlicher ist als die Herzrhythmusstörung selbst.
- Defibrillatoren haben sich bei Patienten, die im Rahmen eines Kammerflimmerns bzw. einer Kammertachykardie erfolgreich wiederbelebt worden sind, als die einzig wirksame Behandlungsform erwiesen Ⓐ. Die Implantation eines Defibrillators sollte immer dann erwogen werden, wenn nach einer Reanimation bei Herzstillstand keine transitorische oder verlässlich behandelbare Ursache für den Herzstillstand ermittelt werden kann.
- In allen sonstigen Fällen wird die Behandlung im Wesentlichen vom kardialen Status des Patienten abhängig sein.

VT bei einem sonst gesunden Herzen

- Die häufigste Form der ventrikulären Arrhythmie bei sonst gesundem Herzen ist eine ventrikuläre Tachykardie mit Ursprung im rechten Ausflusstrakt. Die QRS-Komplexe entsprechen dem Bild eines LSB und die Erregungsausbreitung erfolgt zur Basis hin (positive Ausschläge im Bereich der Hinterwandableitungen).
- Eine weitere Form der Tachykardie bei einem normalen Herzen ist eine faszikuläre Tachykardie. Der zugrunde liegende Mechanismus ist ein Reentry im Bereich des linksventrikulären Reizleitungssystems und die QRS-Komplexe gleichen typischerweise einem RSB und LABH.
- Eine VT bei einem sonst gesunden Herzen ist normalerweise harmlos, die Behandlung ist symptomatisch.

- Die Pharmakotherapie richtet sich nach dem spezifischen Auslösemechanismus für die Herzrhythmusstörung.
  ○ Bei einer ventrikulären Tachykardie mit Ursprung im rechtsventrikulären Ausflusstrakt sind Betablocker die Therapie der Wahl. Bei ungenügendem Ansprechen kann eine Behandlung mit Verapamil versucht werden oder aber (jedoch nur nach Absprache mit einem Spezialisten) ein Antiarrhythmikum der Klasse Ic.
  ○ Verapamil stellt die First-Line-Therapie bei einer faszikulären Tachykardie dar.
- Spricht die Herzrhythmusstörung schlecht auf eine medikamentöse Behandlung an, kann eine Katheterablation versucht werden.

Mit angeborenen Ionenkanaldefekten assoziierte VT

- Die Behandlung einer VT bei Patienten, die an angeborenen Ionenkanaldefekten leiden (z.B. angeborene QT-Verlängerung, Brugada-Syndrom, angeborene QT-Verkürzung, katecholaminsensitive polymorphe VT), erfordert eine Intervention durch einen Spezialisten; solche Patienten sind daher immer an einen Kardiologen mit Erfahrung auf dem Gebiet der Herzrhythmusstörungen zu überweisen.
- Beim QT-Syndrom sind Betablocker die Pharmakotherapie der Wahl. Bei fehlendem Ansprechen sollte die Implantation eines automatischen Defibrillators erwogen werden (4.07).
- Bei anderen Ionenkanalerkrankungen ist eine medikamentöse Behandlung kaum von Nutzen, hier ist vielmehr die Implantation eines automatischen Defibrillators die Therapie der Wahl.
- In die Behandlungsstrategie für diese Patientengruppe ist stets auch eine genetische Beratung und die Austestung enger Familienmitglieder mit einzubeziehen.

Mit einer Herzerkrankung assoziierte VT

- Allgemein gilt, dass bei einer linksventrikulären Auswurffraktion unter 35% sowohl kurzzeitige als auch persistierende VT-Episoden als gefährlich einzustufen sind. Sie sind dann in der Regel nicht medikamentös behandelbar, sondern erfordern die Implantation eines Kardioverter-Defibrillators. Vor der Implantation eines solchen Kardioverter-Defibrillators sollte eine Abklärung des Gesamtstatus des Patienten vorgenommen werden. Es könnte sinnvoll sein, auf eine solche Implantation zu verzichten, wenn aufgrund bestehender Komorbiditäten die Prognose insgesamt ungünstig ist.
- Beim Management einer mit einer Herzerkrankung assoziierten VT ist es wichtig, in erster Linie die Myokardischämie, die Herzinsuffizienz oder sonstige kardiale Grundkrankheiten zu the-

rapieren. Zu den grundlegenden medikamentösen Therapien, mit denen in zahlreichen Fällen die Prognose für herzkranke Patienten verbessert werden konnte, zählen folgende:
- Betablocker **Ⓐ**: Ein postiver Effekt ist auch im Hinblick auf Todesfälle durch Arrhythmien gegeben. Am besten dokumentiert sind Metoprolol, Bisoprolol und Carvedilol.
- ACE-Hemmer (bei Unverträglichkeit können als Alternative Angiotensin-II-Rezeptorantagonisten eingesetzt werden).
- Statine
- Aspirin
• Antiarrhythmika der Klasse I (Quinidine, Disopyramid, Flecainid, Propafenon) sind nach einem Myokardinfarkt **Ⓐ** und bei einer Herzinsuffizienz kontraindiziert **Ⓐ**.
• Amiodaron hat möglicherweise einen positiven Effekt auf die Prognose **Ⓐ**. Die Erstverschreibung von Amiodaron sollte unter Aufsicht eines Spezialisten erfolgen, doch können die Therapiekontrollen durchaus dem Allgemeinarzt überlassen werden.

4.42 Differenzialdiagnostik bei Breitkomplextachykardie

Grundsätzliches

• Eine Breitkomplextachykardie gilt so lange als Tachykardie ventrikulären Ursprungs, bis das Gegenteil verlässlich bewiesen ist.
• Eine ventrikuläre Tachykardie (VT) darf nicht als supraventrikuläre Tachykardie (SVT) fehldiagnostiziert werden – der umgekehrte Fall ist weniger gefährlich (4.39).

• Nach der notfallmäßigen Versorgung muss ein Patient mit Breitkomplextachykardie zur weiteren Abklärung an Spezialisten überwiesen werden. Das Überweisungsschreiben sollte eine detaillierte Anamnese und Kopien der Tachykardie und eines normalfrequenten EKGs enthalten.

Allgemeines

• In der Praxis weist eine ventrikuläre Tachykardie immer breite QRS-Komplexe auf, während die QRS-Komplexe bei einer Vorhofarrhythmie üblicherweise schmal sind.
  - Über 80% der Breitkomplextachykardien haben ihren Ursprung in den Ventrikeln.
• Breite QRS-Komplexe bei supraventrikulären Tachykardieformenn (SVT, Vorhofflattern, Vorhofflimmern) werden durch einen permanenten Schenkelblock (LSB, RSB), eine aberrante Überleitung oder, seltener, durch ein WPW-Syndrom verursacht.
• Eine aberrante Erregungsleitung bewirkt einen funktionellen Schenkelblock (in der Regel RSB), der durch die erhöhte Herzfrequenz hervorgerufen wird. Wenn sich die Herzfrequenz verlangsamt, nehmen die QRS-Komplexe wieder ihre normale Konfiguration an.
• Es ist wichtig zu wissen, dass eine VT auch über Stunden andauern kann, ohne eine hämodynamische Instabilität auszulösen.

Klinische Unterschiede

• Breitkomplextachykardien bei älteren Patienten mit einer organischen Herzkrankheit sind so gut wie immer ventrikulären Ursprungs (die Wahrscheinlichkeit liegt bei fast 100%), während bei jungen und ansonsten herzgesunden Patienten mit einer als typischer Schenkelblock imponierenden Tachykardie in der Regel eine PSVT mit aberranter Überleitung vorliegt.

Tabelle 4.42 **Differenzialdiagnosen bei einer Breitkomplextachykardie**

	Ventrikuläre Tachykardie	Breitkomplex-SVT
Anamnese und klinischer Befund	Älterer Patient	Junger Patient
	Strukturelle Herzerkrankung (Myokardinfarkt, Herzinsuffizienz)	Strukturell gesundes Herz
QRS-Dauer und Herzachse	Üblicherweise > (140–)160 ms	Üblicherweise 120–140 ms
	Pathologische frontale Achse (über -45°)	Normale frontale Achse
	Die QRS-„Richtung" in allen präkordialen Ableitungen ist konsistent (Konkordanz)	Keine QRS-Konkordanz
QRS-Muster	Veränderungen je nach Arrhythmiemechanismus (unterscheidet sich vom typischen Schenkelblock*)	Typischer RSB oder LSB
	Fusionsschläge („fusion beats" – Hybridformen zwischen einem normalen Schlag und einem VT-Schlag)	
	„Capture Beats", die normalen QRS-Komplexen ähneln, sind zwischen den VT-Schlägen eingestreut.	
Sonstige EKG-Merkmale	Eine AV-Dissoziation beweist eine VT; bei etwa der Hälfte der Patienten fehlt sie jedoch.	

* Bei einigen ventrikulären Tachykardien, die ihren Ursprung in den Leitungsbahnen haben, kann die Morphologie der QRS-Komplexe jener eines typischen Schenkelblocks ähneln.

- Eine Vagusstimulation (Karotismassage oder Valsalva-Manöver) kann zwar die Herzfrequenz absenken oder eine SVT-Episode beenden, aber sie wird nur in sehr seltenen Fällen Einfluss auf eine VT haben (4.39).
- Im fachärztlichen Bereich kann Adenosin für die Diagnose und Behandlung von Breitkomplextachykardien bei hämodynamisch stabilen Patienten eingesetzt werden.
- Eine anhaltende VT ist beinahe immer auf eine strukturelle Herzerkrankung zurückzuführen. Sie wird jedoch auch bei „Herzgesunden" gesehen.

EKG-Diagnostik

- Die Diagnose einer Breitkomplextachykardie kann in der Regel durch eine systematische Analyse eines 12-Kanal-EKGs gesichert werden.
    - Bei der Diagnosefindung müssen die EKG-Befunde stets zusammen mit der Patientenanamnese und den klinischen Zeichen ausgewertet werden.
    - Ein während der Arrhythmie aufgezeichnetes EKG sollte immer mit einem EKG bei normalem Rhythmus verglichen werden. Dies kann zu aufschlussreichen Erkenntnissen für die Diagnose führen (z.B. Schenkelblock, alter Infarkt, Deltawelle).
- Eine sehr schnelle (> 200/min) Breitkomplextachykardie mit leichter Variation des RR-Intervalls ist ein Hinweis auf das WPW-Syndrom und auf Vorhofflimmern.
- Einen Herzrhythmus mit einer Frequenz unter 100/min während der Akutphase eines Infarkts bezeichnet man als „idioventrikulären Rhythmus". Er ist in aller Regel nicht gefährlich und bedarf keiner Behandlung.

4.43 Bradykardie

Zielsetzungen

- Eine physiologische Bradykardie erkennen und die eine symptomatischen Bradykardie zugrunde liegende Ursache bestimmen.
- Medikamente absetzen, die die Reizleitung im Herzen beeinflussen (Digitalis, Betablocker, Verapamil, Diltiazem und cholinergen wirkende Demenzmedikamente), wenn die Bradykardie symptomatisch ist.
- Patienten mit Bewusstseinseintrübungen oder solche mit einer ausgeprägten Symptomatik einer Behandlung zuführen.

Allgemeines

- Eine Bradykardie bei einem Herzgesunden ist harmlos, es sei denn, sie verursacht Bewusstseinsstörungen, Präsynkopen oder eine Herzinsuffizienz.
- Die Ursache einer Bradykardie (< 50 Schläge pro Minute) kann eine Sinusbradykardie, eine Dysfunktion des Sinusknotens oder eine atrioventrikuläre Reizleitungsstörung sein.
- Wenn bei einem Patienten mit einem Pulsdefizit die Herzfrequenz nur über die Pulsfrequenz bestimmt wird, kann der irrige Eindruck einer Bradykardie entstehen. Bei Patienten mit Vorhofflimmern oder Extrasystolen werden die schwächsten Schläge oft nicht wahrgenommen: eine Bigeminie mit 80 Schlägen kann so zum Beispiel als eine Herzfrequenz von 40/min palpiert werden.

Sinusbradykardie

- Bei einer Sinusbradykardie liegt die Herzfrequenz unter 50 und die P-Wellen weisen eine normale Form auf.
- Physiologische Grundlagen, allgemeine Erkrankungen oder vorübergehende bzw. chronische Herzkrankheiten können eine Sinusbradykardie verursachen. Zu diesen Ursachen gehören auch
    - Vagusreflexe in Verbindung mit Nausea, Erbrechen, Husten,
    - körperliche Fitness, z.B. bei Ausdauersportlern,
    - eine Pharmakotherapie (z.B. Betablocker, Digoxin, Verapamil, Diltiazem, Antiarrhythmika, Demenzmedikamente),
    - Hypothyreose.

Bradyarrhythmien

- Es liegt entweder eine Störung der Aktivierung des Sinusknotens (Sinusarrest), der Reizleitung zu den Vorhöfen (sinuatrialer Block) oder der Reizleitung von den Vorhöfen zu den Herzkammern (atrioventrikulärer Block) vor.
- Das Sick-Sinus-Syndrom (SSS) manifestiert sich meist als Sinusbradykardie, als eine Einschränkung der physiologischen Beschleunigung der Herzfrequenz, durch Funktionsstörungen des Sinusknotens (4.44) und häufig auch in Form von Tachyarrhythmien. Die Patienten reagieren empfindlich auf alle Medikamente, die die Funktion des Sinusknotens verlangsamen.
- Beim Erwachsenen ist die Ursache für einen atrioventrikulären (AV-)Block eine Läsion oder Degeneration der Reizleitungsbahnen.
    - Ein AV-Block I. Grades ist nur selten mit einer symptomatischen Bradykardie assoziiert und sogar ein AV-Block II. Grades, besonders wenn er in der Nacht auftritt, kann völlig asymptomatisch bleiben.

- Beim AV-Block I. Grades kommt es zu einer PQ-Verlängerung.
- Beim AV-Block II. Grades Typ Mobitz I (Wenkebach-Periodik) kommt es zu einer progredienten Zunahme des PQ-Intervalls, bis eine P-Welle gar nicht mehr übergeleitet wird.
- Beim AV-Block II. Grades Typ Mobitz II wird eine P-Welle nicht übergeleitet, ohne dass es vorher zu einer PQ-Verlängerung gekommen wäre. Hier ist die Prognose ungünstiger als beim Mobitz-Block Typ I.
- Beim AV-Block III. Grades (totaler AV-Block) werden die P-Wellen überhaupt nicht mehr zu den Kammern übergeleitet. Der Ersatzrhythmus beim kompletten Block liegt bei 20 bis 60 Schlägen/min, je nach Ursprung der Erregungsbildung.
  – Ein kompletter Block kann angeboren sein, ist jedoch in der Regel auf eine Degeneration oder Läsion der Reizleitungsbahnen zurückzuführen.
- Verschiedene Syndrome und Krankheitsbilder sind häufig sowohl mit Funktionsstörungen des Sinusknotens als auch mit atrioventrikulären Reizleitungsstörungen verbunden. Dazu gehören unter anderem
  - das vasodepressorische Syndrom,
  - das Karotissinus-Syndrom,
  - ein erhöhter Hirndruck,
  - eine Hypothermie,
  - die akute Phase eines Myokardinfarkts, insbesondere im Falle eines posterobasalen Infarkts.
- Siehe auch Synkope 4.36.

Behandlung

- Eine asymptomatische Bradykardie ist nicht behandlungsbedürftig. Bei einer symptomatischen Bradykardie ist die Notwendig einer Behandlung von den Grundkrankheiten des Patienten, vom Schweregrad der durch die Bradykardie verursachten hämodynamischen Störung und von der subjektiven Befindlichkeit des Betroffenen abhängig.
- Erste Hilfe:
  - Atropin 0,5 mg i.v., in 5-Minuten-Abständen wiederholt, ist die Ersttherapie bei akuter Bradykardie (aufgrund einer Vagotonie).
  - Für die Behandlung einer Bradykardie werden ferner noch Isoprenalininfusionen und Theophyllamin eingesetzt.
  - Alle Medikamente, die eine Bradykardie verursachen, müssen abgesetzt werden; im Falle einer Medikamentenvergiftung wird Aktivkohle verabreicht.
    – Bei einer Digoxinvergiftung kann auch ein spezifisches Antidot eingesetzt werden.
    – Die Wirkung von Calciumkanalblockern kann durch Calciumglukonat aufgehoben werden.
  - Über den passageren Einsatz eines Schrittmachers ist aufgrund der individuellen Gegebenheiten des Einzelfalles und des Schweregrads der Symptomatik zu entscheiden (4.52).
- Bei leichten Funktionsstörungen des Sinusknotens (4.44) sowie beim AV-Block I. Grades und beim AV-Block II. Grades des Typs Mobitz I reicht als Behandlung oft schon aus, eine Pharmakotherapie, die die Herzfrequenz oder die Erregungsüberleitung verlangsamt, herunterzudosieren oder abzusetzen.
- Nach der Erstversorgung werden Patienten mit einer schweren Funktionsstörung des sinuatrialen Knotens, mit einem Mobitz Typ II oder mit einem kompletten AV-Block eingehenden kardiologischen Untersuchungen zugeführt, bei denen auch die Notwendigkeit eines permanenten Herzschrittmachers abgeklärt wird (4.52).
- Für eine symptomatische Bradykardie steht keine wirksame Langzeitpharmakotherapie zur Verfügung, sodass in der Regel der Einsatz eines permanenten Herzschrittmachers unumgänglich ist.

4.44 Sick-Sinus-Syndrom

Grundsätzliches

- Charakteristisch für das Sick-Sinus-Syndrom sind eine persistierende Bradykardie, keine adäquate Frequenzzunahme unter Belastung, plötzliches Aussetzen der normalen Sinusfunktion (Sinusarrest oder sinuatrialer Block) und gelegentliche Episoden von AV-nodalem oder atrialem Ersatzrhythmus.
- Das Syndrom repräsentiert eine Erkrankung des Sinusknotens selbst und nicht eine Fehlregulierung der Sinusknotenfunktion, wie sie bei einer Reflexbradykardie gesehen wird. Es tritt meist bei älteren Patienten in Verbindung mit anderen Herzkrankheiten auf.
- Die Symptomatik steht mit der Erniedrigung der Herzfrequenz (Atemnot und andere auf eine Herzinsuffizienz hinweisende Beschwerden) oder mit den Sinuspausen in Zusammenhang (Präsynkopen oder Synkopen).
- Häufige Erscheinungen sind ferner Vorhofflimmern und sonstige Vorhoftachyarrhythmien (Tachykardie-Bradykardie-Syndrom). Bei diesen Patienten findet man häufig lange Sinuspausen nach dem Abklingen der Vorhofarrhythmie.

Diagnose und Behandlung

- Die Diagnose eines Sick-Sinus-Syndroms wird gesichert durch ein Langzeit-EKG (zum Beispiel

Holter-Monitoring) während einer symptomatischen Episode.
- Vor der Diagnosestellung muss allerdings sichergestellt werden, dass die Zeichen und Symptome nicht durch eine akute Erkrankung, wie einen Myokardinfarkt oder eine Karditis, verursacht werden.
- Wenn die Symptome durch die Bradykardie ausgelöst werden, müssen alle Medikamente abgesetzt werden, die die Sinusknotenfunktion beeinträchtigen und die Erregungsleitung blockieren (Betablocker, Digoxin, frequenzsenkende Calciumkanalblocker, Antiarrhythmika).
- Wenn die Bradykardie weiterhin bedrohliche Symptome auslöst, muss der Patient mit einem permanenten Herzschrittmacher versorgt werden. Ein Schrittmacher ist außerdem bei Patienten indiziert, deren tachykarde Episoden aufgrund intermittierender Bradykardien medikamentös nicht behandelt werden können.

4.45 Therapieoptionen bei Vorhofflimmern: Frequenzkontrolle oder Rhythmuskontrolle?

Grundsätzliches

- Die Therapie des Vorhofflimmerns (VHF) wird für jeden Patienten individuell festgelegt, je nach Symptomatik, Komorbiditäten, Risikofaktoren für thromboembolische Komplikationen, Dauer der Arrhythmie und voraussichtlicher Nutzen und Risiken der Behandlung. Die Wahl der Behandlungsform darf nur nach sorgfältiger Begutachtung des Patienten erfolgen (Tabelle 4.45).
- Unabhängig von der gewählten Therapieoption muss die Patientenführung die Elimination von Faktoren, die die Arrhythmie auslösen, ebenso umfassen wie das korrekte Management von etwaigen Grundkrankheiten.

Therapieoptionen

- Die **Rhythmuskontrolle** besteht aus der Kardioversion und einer medikamentösen Therapie oder auch anderen Therapieformen, um ein VHF-Rezidiv zu verhindern (siehe 4.48). Planung und Einleitung einer Antiarrhythmikatherapie und einer invasiven Therapie fällt in den Zuständigkeitsbereich eines Spezialisten, aber das Management der Nachsorge kann in aller Regel von einem Allgemeinmediziner übernommen werden.

Tabelle 4.45 Untersuchungen bei VHF. In den meisten Fällen kann die Wahl der Therapieform vom Allgemeinmediziner auf der Basis der First-line-Untersuchungen getroffen werden. Das Echokardiogramm ist die wichtigste Second-line-Untersuchung.

First-line-Untersuchungen
1. Anamnese und klinische Untersuchungen
• Schweregrad der Symptomatik, Frequenz und Dauer der VHF-Episoden und Art des Auftretens und ihres Abklingens • Faktoren, die diese Episoden hervorrufen • Risikofaktoren für thromboembolische Komplikationen • Aktuelle Medikation und andere Therapien
2. EKG
• Zur Diagnose der Arrhythmie und zur engmaschigen Kontrolle der Behandlung • Zur Diagnose anderer Herzerkrankungen (Linksherzhypertrophie, Schenkelblock, alter Infarkt, Deltawelle) • Zur Bewertung der Wirksamkeit der Medikation
3. Laboruntersuchungen
• Blutbild und Serumspiegel von Na, K, Kreatinin, Glukose und TSH (schilddrüsenstimulierendes Hormon) • Werden nach der ersten VHF-Episode durchgeführt bei der Planung der prophylaktischen Therapie und wenn unerwartet ein VHF-Rezidiv auftritt
Die häufigsten Second-line-Untersuchungen
1. Thoraxröntgen
• Bei Verdacht auf eine andere Herz- oder Lungenerkrankung
2. Echokardiographie
• Wenn die Einleitung einer Therapie mit Antiarrhythmika der Klassen I und III erwogen wird • Wenn der Verdacht auf eine strukturelle Herzerkrankung besteht
3. 24-Stunden-EKG (Holter-Monitoring) oder ein vom Patienten aktivierter Eventrekorder
• Zur Arrhythmiediagnose und zum Therapiemonitoring
4. Klinischer Belastungstest
• Zur Arrhythmiediagnose und zum Therapiemonitoring • Zum Ausschluss einer koronaren Herzkrankheit, wenn der Einsatz von Antiarrhythmika der Klasse Ic erwogen wird
Weniger häufige Second-line-Untersuchungen
5. Transösophageales Echokardiogramm
• Wenn eine frühe Kardioversion indiziert ist
6. Elektrophysiologische Untersuchungen
• Zur Arrhythmiediagnose (zur Analyse der Pathogenese einer Breitkomplextachykardie, zum Erkennen einer zugrundeliegenden primären Arrythmie) • Wenn eine Katheterablation indiziert ist (zugrunde liegende primäre Arrythmie als Trigger für VHF, fokales VHF oder AV-Knoten-Ablation)

- Die **Frequenzkontrolle** bezeichnet eine Therapieform, bei der man auf wiederholte Kardioversionen und eine prophylaktische Medikation verzichtet und sich mit dem persistierenden VHF abfindet (siehe 4.47).

- Auf der Grundlage der unten aufgelisteten Kriterien kann der Allgemeinmediziner die Entscheidung treffen, die Frequenzkontrolle als Therapieoption zu wählen.
- Wenn die Frequenzkontrolle gewählt wird, muss der Patient sorgfältig überwacht werden, weil eine zu hohe Herzfrequenz den Patienten für eine Herzinsuffizienz prädisponiert (tachykardieinduzierte Kardiomyopathie).
• Eine Antikoagulationstherapie muss sowohl bei der Rhythmuskontrolle als auch bei der Frequenzkontrolle ins Auge gefasst werden; es ist dies die einzige Therapieform, von der dokumentiert ist, dass sie die Prognose von Patienten mit VHF verbessert. Die Einleitung einer Antikogulationstherapie fällt im Wesentlichen in den Verantwortungsbereich der primären Gesundheitsversorgung.

Faktoren, die für die Frequenzkontrolle sprechen

• Bei älteren Patienten (> 65 Jahren) mit leichter Symptomatik ist es zu rechtfertigen, auf wiederholte Kardioversionsversuche zu verzichten und sich auf die Frequenzkontrolle und die Antikoagulation zu konzentrieren, insbesondere im Falle von prädisponierenden Grunderkrankungen, wie koronarer Herzkrankheit, Hypertonie oder Diabetes.
- Bei diesen Patienten haben Frequenzkontrolle und Rhythmuskontrolle dieselben Auswirkungen auf die Prognose und in der Regel wird die Lebensqualität die gleiche sein.
• Andere Faktoren, die für eine Frequenzkontrolle sprechen:
- die Symptomatik verbessert sich aufgrund der medikamentösen Frequenzkontrolle
- rasche VHF-Rezidive (< 3–6 Monate) trotz medikamentöser Prophylaxe
- das Echokardiogramm zeigt einen vergrößerten linken Vorhof (> 5 cm)
- Dauer des VHF > 6–12 Monate
- ein körperlich inaktiver Patient
- keine Kontraindikationen für die Antikoagulation

Faktoren, die für eine Rhythmuskontrolle sprechen

• Beinahe ausnahmslos sollte in allen Fällen beim ersten Auftreten eines symptomatischen VHF die Wiederherstellung des Sinusrhythmus angestrebt werden.
• Die Rhythmuskontrolle ist trotz des Bestehens von Komorbiditäten die Therapie der Wahl, wenn
- der Patient trotz optimaler, medikamentöser Frequenzkontrolle unter einer schweren Symptomatik oder an hämodynamischen Komplikationen leidet.
- der Patient gut auf die prophylaktische Antiarrhythmikatherapie anspricht.
- das linke Atrium normal groß ist.
- die Dauer des VHF < 6 Monate beträgt.
- der Patient jung und körperlich aktiv ist.
- Kontraindikationen für eine Antikoagulation bestehen.

4.46 Management des akuten Vorhofflimmerns

Grundsätzliches

• Wenn ein Vorhofflimmern (VHF) eine derartige hämodynamische Instabilität verursacht, dass der Patient nicht mehr transportfähig ist, und wenn auch ein medikamentöses Management nicht mehr in Frage kommt, sollte unverzüglich eine Kardioversion durchgeführt werden, und zwar auch dann, wenn der Patient nicht antikoaguliert ist oder gegessen hat.
• Wenn das VHF keine hämodynamische Instabilität verursacht und durch eine eindeutige und therapierbare Grunderkrankung verursacht ist (z.B. Myokardinfarkt, Myokarditis, Hyperthyreose oder eine akute Lungenerkrankung), dann sollte zuerst die Grunderkrankung und erst dann die Herzrhythmusstörung therapiert werden.

Kammerfrequenzkontrolle

• Wenn nicht eine sofortige Wiederherstellung des Sinusrhythmus notwendig ist, sollte die Initialbehandlung eines VHF auf die Stabilisierung der Kammerfrequenz bei einem Wert unter 100/min abzielen. Dies geschieht mit Substanzen, die die AV-Überleitung bremsen.
- Bei intravenöser Verabreichung ist mit einem schnellen Ansprechen zu rechnen.
- In 50–70% der Fälle kommt es binnen 24–48 Stunden zu einer spontanen Wiederherstellung des Sinusrhythmus und es bedarf keiner weiteren Intervention.
• Die Medikamente der Wahl sind in der Regel die Betablocker Ⓐ. Sie können bei KHK-Patienten sicher angewendet werden und bei korrekter Dosierung auch bei Herzinsuffizienz. Außerdem sind sie für den Einsatz in der Primärversorgung geeignet.
• Calciumkanalblocker (Verapamil and Diltiazem) Ⓐ werden von Patienten mit Vorhofflimmern ohne Zusatzerkrankung gut vertragen, dürfen aber bei Herzinsuffizienz nicht gegeben werden.
• Digoxin Ⓐ ist weniger wirksam als Betablocker und Calciumantagonisten und der Wirkungsein-

tritt erfolgt langsamer, aber bei schwerer Herzinsuffizienz (z.B. Lungenödem 4.70) ist es sicherer in der Anwendung als Betablocker oder Calciumkanalblocker.
- Calciumkanalblocker, Digoxin und möglicherweise auch Betablocker begünstigen eine Überleitung über eine akzessorische Leitungsbahn und dürfen daher bei Patienten mit WPW-Syndrom nicht eingesetzt werden.
  - Die sicherste Therapieoption eines akuten VHF bei WPW-Syndrom stellt die elektrische Kardioversion dar. Wenn diese nicht möglich ist, kann dem Patienten Flecainid, Propafenon oder Amiodaron gegeben werden. Alle diese Substanzen unterdrücken die Überleitung über die akzessorische Leitungsbahn.
- **Amiodaron** kann in kardiologischen Abteilungen unter Umständen zur Kontrolle der Kammerfrequenz gegeben werden. Zu den Vorteilen von Amiodaron zählen eine geringe negativ inotrope Wirkung und ein niedriges proarrhythmogenes Risiko, was es für die Therapie von postoperativen, kritisch kranken und aus anderen Gründen hämodynamisch instabilen Patienten geeignet macht.
- Eine Aufstellung der Medikamente, die zur Frequenzkontrolle und zur Kardioversion bei akutem VHF zum Einsatz kommen, findet sich in der nachstehenden Tabelle 4.46.1.

Kardioversion

- Wenn das VHF einen hämodynamischen Kollaps oder eine schwere Myokardischämie verursacht oder wenn es die Herzinsuffizienz verschlimmert, muss unverzüglich eine elektrische Kardioversion vorgenommen werden.
- In allen anderen Fällen sollte die Notwendigkeit für eine Kardioversion individuell eingeschätzt werden **B**.
- Kontraindikationen für eine Kardioversion:
  - Spontaner Wechsel zwischen Sinusrhythmus und VHF.
  - Schwere Sinusknotendysfunktion, es sei denn, der Patient hat einen implantierten Schrittmacher.
  - Wenn die Ursache der Arrhythmie leicht festzustellen und zu therapieren ist, etwa bei einer Störung des Elektrolythaushalts (Hypokaliämie), einer Digitalisintoxikation oder einer Hyperthyreose.
  - Wenn das VHF bereits seit mehr als 48 Stunden persistiert, sollte eine elektive Kardioversion nur dann durchgeführt werden, wenn schon seit mindestens 3 Wochen eine therapeutische Antikoagulation (INR 2–3) aufrecht erhalten wurde oder wenn in der transoesophagealen Echokardiographie (TOE) keine Thromben gefunden wurden.

Tabelle 4.46.1 **Arzneimitteldosierungen beim Management eines akuten VHF**

	Arzneimittel	Dosierung
Kammerfrequenzkontrolle		
Betablocker	Metoprolol	5 mg mittels langsamer intravenöser Injektion, kann in 5-Minuten-Intervallen 2–3 × wiederholt werden
	Atenolol	2,5 mg mittels langsamer intravenöser Injektion, kann in 5-Minuten-Intervallen 2–3 × wiederholt werden
	Esmolol	Anfangs 10–50 mg mittels schneller intravenöser Injektion, gefolgt von einer Infusion von 1–4 mg/min je nach Herzfrequenz und Blutdruck
Calciumkanalblocker	Verapamil	2,5–5 mg mittels langsamer intravenöser Injektion, kann nötigenfalls bis zu einer Gesamtdosis von 10 mg wiederholt werden
Andere Medikamente	Digoxin	0,25 mg mittels langsamer intravenöser Injektion, kann in 2-Stunden-Intervallen wiederholt werden (max. 1,5 mg)
	Amiodaron[1]	Anfänglich 150–300 mg mittels intravenöser Infusion über 10–60 Minuten, nachfolgend Infusion von 1200–1800 mg/24 Stunden
Kardioversion		
Klasse-IC-Arzneimittel	Flecainid	1–2 mg/kg (max. 150 mg) mittels intravenöser Infusion über 10–30 Minuten oder 300 mg oral als Einzeldosis
	Propafenon	1–2 mg/kg (max. 150 mg) mittels intravenöser Infusion über 10–30 Minuten oder 600 mg oral als Einzeldosis
Klasse-III-Arzneimittel	Amiodaron[1]	Anfänglich 150–300 mg mittels intravenöser Infusion über 10–60 Minuten, dann Infusion von 1200–1800 mg/24 Stunden
	Ibutilid[1)]	1 mg mittels intravenöser Infusion über 10 Minuten, kann nach 10 Minuten 1 × wiederholt werden

[1] Wird nur zur Anwendung in kardiologischen Abteilungen empfohlen. In weniger schweren Fällen kann auch eine Kammerfrequenzkontrolle mit oraler Medikation versucht werden.

Elektrische Kardioversion

- Eine elektrische Kardioversion in Kurznarkose zielt auf die Wiederherstellung des Sinusrhythmus durch Entladung eines QRS-synchronisierten Gleichstromelektroschocks ab.
  - Eine Kardioversion außerhalb eines Krankenhauses ist bei entsprechender Infrastruktur und ärztlicher Ausbildung in Anästhesie grundsätzlich möglich (in Österreich jedoch nicht üblich).

- In 70–90% der Fälle wird der Sinusrhythmus wiederhergestellt; der Erfolg hängt von der Dauer der Arrhythmie und anderen damit in Verbindung stehenden Faktoren ab.
- Die elektrische Kardioversion ist effektiver als die pharmakologische Kardioversion und bringt nur ein geringes Risiko von Proarrhythmien mit sich. Sie erfordert jedoch immer einer Anästhesie.
- Wenn der Sinusrhythmus auch nach Applikation der maximalen Energiemenge nicht wiederhergestellt werden konnte und die Wiederherstellung des Sinusrhythmus als wichtig erachtet wird, sollte ein Spezialist beigezogen werden. Es könnte angezeigt sein, intravenös Antiarrhythmika (Ibutilid, Flecainid) zu verabreichen und den Kardioversionsversuch während derselben Narkose zu wiederholen.
  - Eine andere Behandlungsstrategie besteht darin, dass man zunächst orale Antiarrhythmika verabreicht und nach einer Stabilisierung der Medikamentenwirkung einen neuerlichen Defibrillationsversuch unternimmt. Dies kann je nach gewähltem Arzneimittel 1–4 Wochen dauern.

Pharmakologische Kardioversion

- Die Tatsache, dass bei der pharmakologischen Kardioversion der Patient nicht nüchtern zu sein braucht und auch keine Narkose benötigt, macht diese anwendungsfreundlicher als die elektrische Kardioversion.
- **Klasse-IC-Antiarrhythmika** (Flecainid und Propafenon) sind für die pharmakologische Kardioversion des VHF am besten geeignet. Sie können per os verabreicht werden, weswegen sie sich auch für die Anwendung im Rahmen der primären Gesundheitsversorgung gut eignen.
- Um eine paradoxe Beschleunigung der Kammerfrequenz zu vermeiden, wird empfohlen, dem Patienten vor der Verabreichung eines Klasse-IC-Arzneimittels einen Betablocker oder ein anderes Medikament, das die AV-Überleitung hemmt, zu geben.
- Die Gabe von Klasse-IC-Arzneimitteln für die Kardioversion bei VHF ist kontraindiziert, wenn
  - die Arrhythmie mit einem akuten Myokardinfarkt oder einer sich verschlimmernden Herzinsuffizienz assoziiert ist,
  - beim Patienten ein ausgedehnter Myokardinfarkt oder eine schwere Herzinsuffizienz (linksventrikuläre Auswurffraktion < 40%) diagnostiziert wurde,
  - beim Patienten eine Sinusknotendysfunktion, ein AV-Block II. oder III. Grades oder ein Schenkelblock bekannt ist
  - der Patient unter Vorhofflattern leidet.
- Betablocker, Calciumkanalblocker und Digoxin **B** sind für die Kardioversion bei VHF nicht wirksam, führen aber durch die Kontrolle der Kammerfrequenz zu einer symptomatischen Erleichterung.
- Die Wirksamkeit von **Amiodaron** für die pharmakologische Kardioversion bei akutem VHF ist variabel und der Wirkungseintritt erfolgt langsamer als bei anderen Pharmaka, die für die Kardioversion bei VHF eingesetzt werden.
- Das Ansprechen auf **Ibutilid** erfolgt rasch und die Wirksamkeit bei Vorhofflattern ist gut, es birgt aber das Risiko von Proarrhythmien (Torsade de pointes) und die Anwendung sollte daher nur Spezialisten mit großer Erfahrung im Arrhythmiemanagement vorbehalten sein.
- Ein anderer Ansatz für das Management von VHF besteht darin, dass der Patient seine Antiarrhythmika selbst einnimmt, sobald eine Rhythmusstörung auftritt („Pill-in-the-pocket-Therapie"). Bevor mit dieser Art der Therapie begonnen wird, sollte ein Spezialist konsultiert werden und ein erster Konversionsversuch mit den vorgesehenen Antiarrhythmika sollte im Krankenhaus erfolgreich verlaufen sein. Die am besten geeigneten Wirkstoffe sind Flecainid (300 mg p.o.) und Propafenon (600 mg p.o.).
- Das Prozedere einer pharmakologischen Kardioversion bei VHF wird in Tabelle 4.46.2 vorgestellt.

Antikoagulation bei der Kardioversion des VHF

- Das Risiko thromboembolischer Komplikationen ist gering, wenn das VHF erst kürzlich begonnen hat (< 48 Stunden); der Sinusrhythmus kann dann ohne vorangehende Antikoagulation wiederhergestellt werden.
- Aufgrund des Risikos thromboembolischer Komplikationen darf bei Patienten, deren VHF schon mehr als 48 Stunden andauert oder dessen Dauer nicht bekannt ist, keine Kardioversion durchgeführt werden, wenn nicht zumindest in den vorangegangenen 3 Wochen eine therapeutische Antikoagulation (INR 2–3) aufrecht erhalten wurde.
- Nach einer erfolgreichen Kardioversion sollte bei Patienten mit geringem Risiko die Cumaringabe für mindestens 4 weitere Wochen fortgesetzt werden. Für Hochrisikopatienten wird eine langfristige Antikoagulationstherapie empfohlen, auch wenn es den Anschein hat, dass sich der Sinusrhythmus stabilisiert hat. Siehe 4.49.
- Die Regeln für eine Kardioversion bei Vorhofflattern sind dieselben wie jene für Vorhofflimmern.

Tabelle 4.46.2 **Durchführung einer pharmakologischen Kardioversion bei VHF**

1. Versichern Sie sich, dass eine adäquate Überwachung (EKG-Überwachung, Blutdruckmessung, Pulsoximetrie) möglich ist und Geräte zum Management einer möglichen Proarrhythmie (Defibrillator) zur Verfügung stehen.
2. Schließen Sie den Patienten an den EKG-Monitor an.
3. Verlangsamen Sie die Kammerfrequenz durch Verabreichung eines Betablockers (oder eines Calciumkanalblockers/Digoxin).
4. Verabreichung des Antiarrhythmikums
   - Flecainid 1–2 mg/kg (max. 150 mg) mittels intravenöser Infusion über 30 Minuten
   - Propafenon 1–2 mg/kg (max. 150 mg) mittels intravenöser Infusion über 30 Minuten
   - Verwenden Sie für die Kardioversion bei Vorhofflattern keine Klasse-IC-Antiarrhythmika. Ibutilid ist bei Vorhofflattern wirksam, aber aufgrund des Risikos von Proarrhythmien müssen viele Vorsichtsmaßnahmen getroffen und der Patient ständig überwacht werden.
   - Im Fall einer proarrhythmischen Wirkung oder von Auffälligkeiten im EKG, die auf eine solche Wirkung hindeuten (z.B. verlängerte QRS-Dauer oder prolongiertes QT-Intervall), muss die Verabreichung des Medikaments sofort abgebrochen werden.
5. Die Infusion ist nur so lange zu geben, bis der Sinusrhythmus wiederhergestellt ist. Je nachdem, welches Medikament verwendet wurde, ist die EKG-Überwachung zumindest 3–4 Stunden lang fortzusetzen. Danach kann der Patient, wenn er sich vollständig erholt hat, entlassen werden.
6. Wenn das Antiarrhythmikum den Sinusrhythmus nicht wiederherstellen kann, ist es sicherer, den Patienten zu einer elektrischen Kardioversion zu überweisen, als einen neuerlichen pharmakologischen Kardioversionsversuch mit einem anderen Medikament zu unternehmen.

Transösophageale Echokardiographie bei der Kardioversion des VHF

- Eine Kardioversion bei VHF, das mehr als 48 Stunden angedauert hat, darf ohne vorangehende Antikoagulationstherapie durchgeführt werden, wenn die transösophageale Echokardiographie (TOE) keine Thromben zeigt.
- Zu den Vorteilen einer TOE-kontrollierten Kardioversion zählt die rasche Besserung der Symptomatik. Außerdem kommt es auf diese Weise zu keiner Verzögerung, wie bei der Durchführung einer Antikoagulanzientherapie, die Erfolgschancen der Kardioversion sind verbessert und die Behandlungskosten gesenkt. Die Wirksamkeit der Maßnahme in Bezug auf die dauerhafte Stabilisierung des Sinusrhythmus ist jedoch unklar.
- Ein Patient sollte zur TOE und einer frühzeitigen Kardioversion überwiesen werden, wenn das VHF seit mehr als 48 Stunden andauert und eine rasche Wiederherstellung des Sinusrhythmus aufgrund der bestehenden schweren Symptomatik erwünscht ist oder wenn eine prolongierte Antikoagulation kontraindiziert ist.
- Mit der Gabe von niedrigmolekularem Heparin (z.B. Enoxaparin 80 mg 2 × tgl. s.c.) und Cumarin sollte vor der TOE begonnen werden. Nach der Kardioversion sollten die Cumaringaben noch mindestens vier Wochen lang fortgesetzt werden; eine etwaige weitere Verabreichung hängt von den dann neu einzuschätzenden thromboembolischen Risikofaktoren ab.

ACC/AHA/ESC-Leitlinien für das Management von Patienten mit Vorhofflimmern: www.eurheartj.oxfordjournals.org/cgi/reprint/22/20/1852
Prävention von Vorhofflimmern: siehe 4.48

4.47 Frequenzkontrolle bei andauerndem Vorhofflimmern

Grundsätzliches

- Wenn der Entschluss gefasst wurde, sich mit einem persistierenden VHF abzufinden und eine Frequenzkontrolle als Behandlungsform zu wählen, dann sollte man dem Patienten erklären, dass sich der Körper nach optimaler Einstellung der Herzfrequenz („VHF mit adäquater Frequenzkontrolle") in der Regel rasch an das anhaltende VHF gewöhnt. Diese Aufklärung sollte auch die Compliance verbessern.
- Bei älteren Patienten (> 65 Jahre) mit leichter Symptomatik erzielt man mit den beiden Therapieformen „Frequenzkontrolle" (Ziel: Verlangsamung der Ventrikelantwort) und „Rhythmuskontrolle" (Ziel: Wiederherstellung des Sinusrhythmus durch wiederholte Kardioversionen und die Gabe von Antiarrhythmika) in etwa gleiche Ergebnisse in Bezug auf Prognose und durchschnittliche Lebensqualität **B**.
- Die optimale ventrikuläre Frequenz bei persistierendem VHF liegt in der Regel bei 60–80/min in Ruhe und 90–115/min während leichter körperlicher Betätigung, wie etwa Walken.
- Wann immer notwendig, muss die Aufrechterhaltung der optimalen Frequenz mit einem Langzeit-EKG und/oder einem klinischen Belastungstest kontrolliert werden, weil eine kontinuierlich erhöhte Kammerfrequenz zu Herzinsuffizienz führen kann (tachykardieninduzierte Kardiomyopathie).

Medikamentöse Therapie

- Die Medikamente zur Frequenzkontrolle (Tabelle 4.47) werden für jeden Patienten individuell ausgewählt **A** und ihre Dosis so titriert, dass eine optimale Kammerfrequenzkontrolle erzielt wird.
- **Betablocker** **A** sind wirksam und sicher für die Frequenzkontrolle bei VHF. Auch wenn die Unterschiede zwischen den verschiedenen Betablockern wahrscheinlich nur gering sind, sollten Substanzen gewählt werden, deren Wirkung bereits gut dokumentiert ist (Bisoprolol, Carvedilol und Metoprolol).
  - Einige Betablocker (Pindolol und Acebutolol) entfalten eine ISA-Wirkung (intrinsische sympathikomimetische Aktivität), d.h. diese Wirkstoffe senken die Ruheherzfrequenz weniger als andere Betablocker. Sie können daher nützlich sein bei Patienten, deren Herzfrequenz in Ruhe langsam, während körperlicher Betätigung aber zu hoch ist.
- **Calciumkanalblocker** (Verapamil und Diltiazem) sind wirksam für die Frequenzkontrolle bei anhaltendem VHF **A**. Ihr Einsatz ist besonders sinnvoll bei körperlich aktiven jungen Patienten mit („idiopathischem") VHF ohne strukturelle Herzerkrankung („lone atrial fibrillation").
- **Digoxin** **A** verliert während körperlicher und mentaler Stresssituationen einiges an Wirksamkeit zur Frequenzkontrolle und sollte daher hauptsächlich bei körperlich inaktiven, älteren Patienten und bei Patienten mit Herzinsuffizienz eingesetzt werden.
- Wenn ein Betablocker, ein Calciumantagonist oder Digoxin allein nicht zur Absenkung der Pulszahl auf einen optimalen Level ausreichen, dann können sie kombiniert eingesetzt werden. Spricht der Patient auch darauf nicht an, sollte

er an einen Kardiologen, der sich auf Arrhythmiemanagement spezialisiert hat (Elektrophysiologe) zur Einleitung einer Amiodarontherapie **C** oder zur Abklärung, ob eine invasive Therapie (AV-Knoten-Ablation oder Schrittmacherimplantation) nötig ist, überwiesen werden.
- Wenn die Kammerfrequenz verlangsamt und der Patient symptomatisch ist, dann sollten die Medikamente zur Frequenzkontrolle entweder niedriger dosiert oder überhaupt ganz abgesetzt werden. Bei persistierender Symptomatik sollte eine Schrittmacherimplantation erwogen werden.

AV-Knoten-Ablation

- Eine AV-Knoten-Ablation senkt die ventrikuläre Frequenz beim VHF ab, weil es zu einem „kompletten AV-Block" kommt. In derselben Sitzung wird ein permanenter Schrittmacher implantiert.
- Der Patient sollte an einen Kardiologen überwiesen werden, wenn trotz optimaler medikamentöser Einstellung der Frequenzkontrolle
  - die Ruheherzfrequenz ständig über 90/min liegt.
  - die durchschnittliche Herzfrequenz während einer ambulanten Langzeit-EKG-Aufzeichnung > 100/min beträgt.
  - die Herzfrequenz während leichter körperlicher Betätigung auf über 140–150/min ansteigt.
  - die Medikation zur Frequenzkontrolle schwerwiegende Nebenwirkungen auslöst.
  - die hohe Herzfrequenz Synkopen oder andere schwerwiegende Symptome verursacht hat.
- Der Eingriff verbessert die Lebensqualität des Patienten signifikant und reduziert die Notwendigkeit einer stationären Behandlung **B**; es kommt jedoch zu keiner Heilung und die Vorhöfe werden weiter flimmern. Der Patient benötigt daher eine Langzeit-Antikoagulation.

4.48 Prävention des Vorhofflimmerns

Grundsätzliches

- Ohne Therapie ist bei 80–90% der VHF-Patienten innerhalb 1 Jahres nach einer Kardioversion mit einem Rezidiv zu rechnen.
- Eine Therapie mit Antiarrhythmika kann nur selten das Auftreten von VHF-Episoden völlig verhindern. Als realistische Therapieziele sollten daher eine Linderung der Beschwerden und eine Reduktion der Zahl der VHF-Episoden angesehen werden.

Tabelle 4.47 **Substanzen, die zur Optimierung der ventrikulären Frequenz bei andauerndem VHF eingesetzt werden**

Medikation	Empfohlene Tagesdosis
Betablocker	
Atenolol	50–100 mg
Bisoprolol	5–10 mg (max. 20 mg)
Carvedilol	25–50 mg (max. 100 mg)
Metoprolol	95–190 mg
Calciumantagonisten	
Diltiazem	180–360 mg
Verapamil	120–480 mg
Sonstige Wirkstoffe	
Digoxin	0,0625–0,375 mg
Amiodaron	100–200 mg

Zur Verbesserung der Therapiecompliance sollten bevorzugt Wirkstoffe, die 1 × tgl. eingenommen werden, zum Einsatz kommen.

- Für jeden Patienten sollte eine individuelle Prophylaxe geplant werden, wobei vor allem die prädisponierenden Faktoren, z.B. Störungen des endokrinen Systems oder des Elektrolythaushalts bzw. eine Myokardischämie, behandelt werden sollten.
- Eine Antiarrhythmikatherapie sollte von einem Spezialisten eingeleitet werden. Die Therapiekontrolle kann dann gemäß den fachärztlichen Vorgaben durch den Hausarzt erfolgen.
- Jedenfalls sollten aber auch die Allgemeinmediziner über die invasiven Therapiemodalitäten bei VHF und ihre Indikationen Bescheid wissen, damit sie zum gegebenen Zeitpunkt den Patienten in eine Fachabteilung einweisen.

Medikamentöse Behandlung

- Eine allfällige (kardiale) Komorbidität und ihr medikamentöses Management spielen bei der Wahl der pharmakologischen VHF-Prophylaxe eine wesentliche Rolle.
- Jedes Medikament muss ausreichend lange eingenommen werden und eine stabile Wirkung entfaltet haben, bevor ein neues Arzneimittel eingesetzt wird. Eine objektive Bestätigung der Wirksamkeit eines Medikaments kann zum Beispiel mittels Langzeit-EKG und Belastungstests gewonnen werden.

Betablocker und Calciumkanalblocker

- Innerhalb der Primärversorgung stellen **Betablocker** die Therapie der Wahl bei der VHF-Prävention dar.
  - Betablocker eignen sich insbesondere für Patienten mit Hypertonie, koronarer Herzkrankheit oder Herzinsuffizienz. Bei Herzinsuffizienz sollte die Behandlung vorsichtig einschleichend begonnen werden.
  - Betablocker sind besonders wirksam bei der VHF-Prophylaxe, wenn die Arrhythmie durch körperliche Anstrengung oder Stress ausgelöst wird.
  - Bei vagal induziertem VHF tritt die Arrhythmie auf, wenn sich die Herzfrequenz verlangsamt, etwa nach dem Essen oder in der Nacht, wenn der Patient schläft. Bei dieser Art des VHF können Betablocker die Situation unter Umständen noch verschlimmern.
  - Betablocker können die VHF-Symptome durch eine Stabilisierung der Kammerfrequenz eliminieren. Dies wiederum kann die Beurteilung des Therapieerfolgs verfälschen.
  - Die Wirksamkeit von Antiarrhythmika wird gesteigert und das proarrhythmogene Risiko reduziert, wenn sie in Kombination mit Betablockern gegeben werden.
  - Auch wenn die Unterschiede zwischen den verschiedenen Betablockern sehr gering sein dürften, so liegen doch Beweise dafür vor, dass Präparate, die 1 × täglich verabreicht werden, am besten wirken. Ihnen sollte daher der Vorzug gegeben werden (Bisoprolol 5–10 mg 1 × tgl., Carvedilol 25–50 mg 1 × tgl. oder Metoprolol ❸ 50–200 mg 1 × tgl.).
- **Calciumkanalblocker** (Verapamil und Diltiazem) werden VHF-Rezidive wahrscheinlich nicht verhindern können, aber so wie mit den Betablockern lässt sich auch mit ihnen durch die Stabilisierung der Kammerfrequenz eine Linderung der Symptomatik erzielen. Sie verstärken außerdem die Wirksamkeit von anderen Antiarrhythmika und reduzieren arrhythmogene Effekte.
- **Digoxin** kann VHF-Rezidive nicht verhindern; es kann sogar die Frequenz und Dauer von vagal getriggerten VHF-Episoden steigern. Es verhindert aber möglicherweise bei VHF-Rezidiven zu rasche Kammerreaktionen, was seinen Einsatz bei Herzinsuffizienzpatienten rechtfertigt.

Antiarrhythmika

- Die Einleitung einer Therapie mit Antiarrhythmika (der Klassen I und III) sollte einem Spezialisten vorbehalten bleiben, die laufende Therapiekontrolle kann jedoch im Einklang mit den fachärztlichen Vorgaben durch den Hausarzt erfolgen.
- Zum gegenwärtigen Zeitpunkt sind die am häufigsten für die VHF-Prophylaxe eingesetzten Medikamente die Klasse-IC-Antiarrhythmika **Flecainid** und **Propafenon** ❹ sowie **Amiodaron** ❸ als Vertreter der Klasse III.
- Der Einsatz von Flecainid und Propafenon setzt eine sorgfältige Untersuchung des Patienten vor der Einleitung der Therapie voraus und erfordert eine engmaschige Kontrolle der Behandlung.
- Die Untersuchungen vor der Einleitung der medikamentösen Therapie können ambulant in einem Krankenhaus durchgeführt werden, eine stationäre Aufnahme ist nicht notwendig.
- Flecainid und Propafenon sind sichere Behandlungsoptionen für VHF-Patienten ohne kardiale Komorbidität, aber kontraindiziert bei Patienten mit Myokardinfarkt, Herzinsuffizienz oder anderen strukturellen Herzerkrankungen.
  - Sollte der Hausarzt im Zuge der Therapiekontrolle etwaige Zeichen oder Symptome feststellen, die auf eine strukturelle Herzerkrankung hindeuten, so ist der Patient an einen Spezialisten zu überweisen, der weiterführende Untersuchungen und gegebenenfalls eine Umstellung der Medikation veranlassen wird.
  - Flecainid oder Propafenon müssen sofort abgesetzt werden, wenn der Patient einen Myokardinfarkt erleidet, eine schwere Herzinsuffizienz entwickelt oder andere Zeichen oder

Symptome zeigt, die eine strukturelle Herzerkrankung nahe legen.
- Eine weitere Indikation für das Absetzen der Medikation ist ferner gegeben, wenn der Patient einen Schenkelblock entwickelt.
• Um das Risiko einer Proarrhythmie zu vermindern, sollten Klasse-IC-Arzneimittel stets mit einem Betablocker oder einem anderen Medikament, das die AV-Überleitung verlangsamt, kombiniert werden, z.B. mit Diltiazem oder Verapamil.
• Amiodaron konnte VHF-Rezidive besser verhindern als andere Antiarrhythmika. Bei der Beurteilung der Effizienz von Amiodaron sollte jedenfalls berücksichtigt werden, dass es einige Wochen dauern kann, bevor sich seine Wirkung vollständig stabilisiert hat.
  - Amiodaron ist nur selten proarrhythmogen und kann bei Patienten mit Myokardinfarkt und Herzinsuffizienz sicher eingesetzt werden.
  - Bei der Langzeiteinnahme kommt es jedoch zu Problemen durch verschiedene nicht kardiale Nebenwirkungen Ⓐ und zu Wechselwirkungen mit anderen Medikamenten (z.B. mit Cumarin), weswegen Amiodaron bei der Initialbehandlung von VHF nicht das Medikament der Wahl darstellt.
  - Zur Vermeidung von unerwünschten Wirkungen sollte auf die Sättigungsdosis von Amiodaron (z.B. 600 mg/tgl. 2 Wochen lang) eine möglichst niedrige Erhaltungsdosis (100–200 mg/tgl.) folgen.
  - Um Blutungskomplikationen zu vermeiden, sollten zu Beginn der Amiodaroneinnahme die Cumarindosen halbiert und die INR-Werte häufiger überprüft werden.
  - Der Einsatz von Amiodaron erfordert eine vorsichtige Vorgangsweise und eine engmaschige Kontrolle des Patienten. Die Hausärzte sollten mit den häufigsten Nebenwirkungen einer Amiodarontherapie vertraut sein.
• **Sotalol** ist ein Betablocker, der aber bei hoher Dosierung (> 160 mg/tgl.) – so wie die Antiarrhytmika der Klasse III – die QT-Zeit verlängert.
  - Nach einer elektrischen oder pharmakologischen Kardioversion verhindert Sotalol sowohl Rezidive von paroxysmalem als auch persistierendem VHF wirksamer als ein Placebo; wegen des Torsade-de-pointes-Risikos sollte das Medikament aber nur von Fachärzten mit Erfahrung im Arrhythmiemanagement verschrieben werden.
• Andere Arrhythmika werden nur äußerst selten zur VHF-Prophylaxe eingesetzt. **Chinidin** und **Disopyramid** haben eine vagolytische Wirkung, was sie für die Prävention von vagal induziertem VHF besonders prädestiniert. Wegen des proarrhythmogenen Risikos sollten sie jedoch nur von Spezialisten verordnet werden.

ACE-Hemmer und Angiotensin-II-Rezeptorantagonisten

• Neue Studienergebnisse haben gezeigt, dass ACE-Hemmer und Angiotensin-II-Rezeptorantagonisten bei Herzinsuffizienten und Hypertonikern anscheinend die Häufigkeit von VHF-Episoden vermindern können.
  - Ihre Wirksamkeit für die Prävention von VHF beruht wahrscheinlich darauf, dass sie die Vorhofdilatation reduzieren und das VHF-induzierte strukturelle Remodeling durch die Hemmung der Bindegewebsbildung unterdrücken.
• Bei Herzinsuffizienz werden ACE-Hemmer und Angiotensin-II-Rezeptorantagonisten als Standardmedikation eingesetzt. Laut LIFE-Studie sollen sie bei Hypertonikern eine bessere Option für die VHF-Prophylaxe darstellen als die Betablocker (Atenolol).

Invasive Therapie

• Invasive Maßnahmen zur VHF-Prophylaxe (Implantation eines Schrittmachers, Katheterablation, chirurgische Intervention) Ⓑ werden in der Regel erst dann ins Auge gefasst, wenn die pharmakologische Behandlung erfolglos war oder wenn der Patient an einer anderen Erkrankung leidet, die die Implantation eines Schrittmachers oder einen herzchirurgischen Eingriff erfordert.
• Trotz der enormen Fortschritte in der **Schrittmachertechnologie** beschränkt sich auch in der heutigen Praxis der Einsatz dieser Geräte zur Prävention eines VHF-Rezidivs auf Patienten mit den klassischen Schrittmacherindikationen (wie beispielsweise einer Sinusknotendysfunktion).
  - Beim Sick-Sinus-Syndrom reduziert das Vorhofpacing die VHF-Inzidenz, die thromboembolischen Komplikationen sowie die Mortalität (4.44).
• Die **Katheterablation** stellt eine vielversprechende Therapiemodalität bei VHF dar. Bei Fehlen einer kardialen Komorbidität verhindert sie bei durchschnittlich 70–85% aller Patienten mit isoliertem paroxysmalem VHF, das zuvor als therapierefraktär galt, ein VHF-Rezidiv.
• Eine Überweisung zu einer möglichen Katheterablation sollte für alle Patienten erwogen werden, die
  - an hochsymptomatischem VHF leiden,
  - schlecht auf Antiarrhythmika ansprechen,
  - an keinem signifikanten strukturellen Herzdefekt leiden und keine ausgeprägte linksatriale Dilatation (Durchmesser weniger als 5 cm) aufweisen,

- häufige vorzeitige Vorhofkomplexe auf der T-Welle (P-auf-T-Wellen-Phänomen) aufweisen, was auf ein durch arrhythmogene Foki getriggertes VHF deutet. Dies würde für eine Ablationstherapie sprechen.
- Die Katheterablation stellt eine komplizierte elektrophysiologische Prozedur dar, die mit einem kleinen Risiko von schweren Komplikationen (Perikardtamponade, Pulmonalvenenstenosen, thromboembolische Komplikationen, Perforation der Speiseröhre) einhergeht.
- Wurde das VHF durch eine andere supraventrikuläre Arrhythmie (wie etwa eine AV-Knoten-Reentry-Tachykardie, eine mit WPW assoziierte Tachykardie oder ein Vorhofflattern) ausgelöst, dann ist es möglich, dass die Katheterablation der auslösenden Arrythmie auch dieses VHF beseitigt.
- Bei VHF-Patienten, bei denen andere Therapiemodalitäten wirkungslos waren oder kontraindiziert sind bzw. die aufgrund anderer Ursachen eine Operation am offenen Herzen benötigen, wird man eine **chirurgische Intervention** in Betracht ziehen.

ACC/AHA/ESC-Leitlinien für das Management von Patienten mit Vorhofflimmern: www.eurheartj.oxfordjournals.org/cgi/reprint/22/20/1852

Management des akuten Vorhofflimmerns: siehe 4.46.

4.49 Antikoagulation bei Vorhofflimmern: Indikationen und Durchführung

Grundsätzliches

- Die Antikoagulationstherapie ist die einzige Behandlungsmethode, die bei Patienten mit Vorhofflimmern (VHF) nachweislich die Prognose verbessert.
- Daher ist es auch für den Allgemeinmediziner sehr wichtig, jene Patienten zu selektieren, die von einer Langzeitantikoagulation profitieren können, und sie entsprechend zu behandeln.
- Der INR-Zielwert bei einer oralen Antikoagulationstherapie liegt zwischen 2 und 3. Bei niedrigeren Werten ist keine ausreichende Wirkung zu erwarten, bei höheren besteht das Risiko von Blutungskomplikationen.

Hintergrundinformationen

- Bei einem Vorhofflimmern ist die atriale Pumpfunktion beeinträchtigt und das Blut bleibt in den Vorhöfen, was den Patienten für kardiogene Embolien prädisponiert.
- Das Vorhofflimmern ist der wichtigste auslösende Faktor für eine kardiogene Embolie. Ohne Antikoagulation ist damit zu rechnen, dass jährlich 5% aller Patienten mit Vorhofflimmern embolische Komplikationen entwickeln.
- Embolien erhöhen die Mortalitäts- und Morbiditätsraten und führen zu Dauerschäden.
  - Durchschnittlich 15% bis 20% aller Schlaganfälle stehen mit einem Vorhofflimmern in Zusammenhang, mindestens die Hälfte davon durch kardiogene Embolie. Sonstige systemische Embolien werden seltener gesehen.
  - In Abhängigkeit von den vorhandenen Risikofaktoren liegt die Inzidenz von Hirninfarkten bei Patienten mit VHF 2–7 × höher als bei gleichaltrigen mit Sinusrhythmus (1–12 pro 100 Patientenjahre). Leidet der Patient zusätzlich an einem rheumatisch bedingten Klappendefekt, so erhöht sich das Schlaganfallrisiko auf das 17fache.
- Eine orale Antikoagulationstherapie kann 60% bis 80% aller Schlaganfälle verhüten ❻. Die Wirksamkeit des Aspirins ist demgegenüber wesentlich geringer (36.31).

Indikationen für eine Antikoagulation

- Empfehlungen für eine Antikoagulationstherapie in Abhängigkeit vom Schlaganfallrisiko: siehe Abb. 4.49.
- Das Risiko für Embolien kardialen Ursprungs und für Schlaganfälle ist bei symptomatischem und nicht symptomatischem Vorhofflimmern gleich hoch.
- Das Schlaganfallrisiko bei paroxysmalem VHF ist ebenso hoch wie jenes bei persistierendem VHF und es ist auch mit denselben Risikofaktoren assoziiert.
- Das Risiko für thromboembolische Komplikationen bei Vorhofflattern ist wahrscheinlich etwas geringer als bei Vorhofflimmern, aber immer noch hoch genug, um dieselben Behandlungsempfehlungen wie bei Vorhofflimmern zu rechtfertigen.
- Das als „Lone Atrial Fibrillation" bezeichnete Vorhofflimmern bei Patienten ohne strukturelles Herzleiden und ohne Allgemeinerkrankungen führt nur selten zu embolischen Komplikationen (zumindest bis zum 60. Lebensjahr). In solchen Fällen ist eine Antikoagulationstherapie kaum je von Nutzen, hingegen können Aspiringaben überlegt werden.
- Zu den wichtigsten Risikofaktoren, die VHF-Patienten für einen Hirninfarkt prädisponieren, zählen
  - rheumatische Klappenerkrankungen (insbesondere eine Mitralklappenstenose),
  - TIAs oder Schlaganfälle in der Anamnese,
  - sonstige vorangegangene thromboembolische Komplikationen,

- fortgeschrittenes Alter (> 60),
- Hypertonie,
- KHK,
- Diabetes,
- Herzinsuffizienz,
- Kammerschrittmacher (VVI).
- Liegt bei einem Patienten auch nur einer der vorgenannten Hochrisikofaktoren vor, ist eine Cumarintherapie zu empfehlen.

Antikoagulation im Zusammenhang mit einer Kardioversion bei Vorhofflimmern
- Bei akutem VHF (Dauer < 48 h) ist das Risiko thromboembolischer Komplikationen gering und der Sinusrhythmus kann auch ohne vorherige Antikoagulationstherapie wiederhergestellt werden.
- Bei einem länger als 48 Stunden anhaltenden Vorhofflimmern (oder bei einem VHF unbekannter Dauer) ist eine ohne Antikoagulation durchgeführte Kardioversion mit einem 5–7%igen Embolierisiko assoziiert; in solchen Fällen ist eine Kardioversion daher nur dann zulässig, wenn
  - bereits mindestens 3 Wochen lang eine Antikoagulationstherapie im therapeutischen Bereich (INR 2,00-3,00) durchgeführt wurde.
  - intrakardiale Thromben mittels ösophagealer Echokardiographie ausgeschlossen werden konnten (4.46).
- Nach einer erfolgreichen Kardioversion wird bei Niedrigrisikopatienten die Antikoagulationstherapie mindestens 4 Wochen lang weitergeführt. Für Hochrisikopatienten wird auch dann eine Langzeitantikoagulation empfohlen, wenn ein stabiler Sinusrhythmus erreicht zu sein scheint.
- Für die Kardioversion bei Vorhofflattern gelten dieselben Richtlinien wie bei Vorhofflimmern.

Durchführung der Antiokoagulation

- Die Antikoagulationstherapie beim Vorhofflimmern soll die Thrombusbildung durch Beeinflussung der Thrombinaktivierung und der Fibrinbildung, nicht jedoch der Thrombozytenahäsivität wie bei arteriellen Thrombosen, verhindern.

Aspirin (ASS)
- Die Wirksamkeit von ASS für die Schlaganfallprophylaxe Ⓐ ist deutlich geringer als jene von Warfarin, doch kann auch Aspirin im Vergleich zu einem Placebo das Schlaganfallrisiko um durchschnittlich 19% senken.
- ASS ist vermutlich deswegen als Schlaganfallprophylaxe wirksam, weil einige der mit dem VF in Zusammenhang stehenden Schlaganfallepisoden wahrscheinlich durch Emboli arterieller (und nicht kardialer) Herkunft ausgelöst werden.
- ASS (100–250 mg/Tag) ist bei Niedrigrisikopatienten für die Schlaganfallprophylaxe angezeigt. Der Wirkstoff kann auch bei Patienten mit mäßigem Risiko als Alternative zum Warfarin eingesetzt werden, wenn sich die Antikoagulation wegen hämorrhagischer Komplikationen oder schlechter Patientencompliance als problematisch erweist.

Cumarine (Phenprocoumon, Warfarin)
- Cumarine werden für alle VHF-Patienten zur Schlaganfallprophylaxe empfohlen. Eine Ausnahme bildet nur die Gruppe der Patienten unter 60 Jahren, die an idiopathischem Vorhofflimmern leiden und bei denen nur ein geringes Schlaganfallrisiko besteht.
  - In Abhängigkeit vom Risikoprofil müssen zwischen 17 und 200 Patienten 1 Jahr lang

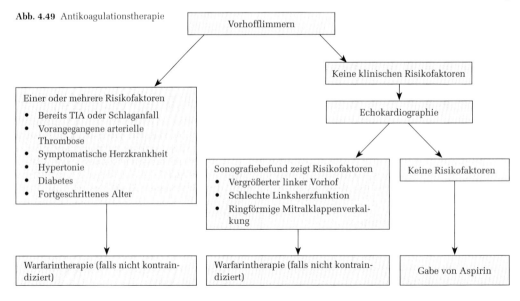

Abb. 4.49 Antikoagulationstherapie

mit Cumarinen behandelt werden, damit eine Komplikation mit tödlichem Ausgang verhindert werden kann.
- Bei der Cumarintherapie haben sich INR-Werte im Bereich von 2 bis 3 als idealer Kompromiss zwischen wirksamer Schlaganfallprophylaxe und Vermeidung von Blutungskomplikationen erwiesen.
- Nachdem die therapeutische Dosis für die Antikoagulation ermittelt wurde, ist eine INR-Bestimmung nur mehr 1 × pro Monat notwendig. Häufigere Kontrollen sind nur dann erforderlich, wenn sich die Medikation oder der Zustand des Patienten ändern.
- Zu den (relativen) Kontraindikationen für eine Antikoagulanzientherapie gehören:
  - Vergesslichkeit oder unregelmäßige Medikamenteneinnahme, wenn keine Kontrollmöglichkeit gegeben ist
  - Alkoholabusus
  - Gehirnblutungen in der Anamnese
  - frisches oder rezidivierendes Ulcus pepticum mit Blutung
  - Neoplasie im Verdauungs- oder im Harntrakt
  - sonstiger mit einem Blutungsrisiko einhergehender Status des Patienten
- Viele der oben angeführten Kontraindikationen sind relativ. So wird bei Patienten mit einem blutenden Ulcus pepticum in der Anamnese das Risiko individuell bestimmt (da z.B. nach einer erfolgreichen Helicobacter-Eradikation das Risiko eines erneuten Auftretens eines Ulcus duodeni mit Blutung als gering einzuschätzen ist).
- Fortgeschrittenes Alter ist an sich noch keine Kontraindikation für eine Cumarintherapie, doch sollte man bei der Behandlung älterer Patienten unter Polymedikation besondere Vorsicht walten lassen (NSAR!).
- Falls das Thromboembolierisiko besonders hoch ist, kann die Antikoagulationstherapie durch Aspirin (100 mg/tgl.) ergänzt werden **Ⓑ**. Dies gilt beispielsweise für VHF-Patienten mit einem akuten Koronarsyndrom oder für die Träger von Mitralklappenprothesen. In diesen Fällen ist eine Risikoabschätzung durch einen Facharzt angezeigt.
- Zur Durchführung einer Cumarintherapie im Zusammenhang mit einer geplanten elektiven Operation oder einem sonstigen invasiven Eingriff siehe 5.44.

Sonstige Behandlungsoptionen
- Bei Hochrisikopatienten kann, falls wegen hämorrhagischer Komplikationen eine Antikoagulationstherapie nicht in Frage kommt, ein chirurgischer oder interventioneller (d.h. mittels perkutanem Katheter durchgeführter) Verschluss des Herzohrs in Betracht gezogen werden.

4.50 Behandlung des Vorhofflatterns

Grundsätzliches
- Nach dem Vorhofflimmern (VHF) ist das Vorhofflattern die häufigste und wichtigste Vorhofarrhythmie.
- Beim typischen Vorhofflattern sind im EKG die klassischen sägezahnartigen Flatterwellen in den Ableitungen II, III und aVF zu sehen. Die Vorhoffrequenz beträgt 240–350/min.
- Antiarrhythmika haben sich nicht als sehr wirksam und in einigen Fällen sogar als gefährlich erwiesen. In der prophylaktischen Therapie des Vorhofflatterns hat daher die Katheterablation die medikamentöse Therapie mit Antiarrhythmika abgelöst.
- Bei der Behandlung von idiopathischem VHF ohne strukturelle Herzerkrankung („lone atrial fibrillation") werden häufig Antiarrhythmika der Klasse Ic (Flecainid, Propafenon) eingesetzt. Bei Vorhofflattern dürfen sie aufgrund des Risikos von Proarrhythmien (1:1 Überleitung) nicht verwendet werden.

Pathomechanismus
- Beim typischen Vorhofflattern bildet sich eine große Schleife mit einer kreisenden elektrischen Erregung (Makro-Reentry-Kreis) im Bereich der Trikuspidalklappenöffnung im rechten Vorhof.
- Bei einem atypischen Vorhofflattern geht die Makroreentrytachykardie von einer anderen Stelle, entweder im rechten oder linken Atrium, aus. Solche Arrhythmien können zum Beispiel nach herzchirurgischen Eingriffen mit atrialer Inzision („atriale Narbenreentrytachykardie") und auch nach einer Katheterablation zur Behandlung eines Vorhofflimmerns auftreten.
  - Bei einer narbenbedingten Makroreentrytachykardie variieren die Vorhofwellen im EKG in Muster und Frequenz je nach Lokalisierung und Größe der Narbe.

Akuttherapie
- Zur Senkung der Kammerfrequenz werden dieselben Pharmaka eingesetzt wie beim VHF, d.h. Betablocker, Calciumantagonisten (Verapamil, Diltiazem) und Digoxin (siehe 4.46). Digoxin kann ein Vorhofflattern in ein Vorhofflimmern konvertieren, das besser toleriert wird.
- Die First-line-Therapie zur Wiederherstellung des Sinusrhythmus ist die Elektrokardioversion mit einem biphasischem Defibrillator (initialer Energiestoss 50 J), es sei denn, es besteht die Möglichkeit eines Kardioversionsversuchs durch eine Vorhof-Überstimulation („Overdrive") ent-

weder über eine transösophageale Elektrode oder einen permanenten Schrittmacher.
- Im stationären Rahmen kann eine pharmakologische Kardioversion mit Ibutilid versucht werden.
  - Diese ist bei Vorhofflattern wirkungsvoller als bei VHF und stellt in 60% der Fälle den Sinusrhythmus in weniger als 1 Stunde wieder her, vorausgesetzt, das Vorhofflattern besteht seit weniger als 30 Tagen.
  - Zur Vermeidung von Proarrhythmien (Torsade-de-pointes) muss vor Verabreichung des Medikaments verifiziert werden, dass der Serumkaliumspiegel des Patienten über 0,4 mmol/l liegt und die QT-Zeit nicht verlängert ist.
  - Nach erfolgreicher Rhythmisierung wird das Medikament sofort wieder abgesetzt.
- Der Einsatz von Klasse-Ic-Antiarrhythmika (Flecainid, Propafenon) zur Kardioversion bei Vorhofflattern ist kontraindiziert, und zwar wegen ihrer schlechten Wirksamkeit und des Risikos von Proarrhythmien (1:1 Überleitung, d.h. jeder atriale Erregungsimpuls wird auf die Ventrikel übergeleitet).

Prophylaktische Therapie

- Die Wirksamkeit von Antiarrhythmika bei Vorhofflattern ist gering und ihre Anwendung ist mit vielen Nebenwirkungen assoziiert.
- Außerdem erweist sich die Optimierung der Kammerfrequenz als schwierig, da bei Vorhofflattern die Herzfrequenz aufgrund von Veränderungen in der atrioventrikulären Überleitung typischerweise starken Schwankungen unterliegt; eine Überleitung von 2:1 kann zum Beispiel in eine 3:1-Überleitung übergehen und umgekehrt.
- Bei der Radiofrequenzkatheterablation wird über einen Spezialkatheter elektrische Energie ins Herz geleitet, um die „Arrhythmieschleife", die für das Flattern verantwortlich ist, auf Dauer zu veröden.
  - Die Katheterablation ist in fast allen Fällen des typischen Vorhofflatterns erfolgreich und nach dem Eingriff kommt es nur selten zu einem Arrhythmierezidiv (< 10%).
  - Fortgeschrittenes Alter, ein struktureller Herzdefekt und chronisches Vorhofflattern stellen keine Kontraindikationen für eine Katheterablation dar.
  - Die Katheterablation ist häufig auch in jenen Fällen erfolgreich, in denen durch die Gabe von Antiarrhythmika (z.B. Flecainid oder Amiodaron) ein VHF in ein Vorhofflattern umgewandelt wurde.
- Wenn der Patient sowohl an VHF als auch an Vorhofflattern leidet, kann die Notwendigkeit für eine Ablationstherapie mithilfe der Tabelle 4.50 abgeklärt werden.

Tabelle 4.50 Indikationen für eine Katheterablation bei typischem Vorhofflattern

Klinisches Bild	Indikation für eine Überweisung
Vorhofflattern als einzige dokumentierte Arrhythmie	Patienten sind immer zur Ablation zu überweisen.
Mehr Vorhofflattern als Vorhofflimmern	Bei Nichtansprechen der Pharmakotherapie Überweisung zur Ablation
Mehr Vorhofflimmern als Vorhofflattern	Die medikamentöse Therapie ist die Behandlung der Wahl.
Antiarrhythmika haben das Vorhofflimmern in ein Vorhofflattern konvertiert	Überweisung zur Ablation

- Die Ablationstherapie ist schwieriger durchzuführen bei Narbentachykardien und in anderen Fällen von atypischem Vorhofflattern. Mit den modernen Mappingmethoden sind die Behandlungserfolge aber auch in diesen Fällen zufriedenstellend, sodass Patienten, die schlecht auf die medikamentöse Therapie ansprechen, ohne weiteres zu einer Überprüfung, ob eine Katheterablation möglich ist, überwiesen werden können.

Antikoagulationstherapie

- Auch wenn das Risiko thromboembolischer Komplikationen bei Vorhofflattern etwas geringer ist als bei Vorhofflimmern, sollte die Antikoagulanzientherapie nach denselben Richtlinien durchgeführt werden wie beim Vorhofflimmern (siehe 4.49).

4.52 Herzschrittmacher: Folgebetreuung des Patienten und Überwachung der Schrittmacherfunktion

Ziele

- Fehlfunktionen des Schrittmachers und Anzeichen für das Ende der Batterielebensdauer erkennen.
- Lokale Komplikationen erkennen, die von Schrittmachern verursacht werden.
- Die Bedeutung von Arrhythmien in der Schrittmachertherapie erkennen.
- Sich mit der Terminologie auf Schrittmacherpässen vertraut machen.

Wie ein Schrittmacher funktioniert

- Bei einem unipolaren Schrittmacher dient das distale Ende der Schrittmachersonde als negativer Pol und das Gehäuse des Impulsgenerators als positiver Pol.

- Bei einem bipolaren Schrittmacher befinden sich beide Pole auf der Schrittmachersonde: der negative Pol am äußersten Ende und der positive Pol etwa 2 cm weiter proximal. Bipolare Schrittmacher sind unipolaren Modellen dadurch überlegen, dass sie die Erregbarkeit des Herzens bei elektrischer Interferenz aus den Muskeln oder bei von außen kommender elektromagnetischer Interferenz kontrollieren. Personen, die am Arbeitsplatz starken elektromagnetischen Feldern ausgesetzt sind, werden gewöhnlich mit einem bipolaren Schrittmacher ausgestattet. Da im Gehäuse des Impulsgenerators kein Strom fließt, besteht bei bipolaren Schrittmachern weniger Gefahr, dass sie ein Zucken der umgebenden Muskulatur verursachen.
- Der elektrische Schrittmacherimpuls hat meistens eine Dauer von 0,3–1,5 ms und eine Amplitude von 2,5–5 V. Die Stimulationsschwelle einer Sonde ist der minimale Schrittmacherimpuls, der regelmäßig einen Herzschlag hervorruft. Der Output-Stimulus wird 1 bis 3 Monate nach der Implantation des Schrittmachers der Stimulationsschwelle entsprechend angepasst.
- Schrittmacher sind entweder Einkammergeräte (wobei die impulsgebende Sonde entweder im rechten Vorhof oder im rechten Ventrikel platziert ist) oder Zweikammergeräte (wobei Sonden sowohl im rechten Vorhof als auch im rechten Ventrikel platziert sind). Zweikammerschrittmacher werden auch als physiologische Schrittmacher bezeichnet. Im Falle eines kompletten AV-Blocks kann ein Zweikammerschrittmacher die Ventrikel entsprechend dem normalen Sinusrhythmus der Vorhöfe stimulieren, sodass eine natürliche Anpassung der Herzfrequenz gewährleistet ist.
- Frequenz-modulierende Schrittmacher enthalten einen Sensor, der eine Zunahme der physischen Aktivität erkennt und darauf mit einer Beschleunigung der Stimulationsfrequenz reagiert.
- Zur Programmierung eines Schrittmachers gehört das Einstellen der Stimulationsfrequenz, der Amplitude und Breite des Output-Impulses, der Sensitivität für intrinsische Depolarisationssignale des Herzens und des Pacing-Modus. Die Schrittmachereinstellungen müssen angepasst werden, wenn sich die Herzinsuffizienz des Patienten verschlechtert oder wenn der Patient Vorhofarrhythmien entwickelt.

Wahl des Pacing-Modus

- Siehe Tabelle 4.52.
- Bei Patienten mit einem Sick-Sinus-Syndrom wird die Vorhoffrequenz ausreichend hoch eingestellt, und die intakte atrioventrikuläre Reizleitung übernimmt die Kontrolle über die ventrikuläre Frequenz (AAI-Pacing). Bei Patienten mit AV-Block wird die gestörte Reizleitung dadurch wiederhergestellt, dass die Ventrikel synchron mit der Vorhofaktivität stimuliert werden (DDD- oder VDD-Pacing).
- Das traditionelle ventrikuläre Pacing (VVI) wird bei Vorhofflimmern und Bradykardie eingesetzt.
- Ventrikuläres Pacing (VVI) dilatiert die Vorhöfe, verursacht Vorhofflimmern und prädisponiert den Patienten zu Hirnembolien. Da die Vorhoffunktion gestört ist, verschlechtert oder verursacht es auch eine Herzinsuffizienz. VVI-Schrittmacher sind preisgünstig und einfach anzuwenden, aber nicht physiologisch in ihrer Wirkung.
- Wenn der Herzeigenrhythmus intakt ist und nur ab und zu eine Herzstimulierung erforderlich ist, reicht gewöhnlich der einfache ventrikuläre Schrittmacher (VVI) aus. Bei älteren Personen genügt es oft, eine ausreichende Herzfrequenz im Ruhezustand durch ventrikuläres Pacing sicherzustellen. Wenn der Patient ein Schrittmachersymptom entwickelt, kann es nötig sein, auf Vorhof-Pacing oder physiologisches Pacing umzustellen.

Häufigkeit der Kontrolluntersuchungen

- Jährliche Kontrollen sind normalerweise ausreichend.
- Häufigere Kontrolluntersuchungen können bei physiologischen Schrittmachern notwendig

Tabelle 4.52 Pacing-Modi			
Pacing-Modus	Code[1]	Funktion	Nachteile
Vorhof-Pacing	AAI, AAIR	Stimuliert die Vorhöfe, erfordert normale atrioventrikuläre Reizleitung	Reagiert nicht auf ventrikuläre Asystolie
Kammer-Pacing	VVI, VVIR	Stimuliert nur die Ventrikel	Synchronisiert nicht Vorhöfe und Ventrikel
Pacing mit Vorhof-Tracking	VDD, VDDR	Stimuliert die Ventrikel entsprechend der Vorhoffrequenz	Stimuliert nicht die Vorhöfe
Atrioventrikuläres sequenzielles Pacing	DDI, DDIR	Stimuliert sowohl Vorhöfe als auch Ventrikel	Korrigiert nicht einen AV-Block
Universelles Pacing	DDD, DDDR	Vereint Vorhof-Tracking und atrioventrikuläres sequenzielles Pacing	

[1] R: Die Stimulationsfrequenz wird dem physiologischen Zustand des Patienten angepasst. Kein R: Die Stimulationsfrequenz bleibt konstant.

sein, wenn eine Änderung des Eigenrhythmus vermutet wird.
- Wenn die Batterieleistung nachlässt, sollte der Patient häufiger den Arzt aufsuchen.
- Schrittmacherüberprüfungen können im Rahmen der Primärversorgung durchgeführt werden, wobei die (im Magnetmodus erstellten) Elektrokardiogramme einem Spezialisten zur Beurteilung übersandt werden.
- Anmerkung: Die Durchführung von Schrittmacherkontrollen in der Primärversorgung ist in Österreich nicht üblich, da Spezialambulanzen in den meisten Regionen in erreichbarer Nähe zu finden sind.

Was bei der Schrittmacher-
überwachung zu beachten ist

- Symptome
  - Synkopen: unzureichende Funktion des Schrittmachers oder Schrittmacher-Syndrom (siehe unten). Eine Synkope ist immer eine Indikation für eine sofortige Überprüfung der Funktionstüchtigkeit des Schrittmachers und für eine Überweisung des Patienten zur weiteren Abklärung.
  - Jedes Anzeichen einer Infektion in der Umgebung des Impulsgeneratorgehäuses erfordert die sofortige Einweisung in ein Spital.
  - Ein Zucken im Zwerchfell oder in der Umgebung des Impulsgenerators deutet auf einen Fehler oder (wenn das Zucken im Apex des Zwerchfells auftritt) auf eine fehlerhafte Platzierung der Elektrodenspitze hin. Ein Zucken erfordert immer die Einweisung in eine Fachambulanz zur weiteren Abklärung der zugrunde liegenden Ursache.
  - Physiologisches Pacing kann von einer durch den Schrittmacher ausgelösten Tachykardie bei Impuls-Reentry, Vorhofflattern oder Vorhofflimmern begleitet sein.
- Elektrokardiographie (EKG) mit und ohne Magnet
  - Es empfiehlt sich, EKGs immer sowohl im Magnetmodus als auch ohne Anwendung eines Magneten aufzuzeichnen.
  - Beginn und Ende der Magnetanwendung sollten immer sorgfältig auf dem EKG-Streifen markiert werden!
  - Die Vorbereitung für ein Magnet-EKG beginnt mit der Palpation des Bereichs, in dem sich der Schrittmacher befindet.
  - Danach wird ein normales 12-Kanal-EKG erstellt, bei dem der Magnet während der Aufzeichnung der präkordialen Ableitungen V1–V3 über den Schrittmacher gelegt wird.
- Lebensdauer der Batterien
  - Die Lebensdauer der Energiequelle beträgt 6–10 Jahre.
  - Der Magnet sorgt dafür, dass der Schrittmacher Impulse mit konstanter Frequenz aussendet. Eine Verringerung der Pulsfrequenz auf eine bestimmte Untergrenze deutet darauf hin, dass die Energiequelle an Leistung verliert und dass es bald Zeit wird, den Schrittmacher zu ersetzen. Da es unterschiedliche Anzeichen dafür gibt, dass die Lebensdauer der Batterien zu Ende geht, gibt es keine allgemeine Regel für das weitere Vorgehen.
- Stimulationsschwelle
  - Die Stimulationsschwelle kann durch eine Wanderung der Elektrodenspitze (bald nach der Implantation), durch die Entstehung von fibrösem Gewebe rund um die Spitze oder durch einen Bruch der Sonde erhöht werden.
  - Die Stimulationsschwelle kann bei manchen Schrittmachermodellen mit Hilfe eines Magneten gemessen werden. Die meisten Modelle benötigen jedoch eine Programmiereinheit zur Bestimmung des Schwellenwertes.
- Zustand der Sonden
  - Fehler treten häufiger in den Sonden als in den Impulsgeneratoren auf.
  - Ein Verdacht auf eine Störung wird durch eine Röntgenaufnahme oder durch Messung des elektrischen Widerstandes mit Hilfe einer Programmiereinheit abgeklärt.
- Erkennen intrinsischer kardialer Ereignisse (P-Wellen und QRS-Komplexe)
  - Die Fähigkeit des Schrittmachers, die Vorhofdepolarisierung (P-Welle) zu erkennen, kann sich ändern und muss deshalb bei Schrittmachern mit Vorhof-Pacing bei jeder Kontrolle überprüft werden.
- Der zugrunde liegende intrinsische Rhythmus
  - Der intrinsische Rhythmus des Herzens ist wichtig in Fällen, in denen die Pacing-Frequenz zur Überbrückung einer gelegentlich auftretenden Bradykardie niedrig eingestellt wurde, sowie bei Patienten mit einem physiologischen Schrittmacher, die permanentes Vorhofflimmern entwickeln und auf einfaches ventrikuläres Pacing umgestellt werden müssen.
- Die Relevanz der Art des Pacing (Pacing-Modus) und der Schrittmachereinstellungen sollte neu überdacht werden, wenn die Lebensumstände des Patienten sich geändert haben und er/sie Symptome aufweist, deren Ursprung der Schrittmacher sein könnte.

Im EKG erkennbare Störungen
des Pacing

- Im EKG ist zu sehen, ob die Pacing- und Sensing-Funktionen des Schrittmachers ordnungsgemäß arbeiten.

Beobachtungen, die die Konsultation einer Schrittmacherambulanz erfordern

- Die Schrittmacherfrequenz ist niedriger als die im Schrittmacherpass angegebenen Minimaleinstellung.
- Der Pacing-Impuls erreicht sein Ziel nicht (Ausgangsblock).
- Es findet kein Pacing statt.
- Überempfindlichkeit der Sensoren („oversensing": Reaktion auf Muskelaktivität oder T-Wellen)
- Zu geringe Empfindlichkeit der Sensoren („undersensing": Ereignisse wie QRS-Komplexe oder P-Wellen werden nicht wahrgenommen), die zu asynchronem Pacing führt.
- Die Polarität (Richtung) des Schrittmacherausschlages im EKG (spike) hat sich geändert (ist pathologisch, wenn es in mehr als einer EKG-Ableitung auftritt; kann auch Zeichen einer Elektrodenwanderung sein).

Harmlose Erscheinungen

- Wenn ein Herzschlag aus dem Eigenrhythmus in die Refraktärperiode (im Allgemeinen etwa 1/3 einer Sekunde) des Impulsgenerators fällt, kann fälschlich der Eindruck entstehen, dass der Schrittmacher nicht richtig funktioniert.
- Ein EKG-Ausschlag (Spike), der als Fusionsschlag (fusion beat) bezeichnet wird, tritt auf, wenn ein intrinsischer Herzschlag und ein vom Schrittmacher ausgelöster Schlag zeitlich zusammenfallen. Die obigen Erscheinungen sind beide harmlos.

Schrittmacher-Syndrom

- Bei ventrikulärem Pacing (VVI) können die Vorhöfe sich gleichzeitig mit den Ventrikeln kontrahieren, wenn der Patient kein Vorhofflimmern hat. Dies kann eine Vorhofdilatation, Hypotonie, chronische Müdigkeit und eine Neigung zu Synkopen verursachen.
- Faktoren, die zu einem Schrittmacher-Syndrom prädisponieren, sind ein Sick-Sinus-Syndrom sowie die retrograde Leitung des ventrikulären Pacing zu den Vorhöfen. Die Reizleitung kann untersucht und eine eventuell durch das Pacing verursachte Hypotonie kann bei der Implantation des Schrittmachers gemessen werden. Im EKG zeigt sich eine P- auf der T-Welle (Klärung durch das transösophageale EKG).
- Das Schrittmacher-Syndrom wird durch Frequenzreduktion beim VVI-Pacing oder durch Umstellung auf einen anderen Pacing-Modus behandelt.
- Manchmal tritt das Schrittmacher-Syndrom ohne retrograde Reizleitung auf. Es führt dann zu unspezifischen Symptomen, die oft fälschlich der Grundkrankheit des Patienten zugeschrieben werden.

Elektrische und magnetische Felder in der Umgebung des Patienten

- Elektromagnetische Felder können mit der Sensorfunktion des Schrittmachers interferieren.
- Schrittmacher haben eine Ersatzfunktion, die sie dann unabhängig vom intrinsischen Rhythmus des Herzens auf eine festgelegte Pacing-Frequenz einstellt.
- Elektrogeräte in Wohnungen, Büros und öffentlichen Gebäuden sowie Sicherheitseinrichtungen auf Flughäfen sind normalerweise für Schrittmacher harmlos.
- Elektrische Felder in Kraftwerken und Industrieanlagen haben Feldstärken (1–10 kV/m), die das Funktionieren eines Schrittmachers beeinträchtigen können.
- Elektrisches Lichtbogenschweißen ist Personen mit Schrittmacher verboten.
- Überlandstromleitungen erzeugen starke Felder (110–400 kV), daher sollten sich **Patienten mit Schrittmachern mindestens 40 m von solchen Stromleitungen entfernt halten.** Ein kurzer Aufenthalt in solchen Bereichen ist erlaubt, z.B. wenn man mit dem Auto unter einer Überlandleitung hindurchfährt.
- Zu den **medizinischen Verfahren, die für Patienten mit Schrittmacher nicht erlaubt sind,** gehören Magnetresonanz-Imaging (MRI) sowie Strahlentherapie in der Nähe des Impulsgeneratorgehäuses. Von den physiotherapeutischen Verfahren ist die Kurzwellendiathermie nicht erlaubt, und transkutane elektrische Nervenstimulation wird ohne gleichzeitige EKG-Überwachung nicht empfohlen. Bei chirurgischer Diathermie muss die bipolare Diathermie angewendet werden, und die Diathermieleitung muss möglichst weit vom Schrittmacher entfernt geführt werden.

Arrhythmien bei Schrittmacherpatienten

- Ein bei Vorhof- oder physiologischem Pacing auftretendes Vorhofflimmern erfordert die Wiederherstellung des Sinusrhythmus. Einfaches ventrikuläres Pacing ist bei Vorhofflimmern ausreichend.
- Wenn spontane Schläge auftreten, sollten bradykardisierende Medikamente vermieden werden (außer in Fällen, in denen Antiarrhythmika ausdrücklich benötigt werden und das Herz-Pacing ihre ausreichende Dosierung gewährleistet).
- Die Anwesenheit eines Schrittmachers ändert nichts an der Indikation für eine Antikoagulationstherapie bei Vorhofflimmern.
- Wenn der Patient eine elektrische Kardioversion benötigt, muss die Verbindungslinie zwischen den Elektroden um 90 Grad gegen die Richtung der Schrittmachersonde gedreht sein (sternale

und dorsale Platzierung der Elektroden wird empfohlen; keine Elektrode sollte nahe der Herzspitze platziert werden).

Anweisungen für den Schrittmacher-Patienten

- Tragen Sie immer Ihren Schrittmacherausweis bei sich.
- Messen Sie Ihre Herzfrequenz ungefähr 1 × monatlich und suchen Sie Ihren Arzt auf, wenn Ihre Herzfrequenz um mehr als 3 Schläge pro Minute unter die festgelegte Grenze fällt.

4.55 Differenzialdiagnostik beim Thoraxschmerz

Ziele

- Schmerzen, die durch eine Myokardischämie bei einem drohenden Infarkt verursacht werden, müssen von Thoraxschmerzen ohne Ischämie unterschieden werden. Nicht ischämische Schmerzen können andere Ursachen haben, die eine akute Behandlung brauchen, z.B. Perikarditis, Aortendissektion und Pulmonalembolie.
- Beachten Sie, dass Risikopatienten neben ischämischen Schmerzen auch nicht ischämische Thoraxschmerzen haben können.
- Unterscheiden Sie zwischen stabiler und instabiler Angina (4.58).

Schmerzen bei Myokardischämie

- Bei einem drohenden Infarkt sind für gewöhnlich lang anhaltende Schmerzen im Thoraxbereich das Hauptmerkmal für eine Myokardischämie. Typische Merkmale dieser Schmerzen sind u.a.:

Tabelle 4.55.1 **Geringfügige EKG-Veränderungen bei MI und MI bei LSB**

Geringfügige EKG-Veränderungen, die auf einen Myokardinfarkt hinweisen	Myokardinfarktdiagnostik bei LSB
Mangelnde R-Progression	ST-Hebung in der Akutphase
Auch eine kleines Q in V2-V4 ohne LAHB	Neue Q-Zacke in V5–V6
Knotung sowohl im initialen als auch im terminalen Teil des QRS-Komplexes	QS oder R-Reduktion in V1–V6
Akuter Schenkelblock oder faszikulärer Block	Niedrige QRS-Amplitude
Verschwinden von alten Infarktveränderungen	QR-Form von ventrikulären ektopischen Schlägen
Q-Zacke unter 30 ms in III, aVF	

Tabelle 4.55.3 **EKG-Veränderungen, die jenen bei Myokardinfarkt ähneln**

ST-Veränderungen, die jenen bei Myokardinfarkt ähneln	
ST-Streckenhebung	Frühe Repolarisation in V1–V3. Besonders bei athletischen Männern („Sportlerherz")
	Akute Myoperikarditis in allen Ableitungen außer V1, aVR. Keine Auflösung durch Betablocker.
	Pulmonalembolie – in inferioren Ableitungen
	Hyperkaliämie
	Hypertrophische Kardiomyopathie
ST-Streckensenkung	Sympathikotonie
	Hyperventilation
	Pulmonalembolie
	Hypokaliämie
	Digoxin
	Antiarrhythmika
	Psychopharmaka
	Hypertrophische Kardiomyopathie
	Reziproke ST-Streckensenkung bei inferiorem Infarkt in den Ableitungen V2–V3–V4
	Kreislaufschock
QRS-Veränderungen, die jenen bei Myokardinfarkt ähneln	Hypertrophe Kardiomyopathie
	WPW-Syndrom
	Myokarditis
	Stumpfes Herztrauma
	Massive Pulmonalembolie (QS in Ableitungen V1–V3)
	Pneumothorax
	Kardiale Amyloidose
	Kardiale Tumore
	Progressive Muskeldystrophie
	Friedreichsche Ataxie
ST-Veränderungen, die jenen bei non-Q-Myokardinfarkt ähneln	Hirndrucksteigerung – Subarachnoidalblutung – Schädeltrauma
	Hyperventilationssyndrom
	Z.n. Tachyarrhythmie
	Kreislaufschock – Blutung – Sepsis
	Akute Pankreatitis
	Myoperikarditis

- Dauer meist über 20 Minuten.
- Lokalisation retrosternal, möglicherweise mit Ausstrahlung in die Arme (meist in den linken Arm), den Rücken, den Hals oder den Unterkiefer
- Der Schmerz wird als beklemmend, drückend oder als ein Gefühl der Enge um den Thorax beschrieben; die Atmung oder eine Veränderung der Körperhaltung haben keinen merkbaren Einfluss auf die Intensität des Schmerzes.
- ununterbrochener, lang anhaltender, starker Schmerz

Tabelle 4.55.2 **Nicht ischämische Ursachen von Thoraxschmerzen**

Krankheit	Differenzialsymptome und -zeichen
Reflux-Ösophagitis, Ösophagusspasmus	• Keine Veränderungen im EKG • Sodbrennen • Verschlechtert sich im Liegen, aber auch unter Belastung, ähnlich wie Angina pectoris • Die häufigste Ursache von Thoraxschmerzen. Vorsicht: Risikopatienten können gleichzeitig auch ischämische Schmerzen haben!
Pulmonalembolie	• Tachypnoe, Hypoxämie, Hypokapnie • Im Thorax-Röntgen keine pulmonale Stauung – ist oft normal • Kann ähnliche Symptome zeigen wie bei Hyperventilation • PaO_2 und $PaCO_2$ vermindert • Oft kein wesentlicher Schmerz • D-dimer-Test positiv – ein negatives Resultat schließt eine Pulmonalembolie aus

Hyperventilation	• Hyperventilationssyndrom
	  ○ Das Hauptsymptom ist Dyspnoe wie bei der Pulmonalembolie
	  ○ Häufig bei jungen Patienten
	  ○ Kribbeln und Gefühllosigkeit in den Extremitäten, Schwindelgefühl
	  ○ $PaCO_2$ vermindert, PaO_2 erhöht oder normal
	• Sekundäre Hyperventilation
	  ○ Hinweis auf eine organische Erkrankung bzw. Ursache; Azidose, Pulmonalembolie, Pneumothorax, Asthma, Infarkt etc.

Spontanpneumothorax	• Dyspnoe ist in der akuten Situation das Hauptsymptom, später nur mehr Belastungsdyspnoe • Auskultation und Thoraxröntgen
Aortendissektion	• Starke Schmerzen mit variabler Lokalisierung • Bei Dissektionen vom Typ A zeigt sich manchmal eine Obstruktion eines Koronarostiums (meist rechtskoronar) mit Anzeichen für einen drohenden inferiorposterioren Infarkt • Mögliche Pulsasymmetrie • Manchmal zeigt sich ein verbreitertes Mediastinum im Thoraxröntgen • Frische Aortenklappeninsuffizienz
Perikarditis	• Veränderung der Körperhaltung und Atmung beeinflussen den Schmerz. • Ein Reibegeräusch kann hörbar sein. • ST-Erhöhung, aber keine reziproke ST-Senkung
Pleuritis	• Stechender Schmerz beim Atmen. Meistens ist die Ursache für stechende Brustschmerze jedoch ein anhaltender Husten.
Kostochondraler Schmerz	• Empfindlichkeit bei Palpation, Bewegungen des Brustkorbs beeinflussen den Schmerz. • Kann auch ein unbedeutender Zufallsbefund sein.
Frühstadium eines Herpes zoster	• Keine Änderungen im EKG, Exanthem • Ausschlag tritt erst nach einigen Tagen auf • Lokale Parästhesien vor Ausschlag
Ektopische Schläge	• Vorübergehend im Bereich der Herzspitze spürbar, auch in Ruhe
Ulcus pepticum, Cholezystitis, Pankreatitis	• Klinische Untersuchung (eine Ischämie der Hinterwand kann akutem Abdomen ähnlich sein). Vorsicht: Risikopatienten können gleichzeitig auch ischämische Schmerzen haben!
Depression	• Permanentes Gefühl der Schwere in der Brust, unabhängig von körperlicher Betätigung, EKG normal
Durch Alkohol bedingt	• Männer im jüngeren bis mittleren Alter, betrunken. Vorsicht: Risikopatienten können gleichzeitig auch ischämische Schmerzen haben!

○ Die Symptome, wie Schmerzbeginn im Oberbauch und Übelkeit, können Symptomen eines akuten Abdomens ähnlich sein. Übelkeit und Erbrechen sind manchmal die Hauptsymptome, besonders bei einer Ischämie der inferioren Hinterwand.

○ Bei einer inferiorposterioren Ischämie können Vagusreflexe Bradykardien und Hypotonie verursachen, die sich als Schwindelgefühl oder Synkopen manifestieren.

• Während der ersten 4 Stunden nach dem Ausbruch der Schmerzen ist das EKG die wichtigste Untersuchung, ein normales EKG schließt aber einen drohenden Infarkt nicht aus.

• Marker, die auf einen Myokardinfarkt hinweisen (Troponin T und I, CK-MBm), beginnen etwa 4 Stunden nach dem Ausbruch der Schmerzen anzusteigen. Der Anstieg dieser Werte bestätigt die Diagnose Myokardinfarkt unabhängig vom EKG-Befund (4.60).

Nicht ischämische Ursachen für Thoraxschmerzen

• Für nicht ischämische Ursachen von Thoraxschmerzen siehe Tabelle 4.55.2.
• Für EKG-Veränderung, die jenen bei Myokardinfarkt ähneln, siehe Tabelle 4.55.3.

4.58 Akutes Koronarsyndrom: instabile Angina pectoris und Nicht-ST-Strecken-Elevations-Myokardinfarkt (NSTEMI)

Dieser Artikel richtet sich an Allgemeinärzte in der Grundversorgung und wurde aufgrund der Systemunterschiede (keine stationären Einheiten im Grundversorgungsbereich der deutschsprachigen Länder) gegenüber dem Original verändert.

Ziel

- Erkennen einer Angina pectoris als Hinweis auf einen akuten Myokardinfarkt oder eine instabile Angina pectoris und Organisation eines begleiteten Transports des Patienten an eine kardiologische Überwachungsstation zur Durchführung einer aktiven medikamentösen Behandlung oder einer raschen Revaskularisation Ⓐ.
- Überprüfung der Risikofaktoren für eine koronare Herzerkrankung und rechtzeitige stationäre Einweisung von Hochrisikopatienten zur Koronarangiographie. Das einzige Ischämiesymptom kann eine Verschlechterung des Allgemeinzustandes des Patienten oder eine Atemnot ohne Thoraxschmerz sein.

Definition

- Durch plötzliche Verengung oder plötzlichen Verschluss einer Koronararterie ausgelöste Symptome werden als akutes Koronarsyndrom (ACS) bezeichnet. Dazu gehören:
  - instabile Angina pectoris
  - Myokardinfarkt ohne ST-Streckenhebung
  - Myokardinfarkt mit ST-Streckenhebung (siehe 4.61)
- Die häufigste Ursache für ein akutes Koronarsyndrom ist der Riss eines atheromatösen Plaques und ein darauf gebildeter Thrombus.

Risikogruppen und klinische Zeichen

- Der Nachweis eines infarktspezifischen Enzymmarkers (kardiales Troponin T und I, CK-MBm) ist ein zuverlässiger Hinweis auf ein koronares Ereignis. Zu einem Enzymanstieg kommt es jedoch erst einige Stunden nach Symptombeginn.
- Instabile Angina pectoris (IAP) ist eine heterogene Gruppe von Erkrankungen, die das Spektrum zwischen stabiler AP und akutem Myokardinfarkt (AMI) abdecken.
- Neue (plötzlich einsetzende) AP bei einem Risikopatienten ist immer ernst zu nehmen.
- Eine Aggravierung von stabiler AP zu instabiler AP verlangt immer eine Neueinschätzung des Risikos und oft eine Änderung der Behandlungsstrategie.
- Schmerzen sind nicht immer vorhanden. Das Hauptsymptom ist dann vielmehr ein Abnehmen der körperlichen Belastbarkeit (ein plötzlicher Rückgang der körperlichen Fitness) oder eine akute Linksherzinsuffizienz durch Zunahme der Ischämie.
- Im EKG geht eine Absenkung der ST-Strecke dem Schmerz manchmal voraus. Die symptomlose („stumme") Ischämie eines Risikopatienten ist ein bedeutsamer Befund. Eine Ischämie ist im Ruhe-EKG nicht immer zu erkennen. Ein Anfalls-EKG ist immer von großem Wert.
- Ein Anstieg der myokardialen Enzymmarker bei einer instabilen Angina pectoris wird derzeit als Myokardinfarkt eingestuft (Non-Q-Infarkt, Nicht-ST-Strecken-Elevations-Myokardinfarkt, NSTEMI).

Patientenmanagement

- Alle Patienten mit Verdacht auf instabile Angina pectoris sind fachärztlich oder stationär entsprechend den regionalen Behandlungspfaden abzuklären.
- Eine Angina pectoris (Patient hat aktuelle Schmerzen), die nicht innerhalb von 20 Minuten abklingt, ist als Notfall zu behandeln. Der Patient ist unter Notfallbedingungen stationär einzuweisen (siehe 4.60).
  - **Die Primärversorgung bei akutem Koronarsyndrom umfasst: Sauerstoff, Nitrogabe (cave Blutdruck), Legen eines intravenösen Zugangs, ASS 500 mg i.v. (Aspisol) bzw. 250 mg per os, Clopidogrel zusätzlich zu ASS in der Dosierung von 300–600 mg per os, Clopidogrel alleine nur bei ASS-Unverträglichkeit, Heparin (4000 bis max 5000 IE i.v. oder NMH in therapeutischer Dosierung), Sedoanalgesie, Monitoring, Transportorganisation** (zur präklinischen Notfallversorgung s.a. 17.03**).**
- Hochrisikopatienten ohne aktuelle Schmerzen mit Ischämiezeichen im EKG, erhöhten myokardialen Enzymmarkern Ⓐ oder akuter Linksherzinsuffizienz (Lungenödem, Mitralklappeninsuffizienz, Hypotonie): sofortiger Transport zu Angiographie und Revaskularisation (telefonische Rücksprache mit der anzufahrenden Abteilung).
  - **Gleiche Primärversorgung wie bei persistierender Angina pectoris. Analgesierung nach Bedarf.**
- Patienten ohne aktuelle Schmerzen und ohne Ischämiezeichen im EKG, ohne erhöhte myokardiale Enzymmarker und ohne Herzinsuffizienz:
  - Ein symptomlimitierter Belastungstest binnen 2–4 Tagen.
  - Wenn der Patient beim Belastungstest Sympto-

me oder Ischämiezeichen oder EKG-Veränderungen bei niedrigem Puls-Blutdruck-Produkt aufweist, sollte er sofort zur Angiographie überwiesen werden.
- Wenn es weder Symptome noch Ischämiezeichen oder EKG-Veränderungen beim Belastungstest gibt oder wenn diese nur bei hohem Puls-Blutdruck-Produkt auftreten, wird mit konservativer Behandlung und der Minimierung von Risikofaktoren begonnen. Die Prophylaxe kann durch die Verabreichung von Clopidogrel zusätzlich zu ASS intensiviert werden.
- Thrombolyse oder sofortige PCI (Perkutane Koronarintervention: Ballonangioplastie und Stenting) ist bei Entwicklung eines ST-Strecken-Elevations-Myokardinfarktes (STEMI) indiziert. Siehe auch Artikel über Revaskularisation 4.65. Nach der Einführung eines Stents wird Clopidogrel zusätzlich zu ASS für 3–12 Monate verabreicht.
- Zur Differenzialdiagnostik bei akutem Thoraxschmerz s. 4.55.

Antiischämische und antithrombotische Behandlung

- Bei fehlenden EKG-Veränderungen und ohne Anstieg der infarktspezifischen Enzymmarker empfiehlt sich nach der Abklärung die folgende Einstellung:
  ○ ASS 100 mg/Tag durchgehend, wenn keine Kontraindikationen vorliegen Ⓐ.
  ○ Clopidogrel zusätzlich zu ASS: als Startdosis einmalig 300–600 mg (meist bereits stationär), dann 75 mg/Tag Ⓐ.
  ○ Nitrate Ⓓ der Situation entsprechend.
  ○ Betablocker Ⓒ (Metoprolol). Die Herzfrequenz sollte 50–60 Schläge/min betragen und der systolische Blutdruck unter 150 mmHg liegen.
  ○ Niedermolekulare Heparine Ⓐ (z.B. Dalteparin 100–120 IE/kg KG 2 × täglich für 1 Woche oder Enoxaparin 2 × 1 mg/kg KG tgl. – niedrigere Dosierung bei älteren Patienten und bei Patienten mit Niereninsuffizienz) werden gleichzeitig mit ASS gegeben.
  ○ Medikamentöse Therapie und invasives Vorgehen schließen einander nicht aus.
  ○ Glykoprotein-IIb/IIIa-Inhibitoren für ausgewählte Hochrisikopatienten in stationärer Behandlung.
  ○ Fibrinolyse hat in diesen Fällen keine Vorteile.
  ○ Zur Behandlung der chronischen KHK s. 4.63.

4.60 Myokardinfarkt

Grundlagen

- Wenn eine Person mit hohem Myokardinfarktrisiko ein akutes Koronarsyndrom hat, das länger als 20 Minuten andauert, besteht Verdacht auf einen drohenden Myokardinfarkt. Statt Schmerzen im Brustkorb kann das primäre Symptom auch eine akute Dyspnoe sein.
- Ein akutes Koronarsyndrom ohne Myokardschaden ist oft eine instabile Angina pectoris, die aktive Behandlung erfordert.
- Die Diagnose sollte unverzüglich gestellt werden, da ein früher Therapiebeginn die Prognose entscheidend verbessert.
- Eine Akutangioplastie (PTCA, PCI) ist bei Verfügbarkeit die Reperfusionstherapie der Wahl Ⓐ.
- Beim klinischen Erscheinungsbild eines drohenden Myokardinfarktes und entsprechenden EKG-Veränderungen soll in jedem Fall baldmöglichst eine Thrombolyse durchgeführt werden (4.61).
- Wenn keine Kontraindikationen vorliegen, sollte bei allen Patienten eine Therapie mit ASS und einem Betablocker und in den meisten Fällen auch ein ACE-Hemmer und ein Statin in den ersten Tagen begonnen werden.
- Im Rahmen des Gesundheitssystems sollte eine sorgfältig geplante Versorgungsstrategie für Koronarpatienten vorhanden sein.

Diagnostik

- Klassische EKG-Befunde
- Diagnosekriterien auf Basis von EKG-Befunden und Troponinkonzentration
  ○ Während der Erste-Hilfe-Phase ist besonders bei jüngeren Patienten der Schmerz das Leitsymptom. Bei älteren Personen sind die Symptome oft atypisch.
  ○ Außer der ischämischen Schmerzsymptomatik sind die ST-Veränderungen im EKG bei der Planung der Reperfusionstherapie zu berücksichtigen (4.61).
  ○ Zusätzlich zu den Schmerzen und den EKG-Befunden sind für eine definitive klinische Diagnose auch myokardspezifische Enzymwerte erforderlich.
- Zur Differenzialdiagnose von Brustschmerzen siehe 4.55.
- Bei einem Myokardinfarkt halten die Schmerzen länger als 20 Minuten an und sind in der erweiterten retrosternalen Gegend lokalisiert, mit Ausstrahlung in die Arme, den Rücken, den Hals oder den Unterkiefer.
  ○ Der Schmerz ist beengend und wird als Enge, Schwere, Beklemmung oder Druck empfunden. Atmung oder Körperhaltung haben kei-

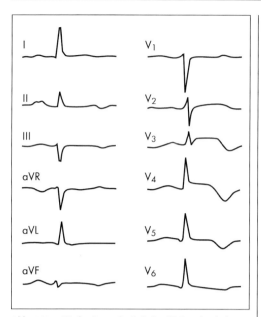

Abb. 4.60.1 Ein beginnender Infarkt: ST-Streckenhebung in Ableitungen V3-V5. Die Q-Welle hat sich noch nicht entwickelt, sodass eine schnellstmögliche Thrombolyse geboten ist.

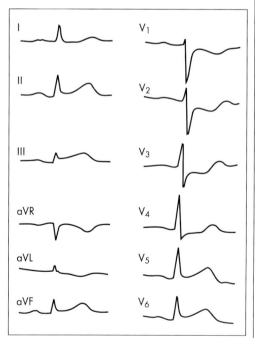

Abb. 4.60.2 Ein rezenter inferoposteriorer Myokardinfark. Die Q-Welle (= R-Erhöhung in V2-V3) hat sich noch nicht ausgebildet, sodass eine Thrombolyse angezeigt ist. Die reziproke S-T-Streckensenkung in den Ableitungen V2-V3 korreliert mit S-T-Streckenhebungen beim Vorderwandinfarkt. S-T-Streckenhebungen erscheinen in den unteren Ableitungen (in den Ableitungen II, III und aVF).

nen Einfluss auf die Intensität der Schmerzen. Nitroglycerin kann den Schmerz erleichtern jedoch nicht beseitigen.
- Der Schmerz ist gewöhnlich heftig und nachhaltig. Er kann auch im Oberbauch lokalisiert sein, wo er bei gleichzeitigem Auftreten von Nausea und Erbrechen täuschend an die Symptome eines akuten Abdomens erinnert.
- In der Schmerzphase ist der Patient oft blass, kaltschweißig, benommen und ihm ist übel.
• Ein Myokardinfarkt kann sich auch ohne Thoraxschmerz als akutes Lungenödem, Kollaps oder als plötzlicher Herztod manifestieren.

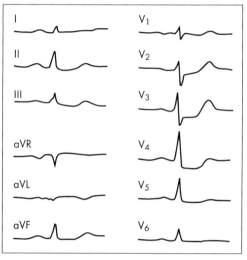

Abb. 4.60.3 Hinterwandinfarkt, der sich lateral ausbreitet (Ableitung aVL). Reziproke ST-Streckensenkungen und R-Erhöhung in Ableitungen V2–V4.

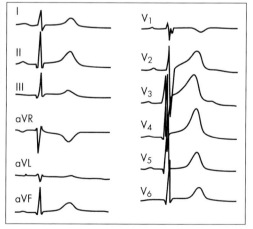

Abb. 4.60.4 Physiologische Hebung des ST-Segments bei einem Sportler in den Ableitungen V2–V4, verursacht durch eine frühzeitige Repolarisation.

- Eine Thrombolyse oder PCI ist angezeigt, wenn
  - der Schmerzbeginn kürzer als 6–12 Stunden zurückliegt und eine ST-Streckenhebung um mindestens 2 mm in mindestens 2 Brustwandableitungen, oder
  - eine ST-Streckenhebung um 1 mm in mindestens 2 Extremitätenableitungen, oder
  - eine reziproke ST-Streckensenkung in den Ableitungen V1–V4, oder
  - ein rezenter LSB vorliegt.
- Die Kontraindikationen für eine Thrombolyse müssen immer beachtet werden (4.61).
- Beachten Sie bei der klinischen Untersuchung, dass das EKG und die myokardspezifischen Biomarker sich im Verlauf der Erkrankung ändern:
  - Zuerst tritt eine ST-Streckenhebung auf, danach entwickelt sich die Q-Welle und schließlich kommt es zur Inversion der T-Welle.
  - Bei einem T-Wellen-Infarkt (Nicht-Q-Wellen-Infarkt) zeigen sich keine klassischen Q-Wellen, sondern die Diagnose beruht auf dem Anstieg der myokardspezifischen Enzyme, den Thoraxschmerzen oder den ST-T-Veränderungen.
  - Klassische Veränderungen der Q-Welle, Erhöhungen der ST-Strecke und T-Inversionen können auch von verschiedenen anderen Erkrankungen verursacht werden, was bei der Differenzialdiagnose berücksichtigt werden sollte (siehe Tabellen in 4.55).
  - Ein alter Infarkt, ein Schenkelblock und die frühe Erregungsrückbildung erschweren die Diagnose; in diesem Fall sind die Veränderungen im EKG wichtig und der Vergleich mit einer früheren Aufzeichnung daher besonders wertvoll.
  - Wenn sie zusätzlich zu anderen Kriterien auftreten, sind auch „ergänzende" Zeichen für einen Infarkt wichtig.
- Europäische und amerikanische kardiologische Gesellschaften (ESC, ACCF, AHA, WHF) haben sich auf grundlegende Kriterien für die Diagnose Myokardinfarkt geeinigt (www.acc.org/qualityandscience/clinical/consensus/mi_redefined/redefined.pdf):
  - Anstieg und/oder Abfall der kardialen Biomarker (vorzugsweise Troponin) bei nachgewiesener Myokardischämie, zugleich mit mindestens einem der folgenden Faktoren:
    – Symptome einer kardialen Ischämie
    – frische ischämische Veränderungen der ST-Strecke im EKG (ST-T-Veränderungen oder LSB)
    – Entwicklung pathologischer Q-Wellen im EKG
    – Verlust von vitalem Myokard oder frische regionale Motilitätsstörungen der Myokardwand in der bildgebenden Untersuchung

EKG-Diagnostik

- EKG-Aufzeichnungen werden bei der Akutversorgung, in der Notaufnahme, 12 Stunden später, am 2. Tag, bei der Entlassung aus dem Spital und danach nach Bedarf geschrieben.
- Das EKG ist das wichtigste Diagnoseverfahren. Zu Beginn müssen die Positionen der Brustwandableitungen auf der Haut markiert werden, um die Erkennung bedeutsamer Veränderungen im EKG zu ermöglichen. Durch ständiges EKG-Monitoring kann die Wirksamkeit der Behandlung beurteilt werden. Es ist jedoch möglich, dass sich im Frühstadium noch keine Veränderungen im EKG zeigen, sondern diese sich erst nach Stunden oder Tagen bemerkbar machen. Eine EKG-Diagnose wird durch einen alten Infarkt, einen LSB oder einen Hinterwandinfarkt erschwert.
- Bei einem Hinterwandinfarkt kann eine reziproke ST-Streckensenkung in V1–V4 einer Ischämie täuschend ähnlich sein. Ein Hinterwandinfarkt ist jedoch oft inferoposterior, wobei neben der ST-Streckensenkung auch eine ST-Streckenhebung in den Unterwandableitungen II, III und aVF erscheint.
- Eine ST-Streckensenkung deutet auf eine Ischämie und/oder instabile Angina pectoris hin. Ausgedehnte ST-Senkungen in Verbindung mit dem klinischen Erscheinungsbild eines Myokardinfarkts können eine subendokardiale Läsion anzeigen.
- Die EKG-Diagnostik des Myokardinfarktes kann kompliziert werden durch Veränderungen, die bei obstruktiver hypertropher Kardiomyopathie, WPW-Syndrom, (massiver) Pulmonalembolie, Myoperikarditis, sowie Tachyarrhytmien oder deren Folgen zu finden sind.

Untersuchungen im Anschluss an das EKG

- Troponin ist der wichtigste Biomarker und verdrängt immer mehr das CK.
- CK und CK-MB oder CK-MBm
- Ein negatives Testergebnis für Troponin T, Troponin I oder CK-MBm 9–12 Stunden nach dem ersten Auftreten der Symptome schließt einen Myokardinfarkt praktisch aus.
- Ein Troponin-T-Test ist auch dann wertvoll, wenn seit dem ersten Auftreten der Symptome mehr als 24 Stunden vergangen sind (die Konzentration bleibt länger erhöht als bei der CK). Erhöhte Troponin-T- oder Troponin-I-Werte weisen in jedem Fall auf ein pathologisches Ereignis hin, unabhängig vom EKG-Befund Ⓐ.
- Die Tests sollten 3 × durchgeführt werden, wenn Verdacht auf einen Infarkt besteht: bei der Einlieferung des Patienten sowie 12 und 24 Stun-

den nach der Einlieferung. Bei Bedarf wird ein zusätzlicher Test bei neuen Schmerzepisoden durchgeführt. Die Therapie wird schon vor dem Vorliegen der Testergebnisse begonnen.
- Blutbild (Hämoglobin, Hämatokrit, Erythrozyten und Leukozyten), CRP und D-Dimer
- Serum: Natrium und Kalium, bei Bedarf ein Thoraxröntgen

Troponin T oder Troponin I
- Die wichtigsten Indikatoren für eine myokardiale Schädigung. Sie können auch mit Schnelltestverfahren bestimmt werden, die sich für den Einsatz in der Primärversorgung eignen. Ein Lesegerät erleichtert die Interpretation.
- Troponin ist stärker myokardspezifisch als CK-MB und außerdem sehr sensitiv.
- Die Konzentration steigt nach einer myokardialen Schädigung rasch an (4–6 Stunden) und bleibt zumindest 1 Woche lang auf diesem Niveau. Ein sehr rascher Markeranstieg erfolgt nach thrombolytischer Wiedereröffnung eines Gefäßverschlusses.
- Indikationen:
  ○ Primärer Marker, um einen Myokardinfarkt (oder eine Myokarditis) zu bestätigen oder auszuschließen, wenn mindestens 6–8 Stunden seit dem Einsetzen der Schmerzen vergangen sind. Ein positives Ergebnis zeigt einen Myokardschaden an und bedeutet, dass die Prognose unabhängig vom EKG-Befund Ⓐ ungünstig und eine aktive Behandlung erforderlich ist. Der normale Referenzwert der Konzentration ist Null; oft wird auch ein methodenabhängiger Schwellenwert von < 0,5 µg/l angegeben.
  ○ Ein negatives Testergebnis innerhalb von 12 Stunden nach dem Einsetzen der Schmerzen schließt einen Infarkt aus.
  ○ Wird auch zur Diagnose eines Infarkts eingesetzt, wenn sich der Behandlungsbeginn verzögert und die CK-Werte wieder normal sind.
  ○ Der Troponin-Test bestätigt einen Myokardinfarkt auch dann, wenn eine erhöhte CK-MB-Konzentration durch eine muskulär bedingte CK-Erhöhung verursacht ist.
- Leichte Erhöhungen der Konzentration, die den Schwellenwert übersteigen, treten oft bei Herzoperationen auf. Schwellenwerte, die in diesen Fällen die Diagnose eines Myokardinfarkts erlauben, sind nicht definiert. Leichte Erhöhungen können auch im Zusammenhang mit länger anhaltenden Tachykardien auftreten, die das geschädigte Herz belasten, oder bei Dehnung des rechten Ventrikels im Rahmen einer Pulmonalembolie oder einer Herzinsuffizienz. Andere, nicht kardiale Ursachen für einen leichten Anstieg der Troponin-Konzentration sind Sepsis, Leberzirrhose, Niereninsuffizienz und rheumatoide Arthritis.

- Wenn der Patient ein erhöhtes Serumkreatinin aufweist, ist Serum-CK-MBm anstelle von Troponin für die Myokardinfarktdiagnostik zu verwenden.

Serum-CK-MBm
- Spezifischer und sensitiver als die CK-MB.
- Steigt innerhalb von 6–8 Stunden nach dem Einsetzen der Schmerzen und bleibt 1–2 Tage lang pathologisch.
- Gering erhöhte Werte können auf einen leichten Myokardschaden hindeuten, der eine aktive Behandlung erfordert. Anders als beim Troponin ist die normale Konzentration von CK-MB nicht Null. Es gibt eine unscharfe Grenze von 5–10 µg/l zwischen einem positiven und einem negativen Resultat.

Differenzialdiagnose des Throaxschmerzes

- Zu den wichtigsten Differenzialdiagnosen gehören u.a.:
  ○ Myoperikarditis (4.82)
  ○ Aortendissektion (5.63)
  ○ Lungenembolie (5.43)
  ○ instabile Angina pectoris (4.58)
  ○ ösophageale Schmerzen (8.30).
- Siehe auch den Artikel über Differenzialdiagnose bei Brustschmerzen 4.55.

Behandlung

- Sauerstoff, bei unzureichender Sauerstoffaufnahme (Lungenödem)
- Zur Schmerzbehandlung:
  ○ Nitroglycerin: Sublingualspray oder Sublingualtablette
  ○ Morphium 4–6 mg i.v., zusätzlich 4 mg 1–3 × in 5-Minuten-Abständen, falls erforderlich. Als Alternative Oxycodon 3-5 mg i.v. (in Österreich nicht i.v. erhältlich)
  ○ Ein Betablocker (Metoprolol,) 2–5 mg i.v. ist manchmal ausreichend zur Schmerzlinderung.
- Acetylsalicylsäure 250 mg, als Kautablette oder in Wasser aufgelöst, sofern keine Kontraindikationen vorliegen (aktives Ulkus, Überempfindlichkeit gegen ASS, Antikoagulation) Ⓐ.
- Clopidogrel Ⓐ: Initialdosis 300–600 mg oral, dann täglich 75 mg
- Ein Betablocker Ⓐ wird immer verabreicht, sofern keine Kontraindikationen vorliegen (Asthma, Hypotonie, Herzinsuffizienz, Erregungsleitungsstörung, Bradykardie). Die 1. Dosis kann intravenös verabreicht werden Ⓐ, wenn der Patient Schmerzen hat, oder oral, wenn der Patient schmerzfrei ist und seit dem Infarkt einige Zeit vergangen ist. Betablocker sind von besonderem

Nutzen bei Patienten mit Tachykardie und Hypertonie, die keine Herzinsuffizienz haben:
- intravenös: Metoprolol 5 mg
- oral: Metoprolol 2 × 25–50 mg

- **Sofortige PTCA** Ⓐ, falls verfügbar. Kann auch durchgeführt werden, wenn die Thrombolyse kontraindiziert ist. Ihre Wirkung ist besser als die der Thrombolyse in der akuten Phase und auch im langfristigen Follow-up. Das Setzen eines Stents wird immer im Rahmen der PTCA durchgeführt Ⓐ. Weitere Behandlung mit Aspirin in Kombination mit Clopidogrel zur Prävention von Thrombose und Restenose für 3–12 Monate. Da die Endothelialisierung von „drug-eluting" Stents langsam erfolgt, ist eine durchgehende antithrombotische Therapie für 12 Monate wichtig.
- Thrombolyse, sofern keine Kontraindikationen vorliegen 4.61 Ⓐ
- Ein ACE-Hemmer, z.B. Captopril, wird allen Patienten mit Zeichen oder Symptomen einer Herzinsuffizienz oder einer EF < 40, einem Vorderwandinfarkt oder einem Reinfarkt verabreicht Ⓐ. Die Therapie beginnt gewöhnlich nicht am 1. Tag:
  - ACE-Hemmer. Anfangsdosis 6,25 mg, danach wird die Dosis rasch gesteigert.
- Nitratdauertherapie Ⓐ
  - Wird als Infusion verabreicht, wenn der Patient ischämische Schmerzen hat und nicht auf schmerzlindernde Medikamente anspricht.
  - Oral, z.B. Isosorbid Dinitrat 2–3 × 10–20 mg.
- Die Heparinisierung (mit niedermolekularen Heparinen oder unfraktioniertem Heparin) ist zumindest für 2 Tage im Rahmen der Reperfusion indiziert.
  - Eine therapeutische Dosierung wird verabreicht, wenn der Patient eine thromboembolische Komplikation hat.
    - Bei länger andauernder Instabilität ist die Fortsetzung der Heparinisierung bis zu 1 Monat zu empfehlen.
  - Eine prophylaktische Dosierung wird verabreicht, wenn der Patient über längere Zeit bettlägrig und eindeutig adipös ist.
  - Wenn der Patient ein Herzwandaneurysma oder Vorhofflimmern aufweist, wird die Antikoagulierung schrittweise auf Marcoumar/Sintrom (möglicherweise auch permanent) umgestellt, sobald die hämostatische Situation stabil ist.
- Die Antikoagulation mit Marcoumar/Sintrom wird oft bei einem massiven Vorderwandinfarkt eingeleitet oder wenn eine TIA oder ein Schlaganfall (wandständiger Thrombus) zugleich mit einem Myokardinfarkt auftritt.
- Wenn der Patient Vorhofflimmern und einen Stent hat, benötigt er eine Dauerantikoagulierung und eine zeitlich limitierte Clopidogrel-Therapie (ohne Acetylsalicylsäure).

Arrhythmien beim Myokardinfarkt

Ursachen von Arrhythmien
- Myokardschäden, Ischämien und erhöhter Sympathicustonus werden mit ventrikulären Arrhythmien in Verbindung gebracht.
- Auswurfschwäche verursacht supraventrikuläre Tachyarrhythmien und Vorhofflimmern.
- Vagotonie verursacht Bradyarrhythmien und atrioventrikuläre Erregungsleitungsstörungen, besonders im Falle eines inferiorposterioren Infarkts.
- Im Zuge der Reperfusion treten häufig benigne ventrikuläre Rhythmusstörungen auf; es kann aber auch zu schweren Kammerarrhythmien kommen.

Kammerflimmern
- Tritt oft innerhalb von 2–4 Stunden nach einem Infarkt auf. Nach 12 Stunden ist primäres Kammerflimmern selten. Kammerflimmern, das in der Anfangsphase rasch behandelt wird, verschlechtert nicht unbedingt die Prognose.
- Ein früher ektopischer Schlag kann bei ischämischem Myokard Kammerflimmern auslösen. Ektope Schläge brauchen nicht behandelt zu werden, wenn ein effektives kardiologisches Monitoring gewährleistet ist.
- Behandlung:
  - Akutes Kammerflimmern wird mit sofortiger Defibrillation, behandelt. Länger anhaltendes Kammerflimmern macht oft eine kardiopulmonale Reanimation (CPR) notwendig (17.01).
  - Um Flimmerrezidive zu vermeiden, wurde früher häufig Lidocain verabreicht (zunächst als 100-mg-Bolus, der bei Bedarf wiederholt werden kann, danach als Infusion von 1–3 mg/min). Lidocain ist in letzter Zeit durch Amiodaron ersetzt worden: 5mg/kg/30 min intravenös, danach als Infusion mit 900–1200 mg/24 Stunden.
  - Ein Betablocker wird gewöhnlich zusätzlich gegeben.

Ventrikuläre Tachykardie
- Mehr als 3 ektopische Schläge und eine Pulsfrequenz von über 120 Schlägen/min
- Kurze, selbst limitierte Episoden sind bei über 50% der Infarktpatienten während der ersten 2 Tage zu beobachten. Sie treten gewöhnlich 8–14 Stunden nach dem Infarkt auf, nicht unmittelbar nach dem Infarkt wie das Kammerflimmern.
- Rasche ventrikuläre Tachykardien führen häufig zu einem hämodynamischen Kollaps oder zu Kammerflimmern. Der Schweregrad hängt von der Dauer, der Morphologie und der Frequenz

der Tachykardie ab. Eine polymorphe ventrikuläre Tachykardie in der Initialphase ist verbunden mit Ischämie und Elektrolytstörungen; in einer späteren Phase ist die ventrikuläre Tachykardie oft monomorph.
- Eine VT kann monomorph oder polymorph sein.
- Behandlung:
  - Betablocker: Metoprolol 5 mg intravenös, wenn nötig wiederholt.
  - Verabreichung von Lidocain im Bolus und Infusion wie beim Kammerflimmern, wenn die Hämodynamik es zulässt. Amiodaron ist eine Alternative und derzeit oft die erste Wahl.
  - Falls nötig, wird ein synchronisierter Kardioversionsschock durchgeführt.
  - Wenn sie zu einem späten Zeitpunkt im Gefolge eines Infarktes auftritt, ist die monomorphe ventrikuläre Tachykardie wie auch das Kammerflimmern ein prognostisch ernst zu nehmendes Problem, das weitere kardiologische Untersuchungen und häufig die Implantation eines Kardioverter-Defibrillators erforderlich macht.

Ventrikuläre Extrasystolen
- Treten bei fast allen Patienten mit schmerzhaftem Myokardinfarkt auf.
- Werden als gefährlich eingestuft, wenn sie häufig (mehr als 5/min) und polymorph sind oder zusammen mit einer frühen T-Welle auftreten.
- Eine Behandlung ist gewöhnlich nicht erforderlich, wenn ein effektives kardiologisches Monitoring gewährleistet ist. Ein Betablocker kann angezeigt sein.

Ventrikulärer Eigenrhythmus
- Die ventrikuläre Autonomie ist eine Arrhythmieform, die im Gefolge eines Myokardinfarktes häufig auftritt. In der Reperfusionsphase kann sie sogar anzeigen, dass die Thrombolyse erfolgreich war. Die Frequenz liegt meist bei 70–80 Schlägen/min, kann jedoch bis 100 Schläge/min sein, eine medikamentöse Therapie ist nicht erforderlich.

Vorhofflimmern
- Vorhofflimmern bei einem Infarktpatienten geht häufig mit ausgedehnter Infarzierung und Herzinsuffizienz einher und verschlechtert die Prognose. Vorhofflimmern erhöht das Risiko eines Schlaganfalls, deshalb sind eine niedermolekulare Heparintherapie und die Einstellung auf Marcoumar/Sintrom indiziert, wenn das Vorhofflimmern länger anhält.
- Vorhofflimmern tritt meist in der Akutphase des Myokardinfarktes auf (15–20%), ist häufig selbst limitierend und verlangt nicht immer eine Behandlung.
- Wenn eine Herzinsuffizienz besteht, erfordert tachykardes Vorhofflimmern eine aktive Gleichstromkardioversion. Der erreichte Sinusrhythmus hält oft nicht lange an. In diesem Fall muss die Hämodynamik stabilisiert werden (Oxygenierung, Behandlung eines Lungenödems, Kontrolle der Ventrikelfrequenz mit einem Betablocker oder Digitalis), danach wird auf die spontane Rhythmisierung gewartet. Die Wirkung des Betablockers tritt schnell ein, die von Digitalispräparaten erst nach mehreren Stunden. Die Kontrolle einer raschen Kammerfrequenz kann selbst bei Herzinsuffizienz angestrebt werden: Die Vorteile überwiegen oft die Nachteile.
- Selektive Betablocker eignen sich am besten zur Stabilisierung des erreichten Sinusrhythmus.
- Intravenöses Amiodaron hemmt die Kontraktilität des Myokards nicht. Es ist wirksam als Prophylaxe gegen Vorhofflimmern (zusammen mit einem Beta-Blocker), und es kann bei der Kardioversion eines Vorhofflimmerns und/oder zur Verlangsamung der ventrikulären Frequenz eingesetzt werden.
- Achtung! Eine Breitkomplex-Tachykardie bei einem Infarktpatienten muss immer als ventrikuläre Tachykardie behandelt werden.

Bradyarrhythmien
- Eine überschießende vagale Reaktion im Frühstadium eines Infarkts kann zu einem Kreislaufkollaps führen.
- Ein inferiorposteriorer Infarkt geht oft mit einem funktionellen AV-Block einher. Der QRS-Komplex ist schmal und der Herzrhythmus beträgt 50–60/min, selbst in Fällen eines totalen Blocks. Ein Schrittmacher wird nur selten benötigt.
- Bei einem Vorderwandinfarkt kann das proximale Reizleitungssystem blockiert sein: der QRS-Komplex ist breit, der Ersatzrhythmus langsam (30–40), der Patient ist in schlechtem Zustand und benötigt einen Schrittmacher. Die Prognose ist selbst mit Schrittmacher ungünstig.
- Medikamentöse Behandlung:
  - Atropin 0,5 mg i.v., bei Bedarf wiederholen, zur Behandlung einer funktionellen Sinusbradykardie, wenn die Herzfrequenz unter 40 Schlägen/min ist.

Schrittmacher
- Bei einem Vorderwandinfarkt ist ein Schrittmacher angezeigt, wenn ein Block II. oder III. Grades vorliegt. Ein Schrittmacher sollte bereit sein im Falle eines trifaszikulären Blocks, bei alternierendem Rechts- und Linksschenkelblock oder wenn ein großflächiger Infarkt mit linksanteriorem Hemiblock oder linksposteriorem Hemiblock einhergeht.
- Ein posteriorinferiorer Infarkt, der zusammen mit einem AV-Block III. Grades auftritt, erfor-

dert einen Schrittmacher, wenn die Bradykardie die Hämodynamik beeinträchtigt und nicht auf Atropin anspricht.
- Wenn ein temporärer Schrittmacher nicht möglich ist, kann Isoprenalin vorsichtig verabreicht werden.

Rechtsventrikulärer Infarkt

- Das klinische Bild und die Behandlungsrichtlinien des rechtsventrikulären Infarktes unterscheiden sich kaum vom reinen linksventrikulären Infarkt.
- Das klinische Bild wird bestimmt von einer Hypotonie ohne Lungenödem oder schwerer Dysfunktion des linken Ventrikels. Gleicht einer Pulmonalembolie.
- Nachweis in der Ableitung V4R des EKGs
- Behandlung durch Hydrierung, auch wenn der Venendruck hoch ist
- Tritt in Verbindung mit einem Verschluss der rechten Koronararterie auf; der Patient hat gleichzeitig einen Hinterwandinfarkt.

Symptome und Befunde

- Hypotonie, Bradykardie und hoher Venendruck ohne Lungenödem und kühle Extremitäten sind chrakteristische Zeichen.
- Die Ableitung V4R erlaubt eine schlüssige Diagnose: eine ST-Hebung um 1 mm ist sensitiv (70%) und spezifisch (nahezu 100%). Meist zeigt das EKG eine gleichzeitige linksventrikuläre inferoposteriore Infarzierung.
- Die Trikuspidalklappe ist insuffizient, wobei der Rückfluss gewöhnlich nicht auskultierbar ist (Nachweis durch Echokardiographie).
- Da die rechte Koronararterie meist (90%) den AV-Knoten versorgt, ist ein partieller oder kompletter AV-Block häufig zu finden.

Differenzialdiagnostik

- Alle Erkrankungen, die eine Hypotension verursachen. Am wichtigsten ist die Pulmonalembolie.

Therapie

- Frühe Reperfusion in erster Linie durch PCI
- Thrombolyse mit Gewebsplasminogenaktivator (TPA), der keine Hypotension verursacht (4.61)
- Die rasche Korrektur der Hypotension durch Hydrierung (500–1000 ml) ist wesentlich.
- Blutdrucksenkende Medikamente (Nitrate) müssen vermieden werden.
- Atropin bei Bradykardie
- Wenn ein Schrittmacher notwendig ist, so ist ein sequenzieller Schrittmacher zu bevorzugen.

Stationäre Behandlung

Nachsorge und Behandlung

- Schmerzen: Morphium, Nitroglycerin, Betablocker
- Blutdruck
- Haut, periphere Durchblutung
- Erhöhte Atemfrequenz deutet auf Herzinsuffizienz hin.
- Überwachung der Arrhythmien
- Veränderungen der ST-Strecke
- Sauerstoffsättigung; Sauerstoff oder CPAP
- Bequeme Körperhaltung
- Beratung und Beruhigung des Patienten
- Nikotinsubstitutionstherapie wird schon im Spital begonnen. Eine mögliche Nikotinabhängigkeit kann mit Hilfe des Fagerström-Tests abgeklärt werden; sein Ergebnis beeinflusst die Planung der zukünftigen Behandlung.
- Bei einem unkomplizierten Infarkt dürfen Patienten aufrecht sitzen, sobald sie es wünschen, sie können ohne Hilfe essen und sie können mit Hilfe ein mobiles WC neben dem Bett benützen. Intensive Überwachung ist meistens 1–2 Tage lang erforderlich.
- Der Infarkt ist kompliziert und die Behandlung dauert länger, wenn folgende Komplikationen aufgetreten sind:
  ○ Schock (in der Frühphase bei ausgedehnter Myokardschädigung)
  ○ Hypotonie
  ○ ausgeprägte Herzinsuffizienz (erfordert gewöhnlich Thromboseprophylaxe oder Antikoagulation, besonders in Verbindung mit Vorhofflimmern)
  ○ länger anhaltende Brustschmerzen oder neuerliche Ischämie
  ○ schwere ventrikuläre Arrhythmien nach der Initialphase
  ○ thromboembolische Komplikationen
  ○ Strukturschäden (Dysfunktion oder Riss der Papillarmuskeln) treten häufig am 3.–5. Tag nach Beginn ein und führen zu schwerer Herzinsuffizienz
  ○ Perikarditis im Zeitraum vom 2. bis zum 4. Tag, oft spontane Rückbildung

Wahl der Versorgungsebene

- Behandlung des Patienten an einer Normalstation ohne kardiologische Spezialisierung ist berechtigt, wenn die Prognose des Patienten wegen anderer Erkrankungen schlecht ist: bei permanent stationären Patienten oder bei anderweitig schwer behinderten Patienten, für die keine invasive Behandlung vorgesehen ist.

Beurteilung der Prognose bei einem Patienten mit Myokardinfarkt

- Die wichtigsten Todesursachen sind:
  ○ Reinfarkt
  ○ Herzinsuffizienz
  ○ Arrhythmien: besonders in einer späten Phase auftretende ventrikuläre Tachykardie

- Während des Spitalsaufenthalts gelten als prognostisch ungünstig:
  - Herzinsuffizienz und ausgedehntes Infarktareal (EF < 25%)
  - Brustschmerzen und ischämische ST-Veränderungen (zur Angiographie überweisen)
  - in Verbindung mit einem Nicht-Q-Wellen-Infarkt, Risikofaktoren für KHK und besonders Diabetes mellitus
- Beurteilung einer Ischämie und der Notwendigkeit einer aktiven Behandlung:
  - Das Risiko ist am höchsten während der ersten Wochen und Monate nach dem Infarkt. Daher wird bei vielen Patienten am Ende der Spitalsbehandlung ein früher symptomlimitierter Belastungstest durchgeführt, um die Notwendigkeit einer Angioplastie und insbesondere Koronarchirurgie abzuschätzen, siehe Tabelle 4.60.
- Zu Indikationen für Koronarangiographie siehe auch 4.64.

Versorgung nach einem Myokardinfarkt

Medikamentöse Behandlung

- Acetylsalicylsäure, Betablocker **Ⓐ**, ACE-Hemmer und Statine verbessern nachweisbar die Prognose. Das Diabetesmanagement ist ebenfalls wesentlich.
- Nicht notwendige Medikamente, die in der Anfangsphase gegeben wurden, sollten entweder einige Tage vor dem Ende der Spitalsbehandlung abgesetzt werden oder wenn der Patient zur ersten Kontrolluntersuchung erscheint, aber nicht am letzten Tag des Spitalsaufenthalts.
- Nur Patienten mit Herzinsuffizienz oder schlechter Blutdruckeinstellung brauchen ein Diuretikum.
- Acetylsalicylsäure 50–100 (–250) mg wird gegeben, wenn keine Kontraindikationen vorliegen **Ⓐ**. Bei ASS-Allergie oder ASS-Resistenz ist die Verwendung von Clopidogrel für 3–6 Monate zu überlegen.
- Clopidogrel durchgehend für 3–12 Monate für alle Patienten mit Stent, für (6–)12 Monate bei „Drug-eluting"-Stents.
- Patienten mit Hypertonie, Angina pectoris, ventrikulären Arrhythmien, Ischämie beim Belastungstest, einem früheren Infarkt, einer Herzdilatation, einer niedrigen Auswurffraktion oder Herzinsuffizienz brauchen einen Betablocker. In der Praxis werden diese Medikamente allen Patienten verabreicht, die keine Kontraindikationen haben. Eine adäquate Betablockade ist erreicht, wenn der Ruhepuls etwa 60 Schläge pro Minute beträgt.
  - Die beste Evidenz gibt es für Carvedilol, Bisoprolol und Metoprolol bei Patienten mit Herzinsuffizienz.
- Nitrat plus Betablocker wird allen Patienten mit Angina pectoris oder mit Ischämie beim Belastungstest verabreicht. Nitrat ist ein Medikament, das der Symptomlinderung dient und häufig wieder abgesetzt werden kann, besonders wenn der Patient hypoton ist.
- Ein ACE-Hemmer wird allen Patienten mit deutlicher systolischer Dysfunktion (EF < 40%) verabreicht **Ⓐ**. Eine leichtere systolische Dysfunktion wird mit einem ACE-Hemmer behandelt, wenn der Patient eine Herzinsuffizienz (symptomatisch oder asymptomatisch), Herzklappeninsuffizienz, Hypertonie oder diabetische Nephropathie aufweist. Die Indikationen für ACE-Hemmer wurden laufend erweitert, heute werden sie fast jedem Infarktpatienten verabreicht. Die so genannte „asymptomatische Herzinsuffizienz"

| *Tabelle 4.60* Beurteilung des Reinfarktrisikos und der Prognose ||||||
	Auswurffraktion		Leistung		Symptome und Befunde
Niedriges Risiko	> 40%	und	> 100 W[1] oder > 2 W/kg	und	Keine Ischämie oder Arrhythmie bei Belastung, Blutdruck steigt > 10%
Moderates Risiko	25–40%	und/ oder	ca. 100 W[1] oder 1,5–2 W/kg	und/ oder	a) Brustschmerzen oder leichte Ischämie bei moderater Belastung, aber keine Herzinsuffizienz oder Arrhythmie b) schwere Ischämie oder geringe Auswurffraktion, aber keine Symptome bei moderater Belastung c) aufeinander folgende ektopische Schläge, symptomlose ventrikuläre Tachykardie
Hohes Risiko	< 25%	und/ oder	< 100 W[1] oder < 1 W/kg	und/ oder	a) kardiale Dilatation und -insuffizienz und/oder Thoraxschmerzen oder Ischämie bei geringer Belastung und fehlendem Puls- (< 120/min) oder Blutdruckanstieg bei Belastung b) geringe Auswurffraktion und symptomatische Herzinsuffizienz, die einer Medikation bedürfen c) Stenose des Stammes der linken Koronararterie oder von drei Arterien in der Angiographie

[1] durchschnittliche Belastung der letzten 4 Minuten

und sogar Sekundärprävention bei Hochrisikopatienten werden heute (laut HOPE-Studie) als Indikationen betrachtet. Die Therapie mit ACE-Hemmern kann problematisch sein, wenn der Patient eine Hypotonie oder renale Insuffizienz hat. Patienten, die Diuretika einnehmen, haben besonders zu Beginn einer ACE-Hemmertherapie ein erhöhtes Hypotonierisiko. Die Dosis des ACE-Hemmers sollte nicht auf dem Niveau der Anfangsdosis belassen werden, es sei denn, Hypotonie und erhöhte Kreatininwerte verhindern die Titration.
- Ein Angiotensinrezeptorblocker kann verwendet werden, wenn ACE-Hemmer wegen Reizhusten oder Angioödemen nicht geeignet sind.
- Ein Lipidsenker wird allen Patienten unabhängig vom Serumcholesterinwert verabreicht.
- Ein Antikoagulans wird verabreicht, wenn der Patient Vorhofflimmern, eine embolische Komplikation oder ein durch Echokardiographie bestätigtes ventrikuläres Aneurysma hat.
- Eine Kurzzeitantikoagulierung wird auch oft bei der Behandlung eines ausgedehnten Vorderwandinfarkts eingesetzt.
  - Die Behandlung wird für 3 Monate durchgeführt. Wenn die Herzinsuffizienz nicht behoben wird und die Auswurffraktion unter 35% bleibt, wird die Antikoagulierung permanent fortgesetzt. Bei späterer Korrektur der Herzinsuffizienz kann die Antikoagulierung eventuell – vorzugsweise unter Echokardiekontrolle – beendet werden.
- Hyperglykämien bei Diabetikern werden von Anfang an gut eingestellt.
- Ein ruhiger Augenblick sollte für ein Gespräch über das Leben nach dem Myokardinfarkt bzw. mit einer Koronarerkrankung genutzt werden, solange der Patient noch im Spital ist.
  - Solche Gespräche helfen beim Abbau von psychischen Problemen und Behinderungen.
  - Geben Sie Anleitungen für den Umgang mit einer möglichen Verschlechterung der Krankheit.
  - Die Motivation, mit dem Rauchen aufzuhören, ist unmittelbar nach einem Infarkt am größten:
    – Nikotinsubstitutionstherapie je nach den individuellen Bedürfnissen (Fagerström-Test)
  - Eine Diät mit Einschränkung von Cholesterin und gesättigten Fettsäuren und/oder eine medikamentöse Behandlung.
  - Beratung zur körperlichen Betätigung je nach den individuellen Bedürfnissen: Der Patient muss imstande sein, während der Belastung zu sprechen.
  - Rehabilitationsaufenthalt
  - Sekundärprävention

Krankenstand
- Das Ausmaß des Krankenstandes ist individuell zu überprüfen. 2 Wochen können nach einem kleinen Infarkt ohne ST-Veränderung ausreichend sein, wenn der Patient keiner körperlich belastenden Arbeit nachgeht.
- Neuerliche Untersuchung nach etwa 1 Monat, gewöhnlich in einer kardiologischen Ordination oder Ambulanz:
  - Symptomanamnese: wenn der Patient eine AP-Symptomatik hatte, sollte ein Belastungstest erwogen werden, wenn dieser noch nicht durchgeführt wurde.
  - Erinnern Sie den Patienten an die Prinzipien einer gesunden Lebensführung.
  - Serumlipidwerte sollten kontrolliert werden, wenn sie bei einer früheren Messung hoch waren.
  - Kontrollieren Sie, ob die Betablockade ausreichend ist: Zielwert für die Pulsfrequenz sind 50–60 Schläge pro Minute.
  - Eine eventuell vorhandene Depression sollte diagnostiziert werden.
- Die Arbeitsfähigkeit wird vor dem Ende des Krankenstandes beurteilt. Notfalls wird ein Belastungstest durchgeführt, um die Arbeitsfähigkeit einzuschätzen.

4.61 Thrombolyse und PTCA beim akuten ST-Hebungsinfarkt (STEMI)

Prinzipien
- Die primäre Angioplastie (PTCA, primäre perkutane transluminale koronare Angioplastie) bietet im Vergleich zur Thrombolyse bessere Ergebnisse und sollte deshalb immer bevorzugt zur Anwendung kommen.
- Je früher die Thrombolyse begonnen wird, desto besser ist das Reperfusionsergebnis. Der Zeitfaktor ist entscheidender als die Wahl des Medikaments („100 Minuten nach Schmerzbeginn") **B**.
- Bei allen Patienten, die die Kriterien erfüllen, sollte eine sofortige Reperfusion durchgeführt werden. Verzögerungen sind in allen Behandlungsphasen zu vermeiden. Die unmittelbare Reperfusion eines drohenden großen Myokardinfarktes (MI) ist ebenso dringlich wie die Behandlung eines Polytraumas!
- Für Österreich gilt derzeit folgender Konsens: Im Einzelfall muss sich die Entscheidung über die Reperfusionsstrategie am Infarktalter und an der zu erwartenden Zeitverzögerung bis zu einer möglichen PTCA individuell orientieren.

- Bei ganz frischen Infarkten (unter 2 bis 3 Stunden) ist durch sofortige Gefäßeröffnung ein hoher Nutzen zu erwarten, bei Zeitverzögerung kommt es zu einem starken Benefitverlust. Die Thrombolyse ist in den ersten Stunden bezüglich Gefäßeröffnung noch recht gut wirksam. In dieser Phase ist eine sofortige Thrombolyse oftmals besser als eine verzögerte PTCA.
- Bei älteren Infarkten (jenseits von 3 oder gar 6 Stunden) seit Schmerzbeginn ist schon viel Myokard abgestorben und die Thrombolyse ist zunehmend seltener in der Lage, den schon gereiften Thrombus aufzulösen. Zusätzlich ist der Benefitverlust bei Verzögerungen viel kleiner als in der Frühphase. In solchen Fällen ist die PTCA in der Regel auch dann vorzuziehen, wenn Verzögerungen in Kauf genommen werden müssen.
- Bei kardiogenem Schock ist die Thrombolyse wenig effektiv, es besteht hier eindeutig die Indikation zur Akut-PTCA.

- Die medikamentöse Reperfusion besteht aus der Verabreichung eines fibrinolysierenden und eines antithrombotischen Medikaments.
- Wenn die medikamentöse Reperfusion kontraindiziert ist oder nicht erfolgreich war, soll der Versuch einer Rekanalisation durch PTCA gemacht werden.
- Das EKG eines Patienten mit akutem ischämischem Thoraxschmerz ist nach 30 min zu wiederholen, wenn die erste Aufzeichnung zu keiner Diagnose geführt hat.

Indikationen für die thrombolytische Therapie

- Alle folgenden Kriterien für die Therapie müssen erfüllt sein:
  1. Klinisches Bild eines drohenden Infarkts (Bedenken Sie, dass das Hauptsymptom eines MI manchmal nicht der Schmerz ist, sondern Dyspnoe und akute Linksinsuffizienz.)
  2. Schmerzdauer von mehr als 20 Minuten, aber weniger als 3 Stunden. Die Behandlung kann auch bei längerem Bestehen der Symptome angezeigt sein, besonders bei Persistenz von Schmerzen und ST-Hebungen. Das Ergebnis der Behandlung wird bei einer Verzögerung von mehr als 4 Stunden drastisch schlechter und eine thrombolytische Therapie 12 Stunden nach Schmerzbeginn hat kaum noch einen Benefit. Primäre Angioplastie (PTCA) erwägen.
  3. Das EKG zeigt frische Zeichen eines drohenden Myokardschadens:
     - eine ST-Streckenhebung > 2 mm an der Stelle des J-Punkts in zumindest 2 Brustwandableitungen oder
     - eine ST-Streckenhebung > 1 mm in zumindest 2 Extremitätenableitungen oder
     - einen neuen Linksschenkelblock (was die Auswertung des EKGs verhindert)
     - eine reziproke ST-Streckensenkung durch Läsionen der Hinterwand in den Ableitungen V2–V3
  4. Keine Kontraindikationen
- Wenn frühere EKGs verfügbar sind, überprüfen Sie, ob die Veränderungen neu aufgetreten sind. Die meisten fehlerhaften Interpretationen gibt es bei früher Repolarisation (Erhöhung der ST-Strecke in den Brustwandableitungen V1–V4) und bei Myokarditis (4.82).
- Eine kleine Q-Welle ist kein Hindernis für eine Lyse, obwohl sie ein Anzeichen für eine bereits eingetretene Myokardläsion ist.
- Eine thrombolytische Therapie ist besonders wichtig für Patienten mit einer starken ST-Streckenhebung als Ausdruck einer umfangreichen Infarzierung, aber noch ohne tiefe Q-Wellen. Wenn die pharmakologische Rekanalisation nicht erfolgreich ist, benötigen diese Patienten eine PCI oder zumindest eine Notfalls-PTCA.

Mögliche Indikationen

- Es gibt keinen Konsens darüber, ob ein reiner Hinterwandinfarkt, der sich durch spiegelbildliche ST-Senkungen in den Ableitungen V2–V3 manifestiert, mittels Thrombolyse behandelt werden sollte, da eine Vorderwandischämie ähnliche Veränderungen hervorruft. Wenn die Klinik auf einen Infarkt hinweist, wird eine Thrombolyse empfohlen. Bei einem kleinen inferioren Myokardinfarkt ist es (insbesondere bei Patienten mit hohem Blutungsrisiko) möglich, auf eine Reperfusion zu verzichten. Das sollte vor allem in jenen Fällen beachtet werden, in denen es nach der Gabe von Nitraten, Aspirin und Betablockern zu einer raschen Rückbildung der ST-Veränderungen kommt. Ein Hinterwandinfarkt ist häufig vergesellschaftet mit einem ausgedehnteren inferio-posterioren Infarkt und begleitenden ST-Hebungen (II, III, aVF) und möglicherweise auch ST-Hebungen in V4R, was auf eine rechtsventrikuläre Beteiligung hinweist. Wenn ein posteriorer Infarkt mit einem lateralen Infarkt kombiniert ist, zeigen sich die ST-Hebungen in den lateralen Ableitungen (aVL, I, V6).
- Wenn das EKG wegen eines Schenkelblocks oder eines Schrittmacherbilds verändert ist, muss die Klinik für die Thrombolyseentscheidung herangezogen werden.
- Bei einer instabilen Angina und bei einem Infarkt ohne ST-Hebung (NSTEMI) ist die Thrombolyse nicht wirksam, da der Schmerz auf einen Gefäßteilverschluss mit einem thrombozytenreichen Aggregat auf der Basis einer exulzerierten

Plaque zurückzuführen ist. Primär werden diese Patienten mit Plättchenaggregationshemmern (ASS, Clopidogrel, GP IIb/IIIa-Hemmer) und niedermolekularem Heparin behandelt. Eine rasche Angioplastie ist gleichzeitig anzustreben (siehe 4.58).

Kontraindikationen

- Bei kontraindizierter oder nach erfolgloser Thrombolyse muss der Patient dringend an eine Abteilung transferiert werden, die eine PTCA durchführen kann. Die primäre Angioplastie ist, wenn sie zur Verfügung steht, der fibrinolytischen Therapie in jedem Fall überlegen.

Absolut

- Hochgradiger Verdacht auf Aortendissektion
- Perikarderguss
- Aktive gastrointestinale oder andere innere Blutung
- Hirntumor, arteriovenöse Fehlbildung oder Aneurysma
- Ischämischer Schlaganfall in den letzten 6 Monaten (verifizierte TIA ausgenommen)
- Frühere Gehirnblutung oder Subarachnoidalblutung
- Intrakranielle Operation oder rezentes (maximal 3 Wochen altes) Schädeltrauma
- Schwere bekannte Blutgerinnungsstörung: Koagulopathie (Hämophilie, von-Willebrand-Syndrom), schwere Thrombozytopenie etc.

Relativ

- Trotz relativer Kontraindikationen kann eine fibrinolytische Behandlung nach sorgfältiger Überlegung in Frage kommen, wenn die Schmerzen vor weniger als 3 Stunden begonnen haben, ein großer Infarkt droht und keine Ballonangioplastie durchgeführt werden kann. Zu den relativen Kontraindikationen zählen:
    - rezente gastrointestinale Blutung, z.B. Ulkus
    - rezente Operation oder signifikantes Trauma in den letzen (2–)4 Wochen
        - zumindest 4 Wochen Sicherheitsabstand nach z.B. Gehirn- oder Augenoperation
    - Bluthochdruck systolisch über 180–200 mmHg, diastolisch über 100–110 mmHg
    - andere lebensbedrohliche Erkrankungen, z.B. Leberzirrhose, Niereninsuffizienz, Metastasen etc.
    - Eine Antikoagulation erhöht das Risiko einer Gehirnblutung. Patienten mit erhöhtem Blutungsrisiko sollte Vitamin K verabreicht werden.
        - Antikoagulierte Patienten brauchen zusätzliche Überwachung, wenn eine Fibrinolyse erwogen wird (PTCA ist das Mittel der Wahl). Für eine Vitamin-K-Gabe ist es zu spät, wenn bereits eine massive Blutung eingetreten ist.
- Weitere Faktoren, die das Blutungsrisiko erhöhen, sollten ebenfalls berücksichtigt werden, z.B. Anämie, Thrombozytopenie, Niereninsuffizienz, fortgeschrittenes Alter, Sepsis, länger andauernde Wiederbelebungsmaßnahmen, Operationen.

Vorbereitung der thrombolytischen Behandlung

1. EGK-Überwachung, Bereitschaft zur Defibrillation
2. Verabreichung von Nitroglycerin – 2 Tabletten unter der Zunge oder 2 Hübe Nitrospray – und Sauerstoff: Veränderungen der ST-Strecke beachten. (Falls die Veränderungen reversibel sind, überdenken Sie nochmals die Notwendigkeit einer thrombolytischen Therapie.)
3. Aspirin 250 mg oral (wenn der Patient nicht antikoaguliert ist und nicht auf Aspirin allergisch ist).
4. 2 intravenöse Kanülen legen und NaCl-Infusion verabreichen (0,45% oder 0,9%).
5. Nehmen Sie folgende Parameter ab (am besten von der intravenösen Kanüle vor dem Anschluss der Infusion): Hämoglobin, Leukozyten, Na^+, K^+, Kreatinin, Troponin. (Warten Sie nicht auf die Analyse.)
6. Betablocker (Atenolol, Metoprolol) 5 mg intravenös können über 5 Minuten verabreicht und nach 10 Minuten wiederholt werden, wenn der Puls über 50 Schläge/min liegt und keine sonstigen Kontraindikationen bestehen (z.B. schwere Herzinsuffizienz, Asthma).
7. Verabreichung von peroralem Clopidogrel **Ⓐ**: Anfangsdosis 300 mg, danach 75 mg tgl. (ausgenommen bei Patienten über 75 Jahren).
8. Wenn der Blutdruck 160/100 übersteigt, ist er mit einer Nitratinfusion zu senken.

Durchführung der thrombolytischen Behandlung

- Die Thrombolyse wird üblicherweise mit Gewebe-Plasminogen-Aktivator (tPA: Tenecteplase, Reteplase oder Alteplase) durchgeführt, es kann jedoch auch Streptokinase verwendet werden. Der Preisunterschied ist beträchtlich, aber die Auswirkung auf die Mortalität gering. Die Streptokinasetherapie ist schwieriger auszuführen: Sie verlangt ein exaktes Blutdruckmonitoring und eine Dauerinfusion. Heparin wird nicht gemeinsam mit Streptokinase verwendet, der gemeinsame Einsatz mit tPA ist jedoch verpflichtend.
- Zeitliche Verzögerungen durch die Überprüfung der Kontraindikationen müssen minimiert werden.

Behandlung mit Reteplase

- 2 Bolusinjektionen (10 + 10 E) Reteplase (Rapilysin) im Abstand von 30 Minuten
- Heparinisierung ❸:
  - Niedermolekulares Heparin, z.B. Enoxaparin 30 mg intravenös (NICHT in Kombination mit Streptokinase, nicht bei Patienten über 75). Nach der Fibrinolyse wird weiterhin alle 12 Stunden Enoxaparin in einer Dosierung von 1 mg/kg subkutan verabreicht. Die Dosis ist zu reduzieren bei Patienten über 75 Jahren und auch schon bei Bestehen einer nur geringgradigen Niereninsuffizienz.
- Clopidogrel, Initialdosis 300 mg p.o.

Behandlung mit Tenecteplase

- Verabreichen Sie Tenecteplase (Metalyse) je nach Körpergewicht (30–50 mg für Patienten, die 60–90 kg wiegen). Die maximale Dosis beträgt 10.000 Einheiten = 50 mg.
- Als Einmalbolus über 10 Sekunden verabreichen.
- Heparinisierung und Clopidogrel wie oben.

Behandlung mit Alteplase

1. Verdünnen Sie 2 50 mg-Alteplase-Ampullen (Actilyse).
2. Anfangs eine 15-ml-Injektion (15 mg) über 1–2 Minuten.
3. Danach intravenöse Infusion von
   - 50 mg über die nächsten 30 Minuten.
   - 35 mg über die folgenden 60 Minuten ❹.
   - Die gesamte Behandlung dauert 90 Minuten. Eine Infusionspumpe ist zu verwenden.
   - Heparinisierung ❸ und Clopidogrel wie bei der Behandlung mit Reteplase.

Behandlung mit Streptokinase

- 1,5 Millionen IE/30–60 min i.v.
- Keine Heparinisierung; Clopidogrel 300 mg p.o.

Transport ins Krankenhaus

- Wenn der Patient hämodynamisch stabil ist, kann er unter laufender thrombolytischer Therapie ins Krankenhaus transportiert werden. Bei stabilem Zustand reicht eine kompetente Crew von Sanitätern aus, ansonsten sollte der Patient von einem Arzt begleitet werden. (In Österreich erfolgt der Transport in der Regel unter notärztlicher Überwachung.)
- Der Zustand des Patienten muss überwacht und ein Defibrillator in Bereitschaft gehalten werden. Adrenalin, Atropin und Lidocain (für Bolusinjektionen und Infusionen) müssen ständig zur Verfügung stehen.
- Ein Patient mit Myokardinfarkt kann auf einer entsprechend ausgerüsteten allgemeinen Station behandelt werden, wenn aufgrund von schweren Komorbiditäten eine invasive Therapie nicht in Frage kommt.

Blutungskomplikationen: Prädiktoren, Prävention, Monitoring und Behandlungsguidelines

- Intrakranielle Blutungen sind zwar seltene (1–2%), jedoch die schwersten Komplikationen einer thrombolytischen Therapie. Das Risiko steigt, wenn Kontraindikationen nicht beachtet werden. Häufiger kommt es zu intestinalen oder sonstigen Hämorrhagien (5–10%), die jedoch behandelbar sind. Blutungen treten typischerweise 24 Stunden nach der Verabreichung des fibrinolytischen Medikaments auf.
- Eine drohende Blutung kann möglicherweise durch Überwachung von Blutdruck, Thrombozyten und Hämatokrit (z.B. alle 6 Stunden während der ersten 24 Stunden nach der Thrombolyse) erkannt werden. Bei Patienten mit vorangegangener Antikoagulation und drohender Blutung sollte die Gabe von Vitamin K erwogen werden. Die Heparindosis ist bei Niereninsuffizienten zu verringern.
- Hinweise auf eine intrakranielle Blutung sind Halbseitenzeichen und eine Bewusstseinseintrübung. Der Blutungsnachweis erfolgt mittels CT. Für die Behandlung muss möglicherweise ein Neurochirurg zur Hämatomausräumung beigezogen werden. Innere Blutungen führen zu Blutdruck- und Hämatokritabfall.
- Die Behandlung der Blutung besteht in der Verabreichung von Zellkonzentraten (Erythrozyten, Thrombozyten), Fresh-frozen-Plasma und Vitamin K.
  - Vitamin K 5–10 mg i.v. korrigiert die Gerinnungsfaktoren mit einer Verzögerung von 6–12 Stunden.
  - Fresh-frozen-Plasma normalisiert die INR rasch.
    - Um mit Fresh-frozen-Plasma eine Antikoagulation rückgängig zu machen, benötigt man große Infusionsvolumina. Das ist nur sinnvoll, wenn eine Volumenauffüllung notwendig ist.
  - Protamin hat nur einen geringen Effekt auf niedermolekulares Heparin und wird kaum verwendet.
  - Tranexamsäure beugt nur der Fibrinolyse vor, die jedoch in der Regel in diesem Stadium schon stattgefunden hat. Tranexamsäure ist thrombogen und häufig schädlich beim Einsatz in Verbindung mit Blutungskomplikationen.
  - Der Effekt von Aspirin auf die Blutplättchen hält 3–5 Tage an.

Beurteilung der erreichten Rekanalisierung

- Die intravenöse Verabreichung eines fibrinolytischen Medikaments vermag bestenfalls bei der

Hälfte der Patienten einen Gefäßverschluss wieder zu eröffnen. Das Ergebnis hängt im höchsten Grade von zeitlichen Faktoren ab.
- Zeichen einer Rekanalisierung:
  - abklingende Brustschmerzen
  - rasche Normalisierung der ST-Strecke (Halbierung der Veränderung innerhalb von 90 Minuten)
  - Reperfusionsarrhythmien
  - früher, aber nur kurz andauernder Anstieg der Infarktenzyme (8–12 Stunden)

Primäre perkutane transluminale koronare Angioplastie (PTCA)
- Wann immer möglich sollte die primäre Angioplastie der medikamentösen Reperfusionstherapie vorgezogen werden ❹; das Ergebnis ist besser und die Kosten sind niedriger.
  - In verschiedenen Studien konnte gezeigt werden, dass die Angioplastie bei der Behandlung des ST-Hebungsinfarkts (STEMI) effektiver ist als die medikamentöse Reperfusion ❹. Adäquate Perfusionsraten werden in mehr als 90% der Fälle erreicht.
  - Die Verfügbarkeit der Angioplastie und eine kardiologische Betreuung rund um die Uhr bleiben für viele Länder ein Problem.
  - Nach der dänischen DANAMI2-Studie ist das Outcome nach PTCA besser als nach einer Thrombolyse, wenn die PTCA in einem Umkreis von 150 km durchgeführt werden kann. Es ist anzunehmen, dass mit zunehmender Verfügbarkeit die PTCA als Therapie des akuten STEMI häufiger durchgeführt werden wird.
- Die Angioplastie ist die überlegene Behandlungsform, wenn das Zeitintervall zwischen dem Schmerzbeginn und der Therapie lang ist.
- Eine primäre Angioplastie kann auch erwogen werden, wenn die pharmakologische Reperfusion aus irgendeinem Grund kontraindiziert ist oder nicht erfolgreich war. Eine Halbierung der ST-Streckenhebung innerhalb von 90 Minuten ist ein Indikator für eine erfolgreiche Fibrinolyse.
- Nach den derzeit geltenden Richtlinien kommt die primäre PTCA für folgende Hochrisikopatienten in Frage:
  - großer Infarkt + Thrombolysekontraindikationen
  - ausgedehnter Vorderwandinfarkt
  - posteroinferiorer Infarkt mit rechtsventrikulärer Beteiligung (siehe Tabelle 4.61)
  - akute Herzinsuffizienz
  - kardiogener Schock
- Wenn mit der Thrombolyse keine Rekanalisierung erreicht werden konnte, kann eine sekundäre Angioplastie („Rescue-PTCA") erwogen

Tabelle 4.61 **EKG-Befunde, die auf einen ausgedehnten Myokardinfarkt hinweisen**

Ausgedehnte Schädigung im Bereich des linken Ramus interventricularis anterior RIA (Vorderwandinfarkt)	ST-Hebungen in den Ableitungen V2–V5. Gleichzeitig auftretende ST-Hebungen in den Ableitungen I und aVL deuten auf eine Hauptstammstenose hin. Eine ST-Hebung in einer aVR-Ableitung sind ein Hinweis auf eine Stenose der linken Koronararterie. Gleichzeitig auftretende ST-Veränderungen in den Ableitungen II, aVF und III
Ausgedehnte Schädigung im Versorgungsbereich des Ramus circumflexus (posterolateraler Infarkt)	ST-Hebungen in den Ableitungen I, aVL, V5–V6, speziell wenn gleichzeitig eine ST-Streckensenkung in den Ableitungen V2–V3 auftritt
Ausgedehnte Schädigung im Bereich der rechten Koronararterie (inferoposterolateraler Infarkt)	ST-Hebungen in den Ableitungen II, aVF, III, V5–V6, ST-Streckensenkungen in den Ableitungen V2–V3, die einer ST-Hebung in der posterioren Ableitung entsprechen. Gleichzeitige ST-Hebungen in den Ableitungen V4R, aVR und V1 deuten auf einen proximalen Verschluss und einen Rechtsventrikelinfarkt hin

werden. Die Ergebnisse der PTCA nach einer Lyse sind nicht so gut wie jene der primären PTCA, die Prognose der Patienten kann mit den modernen Verfahren jedoch verbessert werden.
- Plättchenglykoprotein-IIb/IIIa-Rezeptorantagonisten werden zur Verbesserung der Prognose bei Hochrisikopatienten nach einer PTCA eingesetzt ❹.
- Nach der Stentimplantation sollte Aspirin als Antithrombotikum – während 3–6 Monaten in Kombination mit Clopidogrel – zur Thrombose- und Restenoseprävention eingesetzt werden. Bei Drug-eluting-Stents (mit Medikamenten beschichtete Stents) wird die Kombination bis zu 12 Monate lang beibehalten. Die Epithelialisierung von Drug-eluting-Stents geschieht langsam und die ununterbrochene Aspirin-Clopidogrel-Therapie ist speziell in den ersten Monaten nach der Implantation wichtig.
  - Bei Patienten mit Hirninfarktanamnese erhöht die Kombinationstherapie das Blutungsrisiko.

Thrombolyse als Erste Hilfe
- Die Vorlaufzeit der Behandlung wird verkürzt, wenn schon das Erste-Hilfe-Team mit der thrombolytischen Therapie beginnt. Motivierte und gut geschulte Sanitäter der Notdienste können

ein EKG sogar besser interpretieren und die MI-Diagnose sicherer stellen als ein nicht einschlägig geschulter Arzt.
- Juristische Probleme können auftreten, wenn ein Nichtmediziner eine potenziell gefährliche Behandlung durchführt. Daher sollte angestrebt werden, dass die Entscheidung über den Therapiebeginn vom diensthabenden Arzt in der Zentrale getroffen wird. Telemetrische EKGs ermöglichen diese Art der Entscheidungsfindung.
  - Anmerkung: In Österreich gibt es derzeit keine juristische Grundlage für die Durchführung einer Thrombolyse durch geschulte Sanitäter. Diese wird vom Notarzt vorgenommen.
- Die Fundamente der Infarktdiagnose sind der typische Thoraxschmerz und der EKG-Befund. Eine Risikoabschätzung sollte sehr sorgfältig durchgeführt werden, um falsche Behandlungsentscheidungen zu vermeiden. Die derzeit geltenden Kontraindikationen sind problemlos einzuhalten.
- Es gibt eine internationale Empfehlung für die prähospitale Thrombolysetherapie. Sie sollte an die lokalen Gegebenheiten angepasst werden. Diese Empfehlung der AHA ist im Internet zu finden unter circ.ahajournals.org/cgi/reprint/110/9/e82. Eine Tenecteplasetherapie (Einmalbolus) ist am leichtesten durchzuführen, während die Behandlung mit Streptokinase am schwierigsten ist.

4.63 Koronare Herzkrankheit (KHK): Symptomatik, Diagnose und Therapie

Grundregeln

- Anamnese, klinische Untersuchung, die Einschätzung der Risikofaktoren und eine Ergometrie genügen in der Regel für die klinische Diagnose einer stabilen Angina pectoris.
- Eine Ergometrie ist außerdem erforderlich, um die Schwere der Erkrankung zu beurteilen, in manchen Fällen auch, um das Therapieansprechen zu kontrollieren und um die Arbeitsfähigkeit des Patienten beurteilen zu können.
- In einigen Fällen wird die Diagnose auch durch das Ansprechen auf die Medikation zusätzlich bestätigt.
- Die KHK-Therapie besteht in der Symptomlinderung mit Hilfe einer medikamentösen Behandlung und, falls nötig, mit invasiven Interventionen sowie in einem sorgfältigen Management der Risikofaktoren.
  - Eine optimal eingestellte Pharmakotherapie und Lebensstilveränderungen sind für die Prognose von grundlegender Bedeutung. Invasive Interventionen mildern nur die Symptomatik.

Klinische Manifestationen einer KHK

- Thoraxschmerz bei Anstrengung ist die häufigste klinische Manifestation einer Angina pectoris.
- Andere KHK-Manifestationen sind Dyspnoe oder Synkopen bei Belastung, Arrhythmien, instabile Angina, akute oder chronische Herzinsuffizienz, Myokardinfarkt und plötzlicher Herztod.

Symptomatik und klinische Diagnose

- Zur Differenzialdiagnose bei Brustschmerzen, siehe 4.55.
- Stabile AP ist eine klinische Diagnose, für die das wiederholte Auftreten von Brustschmerzen bei einem für den jeweiligen Patienten typischem Belastungsniveau kennzeichnend ist. Der Schmerz bessert sich im Ruhezustand und zeigt keine größeren Schwankungen der Intensität im Tagesverlauf. Schwankungen der Schmerzintensität sind typisch für nicht ischämische Brustschmerzen.
- Typische Schmerzen bei Angina pectoris:
  - werden durch körperliche Anstrengung ausgelöst
  - nehmen zu, wenn die Anstrengung andauert
  - werden großflächig im mittleren Thorax verspürt (nicht an der Herzspitze), lösen ein Enge- und Druckgefühl aus, das den Patienten zwingt, seine Aktivitäten zu verlangsamen bzw. einzustellen
  - können in den Hals, den Kiefer, die Arme, ins Epigastrium oder in den Rücken ausstrahlen
  - können sich bei Kälte, nach einer schweren Mahlzeit oder während statischer Belastung verschlimmern
  - bessern sich innerhalb weniger Minuten durch Ruhe oder Einnahme von Nitroglycerin
- Allerdings zeigt nur etwa die Hälfte der Patienten eine typische Symptomatik.
- Eine atypische Angina pectoris
  - tritt bei weiblichen Patienten häufiger auf,
  - präsentiert sich als Dyspnoe, Müdigkeit oder Erschöpfung bei großer körperlicher Anstrengung,
  - kann brennende Schmerzen auslösen.
- Das von Männern geschilderte Schmerzprofil ist für die Diagnosestellung verlässlicher als die Angaben von Frauen unter 50. Die Wahrscheinlichkeit einer KHK bei Männern über 55 mit typischen Symptomen liegt bei 90%.
- Zur Klassifikation der Thoraxschmerzen (CCS, Canadian Cardiovascular Society – entspricht der früher verwendeten NYHA-Klassifikation), siehe Tabelle 4.63.
- Nächtliche Brustschmerzen sind in den meisten

Fällen ein Symptom von gastroösophagealem Reflux.
- Die Schmerzen werden beinahe immer auf dem gleichen Niveau körperlicher Anstrengung ausgelöst, wenn das Produkt „Herzfrequenz × Blutdruck" den individuellen Grenzwert des Patienten übersteigt. Bei manchen Patienten kann zwar die Belastungstoleranz innerhalb einer gewissen Bandbreite schwanken, doch sind ganz allgemein völlig symptomfreie Tage rar. Große Schwankungen sind typisch für nicht ischämische Schmerzen.
- Die Schmerzen können auch von mentalem Stress ausgelöst werden, wenn dabei das Produkt „Herzfrequenz × Blutdruck" erhöht wird.
- Der pektanginöse Schmerz kann auch durch allzu plötzliches Sich-in-Bewegung-Setzen provoziert werden. Nach einer Aufwärmphase kann dann der Patient wieder „durch seine Angina hindurchmarschieren".
- Die Richtung der Schmerzausstrahlung bleibt konstant.
- Nach intensiver körperlicher Belastung kann der Schmerz noch über 15 Minuten lang andauern. Länger anhaltender Schmerz sollte als Myokardinfarkt oder als verzögerte Erholung nach Ischämie („Stunning") eingestuft werden.

Atypische Brustschmerzen, die nicht auf eine KHK hindeuten
- Treten auch im Ruhezustand auf.
- Die Belastungstoleranz ist trotz der Schmerzen gut.
- Die Schmerzen dauern Stunden oder Tage an.
- Sie stehen mit der Atmung oder mit Bewegungen der Brustwand in Zusammenhang.
- Die Schmerzen werden als stechend empfunden.
- Die Schmerzen strahlen lateral in Richtung Herzspitze aus.
- Sie können durch Palpation der Brustwand reproduziert werden.
- Sie machen sich als Herzklopfen oder gelegentliche Extrasystolen bemerkbar.
- Sie werden im oberen Abdomen oder unterhalb des linken Rippenbogens verspürt.
- Sie werden durch die Einnahme von Nitroglycerin nicht innerhalb weniger Minuten gelindert.

Tabelle 4.63 **Klassifikation der Angina pectoris (Canadian Cardiovascular Society)**

Angina-Klasse	Angina tritt auf	Belastungstoleranz
CCS-Class 1	Nur bei starker körperlicher Belastung	120 W oder mehr
CCS-Class 2	Bei raschem Gehen oder Gehen auf Steigungen	80–120 W
CCS-Class 3	Bei normalem Gehen in der Ebene	20–80 W
CCS-Class 4	Im Ruhezustand, beim Reden oder Anziehen	unter 20 W

Untersuchungen

Körperliche Untersuchung
- Bei den meisten Patienten ist die körperliche Untersuchung völlig unauffällig!
- Achten Sie auf systolische Geräusche: KHK-Patienten haben häufig als Komorbidität eine Karotisstenose oder eine generalisierte Arteriosklerose.
- Der 3. Herzton und ein leises Mitralgeräusch sind Zeichen für eine mangelhafte Herzfunktion. Sie können auch eine vorübergehende Folge einer bereits länger bestehenden Ischämie sein oder aber nur während einer Belastung hörbar sein. Die Auskultation des 3. Herztons ist schwierig.

EKG
- Das Ruhe-EKG ist in der Regel unauffällig.
- ST-T-Veränderungen sind sensitiv, aber nicht spezifisch.
- Häufig findet sich ein leicht verlängertes (< 0,24 sec) PQ-Intervall.
- Ein LSB kann ein Hinweis auf eine KHK, eine Hypertrophie oder eine Kardiomyopathie sein.
- Eine Q-Welle als Zeichen eines abgelaufenen Myokardinfarkts deutet auf eine KHK hin.
- Eine reversible Senkung der ST-Strecke, die während der Schmerzen auftritt und nach Abklingen der Schmerzen wieder verschwindet, ist ein deutlicher Hinweis auf eine KHK.
- Eine stumme Ischämie (= ST-Senkung) kann während eines Belastungstests, während des Holter-Monitorings oder beim stationären Monitoring aufgedeckt werden (MIDA = Myocardial Ischaemia Dynamic Analysis und durch Telemetrie). Für die Prognose hat sie eine ähnliche klinische Signifikanz wie eine symptomatische Ischämie ❸. Eine stumme Ischämie findet sich häufiger als eine symptomatische. Sie kann durch ein MIDA-Monitoring im Krankenhaus abgeklärt werden.

Laboruntersuchungen
- Untersuchungen der Risikofaktoren: Serumlipide ❹, Blutzucker und kleines Blutbild.
- Glukosetoleranztest bei Verdacht auf metabolisches Syndrom (23.36). Ein oGTT (mit Blutzuckerbestimmung 2 Stunden nach dem Trinken der Testlösung) sollte bei allen Patienten durchgeführt werden, die einen Myokardinfarkt überlebt haben und bei denen noch nie ein Diabetes diagnostiziert wurde.

Belastungs-EKG
- Ein Belastungs-EKG oder ein Belastungstoleranztest (ETT) ist vielfach für die Bestätigung der Diagnose und die Bewertung des Schweregrads der Krankheit erforderlich. Näheres unter 4.04.

Bildgebende Verfahren

Thoraxröntgen

- Gibt Aufschlüsse über Herzgröße, Lungenstauung, Zeichen einer Herzinsuffizienz, Herzklappenverkalkung und andere Ursachen für Brustschmerzen.

Szintigraphie

- Die Sensitivität ist etwas höher, die Spezifität etwa gleich wie beim Belastungstest.
- Zu erwägen, wenn
  - der Belastungstest normal ausfällt, obwohl mit großer Wahrscheinlichkeit eine Erkrankung vorliegt,
  - der Patient körperlich behindert ist,
  - ein abnormales EKG die Interpretation des Belastungstests erschwert.

Belastungsechokardiographie

- Eine Ischämie führt zu abnormen Herzwandbewegungen, die mit empfindlichen bildgebenden Geräten entdeckt werden können. In den Händen eines erfahrenen Arztes gilt die Untersuchung als sensitiver und präziser als das Belastungs-EKG.
- Kann zum Einsatz kommen, wenn ein pathologisches EKG die Interpretation des Belastungstests erschwert (z.B. LSB).

Koronarangiographie

- Zu den Indikationen, siehe 4.64.

Spezielle diagnostische Probleme bei Frauen

- Bei Frauen wird eine KHK im Durchschnitt 10 Jahre später als bei Männern diagnostiziert. Nach der Menopause steigt die Inzidenz der KHK deutlich an. In der Altersgruppe der 70–79-Jährigen kommt es dann wieder zu einer Annäherung der KHK-bedingten Morbidität und Mortalität von Frauen und Männern.
- Die Risikofaktoren für eine KHK sind bei beiden Geschlechtern weitgehend identisch. Frauen, die bereits vor der Menopause eine KHK entwickeln, weisen mehr Risikofaktoren auf als Patientinnen, bei denen sich die Erkrankung erst später manifestiert.
- Die Sicherung der Diagnose „KHK" ist bei Männern einfacher als bei Frauen.
  - Die Symptomatik ist unterschiedlich: Bei Frauen ist die pektanginöse Symptomatik häufiger atypisch und kann sich auf Dyspnoe, Erschöpfungsgefühl, Unwohlsein oder Brechreiz bei Anstrengungen beschränken.
  - Andererseits wird nur bei jeder zweiten prämenopausalen Frau mit typischen Anginaschmerzen eine KHK diagnostiziert.
  - Nach der Menopause nimmt die diagnostische Spezifität der Symptome deutlich zu. Bei Frauen der Altersgruppe 65–70 nähert sie sich jener der Männer an.
- Die diagnostische Spezifität von Thoraxschmerzen ist bei prämenopausalen Frauen gering, es sei denn es handelt sich um „typische Angingapectoris-Schmerzen".
  - Bei einer typischen Angina treten Schmerzen oder Dyspnoe nur bei körperlicher Anstrengung auf.
  - Nur etwa die Hälfte aller Frauen mit typischen Anginaschmerzen leidet an einer signifikanten KHK.
  - Prämenopausale Frauen klagen häufiger über Schmerzen im Thoraxbereich als Männer. Die Schmerzen sind in der Regel atypisch, d.h., sie treten auch im Ruhezustand auf oder sind multiform.
  - Bei älteren Patientinnen nähert sich die diagnostische Spezifität der Symptome jener bei Männern an (90%).
- Der Aussagewert eines Belastungstests (4.04) ist bei Frauen geringer. Die Zahl falsch positiver Testergebnisse ist vor der Menopause hoch.
  - Wenn die ischämische ST-Segment-Absenkung schon bei einer geringen Herzfrequenz auftritt und noch einige Minuten nach Ende der Belastung persistiert, liegt sehr wahrscheinlich eine signifikante KHK vor.
  - Wird der Zielwert für die Herzfrequenz erreicht, ohne dass es zu ST-Segment-Veränderungen kommt, ist die Wahrscheinlichkeit für eine signifikante KHK gering.
  - Eine geringfügige, leicht ansteigende ST-Streckensenkung, die erst bei einer hohen Herzfrequenz auftritt und sich in Ruhe rasch wieder normalisiert, ist eine typischer falsch positiver Befund.
  - In problematischen Fällen sind weiterführende Untersuchungen angezeigt (Herzperfusionsuntersuchung, koronare Angiographie).
- Vor der Menopause ist die Spezifität der Szintigraphie möglicherweise höher als beim traditionellen Belastungs-EKG.

Behandlung von KHK-Risikofaktoren

- Zur Verbesserung der Prognose ist die Minimierung aller Risikofaktoren zum Zweck der Verlangsamung der Atherosklerose und der Vermeidung eines MI wichtig. Eine effiziente sekundäre Prävention umfasst in der Regel ASS, Betablocker, ein Statin, einen ACE-Hemmer und einen Nikotinverzicht.
- Der Patient sollte mit dem Rauchen aufhören **C**. Das MI-Risiko ist bei männlichen Rauchern 3fach erhöht, bei Frauen noch höher. Der Alkoholkonsum ist auf ein vernünftiges Maß zu reduzieren.

- Eine Hypertonie sollte behandelt werden. Der Zielwert von unter 140/85 mmHg sollte immer erreicht werden. Der Zielwert bei Diabetikern liegt unter 130/80 mmHg, insbesondere wenn der Diabetes mit Nierenkomplikationen assoziiert ist (In Österreich wird in diesem Fall als Grenzwert 125/75 angestrebt). Die Senkung des diastolischen Blutdrucks unter 90 mmHg erhöht aus heutiger Sicht nicht das Risiko eines Myokardinfarkts.
- Die effektive Reduktion einer Hyperlipidämie ist oft nur durch den Einsatz von Statinen möglich. Die folgenden Zielwerte liefern lediglich Anhaltspunkte. Statine sind sowohl bei endothelialer Dysfunktion der Koronararterien als auch bei entzündlicher Reaktion und Thrombose wirksam.
- Empfehlungen:
  - Gesamtcholesterinkonzentration im Serum < 4,5 mmol/l (175 mg/dl)
  - LDL-Konzentration < 2,5 mmol/l (100 mg/dl). Optimal ist ein Wert < 2,0 mmol/l (75 mg/dl). Nach dem gegenwärtigen Erkenntnisstand ist eine entsprechende medikamentöse Therapie fast immer gerechtfertigt. Bei Diabetikern und Hochrisikopatienten sollten die Zielwerte sogar noch niedriger angesetzt werden (Serum-LDL < 1,6–1,8 mmol/l ensprechend < 70mg/dl).
  - Triglyceridkonzentration im Serum < 2 mmol/l (175 mg/dl)
  - Gesamtcholesterin/Serum-HDL < 4,0; Serum-HDL > 1,0 mmol/l (40 mg/dl – in Österreich über 45 mg/dl bei Männer und über 55 mg/dl bei Frauen)
  - Näheres zur medikamentösen Therapie findet sich im unter 24.56 angeführten Artikel.
- Behandlung der Adipositas
  - Das Körpergewicht muss auf einen BMI-Zielwert von 28 (oder 25) reduziert werden und der Taillenumfang auf weniger als 100 cm bei Männern und auf weniger als 90 cm bei Frauen. Patienten mit einer Stammfettsucht (hohes Taillen-Hüft-Verhältnis) sind mit einem besonders hohen Risiko behaftet **B**.
  - Suchen Sie nach einem metabolischen Syndrom (23.36) und erwägen Sie eine Kombinationstherapie mit einem Statin und einem Fibrat. Dabei sind die Leberenzyme und CK-Werte genauestens zu überwachen.
- Körperliche Betätigung
  - Regelmäßige Bewegung (19.01) verbessert das Wohlbefinden und die Prognose, weil dadurch viele Risikofaktoren reduziert werden **A**. Körperliche Aktivität spielt auch eine Rolle in der Primärprävention (44.30).
  - Intensive körperliche Anstrengung sollte vermieden werden.
- Laut einer randomisierten Sekundärpräventionsstudie (HERS) und einer Primärpräventionsstudie (WHI **A**), hat eine Hormonsubstitutionstherapie keine positiven Auswirkungen.
- Eine Antioxidantientherapie mit Vitamin E zeigte in der HPS-Studie keine positiven Auswirkungen; das Gleiche gilt für Vitamin A und C.
- Ein Ernährungsplan mit mindestens 1 × pro Woche Fisch oder der Konsum von Omega-3-Fettsäuren hat sich als positiv für die Sekundärprävention erwiesen und kann durchaus empfohlen werden, auch wenn noch keine eindeutigen Beweise dafür vorliegen, dass damit auch die Prognose verbessert werden kann **C**.
- Folsäure und Vitamin B_6 und B_{12} senken die Homocysteinkonzentration im Serum. Nach der gegenwärtigen Datenlage hat jedoch die Behandlung einer erhöhten Homocysteinkonzentration im Serum keine positiven Auswirkungen **A**.

Pharmakotherapie: Behandlungsziele und Wirkungsweise

- Eine effektive Pharmakotherapie reicht in der Regel für die Behandlung einer KHK mit leichter Symptomatik aus.
- Betablocker senken die Herzfrequenz und den Blutdruck und vermindern so den Sauerstoffverbrauch des Herzmuskels bei Anstrengungen. Eine Betablockade ist ausreichend, wenn die Herzfrequenz im Ruhezustand zwischen 50–60 Schläge/min beträgt.
  - Claudicatio intermittens stellt keine Kontraindikation dar, es sei denn, die Ischämie liegt im kritischen Bereich.
  - Betablocker verbessern die Prognose zumindest bei Überlebenden eines Myokardinfarkts durch Verringerung des Risikos eines Reinfarkts und plötzlichen Herztodes um 10–30%. Die Prognose ist auch bei KHK-Patienten ohne Infarktanamnese verbessert.
  - Bei der Behandlung von Arrhythmien von KHK-Patienten stellen Betablocker ebenfalls die First-line-Medikation dar.
- ASS hemmt die Thrombozytenadhäsion und -aggregation und reduziert auf diese Weise das Risiko von akuten koronaren Ereignissen. ASS wird für alle KHK-Patienten in einer Dosierung von 100–250 mg/tgl. empfohlen, sofern keine Kontraindikationen vorliegen. Patienten, die auf ASS allergisch reagieren, können Clopidogrel einnehmen.
  - Clopidogrel wird im Rahmen der stationären Behandlung akuter koronarer Syndrome ebenso eingesetzt wie zur Nachbehandlung nach dem akuten Koronarereignis. Nach dem Einsetzen eines koronaren Stents bewirkt eine Behandlung mit Clopidogrel eine signifikante

Verringerung der Zahl der Stentthrombosen und sollte daher in die medikamentöse Therapie mit einbezogen werden. Je nach Gegebenheiten des Falles sollte diese Behandlung 3 bis 12 Monate lang aufrechterhalten werden.
  - Clopidogrel verbessert die Prognose bei chronischer KHK nicht eindeutig **B**.
- Die Medikation sollte auch einen ACE-Hemmer inkludieren, wenn der Patient eine Myokardinfarktanamnese aufweist oder an einer systolischen Linksherzinsuffizienz oder an Diabetes leidet. Die Einnahme eines ACE-Hemmers wird auch empfohlen für Patienten mit KHK oder einer anderen atherosklerotischen vaskulären Erkrankung (ACC/AHA Guidelines: www.circ.ahajournals.org/cgi/content/full/107/1/149).
  - ACE-Hemmer mildern die Symptomatik und reduzieren die Zahl der mit einer ischämischen Herzinsuffizienz assoziierten kardialen Ereignisse. Es gibt Hinweise darauf, dass ACE-Hemmer eventuell die Progression der Atherosklerose in den Arterienwänden verlangsamen können.
- Statine reduzieren sowohl die Inzidenz von Myokardinfarkten als auch die Mortalität bei KHK-Patienten **A**.
- Sublinguale Nitroglycerinkapseln und Nitroglycerinsprays, die klassischerweise für Akutepisoden eingesetzt werden, sollten auch in der Prophylaxe verwendet werden.
- Calciumkanalblocker können in Erwägung gezogen werden, wenn Betablocker nicht angezeigt sind **B**.
  - Diltiazem und Verapamil können verschrieben werden, sofern der Patient nicht an Linksherzinsuffizienz leidet.
  - Dihydropyridinderivate (Amlodipin, Felodipin, Isradipin, Nisoldipin) können mit Betablockern kombiniert werden. Amlodipin und Felodipin scheinen auch für Patienten mit Herzinsuffizienz geeignet zu sein.
- Lang wirksame Nitrate können ebenfalls eingesetzt werden, sofern die Anginasymptome gehäuft auftreten. Das Nitrat wird verabreicht, wenn die Symptome am häufigsten auftreten, also vorwiegend tagsüber. Die übliche Dosis beträgt 20–40(–60) mg/Tag. Ein Nitratpflaster kann zur Behandlung der nächtlichen Angina eingesetzt werden. Das Pflaster sollte am Morgen entfernt werden, um eine Toleranzentwicklung zu vermeiden. Aus dem gleichen Grund sollte bei der Verabreichung von lang wirksamen Nitraten eine Pause gemacht werden, z.B. abends oder nachts. Nitrate sind eine symptomatische Therapie und werden nicht benötigt, wenn der Patient symptomfrei ist. Sie verbessern die Belastungstoleranz, aber wahrscheinlich nicht die Prognose.

Revaskularisation (PTCA und CABG)

- Eine Revaskularisation der Koronararterien kann entweder mittels Ballonangioplastie (perkutane transluminale Koronarangioplastie, PTCA) mit anschließender Einbringung eines Metallstents in die Koronararterie (perkutane koronare Intervention, PCI) erfolgen oder mittels aortokoronarer Bypassoperation (CABG – coronary artery bypass graft surgery).
  - Durch ein Stenting wird die Durchgängigkeit der Koronararterie besser aufrechterhalten als mit PTCA allein **B**. Das Stenting hat die Indikationen für eine Koronarchirurgie reduziert.
  - Drug-eluting-Stents werden mit einem Zellwachstumshemmer imprägniert, der langsam – über Monate hinweg – in das umgebende Gewebe freigesetzt wird. Medikamente freisetzende Stents haben im Vergleich zu Metallstents oder einer bloßen PTCA klar die Frequenz von Restenosierungen und kardiovaskulären Ereignissen reduziert. Besorgnis besteht darüber, dass Medikamente freisetzende Stents Spätthrombosen auslösen können **A**.

Stabile Angina
- Die Entscheidung über die Notwendigkeit einer Revaskularisation und die bevorzugte Methode (PCI/CABG) hängt von Schwere, Lokalisation und Zahl der Koronarstenosen ab, aber auch vom Einschätzung der Linksherzfunktion, einer potentiellen Klappenerkrankung, der Schwere der Symptomatik und von Komorbiditäten (Diabetes, Nierenerkrankung).
  - Eine Stenose der linken Hauptkoronararterie (LCA) stellt eine Indikation für einen koronarchirurgischen Eingriff dar.
  - Bei einer Dreigefäßerkrankung, Linksherzinsuffizienz und Diabetes wird der CABG der Vorzug gegeben.
  - Proximale Stenosen in den linken Hauptästen sind klare Indikationen für eine Revaskularisation.
  - Linksherzinsuffizienz aufgrund einer Ischämie ist ebenfalls eine Revaskularisationsindikation.
  - Die Öffnung eines kompletten Verschlusses mittels PTCA oder PCI ist keineswegs immer erfolgreich und häufig muss dann eine Koronaroperation erfolgen **C**. In Studien, in denen die Öffnung eines kompletten Verschlusses gelungen ist, hat die Verwendung von Drug-eluting-Stents im Vergleich zu Metallstents die Häufigkeit von Restenosierungen reduziert.
  - Eine Eingefäßerkrankung hat auch mit einer bloßen Pharmakotherapie eine günstige Prognose, sofern die Stenose nicht proximal in einer großen Koronararterie lokalisiert ist.

Eine ausgeprägte Symptomatik kann aber eine Revaskularisation rechtfertigen. Bei einer Ein- oder Zweigefäßerkrankung ist eine PTCA/PCI oft das Mittel der Wahl.
- Diabetiker profitieren offenbar noch immer mehr von einer CABG.
- Zu den Vorteilen einer PCI zählen eine kurze Therapiedauer, eine schnellere Erholung und eine frühere Rückkehr an den Arbeitsplatz. Die Tatsache, dass später häufiger eine Revaskularisation notwendig wird als bei einer CABG, kann demgegenüber als Nachteil erachtet werden.

ST-Hebungsinfarkt (STEMI)
- Randomisierten Studien zufolge ist eine primäre PCI bei der Therapie eines akuten ST-Hebungsinfarktes (STEMI) effektiver als eine Thrombolyse Ⓐ. Daher sollten STEMI-Patienten nach Möglichkeit direkt zu einer Koronarangiographie überwiesen werden.
- Gegenwärtig liegen keine gesicherten Daten darüber vor, welcher Behandlung der Vorzug gegeben werden sollte, wenn weniger als 3 Stunden seit dem Einsetzen der Symptome vergangen sind. In dieser Situation kann noch immer die Thrombolyse zum Einsatz kommen.
- Wenn die Wirkung der Thrombolyse nicht zufriedenstellend ist (< 50%iger Rückgang der ST-Hebungen, andauernde Schmerzen, instabile Hämodynamik), dann sollte so bald wie möglich eine Koronarangiographie durchgeführt werden. Die Thrombolyse wird fortgeführt, wenn ein rascher Zugang zu einer Koronarangiografie nicht möglich ist.

Nicht-ST-Hebungsinfarkt (NSTEMI) und instabile Angina pectoris
- „Hochrisikozeichen" bei einem Patienten mit akutem Koronarsyndrom sind Prädiktoren für eine während der folgenden 30 Tage zu erwartenden erhöhten Frequenz von kardialen Ereignissen. Zu diesen Hochrisikozeichen zählen
  - wiederholte oder prolongierte Angina,
  - erhöhte Werte für Herzenzyme (Troponine I und T),
  - ST-Senkung im EKG,
  - instabile Hämodynamik,
  - rezidivierende ventrikuläre Tachykardie oder Kammerflimmern,
  - Diabetes.
- Bei diesen Patienten sollte notfallmäßig oder innerhalb von 24 bis 48 Stunden eine Koronarangiographie durchgeführt werden.

4.64 Diagnostische Koronarangiographie

Grundsätzliches
- Eine Koronarangiographie dient zur Darstellung der Anatomie der Herzkranzgefäße und zur Beurteilung von Anzahl, Lokalisation und Schweregrad allfälliger Koronararterienstenosen.
- Wird eine signifikante Stenose gefunden, so ist noch in gleicher Sitzung eine therapeutische Intervention möglich, d.h., man kann eine Ballonangioplastie durchführen und, falls notwendig, ein Metallgitter („Stent") einbringen, welches das Gefäß auf Dauer offenhalten soll.

Indikationen

Angina pectoris oder andere belastungsinduzierte Symptome
- Persistierende oder das tägliche Leben trotz optimaler Medikation beeinflussende Symptomatik bei Patienten mit vermuteter koronarer Herzkrankheit oder Symptomexazerbation einer vorher stabilen KHK.
- Eine ST-Streckensenkung > 1,5–2 mm schon bei geringer ergometrischer Belastung und/oder ein niedriges Druck-Frequenz-Produkt beim Belastungstest (4.04) sind Hinweise auf eine signifikante Myokardischämie.
- Im Zuge der Stufendiagnostik bei unerklärlichen Brustschmerzen, wenn das Ergebnis des Belastungstests zu keiner gesicherten Diagnose geführt hat, aber sich der Verdacht auf eine KHK erhärtet.
- Ein signifikanter Perfusionsdefekt bei der Myokardperfusionsszintigraphie oder ein Stress-Echo-Befund, der auf eine Myokardischämie schließen lässt.

Akute Brustschmerzen
- ST-Hebungsinfarkt (STEMI, 4.61): Es sollte so rasch wie möglich eine Koronarangiographie durchgeführt werden; eine Alternative stellt eine Thrombolyse dar.
- Nicht-ST-Hebungsinfarkt (NSTEMI) und instabile Angina pectoris: Wenn Hochrisikozeichen präsent sind, wird je nach klinischer Situation eine Koronarangiographie durchgeführt, aber unbedingt innerhalb von 24-48 Stunden (4.58, 4.63).

Sonstige Indikationen
- Herzinsuffizienz unbekannter Ätiologie: Abklärung der Ursache
- Als weiterführende Diagnostik bei einem reanimierten Patienten nach Herzstillstand aufgrund eines Kammerflimmerns

- In Verbindung mit einer invasiven Exploration bei Patienten mit einer Herzklappenerkrankung
- Zur Abklärung vor einer geplanten Herztransplantation

Kontraindikationen

- Zu den relativen Kontraindikationen zählen
  - schwere Infektion, Sepsis,
  - rezente neurologische Ereignisse,
  - signifikante hämorrhagische Diathese,
  - schwere Niereninsuffizienz,
  - Kontrastmittelallergie.

4.65 Nachsorge nach Revaskularisation

Erste Konsultation

- In der Ambulanz des Spitals, an dem operiert wurde, 1–3 Monate nach der Bypassoperation, oder bei einem Kardiologen.
  - klinische Untersuchung, Thoraxröntgen, EKG, Serumlipide
  - Beurteilung folgender Faktoren:
    - Symptome einer Angina pectoris
    - Zustand der Operationsnarben
    - kardiovaskulärer Zustand
    - Medikamente und Risikofaktoren
    - Notwendigkeit einer Verlängerung des Krankenstandes
    - Wenn der Zustand des Patienten zufriedenstellend ist, sollte die nächste Konsultation beim eigenen Arzt stattfinden.

Das 1. Jahr

- Folgekonsultationen bei dem für die Behandlung zuständigen Arzt 3–6 Monate und 12 Monate nach der Operation.
- Untersuchungen
  - EKG
  - Thoraxröntgen, falls erforderlich
  - Serumgesamtcholesterin, HDL-Cholesterin und Triglyceride
  - Blutsenkung (BSG) und CRP, wenn Symptome eines Postkardiotomie-Syndroms vorhanden sind

Ziele der Folgekonsultationen

- Erkennen eines möglichen Postkardiotomie-Syndroms (Häufigkeit 10–20% je nach Schweregrad). Das Syndrom tritt gewöhnlich einige Wochen nach der Operation, manchmal jedoch erst später auf (bis zu 1 Jahr danach).
  - Symptome
    - Abgeschlagenheit
    - leichtes Fieber
    - Schmerzen ähnlich wie bei Perikarditis
    - Arrhythmien
  - Zeichen
    - Reibegeräusch: perikardial oder pleural
    - supraventrikuläre Arrhythmien im EKG sichtbar
    - Blutsenkung (BSG) und CRP sind gewöhnlich erhöht
    - Thoraxröntgen zeigt evtl. ein vergrößertes Herz und einen Perikarderguss
    - Der Erguss kann durch Echokardiographie diagnostiziert werden.
  - Ein Kardiologe stellt die Diagnose und leitet die Behandlung ein.
    - NSAR (nicht steroidale Antirheumatika)
    - Steroide: Anfangsdosierung Prednisolon 40–60 mg/Tag, später reduziert. Die Steroidtherapie wirkt gut, Rückfälle nach Absetzen der Medikation sind selten.
    - Eine Drainage des Perikards ist nur selten erforderlich.
- Wenn nach der Operation Brustschmerzen auftreten, ist es wichtig, ischämische Schmerzen von nicht ischämischen zu unterscheiden.
  - Zu den Ursachen für nicht ischämische Schmerzen gehören Empfindlichkeit der Schnittstelle und Schmerzen in der Brustwand, die kostochondralen Ursprungs sind.
    - Vermeiden Sie eine automatische Verschreibung von Nitroglycerin, da dies im Patienten Niedergeschlagenheit über das mangelhafte Ergebnis des Eingriffs auslösen und dadurch die Schmerzen noch verschlimmern könnte.
    - Verwenden Sie NSAR.
  - Wenn es sich um für Angina pectoris typische Schmerzen handelt (die durch Nitroglycerin gebessert werden), muss der Patient zu einem Belastungstest überwiesen werden.
- Reduktion von Risikofaktoren für die koronare Herzerkrankung:
  - Nikotinstopp
  - optimale Hypertonieeinstellung
  - Lipidsenkung: Serumcholesterin < 195 mg/100 ml, LDL < 115 mg/100 ml (am besten < 95 mg/100 ml), HDL > 40 mg/100 ml
  - entsprechende Behandlung eines Diabetes
  - Empfehlung von körperlicher Betätigung und Gewichtsabnahme
- Nicht unbedingt notwendige Medikamente absetzen.
  - Aspirin empfiehlt sich für alle Patienten, wenn keine Kontraindikationen vorliegen. Die übliche Langzeitdosis ist 100–250 mg/Tag (in

Österreich bevorzugt 100 mg). Bei hypertensiven Patienten Clopidogrel 75 mg/d.
- Ein Betablocker ist angezeigt, wenn der Patient vor der Bypassoperation oder während des Eingriffs einen Myokardinfarkt hatte. Das Medikament kann bei symptomfreien Patienten, bei denen weder Tachykardie noch Hypertonie besteht, abgesetzt werden.
- Medikamente zur Arrythmieprophylaxe können üblicherweise abgesetzt werden.
- Die Notwendigkeit einer Digitalisierung sollte überdacht werden.
- Arrhythmien
  – Die Behandlung von ventrikulären Extrasystolen mit Antiarrythmika sollte vermieden werden. Dem Patienten sollte geraten werden, nicht zu rauchen und übermäßigen Genuss von Alkohol und Kaffee zu meiden. Unangenehme Ektopien können mit geringen Dosen eines Betablockers behandelt werden. Stärkere Medikamente gegen Arrhythmien sollten von einem Kardiologen verschrieben werden.
  – Synkopen oder ventrikuläre Tachykardien müssen dringend abgeklärt werden. Oft sind dabei elektrophysiologische Untersuchungen entscheidend.
- Beurteilen Sie alle Aspekte des psychosozialen Umfelds des Patienten.
  - Bestehen fortdauernde Probleme am Arbeitsplatz?
  - Gibt es noch unnötige Beschränkungen aus der Zeit vor der Operation?
  - Gehen Sie möglichen depressiven Symptomen nach.

Weitere Folgekonsultationen

- Jährliche Folgekonsultationen: öfter, wenn der Patient Symptome oder Risikofaktoren aufweist.
- Ziele
  - Kontrolle der Risikofaktoren und Information des Patienten
  - Neuerlich auftretende Angina pectoris muss mit Hilfe eines Belastungstests beurteilt werden.
- Untersuchungen
  - EKG
  - Weitere Untersuchungen in Abhängigkeit von den Risikofaktoren und verschriebenen Medikamenten.

4.70 Akutes Lungenödem

Ziele
- Sauerstoff, Morphium, Nitrospray und Furosemid sollten in jeder Ordination verfügbar sein.

Ursachen
- Linksventrikuläres Versagen
- Als Folge eines akuten Geschehens:
  - Ischämie und deren Folgen (akutes Koronarsyndrom oder Myokardinfarkt mit großer Ausdehnung der Ischämie und ischämischer Dysfunktion und/oder akuter Mitralklappeninsuffizienz)
  - Arrhythmien (ventrikuläre oder supraventrikuläre Tachykardie, selten Bradykardien)
- Als Folge einer Dekompensation bei chronischer Herzinsuffizienz durch verschiedene auslösende Faktoren (Flüssigkeitsüberladung, mangelnde Compliance, Infekte, größere Operationen, Verschlechterung der Nierenfunktion)
- Valvuläre Ursachen (bei kritischer Aortenklappenstenose, Aortenklappeninsuffizienz, schwerer Mitralklappeninsuffizienz oder Mitralklappenstenose)
- Als Folge einer hypertensiven Krise bei diastolischer Herzinsuffizienz meist mit erhaltener Linksventrikelfunktion
- Akute Myokarditis
- Seltene Ursachen: Toxine, Drogenabusus, Hyperthyreose, Sepsis, Anämie, Endokarditis mit valvulären Ursachen

Symptome und Diagnosen
- Akute Atemnot, Husten, Tachypnoe, Angst, Unruhe und Verwirrtheit
- Sinustachykardie, Vorhofflimmern, Vorhofflattern
- Typische grobblasige „feuchte" Rasselgeräusche
- Zyanose, Blässe und Schwitzen
- Das Thoraxröntgen ist charakteristisch; es zeigt deutliche Zeichen einer dekompensierten chronischen Herzinsuffizienz oder, bei neu aufgetretener Dekompensation, nur den gestauten Lungenhilus („Fledermausflügel").
- Das EKG kann diagnostisch wegweisend sein und eine Ischämie, einen Infarkt oder Tachyarrhythmien dokumentieren, ist häufig aber unspezifisch mit Zeichen der LVH, Repolarisationsstörungen oder Schenkelblockierungen wie bei chronischen Herzerkrankungen.
- Arterielles pO_2 unter 8 kPa (60 mmHg) und/oder Sauerstoffsättigung unter 90 %
- Echokardiographisch kann die Auswurffraktion und die Klappenfunktion beurteilt werden. Die Echokardiographie ist das wesentliche diagnostische Werkzeug zur Klärung der Ätiologie eines Lungenödems.

- Zur Differenzialdiagnose gehören Pneumonie, Aspiration, Embolie, exazerbiertes Asthma und COPD mit oder ohne chronische Herzinsuffizienz.

Akutmaßnahmen

- Allgemeine Maßnahmen
  - Sauerstoffversorgung: wenn möglich CPAP (Sättigungsgrad > 90% halten)
  - Senkung des Blutdrucks (Nachlast) mit Nitrat (Spray oder sublingual)
  - Furosemid
  - Beruhigung des Patienten unter Umständen durch dosierte vorsichtige Gabe von Morphium i.v. (Cave Ateminsuffizienz)
  - bei Therapieresistenz und Ateminsuffizienz Beatmung

Behandlung

- Atmung
  - Sauerstoff mit Ventilmaske 8 l/min, wenn möglich unter Überwachung mittels Pulsoximeter.
  - Ein kooperativer Patient wird mit CPAP behandelt, wenn diese Möglichkeit besteht (4.71).
  - Ein gleichzeitig bestehender Bronchospasmus, der sich nicht unter den Erstmaßnahmen löst, wird mit einer langsamen 200-mg-Theophyllininfusion behandelt.
  - Bei fulminanter Form des Lungenödems: orotracheale Intubation und Beatmung. Die Intubation ist in solchen Fällen meist erschwert (Schaumansammlung in Mund und Trachea).
- Nitrate
  - Sublingualspray, bei ausreichendem Blutdruck auch wiederholt bis zur Besserung der Symptome.
  - Der systolische Blutdruck sollte im Falle einer Nitrogabe über 100 mmHg liegen.
- Diuretika
  - Besonders bei einer akuten Verschlechterung einer chronischen Herzinsuffizienz mit Lungenödem angezeigt. Bei Patienten mit ausreichendem Blutdruck ist der Einsatz von Diuretika problemlos.
  - Furosemid 20 mg i.v. Wenn keine Reaktion erkennbar ist, wiederholen Sie die Dosis.
- Sedierung: wenn der Patient sich nicht rasch genug erholt. Cave Ateminsuffizienz (Intubationsbereitschaft!)!
  - Morphium 6–8 mg i.v. (verdünnt und langsam!). Wenn erforderlich, zusätzliche Dosen à 4–6 mg in 5-Minuten-Abständen bis zu einer Gesamtdosis von 16–20 mg. Beobachten Sie die Atmung, besonders bei älteren Personen und Patienten mit COPD. Oberflächliche und langsame Atmung ist ein Zeichen übermäßiger Sedierung.

- Beim akuten Lungenödem kommt es unter Therapie meist schnell zu einer Erholung. Ein persistierendes Lungenödem im Thoraxröntgen ist kein verlässliches Zeichen einer Volumsüberlastung des gesamten Körpers. Eine übermäßige Entwässerung (z.B. aufgrund des Röntgenbefundes) kann zu Hypovolämie, Tachykardie und zu einem Abfall des Herzminutenvolumens führen. Das Thoraxröntgen „erholt" sich nicht so schnell wie der Patient.
- Digitalis und Betablocker – zur Optimierung der Herzfrequenz:
  - Bei Patienten mit tachykardem Vorhofflimmern (4.46) oder supraventrikulärer Tachykardie (4.39).
  - Dosierung: zu Beginn Digoxin 0,25 mg i.v., danach 0,125 mg im Stundenabstand bis 0,75 mg insgesamt, wenn vorher noch kein Digitalis verabreicht wurde.
  - Digitalis wirkt langsam. Zur raschen Normalisierung der Herzfrequenz kann ein Betablocker verabreicht werden: Metoprolol 5 mg + 5 mg + 5 mg in 10-Minuten-Abständen. Esmolol mit seiner extrem kurzen Halbwertzeit ist eine Alternative.

Weiteres Vorgehen

- Nach der Erstversorgung wird der Patient an eine kardiologische Überwachungsstation transportiert. Dies kann eventuell unterbleiben, wenn bei bekannter Grundkrankheit (palliative Situation) eine ausreichend rasche Erholung erfolgt und der Patient zuhause gut betreut ist. Eine kausale Therapie der Herzinsuffizienz (4.72) ist immer das primäre Ziel.
- Eine Hypertonie wird dabei vorzugsweise mit ACE-Hemmern behandelt.

4.71 CPAP-Behandlung des Lungenödems

Grundregeln

- Die Erhöhung des Drucks in den Atemwegen ist eine wirksame Therapie des Lungenödems, die in den meisten Fällen die Intubation und Beatmung ersetzen kann. Ein Druck von 10 cm H_2O und ein 40%iges Sauerstoffgemisch genügen bei zwei Dritteln der Patienten mit Lungenödem zur Korrektur einer Hypoxämie innerhalb von 10 Minuten nach dem Beginn der Behandlung.
- Die CPAP-Behandlung (Continuous Positive Airways Pressure) ist die wichtigste Akutmaßnah-

me bei einem Lungenödem Ⓐ und muss in der Notaufnahme noch vor der Verabreichung von Infusionen und Medikamenten sofort begonnen werden.
- Eine CPAP-Ausrüstung sollte in allen Gesundheitseinrichtungen, die Herzpatienten Erste Hilfe leisten oder sie auf Bettenstationen behandeln, und auch in Rettungsautos verfügbar sein.

Indikationen und Kontraindikationen für die Behandlung

- Respiratorische Insuffizienz kardialen Ursprungs (Lungenödem), wenn sich Pharmako- und Sauerstofftherapie als unzureichend erweisen Ⓐ.
- Kardial verursachte Ruhedyspnoe, bei erhöhter Atemfrequenz, bei hörbaren Rasselgeräuschen und bei Stauungszeichen im Thoraxröntgen (interstitielles Ödem). Ruhelosigkeit des Patienten ist oft ein Zeichen einer behandlungspflichtigen Hypoxämie.
- Die Behandlung ist kontraindiziert, wenn infolge einer Bewusstseinstrübung die Atemwege des Patienten nicht offen bleiben oder wenn ein Patient in kritischem Zustand keine ausreichende Eigenatmung (in Frequenz und Effizienz) erzielen kann. Manuelle Ventilation und Intubation sind angezeigt, wenn der Gesamtzustand des Patienten dies erfordert.

Durchführung

1. Helfen Sie dem Patienten, eine halb sitzende Haltung einzunehmen.
2. Legen Sie die Maske ohne das Druckventil über das Gesicht des Patienten und ziehen Sie die Halterung an.
3. Öffnen Sie den Durchflussregler und verbinden Sie den Beatmungsschlauch mit der Maske des Patienten.
4. Regeln Sie den Durchfluss so, dass das Ausatmungsventil sowohl beim Aus- als auch beim Einatmen offen bleibt.
5. Überprüfen Sie den dichten Sitz der Maske.
6. Geben Sie zusätzlich Sauerstoff, passen Sie den Befeuchtungsgrad an.
7. Der Anfangsdruck ist 7,5 (–10) cm H_2O. Wenn sich der Zustand des Patienten nicht innerhalb von wenigen Minuten bessert, erhöhen Sie den Druck in den Atemwegen bis zu 15 cm H_2O (Vorsicht ist geboten, wenn der Patient deutlich hypovolämisch ist). Wenn die Erhöhung des Drucks keine Wirkung zeigt, wird die Sauerstoffkonzentration erhöht.
8. Überwachen Sie während der Behandlung
    - die Atemfrequenz (sollte zurückgehen),
    - den Einsatz der auxiliären Atemmuskulatur,
    - das subjektive Befinden des Patienten,
    - die Sauerstoffsättigung (sollte steigen),
    - ob das Ausatmungsventil der Maske geöffnet ist (wenn das Ventil nicht offen bleibt, erhöhen Sie den Durchfluss und überprüfen Sie den Sitz der Maske).
9. Jede, auch eine nur kurzzeitige, Entfernung der Maske sollte vermieden werden, da dadurch die Atemarbeit sofort erhöht wird und die Hypoxämie wiederkehrt. Wenn der Patient in ein Spital überführt wird, sollte die CPAP-Behandlung während des Transports fortgesetzt werden.
10. Die CPAP-Behandlung wird beendet, wenn der Zustand des Patienten sich gebessert hat und die Atemfrequenz unter 25/min gesunken ist. Der Überdruck wird bei gleich bleibender O_2-Zufuhr stufenweise reduziert.

4.72 Chronische Herzinsuffizienz

Ziele

- Vermeidung von falsch positiven Diagnosen aufgrund nicht spezifischer Symptome
- Diagnose der zugrunde liegenden Ursache und Behandlung soweit möglich
- Einschätzung des Schweregrades der Erkrankung und Identifikation von aggravierenden Faktoren
- Überweisung von jungen Patienten und Patienten mit unklarem Allgemeinzustand zur Echokardiographie
- Kenntnis von Medikamenten und invasiven Verfahren, die zu einer Verbesserung der Prognose führen können
- Vermeidung von falsch positiven Diagnosen aufgrund nicht spezifischer Symptome

Grundlagen

- Eine Herzinsuffizienz ist ein Symptom einer schweren Herzerkrankung (und nicht eine eigenständige Diagnose); die eigentliche Grundkrankheit und mögliche verschlimmernde Faktoren müssen erkannt werden.
- Eine systolische Herzinsuffizienz ist die Folge eines übermäßigen Verlustes von Myokardzellen. Dieser Prozess verläuft häufig progredient und hat unbehandelt eine schlechte Prognose.
- Eine systolische Herzinsuffizienz kann asymptomatisch oder symptomarm verlaufen. Die Korrelation zwischen Auswurffraktion, d.h. der linksventrikulären Pumpleistung, und der funktionellen Leistungsfähigkeit des Patienten ist gering.
- Die Behandlung sollte immer auf die zugrunde liegende Ursache gerichtet sein: Hypertonie, Ischämie, Herzklappenerkrankungen etc.

- Eine Echokardiographie zur Abklärung der zugrunde liegenden Ursache und zur Bestimmung des Schweregrads der Erkrankung angezeigt. Komorbiditäten können für Diagnose und Behandlung Komplikationen mit sich bringen.
- Die Behandlung einer Hypertonie und einer KHK ist wichtig für die Primärprävention. Für die Sekundärprävention stellen die ACE-Hemmer die wichtigste Wirkstoffgruppe dar; sie können sowohl bei asymptomatischen Patienten 🅐 als auch bei Hochrisikopatienten eingesetzt werden.

Häufige Ursachen einer Herzinsuffizienz

- Koronare Herzerkrankungen und/oder Hypertonie sind in 80% aller Fälle die Ursache.
- Systolische Dysfunktion:
  - ischämische Herzerkrankung
  - Hypertonie (ist in noch stärkerem Maße für eine diastolische Dysfunktion verantwortlich)
  - Klappeninsuffizienz
  - dilatative Kardiomyopathie
  - andere Ursachen: rasches Vorhofflimmern, persistierende Tachykardie (Tachykardie-Kardiomyopathie), Hyper- und Hypothyreose, Bradykardie
- Diastolische Dysfunktion:
  - Linksventrikelhypertrophie in Verbindung mit Hypertonie und fortgeschrittenem Alter
  - ischämische Herzerkrankung

Aggravierende oder auslösende Faktoren

- Stummer Myokardinfarkt, instabile Angina pectoris, Verschlechterung einer Myokardischämie
- Noncompliance bei der Herzmedikation
- Schwere Infektionen, besonders der Lunge
- Anämie
- Hyper- oder Hypothyreose
- Tachy- und Bradyarrhythmien (Vorhofflimmern)
- Niereninsuffizienz
- Nicht steroidale Analgetika (NSAR), besonders bei beeinträchtigter Nierenfunktion
- Medikamente, die die Kontraktilität des Myokards verringern (Verapamil, Betablocker und Kombinationen)
- Massives Übergewicht
- Übermäßiger Alkohol- und Salzkonsum
- Hypertonie
- Lungenembolie

Symptome

- Allgemeine Abgeschlagenheit oder Kurzatmigkeit bei körperlicher Belastung oder in Ruhe.
- Eine Dyspnoe bei normaler körperlicher Betätigung (NYHA II) ist ein unspezifisches Symptom, da die Ursache hiefür eine KHK, deutliches Übergewicht, mangelnde körperliche Fitness oder Alter sein können.
- Dyspnoe und Husten in flacher Rückenlage (Orthopnoe) treten nur bei mittelgradiger oder schwerer Herzinsuffizienz auf.
- Gewichtszunahme und periphere Ödeme sind, wenn sie isoliert auftreten, sensitive, aber nicht spezifische Symptome. Bei gleichzeitiger Präsenz sind sie jedoch von klinischer Bedeutung, besonders für die Überwachung des Ansprechens auf die Behandlung.
- Appetitmangel ist nur eine Begleiterscheinung einer fortgeschrittenen Herzinsuffizienz (kardiale Kachexie).

Befunde

- Tachykardie (> 90/min) bei fehlender Betablockade
- Tachypnoe (> 20/min)
- Signifikant erhöhter Jugularvenendruck, d.h., das Pulsieren der Jugularvenen ist beim aufrecht sitzenden Patienten sichtbar. Dieses Zeichen ist dann spezifisch, wenn der Patient keine Lungenerkrankung hat. Es findet sich bei schwerer Herzinsuffizienz. Ein etwas geringerer Druckanstieg in den Jugularvenen (8 cm) ist erkennbar, wenn der Patient sich in leicht zurückgelehnter Position befindet; bei diesem zu wenig genutzten Test besteht jedoch eine große Interobservervariabilität. Ein positiver Hepatojugularreflux ist für die definitive Entscheidung hilfreich.
- Der 3. Herzton bei einem Patienten über 40 ist ein spezifisches Symptom einer dekompensierten Herzinsuffizienz.
- Mitralklappenregurgitation ohne Herzklappenerkrankung
- Herzvergrößerung
- Lebervergrößerung (positiver hepatojugularer Reflux)
- Rasselgeräusche, die auf eine Lungenstauung hindeuten, sind ein nicht spezifisches Zeichen und auch bei verschiedenen Lungenerkrankungen zu finden.
- Beinödeme können auch durch verschiedene andere Beschwerden verursacht werden (5.10).
- Da die Zeichen und Befunde nicht spezifisch sind, sollte die Diagnose auf einer objektiven Untersuchung beruhen, in der Regel also auf einer Echokardiographie.

Weitere Untersuchungen

- Thoraxröntgen
  - Herzvergrößerung. Berechnet in ml/m^2 oder mit Hilfe der Herz-Thorax-Ratio (als pathologisch gelten Werte über 0,5). In der Regel besteht eine schlechte Korrelation zwischen Herzgröße und linksventrikulärer Funktion,

und eine Größenveränderung sagt eher etwas über den Status des rechten Ventrikels aus. Besonders bei akuter Herzinsuffizienz findet man eine normale Herzgröße.
- Gestaute Pulmonalvenen, interstitielles Ödem, Kerley-B-Linien, bilaterale Pleuraergüsse. Die Interpretation einer geringgradigen vaskulären Stauung auf isolierten Röntgenbildern ist oft schwierig und reicht nicht für die Diagnose aus. In Fällen leichter Herzinsuffizienz sind Röntgenbilder von geringer Sensitivität und geben Anlass zu Fehlinterpretationen. Unzureichende Inspiration erschwert die Beurteilung. Eine Röntgenaufnahme in Rückenlage ist praktisch wertlos. Verdächtige Veränderungen bei Röntgenkontrollen müssen unter Berücksichtigung des klinischen Gesamtbilds interpretiert werden.
- EKG
  - Kann Zeichen von Infarkt oder Ischämie aufweisen, was dann auch die Herzinsuffizienz erklären würde.
  - Hypertrophien (LVH, LAH) und Linksschenkelblock
  - Arrhythmien und Vorhofflimmern
  - Bei einem unauffälligen EKG ist die Diagnose „Herzinsuffizienz" sehr unwahrscheinlich.
- Laboruntersuchungen
  - Kleines Blutbild, Serum-K, -Na und -kreatinin, ALT (GPT), Glukose, CRP, Harnsediment und Serum-fT4 (in Österreich wird fT4 nur bei auffälligem TSH empfohlen) oder Serum-TSH eignen sich für die Differenzialdiagnostik. Bei Hyponatriämie und Niereninsuffizienz besteht eine schlechte Prognose. Vorhofflimmern und Herzinsuffizienz können bei älteren Menschen die einzigen Symptome einer Thyreotoxikose sein. Erhöhte ALT-Werte (GPT) deuten auf eine Leberstauung hin. Bei dekompensierter Herzinsuffizienz sind die Herzenzyme oft leicht erhöht.
  - ProBNP
  - Die Spirometrie ist die Basisuntersuchung zur Abklärung einer Dyspnoe. Ein deutlich abnormes Ergebnis deutet auf eine Lungenkrankheit hin. COPD-Patienten leiden oft auch an einer KHK und einer Herzinsuffizienz.

Diagnosekriterien

1. Dyspnoe oder Ermüdbarkeit oder beides beim Gehen in der Ebene
2. Ein ventrikulärer Galopp oder eine Herzfrequenz über 90 oder beides (außer die Herzfrequenz ist medikamentös abgesenkt)
3. Erhöhter Jugularvenendruck oder venöser Blutstau im Thoraxröntgen oder beides
4. Ausgeprägte Herzvergrößerung im Thoraxröntgen
   - Wenn ein unbehandelter Patient 3 der 4 obigen Befunde hat, ist eine Herzinsuffizienz sehr wahrscheinlich. Die dafür verantwortliche Grundkrankheit sollte abgeklärt werden.

Kriterien der European Society of Cardiology

- Siehe Tabelle 4.72.

Probleme bei der Diagnosestellung

- Die oben genannten 4 traditionellen Kriterien sind spezifisch und verhindern eine falsch positive Diagnose, die häufig vorkommt. Die Interobserverkorrelation für den S3 und bei der Beurteilung des Jugularvenenpulses ist gering, sodass diese diagnostischen Kriterien in der klinischen Praxis nur mit Einschränkungen nutzbar sind. Das Fehlen eines einzelnen Symptoms oder Zeichens besagt nicht, dass der Patient keine Herzinsuffizienz hat, weil die besonders spezifischen Zeichen nicht sensitiv sind und nur bei einer fortgeschrittenen und unbehandelten Herzinsuffizienz auftreten. Eine behandlungsbedürftige Herzinsuffizienz kann durchaus asymptomatisch und nur in der Echokardiographie erkennbar sein.
- Sensitivere (aber gleichzeitig auch nicht spezifischere) Kriterien können zur Beurteilung der Wirksamkeit der Behandlung verwendet werden, wobei jeweils ihre Veränderungen von Bedeutung sind (siehe nachfolgende Seite):

Tabelle 4.72 **Diagnose der Herzinsuffizienz – ein vereinfachtes Schema**

Erforderlich	Spricht dagegen	Spricht dafür	Muss ausgeschlossen werden
Beschwerden und Symptome einer Herzinsuffizienz: Dyspnoe, Ermüdbarkeit, Knöchelödeme	EKG o.B.	Ansprechen auf Therapie	Nierenkrankheit, Anämie
Kardiale Funktionsstörung (gewöhnlich im Echokardiogramm entdeckt)	Thoraxröntgen o.B.	Herzvergrößerung oder Lungenstauung im Thoraxröntgen	Lungenkrankheiten (Thoraxröntgen, Lungenfunktionstests)
	Normale Belastbarkeit in der Ergometrie	Verminderte Belastbarkeit in der Ergometrie	
	Normale Konzentration von BNP	Erhöhte Konzentration von BNP (?)	

- Belastungsdyspnoe, nächtliches Husten
- Rasselgeräusche der Lunge, Gewichtszunahme, Beinödem, Stauungsleber
- Probleme bei der Differenzialdiagnose entstehen durch:
  - Übergewicht, besonders bei Frauen (erschwert auch die Auswertung eines Thoraxröntgens)
  - Mangel an körperlicher Betätigung oder geringe körperliche Fitness
  - Veneninsuffizienz oder Immobilisierung: können zu Beinödemen führen (die Wirksamkeit einer diuretischen Therapie ist nicht beweisend für die Diagnose „Herzinsuffizienz")
  - Lungenkrankheiten: COPD und belastungsinduziertes Asthma
  - ischämische Herzerkrankung ohne Thoraxschmerzen mit Belastungsdyspnoe als Hauptsymptom (wichtig!)
  - mehrere der oben erwähnten aggravierenden Faktoren
  - eine diastolische Dysfunktion mit Belastungsdyspnoe als Hauptsymptom, bei normal großem Herz im Thoraxröntgen
  - rezidivierende Lungenembolien
- Wenn die Diagnose unsicher ist, erwägen Sie Folgendes:
  - Bestimmung der Konzentration der natriuretischen Peptide (ANP oder BNP)
  - Beiziehung eines Kardiologen
  - Echokardiographie
  - probeweises Absetzen der Medikamente

Weitere Untersuchungen

- Die Ursache der Herzinsuffizienz sollte immer in der Frühphase diagnostiziert werden. Außer der Pharmakotherapie könnten andere Therapieoptionen verfügbar sein, z.B. koronare Revaskularisierung oder Herzklappenchirurgie.
- Echokardiographie
  - Eine grundlegende und objektive Untersuchung zur Abklärung des Bestehens einer Herzinsuffizienz und ihres Schweregrades in Ruhe. Sie gibt oft auch Aufschluss über die Ursache der Herzinsuffizienz. Den Guidelines entsprechend sollte eine Echokardiographie bei allen Patienten mit klinischer Diagnose Herzinsuffizienz durchgeführt werden. In Fällen, in denen die durch die Echokardiographie möglicherweise gewonnenen neuen Informationen keine therapeutische Konsequenz haben würden, kann die Entscheidung zur Durchführung der Echokardiographie überdacht werden.
  - Die Echokardiographie dient auch zur Differenzierung zwischen systolischer und diastolischer Herzinsuffizienz: Bei systolischer Dysfunktion liegt die Auswurffraktion (EF) unter 40–45%, bei diastolischer Dysfunktion ist die EF normal oder fast normal (45–50%). Die Befundung einer diastolischen Dysfunktion mit Hilfe der Echokardiographie kann allerdings problematisch sein.
  - Eine behandlungsbedürftige asymptomatische Herzinsuffizienz ist jedoch nicht zu erkennen, z.B. nach Myokardinfarkt.
  - Mit Hilfe der Echokardiographie kann man den systolischen Druck im rechten Ventrikel beurteilen. Dieser entspricht den Druckverhältnissen in den Pulmonalarterien, was wieder für die Diagnose einer Lungenembolie hilfreich ist.
  - Eine Echokardiographie sollte bei allen jüngeren herzinsuffizienten Patienten sowie bei allen Patienten mit unsicherer Diagnose oder Ätiologie vorgenommen werden. Auch bei bereits gesicherter Diagnose ist eine Echokardiographie zur Bestimmung des Ausmaßes und der Prognose der systolischen Herzfunktion sinnvoll (die NYHA-Klassifikation beruht auf einer Gesamtbeurteilung der Funktionskapazitäten des Patienten).
- Natriuretische Peptide (ANP, BNP) (In Österreich nur BNP verfügbar!)
  - Die Natriuretischen Peptide Typ A und Typ B (ANP und BNP, wobei diese Abkürzungen ursprünglich für „atrial natriuretic petide" bzw. „brain natriuretic peptide" standen) werden bei Überlastung des Vorhofs bzw. des Ventrikels sezerniert.
  - Von den beiden ist das in den Ventrikeln synthetisierte BNP für die Diagnose einer Herzinsuffizienz wichtiger, da es stabiler und spezifischer ist als das in den Vorhöfen gebildete ANP. Die biologische Variabilität ist mit bis zu 50% ziemlich hoch.
  - Konzentrationen, die den oberen Grenzwert nur leicht überschreiten, liegen in einem Graubereich mit vielen Fehlerquellen.
  - Besteht der Verdacht, dass eine Dyspnoe durch eine Herzinsuffizienz verursacht ist, sind die natriuretischen Peptide als Ausschlusstest für eine systolische Herzinsuffizienz klinisch bedeutsam.
  - Ein normaler BNP-Spiegel (< 100 μg/l) hat einen hohen negativen prädiktiven Wert (eine systolische Herzinsuffizienz kann dann mit 95%iger Sicherheit ausgeschlossen werden). Eine deutlich erhöhte Konzentration spricht hingegen stark für eine Herzinsuffizienz. Für nur mäßig erhöhte Werte gibt es noch eine Reihe anderer möglicher Ursachen.
  - Mäßig erhöhte BNP-Spiegel sind bei Asthma, Lungenembolie und COPD durch die Druckerhöhung im linken Ventrikel zu sehen. Desgleichen finden sich moderat erhöhte Werte bei Aortenstenose, Linksherzhypertrophie (LVH),

Nierenschädigung, Leberzirrhose, im Alter, beim weiblichen Geschlecht und bei Hypervolämie verschiedener Ursache. Vorhofflimmern führt zu einer Erhöhung des ANP und macht es praktisch nutzlos. Auch die BNP-Bestimmung wird durch Vorhofflimmern beeinflusst.
- Erhöhte BNP- und ANP-Spiegel sind ein Hinweis auf eine schwere Insuffizienz mit schlechter Prognose. Eine sehr hohe BNP-Konzentration ist ein Hinweis auf eine schwere Erkrankung und eine gesteigerte Mortalität.
- Die BNP-Bestimmung wurde nicht nur für diagnostische Zwecke, sondern auch zur Verlaufskontrolle genutzt. Die möglichen Fehlerquellen sind zu beachten.
- Zusammenfassung: BNP ist als Screeninguntersuchung nicht geeignet. Eine normale Konzentration schließt eine Herzinsuffizienz aus und ein sehr hoher Spiegel spricht prognostisch für eine schwere Erkrankung. Beim Krankheitsmonitoring hat BNP nur eine Zusatzfunktion.

Diastolische Dysfunktion

- Bei Männern sind KHK und systolische Herzinsuffizienz eine typische klinische Kombination, während bei Frauen erhöhter Blutdruck typischerweise mit diastolischer Dysfunktion verknüpft ist.
- Sie manifestiert sich meist zusammen mit einer systolischen Dysfunktion, kann manchmal aber auch allein bestehen: Die EF bleibt nahezu normal (45–50%), aber die Diastole ist beeinträchtigt. Der linke Ventrikel saugt nicht aktiv Blut an und wird unvollständig gefüllt.
- Kann nur mit einer Echographie entdeckt werden.
- Verdacht auf eine diastolische Dysfunktion besteht, wenn die Dyspnoe das Hauptsymptom ist und
  - die Größe des Herzens normal oder nahezu normal ist,
  - das EKG eine LVH zeigt,
  - der Patient im fortgeschrittenen Alter (> 75 Jahre) ist und an einer ischämischen Herzerkrankung oder an Hochdruck leidet.
- Die wichtigste Differenzialdiagnose zur diastolischen Dysfunktion ist eine Ischämie, die gleichzeitig auch ihre häufigste Ursache darstellt.
- Die Behandlung ist ähnlich der systolischen Dysfunktion. Für die medikamentöse Therapie gelten die üblichen Richtlinien.
  - Diuretika sind wichtig bei Flüssigkeitsretention, wobei eine exzessive Dehydration zur Symptomexazerbation führt.
  - Absenkung der Pulsfrequenz mit einem Betablocker zur Verlängerung der Diastole.
  - Die Aufrechterhaltung des Sinusrhythmus und der Vorhoffunktion kann sehr wichtig sein und ist deshalb mit allen Mitteln anzustreben.
  - Der Angiotensin-Rezeptorblocker Candesartan war bei den in der CHARM-Studie eingeschlossenen Patienten mit diastolischer Dysfunktion günstig.
- Die medikamentöse Behandlung der diastolischen Dysfunktion verbessert Symptome und Prognose nicht im gleichen Ausmaß wie die Behandlung der systolischen Dysfunktion.

Der Schweregrad der Herzinsuffizienz

- Symptome und klinischer Befund korrelieren schlecht mit der Auswurffraktion, die jedoch für die Prognose entscheidend ist. Die Echokardiographie ermöglicht eine objektive Beurteilung der systolischen Herzfunktion.
- Die NYHA-Klassifizierung beruht auf der allgemeinen Leistungsfähigkeit:
  - NYHA I: Keine Symptome, in der Echokardiographie kann jedoch eine linksventrikuläre Dysfunktion nachgewiesen werden.
  - NYHA II: Symptome treten bei flottem Gehen oder bei der Arbeit auf.
  - NYHA III: Symptome treten schon bei geringen Anstrengungen auf.
  - NYHA IV: Symptome treten schon bei minimaler körperlicher Betätigung oder in Ruhe auf. In den Stadien III und IV ist die Prognose ungünstig, es sollten daher alle Möglichkeiten einer kausalen Behandlung ausgeschöpft werden.
  - Die Stadieneinteilung wird auch verbal mit „asymptomatisch", „leicht", „mäßig schwer" und „schwer" beschrieben.
- Auswurffraktion (EF):
  - Eine EF unter 25% deutet gewöhnlich auf eine schwere Dysfunktion hin (entspricht den NYHA-Klassen III und IV). Die Linderung der Beschwerden, insbesondere des Lungenödems, ist das Hauptziel der Therapie.
  - Eine EF über 40% schließt üblicherweise eine systolische Dysfunktion aus, nicht jedoch eine diastolische Dysfunktion.

Behandlungsprinzipien

- Änderungen der Lebensweise: regelmäßige körperliche Betätigung **☉**, Vermeidung von Übergewicht, Reduktion des Salzkonsums, mäßiger Alkoholgenuss. Bei schwerer Herzinsuffizienz sollte die Flüssigkeitszufuhr eingeschränkt werden (1,5–2 l), ebenso die Intensität des körperlichen Trainings.
- Nach Möglichkeit Behandlung der Ursache der Herzinsuffizienz: Revaskularisierung des Myokards, Herzklappenoperation, Wiederherstellung des Sinusrhythmus.

- Faktoren, die eine Herzinsuffizienz auslösen oder verschlimmern können, sollten erkannt und behandelt werden.
- Begleiterkrankungen sind zu berücksichtigen; Niereninsuffizienz und COPD sind am häufigsten.
- Angemessene Medikation in ausreichender Dosierung
- ACE-Hemmer Ⓐ und Betablocker Ⓐ verbessern bei einer systolischen Dysfunktion die Prognose. Die meisten dieser Patienten haben bereits einen Myokardinfarkt durchgemacht. Sogar bei asymptomatischen Patienten können so die Prognose verbessert und das Auftreten von Beschwerden hintangehalten werden.
- Durchführung regelmäßiger Kontrollen zur Sicherung der Therapiecompliance und zur rechtzeitigen Feststellung von Veränderungen des Allgemeinzustandes.
- Einstellung des Vorhofflimmerns:
  - Unnötige Tachykardien schädigen das erkrankte Myokard. Besonders die diastolische Dysfunktion wird durch eine Verkürzung der Diastole verstärkt, was sogar zu einem akuten Lungenödem führen kann.
  - Der Sinusrhythmus kann möglicherweise mit Amiodaron aufrecht erhalten werden. Andere Medikamente zur Erhaltung des Sinusrhythmus (Antiarrhythmika der Gruppen Ia, Ic) sind nicht sicher. Amiodaron hemmt zusätzlich eine rasche Ventrikelantwort bei Vorhofflimmern.
  - Mit Katheterablation und/oder atrioventrikulärem Pacing kann die Aufrechterhaltung des Sinusrhythmus versucht werden.
  - Die Kontrolle einer ökonomischen Herzfrequenz sollte bei Vorhofflimmern nötigenfalls durch ein Holtermonitoring überprüft werden: Ruhefrequenz 60–80/min und Belastungsfrequenz unter 110–115/min.

Medikamentöse Behandlung – Grundsätze

- Zur Verbesserung der Prognose sollten alle Patienten, die eine verminderte Auswurffraktion des linken Ventrikels (< 40–45%) – einschließlich asymptomatischer Patienten – haben, einen ACE-Hemmer oder einen Angiotensinrezeptorblocker und eine angemessene Dosis eines Betablockers erhalten.
  - ACE-Hemmer verbessern die Prognose bei leichter, mäßig schwerer und schwerer Herzinsuffizienz sowie bei Herzinsuffizienz als Folge eines Infarkts, und dies sogar bei asymptomatischen Patienten.
  - Eine Beschränkung des Salzkonsums und Diuretika verstärken den Effekt der ACE-Hemmer.
  - Die Wirkung der Therapie tritt langsam ein.
  - **Betablocker** können richtig angewendet die Prognose bei Patienten, die einen Abfall des Sympathikotonus vertragen, verbessern. Speziell Patienten mit ischämischer Herzerkrankung profitieren von Betablockern.
- Ein **Diuretikum** ist das Medikament der Wahl zur symptomatischen Behandlung eines Lungenödems und peripherer Ödeme. Die Wirkung der Behandlung tritt rasch ein. Die Initialdosis ist meist höher als die Erhaltungsdosis, die so niedrig wie möglich sein sollte.
- **Digitalis** ist indiziert zur Optimierung der Ventrikelfrequenz bei Vorhofflimmern.
- **Nitrate** können mit den anderen Medikamenten kombiniert werden, wenn der Patient unter einer symptomatischen KHK leidet.
- **Calciumantagonisten** (Amlodipin oder Felodipin) können eingesetzt werden, wenn zusätzlich eine Hypertonie besteht.
- Die oben erwähnten Medikamente werden bei jedem Patienten individuell kombiniert.
- Selbst ein gelegentlicher Einsatz von NSAR sollten in Verbindung mit Nierenerkrankungen vermieden werden.

Medikamentöse Behandlung der Herzinsuffizienz im Einzelnen

ACE-Hemmer und Angiotensin-II-Antagonisten

- ACE-Hemmer und Angiotensinrezeptorblocker sind wirksame Medikamente, die die Prognose verbessern; sie sollten allen Patienten mit Herzinsuffizienz verschrieben werden Ⓐ. Denken Sie daran, einschleichend zu dosieren, bis die Erhaltungsdosis erreicht ist. Die Zieldosis sollte den jüngsten Studienergebnissen entsprechen, es sei denn, es kommt zu Nebenwirkungen.
- Früher wurden diese Medikamente nur bei schwerer Herzinsuffizienz verabreicht, heute werden sie aber auch zur Behandlung von Patienten der NYHA-Klassen I und II eingesetzt, besonders bei Hypertonikern und nach einem Myokardinfarkt. Diese Medikamente werden heute auch bei asymptomatischer Herzinsuffizienz zur Prophylaxe eingesetzt, wenn der Patient kardiovaskuläre Risikofaktoren aufweist.
- Diuretika verstärken die Wirkung von ACE-Hemmern. Patienten mit einer Herzinsuffizienz der Stadien NYHA III–IV, die einen ACE-Hemmer und Furosemid einnehmen, können zusätzlich Spironolacton erhalten Ⓐ.
  - Während der Behandlung sollten die Serumkaliumwerte unter 5,5 mmol/l und die Kreatininwerte unter 2,5–2,8 mg/100 ml bleiben. Der systolische Blutdruckwert kann bis auf 90 mmHg fallen, solange der Patient asymptomatisch bleibt. Besonders bei kleinen älteren

Frauen sollte die glomeruläre Filtrationsrate geschätzt werden (GFR-Rechner).
- Patienten unter Diuretika sind sensibel für ACE-Hemmer und können anfangs eine hypotensive Reaktion zeigen. Die Behandlung sollte mit einer niedrigen Dosis begonnen (25% der Erhaltungsdosis) und der Zustand des Patienten täglich kontrolliert werden. Bei schwerer Herzinsuffizienz war die Erhaltungsdosis in klinischen Studien eher hoch: 20 mg täglich für Enalapril (häufig auch noch höher). Die Dosierung liegt in der Höhe der maximalen Hypertoniebehandlungsdosis. Allerdings wirken sich auch von Patienten tolerierte geringere Dosierungen positiv aus.
- Serumkreatinin und Kalium sollten anfangs häufig überprüft werden: Bei schwerer Herzinsuffizienz bereits 1 Woche nach Beginn der Behandlung. Ein geringer Anstieg (< 20%) der Serumkreatininwerte ist zu erwarten und ohne Bedeutung. Eine 30%ige Erhöhung kann toleriert werden, wenn es zu keinem weiteren Anstieg kommt. Niereninsuffizienz (mit Proteinurie) und ein Anstieg der Serum-Kreatinin-Werte sind besondere Indikationen, können aber auch Kontraindikationen für den Einsatz von ACE-Hemmern sein. In diesen Fällen müssen die Elektrolytbilanz und die Serumkreatininwerte besonders in der Anfangsphase überwacht werden. Ein markanter Anstieg der Serumkreatininkonzentration kann entweder durch Diuretika oder durch ACE-Hemmer verursacht werden, vor allem aber durch eine Kombination dieser beiden Medikamente. Wenn eine schwere Herzerkrankung eine Behandlung mit einem ACE-Hemmer erfordert und die Serumkreatininwerte signifikant ansteigen (2,2–2,8 mg/100 ml), sollte zuerst die Dosis des Diuretikums verringert werden. Ein starker Anstieg des Serumkreatinins kann auf eine Stenose der Arteria renalis hinweisen. Niereninsuffizienz, Kalium sparende Diuretika und besonders Spironolacton erhöhen das Risiko einer Hyperkaliämie. Das Risiko einer diuretikainduzierten Hypokaliämie vermindert sich bei gleichzeitiger Verabreichung eines ACE-Hemmers.
- Zu den besonderen Indikationen für ACE-Hemmer gehören die Herzklappeninsuffizienz und die Hypertonie, auch bei normaler EF. Herzklappenstenosen gelten traditionell als Kontraindikation. Die meisten Patienten mit Aortenstenose vertragen jedoch einen ACE-Hemmer, wenn er einschleichend dosiert und der Patient auf orthostatische Reaktionen hin überwacht wird.
- Die wichtigsten ACE-Hemmernebenwirkungen beinhalten Reizhusten (20%), Hypotension, Hyperkaliämie und Angioödeme, die sogar mehrere Monate nach Beginn der Medikation noch auftreten können. In der Schwangerschaft ist ein Medikamentenwechsel notwendig.

- Angiotensin-II-Rezeptorblocker können bei Herzinsuffizienz an der Stelle von ACE-Hemmern eingesetzt werden, insbesondere dann, wenn ein Husten deren Anwendung ausschließt. Einige Medikamente dieser Wirkstoffgruppe könnten sich den ACE-Hemmern sogar überlegen zeigen. Diese Annahme ist allerdings noch ungenügend belegt und ACE-Hemmer sollten nicht grundlos gegen Angiotension-II-Rezeptorblocker ausgetauscht werden ❻.
- Kombination von ACE-Hemmer und Angiotensinrezeptorblocker (duale Blockierung):
  ○ Wenn die Symptome einer schweren Herzinsuffizienz trotz ausreichender Medikation weiter bestehen, kann ein ACE-Hemmer mit einem Angiotensinrezeptorblocker kombiniert werden. Die stärkste Evidenz existiert für Candesartan und Valsartan (CHARM, ValHeFT). Die Ergebnisse der CHARM-Studie zeigen, dass die Kombination ACE-Hemmer plus Candesartan bei Patienten mit einer EF < 40% die Prognose verbessert. Wenn ein Aldosteronantagonist zusätzlich zu dieser Kombinationstherapie gegeben wird, sind häufige Kontrollen von Serumkalium, Serumkreatinin und Blutdruck notwendig (RALES, Ephesus).

Diuretika und Spironolacton
- Diuretika werden zusätzlich zu anderen Medikamenten gegeben, wenn der Patient Flüssigkeit retiniert.
- Man sollte mit einem Thiazid beginnen, wenn nur eine geringe Flüssigkeitsretention besteht.
- Liegen die Serumkreatininwerte über 180–200 µmol/l (2,0–2,3 mg/100 ml) oder die GFR unter 30, sollte Furosemid zum Einsatz kommen. Die Maximaldosis für Hydrochlorothiazid beträgt 50 mg und sollte nicht überschritten werden. Wenn zusätzlicher Bedarf besteht, sollte Furosemid eingesetzt werden, bei dem auch eine entsprechende Dosiserhöhung möglich ist.
- Bei starker Flüssigkeitsretention können Thiazid und Furosemid kombiniert werden.
- Spironolacton (Dosierung 12,5–25 mg) oder ein anderer Aldosteronantagonist (Eplerenon) kann zur Behandlung einer schweren Herzinsuffizienz zusätzlich gegeben werden ❹, wenn die Serumkaliumwerte überwacht werden.
- Kalium sparende Diuretika oder eine Kaliumsupplementierung sollten grundsätzlich nicht zum Einsatz kommen, da die Kombination Spironolacton plus ACE-Hemmer eine Hypokaliämie verhindert und sogar eine Hyperkaliämie auslösen kann. Das Hyperkaliämierisiko bleibt jedoch gering, wenn die tägliche Spironolactondosis 25 mg nicht übersteigt. Eine früh einsetzende Spironolactonbehandlung verbessert wahrscheinlich die Prognose.

- Alle Diuretika neigen dazu, die Serum-Kreatinin- und Harnsäurewerte leicht zu erhöhen. Ein stärkerer Anstieg kann auf eine Dehydratation infolge einer Überdosierung hindeuten. Der Patient klagt dann meist über Abgeschlagenheit und hat eine orthostatische Hypotonie, welche die auffälligste Nebenwirkung einer Diuretikatherapie ist. Ein herzinsuffizienter Patient fühlt sich häufig besser, wenn er eine leichte Hypervolämie hat. Daher reduzieren die Patienten oft eigenmächtig ihre Diuretikadosis.
  ○ Der Patient kann geschult werden, seinen Zustand selbst zu überwachen und die Diuretika-Dosis den Schwankungen des Körpergewichts, der Ödeme und den Symptomen entsprechend anzupassen. Beinödeme allein sind kein zuverlässiger Indikator.
- Unerwünschte Wirkungen
  ○ Überprüfung der Serumkalium- und Natriumspiegel nach 2 Wochen, 3 Monaten und 1 Jahr. Bei Niereninsuffizienz sind häufigere Kontrollen notwendig.
  ○ Hyponatriämie: Eine schwere Herzinsuffizienz ist oft mit leichter Hyponatriämie (130–135 mmol/l) verbunden, was ein Anzeichen für eine ungünstige Prognose ist. Sie sollte nicht durch eine erhöhte Kochsalzzufuhr, sondern durch Flüssigkeitsrestriktion korrigiert werden.
  ○ Hyperurikämie und Gicht treten besonders bei übergewichtigen Männern und bei Frauen mit Niereninsuffizienz auf, besonders wenn die Diuretikadosis zu hoch ist.
  ○ Erhöhung der Kreatininspiegel, insbesondere bei gleichzeitig bestehender Niereninsuffizienz und wenn die Pharmakotherapie durch einen ACE-Hemmer ergänzt wird (siehe ACE-Hemmer).
- Die Diuretikatherapie sollte mit der niedrigsten, zur Kontrolle der Flüssigkeitsretention ausreichenden Dosierung durchgeführt werden. Der Diuretikabedarf variiert erheblich und die Dosis sollte häufig entsprechend dem aktuellen Allgemeinzustand überprüft werden. Gewichtskontrolle, Ödeme und Atemnot sind die zur Abschätzung der Furosemiddosis verwendeten Indikatoren. Der Einsatz einer spezialisierten Krankenschwester verbessert das Ergebnis.

Betablocker
- Werden unabhängig von der Ätiologie der Herzinsuffizienz allen Patienten verschrieben. Wichtig ist die richtige Dosierung.
- Zu den Kontraindikationen gehören Bradykardie (Herzfrequenz < 60), Hypotonie (< 90 mmHg) und ein AV-Block II. oder III. Grades; manchmal auch schweres Asthma.
- Eine übermäßige Sympathikusaktivität schadet dem Herzen; daher kann ihre Verringerung die Symptome lindern und die langfristige Prognose verbessern. Patienten mit einer ischämischen Herzerkrankung und Hypertonie profitieren davon am meisten. Ein Betablocker sollte daher immer die übrigen Maßnahmen zur Behandlung der Herzinsuffizienz ergänzen. Die Behandlung sollte mit einer sehr niedrigen Dosis beginnen, sofern der Zustand des Patienten stabil ist. Empfohlene Anfangsdosierungen sind:
  ○ Metoprolol 1 × 12,5 mg, Zieldosis 200 mg/d
  ○ Carvedilol 2 × 3,125 mg, Zieldosis 50 mg/d
  ○ Bisoprolol 1 × 1,25 mg, Zieldosis 10 mg/d
  ○ Nebivolol 1 × 1,25 mg, Zieldosis 10 mg/d
- Die Dosis sollte unter ärztlicher Überwachung in mehrwöchigen Intervallen schrittweise erhöht werden. Die Anwendung ziemlich hoher Dosierungen hat sich zwar als günstig für die Prognose erwiesen, doch führen hohe Dosierungen in der Praxis zu Problemen mit Bradykardien.
- Die Symptome bessern sich langsam innerhalb von 1–2 Monaten. Anfänglich kann der Diuretikabedarf sogar zunehmen.
- Es gibt Studienergebnisse zur Wirkung von Metoprolol, Bisoprolol, Carvedilol und Nebivolol. Zur Wirkung anderer Betablocker liegen noch keine Studien vor. Carvedilol könnte den meisten Nutzen bringen. Es senkt sowohl die Morbidität als auch die Mortalität, unabhängig davon, ob die Grundkrankheit eine ischämische oder nicht ischämische Herzerkrankung ist **Ⓐ**, **Ⓐ**. Als nicht selektiver Betablocker könnte Carvedilol die Symptome einer Asthmaerkrankung verschlimmern.
- Bei älteren Patienten (> 75–80 Jahre) sind die Vorteile einer Betablockertherapie geringer und es kommt häufiger zu Nebenwirkungen.

Digitalis
- Digitalis wird heutzutage nur mehr für Patienten mit Vorhofflimmern zur Reduktion einer hohen Ventrikelfrequenz (Frequenzkontrolle) verwendet. Häufig in Kombination mit einem Betablocker.
- Bei Sinusrhythmus sollte die Anwendung von Digoxin im Wesentlichen auf eine symptomatische systolische Dysfunktion beschränkt werden, wenn andere wirksame Medikamente bereits verwendet werden.
- Digitalis hat keinen Einfluss auf die Mortalität, reduziert jedoch die Zahl der Krankenhausaufenthalte **Ⓐ**.
- Zu den Symptomen einer Überdigitalisierung gehören Appetitlosigkeit, Nausea und Bradyarrhythmien. Die Serumkreatinin- und Digoxinspiegel (und GFR bei älteren Frauen) sollten bestimmt werden, wenn der Verdacht auf eine Vergiftung besteht. Entsprechend den Studienergebnissen wirkt Digoxin am besten bei einer Se-

rumkonzentration von 0,5–0,9 ng/ml. Die Häufigkeit von Nebenwirkungen steigt, wenn die Serumkonzentration 0,9 ng überschreitet.
- Der Digoxinspiegel sollte zumindest dann überprüft werden, wenn Dosierungsänderungen bei anderen Medikamenten die Digoxinkonzentration beeinflussen könnten.

Antikoagulantien und Aspirin
- Herzvergrößerung mit Vorhofflimmern ist eine eindeutige Indikation für eine Antikoagulation.
- Auch ohne Vorhofflimmern ist das Risiko einer arteriellen Embolie bei Patienten mit Herzvergrößerung und schlechter Auswurffraktion (30–35%) erhöht. Über den Nutzen einer Cumarinbehandlung besteht jedoch kein Konsens ❸. Wenn eine Antikoagulierung in Frage kommt, ist das Patientengesamtrisiko für thrombembolische Komplikationen zu beurteilen.
- Aspiringabe in einer Dosierung von 50 bis 100 mg für alle Patienten mit KHK oder Typ-II-Diabetes.

Therapie der Herzinsuffizienz bei betagten Patienten
- Ältere Menschen leiden oft an mehreren Erkrankungen gleichzeitig, was die Umsetzung der medikamentösen Therapie schwierig macht und Interaktionen verursacht.
  - Die häufigsten Komorbiditäten sind Niereninsuffizienz, COPD, Typ-II-Diabetes, Anämie und Gelenkbeschwerden, die eine NSAR-Therapie benötigen.
- Es ist manchmal unmöglich, alle die Prognose verbessernden Medikamente mit den in den klinischen Guidelines empfohlenen Dosierungen einzusetzen. Die Behandlung ist oft hauptsächlich symptomatisch.
- Selbst ein leichter Anstieg der Kreatininkonzentration bei einem zarten älteren Menschen weist auf eine Abnahme der glomerulären Filtrationsrate (GFR) hin. In solchen Fällen haben Thiaziddiuretika eine geringe Wirkung. ACE-Hemmer und Angiotensinrezeptorblocker führen leicht zu einer Hyperkaliämie und verschlechtern die Nierenfunktion. Die Digoxintoleranz sinkt, was die Herzfrequenz bei Vorhofflimmern massiv reduzieren kann. NSAR (inklusive Coxibe) verschlechtern zusätzlich die glomeruläre Filtration und führen zu einer Flüssigkeitsretention.
- Betablocker können Leitungsstörungen bewirken.
- Das Medikament der ersten Wahl kann bei Vorhofflimmern Digoxin sein, wenn das Ausmaß der körperlichen Aktivität gering ist.
- Nitrate und andere Vasodilatantien steigern das Sturzrisiko bei älteren Menschen, die mehrere Medikamente einnehmen.

Management einer therapieresistenten Herzinsuffizienz
- Zunächst muss festgestellt werden, ob die therapieresistente Herzinsuffizienz auf eine Flüssigkeitsretention (feuchte und warme Haut) oder auf ein unzureichendes Minutenvolumen (Haut kalt und trocken) zurückzuführen ist. Eine große i.v. Dosis eines Schleifendiuretikums wird benötigt, um eine Flüssigkeitsretention aufzulösen. Bei einem Low-output-Syndrom (kalt und trocken) besteht oft keine Flüssigkeitsretention, sodass ein Diuretikum nicht sinnvoll ist. In solchen Fällen ist der Puls schwach, die Extremitäten sind kalt, der Patient ist unruhig oder verwirrt.
- Auslösende Faktoren müssen identifiziert und behandelt werden: Anämie, Infektion, NSAR. Eine gleichzeitige Niereninsuffizienz kompliziert die Behandlung und verschlechtert die Prognose.
- Organisieren Sie eine Kontrolle, um auf den Bedarf an Schleifendiuretika rechtzeitig zu reagieren. Setzen Sie ein Thiazid und Spironolacton zusätzlich ein. Versuchen Sie nicht, eine leichte Hyponatriämie, die oft bei dieser Behandlung entsteht, durch zusätzlichen Salzkonsum zu korrigieren, sondern reduzieren Sie die Flüssigkeitsaufnahme. Eine Beschränkung der Salzzufuhr ist immer erforderlich, oft auch eine Beschränkung der Flüssigkeitsaufnahme (z.B. auf 1500 ml).
- Stellen Sie sicher, dass die Dosierung des ACE-Hemmers ausreichend ist und dass bei Vorhofflimmern eine adäquate Frequenzkontrolle erfolgt.
- Halten sie eine Betablockertherapie aufrecht, wenn sich diese bis dahin günstig ausgewirkt hat.
- Im Rahmen eines Spitalsaufenthaltes könnte Levosimendan eingesetzt werden. Es handelt sich um einen inotrop wirkenden, gefäßerweiternden Calcium-Sensitizer (i.v. Inodilator), der kurzfristig zur Behandlung einer schweren Herzinsuffizienz eingesetzt werden kann. Langzeitergebnisses scheinen besser zu sein als mit Dobutamin.
- Andere Therapiemöglichkeiten der Herzinsuffizienz sollten überprüft werde: Ein biventrikulärer Schrittmacher (kardiale Resynchronisationstherapie, CRT-P) könnte bei einigen wenigen Patienten, die eine schwere Asynchronie des linken Ventrikels – erkennbar am ausgesprochen breiten QRS-Komplex (> 150 ms) – und eine linksventrikuläre Motilitätsstörung haben, eingesetzt werden.
- Informieren Sie den Patienten und seine Familie über den Ernst seines Zustandes, die eingeschränkten Behandlungsmöglichkeiten und die schlechte Prognose.

Patientenführung

- Die grundlegenden Informationen über die Erkrankung, die medikamentöse Therapie und die auslösenden Faktoren werden für den Patienten selbst und die Behandlungseinrichtung aufgeschrieben.
- Eine spezialisierte Krankenschwester kann bei Bedarf in das Therapiekonzept eingebunden sein. Das vermindert die spitalspflichtigen Exazerbationen, verbessert die Lebensqualität des Patienten und reduziert die Mortalität.
- Die wichtigsten auslösenden Faktoren: übermäßige Flüssigkeitszufuhr, Salzkonsum, NSAR, keine optimale Einstellung des Vorhofflimmerns.
- Handlungsanweisungen bei Exazerbation einer Herzinsuffizienz und bei übermäßiger Dehydratation:
    - Die wichtigsten kontrollpflichtigen Zeichen und Symptome: Gewicht, Atemnot und Ödeme.
    - Übermäßige Dehydratation verursacht Müdigkeit und orthostatische Hypotonie.
    - Selbstanpassung der Diuretikadosis (Furosemid): 1–2 kg Gewichtszunahme verlangt eine Dosissteigerung.
    - Restriktion der Flüssigkeitszufuhr ist notwendig bei schwerer Herzinsuffizienz: Flüssigkeitsmaximum 1,5–2,0 l/24 Stunden.
    - Eine Kochsalzrestriktion ist ebenfalls notwendig, selbst wenn die Serumnatriumkonzentration niedrig ist: die Korrektur erfolgt nicht durch zusätzliches Salzen, sondern durch Flussigkeitsreduktion.
- Ein Medikamentendosierer ist für die verlässliche Durchführung der medikamentösen Therapie notwendig.
- Mögliche Exazerbationen der zugrunde liegenden Erkrankung nicht vergessen.

Nachsorge

- Zu Beginn der Therapie sind häufige Folgekonsultationen angezeigt. Später richten sich die Intervalle zwischen den Arztbesuchen nach dem Zustand des Patienten und seinen Problemen.
- Bei den Kontrollen fragen Sie den Patienten nach seinen Beschwerden, bedenken dabei aber die geringe Spezifität der sensitiven Symptome. Ein Thoraxröntgen, insbesondere eine Lateralprojektion, ist nicht bei jedem Kontrolltermin erforderlich. Die Anamneseerhebung und eine klinische Untersuchung können bei der Beurteilung des Therapieverlaufes besser sein. Zur Überwachung des Krankheitsverlaufs kann auch eine BNP-Bestimmung nützlich sein **B**. BNP ist jedoch wegen verschiedener Fehlerquellen kein Teil des etablierten Krankheitsmanagements. Seine Verwendung könnte zur Vernachlässigung wichtiger klinischer Zeichen führen.
- Die Beiziehung eines Kardiologen und eine Echokardiographie sind angezeigt, wenn der Patient nicht auf die Behandlung anspricht oder wenn keine gesicherte Diagnose der Grundkrankheit besteht.
- Die vom Kardiologen im Spital vorgeschriebene Diuretikadosierung muss häufig reduziert werden, wenn sich der Zustand des Patienten bessert.

4.80 Infektiöse Endokarditis

Zielsetzung

- Es handelt sich um eine therapierbare Erkrankung, die aber rechtzeitig erkannt werden muss. Eine unbehandelte infektiöse Endokarditis nimmt in den meisten Fällen einen letalen Verlauf.

Symptomatik und Beschwerdebild

- Prolongiertes Fieber bei Streptococcus viridans als Erreger
- Ist Staphylococcus aureus der verursachende Erreger, entspricht das klinische Erscheinungsbild jenem einer akuten Sepsis.
- Rezidivierende „Grippe", die einer Antibiotikatherapie bedarf, ohne lokale Symptome aufzuweisen.
- Ein Herzgeräusch (tritt bei 85% der Patienten irgendwann im Verlauf der Erkrankung auf). Umgekehrt schließt jedoch das Fehlen eines Herzgeräuschs eine Endokarditis nicht aus.
- Laborbefunde, die auf eine Infektion hinweisen (CRP und BSG erhöht). Sind diese Laborparameter normal, ist die Wahrscheinlichkeit für eine Endokarditis, insbesondere eine bakterielle Endokarditis, äußerst gering.
- Allgemeines Unwohlsein, Schwäche, Gewichtsverlust, nächtliches Schwitzen
- Neurologische Symptome als Folge einer Embolisation
- Arthralgien
- Nephritis
- Petechien an Haut und Schleimhäuten, seltener auch unter den Fingernägeln
- Herzinsuffizienz bei Herzklappenentzündung mit schwerer Klappeninsuffizienz
- Der Verdacht sollte insbesondere dann auf eine Endokarditis fallen, wenn der Patient einen Herzklappendefekt hat. Bei einem erheblichen Teil der Patienten mit Endokarditis war jedoch vor der Erkrankung kein Defekt einer Herzklappe bekannt.

Klappenprothesenendokarditis

- Kann auch durch weniger pathogene Erreger, wie Staph. epidermidis und Pilze, verursacht werden, was dann eine weniger ausgeprägte Symptomatik und ein leichteres Beschwerdebild ergibt.
- CRP und BSG sind in der Regel erhöht.
- Bei Patienten mit Klappenprothese und Infektionen unbekannten Ursprungs besteht der Verdacht auf eine Endokarditis.

Diagnostik

- Die Diagnose basiert auf einer transösophagealen Echokardiographie und wiederholten Blutkulturen, die vor Therapiebeginn angelegt werden. Eine unauffällige Echokardiographie schließt jedoch eine Endokarditis nicht unbedingt aus.
- Vor Therapiebeginn sollten 4 × aerobe und anaerobe Blutkulturen abgenommen werden.
- Nur bei einem kleinen Prozentsatz der Patienten finden sich in der Anamnese Eingriffe, die für eine Bakteriämie prädisponieren.

Differenzialdiagnostik

- Zu den Ursachen eines anhaltende Fiebers unbekannter Ursache siehe 1.10.

Therapie

- Antibiotikatherapie je nach Ursache
- Austausch einer infizierten Klappenprothese
- Ersetzen einer kranken Herzklappe durch eine prothetische Herzklappe
- Zur Prophylaxe siehe 4.81
- Siehe auch die wissenschaftliche Stellungnahme der AHA circ.ahajournals.org/cgi/content/full/111/23/e394

4.81 Bakterielle Endokarditis: Prävention

Herzerkrankungen, die eine Prophylaxe mit antibakteriellen Medikamenten erfordern

- Angeborene Herzerkrankungen (auch nach einer Operation, außer bei einem operierten offenen Ductus arteriosus oder Vorhofseptumdefekt, wo keine Prophylaxe erforderlich ist)
- Erworbene Herzklappenerkrankungen (z.B. in Verbindung mit Spondylitis ankylosans oder nach rheumatischem Fieber)
- Mitralklappenprolaps mit signifikantem Rückfluss
- Nach einer Herz- oder Lungentransplantation
- Künstliche Herzklappe (auch Transplantate von Eigenmaterial)
- Frühere Endokarditis

Herzerkrankungen, die keine Prophylaxe erfordern

- Prophylaxe durch antibakterielle Medikamente ist in folgenden Fällen nicht erforderlich:
  - Vorhofseptumdefekt
  - wenn seit der Operation eines offenen Ductus arteriosus 6 Monate vergangen sind (gilt sowohl für einen chirurgischen Eingriff als auch für „Regenschirm"-Okklusion)
  - Mitralklappenprolaps ohne Reflux
  - Zustand nach Bypassoperation
  - Kawasaki-Krankheit
  - Herzschrittmacher; in den ersten 3–6 Monaten nach der Implantation sollten Operationen vermieden werden
  - funktionelle Herzgeräusche
- Prophylaxe wird nicht empfohlen bei Patienten mit Gelenksprothesen, arteriellen oder venösen Transplantaten oder Liquor-Ableitungs-Shunts. (Ausnahme: immunsupprimierte Rheumapatienten mit Gelenksprothese.) In den ersten 6 Monaten nach Implantation einer Prothese oder eines Transplantats, also vor der Bildung der Pseudointima, sollten jedoch Operationen vermieden werden, die eine Bakteriämie verursachen können.

Eingriffe, die eine antibakterielle Prophylaxe gegen Endokarditis erfordern

- Eine Prophylaxe ist angezeigt vor Operationen, bei denen die Verletzung der Haut, des Epithels oder der Schleimhäute möglicherweise oder wahrscheinlich eine Bakteriämie verursachen wird.
  - Operationen an Zähnen oder Zahnfleisch, bei denen eine Blutung zu erwarten ist (wie Extraktionen, Implantate, Wurzelbehandlungen mit Wurzelspitzenresektion, intraligamentäre Lokalanästhesie) **D**.
  - Reinigung des Zahnhalteapparates beim Zahnarzt (auch Zahnsteinentfernung)
  - Drainage der Kieferhöhlen
  - Tonsillektomie, Adenoidektomie
  - Bronchoskopie mit starrem Bronchoskop
  - Bronchoskopie mit Biopsie
  - Operationen im Bereich der Gallenwege
  - Endoskopie des Magen-Darm-Bereichs mit Biopsie (lt. österr. Empfehlungen www.kup.at/kup/pdf/1439.pdf: alle chirurgischen Eingriffe, die intestinale Schleimhäute betreffen)

Tabelle 4.81 **Antibiotikadosierungsrichtlinien der Österreichischen Kardiologischen Gesellschaft zur Endokarditisprophylaxe**

Antibiotikaprophylaxe bei Eingriffen im Bereich von Zahn-, HNO-, Respirationsbereich und Ösophagie				
Standard	Amoxicillin	2 g	Oral	60 min vor Eingriff
Intravenös	Ampicillin	2 g	Intravenös	30–60 min vor Eingriff
Penicillinallergie	Clindamycin	600 mg	Oral	60 min vor Eingriff
Penicillinallergie	Cefazolin	1 g	Intravenös	30–60 min vor Eingriff
Antibiotikaprophylaxe bei Eingriffen im Urogenital-, Gallenwegs- und Darmbereich				
Standard	Amoxicillin	2 g	Oral	60 min vor Eingriff
Intravenös	Ampicillin & Gentamycin	2 g 120 mg	Intravenös	30–60 min vor Eingriff
Penicillinallergie	Linezolid	600 mg	Oral	60 min vor Eingriff
Penicillinallergie	Vanomycin & Gentamycin	1 g	Intravenös	30–60 min vor Eingriff
Bei Hochrisikopatienten Wiederholung nach 8–12 Stunden				

- Bougierung der Speiseröhre oder Sklerosierung von Ösophagusvarizen
- Zystoskopie und Bougierung, wenn eine Bakteriurie besteht (Anmerkung: lt. österr. Empfehlungen in jedem Fall)
- Prostatachirurgie
- transvaginale Hysterektomie

Eingriffe, bei denen eine Prophylaxe mit antibakteriellen Medikamenten nicht empfohlen wird

- Zahnbehandlungen, die keine Blutungen verursachen (Zahnplomben, Wurzelkanaldichtungen)
- Lokalanästhesie im Mundbereich (Ausnahme s. oben)
- Anpassung einer Zahnprothese
- Intubation
- Tympanozentese
- Einführung und Entfernung von Tympanostomieröhrchen
- Bronchoskopie mit flexibler Fiber-Optik ohne Biopsie
- Transösophageale Echokardiographie
- Katheteruntersuchungen des Herzens
- Gastrointestinale Endoskopie ohne Biopsie
- Gastrointestinale Spülung und bildgebende Verfahren mit Kontrastmitteln
- Operationen und Katheterismus der Harnwege, wenn keine Bakteriurie vorliegt (lt. österreichischen Empfehlungen Prophylaxe empfohlen)
- Einführung und Entfernung eines Intrauterinpessars
- Entbindung
- Kaiserschnitt
- Hysterektomie (lt. österreichischen Empfehlungen: Prophylaxe bei transvaginalen Eingriffen erforderlich)
- Kürettage des Uterus
- Zervixdilatation
- Wechsel eines temporären Harnkatheters

Antibakterielle Endokarditisprophylaxe

Antibakterielle Prophylaxe gegen Endokarditis in Österreich lt. Empfehlungen der Österreichischen Gesellschaft für Kardiologie siehe Tabelle 4.81.

Oral

- Beginnen Sie mit:
  - Amoxicillin, eine Einzeldosis zu 2 g 1 Stunde vor einer Operation (bei Kindern 50 mg/kg)
- Alternative Behandlungen für Patienten mit Penicillinallergie:
  - Roxithromycin, eine Einzeldosis zu 300 mg (bei Kindern 8–10 mg/kg), oder
  - Clarithromycin, eine Einzeldosis zu 800 mg (bei Kindern 30 mg/kg), oder
  - Clindamycin, eine Einzeldosis zu 600 mg (bei Kindern 20 mg/kg).

Intravenös

- Ampicillin, 2 g Infusion (bei Kindern 50 mg/kg), oder
- Vancomycin, 1 g Infusion über 1 Stunde (bei Kindern 20 mg/kg).
- Nachgewiesene oder vermutete verursachende Keime müssen beachtet werden. Wenn z.B. ein Bindegewebsabszess chirurgisch behandelt wird, sollte die medikamentöse Prophylaxe gegen Staphylokokken wirksam sein (beispielsweise Dicloxacillin 1 g oral – in Österreich nicht zugelassen, statt dessen wird Amoxicillin + Clavulansäure empfohlen – als Einzeldosis oder Vancomycin i.v.).

Operationen in einem infizierten Bereich

- Die Medikamente werden nach dem wahrscheinlichen bakteriellen Auslöser gewählt. Wenn z.B. ein Abszess im Bindegewebe operativ behandelt wird, muss die medikamentöse Prophylaxe gegen Staphylokokken wirken (z.B. Clindamycin 600 mg oral als Einzeldosis oder intravenöses Vancomycin).

4.82 Myokarditis

Ziel
- Eine Myokarditis muss von einem Myokardinfarkt sowie von harmlosen EKG-Veränderungen unterschieden werden, die durch eine Erhöhung des Sympathikotonus verursacht werden.

Definition
- Da Myokarditis und Perikarditis oft einander begleitende Erkrankungen sind, wird manchmal auch der Begriff Myoperikarditis (bzw. Perimyokarditis) verwendet.
- Eine Myokarditis wird häufig durch Infektionen verursacht, manchmal auch durch eine andere systemische Erkrankung; die Ursache kann auch unbekannt bleiben.
- Zu den möglichen Ursachen gehören:
  - Virusinfektionen (Coxsackie B4 und B5, Influenza, Epstein-Barr-Virus [EBV], Zytomegalie-Virus, Parvovirus und Adenovirus)
  - rheumatisches Fieber
  - Mykoplasmen-, Chlamydien- und Streptokokkeninfektion
  - Borreliose (Lyme-Erkrankung)
  - Bindegewebserkrankungen (Systemischer Lupus erythematosus [SLE], Mixed Connective Tissue Disease, Arthritis, systemischer Typ der juvenilen rheumatoiden Arthritis)
  - Sepsis
  - Endokarditis fibroplastica (Löffler-Endokarditis)
  - Zytostatika oder Phenothiazine
  - Herztransplantation
  - Strahlentherapie
- Die Myokarditis kann akut oder chronisch sein. Die akute Myokarditis kann eine Begleiterscheinung einer Infektion oder das einzige Zeichen einer allgemeinen Infektion sein. Eine chronische Myokarditis kann sich als dilatative Kardiomyopathie manifestieren.

Symptome einer Myokarditis
- Thoraxschmerzen, Arrhythmien, Atemnot oder akute Herzinsuffizienz, besonders im Zusammenhang mit einer akuten oder rezenten Infektion.
- Extreme Ermüdbarkeit, Tachykardie, Arrhythmien.
- Leichte Fälle treten ohne kardiale Symptome auf.

Andere Anzeichen
- Oft unauffällig und unspezifisch.
- Ein perikardiales Reibegeräusch kann zu hören sein.
- Ein Ventrikelgalopp tritt häufig auf.
- Herzinsuffizienz bei schweren Fällen.

EKG
- Veränderungen der ST-T-Strecke (Hebung der ST-Strecke, gefolgt von Inversion der T-Welle oder nur Inversion der T-Welle).
- Ventrikelarrhythmien
- Reizleitungsstörungen
- Das EKG kann auch normal sein.

Thoraxröntgen
- Bei schwerer Myokarditis ist das Herz vergrößert und die Gefäßzeichnungen sind verstärkt.

Labortests
- Herzspezifische Enzymmarker und Troponin T sind in der akuten Phase oft erhöht **B**, zusätzlich zu Veränderungen im EKG, besonders Anhebung der ST-Strecke. Die Konzentration dieser Enzymmarker normalisiert sich in der Regel binnen 1 Woche.

Echokardiographie
- Dilatation des linken Ventrikels und Kontraktilitätsverminderung.
- Lokale Hypokinesie, in der Anfangsphase möglicherweise lokale Schwellung.
- Bei schwerer Myokarditis Symptome und Zeichen einer dilatativen Kardiomyopathie. Bei leichten Fällen können die Befunde geringfügig sein.
- Perikarderguss bei Perikardbeteiligung.
- In der Erholungsphase Zeichen einer Hyperkinesie.

Andere Diagnoseverfahren
- Indium-111-Antimyosin-Szintigraphie
  - In ausgewählten Fällen schließt ein negativer Befund eine Myokarditis aus.
  - Bestätigt eine Myokarditis auch noch nach mehreren Monaten.
- Endomyokardbiopsie
  - schwere Myokarditis
  - Verdacht auf Eosinophilie-Syndrom
  - Ein negativer Befund schließt eine Myokarditis nicht aus.

Differenzialdiagnose
- Thoraxschmerzen, Erhöhung der herzspezifischen Enzymmarker und Hebungen der ST-Strecke können einen Myokardinfarkt vortäuschen. Die thrombolytische Therapie hat nur selten schwere Komplikationen verursacht, selbst wenn sie bei einer Myokarditis angewendet wurde. Wenn thrombolytische Medikamente bei einer Perikarditis verwendet werden, besteht das Risiko eines Hämatoperikards. Zur

Differenzialdiagnose der Myokarditis von einem Infarkt:
- Der Patient ist oft ein junger Mann.
- Es gibt keine Hinweise auf eine ischämische Herzerkrankung in der Anamnese.
- Q-Zacken sind nur selten zu finden.
- Eine Hebung der ST-Strecke wird immer auch in den Ableitungen V4–V6 registriert.
- Es gibt keine reziproke Senkung der ST-Strecke (außer in aVR und V1).

- Ein erhöhter Sympathikotonus geht oft mit Tachykardie und T-Veränderungen im EKG einher. Ein Betablocker beseitigt diese Symptome nur, wenn sie nicht durch eine Myokarditis oder eine andere organische Erkrankung verursacht sind.
  - Test mit einem Betablocker: Ein EKG wird im Liegen gemacht und 3 Minuten später in aufrechter Position wiederholt. Das gleiche Verfahren wird 2 Stunden nach einer oralen Verabreichung von Atenolol 100 mg wiederholt. Eine alternative Methode besteht darin, nach einer Ruhepause von 10 Minuten ein EKG aufzuzeichnen, dann z.B. Metoprolol 5 mg intravenös zu verabreichen (bei einem Körpergewicht von 70 kg) und die Aufzeichnung nach 5 Minuten zu wiederholen.
  - Veränderungen, die durch einen erhöhten Sympathikotonus verursacht werden, sind im Stehen stärker ausgeprägt, ein Betablocker normalisiert die T-Wellen im Ruhe-EKG und die orthostatischen Veränderungen nehmen ab.
  - Der Betablocker hat keine nennenswerte Auswirkung auf die Veränderungen der T-Welle, wenn sie durch eine Organerkrankung verursacht sind.
  - Anmerkung: Für Österreich wird empfohlen, die Differenzialdiagnostik dem stationären Bereich zu überlassen, da die erwähnten Maßnahmen die sichere Beherrschung möglicher Zwischenfälle verlangen.
- Ein Sportlerherz oder eine frühe Erregungsrückbildung im EKG können den Zeichen einer Myokarditis täuschend ähnlich sein; Echokardiographie und EKG-Kontrollen stützen die Diagnose.

Behandlung

Akute Phase
- Sofortige stationäre Überwachung ist erforderlich, wenn der Patient neben den Myokarditissymptomen deutliche Veränderungen im EKG, erhöhte herzspezifische Enzymmarker oder Zeichen einer Herzinsuffizienz aufweist. Das Risiko schwerer ventrikulärer Arrhythmien ist in den ersten Tagen der Krankheit am größten.
- Die Schmerzen werden bei Bedarf mit entzündungshemmenden Analgetika oder Opiaten behandelt.
- Eine Behandlung der Infektionsursache wird eingeleitet.
- Ein Patient ohne Symptome oder mit leichten Symptomen und geringgradigen EKG-Veränderungen kann ambulant behandelt werden. Sein Zustand wird 2 Monate lang alle 1–2 Wochen kontrolliert; wenn die kardialen Symptome wieder auftreten, wird eine ständige Überwachung eingeleitet.

Erholungsphase
- Intensive körperliche Betätigung sollte vermieden werden, bis sich das Ruhe-EKG normalisiert hat, was typischerweise etwa 2 Monate dauert. Bei Leistungssportlern sollte zu diesem Zeitpunkt ein Belastungstest durchgeführt werden.
- Ein hyperkinetischer Zustand kann mit Betablockern behandelt werden.
- Im Falle einer infektiösen Myokarditis tritt gewöhnlich eine Restitutio ad integrum ein, außer in besonders schweren Fällen, die zu einer dilatativen Kardiomyopathie führen können.

4.85 Dilatative Kardiomyopathie

Pathophysiologie und prädisponierende Faktoren

- Erbliche Ursachen (in 30% aller Fälle)
  - Autosomaler Erbgang: In manchen Fällen liegt eine Reizleitungsstörung vor. Die Familienanamnese kann negativ sein.
  - Durch muskuläre Dystrophie bedingt, X-chromosomal (Duchenne, Becker).
  - Mitochondriale Störungen: mütterlicherseits vererbt; MELAS-Syndrom.
- Folgen einer Myokarditis: Viren und immunologische Reaktionen, die von diesen ausgelöst werden.
- systemische Bindegewebserkrankungen (Arthritis, SLE, Polymyositis)
- Schwerer und lang dauernder Alkoholismus ist eine der wichtigsten Ursachen der nicht ischämischen dilatativen Kardiomyopathie und zeigt sich als systolische Dysfunktion.
  - Eine mildere Form, das sogenannte „Trinkerherz", mit einem dickwandigen linken Ventrikel und damit verbundener diastolischer Dysfunktion sowie einer Neigung zu Arrhythmien tritt wesentlich häufiger auf.
- Metabolische Ursachen: Hyperthyreose, Hypothyreose, Diabetes und Adipositas. Manche

Speicherkrankheiten (Hämochromatose, Amyloidose und Sarkoidose) führen oft zu restriktiver Kardiomyopathie mit diastolischer Dysfunktion als Hauptsymptom.
- Kardiotoxische Medikamente und Drogen: Doxorubicin, Cyclophosphamid, Fluorouracil, Kokain.
  ○ Die Verzögerung bis zum Auftreten der Symptome beträgt oft mehrere Jahre.
  ○ Zu den prädisponierenden Faktoren zählen andere Herzerkrankungen und hohes Alter.
- Langzeit- (bis mehrere Jahre) Tachykardie (Tachykardie induzierte Kardiomyopathie): Vorhofflimmern etc.
- So genannte peripartale Kardiomyopathie in der späten Schwangerschaft und im Wochenbett. In vielen Fällen sind auch noch andere Ursachen vorhanden.
- Idiopathisch oder primär: keine bekannte Ursache.
- Achtung! Die Diagnose Kardiomyopathie erfordert den Ausschluss anderer Herzerkrankungen mit ähnlichem klinischen Erscheinungsbild: Hypertonie, Koronarerkrankung, Herzklappenerkrankungen und angeborene Herzerkrankungen. Eine Koronarerkrankung kann zu einer ausgedehnten ischämischen Kardiomyopathie führen, die nur durch Isotopenuntersuchung oder Positronenemissionstomographie nachgewiesen werden kann.

Symptome und Befunde

- In den frühen Stadien treten nur geringfügige Symptome auf: Kardiomegalie im Thoraxröntgen oder Anomalien im EKG.
- Belastungsdyspnoe, die von einer Linksventrikelinsuffizienz verursacht wird. In einer späteren Phase findet sich auch Rechtsventrikelinsuffizienz.
- Am häufigsten bei Männern mittleren Alters, (Prävalenz < 1:1000).
- Blutdruck normal oder niedrig.
- Tachykardie ist häufig.
- Galopp: immer S3, oft auch S4.
- Oft Geräusch einer funktionellen Mitralklappeninsuffizienz.
- Es treten ST- und T-Veränderungen, Linksventrikelhypertrophie, Linksschenkelblock, P-sinistrocardiale und Q-Wellen auf. Das EKG ist immer pathologisch.
- Peristierendes Vorhofflimmern entwickelt sich in 15–20% der Fälle.
- Persistierende ventrikuläre Arrhythmien entwickeln sich in 40–50% aller Fälle (Synkope, plötzlicher Herztod). EKG-Langzeitüberwachung!
- Im Thoraxröntgen zeigen sich Kardiomegalie und Zeichen einer Herzinsuffizienz.

Diagnose

- Setzt den Ausschluss anderer Krankheiten voraus, die Herzinsuffizienz und kardiale Hypertrophie verursachen (4.72). Am wichtigsten sind die ischämische Herzerkrankung und die hypertensive Kardiomyopathie.
- Eine Echokardiographie ist bei Verdacht auf eine Kardiomyopathie immer angezeigt.
- Notwendige Labortest bei Verdacht auf alkoholische Kardiomyopathie: AST (GOT) und ALT (GPT) und ihr Quotient, Serum-CDT (kohlenhydratdefizientes Transferrin) und MCV (mittleres Erythrozytenvolumen).
- Überlegen Sie, ob es notwendig ist, Verwandte 1. Grades zu untersuchen.

Behandlung

- Richtet sich, wenn möglich, gegen die zugrunde liegende Ursache; Überweisung zu fachärztlicher Betreuung.
- Der Patient muss Alkoholkonsum und Rauchen einstellen. Eine alkoholische Kardiomyopathie kann nach Alkoholstopp möglicherweise komplett ausheilen.
- Der Patient sollte abnehmen, falls er adipös ist.
- Der Patient sollte so viel Bewegung machen, wie er tolerieren kann.
- Ein gutes Ansprechen ist bei Herzinsuffizienz wahrscheinlich:
  ○ primär mit einem ACE-Hemmer und einem Angiotensin-II-Antagonisten
  ○ mit einem Diuretikum bei Stauung
  ○ mit einem Betablocker (immer mit einer kleinen Dosis beginnen)
  ○ mit Digitalis bei Vorhofflimmern
- Eine Antikoagulation ist immer angebracht, wenn keine Kontraindikationen vorliegen.
- Symptomatische Arrhythmien werden behandelt: Betablocker und Amiodaron sind die sichersten Medikamente.
- Eine Herztransplantation wird vorgenommen, wenn:
  ○ die Herzinsuffizienz ausgeprägte Symptome verursacht und sich ständig verschlechtert,
  ○ der Patient unter 60 und ansonsten gesund ist.

Prognose

- Die 5-Jahre-Überlebensrate nach Diagnosestellung beträgt 60–80%.

4.86 Hypertrophische Kardiomyopathie

Definition und Pathophysiologie

- Der linke Ventrikel, oder ein Teil davon, zeigt eine Hypertrophie unbekannter Ursache. Die Krankheit ist selten (die Prävalenz in der erwachsenen Gesamtbevölkerung beträgt 1:500), in der Hälfte der Fälle ist sie angeboren. Der Schweregrad variiert stark.
- Im Falle einer hypertrophischen obstruktiven Kardiomyopathie (HOCM) ist das interventrikuläre Septum hypertrophiert und verursacht einen Anstieg des Druckgradienten in der Ausflussbahn. Hämodynamisch erinnert die Verengung der Ausflussbahn des linken Ventrikels an eine Aortenkoarktation (Aortenisthmusstenose) oder an eine Mitralklappenstenose, wenn die Füllung des linken Ventrikels beeinträchtigt ist.
- Setzt oft im frühen Erwachsenenalter ein, manchmal erst im mittleren Alter. Ist die führende Ursache des plötzlichen Herztodes bei jungen Menschen.

Symptome und Befunde

- Es ist sehr wichtig, die Patienten frühzeitig zu identifizieren: Familienanamnese, abnormes EKG, verminderte Leistungsfähigkeit kann einen Hinweis geben.
- Das klinische Bild kann von asymptomatischer Erkrankung bis schwerer Herzinsuffizienz, die in frühen Stadien hauptsächlich diastolisch ist, reichen.
- Ein Abfall der Belastungstoleranz ist oft das erste Zeichen: Liegt eine Belastungsdyspnoe vor? Bei jungen Menschen ist die Erkrankung oft lange Zeit symptomlos und kann zufällig durch ein abnormes EKG gefunden werden.
- Weitere Symptome sind Angina pectoris, Dyspnoe, Arrhythmien, Synkope oder plötzlicher Herztod bei körperlicher Belastung. In leichten Fällen sind die Symptome diffus und stehen im Zusammenhang mit einer diastolischen Dysfunktion.
- Ein raues endsystolisches Geräusch am linken Rand des Brustbeins und oft zugleich ein mitrales Refluxgeräusch. In leichten Fällen ist das Geräusch ein „harmlos" klingender Auswurfklick in der Ausflussbahn des linken Ventrikels.
- Das EKG zeigt Zeichen einer Linksherzbelastung, oft auch pathologische Q-Wellen. Die EKG-Befunde sind ähnlich wie bei einem Infarkt, Wolff-Parkinson-White-Syndrom (WPW) und Sportlerherz. Das EKG ist immer pathologisch!
- Das Thoraxröntgen zeigt einen normalen oder kugelförmigen Herzschatten.

- Die Erkrankung kann asymptomatisch sein und nur zufällig durch Auffälligkeiten im EKG entdeckt werden.
- In der Familienanamnese finden sich Fälle dieser Erkrankung oder plötzliche Todesfälle in jugendlichem Alter. Verschiedene zugrunde liegende Gendefekte sind identifiziert worden. Der Schweregrad der Erkrankung variiert stark, auch innerhalb einer Familie. Wird autosomal dominant vererbt.

Diagnostik

- Die Diagnose beruht auf der Echokardiographie, dem Ausschluss anderer Krankheiten und der Familienanamnese: Bei einem Verdacht ist es immer angezeigt, den Patienten an eine spezialisierte Abteilung zu überweisen. Das Ziel ist eine möglichst frühe Diagnose und Behandlung. Verwandte 1. Grades werden ebenfalls untersucht.
- Bei einem asymptomatischen jungen Menschen kann die Veränderung in der Echokardiographie gering sein: Verlaufskontrollen sind essentiell.
- Die wichtigste Differenzialdiagnose ist ein Sportlerherz. Andere sind Hypertonie und Aortenstenose.

Behandlung

- Das Ziel ist ein symptomfreies Leben des Patienten sowie die Verhinderung eines plötzlichen Herztodes.
- Alkohol und schwere körperliche Belastung müssen vermieden werden.
- Ein Betablocker oder Verapamil (ein Calciumkanalblocker) verlängert die Diastole und verringert die Ischämie.
- Eine Neigung zu ventrikulärer Tachykardie wird je nach den Befunden des Holter-Monitoring-EKGs (4.05) behandelt: ein implantierter Defibrillator, Amiodaron.
- Eine antibakterielle Endokarditisprophylaxe ist indiziert, wenn beim Patienten eine Mitralklappenregurgitation diagnostiziert wurde.
- In manchen Fällen septale Myektomie, Mitralklappenprothesen oder eine Herztransplantation.
- Alkoholablation: Alkohol wird in den septalen Ast der Koronararterie injiziert, was zu einer lokalen Infarzierung und zu einer Erweiterung des Ausflusstraktes führt.

4.90 Primäre pulmonale Hypertonie

Ätiologie
- Die primäre (idiopathische) pulmonale Hypertonie ist eine seltene Erkrankung (1–3/Million/Jahr). Die Patienten sind meist 30–40-jährige Frauen.
- Die Ätiologie ist heterogen und im Allgemeinen schwer nachzuweisen (ein genetischer Defekt in einer Minderzahl der Fälle). Die Verwendung von Appetitzüglern könnte das Risiko einer Erkrankung erhöhen **C**. Bei manchen Patienten ist die Erkrankung sekundär und entsteht durch rezidivierende Lungenembolien.
- Die rechte Herzkammer beginnt zu hypertrophieren. Die Trikuspidalklappe zeigt eine Funktionsstörung und der rechte Vorhof ist erweitert, was zu Rechtsherzinsuffizienz führt.

Symptome
- Eine Belastungsdyspnoe ist zunächst das einzige Symptom.
- Viele Patienten gewöhnen sich daran, oder die zugrunde liegende Ursache bleibt unerkannt, was oft zu einer Verzögerung der Diagnose führt.
- Synkopen bei körperlicher Belastung und Cor pulmonale sind späte Symptome.

Diagnose
- EKG und Thoraxröntgen sind im Frühstadium insensitive Untersuchungen. Im EKG weicht die QRS-Achse allmählich nach rechts ab: < S1, RV1 > SV1, P-pulmonale.
- Die Echokardiographie ist ein sensitives diagnostisches Verfahren.
- Im Lungenscan sind keine Anomalien zu erkennen.
- Die Diagnose erfolgt durch den Ausschluss aller anderen Arten von sekundärer pulmonaler Hypertonie (von denen chronische Lungenembolie die Wichtigste ist).

Behandlung
- Die Möglichkeiten sind derzeit sehr begrenzt, die Prognose ist ungünstig.
- Neue Medikamente sind verfügbar geworden. Am vielversprechendsten sind Prostaglandine und Endothelinantagonisten **B**. Intravenöse Prostacyclinderivate wirken sich positiv aus **B**, Inhalationspräparate werden derzeit wissenschaftlich untersucht **C**.
  - Bosentan, ein Endothelinrezeptorantagonist, scheint bei der Behandlung von Kollagenosen assoziierter pulmonaler Hypertension wirksam zu sein. Er verlangsamt die Krankheitsprogression.
- Sildenafil hat möglicherweise eine günstige Wirkung **C**.
- Eine Antikoagulationstherapie wird bei Verdacht auf Lungenembolie eingeleitet. Da die Diagnose schwer zu stellen ist, wird die Behandlung primär begonnen.
- Die vorsichtige Behandlung mit Diuretika kann ein Ödem lindern, das aus einer Rechtsventrikelinsuffizienz entstanden ist.
- Sauerstoffgabe (Konzentrator) lindert die Symptome speziell während der Nacht.
- Eine Herz-Lungen-Transplantation kann im Einzelfall die einzige Option sein.

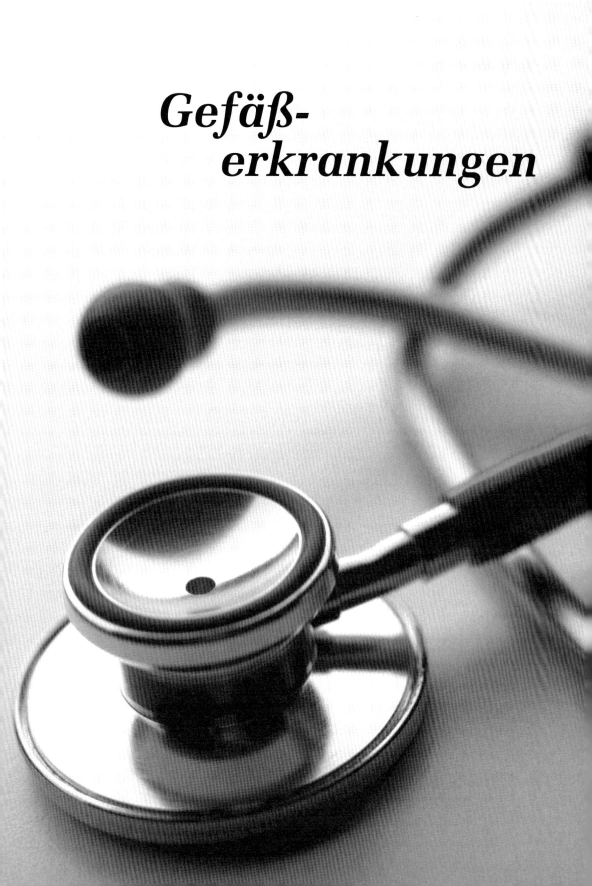

Gefäß-
erkrankungen

5.10 Beinödeme

Ziele

- Erkennen jener Grundkrankheiten, die dringend einer Intervention bedürfen: **tiefe Venenthrombose und Herzinsuffizienz.**
- Behandlung eines durch tiefe Veneninsuffizienz verursachten Ödems mit **Kompression** (Kompressionsstrümpfe sind das Mittel der Wahl, ausnahmsweise können Beinbandagen verwendet werden).
- Abklärung chirurgischer Möglichkeiten bei Vorliegen von Hautveränderungen (Pigmentation) oder einer venösen Ulcera cruris.
- Erkennen eines durch Medikamente (besonders durch Calciumkanalblocker) verursachten Ödems.
- Vermeidung übertriebener Entwässerung bei Schwellung durch Immobilisierung, Phlebostase oder Lymphostase.

Erstuntersuchung des Patienten

- Das Erscheinungsbild ist gewöhnlich ein eindrückbares Ödem („pitting oedema"), bei dem eine durch Fingerdruck erzeugte Delle eine Zeit lang erhalten bleibt, am leichtesten am Schienbein zu beobachten.
- Ein festes (nicht eindrückbares) Ödem, das über Nacht erhalten bleibt, ist selten. Eine Lymphabflussstörung sollte als mögliche Ursache abgeklärt werden.
- Der Umfang beider Waden sollte an der dicksten Stelle gemessen werden, um Asymmetrien zu erkennen.
- **Verfärbung der Haut** (Stauungs-Ekzem) und sichtbare **Krampfadern.**
- Ein Erysipel zeigt häufig neben Hautrötung und Berührungsempfindlichkeit auch ein lokales Ödem.

Differenzialdiagnose und Grundregeln

- Ein **unilaterales Ödem** deutet auf eine **lokale Ursache** hin: Bei einem akuten Ödem muss eine Thrombose ausgeschlossen werden; bei einem chronischen Ödem sollte nach einer tiefen Veneninsuffizienz gesucht werden. Auch eine rupturierte Baker-Zyste, besonders bei Patienten mit persistierendem Kniegelenkerguss, muss in Betracht gezogen werden.
- Ein **bilaterales Ödem** wird durch Herzinsuffizienz, tiefe Veneninsuffizienz oder durch langes Stehen verursacht.
  - Durch Herzerkrankungen bedingte Ödeme gehen immer mit anderen Symptomen oder Zeichen einer Herzinsuffizienz einher (4.72).
  - Nach Thrombosen kommt es oft zu einem Stauungs-Ekzem oder dem Auftreten von Krampfadern (postthrombotisches Syndrom).
  - Übergewicht oder stehende Tätigkeit führen oft zur Bildung abendlicher, eindrückbarer Ödeme.
- Ist das Ödem nicht durch Herz- oder Venenerkrankungen verursacht, ist nach einer Nieren- oder Lebererkrankung zu suchen. Wenn sich auch da keine Ursache finden lässt, sollte ein Spezialist konsultiert werden. Ein bilaterales, eindrückbares Ödem, das bei einer Frau unter 50 Jahren abends auftritt, kann jedoch ohne weitere Untersuchung als gutartig eingestuft werden.

Klinische Erscheinungsbilder

Thrombose

- Siehe 5.40.
- Für gewöhnlich **einseitig,** mit eher akutem Einsetzen der Schwellung (selten mehr als 1 Woche vor dem Arztbesuch).
- Die Wade reagiert oft empfindlich auf Druck und Gehen. Es können auch Schmerzen auftreten.
- Das Fehlen von Wadenschmerzen bei passiver Dorsalflexion des Sprunggelenkes (positives Homans'sches Zeichen) schließt eine Thrombose nicht aus.
- Erhöhte Hauttemperatur im Bereich der Thrombose ist typisch. Am besten zu untersuchen, indem man die Waden abwechselnd mit der Rückseite der Finger befühlt.
- Die wichtigsten anamnestischen Faktoren, die das Vorhandensein einer Thrombose nahe legen, sind eine frühere tief sitzende Phlebitis, eine mit Bettruhe einhergehende Erkrankung oder eine für längere Zeit bestehende Immobilisierung der Gliedmaßen. (Den Patienten nach etwaigen Flugreisen fragen!)
- Eine tiefer liegende Thrombose bei einem bettlägerigen Patienten verursacht normalerweise keine Schmerzen, auch ist die Schwellung weniger ausgeprägt.
- Bestimmung des Plasma-D-Dimer (5.40), Kompressionsultraschall und das Doppler-Stethoskop (5.20) sind nützliche Hilfsmittel zur Diagnose einer Thrombose.

Rupturierte Baker-Zyste

- Kann klinisch diagnostiziert werden, wenn der Patient berichtet, dass er eine Schwellung in der Kniekehle hatte und dass plötzlich Schmerzen eingesetzt haben.
- Die Diagnose wird sonographisch bestätigt.

Herzinsuffizienz

- Ein bilaterales Ödem, das sich relativ rasch entwickelt (Tage bis Wochen).
- Oft ist eine kardiale Erkrankung aus der Anamnese bekannt.

- Eine Insuffizienz, die Ödeme verursacht, ist fast immer mit Belastungsdyspnoe und oft auch nächtlicher Orthopnoe verbunden.
- Nach rascher Gewichtszunahme ist zu fragen.
- Eine Tachykardie ist häufig.
- Die Leber kann vergrößert und druckempfindlich sein.
- Im Thoraxröntgen kann sich ein vergrößertes Herz zeigen. Das EKG ist fast immer pathologisch.
- Eine niedrige Serum-BNP-Konzentration hilft, eine unbehandelte Herzinsuffizienz auszuschließen (4.72).
- Nachlässigkeit bei der Einnahme von Medikamenten, eine vor kurzem erfolgte Änderung der Medikation (z.B. Einführung eines Calciumkanalblockers) oder ein neu aufgetretenes Vorhofflimmern verschlechtern oft die Insuffizienz (4.72).

Insuffizienz der Venenklappen
- Der beste diagnostische Indikator ist ein Stauungsekzem – eine Verdünnung und Braunfärbung der Haut auf der Innenseite des Knöchels und Verlust der Hautbehaarung ●
- Oft treten auch oberflächliche Krampfadern auf. Die Mündungen der Perforansvenen können bei einem stehenden Patienten an der Innenseite des Knöchels und des Unterschenkels Ausbuchtungen bilden, die druckempfindlich sein können.
- Die Schwellung entwickelt sich gewöhnlich langsamer als bei einer Herzinsuffizienz und wird besonders abends von Schmerzen in den Knöcheln begleitet.
- Die Diagnose kann aufgrund der oben erwähnten Befunde gestellt werden, wenn keine Symptome vorhanden sind, die auf eine Herzinsuffizienz hindeuten.
- Eine rein einseitige Insuffizienz der tiefen Venen tritt beim **postthrombotischen Syndrom** auf. In einem solchen Fall findet sich in der Anamnese eine tiefe Venenthrombose ● oder eine Fraktur, die mit einem Gipsverband versorgt war.

Orthostatisches Ödem
- Bei älteren Personen, die oft mit gebeugten Knien sitzen, kann die Entleerung der Venen so schwach sein, dass sich ein eindrückbares Ödem bildet.
- Die Anamnese und das Fehlen von Befunden, die auf Herz- oder Veneninsuffizienz hindeuten, genügen für die Diagnosestellung.
- Bei der Behandlung sollte eine übermäßige Entwässerungstherapie, die nicht gegen die zugrunde liegende Ursache gerichtet ist, vermieden werden.
- Bei Frauen unter 40 Jahren ist ein leichtes eindrückbares Ödem, das nur abends auftritt und mit keinen anderen Symptomen oder Befunden verbunden ist, gewöhnlich harmlos.

Andere Ursachen
- Eine Venenkompression, die **von einem Tumor** in der Hüft- oder Abdominalgegend verursacht wird, ist ein sehr seltener Grund für ein Beinödem. Die Palpation des Abdomens und eine gynäkologische Untersuchung für Frauen sind daher Teil der Untersuchung eines untypischen Ödems.
- Es ist zu prüfen, ob **Medikamente** eingenommen wurden, die **Ödeme verursachen** können. Die häufigsten Ödeme verursachenden Pharmaka sind:
  - Calciumkanalblocker
  - Schmerzmittel (NSAR)
  - Steroide
  - Betablocker (selten)

Präzisierung der Diagnose und Überweisung in ein Spital
- Bei Verdacht auf eine tiefe Venenthrombose sollte der Patient rasch zur Phlebographie oder Kompressions-Echographie überwiesen werden.
- Wenn der Patient keine Risikofaktoren für eine TVT aufweist, schließt ein negativer D-Dimer eine tiefe Thrombose in der Praxis aus. Der Patient braucht nicht weiterüberwiesen werden.
- In Grenzfällen kann die Notwendigkeit einer Überweisung mit dem Doppler-Stethoskop (5.20) oder mit einer Kompressions-Echographie geklärt werden, wenn diese von einem mit der Untersuchung vertrauten Allgemeinarzt durchgeführt wird.

Labortests
- Wenn als Ursache eines bilateralen Ödems Herzinsuffizienz oder Venenstauung ausgeschlossen sind, sind folgende Untersuchungen anzuraten:
  - Harn-Eiweiß und Serum-Kreatinin
  - Serum-ALT (-GPT) und -GGT (ein von der Leber ausgehendes Ödem ist bei Alkoholikern häufig)
  - Serum-TSH, besonders wenn das Ödem über die Beine hinausgeht und durch Kompression nicht zum Verschwinden gebracht werden kann

Behandlung von Beinödemen
Herzinsuffizienz
- Die Wirkung der Behandlung zeigt sich nach einigen Tagen durch Gewichtsabnahme, Rückgang der Schwellung und Besserung der Dyspnoe.
- Eine normales Serum-BNP schließt eine unbehandelte Herzinsuffizienz aus (4.72).

Tiefe Beinveneninsuffizienz
- Sollte immer behandelt werden, um die Bildung eines Ulkus zu verhindern.
- Regelmäßige Betätigung der Wadenmuskelpumpe und Hochlagerung der Beine bei jeder sich bietenden Gelegenheit können wesentlich zur Linderung der Symptome beitragen.
- Für Patienten mit Hautveränderungen oder Unterschenkel-Ulcera, mit Ausnahme jener in schlechtem Allgemeinzustand, kann sich eine Ligatur der tiefen Venen, die sogenannte Crockett'sche Operation oder endoskopische Ligatur, in Verbindung mit Valvuloplastie ◉ als nützlich erweisen.
- Der Kompressionsstrumpf ist eine gute Behandlung für motivierte Patienten. (Achtung: Nicht zu verwechseln mit dem sogenannten Stützstrumpf). Der Strumpf wird jedem Patienten individuell durch Messung von Beinlänge und Umfang sowie durch Bestimmung des benötigten Kompressionsgrades angepasst (für Patienten mit Veneninsuffizienz wird gewöhnlich Grad 2 gewählt). Im Allgemeinen ist ein Bandagist für die Bemessung und Bereitstellung des Strumpfes verantwortlich. Der Strumpf wird am Morgen angelegt und am Abend wieder ausgezogen. Seine Wirkung beruht auf ständiger Kompression, die in Fußnähe am stärksten ist und proximal abnimmt. Probleme mit dieser Behandlung entstehen durch den ziemlich hohen Preis für den Strumpf, durch Dehnung (ein ständig verwendeter Strumpf hält etwa 6 Monate) und durch Schwierigkeiten beim Anlegen.
- Eine sehr effiziente Behandlungsmethode selbst für schwere Bein- oder Fußödeme ist die intermittierende Kompression (5.53) ◉. Diese Behandlung kann z.B. auch von einer mobilen Krankenschwester durchgeführt werden. Die Behandlung ist auch für Patienten mit offenen Bein-Ulcera geeignet.
- **Ödeme venöser Genese sollten nicht mit Diuretika behandelt werden**, da die Ergebnisse bescheiden sind und die Nebenwirkungen der Medikamente oft die Vorteile besonders bei älteren Personen übertreffen. Manchmal ist bei einem hartnäckigen Ödem eine Probebehandlung mit Diuretika angezeigt. Während der Probebehandlung müssen das Gewicht des Patienten und das Auftreten des Ödems genau überwacht werden, und die Diuretika sollten abgesetzt werden, wenn weder eine Gewichtsabnahme noch eine deutliche Besserung des Ödems zu bemerken sind.

5.11 Wadenschmerzen

- Siehe auch Beinödem 5.10.

Grundregeln

- Ein akuter arterieller Verschluss, eine tiefe Venenthrombose und ein Erysipel müssen sofort erkannt werden.
- Eine kritische Ischämie muss erkannt und der Patient unverzüglich hospitalisiert werden.
- Ein Kompartment-Syndrom und eine Stressfraktur (besonders häufig bei Rekruten und Leistungssportlern) müssen diagnostiziert werden.

Symptome, Zeichen und diagnostische Hinweise

- Siehe Tabelle 5.11.

Tabelle 5.11 **Symptome, Zeichen und diagnostische Hinweise bei Wadenschmerzen**

Symptom oder Zeichen	Diagnostischer Hinweis
Waden- oder Knöchelödem	- Tiefe Venenthrombose (5.40) - Insuffizienz der Klappen in den tiefen Venen (5.10) (Stauungs-Ekzem) - Rupturierte Baker-Zyste (Schwellung in der Fossa poplitea in der Anamnese)
Hauterythem	- Erysipel (13.20)
Lokaler oberflächlicher Schmerz	- Oberflächliche Thrombophlebitis
Claudicatio intermittens	- Ischämie der unteren Gliedmaßen (5.60) (Puls schwach oder fehlend) - Spinale Stenose (20.33)
Rückenschmerzen, die beim Vorbeugen zunehmen	- Radikuläres Syndrom durch Bandscheibenvorfall (20.30)
Rekruten oder Leistungssportler	- Stressfraktur (lokale Empfindlichkeit am Schienbein) - Kompartment-Syndrom
Plötzliches Auftreten	- Muskelverletzung - Rupturierte Baker-Zyste - Arterielle Embolie (Kälte, Pulslosigkeit, Blässe)

Klinische Untersuchung

- Lokalisierung des Schmerzes durch Anamnese, Palpation und Anheben des ausgestreckten Beins (Laseque).
- Erkennen eines eindrückbaren Knöchelödems durch ausreichend langen Fingerdruck.
- Palpation des peripheren Pulses (nur ein kräftiger Puls ist eindeutig normal).
- Untersuchung der Arterien (und der Venen) mit einer Dopplersonde, falls verfügbar (5.20).
- Eine tiefe Venenthrombose kann bei Patienten mit niedrigem Risiko mittels D-Dimer bereits in der Allgemeinpraxis ausgeschlossen werden.

5.20 Doppler-Ultraschall-Einsatz in der Diagnostik

- Das Doppler-Ultraschallgerät hat mehrere Anwendungsmöglichkeiten.
- Seine Verwendung in der arteriellen Diagnostik ist technisch einfach und hat eine hohe Ergebnissicherheit.
- Die venöse Diagnostik erfordert hingegen ein sorgfältiges Studium und längere praktische Erfahrung und ist mit Interpretationsschwierigkeiten verbunden. Eine grobe Beurteilung einer tiefen Veneninsuffizienz ist aber ziemlich leicht möglich.

Ischämie der unteren Extremitäten

- Arterielle Obstruktionen in den unteren Extremitäten (5.60) können fast immer durch eine Doppler-Untersuchung erkannt oder ausgeschlossen werden, indem man den Blutdruck der unteren mit dem der oberen Extremität vergleicht. Zu den Indikationen gehören
  - Claudicatio intermittens,
  - akute Schmerzen in der unteren Extremität (Verdacht auf Embolie oder Thrombose),
  - distale Ulcera in der unteren Extremität,
  - Kältegefühl in den Füßen,
  - Verdacht auf die Entwicklung einer Gangrän.
- Eine Doppler-Untersuchung stellt die Auswahl von Patienten, die zum Gefäßchirurgen überwiesen werden sollen, auf eine rationalere Basis.
- Angst vor einer Durchblutungsstörung ist ein häufiger Grund für die Konsultation eines Arztes. Eine Doppler-Untersuchung, die so ausgeführt wird, dass der Patient das arterielle Pulsgeräusch im eigenen Fuß hören kann, ist eine wirksame „Therapie" für solche Beschwerden.

Verfahren bei der Untersuchung

- Der Patient sollte auf dem Rücken liegen.
1. Palpieren des Pulses und der Temperatur der Extremität. Das Vorhandensein peripherer Pulse oder ein abgeschwächter Puls schließen eine leichte arterielle Verschlusskrankheit (paVK) nicht aus, andererseits reicht Pulslosigkeit, besonders bei älteren Personen, für die Diagnose eines Gefäßverschlusses nicht aus. Eine Temperaturgrenze ist ein deutlicher Hinweis auf eine Embolie.
2. Suchen Sie mit der Dopplersonde die Pulsgeräusche der Arteria tibialis posterior hinter dem medialen Malleolus und die Arteria dorsalis oberhalb des Fußes. Das Geräusch ist am besten zu lokalisieren, indem man den Sensor der Dopplersonde langsam quer zur Richtung der Arterie zieht. Manchmal ist statt der Arteria dorsalis leichter die laterale Arteria tarsalis zu hören, die weiter seitlich liegt. Die Tonqualität selbst ist schon ein Hinweis auf eine mögliche Okklusion.
   - Normalerweise ist das Geräusch so scharf wie ein Peitschenschlag und besteht aus mindestens 2 Phasen (zuerst ein rasches Vorwärtsfließen, dann ein kurzer Rückfluss, der durch die Elastizität der Arterie verursacht wird). Oft ist noch eine 3. Phase zu hören, in der das Blut während der Diastole langsam vorwärts fließt.
   - Unterhalb einer arteriellen Obstruktion ist das Fließgeräusch als leises Zischen zu hören und hat nur 1 Phase (kollateraler Fluss).
   - Wenn die Obstruktion hochgradig ist, kann das Geräusch nur durch sorgfältige Suche aufgespürt werden, manchmal sind auch Kopfhörer erforderlich.
3. Die Manschette eines Sphygmomanometers wird um den Knöchel gelegt, dann wird der Druck allmählich erhöht, während gleichzeitig die Arterie mit dem Doppler-Stethoskop auskultiert wird. Der Druck, der im Augenblick des Verschwindens des Tons abgelesen wird, ist der systolische arterielle Blutdruck. Auskultieren Sie sowohl die Arteria tibialis posterior als auch die Arteria dorsalis pedis und notieren Sie beide Messwerte.
4. Messen Sie den Druck in der oberen Extremität am Oberarm. Auskultieren Sie das Pulsgeräusch am Handgelenk am besten mit einer Dopplersonde (auch die Messung mit einem gewöhnlichen Stethoskop ist zulässig).
   - **Dopplerindex** = Druck in der unteren/Druck in der oberen Extremität.
   - Die Berechnung des Index wird zur Bestimmung des Ausmaßes der Obstruktion und zur Verlaufskontrolle benötigt (der Knöcheldruck variiert von einer Messung zur anderen, ebenso wie der in der oberen Extremität gemessene Blutdruck).
5. Wenn das Ziel der Untersuchung nur darin besteht, einen arteriellen Verschluss nachzuweisen oder auszuschließen und gegebenenfalls sein Ausmaß zu bestimmen, genügt die Messung am Knöchel. Eine segmentale Druckmessung kann später im Spital erfolgen.

Interpretation

- Wenn der Knöcheldruck niedriger ist als der Druck in der oberen Extremität, ist die Wahrscheinlichkeit einer paVK hoch.
- Ein Knöcheldruck unter 50 mmHg und ein Ulkus am Fuß oder Schmerzen im Ruhezustand sind Zeichen für eine kritische Ischämie, die eine dringende Versorgung erfordert.
- Segmentale Druckmessungen oberhalb des Knöchels fallen gewöhnlich höher aus als die am Knöchel gemessenen, weil das dickere Gewebe

den Druck in der Manschette dämpft (Oberschenkel/Knöchel = 1,2; gleicher Druck im Oberarm und im Oberschenkel deutet gewöhnlich auf eine proximale Obstruktion auf der Höhe des Os ilium oder in der Arteria femoralis hin). Es ist wichtig, Unterschiede zur kontralateralen Extremität zu registrieren.
- **Bei Diabetikern kann die geringe Elastizität der Gefäße zu überhöhten Werten beim Messen des Knöcheldrucks führen.** In solchen Fällen zeigen ein überdeutlicher Anstieg der Pulswelle und das Fehlen eines 2-Phasen-Pulses eine Verschlusskrankheit an.

Tiefe Venenthrombose

- Siehe 5.40. Das Ziel der Untersuchung ist es, einen ungehinderten Blutstrom in der hinteren Tibialvene (Vena tibialis) und den Poplitealvenen (Vena poplitea) nachzuweisen. Es empfiehlt sich, die Untersuchung zuerst am gesunden Bein vorzunehmen.

Technische Durchführung und Interpretation

1. Auskultation der **V. tibialis posterior**, wobei der Patient auf dem Rücken liegt. Die auszukultierende Stelle befindet sich hinter dem medialen Malleolus neben der Arterie. Ein Strömungsgeräusch wird hörbar gemacht durch kontinuierliches Zusammenpressen der Wade und plötzliches Loslassen. Wenn die Vene keine Obstruktion aufweist, wird das Strömungsgeräusch sofort nach dem Abfall des Drucks hörbar.
2. Auskultation der **Vena poplitea** von der Kniekehle her, wobei der Patient auf dem Bauch liegt. Ein leichter Druck auf die Wade mit einer Handfläche macht das Strömungsgeräusch hörbar. Pressen Sie zuerst auf den oberen Teil der Wade. Wenn der Flow dort zu hören ist, wiederholen Sie den Druck im unteren Teil der Wade.
   - Das Fehlen eines hörbaren Strömungsgeräusches oder eine deutliche Dämpfung des Geräusches in einer Vene, verglichen mit der gesunden Seite, deutet auf eine **Venenthrombose** hin und erfordert eine Phlebographie oder einen Kompressions-Ultraschall.
   - Das einseitige Fehlen einer respiratorischen Arrhythmie ist ein weiterer Hinweis auf eine Obstruktion.
   - Gelegentlich ist in einer obstruierten Vene ein besonders deutliches, permanentes Geräusch zu hören, wobei die Vene nur mit Verzögerung oder gar nicht auf Druck und Loslassen reagiert.
3. Die **Vena femoralis** wird in der Leistengegend auskultiert, medial von der Arterie. Normalerweise klingt die Strömung wie Windheulen, das synchron mit der Atmung des Patienten an- und abschwillt (respiratorische Arrhythmie). Das Fehlen einer respiratorischen Arrhythmie deutet auf eine Obstruktion hin. Wenn das untere Abdomen mit der Hand zusammengedrückt wird und der Druck plötzlich nachlässt, ist ein rascher Vorwärtsfluss hörbar, da das Blut in der zusammengedrückten Vena cava inferior zu fließen beginnt. Das Fehlen dieses Vorwärtsflusses deutet auf einen großen Thrombus an einer höher gelegenen Stelle hin.

Fehlerquellen

- Eine Obstruktion an einer tiefer gelegenen Stelle, nicht im venösen Stamm der hinteren Tibialvene und nicht bis zum Knie reichend, bleibt bei der Untersuchung mit der Dopplersonde oft unentdeckt.
- Beim Zusammendrücken der Wade erzeugt die Vena poplitea ein hörbares Flussgeräusch, wenn die Vene wenigstens teilweise offen ist oder wenn die Obstruktion nicht bis zum Knie reicht. Ein ruhiges Geräusch und sein im Vergleich mit der anderen Seite tieferer, hauchender (nicht peitschenartiger) Ton zeigen eine Obstruktion an.
- Bei einer sorgfältigen Untersuchungstechnik beträgt der Anteil falsch negativer Befunde nur wenige Prozentpunkte. Falsch positive Befunde sind häufiger als falsch negative Ergebnisse.
- In die Entscheidung über die Notwendigkeit einer Phlebographie müssen neben der Doppler-Untersuchung auch Anamnese und **Symptome des Patienten einbezogen werden.** Eine Phlebographie oder Sonographie sollte bei allen Patienten durchgeführt werden, deren Doppler-Befunde Auffälligkeiten aufweisen. Das Gleiche gilt für Patienten mit normalen Doppler-Befunden, wenn deutliche Risikofaktoren für eine tiefe Venenthrombose vorliegen (frühere Thromben, ein chirurgischer Eingriff oder Immobilisierung aus anderen Gründen, eine Verletzung der unteren Extremitäten, bekannte Gerinnungsstörungen, Polycythaemia vera, Kontrazeptiva bei Raucherinnen) und wenn keine andere Erklärung für das Beinödem zu finden ist. Die Doppler-Untersuchung ist zusammen mit dem D-Dimer dann besonders hilfreich, wenn der Arzt aus anderen Gründen nicht sicher ist, ob er den Patienten zur Phlebographie überweisen soll.

Tiefe Veneninsuffizienz

- Siehe 5.10.
- Normale Venenklappen verhindern das Zurückströmen des Blutes in die tiefen Venen. Im Doppler-Stethoskop klingt der Blutstrom in der hinteren Vena tibialis, hinter dem medialen Malleolus, wie das Heulen eines Windes. Das Geräusch wird für einen Augenblick unterbrochen, wenn die Wade mit der Hand komprimiert wird, und

wird stärker, sobald der Griff gelockert wird und der Blutstrom wieder zunimmt.
- Bei tiefer Veneninsuffizienz wird bei Kompression der Wade ein deutliches Zischen hörbar, das durch den Rückfluss erzeugt wird. Der Schweregrad der Veneninsuffizienz kann abgeschätzt werden, wenn man auch den Oberschenkel komprimiert und der Rückfluss dann wieder zu hören ist. Diese Untersuchung dient auch als konkrete Demonstration der Ursache für die Schwellung.

Messung des Blutdrucks in den Extremitäten von Kindern

- Das Messen des Blutdrucks in den oberen und unteren Extremitäten, um eine Coarctatio aortae auszuschließen, ist notwendig bei Kindern, deren Femoralispuls schwach ist oder die ein systolisches Herzgeräusch haben (31.08, 31.09).
- Das Messen des Knöcheldrucks mit einem Doppler-Stethoskop wirkt auf die meisten Kinder nicht beunruhigend, daher können die Messungen vorgenommen werden, während das Kind ruhig ist. Das Kind muss sich dazu nicht niederlegen, sondern darf auf dem Schoß eines Elternteils sitzen. Der Blutdruck in der oberen Extremität sollte ebenfalls gemessen werden, während das Handgelenk mit einem Doppler-Stethoskop auskultiert wird.
- Interpretation
  - Normalerweise sind die Blutdruckwerte, die am Knöchel eines sitzenden Kindes gemessen werden, um mindestens 10 mmHg höher als der an einer oberen Extremität gemessene Druck.
  - Wenn die Ergebnisse gleich sind, sollte die Messung später wiederholt werden.
  - Wenn der Blutdruck in der oberen Extremität höher ist als der Druck in der unteren Extremität, sollte das Kind grundsätzlich an einen Spezialisten überwiesen werden, um eine Coarctatio aortae auszuschließen.

Messung des Blutdrucks bei einem Schockpatienten

- Doppler-Sonographie kann verwendet werden, um den systolischen Blutdruck selbst dort zu messen, wo eine Messung mit einem gewöhnlichen Stethoskop erfolglos ist.
  - Legen Sie die Manschette am Oberarm an und auskultieren Sie den Puls in der Cubita.
  - Diese Messung ist gewöhnlich sogar während eines Transports im Rettungsauto möglich. Wenn die Dopplersonde mit Kopfhörern ausgestattet ist, sollten diese in einer lauten Umgebung unbedingt eingesetzt werden.

Diagnose einer Hodentorsion

- In den Hoden zirkuliert eine Menge Blut. Im Normalzustand ist ein deutlicher arterieller Puls zu hören, wenn der Sensor am unteren Pol der Hoden angelegt wird. Bei Epididymitis und Torsion hören sich die Pulsgeräusche anders an.
  - Bei Epididymitis ist die Blutzirkulation auf der Seite des geschwollenen Hoden beschleunigt oder zumindest so reichlich wie auf der gesunden Seite.
  - Bei einer Torsion ist der Fluss auf der Seite des schmerzenden Hoden schwächer.
- Eine sorgfältige Untersuchung führt direkt zur Diagnose. Geschwollene Hoden und Schmerzen bei einem Kind oder einem Jugendlichen, der noch nicht sexuell aktiv ist, sind jedoch, unabhängig von den Doppler-Befunden, ein ausreichender Grund, den Patienten in ein Spital zu überweisen, weil die Epididymitis in dieser Altersgruppe selten ist.

5.30 Varizen und venöse Insuffizienz der unteren Extremitäten

Allgemeines

- Eine Varikositas im Bereich der unteren Gliedmaßen zählt zu den häufigsten Krankheitsbildern (mit einer Prävalenz von bis zu 50% der erwachsenen Bevölkerung).
- Varizen manifestieren oder verschlimmern sich häufig während einer Schwangerschaft.
- Eine venöse Insuffizienz der unteren Extremität korreliert nicht unbedingt mit der Zahl der oberflächlichen Varizen.
- Es ist wichtig, dass während der Erstuntersuchung andere Krankheiten, die zu einer ähnlichen Symptomatik in den unteren Extremitäten führen können, ausgeschlossen werden (z.B. Ischias, Arthralgien, Baker-Zyste, Faszienlogensyndrom, Tendopathie).

Pathophysiologie des venösen Systems der unteren Gliedmaßen

- Bis zu 90% des normalen venösen Rückstroms laufen über das tiefe Venensystem.
- Die oberflächlichen Venen dienen als Blutspeicher, aus dem das zum Herzen zurückströmende Blut über die Perforansvenen in das tiefe Venensystem geleitet wird.
- Die Muskelpumpe der unteren Extremitäten sorgt für eine effektive Blutzirkulation und die

Klappen der tiefen Venen verhindern einen Reflux.
- Strukturveränderungen in der Venenwand verursachen eine Strömungsumkehr, die in weiterer Folge zu einer venösen Hypertonie führen kann. In der Folge kann es zu einer Funktionseinschränkung der Perforansvenen und zur Entwicklung einer sekundären tiefen Veneninsuffizienz kommen.
- Eine anhaltende venöse Hypertension kann zunächst zum Anschwellen des Beines führen. Später kommt es zu einer Hyperpigmentierung, einer Sklerosierung des subkutanen Gewebes und zur Entwicklung eines Beingeschwürs.
- Die frühere Auffassung, dass eine Insuffizienz der V. perforantes die Ursache für die geschwollen Beine oder die Veränderungen an Haut und subkutanem Gewebe ist, wird heute in Frage gestellt. Doppler-Studien zeigten bei asymptomatischen Beinen einen physiologischen Reflux in den Perforansvenen. Andererseits kommt es bei einer schweren Insuffizienz der oberflächlichen Venen zu einer Strömungsumkehr in den oberflächlichen Venenstämmen aufgrund einer Inkompetenz der proximalen Klappen der V. saphena magna. Das Blut fließt dann über die Perforansvenen in das tiefe Venensystem zurück.
- Eine echte symptomatische Perforansveneninsuffizienz kann mit einem Reflux aus dem tiefen Venensystem oder mit einer prolongierten exzessiven venösen Zirkulation in der unteren Extremität aufgrund von insuffizienten oberflächlichen Venen assoziiert sein.
- Das postthrombotische Syndrom, eine Folgeerkrankung der tiefen Beinvenenthrombose, wird auch als sekundäre Varikose bezeichnet.

Klinische Zeichen und Symptomatik

- Lokalisierte Schmerzen und ein Spannungsgefühl oder Brennen; die Symptome verstärken sich im Laufe des Tages, insbesondere bei längerem Stehen oder Sitzen.
- Gelegentlich kommt es zu bewegungsinduzierten lokalen Schmerzen im Bereich der Varizen.
- Gegen Abend fühlen sich die Patienten müde und haben geschwollene Beine.
- Nächtliche Beinkrämpfe, Beinschmerzen oder unruhige Beine sind möglich.
- Beim Stehen werden an den Unterschenkeln und/oder Oberschenkeln hervortretende geschlängelte Venen sichtbar.
- Die Schwellungen sind im unteren Bereich der Beine am ausgeprägtesten (Knöchelödeme).
- Aufgrund des chronisch hohen venösen Drucks kann sich die Haut im unteren Teil der Beine – insbesondere medial – verdicken, verhärten und verfärben. Es kann sich ein Beinulkus entwickeln.

Schweregrade
- Siehe Tabelle 5.30.1.

Diagnostik
- Es sollen Art und Ausmaß der venösen Insuffizienz beschrieben und die beim Patienten vorgefundene Symptomatik mit der CEAP-Klassifikation in Beziehung gesetzt werden, damit die richtige Therapieentscheidung getroffen werden kann.
- Die klinische Untersuchung sollte Folgendes umfassen: Inspektion der Haut zur Feststellung des Ausmaßes und der Lokalisierung der Varizen, Prüfung der Beine auf Schwellung (5.10), Induration, Stauungsdermatose, Hyperpigmentierung, Lipodermatosklerose, Ulcus cruris.
- Arterielle Zirkulation: Temperatur der Gliedmaße, periphere Pulse.
- Etwa 90% aller oberflächlichen Varizen können durch einen Taschendoppler (Handdoppler/Doppler-Pen) gefunden und lokalisiert werden. Der Umgang mit einem solchen Gerät lässt sich leicht erlernen und es ist daher für Vorsorge- und Screening-Untersuchungen gut geeignet (5.20).
- Die farbkodierte Duplex-Sonographie (FKDS) stellt die erste Wahl in der Diagnostik der tiefen und oberflächlichen venösen Insuffizienz dar und ist in der Planung von Interventionen besonders wichtig..

Tabelle 5.30.1 **Schweregrade der Beeinträchtigung durch die Varikose**

Punkte	Schwere der Symptome
0	Asymptomatisch
1	Symptomatisch, aber der Patient kommt ohne Kompressionsstrümpfe oder -verbände aus.
2	Symptomatisch; der Patient kann nur mit Kompressionsstrümpfen oder -verbänden einen 8-stündigen Arbeitstag bewältigen.
3	Der Patient ist auch mit Kompressionsstrümpfen oder -verbänden nicht arbeitsfähig.

Tabelle 5.30.2 **Klassifikation und Indikation für die verschiedenen Kompressionsklassen**

Kompressionsklasse	Kompression, mmHg	Indikation
Kompressionsstrümpfe	<15	Leichte Schwellung, Prophylaxe
Klasse 1	15–20	Geringe Ausbildung von Varizen
Klasse 2	20–30	Ausgeprägte Varizenbildung
		Nach Varizenoperationen
Klasse 3	30–40	Klinisch ausgeprägte chronische venöse Insuffizienz
		Erkrankung des tiefen Venensystems

- Die Phlebographie, ein bildgebendes Verfahren mit Kontrastmitteleinsatz, stellt heute eine selten angewandte Methode zur Darstellung des Venensystems dar.

CEAP-Klassifikation

- Der Buchstabe „C" steht für klinische Symptome (a = asymptomatisch, s = symptomatisch). „E" steht für Ätiologie (kongenital, primär, sekundär). „A" für die anatomische Verteilung innerhalb des Venensystems und „P" für Pathophysiologie (PR = Reflux, PO = Obliteration).

Therapieprinzipien

- Die Behandlung zielt auf die Linderung der Symptome sowie die Verhütung von Komplikationen ab (Varizenblutung, oberflächliche oder tiefe Beinvenenthrombosen, Ulcus cruris).
- Man sollte dem Patienten gegenüber betonen, wie wichtig regelmäßige Bewegung und Gewichtskontrolle sind, um eine Progredienz der venösen Insuffizienz zu verhindern.

Konservative Therapie

- Kompressionsstrümpfe
  - Sie sind erste Wahl für die Behandlung von Patienten mit leichten Symptomen, während der Schwangerschaft und nach einer Varizenoperation (hier ist meist eine Dauerversorgung nötig).

Operative Verfahren

- Die angewandten Verfahren variieren lokal, eine chirurgische Behandlung wird aber allgemein von Grad C4–C6 der venösen Insuffizienz empfohlen:
  - Hautveränderungen die im Zusammenhang mit der Venenproblematik stehen, z.B. Pigmentveränderungen, Ekzem (C4)
  - Hautveränderungen und ein abgeheiltes Ulcus cruris (C5)
  - Hautveränderungen und ein aktives Ulcus cruris (C6)
  - Eine Varizenblutung oder ausgedehnte Thrombophlebitis
- Bei leichteren Graden der venösen Insuffizienz (C2: Varizen, C3: Ödem ohne Hautveränderungen) wird die chirurgische Intervention nur bei ausgeprägten Funktionseinschränkungen empfohlen.
- Bei der Operation werden die Stammvene (an der Mündung) und alle Seitenäste unterbunden und durchtrennt. Alle klappeninkompetenten Seitenäste werden dann über kleine Hautinzisionen herausgezogen. Danach wird der femorale Anteil des Hauptstammes retrograd bis hinunter zur Knieetage herausgezogen („stripping").

- Neue minimal-invasive Techniken zur Entfernung variköser Venen wurden entwickelt: RFA (Radiofrequency Ablation), EVLT (endovenöse Lasertherapie), TIPP (Transilluminated Power Phlebectomy), und ultraschall-unterstützte Schaum-Sklerotherapie. Die zuletzt genannte Technik hat bereits ein breites Anwendungsgebiet gefunden, wenngleich Langzeit-Ergebnisse derzeit noch nicht publiziert wurden.
- Die Ansichten über die Sinnhaftigkeit einer Perforansvenen-Operation haben sich ebenfalls geändert. Studien haben gezeigt, dass die Reduktion des durch ein insuffizientes oberflächliches Venensystem bewirkten venösen Drucks die Kompetenz der Perforansvenen wiederherstellen kann.
- Eine endoskopische Intervention steht zum chirurgischen Verschluss von Perforansvenen zur Verfügung (SEPS, subfasziale endoskopische Perforanschirurgie).
- Ein durch insuffiziente Klappen des tiefen Venensystems verursachter Reflux kann durch eine Venenklappenoperation günstig beeinflusst werden. Die Venenklappen werden dabei entweder durch interne oder externe Methoden wieder schlussfähig gemacht.
- Zu den selteneren Techniken zählen Transpositionsoperationen und Venenklappentransplantationen, wobei die Spenderklappe von einer gesunden Vene des Patienten selbst stammt.

Ulcus cruris venosum

- Siehe 5.50, 5.51.
- Die Therapie beruht auf der Beseitigung der Ursache des exzessiven venösen Drucks.
- Das Tragen von Kompressionsstrümpfen sowohl vor als auch nach der Operation ❸ ist unumgänglich.
- Wenn das Beingeschwür nach 3-monatiger konservativer Therapie keine Anzeichen von Abheilung oder Besserung zeigt, sollte ein plastischer Chirurg hinzugezogen werden.

5.35 Oberflächliche Thrombophlebitis

Grundsätzliches

- Die (oberflächliche) Thrombophlebitis wird häufiger gesehen als die tiefe Venenthrombose (Phlebothrombose).
- Wenn das klinische Bild nicht schlüssig ist, muss zum Ausschluss einer tiefen Venenthrombose eine Ultraschalluntersuchung durchgeführt werden.
- Wenn es sich um die erste oberflächliche Venenthrombose des Patienten handelt und die Ätiologie (z.B. Trauma oder venöse Insuffizienz) geklärt ist, erfolgt die Therapie symptomatisch.
- In 5–10% der Fälle kommt es zu einer Mitbeteiligung des tiefen Venensystems entweder in derselben oder der kontralateralen (!) Extremität. Eine tiefe Venenthrombose kann sich auch erst mit einiger Verzögerung entwickeln (d.h. mehrere Wochen nach der Diagnose der oberflächlichen Thrombophlebitis). Zu Lungenembolien kommt es selten (in ca. 1% der Fälle). D-Dimer-Tests sind für die Differenzialdiagnose zwischen oberflächlicher und tiefer Beinvenenthrombose nicht hilfreich, da die Werte bei beiden Formen erhöht sind.
- Bei einer rezidivierenden Venenthrombose ist die Sanierung der oberflächlichen Venen indiziert. Falls keine venöse Insuffizienz vorliegt, müssen systemische Erkrankungen ausgeschlossen werden.

Prädisponierende Faktoren

- Chronische venöse Insuffizienz
- Oberflächliches Trauma
- Intravenöse Infusion oder intravenöse Narkotika-Gaben
- Schwangerschaft
- Blutgerinnungsstörungen (insbesondere Protein-S- und -C-Mangel)
- Hormonsubstitution
- Maligne neoplastische Erkrankungen, wie z.B.:
  ○ myeloproliferative Erkrankungen (Polycythaemia vera und essentielle Thrombozythämie).
  ○ Eine Thrombophlebitis migrans (dabei kommt es zu vorübergehenden Verschlüssen kleinerer Venensegmente, meist in den oberen Extremitäten, die sprunghaft auf andere Körperabschnitte übergreifen) kann ein Begleitsymptom von gastrointestinalen Karzinomen sein.
- Kollagenosen, z.B.:
  ○ Morbus Behçet
  ○ Die Winiwarter-Buerger-Krankheit (oder Thrombangiitis obliterans = TAO) befällt in aller Regel die kleinen und mittelgroßen Arterien von Rauchern. Etwa ein Drittel dieser Patienten leiden auch an oberflächlicher Venenthrombose. Das wiederholte Auftreten von oberflächlichen Venenthromben bei jungen Patienten mit hohem Nikotinkonsum ist ein Hinweis auf eine TAO.

Symptomatik

- Die betroffene Vene ist druckdolent, die Umgebung gerötet, überwärmt und geschwollen mit einem tastbar derben Venenstrang. Der Patient kann febril sein.
- Die Entzündung klingt manchmal erst nach 2–6 Wochen ab und die befallene Vene kann noch monatelang schmerzhaft sein.

Therapie

- Symptomatisch: Das Bein wird hoch gelagert, der Patient trägt Kompressionsstrümpfe und legt kalte Kompressen auf.
- Schmerzbekämpfung mit NSAR (keine selektiven COX2-Hemmer): Die Schmerzen lassen üblicherweise innerhalb von 3–5 Tagen nach, Rötung und Schwellung verschwinden innerhalb von 2–3 Wochen. Mit entzündungshemmenden Analgetika ist es häufig möglich, die Ausbreitung der Thrombophlebitis zu hemmen und ein Rezidiv zu verhindern.
- Topisch applizierte gerinnungshemmende Salben können oft die Abheilung einer oberflächlichen Venenthrombose beschleunigen.
- Bei Thrombose-Rezidiven ist eine chirurgische Sanierung der unteren Extremität indiziert, nachdem eine konservative Therapie versagt hat. Ultraschalluntersuchungen und/oder eine Beratung mit einem Spezialisten sind bei den folgenden Befunden angezeigt:
  ○ Thrombophlebitis in der oberen Hälfte des Oberschenkels (erhöhtes Risiko einer tiefen Beinvenenthrombose)
  ○ eine Thrombophlebitis der Vena saphena parva (Unterschenkeletage) prädisponiert für eine tiefe Beinvenenthrombose (wegen der Perforansvenen)
- Eine prophylaktische intravenöse Gabe von niedermolekularen Heparinen ist bei einer ausgedehnten Phlebitis und während einer Schwangerschaft indiziert. Die Behandlung wird während der Schwangerschaft und bis 6 Wochen nach der Geburt fortgeführt.

ACCP-Leitlinien: www.chestjournal.org/cgi/content/full/126/3_suppl/401S.

5.40 Tiefe Venenthrombose

Ziele
- Prävention einer Lungenembolie und eines postthrombotischen Syndroms.
- Erkennen von Thromboserisiken und Einleitung einer Prophylaxe.
- In der Allgemeinpraxis kann ein Plasma-D-Dimer als Screening für den Ausschluss einer tiefen Venenthrombose (TVT) eingesetzt werden, wenn die Wahrscheinlichkeit einer TVT niedrig bis mittel ist. Besteht eine klinisch offensichtliche TVT, sollte der Patient zu weiterführenden Untersuchungen mittels bildgebender Verfahren überwiesen werden.
- Ein Verdacht auf eine tiefe Venenthrombose wird mittels Phlebographie oder Kompressions-Ultraschall verifiziert.
- Prävention tiefer Venenthrombosen bei immobilisierten Patienten: Übungen für die Wadenmuskulatur, Kompressionsstrümpfe und, falls erforderlich, Prophylaxe mit subkutanem niedermolekularem Heparin (NMH).
- Wenn die Diagnose „tiefe Venenthrombose" bestätigt wurde, kann der Patient entweder zu Hause oder aber stationär an einer internen Abteilung behandelt werden. Tiefe distale Unterschenkelthrombosen verursachen keine Emboli, und nur etwa 25% der Thromben erreichen die Femoralis-Etage.
- Eine idiopathische Venenthrombose kann ein Anzeichen für eine maligne Erkrankung oder eine Thrombophilie sein.

Risikofaktoren für tiefe Venenthrombosen
- Immobilisierung aufgrund einer akuten Erkrankung, besonders bei gleichzeitiger Beeinträchtigung des Kreislaufs (z.B. durch Herzinsuffizienz, Lähmung, Adipositas, Operation, Infektion, Langstreckenflug)
- Trauma der unteren Gliedmaßen (besonders Frakturen mit Ruhigstellung); bei einem Risikopatienten sogar ein Fußgipsverband
- Ererbte oder erworbene Blutgerinnungsstörungen (diese Ätiologie liegt immer nahe, wenn keine externen Ursachen für die Thrombose gefunden werden)
- Polyzythämie, essentielle Thrombozytose
- Orale Kontrazeptiva, Hormonsubstitutionstherapie, besonders bei Raucherinnen
- Eine vorangegangene Thrombose, speziell wenn kein prädisponierender Faktor vorliegt
- Schwangerschaft und postpartal (6 Wochen), nach Sectio, mütterliches Alter
- Malignome in einer aktiven Phase
- Zentralvenenkatheter; häufig in der oberen Extremität lokalisiert
- Die Ursache für eine TVT in der oberen Extremität ist oft eine mechanische Belastung oder Einengung des Gefäßes, nicht eine Thrombophilie.

Symptome
- Ödeme können im Bereich des gesamten Beins oder nur der Wade (zur Differenzialdiagnose siehe 5.10) vorkommen
- Lokaler Druckschmerz oder Ruheschmerz ist möglich.
- Es kann zu Wadenschmerzen beim Gehen kommen.
- Das gleichzeitige Auftreten von Schmerzen, Druckschmerzhaftigkeit und Ödem ist ein deutlicher Hinweis auf eine tiefe Venenthrombose (59%). Jedes dieser Zeichen für sich allein ist jedoch nur in 11–22% der Fälle ein Hinweis auf eine Thrombose.
- Tritt oft ohne Symptome auf, besonders bei bettlägerigen Patienten. Bei diesen kann das erste Symptom eine Lungenembolie sein; bei Patienten mit einer Hüftfraktur ist die Thrombose oft nur in der Oberschenkel- und Beckenetage lokalisiert.
- Im Gefolge von fast der Hälfte aller proximalen TVTs treten symptomatische oder asymptomatische Pulmonalembolien auf.

Diagnostik
- Wie hoch das Risiko für eine TVT ist, hängt davon ab, ob beim Patienten eine Prädisposition für thrombotische Ereignisse besteht oder ob er solche bereits in seiner Anamnese aufweist. Beachte die Kumulation von Risikofaktoren.
- Klinische Befunde:
  - ein Knöchel- und Wadenödem; bei Thrombosen in der Vena iliaca ein Ödem des ganzen Beins
  - in der Tiefe palpierbare Druckschmerzhaftigkeit über der betroffenen Vene
  - positives Homans-Zeichen (nicht immer gegeben, bei bettlägerigen Patienten jedoch häufig)
  - höhere Hauttemperatur im Vergleich mit dem anderen Bein und deutliche Kollateralen im Bereich der oberflächlichen Venen
- Untersuchung mit Doppler-Ultraschall (5.20) zur Stützung der Diagnose speziell für bettlägerige Patienten, bei denen Beinödeme als einziges Symptom auftreten können:
  - Behinderung oder Verlangsamung des Blutstroms in der Vena poplitea beim Zusammendrücken der Wade
  - Verlangsamung des Blutstroms in der hinteren V. tibialis beim Lösen des Drucks
  - Bei einer ileofemoralen Venenthrombose verschwindet die respiratorisch bedingte zyklische Änderung des Geräusches oder das Geräusch des Spontanflows ist über der Vena femoralis in der Leistengegend abgeschwächt.
- Zur Differenzialdiagnose siehe 5.10.

Was tun bei Verdacht auf eine tiefe Venenthrombose?

- Die Wahrscheinlichkeit des Vorliegens einer Venenthrombose kann mit Hilfe der nachstehenden Checkliste für Symptome und Beschwerden quantifiziert werden. (Vergeben Sie einen Punkt für jedes Zeichen oder Symptom, das vor dem Test für eine TVT gesprochen hat. Ist eine andere Diagnose als „tiefe Venenthrombose" aus anderen Gründen sehr wahrscheinlich, ziehen Sie vom ermittelten Score wieder 2 Punkte ab.)
  - Malignom im aktiven Behandlungsstadium oder nach Metastasierung
  - Paralyse oder rezente Immobilisierung einer unteren Extremität
  - Bettruhe seit mehr als 3 Tagen
  - eine größere Operation, die höchstens einen Monat zurückliegt
  - lokale Schmerzempfindlichkeit an der Wade oder am Oberschenkel im Bereich der tiefen Leitvene (Dieses Symptom wird oft zum Anlass für eine Krankenhauseinweisung genommen, es hat jedoch, wenn es isoliert auftritt, nur einen geringen prädiktiven Wert für das Vorliegen einer TVT.)
  - mehr als 3 cm Unterschied im Umfang der beiden Waden
  - eindeutige familiäre Prädisposition (zumindest zwei Verwandte ersten Grades mit Venenthrombosen)
  - Auch wenn bei den klinischen Studien zur Erstellung des Risiko-Scores für TVT der Gebrauch oraler Kontrazeptiva und vorangegangene TVT-Episoden noch nicht miteinbezogen wurden, sollte bei einer Modifikation des Scores für klinische Anwendungen für jeden dieser beiden Parameter ein zusätzlicher Punkt vergeben werden.
- Der **Plasma-D-Dimer-Test** wird als Untersuchung zum Ausschluss einer TVT eingesetzt, wenn die Wahrscheinlichkeit einer DVT gering ist (der Test ist zwar sehr sensitiv, aber nicht im gleichen Maße spezifisch; ein positives Ergebnis ist daher nicht immer ein Zeichen einer Thrombose). Der Test ist unnötig, wenn beim Patienten ein erhöhtes CRP gefunden wird als Zeichen einer schweren Infektion oder einer Gewebeschädigung.
  - Wenn der Plasma-D-Dimer-Test bei einem Patienten mit geringem Risiko (0 Punkte im Risiko-Score) negativ ist, sind keine weiteren Untersuchungen erforderlich. Ein negativer D-Dimer-Test ist in der klinischen Praxis auch dann ein hinreichender Grund, eine TVT auszuschließen, wenn ein Patient als einziger Punkt im Risiko-Score bei Palpierung von Wade oder Oberschenkel eine Druckempfindlichkeit zeigt.
  - Wenn bei einem Patienten mit erhöhtem Risiko sowohl der erste Ultraschall-Befund als auch der Plasma-D-Dimer-Test normal sind, ist eine Wiederholung der Ultraschall-Untersuchung nicht notwendig.
  - Der D-Dimer kann auch während einer normalen Schwangerschaft erhöht sein. Bis zu 90% der älteren Patienten in einem Krankenhaus können eine erhöhte D-Dimer-Konzentration aufweisen, infolge verschiedener Infektionen oder von Gewebsschädigungen.
  - Die Therapie mit niedermolekularen Heparinen kann schon eingeleitet werden, wenn erst eine Verdachtsdiagnose vorliegt. Verzögerungen bei der bildgebenden Diagnostik bringen dann für den Patienten kein zusätzliches Risiko mit sich.
- Der **Kompressions-Ultraschall** wird heute üblicherweise als eine initiale Untersuchung eingesetzt. Sie ist vor allem bei proximalen Thromben sensitiv (90%), weniger bei distalen (50%). Die Kompressionssonographie ersetzt zunehmend die Phlebographie, die vor allem bei der Diagnostik von Rezidivthrombosen sinnvoll ist.
  - Ein pathologischer Ultraschall-Befund ist eine Indikation für eine Behandlung. Ein normaler Befund bei einem Patienten mit geringem Risiko (0 Risikopunkte) schließt eine Venenthrombose aus. Ein normaler Befund bei einem Patienten mit mittlerem Risiko (1–2 Risikopunkte) und einem positiven D-Dimer-Test sollte nach 7 Tagen durch eine neuerliche Untersuchung überprüft werden; bei einem Patienten mit hohem Risiko (3 Punkte oder mehr) sollte sofort eine Phlebographie durchgeführt werden.
  - Ein pathologisches Phlebogramm (ein konstanter intravenöser Füllungsmangel in zumindest 2 Projektionen) ist eine Indikation für eine Behandlung. Ein normaler Befund schließt einen Venenthrombus aus.

Behandlung

Grundregeln
- Bandagierung (siehe unten)
- Im Falle eines proximalen Thrombus wird eine frühe Mobilisierung nach einigen Tagen einer Heparintherapie empfohlen.
- Die Behandlung eines distalen und oft auch jene eines proximalen Thrombus kann entweder stationär oder aber zu Hause erfolgen (durch die mobile Hauskrankenpflege oder durch den Patienten selbst). Der Arzt entscheidet je nach den Umständen, wo die Behandlung durchgeführt werden soll. Übergewichtige Patienten sollten aufgrund der notwendigen hohen Dosis 2 × täglich spritzen. Untergewichtige oder multimorbide Patienten sind für eine Betreuung zu Hause meist nicht geeignet. Für die Behandlung zu

Hause müssen die Patienten schriftliche Anweisungen erhalten.
- Eine Krankenhauseinweisung ist angezeigt, wenn folgende Faktoren vorhanden sind:
  - ein ausgeprägtes Ödem, das sich über die ganze untere Extremität erstreckt
  - eine Thrombose proximal der Leiste
  - eine Komorbidität, die eine Spitalsbehandlung erfordert
- Wenn die Behandlung zu Hause durchgeführt wird, achten Sie darauf, dass
  - die Injektionstechnik und die Dosierung der Medikamente korrekt sind,
  - eine Antikoagulantientherapie adäquat kontrolliert wird,
  - Patienten, die Bandagen oder einen Kompressionsstrumpf benötigen, ausreichend instruiert sind,
  - der Patient in Bezug auf mögliche Komplikationen weiter in Beobachtung ist (Blutungen, Emboli).

Wahl der Behandlung je nach Lokalisierung und Alter des Thrombus

- Hoher ileofemoraler Thrombus oder Thrombus in den oberen Extremitäten, der vor weniger als 7 Tagen aufgetreten ist:
  - Manche Behandlungszentren setzen eine systemische Fibrinolyse ein, ähnlich jener, die bei einem Myokardinfarkt zur Anwendung kommt. Diese Behandlungsmethode scheint Vorteile zu bringen in der Prävention des postthrombotischen Syndroms und für den Erhalt der Venendurchgängigkeit **B**. Eine lokale Fibrinolyse wird durch Einführen des Katheters in die Thrombusmasse durchgeführt. Der Erfolg der Fibrinolyse wird durch eine Phlebographie überprüft. Als Wirkstoff gelangt heute in der Regel der Gewebe-Plasminogenaktivator t-PA zum Einsatz. Die Behandlung dauert 1–3 Tage, wobei man wegen des Blutungsrisikos eine Minimierung der Dauer anstrebt.
  - Die Kontraindikationen sind die Gleichen wie bei der Fibrinolyse-Therapie nach einem Myokardinfarkt (4.61). Das Ziel besteht darin, das Risiko eines postthrombotischen Syndroms zu verringern. Die Anwendung ist auf junge Patienten mit massiver ileofemoraler Thrombose oder hämodynamisch gefährlichen Pulmonalemboli beschränkt. Eine komplette Lysierung wird selten erreicht, da die Thromben oft alt und organisiert sind.
  - NMH **A** ist heute an die Stelle von intravenösem Heparin getreten. Beginnen Sie gleichzeitig mit einer Warfarin-Therapie. Das Heparin kann abgesetzt werden, wenn die INR mindestens 2 Tage lang im angestrebten Bereich (normalerweise 2,0–3,0) lag.
  - Eine Thrombektomie kann angezeigt sein, wenn die untere Extremität bedroht ist oder der Schweregrad eines postthrombotischen Syndroms minimiert werden soll.
- Distaler Thrombus in den unteren Extremitäten oder sonstiger Thrombus, der älter als 7 Tage ist:
  - NMH (z.B. Dalteparin 200 IE/kg 1 × täglich, Enoxaparin 1,5 mg/kg 1 × täglich oder 1 mg/kg 2 × täglich) **A**. Bei Patienten mit erhöhter Thromboseneigung werden 2 Gaben täglich empfohlen **C**. Das Heparin kann abgesetzt werden, wenn die INR mindestens 2 Tage lang im angestrebten Bereich lag. Bei stabiler Hämostase erfordert die Behandlung keine Laborkontrollen. Bei schwangeren Frauen und bei Patienten mit Niereninsuffizienz, Thrombophilie oder Hämophilie muss die aktive Heparin-Konzentration überwacht werden. NMH ist mindestens ebenso wirksam wie normales Heparin **A** und verursacht seltener Thrombozytopenien und paradoxe Embolien.
  - Beginnen Sie eine Marcoumar-/Sintrom-Therapie zugleich mit der Verabreichung von Heparin (Anweisungen siehe 5.44) und setzen Sie diese gemäß den Angaben in Tabelle 5.40 fort.
  - Bandagieren Sie das Bein vom Fuß bis hinauf zum oberen Teil des Oberschenkels. Der Patient kann aufstehen, wenn das Bein bandagiert ist.
  - Nur etwa 25% der unbehandelten distalen Thromben erreichen die Etagen über dem Knie. Eine Heparin-/Warfarin-Therapie wird nur durchgeführt, wenn keine Kontraindikationen vorliegen. Es gibt viele distale Thromben, die nicht mit Antikoagulantien behandelt werden; sie können subklinisch bleiben oder im Zustand der Immobilisierung durch einen Gipsverband auftreten.
  - Die Wirksamkeit einer Marcoumar-/Sintrom-Therapie kann bei einer durch ein Malignom verursachten DVT gering sein.
- Zur Dauer der Marcoumar-/Sintrom-Therapie siehe 5.44 und Tabelle 5.40.
- Zur Prävention einer tiefen Venenthrombose siehe 5.42.

Behandlung Heparin-induzierter Blutungskomplikationen

- Bei schweren Blutungen, die durch eine Heparin-Therapie ausgelöst wurden, müssen die fehlenden Blutprodukte (fresh frozen Plasma, Thrombozyten) supplementiert werden. Protamin wird verabreicht, wenn unfraktioniertes Heparin zum Einsatz gelangte. Protamin ist allerdings zur Antagonisierung der Wirkung von NMH weniger wirksam.

Tabelle 5.40 **Die Dauer einer Antikoagulantientherapie wird individuell nach Maßgabe des erwarteten Therapieerfolgs, der Komorbidität und des Alters des Patienten sowie nach dem Rezidivrisiko festgelegt.**

Indikation	Therapiedauer
Erstmaliger Thrombus und ein vorübergehender oder beeinflussbarer Risikofaktor (Operation, Trauma, Bettruhe, Östrogentherapie)	3–6 Monate
Erstmaliger Thrombus ohne prädisponierende Faktoren	Mindestens 6 Monate
Erstmaliger Thrombus bei einem Patienten mit einem Karzinom, Kardiolipin-Antikörpern, einer kombinierten Gerinnungsstörung, homozygotem Faktor-V-Leiden oder einer Prothrombin-Genmutation	12 Monate bis lebenslang
Rezidivierender Thrombus ohne prädisponierende Faktoren oder aber mit einer Gerinnungsneigung assoziiert	Lebenslang

- Bei 1% der Patienten verursacht Heparin eine Thrombozytopenie (HIT), die zu Thrombosierungen führen kann.

Prognose

- Das Rezidivrisiko hängt vor allem von der zugrunde liegenden Ursache und der Möglichkeit ihrer Beseitigung ab. Die Dauer der Antikoagulantientherapie wird mit Schweregrad der Thrombose und dem Risiko ihres Wiederauftretens bestimmt. Bei idiopathischer Thrombose ist das Rezidivrisiko hoch, die Behandlung wird sehr lange fortgeführt, manchmal sogar lebenslang. Ein Rezidiv unter laufender suffizienter Therapie kann ein Hinweis auf ein Malignom oder ein Phospholipid-Antikörpersyndrom sein.
- Der Zustand der Venenklappen ist der entscheidende Parameter für die Beurteilung des Risikos eines postthrombotischen Symptoms. Eine Antikoagulantientherapie verhindert zwar eine Rezidivthrombose, schützt aber nicht die Klappen. Andererseits erhöht ein Rezidiv das Risiko eines postthrombotischen Syndroms auf ein Vielfaches.
- Eine große Ausdehnung und besonders eine hohe Lokalisation des Thrombus (oberhalb der Leiste) werden als Risikofaktoren für ein postthrombotisches Syndrom angesehen; in diesen Fällen zielt eine Thrombolysetherapie auf den Schutz der Klappen ab. Dies kann durch eine lokale Thrombolysetherapie über einen Katheter erreicht werden. Diese Therapie steht jedoch nicht überall zur Verfügung und kann auch zu Komplikationen führen, deshalb muss jeder Fall individuell beurteilt werden.
- Ein Kompressionsstrumpf verringert das Risiko eines postthrombotischen Syndroms und sollte daher immer getragen werden ❹.

- Die untere Extremität wird vom Fuß aufwärts mit einer elastischen Bandage umwickelt, wobei der Druck nach oben gerichtet ist. Die Bandage wird 2 Wochen lang Tag und Nacht getragen und alle 2–3 Tage gewechselt. Danach wird ein Kompressionsstrumpf angelegt. Er vermindert das Risiko eines postthrombotischen Syndroms um etwa 50%. Der Kompressionsstrumpf reicht gewöhnlich bis zum Knie. Am häufigsten wird ein Strumpf der Kompressionsklasse 2 verwendet. Der Strumpf wird 6 Monate bis 2 Jahre lang getragen, manchmal lebenslang.

5.41 Thrombophilie (ererbt)

Ziele

- Die Diagnose der ererbten Thrombophilie ist wichtig
  - zur Festlegung der Dauer der Antikoagulationstherapie nach einer Thrombose (siehe unten),
  - für die Thromboseprophylaxe in der Schwangerschaft, während der Entbindung und im Wochenbett, sowie in Verbindung mit chirurgischen Eingriffen,
  - für die Untersuchung naher Verwandter, die über ihr Thromboserisiko informiert werden sollten.

Ursachen ererbter Thrombophilie

- Eine Thromboseneigung aufgrund spezifischer genetisch bedingter Faktoren bezeichnet man als angeborene Thrombophilie.
- Thrombophilien werden nach heutigem Wissensstand dominant vererbt. Sie sind nicht geschlechtsspezifisch. Die meisten Patienten sind heterozygot.
- Der Verdacht auf ererbte Thrombophilie liegt nahe bei positiver Familienanamnese, frühem Auftreten und vermehrter Tendenz zu Rezidiven.
- Es ist wichtig zu beachten, dass mit den gegenwärtigen Untersuchungsmethoden die Ursache einer deutlichen Thromboseneigung in der Familie nur in etwa 60% der Fälle identifiziert werden kann. Eine relativ große Anzahl der für eine Thromboseneigung verantwortlichen Faktoren sind noch nicht „entdeckt". Wenn daher bei einem Thrombosepatienten eine eindeutige familiäre Häufung an Thrombophiliefällen besteht, dann sollte er auch bei normalen Befunden auf Thrombophilie behandelt werden.

Ursachen eines erhöhten Risikos für venöse Thromboembolien (in abnehmender Reihenfolge ihrer Häufigkeit)

1. Resistenz gegen aktiviertes Protein C (APC-Resistenz, Faktor-V-Leiden-Mutation, FV R506Q, FV G1691A)
   - Betrifft durchschnittlich 4–5% der Bevölkerung in den westlichen Ländern. Diese Mutation ist eindeutig der häufigste Gendefekt unter den Thrombophilie-Auslösern.
   - Die Ursache ist eine Mutation des Koagulationsfaktors V (FV). Aufgrund der Mutation wird der FV so verändert, dass Protein C ihn nur langsam aktivieren kann. Darum wird die Störung als APC-Resistenz bezeichnet.
   - Bei heterozygoten Patienten ist das Thromboserisiko 5- bis 10fach erhöht. Homozygote Patienten haben im Vergleich zu Heterozygoten ein 10fach erhöhtes Thromboserisiko und im Vergleich mit der Allgemeinbevölkerung ein 50- bis 100fach erhöhtes Risiko.
2. G20210A-Polymorphismus des Prothrombingens (FII G20210A)
   - Etwa 1–2% der Bevölkerung der westlichen Länder sind betroffen. Heterozygote haben ein 3fach erhöhtes Thromboserisiko.
3. Protein-C-Mangel
   - Findet sich bei 0,2–0,5% der Bevölkerung der westlichen Länder. Heterozygote haben ein rund 10fach erhöhtes Thromboserisiko.
4. Protein-S-Mangel
   - Betrifft 0,2–0,5% der Bevölkerung der westlichen Länder. Heterozygote haben ein etwa 10fach erhöhtes Thromboserisiko.
5. Antithrombin-III-Mangel (ATIII-Mangel)
   - Betrifft 0,1–0,3% der Gesamtbevölkerung. Die Thromboseneigung korreliert mit dem Schweregrad des Mangels: Bei der klassischen Form mit einer starken Thromboseneigung (etwa 25fach erhöhtes Risiko) ist die Aktivität auf rund die Hälfte reduziert, d.h. um etwa 50%-Punkte. Nicht so stark erhöht ist das Thromboserisiko, wenn der Mangel nicht so ausgeprägt ist.
   - Die 3 zuletzt aufgeführten Defizite sind für etwa 10% aller Thrombophilien verantwortlich. Alle 5 Mutationen werden dominant vererbt.
6. Sonstige genetische Ursachen einer Thrombophilie
   - hohe Aktivität des Koagulationsfaktors VIII
   - Dysfibrinogenämie (selten)
   - angeborene Hyperhomocysteinämie (selten)
   - gestörte Fibrinolyse (der Zusammenhang mit Thrombosen ist unklar; selten)
     - Antiphospholipid-Antikörper (z.B. beim Lupusantikoagulans-Syndrom), Kardiolipin-Antikörper und Beta$_2$-Glykoprotein-1-Antikörper sind erworbene (nicht ererbte) Faktoren, die für eine tiefe Venenthrombose prädisponieren.
7. Zur durchschnittlichen Prävalenz hereditärer Gerinnungsstörungen, die bei der Bevölkerung der westlichen Ländern das Thromboserisiko erhöhen: siehe Tabelle 5.41.

Indikationen für Untersuchung auf Thrombophilie

1. Tiefe Venenthrombose mit folgenden Charakteristika:
   - Thrombose ohne eindeutigen prädisponierenden Faktor
   - rezidivierende Thrombosen
   - Thrombose bei jungen Patienten (unter 45 Jahren) und speziell bei einem Kind
   - ungewöhnliche Lokalisation, z.B. Vena mesenterica
   - spontane Thrombosen bei nahen Verwandten
   - Fehlgeburt oder intrauteriner Fruchttod in der Anamnese
2. Arterielle Thrombosen mit folgenden Charakteristika:
   - bei jungen Patienten
   - sowohl arterielle als auch venöse Thrombosen
3. Ein Verwandter 1. Grades mit hereditärer Thrombophilie. Das Problem kann akut werden, wenn weitere Risikofaktoren für eine Venenthrombose hinzukommen (chirurgischer Eingriff, Schwangerschaft, Kontrazeptiva). Die Diagnose Throm-

Tabelle 5.41 Prävalenz von Gerinnungsstörungen, die eine Thrombophilie verursachen (%)			
Prädisponierender Faktor	Allgemeinbevölkerung (%)	Thrombosepatienten (%)	Ausgewählte Thrombosepatienten[1] (%)
Faktor-V-Leiden-Mutation	4	10–20	40
Prothrombin- G20210A-Mutation	1–2	3–4	16
Protein-C-Mangel	0,2–0,5	4	5
Protein-S-Mangel	0,2–0,5	2	4–10
Antithrombin-III-Mangel	0,1–0,3	1–2	4
Hohe Aktivität des Koagulationsfaktors VIII	11	25	

[1] Thrombosepatienten mit einer Anamnese, die auf eine hohe Wahrscheinlichkeit von Gerinnungsstörungen schließen lässt.

bophilie ist bei einer gesunden Person noch kein Anlass für eine Antikoagulationstherapie; auf die Prophylaxe sollte jedoch verstärkt geachtet werden.
- Die nahen Verwandten des Patienten werden nur auf die diagnostizierte hereditäre Störung gescreent.
- Bei Verdacht auf eine angeborene Thrombophilie (siehe oben) mag es vom ökonomischen Standpunkt sinnvoll erscheinen, bei den ersten Untersuchungen nur die FV-R506Q (APC-Resistenz) und die FII-G20210A-Mutation zu berücksichtigen, weil diese Mutationen am häufigsten auftreten. Je stärker jedoch der Verdacht ist, desto niedriger liegt die Schwelle für die sofortige Anwendung der gesamten Thrombophilie-Testbatterie (FV-Leiden, Prothrombinmutation, Antithrombin III, Protein C, Protein S, Thrombinzeit und Antiphospholipid-Antikörper).
- Es ist gerechtfertigt, all diese Parameter zugleich zu erheben, da ein Thrombophiliepatient an mehreren Gerinnungsstörungen leiden kann, welche synergistisch die Thromboseneigung verstärken.
- Untersuchungen zur Abklärung der Ursache der Thrombophilie im Sinne der vorstehenden Ausführungen sind jedoch nur dann indiziert, wenn zu erwarten ist, dass die Befunde das Management des Patienten (oder seiner nahen Verwandten) beeinflussen werden.
- Ein genetisches Screening auf die häufigste Form der Thrombophilie (F-V-Leiden), das zur Thromboseprophylaxe bei Frauen unter oralen Kontrazeptiva dienen soll, wird gegenwärtig als nicht zweckdienlich angesehen und repräsentiert trotz einschlägiger Marketinginitiativen nicht die gängige klinische Praxis.

Blutprobe

- Die Probe sollte nach Möglichkeit vor der Einleitung der Antikoagulationstherapie abgenommen werden, sie ist aber auch später (nach Therapieende) möglich. Ein spezielles Probenröhrchen ist erforderlich.
  - Die orale Antikoagulationstherapie beeinflusst die Untersuchung, sodass die Blutabnahme für frühestens 4 Wochen nach Ende der Antikoagulationstherapie empfohlen wird. Wenn die Antikoagulation nicht ausgesetzt werden kann, können bestimmte mögliche Ursachen der Thrombophilie auch während der Therapie verlässlich abgeklärt werden (F-V-Leiden, Prothrombinmutation, ATIII, Thrombinzeit, Kardiolipin-Antikörper und $Beta_2$-Glykoprotein-1-Antikörper).
  - Die Faktor-V-Leiden-Mutation (APC-Resistenz) und die Prothrombinmutation (FII-G20210A) können mit DNA-Verfahren aus einer EDTA- oder Zitratprobe bestimmt werden. Diese Untersuchungen werden von der Antikoagulationstherapie nicht beeinflusst.

Behandlung von Thrombophiliepatienten

- Die Antikoagulationstherapie verhindert Thrombosen.
- Die Antikoagulationstherapie wird nicht nur auf Basis der diagnostizierten Gerinnungsstörungen oder Genmutationen eingeleitet. Eine langfristige Therapie ist indiziert, wenn der Patient bereits eine Thrombose hatte. Ob eine außergewöhnlich langfristige oder dauerhafte Antikoagulation gerechtfertigt ist, wird von Patient zu Patient entschieden. Wenn 2 erbliche Defekte (doppelt heterozygote Mutation) vorliegen, wird man sich leichter zu einer permanenten Antikoagulation entschließen. Beachtet werden müssen auch die Familienanamnese und andere für eine Thrombose prädisponierende Faktoren.
- Für detaillierte Empfehlungen, siehe ACCP-Guidelines 2004 www.chestjournal.org/content/vol126/3_suppl/.
- Chirurgische Eingriffe werden nach individueller Beurteilung unter Koagulationsschutz (gewöhnlich LMWH) durchgeführt.
- Die Dauer und Dosierung einer Heparinprophylaxe während der Schwangerschaft werden nicht nur durch die angeborene Thrombophilie bestimmt, sondern unter anderem auch durch eine allfällige Thrombose in der Anamnese.
- Orale Kontrazeptiva sind grundsätzlich kontraindiziert. Eine Hormonsubstitutionstherapie kann bei ausgewählten Patientinnen zulässig sein.

5.42 Prävention von venösen Thrombosen

Grundregeln

- Eine Venenthrombose ist eine häufige und gefährliche Erkrankung, die jedoch nicht nur erfolgreich behandelt, sondern in vielen Fällen auch verhindert werden kann.
- Bei bettlägrigen Patienten können Thrombosen asymptomatisch sein – das Erstsymptom ist möglicherweise eine Lungenembolie.
- Frühmobilisation, Emboliestrümpfe, niedermolekulare Heparine oder Cumarine werden zur Prophylaxe eingesetzt. ASS wird vorwiegend zur Prävention arterieller Verschlüsse eingesetzt.
- ASS kann möglicherweise die Inzidenz von venösen Thrombosen verringern Ⓐ. Da jedoch für

den Nutzen keine Evidenz existiert, wird ASS als Prophylaxe, z.B. auf Langstreckenflügen, nicht mehr empfohlen Ⓐ.
- Auf Langstreckenflügen wird für Hochrisikopatienten das Tragen von Emboliestrümpfen empfohlen Ⓐ.
- Niedermolekulares Heparin kann eingesetzt werden, wenn der Patient eine bekannte Thrombophilie hat oder thromboembolische Ereignisse in der Vorgeschichte, und der Patient nicht antikoaguliert ist (1 prophylaktische Dosis NMH ½ Stunde vor dem Abflug).
- Wenn der Patient unter 40 Jahre alt ist und eine Venenthrombose ohne auslösende Faktoren hatte, muss eine erbliche Blutgerinnungsstörung als Ursache in Betracht gezogen werden.
- Neben erblichen (intrinsischen) Faktoren gibt es auch äußere (extrinsische) Faktoren und Umstände, die zur Entstehung von Venenthrombosen beitragen können:
  - eine vorangegangene Venenthrombose
  - orale Kontrazeptiva
  - Schwangerschaft und Geburt und Wochenbett (6 Wochen)
  - Operationen und Gewebstraumata
  - Varizen
  - Adipositas
  - Polyzythämie, essentielle Thrombozytose, Dehydration
  - Herzinsuffizienz mit Immobilisierung
  - Lähmungen, Bewegungsmangel
  - maligne Erkrankungen
  - Immobilisierung (Gipsverband, lange Flug-, Bus- oder Autoreisen)

Prävention von perioperativen Venenthrombosen

- Geringes Risiko (Risiko einer venösen Thrombose 2–3 (–10)%):
  - kleinere chirurgische Eingriffe, keine Risikofaktoren
  - Alter unter 40 Jahren, keine Risikofaktoren
- Mittleres Risiko (Risiko einer venösen Thrombose 10–30%):
  - kleinere chirurgische Eingriffe, bestehende Risikofaktoren
  - mittlere chirurgische Eingriffe, keine Risikofaktoren, Alter 40–60 Jahre
  - große chirurgische Eingriffe, keine Risikofaktoren, Alter unter 40 Jahre
- Hohes Risiko (Risiko einer venösen Thrombose 50–80%):
  - große chirurgische Eingriffe, Alter über 40 Jahre und vorangegangene TVT, Pulmonalembolie oder maligne Erkrankung
  - Thrombophilie
  - Knie- oder Hüftgelenksplastik, Hüftfrakturen
  - schweres Trauma, Rückenmarkverletzung

- Das geschätzte Risiko einer Venenthrombose für die oben aufgeführten Risikogruppen beträgt 10%, 30% bzw. 60%. Bei der Zuordnung eines Patienten zu einer dieser Risikogruppen sollten Sie sowohl die Art des Eingriffs als auch die individuellen prädisponierenden Faktoren ins Kalkül ziehen. Patienten mit mittlerem oder hohem Risiko benötigen eine medikamentöse Thromboseprophylaxe. Niedrigmolekulares Heparin (NMH) ist sicher und kann auch zu Hause verabreicht werden. Es sollte bei Patienten mit niedrigem Risiko häufiger eingesetzt werden, und bei Patienten mit hohem Risiko über einen längeren Zeitraum.
- Immobilisierung erhöht das Thromboserisiko: z.B. bedeutet ein ruhig gestellter Knöchelbruch ein 20%iges Risiko, eine ruhig gestellte Schienbeinfraktur ein 60%iges Risiko.

Thromboseprophylaxe bei chirurgischen Eingriffen

- Vermeiden Sie eine Immobilisierung vor und nach dem Eingriff, vermeiden Sie Allgemeinnarkosen zugunsten spinaler oder epiduraler Anästhesie, optimieren Sie den Flüssigkeits- und Elektrolytsatz.
- Beginnen Sie die Prophylaxe vor der Operation, wenn möglich Ⓒ.
- Zu den gebräuchlichsten und am leichtesten anwendbaren Pflegemaßnahmen gehören Kompressionsverbände oder chirurgische Strümpfe Ⓐ, die bei Patienten mit geringem Risiko zur Prävention bereits ausreichen. Ihr Nutzen ist besonders in der Chirurgie und in der Geburtshilfe erwiesen.
- Frühe Mobilisierung bedeutet nicht, dass der Patient in eine sitzende Position gebracht werden soll: einfaches Sitzen kann das Thrombose-Risiko sogar erhöhen.
- Cumarine können ebenfalls zur Prophylaxe eingesetzt werden, da sie praktisch und kostengünstig sind. Sie sind auch in der Langzeitprophylaxe einsetzbar (z.B. bei einer Beckenfraktur und langer Immobilisierung). Die Verwendung von Cumarinen ist jedoch mit einem Blutungsrisiko verbunden und erfordert daher eine regelmäßige Überwachung.
- Heparin vermindert die Häufigkeit von tiefen Venenthrombosen Ⓐ. Niedermolekulare Heparine (NMH) haben unfraktioniertes Heparin wegen ihres höheren Wirkungsgrades und der einfachen Verabreichung (1 × täglich) ersetzt. Wenn die Immobilisierung länger andauert, wird die Heparinisierung aufrechterhalten, bis der Patient wieder aufstehen kann. Die Behandlung erfolgt meistens über 1–2 Wochen. Eine Prophylaxe mit NMH ist sicher und kann auch zu Hause durchgeführt werden. In folgenden Fällen sollte die Behandlung über einen längeren Zeitraum fortgeführt werden: bei Knie- und

Hüftgelenksersatz **A** und bei Karzinomoperationen **B** (4 Wochen), während Schwangerschaft und Puerperium (6 Wochen). Bei Patienten mit hohem Risiko kann die Behandlung mit Cumarinen über 6–12 Wochen weitergeführt werden.
- Das übliche prophylaktische Behandlungsschema mit NMH:
  - Patienten mit mittlerem Risiko:
    – Enoxaparin 20 (–40) mg s.c. 2 Stunden präoperativ und dann 1 × tgl. die gleiche Dosis
    – Dalteparin 2500 IE s.c. 2 Stunden präoperativ und dann 1 × tgl. die gleiche Dosis
  - Patienten mit hohem Risiko:
    – Fondaparinux 20 (–40) mg s.c. 2 Stunden präoperativ und dann 1 × tgl. die gleiche Dosis. Fondaparinux hemmt den Gerinnungsfaktor X und beugt venösen Thrombosen bei orthopädischen Operationen effizienter vor als Enoxaparin **A**.
    – Enoxaparin 40 mg s.c. 12 Stunden präoperativ und dann 1 × tgl. die gleiche Dosis
    – Dalteparin 5000 IE s.c. 12 Stunden präoperativ und dann 1 × tgl. die gleiche Dosis
- Unerwünschte Wirkungen: postoperative und posttraumatische Blutungen. Das Antidot ist Protamin.

Prävention von Venenthrombosen in der Inneren Medizin

Risikofaktoren für Venenthrombosen
- Herzinsuffizienz und andere nicht chirurgische Hochrisikopatienten
- Herzinsuffizienz und Myokardinfarkt
- Pulmonalembolien sind bei Schlaganfallpatienten eine häufige Todesursache. Das Risiko kann durch Frühmobilisation, Emboliestrümpfe und NMH reduziert werden. Blutungskomplikationen vermindern den Nutzen.
- Karzinom
- Schwere Infektionen

Thrombose-Prävention bei internen Patienten
- Niedermolekulares Heparin hat das unfraktionierte Heparin ersetzt. Eine NMH-Therapie sollte bei allen Patienten erwogen werden, die mehr als 3 Tage lang immobilisiert sind und einen oder mehrere der oben angeführten Risikofaktoren aufweisen. Die Behandlung wird häufig mit Cumarinen weitergeführt, wenn die Prophylaxe länger benötigt wird.

Prävention von Venenthrombosen bei neoplastischen Erkrankungen
- Aktive, insbesondere metastasierende Tumoren erhöhen das Risiko von venösen Thrombosen. Eine Thromboembolie, die ohne fassbaren Grund auftritt, kann das erste Anzeichen einer latenten malignen Erkrankung sein.
- Obwohl die Thromboseprophylaxe indiziert ist, wird sie nach wie vor zu wenig verordnet. Der Grund dafür ist ein ohnehin durch die Erkrankung selbst und deren Behandlung bestehendes erhöhtes Blutungsrisiko. Die Prophylaxe sollte aber nach sorgfältigem Abwägen von Indikationen und Kontraindikationen auf individueller Basis begonnen werden.
- Die Cumarine interagieren häufig mit Medikamenten, die in der Behandlung von Krebspatienten eingesetzt werden. Deshalb werden niedermolekulare Heparine als sicherere und effektivere Variante für diese Patienten empfohlen.
- Das größte Risiko besteht im Zusammenhang mit Tumoroperationen im Unterleib. Die Prophylaxe wird mit niedermolekularen Heparinen über 1 Monat durchgeführt: Enoxaparin 1 × 40 mg oder Dalteparin 1 × 5000 IU.
- Das Risiko ist auch bei Patienten, bei denen bei einer vorangegangenen Immobilisation oder einem Infekt schon einmal eine Thrombose aufgetreten ist oder bei denen andere Risikofaktoren vorliegen, erhöht. Normalerweise ist die Prophylaxe auf jeden Fall für die Dauer der Immobilisation indiziert.

Prävention von Venenthrombosen während der Schwangerschaft
- Unter fachärztlicher Überwachung.

Hohes Thromboembolierisiko
- Ein hohes Risiko besteht bei einem venösen Thrombus oberhalb des Knies oder einer Lungenembolie während einer früheren Schwangerschaft.
- Patientinnen mit einer erblichen oder erworbenen Gerinnungsstörung und einer vorangegangenen Venenthrombose. (Bei Antithrombin-III-Mangel ist das Risiko so hoch, dass auf jeden Fall eine prophylaktische Behandlung erfolgen muss, selbst wenn die Patientin keine Thrombose in der Anamnese hat.)
  - Erworbene Gerinnungsstörungen sind z.B. Lupusantikoagulans und myeloproliferative Erkrankungen wie Polycythaemia vera oder essentielle Thrombozythämie.

Behandlungsplanung unter fachärztlicher Kontrolle (möglichst Zentrum):
- Beginnen Sie mit der prophylaktischen Behandlung mit NMH nach der Bestätigung der Schwangerschaft oder spätestens in den Wochen 16–18 mit Überwachung der aktivierten partiellen Thromboplastin-Zeit (APTT). Niedrige Dosierungen sind nicht ausreichend! Setzen Sie die antithrombotische Therapie bis 6 Wochen nach der Entbindung fort; zum Zeitpunkt der Entbindung kann das Medikament gegen orales Cumarin ausgetauscht werden, das während der Schwangerschaft kontraindiziert ist. Das Throm-

boserisiko ist am Ende der Schwangerschaft am größten, daher werden oft höhere Dosierungen von NMH verwendet.
- Die Einleitung einer Heparin-Behandlung hängt von der Risikostufe ab: Bei Frauen, die während einer früheren Schwangerschaft eine Thromboembolie hatten oder orale Konzeptiva verwendet haben, sollte die Behandlung auf jeden Fall spätestens in Woche 24 begonnen werden.
- Prophylaxe bei Patientinnen mit Faktor-V-Mangel (APC-Resistenz):
  - Heterozygote, die noch keine Thrombose hatten: Prophylaxe wird nur bei Kaiserschnitt oder Immobilisierung empfohlen.
  - Heterozygote, die schon eine Thrombose hatten: Prophylaxe wird während der Schwangerschaft und im Wochenbett empfohlen.
  - Homozygote: Prophylaxe wird empfohlen, unabhängig davon, ob die Patientin schon eine Thrombose hatte oder nicht.

Thrombozytopenie und Thrombose als Komplikationen einer Heparinbehandlung

- Eine frühe Thrombozytopenie ist gutartig und wird durch Thrombozytenaggregation verursacht.
- Schwere, immunologisch mediierte Thrombozytopenie führt zur Thrombozytenaktivierung und zu Endothelschäden, die arterielle Thromben verursachen.
- Symptome arterieller oder venöser Thrombosen treten während der 1.–3. Behandlungswoche auf. Klassische Tage des Auftretens sind der 5. und der 10. Tag nach Beginn der Behandlung.
- Der Laborbefund zeigt eine deutliche Abnahme der Thrombozytenzahl (oder einen Wert unter 100 bei einer Einzelmessung). Die Häufigkeit einer Thrombozytopenie beträgt ca. 1% der behandelten Patienten.
- Für das Follow-up einer Heparin-Behandlung sollten die Hämoglobin- und Thrombozytenwerte 4 Wochen lang in wöchentlichen Abständen bestimmt werden. Maßnahmen müssen ergriffen werden, wenn der Thrombozytenwert auf 50% des Ausgangswertes abfällt, wenn die Thrombozytopenie progredient ist oder wenn die antithrombotische Therapie sich als ineffizient erweist. Beginnen Sie eine Cumarin-/Warfarintherapie nicht vor der Normalisierung des Thrombozytenwertes.
- Thrombozytenkonzentrat-Infusionen sind kontraindiziert. Konsultieren Sie einen Hämatologen.
- Alternative Antikoagulantien: Fondaparinux, Danaparoid, Lepidurin.

5.43 Pulmonalembolie (PE)

Ziele

- Denken Sie an eine Pulmonalembolie und sorgen Sie für eine rasche Diagnosestellung, da es sich um eine häufige, heimtückische und schwere Erkrankung handelt, die unbedingt behandelt werden muss.
- Das Erkennen der verschiedenen klinischen Erscheinungsformen der PE: massive akute und subakute Embolie.
- Die Identifizierung von Risikopatienten ist sowohl für die Diagnose als auch für die Prophylaxe wichtig.
- Bei Risikopatienten muss differenzialdiagnostisch an eine Embolie als Ursache einer Dyspnoe gedacht werden.
- Durchführung eines D-Dimer-Tests zum Ausschluss einer PE (bei Patienten mit geringem Risiko ist das der einzige notwendige Test).
- Rascher Beginn der Antikoagulation mit niedermolekularem Heparin, wenn klinisch ein Verdacht auf PE besteht. Die Diagnose muss verifiziert und eine Überdiagnostik vermieden werden.

Risikofaktoren für PE und tiefe Venenthrombose (TVT)

- Einer oder mehrere der **wichtigen** prädisponierenden Faktoren finden sich bei 80–90% aller Patienten mit PE. Das Vorhandensein von Risikofaktoren erleichtert dem Arzt die korrekte Diagnosestellung. Risikofaktoren können auch eine Entscheidungshilfe sein, wenn die Testergebnisse widersprüchlich oder schwer zu interpretieren sind. Eine PE tritt selten ohne einen prädisponierenden Auslöser auf:
  - Immobilität aus verschiedenen Gründen: Operation, schwere Herzkrankheit, körperlich einschränkende Krankheiten. Das Risiko nimmt mit fortschreitendem Alter zu.
  - Operationen an Becken und Abdomen, Hüfte und Knie. Adipositas und Alter erhöhen das Risiko. Dabei ist oft eine Prophylaxe angezeigt.
  - Myokardinfarkt und Herzinsuffizienz
  - Bösartige Krankheiten: besonders Neoplasien im Abdomen und Becken, aber auch andere, wenn sie Metastasen bilden.
  - Schwangerschaft, frühes Kindbett und operative geburtshilfliche Eingriffe
  - Erkrankungen der unteren Gliedmaßen: Frakturen, Krampfadern, Lähmung oder Gipsverband. Schon ein Kompressionsverband um das Knie kann eine distale TVT auslösen.
  - TVT und PE in der Vorgeschichte
  - Thrombophilie

- Zu den schwächeren Risikofaktoren gehören:
  - Orale Kontrazeption bei ansonsten gesunden Frauen unter 40 Jahren hat sich als ein geringeres Risiko erwiesen als ursprünglich angenommen. Thrombophilie erhöht geringfügig das Risiko, aber nicht genug, um ein systematisches Screening notwendig erscheinen zu lassen.
  - Hormonsubstitutionstherapie bei ansonsten gesunden Frauen
  - Langstreckenflüge, wenn keine anderen Risikofaktoren vorliegen

Klinisches Erscheinungsbild

- Die Diagnose einer akuten und massiven PE ist häufig offensichtlich, wenn keine anderen Krankheiten vorliegen und entsprechende Risikofaktoren vorhanden sind.
  - Die Diagnose wird durch folgende Symptome erleichtert: Hypotonie, Synkope, Schock, Hypoxie, erhöhter Venendruck.
- Eine Embolie, die sich nur als Dyspnoe manifestiert, ist schwieriger zu diagnostizieren.
  - Die ursprüngliche Dyspnoe klingt rasch ab, eine Belastungsdyspnoe ist ein unspezifisches Symptom.
- Bei älteren multimorbiden Patienten kann schon ein kleiner Embolus die Symptome der Grundkrankheit verschlimmern.
  - Die Diagnose ist schwer zu stellen, wenn die Symptome mit denen der Grundkrankheit übereinstimmen: z.B. Dekompensation bei Herzinsuffizienz, Verschlimmerung einer KHK oder sogar Verschlechterung einer Demenz als Folge einer zerebralen Ischämie.

Symptome und Befunde

- Die häufigsten Symptome in abnehmender Reihenfolge ihrer Häufigkeit (von 70% bis 10%) sind Dyspnoe, Tachypnoe (über 20/min), pleurale Schmerzen, Angstzustände und Beklemmung, Tachykardie, Husten, Hämoptysen und klinisch erkennbare TVT. Leider haben die Befunde mit hoher Spezifität meist eine geringe Sensitivität und umgekehrt. Selbst wenn sie kombiniert auftreten, sind die Symptome nur von begrenztem Wert zur Stellung einer eindeutigen Diagnose. Eine PE ist jedoch sehr unwahrscheinlich, wenn die 3 häufigsten Symptome fehlen: Dyspnoe, Tachypnoe (über 20/min) und pleuritische Schmerzen (3%). Wenn Thoraxröntgen und pO_2 ebenfalls normale Befunde ergeben, ist eine PE praktisch auszuschließen.
- Dyspnoe von unterschiedlichem Schweregrad ist das wichtigste klinische Zeichen. In leichten Fällen tritt sie zunächst vorübergehend auch im Ruhezustand, später nur während körperlicher Betätigung auf. Der Patient kann dies als dramatische Verschlechterung seines körperlichen Zustandes beschreiben. Eine plötzlich auftretende Dyspnoe bei Risikopatienten legt immer einen Verdacht auf eine PE nahe.
- Dyspnoe tritt oft in Verbindung mit Tachypnoe und Tachykardie auf.
- Die Brustschmerzen können täuschende Ähnlichkeit mit den Symptomen bei Myokardinfarkt, Perikarditis, Pneumothorax und Pleuropneumonie haben. Die Schmerzen können aber auch leicht sein oder ganz fehlen.
- Husten und leichtes Fieber ähneln den Symptomen von Lungeninfektionen.
- Hämoptysen treten selten auf (ca. 10%).
- Klinische Zeichen einer TVT fehlen oft, besonders bei bettlägerigen Patienten. Eine Phlebographie war bei bis zu 30% der Patienten mit einer im Angiogramm verifizierten PE normal. Auch ein normaler Ultraschall-Befund schließt eine Embolie nicht aus.
- Die Auskultation der Lungen und ein Thoraxröntgen sind gewöhnlich ohne Befund. Eine Tachypnoe kann vorhanden sein. Nach einer Operation am oberen Abdomen ist oft eine Atelektase in den unteren Bereichen der Lunge zu erkennen.
- Eine massive PE geht oft mit einer Einflussstauung der Venae jugulares einher. Der Patient ist hypoton und kann sogar im Sitzen bewusstlos werden.
- Aggravierung einer zugrunde liegenden schweren kardiopulmonalen Erkrankung kann das einzige erkennbare Symptom einer PE sein. Hier ist eine korrekte Diagnose schwer zu stellen.

Klinische Wahrscheinlichkeit einer Pulmonalembolie

- Bei der Abschätzung der Wahrscheinlichkeit sollte der Kliniker Folgendes in Betracht ziehen: prädisponierende Faktoren, die Möglichkeit unterschiedlicher klinischer Erscheinungsbilder und die Anwesenheit oder das Fehlen von Symptomen. Die unten aufgeführten Basisuntersuchungen sind unspezifisch und werden oft nur eingesetzt, um andere Krankheiten mit ähnlichen Symptomen auszuschließen. Nach ihrem Ausschluss kann die Wahrscheinlichkeit einer PE als hoch, mittel oder niedrig eingestuft werden. Diese Information sollte bei der Interpretation der Perfusions-Szintigraphie verwendet werden, besonders wenn die Ergebnisse der Szintigraphie nicht eindeutig sind.

D-Dimer

- Der D-Dimer wird zum Ausschluss einer venösen Thrombose und einer Pulmonalembolie herangezogen.

- Er zeigt eine Fibrinolyse und ist aufgrund seiner mangelnden Spezifität nur bei negativem Resultat beweisend ➡.
- Der Test kann zum Ausschluss herangezogen werden, seine Sensitivität liegt bei 97–99%, ist aber bei hospitalisierten Patienten eingeschränkt.
  - Ein kleiner oder frischer Thrombus erzeugt keine messbaren Abbauprodukte, aus diesem Grund kann ein Resultat falsch negativ sein.
  - Bei positivem D-Dimer oder hoher klinischer Wahrscheinlichkeit einer PE ist eine stationäre Abklärung erforderlich.
  - In Österreich kann der D-Dimer-Test in Krankenhäusern und den meisten Labors durchgeführt werden. Es gibt auch Test-Kits für die Praxis.

Basisuntersuchungen

- Bei einfacher PE ist das Thoraxröntgen normal. Es eignet sich aber ausgezeichnet zum Ausschluss anderer Krankheiten wie Pneumonie, Pneumothorax, Herzinsuffizienz etc. Das Thoraxröntgen wird auch für die Interpretation späterer Lungenszintigraphien benötigt. Häufigere (aber nicht spezifische) Befunde bei PE sind fokale Infiltration, Atelektase, Zwerchfellhochstand und Pleuraerguss. Die klassische keilförmige Verschattung ist selten, aber signifikant, wenn sie auftritt. Die Beurteilung der Perfusion ist schwierig. Bei Patienten mit akuter Dyspnoe ist das Röntgenbild oft wenig aussagekräftig. Ein normales Thoraxröntgenbild bei Patienten mit Atemnot und Hypoxie ist immer Anlass zu einem Verdacht auf PE. Das Thoraxröntgen ist für die Interpretation der Perfusions-Szintigraphie notwendig.
- Das EKG ist in den meisten Fällen normal oder zeigt Auffälligkeiten, die auf andere, gleichzeitig auftretende Krankheiten zurückzuführen sind. Es ist wichtig für den Ausschluss von Myokardinfarkt, Myoperikarditis etc. Eine ausgeprägte Rechtsherzbelastung kann unspezifische Veränderungen der ST-Strecke und/oder der T-Welle verursachen, eine länger bestehende Embolie kann die Achse nach rechts ablenken. Eine Hypoxie kann eine Myokardischämie verstärken, das EKG kann dabei dem einer KHK ähneln.
- Die Bestimmung des arteriellen pO_2 ist ein rascher und einfacher erster Test, sofern verfügbar. paO_2 ist erniedrigt, $paCO_2$ ist als Folge der Hyperventilation ebenfalls erniedrigt. (Wenn beide Befunde zugleich auftreten, deuten sie stark auf eine PE hin.) $paO_2 < 9$ kPa (67 mmHg) ist ein signifikanter Befund. Beachten Sie, dass Adipositas häufig den pO_2-Wert senkt. Die Verabreichung von Sauerstoff beeinflusst das Resultat bis etwa 15 Minuten nach dem Ende der Zufuhr. Ein normales Ergebnis bedeutet, dass eine massive Embolie unwahrscheinlich ist. Die Blutgaswerte können jedoch auch bei ansonsten gesunden Patienten mit einer mittleren Embolisierung normal sein. Normale Werte schließen daher eine PE nicht aus und machen weitere Untersuchungen nicht überflüssig. Eine Sauerstoffsättigung unter 90 bis 92%, durch Pulsoxymetrie gemessen, stützt die Diagnose einer PE (und deutet auf eine schwere Embolie hin).

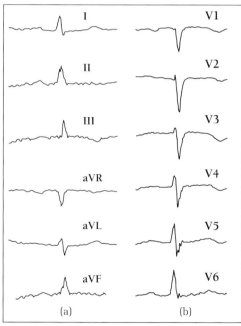

Abb. 5.43 Massive akute Pulmonalembolie bei einem orthopädischen Patienten trotz LMWH-Prophylaxe. Der systolische Blutdruck ist kaum 100 mmHg und PSO2 < 90%. Das EKG zeigt eine Tachykardie und T-Negativierungen in den Ableitungen V1-V4 und einen s1 Q3 T3-Typ.

Spiraltomographie

- Zeigt den Zustand der Lungenarterien deutlicher und ist spezifischer als eine Perfusions-Szintigraphie.
- Zeigt kleine periphere Emboli nicht an (und schließt sie daher auch nicht aus).
- Erfordert die Compliance des Patienten.

Perfusions-Szintigraphie

- Die Perfusions-Szintigraphie ist die wichtigste nicht invasive Untersuchung, die in der Notfallmedizin zur Verfügung stehen sollte. Normale Befunde schließen eine PE aus.
- Sollte binnen 24 Stunden durchgeführt werden, zählt also zu den Notfalluntersuchungen.

- Eine Ventilations-Szintigraphie kann die diagnostische Präzision der Perfusions-Szintigraphie verbessern. Der Zugewinn ist aber gering, daher ist eine Perfusions-Szintigraphie allein gewöhnlich ausreichend.
- Ein aktuelles Thoraxröntgen von guter Qualität wird für die Interpretation benötigt.
- Die direkte Kommunikation zwischen dem Kliniker und dem Radiologen ist wichtig, da die Szintigraphie oft Befunde erbringt, die schwierig zu interpretieren oder unspezifisch sind. Die klinische Signifikanz der Befunde wird durch die Wahrscheinlichkeit einer PE bestimmt. Ein unsicherer Befund bei der Perfusions-Szintigraphie ist Anlass für weitere Untersuchungen (Ultraschall, Spiraltomographie).
- Die Interpretation einer Lungen-Szintigraphie kann durch verschiedene Faktoren erschwert werden: frühere PE, Herzinsuffizienz, Atelektase, chronisch obstruktive Lungenerkrankung (engl. COPD), Lungenfibrose, Narben oder Tumoren.

Pulmonalisangiographie

- Wird nur selten verwendet, da die Untersuchung invasiv und nicht allgemein verfügbar ist und die Interpretation besondere Erfahrung erfordert.
- Eine Angiographie ist angezeigt, wenn eine korrekte Diagnose dringend benötigt wird und andere Untersuchungen zu keiner Diagnose führen.
- Wird als der Goldstandard der PE-Diagnostik betrachtet. Die Interpretation ist aber schwierig und kann selbst bei erfahrenen Spezialisten bis zu 20% divergieren.

Andere Untersuchungen

- Eine Phlebographie der Beinvenen ist eine grundlegende Untersuchung zur Entscheidungsfindung, wenn ein Verdacht auf eine PE besteht. Ein positives Ergebnis bestätigt die venöse Thromboembolie. Allerdings haben 30% aller Patienten mit PE normale Phlebographiebefunde.
- Eine Echokardiographie kann die Diagnose einer massiven PE bestätigen und gleichzeitig kardiale Ursachen in der Differenzialdiagnose ausschließen. Es finden sich Zeichen für erhöhten Pulmonalisdruck: ein vergrößerter rechter Ventrikel und Trikuspidalklappeninsuffizienz.

Differenzialdiagnose

- Die Symptome einer PE sind unspezifisch; ähnliche Erscheinungsbilder zeigen sich bei Myokardinfarkt, Herzinsuffizienz, Myoperikarditis, Pneumothorax, Pleuropneumonie, septischem Schock und anderen hypotonen Beschwerden.
- Atelektasen in den unteren Bereichen der Lunge, die oft nach Operationen am oberen Abdomen auftreten, können Schwierigkeiten bei der Interpretation von Thoraxröntgen und Lungen-Szintigraphien verursachen.
- In der Praxis ist es wichtig, ein primäres Hyperventilationssyndrom (HVS) von einer Pulmonalembolie zu unterscheiden, da eine PE leicht eine sekundäre Hyperventilation verursachen kann. Bei HVS ist die Sauerstoffkonzentration hoch und CO_2 niedrig. Bei PE sind sowohl die Sauerstoff- als auch die CO_2-Werte erniedrigt. Bei kleineren Embolien ist der paO_2 häufig normal.

Management bei Verdacht auf Pulmonalembolie

- Ein negatives Ergebnis beim D-Dimer-Test schließt eine PE praktisch aus und ist heute die wichtigste Screening-Methode. Dieser ist auch in der Ordination durchführbar.
- Für den folgenden Text: s. Anmerkung für den deutschen Sprachraum am Absatzende!
- Fällt der D-Dimer-Test positiv aus, sind die nächsten Untersuchungen gewöhnlich eine Duplexsonographie der Beinvenen oder eine Phlebographie.
  - Ist auch dieser Test positiv, wird mit der Behandlung begonnen.
  - Ist das Ergebnis negativ, sind die nächsten Untersuchungen eine Spiraltomographie oder eine Perfusions-Szintigraphie, üblicherweise unter stationären Bedingungen.
- Fällt die Perfusions-Szintigraphie normal oder annähernd normal aus, dann ist eine massive PE ausgeschlossen. Wenn die Szintigraphie mehrere keilförmige Bereiche geringer Perfusion zeigt, sind ohne weitere Untersuchungen Heparinisierung und Antikoagulation angezeigt.
- Etwa die Hälfte aller Szintigraphien ergeben keine Diagnose oder eine geringe Wahrscheinlichkeit für eine PE. Die Szintigraphie zeigt basale Bereiche von geringer Perfusion, das Thoraxröntgen zeigt keine aussagekräftige Verschattung und keine venöse Stauung. Die Aussagekraft der Szintigraphie kann verbessert werden, indem man eine Ventilations-Szintigraphie anschließt. Dies geschieht automatisch, wenn das Röntgen eine Verschattung aufweist. Der Befund lässt auf eine PE schließen, wenn der in der Perfusions-Szintigraphie sichtbare Bereich mit geringer Perfusion nicht im Ventilations-Szintigramm erkennbar ist.
- Wenn die Perfusions-Szintigraphie die erste Untersuchung ist und kein sicheres Resultat ergibt, ist eine Kompressions-Sonographie oder eine Phlebographie erforderlich. Wenn ein Thrombus gefunden wird, ist eine PE wahrscheinlich und es wird mit Antikoagulation begonnen. Wenn kein Thrombus gefunden wird, aber immer noch Verdacht auf eine PE besteht, ist eine Spiralto-

mographie angezeigt. Wenn diese Untersuchung nicht zur Verfügung steht, können in weiterer Folge die Perfusions-Szintigraphie sowie der Kompressions-Ultraschall oder die Phlebographie wiederholt werden. Wenn der Kompressions-Ultraschall oder die Phlebographie normal sind, ist das Risiko einer Rezidiv-Embolie gering.

- Wenn der Patient schon zu Beginn Zeichen eines kardiovaskulären Kollapses zeigt, beginnen Sie die Diagnostik mit einer Echokardiographie (rechtsventrikuläre Dilatation deutet auf eine schwere Pulmonalembolie hin).
- Wenn ein starker Verdacht auf einen Thrombus besteht, sind die ersten Untersuchungen eine Phlebographie oder eine Duplexsonographie statt einer Perfusions-Szintigraphie. Wenn der Befund offensichtlich ist, leiten Sie eine Antikoagulation ein.

  Anmerkung: In Österreich werden Patienten vom Allgemeinarzt in der Ordination oder im häuslichen Umfeld versorgt, nicht, wie in Finnland, in einem Health Center. Die empfohlene Diagnostik ist daher – mit Ausnahme des D-Dimer! – vor Ort und im erforderlichen Zeitrahmen nicht möglich. Primäre Maßnahme bei Verdacht auf eine Pulmonalembolie ist die Hospitalisierung, bei ausgeprägter Symptomatik unter Notfallbedingungen.

Behandlung

- Wichtig und unbedingt erforderlich, üblicherweise unter stationären Bedingungen. Eine unbehandelte Embolie rezidiviert oft und kann letal enden. Es gibt keinen internationalen Konsens zur Behandlung einer TVT, die auf die Wade beschränkt ist und die keinen Embolus freisetzt, obwohl 25% dieser distalen Emboli bis zur Höhe des Oberschenkels anwachsen können. In der Praxis bleiben viele kleinere Emboli und distale TVTs unerkannt und unbehandelt, ohne Schäden zu verursachen.
- Bei der Behandlung einer PE wird heute niedermolekulares Heparin statt intravenösem Heparin eingesetzt.
  - Enoxaparin 1 mg/kg 2 × täglich, Dalteparin 100 IE/kg 2 × täglich
- Die Verabreichung von Cumarinen beginnt zugleich mit der von Heparin. Heparin wird in den meisten Fällen nach 5 Tagen abgesetzt, wenn die INR (TT) einige Tage im therapeutischen Bereich war. Eine Antikoagulation löst Emboli nicht auf, verhindert aber Rezidive.
- Die Thrombolyse wird bei lebensbedrohlicher massiver PE eingesetzt. In letzter Zeit wurde sie auch bei weniger massiven Embolien angewendet, wenn die hämodynamische Situation noch stabil ist. Die Behandlung beschleunigt die Auflösung der Emboli und kann eventuell die Mortalität senken. Die Gefahr von Blutungen muss im Auge behalten werden. Wenn der Patient keine Anzeichen einer erhöhten rechtsventrikulären Belastung zeigt, sollte nur dann lysiert werden, wenn die hämodynamische Situation infolge einer früheren Herz- oder Lungenerkrankung beeinträchtigt ist. Die Thrombolyse hat inzwischen die Embolektomie ersetzt; die Embolektomie kann jedoch angezeigt sein, wenn die Thrombolyse versagt oder kontraindiziert ist. Die Thrombolyse erfordert weder eine Angiographie noch einen zentralen Katheter. Die Behandlungszeit ist länger als beim Myokardinfarkt (Alteplase 100 mg/2 Std. i.v.).
- Die Dauer der Antikoagulation beträgt 3 Monate oder weniger (5.44), wenn es sich um passagere Risikofaktoren handelt. Wenn die Ursache der PE unbekannt bleibt, wird die Therapie mindestens 6 Monate lang fortgesetzt. Bei Rezidiven und bei Persistenz der zugrunde liegenden Ursache wird die Antikoagulationstherapie langfristig oder sogar lebenslang fortgesetzt.
- Während einer Schwangerschaft sind Cumarine gewöhnlich kontraindiziert und können durch niedermolekulares Heparin ersetzt werden.
- Der Patient muss einen persönlichen Antikoagulationspass haben, in dem die Diagnose, der INR-Bereich und die Dauer der Therapie vermerkt sind.

Prophylaxe

- Siehe 5.42.
- Vena-cava-Filter können in akuten Fällen verwendet werden, wenn die Antikoagulation versagt oder kontraindiziert ist.

5.44 Orale Antikoagulation

AHA/ACC Scientific statement www.acc.org/clinical/consensus/warfarin/warfarin.pdf

Grundregeln

- Antikoagulanzien beeinflussen die Vitamin-K-abhängigen Gerinnungsfaktoren und den aus Protein C und Protein S gebildeten koagulationshemmenden Komplex.
- Eine therapeutische Wirkung wird üblicherweise nach einer 5- bis 7-tägigen Behandlung beobachtet.
- Zur **Behandlung** einer Thrombose wird eine Kombination aus Heparin (in therapeutischen Dosen) und Marcoumar bzw. Sintrom eingesetzt. Das Heparin wird erst abgesetzt, wenn 2 Tage lang therapeutische INR-Werte erreicht wurden.

- Zur **Thromboseprophylaxe**, beispielsweise bei Patienten mit Vorhofflimmern, genügen Marcoumar-/Sintrom-Gaben, es sei denn, es besteht eine nachgewiesene Thromboseneigung.

Wie man eine Marcoumar-/Sintrom-Behandlung beginnt

- Siehe Tabelle 5.44.1.
- Insbesondere bei ambulanten Patienten wird empfohlen, die Behandlung mit der zu erwartenden Erhaltungsdosis zu beginnen (3–6 mg /Tag, je nach Alter, Leberstatus, Ernährungsstatus etc. des Patienten).

Tabelle 5.44.1. **Anfangs- und Erhaltungsdosen bzw. Dosisanpassung für die Antikoagulationsbehandlung durchschnittlich großer Erwachsener ohne Erkrankungen bzw. Pharmakotherapien, die die Dosierung der Antikoagulanzien beeinflussen können (INR-Zielwerte 2,0–3,0).** Die Patienten sprechen individuell sehr unterschiedlich auf die Behandlung an, so dass wiederholte INR-Bestimmungen und entsprechende Dosisanpassungen vorzunehmen sind (Quellen: Andrew et al. 1994 und Dartnell et al. 1995).

Tag	INR	Dosis in mg[1]
1	–	5
2	–	5
3	< 2,0	5
	2,0–2,4	5 (2,5)
	2,5–2,9	3 (1,5)
	3,0–3,4	2,5 (pausieren oder 1,5)
	3,5–4,0	1,5 (pausieren)
	> 4,0	Pause (Pause)
4–6	< 1,4	10 (5)
	1,4–1,9	7,5 (3)
	2,0–2,4	5 (2,5)
	2,5–2,9	4,5 (1,5)
	3,0–3,9	3 (1,5)
	4,0–4,5	Pause, dann 1,5 mg (Pause, dann 1,5 mg)
	> 4,5	2 Tage Pause, dann 1,5 mg (2 Tage Pause, dann 1,5 mg)
7–	1,1–1,4	Erhöhung der wöchentlichen Dosis um 20%
	1,5–1,9	Erhöhung der wöchentlichen Dosis um 10%
	2,0–3,0	Wochendosis bleibt gleich
	3,1–4,0	Verminderung der wöchentlichen Dosis um 10%
	> 4,5	Pause bis INR < 4,5, Fortsetzung mit einer um 20% reduzierten Dosis

1 Bei älteren und gebrechlichen Patienten und bei spontanen INR-Werten > 1,2 beträgt die Anfangsdosis 3 mg und die INR wird bereits am 3. Tag gemessen (deswegen wird INR auch bei Tag 3 erwähnt).

- Eine niedrige Anfangsdosis (5 mg) kann auch ohne Gefahr ambulant verabreicht werden, da sie die Protein-C-Konzentration des natürlichen Antikoagulanten nicht so rasch senkt wie die 10 mg-Dosis. Das Risiko einer Hautnekrose, einer seltenen Komplikation, die beim Beginn einer Marcoumar-/Sintrom-Therapie auftreten kann, ist geringer, wenn eine niedrige Anfangsdosis gewählt wird. Die Zeit bis zu einer wirksamen Antikoagulation ist dabei nicht wesentlich länger als bei den angeführten höheren Dosierungen.

Wechselwirkungen

- Harze (Colestyramin, Colestipol) beeinträchtigen die Resorption oraler Antikoagulantien.
- Das Blutungsrisiko steigt bei gleichzeitiger Anwendung von Acetylsalicylsäure, da diese eine irreversible Wirkung auf die Thrombozytenfunktion hat; die Wirkung anderer nicht steroidaler Antirheumatika ist reversibel, daher können diese begleitend eingesetzt werden. Aspirin ist gewöhnlich während einer Marcoumar-/Sintrom-Therapie kontraindiziert, aber in gewissen Fällen wird eine Kombination beider Medikamente eingesetzt, wenn eine intensive Antikoagulation benötigt wird (Klappenprothesen, Lungenembolie unter Antikoagulation).
- Durch Enzyminduktion, -hemmung (CYP-50) und -bindung an Plasma-Proteine entstehen verschiedene Wechselwirkungen, die eine ständige Überwachung des therapeutischen Niveaus der Antikoagulanzienbehandlung erfordern. Die häufigsten Medikamente und Krankheiten, die eine Auswirkung auf die Antikoagulanzientherapie haben, sind in der folgenden Liste aufgeführt.

Wirkungsverstärkung

- ASS (Thrombozytenaggregationshemmung)
- Zeitweiliger übermäßiger Alkoholgenuss
- Allopurinol
- Chinidin, Amiodaron
- Clofibrat, Gemfibrozil und manche Statine
- Metronidazol und bestimmte andere Antibiotika bzw. die Erkrankungen, bei denen sie eingesetzt werden
- Tamoxifen, Toremifen
- Trimethoprim-Sulfamethoxazol, Breitbandspektrum-Antibiotika, Miconazol
- Infektionen, Traumata, Lebererkrankungen, Herzinsuffizienz, Malabsorption, Katabolismus, Gebrechlichkeit bei älteren Patienten

Wirkungsabschwächung

- Colestyramin
- Carbamazepin, Phenytoin
- Rifampicin
- Vitamin K und vegetarische Ernährung

Indikationen für die orale Antikoagulation

- Tiefe Venenthrombose, Prävention von tiefen Venenthrombosen in bestimmten Fällen (5.42)
- Lungenembolie
- Vorhofflimmern in bestimmten Fällen (4.49) **A**
- Kardioversion bei Vorhofflimmern seit mehr als 2 Tagen
- Klappenprothesen (4.12)
- Mitralstenose
- Akuter (Vorderwand-)Myokardinfarkt (3 Monate)
- Schwere Herzinsuffizienz **B**
- TIA in bestimmten Fällen, wenn Acetylsalicylsäure (Dipyridamol) nicht effizient genug ist (36.20)
  - Antikoagulanzien sind zur Vorbeugung eines Schlaganfall-Rezidivs NICHT indiziert **C**.
- Erbliche oder erworbene Prädisposition für Thrombose und Rezidivthrombose (5.41).
- Bei Progressive stroke (36.20) und instabiler Angina pectoris 4.58 sowie zur Prävention von tiefen Venenthrombosen wird niedrigmolekulares Heparin eingesetzt. Zur Langzeit-Prävention von Venenthrombosen kann das Heparin (bzw. Fondaparinux) durch Marcoumar/Sintrom ersetzt werden.

Kontraindikationen für die orale Antikoagulation

- Ein rezenter massiver Schlaganfall (außer wenn er eine Indikation ist!) **C** (36.21)
- Unzureichend eingestellte Hypertonie
- Leberzirrhose, Ösophagusvarizen
- Rezentes Ulkus, Kolitis oder Malignom im Magen-Darm-Trakt
- Schwangerschaft. Das größte Risiko besteht in den Wochen 6–12. Danach ist die Kontraindikation nicht mehr absolut. Die Schwangerschaft darf nicht während einer Marcoumar-/Sintrom-Therapie eintreten.
- Neigung zu Blutungen; Thrombozytopenie, unbehandelte Anämie
- Schlechte Compliance des Patienten (z.B. bei Alkoholismus, Demenz)
- Bei älteren Patienten: erwiesene Sturzneigung

Behandlungsdauer

- Siehe Tabelle 5.44.2.
  - Bei den vorstehenden Empfehlungen wird die Intensität der Antikoagulationstherapie nicht berücksichtigt, obwohl diese das Risiko von Komplikationen wesentlich mitbestimmt.
  - Mehr Details zur empfohlenen Behandlungsdauer für Patienten mit Thrombophilie: siehe 5.41.
  - Bei rezidivierenden Thromboembolien kann die Behandlungsdauer unter den angeführten

Tabelle 5.44.2. **Die Dauer der Antikoagulationstherapie ist nach den Gegebenheiten des jeweiligen Falls festzulegen, wobei als entscheidende Kriterien der angestrebte Therapieerfolg, die Begleiterkrankungen des Patienten und das Rezidivrisiko zu gelten haben.**

Indikation	Dauer
Erstmanifestation einer Thrombose plus transitorischer oder beeinflussbarer prädisponierender Faktor (Operation, Trauma, Immobilisierung, Östrogentherapie)	3–6 Monate
Erstmanifestation einer Thrombose ohne prädisponierenden Faktor	Mindestens 6 Monate
Erstmanifestation einer Thrombose bei einem Patienten mit Krebs, mit Kardiolipinantikörpern, mit kombinierten Gerinnungsstörungen, mit homozygotem Faktor-V-Leiden oder mit Prothrombingenmutation	lebenslang
Rezidivierende Thrombosen ohne prädisponierenden Faktor oder in Verbindung mit einer erhöhten Blutgerinnungsneigung	lebenslang

Tabelle 5.44.3 **Therapeutischer INR-Bereich**

Indikation	INR-Bereich
Prävention und Behandlung einer Venenthrombose oder Lungenembolie	2,0–3,0
Prävention einer systemischen Embolie	
• Chronisches Vorhofflimmern	2,0–3,0
• Mechanische Klappenprothese	2,5–3,5

Werten zu liegen kommen, falls dafür ein prädisponierender Faktor eindeutig gegeben ist: chirurgischer Eingriff, Trauma, Entbindung, Immobilisierung usw. Sind keine solchen prädisponierenden Faktoren gegeben, sollte die Behandlung für einen möglichst langen Zeitraum (bzw. überhaupt auf Dauer) konzipiert werden.

Intensität der Behandlung

- Siehe Tabelle 5.44.3.
- Eine strenge Antikoagulation (INR 4,5–3) empfiehlt sich bei Patienten mit Klappenprothesen (besonders der Mitralklappen). Die Alternative besteht in einer normalen Therapieintensität (INR 3–2) plus 100 mg Aspirin täglich.
- Eine intensive Therapie ist angezeigt, wenn die Behandlung einer Lungenembolie oder eines Venenthrombus oberhalb des Knies begonnen wird.
- Bei einer rezidivierenden Venenthrombose wird langfristig ein hohes therapeutisches Niveau aufrecht erhalten oder auf eine Heparinbehandlung umgestellt.
- Bei Vorhofflimmern ist der normale therapeutische Bereich ausreichend (Tabelle 5.44.3). Patienten mit niedrigem Risiko (keine Herzinsuffizienz, keine Herzklappenerkrankung, keine früheren Emboli) wurden traditionell im niedrigeren therapeutischen Bereich gehalten, dessen Wirksamkeit jedoch nicht nachgewiesen ist. Pa-

tienten mit niedrigem Risiko können statt Cumarinen auch ASS erhalten (4.49).

Kontrolle

- Beginn, Erhaltung und Anpassung siehe Tabelle 5.44.1.
- Zuerst in 2–3-tägigen Abständen, dann 1 × in der Woche, bis ein konstantes therapeutisches Niveau erreicht ist.
- Danach 1 × monatlich, außer bei Änderungen der sonstigen medikamentösen Therapie oder bei signifikanten Veränderungen im Gesundheitszustand des Patienten. Zusätzliche Kontrollen sind in der Regel erforderlich bei einer gestörten Darmfunktion (Erbrechen, Durchfälle), wenn sich die Leberfunktion verändert oder wenn mit einer neuen medikamentösen Therapie begonnen wird (z.B. mit einer Antibiotikabehandlung). Der Anteil an Vitamin K in der Nahrungszufuhr sollte annähernd konstant bleiben.
- Bei dringender Indikation sollte vorübergehend niedrigmolekulares Heparin (NMH) zur Marcoumar-/Sintrom-Therapie hinzukombiniert werden, wenn sonst nicht die nötige Behandlungsintensität gewährleistet ist (frische Lungenembolie und Mitralklappenprothese).

Vorübergehende Reduktion der Antikoagulanziendosierung

- Falls an eine Reduktion oder an das Absetzen der Antikoagulation gedacht wird, muss das Risiko einer Thrombose und das mit dem Eingriff verbundene Blutungsrisiko in Bezug auf den Eingriff gegeneinander abgewogen werden. Das Thromboembolierisiko bei Patienten mit Vorhofflimmern variiert in Abhängigkeit von der Herzgröße.
- Während einer Operation oder Biopsie wird die Dosierung oft reduziert (bis zur oberen Grenze des therapeutischen Bereichs, INR ca. 1,5), abhängig vom Ausmaß des Eingriffs und von der Indikation für die Antikoagulanzientherapie. In solchen Fällen ist bei der Überweisung die Indikation für eine Antikoagulation sowie die Möglichkeit und die Methode einer Dosisreduzierung anzugeben. Eine Reduktion der Dosis ist nicht erforderlich, wenn eine Blutstillung leicht zu erreichen ist (z.B. können im Falle einer Zahnextraktion Fibrinkleber oder eine Mundspülung mit Tranexamsäurelösung eingesetzt werden).
- Bei größeren Eingriffen wird Marcoumar/Sintrom 4 Tage vor der Operation abgesetzt, was zu einem INR-Niveau von < 1,5 während der Operation führt. Wenn das Thromboserisiko hoch ist, wird NMH verabreicht. Bei einem Patienten mit einer Mitralklappenprothese gelangen dabei therapeutische Dosen zum Einsatz, in sonstigen Fällen kann sich der Arzt auch für eine niedrigere Dosierung entscheiden.

Modifizierung der Marcoumar-/Sintrom-Behandlung im Vorfeld einer Operation oder einer invasiven Intervention

- Siehe Tabelle 5.44.4.
- Handelt es sich um einen kleinen Eingriff mit geringem Blutungsrisiko, kann nötigenfalls die Antikoagulationsbehandlung unverändert aufrecht erhalten werden.
- Besteht ein hohes Blutungsrisiko und nur eine relative Indikation für die Antikoagulation (Vorhofflimmern), werden die Antiokoagulanzien vor dem Eingriff abgesetzt.
- Ist eine eindeutige Indikation für die Antikoagulation gegeben (2 Klappenprothesen, Mitralklappenprothese + Vorhofflimmern) und besteht ein hohes Blutungsrisiko, sollte die orale Antikoagulationstherapie vor dem Eingriff ausgesetzt und durch eine Behandlung mit Heparin ersetzt werden.
  ○ Bei Patienten mit einer Klappenprothese dürfen die Antikoagulanzien nur dann abgesetzt oder auch nur vorübergehend reduziert werden, wenn stattdessen Heparin gegeben wird!

Tabelle 5.44.4 **Modifizierung der Marcoumar-/Sintrom-Behandlung im Vorfeld einer Operation oder einer invasiven Intervention**

1 Woche vor dem geplanten Eingriff ist die INR zu bestimmen und eine Entscheidung darüber zu treffen, ob eine Unterbrechung der Antikoagulationstherapie notwendig ist (siehe oben).
Falls die Antikoagulationstherapie unterbrochen wird, wird Marcoumar/Sintrom 1–5 Tage vor der Operation abgesetzt. Wenn der Patient ein besonders hohes Thromboembolie-Risiko hat, wird niedrigmolekulares Heparin (NMH) subkutan in therapeutischer Dosierung verabreicht.
Die Wirkung des Heparins kann durch Messungen der FXa-Hemmung verfolgt werden, wobei das Zielniveau der Behandlung 0,3–0,7 anti-FXa-Aktivitätseinheiten/ml beträgt.
Die Länge der Marcoumar-/Sintrom-Behandlungspause hängt vom INR-Wert ab. Absetzen von Marcoumar/Sintrom vor einer Operation: • 5 Tage vorher bei INR > 4 • 3–4 Tage vorher bei INR = 3–4 • 2 Tage vorher bei INR = 2–3
Die INR sollte am Abend vor einer größeren Operation bestimmt werden. Wenn der Wert über 1,8 liegt, werden 0,5–1,0 mg Phytomenadion (Vitamin K1) verabreicht.
Am Tag der Operation wird entschieden, ob eine Infusion von unfraktioniertem Heparin oder eine prophylaktische Dosis von niedrigmolekularem Heparin notwendig ist.
Wenn der Patient subkutanes Heparin bekommen hat, wird die Behandlung 5–7 Tage lang parallel zur Marcoumar-/Sintrom-Therapie fortgesetzt.
Nach einem kleineren Eingriff Wiederaufnahme einer Marcoumar-/Sintrom-Therapie mit der Erhaltungsdosis am Abend nach der Operation, nach einem größeren Eingriff am Tag, an dem der Patient erstmals oral ernährt wird.

- ○ Eine moderne St.-Jude-Aortenklappenprothese hat bei zeitweise auftretenden Störungen ein geringes Thrombosierungsrisiko.
- Während einer Schwangerschaft wird zumindest im 1. Trimenon mit Heparin behandelt. Im 2. und 3. Trimenon kann Marcoumar/Sintrom gegeben werden, falls dies als notwendig erachtet wird, besonders bei Patientinnen mit Klappenprothesen. Diese Wirkstoffe sind teratogen und es gelten für ihren Einsatz Vorschriften, die sich von Land zu Land unterscheiden. Jedenfalls wird vor der Entbindung Marcoumar/Sintrom durch Heparin ersetzt.

Thrombose unter Marcoumar-/Sintrom-Therapie

- Die häufigste Ursache hierfür (30%) ist eine zu geringe Dosierung (INR unter dem therapeutischen Niveau).
- Karzinome können eine derart starke Thromboseprädisposition bewirken, dass Marcoumar/Sintrom wirkungslos bleibt. In solchen Fällen ist mit NMH zu behandeln.
- Eine im Rahmen eines Antiphospholipid-Antikörpersyndroms auftretende Thromboseneigung spricht auf eine Marcoumar-/Sintrom-Behandlung nicht an.
- Idiopathische Thrombosen ohne erkennbare Ursache zeigen eine hohe Rezidivneigung. Dahinter kann ein Antiphospholipid-Antikörpersyndrom oder ein Karzinom stehen. In solchen Fällen kann NMH eine Alternative für Marcoumar/Sintrom darstellen.

Komplikationen

- Das Blutungsrisiko ist während einer Marcoumar-/Sintrom-Therapie mindestens 5 × so hoch. Das Risiko ist zu Beginn der Therapie am größten.
- Intensive Behandlung, hohes Alter, andere Krankheiten sowie Medikamente, die gastrointestinale Blutungen verursachen können, erhöhen das Blutungsrisiko.
- Wenn die Indikation für eine Antikoagulanzientherapie eine relative ist (z.B. gutartiges Vorhofflimmern ohne Embolie), kann die Therapieintensität an der Untergrenze des therapeutischen Bereichs gehalten werden.

Behandlung von Blutungskomplikationen

- Lokale Hämostase: Fibrinkleber oder topische Anwendung von Tranexamsäurelösung (damit getränktes Verbandmaterial kann auch zur Wundversorgung eingesetzt werden).
- Vitamin K: Kleine Dosis bei Patienten mit Klappenprothese: 1–3 mg intramuskulär oder peroral. Die Wirkung setzt erst nach 8 Stunden ein.
- Fresh-frozen-Plasma oder ein Gerinnungsfaktor.

5.50 Konservative Behandlung des Ulcus cruris

Für die Verwendung von Desinfektionszusätzen gelten in Österreich vom Text abweichende Leitlinien. Diese Empfehlungen werden im Text anstelle des Originaltextes eingefügt und mit einem Stern gekennzeichnet.

Differentialdiagnose

- 90% aller Beinulcera gehen auf Gefäßerkrankungen zurück.
  - ○ venös
  - ○ gemischt venös und arteriell
  - ○ arteriell
  - ○ diabetisch
  - ○ vaskulitisch
- Dazu kommen noch andere seltene Erkrankungen als mögliche Ursache für Beinulcera, wie z.B. Tumoren.
- Die venösen und arteriellen Zirkulationsverhältnisse in den unteren Extremitäten sollten abgeklärt werden: Wenn die Pulse der Aa. dorsales pedis und der Aa. tibiales post. nicht zuverlässig tastbar sind, muss der Doppler-Index dieser Arterien bestimmt werden. Der Knöchel-Oberarm-Index liegt normalerweise über 1, ein Wert von 0,8 ist deutlich vermindert. Der Doppler-Index kann vor allem bei Diabetikern aufgrund einer Mediasklerose irreführend hoch sein. In diesen Fälen kann der Zehen-Arm-Index verlässlichere Auskunft über die arteriellen Durchblutungsverhältnisse geben. Diese Untersuchung kann an einer Gefäßambulanz durchgeführt werden.

Reduktion des Gewebsödems

- Hochlagerung des Beins
- Stützkompression **A**
  - ○ Kurzzugbandagen können den ganzen Tag lang getragen werden. Sie werden nur zur Behandlung geöffnet.
  - ○ mehrschichtige Bandagierung
  - ○ „supportive legging" in problematischen Fällen
- Kompressionsstrümpfe (Klasse 1 bis 3)
- Behandlung mittels intermittierender pneumatischer Kompression (Ventipress) (5.53)
- Nach Abheilung des Ulkus sollten weiterhin Kompressionsstrümpfe getragen werden, wenn eine zugrunde liegende venöse Erkrankung nicht behoben werden kann **C**.

Allgemeines Management

- Erhebung des Ernährungszustandes (z.B. Plasma-Albumin-Konzentration)
- Korrektur einer Anämie

- Einstellung eines Diabetes mellitus
- Optimierung einer Herzinsuffizienzbehandlung
- Verbesserung der peripheren Zirkulation (Pentoxifyllin kann wirksam sein) **A**
- Nur Wunden mit klinischen Infektionsmerkmalen und Ulzera, die mit β-hämolysierenden Streptokokken infiziert sind müssen mit systemischen Antibiotika behandelt werden (13.20, 23.44).

Lokalbehandlung

- Das Ziel ist, das Ulkus von abgestorbenem Gewebe und Eiter zu reinigen, um optimale Bedingungen für die Behandlung des Ulkus zu schaffen.
- Lidocain-Gel oder lidocainhaltige Salben unter einem Abdeckverband können die Wundbehandlung schmerzärmer machen.

Nekrotische Ulzera

- Bäder zum Aufweichen der Nekrose:
  - Polyhexanid*, Octenidinhydrochlorid*
  - NaCl-Lösung 0,3 %
  - Polyvidon-Jod-Lösung (50 ml/5 L Wasser)
- Chirurgisches Debridement **D**
- Topische Enzymtherapie **D**
  - Streptokinase/Streptodornase, Lösung oder Gel
  - Clostridiopeptidasesalbe
- Propylenglykolgel
- Alginatgele
- Hydrogele

Ulzera mit Schorf

- Bäder oder Kompressen zum Aufweichen der Krusten
- Mechanische Reinigung **D**
- Hydrokolloidpaste oder -flies
- Wundgel
- Topische Enzymtherapie **D**

Sezernierende nekrotische Ulzera

- Bäder oder abduschen s.o.
- Mechanisches Debridement
- Topische Enzymtherapie (s.o.)
- Hydrofaserverbände
- Alginatverbände

Eiternde und infizierte Ulzera

- Antiseptische Bäder
- Mechanische Reinigung **D**
- Feuchte Wundreinigung mit Polyhexanid*, Octenidinhydrochlorid*
- Salben, Salbenverbände (das Feuchthalten der Wunde reduziert Brennen im Wundbereich)
- Polyvidon-Jodkomplex-hältige Produkte
- Aktivkohle-Verbände reduzieren üble Gerüche
- Hydrofaserverbände
- Alginate

Saubere, granulierende Wunde

- Duschen
- Hydrokolloidverband
- Polyurethan-Wundverband
- Salbenstrümpfe
- Hauttransplantate
- Produkte aus menschlichen Fibroblasten können derzeit nur an spezialisierten Behandlungszentren verwendet werden.

Was bei lokaler Behandlung beachtet werden muss

- Oft entstehen Kontaktallergien gegen Wirkstoffe (periulceröses Ekzem).
- Vor einer mechanischen Reinigung kann ein schmerzhaftes Ulkus mit Lidocain-Mull oder Lidocain- oder Prilocain-Salbe gereinigt werden **B**. Bei Bedarf kann auch systemisch analgesiert werden.
- Wenn die Wunde sauber ist und weniger sezerniert, können die Verbände in größeren Abständen gewechselt werden.
- Während des Verbandswechsels sollte die Wunde nicht austrocknen.
- Bei venösen Ulzera ist an die Ödemprävention zu denken.
- Wenn Unsicherheit über die Behandlung der Wunde besteht, oder das Ulkus nicht binnen 2 Monaten nach dem Beginn der Behandlung abzuheilen beginnt, sollte ein Spezialist konsultiert werden.

5.51 Chirurgische Therapie des Ulcus cruris

- Konservative Therapie (5.50)
- Die Prävalenz von chronischen Beinulzera bei älteren Personen ist hoch.
- Ein Ulcus cruris wird in den meisten Fällen (70%) durch eine venöse Insuffizienz verursacht.
- Bei der operativen Therapie eines Beingeschwürs handelt es sich um eine simple plastische Prozedur, bei der das Ulkus exzidiert und das verbleibende gesunde Gewebe mit einem freien Hauttransplantat abgedeckt wird. In etwa 80% der Fälle kommt es nach der Operation zu einer Besserung.
- Ein Ulcus cruris muss auf jeden Fall dann chirurgisch behandelt werden, wenn
  - es durch ein Trauma verursacht worden ist,
  - der Verdacht auf eine Malignität besteht.
- Wenn ein venöses Beingeschwür nach 3 Monaten konservativer Therapie keine Anzeichen der Besserung zeigt, sollte ein plastischer Chirurg

konsultiert werden (gegebenenfalls auch schon früher). Auch ein Gefäßchirurg sollte zugezogen werden.
- Nach der Operation muss der Patient Kompressionsverbände tragen und die Hauttransplantate sauber halten.
- Arterielle und diabetische Beinulzera sollten von einem Team von Spezialisten, dem zumindest ein Gefäßchirurg, ein plastischer Chirurg und ein Allgemeinmediziner angehören, behandelt werden. Mit neuen Rekonstruktionsmethoden, die sich auf die sogenannte „Makro-/Mikrochirurgie" stützen, konnten gute Ergebnisse erzielt werden.
- Die Reverdin-Plastik („Pinch skin grafting") kann auch von Dermatologen oder Allgemeinmedizinern eingesetzt werden. Plastische Chirurgen raten allerdings bei großen Ulzera (mehr als 3 cm) von dieser Methode ab
  Anmerkung: Wird in Österreich kaum mehr eingesetzt; s. 5.52.
- Eine weiterführende Behandlung und Beobachtung nach Reverdin-Plastik ist sehr wichtig. Wenn die Beinschwellung mit Kompressionsbandagen nicht unter Kontrolle gehalten werden kann, kann die Wunde leicht wieder aufgehen.

5.52 Die Reverdin-Plastik

Nur online verfügbar.

5.53 Intermittierende Kompression bei Beinödemen

Grundregeln
- Die intermittierende Kompression eignet sich als Behandlung für
  ○ geschwollene Beine und Ulzera venösen Ursprungs ●,
  ○ Schwellungen des lymphatischen Systems,
  ○ posttraumatische oder postoperative Schwellungen.
- Ein Kompressionsverband oder -strumpf wird gewöhnlich für eine erfolgreiche Behandlung benötigt.
- Vorsicht bei der Behandlung eines ischämischen Beines (kurze Kompression, geringer Druck, der Patient darf keine Ruheschmerzen haben).
- Der Behandlungserfolg kann durch eine Messung des Beinumfangs und durch Beobachtung der Zunahme der Harnproduktion während der Behandlung beurteilt werden.

Lymphödem
- Schwellung eines Arms bei Brustkrebspatientinnen ist die häufigste Indikation für diese Behandlung.
- Eine Behandlung dauert 1–2 Stunden.
- Der maximale Druck beträgt 70–80 mmHg.
- Die Dauer der Füllphase liegt unter 20 s (optimal 12–15 s).
- Nach der Behandlung wird am Arm ein Kompressionsverband oder -strumpf angelegt.
- Manuelle Lymphdrainage ist eine Alternative. Proximale Lymphmassage vor der intermittierenden Kompressionsbehandlung kann bei massiver lymphatischer Schwellung hilfreich sein.

Venöses Ödem
- Erhöhter Venendruck wird durch eine Insuffizienz der Venenklappen hervorgerufen, die den Kapillardruck erhöht und die kapilläre Filtration steigert, was zu einem Ödem führt.
- Die Behandlung dauert 45–60 Minuten (kürzer als bei einer lymphatischen Schwellung).
- Der Druck beträgt 50–70 mmHg (niedriger als bei einer lymphatischen Schwellung).
- Die Pulsfrequenz beträgt ungefähr 1/s.
- Nach der Behandlung sollte ein Kompressionsverband oder -strumpf an die Extremität angelegt und ständig beibehalten werden, solange der Patient sich in aufrechter Haltung befindet. Der Verband bzw. Strumpf kann beim Schlafengehen abgelegt werden.

Posttraumatische oder postoperative Ödeme
- Die Behandlung ist die Gleiche wie beim venösen Ödem.
- Wenn gleichzeitig mit der intermittierenden Kompressionsbehandlung eine Kühlung der Extremität erwünscht ist, kann die Luft zuführende Leitung in kaltes Wasser getaucht werden.

Ulcus cruris
- Das Geschwür sollte sauber sein, bevor mit der Behandlung begonnen wird.
- Die Behandlung kann auch (unter Antibiotikaschutz) bei sezernierenden oder nekrotischen Geschwüren erwogen werden, wenn die Schwellung massiv ist.
- Wenn absorbierende Gelverbände auf das Geschwür appliziert worden sind, brauchen sie während der Kompressionsbehandlung nicht entfernt zu werden.
- Wenn das Geschwür vor der Behandlung nicht verbunden worden ist, sollte es mit einem mit Salzlösung angefeuchteten Gaze-Verband (nicht mit einem trockenen Gaze-Verband) bedeckt werden.

- Für die Dauer der Behandlung und für den Druck gelten die gleichen Werte wie beim venösen Ödem.
- Die Behandlung wird zunächst täglich durchgeführt, in der 2. Woche 5 × wöchentlich, in den nächsten beiden Wochen 3 × wöchentlich und in der 5. Woche 2 ×.
- Nach der Behandlung sollte ein Kompressionsverband angelegt oder das Bein hochgelagert werden.
- Zwischen den intermittierenden Kompressionsbehandlungen sollte ein Kompressionsstrumpf verwendet werden. Es kann zunächst in 1-wöchigen Intervallen behandelt werden, später in 2–4-Wochen-Intervallen, aber auch häufiger, wenn der Zustand der Haut weiterhin beeinträchtigt ist.

Atherosklerotische und diabetische Geschwüre

- Der Schweregrad der arteriellen Verschlusskrankheit sollte vor Beginn der Behandlung bestimmt werden (der mit der Doppler-Sonographie gemessene Knöcheldruck sollte über 80 mmHg liegen, der Patient sollte im Ruhezustand keine Schmerzen haben).
- Verwenden Sie eine kurze Kompressionsphase (ca. 12 s) und niedrigen Druck (50 mmHg).
- Es ist wichtig, die Haut mit weicher, in Salzlösung getränkter Gaze zu bedecken.

5.60 Ischämische Erkrankung der unteren Extremität

Ziele

- Eine akute Ischämie der unteren Extremität muss diagnostiziert und der Patient sofort in ein Krankenhaus eingewiesen werden.
- Eine chronische Ischämie der unteren Extremität muss erkannt und ihr Schweregrad (Stadium) diagnostiziert werden, da das Stadium für das weitere therapeutische Vorgehen maßgeblich ist. Eine geringgradige Ischämie ist asymptomatisch, stellt jedoch einen Hinweis auf ein generell erhöhtes kardiovaskuläres Risiko dar.
- Eine mäßig schwere Ischämie führt zu einer Claudicatio intermittens, die an sich ein zwar lästiges, aber noch relativ harmloses Beschwerdebild repräsentiert. Eine Claudicatio kann konservativ behandelt werden, falls sie jedoch die Arbeits- oder Funktionsfähigkeit des Betroffenen einschränkt, ist eine Überweisung an einen Gefäßchirurgen angezeigt.
- Eine kritische Ischämie manifestiert sich als Ruheschmerz und kann ein nicht abheilendes chronisches Ulcus cruris oder sogar eine Gangrän verursachen. Patienten mit kritischer peripherer Ischämie müssen dringend einem Gefäßchirurgen zugeführt werden. Tritt zur peripheren Verschlusskrankheit noch eine Infektion hinzu, ist eine notfallmäßige Einweisung angezeigt.
- Ein Verdacht auf eine periphere arterielle Verschlusskrankheit (PAVK) ist durch Doppler- und Druckmessungen abzuklären. Näheres zu den Untersuchungen unter 5.20.
- Bei gleichzeitig bestehender koronarer Herzkrankheit (KHK) ist eine optimale Patientenführung notwendig, ferner ist eine Prophylaxe gegen zerebrale Durchblutungsstörungen notwendig. Diese beiden Komorbiditäten sind bestimmend für die weitere Prognose. Bei einem PAVK-Patienten sind die Arterien der unteren Extremitäten nie die einzige Manifestation atherosklerotischer Veränderungen.

Symptome einer chronischen Ischämie

- Patienten aller Stadien einer ischämischen Erkrankung werden über kalte Füße klagen und ihre Haut wird sich kalt anfühlen.
- Claudicatio intermittens: Wiederholte Schmerzattacken in der unteren Extremität, vorzugsweise im Bereich der Waden, die sich beim Gehen entwickeln. Das Einlegen einer 5 bis 15 Minuten dauernden Ruhepause ermöglicht es dem Patienten, nochmals eine gleich lange Gehstrecke zurückzulegen („Schaufensterkrankheit").
- Der Schweregrad des intermittierenden Hinkens korreliert nicht mit dem Krankheitsstadium. Von allen Patienten mit kritischer Ischämie weisen 50% überhaupt keine Claudicatio in ihrer Anamnese auf; außerdem ist der Mobilisierungsgrad vieler älterer Patienten sehr eingeschränkt.
- Beim Leriche-Syndrom liegt eine Stenose im Bereich der distalen Aorta vor und der Patient klagt über Claudicatio-Schmerzen in beiden Extremitäten bis hinauf zum Gesäß. Bei Männern besteht meist auch eine erektile Dysfunktion.
- Eine Stenose der Arteria iliaca führt zu einer Claudicatio im Oberschenkel und in der Wade, eine Stenose der Arteria femoralis superficialis zu einer Claudicatio in der Wade und eine Stenosierung der Poplitea bei körperlicher Betätigung zu einer Gefühllosigkeit im Fuß.
- Ruheschmerzen, die durch Aufstehen oder durch Hängenlassen des Beins über den Bettrand gelindert werden können, deuten auf eine schwere Ischämie hin; bei Fußschmerzen liegt der Arm-Knöchel-Index, AKI (engl. *ankle brachial index*–ABI) oft < 0,5.

- Ischämische Gewebsschäden: Nekrotisierte Areale oder Ulzera, die entweder trocken und umschrieben sind oder aber sich infizieren, was schlimmstenfalls zu einer Sepsis führen kann.
- Bei Diabetikern sind 10% aller Gewebsschäden rein ischämischen Ursprungs und 40% haben eine kombinierte neuropathisch/ischämische Genese. Eine warme und trockene neuropathische Haut kann sich irreführend auf die klinische Diagnose auswirken. Sicherheitshalber wird man daher bis zum Beweis des Gegenteils davon ausgehen, dass eine Hautschädigung ischämischen Ursprungs ist.
- Palpation der Fußpulse: Basisuntersuchung. Palpiert werden die A. dorsalis pedis und die A. tibialis posterior. Hinsichtlich der anatomischen Position der Dorsalis pedis bestehen inter-individuelle Unterschiede.
- Ein Ödem kann die Untersuchung erschweren.
- Der kapillare Eigenpuls des Untersuchers kann die Palpation beeinflussen.
- Deutliche Pulse in beiden Arterien (ADP und ATP) machen eine signifikante Okklusion unwahrscheinlich. Sind die Befunde nicht eindeutig, ist immer eine Indikation für eine Doppler-Untersuchung gegeben.
- Messung des peripheren Drucks (Arm-Knöchel-Index, AKI)
- Das wichtigste diagnostische Werkzeug ist die Messung des peripheren Drucks (5.20) mittels Doppler-Technik. Das Ergebnis gibt auch Aufschluss über den Schweregrad der Erkrankung. In der allgemeinmedizinischen Praxis ist die Messung des Knöcheldrucks normalerweise ausreichend; der Normwert für den AKI ist > 0,9. Bei einem AKI < 0,7 ist der Puls in der Regel nicht tastbar.
- Beim Schwellenwert von 0,9 liegen die Sensibilität und die Spezifität des AKI bei rund 95%. Ein AKI zwischen 0,9 und 0,7 entspricht in der Regel einer leichten Ischämie, ein AKI zwischen 0,7 und 0,4 einer mäßig schweren Ischämie und ein AKI < 0,4 einer schweren Ischämie.
- Ein AKI > 1,3 ist ein Hinweis auf eine Mediasklerose, die verhindert, dass die Arterie komprimiert werden kann. In einem solchen Fall ergibt die Messung keine Aussage über das Bestehen einer Ischämie.
- Ein AKI < 0,9 ist auch mit einem generell erhöhten kardiovaskulären Risiko assoziiert.

Konservative Behandlung einer Claudicatio intermittens

- Nikotinverzicht **Ⓒ**
- Der Verzicht auf das Rauchen ist die wichtigste Einzelmaßnahme der konservativen Behandlungsstrategie; das Fortschreiten der Krankheit wird dadurch verlangsamt.
- Wenn der Patient das Rauchen nicht einstellt, erhöht sich die Gefahr, dass es zur Amputation kommt. Dem Patienten ist daher klar zu machen, dass er die Wahl hat zwischen „Zigaretten oder Beinen".
- Körperliche Betätigung **Ⓐ**
- Empfehlen Sie dem Patienten, täglich mindestens 1 Stunde lang spazieren zu gehen.
- Beim Auftreten von Schmerzen soll der Patient nach kurzem Ausruhen wieder weitergehen.
- Eine Linderung der Symptome ist binnen 3 Monaten zu erwarten.
- Bei einem Patienten mit einer freien Gehstrecke von weniger als 50 m oder mit einem arteriellen Verschluss im Bereich der A. iliaca ist eine deutliche Besserung durch dieses Trainingsprogramm nicht zu erwarten.
- Medikamentöse Therapie
- ASS 100 mg täglich. Obwohl es keinen eindeutigen Nachweis dafür gibt, dass ASS Komplikationen einer PAVK verhüten kann, ist sein Einsatz gerechtfertigt, weil es einen positiven Einfluss auf die KHK hat, an der diese Patienten üblicherweise ebenfalls leiden. Es ist nachweisbar wirksam **Ⓐ** in der postoperativen Nachsorge nach einer peripheren Revaskularisation.
- Clopidogrel kann bei Patienten mit einer ASS-Allergie ebenso eingesetzt werden wie in jenen Fällen, bei denen unter ASS neue Gefäßverschlüsse auftreten. Warfarin und niedermolekulares Heparin sind für die Behandlung einer chronischen Ischämie der unteren Gliedmaßen NICHT von Nutzen.
- Lipidsenker. Statine können die Progredienz einer mitbestehenden KHK verlangsamen und wahrscheinlich auch jene der PAVK.
- Die Wirksamkeit von Pentoxiphyllin ist nicht erwiesen **Ⓒ**. Das Ansprechen ist entweder nur von kurzer Dauer oder gering bis nicht signifikant.
- Vitamin E hat auf das intermittierende Hinken keinen Einfluss **Ⓓ**.
- Ein selektiver Betablocker kann in der Regel ohne das Risiko unerwünschter Wirkungen eingesetzt werden, wenn eine kritische Ischämie ausgeschlossen werden kann. Ein Betablocker kann auch für die Behandlung einer KHK oder einer Hypertonie indiziert sein. Der Einsatz eines ACE-Hemmers als Antihypertensivum ist bei PAVK-Patienten deswegen gerechtfertigt, weil von ihm auch eine positive Wirkung auf andere gleichzeitig bestehende Gefäßschäden zu erwarten ist.
- Bei Diabetikern leistet eine optimale Blutzuckerkontrolle einen Beitrag zur Verhinderung vaskulärer Komplikationen.
- Fußpflege ist bei Diabetikern besonders wichtig; bei einer dunkel oder blass verfärbten Ferse besteht das Risiko einer Ulzeration; Druckstellen an den Fersen sind unbedingt zu vermeiden.

- Verletzungen und zu kalte oder zu heiße Bäder sollten vermieden werden.
- Zur Gewährleistung eines optimalen Behandlungserfolgs sollten Diabetiker immer spezielles Schuhwerk tragen (Modelleinlagen, orthopädische Maßschuhe), das eine Druckentlastung der Füße sicherstellt.

Invasive Behandlung einer chronischen Ischämie mit Claudicatio

- Eine durch eine chronische Ischämie verursachte Claudicatio intermittens ist unangenehm, aber selten ein ernstes Risiko. Risiken gehen vor allem von einer gleichzeitig bestehenden Koronarerkrankung oder einer zerebrovaskulären Problematik aus. Diese sind die bestimmenden Parameter für die Prognose.
- Die Behandlung einer PAVK ist zunächst nicht invasiv und hat zur Devise „nicht rauchen, mehr gehen!"
- Falls die Claudicatio jedoch die Arbeits- und Funktionsfähigkeit des Betroffenen einschränkt, sollte ein gefäßchirurgischer Eingriff erwogen werden.
- Dabei ist jeweils nach den Gegebenheiten des individuellen Falls und aufgrund der mit bildgebenden Verfahren gewonnenen Befunde die Wahl zu treffen zwischen endovaskulären Prozeduren oder einer gefäßchirurgischen Revaskularisation.
- Bei PAVK-Patienten ist eine perkutane transluminale Angioplastie (PTA) einfach und meistens effektiv ❸, und wenn sich die Symptomatik verschlechtert, sollte ein Gefäßchirurg konsultiert werden. Proximale Stenosen, selbst wenn sie nur mit minimalen Symptomen einhergehen, sollten diagnostiziert und saniert werden ❸. Proximale Stenosen treten oft in Zusammenhang mit dem Rauchen auf, während distale meist mit Diabetes assoziiert sind.
- Prognose bei chronischer Ischämie: Verschlechterung bei 25% der Patienten, Revaskularisation bei 5% und Amputation bei 1–2%.

Kritische Ischämie

- Die Bezeichnung „kritische Ischämie" beschreibt die Verschlechterung einer chronischen Ischämie, die zu einer Gangrän zu führen droht.
- Ein Verdacht auf eine kritische Ischämie ist gegeben, wenn ein Ulcus cruris sich nicht innerhalb von 2 Wochen zurückbildet. Eine distale Gangrän („Zeheninfarkt") ist eine typische Ischämie, ebenso ein Ulkus außerhalb des üblichen Dekubitalbereichs (zu dem Fersen und Fußballen gehören). Ein Ulkus darf nicht ungezielt behandelt werden, sondern macht eine Abklärung der Ursache nötig.
- Die Gliedmaße fühlen sich kühl oder kalt an und sind verfärbt.
- 50% aller Patienten mit kritischer Ischämie sind Diabetiker.
- Der Patient empfindet möglicherweise die Ischämie als Taubheitsgefühl.
- Eine gleichzeitig bestehende tiefe Veneninsuffizienz und ein venöses Ulkus können die Diagnose erschweren.
- Eine Ischämie sollte als kritisch erachtet werden, wenn
  ○ beim Patienten schwere nächtliche Ruheschmerzen bestehen,
  ○ ein Geschwür oder eine Gangrän am Fuß nicht zurückgeht und der Arm-Knöchel-Index (AKI) < 0,85 ist. Bei einem Diabetiker kann die Doppler-Messung falsch hohe Druckwerte liefern, doch wird in einem solchen Fall die Ischämie an einem schwachen monophasischen Doppler-Signal erkennbar sein.
- Eine kritische Ischämie erfordert dringend eine Bypassoperation oder eine energische endovaskuläre Rekanalisation, damit eine Amputation (auf der Höhe des Unter- oder des Oberschenkels) vermieden werden kann.
- Bei Verdacht auf eine kritische Ischämie ist der Betroffene unverzüglich, u.U. als ein Notfall, in eine gefäßchirurgische Abteilung einzuweisen, wo alle potenziell mobilen Patienten entweder einer Angiographie oder einer sofortigen Gefäßrekonstruktion zugeführt werden.
- Bei einer kritischen Ischämie bestehen oft langstreckige Stenosen in den Ober- und Unterschenkelarterien. Die Patienten stehen meist in einem fortgeschrittenen Alter, sind multimorbid und haben eine geringe Lebenserwartung. Dennoch sollte auch bei älteren Patienten der Versuch unternommen werden, die Gliedmaße zu retten, wenn die Alternative lautet: Leben in Selbstständigkeit oder aber Amputation und damit verbundene Institutionalisierung.
- Eine primäre Amputation wird durchgeführt bei Patienten mit schlechtem Gesamtzustand, die sich nicht mehr selbstständig bewegen können, sowie in jenen Fällen, bei denen der Fuß bereits zu mehr als der Hälfte gangrenös ist.
- Nach einer Amputation wegen einer Ischämie lernen die Patienten nur mehr selten, mit einer Prothese zu gehen. Es sollte daher, wenn nur irgend möglich, der Versuch einer gefäßchirurgischen Rekonstruktion unternommen werden.

Symptomatik und Diagnose einer akuten Ischämie

- Eine akute periphere Ischämie kann durch eine akute Thrombosierung einer bereits atherosklerotischen Arterie entstehen („acute-on-chronic" –40% aller Fälle), ferner durch Wiederverschluss

einer Gefäßrekonstruktion (20%) oder durch einen Embolus, der meistens kardialen Ursprungs ist (40%).
- Symptome Die 5-P-Regel: Schmerzen (engl. *pain*), Blässe (*pallor*), fehlender Puls, Parästhesie und Paralyse.
- Die betroffenen Gliedmaßen können sich auch kälter anfühlen als die gesunde Seite. Manchmal kann sogar eine deutliche Trennlinie zwischen kalt und warm ausgemacht werden.
- Ist der Fuß zyanotisch und bestehen motorische und/oder sensible Ausfälle (Dorsalflexion von Fuß und Zehen prüfen!), muss die Durchblutung binnen 6 Stunden wiederhergestellt werden.
- Diagnose
  Ein embolischer Verschluss tritt plötzlich auf. Die primäre Ursache ist oft ein Vorhofflimmern, ein Myokardinfarkt oder ein ähnliches Ereignis. Eine Ischämie vom „Acute-on-chronic"-Typ entwickelt sich langsamer. In der Anamnese findet sich häufig eine Claudicatio und auch im anderen Bein besteht eine PAVK.
  Bei differenzialdiagnostischen Überlegungen ist stets auf die Möglichkeit einer ausgedehnten ileofemoralen Thrombose Bedacht zu nehmen; zu den einschlägigen Zeichen und Symptomen gehören Ödem, Zyanose und venöse Stauung.
  Eine ischämisch bedingte Lähmung kann manchmal eine neurologische Erkrankung vortäuschen. Ist das ganze Bein zyanotisch und steif, ist als lebensrettende Operation eine Oberschenkelamputation dringend erforderlich.

Gefäßchirurgie bei akuter und kritischer Ischämie

- Eine akute Ischämie erfordert eine sofortige Krankenhauseinweisung.
- Die Behandlung einer Ischämie vom „Acute-on-chronic"-Typ besteht in einer intraarteriellen Thrombolyse mit tPA (*tissue-type plasminogen activator*). Daneben ist oft auch noch ein endovaskulärer Eingriff oder eine Gefäßrekonstruktion notwendig, um die Ursache der Gefäßverlegung zu beseitigen.
- Die Embolektomie ist eine einfache Operation, die auch bei älteren Patienten mit schlechtem Allgemeinzustand unter Lokalanästhesie durchgeführt werden kann. Alternativ kann eine intraarterielle Thrombolyse vorgenommen werden. Ist eine differenzialdiagnostische Abklärung nicht möglich, sollte eine Thrombose als Auslöser für die akute Ischämie angenommen werden.
- In einer ersten Phase können angiographische Verfahren eingesetzt werden, sofern die Beweglichkeit und die Sensibilität der Zehen und Knöchel normal ist, der mittels Doppler gemessene Knöcheldruck > 30 mmHg beträgt und keine Zyanose oder Muskelschwäche bestehen. Ist der Fuß zyanotisch oder die motorische Funktion gestört, muss in einem Notfalleingriff die Durchblutung unverzüglich wiederhergestellt werden.

5.61 Cholesterin-Embolie

Ziel

- Eine Cholesterin-Embolisation muss als Ursache von systemischen Symptomen oder denen eines Gefäßverschlusses in Betracht gezogen werden, besonders wenn ein Patient mit Atherosklerose eine Angiographie oder einen chirurgischen Eingriff an der Aorta hinter sich hat.

Allgemeines

- Beim Cholesterin-Embolisierungs-Syndrom werden Cholesterinkristalle aus den atherosklerotischen Plaques gelöst und in den Blutkreislauf verschleppt. Die Kristalle können kleine Gefäße blockieren und zu lokaler Ischämie führen oder ein Syndrom hervorrufen, das einer systemischen Vaskulitis ähnelt.

Auftreten

- Die meisten Patienten sind Männer zwischen 60 und 80 Jahren mit Risikofaktoren für eine kardiovaskuläre Erkrankung.
- Oft geht ein invasives Diagnose- oder Therapieverfahren voraus, z.B. Angiographie oder Aortenchirurgie.
- Antikoagulantien werden als Risikofaktoren für Cholesterin-Embolien betrachtet.

Das klinische Erscheinungsbild

- Das klinische Erscheinungsbild variiert stark und hängt von der Ausbreitung der Cholesterin-Embolie ab.
- Hautsymptome:
  - blaue Zehen, distale Ulzera und Gangrän
  - Die peripheren Pulse sind gewöhnlich tastbar.
  - Petechien, Livedo reticularis
- Niere:
  - Hypertonie, Proteinurie, Hämaturie, Niereninsuffizienz
- Amaurosis fugax und andere transiente neurologische Symptome
- Myokardinfarkt
- Darmblutungen
- Pankreatitis

- Myalgie
- Bei hospitalisierten Patienten liegt die Mortalität nahe 80%.

Laborbefunde
- Erhöhte BSG und hohes Serum-CRP bei bis zu 80% der Patienten
- Leukozytose bei 40%
- Eosinophilie bei 80%
- Thrombozytopenie
- Hypokomplementämie

Diagnose
- Histologischer Nachweis von Cholesterinkristallen in einer Biopsie-Probe.
- Ophthalmoskopisch: Cholesterin-Embolie in Netzhautgefäßen.
- Viele leichtere Fälle bleiben wahrscheinlich undiagnostiziert.

Differenzialdiagnose
- Das Cholesterin-Embolisierungs-Syndrom ist ein „Verkleidungskünstler", da es eine Reihe von anderen klinischen Syndromen vortäuschen kann, darunter eine systemische Vaskulitis.
- Das Erkennen eines Cholesterin-Embolisierungs-Syndroms ist wichtig, um unnötige immunsuppressive Behandlungen zu vermeiden.

Therapie
- Es gibt keine spezifische Therapie.
- Eine Hypertonie sollte aktiv behandelt werden.
- Antikoagulantien sollten vermieden oder abgesetzt werden.

5.62 Vibrationssyndrom (Vibrationsbedingte Weißfingerkrankheit)

Allgemeines
- Lokale Vibrationen der Hände verursachen eine anfallsartige Weißfärbung der Finger (Raynaud-Syndrom).
- Vibrationen können auch eine periphere Neuropathie **D** mit oder ohne Weißfingerkrankheit auslösen.
- Es wird angenommen, dass Vibrationen für das Karpaltunnel-Syndrom prädisponieren oder es auslösen können.

Vibrationsquellen
- In den Händen gehaltene vibrierende Werkzeuge wie z.B. Kettensägen, Steinbohrmaschinen oder mit Motoren, Strom oder Luftdruck betriebene Handwerkzeuge (z.B. Presslufthämmer, Schleifmaschinen und Betonrüttelmaschinen) können ein Vibrationssyndrom verursachen. Seitdem die Kettensägen technisch verbessert wurden, sind Häufigkeit und Schweregrad des Vibrationssyndroms bei Forstarbeitern zurückgegangen. Neue Fälle sind hingegen bei Metallarbeitern aufgetreten, z.B. bei Werkzeugschleifern.
- Dem Auftreten eines Vibrationssyndroms gehen gewöhnlich viele Jahre voraus, in denen der Betroffene Vibrationen an Händen und Armen ausgesetzt ist. Sockelschleifer können schon nach weniger als 1 Jahr in ihrer Tätigkeit weiße Finger bekommen **C**. Vibrationen, wie sie durch Stöße und schwere Muskelarbeit vorkommen, erklären wahrscheinlich die rasche Entwicklung von Symptomen.

Diagnostik
- Symptome:
  - anfallsartiges Abblassen der Finger
  - neurologische Symptome wie Gefühllosigkeit, Ungeschicklichkeit und Kraftlosigkeit in den Händen
- Finger-Plethysmographie
- Differenzialdiagnose:
  - primäre Raynaud-Erkrankung (21.04)
  - Kollagenosen
  - Traumata
  - Stenosen in proximalen Gefäßen
  - obstruktive Angiopathie
  - Dysglobulinämie
  - Medikamente und Chemikalien (Ergotamin-Alkaloide, Betablocker)
  - neurogene Erkrankungen

Behandlung
- Die Betroffenen sollten nicht mehr oder nur eingeschränkt den Vibrationen ausgesetzt oder die Expositionsdauer sollte verkürzt werden **C**.
- Andere Arbeitsbedingungen (Kälte, Lärm) sollten verbessert werden.
- Das Rauchen sollte eingeschränkt werden.
- Medikamentöse Behandlung, z.B. Nifedipin (siehe Raynaud-Syndrom), ist vorzusehen.

Prognose
- Das Vibrationssyndrom verursacht keine Nekrose oder atrophischen Veränderungen der Haut.
- Wenn die Betroffenen den Vibrationen in geringerem Maße ausgesetzt sind, bessern sich die Symptome meistens oder verschwinden völlig **C**.

5.63 Aortenaneurysma und Aortendissektion

Grundregeln

- Ein Aortenaneurysma sollte vor der Ruptur diagnostiziert werden: Beinahe alle Aneurysmen können chirurgisch behandelt werden. Kleine Aneurysmen als Zufallsbefunde können weiter beobachtet werden, bis sie eine Größe haben, wo der Nutzen einer chirurgischen Intervention das Operationsrisiko überwiegt.
- Die Ultraschalldiagnostik abdomineller Aneurysmen ist nicht schwer zu erlernen.
- Denken Sie an die Möglichkeit einer Aortendissektion bei einem Patienten mit schweren, für einen Infarkt typischen Schmerzen ohne eindeutigen EKG-Befund.
- Patienten mit V.a. Aortendissektion müssen schnellstmöglich hospitalisiert werden.

Aortenaneurysmen

Aneurysma der Aorta abdominalis

- Arteriosklerose ist die häufigste Ursache.
- 85% der Patienten sind Männer. Ein Aneurysma tritt bei 10% aller Männer über 75 auf.
- Eine tastbare, pulsierende Resistenz im oberen und mittleren Abdomen ist das typische Erscheinungsbild. Die meisten Aneurysmen werden zufällig entdeckt.
- In den Rücken ausstrahlende Schmerzen können Harnleiterschmerzen oder Dorsolumbalgien ähneln. Der Schmerz deutet auf ein expandierendes Aneurysma hin, das einen chirurgischen Eingriff erforderlich macht.
- Manchmal kann ein verkalktes Aneurysma in gewöhnlichen Röntgenaufnahmen des Abdomens oder in der Urographie entdeckt werden.
- Die Diagnose wird durch Ultraschall bestätigt (kann auch von einem Hausarzt durchgeführt werden, der mit dem Verfahren vertraut ist).
- Behandlung:
  ○ Eine Hypertonie und andere kardiovaskuläre Risikofaktoren sollten effizient behandelt werden.
  ○ Ein Aneurysma mit einem Durchmesser über 3 cm wird alle 12 Monate sonographisch kontrolliert. Wenn der Durchmesser 5 cm beim Mann bzw. 4,5 cm bei der Frau erreicht hat, wird der Kontrollabstand auf 6 Monate verkürzt.
  ○ Eine **Operation** ist angezeigt, wenn der Durchmesser des Aneurysmas 5,5 cm übersteigt ❶.
    – Ungefähr 1% aller Aneurysmen mit weniger als 4 cm Durchmesser rupturieren innerhalb 1 Jahres, gegenüber 10% der Aneurysmen mit 6 cm Durchmesser oder mehr.
    – Die Mortalität bei einer Aneurysmaruptur beträgt 90%.
    – Die Operation kann konventionell offen durch Implantation einer Gefäßprothese oder mittels eines endovaskulären Stents durchgeführt werden.
  ○ Ein Aneurysma, das bis in den Thorax reicht, sollte operiert werden.
- Ein Screening nach Aortenaneurysmen ist sinnvoll, besonders wenn bestimmte Kriterien in Bezug auf Alter und Risikofaktoren zutreffen: Alter über 65, männlich, Raucher und eine positive Familienanamnese. Ab einem gewissen Alter sollten Brüder eines männlichen Patienten mit Aneurysma ein Ultraschallscreening bekommen ❶.
  ○ Es wurden Empfehlungen für ein noch aktiveres Screening veröffentlicht, da die Mortalität dadurch nachweislich gesenkt werden konnte ❶. Grundvoraussetzung dafür ist eine niedrige Operationsmortalität.

Aneurysma der Aorta descendens

- Gewöhnlich ohne Symptome. Schmerzen deuten auf Expansion hin.
- Aorteninsuffizienz und damit zusammenhängende Symptome (4.11).
- Einengung der Trachea oder der Bronchien oder Zwerchfelllähmung.
- Manchmal sind die Halsvenen aufgrund der Kompression durch das Aneurysma erweitert.
- Kann zufällig auf einem Thoraxröntgen entdeckt werden.
- Wird entweder auf chirurgischem Wege oder konservativ behandelt.

Aortendissektion

- Typische Lokalisation in der Aorta ascendens (Typ I und II) bzw. Aorta descendens (Typ III). Typ I ist auf die Aorta ascendens beschränkt. Dissektionen der anderen Typen können sich in die Aorta abdominalis fortsetzen.
- Wenn die Interna einreißt, dringt das Blut dabei zwischen die Schichten der Media ein. Die Aorta ist oft (aber nicht immer) erweitert, eine Dissektion kann aufgrund eines Thoraxröntgens vermutet werden.
- Dissektion und Ektasie des Arcus aortae mit Aorteninsuffizienz treten häufig beim Marfan-Syndrom auf.
- Die Inzidenz einer Aortendissektion liegt bei 10/ Mill. Einwohner/Jahr.

Symptome

- **Verdacht auf Aortendissektion** besteht bei Patienten mit plötzlich einsetzenden, quälenden Schmerzen ohne Hinweis auf einen akuten Myokardinfarkt im EKG.

- Der Patient ist meist ein männlicher Hypertoniker.
- Der Ort der Schmerzempfindung kann sich mit dem Fortschreiten der Dissektion ändern.
- Der Schmerz strahlt in gleicher Weise aus wie bei einem akuten Myokardinfarkt, inklusive Kiefer und Gaumen. Oft strahlt er auch in den Rücken aus.
- Zu den entsprechenden Symptomen gehören auch jene, die durch Verschluss der Aortenäste entstehen: Ischämie des Hirns, des Herzens, der Nieren und der Eingeweide.
- Es kann zu einer akuten Aorteninsuffizienz kommen (als neues Geräusch erkennbar).

Befunde
- Bei einigen wenigen Patienten kann eine Pulsasymmetrie auftreten. Eine Aorteninsuffizienz oder ein Strömungsgeräusch kann hörbar sein.
- Der Blutdruck ist erhöht, vor allem bei einer distalen Dissektion.
- Das EKG kann eine Linksventrikelhypertrophie, einen alten Myokardinfarkt oder Ischämie zeigen. (Manchmal liegt ein akuter Myokardinfarkt vor, wenn die Dissektion eine Koronararterie verschließt.)
- Das Thoraxröntgen kann einen erweiterten Aortenbogen zeigen, das Röntgenbild ist aber häufig beinahe normal.
- Transoesophageale Echokardiographie eignet sich gut als Primäruntersuchung. Computertomographie, Magnetresonanztomographie oder Angiographie werden oft für die endgültige Diagnose benötigt.

Behandlung
- Der systolische Blutdruck sollte rasch auf 100 bis 120 mmHg gesenkt werden. Nifedipin 10 mg perilingual, Nitroglycerin- (oder Nitroprussid-) Infusionen, Betablocker und wirksame Analgetika sollten als Notfalltherapie eingesetzt werden.
- Eine Dissektion der Aorta ascendens sollte sofort operiert werden, da ihre Prognose besonders ungünstig ist. Ein Aortenstent ist eine Alternative zur offenen Chirurgie ❸.
- Die Akutbehandlung einer Dissektion der Aorta descendens ist zunächst konservativ: blutdrucksenkende Medikamente und Verringerung der Pulsfrequenz.
- Eine Thrombolyse ist kontraindiziert.

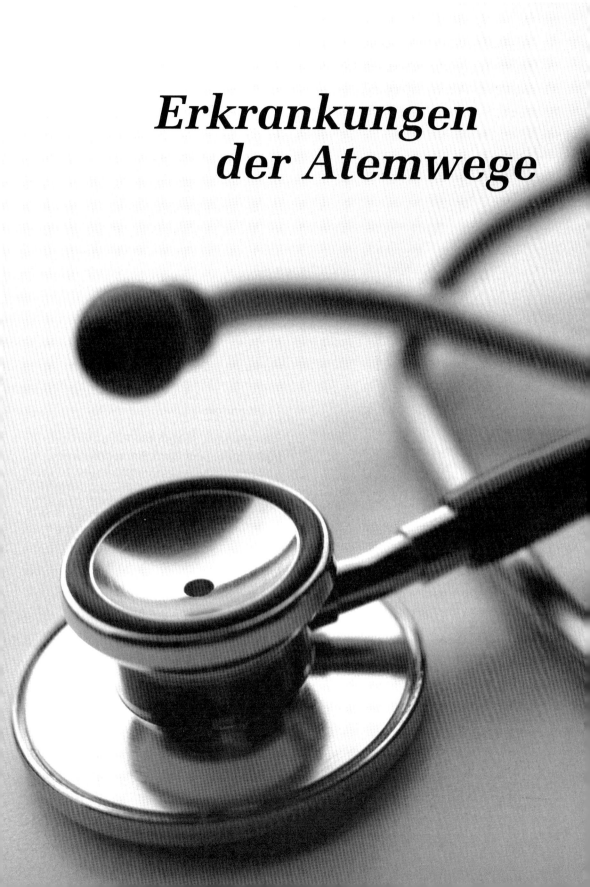

Erkrankungen der Atemwege

6.01 Anhaltender Husten beim Erwachsenen

Ziele

- Als Ursache von anhaltendem Husten erkennen:
  - Asthma
  - chronische Bronchitis (und beginnende COPD)
  - chronische Lungeninfektionen, besonders Tuberkulose
  - Sinusitis (an der Rachenwand abrinnender Schleim)
  - Sarkoidose
  - idiopathische Pulmonalfibrose (fibrosierende Alveolitis)
  - Husten, der mit Bindegewebserkrankungen und ihrer Behandlung in Zusammenhang steht
  - Asbestose (Silikose)
  - Farmerlunge
  - Nebenwirkungen von Medikamenten (ACE-Hemmer, Betablocker, Nitrofurantoin)
  - gastroösophagealer Reflux
  - Lungentumoren
  - Pleuraerguss
  - Herzinsuffizienz

Definition

- Husten, der länger als 4–8 Wochen andauert, wird als prolongierter Husten definiert. Kürzer dauernder Husten wird gewöhnlich durch Lungeninfektionen und eine Hyperreaktivität der Atemwege beim Abklingen der Infektion verursacht.
- Es kommt häufig vor, dass nach gewissen Infektionen (z.B. Mycoplasma- oder Chlamydien-Pneumonie, Keuchhusten) der Husten mehrere Monate lang anhält.

Anhaltender Husten, der mit Infektionssymptomen beginnt

- Ein anhaltender Atemwegsinfekt (Sinusitis) und die Neuentwicklung von Asthma sind häufige Ursachen eines Dauerhustens.
- Zu den ersten Untersuchungen gehören Thoraxröntgen sowie Ultraschall bzw. Röntgenbilder der Nasennebenhöhlen.
- Wenn es nötig scheint, kann ein Basislabor abgenommen werden (CRP, KBB).
- Erstbehandlung:
  - Behandlung der Sinusitis: antibakterielle Medikamente, vasokonstriktorische Nasentropfen, eventuell Spülung (Lavage), (38.31)
  - Eine antibakterielle Behandlung (Amoxicillin, Doxycyclin) sollte bei einem Patienten mit Fieber oder eitrigem Sputum begonnen werden. Zur Behandlung von trockenem Husten ohne Fieber gehören Bronchodilatatoren, eventuell in Kombination mit Hustenmitteln. Ob ein Einsatz von Antibiotika notwendig ist, muss in jedem Fall individuell entschieden werden.
- Wenn der Husten sich nicht innerhalb von 2 Monaten bessert oder trotz antibakterieller Behandlung anhält, kann es dafür noch andere Ursachen als die begleitende Infektion geben. Besonders im Frühstadium von Asthma kann trockener, lang anhaltender Husten das einzige Symptom sein. Spätestens zu diesem Zeitpunkt sollte ein Broncholysetest durchgeführt und mit Messungen des PEF zu Hause begonnen werden (mit oder ohne Bronchodilatator), und eine Lungenfunktionsprüfung sollte in Erwägung gezogen werden. Das Ansprechen auf die Behandlung kann auch mit inhalativen Steroiden versucht werden (dies kann jedoch die Diagnose von Asthma bronchiale verzögern, wenn keine Lungenfunktionsprüfung durchgeführt wurde).
  - Wenn der Patient schlecht anspricht, ist der Husten wahrscheinlich nicht durch frühes Asthma verursacht.
  - Wenn der Patient gut anspricht, kann er leichtes Asthma haben, das weitere Untersuchungen erfordert (6.30).

Anhaltender Husten bei Patienten mit Hypertonie und einer Herzerkrankung

- Wenn der Patient einen ACE-Hemmer verwendet, ist dieser die wahrscheinlichste Ursache für den Husten. Eine Behandlungsoption ist die Wahl eines Angiotensin-II-Rezeptorantagonisten (z.B. Losartan, Valsartan, Candesartan, Eprosartan), der normalerweise keinen Husten verursacht. Wenn der Patient Diabetiker ist, muss der Arzt beurteilen, ob die Nachteile eines trockenen Hustens schwerer wiegen als die positive Wirkung des ACE-Hemmers auf die Nierenfunktion.
- **Betablocker,** auch vom Beta-1-selektiven Typ, können ebenfalls Husten verursachen, besonders bei Patienten mit einer atopischen Konstitution oder einer bronchialen Hyperreaktivität.
- Achten Sie auf mögliche Anzeichen einer **Herzinsuffizienz.** Das erste Zeichen einer leichten Insuffizienz ist oft nächtlicher Husten. Als Erstuntersuchung ist ein Thoraxröntgen angezeigt, sowie die Bestimmung von BNP im Serum.

Anhaltender Husten bei Patienten mit Bindegewebserkrankungen

- **Interstitielle Lungenerkrankungen (z.B. Lungenfibrose)** ist eine der möglichen Ursachen eines Hustens und von Atemnot. Diese kann in Verbindung mit rheumatoider Arthritis oder

Sklerodermie auftreten, aber auch durch Medikamente verursacht sein (Nebenwirkungen von Gold, Sulfasalazin, Penicillamin, Methotrexat).
- Ein Thoraxröntgen ist die wichtigste Erstuntersuchung. Lungenfibrose ist ein typischer Befund, aber im Frühstadium kann das Erscheinungsbild normal sein, obwohl die Diffusionskapazität – die den Sauerstoffaustausch über die Alveolen widerspiegelt – unter Umständen bereits absinkt und bei dynamischer Spirometrie eine eingeschränkte Funktion feststellbar ist.
- Konsultieren Sie einen Spezialisten für Innere Medizin oder Lungenkrankheiten.

Anhaltender Husten bei Rauchern

- Die wahrscheinlichsten Diagnosen sind **anhaltende akute Bronchitis** und chronische Bronchitis. Bedenken Sie die Möglichkeit einer **Krebserkrankung** bei Patienten mittleren Alters, besonders bei Personen über 50. Fragen Sie den Patienten, ob er schon einmal Hämoptysen hatte.
- Ein Thoraxröntgen wird benötigt, besonders wenn der Patient über 40 ist, außer wenn während der letzten 6 Monate bereits eines gemacht wurde. Gleichzeitig wird ein Nasennebenhöhlenröntgen erstellt, wenn nicht bereits eine Sonographie durchgeführt wurde. Wenn ein pneumonisches Infiltrat gefunden und der Husten als Symptom einer Pneumonie behandelt wird, muss eine Röntgenkontrolle nach 5 bis 6 Wochen erfolgen.
- Wenn eine COPD vermutet wird, ist eine Spirometrie angezeigt.
- Persistierender Husten mit putridem Sputum wird antibiotisch behandelt. Zu den Mitteln der ersten Wahl gehören Amoxicillin, Doxycyclin oder Trimethoprim. Haemophilus influenzae oder grampositive Kokken sind oft die verursachenden Bakterien.

Anhaltender Husten bei Risikoberufen

- Vorraussetzung für die Entwicklung einer Asbestose ist eine vorhergehende Asbestexposition (44.51).
  ○ Die wichtigsten Untersuchungen sind Thoraxröntgen und Spirometrie (Restriktion).
  ○ Falls Sie eine Asbestose vermuten, konsultieren Sie eine Spezialklinik für Lungenkrankheiten.
- Bei einem Landarbeiter muss an die Möglichkeit einer **Farmerlunge** (6.41) (durch schimmeliges Heu verursachte hypersensitive Pneumonitis) oder von Asthma gedacht werden.
  ○ Die wichtigsten Untersuchungsgänge sind Thoraxröntgen, ein daheim gemessener PEF und Spirometrie (sowie ein Broncholysetest).
  ○ Falls Sie das Vorliegen einer Farmerlunge vermuten, konsultieren Sie eine Spezialklinik für Lungenkrankheiten.
- Berufsbedingtes Asthma, das mit Husten beginnt, kommt in verschiedenen Berufen vor, in denen der Patient den Einflüssen von Chemikalien und Lösungsmitteln (Isocyanate, Formaldehyd, Acrylate etc.) ausgesetzt ist (in Autoreparaturwerkstätten, in der Plastikindustrie, in Reinigungsfirmen, Dentallabors und Zahnarztpraxen etc.).

Anhaltender Husten bei atopischen, allergischen oder Aspirin-empfindlichen Patienten

- Die wahrscheinlichste Diagnose ist **Asthma**.
- Zu den Symptomen gehören oft vorübergehende Dyspnoe und Auswurf.
- Die wichtigsten Tests:
  ○ PEF-Messung zuhause
  ○ Spirometrie und ein Broncholysetest
  ○ ein Belastungstest (besonders bei Jugendlichen)
  ○ Test auf bronchiale Hyperreaktivität, wenn möglich (Provokation mit inhaliertem Histamin oder Metacholin) in unklaren Fällen, wenn es für nötig gehalten wird
  ○ Testung des Ansprechens auf inhalative Kortikosteroide

Anhaltender Husten mit Fieber und eitrigem Sputum

- Bei multimorbiden oder betagten Pneumoniepatienten kann sich die Erholung aus verschiedenen Gründen verzögern (22.07). Verdacht auf **Tuberkulose**; bei Patienten mit einer Lungenerkrankung auch Verdacht auf eine **atypische Lungeninfektion,** die durch **atypische Mycobakterien** oder Bronchiektasien verursacht wird (6.24). Eine **Vaskulitis** (z.B. Polyarteriitis nodosa, Wegener'sche Granulomatose) oder eine eosinophile Pneumonie kann mit diesen Symptomen beginnen (21.31).
- Die wichtigsten Untersuchungen:
  ○ Thoraxröntgen
  ○ Abstrich und Sputumkultur
  ○ Blutbild und Blutsenkung, CRP (kann auch bei Vaskulitis erhöht sein)
- Konsultieren Sie einen Lungenfacharzt, wenn die Symptome anhalten.

Andere Ursachen eines anhaltenden Hustens

- Chronischer Husten kann das einzige Symptom bei Lungensarkoidose (6.43) sein.
- Wichtigste Untersuchungen:
  ○ Thoraxröntgen (hiläre Hyperplasie, parenchymale Infiltrationen)

- ○ Serum-angiotensin-converting-Enzym (ACE, kann auch normal sein)
- Subakute Lungenreaktion auf Nitrofurantoin
  - ○ Fragen Sie den Patienten, ob er Nitrofurantoin zur Prävention von Harnwegsinfekten einnimmt.
  - ○ Subakute Fälle können auch ohne Eosinophilie ablaufen.
- Husten kann das einzige Zeichen eines Pleuraergusses sein (6.80). Um die Ätiologie abzuklären, führen Sie Folgendes durch:
  - ○ gründliche allgemeine Untersuchung
  - ○ Punktion und Biopsie der Pleura
- Anhaltender Husten oder eine Reizung der Bronchien und des Kehlkopfs ist oft eine Begleiterscheinung von gastroösophagealem Reflux.

Schlussfolgerung

- Anhaltender Husten ist nicht immer die Folge einer Infektion, er kann auch Anzeichen für beginnendes Asthma, COPD oder Lungenkrebs sein, insbesondere bei Personen, die lange geraucht haben. Das muss mit den entsprechenden Untersuchungen ausgeschlossen werden.

6.02 Hämoptysen

Grundsätzliches

- Hämoptyse (das Aushusten von Blut aus dem Respirationstrakt) ist häufig, meist verschwindet es spontan.
- Die Ursache der Hämoptysis sollte stets abgeklärt werden, die Behandlung sollte kausal erfolgen.
- Die häufigsten Ursachen (ca. 2/3 der Fälle): Infektionen (40%), Bronchiektasien, bösartige Neubildungen der Lunge.

Ursachen

- Die Verteilung der Häufigkeiten variiert in den verschiedenen Altersgruppen.
  - ○ Bei jungen Patienten: verschiedene Infektionen
  - ○ Bei älteren Patienten: chronische Bronchitis, Tumoren und Tuberkulose
- Die Ätiologie bleibt bei etwa 20% der Patienten mit normalem Thoraxröntgen unklar.

Infektionen

- Bronchitis [manchmal akut (6.10), meistens chronisch (6.34)]
- Pneumonie (6.11)
- Abszess
- Aspergillose
- Tuberkulose (6.21)
- Bronchiektasien (6.24)

Tumoren

- Karzinom (6.50)
- Karzinoid

Kardiovaskuläre Erkrankungen

- Lungenembolie (5.43), Lungeninfarkt
- Mitralstenose (4.11) (und andere Erkrankungen, die den Pulmonalvenendruck erhöhen)
- Linksventrikelinsuffizienz – Lungenödem
- Pulmonale arteriovenöse Shuntbildungen
- Aortenaneurysma (Blutung in das Lungenparenchym)

Traumata

- Thoraxverletzung
- Postoperativ
- Biopsie, Endoskopietraumen

Verschiedenes

- Hämatologische Erkrankungen, Blutgerinnungsstörungen
- Antikoagulation (4.11), ASS
- Fremdkörper (6.60)
- Vaskulitis (21.44)

Differenzialdiagnostik

- Die Anamnese, eine klinische Untersuchung und ein Thoraxröntgen sind unverzichtbar für die Differenzialdiagnose.
- Stellen Sie zunächst fest, ob die Hämoptysen von der Lunge ausgehen oder mit einer Sinusitis, vorangegangenem Nasenbluten oder Zahnfleischbluten in Zusammenhang stehen.
- Wenn im Thoraxröntgen **keine Verschattung** zu erkennen ist, ist die Ursache der Hämoptyse gewöhnlich eine chronische Bronchitis oder Bronchiektasie. An eine Mitralstenose, eine Lungenembolie, einen endobronchialen Tumor und eine Blutgerinnungsstörung muss ebenfalls gedacht werden.
- **Lokalisierte Verschattungen** werden meistens durch eine Pneumonie, Tuberkulose, ein Karzinom oder einen Lungeninfarkt verursacht.
- **Diffuse Verschattungen** sind meistens auf eine Linksherzinsuffizienz oder eine Pneumonie zurückzuführen.
- Weitere Untersuchungen oder eine Bronchoskopie sind nicht notwendig, wenn der Patient unter 50 ist, nicht raucht, ein normales Thoraxröntgen hat, und wenn die Hämoptysen offensichtlich mit einer Infektion in Zusammenhang stehen.

Behandlung

- Richtet sich nach der Ursache.
- Hämoptysenblutungen sind selten stark und bedürfen daher kaum einer unmittelbaren Behandlung. Spuren von Blut im Sputum verschwinden meist spontan.

- Tranexamsäure ist nur bei porgredienter Fibrinolyse sinnvoll (Malignome, Lebererkrankungen).
- Massive Hämoptysen (mehr als 200 ml) können lebensbedrohlich sein.
  - Die größte Gefahr droht durch Ersticken durch das Blut im Bronchialbaum: Lagern sie den Patienten in einer seitlichen Rückenlage, indem die blutende Seite der Lunge und der Kopf des Patienten nach unten zeigen.
  - Überweisen sie den Patienten ins nächstgelegene Krankenhaus mit einer Möglichkeit für thoraxchirurgische Eingriffe.

6.03 Dyspnoe

Grundregeln

- **Sofort müssen** Fremdkörper in den Atemwegen und Anaphylaxie diagnostiziert werden, **bei der 1. Konsultation** müssen Spontanpneumothorax, Lungenembolie, Lungenödem oder Asthmaexazerbation festgestellt werden.
- Asthma oder Herzinsuffizienz als Ursache einer wiederholt auftretenden oder chronischen Dyspnoe sollten rasch erkannt werden; beide sind medikamentös gut behandelbar.
- An ein psychisch bedingtes Hyperventilationssyndrom sollte gedacht werden, erklären Sie dem Patienten seine Ursache und Gutartigkeit.
- Unter Dyspnoe wird ein subjektives Gefühl von erschwerter Atmung verstanden. Eine akute respiratorische Insuffizienz (6.05) ist eine Störung des Gasaustauschs: der arterielle pO_2 ist < 8,0 oder der pO_2 > 6,0.

Akut einsetzende Dyspnoe

- Fremdkörper in den Atemwegen (6.60):
  - inspiratorischer Stridor
- Asthmaanfall: Die Erkrankung ist meistens bekannt.
- Anaphylaxie (14.01):
  - Die akute Dyspnoe beginnt nach der Verabreichung eines (parenteralen) Medikaments, nach einer Impfung oder einem Insektenstich.
  - exspiratorisches Pfeifen
- Spontanpneumothorax (6.61):
  - Schmerzen bei Beginn der Symptomatik. Der Patient gewöhnt sich schnell an die Dyspnoe.
  - Die Atemgeräusche sind auf der Seite des Pneumothorax abgeschwächt, achten Sie auf eine Seitendifferenz.
  - Junge Erwachsene, die rauchen, sowie Patienten mit COPD sind am häufigsten betroffen.
- Lungenembolie (5.43):
  - Der Patient weist üblicherweise Risikofaktoren auf.
  - Oft von Brustschmerzen und Husten begleitet, die Symptome können relativ schnell abklingen.
  - Eine große Lungenembolie verursacht Schock und Hypoxie.
  - Das klinische Bild ist vielfältig.
  - Bei einem sonst gesunden Menschen können nur wenige Symptome vorhanden sein, bei einem geschwächten Patienten ist das Krankheitsbild eventuell kritisch.
  - Unterschiedliche Befunde bei der Auskultation: normal, Rasselgeräusche, Giemen oder beides.
  - Der pO_2 ist normal oder erniedrigt, der pCO_2 ist oft erniedrigt, der pH erhöht (sekundäre Hyperventilation).
  - Das EKG kann im Bereich der Rechtsherzableitungen ST-T-Veränderungen aufweisen, das Thoraxröntgen kann einen Pleuraerguss und Atelektasen zeigen, oft aber auch einen Normalbefund.
  - Ein negativer D-Dimer-Test schließt eine Pulmonalembolie normalerweise aus.
- Akutes Lungenödem (4.70):
  - Üblicherweise sind feuchte Rasselgeräusche zu hören.
  - Wenn der Patient hustet, kann Schaum auftreten.
  - Halsvenenstauung: Die Extremitäten sind kalt.
  - Der Patient hat meistens eine Herzinsuffizienz in der Anamnese.
- Kardiale Ischämie (4.58) oder Herzinfarkt (4.60), sind die häufigsten Ursachen.
  - Leitsymptom ist der Brustschmerz; trotzdem ist Dyspnoe häufig im Vordergrund.
  - EKG und Thoraxröntgen zeigen immer die Pathologie.
- Nicht kardiales Lungenödem:
  - ARDS bei Erwachsenen – Rauch, toxische Chemikalien, einige ernste Erkrankungen
  - Reizgase (6.44)
  - Es findet sich meist ein normales EKG.
- Arrhythmien:
  - Bei einem Herzpatienten können Vorhofflimmern, Vorhofflattern oder supraventrikuläre Tachykardien zu einer akuten Herzinsuffizienz führen. Dieser Zustand ist manchmal schwer von einer physiologischen Sinustachykardie zu unterscheiden, die durch respiratorische Insuffizienz verursacht wird (4.39).
- Kohlenmonoxidvergiftung: Die Pulsoxymetriewerte sind trotz schwerer Hypoxämie normal.
- Hyperventilationssyndrom oder Panikattacken (35.29):
  - Der Patient ist ein junger Erwachsener mit einer entsprechenden Disposition.
  - Der Patient empfindet Atemnot. Dennoch ist

der pO_2 hoch, der pCO_2 erniedrigt und der pH-Wert erhöht (respiratorische Alkalose).
- Der Patient hat Parästhesien der Hände und Schwindelgefühl.
- Der Lungenauskultationsbefund ist normal. Es findet sich häufig eine leichte Tachykardie, das EKG zeigt ST-Senkungen.
- Die Beschwerden können mit vorangegangenem Alkoholmissbrauch in Zusammenhang stehen.
- Eine sekundäre Hyperventilation mit normalem oder nur leicht erniedrigtem pO_2 ist oft bei Pulmonalembolie, Asthma, Pneumothorax oder metabolischer Azidose zu finden.

Dyspnoe, die seit einem Tag bis zu mehreren Wochen besteht

- Exazerbation von Asthma oder COPD (6.32):
  - Pfeifende Geräusche. Denken Sie daran, auch während der forcierten Exspiration auszukultieren.
  - Bei schwerem Asthma oder Emphysem sind die Atemgeräusche abgeschwächt.
  - Ein Infekt der Atemwege (Sinusitis!) oder Staubbelastung ist oft die Ursache der Exazerbation. Die Symptome sind durch Infekte, Allergene oder körperliche Belastung verstärkt.
  - Der Beginn einer obstruktiven Atemwegserkrankung ist oft schleichend.
  - Bei Patienten mit COPD korreliert die Dyspnoe nicht immer mit der Lungenfunktion: „blue bloaters" passen sich an die CO_2-Retention gefährlich gut an, „pink puffers" leiden trotz normalem pCO_2 und gering erniedrigtem pO_2 an schwerer Atemnot.
- Verschlechterung einer chronischen Herzinsuffizienz
- Pneumonie; bakteriell und viral bedingt. Besonders bei Patienten mit einer zugrunde liegenden schweren Lungenerkrankung.
- Allergische Alveolitis (6.41):
  - Farmerlunge: Fieber und Dyspnoe nach Heuarbeiten
  - Krepitation beim Auskultieren (basale Rasselgeräusche)
  - Fieber und Husten
  - Pleuraerguss (6.80):
    – Dämpfung der Atemgeräusche basal (gedämpfte Perkussion)
- Wiederholt auftretende kleine Lungenembolien (5.43):
  - Junge Erwachsene mit entsprechender Disposition können ebenfalls betroffen sein (z.B. bei Verwendung von oralen Kontrazeptiva).
  - Der klinische Verlauf ist im Gegensatz zur akuten Verlaufsform schleichend.
  - Atemnot und Tachykardie, Tachypnoe
- Anämie: Meist von einer gastroinstestinalen Blutung verursacht, es besteht eine Neigung zu Synkopen.
- Instabile Angina pectoris: Bei vielen Patienten mit supraventrikulärer Tachykardie ist Dyspnoe das Symptom, das sie am meisten belastet.
- Durch Nitrofurantoin ausgelöste Lungenerkrankung

Dyspnoe, die sich über Wochen oder Jahre entwickelt hat

- Chronische Linksherzinsuffizienz (4.72)
- Obstruktive Lungenerkrankungen:
  - Asthma (6.30)
  - COPD (6.34)
- Krankheiten, die eine Lungenfibrose verursachen:
  - fibrosierende Alveolitis (6.40)
  - Sarkoidose (6.43)
  - Lungenschäden, die durch Medikamente ausgelöst werden:
    – zytotoxische Reaktionen
    – Immunreaktionen: interstitielle Pneumonie oder Alveolitis
    – Medikamentenreaktionen können sich individuell sehr unterschiedlich manifestieren.
    – Zytostatika sind eine häufige Ursache für zytotoxische Reaktionen (hauptsächlich Methotrexat).
    – Beeindruckende Immunreaktionen sind „Nitrofurantoinlunge" und „Goldlunge".
    – Ein Langzeitgebrauch von Amiodaron verursacht in 5–7% Lungenschäden.
  - Strahlenschäden
- Strukturelle Erkrankungen des Thorax:
  - z.B. Spondylitis ankylosans, Kyphose; besonders, wenn der Patient eine Stammfettsucht (metabolisches Syndrom) aufweist
- Adipositas und Bewegungsmangel verursachen die häufigsten Probleme bei der Differenzialdiagnose einer chronischen Herzinsuffizienz.
- Neuromuskuläre Erkrankungen:
  - Multiple Sklerose (36.45), amyotrophe Lateralsklerose (36.61)
  - Erschlaffung des Zwerchfells; selten beidseitig (Dyspnoe im Liegen)
  - Nächtliche Dyspnoe: Denken Sie auch an das Schlafapnoesyndrom.

Die wichtigsten diagnostischen Untersuchungen

- Die Anamnese und eine gründliche klinische Untersuchung bringen in den meisten Fällen die Ursache der Dyspnoe ans Licht. Die Schlüsselfragen sind:
  - Wurde bei Ihnen Asthma, COPD oder eine Herzerkrankung diagnostiziert?
  - Haben Sie auch in Ruhe Atemnot?
  - Haben Sie nächtliche Atemnot?

- Haben Sie Schmerzen im Brustkorb oder Druckgefühl im Hals?
- Haben Sie Husten oder (blutigen) Auswurf, Husten in der Nacht oder Orthopnoe?
- Was haben Sie unmittelbar vor dem Auftreten der Symptome getan?
- Welche Medikamente nehmen Sie derzeit ein? Medikamentenwechsel? Medikamente, die Lungenschäden verursachen können?
  – Häufigste Ursache ist Nitrofurantoin. Zeigt klinisch das Bild einer Pneumonie.
- Haben Sie Anzeichen einer Infektion? Verschlechtert körperliche Belastung die Symptome? Sind Sie schwindelig?
- Denken Sie daran, dass die unterschiedlichen Manifestationen der Krankheiten individuell sehr variieren können.
- Thoraxröntgen:
  - ist gewöhnlich angezeigt
  - ist meistens normal (z.B. bei Asthma, Lungenembolie, Laryngotracheitis, Bronchitis, Hyperventilation, Anämie)
- EKG:
  - Sollte bei allen Patienten im mittleren oder höheren Alter gemacht werden, wenn nicht eine manifeste, nicht kardiale Ursache vorliegt.
- Peak-Flowmetrie und Spirometrie:
  - Sind einfache und sinnvolle Untersuchungen, wenn eine Obstruktion vermutet wird; die Ergebnisse zeigen oft leicht pathologische Werte, auch wenn eine Restriktion vorliegt.
- Blutgasanalyse:
  - Informativ, aber in der Grundversorgung selten verfügbar. Basisuntersuchung bei respiratorischer Insuffizienz. Diese liegt vor wenn der $pO_2 < 8,0$ und/oder der $pO_2 > 6,0$ ist (6.05).
- Pulsoxymetrie (17.11)
  - Kann keine Hypoventilation messen.
- N-peptid-Konzentration im Serum, wenn eine Herzinsuffizienz vermutet wird (4.72)

Fallen

- Adipositas und schlechter Trainingszustand werden oft als Herzschwäche fehldiagnostiziert.
- Eine sich schleichend entwickelnde Pulmonalembolie zeigt anfangs nur wenig Symptomatik; denken Sie bei entsprechender Disposition daran.
- Die klinischen Zeichen eines Pneumothorax sind nicht leicht zu entdecken, man muss danach gezielt suchen.
- Das Leitsymptom einer instabilen Angina pectoris ist oft Belastungsdyspnoe; denken Sie an die Risikofaktoren.
- Eine Kohlenmonoxidvergiftung wird häufig fehldiagnostiziert; die Pulsoxymetrie kann die Anoxie nicht aufdecken!

- Bei Hypoventilation ist die Dyspnoe nicht immer deutlich zu merken.
- Eine physiologische Tachykardie, die aus einer respiratorischen Insuffizienz resultiert, ist manchmal schwer von einer primären Arrhythmie zu unterscheiden.
- Ein Patient kann manchmal gleichzeitig unterschiedliche Ursachen einer Dyspnoe bieten (Pneumonie und Pulmonalembolie, Asthmaanfall und Pneumothorax usw.).
- Eine durch Nitrofuantoin verursachte Lungenerkrankungen täuscht eine Pneumonie vor.

6.04 Hyperventilation

Ziele

- Erkennen und Behandeln von nicht psychogenen Ursachen einer Hyperventilation, besonders bei älteren Patienten.
- Erkennen einer psychogenen Hyperventilation als Ursache von Thoraxschmerzen oder unklaren neurologischen Befunden und Beruhigung des Patienten durch Hinweis auf den gutartigen Charakter der Symptome.

Definitionen

- Hyperventilation bedeutet eine gesteigerte Alveolarventilation, die eine Abnahme des arteriellen Blut-pCO_2-Gehalts hervorruft, was wiederum neurologische Symptome und Manifestationen auslöst, die durch Gefäßengstellung verursacht werden.
- In der Praxis ist ein Hyperventilationssyndrom meist eine psychogene Hyperventilation, die oft mit Panikattacken einhergeht. Die Definition von Panikattacken im ICD 10 schließt viele Anzeichen der Hyperventilation ein (35.29). Hyperventilation ist aber auch eine Begleiterscheinung vieler somatischer Erkrankungen.

Pathophysiologie

- Pulmonale Ursachen:
  - Pneumonie
  - Pneumothorax
  - Lungenembolie (5.43)
  - Asthma und chronische obstruktive Lungenerkrankung (COPD)
  - Lungenfibrose, Alveolitis
- Andere Ursachen:
  - psychischer Druck, Panikattacken (35.29)
  - Herzinsuffizienz
  - metabolische Azidose
  - neurologische Erkrankungen (Tumoren des Hirnstamms)

Symptome

- Thoraxschmerzen:
  - Oft ein stechender Schmerz auf der linken Seite.
  - Hyperventilation kann Koronarspasmen und dadurch eine typische Belastungs-Angina-pectoris verursachen, mit ST- und T-Veränderungen im EKG.
- Tachykardie
- Neurologische Symptome:
  - Schwindel, Ohnmacht
  - Schwäche, Tremor
  - Parästhesien
  - motorische Unsicherheit
  - Konzentrationsprobleme
  - Tetanie
- Psychische Symptome:
  - Angstgefühle, Panikattacken
  - Depersonalisation

Diagnostik einer psychogenen Hyperventilation

- Patientenanamnese
- D-Dimer- und Blutgasanalyse bei Verdacht auf Lungenembolie:
  - Bei Hyperventilation: Niedriger arterieller Blut-pCO_2-Wert, aber normaler oder erhöhter arterieller Blut-pO_2-Wert.
- Hyperventilationstest:
  - Wenn absichtliche Hyperventilation die bekannten Symptome hervorruft, wird die Diagnose gestützt und der Patient kann die Pathophysiologie der Symptome besser verstehen.

Behandlung

- Ursächliche Behandlung
- Behandlung einer akuten psychogenen Hyperventilation:
  - Es ist oft nützlich, den Patienten zu beruhigen und zum Sprechen zu bringen.
  - Falls nötig, den Patienten in eine Papiertüte atmen lassen.
  - Orales Diazepam (in Tabletten oder Tropfenform) kann bei Bedarf verabreicht werden.
  - Versuchen Sie, Auslöser zu erkennen, und erstellen Sie einen Behandlungsplan für den Patienten (Beobachtung der eigenen Atmung, bei Bedarf den Atem anhalten).
- Behandlung von Panikattacken: siehe 35.29.

6.05 Respiratorische Insuffizienz

Definition

- Unter respiratorischer Insuffizienz versteht man im Allgemeinen eine Störung des Gasaustausches zwischen der Umgebungsluft und dem arteriellen Blut (arterieller Blut-pO_2 < 8 kPa, arterieller Blut-pCO_2 > 6,7 kPa) (17.10), (17.11).
- Dabei werden 2 Hauptgruppen unterschieden:
  - Störung des Gasaustausches auf alveolärem Niveau (Hypoxämie ist das Hauptproblem)
  - beeinträchtigte Ventilation, das heißt Hypoventilation (Hyperkapnie ist das Hauptproblem)
    - Bei der akuten Hypoventilation ist die Zunahme der CO_2-Konzentration verbunden mit einer respiratorischen Azidose (art. pH < 7,35).
    - Bei der chronischen Hypoventilation ist der pH-Wert normal.

Akute respiratorische Insuffizienz

- Bei der akuten respiratorischen Insuffizienz führen entweder eine Oxygenierungsstörung mit Akkumulation von CO_2 und/oder gesteigerte Atemarbeit zu einer Störung des Gleichgewichts und erfordern unmittelbare Behandlung.
- Die meisten Patienten zeigen in der Praxis gleichzeitig Anzeichen einer Gasaustauschstörung und von Hypoventilation und die Atemarbeit wird entsprechend den Reserven des Patienten gesteigert.
- Die Behandlung zielt auf eine Sicherung eines ausreichenden Gasaustauschs, das heißt Sauerstoffzufuhr für alle Organe/Gewebe und Elimination von CO_2 und erträglicher Atembelastung, ab.

Ätiologie

- Depression des Atemzentrums durch:
  - Medikamentenüberdosis (Opioide!), Vergiftungen
  - Erkrankungen des ZNS
  - Bewusstlosigkeit (verschiedene Ursachen)
  - sorglose Sauerstofftherapie bei einem Patienten mit einer Lungenerkrankung
- Der Nervenimpuls wird nicht an die Atemmuskeln weitergeleitet:
  - Rückenmarksverletzungen
  - Myelitis
  - Infektionen (Tetanus, Poliomyelitis, Botulismus)
  - Neurologische Erkrankungen (Myasthenia gravis, Erkrankungen der Motoneuronen, Muskeldystrophien): Normalerweise besteht eine chronische Hypoventilation mit einer aku-

ten Exazerbation, z.B. während eines Atemwegsinfekts.
- Polyradikulitis
- Beeinträchtigung der Atemmechanik:
  - traumatische Thoraxkompression, Zwerchfellriss
  - (Spannungs-)Pneumothorax (6.61), Hämatothorax
  - schwere Kyphoskoliose (üblicherweise besteht eine chronische Hypoventilation mit einer akuten Exazerbation, z.B. während eines Atemwegsinfekts)
- Obstruktion der Atemwege:
  - Fremdkörper (6.60)
  - Obstruktion durch einen Tumor oder durch Schleim
  - schwerer Asthmaanfall oder akute Exazerbation einer COPD (6.32)
- Parenchymale Lungenerkrankungen:
  - schwere Pneumonie
  - akute Lungenverletzung oder schweres Atemnot-Syndrom des Erwachsenen (ARDS)
  - Lungenödem (4.70)
  - akute interstitielle Pneumonie
- Insuffiziente Lungendurchblutung:
  - Lungenembolie (5.43)
- Zu niedrige Sauerstoffsättigung des Blutes:
  - schwere Anämie
  - Kohlenmonoxidvergiftung
- Status epilepticus

Diagnostik

Symptomatik
- Subjektive Atembeschwerden (Dyspnoe)
- Unruhe, Verwirrung und Bewusstseinsstörungen
- Gesteigerte Atemarbeit, Einsatz der Atemhilfsmuskulatur, gesteigerte Atemfrequenz

Untersuchungen
- Periphere Sauerstoffsättigung mit einem Pulsoxymeter (SpO_2):
  - Ein gutes Instrument, um eine Hypoxämie zu entdecken, weist aber keine Hypoventilation nach.
  - Das Behandlungsziel muss an den Patienten und die Situation angepasst sein.
  - Normalerweise sind Werte > 90% ausreichend. Achtung: Ein Patient, der Sauerstoff erhält, kann eine schwere Hypoventilation und ein hohes arterielles CO_2 aufweisen (aB-pCO_2), auch wenn die periphere Sauerstoffsättigung > 90% ist.
- Arterielle Blutgasanalyse:
  - plötzliches Ansteigen der Kohlendioxidkonzentration (pCO_2 > 6kPa) in Verbindung mit einer respiratorischen Azidose
  - pH < 7,35 erfordern Behandlungsmaßnahmen
- Es sind Untersuchungen zur Identifizierung der Ursache der respiratorischen Insuffizienz notwendig.

Behandlungsgrundsätze
- Das primäre Behandlungsziel ist die Aufrechterhaltung einer ausreichenden Gewebsoxygenierung. Dabei sollten folgende Aspekte bedacht werden: Oxygenierung des arteriellen Blutes, die Herzleistung und die Sauerstofftransportfähigkeit des Blutes (Hämoglobinkonzentration).

Behandlungsoptionen.
- Unterstützende Sauerstoffbehandlung (die Sauerstoffkonzentration in der Atemluft = FiO_2 wird über 0,21 angehoben):
  - Kontrolliert durchgeführt (Monitoring mit einem Pulsoxymeter) mit dem Ziel einer ausreichenden Korrektur des Sauerstoffdefizits unter gleichzeitigem Vermeiden einer Überkorrektur, speziell bei Patienten mit chronischer Hypoventilation.
  - Gebrauch einer Venturimaske (28–40%), Nasenbrille als Anschluss zum Patienten.
  - Das Ziel für den Anstieg des Sauerstoffpartialdrucks sind 8–10 kPa und eine Sauerstoffsättigung über 90%. Bei der Behandlung einer exazerbierten COPD ist das Ziel 87–92% Sättigung.
- Behandlung CPAP (= continuous positive airways pressure):
  - Erhöht das Lungenvolumen, hält die oberen Atemwege offen, öffnet kollabierte Atemwege, verbessert den Gasaustausch und vermindert die Atemarbeit, leistet aber keine mechanische Unterstützung der Atmung.
  - Der Patient muss selbst noch genug Atemkapazität haben.
  - Grundlegende Behandlung bei kardiogenem Lungenödem, Pneumonie und anderen Gasaustauschstörungen, wenn die unterstützende Sauerstoffgabe allein nicht ausreichend ist, sich aber noch keine Hypoventilation entwickelt hat.
- Maschinelle Beatmung:
  - Assistierte Beatmung erhält die respiratorische Kapazität, verringert die Atemarbeit, erhöht das Lungenvolumen, hilft kollabierte Atemwege zu öffnen, intensiviert die Ventilation und fördert den Gasaustausch.
  - Wenn möglich, sollte eine (nicht invasive) Maske (kein Tubus) verwendet werden.
    - Nicht invasive Beatmung ist Behandlungsmethode der 1. Wahl bei einer akuten Exazerbation einer COPD **A** und bei anderen Ursachen einer respiratorischen Insuffizienz mit Hyperkapnie, wenn der Zustand keine unmittelbare Intubation erfordert.

- Wenn eine nicht invasive Beatmung rechtzeitig begonnen wird, kann der Bedarf einer Tubusbeatmung gesenkt und die damit verbundenen Komplikationen vermieden werden.
- Bei Exazerbation einer COPD wird die nicht invasive Beatmung bei einem arteriellen pH < 7,35 begonnen und bei einem pCO_2 > 6–6,5 kPa (oder höher als der normale Spiegel des Patienten).
◦ Eine Gesichtsmaske, die die druckunterstützte Beatmung zulässt, soll verwendet werden (BI-PAP = bilevel positve airway pressure ventilation).
◦ Intubation und invasive Respiratorbehandlung ist notwendig bei
- schwerer Gasaustauschstörung (z.B. ARDS),
- schwerer Hypoventilation (pH < 7,25),
- Notwendigkeit eines künstlichen Atemwegs um die Atemwege zu sichern (bewusstloser Patient).
◦ Die Behandlung wird an einer Einheit durchgeführt, an der monitorisiert werden kann (Österreich: Überwachungs- oder Intensivstation).
◦ Bei der maschinellen Beatmung muss das Risiko eines Lungenschadens beachtet und eine Strategie, die die Lunge schützt, gewählt werden.
◦ Die Möglichkeit der Entwöhnung vom Respirator sollte täglich neu bewertet werden.
◦ Bei COPD-Patienten ist es von Vorteil, nach der Extubation eine nicht invasive Beatmungsform zu wählen.

Chronische respiratorische Insuffizienz

- Bei einer chronischen respiratorischen Insuffizienz liegt meist eine lange bestehende Störung der alveolaren Ventilation zugrunde, die das 1. Symptom ist und während des Schlafes akzentuiert wird. Der arterielle Kohlendioxidspiegel (pCO_2) ist > 6kPa, Sauerstoff (pO_2) < 8 kPa, der pH Wert ist normal.

Ätiologie
- Lang andauernde oder permanente Störung der Funktionen des Atemzentrums, der die Respiration versorgenden Nervenbahnen, der Atemmuskulatur, Thoraxerkrankungen oder Lungenerkrankungen
- Eine chronische Hypoventilation wird oft während Atemwegsinfektionen verschlechtert.
- Zu den häufigsten, zu einer chronischen Hypoventilation führenden Erkrankungen gehören:
  ◦ COPD
  ◦ neuromuskuläre Erkrankungen (z.B. amyotrope Lateralsklerose, Muskeldystrophien, Zwerchfelldysfunktionen)
  ◦ Erkrankungen, die die Thoraxmobilität einschränken (Kyphoskoliose und andere Thoraxdeformationen, Folgen einer Poliomyelitis, schwere ankylosierende Spondylitis, maligne Adipositas)
  ◦ schwere Schlafapnoe und Hypoventilation, die mit Fettsucht assoziiert ist (Pickwicksyndrom)

Diagnostik
- Klinik und Symptome:
  ◦ Dyspnoe, Zyanose, Polyzythämie, Symptome und Zeichen einer Rechtsherzstauung
- Symptome, die auf eine nächtliche Hypoventilation hinweisen:
  ◦ unruhiger Schlaf, morgendlicher Kopfschmerz und Benommenheit
  ◦ Tagesmüdigkeit und Mattigkeit
  ◦ Verschlechterung der Gedächtnisses und der Konzentration
  ◦ wiederkehrende Episoden einer respiratorischen Insuffizienz
- Untersuchungen:
  ◦ arterielle Blutgasanalyse:
    - im Wachzustand Sauerstoff (pO_2) < 8 kPa und/oder Kohlendioxid (pCO_2) > 6 kPa, pH Wert normal, BE und HCO_3 erhöht
  ◦ Nächtliche Sauerstoffsättigung (SpO_2), diese wird mit dem Pulsoxymeter gemessen und die Kohlendioxidkonzentration transkutan registriert (PtcC) oder endexpiratorisch gemessen ($PETCO_2$). Folgende Werte weisen auf nächtliche Hypoventilation hin:
    - nächtliche Sauerstoffsättigung mindestens 20% der Zeit < 90%, die niedrigsten Werte < 85%
    - nächtliche $PtCO_2$ und/oder PETC erhöht (> 7–8 kPa)
  ◦ Spirometrie (im Sitzen und zurückgeneigt)
  ◦ maximale inspiratorische und exspiratorische Drucke

Generelle Behandlungsgrundsätze
- Sauerstofftherapie alleine kann die Hypoventilation verschlechtern.
- Therapie der 1. Wahl ist assistierte Beatmung mittels Respirator (Heimrespiratorbehandlung).
- Die assistierte Beatmung wird hauptsächlich während des Schlafs/in der Nacht benötigt. Beatmung nur während der Nacht ist oft die ausreichende Therapie.
- Ziele einer Respiratorbehandlung sind die Vermeidung einer Atemdepression während des Schlafs, die Erleichterung der mit nächtlicher Hypoventilation assoziierten Symptomatik, die Verbesserung der Schlafqualität, eine positive

Beeinflussung der Tagesleistungsfähigkeit und die Reduktion von akuten Episoden einer respiratorischen Insuffizienz.
- Zusätzliche Sauerstoffgabe kann mit einer Heimrespiratorbehandlung kombiniert werden.
- Der Beginn der Behandlung sollte elektiv erfolgen.

Behandlungsoptionen
- **A. Nicht invasive Maskenbeatmung**, wenn eine assistierte Beatmung während der Nacht/beim Schlaf ausreichend ist.
- Stabile oder nur langsam fortschreitende chronische Hypoventilation:
  - Thoraxdeformitäten
  - Muskeldystrophien
  - Folgen einer Poliomyelitis
  - Multiple Sklerose
  - zweiseitige Zwerchfelllähmung
  - Pickwick-Syndrom
  - primäre und zentrale alveoläre Hypoventilation
- Andere ausgewählte Indikationen:
  - amyotrope Lateralsklerose
  - COPD bei ausgewählten Patienten
- **B. Invasive Respiratorbeatmung über ein Tracheostoma**, wenn eine assistierte Beatmung zumindest für 15 von 24h notwendig ist (z.B. Folge einer hohen Querschnittslähmung) oder die Maskenbeatmung nicht geeignet oder nicht mehr ausreichend ist.
  - Die Anordnung einer invasiven Langzeitrespiratorbeatmung erfordert üblicherweise den formellen Entscheid einer Gesundheitsbehörde über die bestehende Atemlähmung.
  - Anmerkung: Ein solcher ist in Österreich weder üblich noch nötig. Erforderlich ist eine sorgfältige Absprache mit dem Patienten (eventuell vorhandene Patientenverfügung) und seinen Angehörigen und, in Kooperation mit der behandelnden Fachabteilung, eine Genehmigung durch die Krankenkasse.
- Andere Behandlungsoptionen:
  - Stimulation der Nn. phrenici:
    – Wenn bei einer zentralen Hypoventilation die Funktion des Zwerchfells und der Nn. phrenici intakt sind und die Thoraxmobilität ausreichend ist.
  - Atemstimulatoren:
    – Eine Option, wenn eine Heimrespiratorbehandlung nicht geeignet erscheint.
    – Die meisten Erfahrungen und Evidenz bestehen mit Medroxyprogesteron (respiratorische Insuffizienz in der Postmenopause), Acetazolamid und Almitrin.

6.07 Lungenfunktionstests

Peak-flowmetrie (Peak expiratory flow, PEF)

Grundregel
- Ein erniedrigter PEF kann bei Rauchern ein Hinweis auf eine chronisch obstruktive Lungenerkrankung (COPD) sein.

Indikationen
- Screening der Lungenfunktion
- Asthma-Diagnose:
  - Überwachung der Tagesschwankungen bei Obstruktionen der Atemwege
  - Zuhause: Überwachung des Ansprechens auf eine Therapie mit einem Bronchodilatator
  - Bei der Arbeit: Überwachung der Atmungsfunktionen
  - Provokationstests der Bronchien
- Verlaufskontrolle bei Asthma
- Verdacht auf COPD
- Differenzialdiagnose zwischen Asthma und COPD

Aufzeichnung des PEF
- Der Wert wird im Stehen gemessen.
- Auf ein maximales Einatmen folgt ein kurzes maximales Ausatmen.
- Der Patient schließt seine Lippen fest um das Mundstück.
- Der Test wird mindestens 3 × wiederholt; noch öfter, falls der Unterschied zwischen den beiden höchsten Messergebnissen mehr als 20 l/min beträgt.
- Der höchste Messwert wird aufgezeichnet.
- Das Ergebnis wird mit den nach Alter, Geschlecht und Körpergröße angepassten Standardwerten verglichen (siehe Abb. 6.7.1).

Diagnostisches PEF-Monotoring zu Hause
- 1. Woche:
  - Der PEF-Wert wird am Morgen und am Nachmittag oder am Abend gemessen (immer zur gleichen Tageszeit), außerdem bei Dyspnoe- oder Hustenanfällen.
  - Bronchodilatatoren werden nur bei Bedarf eingesetzt.
- 2. Woche:
  - Der PEF-Wert wird am Morgen und am Nachmittag oder am Abend vor der Inhalation eines Bronchodilatators (gewöhnlich eines Betasympathikomimetikums) sowie 15 Minuten danach gemessen.
  - Die Abfolge der Untersuchung muss nicht immer so streng durchgeführt werden; manchmal ist es nötig, die medikamentöse Therapie unmittelbar zu beginnen. PEF-Aufzeichnun-

gen sollten auch dann durchgeführt werden, wenn Symptome auftreten (Belastung mit Allergenen, körperliche Belastung usw.).

Spirometrie

Grundsätzliches
- Die Spirometrie wird zur Aufzeichnung des Lungenvolumens (statische Spirometrie) oder der Änderungen im Lungenvolumen auf einer Zeit- oder Flussachse (dynamische Spirometrie) verwendet (siehe Abb. 6.7.2).

Indikationen
- Diagnose und Verlaufskontrolle bei obstruktiven Lungenerkrankungen (Asthma, COPD)
- Diagnose und Verlaufskontrolle bei restriktiven Lungenerkrankungen (z.B. Lungengewebserkrankungen)
- Beurteilung der Arbeitsfähigkeit
- Beurteilung, ob ein chirurgischer Eingriff möglich ist
- Überwachung der Auswirkungen einer Strahlentherapie, einer Operation oder einer medikamentösen Behandlung

Vorbereitung auf die Untersuchung
- Mindestens 4 Stunden vor der Untersuchung nicht rauchen.
- Mindestens 2 Stunden vor der Untersuchung keine schweren Mahlzeiten, keinen Kaffee oder Cola-Getränke zu sich nehmen.
- Mindestens 2 Stunden vor der Untersuchung körperliche Anstrengung und das Einatmen von kalter Luft vermeiden.
- Mindestens 15 Minuten Ruhepause einhalten.
- Die folgenden Medikamente sollten abgesetzt werden, wenn die Untersuchung zu Diagnosezwecken erfolgt:
  - Betasympathikomimetika, Anticholinergika, Leukotrienrezeptorantagonisten: 1–4 Tage vorher.
  - Theophyllin, kombinierte Präparate, Hustenmittel: 3 Tage vorher.
  - Kortikosteroide: ihre Wirkung ist langfristig und schwer abzuschätzen (Wochen). Mit der regelmäßigen Verabreichung von Kortikosteroiden sollte erst begonnen werden, wenn die Diagnose Asthma bestätigt wurde.
  - Antihistaminika müssen vor einer diagnostischen Spirometrie nicht abgesetzt werden.
- Wegen der Schwankungen im Tagesverlauf sollten die Folgeuntersuchungen nach Möglichkeit immer um dieselbe Tageszeit durchgeführt werden.

Kontraindikationen
- Ein akuter Atemwegsinfekt innerhalb der letzten 2 Wochen
- Eine schwere ischämische Herzerkrankung
- Schwere Arrhythmien (die durch den Bronchodilatationstest hervorgerufen werden können)

Ausrüstung
- Spirometer für den Labor- und Praxisgebrauch; Turbinen-Spirometer im Taschenformat
- Die Ausrüstung sollte die Qualitätsrichtlinien der Europäischen Lungengesellschaft erfüllen.
- Eine ständige Qualitätskontrolle sollte durchgeführt werden:
  - Ausbildung (und ständige Weiterbildung) des Personals
  - Kalibrierung der Geräte und regelmäßige Wartung
  - Beachten der Referenzwerte nach Geschlecht, Alter und Körpergröße

Methoden und Parameter
- Statische Spirometrie:
  - Der wichtigste Parameter ist die Vitalkapazität (VC).
  - Am besten sollte die Vitalkapazität bei der Inspiration gemessen werden (ein maximales langsames Einatmen nach einem maximalen Ausatmen).
  - Der höchste von 3 Messwerten wird aufgezeichnet.
  - Der Unterschied zwischen den beiden höchsten Messwerten darf nicht über 0,2 l liegen.
- Dynamische Spirometrie (Volumen-Zeit-Aufzeichnung; Abb. 6.7.3):
  - schnelle und vollständige Exspiration nach maximaler Inspiration
  - Parameter:
    - forcierte Vitalkapazität (FVC)
    - forcierte Ausatmung in 1 Sekunde (FEV_1)
    - prozentualer Anteil von FEV_1 an FVC (FEV%)
  - Die Ergebnisse werden der Körpertemperatur angepasst (Body Temperature/Standard Pressure/Saturated, BTPS), weil die ausgeatmete Luft auf ihrem Weg zum Spirometer abgekühlt wird.
  - Die jeweils größten und zweitgrößten FEV_1- bzw. FVC-Werte dürfen nicht um mehr als 4% voneinander abweichen. Eine unzuverlässige Messung sollte nicht aufgezeichnet werden.
- Dynamische Spirometrie (Fluss-Volumen-Aufzeichnung):
  - Wird auf die gleiche Weise wie die Volumen-Zeit-Aufzeichnung ausgeführt.
  - Parameter:
    - FVC, FEV_1, FEV%
    - PEF (Peak Flow)
    - Peak Flow bei 75%, 50% bzw. 25% des FVC-Volumens (MEF_{75}, MEF_{50}, MEF_{25})
  - PEF und MEF_{75} hängen vom Durchmesser der größeren Luftwege, von der bei der Ausat-

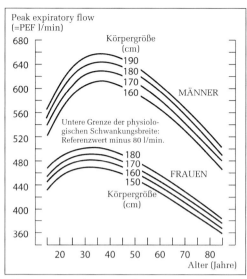

Abb. 6.7.1 PEF-Referenzwerte bei Männern und Frauen im Alter von 15 bis 85 Jahren (Nunn A j, Greg I BMJ 1989; 298: 1068–1070).

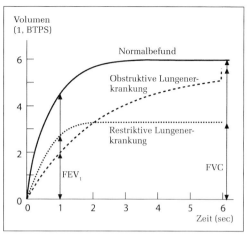

Abb. 6.7.2 Zeit-Volumen-Diagramm mit einem normalen Spirometriebefund und mit Kurven, die auf einen obstruktiven bzw. restriktiven Status hinweisen.

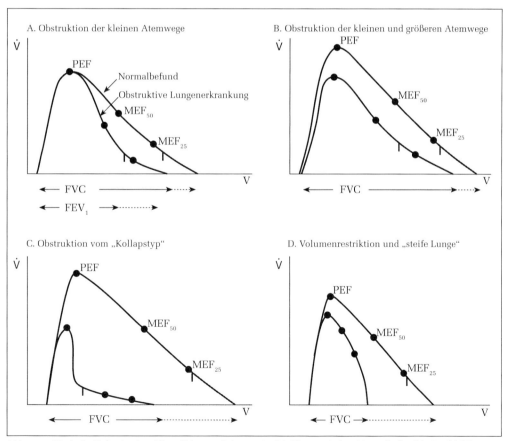

Abb. 6.7.3 Typische Befunde einer Fluss-Volumen-Spirometrie. Die Kurve mit dem Normalbefund ist in Abbildung A mit einem Pfeil gekennzeichnet.

mung angewandten Muskelkraft und von der Compliance (Dehnbarkeit) der Lungen ab.
- MEF_{50} und MEF_{25} hängen mehr vom Durchmesser der mittleren und kleinen Luftwege, von der Compliance der Lungen und der Muskelkraft ab.
- MEF_{50} und MEF_{25} sind mit mehreren Fehlermöglichkeiten behaftet. Die Diagnose von COPD und Asthma wird durch die FEV_1-/FVC-Werte festgelegt.
- Die Messungen aus mehreren Atmungszyklen werden übereinander aufgezeichnet. Graphen, die von der Mehrheit abweichen, werden nicht aufgenommen.

Der Bronchodilatationstest

Indikationen
- Erkennen einer reversiblen Obstruktion bei der Asthma-Diagnose.
- Beurteilung der Angemessenheit einer medikamentösen Behandlung bei Asthma: Der Patient sollte seine normalen Medikamente nehmen. (Die Verwendung des Medikaments muss festgestellt und die zeitliche Einteilung der Dosis sollte im Bericht festgehalten werden.)

Durchführung des Tests
- Spirometrie oder PEF werden vor und nach der Inhalation eines Betasympathomimetikums, z.B. 0,4 mg Salbutamol, aufgezeichnet.

Interpretation
- Das Ausmaß der Änderungen vom Ausgangswert und das Änderungsminimum, die auf Asthma hinweisen:
  - FEV_1 15% und/oder FVC 12% (0,20 l)
  - VC und FVC 15% (0,25 l)
  - PEF 15% (mindestens 60 l/min, mit einem PEF-Meter gemessen)

Typische Profile

Asthma
- FEV_1, FEV%, PE (auch MEF_{50} oder MEF_{25}) sind verringert oder vorübergehend normal bei leichtem oder gut kontrolliertem Asthma.
- VC, FVC sind gewöhnlich normal;
  - FVC kann bei schwerem Asthma verringert sein („dynamische Restriktion"), wobei VC deutlich höher sein kann als FVC und der FEV%-Wert normal sein kann.
- Beim Bronchodilatationstest wird eine signifikante Reaktion registriert.
- MEF_{50} und MEF_{25} reagieren sehr sensibel auf Variationen der Ausatmung. Pathologische Ergebnisse in MEF_{50} oder MEF_{25} ohne signifikante Anomalien in FEV_1, FEV% und PEF sind nicht diagnostisch.

Chronische obstruktive Pulmonalerkrankung (COPD)
- FEV_1, FEV% oder PEF sind
  - ständig verringert, oder normal bei einer leichten COPD.
- MEF_{50} und MEF_{25}
  - sind im Frühstadium der Erkrankung, schon vor dem Auftreten klinischer Symptome, oft verringert (Obstruktion der kleinen Luftwege).
  - Besonders bei einem Emphysem können MEF_{50} und MEF_{25} sehr niedrig sein („Kollaps").
- FVC ist oft verringert („dynamische Restriktion").
- Bei der Broncholyse wird keine signifikante Reaktion registriert.

Restriktive Lungenerkrankung
- Ursachen:
  - Lungenparenchymerkrankung (Alveolitis, Fibrose)
  - extrapulmonale Ursachen (Pleuraverdichtung, Pleuraerguss, Deformierungen der Wirbelsäule im Brust- oder Thoraxbereich, Fettleibigkeit)
- VC und FVC sind verringert.
- FEV_1 und PEF sind verringert (aber FEV% ist normal).
- Im Bronchodilatationstest wird keine signifikante Reaktion registriert.

Beurteilung, ob ein chirurgischer Eingriff möglich ist
- Faustregel: FEV_1 sollte bei einem geplanten Eingriff über 1 l liegen.
- Die Messwerte müssen mit den Referenzwerten verglichen werden (angepasst nach Geschlecht und Alter des Patienten).

6.10 Akute Bronchitis

Grundregeln
- Eine akute Bronchitis dauert weniger als 2–3 Wochen und hat als Hauptsymptome Husten und Auswurf.
- Die akute Bronchitis ist meist mit einer oberen Atemwegsinfektion vergesellschaftet, daher leidet der Patient gleichzeitig unter Schnupfen, Halsschmerzen und Heiserkeit.
- Die wichtigste Differenzialdiagnose, die bedacht werden muss, ist die Pneumonie.
  - Akute Bronchitis und Pneumonie können nicht allein aufgrund von klinischen Symptomen und der klinischen Untersuchung unterschieden werden. Die Pneumonie kommt deutlich seltener vor als die Bronchitis.

- Bei einer sonst gesunden Person, die keine starke Allgemeinsymptomatik bietet (Herzfrequenz < 100/min, Atemfrequenz < 24/min, Körpertemperatur < 38° C), keine Pneumonieverdächtigen Rasselgeräusche oder Dämpfung bei der Perkussion, ist die Wahrscheinlichkeit einer Pneumonie sehr gering und kann praktisch ausgeschlossen werden
- Eine Bronchitis ist meistens eine Virusinfektion, die keine antibiotische Behandlung erfordert **B**.
  - Eine antibiotische Behandlung beeinflusst die Dauer der akuten Bronchitis nicht, selbst wenn Anzeichen einer bakteriellen Infektion vorhanden sind.
  - Antibiotika sollen Patienten mit klaren Zeichen einer Pneumonie vorbehalten sein.
- Nachdem der Verlauf der Erkrankung nicht aus dem klinischen Bild oder den Laboruntersuchungen vorausgesagt werden kann, muss der Patient wiederbestellt werden, wenn er sich nicht erholt oder verschlechtert, unabhängig von einer eventuellen antibiotischen Therapie.

Ätiologie und klinisches Erscheinungsbild

- Der Husten dauert bei den meisten Patienten etwa 2 Wochen.
- Bronchitis und Pneumonie werden oft von den gleichen Erregern hervorgerufen – die Diagnose steht daher nur für verschiedene Schweregrade der gleichen Krankheit.
  - Bei der Bronchitis ist die Schleimhaut des Bronchialsystems betroffen, bei der Pneumonie dehnt sich die Infektion ins Lungenparenchym aus.
- Tabelle 6.10.1 kann wichtige Anhaltspunkte aufzeigen.

Indikationen für ein Thoraxröntgen

- Der Patient hat Husten, Fieber und ein CRP von maximal 50 mg/l, aber keine Symptome der oberen Atemwege.
- Reduzierter Allgemeinzustand
- Der Patient hat eine Grundkrankheit, die für Pneumonien prädisponiert: COPD, Bronchiektasien, Diabetes, eine chronische Herz-, Leber- oder Nierenerkrankung.
- Eine rezente (< 1 Jahr) Pneumonie in der Anamnese.
- Prolongierter oder ungewöhnlicher Verlauf der Krankheit.

Andere Untersuchungen und Differenzialdiagnostik

- Eine Bronchitis ist oft schwer von einer Pneumonie zu unterscheiden.
  - Abnorme Befunde bei der Lungenauskultation wie z.B. vesikuläre Rasselgeräusche, abgeschwächtes Atemgeräusch sowie flache und beschleunigte Atmung deuten auf eine Pneumonie hin.
  - Wenn der Patient ernsthaft erkrankt ist oder die Symptome persistieren, sollte ein Thoraxröntgen veranlasst werden.
- Bei vielen Patienten mit viraler Bronchitis oder Pneumonie ist das CRP niedrig (< 50 mg/l) **B**.
- Bei Patienten mit anhaltenden Symptomen oder lokalen Anzeichen einer Sinusitis sollte eine solche durch eine Ultraschall*- oder Röntgenuntersuchung ausgeschlossen werden.
- * In Österreich nicht üblich. In Finnland gibt es handliche Geräte, die dafür in der Praxis eingesetzt werden.
- An folgende Zustandsbilder, die einer Bronchitis ähneln können, sollte gedacht werden:
  - Farmerlunge (6.41)
  - pulmonale Toxizität von Nitrofurantoin
  - andere durch Medikamente (Tolfenaminsäure, parenterales Gold, Methotrexat) hervorgerufene pulmonale Symptome
- Wiederholte und lang anhaltende Episoden einer „Bronchitis" können ein Zeichen für frühes (beginnendes) Asthma sein (6.30).

Behandlung

- Unterstützende Maßnahmen
- Antitussiva bei Bedarf
  - Hustenmittel sollten nur verschrieben werden, wenn der Husten das Alltagsleben des Patienten (z.B. seinen Schlaf) stört. Sie kön-

Tabelle 6.10.1 **Ätiologie einer akuten Bronchitis**

Erreger	Charakteristik
Influenza-A-Virus	Epidemien, die alle Altersgruppen betreffen
Influenza-B-Virus	oft endemisch, betrifft alle Altersgruppen
• Parainfluenza 1–3 • Adenovirus	Einzelfälle, Epidemien sind selten
Pneumokokken	• Personen mittleren oder höheren Alters • plötzlicher Beginn • Symptome in den oberen Atemwegen
Mykoplasma	• Epidemien bei Personen unter 30 • im Frühstadium Symptome der oberen Atemwegen • trockener Husten
Bordetella pertussis	Dauerhusten
Haemophilus influenzae	Raucher und Personen mit chronischer Bronchitis
Moraxella catarrhalis	chronische Bronchitis, bei Immungeschwächten

nen dem Patienten helfen, mit den Symptomen zurechtzukommen, und den unnötigen Einsatz von Antibiotika vermeiden.
  ○ Bei Patienten mit bronchialer Obstruktion (Giemen und trockener Husten) können inhalative Betasympathikomimetika effizienter sein als Hustenmittel **Ⓒ**.
- **Sonst gesunden Patienten, die in gutem Allgemeinzustand sind, sollten keine Antibiotika gegen eine akute Bronchitis verschrieben werden.**
  ○ Wenn die Symptome trotz gutem Allgemeinzustand länger andauern, kann die Bestimmung des CRP-Werts die Entscheidung unterstützen, keine Antibiotika zu verabreichen **Ⓑ**. Ein niedriger CRP-Wert schließt jedoch bei Patienten mit gravierenden Symptomen eine ernste bakterielle Erkrankung nicht aus.
- Eine Pneumokokken-Pneumonie ist die wichtigste ernsthafte Infektion der unteren Atemwege, und es ist gerechtfertigt, schwer kranke Patienten unter diesem Aspekt zu behandeln (6.11). Wenn jedoch eine Infektion mit Mykoplasmen oder Chlamydien vermutet wird, sind Doxycyclin und Makrolide Medikamente der ersten Wahl. Patienten mit COPD sollten mit Doxycyclin, Amoxicillin oder Trimethoprim behandelt werden, da die Krankheit oft von Haemophilus influenzae ausgelöst wird. Die empfohlene Behandlungsdauer beträgt 5–7 Tage (s. Tab. 6.10.2).
- Eine antibakterielle Therapie sollte erwogen werden, wenn
  ○ der Serum-CRP-Wert über 50 mg/l liegt,
  ○ reichlicher, purulenter Auswurf vorliegt,
  ○ der Allgemeinzustand des Patienten beeinträchtigt ist oder sich verschlechtert,
  ○ das Bewusstsein getrübt oder der Patient verwirrt ist,
  ○ stechende Thoraxschmerzen vorhanden sind,
  ○ die Atemfrequenz über 20/min liegt,
  ○ Fieber > 37,8° C, das länger als 1 Woche andauert; auch Untertemperatur ist zu beachten,
  ○ Fieber nach einer fieberfreien Phase wieder einsetzt oder ein abfallendes Fieber, das wieder zu steigen beginnt
  ○ aufgrund der epidemiologischen Situation eine Infektion mit Mykoplasmen, Chlamydien oder Pertussis vermutet wird,
  ○ der Patient Risikofaktoren für eine Pneumonie aufweist; z.B. Immunschwäche, Alkoholismus, chronische Lungenerkrankungen oder Herzinsuffizienz.

Tabelle 6.10.2 **Antibiotika bei akuter Bronchitis**

Medikament	Dosis
Penicillin V[1]	3 × tgl. 1–1,5 Mio. Einheiten
Amoxicillin	3 × 500 mg
Cefalexin	3 × 500 mg
Doxycyclin[2]	1 × 100–150 mg
Telithromycin	2 × 400 mg

[1] Bei Penicillinallergien: Cephalosporine 1. Generation, z.B. Cefalexin oder Cefadroxil.
[2] Bei Verdacht auf Mykoplasmen oder Chlamydieninfektion ist Doxycyclin Mittel der Wahl

6.11 Pneumonie

Grundregeln

- Wenn ein Patient Husten oder Fieber hat und sein Allgemeinzustand schlecht ist oder sich verschlechtert, sollte ein Thoraxröntgen veranlasst werden, um eine Pneumonie zu diagnostizieren oder auszuschließen **Ⓑ**.
- Die Behandlung muss gegen Pneumokokken wirksam sein. Andere mögliche Ursachen sollten im Auge behalten werden, wenn klinische oder epidemiologische Hinweise dafür sprechen.
- Patienten in schlechtem Allgemeinzustand oder mit Erkrankungen, die das Immunsystem schwächen, sollten parenterale Antibiotika verabreicht werden.
- Cephalosporine sind bei einer unkomplizierten Pneumonie nicht angezeigt, weil ihr Keimspektrum zu breit ist und weil sie ökologische Probleme verursachen (1.80). Chinolone eignen sich nicht für die Behandlung einer ambulant erworbenen Pneumonie, da sie nicht ausreichend stark gegen Pneumokokken wirken.
- Levofloxacin und Moxifloxacin sind auch gegen Pneumokokken wirksam. Ihre Anwendung sollte jedoch noch aufgeschoben werden, um auf eine Verschlechterung der Resistenzsituation von Penicillin gegen Pneumokokken vorbereitet zu sein.
- Über 20% der Pneumokokkenstämme sind gegen ältere Makrolide resistent. Wenn die Verwendung von Makroliden angezeigt ist und Pneumokokken als Auslöser nicht ausgeschlossen werden können, sollte Telithromycin eingesetzt werden.

Ätiologie und Hinweise zur Diagnostik

- Die mikrobiologische Ätiologie hängt wesentlich davon ab,
  ○ ob der Patient die Krankheit im Spital oder außerhalb bekommen hat,
  ○ ob es prädisponierende ätiologische Faktoren gibt, z.B. Aspiration, eine chronische Lun-

generkrankung, eine Behandlung mit immunsupprimierenden Medikamenten oder einen chirurgischen Eingriff.
◦ Siehe auch Tabelle 6.11.1.

Symptome

- Fieber und Schüttelfrost, Husten, Dyspnoe und stechende Thoraxschmerzen sind häufig.
- Bei älteren Personen können Verwirrtheit, abdominelle Symptome oder eine Verschlechterung der Symptome einer Grunderkrankung die auffälligsten Symptome sein. Viele Patienten (30%) haben kein Fieber.
- Feuchte Rasselgeräusche sind meistens zu hören, aber der Auskultationsbefund kann auch normal sein (bei einem Drittel aller Patienten).
- Atemfrequenz > 26/min, Leukozyten > 12×10^9/l und CRP > 110 mg/l weisen auf ein schwerwiegendes klinisches Erscheinungsbild hin.

Tabelle 6.11.1 **Ätiologie der Pneumonie und Hinweise zur Diagnostik**	
Ätiologie	Diagnostische Hinweise
Ambulant erworbene Pneumonie	
Pneumokokken	• Am häufigsten (die Hälfte aller Pneumonien bei Erwachsenen, die eine Spitalsbehandlung erfordern). • Rasches Einsetzen, hohes Fieber, manchmal Verwirrtheit. • Oft Lobärpneumonie. • Sehr hohes CRP ist ein Hinweis auf Pneumokokken.
Mycoplasma und Chlamydia	• Häufiger als Pneumokokken bei unter 45-Jährigen im ambulanten Bereich. • Langsames Einsetzen. • Trockener Husten, leichtes Fieber. • Tritt in Epidemien auf.
Viren	• Besonders häufig bei Kindern und Jugendlichen. • Z.B. das Influenzavirus, das im Winter epidemisch auftritt, Adenoviren • Viele Viren können einzelne Fälle von Pneumonie hervorrufen. • Das Thoraxröntgen zeigt oft einen diffusen Schatten.
Mycobacterium tuberculosis	• Tuberkulose kann plötzlich einsetzen und kann einer normalen Pneumonie ähneln.
Legionella	• Reisende • Wird über bakteriell besiedelte Wasserrohre oder Klimaanlagen verbreitet.
Chlamydia psittaci	• Kontakt mit Vögeln in der Anamnese.
Coxiella burnetii	• Q-Fieber ist eine weltweit bedeutsame Ursache von Pneumonien.
Francisella tularensis	• Epidemiologische Situation, andere Symptome einer Tularämie?
Staphylococcus aureus	• Junger Patient, Folgeerscheinung einer Influenza, manchmal Verschattungen mit Kavernenbildung im Thoraxröntgen.
Klebsiella pneumoniae	• Kommt oft bei Alkoholkranken vor. • Manchmal Verschattungen mit Kavernenbildung im Thoraxröntgen.
Haemophilus, Branhamella und Enterobacteriaceae	• Häufig in Zusammenhang mit z.B. chronischer Bronchitis und Diabetes.
Anaerobier	• Häufig in Zusammenhang mit Aspiration.
Pneumocystis Carinii	• HIV • Patienten mit Immundefekt
Gemischte Infektionen	• häufig
Pneumonie, die im stationären Bereich begonnen hat	
gramnegative Bazillen	• Oft durch einen Tumor oder einen anderen zugrunde liegenden Immundefekt verursacht.
Staphylococcus aureus	• Oft ein schwerer, septikämischer Verlauf der Infektion.
Zytomegalovirus, Mykoplasmen, Pneumocystis carinii	• Bei Patienten mit Transplantaten.
Legionella	• Bei Patienten mit Immunsuppression.
Bei einem Patienten in schlechtem Allgemeinzustand können fast alle Bakterien Pneumonien verursachen.	

Diagnostik

- Klinischer Status **B**:
  - Allgemeinzustand, Dyspnoe, Lungenauskultation, Herz, Abdomen
  - Atemfrequenz
  - Hydratationszustand
- Thoraxröntgen
  - Nicht unbedingt notwendig, wenn der Patient jung, in gutem Zustand und nicht in Spitalsbehandlung ist.
  - Gibt Auskunft über Art und Verteilung der Infiltrate.
  - Besteht eine Herzinsuffizienz?
  - Das Fehlen von Infiltraten schließt eine Pneumonie nicht aus, wenn das klinische Erscheinungsbild und die Laborbefunde dafür sprechen.
  - Nach der Behandlung sollte ein Kontrollröntgen gemacht werden.
- Laboruntersuchungen:
  - CRP und Blutbild zeigen Gewebsschäden besser auf als eine mögliche bakterielle Ätiologie. Ein CRP-Wert von > 80 mg/l deutet gewöhnlich auf eine bakterielle Infektion hin, ein sehr hoher CRP-Wert auf eine Pneumokokkeninfektion.
  - Wenn der Zustand des Patienten schlecht ist, bestimmen Sie Serum-Kalium, Natrium, Kreatinin und den arteriellen Säure-Basen-Spiegel (oder Pulsoxymetrie, wenn der pH-Wert nicht bestimmt werden kann).
  - Für die Differenzialdiagnose werden oft auch ein EKG, eine Harnkultur und eine Bestimmung des Blutzuckers benötigt.
  - Wenn Verdacht auf Legionellose oder eine pulmonale Chlamydieninfektion besteht, bestimmen Sie auch die Serumtransaminasen und die alkalische Phosphatase im Serum.
- Klärung der Ätiologie:
  - Ist bei Behandlung außerhalb des Spitals normalerweise nicht erforderlich.
  - Nehmen Sie 2 × 2 Blutkulturen von Patienten in schlechtem Allgemeinzustand.
  - Bei schlechtem Ansprechen auf die Behandlung ist eine Untersuchung auf folgende Erreger in Erwägung zu ziehen: Viren-Antikörper, Mykoplasmen, Chlamydien, Legionellen.
  - Wenn eine Epidemie auftritt, führen Sie bei einigen Patienten eine Titerbestimmung durch.
- Eine Sinusitis ist oft eine Begleiterscheinung einer Pneumonie (Sonographie, Röntgenbild des Sinus maxillaris, falls erforderlich).
- Bei Problemfällen sollte ein Lungenfacharzt oder eine Fachabteilung kontaktiert werden (zur Bronchoskopie oder Bronchiallavage, speziell bei immunsupprimierten Patienten oder bei schweren Pneumonien, die ambulant behandelt werden) oder ein Mikrobiologe.

Differenzialdiagnosen

- Herzinsuffizienz
- Tuberkulose (6.21)

Tabelle 6.11.2 **Wahl der antibiotischen Behandlung einer ambulant erworbenen Pneumonie**

Medikament	Dosis	Evidenzgrad	Bemerkungen
First-line-drug			
Amoxicillin	3 × 1 g oder 3–4 × 750 mg	A	Deckt nicht durch Chlamydien oder Mykoplasmen verursachte Pneumonien ab.
Medikamente der 1. Wahl für Patienten mit Penicillinallergie			
Telithromycin	2 × 400 mg	B	Es besteht das Risiko der Interaktionen für Medikamente, die über CYP3A4 verstoffwechselt werden.
Cephalexin	3 × 750 mg–1 g	D	
Alternativen bei leicht verlaufenden Pneumonien, wenn Chlamydia pneumoniae und Mykoplasmen abgedeckt werden sollen			
Telithromycin	2 × 400 mg	B	Es besteht das Risiko der Interaktionen für Medikamente, die über CYP3A4 verstoffwechselt werden.
Doxycyclin	2 × 100 mg	D	Das Ansteigen der Resistenzen gegen Pneumokokken schränkt die Einsetzbarkeit ein.
Medikamente 2. Wahl			
Moxifloxacin	1 × 400 mg	A	Sollte erwogen werden, wenn sich in der Anamnese eine Behandlung mit anderen Antibiotika in den letzten 3 Monaten oder eine Auslandsreise findet, oder wenn der Patient an einer schweren Grunderkrankung leidet.
Levofloxacin	1–2 × 500 mg oder 1 × 750 mg	A	

Tabelle 6.11.3 **Auswahl für die initiale antibiotische Behandlung einer ambulant erworbenen Pneumonie, die stationär behandelt wird**

Medikament	Dosis	Evidenzgrad	Bemerkungen
Medikamente 1. Wahl			
Cefuroxim*	3–4 × 1,5 g i.v.		Speziell, wenn die Diagnose einer Pneumonie unsicher ist.
Penicillin G*	6 × 2 Mio IU oder 4 × 2,5–5 Mio. IU i.v.		Bei jungen, gesunden Patienten ohne Grunderkrankung.
Medikamente 2. Wahl			
Moxifloxacin	1 × 400 mg × 1 i.v.	A	Sobald als möglich auf orale Medikation wechseln.
Levofloxacin	2 × 500 mg × oder 1 × 750 mg i.v. or p.o.	A	Sobald als möglich auf orale Medikation wechseln.

* Kann in Kombination mit einem oralen Makrolid oder Doxycyclin verabreicht werden, um Chlamydia pneumoniae und Mykoplasmen abzudecken.

- Lungeninfarkt
- Lungenkrebs
- Eosinophiles Infiltrat (6.42)
- Sarkoidose (6.43)
- Atelektase
- Eine alte Verschattung
- Reaktion auf eine Strahlentherapie oder auf ein Medikament sowie andere seltene Ursachen
- Zur Verschattung im Thoraxröntgen siehe 42.01.

Indikationen für eine Spitalsbehandlung

- Eine Pneumonie kann normalerweise zuhause behandelt werden. Zu den Indikationen für eine Spitalsbehandlung gehören:
  - schlechter Allgemeinzustand
  - Erbrechen
  - Dyspnoe und andere respiratorische Komplikationen
  - unklare Differenzialdiagnose
  - eine schwere Grundkrankheit
  - Immunsuppression
  - schlechte häusliche Bedingungen

Folgebehandlung

- Eine Behandlung mit Antibiotika kann gewöhnlich nach 10 Tagen abgesetzt werden oder spätestens, wenn sich der CRP-Wert normalisiert hat.
- Kontrollieren Sie weiter häufig das Thoraxröntgen, auf jeden Fall bei Patienten, die rauchen oder über 40 Jahre alt sind.
- Die Erholung dauert oft lange, daher muss der Krankenstand bei Bedarf verlängert werden.

Prävention

- Risikogruppen müssen gegen Influenza geimpft werden.

- Eine Pneumokokkenimpfung ist manchmal angezeigt, auf jeden Fall bei Patienten, die splenektomiert sind oder eine schwere Primärkrankheit haben (3.01).

6.12 Infektionen mit Mycoplasma pneumoniae

- Mycoplasma pneumoniae ist ein winziges Bakterium ohne Zellwand; Betalaktamantibiotika sind bei Mykoplasmen nicht wirksam.
- Sie sind eine häufige Ursache ambulant erworbener Lungenentzündungen, vor allem bei Kindern und jungen Erwachsenen, werden aber auch in höheren Altersgruppen angetroffen.
- Die Inkubationszeit beträgt 1–3 Wochen. Alle paar Jahre tritt die Krankheit epidemisch auf, kann aber auch endemisch, in jeder Jahreszeit, auftreten.

Diagnostik

- Ein Verdacht auf Mycoplasma pneumoniae als Ursache eines Atemweginfekts ist gegeben, wenn
  - bekannt ist, dass gerade eine Epidemie herrscht,
  - andere bestätigte Fälle in der Umgebung registriert wurden,
  - der Patient ein Kind oder ein Jugendlicher ist.
- BSG, CRP, Leukozyten und Thoraxröntgen eignen sich nicht für die Differenzialdiagnostik. Die Befunde variieren stark und sind nicht spezifisch.

Laboruntersuchungen

- Es gibt keinen verlässlichen Schnelltest, und auch die Serologie hat nur begrenzte Möglichkeiten. Serologische Tests sind in zumindest 2 Fällen angezeigt:
  - Im Frühstadium einer Epidemie sollten serologische Befunde bei ein einigen „typischen" Fällen gemacht werden.
  - Bei schwerer Pneumonie mit Komplikationen
- Folgende Tests stehen zur Verfügung:

Serologische Untersuchung auf Mykoplasmenantikörper (Komplementbindung oder ELISA-Methode)

- Die Hauptprobleme sind eine Verzögerung des Ergebnisses und manchmal nicht spezifische Reaktionen. Diese Tests sind in den meisten virologischen Labors Routine.
- Serumproben:
  - Probe I im Frühstadium der Krankheit
  - Probe II 10–20 Tage später
- Interpretation:
  - Ein signifikanter Titer-Anstieg ist diagnostisch.
  - Zumindest 2 Klassen von Antikörpern (IgG + IgM oder IgG + IgA oder alle 3) sollten mit der ELISA-Methode untersucht werden, um die Diagnosesicherheit zu erhöhen.

Spezifisches IgM

- Die meisten kommerziell erhältlichen Tests bringen zufriedenstellende Resultate, wenn folgende Punkte beachtet werden:
  - Die Antikörpertiter steigen nach ungefähr 1 Woche an und können mehrere Monate lang hoch bleiben. Am aussagekräftigsten ist der Test bei Erstinfektionen und Kleinkindern.
  - Bei Reinfektionen ändert sich der IgM-Titer gewöhnlich nicht.

Kälteagglutinine

- Der Test ist nicht spezifisch und nicht sensitiv und sollte nicht mehr verwendet werden.

Andere Untersuchungen

- Kulturen sind nur für Forschungszwecke brauchbar.
- Die Rolle der PCR (Polymerase chain reaction) ist für den klinischen Gebrauch nach wie vor unklar, derzeit wird der Test nur in speziellen Labors durchgeführt. Für den Test kann Sputum oder auch Aspirationsmaterial aus dem Nasopharynx bzw. Rachenabstrichmaterial verwendet werden.

Behandlung einer Infektion mit M. pneumoniae

- Eine adäquate antibiotische Behandlung verkürzt die Dauer der Symptome, auch wenn die Mykoplasmen nicht immer aus dem Pharynx eradiziert werden. Die Medikamente der 1. Wahl sind:
  - Erythromycin oder Tetracyclin 30–50 mg/kg/Tag 10 Tage lang (maximal 1500–2000 mg/Tag) oder
  - Doxycyclin 100–150 mg/Tag (Dosis für Erwachsene) 10 Tage lang **C**
  - Neuere Makrolide (die möglicherweise besser verträglich sind **B**) können ebenfalls eingesetzt werden (z.B. Roxithromycin 2 × 150 mg durch 10 Tage oder 5 Tage lang Azithromycin **C**).
  - Wenn man eine Entscheidung über eine antibiotische Therapie trifft, sollte man sich darüber im Klaren sein, dass eine Mehrfachinfektion mit Mykoplasmen und Pneumokokken vorliegen kann, auch Mykoplasmen und Chlamydia pneumiae sind möglich

Prognose

- Infektionen mit M. pneumoniae heilen üblicherweise auch ohne Antibiotika rasch aus.
- Nach einer Infektion mit M. pneumoniae kann der Allgemeinzustand noch längere Zeit beeinträchtigt sein, der Husten kann wochenlang anhalten. Das Thoraxröntgen normalisiert sich oft nur langsam. Manchmal ist die Lungenfunktion monatelang beeinträchtigt.
- Infektionen mit M. pneumoniae enden extrem selten letal.

6.20 Kontakt mit einer infektiösen Tuberkulose

Ansteckungsgefahr

- In der Praxis ist nur die Lungentuberkulose ansteckend.
- Die Infektion wird von einem hustenden Patienten verbreitet, der eine entsprechende Menge an Keimen mit seinem Sputum ausscheidet. Diese können durch Färben eines Sputum-Abstrichs nachgewiesen werden. Dazu sind 10.000–100.000 Keime pro Milliliter Sputum erforderlich.
- Andererseits ist eine Kultur von Tuberkelbazillen bereits bei Konzentrationen von 10–100 Keimen pro ml positiv. Derart niedrige Konzentrationen sind nur mit einem geringen Ansteckungsrisiko verbunden.

Kontakt mit einem Infizierten

- Personen im gleichen Haushalt und in engem Kontakt mit dem Patienten sind am ehesten einer

Infektion ausgesetzt. Je mehr Keime ausgeschieden werden und je länger der Kontakt dauert, desto größer ist das Infektionsrisiko. Wenn der Patient Hygienevorschriften beim Husten genau befolgt, verringert sich die Anzahl von Keimen im Aerosol der Umgebung.
- Eine wirksame Chemotherapie reduziert die Bazillenzahl im Allgemeinen binnen weniger Tage, und das Ansteckungsrisiko ist nach einigen Wochen praktisch nicht mehr vorhanden.

Erfassen von Kontaktpersonen

- Jeder infizierte Patient sollte über seine engsten Kontaktpersonen befragt werden, und die Untersuchungen sollten sich zunächst auf diese Personen konzentrieren. Wenn neue Fälle gefunden werden, sollten die Untersuchungen auf die gelegentlichen Kontakte des Patienten ausgeweitet werden, z.B. auf seine Arbeitskollegen etc.
- Die Erfassung der Kontaktpersonen eines Patienten obliegt dem Amtsarzt. Die Meldung an die jeweilige Gesundheitsbehörde erfolgt unverzüglich durch die diagnosestellende Einrichtung.

Untersuchung der gefährdeten Personen

- Alle infektionsgefährdeten Personen müssen sofort untersucht werden. Der Grad der Ansteckungsgefahr sollte für jede Kontaktperson registriert werden, alle betroffenen Personen sollten über die Möglichkeit einer Infektion informiert werden. Bei infektionsgefährdeten Kindern müssen die Eltern umgehend informiert werden. Die Kontaktpersonen sollten auch dazu aufgefordert werden, bei jedem Arztbesuch die Möglichkeit einer tuberkulösen Infektion zu erwähnen.

Kinder
- Die Untersuchung von infektionsgefährdeten Kindern sollte in Kooperation mit entsprechenden Spezialisten durchgeführt werden.
- Das Datum einer BCG-Impfung und das Vorhandensein einer Impfnarbe sollten überprüft werden. Bei Bedarf kann der Arzt einen Mantoux-Test mit 2 TE durchführen. Wenn eine Papel von 10 mm oder mehr beobachtet wird, kann ein Thoraxröntgen gemacht werden und das Kind, falls nötig, an einen Kinder- oder Lungenfacharzt zur Beurteilung überwiesen werden.
- Wenn ein Kind, das exponiert war, nicht BCG geimpft ist, sollten die weiteren Schritte möglichst rasch durchgeführt werden. Bei diesen Kindern sollte eine tuberkulostatische Therapie begonnen werden, um ein rasches Ausbreiten zu verhindern, selbst wenn der Tuberkulintest negativ war. Der Test sollte nach 3 Monaten wiederholt werden, wenn er negativ bleibt, kann die Therapie gestoppt und eine Impfung durchgeführt werden.

Erwachsene
- Welche Untersuchungen durchgeführt werden, entscheidet ebenfalls der Amtsarzt. Tuberkulintests sind nur von begrenztem Nutzen. Das Thoraxröntgen ist als Screeningmethode sinnvoll, in Verdachtsfällen werden bakteriologische Tests empfohlen. Manchmal werden Untersuchungen an entsprechenden Fachabteilungen sinnvoll sein.

Folgekontrollen bei Kontaktpersonen

- Die Wiederholung des Tuberkulintests ist nur nach kritischer Indikationsstellung durchzuführen, da ein früherer Test einen Boostereffekt auf das Ergebnis eines folgenden Tests haben und daher die Beurteilung erschweren kann.
- Bei gesunden Kindern und Erwachsenen reichen Folgekonsultationen nach 6, 12 und 24 Monaten aus. Auch für die routinemäßigen Folgeuntersuchungen trägt der Amtsarzt die Verantwortung.

Behandlung einer latenten Tuberkulose

- Was früher prophylaktische Chemotherapie genannt wurde, wird heute als Behandlung einer latenten TBC bezeichnet.
- Die Behandlung einer latenten TBC wird bei Kindern unter 16 Jahren eingeleitet, die eine TBC-Infektion haben, bei denen die Krankheit aber noch nicht ausgebrochen ist. Ebenso betrifft das Kinder, bei denen keine Impfung durchgeführt wurde.
- Die übliche Behandlung wird mit Isoniazid (INH) über 6 Monate durchgeführt **Ⓐ**.
- Die Behandlung einer latenten TB ist bei Erwachsenen selten angezeigt.

Erkrankungsrisiko

- Das Risiko, dass eine infizierte Person später eine Tuberkulose entwickelt, ist während der ersten 2 Jahre am größten. Etwa 10% aller Kontaktpersonen erkranken, wenn aber gleichzeitig eine Infektion mit Tuberkulose und mit HIV erfolgt, vervielfacht sich das Risiko einer manifesten Tuberkulose, auf ungefähr 10% pro weiterem Jahr.
- Kleine Kinder haben ein höheres Erkrankungsrisiko. Bei ungeimpften Kindern, die < 5 Jahre sind, führt die Infektion in 25% der Fälle zum Erkrankungsausbruch.

Besondere Situationen

- Wenn die Ansteckung in einer öffentlichen Einrichtung wie z.B. einem Kindergarten oder einer Schule erfolgt, ist es sinnvoll, von Anfang an ei-

nen Spezialisten an der Seite zu haben, um gemeinsam eine Strategie zu entwickeln.
- Bei Vorliegen einer Erregerresistenz sollten Anweisungen von einer Klinik für Lungen- oder Infektionskrankheiten eingeholt werden.
- Bei einem HIV-infizierten Tuberkulosepatienten werden seine Kontaktpersonen auf die gleiche Weise untersucht wie die eines Patienten, dessen Sputum positiv ist.

Gesundheitspersonal
- Die Infektionsgefahr ist für das Gesundheitspersonal bei einer Bronchoskopie oder einer Autopsie von Patienten mit zufällig entdeckter Tuberkulose besonders groß. Eine Infektion, die während einer 10-minütigen Autopsie erfolgt ist, ist dokumentiert.

Anmerkung
Die BCG-Impfung ist in Österreich seit 1992 nach dem Auftreten vom Impfkomplikationen ausgesetzt und lautet in den derzeit gültigen Impfempfehlungen des Obersten Sanitätsrates (Zum Impfplan siehe Hinweis in 3.01)): „Die Impfung mit dem derzeit verfügbaren BCG-Impfstoff ist nur für begründete Einzelfälle und nach Tuberkulintestung vorgesehen."

6.21 Diagnostik der Tuberkulose

Risikogruppen für Tuberkulose
- Ungeimpfte Kinder
- Personen, deren Tuberkulose unzureichend behandelt wurde
- Patienten, die immunsuppressive Medikamente einnehmen
- Patienten unter neuen Biologika (TNF-Inhibitoren)
- Alkoholkranke
- Drogenabhängige
- Gefängnisinsassen
- Personen mit einer HIV-Infektion
- Flüchtlinge, Immigranten
- Gesundheitspersonal

Bakteriologische Untersuchungen
- Färbung und Kultur von wiederholten, aufeinander folgenden Proben, gewöhnlich an 3 aufeinander folgenden Tagen
- Zu den Proben gehören:
  - Körperausscheidungen und -flüssigkeiten: Sputum, Harn, Blut, Liquor cerebrospinalis, Pleuraflüssigkeit, Knochenmark, Wundsekret
  - Nadelpunktate und Aspirationsmaterial
  - Gewebeproben (in einem sauberen Röhrchen ohne Formaldehyd)
- Die Kultur dauert 4–6 Wochen.
- PCR- (Polymerase-chain-reaction-)Techniken werden zunehmend routinemäßig angewendet.

Befunde aus Gewebeproben
- Epitheloidzellen
- Langhans'sche Riesenzellen
- Käsige Nekrose

Lungentuberkulose
Symptome
- Keine Symptome
- Allgemeine Symptome:
  - Abgeschlagenheit
  - Appetitlosigkeit
  - Gewichtsverlust
  - Fieber
- Lungensymptome:
  - Husten
  - Auswurf von Sputum
  - Blutiges Sputum
  - Pleuritis
  - Dyspnoe

Untersuchungen
- Alle Patienten mit Verdacht auf Tuberkulose sollten an einen Spezialisten überwiesen werden.
- Proben zur Färbung und Kultur können auch im Rahmen der Primärversorgung entnommen werden.
- Anamnese
- Tuberkulintests
- Thoraxröntgen
- Bakteriologische Proben (die Kultur dauert 4–6 Wochen)
- Es gibt keinen PCR-Test zur routinemäßige Anwendung **C**.

Differenzialdiagnosen
- Unspezifische Pneumonien (Eine Tuberkulose ist in Betracht zu ziehen, wenn der Patient schlecht auf die Behandlung anspricht.)
- Primäre oder sekundäre Lungentumoren
- Sarkoidose (6.43)
- Eosinophile Lungeninfiltrate (6.42)
- Pneumokoniose (44.51)
- Pilzerkrankungen
- Atypische Mycobacteriaceae (6.23)

Extrapulmonale viszerale Tuberkulose
Häufige Lokalisationen
- Lymphknoten
- Urogenitalbereich
- Zentrales Nervensystem (Die medikamentöse

Behandlung unterscheidet sich von der Standardbehandlung und muss sofort begonnen werden!) (36.31)
- Knochen und Gelenke
- Pleura
- Perikard

Miliartuberkulose

- Durch hämatogene Aussaat entstandene, generalisierte Tuberkulose.
- Im Frühstadium kann das Thoraxröntgen normal sein. Die axiale Computertomographie kann in solchen Fällen zur Diagnose führen.
- Ein negativer Tuberkulintest kann ein Zeichen für eine schwere Tuberkulose sein.
- Denken Sie an eine Miliartuberkulose bei älteren Spitalspatienten mit anhaltendem Fieber und einer erhöhten alkalischen Phosphatase im Serum.
- Bei AIDS-Patienten kann eine Mycobacterium-Infektion ein besonderes Erscheinungsbild haben. Tuberkulose kann die erste Manifestation einer HIV-Infektion sein.

Ursachen für eine Fehldiagnose

- Die Diagnose wurde gar nicht in Erwägung gezogen.
- Die Tuberkulose wird für eine andere Krankheit gehalten und entsprechend behandelt.
- Die Tuberkulosesymptome werden für eine Verschlechterung einer zugrunde liegenden Krankheit gehalten.

Ansteckungsgefahr

- Mykobakterienhaltiges Aerosol ist stark ansteckend (durch Husten, durch Absaugen der Atemwege).
- In der Praxis ist nur die Lungentuberkulose ansteckend.
- Die Krankheit wird niemals durch kontaminierte Gegenstände übertragen.
- Die Ansteckungsgefahr hängt von der Menge der Mykobakterien im Sputum ab (6.20). Wenn die Bakterien schon durch Färbung nachweisbar sind, ist die Ansteckungsgefahr beträchtlich. Wenn die Bakterien nur durch Kultur nachgewiesen werden können, ist die Ansteckungsgefahr zu vernachlässigen, und es sind keine besonderen Maßnahmen erforderlich (außer bei Empfängern von Organtransplantaten, Kinderpflegern etc.).

6.22 Medikamentöse Tuberkulosebehandlung beim ambulanten Patienten

Grundregeln

- Die Standardbehandlung besteht aus einer 6-monatigen Behandlung mit Rifampicin (RMP) und Isoniazid (INH) **A**, während der ersten 2 Monate kombiniert mit Pyrazinamid (PZA). Manchmal wird Ethambutol als 3. Medikament eingesetzt.
- Die normale Tagesdosis beträgt 600 mg für RMP (450 mg für Patienten unter 60 kg), 300 mg für INH und 2000 mg für PZA (1500 mg für Patienten unter 60 kg) **A**.
- Chinolone sollten nicht zur Primärtherapie bei Tuberkulose eingesetzt werden.
- Alle Medikamente sind am Morgen einzunehmen.
- Es ist unbedingt erforderlich, dass alle Medikamente regelmäßig eingenommen werden **C**. Die Patienten sollten zur genauen Beachtung aller Behandlungsvorschriften angehalten werden **B**. Bei Verdacht auf mangelhafte Compliance sollten die Medikamente unter Aufsicht eingenommen werden. (Die Tabletten für das Wochenende können dem Patienten am Freitag ausgehändigt werden.) Ein naher Verwandter, eine mobile Schwester, das Personal der Arztpraxis oder eine andere zuverlässige Person kann als Überwacher fungieren. Allerdings konnte nicht gezeigt werden, dass die kontrollierte Medikamenteneinnahme die Heilungsraten gegenüber der selbst verabreichten Medikation verbessert.

Unerwünschte Wirkungen von Medikamenten gegen Tuberkulose

Rifampicin

- Färbt alle Ausscheidungen rot (kann auch Kontaktlinsen färben)
- Leberfunktionsstörungen
- Gastrointestinale Symptome
- Hautsymptome
- Über das Immunsystem vermittelte Symptome:
  - Influenza-ähnliche Symptome
  - Thrombozytopenie
  - hämolytische Anämie
- Anurie
- Schock, Dyspnoe
- Rifampicin kann die Wirkung einer Reihe von Medikamenten beeinträchtigen, z.B.:
  - orale Kontrazeptiva
  - Antikoagulantien
  - kortikosteroide
  - Tolbutamid

- Barbiturate
- Ciclosporin

Isoniazid
- Leberfunktionsstörungen
- Ausschlag
- Fieber
- Neurologische Symptome:
  - periphere Neuropathie
  - Krämpfe, psychische Symptome

Pyrazinamid
- Leberfunktionsstörungen
- Arthralgien (ein symptomfreies Ansteigen der Serum-Harnsäurewerte ist häufiger)
- Gastrointestinale Symptome
- Überempfindlichkeit gegen Sonnenlicht
- Flush
- Übelkeit

Untersuchungen während der Behandlung

- Laboruntersuchungen:
  - Bei Behandlungsbeginn:
    - BSG, Blutbild, Thrombozytenzahl, (GOT) AST, (GPT) ALT, Bilirubin, GGT, Kreatinin, Harntest, CRP, HIV; (Harnsäure, wenn der Patient PZA einnimmt)
  - Die Tests werden vor dem Beginn der medikamentösen Behandlung durchgeführt, dann 2 Wochen, 1, 2, 4 und 6 Monate nach Beginn der Behandlung sowie nach Bedarf, wenn die Symptome dafür sprechen:
    - BB inkl. Thrombozyten, (GPT) ALT, Bilirubin, GGT, CRP (wenn es erhöht ist), Harnsäure, wenn der Patient PZA nimmt.
    - Bestimmung der INH-Ausscheidung, wenn der Patient die Medikamente nicht unter Aufsicht nimmt.
- Thoraxröntgen zur Weiterbeobachtung einer Lungentuberkulose:
  - Vor der Behandlung, 2 und 6 Monate nach dem Beginn der Behandlung, und nach Bedarf, wenn es dafür klinische Gründe gibt (Verdacht auf schlechtes Ansprechen auf die Behandlung).
- Färbung eines Abstrichs und Kultur von Sputum bei Lungentuberkulose:
  - Vor der Behandlung, einschließlich der Feststellung einer Resistenz gegen bestimmte Medikamente.
  - Wenn der Färbetest zunächst positiv ausfällt, sollten die Proben alle 2 Wochen untersucht werden, bis das Ergebnis negativ wird.
  - Wenn die Kultur zunächst positiv ausfällt, sollten die Proben jeden Monat genommen werden, bis das Ergebnis negativ wird.
  - Weitere Proben werden genommen, wenn dafür klinischer Bedarf besteht.
- Der Patient wird nach einer adäquaten Chemotherapie als geheilt betrachtet (außer wenn er/sie AIDS hat), es sind keine routinemäßigen Kontrolluntersuchungen notwendig.

Behandlung einer latenten Infektion bei Erwachsenen

- Bei Risikopatienten hat sich die Verabreichung von Isoniazid für zumindest 6 Monate als wirksame Tuberkuloseprävention erwiesen **Ⓐ**.
  - Die tägliche INH-Dosis ist 300 mg oder 5–15 mg/kg.
  - Die Behandlung einer latenten Infektion kann erwogen werden bei Patienten mit
    - rezenter Hauttest-Konversion,
    - einer chronischen Nieren- oder Atemwegserkrankung und dem Risiko eines Wiederauflebens einer TB,
    - Kontakt im gemeinsamen Haushalt und einem positiven Hauttest (Pricktest),
    - Wohnsitz in einem Endemiegebiet,
    - anderweitigem Verdacht auf Risikofaktoren.
  - zur Tuberkuloseprävention bei HIV-infizierten Personen (1.45)

Behandlung einer multiresistenten Tuberkulose

- Wirksame und regelmäßige Chemotherapie verhindert die Entwicklung einer Medikamentenresistenz. Multiresistente Tuberkulose (MDR) tritt in Russland und den baltischen Staaten auf sowie in einigen anderen Ländern, in denen die Behandlungsbedingungen unzureichend sind.
- Wenn die Bakterien nur gegen ein Medikament resistent sind, ist die Behandlung gewöhnlich erfolgreich, aber wenn sich gleichzeitig eine Resistenz gegen Isoniazid und Rifampicin (MDR) entwickelt, ist eine Besserung ungewiss.
- Wenn der Patient in der Vergangenheit bereits Tuberkulosemedikamente eingenommen hat, und wenn es keine verlässlichen Aufzeichnungen über diese Behandlung gibt, wenn die Behandlung inzwischen abgesetzt wurde oder wenn der Patient aus einer Region kommt, wo Resistenz gegen solche Medikamente häufig ist, dann sollte die Behandlung mit 4 Medikamenten begonnen werden, und der Behandlungsplan sollte revidiert werden, sobald die Ergebnisse der Sensitivitätstests vorliegen. Wenn der Patient auf die bisher verwendete Medikamentenkombination schlecht angesprochen hat, ist die Kombination mit einem weiteren Medikament nicht sinnvoll!

- Eine multiresistente Tuberkulose sollte in strenger Isolation behandelt werden. Die Behandlung ist langwierig und teuer.

Anmerkung
Für Kinder/Kleinkinder wird in Österreich eine INH-Therapie (5 mg/kg KG/Tag) für 9 Monate empfohlen, wenn eine Exposition mit offener TB z.B. in der Familie besteht.

6.23 Infektionen mit atypischen Mykobakterien

Grundregeln
- Eine atypische Mykobakterieninfektion sollte bei folgenden Patienten in Betracht gezogen werden:
  - persistierende Infektion der Lunge und chronischer Lungenerkrankung oder Immunsuppression
  - bei Verdacht auf Lungentuberkulose, wenn der Patient schlecht auf die Behandlung anspricht

Epidemiologie
- Die Häufigkeit von Infektionen, die durch atypische Mycobakterien verursacht werden, ist wahrscheinlich im Ansteigen begriffen.
- Die Infektion erfolgt meist durch Kontakt mit Wasser oder Erde.
- Eine Übertragung von Mensch zu Mensch ist bisher nicht nachgewiesen worden.

Erreger
- Die folgenden Mykobakterienstämme verursachen Lungeninfektionen: M. avium-intracellulare, M. kansasii, M. xenopi, M. malmoense, M. scrofulaceum, M. simiae, M. szulgai, M. chelonae und M. fortuitum.

Symptome
- Husten
- Auswurf
- Dyspnoe
- Gewichtsverlust
- Fieber und blutiges Sputum sind selten.
- Bei Personen mit AIDS kann die Erkrankung besondere Charakteristika haben.
- Das klinische Erscheinungsbild kann dem einer gewöhnlichen Tuberkulose ähneln. Manchmal ist eine Infektion mit atypischen Mykobakterien die Ursache eines schlechten Ansprechens auf eine Tuberkulosebehandlung.

Untersuchungen
Bakterienkultur
- Atypische Mykobakterien sind oft schwieriger zu kultivieren als M. tuberculosis.
- Wiederholtes überschießendes Wachstum der gleichen Mycobacterium-Spezies ist beweisend.
- Eine durch atypische Mykobakterien verursachte Lungenerkrankung muss von einer bloßen Kolonisierung (oder einer Kontamination der Probe) unterschieden werden.

Radiologie
- Bei einer subakuten Erkrankung sind die Parenchyminfiltrate und Kavernen unilateral im Lungenoberlappen lokalisiert.
- Bei chronischen Formen hat der Patient oft bilaterale fibrotische Veränderungen.

Hauttests
- Nicht generell verfügbar.

Behandlung
- Die Behandlung ist deutlich schwieriger als die Behandlung einer gewöhnlichen Tuberkulose.
- Antituberkulöse Medikation, andere Antibiotika, fallweise chirurgische Intervention.
- Eine Eradikation des Erregers ist nicht immer möglich.

6.24 Bronchiektasien

Ziel
- Das Erkennen von Bronchiektasien als Ursache von anhaltenden oder gehäuft rezidivierenden Atemwegsinfekten.

Ätiologie
- Pulmonale Infekte in der Kindheit (Pneumonie, Keuchhusten)
- Schwere Pneumonie, auch in reiferem Alter
- Verschiedene andere Leiden, wie z.B. Dysfunktion der Zilien und Immunoglobulinmangel

Symptome und Zeichen
- Symptome:
  - Symptome einer chronischen Bronchitis (besonders wenn der Patient nicht raucht bzw. niemals geraucht hat), Husten, Dyspnoe, Hämoptysen
  - rezidivierende Bronchitiden
  - rezidivierende Pneumonien

Diagnostik

- Thoraxröntgen:
  - zeigt peribronchiale Streifenzeichnung
  - zeigt ein Wabenmuster
  - manchmal normal
- Hochauflösende Computertomographie:
  - kann die Diagnose bestätigen
- Laborbefunde:
  - bei einer Exazerbation eine Leukozytose, erhöhte Blutsenkung und CRP

Behandlung

Konservativ

- Physiotherapie **C**:
  - Die klinische Erfahrung zeigt, dass eine zuhause durchgeführte Lagerungs-Atemwegsdrainage und körperliche Betätigung bis zur Atemlosigkeit (die effizienteste Art, Schleim zu lösen) sich positiv auswirken können.
  - Ausatmen gegen Widerstand zur Schleimlösung (6.34); bronchopulmonalhygienische Physiotherapie (BHPT) löst zwar den Schleim bei Patienten mit Bronchiektasien, hat aber keine nennenswerte Wirkung auf die Lungenfunktion **D**.
- Antibakterielle Behandlung, wenn der Patient Fieber hat und reichlich schleimiges Sputum produziert: Amoxicillin, Doxycyclin, Trimethoprim, Cephalosporine, Ciprofloxacillin. Chinolone sind wirksam, sollten aber nicht ohne Antibiogramm eingesetzt werden, um mögliche Resistenzen auszuschließen. Längere Antibiotikabehandlungen sind selten angezeigt **C**.
  - Es gibt nicht genügend Daten, die für eine routinemäßige Verwendung von Sekretolytika bei Bronchiektasien sprechen **C**.
- Inhalative Bronchodilatatoren, wenn eine sekundäre bronchiale Obstruktion vorhanden ist (6.34). In ausgewählten Fällen können inhalative Steroide von Nutzen sein. **C**

Chirurgische Behandlung

- Lobektomie/Pneumektomie
- Indikationen:
  - Trotz der konservativen Behandlung verschwinden die Symptome des Patienten nicht.
  - Die Veränderungen beschränken sich auf einen Lungenlappen.
- Selbst in diesen Fällen ist ein Eingriff nur selten angezeigt **D**.

6.30 Asthma bronchiale: Symptome und Diagnostik

Pathophysiologie

- Asthma ist eine entzündliche Erkrankung der Atemwege.
- Personen, die zu Asthma neigen, bekommen Symptome, die mit der Entzündung in Zusammenhang stehen. Das charakteristische Symptom ist eine Obstruktion der Atemwege unterschiedlichen Ausmaßes, die entweder spontan oder durch Behandlung nachlässt.
- Die Entzündung erhöht die Empfindlichkeit der Atemwege für viele Reizstoffe.

Epidemiologie

- Die kumulative Prävalenz in der Gesamtbevölkerung beträgt 2–6%, allerdings können sich verschiedene Länder bis um das 15fache unterscheiden. Laut mehreren Studien nimmt die Prävalenz derzeit zu, vor allem bei den jüngeren Altersgruppen.
- 2 Personengruppen sind besonders betroffen: kleine Kinder und die Über-40-Jährigen.
- Die Mortalität beträgt 20–30 Patienten/Million. Nur 10% von ihnen sind jünger als 40 Jahre.
- Allgemeinärzte mit einer Patientenkartei von 2000 Personen haben durchschnittlich 80 Asthmapatienten. Die Hälfte jener Patienten, die wissen, dass sie Asthma haben, besuchen den Hausarzt regelmäßig, zumindest 1 × im Jahr. Die restlichen 25 Patienten führen das Management ihrer Erkrankung selbst durch. Die meisten Asthmapatienten haben nur leichte Symptome, dennoch wird unter den Patienten eines Allgemeinarztes etwa alle 10 Jahre ein Todesfall durch Asthma auftreten.

Symptome

- Die Asthmasymptome sind unterschiedlich und variieren stark von einem Patienten zum anderen. Es können sogar bei ein und demselben Patienten unterschiedliche Symptome auftreten.
- Zu den häufigsten Asthmasymptomen gehören:
  - Atemnot
    - in den frühen Morgenstunden
    - nach körperlicher Betätigung (besonders bei kaltem Wetter)
    - in Verbindung mit Infektionen der oberen Atemwege
    - bei Kontakt mit Allergenen wie Pollen und tierischem Staub
  - Giemen
    - gleichzeitig mit Atemnot
  - anhaltender Husten
    - in den frühen Morgenstunden

- in Verbindung mit Reizstoffen
- Bei etwa einem Drittel der Patienten mit Dauerhusten wird später Asthma diagnostiziert.
- Der Husten kann trocken sein, aber die Atemwege sondern oft klaren Schleim ab.
- Zur Unterscheidung zwischen Asthma und COPD siehe Tabelle 6.30.

Diagnostik

- Die Diagnose Asthma kann manchmal schon auf Grundlage der Anamnese und einer Auskultation gestellt werden.
- Das Ausmaß der notwendigen Untersuchungen und der Ort ihrer Durchführung hängen von den Charakteristika des Falles und den lokalen Gegebenheiten ab.
- Wenn eine ständige medikamentöse Behandlung notwendig ist, sollte die Ausgangssituation gründlich untersucht werden und die Diagnose sollte eindeutig sein. Das erlaubt dem Arzt, die spätere Entwicklung der Krankheit mit der Ausgangssituation zu vergleichen (was in manchen Ländern die Voraussetzung dafür ist, dass der Patient die medikamentöse Behandlung vergütet bekommt).
- Die diagnostischen Untersuchungen werden im Folgenden nach der Reihenfolge ihrer Wichtigkeit aufgelistet. Die Auskultation der Lunge und eine Messung des maximalen Exspirationsstroms (Peakflow, PEF) sollten immer vorgenommen werden. Weitere Untersuchungen können in Problemfällen erforderlich sein, ebenso in Fällen, in denen der Typ der Krankheit bestimmt werden soll (intrinsisch-extrinsisch, aggravierende Faktoren).

Auskultation der Lunge

- Endexspiratorisches Giemen ist fast immer Zeichen einer obstruktiven Erkrankung wie z.B. Asthma.
- Wenn der Patient asymptomatisch ist, ist die Auskultation bei leichtem Asthma fast immer normal.
- Die Auskultation kann aber auch bei Patienten mit ausgeprägten Symptomen normal sein.

Messung des PEF

- Bei leichtem Asthma ist die Messung im symptomfreien Intervall meist normal.
- Eine 15%ige Besserung im Vergleich zum Ausgangswert (und zwar mindestens 60 l/min) beim Bronchodilatationstest ist signifikant (6.07).

Spirometrie

- Diese bringt genauere Informationen über die Lungenfunktion als der PEF.
- Die forcierte Vitalkapazität (FVC), der forcierte Exspirationsstrom in einer Sekunde (FEV1) so-

Tabelle 6.30 **Unterschiede zwischen Asthma bronchiale und COPD**

Charakteristika	Asthma	COPD
Ätiologie	unbekannt, Atopie	Rauchen
Entwicklung	oft rasch	langsam
Atemnot	anfallsweise	bei Anstrengung
Obstruktion	unterschiedlich	fortschreitend, beständig
Gasaustausch	normal	oft beeinträchtigt
eosinophile Leukozyten im Sputum	oft vorhanden	selten vorhanden
Ansprechen auf Bronchodilatatoren	gut	schlecht
Krankheitsverlauf	unterschiedlich	fortschreitend

wie der Quotient der beiden Werte (FEV%) sind die wichtigsten Messdaten (6.07).
- Bei einem Bronchodilatationstest ist eine 12%ige Verbesserung (zumindest 200 ml vom Ausgangswert) bei FEV1 oder FVC signifikant.
- Die Untersuchung ist leicht durchzuführen und kostengünstig.

PEF-Überwachung zuhause

- Das ambulante PEF ist eine gute Untersuchung zur Bestätigung der Diagnose (6.07).
- Der Patient sollte 1 Woche lang ohne Einnahme von Medikamenten seinen PEF-Wert am Morgen und am späten Nachmittag messen.
  - Das beste Ergebnis von 3 aufeinander folgenden, starken und raschen Atemstößen wird aufgezeichnet.
  - Wenn der Unterschied zwischen dem höchsten und dem niedrigsten Wert, dividiert durch ihren Mittelwert, innerhalb von 24 Stunden mehr als 20% ausmacht oder eine Differenz von über 60 l/min erbringt, und wenn sich dieses Ergebnis bei den Folgeuntersuchungen mindestens 3 × wiederholt, spricht das sehr für die Diagnose Asthma.
- In der folgenden Woche werden die Messungen unter Einnahme eines Bronchodilatators wiederholt.
  - Der PEF wird am Morgen gemessen (3 aufeinander folgende Atemstöße), der beste Wert wird dokumentiert.
  - Ein Bronchodilatator wird mithilfe eines Inhalators eingenommen.
  - Die PEF-Messung wird 15 Minuten nach der Einnahme des Medikaments wiederholt (3 Messungen, abermals wird der beste Wert dokumentiert).
  - Die gleiche Prozedur wird am Nachmittag wiederholt.

Belastungstest

- Laufen im Freien, besonders bei kaltem Wetter, löst bei Asthmapatienten oft eine Bronchokonstriktion aus.
  1. Nach einer PEF-Messung läuft der Patient 6 Minuten im Freien.
  2. Unmittelbar nach dem Laufen sowie 5, 10 und 15 Minuten danach wird die Lunge auskultiert und der PEF-Wert gemessen. Eine Abnahme des PEF-Werts um mehr als 15% ist ein signifikanter Befund.
- Die Untersuchung eignet sich besonders für junge Asthmatiker, bei denen kein Verdacht auf eine Koronarerkrankung besteht.

Laboruntersuchungen

- Die Anzahl der eosinophilen Zellen in Blut und Sputum ist manchmal erhöht, jedoch selten bei älteren Personen.
- Das spezifische Serum-IgE kann bestimmt werden, wenn keine Hauttests zur Verfügung stehen.

Radiologische Untersuchungen

- Thoraxröntgen:
  - eine Untersuchung zur Differenzialdiagnose (Herzinsuffizienz, Lungentumor)
  - bei Asthma meist normal
  - Wird in der Nachbehandlung nicht mehr benötigt, wenn kein besonderer Grund vorliegt.
- Nasennebenhöhlenröntgen oder deren Ultraschalluntersuchung:
  - Sinusitis kann die Ursache eines Dauerhustens sein.
  - Asthmapatienten haben oft eine Sinusitis.

Prick-Tests (Hautallergietestungen)

- Können angezeigt sein, wenn eine Pollenallergie oder eine Allergie gegen tierischen Staub vermutet wird.

Allergenprovokationstests

- Werden nur in Spezialeinrichtungen durchgeführt.

6.31 Asthma: Langzeitmanagement

Grundregeln

- Schulen Sie den Patienten im Selbstmanagement seiner Erkrankung **Ⓐ**.
- Der Hausarzt des Patienten überwacht in regelmäßigen Abständen die Behandlung und nimmt Therapieanpassungen vor:
  - bestmögliche Symptomkontrolle
  - keine Beeinträchtigung im Alltag
  - geringer Sympathomimetikabedarf
  - geringe tägliche Schwankungen der PEF-Werte (maximaler exspiratorischer Flusse, höchstens 10–20%)
  - keine Medikamentennebenwirkungen
  - normale Lungenfunktion, zumindest nach Inhalation eines Sympathomimetikums
- Diagnose einer Sinusitis als mögliche Ursache einer Exazerbation der Erkrankung

Prinzipien des Langzeitmanagements

- Entzündungshemmer (Kortikosteroide) sind ein wichtiger Bestandteil der Behandlung **Ⓐ**. Die Initialbehandlung bei Patienten mit neu diagnostiziertem symptomatischem Asthma beinhaltet ein antiinflammatorisch wirksames inhalierbares Kortikoid.
- Es ist wichtig, den Patienten in der Technik der Inhalation seiner Medikamente zu schulen und sie zu überwachen.
- Die Behandlung wird individuell dem Schweregrad der Erkrankung angepasst und schrittweise verändert.
- Der Patient wird ermutigt, die Dosisanpassung seiner Medikamente selbst vorzunehmen (schriftliche Anweisungen!).
- Eine kurzzeitige Intensivbehandlung mit peroralen Kortikosteroiden ist manchmal notwendig.
- Alle Asthmatiker sollten Kontakt mit hohen Allergenkonzentrationen und sensibilisierenden Substanzen, z.B. am Arbeitsplatz, vermeiden **Ⓑ**.
- Aspirin und andere NSAR sollten vorsichtig eingesetzt werden, da 10–20% aller Asthmapatienten gegen diese Medikamente allergisch sind.
- Betablocker können die Asthmasymptome verstärken.
- Rauchen kann alles verderben, was durch die Asthmabehandlung erreicht wurde.
- Immuntherapie kann manchen Patienten helfen **Ⓐ**.

Langzeitmanagement

1. Die Asthmaysymptome treten seltener als 1 x pro Woche auf, nächtliche Symptome nicht öfter als 2 × im Monat, und die Lungenfunktion ist nicht verändert:

- Allergenkarenz ❸ und mit dem Rauchen aufhören
  - Eine Milbensanierung der Umgebung ist schwer durchführbar, und es gibt keine Evidenz für die Wirksamkeit einer solchen Maßnahme ❸.
- ein inhalatives, kurzzeitig wirkendes Sympathomimetikum, falls nötig ❹ (Salbutamol, Terbutalin oder Fenoterol)

2. Wenn die Symptome häufiger sind und inhalative Sympathikomimetika mehrmals wöchentlich benötigt werden oder wenn der Schlaf durch das Asthma gestört ist, ist eine Dauerbehandlung mit Entzündungshemmern indiziert.
   - Ein inhalatives ❸ Kortikosteroid (Beclomethason, Budesonid ❹ oder Fluticason ❹) 2 × 100–400 µg täglich: Dies ist die effizienteste entzündungshemmende Medikation ❹.
     - Dosieraerosole sollten nicht ohne eine Inhalationshilfe angewendet werden.
     - Pulverinhalatoren werden normalerweise gut akzeptiert; Patienten mit schwacher Atemhilfsmuskulatur oder niedriger Vitalkapazität sollten jedoch bevorzugt Dosieraerosole mit Spacer verwenden.
   - Ein Leukotrienantagonist (z.B. Zafirlukast 2 × 20 mg täglich ❹ oder Montelukast 10 mg täglich) kann als Alternative eingesetzt werden. In der zugelassenen Dosierung ist die entzündungshemmende Wirkung jener der Steroide unterlegen.
   - Die Empfehlung des österreichischen Asthmakonsensus: Leukotriene werden als eventuelle Alternative bei leichtem, als zusätzliche Option bei mittelgradigem Asthma und als Zusatztherapie bei schwerem Asthma empfohlen.

3. Wenn die Symptome weiterhin täglich auftreten, wenn mehrere Dosen von inhalierten Sympathikomimetika benötigt werden und wenn, regelmäßigen PEF-Messungen zufolge, eine Obstruktion vorliegt, dann
   - überprüfen Sie die Inhalationstechnik und die Compliance des Patienten und suchen Sie nach möglichen aggravierenden Einflüssen,
   - geben Sie ein lang wirksames inhalatives Sympathomimetikum (Salmeterol ❹, Formoterol) zusätzlich, ohne die notwendigen entzündungshemmenden Medikamente abzusetzen. Diese Maßnahme ist wirkungsvoller als eine Erhöhung der Steroiddosis.

4. Wenn das lang wirksame Betamimetikum nicht ausreichend wirksam ist oder nicht vertragen wird, setzen Sie es ab und machen Sie einen Therapieversuch mit einem Leukotrienantagonisten ❹, oder Theophyllin 200–300 mg abends.

5. Wenn sich die Symptome mit einer Kombination von 800 µg eines inhalativen Kortikosteroids und einem lang wirksamen Betamimetikum (plus einem kurz wirksamen Betamimetikum bei Bedarf) nicht ausreichend kontrollieren lassen, geben Sie zusätzlich eines oder mehrere der folgenden Medikamente:
   - eine Tagesdosis von bis zu 2 mg eines inhalativen Steroids
   - ein Leukotrienantagonist ❸, Montelukast oder Zafirlukast
   - ein lang wirksames Theophyllin (200–300 mg abends)
   - Ein Versuch mit folgenden Zusatzmedikationen kann gemacht werden:
     - ein Betamimetikum in Tablettenform
     - ein Betamimetikum als Inhalationslösung über Vernebler
     - ein inhalierbares Anticholinergikum bei Symptomen einer COPD (Ipratropiumbromid 4 × 80 µg oder Oxytropium 4 × 200 µg täglich) ❸
     - Cromoglykat oder Nedocromil (der Erfolg ist oft begrenzt)
     - Omalizumab ❹ (anti-IgE) bei schwerem allergischem Asthma (begrenzte Erfahrungen, hoher Preis, schwere allergische Reaktionen sind berichtet worden; in Österreich nicht zugelassen)
   - Überprüfen Sie die Wirkung des neuen Medikaments. Wenn der Patient innerhalb von 3–4 Wochen nicht positiv darauf anspricht, sollte das Medikament wieder abgesetzt werden.

6. Wenn die Symptome mit den oben angeführten Methoden nicht ausreichend unter Kontrolle gebracht werden, verabreichen Sie zusätzlich
   - perorale Kortikosteroide (Prednisolon, Methylprednisolon). Verwenden Sie die kleinste Dosis, die zur Kontrolle der Symptome ausreicht. Ein jeden 2. Tag eingenommenes Kortikosteroid reicht gewöhnlich nicht aus, um schweres Asthma beim Erwachsenen zu kontrollieren.

Verringerung der Medikamentendosis

- Im Hinblick auf mögliche systemische Nebenwirkungen sind die Dosierungen von inhalierbaren Kortikosteroiden, die bei Erwachsenen als ungefährlich für eine Erhaltungstherapie betrachtet werden, 800 µg (Beclomethason, Budenosid) bzw. 400 µg (Fluticason).
- Wenn sich die Symptome bessern, kann die Dosis schrittweise verringert werden.
- Etwa 6 Monate nach Stabilisierung kann die Dosis der entzündungshemmenden Medikamente halbiert werden, wenn die Symptome minimal sind, nur ein geringer Bedarf an inhalativen Bronchodilatatoren besteht, die PEF-Werte normal sind und keine Schwankungen im Tagesverlauf auftreten. Die PEF-Werte und die täglichen Schwankungen sollten weiter überwacht werden.

- Bei chronischem Asthma ist es oft nicht möglich, alle entzündungshemmenden Medikamente abzusetzen.

Andere Medikationen bei Asthma

Antihistaminika
- Antihistaminika haben nur eine sehr begrenzte Wirkung bei Asthma **B**.
- Sie können eingesetzt werden, um andere allergische Symptome zu lindern.

Antibiotika
- Nur eindeutige Zeichen einer bakteriellen Infektion sind Indikationen für die Anwendung von Antibiotika.
- Die meisten Infektionen, die zu Asthmaexazerbationen führen, sind viraler Genese. Denken Sie an eine Sinusitis, aber vermeiden Sie die unnötige Verschreibung von Antibiotika.

Hustenmittel
- Husten und Sputum sind gewöhnlich Anzeichen dafür, dass das Asthma nicht unter ausreichender Kontrolle ist. Erhöhen Sie die Intensität der Behandlung oder verabreichen Sie eine Stoßtherapie mit oralen Kortikosteroiden.

Orale Kortikosteroide

Indikationen
- Die Symptome nehmen durch mehrere Tage zu, während die PEF-Werte abnehmen.
- Die Wirkdauer der inhalierten Sympathikomimetika nimmt ab.
- Die PEF-Werte betragen weniger als 50–70% der höchsten beim Patienten gemessenen Werte.
- Der Schlaf ist gestört.
- Die morgendlichen Symptome halten bis Mittag an.
- Auch die maximale Medikamentendosierung ohne orale Kortikosteroide bleibt wirkungslos.
- Eine akute Verschlechterung, gegen die der Patient inhalative oder intravenöse Bronchodilatatoren verabreicht bekommen hat **A**.

Dosierung
- Prednisolon, 30–40 mg täglich, wird verabreicht, bis die Symptome verschwunden sind und die PEF-Werte sich normalisiert haben, jedoch nicht mehr als 3 Tage darüber hinaus, meist 30–40 mg 5–10 Tage lang.
- Das Medikament kann normalerweise sofort abgesetzt werden, ohne eine schrittweise Dosisreduktion.

Selbstmanagement des Asthmas
- Der Patient sollte im Selbstmanagement geschult sein.
- Erfolgreiches Selbstmanagement bedeutet:
  - volle Akzeptanz der Krankheit und der Behandlung
  - effizienter Einsatz von Medikamenten mit guter Compliance
  - ein PEF-Messgerät und Protokollbögen zum Einsatz zu Hause
  - schriftliche Anweisungen für mögliche Problemsituationen
- Als Teil eines kontrollierten Selbstmanagements kann der Patient einen PEF-Kontrollbogen mit individuell angepassten kritischen Grenzwerten und den folgenden Anweisungen erhalten **B**:
  - Wenn die morgendlichen PEF-Werte 85% des früher beim Patienten gemessenen Optimalwerts betragen, sollte die Dosis des inhalierten Kortikosteroids 2 Wochen lang verdoppelt oder vervierfacht werden.
  - Wenn die morgendlichen PEF-Werte weniger als 50–70% des Optimalwerts des Patienten betragen, kann der Patient eine 1-wöchige Stoßbehandlung mit Prednisolon 40 mg täglich beginnen und den Arzt telefonisch davon verständigen.

Indikationen für die Konsultation eines Spezialisten
- Die Indikationen für eine Konsultation sind relativ und hängen von den verfügbaren Dienstleistungen und von der Erfahrung des Hausarztes bei der Behandlung von Asthma ab:
  - diagnostische Unklarheiten
  - Verdacht auf berufsbedingtes Asthma
  - wiederholte Exazerbationen
  - Beurteilung der Arbeitsfähigkeit
  - eine erhebliche Verschlechterung der Krankheit
  - Symptome, die trotz einer hohen Dosis von inhalierbaren Kortikosteroiden auftreten
  - Schwangere mit verstärkten Symptomen
  - Das Asthma behindert den Alltag des Patienten (z.B. sportliche Aktivitäten).

Weiterbeobachtung
- Da Asthma eine häufige Erkrankung ist, sollten die Behandlung und die Nachsorge hauptsächlich in den Händen eines Allgemeinarztes liegen.
- Ein Patient, der Medikamente einnimmt, sollte regelmäßig seinen Arzt aufsuchen.
- In leichten Fällen genügt eine Folgekonsultation pro Jahr.
- Eine 2-wöchentliche Messung der PEF-Werte daheim genügt gewöhnlich als Folgeuntersuchung, eventuell um eine einfache Spirometeruntersuchung ergänzt.

6.32 Asthma bronchiale: Behandlung bei akuter Exazerbation

Grundregeln

- Die Gefährlichkeit einer akuten Exazerbation des Asthmas wird sowohl vom Patienten und seinen Angehörigen als auch vom Arzt immer wieder unterschätzt.
- Das Ziel der Behandlung ist:
  - die Vermeidung von asthmabedingten Todesfällen
  - eine möglichst rasche Wiederherstellung der Lungenfunktion und eine möglichst weitgehende Verbesserung des Zustandes des Patienten
  - die Aufrechterhaltung einer optimalen Lungenfunktion und Prävention eines Wiederauftretens der Verschlechterung

Erkennen einer Exazerbation des Asthmas

- Bereits das Auftreten eines Einzigen der folgenden Symptome bedeutet, dass es sich um einen schweren Anfall handelt:
  - Keuchen, Giemen und Atemnot haben sich so verstärkt, dass der Patient keinen Satz zu Ende sprechen kann, ohne Luft holen zu müssen, bzw. nicht von einem Sessel aufstehen kann.
  - Die Atemfrequenz beträgt ständig 25/min oder mehr.
  - Die Herzfrequenz beträgt ständig 110/min oder mehr (> 30 Minuten nach einer Inhalation von Salbutamol).
  - Der PEF-Wert beträgt weniger als 40% des besten bisher gemessenen Wertes oder liegt unter 200 l/min, wenn der bisherige Spitzenwert nicht bekannt ist.
  - Die Sauerstoffsättigung liegt unter 92%.
  - Der Zustand des Patienten verschlechtert sich trotz Behandlung.
- Zeichen für eine vitale Bedrohung
- Kaum Atemgeräusche
- Zyanose
- Bradykardie oder Hypotonie
- Erschöpfungszustände, Verwirrtheit oder Bewusstlosigkeit
- Arterielles Blut-pO_2 < 8 kPa (60 mmHg), sogar nach Sauerstofftherapie, und pCO_2 > 6 kPa (45 mmHg)

Sofortige Behandlung

1. Bringen Sie den Patienten in eine **bequeme Sitzposition**, nach Möglichkeit mit den Beinen am Boden, sodass er/sie sich bei Bedarf vornüber beugen und sich mit Händen und Beinen abstützen kann.
2. Verabreichen Sie **Sauerstoff** (normalerweise reichen 35%; bei Reanimation maximale Konzentration und Flussrate) mit einem Flow von 4–5 l/min, entweder mit einer Maske oder durch eine Sauerstoffbrille.
3. Verabreichen Sie 4–8 Hübe **Salbutamol** (0,1 mg/Dosis) mit einem Spacer **A** (oder Fenoterol bis 1,25 mg) und Ipratropium-Bromid 0,5 mg **A** mit Vernebler mit oder ohne Sauerstoff. Wiederholen sie diese Behandlung alle 20–30 min, wenn nötig 2–4-mal. Theopyllin ist bei der Routinebehandlung der akuten Exazerbation nicht mehr angezeigt **B**, einerseits weil die Wirkung fraglich ist, andererseits wegen seiner Nebenwirkungen. Dennoch kann bei der Behandlung eines schweren Anfalls, wenn eine Intensivbehandlung in Betracht gezogen wird, Theophyllin versucht werden: 5 mg/kg/KG i.v. über 20–30 min, anschließend eine Infusion (1000 ml 5%ige Glukose oder 0,9% NaCl mit 400 mg Theophyllin; Infusionsgeschwindigkeit: unter 50 Jahren – 0,6 mg/kg/h, über 50 0,4–0,5 mg/kg/h).
4. Verabreichen Sie eine hohe parenterale Dosis eines **Kortikosteroids i.v. oder oral** (z.B. 40–80 mg Methyl-Prednisolon oder 125–250 mg Hydrocortison i.v.) **A**. Orale Kortikosteroide (z.B. 30–40 mg Prednisolon) werden zusätzlich zu den parenteralen Steroiden verabreicht, sobald der Patient wieder schlucken kann.
5. Setzen Sie die Verabreichung von Kortikosteroiden (z.B. Prednisolon 30–40 mg morgens) mehrere Tage lang fort. Wenn der Patient zu Hause eine kontinuierliche Cortisonmedikation hat, kann die erforderliche Dosis höher sein.
6. Wenn bei einem schweren, lebensbedrohenden Asthmaanfall die Bronchodilatoren keinen Effekt zeigen, kann eine Mg-Sulfat-Infusion (1,2–2 g langsam über 20 min) erwogen werden **C**.
7. Wenn der Anfall länger andauert, kann der Patient unter Umständen dehydriert sein, weil bei Atemnot das Trinken erschwert ist. Der Patient braucht eventuell eine größere tägliche **Flüssigkeitsmenge** (2000–3000 ml) als normalerweise. Vorsicht ist bei älteren Patienten und solchen mit einer Herzerkrankung geboten!

Weitere Behandlung

- Der Patient darf nicht allein gelassen werden, bevor sich sein Zustand deutlich gebessert hat.
- Setzen Sie bei Bedarf die Sauerstofftherapie fort.
- Setzen Sie die Behandlung mit oralen Kortikosteroiden (z.B. 30–40 mg Prednisolon/Tag) fort **A**.
- Wenn der Zustand sich gebessert hat, setzen Sie die Behandlung mit einem Vernebler in 4-Stunden-Abständen fort.

- Wenn der Zustand sich nicht gebessert hat, wiederholen Sie die Behandlung mit einem Vernebler alle 15–30 Minuten.
- **Sedativa** dürfen bei einer Verschlechterung einer Asthmaerkrankung nicht verwendet werden, außer auf Intensivstationen.
- **Antibakterielle Medikamente** sind nicht angezeigt, wenn keine Anzeichen einer Infektion vorliegen. Klopfmassagen mit Salbenanwendung sind kontraindiziert.

Tests und Untersuchungen

- PEF (Peak-Flow-Metrie) zu Beginn der Behandlung und in der Nachsorge
- Arterielle Blutgas-Analyse bei Verschlechterung; nach Bedarf wiederholen
- Pulsoxymetrie (weist Hypoxie nach, nicht aber Hyperkapnie)
- Herzfrequenz
- Blutspiegelbestimmung der Theophyllinkonzentration bei Langzeitinfusionen
- Serumkalium und Blutzucker
- EKG bei älteren Patienten
- Thoraxröntgen in schweren Fällen, die schlecht auf die Behandlung ansprechen, um Pneumothorax, Lungeninfiltration und Lungenödem auszuschließen
- Serumhämatokrit, wenn nötig, um die Dehydratation abzuschätzen

Indikationen für einen Notarzttransport

- Persisitierende schwere Dyspnoe trotz 3–4-maliger ß-Sympatomimetikagabe in 20–30-Minuten-Intervallen
- O_2-Sättigung, gemessen mittels Pulsoximeter, < 92% nach Therapie bzw., wenn verfügbar:
  - arterieller pO_2 < 8 kPa trotz Sauerstoffgabe
  - arterieller pCO_2 > 6 kPa
- Eingetretene oder drohende Erschöpfung (bei langer Beschwerdedauer erfragen!!)
- Verwirrtheit, Somnolenz, Bewusstlosigkeit, Bewusstlosigkeit, Atemstillstand
- Bei langen Transportwegen: großzügigere Indikation!

Entlassung nach Hause nach Asthmaanfall

- Rasche und anhaltende Erholung unter Therapie (Atemfrequenz deutlich rückläufig, Lungenfunktion im Normalbereich, Ursachen der Exazerbation identifiziert und behandelt – cave Infekt, Allergene im Alltag!), geschulter Patient
- Bei der Entlassung sollte der Patient Folgendes mitbekommen:
  - ein orales Steroid (Prednisolon 20–40 mg/d) über 1–2 Wochen **Ⓐ**
  - einen inhalierbaren Entzündungshemmer (normalerweise ein Steroid)
  - ein inhalierbares Beta-Sympathomimetikum
  - eine Neubewertung seiner Erhaltungstherapie
  - ein PEF-Messgerät für zu Hause, wenn möglich
  - Schulung über die korrekte Inhalationstechnik
  - genaue, möglichst schriftliche Anweisungen für das Verhalten bei neuerlicher Verschlechterung
  - einen Termin für die nächste Folgekonsultation

6.33 Berufsbedingtes Asthma

Einleitung

- Bei erst im Erwachsenenalter beginnenden Asthma sollten Sie Reizstoffe und Allergene am Arbeitsplatz sowie generell die Arbeitsbedingungen als mögliche Ursachen in Betracht ziehen.
- Sie sollten sich mit den für die Asthmadiagnose zur Verfügung stehenden diagnostischen Verfahren, die in der allgemeinmedizinischen Praxis oder im fachmedizinischen Bereich zum Einsatz gelangen können, vertraut machen.
- Denken Sie daran, dass bei klinisch diagnostiziertem berufsbedingten Asthma eine Anzeigepflicht bestehen könnte.
- Anmerkung: in Österreich ist jeder Verdacht auf eine Berufskrankheit anzeigepflichtig. Meldeformulare und Berufskrankheitenliste unter www.auva.at
- Bestimmungen für Deutschland: www.de.osha.eu.int/statistics/grundlegende_infos/
- Berufsbedingtes Asthma erfüllt nicht in allen Fällen die Voraussetzungen für die Anerkennung als Berufskrankheit.

Prävalenz

- In den letzten Jahren durchgeführte epidemiologische Studien lassen den Schluss zu, dass bislang die Prävalenz des berufsbedingten Asthmas unterschätzt wurde. Die Ergebnisse zeigen übereinstimmend, dass für ein erst im Erwachsenenalter einsetzendes Asthma in 15 bis 30% der Fälle die Auslöser in der beruflichen Tätigkeit der Betroffenen zu suchen sind und dass somit die berufliche Umwelt in stärkerem Maße als bisher angenommen als Verursacher angesehen werden muss.

Häufige Auslöser von berufsbedingtem Asthma

- In der Landwirtschaft gehören zu den häufigsten Auslösern tierisches Epithel (vor allem Epithelien von Kühen), Sekret von Labortieren, Mehl, Getreide und Milben in Tierfutter und Getreidevorräten. In Bäckereien können Mehl, aber auch Gewürze und Backhilfsmittel, wie etwa verschiedene Enzyme, als Allergene wirken.
- Schimmelpilze in feuchten Gebäuden können das Risiko für Asthma erhöhen und kommen ebenfalls als Auslöser in Frage.
- Die Bearbeitung bestimmter Hartholzsorten (Zeder, Fallugia paradoxa) kann sensibilisieren.
- Unter den Chemikalien sind die Isozyanate nach wie vor besonders wichtige Problemstoffe, die Berufsasthma auslösen können. Latex, Anhydride organischer Säuren, Epoxyharze und Kunststoffe sowie Formaldehyde sind weitere Beispiele für niedermolekulare chemische Auslöser.
- Schweißdämpfe, insbesondere bei der Bearbeitung von rostfreiem Stahl, sowie Schneidflüssigkeit sind in diesem Zusammenhang ebenfalls zu erwähnen.

Symptomatik

- Asthmatypische Beschwerden treten an Arbeitstagen oder während einer Arbeitsschicht auf. Dazu gehören u.a. Husten (meist nächtlich), Dyspnoe, Stridor, Kurzatmigkeit.
- Anfangs besteht ein deutlicher Unterschied zwischen dem Zustandsbild an Arbeitstagen und jenem an arbeitsfreien Tagen. Mit zunehmender Dauer der Exposition können aber die Beschwerden auch über das Wochenende anhalten und erst nach längeren Perioden der Abwesenheit vom Arbeitsplatz wieder abklingen.
- In manchen Fällen treten die Symptome auch erst nach Ende der jeweiligen Arbeitsschicht oder erst in der Nacht auf. Dies ist insbesondere dann der Fall, wenn es sich um chemische Auslöser handelt.
- Der eigentlichen Asthmasymptomatik gehen oft Beschwerden im Bereich der oberen Atemwege und der Augen voraus.

Diagnosestrategie

- Wichtig ist eine eingehende arbeitsmedizinische Anamneseerhebung. Wertvolle Aufschlüsse können dabei nicht nur aus den subjektiven Beobachtungen des Patienten gewonnen werden, sondern auch aus Feststellungen der Arbeitsinspektorate sowie aus allfälligen besonderen Sicherheitsvorschriften.
- Das Beschwerdebild muss die Kriterien für berufsbezogenes Asthma erfüllen.
- Eine korrekte Asthmadiagnose ist wichtig:
  - Das diagnostische Vorgehen bei berufsbedingtem Asthma ist dabei das Gleiche wie bei anderen Asthmaformen (siehe 6.30).
  - Manchmal kann Asthma nur bei unmittelbarer Exposition nachgewiesen werden.
- Nachweis einer durch arbeitsplatzspezifische Auslöser verursachten Sensibilisierung:
  - Prick-Test
  - nach Möglichkeit Bestimmung spezifischer IgE-Antikörper
  - Der Nachweis von IgG-Antikörpern bestätigt nur die Exposition, jedoch nicht eine Sensibilisierung, und ist daher diagnostisch nicht beweisend.
- Nachweis eines kausalen Zusammenhangs zwischen arbeitsplatzspezifischen Auslösern und der asthmatischen Reaktion:
  - Messungen des PEF („Peak Expiratory Flow") am Arbeitsplatz (veranlasst durch den betriebsärztlichen Dienst, gegebenenfalls in Zusammenarbeit mit Spezialisten – siehe unten)
  - spezifische Provokationstests (nur durch dafür eingerichtete Spezialisten)

PEF-Messungen am Arbeitsplatz

- Ein wichtiger Schritt im Rahmen der Diagnosestrategie in Sachen „berufsbedingtes Asthma". Sollte immer durchgeführt werden, wenn ein entsprechender Verdacht besteht.
- Unterscheidet sich von den üblichen PEF-Messungen im Zuge der Asthmadiagnostik – siehe 6.30.
- Nicht angezeigt bei akutem oder schwerem Asthma oder wenn der Patient anaphylaktische Symptome aufweist.
- Die Messreihen sollten ausreichend lang sein (vorzugsweise über einen Zeitraum von 3 Wochen hinweg unter Einschluss von 2 Wochenenden bzw. sonstiger arbeitsfreier Zeiten).
- Die PEF-Messungen am wachen Patienten sollten in 2-stündigen Abständen erfolgen, und zwar sowohl am Arbeitsplatz als auch zu Hause.
- Der Patient muss zur Durchführung der Messungen motiviert und mit ausreichenden Instruktionen versehen werden. Bei nicht korrekter Durchführung sind PEF-Messungen am Arbeitsplatz nahezu oder völlig wertlos.
- Die derart am Arbeitsplatz gewonnenen Daten der Peak-Flow-Protokolle können durch eine Überwachung der bronchialen Reaktivität am Arbeitsplatz und in der Freizeit sinnvoll ergänzt werden.
- Die arbeitsmedizinischen Dienste sollten sich der Notwendigkeit bewusst sein, diese Untersuchungen möglichst rasch einzuleiten. Die PEF-Protokolle sollten auch während der Dauer eines Krankenstands und dann wieder nach Rückkehr des Patienten an seinen Arbeitsplatz weitergeführt werden.

Spezifische Provokationstests

- Provokationstests sollten immer durch Spezialisten mit einschlägiger Erfahrung durchgeführt werden.
- Sie stellen die verlässlichste Methode zum Nachweis eines Kausalzusammenhangs zwischen einer Exposition am Arbeitsplatz und dem Auftreten von Asthma dar.
- Bei den Provokationstests sind unterschiedliche Vorgangsweisen möglich:
  - Es können kommerzielle Allergenextrakte zum Einsatz gelangen, beispielsweise bei Verdacht auf Kuhepithelallergie.
  - Es können spezifische Provokationstests in eigenen Testkammern (nur in Spezialeinrichtungen verfügbar) durchgeführt werden, wobei als Auslöser u.a. Mehl, Sägemehl, Kleber, Lacke oder Chemikalien wie Formaldehyd, Isozyanate oder Säureanhydride in Frage kommen.
  - Ein Provokationstest kann aber auch am Arbeitsplatz durchgeführt werden, falls der Auslöser noch nicht ermittelt werden konnte oder kommerzielle Extrakte nicht zur Verfügung stehen. In diesem Fall wird ein in stationärer Behandlung stehender Patient von einer Krankenschwester an den Arbeitsplatz begleitet und von ihr während seiner Arbeit und auch weiter nach seiner Rückkehr ins Krankenhaus überwacht.
  Anm.: Diese Art der Provokation wird in Österreich mangels entsprechender Einrichtungen nicht durchgeführt.
- Ein positives Ergebnis eines Provokationstests kann als verlässlich angesehen werden. Hingegen schließt ein negativer Befund das Bestehen eines berufsbedingten Asthmas noch nicht aus. Das negative Ergebnis kann u.a. folgende Ursachen haben: Verwendung einer nicht korrekten Auslösersubstanz beim Test, der kommerzielle Extrakt enthielt keine ausreichende Menge an Allergensubstanz, der zeitliche Abstand zur Exposition war so groß, dass die Reaktion inzwischen wieder abgeklungen war, oder aber die Expositionszeit war zu kurz und entsprach nicht der Belastung während einer 5-tägigen Arbeitswoche.

Behandlung und Rehabilitation

- Die medizinische Behandlung des berufsbedingten Asthmas unterscheidet sich nicht von jener der übrigen Asthmaformen.
- Die wichtigste Maßnahme ist eine völlige oder zumindest sehr weitgehende Vermeidung einer Exposition gegenüber dem Auslöser (Allergenkarenz). Dies kann erzielt werden durch:
  - Expositionsprophylaxe am Arbeitsplatz
  - Versetzung des Patienten in ein anderes Arbeitsumfeld innerhalb seiner bisherigen Arbeitsstätte
  - Umschulung
  - Einsatz einer Atemmaske (im Wesentlichen nur sinnvoll bei kurzzeitiger Exposition)
  - Prüfung der Möglichkeiten für Frühberentung, Invaliditätspension etc.
  - Bei Versetzung des Patienten in ein anderes Arbeitsumfeld innerhalb seiner bisherigen Arbeitsstätte ist eine Kontrolle durch den arbeitsmedizinischen Dienst geboten.
  - Ergibt die Kontrolle keine Besserung im Beschwerdebild des Patienten, sollten andere Formen der Rehabilitation erwogen werden.

Prognose

- Die Beschwerden klingen in der Regel ab, wenn eine völlige oder weitgehende Allergenkarenz realisiert werden kann. Je schneller nach Auftreten der Symptomatik Abhilfe geschaffen wurde, desto besser ist auch die Prognose.
- Berufsasthma kann jedoch noch mehrere Jahre Probleme bereiten und in manchen Fällen auch chronifizieren. Die Heilungschancen bei chemikalieninduziertem Asthma sind üblicherweise nicht sehr groß. Ist das Asthma auf Isozyanate zurückzuführen, ist die Prognose besonders ungünstig.
- Bei gesicherter Diagnose „berufsbedingtes Asthma" sind regelmäßige Kontrollen und die optimale medikamentöse Einstellung des Patienten von besonderer Bedeutung.

Sonstige asthmatische Beschwerdebilder

- Manche Patienten leiden unter berufsbedingten asthmaähnlichen Beschwerden, ohne dass ihre Lungenfunktion beeinträchtigt wäre. In derartigen Fällen ist die Diagnose Asthma unzulässig.
- Bei einem Drittel dieser Patienten besteht allerdings die Wahrscheinlichkeit, dass sie binnen 1 bis 2 Jahren ein klinisch manifestes Asthma entwickeln.
- Solche Patienten sollten in gleicher Weise behandelt werden wie jene, bei denen eine berufsbedingte Asthmaexazerbation vorliegt. Am Arbeitsplatz des Betroffenen sollten entsprechende Schutzmaßnahmen ergriffen werden, und der Patient sollte zur Asthmavorbeugung eine entzündungshemmende Medikation erhalten.
- Der Zustand dieser Patienten sollte vom arbeitsmedizinischen Dienst überwacht werden.
- Im Falle einer Verschlimmerung der Beschwerden sollte erneut untersucht werden, ob eine Berufskrankheit vorliegt.

Berufsbedingte Exazerbation eines bestehenden Asthmas

- Bei allen Asthmaformen ist damit zu rechnen, dass sie durch Stäube und sonstige am Arbeitsplatz präsente Reizstoffe verschlechtert werden.
- Eine derartige berufsbedingte Exazerbation kann mit Hilfe von PEF-Messungen nachgewiesen werden.
- Patienten mit klassischem Asthma können oft nach Optimierung ihrer Medikation ihre Arbeit wieder aufnehmen.
- Die Wiederaufnahme der Arbeit sollte unter Kontrolle durch den arbeitsmedizinischen Dienst erfolgen.

6.34 Chronisch obstruktive Lungenerkrankung (COPD)

Grundlagen

- Denken Sie bei jedem Raucher mit Husten, Auswurf oder Dyspnoe an die Diagnose COPD.
- Wichtig ist die frühe Diagnosestellung mithilfe der Spirometrie und die Raucherentwöhnung (40.20).
- Übereinstimmend mit den internationalen Kriterien (GOLD www.goldcopd.com/) liegt bei der COPD der FEV1/FVC unter 0,7.
- Die wichtigste Differenzialdiagnose stellt die Abgrenzung zum Asthma dar. Viele Asthmapatienten sind auch Raucher.

Definitionen

- Chronische Bronchitis: Auswurf zumindest 3 Monate in 2 aufeinander folgenden Jahren.
- Lungenemphysem (ist eigentlich eine pathologisch anatomische Diagnose): Die kleinen Atemwege sind erweitert und die Alveolarwände zerstört.
- Chronische obstruktive Lungenerkrankung (COPD): Der Patient leidet an einer chronisch progredienten Obstruktion der Atemwege, die schlecht auf eine Behandlung anspricht. Weitere typische Befunde sind chronische Bronchitis und Emphysem in verschiedenen Schweregraden, je nach individueller Konstitution.

Ätiologie

- Die meisten COPD-Patienten (> 95%) sind Raucher. Die Hälfte aller Raucher weist Symptome einer chronischen Bronchitis auf. Bei mindestens 25% aller Personen mit langer Raucheranamnese findet sich eine langsam zunehmende Obstruktion der Atemwege.
- Ein Mangel an Alpha-1-Antitrypsin ist bei jungen Patienten eine seltene Ursache für ein Emphysem.

Symptome

- Husten und Auswurf sind die häufigsten Symptome einer chronischen Bronchitis.
- Bei Patienten mit progredientem Krankheitsverlauf kommt es zu einer langsam zunehmenden Belastungsdyspnoe.
- Die Symptome werden durch Atemwegsinfekte aggraviert.

Krankheitszeichen

- Die meisten Patienten suchen den Arzt erst spät auf, wenn die Krankheit bereits ein mittelgradiges bis schweres Stadium erreicht hat. Bei den milden Krankheitsformen kann der Auskultationsbefund normal sein und keine Zeichen einer Obstruktion aufweisen.
- Das Fehlen der folgenden Zeichen einer schweren COPD schließt eine milde COPD nicht aus:
  - Wegen der Obstruktion der Atemwege können am Ende der forcierten Ausatmung pfeifende Rasselgeräusche hörbar sein.
  - Patienten mit einem fortgeschrittenen Emphysem haben eine „Fassthorax", bei der Auskultation sind die Atemgeräusche kaum hörbar und bei der Perkussion ist der Klang hypersonor.
  - Zyanose ist Ausdruck der Hypoxämie.

Komplikationen

- Akut:
  - wiederholte und lang anhaltende Infektionen der unteren Luftwege
  - akute respiratorische Insuffizienz
  - Pneumothorax (Platzen einer Emphysemblase)
- Chronisch:
  - chronisch respiratorische Insuffizienz, Cor pulmonale

Diagnostik

- Eine frühe Diagnose durch Spirometrie kombiniert mit einer aktiven Unterstützung der Raucherentwöhnung ist von größter Wichtigkeit.
- Test mit einem Bronchodilatator (6.07)
  - Die Reaktion auf einen Bronchodilatator wird entweder mit einer Spirometrie nach Bronchodilatatorgabe gemessen (z.B. inhaliertes Salbutamol 2 × 400 µg täglich) oder durch eine PEF-Messung vor und nach Gabe des Medikaments. Bei der COPD sprechen die Bronchien nicht an (im Gegensatz zu Asthma).

- Die Wirksamkeit einer entzündungshemmenden Medikation wird durch eine Probebehandlung mit Glukokortikoiden geprüft.
  - Orales Prednisolon, Anfangsdosis 30–40 mg/Tag (wenn nötig, mit Ulkusprophylaxe, z.B. mit einem PPI) oder ein inhalatives Steroid (z.B. 2 × täglich 400–800 Budesonid). Bei oraler Verabreichung dauert der Medikamententest 2 Wochen, bei einem inhalativen Glukokortikoid 6 Wochen.
  - objektivierbares Ansprechen (PEF-Anstieg > 20% und/oder FEV1-Anstieg > 12% und mindestens um 200 ml) ist ein Hinweis für Asthma.
- Diffusionskapazität:
  - erniedrigt bei COPD
- Blutgasanalyse:
  - Im Spätstadium einer COPD sinkt das arterielle pO_2, das pCO_2 kann steigen.
- Das Thoraxröntgen ist bei der Diagnose von COPD von begrenztem Wert.
- Entsprechend der internatonalen Kriterien ist der Grenzwert zur Diagnose einer milden COPD FEV1/FVC < 70% nach dem Bronchodilatationstest, wenn der FEV% > 80% ist.

Behandlung

Rauchverzicht
- Der wichtigste prognostische Faktor
- Er kann die Lungenfunktion nicht wieder normalisieren, aber die fortschreitende Verschlechterung des FEV_1-Werts verlangsamt sich und gleicht sich an den bei Nichtrauchern üblichen Verlauf an.
- Nach dem derzeitigen Wissensstand gibt es keine Medikamente, die die Verschlechterung der Lungenfunktion wesentlich bremsen können, wenn der Patient nicht mit dem Rauchen aufhört. Medikamente eignen sich nur für die Linderung der subjektiven Symptome und für die Behandlung akuter Exazerbationen.
- Siehe 40.20.

Grundregeln für die medikamentöse Behandlung
- Leichte Erkrankung:
  - Bei asymptomatischen Patienten:
    - keine medikamentöse Behandlung
  - Patienten mit episodischen Symptomen (im Allgemeinen FEV_1 > 50%):
    - Anticholinergika oder kurz wirksame Beta-2-Mimetika, je nach Ansprechen
    - versuchsweise Verabreichung von Glukokortikoiden, wenn Verdacht auf Asthma besteht
- Ständige Beschwerden (FEV_1 < 50%):
  - Anticholinergika oder kurz wirksame Beta-2-Mimetika (eventuell kombiniert), je nach Ansprechen
  - lang wirksame Anticholinergika oder Beta-2-Mimetika oder Kombination beider
  - in ausgewählten Fällen und bei häufigen Exazerbationen inhalatives Glukokortikoid
  - probeweise Verabreichung von Theophyllin **A**, wenn die Symptome persistieren
  - Chirurgische Maßnahmen (Bullektomie, Lungentransplantation, Reduzierung des Lungenvolumens) kommen nur nach strenger Indikationsstellung und nach sorgfältiger Evaluation in Frage.

Behandlung mit Bronchodilatatoren
- Inhalatives, kurz wirksames Anticholinergikum (Ipratropium **B** oder Oxytropium-Bromid) oder Anticholinergikum mit langer Wirkdauer (Tiotropium) **A**
  - stellt die First-line-Behandlung dar.
  - Die Dosis muss hoch genug gewählt werden; Verabreichung 4–6 × täglich bei den kurz wirksamen Medikamenten bzw. 1 × täglich beim lang wirkenden Tiotropium.
- Inhalatives Beta-Sympathikomimetikum (Salbutamol, Terbutalin, Fenoterol) **B**:
  - kann mit einem Anticholinergikum kombiniert werden.
  - Lang wirksame β-Sympathikomimetika (Formoterol, Salmeterol) können die Lebensqualität verbessern und die Symptome lindern **B**.
- Orales, lang wirksames Theophyllin **A**:
  - Nebenwirkungen (Zentralnervensystem, gastrointestinale Symptome) sind häufig (ständige Überwachung der Serumwerte in der Nachsorge!).
  - Arrhythmien und Krämpfe sind Zeichen für eine toxische Wirkung.
  - Beachten Sie die verschiedenen Wechselwirkungen mit anderen Medikamenten (z.B. Antibiotika)!

Entzündungshemmende Medikamente
- Inhalative Glukokortikoide werden Patienten mit häufigen Exazerbationen verschrieben **B**.

Behandlung der Schleimproduktion
- Wenn die Schleimproduktion ein Problem ist, soll der Patient selbst regelmäßige Übungen zur Schleimentleerung durchführen, indem er durch einen Strohhalm in eine mit Wasser gefüllte Flasche bläst, wodurch sich der Schleim löst und anschließend abgehustet werden kann **D**.
- Schleimlösende Mittel sollten nur vorübergehend eingesetzt werden **B**.

Behandlung einer Exazerbation
- Sauerstoffzufuhr über Nasensonde oder eine Venturi-Maske. Vorsicht bei der Dosierung! (Wenn keine arterielle Blutgasanalyse vorliegt, sollte bei Patienten über 50 Jahren die Konzen-

tration des Sauerstoffs in der Maske 28% nicht übersteigen bzw. der Fluss durch die Nasensonde nicht mehr als 2 l/min betragen).
- Bei schweren akuten COPD-Exazerbationen konnte mit einer nicht invasiven Beatmung mit positivem Druck eine Linderung erzielt werden **Ⓐ**.
- Ein inhalatives Sympathikomimetikum (2,5–5 mg Salbutamol oder 5–10 mg Terbutalin) über ein Dosiergerät oder einen Trockeninhalator. Inhalatives Ipratropium-Bromid 0,5 mg kann dazu gegeben werden.
- Es gibt keine Evidenz für eine signifikante Wirkung von Theophyllin-Infusionen **Ⓒ** sie werden daher nicht empfohlen. Es kann jedoch bei schlechtem Ansprechen auf andere Therapien ein Versuch mit einer Dosierung von 0,5 mg/kg/h gemacht werden. Die Serum-Theophyllin-Konzentration sollte nach Möglichkeit überwacht werden.
- Methyl-Prednisolon (0,5 mg/kg alle 6 Stunden) hat wahrscheinlich eine günstige Wirkung. Auch orale Kortikosteroide (Prednisolon 30–40 mg/Tag) können 7–14 Tage lang auf empirischer Basis angewendet werden.

Akute Infektion
- Der Wert einer antibakteriellen Behandlung bei einer Exazerbation der COPD ist umstritten. Zu den Indikationen für eine antibakterielle Behandlung gehören:
  ○ verstärkte Dyspnoe
  ○ vermehrter Auswurf
  ○ eitriges Sputum
- Wenn der Patient 2 der 3 oben aufgeführten Symptome aufweist, ist gewöhnlich eine antibakterielle Behandlung angezeigt **Ⓐ**.
- Optionen für eine antibakterielle Behandlung:
  ○ Amoxicillin – 3 × 500 mg täglich 10 Tage lang
  ○ Doxycyclin – 1 × 150 mg täglich 10 Tage lang
  ○ Trimethoprim 2 × 160 mg 10 Tage lang
    – [übliche Dosierungen in Österreich:
      ▫ Amoxicillin 2–3 × 1000 mg
      ▫ Doxycyclin 1 × 200 oder 2 × 100 mg
      ▫ Trimethoprim 2 × 200 mg]
- Antibiotika gehören nicht zur First-line-Therapie bei COPD.

Verbesserung der körperlichen Belastbarkeit
- Regelmäßiges und mäßig intensives Ausdauertraining **Ⓐ**

Impfungen
- Eine jährliche Influenzaimpfung sollte allen Patienten mit deutlich verringerter Lungenfunktion verabreicht werden **Ⓑ**.
- Eine Pneumokokkenimpfung wird empfohlen **Ⓒ**.

Sauerstofftherapie zu Hause
Grundsätzliches
- Bei fortgeschrittener COPD kann eine Sauerstofftherapie zu Hause den Anstieg des pulmonalarteriellen Drucks verhindern und die Lebenserwartung des Patienten zu verlängern.
- Die Wirkung einer Sauerstofftherapie auf die Beschwerden (wie z.B. Atemnot) ist allerdings eher begrenzt.
- Eine Sauerstofftherapie daheim ist nur für Patienten mit chronischer Hypoxämie, d.h. arterieller Untersättigung, gedacht.
- Die Entscheidung für eine solche Behandlung sollte erst nach kritischer Abwägung erfolgen.
- Wenn eine Sauerstofftherapie daheim eingeleitet werden soll, muss für eine angemessene Überwachung der Behandlung gesorgt werden. Für die Entscheidung zur Behandlung und deren Durchführung sollte eine spezialisierte Einrichtung verantwortlich sein.

Kriterien für die Einleitung einer Sauerstofftherapie
- Eine chronische, fortgeschrittene Lungenerkrankung ($FEV_1 < 1,5$ l)
- Der Sauerstoffpartialdruck im arteriellen Blut, gemessen in einer stabilen Phase der Erkrankung, ist 2 × < 7,3 kPa (gemessen im Abstand von mindestens 3 Wochen bei Raumluft).
- Der Sauerstoffpartialdruck kann auch im Bereich 7,3–8,0 kPa liegen, wenn eines der folgenden Kriterien vorliegt:
  ○ Zeichen von erhöhtem Druck in den Pulmonalarterien (z.B. ein Ödem)
  ○ sekundäre Polyzythämie (Hämatokrit > 55)
  ○ Eine signifikante nächtliche Hypoxämie, die durch Oxymetrie nachgewiesen wurde, durch Sauerstofftherapie reversibel ist und nicht von einem begleitenden Schlaf-Apnoe-Syndrom verursacht wird.
  ○ signifikante neuropsychologische Symptome, die durch Sauerstofftherapie reversibel sind
- Die Sauerstofftherapie hat die erwünschte Wirkung ($PaO_2 > 8,0$ kPa), ohne eine nachteilige Erhöhung des Kohlendioxid-Partialdrucks im arteriellen Blut zu verursachen.
- Der Patient raucht nicht und verhält sich ausreichend kooperativ.

Durchführung der Behandlung
- Eine Sauerstofftherapie zu Hause wird derzeit meistens mit Hilfe eines elektrischen Sauerstoffkonzentrators durchgeführt. Ein solcher Sauerstoffanreicherer entzieht der Zimmerluft Stickstoff und liefert dem Patienten Sauerstoff mit über 90%iger Sättigung.
- Tragbare Behälter mit flüssigem Sauerstoff eignen sich nur für eine Minderheit von Patienten.

Sie sind vor allem für Patienten gedacht, die noch arbeiten und/oder motiviert zur Rehabilitation durch körperliches Training sind.
- Jede Art von Sauerstofftherapie erfordert eine gute Kooperation von Seite des Patienten sowie die Bereitschaft, langfristig mit der behandelnden Einrichtung zusammenzuarbeiten.
- Hausbesuche durch einen Rehabilitationsinstruktor sind ein wichtiger Bestandteil der Kontrolle von Patienten, die daheim eine Sauerstofftherapie erhalten.
 Anmerkung: eine solche Möglichkeit besteht in Österreich nicht.

6.40 Idiopathische Lungenfibrose (fibrosierende Alveolitis)

Inzidenz
- Idiopathische Lungenfibrose, etwa 16–18 /100.000

Symptome
- Trockener Husten, mit Fortschreiten der Erkrankung zunehmende Dyspnoe

Klinische Befunde
- Im Initialstadium praktisch normaler Auskultationsbefund
- Im Stadium der Fibrosierung feinblasige Rasselgeräusche endinspiratorisch bei > 90%
- Bei fortgeschrittener Erkrankung Zeichen einer Rechtsherzbelastung

Laborbefunde
- BSG ist erhöht, CRP oft normal.
- Hypoxaemie in der Blutgasanalyse, zunächst nur bei Belastung, später auch in Ruhe.

Röntgenbefunde
- Thoraxröntgen:
  ○ Streifige Verschattungen oder wabenförmige Infiltrate sind in den basalen Lungenanteilen zu sehen. Im Anfangsstadium kann das Lungenröntgen noch normal sein.
- Hochauflösende CT (HR-CT)
  ○ Ein typisches subpleurales Wabenmuster postero-inferior und antero-superior.

Diagnostik
- Klinisches Erscheinungsbild
- Die Diagnosebestätigung erfolgt an einer spezialisierten Einrichtung.
- Typischer HRCT-Befund
- Restriktion und verminderte Diffusionskapazität in der Spirometrie
- Ausschluss anderer Ursachen:
  ○ andere interstitielle Pneumonien (wie die sogenannte unspezifische interstitielle Pneumonie)
  ○ exogene Alveolitis: allergische Alveolitis (6.41)
  ○ eosinophile Pneumonie (6.42)
  ○ Infektionen wie Chlamydien- und Mycoplasmen-Pneumonie (6.11)
  ○ Pneumokoniosen (44.51)
  ○ idiopathische Formen der Alveolitis: Sarkoidose (6.43)
  ○ Lungenveränderungen im Gefolge von Bindegewebserkrankungen
  ○ Medikamentenreaktionen
  ○ maligne Erkrankungen
- Lungenbiopsie:
  ○ Thorakoskopie oder offene Biopsie

Behandlung
- Es ist kein Medikament bekannt, das die Prognose verbessert.
- Steroide in abnehmender Dosierung, z.B. Prednisolon oder Prednisolonäquivalent, beginnend mit 30–50 mg täglich werden trotzdem empfohlen weil es häufig deutlich positive Reaktionen auf Steroide bei anderen interstitiellen Pneumonien gibt, die der idiopathischen Lungenfibrose ähneln (die Wirkung zeigt sich innerhalb von 6 Monaten).
- Azathioprin oder Cyclophosphamid sollten eingesetzt werden, wenn mit einem Steroid keine Wirkung erzielt wird ●.
- Antirefluxbehandlung, da zumindest ein Teil der Lungenfibrosen mit einem gastroösophagealen Reflux assoziiert ist.
- Wenn keine Kontraindikationen vorliegen, ist zu überprüfen, ob sich der Patient für eine Lungentransplantation eignet.

Prognose
- Die Prognose ist ungünstig (Fünfjahresmortalität bei 70%).
- Manche Patienten mit einer rheumatischen Erkrankung haben eine Lungenfibrose: histopathologisch handelt es sich dabei um eine andere Erkrankung, und die Prognose ist deutlich besser.
- Die Prognose anderer interstitieller Pneumonien mit Ähnlichkeiten zur idiopathischen Lungenfibrose ist meist gut.

6.41 Allergische Alveolitis (Farmerlunge etc.)

Ziel
- Es sollte daran gedacht werden, dass die Ursache von rezidivierenden Fieberschüben und Dyspnoe bei Landwirten im Kontakt mit organischen Allergenen liegen kann.

Ätiologie
- Überempfindlichkeit gegen schimmelnde pflanzliche Stoffe (Heu, Streu, Stroh, Sägespäne, Holzspäne, Nährboden für Pilzkulturen, = Farmerlunge), gegen die Exkremente von Käfigvögeln (= Vogelzüchterlunge) oder anderen Allergenen in der Umwelt.

Symptome
- Die Symptome einer akuten Alveolitis beginnen etwa 4–8 Stunden nach dem Allergenkontakt.
  - Belastungsdyspnoe, Beklemmung im Brustkorb, Husten
  - Fieber, Schüttelfrost, Muskel- und Gelenkschmerzen, Kopfschmerzen
  - oft auch Nausea, Erbrechen, Schweißausbrüche, Appetitlosigkeit und Gewichtsverlust
- Die Symptome einer Farmerlunge treten meist zu den Jahreszeiten der Stallfütterung auf. Sie beginnen am Ende des Arbeitstages oder nachts und lassen innerhalb weniger Tage nach. Bei neuerlichem Kontakt mit dem Allergen kehren die Anfälle wieder und werden stärker.
- In ihrer heimtückischen, subakuten (häufigsten!) Form kann sich eine allergische Alveolitis durch Fieberanfälle, bronchitische Symptome verschiedenen Grades, Krankheitsgefühl, Appetitlosigkeit, Gewichtsverlust sowie durch die Entwicklung einer Belastungsdyspnoe manifestieren. Die eigentliche Ursache bleibt oft unerkannt.
- Symptome einer Vogelzüchterlunge sind oft chronisch; nur eine sorgfältige Anamnese vermag auf die richtige Spur zu führen, der kausale Zusammenhang bleibt daher oft unerkannt.

Hinweise
- Inspiratorische feinblasige Rasselgeräusche in den basalen Lungensegmenten.

Thoraxröntgen
- Ein normaler Befund oder eine diffuse, mikronoduläre („Milchglas") Verschattung.

Laborbefunde
- Im Frühstadium oft erhöhte BSG-Werte und Leukozytose.
- Nachweis von präzipitierenden Antikörpern gegen Schimmelpilzsporen oder gegen die anderen Antigene. Das Vorhandensein von Antikörpern weist auf einen Kontakt, aber nicht unbedingt auf eine Erkrankung hin.
- Eine bronchoalveoläre Lavage zeigt eine deutliche Ansammlung von Lymphozyten.

Lungenfunktionstests
- Blutgase: verringerter Sauerstoffpartialdruck (pO_2) im arteriellen Blut
- Reduzierte Diffusionskapazität
- Spirometrie:
  - Restriktion
  - Manche Patienten zeigen zugleich eine asthmabedingte, reversible Obstruktion.

Diagnosestellung
- Beruht auf dem typischen klinischen Erscheinungsbild.
- Bei Verdacht auf eine Erkrankung empfiehlt sich die rasche Organisation der erforderlichen Diagnostik in Kooperation mit dem Pneumologen (Spirometrie und Messung der Diffusionskapazität), die erfolgen sollte, solange der Patient noch Symptome hat (wenn die Untersuchungen erst nach der Genesung des Patienten vorgenommen werden, können alle Befunde schon wieder normal sein).

Differenzialdiagnosen
- Atemwegsinfekte, andere Formen der Alveolitis und obstruktive Lungenerkrankungen

Behandlung
- Vollständige Allergenkarenz
- Der Patient sollte bis zur vollständigen Genesung krank geschrieben werden bzw. (bei Selbständigen) sich körperlich schonen.
- Einem Wiederauftreten der Krankheit wird durch die Verwendung eines entsprechenden Atemschutzes (Atemschutzmasken oder Staubschutzhelme mit integriertem Gebläse) vorgebeugt.
- Es handelt sich um eine anzeigepflichtige Berufskrankheit. Bei einer gutachterlich festgestellten Behinderung von über 20% erfolgt eine Berentung, der bei Bauern sonst eingehobene Kostenbeitrag für die Spitalbehandlung entfällt.

Prognose
- Eine lang anhaltende, unbehandelte Erkrankung kann sich zu einer Lungenfibrose entwickeln.
- Wenn die Erkrankung rechtzeitig erkannt wird, wird sich die Lungenfunktion im Regelfall wieder normalisieren.

6.42 Eosinophile Pneumonie (eosinophile Lungeninfiltrate)

Grundregeln
- Denken Sie an die Diagnose eosinophile Pneumonie, wenn
  - die Pneumonie nicht auf die Behandlung anspricht,
  - die Pneumonie mit Eosinophilie einhergeht,
  - der Patient systemische Symptome hat.

Ätiologie
- Medikamente (Nitrofurantoin, Penicillin, Sulfonamide, Tetracyclin, Tolfenaminsäure, Acetylsalicylsäure, Naproxen, injizierbare Goldpräparate etc.)
- Infektionen, die durch Aspergillus fumigatus verursacht werden (bronchopulmonale Aspergillose, meist bei Asthmapatienten)
- Intestinale Parasiten
- Inhalation von Narkotikaaerosolen
- In den meisten Fällen kann keine spezifische Ursache gefunden werden.

Symptome und Zeichen
- Symptome:
  - 60% der Patienten haben in der Vorgeschichte eine allergische Dermatitis, Rhinitis oder Asthma.
  - Husten, Pleuritis, Dyspnoe (Asthma)
  - Fieber
- Zeichen:
  - giemende Geräusche beim Ausatmen (Asthma)
  - leichte Rasselgeräusche beim Ausatmen (selten)

Diagnostik
- Laborbefunde:
  - Leukozytose, Eosinophilie (bei zwei Dritteln aller Patienten)
  - erhöhte BSG und erhöhtes CRP
  - Eosinophilie der bronchoalveolaren Lavage
- Thoraxröntgen:
  - diffuse Infiltrate bei einem Drittel der Patienten
  - Ein oder mehrere fleckige Infiltrate, die ihre Position verändern können (bei einem Drittel der Patienten)
- Lungenfunktionstests:
  - obstruktive Ventilationsstörung (Asthma)
  - Restriktion und verminderte Diffusionskapazität (wenn die Lunge großflächig betroffen ist)
- Rasches Ansprechen auf Steroide

Behandlung
- Steroidenstoß in abnehmender Dosierung, z.B. Prednisolon 30 mg, 20 mg, 15 mg, 10 mg und 5 mg, in abfallender Dosierung jeweils 1 Woche lang.

Prognose
- Mehr als ein Drittel aller Patienten hat nur eine Krankheitsepisode.
- Ein Drittel der Patienten hat 1 oder mehrere Rezidive nach Beendigung der Behandlung.
- Weniger als ein Drittel aller Patienten braucht eine ständige Behandlung mit Steroiden, weil die Krankheit immer wieder ausbricht, sobald die Behandlung beendet ist.

6.43 Sarkoidose (Morbus Boeck)

Grundregeln
- Denken Sie bei Patienten mit Symptomen im Bereich der Lungen, der Haut, der Augen oder der Lymphknoten an Sarkoidose; ein Thoraxröntgen sollte gemacht werden.
- Kontrollen der Lungenfunktion und des Thoraxröntgens sollen regelmäßig durchgeführt werden, um die Entwicklung von Komplikationen zu verhindern.

Epidemiologie
- Die Sarkoidose ist eine systemische granulomatöse Erkrankung unbekannter Ätiologie.
- Die jährliche Inzidenz beträgt in Skandinavien 10–30/100.000, die Prävalenz 30–100/100.000.
- Die Krankheit tritt gewöhnlich zwischen dem 20. und 40. Lebensjahr auf, nur ganz selten bereits in der Kindheit.

Symptome
- Die Symptome können nur gering ausgeprägt und in allen Organen auftreten, am häufigsten in den Lungen (Husten, Dyspnoe), den Augen (Uveitis, Iritis), der Haut (Erythema nodosum, makulopapuläre Läsionen, Narbenschwellungen) und den Lymphknoten (Lymphknotenschwellungen).
- Etwa 50% der Fälle werden zufällig in einem symptomfreien Stadium diagnostiziert, und zwar bei Untersuchungen auf andere Krankheiten oder bei Routinekontrollen.

Akute Sarkoidose
- Bei manchen Patienten kann die Erkrankung mit den Symptomen einer sogenannten akuten Sarkoidose auftreten:

- Erythema nodosum (besonders bei Frauen)
- Arthralgie, Gelenksschwellungen
- Erhöhte Körpertemperatur
- Iritis oder Uveitis
- Schwellung der Speicheldrüsen
- Narben-Sarkoidose (alte Narben werden erythematös, schwellen an, sind schmerzempfindlich)
- Husten und Dyspnoe
- Vergrößerte Lymphknoten

Chronische Sarkoidose
- Dyspnoe
- Verschiedene papulöse Hautläsionen
- Chronische Uveitis, Glaukom
- Symptome einer Hyperkalzämie
- Niereninsuffizienz als Folge einer Nephrokalzinose
- Arrhythmien und Reizleitungsstörungen (auch im akuten Stadium)
- Hypersplenismus
- Neurologische Symptome

Erste Untersuchungen im Rahmen der Grundversorgung

Thoraxröntgen
- 90–95% der Sarkoidosepatienten weisen Veränderungen im Thoraxröntgen auf.
- Überweisen Sie zu einem Radiologen und weisen Sie diesen auf den Verdacht auf Sarkoidose hin.
- Klassifizierung der Röntgenbefunde:
  - Typ I: vergrößerte hiläre Lymphknoten
  - Typ II: wie oben + symmetrische parenchymatöse Infiltrate
  - Typ III: nur parenchymatöse Anomalien
  - Typ IV: Lungenfibrose
- Bei Erythema nodosum kann das 1. Thoraxröntgen normal sein: Wiederholen Sie das Thoraxröntgen nach 1 Monat.

Laboruntersuchungen
- Meist sind die Blutuntersuchungen und Harnproben unauffällig.
- Blutbild (Hämoglobin, Hämatokrit, Erythrozyten, Leukozyten; Leuko- und Thrombozytopenie sind möglich)
- BSG (oft zu Erkrankungsbeginn erhöht)
- Serum- und 24-h-Harncalcium (manche Patienten haben erhöhte Werte)
- Serum-ACE (bei 2/3 der Patienten am Beginn und während der aktiven Krankheitsstadien erhöht)
- ALT (Alanin Aminotransferanse) und ALP (Alkalische Phosphatase) sind bei Leberveränderungen erhöht, Kreatinin steigt bei Nierenveränderungen an.

Differenzialdiagnosen
- Denken Sie an folgende Differenzialdiagnosen:
  - Tuberkulose
  - rheumatoide Arthritis oder Kollagenose
  - bakterielle oder virale Infektionen
  - Malignome, speziell Lymphome

Weitere Untersuchungen

- Darüber hinausgehende Untersuchungen sind in Spezialabteilungen angezeigt, normalerweise an internen oder Lungenabteilungen, wo die Diagnose histologisch bestätigt werden kann.
- Alle Patienten – außer denjenigen, die die rasch abheilende akute Form der Erkrankung haben – sollten zumindest 1 × vom Augenfacharzt untersucht werden, wenn die Krankheit lange fortbesteht, sind jährliche Kontrollen sinnvoll, auch wenn keine Augensymptomatik vorhanden ist.

Behandlung

- Das Ziel der Behandlung ist, Schaden zu vermeiden, und die Prävention einer Lungenfibrose oder einer anderen Organfibrose.
- Die akute Sarkoidose heilt meist spontan ab. Die Symptome können mit NSAR gemildert werden.
- Falls nötig, können Kortikosteroide **A** 12–18 Monate lang verabreicht werden, manchmal auch noch wesentlich länger **C**.
- Bei der Erhaltungsbehandlung einer Lungensarkoidose sind inhalative Steroide **A** für manche Patienten wirksam und verursachen weniger Nebenwirkungen als eine systemische Therapie.

Verlaufskontrollen im Rahmen der Primärversorgung

- Können nach Vereinbarung und in Kooperation mit dem Spezialisten in der Allgemeinpraxis durchgeführt werden, die Hauptverantwortung verbleibt aber beim Spezialisten.
- Bei mehr als 90% tritt ein Rezidiv im 1. Jahr auf.
- Wenn es sich hauptsächlich um eine Lungensarkoidose handelt, sind in der aktiven Phase oder während der Therapiedauer Kontrollen von Thoraxröntgen und Lungenfunktionstests (Vitalkapazität, Diffusion und totale Lungenkapazität) in Abständen von 3–6 Monaten angezeigt. In der Remission sollten die Abstände der Untersuchungen halbjährlich und/oder jährlich sein, nachdem die Symptome verschwunden sind oder die medikamentöse Therapie beendet wurde. Serum-ACE, Serumlysozym und Serumcalcium sollten bei Bedarf kontrolliert werden.
- Bei hauptsächlich extrapulmonaler Manifestation richten sich die Verlaufskontrollen nach den Zielorganen und den Befunden.

Prognose

- Bei mehr als 50% aller Sarkoidosepatienten kommt es zur Spontanheilung.
- Bei 50% bleiben Veränderungen an der Lunge im Röntgenbild sichtbar.
- Eine respiratorische Insuffizienz entwickelt sich selten.
- Bei 15% der Patienten entsteht eine chronische Sarkoidose.
  - Die Prognose einer chronischen Sarkoidose ist variabel und hängt vom Ausmaß der Erkrankung ab.
  - Die Mortalität beträgt etwa 1%.

6.44 Akute Reaktionen der Lunge auf Reizgase

Ziele

- Der Entstehung von Asthma, RADS (reactive airways dysfunction syndrom) oder eines Lungenödems bei der Exposition mit Reizgasen (z.B. Stickstoffdioxid, Chlor), oder von Reizgasen, die in anderen Form inhaliert werden (Geschirrspülmittel, Natriumhydroxidstaub) wird durch die sofortige Verabreichung eines inhalativen Kortikosteroids vorgebeugt.
- An Arbeitsplätzen, an denen mit inhalierbaren reizenden Substanzen hantiert wird, sollten inhalative Kortikosteroide immer zur Hand sein.

Kontakt

- Durch Feuer:
  - Mischungen mehrerer Gase und Feinstaub
  - Acrolein wird z.B. von brennenden Ölprodukten und Plastikstoffen freigesetzt.
- In der Industrie:
  - Gase, die bei industriellen Verfahren freigesetzt werden
  - Gase, die aus Industrieanlagen oder beim Transport entweichen

Betroffene Organe und Symptome

- **Stark wasserlösliche Gase** (Ammoniak, Salzsäure, Schwefelsäure, Formaldehyd, Acetaldehyd, Essigsäure) werden durch die Schleimhäute der oberen Atemwege absorbiert und erzeugen
  - heftigen Husten,
  - ein brennendes Gefühl,
  - ein Ödem der Epiglottis oder des Larynx.
- **Mäßig wasserlösliche Gase** (Flusssäure, Schwefeldioxid, Chlor, Chlordioxid, Jod, Brom, Fluor) wirken auch auf die Bronchien und verursachen
  - Husten,
  - vermehrte Schleimproduktion,
  - eine Obstruktion der Bronchien.
- **Schwach wasserlösliche Gase** (Phosgen, Ozon, Stickstoffdioxid, Methylbromid, Acrolein, Dimethylsulfat, Zinkchlorid) dringen bis in die Alveolen vor und können ein Lungenödem verursachen, das sich sofort oder erst nach einer Verzögerung (oft mehr als 24 Stunden) entwickelt. Beispielsweise führt Stickstoffdioxid im Normalfall binnen 3–30 Stunden nach dem 1. Kontakt zu einem Ödem. Zu den Symptomen eines durch Reizgase hervorgerufenen Lungenödems gehören:
  - trockener Husten oder blutiges Sputum
  - Atemnot, Giemen
  - Übelkeit, Erbrechen
  - eventuell Fieber, Symptome einer Hypotonie
- Jedes Reizgas kann lebensbedrohliche Schäden an den Alveolen verursachen, wenn der Kontakt besonders intensiv ist oder lange anhält.
- Langzeitfolgen sind möglich.

Behandlung

Prävention eines Lungenödems

- Es ist immer sicherer, zur Prävention eines Lungenödems ein Kortikoid zu verabreichen als diese Maßnahme zu unterlassen.
- Prophylaktische Verfahren:
  - Während der ersten 24 Stunden: Dem Patienten werden so bald wie möglich nach dem ersten Kontakt (am besten innerhalb von 15 Minuten) 800 μg Budesonid oder 1000 μg Beclometason durch Inhalation verabreicht, am besten unter Verwendung einer Inhalationskammer. Die Gabe wird in 4-stündigen Intervallen wiederholt.
  - Während der nächsten 4 Tage: Die gleiche Dosis wird dem Patienten 4 × täglich in seinen Wachzeiten verabreicht.
  - Nach 5 Tagen: Die Behandlung wird abgesetzt, es sei denn, die Lungenbefunde sprechen dagegen; in diesem Fall wird die Behandlung bis zur vollständigen Wiederherstellung fortgesetzt.
- Bei sehr intensiven Kontakten mit einem Reizgas ist eine Therapie mit hoch dosierten intravenösen Kortikosteroiden notwendig. Eine solche Therapie bzw. ein nachgewiesenes Lungenödem erfordern eine Intensivbehandlung in einem Spital.

Vorbeugung von Asthma und RADS

- Ausschluss oder Behandlung einer Infektion
- Diagnose der Obstruktion (Spirometrie, PEF)
- Behandlung wie bei der akuten Exazerbation von Asthma: orale und inhalative Kortikosteroide

Behandlung eines Epiglottis- oder Larynxödems
- Adrenalininhalation:
  - bis zu 3 Inhalationen innerhalb von 30 Minuten
  - zumindest 1 Minute Pause zwischen den Inhalationen

Behandlung von Hustens
- Z.B. Clobutonil-Hydrochlorid 20 mg (= 2 ml 10 mg/ml) i.m. oder i.v.
- Betasympathomimetika wirken auch gegen Husten.

6.50 Bronchuskarzinom

Ziele
- Die Risikofaktoren für ein Bronchuskarzinom sollen bewusst gemacht werden (in erster Linie Rauchen, zusätzlich bestimmte Belastungen am Arbeitsplatz). Es sollen immer wieder die Möglichkeiten und Methoden zur Reduktion dieser Risiken besprochen werden.
- Identifikation von Risikogruppen:
  - Raucher im mittleren Alter oder älter (über 45) bei
    - veränderter Charakteristik eines „normalen" Hustens,
    - Hämoptysen,
    - rezidivierenden Pneumonien,
    - Gewichtsverlust und beeinträchtigtem Allgemeinzustand.
- Frühe Diagnosestellung
- Erkennen von möglichen berufsbedingten Karzinomen, z.B. durch Kontakt mit Asbest verursacht.

Ätiologie
- Rauchen:
  - Rauchen verursacht 85–90% aller Bronchuskarzinome.
  - Passives Rauchen ist ebenfalls ein Risikofaktor für Lungenkrebs.
  - Bronchuskarzinome bei Nichtrauchern sind meistens Adenokarzinome.
- Asbest:
  - Etwa 10% aller Bronchuskarzinome werden durch Asbest verursacht.
  - Ein Raucher, der Kontakt mit Asbest ausgesetzt ist, hat beinahe ein 100fach erhöhtes Bronchuskarzinomrisiko, verglichen mit einem Nichtraucher ohne Asbestkontakt.
- Andere Faktoren:
  - u.a. Arsen, Chrom und Nickel (Kontakt am Arbeitsplatz)
  - Strahlung (Radon)
  - genetische Prädisposition

Klassifikation
- **Nicht kleinzellige Karzinome** – diese machen rund 75% aller Lungenkarzinome aus.
  - Plattenepithelkarzinom (45%); wird seltener
  - Adenokarzinom (40%); wird häufiger. Das bronchioalveoläre Karzinom stellt eine seltene Untergruppe dar.
  - großzelliges anaplastisches Karzinom (5%)
- **Kleinzelliges Karzinom** – dieses macht rund 20% aller Lungenkarzinome aus.

Ausbreitung
- Lokale und regionale Ausbreitung:
  - in einen anderen Lappen desselben Lungenflügels, in die kontralaterale Lunge
  - in die hilären, mediastinalen, claviculären und axillären Lymphknoten
  - direkte Infiltration in das Mediastinum, die großen Gefäße, die Thoraxwand, in das Perikard, die Pleura, die Wirbel, Rippen und den Plexus brachialis
- Das kleinzellige Bronchuskarzinom breitet sich bereits sehr früh sowohl lokal als auch extrathorakal aus, sodass die Krankheit zum Diagnosezeitpunkt meist fortgeschritten ist. Wenn ein kleinzelliges Bronchuskarzinom nur auf eine Thoraxseite beschränkt ist, gilt es als lokalisiert.

Symptome und Befunde
- Die wichtigsten Frühsymptome und ihre Häufigkeit:
  - neu aufgetretener oder veränderter Husten 60%
  - Hämoptysen 27%
  - Schmerzen (intra- und extrathorakal) 34%
  - Dyspnoe 46%
  - Appetitlosigkeit, Gewichtsverlust 56%
- Befunde:
  - eine Verschattung im Thoraxröntgen mit oder ohne vergrößerte Lymphknoten im Hilus und/oder mediastinal
  - vergrößerte Lymphknoten am Hals, den Fossae claviculares, in der Axilla
  - Metastasen (Hirn, Knochen, Lungen, Leber, Nebennieren)

Diagnostik
- Die wichtigste Untersuchung im Frühstadium ist das Thoraxröntgen.
- Selbst wenn der Befund des Thoraxröntgens als unauffällig interpretiert wird, sollte der Patient, zur **Bronchoskopie und Computertomographie** an eine pulmologische Abteilung überwiesen werden, wenn ein starker Verdacht auf ein Bron-

chuskarzinom besteht (z.B. Hämoptysen bei einem Raucher, der keine erkennbare Infektion hat).
- Die wichtigsten **Differenzialdiagnosen** bei Hämoptysen sind Bronchiektasien, die Lungenembolie sowie Tuberkulose und Infektionen mit atypischen Mykobakterien (6.21), die einem Bronchuskarzinom sowohl in klinischer als auch in radiologischer Hinsicht ähneln können.

Prävention
- Jugendliche sollen nicht zu Rauchen beginnen.
- Raucher müssen mit dem Rauchen aufhören.
- Warnen Sie vor dem Passivrauchen.
- Schutz vor Kontakt mit Asbest oder anderen berufbedingten Kanzerogenen.

Behandlung
- Die Wahl der Behandlung hängt vom Zelltyp (kleinzelliges oder nicht kleinzelliges Karzinom) und vom klinischen Ausmaß der Erkrankung ab (TNM-Stadium).
- Der Allgemeinzustand (WHO 0–5), die Komorbidität und die Compliance des Patienten beeinflussen ebenfalls die Wahl der Behandlung.
- Die primäre Therapie für das nicht metastasierte, lokalisierte **nicht kleinzellige** Bronchuskarzinom (25% der Fälle) ist chirurgisch **C**: Resektion eines Lungenlappens oder eines ganzen Lungenflügels. Eine Radikaloperation ist nur bei 25% aller Patienten möglich. Manche Patienten, die sich einer Radikaloperation unterziehen, können von einer postoperativen zytotoxischen Chemotherapie profitieren.
  - Bei lokoregionärer Ausbreitung (25%) bekommt der Patient ein kombiniertes Behandlungsregime, das alle Therapieformen miteinander verbinden; chirurgischer Eingriff, Chemotherapie **A** und Strahlentherapie; so kann z.B. eine Chemotherapie vor einem chirurgischen Eingriff **C** gegeben werden oder kombiniert mit einer Strahlentherapie **A** erfolgen.
  - Bei disseminierter Ausbreitung (50%) ist die First-line-Therapie eine Kombinationstherapie mit 2 Chemotherapeutika **A**. Sollte es zu einem späteren Zeitpunkt wieder zu einer Progredienz kommen, bekommen Patienten in gutem Allgemeinzustand eine Second-line-Chemotherapie **A**. Einige Patienten mit einer disseminierten Erkrankung können von neuen, molekular gezielten Pharmakotherapien profitieren, z.B. Inhibitoren des epidermalen Wachstumsfaktors. Trotzdem existiert derzeit kein kurativer Therapieansatz für das disseminierte Lungenkarzinom.
- Die Basistherapie bei einem **kleinzelligen** Bronchuskarzinom ist die zytotoxische Chemotherapie. Es ist nur selten möglich, diese mit einem chirurgischen Eingriff zu kombinieren (4%). Behandlung der 1. Wahl für einen Tumor, der auf eine Thoraxseite beschränkt ist, ist die Chemo-Radiotherapie **A**, oder eine aufeinanderfolgende Behandlung mit Chemo- und dann Strahlentherapie.
  - Patienten mit Metastasierung bekommen eine Chemotherapie. Die Strahlentherapie wird nur palliativ, z.B. bei Knochenmetastasen, angewandt.
  - Eine prophylaktische Bestrahlung des Gehirns wird solchen Patienten verabreicht, die auf die Primärtherapie sehr gut angesprochen haben, weil Metastasierung im Gehirn bei dieser Tumorart häufig ist.
- zur symptomatischen Behandlung von Bronchuskarzinompatienten siehe 16.11.

Follow-up
- Die positiven Auswirkungen eines regelmäßigen Follow-up für die Gesamtheit der Bronchuskarzinompatienten sind nicht gesichert. Eine Nachsorge ist dann gerechtfertigt, wenn für Rezidive entsprechende Behandlungsmöglichkeiten zur Verfügung stehen. Bei der Nachsorge wird nach Rezidiven oder Progredienz gezielt gefahndet; auch eine gute symptomatische Behandlung soll durchgeführt werden.
- Die Untersuchungen:
  - Auskultation der Lungen, Palpation der Lymphknoten, Thoraxröntgen
  - Allgemeinzustand, Gewichtsverlust
- Für die Eignung von Tumormarkern für die Frühdiagnostik gibt es keine Evidenz, in der Nachsorge sind sie nur von geringem Wert. Zu den Tumormarkern gehören das karzinoembryonale Antigen (CEA) bei Adenokarzinomen und die neuronenspezifische Enolase (NSE) beim kleinzelligen Lungenkrebs, beide sind aber nicht spezifisch und nicht sensitiv.

Prognose
- Nicht kleinzelliges Bronchuskarzinom:
  - Die 5-Jahres-Überlebensrate für alle Patienten ist 10–13%.
  - Die 5-Jahres-Überlebensrate für Patienten, die ausschließlich radikalchirurgisch behandelt wurden, beträgt 55–65%.
- Kleinzelliges Bronchuskarzinom:
  - Die Überlebensrate nach 2 Jahren liegt bei 20%, die 5-Jahres-Überlebensrate bei weniger als 5%.

6.60 Fremdkörper in den Atemwegen

Grundregeln

- Das Personal von telefonischen Notdiensten und medizinischen Notfalleinrichtungen sollte mit einfachen Methoden zur Entfernung von Fremdkörpern aus den oberen Atemwegen vertraut sein.
- Masken- oder Mund-zu-Mund-Beatmung sollte auf jeden Fall versucht werden, wenn die Entfernung eines Fremdkörpers auf andere Weise misslungen ist, da erhöhter Druck in den Atemwegen Luft am Fremdkörper vorbeiführen kann.
- Wenn eine Notfallausrüstung vorhanden ist (Laryngoskop, Magillzange), sollte zuerst der Pharynx und der supraglottische Raum, wo die größten Fremdkörper (bei Erwachsenen meist ein Bissen Essen) exploriert und wenn nötig mit der Magillzange ausgeräumt werden. Das blinde Austasten mit dem Finger im Mund und Pharynx des Patienten sollte unterlassen werden.

Entfernung eines Fremdkörpers

- Wenn es dem Patienten **möglich ist zu husten**, sollte er dazu angehalten werden, weiter zu husten. Es sollten vorerst keine weiteren Maßnahmen gesetzt werden.
- Wenn es dem Patienten nicht möglich ist zu Husten, aber das Bewusstsein erhalten ist:
  1. Stellen Sie sich seitlich und leicht hinter den Patienten, lehnen Sie seinen Oberkörper nach vorne, sodass sein Kopf sich unter der Höhe seiner Taille befindet; unterstützen Sie ihn dabei am Brustkorb mit einem Arm (Abb. 6.60).
  2. Geben Sie mit der Kante der anderen Hand 5 kräftige Schläge zwischen die Schulterblätter.
  3. Nach jedem Schlag sollten Sie überprüfen, ob der Fremdkörper freigekommen und die Obstruktion der Atemwege beseitigt ist.
- Die oben genannten Anweisungen können auch bei Kindern über 1 Jahr angewandt werden. Bei jüngeren Kindern empfiehlt sich folgende Vorgehensweise: Legen Sie das Kind mit nach unten gerichtetem Kopf auf Ihre pronierte Handfläche und geben Sie 5 Schläge auf den Rücken (die Kraft der Schläge sollte an die Größe der Kinder angepasst sein).
  ○ Wenn die Obstruktion dadurch nicht gelöst werden kann, darf man beim Erwachsenen die Befreiung durch Erhöhung des abdominellen Druckes (Heimlich-Manöver) versuchen. Bei Kindern ist das wegen der Gefahr der Verletzung innerer Organe nicht erlaubt. Umfassen Sie den Patienten von hinten kommend im oberen Abdomen, indem Sie die Hände über dem Nabel überkreuzen. Pressen Sie ruckartig nach hinten und oben gegen Ihren Körper, sodass der intraabdominelle Druck des Patienten steigt; dabei wird das Zwerchfell angehoben und Luft aus den Lungen gepresst.
  ○ Wenn nötig, können Sie dieses Manöver bis zu 5 × wiederholen.
  ○ Wenn der Patient bei Bewusstsein bleibt, der Fremdkörper jedoch nicht freikommt, fahren Sie abwechselnd mit 5 Schlägen auf den Rücken und 5 Bauchpressen fort, bis sich der Fremdkörper löst.
  ○ Wenn der Patient bewusstlos wird, lagern Sie ihn am Rücken und beginnen mit der CPR (kardiopulmonale Reanimation).
  ○ Siehe ECR Leitlinien www.erc.edu/index.php/guidelines_download_2005/en/

Laryngoskopie oder Bronchoskopie

- Sollten angewendet werden, wenn die oben erwähnten Verfahren erfolglos bleiben.

Einen Luftweg mittels Nadel öffnen

- Wenn die **oberen Atemwege blockiert** sind, z.B. durch ein Gesichtstrauma, und eine Intubation unmöglich ist, kann die Trachea mit einer dicken Kanüle direkt unter dem Schildknorpel punktiert werden. Diese Methode ist einfacher und schneller durchführbar als eine Nottracheotomie. Es kann auch ein kommerziell erhältliches, Notkoniotomieset (z.B. „Quicktrach") verwendet werden.

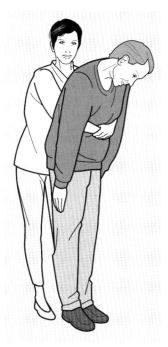

Abb. 6.60
Man umfasst von hinten den Oberbauch des Patienten und verschränkt die Hände in Höhe des Nabels. Dann drückt man ruckartig nach oben und hinten, sodass der Druck im Abdomen zunimmt, das Zwerchfell angehoben und dadurch die Luft aus den Lungen geblasen wird.

1. Falls leicht verfügbar, schließen Sie eine Spritze mit einer Salzlösung an die Nadel an.
2. Führen Sie die Nadel median in die Luftröhre ein und aspirieren Sie dabei ständig. Luftbläschen in der Spritze zeigen an, dass sich die Nadel in der Luftröhre befindet. Achten Sie darauf, nicht die Rückwand der Trachea zu durchstechen.
3. Schließen Sie an die Kanüle eine 20-ml-Spritze an.
4. Sorgen Sie dafür, dass die Kanüle weiterhin in der Luftröhre bleibt, indem Sie sie mit der Hand festhalten (ohne dabei die Kanüle zu verbiegen).
5. Falls nötig, führen Sie eine weitere Kanüle neben der ersten ein, um die Exspiration zu erleichtern.

Ein Fremdkörper in den unteren Atemwegen
- Häufig bei Kindern unter 10 Jahren, besonders im 2. Lebensjahr.
  - Der Fremdkörper kann im Prinzip jedes Kleinteil sein, aber speziell Teile von Nahrungsmitteln, vor allem Nüsse aus einem Stück Haselnussschokolade, sind die häufigsten Ursachen.

Symptome
- Beginnt oft mit einem heftigen Hustenanfall. In der Anfangsphase tritt oft Giemen und manchmal sogar Zyanose auf.
- Die Symptome dauern ein paar Minuten lang an und hören dann auf, obwohl der Fremdkörper im Bronchus bleibt.
- Dann folgt eine symptomfreie Phase, die Stunden oder sogar Tage andauern kann, bis schließlich die Pneumonie beginnt. Zu diesem Zeitpunkt kann das ursprüngliche Ereignis bereits in Vergessenheit geraten sein, wodurch die Diagnose verzögert und kompliziert wird. Der Arzt sollte daher aktiv nach der Vorgeschichte der Beschwerden fragen.

Diagnostik
- Beim akuten Hustenanfall mit erschwerter Atmung mit plötzlichem Beginn bei einem Kind sollte an einen Fremdkörper als Ursache gedacht werden, wenn kein anderer Grund eruiert werden kann.
- Die Aussagekraft des Thoraxröntgens ist begrenzt: es kann normal sein, Atelektase und eventuell ein Emphysem, später auch Pneumonie zeigen.
- Die endgültige Diagnose sollte auf einer Bronchoskopie beruhen.

6.61 Pneumothorax

Grundregeln
- Ein Spannungspneumothorax muss sofort erkannt und behandelt werden.
- Denken Sie an einen Spontanpneumothorax als Ursache für akute Brustschmerzen und Dyspnoe, vor allem bei jungen Rauchern und Patienten mit einer chronischen obstruktiven Lungenerkrankung.

Klassifizierung
- Primärer Spontanpneumothorax:
  - Mehr als 90% der Patienten sind Raucher.
  - Tritt am häufigsten bei Männern zwischen 20 und 40 auf.
  - Die Patienten sind oft groß und schlank.
- Sekundärer Pneumothorax:
  - Komplikation einer Lungenerkrankung
  - Wenn die Lungenfunktion bereits von der Lungenerkrankung beeinträchtigt ist, kann es sich um ein ernstes bis lebensbedrohliches Zustandsbild handeln.
- Traumatischer Pneumothorax:
  - iatrogen oder eine andere Ätiologie
- Spannungspneumothorax:
  - Durch einen Ventilmechanismus kann Luft in den Pleuraraum einströmen, aber nicht hinaus. Die Druckverhältnisse im Thorax verändern sich, es kommt zum Kollaps der betroffenen Lunge.
  - Kann im Gefolge von Thoraxverletzungen und im Zusammenhang mit Reanimation und mechanischer Beatmung auftreten.
  - Sofortige Behandlung: es besteht akute Lebensgefahr.

Symptome
- Thoraxschmerz und Dyspnoe sind die Hauptsymptome.
  - plötzlicher Beginn
  - Die Symptome verschlechtern sich beim Atmen und bei körperlicher Anstrengung.
  - Der Schmerz strahlt in die ipsilaterale Schulter aus.
  - Hustenreiz

Klinische Zeichen
- Bei einem kleinen Pneumothorax können die klinischen Befunde unauffällig sein.
- Abgeschwächtes Atemgeräusch, beeinträchtigte Thoraxbeweglichkeit und ein hypersonorer Klopfschall sind typische Zeichen.
- Bei einem Spannungspneumothorax kommt es durch die Mediastinalverdrängung zu einer Einflussstauung mit Tachykardie, Hypotonie bis zu

schwersten Schockzeichen zusätzlich zu Dyspnoe und Zyanose.
- Bei manchen Patienten findet sich ein subkutanes Emphysem (Knistern bei Druck auf die Haut).
- Bei der Inspektion des Thorax können Zeichen einer Verletzung (Hämatom, Krepitation von einer gebrochenen Rippe etc.) auffallen.

Diagnosestellung

- Zur Bestätigung der Diagnose ist ein Thoraxröntgen erforderlich.
  - Ein kleiner Pneumothorax kann schwer zu finden sein. Ein Röntgen bei Exspiration kann dabei hilfreich sein.
  - Eine große Emphysemblase kann ein ähnliches Bild wie ein Pneumothorax machen.

Konservative Behandlung

- Die konservative Behandlung (Folgeuntersuchung mit Thoraxröntgen alle 1–3 Tage) ist bei einem **Spontanpneumothorax** möglich, wenn die folgenden Bedingungen erfüllt sind:
  - Der Patient ist ansonsten gesund.
  - Der Patient hat keine Dyspnoe, der mit Luft gefüllte Raum nimmt weniger als die Hälfte der Pleurahöhle ein (die maximale Breite beträgt weniger als 3 cm) und wird bei der Folgebeobachtung nicht größer.
- Der Pneumothorax sollte binnen 3–4 Tagen kleiner werden und in spätestens 2 Wochen verschwinden.
- Die Nachsorge kann ambulant erfolgen. Der Patient sollte sofort den Arzt verständigen, wenn die Symptome zunehmen.
- Wenn die konservative Behandlung in einem Spital durchgeführt wird, kann eine Sauerstoffbehandlung die Resorption der Luft aus der Pleurahöhle beschleunigen. (Der Stickstoffanteil des pulmonalen Kapillarbluts sinkt und führt zu einer bis zu 10fachen Steigerung des für die Resorption notwendigen Gradienten.)
- Anmerkung für Österreich: Da in der Grundversorgung in den wenigsten Fällen ein Röntgengerät unmittelbar verfügbar ist, wird die sofortige Einweisung in jedem Fall empfohlen. Wenn die Symptomatik frisch aufgetreten ist, sich verschlechtert und/oder der Allgemeinzustand beeinträchtigt ist, ist ein Notarzttransport erforderlich.

Aktive Behandlung

- Ein **Spannungspneumothorax** ist immer eine Indikation für sofortige Behandlung. Die Druckentlastung durch Thorakozentese muss im Notfall auch ohne Bestätigung durch ein Thoraxröntgen vorgenommen werden, wenn bei einem Patienten nach Trauma oder Reanimation Atemnot und andere Hinweise auf einen Spannungspneumothorax bestehen. Dazu kann eine beliebige Nadel (z.B. eine große Venenkanüle) verwendet werden.
- Ansonsten ist eine **aktive Behandlung** (Drainage oder Aspiration) bei Pneumothorax indiziert, wenn eine der folgenden Bedingungen erfüllt ist:
  - Die Lunge ist großteils oder vollständig kollabiert.
  - Der Patient hat eine chronische Lungenerkrankung.
  - Der Patient hat eine signifikante Dyspnoe (z.B. wenn ein früher gesunder Patient bei leichter Belastung wie z.B. Gehen Atemnot bekommt).
- **Aspiration** als einzige Behandlung ist möglich, zumindest bei Bedingungen, die eine Einweisung des Patienten in ein Spital zur Pleuradrainage schwierig machen. Die Aspiration ist sogar als Behandlung der 1. Wahl für alle Arten von Pneumothorax empfohlen worden. Das Behandlungsergebnis der Aspiration ist bei 70% der Patienten gut **B**. Das Verfahren wird wie folgt durchgeführt:
  - Punktieren Sie den Pleuraraum nach einer Lokalanästhesie zwischen der 2. und 3. Rippe (die 2. Rippe befindet sich auf der Höhe des Angulus sterni) auf der Medioklavikularlinie mit einer Nadel (Mindestlänge 3 cm) und einem Katheter (z.B. einem dicken Viggo-Katheter).
  - Entfernen Sie die Nadel aus dem Katheter und schließen Sie den Katheter an eine 50–100 ml fassende Injektionsspritze („Luer-Lock") an.
  - Aspirieren Sie, bis Widerstand zu spüren ist oder der Patient heftig zu husten beginnt, oder bis mehr als 2,5 Liter Luft aufgezogen worden sind.
- Eine **Pleuradrainage** wird bei einem traumatischen Pneumothorax, Lungenkollaps und bei Patienten mit schwerer Dyspnoe empfohlen. Sie wird stationär oder von Notärzten mit entsprechender Erfahrung durchgeführt.
  - Nach der Behandlung sollte der Patient 2–4 Wochen lang körperliche Anstrengung vermeiden und 2 Wochen lang keine Flugreisen unternehmen.

Prognose

- Sowohl ein primärer als auch ein sekundärer Pneumothorax haben bei 50% der Patienten die Tendenz zu rezidivieren.
- Ein chirurgischer Eingriff sollte spätestens nach dem 2. Auftreten erwogen werden.

6.62 Pneumomediastinum

Definition
- Luft oder andere Gase sammeln sich im Mediastinum an.

Ursachen
- Das Valsalva-Manöver oder andere Abweichungen von der normalen Atmung:
  - Singen, Schreien
  - Lungenfunktionstests
  - Spielen von Blasinstrumenten
  - Rauchen von Marihuana
  - Entbindung
  - Erbrechen, Stuhlgang
  - Husten, Schneuzen, Schluckauf
  - Anfälle
  - Heben schwerer Gegenstände
- Obstruktion der Atemwege:
  - Asthma, COPD
  - Atemwegsinfekt
  - Fremdkörper, Tumor
- Dekompression:
  - Flugreise
  - Taucherkrankheit (Behandlung in der Druckkammer)
- Erhöhter Druck im Thorax, durch äußere Einflüsse bedingt:
  - mechanische Beatmung, Sauerstofftherapie
  - CPAP
  - das Heimlich-Manöver (6.60)
  - Verkehrsunfall
- Ösophagusruptur:
  - z.B. als Komplikation bei einer Gastroskopie

Symptome
- Schmerzen
  - retrosternal
  - provoziert durch Atmung oder Wechsel der Körperhaltung
  - ausstrahlend in Rücken, Schultern, Arme
- Schwierigkeiten beim Schlucken, Gefühl der zugeschnürten Kehle
- Nasales Sprechen
- Dyspnoe

Befunde
- Ein subkutanes Emphysem am Hals und in der Fossa supraclavicularis
- Hamman'sches Zeichen: ein typischer präkordialer Auskultationsbefund (Krepitation, synchron zum Herzschlag)
- Erhöhte Körpertemperatur

Diagnostik
- Thoraxröntgen:
  - Eine Luftansammlung retrosternal sieht man am besten in der Lateralprojektion.
  - Die Diagnose des Pneumomediastinums und dessen Abgrenzung gegen einen kleinen Pneumothorax sind oft schwierig.

Prognose und Behandlung
- Die Luft (das Gas) gelangt gewöhnlich in das Subkutangewebe und wird binnen weniger Tage nach dem Ende des Luft(Gas)austritts resorbiert.
- Es reicht oft aus, die auslösende Ursache zu beseitigen.
- Ein Pneumomediastinum, das durch mechanische Beatmung entstanden ist, kann einen Pneumothorax hervorrufen, der eine sofortige Behandlung erfordert (6.61).

6.71 Schlafapnoe

Ziele
- Bei Schlafstörungen und Tagesmüdigkeit sollte an mögliche Atemwegsobstruktionen während des Schlafes gedacht werden (Schnarchen).
- Die Behandlung eines übergewichtigen Patienten mit Verdacht auf Schlafapnoesyndrom sollte mit Anweisungen zum Abnehmen und dem Hinweis auf Selbsthilfegruppen begonnen werden, bevor der Patient in ein Speziallabor überwiesen wird (24.02). Wenn der Termin für weitere Untersuchungen kommt, kann der Patient schon so viel abgenommen haben, dass die Somnographie einen normalen Befund ergibt.
- Patienten mit Schlafapnoe werden primär in pulmologischen Einrichtungen behandelt.

Definitionen

Varianten des Schlafapnoesyndroms
- **Schlafapnoe:** eine länger als 10 Sekunden dauernde Atempause während des Schlafes.
- **Hypopnoe:** eine länger als 10 Sekunden dauernde signifikante Atemdepression (> 50% reduzierte Amplitude der Bewegungen der Atmungsorgane).
- **Obstruktive Schlafapnoe** (oder Hypopnoe): eine Apnoe/Hypopnoe, die durch eine Obstruktion der oberen Atemwege während des Schlafes verursacht wird. Bei diesem Typ von Apnoe/Hypopnoe gehen die Bewegungen der Atmungsorgane weiter.
- **Zentrale Schlafapnoe** (oder Hypopnoe): eine Apnoe/Hypopnoe, die durch eine Störung des zentralen Atmungssteuerungssystems verursacht wird. Bei diesem Typ von Apnoe/Hypopnoe finden keine Bewegungen der Atmungsorgane statt.

- **Gemischte Schlafapnoe:** eine Kombination aus den oben erwähnten Beschwerden.
- **Schlafapnoesyndrom:** klinische Symptome oder Befunde, die sich aus wiederholten Apnoe-Episoden während des Schlafs ergeben.
- **UARS** = upper airways resistance syndrome: wiederholtes Erwachen aus dem Schlaf infolge erhöhten Flusswiderstandes in den oberen Atemwegen, mit Symptomen, die denen des Schlafapnoe-Syndroms ähneln.

Indizes zur Beschreibung des Schlafapnoesyndroms

- **AI** = Apnoe-Index: Anzahl der Apnoe-Episoden pro Stunde Schlaf.
- **AHI** = Apnoe/Hypopnoe-Index: die Gesamtzahl von Apnoe- und Hypopnoe-Episoden pro Stunde Schlaf. Ein AHI-Wert > 15 wird generell als abnorm betrachtet, AHI < 5 als normal.
- **ARI** = Arousal Index: Anzahl der im EEG registrierten Hemmungen des Alpha-Index (zum Zeichen der Aufwachphase) pro Stunde Schlaf.
- **ODI**$_4$ = Sauerstoff-Untersättigungs-Index: Anzahl der Episoden von mehr als 4%iger Verringerung der Sauerstoffsättigung (SaO_2) pro Stunde Schlaf.

Hintergrund

- Etwa 4% aller Männer im arbeitsfähigen Alter und etwa 2% aller Frauen leiden an einem obstruktiven Schlafapnoesyndrom. Das Syndrom findet sich in allen Altersgruppen, aber die meisten Patienten sind Männer mittleren Alters oder Frauen im Klimakterium.
- Schlafapnoe scheint mit einem erhöhten Risiko von Verkehrs- und Arbeitsunfällen in Zusammenhang zu stehen **C**. Ein Patient mit einem unbehandelten Schlafapnoesyndrom (assoziiert mit Störungen der Aufmerksamkeit) sollte nicht in einem Beruf tätig sein, in dem er ein Kraftfahrzeug bedienen muss.
- Schlafapnoe ist die häufigste organische Ursache von Tagesmüdigkeit.
- Das **Pickwick-Syndrom** manifestiert sich als chronische respiratorische Insuffizienz zusätzlich zu wiederholten Episoden von Schlafapnoe.
- Das zentrale Schlafapnoesyndrom ist selten und geht gewöhnlich mit Störungen des zentralen Nervensystems oder mit Herzinsuffizienz einher (Cheyne-Stokes-Atmung).

Symptome eines obstruktiven Schlafapnoesyndroms

- Lautes, unregelmäßiges Schnarchen
- Apnoeepisoden während des Schlafs
- Übermäßige Schläfrigkeit tagsüber, Narkolepsie
- Nykturie, nächtliches Schwitzen, gestörter Nachtschlaf, Impotenz, Insomnie, Reizbarkeit und Schroffheit, Beeinträchtigung des Gedächtnisses und der Konzentration
- Nächtliche Arrhythmien, nächtliche Thoraxschmerzen
- Morgendliche Kopfschmerzen
- Bettnässen (bei Kindern)

Klinik

- Übergewicht (50–70% der Patienten sind übergewichtig)
- Ein enger Pharynx; ein schlaffer, tief herabhängender Gaumen; ein geschwollenes, großes Gaumenzäpfchen, das bis zur Zunge reicht; eine große Rachenmandel; eine schmale Nase; ein kleiner oder fliehender Unterkiefer; eine große Zunge; große Adenoide bei Kindern; ein kurzer und dicker Hals
- Beinödeme
- Erhöhter Blutdruck

Differenzialdiagnosen

- Andere Erkrankungen, die Tagesmüdigkeit verursachen (36.09)

Untersuchungen

- Vorgeschichte, körperlicher Zustand, Gewicht, Body-Mass-Index, Blutdruck, Blutbild, Blutzucker, Schilddrüsenfunktionstests, Thoraxröntgen, EKG.

Weitere Untersuchungen

- Eine nächtliche Polysomnographie ist die verlässlichste Methode. Weniger ausführliche Untersuchungen des Schlafes sollten zumindest die Aufzeichnung des nasalen Druckprofils, Atembewegungen und Sauerstoffsätigung (mittels Pulsoxymeter) beinhalten; diese reichen gewöhnlich aus, um eine klinisch signifikante Schlafapnoe nachzuweisen und zu einer Behandlungsentscheidung zu kommen **C**.
- Zur ausführlichen nächtlichen Polysomnographie gehört auch die gleichzeitige Aufzeichnung der Schlafphasen und der Schlafqualität.
- Eine ausführliche Polysomnographie ist für die Differenzialdiagnose in schwierigen Fällen erforderlich, in denen weniger ausführliche Aufzeichnungen nicht zur Diagnosestellung ausreichen. Zu diesen Fällen gehören verschiedene Formen der Parasomnie und Hypersomnie, Formen einer leichten Schlafapnoe.

Konservative Behandlung

- Gewichtsabnahme ist die erste und wichtigste Behandlungsmethode für Schlafapnoe bei übergewichtigen Patienten.
- Bei milden Formen von Schlafapnoe, die von der Haltung im Schlaf abhängig sind, kann das Verhindern der Einnahme der Rückenlage einen Versuch wert sein.

- Schlaf- und Beruhigungsmittel sind ebenso zu vermeiden wie Alkohol vor dem Schlafengehen (diese Mittel erhöhen oft Häufigkeit und Dauer der Apnoeepisoden).
- Behandlung der nasalen Obstruktion
- Optimale Behandlung der zugrunde liegenden Erkrankungen wie z.B. Diabetes mellitus, Hypertonie, Hypoparathyreoidismus und obstruktive Lungenerkrankung.
- Kein Aufenthalt in größeren Höhen

Mechanische Hilfsmittel
- Die Behandlung mit **nasaler Überdruckbeatmung** (engl. nasal CPAP = continuous positive airways pressure) ist ein wirksames Verfahren. Es ist derzeit die Behandlung 1. Wahl bei klinisch signifikanter obstruktiver Schlafapnoe **A**.
  - Bei der nasalen CPAP-Behandlung wird durch eine Nasenmaske ein leichter Überdruck aufrecht erhalten, der einen Kollaps der Atemwege während des Schlafes verhindert.
  - Diese Behandlung steht gewöhnlich an pulmologischen Abteilungen zur Verfügung.
  - Etwa 60–80% der Patienten kommen gut mit einer Langzeitbehandlung mit nasaler CPAP zurecht. Zu den Problemen, die bei diesem Verfahren auftreten können, gehören Nasenverstopfung, eine rinnende Nase, der vom Druckapparat erzeugte Lärm, Epistaxis und Mundtrockenheit.
  - Die Symptome und eventuelle andere Krankheiten des Patienten, die mit Schlafapnoe verbundenen Risiken sowie die Polysomnographiebefunde müssen bei der Beurteilung, ob die Einleitung einer CPAP-Behandlung sich günstig auswirken würde, berücksichtigt werden.
  - Das Ausmaß der Tagesmüdigkeit kann mit Hilfe der Epworth-Schläfrigkeits-Skala bestimmt werden.
  - CPAP-Apparate werden als Hilfsmittel zur Rehabilitation eingestuft.
  - Der Patient sollte in 1- bis 2-Jahresabständen zur Kontrolluntersuchung kommen. Die Nachuntersuchungen sollten zumindest in der Frühphase an spezialisierten Fachabteilungen stattfinden. Berufskraftfahrer, die mit CPAP-Geräten behandelt werden und in ihrem Beruf tätig bleiben, sollten ebenfalls in Spezialabteilungen nachkontrolliert werden.
  - Die Indikationen für eine nasale CPAP-Behandlung sollten revidiert werden, wenn der Patient abnimmt oder sich wegen der Schlafapnoe einer Operation unterzieht.
- Ein Nasenpflaster während der Nacht dämpft bei manchen Patienten die Schnarchgeräusche, hat aber keine Auswirkung auf die Apnoe.
- Hilfsmittel wie z.B. Apparate zur Vorverlagerung der Mandibula, die die Lage von Unterkiefer und Zunge beeinflussen, reduzieren bei manchen Patienten die Apnoe sowie die tagsüber auftretende Schläfrigkeit signifikant, besonders bei leichten Formen der Apnoe. Überweisungen zur Behandlung mit diesen Hilfsmitteln werden von Zahnärzten und Kieferchirurgen ausgestellt.

Chirurgische Behandlung
- Ein chirurgischer Eingriff ist bei etwa 5–10% der Apnoepatienten angezeigt.
- Kontrollierte klinische Studien zur chirurgischen Behandlung sind spärlich, und es gibt derzeit keine Langzeitstudien **C**. Die Entscheidung, ob ein chirurgischer Eingriff vorgenommen werden soll, wird gewöhnlich interdisziplinär getroffen, ein Spezialist für Zahn- und Kieferchirurgie, ein HNO-Facharzt und ein Lungenfacharzt gehören eingebunden.
- **Dilatative Pharynxchirurgie**
  - UPPP = Uvulopalatopharyngoplastik wird heute selten durchgeführt, erfordert Allgemeinnarkose oder komplette UPP = Uvulopalatoplastik (LUPP = Laser-Uvulopalatoplastik, kann auch ambulant durchgeführt werden).
  - RFA = Radiofrequenzablation: Das hypertrophe Gewebe am weichen Gaumen wird durch gezielte Anwendung von Hitze zu Narbengewebe umgewandelt.
    - Die oben angeführten Interventionen reduzieren das Schnarchen.
    - Es gibt keine Evidenz über die Effizienz der Behandlung von Schlafapnoe und der assoziierten Schläfrigkeit.
    - **Nicht** geeignet für die Behandlung einer schweren Schlafapnoe oder bei übergewichtigen Patienten.
    - **Beachte:** Wenn die Operation nur zur Beseitigung des Schnarchens dienen soll, das als sozial störend empfunden wird, sollte vor dem Eingriff eine Schlafapnoe durch eine nächtliche Somnographie ausgeschlossen werden!
  - **Tonsillektomie/Adenoidektomie**
    - Besonders bei Kindern und normalgewichtigen Erwachsenen mit großen Tonsillen kann das die einzige Ursache der Schlafapnoe sein.
- **Dilatative Nasenchirurgie**
  - Septoplastie, Entfernung von Polypen, Radiofrequenzablation der hypertrophierten Nasenmuscheln
  - Obwohl diese Operationen das Schnarchen reduzieren und die Wirkung der nasalen CPAP-Behandlung verbessern, sind sie als Behandlung für Schlafapnoe selten ausreichend.
- **Gesichts- und Kieferchirurgie**
  - Anwendbar in Fällen, wo eine Verengung der oberen Atemwege mit dem Knochenbau des Gesichts zusammenhängt.

- Die Vorgangsweise beim Eingriff beruht auf kephalometrischer Radiographie und dynamischer nasopharyngealer Endoskopie.
- Die häufigste Methode ist ein chirurgischer Eingriff, bei dem die Zungenwurzel en bloc nach vorne gebracht und dadurch der Luftraum hinter der Zungenbasis vergrößert wird.
- Der Unterkiefer kann allein oder zusammen mit dem Oberkiefer chirurgisch nach vorne verlegt werden.
- Derzeit gibt es keine kontrollierten Studien zur Wirksamkeit eines gesichts- und kieferchirurgischen Eingriffs.
- **Tracheostomie**
  - Ist nur bei lebensbedrohlicher Schlafapnoe erforderlich, wenn eine CPAP-Behandlung nicht möglich ist.

6.72 In-Line-Vernebler und Überdruckbeatmungsgeräte

Nur online verfügbar.

6.80 Pleuraerguss – Pleurapunktion

Definition
- Pleuritis ist eine Entzündung des Brustfells.
- Abgesehen von Entzündungen gibt es noch andere Ursachen für einen Pleuraerguss.

Ursachen eines Pleuraergusses

Transsudate
- Herzinsuffizienz
- Pericarditis constrictiva
- Leberzirrhose
- Nephrotisches Syndrom

Exsudate
- Infektionen:
  - bakterielle Pneumonie
  - Tuberkulose
  - virale Infekte
  - Pilzinfekte
- Krebs:
  - Lungenkrebs
  - Lymphom
  - Mesotheliom
  - andere Arten
- Bindegewebskrankheiten:
  - systemischer Lupus erythematodes (SLE)
  - rheumatoide Arthritis
- Andere Ursachen, z.B.:
  - Lungeninfarkt (Lungenembolie)
  - Pankreatitis
  - subphrenischer Abszess
  - Asbest
  - Trauma
  - Medikamente (Bromocriptin)
- Zustand nach einer Thorakotomie

Symptome
- Dyspnoe
- Bei einer Pleuritis Flankenschmerz und oft Husten und Fieber
- Dämpfung bei der Perkussion
- Ein Reibegeräusch bei der Auskultation (fakultativ). Das Reibegeräusch verschwindet, wenn in der Pleurahöhle eine so große Menge Flüssigkeit vorhanden ist, dass die Pleurahäute nicht aneinander reiben.

Untersuchungen bei Patienten mit Pleuraerguss
- Eingehende Untersuchung des Patienten:
  - Besonders wichtig ist die Suche nach möglichen Ursachen einer Lungenembolie (Vorhofflimmern, tiefe Venenthrombose im Bein).
- Hinweise auf eine Entzündung:
  - BSG, CRP, Blutbild
- Pleurapunktion:
  - Nicht erforderlich, wenn die Ursache offensichtlich ist.

Differenzialdiagnostik
- In der Praxis unterscheidet man 3 Phasen bei der Suche nach der Ursache eines Pleuraergusses.
  1. Die 1. Frage ist, ob der Erguss seiner Natur nach ein Transsudat oder ein Exsudat ist.
  2. Handelt es sich um ein Exsudat, ist zu fragen, ob er auf eine maligne oder nicht maligne Ursache zurückzuführen ist.
  3. Wenn eine nicht maligne Ursache wahrscheinlich ist, wird nach Hinweisen auf bakterielle Pneumonie, Tuberkulose und Kollagenosen gesucht.
- Für die Diagnose von Krebs und Tuberkulose ist oft eine Pleuralbiopsie erforderlich.

Indikationen für eine Pleurapunktion
- **Diagnostische** Pleurapunktion in Verbindung mit Pleuraergüssen unsicherer Ätiologie
- **Therapeutische** Pleurapunktion, wenn eine große Menge von Pleuraflüssigkeit die Symptome verursacht

- Eine Pleurapunktion ist bei rechtsseitigem oder bilateralem Pleuraerguss in Verbindung mit offensichtlicher Herzinsuffizienz meist nicht erforderlich. Diese Pleuraergüsse bilden sich zurück, wenn sich der Lungenkreislauf normalisiert (ein Pleuraerguss, der auf die linke Seite beschränkt ist, ist gewöhnlich nicht auf eine Herzinsuffizienz zurückzuführen).

Durchführung der Pleurapunktion

- Anmerkung:
  - Die Durchführung einer Pleurapunktion durch niedergelassene Ärzte für Allgemeinmedizin wird in Österreich derzeit selten praktiziert, kann bei entsprechender Übung und Ausrüstung aber in manchen Fällen, z.B. in der palliativen Hauskrankenpflege, eine Alternative zu einer stationären Aufnahme sein.
- Vor der Durchführung sollte das Vorliegen eines Ergusses gesichert werden. Dies kann mit Hilfe eines Thoraxröntgens geschehen, das eine Abrundung des seitlichen und hinteren Kostodiaphragmalwinkels zeigt. Manchmal zeigt sich bei infrapulmonalen Pleuraergüssen keine derartige Rundung. Eine Ultraschalluntersuchung kann dazu dienen, das Vorhandensein eines Pleuraergusses zu bestätigen und eine passende Stelle für den Einstich zu finden. (Ein Ultraschall sollte immer durchgeführt werden, wenn ein entsprechendes Gerät zur Verfügung steht.)
- Der Patient sollte leicht nach vorne gebeugt sitzen, wobei die Unterarme auf dem Untersuchungstisch aufliegen und die Stirn auf den Unterarmen ruht.
- Der Bereich, in dem die Perkussion wegen des Pleuraergusses eine Dämpfung ergibt, wird lokalisiert, indem man mit jenem der Gegenseite vergleicht. Der Rand des Zwerchfells wird auf der Seite der gesunden Lunge markiert. Die Obergrenze des Bereichs der Dämpfung auf der betroffenen Seite sollte mindestens 2 Rippenzwischenräume höher liegen als der Zwerchfellrand auf der gesunden Seite.
- Die Stelle des Einstichs liegt 1 oder 2 Interkostalräume unterhalb der Obergrenze der Dämpfung entlang der hinteren Axillarlinie (oder wird durch Ultraschall bestimmt). Die Stelle wird über einem oberen Rippenrand mit 1% Lidocain anästhesiert. Am Ende der Verabreichung des Anästhetikums wird ein wenig Pleuraflüssigkeit entnommen, um das Vorhandensein von überschüssiger Flüssigkeit zu bestätigen. Im Allgemeinen wird die Pleurapunktion am besten mit einer Wegwerfnadel, einer Injektionsspritze, einem Dreiweg-Absperrhahn und einem Schlauch, der mit einem Sammelbeutel verbunden ist, durchgeführt. Wenn eine geringe Menge als Probe benötigt wird (z.B. zur Proteinbestimmung bei Verdacht auf ein Transsudat), kann die Probe mit einer dünnen Nadel in eine 20-ml-Spritze aufgezogen werden.
- Bei einer diagnostischen Pleurapunktion sollte nicht mehr als 1500–2000 ml (je nach dem Gewicht des Patienten) Flüssigkeit auf einmal aspiriert werden, um ein Lungenödem zu vermeiden.
- Bei einer diagnostischen Pleurapunktion ist auf den Geruch und das Erscheinungsbild der Pleuraflüssigkeit zu achten. Ein Empyem hat einen fauligen Geruch. Blutspuren in der Pleuraflüssigkeit sind wahrscheinlich durch ein Trauma, Krebs oder einen Lungeninfarkt verursacht. Ein milchiger Pleuraerguss (Chylothorax) steht mit einem Trauma oder einer malignen Erkrankung des Mediastinums in Zusammenhang.

Untersuchungen der Pleuraflüssigkeit

- Protein: 1 ml in einem Reagenzglas
- Differenzialzählung: z.B. ein Reagenzglas mit 10 ml EDTA
- Eine Bakterienkultur ist nur dann erforderlich, wenn die Flüssigkeit trüb oder eitrig ist; ca. 5 ml in einem Reagenzglas oder 1 ml in einem Kulturfläschchen, mit einer Tuberkulinspritze aufgezogen.
- Mykobakterienkultur in einem 5-ml-Röhrchen oder am besten in einem Kulturmedium.
- Eine zytologische Probe wird an ein Labor geschickt, z.B. in zwei 50-ml-Plastikflaschen. Wenn die Probe nicht sofort analysiert werden kann, können 5 ml Pleuraflüssigkeit mit 5 ml 96%igem Alkohol in 3 saubere Reagenzgläser gefüllt werden.
- Weitere Untersuchungen werden in Abstimmung mit einem Spezialisten durchgeführt

Interpretation der Ergebnisse

- Wenn die Proteinkonzentration weniger als 30 g/l beträgt, ist die Probe ein Transsudat.
- Eine Dominanz von Neutrophilen (über 50%) deutet auf bakterielle Pneumonie hin.
- Eine Dominanz von Lymphozyten ist typisch für Tuberkulose und maligne Erkrankungen, wird aber auch bei anderen Ursachen einer chronischen Pleuritis gesehen.
- Die Sensitivität einer zytologischen Probe beträgt bei Krebs 30–50%.
- Eine Mykobakterienkultur ist bei ca. 30% aller Tuberkulosepatienten positiv.

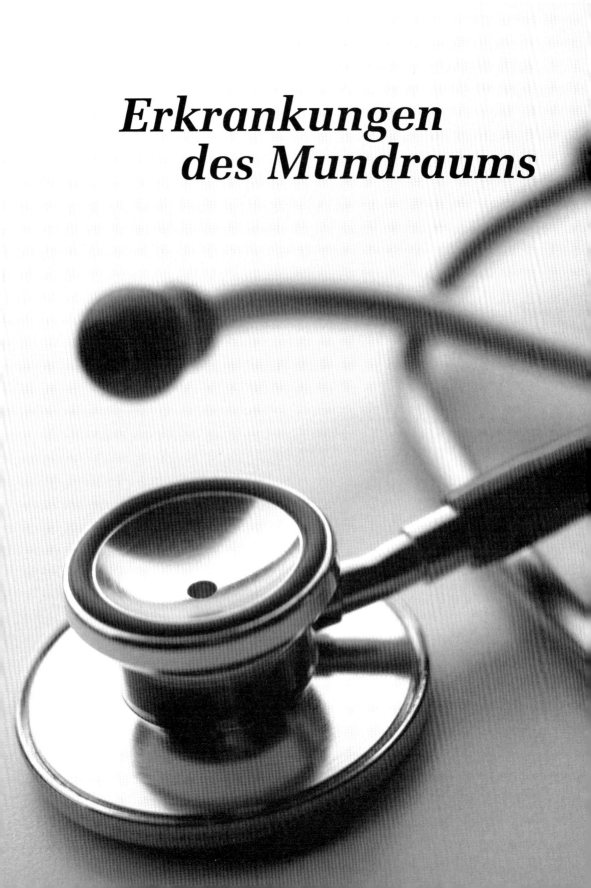

Erkrankungen des Mundraums

7.10 Mundtrockenheit

Ziele
- Erkennen oder Diagnose von möglichen systemischen Krankheiten oder von Medikamenten, die Mundtrockenheit verursachen.
- Durch Behandlungsmethoden und Informationen, die auf dem neuesten Stand sind, die Bildung von Zahnkaries und Infektionen der Schleimhaut vermeiden, die durch einen verminderten Speichelfluss verursacht werden.

Symptome der Mundtrockenheit
- Hyposalivation (verminderte Speichelflussrate) begünstigt die folgenden Beschwerdebilder:
  - rasch fortschreitende Karies
  - Schleimhautreizungen (z.B. Candidiasis)
  - Mundgeruch
  - Entzündung der Zunge („Brennen im Mund")
  - ungewöhnliche Geschmacksempfindungen (z.B. metallischer Geschmack)
  - Schwierigkeiten beim Tragen von Gebissprothesen
  - Schwierigkeiten beim Sprechen und Schlucken

Diagnose der Mundtrockenheit
- Für die Diagnose relevante Fragen sind u.a.:
  - Gibt es Schwierigkeiten beim Schlucken von trockenen Nahrungsmitteln (Kekse, Brot) ohne gleichzeitiges Trinken?
  - Fühlt sich der Mund beim Sprechen trocken an?
  - Müssen Sie den Mund in der Nacht anfeuchten?

Messung der basalen Speichelflussrate
- Sie kann vom Zahnarzt durchgeführt werden. Die leichteste und am häufigsten angewandte Methode zur Messung der Speichelflussrate ist die Feststellung der Speichelmenge, die durch 5-minütiges Kauen eines Stücks Paraffinwachs erzeugt wird. Diese Menge übersteigt gewöhnlich 5 ml. Die Messung sollte unter kontrollierten Bedingungen erfolgen und nach Möglichkeit mehrmals wiederholt werden. Ein subjektives Gefühl von Mundtrockenheit tritt gewöhnlich auf, wenn die stimulierte Speichelflussrate weniger als 2,5 ml in 5 Minuten beträgt.
- Die basale Speichelflussrate sollte mindestens 0,5 ml in 5 Minuten betragen. Die Speichelflussrate in Ruhe wird auf die gleiche Weise gemessen, aber ohne Kauen.

Ätiologie der Mundtrockenheit
- Nebenwirkungen von Medikamenten, vor allem eine Vielzahl von Medikamenten gleichzeitig
- Rheumatische Erkrankungen, insbesondere das Sjögren-Syndrom (21.43)
- Erkrankungen der Speicheldrüsen
- Strahlentherapie im Kopf- und Halsbereich (16.11, 16.01)
- Atmung durch den Mund (behinderte Nasenatmung)
- Hormonelle Veränderungen, z.B. Klimakterium
- Anorexia nervosa, Fasten
- Labiler juveniler (Typ 1) Diabetes mellitus

Linderung oder Behandlung der Mundtrockenheit
Mundpflege
- Gründliches Zähneputzen 2 × täglich mit einer weichen Zahnbürste oder einer elektrischen Zahnbürste mit Reinigung der Zahnzwischenräume ist unverzichtbar. Es wird außerdem empfohlen, die Zwischenräume zwischen den Zähnen mit dreieckigen Zahnstochern oder mit Zahnseide zu reinigen. Zusätzlich zur Verwendung von fluoridierter Zahnpasta wird die Verwendung anderer Fluorzusätze wie z.B. Fluor-Tabletten oder Fluor-Kaugummi empfohlen.
- Zahnprothesen sollten eigens gereinigt werden. Wenn sich unter der Prothese eine Entzündung bildet, sollte sie nachts nicht im Mund belassen, sondern in einem trockenen, luftigen Behälter verwahrt werden.
- Mundwässer, die Alkohol enthalten oder einen starken Geschmack haben, sollten vermieden werden.
- Ein Patient, der an Mundtrockenheit leidet, muss in der Zahn- und Mundpflege unterwiesen werden. Er sollte den Zahnarzt alle 3–6 Monate aufsuchen, also häufiger als normalerweise üblich.

Kauen
- Die 5–6 täglichen, normalen und regelmäßigen Mahlzeiten und Snacks sollten Lebensmittel enthalten, die gründlich gekaut werden müssen. Es ist vorteilhaft, eine Mahlzeit mit dem Verzehr von Gemüse, Nüssen oder Käse zu beenden, da diese Lebensmittel bakterielle Säuren neutralisieren.
- Es wird empfohlen, nach jeder Mahlzeit den Mund auszuspülen oder Wasser zu trinken.
- Zwischen den Mahlzeiten sollte auf zuckerhaltige Snacks und säurehaltiges Obst bzw. Getränke verzichtet werden. Leitungswasser oder Mineralwasser ist für die Zähne ungefährlich.

Xylit-haltiger Kaugummi, Tabletten und Pastillen
- Mit Xylit aromatisierter Kaugummi ist die beste Methode zur Erhöhung der Speichelflussrate zwischen und unmittelbar nach den Mahlzeiten oder Snacks.

- Wenn die Kaufähigkeit gering ist, wird der Genuss von mit Xylit gesüßten Tabletten oder Lutschtabletten oder Lutschtabletten mit Xylit, Calcium und Fluorid empfohlen.

Speichelersatzstoffe und Feuchtigkeitsgels
- Speichelersatzstoffe lindern die Symptome der Mundtrockenheit länger als jede Art von Getränken. Sie können bei Bedarf regelmäßig appliziert werden.
- Kommerzielle Speichelersatzstoffe werden angeboten. Auch Apotheken können Speichelersatzstoffe zubereiten.
- Speichelersatzstoffe können durch Feuchtigkeitsgel ersetzt werden, das antibakterielle Wirkstoffe enthält, oder Pflanzen- oder Olivenöl.
- Die Mundatmung kann durch ölhaltige Nasensprays oder -tropfen reduziert werden.

Medikamente
- Überprüfen Sie die Medikation des Patienten; gibt es welche, die gefahrlos durch solche ersetzt werden können, die weniger Mundtrockenheit verursachen?
- Bei Patienten mit ausgeprägter Mundtrockenheit, z.B. nach Radiatio im Nackenbereich oder mit Sjögren-Syndrom, kann ein Behandlungsversuch mit 5 mg Pilocarpin in Tablettenform gemacht werden.

7.11 Cheilitis

Mundwinkelrhagaden bei älteren Personen

Ätiologie
- Oft verbunden mit Zahnlosigkeit; Zahnersatz und übermäßiges Schließen des Mundes führen zu einer verstärkten Hautfalte im Mundwinkel (Abb. 7.11.1). Ständiger Speichelfluss an der Hautfalte begünstigt Pilz- und Bakterieninfektionen.
- In 20% der Fälle ist der Verursacher Candida albicans, in 60% eine Mischflora aus Candida und Staphylococcus aureus und in 20% S. aureus alleine.
- Eisen- oder Vitamin-B-Mangel kann für eine Cheilitis prädisponieren.
- Behandlung:
  ○ die Behandlung von Auslösern (Korrektur eines schlechten Mundschlusses, eines Eisen- oder Vitamin-B-Mangels)
  ○ eine Salbenkombination aus Hydrokortison, Natamycin und Neomycin oder eine Kombination aus Hydrokortison und Chlorhexidin, fetthältige Salben

Mundwinkelrhagaden bei Kindern
- Die Ursache ist meistens eine atopische Dermatitis, selten eine Pilzinfektion (7.11.2).
- Die Cheilitis kann hartnäckig sein, wenn die Haut eines Kindes mit einer allergischen Prädisposition wiederholt Nahrungsmittelallergenen ausgesetzt ist, z.B. Obst oder Gemüse. Es ist außerdem ratsam, für 1 bis 2 Wochen auf Süßigkeiten zu verzichten.

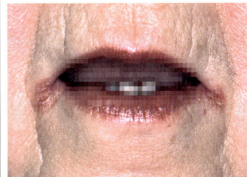

Abb. 7.11.1 Mundwinkelrhagaden bei älteren Menschen stehen meist mit der Verwendung von Zahnprothesen in Zusammenhang. Durch schlecht sitzende Prothesen sammelt sich Speichel in den Mundwinkeln an und die elastotische Altershaut bildet tiefe Furchen in den Mundwinkeln aus. Das Zusammenspiel von Feuchtigkeit, C. albicans und/oder S. aureus kann dann schmerzhafte Fissuren verursachen. In einem solchen Fall kann eine Kombination von Fungiziden und Kortikosteroiden eine Linderung der Beschwerden bewirken.
Photo © R. Suhonen.

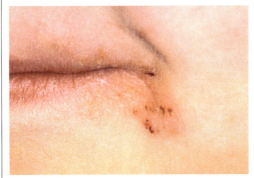

Abb. 7.11.2 Mundwinkelrhagaden finden sich häufig bei der atopischen Dermatitis, insbesondere bei Kindern, wie hier im Bild. Die Therapie richtet sich nach den Leitlinien für die Behandlung von Dermatitiden der Gesichtshaut. Vitamine und Fungizide sind selten hilfreich. Bei Patienten, die auf Birkenpollen allergisch reagieren, kann der Kontakt mit Obst und Gemüse die Symptome auslösen. Photo © R. Suhonen.

Andere Formen von Cheilitis
- Eine aktinische Cheilitis ist eine Hautveränderung, die mit einem erhöhten Risiko für ein Unterlippenkarzinom einhergeht. Die Behandlung kann mittels Kryotherapie mit flüssigem Stickstoff oder Laser erfolgen.
- M. Crohn und HIV-Infektionen sind auch mit Cheilitis assoziiert.
- Siehe auch periorale Dermatitis (13.62).

7.12 Störungen des Geschmackssinns

Grundregel
- Stellen Sie zunächst fest, ob der Patient nicht an einer Störung des Geruchssinns leidet (38.06).

Herabgesetzter Geschmackssinn
- Mundtrockenheit (7.10):
  - Mundatmung
  - Medikamente
- Störungen des Geruchssinns beeinflussen auch den Geschmackssinn (38.06):
  - Sinusitis oder eine andere akute Infektion
  - allergische Rhinitis
  - Verletzungen
- Vitamin-B_{12}-Mangel (15.24)
- Medikamente:
  - ACE-Hemmer
  - Penicillamin
  - trizyklische Antidepressiva (können Mundtrockenheit verursachen)
  - Lithium

Metallischer Geschmack
- Parenterale Goldtherapie (der metallische Geschmack kann das erste Symptom einer Stomatitis sein)
- Metronidazol
- Metformin
- Zopiclon (in Österreich nicht zugelassen)
- Blei- oder Quecksilbervergiftung

Neurologische Ursachen
- Wenn der Patient über eine Störung des Geschmackssinns klagt, kann eine neurologische Erkrankung ursächlich sein, die den Geruchssinn beeinträchtigt (z.B. ein Gehirntumor).
- Eine halbseitige Störung des Geschmackssinns kann mit anderen halbseitigen Krankheitszeichen der Sinnesorgane verbunden sein.
- Eine periphere Fazialisparese kann eine Geschmacksstörung im vorderen Teil der Zunge verursachen.

7.13 Mundgeruch

Grundregeln
- Vernachlässigung der Mundhygiene ist die wichtigste Ursache für Mundgeruch, und in 80% der Fälle ist die Ursache im Mund zu suchen.
- Der Geruchssinn passt sich selbst starken Reizen so schnell an, dass der Patient sich des Problems oft gar nicht bewusst ist.
- Bei der Inspektion des Mundes und des Rachenraums kann der Arzt das Thema diskret zur Sprache bringen und dem Patienten einen Besuch beim Zahnarzt empfehlen.
- Patienten, die wegen ihres Mundgeruchs den Arzt aufsuchen, sind gewöhnlich von ihrem Partner/ihrer Partnerin oder einem anderen Familienmitglied dazu ermutigt worden, nachdem sie zuerst einen Zahnarzt aufgesucht hatten.

Ursachen für Mundgeruch
- Mangelhafte Mundhygiene, Zahnkaries (7.31), parodontale Krankheiten (7.32) und Schwierigkeiten bei der Reinigung von Zahnprothesen
- Herabgesetzte Speichelproduktion und Mundtrockenheit:
  - Sjögren-Syndrom (21.43)
  - Strahlentherapie und postoperative Beschwerden
  - Anticholinergika
- Gewisse Systemerkrankungen:
  - Diabetes
  - Nieren- und Leberinsuffizienz
- Übel riechende Nahrungsmittel, Medikamente und Genussmittel sowie deren Abbauprodukte:
  - Knoblauch
  - Tabak
  - Alkohol
  - Isosorbid-Nitrate
  - Disulfiram
- Infektion und Eiterbildung:
  - Speicheldrüsen, Zunge (7.24), Geschwüre und Läsionen der Mundschleimhaut
- Infektion der Rachenmandeln, der Polypen oder der Zungenmandel (38.24)
- Schleim und Eiter im hinteren Rachen und im Nasen-Rachen-Raum, Adenoide (verursachen Mundatmung, insbesondere bei Kindern)
- Tumore oder Fremdkörper im Nasen-Rachen-Raum, Rhinitis atrophicans und Ozäna (38.56), Sinusitis maxillaris
- Ösophagusdivertikel, Achalasie oder gastroösophagealer Reflux
- Bronchitis, Bronchiektasien, Lungenempyem

Behandlung
- Die Behandlung ist symptomatisch.
- Gute Mundhygiene, beim Zähneputzen auch die Zungenoberfläche bürsten.

- Stimulation des Speichelflusses (Pastillen, Kaugummi, Speichelersatzstoffe)
- Erfrischende Mundspülungen

Ein komatöser Patient mit auffälligem Mundgeruch

- Alkoholvergiftung
- Diabetisches Koma (Azeton)
- Leberkoma (Ammoniak)
- Urämie

7.15 Mundbrennen und Glossalgie

Siehe auch virale Infekte der Mundschleimhaut (7.21), Hautkrankheiten im Mundbereich (7.23).

Ziele

- Identifizierung eventueller lokaler Ursachen durch sorgfältige Untersuchung der Mundschleimhaut, der Zunge und der Zähne.
- Diagnose von behandelbaren systemischen Krankheiten (Vitamin-B_{12}-Mangel, Diabetes).
- Erkennen von Mundtrockenheit (zu den Ursachen gehören Medikamente wie z.B. Anticholinergika und trizyklische Antidepressiva sowie das Sjögren-Syndrom).
- Mundbrennen hat oft eine psychische Ursache, die behandelt werden sollte.

Epidemiologie

- Mundbrennen entsteht gewöhnlich an Stellen, wo die Schleimhaut beweglich ist, z.B. an der Wangenschleimhaut und der Zunge. Zusätzlich können Störungen des Geschmackssinns auftreten.
- Einer Studie zufolge leiden fast 3% der Bevölkerung an Mundbrennen. Symptome im Mundbereich sind bei Frauen mittleren Alters 5 × häufiger als bei anderen Personen.
- Mundbrennen wird meistens von klinisch manifesten Läsionen begleitet. Stomatitis, die durch Zahnprothesen verursacht wird, ist die häufigste Ursache von Läsionen der Mundschleimhaut. Bis zu 50% aller Zahnprothesenträger können Entzündungen im Mundbereich haben. Etwa die Hälfte aller Patienten, die wegen Glossalgie oder Mundbrennen den Arzt aufsuchen, haben Läsionen im Zungenbereich.

Ursachen für Mundbrennen

- Eine spezifische Ursache für Mundbrennen lässt sich nicht immer nachweisen. Das Problem kann sehr komplex sein. Sowohl lokale als auch systemische Faktoren können beteiligt sein.

Lokale Ursachen

- Geschwüre (z.B. Stomatitis aphthosa)
- Zahnstein, Zahnkaries
- Entzündungen, die durch Zahnprothesen oder andere Faktoren (z.B. Hefen) verursacht werden
- Rauchen, Alkoholgenuss
- Ernährungsgewohnheiten: scharfe Nahrungsmittel, stark gewürzte Speisen
- Häufige Verwendung von Mundwässern
- Mundtrockenheit (Atmung durch den Mund, Medikamente, die Mundtrockenheit verursachen, manchmal Schwangerschaft, Klimakterium)
- Okklusionsanomalien
- Mundtumoren
- Manchmal lichenartige orale Läsionen, Leukoplakie, Erythroplakie und spezifische Zungenläsionen wie Landkartenzunge und Atrophie der filiformen Papillen (7.24)
- Allergie gegen Zahnfüllungsmaterialien
- Bestimmte Kiefererkrankungen

Systemische Ursachen

- Haut- und Schleimhauterkrankungen (Lichen planus, Erythema multiforme, Pemphigus vulgaris etc.)
- Perniziöse Anämie
- Eisenmangel-Anämie
- Vitamin-B-Mangel
- Diabetes
- Sjögren-Syndrom
- Akute Leukämie
- Agranulozytose
- Multiple Sklerose

Psychische Ursachen

- Mundbrennen oder Gesichtsschmerzen können Ausdruck von psychischen Störungen sein, darunter Depressionen, Angstzustände und sogar beginnende Psychosen.
- Eine Untersuchung von Patienten, die an atypischen Gesichtsschmerzen leiden, bringt oft eine zugrunde liegende psychische Störung zum Vorschein.
- Die Konsultation eines Psychiaters empfiehlt sich bei hartnäckigen, nicht auf Behandlung ansprechenden Mund- oder Gesichtsschmerzen.

Untersuchung eines Patienten mit Mundbrennen

Anamnese und klinische Untersuchung

- Die Patientenanamnese ist besonders wichtig.
- **Rauchen.** Die klinische Untersuchung zeigt kleine, rötliche Punkte am Gaumen, d.h. eine Entzündung der kleinen Schleimdrüsen. Manchmal zeigt sich ein geröteter Bereich mit Verlust der filiformen Papillen entlang dem Zungenmedian (central papillary atrophy = CPA).

- **Ernährungsgewohnheiten.** Sehr scharfe und stark gewürzte Speisen können ein brennendes Gefühl auf der Zunge hervorrufen. Andererseits kann eine starke Stimulation der Geschmacksnerven ein brennendes Gefühl an den Schleimhäuten auslösen. Es treten keine klinischen Läsionen auf.
- Ständige Verwendung von **Mundwässern** reizt die Mundschleimhaut. In manchen Fällen weist die Mundschleimhaut kleine rötliche Stellen auf, deren Lokalisierung sich täglich ändert. Eine ständige Stimulation der Geschmacksnerven kann zu Störungen des Geschmackssinns führen.
  - Es ist sinnvoll, den Patienten Natrium-Lauryl-Sulfat-freie Zahnpaste zu empfehlen.
- Ein **trockener Mund** (7.10) reagiert empfindlich auf verschiedene Arten der Reizung und Entzündung. Ursachen für eine trockene Mundschleimhaut sind u.a. Atmung durch den Mund, Funktionsstörungen der Speicheldrüsen oder Pharmaka, die die Speichelproduktion verringern. Symptome des Klimakteriums können durch Veränderungen in der Sekretion und Zusammensetzung des Speichels verschlimmert werden. Eine verminderte Speichelbildung wird gewöhnlich von Störungen des Geschmackssinns begleitet.
- **Zahnkaries oder Füllungen,** starker Zahnstein und große Zahnzwischenräume, besonders zwischen den oberen Schneidezähnen, können Glossalgien verursachen, die oft an der Zungenspitze lokalisiert sind.
- Schmerzen, die von einer Okklusionsanomalie herrühren, sind auf der Zunge und an den Ansatzstellen der Kaumuskeln lokalisiert. Der Patient hat auch Kopfschmerzen. Zu den häufigen Ursachen eines Zahnokklusionsproblems gehören eine Unterkieferprothese, Zahnlücken und stark plombierte Zähne.
- **Mundwinkelrhagaden** und damit verbundene Zahnprothesen-Stomatitis deuten auf eine Pilzinfektion des Mundes hin. Zu den klinischen Symptomen gehören eine Rötung und Schmerzen der Schleimhaut unterhalb der Prothese. In den schwersten Fällen tritt auch eine Atrophie der filiformen Papillen an der Zungenoberfläche auf. Ein verminderter Speichelfluss macht den Mund empfänglich für Pilzinfektionen, was bei der Planung der Therapie beachtet werden sollte. Neben der Pharmakotherapie umfasst die adäquate Behandlung oraler Pilzinfektionen die Untersuchung und eventuell den Ersatz alter Zahnprothesen (nach Beurteilung durch den Zahnarzt).
- **Schmerzen am Alveolarkamm** bei Personen mit Zahnprothesen sind gewöhnlich auf die Rückbildung des Knochenkammes zurückzuführen, die den Alveolarkamm messerscharf macht. In solchen Fällen ist es ratsam, mögliche Knochenläsionen mit Hilfe einer Orthopantomographie zu beurteilen. Die Behandlung besteht in der Wiederherstellung der Kammstruktur durch einen Kieferchirurgen.
- Durch Zahnprothesen verursachte Schmerzen sind selten allergischen Ursprungs, während **Allergien gegen Zahnfüllungsmaterialien** häufiger vorkommen. Im klinischen Erscheinungsbild wird eine Kontaktallergie durch lichenoide Läsionen der Mundschleimhaut charakterisiert, wobei die Läsionen in Kontakt mit den Zahnfüllungen stehen. Den lichenoiden Läsionen sollte eine Biopsie entnommen werden. Auf der Grundlage der klinischen Befunde und der histopathologischen Diagnose kann der Patient bei Bedarf zu Allergietests überwiesen werden.
- Die wichtigste **unerwünschte Wirkung von Medikamenten** ist die Verminderung der Speichelproduktion, welche eine Mundreizung und das vermehrte Auftreten von Entzündungen und Zahnerkrankungen bewirkt. Von vielen Pharmaka wird berichtet, dass sie an der Mundschleimhaut Symptome verursachen, die den oralen Lichenifikationen ähneln. Da auch Mundbrennen und Störungen des Geschmacks- und Tastsinns mit Medikamenten in Zusammenhang stehen können, ist es bei der Beurteilung von oralen Symptomen wichtig, nach den vom Patienten eingenommenen Medikamenten zu fragen.
- Ein **brennendes Gefühl** an der Mundschleimhaut kann von rötlichen, erosiven Flecken begleitet sein. Dies ist eine eindeutige Indikation für die Bestimmung des Blutbildes, da eine Anämie die Ursache sein kann.
- **Auf eine bestimmte Stelle beschränkte Schmerzen** sind immer ernst zu nehmen. Insbesondere kann ein lateraler Zungenschmerz ein Zeichen eines malignen Tumors sein.
- **Neurologische Störungen** (Multiple Sklerose, Bulbärparalyse, amyotrophische Lateralsklerose, diabetische Neuropathie). Andere neurologische Befunde können ebenfalls Hinweise geben.

Laboruntersuchungen

- Blutbild mit Differenzialblutbild und Blutzucker sind die ersten Tests.
- Alle Formen der Leukoplakie oder tumorartige Veränderungen an der Mundschleimhaut sollten immer mit Hilfe einer Biopsie untersucht werden.

Verlaufskontrolle

- Klinische Läsionen der Mundschleimhaut sollten anfangs in 3- bis 6-monatigen Abständen kontrolliert werden.

7.16 Malokklusion und Kopfschmerzen

Zu den Ursachen von Malokklusionen siehe 7.17.

Allgemeines

- Ein Patient, der sich mit Kopfschmerzen vorstellt, sollte dann an einen Zahnarzt überwiesen werden, wenn
  - die Symptome mit Kieferbewegungen assoziiert sind,
  - pathologische oder geräuschvolle Kieferbewegungen vorliegen,
  - das Kiefergelenk oder die am Kauvorgang beteiligte Muskulatur bei Palpation schmerzhaft ist,
  - der Patient über Ohrenschmerzen oder Tinnitus klagt und die Ursache dafür nicht durch eine Untersuchung von Ohren und Rachen festgestellt werden kann.

Malokklusion als Ursache für Kopfschmerzen

- Man nimmt an, dass eine Zahnfehlstellung Ursache für eine periphere Stimulation sein kann, die zu Verspannungen der Kaumuskeln, fehlerhafter Koordination und einer Diskusverlagerung im Kiefergelenk führen könnte. Die daraus resultierende Dysfunktion verursacht Schmerzen oder prädisponiert den Patienten für Kopfschmerzen unterschiedlicher Ätiologien.

Symptome

- Kopfschmerzen, Nackenschmerzen
- Gefühlsstörungen im Gesicht und am Kopf, insbesondere präaurikulär; pathologische Kieferbewegungen und hörbare Gelenksbewegungen
- Tinnitus, verlegte Ohren, Ohrenschmerzen und das Gefühl, schlecht zu hören (häufige Symptome)
- Die Lokalisation der Symptome ist selten völlig symmetrisch. Die Intensität der Beschwerden weist nicht selten zirkadiane Schwankungen auf. Symptome werden ausgelöst durch kalte und feuchte Luft, Luftzug, Muskelbeanspruchung (Kauen), Stress und gelegentlich durch das Tragen von Zahnersatz.
- Für diese Dysfunktion sind paroxysmale Schmerzattacken nicht charakteristisch. Es gibt zwar Menschen, die wissen, dass sie dazu neigen, nachts mit den Zähnen zu knirschen oder tagsüber ständig unnötige mahlende Kieferbewegungen zu machen, die meisten Patienten sind sich jedoch einer solchen Angewohnheit nicht bewusst und bestreiten sie.

Untersuchung

- Eine kurze klinische Untersuchung wird die Diagnose bestätigen.
  1. Bewegungsspielraum des Mundes
     - Der Patient sollte in der Lage sein, den Mund ohne Probleme und Deviation zumindest 40 mm weit zu öffnen, ab der Spitze der Vorderzähne gemessen.
     - Die maximale Lateralbewegung des Kiefers sollte zumindest 7–8 mm betragen und das Bewegungsausmaß sollte in beide Richtungen etwa gleich sein.
  3. Untersuchung der Zähne
     - Das äußere Erscheinungsbild der Zähne kann Hinweise auf eine mandibuläre Dysfunktion geben, wenn die Zähne übermäßig und asymmetrisch abgenutzt sind.
     - Ein oberflächlicher Augenschein allein genügt jedoch nicht, um das Vorhandensein einer funktionell bedeutsamen Malokklusion zu bestätigen. Auch ein ebenmäßiges und symmetrisches Gebiss schließt daher die Möglichkeit einer Dysfunktion nicht aus.
  4. Röntgenuntersuchung
     - Routinemäßig vorgenommene Röntgenuntersuchungen sind bei der Diagnose einer mandibulären Dysfunktion nur von geringem Nutzen.

Indikation für eine Überweisung an einen Zahnarzt

- Bei einem Patienten mit Kopfschmerzen ist keine Dysfunktion des Kauapparats anzunehmen, wenn sich in der Anamnese keine mit Kieferbewegungen assoziierten Beschwerden finden, die Kieferbewegungen normal ohne Deviation ablaufen und wenn bei der Palpation von Kiefergelenk und Kaumuskeln keine Geräusche und keine Druckschmerzhaftigkeit auftreten.
- Wenn allerdings eine derartige Symptomlage gegeben ist, sollte der Patient an einen Zahnarzt mit einschlägiger Erfahrung überwiesen werden.

Therapie

- Die symptomatische Therapie besteht aus der Gabe von NSAR und einer Physiotherapie.
- Eine kausale Behandlung, also die Behebung der Zahnfehlstellung, stellt eine spezialisierte Therapie dar, die, falls sie zum Beispiel den Ersatz von fehlenden Zähnen umfasst, langwierig und kostspielig sein kann.

7.17 Okklusionsanomalien
Nur online verfügbar.

7.20 Schleimhautulzera im Mund

Grundsätzliches
- Untersuchen Sie immer zuerst den Zustand einer Zahnprothese, sofern vorhanden.
- Denken Sie an die Möglichkeit eines Karzinoms im Mundraum. Ein Geschwür, das nicht innerhalb von 2 Wochen abheilt, erfordert eine Biopsie.
- Konsultieren Sie einen Zahnarzt; Patienten, bei denen eine Biopsie und eine Exzision angezeigt sind, werden meistens an einen Zahn-, Mund- und Kieferchirurgen überwiesen.

Ätiologie
- Orale Ulzera werden nach ihrer Ätiologie in folgende Klassen eingeteilt:
  - **Mechanisches Trauma**
    - Heilt gewöhnlich ohne Naht. Ulzera, die die Schleimhaut oder Lippenhaut spalten, sollten jedoch durch eine Naht mit resorbierendem Material geschlossen werden.
  - **Neoplasien**
  - **Aphthen**
    - Es handelt sich gewöhnlich um kleine schmerzhafte Blasen am Zahnfleisch, die sich zu oberflächlichen, schmerzhaften grau-weißen Schleimhautdefekten entwickeln.
    - Dies ist ein häufiges Beschwerdebild und meistens vollkommen harmlos.
    - Die Behandlung besteht aus Mundspülungen, lokalen Kortikosteroiden und einer lokalen Lidocain-Lösung für die offenen Stellen. In schweren Fällen kann die lokale Applikation einer Tetracyclin-Lösung angezeigt sein. Es ist sinnvoll, den Patienten die Verwendung von Sodium-Lauryl-Sulfat-freier Zahnpaste empfehlen.
    - Häufig wiederkehrende Aphthen können Zeichen einer Zöliakie sein (8.84). Testen Sie auf Gliadin-Antikörper oder erwägen Sie eine Gastroskopie, wenn der Patient noch andere Symptome hat, die diese Diagnose nahe legen.
    - Wann immer Geschwüre im Genitalbereich, an den Augen, der Haut oder den Gelenken auftreten, sollte die Möglichkeit eines Behçet-Syndroms ernsthaft erwogen werden.
  - **Systemische Erkrankungen**
    - Anämien (Eisen-, Folsäure-, Vitamin-B_{12}-Mangel)
    - zyklische Neutropenie
    - Magen-Darm-Erkrankungen (Morbus Crohn, Colitis ulcerosa)
    - Hautkrankheiten [Lichen ruber, Pemphigus vulgaris, Pemphigoid, Erythema multiforme, Dermatitis herpetiformis, Epidermolysis bullosa, SLE, Morbus Reiter (7.23)]
    - Infektionen [HSV, Coxsackie-Virus, Syphilis, Tuberkulose (7.21), HIV, Gonorrhö]
    - Medikamente (Zytostatika, Antihypertensiva, Antidiabetika, Goldsalze, Entzündungshemmer, Mittel gegen Malaria)

7.21 Virale Infekte der Mundschleimhaut

Herpes-simplex-Virus (HSV)
- Das Herpes-simplex-Virus (HSV) vom Typ 1 ist meistens für Beschwerden an der Mundschleimhaut und den Lippen verantwortlich.

Primärinfektion
- In fast 99% der Fälle ist die Primärinfektion symptomlos oder zeigt nur leichte Symptome.
- Die Primärinfektion erfolgt gewöhnlich in der Kindheit, selten nach dem 20. Lebensjahr.
- Bei 1% aller Patienten manifestiert sich die orale HSV-Infektion als foudroyante fiebrige Stomatitis, wobei sich schmerzhafte Bläschen sowohl am Zahnfleisch als auch in anderen Bereichen der Mundschleimhaut bilden.

Rezidivierende HSV-Infektionen
- Ein Rezidiv beginnt mit einem geröteten, juckenden Areal, in dem sich wasserhelle, kleine vulnerable Bläschen bilden. Aus diesen entstehen oberflächliche Ulzerationen, die innerhalb 1 Woche spontan abheilen.
- Zu den Auslösern einer HSV-1-Infektion gehören grippale Infekte, übermäßige Sonneneinwirkung, Stress und sogar die Menstruation. Störungen des Immunsystems (z.B. HIV-Infektion, Bluttransfusion, zytostatische Behandlung von Krebspatienten) prädisponieren für ein häufiges Rezidivieren der HSV-Infektion und führen zu einer Verlängerung der symptomatischen Phase. Etwa 10–15% aller rezidivierenden oralen HSV-Infektionen werden durch HSV-2 verursacht.

Diagnose
- Die Diagnose einer oralen HSV-Infektion ist aufgrund des klinischen Erscheinungsbildes leicht

zu stellen oder auch durch Nachweis des Virus im Abstrich vom Geschwürsgrund, oder auf immunohistochemischem Wege oder durch Einsatz von Gentechnologie (Hybridisierung). Eine zytologische Untersuchung oder eine Biopsie zeigt multinukleäre Epithelzellen, die einer Himbeere ähneln.
- Die Untersuchung von Antikörpern im Serum eignet sich nur zum Nachweis einer primären HSV-Infektion.

Behandlung
- **Primärinfektion:** Ruhe wird empfohlen, dazu die Applikation eines Lidocain-Gels auf die schmerzhaften Bläschen oder eine Mundspülung mit Chlorhexidin (2 mg/l) 10 ml 2 × täglich 1 Minute lang. Die Spülflüssigkeit wird danach ausgespuckt. Eine Aciclovir-Therapie kann bei Patienten über 2 Jahren verordnet werden: als 200-mg-Tablette oder in flüssiger Form (40 mg/ml) 5 ml, beides 5 × täglich durch 5 Tage. Kindern zwischen 3 Monaten und 2 Jahren kann der Saft verabreicht werden, 2,5 ml 5 × täglich, ebenfalls durch 5 Tage.
- **Rezidivierende Infektionen:** Aciclovir-Creme, 5 × täglich 5 Tage lang, oder als Saft, 5 ml 5 × täglich 5 Tage lang wird empfohlen Ⓐ. Eine Präventivbehandlung (200 mg 4 × täglich oder 400 mg 2 × täglich für 6–12 Monate) sollte nur in speziellen Fällen erfolgen.
- Es sei angemerkt, dass derzeit vermehrt gegen Aciclovir resistente HSV-Arten auftreten.

Varicella-Zoster-Virus (VZV)
- Bei **Varicella-Infektion** finden sich, zusätzlich zu einem generalisierten Ausschlag mit kleinen Bläschen, gelbliche, leicht platzende Blasen an der Mundschleimhaut.
- Von allen **Herpes-Zoster-Infektionen** (1.41) treten zu 20% im Kopf- und Halsbereich auf. Im Bereich der Ober- und Unterkieferäste des Nervus trigeminus beginnt der Zoster gewöhnlich mit Schmerzen in den Zähnen (die den Schmerzen bei dentaler Pulpitis ähneln). Nach 3 bis 4 Tagen bilden sich Bläschen sowohl innerhalb als auch außerhalb der Mundhöhle. Wie bei Zoster-Erkrankungen üblich, überschreiten die Bläschen nicht die Körpermedianlinie (außer im vorderen Teil des Oberkiefers), sondern bleiben auf eine Körperhälfte beschränkt.

Diagnose
- Das klinische Erscheinungsbild ist so charakteristisch, dass es für eine korrekte Diagnosestellung ausreicht.

Behandlung
- Eine systemische antivirale Therapie (Valaciclovir, Famciclovir oder Aciclovir) ist angezeigt, sobald die Symptome auftreten. Topische Zubereitungen haben in der Behandlung des Herpes Zoster keinen Stellenwert.
- NSAR sind die erste Wahl bei Schmerzen. Bei ungenügender Effizienz kann auch Tramadol, Amitriptylin, Pregabalin, Gabapentin oder topischer Lidocain-Spray (10 mg/Dosis) verwendet werden. Diese Medikamente werden auch in der Behandlung der Post-Zoster-Neuralgie verwendet.
- Zur Behandlung siehe 1.41.

Coxsackie-Virus-Infektionen
- Diese Infektionen verlaufen eher mild.

Herpangina
- Diese Erkrankung tritt epidemisch auf, meistens bei Kindern.
- Zu den Symptomen gehören Fieber, Krankheitsgefühl, Schmerzen im Abdomen, Kopf- und Muskelschmerzen. Die generalisierten Symptome treten vor den oralen Symptomen auf.
- Zu den oralen Symptomen gehören Bläschen am Gaumenbogen, am weichen und harten Gaumen, am Zäpfchen und an den Tonsillen. Am Beginn sind die Bläschen klein mit einem hellen Hof. Sie werden allmählich größer und heilen binnen 2–10 Tagen spontan ab.
- **Differenzialdiagnose:** Bei Herpangina treten, im Gegensatz zu den HSV-Infektionen, keine Blasen am Zahnfleisch auf. HSV-Läsionen halten außerdem deutlich länger an und sind im Gegensatz zu den durch Herpangina verursachten Läsionen schmerzhaft.

Hand-Fuß-Mund-Krankheit
- Synonym: vesikuläre Stomatitis mit Exanthem
- Die Inkubationszeit beträgt gewöhnlich 3–5 Tage.
- Schmerzlose Blasen bilden sich an den Händen, an den Sohlen und Mundschleimhäuten, gewöhnlich im Wangenbereich. Die allgemeinen Symptome sind meistens geringfügig und verschwinden innerhalb von 5 Tagen.
- Die Diagnose erfolgt aufgrund des klinischen Erscheinungsbildes oder durch Nachweis des Coxsackie-Virus durch Kultur.

Papilloma-Viren (HPV)
- Derzeit sind über 100 verschiedene Arten des humanen Papilloma-Virus (HPV) bekannt, von denen einige nur auf der Haut Entzündungen hervorrufen, andere nur an den Schleimhäuten. Die Mundschleimhaut ist insofern ein Sonderfall, als dort sowohl HPV-Infektionen der genitalen Typen (z.B. HPV 6, 11, 16, 18, 31, 33, 42) als auch der Hauttypen (z.B. HPV 2, 4, 7, 57) vorkommen können.

- Exophytische, blumenkohlförmige Warzen (Papillome, Kondylome) finden sich an der Mundschleimhaut von etwa 0,4% der Gesamtbevölkerung. Bei Kindern können die häufig auftretenden Handwarzen durch Saugen an den Fingern auf die Mundschleimhaut übertragen werden.
- Der Auslöser einer anderen charakteristischen HPV-Läsion, der fokalen epithelialen Hyperplasie (FEH), ist HPV 13 oder HPV 32. Diese Läsionen sind multipel und glatt und ähneln einem kleinen Fibrom. Neben diesen wohl definierten klinischen Läsionen können HPV-Arten auch als latente Infektionen an gesunder Mundschleimhaut auftreten (bei etwa 12% der Untersuchten).
- HPV Infektionen sind als Risikofaktoren für orale Karzinome mittlerweile bestätigt.
- Die vollständige medizinische Bedeutung der HPV-Infektionen der Mundschleimhaut ist noch nicht geklärt. Die HPV-Arten scheinen deutlich mit Karzinomen der Cervix uteri zu korrelieren, aber ein direkter Zusammenhang mit dem Entstehen von Karzinomen der Mundhöhle ist nicht erwiesen. HPV-Infektionen treten bei oralen Krebserkrankungen vermutlich 5 × häufiger auf als an gesunder Schleimhaut.
- Die **Diagnose** beruht auf dem klinischen Erscheinungsbild oder auf charakteristischen morphologischen Veränderungen (HPV-bedingte zytopathische Veränderungen), die im zytologischen Abstrich oder durch histologische Biopsie nachgewiesen werden. Der Nachweis einer HPV-DNS ist jedoch die einzige beweisende Methode zur Diagnose einer HPV-Infektion. Mit diesen Methoden kann auch der spezifische HPV-Typ bestimmt werden.
- **Behandlung:** Die Mehrzahl dieser Läsionen heilt spontan ab. Wenn es indiziert ist, kann auch eine chirurgische Exzision vorgenommen werden, oder die Läsionen können mit Laserstrahlen oder durch Kryotherapie eradiziert werden. Wenn bei der Biopsie dysplastische Veränderungen festgestellt werden, muss eine sorgfältige Folgebeobachtung des Patienten durchgeführt werden.

Epstein-Barr-Virus (EBV)

Infektiöse Mononukleose (engl. kissing disease)
- Zu den typischen Symptomen gehören Fieber, vergrößerte zervikale und axilläre Lymphknoten (als Folge einer Lymphadenitis) und eine exsudative, an Diphtherie erinnernde Tonsillitis, die auf Penicillin nicht anspricht. Manchmal treten schmerzhafte Geschwüre am Zahnfleisch oder am Gaumen auf.
- **Diagnose:** Das periphere Blut zeigt in typischen Fällen eine Leukozytose und Lymphozytose sowie eine Erhöhung der EBV-Antikörper (im Schnelltest). EBV kann direkt aus dem Pharynx-Abstrich durch immunohistochemische Verfahren oder DNA-Techniken (Hybridisierung oder PCR) nachgewiesen werden.
- **Behandlung:** Orale Veränderungen als Folge einer Mononukleose erfordern keine aktive Behandlung.

Haarleukoplakie
- Die charakteristische Form ist eine Läsion mit weißlichem Zungenbelag, der in den meisten Fällen beide Seiten der Zunge symmetrisch betrifft und von ihrem hintersten Drittel ausgeht.
- Diese Läsion steht in eindeutigem Zusammenhang mit einer Immunsuppression (beliebiger Ursache) und ist bei Personen mit einer HIV-Infektion ziemlich häufig. Als Auslöser ist EBV identifiziert worden.
- Die klinische Läsion bei Haarleukoplakie ist asymptomatisch und nach heutiger Auffassung völlig harmlos, u.a. weil bei der Biopsie keine dysplastischen Veränderungen zu erkennen sind. Bei HIV-Patienten wird jedoch das Auftreten einer Haarleukoplakie als Zeichen eines schlechten Behandlungsergebnisses interpretiert.
- Bei der **Differenzialdiagnose** sind hyperkeratotische Läsionen, die durch mechanische Reizung, Pilzinfektionen oder Lichen-planus-Infektionen hervorgerufen werden, in Erwägung zu ziehen.
- **Diagnose**: Das klinische Erscheinungsbild und die histologischen Befunde sind charakteristisch.
- **Behandlung:** Die Läsion erfordert keine Behandlung. In einigen Fällen ist Aciclovir verabreicht worden, und zwar nach dem Schema, das auch bei der Behandlung von HSV-Infektionen angewendet wird.

7.22 Pilzinfektionen im Mund

Allgemeines
- Candida albicans ist ein normaler Parasit der Mundhöhle bei 20–50% der gesunden Erwachsenen.
- Candida-Infektionen treten auf, wenn die Immunabwehr des Wirtes geschwächt und das natürliche Gleichgewicht zwischen Bakterien und Pilzen in der Mundhöhle gestört ist. Eine Pilzinfektion ist daher ein Zeichen eines entweder lokal oder systemisch geschwächten Abwehrsystems.
- Zu den lokalen Faktoren, die für Candidose prädisponieren, zählen ein Mangel an normaler bakterieller Flora bei Neugeborenen, eine schlechte Mundhygiene bei Zahnprothesenträgern, eine

- reduzierte Speichelproduktion, Rauchen und inhalierte Kortikosteroide.
- Zu den für Candidose prädisponierenden systemischen Faktoren gehören die Einnahme von Antibiotika, Diabetes, das Down-Syndrom, APECED (autoimmune polyendocrinopathy-candidiasis-ectodermal-dystrophy), Karzinome im fortgeschrittenem Stadium, Immunschwäche, immunsupprimierende Therapien und Strahlentherapien im Bereich der Speicheldrüsen.

Klinisches Erscheinungsbild

- In der klinischen Praxis unterscheidet man zwischen primären und sekundären Pilzinfektionen im Mund.
- **Primäre** Pilzinfektionen können akut, chronisch oder mit einer Candida-Infektion assoziiert sein; es kann sich aber auch um mit Pilzen superinfizierte verhornte Läsionen handeln.
  1. Die häufigste Form unter den akuten Infektionen ist die erythematöse Candidose, bei der sich auf der Mundschleimhaut schmerzhafte gerötete Flecken unterschiedlicher Größe bilden. Für die akute pseudomembranöse Candidiasis (Mundsoor, engl. „thrush") charakteristisch ist die Bildung hell gefärbter Plaques, die mehr oder weniger große Bereiche der Mundschleimhaut flächenhaft erfassen können. Beim Versuch, sie abzuschaben, können die Läsionen bluten.
  2. Eine chronische Infektion kann entweder erythematös oder aber pseudomembranös sein. Eine chronische Infektion kann sich auch in der Form hyperplastischer, nodulärer oder Plaque-artiger Läsionen, die sich nicht abschaben lassen, manifestieren.
  3. Häufig mit einer Candida-Infektion assoziiert sind die Prothesenstomatitis, die Cheilitis angularis (Faulecken, Perlèche) und die mediane rhomboide Glossitis (siehe 7.24).
  4. Zu den mit Pilzen superinfizierten verhornten Läsionen zählen Leukoplakie, Lichen planus und Lupus erythematosus (siehe 7.23).
- Unter **sekundären** Pilzinfektionen im Mund sind auf eine systemische Erkrankung zurückgehende mukokutane Infektionen zu verstehen.

Differenzialdiagnostik

- Lingua geographica („Landkartenzunge") Haarzellleukoplakie (7.21), Leukoplakien und andere hyperkeratotische Läsionen der Mundschleimhaut.

Diagnostik

- Pilzkultur des Speichels und eine symptomatische Läsion.
- Pilzabstrich oder Gewebebiopsie zur mikroskopischen Untersuchung (PAS-Färbung).

Behandlung

- Die Behandlung richtet sich immer gegen die Ursache der Infektion. Risikofaktoren sollten, wo immer dies möglich ist, ausgeschaltet werden. Auch muss das Management einer möglichen prädisponierenden Grunderkrankung (z.B. Diabetes) optimiert werden.
- Zahnprothesen sollten stets neu angepasst oder durch neue ersetzt werden. Wenn der Zahnersatz neu und nicht reparaturbedürftig ist, sollte er 1 × wöchentlich gründlich gereinigt werden oder 1 × monatlich für etwa eine halbe Stunde in eine 5%-ige Essigsäure-Lösung oder eine 0,02%-ige Natriumhypochlorit-Lösung gelegt werden. Anschließend werden die Prothesen gebürstet und sorgfältig mit Wasser abgespült. Beim Zubettgehen sollten künstliche Zähne entfernt werden.
- Eine Pharmakotherapie kommt nur zum Einsatz, wenn 1) mittels Kultur oder Biopsie eine Pilzinfektion bestätigt worden ist und/oder 2) die klinischen Zeichen auf eine Pilzinfektion deuten und 3) der Patient symptomatisch ist, d.h. über ein Stechen, Brennen oder Wundsein im Mund klagt.
- Topische Therapie (als erste Wahl):
  - Nystatin-Mixtur/Mundspüllösung (100.000 IE/ml) 1 ml 4 × tgl., 4–6 Wochen lang
  - Amphotericin-Pastillen (Amphotericin B) 10 mg 4 × tgl., 4–6 Wochen lang
  - Miconazol 2%-Gel, 2,5 ml alle 6 Stunden, 4–6 Wochen lang oder aber
- Systemische Therapie (empfohlen zum Beispiel für Patienten unter einer Chemotherapie sowie für die Prophylaxe **A** und Therapie **B** von Pilzinfektionen im Mund)
  - Fluconazol 5–100 mg tgl., 1–2 Wochen lang, bei schwer immungeschwächten Patienten auch länger
  - Itraconazol-Lösung 10 mg/ml, 1–2 Wochen lang
  - Nach dem neuesten Informationsstand scheinen Ketoconazol (200 mg) und Clotrimazol (eine systemische Darreichungsform, die allerdings in einigen Ländern nicht verfügbar ist) für die Behandlung der oralen Candidiasis bei Krebspatienten am wirksamsten zu sein **B**.

7.23 Hautkrankheiten im Mundbereich

- Tabelle 7.23 führt mögliche klinische Befunde der Mundschleimhaut und ihre möglichen Ursachen an.

Erythema multiforme (EM)

- Erythema multiforme (EM) ist eine akute, entzündliche, Blasen bildende Erkrankung, die an der Mundschleimhaut, besonders an Unterlippe und Zunge, exsudative Läsionen hervorruft. Hautveränderungen treten üblicherweise an den Extremitäten auf; sie sind erythematös, ziemlich gut umschrieben und weisen konzentrische Ringe auf („Bull's eye Lesions").
- Die Krankheit ist selbstlimitierend, kann aber rezidivieren.
- Die Ätiologie ist unbekannt, doch bei etwa 50% der Fälle ist es möglich, einen auslösenden Faktor festzustellen. Zu diesen Faktoren gehören Infektionen (vor allem HSV oder Mykoplasmen), Medikamente, Schwangerschaft, Chemikalien, Nahrungsmittel, Malignome, systemische Erkrankungen, Stress oder Bestrahlungen.
- Bei der generalisierten Form (Stevens-Johnson-Syndrom) verbreiten sich exfoliative Läsionen über die Haut und in zumindest 2 Schleimhautbereichen. Die schwerste Form der Erkrankung ist das Lyell-Syndrom (toxische Epidermiolyse), von dem mehr als 30% der Hautoberfläche betroffen sein können.
- **Diagnose:** Die Diagnose beruht auf dem klinischen Bild und der Anamnese, um mögliche Auslöser identifizieren zu können, und kann durch Provokationstests bestätigt werden.
- **Behandlung:** Besteht aus der Beseitigung der Ursache, ausreichender Flüssigkeitszufuhr und, wenn nötig, der Verabreichung von Antihistaminika. Topische Kortikosteroide können zumeist

Tabelle 7.23 Klinische Befunde der Mundschleimhaut und ihre Ursachen

Klinisches Bild	Mögliche Ursache
Hell	
• Lässt sich abschaben	Candidiasis, mit Fibrin überzogenes Geschwür (chemisches/thermisches Trauma), durch Zahnpaste verursachte Ablösung der Schleimhautoberschicht.
• Lässt sich nicht abschaben	Irritationshyperplasie, lichenoide Reaktion, Reaktion auf Medikamente, Lichen planus, hyperplastische Candidiasis, Leukoplakie, Leukoedema, Naevus verrucosus, hereditäre gutartige intraepitheliale Dyskeratose, Darier-Krankheit, Kautabak-bedingte Veränderungen, Nikotinstomatitis, solare Cheilitis, Haarzellleukoplakie, Haarzunge, Landkartenzunge, submuköse Fibrose, Fordyce-Krankheit, ektopisches lymphatisches Gewebe, Zahnfleischzyste, Zahnfleischabszess, Lipom.
Erythematös	Atrophische Candidiasis, Lichen planus, Medikamentenreaktion, Kontaktallergie, Pemphigoid, Eisen- oder Vitamin-B-Mangel, Masern (Koplikflecken), Hämangiom, Granuloma pyogenicum, peripheres Riesenzellgranulom, mediane rhomboide Glossitis, Erythroplakie, Kaposisarkom, Landkartenzunge, Psoriasis, Scharlach, Plasmazellengingivitis, Petechien und Bluterguss (Trauma, Blutkrankheit).
Ulzerös	Trauma, Aphthe, Syphilis, Gonorrhö, Tuberkulose, Lepra, Aktinomykose, Noma, Pilzinfektion, Morbus Behçet, Morbus Reiter, Lichen planus, Erythema multiforme, Lupus erythematodes, Medikamentenreaktion, Kontaktallergie, Wegener-Granulomatose, Mittelliniengranulom, chronische Granulomatose, zyklische Neutropenie, epidermoides Karzinom, Sinus-maxillaris-Karzinom.
Bullös	Herpes simplex, Varicella zoster, Enterovirus, Herpangina, Pemphigoid, Pemphigus, Dermatitis herpetiformis, Epidermolysis bullosa, Medikamentenreaktion, Kontaktallergie.
Verrukös	Papillomatose des Gaumens, Plattenepithelkarzinom, Condyloma acuminatum, Condyloma latum, orale Verruca vulgaris, fokale epitheliale Hyperplasie, Keratoakanthom, verruköse Leukoplakie, verruköses Karzinom, Pyostomatitis vegetans, verruköses Xanthom.
Hyperpigmentierung	Amalgam-Pigmentierungen, melanotische Flecken, physiologische Pigmentierung, Tabak, Entzündung, Medikamente, Schwermetalle, Morbus Addison, Peutz-Jeghers-Syndrom, Laugier-Hunziker-Syndrom, Nävus, Melanom, Neuroektodermaltumor des Kindesalters.
Submuköse Schwellung	
• Zahnfleisch	Granuloma pyogenicum, peripheres Riesenzellgranulom, peripheres Fibrom, Zahnfleischabszess, Exostose, Zahnfleischzyste, Eruptionszyste, kongenitale Epulis beim Neugeborenen, generalisierte Zahnfleischhyperplasie.
• Mundboden	Ranula, Dermoidzyste, Lymphoepithelialzyste, Speicheldrüsentumor, Mesenchymtumor.
• Mund- und Lippenschleimhaut	Speicheldrüsentumor, Mukozele, traumatisches Fibrom, Mesenchymtumor.
• Zunge	Traumatisches Fibrom, Granuloma pyogenicum, Granularzell-Schwannom, Neurofibrom, muköses Neurom, Speicheldrüsentumor, Zungengrundschilddrüse.
• Gaumen	Mukozele, Speicheldrüsentumor, Zahnabszess, Lymphom, Torus, Oberkiefer- oder Sinus-maxillaris-Tumor.

durch orale Läsionen bedingte Symptome lindern. Zur Mundhygiene und zur Verhinderung von Komplikationen sollte der Patient 2–3-mal täglich den Mund mit einer Chlorhexidin-Lösung (2 mg/ml) ausspülen. Bei Auslösung durch das Herpes-simplex-Virus bewährt sich Aciclovir. Schwere Formen der Erkrankung sind stationär mit systemischen Kortikosteroiden zu behandeln.

Pemphigus vulgaris

- Eine seltene, chronische bullöse Autoimmunerkrankung.
- In etwa 75% der Fälle beginnt die Erkrankung mit einer Bläschenbildung in der Mundschleimhaut. Die Bläschen brechen leicht auf und verursachen schmerzhafte Erosionen. Intakte Bläschen finden sich in der Mundhöhle selten. Typische Lokalisationen sind der Gaumen, die Mundschleimhaut und die Unterlippe. Drückt man mit einem stumpfen Instrument 1 Minute lang auf die intakte Umgebung eines Bläschens, kommt es zur Bläschenbildung oder einer Ablösung des Epithels von den darunter liegenden Schichten (Nikolsky-Zeichen).
- Die Hautläsionen imponieren als dünnwandige schlaffe, mit einer klaren Flüssigkeit gefüllte Bläschen. Sie beschränken sich einige Monate lang auf 1 Stelle und breiten sich anschließend auf andere Hautareale aus.
- **Diagnose:** Die Diagnose beruht auf dem klinischen Bild, der Histopathologie (intraepitheliale Bläschen) sowie direkten und indirekten Immunfluoreszenz-(IF-)Untersuchungen. Eine Probe für die direkte IF-Untersuchung ist aus einem nicht betroffenen Schleimhautareal oder der Haut aus der unmittelbaren Umgebung der Läsion zu entnehmen. Die Probe ist in frischem Zustand an ein Labor weiterzuleiten (entweder sofort in einer mit physiologischer Kochsalzlösung getränkten Gaze oder in einer vom Labor bereitgestellten Lösung, die die Probe 3 Tage lang frisch hält).
- **Behandlung:** Systemische Steroide allein oder in Kombination mit Methotrexat, Azathioprin, Cyclophosphamid oder Gold. Kortikosteroidsalben können topisch angewendet werden.

Pemphigoid

- Eine chronische, Bläschen bildende Autoimmunkrankheit. Die 2 Hauptformen sind das bullöse Pemphigoid und das gutartige Schleimhautpemphigoid. Beim bullösen Pemphigoid treten in etwa 15–30% der Fälle Symptome im Mundbereich auf. Beim gutartigen Schleimhautpemphigoid liegen stets orale Symptome vor und in 95% der Fälle findet sich die Primärläsion in der Mundhöhle.
- Die Bläschen im Mund sind mit einer klaren Flüssigkeit oder Blut gefüllt und brechen leicht auf. Die die Bläschen umgebende Schleimhaut ist erythematös. Nach Aufbrechen der Bläschen heilt die Wundoberfläche langsam und es kann eine Narbe zurückbleiben. Die häufigste klinische Manifestation des gutartigen Schleimhautpemphigoids ist ein gingivales Erythem und eine Ulzeration, d.h. eine desquamative Gingivitis. Im typischen Fall treten Läsionen auch am Gaumen, an Mundschleimhaut und Zunge auf.
- **Diagnose:** Die Diagnose beruht auf dem Alter (für gewöhnlich 60–70 Jahre), dem klinischen Bild der Histopathologie (subepitheliale Bläschen), IF-Untersuchungen und positivem Nikolsky-Zeichen (siehe Pemphigus vulgaris).
- **Behandlung:** Die Behandlung der Läsionen der Mundschleimhaut erfolgt mit topischen Kortikosteroiden. Schwerere Fälle sind mit systemischen Kortikoiden und/oder mit einer anderen immunsuppressiven Medikation zu behandeln. Der Patient ist anzuweisen, Haut- und Schleimhautverletzungen zu vermeiden, die zu einer Bläschenbildung führen könnten (z.B. Nahrungsmittel mit harter Konsistenz).

Lichen planus (Lichen ruber planus)

- Die Ätiologie ist unbekannt; zellvermittelte Immunantwort auf ein äußeres oder allogenes Antigen.
- Relativ häufig, betrifft etwa 2% der Bevölkerung.
- Etwa zwei Drittel der Patienten sind weiblich, die Inzidenz ist im mittleren Lebensalter am höchsten.
- Lichen planus der Mundschleimhaut wird nach dem klinischen Bild in folgende Formen unterteilt: papulöser, retikulärer, plaqueförmiger, atrophischer, erosiver und bullöser Lichen planus. Der retikuläre Typ mit einer blassen Wickhamschen Zeichnung auf den Schleimhäuten (Abb. 7.23.1 und 7.23.2) ist die häufigste Form. Hautveränderungen verschiedener Art können nebeneinander bestehen. Die Lichen-planus-Läsionen sind meist symmetrisch über die Mundschleimhaut, die Zunge bzw. das Zahnfleisch verteilt.
- Etwa 30–40% der Patienten mit Lichen planus zeigen auch Hautläsionen; etwa 70% der Patienten mit Hautläsionen haben auch orale Manifestationen. Eine genitale Mitbeteiligung ist häufig.
- Hautveränderungen treten intermittierend auf, während die Läsionen der Mundschleimhaut persistieren.
- Die Krankheit ist oft (in etwa 50% der Fälle) mit sekundären oralen Pilzinfektionen vergesellschaftet.
- Die **Diagnose** beruht auf klinischem Bild und Histopathologie.

- Die **Therapie** besteht in der Ausschaltung aller Faktoren, die zu Verschlechterung führen können. (Zahnstein, scharfe Ränder von Zahnfüllungen, scheuernde Zahnprothesen), guter Mundhygiene und der Behandlung von Pilzinfektionen (Pilzkultur!). Weiters sind alle symptomatischen bzw. erythematösen Läsionen lokal mit Kortikosteroiden (Triamcinolon-Acetonid-Salbe oder Nasenspray, Betamethason-Salbe 0,1%, Clobetasolpropionat-Salbe 0,1%) zu behandeln. Zum Auftragen einer Hydrokortisoncreme (Betamethason 0,1%) auf vorwiegend auf dem Zahnfleisch befindlichen Läsionen empfiehlt sich die Verwendung eines Spatels. In schweren Fällen kann das Kortikosteroid direkt in die Läsion injiziert werden. Erste günstige Ergebnisse sind mit der topischen Anwendung von Tacrolimus-Salbe bei Lichen planus der Mundschleimhaut erzielt worden, die Behandlung bleibt jedoch einem Spezialisten vorbehalten. Es gibt Anwendungsbeschränkung für die Applikation auf Schleimhäuten.
- N.B. Etwa 0,1–3% der Lichen-planus-Läsionen werden bösartig. Nachuntersuchungen sind unerlässlich und eine erneute Biopsie ist unter Umständen anzuraten.

Lichenoide Reaktionen

- Lichenoide Reaktionen erfüllen weder klinisch noch histologisch vollständig die Kriterien für Lichen planus.
- Oft eine einzige lokalisierte Läsion (vgl. mit Lichen planus).
- Lichenoide Reaktionen können durch folgende Faktoren hervorgerufen werden:
  - **Medikamente** (ACE-Hemmer, Allopurinol, Betablocker, Carbamazepin, Chlorpromazin, Chloroquin, Zytostatika, Furosemid, Goldsalze, Ketoconazol, Lithium, Levomepromazin, Methyldopa, NSARs, Penicillamin, Penicillin, Phenothiazine, Chinidin, Salazopyrin, Sulphonylharnstoffe, Tetracycline, Thalidomid, Thiazide, Zidovudin).
  - **Autoimmunkrankheiten** (Myasthenia gravis, SLE, Colitis ulcerosa, Alopecia areata, Vitiligo; Leberinsuffizienz).
  - Zahnfüllungen.
- Die Ätiologie kann nicht immer geklärt werden.

Lupus erythematodes chronicus discoides (DLE)

- Eine chronische entzündliche mit Lichtempfindlichkeit verbundende Autoimmunkrankheit unbekannter Ätiologie, die sich auf Haut und Mundschleimhaut beschränkt Abb. 7.23.3). SLE ist die systemische Manifestation derselben Erkrankung.
- Die Mehrheit der Patienten sind Frauen.
- DLE verursacht eher klar definierte gerötete Hautläsionen. Während des Abheilens werden die Läsionen von der Mitte aus schuppig, es folgt eine Atrophie und Narbenbildung sowie Verfärbung. Die Mundläsionen sind runde, nicht umschriebene rötliche Areale, die von einem weißen Rand umgeben sind und mit „white spotting" in Verbindung gebracht werden können. Die am häufigsten betroffenen Areale sind Wangen, Gaumen und Unterlippe. Die Läsionen im Mund sind für gewöhnlich nicht schmerzhaft.
- Die Diagnose stützt sich auf das klinische Bild und die histologische Untersuchung einer Biopsie. Bei Verdacht auf DLE ist einer Läsion eine Biopsie zu entnehmen, wobei die Hälfte der Probe zur IF-Untersuchung einzusenden ist (frisches

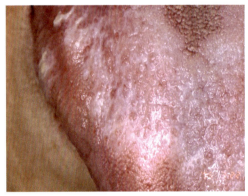

Abb. 7.23.1 Lichen planus kann die Zungenoberfläche befallen. Die weißlichen, netzartigen Lichen auf der Zungenoberfläche werden häufig als Candidainfektion fehlinterpretiert. In vielen Fällen bilden sich Lichen auch noch in anderen Bereichen aus (z.B. in der Mundschleimhaut und sonstigen typischen Hautbezirken). Photo © R. Suhonen.

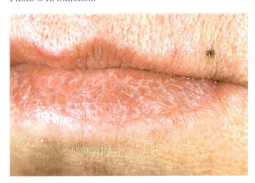

Abb. 7.23.2 Lichen planus kann auch die Unterlippe befallen, wo man dann die typischen Wickham'schen Streifen sehen kann – sie sind auf diesem Bild ungewöhnlich deutlich sichtbar. Kurzzeitig verabreichte starke topische Korikosteroide haben üblicherweise eine kurative Wirkung, Rezidive sind jedoch möglich. Photo © R. Suhonen.

Gewebe!). Die systemische Form der Erkrankung kann auch anhand einer Biopsie aus einem nicht betroffenen Areal diagnostiziert werden.
- Weniger als 5% der DLE-Patienten entwickeln im weiteren Verlauf einen SLE.
- Die Behandlung besteht in der Verabreichung von topischen Kortikosteroiden und Antirheumatika. Weiters werden Sonnenschutzmittel empfohlen. DLE-Läsionen, vor allem an den Lippen, können wahrscheinlich das Krebsrisiko erhöhen.

Stomatitis aphthosa recurrens

- Rezidivierende aphthöse Stomatitis ist eine häufige Erkrankung, die bei 20–60% der Bevölkerung auftritt (Abb. 7.23.4).
- Die Ätiologie ist unbekannt; manchmal steht die Erkrankung jedoch eindeutig mit Stress, mechanischer Reizung, gewissen Nahrungsmitteln, hämatologischen Störungen (Eisen-, Folsäure-, Vitamin-B- und Zinkmangel) und hormonellen Veränderungen in Zusammenhang.
- Die Geschwüre können als schwer, leicht und herpetiform klassifiziert werden.
- Sie treten vornehmlich an den Schleimhäuten der Lippen und Wangen, seltener auf Zunge und Zahnfleisch auf. Sie sind üblicherweise schmerzhaft und heilen je nach Ausmaß innerhalb von 1–6 Wochen ab.
- Die Diagnose stützt sich auf das klinische Bild und die Anamnese.
- Behandlung: Falls erforderlich, könnten Kortikoidprodukte (Lutschtabletten oder Mundsalben) sowie Chlorhexidin als Mundspülung versuchsweise eingesetzt werden. Größere rezidivierende Geschwüre können mit Tetracyclin-Mundspülungen* behandelt werden. Bei manchen Patienten hat sich die Verwendung von bestimmten pflanzlichen und Vitaminprodukten bewährt. Es wird empfohlen, keine Zahnpaste mit Natrium-Lauryl-Sulfat zu verwenden.

*(Anm.: in Ö keine entsprechende Zubereitung verfügbar.)

Leukoplakie und Erythroplakie

- Leukoplakie ist eine rein klinische Beschreibung und bezeichnet einen weißen Fleck auf der Mundschleimhaut, der nicht abgeschabt werden und weder klinisch noch histopathologisch klassifiziert werden kann.
- Unter Erythroplakie versteht man eine rötliche Schleimhautläsion, die ebenso weder klinisch noch histopathologisch klassifiziert werden kann.
- Leukoplakien können nach ihrer Ätiologie entweder als idiopathisch oder durch Tabak- oder Alkoholkonsum induziert klassifiziert werden.

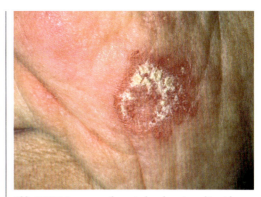

Abb. 7.23.3 Lupus erythematodes chronicus discoides (DLE) ist eine Kollagenose, die ausschließlich die Haut und die Schleimhäute befällt. Charakteristisch sind gerötete Hautläsionen, die gelegentlich mäßig schmerzhaft sind. Die hyperkeratotischen Hautschuppen können sogar psoriatische Plaques vortäuschen.
Photo © R. Suhonen.

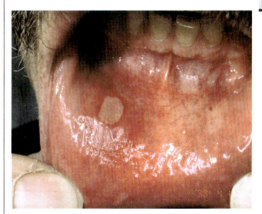

Abb. 7.23.4 Bei der Stomatitis aphthosa recurrens handelt es sich um eine schmerzhafte Erkrankung unbekannter Ätiologie. Eine oder mehrere weißliche 1 mm bis 1 cm große Geschwüre treten periodisch in der Mundschleimhaut auf. Topische Kortikoide bringen Linderung. In schweren Fällen und bei Beteiligung mehrerer Organe sollte als Differenzialdiagnose M. Behçet erwogen werden. Photo © R. Suhonen.

- Leukoplakien können klinisch homogen oder inhomogen sein (noduläre, verruköse, proliferative verruköse Leukoplakien und Erythroleukoplakie). Das Risiko einer bösartigen Veränderung liegt bei homogener Leukoplakie im Mittel bei 4%, ist jedoch bei inhomogener Leukoplakie erheblich höher. Eine proliferative verruköse Leukoplakie führt in fast allen Fällen zur Bildung eines Karzinoms.
- Statistisch gesehen ist der am meisten betroffene Bereich der Mundboden und die Zungenunterseite (50% der Fälle werden bösartig).
- Erythroplakie geht immer mit einer Dysplasie einher, und es kommt in 90% der Fälle unab-

hängig von der Lokalisation zu Entstehung eines Karzinoms.
- Die **Diagnose** stützt sich auf das klinische Bild und die histologische Untersuchung.
- Wenn die Biopsie eine mittelgradige bis schwere Dysplasie ergibt, umfasst die **Behandlung** die chirurgische Entfernung der Läsion und eine regelmäßige Kontrolle der Läsionen durch Biopsie alle 6 Monate. Es wurde festgestellt, dass die chirurgische Entfernung bzw. Nichtentfernung einer Leukoplakie nicht mit der Prognose der Läsion korreliert. Nachuntersuchungen sind besonders wichtig.

Pigmentierung der Mundschleimhaut

- Eine physiologische Pigmentierung zeichnet sich meist dadurch aus, dass sie am Zahnfleisch symmetrisch auftritt. Entzündliche Erkrankungen der Schleimhaut wie z.B. Lichen planus können Hyperpigmentierungen hervorrufen.
- Durch Rauchen hervorgerufene Melanose zeigt sich meistens am die Vorderzähne umgebenden Zahnfleisch.
- Im Bereich des Zahnfleisches treten manchmal durch Amalgam verursachte Pigmentierungen auf, wobei Amalgampartikel in den Mukosa eindringen. Es handelt sich dabei meist um einen dunkelgrauen Fleck auf dem Zahnfleisch in unmittelbarer Nähe einer Zahnfüllung (Abb. 7.23.5).
- Manche Medikamente wie z.B. Mittel gegen Malaria, Zytostatika und Zidovudin können ebenfalls eine Pigmentierung der Mundschleimhaut hervorrufen.
- Eine großflächige Pigmentierung kann auf eine systemische Erkrankung wie M. Addison, Peutz-Jeghers-Syndrom, Albright-Syndrom oder Neurofibromatose zurückzuführen sein. Zeigt der Patient eine diffuse Pigmentierung der Mundschleimhaut und Lippen ohne Vorliegen einer systemischen Erkrankung, ist die Möglichkeit eines Laugier-Hunziker-Syndroms zu erwägen.
- Melanotische Flecken sind lokalisierte pigmentierte Läsionen, die idiopathisch oder durch einen der oben genannten Faktoren verursacht sein können.
- Nävi und Melanome der Mundschleimhaut sind möglich, aber selten.
- Im Zweifelsfall ist eine Biopsie vorzunehmen.

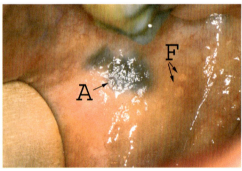

Abb. 7.23.5 Eine dunkle ebenmäßig schwarze Verfärbung der Mundschleimhaut ist in den meisten Fällen auf ein Amalgam-Tattoo zurückzuführen (A). Die ebenfalls auf dem Bild sichtbaren gelblichen Stellen (F) sind Varianten normaler Talgdrüsen (Fordyce-Drüsen).
Photo © R. Suhonen.

Venous Lake (Venöse Dilatation)

- Venous Lake ist eine dickwandige Dilatation einer Vene, die durch Kryotherapie mit flüssigem Stickstoff behandelt werden kann (Abb. 7.23.6).

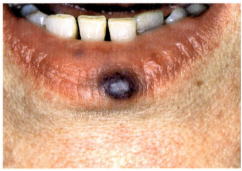

Abb. 7.23.6 Ein Lippenrandangiom (Venous Lake) an seiner Prädilektionsstelle: an der Unterlippe am Übergang vom Lippenrot zur Gesichtshaut. Die einfachste und sicherste Behandlung ist eine Kryotherapie mit flüssigem Stickstoff. In der Regel ist das kosmetische Ergebnis sehr zufrieden stellend. Die blutgefüllte Läsion wird während der Kryotherapie mit einer geschlossenen Sonde zusammengepresst. Photo © R. Suhonen.

7.24 Gutartige Läsionen der Zunge

Landkartenzunge (Lingua geographica, benigne Glossitis migrans)

- Unbekannte Ätiologie. Möglicherweise assoziiert mit Stress, Pilzinfektionen, Atopie (HLA B15ag), Asthma, Psoriasis oder Reiter-Syndrom.
- Prävalenz ca. 2–3%.
- Unregelmäßige, rote, atrophische Bezirke, umgeben von einer grauen Randzone, die aus mazerierenden Fadenpapillen (Abb. 7.24) besteht. Die Flecken ändern ihre Form von Tag zu Tag.
- Oft mit einer Haarzunge assoziiert.
- Normalerweise asymptomatisch, brennende Sensationen vor allem bei Kontakt mit schleimhautreizenden Substanzen (Zitrusfrüchte, Gewürze, Alkohol, Tabak) können auftreten. Se-

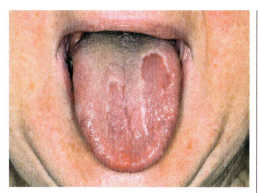

Abb. 7.24 Die Landkartenzunge (Lingua geographica) ist eine gutartige Läsion der Zunge mit unbekannter Ätiologie. Der Spontanverlauf ist sehr unterschiedlich. Es besteht keine Notwendigkeit der Behandlung, zumal auch keine effektive Therapie bekannt ist. Dies ist eine der häufigsten jener Läsionen ohne Krankheitswert, die mit oralen Fungiziden „behandelt" werden.
Photo © R. Suhonen.

kundäre Candida-Infektionen können ebenfalls Brennen verursachen.
- Behandlung: Versichern Sie dem Patienten die gutartige Natur der Veränderungen, beraten Sie ihn hinsichtlich der Vermeidung von reizenden Substanzen. Symptomatische Läsionen können mit Steroid-/Antimykotikalösungen behandelt werden oder mit 7%iger Salicylsäurelösung in 70%igem Alkohol, für 3 sec 2 × tgl. über 4 Tage aufgebracht. Symptomatische Läsionen können mit topischen Kortikosteroiden, Steroid-/Antimykotikalösungen oder durch benetzen mit einer Histaminlösung behandelt werden.

Haarzunge

- Verursacht durch eine Hypertrophie und Abschilferung der filiformen Papillen der Zunge.
- Normalerweise idiopathisch, kann aber durch Antibiotika, systemische Kortikosteroide, Rauchen, schlechte Mundhygiene, Mundspülungen mit Chlorhexidin und Wasserstoffperoxid und durch Strahlentherapie hervorgerufen werden.
- Die Zunge ist mit einer weißlichen, hellbraunen oder dunkelbraunen „Haarschicht" bedeckt.
- Normalerweise asymptomatisch, sekundäre Pilzinfektionen können Brennen verursachen. Foetor ex ore kann auftreten.
- Verschwindet manchmal spontan.
- Behandlung: Vermeidung auslösender Faktoren, gute Mundhygiene, Reinigung der Zunge mit einer Bürste oder einem speziellen Werkzeug (Apotheke oder Drogerie). Antimykotika, falls nötig.

Faltenzunge

- Bei etwa 1% aller Neugeborenen wird die Oberfläche der Zunge durch Schleimhautfurchen in mehrere Teile geteilt, was die Zunge rötlicher aussehen lässt als gewöhnlich. Der Befund wird mit zunehmendem Alter häufiger.
- Die Faltenzunge tritt familiär auf, manchmal kann sie mit Down-Syndrom oder dem Melkersson-Rosenthal-Syndrom vergesellschaftet sein. 20% der Patienten mit Landkartenzunge haben auch eine Faltenzunge.
- Aufgrund der Faltenbildung besteht eine Neigung zu Infekten und entsprechenden Beschwerden. Die Behandlung besteht in der Reinigung der Zunge mit einer weichen Zahnbürste oder einem Spezialwerkzeug.

Glossitis rhombica mediana

- Prävalenz ca. 0,01–1% der erwachsenen Bevölkerung, tritt bei Kindern normalerweise nicht auf.
- Eine rote Veränderung mit glatter Oberfläche in der Mittellinie der Zunge, von rhomboider oder ovaler Form.
- Eine chronische Candida-Infektion gilt derzeit als wahrscheinlichste Ursache.
- Meist asymptomatisch. Bei Berührungsempfindlichkeit kann mit lokalen Antimykotika behandelt werden.
- Differenzialdiagnose: ektopisches Schilddrüsengewebe, ein Ulkus im Rahmen einer tertiären Syphilis, Tuberkulose oder eine tiefe Mykose. Ein Karzinom der Mundhöhle wird in der Mittellinie der Zunge kaum je gesehen.

Zungenvarizen

- Varizen auf der Zungenunterseite
- Bei älteren Personen häufig (Prävalenz über 50%)

7.26 Lippen-, Kiefer-, Gaumenspalte

Ziele

- Beratung und Unterstützung von Kindern mit Spalten im Mundraum und deren Eltern beim Besuch ihres Allgemeinarztes oder eines Kinderarztes.
- Besonderes Augenmerk ist auf die Erkennung und Behandlung eines Seromukotympanons („Leimohr") zu legen, ein häufiges Beschwerdebild bei diesen Kindern.

Prävalenz

- Spaltlippe oder -gaumen gehören zu den häufigsten angeborenen Missbildungen.
- Ihre Prävalenz beträgt ungefähr 1/500–700.

Das klinisches Erscheinungsbild bei Lippenspalte und/oder Gaumenspalte

- Es gibt zwei Hauptgruppen von Krankheiten mit Spaltbildungen:
  1. Eine **Lippen-, Zahnfleisch- und Gaumenspalte** kann ein- oder beidseitig auftreten und entweder nur die Lippe oder sowohl die Lippe als auch den Alveolarfortsatz betreffen oder sich von der Lippe über das Zahnfleisch bis in den Pharynx erstrecken.
  2. Eine Gaumenspalte tritt am Körpermedian auf und betrifft entweder nur den weichen Gaumen oder sowohl den weichen als auch den harten Gaumen. Eine Gaumenspalte betrifft manchmal nur die Muskeln und einen Teil des Knochens, lässt aber die Schleimhaut unberührt. Solche submuköse Spalten werden oft erst später entdeckt, wenn die Sprechweise des Kindes durch offenes Näseln (Rhinolalie) auffällig wird.
- 15–20% aller Patienten mit Spaltbildungen im Mundraum haben noch weitere damit verbundene Missbildungen. Manchmal gibt es ein ganzes Spektrum von Missbildungen verschiedensten Ursprungs, von denen die Spaltbildung im Mundraum nur eine unter vielen ist. Angeborene Spaltungen im Mundraum stehen gewöhnlich nicht mit geistiger Behinderung in Zusammenhang.

Ätiologie

- **Genetische Faktoren** spielen eine gewisse Rolle bei der Ätiologie oraler Spaltbildungen. Ungefähr 20% der Kinder mit oralen Spaltbildungen werden in Familien geboren, in denen es bereits einen oder mehrere Fälle von oralen Spaltbildungen gegeben hat.
- Während der Fetalperiode können ungünstige äußere Einflüsse im 1. Trimenon der Schwangerschaft die Bildung von oralen Spalten eindeutig fördern.

Organisation der Behandlung

- Die Behandlung aller Patienten mit einer Lippen- und/oder Gaumenspalte konzentriert sich auf medizinische Zentren für Spaltbildung. Die Behandlung wird im Teamwork organisiert, wobei entscheidende Spezialgebiete die rekonstruktive Chirurgie, die Zahnheilkunde und die Sprachtherapie sind. Andere Spezialgebiete sind ebenfalls beteiligt.
- Eine Spalte im Mundraum wird gewöhnlich bereits nach der Geburt entdeckt.
- Mit den heute verfügbaren Methoden können bei allen Patienten der Zustand der gespaltenen Partien, die Sprechweise, die Zähne und die Zahnokklusion weitgehend normalisiert werden. Die Voraussetzungen für ein erfolgreiches Management sind enge Zusammenarbeit des gesamten Teams und richtiges Timing der Maßnahmen der verschiedenen Spezialisten. Um ein gutes Behandlungsergebnis zu garantieren, sollte sich der Patient außerdem von der Kindheit bis ins frühe Erwachsenenalter regelmäßigen Kontrolluntersuchungen unterziehen.

Chirurgische Behandlung

- Die primäre chirurgische Korrektur einer Spaltlippe wird gewöhnlich im Alter von 3 Monaten, die Korrektur einer Gaumenspalte im Alter von 9 Monaten vorgenommen.
- Um die Sprechweise des Kindes zu verbessern, wird eine chirurgische Korrektur gewöhnlich im Alter von 3 bis 6 Jahren vorgenommen.
- Etwaige weiter bestehende Lücken im Gaumen sowie Knochendefekte am Alveolarfortsatz werden im Alter von etwa 8 bis 10 Jahren korrigiert.
- Kosmetische Operationen an Nase und Lippen werden im Alter von 15 bis 16 Jahren durchgeführt.

Orthodontische Maßnahmen

- Kinder mit oralen Spaltbildungen haben verschiedene Anomalien in Größe, Form und Anzahl der Zähne. Die Entwicklung des Oberkiefers ist oft unvollständig. Die daraus entstehenden Mängel in der Position und Okklusion der Zähne werden je nach den individuellen Bedürfnissen im Alter von 8 bis 14 Jahren korrigiert.
- Stark ausgeprägte Entwicklungsstörungen der Kiefer erfordern eine chirurgische Korrektur der Okklusion. Diese Operationen werden im Alter von 16 bis 20 Jahren durchgeführt.
- Viele Patienten mit Spaltbildungen von Lippe, Zahnfleisch und/oder Gaumen brauchen Zahnersatz durch Prothesen für die seit der Geburt fehlenden Zähne.

Sprachtherapie

- Alle Kinder mit einer Gaumenspalte sollten im Alter von 3 bis 8 Jahren (und danach je nach den individuellen Bedürfnissen) von einem Sprachtherapeuten, einem Spezialisten für plastische Chirurgie, einem Zahnarzt und einem Ohrenarzt untersucht werden.
- Auf Grundlage der Untersuchungen im Alter von 3 Jahren kann das Kind zur Sprachkontrolle oder zur Sprachtherapie überwiesen werden.

Gehör

- Ohne chirurgische Gaumenkorrektur können die Gaumenmuskeln, die in der Nähe der Eustachischen Röhre inserieren, nicht normal funktionieren, das Mittelohr neigt zur Entwicklung eines Unterdrucks und zur Akkumulation eines

zähen, leimartigen Sekrets, das die Hörfähigkeit beeinträchtigt (Seromukotympanon). Die normale Hörfähigkeit kann jedoch durch Einsetzen eines Paukenröhrchens wiederhergestellt werden. Diese Belüftungsröhrchen werden im Rahmen der 1. Operation im Alter von etwa 9 Monaten eingesetzt.
- Ein Kind mit einer Spaltbildung des Mundraums kann häufige Otitiden haben, solange der Gaumen noch offen ist, da die Nahrung freien Zugang zur Mündung der Eustachischen Röhre hat. Nach Verschluss der Gaumenspalte klingen diese Probleme allmählich ab. Wenn Ohrenentzündungen vor dem Alter von 6 Monaten auftreten, kann eine prophylaktische Antibiotikatherapie erwogen werden.

7.30 Störungen der Zahnentwicklung

Grundregeln

- Die ersten Zähne brechen gewöhnlich im Alter von 6 Monaten durch. Wenn mit 1,5 Jahren noch keine Zähne durchgebrochen sind, ist eine genauere Untersuchung angezeigt.
- Ein Fehlen aller Zähne (Anodontie, sehr selten) steht gewöhnlich mit einem Missbildungssyndrom in Zusammenhang und erfordert die Konsultation eines Spezialisten.
- Syndrome mit ektodermaler Dysplasie gehen oft mit dem Fehlen mehrerer Zähne einher. Die häufigste Form, die hypohydrotische ektodermale Dysplasie (HED), kann oft schon früh diagnostiziert werden, wenn nur wenige, konisch geformte Zähne durchbrechen (dies ist wichtig, weil die durch fehlende Schweißdrüsen verursachte Hyperthermie letal sein kann).
- Schwere familiäre Zahnanlagestörungen können bei Mutation am Gen AXIN2 mit kolorektalen Karzinomen vergesellschaftet sein. Eine genetische Beratung ist daher Patienten zu empfehlen, bei denen mehrere Zahnanlagen fehlen und in deren Familie kolorektale Karzinome aufgetreten sind.
- Von den kleineren Zahndefekten sind die Folgenden zu beachten:
  - überzählige Zähne, besonders in der Mittellinie des Oberkiefers
  - ästhetisch störende Defekte des Zahnschmelzes
  - fehlende Zähne
- Tetracycline können Verfärbungen und andere bleibende Defekte an den in Entwicklung befindlichen Zähnen verursachen. Sie sollten daher weder von Müttern während der 2. Hälfte der Schwangerschaft noch von Kindern während der ersten 7 Lebensjahre eingenommen werden. Wenn keine besonderen Indikationen für die Verwendung von Tetracyclinen vorliegen, sollten sie während der gesamten Schwangerschaft und von Kindern bis zur Pubertät gemieden werden. (Tetracycline werden heute in Europa kaum mehr verwendet.)
- Das APECED-Syndrom (autoimmune-polyendokrinopathy-candidiasis-ektodermal-dystrophy) (24.63) und die Zöliakie (8.84) können durch die Identifikation von Zahnschmelz-Hypoplasien bei Kindern frühzeitig erkannt werden.

Zahnentwicklung

- Der in der Mundhöhle sichtbare Teil des Zahnes, die Zahnkrone, entwickelt sich vollständig im Kieferknochen.
- Die Entwicklung der meisten Zähne beginnt schon vor der Geburt.
- Die Entwicklung der Zahnwurzeln ist beendet, wenn die Zähne in die Mundhöhle durchgebrochen sind.
- Die Kalzifizierung der permanenten Zähne beginnt einige Jahre vor ihrem Durchbruch, ihre Entwicklung kann im Röntgenbild verfolgt werden.

Fehlende und überzählige Zähne

- Anzahl, Größe und Form der Zähne sind fast vollständig genetisch bestimmt.
- Das Fehlen eines einzelnen Zahnes ist eine häufige Erscheinung. Ein oder mehrere Weisheitszähne fehlen bei 25%, andere Zähne bei 5–10% der Bevölkerung.
- Zu kleine oder konische Zähne treten oft im Zusammenhang mit fehlenden Zähnen auf.
- Das Fehlen mehrerer Zähne oder vollständige Zahnlosigkeit hängt gewöhnlich mit einem Missbildungssyndrom zusammen. Es handelt sich oft um Erkrankungen, bei denen auch die Haare und andere ektodermale Organe betroffen sind. Die häufigste dieser Erkrankungen ist die hypohydrotische ektodermale Dysplasie (HED). Die übrigen Zähne sind oft kleiner als normal und haben eine ungewöhnliche konische Form. Trägerinnen der Genmutation bei X-chromosomaler HED weisen gewöhnlich einige fehlende bzw. konisch geformte Zähne auf. Fehlende Zähne kommen u.a. auch beim Down-Syndrom vor.
- Schwere familiäre Zahnagenesie könnte bei Mutationen des AXIN2-Gens mit kolorektalen Karzinomen zusammenhängen. Das Fehlen mehrerer Zähne könnte ein Hinweis auf die Prädisposition für eine Karzinomentwicklung bei diesen Patienten und deren Verwandten sein. Deshalb

ist bei Patienten mit mehreren fehlenden Zähnen und kolorektalen Karzinomen in der Familie eine genetische Abklärung sicherlich indiziert.
- Überzählige Zähne kommen bei weniger als 4% der Bevölkerung vor.
- Leichte Anomalien der Zahnform sind häufig. Zusätzliche Höcker auf der Kaufläche mancher Zähne sind Beispiele für solche Anomalien.
- Manchmal wachsen während der Zahnentwicklung die Kronen oder Wurzeln benachbarter Zähne zusammen.
- Fehlende oder abnorm geformte Vorderzähne im Oberkiefer können mit einer Lippen- oder Gaumenspalte in Zusammenhang stehen.

Zahnschmelz-Hypoplasie

- Zahnschmelz-Hypoplasien entstehen durch mangelhafte Mineralisierung der Zahnkronen und kommen relativ oft vor. Sie manifestieren sich als Strukturveränderungen der Zahnoberfläche. Die strukturellen Veränderungen verursachen oft eine sekundäre Verfärbung.
- Zahnschmelz-Hypoplasien werden oft durch Umweltfaktoren (z.B. Infektionen) verursacht, die die Funktion der Zahnschmelz produzierenden Zellen stören.
- Belastungen durch eine hohe Fluorkonzentration verursachen eine Hypomineralisation, die aber in Ländern, in denen das Grundwasser wenig Fluor enthält, selten ist. Der Fluormangel hinterlässt keine Spuren in der Struktur der Zähne, der Zahnschmelz ist aber stärker für Karies anfällig.
- Genetische Erkrankungen, die sich auf die Struktur des Zahnschmelzes oder auf das Zahnbein auswirken, sind selten. Sie betreffen immer sowohl die Milchzähne als auch die bleibenden Zähne.

Zahnentwicklungsstörungen, die eine Behandlung erfordern

- Die meisten Zahnentwicklungsstörungen erfordern keine Behandlung.
- Ein **überzähliger Zahn**, besonders auf der Mittellinie des Oberkiefers, kann das Durchbrechen der anderen Zähne behindern und sollte daher extrahiert werden.
- **Fehlende Zähne** sollten möglichst früh diagnostiziert werden (mit 8–10 Jahren), damit die Notwendigkeit einer Behandlung durch Maßnahmen, die dem Wachstum angepasst sind, minimiert werden kann.
- **Fehlende Zähne** können gewöhnlich durch eine orthodontische Verlagerung anderer Zähne oder durch eine Prothesenbehandlung ausgeglichen werden (einschließlich Implantationen, die gewöhnlich erst nach Abschluss des Wachstums vorgenommen werden).

- Ästhetisch störende **Defekte des Zahnschmelzes** können durch moderne Komposita korrigiert werden, die sie beinahe unsichtbar machen.

7.31 Zahnkaries und andere Erkrankungen des harten Zahngewebes und der Zahnpulpa

Karies

- Karies ist eine Erkrankung des harten Zahngewebes. Karies hat eine hohe Prävalenz; in den industrialisierten Ländern ist fast jeder davon betroffen.
- In der 1. Phase einer Karieserkrankung bildet sich Zahnbelag (Zahnstein, Plaque) an bestimmten Stellen der Zahnoberfläche. Die Bakterien der normalen Mundflora sammeln sich auf den (aus Speichel gebildeten) Schmelzoberhäutchen (Pellikel) der Zahnoberfläche, und die Bildung von Zahnbelag beginnt.
- Die ersten Stellen, die von Karies befallen werden, sind die Fissuren und Grübchen auf der Kaufläche der Molaren, dann die interdentalen Flächen der Zähne und schließlich der Gingivasaum. Voraussetzung für die Bildung von Karies im Bereich des Zahnfleischsaums ist normalerweise das jahrelange Vorbestehen von Zahnstein an dieser Stelle. Bei Personen mit einer Unterfunktion der Speicheldrüsen ist die Inzidenz von Karies im Bereich des Zahnfleischsaums und sogar im Bereich der Zahntasche sehr hoch.
- Das erste Anzeichen eines Kariesbefalls auf der Oberfläche des Zahnschmelzes ist der Verlust des Glanzes der Zahnoberfläche. Die aktive Form der Zahnkaries macht sich als Weißfärbung und Erweichung der Schmelzoberfläche bemerkbar. Wenn der Kariesbefall langsam vor sich geht oder sogar zum Stillstand kommt, nimmt das kariöse Areal eine graue, bräunliche oder sogar schwarze Färbung an, und die Läsion bekommt ein lederartiges Aussehen.

Erkrankungen der Zahnpulpa und des periapikalen Gewebes

Pulpitis und ihre Komplikationen

- Pulpitis ist eine Entzündung der Zahnpulpa durch Eindringen bakterieller Toxine in die Pulpa, normalerweise durch eine kariöse Läsion.
- Wenn Bakterien in die Pulpahöhle eindringen, kommt es zur Nekrose des Pulpagewebes.
- Wenn die Bakterien tiefer in die Zahnpulpa ein-

dringen, induzieren die Gewebsreste der nekrotischen Pulpa eine entzündliche Reaktion im Periodontium und im Knochen rund um die Zahnwurzelspitze, was zu einer akuten apikalen Parodontitis pulpalen Ursprungs führt. Diese Erkrankung kann zu einer chronischen apikalen Parodontitis und im weiteren Verlauf zu einem periapikalen Abszess mit Hohlraumbildung im Knochen führen, wenn die Erkrankung unbehandelt bleibt.
- Die Behandlung all dieser Erkrankungen besteht in der endodontalen Entfernung des nekrotischen Pulpagewebes und des infizierten Zahnbeins rund um die Pulpahöhle und ihrem Ersatz durch Wurzelfüllmaterial. In manchen Fällen erfordert die Entfernung des nekrotischen Pulpagewebes die Extraktion des ganzen Zahns.

Abnorme Abnutzung der Zähne
Übermäßiger Abrieb der Zahnoberfläche
- Abnutzung der Zahnmasse durch Aneinanderreiben der Zähne.
- Entsteht sowohl an den Kauflächen als auch an den aproximalen Flächen der Zähne.
- Führt auch zur so genannten mesialen Wanderung der Zähne, was bedeutet, dass sich alle Zähne während des Lebens des Patienten in mesiale Richtung bewegen.
- Wird nur in extremen Fällen als Erkrankung eingestuft, wenn die Abnutzung den so genannten physiologischen Abrieb übersteigt.
- Mögliche Ursachen für eine pathologische Abnutzung sind eine unausgewogene Okklusion der Zähne, Zähneknirschen, besonders nachts (Bruxismus), sowie Anomalien im Zahn- und Gesichtsbereich.
- Der Abrieb ist besonders signifikant, wenn er sich auf die Kauflächen der hinteren Molaren konzentriert. Diese Art der Abnutzung ist typisch für Personen, die Ecstasy konsumieren.

Abrasion der Zähne
- Abnutzung der Zähne durch externe Materialien.
- Mögliche Ursachen sind die Beschaffenheit von Zahnpaste und Zahnbürsten sowie allzu aggressives Zähneputzen.
- Auch Zahnfüllungen können Ursache einer Zahnabrasion sein.

Zahnerosion
- Als Erosion bezeichnet man die chemische Auflösung von Zahnmaterial durch Säuren, die nicht von Zahnstein bildenden Bakterien gebildet werden.
- Das erste Anzeichen einer Erosion ist das Verschwinden des Glanzes der Zahnoberfläche. Danach führt der Prozess zum Verlust der Zahnschmelzmineralien.
- Die Erosion beginnt gewöhnlich auf der lingualen Seite der oberen Schneidezähne, was dazu führt, dass die Bisskanten der Schneidezähne nur mehr von einer dünnen Schicht Zahnschmelz bedeckt sind und Bruchstellen bekommen. Dadurch entstehen an den Schneidezähnen eine gezackte Kante und eine Verkürzung der Krone.
- Ursachen:
  - Zu den äußeren Ursachen gehören die Einnahme von säurehaltigen Sportgetränken, Limonaden und manchmal auch eine vegetarische Ernährung.
  - Die wichtigste innere Ursache ist Sodbrennen oder ein gastro-ösophagealer Reflux, der zu einem Rückfluss von Magensäure in die Mundhöhle führt.
  - Die Zahnerosion ist als Zeichen einer ständigen Regurgitation bei Bulimie und Anorexia nervosa ein wichtiger Hinweis, da diese Patienten sich oft scheuen, ihr häufiges Erbrechen zuzugeben.
  - Wenn die Speichelproduktion normal ist (oder wenn eine Überfunktion der Speicheldrüsen vorliegt), führt auch ständiges Erbrechen oder gastro-ösophagealer Reflux nicht zur Zahnerosion.
- Behandlung:
  - Der Zahnarzt ersetzt das erodierte Zahnmaterial mit einer Füllung. Die ausgedehnte Erosion macht eventuell eine Krone erforderlich.

7.32 Parodontale Erkrankungen (Zahnfleischentzündung und Zahnstein)

Beginnende Zahnfleischentzündung und ihre Behandlung
- Wenn bakterielle Beläge nicht regelmäßig von der Zahnoberfläche entfernt werden, kann sich eine Entzündung des Zahnfleisches entwickeln. Als typisches Symptom einer Zahnfleischentzündung tritt regelmäßig Zahnfleischbluten, zum Beispiel beim Zähneputzen, auf.
- Im Anfangsstadium kann das Bluten durch sorgfältige tägliche Zahnpflege mit einer weichen Zahnbürste gestoppt werden. Wenn nötig, stehen weitere Utensilien wie dreieckige Zahnsticks und/oder Zahnseide für die Reinigung der Zahnzwischenräume zur Verfügung.

Chronische Entzündung
- Bakterielle Ablagerungen können auch in die Zahntaschen eindringen und so den entzündeten Bereich ausweiten.

- Mit der Zeit kann die chronische Zahnfleischentzündung in ein Stadium fortschreiten, wo sich das Bindegewebe, welches die Zähne im Kieferknochen fixiert, auflöst, was zum zunehmenden Verlust der Zahnverankerung führt.

Zahnstein

- Die bakteriellen Ablagerungen auf der Zahnoberfläche zeigen oft eine Neigung zur allmählichen Mineraleinlagerung. Dieser Prozess führt zur Bildung des so genannten Zahnsteins, dessen Oberfläche von lebenden Bakterien bedeckt ist.
- Die mechanische Entfernung des Zahnsteins durch einen Zahnarzt oder eine zahnhygienische Hilfskraft, verbunden mit einer sorgfältigen täglichen Reinigung aller Zahnoberflächen, ist die geeignete Methode zur Heilung einer chronischen Entzündung.
    - Von den erhältlichen lokalen Antiseptika sind jene, die Chlorhexidin enthalten, am wirksamsten.
- Anmerkung für Österreich: Für schwer erreichbare Zwischenräume (z.B. bei Brücken, Implantaten, Zahnspangen) wird Zahnseide mit verstärkten Enden zum Einfädeln verwendet.

7.33 Zahnverletzungen

Grundsätzliches zur Behandlung von Zahnluxationen

- Ein bleibender Zahn, der durch ein Trauma vollständig luxiert wurde, sollte replantiert werden, wenn der Zahn und die Alveole unverletzt sind. Selbst wenn die Replantation später misslingt, verbessert sie doch das Ergebnis eines späteren dauerhaften Zahnersatzes und kann bei Kindern diese Maßnahme so lange hinauszögern, bis das Kind oder der Teenager nicht mehr im Wachstumsstadium ist.
- Ausgebrochene Milchzähne sollten niemals replantiert werden.

Erste Hilfe bei Zahnluxationen

- Der Patient sollte den Zahn während des Transportes zum Zahnarzt geschützt aufbewahren, z.B. in Milch oder im Mund.
- Beim Zahnarzt wird der Zahn sanft mit in Salzlösung getauchter Gaze poliert.
- Die Wurzeloberfläche darf beim Reinigen nicht mechanisch beschädigt werden.
- Eine Replantation kann manchmal ohne Lokalanästhesie in einer normalen Arztpraxis durchgeführt werden. Die Alveole soll durch Spülung mit einer physiologischen Kochsalzlösung von Schmutz und Blutklumpen befreit werden, bevor der Zahn sanft in seine alte Position gedrückt wird.
- Die Stellung der benachbarten Zähne hilft bei der korrekten Ausrichtung des Zahnes. Nach der Replantation sollte der Zahn von einem Zahnarzt an den benachbarten Zähnen befestigt werden. Nach der gegenwärtigen Lehrmeinung kann schon eine 1-wöchige Fixierung ausreichen. Die Fixiervorrichtung muss vertikal biegsam sein.
- Systemische Antibiotika verringern das Risiko späterer entzündlicher Komplikationen.
- Eine Tetanus-Auffrischungsimpfung ist gegebenenfalls erforderlich.

Zahnkronenfrakturen und Verletzungen der Milchzähne

- Freiliegende Dentinflächen bei Kronenbrüchen können als Erste-Hilfe-Maßnahme mit einem isolierenden Lack bestrichen werden. Dies kann auch außerhalb der Zahnarztpraxis geschehen.
- Alle Kronenbrüche können mit konventionellen Füllungen oder künstlichen Kronen behandelt werden.
- Scharfe Kanten an den Kronen von gebrochenen Milchzähnen können abgerundet werden, aber luxierte Milchzähne sollten gezogen werden, um eine Schädigung des darunter wachsenden bleibenden Zahnes zu vermeiden.
- In den Kiefer hineingestoßene Milchzähne (Intrusion) sollten unbehandelt gelassen und weiter beobachtet werden, um festzustellen, ob sie spontan ausfallen oder gezogen werden müssen.

Frakturen der Zahnwurzel

- Die Diagnose erfolgt mit Hilfe eines Zahnröntgens.
- Je nach der Lage der Bruchlinie können Wurzelfrakturen unbemerkt bleiben und spontan abheilen, oder sie können eine langfristige Fixierung (bis zu 3 Monaten) erfordern, manchmal auch zu einem Verlust des Zahns führen.
    - Wenn die Frakturlinie im mittleren Drittel der Längsachse der Wurzel oder tiefer liegt, kann die Fixationsdauer auf nur 4 Wochen beschränkt werden.
    - Liegt die Frakturlinie nahe der Krone, aber noch komplett innerhalb der knöchernen Teiles der Zahnhöhle, dauert die Fixierung 3 Monate.

Luxationen

- Versuchen Sie nicht, unvollständig luxierte Zähne in der Arztpraxis zu reponieren, da sie eine sofortige Fixierung erfordern.
- Während des Transports zum Zahnarzt kann der Patient auf ein Stück Gazeverband beißen, was die luxierten Zähne stabilisiert und die Blutung verringert.

- Zu den leichteren Formen der Luxation gehören Konkussion und Subluxation, wobei der Zahn lose, aber noch nicht disloziert ist. Die Dislokation kann palatinal, bukkal, extrusiv oder intrusiv sein, oder der Zahn kann vollständig ausgerissen sein.
- Nicht selten sind auch Nachbarzähne beschädigt, auch wenn nur an einem Zahn klinische Zeichen der Schädigung zu beobachten sind. Als späte Komplikationen können sich Schäden an den benachbarten Zähnen zeigen.
- Die Diagnose einer Fraktur des Processus alveolaris ergibt sich aus der Beobachtung, dass sich bei der Bewegung des dislozierten Zahnes benachbarte Zähne mitbewegen.

7.34 Erste Hilfe bei starken Zahnschmerzen

Allgemeines

- Ein Allgemeinarzt kann bei Zahnschmerzen Erste Hilfe leisten, unabhängig von ihrer Ursache. Zu den Behandlungsmöglichkeiten gehören systemische Analgetika und Antibiotika, Lokalanästhetika, oder eine Kombination dieser 3 Mittel.
- Ein Allgemeinarzt kann die Schmerzen oder die Entzündung nach einer Zahnextraktion oder -operation behandeln, wenn die Konsultation bei einem Zahnarzt nicht möglich ist. Alle anderen Fälle sollten so bald wie möglich an einen Zahnarzt überwiesen werden.

Zahnschmerzen

- Die Schmerzen werden ausgelöst durch Zugluft oder durch einen thermischen oder physikalischen Reiz (Kälte bzw. Süßigkeit).
- Karies ist die häufigste Ursache von Zahnschmerzen. Die zweithäufigste Ursache ist die Freilegung der Dentinkanälchen an der Wurzeloberfläche infolge der apikalen Rezession des Zahnfleisches, z.B. durch heftiges Zähneputzen.
- Nach dem Plombieren kann der Zahn schmerzen, wobei die Schmerzen jenen ähneln, die durch Karies oder durch die Freilegung der Dentinkanälchen entstehen.

Behandlung

- Beratung des Patienten. Zahnpasten, die die Symptome der Freilegung der Dentinkanälchen lindern und auf die empfindlichen Wurzeloberflächen aufgetragen werden können, sind in den Apotheken erhältlich.
- Ein Zahnarzt kann die freigelegten Dentinkanälchen mit einer Fluor- oder Calciumhydroxid-Paste lackieren.
- Kariöse oder fortgeschrittene Abrasionen der Zahnwurzel werden mit konventionellen Plomben behandelt.
- Der Schmerz nach dem Plombieren eines Zahns legt sich nach einigen Tagen. Während dieser Zeit ist der Zahn schmerzempfindlich, und der Patient sollte kalte und süße Speisen und Getränke meiden.

Pulpitis

- Pulpitis entsteht gewöhnlich durch eine Karies, die bis in die Zahnpulpa vorgedrungen ist, kann aber z.B. auch durch ein dentales Trauma verursacht werden.
- Pulpitis verursacht akute, starke und pochende Zahnschmerzen, die durch Hitzereize verstärkt und durch Kältereize gelindert werden. Anfangs beschränkt sich der Schmerz auf einen Zahn, kann sich aber später weiter ausbreiten.

Behandlung

- Nicht steroidale Analgetika bleiben oft wirkungslos. Zentral wirkende Analgetika sind gewöhnlich die Medikamente der ersten Wahl. Manchmal ist eine Kombination von peripher und zentral wirkenden Analgetika am effektivsten.
- Eine Lokalanästhesie bringt den Schmerz sofort zum Abklingen.
- Eine lokale Infiltrationsanästhesie ist bei allen oberen Zähnen und den Vorderzähnen des Unterkiefers möglich. **Verfahren:** 1 ml einer anästhesierenden Lösung (z.B. Articain + Epinephrin) wird submukös an Knochen und Periost injiziert. Die Backenzähne des Unterkiefers erfordern eine Leitungsanästhesie, die gewöhnlich von einem Zahnarzt verabreicht wird. Zu den von Zahnärzten verwendeten Anästhetika gehören Articain + Epinephrin oder Lidocain + Epinephrin.
- Pulpektomien und Wurzelkanalbehandlungen werden vom Zahnarzt durchgeführt. Die Erste-Hilfe-Behandlung im Zahnarztstuhl besteht aus der Öffnung der Pulpahöhle auf dem Weg durch die Zahnkrone. Manchmal lindert ein Aneinanderreiben der Kauflächen die Symptome.

Periostitis

- Wird durch eine unbehandelte Pulpitis verursacht, die sich zu einer periapikalen Osteitis entwickelt. Eiter dringt in die Weichteile der Wangen durch das Periost. Das führt zu einer palpablen und druckschmerzhaften Schwellung im Vestibulum oris, die manchmal auch außerhalb des Mundes zu sehen ist.
- Starke Schmerzen werden durch die Dehnung des Periosts verursacht.

Behandlung
- Eine Inzision und Drainage des Abszess gewöhnlich im Sulcus, kann mit einem scharfen Skalpell durchgeführt werden.
- Systemische Antibiotika, vorwiegend (Breitband-)Penicillin sowie Makrolide im Falle einer Penicillin-Allergie.
- Ein ausgebreiteter Zahnabszess erfordert oft die Hospitalisierung, besonders wenn der Patient systemische Symptome hat (Schwäche, Fieber, Schwierigkeiten beim Schlucken etc.).

Perikoronitis
- Eine Perikoronitis wird durch eine bakterielle Entzündung der Mundschleimhaut an der Krone eines noch nicht durchgebrochenen Zahnes, gewöhnlich des 3. Backenzahns („Weisheitszahnes"), verursacht.
- Die Symptome sind Fieber, Schwellung, Schmerzen, übler Mundgeruch (Foetor ex ore) und eine Behinderung der Mundöffnung (Kieferklemme).

Behandlung
- Vorwiegend Antibiotika [(Breitband-)Penicillin, Makrolide bei Penicillin-Allergie].
- Ein nicht durchgebrochener 3. Molar sollte extrahiert werden, wenn er Schmerzen oder rezidivierende Infektionen verursacht.
- In einigen Fällen besteht die Erste Hilfe in der Extraktion des antagonistischen 3. Molars, wenn dieser das Weichteilgewebe des gegenüberliegende Kiefers durch mechanische Irritation schädigt.

Bruxismus (Zähneknirschen)
- Bruxismus kann Zahnschmerzen verursachen, die jenen gleichen, die durch eine Pulpitis verursacht werden.
- Die Symptome können einen oder, als Folge einer ungewöhnlich starken Belastung beim Kauen, mehrere Zähne zugleich betreffen.

Behandlung
- Eine vom Zahntechniker hergestellte Okklusionsschiene wird nachts auf den Zähnen getragen, um physiologisch schädliches nächtliches Zähneknirschen zu verhindern.
- Eine Korrektur der Okklusion durch selektives Abschleifen der Zähne wird von einem Zahnarzt durchgeführt.

Starke Schmerzen nach einer Zahnextraktion, trockenes Zahnfach
- Schmerzen treten am häufigsten nach der Extraktion von unteren Backenzähnen, besonders von Weisheitszähnen auf und entstehen durch eine Störung der Blutgerinnung (Bildung von Koageln) in der Höhle des extrahierten Zahns.
- Typisch für diese trockene Alveolitis sind Schmerzen, die am 3. oder 4. Tag nach der Extraktion merkbar stärker werden, sowie das fehlende Ansprechen auf peripher wirkende Analgetika.
- Anmerkung: In Österreich ist bei Alveolitis eine Kürettage des Extraktionsbettes üblich.

Behandlung
- Eine Tamponade mit einer Lösung, die Anästhetika und Analgetika enthält, z.B. einen Jodoformstreifen mit Phenolkampfer.
- Der Tampon wird täglich gewechselt, da die Medikamente nur kurzzeitig wirken.
- Ein systemisches Antibiotikum wird nur dann benötigt, wenn der Patient generalisierte Symptome hat.
- Normale Extraktionsschmerzen können gewöhnlich mit peripher wirkenden Entzündungshemmern behandelt werden. Zentral wirkende Analgetika können bei Bedarf entweder allein oder in Kombination mit peripher wirkenden Medikamenten verwendet werden.

7.35 Komplikationen nach Zahnextraktionen und anderen Eingriffen im Mundbereich

Zahnextraktion
- Nach Zahnextraktionen kann ein paar Stunden lang Blut aus der Zahnalveole sickern. Der Patient wird aufgefordert, für 15–20 Minuten auf einen auf der Extraktionsstelle aufgelegten Gazetupfer zu beißen. Dies reicht aus, um eine normale Nachblutung zu stillen.
- Das Zahnfach heilt im Wege eines sekundären Heilungsprozesses. Nach der Extraktion bildet sich in der Alveole ein stabiles Blutgerinnsel. Das Blutkoagulum bildet ein Fibrinnetz aus, welches die Bildung von Granulationsgewebe erleichtert. Vom Grunde und von den Seiten aus füllt sich das Zahnfach mit Granulationsgewebe, das schließlich vernarbt und verknöchert.
- Sollte es zu einem Zerfall des Blutkoagulums kommen, tritt nach Entfernung des Zahnes häufig eine Alveolitis („Dry Socket") auf, deren klinische Diagnose auf den folgenden Kriterien basiert: zunehmende starke Schmerzen 2–3 Tage nach der Extraktion, Mundgeruch (Halitosis), der Alveolarknochen liegt am Extraktionsort frei, aber es ist kein purulentes Exsudat vorhanden. Die Inzidenz von Alveolitiden nach Zahn-

extraktionen beträgt ungefähr 1–10%, wobei überwiegend der Unterkiefer betroffen ist. Die Ätiologie ist unbekannt; nach heutigem Wissensstand kommt es zu einer ischämischen Nekrose des alveolarseitigen Knochens, was eine lokale Osteitis verursacht.
- Die Therapie besteht in einer Spülung und Tamponade der Alveole mit einem Paraffin-Wundgazestreifen, der mit einem Antiseptikum und einem Lokalanästhetikum getränkt ist (z.B. Chlumsky-Lösung; 1 ml: Phenol 293 mg, Camph. racem. 586 mg, Spir. fort. 98 mg). Die Einlage sollte bis zum Abklingen der Symptome alle 1–3 Tage gewechselt werden. Für eine ausreichende Schmerzlinderung muss gesorgt werden. Systemische Antibiotika sind in der Regel nicht hilfreich, sie sollten jedoch verordnet werden, wenn sich generalisierte Symptome entwickeln.
- Eine Zahnextraktion kann durch die Bildung eines Hämatoms im umliegenden Weichteilgewebe kompliziert werden. Das Hämatom kann sich vom Unterkiefer bis zur Augenhöhle und vom Unterkiefer bis zum Hals ausdehnen. Hämatome dieses Ausmaßes treten jedoch selten auf. Mit Schwellungen einhergehende ausgedehnte Hämatome stellen ein Infektionsrisiko dar und rechtfertigen die Verschreibung von systemischen Antibiotika.
- Die Schwellung ist proportional zur Länge der Extraktionsdauer, zum Ausmaß der Manipulation und zum Trauma am Weichteilgewebe. Die Schwellung ist am 1. Tag nach der Extraktion am stärksten.
- Der Patient kann Schwierigkeiten haben, den Mund zu öffnen, insbesondere nach der Extraktion eines unteren Molaren und einer Leitungsanästhesie des Unterkiefers. Diese Probleme können für einige Monate bestehen bleiben; die Behandlung besteht im Wesentlichen aus Mundöffnungsübungen zum Training der beteiligten Muskeln.
- Die Nervenwurzeln der oberen Molaren liegen im Sinus maxillaris und die Extraktion dieser Zähne kann eine Öffnung von der Mundhöhle in die Oberkieferhöhle freilegen. In einem solchen Fall wird sich die Mundhöhle während eines Valsalva-Manövers mit Luft füllen. Eine kleine Perforation wird im Allgemeinen von selbst heilen, vorausgesetzt, es bildet sich im Zahnfach ein stabiles Koagulum. Es ist wichtig, dass das Blutkoagel nicht zerfällt, weswegen der Patient angewiesen werden sollte, sich in den ersten 3–4 Wochen nach dem Eingriff nicht allzu heftig zu schnäuzen. Wenn die Perforation ausgedehnter ist und sich nicht innerhalb von 2–3 Wochen schließt, wird eine chirurgische Versorgung notwendig und der Patient sollte an einen Kieferchirurgen überwiesen werden.

- Eine Zahnextraktion wird fast immer von Schmerzen unterschiedlicher Intensität begleitet sein; diese setzen 2–3 Stunden nach der Extraktion ein, also dann, wenn die Wirkung des Lokalanästhetikums nachlässt. Der Dolor post extractionem wird in aller Regel innerhalb von 2–3 Tagen abklingen.
- Die Schmerzen können meistens mit einem peripher wirkenden NSAR gelindert werden. In Fällen von sehr starken Schmerzen kann ein zentral wirkendes Analgetikum verschrieben werden.

Chirurgische Zahnextraktion

- Wenn die Extraktion eines Zahnes einen chirurgischen Eingriff erforderte, d.h. wenn zur Freilegung des Zahns durch Zahnfleisch geschnitten wurde und Knochenteile entfernt wurden, können zu den vorstehend angeführten Komplikationen noch intensive postoperative Blutungen, eine Sensibiltätsstörung in der Kinnregion, postoperative Infektionen und sogar Kieferfrakturen kommen.
- Nach einer chirurgischen Extraktion eines unteren Weisheitszahns können die retromolaren Arterien oder die unteren Alveolararterien ziemlich heftige Nachblutungen verursachen. Falls sie durchführbar ist, besteht eine geeignete Erste-Hilfe-Maßnahme in der Kompression des Extraktionsorts durch Applikation blutstillender Agenzien in die Alveole (Surgicel, Gelfoam). Wenn die Blutung so nicht gestoppt werden kann, müssen nach Wiedereröffnen der Wunde die Blutgefäße ligiert werden. Knochenblutungen werden durch Druck mit einem stumpfen Instrument oder mit Knochenwachs unter Kontrolle gebracht. Tranexamsäure kann zur Verstärkung der Kompression verwendet werden. Sie kann entweder lokal über eine Tamponade appliziert werden oder aber oral verabreicht werden (1–1,5 g 3 x täglich). Eine Bluttransfusion zur Volumenauffüllung sollte überlegt werden, wenn die Blutung sehr stark und von langer Dauer war.
- Der Alveolarnerv des Unterkiefers kann durch eine chirurgische Extraktion eines unteren Weisheitszahns verletzt werden, wenn beim betroffenen Patienten der Nerv neben dem Zahn lokalisiert ist. Damit einher geht ein Gefühlsverlust in der Kinnregion, auf der Seite der Verletzung. Ist der Nerv nicht allzu sehr beschädigt, wird das Gefühlsempfinden innerhalb von 1–12 Wochen nach der Operation wiederkehren. Wurde der Nerv völlig durchtrennt, sollte unverzüglich eine Nervenrekonstruktion durchgeführt werden, denn je länger man damit zuwartet, desto schlechter stehen die Erfolgschancen.
- Es besteht in der Regel keine Notwendigkeit, nach einer chirurgischen Zahnextraktion routi-

nemäßig systemische Antibiotika zu verschreiben; eine solche Entscheidung sollte im Einzelfall aufgrund der individuellen Gegebenheiten getroffen werden. Postoperative Infektionen sind möglich und sind in den meisten Fällen mit Penicillin V (1 Million IU 3 × tgl.) beherrschbar; eine Alternative zur Monotherapie stellt die Kombination mit Metronidazol (400 mg 3 × tgl.) dar.
- Von einer Alveolitis unterscheidet sich eine postoperative Infektion durch das Vorhandensein aller klassischen Infektionszeichen (Rubor, Calor, Dolor) und durch ein purulentes Exsudat an der Extraktionsstelle. Weiters kann der Patient febril sein.
- An der Extraktionsalveole kann sich sogar noch einige Monate nach dem Eingriff eine Spätinfektion entwickeln. In einem solchen Fall ist der verursachende Erreger meist ein anaerober Keim, der mit Penicillin V in Kombination mit Metronidazol angegangen werden sollte.
- Während der Extraktion eines unteren Weisheitszahns, insbesondere bei einem älteren Patienten, muss zur Freilegung des Zahns häufig ein beträchtliches Volumen an Knochengewebe entfernt werden. Diese Tatsache sowie eine mögliche altersbedingte Schwächung des Skelettsystems führen zu einem gesteigerten Risiko für eine Kieferfraktur. Wenn der Patient in weiterer Folge von einem Knackgeräusch im Kieferknochen berichtet, das aufgetreten ist, nachdem er etwas Hartes gegessen beziehungsweise nachdem er einen Schlag in dieser Region erhalten hat, so sollte an eine Kieferfraktur gedacht werden. Dann sollten der Biss des Patienten überprüft und die Knochenstruktur der Kinnregion mittels Orthopantomographie sichtbar gemacht werden. Es sollte eine Überweisung an einen Kieferchirurgen oder an eine Klinik für Kiefererkrankungen erfolgen.

Sonstige Eingriffe im Mundbereich

- Zusätzlich zu Zahnextraktionen werden im Bereich des Mundes und des Kinns noch eine Reihe weiterer chirurgischer Eingriffe durchgeführt. Die Komplikationen solcher Operationen decken sich im Prinzip mit jenen, wie sie nach Zahnextraktionen auftreten können. Blutungen und nachfolgende Hämatome, Schwellungen und Schmerzen verbunden mit Infektionen zählen zu den häufigsten postoperativen Komplikationen und bedürfen eines entsprechenden Managements.

7.36 Notfallbehandlung eines gingivalen Abszesses

- Abszesse können sowohl auf der bukkalen als auch auf der lingualen Seite der Zahnreihen auftreten. Mögliche Ursachen für einen Abszess im Zahnfleischbereich sind:
  ○ eine akute Entzündung der Zahnpulpa (siehe Pulpitis und ihre Komplikationen, 7.34)
  ○ eine Entzündung einer tiefen Parodontaltasche
- Der Arzt für Allgemeinmedizin kann eine Antibiotikatherapie einleiten.
- Ein Zahnarzt sollte danach das infizierte Gewebe und die bakteriellen Plaques ausschaben.

Parodontale Entzündung: Parodontitis

- Bei einer Parodontitis breiten sich bakterielle Plaques entlang der Wurzeloberfläche aus und schädigen dabei nachhaltig die Halterungen der Zahnwurzel. Abszesse können sich in der Parodontaltasche entwickeln und sich spontan durch Fisteln entleeren.
- Wenn ein chronischer Abszess in einer tiefen Parodontaltasche akut wird, können Antibiotika verwendet werden, um die Beschwerden zu lindern. Abszesse aus tiefen Parodontaltaschen scheinen besonders gut auf die orale Gabe von Metronidazol (400 mg 2 × täglich) anzusprechen. Das Antibiotikum eliminiert jedoch nicht dauerhaft die Ursache der Entzündung, nämlich die harten und weichen bakteriellen Plaques. Die anaerobe Bakterienflora kann sich auf der Wurzeloberfläche der tiefen Tasche wieder entwickeln.
- Wenn die akute Entzündung abgeklungen ist, führt der Zahnarzt eine gründliche Kürettage und Wurzelglättung durch, vorzugsweise unter Lokalanästhesie. Die Wurzeloberfläche muss vollständig sowohl von Zahnstein als auch von weichen bakteriellen Plaques gereinigt werden. Außerdem sollte der Patient besonders auf seine Mundhygiene achten, um ein Rezidiv zu vermeiden.

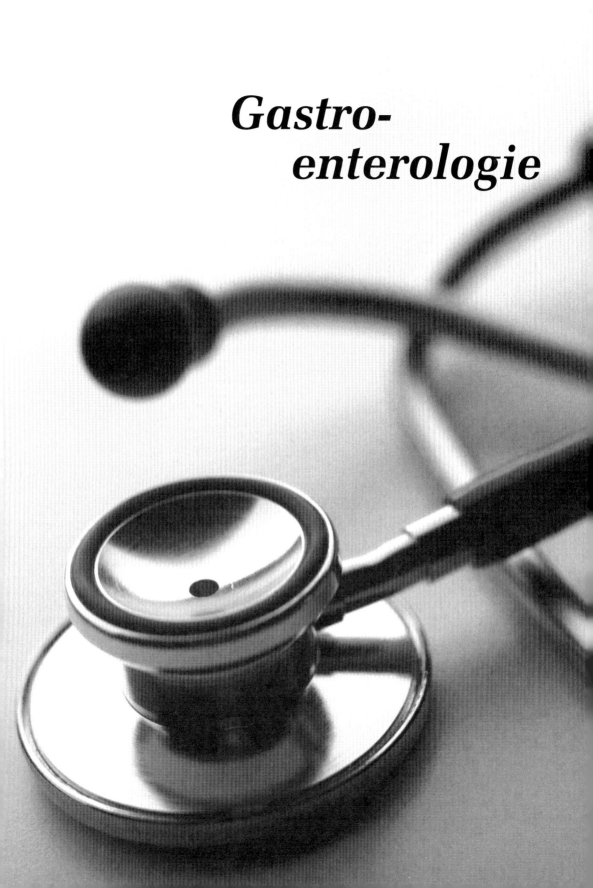
Gastro-enterologie

8.01 Unbeabsichtigter Gewichtsverlust

Grundsätzliches

- Ein Patient, der unfreiwillig wesentlich an Gewicht verliert (mindestens 5% des Körpergewichts, z.B. 3,5 kg bei einem 70 kg schweren Patienten, innerhalb von 6 Monaten), sollte eingehend untersucht und weiter beobachtet werden, wenn die ersten Untersuchungen keinen Hinweis auf die Ursache ergeben.
- Nach einem Diabetes oder einer Hyperthyreose sollte bereits bei der ersten Konsultation gefahndet werden (Symptome und Laborergebnisse).
- Ausschluss eines Ulcus pepticum oder einer Zöliakie.
- Erkennen einer Anorexia nervosa als Ursache der Gewichtsabnahme bei jungen Frauen.
- Suche nach Lungen- bzw. Magen-Darm-Karzinomen bei älteren Patienten sowie nach malignen hämatologischen Erkrankungen bei Patienten jeden Alters.
- Untersuchung der Zahnprothesen und Beurteilung der Essfähigkeit bei alten Patienten, bevor invasive Verfahren angestrebt werden.
- Erkennen einer Depression als Ursache der Gewichtsabnahme.

Diagnostische Hinweise

- Siehe Tabelle 8.01.

Die häufigsten Ursachen einer unbeabsichtigten Gewichtsabnahme

- Karzinom (Pankreas, Leber, Lungen, Ovarien, Prostata, Lymphom, Leukämie)
- Magen-Darm-Erkrankungen (außer Karzinom)
- Psychische Erkrankungen (Anorexia nervosa, Depression)
- Mittelschwere oder schwere Demenz
- Herzinsuffizienz (nachdem generalisierte Ödeme behandelt wurden)
- Pulmonale Ursachen (außer Karzinom)
- Ernährungsbedingte Ursachen (einschließlich Alkohol)
- Endokrine Erkrankungen
- Bei 25% aller Patienten wird keine Ursache gefunden.

Untersuchungsstrategie

- Bei etwa 50% aller Patienten weist ein zentrales Symptom auf die richtige Erkrankung hin.
- Objektive Beurteilung der Gewichtsabnahme:
  - Vergleichen Sie Aufzeichnungen früherer Gewichtsmessungen aus der Patientenkartei, fragen Sie, ob Kleidungsstücke zu weit geworden sind und ob die nächsten Angehörigen eine Veränderung bemerkt haben.

Tabelle 8.01 Diagnostische Hinweise zur Beurteilung einer unbeabsichtigten Gewichtsabnahme

Klinisches Erscheinungsbild	Erkrankung
Anamnese	
Schmerzen im Abdomen	Ulcus pepticum, Infektion, Tumor, Zöliakie
Erbrechen	Ulcus pepticum, Obstruktion
Dysphagie	Maligne Erkrankung oder Ulkus im Magen-Darm-Bereich
Diarrhö	Entzündliche Darmerkrankung, Zöliakie
Verstopfung	Anorexia, Tumor
Verfärbung der Faeces	Schwarz: Meläna; blass (und obenauf schwimmend): Malabsorption
Rauchen	Lungenkarzinom, Ulcus pepticum, COPD
Alkoholkonsum	Leberzirrhose
Angst vor Gewichtszunahme, ausgeprägter Schlankheitswunsch, verzerrte Wahrnehmung des körperlichen Erscheinungsbildes, sportliche Überaktivität	Anorexia nervosa
Anwendung psychotroper Pharmaka, Tod eines nahen Verwandten, andere persönlich nahegehende Verluste, Stress, die psychosoziale Situation, Geldsorgen, Appetitlosigkeit	Depression
Gedächtnisprobleme	Demenz
Husten, Atemnot	Tumor, Infektionen, Herzinsuffizienz
Fieber, Schwitzen, Abgeschlagenheit	Infektionen, Hyperthyreose
Menstruation	Im Normalfall ist der Gewichtsverlust selten signifikant.
Knochenschmerzen	Metastasen, Myelom
Hämaturie	Tumor der Harnwege
Physische Zeichen	
Hauttemperatur und -farbe	
• Warme Haut	Hyperthyreose
• Pigmentierung	Morbus Addison
• Ikterus	Pankreaskarzinom, Lebererkrankungen
• Petechien, Ekchymosen	Thrombozytopenie, Zirrhose, Karzinom
• Karotinämie	Anorexia nervosa
Zahnprothesen, Zahnlosigkeit	Unterernährung
Palpation des Abdomen	Erkrankungen, die mit Hepatomegalie oder abdominellen Resistenzen einhergehen
Palpation der Lymphknoten	Lymphom
Rektale Untersuchung, Art des Stuhls	Rektaler Tumor
Beckenuntersuchung	Tumoren

- Bei etwa 50% der Patienten lässt sich die Gewichtsabnahme nicht verifizieren.
- Ein Thoraxröntgen ist die wesentlichste Untersuchung. Es sollte immer als eine der ersten Untersuchungen gemacht werden.
  - Lungenkarzinom
  - Infektionen
  - vergrößerte Lymphknoten (Lymphom, Sarkoidose)
- Laboruntersuchungen:
  - Blutbild, BSG
  - Nüchtern-Blutzucker
  - GPT, alkalische Phosphatase
  - Serum-Natrium, Kalium, Calcium, Albumin
  - HIV-Serologie, wenn Risikofaktoren vorliegen
  - Serum-TSH
  - Harntest und Kultur (besonders gründlich auf Hämaturie untersuchen)
  - Test auf okkultes Blut im Stuhl.
- Die Anamnese kann bei einer jugendlichen oder jungen Frau auf Anorexia nervosa hinweisen (34.10).
  - Weitere Untersuchungen sind nicht erforderlich.
- Die Symptome deuten auf eine gastrointestinale Genese, oder die oben aufgeführten Untersuchungen haben die Ursache der Gewichtsabnahme nicht klären können.
  - Führen Sie zuerst eine Untersuchung des oberen Magen-Darm-Bereichs (Gastroskopie), dann des unteren Magen-Darm-Bereichs (Koloskopie oder Sigmoidoskopie zusammen mit einer Irrigoskopie) durch, außer wenn die Symptome eine umgekehrte Reihenfolge nahe legen.
  - Wenn die Endoskopien keine Erklärung gebracht haben, sind bildgebende Verfahren die nächsten Untersuchungsschritte.
  - Bei sehr alten Patienten in schlechtem Allgemeinzustand sollten Sie bei der Auswahl einer Behandlungsmethode den potenziellen Nutzen der Untersuchungen (z.B. einer Krebsdiagnose) erwägen und beurteilen, ob die Behandlung dem Patienten helfen kann.
- Die Anamnese und die oben aufgeführten Untersuchungen klären nicht die Ursache der Gewichtsabnahme.
  - Wenn sich eine spezifische Ursache finden lässt, dann geschieht das gewöhnlich durch eine Kombination der Informationen, die durch Anamnese, klinische Untersuchungen, Labortests und bildgebende Verfahren sowie durch Endoskopie gewonnen werden.
  - Wenn die anfänglichen Untersuchungen nicht zur Klärung der Ursache führen, dann ist eine 1- bis 2-monatige Weiterbeobachtung eine bessere Option als die Anordnung weiterer unspezifischer Untersuchungen.

Indikationen zur Konsultation eines Spezialisten

- Wenn eine Anorexia nervosa vermutet wird und der Allgemeinzustand gut ist, überweisen Sie den Patienten an eine spezialisierte Einrichtung.
- Überweisen Sie den Patienten zu einer Endoskopie und zu bildgebenden Verfahren im Magen-Darm-Bereich, wenn diese Untersuchungen nicht an Ort und Stelle durchgeführt werden können.
- Der Patient hat Symptome oder Zeichen, die auf eine organische Erkrankung hinweisen, die bei den ersten Untersuchungen in der Primärversorgung nicht diagnostiziert wurden.
- Ein depressiver Patient sollte nach den lokalen Gepflogenheiten an die entsprechende Stelle überwiesen werden.

8.02 Übelkeit und Erbrechen

Grundregeln

- Identifikation von Erkrankungen, die dringend zu behandeln sind: Myokardinfarkt, Hypoglykämie, Pankreatitis, Ileus, Appendizitis, Meningitis und andere bakterielle Infektionen, akutes Glaukom, akute zerebrovaskuläre Störungen, Vergiftungen.
- Bei anhaltender oder anfallsweiser Übelkeit ist eine sorgfältige Anamnese erforderlich und eine eingehende klinische Untersuchung sowie die Grunduntersuchungen an einer geeigneten Einrichtung.

Diagnostik bei Übelkeit und Erbrechen

Dauer und Schweregrad der Symptome

- Hat der Patient nur ein Übelkeitsgefühl oder erbricht er tatsächlich?
- Stehen die Symptome mit den Mahlzeiten in Zusammenhang?
- Inhalt des Erbrochenen
- Vorangegangene Krankheiten, Einnahme von Medikamenten oder Alkohol
- Schwangerschaft?
- Plötzlich einsetzende Übelkeit und Erbrechen sind typisch für Gastroenteritis, Labyrinth-(Innenohr-)Schwindel und somatische Ursachen, die möglichst rasch identifiziert werden sollten.
- Lang bestehende Symptome können ein Hinweis auf eine Stoffwechselstörung, eine chronische Erkrankung oder eine psychogene Ursache sein.

- Bei Kindern und alten Personen können Übelkeit und Erbrechen die Hauptsymptome verschiedener bakterieller Infektionen sein (Otitis media, Pneumonie, Infektion der Harnwege).

Wichtige Punkte bei der klinischen Untersuchung
- Fieber, Allgemeinsymptome, Dehydrierung, unbeabsichtigte Gewichtsabnahme, Ikterus
- Palpation des Abdomens: (Druck-)Schmerzhaftigkeit, palpable Tumoren
- Auskultation des Abdomens: hochfrequente Geräusche in den Eingeweiden (Obstruktion)
- Größe der Leber
- Auskultation von Herz und Lunge
- Neurologische Untersuchung (Meningismus, Nystagmus, Augenhintergrund, einseitige Symptome)

Diagnostische Hinweise
- Siehe Tabelle 8.02.

Hinweise auf die Ätiologie aus der Anamnese
- Plötzliches Erbrechen ohne vorausgehende Übelkeit ist typisch für erhöhten intrakraniellen Druck.
- Dehydrierung und Gewichtsabnahme deuten auf eine organische Erkrankung hin.
- Morgendliche Übelkeit und Erbrechen sind typisch für das Frühstadium einer Schwangerschaft, alkoholische Gastritis, eine Gallen-Reflux-Gastritis nach einer Magenresektion sowie Urämie.
- Erbrechen nach einer Mahlzeit weist auf eine Pylorus-Obstruktion hin (Magen- oder Zwölffingerdarmgeschwür bzw. -karzinom).
- Reichliches, mit Galle vermischtes Erbrechen weist auf eine proximale Dünndarm-Obstruktion hin.
- Eine Hämatemesis weist auf ein blutendes Ulkus, eine akute Läsion der Magenschleimhaut, eine Mallory-Weiss-Ulzeration oder auf Ösophagusvarizen hin.
- Erbrechen von Stuhl wird durch eine distale Darmobstruktion verursacht.
- Eine vorangegangene Reise ist oft ein Hinweis auf eine infektiöse Ätiologie. Zu den Symptomen einer akuten Hepatitis gehören Abneigung gegen Nahrung und Übelkeit. Übelkeit und Erbrechen können die Hauptsymptome einer Giardiasis sein.
- Eine Laktose-Intoleranz kann sich als Übelkeit und Erbrechen ohne intestinale Symptome manifestieren, besonders bei jungen Patienten.
- Medikamente kommen als Verursacher in Frage (Digoxin in toxischer Dosierung, Nitrofurantoin, Sulphasalazin, Imidazol, Erythromycin, Tetracyclin, Metformin).
- Wenn der Allgemeinzustand nicht beeinträchtigt ist, können die Symptome psychogenen Ursprungs sein.

Untersuchungen
- Überprüfen Sie zuerst die Notwendigkeit einer stationären Aufnahme (8.09).
- Wenn der Patient nicht in ein Spital eingewiesen wird, sind je nach Anamnese und klinischem Erscheinungsbild die folgenden Untersuchungen angeraten:
  ○ CRP, Blutzucker, Harn-Amylase (Streifchentest), EKG und Harnuntersuchung, besonders bei älteren Personen
- Bei länger anhaltenden Symptomen (zusätzlich zu den oben aufgeführten Untersuchungen):
  ○ Blutbild, Serum-Kreatinin, Kalium, Natrium, GPT, alkalische Phosphatase, BSG, Serum-Digoxin

Weitere Untersuchungen
- Ein Nativröntgen des Abdomens, wenn eine Darmobstruktion vermutet wird (Erbrechen, Schmerzen, Darmgeräusche)

Anhaltende Symptome
- Gastroskopie
- Abdomen-Ultraschall

Tabelle 8.02 Übelkeit und Erbrechen – diagnostische Hinweise		
Symptom oder Zeichen	Wahrscheinlichste Diagnose(n)	Bei der Differenzialdiagnose zu berücksichtigen
Kopfschmerzen	Migräne	zerebrovaskuläre Störungen, Meningitis, Enzephalitis
Drehschwindel	vestibuläre Neuronitis, Meniere-Krankheit	TIA/intrazerebrale Blutung
Fieber	(Schwere) Infektion	Meningitis
Diarrhö	Gastroenteritis	
Abdominalschmerzen	Ulcus pepticum Gastritis	Pankreatitis Myokardinfarkt
Thoraxschmerzen	Myokardinfarkt	Ösophagitis
Neurologische Symptome oder Zeichen	zerebrovaskuläre Störung	
Hochdosiertes Digoxin Neues Medikament	durch ein Medikament verursachte Übelkeit und Erbrechen	

- Neurologische Untersuchung
- Psychiatrische Beurteilung (bei Essstörungen)

Medikamentöse Behandlung bei Übelkeit und Erbrechen

Migräne, Innenohr-, Darm- oder zerebrovaskuläres Erbrechen
- Metoclopramid
  - Dosierung
    - p.o. 3 × 10–20 mg
    - als Suppositorium 1–3 × 20 mg
    - i.m. oder i.v. 1–3 × 10–20 mg
  - Extrapyramidale Symptome können als Nebenwirkungen auftreten.
  - Extrapyramidale Nebenwirkungen von Metoclopramid können mit Biperiden 2,5–5 (–10) mg i.m. oder langsam i.v. behandelt werden. In leichten Fällen auch peroral 2 mg 1/2–1 Tabletten 1–4 × täglich, maximal 9 Tabletten täglich.

Erbrechen durch Chemotherapie
- Siehe Artikel 16.02.

Reisekrankheit
- Siehe Artikel 8.03.
- Scopolamin
  - 1 Depot-Pflaster 5–6 Stunden vor Reiseantritt. Die Wirkung hält 72 Stunden an.
- Antihistamine
  - Cyclizin 50 mg-Tabletten

Hyperemesis gravidarum
- Ruhe ist die wichtigste Therapie.
- Meclozin
  - 2 × 25 mg p.o.
  - als Suppositorium 50 mg

Erbrechen und Schmerzen durch eine Gallen- oder Ureter-Kolik
- Analgetika i.v., i.m., als Suppositorien oder p.o.
  - Indometacin 50 mg langsam i.v.
  - Diclofenac 75 mg über 15 min–2 Stunden i.v.
  - Verschiedene entzündungshemmende Medikamente sind als Suppositorien erhältlich.

Erbrechen durch erhöhten intrakraniellen Druck
- Dexamethason
  - 3 × 0,5–3 mg p.o.

Übelkeit und Erbrechen durch Opioide
- Haloperidol
  - Anfangs 0,5 mg × 2 oder 2 mg abends. Metoclopramid kann zusätzlich gegeben werden, wenn notwendig **C**
  - Ersetzen von Morphium durch Oxycodon kann hilfreich sein.

8.03 Reisekrankheit

Grundregeln
- Leichte Symptome erfordern außer der Beratung des Patienten keine besondere Behandlung.
- Gelegentlich auftretende Symptome und Beschwerden bei Kindern unter 10 Jahren können mit Antihistaminika (Cyclizin) behandelt werden.
- Ausgeprägte Symptome und Beschwerden bei Kindern über 10 Jahren können mit einem Scopolamin-Pflaster behandelt werden.
- Die medikamentöse Behandlung wirkt am besten, wenn damit schon vor Reiseantritt begonnen wird.

Pathogenese und Epidemiologie
- Die Reisekrankheit wird durch Bewegungen des Körpers oder des Gesichtsfeldes verursacht. Der pathogene Auslöser ist eine Reizung der Bogengänge.
- Etwa ein Drittel der Bevölkerung leidet an Reisekrankheit. Kinder unter 2 Jahren sind selten betroffen, Kinder zwischen 2 und 12 Jahren leiden am häufigsten darunter. Frauen sind häufiger betroffen als Männer, besonders während der Menstruation und in der Schwangerschaft.

Symptome
- Blässe und kalter Schweiß
- Gähnen, vermehrte Speichelbildung, Seufzen
- Übelkeit, die durch Erbrechen vorübergehend gelindert wird.
- Erhöhte Atemfrequenz, Aufstoßen, Flatulenz und Verstopfung oder Diarrhö
- Andere in unterschiedlichem Ausmaß auftretende Symptome sind: Kopfschmerzen, Verwirrtheit, Kälteempfindung im Gesicht und in den Gliedmaßen, Erregungszustand, Appetitlosigkeit, Schwächegefühl, ein Gefühl der Beklemmung im Thorax, Hitzeempfindung.

Prävention
- Vermeidung von Alkoholgenuss vor und während einer Reise. Alkohol ist kein Medikament gegen Reisekrankheit.
- Leichte Mahlzeiten und ausreichende Flüssigkeitszufuhr während der Reise. Auf kurzen Reisen sollte überhaupt auf Nahrungsmittel verzichtet werden.
- Der Patient sollte sich im mittleren Bereich von Verkehrsmitteln wie Schiffen oder Flugzeugen aufhalten. Im Auto ist der beste Platz ein Vordersitz mit freiem Blick nach vorne. Auf einem Schiff hält man sich am besten an Deck auf und richtet den Blick auf den Horizont.
- Die schlechteste Haltung ist die mit nach vorne geneigtem Kopf. Kinder, die an Reisekrankheit

leiden, sollten z.B. nicht lesen, während sie im Auto unterwegs sind. Es empfiehlt sich, den Kopf an die Kopfstütze zu lehnen.
- Liegen ist die beste Position, besonders mit geschlossenen Augen.
- Starke Gerüche können für die Reisekrankheit prädisponieren. Es sollte für frische Luft und gute Ventilation gesorgt werden.
- Warme Kleidung kann zur Prävention der Reisekrankheit dienen.
- Psychologische Faktoren können eine Rolle spielen. Gefährdete Personen sollten nicht an die Möglichkeit einer Reisekrankheit erinnert werden. Sie sollten etwas haben, mit dem sie sich beschäftigen können, statt nur auf das Einsetzen der Reisekrankheit zu warten.

Medikamentöse Behandlung

1. **Scopolamin** in Form eines Depotpflasters ist das wirksamste Medikament.
   - Kleben Sie das Pflaster 5–6 Stunden vor Antritt der Reise hinter das Ohr auf ein trockenes, sauberes und unbehaartes Hautareal.
   - Das Pflaster wirkt 72 Stunden lang. Wenn eine kürzere Wirkdauer genügt, kann das Pflaster früher abgenommen werden (auch während der Reise). Die Konzentration des Medikaments im Blut nimmt allmählich ab, während das durch die Haut aufgenommene Medikament langsam an den Blutkreislauf abgegeben wird.
   - Wenn eine längere Wirkdauer benötigt wird, wird das Pflaster nach 3 Tagen abgenommen und ein neues Pflaster wird hinter das andere Ohr geklebt.
   - Nach der Handhabung des Pflasters sollte man sich die Hände waschen, da das Medikament zu einer Pupillenerweiterung führen kann, wenn es von den Händen auf die Augen übertragen wird. Die Stelle, an der das Pflaster befestigt war, sollte ebenfalls gründlich gewaschen werden.
   - Zu den Kontraindikationen für eine Anwendung des Pflasters gehören ein Glaukom sowie Überempfindlichkeit gegen Scopolamin. Unerwünschte Wirkungen sind minimal, wenn das Medikament richtig angewendet wird: Mundtrockenheit, Schläfrigkeit und Störungen des Nahsehens.
   - Scopolamin wird nicht für Kinder unter 10 Jahren oder für schwangere Frauen empfohlen. Während der Behandlung sollte auf Alkoholgenuss verzichtet werden.
2. **Antihistaminika** sind die am häufigsten verwendeten Medikamente.
   - Cyclizin verursacht vermutlich die geringste Müdigkeit. Das Medikament ist auch für Kinder geeignet.
   - Promethazin-Hydrochlorid ist wahrscheinlich am wirksamsten, verursacht aber auch die stärkste Müdigkeit. Das Medikament kann am Abend eingenommen werden, wenn die Reisekrankheit mit Schlaflosigkeit verbunden ist.
   - Meclozin kann auch während der Schwangerschaft eingenommen werden, wenn eine Behandlung unumgänglich ist. Suppositorien sind ebenfalls erhältlich.
3. **Metoclopramid,** Thiethylperazin und Prochlorperazin sind ebenso wirksam wie leichte Antihistaminika und verursachen nur geringe Schläfrigkeit. Die meisten sind auch als Suppositorien erhältlich. Sie sind bei jenen Patienten zu empfehlen, die diese Medikamente bereits aus anderen Gründen einnehmen.

Grundsätze der medikamentösen Behandlung

- Alle Medikamente sind am wirksamsten, wenn sie schon vor Reiseantritt eingenommen werden.
- Nach 2–3 Tagen auf See gewöhnt man sich an die Schiffsbewegungen, der Bedarf an Medikamenten nimmt entsprechend ab.
- Oft tritt eine Gewöhnung an die Medikamente ein. Eine routinemäßige Einnahme sollte daher vermieden werden, wenn keine eindeutigen Indikationen vorliegen.
- Bei Patienten, die zum Erbrechen neigen, wirken Suppositorien am besten.
- Medikamentös bedingte Müdigkeit kann die Fähigkeit zum Autofahren beeinträchtigen, spielt aber wahrscheinlich eine geringere Rolle als die Reisekrankheit selbst.
- Alkohol und Medikamente, die auf das zentrale Nervensystem wirken, verstärken Müdigkeit, die von Medikamenten gegen Reisekrankheit verursacht wird.

8.04 Dysphagie (Schluckstörungen)

Grundsätzliches

- Patienten mit Dysphagie sollen identifiziert und zu den entsprechenden Untersuchungen überwiesen werden.

Definition

- Dysphagie kann als das Gefühl definiert werden, dass nach dem Schlucken noch Nahrungsmittel im Ösophagus zurückgeblieben sind.

Epidemiologie

- Dysphagie ist seltener als andere dyspeptische Beschwerden.
- Die Patienten suchen erst Wochen oder Monate, manchmal auch Jahre nach dem Auftreten von Symptomen den Arzt auf. Nur eine rasche Verschlechterung veranlasst sie zu einer früheren Konsultation.

Die häufigsten Ursachen einer Dysphagie

Gutartige Ursachen

- Ösophagitis
- Strikturen durch gastroösophagealen Reflux
- Ösophagusdivertikel
- Angeborene zirkuläre Ösophagusstenosen
- Verätzung durch Magensäure mit Schädigung der Ösophagusschleimhaut
- Motilitätsstörungen des Ösophagus (Achalasie, diffuser Ösophagusspasmus)
  - Die häufigste Ursache einer Dilatation des Ösophagus ist eine Achalasie (beeinträchtigte Relaxation des aboralen Ösophagusverschlusses und Motilitätsstörung des mittleren Ösophagus).
- Systemische Erkrankungen, die die Motilität des Ösophagus beeinträchtigen (Sklerodermie)

Bösartige Ursachen

- Ösophaguskarzinom (Inzidenz 40 Fälle/Million/Jahr)
- Kardiakarzinom (30 Fälle/Million/Jahr)
- Zu den Risikofaktoren für ein Plattenepithelkarzinom des Ösophagus gehören Rauchen und Alkoholgenuss. Ein Adenokarzinom tritt oft bei Patienten mit einem Barrett-Ösophagus auf.

Diagnostische Strategien

Anamnese

- Hatte der Patient in der Vergangenheit bereits ösophageale Symptome?
- Gibt es in der Vorgeschichte eine Verätzung (durch Medikamente oder die versehentliche Einnahme einer ätzenden Chemikalie)?
- Sind die Symptome zunehmend?
- Hat der Patient systemische Symptome?

Akute Dysphagie

- Starke Schmerzen und Schock können auf eine **Ösophagusperforation** hinweisen, die eine lebensbedrohliche Erkrankung ist (Mortalität 20–50%).
- Eine Dysphagie, die von Symptomen einer Infektion begleitet wird, kann durch einen **Pharynxabszess** (38.20), eine Pharyngitis, eine virale Ösophagitis oder eine Candida-Ösophagitis verursacht werden. Denken Sie auch an eine Epiglottitis (38.23), wenn der Patient Fieber hat und der Allgemeinzustand reduziert ist.
- Wenn ein **Fremdkörper oder Nahrung** im Ösophagus stecken geblieben ist, sollte die Ursache für das Steckenbleiben festgestellt werden.
- **Zerebrovaskuläre Erkrankungen** können eine Dysphagie verursachen, die mit anderen neurologischen Symptomen wie z.B. Diplopie, Speichelfluss und Paresen einhergeht.

Eine Dysphagie, die seit Wochen oder Monaten besteht

- Eine Dysphagie, die sich während Wochen und Monaten bei einem älteren Patienten entwickelt, deutet auf einen **Tumor** hin. Bei jüngeren Patienten kann eine Achalasie vermutet werden. Für beide Krankheiten ist eine Gewichtsabnahme typisch.
- Kurze, starke Schmerzen beim Durchgang eines Nahrungsbrockens durch den Ösophagus weisen auf eine entstehende **Striktur** (Tumor oder benigne Striktur) hin.

Eine chronische Dysphagie, die seit Jahren besteht

- Eine intermittierende Dysphagie, die länger als 1 Jahr andauert, deutet auf eine **Motilitätsstörung** des Ösophagus hin.
- Intermittierende Symptome, die nicht von der Konsistenz des verschluckten Nahrungsmittels abhängen, deuten auf ein **psychogenes Problem** hin (siehe auch Anorexie 34.10).

Untersuchungen

- Zu den Basisuntersuchungen gehören die klinische Untersuchung, die Untersuchung der regionalen Lymphknoten, die Palpation des Halses, Thoraxröntgen, EKG, Blutbild und BSG.
- In der nächsten Phase sollte **bei allen Patienten eine Ösophago-Gastroskopie** mit Biopsien für die histologische Untersuchung durchgeführt werden.
  - Meist reichen bereits die makroskopischen Befunde zur Differenzierung zwischen einer benignen Läsion (Ösophagitis, Striktur, Divertikel) und einem Karzinom aus. Die Befunde werden durch eine histologische Untersuchung abgesichert.
  - Eine Dilatation des Ösophagus deutet auf eine Achalasie hin. Andere Motilitätsstörungen können durch die Gastroskopie allein nicht verlässlich diagnostiziert werden.
- Wenn die Diagnose nach der Gastroskopie noch nicht gesichert ist, sollten die Untersuchungen mit einer Doppelkontrastuntersuchung oder einer Manometrie des Ösophagus oder mit beiden Verfahren fortgesetzt werden, um eine Motilitätsstörung, einen diffusen Ösophagospasmus,

eine Achalasie, eine Ösophagus-Divertikulose oder eine Hiatushernie zu erkennen.

Indikationen für eine Röntgenuntersuchung des Ösophagus und des Magens
- Wenn eine Dilatation des Ösophagus diagnostiziert worden ist, kann das Ausmaß der Dilatation nur durch eine Röntgenuntersuchung bestimmt werden. Bei einer Achalasie ist das Ausmaß der Dilatation ein prognostischer Indikator für das Behandlungsergebnis.
- Eine Striktur, die durch ein Karzinom verursacht wird und bei der Gastroskopie nicht passiert werden kann. Tumoren, die einen Abschnitt von mehr als 10 cm Länge betreffen, sind gewöhnlich inoperabel.
- Größe und Lokalisation ösophagealer Divertikel können präoperativ durch eine Röntgenuntersuchung genauer bestimmt werden als durch eine Gastroskopie.

Manometrie
- Die Manometrie eignet sich zur Diagnose von Motilitätsstörungen. Eine Manometrie sollte durchgeführt werden, wenn bei einem Patienten mit Dysphagie der gastroskopische Befund normal ist.

24-Stunden-Messung des ösophagealen pH-Werts
- Wenn ein Patient eine Ösophagusstriktur unbekannten Ursprungs hat (keine Hinweise auf Refluxsymptome oder Verätzungen in der Anamnese), kann der Anteil des Reflux durch Überwachung des pH-Werts nach einer endoskopischen Dilatation der verengten Stelle bestimmt werden.

Behandlung (Striktur, Karzinom, Motilitätsstörung, Divertikel)

Ösophagusstenose
- Eine endoskopische Dilatierung ist die Behandlung der ersten Wahl.
- Wenn die Verengung durch eine Refluxerkrankung bedingt ist, wird der Säurereflux medikamentös oder chirurgisch unterbunden.
- In den meisten Fällen ist eine Dilatierung erforderlich.

Ösophagus-Karzinom
- Der Ösophagus wird reseziert und durch den Magen ersetzt, der in den Thorax hochgezogen wird, sofern der Tumor keine benachbarten Strukturen (Trachea, Aorta, Mediastinum) infiltriert hat und keine Metastasen vorhanden sind.
- In allen anderen Fällen ist die Behandlung palliativ und zielt darauf ab, den Ösophagus für zugeführte Nahrung offen zu halten. Zu den palliativen Maßnahmen gehören Laserung, Ethanolinjektionen, intraösophageale Stents und Strahlentherapie.

Motilitätsstörungen des Ösophagus
- Eine endoskopische Ballondilatation des unteren Ösophagusverschlusses ist die bevorzugte Behandlung der Achalasie.
- Eine Heller-Myotomie der distalen Muskelschicht ist indiziert, wenn die Dilatation die Symptome nicht bessert ❸.
- Ein diffuser Ösophagospasmus wird mit Calciumkanalblockern behandelt, die die Muskulatur des Ösophagus entspannen.

Ösophagusdivertikel
- Wenn das Divertikel Symptome hervorruft (der Patient leidet unter Dysphagie oder Regurgitation), ist eine chirurgische Resektion angezeigt.

8.05 Hämatemesis

Ziele

Primär
- Prävention eines hypovolämischen Schocks
- Erkennen der Ursache und Stillen der Blutung

Sekundär
- Prävention eines Wiederauftretens der Blutung
- Eliminierung der primären Ursachen von Blutungen (Geschwüre etc.)

Epidemiologie
- Mehr als 5% aller chirurgischen Notfallpatienten haben akute Blutungen im Magen-Darm-Bereich, 80% davon sind Blutungen im oberen Magen-Darm-Bereich.

Anamnese
- Die Anamnese kann deutliche Hinweise auf die zugrunde liegende Ursache geben, beeinflusst aber nur selten die Akutbehandlung des blutenden Patienten.
- Wichtige Faktoren aus der Anamnese sind:
  - die Einnahme von Analgetika und nicht steroidalen Anti-Rheumatika (NSAR) (Magenerosionen)
  - Ulkus-Anamnese
  - Leberzirrhose (blutende Varizen)

Klinische Befunde
- Der Schweregrad der Blutung wird durch die klinische Untersuchung festgestellt.
- Anzeichen einer **schweren Blutung** sind:
  - plötzliches Einsetzen
  - Zeichen eines hypovolämischen Schocks oder

seiner Vorstufen, wie z.B. Blässe und Schwindelgefühl bei aufrechter Haltung
- Ein Patient im hypovolämischen Schockzustand zeigt Blässe und kalten Schweiß, sein Puls ist rasch und fliehend und sein Blutdruck niedrig. Beim Messen des Blutdrucks muss man bedenken, dass auch mäßig niedrige Werte ernste Anzeichen sein können, wenn der Patient Hypertoniker ist.
- Eine rektale Untersuchung ist bei allen Hämatemesis-Patienten unerlässlich. Eine Meläna (dunkle, teerige Stühle) sagt aus, dass der Patient die Blutung bereits seit einigen Stunden hat. Ein normaler Stuhl schließt in Zweifelsfällen eine Blutung nicht aus. Bei extrem schweren Blutungen des oberen Magen-Darm-Bereichs kann auch der Stuhl blutig sein, d.h. es kann **Hämatochezie** (blutiger Stuhl) auftreten.
- Zeichen einer chronischen Lebererkrankung sind:
  - Die Leber fühlt sich bei der Palpation vergrößert oder hart an.
  - Spidernaevi, palmares Erythem
  - Gynäkomastie
  - Ikterus
- Anomalien der Schleimhaut:
  - Teleangiektasien, verbunden mit dem Rendu-Osler-Weber-Syndrom

Basisuntersuchungen

- Wenn der Patient Schocksymptome hat, muss die Behandlung sofort eingeleitet und der Patient unter Notfallbedingungen in ein Spital eingeliefert werden.
- Bei einer langsameren Blutung oder wenn die Diagnose einer Blutung unsicher ist, kann der Hämatokritwert Aufschluss bringen. Wenn sich die Blutung langsam (über Tage) entwickelt hat, hat der Patient einen sehr niedrigen Hämatokritwert ohne Schockzeichen. Andererseits verursacht selbst eine ziemlich schwere akute Blutung oft nur eine geringe Senkung des Hämatokritwertes wegen der Hämokonzentration.

Erste Hilfe

- Wenn eine signifikante Blutung nicht völlig ausgeschlossen werden kann, wird eine intravenöse Infusion begonnen.
- Wenn der Patient schockiert ist, werden 2 intravenöse Kanülen empfohlen.
- Ein Volumenersatz durch isotone Elektrolyt-Lösungen ist unerlässlich.
- Das Ziel ist Erreichen einer Normotension und eines Hb-Wertes um 10 mg/dl, um eine Hypoxämie zu vermeiden (die Patienten sind oft alt und könnten eine KHK haben).
- Alle Patienten mit akuten Magen-Darm-Blutungen sollten in eine chirurgische Abteilung überwiesen werden, da eine Operation notwendig sein kann. Bei einer starken Blutung ist es sinnvoll, die betreffende Abteilung vorab zu verständigen.

Ätiologie und Behandlung der Hämatemesis

Ösophagusvarizen

- Die häufigste Ursache für eine Ösophagusblutung sind Ösophagusvarizen. Die Blutung ist meist massiv „alles ist voll Blut". Eine plötzlich einsetzende Blutung hört oft auch plötzlich auf, rezidiviert aber leicht. Die Mortalität ist beträchtlich.
- Ein Verdacht auf Varizenblutung ist gegeben, wenn das blutig Erbrochene hell ist und der Patient Zeichen einer Leberzirrhose und eines erhöhten Pfortaderdrucks hat, z.B. Aszites, Gynäkomastie, Spidernaevi, Ikterus und weite Venen an der Abdominalwand.
- Behandlung:
  - Die Hämodynamik wird durch ausreichende Infusionen von Plasmaexpandern und Erythrozytenkonzentraten aufrecht erhalten.
  - Thrombozyten und Gefrierplasma werden verabreicht, wenn nötig.
  - Eine angemessene Sauerstoffversorgung wird aufrecht erhalten.
  - Als Erste Hilfe werden Somatostatin-Analoga verabreicht **A**.
  - Wenn die Blutung anhält, wird eine Linton- oder Sengstake-Blakemore-Sonde eingeführt. Der magenseitige Ballon wird gefüllt und unter Zug fixiert. Dies reicht gewöhnlich aus, um die Blutung zu stillen. Die richtige Position des Ballons sollte immer durch eine Röntgenaufnahme überprüft werden. **Bevor eine Ballontamponade durchgeführt wird, muss durch Gastroskopie bestätigt werden, dass Varizen die Ursache für die Blutung sind.**
  - Eine endoskopische Sklerotherapie bei akuter Blutung ist ein ziemlich aufwändiges Verfahren. Sie wird in 1- bis 3-wöchigen Abständen wiederholt, bis die Varizen verschwunden sind.
  - Als Langzeitbehandlung können Betablocker und Nitrate die Mortalität senken.
  - Der wichtigste prognostische Faktor bei Varizenblutungen ist der Schweregrad der Lebererkrankung.

Mallory-Weiss-Syndrom

- Starkes Erbrechen kann einen Riss in der prolabierten Magenschleimhaut verursachen. Dieser so genannte Mallory-Weiss-Riss kann stark bluten, aber die Blutung hört gewöhnlich spontan auf. Der Riss befindet sich an der Verbindungsstelle von Magen und Ösophagus.

- Die Vorgeschichte eines Mallory-Weiss-Risses ist meistens typisch: Auf heftiges Erbrechen mit normalem Mageninhalt folgt Hämatemesis. Eine Behandlung mit Säurehemmern ist nicht erforderlich.

Ulcus pepticum
- Ein Ulcus pepticum ist die häufigste Einzelursache für Blutungen im oberen Magen-Darm-Bereich. Magen- und Zwölffingerdarm-Geschwüre verursachen etwa ein Drittel dieser Blutungen.
- Behandlung (in Österreich nicht im Bereich der Grundversorgung; bei akuten Blutungen ist eine stationäre Behandlung angezeigt):
  - Wenn das Ulkus während der Endoskopie blutet (Forrest 1a oder 1b) oder ein „sichtbar blutendes Gefäß" zu sehen ist (Forrest 2a), wird das Ulkus während der Untersuchung behandelt (Adrenalininjektion, Elektrokoagulation, Thermokoagulation durch Sonde oder Fibrinkleber).
  - Wenn das Ulkus endoskopisch behandelt wird, sollte immer innerhalb der nächsten 24 Stunden eine Kontroll-Endoskopie durchgeführt werden. Eine wiederholte endoskopische Behandlung nach einer kurzen Beobachtungsphase (< 24 Stunden) reduziert die Wahrscheinlichkeit für ein Wiederauftreten der Blutungen beträchtlich.
  - Wenn sich die endoskopische Behandlung nach mehreren Versuchen als erfolglos erweist (die Blutungen halten an oder der Patient hat nach einer Infusion von 5 Einheiten von Erythrozytenkonzentrat immer noch Anzeichen eines Schocks), ist ein chirurgischer Eingriff angezeigt.
  - Säurehemmer haben sich nicht als wesentlich für die Behandlung eines akuten blutenden Ulkus erwiesen. Sie spielen jedoch eine entscheidende Rolle bei der Behandlung der Ulkuskrankheit.
- Nachsorge
  - Während einer Akutendoskopie sollte ein Helicobacter-Test durchgeführt werden. Wenn er positiv ist, kann die Eradikation des Erregers eingeleitet werden, wenn die Blutung aufgehört hat und ein Wiederauftreten vermieden werden kann.

Blutende gastrische Erosion
- Nicht steroide Antirheumatika (NSAR) verursachen eine ständig steigende Anzahl von Magenblutungen, besonders bei älteren Personen. Diese Medikamente verursachen Schleimhauterosionen, die auch bluten können.
- Die Behandlung ist gewöhnlich endoskopisch und folgt den gleichen Prinzipien wie bei einem blutenden Ulcus pepticum. Um ein wiederholtes Auftreten der Blutungen zu vermeiden, sollte die Weiterverwendung von ASS (Aspirin) oder NSAR neu überlegt werden. Auch eine Prophylaxe mit Protonenpumpenhemmern sollte erwogen werden.
- Anmerkung: Eine Prophylaxe bei NSAR-Gabe mit PPI bei Patienten mit Ulkusanamnese ist in Österreich Regel der Kunst, ebenso bei allen anderen Risikogruppen:
  - Personen über 60 Jahre,
  - Kombination mit systemischer Kortisonbehandlung
  - erhöhtes Blutungsrisiko, z.B. bei Antikoagulation

8.06 Stuhlinkontinenz

Grundregeln
- Stuhlinkontinenz, die mit einer akuten Gastroenteritis einhergeht, ist kein Anlass für eine proktologische Untersuchung, außer wenn sie länger andauert oder wiederholt auftritt.
- Fragen Sie Patienten mit anorektalen Problemen gezielt nach einer möglichen Stuhlinkontinenz, da diese oft nicht spontan mitgeteilt wird.

Epidemiologie
- Die Prävalenz der Stuhlinkontinenz beträgt laut einer britischen Studie 4/1000. Das Symptom tritt im höheren Alter am häufigsten auf, aber ein beträchtlicher Anteil der Patienten befindet sich im arbeitsfähigen Alter.

Ätiologie
- Akute infektiöse Diarrhö
- Kotstau (Überlaufinkontinenz)
- Übermäßige Einnahme von Laxantien (häufig im Alter)
- Verletzungen des analen Schließmuskels:
  - Operationen: Analfistel, Dilatation des Anus
  - Geburt
  - Beckenfrakturen und andere direkte Verletzungen
- Rektalprolaps
- Anorektale Tumoren
- Angeborene Missbildungen
- Neurologische Erkrankungen: Folgeerscheinung eines Hirninfarkts, Multiple Sklerose, Tetraplegie, Bandscheibenvorfall, Demenz
- Proktitis, Kolitis
- Idiopathische (neurogene) Ursachen

Untersuchungen
- Fragen Sie nach der Dauer und Häufigkeit des Symptoms, nach der Konsistenz des austreten-

den Stuhls (hart? durchfallartig?), nach Operationen am unteren Abdomen und Rücken und besonders nach neurologischen Erkrankungen sowie nach den vom Patienten eingenommenen Medikamenten (übermäßige Einnahme von Laxantien).
- Die Grundlage der Diagnose ist eine proktologische Untersuchung: Inspektion, Proktoskopie und Rektosigmoidoskopie. Diese Untersuchungen sind immer angezeigt, außer bei einer vorübergehenden infektiösen Diarrhö.
- Eine Harninkontinenz, die sich gleichzeitig mit einer Stuhlinkontinenz entwickelt, ist ein Hinweis auf eine Rückenmarkserkrankung.
- Inspektion
  - Ein weit geöffneter Anus ist Zeichen einer Verletzung des Schließmuskels.
  - Bitten Sie den Patienten, wie beim Stuhlgang zu pressen, und beobachten Sie die Bewegungen des Perineums. Wenn das Perineum bis auf die Höhe der Sitzbeinhöcker abgesenkt wird, ist eine neurogene Erkrankung wahrscheinlich.
  - Erkennen eines möglichen Rektalprolapses bzw. eines Vaginal- oder Uterusprolapses bei Frauen
- Rektale Untersuchung:
  - Bestimmung des Tonus des analen Schließmuskels, sowohl im Ruhezustand als auch während der Kontraktion
- Proktoskopie und Rektoskopie oder Sigmoidoskopie:
  - Erkennen von Tumoren und Entzündungsherden

Behandlung

Beschwerden, die vom Allgemeinarzt behandelt werden können

- Akute infektiöse Diarrhö
- Überlaufinkontinenz
- Durch Medikamente verursachte Inkontinenz
- Bei jedem Patienten mit einer leichten oder mittelschweren Inkontinenz, die nicht auf einen Tumor zurückzuführen ist, und der ausreichend auf neurologische oder andere systemische Erkrankungen untersucht worden ist, kann eine Probetherapie versucht werden.

Medikamente

- Wenn der Patient Stühle unterschiedlicher Konsistenz hat und nur die lockeren Stühle Inkontinenz verursachen, können Quellstofflaxantien wirksam sein.
- Eine Überlaufinkontinenz im Anfangsstadium macht oft einen Einlauf erforderlich.
- Eine Schwäche des inneren analen Schließmuskels kann mit Loperamid behandelt werden. Die Anfangsdosis ist 2 mg, die Dosis kann auf bis zu 16 mg täglich gesteigert werden.
- Etwa 15% der Patienten werden durch die medikamentöse Behandlung wieder kontinent **B**.

Physiotherapie

- Leichte Stuhlinkontinenz kann durch Beckenbodenmuskeltraining (wie bei Harninkontinenz) behandelt werden **C**.

Indikationen für die Konsultation eines Spezialisten

- Totale Inkontinenz oder tägliche Beschmutzung der Unterwäsche, außer wenn die Ursache eindeutig nicht behandelbar ist (schwere Demenz oder eine neurologische Erkrankung).
- Chirurgische Therapieoptionen umfassen die Naht eines gerissenen analen Schließmuskels, plastische Korrekturen der Beckenbodenmuskeln und des Perineums sowie den Ersatz des analen Schließmuskels **D**. In manchen Fällen wird ein Stoma angelegt. Dieses ermöglicht es, den Darm leer zu halten, wenn die Funktion des Schließmuskels nicht wiederhergestellt werden kann.

8.07 Obstipation beim Erwachsenen

Grundregeln

- Ausschluss eines akuten Darmverschlusses (totale Obstipation, Schmerzen, Erbrechen, sichtbare Peristaltik, Aufblähung des Abdomen)
- Überweisung von Patienten mit Verdacht auf eine organische Erkrankung zu weiteren Untersuchungen (Schmerzen, Blut im Stuhl, Änderung der Stuhlgewohnheiten, systemische Symptome, chronische Verstopfung bei jungen Menschen)
- Erkennen einer Überlaufdiarrhö als Symptom einer Verstopfung
- Identifikation von Medikamenten, die eine Verstopfung verursachen
- Beginn einer medikamentösen Prophylaxe gegen Verstopfung bei Patienten, die starke Opiate gegen Schmerzen einnehmen
- Schriftliche Anweisungen für den Patienten (48.91)

Definition

- Seltenere und mit Schwierigkeiten verbundene Stuhlgänge. Normale Stuhlgänge erfolgen in Abständen von 8–72 Stunden.

Epidemiologie

- Verstopfung tritt bei 1–6% der gesunden Erwachsenen auf.
- Bis zu 80% älterer Personen mit eingeschränkter Mobilität leiden unter Verstopfung.

Ursachen

- Lebensgewohnheiten:
  - Mangel an körperlicher Betätigung
  - Ernährung mit geringem Anteil an Ballaststoffen
  - unzureichende Flüssigkeitszufuhr
  - Verhalten des natürlichen Stuhldranges (Heer, Schule)
- Medikamente:
  - Opiate
  - Verapamil und, in geringerem Maße, andere Calciumantagonisten
  - Anticholinergika (Neuroleptika, Antidepressiva, Mittel gegen Parkinson)
  - Langzeitgebrauch von stimulierenden Laxantien
  - Sucralfat, Antazida
  - Diuretika
  - Eisenpräparate
- Metabolische und endokrinologische Ursachen:
  - Dehydratation
  - Hyperkalzämie
  - Hypothyreose
  - Hypokaliämie
  - Diabetes mellitus
  - Urämie
- Neurologische Erkrankungen
  - Rückenmarksverletzungen
  - Parkinson
  - Multiple Sklerose
  - zerebrovaskuläre Erkrankungen
  - Tumore
- Psychogene Ursachen
  - Anorexia nervosa
  - Depression
  - Psychose
- Organische Ursachen:
  - Darmverschluss
  - Tumore
  - Divertikel
  - Volvulus
  - Analfissur
  - Darmstenose
- Funktionelle Ursachen
  - Reizdarmsyndrom
  - Levatorsyndrom
  - Darmträgheit

Anamnese

- Es ist wichtig, das Problem des Patienten genau zu erfassen.
  - Stuhlfrequenz
  - Stuhlkonsistenz
  - Probleme bei der Defäkation
  - Alle Medikamente, die vom Patienten eingenommen werden, müssen erhoben werden.
  - Seit wann besteht das Problem?
  - Essgewohnheiten und körperliche Aktivität
  - Hat der Patient auch Symptome einer Inkontinenz?

Symptome, die für eine habituelle Obstipation sprechen

- Keine Änderung der Stuhlgewohnheiten oder des Allgemeinbefindens
- Eine lange Vorgeschichte von Obstipationszeichen

Symptome, die auf eine organische Erkrankung hinweisen

- Zunehmende abdominelle Schmerzen
- Schmerzen beim Stuhlgang
- Änderung der Stuhlgewohnheiten
- Meläna oder Analblutung
- Allgemeine Symptome (Gewichtsabnahme, Abgeschlagenheit)
- Familienanamnese (Kolonkarzinom)

Untersuchungen

- Abdomen: Inspektion (Narben), Palpation
- Rektaluntersuchung, Proktoskopie: Hämorrhoiden, Fissuren, Stuhlpfropfen
- Untersuchung des körperlichen Allgemeinzustands, soweit erforderlich
- Wenn die Symptome auf eine organische Erkrankung hinweisen, können die folgenden Untersuchungen hilfreich sein:
  - Eine Abdomenleeraufnahme, falls eine Obstruktion oder ein paralytischer Ileus vermutet wird.
  - Sigmoidoskopie oder Rektoskopie
  - Kolonoskopie, wenn eine organische Ursache vermutet wird.

Behandlung

- Eine Behandlung ist nur dann angezeigt, wenn die Obstipation Symptome verursacht.

Vorübergehende Obstipation

- Stimulierende Laxantien können zeitweilig eingenommen werden.
- Ein Miniklistier lindert eine schwere Obstipation.

Chronische Obstipation

- Änderung der Ernährungsgewohnheiten, Erhöhung der Ballaststoff- ❸ und Flüssigkeitszufuhr.

Der Patient sollte schriftliche Anweisungen erhalten (48.91).
  - Ballaststoffe sind auch während der Schwangerschaft wirksam.
- Mehr körperliche Betätigung
- Regelmäßiger Stuhlgang (z.B. morgens nach dem Frühstück)
- Absetzen stimulierender Laxantien (Sennesblätter, Danthron, Bisacodyl)
- Absetzen von Medikamenten, die Verstopfung verursachen, oder Verringerung der Dosis
- Laxantien zur Erhöhung des Stuhlvolumens **B**:
  - Quellstofflaxantien
  - Laktulose
  - Magnesiummilch
- Natriumpicosulfat erhöht die Darmmotilität und Absorption von Wasser. Es ist wirksam, jedoch nur für den kurzfristigen Gebrauch zu empfehlen
- Osmotische Laxantien (z.B. Polyethylenglykol-Makrogol) erhöhen den Wassergehalt des Stuhles und führen so zu einer mechanischen „Reinigung" des Darmes. Sie sind sehr effektiv **A** und für die Langzeitanwendung geeignet, aber auch relativ teuer. Sie sind als Einzelbeutel erhältlich aber auch als Lösungen für Darmspülungen, die über nasogastrale Sonden verabreicht werden können.
- Ein Miniklistier lindert eine schwere Verstopfung. Bei Bedarf kann ein Großvolumen-Wasserklistier verwendet werden, das allerdings ein kleines Risiko einer Perforation mit sich bringt.

Sonderfälle

- Eine darmreinigende Lösung kann bei ansonsten therapieresistenter Obstipation wirksam sein. Wenn der Patient nicht imstande ist, eine ausreichende Menge davon zu trinken, kann die Lösung durch einen Nasen-Magen-Sonde verabreicht werden.
- Eine kleine Menge Sennesblätter kann die Wirksamkeit eines Quellstofflaxativs bei bettlägerigen Patienten verbessern.
- Neurogene Verstopfung:
  - Eine Verstopfung, die durch eine tief liegende Läsion verursacht wird, sollte NICHT mit Quellstofflaxantien, sondern mit einem Miniklistier in 4–6-tägigen Abständen oder durch digitale Ausräumung behandelt werden.
  - Eine Verstopfung, die durch eine höher liegende Läsion verursacht wird, kann durch Übungen zur Verbesserung der Darmträgheit, durch digitale Darmentleerung oder mit Quellstoffen behandelt werden.
- Falls Probleme bei der Defäkation bestehen, kann Biofeedback-Training hilfreich sein.

8.08 Schmerzhaftes und geblähtes Abdomen – das Reizdarmsyndrom (Colon irritabile)

Grundregeln

- Eine mögliche Laktoseintoleranz sollte vor allen anderen Untersuchungen erkannt bzw. ausgeschlossen werden.
- Eine mögliche Zöliakie sollte diagnostiziert werden.
- Erkrankungen, die eine Obstruktion oder verzögerte Entleerung des Magens oder des Darms verursachen, sollten diagnostiziert werden: Tumoren, chronisch entzündliche Erkrankungen, Pseudoobstruktion, Divertikel (bakterielle Überwucherung).
- Das Symptom wird als funktionell klassifiziert (Reizkolon, Aerophagie), sobald die oben erwähnten Erkrankungen mit einiger Sicherheit ausgeschlossen worden sind (siehe unten zum diagnostischen Verfahren).

Epidemiologie

- Ein Meteorismus tritt bei 20–40% der Bevölkerung auf. Der Patient geht oft erst lange nach dem Auftreten der ersten Symptome zum Arzt.

Ätiologie

- Gasbildung, Darmkontraktionen oder Erhöhung des Drucks in irgendeinem Teil des Magen-Darm-Trakts äußern sich als Schmerz oder Meteorismus oder beides.
- Die Patienten haben oft eine niedrige Dehnungsschmerzgrenze oder eine verringerte Fähigkeit zum Umgang mit Stress.
- Die Ursachen der Ansammlung von Gasen in verschiedenen Teilen des Magen-Darm-Trakts sind sehr unterschiedlich.

Dehnung des Magens

- Aerophagie:
  - kann unbewusst erfolgen oder durch rasches Schlucken von Nahrungsmitteln ausgelöst werden
  - kann mit Anstrengung im Rahmen sportlicher Aktivitäten (über längere Zeit) in Zusammenhang stehen
  - gelegentlich durch exzessives Kaugummikauen
  - Aerophagie ist oft psychisch mitverursacht
  - Aufstoßen ist das häufigste Symptom
- Antroduodenale Motilitätsstörung:
  - langsame Entleerung des Magens oder ein duodenogastrischer Reflux oder beides

- Die Symptome sind Aufstoßen und ein rasches Sättigungsgefühl bei den Mahlzeiten.
- Wenn der Patient Schmerzen im Epigastrium hat oder erbricht, ist es wichtig, eine Gastroskopie durchzuführen, um ein Ulcus pepticum auszuschließen, das eine Obstruktion des Pylorus verursacht.

Meteorismus des Dünndarms
- Laktoseintoleranz
- Nahrungsmittelintoleranz (siehe unten unter Aufblähung des Kolons)
- Divertikel im Dünndarm:
  - treten am häufigsten im Duodenum auf
  - Die Divertikel enthalten eine anaerobe Bakterienflora des Kolons, die aufgrund des bakteriellen Metabolismus Gasbildung und Schmerzen verursacht.
  - Die Patienten vertragen eine ballaststoffreiche Ernährung schlecht.

Meteorismus des Kolons
- Ernährungsbedingte Faktoren:
  - Genuss von Bohnen, Erbsen, Kohl, Bananen
  - nicht resorbierbare Kohlenhydrate (Saccharide oder manche Obst- und Gemüsearten, Fruktose, Sorbit, Kohlenhydrate aus Weizen und Vollkornbrot) oder Proteine
- Motilitätsstörung mit vermehrter Gasbildung:
  - Eine beschleunigte Dünndarmpassage erhöht die Menge der gärungsfähigen Nahrung im Kolon und führt dadurch zu vermehrter Gasbildung.
- Die Dehnungsschmerzschwelle ist niedrig.
- Oft spielen psychosoziale Faktoren eine Rolle. Die psychisch bedingten Symptome stehen oft in Zusammenhang mit
  - Panikattacken,
  - Depression,
  - Angst,
  - einer generellen Neigung zur Somatisierung.

Klinisches Erscheinungsbild des Reizkolons

- Diffuse Abdominalschmerzen, manchmal Krämpfe
- Schmerzen im linken Epigastrium (Flexura-lienalis-Syndrom)
- Schmerzen im rechten Epigastrium (Flexura-hepatica-Syndrom)
- Wechselnde Konsistenz des Stuhls
- Auftreibung des Abdomens, die oft durch Stuhlgang gebessert wird
- Eine lange Vorgeschichte ähnlicher Symptome
- Häufige Arztbesuche und periodische Spitalsbehandlungen

Untersuchung des Patienten

- Eine gründliche Anamnese ist der Schlüssel zur Diagnose:
  - für das Reizkolon typische Symptome (siehe oben)
  - Zusammenhang zwischen Ernährung und Symptomen (Laktoseintoleranz, Intoleranz gegen andere Lebensmittel)
- Palpation des Abdomens und Rektaluntersuchung
- Blutbild, AST (GOT), alkalische Phosphatase
- Laktosetoleranztest oder DNA-Untersuchung
- Okkultes Blut im Stuhl
- Transglutaminase oder endomysiale Antikörper, um eine Zöliakie auszuschließen
- Ultraschall-Untersuchung des Abdomens (Gallensteine)
  - erhöhte AST- (GOT-) oder alkalische Phosphatase-Werte
  - Symptome im rechten Epigastrium
- Gastroskopie (um ein Ulcus pepticum oder eine Zöliakie zu erkennen)
  - epigastrische Symptome
  - Symptome eines Retentionsmagens
  - Malabsorptionssymptome
- Koloskopie (um Tumoren, Polypen, Divertikulose und ein spastisches Kolon zu erkennen)
  - positiver Test auf okkultes Blut im Stuhl
  - Eisenmangelanämie
  - Der Patient ist über 50 Jahre alt.
- Dünndarmpassage (zum Erkennen von Dünndarm-Divertikeln und der seltenen Pseudoobstruktion, zur Bestimmung der Passagezeit)
  - Wird bei ausgewählten Patienten durchgeführt, wenn die Symptome anhaltend und schwerwiegend, und die Ergebnisse der anderen Untersuchungen negativ sind.
- Psychische Faktoren sollten immer erwogen werden, da psychische Störungen wie Angst, Panikattacken und Depressionen bei Patienten mit Funktionsstörungen im Abdomen häufig sind.

Behandlung

- Es ist besonders wichtig, eine positive Beziehung zum Patienten aufzubauen. Die Symptome und die Auslösefaktoren werden mit dem Patienten besprochen. Die Erklärung der Pathophysiologie der Symptome ist oft hilfreich.
- Viele Patienten haben Angst vor Krebs. Eine gründliche Untersuchung ist die beste Methode, um diese Angst einzudämmen. Wenn die Symptome nach der Untersuchung als funktionell diagnostiziert werden, sollte dieser Umstand dem Patienten als positives Ergebnis präsentiert werden, mit dem Hinweis, dass die Diagnose jetzt klar ist – nicht mit der Mittei-

lung, dass man bei den Untersuchungen nichts gefunden habe.
- Der Patient sollte verstehen, dass die Art, wie er auf Nahrungsmittel und auf Lebenssituationen reagiert, für ihn persönlich charakteristisch ist und dass die Symptome daher wieder auftreten können.
- Die Diagnose von funktionellen Abdominalproblemen ist gewöhnlich zuverlässig und sollte beibehalten werden, wenn keine Änderung in der Symptomatik auftritt.
- Manche Patienten haben eine zugrunde liegende psychische Störung, am häufigsten eine Depression. Die Behandlung dieser Störung kann zur Beseitigung der Symptome beitragen **A**.

Diät
- Es gibt keine Standarddiät, der Patient sollte jene Lebensmittel meiden, die bei ihm Symptome hervorrufen.
- Schwer verdauliche Kohlenhydrate wie z.B. Fruktose, Xylit und Sorbit können die Ursache einer Diarrhö sein.
- Manchmal wird Kohlenhydratstärke (Getreideprodukte, Kartoffeln, Mais) nicht vollkommen resorbiert, was zu Symptomen im Kolon führen kann.

Medikamentöse Behandlung
- In kontrollierten Studien hat sich keine medikamentöse Behandlung als eindeutig wirksam gegen die Symptome eines Reizkolons erwiesen. Eine symptomatische Behandlung ist manchmal erforderlich.
- Wenn der Patient obstipiert ist, kann eine ballaststoffreiche Ernährung Abhilfe schaffen **A**. Weizenkleie, 10–30 g täglich mit reichlichem Trinken, oder Quellstofflaxantien (besonders geschroteter Leinsamen), die allmählich in die Ernährung eingeführt werden, können hilfreich sein. Die Probebehandlung sollte mindestens 2–3 Monate dauern.
- Dimeticon (= Simethicon) kann bei Flatulenz helfen, indem es die Oberflächenspannung verringert.
- Anticholinergika können gegen Krämpfe verabreicht werden, Loperamid **B** bei anfallsweiser Diarrhö. Beides sollte nur bei Bedarf eingenommen werden.
- Gegen nächtliche Abdominalkrämpfe kann sich eine kleine Dosis Amitriptylin in Kombination mit Chlordiazepoxid als nützlich erweisen.

Nachsorge
- Eine langfristige, stützende Arzt-Patient-Beziehung ist in vielen Fällen die Voraussetzung für eine erfolgreiche Behandlung.
- Die Vereinbarung einer jährlichen Folgekonsultation (Anamnese und körperliche Untersuchung) kann nützlich sein.
- Faktoren, die die Symptome verschlimmern können (Nahrungsmittel, psychische Probleme), sollten gründlich mit den Patienten besprochen werden, und die dauerhafte, aber variable Natur der Symptome sollte erklärt werden.

8.09 Akutes Abdomen beim Erwachsenen

Grundregeln
- Die Entscheidung bezüglich der Dringlichkeit einer Behandlung ist wichtiger als die Stellung einer exakten Diagnose.
- Die erste Aufgabe ist, zu entscheiden, ob der Patient in ein Spital überwiesen werden muss, eine Notoperation benötigt wird oder ob Zeit für weitere Untersuchungen ist.

Beschwerden, die eine sofortige Behandlung erfordern
- Ruptur eines abdominellen Aortenaneurysma
- Peritonitis:
  ○ Der Patient sollte nicht ausführlich untersucht werden, da eine Operation dringend erforderlich ist und die Ursache für die Erkrankung im Verlauf der Operation ermittelt werden kann. Verzögerungen führen zu Komplikationen und einer erhöhten Mortalität. Eine CT des Abdomens kommt selten in Frage.
- Darmverschluss:
  ○ Persistierende Abdominalschmerzen, als deren Ursache ein Verschluss vermutet wird, können ein Hinweis auf eine Strangulation sein, die sofort operiert werden muss.
- Abdominelle Katastrophen:
  ○ Eine Verschlechterung des Allgemeinzustandes, verminderte Diurese und akute Verwirrtheit in Assoziation mit Bauchschmerzen deuten auf eine abdominelle Katastrophe hin. Diese indirekten Hinweise sind z.B. bei einer Pankreatitis wichtiger als lokale Symptome, die vage und daher irreführend sein können. Zu achten ist auf die Entwicklung einer abdominellen Sepsis oder Hämorrhagie.
- Dehydratation und Elektrolytverlust:
  ○ Ein akutes Abdomen kann rasch zu Dehydratation und Elektrolytverlust führen. Diese Entgleisungen sollen noch vor der möglichen Operation korrigiert werden.

Ätiologie des akuten Abdomen

- Zu chirurgischen Ursachen siehe Tabelle 8.09.1.
- Zu gynäkologischen Ursachen siehe Tabelle 8.09.2.
- Zu anderen Ursachen siehe Tabelle 8.09.3.

Untersuchungen

Anamnese

- Handelt es sich um ein neues, plötzlich einsetzendes Problem oder um eine Exazerbation bereits bestehender Abdominalschmerzen?
  - Ein plötzlicher Beginn kann auf eine Perforation hinweisen. Eine etwas langsamere Entwicklung ist typisch für entzündliche Erkrankungen. Und eine langsame Entwicklung der Schmerzen lässt eine chronische Erkrankung vermuten, z.B. einen Tumor.

Tabelle 8.09.1 **Chirurgische Ursachen eines akuten Abdomens (diagnostische Hinweise)**

Ursache	Diagnostische Hinweise
Appendizitis	Häufig. Die Entzündungsparameter sind oft erhöht, aber nicht unbedingt in der Initialphase.
Darmverschluss	Hernien, Operationsnarben, periodische Symptome; Strangulationsgefahr!, schon der Verdacht stellt eine Indikation zur OP dar.
Perforiertes Ulcus pepticum	Akutes Einsetzen, Peritonismus. Oft das erste Symptom eines Ulcus pepticum
Akute Cholezystitis	Schmerzen unter dem rechten Rippenbogen, klare Abwehrspannung, klinische Zeichen einer Infektion. Ultraschalluntersuchung. Oft das erste Symptom einer Cholelithiasis.
Akute Pankreatitis	Übermäßiger Alkoholgenuss in der Anamnese. Gallensteine sind als mögliche Ursache zu bedenken. Harn- und Serum-Amylase können in chronischen Fällen oder bei Rezidiven normal sein.
Mesenterialvenen- thrombose	Kann allein aufgrund des klinischen Erscheinungsbildes schwer zu diagnostizieren sein; imitiert hin und wieder eine Strangulation. Der Patient hat oft Vorhofflimmern oder andere kardiovaskuläre Probleme.
Divertikulitis des Kolons	Die häufigste Lokalisation ist das Colon sigmoideum. Es besteht ein lokaler Druckschmerz.
Volvulus	Das Sigmoid ist am häufigsten betroffen. Symptome eines Darmverschlusses (Perforationsrisiko!) Abdomen-Leer-Aufnahmen dienen der Diagnosefindung. Ein Volvulus des Caecums entwickelt sich langsamer.
Hodentorsion	Der Hoden ist druckempfindlich. Oft Schmerzen und Druckempfindlichkeit im Unterbauch. Doppler-Sonographie.

- Die Schmerzausstrahlung ist ein Hinweis auf das Ausmaß des pathologischen Prozesses.
  - Pankreas-bedingte Schmerzen werden im Epigastrium empfunden; eine retroperitoneale Reizung aufgrund einer Erkrankung des gesamten Pankreas strahlt in den Rücken aus. Schmerzen, die in den Nacken ausstrahlen, deuten auf eine Irritation des Diaphragmas hin.
- Lebensmittelunverträglichkeiten und der Zusammenhang zwischen Schmerzen und Mahlzeiten helfen bei der Diagnose.
  - Schmerzen nach den Mahlzeiten sind typisch für ein Magengeschwür und bei der Cholezystolithiasis, können aber auch durch andere Erkrankungen des oberen Magen-Darm-Trakts verursacht werden.
- Erbrechen deutet auf eine Obstruktion hin.
  - Erbrechen von Speisen weist auf eine Pylorusstenose hin.
  - Erbrechen von Galle weist auf eine Obstruktion des proximalen Dünndarms hin.
  - Erbrechen von Stuhl weist auf eine distale Ileus- oder Kolonobstruktion hin.
  - Ein proximaler Darmverschluss verursacht starkes Erbrechen. Eine distale Obstruktion führt zu leichtem Erbrechen oder das Erbrechen kann fehlen. In diesem Fall wird das klinische Bild von Blähungen dominiert.
  - Reflektorisches Erbrechen kann mit starken Schmerzen verbunden sein.
- Eine Obstipation ist oft chronisch. Eine Änderung der Stuhlgewohnheiten ist ein wichtiges Symptom und weist auf eine organische Erkrankung hin, entweder auf eine Entzündung oder auf einen Tumor.
- Fragen Sie immer nach Diarrhö, Blut oder Schleim im Stuhl und nach Schmerzen bei der Defäkation.

Art der Schmerzen und Palpationsbefund

- Bei einer akuten Appendizitis ist der Schmerz zunächst diffus und wechselhaft, aber meistens im oberen Abdomen lokalisiert. Er fühlt sich um den Nabel herum tief sitzend und dumpf an, oft treten Übelkeit und Erbrechen auf. Während die Entzündung sich in die Tunica serosa ausbreitet, wird der Schmerz parietal (oberflächlich, stark und lokal) und im rechten unteren Quadranten lokalisiert. Gleichzeitig entwickelt sich eine Abwehrspannung der Bauchdecke.
- Wenn der Appendix perforiert, entwickelt sich eine lokale oder generalisierte Peritonitis, und die Spannung und Starre der Bauchdecke wird stärker.
- Wellenartige, rhythmisch wechselnde und zeitweise verschwindende Schmerzen sind typisch für Darmerkrankungen sowie für einen Gallen-

Tabelle 8.09.2 **Gynäkologische Ursachen eines akuten Abdomens (diagnostische Hinweise)**

Ursache	Diagnostische Hinweise/Beispiele
Ektope Schwangerschaft	Schmerzen, oft in die Schulter ausstrahlend. Ein Harn-Schwangerschaftstest kann negativ sein, ein sensitiver Serum-Test ist normalerweise positiv.
Eierstockerkrankung	Infektion; Oorphitis; Zystenruptur; Zystentorsion
Myom	Torsion; Nekrose; Blutung in die Bauchhöhle, Infektion

Tabelle 8.09.3 **Nicht chirurgische Ursachen eines akuten Abdomens (Beispiele)**

Ursache	Beispiel
Stoffwechselstörungen	Diabetische Ketoazidose Porphyrie Hypertriglyzeridämie Urämie Schmerzzustände assoziiert mit hämatologischen Erkrankungen Hämochromatose (24.65) Addison-Krise
Infektiöse Ursachen	Gastroenteritis Divertikulitis (8.82) Hepatitis Perihepatitis Mononukleose Herpes zoster Pyelonephritis Prostatitis, Epididymitis, Orchitis Sepsis
Ausstrahlende Schmerzen	Myokardinfarkt Perikarditis Pleuritis Lungeninfarkt oder Embolie Spontanpneumothorax Herzinsuffizienz (Leberstauung) Nierensteine
Störungen des Immunsystems	Angioneurotisches Ödem Polyarteritis nodosa Purpura Schoenlein-Henoch Hypersensibilitätsreaktion

gangsverschluss und Uretersteine. Wenn der Schmerz in einen Dauerschmerz übergeht, ist an eine Strangulation zu denken.
- Ein außergewöhnlich rasches Einsetzen der Schmerzen ist typisch für ein perforiertes Ulkus. Die Bauchdecke wird augenblicklich starr, wenn die chemische Peritonitis in eine bakterielle übergeht. Bei der Darmperforation ist der Beginn etwas langsamer: das Schmerzmaximum wird nach etwa 1–2 Stunden erreicht.

Körperliche Untersuchung
- Allgemeine Untersuchung:
  - Herz und Lungen
  - Blutdruck
  - allgemeine neurologische Untersuchung
- Inspektion des Abdomens:
  - flach oder aufgebläht
  - Operationsnarben
  - Hernien (sichtbar oder palpierbar)
- Palpation des Abdomens:
  - Schmerzen und die Lokalisierung des Hauptschmerzes
  - Abdominalwand (weich oder hart, wobei Letzteres auf eine Reizung des Peritoneums hindeutet)
  - palpable Resistenzen
  - Lokalisierung von Hernien
  - Aszites
- Palpation der Genitalien:
  - Hernien
  - Hodenschmerzen oder -schwellung
- Rektaluntersuchung:
  - Tumor, Blutungen, Druckschmerz gibt einen Hinweis auf Analfissur
  - Prostata: Größe, Konsistenz, Knoten
  - Befindet sich Stuhl im Rektum? Farbe des Stuhls
- Auskultation des Abdomens:
  - eine sehr nützliche Untersuchung
  - klingende Darmgeräusche (Obstruktion), fehlende Geräusche (adynamischer Ileus), plätschernde Geräusche (Stenose)

Laboruntersuchungen
- Sind bei Patienten mit akutem Abdomen von geringerer Bedeutung.
- Blutbild, CRP **B**, Harnstreifen, Harn-Amylase, GOT (AST) und GPT (ALT), GGT, Bilirubin, wenn Verdacht auf eine Cholezystitis besteht.

Bildgebende Verfahren
- Abdomen-Leer-Röntgen:
  - Luft in der Bauchhöhle (Perforation), erweiterte Darmsegmente und Flüssigkeitsspiegel (Obstruktion).
- Sonographie:
  - akute Cholezystitis, Abszesse, Aortenaneurysma, gynäkologische Krankheiten, Flüssigkeit in der Bauchhöhle
  - Eine Sonographie als Erstmaßnahme ist sinnvoll.
- Thoraxröntgen:
  - Achten Sie auf Pleuraerguss, Perikarditis oder Herzinsuffizienz und Infektionen der Lunge.
- EKG:
  - Immer angezeigt, wenn eine kardiale Ursache möglich ist.

Notfallbehandlung
- Während der Erstuntersuchung sollte festgestellt werden, wie stark der Stoffwechsel beeinträchtigt ist, und ein Flüssigkeitsersatz sollte vor dem Transport in ein Spital begonnen werden, außer es handelt sich um eine sehr kurze Strecke.

- Beginnen Sie mit der Messung der Harnproduktion (Katheter), falls Zeit dafür vorhanden ist.
- Legen Sie eine Nasen-Magen-Sonde, wenn der Patient wiederholt erbricht.
- Breitspektrumantibiotika sollen gleichzeitig mit der Narkoseeinleitung gegeben werden, wenn eine Peritonitis oder andere Infektionen vorhanden sind.
- Ausgeprägte Störungen der Flüssigkeits- und Elektrolytbilanz sollten vor einer Operation rasch korrigiert werden, ohne die Operation zu verzögern. Eine isotone physiologische Kochsalzlösung ist am besten geeignet.

8.10 Syndroma pelvis spasticum: Levatorsyndrom

Definition
- Ein Syndrom mit tief im Dammbereich sitzenden Schmerzen.

Arten der Schmerzen
- Die krampfartigen Schmerzen können anfallsweise auftreten und den Patienten sogar nachts wecken. Die Dauer eines Anfalls variiert von einigen Minuten bis zu einigen Stunden. Die episodisch auftretenden Schmerzen werden auch als Proctalgia fugax bezeichnet.
- Eine andere Art von Schmerzen in der angeführten Region wird durch langes Sitzen ausgelöst. Diese länger anhaltenden Schmerzen bezeichnet man als Kokzygodynie.
- Die dritte Art von Schmerzen an dieser Stelle ist eine anhaltende, neuralgiforme Schmerzempfindung im Anus (idiopathische Proktalgie). Sie tritt am häufigsten bei älteren Frauen ohne pathologische Befunde auf.

Ätiologie
- Als Ursache der Schmerzen wird ein Spasmus des Levator ani angenommen. Die Stelle, an der die Schmerzen empfunden werden, entspricht dem Ort des spastischen Teils des Muskels.
- Psychogene Faktoren spielen eine große Rolle.

Untersuchung und Behandlung
- Untersuchen Sie den Patienten sorgfältig und überzeugen Sie ihn/sie von der Harmlosigkeit des Symptoms. Viele Patienten können gut mit ihren Symptomen umgehen, wenn sie ausreichend darüber informiert worden sind.
- NSAR und Spasmolytika können wirksam sein, bleiben aber ebenso oft wirkungslos.
- Physiotherapie mit galvanischer Stromtherapie über eine intraanale Sonde kann versucht werden. Die Behandlung bewirkt eine Kontraktion des Levator ani. Die Intensität wird so dosiert, dass sie keine unangenehmen Schmerzen verursacht. Die Behandlung muss jeden 2. Tag wiederholt werden, insgesamt etwa 10-mal. 50–80% der Patienten können von dieser Behandlung profitieren.

Weitere Evidenz
- Frauen: Progesteron kann zur Linderung von Beckenschmerzen unbekannten Ursprungs beitragen; eine Beratung (unterstützt durch eine Ultraschalluntersuchung) kann das Befinden der Patientin deutlich positiv beeinflussen und die Schmerzen lindern **C**.
- Biofeedback kann bei Analkrämpfen eine positive Wirkung haben **C**.

8.21 Gastroskopie

Indikationen zur Gastroskopie

Gastroskopie als diagnostische Untersuchung
- Dyspepsie bei Patienten über 50 Jahren.
- Dyspepsie bei Patienten unter 50, wenn die Beschwerden mit Erbrechen, Gewichtsverlust, Anämie oder Dysphagie einhergehen oder wenn die Symptome anhalten oder nach einem 2–4-wöchigen Therapieversuch wieder auftreten.
- Bei Patienten unter 50 Jahren ist ein Screening auf Helicobacter pylori mit einem C^{13}-Harnstoff-Atemtest oder Antikörpertest und die Behandlung der Helicobacter-positiven Patienten vor einer Gastroskopie eine effiziente und sichere Behandlungsalternative.
  - Bei Patienten mit einer funktionellen Dyspepsie hat eine Helicobacter-Eradikation wenig Wirkung auf die Symptome der Dyspepsie **A**; sie kann jedoch die Heilung eines Ulcus pepticum bewirken, das mit einer Helicobacterinfektion einhergeht.
- Helicobacter-positive Patienten mit Dyspepsiesymptomen und einem erhöhten Ulkusrisiko (Patienten, die NSAR einnehmen, und Raucher)
- anhaltende Symptome, die auf eine Reflux-Erkrankung hinweisen
- Schmerzen oder Probleme beim Schlucken
- Thoraxschmerzen unbekannter Ursache
- Wiederholtes Erbrechen und schnelle Magenfüllung (Pylorusstenose)

- Abnorme oder unklare Befunde im Abdomenröntgen
- Akute Blutungen des oberen Gastrointestinaltrakts; in diesem Fall muss die Untersuchung binnen 24 Stunden durchgeführt werden.
  - Hämatemesis (ausgenommen eine kleine Menge hellen Blutes nach schwerem Erbrechen, die aller Wahrscheinlichkeit nach von einem Schleimhautriss im Rahmen eines Mallory-Weiss-Syndroms stammt.)
  - Meläna (Blutung aus einem Ulcus pepticum)
- Eisenmangel-Anämie oder Verdacht auf eine chronische Blutung.
- Starke Schmerzen im Epigastrium, auch nachts (Verdacht auf ein Ulcus pepticum).
- Dyspepsie bei einem Patienten, der NSAR und perorale Steroide einnimmt.
- Ungewollte Gewichtsabnahme (Verdacht auf ein Ulcus pepticum oder ein Karzinom).
- Verdacht auf Zöliakie (z.B. bei Antikörpern gegen Gliadin, Retikulin, Transglutaminase oder Endomysium im Laborbefund)
- Kontrolle der Abheilung eines Magengeschwürs
- Nachsorge bei einem Barrett-Ösophagus
- Positiver Test auf okkultes Blut im Stuhl (nach einer Untersuchung des Kolons, bei der keine Ursache für die Blutung gefunden wurde)

Gastroskopie als Nachsorgeuntersuchung
- Kontrolluntersuchung bei einem Barrett-Ösophagus
- Kontrolluntersuchung nach Abheilung eines Ösophagus-, Magen- oder Anastomosenulkus
- Kontrolluntersuchung nach Abheilung einer schweren Ösophagitis
- Kontrolluntersuchung nach einem adenomatösen Polypen oder einem Karzinoid des Magens
- Kontrolluntersuchung nach dysplastischen Veränderungen der Magenschleimhaut
- Zur Bestätigung der Wirksamkeit einer glutenfreien Diät bei einer Zöliakie

Gastroskopie als therapeutisches Verfahren
- Polypektomie
- Behandlung von Blutungen und Prävention einer erneuten Blutung
- Sklerosierung oder Ligatur von Varizen
- Dilatation von Strikturen
- Ablation eines Ösophagus-Tumors
- Implantierung eines Stents
- Perkutane endoskopische Gastrostomie

Fälle, in denen eine Gastroskopie nicht angezeigt ist
- Ein unnötiger Einsatz der Gastroskopie sollte vermieden werden. Die folgenden Beschwerden erfüllen nicht die Kriterien:
  - Leichte Symptome, die auf einen gastroösophagealen Reflux hinweisen, der auf eine Änderung der Lebensweise oder leichte Medikation anspricht.
  - Dyspepsie bei einem Patienten unter 50, die im Laufe einer 2–4-wöchigen Probetherapie abheilt, wenn der Patient keine bedrohlichen Symptome hat und keine NSAR einnimmt.
  - Symptome einer Dyspepsie, wenn beim Patienten bereits eine Gastroskopie mit unauffälligem Befund durchgeführt wurde.
  - Symptome, die auf eine Laktoseintoleranz hinweisen, vor einer Probebehandlung mit milchfreier Diät.
  - Symptome, die auf ein Reizkolon hinweisen, wie z.B. Bauchschmerzen, Flatulenz, abwechselnde Phasen von Diarrhö und Obstipation.
  - Floride Gastroenteritis

Tabelle 8.21.1 **Gastroskopische Befunde und histologische Veränderungen von nachgewiesener klinischer Relevanz**

Befund	Klinische Signifikanz
Ösophagus	
Erosive Striae	Ösophagitis
Strikturen, Ulzera	Komplizierte Ösophagitis; Biopsien
Barrett-Ösophagus (histologischer Nachweis)	Ein Areal mit intestinaler Metaplasie; wegen des erhöhten Krebsrisikos sind Kontrollgastroskopien erforderlich; Biopsien
Magen	
Retention	Verzögerte Magenentleerung
Ulkus	Größe, unscharfe Grenzen, ein knotiger Ulkusgrund deuten auf Malignität hin; immer Biopsien
Tumor	Submuköse Tumoren sind oft gutartig, wenn sie kleiner als 3 cm sind; Polypen werden entfernt, ausgenommen hamartomatöse Polypen des Korpus.
Blutende Läsionen, Angiektasie	Können oft endoskopisch koaguliert werden
Schwere Dysplasie	Krebsrisiko
Schwere Atrophie	Krebsrisiko; Patienten mit Symptomen sollten durch wiederholte Gastroskopie kontrolliert werden
Duodenum	
Ulkus	Kein Krebsrisiko
Erosiver oder deformierter Bulbus	Zeigt Risiko eines Ulcus duodeni an
Histologische Bulbitis	Zeigt Risiko eines Ulcus duodeni an
Verlust der Faltenringe	Weist auf eine Atrophie der Villi hin
Mosaikartiges Erscheinungsbild der Schleimhaut	Weist auf eine Atrophie der Villi hin
Histologische Atrophie der Villi	Zöliakie ist sehr wahrscheinlich
Histologische Giardiasis	Eine Behandlung ist fast immer erforderlich

Gastroskopie als Erstuntersuchung bei Dyspepsie

- Biopsiebefunde sind bei der Diagnosestellung hilfreich: Gastritis, Helicobacter-Infektionen, Atrophie, malignes Ulkus, Zöliakie und Giardiasis können diagnostiziert oder ausgeschlossen werden.
- Sichtbare pathologische Veränderungen wie z.B. hämorrhagische Gastritis, leichte Ösophagitis und Telangiektasien sind gut zu erkennen.
- Ein aktives Ulcus pepticum kann auch in einem deformierten Bulbus diagnostiziert werden.
- Nach einer Gastrektomie auftretende Probleme können zuverlässig untersucht werden.
- Der Patient wird keiner Strahlung ausgesetzt.

Vorbereitung auf die Untersuchung und Nachsorge

- Der Patient darf am Abend vor der Untersuchung ab 20 Uhr (oder mindestens 6 Stunden vor der Untersuchung) nichts mehr essen.
- Sucralfat, Antazida (die von der Magenschleimhaut adsorbiert werden) und Medikamente, die die Magenentleerung verzögern, sollten (1–)2 Tage vor der Untersuchung abgesetzt werden. Andere Medikamente können wie gewohnt eingenommen werden.

Tabelle 8.21.2 **Gastroskopische Befunde und histologische Veränderungen von nicht sicherer klinischer Relevanz bei Dyspepsiepatienten**

Befund	Mögliche klinische Signifikanz
Ösophagus	
Gastrische Heterotopie im oberen Drittel	Harmlose angeborene Anomalie
Rötung, rötliche Flecken, diffuse Streifen	Unspezifisch für Ösophagitis
Hiatushernie	Nicht immer mit Symptomen verbunden
Histologische Ösophagitis ohne Erosion	Kann ein normaler Befund im distalen Bereich sein; Sensitivität und Spezifität sind gering.
Magen	
Biliärer Reflux	Keine eindeutige Korrelation mit den Symptomen
Rötung, Erosionen	Keine Korrelation mit Gastritis oder Symptomen
Deformierte präpylorische Falten (+ Erosionen)	Korrelation mit Symptomen unklar
Histologische Gastritis und Helicobacter-Infektion	Keine Korrelation mit den Symptomen
Intestinale Metaplasie	Geht mit Atrophie einher, keine Nachsorge erforderlich
Duodenum	
Rötung und Schwellung	Keine Korrelation mit histologischer Duodenitis

- Nach der Untersuchung sollte der Patient kalte, breiige Speisen zu sich nehmen. Wurde ein Lokalanästhetikum verwendet, dann sollte der Patient während der ersten 1–2 Stunden nach der Untersuchung nichts essen und trinken (Aspirationsgefahr).

Relevante gastroskopische Befunde

- Gastroskopische und histologische Befunde von klinischer Signifikanz sind in Tabelle 8.21.1 aufgelistet.

Gastroskopische Befunde von nicht sicherer klinischer Relevanz

- Gastroskopische Befunde von nicht sicherer klinischer Signifikanz sind in Tabelle 8.21.2 aufgelistet.

Kontraindikationen und Komplikationen bei der Gastroskopie

- Eine dekompensierte Herzinsuffizienz und eine schwere Lungenerkrankung sind Kontraindikationen für eine Gastroskopie.
- Ein rezenter Myokardinfarkt ist eine relative Kontraindikation, obwohl eine Endoskopie bei hämodynamisch stabilen Patienten selten eine Ischämie verursacht.
- Eine Schwangerschaft ist keine Kontraindikation.

8.22 Sigmoidoskopie und Koloskopie

Grundlagen

- Wo eine Fiberoptik-Sigmoidoskopie zu Verfügung steht, soll sie an Stelle der starren Rektoskopie durchgeführt werden. Fiberoptik-Sigmoidoskopie sollte im ambulanten Bereich verfügbar sein. Sogar eine Koloskopie kann ambulant durchgeführt werden.
- Eine ausreichende Darmreinigung ist Voraussetzung für eine erfolgreiche Untersuchung.
- Die Sigmoidoskopie muss immer durch eine Proktoskopie und eine rektale Untersuchung ergänzt werden, um Veränderungen des Analkanals zu erkennen.
- Eine Sigmoidoskopie ist bei der Untersuchung einer blutenden oder anhaltenden Diarrhö oder von frischem Blut im Anus ausreichend, wenn die Ursache der Blutung bei der Untersuchung geklärt wird. Eine mikroskopische Kolitis kann fast immer im Sigma diagnostiziert werden.
- Wenn der Patient eine Eisenmangelanämie oder okkultes Blut im Stuhl hat, muss die Sigmoi-

doskopie durch eine Irrigoskopie ergänzt oder überhaupt eine Koloskopie als erste Untersuchung durchgeführt werden. **Eine gründliche Untersuchung dieser Patienten ist der Schlüssel zur Früherkennung eines Kolonkarzinoms und präkanzeröser Adenome.**
- Wenn bei der Sigmoidoskopie ein Adenom entdeckt wird, muss immer eine Koloskopie durchgeführt werden.

Indikationen für eine Sigmoidoskopie

- Analblutung (8.50):
  - Bei Patienten über 50 sollte eine Sigmoidoskopie (+ Irrigoskopie) durchgeführt werden.
  - Für jüngere Patienten reicht eine Proktoskopie aus, wenn eine Analfissur (8.63) oder typische Hämorrhoiden (8.62) entdeckt werden und die Symptome zu diesen Befunden passen.
- Eine Eisenmangelanämie unbekannten Ursprungs (Sigmoidoskopie + Irrigoskopie oder Koloskopie als erste Untersuchung).
- Okkultes Blut im Stuhl, wenn der Patient keine epigastrischen Symptome hat; sonst ist eine Gastroskopie die erste Untersuchung.
- Chronische Diarrhö: wenn aufgrund der Symptome der Verdacht auf eine entzündliche Darmerkrankung (Proktitis, Colitis ulcerosa oder Morbus Crohn) besteht.
  - Wenn der Patient nach einer Behandlung mit Antibiotika eine Diarrhö oder eine blutende Diarrhö hat, ist eine sofortige Rektoskopie (auch ohne Darmentleerung) oder ein Test auf Clostridium difficile (oder beides) indiziert, um eine Clostridium-difficile-Kolitis zu diagnostizieren.
  - Auch wenn bei einem Patienten mit Diarrhö die Schleimhaut im Kolon ein normales Erscheinungsbild zeigt, muss immer eine Biopsie durchgeführt werden, um die Diagnose einer Kolitis zu klären.
- Eine Änderung der Stuhlgewohnheiten bei Patienten über 50 Jahren, besonders wenn Abdominalschmerzen bestehen.
- Diffuse, erstmals auftretende und stärker werdende Symptome im unteren Abdomen (harmlose Reizkolonsymptome beginnen schon in der Jugend und kehren periodisch wieder).

Fälle, in denen die Sigmoidoskopie nicht die erste Untersuchung ist

- Meläa (schwarzer, teerartiger Stuhl). Die häufigste Ursache ist eine Blutung im oberen Gastrointestinaltrakt, daher sollte zuerst eine Gastroskopie durchgeführt werden.
- Wenn der Patient Symptome hat, die auf eine Laktoseintoleranz hinweisen, sollte zuerst eine Diät ohne Milchprodukte versucht werden.

Vorbereitung des Patienten auf eine Sigmoidoskopie

- Anweisungen für den Patienten:
  - In der Woche vor der Untersuchung den Verzehr von Beeren und Gemüse, die Samen enthalten (Tomaten, Heidelbeeren, Gurken), sowie von Leinsamen vermeiden.
  - Ab dem Abend vor der Untersuchung nur Wasser oder Mineralwasser trinken. Während dieser Zeit sollte der Patient keine andere Nahrung zu sich nehmen.
  - Mit dem Trinken der Polyethylenglykol-Spülflüssigkeit am Morgen der Untersuchung beginnen. 3–4 Liter Flüssigkeit sollten über 3–4 Stunden verteilt eingenommen werden. Während der 1. Stunde kommt es zur Zunahme der Peristaltik und es entwickelt sich eine Diarrhö. Wenn das abgesetzte Material klar ist, kann mit der Untersuchung begonnen werden.
  - Anmerkung: Die Darmreinigung wird in Österreich nach Anweisungen durch die untersuchende Stelle vorgenommen.
  - Ein Natriumphosphat-Klistier ist eine gute Alternative zur Polyethylenglykol-Lavage **Ⓐ**.

Die technische Durchführung der Fiberoptik-Sigmoidoskopie

1. Der Patient liegt auf der linken Seite in leichter Beugung der Hüft- und Kniegelenke.
2. Zuerst wird eine rektale Untersuchung durchgeführt, um mögliche Läsionen nahe dem Anus zu entdecken. Wenn mit den Fingern ein Tastbefund erhoben wird, sollte zuerst eine Proktoskopie durchgeführt werden. Eventuell benötigte Biopsien aus dem Rektum werden aber erst nach der Sigmoidoskopie entnommen.
3. Der Ansatz des Instruments wird mit einem Lidocain-Gel benetzt, bevor es in die Ampulle eingeführt wird.
4. Der Darm wird durch Insufflation von Luft sichtbar gemacht. Das Instrument kann erst weiter eingeführt werden, wenn die Sicht wiederhergestellt ist. Die Sichtkontrolle muss auch während der weiteren Untersuchung immer gegeben sein. Eine Weiterführung des Instruments ohne Sichtkontrolle kann dazu führen, dass die Spitze in ein Divertikel eindringt und den Darm perforiert. Das Instrument wird ohne Verzögerung bis zur maximalen Reichweite eingeführt, der Darm wird dann beim Zurückziehen des Instruments inspiziert. Wenn schon während der Einführung eine Läsion erkannt wird, sollte ihre Position (in cm vom Anus aus gemessen) notiert werden.
5. Wenn das Lumen verschwindet und auch durch Biegen des Instruments und durch weitere Luftzufuhr nicht mehr sichtbar gemacht werden kann, sollte das Instrument einige Zentimeter

zurückgezogen werden, bis wieder das Lumen sichtbar wird. Wenn das Weiterschieben des Instruments nicht gelingt, sollte der Patient eine Rückenlage mit angewinkelter Hüfte und Knien einnehmen und die Fersen auf den Untersuchungstisch stellen. Diese Änderung der Körperhaltung kann zu einer Glättung der Darmschlingen führen.

6. Nachdem das Instrument bis zu seiner maximalen Reichweite eingeführt wurde (oder bis eine Biegung des Darms trotz mehrfacher Versuche keine Weiterführung erlaubt), beginnt die Inspektion durch langsames Zurückziehen des Instruments unter gleichzeitigem Wenden der Spitze, um die ganze Schleimhaut betrachten zu können.

7. Biopsien sollten von makroskopisch verdächtigen Stellen entnommen werden (gewöhnlich mindestens 2 Biopsien pro Stelle, von einem Adenom mehrere). Wenn die Schleimhaut für einen erfahrenen Beobachter normal aussieht, wird durch die histologische Untersuchung nur selten ein pathologischer Befund entdeckt. **Außer bei Diarrhö** müssen Biopsien nicht routinemäßig entnommen werden. Ein kleiner Polyp kann mit der Biopsiezange vollständig entfernt werden. Von größeren Tumoren sollten mehrere Biopsien entnommen werden. Wenn die Schleimhaut einen entzündeten Eindruck macht (glanzlos, blutend, membranbedeckt), sollten Biopsien sowohl von der abnormen Schleimhaut als auch von den umgebenden, normal aussehenden Bereichen entnommen werden. Vermerken Sie auf den Biopsiebehältern die Entfernung vom Anus oder beschreiben Sie auf eine andere Weise die Stelle, an der die Biopsien entnommen wurden. **Wenn die Untersuchung im Rahmen der Nachsorge nach einer entzündlichen Darmerkrankung erfolgt, sollten immer Biopsien entnommen werden, auch wenn der Darm normal aussieht.**

Klinisch relevante Befunde

- Polypen (Adenome) und Tumoren
- Ulzerationen
- Membranen, die sich nicht wegspülen lassen oder deren Entfernung Blutungen verursacht
- Wenn bei leichter Berührung mit dem Instrument Petechien oder Blutungen auftreten
- Glanzloses Aussehen der Schleimhaut, Fehlen des normalen Blutgefäßemusters
- Ein röhrenförmiger Darm ohne Haustrierung
- Teleangiektasien (Angiodysplasien)
- Divertikel
- Hämorrhoiden
- Gewebsentzündungen, Dysplasien, Adenome

8.30 Sodbrennen; Refluxösophagitis

Grundsätzliches

- Ausschluss von lebensbedrohlichen Erkrankungen wie z.B. kardiovaskulären Erkrankungen, schwerer Ösophagitis, Komplikationen eines Ulcus pepticum sowie Ösophagus- und Magentumoren, wenn das Sodbrennen mit anderen plötzlich auftretenden oder ausgeprägten Symptomen wie Thoraxschmerzen, Abdominalschmerzen oder Hämatemesis einhergeht.
- Symptomatische Behandlung der übrigen Patienten mit Sodbrennen sowie Einleitung weiterer Untersuchungen, wenn die Schmerzen persistieren.

Definition

- „Sodbrennen" bezeichnet ein brennendes Gefühl hinter dem Sternum. Es ist nicht ein Schmerz im eigentlichen Sinn des Wortes. Kalte oder heiße Getränke, Zitronensaft und Alkohol verschlimmern oft das Sodbrennen, Antazida lindern es gewöhnlich.
- Bei einer Refluxösophagitis wird der Patient für verschiedene Komplikationen anfällig, was zu einer spürbaren Verschlechterung der Lebensqualität führen kann.

Epidemiologie

- Einer amerikanischen Studie zufolge hatten 7% des gesunden Spitalspersonals täglich und 14% wöchentlich Sodbrennen.
- Während der Schwangerschaft tritt Sodbrennen noch häufiger auf (25–80%).
- Sodbrennen und Refluxsymptome werden mit zunehmendem Alter häufiger.
- Nur eine Minderheit der Patienten sucht ärztliche Hilfe.

Ätiologie

- Sodbrennen wird meistens durch einen Rückstrom von Magensäure in den Ösophagus verursacht. Das Symptom steht oft in Zusammenhang mit
  - einer gastro-ösophagealen Refluxerkrankung (mit oder ohne Ösophagitis),
  - Motilitätsstörungen des Ösophagus (Achalasie, diffuse Spasmen, Nussknacker- (Barrett-) Ösophagus),
  - einem Ulcus pepticum,
  - Magenentleerungsstörung,
  - Reizdarmsydrom (IBS = irritable bowel syndrome),
  - Ösophagus- und Magentumoren,
  - Hiatushernie.

- Reflux ohne organisches Substrat ist häufig. Eine Hiatushernie ist normalerweise nicht mit Refluxsymptomen verbunden.
- Eine transiente Erschlaffung des unteren Ösophagusschließmuskels (TLESR = Transient lower oesophageal sphincter relaxation) ist der wichtigste ätiopathogenetische Faktor. Der Ruhedruck des unteren Schließmuskels kann normal oder niedrig und das Niveau der Säurebildung im Durchschnitt normal sein. Die Kompensationsmechanismen einer Übersäuerung im Ösophagus sowie die Art der Magenentleerung können die Krankheitsentwicklung beeinflussen.

Komplikationen

- Eine Refluxösophagitis ist in den meisten Fällen eine leichte Erkrankung ohne ernste Komplikationen.
- Eine chronische, unbehandelte Entzündung kann zum Ersatz des Plattenepithels durch metaplastisches Zylinderepithel (Barrett-Epithel) führen. Dies ist bei 8–20% aller Ösophagitis-Patienten der Fall und mit einem erhöhten Risiko für ein Adenokarzinom verbunden.
- Eine chronische ulzerierende Ösophagitis kann Strikturen und Schluckbeschwerden verursachen. Ösophagitis ist die Ursache von 7% aller gastrointestinalen Blutungen. Die Blutung ist nahezu immer nur eine Sickerblutung und führt zu Anämie.
- Eine Refluxerkrankung ohne offensichtliche Ösophagitis führt wahrscheinlich nicht zu einer dauerhaften Schädigung des Ösophagus.
- Eine Refluxerkrankung kann mit Aspiration und wiederkehrenden Atemwegsinfekten in Zusammenhang stehen, besonders bei Kleinkindern und älteren Personen.
- Zahnschmelzdefekte sind mit Refluxerkrankungen in Zusammenhang gebracht worden.

Anamnese und klinische Untersuchung

Symptome, die auf eine Refluxerkrankung hinweisen

- Sodbrennen ist das wichtigste Symptom; 75% aller Patienten mit einer Refluxerkrankung haben Sodbrennen. Die Sensitivität des Symptoms ist jedoch gering.
- Das Symptom steht mit Mahlzeiten in Zusammenhang: ausgiebige Mahlzeiten mit fetten Speisen, Schokolade, Kaffee, alkoholische Getränke und säurehältige Fruchtsäfte verschlimmern die Symptome. Milch und Antazida lindern oft die Symptome.
- Vornüberbeugen, Heben, eng anliegende Kleidung und flaches Liegen verschlimmern die Symptome.
- Sodbrennen geht oft mit anderen ösophagealen Symptomen einher: Thoraxschmerzen, Schluckbeschwerden, Rülpsen und saures Aufstoßen.
- Patienten mit einer Refluxerkrankung haben oft weitere gastrointestinale Erkrankungen, wie z.B. Obstipation, Meteorismus und Flatulenz.
- Ältere Personen können als Folge der Aspiration nächtliche Hustenanfälle haben.
- Alarmierende Symptome, die eine unverzügliche Endoskopie erfordern, sind
  ○ Hämatemesis,
  ○ Darmblutung,
  ○ Anämie,
  ○ Dysphagie,
  ○ das Gefühl, dass Essen beim Schlucken stecken bleibt,
  ○ Thoraxschmerzen.

Symptome, die auf eine andere als eine Refluxerkrankung hinweisen

- Bauchschmerzen und Druckempfindlichkeit im Epigastrium deuten auf ein Ulcus pepticum oder eine andere organische Erkrankung des Oberbauchs hin.
- Schmerzen bei körperlicher Anstrengung können kardial bedingt sein. Manchmal werden die ösophagealen und die kardialen Symptome von den gleichen Faktoren verschlimmert. Nitrate lindern auch ösophageal verursachte Schmerzen. Eine Refluxerkrankung kann die Symptome einer ischämischen Herzerkrankung verstärken.
- Dysphagie geht oft mit einer Striktur, einem Tumor oder primären Motilitätsstörungen des Ösophagus einher.

Medikamentöser Therapieversuch vor der Gastroskopie

- Eine diagnostische Versuchstherapie mit Protonenpumpenhemmern kann bei Patienten unter 55 Jahren (in Österreich unter 40) mit typischen, aber nicht bedrohlichen Symptomen einer Refluxerkrankung durchgeführt werden. Unnötige Endoskopien können mit dieser Strategie vermieden werden. Leichte Symptome können zunächst mit den leichtesten Medikamenten behandelt werden: Antazida, H_2-Blocker Ⓐ.
- Führen Sie die Basisuntersuchungen durch, wenn die Symptome länger als 3 Wochen andauern oder nach der medikamentösen Behandlung mehrfach wiederkehren.
- Wenn der Patient jedoch ansonsten gesund ist und keine alarmierenden Symptome hat, kann auch ohne eine Gastroskopie eine Behandlung mit Protonenpumpenhemmern wiederholt werden und über längere Zeit durchgeführt werden.
- Wenn im weiteren Verlauf neue und alarmierende Symptome (wie Dysphagie) auftreten, ist eine Gastroskopie indiziert.

- Falls der Grund der Symptome geklärt ist und diese nach der Behandlung wieder auftreten, kann dieselbe Behandlung wiederholt werden.

Basisuntersuchungen

- Sollten bei allen Patienten durchgeführt werden, die länger als 3 Wochen tägliche oder häufig wiederkehrende Symptome hatten.
  - Gastroskopie
  - Blutbild
- Eine Refluxösophagitis kann durch Gastroskopie mit Biopsien verlässlich diagnostiziert werden. Die Signifikanz eines histologischen Nachweises einer Ösophagitis ohne makroskopische Veränderungen ist umstritten.
- Mit Hilfe der Gastroskopie können andere mögliche Ursachen des Sodbrennens wie z.B. ein Ulcus pepticum sowie Ösophagus- und Magentumoren erkannt bzw. ausgeschlossen werden.

Endoskopische Einstufung einer Refluxerkrankung

- Wahl und Dauer der medikamentösen Therapie hängen vom Schweregrad der Ösophagitis ab. Siehe Tabelle 8.30.

Weitere Untersuchungen

- Wenn endoskopisch keine Ösophagitis nachgewiesen werden kann und der Patient rezidivierend ausgeprägte Symptome hat, unter nicht kardialem Thoraxschmerz leider oder Zeichen einer Aspiration aufweist, kann versucht werden, das Vorliegen einer Refluxerkrankung oder Motilitätstörung auf anderem Wege nachzuweisen.
  - Ambulantes Monitoring der ösophagealen pH-Werte zeigt eine erhöhte Rückflusszeit (pH < 4 während mehr als 5% der Gesamtzeit) und lange Rückflussperioden (> 5 min).

  - Der Druck im unteren Ösophagusschließmuskel sollte vor einer Operation oder bei Verdacht auf eine Motilitätstörung wie z.B. Achalasie gemessen werden.
  - Ein Kontraströntgen des Ösophagus ist angezeigt, wenn eine Motilitätsstörung vermutet wird. Ein normaler Röntgenbefund schließt eine leichte Motilitätsstörung nicht aus.
- Kardiale Ursachen sollten erwogen werden, wenn Belastungsabhängigkeit besteht (4.55)
  - Thoraxröntgen
  - EKG
  - Ergometrie

Behandlung einer gastroösophagealen Refluxerkrankung

- Das Hauptziel ist die Linderung der Refluxsymptome.
- Die meisten Patienten benötigen außerdem eine langfristige Erhaltungstherapie.

Therapieziele
- Beseitigung der Symptome
- Normalisierung der endoskopischen Befunde
- Prävention eines Rückfalls
- Prävention von Komplikationen

Änderungen der Lebensweise und Antazida-Therapie
- Änderungen der Lebensweise und eine gewöhnliche Antazida-Therapie sind oft unzureichend.
  - Hochlagerung des Bettkopfendes (eine Wassermatratze ist ungeeignet) **D**
  - Gewichtsabnahme
  - Auslassen der Abendmahlzeiten
  - häufige kleine Mahlzeiten
  - Vermeidung von schleimhautreizenden Nahrungsmitteln (Zitrusfrüchte, Alkohol, Tomaten, Kaffee)
  - mit dem Rauchen aufhören
  - Vermeidung diverser Medikamente (Nitrate, Calciumantagonisten, Anticholinergika, Theophyllin-Präparate)
  - Alginate oder Antazida, falls erforderlich

Medikamentöse Behandlung
- Die medikamentöse Behandlung ist in Fällen ohne Endoskopie, mit negativem Endoskopiebefund und bei leichter Ösophagitis ähnlich.
- Zur Einstufung des Schweregrades der Ösophagitis siehe die LA-Klassifizierung weiter oben.
- Heilung der Symptome und der Ösophagitis:
  - Leichte Ösophagitis (Grad A und B)
    - Ein Protonenpumpenhemmer 4–6 Wochen lang **A** (Esomeprazol 1 × 20 mg **A**, Omeprazol 1 × 20 mg, Lansoprazol 1 × 30 mg **A** Pantoprazol 1 × 40 mg, Rabeprazol 1 × 20 mg)

Tabelle 8.30 **Das Los-Angeles-Klassifizierungssystem für die endoskopische Beurteilung einer Refluxösophagitis**

Grad[1]	Endoskopischer Befund[2]
A	Ein oder mehrere Schleimhautdefekte, nicht länger als 5 mm; keiner reicht über die Schleimhautfalten hinaus.
B	Ein oder mehrere Schleimhautdefekte, länger als 5 mm sind und von denen keiner 2 Schleimhautfalten überschreitet.
C	Schleimhautdefekte, die über 2 oder mehr Schleimhautfalten hinausreichen, aber weniger als 75% des Ösophagus-Umfangs betreffen.
D	Schleimhautdefekte, die mindestens 75% des Ösophagus-Umfangs betreffen.

[1] Die Grade C und D sind als schwere Ösophagitis zu werten. Die möglichen Komplikationen einer Ösophagitis wie z.B. Strikturen, Ulzera und Barrett-Metaplasie werden getrennt bewertet.

[2] Als Schleimhautdefekt bezeichnet man einen deutlich abgegrenzten, rötlichen oder mit Fibrin bedeckten Bereich.

- Ein H$_2$-Blocker in Standarddosis 2 × täglich (Ranitidin, Nizatidin 2 × 150 mg, Famotidin 2 × 20 mg) 12 Wochen lang
- Cisaprid wurde in den meisten Ländern wegen des Arrhythmie-Risikos vom Markt genommen
  ○ Schwere Symptome einer Ösophagitis der Grade C und D **A**
- Esomeprazol 1 × 40 mg 8–12 Wochen lang **A**
- Omeprazol 1–2 × 20–40 mg 8–12 Wochen lang
- Lansoprazol 1–2 × 30 mg 8–12 Wochen lang **A**
- Pantoprazol 1–2 × 40 mg 8–12 Wochen lang
- Rabeprazol 1–2 × 20 mg 8–12 Wochen lang
- Prävention eines Rezidivs (die Ösophagitis oder die Symptome rezidivieren bei 60–80% der Patienten innerhalb eines Jahres).
  ○ Keine oder eine leichte Ösophagitis:
    - Ein Protonenpumpenhemmer **B** 1 × täglich. Die Minimaldosis ist oft ausreichend.
    - Cisaprid wird nicht empfohlen.
    - Esomeprazol 20 mg lässt sich auch als Bedarfsmedikation bei Beschwerden wirksam einsetzen.
  ○ Mittelschwere oder schwere Ösophagitis:
    - Ein Protonenpumpenhemmer **B** 1 × täglich in Standard- oder Niedrigdosis.
    - Omeprazol 1 × 10–20 mg
    - Lansoprazol 1 × 15–30 mg
    - Pantoprazol 1 × 20–40 mg
    - Esomeprazol 1 × 20 mg

Langzeitbehandlung

- Symptome einer Refluxerkrankung treten bei 80% der Patienten innerhalb eines Jahres nach dem Ende einer sekretionshemmenden Therapie auf.
  ○ Das Ziel ist derzeit, die niedrigste Dosierung anzuwenden, die den Patienten symptomfrei hält.
- Eine Langzeitbehandlung mit Protonenpumpenhemmern ist wirksam und unproblematisch.
- Ein chirurgischer Eingriff (Fundoplikatio nach Nissen) ist in etwa 10% der Fälle erforderlich. Die Indikationen sind:
  ○ therapieresistente Ösophagitis, oder gehäufte Rezidive
  ○ Komplikationen der Ösophagitis: Strikturen, Barrett-Epithel und persistierende Ösophagitis, Blutungen, schwere Aspirationssymptome

Verlaufskontrollen

- Eine leichte Ösophagitis bedarf keiner endoskopischen Weiterbeobachtung, wenn die Symptome gemildert werden konnten.
- Die Heilung einer schweren oder mittelschweren Ösophagitis muss durch eine Endoskopie bestätigt werden. Eine Endoskopie ist auch angezeigt, wenn eine Symptomänderung eintritt.
- Bei einem Barrett-Ösophagus ist eine endoskopische Folgekontrolle im Zweijahresabstand angezeigt, unabhängig davon, ob die aktive Ösophagitis abgeheilt ist. Patienten mit einem Barrett-Ösophagus haben ein erhöhtes Adenokarzinomrisiko.
- Wenn bei der Endoskopie keine Ösophagitis festgestellt wird, sollte die Refluxerkrankung auf die gleiche Weise wie eine Refluxösophagitis behandelt werden. Eine Wiederholung der Endoskopie oder eine Folgekontrolle sind nicht erforderlich, wenn die Symptome abklingen.

Primäre Motilitätsstörungen des Ösophagus

- Siehe auch 8.04.
- Das Ziel der Behandlung ist die Linderung der Symptome und die Prävention von Komplikationen, vor allem von pulmonalen Komplikationen der Achalasie.

Behandlung von Motilitätsstörungen

- Bei diffusen ösophagealen Spasmen kann ein Therapieversuch mit Medikamenten gemacht werden. Die Ergebnisse sind unterschiedlich.
  ○ kurz wirksames Nitroglyzerin vor den Mahlzeiten oder
  ○ Isosorbid-Mononitrat vor den Mahlzeiten
- Wenn die Symptome nicht auf Nitrate ansprechen, versuchen Sie Calciumkanalblocker wie z.B. Nifedipin oder Diltiazem. Beachten Sie, dass Calciumantagonisten die Refluxsymptome verstärken können.
- Die bevorzugte Behandlung bei Achalasie ist die pneumatische Dilatation. Wenn diese nicht erfolgreich ist, wird eine Myotomie (Heller-Operation) empfohlen **B**.

Anmerkung:

In Österreich wird die Ösophagitiseinteilung nach Savary Miller verwendet:
I: vereinzelte Erosionen, streifige oder diffuse Rötung
II: konfluierende Erosionen, die nicht die gesamte Zirkumferenz der Speiseröhre umfassen
III: konfluierende Erosionen, die die gesamte Zirkumferenz umfassen
IV: Komplikationen
   a) Ulkus
   b) Stenose

8.31 Dyspepsie

Grundregeln
- Die Gastroskopie ist die Basisuntersuchung bei Dyspepsiepatienten, die älter sind als 55 Jahre, Alarmsymptome haben oder NSAR einnehmen.
- Die Untersuchung von Patienten mit Dyspepsie, die jünger als 55 Jahre alt sind, sollte mit der Suche nach einer Helicobacter-Infektion beginnen. Helicobacter-positive Patienten werden mit der Triple-Therapie behandelt **A**.
- Ein Therapieversuch mit Protonenpumpenhemmern für 2–4 Wochen vor weiteren Untersuchungen ist angezeigt bei Patienten unter 55, deren Symptome nicht auf eine organische Ursache hinweisen, und die keine NSAR einnehmen **A**.
- Eine Ultraschalluntersuchung des Oberbauches eignet sich nicht als Basisuntersuchung.

Epidemiologie
- Dyspepsie ist ein häufiges Symptom. Dyspeptische Symptome treten bei 20–40% der Bevölkerung auf, die Häufigkeit ist bei Männern und Frauen gleich. Jüngere Personen berichten häufiger über dyspeptische Symptome während der letzten 6 Monate als ältere Personen, ausgenommen Sodbrennen, welches in der jüngeren Altersgruppe weniger häufig ist.
- Dyspepsie ist in 3% der Fälle der Hauptgrund für einen Arztbesuch im Rahmen der Grundversorgung. Aus epidemiologischen Studien kann man schließen, dass nur ein Viertel aller Personen mit dyspeptischen Symptomen einen Arzt aufsucht. Die Wahrscheinlichkeit für einen Arztbesuch
  - hängt nicht vom Schweregrad der Symptome ab,
  - ist größer in den unteren sozialen Schichten und bei älteren Personen,
  - hängt davon ab, wie stark die Symptome den Patienten beunruhigen.

Ursachen einer Dyspepsie
- Organische Ursachen einer Dyspepsie sind unter anderem das Ulcus pepticum, die Ösophagitis, die Duodenitis, das Magenkarzinom, Erkrankungen des Pankreas oder der Gallenwege und Medikamente.
- Eine funktionelle Dyspepsie kann als Schmerz oder als unangenehmes Gefühl definiert werden, die vom Magen oder Duodenum herrühren, ohne dass sich eine organische oder metabolische Ursache nachweisen ließe. Nach dem Essen kann sich Dyspepsie als epigastrischer Schmerz, als Brennen, als Völlegefühl oder als aufgeblähtes Gefühl äußern. Wenn Sodbrennen und saures Aufstoßen die Hauptsymptome sind, leidet der Patient wahrscheinlich an gastroösophagealen Reflux. Eine Heliobacter-Gastritis ist nicht mit bestimmten Symptomen verbunden.

Diagnostik

Symptome und Zeichen, die auf eine organische Erkrankung hinweisen und weitere Untersuchungen erfordern

- Alter über 55, als die Symptome einsetzten
- Alarmsymptome:
  - schwerwiegende Symptome
  - anhaltende Symptome, die vorher noch nicht untersucht wurden
  - Schmerzen, die in den Rücken ausstrahlen
  - Meläna, Hämatemesis
  - wiederholtes Erbrechen
  - das Gefühl, dass Speisen in der Speiseröhre stecken bleiben, Dysphagie
  - objektivierte Gewichtsabnahme
- Anämie
- Starkes Rauchen
- Übermäßiger Alkoholgenuss
- Einnahme von NSAR
- Familienanamnese:
  - Ulcus pepticum
  - Magenkarzinom
  - Zöliakie

Befunde, die auf eine funktionelle Dyspepsie hinweisen und einen Therapieversuch vor weiteren Untersuchungen erlauben

- Alter unter 55
- Symptome:
  - treten kurzzeitig auf
  - sind leicht
  - keine Gewichtsabnahme
  - normale Färbung des Stuhls
- Die Ergebnisse des Basislabors sind normal.

Diagnostische Strategie

- Durch eine klinische Untersuchung lassen sich Schmerzen des Stützapparats von Magen-Darm-Schmerzen unterscheiden. Eine Druckschmerzempfindlichkeit des Epigastriums ist bei einem Ulcus pepticum genauso häufig wie bei funktioneller Dyspepsie und daher kein Unterscheidungsmerkmal.
- Wenn der Patient Symptome hat, die auf eine organische Erkrankung hinweisen, können die folgenden Labortests durchgeführt werden: Blutbild, Serum-ALT (GPT), alkalische Phosphatase. Die chronologische Abfolge der weiteren Untersuchungen ist wie folgt:
  - Helicobacter-Test und Eradikationstherapie
  - therapeutischer Versuch mit Protonenpumpenhemmern für die Dauer von 2–4 Wochen
  - Serum IgA-Transglutaminase-Antikörper und Serum-IgA

- Ösophagogastroduodenoskopie und Biopsien
  - gastroösophagealer Reflux
  - Strikturen
  - Ulcus pepticum und Erosionen der Magenschleimhaut
  - Tumoren
  - Zöliakie
  - Giardiasis (nach Biopsien aus dem Duodenum diagnostiziert)
- Laktose-Provokations-Test oder Gentest
  - Laktoseintoleranz
- 24-Stunden-Monitoring des pH-Werts im Ösophagus
  - Angezeigt, wenn ein Therapieversuch mit Protonenpumpenhemmern keine langfristige Besserung gebracht hat und eine Ösophagusrefluxerkrankung vermutet wird.
- Ultraschalluntersuchung des oberen Abdomens
  - Gallensteine
  - Pankreastumoren
  - Die meisten Gallensteinerkrankungen sind asymptomatisch. Dyspeptische Symptome sind bei Patienten mit Gallensteinen ebenso häufig wie bei Patienten ohne Gallensteine. Daher sollten Gallensteine, die bei dyspeptischen Patienten gefunden werden, nicht automatisch als Ursache der Dyspepsie betrachtet werden **D**. Gürtelartige Schmerzen im Epigastrium, die mehrere Stunden lang anhalten, sind typisch für Gallensteine.
  - Eine Ultraschalluntersuchung des Oberbauches sollte erst erfolgen, wenn eine Gastroskopie und Duodenalbiopsien, ein Laktose-Provokationstest und Therapieversuche gegen funktionelle Dyspepsie durchgeführt wurden und ihre Ergebnisse negativ waren.
- Weitere Untersuchungen: Computertomographie, MRT, ERCP, Koloskopie etc.

Antikörper gegen Heliobacter pylori oder Harnstoff-Atemtest

- Eine Gastritis, die durch eine Heliobacter-Infektion hervorgerufen wird, ist eine häufiges Ereignis und verursacht keine spezifischen Symptome.
- Bei Patienten unter 55 Jahren ist es ein effektiver und sicherer Management-Versuch, nach Helicobacter zu suchen (Harnstoff-Atemtest, Stuhlantigen oder Antikörpertests) und bei Helicobacter-positiven Patienten eine konsequente Therapie vor einer Gastroskopie anzustreben.
  - Bei Patienten mit funktioneller Dyspepsie hat die Eradikation des Helicobacter kaum oder gar keinen Effekt auf die Symptome. Helicobacter-induzierte Ulzera können jedoch behandelt werden.
  - Ein negatives Ergebnis bedeutet, dass der Patient wahrscheinlich kein Ulcus hat, es sei denn, er hat NSAR eingenommen.
- Willkürliche Behandlung von Helicobacter-induzierter Gastritis kann der Ursprung von Antibiotika-resistenten Stämmen, pseudomembranöser Kolitis oder rechtseitiger hämorrhagischer Kolitis sein.
- Es ist nicht sinnvoll, die Messung von Pepsinogen I und II und Gastrin-17 mit dem Helicobacter-pylori-Test zu kombinieren, um eine atrophe Gastritis zu diagnostizieren. Zudem gibt es keine Evidenz, dass Patienten mit atropher Gastritis von endoskopischen Nachkontrollen profitieren würden.
- Wenn eine Gastroskopie auf jeden Fall vorgenommen wird, braucht kein nicht invasiver Heliobacter-Test durchgeführt zu werden, da Heliobacter zuverlässig aus den Biopsien erkannt wird.

Therapeutische Versuche vor einer endgültigen Diagnose

- Ein Therapieversuch von 2–4 Wochen Dauer mit Protonenpumpenhemmern kann bei Patienten unter 55 vor weiteren Untersuchungen durchgeführt werden, falls seine Symptome auf funktionelle Dyspepsie schließen lassen.
- Ein Therapieversuch ist auch dann angezeigt, wenn der Patient schon früher wegen ähnlicher Symptome untersucht wurde, die Ergebnisse aber negativ waren.

Behandlung einer funktionellen Dyspepsie

- Das Ziel der Behandlung ist, den Patienten über die funktionelle Natur der Symptome und die Möglichkeit ihres Wiederauftretens aufzuklären.
- Die viszerale Schmerzgrenze mag niedrig sein, aber die Schmerzen sind real und nicht eingebildet. Eine gute Arzt-Patient-Beziehung ist von größter Wichtigkeit und verhindert einen Teufelskreis von ständig wiederholten Untersuchungen.
- Wenn diagnostische Untersuchungen für Patienten unter 55 Jahren angeordnet werden, sollte man damit rechnen, dass sie wahrscheinlich normal ausfallen werden. Diese Einstellung trägt zur Vermeidung unnötiger Wiederholungen von Untersuchungen bei.
- Folgeuntersuchungen haben gezeigt, dass die Symptome einer funktionellen Dyspepsie nach einer Endoskopie für einige Monate abklingen, danach aber wiederkehren.
- Einige wenige Patienten entwickeln während der Folgebeobachtung eine organische Erkrankung.
- Zur Behandlung von Refluxösophagitis siehe 8.30 und eines Ulcus pepticum siehe 8.32.

Weitere Untersuchungen nach einem Therapieversuch

- Wenn die Symptome des Patienten nicht binnen 2 Wochen nachlassen oder wenn nach einem 4–8-wöchigen Therapieversuch noch immer Symptome vorhanden sind, sollte der Patient zu einer Endoskopie überwiesen werden.

Therapieversuch bei Dyspepsie anderer Ätiologie

- Der Placeboeffekt ist erfolgreich.
  - Antazida sind billige Placebos.
- Krampfartige Symptome
  - Anticholinergika
- Völlegefühl, Blähungen
  - Metoclopramid vor der Mahlzeit, 10 mg
- Helicobacter-pylori-Eradikation als Therapie gegen Dyspepsie kann auch in Erwägung gezogen werden **A**.
- Falls der Patient auch Schmerzen hat, kann ein trizyklisches Antidepressivum vor dem Zubettgehen hilfreich sein.

Oberbauchsonographie zur Beurteilung der Dyspepsie

- Bei der Beurteilung der Dyspepsie ist die Oberbauchsonographie weniger wichtig als die Gastroskopie, sofern die Symptome nicht auf folgende Diagnosen hinweisen:
  - Cholelithiasis (anfallsartige epigastrische Schmerzen, die mehrere Stunden andauern)
  - chronische Pankreatitis
  - Pankreaskarzinom

Organische Ursachen der Dyspepsie

Refluxösophagitis

- Wenn der Patient eine erosive Ösophagitis hat, sollte die Behandlung 1–3 Monate dauern. Eine Kontrollendoskopie nach der Behandlung wird normalerweise nicht benötigt. Das Rückfallrisiko nach der Beendigung der Behandlung ist beträchtlich.
- Wenn der Patient schwere Refluxsymptome hat, aber die Endoskopie keine Ösophagitis zeigt, ist eine ambulante 24-Stunden-pH-Metrie nützlich für die Diagnosestellung und die Wahl der Behandlung.
- NSAR können auch ösophageale Erosionen verursachen und so den gastroösophagealen Reflux verschlimmern.

Ulcus pepticum

- Ein **Ulcus ventriculi** kann bösartig sein (in etwa 5% der Fälle) und sollte daher immer mit einer Biopsie untersucht werden. Die Heilung muss endoskopisch bestätigt werden. Die Verwendung von NSAR ist ein Risikofaktor, vor allem bei Patienten über 60. Eine Helicobacter-pylori-Infektion muss eradiziert werden.
- Ein **Ulcus duodeni** ist kaum jemals bösartig. Die Heilung muss nicht durch eine Endoskopie bestätigt werden. Eine Helicobacter-pylori-Infektion muss bei allen Patienten eradiziert werden, auch bei jenen, die schon einmal ein Geschwür hatten, aber durch die Einnahme von Säurehemmern symptomfrei geblieben sind.

Cholelithiasis

- Siehe 9.24.
- Dyspeptische Symptome sind bei Personen mit Gallensteinen ebenso häufig wie bei Personen ohne Gallensteine.
- Nur eine typische Gallensteinkolik – starke rechtsseitige Schmerzen, die in den Rücken ausstrahlen und einige Stunden andauern – kann als spezifisches Symptom einer Gallensteinerkrankung betrachtet werden. In solchen Fällen ist eine Oberbauchsonographie das primäre diagnostische Verfahren.

Chronische Pankreatitis

- Siehe 9.31.
- Eine seltene Ursache von Abdominalschmerzen, die meistens mit chronischem Alkoholkonsum im Zusammenhang steht.
- Eine Sonographie führt fast nur bei schwerer Pankreatitis zur Diagnose. Leichtere Formen können durch einen Sekretin-Stimulationstest oder eine MR-Cholangiopankreatographie (MRP) diagnostiziert werden.
- Die Bestimmung der Stuhlelastase ist sinnvoll bei der Diagnose von mittelschwerer oder schwerer Pankreasinsuffizienz.

Zöliakie

- Siehe 8.84.
- Eine leichte Zöliakie verursacht unspezifische dyspeptische Symptome.
- Serumtransglutaminase und endomysiale Antikörper sind sensitiv und genau.
- Zwölffingerdarmbiopsien, die während der Gastroskopie entnommen wurden, sind für die Diagnose von entscheidender Bedeutung.

Laktoseintoleranz

- Siehe 8.83.
- Bei Dyspepsie mit ähnlichen Symptomen wie bei einer Motilitätsstörung sollte eine Laktoseintoleranz durch einen Laktose-Provokationstest ausgeschlossen werden, indem die durch den Test hervorgerufenen Symptome beobachtet werden.
- Eine Laktoseintoleranz kann auch gentechnisch diagnostiziert werden.
- Ein anderes diagnostisches Verfahren ist die Beobachtung der Symptome während einer 2-wöchigen laktosefreien Diät.

Magenkarzinom

- Ein Magenkarzinom kann im Frühstadium Symptome verursachen. Das Krebsrisiko nimmt mit fortschreitendem Alter zu. Daher muss bei älteren Patienten eher eine Gastroskopie durchgeführt werden.
- Die Behandlung besteht aus einer chirurgischen Resektion. Eine adjuvante Chemotherapie hat wahrscheinlich keine positiven Auswirkungen **B**.

8.32 Therapie bei Dyspepsie, Ulcus pepticum und Helicobacter-pylori-Infektion

Grundregeln

- Peptische Ulzera sind mit Helicobacter-pylori-Infektionen oder mit der Einnahme von NSAR assoziiert.
- Wenn Sodbrennen oder saures Aufstoßen als Hauptsymptom auftritt, hat der Patient eine Refluxösophagitis (8.30).
- Die Bestimmung von Helicobacter-pylori-Antikörpern, Stuhlantigen oder ein 13C-Harnstoff-Atemtest mit anschließender Behandlung der positiven Fälle ist eine effiziente und sichere Methode zur Behandlung von Patienten unter 55 Jahren, die keine bedrohlichen Symptome zeigen.
  - Bei Patienten mit funktioneller Dyspepsie ist die Wirkung einer Eradikation von Helicobacter pylori begrenzt **A**; ein mit H. p. verbundenes Ulcus pepticum wird jedoch geheilt.
- Wenn die dyspeptischen Symptome ausgeprägt sind (8.31) oder im Alter von 55 Jahren oder später erstmals auftreten, sollte mit der Behandlung erst nach einer Gastroskopie begonnen werden.
- Bei Patienten mit einem Magen- oder Zwölffingerdarmgeschwür muss Helicobacter pylori immer eradiziert werden.

Behandlung eines Ulcus pepticum (Magen- und Zwölffingerdarmgeschwür)

- Eine Eradikation von Helicobacter pylori (siehe unten) ist immer angezeigt, wenn ein Befall durch einen Urease-Schnelltest oder eine Biopsie entdeckt wurde.
- Auf Rauchen und die Einnahme von NSAR sollte verzichtet werden (Paracetamol ist erlaubt).
- Wenn der Helicobacter-Schnelltest negativ ist (und bevor Resultate der Biopsie vorliegen):
  - Ein Protonenpumpenhemmer **A** (Esomeprazol 1 × 20 mg, Omeprazol 1 × 20 mg **A**, Lansoprazol 1 × 30 mg **A**, Pantoprazol 1 × 40 mg oder Rabeprazol 1 × 20 mg).
- Wenn die Symptome länger als 8 Wochen anhalten, ist ein Protonenpumpenhemmer 1 × täglich am Morgen für weitere 8 Wochen die wirksamste Behandlung.

Helicobacter-Infektion

Epidemiologie

- Die meisten Patienten mit H. p. haben keine Symptome; in 10–20% aller Fälle entwickelt sich jedoch im Lauf der Jahre ein Magen- oder Zwölffingerdarmgeschwür und das Magenkrebsrisiko erhöht sich auf das 2–6fache.

Diagnose

- Bei unbehandelten Patienten werden die folgenden Tests vor der Durchführung einer Gastroskopie empfohlen: Bestimmung von IgG-Antikörpern und 13C-Harnstoff-Atemtest. Die Bestimmung der Antigene im Stuhl ist eine weitere Möglichkeit.
- Sensitivität und Spezifität einer qualitativen Vollblutserologie sind nicht immer zufrieden stellend.
- In Verbindung mit einer Endoskopie sind die Biopsie und der Urease-Test die besten Methoden.
- Derzeit wird ein Screening der symptomfreien Bevölkerung nicht als gerechtfertigt angesehen.

Behandlung der Helicobacter-pylori-Infektion

- Ein Magen- oder Zwölffingerdarmgeschwür bei einem Patienten mit Helicobacter-Befall ist jedenfalls eine Indikation zur Eradikation des Keimes **A**.
- Eine Helicobacter-Eradikation kann bei Helicobacter-positiven Dyspepsiepatienten unter 50 Jahren, die keine ausgeprägten Symptome haben, ohne Gastroskopie durchgeführt werden (8.31).
- Heute wird eine Eradikation nach einer gründlichen Untersuchung auch bei anhaltender funktioneller Dyspepsie empfohlen, obwohl kontrollierte Studien gezeigt haben, dass diese Therapie die dyspeptischen Symptome nur bei einer kleinen Minderheit von Patienten bessert **A**.
- Ein Helicobacter-Schnelltest sollte während der Gastroskopie durchgeführt werden. Wenn der Test bei Ulkuspatienten positiv ausfällt, kann sofort mit der Eradikation begonnen werden.
- Siehe Tabelle 8.32 zu Empfehlungen für die Behandlung **A**.
  - Metronidazol wurde nicht unter die Primärempfehlungen aufgenommen, weil eine Resis-

tenz von Helicobacter pylori gegen Metronidazol häufig ist.
- Die Behandlung dauert 7 Tage. Bei einem neu diagnostizierten Ulcus pepticum kann der Protonenpumpenhemmer 2–4 Wochen lang weiter verabreicht werden
- Eine vorangegangene Behandlung mit einem H_2-Blocker oder einem Protonenpumpenhemmer ist keine Kontraindikation für die Eradikation.
- Eine Wiederholungsbehandlung muss aufgrund des Nachweises einer persistierenden Infektion erfolgen und nicht nur wegen der Symptome oder eines serologischen Befundes, der noch lange nach der Eradikation positiv bleibt.
- Konsultieren Sie einen Gastroenterologen, wenn die Eradikation auch mit einer alternativen, zweiten medikamentösen Behandlung misslingt.
- Eine Eradikation ist bei 85–90% aller Patienten erfolgreich, die eine Triple-Therapie erhalten **C**.
- Es ist wichtig, den Patienten zur Fortsetzung der medikamentösen Behandlung zu ermutigen, auch wenn leichte Nebenwirkungen auftreten. In der Praxis verhindern unerwünschte Wirkungen selten die Beendigung der Behandlung, außer wenn allergische Reaktionen auftreten (meistens durch Amoxicillin). Zu den häufigsten unerwünschten Wirkungen gehören:
  - abdominelle Symptome und Diarrhö
  - metallischer Geschmack im Mund (Metronidazol) oder dunkle Färbung des Stuhls (Wismut).
- Helicobacter pylori entwickelt eine Resistenz gegen Metronidazol und Clarithromycin, aber nicht gegen Amoxicillin.
- Bei einem Zwölffingerdarm-Geschwür muss der Erfolg der Eradikation einen Monat nach Beendigung der Behandlung durch einen 13C-Harnstoff-Atemtest bestätigt werden (dieser kann ambulant durchgeführt werden).

- **Die Heilung eines Magengeschwürs muss immer endoskopisch bestätigt werden,** da das Ulkus durch ein Karzinom verursacht sein kann. Während der Endoskopie sollten Biopsien entnommen werden, um den Erfolg der Eradikation zu bestätigen.

Chronische Gastritis

- Die Helicobacter-pylori-Infektion ist der häufigste Grund für eine chronische Gastritis. Bei den meisten Patienten bleibt sie allerdings asymptomatisch.
- Eine chronische Gastritis kann nur durch eine Histologie diagnostiziert werden.
- Chronisch entzündliche Veränderungen werden einige Jahre nach der Helicobacter-Eradikation abheilen.
- Autoimmune Gastritis verursacht eine Atrophie der Korpusschleimhaut und Achlorhydrie. Aufgrund des Fehlens des Intrinsic-Factors wird der Patient nach einigen Jahren einen Vitamin-B_{12}-Mangel entwickeln.
- Atrophe Gastritis erhöht geringfügig das Risiko für Magenkrebs und die Korpusatrophie das Risiko für ein Karzinoid im Magen. Trotzdem sollten regelmäßige gastroskopische Kontrollen nur bei solchen Patienten durchgeführt werden, deren perniziöse Anämie vor ihrem 40. Lebensjahr diagnostiziert wurde.

Anmerkungen für Österreich

- Als Altersgrenzwert wird in dieser Leitlinie an mehreren Stellen 55 Jahre genannt. In Österreich wird jeweils 40 Jahre als Altersgrenzwert empfohlen.
- Die Probetherapie wird nur für 14 Tage empfohlen. Bei Persistenz der Beschwerden ist dann die endoskopische Abklärung notwendig.
- In Österreich steht die Gastroskopie mit Urease-Test und Histologie an erster Stelle der Helicobacter-Primärdiagnostik. Stuhlantigennachweis, 13C-Atemtest (= Harnstoff-Atemtest) und Antikörperbestimmung im Blut (nur bei Erstdiagnose) werden nur in zweiter Linie verwendet.
- In der Verlaufsdiagnostik wird die Überprüfung des Therapieerfolges der Eradikationsbehandlung mit 13C-Atemtest, H.p.-Antigennachweis im Stuhl oder Histologie empfohlen.

Tabelle 8.32 **Empfohlene Eradikationsbehandlung bei Helicobacter pylori**

Erstbehandlung	Wiederholungsbehandlung nach einer erfolglosen Erstbehandlung[1]
Protonenpumpenhemmer, Normaldosis[2] + Clarithromycin 500 mg + Amoxicillin 1 g, jeweils 2 × täglich 7 Tage lang ODER Ranitidin-Wismut-Zitrat 400 mg + Clarithromycin 500 mg + Amoxicillin 1 g, jeweils 2 × täglich 7 Tage lang	Ranitidin-Wismut-Zitrat 2 × 400 mg + Metronidazol 3 × 400 mg + Tetracyclin 4 × 500 mg 7 Tage lang

[1] Nach einmalig misslungenem Versuch
[2] Omeprazol 20 mg, Lansoprazol 30 mg, Pantoprazol 40 mg, Rabeprazol 20 mg oder Esomeprazol 20 mg

8.33 Sichere Anwendung nicht steroidaler Antirheumatika

Magen-Darm-Ulzera durch Einnahme nicht steroidaler Antirheumatika

- Durchschnittlich 25% der Personen, die langfristig nicht steroidale Antirheumatika (NSAR) einnehmen, entwickeln ein chronisches Magen- oder Zwölffingerdarmgeschwür. Das Magengeschwür ist etwa doppelt so häufig wie das Zwölffingerdarmgeschwür.
- Zu den Risikofaktoren für eine durch NSAR verursachte Ulkusblutung gehören:
  ○ Alter über 65 Jahre
  ○ früheres Ulkus
  ○ Kortison-Behandlung
  ○ SSRI-Behandlung einer Depression
  ○ gleichzeitige Einnahme von mehreren NSAR
  ○ hohe Tagesdosis eines NSAR
  ○ neu begonnene oder Langzeit-NSAR-Behandlung
- Ein durch NSAR verursachtes Ulkus ist oft symptomlos und wird erst entdeckt, wenn das Geschwür zu bluten beginnt oder perforiert. Weniger als die Hälfte aller Patienten haben abdominelle Beschwerden, die schon vor dem Auftreten von Komplikationen auf ein Ulkus hinweisen.
- Von allen lebensbedrohlichen Komplikationen, die durch ein Ulkus verursacht werden, treten etwa 40% bei Patienten auf, die mit NSAR behandelt werden, und von allen mit einem Ulkus in Zusammenhang stehenden Todesfällen ereignen sich bis zu 50% in dieser Patientengruppe.
- Das Risiko für ein durch NSAR verursachtes Ulkus ist schon bei kurzzeitiger Einnahme erhöht; eine Langzeiteinnahme verringert das Risiko nicht.
- Die Behandlung eines Ulkuspatienten mit NSAR sollte möglichst abgesetzt oder durch ein reines Analgetikum (z.B. Paracetamol) ersetzt werden.
- Sowohl eine Helicobacter-pylori-(HP)Infektion als auch NSAR scheinen das Risiko für peptische Ulzera unabhängig voneinander zu erhöhen. Eine HP-Eradikation ist bei einem Patienten mit NSAR-induziertem Ulkus bei HP-positiver Gastritis immer indiziert. Suche nach und Eradikation von HP wird vor dem Beginn einer NSAR-Therapie empfohlen, vor allem bei Patienten mit Dyspepsie oder einem peptischen Ulkus in der Anamnese Ⓐ.
- NSAR können auch Läsionen im Dünndarm und eine Kolitis hervorrufen; ebenso können sie eine Refluxösophagitis verschlimmern.

Prävention eines NSAR-bedingten Ulkus

- Das synthetische Prostaglandin-E1-Analogon Misoprostol verhindert wirksam das Auftreten von Magen- und Zwölffingerdarm-Geschwüren und deren Komplikationen bei NSAR-Anwendern Ⓐ. Die empfohlene prophylaktische Dosierung ist 2–3 × 200 µg täglich. Allerdings können gewisse Nebenwirkungen (gastrointestinale Symptome, vor allem Diarrhö) die Anwendung einschränken.
- Die Kombination von Misoprostol mit einem NSAR (Diclofenac) wirkt bei manchen Patienten.
- Protonenpumpenhemmer (z.B. eine Behandlung mit 30 mg Lansoprazol oder 20 mg Omeprazol 1 × täglich) verhindern ebenfalls mit NSAR assoziierte Erosionen, außerdem haben diese Medikamente weniger Nebenwirkungen.

Unerwünschte kardiale Wirkungen

- NSAR sind möglicherweise mit einem erhöhten Risiko für einen Myokardinfarkt assoziiert Ⓐ. Das Risiko ist mit dem der gastrointestinalen Nebenwirkungen gleichzusetzen (ungefähr 3 auf 1000 Anwenderjahre). Naproxen scheint das Myokardinfarktrisiko weniger stark zu erhöhen als andere NSAR.
- Das Risiko eines Myokardinfarkts sinkt binnen weniger Wochen wieder auf das vorhergehende Level, wenn das NSAR abgesetzt wird.
- NSAR prädisponieren möglicherweise Patienten mit einer Herzerkrankung zu einer Herzinsuffizienz oder können diese verschlechtern.

Unerwünschte Wirkungen auf Nieren und Blutdruck

- Ein akutes Nierenversagen kann sich rasch entwickeln, nachdem Patienten mit Risikofaktoren wie z.B. hohes Alter, Diabetes, Herzinsuffizienz, Exsikkose, Infektionen und Einnahme anderer Medikamente mit der Einnahme von NSAR begonnen haben. Es ist aber nach Absetzen des NSAR reversibel.
- Eine Analgetikanephropathie, die auf die Einnahme von Phenacetin-haltigen Produkten zurückzuführen ist, ist schon seit langem bekannt. Offenbar kann auch die Langzeitanwendung von NSAR eine chronische Analgetikanephropathie verursachen, die Inzidenz der Erkrankung ist jedoch unbekannt. Auch die Auswirkungen von NSAR auf die Progression einer chronischen Nierenerkrankung sind noch nicht erforscht.
- NSAR können Hyperkaliämie, eine Flüssigkeitsretention und Hyponatriämie verursachen.
- Die Behandlung von Bluthochdruckpatienten mit NSAR kann die Wirkung von Diuretika und Blutdrucksenkern beeinträchtigen.

Asthma und Allergien

- NSAR verursachen bei 5–10% der Asthmatiker Bronchospasmen. Besonders Patienten, die zusätzlich zu ihren asthmatischen Symptomen Rhinitis und Nasenpolypen aufweisen, neigen zu dieser Art von Überempfindlichkeit.
- Der Bronchospasmus ist ein Klasseneffekt der NSAR. Alle NSAR sind bei Patienten kontraindiziert, die je nach einem NSAR einen schweren Asthmaanfall erlitten haben.

Miktionsbeschwerden

- Tolfenaminsäure (in Österreich nur mehr in der Veterinärmedizin zugelassen) verursacht bei manchen Patienten eine Dysurie, die rasch zurückgeht, wenn das Medikament abgesetzt wird.

Medikamente, die das COX-2-Enzym sowohl selektiv als auch spezifisch hemmen

- Während der Anwendung von selektiven COX-2-Enzym-Hemmern (Celecoxib **B**, Rofecoxib, Valdecoxib und Etoricoxib) war die Prävalenz von Magengeschwüren bei einer gastroskopischen Untersuchung ungefähr die gleiche wie bei der Anwendung eines Placebo.
  - Rofecoxib und Valdecoxib wurden vom Hersteller zurückgezogen.
- Durch die Anwendung von selektiven COX-2-Hemmern wird die Häufigkeit von symptomatischen und komplizierten Ulzera im Vergleich mit nicht selektiven NSAR auf die Hälfte reduziert. Die gleichzeitige Anwendung von niedrig dosiertem Aspirin zu Thromboseprophylaxe verschlechtert die positiven Effekte von COX-2-Hemmern auf das Level der nicht selektiven NSAR.
- Die gleichzeitige Anwendung von COX-2-Hemmern und Warfarin ist mit einem ähnlichen Risiko für Ulkusblutungen assoziiert wie die Kombination von Warfarin mit nicht selektiven NSAR.
- Coxibe scheinen zumindest ebenso viele Ödeme zu verursachen wie nicht selektive NSAR. Auch selektive COX-2-Hemmer sollten Patienten mit Niereninsuffizienz nur mit größter Vorsicht verabreicht werden.
- COX-2-Hemmer sind nicht indiziert bei Kopfschmerzen, leichten Rückenschmerzen oder Sportverletzungen. Die Indikationen für alle COX-2-Hemmer beinhalten Arthrose und rheumatoide Arthritis, zusätzlich für Valdecoxib 40 mg die Dysmenorrhö und für Etoricoxib 120 mg die Gicht-Arthritis. Sie sollten nicht für andere Indikationen verwendet werden.
- Die empfohlene Dosis für Celecoxib ist 200 mg pro Tag, die Maximaldosis beträgt 400 mg pro Tag. Der Effekt der Behandlung sollte nach zwei Wochen evaluiert werden.
- Die Maximaldosis von Etoricoxib für die Arthrose beträgt 60 mg pro Tag, bei rheumatoider Arthritis 90 mg pro Tag und bei Gicht-Arthritis 120 mg pro Tag. Die Behandlung mit der Höchstdosis darf nicht länger als 8 Tage dauern.
- Absolute Kontraindikationen:
  - koronare Herzkrankheit
  - zerebrovaskuläre Erkrankungen
  - Herzinsuffizienz
  - periphere arterielle Verschlusskrankheit
  - für Etoricoxib auch unkontrollierte Hypertension
- Relative Kontraindikationen:
  - Hypertonie
  - Hyperlipidämie

Tabelle 8.33.1 Kriterien zur Auswahl von NSAR in Abhängigkeit vom Risiko einer Ulkusblutung und vom kardiovaskulären Risiko

	niedriges Risiko für eine Ulkusblutung	erhöhtes Risiko für eine Ulkusblutung[1]	hohes Risiko für eine Ulkusblutung[2]
niedriges kardiovaskuläres Risiko (keine Indikation für Aspirin)	nicht selektives NSAR	nicht selektives NSAR + PPI oder Misoprostol oder COX-2-selektives NSAR[3]	Das Analgetikum wird primär von einer anderen Medikamentenklasse gewählt.
Hohes kardiovaskuläres Risiko (Patient nimmt Aspirin oder zumindest ist es indiziert)	Naproxen (wenn der Patient kein Aspirin nimmt, selbst wenn es indiziert ist)	Das Analgetikum wird primär von einer anderen Medikamentenklasse gewählt. Falls ein NSAR als nötig angesehen wird, fällt die Wahl auf Naproxen (oder andere NSAR[4]) + PPI.	Keine NSAR – das Analgetikum wird von einer anderen Medikamentenklasse gewählt.
	COX-2-selektive NSAR sind kontraindiziert.		

[1] Der Patient hat einen der folgenden Risikofaktoren aber keine Ulkusblutung: Alter über 65 Jahre; ein Ulkus in der Anamnese; Glukokortikoidtherapie; Antikoagulation; SSRI-Antidepressiva-Therapie; Kombinationstherapie mit mehr als einem NSAR zur Zeit (beinhaltet auch Niedrigdosis Aspirin); hohe Tagesdosis eines NSAR.
[2] Der Patient hat eine Anamnese mit einer NSAR-assoziierten gastrointestinalen Blutung oder hat mehrere andere Risikofaktoren für eine Ulkusblutung.
[3] COX-2-selektive NSAR inkludieren Celecoxib und Etoricoxib.
[4] Gleichzeitige Einnahme von Ibuprofen und Aspirin könnte den antithrombotischen Effekt von Aspirin vermindern.

- ○ Diabetes
- ○ Rauchen
- Unter diesen Umständen gibt es folgende Alternativen zu COX-2-Hemmern: nicht selektive NSAR + Protonenpumpenhemmer oder NSAR + Misoprostol.

Die Verschreibung von nicht steroidalen Antirheumatika

- Erwägen Sie die Verschreibung von anderen Analgetika.
  - ○ Ein NSAR ist meistens die beste Wahl für entzündliche rheumatische Erkrankungen, Schmerzen nach akuten Verletzungen oder akuten Rückenschmerzen. Für die Behandlung der Arthrose ist möglicherweise Paracetamol (Acetaminophen) oder ein Morphin sicherer und wirksamer.
  - ○ Ein NSAR sollte beim chronischen Rückenschmerz eher nicht verordnet werden.
- Jede Dosiserhöhung eines NSAR erhöht das Risiko für gastrointestinale Blutungen. Die Unterschiede zwischen den einzelnen Wirkstoffen sind zum Teil der Tatsache zuzuschreiben, dass sie in unterschiedlich hohen Dosen verschrieben werden. NSAR in Form von Injektionen oder Suppositorien sind nicht sicherer als die oral verabreichten; transdermale Systeme verursachen an Nebenwirkungen aber nur Asthmaanfälle, und diese sind sehr selten.
- Die Profile für gastrointestinale Nebenwirkungen der einzelnen NSAR sind unterschiedlich. Unter den älteren Wirkstoffen scheint Ibuprofen bezüglich der gastrointestinalen Toxizität relativ sicher zu sein, Piroxicam dagegen hat offenbar das höchste Risiko. Diclofenac verursacht häufiger Leberfunktionsstörungen als die anderen Wirkstoffe.
- Denken Sie an die Vorteile und die Risiken für den Gastrointestinaltrakt, das kardiovaskuläre System und die Nieren, besonders bei Patienten über 65 Jahren.
- Suchen Sie nach weiteren Risikofaktoren und möglichen Wechselwirkungen mit anderen Medikamenten.
- Wenn ein hohes Risiko für den Gastrointestinaltrakt besteht, wählen Sie ein COX-2-selektives oder spezifisches NSAR oder verordnen Sie einen Magenschutz. Achten Sie auf die offiziellen Kontraindikationen für COX-2-Hemmer. COX-2-Hemmer haben eine schlechte Kosteneffektivität, außer wenn sie nur bei Patienten eingesetzt werden, die ein hohes Risiko für gastrointestinale Nebenwirkungen aufweisen.
- Falls das Risiko von kardiovaskulären Nebenwirkungen hoch ist (die Therapie mit Aspirin gilt als Indikator für kardiovaskuläre Krankheit oder ihr Risiko), schätzen Sie den Bedarf an antiinflammatorischen Medikamenten sorgfältig ab und verwenden die kleinstmögliche Dosis für kurze Zeit.
- Tabelle 8.33.1 fasst die Kriterien zur Auswahl von NSAR in Abhängigkeit vom Risiko einer Ulkusblutung und vom kardiovaskulären Risiko zusammen
- Wählen Sie ein Produkt, das den Symptomen des Patienten nach Verlauf und Wirkstärke entspricht.
- Medikamente mit Langzeitwirkung (außer Piroxicam) eignen sich zwar zur Behandlung akuter Probleme, aber bei langfristiger Anwendung

Tabelle 8.33.2 Vergleiche in der Effektivität zwischen verschiedenen Dosen von NSAR während der Behandlung postoperativer Schmerzen

Medikament	Dosis	NNT[1] (95% CI)	Referenz (Cochrane review)
Aspirin	600/650 mg	4,4 (4,0–4,9)	Edwards JE, et al 1999; CD002067
	1.000 mg	4,0 (3,2–5,4)	
	1.200 mg	2,4 (1,9–3,2)	
Diclofenac	25 mg	2,8 (2,1–4,3)	Barden J, et al 2004; CD004768 Ⓐ
	50 mg	2,3 (2,0–2,7)	
	100 mg	1,8 (1,6–2,2)	
Ibuprofen	200 mg	3,3 (2,8–4,0)	Collins SL, et al 1999; CD001548
	400 mg	2,7 (2,5–3,0)	
	600 mg	2,4 (1,9–3,3)	
Naproxen	550 mg	2,6 (2,2–3,2)	Mason L, et al 2004; CD004234 Ⓐ
Paracetamol	1.000 mg	4,6 (3,8–5,4)	Moore A, et al 1998; CD001547
Celecoxib	200 mg	4,5 (3,3–7,2)	Barden J, et al 2003; CD004233
Piroxicam	20 mg	2,7 (2,1–3,8)	Edwards JE, et al 2000; CD002762
	40 mg	1,9 (1,2–4,3)	
Rofecoxib	50 mg	2,2 (1,9–2,4)	Barden J, et al 2005; CD004604 Ⓐ

[1] NNT (number needed to treat) = die Anzahl der Patienten, die behandelt werden müssen, um bei einen Patienten eine mindestens 50%igen Erleichterung über 4–6 Stunden nach Einnahme des Medikaments zu erreichen.

erlauben kurz wirksame Medikamente eine genauere und sicherere Dosierung.
- Überprüfen Sie in regelmäßigen Abständen die Indikation für die Wahl eines Medikaments: Wird das Medikament gegen eine Entzündung oder gegen Schmerzen eingesetzt?
- Sorgen Sie dafür, dass der Patient über alle möglichen unerwünschten Wirkungen und die Maßnahmen, die dadurch notwendig werden könnten, ausreichend informiert ist.
- Tabelle 8.33.2 präsentiert Vergleiche in der Effektivität zwischen verschiedenen Dosen von NSAR während der Behandlung postoperativer Schmerzen.

8.40 Diarrhö beim erwachsenen Patienten

Ziele

- Identifikation von Diarrhö-Patienten mit dringender OP-Indikation:
  - akute Appendizitis
  - Ileus
- Erkennen und Behandlung von Patienten, die an einer behandelbaren Infektion leiden (8.41, 8.42).
  - bakteriell verursachte Infektionen
  - einer Kolitis, die durch Clostridium difficile verursacht wird
  - gleichzeitiges Auftreten von Diarrhö und Malaria oder bakterieller Meningitis
- Erkennen von Patienten, die eine Infektion haben, für die bisher keine wirksame Therapie bekannt ist, und von Patienten, die an sekundärer Diarrhö, nicht an einer Infektionskrankheit leiden.
- Die Laborressourcen sollten von Fall zu Fall gezielt eingesetzt werden, einerseits im Interesse des Patienten, andererseits zur Kontrolle übertragbarer Krankheiten, die für die öffentliche Gesundheit von Bedeutung sind.
- Ein schnelles und systematisches Vorgehen ist wichtig, wenn es konkrete Hinweise auf eine durch Nahrungsmittel übertragene Epidemie gibt.
- Die Möglichkeit einer HIV-Infektion sollte erwogen werden, wenn die Diarrhö mehr als 2 Monate persistiert.

Anzeichen für eine infektiöse Diarrhö

- Deutlich abruptes Einsetzen der Diarrhö
- Fieber, Erbrechen, Gliederschmerzen
- Ein intensives Krankheitsgefühl bei bakterieller Gastroenteritis
- Gesteigerte Peristaltik

Wichtige Fragen in der Anamnese

- Hat der Patient in letzter Zeit Antibiotika eingenommen?
- War der Patient oder ein Familienmitglied in letzter Zeit auf Reisen? Land, Stadt, Hotel?
- Arbeitet ein Familienmitglied in der Nahrungsmittelproduktion oder -zustellung?
- Ist sonst jemand in der Nachbarschaft erkrankt?
- Hat die Familie Kinder, die in ein Tagesheim gehen?

Inkubationszeit und Ätiologie

- Siehe Tabelle 8.40.

Arten der Diarrhö

- Bei Lebensmittelvergiftung wässrige Diarrhö und Erbrechen; Botulismus ist eine Ausnahme
- Wässrige Diarrhö, kein Fieber, keine starken Abdominalschmerzen
- Bakterielle Ruhr (Blut im Stuhl, Fieber, oft Abdominalschmerzen)
- Typhusartiges Syndrom: Kopfschmerzen, hohes Fieber, Krankheitsgefühl, Abdominalschmerzen, Übelkeit und relative Bradykardie, z.B. eine Pulsfrequenz unter 100/Minute, wenn das Fieber über 39° C liegt.
  - Typhus zeigt fast immer das Beschwerdebild eines typhusartigen Syndroms. Typhus kann lebensbedrohend sein.
  - Ein typhusartiges Syndrom tritt bei jedem 10. Spitalpatienten mit einer Salmonelleninfektion auf und kann lebensgefährlich sein.

Klinische Befunde

- Allgemeinzustand
- Grad der Dehydrierung:
  - Zunge
  - Augenhöhlen
  - die Haut des Abdomens bei Kindern
- Auskultation der Darmgeräusche, Palpation des Abdomens, danach Untersuchung auf akute Appendizitis, sofern relevant
- Puls des schwerkranken Patienten:
  - Langsamer Puls und hohes Fieber weisen auf ein typhoides Syndrom hin.
  - Hypotonie kann eine Begleiterscheinung eines toxischen Schocksyndroms sein.

Tabelle 8.40 **Inkubationszeit und Ätiologie der infektiösen Diarrhö**

Inkubationszeit	Ätiologie
1–2 Tage	Lebensmittelvergiftung
1–5 Tage	Virus
3–10 Tage	Bakterium
10–20 Tage im Bereich 4–50 Tage	Salmonella typhi schwer kranker Patient

Differenzialdiagnostik

- Beschwerdebilder, die dringend einen chirurgischen Eingriff erfordern, müssen ausgeschlossen werden.
  ○ Diarrhö in Verbindung mit akuter Appendizitis
  ○ Blinddarmperforation
  ○ ein Ileus bei einem älteren Patienten
  ○ Invagination bei Kindern
  ○ Cholezystitis

Untersuchungen

- Wenn der Patient Fieber hat oder sein Allgemeinzustand beeinträchtigt ist, empfiehlt es sich, die Werte für Serum-C-reaktives Protein sowie Serum-Natrium und -Kalium zu ermitteln. Ein erhöhter CRP-Wert weist auf eine bakterielle Ursache für die Diarrhö hin.

Stuhluntersuchungen

- Eine Stuhlkultur wird nicht bei jedem Diarrhöpatienten benötigt. Der Stuhl sollte auf Salmonellen, Shigellen, Campylobacter und Yersinien untersucht werden, wenn
  ○ die Erkrankung nicht binnen 2 Wochen ausgeheilt ist,
  ○ der Patient berufsbedingt mit Nahrungsmitteln zu tun hat (auch wenn die Symptome leicht sind),
  ○ die Diarrhö von Arthritis oder Arthralgie begleitet ist.
- Eine vorausgegangene Antibiotikabehandlung kann auf Clostridium difficile hinweisen (8.42).
  ○ Ein negativer Clostridium-difficile-Toxintest schließt eine pseudomembranöse Kolitis nicht aus, auch nicht eine durch Antibiotika verursachte Diarrhö.
- Eine Inkubationszeit von mehr als 7 Tagen oder eine lang anhaltende Diarrhö ist ein Grund für eine Untersuchung des Stuhls auf Protozoen und andere Parasiten.
  ○ Salmonellen, Shigellen, Campylobacter und Yersinien: Stuhlkultur
  ○ parasitologische Stuhluntersuchung
  ○ Untersuchung auf Viren im Stuhl nur bei Kindern im Spital
- Zwei Stuhlproben, die am selben Tag genommen wurden, zeigen nur selten unterschiedliche Ergebnisse; Stuhlkulturtests, die an 2 aufeinander folgenden Tagen durchgeführt wurden, ergeben jedoch 16–20% mehr Diagnosen von Campylobacter- und Salmonellen-Infektionen. Für die Diagnose einer persistierenden Diarrhö kann eine 3 × oder noch öfter wiederholte Stuhlkultur erforderlich sein.
- Eine parasitologische Untersuchung des Stuhls ist nicht notwendig, ehe der Patient abermals den Arzt aufsucht und über anhaltende Diarrhö klagt; ausgenommen sind Fälle, in denen eine Parasiteninfektion wahrscheinlich ist. Eine verlässliche parasitologische Stuhluntersuchung beruht auf der Formalin-Äther-Konzentrations-Methode, die 10–15-mal mehr Diagnosen liefert als ein Stuhlabstrich auf einem Objektträger.
- Ein Patient, der länger als 2 Monate an anhaltender Diarrhö und Gewichtsabnahme leidet, sollte um eine Selbstbeurteilung gebeten werden, ob er eine HIV-Infektion für möglich hält. Von der Ansicht des Patienten hängt es ab, ob ein HIV-Test durchgeführt wird. Eine weitere Diskussion ist nur dann notwendig, wenn die Anamnese vorangegangene Geschlechtskrankheiten oder Hepatitis B zeigt oder wenn eine Candida-Infektion des Ösophagus oder des Mundraums diagnostiziert wurde.

Durch Hepatitis-A-Viren verursachte Diarrhö

- Eine Hepatitis-A-Infektion ist bei 4 von 5 Patienten unter 2 Jahren nicht mit Gelbsucht assoziiert.
- Ein Serumtest auf Hepatitis A IgM ist etwa ab dem 10. Tag nach dem Einsetzen der Erkrankung aussagekräftig.
- Impfungen gegen Hepatitis A und B wurden in vielen Ländern in die Impfpläne aufgenommen.

Cholera

- In Endemiegebieten ist Cholera eine häufige Ursache für Diarrhö. In nicht endemischen Gebieten können in der Anamnese festgestellte Reisen in endemische Gebiete oder der Verzehr von gewissen Nahrungsmitteln (z.B. von eingeschmuggelten und unzureichend gekochten Austern) diese Ätiologie nahe legen.

Durch Polioviren verursachte Diarrhö

- Dünner Stuhl oder Diarrhö können Symptome einer Polio-Infektion sein.

Untersuchungen bei Verdacht auf eine Epidemie

- Siehe 8.43.
- Es empfiehlt sich, auf die Diagnose des Indexfalls bzw. der Indexfälle zu warten. Ein Telefonanruf ist oft notwendig, um den Abschluss der Laboruntersuchungen zu beschleunigen. Im Fall einer neu aufgetretenen Epidemie besteht ein häufiger Fehler darin, nur von den symptomatischen Patienten Proben zu nehmen. Eine angemessene Anzahl von Personen, die mit symptomatischen Patienten in Kontakt waren, sollte ebenfalls untersucht werden, wenn es sich um eine durch Nahrungsmittel übertragene Infektion handelt.
- Bei durch Wasser übertragenen Infektionen oder einer Epidemie großen Ausmaßes ist eine den Ressourcen des Labors entsprechende selektive

Probenentnahme angezeigt. Außerdem erfordert die Weiterbeobachtung eine enge Zusammenarbeit zwischen dem örtlichen Labor und dem klinischen Personal.

Serologische Untersuchungen
- Wenn die Diarrhö eines Patienten durch Abdominalschmerzen, Arthritis, Arthralgie oder Karditis kompliziert wird, können sich serologische Tests auf Yersinien, Salmonellen oder Campylobacter als sinnvoll erweisen.
- Nur schwer erkrankte Diarrhöpatienten können in Fällen, in denen die Stuhlkultur negativ war, von einer Diagnose durch einen gepaarten Serumtest profitieren.
- Ein Test auf Hepatitis A IgM ist bei Ikteruspatienten mit Diarrhö angezeigt.

8.41 Klinisches Erscheinungsbild und Behandlung der Diarrhö nach ihrer Ursache bei Erwachsenen

Grundsätzliches
- Der erkannte spezifische Erreger und das klinische Erscheinungsbild beeinflussen die Behandlungsentscheidungen. Die Diagnose einer infektiösen Diarrhö kann nicht alleine auf der Basis der klinischen Symptome gemacht werden.
  - Gewöhnlich gibt es keine systemischen Komplikationen bei viraler und parasitärer Gastroenteritis, auch nicht bei Cholera, die mit einer durch das Choleratoxin verursachten Reiswasser-Diarrhö einhergeht.
  - Die Symptome von Shigellen- und Campylobacter-Infektionen können biphasisch sein.
  - Systemische Komplikationen wie Arthritis, Karditis, Urtikaria, Erythema nodosum, Konjunktivitis und das Reiter-Syndrom entstehen in Zusammenhang mit Infektionen durch Salmonella, Campylobacter, Yersinia enterocolitica und Shigella.
- Neben der oralen Zufuhr von Rehydrationsflüssigkeit sollte eine spezifische Behandlung mit Antibiotika erwogen werden:
  - bei symptomatischen, besonders bei schwerkranken Patienten, sobald eine Diagnose vorliegt
  - bei symptomatischen und asymptomatischen schwangeren Frauen mit einer Campylobacter-Infektion
  - bei allen Patienten mit Shigellen und Yersinia enterocolitica

- Seit es Chinolon-Antibiotika gibt, ist die Behandlung erwachsener Salmonellenpatienten aktiver geworden als in der Zeit davor. In einer Metaanalyse haben Antibiotika jedoch nicht die Dauer der Diarrhö oder des Fiebers bei vorher gesunden Erwachsenen verkürzt. Die Studien berücksichtigten weder Infektionsträger mit gestörtem Immunsystem noch Neugeborene. In vielen Studien wurden weiters schwer kranke Patienten nicht berücksichtigt. Ciprofloxazin ist bei Kindern angewendet worden, aber nur in schweren Fällen, da aufgrund von Tierversuchen der Verdacht besteht, dass das Medikament Ablagerungen in den Knorpeln bilden könnte. Außerdem werden Chinolone in der Schwangerschaft und Stillperiode nicht empfohlen.

Behandlung eines Diarrhö-Patienten ohne spezifische Diagnose
- Behandlung mit einer **oralen Rehydrationslösung** (ORL) ist der Schlüssel zum Erfolg. Dehydrierung wird mit einer wässrigen Lösung bekämpft, die Salz und Zucker in ausgewogenen Mengen enthält. Ein häufiger Fehler besteht darin, nur gesüßte Getränke zu sich zu nehmen, was zu osmotischer Diarrhö führen kann.
  - Ratschläge für Erwachsene: Eine Tasse Tee ohne Milch sollte mit 2 Teelöffeln Zucker gesüßt werden; dazu salzige Kekse essen. Außerdem kann Wasser oder Mineralwasser getrunken werden, bis das Durstgefühl nachlässt. Nicht mehr als ein Drittel der eingenommenen Flüssigkeit sollte aus süßen Getränken bestehen, die aber nicht unbedingt notwendig sind.
  - Es gibt keine Hinweise darauf, dass Fasten für Erwachsene von Vorteil ist; das gilt erst recht für Kinder. Solange die Diarrhö anhält, sollten nur kleine Mahlzeiten eingenommen werden.
- Eine Behandlung mit **Antibiotika** kann die fieberhafte Reisediarrhö verkürzen. Solange der Erreger noch unbekannt ist, kann Norfloxacin (400 mg) oder Ciprofloxacin (500 mg) 3 Tage lang 2 × täglich als Kurztherapie angewendet werden, wenn die Behandlung binnen 24 Stunden nach dem Einsetzen von Fieber und Diarrhö beginnt. Es kann jedoch zu unerwünschten Wirkungen kommen:
  - Möglich ist eine verstärkte bakterielle Resistenz gegen Chinolone.
  - Bei einer Salmonellen-Infektion besteht die Möglichkeit, dass der Patient zu einem Dauerausscheider wird.
- Eine Durchfallerkrankung nach Aufenthalt an einem Ort, an dem Giardia lamblia endemisch ist, kann als Giardiasis behandelt werden. Stuhlproben brauchen nur dann untersucht zu wer-

den, wenn die Behandlung keinen Erfolg hat. Metronidazol hat Antabus (Disulfiram-)ähnliche Nebenwirkungen.

Indikationen zur Einweisung ins Spital

- Starke Schmerzen im Abdomen, eindeutige Druckschmerzhaftigkeit bei der Palpation des Abdomens; bei der Differenzialdiagnose der Diarrhö sind chirurgisch behandlungsbedürftige Erkrankungen zu bedenken.
- Schwere Dehydrierung, die eine intravenöse Flüssigkeitstherapie erfordert; besonders bei älteren Patienten.
- Karditis und Pankreatitis
- Arthritis mit deutlichen Symptomen; oft geht die Diarrhö der Arthritis 2–4 Wochen voraus.
- Das typhoide Syndrom. Der echte Bauchtyphus, der das eigentliche typhoide Syndrom verursacht, ist außerhalb des Krankenhauses selten, aber bei 5–10% anderer Salmonelleninfektionen, die im Spital behandelt werden, treten typhusähnliche Symptome auf.
    - Hohes Fieber, das mit Kopfschmerzen, Krankheitsgefühl, Schmerzen im Abdomen, Nausea, relativer Bradykardie (Puls unter 100 pro Minute) bei Fieber über 39° C sowie mit Diarrhö oder Obstipation beginnt. Die Liste enthält die wichtigsten Erscheinungsbilder des typhoiden Syndroms.
    - Das typhoide Syndrom tritt bei 1–2% der Spitalspatienten mit Campylobacter-Enteritis und Mischinfektionen auf, die von pathogenen Darmbakterien verursacht werden.
    - Die Suche nach einem typhoiden Syndrom hilft bei der Beurteilung der Notwendigkeit einer Einweisung ins Spital. Je mehr Kriterien erfüllt sind, desto größer ist die Notwendigkeit einer Einweisung.
- Ein Guillain-Barré-Syndrom kann als Folge einer Campylobacter-Enteritis auftreten.

Krankenstand, Kontrolluntersuchungen des Stuhls und Behandlung von Infektionsträgern

- Ein Krankenstand von 1 Woche ist bei Patienten erforderlich, die an Diarrhö leiden und beruflich mit Nahrungsmitteln zu tun haben. Eine Verlängerung des Krankenstandes sollte bei jenen Patienten erwogen werden, die nach 1 Woche weiterhin an Diarrhö leiden oder als Ausscheider von Salmonellen oder Shigellen diagnostiziert wurden. Nach 3 negativen Stuhlproben kann ein Träger von Salmonellen oder Shigellen seine Arbeit mit Nahrungsmitteln wieder aufnehmen. Im Falle einer Campylobacter-Infektion genügt es, wenn der Patient symptomfrei ist, doch brauchen viele Patienten mit Fieber und Diarrhö 1 Woche Krankenstand, um sich zu erholen.
- Ein frisch mit Salmonellen infizierter Patient kann, auch wenn er keine Symptome hat, einige Zeit im Krankenstand brauchen, bis hygienische Grundsatzfragen geklärt und mögliche Beschränkungen im Umgang mit Lebensmitteln festgelegt worden sind. Ein Chirurg kann nach einer Behandlung mit Antibiotika seine Arbeit wieder aufnehmen, aber ein in der Lebensmittelbranche Beschäftigter sollte zuerst negative Stuhlproben aufweisen, wenn die Erreger Salmonellen oder Shigellen waren.
- Träger von Salmonellen-, Shigellen- und EHEC-Bakterien sollten nicht in der Lebensmittelbranche arbeiten. Langzeitträger werden immer seltener, da Erwachsene mit Ciproflaxin, 750 mg 2 × täglich 15 Tage lang, behandelt werden können.
- Übertragbare Durchfallerkrankungen, die volksgesundheitlich relevant sind, sind Salmonellen, Shigellen, EHEC-Infektionen und Cholera. Diese Infektionen sollten den zuständigen Behörden gemeldet werden.
- Anmerkung: In Österreich anzeigepflichtig: bakterielle Lebensmittelvergiftungen, Paratyphus, Amöbenruhr, Typhus.
- Kinder, die Träger von Salmonellen sind, sollten nur dann mit Ciproflaxin behandelt werden, wenn es dafür vitale Indikationen gibt. Falls Salmonellen oder Shigellen in den Stuhlproben von Kindern gefunden werden, ist eine Isolation bei unter 5-jährigen indiziert, bis die Symptome abgeklungen sind und eine negative Stuhlprobe vorhanden ist. Bei Kindern über 5 Jahre ist die Isolation angezeigt, bis das Kind länger als 24 Stunden symptomfrei ist. Falls Salmonella typhi diagnostiziert wird, müssen alle Kinder und das Personal im Kindergarten untersucht werden, und die Kinder dürfen aus der Isolation nach 3 negativen Stuhlproben.
- Ein Kind, das ein Träger von EHEC-Bakterien ist, sollte nicht in den Kindergarten geschickt werden.
- Stuhlprobenkontrollen sollten nur bei jenen Patienten durchgeführt werden, die sich nicht erholt haben, die beruflich mit Nahrungsmitteln zu tun haben oder die mit Samonellen oder Shigellen infiziert waren bzw. Cholera hatten.

Ratschläge zur persönlichen Hygiene

- Es gibt keine Hinweise darauf, dass eine Desinfektion des WC-Beckens zu Hause beim Patienten die Ausbreitung der Bakterien verhindern würde. Händewaschen nach jedem Stuhlgang ist ebenso wichtig wie vor der Zubereitung einer Mahlzeit. Die Hände sollten mit Seife gewaschen und mit Wegwerf-Papiertüchern getrocknet werden.

- Mitglieder des Gesundheitspersonals, die symptomfreie Träger von darmpathogenen Keimen sind, können lange undiagnostiziert bleiben, weil bei Entleerungsstörungen der Gallenblase der Erreger verborgen bleiben kann. Wenn das Problem erkannt wurde, können die Betroffenen in bestimmten Bereichen weiterarbeiten, sollten aber gebeten werden, separate Toiletten zu benützen. Eine Gallenblasenoperation kann erforderlich sein, um den Trägerstatus zu beseitigen. Wenn mehrere Tage nach dem Einsetzen einer durch Salmonellen verursachten Diarrhöerkrankung eine Behandlung mit Antibiotika begonnen wird, kann dies zu einer Verzögerung des Nachweises von Salmonellen im Stuhl führen.

Enterotoxische Escherichia coli (ETEC)

- Enterotoxische Escherichia-coli-Bakterien sind die häufigste Ursache für Reisediarrhö. Die Krankheit ist gewöhnlich selbstlimitierend, und der Patient erholt sich rasch.
- Eine Standardlaborkultur des Stuhls für Salmonella, Shigella, Yersinia enterocolitica und Campylobacter zeigt diese Bakterien nicht an, sodass sie undiagnostiziert bleiben.
- Eine Kurzbehandlung mit Norfloxacin, 400 mg 2 × täglich 3 Tage lang, kann, wenn die Behandlung innerhalb von 12 Stunden nach dem Einsetzen der Krankheit begonnen wurde, gewisse Vorteile haben: Verkürzung der Diarrhö um etwa 1 Tag, seltenere Rückfälle und öfter als mit einem Placebo ein subjektives Gefühl der rascheren Genesung. Zu den Problemen einer Kurzbehandlung siehe auch Behandlung ohne spezifische Diagnose (oben).

Enterohämorrhagische Escherichia coli (EHEC)

- Diarrhö ist das Hauptsymptom; manchmal Blut im Stuhl. Die Nieren können geschädigt werden und eine Dialyse erforderlich machen.
- EHEC-Bakterien sind im Stuhl von Rindern gefunden, die Bakterien sind auch aus Rindfleisch isoliert worden.
- **Keine Behandlung mit Antibiotika** Ⓓ.
- Fälle von EHEC sollten den zuständigen Stellen gemeldet werden.

Salmonellosen

- Unter Salmonellosen sind Erkrankungen durch alle anderen Arten von Salmonellen als Salmonella typhi zu verstehen. Nach der Diagnose können mittelschwer erkrankte Patienten mit Salmonellosen oder Personen, die seit über 1 Monat Salmonellen ausgeschieden haben, mit Ciproflaxin 750 mg 2 × täglich oder Norfloxacin 400 mg 2 × täglich 15 Tage lang behandelt werden. Die Behandlung eines Trägers ist angemessen, wenn zusätzlich zur Kultur Resistenztests durchgeführt werden. Eine nicht funktionsfähige Gallenblase oder Schistosomiasis können eine Erklärung für eine anhaltende Ausscheidung von Bakterien sein.

Salmonella typhi

- Der echte Bauchtyphus sollte schon beim geringsten Verdacht im Spital behandelt werden, sobald eine Blutkultur abgenommen wurde. Die Behandlung besteht aus Ciprofloxacin, 750 mg 2 × täglich, Norfloxacin, 400 mg 2 × täglich, Chloramphenicol, 500 mg 3–4 × täglich, oder Cotrimoxazol, 160/800 mg 2 × täglich 10–15 Tage lang.
- Rückfälle treten bei etwa 5% der Patienten auf. Eine Verlängerung der Behandlung mit Chloramphenicol oder Cotrimoxazol hat die Anzahl der Rückfälle nicht verringert. Chinolone führen rascher zu einem Abklingen der Symptome als traditionelle Antibiotika.
- Anmerkung: Chloramphenicol ist in Österreich zur systemischen Anwendung beim Menschen nicht mehr zugelassen.

Shigellen

- Nach der übereinstimmenden Meinung der WHO-Spezialisten sollten nur Infektionen mit Shigella dysenteriae mit Antibiotika behandelt werden, wogegen diese bei Infektionen mit Shigella flexneri keine Wirkung haben.
- Norfloxacin 400 mg 2 × täglich oder Ciprofloxacin 500 mg 2 × täglich 5–10 Tage lang sind wirksamer als Ampicillin oder Cotrimoxazol 7 Tage lang, und die Resistenzbestimmung spricht öfter für die Chinolone. Schon eine Einzeldosis Norfloxacin (800 mg) hat sich als ebenso wirksam erwiesen wie Cotrimoxazol 160/800 mg 2 × täglich 5 Tage lang. Symptomfreie Patienten sollten ebenfalls behandelt werden. Mecillinam kann bei Kindern verwendet werden.

Campylobacter

- Eine Campylobacter-Enteritis ist gewöhnlich selbstlimitierend, und der Patient erholt sich oft ohne ärztliche Intervention. Die Patienten fühlen sich wesentlich schlechter als bei der durch enterotoxische Escherichia-coli-Bakterien verursachten Reisediarrhö.
- Campylobacter kann von einer Person auf die andere übertragen werden.
- Ein Patient, der zum Zeitpunkt der Diagnose symptomatisch ist, sollte Antibiotika erhalten. Die erste Wahl ist Roxithromycin 150 mg 2 × täglich 10 Tage lang, auch andere Makrolide können

wirksam sein. Die Antibiotika der zweiten Wahl sind Doxycyclin und für Kinder Clindamycin. Fluorchinolone werden wegen der vielen resistenten Arten von Campylobacter nicht verbreitet eingesetzt.
- Schwangere Patientinnen sollten mit Erythromycin 500 mg 4 × täglich 5–7 Tage lang behandelt werden.
- In Fällen von anhaltendem Fieber, Komplikationen oder Immunsuppression sollte die Dauer der Antibiotikabehandlung verdoppelt werden, von 5 Tagen auf 10 Tage oder länger.
- Eine Campylobacter-Enteritis ist die zweithäufigste Infektion (nach Atemwegsinfekten), die dem Guillain-Barré-Syndrom einige Tage bis zu 1 Woche vorangeht.

Yersinia enterocolitica

- Sowohl symptomatische als auch asymptomatische Patienten sollten mit Fluorchinolonen 7–10 Tage lang behandelt werden: Norfloxacin 400 mg 2 × täglich oder Ciprofloxacin 500 mg 2 × täglich. Tetracyclin 500 mg 3 × täglich 10 Tage lang ist eine weitere Möglichkeit. Es konnte nicht nachgewiesen werden, dass die Behandlung einer reaktiven Arthritis vorbeugt. Kinder können mit Cotrimoxazol behandelt werden. Für Erwachsene ist die Dosis 160/800 mg 2 × täglich 10 Tage lang.

Clostridium difficile

- Siehe 8.42.
- Clostridium difficile kann im Verlauf einer Behandlung mit Antibiotika eine pseudomembranöse Enterokolitis oder eine lang anhaltende Diarrhö verursachen (besonders bei Cefuroxim-Axetil oral, bei anderen Cephalosporinen, Clindamycin und anderen Breitbandantibiotika).
- Es kommt häufig vor, dass nach einer Spitalsbehandlung mit Antibiotika bei einem nach Hause entlassenen Patienten lang andauernde Diarrhöen auftreten.
- Ein typisches Erscheinungsbild in der Rektoskopie ist eine fleckige, kremige Schicht auf wässrigem Stuhl.
- Bei Patienten mit mittelschweren Symptomen kann man eine gewöhnliche ORL-Therapie (mit einer oralen Rehydrationslösung) versuchen, bevor man mit einer spezifisch gegen Clostridium difficile gerichteten Antibiotikabehandlung beginnt.
- Leichte Fälle einer lang anhaltenden, aber nicht fiebrigen, durch Clostridium difficile verursachten Diarrhö können zu Hause mit Metronidazol 400 mg 3 × täglich 2 Wochen lang behandelt werden, aber fiebernde und schwer erkrankte Patienten sollten in ein Spital überwiesen und wie oben erwähnt mit Metronidazol oder mit Vancomycin oral 125–250 mg 3 × täglich 2 Wochen lang behandelt werden **Ⓒ**. Die vermehrte Verwendung von Vancomycin hat zur Ausbreitung von Spitalsepidemien geführt, die durch Vancomycin-resistente Enterokokken (VRE) verursacht werden.

Virale Diarrhöen

- Virale Diarrhöen, wie Noroviren (Calcivirus), Rotaviren oder Adenoviren werden symptomatisch mit einer ORL-Therapie behandelt, da keine spezifische Therapie verfügbar ist.

Giardia lamblia

- Giardia lamblia sollte immer behandelt werden. Das beste Medikament ist Tinidazol (eine Einzeldosis von 2000 mg), aber auch Metronidazol eignet sich als Einzeldosis von 2400 mg oder 250–400 mg 3 × täglich 7 Tage lang **Ⓐ**. Warnen Sie den Patienten vor einer möglichen Antabusähnlichen Nebenwirkung. Rückfälle kommen vor.

Entamoeba histolytica

- Wenn Entamoeba histolytica im Stuhl keinem bestimmten Erregersubtyp zugeordnet werden konnte, sollten sowohl symptomatische als auch asymptomatische Patienten mit Metronidazol 400 mg 2–3 × täglich 10 Tage lang behandelt werden. Rückfälle sowie ein Amöben-Leberabszess und andere Abszesse sind Indikationen für die Konsultation eines Spezialisten oder zur Überweisung des Patienten an eine Spezialklinik für Infektionskrankheiten.

Cryptosporidium

- Eine wirksame spezifische Behandlung ist nicht bekannt. Konsultieren Sie einen Facharzt für Infektionskrankheiten.

Candida albicans oder andere Candida-Arten

- Manchmal kann eine Candidiasis im Darm gesunder Personen auftreten. Die Behandlung besteht in einer Einzeldosis Fluconazol (150 mg) oder 50 mg 1 × täglich 7–14 Tage lang. Sowohl die Dosis als auch die Dauer der Behandlung sollten bei immunsupprimierten Patienten verdoppelt werden.
- Früher gesunde Personen sollten gefragt werden, ob sie in letzter Zeit Breitbandantibiotika eingenommen haben. Ösophagus- und Mundraum-Candidiasis sind Anlass zur Erwägung eines HIV-Tests oder einer Leukozytendifferenzialzählung, um eine Leukämie auszuschließen. Eine Candidiasis der Vagina ist jedoch ein so häufiger Befund nach der Einnahme jedes beliebigen

Antibiotikums, dass eine Behandlung mit einer Einzeldosis Fluconazol (150 mg) ohne weitere Untersuchung ausreicht. Eine Schwangerschaft gilt als Kontraindikation für Fluconazol.

Pneumocystis carinii

- Kann Diarrhö verursachen, obwohl die üblichen Symptome in der Lunge auftreten. Pneumocystis carinii steht mit Immunsuppression und AIDS in Zusammenhang. Die Infektion wird im Spital oft mit Cotrimoxazol, 15–20 mg/kg täglich, auf 3 Dosen verteilt, oder mit Pentamidin, 4 mg/kg täglich als langsame intravenöse Infusion behandelt. Das letztere Medikament ist auch als Aerosol 1 × täglich verabreicht worden und hat in dieser Form weniger Nebenwirkungen verursacht. Beide Antibiotika wurden auch schon zur Prävention von Pneumocystis carinii verwendet.

Cholera

- Eine ORL auf Reisbasis führt bei Cholerapatienten zur einer Reduktion der Stuhlmenge.

8.42 Durch Antibiotika verursachte Diarrhö

Grundregel

- An die Möglichkeit einer Infektion mit Clostridium difficile ist zu denken, Patienten mit entsprechenden Symptomen sind zu behandeln.

Ätiologie

Clostridium difficile

- Die Mehrzahl aller Fälle von Diarrhö als Folge einer Antibiotikabehandlung bei Erwachsenen wird von der Toxin-produzierenden Variante von Clostridium difficile verursacht. Bei Kindern tritt es seltener auf.
  - Die meisten Antibiotika können eine Clostridium-difficile-Enteritis verursachen, aber das Risiko ist von einem Antibiotikum zum anderen unterschiedlich. Am häufigsten tritt sie bei der Anwendung von Cephalosporinen oder Clindamycin auf.
- Schwerere Verläufe der Erkrankung sind in den letzten Jahren in einigen Ländern aufgetreten. Die verursachenden Stämme dieser Form produzieren sehr große Mengen an Toxinen.

Hämorrhagische Kolitis

- Eine Behandlung mit Penicillin kann eine hämorrhagische Kolitis verursachen.

Klinisches Erscheinungsbild und Diagnose

- Eine wässrige, oft blutige, starke Diarrhö setzt 4–9 Tage nach dem Beginn einer antibakteriellen Therapie ein, manchmal erst nach dem Ende der Antibiotikabehandlung.
- Fieber tritt bei Clostridium difficile häufig auf.
- Bei schwerer pseudomembranöser Clostridium-Kolitis zeigen Rektoskopie und Sigmoidoskopie typische gelblich-graue Membranen. Eine hämorrhagische Kolitis betrifft oft das Colon ascendens.
- BSG und Serum-CRP sind je nach Schweregrad der Erkrankung erhöht. Clostridium-difficile-Infektionen erhöhen das CRP oft über 100 Einheiten.
- Die Diagnose von Clostridium-difficile-induzierter Diarrhö basiert auf dem Nachweis der Bakterien in der Stuhlkultur. Das Auffinden von Clostridium-Toxin im Stuhl beschleunigt die Diagnose.
- Symptomfreie Patienten benötigen nach der Behandlung keine Kontrolluntersuchungen.

Behandlung

Leichte Diarrhö, kein Fieber

- Oft reicht es aus, das Antibiotikum abzusetzen.
- Wenn die Diarrhö länger anhält, führen Sie den Clostridium-difficile-Toxintest oder eine Kultur durch.

Abdominalschmerzen, starke Diarrhö, blutige Diarrhö oder Fieber

- Ein Verdacht auf Basis der klinischen Untersuchung ist ein ausreichender Grund für den Beginn einer Therapie, zumindest bei Patienten mit schweren Symptomen oder Fieber. Wenn möglich, wird der Toxintest oder die Kultur vor Beginn der Behandlung durchgeführt.
  - Metronizadol 400 mg 3 × täglich für 10 Tage p.o. ist das Medikament der ersten Wahl **B**. Die perorale Verabreichung ist wirksamer als die parenterale, daher sollte das Medikament wenn möglich peroral verabreicht werden.
  - Falls Metronidazol nicht verwendet werden kann, ist Vancomycin 125 mg 4 × täglich p.o. die Alternative. Vancomycin ist nicht wirksamer als Metronidazol, und es wirkt nicht bei intravenöser Verabreichung.
- Flüssigkeitszufuhr erfolgt je nach dem Schweregrad der Diarrhö und dem Allgemeinzustand des Patienten.
- Bei 1 von 5 Patienten tritt die Diarrhö wieder auf. Die Therapie ist eine neue Serie von Metronidazol-Gaben. Erst wenn die Behandlung ein 3. Mal wiederholt werden muss, wird die Erkrankung als lang dauernd (ungefähr 3 Wochen) beschrie-

ben. Bei längerer Behandlung mit Metronidazol sollte an die möglichen Nebenwirkungen gedacht werden.
- Bei wiederkehrender Clostridium-difficile-Enteritis können Saccharomyces-boulardii-Probiotika hilfreich sein.
- Bei wenigen Patienten kann die Clostridium-difficile-Enteritis immer wieder kommen, und die Behandlung kann sich über mehrere Monate erstrecken.

Prävention
- Vermeiden Sie die unnötige Verschreibung von Antibiotika.
- Clostridium difficile verbreitet sich durch direkten Kontakt.
  ◦ Sorgfältige Handhygiene ist der beste Weg, um die Übertragung von einem Patienten auf den anderen zu verhindern.
  ◦ Im Umgang mit C.-difficile-infizierten Patienten ist eine andere Form der Handhygiene notwendig als im normalen Umgang:
    – Die Hände werden vor der Behandlung des Patienten desinfiziert. Danach werden sie gewaschen und anschließend wieder desinfiziert.
  ◦ Die Hände sind nach jedem physischen Kontakt mit einem Patienten zu desinfizieren.
  ◦ Handschuhe sind notwendig, wenn die Gefahr besteht, dass die Hände während der Untersuchung mit Ausscheidungen des Patienten in Kontakt kommen.
  ◦ Exkremente an Oberflächen werden mit den notwendigen Maßnahmen beseitigt.
- Patienten mit einer Diarrhö sollten während einer C.-difficile-Epidemie isoliert werden.
  ◦ Möglichst im Einzelzimmer.
  ◦ Falls notwendig, können zwei Patienten mit C. difficile im selben Zimmer untergebracht werden.

8.43 Lebensmittelvergiftung

Grundlagen
- Die Behandlung der Patienten ist symptomatisch, außer bei Botulismus. Eine Therapieanpassung sollte erfolgen, sobald die Ursache der Lebensmittelvergiftung bekannt ist.
- Das Ziel ist, eine epidemische Ausbreitung zu verhindern und die Ursache zu klären.
  ◦ Stuhlproben sollten vom Ersterkrankten (Indexfall) bzw. den Ersterkrankten (Indexfällen) genommen werden, ebenso von Personen mit oder ohne Symptomen in der nächsten Umgebung oder in Verbindung mit dem Ersterkrankten. Im Falle einer großen Epidemie sollten die Stuhlproben auf Salmonellen, Shigellen, Campylobacter und Yersinien sowie virale Erreger untersucht werden.
  ◦ Wenn eine durch Wasser verbreitete Epidemie vermutet wird oder im Fall einer Epidemie, von der eine große Anzahl von Personen betroffen ist, sollte ein Screening der Stuhlproben durchgeführt werden. Die Zielgruppen und die Anzahl der Testpersonen sollten in Zusammenarbeit mit dem Labor oder den Umweltbehörden festgelegt werden.
  ◦ Eine Probe der verdächtigen Nahrungsmittel sollte genommen werden.

Definition
- Eine Lebensmittelvergiftung wird durch Bakterien, bakterielle Toxine oder Viren verursacht. Die Symptome treten plötzlich auf, und zwar bald nach dem Verzehr der kontaminierten Nahrungsmittel, gewöhnlich innerhalb von 24 Stunden. In Fällen, in denen Salmonellen oder Campylobacter die Auslöser sind, kann die Inkubationszeit auch länger sein.

Ätiologie
- Die häufigsten Ursachen einer Lebensmittelvergiftung sind:
  ◦ Bakterien: Staphylococcus aureus, Clostridium perfringens, Bacillus cereus, Salmonellen und Campylobacter.
  ◦ Viren: Rotavirus, Norovirus, Adenovirus, Astrovirus, Calicivirus. Das Norovirus kommt in allen Altersgruppen vor; andere Viren hauptsächlich in der Kinderheilkunde.
  ◦ Andere Erreger und unbekannte Ursachen.
- Aus dem Ausland eingeschleppte Lebensmittelvergiftungen werden oft von einem der Salmonellen-Typen verursacht.
- Botulismus:
  ◦ Eine sehr seltene, aber schwere Vergiftung, die durch das Bodenbakterium Clostridium botulinum verursacht wird.
  ◦ Wird häufig durch zu Hause Eingemachtes verursacht.
  ◦ Die Symptome, zu denen Müdigkeit, Schwindelgefühl und Mundtrockenheit gehören, beginnen innerhalb von 12–36 Stunden nach dem Verzehr des Toxins. Zugleich oder innerhalb von 3 Tagen entwickeln sich neurologische Symptome: visuelle Beschwerden, Schwierigkeiten beim Schlucken, Muskelschwäche.
  ◦ Es treten keine Symptome im Magen-Darm-Trakt auf.
  ◦ Zur Differenzialdiagnose gehören das Guillain-Barré-Syndrom, Polio, Enzephalitis und Myasthenia gravis.

- Obwohl die Krankheit selten ist, ist es wichtig, sie zu kennen und rasch zu identifizieren, da eine frühzeitige Behandlung (Antitoxin, assistierte Beatmung) das Leben des Patienten retten kann.
- Zu den Symptomen der häufigsten Arten von Lebensmittelvergiftungen, die durch Bakterien verursacht werden, siehe Tabelle 8.43.

Anamnese

- Die genaue Zeit des Einsetzens der Symptome.
- Beschreibung der Symptome: Diarrhö, Erbrechen, Fieber, Krankheitsgefühl, Schmerzen.
- Reisen: Auslandsaufenthalte während der letzten Wochen.
- Mahlzeiten, die während der letzten 24 Stunden eingenommen wurden:
  - Welche Lebensmittel wurden konsumiert, wer hat sie zubereitet?
  - Wo wurden die Mahlzeiten eingenommen?
  - Wer und wie viele Personen haben dieselben Lebensmittel verzehrt?
  - Wie viele Personen sind erkrankt?
  - Welches Nahrungsmittel hält der Patient für den Auslöser?
- Gehört der Patient zu einer Risikogruppe für die Verbreitung von Salmonellen am Arbeitsplatz?
  - in der Nahrungsmittelindustrie Beschäftigte
  - Pflegepersonal
  - Schulkinder
  - Kinder in Tagesheimen
- Der Schweregrad der Lebensmittelvergiftung im Verhältnis zum Alter (Neugeborene und ältere Personen sind besonders gefährdet) und zu den chronischen Erkrankungen des Patienten.

Behandlung

- Ausreichende Flüssigkeitszufuhr, davon mindestens ein Drittel nach Art einer oralen Rehydrationslösung (8.41).
- Ruhe; nötigenfalls 1–2 Tage Krankenstand.
- Symptomatische Behandlung einer anhaltenden Diarrhö zusätzlich zur Flüssigkeitstherapie.
- Wenn Salmonellen oder Campylobacter als Auslöser vermutet werden, erwägen Sie die Verabreichung von Antibiotika an Neugeborene, ältere Personen und chronisch Kranke.
  - Ratschläge zur Toilettenhygiene: Nach dem Stuhlgang und immer vor dem Berühren von Nahrungsmitteln sollten die Hände mit warmem Wasser und Seife gewaschen werden. Die Hände sollten mit Wegwerf-Papiertüchern getrocknet werden; diese werden so lange verwendet, wie die Diarrhö anhält oder ein möglicher Auslöser vorhanden ist.
  - Der Patient darf keine Mahlzeiten für andere Personen zubereiten.
  - Personen, die zu möglichen Risikogruppen gehören, sollten vorübergehend von der Arbeit in Küchen, Schulen und Kindergärten abgezogen werden.
- Keine Antibiotikatherapie, bevor eine Stuhlprobe untersucht wurde.

Klärung der Ursache einer Epidemie

- Wenn eine ganze Personengruppe erkrankt ist, sollten die Leiter der örtlichen Primärversorgungsdienste oder der Beamte, der für übertragbare Krankheiten zuständig ist, die Situation beurteilen. Der Amtsarzt sollte Stuhlproben nehmen. Wenn ein Verdacht auf Lebensmittelvergiftung außerhalb der Amtszeiten entsteht, empfiehlt es sich, sofort den zuständigen Amtsarzt zu verständigen.
- Wenn der Verdacht besteht, dass die Infektion in einem öffentlichen Speiselokal, bei einem Speisenzustelldienst oder in einem Lebensmittelgeschäft entstanden ist, sollte der Amtsarzt mit dem betreffenden Betrieb Kontakt aufnehmen. Wenn der Patient bzw. Kunde selbst Kontakt aufnimmt, bekommt er oft zu hören, dass die verdächtigen Nahrungsmittel aufgegessen oder weggeworfen worden sind.
- Die Patientenanamnese gibt oft Hinweise auf einen möglichen Erreger oder ein bestimmtes Nahrungsmittel. Häufige Träger von Infektionen sind Lebensmittel, die tierische Proteine enthalten und kalt serviert werden:
  - Fleisch oder Fisch, die unzureichend erhitzt/gekühlt wurden

Tabelle 8.43 Symptome der häufigsten Arten von Lebensmittelvergiftungen, die durch Bakterien verursacht werden				
	Staphylococcus aureus	Clostridium perfringens	Bacillus cereus	Salmonella
Einsetzen	abrupt	abrupt	abrupt	oft abrupt
Inkubationszeit	3–4 (1–6) h	10–12 (–20) h	8–16 h	6–72 h
Erbrechen	beinahe immer	selten	selten	oft
Diarrhö	schwer	schwer	schwer	häufig
Abdominalschmerzen	mäßig	stark	stark	mäßig
Fieber	kaum	nicht oft	nicht oft	häufig
Krankheitsgefühl	stark, abrupt einsetzend	leicht	leicht	häufig
Gelenkschmerzen	keine	keine	keine	können auftreten
Dauer der Symptome	5–12 h	6–24 h	6–24 h	mehrere Tage

- aufgeschnittenes kaltes Fleisch oder Huhn
- Austern
- Bohnensprossen, Salate, Saucen und gefrorene Beeren
- Eier und Mayonnaise
- Milchprodukte, Süßwaren
- aus dem Urlaub mitgebrachtes Fleisch, Fleischprodukte und Käse
- Von diesen Speisen und den Rohmaterialien für ihre Zubereitung sollten Proben zur bakteriologischen und/oder virologischen Untersuchung genommen werden.
- Außer den Lebensmitteln selbst sollten auch die Lebensmittelverarbeiter und die Utensilien inspiziert werden.
  - An den Händen: Verletzungen, Hautefloreszenzen; Proben von Infektionen
  - Mögliche Symptome: **Nahrungsmittelverarbeiter mit Symptomen sollten von der Arbeit abgezogen werden, wenn eine Verbreitung der Infektion wahrscheinlich ist.**
  - Utensilien: Messer, Schneidbretter, Handtücher, Küchengeräte etc.
- Stuhlproben sollten zumindest von einigen Personen genommen werden, die an Diarrhö leiden.
Anmerkung: In Österreich anzeigepflichtig: bakterielle Lebensmittelvergiftungen, Paratyphus, Amöbenruhr, Typhus.

8.44 Anhaltende Diarrhö bei Erwachsenen

- Zur akuten Diarrhö siehe 8.40.

Grundregeln

- Erkennen von infektiösen Diarrhöen, die gezielt zu behandeln sind (Giardiasis lamblia, Clostridium difficile).
- Durchführung der Basisuntersuchung zur Frühdiagnose häufiger Malabsorptionskrankheiten (Zöliakie, Laktoseintoleranz) und entzündlicher Darmerkrankungen (Colitis ulcerosa, Morbus Crohn).
- Ausschluss von malignen Erkrankungen.
- Die häufigste Erkrankung ist eine funktionell begründete Diarrhö (Synonym: Colon irritabile, IBS), die durch Ausschluss anderer Möglichkeiten diagnostiziert wird. Der Patient bedarf der Weiterbeobachtung, weil bei einer organisch begründeten Diarrhö im Frühstadium nicht immer auffällige klinische Zeichen oder Laborbefunde vorhanden sind. Eine gutartige Kolitis ähnelt mikroskopisch dem IBS.
- Erkennen einer Überlaufdiarrhö durch Obstipation bei älteren Personen.

Kriterien einer prolongierten Diarrhö

- Mehr als 3 Stuhlgänge pro Tag
- Die Diarrhö dauert länger als 3–4 Wochen.
- Schon geringfügige Veränderungen der Darmfunktion können den Beginn der Krankheit ankündigen.

Ätiologie

- Medikamente
  - Laxantien, Antibiotika, Cholinergika, magnesiumhaltige Antazida, Eisen, Chinidin, Cholestyramin.
  - Antibiotika können eine Clostridium-difficile-Kolitis (pseudomembranöse Kolitis) verursachen, die bei älteren Personen eine ernste Erkrankung sein kann.
  - Die Signifikanz einer durch Antibiotika verursachten Hefe-Kolonisierung ist unbekannt; die Beschwerden klingen meistens ohne Medikamente ab.
- Maligne Erkrankungen:
  - Kolonkarzinome und andere maligne Erkrankungen des Gastrointestinaltrakts (besonders Lymphome).
- Systemische Erkrankungen:
  - Hyperthyreose, AIDS, diabetische autonome Neuropathie, Urämie, Pankreasinsuffizienz, Malabsorption verschiedenen Ursprungs.
- Entzündliche Darmerkrankungen:
  - Colitis ulcerosa und Morbus Crohn (8.80).
- Formen der mikroskopischen Kolitis: Kollagenolitis und Lymphozytenkolitis
- Infektionen:
  - Bakterien oder Parasiten verursachen nur selten eine lang anhaltende Diarrhö. Clostridium difficile und Campylobacter sind die häufigsten Ursachen, manchmal auch EHEC (Enterohämorrhagischer E coli) oder Yersinia.
  - Eine Giardiasis-assoziierte Diarrhö beginnt typischerweise nach einer Auslandsreise. Negative Stuhltests sind unzuverlässig, eine versuchsweise Einmaldosierung eines entsprechenden Medikaments (Metronidazol) kann die beste Option sein. Die Behandlung einer Amöbiasis sollte länger dauern.
- Ischämische Kolitis: Die Patienten haben oft eine schwere generalisierte Vaskulitis.
- Ernährungsgewohnheiten
  - Eine Laktosemalabsorption (8.83) ist häufig. Sie ist oft ein zufälliger Befund und nicht die Ursache der Diarrhö. Hypolaktasie kann eine Sekundärfolge einer Zöliakie sein oder im Rekonvaleszenzstadium einer schweren Gastroenteritis auftreten.
  - Malabsorption von Xylit, Sorbit oder Fruktose kann eine Diarrhö verursachen.
  - Die Zöliakie (8.84) wird durch Gluten in Weizen, Roggen und Gerste verursacht.

- Nahrungsmittelallergien, die erst im Erwachsenenalter auftreten, sind eine seltene Ursache von Durchfällen. Eine Allergie gegen rohes Wurzelgemüse kann Symptome in der Mundhöhle und im oberen Gastrointestinaltrakt verursachen.
- Die Existenz und Bedeutung einer Hefe-Allergie sind umstritten.
• Ein Reizdarmsyndrom (IBS, Colon irritabile, Colica mucosa) kann diagnostiziert werden, nachdem alle anderen Krankheiten ausgeschlossen wurden.

Beurteilung eines Patienten mit anhaltender Diarrhö

Anamnese
• Beginn und Dauer der Diarrhö:
  - Eine infektiöse Kolitis beginnt akut mit Fieber und Allgemeinsymptomen.
  - Eine entzündliche Darmerkrankung beginnt unmerklich, wenn sie nicht von einer Infektion ausgelöst wird.
  - Eine anhaltende Diarrhö mit langen asymptomatischen Perioden weist auf eine Funktionsstörung hin.
• Eine Diarrhö, die nach einer Auslandsreise beginnt, erfordert umfassende mikrobiologische Untersuchungen.
• Denken sie an Medikamente und eine mögliche frühere Darmoperation bei der Suche nach der Ursache von Durchfällen.

Therapieversuch
• Lactosemalabsorption kann ein irreführender und unzureichender Befund sein, der eine korrekte Diagnose verschleiert. Laktosefreie Kost sollte die Symptome innerhalb von 2 Wochen bessern. Bei vielen Patienten steht Laktoseintoleranz mit einem Reizdarm (IBS) in Zusammenhang, was die Interpretation der Ergebnisse eines Therapieversuchs schwierig macht.

Laboruntersuchungen
• Zu den Basisuntersuchungen gehören Blutbild, BSG, CRP, 3 × okkultes Blut im Stuhl, eine Stuhlbakterienkultur und ein Clostridium-Toxintest oder eine Clostridium-Kultur sowie eine Untersuchung auf Parasiten, wenn angezeigt.
• Ein Eliminations-Provokationstest kann als Alternative zum Laktose-Toleranztest verwendet werden.
• Probleme mit der Interpretation der Ergebnisse können sich aus den individuellen Unterschieden bei der Laktosetoleranz von Patienten mit Hypolaktasie ergeben. In unklaren Fällen ist ein Gentest sinnvoll.
• Weitere Untersuchungen: Koloskopie oder Sigmoidoskopie ergänzt durch eine Irrigoskopie.

Diagnostische Hinweise

Alter
• Bei jungen Patienten und Patienten mittleren Alters ist eine anhaltende Diarrhö oft funktionell (8.08) und wird durch Malabsorption oder durch von Kindheit an vorhandene Lebensmittelallergien verursacht. Geblähter Bauch, Schmerzen, Flatulenz und Schleimabgänge zusammen mit einer Diarrhö verschiedenen Schweregrades stimmen mit den Symptomen eines Reizdarms überein.
• Entzündliche Darmerkrankungen treten auch bei jungen Personen auf. Bei Morbus Crohn sind BSG und CRP oft erhöht.
• Bei älteren Personen sollten systemische und maligne Erkrankungen erwogen werden.

Okkultes oder sichtbares Blut im Stuhl
• Wenn Blut im Stuhl entdeckt wird, denken Sie an eine Colitis ulcerosa, Morbus Crohn, ischämische Kolitis und an maligne Erkrankungen. Veranlassen Sie weitere Untersuchungen des Patienten ohne vorhergehenden Therapieversuch. Divertikel können als Ursache von Blutungen in Erwägung gezogen werden, wenn kein anderer Grund gefunden wird.
• Schleim im Stuhl ist kein bedrohliches Anzeichen, wohl aber blutiger Schleim oder sichtbares Blut. Schleimbildung allein kann beim Reizkolon (IBS) auftreten.

Fieber und erhöhte Infektionsparameter
• Fieber und erhöhte CRP- und BSG-Werte treten oft im Frühstadium einer infektiösen Diarrhö oder bei Morbus Crohn auf.
• Bei Colitis ulcerosa treten diese Befunde nur in sehr schweren Fällen auf.

Geringe Stuhlmengen und häufiger Stuhlgang
• Deutet auf distale Kolitis oder Proktitis hin.
• (Blutiger) Schleim befindet sich häufig auf der Oberfläche des Stuhls.
• Zu den Grunduntersuchungen gehören Sigmoidoskopie und Biopsie.
  - Eine Colitis ulcerosa im Frühstadium kann schwer von einer infektiösen Kolitis zu unterscheiden sein, der histologische Befund ist dabei oft hilfreich.
  - Eine Biopsie ist unerlässlich, selbst wenn die endoskopischen Befunde normal sind; eine mikroskopische Kolitis wird nur durch eine histologische Untersuchung erkannt.

Große Stuhlmengen, Gewichtsabnahme und Anämie
• Deuten auf eine proximale Darmerkrankung oder eine Malabsorptionserkrankung (Zöliakie) hin.
• In Wasser schwimmende Stühle weisen meistens auf Gärungsprozesse und eingeschlossene

Luft in den Stühlen und nicht auf Fettdiarrhö hin.
- Schmerzen im Bereich des Nabels und im rechten unteren Quadranten deuten auf eine proximale Darmerkrankung hin.
- Anhaltende wässrige Durchfälle mit wechselhafter Ausprägung können auch durch eine Kollagenkolitis (8.80) oder eine Lymphozytenkolitis verursacht werden; in diesen Fällen treten keine Allgemeinsymptome und kein Gewichtsverlust auf.
- Weitere Untersuchungen sollten vorgenommen werden, um eine Lactoseintoleranz (8.83), Zöliakie (8.84), Colitis ulcerosa, Morbus Crohn (8.80) oder eine Pankreasinsuffizienz (9.32) zu identifizieren.

Schwerwiegende Symptome und Befunde, die Untersuchungen ohne Therapieversuch erfordern
- Mehrfach sichtbares Blut im Stuhl
- Gewichtsabnahme, Fieber oder schweres Krankheitsgefühl (an HIV-Infektion denken!)
- Plötzliches Einsetzen und ständige Verschlechterung
- Durchfälle auch während der Nacht
- Auftreten einer Diarrhö im hohen Alter
- Auffällige Ergebnisse bei Labortests (Hämoglobin, BSG, CRP, Leberfunktionstests, okkultes Blut im Stuhl)
  - Labortestergebnisse sind normal bei Funktionsstörungen, Laktosemalabsorption und mikroskopischer Kolitis.

Indikationen zur Konsultation eines Spezialisten
- Verdacht auf Zöliakie, zu einer Biopsie des Dünndarms (Gastroskopie)
- Colitis ulcerosa und Morbus Crohn
- Ausgeprägte Symptome bei unklarer Diagnose

8.50 Untersuchung eines Patienten mit rektalen Blutungen
- Zu Ursachen von Blutungen siehe 8.51.

Definition
- Eine rektale Blutung ist charakterisiert durch frisches oder geronnenes Blut im Stuhl bzw. im Zusammenhang mit einem Stuhlgang.
- Die Farbe des Stuhls ist ansonsten normal, im Gegensatz zur Meläna (8.52), welche durch schwarze, teerige Stühle charakterisiert ist, oder zum kastanienbraunen Stuhl, der oft bei Blutungen im Zökum gesehen wird.

Grundregeln
- Identifizierung von Ort und Ursache der Blutung. Hierbei ist es äußert wichtig, zwischen Blutungen aus dem Analkanal und dem proximalen Kolon zu unterscheiden. Erstere kann meistens lokal behandelt werden, Letztere erfordert einen umfassenderen Zugang.
- Erkennen von Patienten mit einem Tumor, einer entzündlichen Darmerkrankung oder anderen Beschwerden, die eine spezifische Behandlung erfordern.
- Erkennen von Patienten mit Hämorrhoiden, einer Analfissur, einer Exkoriation der Analhaut oder anderen Beschwerden, die symptomatisch behandelt werden können.

Anamnese
Art der rektalen Blutung
- Tritt die Blutung nur im Zusammenhang mit Stuhlgang auf oder auch davon unabhängig?
- Ist das Blut frisch, verklumpt oder alt (kastanienbraun)?
- Wo ist die Blutung sichtbar?
  - während der Reinigung (äußere oder prolabierte Hämorrhoiden, Analfissur, Exkoriation)
  - ins Wasser träufelnd (innere Hämorrhoiden)
  - auf der Oberfläche des Stuhls (Tumor)
- Welche Farbe und Konsistenz hat der Stuhl? Äußerst wichtig ist, ob der Stuhl flüssig oder fest ist.
- Gibt es noch weitere Symptome im Zusammenhang mit der Blutung?
  - Schmerzen im Anus (Fissur)
  - Abdominalschmerzen oder Tenesmen (Tumor, Darmentzündung)

Weitere Anamnese
- Fragen Sie nach der Dauer, Häufigkeit und einer eventuellen Zunahme der Symptome.
- Ist die Peristaltik normal? Haben sich die Stuhlgewohnheiten geändert?
- Gibt es noch andere Symptome (abdominelle oder systemische Symptome, Gewichtsabnahme)?
- Einnahme von NSAR (8.33), Cumarinen oder anderen Thrombozytenaggregationshemmer.
- Frühere Untersuchungen oder chirurgische Eingriffe?
- Ein kolorektales Karzinom in der Familienanamnese (8.70)?
- Leber- oder Darmerkrankungen in der Vorgeschichte?

Körperliche Untersuchung
- Palpation und Auskultation des Abdomens (Abwehrspannung?)

- Untersuchung durch Spreizung der Analränder: Fissur, Wächterfalte, Rhagaden, Mündung einer Analfistel.
- Diagnose eines möglichen Schleimhaut- oder Rektalprolaps durch Spreizung der Analränder, wobei der Patient gebeten wird, wie beim Stuhlgang zu pressen
- Rektale Austastung: Tonus und Stärke des analen Schließmuskels, Fissur, anale Krypten, Schleimhaut der Ampulla recti, Prostata, Farbe des Stuhls
- Proktoskopie: Bestimmung der Größe, der Vorfallstendenz und des Zustandes der Haut über Hämorrhoiden durch sanftes Zusammendrücken, während der Patient presst. Dann wird das Proktoskop langsam entfernt.

Weitere Untersuchungen

- Die Ursache einer rektalen Blutung sollte immer festgestellt werden.
- Wenn bei einem jungen Patienten (unter 50 Jahren) eine Analfissur festgestellt wird, reicht es aus, den Patienten zu behandeln und eine neuerliche Konsultation anzubieten. In allen anderen Fällen sollte zumindest eine Sigmoidoskopie durchgeführt werden, auch wenn es so aussieht, als sei die Blutung nur durch Hämorrhoiden verursacht.
- Bei allen Patienten über 50 Jahren wird eine Koloskopie zum Ausschluss maligner Prozesse empfohlen.

8.51 Erkrankungen, die rektale Blutungen verursachen

Analfissur

- Siehe 8.63.
- Häufig bei jungen Personen und bei Personen mittleren Alters, bei denen der Tonus des analen Sphinkters hoch ist.
- Schmerzen und Brennen beim Stuhlgang sind das erste Symptom. Wenn die Fissur chronisch wird, kann der Schmerz 1–2 Stunden nach dem Stuhlgang anhalten.
- Helles Blut ist gelegentlich nach der Reinigung am Toilettenpapier zu sehen.
- Die Fissur sitzt gewöhnlich dorsal im Analkanal. Ein ungewöhnlicher Sitz der Fissur (außerhalb der Mittellinie), mehrfache, beinahe asymptomatische Fissuren sowie ein mazerierter Anus können auf Morbus Crohn hindeuten. Andere mögliche Ursachen einer Fissur sind anale Neoplasien, Leukämie, Lymphome, sexuell übertragbare Krankheiten, Tuberkulose.

Untersuchungen

- Wenn eine junge Person Befunde hat, die zu den Symptomen passen, genügt eine vorsichtige und behutsame äußerliche Untersuchung des Anus unter Auseinanderziehen der Gesäßhälften.

Behandlung

- Siehe 8.63.

Hämorrhoiden

- Siehe 8.62.
- Hämorrhoiden sind definiert als Polster auf den analen Sphinktern, die Blutgefäße und Bindegewebe enthalten. Sie gehören zur normalen Struktur des Analkanals.
- Pressen verursacht eine Stauung, die die Hämorrhoiden erweitert, was mit der Zeit zu einem Prolaps vor den Analkanal führt.
- Ein gestauter Hämorrhoidalknoten kann beim Stuhlgang bluten, wenn ein Riss in der Schleimhaut vorhanden ist. Die Blutung wird durch körperliche Anstrengung beim Stuhlgang hervorgerufen, das Blut ist hellrot, tritt tropfenförmig oder spritzend auf und färbt das Wasser in der WC-Schüssel. Prolabierte Hämorrhoiden (Stufe 3–4) können auch jederzeit durch Reibung zu bluten beginnen.
- Ein weiteres Symptom, das mit Hämorrhoiden in Zusammenhang steht, ist ein perianaler Juckreiz, der durch schleimige Absonderungen durch den Prolaps verursacht wird. Nur inkarzerierte und thrombosierte Hämorrhoiden verursachen Schmerzen. Hämorrhoiden können auch Stuhlschmieren verursachen, weil der Analkanal aufgrund des Gewebsödems nicht vollständig verschlossen wird.

Untersuchungen

- Hämorrhoiden können mittels Proktoskopie diagnostiziert werden; zumindest eine Sigmoidoskopie wird jedoch für alle Patienten nach rektalen Blutungen empfohlen. Eine Endoskopie wird auch für Patienten ohne Blutung empfohlen, wenn Anamnese und Symptome nicht typisch sind. Wenn der Patient älter als 50 Jahre ist, ist eine Koloskopie oder ein Bariumeinlauf indiziert, um ein Karzinom auszuschließen, auch wenn Hämorrhoiden vorhanden sind.

Behandlung

- Siehe Artikel 8.62.

Blutende Divertikel

- Blutende Divertikel sind eine der häufigsten Ursachen für Hämorrhagien bei älteren Patienten. Die Diagnose beruht auf dem Ausschluss ande-

rer möglicher Ursachen der Blutungen. Die Blutungsquelle wird nur selten gefunden.
- Die Blutung entspringt einer Arterie am Rande des Divertikels oder aus einer arteriovenösen Malformation, ist oft reichlich, verursacht blutige Diarrhö und kann manchmal zum Schock führen.

Blutung aus einer Angiodysplasie

- Angiodysplasien sind submuköse arteriovenöse Malformationen, die besonders im Alter auftreten. Ihre Ursache ist unbekannt. Die Blutung kann heftig oder langsam sein, kann zu einer transfusionspflichtigen Anämie führen und eine Operation notwendig machen.

Behandlung
- Schockbehandlung
- Lokalisierung
- Behandlung einer Koagulopathie
- Alleine mit diesen Therapien werden Blutungen in 80–90% gestoppt.
- Weitere nicht chirurgische Interventionen umfassen intravenöses oder intraarterielles Pitressin, Embolisation, endoskopische Koagulation. Ansonsten bleibt noch die chirurgische Resektion.
- Anmerkung: In Österreich wird vom Allgemeinarzt der Transport unter Schockbehandlung organisiert oder durchgeführt. Die weiteren Maßnahmen werden unter stationären Bedingungen vorgenommen.

Entzündliche Darmerkrankungen

- Siehe 8.80.
- Bei entzündlichen Darmerkrankungen gehen die Blutung und/oder die Diarrhö gewöhnlich mit einer Exazerbation der Erkrankung einher. Eine früher diagnostizierte Erkrankung oder frühere Symptome im Intestinaltrakt sind die wichtigsten Hinweise aus der Anamnese.
- Die Diagnose wird meistens in einer Sigmoidoskopie gestellt. In weniger akuten Situationen koloskopisch, und in sehr akuten Situationen mit Hilfe von radioaktiv markierten Leukozyten.
- Die Behandlung erfolgt medikamentös und, falls nötig, durch Korrektur des Allgemeinzustandes mittels Transfusionen und parenteraler Ernährung.
  - Eine fulminante Kolitis, die auf andere Behandlungen nicht anspricht, sollte chirurgisch behandelt werden.

Tumorbedingte rektale Blutungen

- Ein Verdacht auf einen Tumor ist gegeben, wenn bei einem Patienten über 50 Jahren Blut auf dem oder im Stuhl vorhanden ist, und bei jüngeren Patienten, wenn sich ungewollter Gewichtsverlust, eine positive Familienanamnese oder auffällige Befunde bei der physikalischen Untersuchung des Abdomens finden.
- Bleistiftstuhl, Abdominalschmerzen, ein palpabler Tumor, Gewichtsabnahme und Symptome eines Darmverschlusses sind Warnsignale.
- Fiberoptische Sigmoidoskopie, Doppelkontrast-Kolonröntgen und Koloskopie sind die Untersuchungen der ersten Wahl, wenn ein kolorektaler Tumor vermutet wird.

Ischämische Kolitis

- Eine ischämische Kolitis ist eine wenig charakteristische Erkrankung, die besonders bei älteren Personen eine häufige Ursache für eine blutige Diarrhö ist.
- Der ältere Patient hat häufig kardiovaskuläre Erkrankungen in der Anamnese.
- Der Anfall beginnt mit Abdominalschmerzen, gefolgt von blutigen Durchfällen. Blutige Absonderungen sowie Druckschmerzempfindlichkeit in der Gegend des betroffenen Darmabschnitts sind zu beobachten. Die Blutung ist selten so stark, dass sie eine Transfusion erfordert. Das Risiko einer ischämischen Kolitis ist in den ersten Tagen nach einer Operation eines Aneurysma der Aorta abdominalis am höchsten.
- Kann koloskopisch diagnostiziert werden. Die Differenzialdiagnose umfasst die pseudomembranöse Kolitis und infektiöse Enteritiden, vor allem bei jüngeren Patienten.

Behandlung
- Schockbehandlung
- Lokalisierung
- Optimierung der mesenterialen Durchblutung – dies bedeutet oft das Absetzen von Digitalis und anderen Medikamenten, die mesenteriale Spasmen verursachen können.
- Genaue Beobachtung nach Zeichen einer transmuralen Ischämie oder Nekrose, die einen Notfalleingriff erforderlich machen.
- Eine Angiographie hat meist eine geringe Aussagekraft.
- Endoskopie und das Scanning mit radioaktiv markierten Leukozyten sind die genauesten diagnostischen Methoden.
- Anmerkung: In Österreich wird vom Allgemeinarzt der Transport unter Schockbehandlung organisiert oder durchgeführt. Die weiteren Maßnahmen werden unter stationären Bedingungen vorgenommen.

8.52 Meläna

Grundregel
- Die Ursache der Blutung muss in allen Fällen zumindest durch eine Gastroskopie und, falls nötig, durch Koloskopie, Sigmoidoskopie und Irrigoskopie bestimmt werden. Ausnahmen von dieser Regel:
  - Die Ursache der Blutung ist aufgrund früherer Untersuchungen offensichtlich.
  - Der Allgemeinzustand eines unheilbar kranken Patienten ist so schlecht, dass keine aktive Behandlung vorgesehen ist.

Definition
- Schwarze, teerartige Stühle weisen auf eine Beimischung von Blut zum Darminhalt hin. Wenn im Stuhl frisches oder geronnenes Blut zu sehen ist, siehe den Artikel über Rektalblutungen (Hämorrhagie ex ano) (8.51).

Epidemiologie

Ursachen von Blutungen im Magen-Darm-Bereich
- Siehe Tabelle 8.52.

Dringlichkeit von Untersuchungen und Behandlung
- Wenn der Patient Symptome hat, die aus einer niedrigen Hämoglobinkonzentration oder einer Hypovolämie resultieren (Kollaps, Benommenheit, Vertigo, Verschlechterung einer Herzinsuffizienz), ist die Annahme einer stärkeren Blutung gerechtfertigt und der Patient sollte sofort stationär eingewiesen werden. Während des Transports ist oft eine Therapie der Hypovolämie mittels Ringer-Lösung angezeigt (außer wenn der Patient an Herzinsuffizienz leidet).
- Eine Hämoglobinkonzentration unter 8 g/dl ist gewöhnlich eine Indikation für eine Erythrozytentransfusion.
- Wenn der Patient symptomfrei ist und eine Hämoglobinkonzentration über 10 g/dl hat, reicht es aus, den Patienten erst am nächsten Morgen ins Spital zu überweisen. Falls die geringsten Zweifel bestehen, sollte jedoch sofort eine weitere Beobachtung im Spital veranlasst werden.
- Zuerst soll immer eine Gastroskopie durchgeführt werden. Sie kann in einer gastroenterologischen Schwerpunktpraxis oder in einer Ambulanz erfolgen; der optimale Ort für die Untersuchung sollte im Hinblick auf das Risiko einer anhaltenden Blutung gewählt werden. Wenn es wahrscheinlich ist, dass die Blutung länger anhalten wird, sollte der Patient in ein Spital eingewiesen werden, wo eine endoskopische Untersuchung und wenn nötig ein chirurgischer Eingriff durchgeführt werden kann.
- Eine Koloskopie, Sigmoidoskopie oder eine Irrigoskopie können ambulant durchgeführt werden.

Tabelle 8.52 **Ursachen von Blutungen im Gastrointestinaltrakt**

Ursache	%
Ösophagusvarizen	10
Riss oder Ulzeration im Ösophagus	9
Magen-Ulkus oder Magen-Erosionen	15
Magenkarzinom	2
Gutartiger Tumor	1
Duodenalulkus	18
Weitere distale Ursachen	15
Unbekannt	25

8.60 Analschmerzen

Grundsätzliches
- Erkennen von Patienten, die ambulant untersucht und behandelt werden können.
- Erkennen von Patienten mit Beschwerden (Analabszess oder inkarzerierte Hämorrhoiden), die im Spital untersucht und behandelt werden müssen.

Epidemiologie
- Analschmerzen sind ein häufiges Symptom. Sie werden gewöhnlich durch eine benigne Veränderung, meistens eine Analfissur, verursacht.
- Ein Tumor ist selten die Ursache von Analschmerzen.
- Die Patienten versuchen häufig, sich mit Salben aus der Apotheke selbst zu behandeln, und warten oft lange ab, bevor sie mit Analproblemen zum Arzt gehen.

Ursachen von Analschmerzen
- Häufige Ursachen und Auslöser von Analschmerzen werden in Tabelle 8.60 aufgelistet.
- Zu den selteneren Ursachen gehören:
  - Morbus Crohn
  - Analkarzinom
  - Rektumkarzinom
  - andere maligne Erkrankungen der anorektalen Region
  - Rektalprolaps
  - Prolaps der Analschleimhaut
  - Analfistel
  - Leukämie
  - eitrige Hidradenitis

- Die Ursache der Analschmerzen kann meistens im Rahmen der Primärversorgung behandelt werden.
- Eine sorgfältige Anamnese und klinische Untersuchung reichen gewöhnlich zur Diagnosestellung aus. Weitere Untersuchungen zielen hauptsächlich darauf ab, präkanzeröse und kanzeröse Beschwerden sowie entzündliche Darmerkrankungen auszuschließen.
- Die Hauptprobleme bei der Beurteilung von Analschmerzen sind:
  - Die heikle Natur der betroffenen Region, sowohl in physischer als auch in psychologischer Hinsicht.
  - Die Patienten reagieren deshalb sehr empfindlich auf eine Untersuchung.
  - Die Anatomie der Region ist komplex, was Diagnose und Therapie erschwert.
  - Es gibt viele verschiedene Ursachen von Analschmerzen, einige davon können lebensbedrohend sein.

Anamnese und klinische Untersuchung

- Es ist wichtig, nach anderen Symptomen zu fragen, die einen Hinweis auf die Diagnose geben könnten. Der Patient klagt gewöhnlich über Hämorrhoiden, unabhängig von der tatsächlichen Ursache der Symptome. Weitere häufige proktologische Symptome sind Blutungen, Jucken, Sekretion, Inkontinenz und Schleimhautprolaps.
- Die proktologische Untersuchung besteht aus einer lokalen Untersuchung und einer Palpation des Abdomens und der inguinalen Lymphknoten. Der Anus ist am leichtesten zu untersuchen, wenn der Patient mit angewinkelten Hüften und Knien auf der linken Seite liegt. Eine gute fokale und allgemeine Beleuchtung ist notwendig.
- Führen Sie die Untersuchung langsam durch, sodass der Patient seine Nervosität ablegen und sich entspannen kann; dadurch bekommt der Arzt mehr Informationen. Erklären Sie dem Patienten den Verlauf der Untersuchung, da er nicht sehen kann, was hinter seinem Rücken geschieht.

Tabelle 8.60 Häufige Arten und Ursachen von Analschmerzen

Symptome und Zeichen	Wahrscheinliche Ursache
Schmerzen in Verbindung mit Blutungen oder Gewichtsverlust	Karzinom und Kolitis ausschließen
Neu aufgetretene, konstante oder zunehmende Schmerzen mit oder ohne Fieber	Abszess
Plötzlich einsetzende Schmerzen	Thrombosierte Hämorrhoide
Chronische kurzzeitige oder intermittierende Schmerzen beim Stuhlgang	Fissur
Tenesmus oder Krämpfe verbunden mit Blutungen oder Diarrhö	Proktitis, Kolitis
Tiefe, schneidende intermittierende Schmerzen, die nicht beim Stuhlgang auftreten	Spasmus des Levatormuskels
Chronisches Jucken ohne begleitende Symptome	Pruritus ani
Jucken, Diarrhö	Proktitis
Jucken, Schleimhautprolaps	Hämorrhoide
Blutung	Hämorrhoiden, Karzinom, Kolitis
Palpables Gewebe	Prolabierte Hämorrhoiden, Mariske im Zusammenhang mit einer Fissur, Tumor, Condylomata, Abszess, Fremdkörper

Inspektion

- Versichern Sie dem Patienten, dass Sie die Untersuchung so sanft wie möglich durchführen werden. Der Patient sollte entspannt sein und sich nach Möglichkeit in „Klappmesser-Stellung" mit dem Gesicht nach unten oder in linker Seitenlage befinden.
- Palpieren Sie bei Patienten, die über Schmerzen klagen, das Perineum, um einen eventuell vorhandenen Abszess zu lokalisieren.
- Wenn die Inspektion wegen der Größe der Gesäßbacken schwierig ist, heben Sie die rechte Backe an, um den After zugänglich zu machen.

Folgende Beschwerden können bei der Inspektion diagnostiziert werden:
- Inkarzerierte Hämorrhoiden
- Perianalvenenthrombose
- Pruritus ani
- Analfistel
- Analfissur
- Prolabierte Hämorrhoiden
- Rektumprolaps
- Maligne Erkrankungen des Anus
- Analkondylome

Digitale rektale Untersuchung (DRU)

- Eine digitale rektale Untersuchung (DRU) kann meistens durchgeführt werden, außer bei sehr schmerzhaften Zuständen wie z.B. inkarzerierten Hämorrhoiden, einer Fissur oder einem Perianalabszess.

Strukturen, die bei einer DRU inspiziert werden können
- Rektalschleimhaut
- Analkanal
- Interner und externer Sphinkter
- Der Levatormuskel (der so genannte anorektale Ring)

- Das anovaginale Septum
- Das Kreuzbein (Os sacrum) und der davor liegende Bereich
- Schmerzende Stellen
- Palpable Gewebsstrukturen – Zervix, Prostata
- Abschließend sollte das am Handschuh verbliebene Material untersucht werden, besonders auf das Vorhandensein von Blut.

Folgende Diagnosen können bei der DRU gestellt werden:
- Analstenose
- Analfissur
- Rektale Tumoren
- Tumoren des Analkanals
- Bei einem Syndroma pelvis spasticum (Anismus, engl. non-relaxing puborectalis levator syndrome) kann der Levatormuskel bei der Palpation schmerzempfindlich sein, und ein Bewegen des Musculus puborectalis auf der hinteren Mittellinie zwischen dem Anus und dem Steißbein kann Schmerzen auslösen.
- Eine Analstenose kann sich bei Morbus Crohn oder analen Operationsnarben entwickeln.

Anoskopie (Proktoskopie)
- Die Proktoskopie gehört zum Standard der proktologischen Praxis. Sie kann nicht durch eine Rektoskopie ersetzt werden.
- Eine Entleerung des Rektums ist nicht erforderlich.
- Der häufigste Befund im Rahmen einer Proktoskopie sind Hämorrhoiden, aber es können auch Erkrankungen im Analkanal oder im aboralen Rektum erkannt werden.

Beschwerden, die durch eine Proktoskopie diagnostiziert werden können
- Hämorrhoiden
- Analfissur
- Analstenose
- Polypen im Analkanal
- Hypertrope Analpapillen

Weitere Untersuchungen
- Die oben aufgeführten Untersuchungen erfordern keine Vorbereitungen.
- Fiberoptik-Sigmoidoskopie und Koloskopie können nur nach einer Darmentleerung durchgeführt werden.
- Alle Untersuchungen können ambulant durchgeführt werden, aber sowohl die Verfahren selbst als auch die Interpretation der Befunde erfordern praktische Erfahrung.
- Eine Rektoskopie kann leicht durchgeführt werden. Sie ist besonders wertvoll bei der Diagnose von rektalen Adenomen und Polypen. Eine Proktitis kann ebenfalls diagnostiziert werden.
- Die ersten 15–18 cm des Rektums lassen sich fast immer inspizieren, aber die Kurvatur des Darms an der Grenze zum Rectum sigmoideum, die oft durch eine Hysterektomie noch verstärkt wird, oder ein Spasmus kann das Weiterführen des Instruments behindern.
- Bei einer Fiberoptik-Sigmoidoskopie können das Colon descendens und das Rektum eingesehen werden; die Untersuchung eignet sich für ein Karzinom-Screening eindeutig besser als eine starre Endoskopie.

Allgemeine Bemerkungen zur Behandlung
- Proktologische Erkrankungen erfordern oft gewisse (meist chirurgische) Eingriffe. Eine medikamentöse Behandlung ist selten ausreichend, ausgenommen die Behandlung einer Analfissur mit einer Nitroglycerin-Salbe **B**.
- Hämorrhoiden-Salben lindern die Symptome, möglicherweise leisten dies auch Quellstofflaxantien.
- Verschreiben Sie keine Hämorrhoiden-Salben, bevor Sie eine sorgfältige proktologische Beurteilung durchgeführt und eine maligne Erkrankung ausgeschlossen haben.
- Die Behandlung eines Levator-Spasmus muss mit den einfachsten Therapieformen beginnen und allmählich zu den komplexeren fortschreiten. Beginnen Sie mit Quellstofflaxantien und warmen Bädern. Als nächstes können Muskelrelaxantien versucht werden, wobei der Patient über ihre möglichen unerwünschten Wirkungen informiert werden muss. Wenn noch immer keine Besserung eintritt, ist eine Überweisung an einen Spezialisten zu erwägen, in der bei Bedarf Verfahren wie elektrogalvanische Stimulation, Biofeedback und Epiduralblockaden eingesetzt werden können.

Empfehlungen für spezifische Erkrankungen
- Hämorrhoiden (8.62)
- Analfissur (8.63)
- Pruritus ani (8.61)
- Syndroma pelvis spasticum (8.10)
- Analabszess (8.64)

Nachsorge
- Kontrollieren Sie den Behandlungserfolg und ermutigen Sie den Patienten dazu, bei einem Wiederauftreten der Symptome wiederzukommen.
- Wiederholen Sie die Untersuchungen, falls erforderlich.

8.61 Pruritus ani

Grundsätzliches

- Ausschluss rektaler Ursachen, die eine Behandlung erfordern (eine Proktoskopie ist häufig erforderlich).
- Oberflächliche Hautabschürfungen sollten nicht mit einer Analfissur verwechselt werden.
- Denken Sie an Oxyuren als mögliche Ursachen eines analen Pruritus (1.55).
- Bei der Mehrheit (60%) der Patienten lässt sich keine spezifische Ursache für analen Juckreiz ermitteln. Waschgewohnheiten, Hämorrhoiden (die die perianale Haut feucht halten) und lokale Reaktionen auf topische Medikamente können eine perianale Dermatitis verursachen.

Symptome

- Das Jucken ist zwar das Hauptsymptom, viele Patienten klagen aber auch über beißende Schmerzen.
- Die Größe der betroffenen perianalen Hautregion kann beträchtlich sein.

Behandlung

- Juckende Haut braucht Luft, eine angemessene Analhygiene ist unerlässlich (Duschen oder Waschen nach dem Stuhlgang, gefolgt von vorsichtigem Trocknen).
- Eine Zinksalbe kann lokal aufgetragen werden. Bei starkem Jucken kann eine 1%ige Hydrocortison-Creme oder ein Fungizid (in Kombination mit Hydrocortison) als lokale Behandlung verwendet werden. Vermeiden Sie sensibilisierende Kombinationen von lokalen Medikamenten.
- In hartnäckigen Fällen kann die Entnahme einer Biopsie aus der betroffenen Hautregion nötig werden.

8.62 Hämorrhoiden

Grundsätzliches

- Hämorrhoiden sind verantwortlich für die Vergrößerung und den Prolaps von hämorrhoidalem Gewebe („Analpolster").
- Symptomatische Hämorrhoiden sind häufig und meistens selbstlimitierend, haben aber eine hohe Rezidivneigung.
- Erheben Sie immer eine gründliche Anamnese und vergewissern Sie sich, dass das vom Patienten geschilderte Symptom durch Hämorrhoiden und nicht durch eine andere Erkrankung verursacht wird.
- Ein chirurgischer Eingriff ist meist nur bei einem persistierenden Hämorrhoidalprolaps (Stufe IV) erforderlich.

Symptome

- Rektale Blutungen (Hämatochezien) sind das häufigste Symptom. Fragen Sie den Patienten nach der Art der Blutung (bei Berührung mit Toilettenpapier, Verschmutzung der Unterwäsche, Tropfen nach dem Stuhlgang). Mit Blut vermengter Stuhl kann auch auf einen Tumor zurückzuführen sein.
- Unangenehme Empfindungen, Jucken oder Hygieneprobleme sind ebenfalls häufige Symptome. Schmerzen sind typisch für ein anales Hämatom, thrombosierte Hämorrhoiden oder eine Analfissur.

Diagnose

- Inspektion:
  - Suche nach externen Hautanhängseln, Analfissuren, Tumoren
- Digitale rektale Untersuchung:
  - Achten Sie auf Ruhetonus, Kontraktionskraft und Vorhandensein von Tumoren
- Proktoskopie:
  - Ohne vorherige Darmentleerung während der Ordination durchzuführen. Das Ausmaß der Hämorrhoiden kann abgeschätzt werden, wenn der Patient aufgefordert wird, nach Einführung des Proktoskops zu pressen. Proktoskop noch während des Pressens zurückziehen; die Hämorrhoiden prolabieren gleichzeitig durch die Afteröffnung.
- Sigmoidoskopie/Kolonoskopie:
  - Vor Beginn jeglicher Behandlung ist bei allen Patienten eine Sigmoidoskopie durchzuführen, bei Patienten über 50 empfiehlt sich auch eine Kolonoskopie zum Ausschluss von Karzinomen und Adenomen. Zur Meläna 8.50.

Differenzialdiagnose

- Analfissur (8.63):
  - Schmerzhaft; dorsal lokalisiert; bei einer Rektaluntersuchung zu fühlen (unter Verwendung von Lidocain-Gel, wenn nötig)
- Perianaler Abszess (8.64):
  - eine Inzision, am besten unter Vollnarkose
- Perianalfistel:
  - Eine Operation ist oft angezeigt.
- Mukosaprolaps:
  - Prolaps der Rektumschleimhaut nach außen. Die Diagnostik ist dieselbe wie bei Hämorrhoiden. Bei der Inspektion sind radiale Mukosafalten sichtbar.

Einstufung des Schweregrads

- Grad I: Hämorrhoidalgewebe mit Stauung
- Grad II: Treten beim Pressen bis zur Afteröffnung vor, ziehen sich aber spontan wieder in den Analkanal zurück.
- Grad III: Treten aus dem Analkanal nach außen, können manuell reponiert werden.
- Grad IV: Bleiben außerhalb der Afteröffnung/manuelle Reposition nicht möglich.

Behandlung

- Keine Symptome: keine spezifische Behandlung
- Geringfügige Symptome: lokale Behandlung
  - Hygiene ist besonders wichtig
  - lokale Salben oder Suppositorien
  - Eine Obstipation sollte bei allen Patienten behandelt werden (Quellstofflaxantien) **B**.
- Blutende Hämorrhoiden:
  - eine Gummiband-Ligatur **A**
- Hämorrhoidalprolaps:
  - chirurgischer Eingriff
- Tabelle 8.62 listet therapeutische Strategien auf.

Gummibandligatur

- Kann bei entsprechender Erfahrung und Ausrüstung vom Allgemeinarzt durchgeführt werden.
- Ein Ligaturinstrument mit einem Saugnapf (nicht mit einer Zange) an der Spitze sollte verwendet werden.
- Eine Stirnlampe ist erforderlich.
- Der Saugnapf des Instruments wird mit einem Proktoskop mindestens 3 cm tief in das Rektum eingeführt (ca. 1 cm oberhalb der Linea dentata), bis zum Hämorrhoidalknoten oder in dessen Nähe, wenn er tiefer liegt. Eine Ligatur näher an der Afteröffnung ist schmerzhaft und sollte vermieden werden.
- Nachdem der Saugnapf in die richtige Position gebracht wurde, wird die Saugvorrichtung eingeschaltet und eine Schleimhautfalte, die die Hämorrhoiden enthält, wird in den Saugnapf gesaugt. Dann das Ligaturband auslösen. Die Saugvorrichtung wird abgeschaltet, der Saugkatheter wird vom Instrument gelöst und das Instrument wird vorsichtig zusammen mit dem Proktoskop wieder herausgezogen.
- Das Proktoskop wird neuerlich eingeführt, um die korrekte Positionierung des Ligaturbandes zu überprüfen (eine „Heidelbeere" ist zu sehen, wenn das Verfahren erfolgreich war).
- Bis zu 3 Hämorrhoiden können in einer Sitzung ligiert werden.
- Die ligierten Hämorrhoiden oder Schleimhautfalten fallen innerhalb einer Woche ab, und die darunter liegenden Hämorrhoiden werden atrophieren, da ihr Zu- und Abfluss unterbunden worden ist.
- Das Verfahren kann 3–4-mal in einem Intervall von 1 Monat wiederholt werden, wenn noch restliche Hämorrhoiden vorhanden sind.
- Komplikationen sind selten, doch kann es zu Blutungen und einer Infektion des anliegenden Rektalgewebes kommen.

Inkarzerierte Hämorrhoiden

- Eine Inkarzeration (akute Hämorrhoidenkrise) erfordert die Hospitalisierung des Patienten. Sie beginnt abrupt mit starken Schmerzen. Häufig treten mit dem Schleimhautvorfall auch Schleim- und Blutabsonderungen auf.
- Die Diagnose ist bei der Inspektion offensichtlich.
- Eine konservative Behandlung mit Sitzbädern, Duschen und Salben ist möglich, falls die Blutversorgung der Hämorrhoiden erhalten ist. Eine konservative Behandlung ist wirksam, erfordert aber mehrere Tage stationären Aufenthalt. Eine Notoperation ist bei inkarzerierten Hämorrhoiden (dunkle Farbe, gangränös) indiziert.

Perianale Thrombose (thrombosierte äußere Hämorrhoiden)

- Zu einem Perianalhämatom kommt es, wenn ein Venenplexus oder subkutanes Hämatom thrombotisch und schmerzhaft wird und zu einer harten, dunkelroten Blase anschwillt.
- Behandlung: Infiltrieren Sie ein kleines Hautareal mit 1% Lidocain und machen Sie einen Einschnitt mit einem Skalpell mit schmaler Spitze. Der Thrombus wird durch sanftes Drücken mit den Fingern oder durch eine Kürettage entfernt. Eine mögliche Blutung kann durch Kompression gestillt werden.

Tabelle 8.62 **Behandlungsstrategien**

Grad	Behandlung	Alternativen
Asymptomatische Hämorrhoiden	Keine Behandlung	
Symptomatisch, Grad I–II	Gummibandligatur	Salben, Ballaststoffe
Symptomatisch, Grad III	Gummibandligatur (3–4 Behandlungen möglich)	Sitzbäder, Ballaststoffe, chirurgische Entfernung
Symptomatisch, Grad IV	Chirurgische Entfernung	
Blutende Hämorrhoiden, Patienten mit Leberzirrhose oder Koagulopathien	Gummibandligatur	Sklerotherapie (chirurg. Behandlung)

- Nach der Behandlung ist der Patient aufzufordern, das behandelte Areal täglich 1–3-mal zu waschen.

Rektalprolaps

- Unter einem Rektalprolaps versteht man den Vorfall von Rektumanteilen inklusive der Muskulatur durch den Anus nach außen. Der Prolaps ist schmerzhaft und von Schleimabgang und Blutungen begleitet.
- Findet sich am häufigsten bei Personen zwischen 60 und 70, meist bei Frauen.
- Bei Erwachsenen bildet sich ein Totalprolaps nicht spontan zurück, sondern muss chirurgisch behandelt werden. Der Patient ist an einen Spezialisten zu überweisen. Ein Rektum-Mukosa-Prolaps kann für gewöhnlich durch wiederholte Gummibandligaturen erfolgreich behandelt werden.

8.63 Analfissur

Grundsätzliches

- Bei neu diagnostizierten Fällen mit mildem Verlauf ist eine konservative Behandlung vorzuziehen.
- Eine chronische Fissur erfordert einen chirurgischen Eingriff.
- Berücksichtigen Sie bei der Differenzialdiagnose entzündliche Darmerkrankungen und Karzinome.

Ätiologie

- Eine Fissur wird oft durch Obstipation und eine Ischämie verursacht, die dann zu einem mechanisch verursachten Einriss beim Stuhlgang führt.
- Eine Fissur kann auch durch häufige Reinigung des Anus im Verlauf einer Diarrhö entstehen.

Lokalisation

- Eine Fissur tritt meistens dorsal auf den Medianen des Analkanals auf (> 80%). Die zweithäufigste Lokalisation ist die vordere Mittellinie (> 10%).
- Wenn eine Fissur nicht in der Mittellinie lokalisiert ist, besteht Verdacht auf Morbus Crohn.

Symptome

- Das Hauptsymptom sind anale Schmerzen, die durch Stuhlgang verstärkt werden.
- Kleine Mengen von hellem Blut sind manchmal auf dem Toilettenpapier sichtbar.

Behandlung

- Eine Spontanheilung ist in 60–80% der Fälle zu erwarten. Wenn die Symptome kürzer als 1 Monat bestehen, ist eine Spontanheilung zu erwarten. Ein lokalanästhetisches Gel vor und nach dem Stuhlgang kann die Schmerzen lindern. Es sollte besonders auf die Toilettenhygiene geachtet werden. Warme Sitzbäder (40° C) 2 × täglich 15–20 Minuten lang können die Sphinkterspasmen lockern und die Schmerzen lindern.
- Das tägliche Auftragen eines Nitratgels (0,2%) hat in Studien signifikant bessere Ergebnisse erbracht als ein Placebo ❸. Wenn kein fertiges Präparat verfügbar ist, kann das folgende Rezept verwendet werden (die Applikation erfolgt 3-mal täglich über 8 Wochen):
  ○ Glyceryltrinitrat 150 mg, Vaselinum album 75 g.
  ○ Nitroglycerin 2% Salbe 5 g mit Vaselinum album 45 g.
  ○ Diltiazem 0,8 g gemischt mit einer aufweichenden Öl-Wasser-Emulsion 40 g. Diese Zubereitung verursacht im Gegensatz zu Nitratsalben keine Kopfschmerzen ❸.
- Eine Obstipation wird mit Quellstofflaxantien behandelt.

Chronische Analfissur

- Wenn eine Fissur länger als 2 Monate besteht, ist sie als chronisch zu klassifizieren. Die Fasern des inneren Schließmuskels sind am Grund der Fissur sichtbar. Eine „Wächterfalte" ist oft im Anus zu sehen, und es findet sich eine hypertrophe Analpapille an der Linea dentata des Analkanals.
- Eine konservative Behandlung mit einem Nitratgel sollte versucht werden, da 50% der Fälle durch diese Behandlung geheilt werden. Injektionen von Botulisnum-Toxin haben sich ebenfalls als wirksam erwiesen ❸.
- Bei einer chirurgischen Therapie wird eine Sphinkterektomie unter lokaler oder Vollnarkose durchgeführt. Eine manuelle Dilatation des analen Sphinkters wird nicht mehr empfohlen ❸. Eine Sphinkterektomie in lokaler Anästhesie kann auch ambulant durchgeführt werden. Die Fissur selbst muss nicht behandelt werden.
- Falls die Fissur nach der Sphinkterektomie wieder auftritt, kann ein Hautlappen von außerhalb des Anus auf das Ulkus transplantiert werden (Anoplastie).
- Eine ungewöhnlich große Sentinelfalte und eine hypertrophe Analpapille können exzidiert werden.

8.64 Analabszess

Grundsätzliches
- Analabszesse werden chirurgisch behandelt.
- Der Patient muss weiter beobachtet werden, um eine später entstehende Analfistel erkennen zu können.

Symptome
- Ein Analabszess verursacht starke, akut auftretende Schmerzen und häufig (aber nicht immer) Fieber.
- Schwierigkeiten bei der Darmentleerung können mit einem tiefen Abszess zusammenhängen.

Untersuchungen
- Normalerweise führt eine Inspektion des Anus zur Diagnose: perianal findet sich ein druckempfindliches Infiltrat.
- Eine rektale Untersuchung kann wegen der Schmerzen unmöglich sein. Bei diesen Patienten kann sich das schmerzhafte Infiltrat bei der Palpation des Perineums zeigen.

Therapie
- Antibiotika ohne zusätzliche Behandlung bleiben oft wirkungslos. Der Abszess erfordert eine Inzision und Drainage.
- Für eine klinische Untersuchung und eine ausreichend breite Inzision ist eine Vollnarkose erforderlich.
- Der Patient muss nach der Inzision des Abszesses weiter beobachtet werden, da sich bei etwa 30–40% der Patienten eine Analfistel entwickeln kann, die einen chirurgischen Eingriff erforderlich macht.

8.70 Kolorektales Karzinom

Klassifizierung und Prognose des kolorektalen Karzinoms
- Am exaktesten ist die TNM-Klassifikation. Die TNM-Grade werden oft mit der klassischen Dukes-Klassifizierung kombiniert. Die Klassifizierung beruht auf der Untersuchung des gesamten chirurgischen Präparats und den darin enthaltenen Lymphknoten, zusammen mit der Beurteilung von Metastasen, die während der Operation oder durch bildgebende Verfahren identifiziert wurden. Die Zahl der untersuchten Lymphknoten hat eine nachgewiesene prognostische Aussagekraft (Empfehlung > 12–15 Lymphknoten).
- Die Prognose und die Rezidivwahrscheinlichkeit können aufgrund der Dukes-Klassifikation und des Differenzierungsgrades (niedrig, mittel, hoch) des Tumors zusammen mit diversen anderen morphologischen Merkmalen (Invasion von Blut- und Lymphgefäßen) ungefähr eingeschätzt werden. Der molekulare Nachweis von Mikrometastasen kann in naher Zukunft ein weiteres Hilfsmittel werden.
- Siehe Tabelle 8.70.

Rezidivrisiko
- Siehe Artikel 8.71.
- Ein Tumor der Dukes-Klasse A rezidiviert nicht, sofern er korrekt zugeordnet wurde.
- Ein hoch differenzierter Tumor der Dukes-Klasse B tritt selten wieder auf; ein niedrig differenzierter Tumor rezidiviert häufiger.
- Ein hoch differenziertes Karzinom der Dukes-Klasse C mit Metastasen in den benachbarten Lymphknoten (Dukes C1) kann vollständig heilbar sein.
- Ein niedrig differenzierter Tumor der Dukes-Klasse C mit Metastasen nahe den Rändern des resezierten Mesenteriums (Dukes C2) rezidiviert fast immer.
- Ein Karzinom der Dukes-Klasse D ist nur dann auf Dauer heilbar, wenn eine solitäre Lebermetastase chirurgisch entfernt werden kann. Die Prognose für diese Patienten ist die gleiche wie für alle Patienten mit einem kolorektalen Karzinom.

Strahlentherapie und Zytostatika
- Unterstützende antineoplastische Medikamente verbessern die Prognose bei Tumoren der Dukes-Klasse C **A**.
- Strahlentherapie und zytostatische Medikamente können die Ausdehnung solitärer Metastasen vorübergehend verringern (partielles Ansprechen), ohne eine chirurgische Entfernung kann die Lebenserwartung des Patienten nicht wesentlich verbessert werden.
- Einigen Studien zufolge kann mit einer präoperativen Strahlen- oder Chemotherapie in 10–20% der Fälle eine Vollremission erzielt werden (in der Histologie des Operationspräparates keine Tumorzellen nachweisbar). Lokalrezidive treten seltener auf und die Prognose wird verbessert. Die präoperative Radiatio kann invasive Tumoren so verkleinern, dass sie operabel werden. Die Bestrahlung hat aber auch lokale Nebenwirkungen, die die Lebensqualität langfristig reduzieren. **B**

Erblichkeit
- Siehe Artikel 8.73.
- 1–5% aller Patienten mit einem kolorektalen Karzinom gehören Familien an, in denen kolorektale Karzinome dominant vererbt werden.

Tabelle 8.70 **Dukes-Klassifizierung und Prognose des kolorektalen Karzinoms**

Dukes-Klasse	Charakteristika	Anteil unter allen Patienten	5-Jahre- Überlebensrate
A	Auf die Schleimhäute beschränkt	20–25%	> 90%
B	Infiltriert die Muskelschicht	40–45%	60–70%
C	Metastasen in den Lymphknoten	15–20%	35–45%
D	Fernmetastasen oder residualer Tumor	20–30%	0–5%
Alle (in der besten Patientenserie)			50–60%

- Das Auftreten eines Karzinoms in der Jugend und/oder eine Vorgeschichte von kolorektalen Karzinomen in der Familienanamnese kann auf ein erbliches Karzinom hindeuten.
- Die genetische Basis des hereditären kolorektalen Karzinoms ist identifiziert worden. Untersuchungen, die einen prädisponierenden genetischen Defekt identifizieren sollen könnten mit immunhistochemischen Färbungen spezifisch auf HNPCC (hereditary nonpolyposis colorectal cancer) in die Wege geleitet werden (Risikogruppen s. Artikel 8.73).
- **Zur Identifizierung von Patienten mit hohem Krebsrisiko sollte bei allen Patienten mit einem kolorektalen Karzinom die Familienanamnese erhoben werden (z.B. ob die Eltern oder Geschwister an einem Karzinom erkrankt sind).**

8.71 Prävention und Screening bei kolorektalen Karzinomen

Erkennen und Weiterbeobachtung von Adenomen

- Ein Screening ist durch die Annahme gerechtfertigt, dass die Entfernung adenomatöser Polypen bei symptomlosen Personen die Inzidenz von kolorektalen Karzinomen und die dadurch verursachte Mortalität verringert.
- Die Prävalenz von Adenomen bei zufällig ausgewählten Serien von Autopsien beträgt über 30%.

Symptomatische Patienten

- Wenn ein Polyp entdeckt wird, sollte das gesamte Kolon untersucht und alle Polypen entfernt werden.
- Wenn die Irrigoskopie auf einen Polypen hinweist, dessen Durchmesser nicht mehr als 5 mm beträgt, ist dies bei einem Patienten von über 75 Jahren keine absolute Indikation für eine Kolonoskopie und damit auch nicht für die Entfernung des Polypen.
- Ein Verdacht auf einen Polypen bei einem jungen Patienten oder ein Polyp mit mehr als 5 mm Durchmesser ist immer eine Indikation für eine Kolonoskopie.

Asymptomatische Personen

- Der Einsatz der Kolonoskopie zum Screening von asymptomatischen Personen ist nur dann angezeigt, wenn in der Familie eine starke Prädisposition für Karzinome besteht, oder wenn früher ein Adenom auf endoskopischem Wege entfernt wurde.
- In Österreich ist es seit 2005 möglich, im Rahmen der Vorsorgeuntersuchung bei asymptomatischen Probanden ab dem 50. Lebensjahr eine Kolonoskopie zu veranlassen.
- Eine Weiterbeobachtung nach den anfänglichen Untersuchungen ist bei Personen mit einem einzelnen kleinen tubulären Adenom im Rektum oder bei Patienten über 75 nicht erforderlich.
- Personen mit einem einzelnen großen Adenom oder mehreren Adenomen beliebiger Art in der Anamnese sollten sich in 3–5-jährigen Intervallen einem Screening mittels Kolonoskopie unterziehen.

Präventionsmaßnahmen

- Obwohl die Ernährung als wichtiger Umweltfaktor bei der Entstehung von kolorektalen Karzinomen gilt, gibt es keine ausreichende Evidenz, um Änderungen der Ernährungsgewohnheiten als Maßnahmen zur Prävention zu empfehlen. Andererseits steht die zur Prävention empfohlene Diät mit reduzierten Fett- und Energiegehalt sowie einem erhöhten Anteil an Ballaststoffen aus Obst und Gemüse in Einklang mit den Empfehlungen zur Prävention anderer Krankheiten.

Screening in der unselektierten Bevölkerung

- Die Ergebnisse umfangreicher Versuche mit Screening auf okkultes Blut im Stuhl weisen auf eine Reduktion der Mortalität durch kolorektale Karzinome hin **Ⓐ**, aber diese Art von Screening führt dazu, dass bei einem großen Teil der dem Screening unterzogenen Population eine Kolonoskopie durchgeführt wird. Das Kosten-Nutzen-Verhältnis des Screenings ist daher umstritten. Es ist anzunehmen, dass nur etwa 50% der dazu eingeladenen Personen zu einem solchen Screening erscheinen **Ⓑ**.

Screening von Familienmitgliedern von Krebspatienten

- Bei Patienten mit einem kolorektalen Karzinom sollte immer eine gründliche Familienanamnese erhoben werden. Wenn es in der Familie kolorektale Karzinome oder andere Adenokarzinome (z.B. der Brust, des Uterus oder der Eierstöcke) gegeben hat, ist an eine mögliche familiäre Prädisposition für Krebs zu denken und ein Screening der Verwandten vorzuschlagen. **C**

Untersuchung eines symptomatischen Patienten

- Patienten mit kolorektalen Karzinomen klagen oft über unspezifische Magen-Darm-Probleme. Da sowohl die Sensitivität als auch die Spezifität von okkultem Blut im Stuhl gering ist, schließt ein negatives Resultat, bei einem symptomatischen Patienten ein kolorektales Karzinom nicht aus.

8.72 Postoperative Nachsorge beim kolorektalen Karzinom

Grundsätzliches

- Das Ziel der postoperativen Nachsorge **A** ist die Entdeckung von solitären Leber- **C** oder Lungenmetastasen, die sich zur chirurgischen Resektion eignen. Daraus ergibt sich, dass die Nachsorge bei jenen Patienten angezeigt ist **A**, deren Alter und Allgemeinzustand eine Leber- oder Lungenoperation erlauben würden.
- Lokalrezidive sind meistens nicht operabel. Die erste Operation soll radikal sein: zusätzlich zur Hemikolektomie kann ein lokal invasiver Tumor an der linken Flexur durch Pankreas- und Magenresektion, Splenektomie und linksseitige Nephrektomie behandelt werden.
- Bei Patienten, die ein kolorektales Karzinom hatten, muss nach neuen Tumoren gesucht werden (8.73).

Nachsorgeuntersuchungen

- Anamnese und Symptome
- Klinische Untersuchung. Vergessen Sie nicht eine rektale Untersuchung und die Palpation des Perineums.
- Die Konzentration des Karzinoembryonalen Antigens (CEA) im Serum sollte bei jeder Kontrolluntersuchung bestimmt werden.
- Der verbliebene Teil des Kolons sollte während der Nachsorgeperiode 1–2 × untersucht werden.

Tabelle 8.72 Postoperative Nachsorge beim kolorektalen Karzinom

Zeit	Ort	Untersuchungen (zusätzlich zur klinischen Untersuchung, die immer durchgeführt wird)
4–6 Wochen	Facharzt, Fachambulanz	Blutbild (BB), C-reaktives Protein (CRP); geht der postoperative Heilungsprozess gut voran?
3 Monate	Primärversorgung (PV)	BB, Karzinoembryonales Antigen (CEA)
6 Monate	PV	BB, CEA
9 Monate	PV	BB, CEA
12 Monate	Facharzt, Fachambulanz	BB, CEA, Ultraschall, Koloskopie
15 Monate	PV	BB, CEA
18 Monate	PV	BB, CEA
21 Monate	PV	BB, CEA
24 Monate	Facharzt, Fachambulanz	BB, CEA, Ultraschall
30 Monate	PV	BB, CEA
36 Monate	PV	BB, CEA
42 Monate	PV	BB, CEA
48 Monate	Facharzt, Krankenhaus	BB, CEA, Ultraschall
60 Monate	Facharzt, Krankenhaus	BB, CEA, Koloskopie. Weitere Nachsorge erforderlich?

- Nach einer anterioren Resektion sollte die Anastomose mittels Fiberoptik-Endoskopie untersucht werden.
- Nach den ersten 5 Jahren der Nachsorge wird bei Patienten unter 65 Jahren eine Endoskopie des verbliebenen Darms durchgeführt (und bis zum 70. Lebensjahr wiederholt), um mögliche neue Tumoren zu entdecken.

Postoperative Nachsorge in der Primärversorgung

- Während der Nachsorge wird eine Beurteilung benötigt, ob der Allgemeinzustand des Patienten es erlaubt, eine chirurgische Entfernung des möglichen Tumorrezidivs durchzuführen. Falls diese Operation als nicht möglich erachtet wird, ist eine Krebsnachsorge nicht sinnvoll. Die Nachsorge (nicht die Krebsnachsorge!) dieser Patienten übernimmt der Hausarzt, der im besten Fall die gesamte Situation in seine Überlegungen einbezieht.
- Bei dieser Form der Nachsorge sucht der Patient seinen Hausarzt auf. Es sind keine besonderen Untersuchungen zusätzlich zur klinischen Untersuchung notwendig.

Nachsorgeschema

- Siehe Tabelle 8.72.

8.73 Langzeitbeobachtung von Risikopatienten für kolorektale Karzinome

Risikogruppen
- Patienten mit einem kolorektalen Karzinom
- Patienten mit Adenomen
- Patienten mit einer dominant vererbten Prädisposition für kolorektale Karzinome
    - hereditäres nicht polypöses kolorektales Karzinom (engl. HNPCC = hereditary non-polypous colorectal cancer)
    - familäre Adenomatosis coli
- Patienten mit Colitis ulcerosa
- Denken Sie bei allen kolorektalen Karzinomen an die Familienanamnese.

Methode der Kontrollbeobachtung
- Kolo(no)skopie

Empfohlene Häufigkeit des Screenings

Patienten unter 70 mit einem kolorektalen Karzinom oder Adenom
- Alle 2–3 Jahre bei Patienten mit
    - HNPCC und einem Adenom,
    - multiplen kolorektalen Karzinomen,
    - multiplen Adenomen.
- Alle 3–5 Jahre bei Patienten mit
    - einem kolorektalen Karzinom,
    - einem einzelnen, großen Adenom,
    - einem Adenom mit mittelschwerer oder schwerer Dysplasie,
    - einem villösen oder tubulovillösen Adenom.
- Alle 5–10 Jahre bei Patienten mit
    - 1–2 tubulären Adenomen von weniger als 1 cm Durchmesser.
    - Nach heutiger Auffassung ist nach einem einzelnen tubulären Adenom von weniger als 5 mm Durchmesser keine Kontrollbeobachtung notwendig.
- Bei Patienten über 70 Jahren wird eine Langzeitkontrollbeobachtung nur durchgeführt, wenn besondere Indikationen vorliegen.

Colitis ulcerosa
- Eine Kolo(no)skopie wird in 2–3-jährigen Intervallen bei Patienten durchgeführt, die länger als 8 Jahre an einer Colitis ulcerosa leiden.
- Ungezielte Biopsien werden auf präkanzeröse Dysplasien untersucht. Das Erkennen einer Dysplasie in histologischen Proben erfordert Erfahrung. Wenn eine Dysplasie entdeckt und bestätigt wird, wird eine prophylaktische Kolektomie durchgeführt.
- Die Diagnose eines mit einer Kolitis verbundenen Karzinoms ist schwierig. Der Tumor wächst gewöhnlich nicht exophytisch oder zirkulär, sondern kann wie eine gutartige Striktur oder ein schlecht abgegrenzter Plaque aussehen.

Familiäre Adenomatosis coli und hereditäre nicht polypöse kolorektale Karzinome (HNPCC)
- Beide Erkrankungen sind dominant vererbte Karzinomsyndrome. Personen mit dieser genetischen Disposition erkranken meistens vor ihrem 40. Geburtstag, wenn nicht eine prophylaktische Kolektomie (bei der Adenomatose im Alter von 20–25 Jahren) oder eine prophylaktische Entfernung des Adenoms (bei HNPCC im Rahmen eines Kolonoskopie-Screenings alle 3 Jahre) durchgeführt wird.
- In manchen Ländern werden diese Syndrome amtlich registriert, wobei alle betroffenen Familien erfasst werden. Das regelmäßige Screening der in diesen Listen erfassten Risikopersonen liegt in der Verantwortung der Stellen, die die Register verwalten.
- Wenn bei einem HNPCC-Patienten ein Karzinom entdeckt wird, werden eine Kolektomie und eine Ileosigmoidostomie durchgeführt (wobei 30–35 cm des Kolons übrig bleiben).

8.80 Chronisch entzündliche Darmerkrankung

Grundregeln
- Erkennen einer chronisch entzündlichen Darmerkrankung bei Patienten mit rezidivierenden abdominellen Schmerzen, Gewichtsabnahme oder rezidivierender bzw. anhaltender (blutiger) Diarrhö.
- Erkennen von Patienten mit einer fulminanten Kolitis, die eine Einweisung ins Krankenhaus erforderlich macht.
- Organisation einer langfristigen Nachsorge bei Kolitispatienten wegen des Risikos einer malignen Entartung (8.73).

Epidemiologie
- Die Inzidenz der Colitis ulcerosa beträgt 8 neue Fälle pro 100.000 Einwohner, die Prävalenz beträgt ungefähr 200/100.000.
- Die Inzidenz und Prävalenz von Morbus Crohn liegt zwischen einem Drittel und der Hälfte der Prävalenz der Colitis ulcerosa.

Symptome und Befunde
- Siehe Tabelle 8.80.
- Wenn eine Kolitis durch Morbus Crohn verursacht wird, ist das häufigste Symptom eine Diarrhö. Eine Ileitis terminalis manifestiert sich

Tabelle 8.80 **Differenzialdiagnose zwischen Colitis ulcerosa und Morbus Crohn**

Symptom	Colitis ulcerosa	Morbus Crohn
Abdominalschmerzen	+	+++
Diarrhö	+++	++
Blutige Diarrhö	+++	+
Proktitis	+++	+
Perianalfistel	–	+
Erhöhte BSG	+	+++
Palpabler Tumor	–	++

in Abdominalschmerzen, Fieber, erhöhten BSG-Werten und vermindertem Serumalbumin.
- Zu den Anzeichen einer schweren Kolitis gehören eine Stuhlfrequenz > 6 × täglich, Tachykardie, Fieber, erhöhte BSG- und CRP-Werte sowie vermindertes Serumalbumin.

Untersuchungen

- Sigmoidoskopie oder Koloskopie sind die Methoden der Wahl. Eine Colitis ulcerosa wird fast immer erkannt, manche Patienten mit Morbus Crohn haben aber eine normale Kolonschleimhaut. Biopsien müssen daher immer entnommen werden, auch wenn die Schleimhaut normal aussieht.
  - In der akuten Phase der Erkrankung ist eine Unterscheidung zwischen einer infektiösen Kolitis und einer Colitis ulcerosa nicht immer möglich, aber der histologische Befund liefert oft Hinweise.
  - Granulome, die die Diagnose eines Morbus Crohn bestätigen, finden sich häufig in normal aussehender Schleimhaut.
- Bei allen Patienten, außer jenen mit einer leichten, auf das Rektum beschränkten Kolitis (durch eine Sigmoidoskopie nachgewiesen), sollte das Ausmaß der Erkrankung entweder durch eine Koloskopie oder eine Leukozyten-Szintigraphie bestimmt werden.
- Wenn Verdacht auf Morbus Crohn besteht, sichern Röntgen-Doppelkontrastuntersuchung oder CT-/MRI-Enterographie die Diagnose.
  - Die MRI-Enterographie sollte bei Patienten unter 35 Jahren bevorzugt werden, um die Strahlenexposition zu vermindern.

Differenzialdiagnose

- Funktionelle Diarrhö (normales CRP, normale BSG, normales fäkales Calprotectin)
- Infektiöse Kolitis (Stuhlbakterienkultur, Schleimhautbiopsie)
- Clostridium-difficile-Kolitis und andere durch Antibiotika verursachte Diarrhöen (vor Beginn einer Antibiotikatherapie) (8.42)
- Ischämische Kolitis (bei Patienten über 50 Jahren mit Abdominalschmerzen, gefolgt von blutiger Diarrhö)
- Kolitis als Folge einer Strahlentherapie (auch Jahre nach der Therapie)
- Periappendizitischer Abszess (oft durch Palpation entdeckt)
- Tumoren
- Divertikulitis (Divertikel, die bei einer Irrigoskopie oder einer CT-Enterographie mit löslichem Kontrastmittel oder bei einer Endoskopie entdeckt werden; keine Veränderungen der Schleimhaut, die Symptome sind meist auf das Colon descendens beschränkt.)

Behandlung

Medikamentöse Behandlung

- Bei Proktitis und distaler Kolitis sind Sulfasalazin, Mesalazin oder Olsalazin in 2 oder 3 Dosen täglich die Medikamente der ersten Wahl **A**.
- Zur den unterstützenden Maßnahmen gehören Klistiere und Suppositorien:
  - 5-ASS-Klistier ist die erste Wahl **B**
  - Prednisolon-Klistier
  - Hydrocortison-Schaum
  - Budesonid-Klistier
  - Sulfasalazin- oder Mesalazin-Suppositorien gegen Proktitis
- Systemische Steroide können kurzzeitig verabreicht werden, wenn die Symptome nicht anders unter Kontrolle gebracht werden können **B**. Kortikosteroide reduzieren das Rückfallrisiko bei Morbus Crohn nicht signifikant **C**.
- Sulfasalazin, Olsalazin oder Mesalazin werden über längere Zeiträume verabreicht, um Rückfälle zu verhindern **A**. Bei distaler Kolitis können die Medikamente nach einigen Jahren abgesetzt werden, wenn in den Biopsien keine entzündlichen Veränderungen zu erkennen sind. Azathioprin ist ebenfalls wirksam zur Aufrechterhaltung einer Remission **A**.
- Die Effektivität von Mesalazin in der Dauertherapie des Morbus Crohn ist fraglich **C**.
- Der Allgemeinarzt kann die Therapie einleiten, sobald die Erstuntersuchungen (Endoskopie und Biopsie) durchgeführt worden sind. Koloskopie oder Leukozyten-Szintigraphie werden empfohlen, wenn sie leicht verfügbar sind. Diese Untersuchungen liefern innerhalb weniger Wochen nach dem Beginn einer effizienten Ersttherapie negative Resultate. Ein Facharzt sollte zur Erstellung eines Behandlungsplanes beigezogen werden.
- Ein mildes Rezidiv einer Kolitis kann vom Allgemeinarzt behandelt werden.
  - Wenn die Symptome leicht sind, beginnen Sie mit Sulfasalazin 3–4 g täglich, Mesalazin 800–1000 mg 3–4 × täglich, oder Olsalazin 500 mg 3–4 × täglich **A**. Die Dosis kann innerhalb 1 Woche schrittweise erhöht werden.
- Wenn der Patient auch nur mittelschwere Sym-

ptome (blutige Diarrhö) hat, sollte Prednisolon 30–40 mg täglich 1–2 Wochen lang p.o. verabreicht werden, danach wird die Dosis über 4–8 Wochen schrittweise reduziert.
- In schweren Fällen werden auch Metronidazol, Ciprofloxacin und Immunsuppressiva (Azathioprin **A**, Cyclosporin **C**, selten Methotrexat) oder auch TNF-Blocker (Infliximab **C**) eingesetzt. Diese Behandlung gehört in die Hände eines damit erfahrenen Spezialisten.
- Mit dem Rauchen aufzuhören, unterstützt die Prävention von Rückfällen von Morbus Crohn nach einer Operation.

Wann ein Spezialist konsultiert werden sollte
- Wenn sich ein Rezidiv nicht innerhalb von 1–2 Wochen bessert.
- Wenn Kortikosteroide nicht innerhalb von 2 Monaten abgesetzt werden können.
- Bei einer Schwangerschaft, auch wenn die Patientin symptomfrei ist.
- Bei Symptomen außerhalb des Magen-Darm-Trakts (Leber, Haut, Gelenke, Lendenwirbelsäule, Augen).

Manifestationen außerhalb des Magen-Darm-Trakts
- Gelenke: Periphere Arthritis, Spondylitis ankylosans (M. Bechterew)
- Haut und Schleimhäute: Erythema nodosum, aphthöse Stomatitis, Pyoderma gangraenosum
- Augen: Episkleritis, Iritis, Uveitis
- Leber: Fettleber, chronische Hepatitis, sklerosierende Cholangitis, Pericholangitis, Gallengangkarzinom
- Andere: Pankreatitis, interstitielle Nephritis, autoimmune hämolytische Anämie, Venenthrombose

Nachsorge
- Die Aktivität einer symptomatischen Erkrankung wird nach Bedarf kolonoskopisch kontrolliert.
- Wegen des Risikos einer malignen Entwicklung sollte nach 8 Jahren Erkrankungsdauer eine Koloskopie durchgeführt werden, und danach sollte die Untersuchung in Abständen von 1–3 Jahren wiederholt werden, um eine mögliche Dysplasie zu erkennen **C**. Eine Operation ist angezeigt, wenn eine hochgradige Dysplasie entdeckt wird.
- Um eine entsprechende Nachsorge zu gewährleisten, kann es sinnvoll sein, die Patienten in ein Verzeichnis aufzunehmen.
- Das Risiko einer malignen Entwicklung im Gefolge einer durch Morbus Crohn verursachten Kolitis ist etwa genauso hoch wie das Risiko einer Colitis ulcerosa selbst.

- Fragen Sie den Patienten bei Folgekonsultationen nach Symptomen im Bereich des Darms, der Gelenke, der Wirbelsäule und der Augen.
- Zu den üblichen Laboruntersuchungen gehören BSG, CRP, Blutbild, GPT, alkalische Phosphatase, Albumin, Kreatinin.
- Eine reversible Oligospermie ist eine mögliche Nebenwirkung von Sulfasalazin.

Mikroskopische Kolitis
- Bei etwa 10% aller Patienten mit chronischer Diarrhö zeigen sich in Gewebebiopsien aus einem sonst (endoskopisch) gesund aussehenden Kolon entzündliche Veränderungen.
  - Kollagene Kolitis: eine verdickte Kollagenschicht unter dem Epithel.
  - Lymphozytäre Kolitis: eine durch zunehmende Lymphozytenzahl bestimmte Zellpopulation im Epithel.
  - Die Veränderungen sind meist am Anfang und in der Mitte des Dickdarms am deutlichsten, treten aber auch distal auf, sodass eine Sigmoidoskopie für die Diagnose ausreicht.
- Die Ätiologie der mikroskopischen Kolitis ist unbekannt.
- Unter den meist über 50 Jahre alten Patienten befinden sich mehr Frauen als Männer.
- Zu den Symptomen gehören persistierende oder rezidivierende wässrige Diarrhö mit abdominellen Schmerzen, Flatulenz und Blähungen.
- Die Patienten leiden oft (bei kollagener Kolitis oft zu 40%) an einer chronischen Entzündung oder einer Autoimmunerkrankung (Polyarthritis, andere Bindegewebserkrankungen, Schilddrüsenstörung, Zöliakie oder Diabetes).
  - Eine Zöliakie sollte immer durch Antikörperbestimmung ausgeschlossen werden (Gliadin, Endomysium und Transglutaminase, nötigenfalls Gastroskopie).
- Die Prognose ist gut: Die Krankheit kann jahrelang asymptomatisch verlaufen oder spontan ausheilen. Es wurde kein vermehrtes Risiko einer malignen Entwicklung festgestellt, sodass auf eine Kolonoskopie in der Nachsorge verzichtet werden kann.
- Die medikamentöse Therapie dient der Beseitigung der Symptome, eine länger dauernde Erhaltungstherapie ist meist nicht erforderlich.
  - Loperamid, falls erforderlich
  - Sulphasalazin und 5-ASS bewirken bei manchen Patienten eine Linderung der Symptome.
  - Budesonid-Kapseln sind zwar wirksam **A**, aber die Symptome treten in vielen Fällen wieder auf.
  - Prednisolon in hohen Dosen sollte nur vorübergehend bei Auftreten schwerer Symptome verabreicht werden.

8.81 Paralytischer und mechanischer Ileus; Pseudoobstruktion

Grundsätzliches

- Eine akute mechanische Darmobstruktion soll erkannt und sofort behandelt werden. Die Behandlung eines Strangulationsileus ist besonders dringend (siehe auch akutes Abdomen 8.09).
- Beim paralytischen Ileus soll ehestmöglich mit einer konservativen Behandlung begonnen werden.
- Eine Pseudoobstruktion des Kolons ist durch Gasentfernung oder mit Neostigmin zu behandeln.

Ätiologie

Mechanische Obstruktion

- Adhäsionen als Folge einer Operation im Bauchraum
- Ein Tumor im Magen-Darm-Trakt (vor allem ein kolorektales Karzinom)
- Invagination
- Inkarzerierte Hernie
- Divertikulitis
- Volvolus
- Strangulation (eine Rotation des Darms unterbricht die lokale Blutzirkulation)

Paralytischer Ileus

- Nach Eingriffen
- Bei schwerer systemischer Erkrankung (z.B. Infektion, vor allem Sepsis)
- Schweres Trauma
- Eine hartnäckige Verstopfung bei älteren Personen kann sowohl Charakteristika einer mechanischen Obstruktion als auch eines paralytischen Ileus aufweisen.

Pseudoobstruktion des Kolons (Ogilvie-Syndrom)

- Ist gekennzeichnet durch Erweiterung und Füllung mit Luft (Megakolon), kann mit Erkrankungen, die den Allgemeinzustand beeinträchtigen, mit einer Operation oder mit Medikamenten, die die Darmmotilität unterdrücken, in Zusammenhang stehen.

Symptome und Befunde

Mechanische Obstruktion

- Kolikartige und zunächst anfallsweise auftretende Bauchschmerzen.
- Eine Strangulation führt zu Dauerschmerz und zunehmender Verschlechterung des Allgemeinzustands, Symptome einer peritonealen Reizung treten auf.
- Erbrechen ist ein frühes Symptom einer proximalen Obstruktion und ein spätes Symptom einer Kolonobstruktion, kann aber auch fehlen.
- Ein aufgetriebenes Abdomen kennzeichnet eine Kolonobstruktion.
- Die Darmgeräusche sind während der Phase der kolikartigen Schmerzen klingend und hochgestellt.
- In der späteren Ileusphase werden die Darmgeräusche leise.

Paralytischer Ileus

- Die Darmbewegungen sistieren (kein Stuhlgang und kein Abgang von Winden).
- Aufgetriebenes Abdomen
- Fehlende Darmgeräusche
- Manchmal ist ein plätscherndes Geräusch zu hören, wenn das Abdomen seitlich angestoßen wird, während der Patient auf dem Rücken liegt.
- Es treten keine Schmerzen auf, oder die Schmerzen sind leicht und diffus, nicht kolikartig.

Pseudoobstruktion des Kolons

- Das Abdomen ist aufgetrieben, es sind keine Darmbewegungen zu erkennen.
- Im Abdomenleerbild erscheint das Kolon in seiner ganzen Länge überbläht und ohne Zeichen einer Obstruktion.

Untersuchungen

- Wiederholte Auskultation des Darms und Palpation des Abdomens (auf Druckschmerzempfindlichkeit und plätschernde Geräusche achten).
- Ein Abdomen-Leer-Röntgen sollte grundsätzlich im Stehen durchgeführt werden, in Seitenlage nur dann, wenn der Allgemeinzustand des Patienten schlecht ist.
  - Mit Luft gefüllte, aufgeblähte Darmschlingen oder Flüssigkeitsspiegel bestätigen die Diagnose und geben einen Hinweis auf das Ausmaß der Obstruktion.
  - Im Röntgenbild ist oft eine große Menge von Kotballen zu sehen.
  - Achten Sie immer auf freie Luft in der Bauchhöhle (unter dem Zwerchfell bei einem Röntgen im Stehen). Der Nachweis von freier Luft ist eine Indikation für eine sofortige Einweisung in eine chirurgische Abteilung.
- Bestimmen Sie beim paralytischen Ileus die Infektionsparameter (CRP), wenn dafür Zeit ist, und wenn die Ursache nicht offensichtlich ist. Denken Sie an die Möglichkeit abdomineller Infektionen (Pankreatitis, Cholezystitis).

Behandlung

Wahl des Behandlungsorts

- Bei Verdacht auf obstruktiven Darmverschluss oder paralytischen Ileus sollte der Patient in

einem Krankenhaus untersucht werden, außer im Fall einer reinen Obstipation, die ambulant behandelt werden kann.
- Ein Patient in gutem Allgemeinzustand mit paralytischen Ileus oder einem milden Verlauf einer mechanischen Obstruktion kann an einer nicht chirurgischen Abteilung behandelt werden, falls die Ätiologie (alte Adhäsionen, Verstopfung) bekannt ist.
- Ein Patient mit einer schmerzhaften Obstruktion sollte an eine chirurgische Abteilung überwiesen werden. Es ist besonders wichtig, eine Strangulation zu erkennen, die eine Perforation des nekrotischen Darms verursachen kann.

Flüssigkeitstherapie
- Sowohl der mechanische als auch der paralytische Ileus sind mit Flüssigkeitsretention im Darm oder (in schweren Fällen) in der Bauchhöhle, Dehydratation und Salzverlust assoziiert.
  - Infusion mit einer isotonen Kochsalzlösung: anfangs 2000–4000 ml, dann in Abhängigkeit vom Zustand des peripheren Kreislaufs, der Harnproduktion, von Anzeichen von Dehydratation sowie den Serum-Natrium- und -Kaliumwerten.

Darmentleerung
- Verabreichen Sie keine Flüssigkeit oder Nahrung peroral, bevor die Obstruktion aufgelöst wurde oder die Darmmotilität wieder in Gang gekommen ist bzw. bei Paralyse wieder Darmgeräusche zu hören sind.
- Eine Magensonde ist nützlich bei einer proximalen Obstruktion, aber nicht unbedingt bei paralytischem Ileus, wenn der Patient nicht erbricht.
- Obstruktionen durch Adhäsionen werden oft durch eine Kontrastmitteluntersuchung mit Gastrografin erleichtert **A**.
- Entleeren Sie den Darm und lassen Sie die Luft mittels Darmrohr entweichen, wenn das Abdomen aufgetrieben ist.
- Die Behandlung einer Pseudoobstruktion des Kolons besteht in der Dekompression des Kolons mit Hilfe eines Darmrohrs oder, falls nötig, durch Absaugung mit einem Kolonoskop (oder Sigmoidoskop).
- 2 mg Neostigmin intravenös sind wirksam **B**, aber es sollten Vorsichtsmaßnahmen getroffen werden, um eine mögliche Bradykardie zu behandeln (Atropin verfügbar halten).
- Bei einer Pseudoobstruktion ist eine Operation kontraindiziert.

Behandlung der zugrunde liegenden Ursache
- Eine zugrunde liegende Infektion (z.B. beim paralytischen Ileus) sollte behandelt werden.

8.82 Divertikulitis und Divertikulose

Grundregeln
- Vor Beginn der konservativen Behandlung einer Divertikulitis ist sicherzustellen – basierend auf bildgebenden Verfahren und zusätzlichen Untersuchungen, falls nötig –, dass der Patient weder einen Ileus noch eine Darmperforation hat, die eine Operation erfordern.
- Persistierende oder rezidivierende Symptome im Unterbauch sollten erst als Divertikulose diagnostiziert werden, wenn der Patient gründlich untersucht wurde. (Dass der Patient Divertikel hat, darf nicht von der Suche nach der Ursache der abdominellen Symptome ablenken.) **C**

Symptome und Befunde
Divertikulitis
- Schmerz und Druckschmerzempfindlichkeit bei der Palpation, gewöhnlich im linken unteren Quadranten oder generell im Abdomen.
- Leichtes Fieber (gewöhnlich unter 38,5° C)
- BSG und Serum-CRP sind oft erhöht. Wenn der CRP-Wert sehr stark erhöht ist, gehört der Patient ins Krankenhaus.
- Die Diagnose sollte durch den Nachweis von Divertikeln mittels folgender Untersuchungen bestätigt werden:
  - primär ein CT-Scan des Abdomen in der akuten Phase
  - Röntgen des distalen Kolons mit einem wasserlöslichen Kontrastmittel in der akuten Phase oder
  - Irrigoskopie oder Sigmoidoskopie einen Monat nach der akuten Episode

Divertikulose
- Gewöhnlich asymptomatisch
- Die Symptome können denen eines Reizdarmsyndroms ähneln.
- Blutungen aus einem Divertikel können die Ursache von Blut im Stuhl sein. Falls die Blutung profus ist, weisen Sie den Patienten in ein Krankenhaus ein, um die Blutung durch eine Angiographie zu lokalisieren. Danach kann sie entweder durch radiologische Intervention oder chirurgisch gestillt werden.
- Die Diagnose beruht auf Irrigoskopie oder Sigmoidoskopie, die die Divertikel oder Divertikelöffnungen zeigen.

Behandlung der Divertikulose
- Eine Obstipation sollte behandelt werden.
- Eine ballaststoffreiche Ernährung ist wahrscheinlich vorteilhaft bei der Prävention bzw. Behandlung einer Divertikulose, unabhängig da-

von, ob der Patient an einer Obstipation leidet oder nicht **Ⓒ**.

Behandlung der Divertikulitis

- Wenn der Patient fiebert oder wenn Zeichen einer peritonealen Reizung auftreten, sollte der Patient hospitalisiert und intravenös mit Flüssigkeit versorgt werden. Ein chirurgischer Eingriff ist dann indiziert, wenn es zu Komplikationen kommt.
- Diese Komplikationen können sich als Divertikulitis, perikolischer oder pelviner Abszess (Hinchey Grade I und II), Perforation und Peritonitis (Hinchey Grade III und IV) darstellen. Zusätzlich können Obstruktion oder Fisteln (z.B. kolovesikale Fistel) vorkommen.

Parenterale Therapie

- Bei peritonealer Reizung und/oder deutlich erhöhtem Serum-CRP.
- Cephalosporine der 2. Generation (z.B. Cefuroxim 3 × 1,5 g i.v.) in Kombination mit einer Imidazol-Verbindung (z.B. Metronidazol 3 × 400 mg) sind Medikamente der ersten Wahl.
- Falls die Divertikulitis durch konservative Therapie nicht beherrschbar ist, ist ein CT-Scan des Abdomens hilfreich, um einen möglichen Abszess zu diagnostizieren. Dessen erfolgreiche Behandlung macht eine perkutane Drainage erforderlich.

Perorale Therapie

- In leichteren Fällen möglich.
- Cephalosporin (Cephalexin, Cephadroxil) 3 × 500 mg oder Doxycyclin 1 × 150 mg – in Kombination mit Metronidazol 3 × 400 mg 10 Tage lang.

Rezidivierende Divertikulitis

- Jugendliche und Patienten mittleren Alters sollten chirurgisch behandelt werden (Resektion des betroffenen Teils des Kolons, heutzutage oftmals laparoskopisch).

8.83 Laktoseintoleranz

Grundregeln

- Denken Sie an eine Laktoseintoleranz als Ursache von Flatulenz und Diarrhö vor der Durchführung ausführlicher Untersuchungen.
- Stellen Sie die Diagnose, wenn der Laktose-Toleranztest ein pathologisches Resultat ergibt und der Patient während des Tests die typischen Symptome zeigt. Die Diagnose kann auch mit einem Gentest gestellt werden.
- Vermeiden Sie die Überdiagnostizierung einer Laktoseintoleranz bei Kindern unter 5 Jahren. Bei Kindern sollte nur dann ein Laktose-Toleranztest durchgeführt werden, wenn es dafür eindeutige Hinweise gibt. (Der Test liefert oft falsch positive Resultate.)

Definition und Ätiologie

- Hypolaktasie wird als Laktasemangel definiert, der autosomal rezessiv vererbt wird.
- Laktoseintoleranz wird als symptomatische Hypolaktasie definiert.
- Eine sekundäre Hypolaktasie kann Folge einer Zöliakie oder einer chronischen Darminfektion (z.B. Giardiasis) sein.
- Eine Hypolaktasie ist nicht immer die einzige Ursache der abdominellen Symptome eines Patienten und führt nicht zu Anämie oder Malabsorption.
- Die Symptome entstehen dadurch, dass durch die osmotische Wirkung der Laktose im Darm der Transport des Darminhalts beschleunigt wird. Die Laktose wird dann im Kolon durch Gase produzierende Bakterien metabolisiert.

Epidemiologie

- Hypolaktasie tritt bei 17% der Bewohner Nordeuropas auf. Sie ist im Mittelmeergebiet häufiger und in vielen tropischen Ländern noch wesentlich häufiger. Etwa die Hälfte aller Patienten hat wöchentliche Symptome. Laktose als Bestandteil von Tabletten verursacht nur selten Symptome.
- Bei Kindern entwickelt sich eine Hypolaktasie selten vor dem 5. Lebensjahr. Im 7. Lebensjahr beträgt die Prävalenz 2–3%.

Symptome

- Flatulenz und Meteorismus
- Diffuse Abdominalschmerzen
- Diarrhö
- Die Symptome beginnen 1–2 Stunden nach einer laktosehaltigen Mahlzeit.

Diagnostik

Laktose-Provokationstest

- 50 Gramm Laktose werden aufgelöst in 400 ml Wasser eingenommen. Die Blutzucker- (oder Galaktose-) Werte werden nach 20, 40 und 60 Minuten bestimmt. Für die Bestimmung wird kapillares Blut verwendet.
- Das Testergebnis ist positiv, wenn die Erhöhung des Blutzuckers 20 mg/100 ml nicht übersteigt und der Patient während des Tests oder innerhalb von 3 Stunden nach dem Test typische Symptome hat. Das Ergebnis sollte nicht als positiv interpretiert werden, wenn keine Symptome auftreten.

- Bei Diabetikern kann der Anstieg des Blutzuckers 20 mg/100 ml übersteigen, auch wenn der Patient eine Hypolaktasie hat. In solchen Fällen weist das Auftreten von Symptomen oft auf eine Hypolaktasie hin. Der Laktose-Ethanol-Test eignet sich ebenfalls für Diabetespatienten. Bei diesem Test wird die Serum-Galaktose-Konzentration nur einmal bestimmt, und zwar 40 Minuten nach der Einnahme von Laktose und Ethanol (Ethanol mit einer Dosis von 0,15 g/kg verhindert die Metabolisierung der Galaktose).
- Bei Kindern treten falsch positive Testergebnisse (also ein fehlender Anstieg der Blutzuckerwerte) in bis zu 30% aller getesteten Personen auf.

Gentest
- Ein Gentest aus einer Blutprobe gibt bei Erwachsenen präzisen Aufschluss über die Lactaseaktivität.

H2-Atemtest
- Anmerkung: Diese in Österreich übliche Untersuchung wurde für die deutschsprachige Ausgabe eingefügt.
- Dieses Verfahren basiert auf dem Nachweis von Wasserstoff in der Ausatemluft des Patienten. Es ist ein indirekter Nachweis des Lactasemangels. Bei der bakteriellen Aufarbeitung der Lactose im Dickdarm entsteht neben Milchsäure, Essigsäure und Kohlendioxid auch gasförmiger Wasserstoff. Dieser gelangt über das Blut in die Lungen und wird abgeatmet. Da normalerweise kein Wasserstoff in der Ausatemluft vorhanden ist, deutet ein positives Ergebnis auf eine mögliche Laktoseintoleranz hin. Gemessen wird bei diesem Test die Wasserstoffkonzentration vor und nach der oralen Verabreichung einer definierten Menge an Lactose. Als positiv gilt der Befund, wenn das Messergebnis vor und nach der Laktosegabe einen Unterschied von 20 ppm ergibt.

Behandlung

- Die Behandlung besteht in einer Verminderung des Laktoseanteils an der Ernährung (2–3 g Laktose pro Tag verursachen bei der Mehrheit der Hypolaktasiepatienten keine Symptome), anders als bei einer Zöliakie, bei der eine völlig glutenfreie Diät unerlässlich ist.
- Nach der Diagnose sollte der Patient 2–3 Wochen lang alle Milchprodukte meiden. Danach kann der Verzehr von Milchprodukten so weit erhöht werden, wie der Patient es verträgt.
- Sauermilchprodukte enthalten nur geringe Mengen von Laktose.
- Produkte mit hydrolysierter Laktose enthalten weniger als 1% Laktose (gewöhnliche Milchprodukte enthalten etwa 4,8%).
- Laktasekapseln können wirksam sein.
- Gereifter Käse enthält keine Laktose.
- Patienten mit ausgeprägten Symptomen sollten bedenken, dass Brot und andere Backwaren, Würste, Butter, Margarine und Milchschokolade Laktose enthalten. Auch Kartoffelpüree kann Laktose enthalten.
- Patienten mit einer streng laktosefreien Diät sollten auf eine ausreichende Calciumzufuhr achten, entweder durch Verzehr von Käse oder durch Calciumpräparate.
- Bitten Sie den Patienten, wiederzukommen, wenn die Symptome durch eine laktosefreie Diät nicht vollständig verschwinden. Die Ursache dafür ist gewöhnlich mangelnde Compliance in Bezug auf die Diät. Der Patient kann aber auch eine Zöliakie oder eine andere Form von Malabsorption haben.

8.84 Zöliakie

Grundregeln
- Die Zöliakie kann sich unterschiedlich manifestieren: Mattigkeit, gastrointestinale Beschwerden (häufig leicht), mangelhafte Aufnahme verschiedener Nahrungsbestandteile und daraus resultierende Symptome.
- Antikörpertests sind zur Erstuntersuchung geeignet.
- Bestätigt wird die Diagnose durch eine Dünndarmbiopsie (Gastroduodenoskopie).
- Sorgen Sie dafür, dass eine wirksame Behandlung durchgeführt wird.
- Eine glutenfreie Diät muss eingehalten werden.

Definition
- Bei für Zöliakie genetisch prädisponierten Personen verursacht das in Getreidesorten vorkommende Gluten Schäden am Dünndarm, Zottenatrophie und Hyperplasie der Krypten. Die Schäden sind unter glutenfreier Diät reversibel, treten aber wieder auf, wenn der Patient zu seiner üblichen Ernährungsweise zurückkehrt.
- Eine Zöliakie kann sich an der Haut als Dermatitis herpetiformis (13.70) manifestieren, bei der ein juckender, Blasen bildender Ausschlag besonders im Bereich der Ellenbogen, Knie und am Gesäß entsteht. Läsionen der Dünndarmschleimhaut treten bei einer Dermatitis herpetiformis ebenfalls auf, sind aber meistens weniger ausgeprägt als bei einer Zöliakie. Diagnostisch sind IgA-Ablagerungen, die mittels Immunfluoreszenz in Hautbiopsien von nicht befallenen Hautpartien gefunden werden.

Symptome

- Zu den typischen Symptomen gehören Abgeschlagenheit, Diarrhö, weiche Stühle, aufgetriebenes Abdomen, Gewichtsabnahme und bei Kindern Verzögerung des Wachstums oder der Pubertät. Bei einer Zöliakie lassen sich nur selten durch Patienten selbst beobachtete Unverträglichkeitsreaktionen erheben, die auf weizenhaltige Nahrungsmittel zurückzuführen sind.
- Die Symptome können mild sein, oft bestehen sie bereits seit Jahren, die klassische Steatorrhö tritt nur selten auf.
- Das häufigste biochemische Zeichen einer Malabsorption ist eine Anämie, die durch Eisenmangel (hypochrom, mikrozytär), Folsäuremangel (makrozytär) oder durch beides verursacht werden kann. Vitamin-B_{12}-Mangel ist seltener.
- Calciummalabsorption und Osteoporose können ebenfalls auftreten.
- Atypische, aber recht häufige Symptome sind u.a. Zahnschmelzdefekte an bleibenden Zähnen, Ulzera an der Mundschleimhaut (Aphthen) und verschiedene Gelenkssymptome.
- Diese Erkrankung kann auch neurologische Symptome (Ataxie, Polyneuropathie, Gedächtnisstörungen), Infertilität oder wiederholte Spontanaborte auslösen.
- Laktoseintoleranz kann ein Zeichen einer Zöliakie sein, besonders wenn die Symptome durch eine laktosefreie Diät nicht gebessert werden.
- Eine „stumme" Zöliakie wird manchmal zufällig bei einer Routinebiopsie im Rahmen einer Gastroskopie oder bei einem auf Risikogruppen gezielten oder ungezielten serologischen Screening entdeckt.

Risikogruppen

- Verwandte ersten Grades von Zöliakiepatienten.
- Bei Patienten mit IgA-Mangel ist das Zöliakierisiko rund 10 × so hoch wie bei der normalen Bevölkerung.
- Patienten mit Autoimmunerkrankungen. Zöliakie kann mit Diabetes vom Typ 1, mit Hypothyreose, dem Sjögren-Syndrom oder einem Down-Syndrom einhergehen und ist oft symptomlos. Zöliakie kann manchmal der Grund für erhöhte Leberenzyme und Lebererkrankungen sein.

Prävalenz

- Screeninguntersuchungen zufolge dürfte die Prävalenz der Zöliakie bei bis zu 1 von 100 Einwohnern liegen **B**.
- 60–75% der Zöliakiepatienten sind Frauen; Dermatitis herpetiformis tritt bei Männern und Frauen gleich häufig auf.
- Die Krankheit wird am häufigsten bei Erwachsenen und bei Kindern über 10 Jahren diagnostiziert; bei kleinen Kindern ist die Zöliakie seltener geworden. Die Krankheit kann jedoch in jedem Alter auftreten, sobald mit dem Verzehr von Getreideprodukten begonnen wurde.
- Eine Dermatitis herpetiformis tritt bei 1 von 4 Zöliakiepatienten auf.

Diagnostik

- Ein Verdacht auf Zöliakie entsteht aufgrund der Symptome und dem Nachweis entsprechender Antikörper.
  ○ Antikörper der IgA-Klasse gegen Endomysium (oder Retikulin) und Gewebstransglutaminase sind bei 80–95% der Patienten mit unbehandelter Zöliakie und Dermatitis herpetiformis positiv.
  ○ Falsch positive Ergebnisse findet man besonders für Gliadin-Antikörper; die Spezifität von Antiendomysialen- und Transglutaminase-Antikörpern beträgt 90–98%.
  ○ Es ist zu beachten, dass ein Nachweis der Zöliakie durch Antikörper der IgA-Klasse bei Patienten mit selektivem IgA-Mangel nicht gelingt.
- Die Diagnose sollte immer durch Biopsien aus dem Duodenum (oder der Haut) bestätigt werden.
  ○ Die Biopsie wird während der Gastroduodenoskopie, so weit distal im Duodenum wie möglich, entnommen. Für diesen Zweck ist eine spezielle Kapsel entwickelt worden, die hauptsächlich bei kleinen Kindern angewendet wird (Crosby- oder Watson-Kapsel).
  ○ Die Behandlung sollte niemals ohne Bestätigung durch eine Biopsie begonnen werden, da eine spätere Diagnosestellung oft schwierig ist.
  ○ Bei der Dermatitis herpetiformis wird die Biopsie von nicht betroffenen Hautpartien entnommen.
  ○ Wenn in Grenzfällen der histologische Befund nicht eindeutig oder die villöse Atrophie schwach ausgeprägt ist, kann die entzündliche Aktivität der Dünndarmschleimhaut mittels Immunhistochemie zuverlässiger beurteilt werden (Methode für die Diagnose einer latenten Zöliakie).
  ○ In der Latenzphase werden oft entzündliche Veränderungen im Dünndarm gefunden. Insbesondere die Dichte der intraepithelialen Gamma-Delta-Zellen ist erhöht. Der Befund ist jedoch nicht pathognomonisch, und eine korrekte Interpretation erfordert Erfahrung. Ablagerungen von IgA-Autoantikörpern gehen dem Erscheinen der intestinalen Villi sogar voraus. Sie werden auch bei Patienten mit negativen Serum-Antikörper-Bestimmungen gefunden.

Diagnostische Prinzipien

- Wenn ein starker Verdacht auf die Erkrankung vorliegt, sollte immer eine Dünndarmbiopsie (bei Dermatitis herpetiformis eine Hautbiopsie) entnommen werden; Antikörper-Screening kann zur Bestätigung der Diagnose verwendet werden.
- Bei Zöliakierisikogruppen und bei leichten und atypischen Symptomen kann ein Antikörper-Screening als erste Untersuchungsmethode eingesetzt werden, die Dünndarmbiopsie wird dann nur bei Antikörper-positiven Patienten eingesetzt. In diesen Fällen ist die Sensitivität der Antikörpertests ausreichend, und so ist die Dünndarmbiopsie bei Patienten mit negativen Antikörpertests nicht erforderlich. Antikörper der IgA-Klasse gegen Endomysium (Retikulin) und Transglutaminase können zum Screening eingesetzt werden. Gesamt-IgA im Serum können auch bestimmt werden. Patienten mit symptomatischem IgA-Mangel sollten möglichst biopsiert werden. Antikörper der IgG-Klasse gegen Transglutaminase sind bei den meisten dieser Patienten erhöht, wenn sie eine Zöliakie haben.
  - Antikörpersuchtests können auch zum Screening von Risikogruppen herangezogen werden.
- Antiendomysiale- und Reticulin-Antikörper eignen sich gut für diesen Zweck, da falsch positive Ergebnisse selten sind. Die Sensitivität und Spezifität von Tests auf IgA-Transglutaminase-Antikörper ähnlich hoch wie bei antiendomysialen Antikörpern. Dieser Test wird voraussichtlich die Untersuchung auf Gliadin-Antikörper ersetzen.
- Die Diagnose der Zöliakie sollte immer auf einer Biopsie beruhen, die unter glutenhaltiger Ernährung entnommen wurde. Eine Dünndarmbiopsie wird auch bei Dermatitis herpetiformis empfohlen, obwohl die Hautbiopsie allein bereits diagnostisch ist.
- Wenn der Biopsiebefund nicht eindeutig ist oder der Patient trotz eines normalen Biopsiebefundes Antikörper aufweist, kann ein Test auf eine genetische Prädisposition erwogen werden. Bei den meisten Zöliakiepatienten lassen sich HLA DR3-DQ2 oder DR4-DQ8 Haplotypen nachweisen; ihr Fehlen spricht stark gegen eine Zöliakie oder deren latente, sich allmählich entwickelnde Form. Diese Genotypen sind in der Bevölkerung häufig, der Test kann daher zum Ausschluss der Erkrankung verwendet werden, aber nicht zur Diagnose.

Behandlung

- Die Behandlung besteht aus einer dauerhaft glutenfreien Diät unter Vermeidung von Weizen, Roggen und Gerste sowie allen Produkten, die diese Getreidearten enthalten; die Diät muss lebenslang und so streng wie möglich eingehalten werden. In Grenzfällen oder bei latenter Zöliakie bleibt der Nutzen einer strikten Diät durch weitere Studien noch nachzuweisen.
- Kompetente Ernährungsberatung ist unerlässlich, sowohl unmittelbar nach Diagnosestellung als auch später, falls nötig.
- Aktuellen Studien zufolge dürfen die meisten Patienten mit Zöliakie und Dermatitis herpetiformis eine mäßige Menge Hafer (50 g/Tag) zu sich nehmen ❸; aber die meisten sensitiven Patienten können Symptome entwickeln. Diese sind allerdings üblicherweise nicht mit einer Schädigung der Villi des Dünndarms assoziiert.
- Zur Initialbehandlung einer Dermatitis herpetiformis gehört Dapson.
- Während der Behandlung verschwinden die Symptome gewöhnlich innerhalb von einigen Wochen oder Monaten. Hautsymptome gehen langsamer zurück: trotz der Einhaltung einer glutenfreien Diät ist oft eine 1–2 Jahre dauernde Dapson-Therapie erforderlich.
- Stärkeprodukte aus Weizen oder Gerste können kleine Reste von Gluten enthalten. Studien weisen darauf hin, dass eine Zöliakie mit diesen Produkten gut unter Kontrolle bleibt; besonders empfindliche Patienten können jedoch Symptome bekommen.

Behandlungsergebnisse

- Bei Einhaltung einer glutenfreien Diät bessern sich die Morphologie der Schleimhaut und das klinische Erscheinungsbild. Eine maligne Entwicklung ist bei Patienten mit Langzeitbehandlung sehr selten, die Mineraldichte der Knochen normalisiert sich durch die Diät. Die Diät kann die Lebensqualität verbessern und zur Linderung von Depressionen, Gefühlen des Unwohlseins und Magen-Darm-Beschwerden beitragen. Die Lebenserwartung von richtig behandelten Zöliakiepatienten unterscheidet sich nicht von jener der Gesamtbevölkerung.

Verlaufskontrollen

- Ein Absinken des Antikörperspiegels bestätigt, dass eine glutenfreie Diät eingehalten wird. Die Dünndarmbiopsie sollte etwa 1 Jahr nach Diagnosestellung wiederholt werden, um die Erholung der Dünndarmschleimhaut nachzuweisen. Danach sind keine regelmäßigen Biopsien mehr erforderlich, außer wenn neuerlich Symptome auftreten.
- In den meisten Fällen von Dermatitis herpetiformis ist keine Dünndarmbiopsie erforderlich, da das Verschwinden des Ausschlags ein gutes Maß für den Erfolg der Behandlung darstellt. Bei dieser Krankheit finden sich noch lange nach dem

Beginn der richtigen Diät IgA-Ablagerungen in der Haut; Hautbiopsien werden daher nicht zur Kontrolle des Behandlungserfolges verwendet.
- Wahrscheinlich halten sich Patienten besser an die Ernährungsrichtlinien, wenn regelmäßige Kontrollen erfolgen. Daher wird eine jährliche Folgekonsultation zur Überprüfung des Allgemeinzustandes empfohlen. Blutbild und Antikörper-Titer können bei dieser Gelegenheit kontrolliert werden.

Therapieversagen

- Überprüfen Sie zuerst die Ernährung. Möglicherweise wurde auf Gluten absichtlich nicht verzichtet oder es waren Lebensmittel mit Gluten verunreinigt, die für glutenfrei gehalten wurden. Manche Patienten wechseln auf von Natur aus glutenfreie Lebensmittel. Aber auch diese Produkte können mit Gluten verunreinigt sein.
- In therapieresistenten Fällen sollte in Kooperation mit einem Gastroenterologen die Diagnose überprüft werden.
  ○ Nicht immer sind alle Symptome der Zöliakie zuzuordnen: Der Patient kann zusätzlich an einer anderen Erkrankung leiden, z.B. an einem Reizdarmsyndrom.
  ○ Überprüfen Sie vor allem die Schilddrüsenfunktion; bis zu 10% der Zöliakiepatienten leiden an Hyper- oder Hypothyreose.
- Eine Zöliakie kann mit einem erhöhten Risiko für ein malignes Lymphom verbunden sein. Diese Möglichkeit sollte vor allem in Fällen einer therapieresistenten Erkrankung beachtet werden, besonders wenn der Patient älter ist und die Erkrankung innerhalb der letzten 5 Jahre diagnostiziert wurde. Ein Verdacht auf ein Lymphom erfordert die sofortige Beiziehung eines Spezialisten.
- Eine immunsuppressive Behandlung (Kortikosteroide) ist heute selten erforderlich. Diese Behandlung wird von Spezialisten durchgeführt.

Wo die Zöliakie diagnostiziert und behandelt werden sollte

- Verdacht, Erstuntersuchung: beim Allgemeinarzt möglich.
- Diagnostische Untersuchungen werden in Abteilungen durchgeführt, in denen die Entnahme von Biopsien möglich ist (auch beim niedergelassenen Facharzt, wenn dort eine Gastroduodenoskopie durchgeführt werden kann). Die Diagnose einer Dermatitis herpetiformis erfolgt durch einen Dermatologen.
- Patienten, bei denen die Biopsie ein grenzwertiges Ergebnis zeigt, sollen an gastroenterologische Einrichtungen überwiesen werden.
- Am Behandlungsbeginn sollte ein(e) Diätassistent(in) zur Verfügung stehen. Die Behandlung einer Dermatitis herpetiformis wird von Dermatologen organisiert. Sobald der Patient auf die glutenfreie Diät anspricht, kann seine Weiterbeobachtung im Rahmen der Primärversorgung erfolgen.
- Bei Kindern wird die Zöliakie an spezialisierten Einrichtungen diagnostiziert und behandelt.
- Komplikationen werden ebenfalls in Spezialeinrichtungen untersucht und behandelt.

Komplikationen

- Malignes Lymphom:
  ○ Steht meistens mit einer unbehandelten Zöliakie in Zusammenhang und ist heute weitaus seltener als noch vor 20 Jahren.
  ○ Manchmal ist ein Lymphom die erste Manifestation einer Zöliakie.
  ○ An ein Lymphom sollte gedacht werden, wenn der Zustand des Patienten durch die Diät nicht gebessert wird oder wenn ein vorher asymptomatischer Patient wieder Symptome zu zeigen beginnt.
  ○ Eine therapieresistente, schwere Zöliakie kann ein Hinweis auf eine maligne Entwicklung sein.
- Osteoporose ist bei Patienten mit unbehandelter Zöliakie häufig. Außerdem kann sie bei der so genannten asymptomatischen Zöliakie vorkommen. Die First-Line-Behandlung besteht in einer strikten glutenfreien Diät. Eine ausreichende Calciumzufuhr muss sichergestellt werden.
- Eine schwerwiegende Malabsorption ist heutzutage selten geworden.

8.85 Hernien bei Erwachsenen

Generell

- Die Diagnose einer Hernie rechtfertigt noch kein chirurgisches Vorgehen. Nur symptomatische Hernien und solche mit einem Inkarzerationsrisiko bedürfen der chirurgischen Behandlung.

Inguinal- und Femoralhernien

Arten

- Eine indirekte (laterale) Hernia inguinalis liegt im Leistenkanal und kann in das Skrotum oder in die Labien deszendieren. Sie neigt dazu, größer zu werden und Symptome zu verursachen.
- Eine direkte (mediale) Hernia inguinalis verursacht eine Vorwölbung am unteren Ende des Leistenkanals. Sie tritt im Allgemeinen bei äl-

teren Männern auf und verursacht nur selten Komplikationen.
- Eine Hernia femoralis dringt unter dem Ligamentum inguinale in den Canalis femoralis ein. Die Femoralhernie ist selten und kommt nur bei älteren Frauen vor. Das Risiko einer Inkarzeration ist hoch.
- Eine Hernie wird als inkarzeriert bezeichnet, wenn die Palpation schmerzhaft ist, der Patient Bauchschmerzen hat und die Hernie nicht mehr reponiert werden kann.

Klinische Untersuchung
- Untersuchen Sie den Patienten im Stehen und in Rückenlage.
  - Eine Hernie ist am besten im Stehen sichtbar.
  - Bei Druck wird die Hernie geringer; damit wird die Diagnose bestätigt.
- Bei männlichen Patienten wird der untersuchende Finger vom Skrotum her in den Leistenkanal eingeführt, während der Patient hustet.
- Die Ausstülpung einer Hernia femoralis kann in der Leiste getastet werden, neben dem Os pubis gleich unter dem Ligamentum inguinale. Die Hernie ist klein und ist üblicherweise nicht wegdrückbar.
- Die Diagnose einer abdominalen Hernie kann durch eine Ultraschalluntersuchung am stehenden Patienten gestellt werden. Bei Inguinalhernien ist die Wahrscheinlichkeit eines falsch positiven Resultates groß.

Indikationen für einen chirurgischen Eingriff
- Eine OP sollte in Betracht gezogen werden, falls
  - die Hernie schmerzhaft ist und das tägliche Leben beeinflusst. (Es muss angemerkt werden, dass Inguinalhernien normalerweise für einige Wochen schmerzhaft sind, später aber symptomlos werden. Eine Überweisung an einen Facharzt sollte daher nicht in einem zu frühen Stadium erfolgen.)
  - ein hohes Risiko zur Inkarzeration besteht.
  - die Hernie so groß ist, dass die Unversehrtheit der Haut gefährdet ist.
  - der Verdacht auf eine Femoralhernie besteht.
- Das genaue Beobachten von kaum symptomatischen Hernien (operativer Eingriff bei Verschlechterung) ist ein sicheres Vorgehen und beeinträchtigt die Lebensqualität nicht im Vergleich zum frühen chirurgischen Eingriff **B**.
- Bei einer inkarzerierten Hernie kann eine Reposition mit sanftem Druck versucht werden. Falls diese nicht erfolgreich ist, muss der Patient sofort operiert werden.
- Eine palpable Skrotalhernie ist immer eine indirekte Leistenhernie, welche tendenziell größer wird. Eine kleine Hernie, die nur den oberen Teil des Skrotums penetriert, muss normalerweise nicht operativ versorgt werden. Eine Hernie, die die Basis des Skrotums erreicht hat, sollte immer operiert werden, selbst wenn sie nur geringe Symptome verursacht. Denn sie nehmen meist stark an Größe zu, wodurch die chirurgische Sanierung mit einem erhöhten Risiko an Komplikationen assoziiert ist.
- Falls eine Inguinalhernie bei Männern im Skrotum nicht tastbar ist, oder sie bei Frauen vorkommt, ist es nicht möglich, zwischen einer direkten und einer indirekten zu differenzieren. Nur solche Hernien, die störende Symptome verursachen, rechtfertigen eine Operation. Männliche Patienten sollten darauf hingewiesen werden, dass sie einen Arzt aufsuchen sollen, falls die Hernie die Basis des Skrotums erreicht (er wird eine Überweisung zum Facharzt benötigen).
- Eine Hernia femoralis ist mit einem hohen Inkarzerationsrisiko verbunden und sollte auf jeden Fall operiert werden.
- Bei der Operation wird ein sogen. Mesh (Kunststoffnetz) in die Bauchwand implantiert **A**.
- Ein laparoskopisches Verfahren hat den Vorteil einer kürzeren Rekonvaleszenz **A**. Der Benefit einer laparoskopischen Reparation im Vergleich zur offenen Chirurgie ist marginal und kontroversiell. Das laparoskopische Verfahren ist günstig bei der Reparation bilateraler Hernien berufstätiger Menschen. Diese Methode kann auch bei rezidivierenden Hernien in Betracht gezogen werden. Die Mehrzahl der Inguinalhernien kommt bei älteren Patienten vor. In dieser Patientengruppe ist die einfachste Behandlung mit dem geringsten Risiko die offene Chirurgie unter Lokalanästhesie.

Abdominelle Hernien

Arten
- **Herniae umbilicales** (Nabelbrüche) treten meistens nur bei Kleinkindern und im späteren Kindesalter auf.
- **Narbenhernien** (Bauchwandbrüche) entwickeln sich besonders in Operationsnarben.
- **Spieghel-Hernie** (Austrittspforte ist die Semilunarlinie am äußeren Rand des Musculus rectus abdominis)
- **Epigastrische Hernie** (Bruchpforte ist die Linea alba zwichen dem Nabel und dem Xiphoid)

Indikationen für einen chirurgischen Eingriff
- Ein Nabelbruch bei einem Erwachsenen ist mit einem hohen Inkarzerationsrisiko verbunden und sollte daher frühzeitig operiert werden. Ältere Patienten und solche in schlechtem Allgemeinzustand sollten wegen dem hohen Komplikationsrisikos nicht operiert werden.
- Eine Narbenhernie ist oft ausgedehnt. Patienten, die ansonsten gesund sind, sollten deshalb früh

an einen Chirurgen überwiesen werden. Bei der Operation wird ein Kunststoffnetz in die Bauchwand implantiert.

Zwerchfellhernien
- Eine Zwerchfellhernie wird oft bei Durchführung einer Gastroskopie oder eines Magenröntgens wegen dyspeptischer Symptome entdeckt.

Arten
- Eine **Gleithernie** ist häufig und meist ein zufälliger Befund ohne klinische Signifikanz.
- Bei einer **paraösophagealen Hernie** steigt der Fundus ventriculi entlang der linken Seite des Ösophagus über das Zwerchfellniveau und kann Symptome verursachen.
- **Morgagni- und Bochdalek-Hernien** sind angeborene Zwerchfellhernien. Die Morgagni-Hernie verursacht oft im mittleren Lebensalter Beschwerden (Abdominalschmerzen und gelegentlich Hämatemesis als Folge einer Inkarzeration). Die Bochdalek-Hernie kann bei Neugeborenen mit Atemnot einhergehen.

Diagnostik
- Ein Kontrastmittelröntgen des Magens oder Gastroskopie. Manchmal ist eine Zwerchfellhernie in einem Thoraxröntgen als supradiaphragmale Verschattung zu erkennen.

Indikationen für einen chirurgischen Eingriff
- Eine Gleithernie sollte operativ behandelt werden, wenn der Patient Symptome durch die Refluxösophagitis hat, die nicht auf eine konservative Behandlung ansprechen, oder wenn die Symptome häufig rezidivieren. Die Operation der Wahl ist die Nissen-Fundoplicatio.
- Paraösophageale, Morgagni- und Bochdalek-Hernien werden fast immer operativ behandelt.

Weitere Hernien
- Hernia obturatoria, und andere Hernien sind seltene Ursachen von Bauchschmerzen, manchmal auch eines Darmverschlusses.

Rektusdiastase
- Das Auseinanderweichen der Linea alba, assoziiert mit höherem Alter und Adipositas.
- Wird als vertikale Ausstülpung sichtbar, wenn der Patient seine Bauchmuskeln im Liegen anspannt.
- Dies ist keine Hernie oder eine Ursache für abdominelle Beschwerden. Es ist keine Behandlung nötig.

8.86 Postoperative epigastrische Beschwerden

Grundregeln
- Postoperative Probleme (dyspeptische Symptome, Sodbrennen, Erbrechen) sollten während der ersten Monate konservativ behandelt werden. Die Symptome klingen normalerweise mit der Zeit ab. Eine elektive Ulkuschirurgie wird heutzutage praktisch nicht mehr durchgeführt.
- Eine Kontrollgastroskopie ist zu erwägen, wenn die Intensität der Symptome nach einer Ruheperiode wieder zunimmt (wiederkehrendes Ulcus pepticum; erhöhtes Karzinomrisiko nach einer Operation).
- Erkennen und Behandlung von Ernährungsproblemen (Anämie, Calciummangel, Steatorrhö).
  - Vermeidung einer reaktiven Hypoglykämie (23.10) bei Patienten nach einer Gastrektomie.
- Bei kolektomierten Patienten können Dehydratationssymptome im Zusammenhang mit Durchfällen auftreten.
- Bei Problemen mit einem Stoma kann das Personal der Spezialambulanzen um Rat gefragt werden.

Dumping-Syndrom
- Übelkeit und Völlegefühl im Epigastrium, Hitzegefühl, Schwitzen, erhöhter Blutdruck, Regurgitation und Erbrechen, Palpitationen und Dyspnoe.
- Dumping-Symptome beginnen unmittelbar nach der Operation bei vielen Patienten, denen ein Teil des Magens entfernt worden ist. Die Symptome werden wahrscheinlich durch zu rasche Magenentleerung verursacht. Frühdumping mit Symptomen, die 10–20 Minuten nach einer Mahlzeit auftreten, ist häufiger als Spätdumping, bei dem die Symptome 90–120 Minuten nach einer Mahlzeit einsetzen.

Behandlung des Dumping-Syndroms
Diät
- Der Patient sollte langsam und in kleinen Portionen essen.
- Trinken zwischen den Mahlzeiten, nicht zu den Mahlzeiten.
- Stark gewürzte Speisen sollten wegen ihrer Hyperosmolarität gemieden werden.
- Wenig Kohlenhydrate, aber reichlich Proteine zu sich nehmen.

Medikamentöse Behandlung
- Die Patienten sprechen gewöhnlich schlecht auf eine medikamentöse Behandlung an.
- Die Verabreichung von Anticholinergika oder Guargummi kann versucht werden.

Chirurgische Behandlung

- Erwägen Sie einen chirurgischen Eingriff, wenn
  - ein Syndrom der afferenten Schlinge länger als 12 Monate anhält,
  - der Patient Gewicht verliert und nicht auf eine konservative Behandlung anspricht.

Ernährungsstörungen

- Megaloblastische Anämie (Malabsorption von Vitamin B_{12}) (15.24)
- Eisenmangel-Anämie (Magen-Darm-Blutungen) (15.21)
- Calciummangel (Änderung der Ernährungsgewohnheiten, Malabsorption)
- Steatorrhö

Andere Probleme

Rezidivierendes postoperatives Ulkus

- Suchen nach einer Helicobacter-pylori-Infektion und Eradikation.
- Tritt bei 1% aller Patienten nach einer Magenresektion und bei 10% der Patienten nach einer Vagotomie auf.
- Symptome sind vage oder fehlen. Fahnden Sie nach einer Anämie!
- Fragen Sie den Patienten, ob er NSAR oder ASS einnimmt.
- Wenn der Patient nach einer Operation rezidivierende Ulzera hat, erwägen Sie eine Hypergastrinämie oder Hyperkalziämie: Bestimmung der Serum-Gastrin- und Serum-Calcium-Werte.
- Die Primärtherapie ist konservativ und folgt den üblichen Regeln für eine Ulkusbehandlung. In therapieresistenten Fällen ist eine neuerliche Operation angezeigt.

Alkalische Refluxösophagitis

- Eine Säuresuppression hat wenig Wirkung.

Karzinom des Magenstumpfs

- Das Karzinomrisiko ist erhöht, wenn seit der Operation mehr als 20 Jahre vergangen sind.

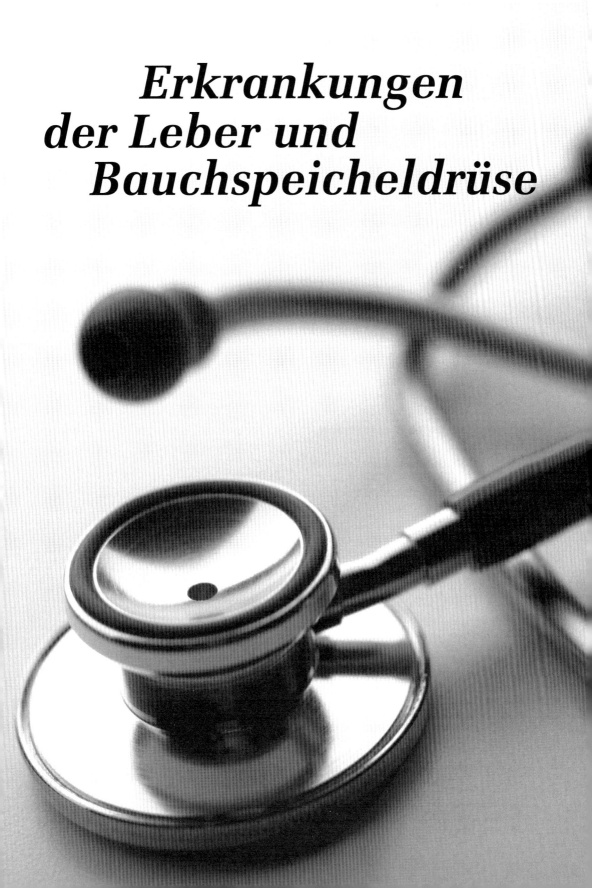

Erkrankungen der Leber und Bauchspeicheldrüse

9.10 Der Patient mit Ikterus

Grundregeln
- Identifizierung von Patienten mit einem Verschlussikterus, der chirurgisch oder endoskopisch behandelt werden kann. Bei allen Patienten mit einem akuten Ikterus sollte innerhalb von 24 Stunden nach dem Ausbruch der Erkrankung eine Sonographie des Oberbauchs durchgeführt werden.
- Diagnose einer Hämolyse (15.25) oder eines Gilbert-Meulengracht-Syndroms (9.11) (unkonjugiertes Bilirubin).
- Abklärung, ob ein durch Leberzellschäden verursachter Ikterus mit einer akuten oder chronischen Lebererkrankung in Zusammenhang steht.
- Unterscheidung eines echten Ikterus von einer Hyperkarotinämie bei Patienten, die große Mengen von Karotten essen.

Definition
- Eine Gelbfärbung der Haut oder der Skleren oder Serum-Bilirubin-Werte > 20 µmol/l (1,2 mg/dl)

Pathophysiologische Klassifikation des Ikterus

Hämolyse oder Gilbert-Meulengracht-Syndrom
- Es findet sich eine Erhöhung des Gesamtbilirubins. Diese resultiert aus einer Erhöhung des unkonjugierten Bilirubins.

Parenchymikterus
- Die Konzentration des konjugierten Bilirubins ist erhöht.
- Akuter Ikterus:
  - akute virale Hepatitis
  - durch Medikamente oder Pflanzen verursachte Hepatitis
  - Rechtsherzinsuffizienz
  - postoperativer Ikterus
  - Sepsis
  - intravenöse Ernährung
- Chronischer Ikterus:
  - alkoholinduzierte Hepatitis
  - Leberzirrhose
  - Autoimmunhepatitis
  - chronische virale Hepatitis (HBV, HCV)
  - Hepatom
  - intrahepatisches Cholangiokarzinom
  - Lebermetastasen

Verschlussikterus
- Stein im Ductus hepaticus communis
- Cholezystitis
- Pankreaskarzinom
- Cholangiokarzinom der extrahepatischen Gallengänge
- Akute oder chronische Pankreatitis
- Spasmus des Sphinkter Oddi
- Postoperative Striktur der Gallengänge

Durch Hyperkarotinämie verursachte ikterusähnliche Färbung
- Keine Spuren eines Ikterus an den Skleren
- Die Leberfunktionstests sind normal; meistens reichen die Anamnese und die Befunde der physikalischen Untersuchung zur Diagnosestellung aus.

Anamnese
- Dauer des Ikterus
- Juckreiz (weist auf eine Obstruktion oder intrahepatische Cholestase hin)
- Abdominelle Schmerzen (häufig bei einer Obstruktion, können aber auch bei alkoholbedingtem Ikterus auftreten)
- Cholezystektomie
- Appetitlosigkeit (bei viraler Hepatitis)
- Gewichtsverlust (bei malignen Erkrankungen)
- Auslandsreisen, Kontakt mit einem Ikteruspatienten, Transfusionen
- Medikamente
- Alkoholkonsum; befragen Sie dazu auch Familienangehörige und Freunde

Befunde
- Druckempfindlichkeit (Cholezystitis)
- Größe der Leber (vergrößerte Leber – alkoholische Fettleber, Hepatitis, Tumor)
- Konsistenz der Leber
- Anzeichen einer portalen Hypertonie: Spidernaevi, Palmarerythem, Gynäkomastie, Splenomegalie, Aszites
- Palpable, nicht druckempfindliche Gallenblase (Pankreaskarzinom)
- Injektionsnarben

Sonographie des Oberbauchs
- Ein Patient mit einem akuten Ikterus sollte spätestens am nächsten Morgen ins Spital überwiesen werden. Wenn ein Verschlussikterus länger als 3 Wochen andauert, entwickelt sich daraus ein bleibender Leberschaden. Die Obstruktion sollte daher schon früher beseitigt werden.
- Eine Ultraschalluntersuchung kann bei der Differenzierung zwischen einem Verschlussikterus und einem Parenchymikterus helfen: Bei einem Verschlussikterus sind die intrahepatischen Gallengänge gewöhnlich erweitert (sie können aber während der ersten Tage auch normal sein). Gallenblasensteine, Cholezystitis und Lebermetastasen können dargestellt werden.

Laborbefunde

- Blutbild, Serum-CRP, Bilirubin, konjugiertes Bilirubin, ALT (GPT), AST (GOT), alkalische Phosphatase, GGT, Serum- oder Harnamylase, Serumalbumin, Prothrombinzeit, HAV-IgM-Antikörper, HBsAg, HCV-Antikörper.
- Interpretation:
  - Erhöhtes Bilirubin bei normalen Leberenzymwerten: Gilbert-Meulengracht-Syndrom (9.11), wenn das konjugierte Bilirubin normal ist und keine Anzeichen für eine Hämolyse vorliegen (normale Werte für Retikulozytenzahl, Laktatdehydrogenase und Haptoglobin).
  - Alkalische Phosphatase > 150 U/l weist auf einen Verschlussikterus hin.
  - Erhöhte E-MCV-Werte, eine erhöhte GGT-/alkalische Phosphataserate und eine erhöhte AST- (GOT)/ALT- (GPT) Rate weisen auf eine alkoholbedingte Lebererkrankung hin.
  - Verringertes Serumalbumin oder eine erhöhte Prothrombinzeit weisen auf eine Parenchymerkrankung hin.

Weitere Untersuchungen

- Eine **endoskopische retrograde Cholangiographie (ERCP)** eignet sich am besten zur Bestimmung von Lokalisation und Art der Obstruktion. Falls erforderlich, kann die Obstruktion durch die Entfernung eines Steins oder durch die Einsetzung eines Stents in die maligne Striktur vermindert werden.
- Eine MRI-Cholangiographie ist die geeignete Screeningmethode für die Abklärung einer Obstruktion vor der Durchführung einer ERCP bei geringer oder mäßiger Wahrscheinlichkeit des Vorhandenseins von Gallensteinen.
- Eine Doppler-Sonographie (Veränderungen oder Obstruktion des Blutstroms in der Pfortader und den Lebervenen), CT und MRI werden in besonderen Fällen (Hämochromatose, Tumoren) durchgeführt.
- Eine **Leberbiopsie** ist die beste Methode zur Bestimmung der Ätiologie, des Schweregrades und der Prognose einer chronischen Lebererkrankung (bei länger als 6 Monate erhöhten Leberenzymwerten).

9.11 Gilbert-Meulengracht-Syndrom

Grundregel

- Diese häufige Störung mit dem Bild einer asymptomatischen Gelbsucht sollte erkannt werden, um überflüssige Untersuchungen und Überweisungen zu vermeiden.

Epidemiologie

- Die Prävalenz in Europa und Asien wird auf 3–7% geschätzt.

Ätiologie und Befunde

- Das Gilbert-Syndrom ist eine autosomal vererbte Störung des Bilirubinmetabolismus, die durch eine Erhöhung des unkonjugierten Serumbilirubins und durch intermittierenden Ikterus charakterisiert ist.
- Das Syndrom wird durch mangelhafte Konjugation und verminderte Ausscheidung des Bilirubins in der Leber verursacht.
- Das Syndrom ist gutartig.
- Der Ikterus tritt normalerweise im Alter von 20 bis 30 Jahren erstmals auf, und zwar im Zusammenhang mit Fasten ⓒ oder Alkoholgenuss.

Diagnostik

- Ein klinisch erkennbarer Ikterus oder eine erhöhte Serumbilirubinkonzentration (meist nicht mehr als 50 µmol/l = 2,9 mg/dl). Das konjugierte Bilirubin ist normal und das unkonjugierte Bilirubin ist erhöht.
- Der typische Patient ist ein gesunder junger Mann in gutem körperlichen Zustand. Die Ergebnisse anderer Leberfunktionstests (ALT, GGT) sind normal.
- Es ist keine Hämolyse zu erkennen (die Werte für Serumhaptoglobin und Retikulozyten im Blut sind normal).
- Weder eine Leberbiopsie noch eine Sonographie sind erforderlich. Die Diagnose kann im Rahmen der Primärversorgung gestellt werden.

Behandlung

- Es sind weder eine Behandlung noch Empfehlungen zur Lebensführung noch eine Weiterbeobachtung erforderlich.

9.12 Abklärung eines Patienten mit auffälligen Leberwerten

Grundregeln

- Identifizierung eines Patienten mit einer Leber- oder Gallenerkrankung, die eine spezifische Behandlung erfordert (chronische Virushepatitis, Autoimmunhepatitis, Hämochromatose, Morbus Wilson, Gallengangsobstruktion).
- Patienten mit geringfügig von der Norm abweichenden Ergebnissen sollten weiter beobachtet und zu einer Leberbiopsie überwiesen werden, wenn die Ergebnisse der Leberfunktionstests länger als 6 Monate außerhalb der Norm bleiben oder sich während der Beobachtung verschlechtern.
- GOT (AST) und GPT (ALT) sind sensitive Indikatoren für Leberschäden. Die Werte für die alkalische Phosphatase sind bei Cholestase, aber auch bei Knochenerkrankungen erhöht.

Ursachen erhöhter GOT- oder GPT-Werte

- Toxische hepatozelluläre Schäden (Alkohol, anabole Steroide, Medikamente, pflanzliche Noxen)
- Fettleibigkeit und Diabetes (Fettleber und Steatohepatitis)
- Herzinsuffizienz (Leberstauung)
- Gallengangsobstruktion
- Akute und chronische Virushepatitis
- Lebertumoren
- GOT (AST) ist auch bei einem Myokardschaden erhöht

Leichte Erhöhung (< als das 3fache der Obergrenze des Referenzwerts), ohne Symptome

- Erste Untersuchungen:
  - GPT (ALT), alkalische Phosphatase, GGT, Bilirubin, Glukose, Lipide
  - Thromboplastinzeit, Albumin
  - Eine Sonographie des Oberbauchs wird ebenfalls empfohlen.
- Wenn die Transaminasenwerte erhöht bleiben, sollten nach einer 4–12-wöchigen Weiterbeobachtung folgende Werte bestimmt werden:
  - HBsAg, HCV-Antikörper, IgG, IgM, IgA, Antikörper gegen glatte Muskulatur, mitochondriale Antikörper, Serumeisen, Serumtransferrin, Serumferritin, Transglutaminase-AK.
- Eine **alkoholische Lebererkrankung** ist unter den folgenden Umständen anzunehmen:
  - täglicher Alkoholkonsum > 40 g bei Frauen, > 60 g bei Männern
  - GOT/GPT-Rate > 1,5, erhöhte MCV- und GGT-Werte
  - Normalisierung der Enzymwerte nach 2-wöchiger Abstinenz. Die MCV- und GGT-Werte normalisieren sich langsamer.
  - Wenn die Werte länger als 3 Monate erhöht bleiben oder wenn es Anzeichen für eine beeinträchtigte Leberfunktion gibt, z.B. verringerte Werte für Gerinnungsfaktoren (abnorme Thromboplastinzeit), Albumin oder Prealbumin, kann eine Leberbiopsie durchgeführt werden, um den Schweregrad der Erkrankung zu bestimmen. Das Ergebnis der Biopsie hat keinen Einfluss auf die Behandlung einer eindeutig festgestellten alkoholischen Lebererkrankung, kann aber zum Ausschluss anderer chronischer Lebererkrankungen beitragen.
- Wenn ein durch ein Medikament verursachter Leberschaden vermutet wird, sollte das Medikament abgesetzt werden. Ein persistierender Ikterus ist Zeichen einer schweren Leberschädigung, verursacht durch das Medikament. Falls die GPT- (ALT) Werte nur leicht (um das 2–3fache über der oberen Grenze) erhöht sind, kann die Einnahme mancher Medikamente (z.B. Statine) fortgesetzt werden, wenn die Leberfunktion in 1–3-monatigen Abständen kontrolliert wird.
- Verdacht auf eine **Fettleber** besteht beim Vorliegen folgender Anzeichen:
  - beträchtliches Übergewicht (BMI > 30)
  - NIDDM (Non insulin-dependent diabetes mellitus)
  - erhöht echogene Leber im Sonogramm
- Eine Leberbiopsie ist angezeigt, wenn die Transaminasenwerte länger als 6 Monate erhöht bleiben (GPT > 3facher oberer Grenzwert; zur Unterscheidung der Fettleber von einer Steatohepatitis, die eine schlechtere Prognose hat).
- Verdacht auf eine **Gallengangsobstruktion** besteht beim Vorliegen folgender Anzeichen:
  - epigastrische Kolik
  - erhöhte alkalische Phosphatase im Serum
  - erhöhte Serumamylase
  - Eine Sonographie des Oberbauchs zeigt Gallensteine, eine Obstruktion der Gallengänge (erweiterte Gallengänge), Leber- und Pankreastumoren sowie Komplikationen einer Pankreatitis.

Denken Sie an seltene (aber oft behandelbare) Lebererkrankungen

- chronische Autoimmunhepatitis (GPT gewöhnlich höher als GOT, Serum-IgG erhöht, positive antinukleäre Antikörper [ANA] und Antikörper gegen glatte Muskulatur [AMA])
- chronische virale Hepatitis (HBsAg, HBV-DNA, HCV-Antikörper, HCV-RNA)

- Hämochromatose (Serum-Eisen, Transferrin, Transferrinsättigung > 60%, Ferritin) (24.65)
- Wilson-Krankheit (niedrige Zöruloplasminkonzentration).

GPT deutlich erhöht (> als das 3fache der Obergrenze des Referenzwerts)

- Wenn keine Symptome vorliegen, wiederholen Sie die Tests nach 1–2 Wochen und führen Sie gleichzeitig Untersuchungen zur Klärung der Ätiologie durch (s. oben).
- Falls die GPT innerhalb der folgenden 6 Monate nicht sinkt, ziehen Sie eine Leberbiopsie in Erwägung.
- Wenn der Patient Symptome wie z.B. Abgeschlagenheit, Jucken, Ikterus oder Anorexie aufweist, überweisen Sie ihn in ein Spital.
- Zu Untersuchungen bei Ikterus s. (9.10), bei erhöhter alkalischer Phosphatase im Serum s. 9.13.

9.13 Alkalische Phosphatase (AP)

Ursprung

- Alkalische Phosphatase im Serum kann verschiedenen Geweben entstammen:
  - Leber, Gallenwege, Darm
  - Knochen
  - Plazenta

Ursachen für eine Erhöhung der AP-Werte:

- Die Serum-AP-Werte steigen aus physiologischen Gründen während der Schwangerschaft und des Knochenwachstums an (informieren Sie sich über die Standardwerte in Ihrem Labor).
- Obstruktion der Gallenwege
- Primäre biliäre Zirrhose
- Lebermetastasen
- Akute und chronische Erkrankungen des Leberparenchyms
- Darmerkrankungen sind nur selten die Ursache erhöhter AP-Werte.
- Knochenerkrankungen (Osteomalazie, Osteitis deformans, Rachitis, Metastasen)
- Eine leicht erhöhte Serumkonzentration von Knochen-AP findet sich bei Hyperparathyreose und Sarkoidose sowie während der Ausheilung von Frakturen.

Beurteilung eines Patienten mit erhöhten Serum-AP-Werten

- Da der Ursprung einer erhöhten Serum-AP-Konzentration gewöhnlich entweder in der Leber oder in den Knochen liegt, sind weitere Untersuchungen oft hilfreich.
  - Bei Lebererkrankungen entwickelt sich die Aktivität der Serumglutamyltransferase (Gamma-GT) parallel zu den AP-Werten oder steigt noch stärker an.
    - Wenn die Gamma-GT-Aktivität normal ist, stammt eine erhöhte AP-Konzentration nicht aus der Leber.
    - Medikamente verursachen selten eine Erhöhung der AP-Werte. In solchen Fällen sind Gamma-GT und ALT/GPT die sensitiveren Indikatoren für eine Leberfunktionsstörung.
  - Bei der Diagnose von Knochenerkrankungen ist eine Bestimmung der Werte für Serumcalcium, Phosphor, PTH und 25-OH-Cholecalciferol (bei Verdacht auf Vitamin-D-Mangel) nützlich.
  - In der Praxis werden AP-Isoenzymanalysen zur Bestimmung des Ursprungsgewebes der erhöhten Konzentration nur selten benötigt.

Standardwerte

- Bei Verwendung der von der Internationel Federation of Clinical Chemistry and Laboratory Medicine (IFCC) empfohlenen Methode ist der obere Referenzwert für Erwachsene 105 U/l.
- Ein Anstieg der Serum-AP-Werte um mehr als 30% kann klinisch bedeutsam sein, auch wenn die Konzentration innerhalb der Normgrenzen liegt.
- Beachten Sie die Standardwerte Ihres eigenen Labors.

9.20 Virale Hepatitis

Grundregeln der Hepatitisprävention

- Entsprechende Nahrungs- und Wasserhygiene ist die beste Prophylaxe gegen Hepatitis A und E, vor allem in Hochrisiko-Ländern.
- Angemessene Vorsichtsmaßnahmen in Risikoberufen und bei sexuellen Beziehungen tragen zur Prävention einer Infektion mit Hepatitis B oder C bei. Intravenöser Drogenmissbrauch ist der wichtigste Risikofaktor für Hepatitis C.
- Eine Hepatitis-A-Prophylaxe durch Impfung empfiehlt sich vor Antritt einer Reise in Länder mit hohem Infektionsrisiko.
- Eine Impfung gegen Hepatitis B empfiehlt sich in Risikoberufen und für Risikogruppen **B**.

Grundregeln zur Diagnostik

- Bei Verdacht auf eine virale Hepatitis sollten die folgenden Tests durchgeführt werden: IgM-Antikörper gegen Hepatitis A (HAV IgM-AK), HbsAg und IgM-Antikörper gegen Hepatitis-B-Core-Antigen (HBc-IgM-AK) und Hepatitis-C-Antikörper (HCV-AK).
- Wenn eine Hepatitis mit leichten Krankheitszeichen und Symptomen einer Mononukleose einhergeht (Fieber, Lymphadenopathie, Splenomegalie, Symptome in den oberen Atemwegen), sind zusätzlich folgende Tests angezeigt: Mononukleose-Schnelltest oder Epstein-Barr-Virus- (EBV-) Antikörper und Zytomegalie-Virus (CMV-)Antikörper.

Hepatitis A

Inkubationszeit
- 15–50 Tage

Infektionsweg
- Meist fäkal-oral

Klinisches Erscheinungsbild
- Akutes Auftreten
- Appetitlosigkeit und Übelkeit sind die Initialsymptome
- Fieber
- Ikterus

Labortests
- Serum-ALT (GPT) und -AST (GOT) sind erhöht. Eine spezifische Diagnose kann durch Bestimmung der Serum-IgM-Antikörper gegen HAV gestellt werden.
- Der Gesamtantikörpertiter kann bestimmt werden, um die Notwendigkeit einer Prophylaxe zu beurteilen. Positive Gesamtantikörper bei fehlenden IgM-Antikörpern sind Zeichen einer früheren Infektion, welche gegen die Erkrankung schützt.
- Siehe Abb. 9.20.1.

Prophylaxe
- Vermeiden potentiell pathogener Nahrungsmittel (insbesondere Muscheln und Schalentiere) auf Reisen in Risikoländer.
- Bei Kurzreisen (höchstens 1–2 Monate) können 2 ml Gammaglobulin i.m. bei Erwachsenen oder 0,02–0,04 ml/kg bei Kindern eine Infektion verhindern (80%iger Schutz).
- Personen, die sich längere Zeit in einem Risikoland aufhalten wollen oder häufig dorthin reisen, sollten geimpft werden.
  - Jugendlichen ab 18 Jahren und Erwachsenen werden 2 Gaben einer 1440 ELISA-E/ml-Vakzine (z.B. Havrix) in den Monaten 0 und 6–12 verabreicht.
  - Kindern im Alter von 1 bis 18 Jahren wird die halbe Erwachsenendosis (720 ELISA-E/ml-

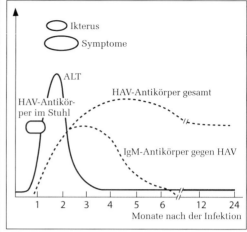

Abb. 9.20.1 Typischer Verlauf einer Hepatitis-A-Virusinfektion

  Vakzine) im gleichen Schema (Monat 0, und 6–12) verabreicht.
  - Die Dosis von Epaxal ist für Erwachsene und Kinder über 2 Jahre gleich.
- Kombinierte Vakzine gegen Hepatitis A+B:
  - Wird in 3 Gaben in den Monaten 0, 1 und 6 verabreicht.
  - Eine eigene Vakzine für Kinder unter 16 Jahren ist erhältlich.
- Eine Hepatitis-A-Prophylaxe ist für Touristen, die in die Tropen oder an die nordafrikanische oder kleinasiatische Mittelmeerküste reisen, immer zu empfehlen. Für das Baltikum, Russland und die osteuropäischen Länder wird eine Prophylaxe empfohlen, wenn ein Aufenthalt von mehr als 1 Monat Dauer oder mehrfache Reisen in diese Region geplant sind.

Ansteckungsgefahr
- 1 Woche nach dem Beginn des Ikterus werden keine Viruspartikel mehr mit dem Stuhl ausgeschieden.
- Niemand bleibt andauernd Virusträger.

Verlauf der Erkrankung und Nachsorge
- Die Erkrankung ist selbstlimitierend, es ist keine Therapie bekannt.
- Die Serum-ALT- (SGPT-)Werte sollten wöchentlich kontrolliert werden, bis sie abzusinken beginnen.

Hepatitis B

Inkubationszeit
- 1–6 Monate

Infektionsweg
- Parenteral (Injektionsspritzen bei i.v. Drogenmissbrauch, Blutprodukte)

- Geschlechtsverkehr
- Perinatale Übertragung

Klinisches Erscheinungsbild
- Ähnlich der Hepatitis A, setzt aber öfter langsamer ein
- Gelenkssymptome treten bei 10–20% der Patienten auf
- Hautsymptome
- Die Lebertransaminasenwerte steigen langsamer an als bei Hepatitis A.

Laborbefunde
- Erhöhte ALT (SGPT) und AST (SGOT) im Serum
- Die spezifische Diagnose wird durch die Bestimmung der Werte für Serum-HBsAg und HBc-IgM-Antikörper gestellt.
- Zur Beurteilung der Infektiosität sollte HBeAg bestimmt werden. (Wenn das Ergebnis positiv ist, liegt wahrscheinlich eine aktive Hepatitis vor, und die Erkrankung ist wesentlich infektiöser, weil sich das Virus aktiv repliziert.)
- Siehe Tabelle 9.20 und Abb. 9.20.2.

Prophylaxe
- Vermeidung von Risikoverhalten (ungeschützter Geschlechtsverkehr mit potenziellen Virusträgern, Gebrauch unsteriler Injektionsnadeln).
- Vermeidung von Kontakt mit Blut in Berufen, die einen Kontakt mit menschlichem Blut erfordern.

Schutzimpfung von Risikogruppen
- Zielgruppen:
  - Neugeborene von HBsAg-positiven Müttern Ⓐ. Ist die Mutter „Carrier", sollte dem Kind vor der 1. Impfdosis, eine Dosis Anti-HB-Immunglobulin (125 IU) gegeben werden.
  - Personen, die mit einem HBs-AG-Carrier oder mit Patienten mit akuter Hepatitis-B-Infektion zusammenleben

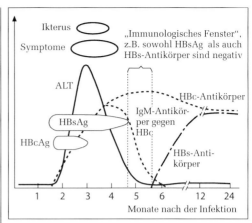

Abb. 9.20.2 Typischer Verlauf einer Hepatitis-B-Virusinfektion

  - Sexualpartner von HBsAg-Überträgern und Sexualpartner von Patienten mit akuter Hepatitis-B-Infektion
  - Personen mit hämorrhagischer Diathese, die regelmäßig Blutprodukte benötigen
  - Personen, die sich illegale Drogen intravenös verabreichen, deren Sexualpartner und andere Haushaltsangehörige. Besonders wichtig ist die Impfung Neugeborener von i.v.-drogenabhängigen Müttern.
  - Personen im Bereich der Prostitution
  - Personen nach Nadelstichverletzungen und Blutkontakt, wenn nach einem Risikoassessment die Prophylaxe notwendig ist
  - Personen in Gesundheitsberufen, die in Endemiegebieten arbeiten werden
- Eine Impfung gegen Hepatitis B kann in individuellen Fällen erwogen werden bei Personen, die berufsbedingt ein erhöhtes Risiko für Blutkontakt haben Ⓑ und eventuell auch bei Personen, die von diesen betreut werden, z.B.
  - Hebammen, Zahnärzte, Laborpersonal,
  - Personal einer Dialysestation, wenn ein Hepa-

Tabelle 9.20 Interpretation der serologischen Befunde bei Hepatitis B						
	HBsAg	HBsAK	HBc–IgG	HBc–IgM	HBeAg	HBeAK
nicht infiziert	–	–	–			
geimpft	–	+	–			
natürliche Immunität	–	+[1]	+			+
Akute Infektion						
• früh	+[2]	–	–	–	+/–	
• spät	+	–	+	+++	+	
Überträger						
• ansteckend	+	–	+	+/–[3]	+	–
• weniger ansteckend	+	–	+	–	–	+

[1] Negativ bei ca. 10–15% der Personen mit einer anamnestischen Infektion. In diesen Fällen ist Anti–HBc der einzige Hinweis auf die durchgemachte Infektion.
[2] Der erste Test, der positiv wird (sogar vor den klinischen Symptomen).
[3] Bei Exazerbation einer chronischen Infektion, kann Anti-HBc-IgM wieder positiv werden.

titis-B-Carrier betreut wird, sowie andere Patienten dieser Station,
- Personal einer Kinderbetreuungseinrichtung mit einem HBsAg-positiven Kind sowie andere Kinder an dieser Einrichtung,
- alle, die mit I.v.-Drogenabhängigen arbeiten.
• In Österreich wird die Hepatitis-B-Impfung für die gesamte Bevölkerung, vor allem auch als Reiseimpfung empfohlen und als Säuglings- und Schulimpfung in Impfprogrammen gefördert.
• Verabreichung der Vakzine:
- Hepatitis-B-Vakzine (z.B. Engerix) 1,0 ml i.m. (0,5 ml bei Kindern).
- Die Dosis wird nach 1 und nach 6 Monaten wiederholt. Nach erfolgreicher Grundimmunisierung sind normalerweise keine Auffrischungsimpfungen erforderlich.
- Für Österreich gilt: Die Empfehlungen im Rahmen offizieller Impfprogramme (wie z.B. Titerkontrollen, veranlasst durch den Versicherungsträger für beruflich exponierte Personen) sind entsprechend umzusetzen.
- Etwa 10% der geimpften Personen entwickeln keinen ausreichenden Impfschutz. Wenn das Infektionsrisiko hoch und dauerhaft ist, sollte die Immunisierung etwa 2 Monate nach der 3. Dosis serologisch bestätigt werden **B**. Falls keine Antikörper entwickelt werden, werden 3 zusätzliche Dosen im Intervall von 2 Monaten verabreicht. 2 Monate nach der letzten Impfung wird die Immunität serologisch überprüft. Wenn immer noch keine Antikörperbildung erfolgt ist, sollte das Infektionsrisiko reduziert werden (z.B. durch berufliche Umstellung).

Postexpositionelle Prophylaxe
• Hepatitis-B-Immunoglobulin (Aunativ 0,5 ml i.m.) wird Neugeborenen von HBsAg-positiven Müttern verabreicht (+ HBV-Impfung) **A**.

Maßnahmen nach Kontakt mit infiziertem Blut
• Detaillierte Anweisungen siehe 44.35.

Ansteckungsrisiko
• Die meisten Hepatitis-B-Patienten gesunden; ein kleiner Teil der erwachsenen Patienten (< 5%) jedoch bleibt Virusträger.
• Die Bestimmung des HBeAg ist hilfreich zur Beurteilung des Ansteckungsrisikos bei HBsAg-positiven Patienten.

Verlauf der Erkrankung und Nachsorge
• Die meisten Fälle sind selbstlimitierend.
• In der aktiven Phase der Erkrankung werden die Serum-ALT-Werte, PTZ und, falls nötig, Prealbumin und Bilirubin wöchentlich kontrolliert, bis sie beginnen, sich zu normalisieren.

• HBsAg wird 3 Monate nach Einsetzen der Erkrankung bestimmt.

Die chronische Phase der Erkrankung
• Wenn HBsAG über 6 Monate nach dem Krankheitsbeginn positiv bleibt, ist der Patient zum HB-Carrier geworden. Dieser Status wird durch einen positiven HBsAG-Test nach 12 Monaten bestätigt.
• Das Hepatom-Risiko ist bei chronischer Hepatitis B erhöht.

Hepatitis C

• In vielen Ländern die häufigste Form der Hepatitis.
• Die meisten Fälle einer Non-A-non-B-Hepatitis nach Bluttransfusion wurden durch Hepatitis C verursacht. Es gibt ungefähr 500 Millionen Überträger/Carrier von Hepatitis C.

Inkubationszeit
• 20–120 Tage

Infektionsweg
• Parenteral wie bei Hepatitis B, aber mit geringerem Infektionsrisiko. Intravenöser Drogenkonsum, Tätowierungen, Bluttransfusionen und ungeschützter Geschlechtsverkehr mit einer Hepatitis-C-positiven Person sind Infektionsquellen. Die Infektionsrate durch Geschlechtsverkehr ist jedoch eher gering, in stabilen Beziehungen ist daher „safer sex" nicht unbedingt notwendig.
• Hepatitis C war eine häufige Ursache von transfusionsinduzierter Hepatitis in der Zeit, als Blutprodukte noch keinem Screening auf Hepatitis C unterzogen wurden.
• Es gibt Fälle von Hepatitis C, bei denen der Träger weder eine Bluttransfusion erhalten hatte noch zu einer der Risikogruppen gehört.

Klinisches Erscheinungsbild
• Das klinische Erscheinungsbild ist normalerweise das einer leichten Erkrankung. Nur etwa 25% der Infizierten entwickeln einen Ikterus, während dies bei 50% der mit Hepatitis B infizierten Personen der Fall ist. Die Erkrankung ist oft asymptomatisch.
• Extrahepatische Manifestationen wie essentielle Kryoglobulinämie, Glomerulonephritis, Autoimmunthyreoiditis, das Sjögren-Syndrom und die Porphyria cutanea tarda sind bei Patienten mit chronischer Hepatitis C nachgewiesen worden.

Laborbefunde
• Eine Hepatitis C manifestiert sich oft nur in fluktuierenden Konzentrationen der Lebertransaminasen, wobei die Ergebnisse periodisch normal sein können.
• Die Serum-ALT-(SGPT-) und AST- (SGOT-)Werte übersteigen selten 800 U/l.

- Eine spezifische Diagnose kann durch die Bestimmung von Hepatitis-C-Antikörpern oder Antigen (HCV-RNA mittels PCR) gestellt werden.
  - Antikörper können 10 Wochen nach Exposition nachgewiesen werden.
  - HCV-RNA ist meist ab dem Einsetzen der Symptome positiv.

Infektionsrisiko
- Die meisten Patienten mit positivem Nachweis von Antikörpern sind auch Carrier des Virus und können die Infektion weiterverbreiten.

Verlauf der Erkrankung und Nachsorge
- Alkohol wirkt prädisponierend für Komplikationen einer Hepatitis C.
- Die akute Phase verläuft häufig milder als bei Hepatitis B, aber die Erkrankung wird öfter (bei 50–80% der Patienten) chronisch.
- Eine Bestimmung der Transaminasen ist in der akuten Phase nicht sinnvoll, weil die Werte zu Schwankungen neigen. Ein Monitoring ist, im Hinblick auf die Konsultation eines Spezialisten, trotzdem wichtig.
- Die Durchschnittswerte für die Zeit zwischen der Erstinfektion und dem Auftreten der Lebererkrankung sind: bei chronischer Hepatitis 13 Jahre, bei anhaltend aktiver Hepatitis 18 Jahre, bei einer Zirrhose 21 Jahre, bei einem Hepatom 28 Jahre. Manche Patienten (20–30%) entwickeln jedoch schon 5–7,5 Jahre nach dem Einsetzen der akuten Erkrankung eine Leberzirrhose.

Hepatitis D
- Tritt als Superinfektion zusammen mit Hepatitis B auf.
- Wird von einem Satellitenvirus verursacht, das nur Personen mit Hepatitis B befällt. Beide Viren können beim gleichen Kontakt erworben werden.
- Kommt normalerweise nur bei I.v.-Drogenabhängigen vor und bei HBV-Trägern.
- Die Erkrankung kann fulminant verlaufen.
- Die Diagnose kann aufgrund des Vorhandenseins von Serum-AK gegen HDV und, falls nötig, durch den Nachweis von HDV-DNA gestellt werden.
- Eine Behandlung mit Interferon Alpha ist versucht worden **B**.

Hepatitis E
- Eine Hepatitis A ähnliche Erkrankung, die vor allem in Entwicklungsländern vorkommt.
- Die Diagnose kann durch Bestimmung von IgG- und IgM-Antikörpern gegen HEV gestellt werden (HEV-IgG-AK und HEV-IgM-AK).
- An eine Hepatitis E, die oral erworben wird, ist bei Patienten zu denken, die kürzlich ein Entwicklungsland besucht haben, vor allem, wenn der serologische Befund in Bezug auf Hepatitis A negativ ist.
- Während der Schwangerschaft kann eine Hepatitis E fulminant verlaufen und eine mütterliche Mortalität von etwa 20% verursachen.
- Behandlung und Nachsorge erfolgen wie bei Hepatitis A.

Weitere Formen der viralen Hepatitis
- Die Ätiologie mancher Fälle von viraler Hepatitis ist noch immer ungeklärt. Es kann daher noch weitere, bisher unbekannte Arten von Hepatitis-Viren geben.
- Eine Hepatitis tritt sowohl bei Infektionen mit dem Epstein-Barr-Virus als auch bei Infektionen mit dem Zytomegalie-Virus auf, und zwar bei bis zu 90% der betroffenen Patienten. Die Erkrankung verläuft normalerweise mild, nur etwa 5% der Patienten entwickeln einen Ikterus.

Behandlung einer Hepatitis und Indikationen für eine fachärztliche Behandlung
Akute Hepatitis
- Der Schweregrad der Erkrankung wird nach den Serumalbuminwerten und der Prothrombinzeit beurteilt (INR eignet sich nicht dafür). Die Erkrankung wird als leicht eingestuft, wenn die PTT-Werte 40% übersteigen und das Serumalbumin über 30 g/l liegt.
- Ein Pruritus kann mit Antihistaminika oder Cholestyramin (4 g täglich) behandelt werden.
- Alle Medikamente, die in der Leber metabolisiert werden, sind zu vermeiden.
- Die Diät sollte ausreichend Kalorien und Kohlenhydrate enthalten.

Akute fulminante Hepatitis (A, B oder C)
- intensiver Ikterus, zerebrale Symptome, fortschreitender Leberzellschaden
- Eine Intensivbehandlung ist erforderlich. Eine Lebertransplantation kann sich als lebensrettend erweisen.
- Eine antivirale Medikation ist in der akuten Phase nicht erfolgreich.

Chronische Hepatitis B
- Durch eine Interferontherapie (4–6 Monate) verschwindet das HBeAg in 35% der Patienten aus dem Serum **A**. Statt Interferon kann auch orales Lamivudin, Telbivudin oder Adefovir verwendet werden. Bei I.v.-Drogenabhängigen wird eine Abstinenz von mehr als 1 Jahr vor Beginn der Behandlung vorausgesetzt.

Chronische Hepatitis C
- Erhöhte Serum-ALT-Werte 6 Monate nach dem Auftreten der ersten Symptome. Eine normale

GPT (ALT) schließt allerdings eine chronische Hepatitis nicht aus.
- Die Kenntnis des Genotyps des Virus ist ein wichtiger Anhaltspunkt bei der Therapieentscheidung. Eine Behandlung ist bei den Genotypen 2 oder 3 Erfolg versprechender als für die Genotypen 1 oder 4.
- Ein Patient mit positiver HCV-PCR und dauernd erhöhter GPT (ALT) hat mit hoher Wahrscheinlichkeit eine milde chronische Hepatitis, und eine Behandlungsentscheidung kann – bei Genotyp 2 und 3 – auch ohne Leberbiopsie getroffen werden.
- Eine Leberbiopsie ist bei Patienten indiziert, bei denen der Verdacht auf andere Lebererkrankungen, die wichtiger sind als HCV-Hepatitis, besteht.
- Eine Kombinationstherapie mit Interferon alpha Ⓐ oder pegyliertem Interferon alpha und Ribavirin Ⓐ wird bei Genotyp 1 und 4 über 12–72 Wochen gegeben, über 12–48 Wochen bei Genotyp 2 und 3. Die Dauer der Behandlung richtet sich nach dem Ansprechen. Die Effektivität wird durch HCV-PCR überprüft.
  - Die Behandlung wird, wenn sie nach 24 Wochen nicht anspricht (PCR weiter positiv), abgebrochen.
- 50–90% der Patienten werden durch eine Kombinationstherapie virusfrei.
- Kontraindikationen für eine antivirale Therapie sind dekompensierte Zirrhose, schwere Leberfunktionsstörungen, Zytopenie, Immunsuppression, HIV-Infektion, Drogen- oder Alkoholmissbrauch, schwere Depressionen, Autoimmunerkrankungen, schwere generalisierte Erkrankungen und Schwangerschaft.
- Wegen der teratogenen Wirkung von Ribavirin sollte für die Dauer der Behandlung und 6 Monate danach eine sichere Empfängnisverhütung verwendet werden. Dies gilt auch für die Partnerinnen männlicher Patienten.
- Eine Lebertransplantation ist angezeigt, wenn die Lebenserwartung nur mehr etwa 6 Monate betragen würde.

Arbeitsfähigkeit
- In der akuten Phase wird die Dauer des Krankenstandes nach den üblichen Prinzipien bestimmt. Der Patient wird als arbeitsfähig eingestuft, sobald sein Allgemeinzustand es erlaubt.
- Ein chronischer Carrier-Status sollte für die Betroffenen kein Grund sein, ihre Arbeit aufzugeben.

9.21 Chronische Hepatitis

Ätiologie und Klassifizierung
- Komplikation einer akuten Hepatitis B oder C
- Steht in Zusammenhang mit einer entzündlichen Darmerkrankung:
  - Colitis ulcerosa
  - Morbus Crohn
- Steht manchmal in Zusammenhang mit einer chronischen Pankreatitis.
- Die Ätiologie bleibt oft unklar.
- Eine chronische Hepatitis wird nach ihrer Ätiologie, dem histologischen Stadium (Schwere der Fibrose) und der Aktivität der Erkrankung (histologischer Grad) klassifiziert.
- Die häufigsten Arten der chronischen Hepatitis sind die chronische Autoimmunhepatitis und die chronische Hepatitis C.
- Zu den spezifischen Ursachen einer Hepatitis, die bei der Differenzialdiagnose zu berücksichtigen sind, gehören:
  - die Wilson-Krankheit
  - Alpha-1-Antitrypsinmangel
  - Arzneien, Kräuterheilmittel

Epidemiologie
- 70% aller Patienten mit chronischer Autoimmunhepatitis sind Frauen. Bei der Hälfte der Patienten tritt die Erkrankung vor dem 30. Geburtstag auf.

Symptome und Befunde
- Abgeschlagenheit, Appetitlosigkeit, Gewichtsverlust, Widerwillen gegen fette Speisen und Alkohol.
- Der häufigste Initialbefund sind erhöhte Transaminasen.
- Ein Drittel der Patienten hat beim Aufsuchen des Arztes eine akute Hepatitis.
- Bei 30% der Patienten wird ein Ikterus festgestellt.
- Frauen haben oft eine Amenorrhö, Männer eine Gynäkomastie.
- Hepato- und Splenomegalie
- Spidernaevi
- Chronische Diarrhö, Hautläsionen, Gelenkssymptome, Colitis ulcerosa, Pleuritis oder Perikarditis sind manchmal mit der Erkrankung assoziiert.

Leichte Formen der Erkrankung
- „Chronisch-persistierende Hepatitis"
- Oft asymptomatisch; die erhöhten Transaminasewerte werden zufällig entdeckt.

Laborbefunde
- ALT/GPT im Serum ist markant erhöht (oft 10 × höher als die Referenzwerte).
- Alkalische Phosphatase (AP) und Serumbilirubin sind in geringerem Maße erhöht.

- Bei Hypergammaglobulinämie ist das Serum-IgG am stärksten erhöht.
- Antikörper gegen glatte Muskulatur werden bei 40–60% der Patienten festgestellt.
- Antinukleäre Antikörper werden bei 50–80% der Patienten festgestellt.
- Die serologischen Befunde für eine virale Hepatitis sind negativ (HBsAg, HBc-IgM-Antikörper, HCV-Antikörper, HBV-DNA, HCV-RNA).

Leichte Formen der Erkrankung
- Die Serumtransaminasen sind gering oder mäßig erhöht.
- Die Serum-ALP-, Albumin- und Gammaglobulinwerte sind meistens normal, Serum-IgG ist leicht erhöht.
- Die Diagnose beruht auf einer Leberbiopsie, die frühestens 6 Monate nach einer akuten Hepatitisepisode durchgeführt werden sollte.

Diagnostik

- Bei einer jungen Frau weisen die oben angeführten Laborbefunde auf eine Autoimmunhepatitis hin.
- Die Diagnose wird durch eine Leberbiopsie gestützt, die aber nicht immer diagnostisch ist. Dennoch ist die Leberbiopsie die einzige Methode zur Abschätzung der Aktivität der Erkrankung und des Stadiums der Fibrose. Im Rahmen der Nachsorge sollte die Leberbiopsie alle 2 bis 3 Jahre wiederholt werden, wenn die Transaminasewerte erhöht bleiben.
- Zu den bei der Differenzialdiagnose zu berücksichtigenden Alternativen gehören virale Hepatitis, medikamentöse Hepatitis, die Wilson-Erkrankung und Alpha-1-Antitrypsinmangel.

Therapie und Prognose

Schwere Autoimmunhepatitis
- Die Initialtherapie besteht aus 40–60 mg Prednisolon täglich, bis die Aminotransferasewerte normal oder beinahe normal sind, danach 5–15 mg Prednisolon täglich + Azathioprin 1 mg/kg über 2–3 Jahre, danach nur mehr Azathioprin 2 mg/kg täglich über maximal 4–5 Jahre.
- Bevor die Medikation abgesetzt wird, wird eine Leberbiopsie gemacht, um sicherzustellen, dass die Aktivität der Krankheit abgenommen hat.
- 80–90% der behandelten Patienten leben nach 10 Jahren noch, gegenüber einer 5-Jahre-Überlebensrate von 50% bei unbehandelten Patienten.
- Eine Lebertransplantation kann vorgenommen werden.

Leichte Formen der Erkrankung
- Die Erkrankung kann sich spontan zurückbilden, die Prognose ist auch ohne medikamentöse Therapie gut.

9.22 Leberzirrhose

Definition
- Bei einer Leberzirrhose werden Leberzellen durch Bindegewebszellen ersetzt. Die Verminderung des funktionsfähigen Leberparenchyms, das Ausmaß der portalen Hypertension und die Aktivität der zugrunde liegenden Lebererkrankung bestimmen Schweregrad und Prognose der Zirrhose.

Ätiologie
- Alkoholinduzierte Hepatitis:
  - Die Anfälligkeit für eine Zirrhose kann nicht vorausgesagt werden. Frauen sind dafür anfälliger als Männer.
  - Eine alkoholisch indizierte Hepatitis heilt oft von selbst ab, wenn der Patient abstinent bleibt.
- chronische immunologische Lebererkrankungen:
  - Chronische Autoimmunhepatitis (9.21)
  - primär biliäre Zirrhose (9.23)
  - sklerosierende Cholangitis (9.25)
- Chronische virale Hepatitis:
  - Hepatitis B
  - Hepatitis C
- Stoffwechselerkrankungen:
  - Diabetes und metabolisches Syndrom (Steatohepatitis)
  - Hämochromatose (24.65)
  - Alpha-1-Antitrypsinmangel
  - Morbus Wilson

Diagnostik
- Im Frühstadium ist die Zirrhose oft asymptomatisch.
- Abgeschlagenheit, Hautjucken, Ikterus und ein geblähtes Abdomen sind späte Symptome oder stehen in Zusammenhang mit der ursächlichen Erkrankung.
- Im Falle einer alkoholischen Zirrhose kann eine alkoholische Hepatitis als Zwischenstadium betrachtet werden.
- Der Entwicklung einer alkoholischen Zirrhose geht fast immer ein über 10 Jahre dauernder übermäßiger Alkoholkonsum voraus (mindestens 60 g täglich bei Männern, 40 g bei Frauen).
- Nur durch eine Leberbiopsie können Art und Schweregrad einer alkoholischen Lebererkrankung verlässlich diagnostiziert und andere Erkrankungen ausgeschlossen werden.
- Eine Fettleber ist meist reversibel. Starke Fetttransformation, Steatonekrose und perivenöse Sklerose gehen der Entwicklung einer Zirrhose voraus.

Befunde, die auf eine Zirrhose hinweisen

- Eine kleine, in der Palpation verhärtete Leber
- Eine palpable Milz
- Spidernaevi am Oberkörper und im Gesicht
- Palmarerythem
- Gynäkomastie und Atrophie der Testes
- Erweiterte Oberflächenvenen am Abdomen
- Aszites
- Ikterus

Laboruntersuchungen

- Zu den Grunduntersuchungen bei Verdacht auf eine Lebererkrankung gehören:
  - BSR, hämatologische Basisuntersuchungen, GPT (ALT), GOT (AST), alkalische Phosphatase, GGT, Bilirubin, Prothrombinzeit, Albumin, Präalbumin, Kalium, Natrium, Kreatinin und Glukose
- Zu den Untersuchungen zur Bestimmung der Ätiologie gehören:
  - HBsAg, HCV-Antikörper, Antikörper gegen glatten Muskulatur, mitochondriale Antikörper, antinukleare Antikörper, Transglutaminase-AK, Serum-IgG, IgA, IgM, Serum-Eisen, Transferrin, Ferritin, Alpha-1-Antitrypsin, Zöruloplasmin
- Zu den prognostisch ungünstigen Zeichen gehören:
  - Serumbilirubin über 300 µmol/l (entspricht 17,6 mg/dl)
  - Serumalbumin unter 20 g/l
  - INR über 2

Sonographie des Oberbauchs

- Eine stark echogene Leber weist auf fettige Transformation oder auf eine Zirrhose hin, ist aber ein unspezifischer Befund.
- Eine vergrößerte Milz, eine Erweiterung der Gefäße des Pfortadersystems und sichtbare Kollateralgefäße weisen auf eine portale Hypertension hin.
- Auch ein geringer Aszites ist im Sonogramm leicht zu erkennen.
- Wenn in der Doppler-Ultraschalluntersuchung retrograder Fluss in der Portalvene gefunden wird, ist das ein schlechtes Zeichen für die Prognose.

Leberbiopsie

- Ist die einzig sichere Methode zur Diagnose einer Zirrhose (mit regenerativen Knoten und Bindegewebssepten).
- Das Ergebnis kann falsch negativ sein, wenn die Nadel das Bindegewebe verfehlt.
- Eine Leberbiopsie kann vorgenommen werden, wenn die Gerinnungsfaktoren auf einem akzeptablen Niveau sind (INR < 1,5, Thrombozyten > 60.000).
- Eine sonographische Kontrolle erhöht die Sicherheit.

Behandlung der Zirrhose und ihrer Komplikationen

- Abstinenz verbessert die Prognose einer alkoholischen Zirrhose. Wenn ein Patient abstinent bleibt und weder eine Varizenblutung noch einen Ikterus oder Aszites hatte, hat eine Zirrhose keinen Einfluss auf die Prognose. Eine hoch kalorische und proteinreiche Diät ist erforderlich, weil eine Zirrhose oft mit Fehl- und Unterernährung verbunden ist. Wegen des Katabolismus kann dem Patienten sogar geraten werden, vor dem Zubettgehen zu essen.
- Es gibt keine „antifibrotischen" Medikamente, aber eine Behandlung der zugrunde liegenden Lebererkrankung kann das Fortschreiten der Zirrhose aufhalten.

Pfortaderhochdruck

- Wenn der Patient bereits eine Varizenblutung hatte, können Rezidive vermindert/verhindert werden durch
  - Ablation der Varizen mittels Gummibandligatur **A** oder mittels Sklerotherapie,
  - Verminderung des Pfortaderdrucks mittels Propranolol **A** (die Herzfrequenz wird auf 25% unter dem Ausgangswert ohne Betablocker eingestellt) und/oder mittels Isosorbid-5-Mononitrat **B** (Metaanalyse **C**),
  - einen chirurgischen Shunt oder einen transjugulären intrahepatischen portosystemischen Shunt (TIPS), wenn die oben erwähnten Methoden fehlschlagen **A**.
- Eine Gastroskopie soll bei allen Patienten mit Leberzirrhose durchgeführt werden, um Ösophagusvarizen festzustellen.
- Falls Ösophagusvarizen entdeckt werden, aber der Patient noch keine Varizenblutung hatte, kann das Auftreten einer Blutung eventuell durch die Verabreichung von Propanolol **A** und Isosorbid-5-Mononitrat verhindert werden.

Aszites

- Kochsalzrestriktion (1–3 g Natrium täglich)
- Reduktion der Wasseraufnahme bei Hyponatriämie (Natrium unter 120 mEq/l)
- Spironolacton 50–400 (–600) mg täglich
- Wenn nötig, kann Spironolacton mit einem Schleifendiuretikum kombiniert werden (z.B. Furosemid 20–80 mg täglich, Bumetadin 1–2 mg täglich).
- Eine allzu rasche Gewichtsabnahme (> 0,5 kg täglich) sollte vermieden werden, wenn keine peripheren Ödeme nachweisbar sind.

- Prostaglandinhemmer (entzündungshemmende Medikamente) können die Nierenfunktion beeinträchtigen.
- Bei therapieresistentem Aszites ist selbst eine größere Punktion (4–10 Liter) dann risikoarm, wenn für jeden entfernten Liter Aszites 6–8 g Albumin intravenös infundiert werden. Die Aszitespunktion wird mit einer Nadel für eine perkutane Zystostomie durchgeführt.
- Zu den möglichen Komplikationen gehören Niereninsuffizienz und Hyponatriämie (Kontrolle von Na, K, Diurese, Körpergewicht).
- Wenn der Aszites nicht auf die Therapie anspricht, konsultieren Sie einen Spezialisten: Shunt, TIPS.
- Ein therapierefraktärer Aszites kann eine Indikation zur Lebertransplantation sein.

Hepatische Enzephalopathie
- Eine anfängliche Proteinreduktion auf 40 g täglich ist zu empfehlen; parallel zur Linderung der Symptome wird der Proteingehalt der Nahrung allmählich auf ein normales Niveau zurückgeführt.
- 15–30 ml Lactulose sollten 2–3 × täglich gegeben werden, um mehrere lockere Stühle pro Tag zu gewährleisten. Die Gabe kann auch prophylaktisch erfolgen. Statt Lactulose kann auch Lactitol gegeben werden.
- Flumazenil bessert die Symptome der Enzephalopathie, aber es hat keinen Einfluss auf die Prognose **Ⓐ**.
- Bei einer Zirrhose im Endstadium kann eine Lebertransplantation überlegt werden.
  - Bei alkoholischer Zirrhose ist eine Lebertransplantation selten indiziert, ein Nachweis der Abstinenz ist Voraussetzung.

9.23 Primär biliäre Zirrhose

Definition
- Eine Autoimmunerkrankung unbekannter Ätiologie, die durch eine Entzündung der kleinen Gallengänge charakterisiert ist.

Epidemiologie
- Die jährliche Inzidenz beträgt 6–11 pro Million.
- 90% der erkrankten Personen sind Frauen.
- Die Erkrankung tritt zwischen dem (20.–)40. und 60.(–70.) Lebensjahr auf.

Symptome und Befunde
- Im Anfangsstadium oft asymptomatisch.
- Das Leitsymptom ist meist generalisierter Juckreiz, anfangs nur am Abend.
- Das Jucken erscheint oft im Verlauf einer Behandlung mit Östrogenen oder mit Medikamenten, die eine Cholestase verursachen, manchmal auch im Verlauf einer Schwangerschaft.
- Bei 10% der Patienten ist ein Ikterus das Leitsymptom.
- Bei 50% der Patienten wird beim ersten Arztbesuch eine Hepatomegalie festgestellt.
- Bei manchen Patienten werden schon beim ersten Arztbesuch eine Splenomegalie, Xanthelasmen oder eine Leberzirrhose diagnostiziert.

Laborbefunde
- Die alkalische Phosphatase im Serum ist oft stark erhöht.
- Die Serumtransaminasen sind mäßig erhöht.
- Antimitochondriale Antikörper werden bei 95% der Patienten nachgewiesen.
- Serum-IgM ist bei 80% der Patienten erhöht.
- Die Blutsenkungsgeschwindigkeit ist meistens erhöht.
- Serumcholesterin und Gallensäuren sind in schweren Fällen erhöht.
- Serumbilirubin steigt nur in fortgeschrittenen Krankheitsfällen an.

Diagnostik
- Wenn eine Frau mittleren Alters über Juckreiz, Ikterus oder Hepatomegalie klagt oder wenn die alkalische Phosphatase im Serum erhöht ist, sollten folgende Tests durchgeführt werden: GGT (erhöht, wenn die Erhöhung der alkalischen Phosphatasewerte im Serum auf eine Lebererkrankung zurückzuführen ist), Serum-IgM und antimitochondriale Antikörper.
- Wenn die antimitochondrialen Antikörper positiv sind, sollte die Diagnose durch eine Leberbiopsie abgesichert werden.

Therapie
- Bisher ist keine medikamentöse Therapie bekannt, die das Fortschreiten der Erkrankung nachweislich verlangsamt. Ursodeoxycholsäure in der Frühphase der Erkrankung verbessert die Laborparameter und verzögert möglicherweise die Entwicklung einer Zirrhose und die Notwendigkeit einer Lebertransplantation, für Auswirkungen auf die Langzeitprognose gibt es aber ungenügende Evidenz **Ⓒ**.
- Das Jucken kann mit Cholestyramin oder Cholestipol behandelt werden, die sich auch günstig auf die begleitende Hypercholesterinämie auswirken.
- Calcium und Vitamin D sollten in ausreichenden Mengen gegeben werden, um eine Auswirkung auf die Knochen zu verhindern.
- Lebertransplantation **Ⓑ**

Prognose

- Der Verlauf der Erkrankung ist schwer vorauszusagen. Erhöhte Serumbilirubinwerte sind ein Hinweis auf eine ungünstige Prognose.
- Für symptomatische Patienten beträgt die Lebenserwartung 5–10 Jahre.

9.24 Cholelithiasis

Grundregeln

- Identifikation von Gallensteinen als Schmerzursache und Empfehlung eines entsprechenden chirurgischen Eingriffs.
- Bei Patienten mit asymptomatischen („stummen") Gallensteinen wird eine Operation üblicherweise nicht empfohlen, da das Komplikationsrisiko gering ist.
- Eine akute Cholezystitis und andere Komplikationen einer Cholelithiasis (Verschlussikterus, eitrige Cholangitis, Empyem oder Gangrän der Gallenblase, enterobiliäre Fisteln, Gallensteinileus) sollten so bald wie möglich nach Auftreten der Symptome behandelt werden Ⓐ.
- Patienten mit Cholelithiasis haben häufig auch andere Erkrankungen (z.B. peptische Ulzera, gastroösophageale Refluxerkrankungen, Laktoseintoleranz, Zöliakie, funktionelle Dyspepsie, Reizdarmsyndrom, Pankreatitis oder sogar ein Karzinom). Symptome, die auf eine der oben genannten Erkrankungen hinweisen könnten, sind mittels Endoskopie, Labortests oder bildgebender Verfahren vor einem operativen Eingriff abzuklären.

Risikofaktoren

- Alter
- Weibliches Geschlecht
- Erbliche Disposition
- Adipositas
- Vorhergegangene Entbindungen
- Diabetes mellitus
- Erkrankungen des Ileums
- Ausschließlich parenterale Ernährung

Klinisches Erscheinungsbild

- Zwei Drittel aller Gallensteinpatienten sind asymptomatisch.
- Schmerzen strahlen oft in die Schultern oder in den Rücken aus. Schmerzattacken sind häufig von Übelkeit und Erbrechen begleitet.
  - Gallenbedingte Schmerzen, die länger als 12 Stunden anhalten und von Fieber oder Ikterus begleitet sind, weisen auf eine akute Cholezystitis oder Cholangitis.

Diagnose

- Eine Sonographie ist die Untersuchungsmethode der Wahl, sowohl für unkomplizierte als auch für komplizierte Fälle. Die Sensitivität bei der Erkennung von Gallenblasensteinen liegt bei über 90%, bei der Identifizierung von Steinen der Gallenwege nur bei 25%.
- Spezielle Untersuchungen
- ERCP (endoskopisch retrograde Cholangiopankreatographie) kann sowohl zur Diagnose als auch zur Extraktion von Steinen im Ductus choledochus eingesetzt werden.
- Erhöhte GPT(ALT), alkalische Phosphatase und Bilirubinkonzentrationen im Serum in Kombination mit Schmerzattacken sind pathognomonisch für Steine der Gallenwege. Dennoch ergeben 40–60% aller ERCPs, die ausschließlich aufgrund erhöhter Leberfunktionstests durchgeführt werden, normale Befunde.
- Zur Diagnose einer Cholezystitis und zur Einschätzung ihres Schweregrades sollten CRP und Leberwerte (ALT-GPT, alkalische Phosphatase und Bilirubin) zusätzlich zur klinischen Untersuchung bestimmt werden. Mittels Serumamylasen und Oberbauchultraschall kann eine Pankreatitis ausgeschlossen werden.

Komplikationen

- Akute Cholezystitis: Schmerzen in der Gallengegend, die länger als 12 Stunden anhalten, Fieber, erhöhte CRP
- Akute Cholangitis: hohes Fieber, Schmerzen und Ikterus
- Akute Pankreatitis (11.06): starke Schmerzen, Harn- und Serum-Amylase erhöht, erhöhte Leberwerte, Anamnese
- Ikterus
- Gallenblasenkarzinom
- Gallensteinileus (ein großer Gallenstein gelangt durch eine biliodigestive Fistel in das Ileum und verschließt den Darm). Das klinische Erscheinungsbild ist typisch für einen Darmverschluss. Ein Nativröntgen des Abdomens kann Luft in den Gallengängen zeigen.

Indikationen und Dringlichkeit einer Behandlung

- **Asymptomatische Gallensteine** brauchen nicht behandelt zu werden (ausgenommen eine völlig verkalkte „Porzellan-Gallenblase" mit stark erhöhtem Karzinomrisiko, immunsuppressive Therapie).
- Patienten mit wiederholten **Gallenkoliken** sollten innerhalb weniger Monate operiert werden, beim Vorliegen gravierender Symptome schon früher. Schmerzen auslösende Nahrungsmittel sollten während der Wartezeit auf die Operation

vermieden werden. Gegen die Koliken werden NSAR oder Spasmolytika verabreicht.
- Eine **akute Cholezystitis** sollte innerhalb von 2–7 Tagen nach dem Auftreten der Symptome operativ behandelt werden **Ⓐ**. Ältere Patienten und Patienten mit schlechtem Allgemeinzustand sollten zur Abklärung der Notwendigkeit eines Eingriffs hospitalisiert werden. Zur Initialbehandlung werden intravenöse Flüssigkeiten und Analgetika verabreicht. Cefuroxim 1,5 g i.v. ist das Antibiotikum der 1. Wahl (der Hauptkeim ist normalerweise E. coli).
- Patienten mit **akuter biliärer Pankreatitis** sind sofort einzuweisen. Als Initialbehandlung werden intravenös Flüssigkeit und Analgetika verabreicht. Zum Nachweis von Choledochus-Steinen wird eine MRCP (Magnetresonanzcholangiopankreatographie) oder eine ERCP durchgeführt. Wenn ein Stein im Ductus choledochus entdeckt wird, wird im Rahmen einer (frühen = innerhalb von 48 Stunden) ECRP eine Sphinkterotomie durchgeführt und der Stein entfernt. Binnen 1 Monats wird eine Cholezystektomie durchgeführt, um ein Rezidiv der Pankreatitis zu verhindern.
- Ein Patient mit **Ikterus** (9.10) muss innerhalb von 24 Stunden zur Untersuchung und Behandlung hospitalisiert werden.
- Gallenblasenkarzinome sind immer wieder Zufallsbefunde bei einer Cholezystektomie. Diese werden auch bei Patienten mit Ikterus oder anderen ausgeprägten Symptomen einer Gallenwegserkrankung gelegentlich diagnostiziert. Bezüglich weiterer Abklärung und Behandlung müssen individuelle Entscheidungen getroffen werden.

Gegenwärtige Behandlungsstrategien und Methodenwahl

- Die Komplikationen von Gallensteinerkrankungen sollten umgehend innerhalb von wenigen Tagen chirurgisch behandelt werden.
- Auch sehr alte Patienten und Patienten mit schlechtem Allgemeinzustand können sowohl mit chirurgischen als auch mit weniger invasiven, neueren (radiologischen oder endoskopischen) Verfahren behandelt werden.
- Eine laparoskopische Cholezystektomie ist das bevorzugte Verfahren bei Gallensteinerkrankungen **Ⓒ**. Die Dauer des Spitalsaufenthalts und des Krankenstandes ist kürzer als bei einer offenen Cholezystektomie. Manchmal muss intraoperativ vom laparoskopischen Verfahren zu einer offenen Operation gewechselt werden **Ⓒ**.
- Steine im Ductus choledochus können im Rahmen einer ECRP entfernt werden. Die Gallenblase selbst kann in manchen Fällen bei älteren Patienten und bei solchen in schlechtem Allgemeinzustand in situ belassen werden. Bis zu 50% der Patienten haben jedoch in der Folge weitere Schmerzattacken, die letzten Endes bei über einem Drittel der Patienten zu einer Cholezystektomie führen.
- Nach einer Cholezystektomie zurückgebliebene oder wieder aufgetretene Steine können oft mittels ERCP entfernt werden.
- Asymptomatische Gallensteine werden nicht operativ entfernt, da das Operationsrisiko zwar minimal, aber doch größer ist als der zu erwartende Nutzen.
- Eine Auflösung der Gallensteine und andere experimentelle Verfahren sind bis jetzt noch nicht übliche Praxis geworden **Ⓐ**.

Abdominalschmerzen nach einer Cholezystektomie

- Abdominalschmerzen nach einer Cholezystektomie können durch in den Gallenwegen zurückgebliebene Steine, biliäre Strikturen oder Spasmen hervorgerufen werden. Erhöhte GPT- (ALT-) oder alkalische Phosphatasewerte können auf diese Krankheitsbilder hinweisen.
- Die Symptome haben oft andere Ursachen als eine Gallenerkrankung; diese können z.B. im Magen oder im Kolon liegen (s. oben erwähnte Aufzählung). Untersuchungen durch den Spezialisten (Endoskopie, bildgebende Verfahren, Labortests) sollten bei Bedarf durchgeführt werden. Bei erhöhten Laborwerten sollte immer ein Spezialist konsultiert werden.

9.25 Sklerosierende Cholangitis

Definition

- Die sklerosierende Cholangitis ist eine chronische, fibrosierende und konstriktive Entzündung der Gallengänge, die langsam fortschreitet und zu cholestatischen Leberschäden und zu Leberzirrhose führt.

Epidemiologie

- Prävalenz: 5–10/100.000
- Bei Männern häufiger als bei Frauen.
- Tritt im 25.–45. Lebensjahr auf.

Ätiologie

- 70% der Fälle stehen mit einer Colitis ulcerosa in Zusammenhang. Umgekehrt leiden 5% der Patienten mit einer Colitis ulcerosa an sklerosierender Cholangitis.
- HLA-Assoziation und zirkulierende Antikörper deuten auf eine autoimmune Ursache hin.

Symptome, Befunde und Diagnostik

- Die meisten Patienten sind zum Zeitpunkt der Diagnosestellung asymptomatisch; Auffälligkeiten bei Leberfunktionstests (alkalische Phosphatase) werden zufällig entdeckt.
- Cholangitis mit Fieber, Gewichtsverlust und Ikterus sind Symptome der Spätphase.
- Die Diagnose wird mit Hilfe einer endoskopischen retrograden Cholangiographie (ERCP) gestellt. Eine MRI-Cholangiographie ist sicherer und sollte vor einer ERCP durchgeführt werden. Erforderlichenfalls wird eine Leberbiopsie durchgeführt.
- Zur Erkennung einer „stummen" Kolitis ist bei allen Patienten eine Koloskopie anzuraten.

Komplikationen

- Strikturen der Gallenwege
- Erhöhtes Gallensteinrisiko
- Bei 10–15% der Patienten bildet sich ein Cholangiokarzinom.
- In der Endphase der Erkrankung entwickelt sich eine Leberzirrhose.

Behandlung

- Es gibt keine Daten zur Wirksamkeit irgendeiner Behandlung **Ⓑ**.
- Ursodesoxycholsäure wird üblicherweise verwendet. Metronidazol kann das Fortschreiten der Erkrankung verlangsamen.
- Gallengangsstrikturen können endoskopisch erweitert und mit einem Stent versehen werden.
- Eine Lebertransplantation kann schon in einem wenig fortgeschrittenen Stadium überlegt werden, wenn präkanzeröse Befunde vorliegen, wie eine dominante Striktur mit verdächtiger Zytologie.

9.30 Akute Pankreatitis

Grundsätzliches

- Denken Sie bei jedem Patienten mit beeinträchtigtem Allgemeinzustand, der über Schmerzen im Epigastrium klagt oder reichlich Alkohol konsumiert, an eine Pankreatitis.
- Früherkennung einer akuten Pankreatitis aufgrund des klinischen Erscheinungsbildes und der Bestimmung der Harnamylase- und Trypsinogen werte (Streifentest).
  Anmerkung: In Österreich derzeit noch nicht erhältlich.
- Pankreatitispatienten sind zu hospitalisieren, wenn
  - ihr Allgemeinzustand beeinträchtigt ist oder
  - ihre Serum-CRP-Werte deutlich erhöht sind.

Anamnese

- In den meisten Fällen ist übermäßiger Alkoholgenuss die Krankheitsursache.
- Fragen Sie nach Gallenwegserkrankungen und früheren Episoden einer Pankreatitis.

Körperliche Untersuchung

- Ein gürtelförmiger Schmerz im Epigastrium, der in den Rücken ausstrahlt, ist typisch.
- Der Allgemeinzustand ist besonders wichtig.
- Schock, Atemnot, Anurie und Verwirrtheit können auf eine schwere Pankreatitis hinweisen.
- Achten Sie auf Druckempfindlichkeit im Epigastrium und eventuelle palpable Resistenzen.
- Untersuchen Sie die Haut um den Nabel und am seitlichen Abdomen auf Hämatome.
- Überprüfen Sie, ob Symptome oder klinische Zeichen einer Peritonitis oder Darmparalyse vorliegen.

Laboruntersuchungen

- Ein Harntrypsinogenstreifentest ist die beste Screeningmethode. (In Österreich derzeit noch nicht erhältlich.) **Ⓑ**
- Harnamylasewerte über 2000 E/l (Serumamylase > 300 IU/l) deuten auf eine Pankreatitis hin, Werte über 6000 E/l (Serumamylase > 900 IE/l, > 3 × oberer Referenzwert) sind beweisend. Die Bestimmung von Amylasewerten (auch als Streifentest) eignet sich zur primären Diagnose, vorausgesetzt, man bedenkt, dass der Amylasetest unspezifisch ist und dass die Amylasekonzentration nicht mit dem Schweregrad der Pankreatitis korreliert.
- Die Bestimmung der Serumlipase kann ebenfalls in der Diagnostik der akuten Pankreatitis verwendet werden. Der diagnostische Wert ist ähnlich der Amylase, die Werte bleiben jedoch länger erhöht (3–7 Tage).
- Die Serum-CRP ist ein guter Test zur Einstufung des Schweregrades einer Pankreatitis. Eine Konzentration über 100 mg/l deutet auf eine schwere Pankreatitis hin.
- Eine deutliche Erhöhung (auf das Dreifache) der ALT- (GPT-) oder AST- (GOT-)Werte ist ein Hinweis auf eine durch einen Gallenstein hervorgerufene Pankreatitis **Ⓒ**.
- Falls die Ätiologie unklar ist, ist es sinnvoll, das Serumcalcium und die Nüchterntriglyceride im Plasma zu bestimmen.

Röntgenbefunde

- Abdomenleeraufnahmen können differenzialdiagnostisch wertvoll sein (perforiertes Ulcus pepticum, Darmverschluss).
- Ultraschalluntersuchungen sind eine gute einleitende Methode, die Verwertbarkeit ist bei

Luftansammlungen im Darm aber eingeschränkt, die eine verlässliche Darstellung des Pankreas verhindern. Außerdem sind Ultraschalluntersuchungen nicht zur Bestimmung des Schweregrades einer Pankreatitis geeignet.
- Die Computertomographie mit Kontrastmittelgabe ist das genaueste bildgebende Verfahren zur Diagnose und Beurteilung des Schweregrades einer Pankreatitis. Das MRI ist ebenfalls ein viel versprechendes, aber teureres bildgebendes Verfahren.
- Falls die Pankreatitis durch einen eingeklemmten Gallenstein in der Papilla vateri verursacht wird, beschleunigt eine endoskopische Papillotomie die Heilung und verbessert die Prognose.

Behandlung einer leichten Pankreatitis

- Auch bei leichten Fällen von Pankreatitis sollte der Patient wegen des Komplikationsrisikos im Spital weiter beobachtet werden.
- Eine ausreichende frühzeitige Rehydrierung ist die Grundlage einer konservativen Behandlung. Selbst leichte Fälle führen zu einer Dehydrierung; die erforderliche Mindestzufuhr von Flüssigkeit während der ersten 24 Stunden beträgt 5 Liter. Die Restitution des Flüssigkeitshaushalts wird je nach klinischem Zustand und Harnproduktion fortgesetzt. Reine Glukose-Salz-Lösungen eignen sich am besten.
- Ausreichende Schmerztherapie und Weiterbeobachtung sind ein wesentlicher Teil der Behandlung.
- Antibiotika **B** und andere Medikamente, möglicherweise mit Ausnahme von antisekretorischen Wirkstoffen **A**, sowie Magenabsaugung durch eine Nasensonde sind laut den Ergebnissen kontrollierter Studien unwirksam. Eine Nasen-Magen-Sonde kann verwendet werden, wenn der Patient infolge einer Darmparalyse profus erbricht.
- Die Ergebnisse der konservativen Behandlung sind fast ausnahmslos gut.
- Serum-CRP, Blutzucker, Blutbild, Serumcalcium, -natrium und -kalium sollten täglich bestimmt werden. Die Plasma- oder Harnamylasewerte korrelieren nicht mit dem Schweregrad der Pankreatitis.
- Dem Patienten sollte intravenös Flüssigkeit zugeführt werden, solange er symptomatisch ist.

Maßnahmen bei Gallenstein-Pankreatitis

- Eine sofortige Sphinkterotomie (am 1. Tag) und die Entfernung der Gallensteine aus dem Ductus choledochus im Rahmen einer ERCP verbessern die Prognose bei schwerer Pankreatitis, wenn Anzeichen für eine Gallenobstruktion oder Cholangitis vorliegen **B**.

Nekrotisierende Pankreatitis

- Eine nekrotisierende Pankreatitis muss wegen des Komplikationsrisikos und der hohen Mortalität an einer Spezialabteilung mit großer Erfahrung und intensivmedizinischen Einrichtungen behandelt werden.
- Zu den Symptomen einer schweren Pankreatitis gehören – in Abhängigkeit von den betroffenen Organen – peritonealer Schock, Atemnot, Anurie und Verwirrtheit.
- Erhöhte Serum-CRP-Werte (über 100 mg/l) sind der genaueste Indikator für eine schwere Pankreatitis, dazu kommen ein beeinträchtigter Allgemeinzustand und entsprechende Kontrastmittel-CT-Befunde.
- Die prophylaktische Gabe von Antibiotika ist bei schwerer Pankreatitis indiziert.
- Die Behandlung einer nekrotisierenden Pankreatitis setzt in letzter Zeit vermehrt auf die Wiederherstellung des Flüssigkeitshaushalts (im Frühstadium bis zu 10 Liter täglich) und auf konservative Maßnahmen zur Aufrechterhaltung der kardiovaskulären und respiratorischen Funktionen (in einer Intensivstation). Dennoch kann ein chirurgischer Eingriff angezeigt sein. Die wichtigste Indikation für einen Eingriff ist eine Infektion des nekrotischen Pankreas(gewebes).
- Als Komplikation einer schweren Pankreatitis kann der intraabdominale Druck ansteigen und Atemfunktion und Diurese beeinträchtigen. Nach rezenten Erfahrungen in der Behandlung dieses so genannten „abdominalen Kompartment-Symdroms", wenn der intraabdominale Druck auf 25–35 mmHg steigt, ist es vorteilhaft, zu laparotomieren und die sogenannte „Offenes-Abdomen"-Behandlung zu starten. Die alleinige Fasziotomie ohne Laparotomie zeigte ebenfalls viel versprechende Ergebnisse.

9.31 Chronische Pankreatitis

Grundregeln

- Alkohol absetzen, bevor die Krankheit sich entwickelt.
- Eine mögliche Ursache von rezidivierenden Oberbauchschmerzen, Gewichtsverlust und Diarrhö kann eine chronische Pankreatitis sein.
- Ein Diabetes sollte bei Patienten mit chronischer Pankreatitis möglichst früh erkannt werden. Bei Patienten, die mit Insulin behandelt werden, ist die Hypoglykämiegefahr zu beachten.
- Die chronische Pankreatitis ist mit einem erhöhten Pankreaskarzinomrisiko assoziiert.

Ätiologie

- Rezidivierende akute Pankreatitiden können zur chronischen Pankreatitis führen.
- Alkohol ist ein ursächlicher Faktor in bis zu 90% der Fälle.
  - Mit wenigen Ausnahmen sind die Patienten schwere Trinker, die vor dem Ausbruch der Erkrankung über 10–15 Jahre täglich 150–175 g reinen Alkohol konsumiert haben.
- Gallensteinerkrankungen
- Stoffwechselstörungen (Hypertriglyceridämie, Hyperparathyreodismus)
- Hereditäre chronische Pankreatitis (ererbte Pankreasverkalkung)
- Die Autoimmunpankreatitis geht einher mit primär sklerosierender Cholangitis, primär biliärer Zirrhose und einem Sjögren-Syndrom.

Symptome

- Oberbauchschmerzen, die in den Rücken ausstrahlen, möglicherweise begleitet von Übelkeit und Erbrechen; Gewichtsverlust, Ikterus.
- Die Schmerzen werden durch erhöhten duktalen Druck und durch eine Neuritis verursacht.
- Innerhalb von etwa 8 Jahren entwickeln 50% der Patienten eine endokrine und exokrine Pankreasinsuffizienz, die sich als Steatorrhö, Gewichtsverlust und Diabetes manifestiert (9.32).

Diagnostik

Untersuchungen im Rahmen der Primärversorgung

- Plasma-/Harnamylase, Harntrypsinogen-2, CRP und Leukozyten im Blut sind während der Schmerzphasen oft erhöht.
- Die Serumkonzentration der alkalischen Phosphatase, der ALT (GPT) und des Bilirubins sind bei Gallengangsobstruktion erhöht.
- Zur Frühdiagnose eines möglichen Diabetes sollte der Nüchternblutzucker bestimmt werden.
- Ca-19-9-Antigen als Test zur Differentialdiagnose.
- Zu Tests der exokrinen Pankreasfunktion siehe Artikel 9.32.
- Ultraschall, um Kalzifizierungen im Pankreas aufzudecken.

Konservative Behandlung

- Der Patient muss den Alkoholkonsum sofort und völlig einstellen.
- Diabetesbehandlung:
  - Es sind oft geringe Insulindosen erforderlich, da eine erhöhte Hypoglykämieneigung besteht.
- Bei Schmerzen bzw. Steatorrhö sind kleine Mahlzeiten zu empfehlen. Die Diät sollte fettarm und frei von Ballaststoffen sein. MCT-Öl (mittelkettige Triglyceride) kann verwendet werden. Die Enzymsubstitution ist angezeigt, wenn das 24-Stunden-Fett im Stuhl über 15 g liegt. Eine schmerzlindernde Wirkung der Enzymsubstitution ist nicht nachgewiesen ❶.
- Adäquate Schmerztherapie
- Akute Attacken bei chronischer Pankreatitis:
  - Behandlung primär wie eine milde akute Pankreatitis, s. 9.30
  - konservative Behandlung, reichlich Flüssigkeitszufuhr
  - Analgetika
- Rezidivierende starke Schmerzen und Komplikationen, wie Pseudozysten, sind Indikationen für eine endoskopische oder operative Behandlung der chronischen Pankreatitis.

Indikationen für die Konsultation eines Spezialisten

- Die Diagnose einer chronischen Pankreatitis basiert auf bildgebenden Verfahren (CT, MRCP, ERCP, endoskopischer Ultraschall). Daher erfordert die Bestätigung der Diagnose, inkl. Differenzialdiagnosen (z.B. Pankreaskarzinom) oft stationäre Untersuchungen.
- Wiederholte starke Schmerzattacken:
  - Behandlung in einem Krankenhaus: ERCP und Stent/laterale Pankreatikojejunostomie nach Puestow.
- Verdacht auf Komplikationen:
  - pankreatische Pseudozysten im Pankreas
    - Symptome: Schmerzen, Darmverschluss, Gallengangsverschluss
    - Behandlung: ERCP und Stent, endoskopische oder operative Fistulierung zw. Pseudozyste und Magen; Pankreasresektion
  - Pankreaspseudozyste/blutendes Pseudoaneurysma:
    - Behandlung: endovaskuläres „Coiling" oder operativ.
  - Pankreasfisteln:
    - Behandlung: endoskopisch/operativ
  - infizierte Pankreaspseudozyste:
    - Behandlung: Drainage und Antibiotika
  - Gallenwegsverschluss:
    - Behandlung: ERCP und Stent

9.32 Pankreasinsuffizienz

Grundregeln
- Eine chronische Diarrhö kann immer ein Hinweis auf eine exokrine Dysfunktion des Pankreas sein.
- Alkoholabstinenz und Diät sind die beste Therapie. In fortgeschrittenen Fällen ist eine Substitution von Pankreasenzymen erforderlich.
- Bestimmen Sie regelmäßig die Nüchternblutzuckerwerte, um einen durch eine endokrine Insuffizienz verursachten Diabetes mellitus zu erkennen.

Ätiologie
Primäre Ursachen
- Eine chronische Pankreatitis (9.31) ist die häufigste Ursache.
- Pankreaskarzinom (9.33)
- Ausgedehnte Pankreasresektion
- Pankreastrauma
- Erbliche Erkrankungen
  - hereditäre Pankreatitis
  - zystische Fibrose (31.61)
- Unterernährung

Sekundäre Ursachen
- Gastrinom (Zollinger-Ellison-Syndrom)
- Magenoperation (Billroth I, Vagotomie und Pyloroplastik)

Klinisches Erscheinungsbild
- Diarrhö
- Gewichtsabnahme
- Postprandiale abdominelle Schmerzen
- Voluminöse, übel riechende Stühle

Laborbefunde
- Die Serumcholesterinwerte sind typischerweise niedrig.
- Die Serumalbuminwerte sind erniedrigt.
- Hypokalzämie (real)
- Die Blutzuckerwerte sind bei 50% der Patienten erhöht.
- Die alkalische Phosphatase im Serum ist erhöht, wenn der Patient an einer Abflussbehinderung der Gallenwege oder an Vitamin-D-Mangel leidet.
- Pankreasfunktionstests (die Serumtrypsin- und Pankreasamylasewerte sind niedrig, die Secretin-stimulierte pankreatische Bikarbonatsekretion ist niedrig).
- Die Bestimmung der fäkalen Elastase I kann die Diagnose einer mittleren oder schweren Dysfunktion des Pankreas unterstützen.
- Der Patient sollte auf eine mögliche Dysfunktion des Pankreas untersucht werden, wenn die Ursache von Diarrhöen oder Malabsorption nicht aufgrund der Patientenanamnese offensichtlich ist (alkoholische Pankreatitis, Pankreaskarzinom).

Behandlung einer exokrinen Dysfunktion des Pankreas
Diät
- Völlige Alkoholabstinenz
- Häufige kleine Mahlzeiten
- Fette sollten nur 20–25% der gesamten Kalorienaufnahme ausmachen.
  - Bei Patienten mit Zystischer Fibrose ist das primäre Ziel die Vermeidung einer Mangelernährung, der Fettverzehr sollte nicht eingeschränkt werden (35–40% der Kalorienaufnahme aus Fett wird empfohlen).
- Die Diät sollte nicht ballaststoffreich sein, da Ballaststoffe die Wirkung der Pankreasenzyme hemmen.
- Reichliche Aufnahme von Kohlehydraten

Enzyme des Pankreas
- Pankreasenzyme sollten bei folgenden Symptomen verordnet werden: **D**
  - Abdominalschmerzen **D**
  - niedriges Körpergewicht
  - Steatorrhö
- Behandlung:
  - Zu den Mahlzeiten sollte ausreichend Lipase (30.000 Einheiten) gegeben werden.
  - Lipase wirkt nicht bei niedrigem pH.
- H_2-Blocker, Protonenpumpenhemmer oder magensäurefeste Enzympräparationen sollten zur Unterstützung der Therapie eingesetzt werden.
- Natriumbicarbonat

MCT-Öle (mit mittelkettigen Fettsäuren)
- Sollten erwogen werden, wenn mit Diät und Pankreasenzympräparaten kein ausreichendes Ernährungsniveau gehalten werden kann.

Vitamine
- Ein Vitamin-D-Mangel kann sich entwickeln. Ein Mangel an den Vitaminen A, E oder K tritt nur selten auf.

Sekundärer Diabetes im Zusammenhang mit Pankreaserkrankungen
- Insulin- und Glukagonmangel sind typische Erscheinungsbilder.
- Ketoazidose tritt nur selten auf.
- Hypoglykämien (23.10) sind häufig.
- Vaskuläre Komplikationen sind selten.
- Die erforderliche tägliche Insulindosis liegt meist bei 20–30 Einheiten. Selbst niedrige Dosen sollten wegen des Risikos einer Hypoglykämie in 2 Einzeldosen aufgeteilt werden.

9.33 Pankreaskarzinom

Grundregeln

- Verdacht auf ein Pankreaskarzinom besteht bei Patienten mit
  - persistierenden Dyspepsiesymptomen und Gewichtsverlust,
  - einem schmerzfreien Ikterus (ein spätes Symptom).
- Denken Sie bei Patienten mit Erstmanifestation eines Diabetes mellitus oder einer akuten Pankreatitis daran, dass ein Pankreaskarzinom vorliegen könnte.

Epidemiologie

- Adenokarzinome des Pankreas gehören zu den 10 häufigsten Krebsarten.
- Endokrine Tumoren der Pankreasinseln (Insulinom, Gastrinom, Vipom, Glucagonom, Somatostatinom, Karzinoid) sind sehr selten.

Symptome und Häufigkeit

- Gewichtsabnahme 90%
- Dyspeptische Beschwerden 80%
- Ikterus 55%
- Schmerzen im Epigastrium, die in den Rücken ausstrahlen 30%
- Erstmanifestation eines Diabetes mellitus 30%
- Appetitlosigkeit 20%
- Schweres Krankheitsgefühl 15%
- Symptome, die durch endokrine Aktivität des Tumors verursacht werden

Diagnostik

- Routinelaboruntersuchungen sind für eine Früherkennung nicht hilfreich.
- Die Sensitivität und Spezifität von CA 19-9 beträgt etwa 80%. Dieser Test kann zur Abklärung eines Karzinomverdachts bei Patienten ohne Ikterus verwendet werden.
- Ultraschall und CT (+ gestützte Biopsien) sind die Basisuntersuchungen.
- ERCP oder Ultraschallendoskopie können als weitere Untersuchungen durchgeführt werden.

Behandlung

- Eine Resektion des Pankreas und des Duodenums (Operation nach Whipple) kann durchgeführt werden, wenn der Tumor sich noch nicht in das benachbarte Gewebe ausgebreitet hat **D**.
- Eine Strahlentherapie kann bei Tumoren, die sich in das benachbarte Gewebe ausgebreitet haben, bei etwa 50% der Patienten Linderung bringen, verbessert aber nicht die Langzeitprognose.
- Palliative Chirurgie (manchmal)
- Einige Patienten können von einer Chemotherapie profitieren **A**.
- Bei starken Schmerzen kann zusätzlich zu den Analgetika eine Blockade des Plexus coeliacus eingesetzt werden **B**.

Prognose

- Bei einem Adenokarzinom liegt die nach Alter und Geschlecht korrigierte 5-Jahre-Überlebensrate unter 10%.
- Die Prognose ist bei einem papillennahen Karzinom besser (weil die Diagnose früher gestellt wird).

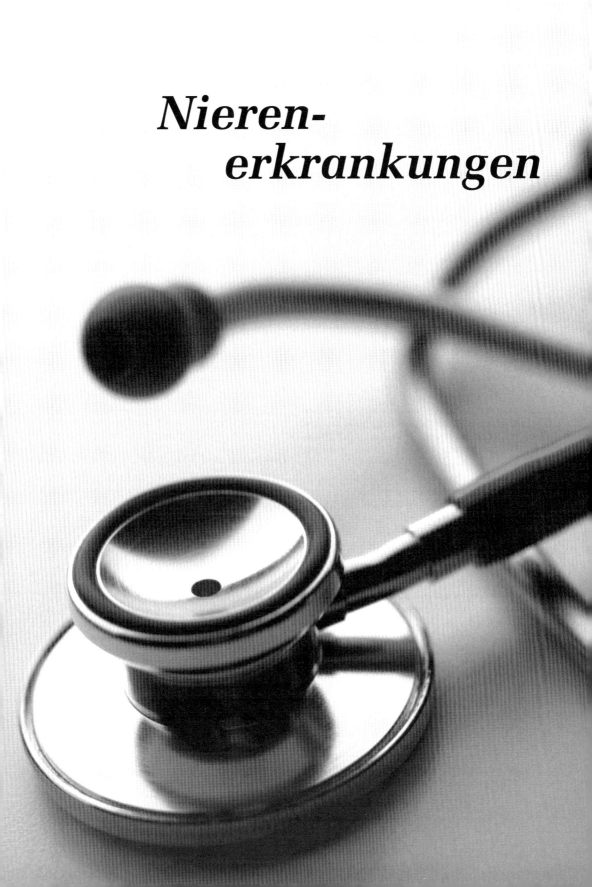

Nieren-erkrankungen

10.01 Polyurie

Einleitung
- Feststellen, ob der Patient tatsächlich eine Polyurie mit großen Mengen an verdünntem Harn hat oder ob eine erhöhte Miktionsfrequenz besteht, bei der Menge und Konzentration des ausgeschiedenen Harns normal sind.

Definition
- Eine Polyurie ist durch übermäßige Harnausscheidung, bezogen auf 24 Stunden, definiert. Es gibt unterschiedliche Definitionen, doch bedeuten > 2 l/24 h wahrscheinlich und > 3 l/24 h definitiv, dass eine Polyurie vorliegt (eine genauere Methode ist, die Harnmenge in Relation zum Körpergewicht zu setzen, d.h. > 30 ml/kg/24 h).
- Die Polyurie kann des weiteren in 2 Kategorien unterteilt werden:
  - Wasserdiurese (geringe Osmolalität des Harns, d.h. < 300 mOsm/kg H_2O)
  - osmotische Diurese (zumeist hohe Osmolalität des Harns)

Ätiologie
- Die häufigste Ursache für eine **osmotische Diurese** ist eine durch Diabetes mellitus induzierte Glukosurie. Seltenere Ursachen sind Harnstoffanstieg infolge parenteraler oder enteraler Ernährung, Mannitolgabe oder als Folge einer Kontrastmittelverabreichung (vorübergehend).
- Die **Wasserdiurese** unterteilt sich in:
  - primäre Polydipsie (Natrium im Plasma und Serumosmolalität normal oder niedrig)
  - Diabetes insipidus (Natrium im Plasma und Serumosmolalität normal oder hoch)
    - hypophysär bedingt: unzureichende ADH-Sekretion (ADH = antidiuretisches Hormon)
    - schwangerschaftsbedingt
    - renal bedingt: unzureichende ADH-Wirkung
- Primäre Polydipsie:
  - Eine übermäßige Flüssigkeitsaufnahme führt zu einer Flüssigkeitsansammlung im Körper, verringert die Plasmaosmolalität und vermindert die ADH-Sekretion. Dadurch entstehen große Mengen an verdünntem Harn. Ein gesunder Mensch kann bis zu 20 l Flüssigkeit pro Tag ohne Nebenwirkungen zu sich nehmen. Ist jedoch die ADH-Sekretion entweder aus physiologischen Gründen (z.B. Übelkeit) oder durch Medikation beeinträchtigt, kann es zu einer Wasserintoxikation kommen.
  - Die primäre Polydipsie wird des Weiteren in psychogene und dipsogene Subtypen unterteilt. Bei der psychogenen Polydipsie werden große Wassermengen entweder wegen der vermeintlich gesundheitsfördernden Wirkung oder wegen eines zwanghaften Trinkbedürfnisses (Schizophrenie; Achtung, die ADH-Sekretion kann bei schizophrenen Patienten gestört sein) aufgenommen. Bei der dipsogenen Polydipsie leidet der Patient unter einer Funktionsstörung des Durstzentrums, das stimuliert wird, selbst wenn die Plasmaosmolalität normal ist. Die Ursachen können Medikation, eine Erkrankung des Zentralnervensystems oder auch unbekannt sein.
- Ätiologie des Diabetes insipidus:
  - **Hypophysär bedingt:** idiopathisch, hereditär, Kopfverletzung, autoimmun, Hirntumor, Infektion, Hypophysenoperation, Kompression durch ein Aneurysma.
  - **Renal bedingt:** Medikation (insbesondere Lithium), Hypokaliämie und Hyperkalzämie (24.21) (leicht reversibel), Toxine (Äthanol, Äthylenglykol), Pyelonephritis sowie zahlreiche tubulointerstitielle Nierenerkrankungen, angeboren.
  - **Schwangerschaftsbedingt:** In einigen Fällen hat es schon davor einen milden hypophysär bedingten nicht diagnostizierten Diabetes insipidus gegeben. Die Plazenta baut endogenes ADH ab, nicht jedoch synthetisches Desmopressin; Spontanremission nach der Geburt.

Diagnose und Therapie
1. Die Anamnese ist wichtig. Versuchen Sie, zwischen echter Polyurie und einer erhöhten Miktionsfrequenz zu unterscheiden.
   - Beschwerdebeginn? Bei hypophysärer Ursache ist der Beginn meist akut.
   - Von Tag zu Tag schwankende Harnmengen?
   - Zu welcher Tageszeit wird das Problem am stärksten wahrgenommen? Insbesondere die nächtliche Miktion, d.h. die Nykturie, ist ein erstes Anzeichen für Polyurie.
   - Wie oft muss der Patient während des Tages und der Nacht Harn lassen?
   - Wirkt sich eine verminderte Flüssigkeitszufuhr auf die Harnmenge aus?
   - Kontinenzprobleme?
   - Schmerzen oder Beschwerden beim Harnlassen?
   - Aggravierende Faktoren?
   - Harnfärbung?
   - Enuresis nocturna?
   - Medikation (insbesondere Diuretika)?
   - Vorangegangene Harnwegsinfekte?
   - Lebensstil; Flüssigkeitsaufnahme pro Tag? Kaffee, Alkohol, Nachsalzen der Speisen?
2. Basisuntersuchungen:
   - Serumkreatinin
   - Natrium und Kalium im Plasma

- Gesamt- oder ionisiertes Calcium im Serum
- Plasmaglukose (Diabetes mellitus)
- Harnbefund: bei Polyurie keine durch Wasserdiurese hervorgerufenen abnormen Befunde
- bei Männern PSA (Palpation der Prostata nicht vergessen)

3. Ergeben Anamnese und Basisuntersuchungen weitere Hinweise auf eine Polyurie, wie folgt vorgehen:
   - Nach Durstversuch während der Nachtstunden (falls möglich) Natrium im Plasma, Osmolalität von Plasma und Morgenharn sowie Plasma-ADH messen.
     – Ist die Plasmaosmolalität (Natrium im Plasma) normal und beträgt die Osmolalität des Morgenharns > 800 mOsm/kg H_2O, dann ist die Konzentrationsleistung der Niere normal und der Patient hat keine signifikanten Probleme mit dem Wasserhaushalt.
     – Eine geringe Plasmaosmolalität (Natrium) bei einem an Polyurie leidenden Patienten deutet auf eine primäre Polydipsie. Die Basisuntersuchungen zeigen jedoch häufig normale Ergebnisse.
     – Beträgt die Plasmaosmolalität > 295 mOsm/kg H_2O und die Harnosmolalität < 300 mOsm/kg H_2O, kann normalerweise Diabetes insipidus diagnostiziert werden. Bei einem partiellen Diabetes insipidus ist eine durch Basisuntersuchungen abgestützte Differenzialdiagnose nicht möglich.

4. Weitere Untersuchungen und die Einleitung der Therapie sind Sache von Spezialisten (Endokrinologen bzw. Nephrologen). Eventuelle weitere Untersuchungen:
   - Differenzialdiagnose; ist der Zustand hypophysär oder renal bedingt? Das Plasma-ADH ist bei hypophysären Ursachen niedrig, bei nephrogenen Ursachen hoch (zur entsprechenden Befundinterpretation ist ein ausreichender Stimulus sicherzustellen, d.h. eine erhöhte Plasmaosmolalität). Ansprechen auf Desmopressin (Harn bei nephrogenen Ursachen nicht konzentriert).
   - Um das teilweise Fehlen der ADH-Sekretion festzustellen, kann ein ausgedehnter Durstversuch mit hypertoner Kochsalzlösung (Infusion) durchgeführt werden.
   - Bei hypophysär bedingtem Diabetes insipidus MRI des Schädels.
   - Diagnose und Behandlung der Nierenerkrankung (Nephrologe).
   - Die Therapie setzt bei der Grundkrankheit an. ADH-Mangel wird mit synthetischem Argininvasopressin behandelt.

10.02 Erhöhtes Serumkreatinin

Referenzwerte und Interpretation

- Bei Frauen unter 1,0 mg/dl.
- Bei Männern unter 1,2 mg/dl.
- Die Kreatininbildung korreliert mit der Muskelmasse. Eine Kreatininkonzentration von 1,5 mg/dl bei einem muskulösen Mann ist nicht unbedingt ein Hinweis auf eine Niereninsuffizienz, wohingegen eine Kreatininkonzentration von 2,2 bis 3,4 mg/dl bei einer schlanken Frau auf eine signifikante Niereninsuffizienz verweisen kann.
- Programm zur Schätzung der glomerulären Filtrationsrate (GFR): www.nephron.com/cgi-bin/CGSI.cgi
- Die Formel von Cockcroft-Gault wird zur ungefähren Berechnung der Kreatinin-Clearance verwendet. Sie basiert auf der Plasmakreatininkonzentration und ermöglicht eine gute Schätzung der glomerulären Filtrationsrate (in ml/min). In der Formel werden das Alter in Jahren und das Gewicht in Kilogramm angegeben.
  - Umrechnung Kreatinin:
    – mg/dl → µmol/dl: × 88,5
    – µmol/dl → mg/dl: × 0,00113
  - Frauen: KrC = 1,04 × (140 – Alter) × Gewicht/Plasmakreatinin (µmol/l)
  - Männer: KrC = 1,23 × (140 – Alter) × Gewicht/Plasmakreatinin (µmol/l)
- Die glomeruläre Filtrationsrate kann auch über die Konzentration von Cystatin C geschätzt werden. Diese ist unabhängig von der Muskelmasse des Probanden.
- Die Serumkreatininkonzentration übersteigt bei 50%igem Verlust der Nierenfunktion die oberen Normalwerte und steigt mit fortschreitender Nierenschädigung stetig weiter.
- Bei schwerer Niereninsuffizienz führen die extrarenale Clearance und die tubuläre Sekretion von Kreatinin dazu, dass das Serumkreatinin nicht mehr ein linear verlaufender und zuverlässiger Indikator für eine Niereninsuffizienz ist.

Ursachen für erhöhtes Serumkreatinin

- Die Ursache kann eine akute oder chronische Niereninsuffizienz bzw. eine vom chronischen ins akute Stadium überwechselnde Erkrankung sein.
- Die Ätiologie sowohl der akuten als auch der chronischen Erkrankung kann prärenal (Hypovolämie, Herzinsuffizienz), renal (Nierenerkrankung) oder postrenal (Harnwegsobstruktion) sein.

Indikationen zur Messung von Serumkreatinin

- Verdacht auf Erkrankungen der oberen Harnwege (Pyelonephritis, epidemische Nephropathie)
- Basisdiagnostik bei Hypertonikern
- Zur Feststellung, ob Nieren von einer Systemkrankheit, z.B. SLE, betroffen sind
- Verdacht auf organische Komplikation, bedingt durch eine Grunderkrankung (z.B. Diabetes)
- Ein schwer kranker Patient mit unklarer Diagnose

Was tun, wenn Zufallsbefund oder Screening einen erhöhten Serumkreatininspiegel ergibt?

1. Prüfen, ob bereits früher die Kreatininwerte des Patienten bestimmt wurden. Seine Medikation und mögliche Erkrankungen erheben.
2. Feststellen, ob der Patient Arzneimittel einnimmt, welche die Nierenfunktion beeinflussen:
   - Analgetika mit Ausnahme von Paracetamol
   - Antibiotika: Penicillin- und Cephalosporinderivate, Aminoglykoside, Vancomycin, Trimethoprim, Amphotericin B
   - Antituberkulotika, Tuberkulostatika: Rifampicin, Isoniazid
   - Antirheumatika: Aurothiomalat, Penicillamin
   - ACE-Hemmer, AT-Rezeptorblocker
   - Lithium
   - Allopurinol
   - Zytotoxika, Zytostatika
   - Ciclosporin **A**

Untersuchungen

- Klinische Untersuchungen:
  - Blutdruck
  - Auskultation des Herzens
  - periphere Pulse
  - Palpation des Abdomens
  - Palpation der Prostata und Restharnbestimmung (42.04)
  - Hautfärbung
- Primäre Laboruntersuchungen:
  - Blutbild, Blutsenkung (Systemkrankheiten, Myelom), (15.46)
  - Elektrolyte (Na, K, Ca, P)
  - Blutzucker
  - Harnstreifentest
  - Eiweiß im Harn, siehe 10.03
  - Blut im Harn, siehe 11.06
  - Harnwegsinfekt, siehe 10.10
  - Glukose im Harn, Patient leidet evtl. an Diabetes
- Bildgebende Verfahren:
  - primär Sonographie der Nieren
    - Größe und Struktur der Nieren
    - Hydronephrose
- Untersuchungen im Krankenhaus:
  - Die Notwendigkeit, Untersuchungen im Krankenhaus durchführen zu lassen, hängt von den Ergebnissen der Primäruntersuchungen ab. Untersuchungen im Krankenhaus umfassen:
    - Untersuchung der Nierendurchblutung (Doppler-Sonographie, renale Angiographie)
    - andere bildgebende Verfahren zur Untersuchung der Harnwege (CT, MRI)
    - Nierenbiopsie
    - Ausschließung eines multiplen Myeloms (Proteinfraktionen in Serum und Harn, Knochenmarksuntersuchung)

Kontrolle

- Die Kontrollhäufigkeit hängt von der Grundkrankheit ab.
- Bei chronischer Niereninsuffizienz sollte der Serumkreatininspiegel alle paar Monate, mindestens jedoch 2 × jährlich bestimmt werden.

Akutes Nierenversagen

- Bei Verdacht auf akutes Nierenversagen den Patienten sofort als Notfall in ein Krankenhaus überstellen.
- Die häufigsten Ursachen:
  - Blutungen, starke Dehydratation
    - hypotensiver Patient in schlechtem Allgemeinzustand
  - Schock
    - kardiogener Schock
    - septischer Schock
  - Akute Nierenschädigung
    - Nephrotoxine: von Alkoholikern eingenommene Kühlmittel; nephrotoxische Medikamente
    - Rhabdomyolyse (10.21)
    - Nephritis; akute Glomerulonephritis (10.31), akute Pyelonephritis (10.10)
    - epidemische Nephropathie (1.43)
    - Verschluss einer Nierenarterie oder Nierenvene
  - Harnwegsobstruktion
  - Prostatavergrößerung
  - Tumor im Blasen- oder Beckenbereich

10.03 Proteinurie

Grundregeln

- Unnötige, routinemäßige Harnuntersuchungen sind zu vermeiden. Bei Gesundenuntersuchungen muss nicht auf Proteinurie gescreent werden, da es unwahrscheinlich ist, dass eine symptomlose, heilbare Krankheit entdeckt wird.

- Eine milde, harmlose orthostatische Proteinurie kann ohne weitere Untersuchungen diagnostiziert werden.
- Das Ausmaß der Proteinurie wird durch Messung der täglichen Ausscheidung von Eiweiß im Harn festgestellt.
- Übersteigt die Eiweißausscheidung 1 g/24 h, sind zumeist weitere Untersuchungen und Kontrollen angezeigt.
- Eine fehlende Proteinurie schließt nicht unbedingt eine schwere Nierenerkrankung aus.
- Wird bei einer Schwangeren eine Proteinurie entdeckt, sollte immer die Möglichkeit einer Präklampsie bedacht werden.

Normale Eiweißausscheidung im Harn

- Bei gesunden Erwachsenen wird nicht mehr als 150 mg Eiweiß/24 h im Harn ausgeschieden. Dabei handelt es sich in erster Linie um Albumin, doch werden auch andere Serumproteine, wie etwa Immunglobuline, ausgeschieden.
- Bei Diabetikern ist eine Mikroalbuminurie (Ausscheidung von mehr als 20 µg/min Albumin, d.s. rund 30 mg/24 h) ein Hinweis auf eine beginnende diabetische Nephropathie.

Bestimmung der Proteinurie mittels Teststreifen

- Teststreifen sind die am häufigsten verwendete, halbquantitative Methode zur Bestimmung der Proteinurie. Ihre Eiweißempfindlichkeit beträgt > 0,15 g/l. Die Methode eignet sich nicht für die Erhebung von Leichtkettenparaproteinen (Myelom).
- Falsch positive Teststreifenergebnisse können hervorgerufen werden durch:
  - Verunreinigung
  - besonders alkalischen Urin
- Falsch negative Ergebnisse werden meist von einem stark verdünnten Harn hervorgerufen.

Transiente und periodische Proteinurie

- Kann funktionelle oder orthostatische Ursachen haben. Albumin hat normalerweise den größten Anteil; die Gesamtausscheidung liegt unter 1 g/24 h.
- Normalerweise sind die Ursachen für funktionelle Proteinurie Fieber, entzündliche Erkrankungen und körperliche Überanstrengung.
- Organische Krankheiten, die eine funktionelle Proteinurie verursachen, sind u.a.:
  - fortgeschrittene Herzinsuffizienz
  - Bluthochdruck
  - ausgedehnte Hautschäden (z.B. Verbrennungen)
  - hohe Eiweißkonzentrationen im Blut (parenterale Verabreichung von Albumin oder Plasma)
- Eine orthostatische Proteinurie wird bei 5% aller jungen Männer beobachtet. Zur Bestätigung dieser Diagnose wird Harn nach dem Liegen und nach dem Stehen (direkt nach dem Aufwachen und am Nachmittag) gesammelt. Ein negatives Ergebnis nach dem Liegen und ein positives nach dem Stehen bestätigt die Diagnose. Kontrollen bzw. sonstige Untersuchungen sind nicht nötig, wenn die Ausscheidung von Eiweiß im Harn 1 g/24 h nicht übersteigt.
- Hat der Patient auch Blut im Harn, ist nicht von einer funktionellen Proteinurie, sondern von einer anderen Erkrankung auszugehen.

Persistierende Proteinurie

- Kann auch bei einem beschwerdefreien Patienten, der weder eine Hämaturie noch eine Niereninsuffizienz hat, auf eine Nierenschädigung verweisen.
- Ursachen für eine persistierende Proteinurie sind u.a.:
  - Glomerulonephritis
  - diabetische Nephropathie
  - Amyloidose
  - Nephrosklerose (in Verbindung mit Hypertonie oder Atherosklerose)
  - bestimmte Medikamente, z.B. Penicillamin und Goldpräparate
  - verschiedene Formen interstitieller Nephritis, wie etwa chronische Pyelonephritis
  - Refluxnephropathie
  - strukturelle Anomalien
  - Verlust des Nierengewebes durch diverse Erkrankungen
  - toxische Nierenschädigung (Schwermetalle, Aminoglykoside, Amphotericin B)
  - Eklampsie oder Präklampsie in der Schwangerschaft
- Ausscheidung von niedermolekularem Eiweiß im Harn tritt auf bei:
  - hereditären Tubuluserkrankungen
  - Fanconi-Syndrom
  - Tubulusazidose
  - chronischer Hypokaliämie
  - Abstoßung eines Nierentransplantats
  - Morbus Wilson
  - interstitieller viraler Nephritis
- Wird eine ausgeprägte Proteinurie (15–20 g/24 h) festgestellt, liegt der Verdacht auf übermäßige Mengen eines weiteren Proteins im Blut nahe. Normalerweise deuten die klinischen Symptome bereits auf eine solche Diagnose hin. Derartige Erkrankungen sind u.a.:
  - Lysozymurie bei Leukämie
  - Amylaseausscheidung bei Pankreatitis
  - Myoglobinausscheidung bei ausgedehnten Muskelverletzungen (Rhabdomyolyse verursacht braunen Harn)

- Hämoglobinausscheidung nach Hämolyse
- Ausscheidung von Leicht- oder Schwerketten monoklonaler Immunglobuline bei Gammopathien, wie etwa bei multiplem Myelom, Makroglobulinämie (Waldenström) und AL Amyloidose

Proteinurie als Zufallsbefund – erste Untersuchungen

Ein schwach positives Teststreifenergebnis

- Die diagnostische Erstabklärung:
  1. Gegebenenfalls Ergebnisse früherer Harnuntersuchungen überprüfen.
  2. Daran denken, dass Patient unter Krankheiten mit Nierenbeteiligung leiden könnte:
     - Diabetes
     - Hypertonie (Blutdruck messen, außer dies ist erst vor kurzem geschehen)
     - eine chronisch entzündliche Erkrankung (z.B. rheumatoide Arthritis)
     - Harnwegsinfekt (eine leichte Proteinurie ist während einer Entzündung häufig und bedarf keiner neuerlichen Untersuchung)
  3. Weitere Untersuchungen (siehe nächsten Absatz) nur dann durchführen, wenn Patient bereits früher einmal eine Proteinurie hatte oder eine Nierenerkrankung vermutet wird.

Wenn das Teststreifenergebnis eindeutig positiv ist oder weitere Untersuchungen angezeigt sind (laut Absatz 3 oben)

1. Erneut eine Morgenharnprobe nehmen und mit dem Teststreifen analysieren. Zeigen 2 neue Proben jeweils ein negatives Ergebnis, so leidet der Patient wahrscheinlich an einer harmlosen orthostatischen Proteinurie und muss nicht weiter untersucht werden, wohingegen bereits eine milde begleitende Hämaturie zusätzliche Untersuchungen erforderlich macht.
2. Findet sich in der neuen Morgenharnprobe Eiweiß, sollte eine genauere Anamnese erstellt und eine weitere Abklärung veranlasst werden.
   - Anamnese
     - Wurde schon früher eine Proteinurie festgestellt?
     - Gibt es Anzeichen für Harnwegserkrankungen (Dysurie, Pollakiurie, Unterleibsschmerzen, kolikartige Rückenschmerzen)?
     - Litt Patient in letzter Zeit an Fieber, Halsentzündung, entzündlicher Erkrankung, bzw. stand er unter körperlicher Belastung?
     - Gibt es in der Anamnese Herz- oder Nierenerkrankungen, Diabetes, rheumatische Erkrankungen oder Fehlbildungen der Harnwege?
   - Körperliche Untersuchung
     - Blutdruck messen.
     - Eventuell vorhandene Ödeme feststellen (Herzinsuffizienz, nephrotisches Syndrom).
     - Auskultation des Herzens und der Lunge
     - Unterbauch palpieren und Rücken auf Druckempfindlichkeit abtasten.
   - Laboruntersuchungen
     - Serumkreatinin
     - 24-h-Harn sammeln und Eiweißausscheidung messen.
     - Harnsediment (Hämaturie? Zylinder?) und Bakterienkultur
     - Blutbild, Blutsenkung

Indikationen für Kontrolle und weitere Untersuchungen

- Sind die Laborbefunde normal und wird unter 0,3 g Eiweiß im 24-h-Harn gemessen, sind keine weiteren Untersuchungen nötig.
- Übersteigt das Eiweiß im 24-h-Harn 0,3 g, bleibt jedoch unter 1 g bei normalem Serumkreatininwert, folgendermaßen vorgehen:
  - Tritt diese Proteinurie in Verbindung mit Fieber oder körperlicher Überanstrengung auf, wird die Eiweißausscheidung im 24-h-Harn ein paar Tage nach dem belastenden Ereignis bzw. 1–3 Wochen nach Ausheilung der Infektion noch einmal gemessen. Dabei ist auch eine epidemische Nephropathie in Betracht zu ziehen (1.43).
  - Bei einem jungen und ansonsten gesunden Patienten, dessen Proteinurie 1 g/24 h nicht übersteigt, ist abzuklären, ob es sich um eine orthostatische Proteinurie handelt. Dazu sollte der Orthostasetest wiederholt werden: Die nächtliche Eiweißausscheidung im Harn wird getrennt bestimmt (Patient entleert Blase am Abend vor dem Schlafengehen, am Morgen unmittelbar nach dem Aufstehen und am Nachmittag, nachdem Patient den Tag in aufrechter Körperhaltung verbracht hat). Ist die Eiweißmenge im Harn in der Nacht wesentlich geringer als untertags, leidet Patient wahrscheinlich an einer harmlosen orthostatischen Proteinurie.
  - Handelt es sich nicht um eine orthostatische Proteinurie und beträgt die Eiweißausscheidung im Harn nicht mehr als 1 g/24 h, wird das vorgefundene Eiweiß im Harn analysiert: Albumin-, Alpha-1-Mikroglobulinausscheidung und/oder Harneiweißelektrophorese.
  - Tritt Proteinurie in Verbindung mit einer Hämaturie auf, sind weitere Untersuchungen nötig. Siehe Hämaturie (11.06).
  - Leidet der Patient unter Bluthochdruck, ist durch entsprechende Untersuchungen eine renale Ursache auszuschließen.
  - Herzinsuffizienz oder schlecht kontrollierte Hypertonie sind zu behandeln. Stellt sich in

der Folge keine Besserung der Proteinurie ein, sind weitere Untersuchungen angezeigt.
- Weist die Harnprobe Immunglobulinleichtketten auf oder handelt es sich um eine (tubulogene) niedermolekulare Proteinurie (erhöhte Alpha-1-Mikroglobulinausscheidung), sollte der Patient zum Ausschluss von Systemkrankheiten weiter untersucht werden.
- Handelt es sich in erster Linie um eine Albuminurie und liegt die Menge unter 1,0 g/24 h, reichen ärztliche Kontrollen in 6-monatigen Abständen (Blutdruck, Eiweiß im Harn/24 h, Serumkreatinin). Handelt es sich um eine persistierende Proteinurie oder nimmt die Proteinurie konstant zu, sollte der Patient zur Nierenbiopsie in ein Krankenhaus überwiesen werden.
• Bei Eiweißausscheidung im Harn von über 1,0 g/24 h oder eingeschränkter Nierenfunktion:
- Überweisung des Patienten zur weiteren Abklärung: Doppler-Sonographie der Nieren, Nierenbiopsie. Möglichkeit einer systemischen Erkrankung, die die Proteinurie verursacht, in Betracht ziehen. Handelt es sich um einen älteren Patienten in schlechtem Gesundheitszustand, überlegen, ob der Patient von einer Diagnose überhaupt profitiert.
- Facharzt bezüglich Behandlung der Grundkrankheit (diabetische Nephropathie, Amyloidose) konsultieren.

10.04 Nephrotisches Syndrom

Ziel

• Das nephrotische Syndrom sollte als eine relativ seltene Ursache für Ödeme erkannt werden.
• Der Hausarzt sollte mit der symptomatischen Therapie vertraut sein.

Definition

• Das nephrotische Syndrom entsteht infolge einer erhöhten Durchlässigkeit der glomerulären Basalmembran. Beim nephrotischen Syndrom beträgt der Proteinverlust im Harn > 3–3,5 g/Tag und die Serumalbuminkonzentration < 30 g/l.
• Dies führt zu einem herabgesetzten kolloidosmotischen Druck und zumeist zur Ödembildung.
• Das klinische Bild umfasst auch eine Hyperlipidämie, Infektanfälligkeit und abnorme Blutgerinnung und damit die Gefahr einer erhöhten Thromboseneigung.

Ätiologie

• Chronische Glomerulonephritis (10.31)
• Diabetische Nephropathie
• Nierenamyloidose
• Arzneimittel: NSAR, Gold
• Multiple Myelome

Symptome

• Symptome zeigen sich spätestens dann, wenn die Serumalbuminkonzentration aufgrund einer übermäßigen Proteinurie unter 25 g/l fällt.
• Als wesentlichstes Symptom gelten Ödeme in den Beinen. Am Morgen ist das Ödem deutlicher an den Augenlidern zu bemerken. Die Ödeme entstehen durch Flüssigkeitsansammlung im Gewebe, wenn die Serumproteinkonzentration und die Natriumausscheidungsfähigkeit des Körpers sinken.
• Das Ausmaß der Ödembildung korreliert ausgesprochen schlecht mit der Blutalbuminkonzentration.

Diagnostik

• Die Diagnose ergibt sich aus dem klinischen Bild und den Laborbefunden (siehe Definition).
• Zur ätiologischen Abklärung ist üblicherweise eine Nierenbiopsie erforderlich. Deshalb sollte der Patient für weitere Untersuchungen an eine spezialisierte Einrichtung überwiesen werden.

Behandlung

• Behandlung der Grundkrankheit:
  - Einige Formen der Glomerulonephritis können mit immunsuppressiven Arzneimitteln behandelt werden (Glukokortikoide, Zytostatika, Ciclosporin) **Ⓐ**.
• Reduktion der Proteinurie:
  - Sowohl ACE-Hemmer als auch Angiotensin-II-Rezeptorblocker reduzieren die Proteinurie und verlangsamen die Progression der Nierenerkrankung **Ⓑ**.
  - Das Ziel ist, die Proteinurie auf einen Wert von < 0,5 g/24h zu senken.
• Bluthochdruck optimal behandeln:
  - Grenzwert: 125/75 mmHg
• Reduktion der Ödeme:
  - eingeschränkte Salzaufnahme (Ziel < 3 g NaCl/Tag)
  - Diuretika:
    – Furosemid 20–80 mg oral 2–4 × tgl. Bei massiver Ödembildung kann die Behandlung i.v. eingeleitet werden (die entsprechenden Dosierungen sind 10–40 mg).
    – Die Furosemiddosierung wird je nach Ansprechen erhöht.
    – Ein Thiaziddiuretikum verstärkt die Wirkung von Furosemid. Die Dosierung für

Hydrochlorothiazid ist 25–50 mg/Tag (bei Niereninsuffizienz entsprechend höher).
- Übermäßigen Gewichtsverlust vermeiden; 0,5–1 kg/Tag ist angemessen.
○ I.v.-Infusionen mit Furosemid und Albumin wurden bei therapieresistenten Ödemen gegeben, doch ist ihr Einsatz umstritten.
○ Zur Entfernung von übermäßiger Flüssigkeit kann eine Ultrafiltration notwendig sein.

Komplikationen

- Hyperkoagulabilität: Risiko einer Venenthrombose in den Beinen, Lungenembolie und Nierenvenenthrombose
  ○ Aspirin routinemäßig verabreichen.
  ○ Normalerweise werden keine oralen Antikoagulantien prophylaktisch verabreicht, doch sollte eine derartige Therapie bei Patienten mit schwerem nephrotischen Syndrom (Serumalbuminkonzentration unter 20 g/l) überlegt werden. Bei Patienten, die schon einmal ein thromboembolisches Ereignis hatten, sollte immer eine Therapie mit Antikoagulantien eingeleitet und, solange der Patient nephrotisch ist, fortgesetzt werden.
- Infektionsanfälligkeit: Der IgG-Verlust im Harn erhöht die Infektionsneigung des Patienten.
  ○ Die Pneumokokkenimpfung wird empfohlen.
- Langsamer Muskelschwund infolge Hypoproteinämie:
  ○ Die Nahrung sollte qualitativ hochwertiges Protein, ca. 1 g/kg/Tag, enthalten.
  ○ Die Energieaufnahme sollte 35 kcal/kg/Tag betragen.
- Atherosklerotische Veränderungen infolge von Hyperlipidämie:
  ○ Normalerweise ist ein Statin indiziert.
- Geänderter Calciumstoffwechsel:
  ○ Eine ergänzende Calcium- und Vitamin-D-Zufuhr wird empfohlen.
- Geänderte Proteinbindung von Arzneimitteln.
  ○ Die Dosierung der meisten Medikamente muss nicht verändert werden.
  ○ Bei Antikoagulation muss die Dosierung eventuell angepasst werden.

10.05 Harndiagnostik und Bakterienkultur

Grundsätzliches

- Eine routinemäßige Harnuntersuchung umfasst eine chemische Analyse (Teststreifen) und eine Sedimentuntersuchung (Standard- oder Differenzialauszählung). Neben der konventionellen mikroskopischen Untersuchung (Auszählung des Sediments oder Kammerzählung) ist auch eine voll automatisierte Partikelzählung möglich.
  ○ Die Sensitivität eines Mehrfachstreifentests entspricht etwa 2–3 Zellen/Gesichtsfeld für Leukozyten und 1–2 Zellen/Gesichtsfeld für Erythrozyten.
- Bei Patienten mit Verdacht auf Harnwegsinfekt wird eine Bakterienkultur veranlasst. Wenn nötig, sollte man sich mit dem örtlichen mikrobiologischen Labor auf das Anlegen spezieller Kulturen verständigen (z.B. bei urologischen Patienten). Zudem können bestimmte Keime wie Tuberkelbazillen, Chlamydien und Gonokokken in den üblichen Bakterienkulturen nicht wachsen (dafür gibt es eigene spezifische Testmethoden).
- Harnproben für zytologische Untersuchungen (Pathologie – Labor)
  ○ Die Probe sollte so frisch wie möglich sein (2. Miktion am Morgen, d.h. der Harn war 2–3 Stunden in der Blase).
  ○ Wenn die Probe nicht innerhalb von 2 Stunden im Labor ankommen kann, wird er zentrifugiert und das Sediment mit 50%igem Alkohol fixiert.
- Die Untersuchungen richten sich nach der vermuteten Krankheit. Zwischen dem Patienten (bzw. seinen Betreuern), dem behandelnden Arzt und dem Labor sollten die nötigen Absprachen getroffen werden.

Untersuchungsgang in Abhängigkeit von der Verdachtsdiagnose

Verdacht auf Harnwegsinfekt (HWI), Bakteriurie und Pyurie

- Die Diagnose einer rezidivierenden Zystitis bei einer ansonsten gesunden erwachsenen Patientin sollte auf Basis der typischen Symptomatik gestellt werden, d.h. Labortests sind nicht erforderlich. In allen anderen Fällen ist eine Harnkultur indiziert.
- Ein Schnelltest zur Diagnose eines HWI basiert auf dem Nachweis einer Pyurie und/oder Bakteriurie, entweder durch eine chemische Analyse (Leukozyten und Nitrat positiv) oder durch eine Standardsedimentanalyse.
  ○ Die Sensitivität des Schnelltests zum Nachweis einer Bakteriurie bei einem Patienten

mit dysurischen Beschwerden liegt bei ca. 50–60% im Vergleich zur Sensitivität einer Bakterienkultur (Nitrit- oder Leukozytentest positiv; Nitritnachweis allein nur 20–50%), sofern man schon ein geringes Wachstum von pathogenen Keimen (10^3 Bakterien/ml) als signifikant erachtet.
- ○ Staphylococcus saprophyticus und gewisse Typen von Enterokokken produzieren kein Nitrit. Nahrungszusammensetzung und auch die Irritabilität der Blase (kurze Verweildauer des Harns bei häufigen Entleerungen) begünstigen nicht immer die Nitritproduktion, auch bei Infektionen mit anderen Keimen.
- ○ Die Sensitivität der Sedimentdiagnostik im Vergleich zur Bakterienkultur ist ähnlich dem Teststreifen, aber die Ergebnisse von automatischen Zählkammern sind genauer.
- ○ Die Zufuhr hoher Vitamin-C-Dosen führt im Streifentest zu falsch negativen Ergebnissen.
- ○ Jede Verzögerung beim Transport der Proben ins Labor führt zur Zerstörung von Leukozyten und damit zu falsch niedrigen Werten bei der Leukozytenauszählung.
- Die Diagnose eines HWI bei Kleinkindern umfasst den Nachweis einer Pyurie (in der chemischen Analyse) gefolgt von einer Bakterienkultur aus Harn, der möglichst durch Blasenpunktion gewonnen wird.
- Es gibt keinen eindeutigen Konsens über die klinisch signifikante Zahl von Keimen und Hefepilzen. Siehe Tab. 10.05.
- Bakterienwachstum aus Mittelstrahlharn bei einem symptomatischen Patienten:
  - ○ Mehr als 10^5 Bakterien/ml, wenn nur eine Bakterienart kultiviert wird, weisen auf eine offensichtliche Infektion hin.
  - ○ 10^4–10^5 Bakterien/ml mit 1–2 verschiedenen Keimen weisen auf eine wahrscheinliche Infektion hin.
  - ○ 10^3–10^4 Bakterien/ml mit 1–2 verschiedenen Keimen können ein signifikantes Wachstum darstellen, wenn der Patient dysurisch ist und die Probe unverfälscht war (E. coli und Staphylococcus saprophyticus).
- Eine Kontamination kann durchaus zu einem substantiellen Bakterienwachstum führen. Der Test sollte in den folgenden Fällen wiederholt werden:
  - ○ Der Patient ist asymptomatisch und die mikroskopische Untersuchung (Sedimentanalyse) war negativ.
  - ○ Die Probe enthält 3 oder mehr Bakterienarten (bakterielle Mischflora).
- Bei der Auswertung der Befunde sind daher die Verweildauer des Urins in der Blase (kürzer oder länger als 4 Stunden), die Methode der Probengewinnung und die Probenqualität einerseits und die vom Labor ermittelten Zählwerte andererseits zu bedenken.
- Einer Pyurie kann gelegentlich auch eine andere Ätiologie zugrunde liegen als eine mikrobielle Infektion, so z.B. eine Glomerulonephritis oder eine interstitielle Zystitis.

Verdacht auf Hämaturie

- Eine Hämaturie kann verursacht werden durch
  - ○ eine systemische Erkrankung (zum Beispiel eine hämorrhagische Diathese),
  - ○ eine Erkrankung der Nieren oder des unteren Harntrakts,
  - ○ ein Artefakt (Menstruation).
- Die chemische Abtestung des Harns auf Hämaturie erfolgt mittels Teststreifen auf Basis der Pseudoperoxidaseaktivität des Häms. Die Sensitivität dieser Tests ist normalerweise für klinische Zwecke ausreichend. Die Häm-Gruppe des Myoglobins kann auch mit speziellen Teststreifen nachgewiesen werden (Rhabdomyolyse).
- Es sollte eine frische Harnprobe mittels Sedimentpartikelauszählung auf Hämaturie untersucht werden.

Nachweis von aus der Niere stammenden Zellen im Harn

- Eine unter dem Mikroskop oder mit Hilfe einer automatischen Zählkammer vorgenommen Auszählung ermöglicht nur eine annähernde Quantifizierung dieser Sedimentbestandteile:

Tabelle 10.05 **Klinisch signifikante Grenzwerte für uropathogene Keime und Hefepilzkonzentrationen**

Klinische Präsentation oder Probentyp	Grenzwerte für eine signifikante Konzentration (Keime/ml)
Die klinische Signifikanz und das Ausmaß des Bakterienwachstums hängen weitgehend von der Technik der Probengewinnung und vom Zustand des Patienten ab, die Grenzwerte der Tabelle sind nur als grobe Richtwerte zu verstehen.	
Asymptomatische Bakteriurie Verdacht auf HWI (Qualität der Mittelstrahlurinprobe unbekannt)	10^5
Katheterharn einer weiblichen Patientin	10^4
Katheterharn eines männlichen Patienten	10^3
Symptomatischer Patient mit Verdacht auf Harnwegsinfekt und einem Mittelstrahlharn guter Qualität	10^3
Blasenpunktionsharn, quantitative Kultur	10^2
Blasenpunktionsharn, angereicherte Kultur	Keine Untergrenze

- Gesamtheit aller Zylinder und kleinen Epithelzellen (dazu gehören auch die Zellen des Übergangsepithels des unteren Harntrakts)
- Eine nephrologische Differenzialauszählung mittels Mikroskop unterscheidet zwischen Tubuluszellen und Zellen aus dem Übergangsepithel und differenziert zwischen verschiedenen Typen von Harnzylindern. Auch Leukozyten (Granulozyten, und Lymphozyten) und Erythrozyten können renalen Ursprungs sein (Screening durch chemische Analyse).
- Nur Speziallaboratorien sind in der Lage, diese dysmorphen Erythrozyten zu beschreiben. Aus der Niere stammende Erythrozyten weisen eine pathologische Morphologie auf.
- Obere Grenzwerte für Erwachsene, Morgenharn, nüchtern (Mikroskopie des Sediments, finnischer Standard):
  - Frauen: 3–4 Granulozyten, 1–2 Epithelzellen, 1–2 Erythrozyten pro Gesichtsfeld
  - Männer: 1–2 Granulozyten, 1–2 Erythrozyten pro Gesichtsfeld
  - keine Zylinder

Verdacht auf Proteinurie

- Eine Nierenerkrankung ist im Allgemeinen mit einer Proteinurie assoziiert.
- Soll eine nicht selektierte Patientenkohorte auf Proteinurie gescreent werden, wird ein Streifentest mit einer Albuminnachweisgrenze von 0,2 g/l genügen.
- Sensitivere Methoden werden zum Nachweis einer Mikroalbuminurie bei Diabetes oder Hypertonie empfohlen (zumindest 10 mg/l Albumin sollten nachweisbar sein): gemessen aus einer Übernachtprobe oder aus einer Morgenurinprobe (Harn-Albumin-Kreatinin-Quotient).
- Die Ausscheidung von Immunglobulinleichtketten, wie sie für Myelome spezifisch ist, kann mit einem Streifentest nicht nachgewiesen werden. Das Myelom wird mittels Fraktionierung von Serum- und Harneiweiß nachgewiesen (Elektrophorese).

Weitere Standarduntersuchungen

- Eine erhöhte Glukosekonzentration im Harn ist mit Hilfe von Teststreifen nachzuweisen, was sehr nützlich ist, wenn bei kranken Kindern oder betagten Patienten eine Diagnose außerhalb der normalen Laborzeiten erforderlich ist. Wenn mittels Teststreifen eine Glukosurie nachgewiesen wird, sollte immer der Blutzucker des Patienten überprüft werden.
- Ketonkörper: Eine 12-stündige Nahrungskarenz reicht aus, um in einer Harnprobe eine leichte Ketose nachweisen zu können. Bei der Kontrolle einer diabetischen Ketose kann die Hydroxybuttersäure im Plasma entweder durch einen Labortest oder ein „Point-of-Care-Testing" (POCT) bestimmt werden.
- Der pH-Wert liegt physiologischerweise zwischen 5 und 9. Bei Nephrolithiasis und wenn bei bestimmten Medikamenten eine Eliminationsbeschleunigung erforderlich ist, kann eine Beeinflussung des pH-Wertes versucht werden.
- Ein Streifentest kann zur groben Einschätzung des spezifischen Gewichts des Urins oder der Kreatininkonzentration (einige neuere Teststreifen) eingesetzt werden. Damit kann die Konzentrationsfähigkeit der Nieren abgeschätzt werden:
  - verdünnter Urin: spezifisches Gewicht 1,000–1,005
  - isotoner Urin: spezifisches Gewicht 1,010–1,015
  - konzentrierter Urin: spezifisches Gewicht 1,020 oder darüber
- Die Osmolalität ist der beste Parameter zur Beurteilung des Wassergehalts des Urins (Diurese).

Auswahl der Tests

- Jede Testanforderung sollte individuell erwogen werden.
- Im Rahmen eines diagnostischen Stufenplans wird nach den ersten chemischen Tests nur dann eine Sedimentuntersuchung veranlasst, wenn ein positiver Befund für Erythrozyten, Leukozyten oder Proteine vorliegt.
- Klassifikation
  - Verdacht auf HWI:
    - Keine Untersuchungen (bei ansonsten gesunden Patientinnen) oder aber chemische Analyse/Sediment und Bakterienkultur (gegebenenfalls spezielle Kulturen).
    - Außerhalb der normalen Laboröffnungszeiten: die chemischen Untersuchungen werden als Point-of-Care-Tests ausgeführt und die Proben werden entweder in Petrischalen oder auf Objektträgern zur Inkubation vorbereitet oder die Probe wird über Nacht im Kühlschrank aufbewahrt.
  - Kein HWI-Verdacht:
    - Chemische Analyse und
    - eine Sedimentanalyse (sowohl Standard- als auch Differenzialauszählung), die entweder sofort oder aber im Rahmen des diagnostischen Stufenplans veranlasst wird.

Anweisungen für die Patienten

- Die Hauptprobleme, die im Zusammenhang mit Harnproben auftreten, betreffen die Gewinnung, die Übermittlung und den Transport der Proben. Dem Patienten sind daher sowohl mündliche als auch schriftliche Instruktionen zu geben. (Adressen und Öffnungszeiten der lokal verfügbaren Labors genau angeben.)

- Die Kompetenzverteilung und die Vorgangsweise bezüglich der Patienten-Anweisungen sollte zwischen den Institutionen genau abgestimmt sein.
- Probe konzentrierten Urins
  - Es sollte die Urinkonzentration durch eine nächtliche Nahrungskarenz optimiert werden. Der Patient darf höchstens 1 Glas Wasser am Morgen trinken. Nur eindeutig dehydrierte Patienten dürfen mehr trinken. Eine Probe mit verdünntem Urin führt zu falsch negativen Befunden.
  - Um auch gering pathologische Befunde zu diagnostizieren, sollte konzentrierter Morgenurin gewonnen werden (wenn eine akute Symptomatik dies nicht verhindert). Wenn der Patient außerhalb der Laboröffnungszeiten mit Blasenirritation, Unterbauchschmerzen, akuter Hämaturie etc. kommt, so wird die Untersuchung nicht aufgeschoben und die Abweichung der Urinkonzentration soll bei der Befundinterpretation bedacht werden. (Die Wasserausscheidung von 20–50 ml/Std. während der Nacht kann bis auf 200 ml/Std. oder sogar 500 ml/Std. während des Tages zunehmen, und die daraus resultierende Verdünnung des Harnes kann die Auffindung von Partikeln oder Proteinen verhindern.)
- Körperliche Bewegung
  - Eine orthostatische Proteinurie oder eine Anstrengungsproteinurie können durch die Gewinnung der Probe am Morgen (nach der Nachtruhe) vermieden werden.
- Verweilzeit in der Blase
  - Zur Gewährleistung des Bakterienwachstums sollte die Probe erst nach einer 4–6-stündigen Verweilzeit des Urins in der Blase gewonnen werden (für E. coli beträgt die Dauer des Zellzyklus etwa 2 Stunden).
  - Die Verwendung des 2. Morgenharns ist vielleicht dann praktischer, wenn der Patient selbst ins Labor gehen soll.
  - Urinproben mit einer Blasenverweilzeit unter 4 Stunden können bei Patienten mit Dysurie akzeptiert werden. Die kurze Verweildauer sollte allerdings bei der Auswertung der Ergebnisse berücksichtigt werden.
- Medikamentenanamnese
  - Das Labor sollte über alle aktuellen und rezenten Gaben an Antibiotika informiert werden, damit es diese bei der Abtestung der Sensitivität der kultivierten uropathogenen Keime berücksichtigen kann.

Probengewinnung

- Um die mikrobiologische Kontamination zu minimieren, sollte der Patient Mittelstrahlharn abgeben, wofür ihm die notwendigen Anleitungen gegeben werden sollten.
  - Für einen Chlamydiennachweis sollte eine Probe aus der 1. Harnportion entnommen werden (Probengewinnung mindestens 2 Stunden nach dem letzten Harnlassen, siehe 12.01).
- Bei Kleinkindern gewinnt man eine Harnprobe, indem man das Probengefäß mit einem Klebeband oder einem ähnlichen Hilfsmittel im Topf fixiert. Die Harnprobe eines Säuglings kann in einem Klebebeutel gesammelt werden. Eine solche Probe eignet sich allerdings ebenso wie eine Probe aus einer Urinflasche („Ente") nur zum Ausschluss eines HWI.
- Ein HWI bei einem Säugling sollte mit Hilfe einer Blasenpunktionsprobe gesichert werden. Der Einmalkatheterismus bringt das Risiko einer bakteriellen Besiedelung der kindlichen Blase mit sich.
- Proben von Patienten mit Verweilkathetern werden während des Katheterwechsels mittels einer sterilen Technik gewonnen. Wenn die Urinprobe beim Wechsel des Säckchens vom Ende des Dauerkatheters entnommen wird, so sollte zuerst reichlich Urin abfließen, damit ein eventuell positives Ergebnis nicht alleine von einer Kolonisation des Katheters stammt. Aus einem suprapubischen Katheter wird die Probe mittels Punktion von einer eigens dafür gedachten Stelle entnommen.
  - Spezielle Proben können auch aus einer Zystostomie oder im Zuge einer Zystoskopie gewonnen werden.
- Die Methode und der Zeitpunkt der Probengewinnung, sowie die seit der letzten Miktion vergangene Zeit (mehr als 4 Stunden oder weniger) und mögliche antibiotische Therapie sollten auf dem Anforderungsformular (oder Computerausdruck) vermerkt sein, damit die Tests richtig ausgewertet werden können. Es soll bedacht werden, dass besonders das Ergebnis der Kultur in Relation zur Probenqualität bewertet werden muss.
- Zu den Qualitätskriterien für eine korrekte Harnprobe siehe Tabelle 10.05.

Lagerung und Transport der Proben

- Zur Probengewinnung wird ein vom Labor zur Verfügung gestelltes Gefäß benutzt, das dann in ein Transportröhrchen umgefüllt wird (zuhause aufbewahrte Gefäße oder Röhrchen sollten nicht verwendet werden).
  - Für einen Streifentest außerhalb der Laboröffnungszeiten werden die Röhrchen nicht benötigt.
  - Die Probengefäße sollten jeweils vor dem Umfüllen des Harns in die Transportröhrchen und vor der Analyse geschüttelt werden.
  - Bei der Behandlung von Punktionsurinproben sollten die Richtlinien des örtlichen Labors eingehalten werden.

- Wenn die chemische Analyse (Streifentest) sofort erfolgt, sollte die Probe vor der Untersuchung Raumtemperatur (+20°) erreichen. Dies wird etwa 15–20 Minuten nach der Probengewinnung der Fall sein.
- Wenn eine Laboranalyse erforderlich ist und die Untersuchungen nicht sofort durchgeführt werden können, sollte die Urinprobe bei +4° C (im Kühlschrank oder in einer Kühlbox) gelagert werden. Alternativ können in Absprache mit dem Labor Urintransportröhrchen mit Konservierungsmitteln verwendet werden, damit ein Transport bei Raumtemperatur möglich ist. Vor einem Probentransport innerhalb desselben Hauses ist in aller Regel eine Zwischenlagerung im Kühlschrank ausreichend.
- Ohne Konservierungsstoffe bleibt eine Probe für einen Streifentest bei Raumtemperatur 8 Stunden lang verwendbar, bei Lagerung in einem Kühlschrank 72 Stunden lang.
- Eine für eine mikroskopische Untersuchung bestimmte gekühlte Probe sollte binnen 2 Stunden ins Labor gesandt werden, um sicher zu gehen, dass die Mikroskopie während der ersten 4 Stunden nach der Probengewinnung stattfindet (es sei denn, es werden Konservierungsstoffe verwendet).
  - Von einer Urinprobe sollte so bald wie möglich eine Kultur angelegt werden, weil vor 18–24 Stunden nicht mit ersten Ergebnissen zu rechnen ist (reichliches Bakterienwachstum wird in kürzerer Zeit erkennbar, schwaches Wachstum braucht bis zu 48 Stunden). Für eine Bakterientypisierung und für Sensibilitätstests werden zusätzliche 24–72 Stunden benötigt.
    - Eine für eine Bakterienkultur bestimmte Probe bleibt 24 Stunden lang verwertbar, wenn sie im Kühlschrank gelagert wurde, und 48 Stunden lang in Transportröhrchen mit Konservierungsstoffen (für eine Abtestung auf Pseudomonas allerdings nur 24 Stunden lang).
    - Eine Probe aus einer Blasenpunktion sollte sofort kultiviert werden, entweder in einer Blutkulturflasche (Flüssigkeit zur Anreicherung) oder durch Aufbringen einiger Tropfen auf Schokoladeagar. Dies wird dann sofort ins Labor transportiert.

10.10 Therapie bei Harnwegsinfekt (HWI)

- Harnwegsinfekt beim Kind (29.50)

Essenzielles

- Die Therapie eines Harnwegsinfekts (HWI) erfolgt je nach Lokalisation des Infekts.
- Ansonsten gesunde Frauen mit Zystitis können ohne Harnkultur antibiotisch behandelt werden.
- In allen anderen Fällen erfordert ein Verdacht auf HWI das Anlegen einer Bakterienkultur. Auch wenn der Befund noch nicht vorliegt, sollten empirisch Antibiotika verschrieben werden.
- Die Differenzialdiagnose sollte die Möglichkeit von sexuell übertragenen Krankheiten einbeziehen.
- Bei Männern und Kindern (29.50) ist bereits nach dem 1. Harnwegsinfekt eine mögliche Grundkrankheit abzuklären.
- Bei Schwangeren, Kindern und Patienten mit Pyelonephritis muss die Eradikation der Infektion 3–7 Tage nach Therapieende mit einer Bakterienkultur abgesichert werden. Bei Patienten, die auch während der Therapie symptomatisch sind, sollte die Bakterienkultur sofort nach Beendigung der Behandlung angelegt werden.
- Abflusshindernisse müssen erkannt und behandelt werden.

Urethralsyndrom

- Dysurie, erhöhte Miktionsfrequenz und Harndrang, jedoch keine Bakteriurie
- Werden in der Harnuntersuchung Leukozyten gefunden und ist die Bakterienkultur aber negativ, sollte ein Test auf Chlamydien erwogen werden, insbesondere wenn es sich um junge Patienten handelt.
- Wenn keine Infektion gefunden wird, sollte eine gynäkologische Abklärung erfolgen bzw. der Patient an einen Urologen überwiesen werden (Zystoskopie; eine Harnröhrendilatation könnte hilfreich sein; interstitielle Zystitis).
- Bei postmenopausalen Frauen können topische Östrogene helfen.
- Bei manchen Patienten können bei der Behandlung einer rekurrierenden Symptomatik Oxybutynin oder Tolterodin hilfreich sein.
- Bei 85% der Patienten kommt es mit der Zeit zu einer Spontanheilung.

Asymptomatische Bakteriurie

- Betrifft bis zu 0,5% der Männer, 1–4% der Mädchen und 5–10% der Frauen.
- Höheres Alter und funktionelle Behinderungen erhöhen die Prävalenz der asymptomatischen

Bakteriurie und in Einrichtungen für Langzeitpflege sind 30% der Männer und 50% der Frauen betroffen.
- Nur bei Schwangeren ist ein Screening auf eine asymptomatische Bakteriurie und gegebenenfalls deren Behandlung indiziert ❸.
- Screening und Therapie sind bei Diabetikerinnen nicht erforderlich ❸.
- Asymptomatische Bakteriurie bei älteren Menschen:
  ○ Ein Screening und eine Behandlung sind nicht notwendig.
  ○ Bei bis zu 90% der Patienten liegt eine Pyurie vor; die Pyurie kann daher nicht als diagnostischer Marker für einen HWI verwendet werden.
  ○ Eine asymptomatische Bakteriurie verkürzt die Lebensspanne nicht und ihre Behandlung verringert nicht die Mortalität oder das Auftreten eines HWI.
  ○ Die Eradizierung der Bakteriurie hat keine Auswirkungen auf die Schwere einer Harninkontinenz.

Akute Zystitis

- Escherichia coli ist bei bis zu 80% der in Institutionen erworbenen HWI der Erreger.
- Andere pathogene Keime:
  ○ Staphylococcus saprophyticus, besonders bei jungen Frauen
  ○ Enterokokken und Klebsiella spp.
  ○ seltener Pseudomonas und Proteus spp.
- Wenn sich eine Patientin mit Symptomen vorstellt, die klar auf eine akute unkomplizierte Zystitis hinweisen, ist die Gewinnung einer Harnprobe nicht notwendig.
- In allen anderen Fällen muss bei Verdacht auf HWI eine Bakterienkultur angelegt werden (siehe Artikel 10.05).
- Point-of-care-Tests (Harnteststreifen, Partikelauszählung) können in klinisch unklaren Fällen zur Absicherung der Diagnose eingesetzt werden.
- Die Dauer der Behandlung beträgt 3–5 Tage; diese Kurzzeittherapie genügt vorausgesetzt, die Symptomatik hat nicht schon zu lange bestanden ❹.
- Bei der Wahl eines First-Line-Antibiotikums (Tabelle 10.10) Resistenzen in der betroffenen Region bedenken, insbesondere bei Trimethoprim.
  ○ Anmerkung: In Deutschland und Österreich gibt es derzeit noch keinen Hinweis auf eine Verschlechterung der Resistenzlage gegenüber TMP, jedoch eine rasch zunehmende Resistenz v.a. von E. coli gegen Fluorchinolone. www.evidence.de/Leitlinien/leitlinien-intern/HWI_Start/HWIText/hwitext.html.
- Wenn der Patient Harntraktanomalien aufweist oder die Entleerung der Blase aus einem anderen Grund verzögert ist (z.B. diabetische Neuropathie), sollte die Behandlungsdauer 5–7 Tage betragen.

Akute Pyelonephritis (Urosepsis)

- An eine Infektion mit Beteiligung der Nieren sollte gedacht werden, wenn sich der Patient mit Fieber, Flanken- oder Rückenschmerzen und einem CRP > 40 mg/l vorstellt. Eine Harnwegssymptomatik kann fehlen. Das einzige Anzeichen bei einem betagten Patienten kann die Verschlechterung des Allgemeinzustands darstellen.
- Ein erwachsener Patient in gutem Allgemeinzustand muss nicht ins Krankenhaus eingewiesen werden.
  ○ Fluorochinolone per os
- Die Therapiedauer beträgt 10 Tage.
- 3–7 Tage nach Therapieende sollte immer ein Follow-up erfolgen.
- **Während der Schwangerschaft** muss die Therapie einer Pyelonephritis im Krankenhaus eingeleitet werden.
  ○ Cefuroxim 0,75–1,5 g 3 x tgl. i.v.
  ○ Ceftriaxon ist auch bei intramuskulärer Administration wirksam und kann als First-line-Medikation für Patienten gewählt werden, die von einer Einzelgabe oder einer intramuskulären Administration profitieren würden.
  ○ Nachfolgende Therapie mit einem oralen Cephalosporin der 1. Generation; zum Beispiel Cefalexin 500 mg 4 x tgl. für 10 Tage.

HWI bei Männern

- Eine Prostatahyperplasie prädisponiert den Patienten für Infektionen.
  ○ Die Prostata sollte palpiert und der Restharn bestimmt werden (42.04), (die Menge des Restharns korreliert nicht mit der Präsenz einer Bakteriurie). Wenn indiziert, sollten auch die PSA- und die Kreatininwerte bestimmt werden.
- Eine Zystitis muss mit einem Antibiotikum therapiert werden, zum Beispiel mit Trimethoprim oder einem Fluorochinolon; die Behandlungsdauer beträgt 7 Tage.
- Mit Nitrofurantoin oder Pivmecillam werden keine effektiven Konzentrationen in der Prostata erzielt.
- Bei einem febrilen HWI sind Fluorochinolone die Medikation der Wahl.
- Wenn die febrile Infektion mit einer akuten bakteriellen Prostatitis assoziiert ist, sollte die Therapiedauer 2 Wochen betragen. Bei einer chronischen Prostatitis beträgt die Behandlungsdauer je nach Ansprechen 4–6 Wochen. Prostatitis siehe 11.10 und 11.11.
- Nach einer fieberhaften Infektion sollte ein Urologe konsultiert werden.

Tabelle 10.10 **Wahl der Medikation für Erwachsene mit akutem HWI in der Primärversorgung**

	Medikament	Dosierung	Bemerkungen
Zystitis	Trimethoprim	200 mg 2 x (tgl.) 3 (Tage)	Lokale Resistenzen sollten beachtet werden (in Österreich und Deutschland ist derzeit noch von einer ausreichenden Wirksamkeit auszugehen).
	Nitrofurantoin	75 mg 2 x 5	Nicht bei Nierenversagen (Serumkreatinin > 160 mmol/l [1,8 mg/dl] oder GFR < 50 ml/min). In der Regel wirksam gegen multiresistente E. coli und Klebsiella spp. Anmerkung: In Österreich als Reservemittel gehandhabt (aufgrund der möglichen, aber sehr seltenen toxischen Wirkungen: Pneumonitis, Hepatitis, PNP, und der guten Resistenzsituation gegenüber TMP), für Deutschland s. www.evidence.de/Leitlinien/leitlinien-intern/HWI_Start/HWIText/hwitext.html.
	Pivmecillinam	200 mg 3 x 3; oder 400 mg 2 x 3	
	Levofloxacin	250 mg 1 x 1 als Einzeldosis	Insbesondere, wenn eine Einzeldosis wirksam ist, und in Fällen von rezidivierendem HWI (Rückfall innerhalb von 4 Wochen). Bei HWI bei Männern, die Behandlungsdauer beträgt 7 Tage. Dosisreduktion bei Niereninsuffizienz. Für Österreich: derzeit zunehmende Resistenzen (E. coli) gegenüber Chinolonen.
	Norfloxacin	800 mg 1 x 1 als Einzeldosis	
	Ofloxacin	400 mg 1 x 1 als Einzeldosis	
	Ciprofloxacin	500 mg 1 x 1 als Einzeldosis	
In speziellen Fällen	Cefalexin	500 mg 2 x 5	Wenn die oben angeführten Medikamente kontraindiziert sind.
	Cefadroxil	1 g 1 x 5	
	Trimethoprim	200 mg 2 x 3	Insbesondere, wenn Lokalisation der Infektion nicht eindeutig ist.
	Amoxicillin	500 mg 3 x 5	Insbesondere bei Enterokokkeninfektionen.
Pyelonephritis	Levofloxacin	250 mg 1 x 1 p.o.	Behandlungsdauer 10 Tage
	Norfloxacin	400 mg 2 x tgl. p.o.	
	Ofloxacin	200 mg 2 x tgl. p.o.	
	Ciprofloxacin	500 mg 2 x tgl. p.o.	
	Cefuroxim	750 mg 3 x 10 i.v.	Wenn eine perorale Therapie nicht möglich ist. Gefolgt von Fluorochinolonen, Cephalosporin der ersten Generation oder Trimethoprim per os.
	Cotrimoxazol	160/800 mg 2 x 10	Wenn die Sensibilität des Stammes bestätigt worden ist oder Fluorochinolone kontraindiziert sind.

- 3–7 Tage nach Therapieende sollte ein Follow-up-Termin vereinbart werden.

Zystitis während der Schwangerschaft

- Die Therapiedauer beträgt 5 Tage; **die Eradizierung der Infektion muss durch eine Bakterienkultur bestätigt werden**.
- Eine asymptomatische Bakteriurie ❸ sollte gleich wie eine Zystitis behandelt und überwacht werden (erhöhtes Risiko einer Pyelonephritis und Frühgeburt).
  ○ Pivmecillinam 200 mg 3 × tgl.
    – Pivmecillinam lässt die Carnitinkonzentration im Serum abfallen, wiederholte Behandlungen mit Mecillinam sollten daher während der Schwangerschaft vermieden werden.
  ○ Nitrofurantoin 75 mg 2 x tgl.
    – Anmerkung: in Österreich gilt Schwangerschaft als Kontraindikation für Nitrofurantoin. In der internationalen Literatur lässt sich kein Hinweis auf eine relevante Toxizität oder Teratogenität finden. Daher wird Nitrofurantoin in Leitlinien vieler Länder als Mittel der 2. Wahl auch während der Schwangerschaft geführt (www.uni-duesseldorf.de/awmf/ll/015-010.htm). Hochwertige Evidenz fehlt. Der Ausschluss einer Pyelonephritis ist Voraussetzung für die Anwendung.
  ○ Cephalosporine der 1. Generation (z.B. Cefadroxil 500 mg 2 x tgl; oder Cefalexin 500 mg 3 x tgl.)
  ○ Amoxicillin (500 mg 3 x tgl.) kann eingesetzt werden, wenn die Sensibilität des Erregers bestätigt worden ist.
- Bei rezidivierenden HWIs ist eine gynäkologisch-urologische Abklärung unabdingbar.
- Pyelonephritis, siehe oben

HWI bei Patienten in Langzeitpflegeeinrichtungen

- Aufgrund der Vielzahl der Erreger und der wechselnden Antibiotikaresistenzen muss die Therapie auf den Befunden von Bakterienkulturen basieren.
  - E. coli ist in etwa der Hälfte der Fälle der Erreger.
  - Pseudomonas, Enterokokken, Staphylokokken und Candida treten häufiger als in der Primärversorgung auf.
- Bei diesen Patienten bestehen häufig asymptomatische Bakteriurien. Bakterienkulturen sind nur indiziert, wenn auf der Basis der klinischen Zeichen und Symptome die Entscheidung getroffen wurde, den HWI mit Antibiotika zu therapieren.
- Die Behandlung sollte mit Schmalspektrumantibiotika erfolgen.

Rezidivierende HWI

- Gleicher Stamm: 1–3 Wochen nach der vorangegangenen Infektion (Rückfall).
- Neuer Stamm: 1–2 Monate nach der vorangegangenen Infektion (Reinfektion).
- Das Trinken von Cranberry- **C** und Preiselbeersaft kann bei postmenopausalen Frauen eventuell zu einer Reduzierung der HWI-Rezidive führen.
- Bei postmenopausalen Frauen hat die Applizierung von topischem vaginalem Östrogen zu einem verminderten Risiko für HWI-Rezidive geführt.
- Allgemeine Präventionsmaßnahmen (nicht evidenzbasiert):
  - gute Diurese (innerhalb von 24 h mehr als 2 l eines kalorienarmen Getränks)
  - häufige Blasenentleerung (postkoitale Miktion und grundsätzlich alle 3 Stunden tagsüber)
  - Maßnahmen gegen Obstipation
  - gute Hygiene
  - Vitamin C zur Harnansäuerung
  - Unterkühlung vermeiden
  - wenn indiziert, postkoitale Antibiotikaprophylaxe
  - eine Einzeldosis Trimethoprim 100–300 mg oder Nitrofurantoin 50–75 mg
  - Second-line-Medikation: Norfloxacin 200 mg, Ofloxacin 100 mg, Ciprofloxacin 100–250 mg oder Cotrimoxazol 80/400 mg **A**
- Nach dem Auftreten der ersten Dysuriesymptome kann die Patientin selbst eine 3-tägige Behandlung beginnen (Trimethoprim, Nitrofurantoin).
- Patienten mit häufig rezidivierenden HWI (zumindest 3 Infektionen im Jahr) sollte eventuell eine 6-monatige Prophylaxe verordnet werden.
  - Trimethoprim 100 mg oder Nitrofurantoin 50–75 mg abends
  - Second-line-Medikation: Methenaminhippurat 1 g 2 x tgl; oder Norfloxacin 200 mg 1 x tgl (oder 3 x wöchentlich in der Nacht); oder ein anders Fluorochinolon
- Wenn die Infektion nach Ende der Prophylaxe rezidiviert, sollte eine neue 6–12-monatige Kur mit Rezidivprophylaktika verschrieben werden.

10.20 Akutes Nierenversagen

Definition

- Bei akutem Nierenversagen nimmt die glomeruläre Filtration über Stunden oder Tage ab, was zu einer Störung des Säure-Basen- und Flüssigkeits-Natrium-Haushaltes sowie zu einer Akkumulation von Endprodukten des Stickstoffmetabolismus führt. Deshalb kommt es zu einem Anstieg des Serumkreatininspiegels um 0,5–1 mg/dl/Tag.
- Eine Harnausscheidung von unter 30 ml/h (unter 400 ml/24 h, Oligurie) ist bei akutem Nierenversagen charakteristisch. Viel seltener ist die fehlende Konzentration des Harns bei unverminderter Harnmenge.

Grundsätze

- Akutes Nierenversagen ist dann zu diagnostizieren, wenn die Harnausscheidung abnimmt oder aufhört, auch bevor signifikante Anstiege der Kreatininwerte im Serum auftreten. Die Harnausscheidung sollte bei allen schwer kranken Patienten kontrolliert werden.
- Ein akutes Nierenversagen kann je nach Ursache in folgende Kategorien eingeteilt werden:
  - prärenal: verminderte Nierendurchblutung
  - renal: aus verschiedenen Gründen geschädigtes Nierenparenchym
  - postrenal: Obstruktion der Harnwege
- Die differenzialdiagnostische Abgrenzung zwischen prärenalen und postrenalen Ursachen geschieht mittels Anamnese und klinischen Untersuchungen.
  - Die häufigste Ursache für eine Oligurie ist eine Hypovolämie, sie ist durch Flüssigkeitszufuhr korrigierbar. Ein Ileus, bei dem große Flüssigkeitsmengen in den Darm abgegeben werden, ist ein Umstand, der Volumersatz erfordert.
  - Das akute Sistieren der Harnproduktion ohne Hypovolämie wird häufig durch Obstruktion der Harnwege hervorgerufen.

- Werden keine prärenalen oder postrenalen Ursachen festgestellt, ist eine renale Ursache in Betracht zu ziehen.
- Wenn möglich, sollte festgestellt werden, ob die Nierenfunktion vorher normal war. Ist anamnestisch eine Proteinurie bekannt (d.h. liegt eventuell eine chronische Nierenerkrankung vor)?
- Vor Ausschluss einer Hypovolämie, vor Durchführung erster diagnostischer Abklärungen und vor Vorliegen der Harnbefunde und Serumnatrium- bzw. Serumkaliumbefunde ist die Gabe von Diuretika nicht zu empfehlen.

Diagnostische Hinweise

- Bei Harnröhrenobstruktion mit Sistieren der Harnproduktion palpiert und perkutiert man normalerweise eine vergrößerte Harnblase. Hier ist an eine Prostatahypertrophie oder eine maligne Erkrankung zu denken. Ein rektaler Tastbefund der Prostata ist erforderlich.
- Bei einer durch Hypovolämie hervorgerufenen Anurie ist der Blutdruck normalerweise niedrig, die Extremitäten fühlen sich kühl an und die peripheren Venen sind schlecht gefüllt. Ein hoher Blutdruck verweist eventuell auf eine intrinsische Nierenerkrankung.
- Eine Makrohämaturie färbt den Urin dunkel. Eine Rhabdomyolyse (10.21) liegt wahrscheinlich dann vor, wenn der Harn dunkel ist, ein Streifentest Blut im Harn zeigt und das Harnsediment keine Erythrozyten aufweist. Diese Diagnose sollte bei der Behandlung von Alkoholikern und Patienten, die nicht bei vollem Bewusstsein sind ("in schlechtem Allgemeinzustand vorgefunden"), in Betracht gezogen werden.
- Fieber ist ein Hinweis auf eine Infektion (z.B. Sepsis, Pyelonephritis, epidemische Nephropathie).
- Schädigungen durch Arzneimittel oder toxische Substanzen sind immer in Betracht zu ziehen, wenn ein Nierenversagen offensichtlich nicht auf Hypovolämie oder Harnwegsobstruktion zurückzuführen ist. Die Gabe von nephrotoxischen Medikamenten kann mit einem nicht oligurischen akuten Nierenversagen in Zusammenhang stehen. Ursachen für eine akute interstitielle Nephritis oder eine akute Tubulusschädigung sind u.a.:
  - nicht steroidale Antirheumatika (NSAR)
  - zahlreiche Antibiotika (z.B. Penicilline, Cephalosporine, Aminoglykoside, Sulfonamide, Rifampicin!)
  - Diuretika
  - Kontrastmittel (intravenös verabreicht)
  - Ethylenglykol
  - organische Lösungsmittel
  - Pilzvergiftung (Cortinarius sp.)
- Bei älteren Personen können vaskuläre Eingriffe (Gefäßplastik, chirurgische Eingriffe) eine Cholesterinembolie hervorrufen (5.61).
  - Diese ist gekennzeichnet durch eine abnehmende Nierenfunktion und systemische Embolusbildung (Livedo reticularis, distale Zyanose).

Laboruntersuchungen

- Sofort Harn untersuchen:
  - Eiweiß, Blut und Zylinder im Harn deuten auf eine Nierenerkrankung hin.
  - Dunkel gefärbter Harn, positives Teststreifenergebnis für Blut im Harn sowie die Abwesenheit von Erythrozyten im Harnsediment sind Hinweise auf Myoglobinurie oder Rhabdomyolyse.
- Serumelektrolyte (Natrium, Kalium, Calcium, Phosphat) und Kreatinin (sowie, wenn möglich, Säure-Basen-Gleichgewicht) so rasch wie möglich bestimmen. Serum-CK und Myoglobin sollten bei Verdacht auf Rhabdomyolyse untersucht werden.
  - Eine Hyperkaliämie ist die schwerwiegendste Komplikation bei akutem Nierenversagen und wird durch Azidose noch verschärft.
  - Kurzfristige Kontrolle des Kreatininwertes, wenn dieser unerwartet hoch ist.
- Eine Ultraschalluntersuchung der Harnorgane kann Folgendes ergeben:
  - eine Hydronephrose (bedingt durch postrenale Harnwegsobstruktion)
  - eine Nierenschwellung (bei akuter Parenchymerkrankung) oder
  - Schrumpfnieren bei chronischem Nierenversagen als Grundleiden ("akut auf chronisch")
- EKG (Hyperkaliämie!) und Thoraxröntgen (Stauung/Ödem?)
- Eine Nierenbiopsie ist vor allem bei Verdacht auf akute Glomerulonephritis erforderlich (ausgeprägte Proteinurie, Hämaturie, Erythrozytenzylinder).

Therapie

- Bei Kontrastmitteluntersuchungen soll an eine prophylaktische Behandlung gedacht werden:
  - Risikogruppen (herabgesetzte Nierenfunktion, insbesondere bei älteren Patienten und Diabetikern) mit einer glomerulären Filtrationsrate < 60 ml/min/1,73 m², Serumkreatinin > 1,35 mg/dl
  - adäquate Flüssigkeitszufuhr: Infusion 0,9% oder 0,45% NaCl 1 ml/kg/h, 12 Stunden vor und nach der Untersuchung
  - Gabe von Bicarbonat und Acetylcystein kann von Vorteil sein **B**.
  - Die bei MRI verwendeten Kontrastmittel sind nicht nephrotoxisch.

- Nephrotoxische Medikamente, wie z.B. ACE-Hemmer und NSAR, sind bei beginnendem Nierenversagen zu vermeiden.
- Bei Patienten, die Harn lassen können, muss kein Katheter eingesetzt werden.
- Bei Verdacht auf postrenale Obstruktion sollte ein Dauerkatheter gesetzt werden (bzw. sofort eine perkutane Zystostomie angelegt werden, falls der Tastbefund eine vergrößerte Harnblase ergibt oder die Katheterisierung nicht gelingt). So kann eine Harnröhrenobstruktion diagnostiziert und behandelt werden.
- Mit stündlicher Messung der Harnausscheidung beginnen.
- Bei einer Anurie muss der Katheter entfernt werden (Infektionsrisiko).
- Hat der Patient kühle Extremitäten, einen systolischen Blutdruck von unter 90 mmHg und keine hörbaren Rasselgeräusche bei der Lungenauskultation, ist eine Infusion mit isotonem (0,9%) Kochsalz 15 ml/kg/h angebracht. Die Infusion wird so lange fortgesetzt, bis die Hypovolämiesymptome abklingen und die Harnproduktion steigt.
- Auf eine mögliche Hyperkaliämie (24.11) und Azidose achten (siehe 10.22).
- Der Patient sollte unter Beobachtung bleiben, und es ist darauf zu achten, dass nicht durch zu starken Flüssigkeitsersatz ein Lungenödem entsteht.
  - Kolloidlösungen ❸ bzw. Albumin ❸ werden nicht empfohlen.
- Patienten mit akutem Nierenversagen sollten in der Regel stationär behandelt werden.
  - Der Patient kann ins Krankenhaus transportiert werden, wenn die Flüssigkeitsinfusion begonnen wurde und sein Allgemeinzustand den Transport erlaubt.
- Es gibt keine überzeugende Evidenz über den Nutzen von Medikamenten beim akuten Nierenversagen.
- Furosemid intravenös in steigender Dosierung (2–10 mg/kg i.v.) kann versuchsweise eingesetzt werden, nachdem eine Hypovolämie ausgeschlossen wurde. Hohe Dosen sollten als Kurzinfusion gegeben werden (15–20 Min.). Wenn die Harnausscheidung steigt, kann auf eine Dauerinfusion (10–40 mg/h) übergegangen werden. Die Maximaldosis beträgt 1000 mg/24 h. Es gibt keine Evidenz über den positiven Effekt von Furosemid ❸. Es verbessert die Nierenfunktion nicht.
- Sofortige Einleitung von Nierenersatztherapien (Dialyse, kontinuierliche Filtration) bei
  - schwerer Hyperhydratation,
  - Hyperkaliämie (K > 6,5 mmol/l),
  - metabolischer Azidose (pH < 7,2; HCO3 < 15 mmol/l),
  - persistierender Oligurie (> 12 h) (Harnausscheidung < 200 ml in 12 h) oder ausgeprägter Retention urämischer Toxine (die durch eine Bestimmung von Serumharnstoff (> 210 mg/dl) und Kreatinin (> 5,65 mg/dl) festgestellt wird).

10.21 Rhabdomyolyse

Ziele

- Verdacht auf Rhabdomyolyse bei Patienten mit typischer Anamnese (insbesondere bei bewusstlos vorgefundenen Patienten oder solchen, die Quetschungen erlitten haben), typischen Symptomen und klinischen Befunden.
- Besteht Verdacht auf Rhabdomyolyse, ist die Diagnose leicht abzusichern (Creatinkinase [CK] im Serum).

Definition

- Eine Rhabdomyolyse resultiert aus einer Verletzung der quer gestreiften Muskulatur. Sie kann zu akutem Nierenversagen führen, wenn nicht rechtzeitig eine Therapie eingeleitet wird.

Ätiologie

- Die häufigste Ursache ist bewusstloses Liegen auf harter Unterlage entweder infolge einer Intoxikation (Alkohol oder Arzneimittel) oder einer Krankheit. Der lang anhaltende Druck verursacht Muskelschädigungen.
- Quetschungen, übermäßige Muskelanstrengung (Laufen, Bodybuilding etc.) und Krämpfe
- Alkohol und illegale Drogen (Heroin, Kokain)
- Arzneimittel (Statine)
- Hyperthermie (maligne Hyperthermie, malignes neuroleptisches Syndrom)
- Stoffwechselstörungen (hyperosmolares Koma, Ketoazidose, Hypokaliämie, Hypophosphatämie)
- Infektionen (Pneumokokken, Salmonellen, Legionellen, Influenza, Zytomegalie-Virus)
- Myopathie (angeborener Muskelenzymmangel, Alkohol)

Wann ist an eine Rhabdomyolyse zu denken?

- Eine typische Anamnese liegt bei einem Patienten vor,
  - der aufgrund von übermäßigem Alkoholgenuss, Medikation oder anderen Gründen bewusstlos auf einer harten Unterlage gelegen ist oder
  - in den vorangegangenen Stunden oder Tagen seine Muskeln überanstrengt hat.

- Anzeichen und Symptome:
  - Die betroffene Region (Arme, Beine, Gesäß, Rücken) schmerzt, ist geschwollen bzw. druckempfindlich.
  - Der Patient kann bewusstlos, verwirrt, dehydriert sein oder fiebern.
  - Evtl. Lähmungserscheinungen oder sensorische Störungen in den Extremitäten (erhöhter Kompartmentdruck).
  - Der Harn kann dunkel gefärbt sein (Myoglobin), evtl. Oligurie oder Anurie.
- Ein Streifentest zeigt (wegen des Myoglobins) evtl. Blut im Harn, selbst wenn keine Erythrozyten im Harnsediment zu sehen sind.

Diagnostik

- Bei Verdacht auf Rhabdomyolyse Kreatinkinase (CK) im Serum messen.
- Die CK-Aktivität beträgt häufig > 10.000–100.000 U/l.
- In der klinischen Praxis ist es nicht nötig, andere Muskelenzyme zu messen.
- Sonstige typische Laborbefunde sind:
  - Hypokalzämie (Calciumablagerungen im Muskelgewebe)
  - Hyperkaliämie
  - Hyperphosphatämie (Nierenversagen und durch Zelluntergang freigesetztes Phosphat)
  - Bei etwa 50% der Patienten zeigen die Tests Hämoglobin im Harn.
  - Bei zunehmender Niereninsuffizienz steigt das Kreatinin im Serum.
- Differenzialdiagnostik: Die lokalen Symptome können jenen einer tiefen Venenthrombose gleichen.

Therapie

- Im Normalfall wird der Patient hospitalisiert.
- Die Primärversorgung umfasst Erste-Hilfe-Maßnahmen zur Behandlung der Hypovolämie und Dehydratation.
  - Mit einer physiologischen Kochsalzlösung beginnen:
    - 1000 ml in der 1. Stunde
    - dann 400–500 ml/h
  - Behandlungsziel ist, ein akutes Nierenversagen zu verhindern (hervorgerufen durch das von den Muskeln freigesetzte Myoglobin).
- Stationär umfasst die Behandlung folgende Maßnahmen:
  - Zur Erhaltung der Diurese Behandlung der Dehydratation fortsetzen. Intensive Flüssigkeitstherapie ist der Eckpfeiler der Therapie. Eine forcierte alkalische Diurese sollte zur Prävention eines Nierenversagens eingesetzt werden. Ziel ist ein Harn-pH von 6,5. (In den letzten Jahren wurde die Bedeutung der Harn-Alkalisierung jedoch in Frage gestellt.)
    - zuerst 1 Stunde lang 1000 ml 0,9% NaCl
    - danach 0,3 % NaCl mit 5 % Glukose 400 ml/h
    - Harn wird mit einer Bypassinfusion von 1,4% $NaHCO_3$ in Gaben von 50–100 ml/h oder 7,5% $NaHCO_3$ in Gaben von 10–20 ml/h alkalisiert.
    - Bei Bedarf Diurese mit Furosemid 20–40 mg i.v. forcieren.
  - Eine Dialyse ist bei Nierenversagen indiziert, wenn der Patient anurisch ist und durch Rehydratation keine Diurese induziert werden kann.
    - Eine solche Dialyse wirkt sich nicht auf den Zustand der Nierenfunktion aus, hält aber den Patienten am Leben, bis es zu einer Spontanremission der Nierenfunktion kommt. Das kann mehrere Tage oder sogar Wochen dauern.
  - Ein Faszienschnitt ist angebracht, wenn der erhöhte Kompartmentdruck eine Muskelnekrose oder Nervenschädigung zu verursachen droht.
  - Vorsicht bei der Behandlung der symptomatischen Hypokalzämie, da sich in der Rekonvaleszenzphase häufig Hyperkalzämien entwickeln. Eine asymptomatische Hypokalzämie erfordert hingegen keine Behandlung.

Prognose

- Die Prognose ist sogar in jenen Fällen gut, bei denen es zu einer Niereninsuffizienz gekommen ist, da diese Insuffizienz reversibel ist.
- Wird das Kompartment-Syndrom nicht frühzeitig behandelt, kann eine Restschädigung an Nerven und Muskeln bleiben.

10.22 Therapie der chronischen Niereninsuffizienz

- In der klinischen Praxis dient der Serumkreatininspiegel als Indikator für die Nierenfunktion. Durch die glomeruläre Filtrationsrate (GFR) erhält man eine genauere Aussage über die Situation (10.02).

Therapieansätze, um die Progredienz einer Nierenerkrankung zu verlangsamen

- Behandlung des Bluthochdrucks
- Hyperparathyreoseprophylaxe:
  - diätetisch
  - medikamentös
- Behandlung der Hyperlipidämie ❸

- Vermeidung von toxischen Substanzen
- Infektionen ausreichend behandeln
- Rauchen vermeiden
- Kontrolle des Elektrolythaushalts
- Blutzuckerkontrolle bei Diabetikern

Behandlung des Bluthochdrucks

- Die Behandlung einer Hypertonie ist zur Verlangsamung der Progredienz bei Nierenerkrankungen besonders wichtig.
- Behandlungsziel ist die Normalisierung des Blutdrucks (130/80 mmHg).
- Dazu können die meisten gängigen Antihypertensiva eingesetzt werden (Diuretika, Betablocker, Calciumkanalblocker, ACE-Hemmer, Angiotensinrezeptorblocker).
- Thiaziddiuretika bleiben oft wirkungslos, wenn der Serumkreatininspiegel über 2,2 mg/dl (200 µmol/l) beträgt. In einem solchen Fall werden Schleifendiuretika empfohlen. Kalium sparende Diuretika können eine Hyperkaliämie hervorrufen. Deshalb sollten sie nur mit Bedacht eingesetzt werden und keinesfalls in Verbindung mit ACE-Hemmern oder Angiotensinrezeptorblockern.
- ACE-Hemmer und Angiotensinrezeptorblocker sind generell als Mittel der ersten Wahl geeignet. Sie können mit Diuretika und den anderen oben angeführten Arzneimitteln kombiniert werden. ACE-Hemmer reduzieren die Proteinurie **A** und verzögern das Fortschreiten des Nierenversagens.
- Hat der Patient nur eine Niere, eine beidseitige Nierenarterienstenose (tritt häufig in Verbindung mit einer peripheren arterieller Verschlußkrankheit auf) oder eine kongestive Herzinsuffizienz, wird die genau kontrollierte Einnahme von ACE-Hemmern und Angiotensinrezeptorblockern empfohlen.
- Vor der Behandlung mit ACE-Hemmern oder Angiotensinrezeptorblockern sollten Kreatinin, Kalium und Natrium bestimmt werden und die Tests 2–4 Wochen nach Therapiebeginn wiederholt werden. Bei Therapiebeginn wird manchmal ein leichter Kreatininanstieg (< 20% im Vergleich zur Baseline) festgestellt. Dies ist kein Grund für einen Therapieabbruch, doch ist eine engmaschige Kontrolle erforderlich.
- Anfangsdosierungen der ACE-Hemmer:
  - 1 × Captopril 12,5 mg
  - 1 × Enalapril 5–10 mg
  - 1 × Lisinopril 5–10 mg
  - 1 × Perindopril 2–4 mg
  - 1 × Ramipril 2,5 mg
  - 1 × Quinapril 5–10 mg
  - 1 × Cilazapril 1 mg

Hyperparathyreoidoseprophylaxe

- Ein Niereninsuffizienz ist normalerweise mit einem niedrigen Serumcalciumspiegel, einem hohen Serumphosphatspiegel (Phosphatretention) und einem sekundären Hyperparathyreoidismus assoziiert.

Diätetische Therapie

- Restriktive Zufuhr von Protein **A** und Phosphat.
- Die zulässige Obergrenze für die Eiweißaufnahme ist üblicherweise 0,6–0,8 g/kg Körpergewicht/24 h).
- In der Praxis bedeutet dies weniger Milchprodukte in der Nahrung. Die Therapie sollte bei einer milden Niereninsuffizienz einsetzen (Serumkreatinin 1,7 mg/dl bzw. 150 µmol/l).
- Behandlungsbeginn in einer nephrologischen Abteilung.

Medikamentöse Therapie

- Calciumcarbonat bindet Phosphat in der Nahrung, hemmt die Resorption von Phosphat und erhöht die Calciumaufnahme. Mit einer Calciumcarbonattherapie wird am besten dann begonnen, wenn die Serumphosphatkonzentration den oberen Normalwert übersteigt oder der Serumcalciumwert unter den unteren Normalwert fällt.
  - Die Dosierung beträgt 0,5–1,0 g Calcium zu den Mahlzeiten.
- Calciumazetat bindet Phosphat etwas wirksamer als Calciumkarbonat.
- Arzneimittel, die in die Säureproduktion des Magens eingreifen, mindern zumeist die Wirkung von Calciumcarbonat. Sevelamer- und Lanthanum-Carbonat sind Calcium-freie Phosphatbinder. (in Österreich ist Lanthanum-Carbonat nicht erhältlich)
- Dauert die Hypokalzämie weiter an, während die Serumphosphatkonzentration normal ist, können Vitamin-D-Analoga verschrieben werden. Behandlungsziel ist die Kontrolle der Hyperparathyreose. Dabei ist wegen des Risikos einer Hyperkalzämie eine engmaschige Kontrolle von Calcium, Phosphat und Parathormon im Serum erforderlich.
  - Anfangsdosis: Calcitriol oder Alfacalcidol (1-alpha-Hydroxycholecalciferol) 0,25 µg/24 h
- Calzimimetika (Cinacalcet) hemmen die Parathormonsekretion durch vermehrte Empfindlichkeit der parathyreoiden Calciumrezeptoren für extrazelluläres Kalium **B**.

Monitoring der diätetischen und medikamentösen Behandlung

- Folgende Werte sind zu überwachen: Serumcalcium (ionisiertes Calcium ist besser geeignet, das gesamte Serumcalcium ist nicht so zuverlässig),

Serumphosphat, Parathormon, Serumkreatinin, Serumharnstoff, Säure-Basen-Haushalt.
- Behandlungsziel ist, die ionisierte Serumcalciumkonzentration zwischen 1,15 und 1,30 mmol/l (4,60–5,20 mg/dl), das gesamte Serumcalcium zwischen 2,20 und 2,50 mmol/l (8,80–10,0 mg/dl) und das Serumphosphat zwischen 0,8 und 1,5 mmol/l (2,50–4,65 mg/dl) zu halten (methodenabhängige Grenzwerte).
- Das Produkt von Ca × P (Calcium-Phosphat-Produkt) darf keinesfalls den Wert von 5,5 $(mmol/l)^2$ übersteigen, denn sonst besteht die Gefahr einer Weichteilverkalkung.

Störung des Elektrolyt- und Flüssigkeitshaushalts

- Die empfohlene Flüssigkeitszufuhr ist 2–3 l/24 h.
- Die Natriumaufnahme sollte auf 3–5 g/24 h beschränkt werden. Bei Bedarf kann ein Schleifendiuretikum gegeben werden.
- Bei Bedarf auch die Kaliumaufnahme einschränken. Gelegentlich kommt ein Ionenaustauscher (Polystyrolsulfonat) zum Einsatz.
- Immer bedenken, dass die Gabe von ACE-Hemmern, Angiotensinrezeptorblockern, Kalium sparenden Diuretika oder nicht steroidalen Antirheumatika sowie insbesondere deren Kombination das Risiko einer Hyperkaliämie in sich birgt.
- Ödeme werden durch Einschränkung der Natriumzufuhr bzw. mit Schleifendiuretika behandelt.

Behandlung der Azidose

- Eine Azidose ist zu behandeln, wenn die Serumbikarbonatkonzentration unter 18 mmol/l bzw. spätestens wenn sie unter 15 mmol/l fällt.
- Die medikamentöse Therapie kann mit Calcium-Natrium-Hydrogen-Citrat, Calciumcarbonat 2–6 g/24 h, gelegentlich auch mit Natriumbicarbonat 1–6 g/24 h erfolgen.
- Behandlungsziel ist die Erreichung einer normalen Bicarbonatkonzentration von > 20 mmol/l und eines Basenüberschusses von < 5.

Behandlung der Hyperlipidämie

- In der Ernährung sollte auf die Verwendung von mehrfach ungesättigten Fettsäuren geachtet werden.
- Die Behandlung der Hyperlipidämie kann die Progredienz des Nierenversagens verlangsamen ❸. Der Mechanismus ist nicht bekannt; möglicherweise wird durch die Hyperlipidämie die Glomerulosklerose begünstigt.
- Statine ❷ können eingesetzt werden. Die Niereninsuffizienz muss bei der Dosierung bedacht werden. Allerdings muss die Dosis von Fluvastatin, Atorvastatin oder Ezetimib nicht reduziert werden.

Behandlung der Anämie

- Eine verminderte Produktion von Erythropoietin in den Nieren ist die Hauptursache für nephrogene Anämie. Sie kann mit exogenem Erythropoietin ❶ behandelt werden. Erythropoietin kann auch Dialysepatienten oder Patienten mit schwächer ausgeprägten Niereninsuffizienz gegeben werden. Es sollte intravenös oder subkutan verabreicht werden. Sowohl die erforderliche Dosierung als auch die Häufigkeit der Gabe (von 2 × pro Woche bis zu 1 × alle 2 Wochen) variieren stark.
- Dafür sorgen, dass eine ausreichende Eisenzufuhr (oral oder intravenös) erfolgt.
- Die Eisenkonzentration wird durch Bestimmung von Serumferritin (Richtwert 40–140 ng/ml bzw. 200–600 µmol/l) und Transferrinsättigung (Richtwert > 20%) kontrolliert.
- Durch die Gabe von exogenem Erythropoietin soll ein Hämoglobinspiegel von 11–12 g/dl (110–120 g/l) bzw. ein Hämatokritwert von 30–36% erreicht werden.
- Für Therapieentscheidungen ist es nicht nötig, den Erythropoietinspiegel im Serum zu kennen.

Vermeidung von toxischen Substanzen

- Behandlungsziel ist die Vermeidung aller potenziell nephrotoxischen exogenen Substanzen.
- Vorab sind daher alle nephrotoxischen Arzneimittel zu vermeiden und die Dosierungen sonstiger Arzneimittel auf die Nierenfunktion abzustimmen.
- In der Praxis sind die wichtigsten nephrotoxischen Substanzen:
  - Aminoglykoside: müssen vermieden werden, alle anderen Antibiotika werden angepasst
  - nicht steroidale Antirheumatika (NSAR)
  - Goldpräparate
  - Hydralazine
  - Kalium sparende Diuretika (sollten vermieden werden)
  - Kontrastmittel (Patient sollte vor Röntgenuntersuchungen entsprechend hydratisiert werden, bei Diabetikern sind besondere Vorkehrungen zu treffen, Metformin darf nicht gegeben werden)

Behandlung von Infektionen

- Infektionen führen häufig zur Verschlechterung der chronischen Niereninsuffizienz. Ursache mag die Infektion selbst sein, aber auch Dehydratation oder Bluthochdruck bzw. die Nebenwir-

kungen von Arzneimitteln (NSAR und Antibiotika).
  ◦ Der Patient sollte rasch zur stationären Behandlung überwiesen werden.

Rauchen

- Herz-Kreislauf-Erkrankungen sind die häufigsten Todesursachen bei Patienten mit chronischer Niereninsuffizienz. Deshalb sollten diese Patienten keinesfalls rauchen. Rauchen scheint auch das Fortschreiten der chronischen Nierenerkrankung zu beschleunigen.

Kontrolle

- Bei stabiler, langsam progredienter Niereninsuffizienz kann der Patient ambulant an einer nephrologischen Ambulanz in Abständen von 6–12 Monaten kontrolliert werden. Häufig ist es auch möglich, Zwischenuntersuchungen in einem Gesundheitszentrum oder einem örtlichen Krankenhaus, einer näher gelegenen internen Ambulanz oder bei einem niedergelassenen Facharzt für einen Patienten zu arrangieren, der sonst an einer Universitätsklinik kontrolliert wird.
- Bei Kontrollterminen sind folgende Symptome und Befunde zu erheben: Müdigkeit, Übelkeit, Appetitlosigkeit, Gewichtsverlust, Dyspnoe, Juckreiz, Muskelkrämpfe, Bluthochdruck, Ödeme und Hautbild.

Durch Spezialisten eingeleitete Therapien

- Erythropoietin, Eisen parenteral
- Vitamin D, Paricalcitol, Cinacalcet, Sevelamer
- Pharmakotherapie bei Hyperlipidämie
- Ernährungsberatung

10.23 Der Dialysepatient in der Grundversorgung

Allgemeines

- Es existieren im Wesentlichen 2 Dialyseformen: die Peritonealdialyse und die Hämodialyse. In der Primärversorgung wird man meist dann mit den Problemen von Dialysepatienten konfrontiert, wenn Infektionen beherrscht werden müssen.
- Die ersten Anzeichen einer Peritonitis bei einem Peritonealdialysepatienten sind in der Regel Bauchschmerzen oder ein trübes Dialysat. Bei Peritonitisverdacht ist der Patient sofort an eine nephrologische Abteilung zu überweisen.
- Wenn Sie den Verdacht haben, dass ein Problem entweder mit dem Peritonealdialysekatheter besteht, etwa durch eine Infektion an der Austrittstelle, oder mit dem Hämodialysezugang, sollten Sie unverzüglich einen Nephrologen konsultieren.

Dialysebehandlung

- Zu den häufigsten Erkrankungen, die in eine Dialysepflichtigkeit münden, zählen die diabetische Nephropathie, die chronische Glomerulonephritis, zystische Nierenerkrankungen und die Nephrosklerose.

Dialyseformen und Patientenvorbereitung

- Selbstdialyse: Heimperitonealdialyse und Heimhämodialyse
- Dialyse in einer Gesundheitseinrichtung: Hämodialyse an einem Krankenhaus oder einer Dialysestation
- Die Verschlechterung der Nierenfunktion bis zur Dialysepflichtigkeit geht im Allgemeinen schrittweise vor sich. Nephrologische Abteilungen verfügen über Prädialyseambulanzen, wo die am ehesten geeignete Dialyseform ausgewählt und der Patient auf die bevorstehende Dialysebehandlung vorbereitet wird.
  ◦ Dies ist der Zeitpunkt, zu dem festgestellt werden sollte, ob eine Nierentransplantation durchführbar ist und ob eine Spenderniere zur Verfügung steht.
  ◦ Bei einigen Patienten entwickelt sich die Niereninsuffizienz jedoch so rasch, dass es schnell zur Notwendigkeit einer regelmäßigen Dialyse kommt.

Hämodialyse

- Normalerweise 3 × pro Woche über 4–5 Stunden.
- Die Therapie findet gewöhnlich in einer Dialysestation einer nephrologischen Abteilung oder einem zum Krankenhaus gehörigen Dialysezentrum statt, die der Patient ambulant aufsucht. Patienten in Langzeitbetreuungseinrichtungen werden nur selten dialysiert.
- Einige Patienten lassen sich zu Hause eine Dialysemaschine mit allen notwendigen elektrischen Anschlüssen und Rohranschlüssen aufstellen und führen die Dialyse selbst durch.
- Da die Blutwäsche intermittierend erfolgt, müssen urämische Toxine und überschüssige Flüssigkeit, die sich zwischen den Sitzungen ansammeln, in kurzen Intervallen entfernt werden. Wenn die ausgeschiedene Urinmenge gering ist, ist es notwendig, die Trinkmenge einzuschränken. Dadurch können das Ableiten großer Flüssigkeitsmengen und die damit verbundenen

- hämodynamischen Veränderungen vermieden werden.
- Bei der Hämodialyse ist es notwendig, einen Zugang zum Blutkreislauf herzustellen, da während der Behandlung ein Blutaustausch im Ausmaß von 200–300 ml/min. stattfindet.
  - In den meisten Fällen legt ein Gefäßchirurg im Bereich des Handgelenks oder des Unterarms einen AV-Shunt an.
  - Der Arm mit dem Shunt bedarf spezieller Aufmerksamkeit; er darf nicht für Blutdruckmessungen, für die Einführung einer Kanüle oder zur Entnahme von Blutproben herangezogen werden.
  - Wenn kein AV-Shunt angelegt werden kann, dann kann ein Gefäßchirurg einen Kunststoffshunt in den Arm einsetzen.
  - In vielen Fällen erfolgt die Hämodialyse mittels eines in eine zentrale Vene eingesetzten Katheters. Bei einer langfristigen Behandlung sollte zur Verringerung des Infektions- und Venenverschlussrisikos ein weicher getunnelter Katheter eingesetzt werden.

Peritonealdialyse

- Für eine Peritonealdialyse wird mittels Laparoskopie ein Dialysekatheter fest in die Bauchhöhle eingenäht. Der Patient schließt dann in einem sterilen Prozess die Beutel mit der Dialyseflüssigkeit an den Katheter an.
- Zu Hause infundiert der Patient 2–3 Liter Flüssigkeit vom Beutel in die Bauchhöhle. Die Flüssigkeit verweilt einige Stunden in situ. Das Dialysat wird dann aus dem Bauchraum ausgeleitet und durch neue Dialyseflüssigkeit ersetzt.
  - Die Dialyseflüssigkeit enthält Salze, Zucker und sowohl Laktat als auch Bicarbonat als Puffer.
  - Der Flüssigkeitsentzug basiert auf Osmose, d.h. ein hyperosmolares Dialysat mit einem hohen kolloidosmotischen Druck absorbiert Wasser vom Gewebe in die Bauchhöhle.
  - Urämische Toxine treten über das Peritoneum in die Dialyseflüssigkeit über, bis ein Zustand des Gleichgewichts zwischen Körper und Dialyseflüssigkeit erreicht ist.
- Da das Dialysat fast den ganzen Tag in der Bauchhöhle verweilt, stellt die Peritonealdialyse eine kontinuierlichere und konstantere Behandlungsform dar als die Hämodialyse.
- Es gibt 2 Peritonealdialyseformen:
  - Bei der CAPD (kontinuierliche ambulante PD) wechselt der Patient in regelmäßigen Abständen die Flüssigkeit aus, in der Regel 4 × innerhalb von 24 Stunden.
  - Bei der APD (automatische PD) schließt sich der Patient beim Zubettgehen an einen automatischen Cycler an, der während der Nacht 4–6 Flüssigkeitswechsel durchführt. Am Morgen füllt der Cycler dann frische Flüssigkeit für den Tag in die Bauchhöhle.

Allgemeine Dialyseprobleme

- Hypotonie
  - Im Zusammenhang mit einer exzessiven Flüssigkeitsausleitung und Dehydrierung.
- Überwässerung
  - Zu den Symptomen zählen unter anderem Ödeme, Dyspnoe und Stauungszeichen im Thoraxröntgen oder aber nur Hypertonie.
  - Das Management einer Flüssigkeitsüberlastung erfolgt durch Dialyse; insbesondere bei Hämodialysepatienten kann auch eine Flüssigkeitsrestriktion indiziert sein.
  - Bei Patienten mit Restdiurese können hohe Furosemiddosen unter Umständen wirksam sein.
- Krämpfe
  - Treten häufig gegen Ende einer Hämodialysebehandlung auf. Werden durch exzessive Flüssigkeitsüberlastung verschlimmert.
- Erhöhtes Infektionsrisiko
  - assoziiert mit einer Urämie
  - Es muss daran gedacht werden, dass bei Dialysepatienten der Dialysezugang einen zusätzlichen Infektionsweg darstellt. Bei Hämodialysepatienten können sich der Dialyse-Shunt oder der Dialysekatheter infizieren. Bei Peritonealdialysepatienten kann der Dialysekatheter eine Peritonitis hervorrufen oder es kann eine Infektion an der Katheteraustrittsstelle entstehen.

Die Führung von Dialysepatienten innerhalb der primären Gesundheitsversorgung

- Alle Dialysepatienten werden durch eine nephrologische Abteilung kontinuierlich betreut.
  - Patienten, die ihre Hämodialyse im Krankenhaus erhalten, müssen in den meisten Fällen 3 × pro Woche die Dialysestation aufsuchen, wo alle auftretenden Probleme angesprochen werden können.
  - Bei Patienten, die ihre Dialyse selbst durchführen, finden die Kontrollen weniger häufig statt, in der Regel nur alle 4–8 Wochen.
- Wenn spezielle Probleme auftauchen, sollte der Patient an eine Abteilung mit nephrologischer Kompetenz überwiesen werden.
- Bei Verdacht auf Peritonitis bei einem Peritonealdialysepatienten ist der Patient sofort an eine Nephrologie zu überweisen. Die ersten Peritonitiszeichen sind im Allgemeinen Bauchschmerzen und ein trübes Dialysat.
- Bei Verdacht auf ein Problem entweder mit dem Peritonealdialysekatheter (etwa eine Infektion

an der Austrittstelle oder die Entwicklung einer Bauchhernie) oder mit dem Hämodialysezugang (zum Beispiel eine Infektion des Dialyse-Shunts oder des Dialysekatheters) ist unverzüglich ein Nephrologe zu konsultieren.
- Bei Erkrankungen des Bewegungsapparats und leichten Infektionen des oberen Respirationstrakts gelten die gleichen Therapieleitlinien wie für andere Patienten innerhalb der primären Gesundheitsversorgung.
  - Bei der Verschreibung von Medikamenten ist zu beachten, dass die Dosierung sowohl von der Niereninsuffizienz als auch von der sonstigen Medikation beeinflusst wird.
  - Wählen Sie immer die für den ungünstigsten Fall einer Niereninsuffizienz angegebene Dosierung, weil der Serumkreatininwert eines Dialysepatienten nicht den tatsächlichen Zustand der Nierenfunktion widerspiegelt.
- Wenn eine Rehydrierung indiziert ist, beachten Sie, dass beim Patienten aufgrund der mangelhaften oder gänzlich fehlenden Diurese das Risiko einer Überwässerung bestehen könnte.
  - Ein Patient mit Überwässerung zeigt möglicherweise nur eine schwache oder gar keine Reaktion auf ein Diuretikum.
  - Unter normalen Umständen beträgt der Flüssigkeitsbedarf eines Hämodialysepatienten durchschnittlich 800 ml zusätzlich zu der 24-Stunden-Harnmenge.
  - Bei einer Flüssigkeitsgabe sollten Kalium enthaltende Flüssigkeiten vermieden werden, weil es sonst – insbesondere bei Hämodialysepatienten – häufig zu einer Hyperkaliämie kommt.
  - Die effektivste Therapieform für eine Hyperkaliämie ist die Dialyse, aber meist ist auch eine Kaliumrestriktion ebenso indiziert wie Gaben von Kalium bindenden Resonium-Pulver.
- Zur Alltagskompetenz des Dialysepatienten:
  - Eine Dialysetherapie stellt an sich noch keinen Grund dar, das Lenken von Kraftfahrzeugen zu untersagen; das entscheidende Kriterium sollte hier der allgemeine Gesundheitszustand des Patienten sein.
  - Viele Beschäftigungsformen können grundsätzlich auch von Dialysepatienten ausgeübt werden, aber dialyseinduzierte Probleme, wie etwa die zu bestimmten Zeitpunkten durchzuführenden Dialysen und die beschränkte Fähigkeit des Patienten, Lasten zu heben, können dazu führen, dass er aus dem Arbeitsleben ausscheiden muss. Etwa 25% der Dialysepatienten können auf eine Nierentransplantation hoffen, nach der ihre Arbeitsfähigkeit dann erneut zu beurteilen ist.

10.24 Transplantierte Patienten in der Allgemeinmedizin

Allgemeines

- Die Therapie mit Immunsuppressiva (gegen Abstoßungsreaktionen) darf innerhalb der primären Gesundheitsversorgung nicht verändert werden.
- Medikamente zur Immunsuppression zeigen signifikante Wechselwirkungen mit anderen Arzneimitteln; dies muss bei Verschreibung neuer Medikamente immer bedacht werden.
- Bei Verdacht auf eine akute Abstoßungsreaktion muss der Patient sofort in ein geeignetes Krankenhaus eingewiesen werden.
- Während der ersten Monate nach der Transplantation ist beim Auftreten jeder auch noch so geringfügigen Symptomatik die Überweisung an einen Spezialisten zur weiteren Untersuchung und Behandlung gerechtfertigt.
- Für bestimmte Interventionen, wie etwa Zahnoperationen, wird unter denselben Voraussetzungen wie für Patienten mit künstlichen Herzklappen eine Antibiotikaprophylaxe empfohlen.
- In allen Zweifelsfällen ist die frühzeitige Konsultation eines Spezialisten geboten.

Organisatorisches

- Organtransplantationen betreffen normalerweise Niere, Leber, Herz, Lunge, Herz und Lunge gemeinsam und Pankreasinselzellen.
- Die Ergebnisse bei Organtransplantationen haben sich im Zuge der Jahre deutlich verbessert.
- Die meisten Komplikationen treten im 1. Jahr nach der Transplantation auf.
- Wenn das transplantierte Organ gut funktioniert, können nach 1 Jahr die meisten Gesundheitsprobleme innerhalb der Grundversorgung einer Lösung zugeführt werden.

Monitoring nach der Transplantation

- Ein Transplantatempfänger bleibt üblicherweise noch 3–4 Wochen nach der Operation auf der Transplantationsabteilung.
- Nach der Entlassung werden das Funktionieren des Transplantats und die Konzentration der Immunsuppressiva im Blut überprüft. Diese Kontrollen werden von der transplantierenden Abteilung terminisiert und finden meistens im 1. Monat nach der Entlassung wöchentlich statt, dann 2 Monate lang alle 2 Wochen, dann im restlichen 1. Posttransplantationsjahr monatlich und danach alle 3–4 Monate. Der Ort der Durchführung sollte sinnvollerweise mit der (häufig weit vom Wohnort entfernten) Transplantationseinheit abgesprochen werden.

Immunsuppressiva und assoziierte Probleme

- Die Medikation muss aufrechterhalten werden, solange die Funktion des transplantierten Organs zufriedenstellend ist.
- Immunsuppressiva werden vom Spezialisten verschrieben.
- Die häufig eingesetzte Triple-Drug-Therapie ⓒ besteht aus Ciclosporin oder Tacrolimus in Kombination mit Mycophenolatmofetil (MMF) oder Azathioprin, in der Regel mit einer geringen Dosis an Glukokortikoiden.
- Immunsuppressiva erhöhen häufig die Glukose- und Lipidwerte sowie den Blutdruck des Patienten so sehr, dass mit Medikamenten gegengesteuert werden muss.
- Zur Vermeidung kardialer Ereignisse sollte den Patienten Aspirin verschrieben werden.
- Zusätzlich zur Calcium- und Vitamin-D-Supplementierung werden für Organempfänger oft Bisphosphonate empfohlen, die dem Glukokortikoid-induzierten Knochenabbau entgegenwirken sollen.
- Immusuppressiva prädisponieren den Patienten für Infektionen und nach mehrjähriger Einnahme auch für maligne Prozesse und Arteriosklerose.

Calcineurininhibitoren

Ciclosporin und Tacrolimus

- Sind die Stützpfeiler der Immunsuppression während des 1. Jahres nach der Transplantation.
- Die Aktivität der T-Lymphozyten wird durch eine Hemmung der Bildung von IL-2 unterdrückt.
- Zur Dosisanpassung werden regelmäßige Blutspiegelkontrollen durchgeführt.
- Unerwünschte Wirkungen sind meist dosisabhängig; dazu zählen Nephrotoxizität (erhöhtes Serumkreatinin), Hypertonie, Neurotoxizität (Tremor, Parästhesien), Diabetes und Kopfschmerzen.

Purinsynthesehemmer

Mycophenolat

- Hemmung der Lymphozytenaktivität
- Dosis: Mycophenolat-Mofetil 1–2 g/tgl., Mycophenolsäure 770–1440 mg/tgl.
- Nicht nephrotoxisch
- Zu den unerwünschten Wirkungen zählen gastrointestinale Beschwerden, Diarrhö, Hepatopathie und Myelosuppression.
- Eine Blutspiegelbestimmung ist möglich.

Azathioprin

- Eine Alternative zu Mycophenolat
- Die übliche Dosis beträgt 75–150 mg/tgl. Aufgrund der Nebenwirkungen (Myelosuppression, Hepatotoxizität) kann eine Dosisreduktion notwendig werden.

mTOR-Hemmer

Sirolimus und Everolimus

- Durch Hemmung der Aktivierung des IL-2-Rezeptors wird die Lymphozytenaktivität unterdrückt. Die Dosierung ergibt sich aus den Blutspiegelkontrollen.
- Die Nebenwirkungen sind dosisabhängig; es ist zu rechnen mit Dyslipidämie, Myelosuppression, Wundheilungsstörungen, Exanthem, Schleimhautulzerationen und Pneumonie.
- Sirolimus und Everolimus zeigen auch antiproliferative Effekte und können als Prophylaxe gegen eine chronische Allograft-Nephropathie (CAN) wirksam sein.

Glukokortikoide

- Sollten in sehr geringer Dosierung gegeben werden und 12 Monate nach der Transplantation sollte daran gedacht werden, sie auszuschleichen. Die Dosis sollte in Stresssituationen erhöht werden (chirurgischer Eingriff, schwere Infektionen, Verletzung). Zu den möglichen Komplikationen in Zusammenhang mit einer Hochdosis-Kortikosteroidtherapie siehe 24.43.

Wechselwirkungen mit Immunsuppressiva

- Insbesondere bei Ciclosporin (21.66) und Tacrolimus ist mit erheblichen Interaktionen zu rechnen.
- Vor der Verschreibung von neuen Medikamenten müssen zuerst die möglichen Wechselwirkungen mit der immunsuppressiven Therapie überprüft werden.
- Grapefruitsaft erhöht die Konzentration von Ciclosporin und Tacrolimus und sollte nicht getrunken werden.
- Wenn möglich, sollten Fungizide und Makrolidantibiotika vermieden werden.
- Allopurinol hemmt den Azathioprinstoffwechsel, weshalb eine gleichzeitige Einnahme beider Medikamente unbedingt zu vermeiden ist.

Infektionen bei Organempfängern

- Die immunsuppressive Medikation prädisponiert den Patienten für sowohl bakterielle als auch virale Infektionen (Zytomegalie-Virus, Herpes-simplex-Virus, Epstein-Barr-Virus) sowie für opportunistische Infektionen (Pneumocystis jiroveci, Listeria, Pilze).
- Das Infektionsrisiko ist in den ersten Monaten nach der Transplantation am höchsten.
- Die Immunsuppression kann die Zeichen einer Infektion maskieren.

Tabelle 10.24.1 Die wichtigsten Arneimittelinteraktionen bei Therapie mit Ciclosporin und Tacrolimus	
Die Spiegelwerte von Ciclosporin und Tacrolimus werden	
erhöht durch:	erniedrigt durch:
Fluconazol	Phenytoin
Itraconazol	Carbamazepin
Ketoconazol	Barbiturate
Erythromycin	Rifampicin
Clarithromycin	
Diltiazem	
Verapamil	
Ethinylöstradiol	
Die Nephrotoxizität von Ciclosporin und Tacrolimus wird verstärkt durch:	
Amphotericin B	
Aminoglykoside	
NSAR	
Diuretika	

- Nach der Organtransplantation nimmt der Empfänger 3–12 Monate prophylaktisch Valganciclovir oder Aciclovir gegen Zytomegalie-Virus (CMV) und Herpesinfektionen ein **A**. Die Dauer der Einnahme und Wahl des Arzneimittels hängt vom transplantierten Organ und vom CMV-Antikörperstatus des Empfängers ab.
- Sowohl CMV- als auch Herpesinfektionen können wieder auftreten, insbesondere während des 1. Jahres nach der Transplantation.
- Bei einer CMV-Infektion besteht die First-Line-Therapie in der Gabe von Ganciclovir, bei Herpesinfektionen kommt Aciclovir zum Einsatz.
- Während des 1. Jahres nach der Transplantation bedürfen alle Infektionen eines Managements durch einen Spezialisten.
- Wenn seit der Transplantation mehr als 1 Jahr vergangen ist und das transplantierte Organ gut funktioniert, kann ein leichter Infekt (afebrile Harnwegsinfektion, Infektion des oberen Respirationstrakts, Sinusitis maxillaris) vom Allgemeinarzt behandelt werden.
- Eine Pneumonie, eine febrile Harnwegsinfektion und eine Hautinfektion mit Fieber müssen immer vom Spezialisten behandelt werden.
- Nicht einmal während infektiöser Episoden darf vom Allgemeinarzt die Dosierung der immunsuppressiven Medikation herabgesetzt werden.

Zahnhygiene

- Regelmäßige Zahnhygiene ist besonders für transplantierte Patienten zur Infektionsprophylaxe wichtig.
- Ciclosporin verursacht eine Gingivahyperplasie, die durch Calciumkanalblocker, wie sie zur Therapie der Hypertonie eingesetzt werden, noch verschlimmert wird.

- Eine Antibiotikaprophylaxe wird vor Eingriffen mit Risiko einer Bakteriämie nach denselben Prinzipien wie für Patienten mit künstlichen Herzklappen empfohlen (blutige Zahnbehandlungen, endoskopische Eingriffe).

Reisen

- Während der ersten 6 Monate nach der Transplantation wird von Auslandsreisen abgeraten.
- Danach besteht kein Einwand gegen Reisen, doch der Hygiene und dem Sonnenschutz sollte besonderes Augenmerk geschenkt werden.
- Der Reisende sollte einen Medikamentenvorrat für eine Antibiotikabehandlung (z.B. Fluorochinolone) mit sich führen, damit während der Reise eventuelle Durchfallattacken nicht die Resorption der Immunsuppressiva hemmen.
- Die betreuende Spezialabteilung informiert den Organempfänger über die Impfvorschriften und -empfehlungen seines Reiselandes.

Organspezifische Informationen: mögliche Komplikationen

Nierentransplantation

- Die häufigsten Indikationen: diabetische Nephropathie, chronische Glomerulonephritis, Zystennieren und Nephrosklerose.
- Es handelt sich mehrheitlich um Leichenspenden, d.h. der Organspender ist ein hirntoter Patient. Manchmal ist die Transplantation einer Niere von einem Lebendspender möglich.

Tabelle 10.24.2 Beispiele für sichere Therapie bei transplantierten Patienten	
Antimikrobielle Wirkstoffe	Penicilline
	Cephalosporine[1]
	Sulfonamide[1]
	Trimethoprim[1]
	Fluorochinolone[1]
	Metronidazol[1]
	Clindamycin
	Aciclovir[1]
Herz-/Kreislauf-Medikamente[1]	Betablocker
	Calciumkanalblocker
	ACE-Hemmer und Angiotensin-II–Rezeptorantagonisten[1]
Analgetika	Tramadol
	Dextropropoxyphen
	Paracetamol, außer für Patienten mit Lebertransplantat
Psychotrope Substanzen	In aller Regel sicher in der Anwendung

[1] Eine verminderte Nierenfunktion sollte beachtet werden.

- Abstoßung:
  - Die Diagnose wird auf Basis des klinischen Bildes und des histologischen Befundes einer Transplantatbiopsie gestellt.
  - Die Akuttherapie besteht in der i.v. Gabe von hoch dosierten Steroiden.
  - Eine Erhöhung der Erhaltungsdosis der immunsuppressiven Medikation sollte erwogen werden.
- Die häufigste Infektion bei Nierenempfängern ist der Harnwegsinfekt.
  - Eine asymptomatische Bakteriurie tritt häufig auf. Wenn seit der Transplantation weniger als 3 Monate vergangen sind, sollte eine Behandlung erwogen werden.
  - Bei Frauen beträgt die Behandlungsdauer im Falle einer Zystitis 1–2 Wochen, bei Männern 4 Wochen.
  - Die initiale Behandlung bei akuter Pyelonephritis besteht in einer intravenösen Gabe von antibakteriellen Substanzen. Um Rückfälle zu vermeiden, sollte die Behandlung 4 Wochen lang fortgeführt werden.
- Statistisch kann erwartet werden, dass von transplantierten Nieren, die 12 Monate nach der Transplantation funktionieren, etwa die Hälfte auch nach 20 Jahren noch funktionsfähig sein wird.
- Die Hauptursache für ein Nierentransplantatversagen ist die chronische Allograft-Nephropathie (CAN), die mit einer chronischen Abstoßungsreaktion, einer Calcineurininhibitortoxizität, einer Atherosklerose und mit Infektionen (inklusive durch CMV verursachte Veränderungen) bzw. mit einer Kombination der genannten Ursachen in Zusammenhang steht.
- Nierenerkrankungen, zum Beispiel eine fokale segmentale Glomerulosklerose, können in der transplantierten Niere wieder auftreten. In der Spenderniere kann sich auch eine De-novo-Glomerulonephritis entwickeln.
- Die Immunsuppression erhöht das Risiko von Malignitäten. Bestimmte virale Infektionen nach einer Transplantation wurden auch mit der Entwicklung von malignen Erkrankungen in Verbindung gebracht. Hautkrebs zählt zu den häufigsten Malignomen.
- Nach der initialen Phase wird der Patient alle 3–6 Monate in einer nephrologischen Abteilung kontrolliert.
  - klinischer Status
  - Doppler-Ultraschalluntersuchung des Transplantats 1 × jährlich und Ultraschalluntersuchung einer eventuell noch vorhandenen eigenen Niere alle 1–2 Jahre.
  - Densitometrie: zum Beispiel 3 Monate nach der Transplantation.
- Kosteneffektivität einer Nierentransplantation
  - Vom gesundheitsökonomischen Standpunkt ist eine Nierentransplantation sehr ökonomisch. Eine finnische Studie hat gezeigt, dass sich die Transplantationskosten bereits vor Ablauf des 2. Jahres amortisiert haben.
  - Eine in den USA durchgeführte Studie ergab, dass die durchschnittlichen Kosten einer Nierentransplantation den Kosten von 2,7 Jahren Dialyse entsprechen.

Lebertransplantation

- Die häufigsten chronischen Lebererkrankungen, die zu einer Transplantation führen, sind die primär biliäre Zirrhose (PBC) (9.23) und die primär sklerosierende Cholangitis (PSC) (9.25). Eine steigende Zahl von Transplantationen wird bei alkoholischen Leberzirrhosen durchgeführt (9.22).
- In 20% der Fälle ist der Anlass für die Lebertransplantation ein akutes Versagen einer zuvor gesunden Leber (unbekannte Ätiologie, Medikamente, toxische Substanzen, Durchblutungsstörung).
- Oftmals ist der einzige Hinweis auf ein Transplantatversagen eine Erhöhung der Transaminasen.
- Die häufigste Todesursache bei Lebertransplantatempfängern ist eine Infektion. Die schwersten Infektionen werden üblicherweise im Krankenhaus kurz nach der Transplantation diagnostiziert.

Herz- und Lungentransplantation

- Die häufigsten Indikationen:
  - Herztransplantation: dilatative Kardiomyopathie und koronare Herzkrankheit
  - Lungentransplantation: bei Alpha1-Antitrypsin-Mangel und idiopathischer Lungenfibrose (IPF)
  - Kombinierte Herz-Lungentransplantation: kongenitale Herzdefekte und sowohl essenzielle als auch sekundäre pulmonale Hypertonie
- Eine Abstoßung des transplantierten Herzens sollte vermutet werden bei Fieber ungeklärter Ursache, Hypotonie, Fatigue und Dyspnoe. Indikatoren für ein Transplantatversagen nach einer Lungentransplantation können unter anderem eine Verschlechterung der ambulant gemessenen FEV_1- (forciertes exspiratorisches Volumen/Sekunde) und PEF- (Peak Flow-)Werte sein.
- Die Haupttodesursache in der initialen Phase stellen Infektionen dar.
- Die Haupttodesursache 5 Jahre nach der Transplantation ist eine chronische Abstoßungsreaktion, die sich als Verschluss der kleinen Atemwege in der transplantierten Lunge oder als Koronararterienverschluss im transplantierten Herzen manifestiert.

Organtransplantationen bei Kindern
- Die Therapieverantwortlichkeit liegt in den Händen eines Arztes mit Erfahrung in der pädiatrischen Organtransplantation.
- Während der ersten Monate nach der Transplantation ist die Hauptursache für Morbidität und Mortalität eine Infektion.
- Nach den ersten Monaten nach der Transplantation treten bakterielle Infektionen bei Kindern relativ selten auf, ausgenommen Harnwegsinfektionen bei Nierentransplantierten.

Überweisung an einen Spezialisten
- Bei Verdacht auf eine akute Abstoßungsreaktion muss der Patient sofort in ein geeignetes Krankenhaus eingewiesen werden.
- Bei Verdacht auf mangelnde Patientencompliance sind einschlägige Spezialisten zu konsultieren.
- Während der ersten Monate nach der Transplantation ist beim Auftreten jeder auch noch so geringfügigen Symptomatik die Überweisung an einen Spezialisten zur weiteren Untersuchung und Behandlung gerechtfertigt.
- Nach dem 1. Jahr nach der Transplantation können viele Probleme innerhalb der primären Gesundheitsversorgung gemanagt werden, wobei in Zweifelsfällen immer ein spezialisiertes Zentrum konsultiert werden muss.

Organempfänger und ihre Gesundheitsversorgung
- Die Hauptursache für ein Transplantatversagen im 1. Posttransplantationsjahr stellt eine chronische Abstoßungsreaktion dar. In vielen Fällen geht ein funktionierendes Transplantat verloren, weil der Patient vorzeitig an einer kardiovaskulären Erkrankung, einem Karzinom oder einer Infektion verstirbt, da diese Erkrankungen bei Organempfängern eine höhere Prävalenz aufweisen als in der Normalbevölkerung.
- Besondere Beachtung muss den Risikofaktoren für die Arteriosklerose geschenkt werden.
- Rauchen ist für alle Organempfänger besonders schädlich.
- Nach einer Lebertransplantation sollte der Alkoholkonsum völlig untersagt werden, aber auch andere Organempfänger sollten nur mäßig Alkohol trinken.
- Unter der Voraussetzung, dass das transplantierte Organ gut funktioniert, ist ab dem 3. Jahr nach der Transplantation eine Schwangerschaft möglich. Sie sollte sorgfältig geplant werden.
- Ein erfolgreiches Zukunftsmanagement setzt eine reibungslose Kooperation zwischen dem Allgemeinarzt und dem Spezialisten voraus.

10.31 Glomerulonephritis

Ziele
- Man sollte an eine akute Glomerulonephritis denken, wenn ein Patient Ödeme, Bluthochdruck oder Makrohämaturie in Zusammenhang mit bzw. kurz nach einer Infektionskrankheit hat.
- Die klassische akute (Poststreptokokken-) Glomerulonephritis ist heutzutage wesentlich seltener als die rapid progressive akute Glomerulonephritis.
- Für eine zeitgerechte Behandlung muss eine rapid progressive Glomerulonephritis schnell erkannt werden.
- Eine chronische Glomerulonephritis ist zu vermuten, wenn der Patient Hämaturie, Proteinurie (zumeist beides), Bluthochdruck oder eine erhöhte Serumkreatininkonzentration aufweist.
- Bei allen Patienten mit Glomerulonephritis ist der Blutdruck zu kontrollieren und konsequent zu behandeln.

Akute Glomerulonephritis
Ätiologie
- Komplikation einer Streptokokkeninfektion (Tonsillitis, Erysipel)
- Durch andere Erreger oder Viren hervorgerufene Infektionen:
  - Endokarditis
  - „Shunt-Nephritis"
  - Sepsis
  - Pneumokokkenpneumonie
  - sonstige bakterielle Infektionen
  - Hepatitis B, Mononucleosis infectiosa

Symptome
- Die Symptome treten meist 1–3 Wochen nach der primären Infektion auf.
- Ödeme, insbesondere im Gesicht
- Allgemeinsymptome: Kopfschmerzen, Fieber, abdominelle Schmerzen, Übelkeit und Erbrechen
- Immer Proteinurie, zumeist Hämaturie, manchmal Oligurie oder Anurie
- Arterielle Hypertonie
- Herzinsuffizienzzeichen

Laborbefunde
- Hämaturie, Proteinurie sowie Zylinder im Harnsediment
- Erhöhtes Serumkreatinin
- Zur endgültigen Diagnose ist ein histologischer Befund (Nierenbiopsie) erforderlich.

Therapie
- Unterstützende Maßnahmen: Kontrolle des Flüssigkeitshaushalts und des Blutdrucks
- Identifizierung und Eradikation des Infektionsherdes

Prognose
- Kinder, die während einer Epidemie daran erkranken, erholen sich zumeist ohne Dauerschädigung der Niere.
- Erwachsene und Kinder, die sporadisch daran erkranken, können eine rasch fortschreitende oder chronische Glomerulonephritis entwickeln.

Rapidprogressive Glomerulonephritis
Ätiologie
- Kann eine durch infektiöse Erreger oder systemische Erkrankung hervorgerufene Glomerulonephritis komplizieren oder mit einer glomerulären Primärerkrankung einhergehen.
- Tritt häufig in Verbindung mit Vaskulitis (Wegenersche Granulomatose) auf.

Klinisches Bild
- Innerhalb weniger Wochen oder Monate entwickelt sich eine progrediente Glomerulusschädigung, die zu schwerer Niereninsuffizienz und häufig zu Anurie führt.
- Die Ätiologie bestimmt das klinische Bild.

Diagnose
- Durch Nierenbiopsie. Der Befund lautet zumeist auf progrediente Glomerulonephritis.
- Das Vorhandensein von C-ANC-Antikörpern verweist auf eine Vaskulitis.

Therapie
- Die Ergebnisse einer konservativen Behandlung sind zumeist unbefriedigend.
- Die Stoßbehandlung mit Steroiden kann das Fortschreiten der Krankheit stoppen. Sie sollte unverzüglich stationär eingeleitet werden.
- Cyclophosphamid wird beim Vaskulitis-Syndrom verabreicht.
- Gegebenenfalls Dialyse
- Nierentransplantation

Chronische Glomerulonephritis
Ätiologie
- Zumeist eine Zufallsdiagnose (Blut und Eiweiß im Harn)
- Folge einer akuten Glomerulonephritis
- Eine vorangegangene Infektion ist häufig nicht feststellbar.
- Systemische Erkrankung:
  - SLE (21.41)
  - Vaskulitis-Syndrom (21.44)
  - Purpura Schoenlein-Henoch (29.83) (IgA-Nephropathie (10.32))

Symptome
- Reichen vom pathologischen Zufallsbefund (bei Harnuntersuchung) bis zu chronischer Niereninsuffizienz und nephrotischem Syndrom.
- Späte Manifestationen sind Hypertonie sowie weitere für chronische Niereninsuffizienz typische Befunde.

Diagnose
- Durch Nierenbiopsie
- Die häufigsten Formen sind IgA-Nephropathie, Minimal-change-Nephropathie, fokalsegmentale Glomerulosklerose sowie membranöse Glomerulonephritis.

Therapie
- Kortikosteroide und andere Immunsuppressiva Ⓑ, insbesondere, wenn eine systemische Erkrankung oder ein nephrotisches Syndrom (10.04) vorliegt.
- Siehe Therapie bei chronischer Niereninsuffizienz (10.22).
- IgA-Nephropathie, siehe 10.32.

10.32 IgA-Nephropathie

Epidemiologie
- Die häufigste Form der chronischen Glomerulonephritis

Symptome
- Zumeist hat der Patient sowohl eine Mikrohämaturie als auch eine Proteinurie.
- Rezidivierende Makrohämaturien, insbesondere in Verbindung mit Atemwegsinfektionen.
- Äußert sich selten in Form von akuter Glomerulonephritis oder nephrotischem Syndrom.
- Bei der Diagnose wird bei 30% aller Patienten auch eine Hypertonie festgestellt. Bei Kontrolluntersuchungen wird bei mindestens 50% eine Hypertonie festgestellt.
- Selten besteht zum Diagnosezeitpunkt eine Niereninsuffizienz.
- Die Serum-IgA-Konzentration ist bei 50% aller Patienten erhöht.
- Kann als isolierte Glomerulonephritis oder im Zuge eines Schoenlein-Henoch-Syndroms auftreten.

Diagnose
- Verdacht auf IgA-Nephropathie besteht, wenn ein junger Mensch eine asymptomatische Mikrohämaturie und Proteinurie, häufig in Verbindung mit Bluthochdruck, aufweist.
- Rezidivierende Makrohämaturieepisoden bei jungen Patienten legen den Verdacht auf IgA-Nephropathie nahe.
- Die Diagnose wird mittels Nierenbiopsie gestellt, bei der IgA-Ablagerungen durch Immunfluoreszenz nachgewiesen werden.

Prognose

- Es kann zu chronischer Niereninsuffizienz (bei 10–20%) kommen.
- Folgende Faktoren sind prognostisch ungünstig: fehlende Makrohämaturie, massive Proteinurie, erhöhte Kreatininwerte bei der Diagnose, fixierte Hypertonie und histologisch nachweisbare schwere Glomerulus- und Tubulusschädigung.

Therapie und Kontrolle

- Es gibt keine spezifische Therapie.
- Die Behandlung der Hypertonie ist wichtig, selbst wenn der Blutdruckanstieg nur gering ist. Häufig ist eine medikamentöse Kombinationstherapie erforderlich. Ziel ist die Normalisierung des Blutdrucks.
- Kortikosteroide und andere Immunsuppressiva werden in bestimmten Fällen verabreicht ❸.
- Eventuell ist eine Behandlung der chronischen Niereninsuffizienz erforderlich (10.22).
- Kontrolle erfolgt zumeist ambulant; zumindest 1 × pro Jahr Blutdruck, Serumkreatinin, Basisuntersuchungen des Harns (Albumin und Erythrozyten) sowie Harneiweiß (24-h-Harn).

10.40 Nierenzysten

Solitäre Zysten

- Solitäre Zysten sind als Alterungsprozess zu sehen und haben normalerweise keine klinische Bedeutung, wenn sie als Zufallsbefund bei einer Sonographie gefunden werden (bei mehr als 50% der Patienten über 50). Die Zysten können einzeln, multipel und beidseitig auftreten.
- Die Kriterien für benigne Zysten im Ultraschall sind:
  - echofrei
  - Schallverstärkung hinter der Zyste
  - glatt begrenzte bzw. nicht darstellbare Wand
  - runde bzw. ovale Form
- Treffen alle diese Kriterien zu, ist keine weitere Abklärung oder Kontrolle erforderlich.
- Eine solitäre Zyste kann aber auch bösartig sein. Maligne Zysten können normalerweise von benignen Zysten im Ultraschall unterschieden werden (siehe oben). Weitere Untersuchungen sind die Computertomographie oder eine gezielte Nadelbiopsie.

Polyzystische Nierenerkrankung

- Infantile Form:
  - Wird autosomal rezessiv vererbt.
  - Inzidenz 1:40.000
  - Vergrößerte Nieren werden zumeist gleich nach der Geburt festgestellt.
  - Diagnose per Ultraschall
- Erwachsenenform:
  - Wird autosomal dominant vererbt.
  - Inzidenz 1:1500
  - Symptome manifestieren sich nach 20 Jahren.
  - Abdominelle Schmerzen und Hämaturie sind die häufigsten Anfangssymptome. Etwa 75% der Patienten haben eine Hypertonie vor der allmählich entstehenden chronischen Niereninsuffizienz. Bei mehr als 50% der Patienten über 73 Jahren findet sich eine Urämie, die eine terminale Hämodialyse erfordert.
  - Diagnose mittels Ultraschall. Die Diagnose kann gestellt werden, wenn außer der positiven Familienanamnese folgende Parameter zutreffen:
    - 2 Zysten in 1 Niere oder 1 Zyste in beiden Nieren bei einem Patienten unter 30 Jahren
    - 2 Zysten in beiden Nieren bei einem Patienten zwischen 30 und 59 Jahren
    - zumindest 4 Zysten in beiden Nieren bei einem Patienten über 60 Jahren
  - Harnwegsinfekte und Nierenkonkremente sind häufig. Auch die Zysten können infiziert sein. Deshalb sollte eine CT-Untersuchung durchgeführt werden, wenn der Verdacht einer Zysteninfektion oder eines Nierenkonkrements besteht.
  - Im fortgeschrittenen Stadium können die zystischen Nieren tastbar werden. Auch Leber und/oder Pankreas können Zysten aufweisen.
  - Bei 5% der Patienten finden sich Aneurysmen der Hirnarterien. Auch Herzklappenerkrankung und Dickdarmdivertikulose finden sich häufiger als normal.
  - Konservative Behandlung:
    - Harnwegsinfektionen sollen medikamentös behandelt bzw. ihrer Entstehung durch medikamentöse Prophylaxe vorgebeugt werden.
    - Eine symptomatische Zystitis wird entsprechend dem Antibiogramm behandelt.
    - Bei einer fieberhaften Harnwegsinfektion sind jene antimikrobiellen Substanzen empfohlen, die am effektivsten das Nierengewebe und den Harn erreichen. Dazu gehören z.B. Chinolone.
    - Effiziente Behandlung der arteriellen Hypertonie. ACE-Hemmer, Angiotensinrezeptorblocker und Calciumkanalblocker verbessern die Durchblutung der Nieren und sind deshalb First-Line-Medikamente.
  - Behandlung der Niereninsuffizienz (10.22) entsprechend den allgemeinen behandlungsgrundsätzen.
  - Aktive Behandlung: Dialyse und Nierentransplantation

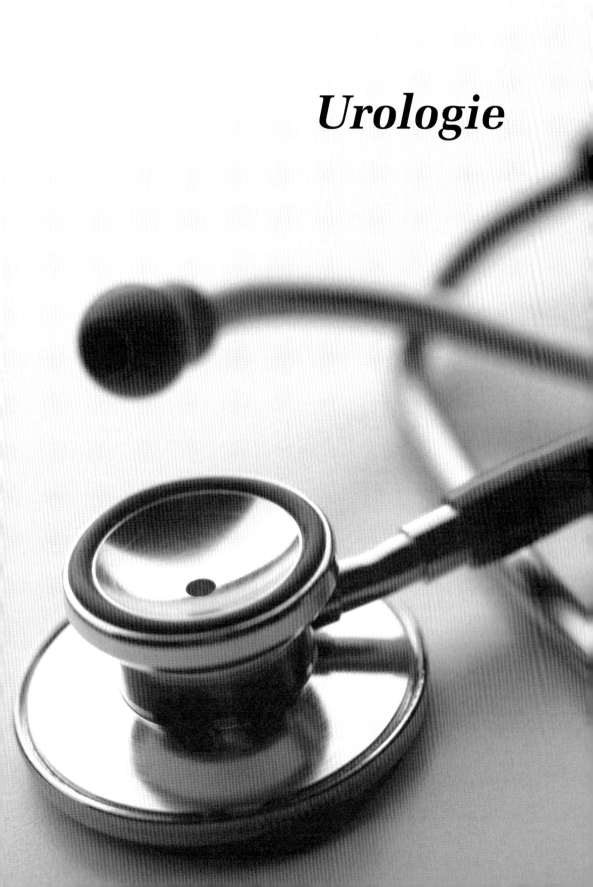
Urologie

11.03 Schwacher Harnstrahl

Ätiologie
- Männer über 60 leiden häufig an einer vergrößerten Prostata (Prostatahyperplasie (11.12) oder Prostatakarzinom (11.13).
- Anatomische oder funktionelle Harnröhrenstriktur
- Detrusor-Sphinkter-Dyssynergie bei neurogener Blase z.B. in Verbindung mit einer Rückenmarksläsion oder -verletzung
- Unzureichende Kontraktion des Detrusors
- Bei Frauen Gebärmutterprolaps oder urethrale Schleimhautwucherungen

Untersuchungen
- Rektale Palpation der Prostata
- Palpation und Perkussion der Blase zur Feststellung einer Retention (11.04).
- Bestimmung des Restharnvolumens durch Sonographie (oder postmiktionellen Einmalkatheterismus) (42.04)
- Schwierigkeiten beim Katheterismus können ein Hinweis auf eine Harnröhrenstriktur sein.
- Bei männlichen Patienten Bestimmung des Prostata-spezifischen Antigens (PSA) im Serum nach entsprechender Aufklärung (11.12)
- Symptomfragebogen
- Primäre Untersuchungsmethode im Krankenhaus ist die Uroflowmetrie.

11.04 Harnverhalten

Grundsätzliche Regeln
- Beim ersten Auftreten eines akuten symptomatischen Harnverhaltens liegt ein Notfall vor, der dringend ärztlicher Hilfe bedarf (stationäre Aufnahme).
- Ist die Blasenfüllungsmenge hoch (mehr als 1000 ml), sollte eine Zystostomie vorgenommen, ein Verweilkatheter gelegt oder mehrmals katheterisiert werden.
- Auch die laufende Medikation des Patienten sollte als mögliche Ursache eines Harnverhaltens in Betracht gezogen werden (Anticholinergika und Sympathomimetika!).

Symptome
- Schmerzen im Unterbauch (ein Symptom, das aber bei einem sich langsam entwickelnden Harnverhalten meist fehlt)
- Überlaufinkontinenz oder gesteigerte Miktionsfrequenz
- Vergrößerte palpierbare Blase
- Vergrößerte Blase in der Perkussion (die Perkussion ist oftmals eine aussagekräftigere Untersuchungsmethode als die Palpation)

Ätiologie
- Benigne Prostatahyperplasie (BPH) (11.12) (Alter, rektal-digitale Untersuchung)
- Postoperatives Harnverhalten
- Harnröhrenstriktur
- Bei Frauen Harnröhrenschleimhautprolaps oder Gebärmutterprolaps
- Neurogene Ursachen (Rückenmarksläsion, Bandscheibenvorfall, Multiple Sklerose, Diabetes, durch Alkohol oder toxische Substanzen ausgelöste Neuropathie)
- Funktionelle Ursachen (Schmerzen, Konfliktspannungen, Kälteexposition)
- Medikamente (Sympathomimetika, Anticholinergika, trizyklische Antidepressiva)

Behandlung
- Falls das gestaute Urinvolumen offensichtlich nicht allzu groß ist und die entsprechende apparative Ausstattung sofort zur Verfügung steht, sollte vor Einleitung der Behandlung zwecks Abklärung des Stauvolumens eine Ultraschalluntersuchung durchgeführt werden (42.04).
- Durchführung eines Einmalkatheterismus:
  - wenn das Stauvolumen nicht zu groß ist
  - wenn bei einem postoperativen Harnverhalten mehr als 6 Stunden seit der letzten Miktion vergangen sind und der Patient trotz Ermutigung und Analgetika nicht Harn lassen kann
- Die **suprapubische Zystostomie** (11.32) ist als erste Maßnahme zu empfehlen,
  - wenn das Stauvolumen groß ist (über 700 ml gemäß Ultraschallbefund oder wenn die Blase den Nabel erreicht),
  - wenn der Patient eine komplizierte Harnröhrenstriktur aufweist,
  - wenn eine vergrößerte Prostata schon einmal einen Katheterismus erschwert hat.
- Der Zystostomiekatheter kann wieder entfernt werden, wenn mehrmals erfolgreich Harn gelassen wurde und der Restharn weniger als 200 ml beträgt.
- Ein großes Stauvolumen kann, wenn keine anatomischen Probleme den Katheterismus erschweren, mit einem Silikonverweilkatheter (11.31) abgeleitet werden. Dabei sollte es das Ziel sein, den Katheter binnen 3 Tagen wieder zu entfernen.
- Das ganze Harnvolumen kann auf einmal abgeleitet werden. In der letzten Phase der Entleerung kann der Urin aufgrund von kleinen Rissen

in der Blasenschleimhaut, die durch die Blasenüberdehnung verursacht wurden, blutig tingiert sein.

- **Medikamentöse Therapie**
  - Bei einem postoperativen Harnverhalten ist eine kurze Einnahmephase von Alphablockern oder dem cholinerg wirksamen Carbachol, 3 × 2 mg, sinnvoll.
  - Bei einer durch eine Prostatahyperplasie verursachten Harnverhaltung werden Alphablocker (Tamsulosin-Hydrochlorid oder Alfuzosin) eingesetzt (11.12). Eine solche Behandlung erfordert eine genaue Verlaufskontrolle, insbesondere eine Überwachung der Restharnmengen.
- Zu den Indikationen für chirurgische Eingriffe siehe Artikel 11.12.

Weiterführende Untersuchungen

- In den meisten Fällen eines durch BPH verursachten Harnverhaltens ist mit weiteren derartigen Episoden zu rechnen, sodass eine Abklärung und eine Verlaufskontrolle angezeigt sind.
- Bei allen Patienten sollte eine rein gewonnene Urinprobe genommen werden.
- Keine weiterführenden Untersuchungen sind notwendig, wenn es sich um die erste derartige Episode handelt und für das Harnverhalten ein offensichtlich prädisponierender Faktor vorliegt (wie etwa Alkohol, Kälteexposition, postoperativer Status oder eine aufgrund einer akuten Krankheit notwendig gewordene Bettruhe).
- Liegt keine manifeste Ursache für das Harnverhalten vor oder handelt es sich um rezidivierende Episoden, so besteht eine Indikation für die folgenden Laboruntersuchungen: Serumkreatinin, Blutzucker sowie bei Männern Bestimmung des Prostata-spezifischen Antigens im Serum (PSA). Falls der Anstieg der Serumkreatininkonzentration während des Harnverhaltens auf eine Obstruktion zurückzuführen war, fällt der Kreatininwert rasch wieder in den Normalbereich zurück. Hinweis: Es ist zu beachten, dass Harnverhalten und der Katheterismus den PSA-Wert erhöhen, sodass ein zu diesem Zeitpunkt durchgeführter PSA-Test nicht aussagekräftig ist. Ist der PSA-Wert deutlich erhöht, sollte daher nach 3 bis 4 Wochen eine Nachkontrolle erfolgen.
- Die Beiziehung eines Spezialisten ist bei wiederholt auftretendem Harnverhalten angezeigt.

11.06 Hämaturie

Zielsetzung

- Ausschluss einer Harnwegsinfektion und einer Verunreinigung mit Blut (Menses, sexuelles Trauma etc.).
- Bei gesicherter Hämaturie, die sich nicht auf die oben erwähnten Ursachen zurückführen lässt, sollten weiterführende Untersuchungen vorgenommen werden **C**.

Makrohämaturie

- Bereits bei 0,5 ml Blut in 500 ml Urin spricht man von Makrohämaturie. Die Verfärbung des Urins hängt vom pH-Wert ab und kann von hellrot bis fast schwarz variieren. In der Regel bestätigt sich eine vom Patienten/von der Patientin gemachte Aussage, sein/ihr Urin sei „blutig".
- Eine Rotfärbung des Urins kann aber auch durch andere Faktoren bedingt sein, wie z.B.:
  - bestimmte Nahrungsmittel (rote Rüben)
  - Medikamente (Nitrofurantoin, Rifampicin)
  - akute Porphyrie

Mikrohämaturie

- Definiert als > 3 Erys/Gesichtsfeld in der Sediment-Gesichtsfeld-Methode
- Entspricht > 5 Erys/0,9 mm^3 im Zählkammerverfahren

Untersuchungsgang bei Hämaturie

- Man beachte, dass das Ausmaß der Hämaturie nicht notwendigerweise mit dem Schweregrad der ihr zugrunde liegenden Erkrankung korreliert. Dies bedeutet, dass auch schon bei einer schwach ausgeprägten Hämaturie eine ebenso eingehende Untersuchung gerechtfertigt ist wie in schwereren Fällen.
- Zeigt der Teststreifen das Vorhandensein von Erythrozyten an, ist der Test nach einigen Tagen mit einer frischen Urinprobe zu wiederholen. Daneben muss auch eine mikroskopische Untersuchung des Urins erfolgen. Eine gesicherte Hämaturie muss immer durch weiterführende Untersuchungen abgeklärt werden.
- Ein Harnwegsinfekt und eine Kontaminierung müssen ausgeschlossen werden.
- Bei allen Patienten:
  - sorgfältige klinische Untersuchung
  - Urinuntersuchung: Proteinurie, Morphologie der roten Blutkörperchen, Zylinder, Leukozyten
    - Legt bei einer Mikrohämaturie die Erythrozytenmorphologie (Akanthozyten, Erythrozytenzylinder) einen Verdacht auf eine glomeruläre Ätiologie nahe und besteht weder eine Proteinurie noch eine Beeinträchtigung

der Nierenfunktion (Kreatinin unauffällig), sind keine weiteren Untersuchungen nowendig. Der Patient sollte jedoch auf Proteinurie oder Niereninsuffizienz nachkontrolliert werden (erstmals nach 6 Monaten und danach dann 1 × jährlich).
- Blutuntersuchungen (siehe unten)
- sonographische Untersuchung der Nieren und der ableitenden Harnwege
  - Bei allen Patienten, falls nicht schon durch die Urin- und die Blutuntersuchungen die glomeruläre Ätiologie nachgewiesen wurde.
- zytologische Untersuchung (tagsüber gewonnene Probe) bei Patienten über 40 Jahren
- Zystoskopie:
  - Bei Patienten über 50; bei jüngeren Patienten nur im Falle einer Makrohämaturie oder bei Vorliegen von Risikofaktoren für Blasenkrebs (Raucher, berufliche Exposition, Cyclophosphamid-Behandlung in der Anamnese).
  - bei Auffälligkeiten im Zytologiebefund
  - bei erhöhtem PSA-(Prostata-spezifisches Antigen-)Serumspiegel
  - bei sonographischen Befunden, die auf ein Blasenleiden schließen lassen
- Weitere Untersuchungen für spezifische Patientengruppen:
  - Computertomographie (als Diagnoseverfahren erste Wahl bei Verdacht auf Harnsteine oder Tumor der oberen Harnwege)
  - Urographie
  - Angiographie
  - Pyelographie
  - Nierenbiopsie

Erhebung der Anamnese

- Bei welchen Gelegenheiten wurde die Hämaturie festgestellt (während eines Fieberschubs, bei körperlicher Belastung etc.)?
- Welche sonstigen Symptome oder Beschwerden liegen noch vor (erhöhte Miktionsfrequenz, Dysurie, Unterleibs- oder Flankenschmerzen)?
- Tritt die Hämaturie zu Beginn, am Ende des Wasserlassens oder durchgehend auf? Eine initiale Verfärbung deutet auf eine Läsion der Harnröhre hin, eine durchgehende Hämaturie auf eine Läsion der Nieren oder Ureteren und eine Verfärbung am Ende des Miktionsvorgangs auf eine Blasenläsion.
- Besteht eine erbliche Belastung oder eine Neigung zur Steinbildung?
- Auslandsreisen (Ausschluss von Infektionskrankheiten wie Schistosomiasis, Malaria etc.)?
- Welche Medikamente werden genommen: NSAR (nicht steroidale Antirheumatika) oder Chemotherapeutika (Cyclophosphamid)? Mögliche Nebenwirkungen dieser Medikamente sind eine interstitielle Nephritis (NSAR) bzw. eine hämorrhagische Zystitis oder ein uroepitheliales Karzinom (Chemotherapeutika).

Klinische Untersuchung

- Untersuchung auf Petechien, Blutungen oder vergrößerte Lymphknoten
- RR
- Palpation des Abdomens (Größe und Konturen von Leber, Milz und Nieren)
- Prostatauntersuchung (rektal-digital)
- Bei den Laboruntersuchungen sollten abgeklärt werden: Blutgerinnungsparameter, Prostataerkrankungen, IgA-Nephropathie sowie Systemerkrankungen und Nierenfunktion (großes Blutbild, Blutsenkungsgeschwindigkeit, CRP, Kreatinin, PSA, wenn möglich IgA).

Urinanalyse

- Die Urinstix für den Blutnachweis im Urin haben eine ausreichende Sensitivität und Verlässlichkeit. Falsch positive Befunde können zurückzuführen sein auf:
  - Hämoglobinurie
  - Myoglobinurie
- Reduktionsmittel wie Ascorbinsäure oder Gentisinsäure (ein Metabolit der Acetylsalicylsäure) beeinträchtigen oder verunmöglichen die Farbreaktion.
- Ein positiver Teststreifenbefund bedarf der Sicherung durch eine Sedimentanalyse.
  - Als Methoden hiefür kommen eine semiquantitative Sedimentanalyse oder das (quantitative) Zählkammerverfahren in Frage. Unter validierten Rahmenbedingungen darf die Sediment-Gesichtsfeld-Methode als ausreichend verlässlich gelten.

Tabelle 11.06 Einige der möglichen Ursachen für eine Hämaturie (geordnet nach Schweregrad)		
Schwerwiegend	**Mäßig schwer**	**Von geringerer Bedeutung**
Nierenkarzinom Blasenkrebs Harnleitersteine Prostatakarzinom Hydronephrose Tbc Polyzystische Niere Nierenparenchymerkrankung	Nierensteine Harnwegsinfekt Interstitielle Zystitis Blasensteine	Asymptomatische Prostatahyperplasie

- Untersucht werden sollte eine frische Urinprobe, die am Morgen vor der ersten Flüssigkeitsaufnahme gewonnen wurde (erster Morgenurin). Nach Zentrifugierung des Urins wird das Sediment im mikroskopischen Gesichtsfeld bei 400facher Vergrößerung analysiert.
- Erheblich mehr Daten können gewonnen werden, wenn das Sediment angefärbt wird oder ein Phasenkontrastmikroskop zum Einsatz gelangt. Dadurch wird eine Beurteilung der Erythrozytenmorphologie möglich, die wiederum über die Quelle der Blutung Aufschluss geben kann: Symmetrische und glatte Erythrozyten gleicher Größe sind als Folgen einer Blutung im Bereich der ableitenden Harnwege zu sehen, dysmorphe Erythrozyten („Akantozyten") dagegen als Ausdruck einer Erkrankung des Nierenparenchyms („glomeruläre Blutung").
- Durch eine Mittelstrahlurinkultur zusammen mit einer Sedimentanalyse können in der Regel eine Hämaturiediagnose gesichert, eine bakterielle Infektion erkannt und Leukozyten, Zellatypien oder pathologische Zylinder nachgewiesen werden. Zellatypien legen den Verdacht auf ein Malignom der Harnwege nahe; zur abschließenden Beurteilung ist jedoch in jedem solchen Fall eine Urinzytologie anzuschließen.
- Eine sterile Pyurie ist nicht nur ein für eine Harnwegs-Tbc typischer Befund, sondern wird auch bei Harnsteinen und Tumoren gesehen. Liegt auch eine Proteinurie vor, so kann in der Regel auf eine Erkrankung des Nierenparenchyms geschlossen werden.
- Das Vorhandensein von Zellzylindern, granulierten Zylindern, Fett- oder Wachszylindern ist ein Hinweis auf eine Nierenparenchymerkrankung.

Weiterführende Untersuchungen

- Sonographische Untersuchung der Nieren und erforderlichenfalls Urographie
- Urinzytologie
- Zystoskopie
- Die Indikation für diese Untersuchungen hängt teilweise auch vom Alter des Patienten ab. Bei Kindern ist eine Urographie nur nach sorgfältiger Nutzenabwägung anzuordnen, und eine Zystoskopie wird sich nur selten als notwendig erweisen.
- Eine Ultraschalluntersuchung der Nieren ist unbedenklich und insbesondere bei Schwangeren die einzige empfehlenswerte Untersuchungsmethode. In bestimmten Fällen bedarf es zusätzlicher Untersuchungen, wie z.B. Urographie mit Schichtaufnahmen, CT, Angiographie bzw. antegrade oder retrograde Pyelographie.

- Urinzytologie: Eine im Tagesverlauf gewonnene Probe ist einer Probe aus dem Nüchternurin vorzuziehen, optimal ist eine Urinzytologie aus einer Blasenspülung. Grundsätzlich sollte man 3 getrennte Proben analysieren, um aussagekräftige Befunde zu erhalten. Bis zu 80–90% aller Fälle von Urothelkarzinomen können mit Hilfe einer Urinzytologie diagnostiziert werden.
- Bei Mitvorliegen einer sterilen Pyurie ist in jedem Fall kulturell nach einer Tbc zu fahnden.
- Eine Zystoskopie wird ambulant unter örtlicher Betäubung durchgeführt.

Ergänzende Untersuchungen und Kontrollen

- Allfällig notwendig werdende ergänzende Untersuchungen ergeben sich aus den primären Befunden. Mit der Zahl der Untersuchungsgänge steigt natürlich die Wahrscheinlichkeit, die für die Hämaturie verantwortliche Grunderkrankung nachweisen zu können. In bis zu 80% aller Fälle kann dieser Nachweis mit Hilfe urologischer Untersuchungen geführt werden.
- Die Diagnose einer Nierenparenchymerkrankung kann durch eine Nierenbiopsie gesichert werden. Eine Nierenbiopsie sollte insbesondere dann ins Auge gefasst werden, wenn neben einer Proteinurie auch pathologische Zylinder und dysmorphe Erythrozyten gefunden wurden und somit der Verdacht auf eine glomeruläre Ätiologie besteht. Mit einer derartigen Untersuchungsstrategie können dem Patienten unnötige Antibiotikatherapien, wiederholte Röntgenuntersuchungen oder Blasenspiegelungen erspart werden.
- In Tabelle 11.06 sind einige der Ursachen einer Hämaturie aufgeführt; diese sind nach ihrem Schweregrad geordnet (besonders schwerwiegend sind jene Befunde, die eine sofortige größere chirurgische Intervention erfordern oder lebensbedrohlich sind).
- Bei jüngeren Menschen ist eine Hämaturie in der Regel auf einen Harnwegsinfekt, Harnsteine oder eine Nierenparenchymerkrankung zurückzuführen (insbesondere eine IgA-Nephropathie), wohingegen bei Patienten über 40 auch ein malignes Geschehen in Betracht gezogen werden sollte. Eine Hämaturie ist also in jedem Fall ein ernst zu nehmender Befund.
- Trotz eingehender Untersuchungen ist es manchmal nicht möglich, den Auslöser der Hämaturie nachzuweisen. In solchen Fällen kann es sich als notwendig erweisen, regelmäßige Kontrolluntersuchungen vorzusehen, z.B. 1 × jährlich eine Kontrolle des Blutdrucks plus routinemäßige Laboruntersuchungen von Blut und Urin.

11.07 Harnblasentamponade (Blutkoagel in der Blase)

Erste Hilfe
- Infusion mit physiologischer Kochsalzlösung zur Gewährleistung eines adäquaten Blutvolumens.
- Katheterismus mit einem 16–20-Ch-Katheter mit offener Spitze; vorzugsweise mit einem PVC-Katheter (der bei Unterdruck nicht kollabiert). Die Blase sollte wiederholt mit isotoner Salzlösung gespült werden, um Blutkoagel zu entfernen. Falls ein 3-Weg-Katheter verfügbar ist, mit einer kontinuierlichen Blasenlavage beginnen und den Patienten ins Krankenhaus einweisen, vorzugsweise an eine urologische Abteilung.
- Blutungen nach transurethraler Resektion der Prostata sind möglicherweise durch vorsichtiges Ziehen an einem mit 50–80 ml Salzlösung gefüllten Katheterballon zu stoppen. Wichtig dabei ist, dass der **Penis nach oben gehalten wird,** um ein Harnröhrentrauma zu vermeiden.
- Anmerkung: Aufgrund der in Österreich üblichen kurzen Transportwege kann auf das Einlegen eines Katheters bis zur Intervention durch einen Spezialisten meist verzichtet werden: Eine solche Maßnahme ist bei postoperativen Blutungen mit hoher Verletzungsgefahr verbunden.
- Die Gabe von Tranexamsäure (3 × 1 g) kann sinnvoll sein.
- Der Patient muss gewöhnlich stationär behandelt werden (die Blutungen könnten anhalten).
- Während des Transports ins Krankenhaus bleibt der Katheter in der Blase liegen.

11.08 Hämatospermie

Ätiologie
- In den meisten Fällen findet sich keine Ursache.
- Harnröhrentrauma, z.B. bedingt durch sexuelle Aktivitäten
- Entzündung der Prostata und der Samenbläschen
- Ganz selten wird eine Hämatospermie durch einen Tumor ausgelöst.

Untersuchungen
- Eine Urinanalyse sollte immer durchgeführt werden, um abzuklären, ob eine Hämaturie vorliegt. Siehe Artikel 11.06.
- Rektale Palpation der Prostata, um einen allfälligen Tumor zu ertasten
- Rezidivierende Hämatospermien sollten abgeklärt werden (Prostata-spezifisches Antigen im Serum, Zystoskopie), insbesondere wenn der Patient älter als 50 Jahre ist.

Behandlung
- Gewöhnlich keine Behandlung erforderlich, außer der Beruhigung des Patienten.

11.10 Akute Prostatitis

Symptomatik
- Pollakisurie, Brennen im Bereich des Unterbauchs = Symptome einer Harnwegsinfektion
- Dysurie und Algurie
- Häufig findet sich Fieber, der Patient fühlt sich krank.

Differenzialdiagnostik
- Sexuell übertragbare Krankheiten (Chlamydien, Gonorrhö):
  - Proben für Kulturen oder PCR-Test nehmen.
- Chronische bakterielle Prostatitis (11.11)

Klinische und Laborbefunde
- Unterbauchschmerzen
- Prostata bei Palpation stark berührungsempfindlich
- In der Urinprobe finden sich große Mengen an Leukozyten, Schleim und Bakterien = entspricht dem typischen Befund bei Harnwegsinfektion.

Therapie
- Normalerweise wird man mit einem oral verabreichten Gyrasehemmer (Fluorochinolon) oder der Kombination Trimethoprim-Sulfamethoxazol in den für eine HWI üblichen Dosen das Auslangen finden. (In Österreich wird aufgrund des ungünstigen Nebenwirkungsprofils statt der Kombination die Monotherapie mit Trimethoprim empfohlen.) Unter den Fluorochinolonen bringen es Ciprofloxacin und Norfloxacin auf die höchsten Spiegelwerte. Behandlungsdauer mindestens 4 Wochen.
- Bei fiebernden Patienten mit schwerer Symptomatik wählt man als Initialtherapie die intravenöse Verabreichung von Cefuroxim im Rahmen einer stationären Behandlung, danach noch 3 Wochen orale Medikation.
- Eine Massage der Prostata ist **kontraindiziert.**
- Gelegentlich ist eine suprapubische Zystostomie zur Urinableitung notwendig – kein Katheterismus!

11.11 Chronische Prostatitis

- Siehe auch den Artikel „Syndroma pelvis spastica" 8.10.

Grundsätzliches

- Den Patienten ausführlich aufklären.
- Unnötige Antibiotikagaben vermeiden.
- Bei häufig rezidivierender Prostatitis nach einer bakteriellen Ursache fahnden (fraktionierte Urinprobe).

Ätiologie

- In der Regel (d.h. in 70% der Fälle) liegt eine abakterielle Prostatodynie vor. Meist treten mehrere Episoden pro Jahr auf.
- Eine Verursachung durch bakterielle Erreger, die sich in den Ausführungsgängen der Prostata angesiedelt haben, ist ebenfalls möglich.

Symptome

- Die Symptomatik ähnelt jener der akuten Prostatitis, ist jedoch weniger stark ausgeprägt, dafür aber rezidivierend:
  - Miktionsfrequenz erhöht
  - Miktion erschwert und schmerzhaft
  - Brennen in den Bereichen Unterbauch, Skrotum, Damm, Glans oder Innenseite der Oberschenkel
- Gefühl der unvollständigen Blasenentleerung
- Druckgefühl im Bereich des Damms und um und innerhalb des Anus
- Das Sitzen kann als unangenehm empfunden werden, der Patient hat den Eindruck, auf einem Kissen zu sitzen.
- Blutbeimengungen im Sperma, schmerzhafte Ejakulation
- Nachlassen der Libido, erektile Dysfunktion

Klinische und Laborbefunde

- Prostata berührungsempfindlich. Es kann jedoch auch bei einer nicht berührungsempfindlichen Prostata eine chronische Prostatitis vorliegen.
- Harn o.B.

Fraktionierte Urinprobe

- Anmerkung: In Österreich werden mancherorts Ejakulatkulturen bevorzugt, da diese von Patienten als weniger belastend empfunden werden als die Prostatamassage.
- Nur durchzuführen, wenn die akuten Symptome häufig wiederkehren und zu wiederholter Antibiotikamedikation Anlass gegeben haben.
- Probe aus der ersten Portion der Miktion nehmen.
- Prostata massieren.
- Probe aus dem nach Prostatamassage gelassenen Urin nehmen, unter dem Mikroskop untersuchen und Kultur anfertigen.
- Zeigt die nach der Prostatamassage gewonnene Probe Bakterien und mehr als 10 Leukos/Gesichtsfeld und wies die erste Probe keine oder nur eine deutlich geringere Zahl von Bakterien auf, liegt wahrscheinlich eine chronische Prostatitis vor.
- Bei einer Pyurie ohne Bakterienwachstum sollte eine Probe zur Chlamydienbestimmung genommen werden.

Behandlung

- Warme Kleidung
- Warme Sitzbäder **❻**
- Nicht steroidale Antirheumatika
- Alpha-Blocker
- 5-alpha-Reduktase-Hemmer
- Eine Prostatamassage lindert manchmal die Symptome.
- Ein vertrauensvolles Arzt-Patienten-Verhältnis sollte angestrebt und aufrechterhalten werden: Der Arzt sollte die Harmlosigkeit der Erkrankung betonen und depressive Tendenzen rechtzeitig behandeln.
- Antibiotika sind zur Behandlung einer Prostatodynie **nicht** angezeigt.
- Bei häufiger Wiederkehr der Episoden fraktionierte Urinproben nehmen. Können bakterielle Erreger nachgewiesen werden, 1–2 Monate hindurch Medikation mit Fluorchinolonen (z.B. mit Norfloxacin, beginnend mit 2 × 400 mg, später Dosis reduzieren) oder mit Trimethoprim-Sulfamethoxazol.
- Anmerkung: Die Kombination mit Sulfamethoxazol wird aufgrund des ungünstigen Nebenwirkungsprofils in Österreich nicht mehr empfohlen. Trimethoprim als Monosubstanz wird als gleich wirksam eingestuft.
- Im Fall einer Pyurie ohne Bakterienwachstum sollte ein Versuch mit dem gleichen Behandlungsschema gemacht werden; bei mangelndem Erfolg sollten jedoch wiederholte Antibiotikabehandlungen vermieden werden.

11.12 Benigne Prostatahyperplasie

Zielsetzung

- Die Diagnose der benignen Prostatahyperplasie (BPH) ergibt sich aus der Symptomatik und einigen einfachen Untersuchungsverfahren. Sonstige Ursachen für Blasenentleerungsstörungen (insbesondere ein Prostatakarzinom) sind auszuschließen.
- Es ist abzuklären, ob eine chirurgische Intervention erforderlich ist.
- Ein kontrollierendes Abwarten („Wait and Watch") oder eine medikamentöse Therapie sind bei Patienten mit geringen Beschwerden und ohne Komplikationen durch eine Verengung der Harnwege gute Optionen.

Symptome

- Symptome bei Restharnbildung:
  - ungewöhnliche Miktionsfrequenz
  - Nykturie
  - Harndrang
  - Dranginkontinenz
- Blasenentleerungsstörungen:
  - verzögerter Beginn des Wasserlassens
  - schwacher Harnstrahl
  - Wasserlassen nur mit Pressen möglich
  - Harnstottern (unterbrochener Harnstrahl)
  - Gefühl der unvollständigen Entleerung der Blase
  - Harnverhaltung

Primäre Untersuchungsverfahren

- Symptomenerhebung mittels Fragebogen.
  - Ein häufig verwendeter Fragebogen ist der IPSS (Internationaler Prostata-Symptomen-Score, zu finden im Internet unter: www.medworld.de/therapiegebiete/prostatahyperplasie/ipss.htm?id=3cIAPCNm2bmw*hq). Er ist nützlich für die Einschätzung des Schweregrads der Symptomatik und liefert eine Entscheidungshilfe für die Optionen „Watch and Wait", Pharmakotherapie oder chirurgischen Eingriff.
- Detaillierte Beschreibung des Miktionsvorgangs notieren.
- Digital-rektale Prostatauntersuchung (DRU)
- Urinanalyse
- Serum-Kreatinin
- Prostata-spezifisches Antigen im Serum (PSA)
- Restharnbestimmung durch Ultraschalluntersuchung (42.04) (oder, falls kein solches Gerät zur Verfügung steht, durch Katheterismus). Die Sonographie ist auch zur Bestimmung von Form und Größe der Prostata nützlich (wobei dieselbe Berechnungsart zur Anwendung gelangt wie für die Restharnbestimmung 42.04) und ermöglicht ferner das Erkennen einer Hydronephrose.
- Tabelle 11.12 fasst die Differenzialdiagnosen zusammen.

Indikationen für die Beiziehung eines Spezialisten

Indikationen für diagnostische Interventionen durch einen Urologen

- Patient jünger als 50 Jahre
- Suspekter Tastbefund der Prostata (Knoten oder Verhärtung)
- Serum-PSA über 10 µg/l (über 3 µg/l bei Patienten unter 65).
  - Liegt das Gesamt-Serum-PSA im Bereich zwischen 3 und 10 µg/l, empfiehlt sich die Bestimmung des Quotienten „freies PSA/Gesamt-PSA". Liegt dieser Verhältniswert unter 0,15, besteht ein erhöhtes Risiko für ein Prostatakarzinom und es sollte ein Urologe beigezogen werden.
  - Eine digital-rektale Untersuchung (DRU) vor der Serum-PSA-Bestimmung hat auf diese keinen Einfluss.
- Rasch zunehmende Symptomatik
- Hämaturie (Zystoskopie)
- Diabetiker mit Verdacht auf Neuropathie
- Beckenchirurgische Intervention oder Strahlentherapie in der Anamnese
- Beeinträchtigung der Harnblasenfunktion durch neurologische Erkrankung oder Läsion
- Beeinträchtigung der Harnblasenfunktion durch unverzichtbare medikamentöse Therapie
- Schmerzen im unteren Abdomen als Hauptsymptom
- Diskrepanz zwischen subjektiven Beschwerden und objektiven Befunden.
- Die vom Urologen durchgeführten Untersuchungen sollten umfassen:
  - Uroflowmetrie
  - transrektale Sonographie
- Sowie bei Bedarf:
  - eine Zystometrie und Druckflussmessung (vor einer Operationsentscheidung empfehlenswert, wenn der Peakflow > 10 ml/s, wenn eine Diskrepanz zwischen den Beschwerden und den Befunden besteht oder wenn schon einmal ein chirurgischer Eingriff im Bereich der unteren Harnwege durchgeführt wurde)
  - Urethrozystographie
  - Urographie
  - Prostatabiopsien
  - Zystoskopie

Indikationen für eine chirurgische Intervention:

- Harnverhalten, Überlaufinkontinenz oder wiederholtes Auftreten von Restharnmengen über 300 ml

Tabelle 11.12 Differenzialdiagnosen der BPH	
Beschwerde- oder Krankheitsbild	Anamnestischer bzw. Untersuchungsbefund
Prostatakarzinom	Ergebnis der DRU, erhöhtes Serum-PSA
Blasenkarzinom	Hämaturie, positiver Zytologiebefund
Blasensteine	Hämaturie, Ultraschallbefund
Harnröhrenstriktur	Rechteckiger Verlauf der Uroflowmetrie-Kurve
Blasenhalsstriktur	Frühere invasive Behandlung
Dyssynergie des gestreiften Schließmuskels	Kleine Prostata, Probleme bei der Blasenentleerung
Prostatitis	Berührungsempfindliche Prostata
Hyperaktive Harnblase	Harndrang, eventuell Dranginkontinenz

- Ausgeprägte Symptome, die sich medikamentös nicht bessern lassen
- In der Uroflowmetrie erkennbare deutliche Obstruktion
- Dilatation der oberen Harnwege
- Beeinträchtigung der Nierenfunktion
- Makrohämaturie
- Harnwegsinfektionen
- Blasensteine
- Schwere oder mäßig schwere Symptome bei Patienten, die eine rasche Linderung anstreben oder bei denen mit anderen Therapien kein befriedigendes Ergebnis erzielt werden konnte.

Konservative Behandlung

Kontrollierendes Abwarten („Watch and Wait")

- Da die Symptomatik der Prostatahyperplasie interindividuell sehr unterschiedlich ausgeprägt ist und daher der Spontanverlauf im Einzelfall nicht prognostiziert werden kann, kann bei Patienten mit leichteren Beschwerden die Beschränkung auf regelmäßige Kontrollen bei sonstigem Abwarten („Watch and Wait") eine geeignete Strategie sein. Sogar bei mäßig schwerer Symptomatik kann ein solches „Watch and Wait" der vorübergehend richtige Ansatz sein, und zwar dann, wenn die Beschwerden die Lebensqualität des Patienten nicht wesentlich beeinträchtigen und noch keine Komplikationen aufgetreten sind.
- Ein solches aktives Abwarten bedeutet, dass man den Patienten über die Natur seines Leidens aufklärt und alljährlich, beziehungsweise wenn sich das Beschwerdebild geändert hat, die notwendigen Basisuntersuchungen durchführt. Ein mögliches Screeningverfahren besteht darin, dass man Arztbesuche aus anderen Gründen immer auch gleich zu einschlägigen Kontrollen nützt.

Medikamentöse Behandlung

- Obwohl die Erfolgsquote einer medikamentösen Behandlung insgesamt weniger hoch ist als jene eines chirurgischen Eingriffs, reicht eine solche in vielen Fällen zur Linderung der Beschwerden aus.
- Bei der Wahl der Behandlungsmethode sollte auch die Kosteneffizienz evaluiert werden, also z.B. folgende Frage beantwortet werden: Würde im konkreten Fall eine invasive Therapie, die normalerweise zu einer völligen Heilung führt, billiger und für den Patienten angenehmer sein als eine jahrelange Medikation (Beispiel: Zur Vermeidung einer invasiven Behandlung müssten 20 Männer jeweils 4 Jahre lang mit Finasterid behandelt werden). Eine transurethrale Resektion ist ökonomischer als eine Medikation.
- Patienten, die medikamentös behandelt werden, sollten regelmäßigen Kontrollen unterzogen werden (alle 6–12 Monate), damit allfällige aus einer Harnröhrenobstruktion resultierende Komplikationen erkannt werden.
- Maßgeblich für die Wahl der medikamentösen Therapie sind das Prostatavolumen und der Gesamt-Serum-PSA-Wert **Ⓐ**. Zeigt sich die Prostata bei der DRU oder im Ultraschall nicht deutlich vergrößert (< 30 ml) und liegt der PSA-Wert < 1,5 µg/l, ist die Medikation mit einem Alpha-1-Blocker (z.B. Tamsulosin oder Alfuzosin) die Methode der Wahl. Bei deutlich vergrößertem Prostatavolumen und einem PSA > 1,5 µg/l können entweder ein 5-alpha-Reduktase-Hemmer (Finasterid, Dutasterid) **Ⓐ** oder ein Alpha-1-Blocker zum Einsatz kommen.
- Eine Kombinationsbehandlung 5-alpha-Reduktase-Hemmer plus Alpha-1-Blocker lindert die Beschwerden wirksamer als eine Monotherapie mit nur einem der beiden Wirkstoffe.

Alpha-1-Blocker

- Tamsulosin, Alfuzosin, Doxazosin, Terazosin und Prazosin
- Alpha-1-Blocker lindern die Beschwerden, erhöhen die Peak-flow-Rate und verringern die Restharnmenge in signifikant höherem Ausmaß als Placebogaben.
- Die Wirkung der Alpha-1-Blocker wird schon nach kurzer Verabreichungsdauer spürbar, und es hat sich gezeigt, dass sie mehrere Jahre lang anhält.
- Anfangs sollten die Patienten in Abständen von 1 bis 3 Monaten regelmäßig nachkontrolliert werden.
- Zu den unerwünschten Wirkungen der Medikation gehören Benommenheit, orthostatische Hypotonie und Ejakulationsstörung, die unter Alfuzosin seltener auftritt als unter Tamsulosin. Das für die Alphablocker typische Hypotonierisiko ist bei Tamsulosin oder Alfuzosin geringer.

5-alpha-Reduktase-Hemmer

- Bei Finasterid beträgt die Dosierung 1 × 5 mg, bei Dutasterid 1 × 0,5 mg.
- Die Wirkung besteht in einer Linderung der Beschwerden, einer Erhöhung der Harnflussmenge und einer Verminderung der Obstruktion **A**.
- Den größten Erfolg erzielt man bei Patienten mit einem großen Prostatavolumen **A**.
- Die Wirkung zeigt sich nur langsam und wird manchmal erst 6 Monate nach Beginn der Behandlung spürbar. Zeigt sich binnen 6 Monaten kein Erfolg, sollte die Indikationsstellung für einen chirurgischen Eingriff erneut geprüft werden.
- Das Medikament reduziert das Prostatavolumen. Bei Absetzen der Behandlung wächst die Prostata aber binnen weniger Monate wieder auf ihre vorherige Größe.
- Impotenz kann als Nebenwirkung auftreten.
- Obwohl die Behandlung mit 5-alpha-Reduktase-Hemmern den Serum-PSA-Spiegel um etwa 50% senkt, ist die Verlaufskontrolle nicht schwieriger als bei Gabe von Alpha-1-Blockern. Im Falle eines PSA-Anstieges ist eine Abklärung durch den Urologen nötig.

Chirurgische und sonstige invasive Verfahren

- Transurethrale Resektion der Prostata (TURP):
  - Das einzige Verfahren bei einer Prostatahyperplasie **mit** Komplikationen und die am besten dokumentierte Methode in Fällen **ohne** Komplikation.
  - Hat nur selten eine erektile Dysfunktion zur Folge (eine solche besteht allerdings meist schon vor der Operation), aber fast immer eine retrograde Ejakulation.
- Transurethrale Inzision der Prostata (TUIP):
  - geeignet bei Patienten mit einem Prostatavolumen < 30 ml und ohne Mittellappenhyperplasie
- Offene Prostatektomie:
  - heute nur mehr selten angewandt (Prostatavolumen > 100 ml)
- Lasertherapie:
  - eine Alternative zur transurethralen Resektion
  - Daten über Langzeitergebnisse sind noch nicht verfügbar.
- Thermotherapie (Mikrowellen):
  - lindert die Reizsymptome
  - Langzeitergebnisse noch nicht verfügbar.
- Stent oder Spirale:
  - Können in ausgewählten Fällen bei Patienten mit schlechtem Allgemeinzustand zum Einsatz kommen.

Katheterismus

- Eine perkutane Zystostomie ist angezeigt bei Patienten mit Harnverhaltung, die zur Operation anstehen (ausreichende Erfahrung in der Insertionstechnik ist erforderlich: Wird in Österreich praktisch immer durch Fachärzte oder Abteilungen für Urologie vorgenommen).
- In ausgewählten Fällen kann man sich für einen Katheterismus entscheiden (Durchführung möglichst durch den Patienten selbst).
- Ein Silikonkatheter mit einem Ballon mit einer 5%igen hypertonen Kochsalzlösung oder Glyzerin kann zum Einsatz gelangen, eine perkutane Zystostomie ist jedoch vorzuziehen.

Nachsorge nach TURP

- Routinemäßig sollte 4 bis 6 Wochen nach der Operation eine Urinkultur zum Nachweis einer Bakteriurie angelegt werden; eine Urinkultur ist grundsätzlich immer dann angezeigt, wenn der Verdacht auf eine Harnwegsinfektion besteht (eine Pyurie und Hämaturie können noch bis zu 3 Monaten nach der Operation auftreten).
- Wird ein Bakterienwachstum nachgewiesen, sind Antibiotikagaben angezeigt.
- Linderung einer Stressinkontinenz innerhalb des 1. Jahres: Beckenbodentraining kann nützlich sein.
- Zur Behandlung einer Dranginkontinenz und einer Nykturie stehen Muscarin-Antagonisten (Oxybutynin, Tolterodin, Trospiumchlorid, Solifenacin und Darifenacin – derzeit in Österreich nicht im Handel) zur Verfügung.

11.13 Prostatakarzinom

Grundsätzliches

- Ausschluss eines Prostatakarzinoms durch Palpation und Bestimmung des Serum-PSA bei Patienten mit Prostatahyperplasie oder Harnwegsinfektion.
- Bei der Suche nach den Ursachen von Skelettschmerzen an die Möglichkeit eines metastasierenden Prostatakarzinoms denken!

Epidemiologie

- Das Prostatakarzinom ist bei Männern das am häufigsten vorkommende Malignom.
- Die Entwicklung eines Prostatakarzinoms setzt die Präsenz von Androgenen voraus.
- Gesicherte Risikofaktoren sind unter anderen fettreiche Ernährung, Übergewicht und Rauchen.

- Zum Zeitpunkt der Diagnose sind nur 5% der Patienten unter 60 Jahre alt.
- Ein asymptomatisch gebliebenes Prostatakarzinom ist ein häufiger Autopsiebefund (30% der Über-50-Jährigen und 70–80% der Über-80-Jährigen).
- Der Spontanverlauf ist schwer zu prognostizieren. Bei circa 80% der Patienten, bei denen das Malignom die Prostatakapsel noch nicht durchbrochen hatte, zeigte sich innerhalb eines Beobachtungszeitraums von 10 Jahren keine Progredienz des Leidens.

Symptomatik

- Die Symptome sind jenen der Prostatahyperplasie ähnlich. Zu ihnen gehören beispielsweise:
  - erhöhte Miktionsfrequenz
  - abgeschwächter Harnstrahl
  - Harnverhaltung
  - Harnwegsinfektion
  - Restharngefühl
  - Hämaturie (als Symptom des Prostatakarzinoms selten)
  - durch die metastatische Absiedlung versursachte Symptomatik (Skelettschmerzen, insbesondere im Bereich der Rippen und der Wirbelsäule)

Diagnostik

- Screening-Untersuchungen sind nicht indiziert, da noch keine Beweise dafür erbracht werden konnten, dass sie Lebenserwartung und Morbidität positiv beeinflussen können ☉. Mit den gegenwärtig zur Verfügung stehenden Methoden ist es nicht möglich, jene Patienten zu selektieren, bei denen es zu einer Progredienz des Leidens kommen wird und die daher von einer Früherkennung Nutzen ziehen würden.
- Die rektal-digitale Untersuchung der Prostata und ein PSA-Test sind bei Männern über 50 immer dann angezeigt, wenn Beschwerden vorliegen, die auf eine Beteiligung der Prostata hinweisen könnten (siehe oben) ☉.
  - Ein Prostatakarzinom findet sich bei circa 30% aller Patienten mit palpablen Raumforderungen.
- Die Bestimmung des Prostata-spezifischen Antigens (PSA) im Serum ist für das Staging hilfreich.
  - Die Obergrenze des Referenzwerts liegt bei 3 µg/l.
  - Bei Vorliegen einer benignen Prostatahypertrophie kann ein Spiegelwert bis zu 10 µg/l noch als „normal" eingestuft werden.
  - Konzentrationen über 20 µg/l sind zumeist ein Indikator für ein Prostatakarzinom, bei Werten über 50 µg/l liegt wahrscheinlich bereits eine Metastasierung vor.
- Der Patient ist einem Urologen vorzustellen,
  - wenn bei der Rektaluntersuchung ein Knoten getastet wird oder der Serum-PSA-Wert über 10 µg/l liegt,
  - wenn der Patient jünger ist als 65 und ein Serum-PSA-Wert über 3 µg/l vorliegt,
  - wenn bei einem Gesamt-PSA-Wert im Bereich zwischen 3 und 10 µg/l der Quotient „freies PSA/Gesamt-PSA" unter 15% liegt.
  - Anmerkung: altersspezifische PSA-Grenzwerte der österreichischen-urologischen Gesellschaft:
    – 40–50 Jahre: bis 2,5 ng/ml
    – 50–60 Jahre: bis 3,5 ng/ml
    – 60–70 Jahre: bis 4,5 ng/ml
    – über 70 Jahre: bis 6,5 ng/ml
    – oder: Anstieg des Werts > 0,75 µg / l /Jahr
  - In der Leitlinie der deutschen Urologen wird ein genereller Schwellenwert von 4,0 ng/ml angegeben (www.uni-duesseldorf.de/awmf).
- Gesichert wird die Diagnose durch die histologische Befundung einer Probe, die im Zuge einer transrektalen Ultraschalluntersuchung mittels Feinnadelbiopsie gewonnen wurde ☉.
- Für den Nachweis von Knochenmetastasen ist die Szintigraphie die Methode der Wahl. Liegt das Serum-PSA unter 10 µg/l, besteht nur eine sehr geringe Wahrscheinlichkeit (< 1%) für eine Knochenmetastasierung. Eine Knochenszintigraphie sollte durchgeführt werden, wenn ein Patient mit frisch diagnostiziertem Prostatakarzinom über Skelettschmerzen berichtet, der PSA-Wert über 10 µg/l liegt oder sich erhöhte Werte für die alkalische Phosphatase im Serum finden. Während der Verlaufskontrollen sollte eine Knochenszintigraphie immer dann durchgeführt werden, wenn ein Skelettschmerz aufgetreten oder es zu einem Anstieg der AP-Werte gekommen ist.
- Bei Diagnosestellung sind etwa 20% der Karzinome lokal begrenzt; bei 40% ist es bereits zu einer Ausbreitung über die Kapsel hinaus gekommen und bei 40% liegt bereits eine metastatische Absiedelung vor.

Therapie

- Für die Behandlung eines **lokal begrenzten Prostatakarzinoms** (d.h. eines intrakapsulären Tumors) hat man die Wahl zwischen 4 Behandlungsmethoden ☉:
  - Eine aktive Verlaufskontrolle („Watch and Wait") bietet sich für ältere Patienten an, die einen chirurgischen Eingriff oder eine Radiotherapie ablehnen, weil sie die damit verbundenen unangenehmen Folgeerscheinungen scheuen. Zielgruppe: T1 – 2N0M0, Gr 1, Gleason 2–4, Alter > 70 Jahre, keine oder nur geringfügige Symptome.

- Eine radikale Prostatektomie eignet sich für sonst gesunde (also meist noch nicht 70 Jahre alte) Patienten, die eine Entfernung des Tumors wünschen. Zielgruppen: T1b – 2N0M0, Gr 1–3, Gleason 2–9. Eine skandinavische Studie zum Vergleich zwischen der Strategie der radikalen Prostatektomie und jener des aktiven Abwartens ergab für die Prostatektomiegruppe ein häufigeres Auftreten einer erektilen Dysfunktion (80% vs. 45%) und einer Harninkontinenz (49% vs. 21%), hingegen eine geringere Häufung von Symptomen einer Harnwegsobstruktion (28% vs. 44%) **C**. Eine Strahlentherapie (mit circa 30 Behandlungssitzungen) ist gleich wirksam wie eine radikale Prostatektomie. Zielgruppe: T1–3, Gr 1–3, Gleason 4–9. Zu den dabei zu erwartenden unerwünschten Wirkungen gehören eine Reizung von Harnblase und Rektum. In den letzten Jahren kam verstärkt die so genannte Brachytherapie (Palladium, Jod125) zum Einsatz, bei der die Strahlenquellen (radioaktive Teilchen oder Nadeln) unter Ultraschallführung im befallenen Gewebe selbst platziert werden.
- Bicalutamid. Zielgruppe: T1 – T3NXM0, Gr 1–3, Gleason 2–9.
- Bei **Karzinomen im fortgeschrittenen Stadium** kommt eine Hormontherapie zur Anwendung.
  - 80% der Patienten sprechen auf diese Behandlung an.
  - Binnen 5 Jahren reagiert jedoch bei fast 80% der Betroffenen der Tumor nicht mehr auf die Hormontherapie.
  - Eine Hodenexstirpation (Orchiektomie) ist eine wirksame Maßnahme, die sogar noch bei hochbetagten Patienten unter Lokalanästhesie durchgeführt werden kann. Zu den zu erwartenden Nebenwirkungen zählen Impotenz und Hitzewallungen.
  - LH/RH-Analoga stellen eine Alternative zur Orchiektomie dar. Die Applikation erfolgt s.c., üblicherweise in 3-monatigen Abständen. Wirksamkeit und Nebenwirkungen entsprechen jenen der Orchiektomie.
  - Eine Östrogentherapie (Polyöstradiolphosphat als i.m. Injektionen) ist eine weitere Alternative zur Orchiektomie. Diese Behandlungsform wird heute allerdings weniger häufig gewählt, da sie das Risiko kardiovaskulärer Komplikationen (Thrombose) und weiterer unerwünschter Wirkungen mit sich bringt (Gynäkomastie, Wallungen, Flüssigkeitsretention, Depression).
  - Eine antiandrogene Therapie (mit Cyproteronacetat, Bicalutamid, Flutamid, Nilutamid) kann bei bestimmten Patienten als Primär- oder als Zusatztherapie zum Einsatz kommen **B**.
- Zu den **Second-line-Therapieverfahren** für ein **Karzinom im fortgeschrittenen Stadium,** in dem der Tumor nicht mehr auf eine Hormontherapie anspricht, gehören Estramustin, Chemotherapie oder eine Bestrahlung. Das Ziel dabei ist die Verbesserung der Lebensqualität und nicht so sehr eine Verlängerung der Lebenserwartung.
- Palliativtherapien:
  - Eine Elektroresektion der Prostata lindert die Problematik des Harnverhaltens.
  - Eine Strahlentherapie ist gegen Skelettschmerzen wirksam.
  - Eine gering dosierte Bestrahlung der Brustdrüsen dient als Prävention einer Gynäkomastie, mit deren Auftreten sonst unter einer Antiandrogen- oder Östrogenbehandlung gerechnet werden müsste.
  - Clodronat ist wirksam bei Hyperkalzämie (und bei manchen Patienten möglicherweise auch gegen Skelettschmerzen).
  - Zytotoxische Medikamente zeigen nur eine begrenzte Wirkung (nur 2–19% aller Patienten sprechen auf sie an).

Prognose

- Die 5-Jahre-Überlebensrate beträgt 65%.
- Hat das Karzinom bereits Metastasen gesetzt, so liegt die verbleibende Lebenserwartung bei durchschnittlich 2–3 Jahren.

Kontrollen – Follow up

- Empfohlen werden Kontrolluntersuchungen in 3-monatigen Abständen während des 1. Jahres, sodann im Halbjahresrhythmus in den Jahren 2 und 3 und schließlich 1 × jährlich ab dem Jahr 4.
- Der Patient soll informiert sein, wohin er sich bei Bedarf zusätzlich zu den üblichen Kontrollen wenden kann.
- Im Fall eines **zufällig entdeckten lokal begrenzten Karzinoms** (das z.B. im Zuge einer transurethralen Prostataresektion gefunden wurde) kann die Nachbeobachtung in Kontrollen bestehen, die alle 6 bis 12 Monate durchgeführt werden und bei denen der PSA-Wert bestimmt und eine rektal-digitale Untersuchung vorgenommen wird. Eine Verdoppelung des PSA-Werts ist dabei ein Zeichen für eine Progredienz der Erkrankung und stellt eine Indikation für die Überweisung des Patienten an einen Urologen dar.
- Patienten, bei denen eine **radikale Prostatektomie** oder eine **Radiotherapie** vorgenommen wurde, werden üblicherweise zunächst im ursprünglichen Behandlungszentrum nachbeobachtet, doch kann im Laufe der Zeit der Hausarzt die Verantwortung für die weitere Betreuung übernehmen.

- Bei Patienten, die eine **Hormontherapie** erhalten, erfolgt die 1. Kontrolluntersuchung im zuständigen Behandlungszentrum. Wird dabei ein Ansprechen auf die Behandlung festgestellt, so kann die weitere Patientenführung in die Hände des Hausarzts gelegt werden.
- Bei deutlicher Progredienz der Erkrankung sollten die Kontrollen engmaschiger werden. Dabei sollten die Lebensqualität des Patienten, die Aufrechterhaltung eines vertrauensvollen Verhältnisses zwischen Patient und Arzt und das möglichst frühzeitige Erkennen von Symptomen und Komplikationen, die die Lebensqualität des Betroffenen beeinträchtigen, im Vordergrund stehen.

Untersuchungen im Rahmen des Follow-up bei fortgeschrittenem Karzinom

- Der Arzt sollte in eigener Initiative die Symptome und Beschwerden des Patienten erheben (Schmerzen, Dysurie, Impotenz, Depression).
  - Skelettschmerzen sind eine Indikation für eine urologische beziehungsweise onkologische Abklärung.
  - Das lokale Tumorwachstum kann Blasenentleerungsstörungen verursachen. In einem solchen Fall ist eine Überweisung an einen Urologen nötig.
- Das Serum-PSA wird in jenen Fällen bestimmt, in denen der Patient über die Progredienz der Erkrankung informiert werden will, bevor er noch selbst die entsprechenden Symptome bemerkt. Zwischen dem Anstieg der Serum-PSA-Werte und der Manifestation der zugehörigen Symptomatik liegt eine Vorlaufzeit von etwa 1 Jahr.
  - Eine Verdoppelung der PSA-Spiegelwerte deutet auf eine Progredienz hin und ist eine Indikation für die Beiziehung eines Urologen.
  - Bei einer Metastasierung ist keine Indikation für PSA-Tests gegeben, es sei denn, es soll die Auswirkung eines geänderten Therapieschemas kontrolliert werden.
- Ergänzend zu den oben erwähnten Untersuchungen können auch noch folgende Tests gemacht werden: Bestimmung von Hämoglobin, Kreatinin und AP, Mittelstrahlurin, Restharn.
- Während der routinemäßigen Kontrollen besteht keine Indikation für ein Thoraxröntgen oder eine sonstige bildgebende Diagnostik.

11.20 Balanitis, Balanoposthitis und Paraphimose beim Erwachsenen

Grundlegendes

- Nach der Ursache muss sorgfältig gefahndet werden (nicht nur die Routinediagnose „Candida-Mykose" in Betracht ziehen).
- Die Behandlung ist in der Regel symptomatisch und nur selten kausal.
- Eine Paraphimose stellt eine Notfallsituation dar und muss sofort behandelt werden, um eine Nekrose der Glans zu verhindern.
- In schweren Fällen eine Zirkumzision erwägen.

Definitionen

- Die Bezeichnung „Balanitis" umfasst im weitesten Sinn alle entzündlichen Dermatosen der Glans penis. In diesem Artikel werden die folgenden Klassifikationen verwendet:
- Als Balanitis bezeichnet man eine Entzündung des Glansepithels.
- Als Balanoposthitis bezeichnet man eine Entzündung der Glans und der Innenseite der Vorhaut.
- Eine Paraphimose („spanischer Kragen") liegt vor, wenn eine zu enge Vorhaut retrahiert und dabei eine strangulierende Schwellung verursacht wird.

Ätiologie

- Eine Balanitis kann verursacht werden durch
  - hautreizende Mittel, mangelnde Genitalhygiene, zu enge Vorhaut, Irritationen durch Smegma oder durch Seife,
  - seborrhoische Dermatitis: Erfordert Inspektion der Kopfhaut, der Haut hinter den Ohren und der Hautfalten (Abb. 11.20.1),
  - Candida-Mykose: Der Nachweis von Candida-Sporen sagt noch nichts über die Kausalität aus. Die Candidiasis wird generell überdiagnostiziert.
  - Kontaktallergie:
    - Latex und Zusätze, wie sie in der Gummiproduktion Verwendung finden
    - Bestandteile von Hautpflegeprodukten (die vom Patienten und eventuellen Partnern verwendet werden)
  - Diabetes und Übergewicht sind prädisponierende Faktoren.
  - Balanitis xerotica obliterans (BXO, Lichen sclerosus et atrophicus) (Abb. 11.20.2)
  - Balanitis circinata – sind noch andere Symptome eines Morbus Reiter vorhanden?
  - Balanitis plasmacellularis (Zoon) – selten
- In gleicher Lokalisation können auch auftreten:

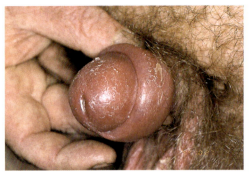

Abb. 11.20.1 Eine Balanoposthitis („spanischer Kragen") ist eine Manifestation eines seborrhöischen Ekzems und wird nicht durch Bakterien oder Pilze verursacht. Wenn die Vorhautverengung sehr ausgeprägt ist, wird die Blutzirkulation zur Eichel abgeschnürt. Eine Operation und Kortikosteroide der Klasse II besserten den Zustand innerhalb einer Woche.

- Lichen (ruber) planus – findet sich häufiger als allgemein angenommen an der Glans
- Psoriasis – Überprüfung der übrigen Prädilektionsstellen der Psoriasis
- Erythema fixum (hauptsächlich durch Tetracycline verursacht)
- Erythroplasie Queyrat (entspricht histologisch der Bowen-Krankheit an der Glans und ist ein Carcinoma in situ)

Untersuchungen

- Nur im Falle eines eindeutigen Verdachts auf Infektion sollte eine Bakterienkultur (Bakterien, Candida) angelegt werden. Ergebnisse kritisch evaluieren.
- Epikutantest (in Fällen, wo eine Allergie vermutet wird): Überweisung an einen Dermatologen.

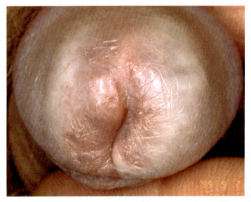

Abb. 11.20.2 Balanitis xerotica obliterans, Lichen sclerosus et atrophicus, betrifft beim Mann Eichel und Vorhaut. Es bedarf einer energischen Therapie, um die Abschnürung des Ostiums der Harnröhre und eine Phimose abzuwenden. Wenn die Erkrankung nicht therapiert oder nur ungenügend nachkontrolliert wird, besteht ein gewisses Risiko einer malignen Entartung.

- Biopsie (bei Verdacht auf Malignität, z.B. bei Balanitis xerotica obliterans): Überweisung an einen Urologen oder einen Dermatologen.

Behandlung

- Spezifische Ursachen (Bakterien, Candida) gezielt behandeln.
- Kaliumpermanganat (1:10.000, Bad in Tasse oder Becher) wirkt fast immer.
  ○ 100 mg Kaliumpermanganat in 1 Liter Wasser geben.
  ○ Zuerst die Kaliumpermanganatkristalle in etwas warmem Wasser auflösen. Dann die Lösung sorgfältig im Badewasser verteilen.
  ○ Die zu behandelnde Körperstelle wird ca. 10 min. darin gebadet.
  ○ NB: Die Lösung färbt sehr stark.
    – Das Badegefäß wird mit Plastik ausgelegt und die Badelösung wird nach dem Gebrauch direkt über den Abfluss entsorgt.
    – Die Lösung färbt auch die Haut und die Nägel bräunlich. Diese Verfärbung wird einige Tage nach der Behandlung verschwunden sein. Eine Verfärbung der Nägel kann durch vorheriges Auftragen von Nagellack vermieden werden.
- Kortikoidsalben der Klassen I–II gegen Ekzeme.
- Balanitis-xerotica-obliterans-Patienten an einen Facharzt überweisen (Dermatologe oder Urologe).
- Beseitigung der Phimose durch Zirkumzision. Wenn die Vorhaut eines erwachsenen Mannes nicht bis in die Koronarfurche retrahiert werden kann, dann ist nach Abklingen der Balanitis eine Beschneidung vorzunehmen.
- Bei Paraphimose sollte eine sofortige Reposition erfolgen. Unter Verwendung von Lidocain-Gel so lange Fingerdruck um das Glansödem herum ausüben, bis die Schwellung zurückgeht und sich die Vorhaut langsam vorschieben lässt. Gelingt die Reposition nicht, ist eine Inzision der Vorhaut nötig.

11.21 Induratio penis plastica (Peyronie-Krankheit) (Sclerosis penis)

Symptomatik

- Eine fibrotische Verhärtung des Corpus cavernosum.
- Die Ätiologie ist unbekannt; 15% der Betroffenen leiden jedoch auch an einer Dupuytren-Kontraktur der Handflächen.

- Die Haut ist an der Indurationsstelle normal und frei beweglich.
- Der Penis krümmt sich während der Erektion in Richtung der Induration.
- Differenzialdiagnostisch sind Metastasen eines Prostatakarzinoms im Bereich des Penis in Betracht zu ziehen (Palpation der Prostata).

Behandlung

- Es ist keine Therapie nötig, es sei denn, der Geschlechtsverkehr ist nur erschwert möglich. Erklären Sie dem Patienten sein Leiden.
- Überweisung an einen Urologen, wenn der Patient über Penisschmerzen klagt oder der Penis eine starke Krümmung aufweist.

11.22 Hodenschmerzen

- Schwellungen am Skrotum, siehe Artikel 11.23.

Grundsätzliches

- Eine Hodentorsion ist sofort zu diagnostizieren und zu behandeln (bei Kindern und jungen Erwachsenen, die noch nicht sexuell aktiv sind, sofort an eine Hodentorsion denken).
- Eine Epididymitis mit Antibiotika behandeln.
- Diagnose Varikozele als Ursache für prolongierte oder rezidivierende Hodenschmerzen.

Hodentorsion

- Schlagartig einsetzende Schmerzen, zuerst im Bereich des Unterbauchs und erst später im Skrotum, und sich rasch entwickelnde unilaterale Skrotalschwellung.
- Die Hoden steigen in den oberen Teil des Skrotums auf und kommen dort horizontal zu liegen. Der Cremasterreflex fehlt.
- **Torsion der Appendix testis** und Epididymitis können als Hodentorsion imponieren. Eine differenzialdiagnostische Abklärung kann oftmals nur im Zuge einer Operation erfolgen.
- Bei Hodentorsion sollte sofort operiert werden, um eine permanente Schädigung der Hoden abzuwenden.

Epididymitis

- Schwellung und Druckempfindlichkeit der Nebenhoden, aber auch die Hoden selbst können auf Druck empfindlich reagieren.
- Zu den Erregern gehören Bakterien, die auch Harnwegsinfektionen verursachen, sowie bei sexuell aktiven Patienten auch Chlamydien und gelegentlich Gonokokken. Bei älteren Männern kann ein Harnverhalten ein prädisponierender Faktor sein.
- Die Epididymitis tritt auch vor dem sexuell aktiven Alter auf.
- Bei Kindern wird eine Epididymitis offenbar durch den Übertritt von sterilem oder infiziertem Urin in den Samenleiter verursacht. In rekurrierenden Fällen stellt die Sonographie der Harnwege eine geeignete Untersuchungsmethode dar, um z.B. ektopische Ureteren auszuschließen. Eine Enuresis oder allfällige Miktionsprobleme verdienen in diesem Zusammenhang Beachtung.
- In allen Altersgruppen prädisponieren Manipulationen an der Harnröhre, wie etwa ein Dauerkatheterismus, sowie sonstige urologische Interventionen für eine Epididymitis.
- Untersuchungen:
  - Urinstatus und -kultur
  - Chlamydien- und Gonokokkenkultur oder PCR
- Therapie mit Trimethoprim oder mit einem Cephalosporin-Derivat (bei Kindern), mit Doxycyclin 150 mg × 1 × 10–14 (bei Jugendlichen) oder mit einem Cephalosporin-Derivat oder mit einem Fluorchinolon (bei älteren Menschen).
- Suspensorium zur Stützung des Skrotums, kühlende Umschläge, zur Schmerzlinderung ein NSAR.

Orchitis

- Die Schwellung betrifft die Hoden selbst.
- Die Orchitis ist in Ländern, in denen Mumps aufgrund von Impfungen praktisch ausgerottet worden ist, sehr selten geworden, sie kann aber manchmal zusammen mit einer Epididymitis auftreten (Epididymo-Orchitis).
- Die differenzialdiagnostische Abgrenzung Orchitis versus Hodentorsion ist schwierig (beim geringsten Zweifel Notfaufnahme ins Krankenhaus veranlassen).
- Untersuchungen:
  - Parotitisserologie (jeweils 2 Serumproben) bei nicht gegen Mumps geimpften Personen.

Therapie

- Schmerzlinderung (siehe oben).

Varikozele

- Bei jungen Männern treten die Symptome sichtbare Varizen, Schmerzen (selten) und verminderte Zeugungsfähigkeit auf.
- Einzelheiten dazu in Artikel 11.23.

11.23 Vergrößertes Skrotum oder tastbare Raumforderung im Skrotum

Grundregeln

- Ein vergrößerter Hoden ist so lange tumorverdächtig, bis dies mit Sicherheit ausgeschlossen werden kann. Ein solcher Patient ist stets an einen Spezialisten zu überweisen.
- Falls die Schwellung als **außerhalb des Hodens** liegend lokalisiert werden kann:
  - Diagnose einer Hydrozele ohne spezielle Untersuchungen
  - Diagnose einer Spermatozele ohne spezielle Untersuchungen und Verifizierung der Gutartigkeit durch ausreichende Nachkontrollen
  - bei Verdacht auf Hernie Überweisung des Patienten an einen Chirurgen
  - Ausschluss einer Varikozele (Gefahr der Sterilität)

Hydrozele

- Eine Hydrozele ist eine Flüssigkeitsansammlung innerhalb der Tunica vaginalis, die den Hoden und die Appendix testis umgibt.
- Eine Hydrozele kann von einem soliden Tumor leicht unterschieden werden, indem man das Skrotum in einem dunklen Raum mit einem starken Licht durchleuchtet. Das Licht durchstrahlt eine Hydrozele problemlos, nicht jedoch einen Hodentumor.
- Anders als ein solider Tumor kann eine Hydrozele frei verformt werden.
- Die Diagnose kann durch eine Ultraschalluntersuchung gesichert werden.
- Eine kleine Hydrozele muss nicht behandelt werden. Eine große Hydrozele kann operiert oder sklerosiert werden. Ein Abpunktieren ist nicht sinnvoll, weil nach Absaugung die Hydrozele wiederkehrt.

Spermatozele

- Eine Spermatozele ist ein runder, weicher Knoten oberhalb des Hodens, der sich deutlich von diesem abgrenzen lässt.
- Ein Spermatozele lässt sich recht gut durchleuchten.
- Eine Aspiration des Zysteninhalts kann der Diagnosefindung dienen. Eine Spermatozele enthält eine Flüssigkeit, die aufgrund des darin enthaltenen Samens grau sein kann.
- Eine störende große Spermatozele kann operiert werden.

Varikozele

- In der Regel linksseitig.
- Am stehenden Patienten sind die erweiterten Venen als knäuelartige Schwellungen an der Basis des Skrotums zu erkennen. Im Zweifelsfall kann der Valsalva-Pressversuch hilfreich sein. Im Liegen sind die dilatierten Venen nicht sichtbar.
- Besonders bei jungen Männern verursacht eine Varikozele ein Schweregefühl in den Hoden; siehe dazu auch den Artikel zum Thema „Hodenschmerzen" 11.22.
- Bei Patienten mittleren Alters oder älteren Patienten kann eine akute linksseitige Varikozele ein Hinweis auf eine Nierenvenenthrombose sein (die ihrseits wieder durch ein Nierenzellkarzinom ausgelöst werden kann). Eine rechtsseitige Varikozele kann auf eine Obliteration der Vena cava inferior hinweisen.
- Eine Behandlung ist angezeigt, wenn die Varikozele Beschwerden verursacht bzw. der Patient infertil ist **D**. In Betracht kommen eine operative oder laparoskopische Ligatur der Hodenvenen oder eine radiologische Intervention.

Leistenhernie

- Sichtbar als Vorwölbung an der Öffnung des Leistenkanals. Reposition durch Pressen mit den Fingern ist gewöhnlich leicht möglich (8.85).

Hodenkrebs

- Typischerweise liegt ein verdickter oder verhärteter Hoden oder ein Knoten im Hoden vor.
- Dank einer Kombination von chirurgischen, radiologischen und chemotherapeutischen Maßnahmen ist die Prognose recht gut.

11.30 Wahl einer Methode zur Harnableitung aus der Blase

- Der intermittierende Katheterismus ist die Methode der Wahl (11.31).
- Fällt diese Option aus – der Patient hat eine Obstruktion, es ist eine Uroflowmetrie nötig, der Patient bedarf der Langzeitpflege und der Katheterismus kann nicht zu Hause durchgeführt werden – oder aber es liegt ein massives Harnverhalten vor (> 1000 ml), so ist der suprapubischen Zystostomie (11.32) der Vorzug zu geben.
- Besteht nur eine vorübergehende Notwendigkeit für einen Katheterismus, ist die Kapazität der Blase gering oder weist das untere Abdomen Operationsnarben auf (Risiko einer Darmperforation bei der Einführung der Zystostomienadel), sollte ein kleinkalibriger Silikon- oder PVC-Katheter verwendet werden.
  - Wenn ein Ultraschallgerät unmittelbar vor der

perkutanen Zystostomie zur Verfügung steht, so ist es relativ einfach zu verifizieren, dass zwischen Blase und Bauchwand kein Darmsegment liegt.
- Bei Blut im Urin kann ein PVC-Katheter mit 16 Ch eingesetzt werden (11.06).
- Ohne eindeutige medizinische Indikation sollte bei inkontinenten Patienten in Langzeitpflege kein Verweilkatheter gelegt werden.
- Suprapubische Katheter scheinen gegenüber Dauerkathetern vorteilhaft zu sein. Besonders im Hinblick auf Bakteriurie, Rekatheterisation und subjektive Beeinträchtigung bei Erwachsenen mit Kurzzeit-Blasendrainage. Intermittierender Katheterismus scheint weniger Risiko einer Bakteriurie mit sich zu bringen als ein liegender Dauerkatheter, würde aber deutlich mehr Kosten verursachen **B**.

11.31 Blasenkatheterismus

Katheter
- Die Kaliberkennzeichnung der Katheter erfolgt in der Regel durch Angabe des Außendurchmessers entweder in mm oder in „Charrière" bzw. „French": Dabei entspricht 1 Ch = 1 F = 1/3 mm. Erfolgt die Kennzeichnung der Kathetergröße durch Angabe des Umfangs, so erhält man einen Näherungswert für den Katheterdurchmesser, wenn man den Wert für den Umfang durch 3 teilt.
- Als Verweilkatheter am besten geeignet sind Katheter aus Silikon oder PVC, da bei diesen Materialien die Gewebsreizung am geringsten ist.

Vorgehen bei der Katheterisierung
- Harnröhrenöffnung mit antiseptischer Lösung desinfizieren (z.B. 0,01% Chlorhexidin).
- Bei Männern 10 ml Gel in die Harnröhre einspritzen (bei Frauen etwas weniger). Vorzugsweise sollte dabei ein Gel verwendet werden, das ein Lokalanästhetikum enthält.
- Sowohl die Gelinjektion als auch die Kathetereinführung sollten behutsam und langsam erfolgen.
- Bei Männern sollte dabei der Penis in einem rechten Winkel zum Körper gehalten werden, was die Kathetereinführung erleichtert.
- Den Ballon erst dann auffüllen, wenn sichergestellt ist, dass sowohl die Katheterspitze als auch der Ballon in der Harnblase sind und der Urin ungehindert aus der Blase abfließt. Bzw. bei leerer Blase: falls über den Katheter eine Salzlösung problemlos in die Blase eingebracht werden kann.
- Ist es mit einem schonenden Vorgehen nicht möglich, den Katheter zu legen, sollte ein Versuch mit einem Thiemannkatheter gemacht werden. Statt einen Katheterismusversuch mehrfach zu wiederholen, ist es sinnvoller, eine Zystostomie vorzunehmen (11.32). Erfolgte bei dem Patienten in der Anamnese eine transurethrale Prostataresektion, erleichtert eine gleichzeitige digitale transrektale Anhebung der Prostata die Einführung des Katheters in die Harnblase.

Intermittierender Katheterismus
- Die Form der künstlichen Blasenentleerung, die den normalen physiologischen Gegebenheiten am nächsten kommt.
- Der Patient sollte im Krankenhaus die nötige Schulung (sowie eine schriftliche Anleitung) erhalten.
- Die Häufigkeit der Katheterisierung sollte so gewählt werden, dass sich nie mehr als 500 ml Flüssigkeit in der Blase ansammeln.
- Ist eine spontane Miktion völlig unmöglich geworden, werden 4 Katheterisierungen pro Tag empfohlen. Werden große Restharnmengen behandelt, kann auch eine geringere Katheterismusfrequenz ausreichend sein.
- Am besten geeignet ist ein Katheter, der mit einem hydrophilen Gleitmittel überzogen ist und mit Wasser angefeuchtet gleitfähig gemacht werden kann. Damit entfällt die Notwendigkeit eines zusätzlichen Gleitmittelgels.
- Beim Selbstkatheterismus ist es ausreichend, wenn sich der Patient/die Patientin vor der Einführung des Katheters gründlich die Hände wäscht. Bei stationärer Behandlung sind aseptische Techniken anzuwenden.
- Eine medikamentöse Infektionsprophylaxe wird nicht empfohlen, auch wenn sie bei Einmalkatheterismus oder bei vorübergehendem Einsatz eines Verweilkatheters eine Bakteriurie verhüten könnte. Behandelt werden nur symptomatisch gewordene Infekte. Routinemäßige Harnproben können entfallen, da in den meisten Fällen eines intermittierenden Katheterismus eine Bakteriurie ohne klinische Relevanz vorliegt.

Dauerkatheterismus
- Vorzugsweise ist ein Silikonkatheter (Kaliber 12–14) zu verwenden. Ein PVC-Katheter (mit einem größeren Innendurchmesser) ist dann besonders praktisch, wenn sich Blut im Harn findet und Blasenspülungen notwendig werden.
- Bei Dauerkathetern sollte der Ballon mit einer 5%igen Kochsalz- oder Glyzerinlösung gefüllt werden.
  Anmerkung: In Österreich wird üblicherweise destilliertes Wasser verwendet.
- Der Katheter sollte nicht durch das eigene Ge-

wicht nach unten gezogen werden, der Beutel soll sich aber immer unterhalb der Harnblase befinden (Urinbeutel am Oberschenkel fixieren).
- Eine Antibiotikaprophylaxe ist bei Patienten mit Verweilkathetern nicht angezeigt. Symptomatische HWI sind zu behandeln. Vor Verschreibung eines Medikaments sollte im Wege einer aseptischen Punktion des Katheters eine Probe genommen werden.

11.32 Suprapubische Zystostomie

Anmerkung: Aufgrund der guten Erreichbarkeit fachärztlicher Versorgung wird die Notwendigkeit, in der Allgemeinpraxis eine Zystostomie vorzunehmen, in Österreich wohl nur selten vorkommen. Die Leitlinie wurde für Sondersituationen und diesbezüglich ausgebildete Kollegen belassen.

Legen des Katheters

1. Die Indikationsstellung überprüfen.
2. Die Blase sollte mit mindestens 300 ml Urin gefüllt sein (Harnverhaltung oder mindestens 4 Stunden zeitlicher Abstand zur letzten Miktion). Falls ein Ultraschallgerät leicht verfügbar ist, ist es stets sinnvoll, vor Inangriffnahme der Zystostomie Lage und Füllungsgrad der Harnblase sonographisch abzuklären (42.04). Per Ultraschall sollte man sich auch vergewissern, dass zwischen Blase und Bauchdecke kein Darmabschnitt zu liegen kommt.
3. Die Haut der Punktionsstelle desinfizieren.
4. In die Hautfalte (etwa 2 Finger breit) oberhalb der Symphyse bzw. unmittelbar proximal zu ihr 1% Lidocain infiltrieren, wobei eine lange dünne Nadel zum Einsatz gelangen sollte (z.B. eine Lumbalpunktionsnadel). Eine Aspiration von Urin bestätigt die Lokalisierung der Harnblase und deren Tiefe. Beim Zurückziehen der Nadel ist darauf zu achten, dass das Aspirat nicht in die Bauchdecke injiziert wird. Wichtig ist, dass das Lokalanästhetikum auch in die Blasenwand injiziert wird.
5. Mit dem Skalpell eine kleine Inzision vornehmen und dann die Zystostomienadel senkrecht zur Körperoberfläche in die Blase einführen und den Katheter legen.
6. Sodann die Nadel wieder zurückziehen und prüfen, ob der Katheter noch vor Ort ist. Die Nadel entfernen.
7. Den Katheter an der Bauchwand fixieren (entweder durch Blockieren des Ballons oder durch Nähte).
8. Nach Einlegen (und Verschließen) des Katheters kann der Patient einen Miktionsversuch unternehmen. Nach mehrfachen erfolgreichen Miktionen mit einem Restharnvolumen von weniger als 200 ml kann ein zur Behebung eines Harnverhaltens gelegter Katheter wieder entfernt werden.

11.40 Erektile Dysfunktion

Grundsätzliches

- Eine Impotenz ist vielfach organisch bedingt. Mangelndes Selbstvertrauen und partnerschaftliche Probleme spielen jedoch auch immer eine Rolle und müssen bei der Behandlung der betroffenen Männer mit einbezogen werden.
- Eine primäre erektile Dysfunktion bei einem jungen Mann muss von einem Spezialisten abgeklärt werden. Ältere Männer, deren Impotenz sich langsam entwickelt hat, können auch gut von ihrem Hausarzt betreut werden.

Ätiologie

- Vaskuläre Faktoren (in etwa 20% der Fälle):
  ○ Atherosklerose, hoher Nikotinkonsum, venöse Leckage
- Endokrine Ursachen (etwa 10%):
  ○ Testosteronmangel
    – Ältere Männer leiden oft an einem Testosteronmangel, der mit Testosteron- oder Dihydrotestosterongaben behandelt werden kann. Oftmals sind diese Patienten auch übergewichtig, was zu einer vermehrten Freisetzung von SHBG (Sexualhormonbindendes Globulin) und so zu einer weiteren Absenkung des Testosteronspiegels führt.
    – Kleine Hoden und Unfruchtbarkeit sind mit dem Klinefelter-Syndrom assoziiert.
  ○ Hyperprolaktinämie, Störungen der Schilddrüsenfunktion
- Neurologische Ursachen (etwa 20%):
  ○ Diabetische Neuropathie, Alkohol-induzierte Neuropathie, autonome Neuropathie, Multiple Sklerose, Rückenmarksläsionen, Traumata und Operationen im Beckenbereich etc.
- Überhöhter Alkoholkonsum (etwa 20%):
  ○ Bei Verzicht auf Alkohol verbessert sich die Erektionsfähigkeit in 50% der Fälle.
- Medikamente (10%):
  ○ Von den Medikamenten, die zur Behandlung einer Hypertonie verwendet werden, wirken sich Calciumkanalblocker und ACE-Hemmer weniger negativ aus als andere Wirkstoffe, sie können aber ebenfalls unerwünschte Wirkungen haben. Andererseits ist auch eine unbehandelte Hypertonie mit erektiler Dysfunktion assoziiert.

- Digoxin, Diuretika vom Thiazid-Typ, Spironolacton
- Antihistaminika
- die meisten Psychopharmaka
- Opiate
- antiandrogene Medikamente
- Schwere systemische Krankheiten
- Psychische Ursachen (etwa 20%)

Untersuchungsgang bei erektiler Dysfunktion

Anamnese
- Fragen Sie nach der Art der Beschwerden und nach möglichen Einflüssen auf diese:
  - Setzten die Symptome plötzlich ein oder haben sie sich nach und nach entwickelt?
  - Wie schwerwiegend sind die Symptome? Treten sie kontinuierlich auf? Ist bei einem von 5 Versuchen die Penetration möglich bzw. weniger oft oder öfters?
  - Treten Morgenerektionen auf (Blutversorgung wahrscheinlich ausreichend)?
  - Gibt es an gewisse Situationen gebundene Faktoren, Schwierigkeiten in der Partnerschaft?
  - Medikamente, Alkoholkonsum, Rauchen
- Wenn die erektile Dysfunktion sich nach und nach und langsam entwickelte, liegt meist eine organische Ursache vor.
- Wenn die erektile Dysfunktion nur bei einem bestimmten Partner auftritt, wenn es Morgenerektionen gibt und eine Masturbation erfolgreich möglich ist, dann liegen wahrscheinlich psychische Ursachen vor.

Klinische Befunde
- Blutdruck, periphere Arterienpulse
- Schilddrüse
- Sehnenreflexe
- Prostata
- Anzeichen von Hypoganadismus: Größe und Konsistenz der Hoden, Scham- und Achselbehaarung, Bartwuchs, Gynäkomastie etc.

Laboruntersuchungen
- Blutuntersuchungen werden in Abhängigkeit von den konkreten Gegebenheiten durchgeführt: Hämoglobin, Hämatokrit, komplettes rotes und weißes Blutbild, C-reaktives Protein, Blutzucker, Leberfunktionstests, Gesamt-Serum-Cholesterin, HDL-Cholesterin, Triglyzeride, TSH, Kreatinin, Testosteron, Prostata-spezifisches Antigen (PSA). Bei niederem Testosteronwert sollen zusätzlich Serum-Prolaktin, luteinisierendes Hormon (LH) und follikelstimulierendes Hormon (FSH) bestimmt werden.
- Untersuchungen der Erektion durch einen Spezialisten sind selten notwendig.
  - Die apparative Ausstattung für derartige Untersuchungen ist teuer.
  - Eine Methode besteht darin, während der Nacht ein Band um den Penis zu legen; das Band löst sich bei einer Erektion.
- Der Prostaglandin-Injektionstest (siehe weiter unten).
- Duplex-Sonographie des Penis
- Kavernosometrie und Kavernosographie

Untersuchungsschema in der Allgemeinpraxis

1. Mögliche Grundkrankheiten werden diagnostiziert und behandelt. Die Medikation des Patienten wird überprüft und entsprechend modifiziert, wenn der Verdacht besteht, dass sie mit der erektilen Dysfunktion in Zusammenhang steht. Ein Diabetes und ein Bluthochdruck werden möglichst gut eingestellt. Dem Patienten wird empfohlen, wenigstens für einen Testzeitraum auf Alkohol- und Nikotinkonsum zu verzichten. Ein neuer Kontrolltermin wird für 2–3 Monate später fixiert.
2. Wenn sich dann die erektile Dysfunktion noch nicht gebessert hat (oder wenn der Patient nicht mehr weiter zuwarten und sofort eine Medikation ausprobieren will), werden folgende Untersuchungen durchgeführt:
   - Serumtestosteron, Serumprolaktin, besonders wenn auch das sexuelle Verlangen gering ist.
   - Weitere der oben erwähnten Bluttests je nach vermuteter Ätiologie.
3. Jüngere Männer (unter 40–50 Jahre) ohne systemische Erkrankungen werden nach der Basisuntersuchungen an einen Urologen überwiesen (die Ursache könnte operativ behebbar sein, wie etwa eine venöse Leckage). Oft sind keine weiteren Untersuchungen notwendig. Ein Therapieversuch mit einem Phosphodiesterase-5-Hemmer ist nun empfehlenswert. Ältere Männer können auch weiterhin vom Hausarzt betreut werden.

Behandlung der erektilen Dysfunktion

- Geht die erektile Dysfunktion mit einem niedrigen Serumtestosteronspiegel, einer normalen Prostata, normalen PSA-Werten und unauffälligen Blutfettwerten (die immer mitbestimmt werden sollten) einher, kann mit der Testosterontherapie begonnen werden. Es ist jedenfalls zu beachten, dass eine erektile Dysfunktion nur selten durch einen niedrigen Testosteronspiegel verursacht ist, auch wenn die Laboruntersuchungen einen solchen ergaben.
  - Testosteronenantat, 1 Amp. i.m. alle 3 Wochen
  - Testosteronundecanoat
    - als Kapseln, 3–5 × 40 mg, zusammen mit einer Mahlzeit einnehmen (Anmerkung: Testosteronundecanoat: übliche Dosierung

in Österreich initial 120 bis 160 mg, Erhaltungsdosis 40 bis 120 mg; Tagesdosis in 2 ED).
- als Injektion, 1 Amp. Alle 10–14 Tage i.m.
  ○ Testosteronpflaster, 2 Pflaster pro Tag oder Testosterongel 5 bis 10 g pro Tag. (Anmerkung: in Pflaster befinden sich in Österreich derzeit nicht im Handel.)
  ○ Kontrollen:
    – Kontrolle der Größe der Prostata (sonographisch) und PSA-Bestimmung anfangs halbjährlich.
    – Wenn sich die erektile Dysfunktion nicht innerhalb einiger Wochen bessert, wird die Therapie abgebrochen und eine andere Ursache bzw. Behandlungsmethode in Betracht gezogen.
- **Sildenafil** ist bei Impotenz unterschiedlicher Ursachen wirksam.
  ○ Die Einstiegsdosis beträgt 50 mg und wird 1 Stunde vor dem Geschlechtsverkehr eingenommen Ⓐ. Bei älteren Männern und bei Vorliegen einer schweren Niereninsuffizienz (glomeruläre Filtrationsrate < 30 ml/min) oder bei Leberinsuffizienz sollen als Anfangsdosis 25 mg gewählt werden. Eine über 100 mg hinausgehende Dosis bringt keinen weiteren Nutzen.
  ○ Der höchste Plasmaspiegel wird innerhalb von 0,5 –2 Stunden erreicht.
  ○ Die maximale Einnahmefrequenz ist 1 Dosis täglich.
  ○ Sexuelle Stimulation ist notwendig.
  ○ Die hypotensive Wirkung von Nitraten wird durch Sildenafil potenziert. **Bei Patienten unter Nitraten ist Sildenafil daher kontraindiziert.**
  ○ Zu den sonstigen Kontraindikationen gehören schwere kardiovaskuläre Erkrankungen (z.B. Herzinsuffizienz, leicht auslösbare Angina pectoris), schwere Leberinsuffizienz, sehr niedriger Blutdruck, rezente zerebrale Insulte oder Myokardinfarkte sowie erblich bedingte degenerative Erkrankungen der Retina.
  ○ Zu den häufigsten unerwünschten Wirkungen zählen Kopfschmerzen, Hitzewallungen, Verdauungsstörungen, verstopfte Nase und vorübergehende Sehstörungen.
  ○ Das Medikament ist nicht für Frauen geeignet.
- **Vardenafil** hat eine ähnliche Wirkung wie Sildenafil.
  ○ Das Mittel wird 25–60 Minuten vor dem Geschlechtsverkehr eingenommen.
  ○ Die durchschnittliche Dosierung beträgt 10 mg, die Maximaldosis 20 mg. Bei älteren Männern und Patienten mit einer Leber- oder Niereninsuffizienz ist die Dosis auf 5 mg zu verringern.

- **Tadalafil** wirkt ähnlich wie Sildenafil, die Wirkung hält jedoch länger an.
  ○ Die Tablette kann 0,5–12 Stunden vor dem Geschlechtsverkehr eingenommen werden.
  ○ Falls 10 mg nicht ausreichen, kann die Dosis auf 20 mg angehoben werden. Bei Leber- oder Niereninsuffizienz beträgt die Höchstdosis 10 mg.
- Das zentral wirkende **Apomorphin** hat sich bei Impotenz unterschiedlicher Ätiologien als erfolgreich erwiesen.
  ○ Eine Tablette wird 20 Minuten vor der geplanten sexuellen Aktivität eingenommen.
  ○ Die empfohlene Initialdosis beträgt 2 mg. Die Dosierung kann zur Erzielung der erwünschten Wirkung bis auf 3 mg erhöht werden.
  ○ Das Mindestintervall bis zur Einnahme der nächsten Dosis beträgt 8 Stunden.
- **Intrakavernöse Prostaglandin-Injektionen** Ⓒ oder intraurethrale Prostaglandin-Verabreichungen A 1 sind geeignet für Männer, bei denen sich orale Präparate nicht bewährt haben oder bei denen diese kontraindiziert sind Ⓐ. Verschiedene Wirkstoffe und Wirkstoffkombinationen wurden geprüft, wobei sich Alprostadil bei verschiedenen Impotenzformen unterschiedlicher Ätiologie als besonders wirksam erwiesen hat.
  ○ Zunächst wird ein Test im Krankenhaus durchgeführt, der der Überprüfung der Wirksamkeit des Medikaments und der Dosisfindung dient. Ist das Ergebnis positiv, werden sodann der Patient und gegebenenfalls auch seine Partnerin in der Injektionstechnik instruiert. Diese wird auch in einer Broschüre erläutert, die dem Patienten ausgefolgt wird und ihn auch darüber aufklärt, was er bei einer Dauererektion (4–6 Stunden) tun soll.
  ○ Injektionstechnik:
    – Die Initialdosis bei jungen Männern mit neurogener Impotenz beträgt 0,25 ml (5 µg), bei älteren Männern 0,5–1,0 ml (10–20 µg). Bei Bedarf kann die Dosis auf 2 ml (40 µg) erhöht werden.
    – Die Wirkstofflösung wird in den Schwellkörper (ins proximale Drittel) gespritzt. Die Nadel wird von schräg oben (dorso-lateral) eingeführt. Auf diese Weise wird ein Anstechen der Harnröhre vermieden.
    – Wenn die Verwendung einer normalen Injektionsnadel Probleme bereitet, kann ein spezieller Pen verwendet werden.
  ○ Nebenwirkungen
    – bei jedem 2. Mann Schmerzen im Penis, die aber nur selten stark ausgeprägt sind
    – prolongierte Erektion (4–6 Stunden) in 5% der Fälle
    – über 6 Stunden anhaltender Priapismus (bedarf ärztlicher Hilfe) bei 1%

- Behandlung einer Dauererektion
  - körperliche Bewegung, zum Beispiel Stiegensteigen
  - kühle Duschen
  - Absaugen von Blut (100–200 ml) aus dem Penis mit Hilfe einer Injektionsspritze
  - Ein alpha-adrenerger Wirkstoff (wie Etilefrin, 0,5 mg, oder Noradrenalin, 0,02–0,04 mg) kann in den Schwellkörper injiziert werden, bei Bedarf auch mehrmals.
  - Wenn bei der Behandlung Probleme auftauchen, Überweisung an eine urologische Abteilung.

11.41 Harnsteine (Urolithiasis)

Grundsätzliche Regeln

- Eine akute Kolik wird bei der Erstversorgung durch eine i.v. Gabe eines nicht steroidalen Antirheumatikums (NSAR) kupiert.
  - Anmerkung: In Österreich wird auch die Verabreichung von Metamizol p.o. oder als Kurzinfusion (kein Bolus!) empfohlen, wobei auf die Gefahr der Flüssigkeitsverabreichung ohne Ultraschallbefund hinzuweisen ist. (Hydronephrose!).
- Sicherung der Diagnose mittels Urographie bzw. zunehmend durch Spiral-CT. Die Nierenfunktion ist regelmäßig zu kontrollieren!
- Entfernung des Steins und Bestimmung des Steintyps.
- Ein Nierenstein kann die Ursache von chronischen Rückenschmerzen und Harnwegsinfektionen sein.
- Zur Rezidivprophylaxe sind weiterführende Laboruntersuchungen zur Abklärung der Steinpathogenese immer angezeigt.

Arten der Harnsteine und ihre Ätiologie

Calciumsteine

- 75–85% aller Harnsteine
- Finden sich vorwiegend bei Männern über 20
- Häufig besteht eine eindeutige genetische Prädisposition.
- Ätiologie:
  - idiopathische Hyperkalziurie 25–30%
  - Hypozitraturie 20–25%
  - Hyperurikosurie 10%
  - primäre Hyperparathyreose 5%
  - Hyperoxalurie (bei Diätfehlern, nach Darmresektion) 15–30%
  - seltene Ursachen z.B. renale tubuläre Azidose

Uratsteine

- 5–8% aller Harnsteine
- Bei Männern häufiger als bei Frauen
- Ätiologie:
  - Gicht in 50% der Fälle
  - genetische Prädisposition in 50% der Fälle (Auslöser häufig Dehydrierung), bei Harn-pH-Werten < 5,5 an Uratsteine denken!

Infektsteine

- Häufig bei Magnesiumammoniumphosphatsteinen
- 10–15% aller Harnsteine
- Bei Frauen häufiger als bei Männern
  - Ursache Harnwegsinfektion (Proteus, Staphylokokken, E. coli).

Zystinsteine

- Angeborene Stoffwechselstörung
- Etwa 1% aller Harnsteine

Symptomatik und Beschwerdebild

- Starke kolikartige Schmerzen, die vom Rippenbogen schräg nach unten in Richtung Unterbauch, Leistenbeuge und Hoden ausstrahlen.
- Übelkeit und Erbrechen treten häufig begleitend auf.
- In 90% der Fälle findet sich eine (Mikro-, selten Makro-)Hämaturie.
- Anamnese weist oft auf frühere Steinabgänge hin, häufig familiäre Veranlagung. 50%tige Wahrscheinlichkeit einer neuerlichen Episode binnen 10 Jahren.
- Nieren häufig klopfempfindlich.
- Patient entwickelt einen Bewegungsdrang (anders als bei einer Ulkusperforation, wo der Patient jede Bewegung scheut).
- 90% aller Steine sind Schatten gebend (Uratsteine bleiben im Röntgenbild unsichtbar, Zystinsteine können schlecht sichtbar sein).
- Kleine Steine sind im Nativröntgenbild kaum erkennbar.

Differenzialdiagnose

- Schmerzen, die vom Kolon ausgehen
- Appendizitis
- Gallenkolik, dyspeptische Symptome
- Aortenaneurysma
- Gynäkologische Ursachen
- Niereninfarkt

Notfallversorgung einer Steinkolik

- Intravenös **B** ein Prostaglandinsynthese-Hemmer **A** (rascher Wirkungseintritt) oder i.m. (langsamerer Wirkungseintritt), z.B.
  - Diclofenac 75 mg i.m. oder als langsame i.v. Infusion (> 30 min)

- Ketoprofen 50–100 mg i.m. oder 100–200 mg als langsame i.v. Infusion (> 30 min)
- Indomethacin 50 mg i.v. langsam (> 5 min)
- Anmerkung: In Österreich wird von Schmerztherapeuten auch die Verabreichung von Metamizol p.o. oder als Kurzinfusion (kein Bolus!) empfohlen, wobei auf die Gefahr der Flüssigkeitsverabreichung ohne Ultraschallbefund hingewiesen wird (Hydronephrose!). Auch Spasmolytika (z.B. Hyoscin-N-Butylbromid) werden in Kombination mit Analgetika gegeben. Evidenz für dieses Vorgehen ist allerdings nicht bekannt.

Untersuchungsstrategie

- Siehe Abb. 11.41.
- Ein Spiral-CT kann angefordert werden bzw. steht heute in spezialisierten Zentren schon zur Verfügung.
- Ist eine Steinbestimmung sofort möglich, kann der weitere Untersuchungsgang auf die wahrscheinliche Ätiologie abgestellt werden.
- Nach der ersten Kolikepisode sind folgende Untersuchungen angezeigt: Calcium, Harnsäure und Kreatinin im Serum sowie Urinkultur zur bakteriologischen Abklärung.
- Bei rezidivierenden Episoden in einem Abstand von weniger als 2 Jahren sollten auch noch die folgenden Untersuchungen durchgeführt werden: Kreatinin, Calcium (24.21) und Zitrat im 24-Stunden-Harn. Eine routinemäßige Bestimmung von Oxalat, Urat (21.50) und Magnesium wird nicht empfohlen.

Behandlung

- In der Primärversorgung kann die Behandlung eingeleitet werden, wenn im Nativröntgenbild der Stein erkennbar ist. Jedoch sind unspezifische Zufallsbefunde häufig, wie etwa Phlebolithen.
- Eine Ultraschalluntersuchung ist sinnvoll; sie lässt eine möglicherweise vorliegende Hydronephrose erkennen. Sie ist die primäre Untersuchungsmethode bei einer Schwangerschaft und ist manchmal auch sinnvoll im Anschluss an ein Nativröntgen (es sollte immer auch an ein Aortenaneurysma gedacht werden).
- Die Behandlung sollte in einer Einrichtung erfolgen, in der eine Urographie durchgeführt werden kann (42.02).
  - Liegt keine Hydronephrose vor und sind die Serumkreatininwerte unauffällig, so sind bei einem Steindurchmesser unter 5 mm nur Kontrollen notwendig.
  - Ein Urologe ist unverzüglich zuzuziehen. Eine stationäre Einweisung ist erforderlich, wenn die erwähnten Untersuchungen vor Ort nicht zur Verfügung stehen, der Stein größer ist als 5 mm, der Patient einen Harnwegsinfekt oder eine Einzelniere hat, eine Schwangerschaft besteht oder es sich um ein Rezidiv handelt.

Konservative Behandlung

- Alle Patienten sind darauf hinzuweisen, dass reichliches Trinken notwendig ist (6–8 Glas Wasser pro Tag). Am Beginn einer akuten Kolik kann exzessives Trinken die Schmerzen verstärken.
- Bei Hyperkalzämie (und Hyperkalzurie) sollte deren Ursachen nachgegangen werden. Zu den Untersuchungen wird auf 24.21 verwiesen.
- Den Ausfällen von Oxalaten sollte durch diätetische Maßnahmen vorgebeugt werden. Der Patient sollte:
  - viel Wasser trinken

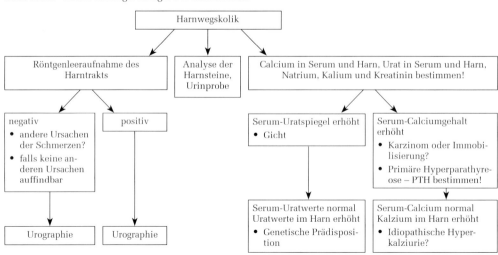

Abb. 11.41 Untersuchungsstrategie bei Harnsteinen

- oxalathaltige Nahrung meiden (z.B. Trockenfrüchte, Stachelbeeren, Brennnesseln, Spargel, Petersilie, Bohnen, Spinat, Nüsse, Rhabarber, Schokolade, Kakao und Tee)
- Eine idiopathische Hyperkalziurie wurde bisher in der Regel mit einer calciumarmen Diät behandelt, doch könnte sich eine Einschränkung der Zufuhr von tierischen Proteinen und Salz bei normaler Calciumaufnahme als wirksamer erweisen ☻. Im Bedarfsfall kann ein Diuretikum des Thiazidtyps (1 × 50 mg) in Kombination mit einer Kaliumsupplementation gegeben werden (an die Möglichkeit einer Gicht denken!). Kontrolle des Calciums im 24-Stunden-Urin nach 3 bzw. 6 Monaten ab Beginn der Behandlung.
- Bei erhöhten Harnsäurewerten im Serum sollte der Verdachtsdiagnose Gicht nachgegangen werden (klinisches Bild, Untersuchung der Gelenksflüssigkeit bei Gelenksbefall) (21.11). Die Behandlung erfolgt durch vermehrte Flüssigkeitszufuhr, Diät (21.51) und Allopurinol.
- Finden sich nur erhöhte Harnsäurewerte im Serum (aber keine Gichtsymptome), sind Calcium- und Uratsteine gleichermaßen möglich. Die Therapie der Wahl besteht in
  - einer Diät oder
  - (bei mangelndem Erfolg) in einer Alkalinisierung des Urins oder aber
  - (in schweren Fällen) in einer Medikation mit Allopurinol.
- Ergibt der Harnbefund einen Infekt, erfolgt dessen Behandlung aufgrund der Ergebnisse des Antibiogramms. Harnkontrollen sind immer angezeigt, (in der Regel) ebenso eine prophylaktische Medikation (10.10).

Kontrolluntersuchungen

- Wurde ein Harnstein diagnostiziert, der einer konservativen Behandlung zugänglich ist, so wird der Steinabgang nach 1(–3) Monaten mit Hilfe einer Nierenleeraufnahme bzw. einer i.v. Pyelographie (Renographie) überprüft. Kommt es zu keinem Steinabgang, werden die Kontrolluntersuchungen (Nativaufnahmen, Ultraschall zum Ausschluss einer Hydronephrose, Bestimmung des Serumkreatinins) so lange fortgesetzt, bis der Stein abgeht und der Patient symptomfrei ist. Geht der Stein nicht binnen 6 Monaten ab, ist eine chirurgische Entfernung angezeigt.

Indikationen für Stoßwellenlithotripsie (ESWL) und endoskopische Steinentfernung

- Steindurchmesser über 4–5 mm
- Ein Konkrement mit geringerem Durchmesser, das nicht spontan abgeht und immer wieder Koliken auslöst
- Der Abgang eines kleinen asymptomatischen Steins kann bis zu 6 Monaten unter regelmäßigen Kontrollen abgewartet werden, wenn sich keine Hydronephrose entwickelt.

11.43 Karzinome der Harnwege und der Hoden

- Das Prostatakarzinom wird im Artikel 11.13 behandelt.

Nierenzellkarzinom (Hypernephrom)
Epidemiologie
- Die Inzidenz beträgt circa 1/10.000/Jahr.
- Rauchen und Übergewicht sind die einzigen bekannten Risikofaktoren.
- Patienten mit einem angeborenen v. Hippel-Lindau-Syndrom haben ein hohes Risiko, ein Nierenzellkarzinom zu entwickeln (bis zu 30%).

Symptomatik und Beschwerdebild
- Zu den Symptomen gehören eine Hämaturie (37%) ☻, Schmerzen, Gewichtsverlust, Fieber, Müdigkeit, BSG-Beschleunigung, Anämie (jedoch findet sich bei 3–5% der Patienten eine Polyglobulie, die auf eine erhöhte Erythropoetin-Ausschüttung zurückzuführen ist), eine akute Varikozele sowie eine tastbare Raumforderung.
- Die Sonographie ist die wichtigste Untersuchung zur Diagnose des Nierenzellkarzinoms, sie kann bei Bedarf durch eine Biopsie unter Ultraschallkontrolle ergänzt werden. Kleine Tumoren sind im Urogramm nicht darstellbar. Mit dem CT kann die Ausdehnung des Karzinoms abgeklärt werden.
- Beim Nierenzellkarzinom kommt es häufig zu einer Infiltration des umliegenden Gewebes. Metastasen finden sich am häufigsten in den Lymphknoten, im Skelettsystem, in den Lungen und subkutan.

Behandlung
- Standardtherapie bei lokal begrenzten Karzinomen ist die subfasziale Nephrektomie. Es liegen keine Beweise vor für einen Nutzen einer noch radikaleren Operation, einer adjuvanten Strahlentherapie oder einer antineoplastischen Medikation. Operiert werden sollte auch dann, wenn das Karzinom bereits die Vena cava inferior infiltriert hat. Solitäre Metastasen (etwa in den Lungen) können chirurgisch behandelt werden.
- Die Behandlungsmöglichkeiten bei Metastasen umfassen chirurgische Interventionen, Strahlentherapie (bei Knochenschmerzen und symp-

tomatischen Metastasen), Chemotherapie (Vinblastin), Immunmodulatoren (IFN Ⓐ, IL-2) und regelmäßige Nachsorge. Die Ansprechraten dieser Therapien sind nicht allzu groß.

Nachsorge
- Durch Nachuntersuchungen sollen einer Behandlung zugängliche Einzelmetastasen rechtzeitig aufgespürt werden.
- Die Kontrollen im Rahmen der Nachsorge werden üblicherweise vom für die Behandlung verantwortlichen Zentrum durchgeführt und finden während der beiden ersten Jahre in 3–6-monatigen Abständen statt.
- Falls kein Rezidiv vorliegt, kann die weitere Nachsorge an die medizinische Grundversorgung übergehen, wobei die Kontrollen alle 6 bis 12 Monate über einen Zeitraum von bis zu 5 Jahren hinweg angesetzt werden.
- Zu den dabei durchgeführten Kontrolluntersuchungen gehören BSG, Blutbild, SGPT, AP, Serumkreatinin, Urinstatus. 1 × jährlich sollte ein Thoraxröntgen angefertigt werden. Bei Bedarf können ergänzende Untersuchungen, wie CT, Knochenszintigraphie etc. durchgeführt werden.

Blasenkarzinom
Epidemiologie
- Die Inzidenz beträgt circa 1,5/10.000/Jahr.
- Rauchen und bestimmte Chemikalien sind bekannte Risikofaktoren.
- In über 90% der Fälle handelt es sich um ein Urothelkarzinom.

Symptomatik und Beschwerdebild
- Zu den Symptomen gehören eine Hämaturie in 85% der Fälle und eine Blasenreizung in 30% der Fälle.
  ○ Mehr als 5 Erythrozyten/Gesichtsfeld im Harnsediment sind eine Indikation für eine Urinzytologie, eine Zystoskopie und eine Nierensonographie. Das Thema „Hämaturie" wird in Artikel 11.06 behandelt.
- Die Ausbreitung des Blasenkarzinoms hängt vom Stadium der Differenzierung und von der Tiefe der Invasion ab. Die metastatische Absiedelung erfolgt vorzugweise in die pelvinen Lymphknoten, die Lungen und die Knochen.

Behandlung
- Die Therapieoptionen umfassen Elektroresektion und -koagulation, Blasenteilresektion, Zystektomie, Strahlentherapie und intravesikale Instillationstherapien (Epirubicin, Mitomycin C oder BCG Ⓐ 5–6 × in 1-wöchigen Abständen, dann 1 × monatlich 1 Jahr lang).
- Die Wahl des Therapieschemas richtet sich nach Grading, TNM-Klassifikation Ⓑ und Alter des Patienten. Bei Metastasierung kann ein Versuch mit einer antineoplastischen Medikation unternommen werden (auf die 30% der Betroffenen ansprechen).
- Im Durchschnitt liegt die Rezidivrate bei 70%, doch können rezidivierende lokalisierte Tumoren üblicherweise erfolgreich behandelt werden. Nach 5 Jahren sinkt das Rezidivrisiko auf unter 5% ab.

Nachsorge
- Die Nachsorge sollte durch ein urologisches Zentrum erfolgen und eine Zystoskopie, eine Urinzytologie sowie bei Bedarf auch den Einsatz bildgebender Verfahren umfassen.
- Zystoskopische Kontrollen werden im 1. Jahr in vierteljährlichen Abständen durchgeführt, im 2. und 3. Jahr in halbjährlichen Intervallen und dann 1 × pro Jahr.
- Kommt es innerhalb der ersten 5 Jahre zu keinem Rezidiv, kann in der Folge die Nachsorge der Grundversorgung übertragen werden und sich auf Harnuntersuchungen (inklusive Harnzytologie) beschränken.

Hodenkrebs
Epidemiologie
- Die Inzidenz beträgt circa 10/Million/Jahr.
- In der Altersgruppe der 30- bis 35-Jährigen sind die Seminome die häufigste Form des Hodenkrebses, bei den 25- bis 29-Jährigen die Nicht-Seminome.
- Histologisch ist eine Unterscheidung in mehrere Typen von Tumoren möglich. In etwa 90% der Fälle liegen testikuläre Keimzellentumoren vor, bei denen es sich wiederum zu circa 50% um Seminome handelt, während die übrigen 50% verschiedene sonstige Tumortypen repräsentieren (etwa embryonale Karzinome, Teratome, Teratokarzinome, Dottersacktumoren).

Symptomatik und Beschwerdebild
- Zu den Symptomen zählen eine Hodenvergrößerung (die immer einer Abklärung bedarf), ein Knoten, eine geänderte Konsistenz, diffuse Schmerzen und eine protrahierte Epididymitis.
- Im Ultraschall zeigt sich üblicherweise ein vergrößerter Hoden mit nicht homogenem Tumor.
- Zur Fahndung nach allfälligen Metastasen in den retroperinalen Lymphknoten wird die Computertomographie eingesetzt.

Behandlung
- An erster Stelle steht immer die chirurgische Intervention, auf die bei Vorliegen eines Seminoms eine Strahlentherapie folgen kann.
- Antineoplastische Medikamente kommen dann zum Einsatz, wenn es bereits zu einer massiven

Metastasierung gekommen ist. Über 90% der Patienten, auch solche mit ausgedehnten Tumoren, werden geheilt.
- 60–70% der nicht metastasierten Nicht-Seminome können mit einer antineoplastischen Medikation geheilt werden.
- Die Fertilität kann bei etwa 65% der bestrahlten Patienten gewahrt werden. Vor der Therapie besteht die Möglichkeit einer Kryokonservierung von Ejakulat.

Nachsorge
- Die Nachsorge sollte an einem spezialisierten Zentrum erfolgen.
- Nur chirurgisch behandelte Patienten mit Seminomen werden während der ersten 5 Jahre nachkontrolliert, und zwar in 4-monatigen Abständen; chemotherapeutisch behandelte Seminomträger werden 3 Jahre lang in vierteljährlichen Abständen nachuntersucht, dann 5 Jahre lang alle 6 Monate.
- Patienten mit Nicht-Seminomen werden im 1. Jahr 1 × monatlich nachkontrolliert, im darauf folgenden Jahr 1 × pro Vierteljahr, dann bis zum Ende des 5. Jahres im Halbjahresabstand.
- Die Kontrollen im Rahmen der Nachsorge umfassen die Bestimmung biochemischer Marker (AFP, HCG, falls diese Werte vor der Operation erhöht waren), ein Thoraxröntgen (alle 2 bis 3 Monate) und ein CT alle 2 bis 6 Monate.
- Weitere Kontrollen innerhalb größerer Abstände sind auch langfristig angezeigt, da auch noch nach mehr als 10 Jahren nach der Primäroperation ein Rezidiv möglich ist. Rezidivierende Tumoren sprechen üblicherweise gut auf eine Behandlung an.

11.45 Hypogonadismus des alternden Mannes

Einleitung
- Eine Hormonersatztherapie reduziert bei älteren Männern die Symptome eines Hypogonadismus.
- Die Therapie erfordert eine sorgfältige Nutzen-Risiko-Abwägung und macht engmaschige Kontrollen erforderlich.
- Zum gegenwärtigen Zeitpunkt ist noch unklar, ob die Hormontherapie ein latentes Prostatakarzinom oder dessen Vorstufen (hochgradige PIN – prostatische intraepitheliale Neoplasie) aktiviert.
- Die zunehmende Medikalisierung des normalen Alterungsprozesses ist ebenfalls zu problematisieren.

Hormonaktivität beim alternden Mann
- Einige ältere Männer leiden an der so genannten ADAM-Symptomatik, die mit dem Abfall der Hormonspiegel in Zusammenhang steht.
- Symptomatik von ADAM (**A**ndrogendefizit **d**es **a**lternden **M**annes):
  - Nachlassen der körperlichen, emotionalen und sexuellen Funktionen
- Mit der allgemeinen Zunahme der Lebenserwartung wird auch die Zahl der älteren Männer zunehmen; 2010 werden schon 14% der Männer älter als 65 Jahre sein.

Symptome eines ADAM
- Die Beschwerden ähneln jenen des weiblichen Klimakteriums (Hitzewallungen, Schweißausbrüche, depressive Verstimmung, Müdigkeit, Schlafstörungen).
- Einige Symptome sind auf durch den Testosteronmangel bedingte Organdysfunktionen zurückzuführen (erektile Dysfunktion, verminderte Muskelkraft).
- Verlangsamung der physiologischen Reaktionen
- Bei vielen Symptomen spielen allerdings nicht nur der niedrigere Testosteronspiegel, sondern auch noch andere Faktoren eine Rolle:
  - Abnahme der Muskelmasse (Wachstumshormon?)
  - Osteopenie (Östrogene?)
  - Stammfettsucht (Leptin?)
  - Atherosklerose (Östrogene?)
  - verminderte Libido (Östrogene?)
  - erektile Dysfunktion
  - Konzentrationsmangel und Abnahme der geistigen Aufnahmefähigkeit
  - Antriebsarmut
  - Schlafstörungen (Melatonin?)
- Siehe dazu die elektronische Bewertungsskala für ADAM oder die „Aging males' symptoms (AMS)"-Skala.

Untersuchungen
- Wenn eine Substitutionstherapie überlegt wird, muss das Prostatakarzinomrisiko evaluiert werden:
  - Erhebung der Symptome, Familienanamnese, Palpation der Prostata
  - PSA, Serumtestosteron, LH, Hämatokrit (bei Werten über 52% erhöhtes Thromboserisiko), Blutfette
  - Zu den sonstigen Ursachen für einen Hypogonadismus siehe 24.61

Substitutionstherapie
- Vor der Einleitung einer solchen Therapie sollten der potenzielle Nutzen und die möglichen Risiken einander gegenübergestellt werden.

- Vor Therapiebeginn müssen sich sowohl der Arzt als auch der Patient der potenziellen Risiken bewusst sein.
- Der Patient muss einer langfristigen Überwachung zustimmen, die auch über Jahre hinweg notwendig sein kann.
- Eine Hormonersatztherapie kann verordnet werden, wenn
  - sich der Patient mit den für ADAM typischen Symptomen vorstellt und
  - der Testosteronspiegel erniedrigt ist (Mittelwert − 2 Standardabweichungen).
    - Testosteron < 11 nmol/l
    - freies Testosteron < 0,255 nmol/l

Applikationsformen

- Die transdermale Applikation eignet sich am besten für den normalen zirkadianen Rhythmus der Testosteronkonzentrationen und gilt daher als Goldstandard.
- Testosterongel
- Testosteronpflaster (in Österreich nicht im Handel)
- Testosteronkapseln
  - Testosteronundecanoat wird über das Lymphsystem resorbiert und belastet daher nicht die Leber.
- Testosteroninjektionen
  - Testosteronundecanoat oder eine Kombination von Testosteronpropionat, Phenylpropionat, Isocaproat und Decanoat

Kontraindikationen

- Absolute:
  - Verdacht auf Prostatakarzinom
  - benigne Prostatahyperplasie mit schwerer Symptomatik
  - Verdacht auf ein Mammakarzinom
  - hoher Hämatokrit (> 52%)
- Relative:
  - schwere Schlafapnoe
  - Leberdysfunktion
  - hohe Blutfettwerte und koronare Herzkrankheit

Kontrolluntersuchungen

- Die erste Kontrolluntersuchung sollte nach 3 Monaten stattfinden. Die Intervalle zwischen den nachfolgenden Kontrollen können nach und nach verlängert werden. Der Patient sollte jedoch mindestens 1 × jährlich nachuntersucht werden.
- Sorgfältige Prüfung auf das Auftreten neuer Symptome (ADAM und Miktion), Palpation der Prostata.
- Messung des PSA-Werts. Verdacht auf Prostatakarzinom bei
  - PSA-Anstieg um 1,4 µg/l innerhalb von 12 Monaten
  - oder bei einem Anstieg des Werts um mehr als 0,4 µg/l/Jahr; dazu ist ein Monitoring über 2 Jahre erforderlich.
- Blutbild (Hämatokrit > 52%)
- Der Testosteronspiegel normalisiert sich meistens während der Substitutionstherapie. Wenn sich die Symptome des Patienten nicht bessern oder unter der Therapie wieder auftreten, ist es sinnvoll, den Testosteronspiegel zu kontrollieren.

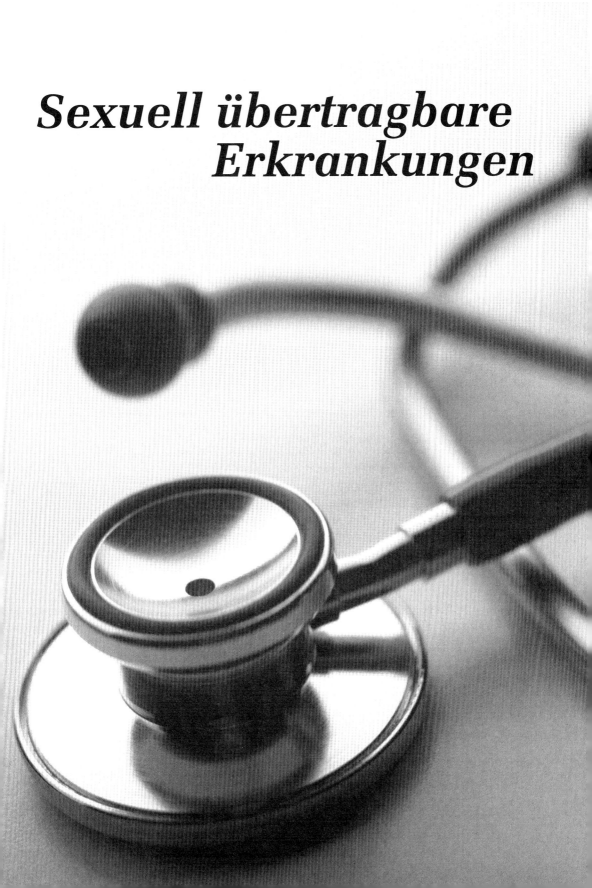
Sexuell übertragbare Erkrankungen

12.01 Chlamydienurethritis und -zervizitis

Ziele

- Diagnose der Erkrankung und zeitgerechte Behandlung des Patienten/der Patientin zur Vermeidung der ernsthaften Komplikationen einer längeren oder rezidivierenden Infektion (PID – pelvic inflammatory disease – Entzündung des kleinen Beckens, Infertilität, ektopische Schwangerschaft).
- Untersuchung und Behandlung der Person, von der die Infektion ausgeht, sowie aller anderen, möglicherweise in der Folge infizierten Personen zur Verhinderung einer Ausbreitung der Chlamydieninfektion.

Epidemiologie

- Junge Erwachsene mit zahlreichen Sexualkontakten sind besonders gefährdet, wobei die Verwendung oraler Kontrazeptiva die Wahrscheinlichkeit einer Erkrankung erhöht.
- Asymptomatische Infektionen fördern die Ausbreitung der Krankheit. Der Zeitraum zwischen Infektion und Diagnose beträgt durchschnittlich 4 Wochen, kann sich aber auch über mehrere Monate erstrecken.
- Zum Zeitpunkt der Diagnose sind 25% der Patienten bereits eine neue Sexualbeziehung eingegangen, wodurch die Verfolgung der Infektion erschwert wird.
- Auf Grund des vorliegenden, umfassenden Datenmaterials ist festzustellen, dass Männer in der Mehrzahl der Fälle (60%) durch einen kurzzeitigen Sexualpartner, Frauen hingegen durch ihren ständigen Partner infiziert werden. Prostituierte und Ausländer stellen in den meisten Ländern keine signifikante Infektionsquelle dar.

Frühe Symptome

- Die „Inkubationszeit" zwischen der Chlamydieninfektion und dem Auftreten von Symptomen beträgt 1 bis 3 Wochen und ist somit länger als bei Gonorrhö. Bei etwa einem Viertel der Männer und der Mehrzahl der Frauen verursacht die Chlamydieninfektion im Frühstadium keine besonderen Symptome, und viele der Infizierten werden zu symptomfreien Infektionsträgern.
- Bei Männern zeigt sich die Urethritis durch einen schwachen, wässrigen (später mukösen) Urethralausfluss. Weitere Symptome sind örtliche Schmerzen und Dysurie. Bei Frauen kommt es zu Dysurie, Pollakisurie und leichter Leukorrhö. Zervizitis ist ein relativ häufiger Befund. Diese manifestiert sich als mukopurulenter Ausfluss und als Ödem oder als Neigung zu Blutungen am Muttermund.

Späte Symptome und Komplikationen

- Bei Frauen führt eine persistierende Chlamydieninfektion oft zu **Endometritis** und **Salpingitis,** die nicht immer von schweren Symptomen begleitet sind. Die Patientin hat möglicherweise nur leichtes Fieber oder leichte Schmerzen im Unterbauch. Eine Endometritis kann auch unregelmäßige Zwischenblutungen auslösen. **PID** (pelvic inflammatory disease – Entzündung des kleinen Beckens) ist eine wichtige Spätkomplikation der Chlamydieninfektion, die im Allgemeinen eine stationäre Behandlung erfordert. Als seltene Komplikation der Chlamydieninfektion kann Perihepatitis auftreten.
- Als Spätkomplikation einer ausgedehnten und insbesondere einer rezidivierenden Chlamydieninfektion kann es zu einer Eileiterschädigung kommen, die wiederum **Infertilität** und **ektopische Schwangerschaften** zur Folge hat.
- Bei Männern stellt die Chlamydieninfektion eine wichtige Ursache der **Epididymitis** dar, wogegen die ätiologische Bedeutung von Chlamydien als Ursache einer Prostatitis als gering eingeschätzt wird.
- Eine Chlamydieninfektion kann sowohl bei Männern als auch bei Frauen eine **reaktive Arthritis** (Uroarthritis, Reiter-Syndrom) auslösen.

Diagnostik

- **Klinische Symptome.**
  - Eine Chlamydieninfektion kann allein auf Grund der Symptome zwar vermutet, aber nicht diagnostiziert werden. Brennen und ein muköser Urethralausfluss sind als häufige Symptome bei Männern nach ungeschütztem Sexualverkehr mit einem kurzzeitigen Partner zu beobachten. Obwohl Gram- oder Methylenblau-Färbungen von durch Abstrich gewonnenen Nativpräparaten meist reich an Leukozyten sind, erweisen sich Chlamydien nur bei der Hälfte aller Patienten als Infektionsursache. Eine verlässliche Diagnose der Chlamydieninfektion bei Männern und Frauen ist daher nur durch entsprechende mikrobiologische Proben möglich.
- **Labordiagnostik**
  - Neue gentechnologische Tests sind an die Stelle älterer Techniken getreten, und Harnproben aus der ersten Harnportion haben heute in der Chlamydiendiagnostik sowohl bei Männern als auch bei Frauen einen anerkannten Platz.
  - **Gentechnologische Tests** wie die Polymerasekettenreaktion (PCR) und die Ligasekettenreaktion (LCR) beruhen auf der Vermehrung der Chlamydien-Nukleinsäuren mittels spezifischer Sonden. Die Hauptvorteile dieser Methoden bestehen in ihrer hohen Sensitivität und in der Tatsache, dass sie – im Gegensatz

zu Kulturmethoden – auch dann ein positives Ergebnis erbringen, wenn die Probe keine lebenden Chlamydien enthält. Im Vergleich zu traditionellen Kulturmethoden ist die Zahl der durch gentechnologische Methoden nachgewiesenen Chlamydieninfektionen um 5–7% höher; falsch positive Ergebnisse gibt es praktisch nicht. Die Kosten dieser Tests sind mittlerweile auf ein tragbares Niveau abgesunken. Bei Bedarf kann ein und dieselbe Probe auf Chlamydien und Gonorrhö untersucht werden.

- ○ **Harnproben aus der ersten Harnportion** werden bei Männern und Frauen für die Chlamydiendiagnostik verwendet. Die Probennahme erfolgt mindestens 5 bis 7 Tage nach dem Zeitpunkt der potenziellen Ansteckung. Der Patient/die Patientin darf 2 Stunden vor der Probennahme kein Wasser lassen. Die Probe (10 ml) wird auf dem normalen Wege an ein Labor gesandt. Bei Bedarf kann die Probe 1 bis 2 Tage lang gekühlt aufbewahrt werden.
- ○ Als Alternative zur Harnprobe aus der 1. Harnportion können bei Frauen Urethral- und Zervikalabstriche entnommen werden, die dann mittels der gleichen Genamplifikationsmethoden analysiert werden. Selbst Hornhautproben aus dem Auge können durch Genamplifikation untersucht werden.
- ○ Die Genamplifikation ist eine schnelle Methode, bei der die Untersuchungsergebnisse innerhalb von 24 Stunden vorliegen. In der Praxis werden Proben in großen Labors 2 oder 3 × wöchentlich untersucht.
- ○ Harnproben aus der 1. Harnportion sind als zu Hause anzuwendende Screening-Methode für Risikogruppen oder auch für die Sexualpartner infizierter Personen gut geeignet.
- ○ **Serologie:** Die Chlamydien-Serologie kann sich bei chronischen Infektionen als nützlich erweisen. Hohe IgG-Antikörper-Titer werden oft bei Entzündungen des kleinen Beckens sowie bei anderen Komplikationen festgestellt. Ein einzelner positiver Test weist darauf hin, dass die Krankengeschichte des Patienten eine Chlamydieninfektion beinhaltet.

Therapie der Chlamydieninfektion

- Makrolide und Tetracycline wirken gegen Chlamydia trachomatis. Auch Clindamycin hat eine relativ gute Wirksamkeit gegen diese Art, während Fluorquinolone weniger wirksam sind. Die Wirksamkeit von Cephalosporinen und Penicillin ist gering.
- **1 g Azithromycin, als Einzeldosis** verabreicht, ist die Therapie der Wahl bei Chlamydieninfektion. Die Behandlung ist auch während der Schwangerschaft möglich **B**. Alternativen sind Tetracyclin 500 mg 3 × täglich oder Doxycyclin 100 mg 2 × täglich über 7–10 Tage.
- Etwa 10% der Patienten berichten über leichte Nebenwirkungen von Seiten des Magens durch Azithromycin und Tetracyclin. Die Azithromycin-Therapie hat den Vorteil der 100%igen Compliance, ist jedoch teurer als eine Tetracyclin-Therapie. In kontrollierten Studien wurden für beide Medikamente ähnliche therapeutische Ergebnisse festgestellt, wobei die Heilungsrate bei 95–97% aller Patienten lag.
- Chlamydieninfektionen des Rachens, des Afters und der Augen werden 3–5 Tage lang mit Azithromycin behandelt. Bei leichten Komplikationen erhalten die Patienten 2–3 Wochen lang Tetracyclin oder Doxycyclin; bei durch Chlamydieninfektion ausgelöster reaktiver Arthritis ist die Behandlungsdauer noch länger. Bei Entzündungen des kleinen Beckens werden Antibiotikakombinationen eingesetzt, da auch andere Bakterien, wie z.B. Anaerobier, beteiligt sein können.
- Vor Beginn der Therapie sollte auch der ständige Sexualpartner des Patienten untersucht werden, da dieser nicht unbedingt infiziert sein muss. Die Eignung des Antibiotikums für den Partner ist abzuklären; außerdem ist sicherzustellen, dass die zu behandelnde Partnerin nicht schwanger ist. Die Frage, ob der Partner die Infektion an andere Personen übertragen haben könnte, kann nur im direkten Gespräch zwischen dem betroffenen Partner und dem Arzt geklärt werden.

Kontrolluntersuchungen und Verfolgung der Kontakte des Patienten

- Eine Kontrolluntersuchung sollte erst nach 3–4 Wochen erfolgen, da bei einer früheren Wiederholung des Tests auf Grund von Genspuren möglicherweise ein falsch positives Ergebnis erzielt wird.
- Jeder Arzt, der Patienten mit Chlamydieninfektionen behandelt, ist angehalten, die Sexualkontakte seiner Patienten zu verfolgen **B**. Der Arzt sollte den behandelten Patienten dazu befragen, ob die Person, von der die Infektion ausging, sowie andere, möglicherweise infizierte Personen bereits auf Chlamydien untersucht wurden und eine entsprechende Behandlung erhalten. Der behandelnde Arzt kann das Screening der Sexualpartner auch einem Facharzt für übertragbare Krankheiten überlassen.

Screening zum Erkennen asymptomatischer Infektionen

- Es hat sich gezeigt, dass ein gezieltes Screening auf Chlamydieninfektionen eine wirksame Maßnahme zur Prävention von PID (pelvic inflamm-

atory disease) und ektopischen Schwangerschaften ist.
- Screening-Maßnahmen zur Feststellung von Chlamydieninfektionen erweisen sich als wirtschaftlich, wenn die Prävalenz der Chlamydieninfektion in der untersuchten Population 3% übersteigt. Ein systematisches Screening auf Chlamydieninfektion bei den Klienten von Familienplanungseinrichtungen und bei jungen Frauen, insbesondere mit wechselnden Sexualpartnern, die ihren Arzt aufsuchen, um sich ein Kontrazeptivum verschreiben zu lassen, wird als ratsam angesehen.
- Die Verfolgung der Kontakte des Patienten ist die wirksamste Maßnahme zur Bekämpfung der Krankheit. Im Zuge des Partner-Screenings treten üblicherweise 20–30% positive Fälle zu Tage. Durch die zu Hause erfolgende Harnprobenentnahme aus der 1. Harnportion des Partners konnte die Zahl der entdeckten Infektionen gegenüber der üblichen Praxis der bloßen Verständigung des Partners um 50% erhöht werden. Viele junge Menschen wissen nicht, dass eine Chlamydieninfektion oft asymptomatisch verläuft, und suchen daher seltener oder erst verspätet den Arzt auf.
- Jüngste seroepidemiologische Studien haben Hinweise auf eine Verbindung zwischen Chlamydieninfektion und der Entstehung eines Zervikalkarzinoms erbracht. Da jedoch der genaue kausale Zusammenhang noch nicht geklärt ist, gibt es bisher keine entsprechenden seroepidemiologischen Screening-Programme.

12.02 Gonorrhö („Tripper")

Ätiologie
- Erreger der Gonorrhö ist Neisseria gonorrhoeae (Gonokokkus), ein gramnegativer Diplokokkus.
- Der nahezu ausschließlich durch Geschlechtsverkehr übertragene Erreger vermehrt sich im Zylinderepithel der Schleimhäute.

Epidemiologie
- Die Inzidenz der Gonorrhö variiert stark von Land zu Land; entsprechende Unterschiede sind bei der Entwicklung von Arzneimittelresistenzen festzustellen.
- Pharyngeale Gonorrhö und die Ophthalmoblenorrhö des Neugeborenen sind in den Industrieländern ebenso wie die gleichzeitige Chlamydieninfektion von Gonorrhöpatienten selten geworden.

Inkubationszeit und Symptome
- Beim Mann 2–5 Tage nach Exposition
- Bei der Frau 1–2 Wochen nach Exposition
- Im Allgemeinen nur mit leichten Symptomen verbunden oder asymptomatisch. Ausgeprägte Symptome treten bei etwa 60% der Männer und 30% der Frauen auf.
- Die Symptome beim Mann sind Urethritis und ein gelblicher Urethralausfluss; bei Frauen kommt es zu Vaginalausfluss, Schmerzen beim Harnlassen und Schmerzen im Unterbauch.

Komplikationen
- Bei der Frau stellt die Entzündung des kleinen Beckens (PID – pelvic inflammatory disease) die schwerste Komplikation dar; beim Mann kann Gonorrhö gelegentlich eine Epididymitis auslösen.
- Dermatitis pustularis und Arthritis sind seltene Komplikationen der unbehandelten Gonorrhö.
- Proktitis und Proktokolitis können infolge von Analverkehr auftreten.

Laboruntersuchungen
- Wenn in einem Eiterabstrich auf Glasträger (Methylenblau- oder Gram-Färbung) Leukozyten mit intrazellulären Diplokokken nachgewiesen werden, liegt der Verdacht auf Gonorrhö nahe.
- Kultur ist die grundlegende Methode zur Diagnose und zur Ermittlung einer eventuellen Antibiotikaresistenz.
- Die Entnahme der Probe erfolgt mittels Dacron-Tupfer aus Urethra und Zervix und gegebenenfalls auch aus Pharynx und Rektum. Lagerung der Probe, falls erforderlich, bei + 4° C.
- Kultur in einem Spezialmedium. Ein negatives Ergebnis liegt innerhalb weniger Tage vor. Ein endgültiges, positives Ergebnis und eine Aussage hinsichtlich der Ciprofloxacin-Sensitivität des Gonokokkus sind 1–3 Tage später verfügbar.
- Gonokokken-Nukleinsäure-Amplifikationstest:
  - Dieser in Speziallabors durchgeführte, sensitive Test ersetzt in zunehmendem Maße die Kultur.
  - Eine Probe aus der 1. Harnportion oder eine mittels Tupfer entnommene Probe wird durch Nukleinsäure-Amplifikation untersucht ❸. Das Testergebnis liegt noch am selben Tag vor.
  - Ein und dieselbe Probe kann für den Nachweis von Gonorrhö und Chlamydieninfektion verwendet werden.
  - Eine Antibiotikaresistenz kann mit dieser Methode nicht ermittelt werden.

Therapie
- Die Antibiotikasuszeptibilität von Neisseria gonorrhoeae ist weltweit sehr unterschiedlich. Die

Resistenz gegenüber Quinolonen ist vor allem in Südostasien steigend, wo bereits bis zu 20% der Stämme resistent sind. Deshalb sollte die primäre Behandlung von Infektionen, die in diesen Regionen aquiriert werden, wie bei Fällen mit resistenten Bakterienstämmen durchgeführt werden.
- Bei Verdacht auf Antibiotikaresistenz ist eine Kultur unerlässlich.

Unkomplizierte akute Infektion
- Ciprofloxacin 500 mg 1 × 1 als Basistherapie
- Im Falle von resistenten Stämmen: Ceftriaxon 250 mg 1 × i.m. oder Spectinomycin* 2 g 1 × i.m. (* In Österreich nur mehr für die Anwendung bei Tieren registriert.)
- Bei Schwangeren und stillenden Müttern: Spectinomycin *2 g 1 × i.m. 🅒

Komplizierte Infektion
- Ciprofloxacin 2 × 500 mg oral über 5–7 Tage

Nachkontrollen
- Die Entnahme einer Kontrollprobe zur Bestätigung der Ausheilung ist wichtig.
- Eine Woche nach Therapiebeginn wird eine Kulturprobe und 3 Wochen nach Therapiebeginn eine Probe für einen Nukleinsäure-Amplifikationstest entnommen.
- Im Falle eines Ciprofloxacin-resistenten Stammes wird das Therapieergebnis mindestens 2 × überprüft, wobei der Partneridentifikation besondere Aufmerksamkeit zu schenken ist.
- Siehe auch 12.01.

12.03 Syphilis (Lues)

Ziele
- Ein Verdacht auf Syphilis ist durch entsprechende klinische und serologische Tests zu verifizieren. Zur Therapie sind die wirksamsten Antibiotika einzusetzen.
- Syphilis ist eine gefährliche Infektionskrankheit, die wirksame präventive und therapeutische Maßnahmen erfordert.

Ätiologie und Übertragung
- Erreger ist die Spirochäte Treponema pallidum.
- Die Übertragung erfolgt durch Geschlechtsverkehr, ist aber auch von der Mutter auf den Fötus möglich.

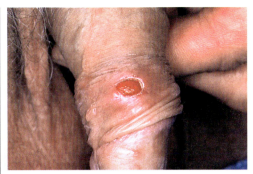

Abb. 12.3 Die primäre Syphilis präsentiert sich hier als Ulzeration an der Eintrittspforte. Dieses Geschwür an der Vorhaut war relativ schmerzlos; es zeigt sich als scharf umgrenzt, sauber und ohne Gewebsfetzen. Durch entsprechenden Druck können in der Dunkelfeldmikroskopie Syphilisspirochäten nachgewiesen werden. In diesem Fall waren die serologischen Tests auf Syphilis positiv, aber sie können fallweise auch negativ ausfallen. In anamnestisch verdächtigen Fällen sollten die Tests daher zu einem späteren Zeitpunkt wiederholt werden. Das Vorliegen auch noch anderer Geschlechtskrankheiten sollte immer ins Auge gefasst werden (Gonorrhoe, Chlamydien, HIV). Photo © R. Suhonen.

- Die Ansteckungsgefahr ist im Primär- und Sekundärstadium am höchsten (30–60%). 2 Jahre nach dem Infektionszeitpunkt ist die Krankheit nicht mehr übertragbar.

Klinischer Verlauf
- Nach einer asymptomatischen Inkubationszeit von 3–4 Wochen treten bei zwei Drittel der Patienten (nicht jedoch bei allen!) sichtbare Symptome auf.
  1. Primäre Symptome (lokale Infektion):
     - Ein Geschwür, der so genannte Primäraffekt, mit glatter, harter Basis (Abb. 12.3) entsteht im Genitalbereich, manchmal auch im Anus oder in der Mundregion.
     - Es besteht eine lokale Lymphadenopathie ohne Schmerzempfindlichkeit.
  2. Sekundärstadium 6–8 Wochen nach Exposition (generalisierte Infektion):
     - Als Allgemeinsymptome treten Unwohlsein, Fieber und vergrößerte Lymphknoten auf.
     - Das in diesem Stadium auftretende Exanthem (Roseola) erinnert an ein ausgedehntes virales Ekzem oder einen Arzneimittelausschlag.
     - Papulöse Syphilide treten an Händen und Füßen auf oder verbreiten sich über den gesamten Körper. Als große, blumenkohlähnliche Formationen (Condyloma latum) rund um den After ausgebildet oder nekrotisch bei Patienten mit geschwächter Immunreaktion (z.B. HIV).

- Bei manchen Patienten ist Alopecia specifica, der typische, an Mottenfraß erinnernde fleckige Haarausfall, zu beobachten.
3. Spätsymptome treten bei etwa einem Drittel der unbehandelten Patienten nach 10–30 Jahren auf. Dazu zählen vor allem neurologische (atypische Psychosen, Dementia paralytica) und vaskuläre (Aortenaneurysma, Herzklappeninsuffizienz) Symptome.

Differenzialdiagnose

- Primärstadium:
  - Herpes genitalis. Die Inkubationszeit ist bei Erstinfektion kurz, die Läsionen treten in Gruppen auf und sind schmerzhaft. Die Lymphadenopathie ist weniger ausgeprägt, die Knoten sind jedoch schmerzempfindlich.
  - Ulcus molle (weicher Schanker)
  - Infektion nach Koitustrauma oder Traumata anderer Art
- Sekundärstadium:
  - Roseola kann ein ähnliches Erscheinungsbild aufweisen wie Pityriasis rosea, Arzneimittelausschlag, Masern, Röteln oder Scharlach.
  - Syphilide können papulösem Lichen ruber planus, Psoriasis, Skabies oder einem infektiösen Ekzem der Füße (z.B. Tinea) ähneln. Condyloma latum kann wie Condyloma acuminatum erscheinen.

Diagnostik

1. Anamnese der Exposition (ungeschützter Geschlechtsverkehr) bzw. klinischer Verlauf
2. Nativpräparat. Die Bestätigung der Diagnose kann mittels Dunkelfeldmikroskop durch Nachweis von Spirochäten im Läsionssekret erfolgen.
3. Serologie:
   - Der Kardiolipin-Test wird 3–4 Wochen nach der Infektion positiv. Für Screening-Zwecke ist dies der wichtigste Test. Hohe Titer (> 16) sind nahezu immer spezifisch. Bei einem niedrigen Titer handelt es sich in vielen Fällen um ein falsch positives Ergebnis (Schwangerschaft, Bindegewerbserkrankung, Infektion) oder um einen serologischen Hinweis auf eine bereits früher behandelte Infektion bzw. eine latente Syphilis.
   - TPHA (Treponema-pallidum-Hämagglutinations-Test) ist der Test der Wahl zur Bestätigung von Syphilis. Das Ergebnis wird etwas später reaktiv als beim Kardiolipin-Test, ist jedoch spezifisch (zu fast 100%) und zur Kontrolle des Therapieerfolgs geeignet.
   - Der FTA-Antikörpertest (Fluoreszenztest) ist ein in Sonderfällen angewandter, spezifischer Syphilis-Test (Neurosyphilis, Verdacht auf neonatale Syphilis), der auch IgM-Antikörper nachweist.
   - Genamplifikationsmethoden werden bereits zum Screening eingesetzt.

Therapie

- Procain-Penicillin 1,2 Millionen I.E/Tag. i.m über 10 Tage (Primär- und Sekundärstadium, bei latenter Syphilis über 3 Wochen), bei Neurosyphilis Penicillin i.v.
- Bei Patienten mit Penicillinallergie sind Ceftriaxon-Injektionen (1 g/Tag) als Alternative möglich.
  Anmerkung: Die österreichischen Leitlinien empfehlen bei Frühsyphilis (Lues I, Lues II) Benzathin-Penicillin G 2,4 Millionen Einheiten i.m. als Einzeldosis.

Kontrolle und Partneridentifikation

- Der Kardiolipin-Test und der TPHA-Test werden 3 und 6 Monate sowie 1 Jahr nach erfolgter Antibiotikatherapie vorgenommen. Bei Infektionen im Primärstadium sind die Testergebnisse in den meisten Fällen negativ, bei anderen rezenten Infektionen fällt der Titer bei erfolgreicher Therapie mindestens um 2 Verdünnungen.
- Alle Sexualpartner, die der Infektion ausgesetzt waren, sind einem Screening mittels Kardiolipin-Test zu unterziehen. Bei negativem Testergebnis ist der Test nach 3 Monaten zu wiederholen.

12.05 Herpes genitalis

Grundregel

- An genitalen Herpes sollte als Differentialdiagnose bei Patienten mit rezidivierenden unspezifischen Symptomen im Genitalbereich gedacht werden.
- Antivirale Wirkstoffe sind effektiv, was die Symptomlinderung und die Vorbeugung einer Übertragung anbelangt Ⓐ.

Ätiologie

- In den meisten Fällen ist Genitalherpes eine chronische, durch Sexualkontakt übertragene Infektion, deren Erreger das Herpes-simplex-Virus-2 (HSV-2) ist. Etwa 20% der Infektionen werden jedoch bereits durch HSV-1 verursacht. Nach der Infektion verbleibt das Virus latent im Körper.

Epidemiologie

- Das Virus ist in der symptomatischen Phase besonders leicht übertragbar; es kann jedoch auch

zu einer asymptomatischen Virusausscheidung kommen. In etwa 50% der Fälle wird das Virus durch Personen übertragen, die sich ihres Status als Virusträger nicht bewusst sind.
- Das Infektionsrisiko ist bei Frauen größer als bei Männern.

Symptome
Erstinfektion
- Die Symptome treten 4–14 Tage nach der Infektion auf.
- Zu den allgemeinen Symptomen zählen:
  - Fieber
  - Kopfschmerzen
  - Myalgien
- Symptome im Genitalbereich:
  - Bläschenbildung
  - stechender Schmerz
  - Dysurie
  - Inguinallymphadenopathie
  - ulzerierende Zervizitis
- Die Läsionen treten beidseitig auf.
- Die Symptome bestehen über 2–3 Wochen.
- Eine primäre Herpesinfektion kann auch asymptomatisch verlaufen.
- Die Virussekretion dauert etwa 2 Wochen lang an.
- Während der Schwangerschaft liegt das Risiko einer Infektion des Fötus bei primärem Herpes bei etwa 50%, bei rezidivierendem Herpes hingegen unter 5%.

Rezidive
- Treten bei etwa 80% der Patienten nach einer primären Herpesinfektion (HSV-2) auf.
- Die Läsionen sind einseitig.
- Die Läsionen und Symptome sind im Allgemeinen auf die Genitalien beschränkt: bei Frauen sind die äußeren Geschlechtsorgane betroffen, seltener auch die Zervix.
- Allgemeine Symptome sind selten.
- Die Häufigkeit der Rezidive ist individuell verschieden.
- Die Infektion kann nach physischem oder psychischem Stress auftreten, bei Frauen oft während der Menstruation.
- Die Symptome bleiben etwa 7 Tage lang bestehen.

Diagnose
- Das Herpes-Simplex-Virus lässt sich aus der Läsion entweder durch Viruskultur oder durch Antigennachweismethoden isolieren. Die Kulturprobe muss innerhalb von 24 Stunden ins Labor gebracht werden, wogegen Proben für den Antigennachweis längere Lagerungs- und Transportzeiten erlauben.
- Die Probe wird mittels eines Wattetupfers durch Reiben von der Läsion entnommen.
- Antikörpertests liefern zwar den Nachweis des Trägerstatus, d.h. HSV-1- und HSV-2-seropositiv, geben aber keinen Hinweis auf den Infektionsort.
- Die Polymerase-Kettenreaktion eignet sich besonders für die Diagnose der Herpessepsis des Neugeborenen aus der Spinalflüssigkeit.

Therapie
- Bei **Erstinfektion** verkürzt die orale Arzneimittelgabe den Zeitraum der Virusausscheidung, sie beschleunigt die Heilung und reduziert Schmerz. Mit der medikamentösen Therapie ist bereits bei Vorliegen eines klinischen Verdachts zu beginnen: Acyclovir 200 mg × 5, Valaciclovir 500 mg × 2 oder Famciclovir 250 mg × 3, jeweils über 5–10 Tage.
- Eine intravenöse Verabreichung des Medikaments ist indiziert bei
  - schweren klinischen Erscheinungsformen,
  - Reizung der Meningen als Ursache von Kopfschmerzen,
  - neonatalem Herpes.
- Bei rezidivierendem Herpes führt orales Acyclovir 5 × 200 mg über 5 Tage oder Valaciclovir 2 × 500 mg über 5 Tage zu einer Linderung der Symptome und einer Verkürzung der symptomatischen Phase ❹.
- Die gezielte Anwendung einer Kurzzeitprophylaxe, z.B. während des Urlaubs, ist möglich.
- Bei häufigen und schweren Rezidiven besteht auch die Möglichkeit einer medikamentösen Langzeitprophylaxe (6 Monate): Acyclovir 2 × 400 mg, Valaciclovir 1 × 500 mg oder Famciclovir 2 × 250 mg.
- Durch prophylaktische Medikation ❹ lässt sich die Virenausscheidung erheblich reduzieren. Eine Übertragung der Krankheit ist jedoch nach wie vor möglich ❺.
- Es gibt derzeit kein Arzneimittel zur Eradikation des Virus aus den Nervenganglien.
- Um Frühsymptome zu erkennen und das Übertragungsrisiko zu verringern, braucht der Patient Informationen über den natürlichen Verlauf der Infektion und den Grad der Übertragbarkeit.
- Der Bedarf an medizinischer Betreuung ist je nach Lebenssituation des Patienten unterschiedlich.

Sexuell übertragbare Erkrankungen

12.06 Seltene venerische Erkrankungen: Schanker

Ulcus molle (Weicher Schanker)

Ätiologie
- Haemophilus ducreyi

Epidemiologie
- Eine in Europa seltene Erkrankung, die jedoch in den Tropen, so z.B. in einigen Regionen Afrikas, die am weitesten verbreitete venerische Erkrankung darstellt. Sie tritt bei Männern 10 × häufiger auf als bei Frauen. Die Übertragung erfolgt meist durch Prostituierte.
- Inkubationszeit 4–7 Tage

Symptome
- Ein oder mehrere druckempfindliche und schmerzhafte Ulzera mit eitrigem Exsudat, umgeben von einem erythematösen Rand. Die meist seichten Ulzera können über Monate oder Jahre persistieren, ohne auszuheilen.
- Häufig akute, einseitige inguinale Adenitis mit verklebten Inguinalknoten (Bubonen), die spontan aufbrechen können. Zu einer generalisierten Infektion kommt es nicht.
- Einige der typischen Ulzera können als gemischte Ulzera (harter und weicher Schanker) in Erscheinung treten.

Diagnose
- Gram-Färbungen von Läsionspräparaten zeigen häufig kleine, stäbchenförmige gramnegative Erreger; in Lympknotenpräparaten sind diese nur selten anzutreffen.
- Der kulturelle Nachweis erfolgt in Gebieten mit niedriger Inzidenz nicht routinemäßig. In Gebieten mit hoher Inzidenz wird eine M-PCR-Technik angewandt, deren Sensitivität für den Nachweis von H. ducreyi 95% beträgt.
- Differenzialdiagnosen des Ulcus molle sind Syphilis und Herpes. Eine seltene Form des **transitorischen** weichen Schankers kann mit Lymphogranuloma venereum verwechselt werden. Ulcus molle erhöht das Risiko einer HIV-Infektion.
- Die Möglichkeit des gleichzeitigen Auftretens von Lymphogranuloma venereum oder Granuloma inguinale und Ulcus molle ist zu bedenken.
- Bei allen Patienten sollte im Rahmen der Erstuntersuchung und 1 Monat nach Abheilen aller Läsionen ein serologischer Syphilistest vorgenommen werden.

Therapie
- Ciprofloxacin 2 × 500 mg über 3–5 Tage oral
- Ceftriaxon 1 × 250 mg i.m.
- Erythromycin 3 × 500 mg über 5 Tage oral
- Roxithromycin 1 × 300 mg über 7 Tage oder länger oral
- Azithromycin 1 g Einzeldosis oral

Lymphogranuloma venereum (LGV)

Ätiologie
- Chlamydia trachomatis Serotypen L1, L2 oder L3
- Die Krankheit wird meist durch Sexualkontakt übertragen, es kann aber auch das Auge als Eintrittspforte dienen.

Epidemiologie
- Die Krankheit ist weltweit verbreitet, aber selten. In den Tropen ist sie in mehreren Gebieten endemisch.

Klinischer Verlauf
- Die Primärläsion, die meist in Form einer kleinen Papel 3–30 Tage nach dem infektiösen Kontakt auftritt, wird nicht immer bemerkt (z.B. im Rektum).
- Eiternde, verbackene inguinale Lymphknoten (inguinaler Bubo) und manchmal auch genitale Ulzera treten etwa 2 Wochen nach der Primärläsion auf. Es hängt vom Situs der Primärläsion ab, welche Knoten betroffen sind.
- Mögliche Komplikationen der Infektion sind Ausschläge, Arthritis, Konjunktivits und Meningoenzephalitis.
- Die Inkubationszeit vor Auftreten der chronischen Lymphadenitis kann mehrere Monate betragen.
- Im klinischen Verlauf können Urethritis, Proktokolitis und – in einem späteren Stadium – chronische und konstriktorische Fisteln und Narben auftreten. Rektumstrikturen sind bei Frauen und bei männlichen Homosexuellen häufig zu beobachten. Elephantiasis der Labien und der Klitoris oder von Penis und Skrotum ist möglich. In chronischen Fällen ist oft eine Hypergammaglobulinämie zu beobachten. Die Diagnose wird durch erhöhte Chlamydien-Antikörperkonzentrationen bestätigt.

Therapie
- Tetracyclin 1 × 2 g über 2–4 Wochen oral oder 1 × 4 g über 2 Wochen oral
- Doxycyclin 1 × 200 mg über 2–4 Wochen oral
- Erythromycin 1 × 2 g über 2–4 Wochen oral
- Der klinisch geheilte Patient kann infektiös bleiben und die Krankheit weiter verbreiten.

Granuloma inguinale (vierte Geschlechtskrankheit, Granuloma venereum, Donovanosis)

Ätiologie
- Erreger ist das pleomorphe Donovansche Bakterium (Donovania granulomatis), das intrazellu-

lär einzeln oder in Gruppen auftritt. (Es besteht eine antigene Ähnlichkeit mit Klebsiella.)
- Unter dem Mikroskop sind in einkernigen Zellen so genannte Donovan-Körperchen festzustellen.

Epidemiologie
- In Indien, Afrika und auf den Westindischen Inseln recht häufig, oft endemisch.

Symptome
- Unauffälliger Beginn ohne Prodromalsymptome.
- Bei Männern Beginn als Bläschen, Papel oder Knötchen, nach einigen Tagen Ulzeration mit fleischroter körniger Basis auf Glans, Präputium und Rektum, oft begleitet von Urethritis.
- 14–90 Tage später zeigt sich einseitig ein Paket verklebter inguinaler Lymphknoten.
- Die Möglichkeit des gleichzeitigen Auftretens von Syphilis, Lymphogranuloma venereum und Ulcus molle ist zu bedenken.
- Es kann zu einer sekundären elephantoiden Vergrößerung von Vulva und Klitoris oder von Penis und Skrotum kommen.
- Ohne Therapie entwickelt sich die Krankheit zu einer chronischen, granulomatösen und Gewebe zerstörenden Infektion. Die Ulzerationen können sich ausdehnen und den gesamten Genitalbereich, den Unterbauch, die Hüften und das Gesäß erfassen.

Diagnose
- Die Diagnose von Granuloma inguinale sollte durch Nachweis von Donovan-Körperchen in den pathognomonischen Zellen in Abstrichen oder Biopsien (z.B. Giemsa-Färbung) erfolgen.

Therapie
- Tetracyclin 4 × 500 mg, über 3–4 Wochen oral
- Chloramphenicol, Ampicillin und Fluorquinolone sind ebenfalls wirksam.

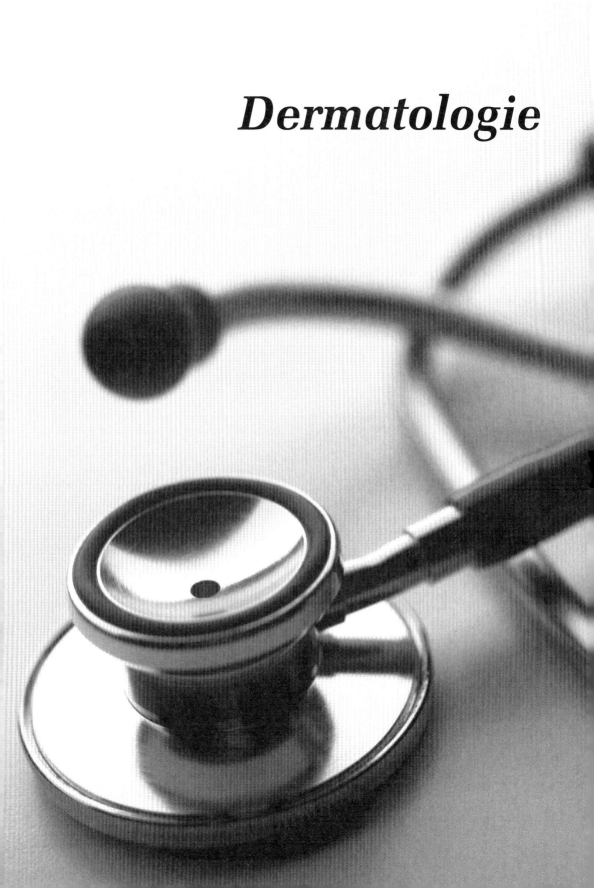

Dermatologie

13.01 Blickdiagnostik bei Dermatosen

Grundsätze

- 1 von 6 Patienten in der Allgemeinpraxis leidet an einer Dermatose.
- Die häufigsten Dermatosen sind ekzematöse Dermatitis, Urtikaria, Dermatophytosen und Onychomykosen.
- Die Diagnose kann oft auf den ersten Blick gestellt werden.

Diagnostische Anhaltspunkte

Dermatitis der Augenlider

- Die häufigste Diagnose ist eine atopische Dermatitis; es kann sich auch um eine seborrhoische Dermatitis, selten um eine allergische Kontaktdermatitis handeln.

Behandlungsresistente Kopfschuppen bei Kleinkindern

- Meist handelt es sich um die seborrhoische Form der infantilen (atopischen) Dermatitis und nur sehr selten um eine echte seborrhoische Dermatitis. Mit dieser Krankheit, aber auch mit der nummulären Form der infantilen (atopischen) Dermatitis ist häufig eine Nahrungsmittelallergie vergesellschaftet.

Kopfschuppen bei Erwachsenen

- In den skandinavischen Ländern leidet jeder Dritte an Seborrhö. In Mitteleuropa ist der Prozentsatz niedriger und in den Mittelmeerländern noch geringer. Die Seborrhö tritt meist in Form von Kopfschuppen, häufig an den Schläfen, auf.

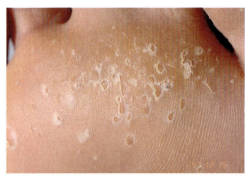

Abb. 13.1.1 Pockennarbige Keratolyse auf der Fußsohle. Fußschweiß und geschlossenes Schuhwerk können zu einem überschießenden Bakterienwachstum in der Plantarhaut führen. Die „ausgestanzt" wirkenden Dellen in der Haut heilen ab, wenn der Patient Antitranspirantien auf Aluminiumchlorid-Basis verwendet und auf das Tragen von geschlossenen Schuhen verzichtet. Als Differenzialdiagnose kommt hauptsächlich eine durch T. rubrum verursachte Plantarmykose in Frage. Photo © R. Suhonen

Eine atopische Dermatitis der Kopfhaut junger Erwachsener ist einer seborrhoischen Dermatitis äußerst ähnlich, doch spielt die genaue Diagnose keine Rolle, da die Therapie die gleiche ist.
- Bei Psoriasis sind die Läsionen scharf umschrieben und die Schuppen selbst groß und grob strukturiert.
- Lichen simplex des Halses (Neurodermitis nuchae) ist ein Zeichen für Atopie.
- Dermatophytosen sind möglicherweise, aber selten in Betracht zu ziehen. Wenn ein Dermatophyt den Haarschaft besiedelt, bricht das Haar nahe der Kopfhaut ab. Bei Verdacht ist eine Pilzkultur angezeigt.

Urtikaria

- Die Diagnose ist oft schwieriger als zu erwarten. Meist verschwinden oder wandern die Quaddeln und die Rötung innerhalb von 24 Stunden.
- Bleiben die Quaddeln länger als 24 Stunden bestehen, handelt es sich nicht um gewöhnliche Urtikaria; weitere Untersuchungen sind angezeigt.

Dermatitis der Fußsohle

- Bei Kindern ist die Bildung von Hautschuppen und -rissen an den Fußsohlen unter dem Namen juvenile Plantardermatose bekannt; sie findet sich vor allem bei atopischer Dermatitis. Eine Dermatophytose an den Füßen ist bei Kindern unter 15 selten. Fußpilz findet sich meist unter oder zwischen den Zehen. Eine allergische Kontaktdermatitis („Schuhdermatitis") ist selten. Unter Mokassin-Tinea versteht man eine trockene schuppige Dermatose der gesamten Fußsohle, die sich bis zu den dorsalen Flächen der Zehen erstreckt. Sie wird durch Trichophyton rubrum oder andere Dermatophyten verursacht. Pilzkultur! Bei einseitigem Auftreten ist eine Tinea noch wahrscheinlicher.
- Es gibt 2 Hauptarten von Plantarwarzen: Gewöhnliche Warzen sind über die Hautoberfläche erhaben, Mosaikwarzen flach, nur 2–3 mm im Durchmesser und treten zumeist in Gruppen auf.
- Eine Plantardermatitis kann auch durch Fußschweiß und geschlossenes Schuhwerk verursacht werden (Abb. 13.1.1).

Dermatitis der Handflächen

- Bei einer symmetrisch auftretenden Dermatitis an den Handinnenflächen Jugendlicher handelt es sich um eine atopische Dermatitis.
- Die Ätiologie der Dermatitis der Handinnenflächen bei Erwachsenen bleibt meist unbekannt. Man spricht von chronischen Handekzemen oder auch von infektiöser Handdermatitis. Manchmal findet man auch eine zeitlich verzögerte Kontaktallergie (Abb. 13.1.2).

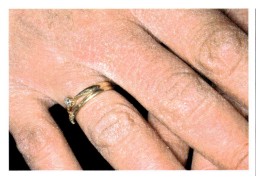

Abb. 13.1.2 Toxische Dermatitis auf den dorsalen Seiten der Finger – ein typisches Phänomen bei atopischen Patientinnen, deren Hände bei der Hausarbeit mit Wasser in Berührung kommen. Es wird empfohlen, die Hände vor Reizfaktoren zu schützen; topische Corticosteroide sowie rückfettende Hautpflegemittel sind in der Regel hilfreich. Die Möglichkeit einer Kontaktallergie sollte durch einen Patchtest abgeklärt werden. Photo © R. Suhonen

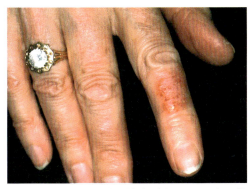

Abb. 13.1.3 Die nummuläre (diskoide) Dermatitis betrifft im Wesentlichen die Haut am Körperstamm und an den Extremitäten. Ein einzelnes scheibenförmiges Erythem an einem Finger ist charakteristisch für ein nummuläres Ekzem. Die Ursache für diese häufig vorkommenden und stark juckenden Flecken ist unbekannt.
Photo © R. Suhonen

- Viele Berufskrankheiten manifestieren sich nur als Handekzem, fragen Sie den Patienten nach seinem Beruf.
- Bei Milchbauern kann ein chronisches Handekzem auf eine sofort oder verzögert auftretende Allergie gegen Kuhepithelien zurückzuführen sein.
- Eine schwere chronische (infektiöse) Handdermatitis kann auf übermäßigen Alkoholkonsum hindeuten. Auch Rauchen kann zu einer Verschlimmerung des Zustandes beitragen.
- Eine einseitige Dermatitis der Handflächen ist häufig eine Tinea – eine Pilzkultur kann Gewissheit geben.
- Ein nummuläres Ekzem kann auch an den Händen auftreten (Abb. 13.1.3).

Fleckförmige Hyperkeratose der Handflächen bzw. Fußsohlen

- Bei Patienten mittleren Alters handelt es sich meist um eine erbliche Störung, die mit dem Klimakterium (auch bei männlichen Patienten!) in Zusammenhang steht.
- Psoriasis und Kontaktallergie gegen Chromat und Kobalt sind die häufigsten Differenzialdiagnosen.

Anogenitale Dermatose

- Die häufigsten Beschwerden im Anogenitalbereich sind seborrhoische Dermatitis (Intertrigo) und Tinea inguinalis. Die nächst häufigen Ursachen sind Psoriasis und Candida-Intertrigo aufgrund von Adipositas bzw. Diabetes.

Balanitis

- Häufig als seborrhoische Balanitis. Eine seborrhoische Dermatitis findet sich auch an anderen Stellen, z.B. Kopfhaut und Gesicht.
- Balanitis circinata ist ein Zeichen von Morbus Reiter. Die Krankheit kann von einer anderen Entzündung überlagert werden.
- Psoriasis und Lichen planus imponieren als klar umschriebene, chronische Flecken mit leichtem Infiltrat.

Perianaldermatitis

- Fast immer eine seborrhoische Dermatitis.
- Kratzen verursacht Lichen simplex (Neurodermitis).

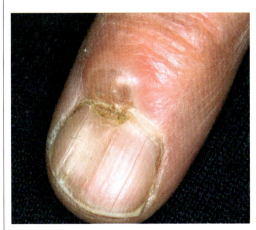

Abb. 13.1.4 Eine kutane myxoide Zyste am Nagelgrund kann eine Längseinkerbung der Nagelplatte verursachen. Die Nagelform kann sich erst nach Entfernung der Zyste wieder normalisieren. Ein sorgfältig durchgeführter chirurgischer Eingriff ist am effektivsten, aber es können auch eine Punktion, eine Eröffnung der Zyste mit anschließender Behandlung mit Silbernitrat (Höllenstein) oder eine Kryotherapie mit einem Stickstoff-Spray versucht werden. Unabhängig von der gewählten Therapie kommt es häufig zu Rezidiven. Photo © R. Suhonen

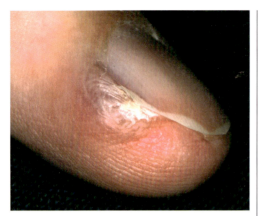

Abb. 13.1.5 Ein Glomustumor ist eine ziemlich seltene, sehr schmerzhafte, aber gutartige Geschwulst. Meist handelt es sich beim Patienten um eine Frau mittleren Alters mit einer schmerzhaften Läsion unter einem Fingernagel. Die Therapie besteht in einer chirurgischen Entfernung. Eine Schädigung der Matrix ist zu vermeiden, da ansonsten der Nagel gefährdet ist. Photo © R. Suhonen

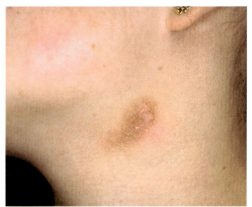

Abb. 13.1.7 Dermatose am Hals eines Geigers („Geigerfleck"). Eine wiederholte einseitige Druckbelastung im Kinn-Hals-Bereich durch den Kinnhalter der Geige verursacht einen rötlich-braunen Fleck am Hals. Eine Heilung ist nur möglich, wenn der Kontakt mit dem Musikinstrument vermieden wird. Photo © R. Suhonen

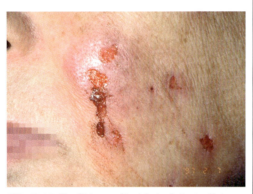

Abb. 13.1.6 Hautläsionen, die sich der Patient selbst zugefügt hat – meist mit einem Fingernagel - können differenzialdiagnostische Probleme aufwerfen. Pruritische Hauterkrankungen können nämlich ähnliche sekundäre Hautveränderungen verursachen. Noch schwieriger ist es, den Patienten dazu zu bringen, die Schulmeinung zu akzeptieren, dass hier ein psychogenes Problem vorliegt. Photo © R. Suhonen

- Findet sich bei vielen Frauen im mittleren und fortgeschrittenen Alter. Ätiologie unbekannt
- Eine Psoriasis tritt manchmal nur an den Fingerspitzen auf. Eine Hautbiopsie kann Klarheit bringen.
- An den Fingern können sich auch myxoide Zysten (Abb. 13.1.4) und Glomustumoren bilden (Abb. 13.1.5).

Cheilitis angularis
- Bei pausbäckigen Kindern mit ausgeprägten Nasolabialfalten finden sich in der Falte oft Candida und Staphylokokken.
- Ältere Patienten sind oft auch zahnlos.
- Diabetes und Immunschwäche sind ebenfalls prädisponierende Faktoren.

Cheilitis sicca
- Ein Zeichen von Atopie, vor allem bei Kindern. Die Entzündung wird durch Mundatmung und Nahrungsmittelallergien verschlimmert.

Andere Dermatosen
- Eine Dermatose kann auch selbst verursacht sein (Abb. 13.1.6).
- Geiger haben ein charakteristisches Ekzem am Hals. Der Druck der Violine verursacht eine typische Pigmentation (Abb. 13.1.7).

- Hautfaltenpsoriasis zeigt starke Ähnlichkeit mit seborrhoischer Dermatitis.

Juckende Dermatitis am Unterschenkel
- Meistens umschriebener Lichen simplex („Neurodermitis") oder nummuläres Ekzem.
- Bei einem dicken rötlich-blauen Fleck kann es sich auch um einen chronischen hypertrophen Lichen planus handeln.

Dermatitis an den Fingerspitzen
- Schuppende und schrundige chronische Dermatitis an den Fingerspitzen.

13.02 Juckreiz

Grundregeln

- Feststellung derjenigen Ursachen von Juckreiz, für die es spezifische Therapien gibt (Scabies, Ekzeme, Dermatitis herpetiformis).
- Wird keine dermatologische Ursache gefunden, Suche nach systemischen Erkrankungen, die mit Juckreiz einhergehen (z.B. Lebererkrankungen, Morbus Hodgkin, Urämie).

Lokalisierter Juckreiz

- Die Ursache ist oft eine lokale Erkrankung (Ekzem, Neurodermitis, topische Medikamentenreaktion, Insektenstiche); manchmal liegt eine psychogene Ursache vor.

Generalisierter Juckreiz

- Hautkrankheiten: Urtikaria, großflächiges Ekzem; systemische Medikamentenreaktionen, Leberkrankheiten, Morbus Hodgkin, lymphatische Leukämie, chronische Scabies

Untersuchungen

Juckreiz und dermatologische Erkrankungen

- Bei dermatologischen Veränderungen nach der spezifischen Ursache suchen (Allergien, Infektionen, Scabies).
- In vielen Fällen ist nur eine symptomatische Behandlung möglich (atopische Dermatitis, andere unspezifische Ekzeme, Lichen planus).
- Viele Hautkrankheiten heilen spontan ab.

Generalisierter Juckreiz ohne klinisches Bild einer Hauterkrankung

- Gründliche klinische Untersuchung (Ikterus, Lymphknotenvergrößerung)
- Gleichzeitige oder vorangegangene Erkrankungen und Medikationen
- Blutbild, BSG, Kreatinin, ALT(GPT), alkalische Phosphatase, Bilirubin (gesamt und konjugiert)
- Thoraxröntgen
- Erforderlichenfalls Untersuchung durch einen Dermatologen, Internisten oder Psychiater

Tabelle 13.02 **Diagnostische Anhaltspunkte nach Lokalisation des Juckreizes**

Kopfhaut	Seborrhoische Dermatitis (13.15) Atopische Dermatitis Psoriasis (Juckreiz häufig) (13.71) Reizung oder Allergie (13.13) (bei von Friseuren verwendeten Chemikalien) Kopfläuse (13.41)
Gesicht	Atopische Dermatitis Seborrhoische Dermatitis (13.15) Allergische Dermatitis (Kosmetika, Nagellack) (13.13) Impetigo (Kinder) (13.22) Herpes simplex (oft schmerzhaft) (13.18)
Rumpf	Atopische Dermatitis Seborrhoische Dermatitis (13.15) Psoriasis (13.71) Allergische Dermatitis (13.13) Urtikaria (13.74) Pityriasis rosea (13.72) Insektenstiche und -bisse (13.42) Scabies (13.40)
Genitalbereich	Atopische Dermatitis Seborrhoische Dermatitis (13.15) Lichen planus (Männer und Frauen) (23.34, 25.30) Tinea (bei Männern) (13.50) Candidiasis bei Frauen Filzläuse (13.41) Scabies (13.40) Psychologische Ursachen
Analbereich	Seborrhoische Dermatitis (13.15) Unspezifische Dermatitis Allergische Dermatitis (Hämorrhoidensalbe) (13.13) Hämorrhoiden Analfissur (schmerzhaft) Sekundäre Candidosis (gelegentlich) (13.50) Psychologische Ursachen Tinea (selten)
Gliedmaßen	Atopische Dermatitis Reizdermatitis (13.12) Allergische Dermatitis Stauungsdermatitis (Bein) Scabies (13.40) Insektenstiche Neurodermitis Lichen planus (23.34) Dermatitis herpetiformis Gianotti-Crosti-Syndrom Schistosomendermatitis (nach Durchwaten) (1.50)
Großflächiger Juckreiz mit sichtbarer Ursache	Atopische Dermatitis „Trockene Haut" (bei älteren Personen in den Wintermonaten) Urtikaria (13.74) Lichen planus (13.73) Psoriasis (13.71) Großflächige extrinsische allergische Reaktionen (13.13) Endogene allergische Reaktionen (13.13) Zerkariendermatitis (1.50)
Generalisierter Juckreiz ohne sichtbare Hautpathologie	Im Vergleich zu juckenden Hautkrankheiten selten. Dermographismus (Kratztest!) Urämie Lebererkrankungen Schwangerschaftscholestase Morbus Hodgkin (15.44) Lymphatische Leukämie (15.43) Polycythaemia vera (15.41) Schilddrüsenerkrankungen Diabetes In 2% der Schwangerschaften ohne dermatologische Erkrankung oder schwangerschaftsbedingte Hepatopathie Medikamentenüberempfindlichkeit (ungewöhnlich) Pemphigoid vor dem Erscheinen der Blasen (13.70) Psychogener Juckreiz

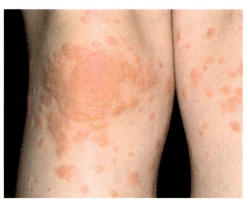

Abb. 13.2 Das Gianotti-Crosti-Syndrom ist ein vorübergehender (Wochen bis Monate anhaltender) Ausschlag meist viralen Ursprungs. Die Erkrankung betrifft Kinder. Ein allfälliger Juckreiz kann mit schwach dosierten Kortikoiden behandelt werden. Die Pusteln treten im Gesicht und an den Extremitäten auf, selten am Körperstamm. Photo © R. Suhonen.

Behandlung des Juckreizes

- Dermatologische Erkrankungen je nach der Ätiologie behandeln.
- Oft ist eine trockene Haut mit Juckreiz verbunden. Vor allem bei älteren Patienten sind deshalb in den Wintermonaten Feuchtigkeitsspender angezeigt.
- Waschgewohnheiten des Patienten erfragen. Oft lässt sich die Verwendung von Seife, flüssiger Seife oder Duschgels etc. einschränken. Nach dem Waschen ist eine Feuchtigkeitscreme aufzutragen.
- Hydroxyzin während der Nacht ist eine gute symptomatische Behandlung. Gegen Urtikaria helfen so genannte nicht sedierende Antihistaminika, bei anderen Ursachen des Juckreizes ist ihre Wirkung nur mit jener von Placebos vergleichbar.
- Eventuell auch Doxepin (es hat einen antihistaminen Effekt) oder andere Antidepressiva.
- Phototherapie (SUP/UVB/PUVA) zeigt bei vielen Ursachen von Juckreiz gute Wirkung (atopische Dermatitis, seborrhoische Dermatitis, Psoriasis, Lichen planus, Urtikaria, Juckreiz bei Urämie).
- Behandlung des Juckreizes bei terminalen Patienten: siehe auch 13.13.

Indikationen für eine Überweisung an den Spezialisten

- Bei Juckreiz unerklärlicher Ursache oder schlechtem Ansprechen auf die Behandlung. Ein Patient mit störendem Juckreiz ohne sichtbare Ursache wird früher oder später einen Dermatologen aufsuchen müssen.

13.03 Haarausfall (Effluvium)

Alopecia areata

- Lokalisierter Haarausfall, wahrscheinlich autoimmun verursacht, betrifft weniger als 2% der Bevölkerung an einem bestimmten Punkt ihres Lebenslaufes (Abb. 13.3.1).
- Kleine Bereiche erholen sich spontan innerhalb einiger Monate.
- Die Prognose bei generalisiertem Haarausfall ist schlecht, vor allem, wenn auch Wimpern, Augenbrauen und Bart betroffen sind.
- Die Ursache kann auch ein diskoider Lupus erythematodes sein (Abb. 13.3.2).

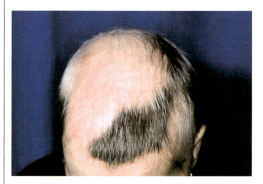

Abb. 13.3.1 Man nimmt an, dass es sich bei der Alopecia areata um ein Autoimmunphänomen handelt. Es können kahle Stellen unterschiedlichen Ausmaßes an allen behaarten Stellen des Körpers entstehen. Bei Patienten mit örtlich begrenztem Haarausfall zeigt sich eine gute Tendenz zur Spontanheilung; bei generalisiertem Haarausfall (Alopecia totalis oder Alopecia universalis) ist die Prognose hingegen schlechter. Therapeutische Versuche erbrachten unterschiedliche Erfolge. Photo © R. Suhonen.

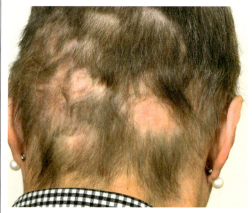

Abb. 13.3.2 Der diskoide Lupus erythematodes gehört zu den häufigsten Krankheiten, die einen narbigen Haarausfall verursachen. Auf den betroffenen Kopfhautbereichen bleiben haarlose Stellen. Photo © R. Suhonen.

Untersuchung

- Eine starke Ausdünnung der Haare ist bei Frauen nach der Geburt üblich, auch während der Schwangerschaft, in der Menopause oder in Zusammenhang mit anderen hormonellen Veränderungen, aber auch während einer erheblichen Stressphase einer schweren Krankheit (z.B. schwere Infektion).
- Weitere Untersuchungen sind oft notwendig, wenn der Haarverlust nicht durch die oben ausgeführten Ursachen erklärt werden kann und er nicht fleckförmig ist. Überlegen Sie als Screeningtest eine Überprüfung der trophotropen Hormone und suchen Sie nach Zeichen einer Malabsorption.

Therapie

- Eine Behandlung hat geringen Einfluss auf die Prognose, kann aber den Haarwuchs bis zu einem gewissen Grad fördern.
- Topische Kortikosteroidtinkturen.
- Eine PUVA-Behandlung (Phototherapie) bewirkt üblicherweise nur eine temporäre Besserung.
- Durch einen Dermatologen verabreichte Steroidinjektionen in die betroffenen Kopfhautregionen können teilweise wirksam sein.
- Perücken
- Im Experimentalstadium befindet sich die topische Immuntherapie, wo eine Substanz (Diphenylcyclopropenon – DPCP) lokal aufgebracht wird, die eine lokale Immunreaktion auslöst und bei einem Teil der Patienten zu einer Wiederherstellung des Haarwuchses führen kann.

Androgener Haarausfall

- Tritt üblicherweise im fortgeschrittenen Alter auf, kann in manchen Familien aber auch junge Männer betreffen.
- Es gibt keinen überzeugenden Nachweis der Wirksamkeit von Minoxidil. In jenen Fällen, in denen sich das Medikament bewährt, geht die Wirkung nach dem Absetzen wieder verloren.
- Minoxidil wird auch im Fall von Alopecia androgenica bei Frauen eingesetzt.
- Eine Behandlung mit Finasterid 1 mg/Tag p.o. hat eine ähnliche Wirkung auf die typische frühzeitige Glatzenbildung bei Männern wie topisches Minoxidil. Bei Männern zwischen 40 und 60 Jahren hat die 1 × tägliche Anwendung von Finasterid 1mg tgl. über 48 Wochen gezeigt, dass die Serum-PSA-Konzentration abnimmt.
- Vor Einleitung einer Behandlung sollte der Patient darauf hingewiesen werden, dass eine Therapie mit Minoxidil oder Finasterid lebenslang durchgeführt werden muss und kostspielig ist. Bei einem Absetzen der Medikation ist innerhalb von 3 bis 12 Monaten keinerlei Wirkung mehr festzustellen. Eine Wiederaufnahme der Behandlung kann den vor dem Absetzen erreichten Zustand nicht wiederherstellen.
- Durch Haartransplantationen und andere Formen der plastischen Chirurgie lassen sich akzeptable Ergebnisse erzielen.

13.05 Dermatologische Diagnostik

Pricktests

- Pricktests (PT) und Scratchtests dienen zum Nachweis von allergischen Reaktionen und aggravierenden Faktoren bei der atopischen Dermatitis bei Kindern und manchmal auch bei Erwachsenen. Für die Durchführung werden meist Standardserien mit Inhalations- und Nahrungsmittelallergenen verwendet.

Indikationen

- Bei Kindern sind Pricktests bei großflächiger Dermatitis bzw. bei rascher Verschlechterung angezeigt, wenn durch Weglassen der üblichen Nahrungsmittelallergene und ordnungsgemäße topische Behandlung keine Fortschritte gemacht erzielt wurden.
- Bei Erwachsenen bei großflächiger Dermatitis.
- Die Pricktestergebnisse können Anhaltspunkte für den Nachweis klinisch signifikanter Allergien liefern.
- Zu den Indikationen für Pricktests gehören auch Kontakturtikaria, Proteinkontaktdermatitis und Verdacht auf sofort auftretende Lokalanästhetikaallergie. Naturgummilatex, Tierhaare und Mehl sind typische Verursacher einer immunologisch verursachten Kontakturtikaria bzw. Proteinkontaktdermatitis.
- Antihistaminika sind vor Durchführung der Tests nach folgendem Schema abzusetzen: Astemizol 6 Wochen; andere Antihistaminika 3–5 Tage vor dem Test. Eine geringe Menge eines systemischen Kortikosteroids (z.B. = 20 mg/Tag Prednisolon bei Erwachsenen) beeinflusst das Ergebnis nicht.

Patchtests

- Diagnostische Tests für verzögerte Kontaktallergie.
- Die Standardallergenserie für den Patchtest umfasst meist 20–30 Chemikalien und deckt 70–80% aller Kontaktallergien ab. Weitere Testserien gibt es für Kunststoffe, Klebemittel, Acrylharze, in der Haarpflege verwendete Chemikalien, Chemikalien in Zahnbürsten usw. Vom Patienten mitgebrachte Chemikalien können ebenfalls getestet werden.
- Die Allergene werden zumeist mit weißer Vase-

line oder Wasser vermischt. Die Testsubstanzen werden meist im oberen Bereich des Rückens auf die Haut aufgebracht und verbleiben dort 48 Stunden lang.
- Da der Reiz üblicherweise am Tag der Beseitigung der Kammer besonders groß ist und die allergische Reaktion an den Tagen 3 bis 5, hilft die zweizeitige Inspektion, zwischen irritativer und allergischer Reaktion zu differenzieren.
- Antihistaminika beeinträchtigen Patchtests nicht, während systemisch verabreichte Kortikosteroide die Reaktionen abschwächen können.
- **Photopatchtests** werden bei Verdacht auf photoallergische oder phototoxische Reaktionen durchgeführt. Die Durchführung entspricht jener von normalen Patchtests, jedoch mit 2 Patchserien: nach Lichtausschluss über 24 Stunden werden die Teststreifen abgenommen und eine der beiden Testserien mit 5–20 J/cm^2 UVA bestrahlt. Die Ergebnisse werden 2–5 Tage nach Anwendung abgelesen. Dieser Test wird bei Verdacht auf Kontaktallergien und Lichtallergien toxischen oder allergischen Ursprungs eingesetzt.

Phototests

- Hauptindikation ist ein Verdacht auf Photosensibilität. Phototests werden für UVA und UVB getrennt durchgeführt, vorzugsweise unter Verwendung verschiedener UVB- und UVA-Wellenlängen. Eine UV-induzierte Urtikaria zeigt sich bereits 10–30 Minuten nach Bestrahlung, ein Ekzem nach 1–3 Tagen.
- Bei polymorphem Lichtausschlag wird dieselbe Hautstelle an 3–5 aufeinander folgenden Tagen bestrahlt, die Nachuntersuchung erfolgt nach 5–7 Tagen.

Besondere Tests bei Urtikaria

Dermographismus
- Mit dem stumpfen Ende eines Stifts einmal kräftig über die Rückenhaut fahren und 15–20 Minuten warten. Die normale Reaktion ist eine leichte Rötung der betroffenen Hautstelle, die nach einigen Minuten verschwindet. Bei etwa 5% der Probanden bildet sich ein Striemen. Ist der Striemen nicht breiter als die Breite des Stiftendes, so bedeutet dies im Normalfall, dass der Patient keinen Dermographismus hat. Bei symptomatischem Dermographismus ist der Striemen breiter als der Strich und es zeigen sich auch Pseudopodien. Die systemische oder lokale Anwendung von Antihistaminika unterdrückt die Reaktion, was bei der Verabreichung von systemischen oder topischen Steroiden nicht der Fall ist.

Test auf Kälteurtikaria
- Der Test kann mit Eiswürfeln oder mit 7° C kaltem Wasser durchgeführt werden. In eine Plastiktüte gefüllte Eiswürfel werden für zwischen 1 und 10 Minuten an der Haut des Armes fixiert. Wenn sich die Haut wieder erwärmt, treten Quaddeln auf. Der Test mit kaltem Wasser ist etwas zuverlässiger. Ist die Kälteurtikaria auf bestimmte Hautbereiche beschränkt, so kann das Ergebnis am Testarm negativ, im betroffenen Bereich aber positiv sein.

Test auf Wärmeurtikaria.
- Ein Reagenzglas mit 42° C warmem Wasser wird 5–10 Minuten lang auf den Arm gelegt, oder der Arm wird 5–10 Minuten lang in 42° C warmes Wasser getaucht. Bei positivem Test erscheinen während der Aufwärmzeit Quaddeln.

Cholinerge Urtikaria
- Ein Belastungstest, in dessen Verlauf der Schweiß auf dem Rumpf des Patienten kleine Quaddeln hervorruft.

Provokationstests

Einmaliger offener Applikationstest
- Bei Kontakturtikaria und Proteinkontaktdermatitis wird der vermutete Auslöser auf einen 5 × 5 bis 10 × 10 cm großen Hautbereich, vorzugsweise in einem schon früher betroffenen Bereich, aufgebracht und leicht eingerieben. Das Ergebnis zeigt sich nach 13–30 Minuten, in manchen Fällen nach bis zu 24 Stunden.

Repetitiver offener Applikationstest, ROAT
- Eine kleine Menge des verdächtigen Materials wird 2 × täglich 7 Tage lang auf die Ellenbeuge aufgetragen. Im positiven Fall kommt es nach 2–4 Tagen zu einer Dermatitis.

Gebrauchstest
- Das verdächtige Produkt wird 1 Monat lang normal verwendet, die Reaktion 1 × wöchentlich überprüft.

Oraler Provokationstest
- Bei Medikamentenüberempfindlichkeit, atopischer Dermatitis und manchmal auch bei Urtikaria werden im Rahmen eines Doppelblindversuchs verdächtige Medikamente bzw. Nahrungsmittel verabreicht. Die 1. Dosis sollte so klein sein, dass keine ernsten Folgen zu erwarten sind.

Subkutaner Provokationstest
- Subkutane Provokationstests werden vor allem zum Nachweis einer Allergie gegen Lokalanästhetika verwendet. Man injiziert z.B. 0,5–1 ml 1%iges Lidocain subkutan in den Arm. Nachuntersuchung nach 1 Stunde, manchmal nach 24 Stunden.

Wer soll die Tests durchführen?

- Bei dermatologischen Indikationen sind Prick-, Patch-, Photo- und Photopatchtests in einer dermatologischen Abteilung durchzuführen.

- Spezialtests auf Urtikaria (Dermographismus-, Kälte-, Wärme- und cholinerge Urtikariatests) können vom Allgemeinmediziner durchgeführt werden.
- Provokationstests sind meist Spezialisten vorbehalten.

13.06 Hautbiopsie: Indikationen und Methode

Nur online verfügbar.

13.10 Dermatitis der Hand

Grundregeln

- Die Dermatitis der Hand ist weder ansteckend noch gefährlich, kann aber zu Schlafstörungen führen und die Arbeitsfähigkeit des Patienten ernsthaft beeinträchtigen.
- Der erste Therapieversuch besteht einfach in der Anwendung einer Kortikosteroidcreme. Ist diese Behandlung nicht zielführend, muss der Patient genauer untersucht werden. Frühzeitige Untersuchungen und die Erstellung eines Therapieplans kann den Patienten vor dem Schlimmsten – einer chronischen Handdermatitis – bewahren.
- Vor der Verschreibung eines Kortikosteroids ist festzustellen, ob der Patient an einer Dermatitis oder einer anderen Hautkrankheit leidet. Eine Kortikosteroidtherapie ist bei Psoriasis, Lichen planus oder palmoplantarer Pustulose ungefährlich, Tinea, Scabies und Syphilis jedoch erfordern jeweils eine spezifische Behandlung.

Identifizierung von Ursachen, die eine spezifische Behandlung brauchen

- Tinea der Hand ist selten, vor allem, wenn keine Fußtinea oder (bei Männern) Tinea der Leistenfalte vorliegt.
- Scabies kann anhand von Bohrgängen, die durch weibliche Milben verursacht werden, nachgewiesen werden. Man findet sie meist mit einem Stereomikroskop auf den Handflächen, in den Handgelenksfalten oder zwischen den Fingern.
- In vielen Ländern ist Syphilis häufig. Bei sekundärer Syphilis sehen die Läsionen an den Handflächen meist harmlos aus. Die gleichen Flecken finden sich auch an den Fußsohlen. Condylomata lata, bei denen es sich nicht um eine Viruskrankheit, sondern um ein Zeichen der sekundären Syphilis handelt, findet sich oft im Genitalbereich.

Abklärung der Dermatitis der Hand

Zielsetzung

- Behandlungsziel ist es, die Ursache einer sichtbaren und juckenden Dermatitis, durch die Arbeit und Freizeit beeinträchtigt werden, zu beseitigen. Es muss also die Grundursache festgestellt werden.
- Zunächst sollten Fußsohlen und Zwischenzehenräume untersucht werden. Eine Id-Reaktion ohne Pilzbefall an den Händen kann mit einer Tinea an den Füßen zusammenhängen und am besten dadurch behandelt werden, dass man zunächst die Fußtinea ausheilt.

Anamnese

- Jucken des Gaumens nach Genuss von Bananen oder Avocados? Der Patient könnte gegen Naturkautschuk allergisch sein.
- Hautausschlag nach Auftragen von Nobecutan-Spray nach chirurgischem Eingriff? Der Patient könnte an einer Thiuram-Allergie leiden; in diesem Fall Vorsicht bei der Verwendung der meisten Arten von Gummihandschuhen!
- Ist der Patient Gärtner und weist zwischen den Fingern I–III ein Ekzem auf? Dies kann auf Tulpen oder Alstroemeria (Inkalilie) zurückzuführen sein.
- Hat eine Patientin hin und wieder ein diffuses Ekzem am Hals und im Gesicht? Ein Ekzem rund um den Nagelfalz kann durch einen Nagellack, der Toluolsulfonamidformaldehyd enthält, bedingt sein.
- War Ihr Patient wegen eines Ekzems im Krankenstand? Ist während des Krankenstandes das Ekzem zurückgegangen und wie rasch? Ist auch nach 1 Woche keine Besserung eingetreten und findet sich das Ekzem auch an den Fußsohlen, so ist es wahrscheinlich nicht arbeitsbedingt.
- Die Ursache einer Reizdermatitis ist oft offenkundig. Häufig ist der Patient atopisch, und auch milde Detergentien entfernen die schützende Fettschicht auf der Haut der Hände. Manche jungen Mütter waschen aus Angst vor Bakterien ihre Hände in sehr heißem Seifenwasser. Die so geschädigte Haut mit ihrer Dermatitis ist ideal für eine Besiedelung durch Staphylokokken (Abb. 13.10.1).

Hauttests

- Epikutantests sind für die Diagnose einer Dermatitis der Hand unerlässlich. Die Ursache ist ohne Tests oft schwer zu identifizieren, weil Symptome manchmal erst einige Tage nach der Exposition auftreten. Epikutantests können und müssen auch nicht immer den ersten Schritt darstellen. Man kann die Behandlung mit topischen Kortikosteroiden beginnen und die Tests erst später durchführen. Tests während der akuten Phase

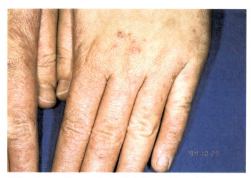

Abb. 13.10.1 Eine typische Reizdermatitis auf den Handrücken. Das Foto könnte auch ein Beispiel einer atopischen Handdermatitis beim Erwachsenen sein. Betroffen sind meist atopische Patientinnen, die mit Wasser und Reinigungsmitteln hantieren. Photo © R. Suhonen.

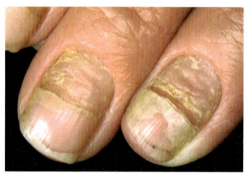

Abb. 13.10.2 Nach einer Episode eines schweren Nagelfalzekzems einige Monate zuvor kam es zu einem temporären Stopp des Nagelwachstums und zur Ausbildung von Querfurchen in den betroffenen Nagelplatten. Falls alle Nägel diese Symptome aufweisen, sollte an die Möglichkeit einer systemischen Erkrankung gedacht werden (Beau-Linien). Photo © R. Suhonen.

können unter Umständen zu Interpretationsschwierigkeiten und einer Verschlimmerung des Ekzems führen. Die Epikutantests sind von einem qualifizierten Dermatologen durchzuführen.
- Pricktests können IgE-vermittelte Allergien gegen Naturkautschuk, Tierepithelien (z.B. Rinderepithelien) oder Tierproteine (gefährden z.B. Fleischer) nachweisen, die Allergie kann aber auch vom verzögerten Typ sein.

Chronisches Ekzem

- Die Diagnose „chronisches Ekzem" ist eine Ausschlussdiagnose. Sie kann erst gestellt werden, wenn eine detaillierte, zielgerichtete Anamnese und sorgfältig geplante Tests die Ursache des Ekzems nicht feststellen konnten.
- Nagelfalzekzeme können das Nagelwachstum beeinträchtigen (Abb. 13.10.2). Dabei besteht die Gefahr, dass Staphylokokken und auch Candida im chronischen Stadium eindringen. Dabei können sich auch Beau-Furchen zeigen (Abb. 13.10.3).

Therapie

Topische Therapie
- Die Erstbehandlung ist symptomatisch.
- Eine Kortikosteroidcreme oder -salbe ist meist ausreichend.
  - Durch Auflegen einer feuchten Kompresse über Nacht nimmt die Creme eine lotionähnliche Konsistenz an.
  - Bei Verwendung eines keratolytischen Mittels ist dieses auf die feuchte Haut aufzutragen.
  - Bei einem trockenen Ekzem wirkt die Creme am besten, wenn sie mit einer Fettsalbe abgedeckt wird.
- Die empfohlene Potenz des topischen Kortikosteroids ist von der Art des Ekzems, dem Alter des Patienten und der Lokalisation des Ekzems (Handfläche oder -rücken) abhängig.
  - Bei Kindern und alten Patienten ist eine Steroidcreme niedriger Potenz einzusetzen.
  - Für Patienten im erwerbsfähigen Alter eignen sich Steroide mittlerer Potenz.
  - Steroide hoher Potenz sind unter Umständen bei einem persistierenden vesikulären Ekzem auf den Handflächen angezeigt.
  - Die weniger potenten Steroide können 2 × täglich eingesetzt werden, die Steroide höherer Potenz nur über Nacht.
- Bei Verwendung eines Kortikosteroids hoher Potenz ist abwechselnd eine inerte Salbengrundlage aufzutragen, um die Wirkung nicht abzuschwächen und um eine Atrophie der Haut zu verhindern.
- Die Wirksamkeit einer Kombination eines topischen Antibiotikums mit einem Kortikosteroid ist bisher nicht ausreichend dokumentiert; außerdem kann das Antibiotikum eine Kontaktallergie verursachen.
- Ein persistierendes Ekzemplaque auf der Handfläche lässt sich oft dadurch erfolgreich behandeln, dass man ein potentes Kortikosteroidhaltiges Kopfhautliniment auf die Handfläche aufträgt und diese mehrere Tage lang mit einem Hydrokolloidverband abdeckt. Die Behandlung kann mehrmals wiederholt werden.
- Zusätzlich zu dem Kortikosteroidpräparat sind reichlich keratolytische Substanzen (Pflegecremen und Salben) anzuwenden. Ob man eine Creme oder eine Fettsalbe anwendet, ist eine Frage der persönlichen Vorliebe. Die Patienten selbst ziehen meist leichtere Cremen oder auch Lotionen vor. Eine Fettemulsion (Ölcreme, Unguentum, Lipogel) eignet sich jedoch besser für trockene, schuppende Ekzeme. Auftragen einer keratolytischen Substanz vor schmutzigen Arbeiten erleichtert das Händewaschen. Unter der

Bezeichnung „Hautschutzcreme" beworbene Präparate schaden oft mehr als sie nutzen (Abb. 13.10.4).

Antibiotika

- Bei eindeutiger Infektion des Handekzems oder bei Lymphangitis und vergrößerten Lymphknoten ist die Gabe eines oralen Antibiotikums angezeigt: Cephalexin oder Cefadroxil 2–3 × 500 mg über 7–10 Tage hat sich bewährt. Das Ekzem soll gleichzeitig behandelt werden.
- Tetracycline (1 g/Tag) bewirken bei einem vesikulären infektiösen Ekzem der Handfläche oft eine Besserung. Die Behandlung ist 1–2 Monate lang fortzusetzen, bei gutem Ansprechen gefolgt von Rezidiven auch über 6 Monate und länger. Beachten Sie die Anwendungsbeschränkungen bei Kindern und Jugendlichen sowie während der Schwangerschaft und Stillzeit.

Orale Kortikosteroide

- Können kurzfristig während der akuten Phase eines fulminanten Ekzems in Betracht gezogen werden (30 Tabletten Prednisolon à 5 mg, Initialdosis 30 mg/Tag).

Phototherapie

- Während des Sommers kann Sonnenlicht Handekzeme positiv beeinflussen. In den Wintermonaten kann eine UVB- oder eine selektive UV-Phototherapie (= SUP = UVA + UVB-Bestrahlung) eingesetzt werden.
- Ultraviolettlicht wirkt manchmal besser, wenn der ganze Körper bestrahlt wird.
- Andere Therapien sind für gewöhnlich mit Phototherapie zu kombinieren, doch sollten Hautcremes oder Salben nicht unmittelbar vor der Bestrahlung aufgebracht werden.

Schutzhandschuhe

- Wenn der Patient Baumwollhandschuhe verwenden kann, ist sein Problem zumeist gelöst. Meist ist jedoch auch ein Schutz vor Wasser und Chemikalien erforderlich, sodass undurchlässige Handschuhe getragen werden müssen, wodurch die Hände schweißnass werden können. Manchmal hilft es, Gummi- oder Kunststoffhandschuhe mit Baumwollfutter zu verwenden und diese häufig zu wechseln.
- Bei einem endogenen vesikulären Ekzem der Handflächen kann der Luftabschluss durch Schutzhandschuhe den Zustand verschlechtern.
- Bei der Arbeit mit Kompositharzen können die Allergene innerhalb von Minuten durch normale Schutzhandschuhe auf die Haut gelangen.

Krankenstand

- Versuchen Sie zunächst, das Ekzem zu behandeln, während der Patient weiterhin seiner Arbeit nachgeht. Dabei sollte die Tätigkeit so

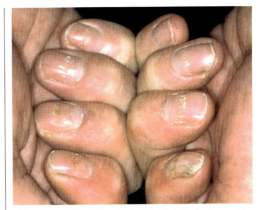

Abb. 13.10.3 Querrillen in der Nagelplatte deuten meist auf periodische Verschlechterungen einer chronischen Handdermatitis hin, bei der auch die Nagelfalzregion beteiligt ist. Die Symptome treten gewöhnlich nur in einem oder einigen wenigen Nägeln auf. Wenn sich in allen Nägeln eine einzelne Querfurche findet, lässt dies auf ein systemisches Gesundheitsproblem schließen (fiebrige Erkrankung, Malnutrition, Trauma, etc.); Beau-Furchen. Photo © R. Suhonen.

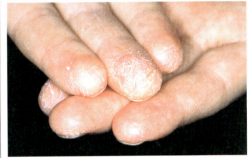

Abb. 13.10.4 Eine Fingerspitzendermatitis betrifft in der Regel Hausfrauen mit einem atopischem Hintergrund, deren Hände ständig mit Wasser und Reinigungsmitteln in Berührung kommen. Dieses klinische Bild erweist sich als relativ therapierefraktär; der Versuch einer Behandlung sollte in einer Kombination von starken topischen Kortikosteroiden, der regelmäßigen Verwendung rückfettender Pflegemittel und dem Schutz der Haut gegen Irritantien bestehen. Photo © R. Suhonen

verändert werden, dass der Patient Reizmitteln und schädlichen physikalischen Einflüssen möglichst wenig ausgesetzt ist. Die Tätigkeit ist so zu gestalten, dass sie ohne Hautschädigung durchgeführt werden kann.

- Wird eine Umschulung für unerlässlich erachtet, ist dafür zu sorgen, dass die neue Tätigkeit so gewählt wird, dass ein Handekzem die Arbeit nicht unmöglich macht.

Prognose

- Patienten, bei denen ein Handekzem vor dem Alter von 10 Jahren auftritt, werden auch als Erwachsene daran leiden.

- Eine Nickelallergie (Modeschmuck!) kann ein Handekzem chronifizieren.
- Oft besteht ein Zusammenhang zwischen Rauchen und übermäßigem Alkoholgenuss einerseits und Handekzem andererseits, wobei aber eine berufsbedingte Exposition ebenfalls eine Rolle spielt.

13.11 Dermatitis der Leistenregion

Grundregeln

- Risikominimierung: Erst diagnostizieren, dann behandeln.
- Bei Verdacht auf eine Dermatophyteninfektion sollte die klinische Diagnose durch eine Pilzkultur (und Nativmikroskopie) bestätigt werden.
- Überdiagnostizieren von Candidainfektionen vermeiden.

Diagnostik

(Klein)kinder

- Die häufigste Manifestation ist ein Windelausschlag, üblicherweise mit Erythem und Papeln, bei schwerem Windelausschlag mit runden (kraterförmigen) Erosionen. Eine atopische Dermatitis besteht hier üblicherweise nicht.
- Der Nachweis von Candida albicans auf der Haut beweist nicht, dass Candida auch die Ursache des Ausschlags ist. Bei Candidiasis finden sich meist Satellitenläsionen rund um eine größere (schwere) Läsion.
- Während der ersten Lebensmonate kann im Windelbereich ein fulminantes seborrhoisches Ekzem auftreten.
- „Dermatophytose" in der Leistengegend ist bei Kindern meist eine Fehldiagnose (Kulturprobe nehmen!).

Erwachsene

- **Tinea inguinalis** (13.50) ist bei Männern häufig, bei Frauen selten. Bei Tinea in der Leistengegend findet sich fast immer auch eine Infektion der Zehenzwischenräume – immer die Füße untersuchen! Probe für Pilznachweis entnehmen.
  - Fast immer zeigt die Tinea eine aktive Randzone, manchmal finden sich eine Follikulitis oder auch Pusteln.
- Ein (seborrhoisches) **Ekzem** (13.15) findet sich im Leistenbereich häufig. Andere für seborrhoisches Ekzem anfällige Körperstellen untersuchen! Oft findet sich ein begrenzender Randwall, so dass das klinische Bild einer Tinea ähnelt.
- **Psoriasis** (13.71) tritt oft in der Leistenbeuge auf. Sie imponiert mit einem starken, oft feuchten Erythem. Nabel, Achselhöhlen, Gesäßfalte, Knie, Ellbogen, Nägel und Kopfhaut untersuchen!
- **Erythrasma** () ist im Leistenbereich selten. Sieht inaktiv aus und hat keinen begrenzenden Randwall. Die Pilzkultur ist negativ.
- Eine **Candidainfektion** in der Leistenbeuge weist bei Erwachsenen meist auf Diabetes hin. Eine Bestimmung des Nüchternblutzuckers ist wichtiger als eine Candidakultur.
- **Tinea incognita** ist eine iatrogene Erkrankung, zu der es kommen kann, wenn eine Tinea mit Kortikosteroiden behandelt wurde. Das klinische Bild zeigt Striae und eine Atrophie.
- Jucken der behaarten Haut kann ein Zeichen von **Filzläusen** (13.41) (Phthiriasis pubis) sein. Zum Nachweis der Eier, manchmal auch der Läuse, ein Vergrößerungsglas (oder Stereomikroskop) benutzen. Auch die Wimpern sind auf das Vorhandensein von Eiern zu untersuchen.
- Papeln an Penis und Skrotum sind typisch für **Scabies** (13.40). Handgelenke und Zwischenfingerfalten untersuchen.

Therapie

Kinder

- Ein Windelausschlag (31.53) ist durch Vermeiden der Hautreizung durch Fäzes und Harn zu behandeln. Grundlage der Behandlung sind häufiges Wechseln der Windeln, Vermeidung von Hautkontakt mit dicht abschließenden Kunststoffen, Auftragen von (zinkhaltigen) Schutzsalben und Entfernung der Windeln wann immer möglich. Die ulzerative Form ist oft therapieresistent.
- Kombinationspräparate (mit Antimykotika und Kortikosteroiden) eignen sich am besten bei Candidainfektionen. Kortoikosteroide sollten aber nicht über längere Zeit hindurch angewendet werden; dabei ist auf etwaige Nebenwirkungen zu achten.
- Die Therapie der Wahl bei Ekzemen ist niedrig dosiertes Hydrokortison (0,5–1%). Nur kurzfristig anwenden, die klinische Reaktion beobachten und alle Warnhinweise zur sicheren Anwendung beachten!

Erwachsene

- Die Tinea inguinalis kann fast immer mit topischen Antimykotika erfolgreich behandelt werden. Nicht vergessen, eine etwaige Tinea in anderen Körperbereichen (z.B. zwischen den Zehen) zu behandeln.
- Ekzeme können mit Kortikosteroiden der Klasse I–II behandelt werden. Stärkere Kortikosteroide sollten nicht angewendet werden, und selbst Steroide der Klasse II sind nur äußerst kurzfristig zu verwenden. Bei schlechtem Ansprechen

ist eine Fehldiagnose wahrscheinlich.
- Psoriasis des Leistenbereichs ist relativ leicht zu behandeln. Die Therapie ist gleich jener für Ekzeme. Auch Calcipotriol kann eingesetzt werden.
- Das Erythrasma ist eine bakterielle Infektion, die mit Imidazolpräparaten über 2–3 Wochen behandelt werden kann.
- Candida ist als Erreger nur bei Diabetikern signifikant und kann mit topischen Antimykotika behandelt werden.
- Permethrin- oder Malathionshampoos schaffen bei Filzläusen Abhilfe (13.41).
- Scabies: Die ganze Familie behandeln (13.40).

Indikationen für eine Überweisung an den Spezialisten
- Probleme bei Diagnose und Therapie

13.12 Dermatitis im Bereich der unteren Extremität

Grundregeln
- Erkennen und Behandeln häufiger Hauterkrankungen am Bein entsprechend der Diagnose.
- Möglichkeit einer Kontaktallergie beachten.
- Unnötige antibiotische und antiseptische Salben vermeiden, da Patienten mit Dermatitis an den Beinen (und vor allem Patienten mit Ulcera cruris) auf topische Medikamente oft allergisch reagieren.

Häufige Dermatitiden an den unteren Extremitäten

Nummuläres Ekzem
- Tritt im typischen Fall auf Beinen und Armen in Form von kreisförmigen oder ovalen Flecken oder Plaques auf.
- Meist in den Wintermonaten auftretend.
- Nicht mit einer Dermatomykose (an den Beinen selten!) verwechseln!
- Schwache Kortikosteroide sind meist nicht ausreichend, Kortikosteroide der Klasse III (z. B. Betamethasonvalerat) sind bei nummulärem Ekzem angezeigt.

Stauungsekzem (Eczema venosum hypostaticum) (Unterschenkelekzem)
- Meist eindeutige Zeichen einer Veneninsuffizienz.
- Im typischen Fall pigmentierte Dermatitis in der Ulkusumgebung (Abb. 13.12.1).
- Bei diesen Patienten besteht oft eine Allergie gegen topische Medikamente (vor allem Antibiotika).
- Die zugrunde liegende Veneninsuffizienz sollte chirurgisch behandelt werden, bevor sich venöse Ulzera bilden.
- Bei Beinödemen sind Kompressionsstrümpfe oder eine intermittierende Kompressionstherapie anzuwenden.

Kontaktdermatitis (Eczema allergicum)
- Eine allergische Kontaktdermatitis an den Beinen wird meist durch topische Medikamente verursacht. Ein Erythem bildet sich um das ursprüngliche Ekzem großflächig aus, kann aber auch auf anderen Hautarealen auftreten, wenn das auslösende Agens mit der kontaminierten Hand übertragen wurde (13.13). Oft bemerkt der Patient ein unangenehmes Gefühl gleich nach Auftragen der Salbe. Vor allem ulzerierte Hautareale sind für die Entwicklung einer Kontaktallergie anfällig.
- Gummistiefel verursachen manchmal allergische Ekzeme an den Beinen.

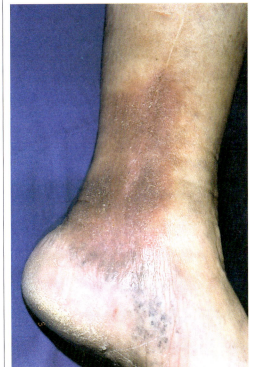

Abb. 13.12.1 Ein Stauungsekzem (Eczema venosum hypostaticum) ist ein Zeichen einer Veneninsuffizienz. Obwohl topische Corticoide für die Therapie notwendig sind, ist die regelmäßige Verwendung individuell angepasster Kompressionsbandagen oder -strümpfe noch wichtiger. Die besten Ergebnisse werden durch das Zusammenwirken eines Allgemeinmediziners, eines Dermatologen und eines Gefäßchirurgen erzielt. Kontakallergien gegen viele topische Medikamente sind keine Seltenheit. Photo © R. Suhonen.

Neurodermitis circumscripta (Lichen simplex chronicus) (Lichen vidal)

- Neurodermitis circumscripta kann ohne ersichtlichen Grund auftreten, ist aber in vielen Fällen eine Komplikation eines vorbestehenden juckenden Ekzems, z.B. eines atopischen Ekzems.
- Eine chronische Neurodermitis circumscripta tritt oft an Knöcheln und Beinen auf.
- Das Zustandsbild kann auf Grund des Teufelskreises „Jucken und Kratzen" jahrelang oder sogar lebenslang persistieren.
- Die Behandlung erfordert den Einsatz stark wirkender Steroidsalben.
- Alternativ kann auch eine Okklusionstherapie angewendet werden:
  ○ Ein stark wirksames Kortikosteroid auftragen und das Areal mit einem Hydrokolloidverband abdecken.
  ○ Verband im Abstand von 2–4 Tagen 2–3 × wechseln.
- Rezidive treten häufig auf, trotz entsprechender Behandlung.
- Prurigo nodularis ist die häufigste chronische und therapieresistente Form der Neurodermitis circumscripta.

Psoriasis

- Die Behandlungsgrundsätze sind dieselben wie bei Psoriasis an anderen Hautarealen.

Lichen ruber planus

- Lichen ruber planus (13.73) tritt vor allem an Handgelenken, Knöchelgelenken und den Beinen auf.
- Chronischer hypertrophischer Lichen ruber planus findet sich fast ausnahmslos an den Beinen und ist einer chronischen Neurodermitis circumscripta sehr ähnlich.

Erysipel

- Plötzlicher Beginn, hohes Fieber, ein umschriebenes schmerzhaftes Erythem und Ödem an einem Bein sind typische Zeichen eines Erysipels (13.20) und erleichtern die Diagnose.
- Eine sofortige Behandlung mit einem wirksamen, vorzugsweise intravenös zu verabreichenden Antibiotikum ist angezeigt.

Andere Hautkrankheiten der Beine

- Der Begriff **noduläre Erkrankungen der Beine** umfasst eine Reihe von Krankheiten wie Erythema nodosum (13.75), Erythema induratum, Polyarthritis nodosa, noduläre Vaskulitis und oberflächliche Thrombophlebitis. Die Diagnose ist oft schwierig, meist sind Biopsien erforderlich. Die diagnostischen Untersuchungen werden am besten bei einem Facharzt oder in einer dermatologischen Ambulanz durchgeführt.
- **Necrobiosis lipoidica** (Abb. 13.12.2) steht oft mit Diabetes in Zusammenhang. Die Läsion ist gelblich, mit einem atrophischen Zentrum, manchmal ulzeriert und an den Rändern am stärksten ausgeprägt.
- Ein Erythema chronicum migrans an einem Bein kann Zeichen einer Lyme-Borreliose sein (1.29).

Indikationen für eine Überweisung an den Spezialisten

- Epikutantests sind notwendig bei Verdacht auf Kontaktallergie.
- Bei Verdacht auf seltene noduläre Erkrankungen der Beine.

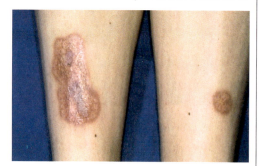

Abb. 13.12.2 Die Necrobiosis lipoidica wird vor allem bei Patienten mit insulinpflichtigem Diabetes mellitus gesehen. Die Behandlung kann Probleme aufwerfen. Wenn Ulzerationen bestehen, sollte an die Möglichkeiten einer Hauttransplantation gedacht werden. Photo © R. Suhonen.

13.13 Allergische Dermatitis

Ätiologie

- Verzögerte zellvermittelte Immunität:
  ○ Wird gewöhnlich durch eine Exposition über Wochen oder Monate verursacht.
  ○ Die häufigsten Verursacher sind Nickel, Gummiwaren und Klebstoffe, Chrom und Kobalt sowie Duftstoffe und andere Inhaltsstoffe von Hautpflegeprodukten (Abb. 13.13.1 und 13.13.2).
- Unmittelbare allergische Reaktionen:
  ○ Seltener als die erste Gruppe. Zu den verursachenden Stoffen gehören Latex, Rinderhaar und -schuppen sowie Gemüse.

Symptome

- Die Symptome treten anfänglich an der Kontaktstelle auf, können sich aber auf andere Areale ausbreiten.
- Die Symptome rezidivieren innerhalb von 1–2 Tagen nach Beginn einer erneuten Exposition und klingen nach Ende der Exposition langsam ab.

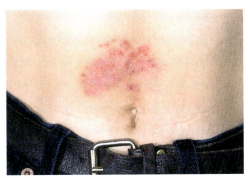

Abb. 13.13.1 Bei diesem Jungen verursachte eine Gürtelschnalle eine Sensibilisierung gegenüber Nickel. In einem solchen Fall entwickelt sich üblicherweise eine lebenslange Allergie, jedoch können durch das Vermeiden aller Kontakte mit Nickel die Symptome zum Verschwinden gebracht werden. Eine symptomatische Behandlung der Dermatitis hat nur eine palliative Wirkung.
Photo © R. Suhonen.

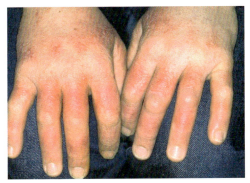

Abb. 13.13.2 Eine durch Patchtests bestätigte Kontaktallergie auf Epoxyharze führte zu dieser schweren Dermatitis im Bereich der Hände. Wegen dieser Sensibilisierung war ein Berufswechsel erforderlich. Bei einem sensibilisierten Patienten können bereits minimale Kontakte mit dem ursächlichen Allergen Symptome auslösen.
Photo © R. Suhonen.

Diagnostik

- Der Verdacht auf eine allergische Dermatitis gründet sich auf die Lokalisation. Typisch für ein allergisches Ekzem ist ein Auftreten an:
  - Gesicht und Nacken (Kosmetika)
  - Achselhöhlen (Kleidung, Deodorants)
  - Händen und Handgelenken (Metalle, Leder, Werkzeuge, Chemikalien)
  - Taille (Latex, Metalle)
  - Gesäß (Hämorrhoidensalben und Zäpfchen)
  - Schenkeln und Beinen (Socken, Gummistiefel, topische Medikamente gegen Ulcus cruris)
  - Füßen (Metalle, Gummi, Leder, Farbstoffe, Kontaktkleber, Chrom, Antimykotika)
- Bestätigung der Diagnose: siehe 13.05.

Therapie

- Die Therapie sollte stets auf Ausschaltung der sensibilisierenden Substanzen gerichtet sein.
- Topische Kortikosteroidpräparate.
- In chronischen Fällen manchmal immunsupressive Medikation durch einen Facharzt für Dermatologie.

13.14 Toxisches Ekzem

Ätiologie

- Ein chemischer (selten ein physikalischer) Reiz kann die Haut verletzen und, wenn die Exposition stark genug ist und lange genug dauert, eine entzündliche Reaktion hervorrufen.
- Besonders anfällig sind Personen mit atopischer trockener Haut.
- Die häufigsten Verursacher sind:
  - Reinigungsmittel und Wasser (Reinigungspersonal, Hausfrauen)
  - Substanzen mit einem hohen pH-Wert
  - Fettlösemittel
- Auch Windelausschlag ist eine Form des toxischen Ekzems.

Symptome

- Meist ein Handekzem, das zwischen den Fingern und auf dem Handrücken beginnt und sich später auf die Handfläche ausbreitet.

Diagnostik

- Exposition gegenüber typischen Reizfaktoren in der Anamnese sowie die positive Wirkung einer Expositionskarenz (z.B. während des Urlaubs).
- Eine Kontaktallergie kann oft mittels Epikutantests ausgeschlossen werden.
  - Tests sind erforderlich, wenn nach Ausschalten der Exposition das Ekzem nicht abklingt.
- Die Diagnose eines atopischen Ekzems schließt nicht aus, dass der Patient gleichzeitig auch an einem toxischen Ekzem leidet.

Therapie

- Vermeidung des auslösenden Reizes
- Schutzhandschuhe (besser aus Kunststoff als aus Kautschuk-Gummi-Material)
- Zum Schutz der Haut sind rückfettende Hautpflegemittel regelmäßig zu verwenden.
- Kortikosteroide der Klassen I (mild) bis III (stark wirkend) in Form von Cremes haben sich bewährt.

13.15 Seborrhoische Dermatitis

Epidemiologie

- Tritt im Allgemeinen bei Erwachsenen (18–40 Jahre) an Körperstellen mit vielen Talgdrüsen auf.
- Männer sind häufiger betroffen als Frauen.

Symptome

Prädilektionsstellen

- Betroffene Hautareale nach Häufigkeit:
  - Kopfhaut
  - Ohren und Gehörgang
  - mittlerer und oberer Thorax- und Rückenbereich („vordere und hintere Schweißrinne")
  - Gesäßspalte, Leistenbereich, Genitalien, Achselhöhlen
  - Zu einer Generalisierung kommt es nur selten.

Klinisches Bild

- Fettige oder trockene Kopfschuppen, manchmal als kappenförmiger Milchschorf
- Leicht schuppende ekzematöse Flecken an typischen Stellen im Gesicht, oft mit Juckreiz und stechendem Gefühl
- Juckreiz und Entzündung im Gehörgang
- Blepharitis
- Scharf begrenzte ekzematöse Flecken am Oberkörper
- Intertrigo

Ätiologie und Pathophysiologie

- Das Wachstum von Pityrosporum ovale (syn. Malassezia furfur) wird durch eine gesteigerte Talgproduktion, eine Änderung der Talgzusammensetzung und die Immunantwort des Patienten gefördert.
- Die Haut wird durch die Talgzersetzung gereizt, es entsteht ein Ekzem.

Diagnostik

- Die Diagnose stützt sich auf das typische klinische Bild und die Lokalisation des Ekzems.
- Bei Psoriasis (13.71) sind die Schuppen größer und treten vorwiegend an anderen Prädilektionsstellen auf (Ellbogen, Knie). Bei Psoriasis ist ein familiäres Vorkommen häufig.

Therapie

- Eine dauerhafte Heilung kann nicht erzielt werden. Die Behandlung muss daher bei jedem Wiederauftreten der Symptome, oft auch prophylaktisch, durchgeführt werden **Ⓐ**.

Entfernen der Schuppen und Verringerung der Talgmenge

- Die Schuppen können mit einer Salicylsäure und Schwefel (nicht aber Vaseline) enthaltenden Creme oder durch Anfeuchten und Waschen aufgeweicht werden.
- Seborrhoische Haut erfordert häufigeres Waschen als üblich.

Verringerung des Pilzwachstums

- Kopfwaschen mit einem Ketoconazol-Shampoo **Ⓐ** oder Selen-Sulfid-Shampoo **Ⓑ**.
- Topische Behandlung mit Cremes, die Imidazolderivate enthalten.
- Auftragen von Antimykotika auf Hautfalten (selten erforderlich).
- In manchen Fällen UV-Lichttherapie.

Symptomatische topische Behandlung

- Cortisonlösung für die Kopfhaut (Klasse I–III, von mild bis stark wirksam) **Ⓒ**.
- Cortisoncreme für andere Körperteile (Klasse I-III, von mild bis stark wirksam).
- Feuchtigkeitscreme nach dem Waschen.
- In therapieresistenten Fällen ist oft die Kombination von Ketoconazol-Shampoo und einem lokalen Cortisonpräparat angezeigt.

13.16 Nummuläres Ekzem

Ätiologie

- Die Ätiologie ist unbekannt.
- Die Erkrankung wird oft als infektiöses Ekzem bezeichnet, obwohl eine infektiöse Ätiologie nicht als bestätigt gilt (Abb. 13.16.1).
- Stress kann ein ursächlicher Faktor sein.
- Exzessiver Alkoholkonsum ist ein klarer Risikofaktor.

Klinisches Bild

- Gut umschriebene, runde oder ovale juckende Plaques (Abb. 13.16.2 und 13.16.3).
- Beginnt oft auf einer Seite der Beine und tritt später symmetrisch auf.
- Andere typische Stellen sind die Oberschenkel und Streckseiten der oberen Gliedmaßen.
- Rezidiviert oft in unregelmäßigen Abständen.
- Das übliche Alter des Auftretens ist zwischen 40 und 60 Jahren, und Männer sind häufiger betroffen als Frauen.

Diagnostik

- Die Diagnose stützt sich auf das klinische Bild.
- Eine Pilzkultur aus einzelnen Läsionen ist in manchen Fällen angezeigt.

- Eine Bakterienkultur aus sezernierenden Läsionen ist nutzlos. Im Allgemeinen findet man Staphylococcus aureus, dessen klinische Bedeutung jedoch umstritten ist.
- Auch eine Biopsie ist nicht zielführend.

Differenzialdiagnostik

- Pilzinfektion (Tinea):
  - meist an den Waden
  - Füße und Nägel inspizieren.
  - Nach Kontakt mit Haus- und Nutztieren fragen.

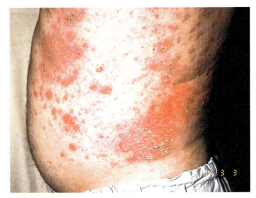

Abb. 13.16.1 In diesem Fall könnte man von einem „nummulären" oder „infektiösen" Ekzem sprechen. Für die Behandlung hilfreich sind Antibiotika und topische Corticosteroide, allenfalls in Kombination mit einer UV-Therapie. Bei Rauchern erweist sich ein derartiges Ekzem in Regel als eher therapieresistent. Bei solchen Dermatosen liegt kaum je eine Kontaktallergie als Ursache vor. Photo © R. Suhonen.

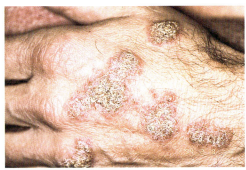

Abb. 13.16.2 Krustiges, außergewöhnlich florides nummuläres Ekzem auf dem Handrücken. Einige Patienten haben Atopien in der Anamnese, aber meistens wird keine Ursache für diese juckende Dermatose gefunden. Das Ansprechen auf die Therapie ist sehr unterschiedlich; gelegentlich bedarf es einer Kombinationstherapie mit Corticosteroiden, verschiedenen UV-Lichtquellen und rückfettenden Hautpflegemitteln. Es liegen Hinweise darauf vor, dass eine nummuläre Dermatitis sich bei Rauchern häufiger als therapieresistent erweist. Photo © R. Suhonen.

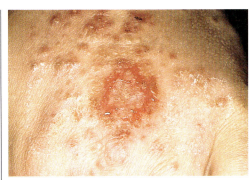

Abb. 13.16.3 Ein nummuläres Ekzem kann in der Akutphase nässen, wie hier auf diesem Handrücken zu sehen ist. Der deskriptive Charakter der Diagnose ist allein schon ein Hinweis darauf, dass hier eine Erkrankung mit unbekannter Ätiologie vorliegt. Der Juckreiz kann für den Patienten recht quälend sein. Topische Corticosteroide bringen im Allgemeinen Linderung. Photo © R. Suhonen.

- Psoriasis:
  - Auf Läsionen an Prädilektionsstellen der Psoriasis achten.
  - Psoriatische Nageldystrophie?
  - Psoriasis in der Familie?
  - Das nummuläre Ekzem kann von einer Psoriasis nicht zu unterscheiden sein. In solchen Fällen ist die Therapie auf das nummuläre Ekzem und nicht spezifisch auf Psoriasis auszurichten.
- Oberflächliches Basaliom:
  - Ein einzelner Plaque, der lange Zeit (manchmal Jahre) unverändert geblieben ist.

Therapie

- Milde oder gering potente Kortikosteroide sind ineffektiv.
- 2–3 Wochen dauernde Kuren mit potenten Kortikoid-Cremen.
- In der nässenden Phase (Abb. 13.16.3) sollten feuchte Kompressen (Kochsalzlösung, Zinksulfat) zusätzlich zu den Kortikosteroiden angewendet werden.
- SUP- oder UVB-Lichttherapie bei weit ausdehnten oder Kortikosteroid-resistenten Fällen.
- Das Ansprechen auf die Therapie ist von Fall zu Fall sehr verschieden.

Indikationen für die Beiziehung eines Spezialisten

- Bei schlechtem Ansprechen des Ekzems auf die Behandlung kann es notwendig sein, die Diagnose zu überprüfen, das Vorliegen einer sekundären Allergie (gegen in der Behandlung eingesetzte Präparate) zu erwägen und eine wirksame Kombinationstherapie einzuleiten.

13.17 Erythema exsudativum multiforme

Ätiologie
- Entsteht häufig als Reaktion auf virale oder bakterielle Infektionen (z.B. Herpes simplex, Mycoplasmeninfektionen) oder als Arzneimittelreaktion (u.a. Sulfonamide, Allopurinol, Phenytoin, Penicillin), aber in den meisten Fällen bleibt die Ätiologie ungeklärt.
- Die Frist zwischen Infektion und Ausbruch der Hautkrankheit schwankt zwischen einigen Tagen und mehreren Wochen.

Symptomatik
- In den meisten Fällen vereinzelte Hautläsionen (hauptsächlich an den Extremitäten) charakterisiert durch eine kokardenförmige Anordnung (schießscheibenähnlich) mit einem Durchmesser von 1–2 cm und gelegentlich mit zentraler Bulla („Irisläsion"). Anfänglich juckt und brennt die Haut, mit fortschreitender Erkrankung können die Läsionen konfluieren. Die Hautmanifestationen heilen in der Regel innerhalb von 1–3 Wochen ab.
- Bei der schwersten Form dieser Hauterkrankung (dem Stevens-Johnson-Syndrom) entwickeln sich große Blasen an den Extremitäten und in der Mundschleimhaut, an der Bindehaut und der Genitalschleimhaut mit Beteiligung der inneren Organe. Der Patient hat häufig Fieber und klagt vor dem Ausbruch des Erythems über ein unspezifisches Krankheitsgefühl. Schwerste Allgemeinerscheinungen sind möglich.

Diagnostik
- Die Diagnose basiert auf dem klinischen Bild. Mikroskopische Befunde sind nicht spezifisch.

Therapie
- Leichte Formen heilen ohne Behandlung aus.
- Bei schwereren Formen stellen in der Regel systemische Steroidgaben die Therapie der Wahl dar. Anfänglich werden 30–60 mg Predniso(lo)n pro Tag gegeben. Bei ausgeprägten Hautläsionen sollte für eine optimierte topische Therapie zum Dermatologen überwiesen werden.
  - Das Stevens-Johnson-Syndrom ist lebensbedrohlich, der Patient ist sofort und unter Notfallbedingungen zu hospitalisieren.

13.18 Herpesinfektionen der Haut

Allgemeine Bemerkungen
- Bei den durch Viren der Familie Herpes viridae ausgelösten handelt es sich um die häufigsten Virusinfektionen beim Menschen.
- Im Anschluss an die Primärinfektion können alle Herpes-Viren eine latente Infektion hervorrufen, die erst zu einem späteren Zeitpunkt erneut ausbrechen kann.

Menschliche Herpes-Viren
- Diese Gruppe umfasst 8 Herpes-Viren:
  - Herpes-simplex-Viren 1 und 2 (HSV-1 und HSV-2)
  - Varicella-zoster-Virus
    - Erstinfektion sind die Windpocken. Eine spätere Reaktivierung des Virus kann die Gürtelrose auslösen.
  - Epstein-Barr-Virus (führt zu einer febrilen Erkrankung mit leichten Symptomen bei Kindern und Mononukleose bei jungen Erwachsenen 1.42)
  - Zytomegalie-Virus (CMV)
    - Bei gesunden Individuen verursacht die Infektion gewöhnlich keine Symptome, möglich sind aber neonatale Infektionen, Symptome einer Mononukleose und hämatologische Veränderungen.
    - CMV kann bei Immunsupprimierten schwere Infektionen verursachen und in der Schwangerschaft zu fetalen Missbildungen führen.
  - Menschliche Herpes-Virus-Arten 6–8 (HHV-6–8)

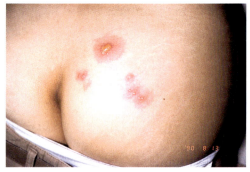

Abb.13.18.1 Rezidivierende HSV-Infektionen finden sich nicht selten in der Sakralregion. Während des Rezidivs können gleichzeitig auch Schmerzen im Leisten- und Genitalbereich auftreten. Kommt es häufig zum Wiederaufflammen von HSV-Infektionen, sollten gegebenenfalls orale Antivirus-Medikamente gegeben werden, die nötigenfalls sogar als prophylaktische Dauermedikation eingesetzt werden können. Photo © R. Suhonen.

- HHV-6 führt bei Kindern zu Exanthema subitum (29.57). Nach letzten Informationen kann es mit vielen chronischen Erkrankungen assoziiert sein.
- Von Typ 7 verursachte Infektionen verlaufen üblicherweise symptomlos und betreffen Kinder im Alter zwischen 18 Monaten und 3 Jahren. Die Infektion kann einen Hausausschlag verursachen, der den Ringelröteln gleicht.
- Bei der Mehrheit der Patienten mit Kaposi-Sarkom kommt es vor dem Ausbruch der Krankheit zu einem Auftreten von HHV-8-Antikörpern.

HSV-1- und HSV-2-Infektionen

- Sowohl HSV-1 als auch HSV-2 werden durch direkten Kontakt übertragen, HSV-1 im Gegensatz zu HSV-2 meistens nicht durch Sexualkontakt.
- Viele HSV-1-Infektionen sind subklinisch.
- Bei 1–3-Jährigen ist die Primärinfektion häufig eine symptomatische Stomatitis mit großflächiger Bläschenbildung im Mund- und Rachenraum. Damit vergesellschaftete Symptome sind Fieber, Schmerzen, Übelkeit und vergrößerte Lymphknoten (29.20).
- Ein HSV-1-Infektionsrezidiv tritt in erster Linie an den Lippen auf. Das Rezidiv kann durch äußere Faktoren (z.B. UV-Strahlung), hormonelle Veränderungen oder psychischen Stress ausgelöst werden.
- Eine Immunschwäche prädisponiert für Herpes-Virus-Infektionen.
- Bei HSV-Infektionen der Haut treten die Bläschen üblicherweise in dichten Gruppen auf (Abb. 13.18.1).

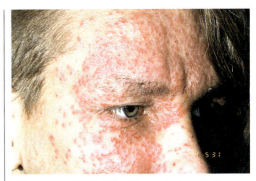

Abb. 13.18.3 HSV-Rezidive (aber auch eine primäre Infektion) können sich rasch flächendeckend im Gesicht ausbreiten: hier ein Eczema herpeticum, also ein variceiliformes Eczema herpeticum Kaposi. Dieses Exanthem muss unverzüglich mit Acyclovir per os oder einem analogen Medikament behandelt werden. Wegen der Augenbeteiligung ist dieser Patient sofort an einen Ophthalmologen zu überweisen (Risiko einer Herpeskeratitis). Photo © R. Suhonen.

- An den Fingern kann eine HSV-Infektion zu einem schmerzhaften Abszess führen.
- Herpes-Infektionen in Augennähe können leicht zu Keratitis führen und erfordern einer Untersuchung durch einen Augenarzt (Abb. 13.18.2).
- Bei atopischen Patienten können HSV-Infektionen großflächige Ekzeme, insbesondere im Gesicht und am Kopf, hervorrufen (Eczema herpeticum) (Abb. 13.18.3).
- Rezidivierende Herpes-Infektionen sind der häufigste Trigger für das Erythema multiforme (Abb. 13.18.4).

Primärer Herpes genitalis
- Siehe 12.05.

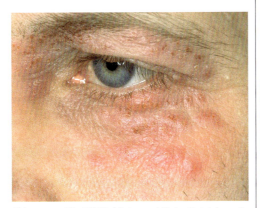

Abb.13.18.2 Ein HSV-Infektionsrezidiv breitet sich rasch aus – hier ein Eczema herpeticum. Normalerweise stoppt eine sofortige Therapie mit oralem Acyclovir (oder einem analogen Medikament) die Progression. Beim Auftreten okulärer Symptome ist eine sofortige Überweisung an den Augenarzt indiziert. Photo © R. Suhonen.

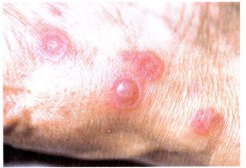

Abb. 13.18.4 Das Erythema multiforme wird wegen der großen Bandbreite möglicher Hautläsionen seinem Namen gerecht. In diesem Fall ist das klinische Bild typisch: rundliche Infiltrationen mit zentralen bullösen Manifestationen. Meistens bleibt der Hintergrund dieser Symptome unbekannt, aber das Rezidiv einer HSV-Infektions kann den Läsionen vorangehen – oder sogar das Erythema multiforme begleiten.

- Kann sowohl durch HSV-1 und HSV-2 hervorgerufen werden und rezidiviert manchmal als Hautinfektion in der Beckenregion oder am Sakrum.
- Eine primäre Infektion der Genitalien zeigt schwere Symptome und ist mit Dysurie, Harnretention und manchmal aseptischer Meningitis assoziiert.
- Eine HSV-Infektion bei Neugeborenen wird im Geburtskanal auf das Kind übertragen und führt zu einer schweren Erkrankung mit einer Mortalität von 65%. Die Inkubationszeit beträgt 2–26 Tage.

Diagnostik von HSV-Infektionen
- Üblicherweise auf der Basis des klinischen Bildes.
- Der Immunfluoreszenztest ist eine rasche Methode zum Virusnachweis.
- Eine Virenkultur kann sich als erfolgreich erweisen, wenn die Probe innerhalb von 3 Tagen nach Auftreten der Bläschen genommen werden kann.
- Serologische Untersuchungen sind nur bei Primärinfektionen nützlich.

Therapie von HSV-Infektionen
- Antivirale Medikamente wie Aciclovir, Valaciclovir oder Famciclovir können für die Therapie eingesetzt werden. Diese Medikamente verhindern die Replikation der Viren, schädigen aber nicht die menschlichen Zellen.
- Die therapeutische Wirksamkeit topischer Präparate (Cremen, Salben) ist gering (Aciclovir, Penciclovir); diese Präparate reduzieren allerdings die Schmerzen und das Brennen und eignen sich für leichte Infektionsrezidive (z.B. Infektionen der männlichen Genitalien).
- In schweren Fällen werden die Medikamente oral verabreicht: Aciclovir 5 × 200 mg, Valaciclovir 2 × 500 mg oder Famciclovir 2 × 125 mg über 5 Tage.
- Eine Prophylaxe ist nur bei 1–2 × pro Monat auftretenden Rezidiven vorzusehen. Prophylaktische Dosierung: Aciclovir 2 × 400 mg oder Valaciclovir 2 × 250 mg oder 1 × 500 mg.
- Frühzeitige antivirale Behandlung von Herpes zoster reduziert das Auftreten von akuten Hautproblemen, Schmerzen und postherpetischer Neuralgie. Alle Patienten mit schwerer Augensymptomatik erhalten diese orale Medikation. Die Behandlung des Herpes zoster besteht aus Aciclovir 800 mg 5 × täglich, Valaciclovir 1000 mg 3 × täglich oder Famciclovir 500 mg 3 × täglich, für insgesamt 7 Tage.

13.20 Erysipel

Grundregeln
- Ein Erysipel sollte so rasch wie möglich diagnostiziert und die (vorzugsweise parenterale) Antibiotikabehandlung begonnen werden.
- Achten Sie auf die Haut an den Beinen, wenn der Patient ohne anderen ersichtlichen Grund hoch fiebert.
- Untersuchen Sie die Zehenzwischenräume auf eine Pilzinfektion oder Läsionen, die sofort behandelt werden sollten.

Ätiologie
- Ein Erysipel wird durch betahämolytisierende Streptokokken der Gruppe A verursacht. Meist können diese Bakterien in die Haut erst eindringen, wenn diese Verletzungen aufweist.

Symptome
- In den meisten Fällen hohes, plötzlich auftretendes Fieber (kann allerdings, vor allem bei Gesichtserysipel, vollständig fehlen) (Abb. 13.20.1).
- Kopfschmerzen, Erbrechen und allgemeines Krankheitsgefühl sind häufig.
- An den Unterschenkeln, in seltenen Fällen an anderen Hautarealen (obere Gliedmaßen, Kopf), finden sich gut umschriebene Erytheme mit erhöhter Hauttemperatur und Schwellungen (Abb. 13.20.2).

Diagnostik
- Das klinische Bild ist typisch. Leukozytose, hohe BSG- und CRP-Werte finden sich in den meisten Fällen.
- Die Diagnose sollte rasch gestellt und die Behandlung so bald wie möglich begonnen werden. Bei Verzögerungen wird das klinische Bild oft kompliziert durch Weichteilinfiltrate, Wunden, subkutane Abszesse, Fisteln und Septikämie.
- Differenzialdiagnostische Probleme sind unter Umständen bei folgenden Erkrankungen gegeben:
  - Erythema nodosum (häufig mit erhabenen Knötchen) (13.75)
  - tiefe Venenthrombosen
  - Frühstadium eines Herpes zoster im Gesicht (1.41)
  - schwere lokalisierte allergische Reaktionen, z.B. auf lokale Behandlung von Ulcus cruris
  - Erysipeloid an den Händen (1.22)
  - bei Diabetikern Charcot-Arthropathie (23.44) (Arthropathie zumeist an den Knöcheln, normales CRP)

Therapie

- Bettruhe, in Notfällen stationäre Aufnahme.
- Antibiotikatherapie anfänglich parenteral. Penicillin ist das Medikament der Wahl, z.B. 4 × 2 Mio. IE Penicillin G i.v. (Procain Penicillin 1,2–1,5 Mio. I.E. 1 × intramuskulär bei ambulantem Setting). Nach Abklingen des Fiebers reicht orales Penicillin aus (3–4 Mio IE/Tag).
- Bei Hautulzerationen oder trotz Penicillintherapie mehrere Tage anhaltendem Fieber kann eine Staphylokokkensuperinfektion vorliegen. In diesem Fall sind Cephalosporine der 1. oder 2. Generation oder Cloxacillin die Medikamente der Wahl.
- Penicillinallergiker können mit 4 × 350–450 mg Clindamycin i.v. während der ersten 3–5 Tage, danach per os, behandelt werden. Wenn kein Verdacht auf eine schwere (anaphylaktische) Allergie vorliegt, können auch Cephalosporine (Cefuroxim, Cephalothin) eingesetzt werden.
- Die Antibiotika sollten genügend lang verabreicht werden – auch in unkomplizierten Fällen zumindest 3 Wochen lang, bei Rezidiven 6–8 Wochen. Patienten mit einem Erysipel am Bein mit einer durch Durchblutungsstörungen verursachten Schwellung oder mit einem Ulkus müssen ebenfalls langzeitig mit Antibiotika therapiert werden.
- Die Infektionsursache – im Allgemeinen eine Pilzinfektion der Zehenzwischenräume mit Hautläsion – ist zu identifizieren und zu behandeln.

Rezidivierendes Erysipel

- Bei rezidivierendem Erysipel (3 × innerhalb weniger Jahre) ist eine Langzeit- (6–24 Monate) oder sogar lebenslange Penicillinprophylaxe in Erwägung zu ziehen. Behandlungsoptionen sind lang wirksames Benzylpenicillin 1,2–1,5 Mio. Einheiten i.m. in 3–4-wöchigen Intervallen, oder häufiger, wenn nötig, oder 1–2 Mio. IE/Tag Penicillin V per os. Bei Patienten mit Penicillinallergie werden Cephalosporine der 1. Generation eingesetzt.

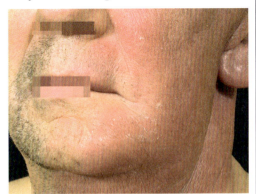

Abb. 13.20.1 Plötzlicher Anstieg der Körpertemperatur, ein allgemeines Krankheitsgefühl sowie Rötung und Schwellung sind typische Symptome eines Erysipels. Im Gesicht kann es entweder auf der Mittellinie (Ursprung in der Nase) oder unilateral (Ursprung in der Ohrenregion) auftreten, aber die Ausbreitung ist nicht wie bei HZ auf die Mittellinie beschränkt. Parenterales Penicillin ist das Medikament der Wahl für diese lebensbedrohliche und fast immer durch Streptokokken verursachte Infektion. Photo © R. Suhonen.

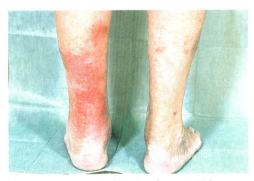

Abb. 13.20.2 Ein Erysipel ist eine akute, mit Fieber einhergehende schwere Infektion, von der zumeist die Unterschenkel betroffen sind. Sie wird so gut wie immer durch pyogene Gruppe-A-Streptokokken verursacht. Das Fieber kann plötzlich sehr hoch ansteigen, der Patient kann verwirrt sein, der Unterschenkel ist geschwollen und rot, und es bilden sich häufig hämorrhagisch/purpuraähnliche und bullöse Hautläsionen. Die Therapie der Wahl sind intravenöse Gaben von Penicillin G. Rezidive sind häufig. Die Zehenzwischenräume sind auf Tinea und allfällige sonstige Dermatosen zu prüfen. Photo © R. Suhonen.

13.21 Nekrotisierende Fasziitis und Gasbrand

Zielsetzungen

- Möglichst frühzeitige klinische Diagnose.
- Chirurgisches Debridement des infizierten Gewebes.
- Nachsorge in einer Isolationseinheit.

Epidemiologie

Nekrotisierende Fasziitis

- Lebensbedrohliche Infektion von Haut oder Weichteilen, verbunden mit schwerer Hautnekrose.
  - selten (Inzidenz in den Vereinigten Staaten: etwa 4/100.000)
- Die Infektion kann sich rasch ausbreiten.
  - Früherkennung ist wichtig, als damit das Ausmaß der notwendigen Hautresektion vermindert werden kann.

- Fourniers-Gangrän ist eine spezielle Form der nekrotisierenden Fasziitis in der Perianalregion.
- Bestimmte Serotypen von Gruppe-A-Streptokokken (vor allem T1M1) können invasive Infektionen verursachen. Das anfängliche klinische Bild kann einem Erysipel ähneln.

Gasbrand
- Gasbrand wird von gewöhnlichen Clostridia-Spezies, wie sie im Boden und in der Darmflora vorkommen, verursacht.
- Kann traumatisch bedingt sein oder spontan ohne Trauma auftreten.
- Im letzteren Fall sind u.a. gastrointestinale Operationen, Divertikulitis, Malignome oder eine Immunschwäche prädisponierende Faktoren.

Anzeichen und Symptome

- Toxisches Schocksyndrom (Fieber, Diarrhö, Exanthem, Blutdruckabfall) (1.70); darf nicht als fieberhafte Gastroenteritis verkannt werden.
- Eine nekrotisierende Fasziitis nimmt meist von der Stelle eines geringfügigen Traumas oder von einer infizierten Operationswunde den Ausgang.
  - Zu den Symptomen gehören eine rasch auftretende Schwellung mit Rötung und starken Schmerzen.
  - Die Haut zeigt oft Blasen und verfärbt sich purpurrot, doch können die Hautveränderungen auch irreführenderweise geringfügig sein. Das Unterhautgewebe wird gangränös.
- Beim Gasbrand schwillt die nekrotische Wunde an und es findet sich eine palpierbare Krepitation.
- Die Schwellung breitet sich rasch (innerhalb von Stunden) aus; bei Verdacht ist daher eine ständige klinische Beobachtung unerlässlich.
- Bei der Bakterienanfärbung einer Gewebeprobe finden sich große grampositive Stäbchen. Eine Probe sollte auch zur Anlage einer anaeroben Kultur eingesandt werden (Abstrich in Stuart-Transportmedium oder einem anderen anaeroben Transportgefäß).

Therapie

- Die Behandlung einer nekrotisierenden Fasziitis bzw. von Gasbrand besteht in einem sofortigen chirurgischen Debridement. Das gesamte infizierte Gewebe samt der darüberliegenden Haut muss entfernt werden.
- Ein Breitbandantibiotikum (z.B. Imipenem 3 × 1 g) ist intravenös zu verabreichen.
- Steht fest, dass die Infektion durch Streptokokken verursacht ist, sind 2 Mio. IE Benzylpenicillin alle 4 Stunden intravenös zu verabreichen.
  - Staph. aureus, Clostridium perfringens und verschiedene Mischinfektionen können ein ähnliches klinisches Bild zeigen
  - Selbst bei gesicherter Streptokokkenätiologie wird Clindamycin oft gleichzeitig mit einem Betalactamantibiotikum eingesetzt.
  - Hyperbare Oxygenierung (HBO, engl. HOT) erweist sich in Kombination mit Debridement und Antibiotika in der Behandlung von einer durch Mischinfektion ausgelösten nekrotisierenden Fasziitis vermutlich als günstig, doch darf der Transport zur Druckkammer die radikale chirurgische Therapie nicht um mehr als maximal 1 Stunde verzögern.

Prophylaxe

- Bei der Behandlung tiefer kontaminierter und stark traumatisierter Wunden ist für ein vollständiges Debridement des abgestorbenen Gewebes zu sorgen.

13.22 Impetigo und andere Pyodermien

Ziele

- Impetigo ist stets zu behandeln, da die Ansteckungsgefahr in der Familie, in Tageszentren und Schulen groß ist.
- Zur Bestimmung der Antibiotikaempfindlichkeit sind Bakterienkulturen und Antibiogramme angezeigt.
- Denken Sie an die Möglichkeit einer postinfektiösen Glomerulonephritis bei durch Streptokokken verursachter Impetigo.

Klinisches Bild

- Kinder sind am häufigsten betroffen.
- Eine Streptokokkeninfektion zeigt im typischen Fall Krustenbildung oder kleine Ulzera, eine Staphylokokkeninfektion verursacht meist Blasen (Abb. 13.22.1).

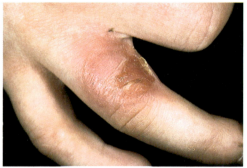

Abb. 13.22.1 Staphylococcus-aureus-Infektion seitlich an einem Finger. Die Blasenbildung ist typisch für bestimmte Staphylokokkenstämme. Photo © R. Suhonen.

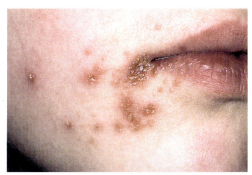

Abb. 13.22.2 Das Areal um die Mundwinkel ist eine Prädilektionsstelle für Impetigo contagiosa, aber auch für eine atopische Dermatitis. Bei jungen Patienten treten beide Krankheiten typischerweise an dieser Stelle auf und es besteht oft sogar eine Mischerkrankung (wie auf diesem Bild). Es bedarf der Eradizierung der Bakterieninfektion (hier S.aureus mit follikulären „Satelliten") und gegebenenfalls der Therapie und Prävention der Dermatitis. Photo © R. Suhonen.

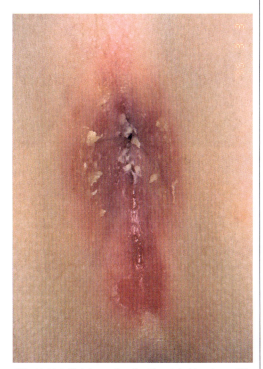

Abb. 13.22.3 Bei der perianalen Streptokokkendermatitis handelt es sich um eine relativ häufige Erkrankung. Das klinische Bild ist ziemlich typisch, mit leuchtend roter Haut um den Anus. Eine Bakterienkultur bestätigt die klinische Diagnose. Zur Ausheilung bedarf es oraler Antibiotikagaben. Eine Verwechslung mit einer Candidainfektion ist leicht möglich. Wenn sowohl pyogene Gruppe-A-Streptokokken als auch Candida albicans nachgewiesen werden, dann ist letztere wahrscheinlich saprophytisch; angegangen werden sollte der Streptococcus. Photo © R. Suhonen.

- Bei „Pemphigus neonatorum" von Kleinkindern handelt es sich in Wirklichkeit um eine Impetigo. Die Infektion wird durch S. aureus vom Phagentyp II verursacht.
- Die Krusten bilden sich vorwiegend um die Nasenlöcher, am Kinn und generell im Gesicht.
- Charakteristisch sind dicke Krusten (Abb. 13.22.2).

Differenzialdiagnose

- Eine primäre Herpes-simplex-Infektion kann wie Impetigo aussehen.
- Tinea corporis
- Wenn eine Impetigo immer wieder an der Kopfhaut und im Nacken auftritt, ist an Kopfläuse zu denken.

Erreger

- Betahämolysierende Streptokokken der Gruppe A (Abb. 13.22.1)
- Staphylococcus aureus
- Ekzeme können für Impetigo prädisponieren.
- Die Infektion breitet sich meist durch Autoinokulation aus.
- Rezidive sind auf in den Nasenlöchern verbleibende Bakterien zurückzuführen.

Therapie

- Die Therapie richtet sich nach dem klinischen Bild.
- Beschränkt sich die Erkrankung auf ein kleines Areal, sind die Krusten anzufeuchten, bis sie aufgeweicht sind und sich lösen, und dann eine Antibiotikasalbe aufzutragen (Fusidinsäure **Ⓐ** oder z.B. eine Kombination von Neomycin und Bacitracin).
- Tritt die Erkrankung großflächig (> 6 cm²) auf, ist ein systemisches Antibiotikum (Cephalosporin der 1. Generation, z.B. Cephalexin oder Cefadroxil 50 mg/kg/Tag über 7–10 Tage) **Ⓑ** oder Amoxicillin-Clavulansäure anzuwenden. Patienten mit einer Cephalosporinallergie können mit Clindamycin behandelt werden.
- Makrolide werden heute nicht mehr empfohlen. Bei Patienten mit einem Ekzem sollte neben den systemischen Antibiotika auch ein topisches Kortikosteroid- und Antibiotikumpräparat eingesetzt werden, bis die Haut geheilt ist. Es darf nicht vergessen werden, das Ekzem weiterzubehandeln.
- Die häufigsten Gründe für ein schlechtes Ansprechen auf die Behandlung sind folgende:
  - Fehldiagnose: Scabies, Läuse oder eine Tinea
  - Die Krusten wurden nicht aufgeweicht und entfernt, und die Bakterien leben unter der Kruste weiter.
  - Das zugrunde liegende Ekzem wurde nicht behandelt.

- Die Nasenlöcher fungieren als Bakterienreservoir (mit Neomycin-/Bacitracin- oder Fusidinsäure-Salbe behandeln. Mupirocin ist in diesem Fall nicht zu verwenden, da seine Anwendung auf die Ausrottung Methicillinresistenter Staphylococcus-aureus-Stämme beschränkt bleiben sollte) Ⓐ.

13.23 Hautabszess und Follikulitis

Grundregel
- Unkomplizierte oberflächliche Abszesse sind ohne Antibiotika durch Inzision und Drainage zu behandeln.

Ätiologie und Terminologie
- Der Erreger ist meist Staphylococcus aureus.
- Betrifft die Infektion nur den Haarfollikel, so spricht man von Follikulitis (Abb. 13.23.1).
- Dehnt sich die Infektion auf die umgebenden Hautareale und das Subkutangewebe aus, spricht man von Furunkulose.
- Die Sycosis barbae (Bartflechte) ist eine tiefe Follikulitis im Bartbereich.
- Diabetes mellitus, HIV-Infektion und Mangelernährung machen empfänglicher für eine Furunkulose.
- Die Furunkulose auslösenden Staphylokokkenstämme können oft in der Nase oder in der Perianalregion nachgewiesen werden, von wo aus diese Bakterien an andere Körperstellen, z.B. durch die Finger, übertragen werden können.

Symptome
- Der Abszess ist überwärmt und empfindlich und der Patient klagt über zunehmende Schmerzen an dieser Stelle.
- Wenn der Abszess reif ist, wird die Oberfläche nekrotisch, der Eiter kann sich auf die umgebende Haut entleeren, wodurch neue Hautareale infiziert werden können.

Therapie
- Topische Antiseptika sind im Allgemeinen bei einer oberflächlichen Follikulitis ausreichend. Antibiotikasalben (z.B. Neomycin) können kurzfristig eingesetzt werden. Auf behaarter Haut ist eine leichte Follikulitis ein physiologisches Phänomen, das nicht immer einer Behandlung bedarf.
- Tiefe oder ausgedehnte Follikulitis ist eine Indikation für systemische, gegen Staphylokokken wirksame Antibiotika.

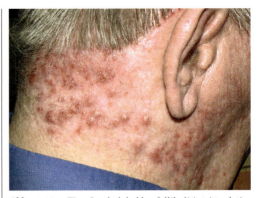

Abb. 13.23.1 Eine Staphylokokkenfollikulitis tritt relativ häufig im behaarten Nackenbereich auf. Trotz einer Kombination einer topischen Behandlung mit einer oralen antibakteriellen Medikation kommt es häufig zu Rezidiven. Photo © R. Suhonen.

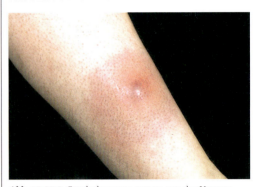

Abb. 13.23.2 Staphylococcus aureus war der Verursacher dieses Karbunkels. Eine orale Antibiotikatherapie und eine anschließende Drainage des Karbunkels sollten umgehend eingeleitet werden. Photo © R. Suhonen.

- Bei Sycosis barbae sind immer systemische Antibiotika angezeigt.
- Bei einem oberflächlichen Abszess ist die chirurgische Öffnung und Drainage ohne Verabreichung von Antibiotika die Therapie der Wahl (Abb. 13.23.2) Ⓑ. Eine Antibiotikabehandlung ist angezeigt
  - bei Fieber oder generalisierten Symptomen
  - bei einem großen Abszess und ausgedehnter Gewebeschädigung,
  - bei einem Abszess im Nasenbereich,
  - bei Komorbidität mit Infektanfälligkeit (Diabetes, Immunschwäche, Gelenksprothesen, Kortikosteroidtherapie).
- Das Medikament der Wahl ist ein Cephalosporin der 1. Generation (3 × 500 mg, Kinder 50 mg/kg/Tag). Alternativ dazu können Amoxicillin-Clavulansäure oder Cloxacilline eingesetzt werden.
- Bei rezidivierenden Abszessen ist auf besondere Hygiene zu achten. Antibakterielle Lotionen oder Salben können verabreicht werden; in schweren

Fällen (mehr als 3 Rezidive in 6 Monaten) wird prophylaktisch über 3 Monate Clindamycin in der Dosierung 1 × 150 mg gegeben.
- Wenn der Abszess durch ein infiziertes Atherom verursacht ist, sollte dieses in einer Sitzung zusammen mit seiner Kapsel entfernt werden, wenn die akute Phase vorüber ist.
- Siehe auch Sinus pilonidalis 13.81.

13.30 Warzen (Verruca vulgaris)

Ziele
- Die besten kosmetischen Resultate sind durch eine konservative Behandlung oder aber aufgrund einer Spontanheilung zu erwarten. Da eine Warze ein virusbedingter Epidermistumor ist, sollte die Dermis durch eine Behandlung nicht zerstört werden. Operationen, die eine Narbe verursachen, sind zu vermeiden.

Allgemeines
- Durch Papillomaviren verursachte Warzen finden sich in allen Altersgruppen. Ihre Epidemiologie ist nur wenig erforscht.
- Maßnahmen zur Vermeidung von Papillomavirusinfektionen beruhen nicht auf konkreten Beweisen. Es ist nicht sinnvoll, Ihren Patienten Beschränkungen aufzuerlegen. Eine harmlose Viruserkrankung ist weniger belastend als die Bemühungen, sie zu vermeiden.
- Warzen (mit Ausnahme von Genitalwarzen) sind keine präkanzerösen Läsionen.
- Bei Gesunden heilen Warzen in 65% der Fälle spontan innerhalb von 2 Jahren.

Diagnose
- Erhabene (filiforme) Warzen finden sich im Gesicht.
- An den Extremitäten sind die Warzen nur leicht über die Hautoberfläche erhaben, ihre Oberfläche ist oft rissig (Abb. 13.30.1, 13.30.3).
- In der Nagelhaut und vor allem an den Fußsohlen und Fersen imponieren Warzen als flache, mosaikartige Gebilde. An den Sohlen drücken sie auf die tiefer liegenden Strukturen und verursachen Schmerzen. Um eine Plantarwarze entwickelt sich oft ein Clavus (Abb. 13.30.4). Die Warze kann klinisch diagnostisch durch punktförmige Blutungen bestätigt werden, wenn man die Warze horizontal anschneidet oder abträgt.
- Kinder und Jugendliche haben häufig flache Warzen (Verruca plana) im Gesicht oder auf den Handrücken.

- Eine Probeexzision ist nur bei unklarer Diagnose erforderlich. Eine nach Trauma blutende Plantarwarze ist unter Umständen schwer von einem Melanom zu unterscheiden.

Konservative Behandlung
- Rezeptfreie Präparate und Pflaster mit 40% Salicylsäure Ⓐ und Milchsäure sind Mittel der Wahl. Sie können als Gel, Salbe, Lösung oder Pflaster angewendet werden.
- Vor dem Auftragen des Präparats ist es wichtig, die Warze aufgeweicht oder nicht aufgeweicht abzutragen.
- Sobald das Präparat auf der Warze eingetrocknet ist, kann diese mit einem Hydrokolloidverband bedeckt werden.
- Die Reaktion auf die Behandlung läuft langsam ab. Setzen Sie den Kontrollbesuch erst nach mehr als 2 Monaten an.

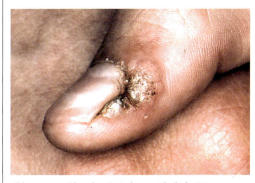

Abb. 13.30.1 Charakteristische gewöhnliche Warzen am lateralen Nagelwall eines Knaben im Schulalter. Mit nur einer Kryotherapiesitzung konnte bereits ein ausgezeichnetes Ergebnis erzielt werden. Photo © R. Suhonen.

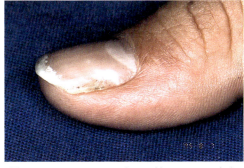

Abb. 13.30.2 Der Fingernagel von Abb. 30.30.1. nach Behandlung. Die weiße Verfärbung der Nagelplatte, eine auf die Vereisung zurückzuführende temporäre Keratinisationsstörung, wird auswachsen und verschwinden. Distal ist eine kleine Nageldeformität zu sehen, die durch den Druck der Warze verursacht wurde. Der Nagel zeigt wieder ein normales Wachstum. Die Kryotherapie hat die Morphologie des Nagelfalzes nicht geschädigt. Photo © R. Suhonen.

- Bei flachen Warzen ist es am besten, abzuwarten. Durch eine aggressive Behandlung können die Warzen weiter verbreitet werden. Je nach Hautverträglichkeit kann eine topische Behandlung mit Tretinoinsalbe erfolgen.
- Imiquimod scheint bei gewöhnlichen Warzen wirksam zu sein.

Andere Behandlungen

- Ein Clavus entwickelt sich um eine Warze im Bereich der Fußsohle (Abb. 13.30.4). Eine effiziente Behandlung des Hühnerauges und der Warze ist das Zerlegen in dünne Schichten im mittleren Bereich mit einem scharfen Löffel.
  ○ Das Hühnerauge wird in dünne Schichten zerlegt, solange bis sich am Rand eine geringe Senke bildet – die Prozedur muss blut- und schmerzlos erfolgen. Die Intervention kann alle paar Wochen wiederholt werden, wenn der Clavus wieder wächst.
- Kryotherapie mittels Flüssigstickstoff liefert gute Ergebnisse (Abb. 13.30.2). Ein wirksames Vereisen der Fußsohle ist schmerzhaft und kann eine Lokalanästhesie erfordern. Die Schmerzen sind jedoch geringer als bei einer Lasertherapie, und die Kosten der Kryotherapie sind bedeutend geringer. Behandlungen mit flüssigem Stickstoff werden von Hautärzten durchgeführt.
- Eine Behandlung mittels Kohlendioxidlaser ist teuer, und die Ergebnisse sind nicht wesentlich besser als bei anderen Behandlungsformen. Ihre Anwendung ist am ehesten bei therapieresistenten Plantarwarzen gerechtfertigt.

Indikationen für die Überweisung an einen Spezialisten

- Die Indikationen für die Beiziehung eines Dermatologen sind nicht rein medizinischer Natur, aber eine Warze auf der Fußsohle, die das Gehen verhindert und nicht auf konservative Therapie reagiert, kann die Konsultation eines Spezialisten erforderlich machen.

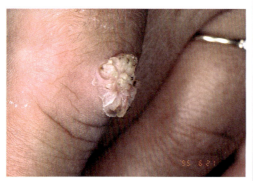

Abb. 13.30.3 Eine blumenkohlartig aussehende gewöhnliche Warze am PIP-Gelenk eines Fingers. Schon eine Einmalbehandlung mit Flüssigstickstoffspray war erfolgreich.

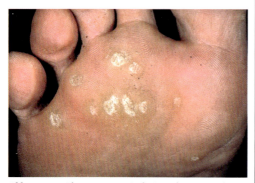

Abb. 13.30.4 Plantarwarzen sind eine echte Herausforderung für die Medizin. Die Vielfalt der hier zur Anwendung gelangenden therapeutischen Verfahren lässt allein schon erkennen, wie schwierig es ist, diese nur scheinbar einfache virale Erkrankung in den Griff zu bekommen. Eine Plantarwarze erweist sich beim Gehen häufig als schmerzhaft. Am besten ist es, jede Therapie mit dem Abschälen der hyperkeratotischen Schichten zu beginnen. Eine Keratolyse in Kombination mit regelmäßigem Abfeilen kann hilfreich sein, die Kryochirurgie oder eine Laserbehandlung sind schmerzhaft. Die sowohl für den Patienten als auch den Arzt angenehmste Lösung ist daher die bei viralen Warzen häufig gesehene Spontanheilungstendenz. Photo © R. Suhonen.

13.31 Molluscum contagiosum

Grundregel

- Die Läsionen heilen spontan ohne Therapie ab. Bei einem Kind, das nur einige wenige Papeln hat und sich gegen eine Behandlung nicht wehrt, kann die Heilung mit mechanischen Mitteln beschleunigt werden.

Epidemiologie

- Molluscum contagiosum findet sich im Allgemeinen bei Kindern, vor allem bei solchen mit atopischer, trockener Haut (Abb. 13.31.1). Es scheint, dass die Ausbildung einer spezifischen Immunität Rezidive verhindert.
- Es ist nicht notwendig, wegen eines harmlosen, weit verbreiteten Virus Kontakte mit anderen Kindern zu beschränken. Das Kind kann normal in den Kindergarten oder zur Schule gehen.
- Papeln finden sich manchmal auch bei Erwachsenen. Eine große Zahl von Papeln kann Anzeichen einer Immunschwäche, z.B. einer HIV-Infektion, sein.

Diagnostik

- Typische Läsionen imponieren als kleine zentral eingedellte Papeln (Durchmesser einige Millimeter) und stellen hinsichtlich einer Differenzialdiagnose kein Problem dar, vor allem, wenn sie zahlreich auftreten (Abb. 13.31.2).
- Im allerersten Stadium kann die Diagnose wegen des Fehlens typischer Merkmale schwierig sein, vor allem, wenn nur eine einzige Papel vorliegt.

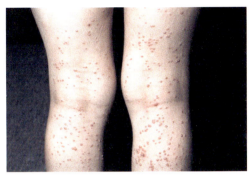

Abb. 13.31.1 Mollusca contagiosa sind kleine Papeln viraler Genese, die in der Regel bei Kindern gesehen werden. Atopische Patienten sind besonders anfällig. Wegen der ausgeprägten Spontanheilungstendenz kann man mit der Einleitung einer Behandlung ziemlich lange zuwarten. Eine spezifische Therapie gibt es nicht. Bei älteren Kindern könnte man mit der Flüssigstickstoff-Methode versuchen, die Knötchen vorsichtig zu vereisen (mit Sprayverfahren, keine gefrorenen Säume, kein kosmetisches Risiko). Aber auch andere Methoden (Zange, Nadel, Kürette) zur Beseitigung einzelner Mollusca werden häufig eingesetzt. Die Verwendung eines topischen Analgetikums (z.B. Prilocain) kann die Compliance verbessern. Photo © R. Suhonen.

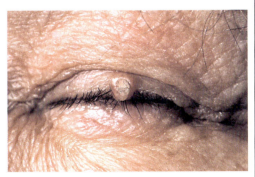

Abb. 13.31.2 Das Gewächs am Oberlidrand ist ein Molluscum contagiosum. Die Patientin ist höheren Alters und steht unter Zytostatika. Ein Molluscum contagiosum bei einem Erwachsenen sollte zur Überlegung Anlass geben, ob nicht eine Immunschwäche vorliegt. Das heißt allerdings nicht, dass die Diagnose AIDS nur aufgrund der Präsenz eines Molluscum contagiosum gestellt werden darf! Die Mehrzahl der erwachsenen Patienten mit Mollusca contagiosa sind ansonsten gesund. Photo © R. Suhonen.

Bei Erwachsenen kann die Läsion einem Basaliom im Frühstadium oder einer Talgdrüsenhyperplasie gleichen

Therapie

- Eine entschlossene Behandlung der ersten auftretenden Papeln kann eine Ausbreitung der Krankheit verhindern. Die einfachste Behandlung besteht darin, die Papel mittels einer geeigneten Pinzette, einer Nadel oder mit einem scharfen Löffel aufzubrechen. Bei Kindern kann eine ausreichende Lokalanästhesie durch Auftragen einer Lidocain-/Prilocain-Creme 20–30 Minuten vor dem Eingriff erzielt werden ❸. Es empfiehlt sich, die Creme nicht auf große Hautareale aufzutragen.
- Kryotherapie mit Flüssigstickstoff ist eine wirksame, aber nicht ganz schmerzfreie Methode.
- Wenn eine chirurgische Abtragung der Papeln nicht durchgeführt werden kann, weil das Kind sich wehrt, ist es besser, eine Spontanheilung abzuwarten.
- Bei Erwachsenen kann die Kürettage anstandslos ohne Anästhesie durchgeführt werden. Denken Sie an die Möglichkeit einer HIV-Infektion.
- Verschiedene topische und systemische Behandlungen der Infektion wurden versucht, ihre Effizienz ist unsicher.
- Die Behandlung eines koexistierenden atopischen Ekzems mit Kortikosteroiden und Pflegecremes scheint die Heilung der Molluscum-contagiosum-Läsionen nicht zu beeinträchtigen und hilft dem Patienten.

Komplikationen

- Eine generelle Reizung bzw. die Entwicklung eines Ekzems um sämtliche Läsionen ist wahrscheinlich auf das Einsetzen einer Immunantwort und nicht auf eine bakterielle Infektion zurückzuführen.
- Eine eventuell auftretende Pyodermie ist mit Antibiotika zu behandeln. In der Praxis ist eine echte Pyodermie eher selten.

Indikationen für die Beiziehung eines Spezialisten

- Die Beiziehung eines Facharztes ist grundsätzlich nicht erforderlich, alle Läsionen können vom Allgemeinarzt behandelt werden.

13.40 Scabies (Krätze)

Grundregeln
- Eine Behandlung, die „nur zur Sicherheit" ohne fundierte Diagnose begonnen wird, kann Probleme verursachen, deshalb soll eine sichere Diagnose angestrebt werden.
- Bei der Untersuchung auf gutes Licht achten. Fordern Sie den Patienten auf, seine Kleidung an den typischen Prädilektionsstellen abzulegen.
- Scabies ist leicht übertragbar: Es ist daher wichtig, alle mit dem Patienten im selben Haushalt lebenden Personen zu behandeln, auch wenn sie keine Symptome aufweisen.
- Kleidung und Bettwäsche sind zu waschen und anschließend entweder zu erhitzen oder einzufrieren.

Epidemiologie
- Scabies ist keine sexuell übertragbare Krankheit, aber die gemeinsame Benutzung eines Bettes ist eine häufige Infektionsquelle.
- Scabies kann auch bei kurzem Kontakt, also auch bei der medizinischen Untersuchung übertragen werden.

Symptome
- Juckreiz, vor allem abends und nachts, am stärksten an Gesäß, Handgelenken und zwischen den Fingern.
- Die Symptome treten einige Wochen nach der Ansteckung auf. Bei Reinfektion ist die Latenzzeit kürzer.

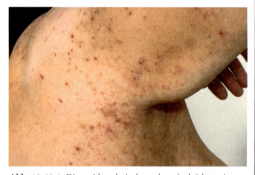

Abb. 13.40.1 Diese Altersheimbewohnerin leidet seit sechs Monaten unter einer juckenden Dermatose. Hier ist eine sorgfältige Untersuchung der Hände und Handgelenke geboten. Bis zum Beweis des Gegenteils ist anzunehmen, dass die Kratzspuren auf einen Befall mit Scabiesmilben zurückzuführen sind. Da man davon ausgehen muss, dass bei einer so lange bestehenden Scabies die Patientin die Erkrankung an zahlreiche Kontaktpersonen in ihrem Altersheim übertragen haben wird, sollte wegen der notwendigen Folgemaßnahmen allerdings eine 100-prozentig gesicherte Diagnose angestrebt werden. Photo © R. Suhonen.

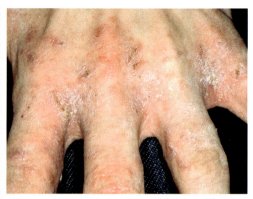

Abb. 13.40.2 Interdigitales Ekzem (Sekundärinfektion) als Folge eines Scabiesbefalls. Die einfachste und zuverlässigste Methode zur Sicherung der Diagnose besteht darin, auf dem Objektträger eine einzelne Scabiesmilbe zu isolieren und sie dann mikroskopisch zu untersuchen. Für diese Aufgabenstellung besonders hilfreich ist ein Stereomikroskop. Photo © R. Suhonen.

- Bemühen Sie sich nicht, die jeweilige Inokulationszeit des Patienten festzustellen.

Diagnostik
- Starker Juckreiz
- Unterschiedliche Papeln, Bläschen und Kratzspuren auf der Haut (Abb. 13.40.1). Bei Erwachsenen (mit Ausnahme von geistig Behinderten und immunsupprimierten Personen, bei denen sich die seltene generalisierte Scabies findet) ist das Gesicht fast nie befallen.
- In den Falten der Handgelenke und zwischen den Fingern, bei Kindern auch an den Handflächen und Fußsohlen, sieht man intraepidermale, von Milbenweibchen gegrabene Gänge (Abb. 13.40.2, 13.40.3). Die Milbe kann aus ihrem Gang leicht unter einem Stereomikroskop (oder auch einer Lupe) aus dem Gang herausgezogen und dann unter einem Lichtmikroskop untersucht werden.
- Juckreiz und erythetamöse Papeln an den männlichen Genitalien können Anzeichen von Scabies sein.
- Vergessen Sie nicht, auch die Handgelenke und Interdigitalfalten der Mutter zu untersuchen, wenn bei einem Kind Verdacht auf Scabies besteht.

Differenzialdiagnostik
- Die Bläschen können Ekzembläschen sehr ähnlich sein.
- Follikulitis kann ein ähnliches Bild wie Scabies zeigen. Die Diagnose „Scabies" wird dann auf Grund der typischen Lokalisation der Läsionen bzw. dem Auftreten von Scabies bei Personen, die im gleichen Haushalt leben, gestellt.

Therapie

- Permethrincreme ist ein gut wirksames Medikament gegen Scabies **Ⓑ**.
  - Die Creme wird überall auf die Haut vom Scheitel bis zu den Fußsohlen und vor allem auch zwischen den Fingern und auf die Genitalien aufgetragen und nach 8–15 Stunden abgewaschen. Während der Behandlung sind die Hände nicht zu waschen oder die Creme ist nach dem Waschen erneut aufzutragen. Während der Zeit der Behandlung sind alle auf der Haut anliegenden Kleidungsstücke und die Bettwäsche zu waschen.
  - Die Packung enthält genaue Instruktionen, wie die in der Kleidung befindlichen Milben durch Hitze oder Kälte abgetötet werden können. Die Hersteller empfehlen auch, die Kleidungsstücke 1 × mit Permethrin zu behandeln. Eine einmalige Behandlung kann unter Umständen ausreichen, doch sollte die Behandlung zur Sicherheit nach 1 Woche wiederholt werden, vor allem deshalb, weil die gleichzeitige Behandlung vieler Familienmitglieder oft dazu führt, dass die Behandlung nicht konsequent durchgeführt wird.
- Auch nach der Behandlung kann der Patient noch mehr als 1 Monat lang über juckende Papeln klagen. Eine neuerliche Behandlung ist aber nicht notwendig, wenn keine Milben gefunden werden. Der Juckreiz und die sekundäre Dermatitis können mit schwach wirksamen Kortikosteroiden und Chlorhexidincreme behandelt werden, ein stärkeres Kortikosteroid kann auf einzelne Papeln aufgetragen werden.
- Nicht selten ist ein schlechtes Ansprechen auf die Behandlung auf eine Fehldiagnose oder auf das gleichzeitige Bestehen von 2 Erkrankungen zurückzuführen. In Problemfällen stellt sich oft heraus, dass nur jene Familienmitglieder behandelt wurden, die selbst Symptome aufwiesen.
- Bei Therapieresistenz ist ein Dermatologe beizuziehen.
- Orales Ivermectin scheint in der Behandlung der Scabies wirksam zu sein **Ⓑ**.

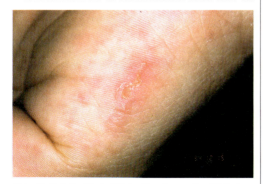

Abb. 13.40.3 Scabiesbefall der Handkante. Das Weibchen der Sarcoptes-scabiei-Milbe ist als dunklerer Punkt am Ende des Milbengangs sichtbar. Zur Sicherung der Compliance während der Therapie kann es vorteilhaft sein, die Milbe auf einen Objektträger aufzubringen und sie vom Patienten im Mikroskop betrachten zu lassen.
Photo © R. Suhonen.

13.41 Kopfläuse und Filzläuse

Symptome

- Juckreiz und rote Papeln auf der Kopfhaut und im Bereich der Schambehaarung.
- Auf der Kopfhaut entwickelt sich oft eine sekundäre Pyodermie, die Lymphknoten der Nackenregion können vergrößert sein.
- Filzläuse verursachen rote, stark juckende Bisse im Genitalbereich.
- Bei Kindern können Filzläuse der Eltern die Wimpern besiedeln, am Rumpf können schwach bläuliche Flecken („Maculae coerulae") auftreten.

Diagnostik

- Nissen (Lauseier) finden sich am Kopf- und Schamhaar. Nissen können monatelang im Haar verbleiben. Aus diesem Grund sind nur Nissen, die man in einem Abstand von weniger als 6 mm von der Kopfhaut findet, ein sicheres Zeichen dafür, dass lebende Parasiten vorhanden sind (Haar wächst etwa 1 cm pro Monat). Am besten findet man Nissen mittels eines Läusekammes.
- Filzlausnissen finden sich oft auch in der Brustbehaarung und an Wimpern.
- Verwechseln Sie Nissen nicht mit verschiebbaren Klumpen von Kopfschuppen am Haarschaft. Nissen sind nicht verschiebbar, sondern haften fest am Haar.
- Bei Kindern stützt sich die Diagnose „Filzläuse" auf das Auftreten von Maculae coerulae am Rumpf sowie von Nissen an den Wimpern.

Therapie

- Permethrinshampoo **Ⓐ**. Bei Anwendung auf die Anweisungen des Beipackzettels achten.
- Nissen sind mit einem Läusekamm von der Haarwurzel weg auszukämmen (Zahnabstand 0,2–0,3 mm). Alle anderen Kämme und Bürsten sind mit den oben genannten Shampoos zu waschen.
- Bei Läusebefall in Tageszentren und Schulen sind alle eventuell Betroffenen auf das Problem aufmerksam zu machen.

13.42 Insektenbisse und -stiche

Durch Insektenbisse und -stiche verursachte Komplikationen

- Stiche von Hautflüglern (Hymenoptera) können eine anaphylaktische Reaktion hervorrufen.
- Zecken verbreiten Borreliose und Zeckenenzephalitis.
- Moskitos verbreiten Malaria, Tularämie und Arbovirusinfektionen (Alphavirus, Flavivirus und Bunyavirusgattungen), die unter Umständen gefährliche Folgen haben können (seröse Enzephalitis).

Diptera (Stechmücken und Fliegen)

Stechmücken
- Mückenstiche führen zu sich rasch entwickelnden Urtikaria-ähnlichen Papeln, die nahezu immer spontan verschwinden, aber bei sensibilisierten Personen lang anhaltende juckende Papeln bewirken können. Im Mittelmeerraum können Stechmücken im Herbst auch große Papeln und sogar Bläschen verursachen.

Kriebelmücken (Simuliidae)
- Kriebelmücken können auch an bekleideten Körperstellen stechen. Bei vielen Menschen entstehen nach dem Biss Papeln, die bis zu einigen Wochen bestehen bleiben können. Manche Menschen entwickeln eine Allergie gegen Kriebelmücken, wobei es zu lokalen ödematösen Reaktionen kommen kann. Die Stiche jucken üblicherweise stark und sie werden oft innerhalb weniger Stunden blutunterlaufen und eitrig.

Gnitzen (Culicoides)
- Die Gnitze ist kleiner als die Kriebelmücke und tritt in großen Schwärmen auf. Die Gnitzen können durch Moskitonetze kriechen, kommen auch in der Stadt vor und können auch unter der Bettdecke beißen.

Hirschlausfliege (Lipoptena cervi)
- Können vereinzelte Papeln an der Kopfhaut und vor allem im Genick hervorrufen, die Monate lang bestehen bleiben können.
- An der Stelle des Bisses erscheint eine Papel, die eitrig wird und einige Tage bleibt, manche Menschen entwickeln Knötchen, die mehrere Monate anhalten können.
- Probleme treten gewöhnlich im Spätsommer auf.
- Sehr verbreitet in Osteuropa.
- Insektenschutzmittel sind unwirksam.

Bremsen (Tabanidae)
- Der Biss einer Bremse löst häufig eine große geschwollene Papel aus, die in der Mitte ein wässriges Zentrum aufweist.

Hymenoptera
- Insekten der Familie Hymenoptera rufen die gefährlichsten allergischen Reaktionen hervor.
- Eine anaphylaktische Reaktion führt in manchen Fällen zum Tod.
- **Ein Wespen-, Bienen- oder Hummelstich** löst unmittelbar starke Schmerzen und eine Schwellung an der Einstichstelle aus.
- Sensibilisierung gegen das Hymenoptera-Gift führt jährlich zu vielen anaphylaktischen Reaktionen.

Echte Läuse (Anoplura)
- Blut saugende Parasiten, die den Menschen befallen, sind Kopf-, Körper- und Filzläuse (13.41).
- Kopflausepidemien können in Schulen oder Tagesbetreuungsstätten auftreten.
- Körperläuse sind heutzutage selten; sie treten vorwiegend bei sozialen Randgruppen auf.
- Eine regelmäßige Wäsche in der Waschmaschine genügt zur Sterilisierung der Kleidung.
- Filzläuse werden üblicherweise sexuell übertragen, Symptome sind Juckreiz und Eiterbläschen im Genitalbereich und Nissen in den Schamhaaren.

Bettwanzen (Cimicidae)
- Finden sich in alten, verwahrlosten Gebäuden.
- Sind nächtliche Blutsauger. Der Biss führt zu Knötchen auf der Haut.

Flöhe
- Flöhe, für die Vögel, Eichhörnchen (Pelztierzüchter!) und Ratten als Wirt fungieren, können auch Menschen beißen. Menschen-, Hunde- und Katzenflöhe sind entweder sehr selten oder gänzlich ausgestorben.
- Symptome treten am häufigsten im Frühling auf, wenn sich die Menschen im Freien aufhalten (bei der Reinigung von Vogelnestern oder beim ersten Besuch im Sommerhaus etc.).
- Flöhe rufen harte, stark juckende Papeln hervor, in deren Mitte die Bissstelle sichtbar ist. Üblicherweise kommt es zu Gruppen von mehreren Bissen (Abb. 13.42). Flöhe können offenbar auch eine papuläre Urtikaria auslösen, wie sie bei Kindern manchmal im Sommer auftritt (Strophulus).
- Der Patient weiß normalerweise nicht, woher der Ausschlag kommt.

Larven
- Die Larven mancher Falter (Lepidoptera) können sowohl zu toxischen als auch allergischen Reaktionen führen.

Zecken
- Der Holzbock (Ixodes ricinus) verbreitet das Borreliose- (1.29) und das FSME-Virus.

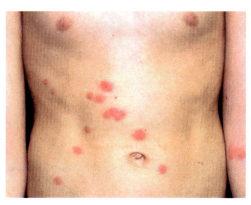

Abb. 13.42 Reaktion auf Insektenbisse, typischerweise in Gruppen von 2 bis 5 roten, juckenden Papeln. Vogelflöhe oder von Hunden oder Katzen übertragene Cheyletiella sind häufig für ein solches klinisches Bild verantwortlich. Die Symptome treten nur bei Personen auf, die speziell für den Parasiten sensibilisiert sind. Es ist nur eine symptomatische Therapie nötig, aber der Wirt, von dem der Parasit stammt (Hund, Katze), sollte ebenfalls desinfiziert werden. Photo © R. Suhonen.

- Den besten Schutz beim Wandern bieten Stiefel und lange Hosen (die Zecken halten sich im Gras auf, nicht auf den Bäumen).
- Vogel- (Geflügelzüchter!), Hunde- und Katzenzecken führen oft zu Gruppen von einigen juckenden Papeln an von der Kleidung bedeckten Extremitäten und am Rumpf. In der Mitte der Papel ist die Bissstelle sichtbar.

Spinnen

- Der Biss der europäischen Gartenkreuzspinne (Araneus diadematus) kann schmerzhaft sein.
- Der Biss einer großen Vogelspinne ist nicht gefährlich.

Therapie von Reaktionen auf Insektenstiche und -bisse

Hymenoptera-Stiche

- Nach einem Bienenstich bleiben der Stachel und der Giftsack in der Haut verankert. Der Stachel sollte so rasch wie möglich, vorzugsweise innerhalb von 2 Sekunden entfernt werden. Ob man dabei den Giftsack zusammendrückt oder nicht, ist gegenstandslos, da die am Beutel vorhandenen Muskeln weiterhin Gift pumpen, auch wenn die Biene bereits weggeflogen ist. Der Stachel einer Wespe oder einer Hummel wird aus der Haut entfernt, sobald sich das Tier entfernt hat.
- Kalte Umschläge sind ein gutes Mittel zur Erstbehandlung von Hymenoptera-Stichen. Bei mehrfachen Stichen sollte der Betroffene 1 Stunde lang beobachtet werden, um etwaige systemische Symptome erkennen zu können.

- **Schwere anaphylaktische Reaktionen:** Der Patient sollte jede Exposition vermeiden und stets eine Adrenalininjektion bei sich tragen (Epipen). Nach der Verabreichung der Adrenalininjektion werden 50 mg Predniso(lo)n verabreicht. Erste-Hilfe-Maßnahmen siehe 14.01. Wenn der Patient über Schwellungen klagt, die nicht auf die Einstichstelle beschränkt sind, an Dyspnoe leidet oder kollabiert, ist ein Dermatologe oder ein Allergologe zu konsultieren. Eine Desensibilisierung könnte unter Umständen erforderlich sein, ist aber keineswegs eine routinemäßige Lösung. Die Therapie birgt Risiken in sich, es ist nicht bekannt, wie lange sie durchgeführt werden sollte, sie macht andere Behandlungsformen nicht überflüssig und ist darüber hinaus kostspielig.

Andere Insektenstiche oder -bisse

- Bei leichten lokalen Reaktionen reicht eine Hydrokortisonsalbe. Sekundäre bakterielle Infektionen erfordern manchmal eine Behandlung. Ein Ödem, das das Auge zuschwellen lässt, erfordert nicht automatisch eine Behandlung mit oralen Steroiden oder eine sonstige Spezialbehandlung.
- Eine Antihistamintablette vor einer zu erwartenden Exposition könnte die Symptome verringern. In einer Doppelblindstudie wurde gezeigt, dass Cetirizin die Symptome lindert.
- Schwere Reaktionen erfordern eine mehrtägige Behandlung mit Steroiden (z.B. Prednisolon 30 mg/Tag).

Repellentien

- Effektive Insektizide enthalten Diethyltoluamid (DEET). Wenn sie entsprechend der Packungsbeilage verwendet werden, ist eine 50%-Lösung gegen Milben und eine 20%-Lösung gegen Moskitos, Kriebelmücken, Gnitzen. Keine Wirksamkeit besteht gegenüber Hirschlausfliege, Wespen, Bienen und Hummeln.
- Der Effekt der Insektizide hält üblicherweise einige Stunden an. Intensives Schwitzen verkürzt die Wirksamkeit.
- Insektizide dürfen nicht auf Wunden und Hautverletzungen aufgebracht werden. Es ist ratsam, sie nach der Rückkehr ins Haus wegzuwaschen.
- Diethyltoluamid ist für das Zentralnervensystem toxisch. Wegen des Absorptionsrisikos werden sie für Kinder unter 3 Jahren nicht empfohlen. Kinderbekleidung aus Naturtextilien kann jedoch auf der Rückseite besprüht werden. Vorsicht ist aber angebracht, damit das Kind das Insektizid nicht inhalieren oder mit der Hand berühren kann.

13.50 Dermatomykosen

Grundregeln

- Vor Beginn der Behandlung muss feststehen, dass der Patient an einer Dermatomykose und nicht an einer anderen, ähnlich aussehenden Hautkrankheit leidet. Dazu ist – mit Ausnahme einer Interdigitalmykose des Fußes – eine Pilzkultur und ein Nativpräparat erforderlich.
- Nebenwirkungen von Antimykotika und Wechselwirkungen mit anderen Medikamenten beachten!

Infektiosität

- Der Mensch ist vielfältigen Pilzexpositionen ausgesetzt. Pilzinfektionen sind weitaus weniger häufig.
- Genetische Faktoren spielen im Zusammenhang mit der Infektiosität von Nagel- und Fußmykosen eine Rolle.
- Tiermykosen (z.B. Mykosen bei Rindern, Meerschweinchen und Katzen) sind leicht auf den Menschen übertragbar und verursachen Tinea an Gliedmaßen, Rumpf und Gesicht.

Probenahme zur Pilzkultur

- Vor der Materialentnahme für eine Pilzkultur: Eine topische Behandlung darf innerhalb der letzten 2 Wochen nicht erfolgt sein, bei oraler Medikation beträgt dieser Zeitraum 1 Monat. Vor der Entnahme einer Nagelprobe muss das behandlungsfreie Intervall 6 Monate betragen,
- Haut mit einer Alkoholetherlösung reinigen und vom Rand der Läsion Schuppen abschaben, in ein trockenes Reagenzglas einbringen und auf dem Postweg an ein Labor senden. Es ist auch möglich, Haare, Nagelschnitzel oder aus der Nagelmatrix abgeschabte Schuppen für Kulturen zu verwenden. Von einem Nagel werden am Rand zwischen dem gesunden und dem betroffenen Bereich Stücke abgeschnitten oder weggemeißelt, und auch die hyperkeratotische Masse unter dem Nagel wird ausgekratzt und in die Probe inkludiert.
- Es sollte möglichst viel Material gewonnen werden, damit sowohl eine mikroskopische Untersuchung als auch eine Kultur möglich sind.
- Das Labor nimmt mikroskopische Untersuchungen am nativen Probematerial mit Kalilauge vor und legt eine Pilzkultur an.
- Dermatophyten im Nativpräparat sind ein Hinweis auf eine Pilzinfektion, die Bestätigung erfolgt durch die Kultur.
- Die Ergebnisse der Nativuntersuchung liegen in wenigen Tagen vor, die der Pilzkultur erst nach 2–6 Wochen.
- Bei starkem Verdacht auf eine Pilzinfektion ist auch bei einem negativen Laborbefund erneut eine Probe zu nehmen.

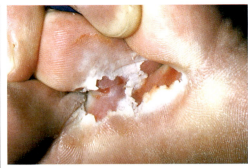

Abb. 13.50.1 Tinea pedis ist eine Kombination einer Pilz- und einer bakteriellen Infektion. Die Zwischenzehenräume und Fusssohlen sind mazeriert und weisen häufig bullöse Läsionen auf. Anfangs sind nasse Kompressen und eine antibakterielle Medikation notwendig, auf die dann die eigentliche antimykotische Therapie folgt. Photo © R. Suhonen.

Wirkungsspektren der Antimykotika

Allgemeine Eigenschaften

- Eine Dermatophyteninfektion des Nagels oder der Kopfhaut erfordert die systemische Behandlung.
- Eine Dermatophyteninfektion der Haut kann topisch oder systemisch behandelt werden, in Abhängigkeit von der Ausbreitung der Infektion **A**.
- Moderne Medikamente haben die Behandlungszeit verkürzt und die Ergebnisse verbessert. Eine dauerhafte Heilung (d.h. eine klinische Heilung nach einer Nachsorgezeit von 1–2 Jahren) wird jedoch nur bei weniger als 50% der Fälle erzielt.

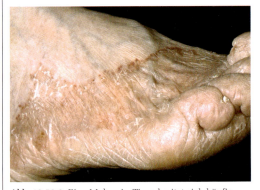

Abb. 13.50.2 Eine Mokassin-Tinea breitet sich häufig bis zu den Fußkanten aus – gelegentlich bis zu der hier gezeigten Höhe. Beim Erreger handelt es sich um T. rubrum. Eine derart großflächige trockene plantare Tinea könnte ein Hinweis auf einen spezifischen Immundefekt im körpereigenen Abwehrmechanismus gegenüber Mykosen sein, sodass sich die Gabe oraler Antimykotika empfiehlt. Photo © R. Suhonen.

Indikationen

- Terbinafin (Creme und Tabletten) ist gegen Dermatophyten wirksam.
- Topisches Nystatin und Natamycin sind gegen Hefen wirksam.
- Topische Azole (Clotrimazol, Econazol, Miconazol, Tioconazol, Ketoconazol), Amorolfine (Creme und Nagellack) sowie systemisches Ketoconazol, Itraconazol und Fluconazol sind sowohl bei Dermatophyten als auch bei Hefen wirksam.
  - Hinsichtlich ihrer Wirksamkeit gibt es zwischen den topischen Medikamenten keine wesentlichen Unterschiede.

Neben- und Wechselwirkungen

- Das Wechselwirkungsrisiko ist bei Terbinafin augenscheinlich gering. Eine typische aber seltene Nebenwirkung ist, dass der Geschmackssinn des Patienten 1–2 Monate lang beeinträchtigt werden oder gänzlich verloren gehen kann. Es wurden auch einige Fälle beschrieben, in denen sich verschiedenste Medikamentenexantheme entwickelten, und zwar von leichten, symptomlosen oder juckenden Exanthemen bis zum schweren Blasen bildenden Erythema multiforme, das eine Hospitalisierung erforderlich machen kann.
- Ketoconazol kann bei manchen Patienten die Leberfunktion beeinträchtigen und sollte nur kurzfristig angewendet werden. Das Medikament hat Wechselwirkungen mit anderen Medikamenten, diese Möglichkeit muss berücksichtigt werden.
- Itraconazol hat ein breites Wirkspektrum und interagiert mit anderen Medikamenten, die über CYP3A verstoffwechselt werden. Mögliche Interaktionen müssen vor Behandlungsbeginn überprüft werden.

Tinea pedis

Klinisches Bild

- Typisches Bild (Abb. 13.50.1)
  - am häufigsten zwischen der 4. und 5. Zehe
  - Die Haut ist erythematös, mazeriert, zum Teil ulzeriert, manchmal mit Bläschen an den Läsionsrändern.
  - juckend
  - Es kann zu einer sekundären bakteriellen Infektion kommen.
  - Fußpilz kann Mitreaktionen (id-Reaktionen) an den Handflächen und zwischen den Fingern hervorrufen.
- Mokassin-Tinea (Abb. 13.50.2):
  - oft ohne subjektive Symptome (Abb. 13.50.3)
  - Die Haut ist leicht hyperkeratotisch, oft leicht erythematös und schuppend.
  - Tritt häufig nur unilateral auf und kann sich auch auf einen (den distalen) Teil des Vorfußes beschränken (Abb. 13.50.4).

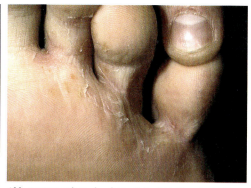

Abb. 13.50.3 Klinisch relativ diskret ist diese typische interdigitale Tinea; es kommt zu einer leichten Schuppung, juckenden Episoden und gelegentlich auch zur Bildung von Bläschen. Topische Fungizide wirken in der Regel kurativ. Photo © R. Suhonen.

  - Eine ähnliche Läsion findet sich auch auf den Handflächen, ebenfalls oft nur unilateral (Abb. 13.50.5).

Ätiologie

- Der Erreger ist fast immer Trichophyton rubrum, manchmal T. mentagrophytes und in äußerst seltenen Fällen Epidermophyton floccosum.
- Aus der mazerierten Haut zwischen den Zehen lässt sich unter Umständen auch Candida isolieren, spielt aber in der Pathogenese nicht unbedingt eine Rolle.

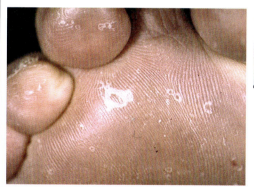

Abb. 13.50.4 Zumeist nur unilateral präsente kleine runde schuppende Herde in der Plantarhaut sind diagnostisch für die „trockene Tinea"; wahrscheinlich ist der Patient genetisch für diese blande Dermatophyteninfektion (T. rubrum) anfällig. Eine solche trockene oder Mokassin-Tinea tritt häufiger auf, als man denkt. Sie entwickelt sich meist weiter zu einer Onychomykose, die dann den Patienten zum Arztbesuch veranlasst. Vorteilhaft wäre es allerdings, die Infektion schon zu erkennen, solange sie noch auf die Haut beschränkt ist, und so dem Patienten eine langwierige Therapie der Nagelinfektion zu ersparen. Um eine langfristige Heilung zu gewährleisten, sollte ein orales Antimykotikum zum Einsatz kommen. Photo © R. Suhonen.

Therapie

- Interdigitale Tinea wird am besten mit einer Terbinafinemulsion behandelt, die 2 Wochen lang jeweils abends dünnschichtig aufgetragen wird Ⓑ. Bei Azolderivaten beträgt die Behandlungsdauer 2–4 Wochen.
- Fußhygiene: Füße täglich normal waschen, sorgfältig abtrocknen, täglich Socken wechseln. Die Schuhe müssen nicht gewechselt oder desinfiziert werden.
- Mokassin-Tinea der Fußsohle und die palmare Tinea sind schwer zu behandeln und erfordern meist eine systemische Medikation: 250 mg Terbinafin 1 × tgl. über 2–4 Wochen oder 2 × tgl. 200 mg Itraconazol über 1 Woche.

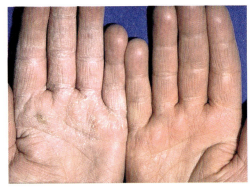

Abb. 13.50.5 Pilzinfektionen der Handflächen sind eher ungewöhnlich (Tinea manuum). Der übliche Befund sind feine Schuppen mit sich ausweitendem Läsionsrand und ein nur leichter Juckreiz. In den meisten Fällen ist nur eine Hand betroffen („Eine-Hand-zwei-Füße-Syndrom"). Zur Erzielung einer dauerhaften Heilung müssen orale Antimykotika eingenommen werden. Die Nägel sind häufig mit betroffen, was die Therapiedauer entsprechend verlängert. Photo © R. Suhonen.

Onychomykose
Klinisches Bild

- Meist an Zehennägeln, selten an den Fingernägeln (Abb. 13.50.6 und 13.50.7).
- Die Onychomykose beginnt normalerweise unter dem Nagel und breitet sich linear am seitlichen Rand aus bis zur Basis, sie verdickt und lockert den Nagel und bewirkt eine Verfärbung. Schlussendlich wird der Nagel vollständig zerstört (Abb. 13.50.9).
- Gleichzeitig findet man oft auch eine Mokassin-Tinea der Fußsohle oder eine interdigitale Mykose.

Therapie

- Die Diagnose ist durch eine Kultur zu bestätigen.
- Eine topische Behandlung (Amorolfin-Nagellack) ist nur wirksam, wenn die Onychomykose auf den distalen Teil des Nagels beschränkt ist.
- Deformierte Nägel können zur Verbesserung des Behandlungsergebnisses von einem Fußpfleger mit einer Harnstoffsalbe behandelt werden.
- Die beste Wirkung wird mit Terbinafin erzielt Ⓑ; die Heilungsrate liegt aber nur bei ca 50%. Die Dosis ist 1 × 250 mg täglich durch 3–4 Monate bei Zehennägeln und 6 Wochen bei der Behandlung der Fingernägel.
- Itraconazol wird als Pulstherapie eingesetzt: 2 × 200 mg zu den Mahlzeiten über jeweils 1 Woche, alle 4 Wochen für 3–4 Monate.
- Bei Itraconazol muss auf Medikamenteninteraktionen geachtet werden!
- Bei älteren Patienten sind die Behandlungsergebnisse schlechter als bei jüngeren Personen.

Tinea inguinalis (Tinea cruris)
Klinisches Bild

- Ein einseitig auftretender juckender gut um-

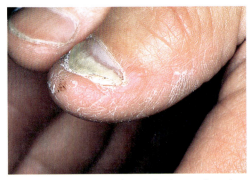

Abb. 13.50.6 Der Dermatophyt Trichophyton rubrum hat sich sowohl in der Haut als auch im Nagel des Daumens eingenistet. Einem solchen Befall geht fast immer eine Infektion der Fußsohlen und Zehennägel voran. Photo © R. Suhonen.

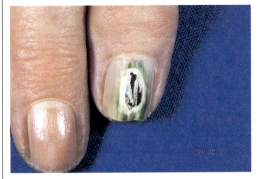

Abb. 13.50.7 Ein grünlich gefärbter Nagel ist üblicherweise ein Hinweis auf eine Infektion mit Pseudomonas aeruginosa, wie auch hier auf dem Bild. Das „Fenster" wurde vom Patienten selbst in den von der Onycholyse betroffenen Nagelbereich gefeilt. Photo © R. Suhonen.

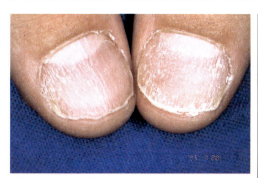

Abb. 13.50.8 Eine Nageldystrophie kann mit Alopecia areata, Lichen planus oder Psoriasis vergesellschaftet sein; häufig sind jedoch alle 20 Nägel („20-Nägel-Dystrophie") betroffen, ohne dass eine ursächliche Hauterkrankung vorliegt. Üblicherweise treten die Veränderungen eher an den Fingernägeln auf. Es existiert keine „beste Therapie", man sollte jedoch einen Versuch mit oralen Biotingaben ins Auge fassen. Photo © R. Suhonen.

schriebener Ring oder mehrere konzentrische Ringe mit erythematösen Rändern ist zumindest in der Anfangsphase sichtbar (Abb. 13.50.10).
- Innerhalb der Läsion und um diese herum können sich auch eine mykotische Follikulitis oder sogar kleine Abszesse finden, vor allem nach einer Behandlung mit topischen Steroiden.
- Die Tinea inguinalis findet sich fast ausschließlich bei Männern.

Therapie
- Über 1–2 Wochen 1 × täglich Terbinafincreme **Ⓐ**.
- Amorolfincreme 1 × täglich über 3–4 Wochen.
- Azolcremes **Ⓐ** sind 2 × täglich über 3–4 Wochen anzuwenden.
- Bei Therapieresistenz mit möglichem Befall der Haarfollikel wird mit einer systemischen Medikation kombiniert (über 1–4 Wochen).

Tinea am Rumpf (Tinea corporis)
Diagnose
- Das klinische Bild reicht von ringförmigen Läsionen bis zu ausgedehnten Eruptionen, die im Zentrum bereits abgeheilt sein können. Bei Verdacht auf Tinea corporis muss immer eine Probe für den Pilznachweis abgenommen werden, bevor die Behandlung begonnen wird.
- Manche Infektionen können durch Tierkontakte übertragen worden sein. Die Hautsymptome sind dann stärker ausgeprägt als bei anderen Pilzinfektionen; sie können sogar sezernieren.
- Die Diagnose wird durch eine Pilzkultur und Kenntnis der Anamnese (Tierkontakte: Meerschweinchen, Katze, Hund, Rinder) erleichtert.
- Eine Pilzinfektion mit Trichphyton tonsurans wurde bei Ringern gefunden. Sie kann unter diesen Athleten epidemisch auftreten.

Therapie
- Ähnlich wie bei Tinea inguinalis (siehe oben) **Ⓐ**.
- Bei großflächiger Verbreitung kann eine systemische Medikation angezeigt sein.

Tinea der Kopfhaut (Tinea capitis)
Ätiologie und Diagnose
- In westlichen Ländern selten.
- Die Diagnose sollte sich stets auf eine positive Pilzkultur vor Behandlungsbeginn stützen.
- Die Erreger sind meist Microsporon canis (von Katzen), T. mentagrophytes (von verschiedenen Haustierarten), T. violaceum (bei Kindern in Ent-

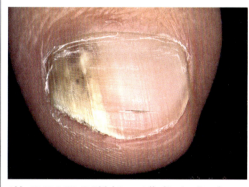

Abb. 13.50.9 Die Prädilektionsstelle für eine Onychomykose ist der Nagel der Großzehe. Die Infektion beginnt distal am Nagelbett, breitet sich nach proximal aus und erfasst mit der Zeit auch die Nagelplatte. Der Pilz zerstört aber nicht die Nagelmatrix: Bei einer wirksamen Therapie wird die durch den Pilzbefall verursachte Nageldeformität reversibel. Photo © R. Suhonen.

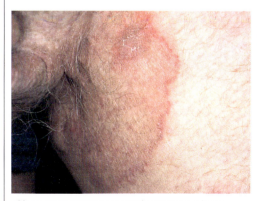

Abb. 13.50.10 Die Tinea inguinalis, eine progrediente Pilzinfektion der Leistenregion, ist typischerweise an den Läsionsrändern am aktivsten. Dieses klinische Merkmal, zusammen mit einer positiven Mykologie, ermöglicht eine sichere Diagnose. Von dieser Dermatophyteninfektion sind vor allem Männer betroffen, bei Frauen tritt sie eher selten auf. In den meisten Fällen findet sich auch gleichzeitig eine Tinea pedis. Zur Eradizierung der Pilze in der Leistenregion ist eine topische Therapie in den meisten Fällen ausreichend. Photo © R. Suhonen.

wicklungsländern), Microsporum audouinii, T. tonsurans oder T. sudanense.

Klinisches Bild
- Es können sich einzelne oder auch mehrere befallenene Stellen am behaarten Kopf finden, mit abgebrochenen oder fehlenden Haaren, evtl. auch sezernierend.
- Bei einer rasch progredierenden eitrigen Infektion („Kerion") ist eine rasche Behandlung dringend, um einen permanenten Haarverlust zu verhindern.
- Schuppende Haut und Haarstoppeln nur mit der Pinzette entfernen. Etwa vorhandener Eiter ist ebenfalls der Probe beizufügen. Bei Vorliegen von Kerion hat die Behandlung unmittelbar nach der Probenahme für die Pilzkultur zu beginnen.
- Alle anderen Familienmitglieder sollten untersucht und mitbehandelt werden, um eine weitere Ausbreitung der Erkrankung zu verhindern.
- Haarbürsten u.Ä. dürfen nicht gemeinsam benutzt werden.

Therapie
- 250 mg/Tag Terbinafin über 1 Monat **B** oder Itraconazole, in einer Dosierung von 100 mg/Tag über 4–6 Wochen.
- In der akuten Phase kann eine topische Medikation mit einem Antimykotikum, oder Itraconazol 100–200 mg/Tag als Kombination gegeben werden. Die Dosierung für Kinder muss individuell festgelegt werden.

Candida-Infektionen

- Die Diagnose „Candida-Infektion" wird im Allgemeinen zu häufig gestellt.
  - Die Erkrankungen, die fälschlich als Candidose diagnostiziert werden, sind u.a. Lichen planus und Stomatodynie im Mund, ein atopisches Ekzem an den Mundwinkeln bei Kindern und das seborrhoische Ekzem in Hautfalten.
  - Was für eine Candidabalanitis gehalten wird, ist oft in Wirklichkeit ein seborrhoisches Ekzem, auch ein toxisches Ekzem zwischen den Fingern wird gelegentlich irrtümlich als Candida-Intertrigo diagnostiziert.
- Bei einer echten Candidose ist der häufigste Erreger Candida albicans. Die Infektion entsteht üblicherweise auf vorgeschädigter Haut (Feuchtigkeit, mechanische Belastung).
- Wird aus einer Kulturprobe Candida albicans isoliert, bedeutet dies noch nicht, dass damit auch der tatsächliche Erreger gefunden ist, denn Candida kann ein normaler Saprophyt des Menschen sein.
- Bei älteren Menschen ist eine Candidose an den Mundwinkeln, unter den Brüsten und in den Leistenbeugen oft mazeriert, in der Tiefe der Falten auch ulzeriert, und weist an den Rändern kleine Satellitenläsionen auf.
- Prädisponierende Faktoren sind u.a. Diabetes, Langzeitantibiotikatherapie, Immunsuppression (vor allem HIV-Infektion), Polyendokrinopathien und Zahnprothesen.

Orale Candidiasis
Klinisches Bild
- Typische weiße Exsudate an der Mundschleimhaut von Kleinkindern.
- Bei Erwachsenen seltener als angenommen und schwierig zu diagnostizieren. Die Erkrankung tritt in 2 Formen auf: als exsudative bzw. atrophische Form.

Therapie
- Siehe 29.60.

Cheilitis angularis – Moniliasis
Klinisches Bild
- Tritt allein oder gleichzeitig mit oraler Candidose auf.
- Siehe auch 7.11.
- Tragen einer tief sitzenden Zahnprothese vertieft die Hautfalte am Mundwinkel, hält sie feucht und verursacht dadurch eine Prädisposition für die Entwicklung einer Candidiasis.

Therapie
- Azolsalbe; in manchen Fällen eine Salbenkombination zur Behandlung eines sekundären Ekzems und einer bakteriellen Infektion.
- Rezidive sind häufig und erfordern eine erneute Behandlung.

Candida-Intertrigo
Klinisches Bild
- Zurückhaltung bei der Diagnose! Oft ist die Ursache ein seborrhoisches Ekzem (vor allem im Analbereich) oder eine Psoriasis in engen Hautfalten.
- Finden sich unter den Brüsten, am Nabel, in der Leistenbeuge, der Gesäßfalte und zwischen den Fingern.
- Die befallene Region ist gerötet, empfindlich und feucht. In Randnähe finden sich Satellitenläsionen.

Therapie
- Eine Salbenkombination aus einem leichten Kortikoid mit einem Antimykotikum, 2 × täglich über 1–2 Wochen.
- Meist ist eine orale antimykotische Therapie (Fluconazol, Itraconazol) nicht erforderlich.
- Bei häufigen Candidoserezidiven ist eine Blutzuckerbestimmung angezeigt; ebenso ist eine

möglicheImmunschwäche in Betracht zu ziehen.
- Für die Prävention von Rezidiven sollte auf mögliche Belastungen für die Haut geachtet werden (Hautfalten, Feuchtigkeit, Reibung etc.).

Candida-Paronychie

Klinisches Bild
- Oft liegt eine Mischinfektion vor: Candida albicans + S. aureus.
- Arbeit mit feuchten Händen (z.B. bei Reinigungs- und Küchenpersonal) prädisponiert für die Erkrankung.
- Bei chronischer Paronychie führt eine rezidivierende horizontale Wachstumsstörung zu einem wellenförmigen Aussehen des Nagels.
- Eine akute Infektion schädigt den Nagel nicht auf Dauer.

Therapie
- Die beste Prophylaxe besteht darin, die Hände trocken zu halten.
- Eine Candida-Infektion wird mit lokalen Azolen, Natamycin oder Nystatin behandelt.
- Wenn nötig, kann anfangs auch eine Kombination aus Kortikoid und Antimykotikum zur Lokaltherapie verwendet werden.
- Falls nötig, können in den ersten Tagen auch Bäder mit Kaliumpermanganat eingesetzt werden.

Candida-Balanitis
- Ein Teil der als Candida-Balanitis diagnostizierten Erkrankungen sind tatsächlich seborrhoische Ekzeme.
- Die Krankheit verläuft normalerweise mild und ist oft selbst limitiert.
- Eine Überdiagnose von Candidose verursacht unnötige Besorgnis; oft finden sich in der Vagina der Sexualpartnerin des Patienten Hefen, es treten aber keine Symptome auf, die eine Behandlung erfordern würden.

Klinisches Bild
- Die Symptome einer Candida-Balanitis sind Juckreiz und Brennen.
- Gelegentlich finden sich erythematöse Erosionen und weißliche Exsudate auf der Schleimhaut.

Therapie
- Topische Zubereitungen mit Azolen, mit oder ohne Cortisonzusatz, eignen sich für die Behandlung. Einige Wochen Behandlung genügen für die Behandlung.
- Tägliche Kaliumpermanganatbäder (15 Minuten, Verdünnung 1:6000–1:10.000) können zu Anfang ebenfalls angewendet werden (vermeiden Sie Flecken auf Kleidung und Gefäßen).

13.51 Pityriasis versicolor (Kleienpilzflechte)

Ätiologie
- Der Ausschlag wird durch ein übermäßiges Wachstum von Pityrosporum ovale (Malassezia furfur) verursacht. Warum dieser lipophile Pilz bei manchen Patienten so stark wächst, ist bis heute nicht geklärt.

Symptome
- Unregelmäßige, leicht schuppende Flecken auf Rumpf, Nacken und den proximalen Anteilen der Gliedmaßen (Abb. 13.51).
- Die Farbe variiert zwischen weißlich bis braun oder auch schmutzig grau. Auf heller Haut sind die Flecken braun, auf gebräunter Haut heller als die umgebende Haut.

Untersuchungen
- Die Diagnose wird auf Grund des klinischen Bildes gestellt.
- Pityrosporum wächst auch auf gesunder Haut, so dass eine Pilzkultur nicht sinnvoll ist.
- Mikroskopisch zeigt eine abgeschabte, mit Methylenblau gefärbte Probe das typische Erscheinungsbild von Pityrosporum.

Therapie
- Lokale Azole (Ketoconazol, Miconazol, Clotrimazol) können als Salbe oder Shampoo eingesetzt

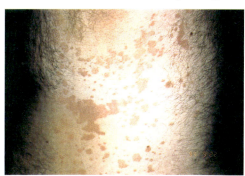

Abb. 13.51 Die Pityriasis versicolor (Kleienpilzflechte) betrifft hauptsächlich die Haut des oberen Thorax, seltener die proximalen Anteile der Gliedmaßen. Der Ausschlag wird durch einen symbiotischen lipophilen Hefepilz, Pityrosporum ovale (Malassezia furfur) hervorgerufen. Dieser Pilz kommt praktisch auf jeder normalen Haut vor, weswegen man in diesem Zusammenhang nicht von einer ansteckenden Krankheit sprechen sollte. Die effektivste Therapie ist Ketoconazol, das entweder topisch (als Shampoo) zur Anwendung gelangt oder aber als eine orale Einzelgabe von 400 mg, die vorzugsweise mit einem säurehaltigen Getränk eingenommen wird. Eine Einzeldosis Ketoconazol ist für die Leber unbedenklich. Photo © R. Suhonen.

werden. Alternativen sind Amolorfincreme, Terbinafin oder Selendisulfid-Shampoo.
- Wenn eine orale Therapie gewählt wird, werden die folgenden Alternativen empfohlen:
  - Ketokonazoltabletten (400 mg = 2 Tabletten) als Einzeldosis sind mit einer kleinen Menge Nahrung einzunehmen.
  - Etwa 2 Stunden nach der Behandlung ist eine intensive körperliche Tätigkeit ratsam, da der Schweiß die Medikamentenkonzentration auf der Haut erhöht. In den nächsten 10 Stunden sollte der Patient nicht duschen. Bei Rezidiven (im Durchschnitt nach 8 Monaten) kann die Behandlung wiederholt werden.
  - Itraconazol 200 mg 1 × für 1 Woche oder Fluconazol 50 mg 1 × für 2–4 Wochen sind Medikamente der Wahl, wenn keine Kontraindikationen vorliegen und Ketokonazol nicht verfügbar ist.
  - Orales Terbinafin ist nicht wirksam.
- Pityriasis versicolor ist nicht ansteckend. Die Behandlung bedeutet nicht die Eradikation des Erregers, kontrolliert aber die Besiedelung der Haut durch einen harmlosen saprophytären Pilz.

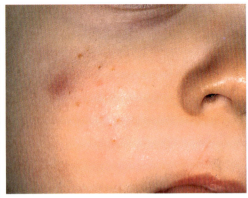

Abb. 13.60.1 Auch kleine Kinder können an Akne leiden. Diese Komedonenakne bei einem Kleinkind wird am besten topisch mit Tretinoin oder Adapalen behandelt. Photo © R. Suhonen.

13.60 Akne

Klassifizierung der Akne

- Komedonenakne (Acne comedonica) (Abb. 13.60.1):
  - zahlreiche offene oder geschlossene Komedonen (Mitesser), aber nur geringe entzündliche Veränderungen
- Gewöhnliche Akne (A. vulgaris) oder Akne pustulosa:
  - Pusteln und Mitesser
- Zystische Akne (A. cystica) (Abb. 13.60.2):
  - zystische Infektionsherde, die Narben zurücklassen
- Acne conglobata:
  - multilobuläre entzündliche Zysten, die Eiter enthalten
  - therapieresistent, Narbenbildung
- Acne fulminans:
  - Eine seltene Form von Akne bei jungen Männern mit systemischen Symptomen (Fieber, Arthralgie, skelettale Entzündungsherde).
  - Medikamente der Wahl sind systemische Kortikosteroide, keine Antibiotika.
  - Bei Verdacht auf Acne fulminans ist der Patient umgehend an einen Dermatologen zu überweisen. Die Krankheit, die sehr schmerzhaft ist, ist weitgehend unbekannt und bleibt oft längere Zeit unbehandelt.

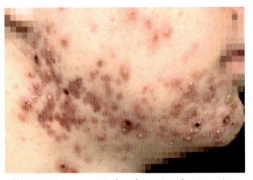

Abb. 13.60.2 Diese zystische Akne mit indurierten Arealen bei einem männlichen Teenager konnte mit oralen Gaben von Isotretinoin vollständig und auf Dauer ausgeheilt werden. Andere Therapieoptionen (Antibiotika, verschiedene topische Präparate) können bei einer Akne dieses Schweregrads bestenfalls eine vorübergehende Besserung bringen. Photo © R. Suhonen.

Therapie

Lokaltherapie

- Eine örtliche Behandlung ist bei Komedonenakne und leichter Akne vulgaris meist ausreichend.
- Haut mit Seife oder antibakteriellen Detergentien waschen.
- Behandlung der Komedonenakne:
  - Retinoinsäurecreme oder -lösung (Tretinoin **A**, Isotretinoin **B**)
  - Adapalengel **C**
  - Benzoylperoxid (3–10%) **A** als Creme oder Gel
  - Alle oben genannten Medikamente können zunächst Reizungen verursachen. Deshalb hat die Behandlung mit einer niedrigen Wirkstoffkonzentration zu beginnen und das Medikament nach einigen Stunden abgewaschen zu

werden. Die Widerstandsfähigkeit der Haut steigt im Lauf der Zeit.
- Behandlung der Akne vulgaris: **A**
  - Eine systemische Behandlung ist zu überlegen, wenn die Wirkung der lokalen Therapie nach 2–3 Monaten keine befriedigenden Resultate gebracht hat.

Systemische Therapie
- Antibiotika:
  - Tetracykline **B** und Erythromycin sind gleichermaßen wirksam.
    - Anmerkung: In Österreich sind zwei halbsynthetische Tetracykline für die Aknebehandlung zugelassen: Die Initialdosierung lt. Austria Codex beträgt für Doxycyclin: 100 mg tgl. über 1–3 Monate oder 50 mg tgl. über 3 Monate oder länger, für Minocyclin: 2 × 50 mg über 4–6 Wochen, anschl. 1 × 50 mg tgl.
  - Lokaltherapie und Phototherapie können mit einer systemischen Behandlung kombiniert werden.
  - Bei zystischer Akne und Akne conglobata reicht eine lokale Behandlung nicht aus. Es können systemische Antibiotika verabreicht oder eine Überweisung an den Dermatologen erwogen werden. Eitrige Zysten können durch Eröffnung mit einer großkalibrigen Injektionsnadel oder einem Skalpell mit schmaler Spitze drainiert werden.
- Hormonbehandlung bei weiblichen Patienten:
  - Cyproteronazetat (ein Antiandrogen) + Östrogen über 6 Monate reduziert die Produktion der Talgdrüsen und mildert die Akne.

Aknenarben
- Eine Behandlung der Narben durch Abrasion oder Lasertherapie ist erst nach vollständigem Abklingen der Krankheit zu erwägen **D**.
- Die Narben können von einem Dermatologen oder einem plastischen Chirurgen behandelt werden.

Indikationen für die Konsultation eines Facharztes
- Schwere Formen von Akne (A. cystica, conglobata, fulminans)
- Bei Unwirksamkeit der üblichen Behandlung kann der Dermatologe den Einsatz von Isotretinoin erwägen, wobei unbedingt die hohe Teratogenität zu beachten ist. Es gibt ein Programm namens iPLEDGE, das sicherstellen soll, dass schwangere Frauen kein Isotretinoin einnehmen und dass Frauen unter Isotretinoin nicht schwanger werden.

13.61 Rosacea

Klinisches Bild
- Rosacea ist eine chronische Hautkrankheit mit schubförmigem Verlauf. Tritt am häufigsten bei Frauen im Alter von 30 bis 50 Jahren auf.
- Die Ätiologie ist unbekannt.
- Das typische klinische Bild zeigt Akne-ähnliche Pusteln, erweiterte Blutgefäße (Teleangiektasien) und Hautrötung (Abb. 13.61.1).
- Rosacea tritt hauptsächlich im mittleren Gesichtsbereich auf (Abb. 13.61.2).

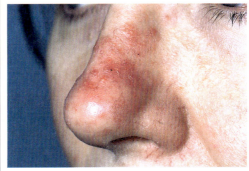

Abb. 13.61.1 Rosacea ist eine Erkrankung der Talgdrüsen und betrifft hauptsächlich die Haut an Nase und Wangen. Telangiektasien, eine diffuse Rötung und kleine Pusteln sind die wichtigsten klinischen Merkmale. Man sollte daran denken, dass mögliche okuläre Probleme (z.B. eine Keratitis) oftmals Symptome einer Rosacea sind. Orale Tetrazykline sind der Standard bei der Rosaceatherapie, obwohl in vielen Fällen auch topische Metronidazol-Präparate wirksam sein können. Photo © R. Suhonen.

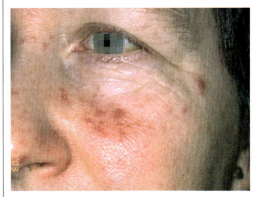

Abb. 13.61.2 Rosacea betrifft sowohl Männer als auch Frauen mittleren Alters. Zumeist treten die Telangiektasien, kleinen Pusteln und in einigen Fällen sogar Papeln hauptsächlich im mittleren Gesichtsbereich auf. Fallweise sind auch Hautbereiche außerhalb des Gesichts (z.B. die Schambeinregion) betroffen. Man sollte nicht vergessen, dass Rosacea mit Augenproblemen vergesellschaftet sein kann (z.B. mit Keratitis). In den meisten Fällen erweisen sich orale Tetrazykline und topisches Metronidazol als hilfreich. Photo © R. Suhonen.

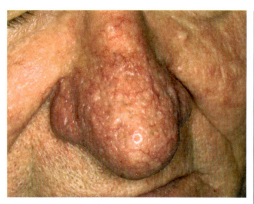

Abb. 13.61.3 Rhinophyma („Knollennase") ist eine ungewöhnliche Talgdrüsenhyperplasie im Bereich der Nase mit erhöhter Vaskularität. Betroffen sind fast ausschließlich Männer. Der Nase kann mittels einer Operation, mit einem Elektrokauter oder mit einer CO_2-Lasertherapie wieder eine normale Form gegeben werden. Photo © R. Suhonen.

- keine Komedonen
- Bei der okularen Rosacea finden sich die Hautveränderungen rund um die Augen, oder auch mit intakter Haut, was die Diagnose schwierig macht. Bei milden Formen zeigen sich die Beschwerden als Trockenheit und Schmerzen der Augen.
- Trigger sind u.a. heiße Getränke, scharf gewürzte Speisen, Sonnenbäder und extreme Temperaturen (Sauna). Die Reaktion auf diese Reize variiert individuell.
- Kortikoidhaltige Externa können eine Rosaceaartige Dermatitis im Gesicht verursachen.

Differenzialdiagnose

- Akne (13.60) findet sich bei jüngeren Patienten und ist von Komedonen begleitet.
- Die periorale Dermatitis (13.62) konzentriert sich auf den Mundbereich und weist keine Teleangiektasien auf.
- Die Hautsymptome bei SLE sind oft schwer von Rosacea zu unterscheiden. Einen Hinweis zur Differenzierung gibt das Fehlen systemischer Symptome.

Therapie

- Metronidazolsalbe (1%) ist das Medikament der Wahl **B**.
- Azelainsäure **B** und möglicherweise auch Permethrinsalben sind ebenfalls wirksam.
- Kortikosteroide sind unter allen Umständen zu vermeiden.
- Bei Patienten, deren Rosacea sich im Frühjahr verschlimmert, können Sonnenschutzcremes Erleichterung bringen.
- Tetrakykline über 1–2 Monate zeigen für gewöhnlich eine gute Wirkung **B**. Dabei beschränkt man sich auf eine niedrigere Dosierung als bei Akne: Nach einer Initialdosis von 750–1000 mg kann die Dosis auf 250 mg/Tag herabgesetzt werden (für Österreich: Minocyclin 2 × 50 mg/d, nach 4–6 Wochen Reduktion auf 50 mg 1 × tgl. möglich).
- Bei schwereren Form kann Isotretinoin nach Begutachtung durch einen Dermatologen eingesetzt werden.
- Eine Talgdrüsenhyperplasie in der Nase (Rhinophym) (Abb. 13.61.3) erfordert manchmal einen chirurgischen Eingriff. Die Hyperplasie wird oft erfolgreich mit Isotretinoin bekämpft.
- Patienten mit Keratitis sollten vom Ophthalmologen gesehen werden.

13.62 Periorale Dermatitis (Mundrose)

Ätiologie

- Die Ätiologie ist unbekannt.
- Kosmetika und die Anwendung lokaler Kortikosteroide im Gesichtsbereich stehen im Verdacht, die Krankheit zu verursachen. (Betroffen sind fast ausschließlich Frauen.)

Klinisches Bild

- Kleine erythematöse Papeln und einzelne kleine Pusteln, aber keine Mitesser oder Narben (Abb. 13.62).
- Auftreten bei Frauen jüngeren und mittleren Alters um Mund und Nase, manchmal auch um die Augen (periokuläre Dermatitis); die Symptome

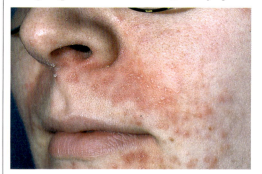

Abb. 13.62 Die periorale Dermatitis (Mundrose) führt zur Bildung rötlicher Knötchen rund um den Mund, wobei ein Bereich von 5–10 mm unmittelbar außerhalb des Lippenrots ausgespart bleibt, und ist vorwiegend eine weibliche Hauterkrankung. Die Symptome treten häufig auch rund um die Nase und Augen herum auf. Orales Tetrazyklin ist das Medikament der Wahl. Photo © R. Suhonen.

können vor allem durch die Anwendung von Kortikoidcremes verstärkt werden.

Untersuchungen
- Es gibt derzeit keine diagnostischen Tests.

Therapie
- 500 mg/Tag Tetracyklin ist für gewöhnlich innerhalb von 2–3 Wochen wirksam **B**. Die Behandlung ist 1–2 Monate fortzusetzen.
- Anmerkung für Österreich: Minocyclin 50 mg 2 ×/Tag, nach 4–6 Wochen Reduktion auf 1 × tgl. möglich.
- Eine alleinige topische Behandlung zeigt meist weniger Wirkung. Versuchsweise kann man mit einer Metronidazolcreme behandeln.
- Nach einer 2-monatigen Behandlung treten die Läsionen oft erst nach mehreren Jahren wieder auf.

13.70 Chronische bullöse Erkrankungen (Dermatitis herpetiformis, Pemphigoid)

Ziele
- Dermatitis herpetiformis und Pemphigoid sollten als chronisch bullöse Dermatitiden erkannt werden.
- Die Patienten sollten zur Diagnose und Therapieplanung zu einem Dermatologen überwiesen werden.
- Dermatitis-herpetiformis-Patienten müssen immer zu einer Dünndarmbiopsie überwiesen werden, um mögliche abdominelle Erkrankungen nachweisen zu können.

Dermatitis herpetiformis
Diagnostik
- Typische Bläschen auf der erythematösen Haut, Kratzspuren an Ellbogen und Knien (Abb. 13.70), Kreuzbeinregion, Gesäß und Kopfhaut.
- Die üblichen histopathologischen Verfahren sind in den meisten Fällen zu unspezifisch, während sich die Immunhistopathologie als nützlich erweist.
- Ein Nachweis von Gliadin-, Retikulin-, Endomysium- oder Transglutaminaseantikörpern kann auf eine begleitende Zöliakie hinweisen (abdominelle Symptome!).
- Vor Einleitung einer Diättherapie sind eine Gastroskopie und Dünndarmbiopsie indiziert.
- Nach weiteren Fällen in der Familienanamnese fragen!

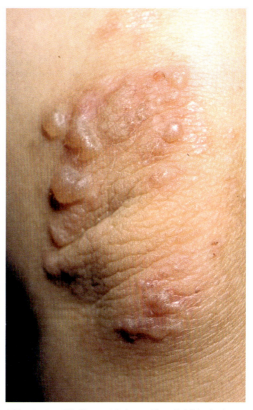

Abb. 13.70.1 Die Dermatitis herpetiformis bildet juckende Bläschen auf den Ellbogen, Knien und im Bereich des Sakrums, gelegentlich auch auf anderen Hautbezirken. Die Patienten leiden beinahe immer an einer Zottenatrophie im Duodenum. Der Einsatz von Dapson lässt die Hautläsionen rasch abheilen, aber die Patienten sollten angewiesen werden, eine glutenfreie Diät einzuhalten. Photo © R. Suhonen.

Therapie
- Eine glutenfreie Diät hat in Fällen einer Dermatitis herpetiformis auch dann eine positive Auswirkung auf die Hautsymptome, wenn der Patient nicht an Zöliakie leidet. Eine diätetische Beratung ist unerlässlich.
- Dapson bringt rasche Erfolge, es besteht aber ein Hämolyserisiko. Wiederholte Laboruntersuchungen und klinische Nachsorge sind unbedingt erforderlich.
- Lokale Kortikosteroide können die Hautsymptome lindern.

Indikationen für die Beiziehung eines Facharztes
- Zur Diagnose, Behandlung und Nachsorge von Dermatitis herpetiformis ist stets ein Facharzt beizuziehen. In der stabilen Phase kann die Nachbetreuung von einem Allgemeinmediziner durchgeführt werden.

Pemphigoid

Definition
- Eine Autoimmunkrankheit bei älteren Patienten, bei der Bläschen oder große Blasen imponieren. Es finden sich Antikörper gegen die Basalmembran der Haut.

Symptome
- Das Pemphigoid findet sich hauptsächlich bei älteren Patienten (> 60 Jahre).
- Große dickwandige, durchscheinende und juckende Bläschen oder Blasen auf der geröteten Haut am Rumpf und den proximalen Anteilen der Gliedmaßen.
- Beginnt manchmal mit generalisiertem Juckreiz.
- Im Allgemeinen sind die Schleimhäute nicht betroffen, es gibt aber eine Form, die ausschließlich an den Schleimhäuten auftritt.
- Der Allgemeinzustand des Patienten ist nicht beeinträchtigt.

Diagnostik
- Biopsie aus einem frischen (kleinen) Bläschen oder einer erythematösen Hautläsion. Bei der Entnahme einer Bläschenbiopsie sollte die gesamte Basis des Bläschens erfasst werden.
- Das Epithel unter einem älteren Bläschen hat sich oft bereits regeneriert, so dass sich die Interpretation des histologischen Befundes schwierig gestaltet. Die Immunhistologie liefert eine eindeutige Diagnose.
- Manchmal finden sich im Serum Basalmembranantikörper (die zusätzliche Untersuchung darf aber die Einleitung der Therapie nicht verzögern!).

Differenzialdiagnostik
- Pemphigus (vulgaris, foliaceus, erythematosus, vegetans):
  - Die Altersverteilung der Patienten ist breiter gestreut.
  - Bedeutend seltener als Pemphigoid.
  - Die Diagnose stützt sich auf den immunhistologischen Befund.
  - Die Behandlung ist schwieriger als bei Pemphigoid. Pemphigus vulgaris kann lebensbedrohlich sein.
- Epidermiolysis bullosa:
  - Genodermatose (selten!)
- Porphyrien:
  - P. cutanea tarda imponiert mit Bläschen auf dem Handrücken.
  - Ist sehr selten.
- Dermatitis herpetiformis:
  - Tritt manchmal in Form einer großflächigen, schwer zu identifizierenden Krankheit auf.

Therapie
- Systemische Kortikosteroide:
  - Die Dosierung ist für jeden Einzelfall festzulegen, die Initialdosis sollte jedoch relativ hoch sein (bei Prednisolon 40–60 mg/Tag) **C**. Eine kontinuierliche medikamentöse Therapie ist selten erforderlich.
- Manchmal ist die Kortikosteroidtherapie mit Dapson, Immunsuppressiva oder Methotrexat zu kombinieren.
- Tetracykline können ebenfalls wirksam sein.
- Eine lokale Behandlung mit hoch wirksamen Kortikosteroiden kann bei umschriebenen Befall ausreichen **C**.

Indikationen für die Beiziehung eines Spezialisten
- Die Bestätigung einer Diagnose und Differenzialdiagnose (Immunhistologie) ist Sache des Facharztes. Die Überweisung sollte unverzüglich erfolgen.

13.71 Psoriasis

Allgemeines
- Die Prävalenz der Psoriasis unter der erwachsenen Bevölkerung der skandinavischen und westeuropäischen Länder beträgt etwa 2%. Kleine Kinder sind selten betroffen (Abb 13.71.1).
  - Es gibt zwei Peaks für den Erkrankungsbeginn mit unterschiedlichen genetischen Ursachen.
    - Die frühe Psoriasisform manifestiert sich vor dem 40. Lebensjahr, tritt familiär gehäuft auf und hat in der Regel einen schwereren Verlauf als die Spätform.
  - Der Auslöser für die Frühform, insbesondere für die Psoriasis guttata, ist häufig eine Streptokokkeninfektion, während die Spätmanifestation in engem Zusammenhang mit psychischen Stresssituationen steht.
  - Übermäßiger Alkoholkonsum, Rauchen und bestimmte Medikamente zählen zu den anderen bekannten Risikofaktoren.
- Die Psoriasis ist eine chronische, entstellende und stigmatisierende Erkrankung, die das Selbstbild und die Lebensqualität des Patienten negativ beeinflussen kann. Sie geht unter Umständen mit beträchtlichen Angstzuständen einher und kann depressive Reaktionen auslösen.
- Die Psoriasis ist mit einem erhöhten Diabetesrisiko, Fettleibigkeit, Fettstoffwechselstörungen und kardiovaskulären Erkrankungen assoziiert.

Klinisches Bild
- Die Psoriasisdiagnose basiert auf dem klinischen Bild.
  - In speziellen Fällen kann eine Biopsie (13.06) hilfreich sein. Die Probe sollte mit einer

4–6 mm Biopsy-Punch-Hautstanze aus der Mitte einer unbehandelten Effloreszenz entnommen werden.
- Die Plaque-Psoriasis (Psoriasis nummularis, Psoriasis vulgaris) (Abb. 17.71.2) stellt die häufigste Form (90% aller Fälle) dar. Die charakteristischen Plaques sind symptomatisch und symmetrisch über die Ellbogen, Knie, Beine, die Kreuzregion und die Kopfhaut verteilt.
  - Plaques sind scharf abgegrenzte, rote und plattenartig verdichtete Infiltrate mit einem Durchmesser von nicht weniger als 0,5 cm. Die Plaques sind mit einer Schicht von silbrig glänzenden Schuppen bedeckt; die Dicke der Plaques ist bei jedem Patienten unterschiedlich und variiert je nach Behandlung.
    – Nach vorsichtiger Ablösung der letzten schuppigen Auflagerung kommt es zu

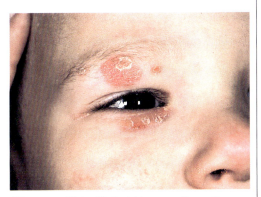

Abb. 13.71.1 Kleine Kinder leiden nur selten an Psoriasis. Die charakteristischen mit silbrigen Schuppen bedeckten Plaques finden sich hier auf den Augenlidern, was die Therapie zusätzlich erschwert. In diesem Fall wurden hauptsächlich rückfettende Plegemittel verwendet und zwei Jahre später waren die Plaques verschwunden. Photo © R. Suhonen.

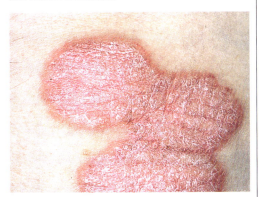

Abb. 13.71.2 Psoriatrische Plaques sind scharf abgegrenzt und erscheinen rot und schuppig. In diesem Fall ist die Schuppung nicht so ausgeprägt und die einzelnen Schuppen sind auch kleiner als gewöhnlich. Photo © R. Suhonen.

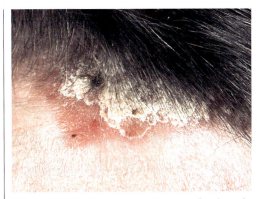

Abb. 13.71.3 Psoriatrische Läsionen im Kopfhautbereich treten vorzugsweise nahe am Haaransatz auf. In diesem Fall sind die silbrigen Schuppen außerordentlich gut sichtbar, auch über den Haaransatz hinaus. Oftmals, so auch hier, breitet sich die Rötung über die Schuppung hinaus aus. Differenzialdiagnostisch zwischen einer Psoriasis und einer seborrhoischen Dermatitis zu unterscheiden, ist oft schwierig oder ganz unmöglich, wenn nur die Kopfhaut befallen ist. Photo © R. Suhonen.

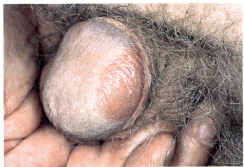

Abb. 13.71.4 Die Glans penis ist keine ungewöhnliche Stelle für ein Psoriasisplaque. Die beste diagnostische Methode für diese Lokalisierung ist eine sorgfältige Inspektion anderer Hautbezirke – eine Psoriasis ist selten unifokal. Photo © R. Suhonen.

  punktförmigen Blutungen (Auspitz-Phänomen).
    – Die Plaque-Psoriasis kann große Plaques (Psoriasis geographica = Plaques über 3 cm, Abb. 13.71,2) oder kleine Plaques (Psoriasis punctata/guttata = Plaques weniger als 3 cm) aufweisen.
  - Wenn die Plaques an Stellen lokalisiert sind, an denen sich 2 Hautflächen berühren – unter der Brust, umbilikal, in der Leiste, in der Analfalte, in den Achselhöhlen – schuppt sich die Haut selten („flexurale" Psoriasis, „inverse" Psoriasis).
- Bei der Psoriasis guttata handelt es sich um ein ausgedehntes Erythem, das typischerweise bei jungen Menschen nach einer Streptokokkentonsillitis auftritt. In der Regel kommt es zu einer

Spontanheilung, doch kann die Psoriasis später punktförmig wieder aufflammen oder sich zu einer Plaque-Psoriasis weiterentwickeln.
- Pustuläre Psoriasisformen treten selten auf. Dazu zählen die akrale Psoriasis (Abb. 13.71.6), die palmoplantare und die generalisierte Psoriasis sowie die Psoriasis erythrodermica, die die gesamte Haut befällt.
- Es kommt zu Fingernagelveränderungen wie Tüpfelnägeln, Ölnägeln (Abb. 13.71.5), distaler Onycholyse, subungualer Hyperkeratose und zu Nageldystrophien; diese Erscheinungen können differenzialdiagnostische Hinweise liefern. Derartige Manifestationen werden in der Regel auch bei einer Psoriasis-Arthritis gesehen (21.30).

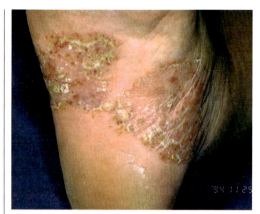

Abb. 13.71.7 Die palmoplantare Pustolose ist eine der therapieresistentesten Hauterkrankungen überhaupt. Die Ursache ist unbekannt und auch die Beziehung zur Psoriasis unklar. Zu den therapeutischen Optionen zählen hoch wirksame topische Kortikosteroide, Calcipotriol, orale Tetrazykline, Acitretin und sogar Cyclosporin. Raucher haben ein erhöhtes Risiko für diese Erkrankung. Photo © R. Suhonen.

Differenzialdiagnostik
Kopfhaut
- Bei der seborrhoischen Dermatitis (13.15) sind die Schuppen dünner und „öliger" und die Erkrankung spricht besser auf eine Behandlung an. Es ist oft schwierig, ein seborhoisches Ekzem von einer Psoriasis zu unterscheiden, wenn nicht andere Hautareale zusätzliche Informationen liefern.
- Pilzinfektionen der Kopfhaut (13.50) sind in den westlichen Ländern eine Seltenheit. Meist sind Kinder betroffen. Die Diagnose kann durch eine negative Pilzkultur ausgeschlossen werden.
- Eine Neurodermatitis des Halses (Lichen simplex nuchae) ist charakterisiert durch eine isolierte, juckende Plaque, die mit dünnen Schuppen bedeckt ist.

Beugestellen mit Haut-zu-Haut-Kontakt
- Eine seborrhoische Dermatitis (13.15) kann einer Psoriasis an den Beugestellen ähneln. Untersuchen Sie zum Vergleich auch andere Hautgebiete. Es ist allerdings nicht immer notwendig, zwischen den 2 Erkrankungen zu unterscheiden, da die Behandlung dieselbe ist.
- Eine Pilzinfektion (Tinea, siehe 13.50) kann einer Psoriasis ähneln; sie heilt jedoch üblicherweise im Zentrum aus und breitet sich nach peripher aus. Eine positive Pilzkultur ist diagnostisch.
- Candidiasis an den Beugestellen wird in den von Psoriasis betroffenen Altersgruppen nicht häufig gesehen (d.h. bei jungen Patienten und Patienten mittleren Alters). Sie präsentiert sich in Form

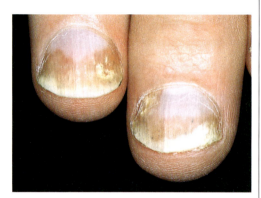

Abb. 13.71.5 Psoriasisnägel mit all ihren typischen Merkmalen: Alle Nägel sind betroffen, es findet sich eine distale Oncholyse ebenso wie eine subunguale Hyperkeratose, die unregelmäßigen Nageloberflächen weisen ein ausgeprägtes Pitting auf und unter den Nagelplatten sind „Ölflecken" zu sehen. Bei psoriatrischen Nägeln fallen Pilztests negativ aus. Photo © R. Suhonen.

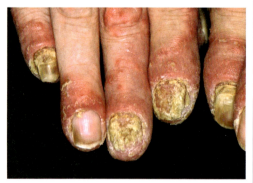

Abb. 13.71.6 Die Acrodermatitis continua Hallopeau ist eine schwere Psoriasisform, die die distalen Anteile von Fingern und Zehen betrifft. Rötungen, Schwellungen, Pusteln und schwere Nageldeformationen sind charakteristische Merkmale. Am ehesten dürfte es mit oralem Methotrexat möglich sein, die Beschwerden einigermaßen unter Kontrolle zu bringen. Photo © R. Suhonen.

eines feuchten erythematösen Hautareals und Mazeration mit umliegenden „Satelliten-Eruptionen". Eine Candidiasisdiagnose kann durch eine Kultur gesichert werden.
- Ein Erythrasma ist ein fleckiger brauner Hautbezirk mit geringer Symptomatik; die Prädilektionsstellen sind Achselhöhle oder Leistenbeuge. Es wird durch Corynebakterien verursacht. Die befallenen Hautareale zeigen unter langwelligem UV-A-Licht (Wood-Licht) eine leuchtend korallenrosa Fluoreszenz der Hautschuppen.

Handflächen, Fußsohlen und Füße
- Es kann schwirig sein, ein hyperkeratotisches Ekzem der Handflächen und eine palmoplantare Pustulosis (Abb. 13.71.7) von einer Psoriasis zu unterscheiden. Untersuchen Sie die gesamte Hautoberfläche.
- Eine Pilzinfektion (13.50) tritt in der Regel einseitig auf und ist aus einer guten Probe mit Hilfe der direkten Mikroskopie leicht zu diagnostizieren.

Behandlung
- Die Behandlung sollte darauf abzielen, die krankheitsbedingten Beeinträchtigungen der Lebensqualität des Patienten zu lindern.
  ○ Es ist nicht notwendig, eine Psoriasis zu behandeln, die den Patienten nicht belastet.
  ○ Mit den gegenwärtig zur Verfügung stehenden Behandlungsoptionen ist ein völlig asymptomatischer Status selten zu erreichen.
  ○ Eine Psoriasis kann mit Angstzuständen oder einer Depression einhergehen, die einer zusätzlichen Intervention bedürfen.
- Die derzeit verfügbaren Therapieoptionen sind in Tabelle 13.71 angeführt. Die Behandlungen werden in die Abschnitte „topische Therapie", „Phototherapie" und „systemische Therapie" eingeteilt und sind den verschiedenen Stufen der Gesundheitsversorgung zugeordnet.

- Die Wahl der Therapie hängt ab
  ○ vom Psoriasissubtyp und den Auswirkungen auf das Leben des Patienten,
  ○ vom Ausmaß, der Schwere und der Lokalisierung der Läsionen,
  ○ von der Verfügbarkeit, der Machbarkeit und den Kosten der Behandlungsoptionen,
  ○ vom Alter des Patienten und seiner Lebenssituation, vom Ansprechen auf frühere Behandlungsversuche sowie von allfälligen Komorbiditäten.
- Eine Psoriasis ist eine chronische Erkrankung und es muss daher die Akutphasentherapie durch einen langfristigen Therapieplan ergänzt werden.
- Es sollte auch den Erkrankungen und Risiken, die mit einer Psoriasis assoziiert sind (z.B. metabolisches Syndrom und damit verbundene Störungen), ebenso genügend Augenmerk geschenkt werden wie Gewohnheiten des Patienten mit nachteiligen Auswirkungen auf die Psoriasis (Alkoholkonsum, Rauchen).

Topische Therapie
- Für den Allgemeinarzt ist die topische Behandlung die wesentliche unter den verfügbaren Therapieoptionen und sie ist in den meisten Fällen für das Psoriasismanagement ausreichend.
- Salben und Cremen verstärken wahrscheinlich die Wirkung anderer Behandlungsformen.

Plaque-Psoriasis
- Wenn die Läsionen von einer dicken Schuppenschicht bedeckt sind, ist es wahrscheinlich sinnvoll, die Behandlung mit einer Ablösung der Schuppen zu beginnen. Salicylsäurepräparate (5%) sind rezeptfrei erhältlich und sollten ein paar Tage lang appliziert werden. Die Schuppen dürfen keinesfalls durch Kratzen oder Rubbeln entfernt werden.
- Pflegezubereitungen können entweder gleichzeitig mit anderen Therapieformen eingesetzt

Tabelle 13.71 Tabelle 1. Klassifikation der Psoriasistherapien			
	Topische Therapien	Phototherapien	Systemische Therapien
Selbstbehandlung	Pflegeprodukte Keratolytische Substanzen Schuppenschampoons Hydrokortison Okklusivverbände	Natürliches Sonnenlicht UV-B Bestrahlungsgerät für zu Hause	
Allgemeinmediziner/ primäre Gesundheitsversorgung	Vitamin-D3-Analoga Kortikosteroide Kombinierte Produkte	Organisierte Klimatherapie (Heliotherapie) SUP (UVB)	
Facharzt/Spezialabteilung	Dithranol = Cignolin (Tazaroten)* (Kohleteer)* Kalzineurinhemmer**	UVB, Breitband UVB, Schmalband PUVA, topisch	Acitretin Methotrexat Ciclosporin PUVA, systemisch Biologics
* = nicht in allen Ländern als registriertes medizinisches Produkt verfügbar ** = nicht überall anerkannte Indikation (d.h. wird in einigen Ländern nicht von der Krankenkasse bezahlt)			

werden oder als Nachfolgebehandlung. In sehr leichten Fällen kann ihre alleinige Anwendung schon ausreichen.
- Topische Vitamin-D-Präparate und -Analoga (Calcitriol und Calcipotriol) sind wirksam und sicher für ein langfristiges Management der Plaque-Psoriasis Ⓐ. Lokale Hautreaktionen können auftreten. Die Verwendung von topischem Vitamin D kann daran scheitern, dass das Präparat regelmäßig 2 × täglich aufgetragen werden muss, um seine volle Wirksamkeit zu entfalten. Außerdem spricht der Patient erst nach 4–6 Wochen auf die Therapie an. Es handelt sich um die sicherste und empfehlenswerteste Therapieform, aber nur wenige Patienten sehen sich in der Lage, das Präparat langfristig regelmäßig zu applizieren.
- Topische Kortikoide (potent bis hochpotent, d.h. Wirkstoffe der Klassen III–IV) zeichnen sich durch einen raschen Wirkungseintritt aus und lindern auch den Juckreiz, der bei etwa 70% der Patienten besteht. Sie sollten anfänglich über 2–4 Wochen hinweg kontinuierlich eingesetzt werden, dann sollte die Dosis reduziert und schließlich das Medikament wieder ganz abgesetzt werden. Ein abruptes Absetzen sollte vermieden werden, da es zu einem frühen Wiederaufflammen der Symptome führt. Es muss versucht werden, die bekannten Nebenwirkungen bei langfristiger Einnahme zu vermeiden, was bedeutet, dass der Patient daher in geeigneter Weise überwacht werden muss.
- Eine Salbenkombination aus Calcipotriol und Betamethasondipropionat ist die schnellste und effektivste Behandlung für die Plaque-Psoriasis Ⓐ. Eine Applikation 1 × täglich ist ausreichend. Die initiale Behandlungsperiode dauert 4 Wochen und darauf sollte eine der folgenden untersuchten Erhaltungstherapien folgen:
  ○ Calcipotriol langfristig 1 oder 2 × täglich,
  ○ Calcipotriol unter der Woche und die Kombinationssalbe an den Wochenenden oder
  ○ die Kombinationssalbe bei Bedarf.
    – In einer über 52 Wochen laufenden Studie entwickelten 4,8% der Patienten steroidinduzierte unerwünschte Wirkungen.
  ○ Kohleteer und Dithranol Ⓐ sind alte und wirksame Behandlungsformen, aber aufgrund des Geruchs und anderer Nachteile sind sie dem Patienten nicht zuzumuten und kommen daher in einigen Ländern nicht mehr zum Einsatz.
  ○ Tazaroten Ⓑ ist ein Retinoid-Analogon; es ist nicht in allen Ländern als registriertes medizinisches Produkt erhältlich.
  ○ Es ist dokumentiert, dass Okklusivverbände allein, ohne zusätzliche Medikamente, bei umschriebener Plaque-Psoriasis effektiv sind.

Sie können die Wirksamkeit von Kortikosteroiden und Calcipotriolpräparaten steigern, insbesondere bei der Behandlung von isolierten hartnäckigen Plaques.

Plaque-Psoriasis an speziellen Stellen
- Kopfhaut-Psoriasis (Abb. 13.71.3) wird durch häufiges Schamponieren behandelt. Wenn nötig, kann anfänglich mit Salicylsäure exfoliiert werden, anschließend wird eine Kortikosteroidlösung aufgetragen.
  ○ Eine Schuppenschicht verhindert das Eindringen der Wirkstoffe.
  ○ Salicylsäure wird häufig als 5%–10%ige Mixtur (in der Apotheke gemischt) in einer Creme, mit Rizinusöl oder mit einer Salbengrundlage mit Makrogol verwendet.
- Psoriasis im Gesicht kann behandelt werden mit
  ○ mäßig potenten Kortikosteroidpräparaten,
  ○ Pimecrolimus und Tacrolimus (möglicherweise nicht kassenfrei).
- Das Management einer flexuralen Psoriasis (d.h. im Bereich von Hautfalten) kann mit den gleichen Präparaten erfolgen, die im Gesicht verwendet werden. Einige Patienten vertragen auch Vitamin-D-Präparate in den Falten.
- Für die Behandlung einer Psoriasis an den Handflächen und Fußsohlen kommen die oben für die Behandlung der Plaque-Psoriasis genannten Medikamente zum Einsatz. Für die Hyperkeratosistherapie kann die Salicylsäure bis zu einer 20%igen Potenz gemischt werden. In schwereren Fällen kann systemisches Acitretin verschrieben werden.

Psoriasis guttata
- Wenn die Psoriasis guttata nicht sehr ausgedehnt ist, kann die oben für die Plaque-Psoriasis beschriebene topische Behandlung zum Einsatz kommen, insbesondere topische Kortikosteroide.
  ○ Die UVB-Phototherapie ist die Therapie der Wahl für eine großflächige Psoriasis guttata.

Psoriasis pustulosa und Psoriasis erythrodermica
- Die Therapie besteht in der Hauptsache aus der Gabe von systemischen Medikamenten, die mit Pflegeprodukten und topischen Kortikosteroiden ergänzt werden können.

Phototherapie
- Bei Patienten mit ausgedehnter Psoriasis guttata und Plaque-Psoriasis, die eine Sonnenexposition gut tolerieren und leicht bräunen, kann die Phototherapie eingesetzt werden.
- Photosensibilisierende Medikamente können

eine Kontraindikation für die Phototherapie darstellen.
- Der Aufenthalt im natürlichen Sonnenlicht führt zu einer Linderung der Psoriasis.
  - Für einen guten Therapieerfolg muss die tägliche Sonnenlichtexposition 3 Wochen lang fortgeführt werden.
- Die organisierte Heliotherapie (Klimatherapie) ist eine effektive, aber wegen der verlorenen Arbeitstage eine relativ kostspielige Behandlungsoption.
  - Für die Kosten der Heliotherapie kommt unter Umständen die Krankenversicherung auf. Der Leistungskatalog der Krankenversicherungsträger ist von Land zu Land sehr unterschiedlich. In manchen Fällen wird auch ein Verdienstentgang abgegolten.
- UVB-Bestrahlung (UVB-Behandlung). Der verschreibende Arzt muss den Hauttyp des Patienten kennen, ebenso muss er über das Strahlungsspektrum und die Strahlenintensität des Phototherapiegeräts Bescheid wissen. Wenn der Patient gut auf die Therapie angesprochen hat, kann der Allgemeinarzt weitere Sitzungen veranlassen.
  - Die konventionelle Breitband-UVB-Therapie ist wirksam bei Psoriasis guttata und bei leichter Plaque-Psoriasis. Die Therapie ist nicht mit einem erhöhten Karzinomrisiko assoziiert.
    – Möglicherweise kann in der Wohnung des Patienten ein Phototherapiegerät aufgestellt werden. Dies wäre eine sehr kostengünstige Behandlungsoption.
  - Die Schmalspektrum-UVB-Therapie (311–313 nm) ist effektiver als die Breitbandtherapie und repräsentiert bei Psoriasis die Phototherapie der Wahl. Viele Krankenhäuser haben ihre alten Breitspektrumgeräte durch neue Schmalspektrumgeräte ersetzt.
    – Die Wirksamkeit der Behandlung ist gleich gut oder übertrifft jene der Bade-PUVA (unter Verwendung von topischen Psoralen).
    – Die Datenlage bezüglich der Risiken bei langfristiger Anwendung ist noch ungenügend.
- Bei der PUVA-Therapie (Kombination von Psoralen und UVA) **Ⓐ** wird die Haut des Patienten mit einem Psoralen für Licht sensibilisiert; dieses wird entweder topisch (Balneo-PUVA oder Creme-PUVA) oder oral (orale PUVA-Therapie) angewendet. Nur ein spezialisierter Arzt darf eine PUVA-Therapie verschreiben.
  - PUVA-Therapien wurden in vielen Ländern durch die kostengünstigere Schmalspektrum-UVB-Therapie abgelöst.
  - Die orale PUVA-Therapie ist eigentlich eine systemische Behandlungsform. Ihre Beliebtheit hat aufgrund der Berichte über ein damit assoziiertes Hautkrebsrisiko gelitten.
- Die SUP-Therapie (selektive UV-Phototherapie) kann eine dünne Plaque-Psoriasis mit geringer Schuppenablösung leicht verbessern, wissenschaftliche Beweise für die Wirksamkeit bei der Psoriasisbehandlung fehlen aber.

Systemische Therapie

- Ein Dermatologe kann für Patienten mit schwerer Psoriasis Acitretin **Ⓒ**, Methotrexat **Ⓒ** oder Ciclosporin **Ⓐ** verschreiben. Ihr Einsatz bedarf der Erfahrung eines Spezialisten und einer sorgfältigen Kontrolle. Methotrexat und Ciclosporin sind bei mittelschwerer bis schwerer Plaque-Psoriasis beinahe gleich gut wirksam.
- Biologicals können für die Behandlung einer sonst therapierefraktären mittelschweren bis schweren Psoriasis erwogen werden, oder wenn andere Behandlungsoptionen kontraindiziert sind oder nicht vertragen werden.
  - Efalizumab, Etanercept und Infliximab sind zugelassen für die Psoriasisbehandlung und Adalimumab für die Behandlung einer Psoriasis-Arthritis (die zugelassenen Indikationen können von Land zu Land variieren).
  - Der Einsatz von Biologicals ist mit einigen Risiken assoziiert, die alle behandelnden Ärzte beachten sollten, insbesondere:
    – rasches Fortschreiten, schwere Verlaufsform und atypische Präsentation von banalen bakteriellen Infektionen
    – Aktivierung einer latenten Tuberkulose, häufig als miliare Tuberkulose oder als eine Tb mit atypischer Präsentation
    – opportunistische Infektionen

Überweisung an einen Spezialisten

- Kinder mit Psoriasis und Psoriasispatienten, die nicht auf die üblichen Behandlungsmodalitäten ansprechen, sollten an einen Dermatologen überwiesen werden.
- Ein erfahrener Dermatologe kann bei der Diagnostik einer fraglichen Psoriasis hilfreicher sein als eine Hautbiopsie.
- Bei Verdacht auf übermäßigen Kortikosteroidgebrauch sollte der Patient ebenfalls an einen Dermatologen überwiesen werden.

13.72 Pityriasis rosea (Röschenflechte)

Ätiologie
- Pityriasis rosea ist eine selbst limitierende Hautkrankheit, die vermutlich durch ein Virus verursacht wird.

Symptome
- Zunächst tritt eine Primärläsion („Primärmedaillon") am Rumpf auf. Die Läsion ist oval, erythematös und hat einen Durchmesser von bis zu 3 cm (Abb. 13.72). Im weiteren Verlauf kommt es rund um die Läsion zu einer kreisförmigen leichten Abschuppung.
- Nach einigen Tagen treten, vor allem am Oberkörper, mehrere kleinere Flecken (0,5–3 cm) auf, deren Längsachse entlang der Rippen verläuft.
- Bei manchen Patienten tritt leichter Juckreiz auf.
- Die Krankheit ist nicht ansteckend und tritt zumeist im Frühjahr und Herbst auf.

Differenzialdiagnostik
- Bei Patienten mit Psoriasis guttata (13.71) findet sich oft eine Psoriasis in der Familienanamnese; bei ihnen ist die Schuppenbildung ausgeprägter.
- Pityriasis versicolor ist kleinfleckiger und die Läsionen entwickeln sich langsamer; die Farbe der Läsionen ist für gewöhnlich nicht rosa, und eine Primärläsion fehlt.
- Sekundäre Syphilis ist sehr selten. Bei sexuell aktiven Patienten mit einer entsprechenden Anamnese ist unter Umständen ein Kardiolipintest (oder ein vergleichbarer Test) angezeigt.

Therapie
- Die Erkrankung ist selbst limitierend, und die Läsionen verschwinden zumeist nach 6–8 Wochen. Rezidive treten nicht auf.
- Der Patient ist aufzuklären, dass die Prognose gut ist und die Läsionen harmlos sind. Im Allgemeinen ist keine Behandlung erforderlich.
- Der Juckreiz kann mit einer milden Kortikosteroidlotion oder oralen Antihistaminika bekämpft werden.

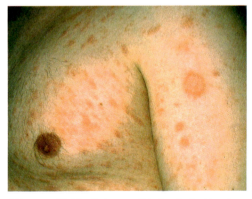

Abb. 13.72 Die Pityriasis rosea (Röschenflechte) ist ein häufig auftretendes, oft pruritisches Exanthem, das einige Wochen bis maximal zwei Monate lang andauert. Das „Primärmedaillon" ist hier am Oberarm zu sehen und erschien rund zwei Wochen, bevor sich der Ausschlag ausbreitete. Die typische leichte Abschuppung, die wegen ihrer Ähnlichkeit mit einer Halskrause als „Collerette" bezeichnet wird, ist am besten an dieser Primärläsion zu sehen. Die Längsachse der ellipsoiden Läsionen am Körperstamm verläuft entlang der Rippen. Photo © R. Suhonen.

13.73 Lichen planus

Ätiologie
- Unbekannt

Klinisches Bild
- Bläulich-rote, flache, glänzende, polygonale Papeln (Abb. 13.73.1) mit blasser netzartiger Zeichnung (Wickham-Streifen).
- Manche Papeln können Blasen aufweisen (L. bullosus).
- Läsionen an den Beinen können hypertrophieren (L. hypertrophicus).
- An der Mundschleimhaut bildet sich typischerweise eine blasse netzartige Zeichnung. Kann ulzerieren.
- **Köbner-Phänomen:** An Kratzern auf der Haut können sich Papeln bilden.
- Typische Lokalisationen sind u.a. die volare Falte des Handgelenks, Beugeseiten der Arme und die Knöchel (Abb. 13.73.2). Häufige Lokalisationen sind auch die proximalen Handflächen, Fußsohlen, Unterlippe und Eichel. Papeln finden sich auch am Rumpf, vor allem in der Sakralregion.
- Die Läsionen verursachen fast immer Juckreiz.

Diagnostik
- Das klinische Bild ist für die Diagnosestellung meist ausreichend.
- Eine Hautbiopsie ist beweisend.

Therapie
- Die Alternative zu jeglicher Form der Behandlung ist, auf eine Spontanheilung zu warten. Der

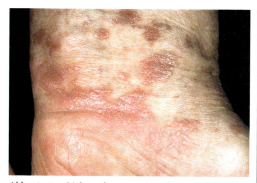

Abb. 13.73.1 Lichen planus an einer der typischsten Stellen – der volaren Seite des Handgelenks. Kurzzeitig eingesetzte hoch wirksame topische Corticoide bringen in einem solchen Fall die besten Ergebnisse. Rezidive sind allerdings nicht ungewöhnlich – sie können bis zu 50 % der Patienten betreffen. Photo © R. Suhonen.

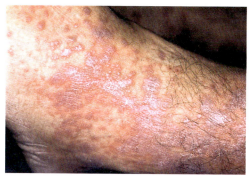

Abb. 13.73.2 Schwerer Lichen-planus-Befall der Knöchelregion. Die bläulich-rote Farbe mit blasser netzartiger Zeichnung (Wickham-Streifen) ist ein typisches klinisches Merkmal. Ein kontrollierter Einsatz von hoch wirksamen Corticosteroidsalben über einige Wochen hinweg bringt meist einen Behandlungserfolg.
Photo © R. Suhonen

Zeitraum, innerhalb dessen es zu einer Spontanheilung kommt, ist nicht vorhersagbar. Versetzen Sie sich in die Lage des Patienten, wenn Sie eine Behandlungsentscheidung treffen.
- Hoch wirksame Kortikosteroide ❸ bewirken oft eine Abheilung der Läsionen innerhalb weniger Wochen.
- Hoch wirksame Steroide nie ohne Beobachtung der Behandlungsergebnisse anwenden!
- Lichen planus der Mundschleimhaut ist schwer zu behandeln. Erfolge gibt es eventuell mit Kortikosteroiden ❸, Retinoiden, Ciclosporin ❸ oder in manchen Fällen durch Kryotherapie. Die mögliche reizende oder sensibilisierende Wirkung von Amalgamplomben ist in Betracht zu ziehen.
- Pigmentierte Reste von Lichen-Papeln sind nicht zu behandeln. Sie nehmen im Laufe der Zeit spontan wieder die normale Farbe an.

- Wenn ein großflächiger aktiver Lichen planus durch lokale Behandlung nicht geheilt werden kann, kann ein Dermatologe unter Umständen eine Behandlung mit Acitretin ❸, Griseofulvin ❸, Ciclosporin oder PUVA ❸ einleiten.
- Bei zumindest 50% der Patienten kommt es zu einem Rezidiv, häufig nach einigen Jahren.

13.74 Urtikaria

Ziele
- Die Diagnose kann auf Basis des klinischen Bildes gestellt werden – unnötige Untersuchungen vermeiden. Eine wirksame Symptombehandlung ist anzustreben.

Symptome und Zeichen
- Die Hautläsionen sind meist rötliche oder blasse Quaddeln, eventuell mit einem Erythem der umgebenden Haut (Abb. 13.74).
- Oft starker Juckreiz. Kratzspuren sind selten.
- Die Größe der Läsionen variiert zwischen 1 mm und großen, ineinander übergehenden Schwellungen.
- Die Schwellungen erstrecken sich oft über große Hautareale.
- Die einzelnen Läsionen verschwinden innerhalb von 24 Stunden.
- Bei jedem 3. Patienten findet sich ein Quincke-Ödem.

Differenzialdiagnostik

Zeichen, die einen Verdacht auf eine andere Krankheit nahe legen:
- Die Läsionen hinterlassen Spuren wie z.B. eine leichte Ekchymose oder Purpura.
- Die Läsionen bleiben länger als 24 Stunden bestehen.
  - In solchen Fällen sind z.B. folgende Erkrankungen in Betracht zu ziehen: Exantheme, Erythema multiforme, Erythema nodosum, Erythema fixum und urtikarielle Vaskulitis.

Erkrankungen, die in der Differenzialdiagnostik berücksichtigt werden sollten:
- Angioneurotisches Ödem (Quincke-Ödem): Ödem der Lippen, Augenlider, Hände usw. Die Dauer der Läsionen beträgt 1–3 Tage. Die Erkrankung tritt allein oder gleichzeitig mit einer Urtikaria auf.
- Strophulus oder papuläre Urtikaria. Die Läsionen bleiben mehrere Tage oder sogar einige Wochen bestehen. Antihistaminika sind wirkungslos.

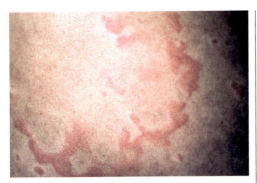

Abb. 13.74 Eine rote Urtikariaquaddel (Nesselsucht). Bei akuter Urtikaria ist die Ätiologie oft auszumachen oder es besteht zumindest ein deutlicher Verdacht. Bei einer chronischen Urtikaria (die bereits länger als 1 Monat andauert) wird man selten sagen können, man habe eine spezifische Ursache gefunden (wobei es sich hier nach wie vor um eine sehr kontroversiell diskutierte Frage handelt). Antihistaminika stellen die Therapie der Wahl dar. Photo © R. Suhonen.

- Urtikarielle Vaskulitis. Die Quaddeln bleiben 1–3 Tage bestehen. Antihistaminika bleiben wirkungslos.

Akute Urtikaria (Dauer < 3 Monate)

- Die meisten Fälle von akuter Urtikaria gehen mit Infektionen einher, eine ätiologische Verbindung ist allerdings unbewiesen. In vielen Fällen sieht man die Ursache bei den gegen die Infektion eingesetzten Medikamenten, die aber meistens nicht tatsächlich der auslösende Faktor sind.
- Tritt die Urtikaria im Lauf einer medikamentösen Behandlung auf, ist die Frage nach der Notwendigkeit des betreffenden Medikaments zu stellen. (Ist die betreffende Krankheit bereits geheilt? Wurde das Medikament auf Grund einer unklaren Indikation, wie etwa eines lang andauernden Hustens, verschrieben?) Wenn eine weitere Behandlung notwendig erscheint, Medikament ändern.
- Zum Beweis, dass ein Medikament Auslöser der Urtikaria ist, ist ein Provokationstests erforderlich. Medikamenten-Provokationstests sind erst nach vollständiger Wiederherstellung des Patienten stationär durchzuführen.
- Bei einer Penicillin-induzierten Urtikaria ist ein RAST-Test oft positiv. Die positive Reaktion verschwindet meist innerhalb 1 Jahres nach dem Test.

Therapie

- Verabreichung eines oralen Antihistamins oder einer Antihistamin-Vasokonstriktor-Kombination in normaler Dosierung bis zum Verschwinden.
- 0,5 mg Adrenalin (1:1000) s.c. gegen Ödeme in Mund, Rachen oder Luftwegen oder bei schweren systemischen Symptomen
- Bei besonders schwerer Urtikaria kann eine Einzeldosis von 40–60 mg Prednisolon per os verabreicht werden.
- Bei manchen Patienten ist ein Krankenstand angezeigt.
- Eine stationäre Aufnahme ist selten erforderlich, doch ist manchmal eine Beobachtung über mehrere Stunden angezeigt.

Rezidivierende akute Urtikaria

- Rezidivierende Urtikaria tritt im Abstand von Monaten oder Jahren im Zusammenhang mit Infektionen oder auch unabhängig davon auf. Die Ursache ist nur in Ausnahmefällen feststellbar, und genauere Untersuchungen sind in den meisten Fällen zwecklos.
- Akute Urtikariaanfälle und Anaphylaxien können manchmal durch die kombinierte Wirkung einer Getreide- oder anderen Nahrungsmittelallergie und körperlicher Anstrengung ausgelöst werden. Auch eine Infektion kann im Verein mit körperlicher Anstrengung (vor allem in Verbindung mit einem „Kater") Auslöser einer Urtikaria sein.
- Weitere mögliche Ursachen sind Kontakte mit z.B. tierischem Speichel, Latex oder auch Samenflüssigkeit.

Untersuchungen

- Bei akuter Urtikaria sind keine Untersuchungen erforderlich.
- Bei rezidivierender akuter Urtikaria ist unter Umständen eine Überweisung an den Facharzt angezeigt.

Chronische Urtikaria (Dauer > 3 Monate)

- Chronische Urtikaria tritt manchmal in Verbindung mit Infektionen, Allergien, medikamentöser Behandlung oder anderen Krankheiten auf.
  - Je nach der Situation Infektionsherde, Allergien usw. identifizieren,
  - auslösende Faktoren beseitigen oder unter Kontrolle bringen.
- Idiopathische chronische Urtikaria:
  - Die Symptome treten häufig täglich auf.
  - Es findet sich keine eindeutige Ursache.
  - Zur Behandlung können alle Antihistaminika eingesetzt werden.
- Autoimmune Urtikaria:
  - Die Symptome treten wie bei idiopathischer Urtikaria täglich auf.
  - Schwere Symptome, schlechtes Ansprechen auf Antihistaminika.

- Quaddeln, die einer urtikariellen Vaskulitis ähnlich sind, bleiben länger als 24 Stunden bestehen.
- Positiver Intradermaltest mit Eigenserum.
- Eine Immunglobulintherapie ist oft wirksam.
- An einen Spezialisten überweisen!
• Dermographismus (Urticaria factitia):
  - Auslöser ist oft eine (Virus)infektion.
  - Bei jüngeren Patienten bleibt die Krankheit meist weniger als 1 Jahr lang bestehen, bei Patienten mittleren Alters 2–4 Jahre.
  - Alle Antihistaminika, die eine nur geringfügig schläfrig machende Wirkung haben, können verabreicht werden.
• Lokalisierte Kälteurtikaria:
  - Bei der Wiedererwärmung kalter Haut kommt es lokal zu Rötungen und Schwellungen. Das Phänomen hält im Allgemeinen mehrere Jahre an.
  - Die Diagnose erfolgt, indem man ein Stück Eis auf das Hautareal auflegt, auf dem die Symptome normalerweise auftreten.
  - Therapie: Warme Bekleidung. UVB-Phototherapie (etwa 30 ×) hilft meistens. Doxepin 1–3 × 10 (–25) mg hat nur eine mäßige Wirkung.
• Schweißurtikaria:
  - Bei jungen Erwachsenen kann Schweiß (aber auch Aufregung) eine schwere juckende Urtikaria mit 1–2 mm Durchmesser hervorrufen.
  - Die Symptome halten jeweils weniger als 2 Stunden lang an.
  - Die Diagnose wird mittels eines Belastungstests – jegliche Anstrengung, die zu einem Schweißausbruch führt – gestellt.
  - Therapie: UVB-Phototherapie, schweißtreibende Aktivitäten meiden.
• Bei Quincke-Ödem (meist durch ACE-Hemmer oder Angiotensinrezeptorenblocker, manchmal durch andere Medikamente verursacht) sind Antihistaminika wirkungslos. In den meisten Fällen kann die Ursache nicht ermittelt werden. Bei schweren und beeinträchtigenden Schwellungen können Erwachsene mit oralen Gaben von 30 bis 60 mg Prednison oder Prednisolon behandelt werden. Bei Bedarf ist auch 0,5 mg Adrenalin/1:1000) zu geben. Bei Nachlassen der Symptome kann der Patient in häusliche Pflege entlassen werden.

13.75 Erythema nodosum

Ziele
- Diagnose eines Erythema nodosum
- Ausschluss möglicher Grundkrankheiten wie Streptokokkeninfektion, Tuberkulose, Sarkoidose und Yersiniose

Epidemiologie
- Bei Frauen 3–5 × häufiger als bei Männern.
- Ethnische und geographische Unterschiede (in Bezug auf die Prävalenz der Grundkrankheiten) haben Einfluss auf die Inzidenz.
- Am häufigsten sind junge Erwachsene betroffen.
- Die meisten Fälle treten im Winter und im Frühling auf.

Ätiologie
- Infektionskrankheiten:
  - Streptokokken-Tonsillitis (7–14 Tage vor Auftreten der Knoten)
  - Mononukleose
  - Chlamydia-pneumoniae-Infektion
  - Yersiniose, Salmonellose
  - primäre Tuberkuloseinfektion
- Sarkoidose
- Medikamentenreaktion:
  - Sulfonamide
  - Pille, Hormonbehandlung
- Seltene Ursachen:
  - entzündliche Darmerkrankung
  - Malignome (z.B. Morbus Hodgkin)
- Häufig ist die Ätiologie unbekannt.

Symptome und Hinweise
- Einzelne, rote, schmerzempfindliche erhabene Knoten im vorderen Bereich der Beine; selten an anderen Körperstellen.
- Es kann zu Müdigkeit, Fieber und Arthralgie und – in seltenen Fällen – auch zu einer Arthritis kommen.
- Hohe BSG

Untersuchungen
- Die Untersuchungen zielen darauf ab, eine spezifisch zu behandelnde Grundkrankheit zu identifizieren.
- Fragen Sie auch nach Symptomen bei Familienmitgliedern.

Grundlegende Untersuchungen
- Streptokokkenabstrich des Rachens
- Thoraxröntgen (Sarkoidose, Tuberkulose)
- BSG, CRP
- Blutbild, Harnuntersuchung (andere Infektionen)

Nach eigenem Ermessen durchzuführende Untersuchungen

- Antistreptolysin-Titer (ein veränderter Titer oder ein hoher Titer könnte auf eine Streptokokkeninfektion hinweisen)
- Ein Schnelltest für Mononukleose oder IGM-Antikörper gegen Epstein-Barr-Virus
- Yersinienantikörper
- Chlamydia pneumoniae-Antikörper, wenn der Patient respiratorische Symptome aufweist

Therapie

- Bettruhe
- Behandlung der Grundkrankheit
- NSAR
- Kühlende Umschläge
- Wenn eine vorausgehende Infektion oder andere behandelbare Ursache gefunden wird, können andere nicht steroidale entzündungshemmende Substanzen (Colchicin, Dapson) oder eine systemische Steroidtherapie erwogen werden, in problematischen Fällen Behandlung mit Kaliumjodid über wenige Tage (Erwachsenendosis 3 × 260 mg, bei kleinen Patienten weniger). Schilddrüsenfunktionstest und Jodüberempfindlichkeit müssen vorher überprüft werden.

13.76 Aktinische (solare) Keratose

Ziel

- Behandlung der aktinischen Keratose, um ein Karzinomrisiko und kosmetische Probleme zu vermeiden.

Definition

- Aktinische oder solare Keratose ist eine degenerative Wachstumsstörung der Epidermiszellen. Es handelt sich um eine präkanzeröse Läsion, die zu einem epidermoiden Karzinom werden kann, das die Basalmembran (noch) nicht durchdringt.
- Die aktinische Keratose kann ohne Beeinträchtigung der Dermis (d.h. ohne Narbenbildung) behandelt werden.

Epidemiologie

- Bei Hellhäutigen häufig. Tritt im fortgeschrittenen Alter an der der Sonne ausgesetzten Hautarealen auf.
- Prädilektionsstellen sind Gesicht, kahler Kopf, obere Ränder der Ohrmuscheln und Handrücken.

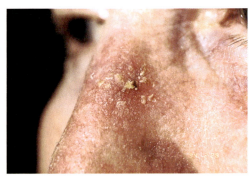

Abb. 13.76.1 Die aktinische oder solare Keratose ist eine präkanzeröse, sonnenbedingte Läsion. Im Laufe der Jahre kann sie sich zu einem epidermoiden Karzinom entwickeln. Die beste Therapie ist oftmals die Kryochirurgie, die – vorausgesetzt man bedient sich der richtigen Technik – epidermale Hautveränderungen ohne unakzeptable kosmetische Beeinträchtigungen beseitigt. Differenzialdiagnostische Alternativen sind die Bowen-Krankheit und ein epidermoides Karzinom. Photo © R. Suhonen.

Diagnostik

- Das erste Symptom sind erythematöse, asymptomatische, gut umschriebene kleine Plaques.
- Die Plaque wächst auf einen Durchmesser von mehreren Zentimetern an, schuppt ab und kann dicke Hyperkeratosen und sogar ein Cornu cutaneum (Hauthorn) bilden. In den meisten Fällen finden sich multiple Läsionen.
- Gewebeprobe nehmen oder den Patienten an einen Dermatologen überweisen.

Therapie und Prophylaxe

- Vor der Behandlung ist ein epidermoides Karzinom auszuschließen (13.77).
- Kryotherapie mit Flüssigstickstoff ist eine wirksame und billige Methode, die gute kosmetische Ergebnisse zeigt. Eine Exzision ist erfolgreich aber selten nötig, das kosmetische Ergebnis ist bei der Kryotherapie befriedigender.
- Imiquimod (verursacht starke lokale Reizungen) und 3%-Diclofenac-Gel sind neuere Therapiemöglichkeiten.
- Eine photodynamische Therapie wird von vielen ambulanten therapeutischen Einrichtungen benutzt.
- Tretinoinsalbe (0,05%) eignet sich zur Behandlung und Prophylaxe sehr dünner Läsionen ©. Die Salbe kann längere Zeit hindurch, ja sogar kontinuierlich, angewandt werden.
- Der Heilungserfolg ist nach 2–3 Monaten zu beurteilen.
- Sonnenschutzpräparate verlangsamen die Ausbildung neuer Läsionen ®.

Prognose

- Läsionen treten nach einigen Jahren mit großer Wahrscheinlichkeit erneut auf.
- Bleibt eine aktinische Keratose jahrelang unbehandelt, so kann sich ein epidermoides Karzinom entwickeln.

Indikationen für die Beiziehung eines Facharztes

- Eine Lokalbehandlung mit Diclofenac kann nach Bestätigung der Biopsie in der Grundversorgung begonnen werden.
- Die Kryotherapie mit Flüssigstickstoff wird meist von einem Dermatologen durchgeführt.
- Dermatologen sind zumeist besser ausgerüstet, um eine Diagnose zu stellen (ein Stereomikroskop erleichtert die Diagnose).

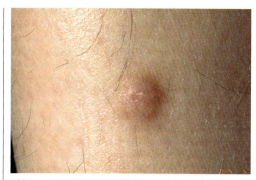

Abb. 13.77.1 Ein Dermatofibrom ist einer der häufigsten Tumoren an den Beinen im Erwachsenenalter. Typische Merkmale sind ein harter, wenig erhabener, regelmäßiger Knoten, oftmals mit diffuser Hyperpigmentation um den Tumorrand herum. Kryochirurgie, Exzision oder Verzicht auf eine Behandlung zählen zu den therapeutischen Alternativen. Photo © R. Suhonen.

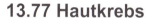

13.77 Hautkrebs

Grundregeln

- Die wichtigste Indikation zur Exzision eines Nävus ist der Verdacht auf Malignität. Weitere Indikationen sind ästhetische Überlegungen oder die Lokalisation des Nävus an einer Stelle, wo er ständiger Reibung ausgesetzt ist. Vor der Entfernung eines Nävus aus kosmetischen Gründen sind immer die möglichen Konsequenzen – Narben- und Keloidbildung – in Betracht zu ziehen.
- Nävi können vom Allgemeinarzt unter Lokalanästhesie entfernt werden. Große Läsionen und ein Melanomverdacht sollten an einen Facharzt überwiesen werden.

Nävi, Melanom

- Die Inzidenz von Melanomen ist steigend. Verdacht auf ein Melanom besteht, wenn ein Nävus zu wachsen beginnt, seine Farbe verändert, Satelliten bildet, blutet oder nässt. Aufgrund des klinischen Bildes kann ein Melanom nicht ausgeschlossen werden; es kann sich auch auf intakter Haut entwickeln.

1. „Normal aussehender" Nävus

- Ob eine Exzision erforderlich ist, hängt davon ab, ob der Patient über Veränderungen berichtet, sowie von ästhetischen Überlegungen oder störender Lokalisation. Der Bitte des Patienten, einzelne Nävi zu entfernen, ist im Allgemeinen auch dann nachzukommen, wenn der Arzt die Läsion für gutartig hält.
- Nävi sind vollständig zu entfernen, der intakte Hautrand kann schmal sein.

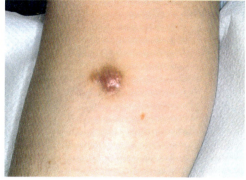

Abb. 13.77.2 Ein ungewöhnlich großes, rötliches, multilokuläres Dermatofibrom am Bein. Die diffuse Pigmentierung am Außenrand ist ein Charkteristikum für diesen gutartigen und häufigen Hauttumor. Photo © R. Suhonen.

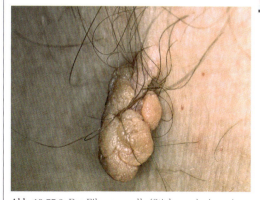

Abb. 13.77.3 Das Fibroma molle (Stielwarze), ein weiches Fibrom, ist ein gutartiger Hauttumor. Wird er verdreht, kann die Blutzufuhr gestoppt werden, was schließlich zu einer schmerzhaften Nekrose führt. Ein Weiches Fibrom kann leicht mit Hilfe von Elektrokauterisation, Exzision oder Kryochirurgie behandelt werden. Photo © R. Suhonen.

- Gutartige Läsionen, die den Patienten eventuell beunruhigen, sind u.a.: Dermatofibrom (Abb. 13.77.1 und 13.77.2), Fibroma molle (Abb. 13.77.3) sowie Cherry Angioma (Rubinfleck, seniles Angiom) (Abb. 13.77.4).
- Der Arzt ist oft mit Patienten konfrontiert, die die Entfernung einer größeren Zahl von Nävi in mehreren aufeinander folgenden oder auch in einer einzigen Sitzung verlangen. Meist genügen ein beruhigendes Gespräch und die Entfernung einiger große Nävi, um den Patienten zu beruhigen, es sei denn, der Patient leidet an Krebsangst, da in diesem Fall die selben Probleme zu einem späteren Zeitpunkt wieder auftreten.
  - Anmerkung: Patienten mit auch nur gering suspekten oder solche mit zahlreichen Nävi werden in Österreich üblicherweise dem Dermatologen zur Untersuchung mittels Auflichtmikroskop vorgestellt. Mit diesem gemeinsam werden dann Ort und Intervalle weiterer Kontrolluntersuchungen festgelegt.

2. „Leicht verdächtiger" Nävus

- In diese Gruppe gehört z.B. ein Nävus, der gutartig aussieht, sich aber nach Angabe des Patienten vergrößert oder seine Farbe verändert hat (dunkler geworden ist), geblutet oder ein Exsudat abgesondert hat ❻.
- Ein derartiger Nävus ist stets zu entfernen. Der

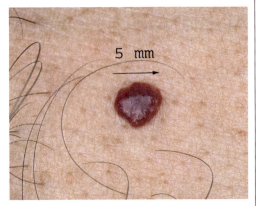

Abb. 13.77.4 Das Cherry Angioma (Rubinfleck) wird auch als seniles Angiom bezeichnet. Diese häufig auftretenden Läsionen haben üblicherweise einen Durchmesser von 1–5 mm. Sie sind harmlos, können aber behandelt werden, z.B. kryotherapeutisch mit Flüssigstickstoff, wenn sie kosmetische Probleme bereiten. Photo © R. Suhonen.

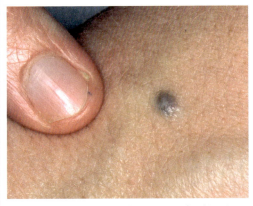

Abb. 13.77.6 Blauer Naevus (Naevus caeruleus) ist ein gutartiger Hauttumor, der ein malignes Melanom vortäuschen kann (= Pseudomelanom/Melanomsimulator). Er wird am besten mit einem schmalen Rand für die Histopathologie exzidiert. Photo © R. Suhonen.

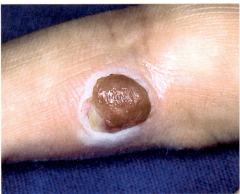

Abb. 13.77.5 Das Granuloma pyogenicum (Granuloma teleangiectaticum) tritt nicht selten an den Fingern auf. Den Läsionen kann ein kleines Trauma vorangehen. Der benigne, leicht blutende Tumor kann mit Kürettagen und/oder Kryochirurgie mit Flüssigstickstoff, Elektrodesikkation oder Laser behandelt werden.
Photo © R. Suhonen.

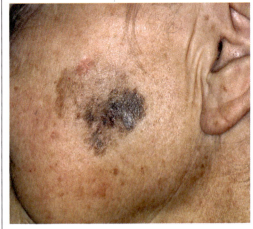

Abb. 13.77.7 Die unregelmäßig pigmentierte Läsion bei einer älteren Dame erwies sich als ein LMM (Lentigo-maligna-Melanom). Ein Jahr zuvor hatten noch mehrere Biopsien eine Lentigo benigna, also eine gutartige Neubildung, nachgewiesen. Das LMM wurde exzidiert.
Photo © R. Suhonen.

Exzisionsrand wird durch das Aussehen und die Lage des Nävus bestimmt.
- Das Granuloma pyogenicum ist eine gutartige Wucherung, die meist an Hautrissen entsteht (Abb. 13.77.5).
- Folgende Läsionen sind unter Umständen schwer von Melanomen zu unterscheiden:
  ◦ blauer Nävus (Abb. 13.77.6)
  ◦ Lentigo (Abb. 13.77.7)
  ◦ Naevus spilus (Abb. 13.77.8)
  ◦ Spitz-Nävus (Abb. 13.77.9)

3. Starker Melanomverdacht
- Der Patient ist an einen Facharzt für Dermatologie, (plastische) Chirurgie oder HNO bzw. Augenfacharzt zu überweisen, wenn ein Nävus
  ◦ stark gewachsen ist oder seine Farbe verändert hat (Abb. 13.77.10),
  ◦ außerordentlich gewachsen ist (Abb. 13.77.11),
  ◦ Satelliten gebildet hat,
  ◦ an der Stelle eines früheren exzidierten Melanoms entstanden ist.
- Überzeugen Sie sich davon, dass der Patient tatsächlich einen Operationstermin hat und der Nävus entfernt wurde.

Therapie und Nachsorge bei Melanom
- Melanompatienten sind zur chirurgischen Behandlung zu überweisen. Der überweisende Arzt hat dafür zu sorgen, dass der Patient raschestmöglich behandelt wird.

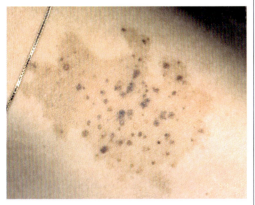

Abb. 13.77.8 Ein Naevus spilus ist charakterisiert durch einen bräunlichen Fleck, in dem kleine dunklere Flecken sichtbar sind. Da nur eine sehr geringe Tendenz zur malignen Entartung besteht, wird die Exzision der Läsion nicht routinemäßig empfohlen. Photo © R. Suhonen.

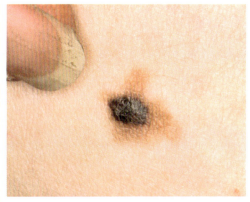

Abb. 13.77.10 Ein frischer kleiner schwarzer Fleck in einem bislang harmlosen Naevus ist eine nachdrückliche Indikation für eine Exzisionsbiopsie. Der hier gezeigte Tumor erwies sich als ein malignes Melanom. Photo © R. Suhonen.

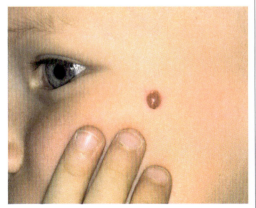

Abb. 13.77.9 Der Spitz-Naevus oder Spindelzellnaevus ist ein gutartiger Hauttumor des Kindesalters. Irreführenderweise wurde er früher als „juveniles Melanom" bezeichnet, was heute vermieden werden sollte, um therapeutische und prognostische Verwirrungen zu vermeiden. Die Farbe kann von dunkel pigmentiert bis pinkrot schwanken. Die bevorzugte Therapie besteht in der Exzision unter Berücksichtigung eines schmalen Rands für die histopathologische Untersuchung. Photo © R. Suhonen.

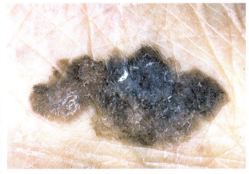

Abb. 13.77.11 Ein Malignes Melanom (MM) an der Außenkante des rechten Fußes. Unscharfe Randbegrenzung und eine uneinheitliche Farbe und Farbintensität sind typische Merkmale dieses hoch malignen Tumors. In diesem Fall wurde eine Exzision durchgeführt und ein freies Transplantat zur Rekonstruktion eingesetzt. Photo © R. Suhonen.

- Rund um den Tumor ist ein größerer Anteil von Haut und Unterhautzellgewebe zu exzidieren. Das Ausmaß der Exzision hängt von der Lage, Dicke (Breslow-Klassifikation) und Infiltrationstiefe (Clark-Klassifikation) des Tumors ab.
- Sehr oberflächliche Melanome (Clark I–II, Breslow < 1 mm) sind mit einem 1 cm breiten Rand intakten Gewebes zu exzidieren (Abb. 13.77.12) **A**. Tiefere Melanome sind mit einem Rand von 2–5 cm Breite zu entfernen. Die Exzisionsstelle wird mittels eines gestielten Lappens oder eines freien Transplantats rekonstruiert. In manchen Fällen werden die Lymphknoten prophylaktisch entfernt.

Nachsorge bei Melanom
- In den ersten 2 Jahren nach Diagnosestellung sind bei Melanompatienten Nachuntersuchungen alle 3 Monate erforderlich. Danach erfolgen über die nächsten 5 Jahre Nachuntersuchungen alle 6 Monate. Ob die Nachuntersuchungen im Krankenhaus oder im Rahmen der Primärver-

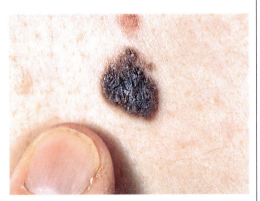

Abb. 13.77.12 Diese pigmentierte Läsion der Haut am Rücken eines Mannes mittleren Alters wurde exzidiert, wobei für die histopathologische Beurteilung ein 2 mm breiter Rand gesunden Gewebes mit entnommen wurde. Der Befund lautete auf „Malignes Melanom". Einige Wochen zuvor hatte eine Stanzbiopsie noch die Diagnose „gutartig" ergeben. Pigmentläsionen mit uneinheitlicher Farbe und Form sollten immer vollständig exzidiert und einer mikroskopischen Untersuchung unterzogen werden. Photo © R. Suhonen.

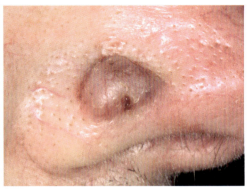

Abb. 13.77.14 Der seitliche Teil der Nase ist eine typische Lokalisation für ein Basaliom. Bei diesem knotigen BBC sind die typischen Teleangiektasien sichtbar. Durch den Situs bedingt sind sowohl eine Heilung als auch ein gutes kosmetisches Resultat wichtig. Die Entscheidung für das optimale Verfahren sollte daher sehr sorgfältig überlegt werden. Photo © R. Suhonen.

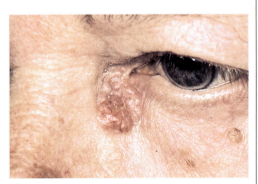

Abb. 13.77.13 Ein Basalzellkarzinom im inneren Augenwinkel stellt eine echte Herausforderung für die Therapie dar. Die Größe des Basalioms in dieser Lokalisierung ist ein bedauernswertes Zeichen für das Nichtfunktionieren unseres Gesundheitssystems. Es ist offensichtlich schwierig, den Tumor im Gesunden herauszuoperieren. Ein Rezidiv in den Knorpelstrukturen kann zum Verlust des Augenlichts führen. An dieser Lokalisation kann auch die Kryochirurgie nicht zum Einsatz kommen. Photo © R. Suhonen.

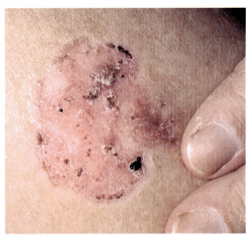

Abb. 13.77.15 Das oberflächliche und meist am Körperstamm lokalisierte Basaliom (Rumpfhautbasaliom) kann einer inflammatorischen Dermatose ähneln. Die Läsion ist charakteristischerweise rötlich, scharf abgegrenzt und weist oft einen perlschnurartigen Randsaum auf. Für eine Biopsie sollte man ausreichend ins Gesunde gehen; beim oberflächlichen BBC sind falsch-negative Proben nichts Ungewöhnliches. Photo © R. Suhonen.

sorgung durchgeführt werden, hängt von den örtlichen Gepflogenheiten ab. Es ist darauf zu achten, dass der Patient stets von ein und demselben Arzt untersucht wird.
- Bei Patienten mit zahlreichen Nävi oder einem Syndrom hereditärer dysplastischer Nävi sind die Nachuntersuchungen in einer dermatologischen Abteilung durchzuführen. Qualitativ hochwertige Photographien erleichtern die Nachuntersuchungen. Bei Patienten der beschriebenen Gruppe ist eine Nachsorge während ihres gesamten Lebens erforderlich.
- Bei den Nachuntersuchungsterminen sind Allgemeinzustand und Symptome des Patienten zu untersuchen und die Exzisionsstellen und die nahe gelegenen Lymphknoten zu palpieren. Melanomsatelliten imponieren meist als subkutane Knötchen und sind auch unter der Haut als dunkle Flecken erkennbar.
- Melanome streuen zunächst in nahe gelegene Lymphknoten; diese sind daher sorgfältig zu palpieren. Spricht die klinische Untersuchung für eine Ausbreitung des Melanoms, sind Thoraxröntgen, Blutbild, Leberfunktionstests und eine Lebersonographie angezeigt.
- Bei Infiltration der regionalen Lymphknoten sind diese chirurgisch zu entfernen. Ein metastasierendes Melanom ist von einem Onkologen zu behandeln. Zytostatika und Interferon Ⓐ haben sich bei der Behandlung des metastasierenden Melanoms als mäßig wirksam erwiesen.

Basaliom (Carcinoma basocellulare, Basalzellkarzinom, BCC)

- Basaliome oder Basalzellkarzinome sind die häufigsten bösartigen Tumore beim Menschen.
- Sie finden sich typischerweise im Gesicht bei älteren Patienten, bei Menschen mit heller Hautfarbe oder bei Patienten mit starker Sonnenlichtexposition in der Anamnese (Abb. 13.77.13 und 13.77.14).
- Ein typisches Basaliom ist ein glänzender Tumor mit erhabenen Rändern. Oft entwickeln sich im Zentrum Ulzerationen. Ein so genanntes morphoides Basilom und seine Begrenzung sind schwer zu erkennen.
- Superfizielle Basaliome finden sich zumeist am Rumpf (Abb. 13.77.15). Eine Abgrenzung von einer Psoriasis oder einem Ekzem ist manchmal schwierig. Langsames Wachstum über viele Jahre ist charakteristisch für das klinische Bild.
- UVB- Einstrahlung ist der wichtigste prädisponierende Faktor.

Therapie und Nachsorge
- Ein mit den für das betreffende Areal geeigneten Operationstechniken vertrauter Allgemeinmediziner kann die Exzision eines kleinen typischen

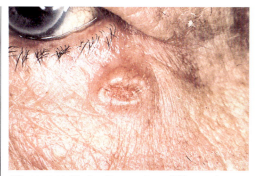

Abb. 13.77 16 Ein Basaliom am Augenlid kann sehr gut kryochirurgisch angegangen werden (außer am inneren Augenwinkel). Die Kryochirurgie ist zumindest ebenso kurativ wie die klassischen chirurgischen Verfahren und das ästhetische Resultat ist meist gut bis ausgezeichnet. Die Kryotherapie ist außerdem ein kostengünstiges Verfahren in einer dermatologischen Praxis.
Photo © R. Suhonen.

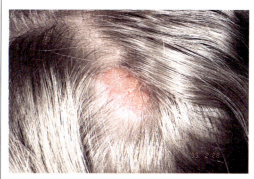

Abb. 13.77.17 Ein Naevus sebaceus (Talgdrüsennaevus) auf der Kopfhaut. Dieses prinzipiell benigne, kongenitale Hamartom zeigt jedoch bei Erwachsenen eine Tendenz zur Entartung. Insbesondere entwickeln sich aus Talgdrüsennaevi gerne Basalzellkarzinome. Photo © R. Suhonen.

Basalioms vornehmen Ⓑ. Patienten, bei denen Verdacht auf ein Basaliom an den Augenlidern oder in der Nähe der Nase oder des Gehörgangs besteht, sind an einen Facharzt zu überweisen.
- Die Therapie der Wahl ist die operative Entfernung des Tumors. Dieser wird unter Lokalanästhesie mit einem 5 mm breiten Rand intakten Gewebes entfernt, eine eventuell erforderliche Rekonstruktion erfolgt mittels gestielten Lappens oder eines freien Transplantats.
- Superfizielle Basaliome und manche gewöhnlichen Basaliome können vor allem bei älteren Menschen durch einen mit der Technik vertrauten Spezialisten mittels Flüssigstickstoff-Kryotherapie behandelt werden (Abb. 13.77.16). Neue Behandlungsmethoden sind die photodynamische Therapie sowie die Lokaltherapie mit Imiquimod.
- Basaliome metastasieren nur selten. Da eine lo-

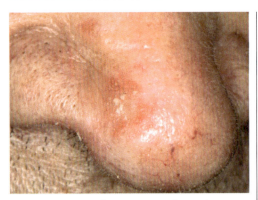

Abb. 12.77.18 Eine solare Keratose ist das Ergebnis einer lebenslangen Sonnenexposition. Bei Hautveränderungen mit Rötungen und rauer Oberfläche (sie sind meist multilokulär), die nicht auf topische Corticoide ansprechen, handelt es sich in der Regel um solare (aktinische) Keratosen. Im hier gezeigten Fall ist die Behandlungsmethode der Wahl die Kryochirurgie mit Flüssigstickstoff. Bei ausgedehnteren Läsionen bildet die photodynamische Therapie eine gute Alternative. Photo © R. Suhonen.

kale Ausbreitung häufig ist, ist bei Basaliomen an den Augenlidern und in der Nähe der Nasenöffnung und des Gehörgangs die Behandlung und Nachsorge mit größter Sorgfalt zu betreiben.
- Kleine Basaliome in wenig riskanten Arealen können vom Allgemeinarzt exzidiert werden, der auch für die Nachsorge verantwortlich ist.
- Bei jungen Patienten mit Basilom ist eine Überweisung an einen Dermatologen zu erwägen. Ein Basaliom kann eine Erscheinungsform verschiedener seltener erblicher Erkrankungen sein (Abb. 13.77.17).

Plattenepitelkarzinom
(C. epidermoides, C. spinocellulare, C. squamocellulare, C. spinalioma)

- Im Vergleich zu Basaliomen sind Plattenepithelkarzinome selten. Sie finden sich meist an den Händen und im Gesicht. Die übliche Erscheinungsform ist als ulzerierende Auftreibung oder schuppende Plaque.
- Plattenepithelkarzinome können auch auf gesunder Haut entstehen, häufiger entwickeln sie sich aus präkanzerösen Veränderungen (solare Keratose, Leukoplakie, M. Bowen).
- Die klinische Unterscheidung von der solaren Keratose (Abb. 12.77.18) ist oft schwierig (13.76). Die Diagnose muss histologisch bestätigt werden.
- Ein Plattenepithelkarzinom muss exzidiert werden. Im Gesicht sollte der Rand mindestens 5 mm betragen, an anderen Körperstellen möglichst mehr.
- Ein Keratoakanthom ist ein rasch wachsender gutartiger Tumor (Abb. 13.77.19).
- Der M. Bowen (Bowen-Darier-Dermatose) ist ein oberflächliches „beginnendes" (In-situ-) Karzinom (Abb. 13.77.20). Es kann entweder chirurgisch oder mittels Flüssigstickstoff-Kryotherapie entfernt werden. Der Eingriff wird meist von einem mit der Kryotherapie vertrauten (plastischen) Chirurgen, Otologen, Ophthalmologen oder Dermatologen durchgeführt. Die Risikobewertung und Festlegung der Nachsorge erfolgt durch die behandelnde Stelle.

Lippenkarzinom

- Ein Lippenkarzinom (epidermoides Karzinom an der Lippe) ist meist in der Unterlippe loka-

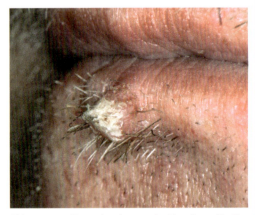

Abb. 13.77.19 Keratoakanthom an der Unterlippe. Ein Keratoakanthom ist ein rasch wachsender gutartiger Tumor. Die differenzialdiagnostische Abgrenzung zum Plattenepithelkarzinom kann schwierig sein. Das rasche Wachstum und der von einer Kruste bedeckte zentrale Hornkegel sind die charakteristischen Merkmale, die für die Diagnose „Keratoakanthom" sprechen. Photo © R. Suhonen.

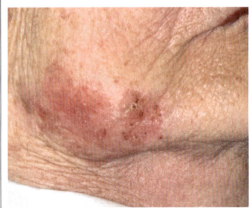

Abb. 13.77.20 Die Bowen-Krankheit (Bowen-Darier-Dermatose) ist ein intraepidermales Plattenepithelkarzinom, das entfernt werden sollte, bevor es in ein invasives Bowen-Karzinom übergeht. Heute wäre bei einer so ausgedehnten Läsion wie der hier gezeigten die Behandlung der Wahl wahrscheinlich die photodynamische Therapie. Photo © R. Suhonen.

lisiert und imponiert zunächst als Erosion oder Ulzeration, manchmal nach anfänglicher Leukoplakie.
- Ein Lippenkarzinom wird chirurgisch durch Exzision an der Tumorstelle behandelt. Der Tumor wird mit einem Rand exzidiert und die Lippe rekonstruiert.
- Bei Lippenkarzinom kommt es leicht zu einer Metastasierung in die unter der Haut liegenden Lymphknoten, die deshalb bei Nachuntersuchungen palpiert werden müssen.

Prävention von Hautkrebs
- Es gibt wenige schlüssige Hinweise auf Interventionen zur Prophylaxe von Hautkrebs. Sonnenschutzmittel können unter Umständen solare Keratosen erfolgreich verhindern ❻.

13.79 Keloid

Zielsetzungen
- Eine weitere Keloidbildung vermeiden (hat sich ein Keloid gebildet, besteht das Risiko weiterer Keloide).
- Eine Behandlung von Keloiden ist aus ästhetischen Gründen und bei funktionellen Einschränkungen indiziert. Neu gebildete Keloide sind leichter zu behandeln als solche, die schon länger bestehen.

Definition
- Ein Keloid ist eine pathologische, tumorähnliche Hautwucherung, die sich oft an Operationsnarben, Verbrennungen oder Ohrpiercings, aber auch als Folge von Akne auf dem Rumpf bildet und sich über die ursprüngliche Verletzung hinaus ausbreitet und nicht spontan regrediert.

Diagnostik
- Ein typisches Keloid ist leicht zu erkennen. Es handelt sich um eine zunächst gummiartige rote, später dunkelrote, feste, oft schmerzempfindliche Bindegewebswucherung, die von einer dünnen Haut überdeckt ist.
- Die Größe variiert stark, von sehr klein bis zur Größe einer Orange.
- Eine benigne hypertrophische Wundnarbe wird im Verlauf von 6 Monaten kleiner und weich, was beim Keloid nicht der Fall ist.
- Es besteht eine familiäre Veranlagung.

Typische Eigenschaften
- Eine überschießende Narbenbildung tritt innerhalb von 3–4 Wochen nach einer Verletzung auf, die Wucherung kann sich über Monate und Jahre fortsetzen.
- Das größte Risiko besteht bei jungen Frauen (von der Pubertät bis zu etwa 30 Jahren).
- Wundinfektionen und -spannungen vergrößern das Risiko einer Keloidbildung.
- Keloide bilden sich vor allem an den Ohrläppchen (Piercings!), am Oberkörper (vor allem über dem Brustbein), an Schultern, Kinn, Nacken und den unteren Gliedmaßen, weniger oft an den Handflächen, Fußsohlen oder der Gesichtshaut.

Indikationen für eine Behandlung
- Entstellendes Aussehen
- Einschränkung der (Haut)beweglichkeit, Druck- und Schmerzempfindlichkeit oder starker Juckreiz

Therapie
- Viel versprechende Ergebnisse werden mit der Kombination einer Flüssigstickstoff-Kryotherapie mit Kortikosteroidinjektionen erzielt ❻. Das Keloid wird mit einem Flüssigstickstoff-Spray vereist. Nach 5 Minuten wird das geschwollene Keloid mittels einer kleinen Spritze und einer dünnen Nadel mit z.B. 40 mg/ml Methylprednisolon infiltriert. Die Behandlung wird 1–2 × im Abstand von jeweils 6 Wochen wiederholt. Sie wird für gewöhnlich durch einen Dermatologen durchgeführt.
- Auch eine Drucktherapie kann Erfolg bringen, diese Behandlung ist jedoch mühsam und langwierig.
- In schweren Fällen ist ein Facharzt für plastische Chirurgie zu konsultieren. Eine einfache Exzision ohne z.B. einen Druckverband oder eine Silikonplatte ❻, führt für gewöhnlich zu einer Neubildung des Keloids.

13.80 Eingewachsener Zehennagel: Teilresektion der Nagelkanten und Phenolisierung

Grundregel
- Wenn Fußbäder und das Tragen von bequemem Schuhwerk nichts nützen, besteht die beste Behandlungsmethode im Kürzen und in einer Teilresektion der Nagelkante in Verbindung mit Phenolisierung. Diese Methode ist wirksamer ❹ und weniger traumatisierend als eine chirurgische Exzision.

Methoden

- Die 4 Zehennerven werden mittels 1%igem Lidocain anästhesiert.
- Mit einer Schere wird ein etwa 3–5 mm langes Stück von der Seite des Nagels abgeschnitten. Der Schnitt wird durch den proximalen Nagelrand fortgesetzt. Das abgeschnittene Nagelstück wird aus dem Nagelbett abgelöst und mittels einer Pinzette entfernt. Die gesamte proximale „Wurzel" des Nagelstücks sollte entfernt werden.
- Die resultierende Wunde ist abzutrocknen und durch einen dünnen in 80%-Phenollösung getauchten Wattetupfer abzudecken. Der Wattebausch wird auf der Wunde gedreht und für mindestens 1 Minute 2–3 × erneuert. Dabei ist darauf zu achten, dass das Phenol nicht mit der umgebenden Haut in Berührung kommt. Das Wundgebiet ist zu reinigen und das überschüssige Phenol mit einem in Kochsalzlösung getränkten Wattebausch zu entfernen oder mittels in die Wunde (ohne Nadel) eingespritzter Kochsalzlösung zu reinigen.
- Die Zehe ist zu verbinden.
- Tragen Sie dem Patienten auf, die Zehe ab dem nächsten Tag so lange 2 × täglich 10–15 Minuten lang unter fließendes Wasser zu halten, bis aus der Wunde keine Sekretion mehr auftritt.
- Eine akute Infektion um den Nagelrand stellt keine Kontraindikation für diese Form der Behandlung dar.

Therapie einer Paronychie

- Die Exzision und Phenolbehandlung eines eingewachsenen Nagels ist häufig nicht ausreichend (siehe oben).
- Ein symptomatischer Abszess sollte geöffnet und in einer desinfizierenden Lösung gebadet werden. Bei schweren Infektionen ist ein Cephalosporin oder Cloxacillin der 1. Generation indiziert.
- Ein feuchtes Arbeitsklima soll vermieden werden, wenn die Finger betroffen sind. Bei einem toxischen Ekzem empfiehlt sich die Verwendung einer Kortikosteroidsalbe oder eine Kombination eines Kortikosteroids mit einem Antimykotikum (vor allem an den Fingern).
- Raten Sie dem Patienten, bequeme Schuhe und trockene Socken zu tragen.

13.81 Pilonidalsinus (Haarnestfistel)

Allgemeines

- Bei einem Pilonidalsinus handelt es sich um eine erworbene Erkrankung an der Mittellinie der Kreuzbeinregion (Gesäßfalte). Haarfragmente, Hautschuppen und Kleiderfasern werden in das subkutane Gewebe hineingedrückt. Es gibt auch kongenitale Dermoidzysten in diesem Bereich; diese treten aber sehr selten auf.
- Zu den Risikofaktoren zählen Übergewicht, starke Behaarung und Tätigkeiten, die mit langem Sitzen verbunden sind. Die Erkrankung findet sich bevorzugt bei jungen Männern.
- Der Sinus entzündet sich leicht und bildet dann einen schmerzhaften Abszess.

Therapie

- Die Therapie eines akuten Pilonidalabszesses ist die Inzision des Abszesses neben der Mittellinie unter Lokalanästhesie.
  - Es kann auch notwendig sein, das Lokalanästhetikum subkutan oberhalb der Stelle zu verabreichen.
  - Entzündetes Granulationsgewebe, Hautnekrosen und etwaige Haare in der Wundhöhle werden mit einem scharfen Löffel entfernt und die Wundhöhle wird ausgespült.
  - Die Höhle wird mit einem schmalen Streifen eines saugfähigen Materials vollgestopft, um das restliche infektiöse Wundexsudat aufzusaugen. Für wenige Tage postoperativ muss die Höhle 2 × täglich gespült werden.
  - Nach diesem Verfahren ist es wichtig, auf peinlich genaue Hygiene zu achten, um Haare und andere Verunreinigungen von der Wunde fernzuhalten. Antibiotika werden üblicherweise nicht benötigt. Die Behandlung einer Haarnestfistel sollte niemals ausschließlich aus der Anwendung von Antibiotika bestehen.
  - Im Übrigen unterscheidet sich die lokale Wundbehandlung nicht von der anderer eitriger Wunden.
- Rezidivprävention
  - Abszessrezidive sind häufig. Die beste Prävention besteht in einer sorgfältigen lokalen Hygiene.
  - Beim Waschen sollten Haarteile und Granulationsgewebe entfernt werden.
- Tritt nach der Drainage des Abszesses ein Rezidiv auf, sollte der Patient einem Chirurgen vorgestellt werden, da für die Sanierung von Haarnestfisteln eine ganze Reihe von operativen Techniken zur Verfügung stehen.
- **Anmerkung: In Österreich wird aufgrund der häufigen Rezidive die primäre operative Sanierung durch den Chirurgen vorgezogen.**

13.83 Prävention und Behandlung von Druckgeschwüren (Dekubitus)

Stadien der Entwicklung von Druckgeschwüren

- Vor allem chronisch kranke, bettlägrige Personen sowie komatöse Patienten sind anfällig für Druckgeschwüre.
- Die Geschwüre entwickeln sich an Knochenvorsprüngen, die in den darüberliegenden Hautschichten die Durchblutung behindern.
- Das erste Anzeichen eines entstehenden Dekubitus ist eine Hyperämie. In der Folge kommt es zu einer Ablösung der Epidermis, der Bildung von Blasen und Krusten, dann zu einem nicht infizierten und eventuell zu einem infizierten Geschwür (Abb. 13.83).

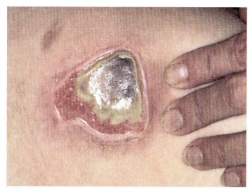

Abb. 13.83.1 Prävention ist die beste Therapie für Druckgeschwüre. Die Nekrose kann bis in tiefe Gewebsschichten hinabreichen und eine rekonstruktive Chirurgie notwendig machen. Spezielle Dekubitusmatratzen sind die beste Investition in die Gesundheit. Photo © R. Suhonen.

Klassifikation der Druckgeschwüre

- Druckgeschwüre werden je nach dem Grad der Gewebsläsion in 4 Stadien eingeteilt:
  1. nicht wegdrückbare Hautrötung, intakte Haut
  2. auf Epidermis oder Dermis beschränkter Hautdefekt
  3. tiefer Hautdefekt, der alle Hautschichten bis zum subkutanen Gewebe betrifft und bis in die darunter liegende Faszie reichen kann
  4. Hautdefekt mit Gewebedestruktion oder Nekrose, die bis in die Muskulatur, Knochen oder das Bindegewebe reicht

Erste Beurteilung

- Stadium und Ausdehnung des Geschwürs feststellen (Messung).
- Dokumentation von Fisteln, Vertiefungen, Exsudation, Nekrose, Granulationsgewebe und Epithelisierung.
- Einschätzung der Gesamtsituation wie Grundkrankheiten, Ernährungszustand, Intensität der Schmerzen und geistiger Zustand des Patienten.
  - Diabetes mellitus, beeinträchtigte periphere Durchblutung, Erkrankung des Bindegewebes, Immunschwäche, Psychosen und Depressionen sind Risikofaktoren für eine verzögerte oder mangelhafte Heilung.
  - Zur Ermittlung des Ernährungszustandes empfiehlt sich eine Messung des Serumalbumins.

Prävention

- Häufige Umlagerung des Patienten (nach Maßgabe des verfügbaren Personals in Abständen von höchstens 2 Stunden). Bei jeder Umlagerung ist auf hyperämische Hautareale zu achten.
  - Die Sakralregion ist der empfindlichste Körperbereich. Auch eine seitliche Position, die zu direktem Druck auf den Trochanter führt, ist zu vermeiden.
  - Ein zu starkes Aufrichten des Kopfes und Oberkörpers des Patienten über einen längeren Zeitraum ist zu vermeiden.
- Patienten, bei denen ein hohes Risiko besteht oder bereits ein Dekubitus vorliegt Ⓐ, sollten auf eine spezielle Dekubitusmatratze gebettet werden. Man unterscheidet dabei statische und dynamische Druckentlastungsmatratzen.
- Eine statische Druckentlastungsmatratze (d.h. bei der die Luft oder das Wasser nicht von einer Pumpe verteilt wird) reicht für jene Patienten aus, die sich selbst umdrehen können und die nicht auf Grund ihres Gewichts die Matratze auf die Unterfläche durchdrücken. Ein einfaches Wasserbett ist die beste statische Druckentlastung und hat nahezu die gleiche Wirkung wie dynamische Matratzen.
  - Prüfen Sie, ob eine Matratze geeignet ist, indem Sie die Hand unter den Patienten schieben und die Dicke der Matratze an der Stelle des größten Drucks schätzen (die Dicke sollte zumindest 2–3 cm betragen).
  - Ein Schaffell oder Ellbogen- und Fersenpolster (keine Ringkissen, die den Druck nur von einer Stelle auf eine andere verlagern) und Polster können zusätzlich helfen.
- Eine dynamische Matratze (Wechseldruckmatratze, in der die Luft oder das Wasser von einem Segment in das andere gepumpt wird) eignet sich für Patienten, die ihre Lage nicht selbst verändern können, deren Gewicht für eine statische Matratze zu hoch ist oder deren Geschwüre keine Heilungstendenz erkennen lassen.
- Eine Matratze mit niederem Luftgehalt oder eine kombinierte Luft-/Wasser-Wechseldruckmatratze Ⓐ ist in Fällen von großflächigem Dekubitus Grad 3 oder 4 indiziert.

- Optimale Hydrierung und Reinigung der Haut:
  - Bei angegriffener Haut keine Seife, sondern Emulsionen, Feuchtigkeitscremen oder sanft pflegende Lotionen für Hautfalten verwenden.
  - Intakte Haut mit milder Seife oder sauren Waschemulsionen reinigen.
  - Die Haut durch Abtupfen trocknen und Talkpuder auftragen. Sanft massieren.
  - Bei inkontinenten Patienten empfiehlt sich ein Dauerkatheter.

Therapie

- Bei Hyperämie oder oberflächlichen Hautdefekten:
  - Druckentlastung
  - adhäsive Hydrokolloidverbände
  - Reibung vermeiden
  - Luftbäder
- Bei Blasen oder Schorf:
  - Blasen nicht öffnen.
  - Den Schorf nicht entfernen, wenn das Gewebe darunter nicht schmerzt, nicht infiziert ist und es zu keiner Fluktuation und zu keinem Exsudat aus der Wunde oder dem Erythem der umgebenden Haut kommt, sondern mit einem sterilen Verband abdecken. Dies gilt vor allem für Schorfbildungen an den Fersen.
  - Druckentlastung
- Nicht infiziertes Geschwür:
  - Druckentlastung
  - Die Oberfläche des Geschwürs mit einer Desinfektionslösung reinigen (z.B. 10% Polyvidon-Jod). Die Wirksamkeit der Reinigung ist allerdings nicht eindeutig bewiesen **Ⓓ**.
  - Silbernitratzubereitungen auftragen **Ⓓ**
  - Das Geschwür mit einem Fettverband oder einem Hydrokolloidverband abdecken.
  - eventuell chirurgische Behandlung (Hauttransplantation)
- Nekrotisches Geschwür:
  - Nekrotisches Gewebe zu Beginn der Behandlung und bei jedem Verbandwechsel entfernen.
    - Die mechanische Entfernung mit einem Skalpell ist die rascheste Methode und empfiehlt sich vor allem bei großflächiger Nekrose oder wenn Infektionsgefahr besteht (Zellulitis, Sepsis).
    - Abwechselnd trockene und feuchte Verbände auflegen (nicht bei granulierenden Wunden).
    - Wenn der Patient eine mechanische Entfernung nicht verträgt und das Geschwür nicht infiziert ist, ist eine enzymatische Wundreinigung vorzunehmen. Bei infizierten Geschwüren geht ein enzymatisches Debridement zu langsam vor sich.
- Infiziertes Geschwür:
  - Mit Wasser auswaschen, am besten durch Duschen.
  - Wird beim Verbandwechsel ein übler Geruch festgestellt, Wasserstoffperoxid auf das Geschwür aufbringen und abspülen.
  - 0,1%ige Silbernitratkompressen sollten mittels Silbernitratlösungen stets feucht gehalten werden.
  - Führen Sie topische Reinigungsbehandlungen durch (mit absorbierenden Gels oder adsorbierenden Verbänden, die mit Plastikfolie oder einer mit Kochsalzlösung getränkten Kompresse abgedeckt werden können).
  - Wenn eine Infektion im benachbarten Gewebebereich vorliegt (Erysipel!), ist ein systemisches Antibiotikum zu geben.
- Es ist für entsprechende Nahrungszufuhr zu sorgen **Ⓒ**.
  - Für die Aufrechterhaltung einer positiven Stickstoffbilanz benötigt man 30–35 kcal/kg/Tag und 1,25–1,5 g Protein/kg/Tag.

13.91 Schutz der Haut vor Erfrierungen, Sonnenlicht und Austrocknung

Schutz der Haut vor Erfrierungen

- Kälteschutzcremes, auch jene mit den höchsten Fettanteilen, **können das Risiko von Erfrierungen vergrößern,** da sie die Hauttemperatur herabsetzen.
- Die äußere Schicht der Bekleidung sollte winddicht, die inneren Schichten bauschig sein und viel Raum für Luft lassen.
- Schwitzen während körperlicher Anstrengung durch Ausziehen von Kleidungsstücken vermeiden: Mehrere dünne Schichten sind besser als eine dicke.
- Kopf und Nacken vor Wind schützen.
- Wärmeschutz der Füße: Keine eng anliegenden Schuhe tragen.

Hautschutz gegen Sonneneinstrahlung

- Epidemiologische Studien haben gezeigt, dass UVB-Strahlung die Haut speziell für das Entstehen vom Basaliomen, Plattenepithelkarzinomen und solare Keratosen prädisponiert.
  - UVB ist der bedeutendste Risikofaktor für Plattenepithelkarzinome; das Basaliomrisiko ist direkt proportional zu der aufgenommenen kumulativen UVB-Strahlungsdosis.

- Wiederholte Sonnenbrände spielen bei der Entstehung von Melanomen eine größere Rolle als die kumulative Sonnenexposition.
- Lichtreflexionen von Sand, Wasser und vor allem Schnee erhöhen die UV-Strahlungsdosis. Unter Bedingungen hoher Lichtreflexion ist ein ausreichender Hautschutz vordringlich.
- Entsprechende Bekleidung und Vermeidung von Sonneneinstrahlung vor allem in den Mittagsstunden sind wichtige Sonnenschutzmaßnahmen.
- Auch Sonnenschutzcremes mit einem Sonnenschutzfaktor von 15 und darüber bieten wirksamen Schutz **B**, können aber eine ausreichende Bekleidung nicht ersetzen.

Schutz der Haut vor Austrocknung

- Bei trockener, rauer oder rissiger Haut soll stets eine Schutzcreme verwendet werden.
- Wiederholtes Anfeuchten der Haut und vor allem die Verwendung von Seife fördern das Austrocknen der Haut. Die Hände sollten nur so oft wie unbedingt nötig gewaschen werden, und Patienten mit einer Kontaktallergie sollten Schutzhandschuhe tragen.
- Hautschutz ist vor allem bei Patienten mit Atopie und Kontaktdermatitis wichtig.
- Atopiker sollten Cremes nicht nur auf jenen Hautstellen verwenden, die sich trocken anfühlen.
- Keratolytische Salben (z.B. Salicylsäure- oder Carbamidpräparate) sind bei Hautrissen an den Fußsohlen anzuwenden.

13.92 Medikamente und Lichtsensibilisierung

Definition

- Das Lichtexanthem kann eine toxische oder eine allergische Reaktion sein (Abb. 13.92).
  - Phototoxische Reaktionen sind häufiger als allergische und treten üblicherweise bereits während des ersten Behandlungszyklus mit einem bestimmten Medikament auf, vorausgesetzt, dass eine ausreichend starke Lichtexposition vorliegt.
  - Photoallergische Reaktionen treten normalerweise nach wiederholter oder langfristiger Einnahme eines Medikaments auf.

Symptome und Zeichen der Lichtsensibilisierung

- **Im Falle einer photoallergischen Reaktion** auf eine Exposition gegenüber Sonnenlicht oder

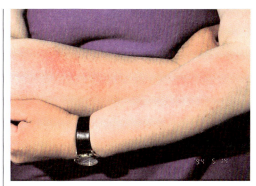

Abb. 13.82.1 Die polymorphe Lichtdermatose (Lichtekzem, Lichtexanthem, „Sonnenallergie") ist eine häufige Reaktion der Haut, deren Ursache noch nicht bekannt ist. Die sonnenexponierten Hautareale reagieren am Abend der ersten sonnigen Tage im Frühling/Sommer. Juckreiz ist das Hauptsymptom. Der Schutz der Haut durch eine geeignete Kleidung stellt die beste Prophylaxe dar. Topische Sonnenschutzmittel gegen UV-Strahlen sind nur wenig hilfreich. Photo © R. Suhonen.

Licht von Solariumlampen kann es auf der Haut zu einem erythematösen, Bläschen bildenden, exsudativen oder Urtikaria-ähnlichen Ausschlag kommen, häufig verbunden mit starkem Juckreiz.
- **Eine toxische Reaktion** gleicht in ihrer Erscheinung einem Sonnenbrand, ist klar auf die der Sonne ausgesetzten Hautstelle beschränkt und juckt kaum oder gar nicht.
- Wenn der Ausschlag an einer der Sonneneinstrahlung ausgesetzten Körperregion auftritt, ist der Patient nach den eingenommenen Medikamenten sowie nach der Verwendung von Naturheilmitteln, Hautcremen und anderen Kosmetika zu befragen. Auch Sonnenschutzmittel können Substanzen enthalten, die zu Photosensitivität führen.
- Psoralene enthaltende Pflanzen können toxische Reaktionen hervorrufen. Beispiele dafür sind Pflanzen der Familie Heracleum (z.B. Herkulesstaude oder Riesenbärenklau) und Wiesenrauten (z.B. Ruta graveolens und Dictamus albus). Auch Sellerie kann photosensibilisierend wirken.

Medikamente, die eine Lichtsensibilisierung auslösen

Antibiotika

- Tetracycline, Doxycyclin
- Isoniazid
- Quinolone, z.B. Norfloxacin, Ofloxacin, Ciprofloxacin, Levofloxacin, Moxifloxacin, Sparfloxacin
- Sulfonamide, Trimethoprim/Sulphamethoxazol

Neuroleptika und Antidepressiva
- Chlorpromazin (mehr als andere Neuroleptika)
- Promazin, Levomepromazin
- Perphenazin
- Fluphenazin

Kardiovaskuläre Medikamente
- Thiazid-Diuretika
- Furosemid
- Chinidin
- Amiodaron

NSAR
- Piroxicam
- Tenoxicam

Dermatologische Präparate
- Isotretinoin
- Acitretin

Topische Produkte
- Teerprodukte
- Benzoylperoxid
- Tretinoin
- NSAR-hältige Gele
- Antihistamine

Produkte auf Kräuterbasis
- Balearen-Johanniskraut

Andere Medikamente
- Trizyklische Antidepressiva, Sulfonylharnstoff bei Diabetes, neurologische Medikamente: Amantadin, Phenytoin, Carbamazepin, und zytotoxische Medikamente: Fluorouracil, Methotrexat, Vinblastin, führen ebenfalls zu einer Photosensibilisierung.

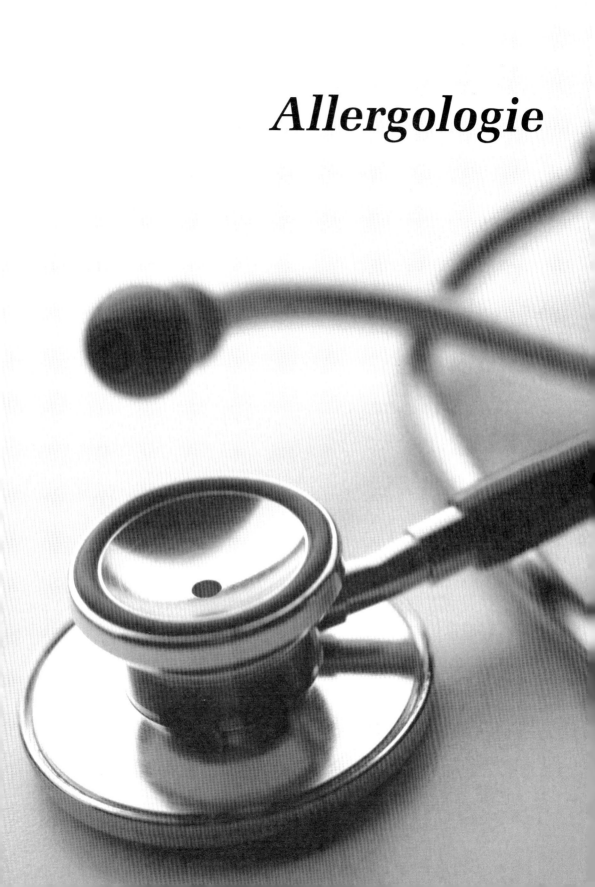

Allergologie

14.01 Anaphylaxie

Zielsetzungen

- Bei Verdacht auf eine anaphylaktische Reaktion ist so rasch wie möglich Adrenalin zu verabreichen.
  - Bei schweren Reaktionen wird Adrenalin intravenös verabreicht. Bei milden Reaktionen kann die intravenöse Verabreichung mehr Schaden als Nutzen anrichten.
- Alle Patienten, bei denen eine anaphylaktische Reaktion aufgetreten ist, werden mit Adrenalinfertigspritzen ausgestattet.
- Die Möglichkeit einer sofortigen Behandlung anaphylaktischer Reaktionen (Verfügbarkeit von Adrenalin) ist überall dort vorzusehen, wo Impfungen, Allergietests oder Röntgenuntersuchungen mit Kontrastmittel vorgenommen werden.
- Bei milderen Verlaufsformen kann Adrenalin auch intramuskulär verabreicht werden.

Ätiologie

- Theoretisch kann jedes Nahrungsmittel (bzw. jeder Wirkstoff) eine Anaphylaxie auslösen.
- Arzneimittel und Impfstoffe:
  - Antibiotika (besonders Penicillin, Sulfonamide)
  - Analgetika (NSAR und Morphine)
  - ACE-Hemmer
- Insektenstiche:
  - Wespen, Bienen, Mücken
- Schlangenbisse (17.25)
- Nahrungsmittel:
  - Nüsse (Walnüsse und Erdnüsse), Fisch, Schalentiere, Sellerie, Kiwi, Eier, Milch
- Röntgenkontrastmittel, Blutprodukte, bei Untersuchungen und für therapeutische Zwecke verwendete, allergene Produkte
- Naturkautschuk (Latex) (14.05):
  - Handschuhe, Katheter, Kondome, Ballons
- Körperliche Bewegung (als seltenes Phänomen nach Konsum von Weizenprodukten und anschließender körperlicher Anstrengung), Schütteln, Kälte
- Viele der betroffenen Patienten sind Atopiker.

Klinisches Erscheinungsbild

- Je rascher die Symptome auftreten und an Schwere zunehmen, desto bedrohlicher ist die Reaktion.
- Primäre Symptome:
  - Erythem, Hautbrennen, Kribbeln oder Juckreiz
  - Tachykardie
  - beengtes Gefühl im Rachen und in der Brust, Husten
  - eventuell Übelkeit und Erbrechen

Tabelle 14.01 **Verabreichung von Adrenalin bei Anaphylaxie**

Gewicht des Patienten	Adrenalindosis (1:1000 = 1 mg/ml)
5 kg	0,05 ml
10 kg	0,1 ml
15 kg	0,15 ml
20 kg	0,2 ml
50 kg	0,5 ml
80 kg	0,8 ml

- Sekundäre Symptome:
  - Schwellung der Haut (vor allem Augenlider und Lippen) und der Schleimhäute (Angioödem)
  - Urtikaria
  - Glottisödem, Heiserkeit, Stridor, **Hustenanfälle**
  - Bauchschmerzen, Übelkeit, Erbrechen, Diarrhö
  - Hypotonie, Schwitzen, Blässe
  - in schweren Fällen Laryngospasmus, Schock, Atem- und Herzstillstand

Differenzialdiagnostik

- Akuter Asthmaanfall:
  - keine Hautsymptome
  - Blutdruck normal oder erhöht
  - entwickelt sich im Laufe von mehreren Tagen
- Bewusstlosigkeit:
  - keine Haut- oder Atemsymptome
  - Bradykardie
- Hereditäres angioneurotisches Ödem (HANE) (14.10):
  - keine Urtikaria
  - Adrenalin wirkt nicht!
- Andere Schockformen, Pulmonalembolie, Aspiration, Atemwegsobstruktion

Therapie

- Allergenzufuhr sofort stoppen!

1. Adrenalin

- Adrenalin intramuskulär 1:1000 (1 mg/ml) 0,5 ml für Erwachsene in den lateralen Oberschenkel injiziert (Tabelle 14.01).
- Die Adrenalininjektion kann nach 5 (–15) Minuten wiederholt werden; mehr als ein Drittel der Patienten benötigen mehrere Dosen.
- Adrenalin 1:10.000 (0,1 mg/ml) 1–5 ml kann einem erwachsenen Patienten in tiefem Schockzustand langsam (in 5–10 Minuten) intravenös verabreicht werden; bei Kindern 0,3–1,0 ml. Kann wiederholt werden.
- Wenn ein venöser Zugang nicht gelegt werden kann, ist die intratracheale Verabreichung von Adrenalin über den Endotrachealtubus (1:10.000 5 ml oder 1:1000 0,5 ml) möglich.

2. Allgemeine Maßnahmen

- Der Patient soll mit erhöhtem Oberkörper gelagert werden (flach mit erhöhten Beinen, falls er hypoton ist).
- Es ist sicherzustellen, dass der Patient unbehindert atmen kann. Falls verfügbar, Sauerstoff zuführen.
- Dem Patienten soll intravenös Flüssigkeit in Form von Ringer-Lösung oder physiologischer Kochsalzlösung zugeführt werden. Bei einem hypotensiven Erwachsenen sollen 500–1000 ml in der ersten Stunde gegeben werden, bei einem hypotensiven Kind 10–20 ml/kg KG über 15 bis 30 Minuten.

3. Intravenöse Kortikosteroide

- Für Erwachsene Methylprednisolon 80–250 mg, für Kinder 2 mg/kg Körpergewicht intravenös. Als Alternative kann Prednisolon in einer Dosierung von 250–1000 mg bei Erwachsenen und 10 mg/kg Körpergewicht bei Kindern intravenös verabreicht werden. Die Gesamtdosis für ein Kind darf die Erwachsenendosis nicht überschreiten.
- Der Wirkungseintritt ist langsam.
- Predniso(lo)n oral über 3–5 Tage als ergänzende Therapie, beginnend bei 30–50 mg am 1. Tag.

4. Beta-2-Sympathomimetika

- Kortikosteroide und Adrenalin sind zur Behandlung von Bronchospasmen geeignet. Es soll auch das Inhalationspräparat eingesetzt werden, das der Patient normalerweise bei Asthmaanfällen verwendet, z.B. Salbutamol 5–10 mg mittels Vernebler.

5. Antihistaminika

- Hauptsächlich für auf die Haut limitierte Reaktionen **D**
- Promethazin
  - 25–50 mg i.m. oder verdünnt in 10–20 ml langsam i.v.
  - Orale Antihistaminika können in den nächsten Tagen in der Nachsorge gegeben werden.
- Als Alternative Hydroxyzin
  - für Erwachsene 25–50 mg
  - für Kinder eine Lösung mit 2 mg/ml (unter 1 Jahr 2,5 ml, 1–5 Jahre 5 ml, 6–10 Jahre 10 ml
- Oral, z.B. Hydroxyzin (für Erwachsene 25–50 mg) oder Dimetinden, Cetirizin, Loratadin (auch für Kinder verfügbar)
- Intramuskulär, z.B. Promethazin 25–50 mg, als Alternative

6. Nachbeobachtung

- Der Patient ist zur Nachbeobachtung ins Krankenhaus einzuweisen. Die meisten Patienten erholen sich rasch, obwohl immer die Möglichkeit eines Rezidivs besteht (bei bis zu 20% der Patienten innerhalb von 3 Tagen).

Langzeitbetreuung

- Die Patienten sollten eine Adrenalinfertigspritze zur Selbstanwendung im Falle einer Anaphylaxie bei sich tragen. Der Patient und seine Familienmitglieder sind im Gebrauch dieser Einmalspritze zur intramuskulären Verabreichung von Adrenalin zu unterweisen.
- Die Patienten sollen dazu angehalten werden, einen Allergiepass oder eine Notfallkarte bei sich zu tragen, besonders wenn sie schon wiederholte anaphylaktische Reaktionen erlitten haben.
- Bei Wespen- und Bienenallergie erfolgt die spezifische Immuntherapie durch den Allergologen.
- Der Patient sollte zu Hause nicht mit möglicherweise allergenen Nahrungsmitteln experimentieren.

14.02 Untersuchungen bei Atopie

Auswahl und Zeitpunkt der Untersuchungen

- Die Erhebung einer genauen Anamnese ist die beste Untersuchungsmethode bei Allergikern.
- Behandeln Sie den Patienten und nicht die Testergebnisse.
- **Pricktests** sind für alle Altersgruppen als grundlegende Methode zu betrachten.
- Die Bestimmung des **Gesamt-IgE-Spiegels** im Blut weist als Methode eine zu geringe Sensitivität auf und ist meist von geringem Nutzen. Ein normaler Spiegel schließt eine Allergie nicht aus, während ein hoher Spiegel eine Tendenz

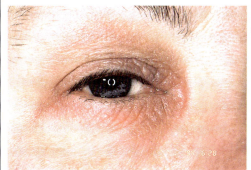

Abb. 14.2.1 Atopische Dermatitis in der Augenlidregion. Allein aufgrund des klinischen Bilds ist noch keine Aussage über die allfällige Verursachung durch allergene Feinstäube (z.B. Hautschuppen und Haare von Katzen oder Hunden) möglich. Die Behandlung umfasst niedrig dosierte topische Corticoide, Emollientien und die Eliminierung potenzieller Allergene. Photo © R. Suhonen.

zur Atopie vermuten lässt. Hinweise auf das Allergen sind daraus jedoch nicht abzuleiten.
- Tests zur Bestimmung von **IgE gegen häufige Inhalationsallergene** eignen sich zur Feststellung einer Atopieneigung. Ein positives Ergebnis ist ein Hinweis auf eine Überempfindlichkeit und rechtfertigt gegebenenfalls Untersuchungen auf spezifische Allergene.
- Ein Screening auf Nahrungsmittelüberempfindlichkeit sollte nicht erfolgen.
- Allergie = Nachweis der immunologischen Sensibilisierung + klinische Symptome.

Rhinitis
- Bei eindeutiger saisonaler Rhinitis (durch Pollen verursacht) sind allergologische Untersuchungen nicht unbedingt erforderlich.

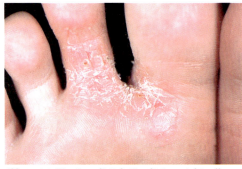

Abb. 14.2.2 Eine interdigitale Hautläsion wird in aller Regel von einem Dermatophyten verursacht. In diesem Fall jedoch leidet der junge Patient an einer atopischen Dermatitis im Zehenzwischenraum 1/2, wo in der Regel eine Pilzinfektion lokalisiert ist. Photo © R. Suhonen.

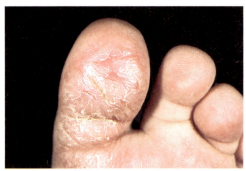

Abb. 14.2.3 Der „atopische Winterfuß", die juvenile plantare Dermatose, betrifft häufig Knaben im Schulalter bis zur Pubertät. Die Haut der Kontaktoberfläche der Füße (und Finger) zeigt fallweise Irritationen, Abschuppungen und häufig schmerzhafte Risse. Die Ansicht, dass es sich hier um eine Form der Kontaktallergie handelt, wird nach wie vor sehr kontroversiell diskutiert. Es kommt immer wieder vor, dass der atopische Winterfuß nach einigen Jahren spontan ausheilt, was für eine Kontaktallergie nicht typisch wäre. In Erwartung einer solchen Spontanheilung wird man topische Corticosteroide und Emollientien einsetzen. Photo © R. Suhonen.

- Bei persistierender Rhinitis kann die Untersuchung auf ein spezifisches Allergen mit nachfolgender Elimination desselben sinnvoll sein.
- Die IgE-vermittelte Sensibilisierung ist zu verifizieren, wenn eine spezifische Immuntherapie in Betracht gezogen wird.

Asthma
- Die Anamneseerhebung der Allergien ist von entscheidender Bedeutung. In den meisten Fällen ist eine Standardserie von Hauttests auf relevante Inhalationsallergene ausreichend.
- Eine übertriebene Elimination von Allergenen erweist sich selten als zielführend. So hat sich zum Beispiel herausgestellt, dass Bettfedern im Wesentlichen unbedenklich sind.
- Anleitungen zur Vermeidung von Allergenen sind individuell auf Grund einer verifizierten Sensibilisierung bzw. von Allergien zu erteilen.

Ekzem
- Ein ausgedehntes atopisches Ekzem sowie Ekzeme perioral und periokulär bzw. in der Analfalte lassen bei Kindern eine Allergie vermuten, insbesondere wenn der Patient auch gastrointestinale oder respiratorische Symptome zeigt. Ausgedehnte Testserien (z.B. Pricktests) sind zu vermeiden (Abb. 14.2.1 und 14.2.2).
- Der so genannte „atopische Winterfuß" (Dermatitis plantaris sicca) (Abb. 14.2.3) ist meist nicht allergiebedingt.
- Bei Erwachsenen mit ausgedehntem oder in Abständen wiederkehrendem, atopischem Ekzem sind Untersuchungen indiziert.
- Wenn das Ekzem im Sommer abheilt, handelt es sich mit großer Wahrscheinlichkeit nicht um eine Nahrungsmittelallergie.
- Untersuchungen auf Nahrungsmittelallergie: siehe 31.42.
- Indikationen für die Durchführung von Pricktests bei Hauterkrankungen und Absetzen von Antihistaminika: siehe 13.05.

14.03 Arzneimittelüberempfindlichkeit

Allgemeines
- Eine Überempfindlichkeit gegenüber Arzneimitteln äußert sich meist in Form von Hautreaktionen, aber auch andere Organe, wie Lunge, Nieren, Leber und Knochenmark, können betroffen sein. Besonders schwere Hautreaktionen können mit Fieber und generalisierten Symptomen einhergehen.
- Durch Arzneimittel hervorgerufene Ausschläge sind klinisch unspezifisch. Ähnliche Ausschläge können auch andere Ursachen haben, z.B.

verschiedene Infektionen. Wenn die Reaktion fälschlicherweise einem Arzneimittel zugeschrieben wurde, wird dem Patienten das fragliche Arzneimittel später aus Angst vor einer neuerlichen Reaktion unnötigerweise vorenthalten.
- Eine allergische Reaktion kann jederzeit wieder hervorgerufen werden, wobei sich die Reaktion bei neuerlicher Verwendung des Arzneimittels oft von Mal zu Mal verstärkt.
- Manchmal bedarf es eines externen Faktors, z.B. Lichtenergie, um die Reaktion auszulösen.
- Nur aufgrund der klinischen Erscheinung lässt sich der auslösende Wirkstoff oft nicht identifizieren (13.01). Dasselbe Arzneimittel kann unterschiedliche Hautreaktionen hervorrufen; ebenso ist es möglich, dass morphologisch ähnliche Ausschläge auf ganz unterschiedliche Arzneimittel zurückzuführen sind.
- Exantheme und Urtikaria sind die häufigsten Formen von Arzneimittelausschlägen. Seltener treten Erythema multiforme, Stevens-Johnson-Syndrom, toxische epidermale Nekrolyse (Lyell-Syndrom), ekzematische Reaktionen, Erythrodermie, d.h. Dermatitis exfoliativa, lichenoide Reaktionen, Lupus erythematodes-artige Reaktionen – Erythema nodosum und photoallergische oder phototoxische Reaktionen auf.
- Zusammenfassend ist festzustellen, dass Arzneimittel nahezu jede Art von Exanthem hervorrufen können, wobei das klinische Bild verschiedene morphologische Merkmale typischer Hautreaktionen aufweisen kann.
- Topische Anwendung auf der Haut löst eine Allergie vom verzögerten Typ aus, die sich klinisch als Kontaktdermatitis(-ekzem) manifestiert. Bei bereits erfolgter topischer Sensibilisierung, z.B. durch Neomycin- oder Gentamycinsalbe, kann nach systemischer Anwendung des gleichen oder eines verwandten Arzneimittels ein ekzematöses Exanthem, eine so genannte systemische Kontaktdermatitis, auftreten.

Auslösende Arzneimittel

- Die häufigsten Ursachen sind Antibiotika (insbesondere Sulfonamide und Penicilline), nicht steroidale Antirheumatika und auf das Zentralnervensystem wirkende Arzneimittel (vor allem Phenytoin und Carbamazepin) (Abb. 14.3.1).
- Sulfonamide und Trimethoprim lösen die meisten der schweren Arzneimittelreaktionen aus (Stevens-Johnson- und Lyell-Syndrom).
- Die Serumkrankheit simulierende Symptome werden vor allem durch Penicillin, Acetylsalicylsäure (ASS), Streptomycin und Sulfonamide ausgelöst.
- Die verschiedenen Penicilline kreuzreagieren meist miteinander. In geschätzten 10% der Fälle kommt es zu einer Kreuzreaktion zwischen Cephalosporinen und Penicillinen.

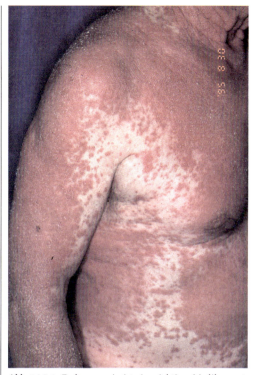

Abb. 14.3.1 Carbamazepin ist ein wichtiges Medikament, welches aber ein Arzneimittelexanthem auslösen kann. Trotz der oft floriden Manifestationen klingt der Ausschlag nach der Gabe von oralen Corticosteroiden rasch ab, vorausgesetzt, dass das für die Arzneimittelunverträglichkeit verantwortliche Medikament abgesetzt wurde. Photo © R. Suhonen.

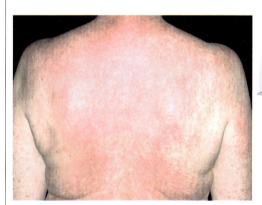

Abb. 14.3.2 Eine allergische Reaktion auf eine orale Arzneimittelanwendung manifestiert sich häufig als Exanthem. Aus dem Ausschlag allein lassen sich noch keine Schlussfolgerungen auf den spezifischen Auslöser ziehen. Photo © R. Suhonen.

Exantheme

- Die häufigste Art eines Arzneimittelausschlags (Abb. 14.3.2)
- Nahezu jedes Arzneimittel kann Exantheme hervorrufen. Am häufigsten werden diese durch Antibiotika (insbesondere Penicilline und Sulfonamide) sowie durch Antikonvulsiva wie Phenytoin, Carbamazepin, Oxcarbazepin und Lamotrigin ausgelöst.

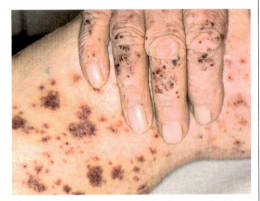

Abb. 14.3.3 Die leukozytoklastische Hypersensibilitätsvaskulitis (Vasculitis allergica) ist eine mit Purpura und oberflächlichen Hautnekrosen assoziierte Entzündung der kleinsten Gefäße. Die meisten Läsionen zeigen sich an den unteren Extremitäten; in diesem Fall sind auch die Finger betroffen. Eine Infektion oder Arzneimittel können die Symptome auslösen, aber in den meisten Fällen bleibt die Ätiologie unbekannt. Photo © R. Suhonen.

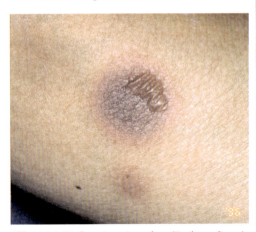

Abb. 14.3.4 Ein fixes Arzneiexanthem (Erythema fixum) kann bullös sein und nach dem Abheilen eine braune Pigmentierung zurücklassen. Es werden sowohl solitäre als auch multifokale Läsionen gesehen. In diesem Fall war die auslösende Medikation ein phenazonsalizylathaltiger Wirkstoff, also der am häufigsten vorkommende einschlägige Verursacher. Bei jedem erneuten Kontakt mit dem Medikament kommt es unweigerlich nach ein paar Stunden wieder zu juckenden Hautveränderungen. Photo © R. Suhonen.

- Die klinischen Symptome sind sehr unterschiedlich. Das Exanthem kann erythematös oder makulopapulös sein und später zu großen roten ödamatösen Bereichen konfluieren.
- Tritt meist symmetrisch auf beiden Körperseiten auf.
- Durch Viren und andere Mikroben verursachte Infektionen können ebenfalls Exantheme auslösen.
- Masern, Röteln, Windpocken und Scharlach sind Beispiele exanthemischer Erkrankungen.
- In Verbindung mit einer akuten Mononukleose rufen Ampicilline ein Exanthem hervor. Der Entstehungsmechanismus ist nicht bekannt.

Sofortreaktionen

- Allergische Reaktionen vom Soforttyp (Typ I) sind IgE-Antikörper-vermittelt. Die Mehrzahl der Sofortreaktionen sind jedoch pseudoallergischer Art, d.h. die Transmitter werden ohne immunologischem Mechanismus freigesetzt. So können Arzneimittel z.B. die direkte Ausschüttung von Histamin aus Mastzellen ohne vorherige immunologische Reaktion bewirken. Die klinischen Symptome sind ähnlich, aber die Unterscheidung ist für die Diagnostik wesentlich.
- Im Gegensatz zu echten allergischen Reaktionen können pseudoallergische Reaktionen nicht reproduziert werden.
- Pseudoallergische Arzneimittelreaktionen können z.B. durch nicht steroidale Antirheumatika, Codein, Opiate, Hydralazin, Chinin und Röntgen-Kontrastmittel ausgelöst werden. Durch Muskelrelaxantien und andere anästhesierende Wirkstoffe ausgelöste anaphylaktoide Reaktionen sowie durch ACE-Hemmer verursachte Angioödeme sind Beispiele pseudoallergischer Reaktionen.
- Eine allergische Reaktion vom Soforttyp kann auch während einer Operation durch den Naturlatex in chirurgischen Handschuhen oder das in Hautdesinfektionsmitteln enthaltene Chlorhexidin ausgelöst werden.
- Eine Soforttypreaktion in Verbindung mit einer Lokalanästhesie kann sogar durch vasovagalen Kollaps verursacht werden.

Urtikaria

- Die häufigsten Ursachen sind Penicilline und verwandte Antibiotika (allergische und pseudoallergische Reaktionen) sowie ASS und verwandte Substanzen (pseudoallergische Reaktionen).
- Eine Urticaria kann auch durch andere Faktoren (z.B. virale Infekte) sowie verschiedene pathologische Mechanismen ausgelöst werden.
- Typisch sind leicht erhabene, erythematöse oder blasse, juckende Quaddeln. Diese können inner-

halb weniger Stunden auftreten, verschwinden und an einer anderen Stelle wieder auftauchen.

Angioödem

- Das Angioödem ist eine tiefere Entzündung der Haut. Es kann in Verbindung mit Urtikaria oder auch isoliert auftreten. Häufig werden Lippen, Augenlider und Finger befallen. In schweren Fällen ist auch die Kehlkopfschleimhaut betroffen (anaphylaktische Reaktionen).

Vaskulitis

- Purpura und Hautläsionen können durch eine Vasculitis leucocytoclastica (Abb. 14.3.3) verursacht werden.

Anaphylaktischer Schock

- Siehe 14.01.

Fixes Arzneimittelexanthem

- Die einzige Hautreaktion, die ausschließlich durch Arzneimittelüberempfindlichkeit ausgelöst wird.
- Die häufigsten Auslöser sind Sulfonamide, Trimethoprim, Tetracykline, Carbamazepin und früher auch Barbiturate. Phenazonsalicylathaltige Antipyretika und Analgetika sind häufige Ursachen des fixen Arzneiexanthems. In einigen Ländern wurden diese Produkte bereits vom Markt genommen.
- Ein runder, klar abgegrenzter und meist intensiv roter Fleck, der sich zu einer Blase entwickeln kann (Abb. 14.3.4)
- Ein oder mehrere Flecken, die am ganzen Körper, auch auf den Schleimhäuten, auftreten können.
- Auf die Flecken folgt meist eine braune Pigmentierung, die manchmal monatelang sichtbar bleibt.
- Tritt bei neuerlicher Verabreichung des auslösenden Arzneimittels an denselben Stellen wieder auf.
- Wenn das Arzneimittel weiterverwendet wird, breiten sich die Flecken auch an bis dahin nicht betroffenen Stellen aus.

Diagnostik

- Auf Grund der Anamnese und des klinischen Verlaufs.
- Andere Untersuchungsmethoden sind in den meisten Fällen nicht verfügbar.

Anamnese

- Handelt es sich wirklich um eine Arzneimittelreaktion? Oft wird ein Analgetikum oder Antibiotikum als Ursache des Exanthems bzw. der Urtikaria vermutet, während die tatsächliche Ursache die Infektion selbst war, zu deren Behandlung das Arzneimittel eingesetzt wurde.
- Welches der vom Patienten verwendeten Arzneimittel kommt als Ursache in Frage? Nur gelegentlich eingenommene Arzneimittel werden oft übersehen, daher unbedingt danach fragen.
- Wie sieht das Exanthem aus? Nur wenige Arzneimittel, wie z.B. ASS und Penicillin, werden im Allgemeinen mit einer spezifischen Hautreaktion (Urtikaria) in Verbindung gebracht.
- Trat die Reaktion schon einmal auf? Oft stößt man erst auf die Ursache, wenn das gleiche Arzneimittel spontan wiederum eine ähnliche Reaktion hervorruft.
- Zeitlicher Verlauf? Wenn zuvor keine Exposition stattgefunden hat, kann die allergische Reaktion nach einer Latenzzeit von mehreren Tagen oder auch erst nach einer 2-wöchigen medikamentösen Therapie auftreten. Bei neuerlicher Verwendung des Arzneimittels tritt die Reaktion meist rascher auf – gewöhnlich innerhalb von 24 Stunden – und ist oft schwerer.
- Ausschaltung der Ursache? Das verdächtige Arzneimittel abzusetzen, erleichtert die Diagnose. Meist verschwindet der Ausschlag, sobald das verursachende Arzneimittel abgesetzt wird.

Expositionstest

- Ein oraler Provokationstest ist die verlässlichste diagnostische Methode.
- Wird nach völligem Ausheilen der Reaktion, frühestens nach 1–2 Monaten, durchgeführt.
- Das als Ursache vermutete Arzneimittel wird oral in einer individuell gewählten Testdosis verabreicht, die signifikant unter der therapeutischen Dosis liegt. Tritt keine Reaktion auf, kann der Test mit einer bis auf das normale therapeutische Niveau erhöhten Dosis wiederholt werden. Ziel ist es, ein Wiederauftreten der Reaktion in leichter Form auszulösen.
- Der Test sollte in einem kontrollierten Umfeld, unter Aufsicht eines Spezialisten, durchgeführt werden, da stets das Risiko einer unerwartet schweren Reaktion besteht.
- Mit dem Test sollte am Morgen begonnen werden, wobei Hautsymptome, Puls, Blutdruck und andere klinische Symptome des Patienten in 1-stündigen Abständen bis zum Abend zu kontrollieren sind. Die empfohlene Beobachtungszeit beträgt 24 Stunden, aber die Symptome treten in den meisten Fällen schon innerhalb weniger Stunden auf.
- Expositionstests sind langwierig, teuer und potenziell gefährlich; daher sind die Indikationen vor Durchführung des Tests sorgfältig zu prüfen. Die Exposition ist anzuraten, wenn der Patient das Arzneimittel in der Zukunft wirklich benötigt oder der Verdacht auf mehrfache Arzneimit-

telallergie besteht und die Ermittlung eines geeigneten Antibiotikums schwierig ist.
- Absolute Kontraindikationen sind anaphylaktische Reaktionen, schwere, lebensbedrohende Hautreaktionen, hämatologische Funktionsstörungen und systemische LE-Reaktionen (Lupus erythematodes).

Andere Untersuchungen
- Nur in seltenen Fällen verfügbar.
- Routinemäßige Laboruntersuchungen sind bei reinen Hautreaktionen von keinerlei Nutzen.
- Bei Soforttyp-Allergien erfolgt die Untersuchung üblicherweise durch Pricktests und durch spezifische IgE-Antikörper-Bestimmung im Serum (RAST). Die meisten Soforttyp-Reaktionen sind jedoch pseudoallergisch und daher mittels dieser Methoden nicht zu untersuchen. Außerdem ist ungewiss, ob eine pseudoallergische Reaktion durch einen Expositionstest reproduziert werden kann.
- Bei IgE-vermittelter Arzneimittelallergie sind Pricktests und IgE-Antikörper-Bestimmungen im Serum (RAST) meist nur für Penicilline (Penicillin G und Penicillin V) sowie für manche hochmolekulare Arzneimittel, z.B. ACTH und Insuline, verfügbar.
- Pricktests mit Arzneimitteln sollten auf Grund der Gefahr von anaphylaktischen Reaktionen nur an dermatologischen/allergologischen Einrichtungen durchgeführt werden. Penicillin-Pricktests sind im Allgemeinen etwas verlässlicher als Blutuntersuchungen. Pricktests werden manchmal auch zur Untersuchung von Sofortreaktionen auf Lokalanästhetika und auf Medikamente, die zur Vollnarkose eingesetzt werden, angewandt. Der Verdacht der Allergie bestätigt sich nur selten, da die meisten Reaktionen pseudoallergisch sind.
- Intrakutantests (Intradermaltests) werden ebenfalls gelegentlich zum Austesten von Allergien vom Soforttyp und vom verzögerten Typ eingesetzt.
- Epikutantests werden zur Untersuchung von durch systemische Arzneimittel ausgelösten Reaktionen nicht routinemäßig angewandt. Sie eignen sich hingegen zur Bestimmung zellvermittelter Allergien vom Spättyp (z.B. Kontaktdermatitis).

Therapie
- Der erste Schritt besteht darin, das als Ursache der Allergie vermutete Arzneimittel (vorzugsweise alle Arzneimittel) abzusetzen.
- Bei leichten Exanthemen ist meist das Absetzen des Arzneimittels als Therapie ausreichend. Bei Bedarf können eine Kortikosteroidsalbe oder orale Steroide verabreicht werden.
- Urticarielle Reaktionen werden mit oralen Antihistaminika behandelt. Zögern Sie nicht, hohe Dosen zu verschreiben. Bei Bedarf werden Kortikosteroide oral verabreicht.
- Anaphylaktische Reaktionen, siehe 14.01.
- Bei anhaltenden, schweren Reaktionen mit generalisierten Symptomen ist eine Behandlung mit oralen Kortikosteroiden erforderlich. Die stationäre Einweisung ist zu erwägen.
- Bei Reaktionen schwersten Grades, die mit einer Epidermiolyse verbunden sind, ist eine intensivmedizinische Versorgung erforderlich.

Weitere Verwendung von Arzneimitteln
- Sobald die Ursache der Reaktion verifiziert ist (typischer klinischer Verlauf, Rezidive, positiver Expositionstest), darf der Patient das Arzneimittel nicht mehr verwenden.
- Unklare Fälle sind individuell zu entscheiden, wobei stets die Art und Schwere der Reaktion zu berücksichtigen ist.
- Es kann vorkommen, dass ein Patient über eine Arzneimittelallergie berichtet, als Symptome aber Kopfschmerzen, Diarrhö oder Magen-Darm-Beschwerden angibt. In diesem Fall kann das Arzneimittel weiter verwendet werden.
- Wenn die Reaktion in Form eines Exanthems aufgetreten ist, kann das Arzneimittel mit Vorsicht ein weiteres Mal verwendet werden, ist jedoch bei neuerlichem Auftreten einer Hautreaktion oder bei Fieber sofort abzusetzen.
- Arzneimittelausschläge werden oft falsch diagnostiziert; dies hat zur Folge, dass ein Arzneimittel unnötigerweise abgesetzt wird. Bei rezidivierenden Reaktionen besteht das Risiko, dass sie schwerer ausfallen als die ursprüngliche Reaktion. So kann sich aus einer Urtikaria eine Anaphylaxie und aus einem Exanthem eine Serumkrankheit oder eine pseudolymphomartige Reaktion entwickeln.
- Bei Sofortreaktionen ist die nochmalige Verabreichung des gleichen Arzneimittels nicht zu vertreten. Wenn die Möglichkeit zur Durchführung von Serum-IgE-Antikörpertests besteht (Penicilline, bis 1–6 Monate nach der Reaktion), sollte diese genutzt werden. Ein positives Ergebnis bestätigt die Diagnose. Ist der Test negativ, können Pricktests oder eine Provokation mit dem Arzneimittel erwogen werden. Bei starkem Allergieverdacht ist ein Pricktest einer Arzneimittelprovokation vorzuziehen.
- Nach schweren hämatologischen oder pulmonalen Reaktionen sollte das fragliche Arzneimittel nicht wieder verwendet werden.

Hinweise und Meldungen
- Ein Hinweis auf die Allergie, einschließlich einer genauen Beschreibung der Reaktion und

des Zeitpunktes ihres Auftretens, ist an deutlich sichtbarer Stelle in der Patientenakte anzubringen.
- Der Patient sollte für den eigenen Gebrauch über eine schriftliche Aufzeichnung der Arzneimittelallergie verfügen.
- Ob eine Meldung der Reaktion an die Behörden zu erfolgen hat, hängt von den örtlich geltenden Bestimmungen ab. Jedenfalls sind nur verifizierte Allergien und schwere Reaktionen zu melden.

14.04 Lebensmittelzusätze und Überempfindlichkeit

- In der Lebensmittelindustrie werden chemische Zusätze zur Verbesserung der Verarbeitbarkeit, zur Geschmacks- und Aromaverstärkung, zur Modifizierung von Farbe und Textur bzw. zur Verlängerung der Haltbarkeit von Lebensmitteln eingesetzt. Es handelt sich dabei um natürliche oder naturnahe Produkte. Die Verwendung von Zusätzen ist gesetzlich geregelt. Alle Zusatzstoffe, die bekannterweise unerwünschte Wirkungen auslösen können, sind ebenso wie alle anderen Zutaten auf der Etikettierung namentlich oder in Form von E-Nummern anzuführen. Viele alkoholische Getränke enthalten Sulfite, die jedoch nicht angeführt werden.
- Die Verwendung synthetischer Azofarbstoffe in Lebensmitteln war früher in einigen europäischen Ländern auf Grund von Hinweisen auf deren schädliche Wirkungen verboten. 1996 wurde ihr Einsatz im Rahmen von EU-Richtlinien wieder zugelassen. Manche Azofarbstoffe sind auch in pharmazeutischen Produkten enthalten.

Epidemiologie

- Eine Überempfindlichkeit gegenüber Lebensmittelzusätzen ist nur selten zu beobachten. In einer europäischen Studie wurde die Prävalenz auf 0,01–0,23 % geschätzt. Es besteht kein Unterschied zwischen Personen mit und ohne Atopie.

Symptome

- Sofortreaktionen innerhalb von Minuten oder Spätreaktionen nach mehreren Stunden
- Urtikaria
- Flush
- Mund- oder Rachenödem
- Rhinitis, Asthma
- Übelkeit
- Anaphylaktischer Schock, siehe 14.01
- Verschlechterung bei atopischem Ekzem
- Purpura allergica

Untersuchungen

- Der diesen unerwünschten Reaktionen zugrunde liegende Mechanismus ist nicht bekannt. Im Falle eines immunologischen, IgE-vermittelten Mechanismus fallen die Ergebnisse von Pricktests positiv aus, wie manchmal bei Personen mit Sulfitallergie zu beobachten ist.
- Die Entstehungsgeschichte der Symptome und der vermutete Zusammenhang mit kurz davor verzehrten Lebensmitteln ist wichtig.
- Die Diagnose wird vom Spezialisten durch Doppelblind-Expositionsprobe bestätigt. Ist dies nicht möglich, so ist der Patient anzuweisen, durch genaue Beachtung der auf der Etikettierung angegebenen Zutaten, Lebensmittel mit dem vermutlich für die Reaktion verantwortlichen Zusatzstoff zu meiden.

Die häufigsten, als Ursache von Unverträglichkeitssymptomen in Frage kommenden Zusatzstoffe und deren Verwendung in Lebensmitteln

- **Benzoesäure und Benzoate** (E210–219): Preiselbeeren, Marmelade, Gewürzpaste, Suppenwürfel mit Fisch-, Fleisch- oder Gemüsemischungen, konservierter und gewürzter Fisch, Pilze und Gurken, Räucherfisch, Limonaden, Süßigkeiten mit weichem Kern und Schokolade.
- **Sulfitsäure und Sulfit** (E220–228): Wein und Bier, Trockenfrüchte, Pilze und Gemüse, industriell geschälte Kartoffeln, Konservierungsmittel, Marmeladen, Säfte, Limonaden, Meerrettichpaste, Senfsauce, Essig. Sulfite verdampfen beim Kochen.
- **Glutaminsäure und L-Glutamate** (E620–625): In der chinesischen Küche häufig verwendetes Aromasalz, enthalten in Würsten, konserviertem Fleisch, Gewürzmischungen.
  - Es gibt definitv Menschen, die Glutamat nicht vertragen. Aber eine Assoziation mit den Symptomen konnte in wissenschaftlichen Studien noch nicht demonstriert werden. Es wurde über einzelne Fälle berichtet, in denen Probanden, die Glutamat ausgesetzt wurden, schwere angioödematöse Reaktionen entwickelten, die der Behandlung auf einer Intensivstation bedurften.
- **Tartrazin und andere Azofarbstoffe:** Süßigkeiten, Limonaden, süßes Gebäck. Es besteht eine Kreuzreaktivität zwischen Azofarbstoffen und einer Überempfindlichkeit gegenüber ASS und anderen nicht steroiden Antirheumatika. Patienten mit ASS-Allergie können meist Paracetamol einnehmen, sollten jedoch schmerzstillende heiße oder kalte Trinkzubereitungen meiden, da diese oft Azofarbstoffe enthalten. Das in alkoholischen Getränken enthaltene Karmin (Echtes

Karmin, E120) kann eine anaphylaktische Reaktion oder andere allergische Symptome auslösen, deren IgE-vermittelter Mechanismus im Pricktest oder in der RAST-Probe zu Tage tritt.
- Nahrungsmittelzusätze sollten überempfindliche Patienten nach Möglichkeit meiden. Es sollten keine Konservierungsmittel verwendet werden, vom Verzehr von Limonaden, Süßigkeiten und zubereiteten Lebensmitteln ist abzuraten; zum Kochen sind nur Lebensmittel ohne Zusatzstoffe zu verwenden.

14.05 Latexallergie

Zielsetzung

- Der Verdacht auf Latexallergie besteht bei Patienten oder bei Beschäftigten in Gesundheitberufen, wenn nach Kontakt mit Gummihandschuhen, Kondomen, Ballons, Babyschnullern oder mit Gummi bestückten Instrumenten Symptome auftreten.

Ätiologie und Epidemiologie

- Bei der Latexallergie handelt es sich um eine Sofortreaktion (Typ I) auf die Proteine des Gummibaums. Eine verzögerte Reaktion (Typ IV) auf dem Naturkautschuk beigemischte Chemikalien bezeichnet man als Gummiallergie.
- Etwa 0,1% der Gesamtbevölkerung und 3–10% der Beschäftigten im Gesundheitswesen leiden an einer Latexallergie.

Faktoren, die eine allergische Reaktion auslösen

- Operations-, Untersuchungs- oder Haushaltshandschuhe
- Katheter
- Ballons für Röntgenuntersuchungen (z.B. Bariumeinlauf)
- Manometrieballons (z.B. für Untersuchungen der Speiseröhre)
- Kofferdam in der Zahnmedizin
- Gummiteile des Blutdruckmessgeräts und des Schlauch-Stethoskops, wobei das Allergen über die Hände auf das Gesicht gelangen kann
- Luftballons und Gummispielzeug
- Babyschnuller
- Kondome
- Gummibänder
- Inkubationsschläuche
- Narkosemasken

Symptome

- Lokale oder generalisierte Urtikaria, Juckreiz
- Handekzem
- Konjunktivitis
- Rhinitis
- Asthma
- Anaphylaktische Reaktion

Risikogruppen

- Meist Personen mit Atopie oder Handekzem
- Wiederholt (insbesondere im Kindesalter) operierte Patienten (z.B. Spina-bifida-Patienten)
- Beschäftigte im Gesundheitswesen, insbesondere Ärzte und Operationsschwestern, Zahnärzte, Krankenschwestern
- Benutzer von Haushaltshandschuhen
- An Lebensmittelallergien leidende Kleinkinder
- Die schwersten Reaktionen werden meist durch direkten Schleimhautkontakt mit Naturgummilatex während einer Operation, einer Entbindung oder verschiedenen Untersuchungen ausgelöst. Bei Ekzemen ist auch Hautkontakt gefährlich.
- Jeder Patient, der auf eine Operation vorbereitet wird, ist über eventuell bei Kontakt mit Gummihandschuhen, Kondomen oder Luftballons aufgetretene Symptome zu befragen.

Kreuzreaktionen mit Bananen und anderem Obst

- Bei Personen mit Naturgummilatexallergie wurden Kreuzreaktionen mit Obst und Gemüse (Bananen, Avocados, Kiwis, rohen Kartoffeln) beobachtet. Die Patienten sind daher über eventuelle Symptome zu befragen.

Diagnose

- Aufgrund von Pricktests.
- Der RAST-Test zeigt eine geringere Spezifizität und Empfindlichkeit.
- Expositionstests (Haut, Lunge) werden in Allergieambulatorien durchgeführt.

Therapie und Prophylaxe

- Naturgummilatexhaltige Produkte sind zu meiden.
  - Alle Beschäftigten eines Bereichs sollten hypoallergene Handschuhe verwenden, da Latexallergene über kontaminiertes Handschuhpuder in die Atemluft gelangen.
  - Allergische Beschäftigte können hypoallergene Operations- und Untersuchungshandschuhe verwenden, sofern keine Symptome auftreten; anderenfalls sind Handschuhe ohne Latex oder aus Vinyl zu verwenden.
- Bei der Behandlung von Patienten mit Latexallergie sind latexfreie Handschuhe zu verwenden.

14.09 Allergenspezifische Immuntherapie

Grundregeln

- Die allergenspezifische Immuntherapie zeigt eine gute Wirkung bei allergischer Rhinitis und bei Insektengiftallergie, sowohl bei Erwachsenen als auch bei Kindern.
- Die allergenspezifische Immuntherapie kommt auch bei allergischem Asthma als Teil der antiinflammatorischen Behandlung zur Anwendung, mit guten Ergebnissen bei Kindern und Erwachsenen.

Allgemeines

- Die allergenspezifische Immuntherapie ist die kausale Therapie bei folgenden IgE-vermittelten Krankheitsbildern:
  - allergische Rhinitis und Konjunktivitis
  - allergisches Asthma
  - Insektengiftallergie
- Während der allergenspezifischen Immuntherapie klingt die allergische Entzündung in den Zielorganen ab.
- Bei Insektengiftallergie (Allergie gegen das Gift von Bienen, Wespen, Hornissen etc.) vermindert eine allergenspezifische Immuntherapie die Anzahl der lebensbedrohlichen Reaktionen.
- Die Therapie erstreckt sich meist über 3(–5) Jahre.
- Die Therapie wirkt bei 80–90 % der Patienten, wobei die Wirkung mehrere Jahre (nach jüngsten Studien 10 Jahre) nach Beendigung der Behandlung anhält.
- Die Entscheidung zur Einleitung der Therapie wird von einem Spezialisten, vorzugsweise einem Allergologen, getroffen.

Vor Beginn einer allergenspezifischen Immuntherapie abzuklärende Voraussetzungen

- Die Symptome des Patienten sind erwiesenermaßen durch eine IgE-vermittelte Allergie (allergische Rhinokonjunktivitis) bedingt.
- Durch Elimination und Vermeidung von Allergenen sowie durch medikamentöse Behandlung konnten die Symptome nicht beseitigt werden.
- Die allergische Erkrankung befindet sich in einem frühen Stadium. (Bei Kindern mit Pollenallergie sinkt das Risiko der Entstehung von Asthma, wenn mit der allergenspezifischen Immuntherapie früh genug begonnen wird.)
- Es bestehen keine Kontraindikationen gegen die Anwendung der Therapie.
- Es steht ausgebildetes Personal für die Durchführung der Behandlung und die Nachbetreuung zur Verfügung.
- Der Patient wurde über die Dauer der Behandlung, die damit verbundenen Einschränkungen und mögliche Nebenwirkungen informiert und hat den Wunsch, sich der Therapie zu unterziehen. Dies gewährleistet eine verbesserte Compliance.

Indikationen

- Insektengiftallergie
- Allergische Rhinokonjunktivitis, hervorgerufen durch:
  - Pollen
  - Hausstaubmilben
  - Tiere/Haustiere (in besonderen Fällen)
- Asthma **A**:
  - Pollen
  - Hausstaubmilben
  - Tiere/Haustiere (in besonderen Fällen)
- Schimmelpilzallergie (nicht indiziert bei Symptomen, die bei Bewohnern von Häusern mit Wasserschäden auftreten, da es sich bei diesen meist um Irritationssymptome handelt)
- Berufsbedingte Allergien:
  - Tiere
- Die Wirkung der Therapie bei Pollen-, Tier- und Hausstaubmilbenallergien ist gut. Bei Insektengiftallergien stellt die allergenspezifische Immuntherapie die einzig wirksame kausale Therapie dar. Asthma selbst ist kaum nur ausschließlich durch allergenspezifische Immuntherapie behandelbar.

Kontraindikationen

- Andere immunologische oder maligne Erkrankungen
- Schwere Herzerkrankungen oder Erkrankungen der Atmungsorgane
- Ständige Einnahme oraler Kortikosteroide (über 10 mg Prednisolon oder eines vergleichbaren Steroids pro Tag)
- Alter unter fünf Jahren
- Schwangerschaft und Stillzeit
- Gleichzeitige Behandlung mit Betablockern

Praktische Aspekte

- Die Behandlung erfolgt das ganze Jahr über durch Verabreichung subkutaner Injektionen von mit Aluminiumhydroxyd gebundenen Allergenextrakten mit Depotwirkung.
- Während der Aufdosierungsphase wird die Injektionsdosis alle 1–2 Wochen erhöht. Nach Ende der Aufdosierung kann die Behandlung an einem anderen Ort fortgesetzt werden, jedoch stets in Zusammenarbeit mit der medizinischen Einrichtung, an der sie begonnen wurde.
- In der Erhaltungsphase werden die Injektionen meist alle 6 (4–8) Wochen verabreicht.

- Die Erhaltungsdosis ist individuell verschieden (die höchste vom Patienten vertragene Dosis), übersteigt jedoch nie die vom Hersteller des Allergenextrakts empfohlene Menge (die Nebenwirkungen nehmen zu, nicht jedoch die Wirkung).
- Die jeweils nächste Dosis hängt von der Reaktion auf die vorhergehende Injektion und den Symptomen des Patienten ab.
- Während der Pollenflugzeit hängt die Dosis des Allergenextrakts von den Symptomen des Patienten ab. Genaue Anweisungen sind von den Allergenextraktherstellern erhältlich.

Vorsichtsmaßnahmen

- Eine Notfallausrüstung für die Behandlung anaphylaktischer Reaktionen muss einsatzbereit sein.
- Ein Arzt sollte in der betreffenden medizinischen Einrichtung stets anwesend sein.
- Der Patient ist vor der Verabreichung der Injektion über eventuelle Reaktionen nach dem letzten Besuch zu befragen.
- Nach der Injektion sollte der Patient mindestens 30 Minuten lang unter Beobachtung bleiben.
- Patienten unter 15 Jahren müssen von einem Erwachsenen begleitet werden.
- Intensive körperliche Anstrengung und Alkoholkonsum nach der Injektion sind zu meiden.

Sublinguale Immuntherapie

- Die sublinguale Immuntherapie mit Pollenextrakten aus Wiesenlieschgras ist bei Personen über 18 sicher und wirksam.
- Indikationen und Kontraindikationen sind die gleichen wie für die subkutane Immuntherapie.
- Die erste Lyotablette wird an der Einrichtung verabreicht, die die Indikation gestellt hat. Die meisten Patienten empfinden Juckreiz an den Schleimhäuten, der rasch vergeht.
- Die Therapie wird zuhause mit der Einnahme von einer Tablette täglich fortgeführt. Die erforderliche Therapiedauer ist 3 Jahre. 1 × im Jahr sollte die betreuende Einrichtung aufgesucht werden.

Behandlungsbedingte Reaktionen

- Manche Reaktionen gehören zum normalen Verlauf der Behandlung: lokale Rötung und Schwellung.
- Die Dosierung des Extrakts wird jedes Mal aufgrund der Schwellreaktion geschätzt (ein deutlich abgegrenzter Knoten, der mit dem Finger ertastet und in seiner Größe beurteilt werden kann, im Gegensatz zu einer möglicherweise durch den Einstich verursachten Hautschwellung!).
- Generalisierte Reaktionen (Urtikaria, Asthma, Müdigkeit, generalisierte allergische Reaktion) können auftreten.

Behandlung allergischer Reaktionen

Lokalreaktionen
Siehe Tabelle 14.09.1.

Leichte Allgemeinreaktionen
Siehe Tabelle 14.09.2.

Mäßige Allgemeinreaktionen
Siehe Tabellen 14.09.3 und 14.09.4.

Schwere Allgemeinreaktionen
Siehe Tabelle 14.09.5.

Tabelle 14.09.1

Symptome	leicht	mittel	schwer
Kinder Erwachsene	< 5 cm < 8 cm	5–7 cm 8–12 cm	7 cm 12 cm
Lokaltherapie	keine	Kühlende Umschläge	Abbinden der Extremität oberhalb der Injektionsstelle Um- und Unterspritzen der Injektionsstelle mit 0,3–0,5 ml Adrenalin 1:1000 s.c., ggf. wiederholen Antihistaminika- oder Kortikosteroidsalben lokal
Allgemeintherapie	keine	Antihistaminikum p.o.	Antihistaminika p.o., wenn erforderlich, i.v. 60 min genau beobachten!
Bei Kindern ist die Dosis entsprechend Alter und Körpergewicht zu reduzieren.			

Tabelle 14.09.2

Symptome	Augenjucken, Husten, leichte Urtikaria
Therapie	Antihistaminika oral oder parenteral

Tabelle 14.09.3.

Symptome	Generalisierte Urtikaria, Quincke-Ödem
Therapie	Lagerung des Patienten auf einer harten Unterlage
	Flügelkanüle i.v. legen und fixieren
	Ständige Blutdruck- und Pulsüberwachung
	Staubinde proximal zur Injektionsstelle anlegen
	Um- und Unterspritzen der Injektionsstelle mit 0,3–0,5 ml Adrenalin 1:1000 s.c., ggf. wiederholen
	Antihistaminika p.o. oder i.v.
	Kortikosteroide p.o. oder i.v. (250 mg Prednisolon oder Äquivalente) (Achtung, es dauert ca. 15 min bis zum Wirkungseintritt)
Bei Kindern ist die Dosis entsprechend Alter und Körpergewicht zu reduzieren.	

Tabelle 14.09.4.

Symptome	Asthma bronchiale
Therapie	Milde bis mäßige asthmatische Reaktion:
	Inhalation eines Bronchodilatators und/oder
	langsame i.v. Injektion von Theophyllin
	Schwere bronchiale Obstruktion:
	Adrenalin-Ampulle (1 mg/ml) 0,3–0,5 mg tief s.c. oder im
	β-2-Agonist i.v. langsam und/oder
	Theophyllin langsam i.v. (15 min)
	Vorsicht bei Pat. unter Theophyllin-Dauertherapie
Bei Kindern ist die Dosis entsprechend Alter und Körpergewicht zu reduzieren.	

Tabelle 14.09.5.

Symptome	Anaphylaktischer Schock, sehr selten, aber u.U. innerhalb von Sekunden nach Injektion.
	Alarmsymptome: Brennen, Jucken, Hitzegefühl auf und unter der Zunge, im Rachen und besonders in Handtellern und Fußsohlen; Urtikaria oder universelle Hautrötung, akuter allergischer Kreislaufschock.
Therapie	Vordringliche und lebensrettende Maßnahmen
	Adrenalin 1:1000: 1ml m. 9 ml phys. NaCl-Lösung verdünnen: davon je nach Blutdrucksituation 0,3–0,5 ml sehr langsam i.v. injizieren (fraktionierte Dosen von 0,1 ml), u.U. nach 5–15 min wiederholen
	Antihistaminika i.v.
	Wasserlösliche Kortikosteroide in hoher Dosierung i.v. (250–1000 mg Prednisolon)
	Reihenfolge 1–3 beachten!
	Bei protrahierter Verlaufsform Volumensubstitution
	Sauerstoffzufuhr 5–10 l über Nasensonde
	Ständige Blutdruck- und Pulskontrolle
Bei Kindern ist die Dosis entsprechend Alter und Körpergewicht zu reduzieren.	

Follow-up

- Die Wirksamkeit der Therapie sollte mindestens 1 × jährlich von dem Arzt, der die Behandlung eingeleitet hat, beurteilt werden.
- Diese Beurteilung erfolgt auf Grund der allergischen Symptome und des Bedarfs des Patienten an zusätzlichen Medikamenten.
- Eine neue Methode zur Beurteilung der Wirksamkeit ist die so genannte VAS-Evaluierung (visuelle Analogskala). Der Patient gibt jährlich seine eigene Einschätzung der Wirksamkeit an Hand der visuellen Analogskala ab. Die Evaluierung beruht auf Symptomveränderungen und Bedarf an Medikamenten während der Behandlung.

14.10 Hereditäres Angioödem (HAE) und durch ACE-Hemmer induziertes Angioödem

Zielsetzungen

- An ein hereditäres Angioödem ist im Rahmen der Differenzialdiagnose einer anaphylaktischen Reaktion zu denken bei
  - anfallsartigem Haut- und Schleimhautödem,
  - Bauchschmerzanfällen,
  - Kopfschmerzanfällen,
  - hereditärem Angioödem in der Familienanamnese.
- Ein Angioödem kann als mögliche Nebenwirkung von ACE-Hemmern auftreten.

Hereditäres Angioödem

Definition

- Das hereditäre Angioödem (HAE) ist eine seltene Erkrankung mit autosomal-dominantem Erbgang. Ursache des Angioödems ist ein Mangel oder eine Fehlfunktion des C1-Inhibitors (C1-IHN) des Komplementsystems.
- Hauptverursacher der Symptome ist Bradykinin, dessen Bildung normalerweise von C1-INH verhindert wird.
- Es wurde früher als HANE (hereditäres angioneurotisches Ödem) bezeichnet.

Symptome

- Es findet sich typischerweise ein episodisch auftretendes, nach 2–5 Tagen wieder abklingendes Haut- und Schleimhautödem. Das Ödem kann mit einem Erythem einhergehen, während Urtikaria, Pruritus und Schmerzen nicht typisch sind für diese Erkrankung.
- Die durch Schwellung der Darmschleimhaut verursachten Bauchschmerzattacken stellen manchmal das einzige Symptom dar. Erbrechen und Diarrhö können auftreten.
- Wird der Patient wegen der Abdominalschmerzen operiert, zeigen sich ein ödematöser Darm und große Aszitesmengen.
- Bei bis zu 50 % der Patienten kann als erstes Krankheitssymptom ein Kehlkopfödem auftreten. Dieses kann lebensbedrohlich sein.
- Harnverhalten

- Kopfschmerzen
- Anfälle können durch Traumata, Hautverletzungen, psychischen Stress, Menstruation, Ovulation und Pharyngitis ausgelöst werden. ACE-Hemmer und Östrogene können ebenfalls einen Anfall triggern (ausschließlich gestagenhaltige Kontrazeptiva können verwendet werden). Zahnmedizinische Behandlungen und operative Eingriffe in der Kopfregion können ein Kehlkopfödem hervorrufen. Auslösende Faktoren sind oft nicht zu identifizieren.
- Die Symptome können im Kindesalter, bei Jugendlichen und bei Erwachsenen auftreten. Bei älteren oder betagten Menschen auftretende Symptome weisen auf ein erworbenes Angioödem (AAE) oder ein Angioödem in Verbindung mit ACE-Hemmern hin.

Diagnostik
- **Anamnese:** Hat der Patient über ähnliche Beschwerden in der Vergangenheit berichtet? Gibt es in der Familienanamnese ähnliche Symptome? Bei einem Drittel der Patienten tritt die Störung zum ersten Mal in der Familie auf. Die Möglichkeit eines hereditären Angioödems ist daher bei einer negativen Familienanamnese nicht auszuschließen.
- **Laboruntersuchungen:** C1-Inhibitor-Konzentration, biochemische C1-Inhibitor-Funktion sowie C3 und C4. Die Bestimmung der C1-Inhibitor-Konzentration allein ist für die Diagnose bzw. den Ausschluss der Erkrankung nicht ausreichend.
- Bei HAE Typ I (etwa 85 % aller HAE-Patienten) sind die Antigenspiegel und die biochemische Funktion des C1-INH sowie die Konzentration von C4 vermindert. Die Konzentration von C3 liegt im Normbereich.
- Bei HAE Typ II (etwa 15 % aller HAE-Patienten) sind die Antigenspiegel von C1-INH normal oder erhöht, während die biochemische Funktion deutlich vermindert ist. Die Konzentration von C4 ist verringert, die Konzentration von C3 jedoch normal.
- HAE Typ III wurde erst vor kurzem beschrieben. Die Krankheit tritt nur bei Frauen auf; die C1-INH-Werte sind normal.
- Bei erworbenem C1-Inhibitor-Mangel (erworbenes Angioödem, AAE) treten die Symptome meist in der Lebensmitte oder später auf. Manche Patienten leiden an B-Zell-Lymphom, Krebs oder einer Autoimmunkrankheit, während andere C1-INH-Antikörper aufweisen. Die C1-INH- und C4-Werte sind vermindert. Im Gegensatz zu HAE ist der C1q-Wert vermindert.
- Da es sich um eine äußerst seltene Erkrankung handelt, ist nach der Erstuntersuchung die Überweisung zu einem Facharzt gerechtfertigt.

Differenzialdiagnose: Anaphylaxie oder hereditäres Angioödem?
- Die Unterscheidung zwischen einem durch anaphylaktische Reaktion verursachtem Hautödem und einem Hautödem als Symptom eines hereditären Angioödems ist klinisch nicht möglich.
- Eine Urtikaria ist oft in Verbindung mit einer anaphylaktischen Reaktion, nicht jedoch bei hereditären Angioödem zu beobachten.
- Während des Anfalls oder auch 1–2 Tage davor zeigen sich bei manchen Angioödempatienten rosarote, nicht juckende, ringförmige Flecken.
- Die anaphylaktische Reaktion ist eine systemische Reaktion, während beim hereditären Angioödem die lebensbedrohenden Symptome durch Rachen- oder Kehlkopfödem verursacht werden: als erstes Symptom tritt Heiserkeit auf, in der Folge kann der Patient nicht mehr sprechen und droht zu ersticken.
- Adrenalin ist effektiv beim anaphylaktischen Schock. Die Erfolge beim HAE sind nur mäßig.

Behandlung eines Anfalls
- Leichtes Ödem, insbesondere Gelenksödem: Tranexamsäure 1,5 g 3 × täglich
- Schweres Ödem, insbesondere in der Kopf- und Halsregion, oder schwere Abdominalschmerzen:
  - C1-Esterase-Inhibitor-Konzentrat (Cetor 500 IE, CLB, Niederlande) 1000–2000 Einheiten als Infusion.
  - Wenn C1-Esterase-Inhibitor nicht verfügbar ist, kann frisches gefrorenes Plasma verabreicht werden (4–6 Einheiten, je nach Reaktion).
  - Methylprednisolon (40–)80 mg ist intravenös zu verabreichen, da manche Patienten auch atopisch sind.
  - Der Patient ist ins Krankenhaus einzuweisen, und es sind Vorbereitungen für eine eventuelle Intubation zu treffen.

Prophylaxe
- Wenn der Patient wiederholt schwere Angioödemanfälle mit Kehlkopfödem erleidet, ist prophylaktisch eine medikamentöse Behandlung mit anabolen Steroiden (Stanozolol oder Danazol) zu beginnen. Stanozolol ist nicht in allen Ländern erhältlich, und Danazol ist für diese Indikation nicht überall zugelassen. Danazol ist anfänglich in einer Dosis von 400 mg pro Tag zu verabreichen, die je nach Ansprechen auf 50–200 mg pro Tag verringert wird. Danazol ist für Kinder und schwangere Frauen nicht geeignet.
- Tranexamsäure (0,5–1 g 3 × täglich) steht als Alternative zur Prophylaxe zur Verfügung.
- Vor zahnmedizinischen oder anderen chirurgischen Eingriffen ist eine Kurzzeitprophylaxe

erforderlich, wobei Tranexamsäure 2 Tage (Dosis siehe oben) bzw. Danazol 5 Tage lang (Dosis 600 mg pro Tag) vor dem Eingriff und für weitere 3 Tage danach zu verabreichen ist.

Durch ACE-Hemmer verursachtes Angioödem

- Mit zunehmender Verwendung von ACE-Hemmern ist auch diese Nebenwirkung öfter zu beobachten. 0,1–5% der Patienten, die ACE-Hemmer einnehmen, bekommen ein Angioödem. Angiotensin-II-Rezeptorblocker können eine ähnliche Reaktion hervorrufen.
- Gesicht, Rachen und Kehlkopf sind am häufigsten von Gewebsödemen betroffen. Der ätiologische Mechanismus beruht auf der durch ACE-Hemmer vermittelten Akkumulation von Bradykinin im Körper; C1-INH ist ebenfalls ein wirksamer Regulator des Bradykininsystems.
- Ein Rachenödem ist mit Adrenalin und intravenösen Kortikosteroiden zu behandeln (Dosierung siehe 14.01).
- In lebensbedrohlichen Situationen kann auch C1-Esterase-Inhibitor-Konzentrat (Cetor 500 IE, CLB, Niederlande) verabreicht werden (1000 Einheiten als Infusion).

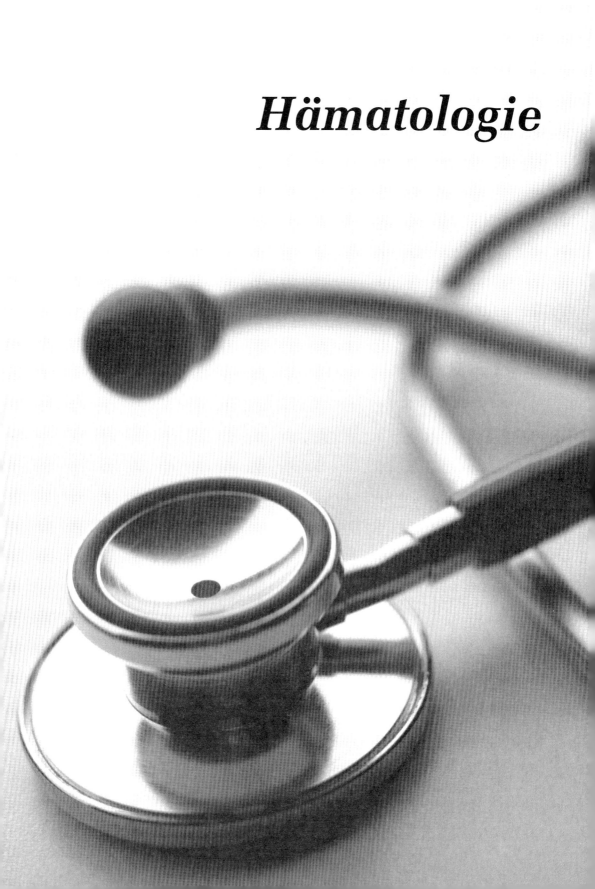

Hämatologie

15.01 Knochenmark-untersuchung

Grundregeln

- Eine Knochenmarkuntersuchung, die ohne großen instrumentellen und finanziellen Aufwand ambulant durchgeführt werden kann, ist zur Bestätigung bzw. zum Ausschluss hämatologischer Malignome erforderlich.
- Es wird empfohlen, gleichzeitig eine Blutausstrichuntersuchung durchzuführen. Dank der Entwicklung von biochemischen Untersuchungsmethoden hat die Knochenmarkuntersuchung bei Eisenmangelanämie als zentrale Untersuchungsmethode an Bedeutung verloren. In unklaren Fällen und bei Verdacht auf eine hämatologische Erkrankung ist sie allerdings nach wie vor angezeigt. In Situationen nach erfolgloser Punktion und Aspiration ist unbedingt eine Knochentrepanation erforderlich; diese kann auch in anderen Situationen sinnvoll sein.

Zielsetzung

- Die Knochenmarkaspiration spielt in der Abklärung von hämatologischen Erkrankungen eine zentrale Rolle und ist in manchen Fällen die einzige Methode, die eine richtige Diagnosestellung gewährleistet. Außerdem können bei einem negativen Befund viele Blutkrankheiten definitiv ausgeschlossen werden. Eine Knochenmarkuntersuchung kann darüber hinaus in manchen Fällen von prognostischem Wert sein, dient aber auch, etwa bei einer Chemotherapie, zur Überprüfung der Reaktion des Leukämiepatienten auf die Behandlung.
- Manche Erkrankungen können im Wesentlichen oder ausschließlich durch eine Knochenmarkuntersuchung diagnostiziert werden. Dazu gehören megaloblastische Anämien (15.24), Leukämien (15.45), myelodysplastische Syndrome (15.48), multiple Myelome (15.46), Waldenström-Makroglobulinämie (15.47), Knochenmarkmetastasen und eine Reihe von Speicherkrankheiten.
- Die Untersuchung von Knochenmarkaspiraten dient auch der Vervollständigung des Bildes bei einigen anderen Erkrankungen, wie bei aplastischer Anämie, Agranulozytose, idiopathischer thrombozytopenischer Purpura und Hypersplenismus.

Spezifische Situationen (Aspiration)

- Anämie unklarer Ursache
- Thrombozytopenie unklarer Ursache
- Leukozytopenie, Leukozytose
- Lymphadenopathie, Splenomegalie, Hepatomegalie unklarer Ursache
- Fieber unbekannter Ursache
- (Verdacht auf) Knochenmarkschädigung durch:
  - hämatologische Malignome
  - metastasierende Malignome
- Nachsorge nach Chemotherapie
- Lymphomstaging
- Lokalisierte Knochenschmerzen
- Metabolische Osteopathien

Spezifische Situationen (Trepanation)

Notwendig

- Kein aspiriertes Knochenmark:
  - „trockene (erfolglose) Punktion"
  - aspiriertes Blut
- Myelofibrose
- Knochenmarksnekrose
- Metabolische Osteopathien
- Aplastische Anämie
- Lymphomstaging

Ratsam

- Suche nach Knochenmarkmetastasen
- Granulome:
  - Tuberkulose
  - Sarkoidose

Punktion und Trepanation

- Die üblichen Punktionsstellen für die Aspirationsbiopsie sind beim Erwachsenen Sternum und Darmbeinkamm.
- Trepanationsproben werden meist dem posterioren Anteil des Darmbeinkamms entnommen.
- Bei Kleinkindern, von der Geburt bis zum Ende des 1. (2.) Lebensjahres, empfiehlt sich als Punktionsstelle die mediale Partie an der Grenze zwischen dem mittleren und oberen Drittel der Tibia, bei älteren Kindern ist der hintere Anteil des Darmbeinkamms der Ort der Wahl. Dieser kann auch bei Kindern unter 2 Jahren als Punktionsstelle gewählt werden.

Interpretation

- Für eine erfolgreiche Knochenmarkuntersuchung ist eine enge Zusammenarbeit zwischen Kliniker und befundendem Arzt unabdingbar.
- Dem befundenden Arzt sollten folgende Informationen zur Verfügung stehen:
  - klinische Angaben inklusive Medikation
  - Größe von Leber und Milz, Ikterus
  - Lymphknotenstatus
  - Gegenwärtiges Blutbild: Hämoglobin, Hämatokrit, MCV, MCH, Leukozytenzahl und -differenzialanalyse, Thrombozytenzahl. Bei Anämie empfiehlt sich auch die Bestimmung der Retikulozytenzahl.
- Für eine gute Zusammenarbeit ist es erforderlich, dass der untersuchende Labormediziner Eigeninitiative entfaltet und seine Ergebnisse und Schlussfolgerungen eindeutig formuliert. Wenn

eine unmittelbare Reaktion auf den Befund erforderlich ist, ist eine direkte Kontaktaufnahme unabdingbar, mit anderen Worten, der befundende Arzt muss Namen, Adresse, Telefonnummer (E-Mail-Adresse und Faxnummer) des behandelnden Klinikers kennen.

15.02 Blutausstrich

- Die absoluten normalen Referenzbereiche für verschiedene Zelltypen beim Erwachsenen finden Sie im Artikel über Leukozytose 15.04.

Begriffsbestimmung

- Der Begriff „Blutausstrich" ist mehrdeutig und nicht scharf definiert. Der Begriffsinhalt hängt von örtlichen Gegebenheiten und Vorgangsweisen ab.
  - Die Bestimmung der **Leukozytenzahl im Differenzialblutbild** erfolgt für gewöhnlich automatisiert und die manuelle Überprüfung durch einen Labortechniker beschränkt sich auf abnorme Werte. Manchmal umfasst das Differenzialblutbild auch eine Beschreibung der Erythrozytenmorphologie und eine Schätzung der Thrombozytenzahl.
  - Unter einer Bestimmung der **Blutmorphologie** versteht man die vollständige Untersuchung des Blutausstrichs durch einen Hämatologen. Dazu ist meist eine Überweisung wegen eines klinischen Problems erforderlich.

Indikationen

- Eine Blutausstrichanalyse ist zur Abklärung folgender Erkrankungen angezeigt, wenn die Ursache nicht schon auf andere Art festgestellt wurde:
  - Leukozytopenie
  - Leukozytose
  - Polyzythämie
  - Thrombozytose
  - Thrombozytopenie
  - Anämien mit Ausnahme der Eisenmangelanämie
- Die Leukozytenzahl im Differenzialblutbild und die Blutmorphologie eignen sich im Allgemeinen nicht für ein Follow-up. Für Letztere ist das weiße Blutbild oder ein spezifischerer Parameter (z.B. Retikulozyten bei Hämolyse) vorzuziehen.
- Tabelle 15.02 führt einige Krankheiten an, bei denen sowohl die Bluthämoglobinkonzentration als auch die Leukozyten- und Thrombozytenzahl normal sein können, die Bestimmung der Blutmorphologie aber die richtige Diagnosestellung erlaubt.

Tabelle 15.02 Erkrankungen, bei denen ein Blutausstrich hilfreich oder zielführend sein kann, obwohl die üblichen Parameter (Hämoglobin, Leuko- und Thrombozytenzahl, manchmal auch Differenzialblutbild) unauffällig sind:

Erkrankung	Befund
Kompensierte Hämolyse	Spherozytose, Polychromasie, Ery-Agglutination
Hereditäre Spherozytose	Spherozyten, Polychromasie
Hereditäre Elliptozytose	Elliptozyten (Ovalozyten)
Thalassämie	Hypochromasie, Target-Zellen
Sichelzell-Anämie	Sichelzellen
Myelofibrose, Knochenmarkinfiltrate	Teardrop-Zellen, leukoerythroblastisches Bild
Asplenie (nach Splenektomie, Milzinfiltration, Atrophie)	Howell-Jolly-Körper, Akanthozyten, Target-Zellen
Bleivergiftung	Basophile Tüpfelung der Erythrozyten
Früher Mangel an Vitamin B_{12} oder Folsäure	Hypersegmentierte Neutrophile
Myelom, Makroglobulinämie	Rouleaux-Bildung
DIC und mechanische Hämolyse	Fragmentierte Erythrozyten (Schistozyten)
Schwere Infektionen	Neutrophilie, grobkörnige Granulation der Neutrophilen
Infektiöse Mononukleose	Transformierte (reaktive) Lymphozyten
Manche Speicherkrankheiten	Vakuolisierte Lymphozyten
Hereditäre Anomalien mit Veränderungen bei Leukozyten und Thrombozyten	Spezifische morphologische Veränderungen bei betroffenen Zellen (z.B. Riesen-Thrombozyten bei Bernard-Soulier-Syndrom)
Agranulozytose	Neutropenie
Allergische Reaktionen	Eosinophilie
Chronisch lymphatische Leukämie	Relative Lymphozytose, zertrümmerte Lymphozyten
Haarzell-Leukämie	Haarzellen
Akute Leukämien (im Frühstadium)	Blasten

15.03 Erhöhte BSG (Blutsenkungsgeschwindigkeit)

Allgemeines
- Die BSG ist prinzipiell von der Plasmakonzentration des Fibrinogens abhängig.
- Die BSG spiegelt indirekt die Konzentration der Akut-Phase-Proteine im Plasma wider. Ihr Wert kann durch die Anzahl, Größe und Morphologie der Erythrozyten und durch die Konzentration anderer Plasmakomponenten, wie z.B. durch Immunglobuline, beeinflusst werden.
- Es ist schwierig, eine leicht erhöhte Blutsenkungsgeschwindigkeit richtig zu bewerten, vor allem bei älteren Personen. Bei asymptomatischen Personen sowie bei Patienten, deren BSG sich bis zur Nachuntersuchung nicht weiter erhöht hat, kann die Grenze, ab der eine Abklärung angezeigt ist, wesentlich höher angesetzt werden.
- Die Höhe der BSG hängt von der Aktivität der Erkrankung ab und ihre Bestimmung ist daher für das Beobachten des Krankheitsverlaufes wertvoll. Oft geht eine Erhöhung der CRP-Konzentration mit der Krankheitsaktivität zurück, während die BSG weiterhin erhöht bleibt, oft auch permanent; Grund ist eine Hypergammaglobulinämie.

Referenzwerte
- Männer
  - Alter < 50 Jahre < 15 mm/h
  - Alter > 50 Jahre < 20 mm/h
- Frauen
  - Alter < 50 Jahre < 20 mm/h
  - Alter > 50 Jahre < 30 mm/h

Eine erhöhte BSG findet sich fast immer bei folgenden Erkrankungen:
- Eine normale BSG schließt die folgenden Krankheiten im Allgemeinen aus; Erkrankungen, bei denen die BSG einen verlässlicheren Hinweis liefert als das Serum-CRP, sind mit einem Sternchen (*) bezeichnet:
  - Sepsis (mit länger als 2 Tage anhaltenden Symptomen) (1.70)
  - tiefe Abszesse, Osteomyelitis
  - systemischer Lupus erythematodes (21.41)
  - symptomatische subakute Thyreoiditis (24.32)
  - Myelom und andere Paraproteinämien (*) (15.46)
  - disseminiertes Lymphom (*) (15.44)
  - nephrotisches Syndrom (*) (10.04)

Eine erhöhte BSG findet sich oft bei folgenden Erkrankungen:
- Pyelonephritis
- Bakterielle Pneumonie (die BSG kann auch bei viraler Pneumonie erhöht sein)
- Aktive rheumatoide Arthritis und ankylosierende Spondylitis (CRP korreliert etwas besser mit der Krankheitsaktivität als die BSG)
- Systemische Bindegewebserkrankungen (*)
- Polymyalgia rheumatica und Arteriitis temporalis (in 7–20% der Patienten mit PMR bleibt die BSG normal)
- Tuberkulose (6.21)
- Morbus Crohn (8.80)
- Colitis ulcerosa (*) (8.80)
- Ausgeprägte Hyperlipidämie (*)
- Fibrosierende Alveolitis (z.B. Farmerlunge) (6.41)
- Sarkoidose (*) (6.43)
- Chronische Hepatitis (*) (9.21)
- Leberzirrhose (*) (9.22)
- Metastasierendes Malignom (*)
- Nierenkarzinom (Hypernephrom, *)
- Cholesterinembolie (*) (5.61)
- Adipositas und Schwangerschaft erhöhen die BSG

Die BSG ist bei folgenden Erkrankungen oft normal:
- Bei den meisten Malignomen, vor allem im Gastrointestinaltrakt
- Arthrosen
- Virusinfektionen
- Bei der Polyzythämie ist der BSG-Wert meist niedrig (selbst bei Krankheiten, die im Normalfall den BSG-Wert erhöhen).

Vorgehen bei Patienten mit erhöhter BSG
- Bei Vorliegen von **Symptomen** ist eine Abklärung der zugrunde liegenden Krankheit erforderlich. Die Dringlichkeit der Untersuchungen hängt von der Art der Symptome ab.
- Bei **asymptomatischen** Patienten bzw. bei geringen Symptomen ist darauf zu achten, ob die BSG-Werte – ausgehend von einem Normalwert – kontinuierlich angestiegen sind. Wenn die BSG deutlich erhöht ist (mehr als 20 mm/h über der Obergrenze), sollte eine weitere Abklärung, wie im Folgenden beschrieben, vorgenommen werden.

Anamnese
- Fragen Sie den Patienten nach:
  - Fieber
  - Verschlechterung des Allgemeinzustands
  - lokalen Symptomen (Schmerz, Druckempfindlichkeit)
  - Gelenkssymptome (vor allem morgendliche Steifigkeit) und Myalgien, einschließlich früherer Episoden
  - Stuhlgewohnheiten und -konsistenz
  - Husten, Sputum
  - Tuberkulose in der Anamnese

Untersuchungen

- Allgemeine körperliche Untersuchung, vor allem Lymphknoten, Palpation der Schilddrüse, Haut, Lunge, Abdomen, Gelenke, Zähne.
- Wenn die Anamnese keine besonderen Hinweise auf eine bestimmte Krankheit ergibt, sind folgende Untersuchungen angezeigt:
  - komplettes Blutbild (eine automatische Blutbildanalyse ist ausreichend)
  - Harnanalyse und Bakterienkultur
  - Serum-CRP
  - Serum-GPT (ALT), alkalische Phosphatase
  - Serumkreatinin
  - Serumeiweißelektrophorese (Differenzierung einer Steigerung der Gammaglobulinkonzentration in polyklonale oder monoklonale)
  - Rheumafaktor im Serum (bei Gelenkssymptomatik)
  - Thorax-, NNH-Röntgen usw. je nach klinischem Befund
  - Feinnadelbiopsien

Indikationen für eine stationäre Abklärung bei erhöhter BSG unbekannter Ursache

- Wenn der Allgemeinzustand des Patienten stark beeinträchtigt ist, sind die Untersuchungen sofort durchzuführen.
- Asymptomatische Patienten jugendlichen oder mittleren Alters sind nach Durchführung der oben angeführten Untersuchungen zu überweisen, wenn der BSG-Wert nicht sinkt. Bei Werten über 80 mm/h ist eine Abklärung dringlich.
- Bei älteren Personen entscheidet der Allgemeinzustand über den Umfang der Untersuchungen. In manchen Fällen ist nach Ausschluss einer schweren bzw. behandelbaren Erkrankung keine weitere Untersuchung erforderlich.

15.04 Leukozytose

Grundsätzliches

- Eine schwere Infektion als Ursache einer Leukozytose sollte rasch erkannt und die Therapie unverzüglich eingeleitet werden.
- Das Fehlen einer Leukozytose schließt andererseits eine schwere Infektion oder eine maligne hämatologische Erkrankung nicht aus.
- Wenn die Ursache der Leukozytose nicht offensichtlich ist, sollten zur Abklärung weiterführende Untersuchungen angeordnet werden.

Hintergrund

- Mit „Leukozytose" wird eine Vermehrung der Leukozytenzahl im Blut bezeichnet. Dies kann durch eine Erhöhung der absoluten oder relativen Menge eines oder mehrerer Leukozytentypen verursacht sein.
  - Neutrophilie
  - Lymphozytose
  - Monozytose
  - Eosinophilie
  - Basophilie
- Eine Leukozytose kann assoziiert sein mit
  - Infektionen und Entzündungen,
  - Medikamenten (z.B. Kortikosteroiden),
  - körperlichen Anstrengungen oder emotionalen Stresssituationen,
  - malignen hämatologischen Erkrankungen.

Referenzbereiche

- Siehe Tabelle 15.04.

Vorgehen

- Eine spezifische Abklärung ist nicht erforderlich, wenn Vorliegen und Ausmaß der Leukozytose im klinischen Bild ihre Erklärung finden.
- Wenn die der Leukozytose zugrunde liegende Erkrankung unbekannt ist, wird eine Leukozytendifferenzierung (Differenzialblutbild) veranlasst.

Neutrophilie

- Ist die häufigste Form einer Leukozytose.
- In der Praxis findet man eine Neutrophilie vor allem bei akuten oder chronischen bakteriellen Infektionen. Das Ausmaß der Leukozytose hängt

Tabelle 15.04 Referenzbereiche (Mittel ± 2 SA oder 95%) für Leukozytenparameter

Patienten	Leukozyten ($\times 10^9$/l)	Differenzial (%)	Absolute Anzahl ($\times 10^9$/l)
Erwachsene	3,4–8,2		
Neutrophile		35–72	1,6–6,3
Lymphozyten		18–52	1,2–3,5
Monozyten		4–12	0,2–0,8
Eosinophile		1–6	0,01–0,40
Basophile		0–1	0,00–0,09
Kinder			
Neugeborene	9,0–38,0		
1–2 Wochen	5,0–21,0		
3–4 Wochen	5,0–19,5		
1 Monate–1 Jahr	6,0–17,5		
2–6 Jahre	5,0–14,0		
7–12 Jahre	4,5–13,5		
> 12 Jahre	4,5–13,0		

Die Leukozytenzahl kann während einer Schwangerschaft, bei körperlichen Anstrengungen, psychischem Stress, nach Mahlzeiten und bei Rauchern erhöht sein. Sie ist morgens niedriger als nachmittags. Die von den verschiedenen Laboratorien angegebenen Referenzbereiche können geringfügig voneinander abweichen.

dabei vom Schweregrad und der Art der Infektion ab. Die Leukozytenzahl beträgt meist 15–30 × 10^9/l, in manchen Fällen sogar 50–80 × 10^9/l. Unreife Neutrophile (stabkernige; so genannte „Linksverschiebung") und eine grobe Granulation sind für die akute Phase typisch.
- Andere Ursachen für eine Neutrophilie sind unter anderem:
  ○ Blutungen
  ○ Trauma, chirurgischer Eingriff
  ○ Myokardinfarkt
  ○ Medikamente (z.B. Kortikosteroide), Vergiftungen
  ○ metabolische und endokrinologische Erkrankungen (Niereninsuffizienz, diabetisches Koma, Gichtattacken)
  ○ Bluterkrankungen: myeloische Leukämien (15.40), myeloproliferative Erkrankungen (15.41, 15.42)
  ○ anstrengende körperliche Betätigung
  ○ Bluttransfusion

Eosinophilie
- Sie ist relativ häufig.
- Siehe 15.06.

Lymphozytose
- Sie ist relativ häufig.
- Eine Lymphozytose findet sich im Allgemeinen im Zusammenhang mit viralen Infektionen (besonders stark ausgeprägt etwa bei Mononukleose) und gelegentlich auch bei bakteriellen Infektionen (z.B. Keuchhusten).
- Eine ausgeprägte Lymphozytose findet sich bei einer chronischen lymphozytischen Leukämie (15.43).

Monozytose
- Sie ist relativ selten.
- Eine Monozytose tritt manchmal bei chronischen Infektionen (z.B. Tuberkulose), chronischen entzündlichen Erkrankungen (z.B. rheumatoide Arthritis) und malignen hämatologischen Erkrankungen auf.

Basophilie
- Sie kommt selten vor.
- Eine Basophilie wird insbesondere in Verbindung mit einer chronischen myeloischen Leukämie (CML) gesehen (15.40).

Weiterführende Untersuchungen bei Leukozytose und bei pathologischem Differenzialblutbild

- Knochenmarkuntersuchungen (15.01) sind bei unklarer Ätiologie der Leukozytose angezeigt, vor allem wenn die Leukozytenzahl im Differenzialblutbild oder das klinische Bild auf die Möglichkeit einer malignen hämatologischen Erkrankung hinweisen.

- Der Terminus „leukämoide Reaktion" wird angewendet, wenn die Leukozytose und die Linksverschiebung stark ausgeprägt sind. Gentests werden verwendet, um eine leukämoide Reaktion von einer chronischen myeloischen Leukämie zu unterscheiden (15.40).
- Wenn die Symptome und Befunde unspezifisch sind, ist unter Umständen eine 1–2 Wochen dauernde Beobachtung, gefolgt von einer neuerlichen Bestimmung der Leukozytenzahl, die beste Vorgangsweise. Eine Leukozytose in Verbindung mit Infektionen ist bei korrekter Therapie eine vorübergehende Erscheinung. Die Behandlung zielt dabei auf die Ursache der Leukozytose ab.

15.05 Leuko(zyto)penie

Grundsätzliches

- Die Mehrzahl der weißen Blutkörperchen sind entweder Neutrophile (stabkernige und polymorphkernige Granulozyten, 35–70%) oder Lymphozyten (20–45%). Eine Leukopenie geht so gut wie immer auf eine Verminderung der Zahl der Neutrophilen (Granulozyten) zurück.
- Eine Leukopenie steht nur selten mit einer spezifischen Erkrankung in Verbindung. Sie kann bei durch ganz verschiedene Erreger ausgelösten, akuten und chronischen Infektionen ebenso auftreten wie bei angeborenen oder erworbenen Immundefekten.

Referenzwerte

- Weiße Blutkörperchen < 3,4 × 10^9/l
- Lymphopenie: Lymphozyten im Blut < 1,2 × 10^9/l
- Neutropenie: Neutrophile im Blut < 1,5–2,0 × 10^9/l
- Schweregrad der Neutropenie:
  ○ leicht: Neutrophile 1,0–1,5 × 10^9/l
  ○ mäßig schwer: Neutrophile 0,5–1,0 × 10^9/l
  ○ schwer: Neutrophile 0,5–1,5 × 10^9/l
- Agranulozytose: Ein Syndrom, das charakterisiert ist durch eine akute medikamenteninduzierte Neutropenie in Verbindung mit einer Infektion und überraschend auftritt. Der Terminus wird in der Regel nicht als Synonym für eine schwere Neutropenie verwendet.

Leukopenie und Infektionsanfälligkeit

- Eine Verminderung der Zahl der B-Lymphozyten prädisponiert den Patienten für bakterielle Infektionen, wohingegen ein Mangel an T-Lymphozyten ihn für Infektionen anfällig macht, deren Erreger Viren, bestimmte Bakterien (Mykobakterien, Salmonellen, Listeria), Pilze (Candida,

Aspergillus) und Parasiten (Toxoplasma) sein können. Bei HIV-Infektionen wird die Zahl der T-Helferzellen (CD4) überwacht, da sie als Indikator für die Infektionsanfälligkeit des Patienten dient.
- Eine Neutropenie prädisponiert den Patienten für bakterielle Infektionen. Die Infektionsanfälligkeit hängt unter anderem ab
  - vom Schweregrad der Neutropenie:
    - Neutrophile $1{,}0–1{,}5 \times 10^9/l$: Infektionsrisiko leicht erhöht
    - Neutrophile $0{,}5–1{,}5 \times 10^9/l$: signifikantes Infektionsrisiko
  - ob beim Patienten Komorbiditäten vorliegen, die das Infektionsrisiko erhöhen:
    - immunkompromittierende Erkrankung und/oder Medikation
    - Funktionsdefizit des Knochenmarks
    - Haut- und/oder Schleimhautulzerationen
- Die bakteriellen Infektionen bei einem neutropenischen Patienten können von leichten oralen Ulzerationen über Infektionen der oberen Atemwege bis zu lebensbedrohlichen Septikämien reichen.
- Da keine Neutrophilen vorhanden sind, kommt es zu keiner Eiterbildung. Die Diagnosestellung und die Lokalisierung einer Infektion können daher bei einem neutropenischen Patienten schwierig sein. Bei einer Neutropenie breitet sich eine Infektion schnell im ganzen Körper aus.
- Bakterielle Infektionen in Verbindung mit einer schweren Neutropenie sollten mit einem Breitbandantibiotikum behandelt werden, das unverzüglich nach Abnahme der Proben für die entsprechenden Laborbefunde (Blut- oder sonstige Bakterienkulturen) gegeben werden sollte. Der Einsatz von granulozytenstimulierenden Faktoren kann indiziert sein 🄰.

Ätiologie der Leukopenie

- Bei akuten Infektionen kommt es häufig zu einer Lymphopenie. Sie steht nicht mit einer spezifischen Erkrankung in Zusammenhang. Sie kann auch bei chronischen Infektionen (Tuberkulose, Histoplasmose, Brucellose) und bei angeborener oder erworbener Immunschwäche gegeben sein.

Medikamenteninduzierte Neutropenien

- Bei Erwachsenen stellen Medikamente die häufigste Ursache für akute Neutropenien dar, die in der Regel leicht und asymptomatisch sind.
- Zytostatika und einige Immunsuppressiva führen so gut wie bei allen Patienten zu Neutropenien.
- Einige Medikamente rufen nur bei einer kleinen Zahl von Patienten gelegentlich Neutropenien hervor (idiosynkratische Neutropenien).
- Eine Agranulozytose ist eine lebensbedrohliche medikamenteninduzierte Komplikation, und das relative Agranulozytoserisiko während der Einnahme von Clozapin (35.42), Thyreostatika und Sulfasalazin (und möglicherweise auch noch weiterer Wirkstoffe) ist hoch.
- Ein Medikament, das im Verdacht steht, eine Neutropenie induziert zu haben, muss sofort abgesetzt werden. Einem Patienten darf keinesfalls ein Medikament verschrieben werden, das bei ihm bereits einmal eine Agranulozytose oder schwere idiosynkratische Neutropenie ausgelöst hat.

Mit Infektionen assoziierte Neutropenien

- Neben Medikamenten stellen Infektionen die häufigste Ursache für akute Neutropenien dar.
- Viele Viren sind in der Lage, die Produktion von Neutrophilen zu beeinträchtigen. In einigen Fällen bleibt die Neutropenie noch einige Wochen lang bestehen, nachdem sich der Patient schon von der viralen Infektion erholt hat.
- Bakterielle Infektionen verursachen gewöhnlich eher eine Neutrophilie und unterdrücken nicht die Zellproduktion im Knochenmark (mykobakterielle Infektionen stellen eine Ausnahme dar, da die Infektion das Knochenmark selbst betreffen kann). Auch wenn bei schweren Infektionen im großen Umfang Neutrophile verbraucht werden, wird in der Regel keine Neutropenie ausgelöst, da die Bildungskapazität des gesunden Knochenmarks um ein Vielfaches erhöht werden kann. Wenn die Funktion des Knochenmarks gestört ist (z.B. Bluterkrankung, nach einer Chemotherapie, Alkoholismus), wird es im Zuge von Infektionen häufiger zu Neutropenien kommen.
- Einige chronische Infektionen (Tuberkulose, Typhus, Brucellose, Malaria) verursachen eine Splenomegalie und in der Folge kann ein Hypersplenismus eine Neutropenie zur Folge haben.

Immunologische Neutropenien

- Alloimmune neonatale Neutropenie
- Bei einer Autoimmunneutropenie werden die Neutrophilen zerstört, weil der Körper plötzlich Antikörper gegen seine eigenen Neutrophilen ausbildet und wahrscheinlich auch gegen ihre Vorläuferzellen. Aber auch im schlimmsten Fall wird die Neutropenie nur mäßig schwer sein, und im Verhältnis zur Schwere der Neutropenie besteht eine relativ geringe Infektionsneigung.
- Bei bestimmten Autoimmunerkrankungen, z.B. beim systemischen Lupus erythematodes, treten Neutropenien relativ häufig auf.

Neutropenien als Merkmal von hämatologischen Erkrankungen

- Viele hämatologische Erkrankungen sind mit Neutropenien unterschiedlichen Schweregrads assoziiert: myelodysplastisches Syndrom (15.48), akute Leukämien (15.45), chronische

lymphatische Leukämie (15.43), Myelom (15.46), Myelofibrose (15.42), aplastische Anämie, megaloblastische Anämie (15.24).
- Eine hämatologische Erkrankung sollte vermutet werden, wenn das Differenzialblutbild neben einer Neutropenie noch Pathologien in anderen Zelllinien zeigt. Eine Neutropenie allein ist bereits ein pathologischer Befund und deutet möglicherweise auf eine Malignität hin. Bei Verdacht auf eine maligne Bluterkrankung muss eine Knochenmarkprobe entnommen werden.

Pathologische Verteilung der Neutrophilen im Blutkreislauf
- Die Hälfte der Neutrophilen im Blut sind lose an die Innenseite der Gefäße gebunden (Margination) und sie werden während Stresssituationen rasch zum zirkulierenden Neutrophilenpool mobilisiert. Bei einigen gesunden Individuen ist der Anteil des marginalen Neutrophilenpools signifikant höher als normal, was zu einer so genannten „Pseudoneutropenie" führt, bei der das Infektionsrisiko nicht erhöht ist.
- Eine Splenomegalie jeglicher Ätiologie kann einen Hypersplenismus verursachen sowie eine damit assoziierte Anämie, Thrombozytopenie und/oder eine Neutropenie. Beim systemischen Lupus erythematodes kann sogar eine normal große Milz überaktiv sein.

Chronische idiopathische Neutropenie
- Bei gesunden Individuen wird gelegentlich eine signifikante erworbene Neutropenie ohne offensichtliche Ursachen diagnostiziert (Ausschlussdiagnose). Dieser Status ist nicht mit einem erhöhten Infektionsrisiko assoziiert und stellt nicht den Beginn eines anderen Krankheitsprozesses dar.

Angeborene und genetisch bedingte Neutropenien
- Zyklische Neutropenie: Symptomatische Neutropenien (d.h. Infektionen) treten periodisch auf, in der Regel etwa alle 3 Wochen, und dauern jeweils ein paar Tage an. Die Diagnose wird gewöhnlich innerhalb der ersten 12 Lebensmonate gestellt, in leichten Fällen später.
- Schwere kongenitale Neutropenien treten selten auf (z.B. Kostmann-Syndrom). Diese Neutropenien können mit vererbten funktionalen Störungen der B- und T-Lymphozyten sowie einigen angeborenen Entwicklungsstörungen und metabolischen Erkrankungen assoziiert sein.

Untersuchungen bei einer Neutropenie
- Die Dringlichkeit der Untersuchungen ist im Wesentlichen vom Schweregrad der Neutropenie und der Symptomatik des Patienten abhängig sowie von einem allfälligen Verdacht auf eine maligne Bluterkrankung.
- Wenn der Patient eine schwere Neutropenie mit akutem Auftreten zeigt, sollten die notwendigen Untersuchungen unverzüglich durchgeführt werden. Die Ätiologie kann in einer medikamenteninduzierten Agranulozytose oder einer Bluterkrankung bestehen. Blasten im Differenzialblutbild können auch auf eine akute Leukämie hindeuten; die Gesamtleukozytenzahl kann dabei niedrig, normal oder hoch sein.
- Eine bloße Überwachung des Patienten erweist sich in der Regel als ausreichend sicher, wenn die Neutropenie leicht oder mittelschwer und die Leukozytenauszählung normal ist und der Patient an keiner Anämie und/oder Thrombopenie leidet. In den meisten dieser Fälle wurde die Neutropenie durch eine Medikation oder durch eine virale Infektion ausgelöst. Die Neutropenie kann auch mit einer bestehenden Grundkrankheit im Zusammenhang stehen, z.B. mit einem systemischen Lupus erythematodes oder einer Splenomegalie.
- Es ist wichtig zu überprüfen, ob die Neutropenie neu und erworben ist oder ob sie schon längere Zeit besteht. Es ist daher ganz wesentlich, alte Laborbefunde durchzusehen und eine sorgfältige Anamnese zu erheben. Eine echte, klinisch signifikante Neutropenie wird rekurrierende Infektionen verursachen und bei einigen Patienten auch Ulzerationen der Mundschleimhaut. In einigen ethnischen Gruppen und individuellen Familien kann die Neutrophilenzahl von gesunden Individuen niedriger sein als den Normwerten entsprechend. Eine Pseudoneutropenie kann nachgewiesen werden mit einem Prednisolontest (40 mg oral, die Neutrophilenzählung erfolgt 4–5 Stunden nach der Medikamenteneinnahme). Die Neutrophilenzahl wird dabei ungewöhnlich rasch ansteigen.

15.06 Eosinophilie

Grundregeln
- Im Normalfall machen Eosinophile 1–5% der peripheren Blutleukozyten ($3{,}4$–$8{,}2 \times 10^9$/l) aus. In absoluten Zahlen ausgedrückt beträgt der Referenzbereich $0{,}04$–$0{,}4 \times 10^9$/l. Bei Kindern unter 1 Jahr ist die Eosinophilenzahl höher und der Anteil an den Leukozyten liegt bei bis zu 10%.
- In der Praxis ist eine Eosinophilenzahl von $> 0{,}4 \times 10^9$/l als Eosinophilie anzusehen. Bei Kleinkindern (unter 1 Jahr) liegt die Obergrenze höher; hier bedeutet ein Wert von $1{,}0 \times 10^9$/l, dass eine Eosinophilie vorliegt.
- Folgendes sollte überlegt werden:
  ○ Könnte die Eosinophilie ein Hinweis auf eine

zugrunde liegende Erkrankung sein, die zu behandeln ist (Anamnese und Status)?
- Kann die Eosinophilie selbst den Patienten schädigen (Eosinophile können durch die Sekretion inflammatorischer Zytokine Gewebeschäden verursachen)?
- Die Eosinophilenzahl im Blut variiert im Tagesverlauf, mit einem Maximum am Abend und einem Minimum am Morgen, und steht in einem umgekehrten Verhältnis zur Glukokortikoidkonzentration im Blut. Während der Menstruation ist die Anzahl leicht erhöht. Auch körperliche Anstrengung führt zu einem kurzfristigen Anstieg der Eosinophilen, psychische Belastung und Betablocker können sie reduzieren.

Grundkrankheiten

- Die Liste von Faktoren, die eine Eosinophilie verursachen können, ist fast endlos. Eine weitere Schwierigkeit ist die Tatsache, dass eine Eosinophilie nicht verlässlich auftritt, d.h., dass das Fehlen einer Eosinophilie eine vermutete Krankheitsursache nicht auszuschließt.

Die wichtigsten Ursachen der Eosinophile (> 0,4 × 10^9/l)

- Allergie:
  - Asthma, allergische Rhinitis, Arzneimittelexantheme, Urtikaria usw.
- Parasitäre Infektionen:
  - Enterobiasis (1.55), Askariasis (1.54), Trichinose (1.53), Echinokokkose (1.51), Toxoplasmose beim Menschen (1.62), Infektionen durch tropische Parasiten z.B. Schistosomiasis (Bilharziose) (1.50)
- Medikamente:
  - Nahezu jedes Medikament kann gelegentlich eine Eosinophilie verursachen. Medikamente, die oft eine Eosinophilie verusachen, sind z.B. antirheumatische Goldtherapie, Antibiotika wie Nitrofurantoin, das auch pulmonale Infiltrationen verursachen kann (siehe 6.42).
- Toxische Substanzen:
  - Die Zufuhr von Tryptophan wird mit einem Eosinophilie-Myalgie-Syndrom (vermutlich durch Verunreinigungen in von als Naturheil-

Abb. 15.6 Wegen der verschiedenen möglichen Ursachen einer Eosinophilie sollte eine logische Untersuchungsstrategie auf empirischer Grundlage verfolgt werden.

Eosinophilie: Diagnostischer Algorithmus

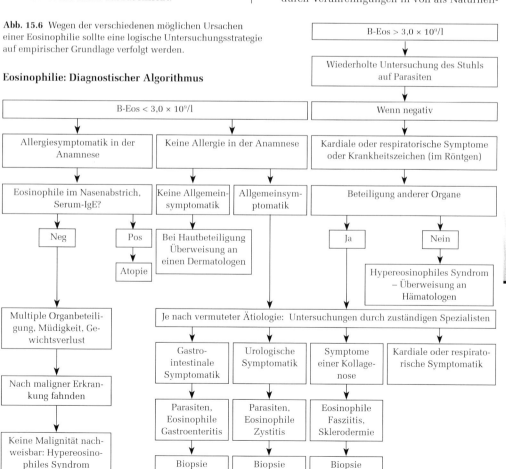

mittel in den Handel gebrachtem Tryptophan) in Zusammenhang gebracht.
- Hautkrankheiten:
  - Ekzeme, Pemphigus, Psoriasis, Dermatitis herpetiformis, Prurigo u.a.
- Lungenbeteiligung (Infiltrate im Röntgen und Bluteosinophilie) (6.42): Bindegewebserkrankungen: gastrointestinale Erkrankungen:
  - flüchtige pulmonale Infiltrate – Löffler-Syndrom
  - prolongierte pulmonale Infiltrate, schwankender Verlauf (Dauer 2–6 Monate)
  - eosinophile Pneumonie
  - tropische pulmonale Eosinophilie
  - Bronchiektasien (6.24)
  - Vaskulitiden
  - eosinophile Fasziitis (seltene Bindegewebserkrankung ähnlich der Sklerodermie)
  - Sjögren-Syndrom
  - rheumatoide Arthritis (schwere Form)
  - entzündliche Darmerkrankung
  - eosinophile Gastroenteritis
  - Zöliakie (8.84)
- Infektionen:
  - Bei vielen bakteriellen Infektionen tritt im akuten Stadium häufig eine Eosinopenie auf; eine Eosinophilie tritt auf, wenn die Neutrophilie abzuklingen beginnt.
- Hämatologische Erkrankungen:
  - chronisch myeloproliferative Erkrankungen (z.B. chronisch myeloische Leukämie und Polycythaemia vera) einschließlich der seltenen chronischen eosinophilen Leukämie und des idiopathischen hypereosinophilen Syndroms (HES)
  - Lymphome (z.B. Morbus Hodgkin und T-cell-Lymphome)
  - bestimmte Subkategorien von akuter Leukämie und myelodysplastischem Syndrom
- Karzinome:
  - vor allem bei metastasierenden oder nekrotisierenden Karzinomen und nach Strahlentherapie
- Endokrinologische Erkrankungen:
  - Addison-Krankheit
- Immundefektsyndrome
- Familiäre Eosinophilie:
  - (sehr selten)
- Idiopathische Eosinophilie (kein erklärbarer Mechanismus)

Klinisches Vorgehen

- Die Beurteilung einer Eosinophilie erfordert einen vielseitigen Ansatz. Eosinophilenzahlen aus automatisch gezählten Differenzialblutbildern werden zur Verlaufskontrolle verwendet.
  - **Wenn** bei einem symptomfreien Patienten **die Eosinophilenzahl 0,4–0,5 × 10^9/l beträgt**, sind der klinische Zustand und die (morgendliche) Eosinophilenzahl alle 1–2 Monate zu überprüfen.
  - **Bei einer stärker ausgeprägten Eosinophilie** ist eine genaue Abklärung angezeigt (es sei denn, dass die wahrscheinliche Ursache bekannt ist und die Grundkrankheit bereits therapiert wird). Ob eine weiterführende Abklärung erforderlich ist, hängt vom Zustand des Patienten ab. Die Abklärung von unklaren Eosinophilien bei symptomatischen Patienten ist Sache des Spezialisten.
- Wenn ein Patient eine konstante signifikante symptomatische Eosinophilie (Eosinophilenzahl > 1,5 × 10^9/l über mehr als 6 Monate mit Anzeichen für eine Endorgan-Beteiligung passend zu Eosinophilen) hat und alle reaktiven und sekundären Ursachen ausgeschlossen wurden, könnte er/sie eine chronisch eosinophile Leukämie haben. Bei einigen dieser Patienten wurden FIP1L1-/PDGFR-Genfusionen in Blut- und Knochenmarkszellen gefunden, bei einigen anderen klonale genetische Abnormitäten. Es könnte sich aber auch um ein idiopathisches hypereosinophiles Syndrom handeln.
  - Bei FIP1L1-/PDGFR-positiven Formen der Erkrankung ist die Wirkung einer Imatinib-Behandlung günstig. In anderen Fällen kommen Glukokortikoide oder Zytostatika in Frage.

Diagnostische Strategie

1. Mögliche Untersuchungsstrategien sind dargestellt in Abbildung 15.06.
2. Zur Diagnostik einer Atopie ist der Pricktest geeignet (13.05).
3. Die Austestung auf Fäkalparasiten sollte nicht vergessen werden; auch eine Reiseanamnese ist wichtig.

15.07 Erythrozytose

Zielsetzungen

- Unterscheidung zwischen primärer Polyzythämie (Polycythaemia vera, PV) und sekundärer und relativer Erythrozytose (erhöhte Hämoglobinwerte, normale Erythrozytenmasse).

Grundsätzliches

- Erythrozytose bedeutet, dass die Anzahl der roten Blutkörperchen im Blut erhöht ist. In der Praxis erfolgt die Abklärung durch die Bestimmung einer der folgenden Werte:
  - Hämoglobinkonzentration im Blut
  - Packed Cell Volume (PCV) oder Hämatokrit
  - Erythrozytenkonzentration

- Eine Erythrozytose liegt vor:
  - bei Frauen: Hämoglobin > 155 g/l, Hämatokrit > 0,46 oder Erythrozyten > 5,2 × 10^{12}/l
  - bei Männern: Hämoglobin > 167 g/l, Hämatokrit > 0,50 oder Erythrozyten > 5,7 × 10^{12}/l
- Eine Erythrozytose kann **relativ** sein (normale Erythrozytenmasse) oder **absolut** (Erythrozytenmasse erhöht). Eine absolute Erythrozytose kann **primär** (Polyzythämia vera, PV) oder **sekundär** sein.
- Eine PV (15.41) ist eine chronische myeloproliferative Erkrankung. Es handelt sich um eine echte „Poly"zythämie, weil in der Regel sowohl die Leukozyten- als auch die Thrombozytenkonzentration erhöht ist.

Ursachen

Echte Polyzythämien
- PV
- Sekundäre Polyzythämien:
  - Hypoxieinduziert:
    - Höhenerythrozytose
    - angeborene Herzerkrankung
    - chronische Lungenerkrankungen
    - andere Leiden (erworbene Herzerkrankungen, rigider Thorax, ausgeprägte Adipositas, Nikotinabusus)
  - Andere Ursachen (sekundäre nach gestörter Erythropoese):
    - Nierenerkrankungen
    - verschiedene neoplastische Erkrankungen
- Familiäre Erythrozytose
- Pathologische Hämoglobine (wie z.B. Hb-Helsinki, Hb-Linköping)
- Medikamente (Doping), Erythropoetin, Androgene

Relative Erythrozytosen
- Dehydrierung
- Vermindertes Plasmavolumen
- Pseudopolyzythämie oder Stresspolyzythämie (häufig bei starken Rauchern und stark Übergewichtigen)

Klinisches Vorgehen

- Der Allgemeinarzt prüft die Notwendigkeit von speziellen Untersuchungen.
  - Schwere Herz- und Lungenerkrankungen sind häufig mit einer Polyzythämie assoziiert und es bedarf keiner speziellen weiteren Abklärung.
  - PV-Patienten haben häufig eine Splenomegalie (> 10–12 cm), Thrombozytose und Leukozytose sowie eine allgemeine Symptomatik (Müdigkeit, Juckreiz, Nausea). Blutungsneigung und thromboembolische Komplikationen sind häufig.
- Differenzialdiagnostische Abklärungen können sich als schwierig erweisen, wenn ein PV-Patient keine Panzythämie oder Splenomegalie zeigt. Das Erkennen einer sekundären Polyzythämie kann Probleme bereiten, wenn die Grunderkrankung nicht diagnostiziert werden kann. Die Diagnose einer echten Polyzythämie kann nur durch die Bestimmung der Erythrozytenmasse gesichert werden, wofür nur in den Ambulanzen von größeren Krankenhäusern Einrichtungen zur Verfügung stehen.
- Tabelle 15.07 listet die grundlegenden differenzialdiagnostischen Untersuchungen auf.

Behandlung

- Zur Behandlung der PV siehe 15.41.
- Bei einer sekundären Polyzythämie richtet sich die Behandlung nach der Grunderkrankung. Aderlässe (400–500 ml pro Sitzung) werden selten notwendig sein. Sie werden zur Prävention zentralnervöser Komplikationen durch die Hyperviskosität des Bluts eingesetzt.
- Bei relativen Erythrozytosen wird die Ursache beseitigt. Eine Dehydrierung wird korrigiert. Bei Adipösen und Kettenrauchern sind eine Beratungstherapie oder ähnliche Maßnahmen angezeigt.

Tabelle 15.07 **Differenzialdiagnostische Untersuchungen bei Erythrozytose**

Parameter	Polycythaemia vera	Sekundäre Polyzythämie	Relative Erythrozytose
Erythrozytenmasse	Erhöht	Erhöht	Normal
Leukozytose	Gewöhnlich ja	Nein	Nein
Thrombozytose	Gewöhnlich ja	Nein	Nein
Splenomegalie	Meist ja	Nein	Nein
Sauerstoffpartialdruck, arterieller	Normal	Vermindert oder normal	Normal
Alkalische Leukozytenphosphatasefärbung	Erhöht	Normal	Normal
Serumerythropoetin	Vermindert	Erhöht oder normal	Normal
Spontanes Wachstum in Stammzellenkultur	Gewöhnlich ja	Nein	Nein
JAK2-Mutation	In 70–90% der Fälle	Nein	Nein

15.08 Makrozytose (erhöhtes MCV)

Allgemeines

- Das mittlere Erythrozyten-/Teilchenvolumen oder MCV beschreibt das mittlere Volumen des Einzel-Erythrozythen. Der normale Referenzbereich für das MCV beträgt 82–98 fl (Femtoliter). Als Makrozytose bezeichnet man die Vergrößerung der Erythrozyten über den Normwert hinaus.
- Das MCV wird in automatisierten Messkammern entweder nach dem Impedanzprinzip (auch bekannt als Coulter-Prinzip) oder mithilfe der Lichtstreuung gemessen.
- Eine Makrozytose kann gleichmäßig verteilt sein (d.h. alle Erythrozyten sind vergrößert) oder es ist nur ein Teil der Erythrozyten vergrößert (z.B. Retikulozyten in Verbindung mit beschleunigter Erythropoese).
- Von den meisten Labors wird der MCV-Wert zusammen mit den Hämoglobinwerten übermittelt, wobei keine spezifische Anforderung notwendig ist. Werte über dem oberen Grenzwert des Referenzbereichs (98fl) treten relativ häufig auf.

Ursachen für erhöhtes MCV (Makrozytose)

- Die Ursachen für eine Makrozytose können in 2 Gruppen eingeteilt werden:
    1. Normoblastische Erythropoese:
        - Retikulozytose (Blutung, Hämolyse)
        - Lebererkrankungen
        - hoher Alkoholkonsum
        - ausgeprägte Hypothyreose
    2. Megaloblastische Erythropoese oder Dyserythropoese (15.24):
        - Hypovitaminose (Vitamin B_{12}, Folsäure)
        - myelodysplastisches Syndrom (15.48)
        - medikamenteninduzierte Störung der DNA-Synthese

Klinisches Vorgehen

- Wenn ein Patient an Anämie leidet, werden routinemäßig hämatologische Tests durchgeführt (15.24, 15.20).
- Ist der Hämoglobinwert normal:
    1. Alkoholismus und Alkoholabusus sind die häufigsten Ursachen einer Makrozytose. Wenn die Anamnese und das klinische Erscheinungsbild auf exzessiven Alkoholkonsum als wahrscheinliche Ursache deuten, sind keine anderen Untersuchungen mehr notwendig und der Patient wird über die Situation aufgeklärt. Es werden Maßnahmen zur Reduzierung des Alkoholkonsums gesetzt (40.03). Eine Einschränkung des Alkoholkonsums oder eine Alkoholkarenz wirken sich erst nach einigen Monaten auf die MCV-Werte aus.
    2. Wenn ein hoher Alkoholkonsum nicht wahrscheinlich erscheint, werden weitere Untersuchungen durchgeführt. Eine mit einer Makrozytose vergesellschaftete Retikulozytose kann auf eine Hämolyse oder eine beschleunigte Erythropoese aufgrund einer Blutung hinweisen. Das Bestehen einer megaloblastischen Anämie wird durch die Bestimmung von Vitamin B_{12} und der Erythrozytenfolsäure im Serum abgeklärt. Eine Hypothyreose sollte ausgeschlossen werden. Eine Untersuchung des Knochenmarks (15.01) ist nur gerechtfertigt bei einer entsprechenden Symptomatik des Patienten und einem pathologischen Blutbild (z.B. Zytopenien), das auf eine maligne Bluterkrankung (z.B. myelodysplastisches Syndrom) hindeutet (15.48). Die Ursache einer leichten Makrozytose bleibt häufig unklar.

15.09 Thrombozytose

Grundlegendes

- Die Variabilität der Anzahl der Blutplättchen oder der Thrombozytenkonzentration ist insgesamt gesehen breit, beim einzelnen Patienten jedoch nur gering. Der Referenzbereich reicht von $150–360 \times 10^9/l$.
- Die Thrombozytose (Plättchenzahl $> 360 \times 10^9/l$) kann in 2 Kategorien eingeteilt werden:
    ○ primäre Thrombozytose, d.h. eine Thrombozytose in Verbindung mit myeloproliferativen Erkrankungen
    ○ reaktive oder sekundäre Thrombozytose
- Nur die primäre Thrombozytose verursacht aufgrund der hohen Thrombozytenkonzentration gelegentlich Symptome und Komplikationen. Diese treten bei der reaktiven Thrombozytose nicht auf, obwohl auch dabei die Thrombozytenzahl deutlich erhöht sein kann. Die Symptomatik und Komplikationen entstehen hier aufgrund der Primärerkrankung.

Ursachen einer Thrombozytose

- **Primäre** Thrombozytosen, d.h. jene, die mit malignen hämatologischen Erkrankungen assoziiert sind:
    ○ myeloproliferative Erkrankungen (essenzielle Thrombozythämie (15.49), Polycythaemia vera (15.41), chronische myeloische Leukämie (15.40), Myelofibrose mit myeloischer Metaplasie (15.42)

- **Sekundäre** (d.h.reaktive) Thrombozytosen:
  - akute oder chronische Blutungen
  - Erholungsphase nach einer Thrombozytopenie (Überkompensation)
  - rheumatoide Arthritis und andere Kollagenosen und Entzündungen
  - akute oder chronische Infektionen
  - starke körperliche Belastung, Entbindung, Sympathikotonus
  - Eisenmangel (15.21)
  - hämolytische Anämie (15.25)
  - Asplenie (z.B. nach einer Splenektomie)
  - Malignome
  - medikamentöse Ursachen
  - postoperativ
- Von den Thrombozytosen mit einer Plättchenzahl > $1000 \times 10^9/l$ sind über 80% vom reaktiven Typ.

Differenzialdiagnostik

- Differenzierung zwischen einer sekundären Thrombozytose und einer Thrombozytose aufgrund einer chronischen myeloproliferativen Erkrankung; siehe Tabelle 15.09.
  - Untersuchungen zur Abklärung der Ursachen einer reaktiven Thrombozytose
- Eine Unterscheidung zwischen verschiedenen Formen von sekundärer Thrombozytose einerseits und chronischen myeloproliferativen Erkrankungen (insbesondere essenzielle Thrombozythämie, aber auch Polycythaemia vera, chronische myelogene Leukämie und Myelofibrose) andererseits ist außerordentlich wichtig. In manchen Fällen ist eine Differenzialdiagnostik schwierig. Untersuchungen, die dabei hilfreich sein können, sind in Tabelle 15.09 aufgelistet.

Therapie

- Bei der sekundären Thrombozytose wird nicht versucht, die Thrombozytenzahl zu senken. Die Therapie zielt auf die Grunderkrankung ab, damit kommt es auch zur Korrektur der Thrombozytose.

- Bei myeloproliferativen Erkrankungen bedeutet eine Thrombozytose ein erhöhtes Thrombose- und Blutungsrisiko. Sowohl bei asymptmatischen als auch symptomatischen Patienten mit Thrombozytose ist die Beiziehung eines Spezialisten, der die erforderlichen Therapiemaßnahmen festlegt, notwendig.
- Die Beiziehung eines Spezialisten (Internist, Hämatologe) sollte immer ins Auge gefasst werden, wenn die Ursache der Thrombozytose unklar geblieben ist.

15.10 Thrombozytopenie

Klinisches Vorgehen

- Alle nicht lebensnotwendigen Medikamente, die eventuell eine Thrombozytopenie verursachen könnten, sind abzusetzen.
- Ein Patient mit Thrombozytopenie ist sofort zu hospitalisieren, wenn Blutungszeichen auftreten.
- Die Möglichkeit einer so genannten Pseudothrombozytopenie darf nicht vergessen werden.

Grundregeln

- 3 pathophysiologische Mechanismen können für die Thrombozytopenie (Blutplättchenzahl < $150 \times 10^9/l$, im Spätstadium der Schwangerschaft < $120 \times 10^9/l$) verantwortlich sein:
  - verringerte Produktion im Knochenmark
  - gesteigerter peripherer Verbrauch
  - gesteigerte Sequestration in der Milz
- Artifiziell verringerte Thrombozytenzahlen finden sich gelegentlich bei der automatischen Auszählung aus EDTA-antikoaguliertem Blut (Pseudothrombozytopenie). Wenn bei einem Patienten erstmalig eine Thrombozytopenie (< $100 \times 10^9/l$) festgestellt wird, ist dieselbe Blutprobe manuell auf die Anwesenheit von Thrombozytenaggregaten zu untersuchen.

Tabelle 15.09 Differenzialdiagnostik bei Thrombozytose: Klinisches Bild und Laboruntersuchungen			
Befunde	**Primäre Thrombozytose***	**Reaktive Thrombozytose**
Primärerkrankung	nein	häufig eindeutig oder leicht zu diagnostizieren
Ischämie der zerebralen oder peripheren Zirkulation	häufig bei unbehandelter Erkrankung, Prävention durch ASS	nein
Arterien- oder Venenthrombose	erhöhtes Risiko	nein
Blutungen	erhöhtes Risiko	nein
Splenomegalie	bei ca. 40% der Patienten	nein
Blutabstrich	Riesenthrombozyten	Thrombozytenmorphologie normal
Knochenmark	pathologisch veränderte Megakaryozyten	Megakaryozyten normal
* Die primäre Thrombozytose umfasst die essenzielle Thrombozytose (15.49) und andere myeloproliferative Erkrankungen. Detailliertere Diagnosestellungen werden in anderen Leitlinien vorgestellt.		

- Thrombozytopenie ist nur ein Symptom, dessen Ursache aufzuklären ist. Typische Manifestationen einer Thrombozytopenie sind **kutane Hämatome und Petechien sowie Blutungen der Schleimhäute.** Häufig treten auch **Zahnfleisch- und Nasenbluten** sowie Blutungen im **Magen-Darm-Trakt** und in den **Harnwegen** auf. Auch eine **Menorrhagie** ist häufig.
- Eine Blutungsneigung ist bei einer Plättchenzahl von $50\text{--}100 \times 10^9/l$ eher ungewöhnlich, obwohl die Blutungszeit ab einer Thrombozytenzahl $< 80 \times 10^9/l$ zunimmt. Spontanblutungen sind bei Plättchenkonzentrationen von $10\text{--}50 \times 10^9/l$ zu erwarten. Bei einer Thrombozytenzahl unter $10 \times 10^9/l$ treten oft schwere Blutungen auf. Medikamente, die die Plättchenfunktion beeinflussen (ASS, Clopidogrel), erhöhen das Blutungsrisiko schon bei eher leichter Thrombopenie.

Ursachen einer Thrombozytopenie

Verringerte Produktion
- Angeborene Ursachen:
  - hereditäre Thrombozytopenien (selten)
  - Fanconi-Anämie
- Erworbene Ursachen:
  - aplastische Anämie
  - Knochenmarkinfiltrate (Karzinome, Leukämie, Myelofibrose, Myelodysplasie, Tuberkulose)
  - ionisierende Strahlung, andere Ursachen einer Myelosuppression (zytostatische Chemotherapie)
  - Medikamente (Trimethoprim-Sulfamethoxazol, Goldpräparate, Thiazid-Diuretika, Alkohol, Östrogene, Interferone)
  - Mangel an Vitaminen und anderen essenziellen Spurenelementen und Nährstoffen (B_{12}, Folat, Eisen)
  - Virusinfektionen (bei Purpura Schoenlein-Henoch ist die Thrombozytenzahl normal)
  - Urämie
  - Alkoholabusus
  - Schwangerschaft

Gesteigerter Verbrauch
- Angeborene Ursachen:
  - nicht immunologische Ursachen (Morbus haemolyticus neonatorum, Frühgeburt, Präklampsie der Mutter, Nierenvenenthrombose, Infektionen)
  - Immunologische Ursachen: alloimmune neonatale Thrombozytopenie, idiopathische thrombozytopenische Purpura [ITP] der Mutter
- Erworbene Ursachen:
  - nicht immunologische Ursachen (Infektionen, disseminierte intravasale Koagulation, thrombotische thrombozytopenische Purpura, hämolytisch urämisches Syndrom, medikamentös induzierter exzessiver Thrombozytenverbrauch)
  - immunologische Ursachen (medikamentös, im Zusammenhang mit einer Anaphylaxie, nach Bluttransfusionen, chronische und akute ITP 29.71)

Thrombozytensequestration
- Hypersplenismus

Thrombozytenverlust
- Akute Blutungen
- Hämoperfusion

Klinisches Vorgehen

Symptomfreier Patient, Thrombozytenzahl $100\text{--}150 \times 10^9/l$

- Der Allgemeinarzt kann den Verlauf anfänglich durch Kontrollen im Abstand von mehreren Monaten beobachten, ohne den Patienten zu gefährden. Tritt keine Grundkrankheit zu Tage und bleibt die Thrombozytopenie stabil, ist keine weitere Nachkontrolle erforderlich. Alle Medikamente, die eine Thrombopenie verursachen könnten, sind zu vermeiden. Alkoholkonsumgewohnheiten sollten besprochen werden.
- Viele Medikamente verursachen relativ häufig Thrombozytopenien (w3.ouhsc.edu/platelets/index.html) . Dazu gehören Heparin, Quinidin, Chloroquin, Gold, Salizylate, Sulfonamide, Thiazide, Allopurinol, Phenytoin, Carbamazepin und Trimethoprim. NSAR (vor allem Acetylsalicylsäure) und einige andere Medikamente (Clopidrogel) beeinträchtigen die Thrombozytenfunktion und führen zu einer Blutungstendenz. Diese Tendenz ist bei Patienten mit Thrombozytopenie überdurchschnittlich stark. Paracetamol beeinflusst die Thrombozytenfunktion nicht.

Symptomfreier Patient, Thrombozytenzahl $< 100 \times 10^9/l$

- Thrombopenie verursachende Medikamente sind abzusetzen. Die grundlegenden Untersuchungen umfassen Hämoglobin, Leukozytenzahl inkl. Differenzialzählung, Thrombozytenzahl und Knochenmarkuntersuchung.
- Tritt keine Besserung ein, sollte eine Überweisung an einen Facharzt für Innere Medizin oder Hämatologie erfolgen.
- Wenn keine offenkundigen Gründe für Thrombozytopenie vorliegen, ist möglichst bald eine Bestimmung der Thrombozytenantikörper durchzuführen.
- In manchen Fällen ist eine Messung der Thrombozytenlebenszeit mittels radioaktiv markierter Thrombozyten erforderlich. Dadurch erhält man

Informationen über die Kinetik der Thrombozytopenie (unzureichende Plättchenproduktion oder verringerte Überlebenszeit).
- Pseudothrombozytopenie: Thrombozytenaggregation im EDTA-Röhrchen.

Blutungszeichen bei einem Thrombozytopeniepatienten
- Eine fachärztliche Betreuung ist unbedingt erforderlich.
- Es geht vordringlich darum, die mögliche Ursache zu finden. Vergessen Sie nicht, dass die Liste von Medikamenten, die möglicherweise Thrombozytopenien verursachen, äußerst lang ist. Alle diese Medikamente sind zu vermeiden.

ITP
- Die Behandlung ist von einem Facharzt für Innere Medizin, Kinderheilkunde oder Hämatologie zu planen.
- Bei Erwachsenen ist Predniso(lo)n noch immer das Medikament der Wahl. Die Initialdosis beträgt 1–2 mg/kg/Tag. Die Wirkung der Behandlung tritt häufig innerhalb von 1–4 Wochen ein. In 70–90% der Fälle stellt man zumindest eine teilweise Reaktion fest, eine befriedigende Wirkung (d.h. eine Thrombozytenzahl > 100×10^9/l) wird aber nur bei 30–50% der Patienten erzielt. Sobald eine maximale Reaktion beobachtet wird, kann die Dosis langsam (über Wochen) auf das niedrigste Niveau reduziert werden, bei dem eine akzeptable klinische Situation – etwa eine Thrombozytenzahl > 50×10^9/l ohne Blutungssymptomatik – erreicht wird. Die ITP bei Kindern ist häufig ein selbst limitierendes postinfektiöses Phänomen (29.71).
- Intravenöse Gammaglobulininfusionen können raschere Erfolge bringen als Kortikosteroide. „Non-responder" werden mit Immunsuppressiva oder durch Splenektomie behandelt.
- Fibrinolysehemmer können zur Verminderung von starken Schleimhautblutungen wie Nasenbluten, Gastrointestinal- und Harnwegsblutungen sowie Menorrhagie eingesetzt werden. Thrombozytentransfusionen zeigen gute Wirkung, wenn keine Thrombozytenantikörper vorhanden sind. Massive Blutungen können mit Erythrozyten, Fresh-frozen-Plasma und Plättchenkonzentraten kompensiert werden.

15.20 Bewertung von Anämien bei Erwachsenen

Grundsätze
- Die Anämie ist die häufigste bei ambulanten Patienten beobachtete Blutkrankheit. Die Eisenmangelanämie ist die häufigste Anämieform und die Anämie bei chronischen Erkrankungen (sekundäre Anämie) die zweithäufigste. Die entscheidenden Fragen zur Einschätzung von Anämien sind:
  1. Um welche Anämieklasse handelt es sich (auf Basis der automatisierten MCV-Bestimmung)?
     - mikrozytäre Anämie (MCV < 80 fl)
     - normozytäre Anämie (MCV 80–100 fl)
     - makrozytäre Anämie (MCV > 100 fl)
  2. Um welchen Mechanismus handelt es sich (verringerte Produktion oder gesteigerter Verbrauch von Erythrozyten)?
  3. Was ist die Diagnose, die Pathophysiologie und die der Anämie zugrunde liegende Ursache?

Grundregeln
- Die WHO-Kriterien für Anämie sind:
  - Kinder: Bluthämoglobin < 110 g/l (= 11 g/dl)
  - Frauen: Bluthämoglobin < 120 g/l (= 12 g/dl), während der Schwangerschaft < 110 g/l (= 11 g/dl)
  - Männer: Bluthämoglobin < 130 g/l (= 13 g/dl)
- Die Prävalenz von Anämien variiert zwischen 0,7 und 6,9%. Anämie ist häufiger bei Frauen zu finden, und zwar oft als „Nebendiagnose". Die Hämoglobinbestimmung wird oft routinemäßig vorgenommen.
- In vielen Patientenkollektiven stellt ein Eisenmangel die häufigste Ursache dar (bei etwa 50% der ambulant versorgten Patienten).
- Anämie ist keine endgültige Diagnose, sondern ein Symptom, dessen Ursache, d.h. dessen Grundkrankheit, gefunden werden muss.
- Sinkt bei einem Patienten der Hämoglobinwert um mehr als 20 g/l (= 2 g/dl) im Vergleich zu seinem Normalwert, ist dies ebenfalls als Symptom zu werten, auch wenn der Hämoglobinwert noch im Referenzbereich liegt.

Entstehung von Anämien
- Anämie kann das Ergebnis einer gesteigerten Zerstörung von Erythrozyten (Blutung oder Hämolyse) oder einer zu geringen Produktion von Erythrozyten im Knochenmark sein, oder beide Mechanismen können gleichzeitig wirksam sein.

Beurteilung

- Die morphologische Klassifikation von Anämien unter Verwendung des „Mean corpuscular hämoglobin" der Erythrozyten (MCV) ist ein einfaches und praktisches Mittel in der Beurteilung von Anämien.

Klassifikation auf Basis der MCV-Bestimmung

- Mikrozytäre Anämien (MCV < 80 fl):
  - Eisenmangel
  - sekundäre Anämien (eher selten)
  - Thalassämien
- Normozytäre Anämien (MCV 80–100 fl):
  - sekundäre Anämien (häufig)
  - hämolytische Anämie (häufig)
  - akute Blutung
  - aplastische Anämie oder Knochenmarkinfiltration
- Makrozytäre Anämien (MCV > 100 fl):
  - Vitamin-B_{12}-Mangel
  - Folsäuremangel
  - Blutverlust (> 2 Tage zuvor aufgrund von Hämolyse oder einer Blutung; ausgeprägte Retikulozytose)
  - Leberkrankheit
  - starker Alkoholkonsum
  - andere (Myelodysplasie, hämatologische Malignome, Hypothyreose)
  - Makrozytose ohne Anämie, siehe 15.08

Diagnostik

- Wenn bei einer mikrozytären Anämie keine Grundkrankheit festgestellt werden kann und die BSG nicht erhöht ist, ist die wahrscheinlichste Diagnose ein Eisenmangel (15.21). Andererseits muss die Möglichkeit eines Thalassämie-Syndroms in Betracht gezogen werden.
- Eine **Makrozytose** im Zusammenhang mit Anämie ist meistens durch eine megaloblastische Anämie verursacht (15.24).
- Eine **normozytäre Anämie** ist meist sekundärer Natur und steht mit einer chronischen Erkrankung in Zusammenhang (15.23) Bei einer normozytären Anämie weist eine Retikulozytose auf Blutung oder Hämolyse hin (15.25), eine Retikulozytopenie auf eine Störung der Erythrozytenproduktion.
- Eine Knochenmarkspunktion ist zur Beurteilung einer Anämie selten notwendig. Wenn die Ätiologie der Anämie durch sämtliche bekannte Methoden (Blutbild, Serumeisen, Vitamin B_{12}, Folsäure sowie Hämolysetests) nicht geklärt werden kann, und der Patient an keiner generalisierten Erkrankung leidet, welche die Anämie erklären würde, ist eine Knochenmarkspunktion angezeigt.

15.21 Eisenmangelanämie

Zielsetzungen

- Ausschluss sekundärer Anämien
- Klärung der wahrscheinlichen Ursache des Eisenmangels vor Behandlungsbeginn

Grundregeln

- Eine mikrozytäre Anämie (MCV < 80 fl) wird in den meisten Fällen durch Eisenmangel verursacht. Etwa 10% dieser Patienten leiden jedoch an einer sekundären Anämie, andererseits weisen etwa 30% der Fälle von Eisenmangelanämie (je nach Patientenpopulation) einen MCV-Wert > 80 fl auf.
- Leidet der Patient an mikrozytärer Anämie (MCV < 80 fl) und kann eine sekundäre Anämie mit großer Sicherheit ausgeschlossen werden, so handelt es sich wahrscheinlich um eine Eisenmangelanämie. Sekundäre Anämien sind unwahrscheinlich, wenn keine einschlägige chronische Erkrankung besteht und Anamnese, klinischer Status, BSG, CRP oder Leukozytose nicht auf eine Grundkrankheit schließen lassen. Ist die Ursache des Eisenmangels gesichert oder offensichtlich, ist damit die Situation ausreichend abgeklärt, und die Eisentherapie kann eingeleitet werden. Bei manchen ethnischen Gruppen und vor allem in bestimmten Familien kann eine Thalassämie die primäre Ursache der mikrozytären Anämie sein.
- Bei weiter bestehender Unklarheit ist die Art der Anämie mittels entsprechender Laboruntersuchungen festzustellen. In jedem Fall sollte die Ursache des Eisenmangels geklärt werden.
- Manchmal erweist es sich in der Praxis als unmöglich, die Ursache des Eisenmangels zu finden. In solchen Fällen wird eine entsprechende Eisentherapie begonnen und sichergestellt, dass das Ansprechen des Patienten auf die Behandlung ausreichend und dauerhaft ist.
- Die versuchsweise Einleitung einer Eisentherapie zu diagnostischen Zwecken ist eine praktikable Alternative.

Ursachen

- Chronische Blutungen
- Mangelernährung
- Malabsorption (meistens aufgrund einer Zöliakie)

Diagnostik

- Ein Eisenmangel ohne ersichtliche Ursachen (Wachstumsschub, Schwangerschaft, gynäkologische Blutungen, intestinale Blutungen) kann mittels Serum-Ferritin-Bestimmung festgestellt werden: S/P-Ferritin < 30 µg/l ist ein Zeichen von Eisenmangel.
- Eisenmangel in Verbindung mit einer chroni-

schen Erkrankung wird mittels Bestimmung des Serumspiegels des löslichen Transferrinrezeptors (TfR) festgestellt. Ein TfR > 2,3 mg/l ist ein deutliches Zeichen eines Eisenmangels. Die Bestimmung ist nicht in allen Fällen verlässlich, z.B. bei Schwangerschaft, akuten Blutungen, Hämolyse, Sichelzellenanämie, Thalassämie und Polyzythämie. In diesen Fällen sind das Serumferritin bzw. die prozentuelle Transferrineisensättigung (auf Basis der Eisen- und Transferrinwerte: Transferrinsättigung < 15% weist auf einen Eisenmangel hin) oder beide zu bestimmen.
- Dank der Entwicklung von biochemischen Untersuchungsmethoden hat die Knochenmarkuntersuchung als zentrale Untersuchungsmethode an Bedeutung verloren. In unklaren Fällen und bei Verdacht auf eine hämatologische Erkrankung ist sie allerdings nach wie vor angezeigt.

Feststellung der Ursache des Eisenmangels

- Eine Eisenmangelanämie ist lediglich ein Symptom, und es gilt, die zugrunde liegenden pathogenen Mechanismen aufzuspüren.
- Bei Frauen im geschlechtsreifen Alter sind **übermäßige Monatsblutungen** die wahrscheinlichste Ursache. Zeigt die Anamnese keinen abnorm hohen Blutverlust durch die Menstruation, sind 2 oder 3 aufeinander folgende Stuhluntersuchungen (siehe unten) durchzuführen, um etwaige gastrointestinale Blutungen festzustellen.
- Blutungen, vor allem Blutungen im Magen-Darm-Trakt (Magengeschwür, Darmkrebs, aber auch Hämorrhoiden) sind häufig (8.52). Wenn der Eisenmangel nicht durch exzessive Monatsblutungen erklärbar ist, muss nach etwaigen gastrointestinalen Ursachen sorgfältig gesucht werden. Die Reihenfolge der Untersuchungen wird aufgrund des Patientenalters, der Anamnese und der vorliegenden Symptomatik festgelegt.
  - Blut im Stuhl wird mittels Hämoglobintest auf Basis von Guajakharz festgestellt. Ein genormtes Verfahren, bestehend aus 3 Testbriefchen à 2 Proben von 3 aufeinander folgenden Stühlen, ist üblich.
  - Bei allen Patienten über 50 empfiehlt sich eine Kolonuntersuchung ((8.22), Kolonoskopie oder Doppelkontrast-Bariumeinlauf). Eine Gastroskopie ist bei Patienten mit einer (gegenwärtigen oder zu einem früheren Zeitpunkt festgestellten) Meläna als 1. Untersuchung durchzuführen (8.52), ebenso bei einer mit einem Magengeschwür vereinbaren Symptomatik. Ein Test auf okkultes Blut ist keine Vorbedingung für Magen-Darm-Untersuchungen, da ein negatives Resultat einen Tumor im Gastrointestinaltrakt als Ursache der Eisenmangelanämie nicht ausschließt.
  - Bei jüngeren Patienten ist als Erstuntersuchung eine Gastroskopie durchzuführen, vor allem wenn sie über Magenbeschwerden klagen. Weisen die Symptome auf eine Erkrankung weiter distal im Magen-Darm-Trakt hin oder liefert die Gastroskopie keine Erklärung für die Anämie, ist eine Kolonuntersuchung durchzuführen.
- Bestimmte **Ernährungsformen** und **Malabsorption** sind seltenere Ursachen.
  - Zöliakie (8.84) kann durch eine Gastroskopie diagnostiziert werden (Biopsie des distalen Duodenums).

Therapie

- Die wichtigste Maßnahme besteht darin, übermäßige Eisen- (bzw. Blut-) Verluste zu verhindern und für einen ausreichenden Eisengehalt der Kost zu sorgen.
- Die Eisensubstitution erfolgt üblicherweise peroral. Dabei ist eine Dosierung von 100–200 mg pro Tag (in 2–4 Dosen) ausreichend.
  - Bei einer mäßigen bis schweren Eisenmangelanämie kommt es meist 5–10 Tage nach Therapiebeginn zu einer Reaktion der Retikulozyten.
  - Eine Normalisierung der Hämoglobin- und MCV-Werte ist nach 2–4 Monaten zu erwarten.
- **Die Eisensubstitution ist nach der Normalisierung 2–3 Monate lang fortzusetzen, um die Eisenspeicher im Körper aufzufüllen.**
- Patienten, die auf die Eisentherapie nicht normal ansprechen, sind an einen Facharzt zu überweisen.

15.22 Schwangerschaftsanämie

Zielsetzung

- Unterscheidung zwischen einem niedrigen Hämoglobin-Wert – bedingt durch eine physiologische Hämodilution – und einer echten Anämie

Grundregeln

- Physiologische Senkung des Bluthämoglobinspiegels auf ≥ 11 g/dl (1. Trimenon) oder ≥ 10 g/dl (im weiteren Verlauf der Schwangerschaft): keine Behandlung erforderlich
- Hämoglobinwert < 9,5–10 g/dl und MCV-Wert < 84 fl: Eisenmangel wahrscheinlich, versuchsweise Eisentherapie
- Kontinuierlich sinkender Hämoglobinwert (Hb < 10 g/dl) oder Hb 9–9,5 g/dl: weitere Untersuchungen erforderlich

Ausgangspunkte/-werte

- Das WHO-Kriterium für eine Schwangerschaftsanämie ist ein Hämoglobinspiegel von < 11 g/dl.
- Eine physiologische Hämodilution setzt zwischen der 8. und 12. Schwangerschaftswoche ein und nimmt normalerweise gegen Schwangerschaftsende zu: Hämoglobinwerte < 11 g/dl finden sich bei 10–20% aller Frauen mit einer normalen Schwangerschaft. Die physiologische Erklärung ist, dass die relative Erhöhung des Plasmavolumens (bis zu 50%) größer ist als die Zunahme der Erythrozytenmasse (bis zu 25%).

Ursachen der Anämie

- Neben der physiologischen Senkung der Hämoglobinwerte findet sich in der Schwangerschaft auch häufig ein **Eisenmangel**. Während des 2. Trimenons ist mehr Eisen zur Vergrößerung der mütterlichen Erythrozytenmasse erforderlich, im letzten Trimenon für das Wachstum des Feten. Die Bedeutung einer routinemäßigen Eisentherapie ist nicht geklärt. In manchen nordeuropäischen Ländern empfiehlt man prophylaktische Eisengaben nach der 20. Schwangerschaftswoche (60–100 mg/Tag).
- Während der Schwangerschaft steigt auch der **Folsäurebedarf;** ein Folsäuremangel kann ebenfalls eine Anämie nach sich ziehen. Manche Spezialisten empfehlen während der Schwangerschaft eine Folsäuresubstitution (0,3–0,4 mg/Tag) **A**.
- Andere Ursachen sind weniger häufig.

Diagnostik

- Bei Bluthämoglobinwerten < 9,5 g/dl und MCV < 84 fl ist ein Eisenmangel sehr wahrscheinlich: versuchsweise Eisentherapie (mindestens 4–6 Wochen lang) von 60–100 mg/Tag. Der angestrebte Hämoglobinspiegel ist 10–12 g/dl.
- Bei Hämoglobinwerten < 9,5–10 g/dl liegt eine normozytäre Anämie (keine Primärerkrankung) vor: Bestimmung von BSG, CRP, Hämoglobin, MCV, Retikulozyten und Ferritin. Bei entzündlichen Prozessen kann der Ferritinspiegel unter Umständen nicht aussagekräftig sein. Die Bestimmung des löslichen Transferrinrezeptors kann sich als nützlich erweisen (ein normaler Wert weist auf eine sekundäre Anämie hin), doch kann der Wert durch die Schwangerschaft selbst erhöht werden.
- Bei makrozytärer Anämie (MCV > 100 fl): Bestimmung von Folsäure und Serum-Vitamin B_{12}.
- Unklare Fälle: zusätzlich Knochenmarkuntersuchung

15.23 Sekundäre Anämie

Zielsetzungen

- Ausschluss „spezifischer" Anämien (Eisenmangel, Vitaminmangel, Hämolyse, akute Blutungen, myelodysplastisches Syndrom und maligne hämatologische Erkrankungen). Dies kann mittels der grundlegenden Methoden zur Abklärung einer Anämie erfolgen (15.20).
- Beurteilen Sie, ob die Schwere der Anämie durch den Schweregrad der Grundkrankheit erklärt werden kann.
- Bei einer sekundären Anämie ist eine unnötige Eisentherapie zu vermeiden. Versuchen Sie aber jene Patienten zu identifizieren, denen eine Eisentherapie helfen könnte, d.h. Patienten mit kombinierter Anämie.

Grundregeln

- Eine heterogene Gruppe von Erkrankungen. In den meisten Fällen unterscheidet man a) Anämien in Verbindung mit einer chronischen Erkrankung und b) Anämien in Verbindung mit bestimmten „Organerkrankungen" (chronische Nieren- und Leberkrankheiten sowie bestimmte Endokrinopathien). Diese Unterteilung stützt sich hauptsächlich auf klinische Aspekte, da gegenwärtig die Ätiopathogenese in den meisten Fällen noch unklar ist.
- Pathogenese: Hemmung der Erythropoese durch Zytokine und andere Entzündungsmediatoren. Tritt meist 1 bis 2 Monate nach Ausbruch der Grundkrankheit auf.
- Häufig bei bestimmten Patientenkollektiven (z.B. bei schwerer rheumatoider Arthritis und Niereninsuffizienz) (15.20).
- Nicht durch einen Mangel an Vitaminen oder Mineralstoffen verursacht.
- Die Differenzierung gegenüber anderen Anämien kann schwierig sein.

Grundkrankheiten

- Anämien in Verbindung mit einer chronischen Erkrankung:
  ○ chronische Infektionen
  ○ andere chronische entzündliche Erkrankungen (Autoimmunkrankheiten, schweres Trauma, schwere Verbrennungen)
  ○ Malignome (ohne Knochenmarkinfiltrate)
  ○ andere (Alkoholleber, Stauungsinsuffizienz, Thrombophlebitis, ischämische Herzkrankheit, idiopathisch)
- „Organspezifische" Ursachen:
  ○ chronisches Nierenversagen (15.20)
  ○ Leberzirrhose und andere Lebererkrankungen
  ○ Endokrinopathien (Hypothyreose, Hyperthy-

reose, Nebenniereninsuffizienz, Androgenmangel, Hypopituitarismus, Hyperparathyreoidismus, Anorexia nervosa)

Diagnostisches Vorgehen

- Grundkrankheit feststellen. Zusätzlich zu den routinemäßigen Laboruntersuchungen auf Anämie (Hämoglobin, MCV und Retikulozytenzahl): BSG, CRP und weißes Blutbild.
- Kann die Grundkrankheit den Schweregrad der Anämie erklären? Im Fall von leichten bis mittelschweren Erkrankungen beträgt der Hb-Spiegel meist 10–11 g/dl, bei schwereren Erkrankungen 8–9 g/dl und darunter.
- Bei einem extrem niedrigen Hämoglobinspiegel ist nach den spezifischen Ursachen der Anämie zu suchen.
- Ein gesteigerter Erythrozytenverlust (durch Blutungen oder Hämolyse; gesteigerte Retikulozytenzahl) ist auszuschließen.
- Eisenmangel (Eisen- bzw. Transferrinsättigung) und megaloblastische Anämie (MCV > 100 fl) sind auszuschließen.
- In allen unklaren Fällen ist eine Knochenmarkuntersuchung angezeigt.
- Eine versuchsweise durchgeführte Eisentherapie erweist sich in jenen Fällen als nützlich, in denen ein Eisenmangel mit einer sekundären Anämie vergesellschaftet ist. Innerhalb von 2–3 Monaten sind die Eisenspeicher wieder aufgefüllt, sodass das wahre Ausmaß der sekundären Anämie zu Tage tritt.
- Das Verhältnis zwischen dem Transferrinrezeptor und Ferritin im Serum gilt als viel versprechender Parameter zur Feststellung eines „funktionellen" Eisenmangels.

Therapie

- Grundkrankheit behandeln
- Bei bestimmten Gruppen von Nierenkranken oder Krebspatienten ist eine Therapie mit rekombinantem humanem Erythropoietin (nach Anleitung durch einen einschlägigen Facharzt) möglich. Der Einsatz von Erythropoietin wird gegenwärtig auch auf andere Anämien ausgedehnt.
- Erythrozytentransfusionen sind auf jene Patienten zu beschränken, die sie unbedingt benötigen.
- Es ist wichtig, den Patienten über das Wesen seiner sekundären Anämie aufzuklären.

15.24 Megaloblastische Anämie

Zielsetzungen

- Erkennen einer megaloblastischen Anämie aufgrund eines erhöhten MCV im Blutbild.
- In vielen Ländern ist eine perniziöse Anämie die häufigste Ursache einer megaloblastischen Anämie.
- Charakteristische Merkmale einer perniziösen Anämie sind:
  - Vitamin-B_{12}-Mangel (ein normaler Serumspiegel von Vitamin B_{12} schließt einen Mangel nicht aus)
  - atrophische Gastritis
  - gutes Ansprechen auf Vitamin-B_{12}-Therapie
- Es ist wichtig, die perniziöse Anämie von Krankheiten, die eine andere Therapie erfordern, abzugrenzen.

Symptome

- In leichteren Fällen stehen die Symptome in engem Zusammenhang mit dem Schweregrad der Anämie, d.h. mit der Makrozytose, megaloblastischer Anämie, Thrombozytopenie, Leukopenie und Hämolyse.
- In fortgeschrittenen Fällen von perniziöser Anämie finden sich darüber hinaus
  - Gewichtsverlust,
  - Glossitis,
  - leichter Ikterus,
  - neurologische Symptome im Zusammenhang mit Vitamin-B_{12}-Mangel (Parästhesien, Muskelschwäche sowie psychische Symptome wie Demenz und Beeinträchtigung des Gedächtnisses). Diese können früher als die hämatologischen Symptome auftreten und irreversibel sein.

Ursachen der megaloblastischen Anämie

Vitamin-B_{12}-Mangel

- Vitamin B_{12}-Mangel ist in etwa 90% der Fälle die Ursache.
- Häufig auf eine Magenerkrankung zurückzuführen, wie Intrinsic-Faktor-Mangel + atrophische Gastritis (perniziöse Anämie oder Helicobacter-induzierte atrophe Gastritis), Gastrektomie, selten Magenkarzinom.
- In seltenen Fällen durch eine Erkrankung des terminalen Ileums (Morbus Crohn, Resektion, kongenitale Vitamin-B_{12}-Malabsorption)
- Infektion durch Diphyllobothrium latum (Fischbandwurm) oder andere Parasiten
- Mangelernährung (Veganismus)

Folsäuremangel
- Mangelernährung (häufig bei Alkoholikern)
- Erhöhter Bedarf (Schwangerschaft, Frühgeburt, Hämolyse, Malignome)
- Malabsorption (Zöliakie)
- Erhöhter Folsäureverlust (bei manchen Haut- und Lebererkrankungen, Dialyse)

Medikamente
- Folsäureantagonisten: Methotrexat, Trimethoprim
- Purinanaloga (antineoplastische und antivirale Medikamente sowie Immunsuppressiva): Aciclovir, Azathioprin, Mercaptopurin, Thioguanin
- Pyrimidinanaloga (antineoplastische und antiretrovirale Medikamente): Azacytidin, Fluorouracil, Cytarabin, Stavudin, Zidovudin
- Ribonukleotid-Reduktasehemmer (antineoplastische Medikamente): Hydroxyurea
- Antiepileptika: Phenytoin, Phenobarbital, Primidon
- Andere den Folsäurestoffwechsel beeinflussende Medikamente: orale Kontrazeptiva, Glutethimid, Cycloserin
- Den Vitamin-B_{12}-Stoffwechsel beeinflussende Medikamente: Paraaminosalicylsäure, Metformin, Phenformin, Colchicin, Neomycin
- Andere: Isoniazid, Mefenaminsäure, Nitrofurantoin, Pentamidin, Phenacetin, Pyrimethamin, Triamteren

Abklärung

- Kann in den meisten Fällen vom Hausarzt durchgeführt werden.
  1. Anamnese bezüglich Ernährung und Zustand des Magen-Darm-Trakts
  2. Bestimmung von Serum-Vitamin-B_{12}-Spiegel, Nüchternserumfolsäurespiegel und Erythrozytenfolatspiegel. Eine Knochenmarkuntersuchung kann nützlich sein und die Abklärung beschleunigen.
  3. Bei Hypovitaminose ist die Ursache abzuklären. Bei normalem Vitamin-B_{12}- und Folsäurespiegel ist eine Knochenmarkuntersuchung angezeigt.

Weitere Untersuchungen

- **Isolierter Vitamin-B_{12}-Mangel:**
  - Eine Gastroskopie und Biopsien sind zur Feststellung einer eventuellen atrophischen Gastritis erforderlich.
  - Zweimalige Stuhluntersuchung auf Darmparasiten.
  - Bleibt die Pathogenese des Vitamin-B_{12}-Mangels unklar, ist der Patient zur weiteren Abklärung eines möglichen Malabsorptionssyndroms zu überweisen. Dazu gehören:
    - der Vitamin-B_{12}-Absorptionstest (Schilling I ohne Intrinsic-Faktor-Bestimmung und Schilling II mit Intrinsic-Faktor-Bestimmung. Diese Tests liefern indirekte Informationen über die Funktionen von Magen und terminalem Ileum.)
    - evtl. der Holotranscobalamin-Test
- **Isolierter Folsäuremangel:**
  - Bei ernährungsbedingtem Folsäuremangel ist eine diätetische Aufklärung erforderlich, anfänglich ist eine Folatsubstitution in Form von Tabletten angezeigt.
  - Bei nicht ernährungsbedingtem Folsäuremangel ist der Patient an einen Facharzt (für Innere Medizin oder Gastroenterologie) zu überweisen.
- **Alle Werte normal** (Serum-Vitamin B_{12}, Nüchternserumfolat- und Erythrozytenfolatspiegel):
  - Medikamenteneinnahme des Patienten überprüfen. Medikamente, die erwiesenermaßen megaloblastische Anämien verursachen können, wenn möglich absetzen. Nach 1–2 Monaten Hämoglobin- und MCV-Werte überprüfen.
- **Kombinierter Folsäure- und Vitamin-B_{12}-Mangel:**
  - Vorgangsweise wie oben beschrieben und getrennt bewerten.

Therapie

- Bei megaloblastischer Anämie sind die Patienten an äußerst niedrige Hämoglobinwerte (selbst 40–60 g/l) gut angepasst. **Erythrozyten- und Vollbluttransfusionen sind zu vermeiden.** Sind sie zur ausreichenden Sauerstoffversorgung unerlässlich, so ist die Transfusion langsam (z.B. eine Konserve pro 2–4 Stunden) durchzuführen, um die Gefahr einer Volumsüberlastung zu minimieren. Die Probennahme für die Vitaminbestimmungen hat vor der Transfusion zu erfolgen.
- Eine **Vitamin-B_{12}-Substitution** bei perniziöser Anämie erfolgt anfänglich in Form von intramuskulären Injektionen von 1 mg Hydroxycobalamin alle 1–2 Tage über einen Zeitraum von 1–2 Wochen. Danach beträgt die Dosierung 1 mg alle 3 Monate. Zur Wahl stehen Hydroxy- oder Cyanocobalamin.
  - **Bei Neuropathie** ist eine intensivere Initialbehandlung erforderlich: 1 mg Hydroxycobalamin wird bis zu 6 Monate lang jede 2. Woche i.m. verabreicht. **Eine Folsäuresubstitution ist kontraindiziert** (verbessert das Blutbild, verschlechtert aber die Neuropathie).
  - Wirksamkeit der Therapie überprüfen. Eine signifikante Erhöhung der Retikulozytenzahl sollte 5–7 Tage nach Einsetzen der Therapie zu beobachten sein. Spricht der Patient auf die Behandlung gut an, so ist ein gutes Ergebnis zu erwarten. MCV- und Hämoglobinspiegel

sind nach 1 und nach 4 Monaten zu überprüfen. Danach sind bei perniziöser Anämie keine weiteren Routinekontrollen erforderlich.
- Wird die Hämoglobinkonzentration durch die Vitamin-B_{12}-Therapie nicht normalisiert, kann dies auf einen gleichzeitig vorliegenden Eisenmangel zurückzuführen sein (dabei sinkt der MCV-Wert bei persistierender Anämie). Ferritin- und Transferrinrezeptorspiegel überprüfen! Falls erforderlich, eine Eisentherapie einleiten.
- Spricht der Patient auch darauf nicht an, ist eine Überweisung an einen Internisten oder Hämatologen unerlässlich.
- Orale Gaben (2 mg/Tag) scheinen ebenso gut zu wirken wie eine parenterale Verabreichung ❻.
- Ein **Folsäuremangel** ist meist auf eine Mangelernährung zurückzuführen. Der Patient ist diätetisch zu beraten, und eine orale Substitutionstherapie (1 mg/Tag) wird in den meisten Fällen ausreichen; dies gilt auch für Fälle einer Malabsorption, bei denen jedoch höher dosiert werden muss (5–10 mg/Tag).

15.25 Hämolytische Anämie

Zielsetzungen

- Die Retikulozytenzahl kann als Indikator für eine Hämolyse verwendet werden.
- Es gibt etwa 200 verschiedene Unterarten der hämolytischen Anämie. Trotzdem sollte die Ätiopathogenese bestimmt werden.

Epidemiologie

- Hämolytische Anämien sind in den Ländern Nordeuropas selten (weniger als 5% der Anämien), sind aber z.B. im Mittelmeerraum häufig. In den nordischen Ländern ist die häufigste Form die autoimmune hämolytische Anämie, mit einer Prävalenz von einer Neuerkrankung pro 75.000 Personen pro Jahr.

Grundregeln

- Bei Hämolyse ist die Lebenszeit der Erythrozyten von normal 120 Tagen auf bis zu wenige Minuten reduziert.
- Die Erythrozyten werden entweder extravasal (im retikuloendothelialen System, und zwar vor allem in der Milz), intravasal (im Blutstrom) oder bereits als Vorläuferformen im Knochenmark zerstört.
- Die Folgen der Hämolyse sind:
  - eine kompensatorische Steigerung der Erythropoese im Knochenmark und als Folge davon, Retikulozytose (im Blut)

Tabelle 15.25 **Ursachen der hämolytischen Anämien**

Pathologische Erythrozyten	Äußere Ursachen
Membrandefekte • hereditäre Sphärozytose • hereditäre Elliptozytose	**Immunhämolytische Anämien** • autoimmune hämolytische Anämie • Kältehämagglutinine • Transfusionsreaktion • Mutter-Kind-Immunisierung • medikamentös induzierte Hämolyse
Enzymopathien Hämoglobinopathien Thalassämien PNH (Porphyria non-hereditaria)	**Fragmentationshämolyse** • künstliche Oberflächen (Klappenprothesen, andere Prothesen, Hämoperfusion) • Vaskulitis • Marsch-Hämoglobinurie • DIC (disseminierte intravasale Gerinnung, Verbrauchskoagulopathie, DIG) • TTP (thrombotische thrombozytopenische Purpura) • HUS (hämolytisches urämisches Syndrom)
	Andere externe Ursachen • Infektionen, Toxine, Verbrennungen, Hypersplenismus

  - eine Zunahme der Hämoglobin-Abbauprodukte
  - bei einer intravasalen Hämolyse eine Steigerung der Konzentration von freiem Hämoglobin im Plasma und manchmal sogar Hämoglobinurie und Hämosiderinurie

Ursachen von hämolytischen Anämien

- Die beschleunigte Zerstörung von Erythrozyten kann folgende Ursachen haben:
  - eine Schädigung oder Defekte der Erythrozyten selbst (hereditäre hämolytische Anämien und paroxysmale nächtliche Hämoglobinurie oder PNH)
  - äußere Ursachen (erworbene hämolytische Störungen)
- Spezifische hämolytische Anämien sind in Tabelle 15.25 angeführt.

Abklärung

- Die Diagnostik soll:
  1. das Vorliegen einer Hämolyse bestätigen,
  2. zu einer spezifischen Diagnose führen, d.h. die Ätiopathogenese der hämolytischen Störung abklären.
- Die Hämolyse erscheint in den grundlegenden Labortests für Anämie (Hämoglobin, Hämatokrit, CRP, MCV, Retikulozytenzahl, BSG und Leukozytenzahl) als Retikulozytose. Durch eine ausgeprägte Hämolyse wird auch der MCV-Wert erhöht. Eine normale Retikulozytenzahl schließt

eine Hämolyse signifikanten Ausmaßes praktisch aus.
- In unklaren Fällen sind folgende weitere Parameter zu untersuchen:
  ○ Laktatdehydrogenase:
    – ein empfindlicher, aber unspezifischer Indikator für Hämolyse
  ○ Haptoglobin:
    – verringert bei Hämolyse, aber auch bei Leberkrankheiten; erhöht bei entzündlichen Prozessen; dies kann die durch die Hämolyse verursachte Senkung maskieren.
  ○ Bilirubin:
    – Die Konzentration von konjugiertem Bilirubin steigt bei Hämolyse.
- Eine spezifische Diagnose ist bereits im Frühstadium anzustreben. Bei hereditären Formen der hämolytischen Anämie ist die Familienanamnese von besonderer Bedeutung. Auch andere Laboruntersuchungen können dem Allgemeinmediziner wertvolle Informationen liefern:
  ○ Ein direkter Antiglobulintest (Coombs-Test; ein positives Ergebnis weist auf eine autoimmune hämolytische Anämie, abgekürzt AIHA, hin)
  ○ Blutausstrich und, wenn erforderlich, Knochenmarkuntersuchung
  ○ Hämosiderinspiegel im Harn (positiv bei intravasaler Hämolyse, sobald die Nierenschwelle überschritten wird)
- Weitere spezifische Untersuchungen können in Spezialabteilungen durchgeführt werden. Der Allgemeinmediziner kann jedoch die Möglichkeit einer signifikanten Hämolyse als Ursache einer Anämie relativ leicht ausschließen. **Die Bestimmung der Retikulozytenzahl ist in jedem Fall von grundlegender Bedeutung für die Abklärung einer Anämie.**

Therapie

- Die Therapie richtet sich nach den spezifischen Störungen und ist meist in Zusammenarbeit mit einem Internisten oder Hämatologen festzulegen.
- Vergessen Sie nicht, dass Medikamente unter Umständen eine Hämolyse verursachen oder verstärken können.

15.30 Neigung zu Blutergüssen, Petechien und Ekchymosen

Zielsetzungen

- Ziel ist es, aufgrund des klinischen Bildes und der Anamnese festzustellen, ob ein Patient eine normale oder verstärkte Tendenz zur Bildung von Blutergüssen oder Petechien aufweist.
- Eine Purpura wird durch eine verstärkte Blutungsneigung oder durch eine Vaskulitis verursacht. Es ist wichtig, zwischen diesen Ursachen zu unterscheiden.
- Ursache „spontaner" Blutergüsse, vor allem bei Kindern, kann auch körperliche Gewalt gewesen sein!

Terminologie

- Die Bezeichnung **Purpura** umfasst eine Gruppe von Störungen, die durch intradermale oder submuköse violett oder rotbraun gefärbte Blutungen charakterisiert sind. Hämatome werden Petechien oder Ekchymosen beschrieben.
- **Petechien** sind scharf umschriebene kleine (1–3 mm), intradermale oder submuköse, durch eine Blutung verursachte Flecken. Sie sind nicht über dem Hautniveau erhaben. Sie verschwinden nicht unter Glasspateldruck – im Unterschied zu Hämangiomen und Teleangiektasien!
- Eine **Ekchymose** ist ein kleiner (größer als eine Petechie) blutunterlaufener Haut- oder Schleimhautfleck, der nicht erhaben ist, eine runde oder unregelmäßige Form aufweist und blau oder blaurot erscheint.

Grundregeln

- Bei jedem Menschen treten gelegentlich nach geringfügigen Verletzungen oder auch ohne bewusst erlittene Traumata Blutergüsse auf. Dabei schwankt die Anfälligkeit von Individuum zu Individuum stark. Vereinzelt auftretende Blutergüsse, auch ohne bewusst erlittenes Trauma, sind im Allgemeinen harmlos und erfordern nicht unbedingt weitere Laboruntersuchungen.
- Petechien finden sich meist an Stellen, wo der Venendruck am höchsten ist, z.B. an den Beinen, vor allem distal im Zusammenhang mit zu engen Socken oder Verbänden. Auch Hitze, z.B. in der Sauna, kann den Blutaustritt aus Kapillaren verstärken und zur Bildung von Petechien führen.

Folgende Formen von Blutergüssen sind typischerweise nicht pathologisch und erfordern keine weitere Untersuchung:

- Ein Bluterguss an der Stelle eines Traumas

- Ein einzelner Bluterguss (< 3 cm), gleichgültig, an welcher Körperstelle, ohne weitere Symptome. Unbemerkt entstandene Blutergüsse sind häufig, vor allem an den Gliedmaßen.
- Ältere Personen zeigen oft Blutergüsse an Armen und Handrücken, die durch starke Hautverschiebungen verursacht werden, die zu Kapillarrupturen führen.

Petechien erfordern keine weiterführende Untersuchung, wenn
- der Patient an kardialer oder venöser Insuffizienz leidet, die Petechien an den Beinen lokalisiert sind und durch Ödeme (beim Gehen, bei heißem Wetter oder in der Sauna) verschlimmert werden.

Petechien und Blutergüsse erfordern eine weiterführende Untersuchung, wenn
- der Patient auch andere Symptome unbekannter Ursache, wie Fieber, Müdigkeit usw., aufweist,
- sie sich spontan an verschiedenen Körperstellen bilden, auch wenn der Patient keine anderen Symptome zeigt.
- In diesen Fällen ist zu klären, ob der Patient an einer Purpura leidet.

Ursachen einer Purpura

- Purpura findet sich häufig bei Erkrankungen, bei denen Blutgefäße und Thrombozyten mitbetroffen sind (Thrombozytopenien oder Thrombozytopathien), aber selten bei Koagulopathien.

Autoimmunkrankheiten
- Allergische Purpuraformen:
  ○ Purpura Schoenlein-Henoch geht oft mit Gelenkschmerzen und gastrointestinalen Symptomen einher (29.83).
  ○ andere ähnliche Formen von Purpura
- Idiopathische thrombozytopenische Purpura oder ITP (15.10), (29.71):
  ○ Arzneimittel-induzierte vaskuläre Purpuraformen (Jodide, Atropin, Chinin, Procain-Penicillin, Aminophenazon, ASS, Chloralhydrat, andere Sedativa, Sulfonamide, Cumarinderivate)
  ○ Purpura fulminans

Infektionen
- Bakterielle Infektionen (Meningokokkensepsis und andere Septikämien, Typhus, Scharlach, Diphtherie, Tuberkulose, Endokarditis)
- Virale Infektionen (Influenza, Masern, andere)
- Rickettsien-Infektion
- Parasitäre Infektionen (Malaria, Toxoplasmose)

Strukturelle Missbildungen
- Hereditäre hämorrhagische Teleangiektasie oder Osler-Krankheit
- Hereditäre Bindegewebserkrankungen (Ehlers-Danlos-Syndrom, Osteogenesis imperfecta, Pseudoxanthoma elasticum)
- Erworbene Bindegewebserkrankungen (Skorbut, Kortikosteroid-induzierte Purpura, Cushing-Syndrom, senile Purpura, Purpura mit Kachexie)

Verschiedene Erkrankungen
- Autosensibilisierung gegenüber Erythrozyten und verwandte Syndrome
- Paraproteinämien
- Purpura simplex und verwandte Störungen (orthostatische und mechanische Purpura, Purpura factitia)
- Purpura im Zusammenhang mit Hautkrankheiten
- Andere (Tumoremboli im Blut, Kaposi-Sarkom, Schlangenbisse, Hämochromatose, Amyloidose)

Klinisches Bild verschiedener Purpuraformen

Allergische Purpura
- Aussehen:
  ○ unterschiedlich
  ○ kleine Blutergüsse, Urtikaria, Bullae, manchmal kleine Ulzera
- Lokalisation:
  ○ symmetrisch, proximal an Gliedmaßen, Beinen und Gesäß
- Weitere Befunde:
  ○ Juckreiz, auch Gelenk- und abdominelle Symptome, keine allgemeine Blutungsneigung

Purpura fulminans
- Aussehen:
  ○ Großflächige symmetrische Hämatome. Scharf umschriebene Hautinfarkte. Petechien sind selten.
- Lokalisation:
  ○ oft symmetrisch, distal an Gliedmaßen und Genitalien
- Weitere Befunde:
  ○ distale Gangrän an Gliedmaßen (Finger, Zehen). Fieber, Müdigkeit, allgemeine Blutungsneigung, Koagulopathie

Skorbut
- Aussehen:
  ○ Petechien häufig um Haarfollikel. Blutergüsse, große subkutane Hämatome
- Lokalisation:
  ○ oft symmetrisch, sattelförmig an Schenkeln und Gesäß
- Weitere Befunde:
  ○ Müdigkeit, Gliederschmerzen, bei Kindern periostale Blutungen, allgemeine Blutungsneigung

Autosensibilisierung gegen Erythrozyten
- Aussehen:
  - solitäre, oft großflächige dunkelrote Blutergüsse auf rötlichem, geschwollenem Untergrund
- Lokalisation:
  - an den Gliedmaßen proximal, an Ober- und Unterschenkeln und am Bauch, manchmal auch am Rücken
- Weitere Befunde:
  - prodromale Symptome, Läsionen oft schmerzhaft
  - Übelkeit, Erbrechen und allgemeine Symptome
  - hysterische und neurotische Symptome
  - Menorrhagie, Hämaturie, Nasenbluten
  - Hauttest positiv

Thrombozytopenische Purpura
- Aussehen:
  - purpur/rote und dunkle Petechien
  - oberflächliche Blutergüsse unterschiedlicher Form und Größe
- Lokalisation:
  - auf dem ganzen Körper, vorzugsweise an Stellen hoher Kompression der Venen und hohen Venendrucks
- Weitere Befunde:
  - generalisierte Tendenz zu Schleimhautblutungen

Klinisches Vorgehen

- Wenn eine erhöhte Anfälligkeit für Blutergüsse und Petechien wahrscheinlich ist oder auf der Hand liegt, empfiehlt sich folgendes Vorgehen:
1. Bei Kindern: Stimmt das klinische Bild mit einem der folgenden Krankheitsbilder überein?
   - Purpura Schoenlein-Henoch (29.83)
   - idiopathische thrombozytopenische Purpura (ITP), (29.71)
   - Infektion, die häufig mit Purpura einhergeht; bei schlechtem Allgemeinzustand und Fieber an eine Meningokokkensepsis denken
   - körperliche Gewalt
   - Zur Orientierung dienen einige Laboruntersuchungen:
     Hämoglobin, Leukozytenzahl, Thrombozytenzahl
     Harnanalyse (mikroskopische Hämaturie?)
     C-reaktives Protein (bakterielle Infektion?)
2. Bei Erwachsenen: Zunächst Einnahme von nicht steroidalen entzündungshemmenden Analgetika (NSAR) und oralen Antikoagulantien überprüfen.
   - Wenn ein ansonsten symptomfreier Patient NSAR eingenommen hat, ist die Blutergussneigung vermutlich darauf zurückzuführen. Medikament absetzen oder durch Paracetamol oder einen Cyclooxygenase-2-Hemmer (Achtung kardiovaskuläre Nebenwirkungen) ersetzen und den klinischen Zustand kontrollieren. Bei Fortbestehen der Purpura sind weitere Untersuchungen angezeigt. Bei plötzlich auftretender oder massiver Purpura sind die oben angegebenen Laboruntersuchungen auch dann (sofort) einzuleiten, wenn der Patient NSAR einnimmt.
   - Bei Patienten, die orale Gerinnungshemmer einnehmen und eine Neigung zu Blutergüssen zeigen, sonst aber symptomfrei sind, kann eine INR- oder PTZ-Messung die Diagnose erleichtern. Ist der Wert innerhalb des therapeutischen Bereichs, ist dem Patienten zu erklären, dass die Neigung zu Blutergüssen möglicherweise mit der Einnahme der oralen Antikoagulantien zusammenhängt und dass er sich bei einer Zunahme der Hauterscheinungen oder Allgemeinsymptomen sofort wieder beim Arzt melden soll. Dieser entscheidet dann, ob sofortige weitere Laborbefunde erforderlich sind oder der Patient in ein Krankenhaus eingewiesen werden muss. Dies ist auch bei einer „therapeutischen" Prothrombinzeit dann der Fall, wenn eine verborgene schwere Gerinnungsstörung besteht.
3. Die Medikamenteneinnahme des Patienten ist zu überprüfen, um Medikamente zu identifizieren, die unter Umständen eine Thrombopenie oder Thrombozytenfunktionsstörung verursachen können. Die Suche konzentriert sich vor allem auf Medikamente, die der Patient im Monat vor dem Auftreten der Purpura eingenommen hat. Die gerinnungshemmende Wirkung von NSAR hält etwa 1 Woche an.
4. Infektionen sind als Ursache einer Purpura ebenfalls zu überprüfen (denken Sie bei einem schlechten Allgemeinzustand oder Fieber an die Möglichkeit einer Sepsis).
5. Wenn für das Bestehen der Purpura keine einfache Erklärung wie Medikamenteneinnahme oder eine Infektion gefunden wird, richtet sich das Augenmerk auf die Frage, ob der Patient eine gesteigerte Blutungsneigung (höchstwahrscheinlich eine Beeinträchtigung der Plättchenfunktion, meist eine Thrombozytopenie) aufweist oder ob die Purpura vaskulärer Genese ist (Allergie, Hautkrankheit).
   - Die primären Laboruntersuchungen sind dieselben wie bei Kindern (siehe oben). Die Ursache einer Thrombozytopenie (Plättchenzahl $< 100 \times 10^9/l$) ist zu klären (siehe Thrombozytopenie, 15.10 und ITP, 15.10 sowie 29.71). Denken Sie daran, dass Purpura bei einer mäßigen Thrombozytopenie (Plättchenzahl $50–100 \times 10^9/l$) nur selten auftritt, es sei denn, dass andere aggravierende Faktoren vorliegen.

- Ist eine Thrombozytopenie als Ursache der Purpura ausgeschlossen (Plättchenzahl > 100 × 10^9/l), wird die Thrombozytenfunktion überprüft; dabei kann auch die Blutungszeit Aufschluss geben. Eine normale Blutungszeit weist eher auf eine vaskuläre Ätiologie als auf eine Thrombozytendysfunktion hin. Ist eine Purpura Schoenlein-Henoch unwahrscheinlich, sind zur verlässlichen Diagnosefindung einer Gefäßerkrankung oft eine Hautbiopsie sowie eine immunohistochemische Untersuchung notwendig (Hautbiopsie siehe 13.06).
- Bei einer Thrombozytenfunktionsstörung ist die Überweisung an eine Fachabteilung erforderlich. (Es sei denn, es gibt eine Erklärung, z.B. durch die Medikation).

15.31 Beurteilung und Behandlung von Patienten mit hämorrhagischer Diathese

- Erste Hilfe bei Verletzungen wird in dieser Leitlinie nicht behandelt!

Grundregeln

- Innerhalb der primärmedizinischen Versorgung geht es vorrangig darum, jene Patienten zu identifizieren, deren hämorrhagische Diathese auf eine Leukämie, eine Meningokokkensepsis oder eine andere akute systemische Erkrankung, eine schwere Hämophilie, eine medikamentös induzierte Komplikation oder auf Gewalteinwirkung zurückgeht.
- Die präoperative Evaluierung des Blutungsrisikos eines Patienten mit hämorrhagischer Diathese unterscheidet sich vom Management eines Patienten mit einer akuten Blutung.
- Vor der Anordnung von Untersuchungen sollte die wahrscheinlichste Ursache für die Blutung festgestellt werden. Dafür geben neben der klinischen Untersuchung das Alter des Patienten, sein Geschlecht, seine Grundkrankheit, seine Medikation, die Art der Blutung sowie die Familienanamnese (einschließlich entfernter Verwandter) wertvolle Hinweise.
- Eine Gerinnungsstörung, die zu einer Blutungsneigung führt, kann erworben oder angeboren sein. In beiden Fällen kann die Störung entweder über die Thrombozyten oder die Gerinnungsfaktoren vermittelt werden.

Diagnostik
Blutungsanamnese

- Es ist oft schwierig, eine genaue Blutungsanamnese vom Patienten zu erhalten, weil jeder Patient die Begriffe „massive Blutung" und „normale Blutung" anders interpretiert.
- Trotzdem sollte ein Versuch unternommen werden, Antworten auf folgende Fragen zu erhalten:
  - Ist die Blutung abnormal stark, protrahiert, rezidivierend oder verzögert?
  - Tritt die Blutung lokal oder diffus auf?
  - Ist es möglich, die Blutung durch Kompression zu stoppen?
  - War der Patient schon früher in einer Situation, in der eine stärkere Blutung ohne angemessene Ursache vorgekommen ist?
- Eine negative Blutungsanamnese ist ebenfalls aufschlussreich. (Eine problemlos abgelaufene Tonsillektomie oder ein normaler Heilungsverlauf nach Unfällen schließen eine schwere angeborene Bluterkrankheit sicherer aus als Labor-Suchtests.)
- Andererseits:
  - Es ist beispielsweise denkbar, dass bei einer schwach ausgeprägten Variante des von-Willebrand-(Jürgens-)Syndroms (vWS) noch im physiologischen Schwankungsbereich liegende Konzentrationen des von-Willebrand-Faktors oder aber dessen schwangerschaftsbedingte Erhöhung der Patientin bisher Blutungsepisoden erspart haben.
- Hämorrhagische Erkrankungen gehen typischerweise nicht mit Hämoptyse, Hämatemesis, Blut im Stuhl, Meläna oder subkonjunktivalen Blutungen einher (37.21).

Haut- und Schleimhautblutungen

- Sie werden verursacht durch Erkrankungen der Blutgefäße bzw. durch eine Thrombopenie oder eine Thrombozytenfunktionsstörung, die zu Hämatomen und Blutergüssen führen.
- Symptome, die auf eine hämorrhagische Erkrankung hindeuten:
  - Epistaxis (die nicht mit einer Erkältung in Verbindung steht; die Blutung ist protrahiert, beidseitig und häufig wiederkehrend und führt zu Anämie)
  - Zahnfleischbluten (nach einem zahnchirurgischen Eingriff kommt es zu einer Nachblutung oder es bilden sich auch noch am Tag nach der Operation große Koagel)
  - seit der Menarche immer starke Monatsblutungen, die zu einer Anämie geführt haben
  - protrahierte oder rezidivierende Blutung oder Nachblutung nach Tonsillektomie ohne lokale Ursache
  - Blutungen aus dem Harn- oder Gastrointestinaltrakt
- Die häufigste Ursache für oberflächliche Blutungen stellt die Thrombozytopenie dar, aber auch ein leichtes von-Willebrand-(Jürgens-)Syndrom

(vWS) ist häufig der Auslöser. Eine Prädisposition zu einer milden Form der hämorrhagischen Diathese wird gelegentlich dann schlagend, wenn der Patient Aspirin oder ein anderes Medikament einnimmt, das die Funktion der Thrombozyten beeinträchtigt.
- Sonstige Ursachen können Veränderungen in den Gefäßwänden oder im umgebenden Bindegewebe sein:
  ○ fortgeschrittenes Alter, „Purpura senilis"
  ○ Hypertonie
  ○ der angeborene Morbus Osler (Teleangiectasia hereditaria haemorrhagica)
  ○ eine Vaskulitis: Purpura Schoenlein-Henoch, Autoimmunerkrankungen

Massive Blutungen
- Lassen auf einen Mangel an Gerinnungsfaktoren schließen.
- Typische Befunde:
  ○ tief reichende und ausgedehnte Blutergüsse, multiple Gewebeblutungen oder spontane Blutungen in die Gelenke
  ○ Nachblutungen (einige Tage nach einem Trauma fangen die Wunden erneut zu bluten an)

Untersuchungen

- Der Verdacht auf eine hämorrhagische Diathese sollte mit Hilfe von Laboruntersuchungen abgesichert werden. Solche Laboruntersuchungen können entweder als Suchtests oder aber als Tests zur Beantwortung spezifischer Fragestellungen durchgeführt werden.
- Suchtests sind nicht sehr sensitiv, weswegen pathologische Befunde in aller Regel klinisch signifikant sind.

Tabelle 15.31 **Diagnostische Hinweise, klassifiziert nach Art und Ort der Blutung**

Subkonjunktivale Blutung	Hypertonie, Thrombozytopenie, Antikoagulanzien
Hämatome (auf der Haut oder an den Schleimhäuten)	Thrombozytopenie
Knötchenartige blutende Läsionen an den Unterschenkeln	Kryoglobulinämie, Purpura Schoenlein-Henoch, sonstige Purpura-Formen
Blutungen in den Schleimhäuten	Morbus Osler, von-Willebrand-(Jürgens-)Syndrom, Thrombozytopenie oder Thrombozytenfunktionsstörung
Blutergüsse	Mangel an einem bestimmten Gerinnungsfaktor, zirkulierendes Antikoagulans, Trauma
Gelenksblutungen	Hämophilie A und B, eher selten Mangel eines anderen Gerinnungsfaktors
Übermäßige Neigung zur Hämatombildung	Thrombozytopenie, Cushing-Syndrom

- Suchtests können jedoch bei leichten Formen einer hämorrhagischen Diathese falsch negative Ergebnisse zeigen, sodass zur Abklärung der Ursache der Blutung spezifische Tests eingesetzt werden müssen.

Suchtests
- Thrombozytenauszählung (isolierte Thrombozytopenie [15.09])
- Aktivierte partielle Thromboplastinzeit (aPTT):
  ○ Ein allgemeiner Indikator für das Funktionieren des intrinsischen Gerinnungssystems (Fibrinogen, Prothrombin, Faktoren V, VIII, IX, X, XI, XII); misst die Faktoren VII und XIII nicht.
  ○ Nicht sehr sensitiv; der Befund ist zum Beispiel nur dann pathologisch, wenn beispielsweise F VIII oder F IX um 30% niedriger sind als normal. Für die Diagnose eines leichten vWS ist dieses Verfahren daher in der Regel nicht hilfreich.
  ○ Die aPTT ist verlängert, wenn die Probe Heparin enthält; das Vorhandensein von Lupus-Antikoagulanzien hat die gleiche Wirkung, führt aber ebenso wenig zu Blutungen wie ein F-XII-Mangel.
- Prothrombinzeit (INR; Quick-Test):
  ○ Ein Suchtest zur Evaluierung des extrinsischen Gerinnungssystems ist ein Indikator für die kombinierte Wirkung von F II, VII und X.
  ○ Befunde im pathologischen Bereich sind ein Hinweis auf einen Vitamin-K-Mangel, eine Leberschädigung oder eine Cumarintherapie.
  ○ Ein INR-Wert von über 1,5 (Prothrombinzeit unter 40%) gilt als deutlich außerhalb des Normalbereichs.
- Die Blutungszeit dient zur Bestimmung der primären Hämostase (praktisch nicht mehr verwendet, weil viele anatomische und physiologische Faktoren seine Aussagekraft beeinträchtigen).
  ○ Die Blutungszeit ist verlängert bei vWS, ausgeprägter Thrombozytopenie und Thrombozytenfunktionsstörung.
  ○ Die Einnahme von Aspirin ist in vielen Fällen Ursache für eine erworbene Thrombozytenfunktionsstörung.
- Erniedrigte Fibrinogenspiegel (weniger als 1 g/l) können zu einer hämorrhagischen Diathese führen, aber Konzentrationen, die potenziell eine Blutung auslösen könnten, werden bei Suchtests nicht entdeckt. Dieser Test ist auch nützlich für die Diagnostik einer disseminierten intravaskulären Koagulation (DIC).
- Wenn sich Thrombozytenzahl, aPTT und INR im Normalbereich befinden, aber die Blutungszeit verlängert ist, leidet der Patient meist an vWS oder an einer Thrombozytenfunktionsstörung. Ergänzende Untersuchungen sollten dann eine Bestimmung des vWF und des F VIII und unter

Umständen einen Thrombozytenfunktionstest beinhalten (PFA, nur in manchen Spitälern als Routineuntersuchung verfügbar, eine frische Blutprobe ist notwendig).
- Wenn Thrombozytenzahl und -funktion normal sind, könnte die Ursache für die Blutungsneigung ein Mangel eines Gerinnungsfaktors sein. Wenn aPTT und INR ebenfalls im Normalbereich liegen, ist es allerdings unwahrscheinlich, dass der Patient an einem Koagulationsfaktormangel leidet. Andererseits schließen Normalbefunde nicht aus, dass ein geringgradiger Mangel an Gerinnungsfaktoren oder an F XIII vorliegt.

Ergänzende Untersuchungen

- Thrombozytenfunktionstest (PFA) mit einem speziellen Analyzer (nur in größeren Krankenhäusern; es wird eine Frischblutprobe benötigt). Der Test gibt Aufschluss über die Diagnostik von Blutgerinnungsstörungen, die mit der primären Hämostase assoziiert sind (vWS, Thrombozytenfunktionsstörung).
- Tests für individuelle Gerinnungsfaktoren in spezialisierten Labors sollten erwogen werden, wenn
  - ein Suchtest pathologisch war und ergänzende Untersuchungen gerechtfertigt sind,
  - die Befunde der Suchtests im Normalbereich lagen, der Patient aber eine Blutungsneigung zeigt.

Ursachen und Behandlung einer hämorrhagischen Diathese

- Angeborener Mangel an Gerinnungsfaktoren (15.32)
- Erworbene hämorrhagische Diathese in Verbindung mit einer Grundkrankheit:
  - Prävention und Therapie von Blutungen sollten prinzipiell auf die Behandlung der Grundkrankheit abzielen.
- Es muss unterschieden werden zwischen einer Substitutionstherapie bei einer akuten Blutung und der Vorbereitung eines Patienten mit Blutungsneigung auf einen chirurgischen Eingriff.
  - Lebererkrankung: Alle Gerinnungsfaktoren, außer dem vWF, werden in der Leber produziert. Außerdem werden aktivierte Gerinnungsfaktoren und Fibrinspaltprodukte über die Leber aus dem Blutkreislauf eliminiert. Der hepatische Kreislauf steht in direkter Verbindung mit der Milz und eine portale Hypertonie führt zu einer Stauung in der Milz, was wiederum die Anzahl der zirkulierenden Blutzellen, insbesondere der Thrombozyten, reduziert. Eine hämorrhagische Diathese manifestiert sich erst bei einer fortgeschrittenen Lebererkrankung. Die Diagnose einer Koagulationsstörung hepatischer Genese basiert auf einer verlängerten aPTT und pathologischen Werten für die Prothrombinzeit.
    - Die Behandlung einer Koagulationsstörung aufgrund einer Lebererkrankung ist unterstützender Natur. Vitamin K bringt keinen Vorteil, jedoch kann sich die Zufuhr von gefrorenem Frischplasma und Thrombozyten als hilfreich erweisen (die Initialdosis Gefrierplasma sollte bei 15–20 ml/kg liegen).
  - Nierenerkrankung, Urämie:
    - Zu den Symptomen zählen eine Neigung zu Blutergüssen und Schleimhautblutungen, hauptsächlich aufgrund von Thrombozytenstörungen.
    - Eine Dialyse verbessert die Situation ebenso wie die Aufrechterhaltung eines Hämatokritspiegels im Bereich 0,30–0,35.
    - Ein urämischer Patient mit hämorrhagischer Diathese sollte kein Aspirin einnehmen.
  - Hämorrhagische Diathese in Verbindung mit einer Infektion:
    - Eine Bakteriämie geht mit einer Thrombopenie einher, die insbesondere dann schwerwiegend sein kann, wenn schon wegen der Grundkrankheit die Thrombozytenproduktion gestört ist.
    - Eine Infektion kann über einen Vitamin-K-Mangel zu Blutungen führen, wenn ein Breitbandantibiotikum die Darmflora zerstört hat.
  - Hämatologische Erkrankungen: Leukämien, Thrombopenien und Polyzythämien (15.45, 15.43, 15.40, 15.10, 15.41)
  - DIC (assoziiert mit Infektionen, Schwangerschaftskomplikationen, Karzinomen):
    - In seltenen Fällen können sich spezifische Autoantikörper gegen die Gerinnungsfaktoren entwickeln. Zumeist ist davon der Faktor VIII betroffen („erworbene Hämophilie"). Das klinische Bild ähnelt dem der Hämophilie und es kommt zu ausgedehnten spontanen Blutungen in den Geweben. Am häufigsten finden sich solche Erscheinungen bei älteren Patienten mit zugrunde liegenden Malignomen oder einer Autoimmunerkrankung.
  - Hämorrhagische Diathese in Verbindung mit einer Medikamenteneinnahme:
    - Als therapeutischer Effekt: Cumarine, Heparin, Thrombolytika, Thrombozyteninhibitoren
    - Als Nebenwirkung: Aspirin und andere Antiphlogistika; sonstige Arzneimittel, die eine Thrombozytopenie und/oder eine Thrombozyten-Dysfunktion (15.61) auslösen.

- durch Cumarin-Antikoagulanzien verursachte Blutung
  - Treten Blutungen auf, sollte die Antikoagulanzientherapie abgesetzt werden.
  - Wenn der INR-Wert über dem therapeutische Bereich, aber noch unter 5 liegt, und es keine manifesten Blutungen gibt, kann die Behandlung vorübergehend ausgesetzt oder die Dosis reduziert werden.
  - Wenn der INR-Wert > 5 aber < 9 beträgt und keine offensichtlichen Blutungen auftreten, sollten anfänglich einige Einnahmen ausgelassen und die Therapie später mit einer niedrigeren Dosierung und in Abhängigkeit von den INR-Werten fortgeführt werden.
  - Wenn bei INR-Werten wie oben ein hohes Blutungsrisiko besteht, sollten 1–2,5 mg Vitamin K oral oder i.v. gegeben werden (für die orale Dosierung kann auch die Konakion-Injektionslösung verwendet werden). Nach 12–24 Stunden INR überprüfen!
  - Bei einer ernsten Blutung oder deutlichen Überdosierung sollten 5–10 mg Vitamin K gemeinsam mit Fresh-frozen-Plasma (FFP) und/oder Prothrombinkonzentraten verabreicht werden.

Therapiemanagement

- Bei jeder massiven Blutung, die schwer beherrschbar ist, muss der Patient sofort in ein Krankenhaus eingeliefert werden.
- Die Erstmaßnahmen bestehen aus dem Legen eines venösen Zugangs, Rehydrierung, Überwachung des Blutdrucks.
- Alle Antithrombotika sollten vorübergehend abgesetzt werden.
  - Eine Behandlung mit Aspirin zeigt noch 3–5 Tage lang eine deutliche Nachwirkung.
- Besteht der Verdacht, dass die Blutungen mit einer Leukämie, einer Infektion oder einer schweren Grundkrankheit in Zusammenhang stehen, sollte sofort mit der zuständigen Fachabteilung des Krankenhauses Kontakt aufgenommen werden.
- Bei mit einer Leber- und/oder Nierenerkrankung assoziierten Blutung sind die Untersuchungen und die Behandlung unter Berücksichtigung des Allgemeinzustands des Patienten sowie auf die lokal verfügbaren Einrichtungen durchzuführen.

15.32 Angeborener Mangel an Gerinnungsfaktoren

Zielsetzungen

- Ein Allgemeinarzt sollte alle Bluter unter seinen Patienten kennen. Die lebenslange hämorrhagische Diathese dieser Patienten sollte bei allen Behandlungen berücksichtigt werden.
- Die Betreuung wird in der Regel beim Hausarzt und im Krankenhaus stattfinden. Gewisse Therapien sollten jedoch in spezialisierten Zentren durchgeführt werden, wie etwa orthopädische Eingriffe an Hämophiliepatienten.
- Es geht dabei um die Kontrolle eines Patienten mit schwerer Hämophilie, wobei im Anschluss daran die Behandlungsrichtlinien von einem hämatologischen Zentrum einer spezialisierten Einrichtung erstellt werden sollten.
- Auch bei leichten Gerinnungsstörungen bedarf es vor einem chirurgischen Eingriff einer Vorausplanung.

Grundsätze

- Die Patienten sollten einen Notfallausweis bei sich tragen mit Informationen bezüglich Diagnose und Schwere des Leidens sowie Angaben über das für ihre spezifische Erkrankung geeignete Gerinnungsfaktorkonzentrat bzw. sonstige geeignete Medikamente.
- Patienten mit Blutgerinnungsstörungen sollte kein Aspirin gegeben werden. Als Analgetika der Wahl gelten Paracetamol oder eine Kombination von Paracetamol und Codein. Die Antiphlogistika Mefenaminsäure und Tolfenaminsäure sind zulässig. Tramadol kann bei starken Schmerzen eingesetzt werden.

Hämophilie A und B

- Hämophilie A ist ein über das X-Chromosom vererbter Gerinnungsdefekt aufgrund eines Mangels an oder eines Fehlens von Faktor VIII; bei Hämophilie B fehlt der Faktor IX. Von der Krankheit sind ausschließlich Männer betroffen, doch kommt es bei etwa einem Drittel der weiblichen Überträgerinnen während Operationen und bei Geburten zu einer gesteigerten Blutungstendenz.
- Hämophilie tritt mit einer jährlichen Inzidenz von etwa 1/1 Million auf. Bei etwa einem Drittel der Patienten sind keine weiteren Erkrankungen in der Familie bekannt. Einige Bluter entwickeln Antikörper gegen den Gerinnungsfaktor, was die Behandlung weiter kompliziert.
- Bei Gerinnungstests zeigt sich eine Verlängerung der aktivierten partiellen Thromboplastinzeit (aPTT).

- Die Sicherung der Diagnose erfolgt durch ergänzende Tests zu den einzelnen Gerinnungsfaktoren, die in spezialisierten Labors durchgeführt werden.

Klinisches Bild und Therapie
- Eine schwere Hämophilie ist charakterisiert durch spontane Blutungen in die Gelenke und Weichteile, das Nachbluten von Wunden bzw. durch innere Blutungen. Blutungen im Bereich von Muskeln der Lumbal- und der Retroperitonealregion sind unter Umständen besonders schwer zu diagnostizieren.
- Ein betroffener Säugling zieht sich, sobald er sich selbstständig fortbewegt, leicht Blutergüsse zu und nach Stürzen sind bei Verletzungen der Mundschleimhaut oft prolongierte Blutungen zu beobachten.
- Oft kommt es zu wiederholten Blutungen im selben Gelenk, woraus sich in der Folge eine Arthropathie entwickeln kann. Kniegelenke sind am häufigsten betroffen, aber auch im Ellbogen und in den Sprunggelenken kann es zu Blutungen kommen. Die ersten Symptome von Blutungen in den Gelenken sind Schmerzen und ein eingeschränkter Bewegungsumfang des Gelenks und der Patient empfindet möglicherweise auch ein Kribbeln und Hitzegefühl im betroffenen Gelenk. Besteht Verdacht auf eine Blutungsneigung, ist es äußerst wichtig, schnell mit der Substitutionstherapie zu beginnen und den fehlenden Gerinnungsfaktor zuzuführen. Wenn man zuwartet, bis die Symptome einer Blutung, wie eine Schwellung oder Überwärmung des Gelenks, auftreten, wird die notwendige Behandlung nur unnötig verzögert.
- Röntgenuntersuchungen sind nur in seltenen Fällen hilfreich. In problematischen Fällen kann eine Ultraschalluntersuchung sinnvoll sein. Führen Sie keine Gelenkspunktionen zu diagnostischen Zwecken durch. Sollte ein derartiger Eingriff aufgrund einer ausgedehnten und schmerzhaften Blutung in einem Gelenk erforderlich sein, so ist er stets unter dem Schutz eines entsprechenden Gerinnungsfaktorkonzentrats vorzunehmen.
- Blutungen in den Weichteilen können unerwartet massiv sein und es sollte eventuell die Hämoglobinkonzentration bestimmt werden.
- Bei einer leichten oder mäßig schweren Hämophilie sind Blutungen in der Regel mit einem Trauma assoziiert. Wegen seiner pathologischen Blutungsneigung braucht jeder Hämophile während und nach einem chirurgischen Eingriff eine Substitutionstherapie.
- Beinahe allen Kindern mit schwerer Hämophilie wird man 2–3 × wöchentlich zur Prophylaxe den fehlenden Gerinnungsfaktor zuführen müssen. Die Injektion erfolgt intravenös und mit dem Ziel, dass Gelenksschäden vermieden werden. Soll ein kleines Kind zuhause behandelt werden, muss in der Regel eine zentralvenöse Leitung mit einem subkutanen Zugang gelegt werden. Diese Zugänge können infiziert werden oder verstopfen, weswegen die Eltern jederzeit die Möglichkeit zur Kontaktaufnahme mit einem Krankenhaus haben müssen.
- Ein erfahrener Patient injiziert sich den Gerinnungsfaktor in aller Regel selbst in eine periphere Vene. Auch manche erwachsenen Bluter führen sich den Gerinnungsfaktor prophylaktisch zu, zumindest gelegentlich über einen Zeitraum von ein paar Wochen, zum Beispiel zur Behandlung einer Synovitis oder während der Erholungsphase nach einem orthopädischen Eingriff.
- Eine Blutungsepisode wird mit einer Substitutionstherapie behandelt, d.h. es wird der fehlende Gerinnungsfaktor zugeführt. Die Patienten behandeln sich dann meist selbst, ohne einen Arzt zu kontaktieren.
- Als generelle Regel gilt, dass jede Blutung eine Substitutionsbehandlung benötigt. Insbesondere bei Blutungen in Gelenken und Muskeln, bei Kopfverletzungen und ungewöhnlichen Kopfschmerzen sowie bei Zahnbehandlungen ist eine medizinische Betreuung erforderlich. Eine konservative Behandlung (Immobilisierung, Kompressionsverbände, Eispackungen, Analgetika) ist nur bei leichten Blutungen in den Weichteilen angebracht.
- Wenn ein Hämophiler plötzlich nicht mehr auf die bewährte medikamentöse Behandlung anspricht, ist anzunehmen, dass er Antikörper gegen Gerinnungsfaktoren produziert. Dies ist im Durchschnitt bereits nach 10(–50) Substitutionstherapien zu beobachten, was in der Praxis bedeutet, dass dies noch in der Kindheit eintritt. Die Behandlung von Blutungen bei Patienten mit Antikörpertitern bedarf einer besonderen Sorgfalt und setzt voraus, dass die von einem Hämophiliespezialisten empfohlenen Produkte jederzeit zur Verfügung stehen.

Behandlung der Hämophilie A
- Bei leichteren Formen einer Hämophilie A können geringfügige frische Blutungen in den Gelenken oder Muskeln mit Desmopressin (DDAVP) behandelt werden. In allen anderen Fällen muss stets ein virusinaktiviertes F-VIII-Konzentrat verwendet werden. Es stehen plasmatische und rekombinante Produkte zur Verfügung.
- Bei kleinen frischen Blutungen in den Gelenken oder Muskeln genügt eine Einzeldosis eines Gerinnungsfaktorkonzentrats (10–15 Einheiten/kg). Die Dosis sollte jeweils entsprechend der Packungsgröße aufgerundet werden. Lokal ist eine Elastikbandage hilfreich, mit der der durch

die Blutung im Gewebe aufgebaute Druck besser bewältigt werden kann. Ein kalter Umschlag kann das Ausmaß der Blutung verringern.
- Das Nachlassen der Schmerzen deutet auf ein Blutungsende hin. Der Patient kann und sollte dann sogleich das Gelenk belasten. In folgenden Fällen sollte die Initialdosis 25–40 Einheiten/kg betragen: bei ausgedehnten Blutungen im Muskel oder Gelenk, bei eindeutig traumatischer Ursache, wenn die Behandlung erst mehr als 24 Stunden nach dem ersten Auftreten der Blutung einsetzt oder wenn eine große Wunde genäht werden muss.
- Häufig muss die Behandlung für weitere 2–4 Tage in 8–12 Stunden Intervallen mit Dosen von etwa 10 Einheiten/kg fortgeführt werden. In diesen Fällen sollte die betroffene Extremität bis zum Abklingen der Schmerzen ruhig gestellt werden.
- Bei Blutungen im Kopf, Hals und in der Bauch- oder Brusthöhle beträgt die Initialdosis 40–50 Einheiten/kg. Stets ist eine Weiterführung der Behandlung angezeigt und der Patient sollte in ein Krankenhaus eingewiesen werden. Konzentrationsbestimmungen des Gerinnungsfaktors sind für die Entscheidung über die Dosis hilfreich.

Behandlung der Hämophilie B

- Es gelten die gleichen Prinzipien wie bei der Hämophilie A. Die vom Körper für die Wiederherstellung der Gerinnungsmechanismen benötigte Gerinnungsfaktorkonzentration für die verschiedenen Blutungstypen ist ähnlich wie bei der Hämophilie A. Der zu verwendende Gerinnungsfaktor ist ein F-IX-Konzentrat. Zur Erzielung von gleich hohen Plasmakonzentrationen ist in einem Patienten mit Hämophilie B eine F-IX-Konzentrat-Dosis zu administrieren, die zumindest um ein Drittel höher ist als die bei Hämophilie A eingesetzte F-VIII-Dosis (die Dosis hängt teilweise von dem verwendeten F-IX-Produkt ab). Ist eine Weiterführung der Behandlung angebracht, ermöglicht die längere Halbwertszeit von F IX ein 12-Stunden-Intervall zwischen den Einzelgaben.
- Zahnextraktionen:
  - Die Extraktion eines bleibenden Zahns bedarf einer Substitutionstherapie. Eine Einzeldosis eines Gerinnungsfaktorkonzentrats ist in aller Regel ausreichend. Eine antifibrinolytische Therapie, mit der 1 Woche vor der Extraktion begonnen wird, bildet einen integrierenden Bestandteil der Behandlung.
- Impfungen:
  - Prinzipiell sind alle Impfungen subkutan (s.c.) durchzuführen, auch wenn dies den Anweisungen des Herstellers widerspricht. Die subkutane Verabreichung kann häufiger zu lokalen Reaktionen führen, als dies normalerweise der Fall ist.

Von-Willebrand-Syndrom

- Das von-Willebrand-Syndrom (vWS) ist die häufigste erbliche Hämostasestörung. Die Krankheit wird autosomal vererbt und tritt sowohl bei Männern als auch bei Frauen auf.
- Die Inzidenz beträgt etwa 2/10.000. Leichte Erscheinungsformen bleiben oft unerkannt. Das klinische Bild umfasst Haut- und Schleimhautblutungen verschiedener Schweregrade (Hämatome, Epistaxis, Menorrhagie und postoperative Blutungen, insbesondere nach Eingriffen, bei denen die Schleimhäute mit betroffen sind).
- Das Leiden wird durch ein Defizit oder eine Strukturanomalie des von-Willebrand-Faktors (vWF) verursacht. Der vWF ist während des Gerinnungsprozesses für die ordnungsgemäße Thrombozytenfunktion verantwortlich.
- Man unterscheidet 3 Erscheinungsformen des vWS:
  - Typ I ist die häufigste Form. Sie wird autosomal dominant vererbt und führt nur zu einer leichten Symptomatik. Es liegt ein Mangel an funktionell normalem vWF vor.
  - Typ II wird ebenfalls autosomal dominant vererbt und in einige Untergruppen unterteilt. Er ist sowohl durch quantitative als auch funktionelle Defizite des vWF gekennzeichnet. Die Symptome sind mäßig schwer ausgeprägt.
  - Der selten auftretende homozygote Typ III wird autosomal rezessiv vererbt, zeigt die schwerste Symptomatik und ähnelt der Hämophilie. Es kommt zu keiner Synthese des vWF und die F-VIII-Aktivität ist ebenfalls reduziert, da der vWF als Trägerprotein für F VIII fungiert.
- Bei leichten Krankheitsformen können die aPTT-Werte noch im Normalbereich liegen; eine verlängerte aPTT weist auf eine schwere Form der Erkrankung hin. Die spezifische Diagnose wird in einem Speziallabor anhand einer Faktorbestimmung gestellt. Zu den diagnostischen Kriterien zählen das Vorhandensein eines Probanden mit einer Blutungsstörung in der Familie und 2 Tests mit pathologischen Befunden, da der vWF eine große physiologische Variabilität aufweist.
- Es wird empfohlen, auch nahe Verwandte des Patienten mit Blutungsneigung einer eingehenden Untersuchung zuzuführen.
- Beim vWS vom Typ I kommt es während der Schwangerschaft normalerweise zu einer physiologischen Erhöhung der Gerinnungsfaktorkonzentration. 1 Monat vor dem voraussichtlichen Geburtstermin sollte jedoch die Gerinnungsfaktorkonzentration überprüft und die allfällige Notwendigkeit einer Substitutionstherapie während der Geburt evaluiert werden.

Therapie

- Schleimhautblutungen können gelegentlich mit Antifibrinolytika beherrscht werden (Gaben von 3 × 20–25 mg/kg Tranexamsäure täglich). Bei einer Menorraghie können zusätzlich zur Tranexamsäure oft sowohl orale Kontrazeptiva als auch die Verwendung eines hormonfreisetzenden IUDs hilfreich sein.
- Bei einem leicht ausgeprägten vWS vom Typ I kann man mit Desmopressin (DDAVP) die körpereigenen vWF-Reserven in einem hinreichenden Ausmaß mobilisieren, um geringfügige Blutungen beherrschen zu können oder um Schutz für einen chirurgischen Eingriff zu erhalten. Desmopressin wird entweder als langsame intravenöse Infusion (0,3 µg/kg), subkutan oder intranasal administriert (300 µg für Erwachsene, 150 µg für Patienten mit einem KG unter 50 kg). Die wiederholte Gabe von Desmopressin kann insbesondere zu Wasserretention, Hyponaträmie und Krämpfen führen, weswegen die möglichen Kontraindikationen vor der Verabreichung bedacht und der Wasserhaushalt des Patienten überwacht werden sollten.
- Blutungen bei Typ-II- oder Typ-III-Patienten sollten mit einem Plasmaprodukt, das sowohl vWF als auch F VIII enthält, behandelt werden. Diese Substitutionstherapie ist auch bei chirurgischen Eingriffen bei Typ-I-Patienten angezeigt, bei welchen Desmopressin wirkungslos bleibt oder nicht einsetzbar ist. Die Dosis und das Dosisintervall sowie die Therapiedauer richten sich nach der Erkrankungsform, der Art des operativen Eingriffes und dem aktuellen vWF-Plasmaspiegel.

Sonstige angeborene Koagulopathien

- Abgesehen von der Hämophilie A und B sowie dem von-Willebrand-Syndrom treten andere vererbte Blutungskrankheiten nur selten auf. Diese werden autosomal rezessiv vererbt und normalerweise zeigen nur Homozygote Blutungsstörungen. Während chirurgischer Eingriffe können möglicherweise jedoch auch Heterozygote eine Blutungsneigung zeigen.
- Die Blutungen können mit Fresh-frozen-Plasma (gefrorenem Frischplasma) (bei Mangel an F-V oder F-XI) oder, falls vorhanden, mit einem Spezialprodukt beherrscht werden.
- Ein unbehandelter Mangel an F-XIII führt in der Regel zu einem schwer wiegenden klinischen Bild, welches der Hämophilie ähnelt. Aufgrund der langsamen Elimination ist eine F-XIII-Verabreichung alle 3–4 Wochen als Blutungsprophylaxe ausreichend.

15.39 Neoplasien hämatopoetischer und lymphatischer Gewebe: allgemeine Empfehlungen

Zielsetzungen

- Zeichen und Symptome erkennen können.
- Mit diagnostischen- und therapeutischen Konzepten vertraut sein.
- Knochenmarksuntersuchung zum Ausschluss von malignen hämatologischen Erkrankungen (nicht zielführend bei Lymphomen).
- Bescheid wissen über die örtlichen Zuständigkeiten, um den Patienten sofort in die richtige Diagnose- und Behandlungseinrichtung überweisen zu können.

Definition

- Neoplasien hämatopoetischer und lymphatischer Gewebe.
- Dazu zählen: Leukämie, Lymphom (Non-Hodgkin-Lymphom), Morbus Hodgkin, Myelom und myelodysplastische Syndrome.
- Erfasst sind insgesamt etwa 100 Erkrankungen gemäß Tabelle 15.39, die die „WHO Classification of Tumours of Haematopeietic and Lymphoid Tissues" referiert.

Zeichen und Symptome

- Leukämien verhindern die normale Bildung von Blutzellen im Knochenmark. Dies führt zu Zytopenien mit den entsprechenden Zeichen und Symptomen: Leukopenie und Neutropenie (Infektion), Thrombozytopenie (Neigung zu Hämatomen, Blutungen), Anämie (ungenügende Sauerstoffversorgung der Gewebe).
- Die Zeichen und Symptome von Lymphomen sind unspezifisch und variieren je nach dem vom Tumor infiltrierten Organ, nach dem vom Tumor ausgeübten Druck und nach dem Grad der Funktionsstörung des betroffenen Organs. Dazu kommt in der Regel (wie auch bei Leukämien) noch eine allgemeine Symptomatik wie Fieber, Schwitzen, Gewichtsverlust etc.
- Lymphadenopathie, Hepatomegalie, Splenomegalie und lokalisierte Tumoren können bei Lymphomen auftreten, aber auch bei Leukämien (hängt vom Subtypus ab).

Diagnostik, Subtypisierung, Stadieneinteilung

- Basisdiagnostik:
  - herkömmliche morphologische Charakterisierung des Knochenmarks (MGG-Färbung, May-Grünwald-Giemsa; Pappenheim-Färbung) be-

ziehungsweise von Blutausstrichen (bei malignen Bluterkrankungen).
- bei Lymphomen histologische Untersuchung des Tumors
- Subtypisierung:
  - immunologische und enzymatische Phänotypisierung von malignen Zellen (spezielle Färbetechniken)
  - G-line Chromosomentypisierung und molekulargenetische Analyse zur Bestätigung von Chromosomen- und Genveränderungen
- Stadieneinteilung:
  - Maligne Bluterkrankungen sind zum Zeitpunkt der Diagnose theoretisch schon weit fortgeschritten.
  - Bei Morbus Hodgkin und bei Non-Hodgkin-Lymphomen hängen Prognose und Therapiewahl vom Ausmaß der Ausbreitung der Tumormasse ab. Das Staging/Stadieneinteilung erfolgt mittels CT und Knochenmarksbiopsie.

Tabelle 15.39 Zusammenfassung der „WHO-Klassifikation der Neoplasien hämatopoetischer and lymphatischer Gewebe"

Klasse	Zahl der erfassten Tumortypen
Chronische myeloproliferative Erkrankungen	7
Myelodysplastische/myeloproliferative Erkrankungen	4
Myelodysplastische Syndrome	6
Akute myeloische Leukämien (AML):	
• AML mit rekurrierenden zytogenetischen Anomalien	4
• AML mit Multilinien-Myelodysplasie	2
• AML mit myeloplastischen Syndromen, sekundär nach Therapien	3
• AML, nicht kategorisiert	12
Akute Leukämie unklarer Genese	1
B-Zell-Neoplasien	
• B-Zell-Vorläufer lymphoblastisches Lymphom/Leukämie	2
• Reife B-Zell-Neoplasien	17
• B-Zell-Proliferationen von unsicherem Malignitätspotenzial	2
T-Zell- und NK-Zell-Neoplasien	
• T-Zell-Vorläufer lymphoblastisches Lymphom/Leukämie	3
• Reife T-Zell- und NK-Zell-Neoplasien	14
• T-Zell-Proliferationen von unsicherem Malignitätspotenzial	1
Hodgkin-Lymphom	6
Neoplasien der Histiozyten und dendritischer Zellen	
• Neoplasien der Makrophagen und Histiozyten	1
• Neoplasien dendritischer Zellen	7
• Mastozytose	6

Empfehlungen für die Bestimmung der Dringlichkeit von Diagnostik und Therapie (Neuerkrankung oder Verschlechterung bei gesicherter Diagnose)

- **Sofortige** Einweisung in ein Krankenhaus (entsprechend örtlich geltenden Zuständigkeitsrichtlinien in ein Zentrum mit den notwendigen Einrichtungen):
  - Die Aufrechterhaltung der Vitalfunktionen erfordert Sofortmaßnahmen (Behandlung von Infektionen, Stillung von Blutungen, Bluttransfusion zur Gewährleistung der Sauerstoffversorgung der Gewebe). In diesen Fällen ist die Diagnose des spezifischen Subtypus ohne Bedeutung.
- Einweisung in ein Krankenhaus binnen 24 Stunden:
  - Organkomplikationen (zum Beispiel schwere Niereninsuffizienz bei Myelomen)
  - pathologische Frakturen
  - Thrombosen, Blutungen
  - Verdacht auf akute Leukämie bei einem Kind (klinisches Bild, Blasten im Blut, Zytopenie)
- Einweisung in ein Krankenhaus innerhalb weniger Tage:
  - Verdacht auf akute Leukämie bei einem Erwachsenen (klinisches Bild, Blasten im Blut, Zytopenie)
  - „potenziell bedrohliche Situationen" (schwere Zytopenie, Infektionen, Blutungen, progrediente Anämie, sonstiges)
  - komplexe Fälle
- Überweisung an einen Spezialisten innerhalb weniger Wochen (der Patient kann anfangs von einem Allgemeinmediziner betreut werden):
  - Überwachung des Blutbilds bei einem weitgehend asymptomatischen Patienten (chronische Leukämie, Polycythaemia vera, essentielle Thrombozythämie)
  - Follow-up bei einem Patienten mit monoklonaler Gammopathie (monoklonale Gammopathie unbestimmter Signifikanz = MGUS, Myelom)
  - Abklärung bei einem Patienten mit vergrößerten Lymphknoten (mehr als 2 cm)

Therapie

- Die Therapieformen variieren stark, verändern sich rasch und erfordern die Fachkenntnis eines Spezialisten (Zerstörung maligner Zellen und supportive Therapie). Die Behandlung ist zunehmend subtypenspezifisch und die Therapieziele orientieren sich am Alter des Patienten.
  - Zerstörung von malignen Zellen: Chemotherapie, Strahlentherapie, biologische Therapien

(in bestimmten Fällen Stammzellentransplantation)
  ○ Supportive Therapie: Antibiotika bei einen immunsupprimierten Patienten, Bluttransfusionen (Zelltherapie), Wachstumsfaktoren, für Krebspatienten geeignete allgemeine Betreuungsmaßnahmen
- Die Behandlung erfolgt durch einen Hämatologen, Onkologen, einen zugezogenen Konsiliararzt oder Kinderonkologen, je nach den lokal festgelegten Abläufen.
- Es besteht ein zunehmender Trend dazu, die Kontrolluntersuchungen und die Nachbeobachtung durch einen Allgemeinmediziner in Kooperation mit einem spezialisierten Zentrum durchführen zu lassen.

15.40 Chronisch myeloische Leukämie (CML)

Grundregeln
- Ziel ist es, unter den häufigen Neutrophiliebefunden die seltenen Fälle von CML zu identifizieren.
- Die Diagnose beruht auf dem Nachweis des Philadelphia-Chromosoms oder eines entsprechenden Gendefekts (BCR/ABL) in einem Speziallabor. Dieser Befund ist für die Diagnosestellung einerseits unabdingbar und andererseits ausreichend.

Pathologie
- Die CML ist eine langsam progrediente Störung hämatopoetischer Stammzellen, die durch eine beträchtliche Erhöhung der Leukozytenzahl und eine Anhäufung aller Formen von reifen und unreifen Granulozyten im Blut und Knochenmark gekennzeichnet ist. Häufig ist auch die Zahl der Megakaryozyten (im Knochenmark) und der Thrombozyten (im Blut) erhöht.

Epidemiologie
- 1 neuer Fall/100.000/Jahr.
- Hinsichtlich der Inzidenz besteht kein Geschlechtsunterschied.
- CML macht 20% aller Leukämiefälle aus.
- Die meisten Patienten stehen im Alter zwischen 30 und 60 Jahren, wobei die Inzidenz im Alter von 45 Jahren am höchsten ist.
- Bei Kindern selten.

Ätiologie
- Im individuellen Fall unbekannt.
- Ionisierende Strahlung und wahrscheinlich auch Benzol erhöhen das Risiko.

Diagnostische Kriterien
- Philadelphia-Chromosom oder entsprechender Gendefekt (BCR/ABL)

Differenzialdiagnostik
- Andere Leukozytosen (Infektionen, Gewebenekrosen, Neoplasien, andere myeloproliferative Erkrankungen)

Klinisches Bild und Laborbefunde
- Kontinuierlich steigende Leukozytenzahlen
- Anämie
- Splenomegalie (häufig)
- Symptome und Zeichen eines erhöhten Energieumsatzes, wie Nachtschweiß, leichtes Fieber, beeinträchtigtes Wohlbefinden und Gewichtsverlust
- Die Erkrankung durchläuft 3 Phasen: asymptomatische Phase, chronische Phase und Übergangsphase, wobei die Letztere weiter in eine Akzelerationsphase und eine akute Transformationsphase, die **Blastenkrise**, unterteilt werden kann. Manchmal wird die Krankheit erst in der Phase der Blastenkrise entdeckt.

Laborbefunde
- Entsprechen der jeweiligen Krankheitsphase
- Nachweis von Leukozytose und unreifen Granulozyten, häufig auch Thrombozytose
- Blastenkrise: Blasten > 30% in Blut und Knochenmark

Grundlegende Untersuchungen
- Blutbild
- Knochenmarkuntersuchung
- Abdomineller Ultraschall (Größe der Milz?)
- Harnsäure (Hyperurikämie und auch Gicht sind häufig)
- Laktatdehydrogenase (LDH, Veränderungen spiegeln die Aktivität der Krankheit oder die myeloische Masse wider)
- Serumkreatinin
- Die spezifische Diagnose wird stets durch Karyotypisierung und einen DNA-Test bestätigt.

Komplikationen
- Blutungen
- Thrombose und Infarkte aufgrund der Leukostase
- Riesenmilz
- Die Blastenkrise ist eine natürliche Phase im Krankheitsverlauf.

Krankheitsverlauf und Prognose
- Der Verlauf der unbehandelten Krankheit ist meist typisch, obwohl die Dauer der einzelnen Phasen – der asymptomatischen und der chroni-

schen Phase sowie der Übergangsphase – variieren kann.
- Die mittlere Überlebenszeit ist 4–5 Jahre. Ältere Zytotoxika wirkten sich auf die Überlebenszeit kaum aus, konnten aber die Dauer der Symptomfreiheit verlängern.
- Neue Therapieformen werden das Bild zweifellos ändern, das Endergebnis ist jedoch noch unsicher.

Therapie und Nachsorge
- Die Therapieplanung ist Sache des Hämatologen.
- Zu den möglichen Therapieformen gehören die allogene Stammzellentransplantation (bei Patienten unter 30–50, wenn ein geeigneter Spender vorhanden ist), Imatinib (ein Tyrosinkinasehemmer) sowie nach wie vor Interferon Ⓐ und Cytarabin, auch Zytostatika (Hydroxyurea) zur Reduktion großer Tumormassen.
- Wenn die Leukostase, d.h. eine hohe Leukozytenzahl, die die Blutzirkulation (in Hirn, Lunge und Herz) verlangsamt, lebensbedrohlich wird, ist eine Leukopherese angezeigt.
- Die Splenektomie erfordert eine besondere Indikation.

15.41 Polycythaemia vera (PV)

Grundregeln
- Hauptziel der Behandlung ist die Vermeidung von Thrombosen und Blutungen.
- Dies lässt sich am besten durch Aufrechterhaltung relativ niedriger Hämoglobinwerte erreichen (Hämoglobin < 14,5 g/dl und Hämatokrit < 0,45/ 45%).
- Wenn die Harnsäurewerte im oberen Normalbereich liegen, wird Allopurinol eingesetzt, um Gichtsymptome und durch Hyperurikämie hervorgerufene Nierenschäden zu verhindern.
- Niedrig dosiertes Aspirin (100 mg/Tag) wird zur Reduzierung des Risikos einer peripheren Ischämie oder transitorischer ischämischer Attacken verabreicht. Bei unselektierten Patienten mit PV verringerte diese Dosierung auch das Thromboserisiko (im Zerebral- und Koronarkreislauf) Ⓑ.

Pathologie
- PV ist eine chronische, progrediente und maligne hämatologische Erkrankung. Das Wachstum aller Myeloid-Zelllinien (Erythrozyten, Granulozyten und Megakaryozyten) im hyperzellulären Knochenmark ist erhöht. In den meisten Fällen sind die deutlichsten Hinweise eine vermehrte Erythropoese und hohe Hämoglobinwerte.

Epidemiologie
- Ungefähr 2 neue Fälle/100.000/Jahr.
- Tritt am häufigsten bei Menschen in mittlerem bis höherem Alter auf. Die meisten Patienten sind 40 bis 70 Jahre alt. PV beginnt oft im Alter von etwa 50 Jahren.

Ätiologie
- Unbekannt

Diagnosekriterien
- WHO-Klassifikation (für die Diagnose von Polycythaemia vera sind A1 + A2 plus ein anderes A-Kriterium oder A1 + A2 und 2 B-Kriterien erforderlich):
  - A1: erhöhte Erythrozytenmasse (> 25% über dem Referenzwert) oder Hb > 18,5 g/dl (Männer), > 16,5 g/dl (Frauen)
  - A2: wenn möglich, Ausschluss möglicher Ursachen einer sekundären Polyzythämie
    - hereditäre Erythrozytose
    - Ursachen von überhöhter Erythropoetin-(EPO-)Produktion: Hypoxie (aB-O_2= 92%); hohe Sauerstoffaffinität von Hämoglobin, Mutation des EPO-Rezeptors, autonome EPO-Produktion durch einen Tumor
  - A3: Splenomegalie
  - A4: klonale Anomalien (außer Ph+ [Philadelphia])
  - A5: spontanes fokales Wachstum in der Stammzellenkultur
  - B1: Blut-Thrombozytenzahl > 400 × 10^9/l
  - B2: Blut-Leukozytenzahl > 12 × 10^9/l
  - B3: Knochenmarkuntersuchung: erhöhte Zellularität und gesteigerte Proliferation sowohl der Erythrozyten- als auch der Megakaryozyten-Zelllinien
  - B4: verringerter Serum-EPO-Spiegel
- Mutation des JAK2-Gens bei mehr als 90% der PV-Patienten: sichert die Diagnose.
- Ist das Serumerythropoietin (EPO) erhöht, ist eine PV unwahrscheinlich.

Diagnosestellung
- In der normalen klinischen Situation kann die Diagnose auch gestellt werden, ohne alle möglichen Untersuchungen durchzuführen. Bei der Diagnosestellung sollte ein Hämatologe beigezogen werden, um eine für klinische Zwecke ausreichend exakte Diagnose zu erstellen und um die Behandlungsstrategie festzulegen.

Differenzialdiagnostik

- Sekundäre Erythrozytose:
  - oft in Verbindung mit kardiopulmonalen Erkrankungen
  - Hämoglobine mit hoher O_2-Affinität (Hb Helsinki, Hb Linköping)
  - Anabolika, Erythropoetin (steigende Zahl von Dopingfällen bedenken!)
- Relative Erythrozytosen (Erythrozytenmasse normal):
  - „Stress"-Polyzythämie
  - Dehydration
- Andere myeloproliferative Erkrankungen

Klinisches Bild

- Ziegelrote Haut
- Tief rote Schleimhäute
- Splenomegalie (> 10–12 cm im Ultraschall bei etwa 75% der Fälle zum Zeitpunkt der Diagnose)
- Hyperviskositätssymptome:
  - Kopfschmerz, Schwindel
  - Taubheitsgefühl in den Fingerspitzen und Erythromelalgie
- Juckreiz
- Gastrointestinale Symptome, häufig Blutungen
- Arthralgien
- Neurologische Symptome

Laborbefunde

- Erythrozytose (Erythrozytenzahl häufig 8–9 × 10^{12}/l). Wenn kein Eisenmangel vorliegt, auch hohe Hämoglobin- und Hämatokritwerte.
- Hyperzelluläres Knochenmark
- Niedrige Serumerythropoietinkonzentration
- Siehe auch Diagnosekriterien (oben)

Progredienz und Prognose

- Die Progredienz ist üblicherweise sehr langsam und gleichmäßig. Die mediane Überlebenszeit beträgt etwa 10 Jahre, was der durchschnittlichen Überlebenszeit der allgemeinen Bevölkerung in dieser Altersgruppe entspricht.
- Die wichtigsten tödlichen Komplikationen sind Thrombosen und Blutungen.
- In den meisten Fällen können schwerwiegende Gefäßkomplikationen vermieden werden. Die Erkrankung führt häufig zur Myelofibrose und kann in manchen Fällen schließlich in einer akuten Leukämie enden.

Komplikationen

- Thrombosen, Blutungen

Behandlung und Kontrollen

- Hauptziel ist die Vermeidung vaskulärer Komplikationen, was durch Aufrechterhaltung einer normalen Viskosität des Blutes und moderater Thrombozytenwerte (Hämatokrit < 45%, Hämoglobin < 14,5 g/dl) erzielt werden kann. Dies erfolgt mittels Aderlass, wodurch Thrombophilie und Blutungstendenzen verringert werden können. Die Behandlung erfolgt nach den Anweisungen eines Hämatologen und kann weitestgehend durch den Allgemeinmediziner durchgeführt werden.
- Die Therapie besteht in einem jede 2. Woche durchgeführten Aderlass (anfänglich 400–500 ml). Die dafür verwendeten Instrumente sowie die Dauer des Aderlasses entsprechen der Blutabnahme bei Blutspendern. Wenn der Hämoglobinwert > 20 g/dl, können 400 ml täglich abgenommen werden bis zu einem Maximum von 1500–2000 ml.
- Wenn die Zahl der jährlichen Aderlässe 6–12 übersteigt, sollten pharmakologische Therapien in Erwägung gezogen werden. Bei jüngeren Patienten ist diese Form der Behandlung so lange wie möglich hinauszuschieben.

Myelosuppressive Behandlung

- Im Rahmen der medizinischen Primärversorgung nur in Zusammenarbeit mit einem erfahrenen Facharzt.
- Medikamente der Wahl sind Interferon, Hydroxyurea oder ^{32}P (ältere Patienten).
  - Bei der Gabe von Hydroxyurea zeigt sich die Reaktion bei den Leukozyten innerhalb 1 Woche; diese Form der Therapie erfordert anfänglich ein intensives Follow-up. Es handelt sich häufig um eine Langzeittherapie. Der Effekt auf das Hämoglobin wird nach etwa einem Monat merkbar.
  - ^{32}P (i.v. oder p.o.) als Einzeldosis. Die Wirkung setzt nach etwa 2 Wochen ein und hält < 2 Jahre an.
  - Interferon ist eine gute Möglichkeit, wenn der Patient das Medikament verträgt.
  - Mit Busulfan kann in manchen Fällen die Größe der Milz kontrolliert werden.
  - Anagrelid hat sich bei der Behandlung von Hydroxyurea-refraktärer Thrombozytose, die häufig mit der PV assoziiert ist, bewährt.

Symptomatische Behandlung

- Antihistaminika zur Bekämpfung des Juckreizes und H2-Rezeptorblocker (Cimetidin) gegen abdominelle Symptome und ebenfalls gegen den Juckreiz. Eine Linderung des Juckreizes wird auch durch die Gabe von Interferon alpha erzielt (vor allem dann angezeigt, wenn zusätzlich eine zytoreduktive Therapie erforderlich ist), Psoralen-Photochemotherapie, Cholestyramin, Eisen (bei Mikrozytose ist auf einen plötzlichen Erythropoese-„Schub" zu achten) und Paroxetin

(erprobenswert, wenn keine zytoreduktive Therapie erforderlich ist).
- Allopurinol wird vor allem bei erhöhten Serumharnsäurewerten zur Vermeidung von Gichtsymptomen und Nierenschädigung verabreicht.
- ASS (100 mg/Tag) wird zur Vorbeugung von Thrombosen eingesetzt, wenn der Patient bereits eine periphere Ischämie oder TIA-Symptome erlitten hat, besonders dann, wenn die Polyzythämie mit signifikanten Thrombosen im Zusammenhang steht. Aspirin kann, wie immer, das Blutungsrisiko erhöhen, besonders wenn die Plättchenzahl hoch ist
- In Bezug auf den Einsatz von neuen Thrombozytenaggregationshemmern liegen im Zusammenhang mit Polycythaemia vera nur wenige Erfahrungen vor.

Kontrollen
- Je nach der Behandlungsform:
  - Hydroxyurea-Behandlung: anfänglich alle 1–3 Wochen, in der Folge alle 1–2 Monate.
  - ^{32}P: erste Kontrolluntersuchungen nach 1 Monat, danach alle 2–4 Monate. Bei stabilem Krankheitsverlauf alle 4–12 Monate.
  - Interferon: wie im Fall der Hydroxyurea-Behandlung.

15.42 Myelofibrose (MF)

Grundregeln
- Die Behandlung ist vorwiegend unterstützend und symptomatisch.
- Andere Ursachen einer Anämie sollten so weit wie möglich überprüft und behandelt werden.
- Bei ausgeprägter Leuko- und Thrombozytose werden Zytostatika verabreicht.

Definition
- Die Myelofibrose ist eine progrediente maligne hämatologische Erkrankung. Hauptkennzeichen ist die pathologische Proliferation von myeloischen Knochenmarkszellen, vor allem der Megakaryozyten, in Verbindung mit der allmählichen Verdrängung des hämatopoetischen Knochenmarks durch fibröses Gewebe.

Epidemiologie
- Die geschätzte Inzidenz beträgt $< 1/100.000$/Jahr.
- Die Krankheit tritt am häufigsten im Alter zwischen 40 und 70 Jahren auf. Junge Erwachsene sind selten, Kinder sehr selten betroffen.
- Es gibt keinen Unterschied zwischen den Geschlechtern.

Ätiologie
- Die Ätiologie ist weiterhin unbekannt.
- Eine einzelne Punktmutation des JAK2-Gens findet sich in weniger als der Hälfte der Patienten.
- Das fortgeschrittene oder myelofibrotische Stadium von Polycythaemia vera und essentieller Thrombozythämie ähnelt der idiopathischen Myelofibrose.

Diagnostische Kriterien
- Splenomegalie (im Ultraschall > 10–12 cm)
- Anämie und leukoerythroblastisches Blutbild
- Trockene Punktion bei Knochenmarkaspiration
- Knochenmarkbiopsie bestätigt die Diagnose

Differenzialdiagnosen
- Andere Splenomegalien:
  - chronische myeloische Leukämie, Polycythaemia vera, essenzielle Thrombozytose
  - Lymphome
  - andere Ursachen
- Andere Ursachen eines leukoerythroblastischen Blutbilds:
  - Knochenmarkinfiltrationen (Lymphome, Myelom, Leukämien und Metastasen
- Sekundäre Myelofibrose:
  - Knochenmarksmetastasen
  - Tuberkulose

Klinisches Bild
- Üblicherweise sehr langsame Progredienz
- Akute Verläufe sind möglich aber sehr selten.
- Erste Befunde:
  - Anämie
  - Splenomegalie
- Spätere Symptome:
  - Gewichtsverlust
  - schlechter Allgemeinzustand, Fatigue
  - Blutungen
  - Gicht, Hyperurikämie
  - Knochenschmerzen, Wadenkrämpfe

Laborbefunde
- Blutbild:
  - Anämie
  - leukoerythroblastisches Blutbild
  - „Tränenzellen"
- Knochenmark:
  - trockene Punktion bei Aspiration
  - typische Histologie bei Trepanationsbiopsie
- Andere:
  - häufig erhöhte Blut-Laktatdehydrogenase- und Bilirubinspiegel, auch Harnsäurespiegel
  - in manchen Fällen Folsäuremangel

Basisuntersuchungen

- Blutbild inkl. Morphologie
- Abdomineller Ultraschall (Größe der Milz?)
- Knochenmarkbiopsie
- Andere: Harnsäure, Laktatdehydrogenase und Kreatinin im Plasma oder Serum, Folsäure in Erythrozyten

Krankheitsverlauf und Prognose

- Manchmal sehr langsam progredient (Fortschreiten vom profibrotischen zum fibrotischen Stadium des Knochenmarks)
  - Mittlere Überlebensdauer 5–7 Jahre, mögliche Spannbreite von 1 bis zu 20 Jahren
- Im fortgeschrittenen Stadium:
  - Anämie, die Erythrozytentransfusionen erforderlich macht
  - zunehmende Splenomegalie, die zu Zytopenie, Druckgefühl und Schmerz führt
  - Zytopenien führen zu Blutungen und Infektionen
  - Leukozytose oder Leukopenie
  - Thrombozytose oder Thrombozytopenie
  - In etwa einem Viertel der Fälle entwickelt sich die Krankheit zur akuten Leukämie.

Komplikationen

- Blutungen, Thrombosen, Milzinfarkte, Schmerzen durch Milzvergrößerung, Infektionen

Behandlung und Kontrollen

- Die Behandlung ist üblicherweise symptomatisch.
  - Anämie wird mittels Erythrozytentransfusion behandelt, eine Erythropoietin- Behandlung kann überlegt werden. Es sollten auch andere mögliche Ursachen für die Anämie bedacht und behandelt werden.
  - Myelosuppressive Behandlung mit zytotoxischer Chemotherapie bei Leukozytose und Thrombozytose.
  - In manchen Fällen kann eine Splenektomie überlegt werden, allerdings ist die Komplikationsrate hoch und die Ergebnisse sind bescheiden.
- Bei Patienten unter 60 Jahren sollte an die Möglichkeit der allogenen Stammzelltransplantation gedacht werden
- Die Behandlungsstrategie wird von einem Facharzt erstellt, der Allgemeinarzt spielt eine wichtige Rolle bei der unterstützenden Behandlung und in der Nachsorge.

15.43 Chronisch lymphatische Leukämie (CLL)

Grundregeln

- Die Diagnose wird oft zufällig (aufgrund einer Lymphozytose) im Verlauf von Untersuchungen wegen einer anderen Erkrankung gestellt.
- Immunzytopenien (AIHA und ITP) werden aufgrund einer vorliegenden Anämie und Neigung zu Blutergüssen erkannt.
- Antivirale Medikamente (Aciclovir, Penciclovir oder Valaciclovir) sollten jedenfalls bei Herpes zoster eingesetzt werden.
- Lebendvakzine sind zu vermeiden.
- Der Patient ist über den chronischen Verlauf der Erkrankung aufzuklären.
- Bei rascher Progredienz (Verdopplung der Lymphozytenzahl im Blut in < 6 Monaten) und hohem Mortalitätsrisiko kann versuchsweise eine radikale Zytostatikatherapie (Fludarabin ± Cyclophosphamid) in Kombination mit einer Stammzellentransplantation durchgeführt werden.

Pathologie

- CLL ist eine maligne hämatologische Neoplasie, bei der sich reif aussehende Lymphozyten langsam in Knochenmark, Blut und Lymphgewebe ansammeln.
- Laut gegenwärtiger Klassifikation ist CLL eine B-Zellen-Erkrankung.

Epidemiologie

- CLL ist die häufigste Form der Leukämien in den westlichen Ländern und macht etwa 30% aller Leukämiefälle aus.
- 90% der Patienten sind über 50 Jahre alt. Bei Kindern ist die Erkrankung bisher nicht festgestellt worden.
- Männer sind 2 × so häufig betroffen wie Frauen.

Ätiologie

- Die Ätiologie ist nicht bekannt. Im Gegensatz zu anderen Leukämien scheint bei CLL kein Zusammenhang zwischen ionisierender Strahlung oder Virusinfektionen und der Leukämogenese zu bestehen.

Diagnostische Kriterien

1. Absolute chronische Lymphozytose ($> 15 \times 10^9$/l)
2. Knochenmark: hyper- oder normozellulär, > 30% der Zellen sind kleine reife Lymphozyten.
   - Bei symptomfreien Patienten ist die Diagnosefindung nicht vordringlich. Für die Diagnose

einer CLL ist eine Knochenmarkuntersuchung ausreichend.

Differenzialdiagnostik

- Andere lymphoide Leukämien mit reifen Zellen: Histologische Untersuchungen (Lymphknotenbiopsie, Knochenmarktrepanation) sind unter Umständen richtungsweisend.
- Reaktive Lymphozytosen

Laboruntersuchungen und klinisches Bild

- Langsam ansteigende Lymphozytose.
- Etwa 50% der Patienten zeigen eine Hypogammaglobulinämie, etwa 5% mit einer M-Komponente im Serum.
- Im Krankheitsverlauf kommt es zu einer Vergrößerung von Lymphknoten, Milz und Leber. Im fortgeschrittenen Stadium treten als Symptome Fieber, Nachtschweiß, Müdigkeit und Gewichtsverlust hinzu.
- Die klinischen **Probleme** sind auf die Anämie, eine Verschlimmerung anderer Zytopenien, Infektionen oder Lymphozyteninfiltrate in anderen Organen zurückzuführen.

Grundlegende Untersuchungen

- Umfassende Untersuchungen sind erst in einem späteren, symptomatischen Stadium erforderlich, sofern auf andere Weise eine eindeutige Diagnose sichergestellt werden kann. Vor Therapiebeginn müssen jedoch alle Untersuchungen abgeschlossen sein.
    - Thoraxröntgen (Mediastinum, Lungenhilus, Lungenparenchym)
    - abdomineller Ultraschall (Milz und Leber: Größe und Parenchym), Lymphknoten
    - Serumproteinelektrophorese (M-Komponente?), Serumimmunglobuline (IgG, IgA, IgM, eventuell IgG-Unterklassen)
    - direkter Antiglobulintest (Coombs-Test)
    - Serumkreatinin- und Harnsäurekonzentration

Besondere Untersuchungen

- Bei einem rasch fortschreitenden bzw. eine rasche Therapie erfordernden Krankheitsverlauf zielen diese Untersuchungen darauf ab, das Mortalitätsrisiko des Patienten zu bewerten:
    - durchflusszytometrische Immunphänotypisierung (einschließlich der Antigene CD38 und ZAP-70)
    - Analyse chromosomaler Veränderungen
    - „CLL-FISH" (Fluoreszenz-in-situ-Hybridisierung) entwickelt sich zu einer prognostischen Routineuntersuchung (inkludiert die Chromosome 11q, 12, 13q und 17p).
    - Bewertung des Mutationsstatus der Immunglobulingene durch Gensequenzierung (aufgrund dieser Untersuchung können die Patienten nach ihrer Prognose in 2 Gruppen eingeteilt werden: Die Patienten in der Gruppe mit der günstigeren Prognose haben eine 2 × so lange mittlere Lebenserwartung wie jene in der anderen Gruppe).

Progredienz und Prognose

- Bei der Hälfte der Patienten schreitet die Krankheit äußerst langsam fort.
- Die mittlere Überlebenszeit beträgt zwischen 5 und 10 Jahre.
- Die Krankheit kann sich in 5–10% der Fälle zu einer aggressiveren Form mit einer unreifen Zellmorphologie entwickeln:
    - zu einer Prolymphozytenleukämie
    - zu einem Richter-Syndrom (immunoblastisches Lymphom)
    - zu einer Krankheit, die einer akuten lymphatischen Leukämie ähnelt
- Durch eine Stadieneinteilung nach der Klassifikation von Binet oder Rai lässt sich feststellen, ob und wann eine Therapie eingeleitet werden soll; gleichzeitig erhält der Arzt auch genauere Informationen über die Prognose.

Komplikationen

- AIHA (autoimmune hämolytische Anämie) in 5–10% der Fälle.
- ITP (immunologische Thrombozytopenie) in 1% der Fälle (oder darüber).
- Infektionen im Zusammenhang mit einer schweren Hypogammaglobulinämie, aber auch anderen Ursachen. Rezidivierende bakterielle Infektionen können ein ernstes Problem darstellen.
- Normalerweise harmlose Virusinfektionen können schwerwiegende Folgen haben oder zum Tod führen (Herpes zoster und sogar generalisierte Herpes-simplex-Infektionen). Eine routinemäßige Verabreichung von Lebendvakzinen ist zu vermeiden.

Kontrollen und Chemotherapie

- Asymptomatische Patienten haben von einer Chemotherapie keinen Nutzen. Die Lymphozytenzahl solcher Patienten ist oft hoch, unter Umständen $100–150 \times 10^9/l$.

Kontrollen

- Unmittelbar nach der Diagnose alle 2–4 Monate; bei langsamer Progredienz in der Folge alle 6–12 Monate.
- Untersuchungen:
    - Laboruntersuchungen: Hämoglobinwerte < 100 g/l (10 g/dl) und eine Thrombozytenzahl $< 100 \times 10^9/l$ weisen auf eine Knochenmarkin-

suffizienz hin und sind beim klinischen Staging zu berücksichtigen.
- ○ Infektionen
- ○ Lymphknoten
- ○ Größe der Milz
- ○ Wenn der Patient auf die Therapie voll anspricht, kann die weitere Entwicklung der residuellen Knochenmarkerkrankung mittels Durchflusszytometrie, FISH und in manchen Fällen mit PCR verfolgt werden.
- Die Planung der Chemotherapie und der speziellen Untersuchungen ist Sache eines Spezialisten, die zwischenzeitlichen Kontrolluntersuchungen können aber von einem Allgemeinmediziner wohnortnahe durchgeführt werden.

Indikationen für Chemotherapie
- Allgemeinsymptome
- Rasche Progredienz
- Anämie durch Knochenmarkinfiltrate (Hämoglobin < 100 g/l) oder Thrombozytopenie ($< 100 \times 10^9/l$)
- Besorgnis erregende große Lymphknoten oder Milz
- Symptome oder Zytopenien treten für gewöhnlich auf, wenn die Leukozytenzahl $100 \times 10^9/l$ übersteigt.

Durchführung der Therapie
- Die zytoreduktive Therapie beginnt in der Regel mit Fludarabine (± Cyclophosphamid), Chlorodeoxyadenosin, hoch dosiertem Chlorambucil oder einem zytotoxischem Coktail (COP, CHOP). Auch monoklonale Antikörper (Rituximab, Alemtuzumab), die die leukämischen Zellen zerstören, werden in ausgewählten Fällen eingesetzt.
- Die alte Kombination von Chlorambucil und Prednisolon wird nach wie vor zur Palliation eingesetzt.
- Bei Immunzytopenien (AIHA, ITP) werden bevorzugt Kortikosteroide eingesetzt.
- Bei einzelnen Patienten, die häufig an bakteriellen Infektionen leiden, hat sich eine intravenöse Immunoglobulintherapie bewährt.
- Bei jüngeren Patienten und rasch progredienten Erkrankungen bzw. Krankheiten mit einem hohen Mortalitätsrisiko kann eine radikale Zytostatikatherapie und Stammzellentransplantation erwogen werden. Bei Hypersplenismus wird eine Splenektomie oder Strahlentherapie durchgeführt.

15.44 Lymphome

Grundregeln

- Erwachsene mit einem vergrößerten Lymphknoten (> 2 cm), der nicht innerhalb 1 Monats kleiner wird, sollten zur Durchführung einer Biopsie an einen Spezialisten überwiesen werden.
- Wenn ein Patient nach der Behandlung eines Lymphoms über einen längeren Zeitraum weiterhin Symptome aufweist, sind gründliche Untersuchungen zum Ausschluss eines Rezidivs durchzuführen.
- Die Möglichkeit von unerwünschten Spätfolgen der Therapie (frühes Eintreten der Menopause, Unterfunktion der Schilddrüse, Herzerkrankungen, bestimmte Infektionen und sekundäre Malignome) ist zu beachten.

Definition

- Bei Morbus Hodgkin und Non-Hodgkin-Lymphomen handelt es sich um eine hinsichtlich des klinischen Bilds und der Prognose heterogene Gruppe von Erkrankungen des lymphoretikulären Systems. Non-Hodgkin-Lymphome werden in langsam wachsende (follikuläre, lymphozytäre, Marginalzonen- und Mantelzonen-Lymphome) und schnell wachsende Lymphome (großzelliges B-Zell-Lymphom, Burkitt-Lymphome, lymphoblastische und die meisten T-Zell-Lymphome) unterteilt.

Epidemiologie

- In den skandinavischen Ländern liegt die jährliche Inzidenz des Morbus Hodgkin bei etwa 2/100.000. Es sind zwar grundsätzlich alle Altersgruppen betroffen, bei der Mehrzahl der Patienten handelt es sich jedoch um jüngere Erwachsene.
- Die jährliche Inzidenz der Non-Hodgkin-Lymphome liegt in den skandinavischen Ländern bei etwa 20/100.000. Zum Zeitpunkt der Erkrankung sind die Patienten im Durchschnitt 60 Jahre alt.
- Die Inzidenz von Non-Hodgkin-Lymphomen ist in allen westlichen Ländern und vor allem in den skandinavischen Ländern im Steigen begriffen. Die Gründe für diese Steigerung sind unbekannt. Die Häufigkeit des Morbus Hodgkin hat jedoch im Laufe der letzten Jahrzehnte leicht abgenommen.

Klinische Befunde und Symptome
Morbus Hodgkin
- Die meisten Patienten sind asymptomatisch, oder die Symptome sind die Folge des durch den Tumor verursachten Drucks, wie Husten bei Tumoren des Lungenhilus, retrosternales

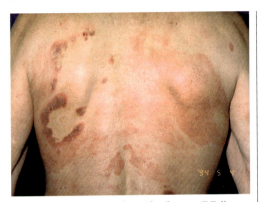

Abb. 15.44.1 Die Mycosis fungoides (kutanes T-Zell-Lymphom) präsentiert sich mit vielfältigen klinischen Zeichen. In diesem Fall bildeten sich auf der Haut des Rückens palpierbare Flecken. Der Patient litt auch an tumorösen Läsionen im Gesicht. Es sollte ein Dermatologe oder Onkologe beigezogen werden. Foto © R. Suhonen

Druckgefühl oder V.-cava-superior-Syndrom bei Tumoren des Mediastinums.
- Eine Minderheit von Patienten klagt über Allgemeinsymptome: Fieber, Nachtschweiß, unfreiwillige Gewichtsabnahme (so genannte B-Symptome), starker Juckreiz oder Schmerzen an den Tumorlokalisationen nach Alkoholkonsum.
- Die Erkrankung geht üblicherweise von den supraklavikulären Lymphknoten aus und breitet sich über das lymphatische System in die Achselhöhlen oder das Mediastinum und schließlich auf die retroperitonealen Lymphknoten aus.
- Die Krankheit kann vom Lymphknoten ausgehend andere Organe infiltrieren (z.B. von den mediastinalen Lymphknoten ausgehend in das Perikard, von den Hiluslymphknoten in das Lungengewebe oder von paraaortalen Lymphknoten in das Rückenmark).
- Bei jungen Erwachsenen mit einem mediastinalen Tumor handelt es sich häufig um einen Morbus Hodgkin.
- Die hämatogene Ausbreitung in das Knochenmark oder die Leber ist eine späte Form der Erkrankung, die nach der Ausbreitung von den mediastinalen oder paraaortalen Lymphknoten in die Milz auftritt.

Non-Hodgkin-Lymphome
- Die Symptome sind nicht spezifisch und hängen davon ab, welche Organe von der Tumormasse infiltriert werden. Viele Patienten sind zum Zeitpunkt der Diagnosestellung völlig symptomfrei.
- Etwa 25% der Patienten mit Non-Hodgkin-Lymphom weisen zumindest eines der oben erwähnten B-Symptome auf. Welche Symptome im Vordergrund stehen, hängt von der Histologie des Tumors, seinem Ausmaß und seinem Wachstumstempo ab.

- In etwa 50% der Fälle findet sich zum Zeitpunkt der Diagnose Lymphomgewebe nur im Bereich der Lymphknoten. Andererseits weisen nahezu 20% der Patienten Lymphomgewebe nur in extranodalen Organen auf. Zu den am häufigsten betroffenen Organen zählen hierbei der Magen, die Haut, die Knochen, das Gehirn, die Schilddrüse und der Darm (Abb. 15.44).
- Obwohl die Diagnose nicht allein aufgrund des klinischen Bildes gestellt werden kann, besteht in folgenden Fällen der Verdacht auf Non-Hodgkin-Lymphom:
  ○ Bei älteren Patienten ist eine Lymphadenopathie in mehr als einem Lymphknotenbereich oft ein Hinweis auf ein langsam wachsendes Non-Hodgkin-Lymphom, und zwar meist auf ein follikuläres Lymphom.
  ○ Eine Lymphozytose bei älteren Patienten deutet oft auf ein langsam wachsendes Non-Hodgkin-Lymphom hin.
  ○ Hinter einer persistierenden, antibiotikaresistenten Tonsillitis kann sich ein Lymphom verbergen.
  ○ Eine schnell wachsende lokalisierte Lymphadenopathie wird häufig durch ein schnell wachsendes Non-Hodgkin-Lymphom verursacht.

Diagnostik und Bestimmung der Tumorausbreitung

- Die Diagnose von Morbus Hodgkin und Non-Hodgkin-Lymphom beruht stets auf einer gründlichen histopathologischen Untersuchung. Eine Biopsie ist stets erforderlich.
- Wenn ein Patient einen palpablen Lymphknoten mit mehr als 2 cm Durchmesser aufweist, der sich nicht innerhalb 1 Monats verkleinert, oder wenn mittels bildgebender Verfahren eine ähnliche Lymphadenopathie festgestellt wird, ist der Patient zur Biopsie an einen Spezialisten zu überweisen.
- Geht die Lymphadenopathie mit einer Allgemeinsymptomatik oder Veränderungen der hämatologischen Parameter einher oder kommt es zu einer raschen Verschlechterung des Zustands, sollten unverzüglich weiterführende Untersuchungen veranlasst werden.
- Die Klassifikation der WHO für hämatologische Malignome sollte als Grundlage für die diagnostische Zuordnung verwendet werden.
- Mit Ausnahme einer signifikanten Lymphozytose bei einigen langsam wachsenden Lymphomen haben Labortests keine wesentliche diagnostische Bedeutung. Labortests sind jedoch hilfreich für die Einschätzung des Zustands der verschiedenen Organe und zur Beurteilung der Machbarkeit bestimmter therapeutischer Maßnahmen.
- Nach der Sicherung der Diagnose wird ein Sta-

ging durchgeführt, um die Prognose einschätzen und Behandlungsentscheidungen treffen zu können.
- Die Ausbreitung des Lymphoms wird mittels klinischer Untersuchung, Computertomographie (Hals und Körper) und Knochenmarkbiopsie abgeklärt.
- Klassifiziert wird die Ausbreitung unter Verwendung der Ann-Arbor-Kriterien (I-IV A-B).
- Bei Morbus Hodgkin ist die Prognose umso besser, je niedriger die Erkrankung nach der Ann-Arbor-Klassifizierung eingestuft werden kann. Das Vorliegen von B-Symptomen verschlechtert die Prognose.
- Bei Non-Hodgkin-Lymphomen kann die Prognose auch auf Basis des Internationalen Prognose-NHL-Index (IPI) gestellt werden. Punkte für eine schlechte Prognose werden für folgende Faktoren vergeben:
  – Alter > 60 Jahre
  – Ann Arbor Stadium > II
  – WHO Leistungsstatus > 1 (durch die Symptomatik bedingte Arbeitsunfähigkeit)
  – pathologisch erhöhte Serumlaktatdehydrogenase (LDH)
  – Ausbreitung der Erkrankung in mehr als ein extranodales Organ
  – Je höher der Score, desto schlechter die Prognose.

Behandlung und Prognose

Morbus Hodgkin

- Lokalisierter und asymptomatischer Morbus Hodgkin (Ann Arbor I–II A) wird mittels Kombinationschemotherapie, d.h. nach dem ABVD-Schema (Doxorubicin, Bleomycin, Vinblastin und Dacarbazin), behandelt. Die Behandlungsdauer variiert je nach Ansprechen zwischen 2 und 6 Monaten. An die ABVD-Therapie schließt sich eine Strahlentherapie des betroffenen Areals an.
- Bei disseminiertem Morbus Hodgkin oder einer Erkrankung mit B-Symptomen besteht die Behandlung in einer 6–8-monatigen Kombinationstherapie (ABVD oder BEACOPP, d.h. Bleomycin, Etoposide, Doxorubicin, Cyclophosphamid, Vincristin, Procarbazin und Prednison). Tumorreste können nötigenfalls mittels Strahlenbehandlung therapiert werden Ⓐ.
- Gegebenenfalls kann zur Beurteilung der residualen Tumoraktivität (Lymphom oder Narbengewebe?) die Positronenemissionstomographie (PET) eingesetzt werden.
- Die 10-Jahresmortalität beträgt für Patienten, die zum Zeitpunkt der Diagnose ihres Morbus Hodgkin noch nicht 60 Jahre alt waren, 10–20%; bei den zum Zeitpunkt der Diagnose über 60-Jährigen liegt sie bei 40–50%.

Non-Hodgkin-Lymphome

Folliguläres Lymphom

- Ein follikuläres Lymphom bleibt bei 10–20% der Patienten lokal begrenzt (Ann-Arbor-Stadium I oder II). Manche dieser Patienten können durch eine Strahlentherapie der betroffenen Areale geheilt werden.
- Bei asymptomatischen Patienten, bei denen die Erkrankung bereits ausgebreitet ist, kann man sich oft über längere Zeiträume hinweg auf eine Beobachtung ohne Behandlung beschränken.
- In jenen Fällen, in denen eine aktive Behandlung toleriert wird, kommt zumeist das R-CHOP-Schema (Cyclophosphamid, Doxorubicin, Vincristin und Prednisolon zusammen mit dem monoklonalen Antikörper Rituximab Ⓐ in 6 Zyklen mit 3-wöchigen Intervallen) zum Einsatz. Patienten, die einer leichteren Therapie bedürfen, können orales Chlorambucil erhalten.
- Diese Lymphome haben ein hohes Rezidivrisiko. Bei einem Rückfall kann eine Erhaltungstherapie mit Rituximab die Wirkung einer Chemotherapie verlängern. Bei bestimmten Patienten mit Rezidiven oder in Fällen, in denen sich das Lymphom zu einem schnell wachsenden gewandelt hat, kann eine autologe Stammzellentransplatation erwogen werden, falls ein gutes Ansprechen auf die Chemotherapie zu verzeichnen war. Ibritumomab Tiuxetan, ein Radionuklid-konjugierter Antikörper, kommt bei einem Lymphomrezidiv ebenfalls als Behandlungsmöglichkeit in Frage.
- Die Überlebenszeiten variieren stark und liegen im Durchschnitt bei etwa 10 Jahren.

Mantelzell-Lymphom

- Patienten mit Mantelzell-Lymphom werden mit einem hoch dosierten CHOP-Schema plus Cytarabin in Kombination mit Rituximab Ⓐ behandelt. Je nach Alter und Allgemeinzustand des Patienten kann zusätzlich auch noch eine autologe Stammzellentransplantation erwogen werden. Die Überlebenszeit unter einer CHOP-Therapie beträgt im Durchschnitt 3 Jahre; die Ergebnisse bei den intensiveren Therapieformen werden immer besser.

Diffuses großzelliges B-Zell-Lymphom

- Generell verfolgt die Primärbehandlung eine kurative Zielsetzung. Die Behandlung der Wahl besteht in einer Kombinationschemotherapie unter Einschluss von Anthrazyklinen und in Kombination mit dem Antikörper Rituximab. Intensität und Dauer der Chemotherapie werden in Abhängigkeit vom Krankheitsstadium und vom IPI-Score des Lymphoms festgelegt.
- Ein lokalisiertes Lymphom des Stadiums I wird mit 6 Zyklen R-CHOP oder mit 3 Zyklen R-CHOP plus Bestrahlung des Tumorareals therapiert.

- Eine disseminierte Erkrankung mit einem IPI-Score 0–1 wird mit 6 Zyklen R-CHOP-Kombinationschemotherapie mit 3-wöchigen Intervallen behandelt. Gegebenenfalls können nach der Chemotherapie Areale mit ehemals großen Tumoren, extranodale Herde und Turmorresten noch mit einer Strahlentherapie behandelt werden.
- Disseminierte Formen der Erkrankung mit IPI-Scores 2–5 werden mit R-CHOP oder R-CHOEP (E = Etoposide) Chemotherapiezyklen behandelt; die Behandlungsfrequenz wird erhöht (d.h. alle 2 Wochen). Danach können, wenn dies als sinnvoll erachtet wird, Areale mit vormals großen Tumoren oder mit möglichen Tumorresten strahlentherapiert werden. Als Prophylaxe gegen ein ZNS-Lymphom kann zusätzlich hoch dosiertes Methotrexat oder Cytarabin gegeben werden.
- Mithilfe der modernen Behandlungsmethoden werden etwa 60–70% aller Patienten, bei denen eine aktive Therapie in Frage kommt, auf Dauer geheilt.

Besonders schnell wachsende Lymphome
- Ein lymphoplastisches Lymphom oder ein Burkitt-Lymphom muss aggressiv therapiert werden.

Rezidive
- Zur Behandlung eines Lymphomrezidivs kann bei manchen Patienten zusätzlich zur Chemotherapie eine autologe Stammzellentransplantation vorgenommen werden.

Nachsorge

- Das Risiko eines Morbus-Hodgkin-Rezidivs ist innerhalb der ersten 5 Jahre nach Ausbrechen der Krankheit am höchsten.
- Aggressive Lymphome treten üblicherweise nicht wieder auf, wenn 3 Jahre nach dem Beginn der 1. Behandlung vergangen sind.
- Langsam wachsende Lymphome können jederzeit wieder auftreten.
- Zu Beginn der Nachsorgephase geht es vor allem darum, ein Rezidiv so schnell wie möglich zu erkennen. Solange ein erhöhtes Rezidivrisiko besteht, sollten die Kontrolluntersuchungen alle 3 Monate stattfinden. Bei diesen Kontrollen ist eine gründliche Anamnese zu erheben und die Lymphknoten sind sorgfältig zu palpieren. Alle Symptome, die seit mehreren Wochen persistieren und/oder sich verschlechtert haben, erfordern eine eingehende Abklärung, damit kein Rezidiv übersehen wird. Dabei ist die Lokalisation der Symptome mittels bildgebender Verfahren (CT oder MRI) zu untersuchen.
- Eine erhöhte BSG kann eine Hinweis auf ein Morbus-Hodgkin-Rezidiv sein und eine erhöhte Serum-LDH legt den Verdacht auf ein neuerliches Nicht-Hodgkin-Lymphom nahe. Weitere Labortests lassen kaum Schlüsse auf Rezidive zu.
- Wenn sich das Risiko eines Rezidivs verringert hat, sollten sich die Nachuntersuchungen auf die Diagnostik von Spätfolgen der Behandlung und der Krankheit konzentrieren.

Strahlentherapie
- Die Nachsorge richtet sich nach dem bestrahlten Bereich.
  - Schilddrüse: Hypothyreoserisiko
  - Ovarien: Risiko einer vorzeitigen Menopause
  - Herz: erhöhtes Risiko für Perikarditis, Herzinsuffizienz, Herzklappenerkrankung, frühe KHK
  - Alle bestrahlten Bereiche: Das Risiko für sekundäre Malignome nimmt beginnend nach 10 Jahren nach der 1. Behandlung zu.
    – Raucherentwöhnung
    – Entfernung von Muttermalen aus bestrahlten Hautarealen

Chemotherapie
- Die Nachsorge richtet sich nach der eingesetzten Kombinationstherapie:
  - Alkylanzien: Risiko einer sekundären Leukämie nach 3–6 Jahren
  - Alkylanzien: Risiko einer frühen Menopause, Infertilität
  - Anthrazykline: Risiko einer Herzinsuffizienz

Splenektomie
- Erhöhtes Sepsisrisiko
  - Impfung gegen Pneumokokken, Haemophilus und Meningokokken

15.45 Akute Leukämie bei Erwachsenen

Grundregeln

- Der Verdacht auf akute Leukämie besteht bei Patienten, die an akuter Anämie, Granulozytopenie, Thrombopenie und damit verbundenen systemischen Symptomen wie Infektionen und Blutungen, vor allem Schleimhautblutungen, leiden.
- Es ist zu beachten, dass bei etwa 10% der Leukämiepatienten im peripheren Blut keine Blasten gefunden werden können. Die Diagnose der Leukämie kann nur auf Basis einer Knochenmarkuntersuchung gestellt werden.

Definition

- Akute Leukämie ist eine hämatologische Erkrankung, bei der sich Blastenzellen im Knochen-

mark und in vielen Fällen auch im peripheren Blut finden. In manchen Fällen ist der Anteil reifer (aber pathologischer) Zellen besonders hoch.
- Leukämische Zellen können auch andere Organe infiltrieren.

Epidemiologie

- Die jährliche Inzidenz beträgt etwa 3–4/100.000.
- Die Inzidenz liegt bei etwa 2/100.000 bis zum Alter von 40–50 Jahren. Danach steigt sie auf bis zu 15–20 Fälle/100.000 im Alter von 75 Jahren an.
- Männer sind etwas häufiger betroffen als Frauen (die höchste Inzidenz findet sich bei Knaben und älteren Männern).
- Ungefähr 80% der Leukämiepatienten haben eine akute myeloische Leukämie (AML) und 20% leiden an einer akuten lymphatischen Leukämie (ALL).

Ätiologie

- Bei den meisten Patienten bleibt die Ursache unbekannt.
- Zu den bekannten Risikofaktoren zählen ionisierende Strahlung, organische Lösungsmittel (vor allem Benzol) und manche Zytostatika.
- Sekundäre Leukämien nach der Behandlung anderer Krebserkrankungen werden immer häufiger und machen etwa 10% aller Leukämieerkrankungen aus.
- Die oben erwähnten Faktoren erhöhen das Risiko für AML wesentlich deutlicher als für ALL.

Diagnostische Kriterien

- Hauptkriterium der akuten Leukämie: Blasten > 20% der Knochenmarkpopulation (neue WHO-Empfehlung für die Klassifizierung) oder > 30% (alte FAB-Klassifikation).
- Nach der neuen WHO-Klassifikation gilt die AML (mit Subtypen) weiterhin als eine eigene Gruppe von Erkrankungen. Die ALL wird hier andererseits gemeinsam mit den Lymphomen als „Vorstadium der B- und T-Zell-Lymphomen" in einer Gruppe zusammengefasst. Die ALL wird in der vorliegenden Leitlinie behandelt, die Lymphome getrennt davon in 15.44.
- Die genaue Diagnose beruht gegenwärtig auf der traditionellen Morphologie (Blutbild, durch Aspiration und Trepanation gewonnene Knochenmarkproben und Biopsieproben aus dem Lymphom), Zytochemie, Immunphänotypisierung sowie Chromosomen- und molekularbiologischen Untersuchungen (15.39).
- Voruntersuchungen (Knochenmarkaspiration, Biopsie) können in der medizinischen Primärversorgung durchgeführt werden. Der Patient wird zum ehestmöglichen Zeitpunkt an einem hämatologischen Zentrum vorgestellt.

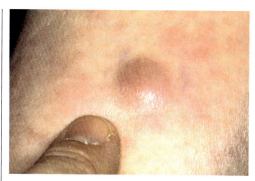

Abb. 15.45 Hauttumoren können ein Symptom einer Leukämie sein. Die Art des Tumors wird mit Hilfe einer Hautbiopsie bestimmt. Foto R. Suhonen

- AML-Subtypen (WHO-Klassifikation):
  - AML mit Standardchromosomenveränderungen (4 Subtypen)
  - AML mit Myelodysplasie mehrerer Zelllinien (2 Subtypen)
  - oben angeführter Typus, aber therapiebezogen (3 Subtypen)
  - AML unklassifiziert (12 Subtypen je nach vorherrschendem Zelltypus und Reifegrad)
- ALL Subtypen:
  - B-Zellen-Erkrankungen
  - T-Zellen-Erkrankungen

Differenzialdiagnosen

- AML: myelodysplastische Syndrome
- ALL: lymphoblastische Lymphome (in diesen Fällen liegt der Primärtumor außerhalb des Knochenmarks)

Klinisches Bild und Laborergebnisse

- Die Zunahme an leukämischen Zellen beeinflusst die normale Entwicklung der Blutzellen.
- Anämie, Neutropenie, Thrombopenie und damit verbundene systemische Symptome wie Infektionen und Blutungen, vor allem Schleimhautblutungen.
- Abnormale Zellen (Blasten) im peripheren Blut sind die häufigsten Laborbefunde. Die meisten Patienten haben eine Leukozytose. Im Differenzialblutbild von etwa 10% der Patienten finden sich keine Blasten. **Die Diagnose der Leukämie kann nur auf Basis einer Knochenmarkuntersuchung gestellt werden.**
- Andere Laboruntersuchungen erbringen keine weiteren spezifischen Ergebnisse.

Vordringliche Untersuchungen

- Blutbild und Differenzialblutbild, Knochenmarkuntersuchung
- Diese Untersuchungen (einschließlich Knochenmarkaspiration) müssen bei Patienten mit

Verdacht auf akute Leukämie innerhalb weniger Tage durchgeführt werden. Diagnostik und Therapie erfolgen in Kooperation zwischen Spezialisten und dem behandelnden Arzt.

Natürlicher Verlauf der Erkrankung und Prognose

- Wenn sie nicht behandelt wird, nimmt die Krankheit einen fulminanten Verlauf und führt in den meisten Fällen innerhalb weniger Wochen zum Tod.
- Bei manchen Patienten schreitet sie langsam fort, dann beträgt die Lebenserwartung unbehandelter Patienten 1 bis 2 Jahre.

AML

- Bei 50–80% der Patienten kann eine Remission erzielt werden. Die Prognose nimmt mit zunehmendem Alter ab: bei Patienten im Alter unter 60 Jahren tritt in 55–80% eine Remission auf, bei Patienten über 60 nur bei 33–76%. Die mittlere Dauer der Remission beträgt 1 Jahr, und die mittlere Lebenserwartung bei Patienten mit AML beträgt etwa 2 Jahre.
- Etwa 20–40% der Patienten können durch Chemotherapie geheilt werden.

ALL

- ALL-Patienten sind im Durchschnitt jünger als AML-Patienten.
- Bei 70–90% der Patienten kommt es zu einer Remission mit einer mittleren Dauer von 18 bis 24 Monaten. Zu einer langfristigen Remission kommt es bei etwa 20–40% der Patienten. Nach intensiver Chemotherapie ist dieser Prozentsatz etwas höher.
- Die Prognose ist bei Patienten, die eine allogene Knochenmarktransplantationen erhalten, signifikant besser.

Komplikationen

- Infektionen
- Blutungen
- Neuroleukämie
- Komplikationen der Chemotherapie

Behandlung und Nachuntersuchungen

- Die meisten Patienten werden mit intensiver Kombinationschemotherapie behandelt. Die Therapie für jeden Einzelfall wird unter Berücksichtigung des Mortalitätsrisikos festgelegt. Ziele der Therapie sind:
  - eine normale Hämatopoese rasch wiederherzustellen (Induktionstherapie)
  - die Bildung resistenter Leukämiezellpopulationen zu verhindern (Induktionstherapie)
  - den Befall in Arealen, die von den Zytostatika nicht erreicht werden, zu eliminieren (z.B. Strahlentherapie im Bereich des ZNS)
  - die Herausbildung einer multiplen Medikamentenresistenz zu verhindern (Konsolidierungstherapie nach Remison)
- Die wichtigsten Medikamente für die Behandlung von AML sind Cytarabin und Anthrazykline und für die Behandlung von ALL Vinca-Alkaloide und Prednis(ol)on.
- Eine allogene Stammzellentransplantation wird bei Patienten bis zum Alter von 40–50 Jahren versuchsweise durchgeführt, vor allem, wenn die Prognose schlecht ist. Autologe Stammzellentransplantationen werden auch als zusätzliche Behandlung durchgeführt ©, sind allerdings noch nicht ausreichend durch Studien belegt.
- ZNS-Prophylaxe hat sich bei der Behandlung von ALL bewährt.
- Die Behandlung wird in Spezialkliniken durchgeführt. Bei sehr alten Patienten oder Patienten, bei den aus anderen Gründen eine intensive Chemotherapie nicht durchgeführt werden kann, ist eine weniger intensive Therapieform angezeigt.
- Die unterstützende Behandlung der akuten Leukämie ist sehr aufwändig. Die wichtigsten Komponenten sind Blutprodukte und die Behandlung von Infektionen.
- Die Palliativbehandlung von Patienten mit akuter Leukämie kann von einem Allgemeinmediziner in Kooperation mit einem Hämatologen durchgeführt werden. Auch die Palliativbehandlung muss häufig stationär durchgeführt werden.

15.46 Multiples Myelom (MM)

Zielsetzung

- Erkennen von Symptomen, die eine rasche Intervention erfordern.

Pathologie

- MM ist eine klonale Knochenmarkproliferation von reifen B-Zellen (Plasmazellen), die durch eine monoklonale Immunglobulinfraktion (M-Komponente, ein Paraprotein) in der Serum- oder manchmal nur in der Harnproteinelektrophorese charakterisiert ist.
- Gutartige Formen der Erkrankung (MGUS oder monoklonale Gammopathien unbestimmter Signifikanz und gutartige Paraproteinämie) treten etwa 100 × häufiger auf als Myelome.

Epidemiologie

- Etwa 3–4 neue Fälle/100.000 Einwohner/Jahr
- Die Diagnose wird üblicherweise im Alter von

50–70 Jahren gestellt, im Alter von unter 40 Jahren ist die Erkrankung selten.
- Kein Unterschied zwischen den Geschlechtern

Ätiologie
- In Einzelfällen ist die Ätiologie unbekannt.
- Ionisierende Strahlung führt zu einer leichten Erhöhung des Risikos.

Diagnostik
- Es ist äußerst schwierig, bei der Diagnostik eine Unterscheidung zwischen MM im Frühstadium und den „gutartigen" Paraproteinämien, vor allem MGUS, zu treffen.

Diagnostische Kriterien bei MM (WHO-Klassifikation)
- A. Die Diagnose eines multiplen Myeloms erfordert zumindest das Vorliegen eines Hauptkriteriums sowie eines zusätzlichen Kriteriums ODER das Vorhandensein von 3 zusätzlichen Kriterien, darunter C1 und C2. Weitere Erfordernisse sind das Vorhandensein von Symptomen und progredienter Verlauf.
- B. Hauptkriterien:
  1. Knochenmarkplasmozytose (> 30%)
  2. Plasmozytom in der Biopsie
  3. M-Komponente:
     - Serum/Plasma: IgG > 35 g/l, IgA > 20 g/l
     - Harn: > 1g/24h
- C. Zusätzliche Kriterien:
  1. Knochenmarkplasmozytose (10–30%)
  2. M-Komponente (kleiner als in Pkt. B3)
  3. Osteolytische Läsionen
  4. Verringerung des polyklonalen Immunglobulins im Serum:
     - IgG < 6 g/l
     - IgA < 1 g/l
     - IgM < 0,5 g/l

Differenzialdiagnosen
- MGUS (monoklonale Gammopathie mit unbestimmter Signifikanz; Plasmazellen im Knochenmark < 10%, IgG < 35 g/l oder IgA < 20 g/l, keine osteolytischen Herde, keine Symptome). Die WHO-Klassifikation 2001 schließt hier auch die benignen Paraproteinämien ein.
- Morbus Waldenström (15.47)
- Lymphome mit einer M-Komponente in manchen Fällen
- Andere seltene Erkrankungen mit einer M-Komponente

Klinisches Bild
- Häufig:
  - osteolytische Läsionen und Knochenschmerz
  - leichte Anämie, Hyperkalzämie, Hyperurikämie
  - Niereninsuffizienz
- Selten:
  - Hyperviskositätssyndrom (insbesondere IgA-Myelom)

Typische Laborbefunde
- Erhöhte Erythrozytensedimentationsgeschwindigkeit (nicht bei Leichtkettenmyelom)
- M-Komponente im Serum bzw. Harn
- Erniedrigter Hämoglobinspiegel, oft auch Leuko- und Thrombozytopenie
- Maligne Plasmazelleninfiltrate im Knochenmark
- Osteolytische Läsionen im Knochenröntgen
- Häufig erhöhtes Serumurat und -calcium, aber verringerte Albuminkonzentration

Basisuntersuchungen
- Blutbild, Serumcalcium, -kalium, -natrium und Kreatinin sowie BSG
- Knochenmarkuntersuchung
- Serum- und Harnproteinelektrophorese (M-Komponente im Harn wird nur bei 10–20% der MM-Patienten festgestellt)

Zusätzliche Untersuchungen bei starkem Verdacht auf MM
- Röntgen (Schädel, Thorax/Rippen, Wirbelsäule, Schulterblätter, Becken und lange Knochen der Extremitäten)
- Serum/Plasmagesamtprotein, Albumin, Kalium, Natrium, Calcium, ionisiertes Calcium, Kreatinin, Harnsäure und Immunglobuline (IgG, IgA, IgM, manchmal IgD)
- Identifizierung von M-Komponenten-Schwer- und Leichtketten durch Immunfixation oder andere Methoden
- Die MRI ist empfindlicher als eine Szintigraphie, aber nur selten für die Erstuntersuchung indiziert. Die Szintigraphie deckt lytische Herde nicht auf.

Komplikationen, die möglichst innerhalb von 24 Stunden einer Behandlung zuzuführen sind (vor allem bei neuen Patienten)
- Sepsis oder Lungenentzündung (i.v. Breitbandantibiotika)
- Niereninsuffizienz (Dialyse oder Hämofiltration)
- Hyperviskosität (Plasmapherese)
- Hyperkalzämie (Flüssigkeitsersatz, Bisphosphonate, Steroide)
- Rückenmarkkompression (chirurgische Dekompression, Strahlentherapie?)
- Pathologische Knochenbrüche (Analgesie, Stabilisierung)

- Wirbelkompression (orthopädische Behandlung)

Krankheitsverlauf und Prognose
- Bei traditioneller Behandlung beträgt die mittlere Lebenserwartung ab dem Zeitpunkt der Diagnose etwa 3,5–4 Jahre, bei intensiverer Behandlung etwas länger. Die individuelle Variabilität ist beträchtlich.
- Die Myelomzellen werden in zunehmendem Maße chemotherapieresistent.
- Myelomzelleninfiltrate im Knochenmark führen zu Anämie, Thrombozytopenie und Leukopenie.
- Häufige Komplikationen sind Infektionen, Blutungen und Niereninsuffizienz.

Nachuntersuchungen und Behandlung
- Wenn der Patient keine Symptome aufweist, erfolgt üblicherweise keine Chemotherapie, da diese weder das Befinden des Patienten noch seine Lebenserwartung erhöht.
- Symptomatische Patienten werden aktiv behandelt.

Bei der Nachuntersuchung sind folgende Faktoren zu berücksichtigen:
- Menge der M-Komponente (Serum bzw. Harn)
- Blutbild (als Maß der Knochenmarkinfiltrate)
- Allgemeinzustand und Symptome, Infektionen und Schmerzen (Knochen)
- Osteolytische Läsionen (Radiographie)
- Nierenfunktion, Hyperkalzämie

Pharmakologische Therapie
- Gemäß den Instruktionen eines Hämatologen oder eines Facharztes für Innere Medizin, der mit der Behandlung von hämatologischen Erkrankungen vertraut ist: Ziel ist eine intensive Behandlung, unterstützt durch autologe Stammzellentransplantationen (Patienten unter 70 Jahren).
  - zytotoxische Medikamente (Cyclophosphamid, Melphalan, Vincristin oder Adriamycin), oft in Kombination mit Kortikosteroiden
  - Kortikosteroide alleine (entweder Dexamethason or Methylprednisolon)
  - Thalidomid (oder Lenalidomid) entweder alleine oder in Kombination mit anderen Medikamenten
  - Bortezomib (Proteasomen Inhibitor)
  - Interferon in individuellen Fällen, üblicherweise für einen nachhaltigen Behandlungserfolg

Unterstützende Maßnahmen
- Aufrechterhaltung des Flüssigkeits- und Elektrolythaushalts (um Nierenversagen vorzubeugen)
- Behandlung der Hyperkalzämie
- Behandlung von Infektionen
- Aufrechterhaltung der Mobilität, um Osteoporose und pathologische Knochenbrüche zu verhindern
- Behandlung von Anämie und Thrombozytopenie, wenn dies erforderlich ist (Ery- oder Thrombokonzentrate, Erythropoietin)
- Schmerzbehandlung mit Analgetika
- Radiotherapie wird immer wieder für lokale Knochenherde eingesetzt.
- Bisphosphonate **Ⓐ**, um die Progression der Knochenvernderungen zu verhindern oder zu stoppen und um die Hyperkalzämie zu behandeln

Stammzellentransplantation
- Eine intensive Behandlung, unterstützt durch autologe Stammzellentransplantation, wird in steigendem Maße durchgeführt und ist häufig die First-Line-Therapie bei Patienten über 70 **Ⓒ**.
- Allogene Stammzellentransplantation wird ebenfalls in steigendem Maße eingesetzt, ist aber bei wenigen Patienten möglich.

15.47 Morbus Waldenström (MW)

Grundlagen
- Makroglobulinämie Waldenström kann eine seltene Ursache einer hohen BSG sein.

Definition
- Klonale Proliferation relativ reifer B-Lymphozyten (Differenzierung auf der Lymphozyten-Plasmazellebene) mit einer M-Komponente (eine Immunglobulinfraktion in der Proteinelektrophorese), die aus IgM besteht.

Epidemiologie
- Weitaus seltener als das Myelom (ca. 15% der Fälle von multiplem Myelom).
- Tritt üblicherweise im Alter von 50–70 Jahren auf.
- Männer und Frauen sind in gleicher Weise betroffen.

Ätiologie
- Unbekannt

Diagnostische Kriterien
- Lymphozyten-Plasmazelleninfiltrate im Knochenmark und eine aus IgM bestehende Serum-M-Komponente.

Differenzialdiagnosen

- Andere Krankheiten mit M-Bande (MW ist für 20–30% dieser Erkrankungen verantwortlich):
  - IgM-MGUS (monoklonale IgM-Immunoglobulinopathie mit unbestimmter Signifikanz, die Wertigkeit ist unklar; es ist schwierig, zwischen IgM-MGUS und MW zu unterscheiden). Diese Patienten zeigen ein etwa 46faches Risiko, an MW zu erkranken.
  - B-lymphoplasmozytische Neoplasien (IgM-Myelom, das äußerst selten auftritt, und extramedulläres Plasmazytom)
  - B-lymphozytische Neoplasien (chronische lymphatische Leukämie, diffuses Lymphom)
  - gutartige Erkrankungen (Kälteagglutininkrankheit, Infektionen)

Klinisches Bild und Laborbefunde

- Durch Zytopenien und Immunschwäche verursachte Symptome:
  - Leistungsschwäche
  - Blutungsneigung (Thrombozytopenie und Thrombozytopathie)
  - Infektionen
- Extramedulläre Tumorinfiltrate:
  - Splenomegalie (15%)
  - Hepatomegalie (20%)
  - Lymphadenopathie und andere Neoplasien (15%)
- Hyperviskositätssymptome (15%; üblicherweise Serum-IgM > 40 g/l):
  - zerebrale Ischämie (Netzhautveränderungen sind typisch)
  - Dyspnoe
  - neurologische Symptome
- Laborbefunde:
  - hohe BSG
  - M-Komponente in der Serumproteinelektrophorese, die in der Immunfixation als IgM typisiert wird.
  - Bei 50% der Patienten wird eine erhöhte Serumviskosität festgestellt (ist nur bei symptomatischen Patienten, die meist einen IgM-Wert > 40 g/m aufweisen, zu überwachen).
  - häufig Anämie oder Thrombozytopenie
- Osteolytische Läsionen sind äußerst selten (weisen auf ein IgM-multiples Myelom hin).

Primäre Untersuchungen

- Blutbild und Knochenmarkaspiration
- Serumproteinelektrophorese (bei Vorliegen einer M-Komponente sollte eine Immunfixationselektrophorese durchgeführt werden)
- Serum IgG, IgA, IgM quantitativ
- Serumkreatinine und Serumurat
- Thoraxröntgen und Ultraschalluntersuchung des Oberbauchs

Krankheitsverlauf und Prognose

- Unterschiedlich
- Der Morbus Waldenström ist normalerweise eine chronische Erkrankung, oft mit langsamer Progredienz.

Komplikationen

- Hyperviskositätssyndrom (normalerweise mit einer hohen IgM Konzentration assoziiert)
- Kryoglobulinämie
- Chronische Kälteagglutininkrankheit
- Blutungen und Infektionen

Behandlung und Nachuntersuchung

- Das Hyperviskositätssyndrom kann mittels Plasmapherese behandelt werden.
- Über die Behandlung mittels Chemotherapie liegen keine geeigneten Studien vor. Die folgende Behandlung wird häufig eingesetzt:
  - Chlorambucil (Initialdosis 6–10 mg/Tag, Erhaltungsdosis 2–6 mg/Tag) oder Cyclophosphamid (aufgrund der potentiellen leukämogenen Wirkung versuchen Hämatologen bei der Behandlung von Patienten zwischen 55 und 65 Jahren die Anwendung von alkylierenden Substanzen zu vermeiden)
  - Prednisolon wird üblicherweise zusätzlich gegeben.
  - Fludarabin, Cladribin
  - monoklonale Antikörper (Rituximab)
  - Thalidomid (beschränkte Erfahrung)
- Nachuntersuchungen sind alle 4–12 Monate, während der Chemotherapie alle 2–3 Monate durchzuführen.

15.48 Myelodysplastische Syndrome (MDS)

Allgemeines

- Myelodysplastische Syndrome (MDS) sind maligne hämatologische Erkrankungen, die dazu neigen, in akute Leukämien überzugehen.
- An ein MDS sollte insbesondere bei älteren Personen mit ungeklärter makrozytärer Anämie gedacht werden, die mit Leukopenie oder Thrombozytopenie einhergeht.
- Die abnormen Werte für die hämatologischen Parameter entstehen durch Störungen in der Differenzierung und Reifung von Zelllinien (Dysplasien) im Knochenmark.

Epidemiologie

- Die Inzidenz beträgt etwa 3–4/Jahr/100.000 Personen.

- Das Risiko für die Erkrankung steigt mit dem Alter. Zum Zeitpunkt der Diagnose beträgt das mittlere Alter 70 Jahre.

Ätiologie
- Die Ätiologie ist unbekannt.
- Das Risiko wird durch ionisierende Strahlung, Zytostatika (vorangegangene antineoplastische Behandlung), Benzol, Insektizide, autologe Stammzelltransplantation oder bestimmte hämatologische Erkrankungen erhöht.

Diagnostische Kriterien
- Der Ausgangspunkt sind der Blutausstrich, die Knochenmarkuntersuchung und Chromosomenanalysen.
- Die gegenwärtige Klassifikation, die 8 Subtypen aufweist, stammt von der WHO (2001). Dabei ist auf Folgendes zu achten:
  ○ Vorhandensein einer oder mehrerer Dysplasien:
    – RA-refraktäre Anämie (Dysplasie auf Erythrozyten beschränkt)
    – RCMD-refraktäre Zytopenie mehrerer Linien mit Dysplasie
- Blastenzahl im Blut und Knochenmark
  ○ RAEB-refraktäre Anämie mit Blastenerhöhung (5–20%)
- Vorhandensein von pathologischen Ringsideroblasten (über oder unter 15%)
- Vorhandensein einer $5q^-$-Chromosomenveränderung.

Differenzialdiagnosen
- Bei einer chronischen myelomonozytischen Anämie zeigt sich im Blut des Patienten eine absolute Monozytose; 50% der Betroffenen weisen eine Splenomegalie auf.
- Dysplasien sind gelegentlich mit einem Mangel an Vitamin B_{12} oder Folsäure, einem Alkoholabusus, einer Schwermetallvergiftung, einer HIV-Infektion, einer kurz zurückliegenden Chemotherapie, einer aplastischen Anämie oder einer paroxysmalen nächtlichen Hämoglobinurie assoziiert.

Klinisches Erscheinungsbild
- Ein Fünftel der Patienten sind zum Zeitpunkt der Diagnose asymptomatisch.
- Die Symptome werden durch Zytopenien verursacht:
  ○ In der Mehrzahl der Fälle wird es zu einer anämiebedingten Symptomatik kommen.
  ○ Bakterielle Infektionen werden durch eine Neutropenie und eine Neutrophilendysfunktion begünstigt.
  ○ Aufgrund einer Thrombopenie kommt es zu Blutungen.

Laborbefunde
- Differenzialblutbild:
  ○ Fast immer besteht eine makrozytische Anämie.
  ○ In 50% der Fälle findet sich eine Leukopenie oder eine Thrombozytopenie (beim $5q^-$-Syndrom ist die Zahl der Blutplättchen erhöht).
    – Neutrophile mit hypogranulärem Zytoplasma und kaum gelapptem Kern
    – Ballonierung der Thrombozyten
  ○ Je nach Krankheitsstadium können auch Blasten nachweisbar sein.
- Knochenmark:
  ○ multiple Dysplasien (Zellkernanomalien und Reifungsstörungen)
  ○ Die Zahl der Blasten kann erhöht sein, ihr Anteil bleibt aber noch unter 20%.
  ○ In manchen Fällen sind in der Eisenfärbung Ringsideroblasten zu sehen.
- Chromosomenanalysen:
  ○ Bei mehr als der Hälfte der Patienten finden sich Anomalien.
  ○ Können in unklaren Fällen bei der Sicherung der Diagnose helfen und prognostische Aussagen erleichtern.

Untersuchungen
- Zur Abklärung einer makrozytischen Anämie reicht zunächst die Entnahme einer Knochenmarkprobe aus.
- Wenn das Blutbild und die Leukozytendifferenzialauszählung den Verdacht auf MDS nahelegen, sollten zusätzlich zur Knochenmarkbiopsie sofort auch Chromosomenanalysen durchgeführt werden.

Klinischer Verlauf und Prognose
- Die wichtigsten prognostischen Marker sind:
  ○ Die Zahl der Blasten im Knochenmark: Ein Anstieg auf mehr als 10% deutet auf einen Übergang in eine Leukämie hin.
  ○ Eine Veränderung der Chromosomen.
  ○ Zytopenie einer oder mehrerer Zelllinien und ihr Schweregrad.
- Das $5q^-$-Syndrom hat die beste Prognose (10 Jahre), RAEB die schlechteste (1 bis 1½ Jahre).

Komplikationen
- Erhöhtes Infektions- und Blutungsrisiko
- Das Risiko eines Übergangs in eine akute myeloische Leukämie ist bei RA und beim $5q^-$-Syndrom am geringsten (2–8%) und bei RAEB am höchsten (25–35%).

Therapie und Nachsorge
- Eine allogene Stammzelltransplantation kann eine potenziell kurative Behandlung darstellen,

insbesondere bei Patienten unter 65. Bei älteren Patienten und bei Betroffenen mit schlechtem Allgemeinzustand ist eine Palliativbehandlung angezeigt.
- Die Planung der Behandlung erfolgt durch einen Facharzt für Innere Medizin oder durch einen Hämatologen.
- Ein asymptomatischer Patient sollte alle 3 bis 4 Monate zur Kontrolle bestellt werden.

Unterstützende Maßnahmen
1. Behandlung der Anämie
2. Der Schwellenwert für Erythrozytentransfusionen ist individuell festzulegen (und hängt von den aufgetretenen Symptomen ab); er liegt üblicherweise bei Hb < 70–90 g/l.
   - Beträgt die Lebenserwartung > 2 Jahre, sollte eine Eisen-Chelat-Therapie ins Auge gefasst werden, falls der Serumferritinspiegel auf Werte über 1500 µg/l ansteigt.
3. Erythropoetin:
   - Therapieversuch über 2 bis 3 Monate, falls das Serumerythropoetin bei weniger als 200 IE/l liegt und der Blastenanteil im Knochenmark weniger als 10% beträgt.
   - Die Kombinationsbehandlung mit dem Granulozytenwachstumsfaktor zur Erythropoetintherapie kann zu einem verbesserten Ansprechen beitragen.
4. Beherrschen von Blutungen
5. Thrombozyten sollten nicht prophylaktisch transfundiert werden, sondern nur in Fällen signifikanter Blutungen (sowie bei Operationen oder einer Chemotherapie).
6. Behandlung von Infektionen
7. Granulozytenwachstumsfaktor bei Infektionen mit Neutropenie

Spezifische MDS-Therapie
- Allogene Stammzelltransplantation (die einzige kurative Behandlungsoption)
   - Bei Patienten unter 65 Jahren, falls eine schlechte Prognose wahrscheinlich und der Patient symptomatisch ist (schwere Zytopenien). Voraussetzungen sind ein guter Allgemeinzustand des Betroffenen und die Verfügbarkeit eines Spenders.
- Zytotoxische Chemotherapie:
   - Für Patienten unter 70 Jahren, bei denen der Übergang zu einer Leukämie bereits stattgefunden hat, stehen verschiedene Kombinationschemotherapieschemata zur Verfügung.
   - Patienten über 70, bei denen der Übergang zu einer Leukämie bereits stattgefunden hat, erhalten eine niedrig dosierte Chemotherapie.
- Immunsuppressive Therapie:
   - Bei symptomatischen Patienten mit niedrigem Risiko, insbesondere wenn das Knochenmark hypoplastisch ist.

- Neue Behandlungsformen:
   - Lenalidomid (ein Immunmodulator): Niedrigrisikopatienten mit 5q⁻-Syndrom
   - Azacytidin (eine demethylierende Substanz): Hochrisikopatienten, die für eine Stammzellentransplantation nicht in Frage kommen.

15.49 Essenzielle Thrombozythämie (ET)

Pathologie
- Die essenzielle Thrombozythämie ist eine maligne, chronische, myeloproliferative Knochenmarkerkrankung, die durch eine beschleunigte Thrombozytenproduktion und eine zunehmende Thrombozythämie gekennzeichnet ist.

Epidemiologie
- Populationsbasierte epidemiologische Studien kommen zum Schluss, dass für die essenzielle Thrombozythämie die jährlichen Inzidenzraten bei 6–25/Jahr/Million Einwohner liegen.
- Die Erkrankung wird gewöhnlich bei Frauen zwischen dem 40. und 50. Lebensjahr und bei Männern zwischen dem 60. und 70. Lebensjahr diagnostiziert (diese Zahlen gelten für Finnland).
- Das Verhältnis Frauen zu Männer = 1,3/1.

Ätiologie
- Unbekannt

Diagnosekriterien (WHO-Empfehlungen)
- Positive Kriterien:
   - lang andauernde Thrombozythämie (über Monate hinweg)
   - Das Knochenmark zeigt eine erhöhte Megakaryozytenzahl und eine pathologische Morphologie. Diese morphologischen Veränderungen können gelegentlich nur sehr geringfügiger Art sein.
- Folgende Erkrankungen müssen ausgeschlossen werden:
   1. Polycythaemia vera (15.41)
   2. chronische myelogene Leukämie (15.40)
   3. Myelofibrose (chronisch, idiopathisch) (15.42)
   4. myelodysplastische Syndrome (15.48)
   5. reaktive Thrombozytosen (15.09)

Differenzialdiagnosen
- Sekundäre Thrombozytosen (etwa 80% aller Thrombozytosen):
   - akute oder chronische Blutungen

- Erholungsphase nach einer Thrombozytopenie (Reboundeffekt)
- rheumatoide Arthritis und andere Kollagenosen und entzündliche Erkrankungen
- akute oder chronische Infektionen
- intensives körperliches Training; Entbindung; Adrenalin
- Eisenmangel
- hämolytische Anämie
- Asplenie (z.B. nach einer Splenektomie)
- Neoplasmen und maligne Tumoren
- Gewebsschäden
- postoperativer Status
- Andere myeloproliferative Erkrankungen (Polycythaemia vera, Myelofibrose, chronische myelogene Leukämie)
- Myelodysplastisches Syndrom, MDS (5q⁻); siehe 15.48

Klinisches Bild und Komplikationen

- Asymptomatisch. Die essenzielle Thrombozythämie wird meist zufällig diagnostiziert (20% der Fälle).
- Arterielle Thrombosen (bei ungefähr 25% der Frauen und etwa 50% der Männer)
- Venöse Thrombosen (etwa ein Drittel der Zahl der arteriellen Thrombosen)
- TIA, Kopfschmerzen
- Periphere Ischämiezeichen (Erythromelalgie)
- Schwere Blutungen (bei 20%)
- Komplikationen während der Schwangerschaft (bei 45% der Schwangerschaften, gewöhnlich Spontanabortus in der Frühschwangerschaft)
- Myelofibrotische Transformation langfristig ziemlich häufig
- Leukämische Transformation ist selten.

Laborbefunde

- Thrombozytenzahl > 400×10^9/l
- Knochenmarkmorphologie ist typisch, der Befund kann sich aber oft nur auf wenige Einzelbeobachtungen stützen.
- Splenomegalie kommt in etwa 25% der Fälle vor.
- Spontane Koloniebildung in Stammzellenkulturen (bei etwa 75%).
- JAK2-Punktmutation bei etwa 50% der Fälle.

Prognose

- Chronischer Verlauf:
  - Die Lebenserwartung entspricht in etwa jener der Referenzpopulation, aber bei jungen Patienten kann die Lebenserwartung etwas eingeschränkt sein.
  - Thrombotische Komplikationen verursachen Mortalität und erhöhte Morbidität.
  - Das Thromboserisiko ist für Männer und Raucher deutlich erhöht.

Therapie und Nachsorge

- Beiziehung eines Hämatologen oder Internisten
  - Strategie für die Patientenführung und Instruktionen für die Nachsorge
- Eine sorgfältige Einschätzung und Behandlung anderer kardiovaskulärer Risikofaktoren ist wichtig.
- Bei allen Patienten, bei denen keine Kontraindikationen gegen Acetylsalicysäure vorliegen, sollte eine ASS-Prophylaxe gestartet werden.
  - Kontraindikationen sind etwa Allergien, Thrombozytenzahl > 1500×10^9/l und eine rezente heftige Blutung.
  - ASS ist auch wirksam bei der Prävention von Schwangerschaftskomplikationen.
- Nachsorge + ASS: symptomlose Patientinnen unter 60 Jahren ohne Thromboserisikofaktoren
- Therapien, die die Thrombozytenzahl bei Hochrisikopatienten senken:
  - Interferon:
    - bei jungen Patienten
    - erhöht nicht das Leukämierisiko
    - kann auch während der Schwangerschaft angewendet werden
  - Anagrelid:
    - für junge Patienten
    - erhöht nicht das Leukämierisiko
    - kann die Entwicklung einer Myelofibrose beschleunigen
    - darf nicht während der Schwangerschaft gegeben werden, weil das Medikament die Plazentaschranke überwindet
  - Hydroxyharnstoff **B**:
    - rascher Wirkungseintritt, für Akutsituationen
    - kurzfristige Therapie vor invasiven Interventionen zur Normalisierung der Blutparameter
    - kontinuierliche Behandlungsform für Hochrisikopatienten
    - leicht erhöhtes Risiko für eine leukämische Transformation
  - Busulphan:
    - 2- bis 4-wöchige Kuren
    - nur für Patienten höheren Alters
    - stark erhöhtes Risiko für eine leukämische Transformation
  - Radiophosphor:
    - nur für Patienten höheren Alters
    - signifikantes Risiko einer leukämischen Transformation
- Über die Behandlung der essenziellen Thrombozythämie liegen nur wenige verlässliche klinische Informationen vor. Bei der Diagnosestellung ist es daher ratsam, einen Hämatologen beizuziehen.

15.60 Bluttransfusionen: Indikationen und Methoden

In Finnland werden Bluttransfusionen unter bestimmten Umständen auch innerhalb der Grundversorgung (in den mit der entsprechenden Infrastruktur ausgerüsteten primärmedizinischen Health Centers) durchgeführt.

Indikationen für eine Bluttransfusion

Transfusion von Erythrozytenkonzentraten bei einer chronischen oder sich langsam entwickelnden therapieresistenten Anämie

- Die Transfusionsschwelle richtet sich nach den Grundkrankheiten und Symptomen des Patienten. Es ist daher nicht möglich, einen Hämoglobinschwellenwert anzugeben, dessen Unterschreitung immer eine Indikation für die Transfusion von Erythrozytenkonzentraten darstellt.
- Bei den meisten Patienten kommt es zu unangenehmen Anämiesymptomen, wenn die Hämoglobinkonzentration unter 7 g/dl (70 g/l) fällt.
- Bei Patienten mit kardialen oder pulmonalen Erkrankungen ist von einem höheren Hb-Grenzwert auszugehen. In solchen Fällen ist in der Regel eine Hämoglobinkonzentration von 10 g/dl (100 g/l) notwendig, um einen adäquaten Sauerstofftransport zu gewährleisten.
- Bei malignen oder schweren chronischen Erkrankungen werden zur Korrektur einer Anämie Transfusionen nicht routinemäßig empfohlen, es sei denn, durch die Korrektur der Hämoglobinkonzentration wäre eine signifikante Verbesserung des Befindens oder der Selbstständigkeit des Patienten zu erwarten.

Behandlung von akuten Blutungen

- Eine Volumenauffüllung wird als wichtigste Erste-Hilfe-Maßnahme bei akuten Blutungen eingesetzt. Sie kann beispielsweise mit einer physiologischen Kochsalzlösung erreicht werden.
- Bevor man sich für eine Transfusion von Erythrozytenkonzentrat entscheidet, sind stets der Allgemeinzustand des Patienten und allfällige Grundkrankheiten zu berücksichtigen. Die Hämoglobinkonzentration ist für die Beurteilung des Ausmaßes der Blutung und des Zustandes des Patienten nur eines von mehreren Kriterien.
- Bei Patienten mit ischämischer Herzkrankheit kann ein akuter Abfall der Sauerstofftransportkapazität das Risiko für einen Myokardinfarkt erhöhen.
- Bei prolongierten oder unstillbaren Blutungen, wo eine sofortige Erythrozytentransfusion indiziert ist, muss der Patient in ein Krankenhaus eingeliefert werden, das in der Lage ist, die Blutung zu lokalisieren und zu stillen. In einem solchen Fall kann sich auch eine Transfusion von Thrombozyten und Gerinnungsfaktoren als notwendig erweisen.

Die Wahl eines Blutprodukts in speziellen Fällen

- Alle Blutprodukte sind heute gefiltert, d.h. sie sind leukozytendepletiert.
- Phenotypisierte Erythrozytenkonzentrate (d.h. Produkte, bei welchen sämtliche Blutgruppenantigene, die für Bluttransfusionen relevant sein könnten, identifiziert werden) werden Patienten verabreicht, die durch vorrangegangene Bluttransfusionen oder Schwangerschaften klinisch signifikante Erythrozytenantikörper gebildet haben.
- Gewaschene Zellprodukte (Thrombozyten und Erythrozyten) werden zur Behandlung von Patienten mit erwiesenem IgA-Mangel (Serum-IgA < 0,05 mg/l) eingesetzt. Diesen Patienten sollten normalerweise kein Fresh-frozen-Plasma oder andere IgA-haltige Plasmaprodukte verabreicht werden.
- Patienten, die nach Erythro- oder Thrombozytentransfusionen mehrmals leichte Abwehrreaktionen vom allergischen Typ (z.B. Fieber, generalisierte Urtikaria, und/oder Dyspnoe) gezeigt haben, sollten vorzugsweise ebenfalls gewaschene Produkte erhalten.
- Bestrahlte Blutzellprodukte werden eingesetzt, um eine Graft-versus-Host-Reaktion (GvHR) bei immunsupprimierten Patienten zu verhindern (z.B. nach Stammzell- oder Knochenmarkstransplantationen oder bei kleinen Frühgeborenen).

Transfusion von Blutprodukten (Erythrozytenkonzentrate, Thrombozytenkonzentrate und gefrorenes Frischplasma)

Entnahme einer Blutprobe zur Feststellung der Blutgruppe und zur serologischen Verträglichkeitsprobe (Kreuzprobe)

- Verifizierung der Identität des Patienten. Dies geschieht durch direktes Befragen des Patienten und gegebenenfalls durch einen Vergleich der Antwort mit den Angaben auf seinem Armband.
- Mit Ausnahme von Notfalltransfusionen sollten die Auswertung einer ersten Blutprobe zur Blutgruppenbestimmung und zum Screening auf Erythrozytenantikörper und die Gewinnung einer 2. zur Kontrolle der Blutgruppenbestimmung und zur Verträglichkeitsprüfung zu 2 verschiedenen Zeitpunkten von 2 verschiedenen Personen ausgeführt werden. Dieses Prozedere stellt sicher, dass die Identität des Patienten korrekt bestimmt wurde und die Proben von der richtigen Person genommen werden.

- Für die Transfusion von gefrorenem Frischplasma oder Thrombozyten wird kein serologischer Verträglichkeitstest benötigt, es sollte jedoch die Blutgruppe des Patienten überprüft werden.
- Die Blutproben sollten in einem Kühlschrank aufbewahrt werden; die Verträglichkeitstests können noch binnen maximal 5 Tagen nach der Probengewinnung durchgeführt werden. Die Transfusion selbst sollte ebenfalls innerhalb dieses Zeitrahmens durchgeführt werden.

Checkliste der vor einer Transfusion zu treffenden Maßnahmen
- Überprüfen Sie die Identität des Patienten.
- Vergewissern Sie sich, dass es sich um ein für den Patienten geeignetes und für ihn bestimmtes Produkt handelt.
- Prüfung der Übereinstimmung der Patientendaten mit den Begleitscheindaten.
- Die Blutgruppe der Konserve muss mit der Blutgruppe des Patienten übereinstimmen.
- Vor einer Transfusion von Erythrozyten überprüfen Sie, ob die Kreuzprobe noch gültig ist und verifizieren Sie, ob das korrekte Produkt und der richtige Patient getestet worden sind, d.h. ob die Konservennummer auf dem Erypräparat und die Nummer des Kreuzprobenröhrchens mit den Nummern auf dem Konservenbegleitschein übereinstimmen.
- Hat der Patient Erythrozytenantikörper ausgebildet, prüfen Sie, ob die Angaben auf dem Erythrozytenpräparat das Fehlen von Antigenen gegen die beim Patienten gefundenen Antikörper bestätigen.
- Untersuchen Sie das Blutprodukt sorgfältig.
- Achten Sie auf die optische Unversehrtheit und Sauberkeit des Blutbeutels.
- Bei Hämolyseverdacht prüfen Sie, ob das Plasma im Kreuzprobenröhrchen rot ist.
- Koagelbildung, Aggregate, Gas oder eine schwarz-rote Verfärbung eines Erythrozytenpräparats deuten ebenso auf eine bakterielle Kontamination hin wie das Fehlen das „Swirling"-Phänomens („Engelshaar") bei einem Thrombozytenpräparat, wenn dieses gegen eine Lichtquelle gehalten wird.
- Bestätigen Sie die Durchführung dieser Prüfungen durch Unterschreiben des Transfusionsprotokolls.

Ablauf einer Bluttransfusion
- Eine Transfusion von Erythrozytenkonzentraten sollte innerhalb von 6 Stunden nach der Entnahme aus dem Kühlschrank beginnen.
- Wenn ein Erythrozytenkonzentrat 2 Stunden bei Raumtemperatur gelagert worden ist, darf es nicht mehr in den Kühlschrank zurück, sondern muss entweder transfundiert (siehe oben) oder entsorgt und an die Blutbank zur Dokumentation zurückgeschickt werden (wie es die lokale Praxis vorsieht).
- Vor der Transfusion Überprüfung der Vitalfunktionen des Patienten wie Blutdruck, Puls und Körpertemperatur.
- Die Transfusion von Erykonzentraten sollte umgehend durchgeführt werden, sobald der Beutel aus dem Kühlschrank genommen wurde.
- Blutprodukte sollten vor der Transfusion auf Raumtemperatur erwärmt werden.
- Wenn der Patient signifikante Kälteagglutinine aufweist, sollte das Erythrozytenkonzentrat während der Transfusion mit einem zertifiziertem Anwärmgerät erwärmt werden. Wegen des Hämolyserisikos sollte die Temperatur jedoch + 37° C nicht übersteigen.
- Bei allen Blutkomponenten (Erythrozytenkonzentrat, Thrombozytenkonzentrat, gefrorenes Frischplasma) sollte ein Transfusionsset mit einem 200 µm (die Tropfkammer enthält einen großen Filter) Standardtransfusionsfilter verwendet werden.
- Am Beginn der Erythrozytentransfusion wird ein biologischer Pre-Check empfohlen: Während der ersten 10 Minuten wird das Erythrozytenkonzentrat langsam transfundiert (10–15 Tropfen/min) und der Patient genau beobachtet. Danach ist eine Überwachung des Patienten bis zum Ende der Transfusion geboten. Zur Vorgangsweise beim Auftreten von unerwünschten Wirkungen siehe 15.61.
- Eine Erythrozytentransfusion sollte nicht länger als 6 Stunden dauern.
- Dasselbe Transfusionsset kann ohne Unterbrechung zur Transfusion von mehreren Konserven verwendet werden (je nach Kapazität des Transfusionsfilters); zur Verminderung des Risikos einer bakteriellen Kontamination wird jedoch empfohlen, das Transfusionsset nach 6 Stunden zu wechseln.
- Für eine Thrombozytentransfusion wird die Verwendung eines speziellen Transfusionssets für Thrombozytenkonzentrate empfohlen.
- Dokumentieren Sie den Beginn und das Ende der Bluttransfusion in der Krankengeschichte des Patienten und bestätigen Sie den Abschluss der Transfusion mit Ihrer Unterschrift. Dies sichert die Nachverfolgbarkeit des Blutprodukts vom Spender zum Patienten (und zurück).

15.61 Transfusionsreaktionen und mögliche Komplikationen bei einer Blutkonservenverwechslung

Sofortmaßnahmen bei Verdacht auf eine Transfusionsreaktion und/oder auf Komplikationen nach einer Blutkonservenverwechslung

- Brechen Sie die Transfusion sofort ab. Wenn das Blutprodukt für einen anderen Patienten bestimmt war, vergewissern Sie sich, dass das für Ihren Patienten bestimmte Blutprodukt nicht jemand anderem transfundiert wird.
- Jegliche Reaktion ist entsprechend zu behandeln.
- Um bei allfälligen Komplikationen eine Untersuchung durchführen zu können, sollten nach der Transfusion die serologischen Kompatibilitätsproben im Labor und ein Röhrchen jeder Konserve 3 Tage lang auf der Station oder im Labor aufbewahrt werden. Das Röhrchen wird mit einem vom Erythrozytenpräparat abgelösten Etikett mit der Spendernummer markiert. Wenn die Transfusion wegen einer Transfusionsreaktion abgebrochen werden muss und ein Verdacht auf mikrobielle Kontamination des Blutprodukts besteht, dann wird das Röhrchen des Transfusionsbestecks am patientenseitigen Ende sorgfältig verknotet. Das Besteck wird bei der Restkonserve belassen. Das Blutprodukt und das Transfusionsbesteck sollten in einen reinen Plastiksack gepackt werden und nach der Transfusion mindestens 24 Stunden lang im Kühlschrank aufbewahrt werden für den Fall, dass weitere Untersuchungen erforderlich sind.
- Zur Abklärung einer Transfusionsreaktion sollte ein Formular mit dem Bericht über den Transfusionszwischenfall ausgefüllt und zusammen mit den nötigen Blutproben und anderen notwendigen Komponenten (Blutkonserve, Besteck etc.) an die zuständige Stelle eingesendet werden. Befolgen Sie die für Sie geltenden Dienstanweisungen.

Transfusionsreaktionen

- **Fieber** nach einer Bluttransfusion ist generell eine häufige Reaktion, mit der man daher auch bei Transfusionskomplikationen fast immer konfrontiert ist. Besteht die Symptomatik nur aus leichtem Fieber/Schüttelfrost, genügt eine symptomatische Behandlung und es werden keine weiterführenden Untersuchungen benötigt. Besteht der Verdacht, dass das Fieber ein Zeichen einer schwerwiegenden Transfusionsrektion ist (z.B. Septikämie oder hämolytische Reaktion), sind die oben angeführten Instruktionen zu befolgen. Einen exakten Schwellenwert zwischen einer leichten und einer schwerwiegenden Reaktion nur aufgrund der Höhe oder des Verlaufs des Fiebers anzugeben, ist nicht möglich, weil z.B. eine entzündungshemmende Medikation ein Ansteigen des Fiebers verhindern kann.
- **Lokale urtikarielle Hautreaktionen** treten nach Transfusionen häufig auf. Vermutlich ist der Patient auf eine Substanz im Spenderblut allergisch. Die Symptome können mit Antihistaminika abgeschwächt werden. Untersuchungen sind nicht erforderlich.
- Bei einer **akuten hämolytischen Transfusionsreaktion (AHTR)** handelt es sich um eine durch Antikörper gegen die Empfängererythrozyten verursachte Reaktion. Zur Symptomatik und zum Beschwerdebild zählen Fieber, Ruhelosigkeit, Brustschmerzen, Kreuzschmerzen, Hypotonie, Dyspnoe, Oligurie, Anurie und eine disseminierte intravasale Gerinnungsstörung. Der Urin verfärbt sich rötlich-braun. Die Schwere der Symptomatik hängt von der Menge der transfundierten Erythrozyten und der Konzentration der Antikörper ab. Die Behandlung besteht vor allem in einer adäquaten Flüssigkeitszufuhr (forcierte Diurese), um einen Kreislaufkollaps und einen Nierenschaden abzuwenden.
- Eine **verzögerte hämolytische Reaktion** wird üblicherweise durch Erythrozytenantikörper verursacht, die durch eine sekundäre Immunisierung gebootstert werden. Sie tritt 1–3 Wochen nach der Transfusion auf und zu ihren klinischen Symptomen zählen Ikterus und Anämie. Die Symptomatik ist in aller Regel leicht und die Reaktion bleibt daher wahrscheinlich häufig unerkannt.
- Eine **septische Reaktion** wird durch die Transfusion eines bakteriell komtaminierten Blutprodukts verursacht. Die Symptome sind sehr hohes Fieber, Rigor und Schock, die oftmals schon während der Transfusion oder unmittelbar danach auftreten. Vor allem Thrombozytenkonzentrate können durch Bakterien der Spenderhaut kontaminiert werden. Andere Arten von Infektionen treten sehr selten auf.
- Eine **Anaphylaxie** ist eine seltene Transfusionsreaktion. Eine Ursache könnten die IgA-Antikörper sein, die ein Patient mit IgA-Mangel entwickelt. Die Symptomatik (Dyspnoe, generalisierte Urtikaria, Hypotonie und Übelkeit) setzt häufig gleich nach Transfusionsbeginn ein und kann schnell bis zu einer lebensbedrohlichen Situation eskalieren. Diese Reaktion kann bei Patienten mit IgA-Mangel durch den Einsatz von gewaschenen Zellprodukten (Erythrozyten und Thrombozyten) verhindert werden. Reguläre

Plasmaprodukte, die IgA enthalten, dürfen bei diesen Patienten keinesfalls verwendet werden.
- Eine **TRALI-Reaktion** (transfusionsassoziierte akute respiratorische Insuffizienz) manifestiert sich als akutes respiratorisches Versagen. Das Thoraxröntgen zeigt bilaterale Lungeninfiltrate, die einem Lungenödem ähneln. Ohne schnelle Intervention kann das Zustandsbild zum Tod führen. Die Pathogenese der TRALI-Reaktion ist noch nicht restlos geklärt. Daher ist es bei Verdacht auf TRALI wichtig, mögliche andere klinische Syndrome mit ähnlicher Symptomatik auszuschließen (Herzinsuffizienz, Lungenembolie, Volumenüberladung nach Flüssigkeitstherapie). Leukozytenantikörper des Spenders im transfundierten Plasma werden als möglicher ätiologischer Faktor angesehen.
- Eine **posttransfusionelle Purpura** (PTP) wird hervorgerufen durch eine durch die Transfusion getriggerte Thrombozytenantikörperproduktion. Eine PTP ist gekennzeichnet durch eine Thrombozytopenie und Blutungen etwa 1 Woche nach der Transfusion. Unbehandelt kann der Zustand bedrohlich werden. Die Behandlung besteht aus intravenösen Gammaglobulingaben.
- Eine Graft-versus-Host-Reaktion (GvHR) wird verursacht durch Spenderlymphozyten in Blutprodukten. Bei stark immunsupprimierten Patienten können diese Spenderlymphozyten ein schweres Multiorganversagen verursachen, das häufig letal verläuft. Diese Reaktion kann durch eine Bestrahlung von Blutprodukten, die speziell für immungeschwächte Patienten bestimmt sind, verhindert werden.

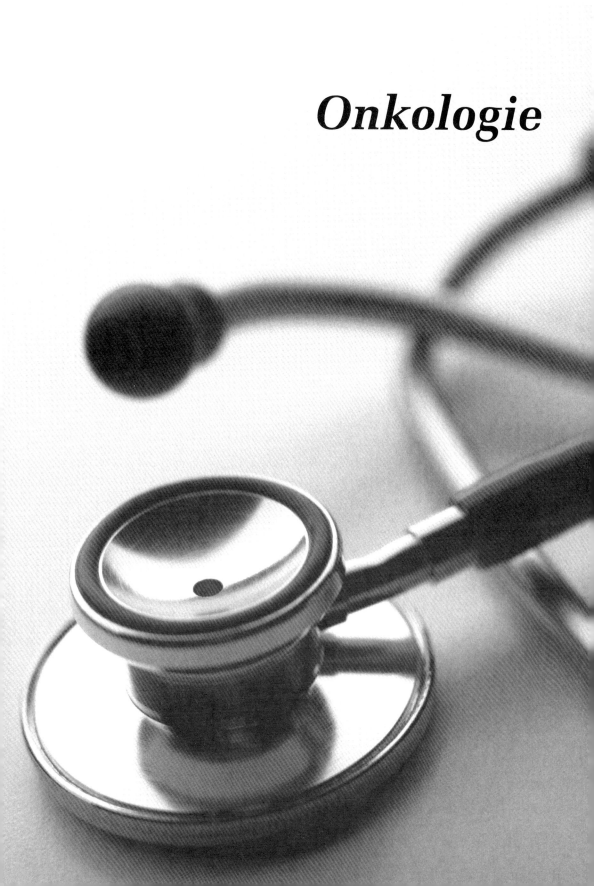
Onkologie

16.01 Nebenwirkungen der Strahlentherapie

- Bei der Strahlentherapie handelt es sich um eine lokale Behandlungsmethode, deren Nebenwirkungen fast ausschließlich lokal begrenzter Natur sind. Typische unerwünschte Nebenwirkungen werden durch Schädigung der für die Fortpflanzung wichtigen Zellen beobachtet.

Haut- und Schleimhautläsionen

- **Hautreaktionen** können in Form von Hautrötungen oder trockener bzw. nässender Epithelitis auftreten, die 2–3 Wochen nach Beginn der Strahlentherapie in Erscheinung treten. Leichte Reaktionen heilen innerhalb von 2–4 Wochen von selbst ab.
- Schwere Reaktionen werden wie Brandwunden behandelt.
- Zu den Spätfolgen zählen ein Dünnerwerden der Haut oder das Auftreten von Telangiektasien, die keiner spezifischen Behandlung bedürfen. Es kommt dabei zu einer Beeinträchtigung der Schweißdrüsenfunktion, und die Haut fühlt sich dünn und trocken an.
- **Haarausfall** in der bestrahlten Region tritt 3–6 Wochen nach Beginn der Behandlung auf. Im Allgemeinen wächst das Haar wieder nach, in manchen Fällen allerdings in anderer Farbe oder mit stärkerer Lockenbildung.
- Je nach Bestrahlungsstelle kann es zu Schleimhautreizungen in Form von **Stomatitis, Ösophagitis, Darmreizungen oder Durchfall** kommen.
- Reizungen der Mundhöhle und Speiseröhre werden mit sorgfältiger Mundhygiene, Sucralfat, topischen Antimykotika oder erforderlichenfalls durch Verabreichung von einem anästhetischen Gel vor den Mahlzeiten behandelt. Sehr heiße, bröselige und stark gewürzte Speisen sind zu vermeiden.
- Zahnschäden oder Erkrankungen der Mundhöhle sollten vor einer Strahlenbehandlung im Mundbereich behandelt werden. Nach der Strahlentherapie ist der Mund- und Zahnhygiene in Form von regelmäßigen Kontrollen und allenfalls erforderlichen Behandlungen besondere Aufmerksamkeit zu schenken ❻. Zahnfleisch- und zahnchirurgische Eingriffe sind, wenn möglich, zu vermeiden. Wenn sie dringend nötig sind, sollten sie nur in entsprechenden zahnchirurgischen Abteilungen durchgeführt werden. Bei der Bestrahlung der Speicheldrüsen kommt es zu einer Austrocknung der Mundhöhle. Die Behandlung erfolgt durch Zufuhr von künstlichem Speichel und entsprechende Ernährungsberatung (s.a. 7.25).
- **Durchfall** wird symptomatisch behandelt und zielt auf ausreichende Hydrierung ab. Zu den Spätfolgen zählen Darmstenosen, die auch noch einige Jahre nach der Behandlung auftreten können. Länger dauernde Diarrhö erfordert das Anlegen von Stuhlkulturen; die Behandlung richtet sich nach dem Ergebnis der Kultur.
- **Reizungen der Harnblase** manifestieren sich durch häufige Miktion, manchmal auch durch Auftreten von Schmerzen. Infektionen sind diagnostisch auszuschließen und entsprechend zu behandeln. Je nach Schweregrad der Symptome sind Analgetika zu verabreichen. Als lokale Therapie sind warme Sitzbäder angezeigt.
- Reizungen im Augenbereich können zu **Konjunktivitis** führen. Die Behandlung besteht in der lokalen Verabreichung von Augentropfen.

Andere Organschäden

- Grauer Star ist eine Spätfolge der Bestrahlung im Gesichtsbereich, die Behandlung erfolgt auf chirurgischem Weg.
- **Strahlenpneumonitis** tritt 2–6 Monate nach einer die Lunge involvierenden Bestrahlung auf. Die Symptome umfassen einen trockenen, unproduktiven Husten und leichtes Fieber. Im Thoraxröntgen kann eine Verschattung im bestrahlten Bereich erkennbar sein. Strahlenpneumonitis wird mit entzündungshemmenden Medikamenten, Antitussiva, eventuell mit Kodeintabletten behandelt. Ein Antibiotikum und Prednisolon in einer Dosierung von 10–25 mg pro Tag können über einen Zeitraum von 2–4 Wochen verabreicht werden. Eine ausgedehnte Fibrose kann für Jahre sichtbar bleiben, kleinere Herde werden im Thoraxröntgen nicht entdeckt.
- Das Nierengewebe wird üblicherweise so geringfügig involviert, dass eine allfällige Schädigung keine klinischen Symptome hervorruft. Zu lokalen Reaktionen gehören Atrophie und Fibrose sowie ein Verschluss von kleinen Gefäßen.
- Eine Strahlenbehandlung in der Herzregion kann zu Fibrose, erhöhter kardialer Morbidität und im schlimmsten Fall als Spätfolge zu konstriktiver Perikarditis führen.
- Die Hormon- und Gametenproduktion des Fortpflanzungssystems wird bereits durch eine relativ geringe Strahlendosis geschädigt. Trotzdem darf die Kontrazeption, falls nötig, nicht vergessen werden.
- Das Rückenmark toleriert eine Strahlendosis von etwa 45 Gy über einen Zeitraum von 5 Wochen. Höhere Gesamt- und Einzeldosen bringen das Risiko einer schleichenden progressiven Paraparese mit sich, die innerhalb von Monaten auftreten kann und unter Umständen von den durch einen Tumor hervorgerufenen Symptomen schwierig zu unterscheiden ist.

Hämatologische Wirkungen

- **Leuko- oder Thrombozytopenie** und in manchen Fällen Anämie werden nach intensiver Strahlenbehandlung wie Halb- oder Ganzkörperbestrahlung beobachtet. Es handelt sich dabei um sich selbst limitierende Erkrankungen, die innerhalb weniger Wochen abklingen. In seltenen Fällen können Erythrozytentransfusionen, Wachstumsfaktoren oder sogar eine Knochenmarktransplantation erforderlich sein. Mäßig reduzierte Blutzellzahlen nach normaler Radiotherapie bedürfen keiner Behandlung, schwere Neutro- oder Thrombopenie bedarf allerdings einer Behandlung in der Abteilung für Onkologie.

Allgemeinsymptome

- Eine Strahlenbehandlung in der Kopfregion kann Ödeme und eine Erhöhung des **Hirndrucks** bewirken. Die Behandlung erfolgt mit Dexamethason in einer Dosierung von 3–12 mg 3 × täglich, die nach Beendigung der Strahlenbehandlung allmählich ausgeschlichen wird.
- Ganzkörper- und Halbkörperbestrahlung sowie die Bestrahlung der Darm- oder Kopfregion können zu **Übelkeit** führen. Zur Behandlung werden Metoclopramid und, im Falle von Reizungen des Zentralnervensystems, Kortikosteroide verabreicht. Die Verabreichung von Serotonin-3-Rezeptorantagonisten ist einen Versuch wert, wenn mit anderen Medikamenten keine Wirkung erzielt werden kann ❻.
- Das Auftreten von **Müdigkeit und mentalen Symptomen** ist unterschiedlich. Die Behandlung richtet sich nach den auftretenden Symptomen. Im Zusammenhang mit der Grundkrankheit stehende Probleme sind dabei zu berücksichtigen, und eine entsprechende psychologische Betreuung sollte bereitgestellt werden.
- Zu den ersten bei Ganzkörperbestrahlung oder Bestrahlungsunfällen auftretenden Symptomen, die sich innerhalb von Minuten oder Stunden nach Verabreichung einer hohen Strahlendosis zeigen, gehören Übelkeit, Abgeschlagenheit, Muskelschwäche und Verwirrtheit. Bei anfänglich asymptomatischen Patienten kann es innerhalb weniger Tage zu einem gastrointestinalen Syndrom kommen (Übelkeit, Durchfall, Schädigungen der Darmschleimhaut, Blutungen). Wird dieses Syndrom nicht behandelt, kann es zu einem paralytischen Ileus mit tödlichem Ausgang kommen. Auch geringere Strahlungsdosen können innerhalb weniger Wochen zu Leuko- oder Thrombopenie führen, die, wenn sie unbehandelt bleiben, ebenfalls tödlich enden können.
- Die Strahlenbehandlung von Kindern kann in den betroffenen Regionen zu Störungen des Knochen- und Knorpelwachstums und – bei Bestrahlung des Kopfes – zu Verzögerungen in der geistigen Entwicklung führen. Dies gilt vor allem bei Kleinkindern.

16.02 Nebenwirkungen antineoplastischer Medikamente

- Vor Beginn der antineoplastischen Therapie müssen ein vollständiges Blutbild und adäquate Nieren- und Leberfunktionstests gemacht werden. Abhängig von der Medikamentenkombination sollen diese Untersuchungen regelmäßig durchgeführt werden, zumindest vor jedem neuen Zyklus.
- Einige zytotoxische Medikamente, z.B. Methotrexat, werden regelmäßig oral eingenommen, um Neoplasmen oder z.B. rheumatoide Arthritis zu behandeln. Das verlangt nach regelmäßigen Nieren- und Leberfunktionstests sowie nach einem Blutbild.
- Die meisten zytotoxischen Medikamente können zu Fehlgeburten und fetalen Fehlbildungen führen, sodass an Schwangerschaftsberatung und Verhütung zu denken ist.

Übelkeit und Erbrechen

- Verschiedene antineoplastische Medikamente und ihre kombinierte Verabreichung führen zu Übelkeit unterschiedlichen Grades. Während manche Medikamente bei den Patienten keine stärkere Wirkung als ein Placebo hervorrufen, führen die am meisten problematischen Präparate wie Cisplatin, Doxorubicin und Dacarbazin bei nahezu allen Patienten zu Übelkeit.
- Akute Übelkeit oder Erbrechen treten bereits während der Infusion oder 2 bis 6 Stunden danach auf. Bei leicht emetogenen Medikamenten hat sich eine Behandlung mit 20 mg Metoclopramid als wirksam erwiesen, bei Präparaten mit höherer emetogener Wirkung können zur Vermeidung des Auftretens von Erbrechen 30–60 Minuten vor der Infusion der antineoplastischen Medikamente Serotonin-5-HT3-Rezeptorantagonisten ❹ (Ondansetron 8 mg, Tropisetron 5 mg oder Granisetron 3 mg i.v. ❺) verabreicht werden. Die gleichzeitige Verabreichung von Kortikoiden (Dexamethason 10 mg i.v. ❹) erhöht die Wirkung der Behandlung.
- Bei protahiertem oder verzögertem Erbrechen (2 bis 6 Tage nach der Infusion der antineoplastischen Medikamente) bewährt sich Metoclopramid in der Dosierung 10–30 mg 3 × tgl. und kann erforderlichenfalls zusammen mit Korti-

koiden verabreicht werden. Falls alle anderen Medikamente nicht zum gewünschten Erfolg führen, kann ein oral verabreichter 5-HT3-Rezeptorantagonist (auch in Tablettenform) eingesetzt werden.
- Anxiolytische Medikamente wie Lorazepam 1–5 mg per os oder eine I.m.-Injektion von Benzodiazepinen einige Stunden vor der Hospitalisierung verhindern das antizipatorische Auftreten von Übelkeit (Angst vor der Behandlung, hervorgerufen durch den bloßen Anblick oder den Geruch des Krankenhauses, kann bereits Erbrechen auslösen).

Zytopenien

- Hoch wirksame antineoplastische Medikamente können zu Leukopenie, Thrombozytopenie und sogar Anämie führen. Diese treten typischerweise innerhalb von 1–3 Wochen auf.
- Eine **Neutropenie** (15.05) ist mit einem erhöhten Infektionsrisiko vergesellschaftet. **Granulozyten-stimulierende Faktoren** (G-CSF oder GM-CSF) können dieses Risiko verringern. Die beste Wirkung tritt ein, wenn die Behandlung innerhalb von 24 bis 48 Stunden nach der Infusion antineoplastischer Medikamente, solange das Blutbild noch normal ist, einsetzt. Bei protahierter Neutropenie kann ein koloniestimulierender Faktor auch zu einem späteren Zeitpunkt verabreicht werden. Anfänglich kommt es dabei zu einer weiteren Verschlechterung des weißen Blutbilds, aber nach 6 bis 14 Behandlungstagen beginnen sich die Werte zu bessern. Schwere Zytopenien werden in Spezialabteilungen erforderlichenfalls mit einer Knochenmarktransplantation oder Stammzellentransfusionen behandelt.
- Eine **Thrombozytopenie** wird mit Thrombozytenkonzentraten behandelt, falls ein Blutungsrisiko besteht. In den meisten Fällen ist allerdings eine spontane Remission zu erwarten. Die Thrombozyten-stimulierenden Faktoren werden gegenwärtig untersucht.
- Eine **Anämie** wird mit Erythrozytenkonzentraten, eine protrahierte Anämie mit Erythropoietin behandelt **❻**.

Haarausfall

- Haarausfall ist eine häufig auftretende Nebenwirkung der meisten antineoplastischen Medikamente, die Umstellung auf ein anderes Medikament kann sie manchmal verhindern. Durch Verwendung einer speziellen Kühlhaube während der Zytostatikainfusion kann der Haarausfall gemindert oder verlangsamt werden.
- Der Haarausfall tritt 3 bis 5 Wochen nach der 1. Chemotherapie auf, das Haar wächst üblicherweise allerdings nach Behandlungsende und in manchen Fällen auch schon während der Behandlung wieder nach.

Organspezifische Wirkungen

- Anthrazycline (Doxorubicin und Epirubicin) führen zu Myokardschäden, die sogar noch Monate nach der Behandlung auftreten können. Die Erkrankung kann in den meisten Fällen vermieden werden, wenn die kumulative Dosis niedrig gehalten wird **❹**. Manchmal tritt die Schädigung erst Monate oder Jahre nach Verabreichung der Medikamente zu Tage.
- Fluoruracil und Capecitabine können Angina pectoris Symptome verursachen.
- Bleomycin, Busulphan, Mitomycin und Methotrexat können die Lunge schädigen. Eine Differenzierung zwischen dieser Schädigung und Veränderungen, die entweder durch den Tumor (z.B. Lymphangitis carcinomatosa) oder durch Infektionen verursacht werden, ist oft schwierig. Nach einer Behandlung mit Bleomycin muss darauf geachtet werden, besonders bei einer Anästhesie, dass die Lunge nicht noch weiter geschädigt wird.
- Cisplatin und hoch dosiertes Iphosphamid oder Methotrexat können die Nieren schädigen.
- Viele antineoplastische Medikamente können bei Austritt aus der Vene zu unmittelbaren Gewebeschädigungen führen. Die Schädigung kann chronisch progredient werden und erfordert daher eine großräumige operative Entfernung des Gewebes. Während der Infusion auftretende Schmerzen (wenn sie nicht durch das aus der Vene ausgetretene Präparat verursacht werden) können durch eine Verringerung der Infusionsrate oder durch eine Spüllösung gelindert werden. Fluoruracil kann auch bei ordnungsgemäßer i.v. Verabreichung zu harmlosen Verfärbungen der Venen führen.
- Cisplatin, Vincristin und Taxane können zu einer peripheren Neuropathie führen, die sich durch Parästhesien, Muskelschmerzen und Schwäche in den Extremitäten äußert. Manche antineoplastische Medikamente können Schmerzen, Empfindlichkeit auf Berührung und Kälteempfindsamkeit verursachen.
- Hoch dosiertes Cyclophosphamid und Iphosphamid bewirken Reizungen der Harnblase, die durch die Verabreichung von Uromitexan (Mesna) verhindert werden können.
- Viele Medikamente können Schädigungen der Schleimhaut, Leberfunktionsstörungen, Störungen im Elektrolythaushalt, kardiale Funktionsstörungen und allergische Reaktionen hervorrufen. Es ist oft schwierig, zwischen den Nebenwirkungen der Medikamente, dem Fortschreiten der Grundkrankheit und anderen Komorbiditäten zu differenzieren.

- Manche zytotoxische Medikamente und Antikörper verursachen Erytheme, Schmerzen und Hypersensibilität in den Handflächen und an den Fußsohlen. In extremen Fällen kann dies zu schmerzhaften Ulzerationen und Exfoliationen führen.

16.10 Medikamentöse Behandlung von Tumorschmerz

Grundsätzliches

- Viele Therapien, die den Krebs selbst wirksam bekämpfen können, wie Antineoplastika, Strahlentherapie und chirurgische Eingriffe, haben auch eine schmerzlindernde Wirkung. In Fällen, in denen diese Behandlung allein nicht ausreicht oder auch nicht angewandt werden kann, erfolgt die Schmerzbekämpfung medikamentös oder mittels Lokalanästhesie.
- Die medikamentöse Schmerzlinderung erfolgt durch schrittweise stärkere Dosierung **D** (siehe Abb. 16.10).
  1. Die Behandlung beginnt mit NSAR oder Paracetamol, sofern diese nicht kontraindiziert sind.
  2. Wenn die Schmerzen stärker werden, setzt man zusätzlich Opioide ein.

- Die Schmerzbekämpfung erfolgt nach folgenden Prinzipien:
  ○ Wirksamkeit
  ○ Durchführbarkeit
  ○ kontinuierliche Schmerzlinderung auf stabilem Niveau durch Verwendung von Retardpräparaten
  ○ Behandlung von Schmerzspitzen mittels rasch wirkender Medikamente
  ○ Minimierung der Nebenwirkungen durch Wechsel des Opioids oder der Anwendungsform bzw. durch Verabreichung entsprechender Medikamente
  ○ Regelmäßige Überwachung der Therapie:
    – Nimmt der Patient die ihm verschriebenen Medikamente ein?
    – Ist dies nicht der Fall, aus welchen Gründen (Missverständnisse, Nebenwirkungen)?
    – Ist die Schmerzbekämpfung bei der verschriebenen Dosis ausreichend?
    – Schmerzmessung

NSAR

- Vergleichende Untersuchungen der Wirksamkeit verschiedener NSAR in der Schmerzbekämpfung bei Krebspatienten liegen nicht vor. Im Bereich der empfohlenen Dosierungen ist bei verschiedenen NSAR eine deutliche Dosisabhängigkeit der Schmerzlinderung nachgewiesen worden (d.h. wirksamere Schmerzlinderung bei höherer Dosierung) **A**.

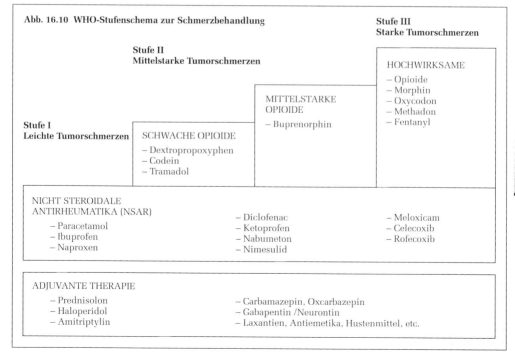

Abb. 16.10 WHO-Stufenschema zur Schmerzbehandlung

- Zu den zu berücksichtigenden unerwünschten Nebenwirkungen gehören Überempfindlichkeit sowie negative Auswirkungen auf Magenschleimhaut, Thrombozytenfunktion und Niere **❸**.
  - Während der Therapie mit einigen Zytostatika (wie z.B. Methotrexat) kann nur Paracetamol gefahrlos verabreicht werden.
  - Reizungen der Magenschleimhaut können mit Sucralfat, H_2-Antagonisten, Protonenpumpenhemmern (Omeprazol, Lansoprazol und Pantoprazol), und mit einem Prostaglandin-E_1-Analogon (Misoprostol) behandelt werden.
  - Selektive COX-2-Hemmer verursachen weniger gastrointestinale Beschwerden und verhindern auch die Thrombozytenaggregation nicht. Hinsichtlich der Nierenfunktion bieten sie gegenüber anderen NSAR keine Vorteile. Für Patienten mit einen erhöhten Risiko für Myokardinfarkt werden Coxibe nicht empfohlen (8.33). Selektive COX-2-Hemmer bringen keinen zusätzlichen Nutzen in Bezug auf Schmerzlinderung.
- Verschiedene NSAR sollten nicht gleichzeitig verabreicht werden. Hat ein Medikament allein keine ausreichende Wirkung, ist es mit einem Opioid zu kombinieren **❹**.
- Hat ein NSAR in Kombination mit dem Opioid eine günstige Wirkung, sollte es auch weiterhin verabreicht werden, da die beiden Medikamente, deren Wirkungsmechanismus unterschiedlich ist, in Kombination gewöhnlich die Schmerzen wirksamer bekämpfen. NSAR sind teilweise effektiv bei Schmerzen, die durch Skelettmetastasen verursacht werden.

Opioide

- Welches Opioid im gegebenen Fall eingesetzt wird, hängt vom Schweregrad der Schmerzen ab. Opioide können nach ihrer Wirksamkeit und ihrem „ceiling effect" (Eigenschaft einer Substanz, bei Dosissteigerung ein Plateau zu erreichen, bei dem es trotz Dosissteigerung zu keiner Zunahme der Wirkung kommt) in 3 Gruppen eingeteilt werden:
  1. schwach wirksame Opioide:
     - Dextropropoxyphen, Codein und Tramadol
  2. mittelstarke Opioide:
     - Buprenorphin
  3. stark wirksame Opioide (in alphabetischer Reihenfolge):
     - Fentanyl (als Schmerzpflaster)
     - Hydromorphon
     - Methadon
     - Morphin
     - Oxycodon
- Es finden sich erhebliche interindividuelle Unterschiede bei den Nebenwirkungen und auch hinsichtlich der Wirksamkeit. Ist eine angemessene Dosis eines Opioids nicht wirksam, empfiehlt sich ein Wechsel zu einer anderen Substanz. Morphin ist das First-line-Medikament aus der Gruppe der starken Opioide zur oralen Verabreichung.
- Klagt ein Patient über sehr starke Schmerzen, so sind zunächst rasch wirksame Morphine (Oxycodon – oder Morphinlösungen – oder schnell wirkende Oxycodontabletten) zu verabreichen. Sobald die richtige Dosis festgestellt wurde, wechselt man zu Retardtabletten.
- Bei Durchbruchschmerzen ist zusätzlich zu den retardierten Tabletten Morphin oder Oxycodonlösung, Oxycodontabletten in nicht retardierter Form zu verschreiben.
- Opioide verursachen bei Krebspatienten nur in äußerst seltenen Fällen psychische Abhängigkeit.
- Auf Grund einer Neuroadaptation (physiologischer Abhängigkeit) führt ein plötzliches Absetzen der Opioidmedikation zu Entzugssymptomatik (dabei handelt es sich nicht um eine psychische Abhängigkeit). Aus diesem Grund **dürfen Opioide nicht abrupt abgesetzt werden.**
- Spricht der Schmerz auf Opioide an (d.h. wird er gemildert), so wird diese Wirkung auch dann anhalten, wenn der Patient das Medikament mehrere Jahre lang einnimmt.

Dauerhafte Schmerzbekämpfung und Behandlung von Schmerzspitzen

- Morphin **❹**, Oxycodon und Hydromorphon sind als Retardtabletten erhältlich und werden 2 × täglich verabreicht. Die Wirkung der Retardpräparate setzt nach 1–2 Stunden ein.
- Bei Durchbruchschmerz ist rasche Schmerzlinderung erforderlich, die durch die Gabe von nicht retardierten Morphin- oder Oxycodonlösung oder nicht retardierten Oxycodontabletten erreicht wird. Die zusätzliche Dosis bei Durchbruchschmerz beträgt ein Sechstel der normalen Tagesdosis des entsprechenden Präparats.

Nicht intramuskulär verabreichen!

- Orale Opioide sind eine einfachere und humanere Verabreichungsform als I.m.-Injektionen, denn bei Patienten im Terminalstadium ist nur wenig Muskelgewebe vorhanden. Die schmerzhaften Injektionen müssen in Abständen von 2–4 Stunden wiederholt werden, und einem geschwächten Patienten fällt es schwer, eine kleine Menge des Präparats mit einer Injektionsspritze aufzuziehen und zu injizieren.
- Die orale Verabreichung eines Opioids ist gleich wirksam wie eine I.m.-Verabreichung, sofern die Dosis ausreichend bemessen ist.

Subkutaninfusion bei Unmöglichkeit einer oralen Verabreichung

- Kann der Patient wegen einer gastrointestinalen Obstruktion oder starker Übelkeit das Präparat nicht einnehmen, so lässt sich eine Langzeitschmerzlinderung durch Subkutaninfusion erzielen. Für diese Verabreichungsform stehen Morphine (1/3 der täglichen oralen Dosis) oder Oxycodon (1/2 der täglichen oralen Dosis) zur Verfügung.
- Gleichzeitig mit der Opioidinfusion kann ein Antiemetikum (Haloperidol 2–5 mg/Tag) verabreicht werden.
- Eine Alternative zur Subkutaninfusion stellt die transdermale Verabreichung von Fentanyl dar Ⓐ. Das Schmerzpflaster wird alle 72 Stunden gewechselt. Die Dosierung von transdermalem Fentanyl lässt sich aus der täglichen Dosis von Morphin per os errechnen (Tabelle 16.10).

Therapieresistente Schmerzen

- Opioide sind nicht immer in der Lage, Schmerzen in angemessener Weise zu beherrschen. Probleme können bei Nervenschädigungen oder Frakturen auftreten.
- Bei Krebspatienten können rein **neuropathische Schmerzen** auftreten, z.B. in Form einer von durch Zytostatika verursachten Polyneuropathie. Das Behandlungsschema folgt jenem von neuropathischen Schmerzen im Allgemeinen: mit **Antidepressiva** (Amitriptylin oder Nortriptylin 25–75 mg/Tag) oder **Antiepileptika** (Carbamazepin 400–800 mg Ⓓ, Oxcarbamazepin 300–600 mg/Tag, Gabapentin 900–3200 mg/Tag Ⓐ oder Pregabalin 150–600 mg/Tag).
- Nervengewebe kann durch einen Tumor infiltriert oder komprimiert werden, was zu komplexen Mischschmerzen führen kann. Die Schmerzbekämpfung erfordert oft hohe Dosen von Opioiden oder Lokalanästhetika (Anästhesisten!).
- In schweren Fällen können eine intrathekale Infusion (von Anästhetika, Opioiden, Alpha-2-adrenergen-Agonisten wie Clonidin, NMDA-Antagonisten wie Ketamin), Kryoanästhesie sensorischer Nerven und neurochirurgische Eingriffe in Betracht gezogen werden.
- Bei der Schmerzlinderung für Patienten im Terminalstadium sollte auch die Rolle psychosozialer Faktoren nicht unterschätzt werden.

Beispiele oraler Opioide

Codein
- Ibuprofen 200 mg + Codein 30 mg Ⓐ
- Paracetamol 500 mg + Codein 30 mg Ⓑ
- Ungefähr 10% aller Menschen mit weißer Hautfarbe sind „langsame Metabolisierer", die Codein nicht in Morphin umwandeln, so dass das Medikament unwirksam bleibt.

Tabelle 16.10 **Dosierung von transdermalem Fentanyl**

Morphin per os (mg/24 h)	Dosis von transdermalem Fentanyl (µg/h)
< 135	25
135–224	50
225–314	75
315–404	100

Dextropopoxyphen
- 3–4 × 65 mg; Retardform 2 × 150 mg.
- Mit Alkohol gefährlich, auch kardiotoxisch.
- Anmerkung: in Österreich nur als Mischpräparat erhältlich, daher, und wegen der geringen therapeutischen Breite, nicht zu empfehlen.

Tramadol
- Die häufigste Nebenwirkung ist Nausea. Tramadol hemmt die Serotonin- und Noradrenalinwiederaufnahme. Seine schwache Opioidwirkung erfolgt hauptsächlich über Metaboliten. Seine Metabolisierung wird von Medikamenten beeinflusst, die das CYP 2D6 (Cytochrom P450) Isoenzym inhibieren.

Buprenorphin
- Maximaldosis ca. 4,2 mg/Tag
- Buprenorphin ist ein partieller Opioidagonist. Bei hoher Dosierung blockiert das Präparat seine eigene und die Wirkung anderer Opioide. Die häufigsten Nebenwirkungen sind Schwindel und Übelkeit.

Hochwirksame Opioide
- Bei hochwirksamen Opioiden gibt es keine Maximaldosen. Wenn der Schmerz auf Opioide anspricht wird, ist bei höherer Dosierung eine stärkere Schmerzlinderung zu erwarten. Aus diesem Grund werden für hochwirksame Opioide nur Initialdosierungen angegeben. Die Initialdosis wird auf Basis der Schmerzintensität und des Allgemeinzustands des Patienten bestimmt. Ältere Personen sprechen im Allgemeinen stärker an als jüngere Patienten.

Methadon
- Die Bioverfügbarkeit von oral verabreichtem Methadon ist hoch. Für die Bekämpfung von neuropathischen Schmerzen ist Methadon unter Umständen wirksamer als andere Opioide.
- Die Pharmakokinetik von Methadon ist kompliziert Ⓑ. Darf nur durch erfahrenes Personal verabreicht werden.

Morphin
- Morphin ist das Opioid par excellence. Bei oraler Verabreichung ist seine Bioverfügbarkeit gering und variiert stark. Bei parenteraler Verabreichung beträgt die Dosierung gewöhnlich 30% der oralen Dosis. Im Fall eines Nierenversagens

ist die Dosis zu reduzieren. Morphin ist ein starker Histaminfreisetzer.

Oxycodon

- Die Bioverfügbarkeit von Oxycodon ist bei oraler Verabreichung gut. Bei parenteraler Verabreichung beträgt die Dosis gewöhnlich 1/2–1/3 der oralen Dosis. Die Nebenwirkungen sind die Gleichen wie bei Morphin, doch sind Nausea und Albträume seltener als bei Morphin.

Hydromorphon

- Die Bioverfügbarkeit ist bei oraler Verabreichung so gering wie bei Morphin.
- Es bietet keine Vorteile gegenüber Morphin oder Oxycodon.

Fentanyl

- Fentanyl ist ein äußerst stark wirkendes Opioid. Die Behandlung mit Schmerzpflastern eignet sich nur für Patienten, bei denen das Management der Schmerztherapie zufriedenstellend funktioniert. Fentanylpflaster sind nicht geeignet, wenn die Dosis erstmalig titriert werden soll oder wenn die Schmerzintensität im Tagesverlauf stark variiert.
- Die Schmerzlinderung tritt 12 Stunden nach Aufbringen des 1. Schmerzpflasters ein. Geht man bei einem Patienten von Morphin-Depot- oder Oxycodontabletten zu Fentanylpflastern über, so wird die letzte Tablette zum Zeitpunkt der Applikation des ersten Pflasters verabreicht.
- Ein Fentanylpflaster ist bei Patienten indiziert, bei denen eine orale Medikation nicht möglich ist. Sind mehrere Pflaster zur Beherrschung der Schmerzen erforderlich, ist eine andere Verabreichungsform (Subkutaninfusion) in Betracht zu ziehen.
- Fentanyl setzt kein Histamin frei. Es verursacht weniger Obstipation als Morphin.
- Die Durchblutung der Haut muss gut sein, damit das Fentanyl über die Haut absorbiert werden kann.
- Zur Auswahl von Fentanylpflastern siehe Tabelle 16.10.
- Das Pflaster wird alle 72 Stunden gewechselt.

Äquipotente orale Tagesdosen für das Anfangsstadium

- Morphin 60 mg
- Oxycodon 40 mg
- Hydromorphon 8 mg
- Fentanyl 25 µg/Std. (Transdermalpflaster)
- Diese Dosierungen stellen Empfehlungen dar und sind individuell zu titrieren. Bei Wechsel von einem hochwirksamen Opioid auf ein anderes kann es zu unerwarteten Änderungen der Dosis-Wirkungsbeziehungen kommen, selbst wenn das erste Opioid nur 1 Woche lang verabreicht wurde.

Die häufigsten Nebenwirkungen von Opioiden und ihre Behandlung

- Sedierung (klingt gewöhnlich nach der Anfangsphase ab)
- Übelkeit (klingt gewöhnlich bald ab).
  - Behandlung: Haloperidol 0,5–1 mg 3 × täglich. Bei schwerer oder andauernder Übelkeit ist versuchsweise ein anderes Opioid oder – in komplizierten Fällen – eine andere Verabreichungsform zu wählen.
- Obstipation (unvermeidlich und dauerhaft):
  - Behandlung: Laxantien, z.B. Natriumpicosulfat (verbessert die Darmmotilität) und Laktulose (macht den Stuhl weicher, indem es durch Osmose den Flüssigkeitsgehalt erhöht).
- Pruritus (für gewöhnlich eine direkte Opioidrezeptor Wirkung; Morphin setzt Histamin frei, was Pruritus verursachen kann)
- Schwitzen
- Akkommodationsstörungen (Schwierigkeiten beim Lesen)
- Albträume (bei Nacht und/oder bei Tag):
  - Behandlung: Wechsel des Opioids oder zusätzlich Haloperidol.
- Muskelkrämpfe (vor allem bei hoch dosiertem Morphin):
  - Behandlung: Wechsel des Opioids, versuchsweise Benzodiazepine.
- Atemdepression ist im Allgemeinen kein Problem, solange die Dosis der Schmerzintensität entspricht. Bei plötzlicher Schmerzlinderung, z.B. durch Lokalanästhesie, kann es zu Atemdepression kommen.
  - Behandlung: Sauerstoff. Patienten zum Atmen anhalten. In Notfällen Verabreichung von Naloxon i.v. (z.B. 0,4 mg).
- Palliativbehandlung, siehe auch 16.11.

Verschreibungen von Opioidlösungen (Beispiele)

- Morphinlösung (4 mg/ml); u.U. Lösung mit höherer Potenz (z.B. 10 mg/ml)
  - Morphinhydrochlorid 4 mg
  - Methylparaoxybenzoat 1 mg
  - Aqua menth. piper. ad 1 ml
  - M.D. 500 ml S.
  - 6 × 5 ml pro Tag bei starken Schmerzen
- Oxycodonlösung (3 mg/ml); entspricht 4 mg/ml Morphinlösung
  - Oxycodonhydrochlorid 3 mg
  - Aqua meth. piper. c. cons ad 1 ml
  - M.D. 500 ml S.
  - 6 × 5 ml pro Tag per os bei starken Schmerzen

Anmerkung:
- Zur Schmerztherapie ist in Österreich auch Metamizol zugelassen. Metamizol ist ein palliativmedizinisch häufig eingesetztes Analgetikum, vor allem bei viszeralem Schmerz, da es neben der hohen analgetischen Potenz auch eine relaxierende Wirkung auf die glatte Muskulatur besitzt. Es ist in allen Applikationsformen verfügbar. In der I.v.-Form sollte es nicht im Bolus (wenn, dann nur sehr langsam über mindestens 15 Minuten), sondern als Kurzinfusion gegeben werden. Initialdosis: 3000 mg/Tag, Maximaldosis 6000 mg/Tag, die Verabreichung sollte in 4-stdl. Intervallen oder kontinuierlich über Infusion erfolgen.

16.11 Palliativbehandlung von Krebspatienten

Zielsetzungen

- Die Dauer einer Palliativbehandlung von Krebspatienten kann Monate und Jahre, aber auch nur wenige Tage betragen. Eine Behandlung mit zytostatischen Medikamenten oder eine Strahlentherapie kann die Symptome von Patienten in besserem Zustand wirksam lindern, während bei Patienten im Endstadium Pflege und Schmerzlinderung (16.10) im Vordergrund stehen. In jedem Stadium der Erkrankung geht es vor allem darum, diejenige Therapieform zu finden, bei der die Vorteile größer sind als die Nebenwirkungen. Die in diesem Artikel angeführten Behandlungsalternativen sind unter diesem Gesichtspunkt zu betrachten.
- Auch bei einer kurativen Behandlung ist es wichtig, krankheitsbedingte Symptome zu lindern. Die angeführten Empfehlungen können bei Vorliegen der gegebenen Voraussetzungen angewandt werden.
- Besprechen Sie mit dem Patienten die verschiedenen Behandlungsmöglichkeiten. Erklären Sie die wahrscheinliche Ätiologie der Symptome, beziehen Sie Familienmitglieder in das Behandlungsprogramm ein und lassen Sie sich von einem Spezialisten beraten.

Respiratorische Symptome

Husten: Ursachen und Behandlungsalternativen

- Herzinsuffizienz, Asthma, COPD: Behandlung je nach Erkrankung
- Infektionen: Antibiotika, Antipyretika
- Lungenmetastasen, tumorbedingte Reizung des Rachens und der Atemwege:
  - Prednison 1 × 40–60 mg/Tag oder Dexamethason 1 × 6–9 mg/Tag mit Dosisreduktion je nach Ansprechen
  - Antitussiva, siehe unten
  - Strahlentherapie
- Pleuraerguss: siehe Dyspnoe weiter unten
- Medikamenten- oder strahlungsinduzierte Pneumonitis: siehe Dyspnoe
- Pulmonale Aspiration (Pharynxlähmung, obstruierender Tumor):
  - Pharynxlähmung: Mahlzeiten sind sitzend und vorgebeugt einzunehmen
  - Eindicken von Flüssigkeiten
  - Bestrahlung des obstruierenden Tumors, Lasertherapie oder Legen eines Bypasses mittels Stents
  - Gastrostoma; PEG-Sonde
- Haemoptysen:
  - Tranexamsäure 3 × 1000–1500 mg/Tag,
  - Prednison 1 × 40–60 mg/Tag oder Dexamethason 1 × 6–9 mg/Tag mit Dosisreduktion je nach Ansprechen
  - Strahlentherapie
- Produktiver Husten/Schleimauswurf:
  - Infektion: Antibiotika
  - Schmerzen können produktives Abhusten verhindern; Husten im Liegen erschwert
    - Schmerzbehandlung
    - Haltungstherapie
    - Atmen in eine Flasche
  - Luftbefeuchtung
  - Mukolytika (z.B. Bromhexin 3 × 8 mg/Tag, Ambroxol 3 × 30 mg/Tag)
  - Wenn der Patient zum Husten zu schwach ist:
    - Antitussiva, siehe unten
    - Absaugung des Schleims aus den Atemwegen ist selten erforderlich und für den bei Bewusstsein befindlichen Patienten unangenehm.
    - Anticholinergika, z.B. Glykopyrrolat 1–6 × 0,2 mg s.c. oder 0,6–1,2 mg/Tag s.c. I.v.-Infusionen verringern die Schleimbildung, führen aber zu trockenem Mund.
- Antitussiva:
  - Opioide, z.B.
    - Paracetamol 500–1000 mg + Codein 30–60 mg, 3–4 × täglich
    - Ibuprofen 200–400 mg + Codein 30–60 mg, 3–4 × täglich
    - Anmerkung:
      - in dieser Indikation einsetzbar ist auch Dihydrocodein in retardierter und nicht retardierter Form
    - Morphinlösung mit einer Initialdosis von 12–20 mg, 1–6 × täglich
    - retardiertes Morphin mit einer Initialdosis von 10–30 mg, 2 × täglich
    - Dihydrocodein 60–120 mg alle 12 Stunden, maximale Tagesdosis 600 mg

Dyspnoe: Ursachen und Behandlungsalternativen

Diagnostizieren Sie behandelbare, reversible Ursachen und lindern Sie in allen Fällen die Symptome.
- Herzinsuffizienz, Asthma, COPD: die Behandlung richtet sich nach der Art der Erkankung
- Lungenembolie: Behandlung mit Antikoagulantien
- Pneumonie: Antibiotika; Antipyretika
- Medikamenteninduzierte (Bleomycin, Methotrexat) Pneumonitis:
  ○ Wenn der Verdacht auf eine medikamenteninduzierte Pneumonitis vorliegt (trockener Husten, zunehmende Dyspnoe, atypische Pneumonie/Pneumonitis während oder unmittelbar nach der Verabreichung eines zytotoxischen Medikaments), kontaktieren Sie das Krankenhaus, in dem die Zytostatikatherapie vorgenommen wurde.
- Eine Strahlenpneumonitis kann 1 bis 6 Monate nach Bestrahlung der Lunge auftreten. Im Thoraxröntgen stellt sie sich als Verschattung im bestrahlten Bereich dar. Fieber und ein erhöhter CRP-Wert sind möglich.
  ○ Bettruhe
  ○ Prednison 1 × 40–60 mg oder Dexamethason 1 × 6–9 mg mit reaktionsabhängiger Dosisverminderung
  ○ Antitussiva (siehe oben), Antibiotika bei gleichzeitig vorliegender Infektion
- Anämie: Erythrozytentransfusion; in manchen Fällen ist Erythropoietin indiziert.
- Fieber: Antipyretika
- Partielle Lungenresektion, Lungenfibrose: Behandlung der Symptome
- Dyspnoe auf Grund von Tumoren in Hals und Thorax:
  ○ Kompression von Trachea, Bronchien oder Vena cava superior, Atelektasen, Lungenmetastasen, Lymphangitis carcinomatosa:
    – Dexamethason 1–3 × 3–10 mg/Tag mit Dosisreduktion je nach Ansprechen
    – Strahlentherapie
    – Lasertherapie oder Stent in Betracht ziehen
    – Überlegen Sie eine Antikoagulationstherapie bei Obstruktion der Vena cava superior.
  ○ Pleuraerguss:
    – Pleurapunktion (nicht mehr als 1500 ml pro Behandlung), Drainage +/– Sklerotherapie
    – Prednison 1 × 40–60 mg/Tag oder Dexamethason 1 × 6–9 mg/Tag mit Dosisreduktion je nach Ansprechen
    – Exzessiver Pleuraerguss, der mehrmals punktiert werden muss: Beiziehen eines Thoraxchirurgen ist zu überlegen (thorakoskopische Streifenpleurektomie, Laserskarifikation, chemische Pleurodese).
  ○ Perikardtamponade:
    – Herzbeutelpunktion +/– Drainage
- Aszites, vergrößerte Leber oder raumfordernder Abdominaltumor:
  ○ Aszitespunktion, Diuretika
  ○ Hochstellen des Oberkörpers, halb sitzende Position
  ○ Prednison 1 × 40–60 mg/Tag oder Dexamethason 1 × 6–9 mg/Tag mit Dosisreduktion je nach Ansprechen
- Angst, Hyperventilation:
  ○ Beruhigung des Patienten, beruhigendes Umfeld, ein Benzodiazepin
- Nicht pharmakologische Behandlung einer Dyspnoe:
  ○ Patienten mit Atemnot sind oft sehr unruhig. Angst kann die Dyspnoe noch verstärken. Erklären Sie dem Patienten den Verlauf der Krankheit und zeigen Sie ihm, wie er sich während akuter Anfälle zu verhalten hat.
  ○ Wägen Sie ab, ob Sie die Erstickungsangst überhaupt ansprechen sollen. Bei Patienten mit Lungenkarzinom oder -metastasen kann eine Erstickungsangst auch auftreten, wenn das Risiko des Erstickens nicht besteht. Ersticken bei Krebserkrankungen ist aber äußerst selten (nur bei Trachealobstruktion oder durch einen Tumor in der Kopf- oder Halsregion verursachte Blutungen).
  ○ Bei therapieresistenter Dyspnoe kann man sich nach Rücksprache mit dem Patienten und seinen Angehörigen entschließen, so weit zu sedieren, dass der Patient nicht mehr unter Erstickungsangst leidet; Anweisungen zur medikamentösen Behandlung siehe unten.
  ○ Vorgangsweise im Fall von Atemnotanfällen:
    – Medikamente griffbereit halten, z.B. in der Tasche oder auf dem Nachtkästchen
    – (halb-)sitzende Ruhelage, ruhig atmen, geöffnetes Fenster usw.
    – Notruf: Armbandnotrufgerät, Glocke, Telefon (Telefonnummer deutlich lesbar und griffbereit!)
  ○ Physiotherapie, Entspannungsübungen
  ○ an die funktionelle Kapazität angepasste körperliche Belastung
  ○ Verabreichung von Sauerstoff
- Pharmakologische Behandlung der Atemnot:
  ○ Bei mäßiger Dyspnoe sollte mit einer Kombinationstherapie aus Morphin, Kortikoiden und Benzodiazepinen begonnen werden.
  ○ Bei gleichzeitiger Obstruktion (siehe auch Abschnitt über die Behandlung von Asthma 6.31).
    – Inhalation von Bronchodilatatoren (Salbutamol, Theophyllin)
    – Theophyllin kann subjektive Erleichterung bringen.

- Prednison 1 × 20–80 mg/Tag oder Dexamethason 1–3 × 3–10 mg/Tag mit Dosisreduktion je nach Ansprechen
○ Opioide eignen sich für die symptomatische Behandlung von Atemnot **Ⓐ**.
  - Initialdosis mit Morphinlösung 1–6 × 12–20 mg/Tag
  - Initialdosis mit einem lang wirksamen Morphin 2 × 10–30 mg/Tag
  - Dosiserhöhung um 20–30% (bis 50%)
○ Benzodiazepine
  - Diazepam (5–)10–20 mg abends, 1–3 × 5–10 mg/Tag p.o./rect.
  - Lorazepam 1–3 × 0,5–2 mg p.o., i.m., i.v. oder 2–4 mg/Tag s.c./i.v. Infusion.
○ falls erforderlich, Verabreichung von Antidepressiva
○ Geben Sie dem Patienten (schriftliche) Anweisungen für die Verabreichung von Medikamenten bei akuter Atemnot: der Patient sollte stets 1–2 Dosen Morphinlösung und 1–2 Benzodiazepindosen, z.B. in der Tasche, der Geldbörse oder auf dem Nachtkästchen, griffbereit halten.
○ Wenn eine effektive Sedierung erforderlich ist:
  - Setzen Sie die medikamentöse Behandlung der Symptome fort.
  - Titrieren Sie das Morphinpräparat auf eine wirksame Dosis.
  - Verabreichen Sie zusätzlich 1 × pro Stunde ein Benzodiazepin, z.B. Diazepam (2,5–)5–10 mg p.o./rect. i.v., stündlich, bis sich der Patient beruhigt hat; planen Sie eine kontinuierliche medikamentöse Behandlung auf Basis der Dosis, die zur Ruhigstellung des Patienten erforderlich ist.
  - Haloperidol verstärkt in vielen Fällen die sedierende Wirkung, z.B. Haloperidol 2,5–5 mg i.m. 1 × pro Stunde, bis sich der Patient beruhigt hat; planen Sie eine kontinuierliche medikamentöse Behandlung auf Basis der Dosis, die zur Ruhigstellung des Patienten erforderlich ist.
○ Für Notfälle, z.B. für eine drohende Blutung/Kompression der Luftröhre, bereiten Sie eine Notfallmedikation vor.
  - Der Patient darf nicht allein gelassen werden, es ist Ruhe zu bewahren.
  - Zum Beispiel Diazepam 5–20 mg i.v. oder 10–20 mg per rectum +/– Morphin 10–20 mg i.v./i.m. (die Dosis richtet sich nach der früheren medikamentösen Behandlung).
  - Wenn nötig, ist die Dosis so oft zu wiederholen, bis der Patient das Bewusstsein verliert.
  - Anmerkung: In Österreich wird auch aus rechtlichen Gründen die Entscheidung innerhalb eines Palliativteams dringend empfohlen!

Spezielles zu Patienten mit Lungenkarzinom

- Die palliativmedizinische Behandlung eines Patienten mit Lungenkarzinom unterscheidet sich nicht vom oben Angeführten, auch nicht die Opioide betreffend.
- Einem Patienten mit unheilbarem Lungenkarzinom das Rauchen zu verbieten, ist nicht notwendig und grausam.

Trockener Mund und Stomatitis

- Siehe auch Artikel über trockenen Mund 7.34.

Zahnarzt

- Bietet Unterstützung durch Mundhygiene und Zahnbehandlungen. Weist auf die richtige Verabreichung von Fluor hin.

Mundhygiene

- Weiche Zahnbürste
- Keine scharfen Mundspülungen oder Zahncremen
- Gut angepasste Zahnprothesen, die 2 × täglich gereinigt und über Nacht nicht getragen werden
- Häufiges Mundspülen und Gurgeln
  ○ Wasser
  ○ physiologische Kochsalzlösung (1 EL Salz in 2 dl Wasser)
  ○ Salz-Natriumbicarbonat-Lösung (1 EL Salz + 1 EL Natriumbicarbonat in 2 dl Wasser)
  ○ verdünntes Chlorhexidin
  ○ Fruchtstückchen, evtl. gefrorene, oder Eis-, Saft-, oder Salbeiteewürfelchen (bei Bewusstseinsgetrübten in Mullsackerl) lutschen lassen.

Ernährung

- Lauwarme, schwach gewürzte, weiche Speisen
- Keine sehr kalten oder sehr heißen Speisen

Behandlung von Candida- und Herpes-Infektionen

- Candida ist die häufigste Infektionsursache.
- Lokale Behandlung:
  ○ Miconazol-Gel 2% 4 × 2,5 ml/Tag
  ○ Nystatin-Tropfen 100.000 IE/ml 4 × 1 ml/Tag
  ○ Amphotericin-B-Tabletten 4 × 1 Tbl/Tag (bei trockenem Mund schwierig)
- Bei schwerer Candida-Stomatitis ist Fluconazol systemisch zu verabreichen.
- Herpes-Infektion:
  ○ Valaciclovir 2 × 500 mg täglich über 5 Tage

Schmerzbehandlung

- Lokale Behandlung:
  ○ Lidocain-Mundspülung (5 mg/ml) 1–8 × 15 ml zum Gurgeln + 15 ml zum Schlucken (Achtung: Allergie- und Aspirationsgefahr!)

- Lidocain-Mixtur (20 mg/ml) 1–6 × 5–10 ml, zum Gurgeln und anschließendem langsamen Schlucken (Achtung: Allergie- und Aspirationsgefahr!)
- Sucralfat (200 mg/ml) 4–6 × 5 ml zum Gurgeln und anschließendem Schlucken 4–6 × 200 mg/ml könnte die erforderliche Analgetikadosis verringern (falls dies zu Erbrechen führt, sollte der Patient das Präparat nicht schlucken).
- Morphin-Lösung 2 mg/ml 6–8 × 15 ml zum Gurgeln für 2–3 Minuten, darf nicht geschluckt werden.
- Systemische Schmerzmedikation (16.10). Bei schwerem Schaden der Mundschleimhaut ist oft eine parenterale Gabe notwendig.

Anorexie

- Dieser Abschnitt befasst sich mit den Ursachen von Appetitlosigkeit, von denen einige behandelbar sind. Gegen Ende des Lebens verlieren Patienten häufig jegliches Interesse an der Nahrungs- und Getränkeaufnahme. In Kenntnis der Tatsache, dass Appetitlosigkeit bei Krebspatienten ein häufig auftretendes Phänomen ist, sind der Patient und seine Angehörigen nicht mehr gezwungen, unbedingt nach geeigneten Nahrungsmitteln zu suchen.
- Es liegen keine eindeutigen Nachweise über eine Korrelation zwischen Hydrierungszustand und Durstgefühl vor ☉.
- Ursachen der Anorexie:
  - medikamentöse Behandlung wie mit Zytostatika, Interferon, Analgetika
  - orale Candida-Infektion (häufig)
  - wunder oder trockener Mund; siehe Artikel über die Behandlung von Stomatitis und trockenem Mund (7.10)
  - Übelkeit und Erbrechen (siehe den folgenden Abschnitt über die Behandlung von Übelkeit)
  - Frühes Sättigungsgefühl kann verursacht werden durch:
    – Obstipation (siehe Abschnitt über Behandlung)
    – Abdominaltumor oder Lebervergrößerung (Kortikosteroide können die Schwellung verringern: Prednison 1 × 20–40 mg/Tag oder Dexamethason 1 × 3–9 mg/Tag)
    – Aszites (Punktion, Diuretika)
    – halb sitzende Position, kleine Portionen, Metoclopramid 3–4 mal 10–20 mg täglich, 20 Minuten vor der Mahlzeit und abends
  - stoffwechselbedingte Ursachen, z.B. Hyperkalzämie, Urämie, siehe entsprechende Abschnitte 10.22, 24.21
  - pulmonale Aspiration (Pharynxlähmung, obstruierender Tumor) siehe oben
  - Schmerz (medikamentöse Schmerzbehandlung) (16.10)
  - Depression: tröstliche Zusprache, medikamentöse Behandlung
  - Nahrungsaufnahme in angenehmer Umgebung
- Kalte Speisen (Speiseeis usw.)
- Kleine Portionen auf kleinen Tellern. Hübsch angerichtete Speisen in kurzen Zeitabschnitten je nach Wunsch des Patienten. Der Ort der Mahlzeiteneinnahme sollte frei von Gerüchen sein.
- Die Patienten sollten die Mahlzeiten gemeinsam, voll angezogen und an einem Tisch sitzend und nicht im Nachthemd im Bett einnehmen.
- Ein Aperitif kann appetitanregend wirken; dazu eignet sich jede Art von alkoholischem Getränk (NB antabusartige Wechselwirkung mit Metronidazol).
  - Rezept für einen „Egg-Nog": 1 rohes Ei, 0,5–1 dl Sahne, 2 TL Zucker, 1 EL Orangensaft, 10–15 ml Cognac
- Medikamente mit appetitanregender Wirkung:
  - Kortikosteroide: Dexamethason 1 × 3–6 mg oder Prednison 1 × 10–20 mg täglich
  - Megestrolacetat 2 × 160 mg bis zu 800 mg/Tag
  - Medroxyprogesteronazetat 3 × 100 mg bis 2 mal 500 mg/Tag

Übelkeit und Erbrechen: Ursachen und Behandlungsalternativen

- Chemotherapie
  - akutes, Chemotherapie-induziertes Erbrechen: Antiemetikabehandlung im Krankenhaus
  - später auftretendes, Chemotherapie-induziertes Erbrechen:
    – Metoclopramid 3–4 × 10–30 mg/Tag p.o, rect. ± Dexamethason 1–2 × täglich 3–6 mg über 2–4 Tage; manche Patienten, die trotz dieser Therapie erbrechen müssen, profitieren von einer Behandlung mit 5-HT3-Rezeptorenblockern.
  - Andere Medikamente wie Opioide (durch Opioide verursache Übelkeit hält selten länger als 1 Woche an), Digoxin (Konzentration), NSAR:
    – Nicht unbedingt erforderliche Medikamente absetzen; Medikamente wechseln und Dosierung überprüfen.
  - Bestrahlung des Abdominal- oder großen Beckenraumes:
    – Metoclopramid 3–4 × 10–20 mg p.o., rect.; wenn das nicht ausreicht, sollte ein 5-HT3-Rezeptorenblocker versucht werden.
- Strahlentherapie des Schädels
  - Kann den intrakraniellen Druck erhöhen: die Kortikosteroiddosis sollte verdoppelt oder verdreifacht werden; wenn Kortikosteroide noch nicht eingesetzt wurden, sollte mit Dexamethason 1–3 × 1,5–3,0 mg behandelt werden.

- Obstipation ist eine häufig auftretende und behandelbare Ursache von Übelkeit; siehe unten und eigenen Artikel über die Behandlung (8.07).
- Hyperkalzämie: Flüssigkeitsersatz, Biphosphonate, Kortikosteroide, siehe auch Behandlung der Hyperkalzämie (24.21)
- Erhöhter intrakranieller Druck: Hirntumor, Hirnmetastasen:
  ○ Dexamethason 1–3 × täglich 3–10 mg mit Dosisreduktion je nach Ansprechen, Strahlentherapie, operative Behandlung
- Lebervergrößerung, Aszites: Steroide, Aszitespunktion, Diuretika
- Urämie, Leberinsuffizienz: symptomatische Behandlung
- Ösophagitis, Gastritis (8.32), Möglichkeit einer Candida-Stomatitis und Ösophagitis in Betracht ziehen.
- Angst, Furcht, Depression
  ○ Entsprechende Behandlung der Übelkeit, psychologische Unterstützung und erforderlichenfalls Behandlung mit Anxiolytika bzw. Antidepressiva.
- zu Erbrechen führender Husten: Behandlung siehe oben, Abschnitt Behandlung von Husten
- Für die medikamentöse Behandlung der Symptome empfehlen sich folgende Dosierungen:
  ○ Metoclopramid 10–20 mg 3–4 ×/Tag p.o./rect./i.v./i.m., 20–50 mg/Tag in Form einer s.c./i.v. Dauerinfusion
  ○ Haloperidol 1–2 mg abends, 1–3 × 0,5–2 mg/Tag p.o., 1–3 mal 2,5–5 mg/Tag i.m./i.v., 5–10 mg/Tag s.c./i.v Infusion
  ○ Lorazepam 1–3 × 0,5–2 mg/Tag p.o., i.m., i.v., 2–4 mg/Tag als s.c./i.v. Infusion
  ○ Dexamethason 1 × 3–9 mg p.o., 1–2 × 5–10 mg/Tag i.m., i.v., Prednison 1 × 20–60 mg/Tag
  ○ Prochlorperazine 1–3 × 5–20 mg/Tag p.o., 1–3 × 25 mg/Tag rektal (in Österreich nicht registriert)
  ○ Levomepromazin 2,5–12,5 mg abends
  ○ Cyclizin 1–3 × 25–50 mg/Tag, Hydroxyzin 20 mg abends
  ○ Kombinationstherapie mit den oben erwähnten Medikamenten

Obstipation

- Obstipation ist bei Patienten mit einer Krebserkrankung im fortgeschrittenen Stadium eine sehr häufige Erscheinung. Sie steht im Zusammenhang mit der Erkrankung an sich, mit Veränderungen in der Ernährung, Bewegungsmangel, Einnahme von Medikamenten, der mangelnden Privatsphäre im Krankenhaus oder ist das Ergebnis einer Kombination all dieser Faktoren. Schließen Sie einen Ileus (Erbrechen, krampfartige Schmerzen, sichtbare Peristaltik und Magenschwellung) aus; siehe Abschnitt über Ileus und akutes Abdomen.
- Zu Behandlungsbeginn Darmgeräusche auskultieren, Magen palpieren und eine rektale Blockade durch rektale digitale Untersuchung bestätigen/ausschließen.
- Ursachen:
  ○ Tumor: Obstruktion, peritoneale Karzinose, Aszites, Rückenmarkkompression
  ○ Medikamente: Opioide, Anticholinergika (z.B. Neuroleptika, Antidepressiva), Vinkaalkaloide, 5-HT3-Antagonisten
  ○ Änderungen der Ernährung, Dehydratation: Empfehlen Sie hohe Flüssigkeitszufuhr, Fruchtsäfte und, wenn möglich, Ballaststoffe.
  ○ Einschränkung der körperlichen Aktivität: Ermutigen Sie den Patienten zu körperlicher Aktivität (und behandeln Sie die Aktivität einschränkenden Schmerzen).
  ○ Schmerzhafte Analfissur, empfindliche Hämorrhoiden: sind zu behandeln.
  ○ Hyperkalziämie (24.21)
  ○ Mangelnde Privatsphäre (Heimpflege): Sichern Sie dem Patienten eine entsprechende Privatsphäre.
- Obstipation ist eine Störung, über die der Patient nur ungern von selbst spricht: Sprechen Sie ihn aktiv darauf an und geben Sie ihm die entsprechenden Informationen.
- Zu Beginn der Behandlung mit Opioiden ist eine prophylaktische Obstipationsbehandlung angezeigt.
- Die Medikamente sind vorzugsweise per os zu verabreichen. Wenn notwendig, sind Suppositorien einzusetzen oder die Darmperistaltik durch einen Einlauf zu steigern.
  ○ Ballaststoffhaltige Laxantien erfordern große Flüssigkeitsmengen und eignen sich nicht für Patienten in schlechtem Allgemeinzustand.
  ○ Osmotische Laxantien (z.B. Laktulose 1–2(–4) × 20–30 ml/Tag) werden entweder allein oder in Kombination mit stimulierenden Laxantien verabreicht.
  ○ Stimulierende Laxantien (Senna, Natriumipicosulfat, Docusat, Bisacodyl) werden entweder allein oder in Kombination mit osmotischen Laxantien verabreicht.
  ○ prokinetische Wirkstoffe: Metoclopramid 3–4 mal 10–20 mg/Tag
  ○ Macrogol

Diarrhö

- Behandlungsbedingte Ursachen:
  ○ Diarrhö wird bei Krebspatienten in den meisten Fällen durch zytotoxische Substanzen verursacht: z.B. 5-Fluorouracil, Irinotecan, Topotecan.
  ○ Bestrahlung der Beckenregion

- Postoperative Ursachen: Pankreas- oder Darmresektion, Syndrom der blinden Schlinge
- Antibiotika: Clostridium difficile
- Tumorbedingte Ursachen:
  - Karzinoidsyndrom: ursächliche und symptomatische Behandlung, mit Octreotid
  - Pankreaskarzinom: osmotische Diarrhö, Substitution der Pankreasenzyme; Rücksprache mit einem Ernährungstherapeuten
  - Eine Obstipation kann zu Überlaufdiarrhö führen.
  - Manche Nahrungsmittel können die Diarrhö verstärken: scharf gewürzte, fettreiche, ballaststoffreiche Lebensmittel, Milchprodukte.
- Rücksprache mit einem Ernährungstherapeuten ist besonders nach chirurgischen Eingriffen und bei Pankreaskarzinomen empfehlenswert.
- Eine parenterale Flüssigkeitsbehandlung ist indiziert, wenn sich aus dem Allgemeinzustand auf eine positive Wirkung schließen lässt.
- Symptomatische Behandlung (Bei Diarrhöen und Entzündungen, die durch zytotoxische Behandlung oder Strahlentherapie bedingt sind, sollte man mit einer Einweisung nicht zurückhaltend sein, da im Krankenhaus neben der symptomatischen Behandlung auch mit Flüssigkeitsersatz und anderen unterstützenden Maßnahmen begonnen werden kann.) durch Verabreichung von:
  - Tierkohletabletten
  - Loperamid 4 mg Initialdosis und 2 mg nach jedem durchfallartigen Stuhlgang bis zu 16 mg/Tag
  - Morphinlösung 1–6 × 12–20 mg/Tag oder Oxycodonlösung 1–6 × 10–15 mg/Tag
  - Lang wirksames Morphin 2 × 10–30 mg/Tag oder Oxycodon p.o. 2 × 20 mg/Tag
  - Morphin oder Oxycodon; Initialdosis 4–6 × 5–10 mg/Tag s.c.
  - In manchen Kliniken wird Octreotid in therapieresistenten Fällen (1–3 × 25–100 μg s.c.) nicht nur bei Karzinoidsyndrom, sondern auch bei anderen Erkrankungen verabreicht.

Ileus

- Wenn der Allgemeinzustand des Patienten einen chirurgischen Eingriff zulässt, ist ein Chirurg beizuziehen.
- Inoperabler Darmverschluss:
  - Keine weitere Nahrungsaufnahme, i.v. Flüssigkeitszufuhr und Nasen-Magen-Sonden sind in Vorbereitung auf einen chirurgischen Eingriff indiziert.
  - Bei einem proximalen Darmverschluss kommt es nach Nahrungsaufnahme oder Medikamentenverabreichung häufig zu raschem Erbrechen; bei distalen Verschlüssen kann die orale Verabreichung von Medikamenten funktionieren.
  - Ob eine parenterale Flüssigkeitstherapie bzw. Ernährung erforderlich ist, ist im Einzelfall zu entscheiden. Bei permanentem Darmverschluss ist die Krebserkrankung meistens so weit fortgeschritten, dass eine parenterale Therapie nicht zielführend erscheint.
  - Übelkeit, Erbrechen, Kolikschmerzen:
    - Haloperidol 5–15 mg tgl. s.c./i.v. Infusion oder 3 × 1–2 mg/Tag p.o.
    - Morphin 30–60 mg/Tag s.c./i.v. Infusion, 2 × 10–30 mg/Tag p.o., Initialdosen
    - Glycopyrrolat 0,6–1,2 mg/Tag, Dauerinfusion s.c./i.v., 0,2 mg 1–6 × täglich s.c.
    - Dexamethason 1 × 6–20 mg kann Schwellungen in der Tumorumgebung verringern
    - Chlorpromazin 10–25 mg 3 × tgl. p.o.; kann sedierend wirken (In Österreich nicht registriert).
    - In manchen Kliniken wird in therapieresistenten Fällen Octreotid 1–3 × 25–100 μg s.c. verabreicht.
- Wenn der Patient trotz medikamentöser Behandlung weiter erbricht, besprechen Sie mit ihm die Vor- und Nachteile einer Nasen-Magen-Sonde.

Schluckauf

- Ursachen:
  - Reizung des N. phrenicus oder des Zwerchfells (Tumor, Magenerweiterung, Lebervergrößerung, Zwerchfellhernie, Aszites, Ulkus, Gastritis, Ösophagitis)
  - Hirntumor oder Metastasierung
  - Urämie
- Nicht pharmakologische Behandlung, z.B.: der Patient sollte versuchen, sich aufzusetzen, in eine Papiertüte zu atmen, 2 Glas Wasser zu trinken oder 2 Löffel Zucker zu schlucken.
- Metoclopramid 3–4 × 10–20 mg/Tag p.o./rect. oder parenteral
- Haloperidol 1–3 × 0,5–2 mg/Tag p.o. oder 1–3 × 2,5–5 mg i.m., 5–10 mg/Tag s.c./i.v. Infusion
- Chlorpromazin 1–3 × 25–50 mg/Tag p.o (kann sedierend wirken, in Österreich nicht registriert)
- Baclofen 2–3 × 5–20 mg/Tag p.o.
- Bei Hirntumoren können Antiepileptika wirksam sein.

Ulzerationen durch Hautmetastasen oder ulzerierende Tumoren

Behandlung

- Strahlentherapie
- Bei Hautexsudat 2 × täglich oder öfter duschen, mit feuchtem (z.B. in physiologischer Kochsalzlösung getränktem) Verband abdecken.

- Übler Geruch, Infektion:
  - duschen und antiseptischer Verband
  - Absorbierende Aktivkohle-Verbandstoffe verringern den Geruch.
  - Ziehen Sie den Einsatz von systemischen Antibiotika, die gegen anaerobe Bakterien wirksam sind, in Betracht.
  - Üble Gerüche im Krankenzimmer können z.B. durch Zitronenscheiben oder Duftkerzen reduziert werden.
- Therapieresistente fokale Ulzera: Ziehen Sie einen (plastischen) Chirurgen bei.

Juckreiz: Ursachen und Behandlungsalternativen

- Hautkrankheiten: Behandlung der Grundkrankheit
- Allergische Reaktionen: Absetzen oder Änderung der medikamentösen Behandlung, Behandlung der allergischen Reaktion
- Morphin kann in seltenen Fällen Juckreiz verursachen: Probeweise auf Oxycodon oder Fentanyl umstellen.
- Urämie: (Symptomatische) Behandlung der Urämie
- Durch Hautmetastasen verursachter Juckreiz: Strahlentherapie; siehe oben, Abschnitt über die Behandlung von Hautulzera
- Polycythaemia vera: Kausaltherapie, niedrig dosiertes ASS, etwaige Komplikationen durch Blutungen beachten.
- Tumorinduzierte Cholestase:
  - Bei extrahepatischer Cholestase kann die Gallenflüssigkeit drainiert werden; in manchen Fällen ist eine Strahlentherapie eine mögliche Alternative.
  - Prednison 1 × 20–80 mg/Tag oder Dexamethason 1–2 × 3–10 mg/Tag mit Dosisreduktion je nach Ansprechen.
  - sorgfältige Hautpflege, siehe unten
  - Symptomatische medikamentöse Behandlung, wobei der größte Effekt in der Sedierung des Patienten besteht. In manchen Fällen reicht eine abends verabreichte Dosis aus.
    - Antihistaminika (vor allem solche mit sedierender Wirkung) wie Hydroxyzin 1–3 × 10–25 mg/Tag
    - Haloperidol 1–3 × 0,5–2 mg p.o. täglich, 1–3 × 2,5–5 mg i.m./i.v. oder 5–10 mg/Tag s.c./i.v. Infusion
    - Benzodiazepine (Lorazepam 1–3 × 0,5–2 mg, 2–4 mg/Tag s.c./i.v. Infusion; Diazepam 5–10 mg p.o./rect. abends, 1–3 × 5–10 mg p.o./rect., 5–10 mg/Tag i.v. Infusion)
    - Chlorpromazin 1–3 × 25–50 mg p.o./Tag (sedierend, in Österreich nicht registriert)
    - Opioide, z.B. lang wirkendes Morphin 2 × 10–30 mg täglich, Oxycodon 2 × 20 mg täglich, Initialdosen
    - Cholestyramin bindet Gallensäuren, empfohlene Dosis 4 × 4 g/Tag p.o.; bei Krebspatienten in der Praxis kaum anwendbar
- Hautpflege: Häufigste Ursache von Pruritus bei Krebspatienten ist trockene Haut. Hautpflege ist die wichtigste Form der Behandlung von Juckreiz jeglicher Ätiologie.
  - Trockenheit verschlimmert Juckreiz. Je fetter die Salbe, desto länger hält ihre Wirkung an. Weniger fettende Cremen sind dem Patienten oft angenehmer, müssen aber häufiger aufgetragen werden. Seife ist zu vermeiden; vor dem Baden/Duschen ist eine Emulsion auf die Haut aufzutragen oder dem Badewasser ein Öl hinzuzufügen. Haut durch leichtes Abtupfen trocknen.
  - Kühlende Mentholsalben können als Hautcreme verwendet werden.
  - Menthol-Alkohol-Lösungen sind in Apotheken erhältlich.
  - Wärme, Angst, Langeweile und Untätigkeit verschlimmern den Juckreiz.
  - Baumwollhandschuhe für die Nacht, kurze Fingernägel, um Kratzen zu verhindern, leichte Baumwollkleidung

Palliative Strahlentherapie

- Indikationen:
  - Knochenschmerzen, die auf Behandlung auch mit Opioiden nicht ansprechen: Bei etwa zwei Dritteln der Patienten kann zumindest eine teilweise und bei etwa der Hälfte der Patienten eine vollständige Beseitigung der Schmerzen erzielt werden. Die Schmerzlinderung setzt von Fall zu Fall unterschiedlich innerhalb weniger Tage oder erst nach bis zu 4 Wochen ein und hält im Durchschnitt 3–6 Monate an; bei den meisten Patienten erweist sich eine Wiederholung der Behandlung als wirksam.
  - Vorbeugung von Frakturen der gewichttragenden Knochen. Bei bereits bestehendem Knochenbruchrisiko (Zerstörung von mehr als der Hälfte der Kortikalis oder Vorliegen osteolytischer Metastasen von mehr als 2–3 cm in der Diaphyse) ist ein Chirurg beizuziehen.
  - Behandlung von Rückenmarkkompression; Achtung: Bei drohender Paraparese, Tetraparese oder Cauda-equina-Syndrom, d.h. bei progredienten neurologischen Symptomen, ist eine Strahlentherapie (oder ein chirurgischer Eingriff) als Notfallbehandlung angezeigt. Der neurologische Status des Patienten zu Behandlungsbeginn ist für das Behandlungsergebnis entscheidend. Beginnen Sie mit einer Steroidbehandlung: siehe unten.
  - Behandlung von durch Druck verursachten

Symptomen: z.B. Hirnmetastasen, Hirntumor, Nervenkompression
- Blutungen: Hämoptyse, Hämaturie
- Behandlung von Hautmetastasen
- Reduzierung von Obstruktionen (Bronchus, Vena cava superior, Ureter)
- Wenn Kompressionssymptome zu Beginn der Behandlung auftreten oder im Verlauf der Therapie zu erwarten sind, behandeln Sie den Patienten zunächst mit einem Steroid, z.B. Dexamethason 1–3 × 3–10 mg/Tag p.o. oder parenteral (in manchen Kliniken werden bei Rückenmarkkompression Dosierungen von bis zu 100 mg/Tag verabreicht) **Ⓐ**.
- Ziel einer palliativen Strahlenbehandlung ist die rasche Linderung der Symptome unter größtmöglicher Vermeidung von Nebenwirkungen.
- Im Normalfall erfolgt die palliative Strahlentherapie in 1–10 Fraktionen. In manchen Fällen sind längere Behandlungen notwendig.

16.20 Screening auf Malignome im Rahmen öffentlicher Gesundheitspolitik

Anmerkung für Österreich:
- In Österreich gibt es derzeit noch keine offiziellen Screening-Programme. Es wird jedoch allgemein zur regelmäßigen gynäkologischen bzw. urologischen Kontrolle geraten. Die Initiative dazu und zu allen weiteren Früherkennungsuntersuchungen geht üblicherweise vom behandelnden (Haus-)Arzt oder auch vom Patienten selbst aus, häufig als Folge von Aufklärungskampagnen über Massenmedien. Im Rahmen der Vorsorgeuntersuchung wird die kostenlose Früherkennungsuntersuchung auf Mamma-, Zervix-, Prostatakrebs sowie kolorektale Karzinome angeboten.

Voraussetzungen
- Vor Einführung von Reihenuntersuchungen im Rahmen der öffentlichen Gesundheitspolitik ist zu prüfen, ob
  1. das Programm Erfolg versprechend ist, d.h. zu einer Senkung der Mortalität oder zur Verbesserung der Lebensqualität der betroffenen Bevölkerungsgruppe beitragen kann;
  2. die Nebenwirkungen des Programms im Verhältnis zu seinem Nutzen, d.h. seiner Effektivität, akzeptabel erscheinen;
  3. die Kosten des Programms vertretbar sind.

- Die 3 Screening-Programme auf Zervix-, Mamma- und Kolonkarzinome beruhen auf **Klasse-A-Evidenz** und sind im Rahmen der öffentlichen Gesundheitsversorgung sinnvoll. Die verfügbaren Daten beziehen sich lediglich auf die Auswirkungen auf die Mortalität. Hinsichtlich der positiven Auswirkungen auf die Lebensqualität bzw. Nebenwirkungen gibt es nur wenige Hinweise. Zur vergleichenden Gewichtung von Nutzen, Schäden und Kosten liegen keine wissenschaftlichen Erkenntnisse vor.

Zervixkarzinom-Screening
- Die vorliegenden Erkenntnisse stützen sich auf umfassende, routinemäßig durchgeführte Screening-Studien in der ganzen Welt. Die Auswirkungen werden als wesentlich angesehen, und die gesammelten Ergebnisse gelten als ausreichend, obwohl randomisierte Screening-Studien nicht durchgeführt wurden.

Empfehlung
- Screening mittels Papanicolaou-Abstrich kann in der Zielpopulation (Frauen im Alter von 25 bis 60 Jahren) die Mortalitätsrate bei Zervixkarzinom um 80% senken.
- Ein Untersuchungsintervall von 5 Jahren ist ausreichend.
- Je jünger die untersuchten Frauen sind, desto geringer ist der Marginaleffekt und desto größer die Zahl der Patientinnen, bei denen benigne Erkrankungen diagnostiziert und behandelt werden. Bei älteren Patientinnen werden die Compliance und die Qualität des Abstrichs eher geringer, so dass die Auswirkungen des Screenings sinken.
- Der Effekt anderer Screening-Tests als dem Pap-Abstrich wurde hinsichtlich Inzidenz und Mortalität noch nicht untersucht.

Mammakarzinom-Screening
- Die vorliegenden Erkenntnisse beruhen auf randomisierten Screening-Studien in mehreren Ländern.

Empfehlung
- Screenings in Form einer Mammographie können in der Zielpopulation von Frauen im Alter zwischen 50 und 70 Jahren zu einer 30%igen Senkung der Brustkrebsmortalität führen **Ⓐ**. Die Wirksamkeit von Screenings im Rahmen der öffentlichen Gesundheitspolitik könnte unter Umständen etwas geringer sein als bei randomisierten Studien.
- Ein Untersuchungsintervall von 2 Jahren ist ausreichend.
- Hinweise auf die Effektivität bei Frauen unter 50 sind nur in beschränktem Ausmaß zu finden **Ⓒ**.

Sobald ausreichende Evidenz vorliegt, wird das empfohlene niedrigere Alter geändert werden. Zur Erhöhung der Effektivität wären unter Umständen kürzere Intervalle zwischen den Screenings erforderlich.

Screening auf kolorektale Karzinome

- Empfehlung: Der Stuhl sollte bei 60–70-Jährigen alle 2 Jahre auf okkultes Blut getestet werden.
- Randomisierte Studien zeigen eine Senkung der Mortalität an kolorektalen Karzinomen um ca. 15% **A**.

Screeningprogramme, die als gesundheitspolitische Maßnahme nicht empfohlen werden können

Lungenkarzinom

- Das Screening wird radiologisch und zytologisch durchgeführt.
- Es wurden mehr Lungenkarzinome in gescreenten Populationen gefunden als in der Kontrollgruppe. Die Operabilität und die 5-Jahres-Überlebensrate waren besser bei Patienten, die im Rahmen eines Screening entdeckt wurden, als in der Kontrollgruppe. Die Mortalität war in beiden Gruppen gleich. Daraus folgt, dass Screening die Mortalität nicht reduziert **A**.
- Es liegen keine randomisierten Screening-Studien mit Spiralcomputertomographie oder Biomarkern und der Endpunkt-Mortalität vor.
- Lungenkrebs-Screening hat nur nachteilige Folgen auf die Lebensqualität und die Kosten.

Prostatakarzinom

- Oft ein latentes und asymptomatisches Karzinom bei alten Männern, das die Lebenserwartung nicht verringert. Wenn solche Karzinome entdeckt werden, wird die Morbidität erhöht, und somit würde die Lebensqualität durch ein Screening möglicherweise beeinträchtigt.
- Ob ein Screening basierend auf klinischer Untersuchung, PSA-Bestimmung oder Ultraschalluntersuchung einen Effekt auf die Mortalität hat, wurde in randomisierten Studien noch nicht untersucht. Im klinischen Alltag sollte das generelle Routinescreening des PSA-Wertes bei symptomlosen Männern eingeschränkt werden.
- Die Ergebnisse einer großen internationalen randomisierten Studie werden diese Empfehlungen in den nächsten Jahren möglicherweise ändern.

Magenkarzinom

- Wird in Japan systematisch gescreent.
- Die Mortalität bei Magenkrebs konnte in Japan in der gescreenten Bevölkerung schneller gesenkt werden als bei anderen. Aber mit dem steigenden Wohlstand wird das Magenkarzinom seltener, weil einige Ursachen wegfallen. Somit ist es schwierig zu sagen, ob die Unterschiede auf das Screening zurückzuführen sind.

Neuroblastom

- Seltene Erkrankung mit geringer Mortalität
- Keine Gründe ein Screening zu empfehlen

Andere Karzinome

- Es gibt Screening-Tests für die Entdeckung von z.B. Mundhöhlenkrebs, Hautmelanomen, Ovarialkarzinomen, Karzinomen des Corpus uteri, Karzinomen der Leber und einigen anderen. Allerdings werden sie nicht für das Routine-Screening empfohlen, da ihr Effekt auf die Mortalität noch nicht untersucht wurde.

16.21 Probleme Überlebender nach einer Krebserkrankung im Kindesalter

Grundsätzliches

- Personen, die im Kindesalter an Krebs erkrankt waren, können in ihrem weiteren Leben an verschiedenen körperlichen und psychischen Problemen leiden. Neben der Krankheit selbst und der Therapie, der sie sich unterziehen mussten, können viele Erb- und Umweltfaktoren zum Entstehen von Problemen im Erwachsenenalter beitragen.
- Solange ein an Krebs erkranktes Kind im Wachsen begriffen ist, sollten Nachuntersuchungen in einer Spezialklinik durchgeführt werden. Danach sollte je nach Krebsart und Therapieform ein individueller Zeitplan für die Nachuntersuchungen erstellt werden.

Knochen und Weichteile

- Solange ein Kind im Wachsen ist, kann eine Strahlentherapie eine Weichteilhypoplasie verursachen oder das Skelettwachstum verlangsamen. Vor allem bei Personen, die eine akute lymphoblastische Leukämie (ALL) überlebt haben, ist die Knochenmineraldichte reduziert. Die Knochendichte wird sich umso mehr bessern, je länger die Therapie zurückliegt. Es besteht eine erhöhte Gefahr von Knochenbrüchen und Osteonekrose. Dieses Risiko wird durch niedrige Wachstumshormon- und Östrogenspiegel weiter erhöht. Patienten mit Hirntumoren haben ein höheres Risiko einer Knochendichteminderung. Zerebrospinale Radiatio ist wahrscheinlich der wichtigste zusätzliche Risikofaktor.

- Klinisch sollen die Knochen jährlich untersucht werden, auf das Entstehen einer Skoliose ist zu achten.
- Eine Knochedichtemessung wird bei Risikopatienten einmal, 2–3 Jahre nach Therapie, durchgeführt. Später ist sie nur angezeigt bei entsprechender Klinik.
- Es ist eine entsprechende Hormon- und Calciumersatztherapie zu erwägen.
- Fehlende oder kleine Zähne und eine Unterentwicklung der Zahnwurzeln sieht man häufig nach Stammzelltransplantationen, die vor dem 10. Lebensjahr durchgeführt wurden

Zentralnervensystem

- Eine kraniale Strahlentherapie und die intrathekale oder intravenöse Verabreichung von hoch dosierten Zytostatika kann, besonders bei Behandlung in der frühen Kindheit, zu Lernproblemen, Wahrnehmungsproblemen und Gedächtnisstörungen führen. Es konnte nicht verlässlich gezeigt werden, dass die intrathekale oder intravenöse Verabreichung von hoch dosierten Zytostatika einen Effekt auf neurokognitive Funktionen hat. Eine Schädigung des peripheren Nervensystems, die sich in Störungen der Fein- und Grobmotorik äußert, wurde nach Behandlung von lymphoblastischen Leukämien in der Kindheit beobachtet.

Herz

- Bei Patienten, denen Anthrazykline (Doxorubicin, Daunorubicin, Mitoxantron) verabreicht oder die einer Strahlentherapie im Thoraxbereich unterzogen wurden, ist die Gefahr kardialer Spätfolgen erhöht. Das Risiko ist besonders hoch, wenn hohe kumulative Anthrazyklindosen verabreicht wurden, vor allem bei Patienten weiblichen Geschlechts und einer Behandlung bei Kindern unter 4 Jahren.
- Noch mehrere Jahre nach Absetzen der Anthrazykline besteht die Gefahr der Entwicklung von Kardiomyopathien, subklinischer linksventrikulärer Dysfunktion, chronischer Perikarditis und Koronarverschluss.
- Nachuntersuchungen mittels Echokardiographie sollen alle 2 Jahre durchgeführt werden, sowie auch in jedem Trimester einer möglichen Schwangerschaft. Ein Belastungstest (4.04) sollte bei Risikopatienten in Erwägung gezogen werden.

Gefäße und metabolisches Syndrom

- Überlebende nach Krebs im Kindesalter tendieren zu Übergewicht und einem hohen Body-Mass-Index (BMI). Kraniale Strahlentherapie stellt einen zusätzlichen Risikofaktor dar.
- Ein abnormales Lipidprofil prädisponiert Patienten für frühzeitige atherosklerotische Veränderungen. Diese Veränderungen sind bei Patienten, die eine kraniale Strahlentherapie erhielten, sowie bei Patienten mit einem Wachstumshormonmangel besonders ausgeprägt. Allerdings finden sich ähnliche Befunde auch bei Patienten ohne Wachstumshormonmangel. Ein erhöhtes Risiko, einen Schlaganfall oder Herzinfarkt zu erleiden, wurde bei Patienten beschrieben, die eine kraniale oder thorakale Radiatio erhalten haben. Endothelschäden, verursacht durch Hochdosisbestrahlung und Anthrazykline, können dazu beitragen.
- Hypertriglyceridämie und ein verringerter HDL-Cholesterinspiegel sind, vor allem nach Stammzellentransplantationen, aber auch bei anderen Krebspatienten, im Zusammenhang mit einer verringerten Glukosetoleranz, Hyperinsulinämie und Stammfettsucht beobachtet worden.
- Andererseits sind einige Patienten, die an einem anderen Tumor als der Leukämie litten, im Erwachsenenalter untergewichtig.

Lunge

- Eine Strahlentherapie der Lunge in Assoziation mit Bleomycin, Dactinomycin, Cyclophosphamid und Doxorubicin (Adriamycin) kann zu einer Strahlenpneumonitis prädisponieren. Fibrose und interstitielle Pneumonie sind möglich. Die Lungenschädigungen sind normalerweise gering und in den meisten Fällen restriktiv (die Thoraxmobilität wird durch die Erkrankung und ihre Behandlung eingeschränkt).

Harntrakt

- Sowohl eine glomeruläre als auch eine tubuläre Schädigung ist möglich. Beide können durch Radiatio, Iphosphamid und Cisplatin hervorgerufen werden. Nach Absetzen der Behandlung verläuft die Erkrankung aber für gewöhnlich nicht progredient.
- Bei Patienten, die wegen eines Hirntumors einmal Cisplatin erhalten haben, wurde eine Blutdruckerhöhung beschrieben. Auch die Bestrahlung der Nierenregion kann später zu erhöhtem Blutdruck prädisponieren.

Endokrines System

- Bestrahlung in der Kopfregion kann zu einer verminderten Ausschüttung von Wachstumshormon führen.
- Bestrahlung der Schilddrüse und disseminierte Strahlentherapie kann zur Entstehung einer Hypothyreose führen. Die Unterfunktion der Schilddrüse kann über einen langen Zeitraum asymptomatisch verlaufen.

- Bestrahlung im unteren Abdomen kann zur Ovarialschädigung führen und das Wachstum des Uterus hemmen. Es kann zu Fehlgeburten kommen. Die intensive Chemotherapie eines Osteosarkoms beeinträchtigt die ovarielle Funktion bei Mädchen, aber eine Restitution ist noch Jahre später möglich. Die präpubertären Ovarien sind gegenüber einer Behandlung mit Zytostatika relativ widerstandsfähig. Findet eine Therapie mit hoch dosierten Zytotoxika (einschließlich alkylierender Medikamente) gleichzeitig mit einer Stammzellentransplantation und Strahlentherapie statt, besteht die Gefahr einer Schädigung der Ovarien; eine chronische Abstoßungsreaktionen nach allogener Stammzellentransplantation erhöht das Risiko für eine Schädigung der Ovarien. Eine entsprechende Hormonsubstitution ist unter Umständen angezeigt.
- Die Hoden werden durch eine Strahlentherapie rasch geschädigt. Darüber hinaus beeinflussen viele Zytostatika die Samenproduktion, und bei manchen Knaben ist die Verabreichung von Testosteron angezeigt.
- Durch die Fortschritte auf dem Gebiet der Behandlung von Infertilität können diese Probleme heute oft gelöst werden. Außerdem wurden bei der Erhaltung der Fertilität von Krebspatientinnen bedeutende Fortschritte gemacht.

Teratogenität
- Bei Nachkommen von Personen, die in ihrer Kindheit eine Krebserkrankung überlebt haben, besteht kein signifikant erhöhtes Krebsrisiko mit Ausnahme bestimmter erblicher Malignome (Retinoblastom, Li-Fraumeni-Syndrom).
- Es liegen keine überzeugenden Beweise für eine im Vergleich zur allgemeinen Bevölkerung höhere Inzidenz angeborener Abnormitäten bei Personen, die im Kindesalter an Krebs erkrankt waren, vor.

Sekundärkarzinome
- Bei Personen, deren Krebserkrankung erfolgreich behandelt wurde, besteht ein erhöhtes Risiko für das Auftreten einer weiteren Krebserkrankung oder von Leukämie. Je nach Studie schwankt das kumulative Risiko nach 20 Jahren zwischen 3% und 10% und ist 5–20-mal so hoch wie in der Gesamtbevölkerung. Am deutlichsten ist das für das Risiko für Knochentumore und Brustkrebs.
- Sowohl bösartige als auch gutartige Tumoren können in strahlentherapeutisch behandelten Körperregionen auftreten, z.B. Brustkrebs, Hautkrebs oder Schilddrüsenkarzinom, Hirntumore oder Knochen- und Weichteiltumore, kolorektale Karzinome.
- Mamma- und Schilddrüsenkarzinome treten oft relativ bald nach einer Strahlentherapie auf, während sich andere Sekundärkarzinome üblicherweise erst mehr als 10 Jahre nach der Behandlung manifestieren.
- Eine durch Zytostatikabehandlung induzierte Leukämie entwickelt sich gewöhnlich einige Jahre nach der Behandlung.
- Bei Patienten mit einer Krebsanamnese in der Kindheit sollte das erhöhte Risiko bedacht und sowohl klinische als auch weitere Untersuchungen rascher durchgeführt werden (z.B. Mammographie, Koloskopie, Sonographie der Schilddrüse).
- Daher ist es solchen Patienten besonders anzuraten, nicht zu rauchen und Bewegung zu machen.

Psychosoziale Probleme
- Im Allgemeinen werden Überlebende nach einer Krebserkrankung im Kindesalter mit etwaigen durch ihre Krankheit verursachten psychosozialen Problemen gut fertig. Sie sind jedoch in geeigneter Weise zu unterstützen, vor allem, wenn die körperlichen Auswirkungen der Erkrankung im späteren Leben zu Morbidität führen.

16.22 Rehabilitation von Krebspatienten

Grundsätzliches
- Nimmt man alle Krebsarten zusammen, so sind mehr als 50% der Krebspatienten 5 Jahre nach der Diagnose noch am Leben. Dieser Durchschnittswert verdeckt jedoch eine enorm hohe Bandbreite der Überlebensraten für verschiedene Karzinomtypen (2–90%).
- Ein Rehabilitationsplan für Krebspatienten umfasst ein vielschichtiges Programm von Aktivitäten, die dem Betroffenen helfen sollen, seine Ziele zu erreichen und sein Leben wieder in den Griff zu bekommen.
- Krebspatienten bedürfen am Beginn ihrer Rehabilitation einer Unterstützung. Nach Schätzungen würden nach der Krebstherapie zumindest 20–30% der Patienten von einer aktiven Rehabilitation profitieren.

Der Rehabilitationsprozess
- Die Rehabilitation des Krebspatienten beginnt unmittelbar nach der Diagnose. Sie sollte integrativer Bestandteil der Therapie sein und nach deren Beendigung fortgeführt werden.
- Krebspatienten brauchen aus folgenden Gründen eine aktive Unterstützung und Rehabilitation:
  - Angst und Sorgen aufgrund der Krankheit
  - eingeschränkte körperliche Leistungsfähigkeit
  - Störungen der Sinneswahrnehmung

- verändertes äußeres Erscheinungsbild
- Veränderungen im Bereich der Psyche und der Sexualität, Beeinträchtigung der lebenspraktischen Fertigkeiten

Rehabilitationsformen

Psychosoziale Unterstützung

- Der Konnex zwischen fehlender sozialer Unterstützung und Krebsmortalität konnte in vielen Studien nachgewiesen werden. Das relative Sterberisiko kann bei sozial isolierten Krebspatienten 2–4-mal höher sein als bei den übrigen Betroffenen.
- Sofort nach der Diagnosestellung sollte der Patient über seine Krankheit aufgeklärt werden und eine psychosoziale Unterstützung erhalten **Ⓐ**.
- Eine aktive Unterstützung durch die behandelnden Ärzte und Therapeuten ist notwendig, da viele Krebspatienten in ihrem sozialen Umfeld keine ausreichenden Hilfen erhalten. Viele Patienten machen die Erfahrung, dass ihre Freunde auf Distanz zu ihnen gehen, wenn sie von der Krebsdiagnose erfahren. Selbst innerhalb der Familie lässt die Unterstützung oft zu wünschen übrig.
- Verschiedene Formen der Psychotherapie können Teil der psychosozialen Unterstützung sein. Selbsthilfegruppen können nachweislich die Befindlichkeit des Patienten verbessern, die Schmerzsymptomatik lindern, den Adaptationsprozess erleichtern und die Lebensqualität günstig beeinflussen.

Selbsthilfegruppen

- Krebspatienten helfen neu diagnostizierten Leidensgefährten.
- Speziell für Brustkrebspatientinnen steht ein ganzes Netzwerk von Selbsthilfegruppen als Unterstützungsangebot zur Verfügung. Auch Stomapatienten haben gut vernetzte Selbsthilfeeinrichtungen aufgebaut.
- Diese Selbsthilfegruppen werden von lokalen Krebshilfevereinen oder landesweiten Organisationen betreut.

Medizinische Rehabilitation

- Zusätzlich zu den physiotherapeutischen Maßnahmen umfasst die medizinische Rehabilitation von Krebspatienten:
  - logopädische Betreuung (nach einer Kehlkopfextirpation)
  - Bereitstellung der notwendigen Hilfsmittel (Prothesen und Perücken etc.) und Unterweisung in ihrer richtigen Verwendung

Finanzberatung

- Die Krebsdiagnose bedeutet oftmals auch finanzielle Sorgen. Die Behandlung kann eine lange Zeit in Anspruch nehmen, und die damit einhergehende Ungewissheit ist für die Patienten oft eine große Belastung.

Patientenseminare

- Ihr Ziel ist es, den Krebspatienten und ihren engsten Verwandten Hilfestellung bei der Bewältigung der veränderten Lebensumstände zu geben und sie zu ermutigen, mit den ihnen zur Verfügung stehenden Ressourcen ein erfülltes Leben zu führen.
- Die Schulung dient der Vermittlung von Informationen und Know-how. Sie umfasst Kleingruppengespräche, Bewegungsprogramme, gemeinsame Erholungsphasen sowie Diskussionen mit anderen Krebspatienten und ihren Angehörigen.
- Derartige Programme sind insbesondere für jene Patienten wichtig, bei denen die Therapie viele Nebenwirkungen hatte oder bei denen die Prognose ungewiss ist und beim Patienten Depressionen ausgelöst hat. Besonders für Krebskranke, die arbeitslos, in Pension oder unter 30 sind, sind solche Seminare von großem Nutzen.

Der Nutzen der Rehabilitation

- Bei einer Evaluierung des Nutzens einer Rehabilitation müssen neben den Morbiditäts- und Mortalitätskriterien die Indikatoren für die Lebensqualität der Patienten eine vorrangige Berücksichtigung erfahren.
- Es liegen noch keine detaillierten Untersuchungen über den spezifischen Nutzen vor, den die verschiedenen Arten von therapieintegrierten Hilfs- und Stützprogrammen erbringen können.
- Es konnte aber gezeigt werden, dass Patienten, die an Interventionsgruppen teilgenommen hatten, im Vergleich zu den Kontrollgruppen einen weit höheren Wissensstand aufwiesen.
- Rehabilitationsprogramme können dazu beitragen, dass der Patient zur Überzeugung gelangt, selbst etwas zu seiner Gesundung beitragen zu können.
- Absolventen von Schulungsseminaren gaben sehr positive Erfahrungsberichte, insbesondere auch hinsichtlich des Ausmaßes an sozialer Unterstützung, die ihnen zuteil wurde.
- Für viele Patienten sind kleine Rehabilitationsgruppen besonders sinnvoll, weil dabei die Teilnehmer füreinander als Rollenmodelle fungieren können.

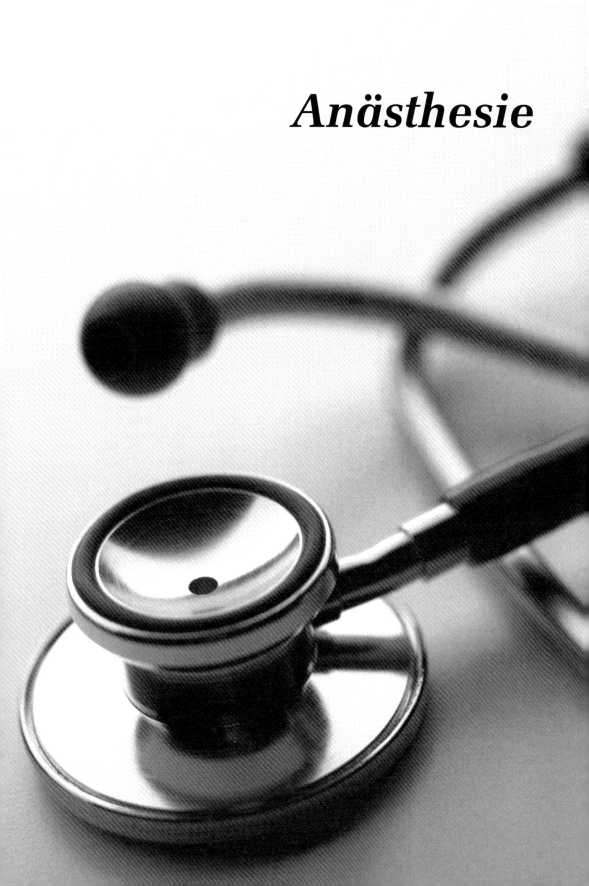
Anästhesie

17.01 Kardiopulmonale Reanimation (CPR)

Ablauf der CPR bei einem beobachteten Kollaps

1. Ein plötzlicher Kollaps (mit den Kennzeichen Bewusstseinsverlust, Unansprechbarkeit, Krämpfe, Verlust des Muskeltonus und eventueller Blaufärbung der Haut) erfordert immer die folgenden Maßnahmen: Wenn der Patient nicht oder nicht normal atmet:
   - Überprüfung der Bewusstseinslage des Patienten (durch Rütteln an der Schulter und lautes Ansprechen:„Geht es Ihnen gut?")
   - Kontrolle der Atmung:
     – Freimachen der Atemwege durch Anheben des Kiefers mit den Fingern der einen Hand, während die andere Hand auf der Stirn des Patienten aufliegt und vorsichtig den Kopf nach hinten überstreckt.
     – Hebt und senkt sich der Brustkorb?
     – Ist ein Luftstrom über Mund und Nase spürbar?
     – Ein lauter Hilferuf soll andere auf den Notfall aufmerksam machen, und so für die nötigen Personalressourcen sorgen, die für die Bewältigung nötig sind. Wichtig ist hier, auch einen Notruf abzusetzen, um möglichst frühzeitig erweiterte notfallmedizinische Hilfe zu erhalten.
   - Besteht nur der geringste Zweifel am Vorhandensein eines Pulses muss mit der Herzdruckmassage begonnen werden!
   - Bei Kindern (bis zum Beginn der Pubertät) Gabe von 5 initialen Beatmungen, wenn eine Reanimation nötig ist. Bei einem Erwachsenen Beginn der Reanimation mit 30 Thoraxkompressionen (keine initiale Beatmung).
   - Wenn kein Defibrillator verfügbar ist, Erwägung eines präkordialen Faustschlags (einmalig wird mit der fest geballten Faust kräftig auf die Mitte des Sternums geschlagen). Ein präkordialer Faustschlag ist nur während der ersten 30 Sekunden eines Herzstillstands erfolgreich.
     – Das Verhältnis von Thoraxkompression zu Beatmung beträgt 30:2 (unabhängig von der Anzahl der Helfer). Dies gilt prinzipiell auch für Kinder! Nur ausgebildetes und eingespieltes Personal sollte die Zwei-Helfer-Methode anwenden, dann aber im Verhältnis 15:2.
     – Für alle Altersgruppen beträgt die Kompressionsfrequenz 100–140/min. Die Kompressionstiefe sollte ein Drittel des Thoraxdurchmessers betragen
     – Die Thoraxkompression muss während der Beatmung ausgesetzt werden.
   - Wenn nötig, benutzen Sie einen Finger, um den Mund-Rachen-Raum von Fremdkörpern frei zu räumen (fest sitzende Gebissteile werden im Mund belassen).
   - Fortführen der CPR mit **Mund-zu-Mund-Beatmung** und Gabe von 2 genau kontrollierten Atemhüben, um zu sehen, ob sich der Thorax ausreichend hebt und senkt. Eine Beatmung wird als ausreichend betrachtet, wenn sich der Brustkorb des Patienten hebt.
   - Anschluß eines Sauerstoffschlauches an ein Sauerstoffreservoir am Beatmungsbeutel. Sauerstoff-Flow mindestens 10 Liter/Minute. Drücken Sie den Beatmungsbeutel zusammen, indem Sie die Finger einer Hand um den Beutel schließen; dies führt eine ausreichende Menge an Luft (400–600 ml) zu.
     – Die Beutelbeatmung bedarf einer gewissen Erfahrung und Übung. Eine Taschenmaske ist eine gute Alternative. Sie ermöglicht eine Mund-zu-Maske-Beatmung und hat eine Öffnung für eine ergänzende Sauerstoffzufuhr.
     – Wenn keine Beatmung möglich ist (Gesichtsverletzung, nicht beherrschbarer Atemweg, hygienische Gründe), so sind durchgehende Thoraxkompressionen (Frequenz 100–140/min) alleine anzuwenden. In den ersten 10 Minuten nach Kollaps verändert sich das Outcome des Patienten bei alleinigen Thoraxkompressionen nicht!

2. Die Defibrillation ist entscheidend für das Überleben und muss unverzüglich durchgeführt werden.
   - Sobald der Defibrillator vor Ort ist, platzieren Sie die Paddles oder Klebeelektroden, ohne die CPR zu unterbrechen und stellen sie den Herzrhythmus fest. Defibrillieren Sie sofort, wenn der Patient einen schockbaren Rhythmus hat (Kammerflimmern/pulslose Kammertachykardie (VF/VT)). Ein automatischer externer Defibrillator (AED) analysiert den Herzrhythmus selbsttätig und gibt dem Anwender gesprochene Anweisungen. Die Position der apikalen (= untere, an der Herzspitze zu positionierenden) Klebeelektrode bzw. des Paddles sollte ausreichend lateral gewählt sein, nämlich seitlich unter der linken Brustwarze in der mittleren Axillarlinie.
   - Bei Verwendung eines monophasischen Defibrillators geben Sie einen einzelnen Schock von 360 J ab. Bei Einsatz eines biphasischen Defibrillators einen Einzelschock von 150 J, oder Sie halten sich an die Empfehlungen des Herstellers. Wenn ein manueller Defibrillator benutzt wird, werden nach dem Initialschock die Monitorelektroden am Patienten angebracht, ohne dass die CPR unterbrochen wird.

- Wenn bei Kindern ein manueller Defibrillator zum Einsatz kommt, beträgt die empfohlene Energie 4 J/kg. Die AED-Hersteller stellen spezielle Kinderpads und Programme zur Verfügung.
- Fortführen der CPR sofort nach dem initialen Defibrillationsversuch und ohne weitere Rhythmuskontrolle. Die CPR wird 2 Minuten lang fortgeführt und dann zur Überprüfung des Rhythmus kurz unterbrochen.
- Eine Unterbrechung der CRP-Maßnahmen ist grundsätzlich nur zur Rhythmuskontrolle und Defibrillation zulässig.

3. Die endotracheale Intubation wird so bald wie möglich vorgenommen, sie darf jedoch nicht zu einer Unterbrechung der Thoraxkompression oder zu einer Verzögerung der Defibrillation führen. Ein Intubationsversuch sollte nie länger als 30 Sekunden dauern. Wenn Sie keine Erfahrung mit der Intubation haben, stehen akzeptable Alternativen wie Larynxmaske, Larynxtubus oder Combitubus zur Verfügung.
   - Wenn die Intubation nicht gleich erfolgreich ist, nehmen Sie die Beutel-Masken-Beatmung wieder auf und machen dann einen neuerlichen Versuch. Ist die Trachea des Patienten dann intubiert, beatmen Sie die Lungen mit 10 Beatmungen/min und fahren mit der unterbrochenen Thoraxkompression mit 100–140 Kompressionen/min fort.
   - Anlegen eines venösen Zugangs. Verwenden Sie die Ellenbeugen- oder Halsvenen (siehe Abschnitt „Intravenöser Zugang und Pharmakotherapie").

4. Bei einem Fortbestehen des Kammerflimmerns (VF) oder der pulslosen ventrikulären Tachykardie (VT) fahren Sie mit der CPR fort und geben Sie 1 mg Adrenalin. Die Kinderdosis von Adrenalin beträgt 0,1 mg/10 kg.

5. Führen Sie eine Defibrillation mit maximaler Energie des verwendeten Geräts durch! (Herstellerangabe beachten!). Bei Kindern verwenden Sie Kinderpaddles und adjustieren die Energie entsprechend der Herstellerangaben.

6. Führen Sie die CPR 2 Minuten lang fort, ohne den Rhythmus zu prüfen.

7. Wenn das VF/VT persistiert, geben Sie 1 mg Adrenalin; die Kinderdosis ist 0,1 mg/10 kg (in 4-Minuten-Intervallen). Fahren Sie mit der CPR fort. Geben Sie einen weiteren Schock ab. Erwägen Sie die Gabe von Antiarrhythmika.

8. Wenn das VF/VT noch immer besteht, erwägen Sie die Gabe von Antiarrhythmika (siehe „Intravenöser Zugang und Pharmakotherapie") und wiederholen Sie die Defibrillation wie oben beschrieben.

9. Bei rezidivierenden Kammerflimmern verabreichen Sie 300 mg Amiodaron intravenös. Kontrollieren Sie auch die Beatmung und die Tubuslage, da eine Hypoxie Ursache für rezidivierend auftretendes Kammerflimmern sein kann!

10. Wenn der dokumentierte Rhythmus nicht schockbar ist (Asystolie/pulslose elektrische Aktivität [= PEA]), besteht die Initialbehandlung aus 1 mg Adrenalin (Kinder 0,1 mg/10 kg) und einer CPR in 2-Minuten-Zyklen.
    - Schließen Sie den Patienten unverzüglich an einen Herzmonitor an.

11. Beachten Sie, dass die Ursache für einen Herzstillstand reversibel sein kann: Hypoxie, Hypovolämie, Hypo- oder Hyperkaliämie, Hypothermie, Spannungspneumothorax, Herzbeuteltamponade, Gifte sowie Lungenembolie.
    - Behandeln Sie potenziell reversible Ursachen, weil die Wiederherstellung eines Perfusionsrhythmus sonst sehr schwierig sein wird.
    - Bei Hypovolämie infundieren Sie rasch 1000–1500 ml Flüssigkeit (Ringerlösung, 0,9% NaCl oder, falls indiziert, einen Plasmaexpander, bei Kindern 20 ml/kg).
    - Die Therapie einer massiven Lungenembolie besteht in einer raschen Thrombolyse. Geben Sie Gewebeplasminogenaktivatoren, wie Reteplase (10 mg i.v.) oder Alteplase (50 mg i.v.). oder Metalyse (100 IE/kg)
    - Die Druckentlastung bei einem Spannungspneumothorax erfolgt durch eine Nadelthorakozentese.
    - Bei den oben beschriebenen Fällen von Herzstillstand ist das initiale Monitorbild in der Regel eine PEA, also ein pulsloser Rhythmus. Der Herzmonitor zeigt zwar einen Perfusionsrhythmus, aber der Patient hat keinen Puls.

12. Fahren Sie mit der CPR fort, bis der Spontankreislauf wiederkehrt oder bis 30 Minuten seit dem Herzstillstand verstrichen sind, d.h. die Situation aussichtslos geworden ist und alle Wiederbelebungsversuche eingestellt werden sollten.

CPR bei einem Herzstillstand unter Monitorkontrolle mit sofort verfügbarem Defibrillator

1. Rhythmuskontrolle mit den EKG-Elektroden oder den Paddles des Defibrillators.
   - Wenn der Initialrhythmus schockbar ist (VF/VT), geben Sie sofort einen Schock ab.
   - Wenn bei Kindern ein manueller Defibrillator zum Einsatz kommt, beträgt die empfohlene Energie 4 J/kg. AED-Hersteller liefern Kinderelektroden und pädiatrische Programme.

2. Nach der Defibrillation sofortiger Beginn mit der CPR

3. Weitere Vorgangsweise wie ab Punkt 6 oben beschrieben

Wann ist kein Reanimationsversuch angezeigt?

1. Wenn sichere Todeszeichen vorhanden sind (Totenflecken, Totenstarre).
2. Wenn mehr als 15 Minuten seit dem Kollaps verstrichen sind, keine Wiederbelebungsmaßnahmen stattgefunden haben und der dokumentierte initale Rhythmus eine Asystolie ist.
3. Wenn der Patient schwerst verletzt ist und der dokumentierte initiale Rhythmus eine Aysstolie ist.
4. Wenn eine entsprechende Patientenverfügung („living will") vorliegt oder der Patient auf andere Weise seinen Willen bekundet hat, dass Reanimationsversuche unterlassen werden sollen.
   - Vorsicht: Patienten nach Suizid sind laut der derzeit herrschenden Meinung zu reanimieren!
     - Anmerkung: Laut österreichischem Patientenverfügungsgesetz §12 ist im Notfall vom Nicht-Vorliegen einer PV auszugehen, und dementsprechend zu handeln. Da die Durchsicht der PV einiges an Zeit beansprucht, muß gerade in der Reanimationssituation mit der CPR begonnen werden. Diese kann jedoch nach Klärung des Inhaltes der PV natürlich beendet werden.
5. Wenn sich der Patient im terminalen Stadium einer unheilbaren Erkrankung befindet.

Wann dürfen Reanimationsmaßnahmen abgebrochen werden? (gilt nicht bei Hypothermie)

- Das Fehlen jeglicher Herztätigkeit auch nach mehr als 30-minütiger effektiver CPR rechtfertigt den Abbruch der Reanimationsmaßnahmen.

Defibrillation

- Erleidet der Patient einen Herzstillstand im Krankenhaus, dann sollte innerhalb von 3 Minuten eine Defibrillation stattfinden, bei einem Herzstillstand außerhalb eines Krankenhauses innerhalb von 5 Minuten.
- Das anwesende Personal sollte in der Lage sein zu defibrillieren. Bei über 90% der Herzstillstände im Krankenhaus ist eine Person des Pflegepersonals vor Ort. Deshalb sollte das Pflegepersonal in der Lage sein, eine Defibrillation durchzuführen.
- Während jeder Minute, die nach dem Beginn des Kammerflimmerns bis zur Defibrillation vergeht, sterben 7–10% der Patienten. Wenn daher für die Defibrillation auf einen Arzt gewartet wird, verschlechtert sich die Prognose.
- Der Herzrhythmus eines reaktionslosen Patienten sollte anfangs mit Hilfe der Klebeelektroden eines AED oder mit den Paddles bzw. Klebepads (selbstklebende Kompressen) eines manuellen Defibrillators überprüft werden. Diese Pads sind den konventionellen Paddles vorzuziehen.
- Gelpads (mit Gel durchtränkte Kompressen), Elektrodengel oder feuchte Kompressen sollten zur Steigerung der Wirksamkeit vor dem 1. Schock auf den Paddles eines manuellen Defibrillators oder auf der Brust des Patienten aufgebracht werden. Die Paddles sollten mit genügend Anpressdruck, der bis zur Abgabe des Schocks beibehalten wird, gegen die Brust des Patienten gedrückt werden.
- Nachdem die Elektrodenpads eines AED an der Brust des Patienten angebracht wurden, führt die Software des Defibrillators eine automatische Herzrhythmusanalyse durch.
- Ein AED ist der Defibrillator der Wahl für alle Stationen, auf denen nur gelegentlich eine Kardioversion oder Defibrillation durchgeführt wird. Die Anschaffung eines manuellen Defibrillators sollte nur für Abteilungen erwogen werden, in denen er auch regelmäßig verwendet wird.
- Der Anwender eines manuellen Defibrillators muss zunächst den Herzrhythmus des Patienten interpretieren und dann entscheiden, ob und mit welcher Energiestufe defibrilliert werden soll.
- Geräte die einen Schock mit biphasischer Wellenform abgeben, haben eine höhere Erfolgsquote als jene mit monophasischer Wellenform.

Intravenöser Zugang und Pharmakotherapie bei der Reanimation

- Legen Sie einen intravenösen Zugangsweg über die Hals- oder Ellenbeugenvenen. Wenn der intravenöse Zugang Probleme aufwirft, sollte der intraossäre Weg ins Auge gefasst werden. Verwenden Sie dafür spezielle Systeme, die für die Anwendung bei Erwachsenen und Kindern entwickelt wurden, und einfach anzuwenden sind.
- Geben Sie 1 mg **Adrenalin** in 4-Minuten-Intervallen; hat eine Adrenalinampulle eine Konzentration von 1:1000, so wäre das genau 1 ml. (Anmerkung für Österreich: L-Adrenalin „Fresenius" spritzfertig 0,01% (1:10.000) enthält in einer 5 ml Ampulle 0,5 mg Adrenalin, es wären also 2 Ampullen (= 10 ml) erforderlich um die empfohlene Dosis von 1 mg Adrenalin zu erreichen). Die Adrenalindosis für Kinder < 1 Jahr beträgt 0,01 mg/kg KG, für ältere Kinder 0,1 mg/10 kg.
- Wenn kein intravenöser Zugang angelegt werden kann, kommt der intraossäre Zugang in Frage. Ist weder ein intravenöser noch ein intraossärer Zugangsweg herstellbar, können 3 mg Adrenalin über den Endotrachealtubus verabreicht werden. Die Resorption über die Lungen ist jedoch sehr unterschiedlich und nicht vorhersehbar. Verdünnen Sie 3 mg Suprarenin (3 ml) mit 7 ml Kochsalzlösung und applizieren Sie die Lösun-

gen über einen Absaugkatheter durch den Tubus in die Lunge.
- Bei einem schockrefraktären oder rezidivierenden Kammerflimmern sollten nach dem Schock und der Adrenalingabe Antiarrhythmika verabreicht werden. Eine Medikamentengabe darf allerdings nie andere Wiederbelebungsmaßnahmen verzögern. Es liegen keine Beweise dafür vor, dass die Gabe von Antiarrhythmika während eines Herzstillstandes die Gesamtüberlebensrate erhöht. Die folgenden Medikamente können in Erwägung gezogen werden:
  - Gemäß den letzten internationalen Empfehlungen ist Amiodaron das Antiarrhythmikum der Wahl. Geben Sie anfangs 300 mg i.v. (= 2 Ampullen zu 3 ml) und danach sofort etwa 200 ml Ringerlösung in denselben venösen Zugang.
- Wenn der normale Rhythmus wiederhergestellt ist, müssen Sie auf das Management einer Hypotonie vorbereitet sein.
  - Geben Sie Lidocain nur dann, wenn Amiodaron nicht verfügbar ist.
    - Lidocain darf nicht mit Amiodaron kombiniert werden.
    - Bei Lidocain betragen die Initialdosis 1,5 mg/kg i.v. und die Erhaltungsdosen 0,75 mg/kg (Beispiel: ein Patient wiegt 70 kg; die Initialdosis beträgt 100 mg, die Erhaltungsdosen 50 mg).
    - Während der ersten 2 Stunden sollen nicht mehr als 3 mg/kg gegeben werden.

Sonstige im Zuge einer CPR einsetzbare Medikamente

- Atropin ist indiziert, wenn der initial aufgezeichnete Rhythmus nicht schockbar ist, d.h. bei Asystolie oder PEA (= pulslose elektrische Aktivität). Atropin wird intravenös als 3 mg Einzelbolus (bei Kindern 0,2 mg/10 kg) verabreicht.
- Magnesium in einer Dosierung von 8 mmol wird bei refraktärem VF bei Verdacht auf Hypomagnesiämie gegeben, etwa bei Patienten, die mit einem Kaliumverlust verursachenden Diuretika behandelt werden.
- Natriumbicarbonat wird bei einem Herzstillstand nicht routinemäßig gegeben. Erwägen Sie aber die Verabreichung einer 7,5%igen Natriumbicarbonatlösung (0,5–1 mmol/kg), wenn der Herzstillstand mit einer laborchemisch verifizierten metabolischen Azidose, einer Überdosis tricyklischer Antidepressiva oder einem Beinahe-Ertrinken assoziiert ist.

Die weitere Betreuung nach der Reanimation

- Das Ziel ist die Aufrechterhaltung einer normalen Atmung, die mit dem Pulsoximeter kontrolliert wird (Sauerstoffsättigung > 95%). Eine Hyperventilation ist zu vermeiden. Geben Sie 10 Beatmungen/min.
- Die Flüssigkeitsersatztherapie besteht in einer sehr langsamen Infusion einer Ringerlösung (den venösen Zugang offen halten!). Höhere i.v. Flüssigkeitsgaben sind nur bei Verdacht auf Hypovolämie indiziert.
- Der systolische Blutdruck eines Erwachsenen sollte zumindest 120 mmHg betragen. Wenn nötig, verabreichen Sie Dopamin (Konzentration 1 mg/ml; Dosis 2–12 µg/kg/min).
- Schreiben Sie ein EKG. Ein EKG mit 13 Ableitungen (darunter V4R) sollte frühestens 20 Minuten nach Wiederherstellung des Perfusionsrhythmus gemacht werden. Ansonsten kann es durch den Sauerstoffmangel des Myokards während der Reanimation zu einem falsch positiven Befund eines Myokardinfarktes kommen!
  - Wenn das EKG auf einen Myokardinfarkt hindeutet, leiten Sie eine Ballonangioplastie (PTCA) in die Wege oder geben Sie Thrombolytika (Gewebeplasminogenaktivator).
- Sedieren Sie den Patienten zwecks Ruhigstellung und zur besseren Akzeptanz des endotrachealen Tubus.
  - Geben Sie dazu initial 5–10 mg Morphin i.v., Erhaltungsdosen 5 mg. Die Dosis für Kinder beträgt 0,05 mg/kg i.v.
  - Wenn nötig, verabreichen Sie auch Midazolam 2–2,5 mg i.v. (Kinder: 0,025–0,05 mg i.v./kg), oder r Diazepam 2,5–5 mg i.v. (Kinder 0,1 mg/kg i.v.)
- Versuchen Sie nicht, den Patienten zu wärmen, eine leichte Hypothermie ist nämlich hilfreich. Der Kopf des Patienten muss gerade gehalten werden, um eine Kompression der Halsvenen zu vermeiden. Sorgen Sie für eine leichte Hochlagerung des Kopfes (etwa 30°).
- Sorgen Sie für eine kontinuierliche Überwachung der Herzfrequenz. Lassen Sie die Defi-Pads am Patienten kleben.
- Die weitere Versorgung sollte durch ein Notarztteam erfolgen.
- Ist kein Notarzt verfügbar: Informieren Sie das Zielkrankenhaus. Ein Arzt muss den Patienten ins Krankenhaus begleiten, da das Monitoring und die Therapie während des Transports nicht unterbrochen werden dürfen.

Hinweis: Für Kindernotfälle ist über Internet ein „Massband" erhältlich („Pedi–Tape"), das neben das Kind gelegt werden kann, und, angepasst an die Körpergröße, die korrekten Medikamentendosierungen, Tuben- und Maskengrößen sowie die Normalwerte der Vitalparameter enthält.

17.02 Endotracheale Intubation

- Trachealpunktion, siehe 6.60.

Geräte

- Laryngoskop mit funktionierender Lichtquelle
- Endotrachealtuben
  - Männer: Größe 8–9 (Innendurchmesser 8–9 mm)
  - Frauen: Größe 7
  - einen um eine Größe kleineren Tubus in Reserve
  - Kindertuben
- Führungsdraht
- Band zur Befestigung des Tubus
- Spritze zum Aufblasen der Manschette
- Stethoskop
- Larynxtubus

Intubation

- Kopf des Patienten erhöht lagern, dazu 3–5 cm dickes Kissen oder sonstige Unterlage verwenden.
- Der intubierende Arzt überstreckt den Kopf des Patienten nach hinten und führt das Laryngoskop mit der linken Hand über den rechten Mundwinkel ein. So bleibt die Zunge des Patienten links von der Ausnehmung des Laryngoskops, wenn dessen Spatel in die epiglottische Falte zwischen Epiglottis und Zunge eingeführt wird.
- Ein Helfer kann versuchen, durch Ziehen am rechten Mundwinkel des Patienten und Drücken auf den Krikoidknorpel die Sicht auf den Kehlkopf zu verbessern.
- Die Stimmbänder werden normalerweise problemlos sichtbar, wenn der intubierende Arzt das Laryngoskop in Richtung Handgriff hebt.
- Es ist wichtig, während des gesamten Intubationsvorgangs unter visueller Kontrolle zu arbeiten; damit wird sichergestellt, dass der Endotrachealtubus zwischen den Stimmbändern durchgeführt wird und entsprechend tief zu liegen kommt (der Abstand zwischen der Manschettenoberkante und den Stimmbändern sollte etwa 2 cm betragen).
- Werden die Stimmbänder innerhalb von 30–60 sec nicht sichtbar, ist der Patient einige Zeit mit 100% Sauerstoff zu beatmen, d.h. mit Beutelbeatmung (Ambubeutel) über eine Maske zu oxygenieren. Ein Helfer sollte beim nächsten Intubationsversuch einen Führungsdraht (Mandrin) in den Endotrachealtubus einbringen. Dieser Führungsdraht biegt die Vorderspitze des Tubus nach oben und erleichtert so dessen Vorschieben unter (hinter) der Epiglottis, selbst wenn keine visuelle Kontrolle möglich ist.

Eine ösophageale Intubation vermeiden

- Um bei Intubationen ohne OP-Bedingungen oder sonstige gut ausgestattete Notfalleinrichtungen eine ösophageale Intubation zu vermeiden, folgende Anweisungen befolgen:
  1. Immer versuchen, unter Sicht zu intubieren.
  2. Sind die Stimmbänder oder Aryknorpel nicht zu sehen, einen Führungsstab Führungsdraht verwenden.
  3. Die Luftröhre, beide Lungenflügel und den Oberbauch auskultieren. Auch die Bewegungen der Brust bzw. des Brustkorbes kontrollieren.
  4. Falls die Intubation blind erfolgte, die Atemgeräusche nicht symmetrisch und vesikulär sind, oder wenn anderweitig Unsicherheit über die Lage des Endotrachealtubus besteht, sollte die Laryngoskopie wiederholt und der Endotrachealtubus gegen den harten Gaumen gedrückt werden, sodass er zwischen den Aryknorpeln hindurch sichtbar ist.
  5. Ist ein Kapnometer vorhanden, dieses an den Endotrachealtubus anschließen und prüfen, ob das ausströmende Gas Kohlendioxid enthält, was die richtige Lage des Tubus bestätigt. (Aufgrund eines geringen Herzzeitvolumens kann $ETCO_2$ niedrig sein.)
  6. Herrscht weiterhin Unsicherheit über die Tubuslage, Endotrachealtubus entfernen, den Patienten mit 100% Sauerstoff über eine Maske beatmen und ggf. erneut intubieren.
  7. Soll der Patient intubiert bleiben, die richtige Einführungstiefe des Tubus (Spitze 3 cm oberhalb der Bifurkation) mittels Thoraxröntgen überprüfen.

17.03 Präklinische Notfallversorgung

I Grundregeln

- Zuerst den Bewusstseinszustand des Patienten auf einer Skala von wach/weckbar/nicht weckbar bewerten. Der Bewusstseinszustand sollte zu einem späteren Zeitpunkt mit Hilfe der Glasgow Coma Scale (GCS) genauer spezifiziert werden (siehe Tabelle 17.03.1), doch erst nachdem eine Sicherung der Atmung sowie eine Bewertung der Kreislaufsituation erfolgt ist.

A. Atemwege

- Mögliche Verlegung der Luftwege feststellen und korrigieren:
  - Unterkiefer nach vorne ziehen, Mund öffnen
  - ggf. Fremdkörper entfernen

Tabelle 17.03.1 Glasgow Coma Scale		
Kriterien		Score
Augen-öffnen	Spontan	4
	Auf Ansprechen	3
	Auf Schmerzreiz	2
	Kein Öffnen	1
Beste motorische Antwort	Auf Aufforderung	6
	Auf Schmerz gezielt	5
	Auf Schmerz ungezielt	4
	Beugereflex	3
	Streckreflex	2
	Keine Antwort	1
Beste verbale Antwort	Orientiert	5
	Desorientiert	4
	Unzusammenhängende Wörter	3
	Unverständliche Laute	2
	Keine Antwort	1
		Gesamt 3–15
Beurteilungshilfe (Entscheidung unter Berücksichtigung der Gesamtsituation!): GCS < 13 Notarztalarmierung GCS < 9 Beatmung, Intubation		

  - Einen Oropharyngealkatether einführen und bei Bedarf intubieren.

B. Atmung
- Atemstillstand feststellen und behandeln (Oxygenierung und Beatmung).
- Die häufigsten Ursachen für Atemnot (-insuffizienz) bedenken und entsprechend behandeln:
  - Lungenödem
  - Exazerbation von Asthma und chronisch obstruktiver Lungenerkrankung
  - Pneumonie
  - Lungenembolie
  - Hyperventilation
  - Spannungspneumothorax.
- Allen Risikopatienten Sauerstoff (bei Ateminsuffizienz mindestens 10 l über Maske mit Reservoir) verabreichen.

C. Kreislauf
- Kreislaufversagen feststellen und behandeln.
- Äußere Blutungen durch Kompression stillen.
- Bei allen Patienten venösen Zugang vorsehen.
- Lebensbedrohliche Arrhythmien (Kammerflimmern, ventrikuläre Tachykardie) vor dem Transport behandeln.

D. Sonstiges
- Bewusstseinszustand genau beurteilen (GCS).
- Weiteres Trauma verhindern (Skelett abstützen, Vakuummatratze).
- Wärmeverlust minimieren (Heizdecke oder sonstige Decke, warme Flüssigkeiten).
- Schmerzlinderung bei Bedarf mit Opiaten i.v. oder anderen geeigneten Medikamenten (Ketamin) einleiten.
- Entscheiden, ob Patient sofort abtransportiert (load and go) oder vor Ort versorgt (stay and play) werden soll.

E. Behandlung unterlassen, wenn keine Chance auf Besserung besteht
- Leblos (= keine Atemgeräusche oder Herztöne, reagiert nicht) vorgefundene Traumapatienten mit Asystolie oder elektromechanischer Dissoziation bei Auffinden.
- Normotherme leblose (ohne Zeugen kollabierte) Erwachsene mit Asystolie bei Auffinden.
- Seit Herzstillstand sind mindestens 15 Minuten ohne Wiederbelebungsversuche vergangen.
- Sekundäre Todeszeichen liegen vor.
- Traumapatient ohne Lebenszeichen mit Schädelquetschung oder Austritt von Hirnsubstanz

II Wann soll vor Ort intubiert werden?
- Herz- und/oder Atemstillstand (steht der Atemstillstand mit einer Überdosis Heroin in Zusammenhang, mit Maskenbeatmung und Naloxon i.v. behandeln)
- Eingeschränktes Bewusstsein (GCS < 9) ohne sofort behandelbare Ursache (Hypoglykämie, Hypoxie, Hyperkapnie, Bradyarrhythmie oder Tachyarrhythmie, Hypotonie, Überdosis Heroin oder Benzodiazepin).
- Freihalten der Atemwege, Oxygenierung und/oder Beatmung durch andere Methoden nicht ausreichend sichergestellt (Oropharyngealkatheter, Sauerstofftherapie, CPAP-Beatmung, „Ambu-Beutel" und Maskenbeatmung), Aspirationsprophylaxe.
- Drohende Verlegung der Atemwege (Inhalationsverbrennung, Trauma im Gesichts- oder Nackenbereich, unkontrollierte Blutung oder Quincke-Ödem mit Larynxbeteiligung).

III Wann soll eine hämodynamische Stabilisierung vor dem Transport erfolgen?
- Systolischer Blutdruck < 90 mmHg bzw. > 220 mmHg in Verbindung mit zerebralen Manifestationen.
- Diastolischer Blutdruck > 140 mmHg
- Herzfrequenz < 40 bzw. > 120/min
- Noch wichtiger bei Schmerzen in der Brust, Dyspnoe, Lugenödem oder Bewusstseinsveränderung.
- Bei Patienten mit Hirntrauma, Infarkt oder Blutung an gestörte Autoregulation der Gehirndurchblutung denken. Ein hoher Blutdruck wirkt zumeist ausgleichend, da der zerebrale Perfusionsdruck vom systemischen Blutdruck abhängt; der Blutdruck sollte in der Prähospitalphase nicht aggressiv gesenkt werden (empfohlene Obergrenzen: Subarachnoidalblutung 160/100, intrakranielle Blutung 180/100, Hirn-

infarkt 220/_.). Die sicherste Medikation zur Senkung des Blutdrucks ist Urapidil langsam i.v.; Nifedipin kann sogar schädlich sein!

IV Wann ist die Überstellung in ein Krankenhaus dringlich?

- **Sofortiger Abtransport (load and go)**: Der Patient profitiert von der raschen Verlegung ins endgültige Versorgungszentrum.
  - penetrierendes Trauma (Schuss-, Stichwunde) im Rumpf- oder Halsbereich
  - stumpfes Trauma, falls Verdacht auf anhaltende Blutung in eine Körperhöhle besteht
  - sonstige unkontrollierbare Blutung und Schockzeichen
  - klinischer Verdacht auf massive Lungenembolie
  - klinischer Verdacht auf akuten Schlaganfall (Thrombolyse kann im Krankenhaus erwogen werden)
- **Versorgung vor Ort (stay and play)**: Der Zustand des Patienten soll vor dem Abtransport stabilisiert werden.
  - Reanimation (17.01)
  - Bei Dyspnoe stehen Geräte zur symptomatischen Behandlung zur Verfügung (Asthma, chronisch obstruktive Lungenerkrankung, Lungenödem).
  - Bradyarrhythmie (Atropin, externer Herzschrittmacher) oder Tachyarrhythmie (Kardioversion, Antiarrhythmika)
  - akuter Myokardinfarkt, wenn Thrombolysetherapie möglich ist und kein Herzkatheterlabor innerhalb von 90 Minuten erreichbar ist (symptom-to-needle-Time)
  - eingeschränktes Bewusstsein mit behandelbarer Ursache (Hypoglykämie, Hypoxie, Hypotonie, Hyperkapnie, Bradyarrhythmie oder Tachyarrhythmie, bestimmte Intoxikationen) und bei Verfügbarkeit adäquater Behandlungsgeräte

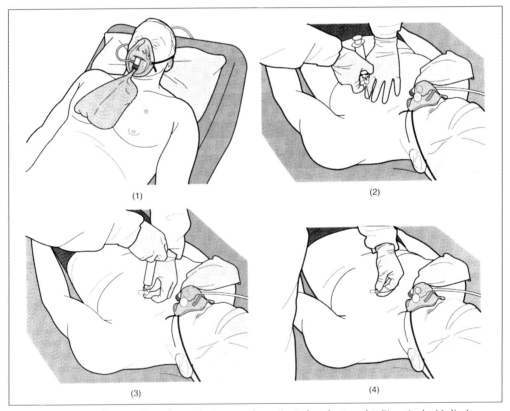

Abb. 17.3.1 1) Die Punktionsstelle ist der zweite Intercostalraum (zwischen der 2. und 3. Rippe in der Medioclavicularlinie, auf der Seite des vermuteten Spannungspneumothorax. Nach der Hautdesinfektion sollte, wenn nötig, eine Lokalanästhesie erfolgen. 2) Ein großkalibriger Venflon (möglichst mindestens 2 mm Durchmesser) wird an eine 10-ml-Spritze gesteckt und im rechten Winkel an der Oberkante der 3. Rippe entlang eingestochen. 3) Nach dem Durchstechen der Haut wird die Kanüle unter leichter Aspiration ganz eingeführt. 4) Nach dem Entfernen von Spritze und Mandrin kommt es zum Austritt von Luft unter hohem Druck. Belassen Sie die Kanüle und verbinden Sie sie mit einem Dreiweghahn, mit dem der Luftstrom geregelt werden kann. Die Kanüle darf erst nach dem Einführen eines Drainageschlauches entfernt werden.

- Der Patient entspricht den Intubationskriterien (siehe Abschnitt II).
- Thorakozentese bei Spannungspneumothorax (Abb. 17.3.1)
- Eine mechanische Beatmung sollte bei Patienten mit Pneumothorax nicht ohne Thoraxdrainage in situ eingeleitet werden (Risiko eines Spannungspneumothorax).
- Ein Patient mit Hirn-Schädel-Trauma profitiert von einer möglichst frühzeitigen Anästhesie/Intubation und kontrollierter (etCO$_2$) Beatmung.

V Empfohlene Grund- und Ergänzungsausstattung (Basislebensrettung und erweiterte Lebensrettung)

Siehe Tabelle 17.03.2.
In der folgenden Tabelle finden sich Empfehlungen, die je nach Ausbildungsstand, Erfahrung und regionale Gegebenheiten individuell modifiziert werden müssen.

VI Notversorgung der häufigsten Patientengruppen

- Bei allen Patienten einen venösen Zugang legen. Sauerstoff geben, die Vitalzeichen überwachen und ständig den Herzmonitor, die Pulsoxymetrie sowie den Bewusstseinszustand des Patienten beobachten.

Reanimation
- Siehe 17.01.
- Bei Kammerflimmern und ventrikulärer Tachykardie ist eine Defibrillation lebenswichtig und unverzüglich durchzuführen.

Akutes Koronarsyndrom und Myokardinfarkt
- Grundversorgung und Transport des Patienten ins nächstgelegene Zentrum.

Tabelle 17.03.2 Empfohlene Ausstattung für notärztlich tätige, niedergelassene Allgemeinärzte – Grundausstattung für Basislebensrettung (BL) und Ergänzungsausstattung für erweiterte Lebensrettung (EL).

Ausstattung	BL	EL	Medikation	BL	EL
Automatischer externer Defibrillator (AED) mit Bildschirm	X	X	Adenosin		X
EKG		X	Adrenalin 1 mg/ml	X	X
			Adrenalin 0,1 mg/ml		X
Sphygmomanometer	X	X	Ajmalin		X
Stethoskop	X	X			X
Kanülen und sonstige Ausrüstung zur Flüssigkeitsersatztherapie	X	X	Aspirin	X	X
			Atropin		X
Intraossärnadel		X	Diazepam, rektal	X	X
Intubationsset	X	X	Diazepam i.v.		X
Oropharyngealkatheterset	X	X	Amiodaron i.v.		X
Larynxmaskenset		X			X
Inhalationshilfen f. Asthmabehandlung		X			X
			10% Glukose	X	X
Pulsoxymeter	X	X	Nitroglycerin		X
			Sauerstoff	X	X
Ambu-Beutel + Maskenset	X	X	Enoxaparin		X
			Hydroxyäthylstärke	X	X
			Ipratropiumbromid		X
Blutzuckermessgerät	X	X	Midazolam		X
Thermometer	X	X	Ketamin		X
			Lidocain, i.v.		X
	X	X	Metoclopramid/Droperidol		X
Absauggerät	X	X	Metoprolol		X
			Methylprednisolon		X
			Morphin		X
			Naloxon		X
			Urapidil	X	X
			Ringer-Lösung	X	X
			Salbutamol	X	X

- Grundversorgung (alle Patienten): Patient in Ruhestellung bringen, ergänzend Saustoff 8 l/min geben, Acetylsalycilsäure 250 mg p.o. (Cave: Aspirin-Allergie, Asthmapatienten und aktive gastrointestinale Blutung) sowie Nitro-Spray, bis Schmerz nachlässt, i.v. Zugang, EKG-Monitoring.
- Behandlung der instabilen Angina pectoris (akutes Koronarsyndrom): wie bei Herzinfarkt (4.58).

Arrhythmien
- Der Patient ist hämodynamisch instabil, wenn sein Blutdruck < 90 beträgt und er unter Schmerzen im Brustkorb und/oder Atemnot/Lungenödem und/oder eingeschränktem Bewusstsein leidet.
- **A. Bradyarrhythmien** (HF < 40/min)
  - Atropin 0,5–1 mg (0,01 mg/kg) i.v. bis zu 2 mg
  - Bei einem distalen Block bleibt Atropin meist erfolglos, dieser stellt eine Indikation für einen externen Schrittmacher dar.
- **B. Tachyarrhythmien** (HF > 120/min)
- Eine elektrische Kardioversion ist angezeigt, wenn der Patient hämodynamisch instabil ist. (Durch entsprechend erfahrene Kollegen bzw. den Notarzt.)
  - Ist der Patient nicht ansprechbar und ist kein Karotispuls tastbar (siehe Reanimation), einen unsynchronisierten Elektroschock mit maximaler Energie des Defibrillators geben.
  - Ein synchronisierter Gleichstromschock ist dann indiziert, wenn die Frequenz hoch ist (egal ob verbreiterte oder schlanke QRS, HF zumeist über 150/min) und der Zustand des Patienten instabil ist. Mit 50–100 J beginnen. Bei Vorhofflimmern mit 200 J beginnen und auf 360 J steigern (monophasischer Defibrillator). Eine Sedierung ist zumeist erforderlich (z.B. Propofol 30–50 mg in Bolusform oder Diazepam 5–10 mg + Alfentanil 0,5–1 mg i.v.). Mit einem kurzzeitigen Atemstillstand rechnen.
- Ist der Patient hämodynamisch stabil, so genügt normalerweise eine medikamentöse Therapie.
  - Supraventrikuläre Tachykardie (schmale Kammerkomplexe, regelmäßig): Zuerst vagale Manöver (Valsalva-Manöver, Karotissinusmassage). Medikamentöse Therapie: Adenosin 6 +(12 + 18 bei Bedarf) mg i.v. (als Bolus in die V. cubitalis oder jugularis mit 20 ml Ringer-Lösung/NaCl 0,9%) oder Verapamil 5 (+ 5 bei Bedarf) mg i.v.. Ajmalin 50 mg über mindestens 5 min i.v.
  - Regelmäßige tachykarde Herzrhythmusstörungen mit breiten Kammerkomplexen bei einem Herzpatienten bedeuten zumeist eine ventrikuläre Tachykardie. Bleibt der Patient stabil, mit Amiodaron (150–300 mg), Betablockern (z.B. Metoprolol 5–10mg) oder Lidocain (50–100 mg) behandeln, sonst Kardioversion. In seltenen Fällen SVT + aberrante Leitung (über ein akzessorisches Leitungsbündel) oder WPW-Syndrom mit antidromer Überleitung, in diesem Fall kann ebenfalls Amiodaron eingesetzt werden.
  - Ein Vorhofflimmern mit rezenter Anamnese bedarf zumeist keiner Behandlung außerhalb des Krankenhauses, es sei denn, der Patient ist hämodynamisch instabil. Betablocker können zur Verlangsamung der Erregungsleitung eingesetzt werden.
  - Beim WPW-Syndrom ist eine Kardioversion die sicherste Alternative (Digoxin, Verapamil, Betablocker vermeiden, Ajmalin kann eingesetzt werden, wenn die Kardioversion nicht möglich und der Patient hämodynamisch instabil ist).
  - Vorhofflattern kann mit Betablocker oder Verapamil verlangsamt werden.

Atemnot
- Zwischen den häufigsten Ursachen für Atemnot und einem Spannungspneumothorax bzw. Fremdkörpern in den Atemwegen ist zu unterscheiden.
- Darauf achten, ob Patient in Sätzen sprechen kann/nur einzelne Wörter verwendet/nicht sprechen kann; Atemfrequenz, I/E-Ratio (Inspirations-Expirationsverhältnis), Atemgeräusche, SpO_2, Hautfärbung und den möglichen Einsatz der Atemhilfsmuskulatur feststellen.

Notversorgung vor Ort
- **Exazerbation von Asthma und chronisch obstruktiver Lungenerkrankung (COPD)**
  - Die Grundkrankheit ist zumeist bekannt. Eine halb sitzende oder nach vorn gebeugte Position ist zu empfehlen.
  - Inhalation von Bronchodilatatoren (z.B. Salbutamol 5 mg + Ipratropiumbromid 0,5 mg × 1–2), Theophyllin 5 mg/kg i.v., Methylprednisolon 125 mg i.v. und Adrenalin inhalativ bei einem schweren Anfall.
  - Adrenalin (Konzentration 1 mg/ml), Dosierung 0,5 mg/kg KG bis zu 5 mg pro Inhalation (wie bei der Behandlung der schweren Laryngitis).
  - Ein COPD-Patient braucht bei Hypoxie auch zusätzlich Sauerstoff, dafür eine Venturi-Maske mit entsprechendem Durchfluss verwenden; ein bei Bewusstsein befindlicher Patient hört nicht auf zu atmen, wenn er zusätzlich Sauerstoff erhält, angestrebt wird ein SpO_2 von etwa 90% bzw. das vom Patienten davor erreichte Niveau. Falls sich der Bewusstseinszustand verschlechtert und/oder die Atemfrequenz sinkt, die inspiratorische Sauerstoff-Fraktion herabsetzen. Eine hohe Kohlendi-

- oxidkonzentration bringt den Patienten nicht um, eine inadäquate Oxygenierung hingegen schon!
  - Nicht invasive Beatmung sollte erwogen werden (CPAP).
- Lungenödem
  - Ursache bedenken, d.h. ob kardiogen oder nicht (Sepsis/Pneumonie, Intoxikation, Leberinsuffizienz, Präeklampsie, Verlegung der Atemwege).
  - Wenn die Möglichkeit besteht, mit CPAP bei 1 cmH_2O/10 kg, und in jedem Fall mit Nitratgabe sowie Furosemid 20 mg i.v. beginnen (falls kardiogene Ursachen vorliegen, keine Temperaturerhöhung besteht und der systolische Blutdruck über 100 mmHg liegt). Liegt eine Ischämie vor, dann Morphin 4–6 mg i.v. und bei damit verbundener Bronchialobstruktion Theophyllin 200 mg in Form einer langsamen i.v. Injektion über 5 Minuten applizieren.
- Lungenembolie
  - Sauerstoff und Überstellung in das nächstgelegene diagnostische Zentrum (Spiral-CT, Lungenscan).
  - Bei hämodynamischer Instabilität Dopamininfusion 5–10 µg/kg/min (wenn vorhanden).

Günstige Verläufe wurden mit einer frühzeitigen Thrombolysetherapie in Reanimationssituationen erzielt: Reteplase-Bolus in einer Dosierung von 20 U (üblicherweise nur vom entsprechend ausgestatteten und ausgebildeten Notarzt).

- Pneumonie
  - Der Patient hat zumeist Fieber und zunehmende Atemnot, einseitige Rasselgeräusche bei Lungenauskultation.
  - Eine Sauerstofftherapie verbessert in der Regel die Oxygenierung; falls dies nicht ausreicht, ist die CPAP-Beatmung indiziert, soweit vor Ort durchführbar.
  - Bei hämodynamisch instabilen Patienten mit Dopamininfusion 5–10 µg/kg/min beginnen (wenn vorhanden).
- Fremdkörper in den Atemwegen
  - Normalerweise aus der Anamnese ersichtlich: davor eingenommene Mahlzeit, Kinder.
  - 5 Schläge auf den Rücken, wenn nicht erfolgreich: Heimlich-Handgriff. Wenn der Patient das Bewusstsein verliert, sofort mit der Reanimation beginnen.
  - Bewusstloser Patient: Laryngoskopie und Entfernung des Fremdkörpers unter Sichtkontrolle.
  - Falls erfolglos, intubieren und Fremdkörper in einen anderen Primärbronchus verbringen.
- Pneumothorax
  - Häufig Spontanpneumothorax: akute Atemnot, plötzlich auftretende stechende oder allgemeine Brustschmerzen und einseitige fehlende Atemgeräusche. Falls die Atmung nicht allzu mühsam ist und die Oxygenierung gut bleibt, Sauerstoff verabreichen und den Patienten unter Notarztbegleitung transportieren lassen.
  - Die Möglichkeit eines Spannungspneumothorax bedenken, insbesondere bei Traumapatienten. Zu den Anzeichen und Symptomen gehören: schwere Atemnot und vermehrte Atemarbeit, Abweichung der Trachea nach kontralateral, Tympanie beim Perkutieren sowie verminderte/nicht vorhandene ipsilaterale Atemgeräusche, erweiterte Halsvenen und schließlich Kreislaufkollaps.
- Behandlung des Spannungspneumothorax
  - Sofort Thorakozentese und, wenn möglich, vor dem Transport Anlegen einer Thoraxdrainage (zumindest wenn eine mechanische Beatmung indiziert ist).

Bewusstseinseinschränkung und Anfälle

- Die häufigsten zu Bewusstseinsstörungen führenden und sofort behandelbaren Erkrankungen erkennen, z.B. Hypoglykämie (Glukose i.v.), niedriger Blutdruck bzw. zu hohe/zu niedrige HF (siehe hämodynamische Therapie), Hypoxie (Oxygenation), Hyperkapnie (Beatmung), Intoxikation (Heroin, Benzodiazepin; Antidote).
- Ist die Ursache nicht leicht behandelbar, siehe Abschnitt II.
- Daran denken, dass evtl. Unterkühlung eine Erklärung für den reduzierten Bewusstseinszustand ist (die sogenannte urbane Hypothermie kann sogar im häuslichen Umfeld entstehen).
- Anfälle können normalerweise mit Diazepam/Lorazepam i.v. behandelt werden, wobei die postiktale Phase besonderes Augenmerk verdient (an Hypoglykämie als mögliche Anfallsursache denken).

Intoxikation

- Siehe 17.20.
- Die Notversorgung sollte, wie oben beschrieben, auf die Unterstützung von Atmung und Kreislauf abzielen. Bei Bedarf großzügig intubieren.
- Antidote zur Notbehandlung (werden nach Ansprechen titriert):
  - Naloxon 0,08–0,2 mg i.v. (Opiate, Heroin), siehe auch 17.21
  - Flumazenil 0,1–0,2 mg i.v. (Benzodiazepine)
  - Glucagon 5–10 mg i.v. (0,1 mg/kg) + Infusion 3–5 mg/h (Betablocker)
  - Calciumchlorid 1 g/5 min i.v., Dosis kann in 10- bis 20-minütigen Abständen wiederholt oder als Infusion 3–4 g/h (Calciumkanalblocker) gegeben werden.
  - Hydroxycobalamin 5 g/30 min i.v. (Zyanid, Abgase)
- Als wesentliche Behandlungskomponenten bei Kohlenmonoxidvergiftung gelten: Exposition

beenden und 100% Sauerstoff geben (Sauerstoffmaske mit Sauerstoffflasche verwenden. Achtung: eine gewöhnliche Sauerstoffmaske liefert nur etwa 35–40% FiO_2). (17.24)
- Verlegungsstrategie, siehe Abschnitt „Wann ist die Überstellung in ein Krankenhaus dringlich?"
- Ein Patient mit einem unter hoher Energieeinwirkung entstandenen Trauma braucht 2 (oder mehr) große Venenkanülen (Durchmesser 1,7–2,0 mm). Beim Kanüleneinführen gleich Blutproben entnehmen.
- Bei einem in eine Körperhöhle blutenden Patienten genügt wahrscheinlich ein systolischer Blutdruck von etwa 80 mmHg, wohingegen beim Schädelhirntrauma ein höherer Blutdruck angestrebt werden sollte (120 mmHg).
- Flüssigkeitsersatztherapie: kristalloide/kolloide Lösung im Verhältnis 1:1, bis angestrebte Blutdruckwerte erreicht sind; ein Patient mit Schädel-Hirn-Trauma profitiert wahrscheinlich von einer hypertonen Kochsalzlösung.
- Patienten mit Verbrennungen erhalten Ringer-Lösung oder NaCl 0,9%, von 1000 ml/h.
- Intubationskriterien, siehe Abschnitt II.
- Bei Traumapatienten an die Möglichkeit eines Spannungspneumothorax denken. Behandlung durch sofortige Thorakozentese.
- Bei einem Patienten mit Thoraxtrauma, der mechanisch beatmet werden muss, ist vor dem Transport eine Thoraxdrainage zu legen.
- Bei allen bewusstlosen Patienten, aus einem Auto geschleuderten Patienten und Patienten mit Verletzungen im Kopf-/Nackenbreich wird so lange von einer Halswirbelverletzung ausgegangen, bis das Gegenteil erwiesen ist.

Unfall mit mehreren Verletzten

- Hier handelt es sich um einen Unfall mit 2 oder mehr verletzten Personen.
- Die Bezeichnung Großunfall bezieht sich auf einen Unfall, dessen Management die normale Arbeitsbelastung der sanitätsdienstlichen Versorgungsteams beträchtlich erhöht.
- Ein Einsatzplan für Großunfälle ist von den örtlichen Behörden zu erstellen, um die medizinische Versorgung der Verletzten zu sichern (medizinisches Personal und sonstige Einsatzgruppen,

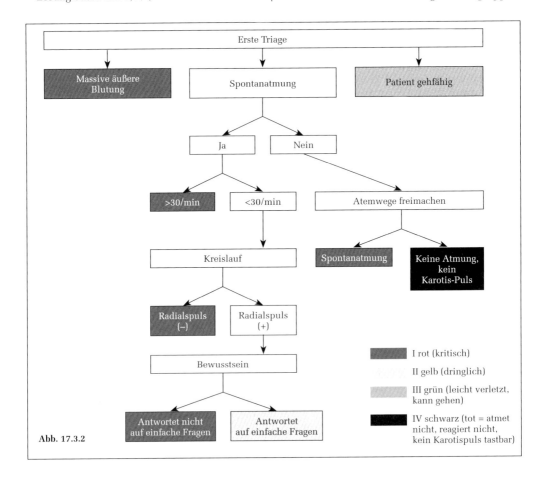

Abb. 17.3.2

Anzahl der verfügbaren Rettungswagen, potenzielle Kapazitätssteigerung von Krankenhäusern und Gesundheitszentren).
- Der regional zuständige Sanitätsrat entscheidet, wann eine sanitätsdienstliche oder sonstige Einsatzgruppe zum Unfallort geschickt werden soll, es sei denn, es gibt gültige schriftliche Anweisungen, die das Einsatzzentrum berechtigen, derartige Gruppen ohne formelles Ansuchen zu entsenden.
- Um entsprechende Erfahrungen zu sammeln, sollten sanitätsdienstliche und sonstige Einsatzgruppen auch für das Routinemanagement von Unfällen eingesetzt werden.
- Auf dem Weg zum Unfallort die Art des Unfalls, die geschätzte Opferzahl und die Anzahl der bereits hinbeorderten Rettungsgeräte feststellen. Bei Bedarf über das Einsatzzentrum weitere Hilfe anfordern (Rettungswagen und sanitätsdienstliches Personal, ärztliches Personal oder andere Einsatzgruppen von benachbarten Regionen) und, falls sich ein wirklicher Großunfall ereignet hat, die örtlichen Krankenhäuser entsprechend in Alarmbereitschaft versetzen.
- Am Unfallort den Einsatzleiter (Feuerwehrhauptmann) verständigen und für die medizinische Versorgung die Verantwortung übernehmen.

Triage während eines Großunfalls

1. Erste Triage

Die 1. Triage wird von jenem ärztlichen Team durchgeführt, das zuerst am Unfallort ist.
- Bei dieser 1. Triage werden die Patienten rasch gesichtet und je nach Dringlichkeit der Behandlung in 4 Behandlungskategorien eingeteilt. Diese Sichtung sollte nicht mehr als 20 Sekunden pro Patient dauern; die 2 während der Sichtung erlaubten Interventionen sind: einen bewusstlosen Patienten in eine optimierte Lage bringen und massive äußere Blutungen stillen.
- Die Patienten werden mit Farben oder Nummern je nach Behandlungspriorität gekennzeichnet:
  ○ I rot (kritisch)
  ○ II gelb (dringlich)
  ○ III grün (leicht verletzt, kann gehen)
  ○ IV schwarz (tot = atmet nicht, reagiert nicht, kein Karotispuls tastbar)
- Bei einem Großunfall eine Stelle festlegen, wo die Opfer nach der 1. Triage hin verbracht werden (zur Notversorgung).
- Die Notversorgung wird für Patienten in der roten (I) Gruppe je nach verfügbaren Ressourcen eingeleitet.
- Gehfähige Patienten (grüne Gruppe III) werden zu einer getrennten Sammelstelle (einem Bus oder sonstigen möglichen Alternative, falls vorhanden) geschickt.

Tabelle 17.03.3 **Anleitung für die 2. Triage, die vor Ort nach den ersten Notfallmaßnahmen vorgenommen wird, wenn nötig während der Wartezeit auf den Transport. (Anmerkung: Ein Patient kann von rot nach gelb verschoben werden, wenn beispielsweise eine Atemwegsobstruktion durch Intubation behoben wurde.)**

Dringlichkeit	Verletzung oder Befund
I	Atemwegsobstruktion (z.B. schweres Gesichtstrauma)
	Thoraxtrauma mit Ateminsuffizienz
	Bewusstloser Patient mit insuffizienter Atmung auch in Entlastungsposition
	Patienten mit Bewusstseinsverlust während der Behandlung (epidurale Blutung)
	Inhalationstraumata und Verbrennungen im Gesicht
	Verbrennungen von 20–75% der Hautoberfläche
	Schwere äußere Blutungen
	Hypovolämischer Schock
	Polytrauma (der bloße Verdacht ist nicht ausreichend)
	Ausgedehnte offene Frakturen
	Eviszerationen
II	Thoraxtrauma ohne respiratorische Probleme
	Traumata des Abdomens oder des Urogenitaltrakts
	Bewusstlose Patienten (außer bereits in Klasse I eingestuft)
	Frakturen der langen Röhrenknochen und offene Frakturen außer Kl. I
	Instabile Beckenfrakturen
	Patienten mit Thoraxschmerz
III	Verletzungen der Wirbelsäule oder des Rückenmarks, oder Verdacht auf eine solche
	Schädel/Hirntraumata (GCS 14–15/15 = Sprechkontakt oder Blutung aus dem Ohr bei Patienten ohne Bewusstseinsstörung)
	Einfache Frakturen und Prellungen
	Verbrennungen außer Kl. I
	Leichtere Gesichtsverletzungen (Kiefer- oder Nasenfrakturen etc.)
	Augenverletzungen
	Normalerweise alle gehfähigen Patienten
IV	Offene Schädelverletzungen mit Gehirnaustritt
	Verbrennungen > 75% der Körperoberfläche
	Herzstillstand
	Andere sterbende Patienten

2. Zweite Triage

- Nach der Notversorgung werden die Patienten erneut vor Ort je nach Verletzung gereiht.
- Eine weitere Triage erfolgt bei Ankunft der Patienten im Krankenhaus.
- Nach der Notversorgung kann ein Patient einer anderen Triage-Gruppe zugewiesen werden, z.B. ein bewusstloser Patient mit verlegten Atemwegen wird von rot auf gelb zurückgestuft, nachdem seine Atemwege gesichert wurden (Intubation).

17.10 Blutgasanalyse und Säure-Basen-Haushalt

Nur online verfügbar.

17.11 Pulsoxymetrie

Grundsätze

- Eine Hypoxämie ist häufig, schwer nachweisbar und deletär. Aufgrund einer Zyanose kann sie auch ein erfahrener Kliniker erst erkennen, wenn die Sauerstoffsättigung im Blut bereits 80% oder weniger beträgt.
- Die Pulsoxymetrie ist eine leicht zu handhabende und effektive Methode zum Nachweis einer Hypoxämie, sobald das Gerät eine gute Pulswelle erkennt Ⓑ.
- Pulsoxymetrische Messungen sollten routinemäßig zur Überwachung der Sauerstoffsättigung eingesetzt werden, doch sagen sie nichts über die Ventilation aus.

Funktionsweise

- Die Messung der Sauerstoffsättigung im Blut beruht auf der Tatsache, dass 2 verschiedene Lichtwellenlängen bei vermindertem Hämoglobin bzw. Oxyhämoglobin ungleich absorbiert werden.
- Nur die Nettoabsorption wird während einer Pulswelle gemessen. Dies minimiert den Einfluss von Gewebe und venösem bzw. kapillärem Blut auf das Ergebnis.
- Das Gerät ist zumeist auf 75–99% O_2-Sättigung eingestellt und hat eine Fehlerbreite von ca. 2%.

Klinischer Einsatz

- Zum Nachweis der Hypoxämie bei:
  ○ Anästhesie
  ○ kardiorespiratorischer Insuffizienz
  ○ (schwerer) Lungenembolie
  ○ Schlafapnoesyndrom
- Zur Kontrolle einer Sauerstofftherapie

Auswertung

- Ein Absinken der Sauerstoffsättigung auf unter 90% (Verschiebung hin zum steil abfallenden Kurventeil der Sauerstoffdissoziationskurve) ist ein Indikator für eine starke O_2-Partialdruckminderung. Höhere Sättigungswerte geben den Sauerstoffpartialdruck nicht zuverlässig wieder.
- Fieber, Azidose und hohe CO_2-Konzentrationen im arteriellen Blut verschieben die Sauerstoffdissoziationskurve nach rechts, was zu einer erhöhten Dissoziation des Sauerstoffs vom Hämoglobin führt, d.h. das Gewebe wird effizienter oxygeniert.

Tabelle 17.11 **Maßnahmen bei Hypoxämie**

Oxyhämoglobinsättigung (in %)	Maßnahmen
90–95	Regelmäßig die Sauerstoffsättigung bestimmen, insbesondere während der Nacht. Ist das Ergebnis nicht wie erwartet, mögliche Fehlerquellen ausschließen. Nach der Ursache für die Hypoxie fahnden.
80–90	Wie oben + so lange Sauerstoff geben, so lange die Sättigung unter 90% liegt.
< 80	Wie oben + mit der kontinuierlichen Überwachung der Sauerstoffsättigung beginnen. Eine assistierte Beatmung erwägen.

Maßnahmen bei Hypoxämie

- Siehe Tabelle 17.11.

Fehlerquellen

Verminderte periphere Zirkulation

- Sie ist die häufigste Fehlerquelle Ⓑ.
- Ursachen:
  ○ kaltes Wetter oder niedrige Körpertemperatur
  ○ Hypotonie, Vasokonstriktion
- Die periphere Zirkulation kann verbessert werden durch:
  ○ Wärme
  ○ Massage
  ○ lokale vasodilatatorische Therapie (z.B. etwas Nitroglycerinsalbe)
  ○ Ablegen enger Kleidungsstücke oder der Blutdruckmanschette
- Bewegungsbedingte Fehler: Tremor, Handbewegung und Erschütterung des Rettungswagens

Venenpulsation

- Herzinsuffizienz
- Trikuspidalinsuffizienz

Dyshämoglobinämien

- Carboxyhämoglobin (Kohlenmonoxidvergiftung) Ⓑ
  ○ Eine täuschend hohe Sättigung wird gemessen (das Gerät hält Carboxyhämoglobin für Oxyhämoglobin).
- Methämoglobinämie
  ○ Der Messwert beträgt etwa 85% unabhängig von der tatsächlichen Sauerstoffsättigung.

Schlechte Beleuchtung

- Der Sensor ist schlecht platziert.
  ○ Auf den Sensor darf kein Licht fallen.
- Xenon- und Infrarotlicht
- Helles Tageslicht, fluoreszenzinduzierendes Licht

Absorptionshindernisse
- Nagellack, Hautpigmentierung etc.

Vorteile im Vergleich zur Blutgasanalyse
- Kontinuierliche Überwachung
- Leicht zu handhabendes und zuverlässiges Gerät
- Weniger Fehlerquellen
- Schmerz und Nervosität während der Arterienblutentnahme verursachen Hyperventilation, welche die Sauerstoffsättigungswerte erhöht. Blutgasanalysen können dazu führen, dass die Oxygenierung zu hoch eingeschätzt wird.

Einschränkungen
- Die Pulsoxymetrie gibt keine Auskunft über den Säure-Basen-Haushalt.
- Die Pulsoxymetrie erkennt keine Hypoventilation (erhöhter Kohlendioxidpartialdruck) bei Patienten, die Luft mit erhöhter Sauerstoffkonzentration einatmen. Bei Patienten, die normale Luft einatmen, bewirkt eine Hypoventilation zumeist eine geminderte Sauerstoffsättigung. Die Pulsoxymetrie ersetzt daher nicht die klinische Überwachung der Atmung, z.B. nach einer Narkose.
- Bei schwer kranken Patienten ist aufgrund der peripheren Vasokonstriktion diese Methode leider oft unzuverlässig (das Gerät erkennt die Pulswelle nicht).

17.20 Behandlung von Vergiftungen

Notrufnummern bei Vergiftungen (Stand 24. 4. 2005):

Österreich: Vergiftungsinformationszentrale: 01/4064343
Deutschland: Giftnotruf: 0761/19240
Schweiz: Giftinformationszentrum: 145

Grundregeln
- Die Vergiftung mit Medikamenten (17.21) oder anderen Stoffen ist die häufigste Ursache für Bewusstlosigkeit bei sonst Gesunden (das gilt insbesondere für junge Menschen), wenn die neurologische Untersuchung keine Auffälligkeit ergibt.
- Behandelt wird nach folgendem Schema:
  - Sofortmaßnahmen (Abb. 17.20)
  - Verhinderung der Resorption von oral aufgenommenen Substanzen
  - weitere spezifische Therapie (Antidote und Dialyse)
  - Nachsorge (den Grund für die Vergiftung ermitteln, psychiatrische Behandlung)
- Die Risikobewertung richtet sich nach der eingenommenen Substanzmenge und der Zeit, die seit der Intoxikation vergangen ist. Der Patient kann kurzfristig täuschend fit wirken.
- Die Angaben zur eingenommenen Substanzmenge sind oft falsch.
- In den meisten Fällen ist die Vergiftung auf ein Gemisch von Alkohol und verschiedenen Medikamenten bzw. Drogen zurückzuführen, wobei die typischen Symptome (Tabelle 17.20.1) fehlen können.

Untersuchung des vergifteten Patienten
- Nach den Sofortmaßnahmen
  - genauere Bestimmung der Bewusstseinslage: Glasgow-Koma-Skala (Tabelle 17.20.2)
  - andere Ursachen ausschließen (z.B. MIDAS-Score für einen bewusstlosen Patienten: Meningitis, Intoxikation, Diabetes, Anoxie, subdurales Hämatom)
- Atmung:
  - Sauerstoffsättigung
  - Frequenz
  - hörbare Atemgeräusche
- Kreislauf:
  - Blutdruck
  - Puls
  - sofort EKG
- Sonstige Basisuntersuchungen:
  - Basisblutuntersuchungen: Blutzucker bei Bewusstseinsstörungen, Blutbild, CRP, Natrium und Kalium im Serum, Kreatinin, Astrup-Analyse, Alkohol im Blut
  - Harnproben für qualitatives Drogen-Screening bei unklaren bzw. schweren Fällen
  - forensische Proben (Blut + Mageninhalt)

Verhinderung der Absorption
- Die wirksamste Therapieform.
- Die Wirkung fällt im Zeitverlauf rasch ab; Patienten sprechen individuell äußerst unterschiedlich an, und die Wirkung hängt auch von der Substanz ab.

Aktivkohle
- Die empfohlene Therapie der Wahl, auch außerhalb des Krankenhauses.
- Die empfohlene Dosis beträgt für Erwachsene 50 g (eine Flasche Norit-Carbomix enthält 50 g medizinische Kohle, ergibt nach Zugabe von Wasser eine Suspension von 400 ml), für Kinder 1 g/kg (5 ml Norit-Carbomix-Lösung, z.B. bei 20 kg

100 ml). Die Suspension kann z.B. mit Eiscreme vermischt werden. Die relative Wirkung wird schwächer, wenn das Verhältnis zwischen Kohle und Substanzdosis unter 10:1 liegt (z.B. 50 g:5 g Substanz) => Dosis erhöhen. Wiederholen mit 20–50 g alle 2–4 Stunden.
- Diese Lösung kann einem Patienten, der bei Bewusstsein ist und sprechen kann, als Getränk gegeben werden. Bei anderen Patienten müssen zuerst die Atemwege gesichert werden.
- Wirkt nicht bei Alkohol, Metallen (Fe, Pb, As, Li), Cyanid, Lösungsmitteln.
- Kohle ist kontraindiziert, wenn der Patient ätzende Substanzen eingenommen hat (behindert die Endoskopie).

Magenspülung
- Eine Magenspülung ist eindeutig von geringerem Nutzen als die Kohlegabe und bedeutet mehr Komplikationen. Sie verzögert die Gabe von Kohle stark.
- Eine Magenspülung in jenen Fällen erwägen, bei denen Kohle nicht die toxische Substanz absorbiert bzw. bei denen die Vergiftung lebensbedrohlich ist.
- Ein bewusstloser Patient muss vor der Magenspülung intubiert werden.
- Verfahren:
  ○ Patient sollte vorzugsweise auf der linken Seite liegen (Kopf niedriger als Körper).
  ○ Eine starke Nasen-Magen-Sonde (Durchmesser 1 cm) wird (ohne Gewalt) bis auf eine davor gemessene Länge (Nase-Ohrläppchen-Processus xiphoideus) eingeführt. Die Lage der Sonde ist vor der Spülung zu überprüfen (Mageninhalt fließt aus dem Schlauch).
  ○ Bei einem erwachsenen Patienten werden jeweils 200 ml körperwarme Flüssigkeit appliziert.
  ○ Die Spülung wird so lange fortgesetzt, bis die aus der Sonde zurückfließende Flüssigkeit keine giftige Substanz mehr enthält.
  ○ Nach der Spülung Aktivkohle verabreichen.
- Kontraindikationen:
  ○ Patient hat ätzende Säuren oder Basen geschluckt.

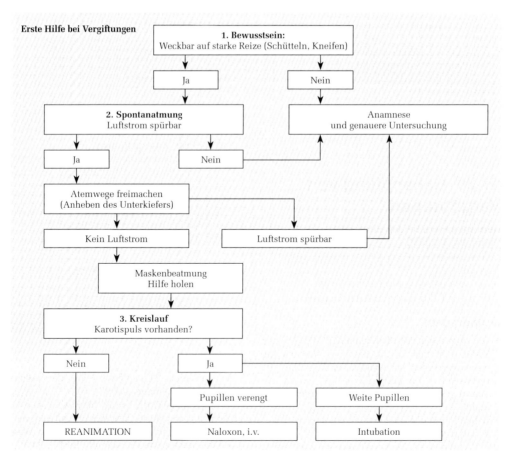

Abb. 17.20 Behandlung von Vergiftungen

Tabelle 17.20.1 **Durch Vergiftung hervorgerufene Syndrome**

Syndrom	Ursachen	Puls/Blutdruck	Bewusstseinslage	Pupillen	Periphere Temperatur	Sonstige
Adrenerges	Amphetamine, Kokain, Theophyllin, Sympathomimetika (Asthma-Medikamente)	++/++	Agitiertheit, Psychose	erweitert	erniedrigt, Perspiration	Myokardinfarkt, Hirnblutung, Arrhythmie
Anticholinerges	Tricyklische Antidepressiva, Neuroleptika, Antihistaminika	++/++	Agitiertheit, Verwirrtheit	erweitert	erhöht	trockene, rötliche Schleimhäute, trockene Haut, Harnverhaltung, Fieber
Cholinerges	Organische Phosphate, Cholinergika (MS, Alzheimer), Pilze	–	Agitiertheit, Verwirrtheit, Bewusstlosigkeit	verengt	Perspiration	Speichelfluss, Bronchialsekret +, Muskeltonus –, Asthma, Krämpfe, Inkontinenz
Opioides	Heroin, euphorisierende Analgetika	keine Wirkung	Alkoholvergiftung, Bewusstlosigkeit	stark verengt		Respiratorische Insuffizienz
Sedatives	Alkohol, Benzodiazepine	keine Wirkung bzw. niedriger	Alkoholvergiftung, Verwirrtheit, Bewusstlosigkeit			
Serotonerges	Antidepressiva, Moclobemid, Selegilin, Triptan, Tramadol, Dextrometorphan, Amphetamine, Kokain		Agitiertheit, Verwirrtheit, Bewusstlosigkeit			Fieber, Myoklonien, Tremor, Diarrhö, Muskelstarre

- Einnahme von Lösungsmitteln => nur nach Sicherung der Luftwege (Patient ist voll bei Bewusstsein/intubiert).

Darmspülung

- Wirkungsnachweis gering: Erwägen, wenn
  - die Vergiftung lebensbedrohlich ist und/oder
  - die toxische Substanz schon vor längerer Zeit eingenommen wurde und/oder
  - die giftige Substanz in Depotform vorliegt.
- Vor der Spülung Intubation durchführen, wenn Kriterien dafür bestehen (siehe Abschnitt über Atemwege).
- Vorgangsweise:
  - Zuerst Kohle geben (wenn angenommen werden kann, dass diese die Substanz absorbiert).
  - 1–2 l/h Polyethylenglykollösung, z.B. Klean-Prep, wird einem Erwachsenen oral oder über eine Nasen-Magen-Sonde so lange gegeben, bis Kohle im Stuhl nachgewiesen wird.
  - Wiederholte Gabe von Aktivkohle.
  - Übelkeit wird mit Metoclopramid 10 mg i.v. behandelt.

Induziertes Erbrechen

- Nicht sehr wirksam. Der Einsatz von Emetika wird aufgrund der unsicheren und langsamen Wirkung nicht empfohlen.

Lagerungstherapie

- Eine frühzeitige Lagerung des liegenden Patienten auf die linke Seite kann die Absorption verzögern.

Weitere spezifische Behandlung

- Antidote, siehe spezifische Vergiftungen
- Eliminationstherapien (Hämodialyse, Hämoperfusion):
  - werden selten angewendet
  - Ort der Behandlung festlegen, da diese Therapieform normalerweise nur in größeren Krankenhäusern zur Verfügung steht
  - Nur bei wenigen Substanzen möglich:
    - Amphetamine
    - Acetylsalicylsäure
    - Antiepileptika (Phenytoin, Carbamazepin, Natriumvalproat)
    - Lithium
    - Theophyllin
    - Alkoholersatz (Methanol und Ethylenglykol)
  - Die Entscheidung richtet sich nach der Schwere der Symptome bzw. nach der Konzentration der toxischen Substanz.

Symptomatische Therapie

- Die häufigste Behandlungsform!

Atemwege

- Intubation durchführen, wenn die Bewusstseinslage des Patienten weniger als 8 Punkte auf der Glasgow-Koma-Skala beträgt (Tabelle 17.20.2).
- Eine Intubation ist bei folgenden Gegebenheiten erforderlich:
  - fehlender Schluckreflex (Irritation durch Trachealtubus wird toleriert)

- hörbare (schnarchende) Atemgeräusche
- respiratorische/hämodynamische Insuffizienz
- Ausnahmen:
  - Eine rasche Verbesserung der Bewusstseinslage wird erwartet (z.B. bei Hypoglykämie).
  - Die Gabe eines Antidots ist evtl. sicherer als eine Intubation, falls das medizinische Versorgungsteam keine Intubationserfahrung hat.
- Kann keine Intubation vorgenommen werden, Patienten auf die linke Seite legen, einen i.v. Zugang legen und dafür sorgen, dass Patient in Begleitung zur weiteren Behandlung überstellt wird.
- Ein bewusstloser oder benommener Patient sollte wegen eines möglichen Erbrechens und wegen des Aspirationsrisikos in Seitenlage gebracht werden.

Atmung
- Eine gut funktionierende Pulsoxymetrie (17.11) liefert genaue Messwerte bei Oxygenierungsstörungen.
  - Einschränkung: Zeigt kein abnormes Hämoglobin (Kohlenmonoxid, Cyan- und Methämoglobin) und auch keine ungenügende Ventilation während der Sauerstoffapplikation an.
- Beobachtung der Atmung:
  - Einsatz von Hilfsmuskeln, Atembewegungen, Sprechfähigkeit
  - erschwerte Atmung bei Störung der Sauerstoffsättigung, Aspiration und metabolischer Azidose

Tabelle 17.20.2 **Glasgow-Koma-Skala**

Kriterien		Score
Augen öffnen	spontan	4
	auf Anruf	3
	auf Schmerz	2
	keine Reaktion	1
motorische Reaktion	gezielt nach Aufforderung	6
	gezielt auf Schmerzreiz	5
	ungezielt auf Schmerzreiz	4
	Beugereaktion	3
	Streckreaktion	2
	keine Reaktion	1
verbale Reaktion	orientiert	5
	desorientiert	4
	unzusammenhängende Wörter	3
	unverständliche Laute	2
	keine Antwort	1
		Gesamt 3–15

Kreislauf
- Klinische Beurteilung: gefüllte Halsvenen, Ödeme, periphere Temperatur, Blutdruck, Puls.
- Hypotonie ist das häufigste Problem, oft aufgrund einer Hyopovolämie (bewusstlos aufgefundene Patienten). Eine unmittelbare Wirkung der aufgenommenen Substanz ist die seltenere Ursache.
- Hypotonie mit Flüssigkeit behandeln: 500 ml physiologische Kochsalz- oder Ringer-Lösung/20 min. Die Dosis kann erneut gegeben werden, falls sich der Zustand des Patienten nicht deutlich verschlechtert. Reichen Flüssigkeiten nicht aus, mit Dopamininfusionen > 5 µg/kg/min beginnen.
- Arrhythmien werden behandelt, wenn der Patient
  - hämodynamisch instabil ist (niedriger Blutdruck),
  - eine ventrikuläre Tachykardie aufweist.
  - Zu den Behandlungsmöglichkeiten zählen die elektrische Kardioversion unter Sedierung oder die Gabe von kurz wirkenden Arzneimitteln (Lidocain 1,5–3 mg/kg i.v.).
  - Bei atypischer ventrikulärer Tachykardie (Torsades de Pointes) Magnesiumsulfat 1–2 g i.v. geben oder externen Herzschrittmacher einsetzen.
  - Bei Bradyarrhythmien Atropin 0,01 mg/kg i.v. applizieren. Spricht der Patient nicht an, Vorbereitungen für einen externen Herzschrittmacher treffen oder Dopamin-/Isoprenalinfusionen versuchen.
  - Anm: Patienten mit hämodynamisch wirksamen Arrhythmien sind schnellstmöglich mit Notarztbegleitung zu hospitalisieren, da die beschriebenen Interventionsmöglichkeiten in österreichischen Allgemeinpraxen üblicherweise nicht gegeben sind.

Krämpfe
- Zeichen für schwere Vergiftung; kann auch auf schwere hämodynamische Insuffizienz zurückzuführen sein (Schock/Arrhythmie).
- Eine Hypoglykämie sollte immer zuerst ausgeschlossen bzw. entsprechend behandelt werden.
- Durch tricyklische Antidepressiva hervorgerufene Krämpfe erfordern eine Alkalisierung (Natriumbikarbonat 75 mg/ml, 1 ml/kg).
- Alkohol- oder Drogenentzugserscheinungen sind immer als mögliche Ursachen für Krämpfe zu bedenken.
- Behandlung:
  - Erwachsene: Diazepam i.v. in Dosierungen von 5 mg bis 30 mg. Bei Kindern beträgt die Dosis 0,2 mg/kg.
  - Weiters (das lang wirksame) Lorazepam i.v. in Dosierungen von 2 mg bis 8 mg.

- Wenn der Patient nicht darauf anspricht, ist eine Allgemeinnarkose + Intubation durch entsprechend Geübte oder den Notarzt anzustreben: z.B. Propofol 1–2 mg i.v. und Infusion 4–12 mg/kg i.v.
- Wenn wichtige Gründe vorliegen, eine Intubation zu vermeiden, kann eine Diazepaminfusion gegeben werden.

Aspirationspneumonie
- Häufig, speziell bei Bewusstlosen und bei Patienten während und nach Krampfanfällen!
- Bei begründetem Verdacht kann eine Behandlung mit 2 Mio. I.E. Penicillin G × 6 i.v. oder Cefuroxim 1,5 g × 3 i.v. eingeleitet werden.

Rhabdomyolyse
- Siehe 10.21.
- Das Risiko ist groß, wenn der Patient bewusstlos vorgefunden wurde, gekrampft hat oder Anzeichen von Drucknekrosen an der Haut bzw. eindeutig druckempfindliche Muskeln aufweist.
- Der Harn ist dunkel oder rot gefärbt und ein Streifentest ergibt Blut im Harn (Kreuzreaktion mit Myoglobin).
- Kreatinkinase (CK) im Serum und/oder Myoglobin sind stark erhöht.
- Mit ausreichend Flüssigkeit und alkalischer Diurese (Natriumbikarbonatinfusion) behandeln.

Wahl des Behandlungsortes
- In den meisten Fällen bedarf es nur einer Kontrolle und symptomatischen Behandlung.
- Anmerkung: Da in Österreich die Möglichkeit einer Beobachtung an einem Health Center nicht besteht, sind vergiftete Patienten großzügig zu hospitalisieren, solche mit beeinträchtigten Vitalfunktionen oder getrübtem Bewusstsein in Notarztbegleitung. Zu beachten ist, dass sich der Zustand des Patienten im Zuge der zunehmenden Resorption rasch verschlechtern kann.
- Bei einigen Patienten sind akut invasive Verfahren notwendig.
- Therapiemöglichkeiten (wie die Gabe von Antidoten) sind in örtlichen Krankenhäusern vorhanden, andere wiederum (z.B. Dialyse) nur in spezialisierten Abteilungen.
- Die Bestimmung der Blutkonzentration ist bei bestimmten Vergiftungen hilfreich, wie etwa bei Alkohol-, Digoxin-, Lithium-, Paracetamol- und Theophyllinvergiftungen, sowie bei Vergiftungen mit Antiepileptika. Deshalb sind bei schweren Vergiftungserscheinungen Laboruntersuchungen erforderlich (17.21).

17.21 Medikamentenvergiftung

Notrufnummern bei Vergiftungen (Stand 24. 4. 2005):

Österreich: Vergiftungsinformationszentrale: 01/4064343
Deutschland: Giftnotruf: 0761/19240
Schweiz: Giftinformationszentrum: 145

Benzodiazepine
- Die Arzneimittelgruppe, die am häufigsten Vergiftungen verursacht.
- Symptome:
  - Sedierung, evtl. Hypotonie; zumeist mild ausgeprägt und in Verbindung mit multiplen Intoxikationen (mehrere Medikamente und/oder Alkohol).
  - Atemdepression möglich; in den meisten Fällen ist sie jedoch auf verlegte Atemwege bei einem bewusstlosen Patienten zurückzuführen.
- Als Schlafmittel eingesetzte Präparate sind gefährlicher als die weniger sedierenden Präparate (z.B. Oxazepam).
- Die letale Diazepamdosis liegt bei ca. 1 g.
- Die Toxizität von Benzodiazepinen wird durch andere sedierende Medikamente und durch Alkohol noch verstärkt => die Alkoholkonzentration im Blut muss bestimmt werden.
- Therapie:
  - symptomatisch
  - Das Antidot ist Flumazenil. Dosierung: 0,25 mg i.v. hinauftitriert auf bis zu 2 g. Wirkt auch bei Zopiclon-, Zalepton- und Zolpidemvergiftungen.
    – weiter mit einer Infusion (Dosis 0,1–0,4 mg/h)
    – Da multiple Medikamenten-/Alkoholvergiftungen potenziell letale Reaktionen (Krämpfe etc.) hervorrufen, sollte das Antidot nur in Ausnahmefällen gegeben werden.

Antidepressiva
- Tricyklische Antidepressiva gehören eindeutig zu den gefährlichsten Substanzen.
- Vergiftungen mit Antidepressiva (speziell tricyklische Antidepressiva) gehen mit einer verlängerten QTc-Zeit einher. Es wird angenommen, dass von den SSRI Citalopram die höchste Toxizität aufweist.
- Bei allen Antidepressiva, insbesondere bei den SSRI, ist das Serotoninsyndrom eine mögliche Nebenwirkung.

Tricyklische Antidepressiva

Dosierungen von über 1 g sind gefährlich.
- Sie verursachen ein anticholinerges Syndrom

(Tabelle 17.21) und verzögern gleichzeitig die Magenentleerung => Aktivkohle wirkt länger (empfehlenswert, wenn seit Medikamenteneinnahme weniger als 12 Stunden vergangen sind). Es wurde jedoch schon von schweren Symptomen berichtet, die erst einige Tage nach der Ingestion auftraten.

- Typische Symptome bei schweren Vergiftungen:
  - ZNS-Symptome: Bewusstseinstrübung, Krämpfe
  - Kardiale Symptome: Überleitungsstörungen (atrioventrikuläre Erregungsüberleitung, Verzweigungsblockade) und Herzrhythmusstörungen (sowohl atriale als auch ventrikuläre Brady- bzw. Tachykardien)
  - QRS-Verbreiterung > 0,12 sec im EKG ist ein Warnsignal.
- Therapie:
  - Die Beobachtung des Herzrhythmus ist unbedingt erforderlich, wenn die eingenommene Dosis gefährlich oder unbekannt ist.
  - Intensivbetreuung erwägen (Intensivstation), ausreichende Nachsorge
  - Die Gabe von Kohle sowie Darmspülungen sind sogar in späteren Vergiftungsstadien von Nutzen.
  - Falls die Hämodynamik instabil ist oder der Patient an Krämpfen leidet:
    – senkt eine Alkalisierung die Kardiotoxizität: Natriumbikarbonat 75 mg/ml, 1 ml/kg i.v. über 20 Minuten.
    – sofort intubieren, um eine respiratorische Azidose zu vermeiden.

Serotonin-Wiederaufnahme-Hemmer (SSRI)

- Verursachen zumeist leichte Vergiftungen:
  - ZNS-Symptome (Agitiertheit, Unruhe, Verwirrtheit, Muskelstarre, Krämpfe)
  - Symptome des autonomen Nervensystems (Tachykardie, Schwitzen, Wallungen, Mydriasis)
  - evtl. Rhabdomyolyse
- Ein Serotoninsyndrom kann infolge der gleichzeitigen Einnahme eines serotonergen Mittels und sonstiger Medikamente/Drogen entstehen.
  - Opioide (Dextrometorphan, Tramadol, Pethidin)
  - MAO-Hemmer (Moclobemid, Selegilin)
  - Aufputschmittel (Amphetamine, Kokain, Crack, Ecstasy etc.)
  - Triptane (Sumatriptan, Zolmitriptan, Naratriptan)
  - sonstige Substanzen (Buspiron, Carbamazepin, Lithium)
- Symptome, die auf ein Serotoninsyndrom verweisen:
  - Hyperthermie

Tabelle 17.21 **Durch Vergiftung hervorgerufene Syndrome**

Syndrom	Ursachen	Puls/Blutdruck	Bewusstseinslage	Pupillen	Periphere Temperatur	Sonstige
Adrenerges	Amphetamine, Kokain, Theophyllin, Sympathomimetika (Asthma-Medikamente)	++/++	Agitiertheit, Psychose	erweitert	niedriger, Schwitzen	Myokardinfarkt, Hirnblutung, Arrhythmie
Anticholinerges	Tricyklische Antidepressiva, Neuroleptika, Antihistamine	++/++	Agitiertheit, Verwirrtheit	erweitert	höher, trocken, rötlich	Schleimhäute, trockene Haut, Harnverhaltung, Fieber
Cholinerges	Organische Phosphate, Cholinergika (MS, Alzheimer), Pilze	-	Agitiertheit, Verwirrtheit, Bewusstlosigkeit	verengt	Schwitzen	Speichelabsonderung, Bronchialsekret +, Muskelstärke –, Asthma, Krämpfe, Inkontinenz
Opioides	Heroin, euphorisierende Analgetika	keine Wirkung	Alkoholvergiftung, Bewusstlosigkeit	stark verengt		Ateminsuffizienz
Sedativa	Alkohol, Benzodiazepine	keine Wirkung bzw. niedriger	Alkoholvergiftung, Verwirrtheit, Bewusstlosigkeit			
Serotonerga	Antidepressiva, Moclobemid, Selegilin, Triptan, Tramadol, Dextrometorphan, Amphetamine, Kokain		Agitiertheit, Verwirrtheit, Bewusstlosigkeit			Fieber, Myoklonus, Tremor, Diarrhö, Muskelstarre

- ○ Myoklonus (Muskelzuckungen)
- ○ Schließlich entwickeln sich irreversible Symptome: Krämpfe, erhöhter intrakranieller Druck, Tod.
- Therapie:
  - ○ normalerweise symptomatisch
  - ○ Liegen Anzeichen für ein Serotoninsyndrom vor => Patienten auf eine Intensivstation überstellen. Davor:
    – äußerlich kühlen, ausreichend Flüssigkeit geben und vor allem Haloperidol 5 mg geben.
    – Krämpfe behandeln; evtl. sogar Allgemeinnarkose erforderlich.

Neuroleptika

- Hoch dosierte Neuroleptika (Levomepromazin etc.) gelten als gefährlicher als niedrig dosierte Neuroleptika (z.B. Haloperidol).
  - ○ ausgeprägtere kardiorespiratorische Depression
- Die Halbwertszeit vieler Neuroleptika ist lang, und häufig kommt es zu einer anticholinergen Wirkung => eine ausreichend lange Nachsorge sowie die Gabe von Aktivkohle sind sogar in späteren Vergiftungsstadien erforderlich.
- Symptome:
  - ○ anticholinerges Syndrom
  - ○ häufig Hypotonie und Tachykardie
  - ○ Arrhythmien, insbesondere Herzrhythmusbeschleunigungen (Die als Torsade de Pointes bekannte Sonderform der ventrikulären Tachykardie tritt vor allem infolge Thioridazin auf.)
  - ○ extrapyramidale Symptome (insbesondere bei niedrigdosierten Neuroleptika)
  - ○ Bewusstlosigkeit, Krämpfe, Atemdepression
- Therapie:
  - ○ symptomatisch
  - ○ Die i.v.-Gabe von Flüssigkeiten hilft normalerweise bei Hypotonie.
  - ○ Extrapyramidale Symptome: Diazepam 5–10 mg i.v. oder Biperiden 2–5 mg i.m.

Opioide

- Diese Mittel werden missbräuchlich verwendet, orale Präparate werden auch injiziert.
- An Kombipräparate denken (z.B. Paracetamol + Codein) und sämtliche Vergiftungen behandeln.
- Typisch ist, dass ein Opioidsyndrom durch andere Sedativa oder Alkohol verstärkt wird.
  - ○ geänderte Bewusstseinslage
  - ○ Stecknadelpupillen
  - ○ Atemdepression (Bradypnoe und Zyanose)
- Atypische Symptome werden durch:
  - ○ Tramadol (Krämpfe, Übelkeit, selten Atemdepression)
  - ○ bereits geringe Dosen Dextropropoxyphen (Myokarddepression, Leitungsstörungen und Herzstillstand) hervorgerufen.
- Therapie:
  - ○ Auf die Behandlung schwerer Vergiftungen vorbereitet sein.
  - ○ Diese Mittel verlangsamen die Magenentleerung => die Gabe von Aktivkohle ist auch später nützlich.

Sonstige Analgetika

- Die am meisten toxischen Substanzen sind rezeptfrei erhältlich: Acetylsalicylsäure und Paracetamol!
- Aufgrund der hohen Substanzkonzentration in diesen Tabletten muss die Aktivkohledosis häufig erhöht werden.

Acetylsalicylsäure

- Dosierungen über 150 mg/kg sind gefährlich (bei einer 70 kg schweren Person sind das 10 g = 20–40 Tabletten!)
- Symptome:
  - ○ gastrointestinale Symptome (Übelkeit, Erbrechen, Durchfall, Bauchschmerzen)
  - ○ ZNS-Symptome (Tinnitus, Krämpfe, Bewusstlosigkeit)
  - ○ Hypoglykämie, schwere Azidose und Hyperventilation
- Therapie:
  - ○ symptomatisch
  - ○ in schweren Fällen alkalische Diurese, zuweilen sogar Dialyse

Paracetamol (Acetaminophen)

- Toxische Dosis > 150 mg/kg, individuelle Schwankungen sind groß. Alkoholiker sind anfälliger für Leberschädigungen, wohingegen Kinder höhere Dosierungen besser vertragen.
- Symptome:
  - ○ gastrointestinale Symptome (Übelkeit, Erbrechen, Bauchschmerzen)
  - ○ Leberinsuffizienz tritt später ein.
- Die Gabe des Antidots Acetylcystein ❸ hängt von der Blutkonzentration und den Symptomen ab => sofort Transport in ein Krankenhaus organisieren.

Sonstige nicht steroidale Antirheumatika

- Rufen zumeist leichte Vergiftungen hervor.
- vor allem gastrointestinale Symptome
- Schwere Symptome (Krämpfe, Niereninsuffizienz, Koagulationsstörungen) sind selten.

Herzmittel

- Im Verhältnis zur Verbreitung dieser Präparate sind Vergiftungen selten. Kommt es jedoch einmal zu einer Vergiftung, ist diese in jedem Fall gefährlich.

- Substanzen, welche die Kontraktilität und Reizleitung beeinflussen, rufen die schwersten Vergiftungen hervor, wohingegen vasodilatierende Substanzen weniger schwere Vergiftungen verursachen.

Betablocker
- Können sehr schnell (in nur 30 min) einen kaum beherrschbaren Kreislaufschock verursachen.
- Fettlösliche, nicht selektive Präparate sind am gefährlichsten, z.B. Propranolol.
- Symptome:
  - Bradykardie und Hypotonie, die rasch etwa durch Erbrechen hervorgerufen werden können
  - Krämpfe
  - Lungenödem nicht kardialer Ursache
  - Bronchusobstruktion bei Asthmatikern
  - Hypoglykämie
- Therapie:
  - Immer auf die Behandlung einer schweren Intoxikation vorbereitet sein.
  - Glucagon 3–5 mg i.v. ist das Antidot. Wirkt innerhalb von 20 min.
  - Kann Erbrechen hervorrufen => ein bewusstloser Patient muss intubiert werden.
  - Mehr als 1000 ml Flüssigkeitsersatz bringt keine Vorteile.
  - Hohe inotrope Dosierungen (Dopamin 20 µg/kg/min), nicht zu zögerlich auch hoch dosierte Adrenalininfusion im Ausmaß von 0,1–1 (sic!) µg/kg/min.
  - Bei Verfügbarkeit der obigen Behandlungsmodalitäten ist ein externer Herzschrittmacher selten erforderlich.

Calciumkanalblocker
- Symptome ähnlich jener von Betablockervergiftung, doch langsamer in der Wirkung.
- Schon die doppelte therapeutische Dosis kann zu Wirkungen auf den Kreislauf führen. Bei lang wirksamen Präparaten kann sich der Beginn der Symptomatik auch erst nach mehreren Stunden einstellen!
- Bradykardie, Bronchusobstruktionen und Hypoglykämie sind seltener als bei Betablockervergiftungen.
- Therapie:
  - Calcium ist das Antidot; Dosis $CaCl_2$ 1 g × 4 i.v. innerhalb einer Stunde oder Calciumglucobionat 3 g × 4 i.v. NICHT geben, wenn gleichzeitig eine Digoxinvergiftung vorliegt. Bei Verabreichung von $CaCl_2$ einen Venenzugang legen (Risiko einer Gewebsnekrose).
  - Ansonsten Vorgangsweise wie bei Betablockervergiftung. Evtl. Glucagon, wenn eine inotrope Infusion nicht hilft.
  - Es gibt begrenzte Evidenz, dass eine Insulininfusion von 0,5 IU/kg/h wirksam ist.

Digoxin
- Die meisten Vergiftungen sind unbeabsichtigt und ergeben sich aus der geringen therapeutischen Breite.
- Prädisponierende Faktoren:
  - Niereninsuffizienz (Alter!)
  - Hypokaliämie, Hyperkalzämie
  - Hypoxie und Azidose (Eine schlechte Gewebsdurchblutung ist demnach ein unabhängiger Risikofaktor!)
- Wechselwirkungen mit anderen Substanzen: z.B. Itraconazol, Quinidin, Spironolacton und Verapamil erhöhen die Digoxinkonzentration im Blut.
- Verschiedene Symptome:
  - schlechter Allgemeinzustand und Verwirrtheit
  - ZNS-Symptome: Farbsehstörungen, Kopfschmerzen, Schwäche, Bewusstlosigkeit, Krämpfe
  - diverse Arrhythmien, insbesondere Bradykardie und Leitungsstörungen, doch sind auch atriale oder ventrikuläre Tachyarrhythmien möglich
- Therapie:
  - stabile Hämodynamik und keine ernsten ZNS-Symptome => Absetzen der Medikation
  - schwere Vergiftungen (Arrhythmien/ernste ZNS-Symptome) => Nachsorge im Krankenhaus
  - Arrhythmien sofort behandeln (Atropin, Lidocain).
  - In schwerwiegenderen Fällen kann nach Bestimmung des Digoxingehalts im Blut ein Antidot (Digibind, in Österreich nicht im Handel) gegeben werden. Das Präparat ist teuer.

Antiepileptika
- Insbesondere die älteren Präparate wie Phenytoin, Carbamazepin und Natriumvalproat rufen ähnliche Symptome hervor:
  - gastrointestinale Symptome (Bauchschmerzen, Übelkeit, Erbrechen)
  - ZNS-Symptome: Bewusstlosigkeit, Krämpfe
  - evtl. Kreislauf- und Atemdepression
  - Die Blutkonzentration sollte bestimmt werden und beeinflusst das weitere Prozedere.

Chloroquin
- Ein paar Gramm reichen, um eine rasch progrediente Kreislauf- und Atemdepression hervorzurufen. Bei Kindern kann eine einzige Tablette lebensbedrohlich sein.
- Aktivkohle muss so bald wie möglich gegeben werden.

17.22 Vergiftungen durch Betäubungsmittel (Alkohol, Drogen)

Notrufnummern bei Vergiftungen
Österreich: Vergiftungsinformationszentrale: 01/4064343

Deutschland: Giftnotruf: 0761/19240
Schweiz: Giftinformationszentrum: 145

Alkohol

- Soll nicht unterschätzt werden: verursacht so viele Todesfälle wie sämtliche Medikamentenvergiftungen zusammen.
- Zwischen Alkohol und insbesondere Sedativa gibt es Wechselwirkungen, weshalb auch eine klinische Beurteilung von Trunkenheit schwierig ist und eine solche oft wenig mit den im Blut gemessenen Alkoholkonzentrationen korreliert.
- Die üblichen Methoden zur Resorptionsverhinderung sind praktisch unwirksam: Aktivkohle wirkt nicht, und eine Magenspülung ist nur unmittelbar nach Alkoholkonsum sinnvoll.

Ethanol

- Die letale Dosis beträgt 3 g/kg bei Kindern und ca. 6 g/kg bei Erwachsenen.
- Das Trauma- und Hirnblutungsrisiko steigt unter dem Einfluss von Ethanol um ein Vielfaches.
- Die Ausscheidung von Ethanol ist individuell verschieden.
- Eine Alkoholkonzentration im Blut von < 2,5‰ alleine erklärt noch nicht die Bewusstlosigkeit eines Erwachsenen.
- Gründe für eine Hospitalisierung:
  - Ergebnis der Alkoholmessung > 3‰ (rezenter Konsum kann den Alkoholspiegel erhöhen)
  - keine verbale Antwort
  - Alkoholmessergebnis korreliert nur gering mit dem Zustand des Patienten (andere Ursachen werden vermutet)
- Liegen die oben angeführten Kriterien nicht vor und ergibt die klinische Untersuchung keinen weiteren Grund für eine Nachsorge, kann der trunkene Patient zumeist nach Hause gehen. VORAUSGESETZT:
  - er ist in der Lage, für sich selbst zu sorgen ODER
  - jemand anderer sorgt für ihn (Polizei, entsprechend handlungsfähige Begleitperson).
- Klinische Nachsorge:
  - Bei erhaltenem Bewusstsein: Entwicklung beobachten.
  - Blutzucker, Natrium und Kalium im Serum, wenn verfügbar.
  - CRP, falls Verdacht auf Infekt besteht, und Säure-Basen-Haushalt, falls Alkoholersatzmittel vermutet werden.
  - Körpertemperatur, insbesondere wenn Patient febril erscheint oder der Rumpf sich kalt anfühlt (Verdacht auf Hypothermie).
  - Bessert sich der Zustand des Patienten nicht innerhalb von 3–4 Stunden, ist die Diagnose zu überprüfen.
  - Wird eine Mischintoxikation vermutet, kann früh Aktivkohle gegeben werden.
  - Bei schwerer Trunkenheit ist eine Hospitalisierung erforderlich:
    – bei Kindern in jedem Fall
    – bei Bewusstlosigkeit oder Koma
    – bei Kreislauf- bzw. Atemwegssymptomen

Isopropanolvergiftung

- Isopropanol ist ein Bestandteil von Vergaserflüssigkeit und Frostschutzmitteln.
- Seine berauschende Wirkung ist stärker und hält länger an als jene von Ethanol.
- Therapie und Nachsorge wie bei Ethanolvergiftung.

Methanolvergiftung

- Methanol ist Bestandteil von Scheibenreinigern, Abbeizmitteln etc.
- Die letale Dosis ist individuell verschieden und beträgt durchschnittlich 30 ml (2 Esslöffel!).
- Wird gleichzeitig Ethanol eingenommen, können die Symptome auch erst einige Tage, nachdem das Ethanol ausgeschieden worden ist, auftreten.
- Da die Symptome unspezifisch sind, sollte eine Methanolvergiftung immer als mögliche Ursache für eine plötzliche Zustandsverschlechterung eines Alkoholikers erwogen werden. In einem solchen Fall wird die Diagnose durch eine metabolische Azidose bestätigt.
- Symptome:
  - Trunkenheit, Verwirrtheit, Magen-/Brustschmerz, Erbrechen, häufig auch erhöhte Serumamylase
  - Metabolische Azidose => Dyspnoe, Hyperventilation
  - Sehstörungen („Wolken, Nebel, helle Punkte", Blindheit, erweiterte lichtstarre Pupillen, Papillenödem)
  - ZNS-Symptome (Krämpfe, Bewusstlosigkeit) und Hypoglykämie sind ebenfalls möglich.
- Therapie:
  - Wenn der Patient hyperventiliert bzw. sein Bewusstsein getrübt ist oder wenn die eingenommene Methanolmenge > 0,4 ml/kg beträgt, 20% Ethanol oral (200 ml Ethanol + 800 ml Saft) geben, und zwar 300 ml in der 1. Stunde, danach 100 ml in 2-stündigen Abständen, falls der Patient ansprechbar ist.

- Einem bewusstlosen Patienten 10%iges Ethanol i.v. (100 ml Ethanol + 900 ml 5%ige Glukoselösung) 5–10 ml/kg/h als Anfangsdosis geben und danach 0,15–0,3 ml/kg/h. Chronischen Alkoholikern die Höchstdosis geben. Ziel: die Alkoholkonzentration im Blut auf 1‰ halten.
- Natriumbicarbonatinfusion 1 ml/kg in 15 Minuten
- Fomepizol ist eine Alternative zu Ethanol: Dosierung 10–20 mg/kg in 100 ml NaCl in den ersten 30 Minuten, dann 10 mg/kg in 12-stündigen Intervallen.
- Die Behandlung sollte immer in einem für eine Hämodialyse eingerichteten Krankenhaus erfolgen.

Ethylenglykolvergiftung

- Ethylenglykol ist z.B. Bestandteil von Frostschutzmitteln.
- Die letale Dosis beträgt 100–150 ml.
- Symptome:
  - Wie bei Methanolvergiftung, jedoch mit folgenden Unterschieden:
    - keine Sehstörungen
    - Renale Symptome: Hämaturie und Proteinurie sind möglich.
    - evtl. Hyperglykämie
- Therapie:
  - wie bei Methanolvergiftung

Drogen

- Drogenabhängige bedürfen zumeist der Akutversorgung bei Überdosis, Entzugssymptomen und Trauma.
- In der Regel Mehrfachabhängigkeit:
  - mehrere Drogen
  - Medikamente
  - Alkohol
- Die Benutzer von i.v. Drogen haben evtl. auch durch Blut übertragene Krankheiten (80% leiden an Hepatitis C).
- Die Konzentration und Reinheit der Drogen schwankt, Mischkonsum ist üblich.

Heroin

- Das Risiko, an einer Überdosis zu sterben, beträgt für einen Heroinabhängigen etwa 1% pro Jahr.
- Eine Überdosis wird im Normalfall intravenös gespritzt.
- Mischintoxikationen, insbesondere mit Alkohol, verschlechtern die Symptome.
- Symptome:
  - opioides Syndrom, siehe oben
  - Bewusstlosigkeit ist immer ein Notfall.
- Eine 2-stündige Nachsorgezeit wird generell empfohlen.
  - seltene Nebenwirkungen, z.B. Krämpfe
  - wiederkehrendes opioides Syndrom (bei Heroin alleine selten)

Tabelle 17.22 **Durch Vergiftungen hervorgerufene Symptome**

Syndrom	Ursachen	Puls/Blutdruck	Bewusstseinslage	Pupillen	Periphere Temperatur	Sonstige
Adrenerges	Amphetamine, Kokain, Theophyllin, Sympathomimetika (Asthma-Medikamente)	++/++	Agitiertheit, Psychose	erweitert	niedriger, Perspiration	Myokardinfarkt, Hirnblutung, Arrhythmie
Anticholinerges	Tricyklische Antidepressiva, Neuroleptika, Antihistamine	++/++	Agitiertheit, Verwirrtheit	erweitert	höher, trocken, rötlich	Schleimhäute, trockene Haut, Harnverhaltung, Fieber
Cholinerges	Organische Phosphate, Cholinergika (MS, Alzheimer), Pilze	–	Agitiertheit, Verwirrtheit, Bewusstlosigkeit	verengt	Perspiration	Speichelabsonderung, Bronchialsekret +, Muskelstärke -, Asthma, Krämpfe, Inkontinenz
Opioides	Heroin, euphorisierende Analgetika	keine Wirkung	Alkoholvergiftung, Bewusstlosigkeit	stark verengt		Ateminsuffizienz
Sedatives	Alkohol, Benzodiazepine	keine Wirkung bzw. niedriger	Alkoholvergiftung, Verwirrtheit, Bewusstlosigkeit			
Serotonerges	Antidepressiva, Moclobemid, Selegilin, Triptan, Tramadol, Dextrometorphan, Amphetamine, Kokain		Agitiertheit, Verwirrtheit, Bewusstlosigkeit			Fieber, Myoklonus, Tremor, Diarrhö, Muskelstarre

- ◦ sonstige Ursachen, z.B. Aspirationspneumonie
- Ein erwachsener Patient kann ohne Monitoring belassen werden, VORAUSGESETZT
  - ◦ die Intoxikation wird allein von Heroin verursacht (Alkotest, Anamnese) UND
  - ◦ der Patient verweigert die Behandlung UND
  - ◦ der Patient ist voll orientiert UND
  - ◦ eine zusätzliche Dosis Naloxon 0,4–0,8 mg i.m. wurde appliziert.

Aufputschmittel (Amphetamine, Kokain, Crack, Ecstasy etc.)

- Symptome: adrenerges Syndrom (Tabelle 17.22)
- Kokain ruft schwerwiegendere kardiale Symptome (Arrhythmien, myokardiale Ischämie) und Krämpfe hervor als andere Substanzen.
- Ausgeprägte Dehydrierung, Störungen im Elektrolythaushalt und Hyperthermie sind insbesondere mit Ecstasy vergesellschaftet.
- Das Risiko eines plötzlichen Todes wird durch folgende Umstände erhöht:
  - ◦ Arrhythmien/Schmerzen im Brustkorb
  - ◦ starke Agitiertheit, die Zwangsmaßnahmen erfordert
- Therapie:
  - ◦ Sedierung mit Benzodiazepinen, z.B. Diazepam 5–10 mg i.v. oder Lorazepam 2–4 mg i.v. Ausreichend hohe Dosis geben, da ein agitierter Patient Gefahr läuft, plötzlich zu sterben.
  - ◦ Schmerzen im Brustkorb/zeitweilige Bewusstlosigkeit/Gefühl von Herzrhythmusstörung => EKG.
  - ◦ Hypertensive Krise:
    - – Patienten beruhigen
    - – Labetalol 20–50 mg i.v., ggf. als Infusion 60–120 mg/h; der Einsatz von Betablockern alleine wird nicht empfohlen (der verbleibende Alphaeffekt kann eine hypertensive Krise auslösen).
  - ◦ Bei Myokardischämie Nitrate geben, z.B. Nitroglycerininfusion 20–200 µg/min oder sogar Thrombolysetherapie.
  - ◦ Arrhythmien und Hyperthermie: siehe symptomatische Therapie.
  - ◦ Bei Ecstasy ist eine ausreichende Flüssigkeitszufuhr wichtig.

Gammahydroxybutyrat (GHB)

- Wird häufig als Sedativum nach Stimulanzienabusus eingenommen.
- Die Vorstufe GBL (Gamma-Butyrolakton) wird heute ebenfalls verwendet. Es führt leichter zu Vergiftungen.
- Symptome:
  - ◦ Ein sedatives Syndrom, ähnlich einer Alkoholvergiftung.
  - ◦ Eine milde Bradykardie ist ein typisches Symptom.
  - ◦ Die Symptome halten 2–8 Stunden an.

PCP

- Halluzinogen => Halluzinationen, Katatonie, Psychose
- Zu den typischen Symptomen gehören Nystagmus und Hypoglykämie.
- Symptomatische Therapie, ggf. Sedierung mit Benzodiazepinen.

17.24 Vergiftung durch Kohlenmonoxid

Notrufnummern bei Vergiftungen
Österreich: Vergiftungsinformationszentrale: 01/4064343
Deutschland: Giftnotruf: 0761/19240
Schweiz: Giftinformationszentrum: 145

Ziele

- An eine Kohlenmonoxidvergiftung ist immer zu denken, wenn der Patient an unerklärlichen Kopfschmerzen, Müdigkeit (Bewusstseinstörung), Übelkeit und Erbrechen leidet. Da die Symptome so unspezifisch sind, ist die Kohlenmonoxidexposition ein unterdiagnostiziertes Problem.
- Bei einer schweren Kohlenmonoxidvergiftung mit Bewusstlosigkeit kann eine hyperbare Sauerstofftherapie helfen (COHb > 40%) ©.
- Die Pulsoxymetrie unterscheidet nicht zwischen Carboxyhämoglobin (COHb) und Oxyhämoglobin (OHb) und liefert daher falsch normale Werte für einen schwer anoxischen Patienten.

Generelle Anmerkungen

- Eine letal endende Kohlenmonoxidvergiftung entsteht in den meisten Fällen bei Wohnungsbränden oder in suizidaler Absicht. Unbeabsichtigte Vergiftungen werden durch leerlaufende Benzinmotoren in einem geschlossenen Raum, durch diverse mit Brennstoffen oder Gas auf kleiner Flamme betriebene Heizgeräte sowie auch durch herkömmliche holzbefeuerte Öfen verursacht.
- Personen mit Herz- und Atemwegserkrankungen entwickeln bereits bei geringer Kohlenmonoxidexposition (COHb 10–20%) Anoxiesymptome. Bei an sich gesunden Menschen äußern sich die ersten Symptome in Form einer Bewusstseinstrübung unterschiedlicher Ausprägung.

- Abgesehen von der Anoxie hat Kohlenmonoxid auch andere toxische Auswirkungen, die den durch Cyanid hervorgerufenen Organschädigungen (Blockade der mitochondrialen Atmungskette hauptsächlich im ZNS und Myokard) vergleichbar sind.
- Der Schweregrad der Vergiftung hängt von der CO-Konzentration und von der Expositionsdauer ab.

Symptome und Befunde
- Die Symptome sind unspezifisch, und die diagnostische Abklärung erfolgt häufig mit Verzögerung. Manchmal wird die Vergiftung irrtümlich als Atemwegs- oder Magen-Darm-Infektion diagnostiziert. Patienten mit Symptomen einer Kohlenmonoxidvergiftung sollten, auch wenn die COHb-Werte nur gering erhöht sind, genau überwacht und behandelt werden.
- Zu den neurologischen Symptomen gehören Kopfschmerz, Müdigkeit, Übelkeit und Erbrechen. Unterschiedlich tiefe Bewusstlosigkeit tritt in besonders schweren Fällen auf.
- Bewusstlose Patienten haben oft rote Lippen und Wangen.
- Infolge einer CO-Vergiftung kann es zu langsam reversiblen oder sogar bleibenden unspezifischen neurologischen Veränderungen kommen.

Diagnostik
- Die diagnostische Abklärung ist schwierig, insbesondere bei leichten Fällen, bei denen die Exposition nicht erkannt wird.
- Die Diagnoseerstellung wird erleichtert, wenn mehrere Personen gleichzeitig erkranken.
- Die Messung der COHb-Konzentration im Blut bestätigt den klinischen Verdacht (bei Rauchern beträgt die COHb-Konzentration häufig 5%).
- Es besteht die Möglichkeit, den CO-Gehalt nicht invasiv mittels CO-Oximetrie (ähnlich der Pulsoxymetrie) zu messen.

Therapie
- Eine leichte Vergiftung wird durch mehrstündigen Aufenthalt an der frischen Luft gebessert. Ab COHb > 10% (> 15% bei Rauchern) sollte eine Sauerstofftherapie begonnen werden.
- Die Einatmung von reinem Sauerstoff (100%) verringert die Halbwertszeit von COHb auf 80 Minuten. Die Sauerstofftherapie sollte 4–6 Stunden lang durchgeführt werden.
- Bei schweren oder symptomatischen Vergiftungen mindert eine rasch einsetzende hyperbare Sauerstofftherapie die neurologischen Schädigungen (NNT = 6).
- Indikationen für die hyperbare Sauerstofftherapie:
  - Der Patient war oder ist noch immer bewusstlos.
  - neurologische Symptome (Ausnahme: Kopfschmerz)
  - instabile Kreislaufverhältnisse
  - COHb > 40% auch wenn der Patient asymptomatisch ist
  - COHb > 20% bei Schwangeren

17.25 Vipernbiss (Vipera berus)

Nur online verfügbar.

17.30 Präoperative Beurteilung

Grundsätze
- Im weitesten Sinn hat die präoperative Beurteilung vom Nutzen der Operation für den Patienten auszugehen. Der den Patienten zur Operation zuweisende Arzt sollte in diese Beurteilung eingebunden werden.
- **Die Beurteilung des Anästhesierisikos** macht nur einen kleinen Teil der gesamten präoperativen Beurteilung aus.
- Die Aufgabe des behandelnden (überweisenden) Arztes besteht darin,
  - individuell zu beurteilen, ob der vorgesehene chirurgische Eingriff angebracht ist.
  - möglicherweise postoperativ auftretende Probleme vorherzusehen.
  - die üblichen präoperativen Untersuchungen durchzuführen.
  - den Chirurgen über vorhandene Begleiterkrankungen, die das Operationsergebnis beeinflussen könnten, zu informieren.
  - chronische Erkrankungen optimal zu behandeln und diese Behandlung besonders zu überwachen, falls der Eingriff verschoben wird.

Beurteilung des Anästhesierisikos
- Die gebräuchlichste Form der Beurteilung erfolgt nach der ASA-Klassifikation des körperlichen Zustands (Physical Status Classification der American Society of Anesthesiologists).
  1. Normaler gesunder Patient im Alter von unter 65 Jahren oder über 12 Monaten (in einigen Fällen über 1 Monat).

2. Patient im Alter von über 65 Jahren oder Patient mit leichter Systemerkrankung (z.B. mit unkompliziertem, ausreichend eingestelltem Bluthochdruck).
3. Patient mit schwerer Systemerkrankung, die nicht lebensbedrohend ist (z.B. Diabetes Typ I in Verbindung mit Bluthochdruck).
4. Patient mit schwerster invalidisierender Systemerkrankung, die konstant lebensbedrohend ist (z.B. nicht ausreichend eingestellter Diabetes oder instabile Angina pectoris).
5. Moribunder Patient, der voraussichtlich ohne Operation die nächsten 24 Stunden nicht überleben würde.

Vorbereitung auf den Eingriff

- Das Operationsteam und der praktische Arzt sollten sich auf jene Basisuntersuchungen einigen, die im primärmedizinischen Bereich durchgeführt werden können. Das dient dazu, das Risiko einer Operationsverschiebung zu minimieren und die Anzahl der präoperativ im Krankenhaus zugebrachten Tage zu reduzieren.
- Ehe dem Patienten der chirurgische Eingriff vorgeschlagen wird, muss der behandelnde Arzt die Verfügbarkeit dieser Operationsform und ihre Risiken erwägen. Auch eventuell absehbare, postoperativ auftretende Probleme müssen geklärt werden.
- Gibt es längere Wartezeiten, muss der behandelnde Arzt Zustandsänderungen, die das Operationsrisiko erhöhen, kontrollieren, wie etwa
  ○ TIA oder Schlaganfall,
  ○ Verschlechterung einer Angina pectoris, Myokardinfarkt oder eine zunehmende Herzinsuffizienz,
  ○ nicht ausreichend eingestellter Diabetes oder Auftreten von Komplikationen,
  ○ Verschlechterung einer chronisch obstruktiven Lungenerkrankung (COPD).
- Sogar ein akuter viraler Infekt der oberen Atemwege ist eine Indikation für die Verschiebung eines Elektiveingriffs.

Präoperative Laboruntersuchungen

- Das traditionell umfangreiche präoperative Screening wurde ohne Beeinträchtigung der Patientensicherheit gestrafft ⓒ. Die meisten Basisuntersuchungen können vom Allgemeinarzt durchgeführt werden.
- Folgende Untersuchungen werden für einen tagesklinischen Eingriff empfohlen:
  ○ Unter Lokalanästhesie: keine Untersuchungen erforderlich.
  ○ Bei ansonsten gesunden Patienten unter 50 (ASA 1):
    – keine Routineuntersuchungen ⓒ (Hb bei Frauen und EKG bei Männern erwägen).
  ○ Bei ansonsten gesunden Patienten über 50 (ASA 1):
    – Blutbild, EKG; bei Patienten über 60 Jahre: Thoraxröntgen.
  ○ Bei Patienten mit Herz-Kreislauf-Erkrankung, Lungenerkrankung, Diabetes oder Nephropathie:
    – Blutbild, Elektrolyte, EKG, Thoraxröntgen, Kreatinin, Blutzucker.
  ○ Bei Diabetikern:
    – Zusätzlich zu den oben angeführten Untersuchungen wird am Morgen des Eingriffs der Blutzuckerspiegel bestimmt.
  ○ Bei Patienten unter Antikoagulantientherapie:
    – INR (auch am Morgen des Eingriffs).

Anmerkung: In Österreich werden in den meisten Fällen die gewünschten Untersuchungen von der durchführenden Abteilung vorgeschrieben. In manchen Bundesländern werden aufgrund von Vorgaben seitens der Sozialversicherungen die präoperativen Begutachtungen von den Krankenhäusern selbst durchgeführt.
Der Text wurde dennoch zur Information über internationale Gepflogenheiten und als Diskussionsgrundlage belassen.

Aufgabenteilung zwischen allgemeinmedizinischer und fachärztlicher Betreuung

- Der zuweisende praktische Arzt sollte das Operationsteam über Folgendes informieren:
  ○ Diagnose der betreffenden Krankheit, ihren Schweregrad und die Dringlichkeit der Operation
  ○ die Kooperationsfähigkeit des Patienten, insbesondere während der Rekonvaleszenz
  ○ evtl. Demenz und sonstige Faktoren, welche die Operationsentscheidung beeinflussen und bei den spitalsinternen Untersuchungen übersehen werden können
  ○ sonstige schwere Begleiterkrankungen, rezente Veränderungen insbesondere im Gesundheitszustand sowie die letzten Laborbefunde
  ○ vor einem Eingriff unter Allgemeinnarkose im Einklang mit den örtlichen Gepflogenheiten evtl. dem Patienten einen Anästhesiefragebogen geben (bzw. mit ihm ausfüllen)
- **Ein Internist** sollte die prä- und postoperative Medikation für Patienten mit schweren Erkrankungen verordnen und führt evtl. die Freigabe durch.
- **Ein Anästhesist** klärt die mit einer Narkose vergesellschafteten Risiken und ist für die Medikation während der Narkose verantwortlich.
- **Ein Chirurg** trifft die endgültige Entscheidung darüber, ob operiert werden soll.

Die Risiken häufiger Begleiterkrankungen für den Eingriff

Koronare Herzkrankheit

- Die KHK ist im Hinblick auf das Operationsrisiko die wichtigste Einzelerkrankung. Orientierend kann die Belastbarkeit aufgrund der Krankengeschichte beurteilt werden. Patienten laut NYHA-Klassifikation (Klasse I–IV) einstufen. Das Risiko kardialer Komplikationen in den NYHA-Klassen I–II ist gering. In der Praxis bedeutet das, dass der Patient ein Stockwerk steigen und eine kleine Einkaufstasche tragen kann, ohne kardiale Symptome zu zeigen.
- Das Operationsrisiko steigt signifikant, wenn
  - weniger als 6 Wochen seit einem Myokardinfarkt, einer Angioplastie oder einem aortokoronaren Bypass vergangen sind,
  - der Patient nur wenig belastbar ist oder nach einem Myokardinfarkt an Herzinsuffizienz leidet,
  - der Patient eine schwere oder instabile (neu diagnostizierte!) Angina pectoris hat,
  - Bei solchen Patienten wird zumeist nur eine dringend erforderliche Operation durchgeführt.
- Das Operationsrisiko ist leicht erhöht, wenn
  - seit einem Myokardinfarkt 3 Monate vergangen sind und der Patient gut belastbar ist. Diabetes erhöht das Risiko,
  - der Patient eine stabile Angina pectoris und gute Belastbarkeit aufweist.
- Schutz durch Betablocker ist für Operationspatienten mit KHK wichtig. Gibt es keine Kontraindikationen, wird solchen Patienten ein Betablocker vor und während der Operation sowie 2 Wochen postoperativ verabreicht. Dies reduziert das Auftreten schwerer kardialer Ereignisse beträchtlich.

Herzinsuffizienz

- Eine dekompensierte Herzinsuffizienz erhöht das Operationsrisiko signifikant; in einem solchen Fall sollte nur eine dringende Operation durchgeführt werden.
- Eine kompensierte Herzinsuffizienz (mit Dekompensation in der Anamnese) erhöht das Risiko nur mäßig.

Herzklappenerkrankung

- Eine symptomatische Aortenstenose stellt bei nicht kardialen Eingriffen ein hohes Risiko dar. Ein solcher Patient sollte einem herzchirurgischen Eingriff zugeführt werden.
- Eine asymptomatische Klappenerkrankung steht einer Operation nicht im Wege. Häufig ist hier eine Prophylaxe gegen Endokarditis indiziert (4.81).
- Mitralklappenprothesen thrombosieren. Deshalb darf die Antikoagulationstherapie nicht einmal kurzzeitig unterbrochen werden, es sei denn, es handelt sich um lebenswichtige Indikationen (4.12). Während der Operation wird Heparin als Antikoagulans gegeben.

Arrhythmien

- In den meisten Fällen erfordert eine Herzrhythmusstörung nur ein verstärktes Monitoring, ist aber keine Gegenanzeige für operative Eingriffe. Ein akutes Vorhofflimmern, eine häufige Form der perioperativen Arrhythmie, muss vor der Operation behandelt werden.

Antikoagulationstherapie

- Siehe 5.44.
- Der behandelnde Arzt soll über den Stellenwert der Antikoagulation entscheiden.
- Eine Antikoagulationstherapie bei Patienten mit Klappenprothese darf mit Ausnahme von besonderen Indikationsstellungen normalerweise nicht abgesetzt werden (4.12).
- Die Antikoagulation kann häufig für einige Tage reduziert werden (INR 1,5), wenn etwa genügend Zeit seit einer Lungenembolie vergangen ist, oder sie kann temporär für einige Tage abgesetzt werden (chronisches Vorhofflimmern, TIA).
- Anmerkung: An den meisten österreichischen Abteilungen wird die prä- und perioperative Umstellung auf ein niedermolekulares Heparin gewünscht. In Zweifelsfällen ist die gemeinsame Entscheidung mit dem Internisten zu empfehlen.

Hypertonie

Eine gut eingestellte Hypertonie ohne Komplikationen erhöht das Operationsrisiko nicht signifikant. Die Medikation sollte bis zum Eingriff fortgesetzt werden. Eine komplizierte Hypertonie ist häufig mit einer eingeschränkten Nierenfunktion und einem Typ-II-Diabetes verbunden.

Diabetes mellitus

- Der Diabetes ist mit einem erhöhten kardiovaskulären Krankheitsrisiko sowie in einigen Fällen mit einem Multiorganschaden vergesellschaftet.
- Metformin sollte einige Tage vor der Operation abgesetzt werden.
- Es ist äußerst wichtig, einer perioperativen Hyperglykämie vorzubeugen, um Komplikationen und Infektionen zu verhindern.
- Die postoperative Phase kann durch eine eingeschränkte Nierenfunktion, Infektanfälligkeit und verzögerte Wundheilung beeinträchtigt werden.
- Zu den Routineuntersuchungen gehören:
  - Blutzucker sowohl am Tag vor dem Eingriff als auch am Morgen des Eingriffs, HbA1c und Kreatinin
  - EKG
  - ggf. Thoraxröntgen

Adipositas

- Pathologische Veränderungen entstehen an fast allen Organen infolge Gewichtszunahme von mehr als 20% über dem Normalgewicht (BMI > 30).
- Übergewichtige Patienten haben ein erhöhtes operatives bzw. postoperatives Morbiditäts- und Mortalitätsrisiko.
- Krankhaft adipöse Patienten (BMI > 35) sind für die Tageschirurgie unter Allgemeinnarkose nicht geeignet.
- Die Anästhesierisiken ergeben sich aus den Atem- und Kreislaufproblemen.
- Die Lungenfunktion von adipösen Patienten ist aufgrund der reduzierten Zwerchfellbewegung eingeschränkt.
- Wird für einen adipösen Patienten eine Operation und hier insbesondere ein bauchchirurgischer oder thoraxchirurgischer Eingriff geplant, so sind immer folgende Untersuchungen erforderlich:
  - Thoraxröntgen
  - EKG
  - Spirometrie und häufig Blutgasanalyse

Atemwegserkrankungen

- Außer bei dringlichen Eingriffen erfordert ein akuter viraler Infekt der oberen Atemwege normalerweise die Verschiebung der Operation.
- Eine chronische Lungenerkrankung ist optimal zu behandeln. Die Lungenfunktionseinschränkung bei COPD- und Asthmapatienten darf nicht schlechter als im Normalfall sein, und diese Patienten sollten auch keine therapiebedürftigen bakteriellen Infekte aufweisen. Eine COPD ist häufig mit einer KHK verbunden.
- Wichtig: Das Rauchen 1–2 Monate vor der Operation einstellen.
- Ist FEV_1 unter 50% des Normalwerts, bedeutet ein chirurgischer Eingriff im Oberbauch ein größeres Risiko als ein gynäkologischer oder orthopädischer Eingriff.
- Die **Spirometrie** wird zur Beurteilung von evtl. auftretenden Atemproblemen herangezogen und ist
  - bei einer geplanten Oberbauchoperation für Patienten mit Asthma oder COPD sowie für starke Raucher indiziert.
  - Neben den spirometrischen Untersuchungen sollte auch an andere Krankheiten gedacht werden, welche die Operationseignung des Patienten beeinflussen.

Neurologische Erkrankungen

- Ein rezenter Schlaganfall bzw. eine rezente TIA bedeuten normalerweise, dass der elektive Eingriff um 3 Monate verschoben werden muss.

Spezielle Probleme bei Kataraktpatienten

- Der graue Star wird zumeist unter Lokalanästhesie operiert.
- Eine Allgemeinnarkose ist für unruhige, nicht kooperative Patienten bzw. für Patienten mit ausgeprägtem Tremor erforderlich.
- Nach der Operation darf sich der Patient sofort wieder bewegen.
- Kataraktpatienten sind häufig multimorbid. Die Belastbarkeit ist nicht so wichtig. Jede Art von **akutem oder chronischem Husten** kann für die Kataraktoperation problematisch sein. Patienten mit **Orthopnoe** sind für eine solche Operation ungeeignet. Eine gründliche Medikamentenanamnese sollte erstellt werden.

Patientenauswahl für die Tageschirurgie

- Die meisten Entscheidungen über die Operationseignung eines Patienten werden vom Operateur während eines präoperativen Gesprächs getroffen. Ein präoperatives Gespräch mit einem Anästhesisten gehört nicht zur Vorbereitungsroutine. Nicht mit allen Patienten wird notwendigerweise vor dem Eingriff ein Gespräch geführt. In einem solchen Fall sollte der Chirurg sicherstellen, dass die Krankenakte alle für ihn erforderlichen Informationen enthält, damit er entscheiden kann, ob ein präoperatives Gespräch erforderlich ist und ob der Patient für einen tageschirurgischen Eingriff in Frage kommt.
- Die Zuweisung sollte folgende Informationen enthalten:
  - Liste und Schweregrad jener Krankheiten, die das Operationsrisiko erhöhen könnten
  - Medikation und ihre Notwendigkeit (Antikoagulantien)
  - ausgewählte Labor- und Röntgenuntersuchungen
  - häusliche Betreuungsmöglichkeit
  - verantwortlicher Erwachsener, der den Patienten nach Hause bringt und bei ihm über Nacht bleibt
  - Möglichkeiten **der Nachbetreuung durch den Hausarzt in Zusammenarbeit mit Angehörigen und Pflegediensten**
  - je nach örtlicher Gepflogenheit ein Anästhesiefragebogen
- Ein tageschirurgischer Eingriff ist nicht geeignet bei:
  - Abdominalchirurgie (außer laparoskopische Eingriffe)
  - instabiler ASA 3 oder ASA 4 (stabile ASA 3 oder 4 ist häufig geeignet)
  - krankhafter Adipositas (BMI > 35)

- moderater Adipositas in Verbindung mit Systemerkrankung
- Alkoholismus und Drogenmissbrauch
- sozialen Problemen, bei einem Patienten, der nicht sein Einverständnis zur Operation gibt, Anweisungen nicht versteht oder zu Hause keine Betreuungsperson hat.
- MAO-Hemmer müssen 1–2 Tage vor der Allgemeinnarkose abgesetzt werden.

17.40 Chronischer Schmerz

Grundregeln

- Die Hauptverantwortung für die Behandlung von Schmerzpatienten liegt bei der Primärversorgung. Wenn nötig, werden Spezialisten konsultiert. Bei der Behandlung chronischer Schmerzen ist ein gutes Verhältnis zum eigenen Hausarzt wesentlich.
- Zu den Aufgabenbereichen der primären Gesundheitsversorgung zählen:
  - die klinische Untersuchung von Schmerzpatienten (Anamnese und körperliche Untersuchung), wenn nötig ergänzt durch weitere in der Primärversorgung verfügbare Untersuchungen, mit dem Ziel,
    - die Art der Schmerzen zu identifizieren (nozizeptive Schmerzen, neuropathische Schmerzen oder sonstige),
    - die die Schmerzen verursachende Grundkrankheit zu diagnostizieren,
    - die psychosozialen Belastungsfaktoren, die zur Schmerzchronifizierung beitragen können, zu erfassen: Einstellung des Patienten zu seinen Schmerzen und ihre Bedeutung für sein Leben, Feststellung der Stimmungslage mit Hilfe des DEPS-Screeninginstruments, berufliche und familiäre Situation, Alkohol- oder Drogenkonsum.
- Kausale oder symptomatische Schmerzbehandlung im Einklang mit den nationalen Vereinbarungen bezüglich der Aufteilung der Verantwortlichkeit zwischen Primär- und Sekundärversorgung.
- Patienten, deren mäßig schwere bis schwere Schmerzen sich in der Primärversorgung als therapieresistent erwiesen haben, sind an eine Spezialeinrichtung zu überweisen.
- Die Schmerzintensität wird bei jedem Arztbesuch anhand einer visuellen Analogskala (VAS, 0–10) oder einer numerischen Rating-Skala (NRS, 0–10) bewertet.
- Für Patienten mit einem schlechten Therapieansprechen wird eine Rehabilitation in die Wege geleitet, um ihnen bei der Anpassung und Bewältigung der Symptome zu helfen.

Allgemeines

- Schmerzen werden als chronisch bezeichnet, wenn sie mehr als 6 Monate oder länger als die normalerweise für die Abheilung von Gewebe erforderliche Zeit andauern.
- Neuropathische Schmerzen werden durch eine Läsion im schmerzleitenden System selbst verursacht.
- Chronische Schmerzen sind oft verbunden mit Depression, Leid und Angst. Bei Therapie und Rehabilitation wird die psychosoziale Situation des Patienten berücksichtigt.
- Die Pathophysiologie der Schmerzen wird so sorgfältig wie möglich bewertet und die Therapie auf die Schmerzursache abgestimmt.
- Durch eine optimale Behandlung akuter Schmerzen kann ihre Chronifizierung verhindert werden.

Arten von chronischen Schmerzen

Nozizeptiver Schmerz

- Durch Gewebeverletzungen ausgelöste Schmerzen (Noziperzeption = Wahrnehmung von Gewebeverletzungen)
  - ischämische Schmerzen
  - muskuloskeletale Schmerzen
  - infektionsbedingte Schmerzen
  - degenerative Schmerzen im Bindegewebe
- Die Schmerzursache liegt außerhalb des Nervensystems.
- Nozizeptive Schmerzen können auch mit Berührungsempfindlichkeit im entsprechenden Hautbereich einhergehen.
- Insbesondere langfristige Schmerzen in den Extremitäten können das sympathische Nervensystem aktivieren, was sich in einem Temperatur- und Farbwechsel der Gliedmaße ausdrückt.
- Das sympathische Nervensystem wird auch bei ischämisch kardialen Schmerzen, interstitieller Zystitis und funktionellen Bauchschmerzen (Colon irritabile) aktiviert, obwohl die Schmerzen nozizeptiv sind.

Neuropathischer Schmerz

- Eine typische neuroanatomische Lokalisation des Schmerzes sowie klinische Befunde, die auf eine abnorme Nervenfunktion hinweisen, sind die Voraussetzung für die Diagnose „neuropathischer Schmerz".
- Infolge von neuralen Alterationen ist die Sensibilität verändert, und ein zuvor schmerzfreier Reiz, z.B. eine Berührung, kann starke Schmerzen hervorrufen (Allodynie). Andererseits kann auch die Sensibilität für verschiedene Reize vermindert sein.

- Allodynie und Berührungsempfindlichkeit treten auch ohne Stimulus auf. Schmerzen werden als neuropathisch diagnostiziert, wenn die neuroanatomische Lokalisierung der Schmerzen sich durch die Verletzung erklären lässt (d.h. logisch ist) und sich die Funktionsweise des Tastsinns geändert hat.
- **Irritationen peripherer Nerven:**
  - diabetische Neuropathie (23.42)
  - Kompressionssyndrome (36.71)
  - Folgeerscheinungen von Verletzungen peripherer Nerven
  - Wurzelkompression durch Bandscheibenvorfall (20.30)
- **Irritationen des Zentralnervensystems:**
  - Phantomschmerzen
  - MS-bedingte neuropathische Schmerzen
  - einseitige Schmerzen infolge zerebraler Durchblutungsstörung
- **Sowohl periphere als auch zentralnervöse Läsionen** können die eigentliche Ursache für postherpetische Schmerzen bzw. Phantomschmerzen sein.

Idiopathischer Schmerz

- Chronischer Schmerz wird als idiopathisch bezeichnet, wenn der Schmerz nicht durch eine Gewebe- oder Nervenschädigung verursacht ist und die Diagnosekriterien für ein chronisches Schmerzsyndrom nicht erfüllt sind.
- Die Fibromyalgie, bei welcher der Patient starke Schmerzen und Berührungsempfindlichkeit an 11 von 18 Testpunkten verspürt, stellt die häufigste Form des idiopathischen Schmerzes dar (21.45).
  - Die Diagnose „Fibromyalgie" basiert auf dem Ausschluss anderer Erkrankungen und auf dem Ergebnis der klinischen Untersuchung (Palpation der Testpunkte).
  - Ein auf der Eigenaktivität des Patienten basierendes Trainingsprogramm hat die Erhaltung der physischen Verfassung und Leistungsfähigkeit zum Ziel und ist essentiell in der Behandlung **Ⓐ**. Die Wirksamkeit medikamentöser Behandlungen ist bescheiden und die Pharmaka werden normalerweise nicht sehr gut vertragen. Den besten Effekt haben niedrig dosierte tricyklische Antidepressiva **Ⓑ**.

Chronisches Schmerzsyndrom

- Beim Chronischen Schmerzzyndrom (ICD-10: Anhaltende somatoforme Schmerzstörung, F45.4) ist die vorherrschende Beschwerde ein andauernder, schwerer und quälender Schmerz, der durch einen physiologischen Prozess oder eine körperliche Störung nicht vollständig erklärt werden kann. Er tritt in Verbindung mit emotionalen Konflikten oder psychosozialen Belastungen auf, die schwerwiegend genug sein sollten, um als entscheidende ursächliche Faktoren gelten zu können.
- Ein gutes Verhältnis zwischen Patient und Arzt bildet die Basis für die Therapie. Für eine differenzialdiagnostische Abklärung notwendige Untersuchungen sollten durchgeführt werden, für eine Wiederholung von Untersuchungen gilt jedoch eine strenge Indikationsstellung.
- Die pharmakologische Therapie spielt keine absolut zentrale Rolle. Tricyklische Antidepressiva oder SNRI können bei Bedarf versucht werden, weil es bei Schmerzpatienten ähnlich wie bei Patienten mit Depressionen zu Veränderungen bei den Neurotransmitterspiegelwerten kommen kann.

Untersuchung eines Schmerzpatienten

- Besonders gründliche Anamnese: Einsetzen und Entwicklung der Symptomatik, frühere Untersuchungen und Behandlungen, aktuelle Symptomatik und Funktionsstatus, Lebenssituation, Familie, Arbeitsumfeld usw.
  - Die Schmerzen werden auf einer visuellen Analogskala (VAS, Skala 0–10, d.h. von 0 = schmerzfrei bis 10 = unerträgliche Schmerzen), oder auf einer numerischen Skala (numeric rating scale: NRS; 0–10) angegeben.
  - Sie werden bei jedem Arztbesuch bewertet und dokumentiert.
  - Vom Patienten beobachtete sensorische Veränderungen und die Schmerzlokalisation sollten auf einer Schmerzzeichnung eingetragen werden.
- Auf Hauttemperatur, Durchblutung und Perspiration achten (Ausdruck des sympathischen Nervensystems).
- Neuropathische Schmerzen:
  - Neurologische Untersuchung folgender Sinnesempfindungen: Berührung, stärkere Berührung, Wärme, Vibration, Kälte sowie Reaktion auf einen normalerweise schmerzfreien Stimulus, wie z.B. sanftes Streicheln der Haut oder leichten Druck.
  - Eine Untersuchung der motorischen Funktion, der Reflexe und Hirnnerven liefert Hinweise auf die Lokalisation der Verletzung. Eine sorgfältige Abtestung der sensorischen Funktionen hilft bei der Feinabstimmung der Therapie und später bei der Bewertung ihres Ansprechens.
  - Ein unauffälliger Befund in der Elektroneuromyographie (ENMG) (36.16) schließt eine periphere Neuropathie nicht aus, da das ENMG kleine sensible Fasern nicht erfasst.

Therapie bei chronischen Schmerzen

- Die Therapie wird je nach Schmerzmechanismus und Patientencharakteristika durch Erpro-

bung jeweils einer Therapieform bzw. durch Kombination unterschiedlicher therapeutischer Ansätze individuell abgestimmt.
- In vielen Fällen erfolgt die Behandlung rein symptomatisch; wenn eine ursächliche Therapie möglich ist, sollte sie sofort erfolgen (z.B. Schmerzlinderung bei einem eingeklemmten Nerv).
- Eine symptomatische Behandlung ist umso wirksamer, je früher sie eingeleitet wird.
- Verständnis für die psychosoziale Situation des Schmerzpatienten

Nozizeptive Schmerzen
- Eine kurative Therapie verhindert die Chronifizierung des Schmerzes.
- Übliche Analgetika (NSAR und leichte Opioide, d.h. Tramadol und Paracetamol/Codein; starke Opioide bei speziellen Indikationen)
- Physiotherapie
- Stimulationstherapien (TENS **D**, Akupunktur)
- Lokalanästhetika
- Gruppentherapeutischer Ansatz:
  - ambulante Schmerzgruppen unter der Leitung von Physiotherapeuten oder Psychologen

Neuropathische Schmerzen
- Stimulationstherapien (TENS **D**, Akupunktur)
- Tricyklische Antidepressiva (Amitriptylin **A**, Nortriptylin, Venlafaxin **A**, Duloxetin)
  - Duloxetin ist primär für die Therapie einer peripheren diabetischen Neuropathie bei Erwachsenen indiziert.
- Antiepileptika (Pregabalin, Gabapentin **A**, bei Trigeminusneuralgie Carbamazepin oder Oxcarbazepin)
  - Pregabalin ist primär indiziert für die Therapie von sowohl zentralen als auch peripheren neuropathischen Schmerzen.
- Opioide **A** (Tramadol; stark wirksame Opioide werden nur in ausgewählten Fällen und nach sorgfältiger Überlegung verschrieben)
- Gruppentherapie

Chronisches Schmerzsyndrom
- Gute Beziehung zwischen Arzt und Patient
- Tricyklische Antidepressiva
- Gruppentherapie

Opioide bei chronischen Schmerzen

- Tramadol eignet sich für die Therapie chronischer nozizeptiver und neuropathischer Schmerzen.
- Hochpotente Opioide werden vor allem dann eingesetzt, wenn alle sonstigen Optionen erfolglos geblieben sind. Ziel einer Opioidbehandlung ist die Schmerzlinderung und die Verbesserung der körperlichen Funktionsfähigkeit des Patienten.
- Ist die Diagnose klar, beispielsweise ein älterer Patient mit einer Spinalstenose oder osteoporotischen Schmerzen, kann mit einer Opioidtherapie schon früher begonnen werden.
- Die Schmerzursache sollte so gut wie möglich abgeklärt werden.
- Sonstige Indikationen:
  - Die Schmerzen werden mit einem Opioid eindeutig gemildert, und der Patient kann den Alltag besser bewältigen.
  - Der Patient zeigt keine Neigung zu Substanzmissbrauch.
  - Der Patient leidet nicht an einer unbehandelten Angststörung oder Depression.
- Die Entscheidung zur Opioidtherapie sollte in Zweifelsfällen vom Allgemeinarzt gemeinsam mit einem Schmerzspezialisten getroffen werden. Die Durchführung kann dann in der Verantwortung des Hausarztes bleiben. Kontrollen wären in 1- bis 3-monatigen Abständen vorzusehen. Wenn die Wirkung zu gering ist und/oder störende Nebenwirkungen auftreten, wird die Opioidtherapie wieder langsam ausgeschlichen.
- Das Präparat wird oral eingeschlichen, die Dosissteigerung erfolgt langsam über 4–8 Wochen. Das Präparat wird regelmäßig und nicht „bei Bedarf" eingenommen. Bei der Behandlung anderer Arten des Schmerzes (Tumorschmerzen ausgenommen) werden lang wirksame Opioide (Retard-Tabletten) verwendet.
- Gleichzeitig mit der Opioidtherapie wird die Einnahme eines Medikaments gegen Obstipation (Faserstoffpräparate/Füllmittel) gestartet, weil es in der Regel zu einer opioidabhängigen Verstopfung kommt, die unbehandelt sehr störend sein kann.
- Der Patient wird über die Grundsätze dieser Form der Medikation gut aufgeklärt, patientenseitig darf die Dosis nur nach dem vorab vereinbarten Schema erhöht werden.
- Sonstige Formen der Schmerztherapie werden fortgesetzt.
- Tramadol behandelt wirksam eine diabetische Polyneuropathie und eine postherpetische Neuralgie.
- Opioide dienen einzig der Schmerztherapie. Zur Behandlung von Angstzuständen und Depression werden spezifische Medikamente eingesetzt.
- Eine Therapie mit starken Opioiden bei Problempatienten und bei Patienten mit chronischen Schmerzen (Tumorschmerzen ausgenommen) sollte in einer Schmerzambulanz eingeleitet werden.
- Das Risiko eines Missbrauchs wird reduziert, wenn mit dem Patienten und der lokalen Apotheke eine Absprache bezüglich einer kontrollierten Medikamentenabgabe getroffen wird.

Tricyklische Antidepressiva

- Die analgetische Wirkung ist unabhängig vom Vorliegen einer Depression von der antidepressiven Wirkung unabhängig.
- Für die Schmerzbehandlung werden niedrigere Dosierungen benötigt als für die Behandlung einer Depression.
- Die meisten gesicherten Daten gibt es zu Amitriptylin, dessen analgetische Wirkung bereits nach 4 bis 5 Tagen einsetzt. Nortryptilin ist gleich wirksam wie Amitryptilin, zeigt jedoch weniger unerwünschte Wirkungen.
- Tricyklische Antidepressiva sind die Mittel der Wahl bei neuropathischen Schmerzen **A**, vorausgesetzt, es bestehen keine Kontraindikationen wie Herzrhythmusstörungen, Miktionsbeschwerden oder eine orthostatische Hypotonie.
- Mit einer geringen Abenddosierung, anfangs 10–25 mg, beginnen. Das Medikament verbessert auch die Schlafqualität.
- Die Dosis wird jeden 2. Tag um 10 mg gesteigert, bis eine maximale Schmerzlinderung erreicht ist oder die Nebenwirkungen (Müdigkeit, Mundtrockenheit, Verstopfung, Miktionsstörungen, orthostatische Hypotonie) eine weitere Dosiserhöhung verhindern.
- Der Nutzen kann bewertet werden, wenn die Dosis 2 Wochen lang konstant geblieben ist.

Sonstige Antidepressiva

- Arzneimittel der SNRI-Gruppe (Serotonin-Noradrenalin-Wiederaufnahmehemmer) zeigen ein ähnliches Wirkungsprofil wie Amitriptylin, aber die Häufigkeit des Auftretens von störenden anticholinergischen Nebenwirkungen ist geringer. Eine Vielzahl gesicherter Daten spricht für die Wirksamkeit von Venlafaxin **A** und Duloxetin bei der Therapie von neuropathischen Schmerzen.
  - Die Dosierung ist die Gleiche wie bei der Behandlung von Depressionen.
- Die analgetische Wirkung von selektiven Serotoninwiederaufnahmehemmern (SSRI) ist schwach **C** und sie werden nur für die Behandlung von Depressionen bei Schmerzpatienten eingesetzt.

Antiepileptika

- Ihre gute Wirksamkeit bei Schmerzen, die von Nervenverletzungen herrühren, ist belegt.
  - Bei Trigeminusneuralgie werden Carbamazepin **A** oder Oxcarbazepin gegeben.
  - Pregabalin und Gabapentin sind bei peripheren und zentralen, Lamotrigin nur bei zentralen neuropathischen Schmerzen angezeigt.
- Bei Patienten mit Kontraindikationen für tricyklische Arneimittel sind Pregabalin und Gabapentin die First-line-Medikamente für die Behandlung von neuropathischen Schmerzen (mit Ausnahme der Trigeminusneuralgie).
- Carbamazepin weist als spezielle Indikation die Trigeminusneuralgie auf.
  - Die Anfangsdosis beträgt 2 × 100 mg; wird bis zu einer Tagesdosis von 600–800 mg (maximal 1200 mg/24h) gesteigert.
  - Zu den Nebenwirkungen zählen Müdigkeit, Ataxie, Schwindelgefühl, Sehstörungen, Übelkeit und Mundtrockenheit.
  - Im 1. Jahr der Carbamazepintherapie müssen die Leberenzyme und das Blutbild kontrolliert werden. (Blutbild: zunächst im 1. Monat wöchentlich, später monatlich. Leberfunktion: bei normalen Befunden alle 3 bis 4 Monate, bei pathologischen Werten in kürzeren Abständen)
  - Alternativen zu Carbamazepin sind Oxcarbazepin 2 × 300–600 mg (maximal 1800 mg/24h) oder Natriumvalproat 3 × 300–500 mg (evidenzgestützte Wirksamkeit bei der Migräneprophylaxe).
- Pregabalin und Gabapentin **A** sind bei diabetischer Neuropathie und bei Post-Zoster-Neuralgie wirksam.
  - Pregabalin: 2 × 75 mg eine Woche lang, dann 2 × 150 mg während einer weiteren Woche, danach 2 × 300 mg, wenn der Schmerz mit der niedrigeren Dosierung nicht ausreichend kontrollierbar ist.
  - Gabapentin: 300 mg abends als Anfangsdosis, alle 1–3 Tage Erhöhung um 300 mg, bis zu einer Höchstdosis von 3600 mg/24h, wenn erforderlich. Die Tagesdosis sollte auf 3 Gaben aufgeteilt werden, um einen kontinuierlichen Effekt zu gewährleisten.

Lokal wirksame Medikamente

- Lokalanästhetika (z.B. EMLA) können für Post-Zoster-Schmerzen eingesetzt werden, wenn der Patient bereits eine leichte Berührung als schmerzhaft empfindet.

TENS-Therapie (transkutane elektrische Nervenstimulation)

- Bei muskuloskeletalen Schmerzen (Fibromyalgie, Arthritis und Arthrose) können die Elektroden im Schmerzbereich oder in dessen Nähe angelegt werden. Eine auf Triggerpunkte ausgerichtete Therapie mindert die Druckempfindlichkeit und entspannt die Muskeln.
- Bei einer Post-Zoster-Neuralgie werden die Elektroden über oder unter dem erkrankten Dermatom appliziert.
- Bei durch Nervenverletzung bedingten Schmerzen werden die Elektroden normalerweise in einem Hautbereich mit Tastempfinden platziert. Bereiche ohne Tastsinn enthalten nämlich keine sensorischen Fasern, und die Stimulation

im sensibilisierten Hautareal wäre unerträglich stark. Die Elektroden können auch auf dem entsprechenden Dermatom auf der gesunden Seite angelegt werden.
- Die Behandlung ist zu Beginn am effektivsten. Bei einigen Patienten lässt die Wirkung bei Langzeitbehandlung nach **D**.
- Ein Herzschrittmacher ist eine Kontraindikation.

Akupunktur
- Am sinnvollsten bei mäßig schweren nozizeptiven muskuloskeletalen Schmerzen sowie bei Migräne.
- Die Akupunktur kann vegetative Reaktionen wie Erbrechen, Bradykardie und Müdigkeit hervorrufen.

Injektionen mit Lokalanästhetika
- Eine Injektionsserie mit Lokalanästhetika ist eine weit verbreitete Therapieform bei chronischen Schmerzen, doch gibt es kaum Evidenz.
- Die analgetische Wirkung hält länger an als die pharmakologisch-anästhetische Wirkung. Epidural- und Spinalanästhesien werden nur in Schmerzkliniken durchgeführt.
- Die Injektionen sind hilfreich, weil die Analgesie die Funktion und motorische Aktivität des Schmerzareals normalisiert (z.B. Lösung von Muskelspasmen).

Anästhesie an Triggerpunkten
- Bei myofaszialen Schmerzen können in Triggerpunkten fokussierte Schmerzen auftreten. Triggerschmerzen strahlen stark aus und verursachen auch vegetative Reflexe.
- Die Injektionsstelle wird durch Ertasten eines schmerzempfindlichen Punktes und dessen Fixierung zwischen 2 Fingern bestimmt. Die Injektion erfolgt aseptisch in Dosierungen von 1–3 ml in der Halsregion, 4–8 ml im Schulter-, Rücken- und Beckenbereich sowie 10 ml in der Lendengegend. Bupivacain 0,125–0,25% hat die längste Wirkdauer.
- Kortikosteroide können damit kombiniert werden, z.B. 4 mg/10 ml Dexamethason. Nach der Anästhesie sollte der Muskel zuerst passiv, dann aktiv gestreckt werden.

Betreuung chronischer Schmerzpatienten in Zusammenarbeit zwischen Allgemeinärzten und Spezialeinrichtungen
- Die Hauptverantwortung für die Behandlung von Schmerzpatienten liegt bei der Grundversorgung. Wenn nötig, werden Spezialisten konsultiert. Die umfangreichen Aufgaben der Nachsorge fallen in den Verantwortungsbereich des Allgemeinarztes.
- Im Rahmen der fachmedizinischen Versorgung sollte das Schmerzmanagement bei multimorbiden und Problempatienten in Kooperation zwischen den einzelnen Fächern so erfolgen, dass eine Abteilung die Koordination übernimmt und die anderen Fachärzte gezielt beigezogen werden.
- Schwerpunktkrankenhäuser verfügen über Schmerzkliniken, wo Spezialisten von zumindest zwei verschiedenen Fachrichtungen für die Therapie verantwortlich sind. Die Kliniken verfügen normalerweise über ein multidisziplinäres Team mit einem auf Schmerzmanagement spezialisierten Anästhesisten, einem Facharzt für physikalische Medizin, einem Psychologen, einem Psychiater, einem Neurologen, einem Orthopäden und einem Sozialarbeiter.
- Der Psychologe spielt als Helfer bei der Erarbeitung von Schmerzbewältigungsstrategien durch den Patienten eine besonders wichtige Rolle.

17.41 Komplexes regionales Schmerzsyndrom (sympathische Reflexdystrophie – Morbus Sudeck)

Anmerkung: Für das Krankheitsbild „Komplexes regionales Schmerzsyndrom" bzw. für damit eng verwandte Syndrome finden sich in der Literatur sehr unterschiedliche Bezeichnungen, darunter die englische Abkürzung „CRPS" für „complex regional pain syndrome", Sympathische Reflexdystrophie, Sudeck'sches Syndrom, oder Algodystrophie.

Zielsetzung
- Die Prävention eines CRPS (bzw. einer sympathischen Reflexdystrophie) durch ausreichende Mobilisierung nach einem Gliedmaßentrauma, etwa nach einer Radiusfraktur (18.25).

Pathophysiologie
- Die Pathophysiologie ist noch weitgehend ungeklärt. Bei der Entstehung des Schmerzsyndroms spielen aber jedenfalls sowohl das ZNS, das periphere und das sympathische Nervensystem sowie das lokale Muskelgewebe eine Rolle.

Definition und Diagnostik

- Folgende 4 Kriterien müssen erfüllt sein:
  1. ein vorangegangenes Trauma oder eine Erkrankung, die die Immobilisierung einer Gliedmaße zur Folge hatten.
  2. Dauerschmerz und außergewöhnlich starkes Schmerzempfinden schon bei minimalen Stimuli (leichte Berührung etc.); Verschlechterung durch Stress, Temperaturschwankungen und durch das Bewegen der betroffenen Extremität.
  3. Schwellung der schmerzhaften Körperregion, Veränderung der peripheren Durchblutung (veränderte Temperatur und Farbe der betroffenen Hautpartien), Anomalien der Schweißsekretion und der motorischen Funktionen.
  4. Der Schweregrad der bestehenden Symptomatik bzw. der Funktionsstörungen lässt sich nicht durch eine andere Ursache erklären.
- Über die Ätiologie ist nichts bekannt. Es konnte allerdings beobachtet werden, dass zumindest in einigen Fällen das auslösende Ereignis in einer vom sympathischen Nervensystem ausgelösten Reaktion bestand (s. der Abschnitt über die Pathophysiologie). Genetische Faktoren spielen möglicherweise eine Rolle.
- Die Schmerzen treten üblicherweise erst einige Wochen nach dem Trauma auf. Dabei handelt es sich um einen Dauerschmerz, der als Brennen empfunden wird. In einer (1–3 Monate dauernden) 1. Phase entwickeln sich eine Schwellung, eine Rötung und eine starke Überwärmung (Schwitzen) der betroffenen Gliedmaße. Danach kommt es zu einer Atrophie der Haut, die sich dann kühl anfühlt und eine cyanotische Färbung annimmt. Die Atrophie erfasst nach und nach auch die tiefer liegenden Gewebe und die Muskeln (3–6 Monate). Ohne Behandlung besteht die Gefahr einer Chronifizierung und eines Übergreifens der Symptomatik auf die kontralaterale Extremität.
- Bei fortgeschrittenem Krankheitsverlauf ist radiologisch charakteristischerweise eine Osteoporose nachweisbar. Solche Fälle sind in der Regel nicht mehr reversibel.

Prävention und Therapie

Prävention

- Nach einem Trauma Hochlagerung der Extremität zur Vermeidung von Schwellungen.
- Bei einer Gipsfixation von Frakturen im Bereich der oberen Extremität ist eine adäquate Mobilisierung der freien Gelenke wichtig.
  - Kommt es bei einem Patienten mit einer Radiusfraktur zu Schmerzen in der Hand und zu einem Anschwellen der Finger, sollte die Behandlung in wiederholten Extensions- und Flexionsübungen der Finger bei hochgelagerter Extremität bestehen und nicht in einer verlängerten Ruhigstellung.
  - Nach der Phase der Immobilisierung muss sofort eine Remobilisierung unter Beiziehung qualifizierter Therapeuten erfolgen (Physiotherapie).
  - Für eine ausreichende Schmerzbekämpfung ist zu sorgen.

Therapie

- Erfordert in der Regel eine Kooperation zwischen Arzt, Psychologen und Physiotherapeuten.
- Bewegungstherapie der betroffenen Extremität ist der Eckpfeiler des Rehabilitationsprozesses, der einige Geduld erfordert.
- Unmittelbar nach Auftreten der Symptome muss für eine intensive Bewegungstherapie und eine ausreichende Analgetikamedikation gesorgt werden. Die Analgesie erfolgt im Wesentlichen wie beim neuropathischen Schmerz.
- Bei ausgeprägten Symptomen wurden auch noch andere Behandlungsstrategien versucht, etwa eine kurzzeitige Therapie mit Kortikosteroiden mittlerer Dosierung oder eine regionale Sympathikusblockade.
- Es gibt Hinweise auf eine günstige Wirkung von Calcitonin.

Traumatologie und Plastische Chirurgie

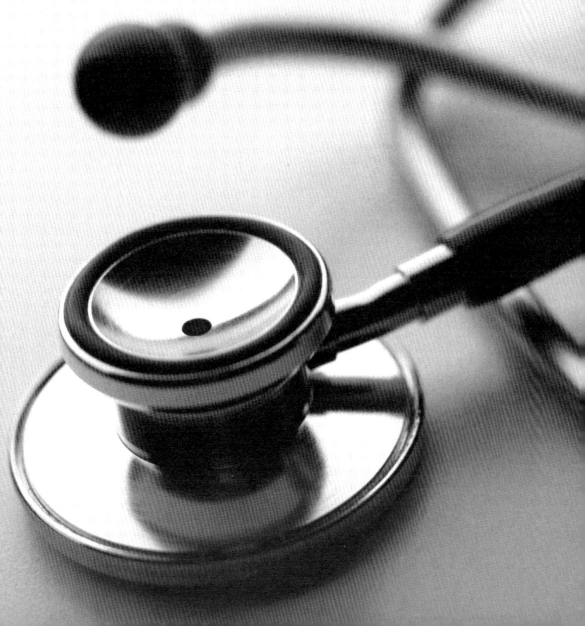

18.01 Gesichtsverletzungen

Nur online verfügbar.

18.02 Schädel-Hirn-Trauma

Grundregeln

- Erkennen von Hirnverletzungen
- Beurteilung des Ausmaßes der Schädelverletzung aufgrund des Unfallverlaufs und des klinischen Status des Patienten, d.h. Gehirnerschütterung (18.03), Gehirnquetschung (18.04) oder intrakranielle Blutung bzw. Hämatom (18.05).
- Beobachtung der Bewusstseinslage; Patienten, die einer sofortigen Behandlung bedürfen, sind in ein entsprechend ausgerüstetes Krankenhaus einzuliefern.
- Überwachung und Unterstützung der Vitalfunktionen während des Transports.

Diagnostik von Hirntraumen

Bewusstseinslage

- Führen Sie Aufzeichnungen über die anfängliche Bewusstseinslage des Patienten und jegliche Veränderungen; verwenden Sie dazu zunächst eine Skala, die folgende Stufen umfasst: wach/weckbar/reagiert auf Bewegungen/reagiert auf Schmerz/nicht weckbar.
- Bewerten Sie in einem späteren Stadium die Bewusstseinslage auf Grund der Glasgow Coma Scale (GCS, Tabelle 18.02).

Pupillen

- Bei erhöhtem Hirndruck kann die Pupille auf der Seite des Traumas dilatiert sein. Pupillengröße und Reaktion auf Licht prüfen! Sofortiges Eingreifen ist erforderlich, wenn bei einem bewusstlosen Patienten die Pupille starr dilatiert ist.

Körpertemperatur

- Hirntraumen können die Temperaturregelung beeinträchtigen, was zu einer erhöhten Körpertemperatur führen kann. Bei Bedarf ist der Patient abzukühlen.

Bildgebende Verfahren

- Bei Bewusstseinstrübung ist der Patient unverzüglich an die Unfallstation eines Krankenhauses zu transportieren.
- Schädelröntgenaufnahmen schließen intrakranielle Hämatome oder eine Hirnkontusion nicht aus. Ein CT ist die primäre Untersuchungsmethode bei Schädeltraumata.
- Eine Schädel-CT ist bei einer frischen Kopfverletzung indiziert:
  - bei Bewusstlosigkeit oder Amnesie in Zusammenhang mit dem Trauma
  - Glasgow Coma Scale unter 15 (s. Tab. 18.02) oder auffälliger neurologischer Status
  - verifizierte oder vermutete Schädelfrakturen
  - Blutungsneigung (anitkoagulierte Patienten, Hämophilie)
  - Krampfanfälle
  - Shuntpatienten
  - Mehrfachverletzungen
  - Frakturen des Gesichtsschädels (außer Nasenbeinbrüchen)
  - anhaltende oder zunehmende Kopfschmerzen, oder Übelkeit und Erbrechen
- Eine CT ist auch dann indiziert, wenn der Zustand des Patienten schwer zuzuordnen ist, z.B. bei Epilepsie oder psychiatrischen Problemen.

Schädelfraktur

- Eine radiologisch diagnostizierte Schädelfraktur ist ein Grund für eine sorgfältige klinische Überwachung, aber selten ein Hinweis auf eine Gehirnverletzung.
- Eine Fraktur beinhaltet folgende Risiken:
  - ein (100fach) erhöhtes **Hämatomrisiko** (18.05)
  - das Risiko einer Infektion an der Hinterwand der Nasennebenhöhlen
- **Bei Kindern** kann sich eine Schädelfraktur **vergrößern**. Es ist daher ratsam, bei unter 2–3-jährigen Kindern nach einiger Zeit weitere Röntgenaufnahmen zu machen.

Schädelbasisfraktur

- Oft durch einen Sturz verursacht.
- Kann mit Gehirnerschütterung oder schwereren Traumen einhergehen.

Tabelle 18.02 **Glasgow Coma Scale**

Merkmale		Punktewert
Augenöffnen	spontan	4
	Aufforderung	3
	Schmerzreiz	2
	nein	1
Motorische Antwort	gezielt	6
	gezielt auf Schmerz	5
	ungezielt	4
	Beugemechanismen	3
	Streckmechanismen	2
	keine	1
Verbale Antwort	orientiert	5
	verwirrt	4
	inadäquat	3
	unverständlich	2
	keine	1
		Gesamt: 3–15

Fraktur der Fossa cranialis anterior
- Symptomatik: Blutungen und Liquoraustritt (Liquorrhö) aus der Nase, Lidhämatome, Verlust des Geruchssinns aufgrund einer Abtrennung des Bulbus olfactorius (38.06), manchmal auch Symptome im Zusammenhang mit dem N. opticus.
- Ein Schädelröntgen liefert meist keine gesicherte Diagnose, sodass ein CT-Scan angezeigt ist.

Fraktur der Fossa cranialis media
- Symptomatik: Blutungen und (verzögert) Liquoraustritt aus dem Gehörgang sowie Beeinträchtigung oder Verlust des Gehörs
- Eine Fazialisparese (38.10) kann sofort oder innerhalb einiger Tage auftreten.

Fraktur der Fossa cranialis posterior
- Selten
- Die Symptome sind jenen bei einer Fraktur der Fossa cranialis media ähnlich.

Therapie
- Konservative Behandlung über 1 Woche und Nachsorge in der Krankenhausambulanz.
- Der Einsatz von Antibiotika ist kontrovers. Ihr Einsatz erscheint gerechtfertigt, wenn Liquor austritt und ein Meningitisrisiko besteht. Die übliche Wahl ist Penicillin.
- **Hämatome** sind bei Patienten mit Frakturen wahrscheinlicher.
- Patienten mit Liquoraustritt sind unbedingt in einem geeigneten Krankenhaus zu behandeln.
  - Hält die **Liquorrhö** länger als 1 Woche an, besteht Verdacht auf eine Hirnhernie auf Grund eines Durarisses. Operative Behandlung in einer neurochirurgischen Klinik ist angezeigt.

Impressionsfrakturen
- Impressionen im Ausmaß der Knochendicke oder darüber sind chirurgisch zu behandeln.
- **Offene Frakturen** sind innerhalb von 24 Stunden operativ zu versorgen.
  - Liegt kein Hirntrauma vor, ist die Operation nicht dringlich, doch ist eine Transferierung an eine Neurochirurgie angezeigt.
  - Ein CT-Scan hat sich bei der Feststellung von unter dem Knochen liegenden Traumen bewährt.
  - Bei Durariss ist das Epilepsierisiko erhöht.
  - Auch eine **geschlossene Impressionsfraktur** ist zumeist eine Indikation für eine Behandlung, wenn auch nur aus kosmetischen Gründen.

Indikationen für die Konsultation eines Neurologen
Ein Neurologe ist in folgenden Fällen zu konsultieren:
- bei Liquoraustritt in Zusammenhang mit einer Schädelfraktur
- offene oder Impressionsfrakturen
- Patienten mit Hirnverletzung (nach CT) mit Bewusstseinveränderungen oder anderen neurologischen Symptomen
- Patienten mit durch CT nachgewiesenen intrakraniellen Hämatomen

18.03 Gehirnerschütterung (Commotio cerebri)
- Verletzungen des Zentralnervensystems bei Kindern, siehe 30.07.

Ziele
- Ein Patient mit Verdacht auf Gehirnerschütterung sollte entweder zu Hause, in einer Ambulanz oder im Krankenhaus beobachtet werden. Wenn der Patient bewusstlos war, muss er mindestens 2 Stunden beobachtet werden, bevor er nach Hause entlassen wird.
- Wenn sich Anzeichen eines intrakraniellen Hämatoms finden, ist der Patient sofort zu hospitalisieren.
- Weitere Untersuchungen sind auch bei Patienten erforderlich, die mehr als 1 Woche in der Ambulanz beobachtet wurden und nach wie vor Symptome aufweisen.

Symptome eines Schädelhirntraumas
- Eine Veränderung der Bewusstseinslage ist das Hauptsymptom einer Hirnverletzung. Zusätzlich zu einem möglichen Bewusstseinsverlust können Gedächtnisstörungen, ständige Wortwiederholungen, Kopfschmerzen oder Erbrechen auftreten.
- Die Verletzung ist geringgradig, wenn der Patient dem Arzt bei vollem Bewusstsein vorgestellt wird.
- Bei einer leichten Commotio tritt keine Bewusstlosigkeit auf, und die Amnesiedauer übersteigt 10 min nicht.
- Bei einer ernsteren Gehirnerschütterung liegt die Dauer der Bewusstlosigkeit unter 30 min, und die Amnesie dauert nicht länger als 24 Stunden.
- Wenn der Patient länger als 30 Minuten lang bewusstlos war, liegt wahrscheinlich eine Hirnkontusion vor (18.04).
- Die 3. mögliche Diagnose ist ein progredientes intrakranielles Hämatom (18.05).
- Um eine Differenzialdiagnose stellen zu können, sollte jeder Patient, der nach einem Trauma bewusstlos war, überwacht werden. Bevor eine Entscheidung über die weitere Behandlung getroffen werden kann, sind zumindest 2 neurologische Untersuchungen im Abstand von 2 Stunden erforderlich.

Untersuchung, Kontrollen und weitere Behandlung

- In der Anamnese findet sich typischerweise ein Sturz oder eine leichte Verletzung.
- Der Patient ist bei der Untersuchung bei Bewusstsein. Eine Alkoholisierung kann die Diagnose erschweren.
- Die klinische Untersuchung darf keinen fokalen neurologischen Befund ergeben und sollte innerhalb von 2 Stunden wiederholt werden.
- Ein Schädelröntgen ist nicht sinnvoll, wenn es um die Feststellung einer akuten Hirnverletzung geht.
- Nach einer 24-stündigen Überwachung kann der Patient in häusliche Pflege entlassen werden:
  - symptomatische Medikation
  - Bettruhe bis zum nächsten Morgen
- Ein Patient mit leichter Commotio ist nach 1–3 Tagen wieder arbeitsfähig.
- Die Dauer der Arbeitsunfähigkeit bei Patienten mit ernsthafterer Gehirnschütterung ist von der Art der Berufstätigkeit abhängig. Ein Pilot oder ein Busfahrer z.B. sollte zumindest 1 Woche lang krankgeschrieben werden.
- Der Patient soll sich nach 1 Woche wieder melden (zumindest telefonisch). Bei Symptompersistenz werden weiterführende Untersuchungen eingeleitet.
- Eine stationäre Behandlung ist erforderlich bei:
  - Patienten, die heftig erbrechen (zur Einleitung einer Flüssigkeitstherapie)
  - Kindern, siehe auch 30.07
  - älteren Personen (erholen sich nur langsam)
  - Patienten mit multiplen Verletzungen (die die Hilfe anderer bedürfen)
  - schwer alkoholisierten Patienten
  - symptomfreien Patienten nach einem Unfall mit starker Energieeinwirkung
  - Patienten mit extrem starken Kopfschmerzen
  - Patienten mit auffälligem neurologischem Status
  - Patienten mit unklarer Anamnese
  - Patienten, bei denen die Differenzialdiagnose schwierig zu stellen ist: subarachnoidales Hämatom, Epilepsie
- Bei den meisten der oben erwähnten Patienten ist eine Computertomographie indiziert. Im CT kann sich eine klinisch diagnostizierte Gehirnerschütterung als Gehirnprellung erweisen.
- Nach einer Gehirnerschütterung kommt es normalerweise zur völligen Erholung und Symptomfreiheit.
- In problematischen Fällen sind stationär folgende Untersuchungen durchzuführen: CT, MRI, EEG sowie, falls erforderlich, neurootologische, ophthalmologische und psychologische Tests.

18.04 Hirnkontusion

Ziele

- Bei Patienten mit Schädelhirntrauma (SHT) sollte man die Bewusstseinslage überwachen.
- Bei einem bewusstlosen Patienten ist in jedem Fall so bald wie möglich ein CCT durchzuführen.
- Vor dem Transport des Patienten zu einer Intensivstation sollten weitere Verletzungen wie Verletzungen der Halswirbelsäule sowie Verletzungen, die aufgrund schwerer Blutungen eine sofortige Behandlung erfordern, erkannt werden.

Diagnostik

- Die Diagnose einer Hirnkontusion erfolgt klinisch, röntgenologisch und neurophysiologisch. Der Schweregrad der Verletzung korreliert mit der Bewusstseinslage und der Dauer der Bewusstlosigkeit. Das Alter des Patienten ist von besonderer Bedeutung für die Prognose.
- Ein SHT ist oft die einzige Verletzung, in 10% der Fälle liegen allerdings multiple Verletzungen vor.
  - Verletzungen der Halswirbelsäule sind unbedingt sofort auszuschließen. Behandeln Sie den Patienten bis zum Vorliegen des Röntgenbefundes so, als litte er an einer Halswirbelverletzung.
- Die Feststellung der Bewusstseinslage (36.02) und eine einfache neurologische Untersuchung sind bei der Überwachung des Patienten von entscheidender Bedeutung.
- Im Schädel-CT erkennt man die Lokalisierung der Hirnkontusion, etwaige größere Blutungen, den Zustand der Ventrikel und eine mögliche Druckerhöhung. Bei bewusstlosen Patienten ist das CT unverzüglich durchzuführen.

Therapie im akuten Stadium

- Bewusstlose Patienten werden an der Intensivstation betreut.
- Die Messung des Hirndrucks und die Vermeidung oder Behandlung eines steigenden Drucks sind bei Hirnkontusion wichtig.
  - Kontrollierte Hyperventilation bildet zu Beginn die Grundlage der Behandlung **D**. Wenn der Patient intubiert ist, kann die Hyperventilation bereits während des Transports eingeleitet werden.
  - Der Hirndruck kann kurzfristig durch die Gabe von Mannitol unter Kontrolle gebracht werden. Kortikosteroide bringen wahrscheinlich keinen Vorteil **A**, obwohl diese Therapieform theoretisch gerechtfertigt wäre.
  - Es ist gerechtfertigt, eine kurzzeitige, prophylaktische antikonvulsive Therapie (Phenyto-

in) zu verabreichen. Dies verhindert nicht die spätere Entwicklung einer posttraumatischen Epilepsie, schützt aber vor hirnschädigenden Krampfanfällen.
- Wiederholte CCTs liefern zusätzliche Informationen über später auftretende Blutungen und für den Fall, dass eine chirurgische Behandlung einer schweren lokalen Gehirnprellung in Betracht gezogen wird.

Weitere Behandlung

- Ein akut erhöhter intrakranieller Druck normalisiert sich meist innerhalb von 4 bis 5 Tagen. Danach kann der bewusstlose Patient mit einem Tracheostoma grundsätzlich auch auf der Normalstation behandelt werden, in Abhängigkeit von den Möglichkeiten der jeweiligen Abteilung.
- In den folgenden 3 bis 4 Wochen wird der Patient den üblichen Nachuntersuchungen unterzogen und über die Prognose und die weitere Form der Behandlung entschieden.
  - Nach einer leichten Gehirnprellung ist üblicherweise eine völlige Erholung und Wiederherstellung der Arbeitsfähigkeit möglich.
  - Wenn die Bewusstlosigkeit über einen langen Zeitraum anhält, erfordern die kognitiven Veränderungen und vor allem die Persönlichkeitsveränderungen spezielle Rehabilitationsmaßnahmen und besondere Nachuntersuchungen. Das MRI kann in diesen Fällen wertvolle zusätzliche Informationen über die Ausdehnung der Verletzung liefern.
  - Die Prognose bei neurologischen Ausfallserscheinungen ist im Allgemeinen gut, die Physiotherapie sollte allerdings fortgesetzt werden.
  - Die Inzidenz von Epilepsien beträgt im 1. Jahr weniger als 5%, eine Hirnblutung steigert die Inzidenz allerdings auf bis zu 30%. Nach 10 Jahren treten bei der Hälfte der Patienten keine epileptischen Anfälle mehr auf.

18.05 Intrakranielle Hämatome

Ziele

- Verdacht auf ein intrakranielles Hämatom besteht grundsätzlich immer, wenn ein Patient mit einer Kopfverletzung
  - bewusstlos ist oder sein Bewusstsein getrübt ist.
  - unilaterale neurologische Symptome, vor allem eine Hemiparese, aufweist.
  - zunehmende Unruhe sowie Symptome einer Verletzung der Hirnnerven oder eine Pupillendifferenz zeigt.
- Die Diagnose muss bei einem bewusstlosen Patienten möglichst frühzeitig – innerhalb von 2 Stunden nach der Verletzung – gestellt werden. Bei Verdacht auf ein Hämatom als Ursache sollte die Einweisung direkt an eine neurochirurgische Abteilung erfolgen, wenn die Möglichkeit dazu besteht.

Erste Hilfe

- Beatmung (Intubation)
- Kreislauf (Infusion)
- Bluttransfusion und Notoperation, wenn wegen anderer Verletzungen indiziert
- Cave Halswirbelsäule: steife Halskrawatte während der Transferierung

Diagnostik

- Eine CT ist obligat: Ein Hämatom darf nicht in einer Krankenanstalt behandelt werden, die über diese Möglichkeit nicht verfügt.

Extradurales Hämatom

- Typisch bei Kindern und Jugendlichen. Meist handelt es sich um eine Verletzung durch geringe Krafteinwirkung und der Patient ist zunächst bei Bewusstsein.
- Zeichen einer massiven Einklemmung sind rasche Bewusstseinstrübung, unilaterale neurologische Ausfälle und einseitige Mydriasis. In diesem Stadium ist eine sofortige Behandlung erforderlich: Der Transport des Patienten darf nicht mehr als 2 Stunden in Anspruch nehmen.
- Hämatome werden durch Kraniotomie entlastet. Die häufigste Ursache sind arterielle Durablutungen. In 80% der Fälle ist das Hämatom im Schläfenlappen lokalisiert.
- Bei rascher Behandlung und wenn keine weiteren Verletzungen vorliegen erholt sich der Patient rasch und vollständig.

Subdurales Hämatom

- Nach Unfällen findet man manchmal ein akutes Hämatom, das erst innerhalb von 48 Stunden symptomatisch wird, oder ein subakutes Hämatom, bei dem die Symptome noch später auftreten.

Akutes subdurales Hämatom

- Oft mit einer Hirnkontusion vergesellschaftet. Der Patient ist nicht immer bei Bewusstsein, was das Erkennen einer möglichen Verschlechterung seines Zustands erschwert.
- Oft handelt es sich um ältere Personen oder Alkoholiker.
- Das Blutungsrisiko wächst bei Hirnatrophie.

- Die Ursache kann unter Umständen eine Ruptur eines Sinus sagittalis sein. Deshalb ist bei einem bewusstlosen Patienten unbedingt eine CT durchzuführen. Solche Hämatome sind groß und können sich auch in die andere Hirnhemisphäre ausbreiten.
- Der Operationserfolg wird weitgehend vom Zeitpunkt des Eingriffs bestimmt. Auch der Verletzungsgrad und das Alter des Patienten sind wichtige prognostische Faktoren. Die Mortalität ist noch immer hoch (etwa 50%).

Subakutes subdurales Hämatom
- Der Verlauf ist ähnlich wie bei einem extraduralen Hämatom, wobei sich die Symptome jedoch langsamer manifestieren. Das klinische Bild wird von den Symptomen einer lokalisierten Kompression beherrscht.
- Bei den Patienten handelt es sich oft um Alkoholiker, deren erste Symptome durch ihre Alkoholisierung maskiert werden. Zu derartigen Verletzungen kann es wiederholt kommen. Subdurale Hämatome sind immer wieder die Todesursache bei Häftlingen.
- Der Patient erholt sich rasch, wenn die Behandlung vor der Entwicklung bilateraler Symptome einer Einklemmung (Bewusstlosigkeit und Streckkrämpfe) eingeleitet wird.

Chronisches subdurales Hämatom
- Symptome treten erst mehrere Monate nach der Verletzung zutage.
- Oft handelt es sich um ältere Patienten, die Symptome wie Verwirrtheit, Gleichgewichts- oder Gedächtnisstörungen zeigen. Oft stellt sich heraus, dass sie unter Antikoagulantientherapie stehen.
- Die Primärverletzung ist oft leichter Natur (z.B. ein Sturz), und der Patient kann sich gar nicht an den Anlass erinnern. Zum Zeitpunkt der Diagnose ist der Zustand zumeist akut, da Symptome eines erhöhten Hirndrucks (Kopfschmerzen, Hemiparese oder – häufig – periodisch auftretende Bewusstseinstrübung) rasch einsetzen. Der Zustand kann sich durch einen weiteren Sturz verschlechtern und das Bild eines akuten subduralen Hämatoms bieten.
- Die Behandlung muss so rasch wie möglich eingeleitet werden.
- Bei Eintrübung ist eine sofortige Operation erforderlich.
- Zur Drainage und Spülung eines flüssigen chronischen Hämatoms ist eine Trepanation ausreichend.
- Eine rasche und vollständige Erholung ist zu erwarten.
- In 10% der Fälle ist das Hämatom bilateral. Die gleichzeitige Operation beider Seiten ist möglich. Häufige Symptome eines bilateralen subduralen Hämatoms sind Gangstörungen, Schwäche der beiden unteren Gliedmaßen und Bewusstseinstrübung.
- Ein Rezidiv nach den ersten Wochen ist möglich, sodass eine Revision notwendig erscheint. Im Fall eines Rezidivs ist ein neuerlicher Eingriff angezeigt und kann ohne größere Probleme durchgeführt werden.

Intrazerebrales Hämatom
- Ein Teil der bei einer Hirnkontusion auftretenden Symptome kann durch ein intrazerebrales Hämatom verursacht sein. Diese Hämatome sind von unterschiedlicher Größe und können an mehreren Stellen auftreten. Über die Form der Behandlung ist in jedem Einzelfall zu entscheiden.
- Die Symptome werden durch den Verletzungsmechanismus bestimmt. Bei Stürzen kommt es oft zu Blutungen im Temporallappen.
- Ein größeres Hämatom, das Drucksymptome verursacht, ist operativ zu behandeln. Im Zug der Operation kann auch gequetschtes Hirngewebe entfernt werden.
- In vielen Fällen erfordert die Diagnose und vor allem die Entscheidung für eine Operation häufige CTs und eine Überwachung des intrakraniellen Drucks. Ein weiterer zu berücksichtigender Faktor ist die Verfügbarkeit einer intensivmedizinischen Betreuung.

18.06 Kieferluxation (Kiefersperre)

Einleitung
- Eine Luxation kann bei manchen Menschen nahezu spontan oder in folgenden Situationen auftreten:
  - durch ein Trauma
  - beim Gähnen
  - beim Zahnarzt
- Bei intaktem Unterkiefer ist eine Reposition meist einfach.
- Wenn der Unterkiefer nach hinten disloziert ist, liegt eine kondyläre Fraktur vor. In solchen Fällen ist der Patient direkt an einen Kieferchirurgen zu überweisen.

Symptome
- Der Patient kann den Mund nicht schließen (Kiefersperre).
- Bei einer einseitigen Luxation zeigt das Kinn zur gegenüberliegenden Seite.

Therapie

- Der Patient sitzt.
- Drücken Sie mit den Daumen im Mund des Patienten den Unterkiefer so weit wie möglich hinter den Molaren und umfassen Sie die Mandibula mit den anderen Fingern von außen. Drücken Sie den Kiefer gerade nach unten, bis durch die Muskulatur das Gelenk in die normale Position zurückschnappt.
- Sollte das Einrenken nicht gelingen, ist der Patient möglichst noch am selben Tag an einen Kieferchirurgen zu überweisen.
- Bei einer rezidivierenden Kiefergelenksluxation ist ein Kieferchirurg zu konsultieren.

18.08 Schleudertrauma (Peitschenschlagsyndrom)

Akutes Peitschenschlagsyndrom

- Ein Peitschenschlagsyndrom oder eine Hyperextensions-Hyperflexions-Verletzung des Nackens wird durch eine ruckartige und unkontrollierte (peitschenhiebartige) Überstreckung der HWS verursacht. Dann wird der Kopf wieder ruckartig nach vorne geschleudert. Diese Verletzung tritt typischerweise bei Auffahrunfällen auf.
- Die Schmerzen können einige Stunden oder erst einige Tage nach dem Unfall einsetzen.
- Die Mehrheit der Patienten ist nach 3 Monaten schmerzfrei, aber beinahe 10 % leiden noch nach 12 Monaten an Schmerzen.
- Eine aktive Mobilisation kann in der akuten Phase eine effektive Behandlung darstellen **C**.
- Die Krankengymnastik kann vom Patienten allein zu Hause durchgeführt werden.
- Eine Kältebehandlung eignet sich im akuten Stadium zur Linderung der Schmerzen oder es können entzündungshemmende Medikamente eingesetzt werden.
- Es gibt keine Evidenz, dass das Tragen einer Schanz-Krawatte hilfreich ist.

Chronisches Peitschenschlagsyndrom

- Es stehen keine spezifischen Therapien für ein chronisches Schleudertrauma zur Verfügung.
- Die verfügbare Evidenz lässt den Schluss zu, dass sich ein aktiver Lebensstil positiv auf den Heilungsverlauf auswirkt.
- Eine multimodale Strategie während der Rehabilitation kann die Schmerzen lindern und die Funktionskapazität verbessern.
- Es liegen einige Beweise dafür vor, dass die Radiofrequenzdenervation kurzfristig Erleichterung bei chronischer Zervikozephalgie, die in eine obere Gliedmaße ausstrahlt, schaffen kann, wenn die Schmerzen von einem Autounfall stammen und durch eine diagnostische Lokalanästhesie bestätigt worden sind **C**. Es gibt keine Beweise für eine langfristige Wirkung. Die Radiofrequenztherapie **B** ist eine invasive Behandlungsmethode und nicht in allen Ländern frei verfügbar.
- Botulinumtoxin-Injektionen wurden ebenfalls therapeutisch eingesetzt, aber bis jetzt ist die Evidenz bezüglich ihrer Wirksamkeit ungenügend.

18.10 Wirbelfrakturen

Einleitung

- Die Möglichkeit einer Verletzung der Halswirbelsäule darf bei bewusstlosen Patienten nie außer Acht gelassen werden (Röntgenaufnahmen der HWS sind wichtiger als ein Schädelröntgen).
- Der Patient muss auf einer Krankentrage unter Abstützung des verletzten Körperteils transportiert werden. Ist der Patient bei Bewusstsein, ist die Stelle der Verletzung in gewisser Weise durch einen Muskelkrampf geschützt. Beim Bewegen eines bewusstlosen Patienten ist besondere Vorsicht geboten.

Fraktur der Halswirbelsäule

- Bei allen Frakturen ist bis zum Beweis des Gegenteils anzunehmen, dass sie instabil sind.
- Bei Patienten, die keine lokalisierte Druckempfindlichkeit an der Mittellinie der HWS und keine fokalen neurologischen Defizite aufweisen und nicht an Komorbiditäten leiden, die die Diagnose verschleiern könnten, ist die Wahrscheinlichkeit einer HWS-Fraktur äußerst gering und ein HWS-Röntgen im Allgemeinen nicht erforderlich.
- Bei älteren Patienten sind nach einem Sturz auftretende Nackenschmerzen stets als Anzeichen einer möglichen Fraktur anzusehen. Neurologischen Status kontrollieren!

Diagnostik

- Die Interpretation von HWS-Röntgenbildern erfordert Erfahrung.
  - Bei lateralen Aufnahmen ist auf eine mögliche Wirbelverschiebung zu achten. Vergewissern Sie sich, dass alle relevanten Wirbel (C1-Th1) vom Röntgenbild erfasst sind.
  - Überprüfen Sie die Umrisse des Dens des 2. Halswirbels sowohl in der lateralen als auch der A.p.-Projektion auf Intaktheit.
  - Überprüfen Sie anhand der A.p.-Projektion, ob der Bogen von C1 nicht abnorm breit ist (dies

zeigt sich in Form einer Seitenverschiebung der lateralen Massen gegenüber ihrer erwarteten Ausrichtung in Bezug auf die Umrisse von C2).
- HWS-Röntgenaufnahmen können auch in Flexion erfolgen, sofern der Patient bei Bewusstsein ist, die Standardaufnahmen keine Anomalien zeigen und der Patient keine neurologischen Symptome oder Zeichen aufweist.

Therapie
- HWS-Frakturen erfordern immer eine stationäre Behandlung. Vor dem Bewegen muss dem Patienten eine Nackenschiene angelegt werden.
- Bei instabilen Frakturen und Luxation ist eine Traktion des Schädels angezeigt (Zugkraft 1 kg/Wirbel, d.h. eine C3-Fraktur erfordert 3 kg Zugkraft).

Frakturen der Brust- und Lendenwirbelsäule

Kompressionsfraktur
- Die häufigste Form ist eine durch eine vertikale Krafteinwirkung verursachte Kompressionsfraktur der BWS oder HWS.
- Oft handelt es sich um eine ältere Person, die auf das Gesäß gefallen ist. Derartige Brüche finden sich auch bei jüngeren Patienten, z.B. nach einem Sturz von einem Dach. In diesen Fällen findet sich oft auch eine gleichzeitige Fraktur des Fersenbeins.
- Ist die Höhe des Wirbelkörpers anterior um mehr als 50% verringert (Vergleich mit den benachbarten Wirbelkörpern!), erfordert die Fraktur oft einen chirurgischen Eingriff. In allen anderen Fällen kann der Bruch konservativ behandelt werden.
- Die Schmerzen können nach der Verletzung mehrere Jahre lang anhalten.
- Osteoporotische Kompressionsfrakturen bei älteren Patienten können in jedem Krankenhaus behandelt werden. Die Mobilisierung des Patienten richtet sich nach den auftretenden Schmerzen.
- Es empfiehlt sich die intranasale Verabreichung von Calcitonin (200 Einheiten/Tag) und eine Behandlung mit Bisphosphonat kann in Betracht gezogen werden.

Fraktur eines Processus transversus
- Plötzliche und heftige Rotations- oder Flexionsbewegungen, z.B. bei einem epileptischen Anfall, können eine Processus-transversus-Fraktur in der LWS verursachen.
- Schmerzen und Muskelverspannungen halten für gewöhnlich 6–8 Wochen an. Die Therapie kann sich auf Analgesie und Mobilisierung beschränken.

18.11 Rückenmarksverletzungen

Grundregeln
- Bei allen Traumapatienten an eine mögliche Rückenmarksverletzung denken und sicherstellen, dass ihr Transport die Verletzung nicht verschlimmert (die Wirbelsäule muss stabilisiert werden).
- Therapie und Rehabilitation von Rückenmarksverletzungen sollten durch spezialisierte Zentren durchgeführt werden.
- Die nach Rückenmarksverletzungen auftretenden Probleme sind vielschichtig, schwer behandelbar und bleibend. Deshalb erfordert eine Therapie Fachwissen und individuelle Planung.

Akute Verletzung
- **Lässt der Traumamechanismus auf eine mögliche Rückenmarksverletzung des Patienten schließen?** Bei einem bewusstlosen Patienten mit einer unter hoher Energieeinwirkung entstandenen Verletzung ist so lange von einer Rückenmarksverletzung auszugehen, bis das Gegenteil bewiesen wird.
- Paraplegie oder Tetraplegie sind eindeutige Anzeichen für Rückenmarksverletzungen. **Weniger schwerwiegende Anzeichen für neurologische Defizite** können ebenfalls auf die Beteiligung des Rückenmarks verweisen, falls der Traumamechanismus damit korreliert und insbesondere der Patient über Lokalsymptome im Rücken oder Nacken klagt.
- Der Patient sollte sofort in ein Krankenhaus transportiert werden, das über entsprechende Einrichtungen für die Behandlung von Rückenmarksverletzungen verfügt. Die Betreuung von Rückenmarksverletzungen sollte zentral in eigens dafür eingerichteten Kliniken erfolgen.
- Entscheidend ist, dass am Unfallort und während des Transports nichts geschieht, was die Rückenmarksverletzung verschlechtern könnte.
- Bei der Vorbereitung des Patienten auf den Transport ist Folgendes zu beachten:
  - Die Überwachung der Vitalfunktionen hat Priorität. Bei einem bewusstlosen Patienten kann die Atmung unzureichend sein. Zu ihrer Unterstützung bei einem Patienten mit HWS-Verletzung ist normalerweise das Freihalten der Luftwege erforderlich. Dabei darf der Immobilisierung des Patienten nicht gefährdet werden. Unter Notfallbedingungen bietet sich die Verwendung einer Intubationslarynxmaske (ILMA) an. Doch sollte die zum Freihalten der Atemwege empfohlene Methode in erster Linie jene sein, die das Notfallteam am besten beherrscht.

- Aufgrund der Verletzungen des Nervengewebes sollte der mittlere Blutdruck ausreichend hoch gehalten werden. Eine mit höher gelegenen Verletzungen (oberhalb von Th 6) vergesellschaftete sympathische Dysregulation ist mit Katecholaminen zu behandeln (an das Risiko einer vagotoniebedingten Bradykardie denken). Ein möglicherweise durch Blutverlust entstandener Volumenmangel bei einem Polytraumapatienten sollte mit intravenöser Flüssigkeitssubstitution ausgeglichen werden.
- Muss der Patient verlegt oder am Unfallort aus einer Zwangslage befreit werden, ist der Einsatz spezieller (Schaufel-)Tragen in der Regel besser als die Hände mehrerer Helfer. Falls nötig, kann aber der Patient mit Hilfe von 3 oder 4 Helfern auf eine solche Trage transferiert werden.
- Bei Verdacht auf Rückenmarksverletzungen ist die Immobilisierung der Wirbelsäule von entscheidender Bedeutung für den Transport. Die Trage sollte glatt und eben sein, um die frühzeitige Entwicklung von Druckstellen während des Transports zu vermeiden. Harnverhalten sollte ebenfalls behandelt werden.
- Die Aussagen jüngster Studienergebnisse sind widersprüchlich, was den Einsatz von **Methylprednisolon** in der Akutphase betrifft ❸. Methylprednisolon gilt jedoch in vielen Ländern als Standardtherapie und sollte so bald wie möglich verabreicht werden.
  - Die Initialdosis beträgt 30 mg/kg i.v. Wurde diese Therapie innerhalb von 3 Stunden nach dem Unfall eingeleitet, sollte die Medikation als Infusion (5,4 mg/kg/h) 24 Stunden lang fortgesetzt werden; sind seit dem Unfall schon 3–8 Stunden vergangen, dann sollte die Infusion 48 Stunden dauern. Methylprednisolon sollte nicht gegeben werden, wenn der Unfall mehr als 8 Stunden zurückliegt.

Rehabilitation

Rehabilitation in der Akutphase

- Die Betreuung und Rehabilitation von Patienten sollten zentral in eigens dafür eingerichteten Spezialkliniken erfolgen.
- Das Leben des Verletzten hat sich plötzlich dramatisch verändert. Eine zentralisierte Betreuung und Rehabilitation ermöglicht die Heranbildung von hoch qualifiziertem und erfahrenem Personal. Auch ist die Unterstützung durch andere Patienten mit Rückenmarksverletzungen äußerst wichtig.
- Die Rehabilitation in der Akutphase umfasst:
  - **Förderung der autonomen Beherrschung der Körperfunktionen**
  - Alle funktionsfähigen Muskeln sollten gestärkt werden.
  - Zwei Drittel aller Patienten werden für den Rest ihres Lebens an den Rollstuhl gefesselt sein.
  - Aufrichten und Aufstehen werden normalerweise eingeübt.
  - Dem Patienten werden persönliche Heilbehelfe und Geräte zur Verfügung gestellt, und er wird in ihrem Gebrauch unterwiesen (z.B. Rollstuhl, Alltagshilfen).
  - Unabhängigkeit und Bewältigung des Alltags werden während kurzer Aufenthalte zu Hause getestet.
- **Medizinische Betreuung:**
  - Die bestmögliche medizinische Versorgung sollte zur Behandlung der geschädigten Körperfunktionen aufgeboten werden (z.B. Blasen-, Darm- und Sexualfunktion).
  - Komplikationen (z.B. Druckstellen) sind zu verhindern.
- **Psychiatrische Betreuung:**
  - Die Familie muss in die Bewältigung der Krise, die auf die plötzliche Invalidität folgt, eingebunden werden.
  - Unterstützung kann der Patient auch durch andere Betroffene erfahren.
- Beratung des Patienten in Bezug auf entsprechende Sozial- und Ersatzleistungen. Die notwendigen Heilbehelfe sind an die häusliche Situation des Patienten anzupassen (bei Bedarf auch Beschaffung einer Spezialwohnung). Dem Patienten wird berufliche Rehabilitation angeboten.
- Fast alle Patienten mit Rückenmarksverletzung werden nach der Akutphase der Rehabilitation nach Hause entlassen. Mit Hilfe eines persönlichen Betreuers können sogar Patienten mit schweren Verletzungen eine autonome Lebensführung erreichen.

Langzeitrehabilitation

- Um ihre körperlichen Fähigkeiten zu erhalten, müssen Patienten mit Rückenmarksschädigung zumeist in regelmäßigen Abständen stationäre Rehabilitationseinrichtungen aufsuchen. Ziel dabei sollte sein, die autonome Beherrschung der Körperfunktionen zu erhalten bzw. zu verbessern, Probleme des Stütz- und Bewegungsapparates zu behandeln und den körperlichen Zustand des Patienten zu verbessern. Auch kann Urlaubsbetreuung angeboten werden, damit die betreuende Person eines schwer behinderten Patienten eine kurze Auszeit nehmen kann.
- Bedarf und Ausmaß an örtlich verfügbarer ambulanter Physiotherapie sollte von Fall zu Fall entschieden werden.
  - Zumeist brauchen Tetraplegiker eine stete ambulante Physiotherapie 1–2 × die Woche bzw. in regelmäßigen Abständen. Die ambulante

Physiotherapie sollte funktionelle Übungen, Übungen zur Erhaltung der Gelenkbeweglichkeit, Linderung der Spastizität, Muskelpflege etc. umfassen.
- ○ Paraplegiker bedürfen evtl. auch der regelmäßigen ambulanten Physiotherapie, um die oben erwähnten Ziele zu erreichen sowie die Funktion des Stütz- und Bewegungsapparates zu erhalten.
- ○ Berufliche Rehabilitation und Anpassungstraining erfolgen normalerweise in den ersten Jahren nach Verletzungseintritt. Der Bedarf an dieser Form der Rehabilitation kann sich aber auch erst später einstellen, nachdem eine Stabilisierung anderer behinderungsbedingter Problembereiche eingetreten ist.
- ○ Heilbehelfe und Geräte verbessern deutlich die Unabhängigkeit und ermöglichen oft eine autonome Lebensführung. Welche Geräte benötigt werden, wird in der Frührehabilitationsphase beurteilt. Die Situation des Patienten kann sich im Verlauf der Jahre ändern, und die Beurteilung sollte in regelmäßigen Abständen wiederholt werden.

Folgeschäden bei Rückenmarksverletzungen

- Verantwortlich für die Langzeittherapie von Patienten mit Rückenmarksschädigung ist deren Hausarzt.
- Aufgrund der Besonderheit von Spätkomplikationen sollte der Patient in regelmäßigen Abständen in einem darauf spezialisierten Zentrum, das mit dem zuständigen Hausarzt eng zusammenarbeitet, bewertet werden.

Harnwegsprobleme
- Symptomatische Harnwegsinfekte (HWI) sollten durch Untersuchung einer sauber gewonnenen Harnprobe und durch Anlegen einer Bakterienkultur überprüft werden. Ein HWI kommt immer als Ursache für akute systemische Symptome und Fieber in Frage, selbst wenn keine typischen Symptome vorliegen. Bei einigen intermittierend katheterisierten Patienten besteht eine chronische Bakteriurie.
- Ein Patient mit rezidivierenden Infekten sollte an einen Urologen überwiesen werden. Symptomatische Harnwegsinfekte sollten länger als üblich mit Antibiotika behandelt werden. Die routinemäßige Verschreibung von Antibiotika als Prophylaxe ist zu vermeiden.
- Patienten mit Rückenmarksschädigung sollten alle 1–3 Jahre einer sonographischen Untersuchung der Nieren und Harnwege unterzogen werden, bei Bedarf auch einer i.v. Pyelographie oder retrograden Pyelographie. Urodynamische Untersuchungen sind nur in Sonderfällen angezeigt.
- Die Methode der Blasenentleerung muss stets individuell entschieden werden. Intermittierender Katheterismus zur Blasenentleerung ist derzeit die Primärtherapie für neurogene Blasenfunktionsstörung und hat sich als geeignet zur Prophylaxe von Dilatation und Reflux in die oberen Harnwege erwiesen.

Hautprobleme
- Dekubitus kann durch entsprechende Beratung und Behelfe verhindert werden. Eine gewissenhafte Prophylaxe ist wichtig.
- Zeichnet sich die Entwicklung eines Druckgeschwürs ab, sollte sofort eine Dekompression der Haut vorgenommen werden (bei Bedarf Bettruhe, Positionsänderung, Verteilung des Druckes auf gesunde Hautbereiche).
- Ein plastischer Chirurg sollte selbst bei kleinflächigen Druckgeschwüren konsultiert werden, wenn diese unter konservativen Behandlungsmethoden keine Heilungstendenz zeigen. Ein zeitgerecht durchgeführter plastisch chirurgischer Eingriff kann monatelange Bettlägerigkeit verhindern.

Schmerzen
- Schmerzen des Stütz- und Bewegungsapparates sollten nach den gängigen Richtlinien behandelt werden. Besondere Aufmerksamkeit ist etwaigen Nacken- und Schulterschmerzen sowie Problemen der oberen Extremitäten eines an den Rollstuhl gefesselten Patienten zu widmen, da eine Gefährdung der funktionellen Autonomie des Patienten besteht.
- Bei viszeralen Schmerzen kann sich die Diagnose aufgrund des sensorischen Defizits als schwierig erweisen.
- Mit Rückenmarksverletzungen einhergehende Schmerzen sind häufig neuropathischen Ursprungs und schwer behandelbar. Nichtsdestotrotz sind neuropathische Schmerzen entsprechend zu therapieren, da sie sich stark auf die Lebensqualität des Patienten auswirken. Eine rechtzeitige Überweisung an eine Schmerzambulanz ist daher anzuraten.

Spastizität
- Eine typische Komplikation bei Rückenmarksverletzungen.
- Die Ursache für eine Steigerung der Spastizität kann kaudal der Stelle der Rückenmarksverletzung liegen. Eine derartige Ursache ist zumeist identifizierbar (z.B. Infektion, Hautprobleme oder sonstige üblicherweise schmerzhafte Prozesse). Falls die Spastizität von systemischen Symptomen begleitet wird, kann dies ein Zei-

chen für einen schwerwiegenden Prozess sein, wie etwa ein akutes Abdomen.
- Die Ursache für eine erhöhte Spastizität ist umgehend zu behandeln.
- Behandlung der Spastizität (36.94)

Sexualfunktion, Fertilität, Familienberatung
- Sexualfunktionsstörungen (insbesondere Verlust des sexuellen Empfindens) können die Lebensqualität stark beeinträchtigen.
- Information und Sexualberatung sind ein wichtiger Bestandteil des Frührehabilitationsprozesses. Das Bedürfnis nach entsprechender Beratung kann auch erst später mit Veränderung der Lebensumstände entstehen.
- Orale Medikation hilft normalerweise bei erektiler Dysfunktion. Einige Patienten bevorzugen aber Injektionen.
- Bei Männern mit Rückenmarksschädigung verursachen Anejakulation und schlechte Spermienqualität fast immer Infertilität. Mit modernen Behandlungsmethoden (vibratorische Stimulation, Elektroejakulation oder Hodenbiopsie) kann jedoch bei nahezu jedem Mann mit Rückenmarksschädigung noch Samen entnommen werden.

Posttraumatische Syringomyelie (PTS)
- PTS bedeutet eine zystische Erweiterung des Rückenmarkzentralkanals.
- Eine PTS sollte immer dann vermutet werden, wenn sich der neurologische Zustand eines Patienten mehrere Jahre nach der Verletzung plötzlich verschlechtert. Stärkere Schmerzen können das erste klinische Anzeichen sein. Andere Symptome sind Überempfindlichkeit, erhöhte Spastizität, progrediente Muskelschwäche und Symptome, die auf eine Beteiligung des autonomen Nervensystems schließen lassen.
- Die Diagnose wird durch MRI bestätigt. Der Patient sollte dringend an eine neurochirurgische Abteilung zur Abklärung überstellt werden.

Sonstige Komplikationen
- Mögliche weitere Komplikationen: Darmstörungen, autonomes Dysreflexie-Syndrom und erhöhtes Osteoporoserisiko.

18.12 Rippen- und Beckenfrakturen

Einführung
- Rippen- und Beckenfrakturen erfordern manchmal lediglich eine konservative Behandlung, können aber auch ernsterer Natur sein:
  - Eine Serienfraktur kann zur Instabilität des Thorax und damit zu einer Behinderung der Atmung führen.
  - Ein Beckenbruch kann zu massivem Blutverlust führen.
- Bei Traumapatienten an die Möglichkeit eines Spannungspneumothorax denken! Siehe 6.61.

Rippenfrakturen
Diagnosestellung
- Die Diagnose kann durch eine klinische Untersuchung gestellt werden: Die Bruchstelle ist bei direkter Palpation und bei Druck auf die Rippe von dorsal druckempfindlich.
- Lungenauskultation: Bei asymmetrischem Befund besteht Verdacht auf einen Pneumothorax.
- Ein Thoraxröntgen ist nicht immer nötig, ist aber in Erwägung zu ziehen, wenn ein Hämothorax oder Pneumothorax ausgeschlossen werden muss, sowie bei Verdacht auf multiple Rippenbrüche.

Therapie
- Frakturen einer oder zweier Rippen können für gewöhnlich in einer Unfallambulanz behandelt werden, bei Rippenserienfrakturen ist aber eine stationäre Aufnahme indiziert.
- Die Injektion eines Lokalanästhetikums (2 ml an die untere Rippenkante) erleichtert den Schmerz etwa 24 Stunden lang und kann dann nötigenfalls wiederholt werden. Bei Erfolglosigkeit kann auch die unverletzte Rippe ober- und unterhalb von der gebrochenen Rippe infiltriert werden
- Bei einer Rippenfraktur halten stärkere Schmerzen etwa 3 Tage lang an, werden dann langsam schwächer, dauern aber insgesamt etwa 3 Wochen an.
- Der Patient wird aufgefordert, bei etwaigen Atemschwierigkeiten die Ambulanz aufzusuchen.
- Um durch Bewegungen der Thoraxwand verursachte Schmerzen zu lindern, ist es manchmal ratsam, eine Thoraxseite (nicht aber den gesamten Brustkorb) durch einen Klebeverband zu stabilisieren.
Anmerkung: Statt dessen kann in Österreich ein Rippenbruchband oder -gürtel verordnet werden.
- Bei älteren Patienten kann eine Sputumretention zu einer Atemwegsinfektion führen. Dies ist

durch ausreichende Schmerzstillung zu verhindern. Bei Anzeichen einer Infektion besteht Verdacht auf Pneumonie.
- Ein Thoraxwandflattern ist mittels Klebeverband zu stabilisieren. Während des Transports liegt der Patient auf der Seite der instabilen Thoraxwand.

Beckenfrakturen

- Klassifikation der Beckenfrakturen, siehe Tabelle 18.12.

Beckentraumen durch große Gewalteinwirkung

- Eine komplizierte instabile Beckenfraktur kann zu einem Blutverlust von 1–3 Litern führen. Deshalb ist eine intravenöse Infusion für den Transport anzulegen.
- Bei einer instabilen Beckenfraktur ist das Becken zur Verringerung der Blutung zu stabilisieren. Solche Patienten werden auf Vakuummatratzen gelagert und transportiert.

Beckenbrüche bei älteren Patienten

- Frakturen des Pfannendaches nach Sturz sind bei älteren Patienten häufig.
- Röntgenaufnahmen des Beckens sollten sowohl eine A.p.- als auch eine seitliche Aufnahme der betroffenen Seite umfassen.
- Eine genaue Inspektion der Röntgenbilder des Acetabulumdaches ist wichtig. Finden sich Anzeichen von Fissuren oder Verschiebungen?
- Patienten mit einer Schambeinastfraktur können, soweit es die Schmerzen zulassen, mobilisiert und belastet werden. Die Behandlung einer Sturzverletzung kann an einem Regionalspital durchgeführt werden.
- Eine Thromboseprophylaxe wird meist nach 24 Stunden begonnen, sobald kein akutes Blutungsrisiko mehr besteht.

Steißbeinfraktur

- Nach Sturz oder Entbindung. Äußerst schmerzhaft.
- Die Behandlung beschränkt sich auf Schmerzlinderung und zur Verfügungstellung einer geeigneten Sitzgelegenheit.

18.20 Schlüsselbein- und Schulterblattfraktur

Schlüsselbeinfraktur

- Ein Tornisterverband ist 3–4 Wochen lang zu tragen. Bei Erwachsenen dauert die Ossifikation 6–8 Wochen.
- Eine chirurgische Behandlung ist erforderlich:
  1. bei Verletzung von Nerven, Blutgefäßen oder der Pleura
  2. bei einer lateralen Fraktur bis an die Gelenksfläche des Akromioklavikulargelenkes
  3. bei einer lateralen Fraktur in Verbindung mit einer Ruptur des Lig. coracoclaviculare (Verbreiterung des Spalts zwischen Clavicula und Processus coracoideus im Vergleich zur intakten Seite)
  4. bei vielen Frakturen im mittleren Drittel, wenn die Dislokation mehr als die Dicke des Schlüsseleins beträgt oder dieses um mehr als 15 mm verkürzt ist
  5. wenn der Bruch nach mehr als 6 Monaten noch nicht ossifiziert ist und noch immer Beschwerden vorhanden sind

Schulterblattfraktur

- Gilchristverband 2–4 Wochen lang. Die Dauer des Krankenstandes hängt von der Beweglichkeit der Schulter ab.
- Frakturen des Schulterblatthalses erfordern eine CT-Untersuchung zur Klärung der Frage, ob ein chirurgischer Eingriff notwendig ist.

18.21 Schulterluxation

Grundregeln

- Eine Schulterluxation ist sofort zu reponieren.
- Wenn die Reposition nicht gelingt, ist der Patient zur chirurgischen Behandlung zu überweisen.
- Eine primäre Luxation ist stets mit einem Röntgen zu kontrollieren.

Tabelle 18.12 Beckenfrakturen		
Art der Fraktur	Prävalenz	Therapie
Abrissfraktur	Bei Sportlern: Muskelkontraktion führt zum Abriss eines Knochenteils.	Operative Fixierung, z.B. mit Schrauben, häufig erforderlich.
Einfache Beckenfraktur	Typisch bei älteren Personen nach Verletzung, z.B. Schambeinastfraktur.	Schmerzstillung, frühzeitige Mobilisierung
Komplizierter Bruch: Beckenring an mehreren Stellen gebrochen	Kompressionsverletzung bei Traumapatienten	Meist chirurgische Fixierung, bei leichteren Verletzungen konservative Behandlung.
Acetabulumfrakturen	Hüftluxation, z.B. bei Verkehrsunfall; Bruch des Acetabulumdaches bei älteren Personen.	Die luxierte Hüfte erfordert sofortige Behandlung, in leichteren Fällen konservative Behandlung.

Ätiologie

- Üblicherweise durch einen Sturz auf den ausgestreckten Arm verursacht
- Manchmal durch eine rasche Bewegung des Armes ausgelöst
- Epileptischer Anfall (Die Luxation erfolgt häufig nach posterior, was auch bei durch einen elektrischen Schock ausgelösten Luxationen oft der Fall ist.)

Befunde

- Um eine Fraktur und eine Akromioklavikularluxation ausschließen zu können, ist eine röntgenologische Untersuchung erforderlich. Außerhalb der Ordination wird die Reposition manchmal auch ohne vorheriges Röntgen durchgeführt, wenn die Transportzeit an eine Ambulanz zu lang ist.
- Eine Fraktur kann oft aufgrund einer exakten Anamnese (direkte Gewaltanwendung ist eine häufige Ursache) und einer sorgfältigen Untersuchung ausgeschlossen werden. Denken Sie aber auch stets an die Möglichkeit einer pathologischen Fraktur.
- Aufgrund der Schmerzen und des zunehmenden Ödems sollte die Reposition nicht auf den folgenden Tag verschoben werden.
- **Folgende Untersuchungen sind stets vor und nach der Behandlung durchzuführen:**
  - **Durchblutung der oberen Extremität** (Puls fühlen)
  - **neurologischer Status** (Überprüfen Sie den Berührungssinn, das Ausmaß der Beweglichkeit der oberen Extremität und die Fähigkeit, die Finger zu spreizen)

Reposition

- Die Reposition gelingt einfacher, wenn der Patient die Schulter entspannen kann. Informieren Sie den Patienten, was Sie tun, beruhigen Sie ihn und helfen Sie ihm, die Schulter zu entspannen.
- Die verschiedenen Repositionstechniken können in folgender Reihenfolge angewandt werden:
  1. Reposition durch Herunterhängenlassen des Arms
     - Unterstützen Sie den Arm und helfen Sie dem Patienten, sich auf die Untersuchungscouch auf den Bauch zu legen und den betroffenen Arm seitlich herunterhängen zu lassen. Sie können die Traktion durch Anbinden eines Gewichts (z.B. eines Sandsacks) an den Unterarm verstärken. Bitten Sie den Patienten, die Schulter zu entspannen. Bei einer habituellen Luxation kommt es nach 15–30 Minuten häufig zu einer spontanen Einrenkung.
  2. Reposition bei herunterhängendem Arm
     - Setzen Sie sich auf einen niedrigen Stuhl. Beruhigen Sie den Patienten und fordern Sie ihn auf, die Schulter locker zu lassen. Legen Sie Ihren Unterarm unter den am Ellbogen um 90 Grad abgewinkelten Unterarm des Patienten. Ziehen Sie den Arm des Patienten am Ellbogen nach unten und drehen Sie ihn vorsichtig nach innen, während Sie mit der anderen Hand den oberen Teil des Armes nach außen drehen. Wenn die Reposition nicht gelingt, verabreichen Sie Diazepam (5–10 mg i.v. oder dieselbe Dosis rektal) und versuchen Sie es später noch einmal.
  3. Reposition durch Zug nach oben
     - Dies ist eine Alternative zur Repositon durch Herunterhängenlassen des Arms und ist vor allem dann anzuwenden, wenn der Patient nicht in Bauchlage gebracht werden kann. Der Patient liegt auf dem Rücken. Stellen Sie sich auf einen etwa 1 m hohen Stuhl neben dem Patienten (oder legen Sie den Patienten am Boden auf eine Matratze). Ziehen Sie den entspannten Oberarm des Patienten geradeaus vorsichtig nach oben am Handgelenk und halten Sie den Arm dann über längere Zeit in dieser Position am Handgelenk. Die Reposition erfolgt durch langsame, ruhige Drehbewegungen.
  4. Wenn die Reposition nicht gelingt oder der Verdacht auf eine Fraktur vorliegt, ist der Patient (in den meisten Fällen mit der Rettung) zur Untersuchung mittels bildgebender Verfahren und einer möglichen Reposition unter Vollnarkose zu überweisen.

Weitere Behandlung

- Die Reposition war erfolgreich, wenn die Schulter spürbar in die Gelenkspfanne zurückschnappt. Der Schmerz lässt sofort nach. Die erfolgreiche Reposition wird durch eine vorsichtige Überprüfung der Beweglichkeit der Schulter bestätigt. Diese Bestätigung kann auch – bei entsprechender Verfügbarkeit der Geräte – mittels Ultraschall erfolgen (symmetrische Befunde erheben!)
- **Überprüfen Sie die Durchblutung und den neurologischen Status von Arm und Hand und nehmen Sie die entsprechenden Eintragungen in der Kartei vor.** Die Reposition sollte durch ein Röntgen bestätigt werden.
- Um den Schmerz nach der Reposition zu verringern, wird der Arm etwa 3 Wochen lang in Adduktion und Pronation in einer Armschlinge am Körper fixiert. Der Patient kann sich z.B. das Gesicht waschen und essen, eine Rotation des Arms nach außen ist jedoch 6 Wochen lang zu vermeiden.

Habituelle Schulterluxation

- Habituelle Luxationen treten ohne signifikante Verletzung auf und sind leicht reponierbar.
- Eine Ruhigstellung ist nicht erforderlich.
- Nach der 3. Luxation ist eine chirurgische Behandlung zu erwägen.
- Postoperativ wird der Arm mittels eines an den Körper gebundenen Verbands 3 Wochen lang ruhig gestellt. Eine Abduktion über 90 Grad ist 6 Wochen lang zu vermeiden, mit Bewegungsübungen nach vorne wird nach 2 Wochen begonnen.

18.22 Luxation des Akromioklavikulargelenks

Nur online verfügbar.

18.23 Behandlung von Ober- und Unterarmfrakturen

Nur online verfügbar.

18.24 Ellbogenluxation

Nur online verfügbar.

18.25 Verletzungen des Handgelenks und der Hand

Einleitung

- Nicht alle Handgelenksfrakturen werden auf die gleiche Weise behandelt. Die Röntgenbilder sollten genau studiert werden, um die Art der Fraktur zu diagnostizieren.
- 2 Wochen nach Anlage des Gipsverbandes sollte festgestellt werden, ob die konservative Behandlung erfolgreich ist.
- Die mögliche Entwicklung eines chronischen regionalen Schmerzsyndroms (CRPS) sollte bedacht und identifiziert werden.
- Der behandelnde Arzt sollte vor allem Folgendes in Betracht ziehen (schlechtes Management kann zu Osteoarthritis führen):
  - Skaphoidfrakturen (sind bei der Erstvorstellung nicht immer auf dem Röntgenbild zu sehen)
  - Bandruptur zwischen Skaphoid und Lunatum (skapholunäre Dissoziation – SLD)
  - Bennettfraktur an der Basis des Os metacarpale I
- Bei Metakarpalfrakturen muss das Metakarpophalangealgelenk (MCP) in einer 70–90° Flexion immobilisiert werden.
- Eine Hammerfingerläsion bedarf einer langen, kontinuierlichen Schienung.

Handgelenksfrakturen

Colles-Fraktur

- Fraktur des distalen Radius, wobei das distale Fragment nach dorsal disloziert.
- Es kann eine Splitterfraktur vorliegen und das proximale Fragment schiebt sich häufig in das distale, wodurch eine Verkürzung des Radius und eine Fourchette-Stellung entsteht *(silver fork deformity)*.
- Die Mehrzahl der Fälle kann erfolgreich mit Hilfe einer Reponierung und der Anlage eines Gipsverbands behandelt werden **D**.
  - Eine Schmerzlinderung an der Frakturstelle ist essenziell, um dem Patienten die Entspannung der Muskulatur der oberen Gliedmaße zu ermöglichen.
    - Analgesie und/oder Prämedikation, falls notwendig
    - 10 ml eines Lokalanästhetikums mit 1%-igem Lidocain wird dorsal in die Frakturlinie und das umgebende Periost injiziert **B**. Falls die Fraktur den Processus styloideus ulnae involviert, sollte dieser separat anästhesiert werden.
  - Ein Schlauchverband, gefolgt von 1–2 Lagen Wattierung, wird angelegt.
  - Ein Gipsverband, beginnend vom oberen Unterarm bis zu den Fingerknöcheln, wird in der Stärke von 8–10 Lagen mit einem Durchmesser von 10–12,5–15 cm vorbereitet (abhängig von der Größe des Patienten).
    - Herkömmliches Gipsmaterial bleibt die beste Lösung.
    - Um Druckstellen zu vermeiden, kann der Gips am Handgelenk und an der Basis des Daumens etwas angeformt werden. Im Ellbogen und den MCP-Gelenken muss absolute Bewegungsfreiheit bestehen.
  - Geschlossene Reponierung:
    1. Der Patient sollte flach auf dem Rücken liegen.
    2. Der Arzt appliziert während einer angemessenen Zeitspanne gleichmäßigen und festen Druck auf die Finger.
    3. Ein Helfer appliziert einen Gegenzug, indem er den Arm des Patienten, der im Ellbogen 90° abgewinkelt ist, am Unterarm fasst.

4. Der initiale Zug sollte dorsalwärts gerichtet sein, um die Fragmente voneinander zu trennen. Gleichzeitig kann dabei eine anterioposteriore oder laterale Fehlstellung korrigiert werden.
5. Schließlich wird das luxierte Fragment mit dem Daumen nach unten gedrückt; der Zug wird beibehalten.
6. Gleichzeitig wird das Handgelenk in ulnare Deviation und Pronation gedreht.
   – Eine Flexion über 30° sollte vermieden werden, da auf diese Weise die Beweglichkeit der Finger eingeschränkt und der Druck auf den Nervus medianus erhöht wird.
   – Eine Pronation sollte vermieden werden, da sonst die Fraktur in einer Fehlstellung ausheilen und dadurch die Funktion der Gliedmaße beeinträchtigt werden kann.
7. Eine 3. Person legt die angefeuchtete Gipsschiene und die darunter liegende Wattierung an. Der Gipsverband wird sofort mit einer leicht elastischen oder nicht elastischen Bandage fixiert.
8. Bis der Verband getrocknet ist, wird die Traktion beibehalten.

○ Ziel der Reponierung
   – Ein A.p.-Röntgen zeigt keine Verkürzung des Radius im Vergleich zur Ulna und eine glatte Gelenkfläche **C**.
   – Neigungswinkel (ulnare Neigung an der radialen Gelenkoberfläche) von 20–25°
   – Die seitliche Ansicht zeigt eine volare Neigung von 10°.
○ Akzeptable Position:
   – Ein A.p.-Röntgen zeigt eine Radiusverkürzung von bis zu 2 mm in Relation zur Ulna. Insbesondere bei älteren Patienten ist eine ausgeprägte Verkürzung in manchen Fällen zulässig.
   – eine Stufenbildung im Gelenk von 1–2 mm
   – ein guter radialer Neigungswinkel mit einer dorsalen Inklination von bis zu 10° in der seitlichen Ansicht
○ Die Position muss sofort nach der Reponierung radiologisch kontrolliert werden (zumindest a.p. und seitlich).
○ Wichtig: Nur genau seitliche Aufnahmen (Radius und Ulna sind übereinander projiziert) ermöglichen die Beurteilung der Ausrichtung der Gelenkoberfläche (eine korrekt positionierte Gelenkoberfläche kann in einer rotierten Aufnahme nach dorsal gekippt erscheinen).
○ Falls die Position nicht zufriedenstellend ist, kann die Reposition 1 × oder 2 × wiederholt werden. Wenn diese Versuche fehlschlagen, sollte ein Handchirurg bezüglich eines chirurgischen Managements konsultiert werden **B**.

- Nachbehandlung:
  ○ Dem Patienten sollte ein Informationsblatt mit nach Hause gegeben werden.
  ○ Der Arm sollte erhöht gelagert werden, damit die Schwellung schneller abklingt.
  ○ Übungsanleitungen in Wort und Bild:
     – Mehrmals täglich aktive Übungen für die Schulter, den Ellbogen, die Fingergrund-, Daumen- und Fingergelenke erleichtern die Mobilisation nach Abnahme des Gipsverbandes. Außerdem sind sie hilfreich für die Prävention des chronischen regionalen Schmerzsyndroms (CRPS, siehe 17.41).
     – Passive Bewegungen des Gelenks sind hinsichtlich der Mobilisation in keiner Weise notwendig.
  ○ Röntgenkontrollen sollten nach 5–7 Tagen und nochmals nach 10–14 Tagen wiederholt werden, da die Fraktur zur Dislozierung neigt.
     – Die Kriterien für eine akzeptable Position sind die gleichen wie bei der primären Reposition.
     – Insbesondere nach der 1. Röntgenkontrolle ist es möglich, eine erneute Manipulation einer redislozierten Fraktur zu versuchen.
     – Ein Handchirurg ist spätestens nach der 2. Röntgenkontrolle zu konsultieren, wenn die Position unbefriedigend bleibt. Danach ist eine chirurgische Reposition schwierig oder sogar unmöglich, wenn der Knochenaufbau schon begonnen hat.
  ○ Die Ruhigstellung im Gipsverband dauert in der Regel 4–6 Wochen und ist abhängig von der Anzahl der Frakturfragmente und dem Alter des Patienten.
  ○ Bei älteren Patienten und bei Vorliegen einer Splitterfraktur sollte zur Bestätigung der vollständigen Heilung eine Röntgenkontrolle ohne Gips durchgeführt werden, bevor eine volle Mobilität erlaubt wird.
  ○ Falls die Fraktur nicht vollständig ausgeheilt ist, kann der Gips bis zu 7–8 Wochen belassen werden, aber er sollte dann in Neutralposition angelegt werden, um die spätere Mobilisierung zu erleichtern.
  ○ Nur bei nicht dislozierten Frakturen kann von Röntgenkontrollen vor der Mobilisation abgesehen werden.
- Assoziierte Verletzungen:
  ○ Eine Fraktur des Processus styloideus ulnae ist sehr häufig.
     – Wenn der Radius reponiert wird, kommt es oft zu einer Spontanreposition.
     – Die Dislokation kleiner Frakturfragmente hat normalerweise keine Konsequenzen.
     – Ein großes basal disloziertes Fragment soll-

- te chirurgisch versorgt werden, wenn die geschlossene Reposition nicht gelingt.
  ○ Verletzung des distalen Radioulnargelenks:
    – Sollte in Betracht gezogen werden, wenn das distale Radioulnargelenk im Röntgen weit aussieht, in der seitlichen Aufnahme eine dorsale oder volare Dislozierung der Ulna zu sehen ist (Vergleich mit der gesunden Seite!) oder das Gelenk bei der klinischen Untersuchung instabil ist.
    – Falls notwendig, Konsultation eines Handchirurgen/Unfallchirurgen/orthopädischen Chirurgen.
  ○ Verletzung des Ligamentum scapholunatum:
    – Sollte vermutet werden, wenn in einer A.p.-Aufnahme der Spalt zwischen Skaphoid und Lunatum weit (> 4 mm) ist; Vergleich mit der gesunden Seite!
  ○ Zur Diagnostik einer Bandverletzung kann es notwendig werden, eine MRT oder eine Arthroskopie der Handwurzel durchzuführen. Die chirurgische Sanierung einer Bandverletzung ist üblicherweise bis zu 4 Wochen nach der Verletzung möglich.
- Komplikationen einer Colles-Fraktur:
  ○ Der Gips drückt:
    – Schneiden Sie den Gips mit einer Schere auf und legen Sie sofort einen neuen, nicht so engen Gipsverband an. Vielleicht ist es auch möglich, die Enden des Gipses etwas abzurunden.
    – Der Arm sollte erhöht gelagert werden und der Patient zu Fingerübungen ermutigt werden, um die Schwellung zu verringern.
    – Der Gipsverband sollte am besten 3 Wochen lang getragen werden.
  ○ Zeichen und Symptome eines komprimierten Nervus medianus (Karpaltunnelsyndrom): Schmerzen, Taubheit der Finger I–III
    – Kann assoziiert sein mit einem nach volar dislozierten Fragment, einer Schwellung oder einer übermäßigen Palmarflexion des Gipsverbands.
    – Zumeist verschafft sich der Patient Erleichterung, wenn er den Arm anhebt und Fingerübungen macht. Es kann auch nötig sein, den Gips zu erneuern und die Palmarflexion zu verringern. Danach sollte die Position mittels Röntgen überprüft werden.
    – Sollte die Taubheit nach etwa 1 Woche noch persistieren, sollte bezüglich einer chirurgischen Exploration des Karpaltunnels ein Handchirurg/orthopädischer Chirurg konsultiert werden.
  ○ Komplexes regionales Schmerzsyndrom (CRPS = complex regional pain syndrome (17.41), Morbus Sudeck, Sympathische Reflexdystrophie [SRD])
    – Zu den Symptomen zählen unerwartet starke Schmerzen, die nur schlecht auf Analgetika ansprechen. Die Schmerzen können sich auf den gesamten Arm ausdehnen.
    – Das Bewegen von Fingern und Handgelenk kann schwierig sein. Manchmal zeigt der Patient Hautveränderungen (Temperatur und Farbe).
    – Zu den prädisponierenden Faktoren zählen: schlechte Compliance hinsichtlich der Übungen im Gipsverband, Schwellung, schwerer Gips, exzessive Palmarflexion.
    – Undiagnostiziert kann dieses Syndrom chronifizieren. Bei Vorliegen der Symptomatik sollte es also in Betracht gezogen und der Patient überwacht werden.
    – Eine frühzeitige Konsultation eines Handchirurgen kann gerechtfertigt sein.
    – Die Therapie besteht in einer Schmerzlinderung und Mobilisierung unter Aufsicht eines Physiotherapeuten. Die besten Ergebnisse werden erzielt, wenn mit der Therapie frühzeitig, am besten noch im Gips, begonnen wird.
  ○ Nach der Gipsabnahme treten häufig Probleme bei der Mobilisierung auf, insbesondere kann die Supination eingeschränkt sein.
    – Prädisponierend wirken eine Immobilisierung in extremer Palmarflexion oder Pronation.
    – Übungen mit den freien Gelenken, während der Gips getragen wird, sind hilfreich für die zukünftige Beweglichkeit. Falls notwendig, kann der Patient noch im Gipsverband zum Physiotherapeuten überwiesen werden ☉.
  ○ Fehlverheilte Frakturen:
    – Die initiale Behandlung besteht in einer intensiven Mobilisierung unter der Aufsicht eines Physiotherapeuten.
    – Es besteht kaum ein Zusammenhand zwischen einer radiologischen Fehlstellung und dem funktionellen Endresultat.
    – Wenn das Handgelenk 6–12 Monate nach der Verletzung immer noch Probleme bereitet, sollte eine Handchirurg/orthopädischer Chirurg konsultiert werden.

Smith-Fraktur
- Fraktur des distalen Radius mit Palmarverschiebung des distalen Bruchfragments. Die geschlossene Reposition beinhaltet eine volarwärts gerichtete Traktion auf die Winkelbildung der Fraktur. Danach sollte dorsaler Druck angewendet werden, um das distale Fragment in die korrekte Lage zu bringen.
- Gips:
  ○ Legen Sie einen aus 8 Schichten bestehenden Gipsverband an, der vom Oberarm bis zu den

Fingergrundgelenken reicht, wobei der Ellbogen um 90° flektiert wird.
- Das Handgelenk verbleibt in einer leichten Dorsalflexion und Supination.
- Um das Handgelenk zu stützen, wird der Gips normalerweise sowohl volar als auch dorsal aufgebracht.
• Kontrollen und Tragezeit des Gipses wie bei der Colles-Fraktur

Barton-Fraktur
• Eine dorsale oder volare Scherfraktur der radialen Gelenkfläche. Die Fraktur ist am besten in einer streng seitlichen Aufnahme zu erkennen.
• Dorsale Barton-Fraktur:
  - Dorsale intraartikuläre Radiusfraktur, die mit einer dorsalen Dislozierung des Frakturfragments und der Handwurzel einhergeht.
  - Muss von einer Colles-Fraktur unterschieden werden, da die Behandlung eine andere ist; die Barton-Fraktur wird in einer leichten Dorsalflexion immobilisiert.
  - Die konservative Behandlung schlägt oft fehl und eine offene Reposition kann notwendig werden.
• Volare Barton-Fraktur:
  - Volare intraartikuläre Radiusfraktur, die mit einer volaren Dislozierung des Frakturfragments und der Handwurzel assoziiert ist.
  - Die Fraktur wird in einer leichten Flexion immobilisiert, aber häufig ist ein chirurgischer Eingriff nötig, der in der Regel aus einer volaren Verplattung besteht.

Chauffeur-Fraktur
• Eine intraartikuläre Fraktur des Processus styloideus radii, bei der die Frakturlinie in Richtung des skapholunären Spalts verläuft.
• Die Fraktur ist oft vergesellschaftet mit einer Ruptur des Ligamentum scapholunatum, die sich im Röntgen beim Vergleich mit der gesunden Seite als erweiterter scapholunärer Spalt darstellt.
• Wenn keine Dislozierung vorliegt, kann die Verletzung mit einem Gipsverband immobilisiert werden.
  - Wichtig: Im Vergleich zur Colles-Fraktur verschlimmert die Ulnardeviation die Dislozierung und die Fraktur sollte daher mit extendiertem Handgelenk immobilisiert werden.
  - Eine Dislokation ist eine Indikation für eine operative Behandlung.

Kahnbeinfraktur
• Typische Ursache ist ein Sturz auf die ausgestreckte Hand.
• Palpationsschmerz in der Tabatière
• Röntgen: a.p., seitliche und schräge Aufnahmen des Handgelenks und immer auch Aufnahmen in Spezialeinstellung (Kahnbein-Quartettserie)
  - Die Röntgenbilder sollten genau geprüft werden, um die exakte Lokalisation der Fraktur, eine mögliche Dislokation und Neigung sowie die Beziehung anderer Handwurzelknochen zum Skaphoid abzuklären (z.B. wenn der Spalt zwischen Skaphoid und Lunatum erweitert ist, kann das ein Hinweis darauf sein, dass die Kahnbeinfraktur mit einer Verletzung des Ligamentum scapholunatum assoziiert ist).
  - Eine rezente Fraktur zeigt sich nicht immer im 1. Röntgen. Daher sollten 1–2 Wochen später Kontrollaufnahmen angefertigt werden; es bedarf möglicherweise auch einer CT.
• Unverschobene Frakturen werden mit einem Skaphoidgips ruhig gestellt.
  - Ein Skaphoidgips beginnt am proximalen Ende des Unterarms, endet an den Fingergrundgelenken und schließt den Daumen bis zum Beginn des Interphalangealgelenks ein – das IP-Gelenk bleibt frei. Der Daumen wird in seiner Funktionsstellung positioniert, sodass Daumen und Zeigefinger einander berühren können (Pinzettengriff).
  - Ein Schlauchverband wird über den Arm gezogen und reichlich Polsterung angebracht.
  - Es wird eine dorsoradiale Schiene aus 6–8 Lagen Gips angebracht, die mit Gipsbandagen fixiert wird.
  - Wenn die Schwellung nicht zu stark ist, kann auch eine Fiberglasschiene verwendet werden.
  - Bei stabilen Frakturen wird der Gips 6–12 Wochen lang getragen. Eine Ausnahme bilden Frakturen des Tuberculum naviculare, die nur für die Dauer von 3–4 Wochen einer dorsalen Gipsschiene bedürfen.
• Wenn die Dislozierung < 1 mm beträgt oder die Fraktur gewinkelt ist, sollte sofort eine geschlossene Reponierung versucht werden, gefolgt von der Anlage eines Gipsverbandes. Ist die Reposition erfolgreich, sollte der Skaphoidgips 6–12 Wochen getragen werden.
  - Nicht reponierbare dislozierte Frakturen sollten am nächsten Arbeitstag von einem Handchirurgen im OP versorgt werden. Das Gleiche gilt bei Verdacht auf eine Verletzung des Ligamentum scapholunatum.
  - Bis zur Vorstellung beim Handchirurgen sollte jedoch das Handgelenk mit einem Skaphoidgipsverband geschient werden.
• Röntgenkontrollen sollten nach 3, 6, und, wenn nötig, nach 9 und 12 Wochen durchgeführt werden. Dabei werden dieselben Projektionen benutzt wie bei der primären Fraktur. Die Knochenheilung sollte dabei ohne Gipsverband überprüft werden. Wenn die Vereinigung der

- Knochenstücke ungewiss scheint, ist ein CT erforderlich.
- Aufgrund des erhöhten Komplikationsrisikos (eingeschränkte Beweglichkeit, Osteoporose, CRPS-Risiko) sollte die Dauer der Ruhigstellung höchstens 3 Monate betragen. Hat die Ossifizierung nach 3 Monaten offensichtlich noch nicht stattgefunden, dann kann man noch weitere 3 Monate zuwarten.
- Eine Fraktur, die nicht frisch diagnostiziert wurde, sollte zumindest bis zu 3–4 Wochen nach der Verletzung als rezente Fraktur behandelt werden. Nach 3 Wochen ohne Gips steigt das Risiko, dass sich die Knochen nicht wieder verbinden.
- Eine Pseudoarthrose („Falschgelenk") ist eine Fraktur, die nicht geheilt ist. Kahnbeinfrakturen haben ein mindestens 10%iges Risiko einer Nichtheilung. Gründe dafür sind unter anderem ein verzögerter Behandlungsbeginn und eine ungenügende Vaskularisation im Bereich des Kahnbeins. Insbesondere bei proximalen Frakturen gibt es eine deutlichere Tendenz zur Nichtheilung.
  - Eine Pseudoarthrose wird operativ versorgt, in der Regel mit Schrauben und durch eine Osteosynthese.
  - Manche für rezent gehaltene Frakturen sind wahrscheinlich alte Pseudoarthrosen kombiniert mit einem frischen Trauma.

Sonstige Handwurzelfrakturen
- Isolierte Frakturen eines einzelnen Handwurzelknochens sind selten.
- Dorsale Abrissfraktur des Os triquetrum:
  - sichtbar in einer lateralen Röntgenaufnahme
  - Die Therapie besteht in einer 4 Wochen dauernden Ruhigstellung mittels einer dorsalen Gipsschiene.
  - Heilt üblicherweise ohne Restsymptomatik aus, sogar bei Bildung einer Pseudoarthrose.

Perilunäre Luxation und Dislokation des Os lunatum
- Der Arzt muss in der Lage sein, eine ernsthafte Verletzung zu erkennen, die unbehandelt zur Destruktion des Handgelenks führt.
  - Die Hand ist sehr geschwollen mit einem palmaren Hämatom.
  - Sollte nach einem Rasanztrauma in Betracht gezogen werden, wenn das Röntgen auffällig ist, aber kein Hinweis auf eine andere Fraktur vorliegt.
- Die radiologische Diagnose kann schwierig sein.
  - Zur Sicherung der Diagnose kann eine CT erforderlich sein.
- Die Dislokation muss sofort reponiert werden. Ein Handchirurg sollte hinsichtlich des weiteren Prozedere hinzugezogen werden.

Metakarpalfrakturen

Frakturen der Mittelhandknochen II–V

Distale Frakturen
- Die häufigste Fraktur ist die des Köpfchens des MHK V, eine typische „Boxerfraktur" (Boxen oder ein Schlag mit der geballten Faust gegen eine Wand zählen zu den typischen Traumamechanismen).
- Frakturen von mehreren Metakarpalknochen gleichzeitig treten relativ häufig auf.
- Die Fingerknöchel wirken „abgesenkt".
- Ein typischer Röntgenbefund (a.p., schräge und seitliche Projektionen) ist eine Abkippung nach palmar (wobei die palmare Dislozierung des distalen Fragments eine palpierbare Kerbe am Handrücken verursacht). Eine genau laterale Röntgenaufnahme ist nötig, um das Ausmaß des Achsknicks abzuschätzen.
- Reponierung und Gipsverband:
  - Lokalanästhesie mit 1%igem Lidocain
  - Zur Reponierung wird das MCP-Gelenk um 90° abgewinkelt, der Finger an der proximalen Phalanx hochgezogen, während gleichzeitig zur Reponierung dorsaler Druck auf die Frakturstelle ausgeübt wird. Für eine erfolgreiche Reponierung ist Geschick und nicht Kraft notwendig!
  - Unter dem Gips wird ein Schlauchverband angelegt und zumindest ein angrenzender Finger sollte zur besseren Abstützung mitverbunden werden.
  - Während die Fragmente in korrekter Position gehalten werden, wird eine vorgeformte Gipsschiene angelegt, die vom oberen Unterarm über die Handgelenke und MCP-Gelenke bis zu den Fingerspitzen reicht.
  - Das Handgelenk wird in Funktionsstellung (20–30° Dorsalflexion) gebracht, die MCP-Gelenke um 70–90° gebeugt, wohingegen die Fingergelenke in Streckstellung bleiben.
  - Der häufigste Fehler besteht darin, die MCP-Gelenke zu gestreckt zu lassen, was die spätere Mobilisierung beeinträchtigt. Ein laterales Kontrollröntgen gibt objektiv Aufschluss darüber, ob die Reposition erfolgreich verlaufen ist.
  - Die Gipsschiene kann entweder dorsal oder volar angelegt werden. Beim volaren Gips ist die Reponierung einfacher und es ist auch leichter zu verifizieren, dass keine Rotationsfehlstellung mehr vorliegt.
  - Bei einer Fraktur des MHK V kann eine u-förmige UA-Gipsschiene verwendet werden **D**.
  - Nach dem Anlegen des Gipses sollte ein Kontrollröntgen durchgeführt werden.
  - Eine akzeptable Position: Ein Achsknick nach palmar bis zu 40° ist akzeptabel für den MHK

V und bis zu 20° für den MHK II.
- Eine Rotationsfehlstellung ist hingegen nicht tolerierbar (Vergleich mit der Ausrichtung der Fingernägel der anderen Finger).
- Nach 1 Woche sollten erneut Röntgenbilder angefertigt werden.
- Abnehmen des Gipses nach 4 Wochen, bei jungen Patienten möglicherweise schon nach 3 Wochen.

Frakturen der Diaphyse
- Bei einer Fraktur der Diaphyse handelt es sich häufig um eine Schräg- oder Querfraktur mit einer Dislozierung sowie einer Weichteilinterposition, was eine geschlossene Reponierung unmöglich macht. Es könnte sich auch um eine lange Spiralfraktur handeln.
- Bis auf die reinen Haarrissfrakturen sind diese Brüche alle instabil.
- Die Reponierung ist in vielen Fällen nicht erfolgreich und die korrekte Einrichtung einer instabilen Fraktur kann innerhalb des Gipsverbandes in der Regel nicht erhalten werden. Wenn notwendig, sollte im Hinblick auf eine operative Versorgung ein Handchirurg konsultiert werden.
- Bei Haarrissfrakturen kann eine Reposition versucht werden; die Methode und die Gipsposition gleichen jenen der distalen Frakturen.
  - Ein leichter volarer Achsknick ist akzeptabel. Häufig liegt ein Rotationsfehler vor, der nicht tolerierbar ist. Bei Schrägfrakturen kommt es oft zu einer Verkürzung; übersteigt diese ein Ausmaß von 3–4 mm, kann eine chirurgische Sanierung gerechtfertigt sein.
- Der Gipsverband muss 4 Wochen lang getragen werden. Die Position muss nach 5–7 Tagen überprüft werden und, wenn notwendig, nochmals nach 10–14 Tagen.

Proximale Frakturen
- Treten selten auf; die häufigste ist eine basisnahe intraartikuläre Fraktur des 5. MHK, die der Bennett-Fraktur des Daumens entspricht.
- Dislozierte Frakturen sollten chirurgisch versorgt werden.

Frakturformen des 1. Mittelhandknochens
Rolando-Fraktur
- Intraartikuläre Fraktur an der Basis des 1. Mittelhandknochens; es handelt sich häufig um eine Trümmerfraktur.
- Die Behandlung besteht in einer Reponierung, und, wenn notwendig, einem Gipsverband.
  - Es wird eine U-förmige Gipsschiene mit Daumeneinschluss angelegt; das IP-Gelenk wird ausgespart. Die Gipsschiene sollte bis zum oberen Unterarm reichen.
  - Das Handgelenk und der Daumen werden in Funktionsstellung gebracht (Handgelenk in 20–30° Streckstellung, der Daumen muss mit dem Zeigefinger einen Kreis bilden können).
  - Kontrollröntgen sollten nach 5–7 Tagen, und, wenn notwendig, nochmals nach 10–14 Tagen gemacht werden.
  - Der Patient muss den Gips 4 Wochen tragen.
- Eine chirurgische Versorgung sollte in Betracht gezogen werden, wenn die Stufenbildung nach der achsgerechten Reposition und der Ruhigstellung mit den Bruchfragmenten in korrekter Position im Gipsverband > 1 mm beträgt.

Bennett-Fraktur
- Eine intraartikuläre Luxationsfraktur an der Basis des 1. Mittelhandknochens am Daumensattelgelenk. Das ulnare Frakturfragment bleibt in situ, aber der Rest des Metakarpale I und der Daumen selbst dislozieren.
- Für die radiologische Diagnose werden zumindest die Projektionen a.p., schräg und seitlich benötigt.
- Wenn eine Projektion eine Dislokation von > 1–2 mm zeigt, sollte ein Repositionsversuch unternommen werden.
  - Der Mittelhandknochen wird an das ulnarseitige Frakturfragment geschoben.
  - Reposition: Es wird auf den Daumen ein dorsaler Zug ausgeübt, während die Basis des Mittelhandknochens nach innen in die volare Richtung gedrückt und der distale Abschnitt des Knochens abduziert wird.
  - Wichtig: Ein häufiger Fehler bei diesem Repositionsversuch ist, dass das proximale oder distale Glied des Daumens gedreht werden, was nur zu einer Rotation des MCP-Gelenks führt und die Fraktur nicht reponiert. Die Abduktion sollte durch Griff auf die Daumenbasis erfolgen.
  - Ein Schlauchverband mit Polsterung wird angelegt.
  - Eine u-förmige UA-Gipsschiene oder ein Skaphoidgips werden angelegt. Der Gips reicht vom mittleren Drittel des Unterarms bis zum proximalen Glied des Daumens; das IP-Gelenk bleibt frei.
- Kontrollröntgen sollten nach 5–7 Tagen und nochmals nach 10–14 Tagen angefertigt werden.
- Der Gips muss 4 Wochen lang getragen werden.
- Eine dislozierte Fraktur benötigt häufig eine offene chirurgische Reposition, weil auch nach einer erfolgreichen Einrichtung die korrekte Position vielfach nicht beibehalten werden kann.
- Eine Fehlheilung einer intraartikulären Fraktur führt zu Osteoarthritis und Schmerzen im Daumensattelgelenk.

Frakturen der Finger

- Mehrheitlich handelt es sich um nicht dislozierte, stabile Fissurfrakturen.
- Versorgung: Der verletzte Finger wird 2–3 Wochen lang mittels Klebeband an einem Nachbarfinger fixiert und eine volle Mobilisierung ist von Anfang an möglich.
- Verschobene Frakturen der mittleren und proximalen Phalangen sind instabil.
  - Vielfach weisen sie Abwinkelungen, Verkürzungen oder Rotationsfehlstellungen auf.
  - Einige intraartikuläre Frakturen verursachen gelegentlich Stufenbildungen oder Kippungen der Phalangen.
  - Es kann eine geschlossene Reponierung versucht werden.
    – Ein Fingerblock mit 1%igem Lidocain ist notwendig.
    – Vorsichtig wird am Finger nach distal gezogen und die Fraktur mit einem 3-Punkt-Griff reponiert.
    – Da die gesamte Phalanx palpiert werden kann, ist die Evaluierung einer Reponierung relativ leicht.
  - Der Finger kommt zur Unterstützung mit zumindest einem gesunden Nachbarfinger in eine Fingergipsschiene.
    – Ein kleiner Schlauchverband wird über beide Finger gezogen und ein größerer über Hand und Handgelenk.
    – Es kann eine dorsale oder volare Fingergipsschiene angelegt werden und sie sollte die gleiche Form haben wie jene für die Ruhigstellung von Frakturen der Mittelhandknochen, d.h. sie reicht vom Unterarm bis zu den Fingerspitzen.
    – Eine volare Fingerschiene erleichtert das Therapiemanagement: Die Reponierung der Fraktur ist einfacher und jegliche Redislokation ist besser zu erkennen, insbesondere Drehfehler durch Kontrolle der Ausrichtung der Fingernägel.
    – Die Fingergipsschiene wird angelegt und die korrekte Einrichtung der Fragmente in Position gehalten, bis der Gips getrocknet ist. Besonders aufmerksam sollte darauf geachtet werden, dass die MCP-Gelenke 70–90° nach palmar flektiert und die IP-Gelenke gestreckt sind.
    – Das MCP-Gelenk im Speziellen wird häufig übermäßig gestreckt, was nach Abnahme des Gipses die Mobilisierung erschwert.
  - Kontrollröntgen sollten nach 5–7 Tagen und, wenn notwendig, nochmals nach 10 Tagen gemacht werden.
  - Der Gipsverband wird in der Regel 3 Wochen lang getragen; wenn jedoch die knöcherne Konsolidierung zu diesem Zeitpunkt noch zweifelhaft ist, eventuell auch 4 Wochen.
  - Wenn die Ausrichtung der Knochenfragmente unbefriedigend bleibt, sollte bezüglich einer operativen Versorgung ein Handchirurg konsultiert werden.
    – Rotationsfehlstellungen und ein radialer oder ulnarer Achsknick können nicht toleriert werden.
    – Eine Stufenbildung bis zu 1 mm ist akzeptabel.
    – Bei multiplen dislozierten Fingerfrakturen ist eine chirurgische Sanierung angebracht.

Dislokationen

Dislokationen des PIP-Gelenks (proximalen Interphalangealgelenks)

- Dabei handelt es sich um häufige Verletzungen, zum Beispiel bei Ballspielen oder als Folge von Stürzen.
- Das Gelenk ist schmerzhaft, deformiert und kann nicht bewegt werden.
- Typischerweise werden zur Bestätigung der Diagnose keine Röntgenbilder benötigt und die Reponierung sollte sofort nach dem Trauma ausgeführt werden, weil zu diesem Zeitpunkt die Erfolgschancen am größten sind.
- Im Falle eines verzögerten Behandlungsbeginns oder einer unsicheren Diagnose bestätigt ein laterales Röntgenbild die Dislokation, die dorsal oder volar sein kann.
- Reposition:
  - Wenn die Reponierung sofort erfolgt, kann auf eine Anästhesie verzichtet werden. In speziellen Fällen kann ein Fingerblock erforderlich sein.
  - Der Patient wird beruhigt und aufgefordert, die Muskeln zu entspannen.
  - Man zieht vorsichtig am Finger, während das dislozierte Gelenk in seine korrekte Position gedrückt wird.
- Nach der Reponierung wird der Patient aufgefordert, das Gelenk vorsichtig zu beugen und zu strecken. Wenn dies gelingt und das Gelenk in der korrekten Position bleibt, besteht die nachfolgende Behandlung im Anlegen einer Fingerschiene. So bleibt der Finger, während er schmerzhaft ist (etwa 10–14 Tage), in Streckstellung fixiert. Danach folgt die Mobilisierung, die leichter möglich ist, wenn der verletzte Finger an einem Nachbarfinger fixiert ist.
- Zur Verifizierung der erfolgreichen Reponierung und um mögliche Frakturen zu erkennen, sollte ein Röntgenbild aufgenommen werden. Wenn trotz Anästhesie und effektiver Schmerzlinderung durch eine entsprechende Prämedikation die Dislozierung nicht reponierbar ist, sollte an eine „Knopflochdeformität" gedacht werden.
  - Bei einer volaren Dislokation werden die

Strecksehnen vom distalen Ende des proximalen Phalanx durchspießt und es wird eine offene chirurgische Reposition notwendig, um die Verletzung zu sanieren.
- Die Dislokation muss sofort eingerichtet werden, wenn notwendig, mittels chirurgischer Intervention. Auch bei verzögertem Behandlungsbeginn ist meist eine chirurgische Sanierung erforderlich.

Dislokationen des MCP-Gelenks

- Die Verletzung kann dorsal oder volar sein ist üblicherweise leicht zu diagnostizieren: das MCP-Gelenk ist deformiert und hat seine physiologische Funktion verloren.
- Die Reposition ist in der Regel einfach durch Zug am Finger durchzuführen.
- Wenn die Dislokation nicht reponierbar ist, sollte eine „Knopflochdeformität" vermutet werden.
  - Bei einer dorsalen Dislokation sind die Beugesehnen dorsal zum Mittelhandknochen verschoben und machen eine Reposition unmöglich. Somit ist eine sofortige offene chirurgische Reponierung angezeigt.

Dislokationen des Karpometakarpalgelenks (CMC-Gelenks)

- Luxation nach dorsal an der Basis des Mittelhandknochens. Am häufigsten in den Fingern IV und V.
- Die Hand des Patienten ist bei der Vorstellung stark geschwollen. Häufig findet sich in der Anamnese ein Hochenergietrauma.
- Diese Läsion wird oft nicht gleich diagnostiziert. Auf einem lateralen Röntgenbild ist sie meist nicht leicht zu erkennen, da alle CMC-Gelenke übereinander projiziert sind. Zusätzliche Projektionen sollten angefordert werden und, wenn nötig, eine CT gemacht werden.
- Versorgung durch offene chirurgische Reposition und innere Fixation.

Seitenbandrupturen im Daumengrundgelenk (MCP-Gelenk I)

- Die Stabilität des MCP-Gelenks ist wichtig für eine kraftvolle Greiffunktion.
- Die Verletzung des ulnaren Seitenbandes (der so genannte „Schidaumen") ist häufiger als jene des radialen Seitenbandes.
- Verletzungsmechanismus: gewaltsame radiale Abduktion des Daumens, zum Beispiel bei einem Sturz.
- Symptome: lateral am Gelenk Schmerzhaftigkeit bei Palpation, meist ist ein Hämatom vorhanden.
- Ein Röntgenbild zeigt wahrscheinlich ein Abrissfragment, das zusammen mit dem Band aus der proximalen Ansatzstelle herausgerissen wurde.
- Abtestung der Bandstabilität bei 30°-Flexion des MCP-Gelenks und gestrecktem Daumen. Um ein verlässliches Testergebnis zu erhalten, sollte der Daumen, wenn nötig, anästhesiert werden. Vergleich mit der gesunden Hand!
  - Eine Seitendifferenz von > 30° deutet auf einen kompletten Bandausriss.
  - Der Test ist nur bei einer rezenten Verletzung verlässlich.
- Die Therapie bei einer vollständigen Bandruptur ist eine chirurgische Versorgung, unabhängig ob es sich um eine ulnare oder radiale Verletzung handelt. Die Verletzung sollte innerhalb von 2 Wochen behandelt werden. Eine spätere operative Bandnaht ist nicht mehr in jedem Falle erfolgreich und es muss dann ein Bandersatz vorgenommen werden, der noch seltener gelingt.
- Eine partielle Ruptur wird 3–4 Wochen lang mit einer Schiene behandelt, wobei man beachten sollte, dass eine anfangs als unvollständiger Bänderriss diagnostizierte Verletzung sich später oft als komplette Ruptur erweist.
- Weniger schwer wiegende Drehverletzungen im Daumengrundgelenk bleiben häufig 2–3 Monate lang schmerzhaft.

Mallet-Finger („dropped" Finger/Hammerfinger)

- Es handelt sich um einen Abriss der Strecksehne an ihrer Ansatzstelle an der distalen Phalanx und zwar allein (Mallet-Finger) oder aber zusammen mit einem kleinen Knochenfragment (Mallet-Fraktur).
- Verletzungsmechanismus: Eine direkte Krafteinwirkung an der Spitze des ausgestreckten Fingers reißt das DIP-Gelenk in eine plötzliche Flexion, zum Beispiel bei Ballspielen oder Stürzen.
  - Das auslösende Trauma kann gelegentlich sehr geringfügig sein und es sollte an eine degenerative Ätiologie gedacht werden, wenn sich der Zustand ohne offenkundige Ursache in der Anamnese entwickelt.
- Zeichen und Symptome: das Fingerendglied hängt vom DIP-Gelenk herab und der Patient kann die Fingerspitze nicht strecken. Der Finger kann völlig schmerzfrei sein.
- Ein laterales Röntgenbild kann eine dorsale Abrissfraktur zeigen, also eine Mallet-Fraktur.
- Bei Nichtbehandlung bildet sich an der Strecksehne Narbengewebe und die Sehne wird zu lang und verliert daher ihre Fähigkeit zur Streckung der distalen Phalanx.
- Mallet-Fraktur:
  - Wenn bei lateraler Projektion das Fragment weniger als ⅓ der Gelenkfläche ausmacht, Behandlung wie bei einem einfachen Mallet-Finger.
  - Großes knöchernes Fragment (> ⅓ der Gelenkfläche)
    – Die Fraktur ist häufig disloziert mit einer volaren Verschiebung der distalen Phalanx.

- Anfänglich sollte eine Reposition versucht werden. Dabei wird das Fragment mit gestrecktem DIP-Gelenk in seine korrekte Position gedrückt. Wenn die Reponierung erfolgreich ist, besteht die nachfolgende Behandlung im Anlegen einer Fingerschiene wie für den (einfachen) Mallet-Finger.
- Wenn die residuale Dislokation > 1 mm beträgt und in der distalen Phalanx eine volare Verschiebung bestehen bleibt, sollte bezüglich einer chirurgischen Versorgung ein Handchirurg konsultiert werden.

18.26 1 Luxation des Interphalangealgelenks (IP, Fingergelenks)

Nur online verfügbar.

18.26 2 Verletzung des Ligamentum ulnare collaterale metacarpophalangeale

1. Luxation des Gelenks

Ätiologie
- Üblicherweise durch eine gewaltsame Hyperflexion des Fingers verursacht.

Befund
- Das Fingergelenk ist druckempfindlich, befindet sich in einer unnatürlichen Position und ist deformiert.
- Eine Fraktur muss durch eine Röntgenuntersuchung ausgeschlossen werden.

Therapie
- Die Reposition des Gelenks ist einfacher, wenn es sich um eine rezente Verletzung handelt. Man sollte nicht bis zum nächsten Morgen warten.
- Eine Lokalanästhesie ist anzuraten. Entweder durch eine Blockierung der interdigitalen Nerven oder einen „palmaren Einzelstich".
- Beruhigen Sie den Patienten, indem Sie ihm gut zureden und ihm helfen, die Handmuskeln zu entspannen. Der Finger wird gleichmäßig aber fest nach distal gezogen und das luxierte Gelenk gleichzeitig reponiert. Die Funktionstüchtigkeit, die Stabilität und die Position des Gelenks sind zu überprüfen.
- Der Finger wird mit einer Fingerschiene für 10 Tage fixiert und anschließend 4 Wochen mit einer Stack'schen Schiene für das Mittelgelenk versorgt und damit mit der Mobilisierung der benachbarten Gelenke begonnen.

Knopflochluxation
- In einem MP-Gelenk und manchmal auch in den PIP- und DIP-Gelenken kann eine Luxation eine Verletzung in der Art einer Knopflochverrenkung darstellen: Der Kopf des Phalanx kann sich durch die Gelenkskapsel oder Sehne verschieben und dort stecken bleiben.
- Eine Einrichtung durch Traktion ist in diesem Fall nicht möglich. Der Patient ist unverzüglich einer unfallchirurgischen Operation zu unterziehen.

2. Verletzung des Ligamentum collaterale ulnare am Daumengrundgelenk
- Die Diagnose basiert auf der Schmerzempfindlichkeit auf der Seite des MCP-Gelenks und der Stabilitätsüberprüfung in leichter Beugestellung (mit dem anderen Daumen vergleichen!). Eine radiologische Überprüfung und Dokumentation ist zu empfehlen.
- Ein Riss des ulnaren Kollateralbandes erfordert üblicherweise einen chirurgischen Eingriff. Eine Verzögerung der Behandlung um mehr als 2 Wochen verschlechtert das Ergebnis.
- Wenn sich im Röntgen ein Abrissfragment mit einer Dislozierung von weniger als 2 mm zeigt, kann die Verletzung mittels eines Gipsverbandes über einen Zeitraum von 4 Wochen behandelt werden.
- Eine Verletzung des Ligamentum collaterale auf der radialen Seite ist sehr selten und soll unfallchirurgisch begutachtet werden, oft ist eine Operation notwendig.

18.30 Femurfrakturen

Nur online verfügbar.

18.31 Frakturen im Bereich des Kniegelenks

Nur online verfügbar.

18.32 Patellaluxation

Verletzungsmechanismus
- Eine Valgusbiegung und eine Außenrotation des Unterschenkels bei gebeugtem Knie führt zu einer Luxation der Kniescheibe oberhalb des lateralen Kammes des Sulcus femoralis.

Symptome und Befunde
- Der typische Patient ist ein Jugendlicher oder junger Erwachsener mit Hämarthros des Knies.
- Anamnese: Der Patient hat die Luxation meistens selbst bemerkt; die die Luxation auslösende Verletzung kann geringfügig sein, während für eine Bänderläsion ein Hochenergietrauma erforderlich ist.
- Schmerzen bei Belastung
- Schmerzen und palpierbare Schmerzempfindlichkeit an der medialen Seite der Kniescheibe, am medialen Femurepikondylus und am oberen Rand der lateralen Femurkondylus.
- In manchen Fällen ist die Luxation sichtbar.
- Im Vergleich zur gesunden Seite kann die Kniescheibe mehr nach lateral verschoben sein. Dieser Vorgang ist schmerzhaft (apprehension sign).
- Eine röntgenologische Untersuchung (einschließlich der Kniescheibe in axialer Projektion) ist zur Auffindung von Knochenfragmenten erforderlich. Kippen und seitliche Verschiebung der Kniescheibe sind sichtbar.

Therapie
Reposition
- Das Knie wird gestreckt und die Kniescheibe nach medial gedrückt.

Punktion bei Hämarthros
- Ein großer Gelenkserguss wird abpunktiert, wodurch der Schmerz gelindert wird. Das Vorhandensein von Fetttröpfchen lässt auf eine Knochen-Knorpelfraktur schließen.

Indikationen für chirurgische Behandlung
- Ein im Röntgen sichtbarer freier Gelenkskörper muss fixiert werden.
- Im Fall eines massiven Hämarthros sind eine Arthroskopie und eine Untersuchung unter Anästhesie zu erwägen.
- Eine chirurgische Behandlung einer habituellen Luxation ist abhängig vom Alter des Patienten und der Häufigkeit des Auftretens der Luxation zu erwägen. Die wichtigste Frage ist dabei: Können Sie sich auf Ihr Knie verlassen?

Indikationen für konservative Behandlung
- Primäre Luxation mit moderatem Hämarthros
- Akute Phase einer habituellen Luxation. Eine Operation kann, falls erforderlich, zu einem späteren Zeitpunkt durchgeführt werden.
- Nach Abklingen des Ödems wird mit Quadricepsübungen begonnen und eine die Kniescheibe stabilisierende Orthese angelegt (nach 2–3 Tagen).
- Krücken können 1 bis 2 Wochen lang erforderlich sein.

Habituelle Patellaluxationen
- Üblicherweise kann der Patient durch Strecken des Knies die Kniescheibe selbst wieder einrenken oder es kommt zu einer spontanen Reposition. Zwischen den Rezidiven macht das Knie unter Umständen keine Probleme.
- Versuchen Sie, die Ursache für die Neigung zu einer Patellaluxation herauszufinden (strukturell oder posttraumatisch).

Symptome und Befunde
- Gefühl, dass das Knie wegknickt oder blockiert ist.
- Schmerzen im Bereich der Kniescheibe und an der Innenseite des Knies beim Stiegenabwärtsgehen und beim Gehen auf unebenen Flächen (häufig eine sekundäre Chondromalazie).
- Die Kniescheibe kann bei einer Beugung des Knies um 20° und entspannten M. quadriceps am lateralen Kondylus verschoben sein. Häufig wird eine unangenehme Kontraktion des Quadriceps verspürt, wenn die Kniescheibe seitlich verschoben wird (apprehension sign).
- Der Patient zeigt häufig eine Valgus-Fehlstellung und eine deutliche Außenrotation des Unterschenkels.
- Röntgenbefund:
  - eine hoch liegende Kniescheibe (in der lateralen Aufnahme sieht man eine Patella alta, d.h. das Ligamentum patellae, gemessen von unteren Rand der Kniescheibe bis zum Tuberositas tibiae, ist um 20% länger als Kniescheibe selbst)
  - In der Patellaaufnahme können ein Kippen, eine seitliche Verschiebung und die Folgen eines knöchernen Abrisses des medialen Patellarandes erkennbar sein.

Therapie
- Siehe Therapie der Patellaluxation.
- Das Ausmaß der Knorpelschädigung lässt Schlüsse auf das Behandlungsergebnis zu.

18.33 Verletzungen des Kniegelenks

Zielsetzungen
- Die Diagnose und Therapie von Kniegelenksverletzungen sollte möglichst frühzeitig erfolgen (kurzer Krankenstand und geringe Spätfolgen).

Anamnese
- Eine genaue Anamnese ist wichtig.
- Dem Patienten sollte es möglich sein, die Geschehnisse in Ruhe zu erzählen:
  - Was ist passiert? (Haben Sie einen Schlag bekommen? Haben Sie sich das Knie verdreht?)
  - Wie viel Zeit ist bis zur initialen Erholung vergangen (Tage/Wochen)?
  - Was waren die ersten Symptome (Schwellung, Stärke und Lokalisation des Schmerzes)?
  - Wie sieht die derzeitige Situation aus (Schmerz, Blockieren, Instabilität)?

Typische Anamnese der häufigsten Knieverletzungen
- **Meniskusverletzung**
  - Kommt vor, wenn Rotationskraft auf das gebeugte Knie ausgeübt wird, oder, besonders bei älteren Patienten, wenn eine Torsionsverletzung vorliegt.
  - Der initale Schmerz ist moderat, prinzipiell im Gelenksspalt lokalisiert, begleitet von einer leichten Schwellung und gefolgt von einer Blockierung, speziell in der Hocke.
  - hin und wieder starke stechende Schmerzen beim Drehen des Knies
  - immer wieder asymptomatische Episoden
- **Vorderer Kreuzbandriss**
  - Kommt vor als Ergebnis einer extremen Drehbewegung oder beim Landen nach einem Sprung (z.B. bei Snowboardern).
  - Fast ausnahmslos geben die Patienten an, dass das Knie sofort stark angeschwollen ist und eine Bewegungseinschränkung bestand/besteht.
  - Der Schmerz ist nicht spezifisch und schwer zu lokalisieren, oder er wird lateral angegeben (Knochenkontusion).
  - Die Erholung dauert lange, d.h. 2–6 Wochen.
  - Sofort nach dem Trauma verspürt der Patient eine Instabilität im Knie („das Knie gibt nach", wenn er versucht, beim Gehen schnell die Richtung zu wechseln).
  - Wenn die Verletzung alt ist, gibt der Patient an, dass Perioden der Instabilität und Schmerzhaftigkeit und asymptomatische Episoden abwechseln.
- **Patelladislokation**
  - Fast immer kann sich der Patient daran erinnern, dass es bei ihm zu einer eindeutigen Patelladislokation gekommen ist. Die Patella disloziert fast ausnahmslos nach lateral, der Patient beschreibt die Dislokation aber manchmal als nach einwärts.
  - Meist berichtet der Patient über eine starke Schwellung sofort nach der Verletzung.
  - Der Schmerz ist entweder schlecht zu lokalisieren oder wird medialseitig angegeben, manchmal auch vor dem lateralen Femurkondylus.
  - Hämatom an der medialen Seite der Patella
  - Siehe auch 18.32.
- **Riss des medialen Seitenbands**
  - Verursacht durch das Einwirken einer Valgus-Kraft oder durch eine Torsionsverletzung.
  - Die Verletzung betrifft meist den Bereich des oberen Ansatzes.
  - Starke Schmerzen lokalisiert am medialen Femurkondylus (Epikondylus); jede Bewegung in die Valgus-Stellung verursacht Schmerzen.
  - Die anfängliche schmerzbedingte Bewegungseinschränkung kann Tage bis Wochen andauern.
  - Eine wesentliche Gelenkschwellung tritt nicht auf, der mediale Anteil der Knies kann jedoch geschwollen sein oder Hämatome aufweisen.
  - Ein Extensionsdefizit und lokale Schmerzempfindlichkeit können mehrere Monate persistieren.

Körperliche Untersuchung
Klinische Untersuchungen
- Vergleich mit dem unverletzten Knie
- Inspektion: Schwellung, Hämatome, Stellung der Patella
- Aktive und passive Beweglichkeitsprüfung: Kann der Patient das Knie aktiv strecken (Verletzung der Quadricepssehne)?
- Kann der liegende Patient das gestreckte Bein von der Unterlage aufheben?
- Kann der Patient das verletzte Bein belasten? Bei Weichteilverletzungen ist dies normalerweise möglich, bei Frakturen nicht.
- Untersuchung der Kniestabilität, siehe Tabelle 18.33.

Beurteilung der Schwellung
- Der Kniegelenkraum endet 4–6 cm oberhalb der Patella. Bei akuten Verletzungen kommt es daher zu einer Schwellung oberhalb der Patella.
- Zur Beurteilung der Schwellung platziert man die Finger einer Hand links und rechts der Patella und die andere Hand darüber. Durch alternierendes Drücken mit beiden Händen kann eine Flüssigkeitsbewegung gefühlt werden (vergleichbar mit einem flüssigkeitsgefüllten Ballon).

Lachmanntest

- Dem Schubladentest bei der Beurteilung des vorderen Kreuzbandes überlegen.
- Der Untersucher legt eine Hand auf den Oberschenkel des Patienten genau über der Patella und die andere umfasst den Tibiakopf. Bei einer 20–30° Knieflexion wird der Unterschenkel dann nach vorne gezogen. Der Test ist am aussagekräftigsten, wenn der Oberschenkel des Patienten am Knie des Untersuchers oder auf einem harten Polster aufliegt. Ein positives Testergebnis – und damit ein Hinweis auf einen vorderen Kreuzbandriss – ist dann gegeben, wenn Ober- und Unterschenkel mit weichem Anschlag gegeneinander verschieblich sind.

Schubladentest

- Sowohl der vordere als auch der hintere Schubladentest sollte bei einer 80–90° Flexion des Unterschenkels ausgeführt werden. Jede Verschiebung wird mit dem unverletzten Knie verglichen (vorderer Kreuzbandriss und hintere Kreuzbandverletzungen).
- Wenn die Tibia mehr als normal mit weichem Anschlag nach vorne verschieblich ist, ist das Testergebnis positiv und es besteht ein Verdacht auf einen vorderen Kreuzbandriss. Wenn das hintere Kreuzband gerissen ist, hängt die Tibia durch („Gravity sign").

Pivot-Shift-Zeichen

- Dieses ist zur Beurteilung der vorderen Kreuzbandfestigkeit sowohl dem Lachmanntest als auch dem Schubladentest überlegen, es bedarf aber eines routinierten Untersuchers.
- Kann nur durchgeführt werden, wenn eine Extension des Knies möglich ist.
- Ein gerissenes vorderes Kreuzband verursacht eine Rotationslaxität. Der laterale Kondylus der Tibia wird bei innenrotiertem Unterschenkel mit ausgestrecktem Knie nach vorne zum femoralen Kondylus subluxieren. Die Knieflexion löst eine ruckartige Reposition des Tibiakopfes aus.

Seitenbänder

- Der Test wird sowohl mit gestrecktem Knie als auch bei 20°-Flexion ausgeführt (Adduktionstest-Abduktionstest), wobei die anderen Strukturen entspannt bleiben. Eine Valgus- oder Varusinstabilität im gestreckten Knie deutet auf eine ausgedehnte Verletzung der Seitenbänder, Gelenkskapsel und Kreuzbänder.

Patella

- Die Extensionskraft (Patellafraktur oder Patellarsehnenabriss) und die laterale Stabilität der Patella müssen überprüft werden. Nach einer Subluxation kann man ein „apprehension sign" provozieren, indem man einen lateralen Druck auf die Patella ausübt. Dies löst beim Patienten ein unangenehmes Gefühl oder ein Gefühl der Subluxation aus und er wird den ipsilateralen M. quadriceps kontrahieren.

Untersuchung einer Meniskusverletzung

- Zu den verlässlichsten Untersuchungstechniken gehört eine Kombination von McMurray- und Apley-Test mit einer Palpation des Gelenksspalts.
- **McMurray-Zeichen:**
  - Medialer Meniskus: Der Patient liegt auf dem Rücken. Ein Finger wird auf den medialen Gelenksspalt platziert und mit der anderen Hand der Fuß umfasst. Flexion und Abduktion des Knies. Bei Außenrotation des Unterschenkels wird das Knie gestreckt. Wiederholung des Manövers bei Innenrotation. Ein Knacksen im Gelenksspalt deutet auf einen Meniskusriss.
  - Lateraler Meniskus: Palpation des lateralen Gelenksspalts und Adduktion des Knies. Das Manöver wird sowohl bei Innen- und auch Außenrotation durchgeführt.

Tabelle 18.33 **Untersuchung der Kniestabilität**

Instabilität	Test	Untersuchte Struktur
Medial (Valgus)	Abduktionstest bei 30° Knieflexion	Mediales Seitenband, vorderes Kreuzband
	Abduktionstest bei gestrecktem Knie	Mediales Seitenband, vorderes und hinteres Kreuzband, hintere Kapsel
Lateral (Varus)	Adduktionstst bei 30° Knieflexion	Laterales Seitenband, vorderes Kreuzband
	Adduktionstest bei gestrecktem Knie	Laterales Seitenband, vorderes und hinteres Kreuzband, hintere Kapsel
Hinten	Hinterer Schubladentest	Hinteres Kreuzband
Vorne	Vorderer Schubladentest	Vorderes Kreuzband
Antero-medial	Vorderer Schubladentest mit Außenrotation	Mediales Seitenband, vorderes Kreuzband
Hyperextension	Versuch der Hyperextension	Vorderes und hinteres Kreuzband, hintere Kapsel
Antero-lateral	Pivot-Test (mit Innenrotation), lateraler Rotationsstress (siehe Text)	Vorderes Kreuzband, laterale Kapsel, Tractus iliotibialis, mediales Seitenband
Postero-lateral	Umgekehrter Pivot-Test (mit Außenrotation; siehe Text)	Postero-laterales Kapselgewebe, hinteres Kreuzband

- **Apley-Test**:
  - Der Patient befindet sich in Bauchlage, der Oberschenkel wird gegen die Oberfläche des Untersuchungstisches gedrückt und das Knie 90° flektiert. Bei gleichzeitiger Rotationsbewegung wird Zug auf den Unterschenkel und den Fuß ausgeübt (bei Schmerzen besteht der Verdacht auf eine Bandverletzung). Dann wird das Bein bei beibehaltener Rotation in das Kniegelenk gepresst (bei Schmerzen und Knacksen im Gelenksspalt ist eine Meniskusverletzung sehr wahrscheinlich).

Sonstige Untersuchungen

- **Nativröntgenaufnahmen** nach einem Knietrauma sollten in Betracht gezogen werden, wenn
  1. der Patient älter ist als 55,
  2. eine Druckschmerzhaftigkeit im Fibulakopf besteht,
  3. ein isolierter Druckschmerz in der Patella vorliegt,
  4. der Patient sein Knie nicht über 90° flektieren kann,
  5. der Patient unmittelbar nach der Verletzung oder in der Notaufnahme nicht in der Lage ist, das Gelenk für die Dauer von 4 Schritten zu belasten.
  - Bei auf der Aspirationsnadel aufgelagerten Fettaugen besteht der eindeutige Verdacht auf eine Fraktur und Nativröntgenaufnahmen sind angezeigt.
- **Eine Ultraschalluntersuchung** ist nur indiziert, wenn eine Verletzung der Extensorsehne vermutet wird. Das aussagekräftigste diagnostische Verfahren stellt die **Magnetresonanzdarstellung (MRT)** dar **B**.

Therapie

- Die Dislozierung des Kniegelenks (mit möglichen Gefäßschäden) und alle offenen Verletzungen bedürfen einer **sofortigen Überweisung**. Wenn einige Bänder betroffen sind und mit ausgestrecktem Knie eine Valgus- oder Varusdeformität ausgelöst werden kann, muss der Patient schnell, möglichst am folgenden Tag, überwiesen werden. Die Dislozierung des Kniegelenks (nicht der Patella) bedarf einer sofortigen Überweisung.
- **Patelladislokation**
  - Die Behandlung ist konservativ.
  - Die Reposition erfolgt durch Extension des Kniegelenks und lateralen Druck.
  - Anfänglich kann für 1–3 Wochen eine Patellabandage getragen werden, damit die Patella in situ bleibt.
  - Dem Patienten muss beigebracht werden, wie er seine Oberschenkelmuskeln richtig trainiert. Das Ziel ist die Wiedererlangung der Beweglichkeit in vollem Ausmaß.
  - Indikationen für eine sofortige Operation: osteochondrale Fraktur, massive Schwellung, Patella luxierbar
  - Ein operativer Eingriff ist auch bei habituellen Patelladislokationen zu erwägen.
- **Vorderer Kreuzbandriss**
  - Zu den initialen Symptomen zählen Schmerzen und eine eingeschränkte Beweglichkeit.
  - Dem Patienten müssen Übungen für die Oberschenkelmuskeln gezeigt werden; insbesondere die Knieextension sollte so früh wie möglich wiederhergestellt werden.
  - Idealerweise sollte der Patient innerhalb von 1–3 Wochen einem Operateur vorgestellt werden. Bei einer erwarteten Verzögerung sollte nach 2–3 Wochen die Mobilisation durch einen Physiotherapeuten nochmals geprüft werden.
  - Nicht alle vorderen Kreuzbandrupturen müssen operativ versorgt werden. Es gibt keine definitiven Beweise für die Überlegenheit des chirurgischen Managements **D**, aber die modernen Techniken bei Bänderoperationen verhelfen zu einer guten Bandstabilität und es treten äußerst selten Komplikationen auf. Bei der Entscheidung bezüglich des Therapiemanagements ist es in der Regel sinnvoll, die Meinung eines Unfallchirurgen einzuholen.
  - Der ideale Zeitpunkt für eine Operation liegt bei ungefähr 4 Wochen nach der Verletzung. Eine Operation wird nur erwogen, wenn die Oberschenkelmuskeln gut funktionieren und das Knie voll gestreckt werden kann.
  - Bei der Operation wird das gerissene vordere Kreuzband entfernt und durch ein Band aus Sehnen des Patienten ersetzt (den Pes-anserinus-Sehnen oder dem mittleren Drittel der Patellasehne).
- **Hinterer Kreuzbandriss**
  - Bei einer isolierten Verletzung wird eine Operation nur selten erwogen.
  - Ein gerissenes hinteres Kreuzband kann mit konservativem Management heilen. Eine Subluxation des Unterschenkels kann durch Tragen einer Extensionsschiene verhindert werden.
  - In der Regel sollte die Meinung eines Unfallchirurgen eingeholt werden, da eine signifikante Instabilität entstehen kann, wenn die Verletzung mehrere Bänder betrifft (dringliche Überweisung).
- **Verletzung des medialen Seitenbandes**
  - Der Patient klagt über Schmerzen und eingeschränkte Beweglichkeit.
  - Dem Patienten werden keine Bewegungseinschränkungen auferlegt, er muss Kräftigungsübungen für die Oberschenkelmuskeln erlernen.
  - Die Extension des Knies ist besonders

schmerzhaft und es besteht daher das Risiko eines Extensionsdefizits.
- Die Mobilisation muss überprüft werden.
- Wenn die Verletzung mehrere Bänder betrifft, kann dies zu einer signifikanten Instabilität führen (dringliche Überweisung).
- **Kombinierter vorderer Kreuzbandriss und medialer Seitenbandriss**
  - Zuerst wird der Seitenbandriss konservativ therapiert, dann folgt eine Rekonstruktion des vorderen Kreuzbands wie bei einer isolierten Verletzung.
- **Meniskusverletzung**
  - Auch bei asymptomatischen Patienten ist ein Meniskusriss eine häufige Verletzung.
  - Es sollte evaluiert werden, ob die Probleme des Patienten eher auf allgemeine Abnutzungserscheinungen des Kniegelenks oder auf eine Meniskusruptur zurückzuführen sind.
  - Ein arthroskopischer Eingriff ist indiziert, wenn der Riss eine mechanische Blockade verursacht, was entweder zu einer Streckhemmung oder zu einem plötzlichen scharfen Schmerz während einer Drehbewegung führen kann.
- **Frakturen**
  - Alle Kondylusfrakturen des Femurs oder der Tibia müssen von einem Unfallchirurgen begutachtet werden.
  - In einem Nativröntgen kann eine Dislokation schwer zu sehen sein.
  - Nicht dislozierte Patellafrakturen können mit einer sofortigen Mobilisation oder mit einem kurzfristigen Gipsverband (1–3 Wochen) konservativ therapiert werden. Wenn die Dislokation > 2 mm beträgt, ist die Überweisung an einen Unfallchirurgen indiziert.

Kniebandagen

- Ohne Diagnose **darf keine Immobilisierung** eines verletzten Knies erfolgen.
- Elastische Bandagen, Neoprenbandagen etc. sind bei der Behandlung von Knieverletzungen nicht hilfreich.
- Bei einer akuten Patelladislokation kann eine Patellabandage nützlich sein.
- Für die Behandlung von Seitenbandverletzungen kommen Knieorthesen mit Scharniergelenk zum Einsatz. Diese ermöglichen eine volle Beweglichkeit.

Kontrollen nach einer Knieverletzung

- Läsionen der Weichteilstrukturen des Knies beeinträchtigen die Funktion der Oberschenkelmuskeln und führen zu einer eingeschränkten Beweglichkeit.
- Der Patient muss lernen, wie er seine Oberschenkelmuskeln trainiert. Das Ziel sollte sein, die normale Beweglichkeit so rasch wie möglich wiederherzustellen.

- Wenn kein signifikanter Erguss mehr im Kniegelenk feststellbar ist, kann der Patient seine normalen körperlichen Aktivitäten wieder aufnehmen.
- Nach einer Kreuzbandoperation sollte so bald wie möglich der volle Bewegungsumfang wiederhergestellt werden; 4–8 Monaten nach der Verletzung kann der Patient wieder Sport treiben (je nach ausgeübter Sportart).

18.34 Unterschenkelfrakturen

Nur online verfügbar.

18.35 Gipsverbände zur Behandlung von Brüchen der unteren Extremitäten

Nur online verfügbar.

18.36 Knöchelfrakturen

Grundregeln

- Erkennen der Art der Fraktur, da sich der Therapieplan danach richtet.
- Eine Operation ist in folgenden Fällen notwendig:
  - Eine Fibulafraktur liegt oberhalb der Syndesmose, was fast in allen Fällen zu einer totalen Ruptur der Syndesmose führt (Ausnahme: eine durch einen direkten Schlag verursachte Fibulafraktur).
  - Eine laterale Malleolarfraktur mit einer Dislokation von mehr als 2 mm,
  - eine mediale Malleolarfraktur, die (auch nur leicht) disloziert ist,
  - bei instabilem Sprunggelenk,
  - eine Fraktur des posterioren Corpus tibiae (hinteres, so genanntes Volkmann-Dreieck) betrifft mehr als ein Drittel der Gelenksfläche.
- Aktive Muskelübungen an nicht fixierten Gelenken der Extremität sind bereits während des Tragens des Gipsverbandes zu beginnen.
- Je nach Verlauf des Heilungsprozesses wird im Gehgips weiter entlastet oder zunehmend belastet.
- Nach Abnahme des Gipsverbandes ist ein allfälliges Ödem zu behandeln und der Patient zu Übungen zu motivieren.

Untersuchungen bei Frakturverdacht

- Siehe auch Leitlinie über Knöchelverstauchung (18.37).
- Finden Sie heraus, wie das Trauma verursacht wurde.
- Gewichtsbelastung: Wenn der Fuß belastbar ist, ist eine Fraktur zwar unwahrscheinlich, aber ebenso wie eine schwere Bänderläsion möglich.
- Inspektion: Deformation, Lage des Hämatoms
- Palpation:
  - Malleoli
  - Unterschenkel, vom OSG bis zum Fibulaköpfchen. Insbesondere auch Palpation des distalen Syndesmosenkomplexes sowie der Membrana interossea fibulotibiale nach proximal. (Schmerzen bei der Palpation können auf eine proximale Fibulafraktur bzw. Läsion der Membrana interossea hinweisen.)
  - Lig. fibulocalcaneare palpieren.
  - Stabilität: Schubladenzeichen, laterale Stabilität, Talustilt im Vergleich zum gesunden Sprunggelenk nach Frakturausschluss (Cave: sekundäre iatrogene Dislokation).
- **Röntgenaufnahmen** in a.p. (in 15° IR des Unterschenkels) und lateraler Projektion sind bei Verdacht auf eine Fraktur stets durchzuführen (keine Belastbarkeit, Instabilität, Schmerzempfindlichkeit bei Palpation lassen auf eine Fraktur schließen; Patient über 55 Jahre).

Therapie nach Art der Außenknöchelfraktur (Einteilung nach Weber)

- Die Einteilung beruht auf der Lokalisation der Fibulafraktur.

A. Fibulafraktur unterhalb der Syndesmose (Weber A)

- Häufig eine Querfraktur oder Distorsionsfraktur des Malleolus lat. der Fibula (meist eine benigne Verletzung, die nur selten eines chirurgischen Eingriffs bedarf).
- Eine mögliche Fraktur des Malleolus med. verläuft vertikal im proximalen Abschnitt mit einem großen Fragment.
- Das posteriore Corpus tibiae (Volkmann-Dreieck) liegt meist lateral. Es kann extraartikulär oder intraartikulär liegen (siehe seitliche und A.p.-Projektion).
- Therapie:
  - **Konservative** Behandlung, wenn **die Dislokation weniger als 2 mm beträgt.** Anlegen eines Gehgipses. Während der Gipsverband trocknet, drücken Sie mit der Handfläche auf der Höhe des Fersenbeins den lateralen Malleolus von außen seitlich gegen das Sprunggelenk, wobei Sie mit der anderen Hand einen Gegendruck von der medialen Seite des unteren Beindrittels her ausüben. Ein Kontrollröntgen ist empfehlenswert, vor allem, wenn Verdacht auf eine (auch nur geringfügige) Dislokation besteht. Der Gipsverband wird 4 Wochen lang getragen, wobei eine volle Gewichtsbelastung von allem Anfang an zulässig ist. Siehe unten „Nachbehandlung des ruhig gestellten Beins".
  - Wenn die Dislokation mehr als 2 mm beträgt oder der Knöchel instabil ist, ist eine Operation indiziert.

B. Fibulafraktur in der Höhe des Syndesmosenapparates (Weber B)

- In den meisten Fällen eine Fraktur des lateralen Malleolus.
- Häufig eine Folge von (Sub-)Luxationen der Talusrolle aus der Knöchelgabel (Supination – Eversion, Supination – Abduktion, Pronation – Eversion, Pronation – Abduktion).
- Die Fibulafraktur ist häufig diagonal sowie vertikal und erstreckt sich von anterokaudal nach posterokranial.
- Manche Frakturen sind mit einer Syndesmosenruptur vergesellschaftet.
- Eine konkomitierende mediale Malleolarfraktur ist möglich (meist horizontaler, manchmal vertikaler Frakturverlauf, je nach Pathogenese).
- Ein allenfalls mitfrakturiertes Volkmann-Dreieck der Tibia kann intra- oder extraartikulär liegen. Es handelt sich dabei um einen knöchernen Ausriss des hinteren distalen Syndesmosenkomplexes von der Tibia.
- Ein (seltenerer) knöcherner Ausriss des vorderen Syndesmosenkomplexes (Tillaux – Chaput) stammt vom ventralen Tuberkel.
- Therapie:
  - Wenn die Fraktur **keinerlei Dislokation** aufweist und der **Knöchel stabil** ist, konservative Behandlung: Anlegen eines Gipsverbands wie in unter A angeführt.
  - Wenn die Fraktur eine **auch nur geringfügige Dislokation aufweist oder der Knöchel instabil ist**, sollte der Patient zur Feststellung der Notwendigkeit einer Operation in ein Krankenhaus überwiesen werden.

C. Fibulafraktur oberhalb der Syndesmose (Weber C)

- Normalerweise ein Pronationstrauma
- Eine Ruptur der Syndesmose liegt immer vor (Ausnahme direktes Trauma).
- Eine mögliche mediale Malleolarfraktur findet sich distal mit kleinen Fragmenten.
- Häufig begleitet von einer Fraktur des posterolateralen Tibiakantendreiecks.
- Therapie:
  - Eine Operation ist immer erforderlich, außer es liegen schwerwiegende Kontraindikationen

aufgrund systemischer Erkrankungen, Gefäßproblemen oder eines chronischen Ekzems vor.

Behandlung des immobilisierten Beins

- Ein Spaltgips, der von unterhalb des Knies bis zur Zehengrundphalanxbasis reicht, ist 1 bis 2 Wochen lang (also bis zur Abschwellung) zu tragen. Anschließend wird der Verband geschlossen und ein Kontrollröntgen durchgeführt.
- Der Patient führt während des Tragens des Gipses Übungen für die Wadenmuskeln durch und trainiert den M. rectus femoris von Anfang der Behandlung an.
- Der Verband wird 3–4 Wochen nach dem Trauma gewechselt und je nach Frakturtyp und Konsolidierung zum Gehgips komplettiert. Die Belastung richtet sich nach dem Ergebnis der Klinik und Röntgenkontrolle.
- Der Gipsverband wird nach 6 bis 8 Wochen abgenommen.
- Krankenstand: normalerweise 7–10 Wochen.
- Schmerzen und Anschwellen des Beins können auch noch mehr als 1 Jahr nach dem Unfall auftreten und sind, wenn notwendig, mit Stützbandagen, Lymphdrainagen und/oder Kompressionsstrümpfen zu behandeln. Auch eine intermittierende Kompression kann sich als nützlich erweisen. Das Hochlagern des Beines während der Nacht kann hilfreich sein.
- Eine Belastung ist für den Heilungsprozess unbedingt notwendig, auch wenn sie anfänglich schmerzhaft ist.
- Bewegungsübungen des Sprunggelenks sollten zumindest 3 × täglich durchgeführt werden, wobei die einzelnen Bewegungen jeweils möglichst oft zu wiederholen sind.
- Wenn zur Fixierung eine Platte eingesetzt wurde, ist diese bei jungen Patienten innerhalb von 6–12 Monaten nach dem Trauma zu entfernen. Eine Syndesmose-Stellschraube wird nach 6 Wochen entfernt. Andere Schrauben müssen nur entfernt werden, wenn sie Symptome verursachen. Siehe Anweisungen über die Entfernung von Osteosynthesematerial unter 18.39.
- Meist kann durch die interne Fixation (z.B. Verplattung) im Gips frühzeitig voll belastet werden (besonders bei schrägen Frakturspaltverläufen und vor dem operativen Eingriff instabilen Frakturen).
- In manchen Krankenhäusern werden resorbierbare Schrauben oder Stäbe zur Fixierung verwendet. In den meisten Fällen wird zusätzlich ein Gipsverband angelegt. Der Vorteil besteht darin, dass das Fixiermaterial nicht entfernt werden muss.

18.37 Knöchelverstauchung

Ziele
- Identifizierung einer schweren Bänderverletzung bei sportlich aktiven Patienten unter 30 Jahren, eine operative Versorgung kann erforderlich sein.
- Identifizierung von Malleolarfrakturen, die ruhig gestellt oder chirurgisch behandelt werden müssen.
- Geringgradige Verletzungen werden sehr bald mobilisiert.

Verletzungsmechanismen
- Es handelt sich in den meisten Fällen um eine Einwärtsdrehung (Supination).
- Eine Auswärtsdrehung (Pronation) ist wesentlich seltener als eine Inversion und geht üblicherweise mit einer Malleolarfraktur einher (was allerdings auch für manche Supinationsverletzungen gilt).

Anamnese
- Der Schweregrad der Verletzung lässt sich aus der Art der Entstehung ableiten. Beim Volleyballspielen kann eine Torsion bei der Landung nach einem Sprung etwa zu einer schweren Bänderverletzung führen, während eine Inversion des Fußes beim Gehen nur selten schwerwiegende Folgen hat.

Klinische Untersuchung
- Gehfähigkeit:
  - Wenn das Bein nicht belastbar ist oder der Patient nicht gehen kann, spricht dies für eine Fraktur und für die Durchführung einer Röntgenuntersuchung. Die Tatsache, dass der Patient gehen kann, schließt allerdings eine schwere Bänderverletzung (oder eine Malleolarfraktur) nicht aus.
- Schmerzempfindlichkeit:
  - Maximale lokale Schmerzempfindlichkeit im Bereich des Ligamentum talofibulare anterior (FTA) weist auf eine FTA-Verletzung hin.
  - Schmerzempfindlichkeit im Bereich des Ligamentum fibulocalcaneare (FC) weist darauf hin, dass die Verletzung weiter nach hinten reicht. (In der Praxis geht die Verletzung fast stets von anterior aus und erstreckt sich nach hinten.)
  - Verletzungen des FTP (Ligamentum talofibulare posterior) sind selten.
- Ödem (Hämatom):
  - Das Ausmaß des Ödems korreliert nicht immer mit dem Ausmaß der Verletzung. Liegt allerdings kein Ödem vor, ist die Verletzung geringgradig.

- Ist das proximale Wadenbein schmerzempfindlich?
  - Eine proximale Fraktur der Fibula spricht auch für die Ruptur einer Syndesmose, wobei eine Operation indiziert ist.
  - Eine durch einen direkten seitlichen Schlag auf die Fibula verursachte Fibulaverletzung ohne Supinationstrauma des Knöchels stellt eine Ausnahme dar. Der Knöchel ist stabil und nicht schmerzempfindlich. Konservative Behandlung.

Indikationen für eine Röntgenuntersuchung

- Bei Patienten mit negativem Befund nach den sogenannten Ottawa-Regeln ist eine Fraktur mit ziemlicher Sicherheit auszuschließen **A**. Röntgenuntersuchungen sind angezeigt, wenn
  - der Patient unmittelbar nach der Verletzung das Bein nicht belasten und in der Ordination keine 4 Schritte machen kann,
  - die knöcherne Struktur des posterioren Randes oder der Spitze des Malleolus schmerzempfindlich ist,
  - bei Torsionstests eine Instabilität gefunden wird (Sportler und Patienten unter 40 Jahre: siehe unten),
  - sich Schmerzempfindlichkeit und ein Ödem an der medialen Seite des Knöchels finden,
  - eine proximale Fibulafraktur vermutet wird.
- Im Röntgen ist neben einer möglichen Fraktur auch eine Verbreiterung der Knöchelgabel zu beachten.

Therapie

- Unmittelbar nach der Verletzung kann das Auflegen eines Eisbeutels und das Hochlagern des Beins die Bildung eines großflächigen Hämatoms und Schmerzen verhindern.
- Eine partielle Bänderverletzung wird konservativ mit einem elastischen oder einem Klebeverband **B** oder einer halbsteifen Knöchelstütze **B** behandelt. Es gibt auch verschiedene Arten dynamischer Schienen **B**. Die volle Belastung des Beins ist sofort gestattet und Übungen, die einer Thrombose vorbeugen (Knöchelextension und -flexion und regelmäßige Kontraktionen des Wadenmuskels), sind von allem Anfang an zu empfehlen. Krücken können bei Bedarf verwendet werden. Der Verband wird je nach der Schwere der Symptome 1–3 Wochen lang getragen.
- Schwere Bänderverletzungen mit offenkundiger Instabilität bei jungen Patienten (unter 30–40 Jahren), die regelmäßig Sport betreiben, können operativ durch Naht der verletzten Band- und Kapselstrukturen behandelt werden **D**. Bei älteren Patienten empfiehlt sich üblicherweise eine elastische Binde oder eine Orthese. Aktive Sportler können ebenfalls mit einer elastischen Binde versorgt und die operative Korrektur kann, falls erforderlich, zu einem späteren Zeitpunkt durchgeführt werden. Heutzutage neigt man im Frühstadium eher seltener zu Operationen, da die konservative Behandlung üblicherweise ein gutes Ergebnis zeitigt **B**. Nach der Operation wird das Bein mit einem Gipsverband oder einer dynamischen Schiene 4 Wochen lang ruhig gestellt. Eine volle Belastung ist sofort zulässig.

Habituelle Knöchelverstauchung

- Habituelle Verstauchungen des Knöchels erfordern nicht in allen Fällen eine operative Behandlung; mit elastischen Stützen (Knöchelorthese), hohen Schuhen und Übungen, die die peronealen Muskeln stärken, lassen sich gute Ergebnisse erzielen. Die Operation sollte allerdings nicht unnötig lange verzögert werden, weil habituelle Torsionsverletzungen des Knöchels den Patienten an der Ausübung sportlicher Tätigkeiten hindern und letztendlich zu Arthrose des Talocruralgelenks führen können.
- Häufig wird eine Operation nach der Evans-Methode durchgeführt, bei der die lateralen Bänder mit der Sehne des M. peronaeus brevis rekonstruiert werden. Eine weitere Möglichkeit ist die Durchführung einer sogenannten anatomischen Rekonstruktion, bei der Periostgewebe verwendet wird und die Reste der Bänder vernäht werden.

18.38 Behandlung von Fußfrakturen

Zehen

- 1–4 Wochen lang wird ein Schuh mit starrer Sohle getragen. Die gebrochene Zehe wird mit Klebeband an der Nachbarzehe fixiert (= Dachziegelverband).
- Krankenstandsdauer 1–4 Wochen in Abhängigkeit vom Beruf.
- Falls die Frakturfragmente weiter auseinander liegen als der Durchmesser des Knochens beträgt, oder falls ein Gelenk disloziert ist, muss die Fraktur unter Blockanästhesie reponiert werden. Danach wird der Fuß wie oben beschrieben immobilisiert.
- Eine Fraktur des proximalen Gliedes der großen Zehe erfordert eine genaue Reposition (bei einer Abweichung über 2 mm ist ein chirurgischer

Eingriff erforderlich). Dies gilt auch, wenn das proximale Interphalangeal- (PIP) oder das erste Metatarsalgelenk (MTP) involviert ist.

Mittelfußknochen

- Einzelne Frakturen können mit einer stützenden Bandage für einige Wochen versorgt werden. Dabei darf das Bein belastet werden, soweit es der Patient toleriert.
- Multiple nicht dislozierte Metatarsalfrakturen werden mit einem Gips für 3–4 Wochen behandelt. Bei einer hochgradigen Dislokation oder einer Fraktur mit Stufenbildung ist eine Fixierung mittels K-Pin (Kirschner-Pin, Kirschner-Draht) erforderlich. Nach der Operation wird ein Gips für 4–6 Wochen angelegt.
- Ein Bruch der Basis des 5. Mittelfußknochens (Abriss der Sehne des Musculus peroneus brevis) heilt gut durch die Anlage eines Tapeverbandes oder eines Gipses für 4–6 Wochen. Teilbelastung ist erlaubt (Vermeidung exzessiver Belastung des Fußballens). Die operative Versorgung ist indiziert, falls eine Diathese von mehr als 2–3 mm vorliegt oder die Fraktur in der proximalen Metaphyse lokalisiert ist (Jones-Fraktur).

Fraktur des Lisfranc-Gelenks (der Articulatio tarsometatarsea) mit Luxation

- Die Fraktur ist leicht zu übersehen. Am besten sieht man die Dislokation in einem streng seitlichen Röntgen, welches bei Mittelfußverletzungen immer angefertigt werden soll. Mittlerweile wird bei signifikanten Mittelfußverletzungen eine CT durchgeführt.
- Die basalen Gelenke der Mittelfußknochen sind nach dorsal und lateral, der 1. Mittelfußknochen häufig nach medial verschoben.
- Erfordert chirurgischen Eingriff, gefolgt von einer 6-wöchigen Immobilisation mittels Gipsverband. Gewichtsbelastung je nach Stärke der Schmerzen.

Talonavikulare Luxation (Luxation des Chopart-Gelenks)

- Sollte immer in Betracht gezogen werden, wenn der Fuß ungewöhnlich schmerzhaft und geschwollen ist.
- Reponiert oft spontan, wenn ein minimaler Röntgenbefund vorliegt.
- Radiologische Hinweise: Frakturen durch Distorsion oder Kompression. Diese Kräfte wirken dabei auf den lateralen oder medialen Anteil des Gelenks ein. Mittlerweile wird eine CT routinemäßig durchgeführt
- Die Behandlung erfolgt auf chirurgischem Wege.

Weiteres Prozedere: Gipsverband für 6–8 Wochen.
- Alle Frakturen des Os naviculare erfordern einen Spezialisten für den operativen Eingriff. Der Bruch erfordert sorgfältiges Reponieren. Außerdem muss das Risiko der avaskulären Nekrose immer bedacht werden.

Talus

- Die Konsultation eines Unfallchirurgen und eine CT sind bei Talusfrakturen immer angezeigt.
- Die schnelle Reposition und eine Schraubenfixierung sind erforderlich vor allem bei Frakturdislokationen, aber auch bei verschobenen Frakturen von Corpus und Collum tali. Dies gilt schon bei geringen Abweichungen.
- Der Großteil der Oberfläche des Talus wird von der Gelenksfläche gebildet, daher ist die Blutversorgung zum Knochen eher bescheiden. Deshalb heilt der Knochen nur langsam und das Risiko einer avaskulären Nekrose des Corpus tali ist hoch.
- Die Dauer der Immobilisation und der partiellen Gewichtsbelastung hängen vom Typ der Fraktur ab, normalerweise 8–16 Wochen. Kontrollen sollen sogar 6–12 Monate durchgeführt werden, und der Patient muss über die möglichen Komplikationen aufgeklärt werden.

Calcaneus

- Typisch für Stürze aus großer Höhe; häufig bei Männern im erwerbsfähigen Alter.
- Mögliche assoziierte Verletzungen der Beine und der Lendenwirbelsäule dürfen nicht übersehen werden.
- Massive Schwellung und Blasenbildung am Rückfuß sind sehr häufig.
- Zusätzlich zum konventionellen Röntgen soll der Patient zur CT und zum Spezialisten gebracht werden.
- Konservative und die weitere chirurgische Behandlung sollen funktional sein; das heißt, das Sprunggelenk wird sofort mobilisiert. Das Bein darf für mindestens 8–12 Wochen nur partiell belastet werden.
  ○ Ein Gipsverband sollte bei Diabetikern und Patienten, die nicht völlig kooperieren können, angelegt werden. Eine echte Distorsionsfraktur am Achillessehnenansatz wird ebenfalls mit einem Gips versorgt.
- Die Zeit bis zur völligen Heilung beträgt erfahrungsgemäß 6 Monate. Außerdem kann man den endgültigen Befund erst nach 1–2 Jahren erwarten.

18.39 Nachsorge nach Osteosynthese und Indikationen für die Materialentfernung

Knöchelfraktur

Operation

- Die Malleoli werden mit Schrauben, bei einer lateralen Fraktur oft auch mittels einer Platte fixiert. Es werden auch biologisch abbaubare Materialien verwendet.
- Bei einer Syndesmoseruptur wird eine Syndesmoseschraube durch ein Loch in die laterale Fixationsplatte eingeschraubt. Diese Schraube kann aus biologisch abbaubarem Material bestehen (auch wenn die anderen Schrauben aus Metall sind).
- Der Gipsverband ist 6 Wochen zu tragen.
  - In den ersten 3–4 Wochen darf die Belastung nicht das Gewicht der Extremität (10–15 kg) überschreiten. Anschließend wird der Gipsverband gewechselt.
  - Danach darf der Knöchel 2 Wochen lang mit dem halben Gewicht (30 kg) belastet werden.
  - In der letzten Woche ist eine volle Belastung zulässig.
  - Wenn ein großes dreieckiges hinteres Fragment vorliegt, wird die Belastung um 4–6 Wochen verschoben

Entfernung der Syndesmoseschraube

- Die Schraube wird 8 Wochen nach der Operation entfernt. Dies kann bei Anwendung einer streng aseptischen Technik unter ambulanten Bedingungen erfolgen. Es ist ratsam, mit der Schraubenentfernung bis zur Wundheilung zu warten. Dabei wird unter Lokalanästhesie nach Lokalisierung der Schraube im Röntgen ein kleiner Schnitt entlang der Operationsnarbe gelegt und die Schraube mittels eines Sechskantschraubenziehers herausgedreht.
- Bei einer Wundinfektion (meist im Bereich des Malleolus lateralis, an der Fixationsstelle der Platte) ist für die Dauer der Ossifikation eine Antibiotikaprophylaxe erforderlich. Nach vollständiger Ossifikation werden alle Osteosynthesematerialien von der infizierten Seite her entfernt.
- Andere Schrauben als Syndesmoseschrauben werden entsprechend der gängigen Praxis bei Erwachsenen nicht entfernt, wenn sie den Patienten nicht stören. Wenn die Entscheidung für eine Entfernung getroffen ist, wird sie nach 8 bis 12 Monaten vorgenommen.

Marknagel in Femur oder Tibia

- Die Entfernung des Nagels erfolgt frühestens 1 Jahr nach der Operation, bei Femurfrakturen üblicherweise nicht früher als nach 2 Jahren. Bei Patienten über 60 und manchmal auch bei jüngeren Patienten kann er aber auch im Knochen belassen werden.
- Es besteht die Gefahr eines Frakturrezidivs.
- Eine Überbeanspruchung (durch Laufen oder Springen) ist für 1 Monat nach der Entfernung des Nagels zu vermeiden.
- Es ist auch möglich, nur den Schraubenverschluss zu entfernen, wenn die Köpfe der Schrauben vorstehen und die Nägel anderweitig den Patienten nicht stören.
- Die Mehrzahl der Nägel sind aus Titan gefertigt, sodass eine Entfernung üblicherweise nicht notwendig ist.

Dynamische Hüftschraube (DHS) bei Femurfraktur

- Kann bei jüngeren Patienten (unter 50) 1 Jahr nach der Ossifikation – d.h. gewöhnlich 2 Jahre nach der Verletzung – entfernt werden.
- Bei älteren Patienten verbleibt die Schraube im Knochen.

Ulna- oder Radiusplatte

- Die Entfernung erfolgt meist nach 8–12 Monaten.
- Es besteht ein hohes Rezidivrisiko. In manchen Fällen – wenn der über die Platte verlaufende N. radialis nicht identifiziert und freigelegt werden kann – darf eine proximale Radiusplatte nicht entfernt werden.
- Die Entfernung erfolgt unter Narkose und unter Blutsperre.
- Schrauben und Platten aus Titan müssen nicht entfernt werden, wenn sie nicht unter der Haut hervorstehen.

Frakturen des Akromioklavikulargelenks (AC-Gelenks) und der lateralen Klavikula

Operation

- Die Fixation erfolgt mit Schraube, Pins oder Klavikula-Hakenplatte.
- Eine vom Nacken zum Handgelenk reichende Armschlinge ist 3 Wochen lang zu tragen. Danach ist 6 Wochen lang eine 90°-Abduktion gestattet, anschließend volle Mobilisierung.

Entfernung der Schrauben und Pins

- Schrauben und Pins werden nach 5–6 Wochen entfernt. Danach ist der Patient wieder arbeitsfähig. Eine Hakenplatte kann nach 8–12 Wochen entfernt werden.

- Die Entfernung von Schrauben und Pins kann auch ambulant unter Lokalanästhesie erfolgen.
- Die Entfernung einer Hakenplatte erfordert üblicherweise eine Allgemeinanästhesie.

Kirschner-Draht in Fingern

- Verletzungsbedingt eingesetzte Drähte können nach 3–4 Wochen entfernt werden, Arthrodesedrähte nach 3 Monaten, sofern sie palpierbar sind.

18.40 Verbrennungen

Prinzipielles

- Die Tiefe einer Verbrennung hängt von der Temperatur ab, der die Haut ausgesetzt war, und von der Kontaktzeit. Es ist nicht möglich, im Nachhinein die Temperaturexposition zu beeinflussen und daher ist das Kurzhalten der Kontaktzeit essenziell für die Beschränkung der Tiefe der Brandverletzung.

Erste Hilfe

- Flammen mit Wasser bekämpfen oder ersticken (Brandtuch), Haut 10–20 Minuten lang durch Eintauchen in lauwarmes Wasser abkühlen. Wenn die Brandverletzung mehr als 10% der Körperfläche beträgt (dies entspricht etwa der Oberfläche eines Armes), sollte nach der kurzen Abkühlphase auf die Körpertemperatur des Patienten geachtet werden.
- Wenn die Kleidung brennt, ist das Opfer unverzüglich in eine horizontale Lage zu bringen, um das Aufsteigen der Flammen und das Erreichen von Gesicht- und Nackenregion und ein Inhalationstrauma zu verhindern.
- Verbrennung während des Transportes mit sauberen Tüchern oder Verbänden abdecken. Kleinere Verbrennungen können mit feuchten Tüchern bedeckt werden, das wirkt schmerzlindernd, Verbände von großen Brandwunden müssen trocken sein.
- Patienten vor Unterkühlung schützen.
- Patienten beruhigen.
- Bei Verbrennungen durch Flammen (vor allem des Gesichts) ist an ein Inhalationstrauma zu denken. Intubation vorbereiten.
- Denken Sie an die Möglichkeit einer Kohlenmonoxidvergiftung (Sauerstoff verabreichen). Eine Pulsoxymetrie liefert bei CO-Vergiftung überhöhte Werte.
- Ätzmittel: mit reichlich Wasser gründlich spülen.

Ausmaß der Verbrennung (Neuner-Regel)

- Siehe Tabelle (18.40).

Einschätzung der Tiefe einer Verbrennung

- Die Unterscheidung zwischen oberflächlichen und tiefen Verbrennungen ist wichtig.
- **Oberflächliche Verbrennungen:** epidermal (Grad 1) und oberflächlich dermal (Grad 2a)
  - Sensibilität intakt
  - Kapillarreaktion intakt: Die Oberfläche der verletzten Haut wird unter Druck blass und unmittelbar nach Druckentlastung wieder rot.
  - Die Oberfläche der Verbrennung ist feucht. Entwickeln sich Blasen bei einer zweitgradigen Verbrennung innerhalb von weniger als 2 Stunden, ist die Verbrennung von mäßiger Tiefe (Grad 2b). Wenn sich in 4–16 Stunden nach der Verbrennung keine Blasen entwickeln, ist die Verbrennung üblicherweise oberflächlich.
- **Tiefe Verbrennungen:** tief dermal (Grad 2c) und Grad 3
  - Sensibilität immer beeinträchtigt
  - keine Kapillarreaktion (siehe oben)
  - trockene Wundoberfläche
- Brandwunden vertiefen sich innerhalb von 48–72 Stunden nach der Verbrennung, aufgrund von Ödem und Thrombosierungen.
- Wenn Brandwunden eintrocknen, nimmt die Tiefe der Verletzung zu, und die Wahrscheinlichkeit einer Infektion steigt.
- Bei Verletzungen durch Flammen oder durch direkten Kontakt mit elektrischem Strom handelt es sich immer um tiefe Brandwunden. Selbst wenn die Haut intakt erscheint, kann eine Muskelnekrose vorliegen. Lichtbogenverletzungen sind meist oberflächlich, es sei denn, die Kleidung wurde in Brand gesetzt.
- Die Tiefe einer Verbrennung sollte 48–72 Stunden nach dem Ereignis neu eingeschätzt werden, was die endgültige Tiefe betrifft.
- Eine oberflächliche Verbrennung sollte innerhalb von 2–3 Wochen abheilen. Der Patient sollte dann zu einem Check-up wiederkommen.
- Wenn keine Probleme auftauchen, ist es nicht notwendig, den Patienten zwischen dem Errei-

Tabelle 18.40 Einschätzung des Ausmaßes der Verbrennung (Neuner-Regel)

Prozent der Körperoberfläche bei Erwachsenen und Kindern unter 5 Jahren		
Handfläche	1	1
Kopf	9	19
Obere Gliedmaße	9	9,5
Oberkörper	36	32
Untere Gliedmaße	18	15

chen der endgültigen Tiefe der Verbrennung und dem 2–3-Wochen-Check-up zu sehen.
- Patienten mit tiefen Brandwunden sollten sofort zur chirurgischen Sanierung überwiesen werden.

Wo soll die Behandlung erfolgen?

1. Ambulante Versorgung:
   - eindeutig oberflächliche Verbrennungen von bis zu 10% (5% bei Kindern) der Körperoberfläche, aber nicht im Gesicht)
2. Regionales Krankenhaus:
   - eindeutig oberflächliche Verbrennungen von bis zu 20% (10% bei Kindern) der Körperoberfläche
     – adäquate Schmerzkontrolle und Flüssigkeitsersatz, falls erforderlich
3. Nächste erreichbare Unfallabteilung:
   - tiefe Verbrennungen, die weniger als 20% (10% bei Kindern) der Körperoberfläche betreffen
4. Spezialisierte Verbrennungseinheiten
   - tiefe Verbrennungen, die mehr als 20% (10% bei Kindern) der Körperoberfläche betreffen
   - tiefe Verbrennungen, die Gesicht, Hände und Genitalregion mitbetreffen
   - Inhalationstraumata
   - Kombination der Verbrennung mit anderen Verletzungen

Behandlung leichter Verbrennungen

- Eine Verbrennung gilt als Oberflächenverletzung, wenn kapilläre Wiederbefüllung, Sensibilität, Hautfeuchtigkeit und Hautbehaarung intakt sind.
- Als Erste-Hilfe-Maßnahme ist die Verletzung 10–20 Minuten lang mit Wasser zu spülen. Hautkühlung in einer späteren Phase verhindert nicht die Tiefenausbreitung der Verbrennung.
- Verbranntes Gewebe, abgestorbenes Gewebe und Schmutz sind von der Haut zu entfernen. Große, gespannte Brandblasen werden drainiert und abgetragen, kleine Brandblasen bleiben intakt und werden nötigenfalls später versorgt.
- Brandwunde mit Paraffingaze oder Silikonplatten abdecken; darüber dickes steriles Verbandmaterial (Gaze, Watte, Bausche), da die Wunde innerhalb der nächsten 48 Stunden eine 1 cm dicke Flüssigkeitsschicht absondern kann.
- Die äußeren Schichten eines durchgeweichten Verbandes können zuhause gewechselt werden.
- Am 3. Tag nach der Verletzung ist der Verband zu entfernen (falls durchgeweicht); die Verletzungstiefe wird beurteilt, geöffnete Blasen und abgestorbene Haut werden entfernt. Wenn die Brandwunde oberflächlich bleibt, bleibt die Behandlung konservativ wie bisher (gleiches Verbandsmaterial/silberhaltige Verbände).
- Eine Antibiotikaprophylaxe ist bei oberflächlichen Brandwunden nicht angezeigt. Eventuelle Infektionen werden topisch behandelt.
- Spätere Verbandwechsel hängen vom verwendeten Produkt ab. Bei oberflächlichen Verbrennungen sollten Verbandwechsel eher seltener stattfinden.
- Nach der Epithelisierung der Haut sollte die Anwendung einer Feuchtigkeitssalbe empfohlen werden, und die Haut sollte vor Sonneneinwirkung geschützt werden. Die natürliche Pigmentierung stellt sich im Laufe der Jahre wieder ein.
- Bei Bedarf Analgetika verabreichen.

Erste Hilfe bei schweren Verbrennungen

- Die Atemwege offen halten (Sauerstoff, Intubation).
- Kreislauf überwachen (bei Verbrennungen treten oft Arrhythmien auf).
- Schocktherapie: I.v.-Infusion (physiologische Kochsalzlösung), wenn die Verbrennungen bei Erwachsenen mehr als 15% der Körperoberfläche bzw. bei Kindern mehr als 5–10% der Körperoberfläche betreffen. Albumin ist nicht empfehlenswert **Ⓑ**.
- Wenn die Brandwunde mehr als 20% der Körperoberfläche betrifft und der Transportweg lang ist, ist es wichtig, mit einer Ringerlösung eine Dehydratation zu verhindern. Wenn der Transport mehr als 2 Stunden dauern sollte, beträgt die nötige Infusionsgeschwindigkeit 1000 ml/Std. Anmerkung für Österreich: Das schnellste Rettungsmittel ist zu wählen, und der Transport muss mit (Not-)Arztbegleitung erfolgen.
- In schweren Fällen sollte das Krankenhaus vorinformiert werden.
- Patienten beruhigen.
- Bei Bedarf Analgetika: 5–10 mg Morphin i.v. oder s.c.
- Unterkühlung vermeiden.
- Fest mit der Haut verbundenes Fremdmaterial (z.B. Asphalt) ist nicht zu entfernen.

18.41 Elektrounfälle

Grundregeln

- Bei Verletzungen, die durch Kontakt mit Strom führenden Gegenständen hervorgerufen wurden, ist eine chirurgische Sanierung erforderlich. Lichtbogenverletzungen sind konservativ zu behandeln, vorausgesetzt, die Bekleidung des Patienten hat nicht Feuer gefangen; ist dies jedoch der Fall, wird die Verletzung als Brandverletzung eingestuft.

- Nach dem Trauma ist eine kardiale Überwachung (Arrhythmien, Infarkt) erforderlich.
- Je nach Ausmaß der Verbrennungen ist eine Rehydrierung des Patienten erforderlich.
- Zur Verhinderung eines Nierenversagens aufgrund einer durch ein Elektrotrauma hervorgerufenen Rhabdomyolyse (10.21) ist auf eine forcierte Diurese und Alkalisierung des Harns zu achten. Bei drohendem Kompartmentsyndrom ist präventiv eine frühzeitige Fasziektomie durchzuführen.

Exposition gegenüber elektrischem Strom

- Die elektrische Leistung wird durch das Ohmsche Gesetz bestimmt.
  - Strom I (in Ampere, A) = Spannung U (in Volt, V) / Widerstand R (in Ohm, Ω)
  - Widerstand des menschlichen Körpers:
    - trockene Haut, 100.000 Ohm
    - feuchte Haut, 1000 Ohm
    - innere Organe, 500 Ohm
- Eine Stromstärke von mehr als 2000 mA führt zu einer passageren Asystolie. Das Herz wird spontan zum Normalrhythmus zurückkehren, wegen des Atemstillstands ist jedoch eine Reanimation erforderlich.
- 100–2000 mA verursachen Kammerflimmern und – als Spätfolge (nach 1–3 Stunden) – eventuell einen Myokardinfarkt.
- 20–100 mA über mehr als 1 Minute können zu einer zerebralen oder kardialen Hypoxie führen.

Symptome

Akute Traumen
- Hautverbrennungen
- Tief reichende Verletzungen können zu Ödemen in den Muskellogen führen, in deren Folge es zu einer Rhabdomyolyse und Muskelnekrose kommt.
- Asystolie, Arrhythmien, Infarkte, Sinustachykardie
- Apnoe (Hypoxie), Koma (Neuronenschädigung)
- Allgemeine Gefäßverengung
- Ein Blitztrauma kann eine Ruptur beider Trommelfelle verursachen.
- Perforation innerer Organe, Nekrosen
- Wirbelkompressionsfrakturen aufgrund einer Kontraktion der paravertebralen Muskulatur.

Spätfolgen (1 Tag – 2 Jahre)
- Nervensystem
  - neurologische Symptome durch Demyelinisierung, vor allem im Bereich der Hals- und Brustwirbelsäule
  - Polyneuropathien
- Nieren
  - Nierenversagen durch Rhabdomyolyse
- Blutgefäße
  - verzögerte Blutungen
- Augen
  - Bei Elektrotraumen im Kopf- und Halsbereich: Katarakt nach 0–3 Jahren

Versorgung

- Unfallopfer von der Energiequelle entfernen: Strom abschalten und Leitungen durchtrennen (Denken Sie an Handschuhe und Isolierkleidung!).
- Reanimation:
  - Atemstillstand: Beatmung, Intubation. Spontanatmung kann auch erst nach 30 Minuten wieder einsetzen.
  - Nach erfolglosen Reanimationsversuchen über 30 Minuten ist auch bei Patienten mit Elektrotrauma die Prognose hinsichtlich der Hirnfunktionen äußerst schlecht; deshalb ist eine über das Normalmaß hinausgehende Reanimation nicht sinnvoll.
  - Aufgrund der Stromeinwirkung auf das ZNS können die Pupillen reaktionslos sein, was nicht automatisch eine schlechte Prognose bedeutet.
- Nierenfunktion (Rhabdomyolyse (10.21)):
  - möglichst schnell I.v.-Flüssigkeitszufuhr (hypoton, z.B. 0,45% NaCl)
  - Diurese 100–400 ml/Std., 6–7 Liter/24 Std. Bei Oligurie erforderlichenfalls Mannitol.
  - Alkalisierung des Harns ($NaHCO_3$-Tropf bis der pH-Wert des Harns > 7)
  - Laboruntersuchungen: Serumkreatinkinase, Kreatinin, Natrium und Kalium
- Arrhythmien sind zu behandeln.
- Tachykardie, Bluthochdruck:
  - Betablocker

18.42 Erfrierungen

Grundregeln

- Erfrorene Körperteile rasch auftauen, jedoch nur, wenn ein neuerliches Frieren während des Transports nicht zu erwarten ist und wenn der Patient nicht unterkühlt ist.
- Nach dem Erwärmen ist jede unnötige Berührung der betroffenen Körperbereiche zu vermeiden.

Klinische Merkmale

Erfrierungen
- Stechender Schmerz
- Gefühllosigkeit
- Erstes Anzeichen von Erfrierungen im Gesicht sind weiße Hautflecken.

- Bleiche, bläuliche oder fleckige Verfärbungen der Haut
- Der Schweregrad der Erfrierung kann erst nach dem Erwärmen beurteilt werden.

Kältetraumen durch kaltes Wasser
- Ausgelöst durch Exposition mit kaltem Wasser. Die Expositionsdauer beträgt meist Tage oder Wochen.
- Die verletzten Gliedmaßen sind zu Beginn der Erwärmung gefühllos und ödematös, im weiteren Verlauf treten Hautrötungen und starke Schmerzen auf.
- Die schwersten durch Wasser verursachten Kältetraumen führen zu Ulzerationen und Nekrose.

Versorgung
- Hauptziel der Notfallbehandlung ist die Vermeidung mechanischer Traumen.
- Im Krankenhaus sind die ersten Maßnahmen die Messung der Rektaltemperatur und die Behandlung der Hypothermie. Erst dann erfolgt die Behandlung der lokalen Verletzungen. Bei unterkühlten Patienten dürfen die Gliedmaßen nicht erwärmt werden. Kaltes Blut kann Arrythmien auslösen.
- Die wirksamste Behandlung ist ein rasches Aufwärmen der betroffenen Körperteile in warmem Wasser (40–42° C) über 15–30 Minuten bzw. bis der betroffene Bereich wieder durchblutet ist.
- Dem Patienten sollten warme intravenöse Infusionen verabreicht werden. In schweren Fällen kann Hypothermie durch extrakorporales Wiedererwärmen des Blutes behandelt werden.
- Ein neuerliches Frieren der betroffenen Stellen ist äußerst ungünstig; deshalb sollte das Aufwärmen am Unfallort nur stattfinden, wenn ein neuerliches Frieren während des Transports unwahrscheinlich ist.
- Treffen Sie Maßnahmen zur Behandlung der starken Schmerzen nach dem Aufwärmen.
- Nach dem Erwärmen sind die betroffenen Stellen mit trockenen, sauberen Verbänden abzudecken.
- Zur Behandlung nach dem Auftauen sind die betroffenen Körperteile täglich in einer desinfizierenden Lösung zu baden.
- Geschwollene, ödematöse Gliedmaßen sind mittels Schiene in einer physiologischen Stellung unter Hochlagerung zu fixieren.
- Eine trockene Gangrän wird erst entfernt, wenn sie sich klar demarkiert hat, eine feuchte Gangrän ist so rasch wie möglich zu entfernen.
- Posttraumatische Symptome wie Parästhesien, Kälteempfindlichkeit, starkes Schwitzen, Gelenksschmerzen, weiße Finger sowie Kausalgie können jahrelang bestehen bleiben.

18.43 Reanimation bei akzidenteller Hypothermie

Grundsätzliches
- Akzidentell hypotherme Patienten können auch lange Perioden scheinbarer Leblosigkeit überleben, wenn die kardiopulmonale Reanimation konsequent durchgehalten wird.

Erste Beurteilung und Sofortmaßnahmen
- Es besteht der Verdacht auf Hypothermie, wenn der Patient gefunden wird:
  - im Freien in der Kälte
  - leblos in einem geschlossenen Raum mit einer niedrigen Umgebungstemperatur
- Überprüfung der Vitalparameter:
  - Prüfung auf Ansprechbarkeit
  - Überprüfung der Atmung
  - Überprüfung der Kreislauftätigkeit; nehmen Sie sich genug Zeit, um nach dem Karotispuls zu tasten (30–40 Sekunden).
- Wenn keine Lebenszeichen vorhanden sind, Beginn der kardiopulmonalen Reanimation (CPR), es sei denn, der Patient zeigt sichere Todeszeichen (bei einem leblos aufgefundenen Patienten).
  - Beginn der Beutel-zu-Masken-Beatmung mit Sauerstoffanreicherung
- Überprüfung der Herztätigkeit oder Anschluss an einen automatisierten externen Defibrillator (mit Sprachanweisung):
  - Asystolie:
    - Der Patient sollte als tot gelten, wenn er leblos aufgefunden wurde.
    - Wenn es Augenzeugen für den Kollaps gibt, sind dieselben Maßnahmen wie bei pulsloser elektrischer Aktivität zu setzen.
  - Pulslose elektrische Aktivität (PEA):
    - Sind keine eindeutigen Lebenszeichen vorhanden, ist mit der CPR fortzufahren (die Herzfrequenz kann niedrig sein, d.h. bis 10–20/min abfallen, ebenso die Atemfrequenz, die auf 3–10/min abgesunken sein kann).
    - Der Patient sollte so rasch wie möglich und ohne Unterbrechung der CPR in ein Krankenhaus gebracht werden, das über Möglichkeiten für eine extrakorporale Wiedererwärmung verfügt.
    - Versuch einer endotrachealen Intubation nur, wenn Sie den Vorgang beherrschen und schon öfters durchgeführt haben. Wenn indiziert, stellen eine Larynxmaske und ein Laryngealtubus geeignete Alternativen dar (nur wenn Sie genügend einschlägige Erfahrung damit haben).

- Ständiges Monitoring des Patienten; Sie müssen mit einem Kammerflimmern rechnen und darauf vorbereitet sein.
  - Kammerflimmern:
    - Fortsetzung der CPR
    - Einmal defibrillieren (biphasischer Defibrillator 150–200 J); danach sollten die Stromstöße nicht öfter als alle 5 Minuten abgegeben werden.
    - Der Patient sollte so rasch wie möglich und ohne Unterbrechung der CPR in ein Krankenhaus gebracht werden, das über Möglichkeiten für eine extrakorporale Wiedererwärmung verfügt.
    - Versuch einer endotrachealen Intubation nur dann, wenn Sie den Vorgang beherrschen und schon öfters durchgeführt haben. Wenn indiziert, stellen eine Larynxmaske und ein Laryngealtubus geeignete Alternativen dar (nur wenn Sie genügend einschlägige Erfahrung damit haben).
    - Als Infusion eignet sich eine Ringerlösung (oder ein Äquivalent). Adrenalingaben (1 mg i.v.) können unter Einhaltung von deutlich erhöhten Dosierungsintervallen (10–15 min) wiederholt werden. Schwierigkeiten bei der Herstellung eines venösen Zugangs dürfen keinesfalls die Überstellung verzögern.
- Wenn möglich sollte die Körperkerntemperatur des Patienten gemessen werden (vorzugsweise ösophageal).
  - Bei Patienten mit einer Körperkerntemperatur unter 28° C ist die Defibrillation in der Regel wenig erfolgreich.
- Transport in ein Krankenhaus unter Notfallbedingungen (Notarzt, Hubschrauber):
  - Kontaktaufnahme mit den lokalen Rettungsdiensten zur Sicherstellung des Transfers (Flugambulanz/Hubschrauberrettung, wenn indiziert).
  - Das Zielkrankenhaus muss in jedem Fall vorinformiert werden, da eine gewisse Vorlaufzeit nötig ist, bis eine Herz-Lungen-Maschine einsatzbereit ist.
  - Die Rettungskräfte müssen sich bei der Herzdruckmassage abwechseln.
  - Wenn der Perfusionsrhythmus wieder hergestellt ist, sollten jede überflüssige Bewegung des Patienten und eine Manipulation des Pharynx vermieden werden, weil dies ein erneutes Kammerflimmern auslösen könnte.

18.50 Indikationen für plastische Chirurgie

- Folgende Traumen, angeborene Anomalien oder Krankheiten sind Indikationen für plastisch-chirurgische Eingriffe:
  - Hautkrebs (13.77)
  - Krebserkrankungen des Kopf- und Halsbereichs (in Zusammenarbeit mit Fachärzten für HNO-Erkrankungen und Kiefer- und Gesichtschirurgie)
  - Weichteilsarkome (20.91)
  - Brustkrebs:
    - Tumore der Brust, die zwar eine totale Mastektomie, aber keine weitere Therapie erfordern, können in einer Haut sparenden Operation mit gleichzeitiger Brustrekonstruktion entfernt werden (18.54).
  - Genetische Prädisposition für Brustkrebs:
    - Familienanamnese oder ein Genbefund können eine prophylaktische Mastektomie und unverzügliche Brustrekonstruktion erfordern.
  - Ulcus cruris (5.50)
  - ischämische oder diabetische Beinulzera (in Zusammenarbeit mit Gefäßchirurgen)
  - Dekubitus
  - Lymphödem (18.52)
  - Fazialisparese
  - Traumachirurgie:
    - Weichteilverletzungen des Gesichts
    - Replantation und andere Weichteildefekte der Hand (in Zusammenarbeit mit Handchirurgen) (18.53)
    - komplizierte Beinbrüche (in Zusammenarbeit mit orthopädischen Chirurgen)
    - Narbenrevision (18.51)
    - Verbrennungen
  - Gesichtsanomalien:
    - Lippen- und Gaumenspalte
    - Wachstumsstörungen und Deformierungen
    - angeborene Entwicklungsstörungen des Gesichts
  - große Defekte der Bauchwand und große Hernien
  - Operationswunden, die schlecht heilen
  - Kosmetische chirurgische Eingriffe (üblicherweise nicht Aufgabe der öffentlichen Gesundheitsversorgung):
    - Facelift, Blepharoplastik, Liposuktion, Rhinoplastik, Body-Contouring, Haartransplantation etc.

18.51 Verletzungen, die plastisch-chirurgische Eingriffe erfordern

Gesichtsverletzungen

- Größere Riss- und Platzwunden im Gesicht erfordern primäre plastisch-chirurgische Eingriffe. Nach der Wundreinigung erfolgt der sorgfältige Verschluss der Wunde.
- Haut- und Weichteilverletzungen im Gesicht, wie Hundebisse, sind sofort einem plastischen Chirurgen zuzuführen, der nach sorgfältiger Revision eine sofortige Rekonstruktion durchführt.
- (Schrot)schussverletzungen im Gesicht sind primär von einem plastischen Chirurgen in Zusammenarbeit mit einem Ärzteteam, dem ein Neurochirurg und ein Facharzt für Mund-Kiefer- und Gesichts-Chirurgie angehören, zu behandeln. Nach sorgfältiger Revision wird die Rekonstruktion als Notoperation durchgeführt. In den meisten Fällen wird mit freien mikrovaskulären Lappen gearbeitet. Schussverletzungen erfordern in den meisten Fällen eine Rekonstruktion in mehreren Sitzungen.

Replantation

- Siehe 18.53.
- In der Notaufnahme arbeiten Handchirurgen und plastische Chirurgen bei der Replantation von Händen, Fingern und anderen abgetrennten Körperteilen zusammen.
- Folgende Teile des Körpers können replantiert (revaskularisiert) werden:
  - einzelne oder mehrere Finger, Hände, am Handgelenk abgetrennte Hände, obere Gliedmaßen
  - untere Gliedmaßen (in diesen Fällen sind die Indikationen erweitert worden, da ein replantiertes Bein später verlängert werden kann)
  - Ohr, Kopfhaut, Nase, Lippen
  - Penis
- Nach Abtrennung von einem der oben genannten Körperteile erhält der Patient zunächst Erste Hilfe und wird einer sorgfältigen klinischen Untersuchung unterzogen. Mit dem nächstliegenden Krankenhaus, das Replantationschirurgie durchführen kann, ist möglichst rasch Kontakt aufzunehmen. Meist ist es möglich, bereits telefonisch die Möglichkeit einer Replantation abzuklären.

Schwere Beinverletzungen

- Mehrfachbrüche und andere komplizierte Verletzungen der unteren Extremität sind von plastischen Chirurgen in Zusammenarbeit mit orthopädischen Chirurgen zu behandeln.
- Hautrevision und Fasziotomie sind vorrangig erforderlich. Der Bruch ist entweder mit einer externen oder einer internen Fixierung oder einer Kombination aus beiden zu stabilisieren.
- Eine Rekonstruktion von Weichteilen und eventuell erforderliche Knochentransplantationen werden entweder sofort oder nach einigen Tagen vorgenommen. Oft sind dabei mikrochirurgische Gewebetransplantationen nötig.

Explosionsverletzungen und schwere Zerreissungen

- Wenn der Hautschaden durch ein Hochenergietrauma entstanden ist, sollte der Patient frühzeitig in ein multidisziplinäres Traumazentrum gebracht werden. Abgestorbene Haut und Teile mit defizienter Blutzirkulation werden entfernt, und die Hautdefekte werden entweder sofort oder mit einer Verzögerung von wenigen Tagen operativ versorgt.

Narbenrevision

- Narbenkorrekturen sind häufig durchgeführte plastisch-chirurgische Eingriffe. Z-Plastiken oder andere Narbenkorrekturen sollten nicht durch Allgemeinmediziner durchgeführt werden.
- Narbenkorrekturen werden zumeist in Lokalanästhesie durchgeführt.
- Eine Narbe sollte frühestens 6 Monate nach der Verletzung korrigiert werden.
- Behindert eine Narbe die Extension eines Gelenks, das Öffnen des Mundes oder das Schließen eines Auges, ist eine Narbenrevision und eine Rekonstruktion durchzuführen.

Keloide

- Siehe Artikel 13.79.

18.52 Lymphödem

Ätiologie

- Ein chronisches Lymphödem einer Extremität ist entweder durch eine angeborene Hypoplasie der Lymphgefäße bedingt oder erworben.
- Lymphödeme der oberen Extremitäten sind meist auf eine Brustkrebstherapie zurückzuführen, jene der unteren Extremitäten auf eine Krebstherapie im Beckenraum (z.B. Ovarial- oder Uteruskarzinom).

Konservative Therapie

- Leichte Lymphödeme werden konservativ behandelt.

- Bei der Therapie werden Druckverbände oder Kompressionskleidung eingesetzt, oder die Patienten werden mittels pneumatischer Kompression oder manuell therapiert (Massage/Lymphdrainage).
- Lymphdrainage ist bei leichten Lymphödemen wirksam. Die Behandlung erfolgt in Serien von 10–15 Behandlungen im Abstand von 2–3 Monaten. Sie wird von Physiotherapeuten durchgeführt.
- In Fällen, in denen das Leiden durch die Arbeitssituation verschlimmert wird, ist an einen Berufs-/Arbeitsplatzwechsel zu denken.

Chirurgische Eingriffe

- Bei schweren Lymphödemen der oberen oder unteren Extremitäten bzw. von Penis und Skrotum ist die Konsultation eines plastischen Chirurgen ratsam.
- Zu den chirurgischen Methoden zur Behandlung von Lymphödemen gehört die Integumentektomie (Entfernung der Haut und des Unterhautzellgewebes gefolgt von der Transplantation freier Hautlappen). Es kann auch versucht werden, den Lymphfluss durch Transplantieren von Lymphgefäßen in eine nahe gelegene Vene mittels mikrochirurgischer Methoden zu verbessern.
- Postoperativ muss der Patient Kompressionskleidung tragen.
- Meist ist nach dem Eingriff ein längerer Krankenstand erforderlich.

18.53 Replantation eines traumatisch amputierten Körperteils

Grundregeln

- Am Unfallort:
  - Stillen der Blutung mittels Druckverband. Hochlagern der Extremität. Schockprophylaxe. Komplette Sicherstellung der Amputate, die mit dem Patienten ins Krankenhaus gebracht werden müssen. Denken Sie an die Möglichkeit einer Replantation. Indikationen sind in der Folge angeführt.
- In der Notaufnahme:
  - Visuelle Untersuchung des Stumpfes und des Amputats und erforderlichenfalls sorgfältige Palpation, wobei sterile Handschuhe zu tragen sind. Röntgen kann durchgeführt werden.
  - Den abgetrennten Körperteil kühlen.
  - Der Patient ist so rasch wie möglich an einen Ort zu bringen, an dem der endgültige operative Eingriff durchgeführt werden kann. Die entsprechende Institution ist telefonisch auf die Einlieferung vorzubereiten.
  - Die Meinung des Patienten über die Sinnhaftigkeit einer Replantation ist zu berücksichtigen.

Indikationen für eine Replantation

Absolute Indikationen bei allen Patienten

- Daumen
- Abtrennung von 2 oder mehreren Fingern
- Mittelhand, Handgelenk, distaler Unterarm
- Andere Teile der oberen Extremitäten, die scharf abgetrennt sind
- Ohr, Kopfhaut, Nase
- Penis
- Bei Kindern fast alle Körperteile

Relative Indikationen

- Ein einzelner Finger außer Daumen
- Proximale obere Extremität (Abrissamputation)
- Endglieder der Finger II–V
- Fuß, Bein, Oberschenkel

Erste Hilfe

Stumpf

- Lebensbedrohliche Folgen einer unfallbedingten Amputation sind vorab zu behandeln (der Behandlung eines hämorrhagischen Schocks ist stets Priorität einzuräumen).
- Revisionen und Ligaturen sind zu vermeiden (Nervenenden und Blutgefäße können verletzt werden).
- Ein teilweise abgetrennter Teil, der mit dem Körper noch mit einem lebensfähigen Hautlappen verbunden ist, wird nicht vollständig abgetrennt!
- Die Blutung aus dem Stumpf kommt durch Druckverbände und Hochlagerung meist zum Stillstand.

Abgetrennte Körperteile

- Sollten sofort vom Unfallort entfernt werden.
- Die Amputate sind nicht zu präparieren und dürfen nicht frieren oder austrocknen.
- Das Zeitfenster für eine Replantation beträgt 8 Stunden, wenn das Amputat Muskelgewebe enthält und zirka 16 Stunden für andere Gewebe (kalte ischämische Zeit).
- Das Amputat wird in einem trockenen, sauberen, wasserdichten und in Eiswasser gebetteten Behälter transportiert (es darf nicht einfrieren!)

Postoperative Behandlung von Folgeproblemen

- Die Erfolgsrate beträgt etwa 85% (60–96%) in Abhängigkeit vom Verletzungsmechanismus.
- Nach der Replantation ist eine wochen- oder monatelange Physiotherapie erforderlich.

- In etwa 70% der Fälle kann ein funktionell gutes Ergebnis erzielt werden.
- Bei zwei Drittel der Patienten kommt es im replantierten Körperteil zu Kälteintoleranz (dasselbe Problem betrifft auch den Stumpf).
- 20% der Patienten klagen über Schmerzen, allerdings weniger häufig als über Phantomschmerzen in einem (nicht traumatisch entstandenen) Amputationsstumpf.

18.54 Brustrekonstruktion

Indikationen für eine Brustrekonstruktion

- Brustkrebs ist das häufigste Karzinom bei Frauen. In 40% aller Fälle wird die gesamte Brust entfernt (Mastektomie). Auf Wunsch der Patientin kann eine Brustrekonstruktion vorgenommen werden.
- Der optimale Zeitpunkt für eine Brustrekonstruktion ist 1–2 Jahre nach der Brustamputation.
- Eine sofortige Rekonstruktion ist bei bestimmten Arten von Brustkrebs indiziert, etwa bei intraduktalem Karzinom (Carcinoma in situ), bei multiplen Karzinomen kleineren Ausmaßes, oder auch im Fall einer Salvage-Mastektomie wegen eines kleineren Rezidivs nach brusterhaltender Operation und Strahlentherapie.

Methoden des Brustwiederaufbaus

- Endoprothese unter dem M. pectoralis
- Endoprothese nach Hautvordehnung
- (Muskulokutane) Latissimus-dorsi-Lappenrekonstruktion mit oder ohne Endoprothese
- Die mikrochirurgische Brustrekonstruktion mit TRAM- (= transverse rectus abdominis muscle), DIEP- (= deep inferior epigastric perforator) oder SIEA- (= superficial inferior epigastric artery) Lappen ist im Falle der Rekonstruktion mit abdominalem Eigengewebe die beste Methode.
  - Dabei wird der Lappen symmetrisch aus dem Unterbauchgewebe unterhalb des Nabels entnommen. Es wird Haut und Unterhautgewebe gleichzeitig mit einem kleinen Teil des M. rectus abdominis – bzw. beim DIEP-Verfahren nur mit den perforierenden Gefäßen – einer Seite entnommen.
  - Die Brustrekonstruktion ist ein größerer plastisch-chirurgischer Eingriff. Der sofortige Wiederaufbau der Brust erfordert die Zusammenarbeit von spezialisierten Chirurgen unter Beachtung onkologischer Standards.

18.60 Subunguales Hämatom

Grundsätzliches

- Das Hämatom steht häufig unter Druck und ist schmerzhaft.
- Es empfiehlt sich, es auch noch einige Tage nach der Verletzung zu drainieren.

Drainagemethode

- Halten Sie den Finger ruhig, indem Sie ihn gegen die Tischplatte halten.
- Erhitzen Sie die Spitze eines Metallgegenstandes (z.B. eine geöffnete Büroklammer) bis sie rot glüht und drücken Sie sie gegen den Nagel, um eine Öffnung zur Ableitung des Bluts zu erhalten. Bei einem starken Nagel muss die Spitze während der Perforation unter Umständen 2–3 × erhitzt werden.
- Für die Perforation eignet sich auch eine sterile Nadel.
- Der Nagel sollte nur gezogen werden, wenn er locker ist oder der Patient damit an Gegenständen hängen bleibt.

18.61 Muskelverletzungen

Grundregel

- Prellung, Überdehnung oder Einrisse verursachen alle einen ähnlichen Typ von Verletzung.
- Muskelgewebe hat eine gute Heilungskapazität.
- Die Akutversorgung basiert auf der Anwendung von Kälte, Hochlagerung, Kompression und Ruhe im verletzten Körperteil.
- Der Muskel wird unmittelbar nach der Verletzung ruhig gestellt, die aktive Mobilisierung sollte jedoch möglichst frühzeitig (1–6 Tage nach der Verletzung) eingeleitet werden.

Klassifikation der Muskelverletzungen

- Grad I: Wenige Muskelfasern sind rupturiert, die Faszie ist intakt, die Muskelkraft ist erhalten, Symptome sind Schmerz und Muskelkrämpfe.
- Grad II: Eine moderate Menge von Muskelfasern ist rupturiert, die Faszie ist intakt, es besteht ein intramuskuläres Hämatom, die Muskelkraft ist reduziert.
- Grad III: 25–50% des Muskels sind rupturiert, die Faszie ist gerissen, es besteht ein intramuskuläres Hämatom, die Muskelkraft ist reduziert.
- Grad IV: (Fast) der ganze Muskel ist rupturiert, die Faszie ist gerissen, der Muskel ist funktionslos.

Diagnostik
- Die klinische Diagnose ist meistens ausreichend.
- Befragen Sie den Patienten nach Unfallmechanismus, Beginn und Lokalisation des Schmerzes und ob entweder ein Schnappen oder ein Knall von der Umgebung zum Zeitpunkt der Verletzung gehört wurde.
- Schwellung und Bluterguss sieht man in der betroffenen Zone (vor allem in Vergleich mit der unverletzten Seite). Bei schwereren Verletzungen und manchmal auch bei milderen kann eine Vertiefung getastet werden als Zeichen der Retraktion des rupturierten Muskelendes.
- Die Funktion des verletzten Muskels wird sowohl ohne als auch gegen Widerstand getestet. Das Nachlassen der Muskelkraft und -funktion korreliert mit der Schwere der Verletzung.
- Der Schweregrad der Verletzung wird manchmal in der Frühphase unterschätzt, da der Patient in den meisten Fällen zunächst in der Lage ist, die Gliedmaße trotz Schmerz und Beschädigung fast normal zu benutzen.
- Bei einer Untersuchung unmittelbar nach der Verletzung kann ein Muskelkrampf die Differenzialdiagnose erschweren.
- Bei schwereren Verletzungen kann ein Ultraschall in Verbindung mit der klinischen Untersuchung eingesetzt werden, um den Grad der Verletzung (Teil-/Totalruptur) und die Natur des Hämatoms (intramuskulär/intermuskulär, kräftig/flüssig) im Detail abzuklären. Eine MRI ist die exakteste Untersuchung.

Therapie
- **Erste Hilfe**: Ruhe, Hochlagerung, Kompression und Eisbeutel
  - Weitere Behandlung: Kurze Immobilisierung und dann allmählicher Start der Mobilisierung nach 1 (Grad I) bis 6 (Grad II–III) Tagen. Das Training vorerst ohne, später mit zunehmender Belastung
- Der Patient wird instruiert, auch die antagonistischen Muskeln zu trainieren, um Ungleichgewichte in den einander entgegengesetzten Muskelkräften zu vermeiden.
- Die Extremität wird während des Trainings mit einer elastischen Bandage unterstützt.
- Passive und aktive Dehnübungen bis zur Schmerzgrenze können 1 Woche nach der Verletzung begonnen werden, bei leichten Verletzungen schon 2–3 Tage nach der Verletzung.
- Tätigkeiten, bei denen die Muskeln stark beansprucht werden, sind erst erlaubt, wenn sich die Muskelkraft und Dehnfähigkeit normalisiert hat (nach etwa 3–6 Wochen).
- Bei ausbleibender Besserung während der Rehabilitation sollte an schwerere Verletzungen gedacht werden.
- Nur ausgedehnte Rupturen und intramuskuläre Hämatome, die Symptome verursachen, erfordern operative Behandlung.

Komplikationen
- Bei zu frühzeitigem Beginn des vollen Übungsprogrammes – wenn die Bildung der Bindegewebsnarbe und die Muskelregeneration noch nicht abgeschlossen sind – kann eine neuerliche Muskelruptur erfolgen.
- Intramuskuläres Narbengewebe und Adhäsionen können zu reduzierter Elastizität führen.
- Ein Hämatom kann eine fibrotische Pseudokapsel bilden.
- Heterotopes Kochengewebe (Myositis ossificans) kann manchmal im beschädigten Gewebe auftreten. Es kann mittels Ultraschall oder Röntgen diagnostiziert werden. Symptome sind das Wiederauftreten von Schmerz und Bewegungseinschränkung im betroffenen Gewebe.

18.62 Bisswunden

Grundregeln
- Tetanusprophylaxe!
- Bei leichten, nicht infizierten Wunden, vor allem im Gesicht, ist eine Primärversorgung mit Nähten möglich.
- Eine Antibiotikaprophylaxe ist nur in bestimmten Fällen angezeigt.

Allgemeines
- Die meisten Bisswunden werden, nach Häufigkeit geordnet, durch Hunde, Katzen und Menschen verursacht.
- Bei 5–20% aller Hundebisse und 30–60% der Katzenbisse kommt es zu einer Infektion.
- Bei von Menschen verursachten Bissen ist das Infektionsrisiko höher als bei Hundebissen und es kommt auch häufiger zu Infektionskomplikationen des tief liegenden Gewebes.
- Die Erreger stammen für gewöhnlich aus dem Mund des Beißenden, manchmal von der Haut des Opfers oder aus der Umgebung.

Behandlung von Bisswunden
Immunisierung
- Tetanus- (1.24) und, falls erforderlich, Tollwutimmunisierung (1.46)

Anmerkung: Österreich gilt seit einigen Jahren als tollwutfrei. Eine Immunisierung wird daher nur mehr bei Bissen durch möglicherweise illegal importierte Tiere empfohlen, wenn das Tier keinen gesicherten Impfstatus hat.

Dagegen ist bei Bissen durch Menschen an eine mögliche Infektion durch Hepatitis- oder HIV-Viren zu denken.

Nähte
- Infizierte Wunden werden anfänglich nicht verschlossen.
- Verletzungen mit vermutlich geringem Infektionsrisiko (oberflächliche Katzen- und Hundebisse) können genäht werden, oder es werden zumindest die Wundränder mit einem Klebestreifen zusammengehalten.
- Bissverletzungen im Gesicht werden aus kosmetischen Gründen zumeist genäht, bei Handverletzungen sollte die Wunde zur Vermeidung einer Infektion offen bleiben.

Antibiotikaprophylaxe bei nicht infizierten Bisswunden
- Es gilt nicht als gesichert, dass eine Antibiotikaprophylaxe wirksamen Schutz vor einer Infektion bietet.
- Bei Bissverletzungen, die weniger als 8 Stunden zurückliegen und bei denen ein hohes Infektionsrisiko besteht, kann eine 3–5-tägige Prophylaxe erforderlich sein:
    - wenn es sich um eine mäßig schwere oder schwere Bisswunde handelt
    - wenn ein Knochen oder Gelenk betroffen sein könnte
    - bei Bisswunden an der Hand **C**
    - bei Patienten mit einer Immunschwäche
    - wenn die Wunde nahe einer Gelenksendoprothese gelegen ist
    - bei Bissen im Genitalbereich
    - bei von Katzen oder Menschen verursachten Bisswunden **C**
- Bei Bisswunden mit geringerem Infektionsrisiko ist Penicillin als Primärprophylaxe angezeigt. Nachteile einer Penicillinprophylaxe sind die geringe Wirksamkeit gegen Staphylokokken und eine nur 50%ige Wirksamkeit gegen anaerobe Mikroben aus dem Mund des Menschen.
- Bei tiefen Bisswunden und eventuell auch bei allen Bissen durch Menschen bietet Amoxicillin-Clavulansäure die beste Prophylaxe.
- Bei Penicillinallergie stellen Tetracyclin, Cefalexin und Cefuroxim wirksame Alternativen dar.

Antibiotika bei infizierten Bissverletzungen
- Die orale Therapie mit den oben angeführten Medikamenten wird im Allgemeinen über 5–10 Tage fortgesetzt.
- Eine Ruhigstellung des verletzten Bereichs und intravenöse Antibiotika sind bei Patienten mit Allgemeinsymptomatik oder Immunschwäche angezeigt.

18.63 Akute Hitzekrankheiten

Grundregeln
- Ein Verdacht auf Hitzschlag besteht, wenn ein Patient bei anstrengender körperlicher Betätigung folgende Symptome aufweist: heiße Haut, Bewusstseinsveränderungen, Hypotonie, Hyperventilation, Übelkeit oder Diarrhö. Die Schweißsekretion kann exzessiv sein, wird aber vor allem dann sistieren, wenn sich eine Dehydratation entwickelt.
- Zur Unterscheidung zwischen einem Hitzschlag und einer weniger gravierenden Hitzekrankheit ist die Rektaltemperatur zu messen (bei Hitzschlag beträgt sie mehr als 39° C). Bei Verdacht auf Hitzschlag ist es nicht ausreichend, die Temperatur unter der Achsel oder im Ohr zu messen.
- Bei Hitzschlag besteht die Erste-Hilfe-Maßnahme in einer unverzüglichen Abkühlung.

Prädisponierende Faktoren
- Schlechter Allgemeinzustand, erhebliches Übergewicht
- Hypovolämie
- Körperliche Anstrengung bei Hitze
- Herzinsuffizienz, Diabetes, Hyperthyreose
- Medikamenteneinnahme (tricyklische Antidepressiva, Phenothiazine, Anticholinergika, Antihistamine, Diuretika, Betablocker)
- Alkohol, Psychostimulanzien
- Rekonvaleszenz (nach Erkältung oder Gastroenteritis)
- Alter (Kinder und ältere Personen)
- Schlechte Anpassung an Hitze (auf Reisen)

Hitzschlag
- Der Hitzschlag ist die schwerste durch Hitzeeinwirkung verursachte Erkrankung und kann zum Tod führen.
- Bei sportlichen Wettkämpfen und Arbeit in großer Hitze besteht die Gefahr einer kardialen Schädigung. Wenn Schutzausrüstung verwendet wird oder wenn die Arbeit unter feuchten Bedingungen stattfindet, kann die Körpertemperatur rasch ansteigen, auch wenn die Umgebungstemperatur nicht sehr hoch ist.

Symptome und Befunde
- Bei einem akuten Hitzschlag im Zusammenhang mit physischer Belastung tritt ohne oder nach einem kurz dauernden Prodromalstadium (Desorientierung, Verhaltensauffälligkeiten) Bewusstlosigkeit ein.
- Bei einem sich langsam entwickelnden Hitzschlag können Prodromalsymptome wie Ap-

petitlosigkeit, Schwäche, Übelkeit, Diarrhö und Desortientierung im Verlauf mehrerer Tage auftreten. Speziell in dieser Form ist das Nachlassen des Schwitzens trotz hoher Temperatur typisch wegen des graduellen langsam progredienten Einsetzens der Dehydratation.

- Rektaltemperatur für gewöhnlich 39° C oder darüber (bis 45° C)
- Hypotonie, Tachykardie (> 100/min)
- Bei einem sich langsam entwickelnden Hitzschlag ist die Haut oft trocken, bei Hitzschlag in Verbindung mit körperlichem Stress findet sich feuchte, schweißige Haut. Fehlende Schweißsekretion bei gleichzeitiger Gänsehaut und Schüttelfrost ist bei beiden Formen Zeichen einer schweren Temperaturregulationsstörung.
- Oft finden sich Anzeichen einer Dehydrierung.
- Laborbefunde:
  ○ Hypernatriämie aufgrund der Dehydrierung
  ○ in der Frühphase häufig Hypokaliämie
  ○ Hypoglykämie findet sich manchmal nach körperlicher Belastung (das Trinken großer Mengen von Energy-Drinks, die kurzkettige Kohlenhydrate enthalten, kann für eine Hypoglykämie prädisponieren).
  ○ In der Spätphase kommt es zu Nierenversagen, Hyperkaliämie und gelegentlich auch Hypokalziämie. In der akuten Form entwickelt sich eine renale Insuffizienz bei bis zu 30–35% der Patienten, bei der sich langsamer entwickelnden Form bei weniger als 5% der Patienten.
  ○ Im EKG finden sich ST-Veränderungen, T-Inversionen und Reizleitungsstörungen (die manchmal einen Myokardinfarkt vortäuschen).

Differenzialdiagnosen

- Sepsis, epileptische Anfälle, intrakranielle Blutungen, gewöhnliche Synkope (normale Körpertemperatur)

Therapie

- Grundlegende lebenserhaltende Maßnahmen
- Stabile Seitenlage
- Möglichst rasche Abkühlung (bereits vor Ort):
  ○ Die beste Vorgangsweise ist, den ganzen Körper des Patienten mit Wasser zu besprühen, abzuwaschen oder zu begießen und ihm gleichzeitig mit 2–3 Fächern oder Kleidungsstücken Frischluft zuzufächeln.
  ○ Ein Eintauchen in Wasser ist nicht zu empfehlen.
  ○ Auch Eisbeutel haben keine günstige Wirkung.
- Sauerstoffzufuhr
- Ausreichende Diurese
- I.v.-Infusion: isotones NaCl; eine eventuelle Hypernatriämie darf aber nicht durch Infusion einer ungeeigneten Elektrolytlösung aggraviert werden.
- Stationäre Einweisung: (Intensivstation) nach Beginn der Maßnahmen zur Senkung der Körpertemperatur. Diese Maßnahmen sind während des Transports fortzusetzen.

Laboruntersuchungen

- Glukose (Schnelltest)
- Serumkalium und -natrium, wenn möglich. Während der Flüssigkeitszufuhr kann sich die Elektrolytbilanz rasch verändern, daher sollte das Monitoring der Laborparameter während der Initialphase der Behandlung geschehen.
- Blutbild (Leukozytose steht im Zusammenhang mit Dehydrierung)
- CRP (zur Differenzierung von Infektionen; Analyse sollte möglichst rasch durchgeführt werden)
- Säure-Basen-Bilanz
- Serumkreatinin
- Serumkreatininkinase (auch Isoenzyme), AST und Laktatdehydrogenase
- Prothrombinzeit, aktivierte partielle Thromboplastinzeit (aPTT)
- Lumbalpunktion bei Verdacht auf eine Infektion des ZNS oder eine Subarachnoidalblutung

Komplikationen

- DIC (disseminierte intravasale Koagulation; die häufigste Todesursache)

Prävention

- Ausreichende Flüssigkeitszufuhr während körperlicher Belastung.
- Volumenersatz: 4 dl Wasser vor starker körperlicher Tätigkeit sowie 1–2 dl alle 20 Minuten während der Tätigkeit (z.B. Marathonlauf).
- Bei Arbeiten in heißer Umgebung sollte der Rhythmus von Arbeit und Pausen an die Umgebungsbedingungen angepasst werden. Die Bilanz im Flüssigkeitshaushalt muss während des ganzen Arbeitstages aufrechterhalten werden.
- Die Rehydratation muss auf die Umgebung und das Ausmaß der körperlichen Beanspruchung adjustiert werden. Unnötige exzessive Überrehydratation kann auch zu Entgleisung der Elektrolytbalance im Körper führen.

Sonnenstich

- Ein Sonnenstich entsteht durch längere und direkte Sonneneinstrahlung auf den ungeschützten Kopf.
- Symptome: Kopfschmerzen, Reizbarkeit, Übelkeit, Schwindel und andere zentralnervöse Symptome.
- Therapie: Aufenthalt in einem kühlen Raum, Ruhe, Flüssigkeitszufuhr.

Hitzeödem

- Bluthochdruck und Übergewicht prädisponieren für Ödembildung an den unteren Gliedmaßen.
- Therapie: Ruhe, Hochlagerung der Beine, reichliche Flüssigkeitszufuhr. Von einer Verabreichung von Diuretika ist abzusehen, sofern keine präexistente Erkrankung ihren Einsatz erforderlich macht.

Hitzekrämpfe

- Hitzekrämpfe treten vorwiegend in den Wadenmuskeln auf, vor allem wenn während längerer körperlicher Aktivität zur Rehydrierung ausschließlich Wasser getrunken wurde.
- Therapie: orale Verabreichung von Elektrolytlösungen mit langkettigen Kohlenhydraten, Wasser mit 0,1% Salzzusatz (1/2 Teelöffel NaCl auf 2 Liter Wasser) oder in schweren Fällen i.v.-Infusion isotoner Kochsalzlösung.

Hitzeerschöpfung

- Häufig Vorläufer eines Hitzeschlags. Wichtigste Ursache ist eine mangelhafte Hydrierung.
- Leichte Hitzeerschöpfung ist oft eine unterdiagnostizierte Ursache für Unfälle und Fehler bei der Arbeit und kann die allgemeinen physischen und geistigen Fähigkeiten beeinträchtigen.
- Je nach Art der Dehydrierung unterscheidet man 3 Unterarten.

Hypertone Dehydratation

- Wird der Flüssigkeitsverlust nicht ausgeglichen, kommt es zu einer hypertonen Dehydrierung (Hypernatriämie). Meist durch körperliche Anstrengung bei Hitze verursacht.
- Symptome: Müdigkeit, Schwäche, Hyperventilation, Desorientierung, Durst und hohe Körpertemperatur (differenzialdiagnostisch ist auch an schwere bakterielle Infektionen zu denken).
- Therapie: Wasser trinken lassen.

Hypotone Dehydratation

- Wird der Patient lediglich mit Wasser rehydriert, können sich langsam Symptome eines Salzmangels entwickeln.
- Symptome: Kopfschmerzen, Schwäche, Übelkeit und gastrointestinale Symptome. Durstgefühl und erhöhte Körpertemperatur finden sich seltener als bei hypertoner Dehydrierung. Der Serumnatriumwert ist niedrig, in schweren Fällen ist der AST-Wert erhöht.
- Therapie: I.v.-Infusion einer isotonen physiologischen Kochsalzlösung.

Isotone Dehydratation

- Wasser- und Salzmangel. Die Serumnatriumkonzentration ist normal.
- Therapie: isotone Salz-Glukoseinfusion oder orale Verabreichung einer Glukose-Salzlösung. Die orale Lösung sollte bezüglich NaCl isoton sein.
- Flüssigkeitsersatz sollte bei älteren Personen vorsichtig gegeben werden: Dann, wenn sie bereits Symptome von Hitzekrankheiten zeigen und adäquat überwacht werden: Elektrolyte, zentraler Blutfluss.

Andere Formen der Hyperthermie

- Hyperthermie kann auch mit den folgenden Zuständen einhergehen:
  - maligne neuroleptische Syndrome
  - Thyreotoxikose (Anamnese!)
  - Phäochromozytom
  - Anästhesie
  - Kokain-/Amphetamin-Überdosis
  - malignes neuroleptisches Syndrom (35.14)

18.64 Ermüdungsfrakturen

Zielsetzung

- Bei der klinischen Untersuchung sollte man an eine Ermüdungsfraktur denken, wenn der Patient über belastungsabhängige Schmerzen klagt.
- Die klinische Untersuchung allein ist in der Regel nicht ausreichend und die Diagnose sollte durch bildgebende Verfahren (Röntgen, MRT, Szintigraphie) bestätigt werden.
- Eine frühe Diagnose ist insbesondere bei jenen Ermüdungsfrakturen wichtig, bei denen eine Dislokation einen operativen Eingriff erfordern und die Heilung verzögern würde.
- Ein solches Dislokationsrisiko besteht vor allem bei Frakturen des Femurhalses und -schafts. An eine Ermüdungsfraktur des Femurs sollte insbesondere bei Grundwehrdienern und Personen mit intensiver körperlicher Belastung gedacht werden, die über Leisten-, Hüft-, Oberschenkel- oder Knieschmerzen klagen, und zwar auch dann, wenn die Beschwerden als nicht gravierend dargestellt werden.
- Zur Vermeidung von Komplikationen soll der Patient angewiesen werden, so lange alle körperlichen Aktivitäten mit wiederholter gleichförmiger Belastung zu meiden, bis eine Ermüdungsfraktur ausgeschlossen werden kann.

Risikogruppen

- Grundwehrdiener (2–15%):
  - Ermüdungsfrakturen treten vor allem in den ersten 3 Monaten der militärischen Grundausbildung auf.

- Frauen:
  - Sportlerinnen und weibliche Rekruten haben im Vergleich zu Männern ein 2–10 × höheres Risiko.
  - Essstörungen und Menstruationsstörungen können zu Ermüdungsfrakturen prädisponieren.

Ess- und Menstruationsstörungen können ebenfalls für Ermüdungsfrakturen prädisponieren.

- Sportler und Tänzer sowie alle Personen nach Beginn eines intensiven körperlichen Trainings
- Ungewöhnlich anstrengendes Geh- oder Lauftraining

Lokalisation der Ermüdungsfrakturen

- Ermüdungsfrakturen treten am häufigsten in der Beckenregion und den unteren Extremitäten (gewichtstragende Knochen) auf.
- Ermüdungsfrakturen der oberen Extremitäten finden sich selten.
- Hier die häufigsten Lokalisationen von Ermüdungsfrakturen bei Grundwehrdienern: siehe Tabelle 18.64.

Symptome

- Anfänglich tritt der Schmerz nur unter Belastung auf, im weiteren Verlauf auch im Ruhezustand.
- Häufig handelt es sich um lokalisierte Schmerzen.
- Bei oberflächennahen Knochen tritt genau an der Bruchstelle eine lokale Druckempfindlichkeit auf. Bei Frakturen in einem weiter fortgeschrittenen Stadium ist in manchen Fällen ein subperiostaler Knoten palpierbar.

Untersuchungen mit bildgebenden Verfahren

- Einfache Röntgenaufnahmen sind insofern problematisch, als Veränderungen erst 2 Wochen bis 3 Monate nach dem ersten Auftreten der Symptome damit darstellbar sind. Bei den langen Röhrenknochen zeigt sich ein schmaler Kallusstreifen an der Bruchstelle (genau in dem Bereich, der sich bei der Palpation als druckempfindlich erweist). In der Spongiosa zeigt sich üblicherweise erst nach 4 Wochen eine Sklerosierung. Mögliche radiologische Befunde:
  - Im Becken kann es an der engsten Stelle des Schambogens zu einer Kallusbildung kommen.
  - An der Innenseite des Oberschenkelhalses findet sich eine dichte kalzifizierte Linie senkrecht zur Trabekelstruktur des Knochens.
  - Kallus am Tibia- oder Femurschaft
  - Eine horizontale kalzifizierte Linie am medialen Epicondylus der Tibia nahe der Epiphyse

Tabelle 18.64 **Lokalisation von Ermüdungsfrakturen bei Grundwehrdienern**

Lokalisation	% aller Ermüdungsfrakturen
Tibia	50–70
Metatarsale	20
Calcaneus	8
Femur	5–10
Beckenknochen	4

  - im Calcaneus eine bandförmige Sklerosierung senkrecht zur Trabekelstruktur des Knochens.
  - Kallus im 2. oder 3. Metatarsale.
- Die MRT ist eine hochsensitive und spezifische Methode und zeigt die in den Anfangsstadien auftretenden ermüdungsinduzierten Knochenveränderungen bereits kurz nach dem ersten Auftreten der Symptome.
  - Eine Kernspintomographie sollte immer dann in Erwägung gezogen werden, wenn eine Ermüdungsfraktur verlässlich ausgeschlossen werden soll (Dislokationsrisiko) oder wenn man bei einem Sportler bzw. Grundwehrdiener die Ursache der Schmerzen rasch herausfinden will, um entscheiden zu können, ob er weiter trainieren kann oder nicht.
  - Das MRI sollte nicht dazu verwendet werden, stressinduzierte Veränderungen bei symptomlosen Sportlern zu diagnostizieren, da diese Veränderungen keiner Behandlung bedürfen.
- Die Szintigraphie hat eine der MRT vergleichbare Sensitivität, jedoch eine geringere Spezifität. Sie bringt außerdem für den Patienten eine Strahlenexposition mit sich.

Diagnostik

- Die klinische Diagnosestellung basiert auf einer typischen Anamnese und auf dem Befund der körperlichen Untersuchung (Druckschmerzhaftigkeit).
  - Allerdings ist die klinische Diagnostik ohne Bildgebung nicht verlässlich.
- Zwar kann auch bei einem unauffälligen Röntgenbefund eine Ermüdungsfraktur nicht ausgeschlossen werden, ein Röntgenbild kann aber für die Differenzierung zwischen einer Ermüdungsfraktur und beispielsweise einem Knochentumor nützlich sein.
- Bei Verdacht auf einen Ermüdungsbruch des Femurhalses oder -schafts sollte sofort nach Auftreten der Symptome ein verlässlicher bildgebender Befund erhoben werden (Gefahr einer Dislokation).

Untersuchungsgang und Differenzialdiagnostik

- Spätestens in der Heilungsphase (2–4 Wochen nach Einsetzen der Symptome) ist eine Röntgen-

kontrolle erforderlich, insbesondere wenn die Beschwerden trotz des Vermeidens einer körperlicher Betätigung bestehen bleiben (Ausschluss eines Knochentumors).
  ○ Bei Verdacht auf Fraktur von Femurhals oder -schaft ist der Einsatz bildgebender Verfahren schon ein einem früheren Stadium geboten.
- Bei Fortbestehen der Schmerzen oder im Falle einer ungesicherten Diagnose sollten alle 2 bis 4 Wochen Röntgenkontrollen durchgeführt werden (gilt nicht bei Verdacht auf Ermüdungsbruch an Stellen mit hohem Dislokationsrisiko). Eine mögliche Alternative ist die Überweisung des Patienten zur einer Magnetresonanztomographie oder einer Knochenszintigraphie.
- Bei einem Ermüdungsbruch des Fersenbeins löst ein seitlicher Druck auf die Ferse Schmerzen aus, während bei der Plantarfasziitis das Palpieren der Fersensohle schmerzhaft ist.
- Beim Tibiakantensyndrom (MTSS = mediales Tibia-Stress-Syndrom/Shin-Splint-Syndrom) empfindet der Patient schon seit einiger Zeit, möglicherweise sogar schon seit Jahren, Schmerzen unter Belastung. Dabei kann es sich auch um einen intermittierenden Schmerz handeln. Die Schmerzstelle ist typischerweise auf der medialen Schienbeinkante lokalisiert. Bei der Diagnose des Tibiakantensyndroms kann die Messung des Kompartmentdrucks hilfreich sein.

Behandlung

- Üblicherweise ist die Vermeidung jeder schmerzauslösenden Anstrengung oder Belastung ausreichend.
- Bei starken Schmerzen oder bei Vorliegen eines Dislokationsrisikos können Krücken zum Einsatz kommen.
- Lokale Steroidinjektionen oder Massagen sind nicht indiziert.
- Eine Gipsruhigstellung ist bei Ermüdungsfrakturen selten erforderlich.
- Der Heilungsprozess hängt davon ab, in welchem Stadium die Therapie eingeleitet wurde (Trainingspause oder Verringerung der Belastung). Geringfügige Knochenveränderungen, die schon in einem frühen Stadium mittels MRT diagnostiziert wurden, heilen schneller als fortgeschrittenere Veränderungen oder Frakturen, die bereits auf den Röntgenbildern sichtbar sind.
- Bei schon im Frühstadium diagnostizierten Knochenveränderungen bedarf es zur Ausheilung nur einer 2- bis 4-wöchigen Schonung. Fortgeschrittenere Veränderungen brauchen möglicherweise gleich lange wie traumainduzierte Frakturen (wobei die Heilungsdauer auch von der Lokalisierung der Läsion abhängt).
- Eine körperliche Betätigung ist erst wieder erlaubt, wenn unter Belastung oder bei körperlicher Anstrengung oder beim Palpieren und Beugen keine Schmerzempfindung mehr auftritt. Auch sollte unbedingt das Trainingsprogramm des Patienten modifiziert werden.
- In der 1. Phase nach Wiederaufnahme der körperlichen Betätigung sind Entzündungshemmer nicht indiziert.
- Ermüdungsfrakturlokalisationen mit hohem Komplikationsrisiko (Überweisung an Facharzt angezeigt):
  ○ Femurhals, -kopf, oder -schaft
  ○ Patella
  ○ vordere mittlere Tibia
  ○ Talus
  ○ Os naviculare des Fußes
  ○ Basis von Metatarsale V

18.65 Kompartmentsyndrom

Zielsetzungen

- Wenn ein Patient mit Beinverletzung über untypische Schmerzen klagt, die bei Streckung des distalen Gelenks stärker werden, sollte an ein Kompartmentsyndrom gedacht werden

Definition

- Es handelt sich um ischämische Muskelschmerzen aufgrund eines überproportional großen Muskelvolumens in wenig dehnbaren Muskellogen.

Mediales Tibiakantensyndrom (Shin-Splint-Syndrom)

- Schmerzen auf der Innenseite des Unterschenkels seitlich vom Schienbein aufwärts.
- Zu den klinischen Symptomen zählen eine lokale Druckschmerzhaftigkeit und meist eine verhärtete Muskulatur an der Innenkante des Schienbeins, die einem periostealen Knoten ähnelt, wie er bei Tibiastressfrakturen auftritt.

Tibialis-anterior-Syndrom

- Ein **akutes** Tibialis-anterior-Syndrom kann verursacht sein durch eine extreme Belastung, eine Muskelquetschung oder eine Tibiafraktur.
- Zu den Symptomen zählen:
  ○ starke und zunehmende Schmerzen im Bereich des Schienbeins
  ○ nachlassende Kraft des Knöchels und der Zehenstrecker
  ○ Sensibilitätsstörungen
  ○ Die arteriellen Pulse sind in der Regel nicht beeinträchtigt.

- Chronisches Schienbeinkantensyndrom:
  - Schmerzen im Bereich des vorderen und seitlichen Schienbeins
  - Diffuse Druckschmerzhaftigkeit bei Palpation der Tibialis-anterior-Loge in einem ausgedehnteren Bereich als bei einer Stressfraktur.

Therapie

- Ein akutes Schienbeinkantensyndrom sollte anfänglich mit Entlastung, kalten Packungen und 40 mg Furosemid intravenös (oder oral) therapiert werden. Zur Prävention einer Muskelnekrose sollte der Patient unverzüglich in ein Krankenhaus eingewiesen werden, in dem gegebenenfalls eine notfallmäßige Fasziotomie durchgeführt werden kann.
- Chronische Symptome erfordern Ruhe, Vermeidung von Belastung und den Einsatz von NSAR. Wenn sich der Zustand innerhalb einiger Monate nicht verbessert, sollte eine ausgedehnte Fasziotomie ins Auge gefasst werden.

18.103 Le-Fort-Frakturen (I–III)

Nur online verfügbar.

18.104 Blow-out-Frakturen

Nur online verfügbar.

18.105 Laterale Gesichtsfrakturen

Nur online verfügbar.

18.106 Mandibulafrakturen

Epidemiologie

- Frakturen des Ramus mandibulae sind die häufigsten Unterkieferfrakturen (bei Kindern machen sie 50% aller Fälle aus).
- In einem nicht zahntragenden Unterkiefer finden sich Frakturen am ehesten im Corpus mandibulae. In beinahe allen Fällen sind 2 Frakturlinien zu sehen.
- Bei jungen Männern kommt es am häufigsten zu Unterkieferwinkelfrakturen (in der Regel links).

Bei solchen Frakturen besteht häufig ein Zusammenhang mit Alkoholkonsum.

Untersuchung

Inspektion

- Die Untersuchung sollte immer mit der visuellen Prüfung des ganzen Kopfes beginnen, wobei man von oben nach unten und von den Seiten zur Mittellinie fortschreitet. Die intraorale Inspektion bildet den Abschluss.
- Schreiben Sie Ihre Beobachtungen nieder und machen Sie, falls nötig, ein Foto.
- Auch wenn kein Schädelbasisbruch vorliegt, können Ramusfrakturen eine Ruptur des äußeren Gehörgangs und Blutungen aus dem Ohr verursachen. Vergessen Sie daher nicht auf eine Otoskopie!

Palpation

- Palpieren Sie den Unterkiefer. Meist kann die Frakturlinie lokalisiert werden, bevor sich eine Schwellung entwickelt.
- Es ist wichtig, auch die Mundhöhle zu prüfen. Ein Hämatom und Druckempfindlichkeit am Mundgrund sind deutliche Hinweise auf eine Fraktur.
- Achten Sie auf Schmerzen an der Frakturlokalisation und Zahnfleischbluten (Gingivaeinrisse) beim Biegen des Unterkiefers.
- Prüfung der Zähne. Eine Stufenbildung innerhalb der Zahnreihe ist ein fast sicheres Frakturzeichen.
- Untersuchung des Bisses. Der Patient ist häufig selbst in der Lage, eine Okklusionsstörung zu erkennen.
- Überprüfen Sie, ob im Unterkiefer Sensibilitätsstörungen vorhanden sind (Nervus alveolaris inferior). Eine Störung oder ein Verlust der Sensibilität deuten auf eine dislozierte Fraktur (oder eine Quetschung am Nervenaustritt), die wahrscheinlich eine chirurgische Intervention erfordert.

Bildgebende Frakturdiagnostik

- Orthopantomogramm (OPT)
- Halb-axiale und über-axiale Darstellung
- Computertomographien werden bei Unterkieferfrakturen selten benötigt. Wenn ein Hirn-CT angefertigt wird, sollte bei Verdacht auf Frakturen des Gesichtsschädels auch der Unterkiefer dargestellt werden.

Grundsätze der Behandlung von Unterkieferfrakturen

- Bei 80% der Corpusfrakturen kommt es durch Muskelzug zu einer Dislokation der Fragmente.
- Heute werden Corpus- und Symphysenfrakturen

- meist innerhalb von 24 Stunden nach der Verletzung operativ versorgt.
- Die Fixation der Frakturen erfolgt in den meisten Fällen durch eine intraorale Operation mit Miniplatten und Schrauben.
- Wenn eine geschlossene Fraktur vorliegt, die Okklusion und das Gefühl in der Unterlippe normal sind und der Patient keine Operation wünscht, hat sich ein konservatives Vorgehen (Fixation des Oberkiefers zum Unterkiefer mittels Drahtligaturen) bewährt.
- In ausgewählten Fällen kann das Management einer nicht dislozierten und stabilen Fraktur darin bestehen, dem Patienten eine Antibiotikaprophylaxe zu geben; weiters ist er anzuweisen, 4 Wochen lang nur weiche Nahrung zu sich zu nehmen und Vorsicht beim Gebrauch des Kiefers walten zu lassen. Dies erfordert einen kooperativen Patienten und ein Therapieteam mit einschlägiger Erfahrung.
- Frakturen in einem nicht zahntragenden Kiefer bedürfen einer speziellen Therapie. Zusätzlich zur Osteosynthese mit Kompressionsplatten muss oft auch eine neue Prothese angefertigt werden. Diese Frakturen werden in der Regel mit größeren Platten versorgt als jene bei Patienten mit zahntragendem Kiefer.
- Unilaterale Frakturen des Processus articularis werden mit Prothesenschienen versorgt und die fehlgestellten Zähne poliert. Bilaterale Frakturen erfordern fast immer eine operative Versorgung, insbesondere wenn die Malokklusion signifikant ist.
- Eine Fraktur des Processus coronoideus bedarf meist keines Osteosyntheseverfahrens. Denken Sie an adäquates Schmerzmanagement!
- Kindliche Frakturen des Ramus mandibulae können gelegentlich zu Störungen des Wachstums des Unterkieferknochens oder des Kiefergelenks führen und werden daher bis ins Erwachsenenalter nachkontrolliert.

Komplikationen

- Bei 4–17% der Patienten kommt es zu Malokklusionen variablen Schweregrads. Die Behandlung besteht in einer Harmonisierung der Okklusion entweder durch Polieren, Füllungen oder eine Anpassung der Prothese.
- Bei etwa 6% der Unterkieferfrakturen kommt es zu verschieden starken Sensibilitätsstörungen der Unterlippe.
- Neuralgische Schmerzen im Bereich des verletzten Nervs können für den Patienten irritierend und außerdem therapierefraktär sein.

Sportmedizin, physikalische Medizin und Rehabilitation

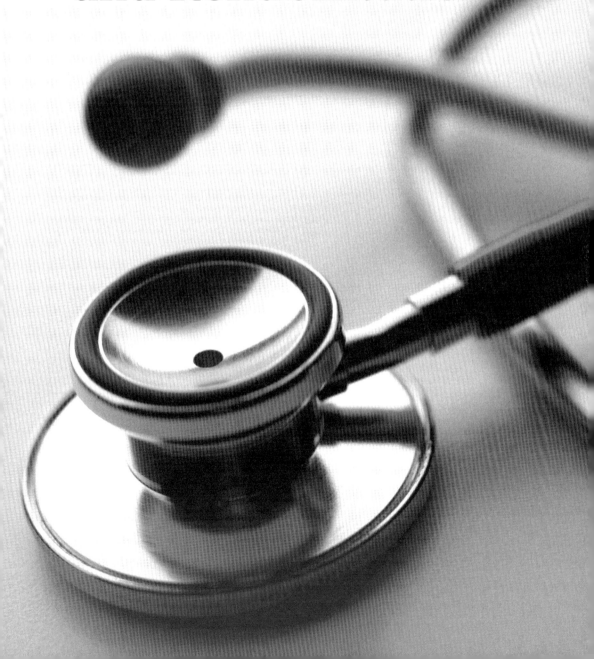

19.01 Körperliches Training in Prävention, Therapie und Rehabilitation

Grundsätzliches zum körperlichen Training

- Die physiologischen Effekte des körperlichen Trainings wirken sich vor allem auf jene Systeme des Organismus aus, die dabei unmittelbar zum Einsatz kommen: Muskulatur, Gelenke, Knochen, Energiebereitstellung, Blutkreislauf sowie die hormonellen und neurohumoralen Regulations- und Steuerungsmechanismen.
- Diese positiven Wirkungen bleiben allerdings nur bei regelmäßigem Training erhalten. Dann lassen sich die einmal erzielten Erfolge auch mit einer etwas reduzierten Trainingsdauer halten, insbesondere wenn die Trainingsintensität gleich bleibt.
- Regelmäßige körperliche Aktivität ist das beste Mittel zur Erhaltung der Leistungsfähigkeit des Körpers. Körperliches Training spielt also eine entscheidende Rolle, wenn man unerwünschte Folgen des Alterns und chronischer Krankheiten hintanhalten will.
- Exzessives und falsches Training kann zu Funktionsstörungen und Sportverletzungen führen. Die Bandbreite zwischen zulässiger und exzessiver Belastung, also die therapeutische Breite des körperlichen Trainings, kann durchaus eng sein, besonders bei Kranken.
- Bisher wurde vor allem der Nutzen von Ausdauertraining (aerobem Training) auf die Gesundheit und die körperliche Leistungsfähigkeit detailliert untersucht. Um beim Ausdauertraining einen maximalen Trainingseffekt zu erzielen, sollte die Belastungsintensität bei gesunden Erwachsenen zumindest 50%, besser 60% der aeroben Schwelle (maximale Sauerstoffaufnahme, VO_2max) erreichen. Das bedeutet, dass die Trainingsherzfrequenz auf etwa 60–75% der maximalen individuellen Herzfrequenz ansteigen sollte. Eine dementsprechend mäßig anstrengende Bewegung wäre etwa flottes Gehen (Walking). Soll die kardiovaskuläre Fitness (Energieumsatz und Blutkreislauf) verbessert werden, müssen große Muskelgruppen rhythmisch über einen längeren Zeitraum hinweg (üblicherweise ein Mehrfaches von 10 Minuten) bewegt werden. Walken, Skilanglaufen, Radfahren und Schwimmen sind Beispiele für ein derartiges Ausdauer- oder Konditionstraining. Nicht so gut gesichert ist die Datenlage in Bezug auf Krafttraining.
- Ein Bewegungsprogramm ist eine gute Vorbeugung gegen koronare Herzkrankheit und sonstige kardiovaskuläre Erkrankungen, Bluthochdruck, Typ-II-Diabetes, Osteoporose und osteoporotische Frakturen und einige Karzinome (Kolonkarzinom und möglicherweise auch Mammakarzinom). Körperliches Training reduziert die Gesamtmortalität um etwa 10% und die Mortalitätsraten für Herz- und Gefäßerkrankungen um 20%.

Trainingsprogramme

Kardiorespiratorische (aerobe) Fitness

- American College of Sports Medicine (ACSM), 1998
  - Moderates (Belastungsintensität 50–85% VO_2max) Ausdauertraining 3–5 × die Woche (Trainingseffekt größer bei einer Intensität von mindestens 60%): siehe Tabelle 19.01.1.

Gesundheitsfördernde körperliche Aktivität

- Die aus den USA stammenden Leitlinien („Center for Disease Control and Prevention – CDC"), 1995 wurden in vielen Ländern übernommen und adaptiert.
- Unter gesundheitsfördernden körperlichen Aktivitäten versteht man solche, die unsere Gesund-

Tabelle 19.01.1 **Trainingsempfehlungen des ACSM (1998)**

Ausdauertraining zur Verbesserung oder zum Erhalt der kardiorespiratorischen Fitness und zur Erreichung bzw. zum Erhalt eines günstigen Körperfettanteils	Krafttraining zur Verbesserung oder zum Erhalt von Muskelfitness, Gelenkigkeit und Beweglichkeit
3–5 × pro Woche	8–10 Übungen, 1 Serie, 2–3 × pro Woche. Jede Übung wird 8–12 × wiederholt, ältere Menschen machen 10–15 Wiederholungen.
(55–) 65–90% der HFmax[1], d.h. (40–) 50–85% der VO_2-Reserve[2] (oder HF-Reserve[3])	Beweglichkeit (Aufrechterhaltung des Bewegungsspielraums der Gelenke) mindestens 2–3 × in der Woche
(40–) 50–85% der VO_2-Reserve (oder Herzreserve)	
20–60 Min. Training (durchgehend oder in mehreren über den Tag verteilten Segmenten von jeweils mindestens 10 Minuten)	
Große Muskelgruppen (rhythmische/aerobe Übungen)	

[1] HFmax = maximale Herzfrequenz
[2] VO_2-Reserve = Differenz zwischen maximaler Sauerstoffaufnahme und Sauerstoffaufnahme unter Ruhebedingungen
[3] HF Reserve = Differenz zwischen maximalere Herzfrequenz und Ruheherzfrequenz (Herzreserve)

heit fördern und keine signifikanten Gesundheitsprobleme erzeugen. Die Intensität dieses körperlichen Trainings sollte moderat sein; flottes Gehen ist hiefür ein typisches Beispiel. Wenn insbesondere bei wenig trainierten Personen die Trainingsintensität moderat bleibt, können die möglichen Nachteile der sportlichen Betätigung (Sporttraumen und kardiale Ereignisse auf der Grundlage einer nicht diagnostizierten KHK) vermieden werden.
- **Empfehlung:** Jeder Erwachsene sollte an den meisten Tagen der Woche, wenn möglich aber täglich, 30 Minuten lang oder länger ein körperliches Training von moderater Intensität absolvieren. „Moderate Intensität" wird dabei mit 40–60% der Sauerstoffreserve (= Differenz zwischen Ruhe- und Maximalsauerstoffverbrauch) definiert. Diese 30 Minuten Bewegung können sich auch aus mehreren kürzeren über den Tag verteilten Trainingsblöcken (Mindestdauer jeweils 10 Minuten) zusammensetzen und verschiedene Alltagsaktivitäten (wie z.B. Weg zur Arbeit zu Fuß oder auf dem Rad, Einkaufen oder sonstige Besorgungen) einbeziehen.
- Es gibt auch Versuche, Empfehlungen für die körperliche Aktivität auf Basis der täglich zurückgelegten Schrittzahl zu erstellen. 5000–7000 Schritte pro Tag sind für die „essenziellen täglichen Aktivitäten" eines Lebens in Selbstständigkeit nötig, 10.000–12.500 Schritte pro Tag weisen auf eine substanzielle körperliche Aktivität hin. Man muss sich aber darüber im klaren sein, dass die Zahl der Schritte überhaupt nichts über die Intensität der Aktivität aussagt und es andererseits Sportarten gibt, bei denen überhaupt keine Schritte registriert werden (Schwimmen, Radfahren, Schifahren, Krafttraining).

Prävention der koronaren Herzkrankheit

- Es besteht ein inverses Verhältnis zwischen der Prävalenz der KHK einerseits und dem Ausmaß der körperlichen Betätigung (und damit der aeroben Kapazität) andererseits **❸**.
- Körperliches Training kann sich positiv auf die wesentlichen Risikofaktoren der koronaren Herzerkrankung (Hypertonie, Fettstoffwechselstörungen, Adipositas, Insulinresistenz), auf thrombogene Faktoren (etwa die Funktion des Gefäßendothels) und möglicherweise auch auf die elektrische Stabilität des Herzens auswirken. Die effizienteste Methode zur positiven Beeinflussung all dieser Parameter ist ein häufiges und regelmäßiges Ausdauertraining von moderater Intensität. In der Praxis bedeutet das möglichst täglich 30 bis 60 Minuten Bewegung, wie etwa schnelles Gehen.

Prävention und Therapie der Hypertonie

- Personen, die regelmäßig trainieren, haben einen niedrigeren Ruheblutdruck als jene, die sich wenig bewegen. Bei ihnen senkte ein Ausdauertraining den Blutdruck um durchschnittlich 3/2 mmHg stärker, als bei Angehörigen der Kontrollgruppe **❹**. Die durch ein Ausdauertrainingsprogramm bewirkten Veränderungen beim Blutdruck entsprechen beim ambulanten Blutdruckmonitoring (24h- Blutdruckmessung) in etwa jenen, die durch Einzelmessungen nach dem Training ermittelt wurden **❹**. Krafttraining senkt wahrscheinlich erhöhten Blutdruck in ähnlicher Weise wie Ausdauertraining.
- Die Trainingsempfehlung des ACSM (2004) für leicht oder mäßig erhöhten Blutdruck:
  - Mittlere Intensität (40–60% der Sauerstoffreserve). Die untere Intensitätsgrenze ist insbesondere für ältere Personen ausreichend.
  - Vorzugsweise täglich, zumindest 30 Minuten lang (entweder durchgehend oder auf mehrere Abschnitte aufgeteilt).
  - Es eignen sich verschiedene Ausdauersportarten; Kraft-/Widerstandstraining allein (vorzugsweise Zirkeltraining; niedriger Widerstand, hohe Zahl von Wiederholungen) sollte nicht die einzige Trainingsform sein, sondern immer mit einer Ausdauersportart kombiniert werden.
- Zur Absenkung des Ruheblutdrucks ist eine Trainingsintensität von etwa 50% der VO_2max (mäßige Intensität) ausreichend.

Fettstoffwechselstörungen

- Ausdauertraining kann bei gesunden Personen mit sitzender Tätigkeit die HDL-Cholesterinwerte erhöhen (um etwa 5% des Ausgangswerts) und die LDL-Cholesterinspiegel (um 5%) und die Triglyceridspiegel (um 4%) absenken **❹**.
- Zu einer günstigen Beeinflussung der HDL-Werte muss allerdings über einen Zeitraum von mehreren Monaten regelmäßig und mit moderater Intensität trainiert werden. Für die Praxis bedeutet das 30–60 Minuten flottes Gehen oder eine vergleichbare Betätigung nahezu täglich.
- Die Auswirkung des körperlichen Trainings auf das LDL-Cholesterin wird durch eine gleichzeitige Reduzierung der Zufuhr an gesättigten Fettsäuren verstärkt. Der oben erwähnte positive Effekt auf das Lipidprofil kann durch eine Gewichtsreduktion (Abbau von Fettgewebe) noch weiter verstärkt werden. Eine signifikante Verbesserung des Blutfettprofils wird durch eine Kombination aus fettarmer Ernährung und körperlichem Training erreicht.
- Es gibt keine konsistente Datenlage hinsichtlich der Auswirkungen von Krafttraining auf die

Lipoproteine, insbesondere kam es nicht immer zu einer Erhöhung der HDL-Werte. Der Grund (oder einer der Gründe) hierfür dürfte im geringeren Energieverbrauch des mäßig intensiven Widerstandstrainings im Vergleich zu aeroben Trainingsformen zu suchen sein.

Rehabilitation von KHK-Patienten

- Die auf einer Trainingstherapie basierende Rehabilitation von Herzpatienten (als Alternative zu den üblichen Rehabilitationsformen) kann sowohl die Gesamtmortalität um 20%, als auch die kardiale Mortalität um rund 25% reduzieren; Die Zahlen für nicht letale Myokardinfarkte und die der notwendig werdenden chirurgischen Revaskularisation können jedoch nicht gesenkt werden.
- Empfehlung (American Heart Association, AHA, 1995):
  - Im Wesentlichen Ausdauertraining
    - mit einer Intensität von 50(–60)–75% der symptomlimitierten VO_2max (oder der Herzfrequenzreserve, die die Differenz zwischen der maximalen Herzfrequenz und der Herzfrequenz in Ruhe repräsentiert), jeweils 30 Minuten lang an 3 oder 4 Tagen pro Woche (Minimum); den optimalen Erfolg erzielt man mit 5–6 solcher Trainingseinheiten pro Woche; **und**
  - Krafttraining
    - mit einer Intensität von 30–50% (bis zu 60–80%) der maximalen (Einzel-)Leistungsfähigkeit, mit 12–15 Wiederholungen, jeweils 1–3 Serien 2 × pro Woche.

Herzinsuffizienz

- Herzinsuffizienz kann nach Herzinfarkten auftreten oder mit anderen Herzerkrankungen assoziiert sein, z.B. Kardiomyopathien. Ein charakteristisches Zeichen ist Belastungsdyspnoe; es gab daher Versuche, diese mittels Training (entweder Ausdauer- oder Krafttraining) zu reduzieren. Training kann die Symptomatik reduzieren und die Lebensqualität verbessern, außerdem ist es eine sichere Therapieform **Ⓐ**.

Sonstige Krankheiten atherosklerotischer Genese

Schlaganfall (Hirninfarkt)

- Körperliche Aktivität kann das Schlaganfallrisiko senken. Intensivere Ausdauereinheiten reduzieren wahrscheinlich das Risiko stärker als weniger intensive.
- Regelmäßiges Training stellt daher eine der empfohlenen Methoden für die Schlaganfallprophylaxe dar. Körperliche Aktivitäten haben nicht nur eine positive Auswirkung auf eine KHK, sie beeinflussen auch die Schlaganfallrisikofaktoren wie Hypertonie, HDL-Cholesterin, Insulinresistenz und Gerinnungsfaktoren. Das Trainingsprogramm, das für die Schlaganfallprävention empfohlen wird, ist ähnlich aufgebaut wie jenes für die KHK-Prophylaxe.
- Bei der Rehabilitation nach einem Schlaganfall wird in Zusammenarbeit zwischen Neurologen und Physiotherapeuten ein spezifisches Übungsprogramm erstellt, das insbesondere die motorischen Defizite beseitigen soll. Ausdauertraining verstärkt die Gehfähigkeit. Es fehlen aber Daten über die Effekte des Trainings auf die Mortalität oder die Selbstständigkeit **Ⓓ**.

PAVK

- Regelmäßige körperliche Aktivität kann möglicherweise vor Claudicatio schützen und die schmerzfreie Gehstrecke verlängern **Ⓑ**.
- Zusätzlich zum Nikotinverzicht ist mehrmaliges Gehen am Tag bis zur Schmerzgrenze ein zentraler Bestandteil der Therapie und einer postoperativen Sekundärprävention. Für andere Trainingsformen, wie etwa Krafttraining, konnte nicht eindeutig nachgewiesen werden, dass sie eine Besserung der Beschwerden bewirken bzw. die Wiederherstellung der vollen Funktionstüchtigkeit der unteren Gliedmaßen begünstigen.

Behandlung der Adipositas und Gewichtskontrolle (Vermeidung einer Gewichtszunahme)

- Der Body-Mass-Index (BMI) ist eine Maßzahl zur Abschätzung der Adipositas und des Übergewichts (24.01).
  - Der BMI errechnet sich aus dem Körpergewicht in Kilogramm dividiert durch das Quadrat der Körpergröße in Metern.
  - Als übergewichtig gilt eine Person mit einem BMI zwischen 25,0 und 29,9, als adipös mit einem BMI ≥ 30.
- Die Behandlung der Adipositas erfordert neben vermehrter körperlicher Aktivität auch das Einhalten einer Diät mit verringerter Energiezufuhr und die Reduzierung des Konsums von gesättigten Fettsäuren.
  - Das Behandlungsziel besteht in einer nachhaltigen Gewichtsreduzierung um 5 bis 10%.

Therapie der Adipositas: Körperliche Betätigung in der Phase der Gewichtsreduktion

- Körperliche Bewegung allein (gewöhnlich ein Ausdauertraining) ohne eine Veränderung der Ernährungsgewohnheiten vermag das Übergewicht nur um ein paar Kilogramm zu reduzieren **Ⓐ**.

- Die Ziele der Gewichtsreduzierung werden oft nicht erreicht, weil der Trainingsplan nicht vollständig umgesetzt wird.
- Eine Kombination von kalorienarmer Diät plus Trainingsprogramm bringt nicht viel mehr als die Diät allein; die zusätzliche Gewichtsreduktion beträgt höchstens ein paar Kilogramm ❸.
  - Oft werden die Gewichtsreduzierungsziele auch deswegen nicht erreicht, weil sowohl der Diätplan als auch das Trainingsprogramm nur unzureichend realisiert werden.
- Auch bei einer geringen Gewichtsabnahme reduziert eine körperliches Training das viszerale Fett stärker, als eine Diät es kann.
- Training, das auf die Stärkung der Muskelkraft abzielt, z.B. im Fitnesscenter, wirkt sich positiv auf die Körperzusammensetzung aus: Es ist mit einer Zunahme der Muskelmasse, d.h. der fettfreien Masse (FFM), bei gleichzeitiger Reduktion der Fettmasse auch dann zu rechnen, wenn der tatsächliche Gewichtsverlust gering ist.
- Verstärktes körperliches Training verhindert auch, dass der Grundumsatz sinkt, wie es normalerweise bei einer Gewichtsabnahme mittels einer kalorienarmen Ernährungsweise allein der Fall wäre, insbesondere wenn die Kalorienaufnahme sehr eingeschränkt wird.
- Der Grundumsatz korreliert mit der Muskelmasse des Körpers.
- Ist das Ziel des körperlichen Trainings eine Gewichtsreduktion, dann sollte ein zusätzlicher täglicher Energieverbrauch von 1,3 kJ (300 kcal) durch körperliche Aktivität angestrebt werden (Tabelle 19.01.2).
- Das entspricht einer 45–60-minütigen Trainingseinheit mittlerer Intensität (die Dauer verkürzt sich, wenn das Training intensiver ist).
- Berücksichtigt man die positiven Auswirkungen eines erhöhten Gesamtenergieverbrauchs und entscheidet man sich für einen Lebensstil mit nachhaltig erhöhter körperlicher Aktivität, ist es vermutlich empfehlenswerter, den Energieverbrauch konsequent im Rahmen der Alltagsaktivitäten zu erhöhen („Lifestyle activity"), als nur einige Male pro Woche ein Fitnesstraining zu absolvieren.

Therapie der Adipositas: Körperliche Betätigung in der Erhaltungsphase („Gewichtskontrolle")

- Mit „Gewichtskontrolle" wird die Beibehaltung des Körpergewichts nach einer Phase des Abnehmens oder ohne vorangegangene Gewichtsreduktion bezeichnet.
  - Die Gewichtskontrolle erfordert eine dauerhafte Umstellung der Trainings- und Ernährungsgewohnheiten.
  - Es ist möglicherweise einfacher, das verstärkte Trainingsprogramm (z.B. mit zusätzlichen Freizeitaktivitäten) erst in der Zeit nach der Gewichtsreduktion in Angriff zu nehmen (also in der Phase der Gewichtskontrolle), weil durch die Umstellung der Ernährungsgewohnheiten in der Phase der Gewichtsreduktion der Patient ohnehin schon den hohen Anforderungen gerecht werden muss.
- Eine Kombination von kalorienarmer Ernährung plus Trainingsprogramm ist für die Gewichtskontrolle nach einem Gewichtsreduktionsprogramm wahrscheinlich wirksamer als diätetische Maßnahmen allein ❸.
  - In den wenigen veröffentlichten längerfristigen Interventionsstudien sind die Auswirkungen körperlichen Trainings auf Übergewicht als sehr bescheiden beschrieben worden, wohingegen die Ergebnisse epidemiologischer Kohorten-Studien zeigen, dass eine gesteigerte körperliche Aktivität eine neuerliche Gewichtszunahme in Grenzen halten kann
- In der Phase der Gewichtskontrolle wird wahrscheinlich wöchentlich ein zusätzlicher Energieverbrauch von etwa 10,5–11,7 MJ (2500–2800 kcal) benötigt, um eine Gewichtszunahme zu verhindern.
  - Dies entspricht 60 bis 90 Minuten eines täglichen Trainings von mäßiger Intensität.
- Nehmen wir Walking als Beispiel für ein Training von mäßiger Intensität: Wie lang muss man täglich trainieren, um verschiedene Gewichtsziele zu erreichen?

Tabelle 19.01.2 Gesamtkalorienverbrauch (in kJ bzw. kcal) einer Person mit einem BMI im Normalbereich (Körpergröße zwischen 1,68 und 1,95 m) während 1 Stunde Training bei verschiedenen Trainingsformen

Trainingsform (und -intensität)	kJ/h	kcal/h
Flottes Gehen (6 km/h)	1390	330
Langsames Gehen	800	190
Radfahren (15 km/h)	1680	400
Volleyball	880	210
Schilanglauf	2510	600
Rudern	2050	490
Gymnastik zu Hause	1300	310
Kraftkammer	1630	390
Gesellschaftstanz	880	210
Bowling	800	190
Hausputz	1090	260
Schnee schaufeln	2970	710

Die oben genannten Beispiele für den Energieverbrauch sind nur ein Anhaltspunkt. Die wichtigsten Faktoren, die diesen beeinflussen, sind das Gewicht der Person, die Intensität der Übung und die Technik der Durchführung. Eine übergewichtige Person verbraucht mehr Energie bei einer Sportart, bei der man sein Gewicht tragen muss (wie z.B. Laufen oder Walken). Das Ziel des Energieverbrauchs zur Gewichtsreduktion sollte zumindest 1,3 MJ (300 kcal) pro Tag sein.

- 30 Minuten täglich fördern die Gesundheit und verbessern die körperliche Fitness (und entsprechen den grundsätzlichen Empfehlungen in Sachen Gesundheitsförderung durch mehr Bewegung); 45 bis 60 Minuten verhindern eine Adipositas und können die Ergebnisse eines Gewichtsreduktionsprogramms etwas verbessern; 60 bis 90 Minuten erleichtern das Halten der Ergebnisse eines Gewichtsreduktionsprogramms (die Gewichtskontrolle).
- Diese Zeiten müssen nicht in einer durchgehenden Übungseinheit erreicht werden (mehrere Segmente von jeweils mindestens 10 Minuten sind möglich).
- Ein Bewegungsprogramm von höherer Intensität (z.B. Joggen) ist weniger zeitaufwändig, aber für einen Untrainierten wahrscheinlich kaum oder überhaupt nicht realisierbar; in einem solchen Fall besteht auch eine erhöhte Anfälligkeit für Sportverletzungen.

- Das Problem bei der Behandlung der Adipositas ist die schlechte Compliance der Patienten bei der Umsetzung der verschiedenen Therapieprogramme und die Schwierigkeiten, die sie haben, wenn sie ihre Lebensgewohnheiten nachhaltig umstellen sollen.
  - Eine adipöse Person bedarf für die Realisierung der Umstellung ihres ganzen Lebensstils mehrerer Beratungstermine.
  - Ein Grund, warum die Patienten die Empfehlungen für körperliche Aktivitäten so schlecht befolgen, könnte der Mangel an verfügbaren Trainingsprogrammen sein.
- Andererseits kommt es bereits bei einer geringen Steigerung der körperlichen Aktivitäten auch ohne signifikante Gewichtsreduktion zu positiven Auswirkungen auf andere kardiovaskuläre Risikofaktoren wie Blutdruck, Blutfette und Insulinresistenz.

Prävention und Therapie des Typ-II-Diabetes

- Ein regelmäßiges Ausdauertraining von moderater Intensität und ein aktiver Lebensstil (zusätzliches körperliches Training im Rahmen der Alltagsaktivitäten) haben eine günstige Wirkung auf die verschiedenen Faktoren des metabolischen Syndroms (abdominelle Fettsucht, Hypertonie, gestörter Lipid- und Glukosehaushalt und Insulinresistenz). Ähnliche Wirkungen können vermutlich auch mit Krafttraining erzielt werden.
- Vermehrte körperliche Betätigung reduziert das Risiko für atherosklerotische Gefäßerkrankungen und Typ-II-Diabetes. Der Nutzen körperlichen Trainings ist gerade bei jenen Personengruppen am größten, bei denen das höchste Diabetesrisiko besteht, so z.B. bei Personen mit einer verringerten Glukosetoleranz **Ⓐ**.
- Häufiges (Minimum: 3 × pro Woche), zumindest mäßig intensives Ausdauertraining erhöht die Insulinsensibilität, senkt den Plasmainsulinspiegel und verbessert die Glukosetoleranz. Ausdauertraining und Krafttraining verbessern wahrscheinlich die Glukoseeinstellung (Glykohämoglobin, HbA1C), haben aber nur einen geringen gewichtsreduzierenden Effekt.
- Körperliche Bewegung reduziert auch das Risiko von Diabeteskomplikationen, wie etwa das Auftreten einer koronaren Herzkrankheit. Andererseits muss ein latentes Vorhandensein solcher Komplikationen in Betracht gezogen werden, wenn einem Typ-II-Diabetiker Bewegungstraining verordnet wird. Es besteht so gut wie gar kein Risiko, dass sportliche Betätigung eine Hypoglykämie auslösen könnte, es sei denn, der Patient nimmt orale Antidiabetika.

Behandlung des Diabetes vom Typ I

- Regelmäßige und zeitlich gezielte körperliche Aktivitäten, die an die vom Patienten aufgenommene Insulin- und Nahrungsmenge angepasst sind, können die Glukosebilanz verbessern. Zusätzlich hat körperliche Bewegung auch noch eine positive Auswirkung auf die Risikofaktoren für eine KHK und auf die Lebenserwartung.
- Training kann jedoch auch bei einem an sich richtig eingestellten Zuckerkranken zu Entgleisungen und zu einer Hypoglykämie führen. Eine solche kann durch die Zufuhr einer Extraportion von Kohlenhydraten vor den körperlichen Aktivitäten, gefolgt von Erhaltungsdosen von 20–40 g pro Stunde während des Trainings verhindert werden. Ebenso kann durch eine Reduktion der Insulindosis vor dem Training bzw. durch das Vermeiden einer Belastung auf dem Höhepunkt der Insulinreaktion und durch Wahl einer Injektionsstelle, die keine rasche Verteilung des Insulins bewirkt (kein trainierender und daher besonders gut durchbluteter Muskel) einer Hypoglykämie vorgebeugt werden.
- Wenn der Insulinspiegel des Patienten vor dem Training niedrig ist, nimmt zwar die Glukoseaufnahme durch die Muskeln nicht zu, aber die Leber produziert große Mengen an Glukose. Dies kann zu einer Hyperglykämie führen. Bei besonders anstrengender körperlicher Betätigung kann es andererseits zu einer verzögerten Hypoglykämie kommen.
- Gut eingestellte Diabetiker können fast jede Art von körperlicher Aktivität ausüben, und diese wird sich dann auch positiv auf ihre Lebenserwartung auswirken. Wenn für einen Diabetiker ein Bewegungsprogramm zusammengestellt wird, sollten jedoch die üblichen Diabeteskomplikationen, wie Neuropathien, Atherosklerose,

Retinopathie sowie der verlangsamte Heilungsprozess bei Infektionen beachtet werden.

Prävention der Osteoporose

- Die Knochenmineraldichte, die in Kindheit und Jugend bis zum Erreichen der maximalen Knochenmasse („Peak Bone Mass") zunimmt, kann durch regelmäßige körperliche Betätigung weiter erhöht werden. Bei postmenopausalen Frauen kommt es zu einem beschleunigten Knochenmasseabbau.
- Körperliches Training kräftigt die Knochen – der Zerstörung der Mikrostruktur des Knochens wird Einhalt geboten und der Knochenumbau gefördert. Diese positiven Veränderungen treten allerdings nur an jenen Stellen des Skeletts auf, die belastet werden.
- Durch ein abwechslungsreiches Krafttraining, bei dem das Skelett zumindest mäßig belastet wird, wird die Knochenmineraldichte erhöht (jedenfalls aber erhalten) und die Knochenfestigkeit verbessert. Ein Übungsprogramm sollte daher gezielt rasche und multidirektionale Bewegungsabläufe sowie kurze intensive (aber kontrollierte) Stoßbelastungen umfassen. Beispiele für solche Sportarten sind Aerobic und andere Trainingsformen, bei denen Sprünge gemacht werden, sowie Racket-Sportarten mit raschen Abläufen, z.B. Squash. Je schwächer der Knochen bereits ist, desto weniger Belastung ist nötig, um die Knochenfestigkeit günstig zu beeinflussen. So leistet z.B. bei älteren Menschen schon das Spazierengehen einen Beitrag zur Erhaltung des Knochenmineralgehalts.
- Der beschleunigte Knochenmasseabbau bei postmenopausalen Frauen kann durch körperliches Training gebremst werden. Sie können durch Aerobic sowie durch Gewichts- und Widerstandstraining die Knochendichte der Wirbelsäule erhöhen ❸. Schon das Gehen hat einen günstigen Einfluss auf die Knochenmineraldichte im Oberschenkelhals.
- Körperliches Training hat aber auch bei prämenopausalen Frauen eine positive Wirkung auf die Knochenmasse.
- Bei Männern kann durch körperliche Betätigung die Knochenmasse in den Bereichen Femur, LWS und Calcaneus günstig beeinflusst werden.
- Prävention osteoporotischer Frakturen:
  - Das zu erreichende Ziel ist der Erhalt einer ausreichenden Knochendichte und die Verhinderung von Stürzen durch das Training von Köperbeherrschung und Gleichgewichtssinn.
  - Empfehlenswert sind daher abwechslungsreiche und mäßig intensive körperliche Aktivitäten, die eine moderate Belastung sicherstellen und Muskelkoordination, Balancegefühl und Gelenkigkeit verbessern, beispielsweise Walken im Gelände, Gymnastik, Aerobic, Tanzen und Racket-Sportarten. Dabei sind die individuelle Fitness und die sportliche Begabung des Betroffenen zu berücksichtigen.

Arthrosen der unteren Gliedmaßen

- Man kann davon ausgehen, dass die normalen Alltagsaktivitäten die Gelenke bereits in ausreichendem Maße belasten. Die Prävention oder die Reduktion von Übergewicht ist auch für Prophylaxe und Therapie der Arthrose sinnvoll (Schmerzlinderung).
- Plötzliche Überbelastungen, Fehlbelastungen durch das körperliche Training und verschiedene Traumen prädisponieren für eine Arthrose.
- Durch körperliches Training können die durch Gonarthrosen ❹ (und wahrscheinlich auch durch Coxarthrosen) verursachten Schmerzen und Funktionsbeeinträchtigungen günstig beeinflusst werden. Aus der Datenlage ergibt sich allerdings nicht eindeutig, welcher Art von Training der Vorzug gegeben werden soll (Übungen zur Verbesserung der Muskelkraft oder Ausdauertraining, wie zum Beispiel Walking).
- Es hat sich gezeigt, dass sich individuell erstellte Bewegungsprogramme, die unter der Aufsicht eines Therapeuten absolviert werden, positiv auf die allgemeine Fitness und die Funktionstüchtigkeit der Gelenke auswirken. Ein solches Programm sollte eine Kombination aus Gelenkigkeitsübungen, Muskelaufbau und Ausdauertraining sein.

Rheumatoide Arthritis

- Bei rheumatoider Arthritis verbessert körperliches Training (dynamische Beanspruchung der Muskeln) die Muskelkraft, die Beweglichkeit der Gelenke und die kardiovaskuläre Fitness, aber noch ist nicht mit Sicherheit belegt, ob es auch langfristig günstige Wirkungen auf die funktionellen Fähigkeiten hat ❸. Es hat jedenfalls keine nachteiligen Folgen für die Krankheitsaktivität.

Lumbalgie: Prävention und Rehabilitation

- Unter Umständen kann regelmäßige Bewegung Lumbalgieepisoden verhindern. Bis jetzt besteht zwar jedoch noch kein Konsens darüber, welche Übungen ein solches Bewegungsprogramm umfassen sollte, doch ist es dabei sicher wichtig, dass die Muskeln im Bereich des Rückens, des Rumpfes und der unteren Extremitäten gekräftigt werden und die Beweglichkeit der Wirbelsäule durch ein moderat intensives, aber regelmäßiges Training erhalten wird. Zur Prävention von Rückenproblemen scheint es wichtiger zu

sein, die Kraftausdauer der für die Funktionen des Rückens verantwortlichen Muskeln zu trainieren und weniger die Schnellkraft.
- Zur Behandlung akuter Lumbalgieepisoden ist körperliches Training nicht besonders wirksam, jedoch erwies sich im Rahmen der Rehabilitation von Patienten mit chronischen Kreuzschmerzen die schnelle Rückkehr zu normalen körperlichen Aktivitäten zielführender als passive Bettruhe **D**.

Asthma

- Ausdauertraining verbessert die kardiovaskuläre Fitness von Asthmapatienten, aber seine Auswirkungen auf die Lungenfunktion, den allgemeinen Gesundheitsstatus und die Lebensqualität können noch nicht abschließend beurteilt werden **C**.
- Neben den herkömmlichen Übungsprogrammen wurden auch Versuche mit Intervalltraining gemacht, da die Annahme nahe liegt, dass damit bewegungsinduzierte Asthmaanfälle vermieden werden könnten. Beim Schwimmen dürfte (wegen der hohen Luftfeuchtigkeit) die Gefahr für bewegungsinduziertes Asthma geringer sein als z.B. beim Jogging.

Chronische Atemwegsobstruktion (COPD)

- Die Steigerung der körperlichen Aktivitäten ist ein zentrales Element der Rehabilitation bei der COPD.
- Bei den chronisch obstruktiven Atemwegserkrankungen verbessert körperliches Training in Kombination mit den klassischen Behandlungsmethoden die Lungenfunktion. Zusätzlich wird die Lebensqualität verbessert, die Atemnot verringert und insgesamt eine bessere Bewältigung der Krankheit ermöglicht.
- Es gibt jedoch nur wenige Studien über die Wirksamkeit einer Trainingsberatung statt einer Rehabilitation bei leichten bis mittelschweren Erkrankungen. Nicht immer kommt es dabei nämlich zu einer signifikanten Verbesserung der Ausdauerbelastung.

Psyche

- Ein Trainingsprogramm kann bei Angsterkrankungen eine unterstützende Therapieform sein. Bei älteren Personen können sowohl Ausdauer- als auch Krafttraining die Stimmungslage aufhellen und die kognitiven Funktionen verbessern **C**.
- Bewegung kann auch eine depressive Symptomatik lindern. Es kann allerdings noch nicht gesagt werden, welche Trainingsinhalte hier am effektivsten wären; wichtig ist jedenfalls, dem Patienten ein Bewegungsprogramm zu empfehlen, das ihm zusagt.

Schlaf

- Körperliche Betätigung kann sich kurz- und langfristig positiv auf das Schlafverhalten auswirken.
- Durch Training können sowohl die Gesamtdauer des Schlafs als auch die Tiefschlafphasen verlängert und wahrscheinlich auch die REM-Phasen sowie die Einschlafzeit verkürzt werden. Körperliche Aktivität kann außerdem die Schlafqualität und die Tagesaufmerksamkeit bei Menschen, die in der Nacht arbeiten, verbessern. Gleiches gilt beim „Jetlag".

Raucherentwöhnung

- Ein körperliches Trainingsprogramm kann als Bestandteil einer Entwöhnungstherapie deren Erfolgschancen steigern **C**.

Krebs

- Körperliche Aktivität ist mit hoher Wahrscheinlichkeit ein Beitrag zur Prävention von Kolonkarzinom und postmenopausalem Brustkrebs. Schwächer ist die Korrelation zwischen körperlichem Training und prämenopausalem Mammakarzinom. Der positive Effekt dürfte zum Teil durch die Abnahme der Fettmasse hervorgerufen werden, was in der Folge zur Verringerung der Östrogenproduktion führt.
- Körperliches Training ist offenbar auch vorteilhaft für die Lebensqualität, die kardiorespiratorische Fitness, die körperliche Leistungsfähigkeit und die Ermüdbarkeit („fatigue") von Patientinnen, die an Brustkrebs leiden oder gelitten haben **B**.
- Körperliches Training hat wahrscheinlich auch einen günstigen Einfluss auf die Prognose von Krebspatienten.

Ratschläge des Arztes zum Thema „Körperliches Training"

- Die Beratung der Patienten zum Thema „Körperliches Training" ist Teil der gesundheitserzieherischen Aufgaben des Arztes und sollte Änderungen in den Lebensgewohnheiten bewirken („Lifestyle-Medizin"). Dazu gehört auch die Aufklärung des Patienten über seine Krankheit (Schränkt sie die Möglichkeiten körperlicher Betätigung ein? Ist mit dem Training ein erhöhtes Risiko verbunden?) und in den meisten Fällen auch eine Ernährungsberatung. Diese Förderung der körperlichen Betätigung ist Teil einer umfassenderen Aufgabenstellung des Arztes, die man als „Gesundheitsförderung" bezeichnen könnte.
- Es hat sich gezeigt, dass diese Gesundheitsberatungsaktivitäten der Ärzte für Allgemeinmedizin

und sonstiger in der Grundversorgung tätigen Fachkräfte durchaus kurzzeitige Verbesserungen im Sinne verstärkter körperlicher Aktivitäten bringen, dass jedoch längerfristig die Compliance nur schwer aufrechtzuerhalten ist ❹. Die Beratung sollte jedenfalls auf die spezifischen individuellen Gegebenheiten abgestimmt sein und auch zu einer Vereinbarung mit dem Patienten über die zu erreichenden Ziele und das Monitoring des Programms führen. Die Effizienz der Beratung kann gesteigert werden, wenn professionelle Trainer miteinbezogen werden und ein umfassendes Netzwerk gebildet wird.
- Übungsprogramme zu Hause dürften Erfolg versprechender sein als ein Training in speziellen Sportstätten ❺. Dies ist in Zusammenhang mit den vielfältigen Möglichkeiten zu sehen, Trainingsaktivitäten in die normalen täglichen Abläufe einzubauen („Lifestyle activity"). Andererseits kann Training unter Anleitung eher dazu führen, die erforderlichen Übungsintensitäten gefahrlos zu erreichen, speziell, wenn es ältere Menschen mit möglichen Erkrankungen betrifft.
- Trainingsaktivitäten werden heute vielfach auch am Arbeitsplatz angeboten, oder auch unabhängig davon, zum Teil im Rahmen von Programmen zum Erhalt und zur Verbesserung der Arbeitsleistung. Training verbessert die körperliche Leistungsfähigkeit der Dienstnehmer und reduziert muskuloskeletale Symptome, aber wiederum gibt es nur wenig Evidenz darüber, welchen Effekt Training auf die physische Fitness und den Gesundheitszustand hat. Ebenso gibt es über die Auswirkungen von Training auf Krankenstände und andere arbeitsbezogene Faktoren nur wenig gesicherte Daten.

Kontraindikationen für Training

- Körperliche Aktivitäten sind kontraindiziert, wenn diese offensichtliche und signifikante Gesundheitsrisiken für den Trainierenden mit sich bringen.

Tabelle 19.01.3 **Kontraindikationen für körperliche Aktivitäten**	
Krankheit oder Verletzung	**Kontraindizierte Übung; sonstige Anweisungen**
Akute Überlastungsverletzungen oder -krankheiten	Keine Belastung des erkrankten Gewebes.
Akute Traumen	Keine Belastung der verletzten Areale.
Fieberhafte Infekte	Ruhe, bis die Leitsymptome verschwunden sind; danach während eines Zeitraums, der der Dauer der akuten Symptomatik entspricht, nur leichte körperliche Aktivität.
Hypertonie	Keine starke statische Belastung bei RR > 180/100 mmHg.
Myokarditis	Ruhe, bis der Brustschmerz und andere Symptome abgeklungen sind. Danach ist leichtes Training erlaubt, jedoch keine Belastungseinheiten, bis sich die EKG-Veränderungen wieder normalisiert haben. Bei Wettkampfathleten Wettkampfpause für ½ Jahr, eventuell auch länger.
Thoraxschmerz und Belastungsdyspnoe	Intensive Einheiten sollten so lange nicht durchgeführt werden, bis die Ursache der Symptome identifiziert und eine Behandlung eingeleitet wurde.
Myokardinfarkt und Revaskularisierung	Der Zeitpunkt, zu dem mäßig belastende Einheiten begonnen werden können, ist individuell verschieden, die Rekonvaleszenzphase dauert üblicherweise einige Wochen.
Hypertrophe Kardiomyopathie	Keine intensiven Einheiten.
Synkope	Aktivitäten, bei denen ein auch nur kurzzeitiger Bewusstseinsverlust zur Gefährdung des Trainierenden selbst oder von anderen führen kann, sollten unterlassen werden.
Arrhythmien und Überleitungsstörungen des Herzens	Speziell Arrhythmien und Überleitungsstörungen, die sich bei steigender Belastung verschlechtern oder die mit strukturellen Veränderungen am Herzen assoziiert sind, sind gefährlich.
Permanente Arrhythmien (meist Vorhofflimmern)	Wenn die Herzfrequenz durch die Belastung deutlich und gefährlich erhöht wird, ist ein Training kontraindiziert. Hat eine Therapie Wirkung gezeigt, sind körperliche Aktivitäten wieder zulässig.
Langes QT-Syndrom Katecholaminsensitive ventrikuläre Tachykardien Arrhythmogene rechtsventrikuläre Dysplasie Hypertrophe ventrikuläre Tachykardie	Kein belastendes Training. Auch eine mäßige Belastung kann bei einigen Patienten schon zu Attacken führen.
Asthma	Tauchen, Paragliding und ähnliche Sportarten, bei deren Ausübung eine schwere akute Attacke lebensgefährlich sein könnte, sind kontraindiziert.
Epilepsie	Boxen, Karate, unbeaufsichtigtes Sporttauchen (Gerätetauchen), unbegleitetes Paragliding und Klettern sind kontraindiziert. Wenn unkontrolliert Anfallbereitschaft besteht, sind auch Flugsport, Geräteturnen, Reiten, Eishockey, Eiskunstlauf, Motorsportarten, Bergsteigen und Sporttauchen kontraindiziert.

- Folgende Faktoren sind für die Beurteilung, ob eine bestimmte körperliche Aktivität kontraindiziert ist, zu beachten: Der individuelle Gesundheitszustand, die Merkmale der beabsichtigten Trainingsaktivität (beispielsweise dynamische versus statische Belastung, Verletzungsrisiko) und die Umstände der Ausübung (z.B. die Möglichkeit, nötigenfalls Hilfe zu bekommen).
  - Die Kontraindikationen können im Wesentlichen bei entsprechender Vorbereitung auf das Training (durch entsprechende Medikamente, Ausrüstung, Kleidung, Aufwärmübungen) ebenso reduziert werden wie durch die Vermeidung schädigender Faktoren und bekannter mit dem beabsichtigten Training assoziierter Risiken (punktuelle maximale Anstrengungen, Wettkampfsituationen, Gefahr von Zusammenstößen oder Stürzen, Kälte, Hitze, Luftverschmutzung, Allergene, Rauchen).
- Zu den allerwichtigsten Kontraindikationen gehören Faktoren, die Krankheiten und Zustände, die eine plötzliche und schwerwiegende Störung der Herzfunktion hervorrufen (z.B. Arrhythmien, Infarkte), Bewusstseinsstörungen (z.B. Synkopen, epileptische Anfälle) oder Störungen des Energiehaushalts (z.B. schlecht eingestellter Diabetes).
- Für Wettkampfathleten wurden detaillierte Leitlinien betreffend kardiovaskuläre Kontraindikationen bei der 36. Konferenz des American College of Cardiology in Bethesda veröffentlicht.
- Nur selten sind sämtliche körperliche Aktivitäten kontraindiziert; bei den meisten Krankheiten und Verletzungen sind Belastungen im Rahmen vorab festgelegter Begrenzungen angebracht.
- Beispiele für Kontraindikationen für Training sind in Tabelle 19.01.3 angeführt.

19.02 Kontraindikationen für körperliches Training

- akute Infektion mit systemischer Symptomatik
- aktive Myokarditis (4.82)
- wiederholte Kammertachykardie
- therapierefraktäre supraventrikuläre Tachyarrhythmie
- dekompensierte Herzinsuffizienz oder krankhafte Herzdilatation
- ischämische Herzkrankheit (außer wenn eine ausdrückliche Erlaubnis des Facharzts vorliegt)
- schwere Hypertonie
- Kardiomyopathie
- mäßig schwere bis schwere Aortenklappenstenose (4.11)
- Erregungsleitungsstörungen
- angeborenes QT-Syndrom (4.01)
- schwere respiratorische Insuffizienz
- pulmonale Hypertonie
- tiefe Venenthrombose
- rezente Embolie
- Aneurysma dissecans, Aortenringektasie, Aortenwurzeldilatation beim Marfan-Syndrom
- nicht korrigierte Stoffwechselstörungen (Diabetes, Thyreotoxikose, Hypothyreose)

19.04 Tauchmedizin und hyperbare Sauerstofftherapie

Nur online verfügbar.

19.10 EKG-Befunde bei Sportlern

Typische Auffälligkeiten

- Sinusbradykardie mit Frequenzabsenkung bis zu einer Frequenz von 30/Min. Gelegentlich findet sich ein junktionaler Rhythmus, der unter Belastung verschwindet.
- Häufig wird eine verlängerte PQ-Zeit gefunden. Fallweise kommt es zu einem AV-Block II. Grades, der unter Belastung wieder verschwindet.
- Die Amplitudenkriterien für ventrikuläre Hypertrophie werden oft erfüllt, insbesondere für die linksventrikuläre Hypertrophie, aber auch für die rechtsventrikuläre Hypertrophie. Eine schmale Q-Zacke kann vorkommen.
- Sehr oft tritt eine frühe Repolarisation auf. Sie kann in den Ableitungen V2–V4 als eine Hebung der ST-Strecke von 2 mm oder mehr beobachtet werden. Die T-Welle ist gewöhnlich hoch, sie kann aber terminal negativ sein. Diese Veränderungen normalisieren sich unter Belastung: lassen sie den Patienten einige Strecksprünge durchführen und schreiben sie dann ein neues EKG.
- Häufig findet sich ein Bild, das einem inkompletten Rechtsschenkelblock (RSB) ähnelt.

Differenzialdiagnostik

- Die oben angeführten EKG-Anomalien können schwer von jenen zu unterscheiden sein, die von einer Myokarditis, einem Vorhofseptumdefekt, einem akuten Myokardinfarkt oder einer hypertrophen Kardiomyopathie verursacht werden.
- Die Diagnose kann leichter gestellt werden, wenn ein älteres EKG zum Vergleich vorliegt.

19.11 Doping beim Sport

Nationale Anti-Doping-Komitees

- Die nationalen Anti-Doping-Komitees sind verantwortlich für Dopingkontrollen bei Wettkampfsportlern, insbesondere bei Teilnehmern an Olympischen Spielen. Sie aktualisieren ständig die Anti-Doping-Vorschriften auf der Grundlage der Anti-Doping-Konvention, die unter Mitarbeit des Internationalen Olympischen Komitees (IOC) und verschiedener internationaler Sportföderationen geschaffen wurde und von der Welt-Anti-Doping-Agentur (WADA) verwaltet wird.
- Siehe Internetlink www.wada-ama.org.

Was versteht man unter Doping?

- Doping umfasst unter anderem die Verabreichung von verbotenen Substanzen (Stimulanzien, Beta2-Agonisten, euphorisierende Analgetika, Peptidhormone [z.B. Wachstumshormon] und ähnliche Substanzen, Erythropoietin, natürliche Androgene und Anabolika, deren steroidale Vorstufen und synthetische Derivate, Aromataseinhibitoren, Diuretika) sowie Bluttransfusionen oder den Einsatz von Plasmaexpandern zur Leistungssteigerung beim Sport.
- Die Manipulation der Harnprobe, etwa durch Probenezid oder Diuretika, oder die physische Manipulation des Urins (z.B. Austauschen von Urin) ist ebenfalls verboten.
- Die WADA-Dopingliste zählt die wichtigsten verbotenen Wirkstoffe beispielhaft auf und weist darauf hin, dass auch deren Abkömmlinge verboten sind.
- Die WADA-Liste der Dopingsubstanzen wurde in die Regelwerke der meisten Sportföderationen übernommen. Einige internationale Sportfachverbände (wie etwa jene für Billard, Schießen, Motorsport, modernen Fünfkampf und Fußball) haben zusätzlich noch eigene Bestimmungen hinsichtlich Alkohol und Betablockern. Deshalb sollten sich Ärzte, die Mannschaften und Sportverbände betreuen, mit den für ihre jeweilige Disziplin geltenden Bestimmungen vertraut machen.
- Zusätzlich gibt es Restriktionen für den Gebrauch von Lokalanästhetika, Kortikosteroiden, Cannabis und bestimmter Asthmamittel. So dürfen z.B. bei Asthma Inhalationspräparate, die Salbutamol, Salmeterol oder Terbutalin enthalten, verwendet werden, während alle übrigen Darreichungsformen dieser Substanzen verboten sind. Außerdem muss der betroffene Sportler ein fachärztliches Attest vorlegen können, in dem seine Atemwegserkrankung und die vom Arzt dafür verordnete Medikation bestätigt werden.

Die Verschreibung von Medikamenten an Sportler

- Zur Vermeidung allfälliger Probleme ist es für den Sportler am sichersten, nur von einem Arzt verordnete Medikamente einzunehmen.
- Die stichprobenartigen und nicht angekündigten Dopingtests während der Trainingssaison dienen primär zur Aufdeckung des verbotenen Gebrauchs von Anabolika und Peptidhormonen. Während der Trainingsphase können daher Erkältungen und sonstige Infekte der oberen Atemwege auf die gleiche Weise behandelt werden wie bei Nichtleistungssportlern (wenngleich dies wegen der langen Eliminationsdauer einiger häufig verwendeter Präparate nicht immer zu empfehlen ist).
- Wenn also ein Arzt einen Wettkampfsportler/eine Sportlerin behandelt und ihm/ihr ein Medikament verschreibt, das verbotene Stimulanzien oder euphorisierende Analgetika enthält, ist er verpflichtet, ihm/ihr bis zur völligen Elimination des Wirkstoffs und seiner Metaboliten aus dem Körper und dem Urin die Teilnahme an einem Wettkampf zu untersagen. Die Clearance-Zeit hängt von der Dosis und der verwendeten Substanz ab. Bei einigen Medikamenten beträgt sie nur 4 Tage (z.B. bei Ephedrin), bei anderen hingegen bis zu 7 Tage (z.B. bei Selegilin).
- Bei einer Dopingkontrolle ist auch ein gesunder Athlet verpflichtet, über alle Medikamente (etwa Schmerzmittel, Antiallergika, orale Kontrazeptiva, Medikamente gegen Erkältungen) Auskunft zu geben, die er/sie während des vorangegangenen Monats eingenommen hat.

Dopingkontrollen

- Dopingkontrollen werden bei Athleten vorgenommen, die an organisierten Wettkämpfen, insbesondere an Olympischen Spielen teilnehmen. Wenn bei einem Athleten der Urintest positiv ausfällt, oder anders gesagt, wenn im Urin der Testperson eine verbotene Substanz gefunden worden ist, wird eine vom Antidoping-Komitee bestellte Expertengruppe untersuchen, ob Doping stattgefunden hat oder nicht.
- Ein positives Testergebnis muss nicht immer auf ein bewusstes Doping hindeuten, sondern kann auch auf die Einnahme einer „falschen Medizin" zur Behandlung einer Krankheit zurückzuführen sein. Daher sollte ein Sportler während einer Krankheit oder in der auf sie folgenden Genesungsphase keinesfalls an Wettkämpfen teilnehmen.
- Ein Sportler, der Drogen zur Leistungssteigerung verwendet hat, hat sich auf jeden Fall des Dopings schuldig gemacht, gleichgültig, ob er zum Zeitpunkt der Einnahme gesund oder krank war.

- Die Verweigerung eines Dopingtests wird ebenfalls als Doping eingestuft.
- Ein Athlet, der des Dopings überführt wurde, wird gemäß den Richtlinien der für ihn zuständigen internationalen Sportföderation bestraft.
- Auch ein Arzt, Trainer oder Betreuer, der in das Doping involviert war, kann mit einer Sperre bestraft werden, d.h. er wird zeitlich befristet von jeder Mitwirkung an sportlichen Wettkämpfen ausgeschlossen. Gleiches gilt auch für Personen, die nachweislich Dopingsubstanzen geschmuggelt oder sie in unerlaubter Weise in den Verkehr gebracht haben.

19.12 Anämie bei Sportlern

Ursachen

- Niedrige Hämoglobinwerte von durchschnittlich 12,5–13,5 g/dl bei Männern sind typisch für Ausdauersportler.
- **Eisenmangel** ist die häufigste Ursache für eine Anämie. Ob im konkreten Fall ein Eisenmangel vorliegt, ist allerdings bei Sportlern nicht so ohne Weiteres zu sagen. Bei den routinemäßigen Labortests wird ein Blutbild gemacht und das Serumferritin bestimmt. Akute körperliche Anstrengungen erhöhen aber den Serumferritinspiegel, doch sieht man andererseits bei Ausdauersportlern häufig ziemlich niedrige Serumferritinwerte (20–30 ng/ml), ohne dass sich die Symptome einer Eisenmangelanämie fänden.
- Kann man einen Eisenmangel ausschließen, so wird bei Sportlern meist die Diagnose **„Pseudoanämie aufgrund einer Hämodilution"** zutreffen. Die Ursache hiefür könnte eine Überkompensierung einer überhöhten Hämoglobinkonzentration sein, wie sie bei extremer sportlicher Belastung auftritt.
- Eine **Hämolyse** ist in der Regel nicht der Auslöser einer Anämie, sie kann jedoch als Erklärung für eine Makrozytose in Frage kommen (kleine, alte Erythrozyten werden bei einer Hämolyse am leichtesten zerstört).

Soll eine Sportleranämie behandelt werden?

- Die negativen Auswirkungen einer Anämie auf die körperliche Leistungsfähigkeit bei Ausdauersportarten liegen auf der Hand. Im Fall einer Eisenmangelanämie muss also etwas gegen den Eisenmangel getan werden.
- Eine ausreichende Prävention ist hier sicherlich die beste Strategie. Dabei sollte auf besondere Risikogruppen (Jugendliche und menstruierende Frauen) Bedacht genommen und versucht werden, festzustellen, wie viel Eisen im konkreten Fall über die Nahrung zugeführt wird und welche Faktoren die Eisenresorption beeinflussen.
- Eine routinemäßige prophylaktische Eisensupplementation ist nicht angezeigt, insbesondere dann, wenn der Eisenhaushalt des Sportlers ohnehin regelmäßig kontrolliert wird. Folsäure und Vitamin B_{12} müssen nicht zusätzlich eingenommen werden, weil sportliche Aktivitäten keinen Mangel dieser Vitamine bewirken.
- Ein künstliches Anheben der Hämoglobinkonzentration und des Hämatokrits verbessert die aerobe Leistung bei kranken und gesunden Menschen gleichermaßen – und somit auch bei Sportlern. Dabei ist die Leistungssteigerung umso ausgeprägter, je mehr die Hämoglobinkonzentration angehoben wird. Die häufig bei Sportlern gefundene Anämieform, die Dilutionsanämie, ist sicherlich kein optimaler Zustand, weil sie sich auf die maximale Sauerstoffaufnahme und die maximale körperliche Dauerleistung negativ auswirkt. Es gibt jedoch dafür nicht wirklich eine „Behandlung": Erythrozytenkonzentrate („Blutdoping") und die Zufuhr von Erythropoietin sind als gesundheitsschädlich und gefährlich abzulehnen und zu Recht verboten.
- Erythropoetingaben können Befunde wie bei einer Polyzythämie hervorrufen. Bei einer Anhebung des Hämatokrits besteht die Gefahr einer zerebralen und koronaren Minderperfusion bis hin zur Okklusion, besonders bei Dehydration.

19.100 Physikalisch-medizinische und rehabilitative Maßnahmen bei unspezifischer Lumbalgie (Low back pain)

Zu Diagnostik, medikamentöser und operativer Therapie siehe 20.30.

Ziele

- Ausschluss eines spezifischen Kreuzschmerzes („red flags" s. 20.30).
- Wenn die Diagnose unspezifischer Kreuzschmerz gestellt wurde, ist die Aufklärung des Patienten über den natürlichen Verlauf (meist selbstlimitierend, guter Verlauf) essenziell, um damit dem Patienten die Angst und Unsicherheit zu nehmen.

- Gezieltes und adäquates Handeln in der Akutphase soll zu einer schnellen Wiederherstellung führen (Reduktion der Krankenstandstage) und einen möglichen Chronifizierungsprozess (psychosoziale Faktoren – „yellow flags" s. 20.30) verhindern.

Allgemeines

- Bei den meisten nicht medikamentösen Ansätzen gibt es große interindividuelle Unterschiede in der Reaktion auf die Behandlung. Die Erfahrung zeigt, dass ein individuelles Eingehen auf den Patienten wichtig ist: z.B.: „Tut Ihnen Kälte oder Wärme gut?"
- Vor allem bei chronischem Verlauf steht die Multidisziplinarität im Mittelpunkt der Betreuung.
- Sowohl die aktuelle Literatur als auch die Erfahrung zeigen, dass eine Kombination von physikalischen Therapiemaßnahmen in den meisten Fällen effektiver ist als eine einzelne Therapie.

Akute Lumbalgie (Dauer 0–6 Wochen)

- Basismaßnahmen:
  - medikamentöse Schmerzreduktion (siehe 20.30, 17.40)
  - Aufklärung um dem Patienten die Angst zu nehmen
  - Information aktiv zu bleiben – keine Bettruhe **A** und Aktivitäten des täglichen Lebens so normal wie möglich fortzusetzen
- Bei gegebenem Befund (Funktionsstörung; **spezifische Ursachen sind auszuschließen**) eventuell manualmedizinische Intervention **B**.
- Wärmebehandlung kann kurzfristig Schmerz und Beeinträchtigung reduzieren, auch für die Kombination mit Bewegungstherapie wurde die Wirksamkeit bei einem Teil der Patienten nachgewiesen **A**.
- Engmaschige Kontrollen hinsichtlich Erfolg und Nebenwirkungen sind erforderlich.

Subakute Lumbalgie (Dauer 6–12 Wochen)

- Zu beachten: Bei therapierefraktären Schmerzen oder länger als 6 Wochen andauernden Schmerzen sollte eine radiologische bzw. weiterführende Abklärung erfolgen (20.30).
- Die Kombination von Teilmassage, Bewegungstherapie und Patientenschulung dürfte den Schmerz reduzieren und die Funktion längerfristig (bis zu einem Jahr nach Therapieende) verbessern **C**.
- Auch eine Kombination von Bewegungstherapie und Wärmetherapie kann effektiv sein **A**.
- Gestufte Aktivität am Arbeitsplatz (Zusammenarbeit mit betriebsärztlichem Dienst, wenn möglich).

Chronische Lumbalgie (Dauer länger als 12 Wochen)

- Ein multimodaler Therapieansatz steht im Vordergrund **A**.
- Bewegungstherapie ist eine zentrale Maßnahme, um normale Funktion und normales Verhalten wiederherzustellen sowie Aktivität und Partizipation zu normalisieren (v.a. Kräftigung und Stretching sind effektiv). Ein individuell adaptiertes Programm (Heimübungsprogramm) **B** ist vom Spezialisten zu erstellen und zu supervidieren, die Motivation zum häuslichen Üben sollte von hausärztlicher Seite immer wieder unterstützt werden.
- Rückenschule durch geschultes Personal (Biomechanik, Haltung, Ergonomie, Heimübungsprogramm) **B**.
- Ein verhaltenstherapeutischer Ansatz in Kombination mit progressiver Muskelrelaxation ist wirksam **A**.
- Eine Teilmassage **C** kann als ergänzende Maßnahme angewendet werden.
- TENS kann als ergänzende Maßnahme angewendet werden, wobei die Evidenz widersprüchlich ist **B**. Eine neuere Studie gibt jedoch Hinweise auf eine kurzfristige Schmerzreduktion durch TENS, wenn sie als Teil eines Behandlungskonzeptes angewendet wird.
- Akupunktur **C** kann als ergänzende Maßnahme angewendet werden.
- Bei gegebenem Befund (Funktionsstörung; **spezifische Ursachen sind auszuschließen**) eventuell manualmedizinische Intervention **B**.
- Orthesen dürften weder in der Prävention noch in der Intervention bei (chronischer) unspezifischer Lumbalgie bezüglich Schmerz und Funktion Nutzen bringen **C**.

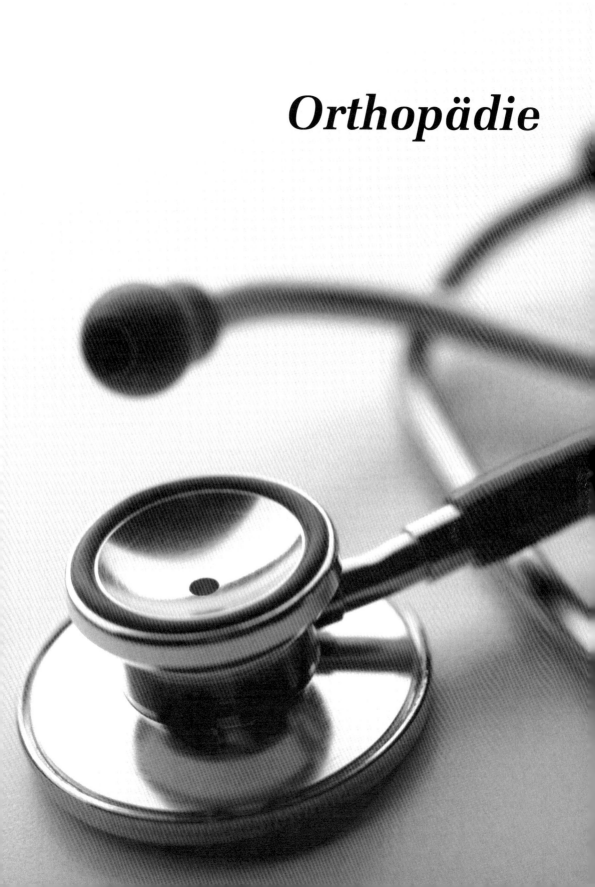

Orthopädie

20.01 Nacken- und Schulterschmerzen

Grundsätzliches

- Mit Hilfe der Anamnese und der klinischen Untersuchung werden traumatisch oder durch eine ernste Erkrankung bedingte Nackenschmerzen von den anderen Formen abgegrenzt.
- Akute Nackenschmerzen haben in der Regel eine gute Prognose, und die Beschwerden verschwinden wieder spontan. Alle Faktoren, die die Beschwerden verstärken könnten, sollten erkannt und behandelt werden.
- Wenn der Patient unter lokalisierten, nicht spezifischen Nackenschmerzen leidet, sollte er, soweit die Schmerzen es zulassen, seinen normalen Aktivitäten nachgehen.
- Bei der Behandlung von lokalisierten chronischen Nackenschmerzen kann sich eine aktive Heilgymnastik zur Stärkung von Muskelkraft und Ausdauer als hilfreich erweisen.

Inzidenz

- Nackenschmerzen sind ein häufiges Beschwerdebild. 2 von 3 Personen leiden im Laufe ihres Lebens an Nackenschmerzen. 3–4% aller Besuche beim Arzt für Allgemeinmedizin werden durch Nackenbeschwerden veranlasst.
- Bei Berufstätigen führen Nacken- und Schulterbeschwerden häufig zu Krankenständen.
- In vielen Berufen bedarf es heute weniger manueller Arbeit als früher, die Arbeit ist eher statisch geworden und die psychosoziale Belastung gestiegen. Diese Entwicklungen sind wahrscheinlich für die erhöhte Inzidenz von Nacken- und Schulterproblemen verantwortlich.

Klassifikation der Nackenschmerzen

- Nackenschmerzen können wie folgt eingeteilt werden:
  - lokalisierte Nacken- und Schulterschmerzen
  - ausstrahlende Nackenschmerzen
  - Nackenschmerzen aufgrund eines Schleudertraumas
  - Myelopathie (Rückenmarkskompression)
  - sonstige Nackenschmerzen: Schmerzen in Verbindung mit einer systemischen Erkrankung oder mit Neoplasmen, Folgeschmerzen von Frakturen im Bereich der HWS
- In Abhängigkeit von der Dauer der Symptomatik können die ersten 3 Gruppen weiter unterteilt werden in akute (Dauer weniger als 12 Wochen) oder chronische Schmerzen (Dauer mehr als 12 Wochen).

Untersuchung eines Patienten mit Nacken- und Schulterschmerzen

Anamnese

- Der Patient sollte bezüglich der Ereignisse beim 1. Auftreten der Symptomatik und relevanter Hintergrundinformation befragt werden, z.B.
  - schwere körperliche Belastung am Arbeitsplatz und in der Freizeit
  - Verletzung oder Trauma
  - Grundkrankheiten (entzündliche rheumatische Erkrankungen, Infektionen, Tumoren)
  - frühere Therapien oder Maßnahmen im Bereich des Nackens
  - frühere Krankenstände
- Nacken- und Schultersymptomatik:
  - Wo ist der Schmerz lokalisiert (eine entsprechende Skizze kann sinnvoll sein)?
  - Strahlen Schmerzen oder Taubheitsgefühl bis in den Unterarm oder bis in die Finger aus?
  - Wie stark sind die Schmerzen (auf einer Skala von 0 bis 10)?
  - Liegt ein Dauerschmerz vor?
  - Was verstärkt die Schmerzen? Schmerzen, die z.B bei Kopfbewegungen oder Husten auftreten, sprechen für eine mechanische Ursache.
  - Wie sehr ist der Patient durch die Schmerzen eingeschränkt (Bedarf an speziellen Hilfsmittel bzw. Angabe auf einer Skala von 0 bis 10)?
  - Hat der Patient Sensibilitätsstörungen in den Armen?
  - Ist eine Muskelschwäche feststellbar?
  - Gibt es Probleme mit den unteren Extremitäten? Schwierigkeiten beim Gehen und Spastizität bei einer Myelopathie?
  - Hat der Patient Probleme mit Blase oder Darm? Verminderte Blasenkontrolle oder Inkontinenz sind seltene Anzeichen einer fortgeschrittenen Myelopathie.
  - Benommenheit, Tinnitus, Kopfschmerzen, Dysphagie und Gedächtnisstörungen deuten auf ein Peitschenschlag-Syndrom hin.

Status

- Bei der Behandlung von Nacken- und Schulterproblemen ist es schwierig, eine exakte anatomische Diagnose zu definieren. Es ist aber unbedingt notwendig. diverse zugrunde liegende schwerwiegende Erkrankungen auszuschließen (Tabelle 20.01.1).
- Die neurologische Untersuchung der oberen Extremitäten ist bei ausschließlich lokalisierten Nackenschmerzen nicht notwendig. Andererseits kann eine degenerative HWS-Erkrankung, z.B. intervertebraler Bandscheibenvorfall oder Spondylose, Nackenschmerzen mit Taubheitsgefühl in der Hand ohne radikuläre Symptomatik, manchmal nur Taubheit in der Hand, verursachen.

- Inspektion (achten Sie auf Atrophien, eine schmerzhafte Skoliose, akuten Schiefhals, Dystonien, z.B. spastischen Schiefhals).
- Mobilität (Bewegungseinschränkung und Seitenunterschiede, insbesondere bei der lateralen Flexion und bei der Rotation).
- Prüfung der Sensibilität, besonders der Schmerz- und der Berührungsempfindlichkeit (bei Verdacht auf Myelopathie Prüfung der Vibrationswahrnehmung).
- Reflexe (Bizeps, Brachioradialis, Trizeps und Babinski bei Verdacht auf eine Myelopathie).
- Muskelkraft
- Test auf radikuläre Symptome durch Provokation und Entlastungsversuch (Nacken-Kompressionstest, axiale manuelle Traktion, Schulterabduktion).
- Schmerzhaftigkeit und Verspannung der Muskeln (Palpationsbefunde sind hier nur schwer reproduzierbar. Andererseits kann ein Palpieren einen unerwarteten Befund erbringen, wie einen Tumor oder Abszess).

Diagnostische Verfahren
- Anmerkung: dieser Absatz wurde an die derzeit in Österreich geltenden Empfehlungen zur radiologischen Diagnostik und an die entsprechenden EU-Guidelines angepasst.
- Ein Überblick zu Untersuchungs- und Behandlungsstrategien beim lokalisierten und radikulär ausstrahlenden Nackenschmerz ist in Tabelle 20.01.2 zusammengestellt.
- Es gibt keine Evidenz dafür, dass Übersichtsaufnahmen der HWS sinnvoll sind, außer bei einer akuten Verletzung. Röntgenaufnahmen werden empfohlen, wenn Anamnese oder Befunde auf eine schwere Erkrankung hindeuten (Warnsymptome, Wurzelsymptomatik, siehe Tabelle 20.01.2). Bei Persistieren der Beschwerden unter laufender Therapie sollte die Diagnose durch Anamnese und körperliche Untersuchung erneut geprüft werden, wenn weiterhin kein Anhaltspunkt für einen komplizierten Verlauf vorhanden ist, kann die Therapie intensiviert werden. Wenn die Nackenschmerzen mehr als 1 Monat bestehen, kann eine Überweisung zum Facharzt sinnvoll sein, Übersichtsaufnahmen der HWS und eventuell weitergehende bildgebende Diagnostik (Funktionsaufnahmen und MRI) sind in manchen Fällen schon vor dem Facharztbesuch gerechtfertigt. Funktionsaufnahmen können nach einem Trauma oder auch nach einer vermuteten traumatischen Ursache sinnvoll sein. Wenn die Schmerzen zu einem späteren Zeitpunkt wiederkehren, wird kein neuerliches Röntgen empfohlen, es sei denn, es besteht ein Verdacht auf eine schwerwiegende Erkrankung.
- Ein ENG/EMG (Elektroneurographie, klinische Neurophysiologie) kann durchgeführt werden, um eine Läsion neuralen Ursprungs zu erkennen oder auszuschließen.

Differenzialdiagnosen
- Periphere Nervenkompression im Bereich der oberen Gliedmaßen: siehe 20.20 (spezifische Ausführungen zum Karpaltunnelsyndrom: siehe 20.61).
- Schmerzsyndrome im Schultergelenk und der Rotatorenmanschette:
    - Rotatorenmanschettentendinitis
    - Frozen Shoulder
    - sympathische Reflexdystrophie (aktuelle offizielle Bezeichnung: komplexes regionales Schmerzsyndrom CRPS/Morbus Sudeck)

Tabelle 20.01.1 **Schwere oder spezifische Erkrankungen, die Nackenschmerzen verursachen**

Intervertebraler Bandscheibenvorfall	Ausstrahlender Nackenschmerz oder Taubheit der Finger mit plötzlichem Beginn. Ein zentraler Prolaps kann Symptome einer spinalen Rückenmarkskompression verursachen. Intensive Kontrollen sind angezeigt. Wenn das motorische Defizit zunimmt, an einen Neurochirurgen überweisen.
Myelopathie (spinale Wurzelkompression)	Symptome in den unteren Extremitäten (bei Gehproblemen beim älteren Menschen daran denken!), Spastizität, Blasen- und Mastdarmsymptomatik mit progredientem Verlauf. Sensibilität und Reflexe, einschließlich Vibrationsempfinden und Babinski-Reflex müssen überprüft werden. Bei progressiver Symptomatik muss ein Neurochirurg hinzugezogen werden.
Malignome	Schlechter Allgemeinzustand, Gewichtsverlust, Müdigkeit, Fieber, therapieresistente Schmerzen, die nicht unmittelbar mit dem Bewegungsapparat zusammenhängen. Klinische Untersuchung, Röntgenübersicht der HWS.
Entzündlich rheumatische Erkrankungen	Rheumatoide Arthritis: Veränderungen der HWS treten üblicherweise erst im fortgeschrittenen Stadium auf. Das Beugen des Nackens sollte wegen der Gefahr einer atlantoaxialen Subluxation vermieden werden. Eine ankylosierende Spondylitis kann eine Nackensteife verursachen. Die Progression tritt in Schüben auf, bei chronisch rezidivierenden Nackenschmerzen sollte man daran denken.
Bakterielle Spondylitis	Als mögliche Ursachen kommen z.B. Drogenmissbrauch, HIV oder Immunsupression in Frage. Ein Übersichtsröntgen ist die apparative Basisuntersuchung.
Arteriendissektion	Eine Dissektion einer Karotis oder Vertebralisarterie kann, zusätzlich zum Nackenschmerz, typische Symptome einer passageren zentralen Durchblutungsstörung verursachen (Sehprobleme, einseitige neurologische Defizite, kognitive Symptome), Horner-Syndrom, pulsierender Tinnitus oder Symptome der unteren Gehirnnerven.

- Angina pectoris, Myokardinfarkt:
  - Sollten in Erwägung gezogen werden, wenn der Patient einer Risikogruppe angehört und bei Belastung in die oberen Extremitäten ausstrahlende Schmerzen verspürt.
- Sonstige Ursachen:
  - Zwerchfellirritation, z.B. Gallenblasenschmerzen

Wann sollte eine schwerwiegende Erkrankung als Ursache der Nackenschmerzen in Betracht gezogen werden?

- Ständige Schmerzen, die im Allgemeinen nicht mit Bewegung in Verbindung stehen, deuten darauf hin, dass den Nackenschmerzen eine gravierende Erkrankung zugrunde liegt. Dabei verschlimmern sich die Schmerzen oft in Ruhe und rauben dem Patienten den Schlaf.
- Systemische Ursachen für Nackenschmerzen sind:
  - entzündliche Gelenkserkrankungen, z.B. rheumatoide Arthritis, Spondylitis ankylosans
  - primäre Karzinome oder Metastasen
  - Entzündungen (Osteomyelitis, Tuberkulose, Sepsis)

Lokalisierte Nacken- und Schulterbeschwerden

- Spannungskopfschmerzen, verursacht durch Verspannungen der Nackenmuskulatur: siehe 36.41.
- Nackenschmerzen, die seit weniger als 6 Wochen bestehen, werden entsprechend der Anamnese und der klinischen Untersuchung behandelt. Auf Laboruntersuchungen oder bildgebende Verfahren kann verzichtet werden, es sei denn, Anamnese und klinische Befunde legen den Verdacht nahe, dass eine schwerwiegende Erkrankung besteht oder eine spezifische Therapie erforderlich ist.
- Belastungen am Arbeitsplatz oder während der Freizeit sollten so früh wie möglich identifiziert werden. Zu diesen Faktoren zählen länger andauernde Flexion, Extension oder Rotation des Nackens, ferner längeres Arbeiten über Kopf und statische Belastungen.
- Der Patient wird ausdrücklich darauf hingewiesen, dass er seine normalen Aktivitäten aufrechterhalten soll, die Wichtigkeit von Bewegungsübungen sollte betont werden.
- Analgetika
  - Schmerzmittel können vorübergehend ver-

Tabelle 20.01.2 Untersuchungs- und Behandlungsstrategien bei lokalisierten Nackenschmerzen oder in die obere Extremität ausstrahlende Schmerzen

Schmerzstadium	Lokalisierter Nackenschmerz	Ausstrahlender Nackenschmerz
Akut	Basisuntersuchungen und Maßnahmen: Symptome und klinische Grunduntersuchung Warnzeichen, die eine ernsthafte Erkrankung oder Verletzung vermuten lassen[1] Maßnahmen, die auf die Ursachen und die aggravierenden Faktoren abzielen Schmerzmanagment, je nach Notwendigkeit	Basisuntersuchungen und Maßnahmen: Schmerzmanagment, je nach Notwendigkeit
1 Woche	–	Basisuntersuchungen und Maßnahmen Evaluation durch einen Spezialisten, wenn ein progredientes motorisches Defizit besteht[2]
2–3 Wochen	Basisuntersuchungen und Maßnahmen	Basisuntersuchungen und Maßnahmen Evaluation durch einen Spezialisten, wenn ein progredientes motorisches Defizit besteht
4–6 Wochen	–	Basisuntersuchungen und Maßnahmen, je nach Notwendigkeit
8–12 Wochen	Basisuntersuchungen und Maßnahmen Interdisziplinäre Evaluation je nach Notwendigkeit	Basisuntersuchungen und Maßnahmen Evaluation durch einen Spezialisten, wenn der Schmerz eine große Belastung darstellt, oder wenn ein progredientes motorisches Defizit besteht
3–6 Monate	Bewegungstherapie, die Muskelkraft und Ausdauer verbessert Interdisziplinäre Rehabilitationsmaßnahmen	Interdisziplinäre Rehabilitationsmaßnahmen

[1] Wenn Warnzeichen bestehen, die an eine schwerwiegende Erkrankung denken lassen, sollen die notwendigen Zusatzuntersuchungen durchgeführt werden (z.B. BSG, Blutbild, CRP, Röntgenübersichtsaufnahme) oder zu weiterführenden Untersuchungen überwiesen werden.
[2] Vor der Evaluation durch einen Spezialisten ist es unabdingbar, die Basisuntersuchungen (z.B. BSG, Blutbild, CRP, Röntgenübersichtsaufnahme, eventuell auch weiterführende bildgebende Diagnostik) durchzuführen.

schrieben werden, wenn durch die Analgesie die normalen körperlichen Aktivitäten beibehalten werden können.
- Bei leichten Nackenschmerzen ist Paracetamol das Medikament der Wahl. Wenn die Schmerzen stärker sind, sollte ein sicheres NSAR verschrieben werden. Wenn die Schmerzen mit einem NSAR allein nicht beherrscht werden können, kann ein mildes bis mäßig starkes Opioid, wie Codein oder Tramadol, zusätzlich gegeben werden.
- Anmerkung: Codein hat in Österreich in dieser Indikation keinen hohen Stellenwert mehr, da 10% der Bevölkerung Non-Responder sind und relativ häufig eine Obstipation auftritt.
- **Skelettmuskelrelaxantien**
  - Ein Skelettmuskelrelaxans könnte eine Alternative sein, falls NSAR nicht in Frage kommen.
  - Bei fast einem Drittel der Patienten treten dabei Müdigkeit oder Schwindel als unerwünschte Wirkungen auf.
  - Eine Kombination von Skelettmuskelrelaxantien und NSAR wird wegen der fehlenden Evidenz für einen Nutzen nicht empfohlen.
- **Körperliche Betätigung und Heilgymnastik**
  - Leichtes körperliches Training, wie Nordic Walking, wird zur Aufrechterhaltung der körperlichen Fitness empfohlen.
  - Eine aktive Heilgymnastik zur Verbesserung von Muskelkraft und Ausdauer kann sich bei chronischen lokalisierten Nackenschmerzen positiv auswirken ❻.
  - Einige Studien belegen die positive Wirkung einer Mobilisierungstherapie bei protrahierten Nackenschmerzen. Die Mobilisierung bezieht sich auf die Verbesserung der HWS-Mobilität mit Hilfe von Übungen, die vom Patient selbstständig oder unter Mithilfe eines Therapeuten ausgeführt werden.
  - Für die Wirksamkeit von Manualtherapie bei Behandlung von Nackenschmerzen konnten keine Beweise gefunden werden. Derartige Manipulationen dauern nur ein paar Sekunden: der Therapeut löst eine Gelenkblockade. Manipulationen an der HWS bringen das Risiko von schweren Komplikationen mit sich, insbesondere wenn Rotationstechniken angewendet werden.
- **Physikalische Medizin**
  - Es fehlen gesicherte Daten für die Wirksamkeit von physikalischer Therapie ❸. Die vorhandenen Daten bezüglich der Erfolge von Massagen ❹, Wärme- oder Kälteanwendungen sind nicht aussagekräftig, Gleiches gilt für die Traktionsbehandlung ❶.
  - Laut neuesten Studienergebnissen bringen Akupunktur und Laserbehandlungen bei Nackenschmerzen keinen Nutzen.

- **Halskrawatte**
  - Es liegen keine Beweise dafür vor, dass das Tragen einer Halskrawatte bei der Behandlung von Nackenschmerzen hilfreich ist.

Patient mit ausstrahlenden Schmerzen

- Die Mehrheit der Patienten kann konservativ behandelt werden.
- Ein Diskusprolaps muss diagnostiziert werden (20.30). Zu den typischen Beschwerden und Symptomen zählen Nackenschmerzen, die plötzlich einsetzen und in die Finger ausstrahlen, oder ein Taubheitsgefühl in den Fingern.
- Wenn die Nackenschmerzen ausstrahlen, sollte in der Akutphase eine vollständige neurologische Untersuchung der oberen Extremitäten erfolgen. In der Folge sollte der Patient häufig auf Veränderungen der Empfindungen und Reflexe und auch der Muskelkraft kontrolliert werden.
- Der Patient muss über die Möglichkeit von motorischen Symptomen in den Armen oder von myelopathischen Symptomen aufgeklärt werden. Treten solche auf, sollte der Patient medizinische Hilfe in Anspruch nehmen.
- Wenn der Patient eine ausgeprägte oder fortschreitende Muskelschwäche zeigt oder unter unerträglichen Schmerzen leidet, sollte eine Überweisung an einen Spezialisten erfolgen.

Schleudertrauma

Akutes Schleudertrauma

- Ein Peitschenschlagsyndrom wird typischerweise durch einen Verkehrsunfall ausgelöst.
- Die Schmerzen können nach einige Stunden bis zu einigen Tagen nach dem Unfall einsetzen.
- Die Mehrheit der Patienten erholt sich innerhalb von 3 Monaten, aber beinahe 10% haben 12 Monate nach dem Unfall noch immer Beschwerden.
- Eine aktive Mobilisierung ist die effizienteste Therapie für ein akutes Schleudertrauma ❻.
- Die Mobilisierung kann in Form eines Heimtrainingsprogramms erfolgen.
- Im akuten Stadium können zur Schmerzlinderung Kälteanwendungen oder NSAR verschrieben werden.
- Es gibt keine Beweise für die Wirksamkeit einer Halskrawatte.

Chronisches Schleudertrauma

- Das chronische Peitschenschlagsyndrom stellt eine Herausforderung dar, da keine spezifische Therapie zur Verfügung steht.
- Es liegen Daten vor, die zeigen, dass der Wechsel zu einem aktiven Lebensstil hilfreich sein kann.
- Ein multidisziplinäres Vorgehen bei der Rehabilitation kann die Schmerzen lindern und die Funktionskapazität verbessern.

- Einige Studien belegen, dass eine Radiofrequenzdenervierung kurzzeitig Erleichterung bringt, wenn die chronischen Schmerzen durch eine Reizung der zervikalen Facettengelenke bedingt sind und in die Arme ausstrahlen beziehungsweise wenn die Beschwerden durch einen Verkehrsunfall ausgelöst und durch eine diagnostische Lokalanästhesie bestätigt worden sind **C**. Bezüglich der Langzeitwirkung liegen keine Daten vor. Die Radiofrequenztherapie **B** stellt eine invasive Behandlungsform dar, die nicht in allen Ländern uneingeschränkt verfügbar ist.
- Injektionen mit Botulinumtoxin wurden ebenfalls bereits therapeutisch angewendet, aber eindeutige Beweise für die Wirksamkeit stehen noch aus.

20.02 Untersuchung des Schultergelenks

- Näheres zur Abklärung von Nacken- und Schulterschmerzen im Artikel 20.01.

Eine kurz gefasste Empfehlung für die Untersuchung des Schultergelenks

- Inspektion der Schulterregion: Muskelatrophie (eventuell als Folge einer Nerven- oder Bänderläsion)
- Aktive Bewegungstests: Abduktion, Flexion, Rotationen (Schmerzen, Bewegungseinschränkungen)
- „Schmerzhafter Bogen" (painful arc) bei Abduktion im Winkelsegment 60° bis 120° (Supraspinatussehne, Bursa subacromialis)
- Passive Bewegungstests, wenn aktive Bewegungen nur eingeschränkt möglich oder schmerzhaft sind (mögliche Ursachen: Schmerzen, adhäsive Kapselentzündungen = Periarthropathia humeroscapularis, Muskelkontrakturen, Paresen)
- 30°-Abduktion gegen isometrischen Widerstand (Supraspinatus-Test)
- Außenrotation gegen isometrischen Widerstand (Infraspinatus-Test)
- Flexion des auswärts gedrehten Unterarms gegen Widerstand (Bizeps-Test) (20.06)
- Palpation der Sehnen
- Kompression der Bursa subacromialis
- Provokationstest des Acrimioklavikulargelenks (Hyperabduktion und Test mit vor der Brust gekreuzten Armen)

Falls Differenzialdiagnostik nötig

- Axiale Kompression des Nackens am sitzendem Patienten (Nervenwurzelkompression)
- Untersuchung auf Thoracic-outlet-Syndrom (20.60)
- Untersuchung auf Epikondylitis
- Untersuchung auf Karpaltunnelsyndrom (20.61)
- Suche nach neurologischen Defiziten
  - Bizeps, Trizeps (Kraft, Reflexe)
  - Gehtests, Babinski-Reflex

20.05 Läsionen der Rotatorenmanschette

Grundsätzliches

- Schonung, Patientenaufklärung und NSAR reichen in den meisten Fällen zur Behandlung eines Supraspinatussehnensyndroms aus.
- Länger anhaltende Beschwerden aufgrund einer Tendopathie der Rotatorenmanschette werden mit Steroidinjektionen therapiert.
- Ein Rotatorenmanschettenriss sollte rechtzeitig diagnostiziert werden. Um zufriedenstellende Ergebnisse bei relevanten Rupturen zu erreichen, sollte innerhalb weniger Monate nach dem Trauma operiert werden.

Epidemiologie

- Die häufigste Erkrankung der Rotatorenmanschette ist das Impingement-Syndrom, wobei es sich um eine Irritation der Sehne des M. supraspinatus (Supraspinatussehnensyndrom) handelt.
- Dieses Leiden tritt in der Altersgruppe der 40–50-Jährigen häufig auf.
- Die Mehrzahl der Schultergelenksbeschwerden bei Personen im arbeitsfähigen Alter betrifft die Rotatorenmanschette.
- Wenn ohne ein offensichtliches Trauma Schmerzen in der Schulterregion auftreten, ist für die Beurteilung das Alter des Patienten ein wesentlicher Faktor:
  - Bei chronischen Schulterbeschwerden vor dem 30. Lebensjahr ist oft eine Instabilität des Schultergelenks auslösend.
  - Bei Patienten mittleren Alters ist die Ursache häufig ein Impingement-Syndrom.
  - Nach dem 50. bis 55. Lebensjahr lässt sich der Schmerz oft auf eine Rotatorenmanschettenruptur zurückführen.

Supraspinatus-Tendopathie und Impingement-Syndrom

- Das häufigste Schulterleiden in der Gruppe der 35–50-jährigen ist das Supraspinatussehnensyndrom, das durch eine Irritation der Gewebestrukturen des Schultergelenks – also in der Regel der

Gelenke im Bereich der Rotatorenmanschette und der umgebenden Schleimbeutel – hervorgerufen wird.
- Es kommt zu einer Entzündung und Schwellung dieser Gewebestrukturen, was wiederum dazu führt, dass ein wahrscheinlich ohnehin schon eingeengtes Gelenk noch mehr komprimiert wird und die Weichteile zwischen den Knochen und Bändern verstärkt unter Druck geraten, insbesondere bei Abduktion des Arms.
- Die Abduktion des Arms wird dadurch erschwert und nächtliche Schmerzen beeinträchtigen den Schlaf.
- Die Supraspinatus-Tendopathie verschlimmert sich bei Belastungen, und es kann ein Teufelskreis entstehen, der kaum therapeutisch zu durchbrechen ist.

Therapie
- In einer 1. Phase wird man dem Patienten Schonung und NSAR verordnen.
- Eine Kryotherapie ist oft hilfreich, während Wärmebehandlungen und Heilgymnastik besonders in den frühen Stadien irritieren. Physiotherapie verschlimmert daher oft die Schmerzen in der Schulter.
- In leichten Fällen genügt es meist, wenn der Patient über die Ursache seines Leidens aufgeklärt wird. Dabei ist es sinnvoll, die Bewegungsabläufe mithilfe eines anatomischen Modells zu erklären und zu zeigen, wie das Heben des Arms die irritierte Supraspinatussehne gegen den Rand des Akromions drückt.
- Der Patient wird angewiesen, Schmerzen verursachende Bewegungen zu unterlassen, und es wird ihm erklärt, dass mit einer Spontanheilung innerhalb einiger Wochen oder Monate zu rechnen ist.
- Die Injektion einer Kombination von Kortikoid + Lokalanästhetikum (1– max. 3 ×) in die schmerzhafte Stelle unter dem Akromion kann die Schmerzen beträchtlich lindern **A**. Die Schmerzen können einen langen Krankenstand erfordern, besonders wenn bei der Arbeit die Arme über längere Zeiträume hinweg gehoben werden müssen.
- Wenn nach 6–12 Monaten die konservative Therapie erfolglos ist, kann in besonders schweren Fällen ein chirurgischer Eingriff sinnvoll werden.
- Bei lang anhaltenden Schmerzzuständen kann sich aktive Bewegung **C**, z.B. Schwimmen, vorzugsweise Kraulen, ebenfalls positiv auswirken.

Ätiologie
- Eine Tendopathie der Rotatorenmanschette ist ein häufiger Überlastungsschaden. Temporäre hohe Belastungen, etwa ein gründlicher Hausputz, können bei Personen, die normalerweise ihre Schultern nicht stark belasten, lang anhaltende Schmerzen verursachen.
- Das Problem kann auch die Folge wiederholter Über- bzw. Fehlbelastungen am Arbeitsplatz sein.
- Die Ursache einer chronischen Ruptur ist in vielen Fällen eine Minderdurchblutung und eine Einklemmung der Sehne zwischen dem Humeruskopf und dem Akromion und dem Ligamentum coracoacromiale.
- Die Untersuchungen des Schultergelenks werden in (20.02) behandelt.

Injektionstechnik beim Supraspinatus-Sehnen-Syndrom
- Für eine Injektion verwendet man 1 ml eines lang wirksamen Kortikosteroids und 4 ml eines Lokalanästhetikums.
- Die Einstichstelle befindet sich in der Mitte des lateralen Rands des Akromions. Der hintere äußere Rand des Akromions kann leicht palpiert werden und dient als Orientierungspunkt für die Einstichstelle, die sich wenige Zentimeter weiter vorne befinden sollte. Die Verwendung einer 7–8 cm langen Nadel hat sich als zweckmäßig erwiesen. Diese wird tangential zur Unterfläche des Akromions in Richtung der Bursa subacromialis und der Insertionsstelle der Rotatorenmanschette am Tuberculum majus eingeführt. Damit erzielt man eine gute Infiltration des Zielbereichs, doch achte man darauf, nicht intraartikulär zu injizieren, da die Erkrankung in erster Linie ja extraartikuläre Weichteilstrukturen betrifft. Die Einstichstelle kann mit dem Fingernagel markiert werden, anschließend wird die Haut desinfiziert.
- Ein paar Minuten nach der Injektion spürt der Patient möglicherweise Erleichterung beim Anheben des Armes. Der Patient sollte gewarnt werden, dass die Schmerzlinderung durch das Lokalanästhetikum nur ein paar Stunden anhält und die Wirkung des Kortikosteroids, falls überhaupt, erst nach ein paar Tagen einsetzt.
- Wenn nötig, kann die Injektion 2 bis 4 Wochen später wiederholt werden.

Tendinitis calcarea („Kalkschulter")
- Manchmal kommt es im Rahmen des Impingement-Syndroms zu Kalkeinlagerungen in der Sehne. Diesen Zustand nennt man auch „Kalkschulter".
- Spezifische Zellfunktionen bewirken, dass das Calcium in die Sehnen der Rotatorenmanschette eingelagert wird, und zwar meist in die Supraspinatussehne. Diese Bildung von Kalkdepots ist an sich kein degenerativer Prozess. In der Akkumulationsphase ist der Kalk hart, und im Röntgen wird der Kalkherd scharf abgegrenzt dargestellt. Nach Monaten oder nach einigen Jahren

- wird der Kalkherd zunehmend aufgelockert und im Röntgen erscheint er wolkig, wonach er spontan resorbiert wird.
- Die Symptome einer Kalkschulter ähneln jenen des Impingement-Syndroms. In der Resorptionsphase kann der Patient akute Schmerzen haben. Eine Punktion des Kalkdepots mit anschließender Absaugung des Kalksdepots kann angezeigt sein.
- Auch eine lokale Cortisoninjektion ist hier hilfreich. Bei Einbruch des Kalks in das Gelenk oder den Schleimbeutel kommt es zu einem 2–3 Tage andauernden hochschmerzhaften Zustand, einer sogenannten Bursitis (Tendinitis) calcarea.
- Der Patient hält den betroffenen Arm fest an den Rumpf gedrückt und benötigt hohe Analgetikadosen.
- Eine Kryotherapie mit einer Eis- oder Gelpackung hilft im akuten Stadium einer Kalkschulter am besten.
- Eine Kalkschulter wird normalerweise nicht operiert, es sei denn, es liegen neben der Entfernung der Kalkablagerungen noch andere Indikationen für einen Eingriff vor.

Akromioplastik
- Beim Impingement-Syndrom kann eine Akromioplastik erwogen werden, wenn die Symptome seit mehr als 6 Monaten bestehen, die konservative Therapie erfolglos war und der Patient nicht arbeitsfähig ist.
- Wenn der Patient arbeitsfähig ist, ist es besser, den Zustand über einen Zeitraum von bis zu einem Jahr zu beobachten, da die Spontanheilungsrate hoch ist.
- Bei der Akromioplastik wird durch Abschleifen von Knochensubstanz und Entfernung von Weichteilstrukturen der Gleitraum für das Schultergelenk erweitert.
- Sie kann als offene Operation oder arthroskopisch durchgeführt werden.
- Nach dem Eingriff wird der Arm 1 Woche lang mit einer Bandage eng am Rumpf fixiert und immobilisiert.
- Am 1. postoperativen Tag kann mit Pendelübungen begonnen werden, nach 1–2 Wochen kann der Arm passiv nach vorn und seitlich angehoben werden, aktive Gymnastik ist nach 2–3 Wochen möglich.

Rotatorenmanschettenriss
- Meist Folge eines Traumas: Sturz auf die Schulter oder die ausgestreckte Hand.
- Eine Schulterluxation bei Über-45-Jährigen führt häufig zu einer Ruptur der Rotatorenmanschette.
- Der Riss ist fast immer im Bereich der Supraspinatussehne lokalisiert und zieht sich nach hinten weiter in den Bereich des M. infraspinatus, seltener nach vorn in den Bereich des M. subscapularis, manchmal in beide Richtungen.

Symptome
- Zu den Symptomen zählen Schmerzen, Bewegungseinschränkung und Schwäche der oberen Extremität. Bei Abduktion und Außenrotation des Arms fehlt es dem Patienten an Kraft.
- Bei einer Rotatorenmanschettenruptur aufgrund eines Traumas gibt der Patient typischerweise an, er habe während seines Sturzes, beim Heben einer schweren Last oder bei einem Schlag auf die Schulterregion ein Knirschen oder Schnappen gehört und einen plötzlichen starken Schmerz empfunden.
- In der Folge kommt es zu einer Einschränkung des Bewegungsspielraums des Oberarms, und die Elevation des Armes über das Schulterniveau hinaus ist nicht mehr möglich. Der Patient arbeitet eventuell weiter, aber innerhalb von 24 Stunden werden die Schmerzen so stark, dass er ärztliche Hilfe in Anspruch nehmen muss.
- Die nächtlichen Schmerzen lassen den Patienten nicht zur Ruhe kommen. Vorsichtige Bewegungen des Gelenks können die Schmerzen eventuell lindern.
- Die Schmerzen können bis in die Fingerspitzen und bis in die gesamte Schulter-Nacken-Region ausstrahlen.

Diagnose
- Bei der klinischen Untersuchung zeigt sich der aktive Bewegungsraum der Schulter eingeschränkt. Oft ist der Patient nicht in der Lage, den Arm über das Schulterniveau hinaus anzuheben, während die passive Gelenkbeweglichkeit in der Regel normal ist.
- Der Patient versucht, schmerzhafte Bewegungen zu vermeiden, indem er den Arm mittels einer Skapularbewegung hebt und so das Schultergelenk schont, d.h. der skapulohumerale Rhythmus ist gestört.
- Gelegentlich ist die Gelenkbeweglichkeit normal, der Einriss klein, aber trotzdem schmerzhaft.
- Es sollte die Kraft des Oberarmes gemessen und mit jener des gesunden Arms verglichen werden; eine Ruptur verursacht immer eine Schwäche.
- Vor einer chirurgischen Maßnahme sollte das Ausmaß der Ruptur immer mittels Arthrographie oder Ultraschall abgeklärt werden.
- Die MRT ist ebenfalls eine geeignete Untersuchungsmethode, sie ist allerdings wesentlich teurer.

Behandlung
- Man beginnt mit einer konservativen Therapie, die bei kleinen Einrissen auch oft ausreicht.

- Zu den wichtigsten therapeutischen Maßnahmen zählen eine Physiotherapie zur Reduktion von Schmerzen und Schwellungen, heilgymnastische Übungen sowie Kortikosteroidinjektionen.
- Wenn Schmerzen, Bewegungsrestriktion und Kraftlosigkeit nach 1–2 Monaten einer konservativen Therapie den Patienten noch immer stark behindern, sollte ein chirurgischer Eingriff erwogen werden.
- Es hat sich gezeigt, dass bei einem Aufschieben der Operation um mehr als 6 Monate die Ergebnisse deutlich schlechter ausfallen.
- Nach dem Eingriff trägt der Patient eine Abduktionsschiene, die die Dehnung der sanierten Rotatorenmanschette und einen neuerlichen Einriss während der Ruhigstellung verhindern soll.
- Der Patient sollte 2–4 Wochen nach der Operation zu Hause (wenn er noch die Schiene trägt) mit einer passiven Mobilisation beginnen.
- Nach 4–6 Wochen Ruhigstellung ist die erste aktive Mobilisierungsübung das Heben des Armes von einem Polster.
- Das endgültige Resultat steht im Allgemeinen 6 Monate nach dem Eingriff fest.
- Nur bei einigen Patienten ist das Operationsergebnis ein völlig gesundes, schmerzfreies, voll bewegungsfähiges und normal kräftiges Schultergelenk.

Operationskriterien

- Patienten unter 50:
  - Ausreichend schweres Trauma, starke Einschränkung der Gelenkbeweglichkeit, auch unterhalb der Schulterhöhe manifeste Kraftlosigkeit: Operation so bald wie möglich, am besten innerhalb eines Monats.
- Patienten zwischen 50 und 60:
  - zuerst Physiotherapie, Analgetika, Kortikosteroidinjektionen, gegebenenfalls (und wenn beruflich möglich) Schonung; falls nach 2–3 Monaten noch immer gravierende Beschwerden: Operation.
  - Bei einigermaßen schwerem Trauma, eingeschränkter Gelenkbeweglichkeit, Kraftverlust und Schmerzen sowie mangelnden Anzeichen einer Besserung nach einer Beobachtungszeit von 1 bis 2 Monaten: Operation.
- Patienten über 60:
  - Kraftlosigkeit, eingeschränkte Gelenkbeweglichkeit, nach 3–4 Monaten noch immer kein Ansprechen auf eine konservative Therapie.
  - Starke Schmerzen, kein Ansprechen auf konservative Therapie, Operation nach mehr als 6 Monaten auch dann, wenn die Gelenkbeweglichkeit und die Kraft gut sind. Meist liegt ein kleiner und leicht sanierbarer Riss vor.
- Patienten über 70:
  - Operation nur, wenn der Patient im Übrigen aktiv ist, das Trauma einigermaßen schwer war und keine Spinatus-Atrophie vorliegt beziehungsweise wenn die Schmerzen stark sind und auf eine konservative Behandlung nicht genügend ansprechen, wenn Kraft und die Gelenkbeweglichkeit ungenügend sind und eine ausgeprägte Spinatus-Atrophie vorliegt; möglich ist auch ein palliativer chirurgischer Eingriff.

20.06 Bizepssehnenentzündung und Bizepssehnenruptur

Allgemein:

- Das charakteristische Symptom der Tendinitis des Bizeps brachii ist ein Schmerz im vorderen Anteil des Schultergelenks, der durch Belastung ausgelöst und meist durch Ruhe und unter analgetischer Therapie gebessert wird.
- Ursache für einen Riss der Sehne ist entweder eine Verletzung, kann aber auch Folge des normalen Alterungsprozesses sein.
- Ein Riss der langen Bizepssehne („Popeye-Bizeps" = deutlicher Muskelbauch am distalen Oberarm) erfordert selten chirurgische Versorgung. Ein Riss des Bizepssehnenansatzes hingegen muss immer operiert werden.

Prävalenz

- Repetitive anstrengende Bewegungen können eine Tendinitis der Bizepssehne auslösen.
- Speziell bei Sportarten mit Überkopfbewegungen, z.B. Wurfdisziplinen, Schwimmen, wird die lange Bizepssehne stärker belastet.
- Rauchen erhöht das Risiko für eine Bizepssehnenruptur.

Funktionsstörung des langen Bizepskopfes

Tendinitis

- Schmerz vorne an der Schulter weist auf eine Tendinitis hin. Der Schmerz kann in den Bizeps ausstrahlen und wird durch Bewegung verschlechtert. Bei der klinischen Untersuchung ist die Vorderseite des Humeruskopfes über der Bizepssehne druckschmerzhaft und auch bewegungsschmerzhaft, speziell bei Rotation.
- Provokationstests für den Bizeps sind nicht spezifisch, andere Störungen des Schultergelenks können auch positive Testergebnisse zeigen.

- **Yergason-Zeichen:** Der Patient versucht, bei gebeugtem Ellbogen den Unterarm gegen den Widerstand des Untersuchers zu supinieren. Der Test ist positiv, wenn beim Patienten im vorderen Teil der Schulter Schmerz auftritt bzw. bestehender verstärkt wird.
- **Speeds-Test:** Bei Abduktion des gestreckten, außenrotierten und supinierten Armes gegen Widerstand wird ein Schmerz im Sulcus bicipitis angegeben. Wird der Test bei Innenrotation und Pronation wiederholt, tritt kein Schmerz auf. Die betroffene Sehne wird unter Belastung symptomatisch.
- Die Sonographie kann einen Erguss oder ein Ödem der Sehnenscheide aufzeigen.

Dislokation der Sehne
- Subluxation bzw. Luxation der Sehne aus dem Sulcus bicipitis sind häufig mit einer traumatischen Zerrung des Schultergelenks verbunden.
- Der Schmerz und die Empfindlichkeit bei der Untersuchung ist ähnlich wie bei der Tendinitis. Darüber hinaus beschreibt der Patient manchmal ein schmerzhaftes Knacken bzw. Schnappen in diesem Bereich. Der Untersucher spürt das manchmal bei der Untersuchung. Die Verlagerung der Sehne wird mit Hilfe der Sonographie nachgewiesen.

SLAP-Läsion
- Bei der SLAP-Läsion (superior labrum anterior et posterior) ist der obere Knorpelrand der Schultergelenkspfanne mit dem Bizepssehnenansatz betroffen.
- Die SLAP-Läsion kann durch eine plötzliche gewaltsame Verletzung erfolgen, wie zum Beispiel beim Abfangen eines Sturzes mit ausgestrecktem Arm bzw. fixiertem Ellbogen. Auch chronische Belastungen (Mikrotraumata) wie sie z.B. bei den Wurfsportarten auftreten, können diese Verletzung auslösen.
- Die Symptome dieser Verletzung sind ein eher diffuser Schmerz, der bei Überkopfgebrauch des Arms auftritt, und eine verminderte Belastungsfähigkeit. Manche Patienten geben auch ein Blockierungsgefühl an.

Ruptur
- Ein Riss der Sehne des langen Bizepskopfes tritt häufig bei älteren Männern nach einer plötzlichen Kraftanstrengung und Belastung des Bizeps auf.
- Die Patienten spüren meistens Schmerzen in der Schulter bei Belastung. Auffällig ist der nach distal, Richtung Ellenbeuge, wandernde Muskelbauch des Bizeps, der dort stärker hervortritt („Popeye-Bizeps"). Im Bereich des Oberarms tritt häufig ein Hämatom auf. Manche Patienten geben an, das Geräusch des Sehnenrisses gehört zu haben.

Behandlung
Tendinitis
- Die Therapie umfasst Ruhe, NSAR, Infiltration des schmerzhaften Gebietes mit Cortison und Physiotherapie.
- Chirurgische Maßnahmen sind bei schweren chronischen Verläufen angezeigt. Die meist angewandte Methode ist die Tenodese. Dabei wird die Sehne vom ursprünglichen Ansatz abgelöst und im Sulcus bicipitis reinseriert.

Dislokation
- Symptomatische Erleichterung bringen: Schonung der Schulter, medikamentöse Therapie inklusive Cortisoninfiltrationen und Physiotherapie.
- Bei einer vollständig dislozierten Sehne ist die Operation die einzig Erfolg versprechende Maßnahme. Andere gleichzeitig bestehende Verletzungen, wie ein Riss der Rotatorenmanschette, können in einer Sitzung operiert werden.

Ruptur
- Ein Riss der langen Bizepssehne verursacht keine gravierende Dauerschädigung, die Verletzung benötigt üblicherweise keine operative Versorgung. Allerdings kann die Kraft und Muskelform durch einen relativ kleinen chirurgischen Eingriff weitgehend wiederhergestellt werden.

Verletzungen des distalen M. biceps brachii
Tendinitis
- Die distale Bizepssehne setzt am Radius an. Die Sehne kann auf chronische Belastung mit Entzündungszeichen reagieren. Besonders belastend sind mit Kraft ausgeführte Drehbewegungen des Unterarms bei gebeugtem Ellbogen. Dadurch kann eine Insertionstendinitis am Sehnenansatz entstehen.
- Die Symptome bestehen aus einem diffusen Schmerz in der Ellenbeuge und einer verminderten Belastungsfähigkeit des Arms.
- Der Patient hat bei Palpation einen lokalisierten Schmerz im Bereich der distalen Sehne und der Ellenbeuge, auch bei der Supination des Unterarms gegen Widerstand treten Schmerzen auf. Der Zustand wird manchmal auch mit einer lateralen Epicondylitis humeri (Tennisellbogen) verwechselt. Dies trifft man in dieser anatomischen Region wesentlich häufiger an.

Ruptur
- Der Abriss der distalen Bizepssehne ist eine schwere, glücklicherweise seltene Verletzung. Sie macht nur 3% der Bizepsverletzungen aus.
- Der Riss wird durch eine plötzliche, gewaltsame Streckung des Ellbogens bei supiniertem

Unterarm verursacht. Mögliche Verletzungsmechanismen sind z.B. das einarmige Abfangen eines Sturzes aus großer Höhe oder das plötzliche Nachgeben des Arms beim Heben einer schweren Last.
- Bei der klinischen Untersuchung ist die Sehne entweder überhaupt nicht oder nur geringer palpabel als auf der Gegenseite.
- Es kommt zu einer Retraktion des Muskels nach proximal. Die Kraft der Supination bei gebeugtem Ellbogen ist deutlich herabgesetzt.
- In der akuten Phase tritt lokal Schmerz und eine deutlich sichtbare Schwellung auf. Erst nach einigen Tagen entsteht das Hämatom.
- Die Sonographie bzw. die Magnetresonanz können die Diagnose bestätigen.

Behandlung
- Die Therapie der Tendinitis umfasst Ruhe, NSAR, Infiltration des schmerzhaften Gebietes mit Cortison und Physiotherapie.
- Der Abriss der Sehne erfordert immer eine Operation. Die Sehne wird inseriert, oder, falls erforderlich, wird auch ein Sehnentransplantat verwendet. Die Operation ist auch nach einem Intervall von einigen Jahren möglich.

20.09 Scapula alata (Abstehendes Schulterblatt)

Ätiologie
- Lähmung des M. serratus anterior aufgrund einer Läsion des N. thoracicus longus.
- Die Läsion kann durch einen chirurgischen Eingriff (auch die Entfernung eines Nävus am Hals), eine Verletzung, eine Neuritis oder einen Tumor hervorgerufen worden sein.

Diagnose
- Das Anheben des Armes ist nicht möglich.
- Das Vorwärtsstemmen des Armes verursacht das Abstehen des Schulterblattes.
- Eine Flexion der Arme gegen einen Widerstand ruft auch das Abstehen des Schulterblattes/der Schulterblätter hervor.
- Zum Ausschluss eines Tumors, der die Nerven komprimieren könnte, sollte ein Thoraxröntgen gemacht und der Brustkorb und die Achselhöhlen palpiert werden.
- Der Schweregrad einer möglichen Nervenverletzung wird mittels ENG/EMG festgestellt.

Behandlung und Prognose
- Wenn das Schulterblatt stark absteht, sollte die betroffene Schulter mit einer speziellen Serratusbandage stabilisiert werden, die eine weitere Überdehnung des Nervs verhindert.
- Übungen, die die Muskeln kräftigen und die Beweglichkeit der Schulter erhalten.
- Innerhalb 1 Jahres, zumeist bereits nach einigen Monaten, kommt es zur Spontanheilung.
- Auch bei chronischen Fällen ist nur selten eine Fixierung des Schulterblattes nötig.

20.20 „Tennisellbogen" (Epicondylitis humeri radialis)

Grundsätzliches
- Das Ziel ist die Linderung der Schmerzen durch Schonung und konservative Behandlung.
- Kortikosteroidinjektionen reduzieren kurzfristig die Beschwerden **Ⓐ**, **verbessern aber nicht die langfristige Prognose.**

Ätiologie
- Fortgesetzte einseitige Belastung des Handgelenks und der Finger, die offenbar eine Teilruptur oder Irritation im Sehnenansatzbereich verursacht.
- Das Durchschnittsalter liegt zwischen 30 und 40 Jahren.

Symptomatik und Beschwerdebild
- Druckschmerzhaftigkeit des Epicondylus lateralis (radialis); der Epicondylus schmerzt bei Anspannung der betreffenden Streckmuskeln.
- Schmerzen können auch in Ruhe auftreten.
- Extension des Handgelenks aus einer volaren Flexion gegen einen Widerstand führt zu Provokation typischer Schmerzen im Bereich des Epicondylus lateralis. Der „Sesselhebe-Test" (Anheben eines Stuhls) verursacht ebenfalls oft Schmerzen.
- Differenzialdiagnostisch sollte an ein Kompressionssyndrom der tiefen motorischen Äste des N. radialis gedacht werden, wenn das Maximum der Schmerzlokalisation am Rand des M. supinator besteht und Supination gegen Widerstand schmerzhaft ist. Ein ENG/EMG ist für die differenzialdiagnostische Abklärung gelegentlich notwendig.
- **Nativröntgen** sind zum Ausschluss von Knochenprozessen vor einem eventuellen chirurgischen Eingriff indiziert. Bei prolongierter Sym-

ptomatik können Verkalkungsherde im Bereich der Sehnenansatzstellen zur Darstellung gelangen.

Behandlung
Akute Phase
- Körperliche Schonung und Ruhigstellen des Handgelenks mit einer Extensionsschiene.
- Ellbogenbandagen/Tapes können die Schmerzen in der subakuten Phase lindern **☉**.
- Analgetika (Paracetamol, NSARs **☉**) können in den üblichen Dosierungen gegeben werden.

Prolongierte Symptomatik
- Mit lokalen Kortikosteroidinjektionen kann eine prolongierte Symptomatik kurzfristig wirksam gelindert werden **Ⓐ**. Bei etwa 90% der Patienten ist eine konservative Therapie erfolgreich.
  - Infiltration von etwa 0,5 ml einer Korikosteroidsuspension mit Depotwirkung (z.B. Methylprednisolon) entlang dem Periost (die Suspension kann mit 1% Lidocain auf ein Gesamtvolumen von 2–3 ml gestreckt werden).
  - Es wird nicht empfohlen mehr als 3 Injektionen zu verabreichen.
- Bei protrahierten Schmerzen, die seit mindestens 6 Monaten andauern, kann ein chirurgisches Vorgehen indiziert sein.
- Vor der Entscheidung zur Operation sollte alles getan werden, um den Arbeitsplatz nach ergonomischen Gesichtspunkten umzugestalten oder durch sportliche Aktivitäten verursachte Irritationen auszuschließen.
- In der Praxis strebt die chirurgische Intervention oft eine Wiederherstellung der Arbeitsfähigkeit an und hat das Ziel, dem Patienten eine Rückkehr zu seinen früheren Aktivitäten zu ermöglichen.
- Das Operationsergebnis wird durch zahlreiche Faktoren beeinflusst. Etwa 4 von 5 Patienten profitieren von der Operation, die Erfolgsrate ist bei einer bereits jahrelang bestehenden Symptomatik und wiederholten vorangegangenen Behandlungen mit Kortikosteroidinjektionen allerdings niedrig.
- Eine postoperative Immobilisierung ist in der Regel nicht angezeigt. Der Krankenstand sollte in Abhängigkeit von der beruflichen Tätigkeit des Patienten mit 2–4 Wochen Dauer angesetzt werden.

20.21 Tendovaginitis (de-Quervain-Krankheit und andere Tendinitiden des Handgelenks und Unterarms)

Grundsätzliches
- Eine Tendinitis bzw. Tendovaginitis im Unterarm oder Handgelenksbereich tritt häufig durch Überlastung der Hand auf.
- Erste Therapiemaßnahme stellt daher die Schonung dar. Dadurch heilt eine durch Überlastung ausgelöste Tendovaginitis im Normalfall nach einigen Wochen ab.
- Eine Operation kommt bei chronisch stenosierenden Verlaufsformen in Betracht.

Definition und Ätiologie
- Die Sehnenscheidenentzündung ist gekennzeichnet durch Ödem, Hypertrophie oder Fibrose der Sehnenscheide bzw. des umliegenden Bindegewebes. Bei Einschränkungen der Beweglichkeit der Sehne in der Scheide spricht man von einer stenosierenden Tendovaginitis.
- Eine Peritendinitis betrifft das umliegende Bindegewebe der Sehne und des Muskel-Sehnen-Überganges im scheidenfreien Bereich. Insertionstendinopathien sind Reizzustände der Sehnenansätze.
- Risikofaktoren sind Tätigkeiten mit repetitiven Bewegungen, mit starker Kraftanstrengung und mit Handgelenksstellungen, die von der Neutralposition abweichen.
- Häufiger betroffen sind Frauen als Männer. Im Rahmen einer Polyarthritis sind Sehnenbeteiligungen häufig, dies gilt auch für andere Erkrankungen des rheumatischen Formenkreises.

Symptome
- Schmerzen im Sehnenbereich beim Bewegen des Handgelenks und des Daumens.
- Die Beschwerden sind morgens ausgeprägter und lassen mit der Aktivität untertags nach.
- Die Kraft beim Zugreifen kann deutlich abgeschwächt sein.

Diagnosestellung
- Aufgrund der Symptome und der klinischen Untersuchung:
  - wiederkehrender Schmerz im Sehnenbereich des Unterarmes und Handgelenkes **und**
  - Auslösung der Symptomatik durch Muskelanstrengung **und**

- die betroffene Sehne ist druckempfindlich **oder** Krepitation ist tastbar **oder** Schwellung im Extensorenbereich des Unterarmes bzw. Handgelenkes.

Tendovaginitis de Quervain

- Einengende Entzündung des 1. Strecksehnenfachs des Musculus abductor pollicis longus und des Musculus extensor pollicis brevis am Processus styloideus radii.
- Schmerz-Provokationstest:
  - Der Test nach Finkelstein ist positiv, wenn die typischen Symptome am Processus styloideus radii durch passive Überdehnung der betroffenen Sehnen ausgelöst werden. Die zur Faust geschlossene Hand mit darin eingeschlagenem Daumen wird nach ulnar flektiert. Der Test wird an beiden Händen gleichzeitig durchgeführt und Seitendifferenzen festgestellt.
- Druckempfindlichkeit des Processus styloideus radii (möglicherweise aber nur schwach ausgeprägt).
- In der akuten Phase können in diesem Bereich **Krepitation** und **Ödeme** auftreten.

Sehnenscheidenentzündungen anderer Extensoren

- Beim „intersection syndrome" treten Schmerz und Schwellung ca. 4–8 cm proximal des Processus styloideus radii mittig auf, genau an der Stelle, wo die Sehnen des M. extensor poll. brevis und des M abductor poll. longus sich mit denen der radialseitigen Karpalextensoren kreuzen.
- Eine Sehnenscheidenentzündung des M. extensor carpi ulnaris ist selten.

Sehnenscheidenentzündungen der Karpalflexoren

- Entzündungen der Sehnen der oberflächlichen und tiefen Flexoren der Finger, die durch den Karpaltunnel ziehen, können ein Karpaltunnelsyndrom auslösen (20.61).
- Tendovaginitis des M. flexor carpi radialis und seltener des M. flexor carpi ulnaris können auch auftreten.

Differenzialdiagnose

- Arthrose des Daumensattelgelenks

Behandlung

- Abschätzen der belastenden Tätigkeiten der Hand, dementsprechende Schonung – unter Anwendung von ergonomischen Kriterien.
- Bewegungen, die Symptome auslösen, sollten vermieden werden, es kann auch der Einsatz einer Schiene erforderlich sein.

- Falls diese Maßnahmen keinen Erfolg gebracht haben, können, speziell bei stenosierenden Verlaufsformen, Kortikoidinjektionen gegeben werden.
- Bei chronischen Verläufen kann auch eine Operation (Spaltung der verengten Sehnenscheide) erforderlich sein.

Injektionstechnik (de Quervain)

- Injektion eines lang wirksamen Kortikoids verdünnt mit Lidocain oder einem anderen Lokalanästhetikum.
- Ca. 1 cm proximal des Radiusgriffels die Nadel (15 mm, 25G) in einem 45°-Winkel in dessen Richtung einstechen bis Knochenkontakt erreicht wird.
- Die Sehne kann am besten getastet werden, wenn der Patient mit dem proximalen Daumenglied gegen den Zeigefinger der anderen Hand Widerstand gegen Abduktion und Extension leistet.
- Die Nadel wird tangential zur Sehne eingebracht. Die Nadelspitze sollte in der Sehnenscheide und nicht in der Sehne selbst zu liegen kommen. Dies kann durch Extension und Abduktion des Daumens leicht geprüft werden. Wenn die Nadel (bei abgenommener Spritze) den Bewegungen folgt, steckt sie in der Sehne. Keinesfalls gegen einen Widerstand injizieren.
- Eine Komplikation kann das Treffen des N. radialis sein. Der Patient spürt es wie einen elektrischen Schlag. Das Setzen des Depots in den Nerv kann zu einer langwierigen Neuralgie führen.
- Bei Bedarf kann die Injektion nach 4 bis 6 Wochen wiederholt werden.

20.22 Ganglion

Grundsätzliches

- Ganglien sind Zysten, die gelähnliche Flüssigkeit enthalten. Sie können an jedem Gelenk oder an Sehnen mit Sehnenscheiden auftreten, häufig am Handgelenk oder der Handfläche, aber auch z.B. an der Schulter, an Kniegelenken und der distalen Bizepssehne.
- Ein Ganglion, das Beschwerden bereitet, kann entweder punktiert oder operiert werden.

Diagnostik

- Ein Ganglion ist eine zystisch-mukoide Veränderung des Bindegewebes im Bereich einer Gelenkkapsel oder Sehnenscheide.
- Bei zunehmender Füllung der Zyste mit gallertiger Substanz kann das Ganglion Schmerzen bereiten, meist sind die Symptome aber nicht stark

ausgeprägt. Allerdings können kleine Ganglien im Flexorenbereich schmerzhaft sein.
- Häufigste Lokalisationen sind die dorsale Seite des Handgelenks, gelegentlich auch volarseitig. Ganglien treten auch im Bereich der distalen Flexorsehnenscheiden der Handfläche und am Fuß auf, können aber im Prinzip an jedem Gelenk auftreten.
- Die Diagnose stützt sich auf das klinische Erscheinungsbild, beweisend ist eine Punktion des gallertigen Zysteninhalts.
- Bei Problemfällen (z.B. Ganglion im Bereich eines großen Gelenks oder Verdacht einer Sehnenverletzung) kann die Diagnose auch mittels Sonographie oder MRT bestätigt werden.

Behandlung
- Eine Behandlung wird nur notwendig, wenn das Ganglion Schmerzen verursacht oder sonst stört. Etwa die Hälfte der Handgelenksganglien löst sich von selbst wieder auf ☯.
- Punktion und Aspiration des Inhalts des Ganglions
- Ein Kortikosteroid (Triamcinolon, Methylprednisolon in Depotform) kann in das Ganglion injiziert werden, allerdings gibt es keine Evidenz für die Effektivität dieser Behandlung. Eine alternative Methode stellt die Injektion eines Lokalanästhetikums dar und das anschließende Zerquetschen des Ganglions durch starken Druck mit dem Daumen.
- Bei rezidivierenden symptomatischen Ganglien können Punktion und Injektion wiederholt werden.
- Wenn das Ganglion schmerzhaft ist und wiederholtes Abpunktieren nur eine vorübergehende Linderung bringt, sollte eine chirurgische Sanierung erfolgen. Auch nach einer Operation kommt es häufig zu Rezidiven.

20.23 Lunatummalazie (Kienböck-Krankheit)

Ätiologie und Epidemiologie
- Eine seltene Erkrankung, die meist bei jungen Männern (20–35 Jahre) mit manueller Tätigkeit an der dominanten Hand auftritt.
- Erste und wichtigste Maßnahme ist die Schonung der betroffenen Hand. Sollte nach 2-monatiger Belastungspause keine Besserung eingetreten sein, ist eine Operation in Erwägung zu ziehen.

Diagnostik
- Bei manchen Patienten sind vermutlich Hyperextensionsläsionen, Frakturen oder Mikrofrakturen die Ursache.
- Die Symptome treten in Schüben auf, im Laufe der Jahre kommt es oft zu einer Spontanremission. Besonders am Beginn kann zuerst eine Synovitis am Handgelenk auftreten, verbunden mit Schwellung und Schmerz.
- Schmerzen im Handgelenk, gelegentlich dorsale Handgelenksschwellung. Das Schmerzempfinden ist am ausgeprägtesten über dem Os lunatum.
- Die Dorsalflexion des Handgelenks ist eingeschränkt und schmerzhaft.
- Minderung der Kraft beim Greifen.
- Hinweise auf die Erkrankung sieht man im Röntgenbild üblicherweise erst im fortgeschrittenen Stadium.
  - Anfangs zeigt sich eine Verminderung der Knochendichte, später eine Fragmentation und ein Kollaps des Os lunatum.
  - Die Veränderungen sind bereits im Anfangsstadium im Knochenscan oder MRI nachweisbar. Bei Fortschreiten der Erkrankung sind die Veränderungen auch im Nativröntgen gut nachweisbar.

Behandlung
- Bei leichten Beschwerden wird eine Ruhigstellung des Handgelenks empfohlen.
- Oft ist ein chirurgischer Eingriff unumgänglich; verschiedene Verfahren sind gebräuchlich, von denen sich noch keines eindeutig durchgesetzt hat.
- Eine Operation sollte erwogen werden, wenn sich die Beschwerden nicht nach 2-monatiger Schonung vollkommen gegeben haben. Die Wahl der Behandlungsmethode hängt vom Schweregrad der Erkrankung ab. Die Durchblutung im Os lunatum kann durch ein gefäßgestieltes Knochentransplantat wiederhergestellt werden, falls die Operation früh genug erfolgt.

20.24 Dupuytren-Kontraktur

Grundsätzliches
- Bei der Dupuytren-Kontraktur besteht eine Verdickung der Palmaraponeurose, die ein fortschreitendes Streckdefizit der Finger verursacht.
- Chirurgisches Eingreifen ist indiziert, wenn die Beugekontraktur der MCP- bzw. der PIP-Gelenke größer als 30° ist und dem Patienten Beschwerden bereitet.

Klinisches Bild

- Die Palmaraponeurose ist verdickt, es entwickelt sich eine progrediente Beugekontraktur der Finger.
  - Die Kontraktur betrifft typischerweise den 4. und 5. Finger, weniger häufig den 3. Finger und selten die anderen beiden Finger.
  - Eine Verdickung der Palmarfaszie ist das erste klinische Zeichen der Erkrankung. Im Laufe der Jahre entwickelt sich eine progrediente Beugekontraktur. Schließlich kann der betroffene Finger ganz in die Hohlhand eingeschlagen sein und die Handfläche berühren.
  - Gelegentlich kommt es auch zu einer Verdickung der Plantarfaszie, üblicherweise zusammen mit der Dupuytren-Kontraktur der Hände.
- Die Ursache ist unbekannt. Meist liegt eine erbliche Disposition vor. Patienten mit Diabetes mellitus sind prädisponiert.
- Die Inzidenz ist am höchsten bei Männern nach ihren mittleren Jahren; meist sind beide Hände betroffen.

Therapie

- Als konservative Behandlung einer beginnenden Kontraktur können aktive und passive Streckübungen des Fingers/der Finger angeordnet werden. Es gibt allerdings keine Evidenz bezüglich der Effektivität dieser Maßnahme.
- Die Operation ist angezeigt, wenn die Beugekontraktur der MCP- bzw. der PIP-Gelenke größer als 30° ist und dies dem Patienten Beschwerden bereitet.
- Es erfolgt eine Palmarfaszienexzision (Fasziektomie, Aponeurektomie). Eine partielle Exzision oder Durchtrennung (Diszision) der Aponeurose führt im Allgemeinen schnell zum Rezidiv.
- Neben der möglichen Wundinfektion ist die Verletzung eines Fingernervs die häufigste chirurgische Komplikation.
- Das funktionelle Ergebnis nach einer Operation ist meist zufriedenstellend. Bei schwerwiegenden Kontrakturen ist möglicherweise die Amputation des Fingers die beste Lösung.
- Schwere und komplizierte Fälle sollten an einen Handchirurgen überwiesen werden.
- Als Nachbehandlung kann zur nächtlichen Lagerung in Streckhaltung eine entsprechende Schiene verordnet werden.

20.30 Lumbalgie

Grundsätzliche Regeln

Der Patient erwartet Antworten auf folgende Fragen:

- Wo liegt die Ursache für seine Kreuzschmerzen und handelt es sich dabei um eine ernste Erkrankung?
- Wie sieht der Spontanverlauf der Krankheit aus?
- Welche Therapie kann die Symptome lindern?

Für eine erfolgreiche Therapie wichtig:

- Gründliche Untersuchung des Patienten und sorgfältige Anamneseerhebung.
- Ausreichende Schmerzlinderung.
- Der Patient sollte Bettruhe vermeiden.
- Der Patient soll seinen normalen Tagesablauf beibehalten bzw. möglichst bald seine gewohnten Aktivitäten wieder aufnehmen.
- Angesichts der in der Regel guten Prognose sollte dem Patienten eine optimistische Einstellung zu seiner Erkrankung vermittelt werden. Es sollte ihm andererseits auch nicht verschwiegen werden, dass es zu Rückfällen kommen kann.
- Vereinbaren Sie mit dem Patienten regelmäßige Kontrollen; Ziele sind die Wiederherstellung der Arbeitsfähigkeit und ein aktives Leben des Patienten.

Epidemiologie

- Kreuzschmerzen sind weit verbreitet: Beinahe 80% aller Menschen leiden einmal in ihrem Leben an einer Lumbalgie, die sie arbeitsunfähig macht.
- Im Patientengut einer Hausarztpraxis bezeichnen 4–6% aller Frauen und 5–7% der Männer im arbeitsfähigen Alter Kreuzschmerzen als ihr Hauptproblem.
- Schätzungsweise 15 bis 20% aller Erwachsenen leiden mindestens einmal pro Jahr an Kreuzschmerzen und 50 bis 80% weisen in ihrer Anamnese mindestens eine Lumbalgie-Episode auf. Für jeden beliebigen Zeitpunkt gilt, dass gerade etwa 15% aller Erwachsenen an Lumbalgie leiden.

Klinische Untersuchung

Anamnese

- Bei einem Patienten, der an Rückenschmerzen leidet, ist die Anamnese der wichtigste Teil der klinischen Untersuchung. Die Erhebung der Krankengeschichte kann folgendermaßen gegliedert werden:
  - frühere Episoden von Kreuzschmerzen (erstes Auftreten, Arztbesuche, frühere Untersuchungen, bisherige Therapien und Krankenstände)

- aktuelles Beschwerdebild (Beginn, Art und Intensität der Symptome, Schmerzen, die in die unteren Extremitäten ausstrahlen, Einschätzung des Patienten über das Ausmaß der Beeinträchtigung seiner gewohnten Aktivitäten, bisher durchgeführte Untersuchungen, Behandlungen und das Ansprechen darauf)
- andere Krankheiten (Operationen, Traumen oder sonstige pathologische Erscheinungen im Bereich des Bewegungsapparats, sonstige Leiden wie Diabetes und Arteriosklerose in den unteren Extremitäten, Erkrankungen des Urogenitaltrakts, Allergien) und aktuelle Medikationen
- Sozialanamnese (Familie, Ausbildung, Arbeitsleben und Freizeitaktivitäten)
- Lebensstil (sportliche Aktivitäten, Rauchen, Trinkgewohnheiten, Ernährung)

Körperliche Untersuchung

- Bei der körperlichen Untersuchung sollte in erster Linie nach Zeichen einer Nervenwurzelkompression gefahndet und ein Funktionsstatus erhoben werden. Zu diesem Zweck sollte sich der Patient ausreichend entkleiden.
1. Orientierende Untersuchung der Wirbelsäule:
   - Abflachung der Lordose oder Skoliose aufgrund akuter Schmerzen
   - Im Bereich der LWS ist eine Beugung nur beschränkt möglich; die Schmerzhaftigkeit der Bewegungseinschränkung kann ein Hinweis auf den Schweregrad der Erkrankung sein.
2. Palpation der Wirbel und des N. ischiadicus:
   - Eine einseitige Berührungsempfindlichkeit des Gesäßes und des Oberschenkels ist häufig mit einer akuten radikulären Kompression des N. ischiadicus assoziiert.
3. Die Beweglichkeit der Lendenwirbelsäule gibt Aufschluss über den funktionellen Status des Rückens. Zur Verlaufskontrolle sind Mobilitätsmessungen sinnvoll.
   - **Modifizierter Schober-Test (Schobermaß):** Der Patient steht, wobei der Abstand zwischen beiden Füßen etwa 15 cm betragen sollte. 3 Markierungen werden auf seinen Rücken gezeichnet: eine in der Mitte der Verbindungslinie zwischen den Spinae iliacae posteriores superiores, die zweite 10 cm über der 1. Linie und die dritte 5 cm unterhalb der 1. Linie, sodass der Abstand zwischen diesen beiden Markierungen circa 15 cm beträgt. Der Patient wird aufgefordert, sich mit durchgestreckten Knien nach vorn zu beugen. Dabei sollte sich der Abstand zwischen den beiden Marken um 6–7 cm vergrößern (in Beugestellung sollte der Abstand zwischen beiden Linien 21–22 cm betragen).
   - **Seitwärtsbeugen:** Eine Markierung wird auf die Oberschenkel des aufrecht stehenden Patienten auf Höhe der Mittelfingerspitzen gezeichnet. Man fordert den Patienten auf, sich möglichst weit zur Seite zu neigen (aber nicht nach vorn oder hinten), und markiert an den Oberschenkeln den maximalen Ausschlag. Bei einer symptomfreien Person beträgt der Abstand zwischen den beiden Linien etwa 20 cm. Bei Patienten mit Lumbalgie bestehen gewöhnlich Asymmetrien.
4. Einschätzen und bewerten von Anzeichen einer Nervenwurzelkompression:
   - Der **Lasègue** ist ein sehr sensitiver, aber relativ unspezifischer Test zur Verifizierung einer Nervenwurzelkompression im Bereich L5/S1 (womit > 90% aller Fälle von Ischiasschmerzen erfasst werden).
     – Der Test ist positiv, wenn Schmerzen ausgelöst werden, die vom Rücken in das Bein ausstrahlen. Die Rückenschmerzen selbst oder ein Spannungsgefühl hinter dem Knie gelten nicht als positive Zeichen.
     – Bei einer Nervenwurzelkompression verstärken sich die Schmerzen bei passiver Dorsalflexion des Fußes.
     – Kontralateraler Übertragungsschmerz: Ein sicheres Zeichen einer Nervenwurzelkompression ist, wenn sich der ausstrahlende Schmerz beim Anheben des kontralateralen Beins verschlimmert.
   - Muskelkraft der unteren Extremitäten:
     – Kraft bei der Dorsalflexion des Fußes und der Großzehe (Nervenwurzel L5)
     – Gehen auf den Fersen (Nervenwurzel L5) bzw. auf den Zehenspitzen (Nervenwurzel S1)
   - Prüfung der Sehnenreflexe:
     – Patellarsehnenreflex (Nervenwurzel L4)
     – Achillessehnenreflex (Nervenwurzel S1)
   - Bei Patienten mit Symptomen in den unteren Extremitäten wird die Sensibilität geprüft: an der medialen Seite des Knies (Nervenwurzel L4) sowie am Fuß: medial (Nervenwurzel L5), dorsal (Nervenwurzel L5) und lateral (Nervenwurzel S1).
   - Verminderte Muskelkraft in beiden Beinen (Paraparese), verstärkte oder multiple Sehnenreflexe und ein positiver Babinski bedeuten, dass eine weitere Abklärung durch einen Neurologen bzw. einen Neurochirurgen notwendig ist. Bei Vorliegen einer **Paraparese ist die Zuweisung sofort zu veranlassen**.
   - Bei **Verdacht auf ein Cauda-equina-Syndrom** sollte eine rektale Untersuchung (Sphinktertonus) vorgenommen und auch die Berührungsempfindlichkeit des Perineums getestet werden (**sofortige Begutachtung durch Spezialisten erforderlich**).

5. In Abhängigkeit von den Anamnesedaten sind gegebenenfalls noch ergänzende Untersuchungen notwendig:
   - Palpation der Arterien der unteren Extremitäten und Doppler-Untersuchung bei Patienten über 50 Jahren mit Claudicatio intermittens.

Klinische Dringlichkeitsstufen

- Wichtig ist die Früherkennung seltener, aber gravierender Ursachen von Rückenschmerzen. Auch ein Ischias-Syndrom sollte erkannt werden.
- Symptome im Rückenbereich können aufgrund der Anamnese und der klinischen Untersuchung in 3 Kategorien eingeteilt werden:
  1. Folgewirkungen spezifischer oder potenziell gravierender Erkrankungen (Karzinom, Infektion, Fraktur, Cauda-equina-Syndrom, Spondylitis ankylosans).
  2. Ischiassyndrom: Symptome der unteren Extremitäten weisen auf eine Nervenwurzelläsion hin.
  3. Unspezifische Rückenschmerzen: Die Symptome treten schwerpunktmäßig im Bereich des Rückens auf, ohne dass Hinweise auf eine Beteiligung der Nervenwurzeln oder auf das Vorliegen einer potenziell gravierenden sonstigen Grunderkrankung gegeben sind.

Gravierende oder spezifische Grunderkrankungen

- Hinweise auf eine mögliche gravierende Erkrankung („red flags" – Hinweise auf abwendbar gefährlichen Verlauf) sind unter anderem:
  - Schwäche, Sensibilitätsdefizite oder Taubheitsgefühl in den unteren Extremitäten
  - Harnverhalten oder Stuhlinkontinenz
  - Rückenschmerzen, die durch Ruhe nicht gebessert werden
  - Rückenschmerzen in Verbindung mit Fieber
  - Der Allgemeinzustand verschlechtert sich oder die Schmerzen werden nach und nach intensiver.
  - Rückenschmerzen, kombiniert mit starken abdominellen Beschwerden
  - Malignom in der Anamnese
- Bei Verdacht auf eine gravierende Erkrankung hat kurzfristig (maximal binnen 4 Wochen) eine Abklärung in einer spezialisierten Einrichtung zu erfolgen. Dem Patienten sollte mitgeteilt werden, dass sein Zustand weiterführende Untersuchungen erfordert, Spekulationen über eine mögliche gravierende Erkrankung sollten vermieden werden.
- Ein unauffälliger Nativröntgenbefund schließt eine gravierende Erkrankung nicht aus.

Tabelle 20.30.1 **Häufige gravierende oder spezifische Ursachen für Kreuzschmerzen**

Erkrankung	Symptomatik und Beschwerdebild
Cauda-Equina-Syndrom	Harnverhalten, Stuhlinkontinenz, Reithosenanästhesie, zumeist die Symptomatik einer Paralyse der unteren Gliedmaßen
Rupturiertes Aortenaneurysma, akute Aortendissektion	Plötzlich auftretende quälende Schmerzen, Alter 50+, instabile Hämodynamik
Maligne Tumoren	Alter 50+, Karzinome in der Anamnese, spontaner Gewichtsverlust, Symptomatik durch Bettruhe nicht gemildert, bereits über einen Monat andauernde Schmerzen, Paraparese
Bakterielle Spondylitis	Infektionen im Bereich des Harntrakts oder der Haut, Immunsuppression, Kortikosteroid-Medikation, i.v. Drogenmissbrauch, AIDS
Kompressionsfraktur	Alter 50+, Stürze in der Anamnese, perorale Steroidmedikation
Spondylolisthesis (Wirbelgleiten)	Jugendliche (8–15 Jahre)
Spinalkanalstenose	Alter 50+, neurogene Claudicatio
Spondylitis ankylosans	Erstes Auftreten der Symptome ab einem Alter von 40 Jahren, keine Schmerzlinderung durch Bettruhe, Morgensteifigkeit, Schmerzsymptomatik von zumindest 3-monatiger Dauer.

Psychosoziale Risikofaktoren

- Die folgenden psychosozialen Faktoren deuten auf ein erhöhtes Risiko einer Chronifizierung hin und sollten abgeklärt werden („yellow flags" – evtl. Hinweise auf abwendbar gefährlichen Verlauf):
  - wenn der Patient Angst hat, dass die Schmerzen einen malignen Hintergrund haben oder zu einer Behinderung führen könnten.
  - wenn es aufgrund der Schmerzsymptomatik zur Vermeidung jeglicher körperlicher Betätigung kommt.
  - bei Neigung zu depressiver Verstimmung oder sozialem Rückzug.
  - wenn sich die Erwartungen bezüglich einer Besserung in erster Linie auf passive Behandlungsmethoden richten und die Bereitschaft des Patienten selbst, engagiert an der Therapie mitzuwirken, gering ist.

Ischiassyndrom

- Die häufigste Ursache eines akuten Ischiassyndroms ist ein intervertebraler Bandscheibenvorfall.
- Wenn die Voraussetzungen für eine Notfalldiagnostik bzw. für einen akuten chirurgischen Eingriff (siehe unten) nicht gegeben sind, kann

bei Ischiaspatienten bis zu 6 Wochen lang eine konservative Behandlung versucht werden, bevor chirurgische Optionen abgeklärt werden. Ein chronisches Ischiassyndrom kann durch eine Spinalkanalstenose (20.33), d.h. durch eine Verengung des Wirbelsäulenkanals oder der intervertebralen Nervenwurzelkanäle, verursacht worden sein.
- Zum Stellenwert der Bettruhe bei der Behandlung des Bandscheibenvorfalls liegt eine methodisch einwandfreie Studie vor. Sie wies nach, dass bei der Behandlung des Ischiassyndroms Bettruhe die Heilung keineswegs beschleunigt und daher nicht empfohlen werden kann **Ⓑ**. Der Patient sollte vielmehr, soweit die Schmerzen dies zulassen, versuchen weiterhin seinen routinemäßigen Alltagsaktivitäten nachzugehen, dabei aber Situationen vermeiden, die bei ihm erfahrungsgemäß die Schmerzen verschlimmern. Schwere Ischialgien können natürlich eine Bettruhe erfordern, wobei die sogenannte Psoas-Position (Beckentieflage und angezogene Knie) die Symptomatik oft lindert. NSAR oder eine Kombination NSAR plus schwaches Opiat sind dabei die Analgetika der Wahl.

Indikationen für eine dringliche Diagnostik (Myelographie, CT oder MRT) und für einen akuten Eingriff

- Cauda-equina-Syndrom:
  - Sensibilitätsverlust im Bereich des Perineums (Reithosenanästhesie), Verminderung von Tonus und Schließfähigkeit des Afterschließmuskels
  - häufig ausstrahlende Schmerzen in die unteren Extremitäten, zusätzlich auch Muskelschwäche und Sensibilitätsverlusten
  - Harnverhalten oder -inkontinenz, Stuhlinkontinenz
- Plötzlich auftretende massive Parese:
  - Die Parese erstreckt sich auf das Versorgungsgebiet mehrerer Nervenwurzeln.
  - vollständige Peronealparese
- Unerträgliche Schmerzen und Zwangshaltung (relative Indikation)

Akute Lumbalgien (Dauer kürzer als 6 Wochen)

- Die Behandlung von kurzzeitigen Rückenproblemen, die kürzer als 6 Wochen bestehen, sollte sich nach den Ergebnissen der Anamnese und der klinischen Untersuchung richten und kann unter Verzicht auf weitere Labortests oder bildgebende Verfahren erfolgen, es sei denn, es besteht der Verdacht auf eine gravierende Erkrankung oder ein Leiden, das einer speziellen Therapie bedarf.
- Dem Patienten gegenüber wird betont, dass es sich um eine harmlose Erkrankung handelt, für die normalerweise gute Heilungschancen bestehen: In der Regel werden die Rückenschmerzen innerhalb weniger Tage oder höchstens nach wenigen Wochen wieder abklingen oder ganz verschwinden. Rückfälle sind zwar nichts Seltenes, aber normalerweise ebenfalls nur von kurzer Dauer.
- Ein kurzer Krankenstand ist üblicherweise ausreichend. Oft reicht es aus, wenn der Patient nur einen kurzen Krankenstand in Anspruch nimmt; das Ziel der Behandlung besteht darin, seine Arbeitsfähigkeit möglichst rasch wiederherzustellen.

Vermeidung von Bettruhe und Fortführung der gewohnten Aktivitäten

- Dem Patienten wird geraten, Bettruhe zu meiden **Ⓐ**. Bettruhe kann sich zwar bei schweren Lumbalgien als vorübergehend notwendig erweisen, doch stellt sie keineswegs eine Behandlungsoption für Rückenprobleme dar.
- Der Patient wird ermutigt, seine gewohnten Alltagsaktivitäten so bald wie möglich wieder aufzunehmen, weil dies wahrscheinlich am raschesten dazu führt, dass die Schmerzen wieder abklingen.

Analgetika

- Die Wirksamkeit von NSAR bei akuten Kreuzschmerzen ist belegt **Ⓐ**. Bei der Wahl des Medikaments müssen die möglichen Nebenwirkungen auf den Gastrointestinaltrakt in Betracht gezogen werden (8.33).
- Das sicherste Medikament ist Paracetamol, dessen analgetische Wirkung an jene der NSAR heranreicht. Bei mäßigen Rückenschmerzen ist Paracetamol das Therapeutikum der Wahl.
- Wenn mit Paracetamol keine ausreichende Schmerzlinderung zu erzielen ist, können NSAR eingesetzt werden. Ibuprofen ist das sicherste unter den am häufigsten verschriebenen NSAR.
- COX-2-selektive NSAR sind als Basisanalgetika nicht indiziert (8.33).
- Wird eine noch stärkere Analgesie benötigt, kann zusätzlich zu den NSAR noch Tramadol gegeben werden. Tramadol sollte jedoch nicht mit **Antidepressiva des SSRI-Typs** kombiniert werden.
- Dextropropoxyphen sollte wegen seiner Wechselwirkung mit Alkohol und dem bei Überdosierung gegebenen lebensbedrohlichen Risiko nur mit großer Zurückhaltung verschrieben werden.

Muskelrelaxanzien

- Muskelrelaxanzien sind zwar wirksamer als Placebo, andererseits aber weniger wirksam als NSAR, und die Kombinationstherapie Muskelrelaxans plus NSAR bringt keinen Zusatznutzen **Ⓑ**.

- Muskelrelaxanzien verursachen bei fast einem Drittel der Patienten Schläfrigkeit oder Schwindel.
- Ein Muskelrelaxans ist jedoch dann eine sinnvolle Alternative, wenn eine NSAR-Gabe nicht in Frage kommt oder mit einem zu großen Nebenwirkungsrisiko behaftet wäre.

Bewegung und körperliches Training
- Leichte Formen körperlichen Trainings, wie etwa Walking, erhalten die Fitness und können empfohlen werden.
- In den frühen Phasen von akuten Kreuzschmerzen sind aktive Bewegungsübungen für den Rücken nicht von Nutzen.

Manuelle Therapie
- Ein einschlägig qualifizierter Therapeut (ein Arzt oder Physiotherapeut mit einer Zusatzausbildung in den Behandlungstechniken der manuellen Therapie) kann bei Patienten mit akuten Lumbalgien (< 6 Wochen Dauer) beigezogen werden, wenn eine solche Behandlung dazu beiträgt, dass der Patient rasch wieder seine früheren Aktivitäten aufnehmen kann.
- Es hat sich gezeigt, dass bei manchen Patienten eine manuelle Therapie die Schmerzen schneller zum Abklingen bringen kann. Hingegen können damit weder Rezidive abgewendet noch eine Chronifizierung der Schmerzen verhindert werden. Im Allgemeinen scheint jedoch eine manuelle Therapie der Wirbelsäule bei Patienten mit akuter oder chronischer Lumbalgie im Vergleich zu den übrigen Standardtherapien keine Vorteile zu erbringen **B**.
- Vor einer manuellen Therapie ist ein Nativröntgen der Lendenwirbelsäule zu empfehlen, es kann jedoch auf den Einsatz bildgebender Verfahren verzichtet werden, wenn keine offensichtlichen Kontraindikationen für eine solche Behandlung bestehen.
- Kontraindikationen für eine manuelle Therapie sind:
  - Prozesse, die die Wirbel schwächen (fortgeschrittene Osteoporose, Tumor oder Infektion)
  - Spondylitis ankylosans
  - Instabilität, Spondylolisthesis (Wirbelgleiten)
  - fortgeschrittene Spondylarthrose
  - rezentes Trauma
  - hämorrhagische Diathese
  - Verdacht auf Bandscheibenvorfall im Lendenwirbelsäulenbereich
  - Bei Ischias-Symptomatik wird eine manuelle Therapie nicht empfohlen.

Stützkorsett
- Es gibt nur geringe Evidenz für die schmerzlindernde Wirkung eines Stützkorsetts bei kurzfristigen Lumbalgien **C**. Hingegen liegen einige Daten vor, die zeigen, dass durch ein Stützkorsett das Auftreten von Kreuzschmerzen oder von Rezidiven nicht verhindert werden kann.

Subakute Lumbalgie (Dauer 6–12 Wochen)

Untersuchungen
- Wenn die Rückenschmerzen längere Zeit andauern, sollte der Patient innerhalb der ersten 6 Wochen ab dem Auftreten der Schmerzen zu weiteren Untersuchungen überwiesen werden, um die Ursachen der Beschwerden abzuklären sowie eventuell die Notwendigkeit für eine Operation zu evaluieren und um gegebenenfalls einen umfassenden Rehabilitationsplan ausarbeiten zu können.
- Röntgenbilder der Lendenwirbelsäule **C**, BSG, Blutbild, Urinprobe und bei Bedarf weitere Laboruntersuchungen.
- Einschätzung der Krankheitsbewältigung durch den Patienten einschließlich des Grads seiner Erschöpfung und depressiven Verstimmung durch ein Gespräch, durch Schmerzskalen und durch vom Patienten auszufüllende Fragebögen (z.B. Depressionsinventar).

Richtlinien für die Behandlung
- Die Behandlung sollte darauf abzielen, dem Patienten die durch die Rückenschmerzen ausgelösten Ängste zu nehmen. Sie sollte auf einer multidisziplinären Basis hauptsächlich im Rahmen der primären Gesundheitsversorgung oder der Arbeitsmedizin erfolgen. Eine Bewegungstherapie zur Wiederherstellung der Funktion sollte Teil der Behandlung sein.
- Zur Vermeidung einer Chronifizierung sollten keine Krankschreibungen ohne präzise Begründung erfolgen. Schätzungen zufolge kehren nach 6-monatigem Krankenstand 50% der Patienten an ihre frühere Arbeitsstelle zurück, während nach einer einjährigen Abwesenheit dieser Prozentsatz auf 10–20% absinkt.
- Der Hausarzt sollte gute Beziehungen zum arbeitsmedizinischen Dienst und zum Arbeitgeber unterhalten, um helfen zu können, falls die Arbeitsfähigkeit eines Patienten in Frage gestellt wird. Um die Rückkehr ins Arbeitsleben zu erleichtern, sollten in Zusammenarbeit mit dem arbeitsmedizinischen Dienst die Arbeitsbedingungen überprüft und die Arbeitsbelastung optimiert werden. Diese Wiedereingliederung in den Arbeitsprozess kann auch durch eine vorübergehende Reduzierung der Arbeitsbelastung gefördert werden.
- Bei der Lösung der in diesem Zusammenhang auftretenden psychosozialen Probleme kommt dem Hausarzt in Zusammenarbeit mit den je-

weils verfügbaren psychosozialen Diensten eine vorrangige Aufgabe zu.

Indikationen für eine chirurgische Sanierung eines Bandscheibenvorfalls

- Wenn ein belastendes in das Bein ausstrahlendes Schmerzsyndrom schon länger als 6 Wochen besteht und mit einer Nervenwurzelkompression vereinbare klinische Zeichen präsent sind, sollten mit dem Patienten weitere mögliche Behandlungsoptionen einschließlich eines chirurgischen Eingriffs besprochen werden.
- Vor der endgültigen Entscheidung für eine chirurgische Intervention sollte eine neuroradiologische Abklärung (mittels CT oder MRT) erfolgen, um sicherzustellen, dass tatsächlich an der Lokalisation, auf die die Symptomatik verweist, ein Bandscheibenvorfall vorliegt.
- Absolute Operationsindikationen sind das Kaudasyndrom sowie eine signifikante oder progrediente Schwächung der Streck- und/oder Beugemuskeln des Fußgelenks.
- Die Operation (Diskektomie) wird entweder nach dem klassischen Verfahren oder aber mithilfe der heute schon weit verbreiteten mikrochirurgischen Techniken durchgeführt.
  - Beide Vorgangsweisen sind für die Schmerzausschaltung gleich wirksam.
  - Verglichen mit den der klassischen bzw. der auf ein Operationsmikroskop gestützten Technik hat sich die perkutane endoskopische Diskektomie als nicht ganz so effektiv erwiesen.
- Die mit einer Chemonukleolyse, d.h. mit einer enzymatischen Auflösung der prolabierten Bandscheibe, erzielten Ergebnisse sind recht unbefriedigend; die Methode kann nicht empfohlen werden.

Medikamentöse Therapie

- Je nach Schmerzintensität können Paracetamol, NSAR oder eine Kombination NSAR plus schwaches Opiat **Ⓑ** eingesetzt werden.
- Die Nebenwirkungen von NSAR müssen speziell bei älteren Menschen bedacht werden, da bei ihnen das größte Risiko NSAR-induzierter Ulkusblutungen oder einer Perforation besteht.
- Bislang konnte nicht nachgewiesen werden, dass Antidepressiva bei der Behandlung von Kreuzschmerzen effektiver sind als Placebo **Ⓒ**, sie können jedoch eingesetzt werden, wenn beim Patienten eindeutige Zeichen einer depressiven Verstimmung gegeben sind.
- Bei der Verschreibung von Benzodiazepinen sollte große Zurückhaltung walten und Antipsychotika sind im Rahmen einer Lumbalgiebehandlung nicht zu empfehlen.

Bewegungstherapie

- Bei subakuten Lumbalgien scheinen abgestimmte Bewegungsprogramme mit steigernder Intensität die Dauer der Krankenstände zu verkürzen **Ⓑ**.

Multidisziplinäre Rehabilitation

- Bei subakuten Lumbalgien kann man davon ausgehen, dass ein von einem Physiotherapeuten überwachtes körperliches Trainingsprogramm zur Wiederherstellung der Funktionstüchtigkeit und Arbeitsfähigkeit dem Patienten in signifikanter Weise hilft, die Anforderungen des Alltags und der Arbeitswelt zu bewältigen. Durch einen Besuch am Arbeitsplatz ist es meist möglich, die Übungen und das Trainingsprogramm an dessen spezielle Anforderungen anzupassen.

Chronische Lumbalgien (Dauer über 12 Wochen)

- Für die Therapie von Lumbalgien, die schon länger als 3 Monate andauern, gelten dieselben Richtlinien wie für die subakute Phase. Ein intensives körperliches Training im Rahmen einer multidisziplinären Rehabilitation bringt Erfolge. Die Wiederherstellung der Arbeitsfähigkeit erfordert Interventionen am Arbeitsplatz.
- Die multidisziplinäre Rehabilitation sollte in intensiverer Form und mit einem anspruchvolleren Übungsprogramm betrieben werden als dies für die subakute Phase empfohlen wird. Das Programm sollte funktionsspezifische Übungen einschließen und langfristig konzipiert sein (mehr als 100 Stunden).

Bewegungstherapie und körperliches Training

- Bei Erwachsenen mit chronischen Rückenschmerzen scheint eine Bewegungstherapie bis zu einem gewissen Grad einen Beitrag zur Schmerzlinderung und zur Wiederherstellung der Funktion leisten zu können **Ⓑ**. Nicht erwiesen ist hingegen, dass systematisches körperliches Training bei Patienten mit chronischen Kreuzschmerzen die Fehlzeiten oder Berentungsfälle reduzieren kann.

Rehabilitation

- Am Beginn einer frühen Rehabilitation sollte von einem Rehabilitationsteam der primären Gesundheitsversorgung oder des arbeitsmedizinischen Dienstes die Situation und zielführende Maßnahmen eingeschätzt werden. Anschließend werden sofort die entsprechenden Rehabilitationsmaßnahmen in einem ambulanten Rahmen, wenn nötig auch in einer Spezialeinrichtung, in Angriff genommen.
- Ein Rehabilitationsteam im Rahmen der Primärversorgung sollte zumindest einen Arzt, einen Physiotherapeuten und eine Schwester des arbeitsmedizinischen Diensts umfassen.

Art der Rücken-schmerzen	Patienteninformation
Allgemeine, unspezifische Rückenschmerzen – vermitteln Sie eine positive Botschaft	Kein Grund zur Besorgnis, Rückenschmerzen hat fast jeder.
	Keine Anzeichen eines schwerwiegenden Traumas oder einer gravierenden Erkrankung.
	Die Genesung dauert gewöhnlich einige Tage oder höchstens ein paar Wochen.
	Bleibende Schäden sind nicht zu erwarten. Rückfälle sind eher häufig, aber auch dann ist die Chance auf eine Wiederherstellung gut.
	Körperliche Bewegung ist nützlich. Untätigkeit ist schlecht. Schmerzen bedeuten nicht, dass Bewegung schlecht ist.
Ischialgien – übermitteln Sie eine vorsichtig positive Botschaft	Kein Grund zur Sorge. In vielen Fällen reicht eine konservative Behandlung aus, jedoch dauert es bis zum völligen Abklingen der Schmerzen gewöhnlich 1–2 Monate. Mit einer völligen Schmerzfreiheit kann gerechnet werden. Rückfälle sind möglich.
Verdacht auf eine gravierende Grunderkrankung – vermeiden Sie es, eine negative Botschaft zu vermitteln	Für eine Diagnose sind noch weitere Untersuchungen nötig. Erfahrungsgemäß ergeben diese in vielen Fällen harmlose Befunde.
	Nach den Untersuchungen wird ein Spezialist darüber entscheiden, welche Therapie für Sie am besten ist.
	Übermäßige körperliche Anstrengungen sollten bis zum Abschluss der Untersuchungen vermieden werden.

Tabelle 20.30.2 Britische Empfehlungen zur Aufklärung von Lumbalgiepatienten (Waddell et al, 1996)

- Anmerkung: Derzeit sind dafür in Österreich weder einheitliche Konzepte noch die erwähnten Einrichtungen verfügbar.

Maßnahmen zur Förderung der Arbeitsfähigkeit

- Eine Förderung der Arbeitsfähigkeit eines Patienten mit chronischen Rückenproblemen bedingt, dass die gesetzten Handlungen direkt auf die tatsächliche Arbeitssituation abzielen. Maßnahmen zur Verringerung der körperlichen Belastung am Arbeitsplatz sollten dazu beitragen, die endgültige Invalidität abzuwenden und Personen mit beschränkter Arbeitsfähigkeit helfen, ihre Situation besser zu bewältigen.
- Es ist wichtig, dass die Arbeitskollegen einfühlsam auf die Beschränkungen eingehen, denen ein an chronischen Rückenschmerzen leidender Beschäftigter unterworfen ist.
- Allgemeinmediziner und Spezialisten sollten mit den arbeitsmedizinischen Einrichtungen zusammenarbeiten, die im Allgemeinen die besten Möglichkeiten haben, geeignete Maßnahmen am Arbeitsplatz zu veranlassen.

Informationen für Patienten

- Eine richtige Aufklärung des Patienten mindert dessen Ängste und verbessert die Compliance. Ein Informationsschema für Lumbalgiepatienten, wie es von einer britischen Expertengruppe empfohlen wird, findet sich in Tabelle 20.30.2.
- Dem Patienten sollte erklärt werden, dass Lumbalgien in Regel einen wellenförmigen Verlauf haben und dass eine völlige Symptomfreiheit nicht immer erreicht werden kann. Es kommt sehr oft zu Rezidiven, die allerdings meist weniger heftig sind.
- Bei der Aufklärung der Patienten sollte betont werden, dass für die Prävention von Rückenschmerzen ein regelmäßiges körperliches Training, die Gewichtskontrolle, die richtige Ernährung und ein Rauchverzicht besonders wichtig sind.

20.33 Lumbale Spinalkanalstenose

Definition und Epidemiologie

- Bei einer lumbalen Spinalkanalstenose (LSS) wird die Cauda equina im lumbalen Spinalkanal komprimiert.
- Man unterscheidet zwischen einer zentralen und einer lateralen Stenose.
- Die diagnostischen Kriterien sind erfüllt, wenn
  - die Kompression der Cauda equina und/oder der Nervenwurzeln durch bildgebende Untersuchungsverfahren (CT, MRT) verifiziert wurde,
  - beim Patienten eines oder beide der folgenden Symptome bestehen: eine Claudicatio spinalis und/oder eine chronische Nervenwurzelkompression.
- Die Prävalenz der symptomatischen LSS nimmt nach dem 50. Lebensjahr zu. Das Durchschnittsalter der wegen LSS operierten Patienten beträgt etwa 60 Jahre. Die wegen eines Bandscheibenvorfalls operierten Patienten sind im Durchschnitt 40 Jahre alt.
- Die Inzidenz von LSS in der Gesamtbevölkerung ist nicht bekannt. Männer scheinen etwas häufiger an LSS operiert zu werden als Frauen.
- Inzidenz und Prävalenz von LSS nehmen mit fortschreitendem Alter zu.
- Da heute CT- und MRT-Untersuchungen häufiger zum Einsatz kommen, wird auch die LSS öfter diagnostiziert.

Symptomatik

- Der Patient berichtet typischerweise, dass eine Flexion der Wirbelsäule seine Beschwerden mildert und eine Extension sie verschlimmert.
- Zu den Symptomen zählen Schmerzen, Taubheitsgefühl und/oder Schwäche. Die Symptome können uni- oder bilateral auftreten.
- Beim Gehen kommt es zu einer **spinalen oder neurogenen Claudicatio**, die den Patienten zum Anhalten zwingt; eine Flexion der Wirbelsäule, z.B. eine Sitz- oder eine Hockstellung, mildert die Symptome. Patienten mit einer Claudicatio sind in der Regel in Ruhe symptomfrei.
- Bei der **chronischen radikulären Kompression** liegt üblicherweise ein Dauerschmerz vor, wobei der Schweregrad je nach Körperhaltung des Patienten variiert. Die Schmerzsymptomatik ist diffuser als der Dermatomschmerz bei einem Diskusprolaps.
- Bei der **gemischten Symptomatik** findet man beim Patienten sowohl die Symptomatik eines Diskusprolaps als auch jene einer Claudicatio.
- Ein **Cauda-equina-Symptom** tritt dabei selten auf, doch sollte man den Patienten auch in diese Richtung hin befragen.

Klinische Befunde

- Einem LSS-Patienten mit einer Claudicatio spinalis geht es „eigentlich ganz gut", wenn er im Liegen untersucht wird. Der Arzt sollte sich dadurch nicht täuschen lassen.
- Ein LSS-Patient mit Diskusprolapssymptomatik hat Schmerzen, wenn er seinen Rücken bewegt, das Lasègue-Zeichen ist möglicherweise positiv.
- Provokationstest: Der Patient streckt im Stehen für 30–60 Sekunden seinen Rücken. Der Untersucher kann ihn dabei stützen. Liegt tatsächlich eine Stenose vor, wird diese Haltung die Symptome auslösen oder verschlimmern.
- Bei etwa der Hälfte der Patienten finden sich Sensibilitäts- oder Reflexstörungen.
- Bei der klinischen Untersuchung sollte auch eine digitale rektale Untersuchung durchgeführt werden.

Diagnostik

- Der Verdacht auf eine LSS ergibt sich aus der Anamnese. Ein positiver Extensionstest stützt diese Verdachtsdiagnose.
- Verifiziert wird die Diagnose LSS durch eine CT oder eine MRT.
- Die LSS-Diagnose ist gesichert, wenn die Daten aus der Anamnese und die klinischen und die radiologischen Befunde ein einheitliches Bild ergeben.
- Hier ist allerdings anzumerken, dass zwischen dem Beschwerdebild und den Röntgenbefunden nicht immer eine gute Korrelation besteht.

Differenzialdiagnostik

- Claudicatio intermittens. Sind periphere Pulse tastbar, ist die arterielle Zirkulation in den unteren Extremitäten ausreichend. Ausnahme: Trotz arterieller Verschlüsse in der Beckenregion kann in Ruhe ein tastbarer peripherer Puls vorhanden sein.
  - Die Haltung des Rückens hat keinen Einfluss auf die Symptome.
  - Die Symptomatik verbessert sich im Stehen, und der Patient kann sich aufrichten.
  - Radfahren verursacht Symptome.
- Coxarthrose
- Ein Bandscheibenvorfall im Lendenwirbelsäulenbereich kann vor allem bei älteren Patienten leicht mit einer LSS verwechselt werden.
- Fortgeleitete Schmerzen mit Ursprung im Bereich der Lendenwirbelsäule (eine sogenannte „pseudoradikuläre Symptomatik").
- Neurologische Ursachen für Schmerzen in den unteren Extremitäten (z.B. Polyneuropathie, spinale Tumoren, Multiple Sklerose). Babinski-Zeichen und Spastizität der unteren Extremitäten.

Therapie

- Die Wirksamkeit chirurgischer Maßnahmen ist eindeutig belegt; hingegen liegen nur spärliche Beweise für den Nutzen konservativer Behandlungsmethoden vor.
- Randomisierte Studien, die die Ergebnisse chirurgischer und konservativer Therapien miteinander vergleichen würden, fehlen.

Konservative Behandlung

- Bei einer langfristigen Nachbeobachtung zeigte sich, dass der Zustand von nicht operierten LSS-Patienten als recht gut zu bewerten ist.
- Es ist gewöhnlich vorteilhaft, es zunächst mit einer konservativen Therapie zu versuchen.
- Indikationen für eine konservative Behandlung:
  - Der Patient kann seine Beschwerden einigermaßen gut verkraften.
  - Die körperliche Leistungsfähigkeit des Patienten ist nicht gravierend beeinträchtigt.
  - Der Patient kann mehrere 100 Meter gehen.
- Wenn die Beschwerden mit einer konservativen Behandlung gelindert werden können und eine ausreichende Funktionstüchtigkeit gegeben ist, kann diese Therapie fortgeführt werden. Eine Pathologie in einem bildgebenden Verfahren allein stellt noch keine Indikation für eine chirurgische Intervention dar.
- Schmerzbekämpfung
- Entlordosierendes Mieder/Korsett
- Dehnungsübungen für die Beugemuskeln
- Physiotherapie zur Schmerzlinderung und Reduzierung der Kontrakturen von Muskeln und Faszien im Lendenwirbelsäulenbereich.

- Dehnungsübungen haben eine positive Wirkung auf die Muskelverspannungen im Bereich des Rückens, des Bauchs und der Oberschenkel und in der Lendenregion.
- Calcitonin wirkt nicht besser als ein Placebo.
- Epidurale Steroidinjektionen

Operatives Management

- Operative Maßnahmen lindern die Schmerzen und verlängern die Gehstrecke.
- Bei Männern und bei einer durch eine Myelographie nachgewiesenen kompletten Verengung des Rückenmarkskanals besteht für eine operative Dekompression eine günstige Prognose.
- Die Langzeitergebnisse des chirurgischen Managements schwanken sehr stark: in manchen Fällen bleibt das gute Operationsergebnis dauerhaft stabil, in anderen wiederum verschlimmert sich der Zustand wieder.
- Indikationen für den chirurgischen Eingriff:
  - Das Cauda-equina-Syndrom stellt eine Indikation für eine Notoperation dar.
  - progredientes neurologisches Defizit
  - Unerträgliche Schmerzen, die sich mit einem konservativen Therapieversuch nicht beherrschen lassen.
  - eine sich verkürzende Gehstrecke (< 200–300 m)
- Zu den üblichen Operationsverfahren zählen die Laminektomie ❻ und die Hemilaminektomie.
- Eine sich im CT-Bild als erfolgreich darstellende Dekompression scheint nicht immer mit dem klinischen Ergebnis der Operation zu korrelieren.

20.34 Leistenschmerz

Zielsetzung

- Bakterielle Infektionen, bei denen eine akute Behandlungsnotwendigkeit besteht, müssen erkannt werden.
- Es sollte immer auch an die Möglichkeit einer Schenkelhalsfraktur (etwa einer Stressfraktur) gedacht werden, um dafür zu sorgen, dass vor der Röntgenuntersuchung keine weiteren Schäden durch die Belastung entstehen.

Kinder und Jugendliche

- Belastungsinduzierte Band- oder Muskelläsionen
- Eine Verletzung der Oberschenkeladduktoren ist häufig; die Folge ist eine schmerzhafte oder schwache passive Adduktion bei der klinischen Untersuchung.
- Akute Synovitis des Hüftgelenks bei Kindern vor der Adoleszenz: (29.84)
  - oft nach einem Atemwegsinfekt
  - deutlich eingeschränkte Innenrotation des Hüftgelenks.
- Stressfraktur des Schenkelhalses oder des Schambeins bei Wehrpflichtigen:
  - nach extremen Belastungen
- Epiphysiolyse des Hüftkopfes:
  - übergewichtige männliche Teenager
- Knochentumoren (20.91)
- Ein osteoides Osteom ist der Tumor, der am häufigsten Schmerzen verursacht.
  - nächtliche Schmerzen
- Reaktive Arthritis, rheumatoide Arthritis:
  - In der Regel sind auch andere Gelenke beteiligt.
- Bakterielle Arthritis:
  - Fieber
- Schmerzhafter Lymphknoten in der Leiste:
  - Erysipel, Tularämie, Infektion im Bereich des Genitals oder der unteren Extremität
- Inguinalhernie
- Bursitis im Bereich des Hüftgelenks
- Hüftganglien
  - meist assoziiert mit einem Einriss des knorpeligen Labrums
- Fortgeleitete Schmerzen:
  - Bei einer Harnleiterkolik strahlen die Schmerzen in die der Leiste unmittelbar benachbarte Region aus.
  - Auch Schmerzen mit Ursprung in den Hoden oder der Prostata können in den Unterbauch ausstrahlen.

Erwachsene und ältere Patienten

- Zusätzlich zu den oben angeführten Möglichkeiten:
  - Coxarthrose
    - Die Beweglichkeit der Hüftgelenke, besonders die Innenrotation, ist eingeschränkt.
    - Im Röntgen finden sich degenerative Veränderungen.
  - Entzündung oder Verletzung des Sakroiliakalgelenks (20.35)
    - Der SIG-Provokationstest kann positiv sein.
    - Gehen oder körperliche Belastung verschlechtert die Schmerzen (Beachte: Bei Rückenschmerzen werden die Beschwerden beim Gehen oft leichter).
  - Nervenkompressionen
    - Bei der Meralgia parästhetica (Kompression des N. cutaneus femoris lateralis (20.63)) projiziert sich der Schmerz an die Vorderseite des Oberschenkels. Der Schmerz ist assoziiert mit Taubheit und Ameisenlaufen. Die Patienten sind oft übergewichtig.

– N. ilioinguinalis, N. obturatorius, N. genitofemoralis: Der Schmerz wird im Oberschenkel verspürt.
– Eine Irritation der Nervenwurzeln der oberen LWS (L1–L2) kann ebenso ausstrahlen.
  ○ Schenkelhalsfraktur
– Eine eingestauchte Fraktur sollte in Erwägung gezogen werden, auch wenn der Patient nach einem Sturz noch gehen kann.

Untersuchungen

- Röntgenaufnahmen sind immer dann notwendig, wenn angenommen werden muss, dass der Ursprung der Schmerzen im Hüftgelenk oder Femur liegt. Die Röntgenbilder müssen in 2 senkrechten Projektionen angefertigt werden.
  ○ Indikationen für Röntgenbilder der Hüftgelenke bei Kindern, siehe 29.84.
- Außer bei Verdacht auf eine Fraktur ist eine notfallmäßige Röntgenuntersuchung nicht notwendig, doch sollte bis zum Ausschluss einer Fraktur jede Gewichtsbelastung vermieden werden.
- Mittels Sonographie können eine etwaige Flüssigkeitsansammlung im Hüftgelenk, eine Bursitis oder ein Ganglion nachgewiesen werden.
- Ein MRI ist dann angezeigt, wenn trotz unauffälligem Röntgenbefund die Schmerzen über einen längeren Zeitraum anhalten (Stressfraktur des Schenkelhalses, Hüftkopfnekrose, Tumor).

20.35 Gesäß- und Hüftschmerzen

- Siehe auch den Artikel über Lumbalgien 20.30.

Zielsetzung

- Nervenwurzelsyndrome, Spinalkanalstenosen, eine Sakroiliitis sowie maligne Prozesse sollten erkannt werden.

Ätiologie

- Kinder und Jugendliche:
  ○ Synovitiden, Arthritiden, Traumen, kongenitale Hüftgelenksluxationen, Epiphysiolysen verschiedenen Ursprungs
- Erwachsene und Senioren
- Diskopathien (ausstrahlende Schmerzen), auch im Bereich der unteren BWS, Coxarthrose, Bursitiden der Hüfte/Gesäß, Sakroiliitis, Schwäche der Ligamente im Becken während der Schwangerschaft, rheumatische Erkrankungen, aseptische Knochennekrosen, Piriformis-Syndrom und maligne Prozesse (kleines Becken, Prostata).

Hinweise für die Diagnose

- Schmerzen mit Ursprung in der Wirbelsäule:
  ○ Bei akuten Rückenschmerzen treten häufig auch Gesäßschmerzen auf (20.30). Die Symptomatik kann sich bei gerader oder schräger Extension des Rückens verschlimmern.
- Arthritis oder Arthrose des Hüftgelenks:
  ○ Bewegungseinschränkungen sind ein typisches Merkmal: Sie treten zuerst bei der Innenrotation, später bei der Extension und schließlich bei der Außenrotation und der Abduktion auf.
  ○ Der Schmerz nimmt meist beim Gehen oder bei Belastung des Gelenks zu.
  ○ Berührungsempfindlichkeit in der Leistengegend im Bereich des Hüftgelenks.
  ○ Schmerzen, die in der Hüfte entstehen, können nicht unter das Knie ausstrahlen (Dermatom L3).
- Ausstrahlende Schmerzen aufgrund einer Nervenwurzelkompression:
  ○ Nervenwurzelkompression (Ischiassyndrom) (20.30): Die Schmerzen nehmen zu, wenn sich der Patient nach vorne beugt, und strahlen häufig bis in den Unterschenkel aus. Gehen kann die Symtome lindern. Oft sind die Schmerzen am Morgen belastender (der Druck im Discus intervertebralis ist höher).
  ○ Spinalkanalstenose (20.30): Die Symptomatik verstärkt sich beim Gehen oder Stehen, bessert sich beim Niedersetzen. Beachte: Schmerzen im Rahmen einer Claudicatio, die durch eine PAVK verursacht sind, werden immer leichter, wenn der Patient beim Gehen stehen bleibt. Claudicatiosyptome, die durch eine Spinalkanalstenose verursacht werden, die sich mit Taubheitsgefühlen in beiden Beinen präsentieren, haben einen unangenehmeren Verlauf als Schmerzen, die nur in ein Bein ausstrahlen. Bei Letzterem liegt meist nur eine Einengung der Nervenwurzel im Wurzelkanal zugrunde.
- Piriformis-Syndrom:
  ○ Wenn das Sprunggelenk auf das kontralaterale Knie gelegt wird und wenn das Knie des gehobenen Fußes in Richtung der kontralateralen Schulter gezogen wird, werden Schmerzen ausgelöst (20.30).
  ○ Die tiefe Palpation des Glutealbereichs ist schmerzhaft.
- Sakroiliitis:
  ○ Kann das Inititalsymptom einer Spondylitis ankylosans (21.32) oder einer reaktiven Arthritis sein (21.31).
  ○ Zu den typischen Symptomen zählen Morgensteifigkeit und Steifheit nach längerem Sitzen. Der Schmerz kann von einer Gesäßhälfte auf

die andere wechseln. Gehen kann die Symptome verstärken.
- häufig Verspannungen der Kreuzbein-Darmbeingelenks (ISG)
- Die BSG ist gelegentlich beschleunigt (z.B. wenn eine Spondylitis ankylosans in Frage kommt).
- Es können Schmerzen an den Insertionsstellen der Bänder auftreten (Tendinopathie).
- Schmerzen im Beckenbereich während der Schwangerschaft, (Schlaffheit und Instabilität der Beckenligamente)
  – Tritt bei ca. 20% der Schwangeren auf. Die Prävalenz sinkt dann, 3 Monate nach der Entbindung, auf 1/3 der ursprünglichen ab.
  – Die Symptome können sich beim Stehen oder Sitzen verstärken.
- Stressfraktur des Schambeins (18.64):
  - bei Wehrdienstpflichtigen
- Schmerzen an den Insertionsstellen der Sehnen aufgrund von Überbelastung
- Claudicatio-Schmerzen (spinal oder vaskulär), (5.60):
  - beim Gehen
- Bursitis trochanterica (20.36):
  - akute Schmerzen lateral des Hüftgelenks, bei Palpation Druckempfindlichkeit des Trochanter major
  - Extreme Hüftbewegungen und ihre Gegenbewegungen verursachen Schmerzen.
- Tuber-ischii-Bursitis
- Maligne Prozesse: kleines Becken, Prostatakarzinom (digitale rektale Untersuchung!)

20.36 Trochanterschmerz

Grundsätzliches

- Trochanterschmerzen können von einer Tendinopathie des Musc. gluteus medius oder durch eine Bursitis verursacht werden.
- Schmerzen in der Trochanterregion können oft durch Steroidinjektionen erleichtert werden Ⓖ

Beschwerdebild

- Schmerzen, die aus der Trochanterregion sowohl nach proximal als auch nach distal ausstrahlen – in die Hüfte und lateral in den Oberschenkel
- Schmerzen beim Gehen und bei körperlicher Belastung, z.B. beim Stufen steigen
- Schmerzen beim Schlafen auf der schmerzhaften Seite

Diagnostik

- Der typische Patient ist eine Frau mittleren oder höheren Alters, wobei Übergewicht ein prädisponierender Faktor ist.
- Den Schmerzpunkt stellt man mittels Palpation des Trochanter major fest.
- Der Schmerz kann auch durch ein direktes Trauma (Sturz) oder anhaltende Belastung, z.B. durch Lauftraining, verursacht werden.
- Extreme Abduktion in der Leiste ist meist schmerzhaft.
- Der Schmerz kann durch eine Tendinopathie des Musc gluteus medius verursacht werden, ähnlich wie beim Rotatorenmanschettensyndrom der Schulter. Eine Tendinopathie kann sogar eine häufigere Ursache des Trochanterschmerzes als eine Bursitis sein.
- Ausstrahlende Schmerzen der unteren LWS, Irritationen des Nervus femoralis und Fibromyalgie sollten in der Differenzialdiagnose ebenfalls bedacht werden.

Behandlung

- Die Therapie der Wahl ist eine Injektion an der schmerzhaftesten Stelle (Verwendung von 4–8-cm-Nadeln je nach Tiefe und Umfang des Oberschenkels).
  - Injiziert wird 1 ml Kortikosteroid + 4–5 ml Lidocain 1%.
  - Die Nadel wird bis zum Knochenkontakt eingeführt, dann wird die Nadelspitze wieder etwa 5 mm zurückgezogen.
  - Die halbe Lösung wird direkt am Schmerzpunkt injiziert und der Rest in der Umgebung.
- Wenn die erste Injektion keine Schmerzlinderung bringt, kann die Behandlung nach ein paar Wochen wiederholt werden.

20.40 Das schmerzhafte Knie

- In der Tabelle 20.40 finden sich die wichtigsten Symptome und Befunde, die wegweisend für eine Diagnose spezifischer Erkrankungen und Läsionen sind.

Tabelle 20.40 **Knieschmerzen – diagnostische Hinweise**

Symptomatik, Beschwerdebild, typische Fälle	Erkrankung
Schmerzen, die durch längeres Sitzen mit abgewinkelten Knien entstehen (z.B. im Kino)	–
Schmerzen beim Treppabgehen und in der Hockstellung; Druckschmerzen und „Reibegeräusche" der Kniescheibe unter Belastung	Chondromalazie, Chondropathia patellae (20.42)
Druckschmerzhaftigkeit und Schwellung der Tuberositas tibiae; Patient 10–15 Jahre alt	Osgood-Schlatter-Syndrom (30.25)
Druckschmerz am unteren Rand des Kniegelenks und im Bereich der Patellasehne; sportliche Betätigung mit Schwerpunkt Sprungdisziplinen	Springerknie (20.43)
Instabilität des Kniegelenks; Verletzung oder Verletzungsfolgen	Untersuchung der Stabilität des Kniegelenks (20.41) Knieverletzungen (18.33)
Blockierung des Kniegelenks, Gelenkserguss, Instabilität des Kniegelenks	Meniskusriss (20.44) Osteochondrosis dissecans (Osteochondritis) (20.47) Patellalateralisationstendenz (18.32)
Schwellung in der Kniekehle	Baker-Zyste (20.45)
Präpatellare Schwellung	Präpatellare Bursitis (20.46)
Schmerzen und/oder Schwellung des Kniegelenks ohne aktuelle Verletzung, Morgensteifigkeit	Arthritis (21.02)
Bewegungsschmerzen bei Patienten mittleren und höheren Alters, periodische Schwellungen, Anlaufschmerz, Schmerzen beim Treppensteigen, Deformierung.	Arthrosen (Osteoarthritis)
Bewegungsschmerzen seitlich im Kniegelenk, Druckschmerzhaftigkeit bei Palpation des lateralen Tibiakondylus	Insertionstendinitis im Bereich des Tractus iliotibialis (Schmerzen, die durch Reibung entstehen)
Schmerzen bei Rotation der Hüftgelenke	Coxarthrose (die Schmerzen strahlen in das Knie aus)

20.41 Untersuchung eines instabilen Kniegelenks

- Zum Vergleich wird zuerst das nicht betroffene Knie untersucht.
- Der Bewegungsumfang des schmerzhaften Knies wird entsprechend vorsichtig untersucht, damit sich die Oberschenkelmuskulatur nicht verkrampft. Auch bei den Untersuchungen auf Instabilität (Tabelle 20.41) beginnt man behutsam und wendet bei der Beugung anfangs nur sanften Druck an.
- Die häufigste Ursache für eine Instabilität des Kniegelenks ist eine Ruptur des medialen Seitenbands und des vorderen Kreuzbands (Punkt 1 in der Tabelle): In 30°-Flexionsstellung ist unter Valgusstress das Knie aufklappbar.

Tests

Schubladentest

- Gewöhnlich liegt der Patient auf dem Rücken, das Knie in 90°-Flexionsstellung. Der Arzt bewegt das Bein in sagittaler Ebene vor und zurück und vergleicht die Bewegung mit jener der nicht verletzten Seite.
- **Lachman-Test:** Das Knie wird in 20°-Flexionsstellung gehalten, und die Tibia wird in Relation zum Femur in sagittaler Ebene vor und zurück bewegt. Dieser Test gibt besser Aufschluss über den Zustand der Bänder, ist aber bei stark übergewichtigen Patienten möglicherweise nur schwer durchführbar.

Pivot-Shift-Zeichen

- Der auf dem Rücken liegende Patient hält das Bein gestreckt.
- Der Untersucher fasst das Bein des Patienten am Knöchel und rotiert es nach innen, wobei die 2. Hand des Untersuchers gleichzeitig einen Valgusstress erzeugt.
- Das Bein wird in Innenrotation und Valgusstellung gebeugt. Wird bei 40°- bis 45°-Flexion ein deutlich hörbares Schnapp-Phänomen ausgelöst, gilt der Test als positiv; die lateralen Gelenksflächen des Femurs und der Tibia werden durch den Tractus iliotibialis auch sichtbar repositioniert.

Das umgekehrte Pivot-Shift-Zeichen

- Untersuchung wie oben, nur mit außenrotierter Tibia

Evaluierung der Untersuchungsergebnisse und weiteres Vorgehen

- Die Evaluierung der Untersuchungsergebnisse kann schwierig sein.
- Wenn aufgrund von Symptomatik und Be-

Tabelle 20.41 **Untersuchung eines instabilen Kniegelenks**

Instabilität	Test	Läsion
Medial (valgus)	Knie in 30°-Flexion	Mediales Seitenband, vorderes Kreuzband
	Knie in Extension	Mediales Seitenband, vorderes Kreuzband, hinteres Kreuzband, hintere Gelenkkapsel
Lateral (varus)	Knie in 30°-Flexion	Laterales Seitenband, vorderes Kreuzband
	Knie in Extension	Laterales Seitenband, vorderes Kreuzband, hinteres Kreuzband, hintere Gelenkkapsel
Posterior	Hinteres Schubladenzeichen	Hinteres Kreuzband
Anterior	Vorderes Schubladenzeichen	Vorderes Kreuzband
Anteromedial	Vorderes Schubladenzeichen bei Außenrotation	Mediales Seitenband, vorderes Kreuzband
Hyperextension	Hyperextension des Kniegelenks durch Untersucher	Vorderes Kreuzband, hinteres Kreuzband, hintere Gelenkkapsel
Anterolateral	Pivot-Test (bei Innenrotation), Seitenrotation	Vorderes Kreuzband, laterale Gelenkkapsel, Tractus iliotibialis, mediales Seitenband
Posterolateral	Umgekehrter Pivot-Test (bei Außenrotation)	Posterolaterale Gelenkkapsel, hinteres Kreuzband

schwerdebild eine arthroskopische oder eine offene Operation indiziert sein könnte, sollte ein Spezialist mit ausreichend klinischer Erfahrung und mit Zugang zu Einrichtungen für MR und Arthroskopie **B** zugezogen werden.

20.42 Chondromalacia patellae

Definition und Epidemiologie

- Die Chondromalacia patellae tritt nach dem 12. Lebensjahr bei beiden Geschlechtern gleichermaßen auf. Etwa 20% der Patienten sind jünger als 20 Jahre, 75% sind unter 50.
- Sie geht oft mit einer Patellainstabilität und mit dem histopathologischen Befund einer femoropatellaren Dysplasie einher.

Diagnose

- Die Chondromalacia patellae selbst verursacht nicht immer Beschwerden; daher sollte die Bezeichnung nicht als die einzige klinische Diagnose verwendet werden.
- Für die klinische Diagnose relevante Befunde sind Crepitatio, Pseudoblockade des Knies, Schnappen und/oder schmerzhaftes Patella-„Knirschen". Die medialen und lateralen Patellaränder können schmerzempfindlich sein. Die Diagnose kann durch eine Arthroskopie oder ein MR gesichert werden.
- Selten ist bei der Chondromalazie auch ein Hydrops vorhanden.

Ursachen

- Die Ursachen für eine Tendenz zur lateralen Patelladislokation, die zu einer Verkleinerung der femoropatellaren Kontaktfläche führt, sind etwa Genu valgum, ein verstärkter Q-Winkel, ein Missverhältnis der Kondylenlängen, ein verminderter Sulcus-Winkel sowie eine muskuläre Dysbalance.
- Faktoren, die die Symptome verschlechtern, sind etwa Hocken, Stiegensteigen oder Gehen auf unebenem Terrain, hartes Aufprallen beim Springen, Knien und langes Sitzen mit angewinkelten Knien.

Behandlung einer schmerzhaften Knorpelläsion

- Das Ziel der Behandlung besteht in erster Linie in einer Kräftigung des medialen Quadrizeps und in einer Dehnung der nicht mehr ausreichend beweglichen Q-Kapsel-Komponenten. Mit einer Bewegungstherapie ist eine Schmerzlinderung zu erzielen **C**.
- Eine Überlastung des Gelenks solllte vermieden werden.

Das akute Stadium

- Teilweise Schonung für 1 bis 2 Wochen, vermeiden der auslösenden Faktoren, Kältetherapie, Muskelaufbau unter Anleitung eines Therapeuten, wenn nötig entzündungshemmende, schmerzstillende Medikamente.

Schmerzbewältigungstraining

- 1 × pro Sekunde das gestreckte Bein anheben, 5 Wiederholungen. Die Serie wird 3 × am Tag 2 Wochen lang wiederholt, später 5 × am Tag. Wird diese Aufgabe gut bewältigt, folgt als nächste Stufe die Durchführung dieser Übung mit 3 bis 5 kg schweren Gewichten, die um die Knöchel befestigt werden. Die Übungen werden in Rückenlage oder sitzend ausgeführt. Dynamische Übungen dürfen nie mit gebeugten Knien begonnen werden. Durch Palpation des Quadrizeps soll sich der Therapeut vergewissern, dass

es beim Patienten zu isometrischen Kontraktionen kommt, wobei besonders der M. vastus medialis arbeiten soll. Der erzielte Fortschritt kann durch Messungen des Muskelumfangs kontrolliert werden.
- Der Patient sollte darauf hingewiesen werden, dass eine Schmerzlinderung möglicherweise erst nach einigen Monaten eintreten könnte. Wenn 3 Monate nach Symptombeginn keine Besserung eintritt, sollte ein Spezialist beigezogen werden. Stabilisierende Patellabandagen können hilfreich sein, sollten aber die Patella nicht gegen den Femurkopf drücken.

Chirurgische Eingriffe
- Können indiziert sein, wenn ein aktives Übungsprogramm die Symptome nicht binnen 6 Monaten lindern kann.
- Der Knorpeldefekt der Patellarückseite kann arthroskopisch abgeflacht werden („Shaving"). Die Ergebnisse sind bei dieser Intervention unterschiedlich.
- Ein laterales Release oder eine Reinsertion des tibialen Tuberculums oder beides und eine Anteromedialisierung oder mediale Kapselplastik werden durchgeführt, wenn in Röntgenaufnahmen des Knies (patellare Projektion) eine Tendenz zur Patelladislokation gesehen wird.

20.43 Entzündung der Patellasehne („Springerknie")

Definition
- Eine schmerzhafte Veränderung am Unter- oder Oberrand der Patella oder an den distalen Bandinsertionsstellen bei Sportlern, die die Patellasehne kraftvollen Zugbelastungen aussetzen. Die Entzündung wird durch mikro- oder makroskopische Risse ausgelöst, die das Ergebnis einer wiederholten Überbeanspruchung durch Sprungbewegungen sind.
- Oft kündigt diese Symptomatik einen bevorstehenden Patellasehnenriss an.

Symptomatik
- Symptome treten zuerst beim Springen auf, später beim Laufen und Gehen, und bei fortgeschrittenen Fällen auch in Ruhe.
- Der untere Rand der Patella und die Patellasehne sind bei Palpation und bei Extension des Kniegelenks gegen Widerstand druckempfindlich.
- Im Röntgen kann eine Knochenzacke oder ein Knochenfragment am unteren Rand der Patella zur Darstellung kommen. Makroskopische Bänderläsionen sind sonographisch gut nachweisbar.

Behandlung
- Anfangs Schonung und NSAR. Springen mit dünnsohligen Sportschuhen auf hartem Untergrund sollte stark eingeschränkt werden.
- Die Injektion einer Kombination aus Kortikosteroid plus Lokalanästhetikum in die Bandinsertionsstelle wirkt schmerzlindernd, doch besteht bei wiederholten Applikationen die Gefahr einer degenerativen Sehnenveränderung.
- Chirurgische Interventionen zielen auf die Entfernung der geschädigten Teile des Bands und/oder allfällig vorhandener Knochenfragmente ab.
- Das Sprungtraining kann 6 Wochen nach einem Eingriff wieder aufgenommen und das Knie nach 3 Monaten wieder voll belastet werden.

20.44 Meniskuseinrisse

Verletzungsmechanismus
- Meniskusläsionen werden durch Torsionstraumen des Kniegelenks verursacht. Wenn bei gebeugtem Knie das Körpergewicht auf einem Fuß lastet,
  - kann es durch Abduktion des Knies bei gleichzeitiger Außenrotation des Femurs zu einer Läsion des Innenmeniskus kommen,
  - kann es durch Adduktion des Knies bei gleichzeitiger Innenrotation des Femurs zur Verletzung des Außenmeniskus kommen.

Symptomatik und Beschwerdebild
- Innenmeniskusläsionen sind 5 × häufiger als Außenmeniskusläsionen.
- Die Läsion löst sofort Schmerzen im Kniegelenk aus, binnen weniger Stunden entwickelt sich eine Schwellung, es kann aber auch zu einer sofortigen Blockierung des Kniegelenks kommen.
- Ein Meniskusriss führt nur dann zu einem Hämarthros, wenn sich der Meniskus von der Gelenkskapsel abgelöst hat.
- Es kommt zu wiederholter Blockierung oder aber zu einem Nachgeben des Kniegelenks.
- Es treten Schmerzen im Gelenkspalt auf, der Patient fühlt ein Schnappen.
- Schmerzen beim Palpieren des Gelenkspalts im Bereich des gerissenen Meniskus sind das wichtigste klinische Zeichen.
- **Apley-Test:** Patient in Bauchlage, Kniegelenk in 90-gradiger Flexionsstellung. Der Arzt umfasst

den Fuß und drückt den Unterschenkel senkrecht nach unten. Dadurch wird der Meniskus zwischen den Gelenkflächen zusammengepresst und löst einen Schmerz aus. Wird der Unterschenkel nach oben gezogen, geht der Druck auf den Meniskus zurück, aber die Anspannung der Seitenbänder kann ebenfalls Schmerzen verursachen. Der Test dient primär der Differenzialdiagnose Meniskusläsion versus Bänderläsion.
- **McMurray-Test:** Das Kniegelenk wird maximal abgewinkelt und dann unter Varusstress wieder durchgestreckt. Dieser Bewegungsablauf wird wiederholt, wobei nacheinander auf die vordere, die mittlere und die hintere Partie des Meniskus gedrückt wird. Hört man ein Schnappen und verspürt der Patient gleichzeitig einen Schmerz, liegt ein positives Testergebnis vor.
- **Gesichert wird die Diagnose** durch eine Arthroskopie oder durch eine Magnetresonanztomographie ❸ oder Arthrographie; letztere ist unzuverlässig und daher eigentlich bereits obsolet.

Behandlung

- Bei Verdacht auf eine Meniskusläsion sollte der Patient an einen Spezialisten überwiesen werden, der die Notwendigkeit einer chirurgischen Sanierung abklären soll ❸.
- Die Entfernung des Meniskus kann zu einer sekundären Arthrose führen ❻, sodass der Meniskus möglichst erhalten werden sollte.
- Leichte Symptome erfordern nur eine Verlaufsbeobachtung, ein Training des Quadrizeps und die Verordnung von NSAR zur Schmerzbekämpfung.
- Mittels Arthroskopie können die geschädigten Meniskusanteile entfernt werden ❸. Meniskusresektionen führen innerhalb von 10 Jahren zu sekundär arthrotischen Veränderungen.
- Das Vernähen des rupturierten Meniskus erfolgt entweder arthroskopisch oder in einer offenen Operation (Letzteres insbesondere bei peripheren Längsrupturen bei jüngeren Patienten). Diese Operationstechnik sollte unbedingt mit postoperativen Übungen unter Aufsicht und einem längeren Krankenstand (6 Wochen) verbunden sein.
- Postoperative Therapie: Wichtig ist die Wiederherstellung der Muskelkraft des Quadrizeps. Krücken sollten nicht länger als 2 Wochen nach der Operation benutzt werden; danach sollte das Gelenk wieder voll belastbar sein. Der Patient ist etwa 3 bis 4 Wochen arbeitsunfähig. Bei einer Wiederherstellung des Meniskus durch operative Naht ist mit einer längeren Immobilisierung und längerer Arbeitsunfähigkeit zu rechnen.

20.45 Baker-Zyste

Definition

- Die Baker-Zyste ist eine mit Flüssigkeit gefüllte zystische Aussackung in der Kniekehle, die bei Kindern angeboren sein kann, bei Erwachsenen hingegen meist als sekundäre Manifestation nach einer Verletzung, einer Arthritis bzw. Arthrose oder einem Hydrops entsteht.

Behandlung

- **Bei Kindern** reicht es, die Zyste über ein paar Jahre hinweg nur zu beobachten, es sei denn, sie schränkt die Gelenkbeweglichkeit ein oder verursacht Schmerzen. Falls sich eine große Zyste nicht spontan zurückbildet, kann sie operativ entfernt werden.
- **Bei Erwachsenen** kann der Inhalt der Zyste mit einer Spritze abpunktiert werden (Cave: kein Blutgefäß punktieren!). Anschließend kann über dieselbe Nadel Methylprednisolon oder Triamcinolon in die Zyste injiziert werden.
- Anmerkung: Baker-Zysten werden in Österreich von Fachärzten für Orthopädie üblicherweise einer operativen Sanierung zugeführt.

Ruptur einer Baker-Zyste

- Eine rupturierte Baker-Zyste kann zu einem schmerzhaften Anschwellen der Wade führen, weshalb der Zustand mit einer tiefen Beinvenenthrombose verwechselt werden kann.
- Wenn die Vorgeschichte der Baker-Zyste bekannt ist und die Durchgängigkeit der Vena poplitea mit einer Doppleruntersuchung verifiziert oder aber eine Venenthrombose mit dem D-Dimer-Test ausgeschlossen werden kann, erübrigt sich eine Phlebographie.
- Die Diagnose kann durch eine Ultraschalluntersuchung gesichert werden.
- Eine rupturierte Baker-Zyste bedarf keiner Behandlung.

20.46 Bursitis (Patella und Ellenbogen)

Zielsetzungen

- Eine infektiöse Bursitis muss umgehend diagnostiziert und mit Antibiotika behandelt werden.

Untersuchungen

- Wenn sich im Bereich eines Schleimbeutels plötzlich Schmerzen und Hautrötungen entwickelt haben oder der Patient fiebert, sollte eine infektiöse Bursitis in Betracht gezogen werden. Prädisponierende Faktoren sind oft Verletzungen in der Region, wie Hautläsionen oder eine chronische Überbelastung durch dauernden Druckreiz oder Reibung (z.B. Tätigkeiten, bei denen Knien erforderlich ist – „Fliesenleger-Krankheit").

- Besteht der Verdacht auf eine infektiöse Bursitis, wird die Bursa punktiert und ein Erregernachweis mittels Blutkultur angestrebt **C** (eine aerobe Blutkultur genügt). Falls keine Blutkulturflasche zur Hand ist, kann ein Bakterienkultur-Teströhrchen verwendet werden.
  - Bei einer septischen Bursitis ist die Probe häufig leicht blutig und rötlich gefärbt.
  - Bei den Zellen in der Bursa-Flüssigkeit handelt es sich hauptsächlich um Granulozyten mit einer Leukozytenzahl von über 2000×10^6/l **C**, doch gibt die absolute Zellzahl keinen verlässlichen Aufschluss darüber, ob es sich um eine septische oder aseptische Bursitis handelt (im Anfangsstadium einer infektiösen Bursitis können auch nur sehr wenige solcher Zellen vorhanden sein).
- Bei einer infektiösen Bursitis kommt es in der Regel bereits innerhalb von 12 Stunden nach Auftreten der ersten Symptome zu einem Anstieg des Serum-CRP. Die BSG nimmt hingegen um vieles langsamer zu und ist daher kein verlässlicher Indikator, mit dem man eine bakterielle Infektion schon innerhalb der ersten 1 bis 2 Tage erkennen könnte.
- In der Praxis reicht der bloße Verdacht auf eine bakterielle Bursitis aus, um nach Entnahme einer Probe für eine Bakterienkultur eine Antibiotikatherapie einzuleiten.

Behandlung

- **Septische (akute) Bursitis:** Gabe eines gegen Staphylokokken wirksamen Antibiotikums (Cephalosporin, Cloxacillin etc.) und Drainage. Die Therapie sollte vorzugsweise parenteral eingeleitet werden (3 × täglich 750 mg Cefuroxim i.v. oder i.m. oder 1 × täglich 1 g Ceftriaxon i.m. über einige Tage hinweg). Die Injektionen können ambulant verabreicht werden. Fortsetzung der Behandlung mit Cephalexin oder 3 × täglich 500 mg Cefadroxil.
- **Abakterielle (chronische) Bursitis:** Retardiertes Methylprednisolon oder Triamcinolon wird in die Bursa injiziert. Die Injektion kann nach 2–4 Wochen wiederholt werden, wenn das Ergebnis der 1. Injektion nicht zufriedenstellend war.
- Bursitis des Trochanter major (Bursitis trochanterica): siehe Artikel 20.36.

20.47 Osteochondrosis dissecans des Kniegelenks

Definition
- Bei der dissezierenden Osteochondrose löst sich ein Knorpel- und Knochenfragment von der Gelenkfläche (am häufigsten sind die medialen Femurkondylen betroffen). Diese Erkrankung tritt kaum je vor dem 8. Lebensjahr auf.

Symptomatik und Beschwerdebild
- Langsame Progredienz der Schmerzsymptomatik
- Gefühl des Wegknickens („Giving-Way"), Schwellungen, verminderte Belastbarkeit
- Im weiteren Verlauf der Krankheit kann es durch das losgelöste Fragment bis zur Gelenksblockierung kommen.
- Wird nach Flexion und Innenrotation das Kniegelenk wieder in die Extensionsstellung zurückgeführt, so verspürt der Patient bei 30°-Flexion Schmerzen am medialen Kondylus (Wilson-Test).
- Auf **Röntgenaufnahmen** sind das abgelöste Fragment und der Defekt im Allgemeinen gut sichtbar. Gelegentlich ist allerdings noch eine sogenannte „Tunnelaufnahme" (nach Frik) nötig. Da das Leiden meist beidseitig auftritt, müssen Aufnahmen beider Knie gemacht werden.
- Unter den bildgebenden Verfahren liefert die MRT die besten Ergebnisse, zumal sie auch eine Früherkennung von Osteochondroseherden ermöglicht.

Therapie
- Solange sich noch kein freier Gelenkkörper gebildet hat, genügen **bei Kindern und Jugendlichen** regelmäßige Kontrolluntersuchungen; alternativ kann ein Gipsverband angelegt werden. Während der 6-wöchigen Tragedauer darf der Patient die Kniegelenke nicht belasten und muss zum Gehen Krücken verwenden.
- **Bei Erwachsenen** sowie immer dann, wenn es bereits zu einer definitiven Ablösung des Dissekats gekommen ist, ist dessen operative Entfernung indiziert. Bei älteren Personen sollte ein freier Gelenkkörper nur dann entfernt werden, wenn er die Beweglichkeit behindert.

20.50 Fuß- und Sprunggelenkschmerzen beim Erwachsenen

- Die folgenden Erkrankungen können in der Regel leicht aufgrund der örtlichen Zuordnung der Symptomatik und anhand von Röntgenaufnahmen erkannt werden (siehe 30.27):
  - Morbus Köhler-Freiberg (Morbus Köhler II)
  - akzessorisches Os naviculare (Os tibiale externum)
  - Knickplattfuß (Pes planovalgus)
- Hallux valgus: siehe 20.53.

Vorfußschmerzen (Metatarsalgie)

- Schmerzen im Bereich des 2. und 3. Mittelfußköpfchens aufgrund eines abgeflachten Fußquergewölbes, einer rheumatoiden Arthritis oder einer Arthrose in den Fußwurzelgelenken.
- Ist typischerweise bei Personen mittleren und höheren Alters zu beobachten, insbesondere bei Frauen, die Schuhe mit hohen Absätzen getragen haben.
- Die Absenkung des Quergewölbes ist prädisponierend für einen Hallux valgus, Hammerzehe oder eine Morton-Neuralgie.
- Entlastung durch spezielle Einlagen (Ballen- oder Mittelfußrolle). Eine schwerwiegende und prolongierte Symptomatik, insbesondere durch eine rheumatoide Arthritis verursachte Schmerzen, kann durch eine Resektion der Metatarsalköpfchen (Hybinette-Technik) behandelt werden.

Ermüdungsfraktur der Mittelfußknochen

- Hervorgerufen durch ungewohnt starke Fußbelastung; tritt typischerweise bei Rekruten auf (Marschfraktur). Siehe 18.64, 20.51.
- Die Fraktur ist zunächst im Röntgenbild nicht sichtbar, wohl aber in einer MRT. 3 Wochen nach dem Einsetzen der Symptomatik zeigt sich im Röntgenbild eine Kallusbildung. Die Therapie besteht in einer temporären Entlastung des Fußes.

Morton-Neuralgie

- Es handelt sich um ein Neurom im Interdigitalraum, meistens zwischen dem 3. und 4. Metatarsalköpfchen.
- Die Schmerzen verschlimmern sich beim Tragen von engen Schuhen und können manuell durch seitlichen Druck auf den Vorfuß ausgelöst werden.
- Die Erkrankung findet sich am häufigsten bei Frauen mittleren Alters.
- Die Behandlung besteht im Tragen von speziellen Einlagen zur Mittelfußentlastung und Abstützung des Fußquergewölbes. Wenn dies die Schmerzen nicht lindert, kann eine Injektion mit Steroiden und Lokalanästhetika versucht werden. Die Schuhe sollten nicht zu eng gearbeitet sein und flache Absätze haben. Eine Neurektomie kann erwogen werden **Ⓓ**. Eine Hypästhesie des Interdigitalraums ist eine unvermeidliche Folge der Operation.

Arteriosclerosis obliterans

- Eine distale arterielle Durchblutungsstörung kann ein Taubheitsgefühl der Fußsohle oder Schmerzen beim Gehen hervorrufen.

20.51 Fersenschmerzen (Calcaneodynie)

Grundsätzliches

- Die Ursachen von Fersenschmerzen können auf Grund der Schmerzlokalisation und der klinischen Befunde differenziert werden. Röntgenaufnahmen können dabei oft hilfreich sein.

Fasciitis plantaris

- Die Fasciitis plantaris ist die häufigste Ursache für eine schmerzhafte Ferse; vor allem übergewichtige Personen und Personen, die viel gehen, sind betroffen. Sie wird häufig ausgelöst durch Fehl- bzw. Überbelastung, gelegentlich ist aber auch eine rheumatoide Arthritis für die Beschwerden verantwortlich.
- Bei Palpation kann ein Schmerzpunkt am Vorderrand des Calcaneus lokalisiert werden. Nach dem Aufstehen am Morgen ist der Schmerz am stärksten, manchmal auch nach starker Belastung.
- Bei der Hälfte der symptomatischen Patienten ist im Röntgenbild ein Fersensporn sichtbar. Dieser Knochenkallus im Ansatzbereich der Plantarfaszie findet sich aber auch bei 15% asymptomatischer Personen.
- Die Behandlung besteht in Entlastungsmaßnahmen an der schmerzhaften Stelle, wie Schaumstoffkissen oder Schuheinlagen mit u-förmigen Aussparungen. Der Patient/die Patientin kann solche Einlagen selbst basteln oder sie in einem Orthopädiefachgeschäft herstellen lassen. Eine Silikonferseneinlage scheint die beste Methode zu sein. Die Belastung des Fußes sollte reduziert und eine NSAR-Medikation eingeleitet werden.
- Kortikosteroide und/oder Lokalanästhetika **Ⓒ** können an die Schmerzstelle injiziert werden,

Dosierung je nach Bedarf im 3-Wochen-Intervall. Cave: Wegen der Gefahr einer Degeneration des Fersenballens sollte die Injektion nicht in den Fersenballen, sondern möglichst tief eingebracht werden. Zur Langzeitwirkung einer Injektionstherapie liegen noch zu wenig Ergebnisse vor.
- Zur Dehnung der Plantarfaszie sollten 2 × täglich Dorsalflexionsübungen ausgeführt werden. Das Tragen von Spezialschienen in der Nacht hat den gleichen Effekt.
- Die im Röntgen sichtbaren Fersensporne sind die Folge, nicht aber die Ursache des Leidens und bedürfen keiner chirurgischen Sanierung. Eine Operation sollte erst dann ins Auge gefasst werden, wenn alle konservativen Therapieversuche gescheitert sind. Bei korrekter Indikationsstellung zeitigen chirurgische Eingriffe gute Ergebnisse.
- Bei einer kleinen Minderheit der Patienten mit Fasciitis plantaris liegt eine rheumatische Grunderkrankung vor. In diesen Fällen ist das Leiden die Manifestation einer Enthesopathie (Reiter-Syndrom, Spondylitis ankylosans). Bei der Erhebung der Anamnese sollte daher auch nach Morgensteifigkeit, Rücken- und Gesäßschmerzen sowie Schmerzempfindlichkeit im Insertionsbereich der Bänder der oberen und unteren Gliedmaßen gefragt werden; es sollten ferner die Gelenke untersucht und die BSG bestimmt werden.

Nervenwurzelkompression
- Diffuser, ausstrahlender Schmerz
- Wird durch die Valgusstellung des Calcaneus verursacht.
- Eine Diagnose mittels ENG/EMG (Elektroneuromyographie) ist schwierig.

Schmerzen im Fersenballen
- Lokalisation der Schmerzen hinter dem Schmerzpunkt der Fasciitis plantaris.
- Die Behandlung besteht aus temporärer Entlastung, Polstermaterial in den Schuhen oder Fersenschalen.

Stressfraktur des Calcaneus
- Tritt in der Regel bei Wehrdienstpflichtigen durch Über-/Fehlbelastung des Fersenbeins bei besonders anstrengendem Lauftraining oder Marschieren auf.
- Gelegentlich kann diese Läsion auch bei Schwangeren gesehen werden.
- Bei lateralem Druck ist der Calcaneus schmerzhaft.
- Etwa 3 Wochen nach dem ersten Auftreten der Symptome können im Röntgen leichte Aufhellungen sichtbar werden, die auf eine Sklerosierung hinweisen.
- Die Behandlung besteht in einer temporären Entlastung.

Apophysitis calcanei (Haglund-Syndrom)
- Häufig bei Knaben im Wachstumsalter (8–12 Jahre)
- Der Schmerzpunkt liegt im Ansatzbereich der Achillessehne, wo oft eine Schwellung palpiert werden kann. In der Regel wird keine Röntgenaufnahme benötigt.
- Siehe auch Artikel 30.27.

Schmerzen am Ansatz der Achillessehne bei Sportlern
- Peritendinitis (20.52)
- Tendinose
- Teilriss der Achillessehne (NB: kein Cortison!)
- Bursitis retrocalcanea
- Haglund-Ferse

Andere seltene Ursachen
- Zyste
- Osteoides Osteom und Osteosarkom
- Osteomyelitis
- Fraktur eines osteoporotischen Knochens
- Arthrose im Bereich des Talus und Calcaneus (oft sekundär)

20.52 Peritendinitis der Achillessehne und Achillessehnenriss

Peritendinitis
Ätiologie
- Die Peritendinitis der Achillessehne entsteht durch Überlastung (Laufen, Springen).
- Die Ruptur der Achillessehne ist eine typische Verletzung bei 30- bis 50-jährigen Männern, die aktiv Sport, insbesondere Ballsportarten (Badminton, Volleyball), betreiben. Die rupturierte Sehne zeigt fast immer degenerative Veränderungen, obwohl die meisten Patienten vor der Ruptur keine Beschwerden hatten.
- Eine Behandlung mit Fluorchinolonen erhöht das Risiko eines Achillessehnenrisses, vor allem in der Altersgruppe 60+ und gleichzeitigen Steroidgaben ●.

Symptome und Diagnose

Peritendinitis
- Bei Palpation ausgeprägte Druckempfindlichkeit im Bereich der Achillessehne
- Schmerzen bei der Kontraktion und Dehnung der Wadenmuskeln

Achillessehnenriss
- Ein Achillessehnenriss verursacht einen kurzen heftigen Schmerz, der aber bald nachlässt. Der Patient hat den Eindruck, dass ihm jemand von hinten in die Wade getreten hat. Manchmal verlaufen Rupturen auch schmerzfrei.
- Der Patient kann nicht auf den Zehenspitzen stehen. Eine Restextension im Sprunggelenk bleibt aber durch die vorhandene tiefe Beugemuskulatur erhalten.
- An der Haut über der Sehne ist eine tastbare Delle vorhanden. Je mehr Zeit zwischen Ruptur und Untersuchung verstreicht, desto weniger ist aufgrund der Schwellung und Hämatoms diese Delle erkennbar.
- Zur verlässlichen Diagnose können folgende Tests gemacht werden:
  - Beim Thompson-Test liegt der Patient in Bauchlage bei frei hängendem Fuß. Wenn er die Wadenmuskeln kontrahiert, bewegt sich die Fußsohle nicht nach unten.
  - Beim Copeland-Test liegt der Patient in Bauchlage mit den Knien in 90°-Flexion. Eine Blutdruckmessmanschette wird mit 100 mmHg Druck um die Wade gelegt. Eine passive Flexion des Sprunggelenks vergrößert den Druck im verletzten Bein nicht, während es im gesunden Bein zu einem Druckanstieg von ungefähr 40 mmHg kommt.
- In unklaren Fällen ist eine Ultraschalluntersuchung sinnvoll, besonders wenn zwischen Trauma und Untersuchung viel Zeit vergangen ist.

Behandlung

Peritendinitis

Ruhigstellen des Beins mit einer Schiene:
- Bei einer **krepitierenden Peritendinitis** (Peritendinitis crepitans) verschreibt man niedermolekulares Heparin (z.B. Fragmin 100 IU/kg), das an 3 aufeinanderfolgenden Tagen subkutan injiziert wird **C**. Die Patienten sollten über das erhöhte Hämatomrisiko aufgeklärt werden. Eine hämorrhagische Diathese stellt eine Kontraindikation dar.
- Da bei einer Heparintherapie mehrmals ein Arzt aufgesucht werden muss und mit einem gesteigerten Risiko von hämorrhagischen Komplikationen zu rechnen ist, sollte sie nur bei Leistungssportlern angewandt werden, die rasch wieder einsatzfähig sein müssen.
- NSAR sind bei eindeutigen Symptomen immer empfehlenswert **C**; wird jedoch zusätzlich Heparin eingesetzt, sollte man stattdessen Paracetamol verschreiben.
- Bei einer chronischen Peritendinitis können Steroidinjektionen **C** in das Peritendineum eingebracht werden (wegen des erhöhten Rupturrisikos allerdings niemals in die Sehne selbst). Nach den Steroidinjektionen muss eine zumindest 2-wöchige Ruhigstellung eingehalten werden, bevor der Patient den verletzten Fuß wieder voll belasten kann, wobei die Belastung nur langsam gesteigert werden sollte.
- Übungen zur Dehnung der Achillessehne und eine orthopädische Fersenstütze sind hilfreich.
- Eine chirurgische Intervention kann erwogen werden, wenn die konservative Therapie der chronischen Peritendinitis erfolglos bleibt.

Achillessehnenriss
- Ein chirurgischer Eingriff ist auf alle Fälle bei jungen Patienten und Sportlern sowie in Fällen chronischer Rupturen zu vertreten. Nach einer Operation ist nur bei 1–2% der Patienten ein neuerlicher Riss zu erwarten, bei konservativer Behandlung hingegen bei 10–15% der Patienten **A**. Nach einer chirurgischen Sanierung erreichen fast 70% der Patienten wieder dasselbe sportliche Leistungsniveau wie vor der Verletzung.
- Das Risiko von Wundinfektionen ist bei der perkutanten Technik geringer als bei einer offenen Operation. Eine postoperative Schienung im hohen Spezialschuh führt zu weniger Komplikationen und zu einer schnelleren Erholung als das Anlegen eines Gipsverbandes **A**.
- Eine konservative Therapie ist eine gute Alternative für das Management akuter Rupturen bei älteren, weniger aktiven Patienten **C**.

20.53 Hallux valgus

Grundsätzliches
- Beurteilung der biomechanischen Funktion und der Funktionsstörung des Fußes durch klinische und radiologische Untersuchungen.
- Eine Funktionsstörung wird der Symptomatik entsprechend konservativ oder operativ behandelt.
- Die Indikationsstellung für eine Operation und die Wahl der Operationsmethode richten sich nach den individuellen Gegebenheiten.

Definition

- Hallux abductovalgus:
  - Vergrößerter Hallux-valgus-Winkel (zwischen dem Os metatarsale I und der proximalen Phalanx der Großzehe). Ein Winkel unter 16° gilt als normal.
  - Die Großzehe ist nach innen gedreht (Valgusdeformität).
- Mediale Exostose des distalen Endes des Os metatarsale I
- Ein vergrößerter Intermetatarsalwinkel (Winkel zwischen den Ossa metatarsalia I und II) geht oft mit dieser Deformität einher. Normal ist ein Winkel unter 10°.

Ätiologie

- Eine Beeinträchtigung der biomechanischen Funktion des Fußes führt zu einer Überlastung des 1. Metatarsalgelenks und zur Entwicklung eines Hallux valgus.
- Genetische Faktoren können eine Rolle spielen.
- Ungeeignetes Schuhwerk kann die Entstehung eines Hallux valgus fördern.
- Eine rheumatoide Arthritis kommt ebenfalls als Ursache in Frage.

Symptomatik

- Funktionsdefizit
  - Im ersten Großzehengrundgelenk (Metatarsophalangealgelenk – MTP) kommt es zu Schmerzen und zur Instabilität.
- Mechanischer Defekt:
  - Die Reibung an der medialen Exostose verursacht eine Entzündung des MTP-Gelenks (Bursitis).
- Kosmetisches Problem (keine ausreichende Indikation für eine Operation!)
- Eine Funktionsstörung verursacht häufig auch noch sekundäre Symptome: Schmerzen im Fuß, Knöchel oder Bein bei Belastung, wunde Stellen sowie lokale Verdickungen an der Fußsohlenhaut an den distalen Enden der Metatarsalknochen II–IV.

Behandlung

- Die Wahl der Therapie sollte auf Basis der klinischen und radiologischen Befunde erfolgen. Ein symptomloser Hallux valgus stellt keine Operationsindikation dar.
- Empfehlenswert sind nicht zu enge Schuhe mit guter Passform aus einem nicht zu weichen Material mit einem guten Fersenhalt; die Schuhe sollten mit Schnallen oder Schuhbändern zu schließen sein und einen Absatz von weniger als 3 cm Höhe haben.

Indikationen für operative Eingriffe

- Eine Operation ist dann angezeigt, wenn die Probleme des Patienten in der Region des 1. Metatarsalgelenkes lokalisiert sind und nach einem Beobachtungszeitraum oder nach einer konservativen Therapie keine Besserung zu verzeichnen ist.
- Winkel des MTP I > 20°
- Bursitis medial („Frostbeule")
- Belastungsschmerzen

Operationsmethoden

- Bei korrekter Indikationsstellung sind die Operationsergebnisse bei 80–90% der Patienten gut oder ausgezeichnet.
- Die übliche Technik bei leichten oder mittelschweren Fällen ist die distale Transpositionsosteotomie des MT I (Chevron-Osteotomie) ❸.
- Ist der Intermetatarsalwinkel > 15°, ist eine Basisosteotomie oder Keilosteotomie des MT I notwendig.
- Ist das 1. metatarsophalangeale Gelenk versteift, kommt eine Cheilektomie (Abtragung der dorsalen Exostose des MT I) zur Anwendung oder es wird eine Arthrodese des Großzehengrundgelenks durchgeführt.
- Die Operation nach Keller wird bei älteren Patienten angewandt.

Nachbehandlung

- In der Regel ist mit einer Arbeitsunfähigkeit von 3–6 Wochen zu rechnen.
- Die Nachbehandlung hängt von der Operationsmethode ab. Nach einer Osteotomie wird die Großzehe in Adduktion mit Bandagen oder einer speziellen Hallux-Schiene 4–6 Wochen lang gestützt. Sobald die Nähte entfernt worden sind, kann mit Großzehenübungen begonnen werden. In den ersten Wochen nach der Operation sollte der Patient nur die Außenseite des Fußes belasten.

20.60 Thoracic-outlet-Syndrom (Kompressionssyndrome im Bereich der oberen Thoraxapertur)

Symptome

- Schmerzen und Taubheit in Fingern, Hand, Unterarm und Schulter in den Dermatomen C7–Th1.
- Die Schmerzen können in den Brustkorb ausstrahlen.

- Tätigkeiten, bei denen die Arme auf Schulterhöhe oder höher angehoben werden, verursachen Beschwerden. Nächtliche Schmerzen nach Belastungen sind die Regel.
- Frauen leiden häufiger an diesen Beschwerden als Männer. Häufiger Auslöser für diese Symptomatik ist statische Arbeit, die hauptsächlich den Gebrauch der oberen Extremitäten erfordert. Ab dem 50. Lebensjahr tritt das Syndrom nur selten auf.

Diagnostik

- **Test nach Roos oder AER-Test** (Abduktion, Elevation, Rotation): Die Arme werden seitwärts ausgestreckt, nach oben abgewinkelt, nach außen gedreht und 1–3 Minuten in dieser Position gehalten, wobei die Finger wiederholt zur Faust geschlossen und wieder geöffnet werden. Treten Beschwerden auf, gilt das Testergebnis als positiv.
- **Adson-Test:** Der Patient dreht den Kopf zur schmerzhaften Seite, atmet tief ein und hält dann den Atem an. Durch Palpation wird festgestellt, ob der Radialispuls ausbleibt.
- Bei verschiedenen Kopfstellungen des Patienten wird die Fossa supraclavicularis auskultiert; im Falle einer Kompression der Arteria brachialis treten charakteristische Strömungsgeräusche auf.
- Einzelne **Provokationstests** sind auch bei asymptomatischen Patienten oft positiv. Deswegen sollte die Diagnose nur gestellt werden, wenn sich aus Anamnese und klinischer Untersuchung ein Zusammentreffen mehrerer einschlägiger Symptome ergibt. Die Funktion der gesamten oberen Thoraxapertur sollte evaluiert werden.
- Beim CRLF-Test (Cervical Rotation Lateral Flexion Test) wird eine Funktionsüberprüfung der oberen Thoraxapertur vorgenommen. Mit der HWS in Neutralposition wird der Kopf zuerst maximal von der zu untersuchenden Seite wegbewegt. In dieser Position wird die HWS gebeugt (das Ohr zum Brustkorb). Der normale Bewegungsumfang beträgt rund 70°. Wenn diese Bewegung eingeschränkt ist, wird er als positiv gewertet und zeigt eine Fehlfunktion der oberen Thoraxapertur an. Beide Seiten werden verglichen.

Laboruntersuchungen und Differenzialdiagnose

- Ausschluss eines Pancoast-Tumors durch ein Thoraxröntgen.
- Röntgenaufnahme der Halswirbelsäule und Prüfung, ob eine Spondylose oder eine Halsrippe vorliegt.
- Eine Elektroneuromyographie (ENG/EMG) dient primär dem Ausschluss eines Karpaltunnelsyndroms.
- Bildgebende Verfahren unter der Verwendung von Kontrastmitteln gehören nicht zu den routinemäßigen Untersuchungen, sondern werden nur bei Verdacht auf Venenthrombose oder gravierende Erkrankungen der Arterien eingesetzt.

Therapie

- Primäre Option ist die konservative Therapie: Sie umfasst die Korrektur einer kyphotischen Haltung, eine Verbesserung der Mobilität des oberen Halsbereichs und die Aktivierung der Mm. scaleni zur Förderung der Mobilität der oberen Thoraxapertur. Die konservative Behandlung sollte ausreichend lang durchgeführt werden und die Patienteninstruktionen sollten je nach Ansprechen der Therapie modifizert werden.
- Eine Operationsindikation ist nur bei einer ausgeprägten neurologischen und vaskulären Symptomatik gegeben (Entfernen der einengenden Bindegewebsstrukturen, Dissektion des Musculus scalenus anterior oder Resektion der 1. Rippe).

20.61 Karpaltunnelsyndrom (CTS)

Zielsetzungen

- Bei Beschwerden der oberen Extremitäten, besonders bei nächtlichen Schmerzen und Taubheitsgefühl, sollte an ein Karpaltunnelsyndrom gedacht werden.
- Bei geringer Symptomatik sind Schonung und konservative Maßnahmen (z.B. Lagerungsschiene nachts) die ersten Therapieoptionen.
- Eine unspezifische Behandlung (z.B. eine unnötige Physiotherapie) sollte vermieden werden.
- Bei Fortbestehen der Sensibilitätsstörungen und Nachweis der Kompression des Nervs mittels Elektroneuromyographie (NLG/EMG) oder bei Auftreten von Muskelatrophien sollte die Operation in Erwägung gezogen werden.

Prävalenz

- Häufig sind Frauen mittleren Alters bzw. auch ältere Menschen davon betroffen.
- Circa in einem Drittel der Fälle treten die Beschwerden beidseitig auf.
- Risikofaktoren können Übergewicht, rheumatoide Arthritis, Diabetes, Hypothyreose und Nierenerkrankungen sein. Ein während der Schwangerschaft aufgetretenes CTS bildet sich häufig spontan nach der Geburt zurück. Es kann auch nach Handgelenksfrakturen auftreten.
- Die Erkrankung kann eine Berufskrankheit sein.

Prädisponierend sind häufig wiederholte, mit Kraft ausgeführte Bewegungen, Vibrationen und von der Neutralposition abweichende Haltungen des Handgelenks Ⓑ.

Beschwerdebild

- Taubheitsgefühl und Sensibilitätsstörungen in Daumen, Zeige-, Mittel- und Ringfinger (im Versorgungsgebiet des N. medianus).
- Die Symptome treten vorzugsweise nachts auf: Ausschütteln der Hand bringt oft Linderung.
- Nicht immer ist ausschließlich die Hand betroffen. Die Schmerzen können diffus sein und bis in den Oberarm ausstrahlen.
- Störungen der Muskelfunktion können sich im Anschluss an die Sensibilitätsstörungen entwickeln, z.B. Schwäche bei der Abduktion des Daumens oder bei Ausführung des Pinzettengriffs.
- Störungen der Feinmotorik, z.B. kann das Auf-/Zuknöpfen problematisch werden.
- Es kann sich eine Thenaratrophie entwickeln (M. abductor pollicis brevis).
- Die Symptome können über Jahre hinweg bestehen, ohne dass sie sich klinisch objektivieren lassen.
- Ein unbehandeltes, fortgeschrittenes Karpaltunnelsyndrom kann zu bleibenden Muskelatrophien und Parästhesien im Versorgungsbereich des N. medianus führen.

Diagnostik

- Schmerzen in der Nacht und Taubheitsgefühl sind die wichtigsten diagnostischen Hinweise.
- Die Diagnose wird aufgrund der Symptomatik und der klinischen Untersuchung gestellt.
  ○ Beeinträchtigte Schmerzempfindung und Schwäche bei der Abduktion des Daumen scheinen die sensitivsten diagnostischen Hinweise zu sein Ⓑ.
- Der Patient trägt selbst die Lokalisation des Schmerzes in einem sogenannten „Katz Handdiagramm" (eine schematische Skizze der Hand) ein.
- **Schmerzempfindung** ist ein sensitiverer Indikator für eine Läsion des Nervs als die Berührungsempfindlichkeit. Jene kann mittels Kneifen oder einer Injektionsnadel getestet werden. Vergleichsbasis ist entweder die andere, nicht oder weniger betroffene Hand, bzw. der kleine Finger derselben Hand. Vergleichen kann man auch die Ulnar- und Radialseite des Ringfingers.
- **Flexions-Kompressionstest:** Bei diesem Provokationstest (nach Tetro) wird bei gestrecktem Ellenbogengelenk und supiniertem Unterarm das Handgelenk 60° gebeugt und 30 Sekunden ein Druck mit dem Daumen auf den Nervus medianus im Karpaltunnelbereich ausgeübt. Ein Taubheitsgefühl im Ausbreitungsgebiet des N. medianus spricht für das Vorliegen eines CTS.
- Das **Tinel-Zeichen** wird durch leichtes Beklopfen des Handgelenkes mit den Fingerspitzen oder einem Reflexhammer über dem Medianus in Höhe des Karpaltunnels provoziert. Das Testergebnis ist positiv, wenn dadurch beim Patienten Parästhesien im Medianusbereich ausgelöst werden.
- **Phalen-Test:** Die Hände werden bis zu 1 Minute lang maximal palmar flektiert (Handrücken gegeneinander, Fingerspitzen nach unten); wenn Taubheitsgefühl oder Parästhesien im Versorgungsgebiet des N. medianus ausgelöst werden, ist der Test positiv. Es sollten beide Hände getestet und verglichen werden.
- Eine Thenaratrophie und eine Schwächung der Palmarabduktion (Opposition) des Daumens deuten auf ein fortgeschrittenes Stadium der Erkrankung.
- Diagnosesicherung erfolgt mittels NLG/EMG.
- Es sind Geräte zur Schnelldiagnostik auf dem Markt, mit denen ein CTS ausgeschlossen werden kann, sie ersetzen aber nicht unbedingt eine konventionelle NLG.

Differenzialdiagnosen

- Die HWS und die gesamte obere Extremität sollten in die Untersuchung mit einbezogen werden.
  ○ **Radikulärsyndrome im Bereich der HWS** (C VI–VII) können ähnliche Symptome auslösen. Dies tritt selten bei Patienten vor dem 40. Lebensjahr auf. Bei der Untersuchung kann die Taubheit der Hände das einzige klinische Symptom sein. Anamnestisch finden sich gelegentlich Episoden mit Schmerzausstrahlung in die Hand.
- Differenzialdiagnostisch kommt Folgendes in Betracht: andere Nervenkompressionssyndrome der oberen Extremität, Arthrose, Schulterschmerzen anderer Genese, Epikondylitis, Polyneuropathien und Tumore.
- Gelegentlich besteht eine Einklemmung des Medianus in Höhe des Ellenbogens (Pronatorteres-Syndrom) oder in Höhe des Unterarmes (Nervus-interosseus-anterior-Syndrom). Solche Patienten sollten an einen Spezialisten überwiesen werden.

Therapie

- Primär ist eine konservative Behandlung anzustreben Ⓒ (z.B. nächtliche Lagerungsschiene Ⓒ).
- Die Belastungen am Arbeitsplatz sollten mit dem Ziel erhoben werden, Erleichterung durch ergonomische Maßnahmen oder durch Veränderung der Arbeitsaufgaben zu schaffen.

- Mit Beseitigung der auslösenden Ursache verschwinden die Symptome häufig, z.B. nach Ende der Schwangerschaft oder nach Reduzierung der Arbeitsbelastung **❸**.
- In leichteren Fällen verwendet man eine Lagerungsschiene **❹** zur Vermeidung der Flexion des Handgelenkes im Schlaf.
- Als konservative Maßnahme, noch vor der Operation, kann ein Therapieversuch mit Kortikosteroidinjektionen **❶** unternommen werden. Dies gilt auch für eine schwere Symptomatik während der Schwangerschaft. Die Injektionstechnik muss beherrscht werden. Die Infiltration in den Nerv kann zu einer Dauerschädigung führen.
  - Die richtige Injektionsstelle liegt am Übergang zwischen Unterarm und Handfläche an der proximalen volaren Querfalte unmittelbar ulnar der Palmaris-longus-Sehne (man beachte, dass die Sehne gelegentlich fehlen kann).
  - Die Nadel wird in einem 45°-Winkel, sowohl nach distal als auch nach radial 5–9 mm tief eingeführt. Dabei werden 0,5–1 ml einer Mischung eines Steroids mit einem Lokalanästhetikum (Methylprednisolon und 0,5–1% Lidocain) injiziert.
  - Wenn der N. medianus selbst getroffen wird und der Patient das Gefühl wie bei einem elektrischen Schlag hat, zieht man die Nadel vorsichtig zurück. Nicht gegen einen Widerstand (Nerv oder Sehne) injizieren! Ein Taubheitsgefühl oder Parästhesien im Versorgungsgebiet des Medianus stellen eine normale Reaktion dar und verschwinden schnell wieder.

Überweisungen

Facharzt für physikalische Medizin, Handchirurg oder Orthopäde

- Klinische Diagnostik – Differenzialdiagnosen
- Weiterführende Untersuchungen (NLG/EMG):
  - Vor einem chirurgischen Eingriff sollten immer elektroneuromyographische Untersuchungen durchgeführt werden, speziell wenn die klinische Diagnose nicht gesichert ist (zur Unterscheidung von anderen, selteneren Kompressionssyndromen).
- Einschätzung der Notwendigkeit einer chirurgischen Intervention
- Patienten, bei denen Verdacht auf eine Neuropathie besteht, sollten an einen Neurologen überwiesen werden.

Orthopäde oder Handchirurg

- Wenn die Diagnose hinreichend gesichert und die konservative Therapie unwirksam geblieben ist, sollte der Patient an einen Orthopäden oder Handchirurgen überwiesen werden **❸**.

Chirurgie

- Ein chirurgischer Eingriff ist dann indiziert, wenn die konservative Therapie versagt hat, die elektrophysiologische Abklärung positiv war, und speziell wenn die motorischen Defizite fortschreiten. Die Durchtrennung des Ligamentum carpale erfolgt ambulant in Lokalanästhesie und in Blutleere. Im fortgeschrittenen Stadium kann die Wiederherstellung von Sensibilität und Motorik bis zu 1 Jahr dauern. Die Ausfallserscheinungen können aber auch irreversibel sein

20.62 Ulnartunnelsyndrom

Definition und Ätiologie

- Der (motorische) Endast des N. ulnaris kann durch Kompression im Ulnartunnel (Guyon-Loge) im Bereich des Os pisiforme verletzt sein. Dies verursacht Schmerzen und eine Lähmung der vom Nervus ulnaris versorgten Muskeln der Hand.
- Häufige Ursachen sind Kompression durch Werkzeuge oder gekrümmte Fahrradlenker, ein direktes Trauma, ein Ganglion, Muskelanomalien oder Frakturen.

Befunde

- Muskelschwäche bei der Ausübung folgender Tests (bzw. ist möglicherweise auch eine Muskelatrophie festzustellen):
  - Scherenbewegung der Finger
  - Adduktion des Daumens
  - Abduktion des kleinen Fingers
- Keine sensible Störung (Abzweigung des Hauptasts des N. ulnaris vor dem Tunnel; diagnostisch für die Höhe der Läsion!). Druckempfindlichkeit und/oder Schmerzen bei der Kompression des Ulnartunnels.

Differenzialdiagnosen

- Weitere proximal gelegene Nervenkompressionen/Läsionen:
  - Läsion des N. ulnaris im Bereich des Sulcus nervi ulnaris oder des Cubitaltunnels
  - Thoracic-outlet-Syndrom
  - Läsionen des Plexus brachialis und der Nervenwurzeln

Ergänzende Untersuchungen

- Röntgenaufnahme des Handgelenks
- ENG/EMG

Behandlung

- Berufsbedingte Läsionen:
  - Eliminierung der verursachenden Faktoren und „watchfull waiting" (Rückgang der Beschwerden, Wiederkehr der Muskelkraft)
  - Sekundärprävention: Ergonomie, ergonomisch gestaltete Werkzeuge und Hilfsmittel, Polsterung (gefütterte Handschuhe und gepolsterter Lenker für Radfahrer)
  - Gelegentlich kann ein Trauma oder eine berufsbedingte Synovitis im Bereich Os triquetrum/Os pisiforme eine Kompression des N. ulnaris auslösen. Mit einer feinen Nadel können Steroide in das Gelenk injiziert werden.
  - Wenn sich die Beschwerden nicht bessern oder ergänzende Untersuchungen notwendig sind, Überweisung an einen Facharzt für physikalische Medizin oder an einen Orthopäden.

20.63 Meralgia paraesthetica

Ätiologie

- Ein recht selten auftretendes Kompressionssyndrom des N. cutaneus femoris lateralis. Lokalisation: unter dem Leistenband, etwa 2 cm medial der Spina iliaca anterior superior
- Bei Patienten unter Antikoagulation kann es vorkommen, dass eine durch Hämorrhagien ausgelöste proximalere Läsion im Retroperitonealraum (Nervenwurzel L2) die Kompression verursacht.

Diagnose

- Prädisponierend sind Übergewicht, Patienten im mittleren Alter oder eine Schwangerschaft.
- Zu den Symptomen zählen Taubheitsgefühl, Parästhesien und Schmerzen im anterolateralen Oberschenkel; die Missempfindungen nehmen im Stehen zu. Enge Kleidung und starke Belastung kann die Symptome verschlechtern.
- Eine Hyperextension des Hüftgelenks bei abgewinkeltem Knie verstärkt die Schmerzen.
- Mechanischer Druck auf die Kompressionsstelle führt zum Ausstrahlen der Schmerzen in den Oberschenkel.
- Ausschluss einer Nervenwurzelkompression durch Überprüfen des Lasègue (Anheben des gestreckten Beins); Untersuchung der Hüftgelenksbeweglichkeit zum Ausschluss einer Arthrosebedingten Bewegungseinschränkung.
- Bei Patienten, die unter heftigen Symptomen leiden, kann ein EMG/ENG veranlasst werden, die Beurteilbarkeit kann aber bei adipösen Patienten eingeschränkt sein.

Differenzialdiagnosen

- Bursitis trochanterica (20.36)
- Schmerzen im Ansatz des Quadrizeps
- Radikuläre Symptomatik (L3)
- Neuropathie

Therapie

- Verschwindet oft von selbst, wenn die Belastungen reduziert werden.
- Injektionen einer Kombination von Steroiden und Lokalanästhetika in die Kompressionsstelle
- Dehnungsübungen für die Hüftbeuger
- Chirurgische Dekompression des Nerven
- Gewichtsreduktion

20.70 Schmerzen des Bewegungsapparats

Kernaussagen

- Schmerzen des Muskel- und Skelettsystems („Bewegungsapparat") dauern meist nur kurze Zeit an und klingen spontan wieder ab.
- Als medikamentöse Therapie werden in erster Linie Paracetamol sowie topische und orale NSAR eingesetzt.

Grundsätzliches

- Schmerzen des Bewegungsapparats stellen eine häufige Ursache für eine Konsultation des Allgemeinarztes dar, obwohl die Mehrzahl der Routinefälle auch ohne Hilfe des Arztes behandelt werden könnten, beispielsweise durch Ruhe, mit rezeptfrei erhältlichen Medikamenten oder durch Bewegung.
- Ein Verzicht auf körperliche Betätigung ist selten notwendig, hingegen kann bei Traumen und bei vielen belastungsinduzierten Schmerzzuständen (z.B. bei verschiedenen Formen der Tendopathien) das Vermeiden einer starken physischen Belastung anfänglich hilfreich sein.
- Die Behandlung von musculoskelettalen Traumen besteht initial in einer Kombination aus Kälteanwendungen, Hochlagern und einem Kompressionsverband an der betroffenen Stelle.
- Als Pharmakotherapie kommen vor allem Paracetamol, topische Antiphlogistika und die klassischen oralen NSAR (z.B. Ibuprofen) als Kurzzeittherapie zum Einsatz.
- Abgesehen von der Anwendung bei Hochrisikopatienten ist die Kosteneffizienz für COX-2-selektive NSAR nicht gegeben.
- Bei länger anhaltenden Schmerzen des Bewegungsapparats sollten die den Schmerz verursachenden und perpetuierenden Faktoren, ein-

schließlich der ergonomischen Gegebenheiten und der Belastungsparameter am Arbeitsplatz, abgeklärt werden.
- Bei chronifizierten Schmerzen des Bewegungsapparats können sich eine sorgfältige Beurteilung durch einen Arbeitsmediziner, gegebenenfalls gefolgt von entsprechenden Interventionen samt einer multidisziplinären Rehabilitation, als erfolgreich erweisen.

Körperliche Betätigung

- Ein Nutzen wurde bei Patienten mit Gonarthrose nachgewiesen **A**, in einem geringeren Ausmaß auch bei solchen mit Lumbalgie.
- Eine vermehrte körperliche Aktivität und ein Muskelaufbautraining haben möglicherweise auch positive Auswirkungen auf die Behandlung von Nackenschmerzen **B**.
- Ein Ausdauertraining ist hilfreich bei der Therapie der Fibromyalgie **A**.

Medikamentöse Therapie

- Paracetamol kann in leichteren Fällen akuter Muskelskelettschmerzen und Arthrosen als Primärmedikation eingesetzt werden **A**.
- Nicht steroidale Antirheumatika (NSAR):
  - Topisch applizierte NSAR sind bei lokalen akuten Muskelskelettschmerzen effektiver als ein Placebo **A**. Auch bei chronischen Muskelskelettschmerzen sind sie kurzfristig wirksam.
  - Orale NSAR
    - Bei der Wahl der Medikation sollte primär überlegt werden, ob statt eines NSAR ein Mittel einer anderen Wirkstoffklasse verschrieben werden soll (z.B. Paracetamol, Codein, Tramadol, topische Therapien).
    - Bei entzündlichen rheumatischen Erkrankungen, bei verletzungsbedingten Schmerzen oder bei akuten Rückenschmerzen stellen NSAR in den meisten Fällen die sinnvollste Therapie dar. Hingegen könnten sich bei Schmerzen, wie sie etwa durch eine Arthrose verursacht werden, Paracetamol oder ein Analgetikum aus der Opiatgruppe als wirksamere und sicherere Alternativen erweisen (8.33).
    - NSAR sind wirksam bei akuten Schmerzen des Bewegungsapparats.
    - Bei anhaltenden Schmerzen des Bewegungsapparats, beispielsweise bei einer Arthrose könnten die unerwünschten Wirkungen den Nutzen überwiegen.
    - NSAR werden für die Behandlung von chronischen Kreuz- oder Nackenschmerzen nicht empfohlen.
    - Der Einsatz von selektiven COX-2-Hemmern kann in jenen Fällen gerechtfertigt sein, in denen die Verwendung von nicht selektiven NSAR mit einem erhöhten Risiko von gastrointestinalen Blutungen einhergeht. Bei den Coxiben handelt es sich nicht um Analgetika für den Routineeinsatz, etwa bei akuten Kreuzschmerzen oder Sportverletzungen.
    - Zu den therapeutischen Indikationen der Coxibe zählen Arthrosen und die rheumatoide Arthritis; Etoricoxib (120 mg) kann bei Arthritis urica (Gichtarthritis) gegeben werden. Für andere Indikationen sollten Coxibe nicht verordnet werden 8.33. Bei Risikopatienten können die NSAR mit Misoprostol oder einem Protonenpumpenhemmer kombiniert werden (8.33).
- Muskelrelaxanzien: Können bei der Therapie von Lumbalgien hilfreich sein; sie sind aber aufgrund ihrer Nebenwirkungen (u.a. Schwindel und Schläfrigkeit) nur bedingt einsetzbar **B**.
- Schwach wirksame Morphine (z.B. Codein und Tramadol): Können bei protrahierten Kreuzschmerzen und Arthrose versucht werden.
- Stark wirksame Morphine: Werden nur bei speziellen Indikationen eingesetzt.
- Tricyklische Antidepressiva: Evidenzbasiert ist ihre Wirksamkeit bei Fibromyalgie **B** (z.B. Amitriptylin, anfänglich 10–25 mg täglich, Erhaltungsdosen 25–150 mg täglich; sie werden aber auch bei anderen chronischen Schmerzen eingesetzt).
- Kortikosteroidinjektionen: Eine subakromiale Injektion ist hilfreich bei der Behandlung einer Rotatorenmanschettentendinitis **A** und bei durch einen Tennisellenbogen verursachten Schmerzen. Kortikosteroidinjektionen können auch bei anderen Weichteilschmerzen (21.10) eingesetzt werden.
  - Kortikosteroidinjektionen verschaffen bei Gonarthroseschmerzen kurzfristig Linderung **A**.
  - Intraartikuläre Injektionen sollten nur bei Entzündungen im Gelenk verabreicht werden (mit Schmerzen verbundene Schwellung oder Erguss) (21.10).

Physiotherapie

- Es gibt nicht genügend verlässliche Daten, oder aber die Wirksamkeit konnte nicht eindeutig nachgewiesen werden.
- Die fachliche Kompetenz der Physiotherapeuten sollte weniger für passive Behandlungsoptionen als zur Evaluierung der Funktionalität und zur Mobilisierung der Patienten und zur beratenden Therapiebegleitung eingesetzt werden.
- Für die Behandlung von Kreuzschmerzen können Massagen positive Wirkungen haben, sofern sie mit Muskeltraining und sonstigen Therapieformen kombiniert werden.

20.72 Akupunktur

Motto
- Bei der Akupunktur werden Nadeln gesetzt, aber nicht jedes Setzen einer Nadel ist Akupunktur.

Notwendige Abklärung vor der Behandlung
- Vor der Therapie bedarf es einer korrekten Diagnose: Greifen Sie nicht einfach deswegen zur Akupunkturnadel, weil Sie dem Patienten einen Wunsch erfüllen wollen.
- Informieren Sie den Patienten darüber, was Akupunktur vermag und was nicht. Die Akupunktur sollte nicht der sprichwörtlich letzte Strohhalm in einer bereits verzweifelten Situation sein, sondern vielmehr unter mehreren möglichen Therapieoptionen eine, mit der man oft eine Linderung der Symptome erzielen kann, ohne mit nennenswerten Nebenwirkungen rechnen zu müssen.
- Einmal eine Nadel zu setzen, ist noch keine Akupunktur. Nach 3–4 wöchentlichen Sitzungen wird man in der Regel entweder einen Erfolg sehen oder zumindest abschätzen können, ob eine Fortsetzung der Behandlung sinnvoll ist.
- Frischen Sie Ihre Anatomiekenntnisse auf, damit Sie wissen, was sich unter der Oberfläche verbirgt; das wird nicht nur Ihren diagnostischen Fähigkeiten zugute kommen, sondern auch eine unbeabsichtigte Perforation von Organen vermeiden helfen.
- Ein Drittel der Patienten zieht aus der Akupunkturbehandlung keinen Nutzen, bei einem weiteren Drittel kommt es zu einer deutlichen Linderung der Beschwerden; die Ergebnisse im letzten Patientendrittel aber sind es, die den guten Ruf der Akupunktur weitertragen und diese Therapie für den Arzt bedeutungsvoll machen.
- Auch ein sehr erfahrener Akupunkteur kann nicht im Vorhinein abschätzen, ob seine Patienten gut auf diese Behandlung ansprechen werden.
- Bei Patienten ohne klares Krankheitsbild oder bei solchen mit psychiatrischer Symptomatik machen Sie am besten gar nicht erst den Versuch einer Behandlung mit Akupunktur, auch nicht denjenigen Patienten, die einen Krankheitsgewinn eher suchen als Erleichterung.
- Fortgeschrittenes Alter oder Multimorbidität stellen selten eine Kontraindikation für Akupunktur dar; nur bei Trägern von Klappenprothesen oder bei mit Immunsuppressiva therapierten Patienten sollte die Indikationsstellung sorgfältig überdacht werden.
- Verwenden Sie immer Wegwerfnadeln. Sie sind praktisch und vermindern das Risiko von Komplikationen.
- Wenn Sie Ihren Patienten schon vor Beginn der Behandlung darüber aufklären, dass sich die Symptome während der ersten 3 Sitzungen verschlimmern können, haben Sie später weniger Erklärungsbedarf.
- Mindestens 1 unter 10 Patienten fühlt nach einer Akupunktursitzung starke Müdigkeit, manche sind danach sogar desorientiert. Machen Sie Ihre Patienten im Vorhinein auf dieses Risiko aufmerksam und halten Sie sie gegebenenfalls nach der Sitzung noch eine Zeit lang unter Beobachtung.
- Um einen Kollaps zu vermeiden, sollte der Patient während der Sitzung liegen; lassen Sie ihn nicht allein – zumindest nicht während den ersten Sitzungen – und nützen Sie diese günstige Möglichkeit für eine ergänzende Anamneseerhebung.
- Akupunktur kann die Wirkung bestimmter Medikamente vorübergehend verstärken. Insbesondere Diabetiker und Patienten unter antihypertensiver Medikation sollten nach jeder Akupunktursitzung gut überwacht werden.

Indikationen
- Die Akupunktur eignet sich besonders gut zur Schmerzbehandlung; die besten Ergebnisse werden bei der Linderung von schmerzhaften Erkrankungen des Stütz- und Bewegungsapparats und bei Zahnschmerzen erzielt **B**. Es ist sinnvoll, Akupunktur bei Nackenkopfschmerzen zu versuchen, bei Weichteilläsionen in der Schulterregion und bei Schmerzen im Zusammenhang mit Überbeanspruchungen oder Zerrungen der Rückenmuskeln; hier sollte sie allerdings nur zum Einsatz kommen, wenn keine Indikation für einen chirurgischen Eingriff besteht, und nicht dazu dienen, diesen hinauszuschieben.
- Arthrosebedingte Schmerzen kommen ebenfalls für eine Behandlung mit Akupunktur in Frage (wenngleich hier eindeutige Beweise für die Wirksamkeit noch ausstehen **D**): Zwar können bereits bestehende degenerative Läsionen natürlich nicht rückgängig gemacht werden, aber die durch einen Schongang oder eine Schonhaltung kontrahierten Muskeln können entspannt und so eine Schmerzlinderung erzielt werden. In der Behandlung der chronischen Polyarthritis hat die Akupunktur keinen Platz **C**.
- Migräne und sonstige rezidivierende oder chronische Formen von Kopfschmerzen können mit Akupunktur ebenfalls erfolgreich behandelt werden (vorausgesetzt, die Diagnose wurde korrekt gestellt) **C**. Man wird immer wieder Fälle erleben, bei denen die Akupunktur sich als hilfreich erweist. Klassische Akupunktur kann Migränekopfschmerzen nicht besser lindern als

- Placeboakupunktur (Nadeln an zufällig gewählten Punkten). Beide Formen sind trotzdem effektiver als abwartendes Verhalten.
- Patienten mit Ischiasschmerzen und anderen Formen chronischer Rückenschmerzen erfahren durch die Akupunktur oft eine Erleichterung; beachten Sie auch hier wieder, dass in einzelnen Fällen die Indikation für einen chirurgischen Eingriff gegeben sein kann. Sogar Patienten mit einer Spinalkanalstenose kann die Akupunktur bis zur Durchführung einer Operation (oder falls eine solche nicht in Frage kommt) eine Erleichterung ihrer Beschwerden bringen. Bei Kreuzschmerzen fehlen noch eindeutige Beweise dafür, dass man mit Akupunktur bessere Ergebnisse erzielen kann als mit Injektionen in Trigger-Punkte oder mit transkutaner elektrischer Nervenstimulation (TENS) **C**.
- Akupunktur als Begleitung eines Physiotherapie- und Rehabilitationsprogramms ist ein Ansatz mit interessanten Perspektiven. In manchen Ländern gibt es bereits Ausbildungsprogramme für Akupunktur, die sich unter anderem an Physiotherapeuten richten.
- Zur Behandlung von Neuralgien, Neuropathien und Phantomschmerzen bedarf es eingehenderer Kenntnisse der Prinzipien der Akupunktur und auch längerer Behandlungsserien; dies kann aber andererseits manchmal auch den Vorteil haben, zu einer dauerhaft positiven Patient-Arzt-Beziehung zu führen.
- Versuche einer Akupunkturtherapie bei Tinnitus wurden unternommen, es gibt keinen nachweisbaren, evidenzbasierten Effekt **B**. Chronische Ekzeme, wie etwa atopische Ekzeme, Asthma **D** und ein weites Spektrum psychosomatischer Leiden können für den erfahrenen Akupunkteur eine Indikation darstellen.
- Restless legs sprechen oft gut auf Akupunktur an. Als positiver Nebeneffekt ist zu erwähnen, dass durch Restless legs oder andere Leiden verursachte Schlafstörungen durch die Akupunktur eine Besserung erfahren können.
- Die Behandlung einer Drogenabhängigkeit ist ein Zielgebiet für Elektroakupunkturbehandlungen; die Ergebnisse sind, zumindest kurzfristig gesehen, überraschend positiv. Die Wirksamkeit der Akupunktur bei der Raucherentwöhnung ist nicht erwiesen; so wie auch beim Einsatz der Akupunktur zur Gewichtsreduktion **D** dürfte hier wohl eine vorübergehende therapeutische Modeerscheinung vorliegen. Akupunktur wird in vielen Alkoholentzugskliniken als Zusatztherapie zu einer Entgiftung eingesetzt.
- Akupunktur kann sich auch bei der Behandlung postoperativer oder Chemotherapie-induzierter Nausea als nützlich erweisen **B**.
- Bei Tieren beeinflusste die Akupunktur in vorteilhafter Weise das Reproduktionsverhalten und entfaltete eine positive Wirkung bei Verhaltensstörungen. Es gab ferner Versuche, mit Akupunktur Menstruationsprobleme, ungeklärte Sterilität und Depressionen zu behandeln, doch liegen hier meist nur anekdotische Ergebnisse vor.

Ausführung

- Akupunktur sollte nicht ohne vorheriges Studium der einschlägigen Lehrbücher praktiziert werden.
- Die traditionelle chinesische Medizin wird zwar weltweit gelehrt, aber für in der westlichen Welt ausgebildete Ärzte ist es wahrscheinlich am besten, die Akupunktur in einem speziell auf sie zugeschnittenen Lehrgang zu erlernen. Wahrscheinlich ist es vorteilhaft, zuerst klare Vorstellungen über die Möglichkeiten der westlichen Medizin zu erlangen, bevor man versucht, einen Zugang zum fernöstliches Denken zur Thematik „Mensch, Krankheit und Heilung" zu finden.
- Gute Kenntnisse der Anatomie der segmentalen Strukturen des Nervensystems helfen, die Effekte der Akupunktur ohne den „Schleier von Mystizismus" zu verstehen und erklären.
- Ein erster Schritt kann darin bestehen, dass man bei Patienten mit schmerzhaften Erkrankungen des Stütz- und Bewegungsapparats die Triggerpunkte (= die besonders empfindlichen) zu palpieren lernt. Das Nadeln dieser Trigger-Punkte allein wird allerdings oft als unangenehm empfunden; auch sind bei einem solchen Vorgehen die Langzeiterfolge nicht so günstig wie bei einer zusätzlichen oder ausschließlichen Nadelung der klassischen Akupunkturpunkte.

Komplikationen

- Die meisten Komplikationen werden von Ärzten verursacht, die mit der korrekten Technik nicht vertraut sind **C**. Ungenügende Kenntnisse der Anatomie, Handeln unter Zeitdruck und unzureichende Vorbereitung des Patienten können schädliche Folgen haben, die man mit einer sorgfältig überlegten Akupunkturtechnik hätte vermeiden können.
- Die Perforation innerer Organe, wie etwa ein Pneumothorax, oder durch die Verwendung nicht steriler Nadeln entstehende Komplikationen, wie z.B. Hepatitis, werden hauptsächlich von nicht ärztlichen Therapeuten verursacht.
- Hämatome können auch bei sehr sorgfältiger Technik entstehen, besonders im Bereich der Augenwinkel. Eine Erstverschlimmerung (erhöhte Schmerzhaftigkeit, Schläfrigkeit, Euphorie etc.) ist immer möglich. Das Vergessen einer Nadel im Nacken unter langem Haar ist nicht bedenklich,

kann aber ein Hinweis darauf sein, dass bei den Therapiesitzungen zu große Hast herrsche.
- Anmerkung für Österreich: Die Akupunktur sollte schon aus rechtlichen Gründen nur von Ärzten mit einer entsprechenden Zusatzausbildung durchgeführt werden.

20.75 Behandlung von Arthrosen

Grundlegendes und Zielsetzungen

- Der Patient sollte durch entsprechende Anweisungen bereits in den ersten Phasen seiner Krankheit in deren Management mit einbezogen werden: Um die Funktion der Gelenkknorpel aufrechtzuerhalten, müssen die Gelenke belastet werden.
- Paracetamol ist das Schmerzmittel der Wahl. Nicht steroidale Antirheumatika (NSAR) sollten sparsam und nur phasenweise angewendet werden, um Nebenwirkungen zu vermeiden. Topisch applizierbare Zubereitungen und Glukosamine sind zusätzliche Optionen.
  Anmerkung: Paracetamol kommt in Österreich als Monotherapie in dieser Indikation seltener zum Einsatz als in Finnland. Siehe dazu Absatz „Pharmakotherapie".
- Wird eine Osteotomie in Betracht gezogen, sollte sie durchgeführt werden, sobald ein konstanter Belastungsschmerz auftritt.
- Schon vor einem endgültigen Funktionsverlust und nicht erst, wenn die Schmerzen so unerträglich werden, dass sie mit anderen Behandlungsformen nicht mehr kontrolliert werden können, sollte ein Gelenksersatz erwogen werden **A**.
- Bei einer Gonarthrose wird arthroskopisches Debridement oder Lavage nicht empfohlen, da dadurch weder die Gelenksfunktion verbessert noch die Schmerzen gelindert werden.

Ätiologie

- Eine primäre Arthrose kann sich auch in einem anatomisch völlig normalen Gelenk entwickeln. Die Ätiologie ist ungeklärt, jedoch spielen genetische Faktoren sicher eine Rolle.
- Einer sekundären Arthrose können Krankheiten, Traumen oder Störungen bei der Gelenksentwicklung zugrunde liegen. Beim Hüftgelenk sind mehr als die Hälfte der Fälle eindeutig primäre Arthrosen, während beim Kniegelenk die sekundären Formen dominieren.
- Eine Arthrose der Sprunggelenke tritt immer sekundär auf und wird viel seltener gefunden als Coxarthrosen oder Gonarthrosen.

- In der Altersgruppe 75+ wird die Prävalenz der Hüftgelenksarthrosen auf etwa 20% geschätzt. Während Gonarthrosen bei Frauen 2–3 × häufiger gesehen werden als bei Männern, spielt bei den Coxarthrosen das Geschlecht keine Rolle.
- Bekannte Risikofaktoren für Kniegelenksarthrosen sind Übergewicht, schwere körperliche Arbeit und wiederholte Überbelastung. Bei den Hüftgelenksleiden ist der Stellenwert dieser Faktoren weniger eindeutig.
- Traumen können in jedem Gelenk zu arthrotischen Prozessen führen.

Symptomatik der Arthrosen

- In der Anfangsphase treten Belastungsschmerzen auf, die zunehmend die Beweglichkeit einschränken. Später treten Ruheschmerzen hinzu, die auch die Schlafqualität beeinträchtigen.
- Die Gelenkbeweglichkeit wird zunehmend eingeschränkt; beim Hüftgelenk sind zuerst Innenrotation und Abduktion in Mitleidenschaft gezogen, in den Kniegelenken die Extension.
- Mit dem Fortschreiten der Kniegelenksarthrose verschlechtert sich auch eine Varus-Valgus-Achsenfehlstellung, wodurch die Situation noch weiter verschlimmert wird.

Grundsätze für die Patientenführung

- In den frühen Phasen besteht das Management der Krankheit in einer medikamentösen Therapie und in physiotherapeutischen Maßnahmen.
- Anleitung zu selbstständigen Übungen ist wichtig.
- Eine Frühindikation für einen chirurgischen Eingriff ist dann gegeben, wenn dadurch die Entwicklung einer Arthrose verhindert werden kann. Im Allgemeinen sind Operationen jedoch erst in den späteren Stadien der Krankheit indiziert.

Pharmakotherapie

Analgetika

- **Paracetamol** **A** wird wegen der geringen Nebenwirkungen für weniger starke Schmerzen empfohlen. Bei der Behandlung von Gonarthrosen ist seine Wirkung mit jener von Naproxen und Ibuprofen vergleichbar. Die maximale Dosis beträgt 3 g/Tag.
- Wird eine weitergehende Schmerzlinderung gewünscht, können NSAR und Paracetamol kombiniert werden. Medikamente in Retardform sollten für eine zeitlich begrenzte Anwendung während eines Zeitraums von jeweils 7 bis 21 Tagen verschrieben werden. Bei Coxarthrosen und Gonarthrosen sind die verschiedenen verfügbaren NSAR höchstwahrscheinlich gleich

- wirksam, sodass bei der Wahl des Medikaments dessen Verträglichkeit und Sicherheit im Vordergrund stehen sollten.
- Um bei einer Langzeittherapie gastrointestinale Nebenwirkungen und das Risiko von Nierenproblemen zu verringern, ist es ratsam, die niedrigste noch wirksame Dosis zu verordnen. Eine lange Halbwertszeit (z.B. Piroxicam, Tenoxicam, Depotpräparate) erhöht das Risiko von Nebenwirkungen.
- Topische Zubereitungen von NSAR sind wirksamer als Placebos und haben geringere Nebenwirkungen als orale Präparate **Ⓐ**.
- Die Verschreibung von selektiven COX-2-Hemmern kann gerechtfertigt sein, wenn bei der Behandlung mit nicht selektiven NSAR ein gesteigertes Risiko von Magen-Darm-Blutungen besteht. Dabei ist insbesondere das kardiale Risiko zu beachten, das gegen einen möglichen Nutzen sorgfältig abgewogen werden sollte (8.33). (In Österreich ist derzeit ausschließlich Celecoxib mit einer strengen Indikationsstellung verschreibbar.) Eine weitere Option ist die Kombination eines Protonenpumpenhemmers (oder Misoprostol) mit einem NSAR.
- Bei schweren Arthroseschmerzen wird bisweilen ein zentral wirksames Analgetikum, wie etwa Tramadol, zum Einsatz kommen müssen.
- Detaillierte Angaben zu den Nebenwirkungen der entzündungshemmenden Analgetika finden sich in Artikel 8.33.

Cortison

- Intraartikulär applizierte lang wirkende Glukokortikoide werden gelegentlich zur Schmerzlinderung eingesetzt, besonders wenn Entzündungssymptome oder eine intraartikuläre Kristallbildung vorliegen (21.10).
- Bei Gonarthrose wird mit einer kurzfristigen Cortisonbehandlung der beste Erfolg erzielt.
- Eine kurzfristige Immobilisierung des Gelenks nach einer Cortisoninjektion verstärkt die analgetische Wirkung.

Hyaluronsäure

- Die Wirkung von Hyaluronsäurepräparaten bei Gelenksschmerzen basiert offensichtlich auf ihren entzündungshemmenden und analgetischen Eigenschaften, aber auch auf ihrer direkten Interaktion mit den Zellen der Gelenkkapsel und des Gelenkknorpels.
- Primärer Einsatzbereich ist das Knie **Ⓐ**, doch gelangen Hyaluronate auch bei Befall anderer Gelenke zur Anwendung.
- Es gilt als gesichert, dass sie bei Patienten über 60 die schwere arthritische Symptomatik der Kniegelenke lindern und die Gehstrecke verlängern können.

Glukosaminsulfat

- Peroral oder intramuskulär verabreichte Glukosamine sind häufig wirksam und haben kaum Nebenwirkungen **Ⓒ**.

Physiotherapie

Bewegung

- Zum Erhalt der Funktionstüchtigkeit des Gelenksknorpels ist ausreichende Belastung notwendig.
- Eine langfristige Immobilisierung des Gelenks ist zu vermeiden, da der Knorpelverschleiß dann fortschreitet.
- Schwimmen und Wassergymnastik sind geeignete Sportarten zur Erhaltung der generellen Fitness und der Gelenkfunktion. Auch für Patienten mit schwerer Arthrose ist oft ein Training im Wasser möglich.
- Bei einer gravierenden Schmerzsymptomatik sollte ein Trockentraining mit isometrischen Übungen beginnen.

Gewichtskontrolle

- Eine Gewichtsreduktion ist besonders für Gonarthrosepatienten sinnvoll, aber auch bei sonstigen Arthrosen der unteren Extremitäten vorteilhaft.
- Der Teufelskreis, der dadurch entsteht, dass Schmerzen körperliche Aktivitäten verhindern und so zu einer Gewichtszunahme führen, sollte vermieden werden.
- Übergewicht beeinträchtigt die Nachsorge bei Knie- und Hüftgelenksersatz.

Orthopädische Hilfsmittel

- Die Unterstützung durch einen Gehstock auf der gesunden Seite vermindert die Belastung des Gelenks um bis zu einem Drittel.
- Fehlhaltungen des Knies oder Fußgelenkes und daraus resultierende Belastungsprobleme können mit Schuheinlagen vermieden werden.
- Bei der Anschaffung orthopädischer Hilfsmittel sollte eine qualifizierte fachliche Beratung in Anspruch genommen werden.
- Hilfsmittel, die die Belastung der Ferse verringern (geeignete Schuhe, stoßdämpfende Sohlen) stellen oft eine wirksame Ergänzung der konservativen Therapie dar.

Umfeldfaktoren

- Faktoren des persönlichen Umfelds des Betroffenen, die für die Gelenkbelastung eine Rolle spielen, sollten ebenfalls Beachtung finden: So sollten z.B. die Arbeitsbedingungen dahingehend modifiziert werden, dass langes Sitzen oder Stehen vermieden wird.
- Ein interdisziplinäres Teamwork ist oft notwendig (Physiotherapeuten, ergotherapeutische Beratung).

- Wenn die Arbeitsfähigkeit im ursprünglichen Beruf nicht mehr gewährleistet ist, bedarf ein Patient im arbeitsfähigen Alter eventuell einer Umschulung. Gegebenenfalls sollte eine Überweisung des Patienten an eine spezialisierte Einrichtung erfolgen.

Akupunktur

- Es liegen keine gesicherten Beweise für eine positive Wirkung der Akupunktur auf eine Arthrose vor **D**.

Hüftgelenksarthrosen

- Der Patient sollte gleich nach der Diagnose über seine Krankheit ausreichend aufgeklärt werden **B**.
- Eine Unterweisung betreffend das notwendige körperliche Training ist sowohl für die Behandlung als auch für die Prävention wichtig.
- Der Patient muss dazu angehalten werden, körperlich aktiv zu bleiben. Schwimmen, Radfahren und Walking auf weichem Untergrund sind geeignete Sportarten.
- Physiotherapie, Heilgymnastik oder Traktion können gegebenenfalls bei einer mäßig fortgeschrittenen Hüftgelenksarthrose hilfreich sein.
  - Die Abduktion wird am besten in Rückenlage trainiert, die Extension in Seitenlage.
  - Haben im Falle von Kontrakturen aktive Dehnungsübungen nicht den gewünschten Erfolg, sollten nach einer entsprechenden Vorbehandlung (Durchwärmen von Muskeln und Gelenken mit Ultraschall und Massage) passive Streckübungen für die Flexoren und die Adduktoren durchgeführt werden.
  - Ist die Hüftgelenksbeweglichkeit stark eingeschränkt, kann sich der Einsatz orthopädietechnischer Hilfsmittel als nötig erweisen.
  - Es sollte auch an Hilfsmittel für den Alltag gedacht werden: Sockenanzieher, einen erhöhten Toilettensitz, eine hohe Bettkante und eine lange Greifzange.

Kniegelenksarthrosen

- Ein aktives Selbstmanagement des Patienten hat sich als wirksam erwiesen **A**. Schwimmen, Langlaufen oder Radfahren sind geeignete Sportarten.
- Ziel der physikalischen Therapie ist es, möglichst die volle Gelenkbeweglichkeit wiederherzustellen. Dabei können folgende Anwendungen zielführend sein:
  - Thermotherapie (warme Packungen, Kälte **C**, Ultraschall ist wahrscheinlich nicht wirksam **C**), Elektrotherapie **C** oder eine transkutane elektrische Nervenstimulation (TENS) zur Linderung der Schmerzen während der Behandlung **B**.
- Ein aktives Selbstübungsprogramm der Kniegelenke ist wichtig **A**. Bei starken Schmerzen empfehlen sich isometrische Übungen, wobei der Widerstand nach und nach erhöht werden sollte.
- Eine begleitende Physiotherapie erweist sich in der Anfangsphase des Erlernens eines maßgeschneiderten Übungsprogramms als sinnvoll.
- Geeignete Hilfsmittel und Kniestützen können den Schmerz während des Trainings mildern **C**.

Arthrosen der Sprunggelenke

- Primäre Arthrosen des Sprunggelenks sind selten. Üblicherweise entwickeln sich Arthrosen posttraumatisch.
- Eine Belastungsreduktion und Schuheinlagen zur Korrektur von Fehlhaltungen können sich als hilfreich erweisen.
- Physiotherapie, die mit einer sanften manuellen Traktion ergänzt wird, kann zur Wiederherstellung der vollen Gelenkbeweglichkeit beitragen.
- Der Patient sollte darin unterwiesen werden, Übungen zur Verbesserung von Stabilität und Koordination des Sprunggelenks selbstständig durchzuführen.

Arthrosen der Fingergelenke

- Empfehlenswert sind Warmwasser- und Paraffinbäder.
- Angezeigt ist auch Krafttraining für die Fingermuskeln mit einem weichen Ball oder mit Silikonwachs.
- Einsatz von Lagerungsschienen in starken Schmerzphasen und insbesondere bei einer Arthrose des Daumensattelgelenks.
- Hilfsmittel zur Verminderung der Belastung der Fingergelenke.
- Gegebenenfalls kann eine Arthrodese der distalen Interphalangealgelenke oder der proximalen Interphalangealgelenke des Zeige- und des kleinen Fingers angezeigt sein.

Chirurgische Therapie

- Das chirurgische Management umfasst 3 hauptsächliche Optionen:
  - Osteotomie zur Korrektur der mechanischen Eigenschaften des Gelenks
  - Gelenksimmobilisierung (Arthrodese)
  - Implantierung einer Totalendoprothese bzw. teilweiser Gelenkersatz
- Zusätzlich zur Verbesserung der Gelenkmechanik kann eine Osteotomie auch die Progredienz der Arthrose verzögern. Deshalb sollten chirurgische Maßnahmen gesetzt werden, sobald regelmäßig Belastungsschmerzen auftreten.
- Mit einer Arthrodese oder Arthroplastik kann hingegen länger zugewartet werden. Wenn jedoch die Schmerzen mit konservativer Therapie

nicht mehr in den Griff zu bekommen sind und die Lebensqualität, die Mobilität und eine selbstständige Lebensführung nicht mehr gewährleistet sind, sollte man von diesen Möglichkeiten Gebrauch machen.
- Ein Gelenksersatz verbessert die Lebensqualität des Patienten oft ganz entscheidend **Ⓐ**.

20.76 Frühdiagnose und Management von Komplikationen nach Gelenksersatz

Allgemeines
- Bei jedem Verdacht auf Komplikationen muss frühzeitig eine orthopädische Fachabteilung konsultiert werden.
- Zeichen und Symptome einer postoperativen Infektion müssen erkannt, die Tiefe der Infektion festgestellt und die verursachenden Erreger identifiziert werden.
- Es müssen präoperativ alle möglichen Infektionsherde saniert werden.
- Regelmäßige postoperative Kontrollen gewährleisten die Früherkennung von Komplikationen. Das Auftreten von Symptomen in einem vorher asymptomatischen Gelenk bedarf stets einer Abklärung.

Infektion des Gelenkersatzes
Klassifikation und Symptomatik
- **Postoperative Frühinfektion**
  - innerhalb 1 Monats nach der Operation:
  - akutes klinisches Bild: Fieber, Rötung, Schwellung, Wundexsudat
  - CRP deutlich erhöht, Leukozytose
    - Der Rückgang der CRP-Werte nach der Operation ist individuell verschieden, doch normalisieren sich üblicherweise die Spiegel innerhalb weniger Wochen wieder. Aufeinander folgende CRP-Bestimmungen sollten jedenfalls einen kontinuierlichen Abwärtstrend zeigen. Bleiben die Werte auf Dauer über den Referenzwerten, so kann dies u.a. ein Hinweis auf eine rheumatoide Arthritis sein. Dreht bei den CRP-Werten die Verlaufskurve nach oben, bedarf dies einer Abklärung.
  - protrahierte postoperative Schmerzen
    - Schwere und Dauer der postoperativen Schmerzen variieren von Patient zu Patient. Sollte jedoch die Schmerzintensität zunehmen und beispielsweise eine Belastung des operierten Beins nicht mehr zulassen, dann sollte an andere Komplikationen, wie etwa eine Luxation oder Fraktur gedacht werden.
- **Chronifizierte Spätinfektion**
  - mehr als 1 Monat nach der Operation
  - postoperative Schmerzen persistieren
  - Symptomatik ist leicht und variabel
  - häufig eine lange Vorgeschichte
  - Patient bleibt in der Regel afebril
  - CRP oft nur leicht erhöht, mit oder ohne Leukozytose
    - BSG oft leicht beschleunigt, kann aber auch im Normalbereich liegen
  - Das klinische Bild ähnelt jenem einer aseptischen Lockerung der Endoprothese.
- **Hämatogene Infektion**
  - akutes klinisches Bild: Fieber, generalisierte Symptome, Sepsis, Schmerzen, Rötung, Schwellung
  - CRP deutlich erhöht, Leukozytose, positive Blutkulturen
  - Gelenkersatz zuvor symptomlos
  - Infektionsherd ist identifizierbar

Behandlungsstrategie
- Bevor Untersuchungen veranlasst werden oder eine Therapie gestartet wird, sollte stets eine orthopädische Fachabteilung konsultiert werden.
- Die Identifizierung der verursachenden Erreger bildet das Fundament der Behandlungsstrategie. Selbst bei einer leichten Wundinfektion dürfen Antibiotika erst dann verordnet werden, wenn eine Kultur aus der Gelenksflüssigkeit vorliegt und eine Konsultation mit einer einschlägig spezialisierten orthopädischen Abteilung stattgefunden hat.
  - Nur mit einer visuellen Inspektion ist es nicht möglich, zwischen einer oberflächlichen Wundinfektion und einer tiefen Infektion des Gelenkersatzes zu unterscheiden. Eine Rötung und Überwärmung des Gelenks sind normale Manifestationen des Wundheilungsprozesses. Nähte und Klemmen irritieren häufig die Haut und es ist normal, dass beim Entfernen der Klammern ein wenig Exsudat austritt.
  - Bei Verdacht auf eine echte Wundinfektion und wenn die Gabe von Antibiotika erwogen wird, muss die Möglichkeit einer tiefen Infektion ausgeschlossen werden. Persistierende Absonderungen aus der Wunde und eine Dehiszenz der Wundränder sind deutliche Hinweise auf eine Infektion des Gelenkersatzes.
  - Ein Fremdkörper wird schnell von einem bakteriellen Biofilm umschlossen, der einen Schutzschild gegen Antibiotika darstellt. Eine orale Antibiotikabehandlung wird daher keine Wirkung auf eine tiefe Endoprotheseninfektion entfalten, sie kann hingegen die Iden-

tifizierung der Erreger erschweren und daher die Wahl des korrekten Antibiotikums behindern.
- **Frühe postoperative und hämatogene Infektion eines künstlichen Gelenks**
  ○ Die Prothese ist möglicherweise zu retten.
  ○ Debridement im Operationssaal, Gewinnen von repräsentativen Kulturen.
  ○ Langfristige (bis zu einigen Monaten dauernde) Antibiotikatherapie (mit 1 bis 3 Antibiotika).
  ○ Kommt es zu einem Rezidiv der Infektion während oder nach der Therapie, ist eine 2-stufige Revisionsoperation indiziert.
- **Chronifizierte Spätinfektion eines künstlichen Gelenks**
  ○ Der Erhalt der Prothese ist gewöhnlich nicht möglich.
  ○ Die Endoprothese sollte entweder während oder nach der Antibiotikatherapie entfernt und ersetzt werden.
- Wenn innerhalb der Grundversorgung Probleme mit der Antibiotikatherapie auftreten, sollte das für den Patienten verantwortliche Orthopädieteam kontaktiert werden.

Prävention
- Es ist empfehlenswert, präoperativ das Orthopädieteam über etwaige Risikofaktoren für die Operation zu informieren.
- Präoperative Eradizierung aller möglichen Infektionsherde; in Zweifelsfällen ist ein Spezialist für Infektionen zu konsultieren.
  ○ Haut
    – Die Unversehrtheit der Haut ist wichtig. Typische Problemstellen befinden sich zwischen den Zehen, unter der Brust und in Hautfalten.
    – Eine infizierte Hautwunde oder eine chronische Beinulzeration sind zum Beispiel Kontraindikationen für die Operation.
  ○ Harn
    – Bei einer asymptomatische Bakteriurie variieren die Therapierichtlinien von Krankenhaus zu Krankenhaus. Meist reicht für die Behandlung einer Bakteriurie eine perioperative Antibiotikaprophylaxe aus, aber sie wird zum Beispiel gegen Pseudomonas oder Enterokokken nicht wirksam sein.
  ○ Zähne
    – Vor einer Gelenkersatzoperation ist immer eine Kontrolle der Zähne empfehlenswert, sofern dies nicht kurz zuvor schon geschehen ist.
    – Zahnprothesenträger sollten bei etwaigen Zahnfleischproblemen einen Zahnarzt konsultieren.
- Haut- und Gewebeinfektionen
  ○ Die häufigste Ursache für eine Spätinfektion eines künstlichen Gelenks ist eine Bakteriämie kutanen Ursprungs.
    – Sanierung aller wunden Stellen und Ulzera
    – sorgfältiges Management von Hautinfektionen
    – antibiotische Abschirmung während aller Prozeduren, die infizierte Haut involvieren

Abnutzung und Lockerung eines künstlichen Gelenks
- Eine Makrophagen-/Histiozytenreaktion wird durch Abriebpartikel der Gelenkflächen und des Knochenzements und andere Mikropartikel ausgelöst. Dies führt zu einer Osteolyse und einer allmählichen Lockerung der Verbindung zwischen den Endoprothesenkomponenten und dem Knochen.
- Die Osteolyse ist in den Röntgenbildern als scharf begrenzte Verdunkelung an der Kontaktfläche zwischen der Endoprothese und dem Knochen sichtbar (ein röntgenstrahlendurchlässiger Saum).
- Insbesondere zementfreie Endoprothesenkomponenten bleiben relativ asymptomatisch, auch in Fällen, wo der Lysesaum um die Prothese bereits recht ausgeprägt ist.
- Die Lockerung eines Gelenkersatzes wird diagnostiziert, wenn ein positiver Röntgenbefund in Kombination mit Schmerzen bei Belastung auftritt.
- Eine wichtige Voraussetzung für das frühe Erkennen von Endoprothesenkomplikationen, wie eine Lockerung oder der Abrieb von Plastikkomponenten, sind regelmäßige Kontrollen. Dann kommt man in der Regel mit kleineren chirurgischen Eingriffen aus.
  ○ Ein ausgedehnter Knochensubstanzverlust erfordert mit hoher Wahrscheinlichkeit einen großen und komplexen Eingriff. Das Einbringen einer neuen Endoprothese kann sich als unmöglich erweisen und schlimmstenfalls wird die Amputation der Gliedmaße notwendig oder der Bereich des gesamten Hüftgelenks ist eventuell völlig zerstört.
- 12 Monate nach der Operation sollten eine klinische Kontrolle und eine Röntgenuntersuchung erfolgen, die alle 2–5 Jahre zu wiederholen sind.
- Unter den in einem zunächst asymptomatischen Gelenk neu auftretenden Symptomen können u.a. folgende ein Hinweis auf eine Endoprothesenkomplikation sein:
  ○ Schmerzen bei körperlicher Betätigung
  ○ hörbare Geräusche (ein Quietschen, Knacksen u.Ä.)
  ○ Gelenkinstabilität
  ○ Gelenkschwellungen
- Wenn die Symptomatik, die klinischen Zeichen

und die Röntgenbilder auf eine Lockerung der Endoprothesenkomponenten oder eine andere Gelenkersatzkomplikation hindeuten, sollte ein orthopädischer Chirurg konsultiert werden.

Röntgendiagnostik bei Gelenkersatzkomplikationen

- Es sollten immer 2 Projektionen der Hüfte gemacht werden, d.h. eine a.p. und eine laterale Aufnahme (keine Lauenstein-Projektion). Die laterale Projektion wird alle Veränderungen in der Anteversion der Pfanne und die Seiten der femoralen Komponente zeigen. Bei Knieprothesen sollten die a.p. und die laterale Aufnahme am stehenden Patienten gemacht werden
- Die neuen Aufnahmen sollten mit Voraufnahmen verglichen werden, um allfällige Veränderungen leichter feststellen zu können.
- Befunde, die auf eine Lockerung hindeuten:
  ○ ein Lysesaum von 2 mm oder mehr zwischen Zement und Knochen oder zwischen Endoprothesenkomponente und Zement
  ○ im Vergleich mit früheren Röntgenaufnahmen Migration des Pfannen-Zement-Komplexes oder einer zementfreien Pfannenkomponente (wahrscheinliche Lockerung der Pfanne)
  ○ Osteolysezonen um eine künstliche Gelenkskomponente oder den Zement
  ○ eine Fraktur des Zementmantels ist ein Hinweis auf die Lockerung des Prothesenschafts
  ○ eine ausgeprägte periostale Reaktion und eine Verdickung der Kortikalis auf der lateralen Seite der Diaphyse (der Schaft komprimiert die Kortikalis)
  ○ Migration des Schafts und des Zementkomplexes in Richtung Markhöhle
- Befunde, die auf eine Abnutzung hindeuten:
  ○ Prothesenkopf ist innerhalb der Pfanne nach kranial gewandert (bei Messung mit einem Lineal ist die Distanz der Prothesenkugel vom unteren Rand der Pfanne größer als die vom oberen Rand)
  ○ bei einer Knieprothese eine Asymmetrie der Kunststoffgleitflächen der Komponenten

Abnutzung des natürlichen Azetabulums

- Eine mögliche Komplikation nach einer Hemiarthroplastie der Hüfte ist das „Ausdünnen" des körpereigenen Azetabulums.
- Nur symptomatische Fälle werden behandelt.
- Nicht immer ist eine chirurgische Revision indiziert. Die Geschwindigkeit des Knochensubstanzverlustes variiert und das Festsetzen des Trochanters am Hüftpfannenrand kann das Fortschreiten der Ausdünnung aufhalten.

20.80 Restless legs, Akathisie und Muskelkrämpfe

Definition

- Das Restless-legs-Syndrom (RLS) ist ein Leiden, bei dem der Patient in der Nacht Missempfindungen in den unteren Extremitäten verspürt, die ihn dazu veranlassen, die Beine zu bewegen, weil er sich nur so Erleichterung verschaffen kann. Das Schlafdefizit kann bei dieser Krankheit erhebliche Ausmaße annehmen.
- Medikamente, die die Dopaminwirkung hemmen, können eine Akathisie verursachen (36.06).
- Als Muskelkrämpfe bezeichnen wir anhaltende Muskelkontraktionen, die überwiegend die unteren Gliedmaßen betreffen.

Prädisponierende Faktoren

- Schwangerschaft, der Alterungsprozess, Eisenmangel, Urämie sowie einschlägige idiopathische Symptome in der familiären Anamnese können die zugrunde liegende Ursache für ein RLS sein.
- Eine Akathisie tritt meist sofort nach oder innerhalb weniger Wochen nach der Einnahme einer prädisponierenden Medikation auf.
- Störungen des Elektrolythaushalts (insbesondere eine Hyponatriämie), Dehydration, Diuretika, Beinödeme und Denervierung können Muskelkrämpfe auslösen. Bei den meisten Patienten, die an Muskelkrämpfen leiden, finden sich jedoch keine bekannten prädisponierenden Faktoren.

Untersuchungen

- Eine klinische Untersuchung der unteren Extremitäten (Ödeme, Varizen, Ekzeme aufgrund von Varizen, Durchgängigkeit der Arterien, Sensibilität, Muskelatrophie).
- Besteht Verdacht auf ein Restless-legs-Syndrom, sollte der Serumferritinspiegel überprüft werden. Liegt der Wert im unteren Drittel der Referenzwerte für eine Anämie, so ist möglicherweise eine Eisensupplementation hilfreich. Gegebenenfalls sollte auch der Serumkreatininspiegel überprüft werden.
- Bei Muskelkrämpfen sollten Serumnatrium, Kalium, Magnesium, Kalzium, Blutzucker, Hämoglobin, Hämatokrit und Erythrozytenzahl und ein Differenzialblutbild kontrolliert werden.

Behandlung

- Eine Unterweisung des Patienten in Sachen Schlafhygiene und Eisensupplementation schafft meist keine ausreichende Abhilfe. In leichten Fällen können möglicherweise ein Schlafmittel

oder ein niedrig dosiertes Benzodiazepin Wirkung zeigen. Starke und rasch wirkende Benzodiazepine sind hingegen zu vermeiden. Die besten Ergebnisse konnten bisher mit niedrig dosierten abendlichen Gaben von dopaminergen Substanzen (Pramipexol 0,09–0,36 mg, Ropinirol 0,25–3 mg oder Cabergolin: 1–3 mg) erzielt werden **❸**. Über die Nebenwirkungen einer Langzeittherapie können noch keine Aussagen gemacht werden. In schweren Fällen wurden auch schon Opioide (wie z.B. Tramadol 50–100 mg abends) eingesetzt. Wenn der Zustand mit Schmerzen verbunden ist, kann Gabapentin wirksam sein.
- Bei Verdacht auf eine Akathisie wird die Dosis reduziert oder das Medikament gewechselt. Wenn nötig, kann für kurze Zeit auf 3 × tägl. 20 mg Propranolol, 3 × tägl. 1–2 mg Biperiden oder ein niedrig dosiertes Benzodiazepin umgestiegen werden.
- Passives Dehnen der verkrampften Muskeln kann als Erste-Hilfe-Maßnahme eingesetzt werden. Zur Prophylaxe sollten alle auslösenden Faktoren eliminiert werden. In sehr schweren Fällen kann man Kombinationen von Chininsulfat **❷** plus Diazepam oder Meprobamat ins Auge fassen; dabei muss aber der Patient während der ersten Therapiewochen genau überwacht werden, um Wirksamkeit und Nebenwirkungen der Therapie beurteilen zu können.

20.82 Fibromyalgie-Syndrom

Zielsetzung

- Bei der Erstellung der Diagnose „Fibromyalgie" geht es vor allem um die Abgrenzung gegenüber anderen Krankheitsbildern mit ähnlicher Symptomatik, die einer spezifischeren Behandlungsstrategie zugänglich sind, wie zum Beispiel entzündliche Prozesse des rheumatischen Formenkreises, Hypothyreose oder menopausale Hormonveränderungen.
- Die Vorstellungen und Phantasien des Patienten bezüglich der Ursache seiner Beschwerden müssen angesprochen und beurteilt werden.
- Es sollte versucht werden, jene Faktoren herausarbeiten, die eine Zunahme der Beschwerden bewirken.
- Für jeden Patienten sollte ein individuell auf ihn zugeschnittenes Behandlungskonzept ausgearbeitet werden.
- Der Patient sollte zur körperlichen Betätigung ermutigt werden, da Beweise dafür vorliegen, dass durch das Trainieren von Muskelkraft und Ausdauer eine Linderung der Beschwerden erzielt werden kann **❶**.

ACR-Kriterien für das Fibromyalgie-Syndrom

Das American College of Rheumatology hat die folgende Liste von möglichen Merkmalen der Fibromyalgie erstellt:
- Schmerzhaftigkeit ausgedehnter Körperareale mit
  - Schmerzen in beiden Körperhälften und
  - Schmerzen in Regionen oberhalb und unterhalb der Taille.
- Palpation ergibt Druckschmerzhaftigkeit an mindestens 11 der folgenden 18 sogenannten „Tender Points" (jede Körperseite zählt separat):
  - subokzipitale Muskelinsertionsstellen
  - Halswirbelkörper: im vorderen Anteil der Zwischenräume zwischen den Querfortsätzen C5–C7
  - Ursprünge des M. supraspinatus oberhalb der Spina scapulae
  - Mitte des oberen Rands des M. trapezius
  - 2. Rippe: an der Kostochondralverbindung
  - 2 cm distal der lateralen Epikondylen
  - Glutealregion: beidseits im oberen äußeren Quadranten des Gesäßes im anterioren Muskelanteil
  - Trochanter major, posterior der Trochanterprominenz
  - Knie: am medialen Fettpolster proximal des Gelenkspalts

Begleitsymptome und typische Merkmale

- Tagesmüdigkeit
- Ungenügende Erholung im Schlaf („Arousals" – Wachzustände)
- Generelle Berührungsempfindlichkeit infolge einer erniedrigten Schmerzschwelle für nozizeptive Reize
- Psychosomatische Symptome mit Beteiligung verschiedener Organe (Colon irritabile, Pollakisurie, Herzbeschwerden, gynäkologische Probleme)
- Neurologische Symptome (Taubheitsgefühl, stechende Schmerzen, Beklemmungsgefühl, Kopfschmerzen)
- Mentale Störungen (depressive Verstimmung, Angstzustände; schwere Depressionen sind selten)
- Kognitive Probleme (Konzentrationsschwäche, Lernschwierigkeiten)
- Subjektiver Eindruck von Schwellungen
- Bei 30–50% der Patienten besteht eine Hypermobilität der Gelenke.
- Tendenz zu Hautrötungen (Erythema fugax), die auf den Oberkörper begrenzt sind, aber anderer-

seits sind kalte Extremitäten bei diesen Patienten besonders häufig.
- Die Symptome können mit wechselndem Wetter sowie je nach Stress- und Angstbelastung fluktuieren.
- Die Fibromyalgie gilt nicht als eigenständiges Krankheitsbild, sondern eher als eine Kombination von Symptomen und Befunden, denen unterschiedliche Auslösemechanismen zugrunde liegen können.

Behandlung

- Eckpfeiler der Behandlung sind die frühe Diagnosestellung, das Vermeiden eines Kreislaufs von sich wiederholenden Untersuchungen und ein biopsychosozialer Zugang.
- Wichtig ist der Versuch, die häufig falschen Vorstellungen und Phantasien des Patienten bezüglich der Ursache seiner Schmerzen und der Müdigkeit anzusprechen und zu korrigieren. Dies betrifft auch die Ängste bezüglich seiner Leistungsfähigkeit.
- Ziel der nicht medikamentösen Therapie ist es, Leistungsfähigkeit und Lebensqualität der Patienten zu verbessern.
  - Körperliches Training reduziert die Beschwerden **B**. Ausdauer und Muskelkraft sollten durch Training verbessert werden, z.B. Walking, Radfahren, Langlaufen oder Schwimmen, **B** (es sei denn, Probleme in der Nacken- und Schulterregion sprechen dagegen), gezieltes Krafttraining **B**.
  - Es sollte ein individuelles Trainingsprogramm für jeden Patienten erstellt werden **C**.
  - Maßnahmen zur Verbesserung des Schlafs durch Ausschalten von Störfaktoren (Kaffee, Alkohol, Lärm und Stress).
- Ziel der medikamentösen Therapie ist es, die Beschwerden zu erleichtern.
  - Es gibt derzeit kein Medikament, für das die Diagnose Fibromyalgie eine amtlich zugelassene Indikation ist.
  - Die Einnahme von 10–25 (50) mg Amitriptylin am frühen Abend hat sich in mehreren randomisierten Studien als effektiv erwiesen **B**. Die positive Wirkung stellt sich in der Regel nach 1–2 Wochen ein **B**.
  - NSAR, Analgetika, Muskelrelaxanzien und Antidepressiva (sowohl SSRI als auch MAO Hemmer) haben keine Wirkung bei Schmerzen im Rahmen einer Fibromyalgie gezeigt.
  - SNRI und Pregabalin scheinen wirksam zu sein.
- In sehr problematischen Fällen konnten die besten Erfolge mit einem umfassenden multidisziplinären Rehabilitationsprogramm erzielt werden **D**.

20.83 Tietze-Syndrom

Grundsätzliches

- Ein Syndrom, bei dem Schmerzen, deutliche Empfindlichkeit bei der Palpation und eine Schwellung an einem oder mehreren Rippenknorpeln typische Symptome sind.
- Neigung zur Hyperventilation, Husten, virale oder bakterielle Infekte oder Therapien am Thorax können dem Beginn der Symptome vorausgehen.
- In den meisten Fällen bleibt die Ätiologie unklar.

Diagnostik

- Beinahe 10% der Patienten, die über Thoraxschmerzen klagen, leiden an einem Tietze-Syndrom.
- Typische Symptome werden oft am 2. oder 3. kostochondralen Gelenk verspürt.
  - Tiefes Einatmen, Husten, Beugen, Drehen des Körpers oder vornübergebeugtes Liegen verstärkt den Schmerz.
- Die Diagnose ist eine klinische.
- Histopathologische Untersuchungen haben chronische Entzündungen, Fibrosen und Verknöcherungen gezeigt.
- Differenzialdiagnosen:
  - **Seronegative Arthritis,** Spondylitis ankylosans oder andere Spondylarthropathien, die mit entzündlichen Prozessen im sternoklavikularen Bereich einhergehen. In diesem Fall sind die Symptome stärker gestreut.
  - Chostochondritis oder Schmerzen an den sternokostalen Verbindungen ohne Schwellung
  - xiphosternale Costochondritis oder Schmerzen an der Spitze des Sternums
  - Fibromyalgie
  - Pneumonie
  - KHK
  - bösartige Erkrankungen

Behandlung:

- Gewöhnlich klingt das Tietze-Syndrom innerhalb von 2–3 Wochen ab.
- Lokale Kälteanwendungen und entzündungshemmende Medikamente können für einige Tage gegeben werden.
- Gewöhnlich spricht die Erkrankung auf eine Kombination aus Lokalanästhetikum/Steroid-Injektionen an die Stelle des Schmerzes an.
- Wenn die Symptome anhalten, kann Physiotherapie zur Verbesserung der Mobilität der Rippen und des Thorax verordnet werden.

20.84 Amputation von Gliedmaßen (untere Extremität): Nachbehandlung

Tage 1–3 postoperativ
- Kein Kissen unter dem Amputationsstumpf (Kontrakturrisiko)!
- Den Oberkörper nicht hochlagern (Gefahr eines Stumpfödems)!
- Der Patient sollte nicht längere Zeit sitzen.
- Empfehlenswert ist die Bauchlage.
- Während der Wundheilung sollte die Amputationsnarbe vor Traumen geschützt werden: Auch ein kleines Hämatom verzögert bereits die Wundheilung.

Tag 4 bis zur Prothesenanpassung
- Bewegungsübungen: Anfangs Extension und Adduktion; 5 Übungsserien 3–5 × pro Tag. Ziel: Vermeiden einer Beugekontraktur.
  - In Seitenlage wird der Stumpf langsam und mit maximaler Kraft so weit wie möglich in Extensionsstellung gebracht.
  - Liegestützübungen aus der Bauchlage heraus, ohne Anhebung des Beckens.
  - Im Stehen wird der Stumpf mit Hilfe der Hüftflexoren kräftig gestreckt.
  - Bei allen Übungen wird die Position 5 Sekunden lang gehalten.

Stumpfbandage
- Der Stumpf sollte je nach Bedarf bis zu 3 × täglich wie folgt bandagiert werden:
  - Zunächst wird der Verband 2 × um die Stumpfbasis herum geführt.
  - Sodann führt man den Verband über die Stumpfkuppe, zieht in fest und legt in 2 × um die Kuppe herum.
  - Schließlich wird der Teil zwischen Basis und Kuppe bandagiert, wobei nach proximal der Druck abnehmen sollte.
- Vor dem Bandagieren sollte die Stumpfkuppe 15 bis 30 Minuten lang von Hand massiert werden, bis sie weich wird.

Prothesentraining
- Eine Übungsprothese kann schon 2 Wochen nach der Operation zum Einsatz kommen, falls die Wundheilung zufriedenstellend verlaufen ist.
- Wurde durch den Verband die notwendige Stumpfformung herbeigeführt, kann man 6 bis 8 Wochen nach der Amputation mit der Anpassung der endgültigen Prothese beginnen.
- Zur Verhinderung von Schwellungen wird nach dem Abnehmen der Prothese der Stumpf händisch massiert und während der Nacht mit einem lockeren Verband versorgt.
- In der Amputationsnachbehandlung kommt der Gewichtskontrolle ein hoher Stellenwert zu.

Später auftretende Phantomschmerzen
- Zuerst sollte immer die Passform der Prothese überprüft werden.

20.90 Knochentumore

Allgemeines
- Eine radikale Tumorresektion in den Extremitäten erfordert heute selten eine Amputation. Heute versucht man häufiger mit großen Spezialendoprothesen oder dem Einsatz von Allografts eine Amputation zu vermeiden.
- Die Diagnose eines primären Knochentumors basiert auf klinischen Verdachtsmomenten und typischen Röntgenbefunden.
  - Bisweilen sind Auffälligkeiten im Röntgen schwer zu entdecken.
- MRI und CT sind Untersuchungen, die zur weiteren Abklärung eingesetzt werden.
- Ist ein Malignom nicht auszuschließen, sollte eine offene Knochenbiopsie durch eine kleine Inzision durchgeführt werden. Diese Biopsie sollte möglichst an der Abteilung durchgeführt werden, die auch die weitere Behandlung durchführt.
- Knochenszintigraphie und Laboruntersuchungen sollten als ergänzende Untersuchungen durchgeführt werden.

Osteosarkom
- Dieser häufigste primäre maligne Knochentumor wird bei Kindern, Jugendlichen und jüngeren Erwachsenen gesehen.
- Bevorzugte Lokalisation ist die Knieregion.
- Die Röntgenbefunde sind charakteristisch.
- Früherkennung verbessert die Prognose.
- Die Behandlung besteht in einer Kombination von chirurgischer Intervention und Chemotherapie und sollte spezialisierten Zentren vorbehalten bleiben.

Gutartige Knochentumoren
- Exostosen (Osteochondrome) und Enchondrome (oft im Bereich der Metakarpalknochen) sind die häufigsten gutartigen Knochentumoren.
- Ein Nativröntgen reicht üblicherweise zur Diagnosestellung aus.
- Oft sind chirurgische Maßnahmen indiziert.

Skelettmetastasen

- Die Karzinome, die am häufigsten in die Knochen metastasieren, sind (Östrogenrezeptor-positive) Mammakarzinome, Lungenkarzinome (besonders kleinzellige Lungenkarzinome), Prostata-, Schilddrüsen- sowie Nierenkarzinome.
- Calcitonin scheint in der Behandlung von Komplikationen, die von Knochenmetastasen herrühren, unwirksam **C**. Jedoch werden derzeit Bisposphonate zur Schmerztherapie **B** und zur Reduktion des Knochenabbaus empfohlen **A**. Bei Frakturgefahr wird vorbeugend eine Marknagelung durchgeführt

Hinweise auf eine gute Prognose

- Ein hochdifferenzierter langsam wachsender Tumor
- Eine lange metastasenfreie Periode nach der Primärtherapie
- Anfangs osteosklerotische Metastasen
- Osteolytische Metastasen, die im Verlauf der Therapie osteosklerotisch werden
- Eine einzelne Knochenmetastase (Solitärmetastase)
- Geringe Tumorlast
- Keine Metastasierung in lebenswichtige Organe
- Keine Hyperkalzämie
- Keine leukoerythroblastische Anämie

Osteosklerotische Metastasen

- Bei 80–90% der Patienten ist die Strahlentherapie wirksam.
- Es besteht kein Risiko pathologischer Frakturen.

Osteolytische Metastasen

- Ausgeprägtes Risiko pathologischer Frakturen; insbesondere Metastasen im Schenkelhals und der Diaphyse müssen so schnell wie möglich bestrahlt werden.
- Eine chirurgische Stabilisierung sollte eventuell schon vor dem Auftreten einer Fraktur erfolgen!
- Bei Metastasen im Bereich der HWS ist noch vor Therapiebeginn eine Halskrawatte indiziert; Patienten mit Metastasen in der BWS oder der LWS sollte in einer 1. Phase Bettruhe verordnet werden. Bei drohenden Dislokationen oder neurologischen Defiziten muss eine chirurgische Intervention erwogen werden.

Evaluierung des Therapieerfolgs

- Linderung der Schmerzen
- Rekalzifizierung der metastatisch befallenen Knochenabschnitte
- Näheres zur Behandlung der Hyperkalzämie findet sich unter (24.21).

20.91 Sarkome

Allgemeines

- Sarkome werden in Weichteil- und Knochensarkome unterteilt. Beide Gruppen verhalten sich unterschiedlich. Aus diesem Grund unterscheiden sich auch die Behandlungsrichtlinien, sowohl untereinander als auch innerhalb der Gruppen.
- Im Frühstadium verursachen Sarkome kaum Beschwerden. Knochensarkome verursachen erst in einem späten Stadium Schmerzen, Schwellungen oder eine lokal erhöhte Hauttemperatur, also wenn sie bereits ein großes Volumen erreicht haben. Weichteilsarkome sind in der Regel sogar noch im Spätstadium symptomlos.
- Sarkome streuen hauptsächlich über die Blutbahn, selten werden die lokalen Lymphknoten befallen. Typischerweise kommt es zur Metastasierung in die Lungen.
- Prinzipiell besteht die Behandlungsstrategie in einer zweckmäßigen Kombination von chirurgischen Eingriffen, Strahlenbehandlung und Chemotherapie.
- Die Behandlung beider Arten von Sarkomen sollte in hochspezialisierten onkologischen Zentren stattfinden, beginnend mit der Diagnose und der Biopsie. Die histopathologische Diagnostik erfordert spezielle Färbemethoden. Die Differenzierung zwischen benignen und malignen Sarkomen kann schwierig sein.
- Metastasen von Weichteilsarkomen, wie etwa solitäre oder einige wenige Lungenmetastasen, sollten operativ entfernt werden.
- Von optimal behandelten Sarkompatienten sind 50–80% nach 5 Jahren symptomfrei.
- Amputationen sind selten notwendig. Erfahrene Chirurgen beherrschen Operationstechniken, die trotz radikaler Tumorresektion durch den Einsatz von Prothesen oder Transplantaten den Funktionserhalt der Gliedmaße gewährleisten.

Knochensarkome

- Beispiele: Osteosarkom, parostales Osteosarkom, Chondrosarkome, Ewing-Sarkom und das maligne fibröse Histiozytom.
- Schmerzen, Schwellung, manchmal auch Überwärmung oder Dysfunktion der angrenzenden Gelenke führen zum Verdacht auf ein Knochensarkom.
- Die Diagnosestellung beruht auf der Kombination und der gemeinsamen Interpretation der klinischen, röntgenologischen, histopathologischen und molekularbiologischen Befunde. Das Alter des Patienten und die Lokalisation des Tumors beeinflussen zusätzlich die differenzialdiagnostischen Überlegungen.

- Allerdings sind die meisten Knochentumoren nicht Sarkome, sondern Metastasen anderer Karzinome, Myelome oder benigne Neoplasmen.
- Die Diagnostik und die Behandlung aller Knochentumoren sollten Zentren, die über spezielle Knochentumorteams verfügen, vorbehalten bleiben.
- Die Behandlungsergebnisse sind gut, wenn von Anfang an eine optimale Strategie gewählt wurde. Die Behandlung agressiver Osteosarkome beginnt mit einer effektiven Kombination von Chemotherapeutika, gemäß den internationalen Therapieschemata. Dadurch kann präoperativ das Tumorvolumen reduziert werden, zusätzlich können mögliche Metastasierungen gleich mitbehandelt werden. Nach einigen Wochen wird die radikale Resektion durchgeführt oder mit einer Strahlentherapie begonnen. Die zytostatische Therapie wird parallel dazu, entweder in der gleichen oder auch in einer neuen Kombination, für weitere 6 bis 9 Monate fortgeführt.
- Bei niedriggradig malignen Osteosarkomen ist eine radikale Tumorresektion in der Regel ausreichend.
- Die chirurgische Behandlung zielt auf eine radikale Entfernung unter Beibehalten der Funktionalität ab.
- Eine Strahlentherapie kann das Auftreten von Rezidiven vermindern oder verzögern, speziell bei nicht radikal durchgeführter Operation.

Weichteilsarkome

- Dazu gehören unter anderen Fibrosarkome, Rhabdomyosarkome, Liposarkome, Leiomyosarkome, Synovialsarkome, Neurofibrosarkome und maligne fibröse Histiozytome.
- Weichteilsarkome machen etwa 1% aller malignen Tumoren aus.
- Die Hälfte der Tumoren ist in den Gliedmaßen und die andere Hälfte im Stamm sowie in der Kopf-Hals-Region lokalisiert.
- **Weichteilsarkome sind in der Regel asymptomatische Knoten, die relativ langsam wachsen.** Der Verdacht auf ein Sarkom liegt nahe, wenn der Knoten unter gesunder Haut liegt, am darunter liegenden Gewebe festsitzt, sich hart anfühlt und einen Durchmesser von mehr als 5 cm aufweist.
- Wenn der Verdacht auf ein Weichteilsarkom vorliegt, dann sollte der Patient unverzüglich an ein Schwerpunktkrankenhaus zur chirurgischen Evaluierung überwiesen werden. Universitätskliniken und spezialisierte Zentren haben multidisziplinär zusammengesetzte Sarkom-Teams und sind für Notaufnahmen gerüstet.
- Weichteilsarkome werden unter Einschluss eines weiten Sicherheitsabstandes (4–6 cm) operativ entfernt. Bei Extremitätensarkomen wird am besten die ganze Muskelloge vollständig entfernt (Kompartmentresektion). Ist eine radikale Resektion nicht möglich oder verbietet sich ein Eingriff wegen der Lokalisierung des Sarkoms, gelangt eine (adjuvante) Radiotherapie zur Anwendung. Ein Drittel der Patienten spricht darauf gut an.
- Eine Chemotherapie wird dann eingesetzt, wenn es bereits zu einer Metastasierung gekommen ist oder wenn vor dem chirurgischen Eingriff das Tumorvolumen reduziert werden soll. Bei Sarkomen des Kindesalters ist sie ein essenzieller Bestandteil der therapeutischen Strategie.
- Die Resektion von Metastasen kann in manchen Fällen kurativen Charakter haben.

Nachsorge
- Die Rehabilitation, die Anpassung von Prothesen und die Ausstattung mit orthopädischen Hilfsmitteln sind ein wesentlicher Teil der Nachsorge. Viele Patienten haben eine lange Überlebenszeit und erholen sich gut.
- Die Verlaufskontrollen erfolgen ambulant in onkologischen Zentren, und zwar in den ersten 5 Jahren alle 3–6 Monate, dann bis zu insgesamt 10 Jahren 1 × jährlich. Bei den Kontrolluntersuchungen fahndet man nach Lokalrezidiven und Lungenmetastasen, da bei einer Früherkennung gute Chancen für eine langfristige Remission bestehen.
- Die Behandlung von Knochensarkomen sollte in Zentren mit spezialisierten Teams für das Management von Knochentumoren konzentriert sein. Zur Therapiekontrolle gehören: ausführliche Anamnese, Thoraxröntgen, Knochenszintigraphie, CT und, falls notwendig, MRT und Biopsie.

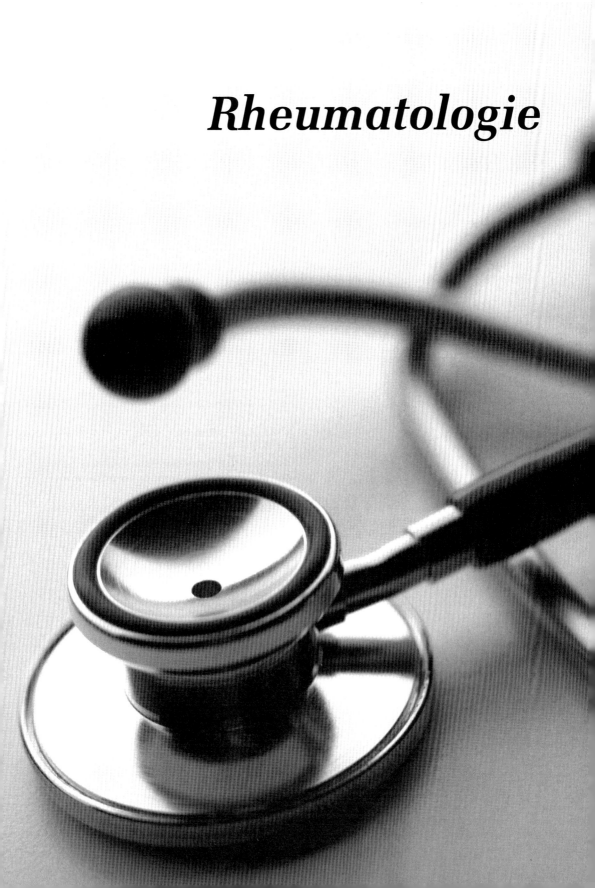
Rheumatologie

21.01 Klinische Untersuchung von Patienten mit Gelenkentzündung in der Grundversorgung

- Vgl. Artikel „Schmerzen im Knie" (20.40) und „Schmerzen im Bereich der Sprunggelenke und Füße" (30.27).

Zielsetzungen

- Eine septische Arthritis stellt einen medizinischen Notfall dar. Die diagnostische Abklärung von Ursachen, die eine spezielle Behandlung benötigen, sollte innerhalb von 2 Wochen abgeschlossen sein.
- Eine Gichtarthritis soll erkannt und gesondert behandelt werden.
- Es sollte differenziert werden zwischen einer degenerativen und einer entzündlichen Gelenkerkrankung (21.03).
- Die Ursache einer Polyarthritis wird in einem Stufenplan im Verlauf der Kontrolluntersuchungen ermittelt. Zu viele Labortests neben Entzündungsparametern und dem Rheumafaktor werden nicht empfohlen.

Grundsätzliches

- Es gibt zahlreiche mögliche Ursachen für eine Polyarthritis. Zur Ermittlung einer korrekten Diagnose muss der Patient mitunter über Wochen oder Monate beobachtet werden.
- Die Therapie richtet sich eher gegen den pathophysiologischen Prozess als gegen eine spezielle Krankheit. Daher bedarf es nicht immer einer spezifischen Diagnose, um die Behandlung einzuleiten.
- Die Bedeutung einer möglichst frühzeitigen Therapie bei drohender Chronifizierung einer Gelenkentzündung kann nicht genug betont werden, wenn man gute Ergebnisse erzielen will.

Epidemiologie

- Siehe Tabelle 21.01.1.

Diagnostisches Vorgehen

Klinische Untersuchung

1. In einem 1. Schritt gilt es zu herauszufinden, ob die Symptome im Gelenk selbst oder aber in den angrenzenden Weichteilen ihren Ursprung haben.
2. Ist eine Zuordnung zum Gelenk möglich, besteht der nächste Schritt darin, anamnestisch und klinisch abzuklären, ob eine Gelenkentzündung besteht (21.02). Dabei geht es vorrangig um eine Differenzierung zwischen Gelenkschmerzen (Ar-

Tabelle 21.01.1 **Die Epidemiologie von entzündlichen Gelenkerkrankungen (Fälle/10.000 Erwachsene; Daten stammen aus Nordeuropa)**

Ätiologie	Fälle	Bemerkungen
Rheumatoide Arthritis	5	
Unbekannte Ätiologie	8	Am häufigsten Kniegelenkhydrops, meist transient
Spondylarthropathien	3	1 Spondylitis ankylosans (Morbus Bechterew), 1 infekt-reaktive Arthritis/Urethritis (Morbus Reiter), 1 enteropathische Arthritis und 1 Psoriasis-Arthritis
Gichtarthritis	5	
Systemische Kollagenosen	1	
Sonstige	2	(Septische und virale Gelenkentzündungen)

thralgie) im Rahmen von systemischen Infekten und der Entzündung eines Gelenks (Arthritis), wobei Letztere charakterisiert ist durch:
  - bewegungsabhängige Schmerzen
  - Ruheschmerzen
  - Schwellung
  - Überwärmung
  - Steifigkeit

Sind die klinischen Kriterien für eine Gelenkentzündung erfüllt, wird folgende Vorgehensweise empfohlen:

1. Bei einer akuten Monarthritis wird eine Gelenkpunktion durchgeführt und die Synovialflüssigkeit analysiert (21.11). Wenn der Patient febril ist oder die Entzündungsparameter erhöht sind (CRP, Leukozytose oder BSG), müssen auch eine purulente Arthritis, eine reaktive Arthritis und Gicht differenzialdiagnostisch bedacht werden.
   - Ist die Synovialflüssigkeit trübe, muss eine purulente Arthritis ausgeschlossen werden (Bakterienkultur und Gramfärbung der Synovialflüssigkeit, Blutkultur). Das Risiko einer eitrigen Arthritis ist bei Patienten mit vorbestehenden Gelenksschäden (Arthritis, Endoprothesen) oder mit Allgemeinerkrankungen wie Diabetes am größten. Staphylokokken sind die häufigsten Erreger.
   - Ist die Synovialflüssigkeit purulent (Leukozytenzahl über $40.000 \times 10^6/l$), sollte der Patient stationär behandelt werden. Auch bei geringeren Leukozytenzahlen kann eine bakterielle Arthritis nicht ausgeschlossen werden; in solchen Fällen stützt sich die Entscheidung für eine antimikrobielle medikamentöse Therapie (stets parenteral und stationär) auf den klinischen Befund und den CRP-Wert. Es wird

- empfohlen, einen Teil des Gelenkpunktats mit dem Patienten ins Krankenhaus zu senden, damit es dort weiter analysiert werden kann (z.B. Gramfärbung).
  ○ Die Synovialflüssigkeit erlaubt auch die Fahndung nach Uratkristallen zur Sicherung einer Gichtdiagnose (21.03). Die Synovialflüssigkeit sollte so rasch wie möglich abpunktiert werden, weil sie eventuell rasch wieder resorbiert wird. Wenn das klinische Bild typische Gichtzeichen umfasst (äußerst schmerzempfindliches und rötliches erstes MTP-Gelenk bei männlichen Patienten oder bei Patientinnen unter Diuretikatherapie), kann als Erste-Hilfe-Maßnahme Methylprednisolon intraartikulär injiziert werden.

Tabelle 21.01.2 **Untersuchungen bei einem Patienten mit Symptomen einer Gelenkentzündung**

	Das klinische Bild	Untersuchungen
A	Alle Patienten mit Gelenkentzündung	• Mikroskopie der Gelenkflüssigkeit (Kristalle) • Harnsäurekonzentration im Serum, BSG
	Laboruntersuchungen	• BSG, CRP, Blutbild, Harnanalyse • Wenn abpunktiert werden kann, Befundung der Gelenkflüssigkeit (Zellen, Kristalle, Bakterienkultur und, wenn nötig, Gramfärbung)
	Anamnese (wenn mit [1] gekennzeichnet sind: siehe unten Absatz D)	• Morgensteifigkeit eines Gelenks und deren Dauer (mehr als 1 Stunde?) • Bewegungsabhängige Schmerzen oder Ruheschmerzen in einem Gelenk • Lumbalgien während einer Ruhephase • Vorangegangene Traumen • Vorangegangene Episoden mit Gelenkschmerzen • Familiäre Häufung von Gelenksentzündungen • Psoriasis-Zeichen (Haut, Nägel) • Vorangegangene Diarrhö • Augenentzündung [1] • Dysurie, eitriger Ausfluss aus der Urethra [1] • Sexuelle Kontakte [1] • Andere Symptome einer Infektion (Pharyngitis?) • Raynaud-Phänomen • Erythem bei Sonnenexposition • Bierkonsum und Gebrauch von Diuretika, siehe B
B	Monarthritis (Gicht, Pseudogicht, septische Arthritis, reaktive Arthritis)	Harnsäurekonzentration im Serum (normale Spiegelwerte während einer akuten Attacke schließen Gicht nicht aus)
		Analyse der Gelenkflüssigkeit; Kristalle, Zellen, Bakterienkultur und Gramfärbung
C	Gelenkentzündung, die mehr als 2 Wochen andauert (rheumatoide Arthritis?)	Rheumafaktor im Serum (und allenfalls CCP-Antikörper)
D	Akute Arthritis bei einem jungen Erwachsenen und Symptome, die in Absatz A mit [1] gekennzeichnet sind, liegen vor (infektiöse Arthritis, reaktive Arthritis?)	Fahndung nach Yersinien-, Salmonella- und Campylobacter-Antikörpern PCR-Test zum Nachweis von Chlamydia und Gonococcus im Urin Fahndung nach Chlamydia-Antikörpern (der Titer kann nach der Infektion für lange Zeit hoch bleiben). Der PCR-Test ist wegen der höheren Sensitivität und Spezifität vorzuziehen.
E	Ein möglicher Zeckenbiss in einem Gebiet, in dem die Lyme-Borreliose endemisch ist, oder Erythema migrans	Fahndung nach Borrelia-burgdorferi-Antikörpern (ein negativer Befund in einer frühen Phase der Erkrankung schließt eine Lyme-Arthritis nicht aus)
	Pockenartiges Exanthem	Röteln? Fahndung nach Alphavirus-Antikörpern, wenn der Patient im Spätsommer oder Herbst an einem juckenden Ausschlag leidet Parvovirus-Antikörper (29.56)
F	Vorangegangene febrile Pharyngitis (rheumatisches Fieber?), ein Herzgeräusch, migratorische Polyarthritis, pathologisches EKG (rheumatisches Fieber?)	Streptokokkenkultur aus einem Rachenabstrich EKG AST (wird bestimmt, wenn aufgrund des klinischen Befunds rheumatisches Fieber vermutet wird; ein negativer Befund spricht gegen rheumatisches Fieber) Thoraxröntgen
G	Erythem bei Sonnenexposition, Raynaud-Phänomen (SLE?)	Fahndung nach antinukleären Antikörpern (nicht empfohlen, wenn nur lokalisierte musculoskelettale Symptome bestehen und keine allgemeine Symptomatik vorliegt)
H	Pathologisches Blutbild, schwere Schmerzen in der Nacht (Leukämie)	Differenzialblutbild und Thrombozytenzählung Eine Röntgenuntersuchung des Gelenks/der Gelenke ist meist notwendig

2. Die klinische Untersuchung und der Synovia-Befund helfen bei der differenzialdiagnostischen Abgrenzung zwischen degenerativer und entzündlicher Gelenkerkrankung (21.03). Liegt die Leukozytenzahl über $2000 \times 10^6/l$, so ist dies ein Hinweis auf eine inflammatorische Gelenkerkrankung. Eine normale BSG stützt die Diagnose einer degenerativen Gelenkerkrankung.
3. Spezifischere Untersuchungen im Sinne der Auflistung in Tabelle 21.01.2 werden durchgeführt, wenn dies aufgrund des klinischen Bilds angezeigt ist. Bezüglich der diagnostischen Wertigkeit einzelner klinischer Zeichen siehe 21.03.

Untersuchungen bei einem Patienten mit Gelenkentzündung

- Siehe Tabelle 21.01.2.

Indikationen für eine Krankenhauseinweisung

1. Notfallmäßige Einweisung
   - **Febrile Monarthritis** wegen der Möglichkeit einer bakteriellen Infektion
     - Ältere Menschen können z.B. in der Bettenstation des Pflegeheims behandelt werden, wenn eine verlässliche Synovialflüssigkeitsanalyse durchgeführt werden kann.
   - Polyarthritis, wenn der Patient febril ist oder einen schlechten Allgemeinzustand aufweist, wenn die Synovialflüssigkeit trübe ist und auf eine purulente Arthritis deutet (gelegentlich kann auch eine Polyarthritis eine bakterielle Infektion sein) oder wenn die Entzündungsparameter (CRP, BSG) signifikant erhöht sind.
   - Klinischer Verdacht auf rheumatisches Fieber (siehe Tabelle 21.01.2, Absatz F).
   - Klinischer Verdacht auf ein Karzinom (auffälliges Blutbild, schwere Schmerzattacken während der Nacht) entweder als Noteinweisung (Verdacht auf Leukämie) oder am nächsten Werktag.
2. Normale Einweisung
   - Verdacht auf seropositive rheumatoide Arthritis, sobald ein positiver RF-Befund vorliegt.
   - Leichte, aber persistierende seronegative entzündliche Gelenkerkrankung: 1–2 Monate nach dem 1. Auftreten der Symptome. Sofort Gabe von NSAR und Beginn der Physiotherapie; Kontrolle des weiteren Krankheitsverlaufs.
3. Die folgenden Erkrankungen können innerhalb der Einrichtungen der Primärversorgung behandelt werden:
   - alle flüchtigen Arthritiden.
   - leichte reaktive Arthritis mit geklärter Ätiologie (Bei der Chlamydien-induzierten Arthritis kurmäßige Behandlung von Patient/in und Partner/in mit Tetracyclin; ist die Arthritis durch Yersinia oder Salmonella verursacht [Nachweis durch Bakterienkultur], kommt Ciprofloxacin zum Einsatz).
   - Gicht
   - Hydrops im Kniegelenk aufgrund einer Überlastung
   - Einzelne Gelenke können mit lokalen Kortikosteroidinjektionen behandelt werden, wenn eine bakterielle Infektion sicher ausgeschlossen werden kann (Bakterienkultur negativ, Monoarthritis mit niedrigem Serum-CRP).

21.02 Diagnose einer Gelenkentzündung beim Erwachsenen

- Siehe auch die Kapitel über Knieschmerzen (21.40), Schmerzen in den Händen und Handgelenken und Schmerzen in den Sprunggelenken und Füßen (21.50).

Definition einer Arthritis

- Die Diagnose einer Arthritis sollte sich besonders auf eine klinische Untersuchung stützen: Die Diagnose „Gelenkentzündung" ist nur möglich, wenn die entsprechenden klinischen Merkmale vorliegen. Das ACT (American College of Rheumatology) definiert eine Arthritis wie folgt: **Schwellung und eingeschränkte Gelenkbeweglichkeit, die mit Überwärmung sowie ruhe- oder bewegungsabhängigen Schmerzen einhergehen.**

Untersuchung der Gelenke

- Der folgende Untersuchungsgang kann in weniger als 10 Minuten durchlaufen werden:
- **Hauttemperatur:** Mit der dorsalen Seite der Finger prüft der Arzt die Temperatur und den Spannungszustand der symptomatischen Gelenke und vergleicht sie mit jener der gleichen Gelenke der Gegenseite. Bei einer asymmetrischen Arthritis in den Knie-, Sprung-, Ellbogen- und Handgelenken liegen fast immer Temperatur- und Spannungsunterschiede vor. Ein „kalter" Erguss im Kniegelenk ist selten auf eine Entzündung zurückzuführen.
- **Finger:** Sodann werden alle Finger einzeln gebeugt, und zwar an den proximalen und den distalen Interphalangealgelenken, während das Metakarpophalangealgelenk gestreckt bleibt. Im Normalfall berühren die Fingerspitzen dabei

die Handfläche. Auch ohne sichtbare Schwellung kann ein Flexionsdefizit gegeben sein. Eine spindelförmige und glänzende Schwellung der proximalen Interphalangealgelenke ist ein fast sicherer Beweis für einen entzündlichen Prozess.
- **Handrücken:** Eine Schwellung der Metakarpophalangealgelenke imponiert als ein Verlust der Vertiefungen zwischen den einzelnen Fingerknöcheln und kann als Schwellung der Gelenke palpiert werden. Beugung der Fingergelenke oder simultaner Druck von der radialen und ulnaren Seite auf die Metakarpophalangealgelenke verursachen Schmerzen; bei der Flexion der Gelenke zeigt sich eine Bewegungseinschränkung (Normalwert 90° Flexion).
- Eine Schwellung des **dorsalen Handgelenks** ist meist gleichmäßig, manchmal fluktuierend. Die Dorsalflexion (Normalwert zumindest 70°) ist als Erstes gestört.
- Eine Schwellung **der Ellbogengelenke** ist in der dorsalen Region unter dem Olekranon sichtbar und kann als Vorwölbung des Sulcus lateralis getastet werden. Eine eingeschränkte Extension ist ein Frühzeichen.
- Die Rotation **in den Schultergelenken** wird überprüft.
- Bei der vergleichenden Inspektion der Füße fällt eine asymmetrische wurstartige Schwellung **der Zehen** auf.
- Durch simultanes Drücken von beiden Seiten werden Schmerzen **in den Metatarsophalangealgelenken** provoziert. Schwellungen zwischen den einzelnen Gelenken sind schwieriger zu erfassen.
- **Die Sprunggelenke:** Die Beweglichkeit der Sprunggelenke (Dorsalflexion, Plantarflexion, Pro- und Supination) wird überprüft, und allfällige Unterschiede zwischen dem rechten und linken Sprunggelenk werden registriert. Schwellungen sind am ehesten rund um die Malleoli sichtbar; eine Inspektion von rückwärts zeigt, ob Schwellungen rechts oder links der Achillessehne vorliegen.
- Eine Entzündung des **Kniegelenks** tritt gewöhnlich in Verbindung mit einem Hydrops auf. Bei einem massiven Gelenkerguss ist das Knie auch oberhalb der Patella geschwollen. Ein kleinerer Hydrops lässt sich durch Druck im Bereich des suprapatellaren Recessus erkennen. Mit Daumen und Zeigefinger kann sogar eine Flüssigkeitsbewegung auf beiden Seiten der Patella gefühlt werden. Der Nachweis geringgradiger Ergüsse erfolgt am besten durch Prüfung auf das sogenannte „Bulge Sign" (durch Druck auf den vermuteten Erguss auf der einen Seite der Patella wird auf der anderen Seite eine sichtbare Vorwölbung erreicht).
- Die Testung der Rotation in den Hüftgelenken erfolgt in Rückenlage mit den Hüft- und Kniegelenken in jeweils 90°-Flexion. Wenn die Hüftgelenke entzündet sind, ist im Allgemeinen die Innenrotation asymmetrisch eingeschränkt und schmerzhaft. Der Schmerz wird in der Leistenregion verspürt und ist weder lateral der Hüfte (Bursitis des Trochanter!) noch in der Gesäßbacke (Sakroiliakalgelenke) lokalisiert. Prüfung auf Extensionsdefizit des Hüftgelenks: Der Patient liegt auf dem Rücken und ein Hüftgelenk wird maximal gebeugt, wodurch die Lordose der lumbosakralen Wirbelsäule abgeflacht wird. Bei einem Extensionsdefizit des kontralateralen Hüftgelenks wird der Oberschenkel angehoben, und der Winkel zwischen Oberschenkel und Untersuchungsliege zeigt den Grad des Extensionsdefizits an.
- Schmerzen im **Sakroiliakalgelenk** werden provoziert durch einen kräftigen seitlichen Druck auf das Becken, wobei gleichzeitig eine Hand den Darmbeinkamm nach vorne beugt, um die vorderen oberen Darmbeinstachel aneinander anzunähern: Die Schmerzen strahlen vom Sakroiliakalgelenk in die Gesäßbacke aus. Alternativ kann das Becken direkt nach unten gegen die Untersuchungsliege gedrückt werden, wodurch sich die Darmbeinstachel auseinander bewegen. Beim Gaenslen-Test befindet sich der Patient in Rückenlage am Rand der Untersuchungsliege und lässt ein Bein bei Hyperextension im Hüftgelenk nach unten hängen. Bei all diesen Tests verursacht das Verdrehen des Sakroiliakalgelenks Schmerzen in der entsprechenden Gesäßbacke.
- Auch beim Patrick-Test liegt der Patient auf dem Rücken; das Knie der zu untersuchenden Seite wird gebeugt und der Fuß auf das Knie des anderen gestreckten Beins gebracht. Der Untersucher drückt das gebeugte Knie gegen die Untersuchungslinie; ein Patient mit Sakroileitis verspürt Schmerzen im Gesäß.
- Bei Verdacht auf eine Gelenkentzündung sollte die klinische Untersuchung immer auch eine **Inspektion der Haut und eine Auskultation des Herzens** umfassen.

21.03 Krankheitsspezifische Beschwerden und Symptome von Patienten mit entzündlichen Gelenkerkrankungen

- Dieser Artikel enthält eine detailliertere Beschreibung der Differenzialdiagnosen jener entzündlichen Gelenkerkrankungen, die in Artikel 21.01 schlagwortartig zusammengefasst sind.

Arthrose („Osteoarthritis")

- Kann einer entzündlichen Arthritis ähneln, besonders bei Kniegelenkserguss oder Schmerzen in den Fingern.
- Zu den charakteristischen Symptomen zählen Schmerzen bei Belastung mit darauf folgendem Dauerschmerz in Ruhe.
- Morgensteifigkeit fehlt; ist sie vorhanden, so hält sie nicht mehr als 15 Minuten lang an, wohingegen die Morgensteifigkeit bei entzündlichen Erkrankungen, insbesondere der rheumatoiden Arthritis, länger andauert, und zwar häufig länger als 2 Stunden. Eine Arthrose ist gekennzeichnet durch Steifigkeit beim Einleiten der Bewegung.
- Im Knie könnte als Frühsymptom ein geringgradiger Hydrops nach einer Fehlbelastung auftreten. Die Haut über dem Gelenk ist nicht oder nur wenig erwärmt. Es ist keine verdickte Synovialhaut tastbar. In der Gelenkflüssigkeit findet sich nur eine kleine Anzahl von Leukozyten (üblicherweise weniger als $2000 \times 10^6/l$), wobei die mononukleären Zellen dominieren.
- Arthrosen im Bereich der Finger verursachen harte, knötchenartige Verdickungen an den distalen Interphalangealgelenken (Heberden-Knötchen) und ein kleines Flexionsdefizit (Diastase) in der Regel nicht mehr als 20 mm; siehe 21.02. CRP und BSG sind normal.
- Eine typische Lokalisation für eine Arthrose ist das Karpometakarpalgelenk des Daumens. Der Daumen wird in adduzierter Position gehalten und der Handrücken erscheint quadratisch.
- Im Gegensatz zur rheumatoiden Arthritis ist das Handgelenk selten von Arthrosen betroffen.
  - Die Dorsalflexion im Handgelenk wird durch Aneinanderpressen der Handflächen bei gestreckten Fingern getestet, die volare Flexion durch Aneinanderpressen der Handrücken.

Rheumatoide Arthritis (chronische Polyarthritis)

- Die Erkrankung beginnt meist schleichend mit den ersten Beschwerden in den Fingern, den Metatarsophalangealgelenken oder den Handgelenken. Es kann jedoch auch jedes andere Gelenk das Erstbefallene sein. Eine spindelförmige Auftreibung der PIP-Gelenke ist typisch für eine rheumatoide Arthritis, wird aber gelegentlich auch bei anderen entzündlichen Gelenkerkrankungen gesehen, insbesondere bei der psoriatischen Arthritis.
- Die Symptome entwickeln sich häufig langsam im Zuge der sich ausbreitenden Entzündung. Die Erkrankung kann sich aber auch anfallsartig manifestieren (palindromischer Rheumatismus), wobei die Beschwerden jeweils ein paar Stunden bis zu ein paar Tagen anhalten können.
- Das Auftreten der ersten Symptome kann aber auch akut und fulminant sein. Die Gelenkbeschwerden können von Müdigkeit, Appetitverlust oder Fieber begleitet sein.
- Ein symmetrisches Auftreten ist charakteristisch für die rheumatoide Arthritis.
- Die entzündeten Gelenke schmerzen bei jeder Bewegung, hingegen sind Ruheschmerzen nicht typisch für eine rheumatoide Arthritis.
- Je aktiver die Entzündung ist, desto länger hält die Morgensteifigkeit an und damit auch das Gefühl, dass die Gelenke nur langsam oder mit Mühe zu bewegen sind.
- BSG und die Serum-CRP sind in der Regel erhöht.
- Eine erosive Arthrose der proximalen und distalen Interphalangealgelenke der Finger kann wie eine chronische RA imponieren, sie kann jedoch anhand folgender Merkmale von dieser differenzialdiagnostisch abgegrenzt werden: betroffene Gelenke (die Handgelenke und die Metatarsophalangealgelenke sind nicht befallen), Fehlen des Rheumafaktors und kaum beschleunigte BSG oder erhöhtes CRP.

Spondyloarthropathien
Reaktive Arthritis

- Siehe 21.31.
- Die reaktive Arthritis ist in 60–80% der Fälle mit dem HLA-B27-Antigen assoziiert. Es besteht eine genetisch bedingte Prädisposition, und nicht selten wird man eine positive familiäre Anamnese feststellen können.
- Sie manifestiert sich üblicherweise als Mono- oder Oligoarthritis im Bereich der unteren Extremitäten mit nur geringer Tendenz zum Wandern oder zum zusätzlichen Befall anderer Gelenke.
- Zusätzlich zur Arthritis werden oft auch Enthesopathien (Schmerzen im Bereich der Muskel- oder Sehnenansätze am Knochen) sowie eine Daktylitis (wurstartige Schwellungen von Fingern oder Zehen) gesehen.
- Manche Patienten leiden an einer Augenentzündung und einer Urethritis (Reiter-Syndrom).
- Alte Patienten sind selten betroffen.

- Eine reaktive Monoarthritis mit massiven Beschwerden und deutlicher Erhöhung von BSG und CRP ist oft nur schwer von einer bakteriellen Arthritis zu unterscheiden.

Psoriatische Arthropathie
- Die psoriatrische Arthropathie (21.30) zeichnet sich gewöhnlich durch einen asymmetrischen entzündlichen Befall der Gelenke aus (in der Regel in Form einer Oligoarthritis). Von den Fingergelenken werden zumeist die distalen Interphalangealgelenke befallen.
- Häufig sind die Sternoklavikular-, die Sakroiliakal- sowie die Kiefergelenke betroffen.
- Die Arthropathie ist vielfach mit psoriatrischen Veränderungen an den Nägeln assoziiert, auch wenn die Haut unter Umständen nicht mit betroffen ist.
- Bei einer Daktylitis eines Fingers oder einer Zehe besteht oft ein Zusammenhang mit einer Psoriasis-Arthritis.
- Die Familienanamnese ist häufig positiv.

Spondylitis ankylosans
- Siehe 21.32.
- 5 Kriterien sollten an eine ankylosierende Spondylitis denken lassen: Patient ist unter 40 Jahre alt, unauffälliger Beginn von Rückenschmerzen, die zumindest für 3 Monate bestehen bleiben, mit Steifigkeit am Morgen einhergehen und sich bei Bewegung bessern.
- Bei 95% der Erkrankten ist die Erkrankung HLA-B27-Antigen-assoziiert. Eine genetische Komponente ist vorhanden, die Familienanamnese ist positiv.
- Die Bestimmung des HLA-B-27 hat den höchsten Informationswert mit einer Vortestwahrscheinlichkeit für ankylosierende Spondylitis von etwa 50% (z.B. bei einem jungen Mann mit Kreuzschmerzen am Morgen aber noch keinen radiologischen Zeichen im Sakroiliakalgelenk). Bei einem positiven Test ist die Wahrscheinlichkeit der Erkrankung 92%, bei negativem nur 8%. Wenn die Vortestwahrscheinlichkeit auf Grund der Anamnese und der Klinik 0 ist, beweist auch ein positiver Test keine ankylosierende Spondylitis; der Patient gehört wahrscheinlich zu jener Bevölkerungsgruppe mit positivem HLA-B-27-Testergebnis, die keine Erkrankung bekommt.
- Etwa ein Drittel der Patienten leidet an peripherer Arthritis, in der Regel an einer Mono- oder Oligoarthritis, aber es kann auch eine symmetrische Polyarthritis vorliegen, die einer rheumatoiden Arthritis ähnelt.
- Charakteristischerweise leidet der Patient am Morgen und nach längerem Sitzen an einem steifen Rücken. Eine Untersuchung der Sakroiliakalgelenke (21.01) zeigt dann eventuell eine Sakroileitis.

- Bei einigen Patienten kommt es zu akuten Uveitisschüben.
- Eine Enthesopathie ist häufig vorhanden.

Sarkoidose (Morbus Boeck)
- Die Sarkoidose kann sich als akute Arthritis manifestieren, die meist die Sprunggelenke betrifft; es fällt eine blaurote periartikuläre Schwellung auf.
- Die Kniegelenke können auch häufig befallen sein.
- Die BSG ist üblicherweise erhöht.

Rheumatisches Fieber
- Siehe 21.31.
- Tritt in den Industriestaaten nur mehr selten auf.
- Es handelt sich in der Regel um eine akute, rasch migrierende Arthritis, gelegentlich auch nur um Gelenkschmerzen.
- Eine Karditis, die sich als Pankarditis oder Klappenläsion manifestiert, ist ein wichtiger prognostischer Faktor.
- BSG und CRP sind in der Regel deutlich erhöht.

Systemischer Lupus erythematodes (SLE)
- Siehe 21.41.
- Die Gelenkschmerzen sind oft stärker, als man aus der klinischen Untersuchung schließen würde.
- In der Regel liegt eine symmetrische Polyarthritis/Polyarthralgie vor.
- Die Gelenksymptome gehen einher mit Allgemeinsymptomen, verschiedenen Hautmanifestationen und oft auch dem Hinweis auf Beteiligung weiterer Organe (Kopfschmerzen, Proteinurie oder Hämaturie, Thrombozytopenie, Leukopenie, gelegentlich Venenthrombosen).
- Die BSG ist in der Regel beschleunigt, hingegen kann der CRP-Wert im Normalbereich liegen.

Gicht (Arthritis urica)
- Siehe 21.50.
- Setzt meist im mittleren Lebensabschnitt ein und betrifft häufiger Männer. Die Prävalenz wird höher (Bier, Diuretika).
- Bei über der Hälfte der Patienten ist zuerst das Metatarsophalangealgelenk der Großzehe (MTP-Gelenk) betroffen.
- Ein Gelenktrauma dort kann eine Gichtattacke auslösen.
- Der Gichtanfall beginnt meist in der Nacht und erreicht seinen Höhepunkt innerhalb von 24 Stunden. Die typischen Krankheitszeichen (Schmerz, Schwellung, Rötung) sind meist deutlich ausgeprägt.

- Wird die Erkrankung nicht behandelt, kommt es immer häufiger zu Rückfällen und zu einer chronischen gelenkzerstörenden Polyarthritis.
- Eine akute Gichtattacke kann auch mehrere Gelenke betreffen und von Fieber und einer moderaten oder auch deutlichen Erhöhung der BSG- und der CRP-Werte begleitet sein. Paradoxerweise kann der Harnsäurespiegel oft normal sein.
- Tritt oft in Zusammenhang mit einem metabolischen Syndrom auf.

Pyrophosphat-Arthropathie

- Siehe 21.52.
- Die Symptome können paroxysmal oder dauernd auftreten, sodass das klinische Bild einer Gicht oder einer Arthrose sehr ähnlich sein kann.
- Im Röntgen sind Verkalkungen des Gelenkknorpels (Chondrokalzinose) nachweisbar; in der Synovialflüssigkeit finden sich Pyrophosphatkristalle.

Bakterielle Arthritis

- In der Regel ein fulminanter Krankheitsbeginn mit septischem Fieber. Bei älteren Patienten und bei Infektion eines Gelenkprothese können Fieber und sonstige Entzündungszeichen jedoch fehlen.
- Bis zum Nachweis des Gegenteils sollte eine akute Monoarthritis als bakterielle Arthritis eingestuft und wie eine solche behandelt werden. Auch eine Oligoarthritis kann bakteriellen Ursprungs sein.
- Das Serum-CRP ist erhöht und die BSG beschleunigt, hingegen muss nicht unbedingt eine Leukozytose vorliegen.
- Eine kristallinduzierte Arthritis kann auch fulminant beginnen und so einer bakteriellen Arthritis ähneln. (Nicht vergessen, das Gelenkpunktat auf Kristalle überprüfen zu lassen!)

Gonorrhö (Gonokokken-Arthritis)

- In vielen Ländern sehr selten; siehe 12.02.
- Eine Gonokokken-Arthritis setzt oft abrupter ein als eine reaktive Arthritis.
- Es liegt häufig eine Mono- oder Oligoarthritis vor, insbesondere der oberen Gliedmaßen.
- Diese Form der Arthritis geht oft mit einer Tendosynovitis oder einer Periarthritis einher.
- Wandernde Gelenkschmerzen und pustulöse Hautläsionen sind charakteristisch für die Gonokokken-Arthritis.

Virale Arthritis

- Die viralen Arthritiden sind gekennzeichnet durch einen akuten Krankheitsbeginn sowie einen milden und selbst limitierenden Verlauf. Meist handelt es sich um Poly- oder Oligoarthritiden.
- Gelenkentzündungen treten besonders oft in Zusammenhang mit einer Infektion mit dem Röteln-Virus (Röteln-Arthritis), mit Arboviren und Erythema infectiosum (fünfte Krankheit) = Ringelröteln auf, was wegen des charakteristischen Hautausschlags leicht zu erkennen ist. Der Hautausschlag bei einer Arbovirus-induzierten Arthritis ist vom Pruritustyp. Das Parvovirus B19 (Ringelröteln-Virus), (29.56) ist eine relativ häufige Ursache für Arthritis oder Arthralgien bei Erwachsenen.
- Bei viralen Arthritiden ist nur eine leichte Erhöhung der BSG-Werte und des CRP-Wertes zu verzeichnen, und in der Synovialflüssigkeit dominieren in der Regel (wenngleich nicht immer) die mononukleären Zellen.

Lyme-Disease (Borreliose)

- Eine Erkrankung mit vielfältigen Manifestationsformen, deren Erreger der Spirochät Borrelia burgdorferi ist; die Übertragung erfolgt durch Zeckenbisse.
- In der akuten Phase tritt eine Hautrötung auf, von der Stichstelle ausgehend, ein sogenanntes Erythema migrans. Allerdings findet man keineswegs bei allen Patienten mit einer Lyme-Borreliose diese Hautrötung. Am Beginn der Erkrankung stehen meist Fieber, Kopfschmerzen, Myalgie und Lymphadenopathie.
- Zu den Spätsymptomen der Erkrankung zählen unter anderem Arthritis, neurologische Symptome und Karditis.
- Die Arthritis imponiert meist als rekurrierende Mono- oder Oligoarthritis.
- Die frühe Diagnose ist für einen günstigen Verlauf essenziell.

Hypertrophische Osteoarthropathie

- Ein paraneoplastisches Phänomen, das mit einer Synovitis einhergeht und in dessen Verlauf es zu einer Periostitis der langen Röhrenknochen und zur Bildung von Trommelschlegelfingern kommt.

Polymyalgia rheumatica

- Siehe 21.45.
- Empfindlichkeit und Bewegungseinschränkung typischerweise im Bereich der Schultern.
- Gelegentlich wird eine Synovitis im Bereich der Handgelenke und der Knie gesehen.
- Beim Aufstehen oder nach Ruhepausen Steifigkeit und Unbeweglichkeit der Gelenke.
- BSG häufig höher als 40–50.
- Bei Kopfschmerzen, Sehstörungen an Arteritis temporalis denken.

- Man beachte, dass bei älteren Patienten eine rheumatoide Arthritis mit Schulterschmerzen, die jenen bei einer Polymyalgie ähneln, beginnen kann.

HIV-Infektion

- Mit dem HIV-Virus (1.45) infizierte Patienten leiden oftmals an reaktiver Arthritis und Arthralgien.

Traumen

- Der Patient kann darauf vergessen, von einem früheren Gelenktrauma zu berichten, was die Diagnosefindung erschweren kann.

21.04 Raynaud-Phänomen

Zielsetzungen

- Der Arzt sollte in der Lage sein, zwischen einer Akrozyanose und dem Raynaud-Phänomen zu unterscheiden.
- Aus der Gruppe der Patienten mit Raynaud-Symptomatik jene herauszufiltern, die an einer Kollagenose leiden.
- Jene Fälle zu erkennen, bei denen eine durch ständige Vibrationen verursachte arbeitsbedingte Erkrankung vorliegt (5.62).

Klinische Symptomatik

Das Raynaud-Phänomen

- Charakterisiert durch eine Anfälligkeit für rezidivierende Episoden mit Gefäßkonstriktionen der Finger und Zehen, typischerweise bei Kälteexposition.
- Klassischerweise 3-Farben-Phänomen: Zuerst Weißwerden der Haut, dann bläuliche Verfärbung (diese Phasen sind oft begleitet von Taubheitsgefühl, stechenden Schmerzen und Schwerfälligkeit der Finger); schließlich Rötung, die mit starken Schmerzen einher gehen kann.
- Die Diagnose beruht meist auf der Anamnese. Die Voraussetzungen sind eine deutliche Kälteempfindlichkeit mit häufiger bläulicher Verfärbung. Auch emotionaler Stress kann das Phänomen auslösen.

Akrozyanose

- Permanente (nicht intermittierende) symmetrische Zyanose und Kältegefühl in den Händen.
- Häufig Hyperhidrosis und Ungeschicklichkeit der Hände.
- Der Druck eines Fingers hinterlässt einen blassen Fleck, der sich langsam von den Rändern her wieder rosig färbt.

Differenzialdiagnosen

- Zu den Erkrankungen, die kalte, zyanotische oder blasse Finger und Zehen verursachen können, gehören unter anderen:
  - obliterierende Arteriosklerose
  - Thoracic-outlet-Syndrom (20.60)
  - Vibrationssyndrom (5.62)
  - Vaskulitiden (21.44)
  - Cholesterinembolien (5.61)
  - Endokarditis
  - primäre Polyzythämie (15.41)
  - Kryoglobulinämie und Hyperviskositätssyndrom
  - Myxom
  - manche Medikamente, z.B. Sympatikomimetika, Betablocker, Ergotamine, zytotoxische Medikamente wie Bleomycin oder Vinblastin

Symptomatik und Beschwerdebild einer systemischen Erkrankung

- Das Raynaud-Phänomen kann mit einer Kollagenose in Zusammenhang stehen, deren Verlauf dann die Prognose bestimmt.
- Fehlt eine systemische Grunderkrankung, ist die Prognose für das Raynaud-Phänomen gut.
- Verdacht auf SLE (systemischer Lupus erythematodes (21.41) besteht bei:
  - einem „schmetterlingsförmigen" Erythem im Gesicht
  - Photosensitivität
  - Arthritis oder Arthralgien
  - Nephritis, Pleuritis oder Perikarditis
- Verdacht auf Sklerodermie (21.40) besteht bei:
  - ödematösen Schwellungen der Finger („Wurstfinger"), gefolgt von Verhärtungen der Haut, später glänzender atrophischer Haut und Gelenksteife
  - gespannte Hautoberfläche im Gesicht (Maskengesicht)
  - Dysphagie, gestörte Motilität und Strikturen des Ösophagus
  - Dyspnoesymptomatik sowie im Thoraxröntgen erkennbare Lungenfibrose
  - Arthritis
- Verdacht auf Polymyositis (36.65) oder Dermatomyositis besteht bei:
  - Schwäche der proximalen Extremitätenmuskulatur
  - weinroten bis fliederfarbenen Erythemen um die Augen, am Hals oder Dekolleté bzw. über den Streckseiten der Gliedmaßen
  - Arthritis
- Verdacht auf Mischkollagenose („Mixed connective tissue disease" = MCTD/Sharp-Syndrom [21.42]) besteht unter anderem bei Vorliegen folgender klinischer Beschwerdebilder:

- Symptomatik der Sklerodermie, der Polymyositis und der rheumatoiden Arthritis
- ödematöses Anschwellen der Finger („Wurstfinger")

Laboruntersuchungen

- Wenn der Patient nur eine milde Raynaud-Symptomatik aufweist, aber keine Krankheitsmerkmale, die auf eine systemische Bindegewebserkrankung schließen lassen, ist keine Labordiagnostik nötig.
- Wenn eine schwere Raynaud-Symptomatik vorliegt oder wenn andere klinische Symptome einer Kollagenose vorhanden sind, dann sind die folgenden Labortests angezeigt:
  - komplettes Blutbild mit Thrombozyten
  - BSG
  - antinukleäre Faktoren
  - Rheumafaktor
  - CK
  - Harnanalyse

Medikamentöse Therapie

- Nifedipin in Retarddarreichungsform (2 × 10–20 mg) hat sich am besten bewährt Ⓐ.
- Manche Patienten können von lokal auf die Finger applizierten Nitroglycerinsalben profitieren. Dabei können als Nebenwirkung Kopfschmerzen auftreten, die durch vorherige Mischung der Salbe mit Vaseline gelindert werden, siehe 8.63.
- Bei Patienten mit Sklerodermie wird eine Infusion mit Iloprost verwendet, um in schweren Fällen Ulzera und Nekrosen zu verhindern und die Heilung zu fördern Ⓑ.

Indikationen für eine Überweisung an einen Spezialisten

- Drohende Gangrän
- Symptomatik, Beschwerden oder labordiagnostische Befunde, die auf eine Kollagenose verweisen
- Erfolglosigkeit einer medikamentösen Therapie

21.10 Lokale Kortikosteroidinjektionen in Weichteilgewebe und Gelenke

Grundsätzliche Regeln

- Weichteilgewebe, das glenohumerale Gelenk, kleine Gelenke, die Bursa subacromialis und die Bursa trochanterica werden mit Kortikosteroiden und einem Anästhetikum oder plus 0,9% NaCl im Verhältnis 1:1 behandelt. **In andere Gelenke und Bursae (wenn Flüssigkeit aspiriert wird) werden nur Kortikosteroide,** aber keine Anästhetika injiziert. Eine deutliche lokale Wirkung des Anästhetikums bald nach der Injektion dient als diagnostischer Test.
- Intraartikuläre Injektionen nur in entzündete Gelenke (Schwellung oder Hydrops und Schmerzen), (siehe 21.02)!
- **Triamcinolon**
  - in das Kniegelenk
  - in andere große Gelenke (Ellbogen, Handgelenk), wenn eine manifeste Entzündung vorliegt oder wenn eine Flüssigkeitsansammlung aspiriert werden kann
- **Methylprednisolon**
  - In kleinere Gelenke und in das Weichteilgewebe. Wegen des Risikos einer Hautatrophie sollte man von intrakutanen oder subkutanen Injektionen absehen.
  - in die Fingersehnenscheiden
- Eine möglichst feine Nadel verwenden (siehe Tabelle 21.10) und darauf achten, den Gelenkknorpel nicht zu verletzen.
- Nicht mehr als 1 Injektion monatlich und höchstens 3 Injektionen pro Jahr werden für die tragenden Gelenke (Knie- und Handgelenke) empfohlen. In kleinere Gelenke (ausgenommen tragende Gelenke) kann öfters injiziert werden.

Tabelle 21.10 Empfohlene Nadelstärken für Injektionen in Weichteilgewebe und Gelenke

Stärke	Ort der Injektion
0,4 mm	Finger, Zehe, MTP-Gelenk, temporomandibulares Gelenk, Sehnenscheide
0,5 mm	Handgelenk, Ellbogengelenk
0,6 mm	Handgelenk, Ellbogengelenk
0,7 mm	Talo-crurales- und Ellbogen-Gelenk, kleine Kniegelenksergüsse ohne Notwendigkeit der Aspiration
0,8 mm	Schultergelenk, oberflächliche Bursae, Baker-Zyste
1,2 mm	Abpunktieren von größeren Ergüssen
2,0 mm	„Rice body arthritis" im Kniegelenk (Corpora-oryzoidea-Fibrinablagerungen; das Lokalanästhetikum wird vorher mit einer dünnen Nadel injiziert), Entleerung eines Hämarthros des Knies

- Eine partielle Immobilisierung des Gelenks während 24 Stunden und der Verzicht auf anstrengende körperliche Tätigkeiten in der Woche nach der Injektion verbessern das Behandlungsergebnis (zumindest bei den großen Gelenken).

Mögliche Injektionsstellen

Ergebnisse ausgezeichnet, Injektion empfohlen
- Metatarsophalangealgelenke (MTP-Gelenke) der Füße
- Metakarpophalangealgelenke (MCP-Gelenke) und proximale Interphalangealgelenke (PIP-Gelenke) der Finger
- Geschwollenes Ellbogengelenk
- Gelenkerguss im Knie (speziell bei belastungsinduziertem Hydrops)
- Gicht (besonders bei druckdolentem MTP-Gelenk der Großzehe)
- Aseptische Bursitis mit Flüssigkeitsansammlung
- In das glenohumerale Gelenk bei Bewegungseinschränkung, bei subakromialer Bursitis oder bei einer Entzündung der Supraspinatussehne

Ergebnisse gut, Injektion sinnvoll
- Entzündung der Flexorensehnen der Finger
- Epicondylitis lateralis
- Insertionstendinitis und Tendovaginitis
- Plantarfasziitis
- Temporomandibulares Gelenk
- Aktive Polyarthritis (auch an andere Therapieformen denken, nicht zu viele Injektionen in tragende Gelenke!)

Ergebnisse wenig zufriedenstellend
- Kniegelenkarthrosen, kein Hydrops
- Ganglien im Handbereich (21.22), (vor einer chirurgischen Sanierung sollte versucht werden, das Ganglion zu entleeren)

Injektion kontraindiziert
- Akute Monarthritis, wenn eine bakterielle Infektion nicht ausgeschlossen werden kann
- Infektion oder Ekzem an der Injektionsstelle
- Instabiles tragendes Gelenk

Wirksamkeit der Injektionstherapie
- **Triamcinolon,** das lokal applizierte Kortikosteroid mit der ausgeprägtesten Langzeitwirkung, hat sich bei der Behandlung einer Arthritis des Kniegelenks als wirksamer erwiesen als Methylprednisolon. Triamcinolon sollte bei einer Flüssigkeitsansammlung in einem großen Gelenk verwendet werden, zumindest dann, wenn eine erste Injektion eines kurzzeitig wirksamen Kortikosteroids erfolglos geblieben ist. **Methylprednisolon** ist für zahlreiche Anwendungsgebiete ein nützliches Kortikosteroidpräparat zur lokalen Applikation.
- Bei einer Bewegungseinschränkung des Schultergelenks hat sich eine lokale Kortikosteroidinjektion als wirksamer erwiesen als eine Behandlung mit Naproxen oder eine Physiotherapie.

Empfohlene Injektionsmenge
- Kniegelenk: 1 ml Kortikosteroid + 3–4 ml Lokalanästhetikum
- Baker-Zyste: gleiche Menge, die Injektion wird ebenfalls ins Kniegelenk appliziert, nicht in die Zyste, zumindest dann, wenn auch das Kniegelenk geschwollen ist.
- Glenohumerales Gelenk: 1 ml Kortikosteroide + 4 ml eines Lokalanästhetikums; Bursa subacromialis: 1 ml Steroid + 1 ml Lokalanästhetikum
- Sprunggelenk: 1 ml
- Handgelenk: 0,5 ml
- Weichteilgewebe: 0,4–1 ml plus die gleiche Menge eines Lokalanästhetikums oder von NaCl 0,9%
- PIP-Gelenke: 0,15 ml eines Steroids + 0,15 ml eines Lokalanästhetikums (es kann auch ein Fertigpräparat verwendet werden oder das Steroid auch ohne LA)
- MCP- und MTP-Gelenke der Hände und Füße, Kiefergelenk: 0,2 ml eines Kortikosteroids + 0,2 ml eines Lokalanästhetikums (es kann auch ein Fertigpräparat verwendet werden oder das Steroid auch ohne LA)

Empfohlene Nadelstärke
- Siehe Tabelle 21.10.

Andere Injektionstherapien
- Wenn bei einer Synovitis und einem Erguss im Bereich des Kniegelenks die Schmerzen trotz wiederholter Kortikosteroidinjektionen nicht gelindert werden können, sollte eine Osmium-Behandlung in Betracht gezogen werden.
  Anmerkung: Die Osmium-Therapie ist in Österreich keine etablierte Behandlungsform.
- Eine Synovektomie kommt nach den oben genannten Therapieformen oder aber als Alternative in Frage.
- Die Wirksamkeit von intraartikulären Hyaluroninjektionen bei arthritischen Gelenken ist nicht gesichert.

21.11 Untersuchung der Gelenkflüssigkeit

Nur online verfügbar.

21.20 Pharmakotherapie der rheumatoiden Arthritis

Zielsetzung

- Verhinderung von Gelenkdestruktionen
- Minimierung von Behinderungen und Reduzierung der Notwendigkeit für eine rekonstruktive Rheumachirurgie
- Verbesserung der Lebensqualität und der Funktion
- Ein kurativer Effekt einer medikamentösen Therapie zeigt sich nur bei etwa 20% aller Patienten mit rheumatoider Arthritis. Das Behandlungsziel besteht darin, den Patienten symptomfrei zu halten.

Grundsätzliches

- Da der Verlauf der Erkrankung nicht vorhergesagt werden kann, sollten allen Patienten mit der Diagnose „rheumatoide Arthritis" Basistherapeutika verschrieben werden. (Die Bezeichnung „Basistherapeutika" wird heute zunehmend zugunsten einer Terminologie verlassen, die im deutschen Sprachraum noch keineswegs gefestigt erscheint. In Anlehnung an den angloamerikanischen Sprachgebrauch spricht man heute meist von „lang wirksamen Antirheumatika = LWAR" oder auch „remissionsinduzierenden Wirkstoffen" – engl. **DMARD** = „disease modifying antirheumatic drugs" bzw. **RID** = „remission inducing drugs"). Eine solche frühzeitige Einleitung der Basistherapie ist zur Prävention von erosiven Gelenksschäden wichtig und setzt nicht voraus, dass vor Therapiebeginn schon alle klassischen Diagnosekriterien für die rheumatoide Arthritis erfüllt sein müssen.
- Die Behandlung sollte aktiv und energisch erfolgen. Da man mit einem schweren Krankheitsverlauf rechnen muss, wird man eine dynamische Pharmakotherapie einleiten. Wenn diese nicht wirksam ist, wird der Wirkstoff substituiert oder innerhalb von 3 bis 6 Monaten ein anderes Medikament hinzugefügt.
- Die Sicherung der Diagnose und die Festlegung der medikamentösen Therapie erfolgen am besten durch einen Spezialisten. Der Allgemeinmediziner übernimmt dann die Verantwortung für die Fortsetzung und Verträglichkeit der Therapie (Tabelle 21.20.1) sowie für die Identifizierung von Patienten, bei denen die Pharmakotherapie nicht optimal eingestellt ist.

Wahl des LWAR/DMARDs

- Der primär zur Anwendung gelangende Wirkstoff wird aufgrund des klinischen Bildes ausgewählt. Es ist jedoch nicht vorherzusagen, auf welches Medikament der Patient am besten ansprechen wird.
- Ziel ist es, die effektivste Medikation möglichst von Anfang an zu finden. Dies bedeutet für gewöhnlich eine Kombination mehrerer Medikamente.

Lang wirksame Antirheumatika in der klinischen Praxis

- Intramuskuläre Goldpräparate (Aurothiomalat) **A** (21.60)
- Perorale Goldverbindungen (Auranofin) **A** (21.61)
- D-Penicillamin **A**
- Malariamedikamente (Chloroquinpräparate) **B** (21.63)
- Sulfasalazin **A** (21.62)
- Azathioprin **C** (21.65)
- Methotrexat **A** (21.64)
- Podophyllotoxin (21.67)
- Cyclophosphamid **B**
- Chlorambucil
- Ciclosporin **B** (21.66)
- Leflunomid **A**
- Tumor-Nekrose-Faktor-Blocker **B**

Allgemeine Richtlinien für die Wahl eines Antirheumatikums

- Methotrexat hat das beste Profil an Effizienz und Sicherheit.
- Bis zu 40% von neu erkrankten Patienten werden mit einer Kombinationstherapie symptomfrei.
- Für die Behandlung milder Formen der Erkrankung haben Hydroxychloroquin und perorales Gold nach wie vor ihren Stellenwert.
- Hydroxychloroquin wird zur Kombinationstherapie empfohlen.
- Biologika (Infliximab, Etanercept, Adalimumab, Anakinra):
  - Diese Behandlungen werden eingesetzt, wenn der Patient trotz aggressiver medikamentöser Behandlung (z.B. eine Kombinationstherapie mit adäquat dosiertem Methotrexat und niedrig dosiertem Prednisolon/Prednison) Symptome hat.
  - Die Effektivität der Behandlung lässt sich am besten radiologisch nachweisen.
  - Der Einsatz der Biologika als Mittel der Wahl variiert von Land zu Land und wird meist restriktiv gehandhabt.
  - Lebendimpfstoffe dürfen während der Behandlung nicht verabreicht werden.
- Spricht der Patient gut auf das Antirheumatikum an, sollte die Behandlung über Jahre hinweg fortgesetzt werden. Wenn die Symptome gut unter Kontrolle sind, kann die Dosis jedoch reduziert werden.
- Prednisolon

- In der Regel lindert eine systemische Kortikosteroidtherapie schnell die Schmerzen bei akuten Schüben der rheumatoiden Arthritis. Zur Minimierung der unerwünschten Wirkungen sollte die Dosis so niedrig wie möglich gewählt werden.
- Aus einigen Studien lässt sich ableiten, dass Kortikosteroide Gelenkdestruktionen verhindern können.
- Niedrig dosierte Kortikosteroide (zum Beispiel Prednison 5–7,5 mg/tgl.) werden häufig zur Überbrückung bis zum Wirkungseintritt eines langsam wirkenden Antirheumatikums (Basistherapeutikums) gegeben.
- Wenn die rheumatoide Arthritis systemische Symptome verursacht, sind meist hoch dosierte Kortikosteroide (Stoßtherapie) nötig.
- Eine Langzeittherapie mit Kortikosteroiden verursacht eine ganze Reihe von gravierenden unerwünschten Wirkungen.
- Kalzium 1 g + Vitamin D 800 IU täglich wird allen Patienten zur Vorbeugung einer Osteoporose verordnet.
- Bei Patienten mit einer täglichen Dosis von 7,5 mg oder mehr muss das Risiko einer Osteoporose bedacht werden: die Messung der Knochendichte und die Behandlung mit Biphosphonaten sollte überlegt werden (bei

Tabelle 21.20.1 **Kontrolle der Verträglichkeit der Behandlung der rheumatoiden Arthritis mit Basistherapeutika (LWAR)**

Lang wirksame Antirheumatika (LWAR)	Laborkontrollen
Aurothiomalat	
• 2 Monate lang alle 2 Wochen	Hämoglobin, Leukozyten, Differenzialblutbild, Thrombozyten, Albumin im Harn
• Danach vor jeder Injektion und	Albumin im Harn
• vor jeder 3. Injektion	Hämoglobin, Leukozyten, Differenzialblutbild, Thrombozyten
Auranofin	
• 3 Monate lang monatlich, danach 1 × pro Quartal	Hämoglobin, Leukozyten, Differenzialblutbild, Thrombozyten, Albumin im Harn
Penicillamin	
• 2 Monate lang alle 2 Wochen, danach in Abständen von 2–3 Monaten	Hämoglobin, Leukozyten, Differenzialblutbild, Thrombozyten, Albumin im Harn
Sulfasalazin	
• Während der ersten 2 Monate alle 2 Wochen, danach vierteljährlich	Hämoglobin, Leukozyten, Differenzialblutbild, Thrombozyten, ALT
Azathioprin	
• Während der ersten 2 Monate alle 2 Wochen, danach in Abständen von 2–3 Monaten	Hämoglobin, Leukozyten, Differenzialblutbild, Thrombozyten, ALT
Methotrexat	
• Während der ersten 2 Monate alle 2 Wochen, danach vierteljährlich	Hämoglobin, Leukozyten, Differenzialblutbild, Thrombozyten, ALT
• halbjährlich	Kreatinin (Kreatinin-Clearance)
Podofyllotoxin	
Anmerkung: In Österreich nicht als Rheumatherapeutikum und nur als Zubereitung für die lokale Applikation registriert.	
• Während der ersten 3 Monate monatlich, danach vierteljährlich	Hämoglobin, Leukozyten, Differenzialblutbild, Thrombozyten, ALT
Ciclosporin	
• Während der ersten 2 Monate alle 2 Wochen, danach in Abständen von 2–3 Monaten	Kreatinin, Blutdruck
Cyclophosphamid	
• Während der ersten 2 Monate alle 2 Wochen, danach in Abständen von 1–3 Monaten	Hämoglobin, Leukozyten, Differenzialblutbild, Thrombozyten, ALT, Urinanalyse
Chlorambucil	
• Während der ersten 2 Monate alle 2 Wochen, danach in Abständen von 1–3 Monaten	Hämoglobin, Leukozyten, Differenzialblutbild, Thrombozyten, ALT
Leflunomid	
• Während der ersten 6 Monate alle 2 Wochen, für 3 Monate, dann 1 × im Monat für 3 Monate, danach in Abständen von 2 Monaten	Hämoglobin, Leukozyten, Differenzialblutbild, Thrombozyten, GPT, GOT, RR
TNF-alpha-Blocker („Tumour necrosis factor modulators" – Infliximab, Etanercept, Anakinra)	
• Im 1. Monat nach Therapiebeginn	BSG, CRP, Hämoglobin, Hämatokrit, Differenzialblutbild, GOT, GPT, Kreatinin
• Dann alle 3 Monate	BSG, CRP, Hämoglobin, Hämatokrit, Differenzialblutbild, GOT, GPT, Harnbefund
• Anakinra: 6 Monate lang 1 × im Monat, dann alle 3 Monate	Komplettes Blutbild mit Differenzialblutbild

florider Erkrankung und Frauen in der Postmenopause kann die Medikation auch ohne Knochendichtemessung begonnen werden).

Wahl des Wirkstoffes bei bestimmten klinischen Zustandsbildern

- Aktive polyartikuläre rheumatoide Arthritis
- Bei besonders aktiven Krankheitsverläufen oder bei verzögerter Diagnosestellung ist der Beginn der Behandlung direkt mit einer Kombinationstherapie gerechtfertigt, z.B. mit Sulfosalazin, Methotrexat, Hydroxychloroquin und einem niedrig dosierten Kortikosteroid ❸. In anderen Fällen ist entweder Methotrexat das Medikament der 1. Wahl ❸ oder Sulfasalazin alleine, eventuell auch in Kombination mit Hydroxychloroquin.
- Oligoartikuläre seronegative rheumatoide Arthritis
  - Sulfasalazin
- Palindromischer Rheumatismus
  - Malariamittel, Sulfasalazin, Gold
- Systemische rheumatoide Erkrankungen
  - Kortikosteroide und Zytotoxika
- Zur Pharmakotherapie während der Schwangerschaft siehe Tabelle 21.20.2.

Labortests zur Therapiekontrolle

- Siehe Tabelle 21.20.1.
  - Bei den Kontrolluntersuchungen sollten folgende Tests gemacht werden: BSG, CRP, Blutbild, Leberenzyme und Harnsediment.
  - Bei jeder Dosiserhöhung wird das nächste Kontrollintervall auf das für den Therapiebeginn vorgeschriebene Ausmaß verkürzt.
  - Beträgt die Leukozytenzahl $< 3{,}0 \times 10^9/l$, ist ein Differenzialblutbild nötig.
  - Liegen die Ergebnisse außerhalb der Norm, setzt man die Medikation vorübergehend ab und weist entweder den Patienten in ein Krankenhaus ein (Agranulozytose) oder wiederholt die Tests nach 1–2 Wochen.
  - Wurde Albumin im Urin gefunden, wird eine 1-wöchige Pause in der Medikation eingelegt. Wenn der Test nach 1 Woche wieder positiv ist, wird nach Eiweiß im Harn gefahndet.
  - Steigen unter Methotrexat die Werte der Transaminasen auf mehr als 80–100 U/l an, sollte eine Dosisreduktion vorgenommen werden. Bei einer Kombinationsbehandlung Methotrexat plus Leflunomid ist eine engmaschige Kontrolle der Leberenzyme geboten.
  - Wenn unter Leflunomid die Transaminasenwerte um mehr als das 2- bis 3fache ansteigen, ist eine besonders intensive Überwachung des Patienten notwendig. Bei anhaltend hohen Werten sollte das Medikament abgesetzt und der Einsatz von Cholestyramin erwogen werden.

Tabelle 21.20.2 **Der Einsatz von LWAR bei rheumatoider Arthritis während der Schwangerschaft und Stillperiode.**

Medikament	Während der Schwangerschaft	Während der Stillperiode
Aurothiomalat	Nein	Einsatz möglich
Auranofin	Nein	Nein
Chloroquin	Nur in Ausnahmefällen	Nur in Ausnahmefällen
Sulfasalazin	Einsatz möglich	Einsatz möglich
Penicillamin	Nein	Nein
Podophyllotoxin (in Ö in dieser Indikation nicht registriert, s.o.)	Nein	Nein
Methotrexat	Nein (teratogen, muss ausreichend lange vor einer Schwangerschaft abgesetzt werden)	Nein
Azathioprin	Nur in Ausnahmefällen	Nur in Ausnahmefällen
Ciclosporin	Nur in Ausnahmefällen	Nein
Cyclophosphamid	Nein	Nein
Chlorambucil	Nein	Nein
Leflunomid	Nein (teratogen, muss schon einige Zeit vor einer geplanten Schwangerschaft abgesetzt werden)	Nein
TNF-alpha-Blocker	Nein	Nein

„Nur in Ausnahmefällen" bedeutet, dass das Medikament allenfalls gegeben werden kann, wenn es den weiteren Verlauf der Schwangerschaft sichert oder schon während einer Schwangerschaft eingesetzt worden ist.

- Ein signifikanter Anstieg der Transaminasenwerte unter einer Azathioprintherapie ist eine Kontraindikation für die Fortführung dieser Behandlung.
- Ciclosporin kann die Nieren schädigen, weshalb eine engmaschige Überwachung nötig ist. Steigt das Serumkreatinin um mehr als 30% gegenüber den Ausgangswerten an (Mittelwert von 2 bis 3 Messungen vor Therapiebeginn), sollte die Dosis halbiert werden.

21.21 Kontrolluntersuchungen bei Patienten mit rheumatischer Arthritis

Grundregeln

- Beurteilung des Krankheitsverlaufs und des Ansprechens auf die Therapie; gegebenenfalls Änderung des Behandlungsplans
- Erkennen von Faktoren, die die Prognose beeinflussen können (Erosionen und eine hohe CRP-Konzentration, verminderte Funktion).
- Beurteilung der Arzneimittelsicherheit und möglicher unerwünschter Arzneimittelwirkungen (Pharmakovigilanz), siehe 21.60 bis 21.67 (Artikel über Gold, Auranofin, Sulfasalazin, Chloroquin, Methotrexat, Azathioprin, Ciclosporin und Podophyllotoxin).
- Bewertung und Behandlung von Schmerzen, Druckempfindlichkeit und Morgensteifigkeit.
- Verbesserung der funktionellen Kapazität des Patienten (Physiotherapie, Orthesen, Patientenselbsthilfegruppen).
- Die Patientenschulung sollte systematisch erfolgen und das gesamte Betreuerteam (Rheumatologe, ggf. Krankenschwester, Orthopäde, Physiotherapeut, Ergotherapeut, Chiropraktiker, Sozialarbeiter, Berater für Rehab-Fragen etc.) sollte in die Planung und Implementierung eingebunden sein.

Befragung des Patienten zu folgenden Punkten

- Aktuelle Probleme und Sorgen (als Gesprächseinleitung)
- Dauer der Morgensteifigkeit
- Probleme im Alltag oder bei der Arbeit
- Betroffene Gelenke
- Mögliche Nebenwirkungen der Medikamente (insbesondere gastrointestinale Symptome)
- Einnahme von Analgetika
- Beeinträchtigungen durch die Erkrankung: Auswirkungen auf die soziale Integration, depressive Verstimmungen

Klinische Untersuchung

- Regelmäßige Untersuchung der symptomatischen Gelenke (Druckschmerzhaftigkeit, Schwellung und Beweglichkeit werden in Zahlenskalen festgehalten); ferner sollten, auch wenn keine einschlägigen Beschwerden bestehen, folgende Punkte überprüft werden:
  - Ist die Fingerflexion eingeschränkt? Wenn nötig, Steroidinjektionen in die PIP- oder MCP-Gelenke oder in die Flexorensehnenscheiden.
  - Ist die Extension des Handgelenks oder des Ellbogengelenks eingeschränkt?
  - Können die Oberarme voll abduziert werden (Mobilitätseinschränkung kann sich langsam entwickeln)?
- Systematische Untersuchung der Gelenke (21.02):
  - für alle Patienten mindestens 1 × jährlich
  - außerdem vor einer Änderung der Medikation und 2–6 Monate danach

Laboruntersuchungen zur Bewertung des Krankheitsverlaufs

- BSG und CRP sollten zumindest alle 3 Monate erhoben werden.
- Wenn ein erhöhter CRP-Wert persistiert, muss mit der Entwicklung einer Amyloidose gerechnet werden, was eine Intensivierung der Medikation erfordern könnte.
- Ein Abfall des Hämoglobinwerts in Verbindung mit einer hohen BSG ist ein Zeichen für Krankheitsaktivität. Auf eine Eisensupplementierung sollte möglichst verzichtet werden. Gastrointestinale Blutungen (NSAR!) sollten als Ursache einer Eisenmangelanämie in Betracht gezogen werden.
- Der Rheumafaktor ist unspezifisch für die Krankheitsaktivität und braucht nicht regelmäßig überprüft zu werden.
- Die rheumatoide Arthritis geht mit einer erhöhten Inzidenz für kardiovaskuläre Erkrankungen einher. Die Blutfette der betroffenen Patienten werden durch die aktive Entzündung stärker atherogen. Die Lipide müssen deshalb in die Kontrolluntersuchungen mit einbezogen werden.
  - Wenn sich die Lipide unter der Therapie der RA nicht verbessern, sollte der Patient auf Statine eingestellt werden.

Indikationen für Röntgenaufnahmen

- Röntgenbilder der HWS in Flexionextension sind bei Verdacht auf atlantoaxiale Subluxation indiziert, wenn der Patient über starke Schmerzen klagt, insbesondere über Schmerzen bei Kopfbewegungen, Okzipitalschmerzen oder Elektroschock-ähnliche Empfindungen beim Beugen des Nackens. Ein Abstand von 4 mm oder mehr zwischen Dens axis und Atlas bei der Flexion ist pathologisch und eine Indikation für die Überweisung zum Facharzt.
- Wenn Symptome in den Fingern, Handgelenken oder MTP-Gelenken bestehen, sollten in 2–3-jährigen Intervallen Röntgenaufnahmen der Hände und Füße angefertigt werden, um Erosionen erkennen zu können.
- Ein symptomatisches Hüftgelenk sollte regelmäßig sonographisch kontrolliert werden und kann ggf. mit einer lokalen Steroidinjektion kombiniert werden. Bestehen bereits radiologisch

gesicherte Gelenkschäden, sollte das Gelenk in größeren Abständen röntgenologisch kontrolliert werden, damit gegebenenfalls eine Arthroplastik vorgenommen werden kann, bevor es zu einer zu starken Verdünnung des Acetabulum-Daches oder zum Bruch der Hüftgelenkspfanne kommt.
- Bevor eine Therapie mit Methotrexat oder mit Biologika begonnen wird, sollte ein Lungenröntgen durchgeführt werden.

Notwendigkeit für Rehabilitation, Orthesen und Patientenschulung

- Zu den häufigsten orthopädischen Hilfsmitteln zählen:
  - Handgelenksschienen **B**
  - Nackenstützen für Autofahrten, wenn der Patient Symptome im Bereich der HWS hat
  - geeignete Schuhe **B**
- Eine Physiotherapeutin oder eine Ergotherapeutin sollten den Patienten zu Hause besuchen und feststellen, ob er Hilfen und Orthesen benötigt. Dieser Besuch sollte allen Patienten mit Bewegungseinschränkung angeboten werden.
- Ein tägliches Heilgymnastikprogramm sollte mit den Patienten erarbeitet und mehrmals unter Anleitung einer Therapeutin geübt werden. Dynamische Muskelübungen erhöhen langfristig die Ausdauer, Muskelkraft und Beweglichkeit der Gelenke, allerdings ist der Langzeiteffekt für die Funktionalität noch nicht geklärt **B**. Die dynamischen Muskelübungen sind kein Risiko für eine Aktivierung der Erkrankung.
- Betreuung im multidisziplinären Team **A** und Gruppenschulungen **C** können zumindest kurzfristige Erfolge bringen.
- Möglichkeiten für eine eventuell erforderliche berufliche Rehabilitation bzw. Umschulung sollten bei den zuständigen Stellen geklärt werden.

Überweisung an den Spezialisten

- Die meisten Patienten im arbeitsfähigen Alter werden ambulant betreut.
- Der Hausarzt kann die Verantwortung für **die regelmäßigen Kontrolluntersuchungen** übernehmen.
- Die Beiziehung eines Spezialisten ist immer dann empfehlenswert, wenn die Krankheit kontinuierlich aktiv ist, ein Wechsel zu einer wirksameren Medikation nötig erscheint oder es zu Komplikationen kommt.
  - Eine aktive Synovialitis impliziert das Risiko einer Gelenkszerstörung und sollte mit wirksamen krankheitsmodifizierenden und entzündungshemmenden Therapien behandelt werden.
- Wenn die Krankheitsaktivität innerhalb von 4 bis 6 Monaten nach der Modifikation der medikamentösen Therapie nicht zurückgeht, sollte ein neuerlicher Wechsel erwogen werden.
- Die Indikationen für chirurgische Maßnahmen bei der rheumatoiden Arthritis sollten beachtet werden (21.22).

21.22 Rheumachirurgie

Grundsätzliches

- Eine Rehabilitation mit Hilfe eines Physiotherapeuten leistet einen wesentlichen Beitrag zur Sicherung des Operationserfolgs.

Akute oder dringende chirurgische Eingriffe

- Nervenkompression aufgrund einer Synovitis oder Tenosynovitis (N. medianus im Karpaltunnel, N. ulnaris in der Ellbogenregion)
- Beginnender oder manifester Sehnenriss
- Atlantoaxiale Subluxation in Verbindung mit neurologischen Symptomen
- Eine Deformität, die den Patienten bei Tätigkeiten des täglichen Lebens (z.B. beim Waschen) erheblich behindert.
- Schwere Ankylose oder Dislokation des Kiefergelenks
- Bursitis, die den Patienten in seiner Funktionskapazität einschränkt, sowie Rheumaknoten mit Ulzerationstendenz

Relative Indikationen für einen chirurgischen Eingriff

- Therapieresistente Synovitis, Tenosynovitis oder Bursitis (etwa ein schnellender Finger, der nicht auf Kortikosteroidinjektionen anspricht, oder eine signifikante Bewegungseinschränkung aufgrund einer Tenosynovitis der Flexorsehnen)
- Schwere und lang anhaltende Schmerzzustände
- Starke Einschränkung der Gelenkbeweglichkeit
- Schwere Deformität

Synovektomie

- Die Anzahl der an den großen Gelenken durchgeführten Synovektomien hat deutlich abgenommen.
- Die meisten Synovektomien werden heute arthroskopisch durchgeführt.
- Nach der Synovektomie ist eine aktive und effiziente Physiotherapie unerlässlich für die Wiederherstellung der Gelenkfunktion.

Die häufigsten Lokalisationen und Indikationen für die Synovektomie
- Die Metakarpophalangeal- und die proximalen Interphalangealgelenke der Hände
- Tenosynovitis der Fingerflexoren
- Tenosynovitis auf der palmaren oder dorsalen Seite des Handgelenks
- Die Bänder im Bereich des Sprunggelenks
- Die Metatarsophalangealgelenke
- Knie und Ellbogen

Rekonstruktive Rheumachirurgie
Arthroplastik
- Vermehrter Einsatz an allen Gelenken

Arthrodesen
- Im Bereich des Sprunggelenks
- Im Bereich des 1. Metatarsophalangealgelenks
- Im Bereich der Fingergelenke
- Im Bereich des Handgelenks

Rheumachirurgie: Indikationen und Ergebnisse
Atlantoaxiale Subluxation
- Neurologische Defizite sind die Hauptindikation für eine chirurgische Maßnahme.
- Eine Basilarimpression, z.B. eine Protrusion der Densspitze ins Foramen magnum, kann lebensbedrohlich sein.
- Eine anteriore Luxation von mehr als 9 mm und starke Schmerzen in der Zervikal- oder Okzipitalregion können einen Eingriff notwendig machen.

Schultergelenk
- Eine Verbesserung der diagnostischen Methoden (Ultraschalluntersuchung, Magnetresonanztomographie) erleichtert Frühinterventionen (Weichteiloperationen).
- Die Arthroplastik (z.B. das Neer-Modell) bringt effektive Schmerzerleichterung, aber der Grad der Wiedererlangung der Funktionstüchtigkeit hängt vom Zustand der Rotatorenmanschette ab und ist nicht immer zufriedenstellend.

Ellbogengelenk
- Die Synovektomie bringt zumindest eine teilweise Schmerzlinderung.
- Operative Freilegung des N. ulnaris
- Insgesamt haben sich die Ergebnisse der prothetischen Eingriffe verbessert.

Handgelenk
- Ein Karpaltunnelsyndrom sollte erkannt und behandelt werden. (Es könnte bei RA-Patienten wegen der anderen Beschwerden übersehen werden.)
- Dorsale Tenosynovektomien verhindern Sehnenrupturen.
- Eine Arthrodese kann eine gute Option sein und sollte durchgeführt werden, bevor Fingerdeformitäten korrigiert werden.
- Teilarthrodesen verbessern die Gelenkstabilität bei gleichzeitigem teilweisen Erhalt der Handgelenkbeweglichkeit.

Hand
- Eine Tenosynovitis der Flexorensehnen wird hauptsächlich mit Kortikosteroidinjektionen behandelt, deren Wirksamkeit dann individuell beurteilt werden muss. Eine Tenosynovektomie sollte durchgeführt werden, bevor sich eine noduläre sehnenschädigende Synovitis entwickelt.
- Synovektomien der Metakarpophalangeal- und der proximalen Interphalangealgelenke werden immer noch routinemäßig durchgeführt.
- Frühe Knopfloch- oder Schwanenhalsdeformitäten werden immer mit einer dynamischen Schiene versorgt.
- Für eine Arthroplastik der Metakarpophalangealgelenke wird meist eine Silikonprothese verwendet. Die Ergebnisse sind dann am besten, wenn die Operation vor dem Auftreten von allzu großen Gelenkschäden durchgeführt wird. Der schmerzlindernde Effekt ist sehr gut. Langfristig ist es nicht ungewöhnlich, wenn die Prothese bricht.

Hüftgelenk
- Bei der rheumatoiden Arthritis kommt es häufig zu einer Protrusion des Hüftkopfs in das Acetabulum (bei etwa 15% aller Patienten). Weil sich die Situation binnen weniger Monate verschlechtern kann, ist bei RA-Patienten ein Hüftgelenkersatz dringlicher als bei Arthrosepatienten.

Kniegelenk
- Arthroskopische Synovektomien werden immer häufiger durchgeführt, aber Langzeitergebnisse stehen noch aus.
- Die Erfolge der Kniegelenkarthroplastik sind sogar besser als jene der Hüftgelenkchirurgie.

Sprunggelenk
- Die Art. subtalaris ist öfter geschädigt als die Art. talocruralis. Hier hat sich die sogenannte „Triple-Arthrodese" als nützliches Verfahren etabliert.
- Die Ergebnisse der prothetischen Chirurgie der Sprunggelenke haben sich in den letzten Jahren verbessert, wobei die Erfolge bei RA größer zu sein scheinen als bei Arthrosen.

Fuß
- Bei Entzündungen der Metatarsophalangealgelenke ist eine frühe Synovektomie eher zu emp-

fehlen als eine Metatarsalköpfchenresektion in einem späteren Stadium.
- Eine solche Resektion lindert effektiv die Schmerzen. Die beste Behandlung eines schmerzhaften 1. Metatarsophalangealgelenks ist die Arthrodese in funktionaler Position.

21.30 Psoriasis-Arthritis (Psoriasis arthropathica)

Epidemiologie

- Die Psoriasis-Arthritis tritt bei 5–7% der Patienten mit Psoriasis auf. Von den Patienten mit einer schweren Psoriasis-Verlaufsform haben bis zu 40% auch eine Arthritis.
- Die Prädisposition für diese Erkrankung wird durch genetische Faktoren bestimmt. Patienten, bei denen das HLA-B27-Antigen nachweisbar ist, leiden auch oft unter Sakroileitis oder Spondylitis. Die Psoriasis-Arthritis als solche steht nicht mit dem Vorhandensein eines HLA-B27-Antigens in Zusammenhang.

Diagnostik

- Eine chronische Arthritis bei einem Psoriasis-Patienten sollte als Psoriasis-Arthritis betrachtet werden, es sei denn, die klinischen Merkmale geben einen klaren Hinweis auf eine andere Erkrankung.
- Die Arthritissymptome können vor den psoriatrischen Hautveränderungen einsetzen. In solchen Fällen kann eine familiäre Häufung und der Befall der Nägel einen Hinweis auf die Diagnose liefern.
- Zu den typischen Merkmalen einer Psoriasis arthropathica zählen:
  ○ Befall der Nägel
  ○ Rheumafaktor negativ
  ○ Beteiligung der DIP-Gelenke (oft DIP + PIP)
  ○ Daktylitis (Wurstfinger oder -zehen)
  ○ Insertionstendinitis oder Enthesopathie (entzündete Sehnenansätze)
  ○ Sakroileitis oder Spondylitis finden sich häufig
  ○ Erosionen an den großen Gelenken ohne gleichzeitige osteoporotische Veränderungen
  ○ asymmetrische Oligoarthritis
  ○ familiäres Auftreten einer Psoriasis

Behandlung

- Für die medikamentöse Therapie und die Dosierung gelten ähnliche Prinzipien wie für die Behandlung der RA:
  ○ NSAR
  ○ Methotrexat und Sulfasalazin bringen die besten Erfolge ❸. Methotrexat ist auch wirksam bei der Behandlung der psoriatrischen Hautveränderungen.
  ○ Systemische Steroidgaben und Antimalariamittel können die Hautsymptomatik verschlimmern.
  ○ Parenterale Goldgaben sind wirksamer als Gold per os.
  ○ Auch Azathioprin lindert die Symptome der Psoriasis-Arthritis.
  ○ Ciclosporin hat nicht nur eine positive Wirkung auf die Hautveränderungen, sondern hält auch die Arthritis unter Kontrolle.
  ○ Intraartikuläre Steroidinjektionen haben sich bewährt.
  ○ Biologika werden auch bei dermatologischen Indikationen eingesetzt.
- Die Prognose ist oft günstiger als bei der rheumatoiden Arthritis, doch gibt es auch schwere Verlaufsformen (mutilierende Form).

21.31 Reaktive Arthritis und rheumatisches Fieber

Zielsetzung

- Bei allen Patienten, die an einer akuten Arthritis erkranken, sollte auch an eine reaktive Arthritis gedacht werden. Näheres zur Planung der diagnostischen Tests findet sich in 21.01.
- Alle Patienten, bei denen in der Kultur der verursachende Erreger nachgewiesen werden konnte, werden mit Antibiotika therapiert. Eine Chlamydieninfektion ist zu behandeln, wenn sich die Diagnose auf eine PCR-Analyse im Morgenharn oder aus einer Schleimhautprobe stützt.
- Ist bloß ein einzelnes Gelenk betroffen, werden Kortikosteroide lokal injiziert (21.10).
- Der Patient sollte versuchen, Neuinfektionen zu vermeiden, die zu einer reaktiven Arthritis führen könnten (entsprechende Vorsicht beim Essen auf Reisen) (2.03).
- Bei einem Patienten mit Fieber und wandernden Gelenkbeschwerden sollte an eine Karditis gedacht werden (Auskultation des Herzens, EKG, Thoraxröntgen, eventuell Echokardiographie).
- Keine Streptokokkenserologie anfordern, wenn das klinische Bild nicht auf rheumatisches Fieber hinweist (zur Vermeidung falsch positiver Befunde).

Epidemiologie

- Die jährliche Inzidenz bei Erwachsenen beträgt etwa 3/10.000.

- Das Durchschnittsalter der Patienten liegt zwischen 20 und 30 Jahren.
- Beide Geschlechter sind betroffen, die Symptomatik scheint jedoch bei Männern stärker ausgeprägt zu sein.
- Zu den wichtigsten verursachenden Erregern gehören Yersinien, Salmonellen, Shigellen und Campylobacter. Ist die Gelenkentzündung als Folge einer Infektion der Harnwege aufgetreten („Uroarthritis"), so kann davon ausgegangen werden, dass Chlamydien oder Gonokokken die Verursacher sind. Im Übrigen verlaufen die enteropathischen und die uropathischen Arthritiden gleich.
- Die häufigsten reaktiven Arthritiden sind derzeit jene nach Infektionen mit Salmonellen, Campylobacter und Chlamydien. Arthritiden nach Yersinien-Infektionen sind seltener geworden.
- Das HLA-B27-Antigen findet sich bei 80% der Patienten mit einer enteropathischen Arthritis und bei 60% der Patienten mit einer Uroarthritis.

Klinik

- Die Beschwerden setzen üblicherweise akut ein. Die fulminant verlaufende Erkrankung wird von Fieber begleitet, die Laborbefunde zeigen einen deutlichen Anstieg bei BSG und CRP. Die Beteiligung vieler Gelenke hilft bei der Differenzierung zwischen „reaktiver Arthritis" und „bakterieller Arthritis".
- Bei den meisten – aber keineswegs bei allen – Patienten mit enteropathischer Arthritis gibt die Symptomatik (Diarrhö, Bauchschmerzen) einen klaren Hinweis auf den Primärinfekt. Bei Männern verursacht die Infektion des Urogenitaltrakts im Allgemeinen Schmerzen (Urethritis), bei Frauen ist es hingegen möglich, dass nur leichte oder überhaupt keine Symptome auftreten. Eine Gonokokkeninfektion wird in der Regel zu Entzündungserscheinungen im Bereich der Gelenke führen, während die sogenannte Postgonokokkenarthritis wahrscheinlich in den meisten Fällen durch eine Sekundärinfektion mit Chlamydien ausgelöst wird.
- Fast immer sind die Gelenke der unteren Extremitäten beteiligt.
- Eine Arthritis der oberen Extremitäten wird etwa bei der Hälfte der Patienten gesehen.
- Extraartikuläre Begleitmanifestationen sind häufig:
  - Enthesiopathien oder Peritendinitis bei 30–50% der Patienten
  - klinisch evidente Sakroiliitis bei 20–30% der Patienten
  - Balanitis bei 10–25% der Patienten (Eine Balanitis circinata geht mit ringförmigen Läsionen der Glans einher.)
  - Konjunktivitis bei 20–35% aller Patienten
  - Uveitis bei 2–4% der Patienten
  - Auffälligkeiten im EKG bei 5–15% der Patienten
  - Erythema nodosum

Diagnostik

- Bei Verdacht auf reaktive Arthritis: immer schon beim ersten Arztbesuch Stuhlkultur mit Testung auf Chlamydien (PCR), daneben BSG, CRP und EKG.
- Gonokokkenkultur, wenn bei der Erstuntersuchung Hinweise auf eine urogenitale Infektion und eine Gelenkentzündung vorliegen.
- Insbesondere bei Patienten über 50 Jahre sollte differenzialdiagnostisch eine Kristall-induzierte Arthritis bedacht werden.
- Gleich beim 1. Besuch oder spätestens nach 1–3 Wochen, wenn sich erst dann das klinische Bild einer reaktiven Arthritis erhärtet:
  - Suchtest zum Nachweis von Yersinien-Antikörpern
  - Suchtest zum Nachweis von Salmonellen-Antikörpern
  - Suchtest zum Nachweis von Campylobacter-Antikörpern
  - PCR zum Nachweis von Chlamydien aus dem Morgenharn (besser als Antikörpersuchtest)
  - bei Verdacht auf rheumatisches Fieber Antistreptolysintest
  - Testung auf Borrelien-Antikörper (1.29)
- Da auch eine Sarkoidose vorliegen könnte, sollte ein Thoraxröntgen gemacht werden. In der Frühphase der Erkrankung bleiben die Gelenke im Röntgen unauffällig.
- EKG, weil eine (in der Regel klinisch stumme) Karditis vorliegen könnte.
- in dieser ersten Phase der Diagnostik noch keine Testung auf HLA-B27-Antigene

Behandlung

- Siehe 8.44.
- Antibiotikatherapie zur Sanierung der primären Infektion, wenn der verursachende Erreger in einer Kultur nachgewiesen werden konnte. Zur Behandlung der Chlamydieninfektion ist nur der serologische Nachweis oder eine PCR notwendig. Die Behandlungsdauer beträgt 10 Tage (außer bei der Chlamydieninfektion; siehe unten).
  - Yersinien, Samonellen, Shigellen: Ciprofloxacin 500 mg 2 × tgl.
  - Campylobacter: Makrolidantibiotika
  - Chlamydien: Doxycyclin 150 mg 1 × täglich. Zur Eradizierung der Primärerreger sollten die Antibiotika 14 Tage lang gegeben werden. Azithromycin 1 g als Einmaldosis ist eine Alternative. Bei Persistieren der Arthritis wird die Therapie fortgesetzt (nötigenfalls über

einen Zeitraum von bis zu 3 Monaten), aber es gibt keine Hinweise dafür, dass die Arthritis dadurch schneller geheilt wird.
- Behandlung in der akuten Phase der Arthritis:
  ○ NSAR
  ○ bei schwerer Symptomatik Prednisolon per os
  ○ Zur lokalen Behandlung einzelner befallener Gelenke werden Kortikosteroidinjektionen empfohlen.
  ○ Ruhe, aber auch eine physikalische Therapie zum Erhalt der Muskelkraft und der Gelenkbeweglichkeit
  ○ bei prolongierter Symptomatik Sulfasalazin oder ein anderes Antirheumatikum

Prognose
- Patienten mit reaktiver Arthritis sind in der Regel nach 3–5 Monaten beschwerdefrei.
- Etwa 15% der Patienten entwickeln eine chronische Arthritis, wobei es bei den Uroarthritiden häufiger zu einer Chronifizierung kommt als bei den enteropathischen Formen.

Prävention
- Ein Patient, der bereits an einer reaktiven Arthritis erkrankt war oder eine genetische Prädisposition für HLA-B27-assoziierte Arthropathien hat, sollte versuchen, enterobakterielle oder Chlamydieninfektionen zu vermeiden.
- Auf Reisen wird beim Auftreten von Symptomen einer gastrointestinalen Infektion die Einnahme von Antibiotika günstig sein. Prophylaktischer Einsatz von Antibiotika zur Verhütung gastrointestinaler Infekte werden nicht empfohlen (2.03).

Rheumatisches Fieber
- Dabei handelt es sich um eine Erkrankung als Komplikation eines Racheninfekts mit betahämolysierenden Streptokokken der Gruppe A (GAS), die eine Reihe von Merkmalen mit der reaktiven Arthritis gemeinsam hat.
- Nicht assoziiert mit HLA-B27-Antigenen.

Klinik
- Das häufigste Symptom ist eine (in der Regel wandernde) Arthritis.

Tabelle 21.31 **Diagnosekriterien des rheumatischen Fiebers nach Jones**

Hauptkriterien	Nebenkriterien
Wandernde Polyarthritis	Fieber
Karditis	Gelenksschmerzen
Erythema marginatum	Rheumatisches Fieber in der Anamnese
Chorea	Verlängertes P-R-Intervall im EKG
Subkutane Knötchen	BSG und CRP erhöht oder Leukozytose

- Eine Karditis (Pankarditis) kann sich als eine Valvulitis oder Perikarditis oder aber als eine Herzinsuffizienz im Gefolge einer Myokarditis manifestieren.
- Die übrigen signifikanten diagnostischen Symptome (siehe Tabelle 21.31) finden sich sehr selten.

Diagnose
- Eine gesicherte Diagnose erfordert das Vorhandensein von 2 Hauptkriterien oder eines Hauptkriteriums in Verbindung mit 2 Nebenkriterien (gemäß vorstehender Tabelle). Zusätzlich **muss der Beweis für eine rezente Streptokokkeninfektion erbracht werden** (erhöhte Antistreptolysin-Antikörper-Titer, positive Kulturen nach Rachenabstrich, rezenter Scharlach).

Antibiotikaprophylaxe
- Indiziert bei Patienten mit bereits einmal abgelaufener Karditis.
- Gabe eines Depotpenicillins **Ⓒ** über einen Zeitraum von 5 Jahren. Ein Cephalosporin eignet sich für Patienten mit einer Penicillinallergie.

21.32 Spondylitis ankylosans/M. Bechterew

Allgemeines
- Eine Entzündung der Bänderansatzstellen der Wirbelsäule, der Facettengelenke und der Sakroiliakalgelenke ist ein Leitsymptom der Erkrankung.
- Fast alle Patienten sind HLA-B27-positiv, die Erkrankung zählt zur Gruppe der seronegativen Spondylarthropathien, zusammen mit
  ○ den postenteritischen reaktiven Arthritiden, den posturethritischen Arthritiden und dem Reiter-Syndrom (21.31),
  ○ der oligoartikulären juvenilen chronischen Arthritis vom Typ 2 (Spättyp), (29.86),
  ○ der Arthritis psoriatica (21.30)
  ○ und den mit chronischentzündlichen Darmerkrankungen assoziierten Arthropathien.
- In einer Familie können mehrere der oben erwähnten Krankheiten auftreten und alle können zu einer Spondylitis ankylosans führen.
- Die Erkrankung wird als Spondylitis ankylosans bezeichnet, wenn sie chronisch geworden ist und kein auslösender Erreger gefunden werden konnte.

Epidemiologie
- Die Spondylitis ankylosans tritt fast so häufig auf wie die rheumatoide Arthritis, aber weniger

als ein Drittel der Patienten zeigen das klinische Bild. Männer und Frauen erkranken gleich häufig, aber einen schweren Verlauf nimmt die Krankheit überwiegend bei Männern.
- Der Manifestationsgipfel liegt bei 25 Jahren, aber die Diagnose wird oft erst verspätet gestellt.

Klinisches Bild

- 5 Kriterien in der Anamnese weisen auf eine ankylosierende Spondylitis hin: Alter unter 40, schleichender Beginn von Schmerzen in der LWS, Schmerzsymptomatik für zumindest 3 Monate, Steifigkeit am Morgen und Verbesserung durch Bewegung.
- Sakroileitis: Schmerzen im Bereich der unteren LWS und des Gesäßes, die den Patienten am Morgen aufwecken
- Steifigkeit nach Ruhepausen und längerem Sitzen
- Periphere Arthritis, vor allem in den großen Gelenken der unteren Gliedmaßen
- Häufig Enthesiopathien in den unteren Gliedmaßen (Fersenschmerzen)
- Daktylitis („Wurstfinger oder -zehen")
- In 20 % der Fälle kann eine akute Uveitis (als Erstsymptom der Erkrankung) auftreten
- Gelegentlich Aortitis und Reizleitungsstörungen des Herzens (Auskultation, EKG)
- Es sollte an eine Spondylitis ankylosans als mögliche Diagnose gedacht werden, wenn der Patient über protrahierte Schmerzen im Bereich der LWS und des Gesäßes klagt: Morgensteifigkeit und eine beschleunigte BSG sind weitere Hinweise für die Diagnose.

Diagnostik

- Die Anamnese (wie oben)
- Klinische Symptome:
  - Empfindlichkeit bei Druck, Palpation und Überprüfung der Bewegung im Sakroiliakalgelenk
  - Fingerspitzen-Bodenabstand bei Rumpfbeugung
  - Schober-Maß eingeschränkt (normal mehr als 4 cm)
  - Lateralflexion der Lendenwirbelsäule ⓒ
  - Entstehung eines Hinterhaupt-Wand-Abstands (normal 0)
  - Atemexkursionen des Thorax (normal mehr als 5 cm, gemessen zwischen maximaler In- und Exspiration in Höhe der Mamillen)
- Bei den meisten Patienten sind BSG und Serum-CRP erhöht.
- Röntgenbilder der LWS (erste Veränderungen treten oft am Übergang von BWS zur LWS auf), und der Sakroiliakalgelenke. Erst nach 2–8 Jahren finden sich pathologische Röntgenbefunde der Sakroiliakalgelenke (Sakroileitis).

- Bevor es zu Auffälligkeiten im Röntgen kommt, zeigt sich im Szintigramm eine erhöhte Aktivität in den Gelenken, jedoch gibt es hier viele mögliche Ursachen für einen falsch positiven Befund.
- Mit einem MRI kann die Diagnose verifiziert und der Schweregrad der Entzündung erfasst werden, bevor Veränderungen röntgenologisch sichtbar werden.

Differenzialdiagnostik

- Osteitis condensans ilii im Röntgen
- Degenerative Erkrankungen der Wirbelsäule
- Syndrom der diffusen idiopathischen skelettalen Hyperostose (DISH) im Röntgen
- Sonstige Formen der Spondyloarthropathien:
  - Reiter-Syndrom
  - Psoriasis-Arthropathie
  - Arthropathien bei chronisch entzündlichen Darmerkrankungen
- Ischiassyndrom

Therapie

- Eine Physiotherapie ⓒ ist unerlässlich (insbesondere während der entzündlichen Schübe und unmittelbar danach), um der Versteifung der Wirbelsäule entgegenzuwirken. Aktive Bewegungsübungen müssen unverzichtbarer Bestandteil einer Physiotherapie sein.
- NSAR lindern die Schmerzen besser als bei degenerativen Erkrankungen der Wirbelsäule; eine probatorische Behandlung hilft daher auch differenzialdiagnostisch.
- Sulfasalazin ist bei etwa der Hälfte der Patienten wirksam. In schweren Fällen kann ein Versuch mit Zytostatika oder Kombinationspräparaten gemacht werden.
- Wenn die Erkrankung auf die Wirbelsäule beschränkt ist, ist die Effizienz von Sulfasalazin und Methotrexat fraglich ⓒ, bei peripherer Arthritis jedoch nachgewiesen.
- Bei peripheren Arthritiden und Entesiopathien helfen lokale Kortikosteroidinjektionen.
- Biologika: Mindestvoraussetzungen: mittelschwerer Schmerz und Funktionseinschränkung, erhöhtes CRP und erfolgloser Therapieversuch mit NSAR und Sulfasalazin in maximaler Dosierung ⓒ.

21.40 Sklerodermie

Grundregeln
- Die Sklerodermie ist charakterisiert durch kleine Blutgefäßläsionen, gestörte Immunprozesse, eine generalisierte Hautverhärtung und -verdickung sowie eine narbenähnliche Sklerosierung des Bindegewebes.
- Innerhalb dieses Krankheitsbilds unterscheidet man zwischen einer systemischen und einer lokalisierten Form.

Epidemiologie
- Die Prävalenz der Sklerodermie beträgt 100–200 Fälle pro einer Million Menschen.
- Die Inzidenz ist am höchsten bei Frauen der Altersgruppe 30–50 Jahre.

Klinische Symptomatik
- Bei fast jedem Patienten findet sich das Raynaud-Phänomen (21.04) mit den damit verbundenen Schwellungen der Finger (anfangs weich). Dadurch kann es zu Ulzerationen und Vernarbungen an den Fingerspitzen kommen (Sklerodaktylie).
- Hautveränderungen treten auf, besonders im Gesicht, an den Händen und Füßen. Anfangs kommt es zu Schwellungen, dann zu Verdickungen der Haut und schließlich zu einer Atrophie (siehe Abb. 21.40.1 bis 21.40.3).
- Teleangiektasien können vorkommen.
- 20–30% aller Patienten leiden an Arthralgien und Myalgien.
- Gastrointestinale Störungen sind möglich, insbesondere Dysphagie und Refluxösophagitis

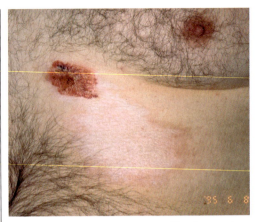

Abb. 21.40.2 Bei der zirkumskripten Sklerodermie oder Morphaea kommt es zu scheibenförmigen Verhärtungen der Haut. Im Zentrum fällt eine elfenbeinfarbene verhärtete Plaque auf, die typischerweise von einem Lilac-Ring umgeben ist. Bei dem roten Fleck im oberen medialen Areal handelt es sich um eine subkutane Blutung. Es gibt keine spezielle Therapie, aber Penicillin (oral einen Monat lang) in Kombination mit topischem Calcipotriol für die Dauer von einigen Monaten kann versucht werden. Foto © R. Suhonen.

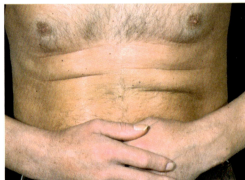

Abb. 21.40.3 Die diffuse Sklerodermie (progressive systemische Sklerodermie = PSS) ist eine Autoimmunerkrankung, die nicht nur das Bindegewebe der Haut, sondern letztlich den ganzen Organismus erfasst. Es kommt zu einer Verdickung und Verhärtung der Haut, die Finger schwellen an („Wurstfinger"), was zu Funktionseinbußen der Hand führt. Meist zeigen sich ein Raynaud-Phänomen und eine Beteiligung innerer Organe. Foto © R. Suhonen.

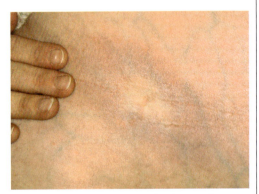

Abb. 21.40.1 Die zirkumskripte Sklerodermie oder Morphaea ist eine auf die Haut beschränkte Autoimmunerkrankung. Im Zentrum des Flecks tritt eine blasse, weißliche, oftmals glänzende Verhärtung der Haut auf, die von einem fliederfarbenem Erythem, dem sogenannten Lilac-Ring, umgeben ist. Es können auch multiple Läsionen auftreten. Die Diagnose kann durch eine Biopsie gesichert werden. Foto © R. Suhonen.

sowie Strikturen im Ösophagus. Es kann zu Malabsorption, Obstipation und Stuhlinkontienz kommen.
- Lungenfibrose, pulmonale Hypertonie
- Herzinsuffizienz, Arrhythmien
- Die systemische Form der Erkrankung mit Nierenbeteiligung (Proteinurie, Niereninsuffizienz, Hypertonie, Sklerodermie-assoziierte renale Krise) ist in Europa selten.

Laborbefunde

- BSG in der Regel mäßig beschleunigt. CRP normal oder leicht erhöht.
- Blutbild gewöhnlich unauffällig
- Bei der systemischen Form der Erkrankung können bei 90% der Patienten antinukleare Antikörper (ANA) und bei 30% ein Rheumafaktor nachgewiesen werden **B**.
- Antizentromerantikörper finden sich bei Patienten mit CREST-Syndrom (dieses Akronym steht für Kalkablagerungen in der Haut [Calcinosis cutis +] Raynaud-Phänomen + Ösophagushypomotilität + Sklerodaktylie + Teleangiektasien) **B**.
- Anti-Scl-70-Antikörper treten für gewöhnlich bei der systemischen Form der Erkrankung auf **B**.

Diagnostik

- Klinisches Erscheinungsbild (Hautveränderungen, Raynaud-Phänomen)
- Beteiligung der inneren Organe
- Serologischer Befund **B**
- Zur Diagnosesicherung können Biopsien aus betroffenen Hautarealen entnommen werden.

Behandlung

- Der Patient sollte versuchen, seine Haut zu schützen, eine Kälteexposition zu vermeiden und nicht zu rauchen.
- NSAR gegen Arthralgien und Myalgien
- Kortikosteroide in der entzündlichen Phase der Krankheit
- Calciumantagonisten und Nitroglycerinsalben gegen die peripheren Durchblutungsstörungen
- Als Antihypertensiva werden in erster Linie ACE-Hemmer eingesetzt.
- Gegen das Raynaud-Phänomen bei der progressiven systemischen Sklerose ist Iloprost i.v. wirksam **B** und Prazosin mäßig effektiv **C**.

Prognose

- Eine gute Prognose hat die kutane Form der Erkrankung, die nur zu Hautveränderungen führt.
- Infaust ist die Prognose bei respiratorischer oder renaler Insuffizienz.

21.41 Systemischer Lupus erythematodes (SLE)

Definition

- SLE ist ein Syndrom, das durch sein vielfältiges klinisches Erscheinungsbild, Wechsel in der Krankheitsaktivität und abweichende Immunparameter und insbesondere durch das Vorhandensein antinukleärer Antikörper charakterisiert ist.

Epidemiologie

- Die Prävalenz von SLE weltweit beträgt 4 bis 250 Patienten pro 100.000. Über 90% der Patienten sind weiblich. Die Inzidenz ist bei Frauen im Alter zwischen 15 und 25 Jahren am höchsten.

Klinisches Bild

- Das klinische Bild variiert von Patient zu Patient, und auch die einzelnen Schübe des individuellen Krankheitsverlaufs können sich sehr unterschiedlich präsentieren.
- Allgemeinbeschwerden wie Abgeschlagenheit und Fieber treten häufig auf.
- Eine Mehrheit der Patienten leidet unter Arthralgien, meistens an den Händen.
- Bei etwa der Hälfte der Patienten kommt es zu Hautmanifestationen, wie Erythem im Wangenbereich („Schmetterlingserythem"), Lupus discoides (Abb. 21.41.1. 21.41.2) und Photosensibilität.
- Etwa ein Drittel der Patienten zeigt Ulzerationen der Mundschleimhaut.
- Bei etwa 50% der Patienten tritt eine Nephropathie auf, die von einer leichten Proteinurie und einer Mikrohämaturie bis zu terminalem Nierenversagen gehen kann.
- Etwa 20–40% der Patienten leiden unter einer Pleuritis. Eine akute Pneumonie und eine idiopathische fibrosierende Alveolitis sind relativ selten.
- Eine Perikarditis findet sich etwas seltener als eine Pleuritis. Veränderungen der T-Welle im EKG sind die Regel.
- Depressive Verstimmungen und Kopfschmerzen zählen zu den häufigsten neuropsychiatrischen Störungen. Grand-Mal-Anfälle und organische Psychosen kommen nur selten vor. Eine periphere Neuropathie findet sich bei circa 10% der Patienten, und mit derselben Häufigkeit entwickeln sich thromboembolische Verschlüsse oder Blutungen der Hirngefäße.
- Vergrößerte Lymphknoten findet man vor allem während eines aktiven Krankheitsschubs.
- Im 1. und 2. Trimenon besteht ein erhöhtes Abortus- sowie später ein erhöhtes Frühgeburtsrisiko.

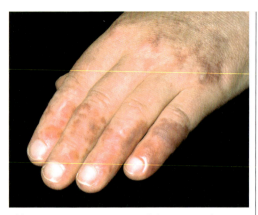

Abb. 21.41.1 Die Hautsymptome beim systemischem Lupus erythematodes (SLE) sind variabel. Die Haut der distalen Finger, insbesondere die Nagelwalle, zeigen Teleangiektasien. Petechiale Kapillarblutungen sind nicht ungewöhnlich. Foto © R. Suhonen.

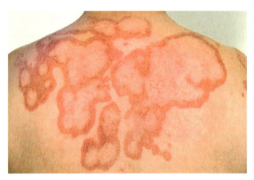

Abb. 21.41.2 Ein sehr typisches Bild eines subakuten kutanen Lupus erythematodes. Der Nachweis von SS-A-Ro-Antikörpern gelingt bei dieser Erkrankung bei 9 von 10 Patienten. Bei dieser Patientin blieben Malariamittel wirkungslos, aber nach der oralen Gabe von Acitretin klangen die Symptome innerhalb weniger Wochen völlig ab. Foto © R. Suhonen.

Laborbefunde

- Die Laborbefunde sind sehr uneinheitlich und vielfältig.
- BSG ist häufig erhöht, CRP hingegen meist normal.
- In der Regel liegt eine leichte bis mäßige Anämie vor. Eine ausgeprägte hämolytische Anämie wird nur bei weniger als 10% der Patienten gesehen.
- Leukopenie (Lymphopenie)
- Leichte Thrombopenie
- Bei über 90% der Patienten werden antinukleäre Antikörper nachgewiesen.
- Antikörper gegen Doppelstrang-DNS (bei 50–90% der Patienten)
- Polyklonale Hypergammaglobulinämie
- Erniedrigte Werte für die Komplementfaktoren C3 und C4
- Antiphospholipid-Antikörper
- Proteinurie, Mikrohämaturie, verminderte Kreatinin-Clearance

Diagnostik

- Es gibt keinen einzigen pathologischen Befund und kein Symptom, das für die Diagnose ausreicht.
- Bei Verdacht auf SLE sollten folgende Basislaboruntersuchungen gemacht werden:
  - Blutbild
  - Thrombozyten
  - BSG
  - Nachweis antinukleärer Antikörper
  - Urin-Teststreifen und Urinanalyse
- Die Diagnose stützt sich auf die klinische Symptomatik, die Laborbefunde sowie die ARA-Diagnosekriterien (1982).
- Zur Sicherung der Diagnose sollte der Patient an einen Spezialisten überwiesen werden.

Behandlung

- Die Therapie richtet sich stets nach den spezifischen Organmanifestationen des individuellen Falls und dem jeweiligen Aktivitätsgrad der Erkrankung. Bei SLE ohne wesentliche klinische Beschwerden ist eine Behandlung nur wegen positiver immunologischer Befunde unangebracht.
- Die Patienten sollten sich möglichst nicht der Sonne aussetzen oder entsprechende Schutzcremen verwenden.
- Die wichtigsten medikamentösen Therapien sind:
  - NSAR
  - Hydroxychloroquin **❸**
  - Kortikosteroide
  - Immunsuppressiva (z.B. Azathioprin, Cyclophosphamid, Methotrexat, Mycophenolat)
- Hydroxychloroquin und NSAR werden zur Behandlung von SLE mit vergleichsweise geringgradiger Symptomatik (Hautmanifestationen und Arthralgien) eingesetzt. Wenn diese Basistherapie nicht ausreicht oder der Patient über Müdigkeit oder Fieber klagt, können Kortikosteroide in niedrigen Dosen (Prednisolon 5–7,5 mg/tgl.) zusätzlich gegeben werden.
- Zur Behandlung einer Pleuritis oder Perikarditis sind höhere Kortikosteroiddosen (etwa 30 mg Prednisolon täglich) notwendig.
- Bei einer schweren ZNS-Beteiligung und einer schweren Glomerulonephritis, Thrombopenie und hämolytischen Anämie kommen hoch dosierte Korikosteroide sowie andere Immunsuppressiva zum Einsatz **❹**.
- Die differenzialdiagnostische Abgrenzung zwischen einem Infekt und einer SLE-Akutphase ist von größter Wichtigkeit.

- Sonstige Medikamente, die der Patient ebenfalls benötigt, wie etwa Antihypertensiva, dürfen nicht vergessen werden.
- Bei Verdacht auf eine Nierenbeteiligung sollte der Patient an einen Nephrologen zur Nierenbiopsie überwiesen werden.
- Die Patienten zeigen oft allergische Reaktionen auf eine ganze Reihe von Antibiotika, insbesondere Sulfonamide.

Primäres Antiphospholipid-Syndrom

- Charakteristisch für dieses Syndrom sind rezidivierende venöse und arterielle Thrombosen, wiederholte Aborte, Thrombopenie sowie die Präsenz von Antiphospholipid-Antikörpern. Andere Merkmale des SLE fehlen hingegen.

21.42 Mischkollagenose (MCTD)

Definition und Epidemiologie

- Die Mischkollagenose (engl. „Mixed Connective Tissue Disease" oder „MCTD") ist eine seltene Erkrankung, bei der sich Symptome von rheumatoider Arthritis, system. Lupus erythematodes (SLE), Polymyositis sowie Sklerodermie überlappen. Charakteristisch ist ein hoher Anti-RNP-(Ribonukleoprotein-)Antikörper-Titer.
- Das klinische Bild ist vielfältig. Nach einigen Jahren ähnelt das Krankheitsbild jedoch zunehmend jenem der Sklerodermie.
- Betroffen sind zumeist Frauen zwischen 30 und 40 Jahren.

Klinisches Bild

- Fast alle Patienten leiden an Arthritis oder Arthralgien.
- Geschwollene Finger und Raynaud-Phänomen
- Die Hautveränderungen sind ähnlich wie beim SLE.
- Muskelsymptome vergleichbar mit denen einer Polymyositis
- Eine Pleuritis, Karditis oder Nephritis kommen vor, jedoch seltener als beim SLE.

Laborbefunde

- Erhöhte BSG
- Anämie, Leukopenie
- Hohe Titer von unterschiedlichsten antinukleären Antikörper
- Der Rheumafaktor ist bei 50% der Patienten positiv.
- Antikörper gegen extrahierbare nukleäre Antigene (ENA) reagieren mit nukleärem Ribonukleoprotein.

Therapie

- Nicht steroidale Antirheumatika (NSAR) und Antirheumatika (kein Sulfosalazin) bei Arthritis
- Niedrig dosierte Kortikosteroide bei Allgemeinsymptomen
- Hoch dosierte Kortikosteroide bei schweren Organmanifestationen
- Wie beim SLE sollte die Behandlung an das individuelle klinische Bild angepasst werden.

21.43 Sjögren-Syndrom

Zielsetzung

- Aus der Gruppe von Patienten, die an Augen- und Mundtrockenheit leiden, sollen jene herausgefiltert werden, auf die die Diagnose „Sjögren-Syndrom" sicher zutrifft.

Allgemeines

- Eine Insuffizienz der exokrinen Drüsen manifestiert sich als Augentrockenheit (Keratoconjunctivitis sicca) und Mundtrockenheit (Xerostomie).
- Das Syndrom tritt entweder als primäre Krankheitsform auf oder sekundär zur rheumatoiden Arthritis oder – seltener – zum SLE oder zur Sklerodermie.
- 10–15% der Patienten mit rheumatoider Arthritis leiden am Sicca-Syndrom.
- Das charakteristische Merkmal des Sjögren-Syndroms ist das Auftreten von Autoantikörpern. Sollten bei einem Patienten mit Augen- und Mundtrockenheit keine Autoantikörper nachweisbar sein, spricht das gegen die Diagnose.

Klinisches Bild

- Ein Kratzen im Auge, Lichtempfindlichkeit und Müdigkeit der Augen
- Trockene Mundschleimhaut, die Schluckstörungen verursachen kann.
- Herabgesetzter Geschmacks- und Geruchssinn
- Fissuren in Zunge und Lippen
- Wiederkehrende Schwellungen der Parotisdrüsen können auftreten.
- Krustenbildung in der Nasenschleimhaut, trockener Husten, rekurrierende Infektionen der Atemwege
- Austrocknung der Haut
- Dysphagie und atrophische Gastritis sind möglich.

- Weitere Autoimmunphänomene wie Thyreoiditis, perniziöse Anämie, Zöliakie
- Trockenheit der Vulva und Vagina, Dyspareunie
- Übermäßige Müdigkeit, Gelenkschmerzen und Raynaud-Symptomatik sind übliche Manifestationen.
- Nur selten kommt es zu einer akuten Pankreatitis oder einer Hepatomegalie.
- Als Begleiterkrankung kann eine primär biliäre Zirrhose auftreten, jedoch sind solche Fälle selten (9.23).
- Die BSG ist erhöht.
- Es besteht ein erhöhtes Lymphomrisiko.

Diagnostische Kriterien

- Die Diagnose „Sjögren-Syndrom" setzt voraus, dass von den nachstehend angeführten Kriterien 4 erfüllt werden. Ausschlusskriterien sind unter anderen ein Lymphom, eine HIV-Infektion, eine Sarkoidose sowie eine „Graft-versus-Host"-Erkrankung.
    - Augensymptome: Augentrockenheit seit mehr als 3 Monaten oder Fremdkörpergefühl im Auge
    - Orale Symptome: Mundtrockenheit seit mehr als 3 Monaten oder ständig vergrößerte Parotisdrüsen
    - Augentrockenheits-Test: Beim Schirmer-Test wird in 5 Minuten weniger als 5 mm Tränenflüssigkeit gebildet.
    - Biopsie der sublingualen Speicheldrüsen: fokale Sialoadenitis
    - Veränderungen an den Speicheldrüsen: Verminderter Speichelfluss oder strukturelle Veränderungen an den Speicheldrüsen oder Sialektasie, die mit Ultraschall nachgewiesen werden (Sialographie oder Speicheldrüsenszintigramm werden heute nur mehr selten durchgeführt).
    - Erhöhte Autoantikörperspiegel: SSA- oder SSB-Antikörper, antinukleäre Antikörper oder Rheumafaktor präsent
- Bei älteren Personen sind die Schleimhäute oft trocken. Die definitive Diagnose eines Sjögren-Syndroms erfordert entweder einen pathologischen Speicheldrüsen-Biopsiebefund oder den Nachweis von SS-Antikörpern.

Therapie

- Applikation von künstlicher Tränenflüssigkeit
- Behandlung der Mundtrockenheit siehe 7.10

21.44 Die Vaskulitiden

Zielsetzung

- An eine Vaskulitis ist zu denken, wenn der Patient ein systemisches Krankheitsbild zeigt.

Grundregeln

- Die Vaskulitiden sind eine seltene und heterogene Gruppe von klinischen Syndromen, die durch Entzündungen und Läsionen der Blutgefäße gekennzeichnet sind. Der Gefäßschaden kann eine Lumenverengung des Gefäßes, eine Thrombose, Ischämie, ein Aneurysma oder eine Blutung hervorrufen.
- Es handelt sich dabei oft um gravierende, aber behandelbare Erkrankungen.
- Aufgrund des vielfältigen klinischen Bildes kann die Diagnosefindung verzögert sein.
- Größe und Lokalisation der beteiligten Blutgefäße bestimmen das klinische Erscheinungsbild.

Symptomatik und Beschwerdebild

- Fieber und Gewichtsverlust
- Palpable Purpura, Livedo reticularis
- Myalgie, Myositis, Arthralgie, Arthritis
- Mononeuritis multiplex, Schlaganfall
- Epistaxis, Sinusitis, Hämoptyse, Pneumonitis, Asthma
- Myokardinfarkt, Hypertonie, Claudicatio intermittens, schwache periphere Pulse
- Abdominalschmerzen, Meläna
- Glomerulonephritis
- BSG beschleunigt, Serum-CRP erhöht, Anämie, Leukozytose, Thrombozytose, Proteinurie, Hämaturie, antineutrophilezytoplasmatische Antikörper (ANCAs)

Klassifikation der Vaskulitiden

Vaskulitis der großen Blutgefäße

- Arteriitis temporalis (eine Riesenzellarteriitis) (21.46)
- Takayasu-Arteriitis (eine Riesenzellarteriitis)

Vaskulitis der kleinen und mittelgroßen Arterien

- Polyarteriitis nodosa
- Mikroskopische Polyangiitis
- Wegener-Granulomatose
- Churg-Strauss-Syndrom
- Kawasaki-Syndrom (29.87)

Vaskulitis der kleinen Arterien

- Purpura Schoenlein-Henoch (29.83)
- Vaskulitis assoziiert mit Mischkollagenosen
- Vaskulitis bei gemischter Kryoglobulinämie
- Vaskulitiden, ausgelöst durch Infekte
- Vaskulitis, ausgelöst durch allergische Reaktionen auf Medikamente
- Vaskulitiden, assoziiert mit malignen Tumoren

Riesenzellarteriitis
- Siehe 21.46.

Takayasu-Syndrom
- Betroffen sind praktisch nur junge Frauen asiatischer Abstammung. Geschädigt sind die Aorta und die von ihr abzweigenden großen Arterienäste.
- In der Frühphase häufig Allgemeinsymptome wie Unwohlsein, Arthralgien und Myalgien. Entzündungsparameter (BSG und CRP) sind erhöht.
- Arterielle Durchblutungsstörungen entwickeln sich langsam.
- Schwache Pulse in den Armen und Schwierigkeiten bei der Blutdruckmessung
- ZNS-Beteiligung
- Sicherung der Diagnose mittels Angiographie.

Polyarteriitis nodosa
- Eine schwere Erkrankung, von der meist Männer im mittleren Lebensalter betroffen sind.
- Allgemeinsymptome: Fieber, Gewichtsabnahme, ausgeprägtes Krankheitsgefühl.
- Arthralgien und Myalgien treten häufig auf.
- Gastrointestinale Symptome wie Erbrechen, Diarrhö und Abdominalschmerzen können bei etwa der Hälfte der Patienten beobachtet werden. Es kann zu Hämatemesis, Meläna und intestinalen Perforationen kommen.
- Mehr als 70% der Patienten leiden an einer Arteriitis der Koronargefäße.
- Nierenbeteiligung, zumeist in Form einer Arteriitis, die sich als Hämaturie, Proteinurie, Niereninsuffizienz und renovaskuläre Hypertonie manifestiert.
- Eine Mononeuritis multiplex ist die typische neurologische Manifestation, von ihr sind mehr als die Hälfte aller Patienten betroffen.
- Gehirnblutungen treten bei etwa 10% der Patienten auf.
- Gelegentlich findet man eine Augenbeteiligung, wie z.B. eine Episkleritis oder Uveitis und Netzhautblutungen.
- Ein Hautbefall im Sinne von Exanthemen und Purpura wird bei 30% der Patienten gesehen.
- BSG und CRP sind erhöht. Anämie, neutrophile Leukozytose, Thrombozytose, Proteinurie, Hämaturie und erhöhtes Serumkreatinin sind häufige Befunde.
- Bei der klassischen Form der Erkrankung sind antinukleäre Antikörper (ANA) selten nachweisbar.
- Hepatitis-B-Oberflächen-Antigene (HbsAG) und Hepatitis-B-Antikörper werden bei mehr als 15% der Patienten gefunden.
- Die Diagnose basiert auf dem klinischen Erscheinungsbild und wird durch Biopsiebefunde oder eine Arteriographie gesichert.

Mikroskopische Polyangiitis
- Es handelt sich um eine Vaskulitis mit bevorzugter Beteiligung der kleinen Arterien und Arteriolen.
- Im Vordergrund des klinischen Bildes zeigt sich in 90% der Fälle eine fokalsegmental nektrotisierende Glomerulonephritis, die die einzige Krankheitsmanifestation bleiben kann.
- Zu den übrigen Erscheinungen der Krankheit zählen unter anderen Lungeninfiltrate, Hämoptysen, Arthralgien, Myalgien, Purpura und Fieber.
- ANCAs (zumeist p-ANCA/MPO-Antikörper) sind bei den meisten Patienten nachweisbar.
- Die Diagnose basiert auf dem klinischen Bild, den Biopsiebefunden und dem positiven ANCA-Test.

Wegener-Granulomatose
- Die Patienten klagen typischerweise über Fieber, Gewichtsverlust und Symptome der oberen Atemwege, wie Sinusitis und hämorrhagische Rhinorrhö.
- Es kann zu Episkleritis, Konjunktivitis sowie zu Arthritis oder Arthralgien kommen.
- Im Zuge des Krankheitsverlaufs kann sich ein Husten mit purulentem oder blutigem Sputum entwickeln. Im Thoraxröntgen finden sich einzelne oder multiple noduläre Infiltrate.
- Eine Nierenbeteiligung ist häufig und reicht von einer leichten fokalsegmentalen Glomerulonephritis (GN) bis zu einer rasch progredienten GN mit Halbmondbildung (Halbmondnephritis).
- Eine Beteiligung der Haut besteht in palpabler Purpura, subkutanen Knötchen und Exulzerationen der Haut.
- Das am meisten typische Symptom am peripheren Nervensystem ist die Mononeuritis multiplex.
- Ein weiteres typisches aber eher seltenes Symptom ist ein Exophthalmus, eine Protrusion des Augapfels aus der Orbita.
- An der Nase können sich destruktive Läsionen in Form eines Septumdefektes manifestieren oder auch zu einer sogenannten Sattelnase führen.
- In Trachea und Bronchien kann es infolge von Entzündungen zu einer Obstruktion kommen.
- BSG und CRP sind erhöht.
- Anämie, neutrophile Leukozytose und Thrombozytose werden häufig gesehen.
- Patienten mit Nierenbeteiligung weisen eine Proteinurie auf und es finden sich Erythrozyten und Erythrozylinder im Harn.
- C-ANC/PR3-Antikörper sind praktisch immer vorhanden ⊙ und ihr Titer dient als Marker für die Krankheitsaktivität. Die Bestimmung dieser Antikörper hat es ermöglicht, früher die Diagnose zu stellen und mit der Behandlung zu beginnen bevor sich eine fulminante Nierenerkrankung entwickelt.

- Die Diagnose basiert auf dem klinischen Bild, dem Test auf ANCAs und den Biopsiebefunden.
  - Biopsien der Nasenschleimhaut oder der Lunge können granulomatöse entzündliche Prozesse zeigen.
  - Eine histologische Untersuchung nach Nierenbiopsie zeigt typischerweise eine nekrotisierende fokale oder diffuse Halbmondnephritis.
- Die Bestimmung der ANCA sollte nicht als Screeningtest verwendet werden, wenn die Wahrscheinlichkeit gering ist, dass eine Wegenersche Granulomatose vorliegt.

Churg-Strauss-Syndrom (allergische Granulomatose oder Angiitis)

- Eine seltene Erkrankung, die bei Asthmatikern oder Allergikern auftritt.
- Allgemeine Symptome sind Fieber und Gewichtsverlust.
- Eine Glomerulonephritis und Gelenksbeschwerden sind seltener als bei der mikrokopischen Polyangiitis oder bei der Wegener-Granulomatose.
- Mono- und Polyneuropathien; Herzbeteiligung
- Ausgeprägte Bluteosinophilie mit erhöhter CRP und beschleunigter BSG. ANCAs des Typs p-ANC/MPO.
- Thoraxröntgen zeigt ein Lungeninfiltrat.
- Die Diagnose basiert auf dem klinischen Bild, dem Vorbestehen von Asthma oder Allergien, dem Nachweis einer Eosinophilie und von Lungeninfiltraten sowie auf den charakteristischen Biopsiebefunden.

Purpura Schoenlein-Henoch

- Siehe 29.83.
- Die Purpura Schoenlein-Henoch oder anaphylaktoide Purpura kommt überwiegend bei Kindern vor, kann aber Menschen aller Altersgruppen befallen.
- Bei 90% der Patienten ist eine Infektion der oberen Atemwege 1–3 Wochen zuvor den vaskulären Symptomen vorangegangen.
- Eine Beteiligung der Gelenke, des Intestinums und der Nieren ist möglich.
- Im Allgemeinen Spontanremission innerhalb 1 Woche, Rückfälle sind jedoch nicht auszuschließen.
- Eine chronische Glomerulonephritis entwickelt sich nur selten.
- Die Diagnose basiert auf dem klinischen Bild. Die Hautbiopsie zeigt eine leukozytoklastische Vaskulitis mit IgA- und C3-Ausfällungen in den Gefäßwänden. Serum-IgA ist meist erhöht.

Gemischte Kryoglobulinämien

- Zu den Grunderkrankungen zählen Infektionen, Kollagenosen, lymphoproliferative Erkrankungen oder Lebererkrankungen.
- Die essenziellen Kryoglobulinämien werden wahrscheinlich in erster Linie von Hepatitis-C-Viren verursacht. Das Hepatitis-B-Virus dürfte nur für eine geringe Zahl der Krankheitsfälle verantwortlich sein.
- Gemischte Kryoglobulinämien zeigen die Merkmale einer Immunkomplex-Vaskulitis.
- Allgemeinsymptome: Müdigkeit, Schwächegefühl
- Hautmanifestationen bei fast allen Patienten: Purpura, Raynaud-Phänomen, Hautnekrosen, Beinulzera
- Weitere mögliche Symptome sind Arthralgien, Proteinurie, Hämaturie, Niereninsuffizienz, Hypertonie, Hepatomegalie, Mono- oder Polyneuropathien und Abdominalschmerzen.
- Erhöhte BSG, hohe RF-Titer und niedrige Komplementwerte (insbesondere C4).

Differenzialdiagnostik der Vaskulitiden

- Infektionen wie Sepsis und Endokarditis, Lyme-Borreliose (1.41), Miliartuberkulose
- Kollagenosen
- Maligne Tumoren
- Arteriosklerose
- Embolisationen, wie eine atheromatöse Cholesterinembolisation, mykotische Aneurysmen, atriale Myxome
- Gerinnungsstörungen wie disseminierte intravasale Gerinnung (DIG), thrombotisch thrombozytopenische Purpura (TTP), hämolytisch urämisches Syndrom (HUS) und Antiphospholipid-Syndrom
- Vasospasmen
- Eosinophilie-Syndrom, Hyperviskositätssyndrom

Behandlungsstrategie

- Bei Verdacht auf eine Vaskulitis sollten die weitere Diagnostik und Behandlung an einer Spezialabteilung veranlasst werden, wenn nötig auch als Notfall.
- Was die Behandlung betrifft, ist es wichtig, an eine sekundäre Vaskulitis oder Pseudovaskulitis zu denken. Diese sollten ausgeschlossen werden, bevor die Diagnose einer primären Vaskulitis gestellt wird. Für diese Fälle gibt es verschiedene spezifische Behandlungsmöglichkeiten, entsprechend der jeweiligen Ätiologie wie zum Beispiel antimikrobielle Therapie einer eventuell zugrunde liegenden Infektion.
- Vaskulitiden werden mit immunsupressiven Substanzen behandelt, entweder mit Glukokortikoiden allein oder gemeinsam mit zytotoxischen Medikamenten.
- Vaskulitiden werden an spezialisierten Abteilungen behandelt.

21.45 Polymyalgia rheumatica (PMR)

Zielsetzung
- Ziel ist es, jene Patienten mit Muskel-Skelettschmerzen aus dem großen Krankengut herauszufiltern, die eine entzündlich rheumatische Erkrankung im höheren Alter entwickeln und deren Symptome durch eine niedrig dosierte Cortisontherapie gemildert werden können.
- Prävention einer Erblindung, wenn die PMR mit einer Arteriitis temporalis einhergeht.

Ätiologie
- Unbekannt. Fortgeschrittenes Alter ist der Risikofaktor mit der höchsten Signifikanz.

Epidemiologie
- Die jährliche Inzidenz bei Personen über 50 beträgt 50/100.000.
- Die Inzidenzkurve erreicht den Gipfel bei den 70-Jährigen.
- 70% aller Patienten sind Frauen.

Symptome
- Schmerzen und Steifigkeit im Bereich des Nackens, der Schultern, der Oberarme, der Lumbalregion und der Oberschenkel für länger als 1 Monat. Der Schmerz verstärkt sich während der Nacht und gegen morgen und ist mit verlängerter Morgensteifigkeit verbunden.
- Die Symptome setzen im Allgemeinen akut ein: Der Patient kann den genauen Tag nennen, an dem die Beschwerden das 1. Mal auftraten.
- Bei schwereren Verlaufsformen der Erkrankung treten Allgemeinsymptome wie Fieber, Gewichtsverlust, Müdigkeit, Depression und Anorexie hinzu.
- Die PMR kann begleitet sein von einer Arteriitis temporalis (Riesenzellarteriitis) (21.46), die ihrerseits starke Kopfschmerzen verursachen kann.

Klinik
- Eingeschränkte Beweglichkeit in den Schultergelenken: die Abduktion ist nicht über die Horizontale hinaus möglich.
- Keine Druckpunkte wie bei der Fibromyalgie, aber Empfindlichkeit bei der Palpation von Oberarmen und Schenkeln.
- Die Arteria superficialis temporalis kann im Falle einer Arteriitis empfindlich sein. Sehverlust kann bei diesen Patienten das 1. Symptom sein.
- Es kann eine Gelenkentzündung wie bei einer rheumatoiden Arthritis vorliegen. Bei älteren Patienten geht der rheumatoiden Arthritis vielfach ein polymyalgisches Beschwerdebild voraus.
- Neben einer Arteriitis temporalis ist auch eine Beteiligung extrakranialer Gefäße möglich, was dann zu anderen ischämischen Organsymptomen führt.

Labordiagnostik
- Die BSG ist deutlich beschleunigt: gewöhnlich über 40 mm/h, sie kann aber auch 100 mm/h übersteigen, was ein Zeichen für eine zugrunde liegende Arteriitis ist. Die CRP-Werte zeigen ebenso einen deutlichen Anstieg. Häufig ist auch eine milde bis moderate normozytäre Anämie sowie eine Thrombozytose. Bei 30% der Patienten ist die leberspezifische alkalische Phosphatase leicht erhöht. Nur in Ausnahmefällen (1–2%) ist die BSG nicht erhöht.
- Die BSG ist ein sensitiver Screening-Test, wenn man als Ursache für die Muskel- und Skelettschmerzen eine Polymyalgia rheumatica (vgl. Fibromyalgie) und als Auslöser für die Kopfschmerzen eine Arteriitis temporalis vermutet.
- Normalerweise ist kein RF nachweisbar. CPK ist normal (anders als bei der Polymyositis).

Diagnostik
- Die Diagnose basiert in der Regel auf den klinischen Befunden. Für die Diagnose sprechen das typische klinische Bild, die beschleunigte BSG (> 40) und das rasche Ansprechen auf Kortikosteroide. (Prednisolon 10–20 mg/Tag) binnen 3 Tagen.
- Die Diagnose „Arteriitis temporalis" kann meist mit einer Biopsie der A. temporalis superficialis gesichert werden. Der Biopsiebefund kann jedoch auch dann positiv sein, wenn der Patient nicht an Kopfschmerzen oder Druckschmerzhaftigkeit der Arterie leidet. Die Arteriitis kann auch fokal beschränkt sein, daher kann auch bei negativen Entzündungszeichen im Biopsat eine Arteriitis temporalis nicht ausgeschlossen werden. Besteht aufgrund des klinischen Bilds ein Verdacht auf Arteriitis temporalis, ist eine Biopsie immer empfehlenswert. Typische histologische Veränderungen werden auch noch nach einigen Tagen Kortikoidtherapie sichtbar sein.

Differenzialdiagnostik
- Fibromyalgie, virale Myalgien, rheumatoide Arthritis, Polymyositis, Arthrosen, multiples Myelom, Depression, Hypothyreose, Infektionskrankheiten und maligne Tumoren

Therapie und Prognose
- Im Prinzip ist die Erkrankung selbstlimitierend, weswegen einige milde Verlaufsformen wahrscheinlich gar nicht diagnostiziert werden.
- Behandlung mit Kortikosteroiden bringt innerhalb weniger Tage eine Linderung der Beschwerden.

- Bei Arteriitis-Patienten ist wegen der drohenden schwerwiegenden Komplikationen (Visusverlust etc.) die Kortikosteroidtherapie sofort einzuleiten.
- Je nach Schweregrad der Erkrankung werden 10–20 mg/d Prednisolon gegeben. Daraufhin sollten die Symptome innerhalb von 3–5 Tagen verschwinden. Ist dies nicht der Fall, muss die Diagnose überprüft werden.
- Abhängig von der Symptomatik und der BSG kann die Dosis nach 2–3 Wochen langsam reduziert werden.
- Normalerweise dauert die Behandlung (6–)12–24 Monate. Bei einigen Patienten ist eine mehrjährige Kortikosteroidtherapie notwendig oder es ist unmöglich, die Medikation zu unterbrechen. Kortikosteroide führen zwar zu einem raschen Verschwinden der Symptome, können aber die Erkrankungsdauer nicht verkürzen.
- Die Prednisolondosis ist monatlich um 2,5 mg zu reduzieren, später langsamer. Wenn die Dosisreduktion vorübergehend die Symptome verstärkt, können antiinflammatorische Analgetika als Komedikation gegeben werden. Die Erhaltungsdosis liegt zwischen 5 und 7,5 mg/tgl. Bei der Arteriitis temporalis werden weit höhere Kortikosteroidgaben verabreicht und die Behandlung auch über einen längeren Zeitraum durchgeführt.
- Zusätzlich zu den Kortikosteroiden erweist sich manchmal der Einsatz von Zytostatika (Methotrexat, Azathioprin) als notwendig. Besonders bei Patienten, für die Kortikosteroide schlecht sind (Diabetes; Osteoporose). Methotrexat hilft, eine hohe Kortikosteroiddosis zu verringern.

- Wenn die Medikation zu früh abgesetzt wird und der Entzündungsprozess erneut aufflammt, kann eine Wiederaufnahme der Kortikosteroidbehandlung die Symptome rasch zum Abklingen bringen.
- Eine Tendenz zu Rezidiven ist gegeben. Der Patient erkennt aber in aller Regel die Symptome und kann so rechtzeitig ärztliche Hilfe in Anspruch nehmen.
- Ältere Patienten, die über längere Zeit Kortikosteroide erhalten, neigen zu Kortikoid-induzierten Komplikationen. Wenn man sich zu einer Cortisontherapie entschließt, wird auch eine prophylaktische Osteoporosetherapie begonnen. Es muss eine ausreichende Zufuhr von Calcium und Vitamin D sichergestellt werden und oft ist auch eine Gabe von Biphosphonaten oder Raloxifen erforderlich.

21.46 Arteriitis temporalis (Horton-Riesenzellarteriitis)

- Vgl. Artikel „Polymyalgia rheumatica" (21.45).

Zielsetzung

- Wenn der Patient an Kopfschmerzen, Sehstörungen und zerebralen Durchblutungsstörungen leidet, sollte an eine Arteriitis temporalis gedacht werden.
- Das Ziel ist die Vermeidung von schwer wiegenden Komplikationen wie Visusverlust.

Allgemeines

- Die Riesenzellarteriitis (Arteriitis temporalis oder Arteriitis cranialis) ist eine Entzündung in den Wänden großer und mittelgroßer Arterien und betrifft meist die Arteria carotis externa und die extrakraniellen Äste der Arteria carotis interna. Wenn die Erkrankung mit einer Polymyalgia rheumatica vergesellschaftet ist, können Muskelschmerzen und -steifigkeit das klinische Bild dominieren.
- Die Erkrankung kann plötzlich beginnen, normalerweise entwickeln sich die Symptome aber allmählich über einige Wochen.
- Die Erkrankung muss wegen der drohenden Visusbeeinträchtigung schnell diagnostiziert und behandelt werden. Die meisten Sehstörungen werden durch Infektionen und darauffolgende Ischämien im Versorgungsbereich der A. ophthalmica und ihrer Äste ausgelöst. Auch die Aorta und ihre Abgänge können sich entzünden. Es können sich neurologische Defizite im Gefolge von Hirninfarkten entwickeln.
- Die Ätiologie ist unbekannt. Fortgeschrittenes Alter ist der größte Risikofaktor.

Epidemiologie

- Bislang galt die Arteriitis temporalis als seltene Erkrankung, aber ihre Prävalenz scheint zuzunehmen (oder sie wird heute besser diagnostiziert).
- In einer finnischen Studie waren bei Patienten über 50 Jahren 12 von 100.000 Biopsiebefunden pro Jahr positiv.
- Generell sind vor allem ältere Menschen betroffen (die meisten Patienten sind zwischen 60 und 70), Frauen allerdings etwas häufiger.

Symptomatik

- Allgemeinsymptome:
  - rasche Ermüdbarkeit
  - Gewichtsverlust, Inappetenz
  - Fieber
  - Depression
- Symptome der Arteriitis temporalis:

- Stärkste Kopfschmerzen, wie sie bisher nicht vorkamen oder mit einer neuen Charakteristik, lokalisiert in einer Schläfe oder bitemporal, bohrend oder gelegentlich pochend, Berührungsempfindlichkeit der temporalen Kopfhaut.
- Claudicatio masticatoria (Kieferschmerzen beim Kauen, Steifheit der Masseter-Muskeln), Schmerzen in der Zunge und beim Schlucken. In der Zunge kann sich eine Gangrän entwickeln.
- Sehstörungen: partielle oder totale, temporäre oder permanente Erblindung eines oder beider Augen, Doppelbilder, Funkensehen, Skotome, Rindenblindheit (temporäre Sehstörungen ähnlich wie bei einer Amaurosis fugax und einer Migräne)
- Hörverlust, Vertigo und Tinnitus
- Eine Entzündung in den Vertebralarterien kann zu einer TIA-Symptomatik und Vertigo führen.
- Entzündung in den Arteriae subclaviae, Karotiden und Armarterien können zum Aortenbogensyndrom führen, das sich in Form einer zerebralen Durchblutungsstörung oder einer Claudicatio-Symptomatik in den oberen Extremitäten zeigt.
- Claudicatio-Symptome in den unteren Extremitäten, abdominelle Schmerzen (intestinale Ischämie), Angina pectoris und Myokardinfarkt.
- Symptome der Polymyalgia rheumatica:
  - Dauerschmerz, Steifigkeit und Akutschmerzen im Nacken-, Schultergürtel- und Beckengürtelbereich

Klinische Merkmale

- Schwellung, Druckdolenz, knötchenartige Verdickung, Pulsabschwächung oder Pulslosigkeit über der Arteria temporalis oder anderen oberflächlichen Kopfarterien (A. facialis oder A. occipitalis)
- Sehstörungen:
  - Schleiersehen, Skotome
  - Augenmuskellähmung, internukleäre Ophthalmoplegie
  - Mit dem Ophthalmoskop kann eventuell eine Schwellung und Blässe des Sehnervs erkannt werden, wenn sich die Läsion im vorderen Abschnitt des Nervs befindet.
  - bei Gefäßverschlüssen Netzhautblutungen oder blasse Netzhaut
- Beim Aortenbogensyndrom: asymmetrischer Puls oder Pulslosigkeit und Blutdruckgradient zwischen den oberen Extremitäten; Geräusche in großen Arterien.
- Entzündung der Aorta kann zu Aortendilatation, Aneurysma und Aortenklappeninsuffizienz führen.

Laborbefunde

- Meist deutliche Beschleunigung der BSG, zumindest 50 mm/h, oftmals > 100 mm/h (nur bei 1–2% der Patienten normale BSG)
- CRP ist deutlich erhöht.
- Thrombozytose
- Normochrome normozytäre Anämie
- Eventuell Erhöhung der alkalischen Phosphatase

Sicherung der Diagnose mittels Biopsie

- Die Biopsie wird ambulant durchgeführt, bedarf aber einer speziellen Schulung. Die Probe sollte aus einem Abschnitt der Arterie mit einem Maximum an pathologischen Veränderungen entnommen werden. Da die Veränderungen in der Arterienwand nur segmental sind, sollte ein genügend langes Arterienstück (2–3cm) zur Untersuchung entnommen werden. Ein negativer Biopsiebefund schließt eine Arteriitis nicht aus. Wenn die klinischen Symptome klar für die Diagnose sprechen und trotzdem der Befund negativ ist, sollte kontralateral eine 2. Biopsie vorgenommen werden.
- Eine farbkodierte Duplexsonographie kann die entzündeten Abschnitte in der Arterienwand aufzeigen. Die Untersuchung kann helfen, eine passende Stelle für die Biopsie zu finden, aber sie erfordert große Erfahrung.
- Bei gravierender Symptomatik, wie Sehstörungen, kann die Kortikoidbehandlung auch schon vor der Biopsie angezeigt sein, die dann aber binnen weniger Tage nachgeholt werden sollte. Eine 2-wöchige Kortikoidtherapie ist für die Auswertung einer Biopsie jedenfalls nicht wesentlich.

Therapie

- Kortikosteroide, üblicherweise Prednison. Initialdosis 40–80 mg/Tag; hohe Dosierungen, z.B. Methylprednisolon 1 g i.v. an 3 aufeinander folgenden Tagen, werden insbesondere dann gegeben, wenn der Patient Sehstörungen hat. Hohe Dosen von Kortikoiden werden oft mit geringen Gaben von Acetylsalicylsäure kombiniert, um Thrombosen zu vermeiden. Bei einer reinen Polymyalgia rheumatica genügen 15 mg Prednison; Prednisolon als Initialdosis.
- Eine Besserung der klinischen Symptome und eine Normalisierung der Laborwerte tritt innerhalb weniger Wochen ein, und es kann eine schrittweise Prednisolondosisreduzierung erfolgen. Die Kopfschmerzen vergehen innerhalb weniger Tage. Temporäre und partielle Sehstörungen sind oftmals reversibel, bei vollständigem Visusverlust ist die Sehkraft unwiederbringlich verloren. Die entzündlichen Veränderungen in den Arterienwänden verschwinden langsamer.

- Die Prednisolondosis richtet sich nach der Besserung der klinischen Parameter und nach dem Laborbefund. Die übliche Dosis beträgt 5–10 mg/Tag. Die Dosierung wird schrittweise reduziert, sodass eine Tagesdosis von weniger als 10 mg für wenigstens 3 Monate gegeben wird. Die Gesamtbehandlungszeit beträgt durchschnittlich 1,5 Jahre.
- Besonders bei älteren Patienten führt eine lange Steroidtherapie zum Auftreten von Nebenwirkungen (24.43). Eine sorgfältige Diagnosestellung, verifiziert durch eine Biopsie, ist daher unbedingt notwendig. Zugleich mit dem Entschluss zur Glukokortikoidtherapie wird eine prophylaktische Osteoporosebehandlung begonnen. Eine ausreichende Zufuhr von Calcium und Vitamin D muss sichergestellt werden und darüber hinaus muss oft auch eine Medikation mit Biphosphonaten oder Raloxifen sichergestellt werden.
- Wenn der Patient ungenügend auf die Prednisolontherapie anspricht, kann zusätzlich Methotrexat oder Azathioprin gegeben werden. Methotrexat kann helfen, eine hohe Kortikoiddosis zu verringern **❺**.

Prognose

- Der entzündliche Prozess der Arteriitis klingt oftmals nach Monaten oder Jahren ab, aber Rückfälle können auch noch nach vielen Jahren auftreten. Meist ist eine lange (1- bis 2-jährige) Therapiedauer notwendig.
- Bei Dosisreduzierung oder Absetzen der Kortikosteroide kann es zu einem Wiederaufflammen der Symptome kommen.
- Der behandelnde Arzt muss über die Art der Erkrankung Bescheid wissen, sonst könnte er die Symptome als die einer Arteriosklerose missdeuten.

21.50 Gicht (Arthritis urica)

Grundregeln

- Zur Behandlung der Gicht, die zu den wichtigsten Ursachen von Gelenkentzündungen gehört, stehen spezielle Medikamente zur Verfügung. Bei der Abklärung einer (Mon)Arthritis beim Erwachsenen sollte sofort die Untersuchung von Synovialflüssigkeit auf Natriumurat- oder Calciumpyrophoshatkristalle miteinbezogen werden. Besteht der Verdacht auf Gicht und kann Gelenkflüssigkeit aspiriert werden, dann sollte immer auch nach Harnsäurekristallen gefahndet werden.
- Der Harnsäurespiegel sollte bestimmt werden, aber die Diagnose „Gicht" darf nicht ausschließlich auf der Basis dieses Befundes gestellt werden.
- Kommt es bei einem Patienten unter Diuretikabehandlung zu einem Gichtanfall, so wird man als 1. Schritt die Absetzung des Diuretikums erwägen.
- Alle Gichtpatienten sollten Ernährungsempfehlungen erhalten.
- Das Therapieziel besteht darin, die Schmerzsymptomatik zu lindern und die Harnsäurekonzentration im Blut in den Normalbereich zurückzuführen (unter 5,9 mg/100 ml bzw. 350 µmol/l).

Ursachen und Epidemiologie

- Bei älteren Personen und bei Frauen ist die Einnahme von Diuretika die häufigste Ursache für einen Gichtanfall, bei beiden Gruppen ist Gicht ansonsten selten.
- Alkoholkonsum setzt mehrere Mechanismen in Gang, die alle zum Ansteigen der Harnsäurekonzentration im Blut beitragen.
- Bei jungen Frauen und Kindern manifestiert sich die Gicht extrem selten.
- Die Gichtsymptomatik beginnt in den mittleren Lebensjahren.
- Ursachen für die sekundäre Gicht sind unter anderem Dehydration, Niereninsuffizienz und myeloproliferative Syndrome.

Beschwerdebild und Symptomatik

- Leitsymptome sind Schmerzen und eine Rötung des 1. Metatarsophalangealgelenks. Die Schmerzen können durch Kälteexposition verschlimmert werden und nehmen meist während der Nacht an Intensität zu. Andere Gelenke, die meist häufig betroffen sind, sind das Sprunggelenk und das Knie.
- Die großen Gelenke der unteren oder oberen Gliedmaßen sind seltener betroffen, wenn sie aber betroffen sind, macht das Schwierigkeiten bei der Differenzialdiagnose.
- Während eines akuten Gichtanfalls kann der Patient leicht fiebern.
- Es ist oft Flüssigkeit im Gelenk.
- Während eines Gichtanfalls können BSG und CRP im Serum beträchtlich erhöht sein.
- Die Anzahl der Zellen in der Synovialflüssigkeit ist üblicherweise stark vermehrt (bis zu 30.000/mm^3), wobei die Granulozyten überwiegen.
- Mit dem Polarisationsmikroskop lässt sich die Präsenz von doppelbrechenden Uratkristallen nachweisen. Werden auch Hinweise auf eine Phagozytose der Kristalle durch Leukozyten gefunden, kann die Diagnose als gesichert gelten. Näheres zur Durchführung einer Synovialflüssigkeitsanalyse und weiterer Untersuchungen findet sich in Artikel 21.11.

- Der Harnsäurespiegel übersteigt in der Regel 300 µmol/l (5,0 mg/100 ml). (Die theoretische Löslichkeitsobergrenze für Harnsäure liegt bei 450 µmol/l bzw 7,6 mg/100 ml.)
- Beim Auftreten der ersten Symptome ist das Röntgenbild meist noch unauffällig (anders als bei der Chondrokalzinose (21.52), wo im Röntgen intraartikuläre Kalzifizierungen schon früh zur Darstellung gelangen). Erst im fortgeschrittenen Krankheitsstadium werden im Röntgenbild gelenknahe Erosionen und Schatten sichtbar, die Harnsäureakkumulationen (Gichttophi) entsprechen.

Untersuchungen

- Harnsäurespiegel:
  - Während einer akuten Gichtattacke manchmal im Normalbereich.
- Serumkreatinin (Nierenfunktionsstörungen können die Ursache für einen Gichtanfall sein und sind bei der Therapiewahl zu berücksichtigen).
- Hämoglobin, Leukozyten, Thrombozyten, BSG (Malignome des Blutsystems können einen Gichtanfall auslösen).

Therapie

Der akute Gichtanfall

- Die Synovialflüssigkeit wird aspiriert und lokal Methylprednisolon injiziert (21.10), zum Beispiel 0,2 ml in das MTP-Gelenk 1.
  - Wenn kein offensichtliches Infektionsrisiko besteht, kann das Kortikosteroid mit derselben Nadel injiziert werden, mit der das Gelenkpunktat entnommen wurde.
- Ruhigstellung, Eisbeutel
  - Der starke Schmerz erfordert üblicherweise eine Maximaldosis von NSAR.
  - Naproxen
  - Diflunisal
  - Coxibe unter Beachtung der Kontraindikationen (8.33)
  - Die Dosis von Indometacin kann, wenn erforderlich, auf bis zu 150 mg/Tag gesteigert werden.
  - Aspirin sollte vermieden werden.
  - Eine Kontraindikation besteht für NSAR, wenn die Gicht mit Niereninsuffizienz einhergeht und besonders, wenn der Patient eine ACE-Hemmertherapie erhält.

Absenken des Harnsäurespiegels

- Das Absetzen einer eventuellen Diuretikatherapie sollte erwogen werden.
- Diätmaßnahmen zur Vermeidung eines erneuten Gichtanfalls.
- Wenn die Harnsäurekonzentration über 420 µmol/l (7,0 mg/100 ml) bleibt und der Patient eine Dauermedikation akzeptiert, kann nach der 3. akuten Gichtattacke mit einer Allopurinoltherapie begonnen werden.
  - Zur Vermeidung einer Exazerbation der Gichtattacke sollte erst nach dem Abklingen der akuten Manifestationen mit der Allopurinolgabe begonnen werden. Im Sinne einer einschleichenden Dosierung sollte man mit 100–150 mg/tgl. beginnen und binnen 2 Wochen bis zur therapeutisch wirksamen Konzentration (300 mg/tgl.) steigern. Wenn die Serumharnsäurespiegel nicht binnen 2 Wochen abgesenkt werden können, kann die Dosierung bis auf 600 mg/tgl. erhöht werden.
  - Bei niereninsuffizienten Patienten (Serumkreatinin 160–560 µmol/l bzw. 1,8–6,3 mg/100 ml) ist die Dosis zu halbieren. Bei schwer eingeschränkter Nierenfunktion darf eine Höchstdosis von 50 bis 100 mg/tgl. nicht überschritten werden.
  - Die am häufigsten auftretenden Nebenwirkungen sind Exantheme und Leberfunktionsstörungen. Knochenmarkssuppressionen sind selten. Allopurinol sollte nicht in Kombination mit Azathioprin eingenommen werden.
- Gichtattacken können auch noch 2–3 Monate nach Beginn der Allopurinoltherapie auftreten.
- Finden sich beim Patienten eine Nephrolithiasis, erhöhte Serumkreatininwerte oder die polyartikuläre Verlaufsform der Gicht, dann sollte umgehend mit der Allopurinoltherapie begonnen werden. Allopurinol hemmt die Bildung von Nierensteinen (sowohl Urat- als auch Oxalatsteine).
- Wenn der Patient Allopurinol nicht verträgt, kann alternativ Probenecid 500 mg 2 × tgl. (Initialdosis 250 mg 2 × tgl.) verschrieben werden. Probenecid begünstigt allerdings eine Nierensteinbildung. Voraussetzung für eine Probenecidtherapie ist eine normale Nierenfunktion. Wenn mit der Probenecidbehandlung begonnen wird, muss der Patient zur Steinprophylaxe mindestens 1 Monat lang täglich 3 g Natriumbikarbonat einnehmen.
  Anmerkung: In Österreich ist kein Probenecidmonopräparat registriert.
- NSAR können prophylaktisch ebenfalls von Nutzen sein.
- Wenn die Harnsäurekonzentration in den Normbereich abgesenkt werden konnte, kann nach 1 Jahr versucht werden, das Allopurinol wieder abzusetzen. Wenn dies dazu führt, dass die Harnsäurespiegel wieder das Niveau erreichen, bei dem zuvor die Symptome aufgetreten waren, dann sollte die Allopurinolmedikation wieder aufgenommen werden.
- Hyperurikämie gilt als unabhängiger Risikofaktor für kardiovaskuläre Erkrankungen, aber es gibt keine anerkannte Empfehlung für das Management der symptomlosen Hyperurikämie.

21.51 Ernährung bei Gicht

- Das Ziel ist eine Einschränkung des Verzehrs purinreicher Lebensmittel, denn Purine werden zur potenziell gesundheitsschädlichen Harnsäure abgebaut.

Welche Nahrungsmittel sind zu vermeiden?
- Grundsätzlich alle alkoholischen Getränke, vor allem aber Bier
- Innereien, also zum Beispiel Leber, Nieren oder Bries

Welche Nahrungsmittel sollten nur in geringen Mengen verzehrt werden?
- Fisch (Fischrogen, Heringe, Sardinen etc; größere Fische sind erlaubt)
- Krustentiere
- Fleisch (Rind, Schwein, Rindfleischbrühe etc.)
- Einige Gemüsesorten (Erbsen, Bohnen, Spargel, Pilze)

Geeignete Nahrungsmittel
- Getreideprodukte (Brot, Porridge, Kleie etc.)
- Milchprodukte (Milch, Sauermilch, Käse)
- Obst und Fruchtsäfte
- Eier
- Fett (Speiseöle, Margarine, Butter etc.)
- Kaffee, Tee, Schokolade
- Die meisten Gemüsesorten (Kartoffeln, Salat, Kraut und Kohl, Tomaten, Gurken, Kürbisse, Zwiebeln, Karotten, Rote Rüben, Rettich, Sellerie)
- Zucker (Vorsicht: Kann zu einer Gewichtszunahme führen!)
- Gewürze

Weitere Empfehlungen
- Metabolische Störungen werden durch starkes Übergewicht verstärkt. Das Erreichen bw. Halten des Normgewichts ist daher wesentlich. Andererseits kommt es bei strengen Fastenkuren zu einem rasch ansteigenden Harnsäurespiegel, der dann eventuell einen Gichtanfall auslösen kann.
- Die Flüssigkeitszufuhr sollte in jedem Fall ausreichend sein.

21.52 Chondrokalzinose (Pseudogicht)

Ziel
- Unterscheidung der Chondrokalzinose von der Gicht und anderen Arthritiden auf der Basis einer Synoviaanalyse (Gelenkspunktion) und radiologischer Befunde.

Ursachen und Epidemiologie
- Es kommt zu einer artikulären Ablagerung von Calciumpyrophosphatkristallen aufgrund von lokalen Stoffwechselstörungen.
- Kann zu einer unüblich schweren Arthrose führen oder ein Zufallsbefund bei einer Arthrose sein (Knorpelkalzifikation). Kommt besonders im höheren Lebensalter vor.
- Einige Formen der Erkrankung treten familiär gehäuft auf.

Symptome
- Schmerzen, Schwellung und Erguss im Kniegelenk oder seltener im Sprunggelenk
- Der Erguss tritt paroxysmal auf.
- Deutliche Arthrosen einiger Gelenke

Diagnostik
- Die Krankheit betrifft große Gelenke (vor allem Knie) bei Patienten im Alter über 60 Jahren.
- Die Krankheit täuscht bei ausgeprägter Symptomatik manchmal eine Infektarthritis vor.
- Radiologischer Nachweis einer Kalzifizierung des Gelenkknorpels oder der Menisci (kann auch bei symptomlosen Patienten gefunden werden. Hat der Patient Symptome, kann der Befund ein Hinweis für die Ursache der Arthritis sein).
- Eine Arthrose an der „falschen" Stelle könnte eine Pyrophosphatarthropathie sein.
- In der Synovialflüssigkeit können Pyrophosphatkristalle nachgewiesen werden (sie sind allerdings schwieriger zu erkennen als Uratkristalle).
- Ausschluss von Erkrankungen, die für die Pyrophosphatarthropathie prädestinieren (Hyperparathyreoidismus [24.21], Hämochromatose [24.65]).

Behandlung
- Ruhe
- Konservative Therapie von Arthrosen
- Punktion des Gelenkergusses gefolgt von lokaler Kortikosteroidinjektion in das Gelenk (21.10)
- NSAR

21.60 Aurothiomalat in der Behandlung der rheumatoiden Arthritis

Nur online verfügbar.

21.61 Auranofin in der Behandlung der rheumatoiden Arthritis

Nur online verfügbar.

21.62 Sulfasalazin in der Behandlung von rheumatischen Erkrankungen

Präparat
- Synonyme: Salazosulfapyridin, Salazopyrin
- Ein antirheumatischer Effekt stellt sich üblicherweise innerhalb der ersten 2 Monate der Behandlung ein. Bei fehlendem Ansprechen wird die Therapie im Allgemeinen spätestens nach 3 Monaten abgebrochen.

Dosierung
- Initialdosis 2 × tgl. 1 Tablette (500 mg). Nach 1 Woche wird die Dosis auf 2 Tabl. tgl. erhöht.
- Anmerkung: Für Österreich wird eine einschleichende Dosierung nach folgendem Schema empfohlen:

Woche	1	2	3	4 und jede weitere Woche
morgens		1 FT	1 FT	2 FT
abends	1 FT	1 FT	2 FT	2 FT
Quelle: Vidal Österreich				

- Kommt es zum Auftreten von Nebenwirkungen, kann die Dosis langsamer gesteigert oder eine niedrigere Dosierung beibehalten werden.
- Die Tabletten lösen sich im Darm auf und sollen unzerteilt und unzerkaut geschluckt werden.

Kombination
- Kann mit Hydroxychloroquin kombiniert werden.

Nebenwirkungen
- Übelkeit, Bauchschmerzen bei 20% der Patienten
- Kopfschmerzen
- Hautläsionen bei 5% der Patienten
- Leukopenie bei zumindest 1%
- Allergische Reaktionen (Erythem, Eosinophilie, Fieber, Lymphadenopathie, Lungeninfiltrationen) bei 1%
- Makrozytäre Anämie bei weniger als 1%
- Hämolytische Anämie (selten)
- Hepatitis (selten)
- Periphere Neuropathie (selten)
- Transitorische Hypofertilität bei Männern (relativ selten)
  - Das Medikament sollte bei Männern mit Kinderwunsch nicht eingesetzt werden.
- Bei vorbestehender Allergie auf Sulfonamide oder ASS sollte das Medikament nicht verordnet werden.

Schwangerschaft und Stillperiode
- Wenn eine klinische Indikation vorliegt, kann Sulfasalazin während der Schwangerschaft und der Stillperiode angewendet werden. Folsäure wird als Komedikation während der Schwangerschaft empfohlen.

Kontrolle der Laborwerte
- Hämoglobin, Leukozyten und Thrombozyten, ALT (GPT) bzw. AST (GOT), während der ersten 3 Monate 14-tägig, danach in 1- bis 3-monatigen Abständen. Eine Leukozytendifferenzialauszählung wird empfohlen, zumindest während der ersten Monate der Therapie.
- Falls es überhaupt zu Nebenwirkungen kommt, dann treten diese üblicherweise während der ersten 3 Monate der Behandlung auf.
- Wenn die Laborbefunde auffällige Werte zeigen, wird dasselbe Vorgehen wie bei der Goldtherapie empfohlen (21.60).

21.63 Malariamittel in der Therapie rheumatischer Erkrankungen

- Im Folgenden wird die Therapie der rheumatoiden Arthritis besprochen. Ausführungen zur Malariaprophylaxe finden sich unter (2.02).

Dosierung
- Hydroxychloroquin 5 mg pro kg KG/Tag (üblicherweise 300 mg/Tag), Chloroquinphosphat 3 mg pro kg/Tag.
- Die Wirkung von Hydroxychloroquin tritt möglicherweise erst 2 bis 3 Monate nach Therapiebeginn ein.

Nebenwirkungen

- Kopfschmerzen
- Alpträume
- Schwindel
- Übelkeit
- Exanthem
- Photosensibilisierung (Verwendung von Lichtschutzcremen, keine Solariumbesuche!)
- Möglicherweise Exazerbation psoriatischer Hautmanifestationen
- Das Haar kann heller werden (gelegentlich Haarausfall).
- Bei der Anwendung von Chloroquin kann sich der Wirkstoff in die Hornhaut einlagern (Cornea verticillata) oder es treten eventuell Akkomodationsstörungen auf. Deutlich seltener kommt es zu Makulo- und Retinopathien, die einen Visusverlust, Gesichtsfeldeinschränkungen und Beeinträchtigungen des Farbensehens verursachen können. Bei einer moderaten Dosierung der Hydrochloroquingaben (< 6,5 mg/kg/Tag) wurden bisher keine Nebenwirkungen am Auge festgestellt.
- Selten Hepatitis oder Blutbildveränderung

Vorsorgemaßnahmen

- Die Patienten sollten eine übermäßige Sonnenexposition vermeiden.
- Bei jüngeren Patienten, die das Medikament über Jahre hinweg einnehmen müssen, ist wegen der etwaigen unerwünschten Wirkungen auf die Augen eine regelmäßige augenärztliche Überwachung indiziert. Für Patienten ab 65 wird bei Medikationsbeginn eine ophthalmologische Untersuchung zur Erhebung der altersbedingten Veränderungen empfohlen; danach Kontrollen alle 2 Jahre.
- Kontrollen der Laborparameter sind nicht notwendig. Bei Kindern und bei niereninsuffizienten Patienten wird eine Überwachung der Serumchloroquinspiegelwerte empfohlen.

Schwangerschaft und Stillperiode

- Malariamittel sind während der Schwangerschaft kontraindiziert, und es wird empfohlen auch während der Stillperiode auf sie zu verzichten.

21.64 Methotrexat in der Therapie rheumatischer Erkrankungen

Dosierung

- Üblicherweise 7,5 mg 1 × wöchentlich zu Beginn, dann allmählich Steigerung. Erhaltungsdosis 15–20 mg/Woche
- Erste Wirkungen Ⓐ zeigen sich in der Regel während des 1. Monats der Behandlung. Wenn sich keine wesentlichen Verbesserungen ergeben haben, kann die Dosis einschleichend auf 25 mg pro Woche erhöht werden. Zeigt sich nach 3 Monaten kein Ansprechen, dann sollte das Medikament abgesetzt werden.

Nebenwirkungen

- Übelkeit, Bauchschmerzen
  - Zur Prävention von gastrointestinalen Nebenwirkungen sollten die Patienten Folsäure einnehmen Ⓑ.
- Mundulzerationen, Exanthem (Folsäure Ⓑ)
- Haarausfall
- Veränderungen an der Lunge
  - Bei pulmonalen Beschwerden wird ein Thoraxröntgen empfohlen.
- Knochenmarkschädigung (selten)
  - Eine Erhöhung des MCV-Werts kann ein Vorbote hämatologischer Nebenwirkungen sein und ist eine Indikation für eine Folsäuresupplementierung (1 mg täglich außer an Tagen mit Methotrexatgaben). Folinsäure (Leucovorin) wird für die Behandlung von Knochenmarkaplasie oder -hypoplasie verwendet.
- Leberfibrose
  - Das Risiko einer schweren Leberschädigung beträgt 1:1000 für Patienten mit einer 5-jährigen Methotrexat-Therapie.
  - Laut amerikanischen Leitlinien empfiehlt sich eine Leberbiopsie, wenn im vorangegangenen Jahr die Leberwerte (AST/GOT) bei 5 von 9 Bestimmungen (Kontrollen alle 6 Wochen) erhöht waren oder wenn das Serumalbumin in einer Periode, in der die Aktivität der rheumatoiden Arthritis gut unter Kontrolle ist, unter den unteren Referenzwert fällt.
- Die Lebertoxizität wird durch Alkoholgenuss und möglicherweise auch durch Adipositas oder Diabetes verstärkt.
- Das Risiko von Nebenwirkungen steigt
  - mit dem Alter,
  - bei Folsäuremangel,
  - bei gleichzeitiger Einnahme von Trimethoprim oder Triamteren,
  - bei Hypoalbuminämie,

- bei geschädigten Nieren (niereninsuffiziente oder ältere Patienten sollten sicherheitshalber am Methotrexattag keine NSAR erhalten). Bei Kreatinin-Clearance-Werten unter 0,8 ml/s/1,73 m² sollte auf Methotrexat verzichtet werden.
- Folsäure wird zur Verringerung von Nebenwirkungen gegeben, 5 mg als Einzeldosis 3–12 Stunden nach Methotrexateinnahme **B**.
- Anmerkung: Der Zeitpunkt der Folsäuregabe wird in österreichischen Rheumaambulanzen unterschiedlich gehandhabt. Es wird empfohlen, sich an die Verordnung der kooperierenden Ambulanz zu halten
- Früher wurde empfohlen, NSAR nicht zeitgleich mit Methotrexat zu verabreichen, aber nach heutiger Ansicht steigen die Nebenwirkungen von Methotrexat nicht an, auch wenn NSAR weiter wie üblich eingenommen werden.

Schwangerschaft und Stillperiode

- Das Medikament ist während der Schwangerschaft oder der Stillperiode kontraindiziert.
- Sowohl Frauen als auch Männer sollten das Medikament 3 Monate vor einer geplanten Schwangerschaft absetzen. Während einer Methotrexatbehandlung muss eine Kontrazeption sichergestellt sein.

Kontrollen der Laborwerte

- Hämoglobin, Leukozyten und Thrombozyten sowie die Serumtransaminasen (ALT/GPT und AST/GOT) werden während der ersten 2–3 Monate der Behandlung in 14-tägigen Abständen bestimmt. Später sind Laborkontrollen in 2- bis 3-monatigen Abständen ausreichend. Während der ersten Monate der Therapie empfiehlt sich ein Differenzialblutbild. Das Serumkreatinin sollte alle 6 Monate überprüft werden.
- Ein Thoraxröntgen wird vor Therapiebeginn gemacht und ein weiteres dann, wenn der Patient Husten oder Dyspnoe entwickelt.
- Geringe Anstiege der ALT-/GPT- (und AST-/GOT-) Werte sind unbedenklich. Solange die Enzymwerte 150 U/l nicht überschreiten, ist ein Therapieabbruch nicht notwendig. Erreichen die Werte 100–150 U/l, ist die Dosis zu reduzieren.
- Bei pathologischen Laborbefunden sind die gleichen Maßnahmen zu ergreifen wie im Falle einer Goldtherapie (Näheres unter 21.60).

Vorübergehendes Absetzen der Therapie

- Während Infekten
- Im Zusammenhang mit elektiven chirurgischen Eingriffen, wenn eine besondere Infektanfälligkeit des Patienten bekannt ist.

21.65 Azathioprin in der Behandlung von rheumatischen Erkrankungen

Dosierung

- Für die Behandlung der rheumatoiden Arthritis **C**: 1,5–2,5 mg/kg tgl.
- Die Anfangsdosis beträgt 50 mg 1 × tgl.
- Azathioprin und Allopurinol sollten nicht gleichzeitig eingesetzt werden.

Nebenwirkungen

- Übelkeit, Bauchschmerzen
- Arzneimittelfieber
- Pankreatitis
- Leukopenie
- Hepatitis
- Erhöhte Infektanfälligkeit
- Wahrscheinlich keine Erhöhung des Krebsrisikos

Kontrolle der Laborwerte

- Hämoglobin, Leukozyten, Thrombozyten und Serumtransaminasen (GPT = ALT/GOT = AST) werden in den ersten 2 Monaten der Therapie alle 2 Wochen bestimmt, danach alle 2 bis 3 Monate. Zumindest während der ersten Monate der Therapie wird ein Differenzialblutbild empfohlen.

Schwangerschaft und Stillperiode

- Azathioprin ist während der Schwangerschaft und Stillperiode kontraindiziert.
- Vorgehen bei auffälligen Befunden: siehe Kontrolluntersuchungen bei der Goldtherapie (21.60).

21.66 Ciclosporin in der Behandlung von rheumatischen Erkrankungen

Dosierung

- Üblicherweise 3–5 mg/kg tgl.
- Mit einer Besserung **B** ist im Allgemeinen nach 1–3 Monaten zu rechnen, die maximale Wirkung tritt innerhalb von 6 Monaten ein.
- Die Kapseln werden im Ganzen geschluckt und nicht gekaut oder geteilt. Sie sollten erst unmittelbar vor der Einnahme dem Blister entnommen werden. Das Medikament ist spätestens eine halbe Stunde nach Entnahme aus der Packung einzunehmen.

Nebenwirkungen

- Nierenfunktionsstörungen und Hypertonie (das Medikament sollte weder bei niereninsuffizienten Patienten noch bei nicht ausreichend eingestellten Hypertonikern zur Anwendung gelangen!)
- Gingivahyperplasie (Mundhygiene ist wichtig)
- Hirsutismus
- Tremor
- Nausea
- Müdigkeit
- Parästhesien an Händen oder Füßen
- Probleme mit viralen Infektionen (Epstein-Barr-Virus)

Interaktionen

- Eine gleichzeitige Behandlung mit Aminoglykosiden oder Amphotericin B ist nicht zulässig.
- Ciclosporin kann zu einem Anstieg des Serumdigoxinspiegels führen.
- Ciclosporin kann die muskelspezifischen Nebenwirkungen der Statine (z.B. von Lovastatin) begünstigen.
- Mögliche Erhöhung der Ciclosporin-Serumwerte durch: Metronidazol, Ketoconazol, Itraconazol, Fluconazol, Makrolidantibiotika, Doxycyclin, Ranitidin, Cimetidin, Diltiazem, Verapamil, Nicardipin, NSAR, Hormone (per orale Östrogene), Metoclopramid.
- Mögliche Senkung der Ciclosporin-Serumwerte durch: Rifampicin, Isoniazid, Barbiturate, Carbamazepin, Phenytoin.
- Mögliche Beeinträchtigung der Nierenfunktion durch: Ciprofloxacin, Trimethoprim, NSAR, Cimetidin.

Kontrolle der Laborwerte

- Serumkreatininspiegel und Blutdruck werden in den ersten 2 Monaten der Therapie in 2-wöchigen Abständen bestimmt, danach 1 × im Monat.
- Bei einem Anstieg der Kreatininwerte um mehr als 30% vom Ausgangswert ist die Ciclosporindosis zu reduzieren. Bei einer Erhöhung um mehr als 50% muss die Therapie abgebrochen werden. Während der Ciclosporinbehandlung darf der diastolische Blutdruck nicht über 100 mmHg ansteigen (gelegentlich ist eine antihypertensive Medikation notwendig).

Schwangerschaft

- Eine Ciclosporintherapie sollte mit einer verlässlichen Kontrazeption einhergehen.

21.67 Podophyllotoxin in der Behandlung der rheumatoiden Arthritis

Nur online verfügbar.

21.71 Amyloidose

Ziel

- Ziel ist das Erkennen der klinischen Manifestationen von Amyloidablagerungen.

Definitionen

- Als Amyloid bezeichnet man Ablagerungen von Proteinfibrillen im Interstitium. Amyloid zeigt eine Affinität für Kongo-Rot und erscheint in polarisiertem Licht grün.
- Die Bezeichnung Amyloidose umfasst eine heterogene Gruppe von Syndromen, die durch Amyloidablagerungen in verschiedenen Körpergeweben und Organen verursacht werden.

Allgemeines

- Es gibt erbliche und erworbene Formen der Amyloidose. Die Amyloidosen können in systemische und lokale Formen unterteilt werden. Eine weitergehende Unterteilung dieser klinischen Formen ist aufgrund der biochemischen Zusammensetzung der Amyloidfibrillen möglich.

AL- (Amyloid-Leichtketten-) Amyloidose

- Die AL-Amyloidosen gehen mit einer Plasmazelldyskrasie einher und können in 2 Typen unterteilt werden: eine idiopathische (primäre) und eine Myelom-assoziierte Form. Bei der AL-Amyloidose bestehen die Amyloidfibrillen aus Kappa- oder (häufiger) Lambda-Leichtketten monoklonaler Immunoglobulinmoleküle.
- Die jährliche Inzidenz liegt bei etwa 1/100.000 Einwohner. Das Durchschnittsalter der Betroffenen bei der Erstdiagnose beträgt etwa 60 Jahre.

Klinische Zeichen und Symptome

- Die Symptome sind vielfältig und nicht leicht zu erkennen, weswegen die Diagnose oft erst spät gestellt wird.
- Allgemeine Symptomatik
  - Schwäche, Müdigkeit
  - Gewichtsverlust
- Hautmanifestationen
  - periorbitale Purpura, Petechien, Ekchymosen
  - Papeln

- Karpaltunnelsyndrom, üblicherweise beidseitig, in 20% der Fälle
- Vergrößerung der Zunge in 10% der Fälle
- Häufig findet sich eine kardiale Amyloidose, die sich meist als restriktive Kardiomyopathie manifestiert. Der Patient entwickelt eine zunehmende Stauungsherzinsuffizienz. Zu den typischen Auffälligkeiten im EKG gehören Low-Voltage-Komplexe und in den Brustwandableitungen ein QS-Komplexmuster, das einen Vorderwandinfarkt simuliert. Reizleitungsstörungen und Arrhythmien kommen häufig vor. Die Echokardiographiebefunde sind nicht selten charakteristisch.
- Häufig liegt eine renale Amyloidose vor, zu deren typischen Manifestationen eine Proteinurie, ein nephrotisches Syndrom oder eine Niereninsuffizienz gehören.
- Meist ist auch eine Beteiligung des Darms gegeben, die aber häufig nur wenig Symptome zeigt. Motilitätsstörungen (Durchfälle) treten häufiger auf als Absorptionsstörungen.
- Vergrößerung von Leber oder Milz
- Eine periphere sensomotorische Neuropathie kann in 10% der Fälle auftreten. Eine orthostatische Hypotonie und Durchfälle sind Symptome einer autonomen Neuropathie.
- Eine Amyloidose der Lunge kann sich durch Husten oder Atemnot manifestieren.
- Nur selten findet sich eine Amyloidose der Gelenke. Zu den klinischen Symptomen gehören eine chronische, symmetrische, nicht erosive, seronegative Arthropathie unter Beteiligung der Schultergelenke (typisches Zeichen sind die „Schulterpolster"), der Handgelenke, der Kniegelenke und der Finger. Eine Schwellung und eine Steifigkeit der Gelenke sind die dominierenden Befunde.

Laborbefunde
- Bei fast 90% aller Patienten ergibt die Testung auf monoklonale Antikörper im Serum oder im Urin ein positives Ergebnis, was entweder auf das Vorhandensein eines Myeloms oder aber auf eine benigne Gammopathie zurückzuführen ist.
- Die BSG kann beschleunigt sein.
- Eine Proteinurie ist möglich und der Serumkreatininspiegel kann erhöht sein.

Reaktive AA- (Amyloid-A-)Amyloidose (sekundäre Amyloidose)

- Eine mit einer chronischen Infektion oder einer entzündlichen Erkrankung assoziierte Amyloidose. In Finnland ist die auslösende Grundkrankheit zumeist eine rheumatische Arthritis.
- Die Amyloidfibrillen bestehen aus dem AA-Protein, dessen Vorläufer das Serum-Amyloid-A-(SAA-)Protein, ein Akutphasenprotein, ist.
- Die häufigste klinische Manifestation besteht in einer Proteinurie oder einem nephrotischen Syndrom. Die Krankheit kann sich auch in einer Niereninsuffizienz manifestieren.
- Amyloid wird häufig auch noch in anderen Organen abgelagert, allerdings meist ohne dort Symptome zu verursachen (Darm, Herz, Leber, Milz, Schilddrüse, Nebennieren).

A-beta-2-M-Amyloidose (Dialyse-induzierte Amyloidose)

- Patienten, die über lange Zeit eine Dialyse benötigten (7–10 Jahre), können eine Amyloidose entwickeln, da sich Serum-Beta-2-Mikroglobulin in den Geweben ablagert.
- Eine Beta-2-M-Amyloidose verursacht Symptome im Bereich des Bewegungsapparats: Karpaltunnelsyndrom, Schmerzen in den großen Gelenken, Knochenzysten und Frakturen.
- Die Inzidenz der A-beta-2-M-Amyloidose geht zurück.

Senile Amyloidose

- Diese Form der Amyloidose wird bei älteren Menschen gesehen. Sie kann zu einer Herzinsuffizienz führen.

Erbliche Amyloidosen

- Die in Finnland auftretende AGel-Amyloidose (Meretoja-Syndrom) verursacht Hornhautveränderungen und Gesichtsnervenlähmungen.
- Die ATTR-Amyloidose manifestiert sich hauptsächlich als periphere Neuropathie.

Diagnose

- Der Verdacht auf eine AL-Amyloidose stützt sich auf das klinische Bild (nephrotisches Syndrom, Kardiomyopathie, vergrößerte Leber oder periphere Neuropathie) und das Vorhandensein monoklonaler Antikörper im Serum oder im Urin (Myelom oder benigne Gammopathie).
- Der häufigste Anlass, an eine AA-Amyloidose zu denken, ist eine Proteinurie bei einem Patienten mit rheumatoider Arthritis. Persistierende oder wiederholt hohe Serum-CRP-Werte stellen einen Risikofaktor für die Entwicklung einer Amyloidose dar.
- Zur Diagnose einer Amyloidose wird mittels Feinnadelbiopsie eine subkutane abdominale Gewebeprobe oder eine Gewebeprobe des betroffenen Organs (Niere, Rektum, Leber, Herz) entnommen. Wenn die Anfärbung mit Kongo-Rot die Diagnose Amyloidose bestätigt, sollte ein immunhistochemisches Typing anhand einer Gewebsbiopsie (Niere, Rektum, Leber, Herz) versucht werden.

- Nicht notwendig ist diese Vorgangsweise bei einer sekundären Amyloidose, beispielsweise im Zusammenhang mit einer rheumatischen Erkrankung.
- Bei einer AL-Amyloidose sind weiterführende Untersuchungen zum Ausschluss oder Nachweis eines Myeloms indiziert.

Therapie

- Die Therapie der Amyloidosen ist spezialisierten Zentren vorbehalten.
- Die Behandlung der AL-Amyloidose zielt auf die verursachende Plasmazellerkrankung ab; üblich ist eine zyklische Therapie mit einer Kombination von Melphalan und Prednisolon ❸ oder Dexamethason und verschiedene Zytostatika, oder in sorgfältig ausgewählten Fällen eine zytotoxische Chemotherapie unterstützt durch Stammzelltransplantation.
- Als Eckpfeiler der Behandlung einer fortgeschrittenen AA-Amyloidose hat sich das richtige Management der entzündlichen Grundkrankheit erwiesen.

Prognose

- Die durchschnittliche Lebenserwartung nach der Erstdiagnose beträgt bei einer AL-Amyloidose 2 Jahre und bei einer AA-Amyloidose 4–8 Jahre.
- Dank den verbesserten Behandlungsmöglichkeiten für entzündliche rheumatische Erkrankungen zeigt die AA-Amyloidose eine rückläufige Prävalenz.

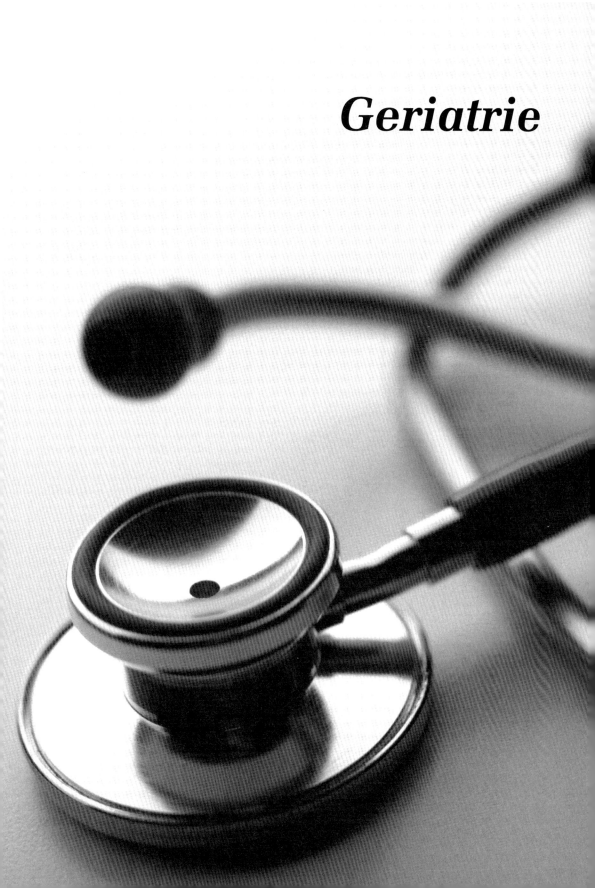
Geriatrie

22.01 Stürze bei betagten Menschen

Ziele
- Die Ursache des Sturzes ist zu klären und auszuschalten.
- Die Risiken und Gefahren von Stürzen sind zu evaluieren und zu minimieren.

Risikofaktoren, die zu Stürzen führen können
Intern
- Medikamente, Alkohol:
  - Einnahme von vielen Medikamenten
  - Hypnotika und Sedativa **C**
  - zentral wirksame Analgetika
  - Neuroleptika **C**
  - Antidepressiva, insbesondere tricyklische Antidepressiva **C**
  - blutdrucksenkende Präparate sowie Nitroglyzerin, Digoxin, Anitarrhythmika vom Typ IA und Diuretika **C**
  - Antiparkinson-Medikamente und Antiepileptika
  - Alkoholismus
- Akute Störungen:
  - Infektionen
  - Störungen des Wasser- und Natriumhaushalts (Diuretika)
  - Herzinsuffizienz
  - Arrhythmie
  - akuter Myokardinfarkt
  - transitorische ischämische Attacken und andere zerebrovaskuläre Erkrankungen
  - andere akute Erkrankungen
- Chronische Krankheiten:
  - Epilepsie
  - vaskuläre Demenz, Folgen eines Schlaganfalls
  - Orthostatische Hypotonie
  - Parkinsonismus
  - Diabetes
  - Koxarthrose oder Gonarthrose
  - periphere Neuropathie der unteren Extremität
  - Depression
  - Anämie, schleichende gastrointestinale Blutung
- Behinderungen:
  - Muskelschwäche und Ungeschicklichkeit
  - Gleichgewichtsstörung
  - geringe Muskelkraft der unteren Extremitäten
  - Sehschwäche
  - Schwerhörigkeit
  - Unterernährung
  - Deformitäten der Füße
- Medikamente vergessen oder in falscher Dosierung eingenommen
- Angst vor Sturz

Extern
- Rutschiger Boden, schlechte Beleuchtung, unebener Boden, Hindernisse, Gegenstände nicht in Reichweite, Stufen
- Schlechte Schuhe, ungeeignete Hilfsmittel

Untersuchung des gestürzten Patienten
Anamnese
- Sturzursache, Patient, Betreuungspersonen und Augenzeugen sind über den Grund des Sturzes zu befragen.
  - In welcher Situation ist der Patient gestürzt?
    - Beim Aufstehen vom Bett, im Gehen, auf der Toilette, beim Versuch, einen Gegenstand zu erreichen, in Ruhe oder unter Anstrengung?
    - Zu welcher Tageszeit?
    - Wo ist der Sturz passiert?
  - Welche anderen Symptome sind im Zusammenhang mit dem Sturz aufgetreten?
    - Schwindel, unkontrollierter Harnabgang, Schmerzen im Brustbereich (durch Nitroglyzerin verursachter hypotensiver Kollaps), Arrhythmie, Bewusstlosigkeit vor oder nach dem Sturz?
    - Krämpfe?
  - Konnte der Patient ohne Hilfe wieder aufstehen, wie schnell und in welchem Bewusstseinszustand?
  - Waren in letzter Zeit Veränderungen im Gesundheitszustand des Patienten zu beobachten?
  - Nimmt der betagte Patient Medikamente ein?
  - Wie viel isst und trinkt der betagte Patient?

Körperliche Untersuchung
- Allgemeine Untersuchung
- Kardialer Status
- Blutdruck im Liegen und im Stehen
- Herzgeräusche, EKG und Holter-Monitoring
- Auskultation von Carotisgeräuschen
- Sehvermögen
- Gehör (Sprache)
- Orientierender neurologischer Status (Gang; Schwäche oder Gefühllosigkeit von Gliedmaßen, Rumpf oder Gesicht; Romberg-Versuch, Stehen auf einem Bein, Aufstehen vom Sessel/Kraft der Oberschenkelmuskulatur, neurologischer Status der unteren Extremitäten)
- Stimmung (GDS 15/30)
- Kognitive Fähigkeiten (MMSE, CERAD)
- Ernährung (Gewicht, BMI, MNA)

Laboruntersuchungen
- Untersuchungen nach Bedarf: Blutbild, Elektrolyte, Kreatinin, Albumen, Blutzucker, Serum-CRP, Harnstatus, EKG (eventuell Holter)

Röntgenuntersuchungen
- Thoraxröntgen und Schädel-CT wenn notwendig

Maßnahmen
- Überprüfung des Medikamentengebrauchs, einschließlich rezeptfreier Präparate. Unnötige Medikamente sind zu eliminieren **A**.
- Behandlung akuter Erkrankungen
- Überprüfung der Behandlung chronischer Erkrankungen
- Bei Bedarf Konsultation des Augenarztes
- Bei Bedarf Konsultation eines HNO-Arztes
- Medikamente gegen Schwindel sind bei Stürzen nutzlos.
- Wenn die Ursache des Sturzes nicht identifiziert und ausgeschaltet werden kann, ist es wichtig, die Risikofaktoren abzuklären, zu evaluieren und zu minimieren **A**.
- Förderung der körperlichen Bewegung **B** (Muskelkräftigung und Gleichgewichtstraining **A**)
- Überprüfung der Maßnahmen zur Behandlung chronischer Krankheiten.
- Osteoporoseprävention (Calcium, Vitamin D)
- Behandlung von Osteoporose

Minimierung der Risikofaktoren
- Tabelle 22.01

Erhöhte Sicherheit zu Hause
- In vielen Fällen ist ein Hausbesuch erforderlich: Der Patient und die Betreuungsperson sollten gemeinsam mit einem Arzt, einem Physiotherapeuten oder einer Hauskrankenschwester überprüfen, welche Sicherheitsvorkehrungen zu treffen sind.
    - Beleuchtung: ausreichende allgemeine Beleuchtung, Licht im Stiegenhaus, Nachtlicht im Schlafzimmer und auf der Toilette
    - Freier Zugang: zur Wohnung, im Stiegenhaus, im Hof, Schnee- und Eisfreiheit im Winter
    - Handlauf bei Stufen
    - Flache Teppiche mit rutschfestem Rücken, nötigenfalls Entfernung von Türschwellen und Teppichen
    - Toilette und Badezimmer: Griffe, rutschfester Fuß- und Wannenboden, erhöhter Toilettensitz. Das Schloss an der Toilettentür sollte auch von außen zu öffnen sein.
    - stabile Stühle von ausreichender Höhe und ein hohes Bett
    - Küche: Gegenstände in Reichweite
    - geeignete Schuhe (niedriger, rutschfester Absatz)
- Wenn die Sicherheit des Patienten (und der Betreuungsperson) nicht ausreichend gewährleistet zu sein scheint, ist die Zuziehung einer

Tabelle 22.01 Stürze bei betagten Menschen – Minimierung der Risikofaktoren	
Risikofaktor	**Intervention**
Beeinträchtigtes Sehvermögen	Überprüfung der Brille, Korrektur des Brechungsfehlers, Intervention bei Katarakten, Verbesserung der Beleuchtung
Beeinträchtigtes Gehör	Hörgerät, andere Hilfsmittel
Beeinträchtigter Gleichgewichtssinn	Absetzen von Medikamenten, die das Gleichgewicht beeinträchtigen
Muskelschwäche	Gymnastische Übungen, Spaziergänge
Medikamentöse Therapie	Wenn möglich Reduktion bei vielen eingenommenen Medikamenten. Vermeiden eines einzelnen stark anticholinergen Präparates oder mehrerer leichter Anticholinergika, vermeiden von trizyklischen Antidepressiva und Orthostase-verursachender Medikamente. Vermeiden von Benzodiazepinen, Opioiden, Antipsychotika, Reduktion der Dosis, Kontrolle der Dauer der Therapie.
Unterernährung	Erkennen von Depression, Gedächtnisstörungen, malignen Erkrankungen. Untersuchung und Behandlung anderer Umstände, die zur Unterernährung führen können.
Depression	Erkennen einer Depression. Nicht pharmakologische Therapie (keine trizyklischen Antidepressiva)
Demenz	Absetzen unnötiger Medikamente, Vermeiden von anticholinergen Medikamenten und Benzodiazepinen, optimale Therapie chronischer Krankheiten, verbesserte Sicherheit zu Hause, Gehübungen
Fußprobleme	Maßnahmen bei Kallus and Hallux valgus, geeignete Schuhe
Parkinson-Krankheit	Medikamente kontrollieren, Orthostase behandeln, Gymnastik, Rehabilitation
Orthostatische Hypotonie	• Überprüfung der Medikamente, ausreichende Flüssigkeitsaufnahme, Ruhe nach dem Essen, erhöhtes Kopfende des Betts, langsames Aufrichten • Mögliche Medikamente: Fludrocortison (0,1 mg ½ × 1 → ad 1 × 2)
Degenerative Erkrankungen der Halswirbelsäule	Persönliche Gegenstände immer in Reichweite
Erkrankungen des Muskel-Skelett-Systems	Gehhilfen, rutschfeste Sohlen mit Spikes, Spikes am Gehstock, erhöhte Sicherheit zu Hause

Hauskrankenschwester oder einer Heimhilfe zu erwägen; für den Fall weiterer Stürze ist ein Notruftelefon sinnvoll.
- Multifaktorielle Screening-Programme für Risikogruppen und die Ausschaltung interner und externer Risikofaktoren sind wirksame Maßnahmen zur Sturzprävention **A**. Durch einen externen Hüftschutz können 60% aller Hüftfrakturen bei Hochrisikogruppen verhindert werden.
- Hoch dosierte Vitamin-D-Gaben in Kombination mit Calcium **A** können eine Senkung der Inzidenz von Frakturen bewirken (Calcium 1000–1500 mg, Vitamin D 400–800/Tag).

Planung in den Gemeinden
- Ausreichende Streuung der Straßen im Winter, Bänke entlang der Straßen und in Geschäften, Niederflurwagen im öffentlichen Verkehr, sichere Straßenüberquerung

22.02 Delir bei betagten Patienten

Ziele
- Diagnose von akuter Verwirrtheit, d.h. eines Delirs, bei betagten Patienten in stationärer Betreuung, z.B. durch genaues Studium der vom Pflegepersonal verfassten Berichte. Studien zufolge wird das Krankheitsbild des Delirs nur bei etwa der Hälfte aller deliranten Patienten bemerkt, diagnostiziert und entsprechend behandelt. Die Prognose des Delirs ist schlecht.
- Diagnose und Behandlung der das Delir verursachenden Grunderkrankung
- Symptomatische Behandlung von Angst und Unruhe

Definition und Symptome
- Das Delir ist eine umfassende, akut auftretende Bewusstseinsstörung, der eine organische Ursache zugrunde liegt.
- Das Delir ist schwierig zu erkennen (ungefähr jedes zweite Delir wird diagnostisch nicht erfasst) **C** und die Prognose ist schlecht **C**.
- Das Delir manifestiert sich durch Beeinträchtigung der Aufmerksamkeit und der Wahrnehmung (Aufmerksamkeitsdefizit) und inhaltliche Denkstörungen. Das Bewusstsein ist eingetrübt und die kognitiven Funktionen verschlechtern sich plötzlich. Begleitend treten oft Halluzinationen und Verkennungen, Störungen des Tag-Nacht-Rhythmus, psychomotorische Störungen, Gedächtnisstörungen und Stimmungsschwankungen auf.
- Klinische Symptome treten kurzfristig auf und zeigen häufig tageszeitliche Schwankungen.

Prädisponierende Faktoren
- Fortgeschrittenes Alter, eingeschränkte Hirnfunktion
- Demenz
- Schwere somatische Erkrankungen (z.B. Krebs)
- Einnahme zahlreicher Medikamente (vor allem anticholinerg wirkende Sustanzen)
- Beeinträchtigung des Seh- und Hörvermögens, Schlaflosigkeit, fremde Umgebung, körperliche Einschränkungen
- Chirurgischer Eingriff

Ursachen
- Das Zustandsbild des Delirs kann durch eine Vielzahl von Grunderkrankungen hervorgerufen werden **C**.
- Medikamente
  - Medikamente mit anticholinergen Eigenschaften (trizyklische Antidepressiva, Hydroxyzine, Biperiden), Levodopa, Sedativa, Lithium, Bromocriptin, dämpfende Analgetika, Steroide, viele Antibiotika
  - plötzliches Absetzen regelmäßig verwendeter Anxiolytika oder von Alkohol (Delirium tremens)
- Infektionen:
  - Harnwegsinfektion, Lungenentzündung (bei älteren Menschen oft ohne Fieber), Septikämie, Erysipel, Meningitis, Enzephalitis
- Kardiovaskuläre Erkrankungen:
  - Herzinsuffizienz, Myokardinfarkt, Arrhythmien, Pulmonalembolie, Hypotonie etc.
- Zerebrovaskuläre Erkrankungen:
  - Hirninfarkt, TIA, zerebrale Blutung, Subarachnoidalblutung
- Stoffwechselstörungen:
  - Störungen des Säure-Basen-Gleichgewichts; Störungen des Flüssigkeits- und Elektrolythaushalts; Hypoalbuminämie; Hypophosphatämie; Leber-, Nieren- oder Lungeninsuffizienz; Hypo- oder Hyperglykämie; Hypo- oder Hyperthyreose; Störungen des Calciumhaushalts; Mangel an verschiedenen B-Vitaminen; Anämie; andere endokrinologische Störungen.
- Andere:
  - Traumata (Kopfverletzung, subdurales Hämatom, Verbrennungen, Hüftfraktur etc.)
  - Epilepsie, postiktaler Zustand
  - Tumor (intrazerebral, pulmonal), Myelom
  - Vergiftung (z.B. Digitalis-Intoxikation)
  - hohe Stressbelastung (insbesondere bei Demenzpatienten)

Untersuchungen

- Anamnese: Wann war der Patient zuletzt symptomfrei? Wie haben sich die Symptome entwickelt? Wie war es um die kognitiven Fähigkeiten vor der Erkrankung bestellt? Welche Arzneimittel erhält der Patient? Alkoholkonsum?
- Vorsichtige physikalische Untersuchung
- CRP (BSG), Blutbild, Natrium, Kalium, Kreatinin, Blutzucker, Troponin, Harnprobe, EKG
- Glutamyltransferase, alkalische Phosphatase, TSH, fT4, Vitamin B_{12}, ionisiertes Ca, gegebenenfalls Folsäure und Blutgasanalyse
- Thoraxröntgen
- Analyse des Liquor cerebrospinalis, CT des Gehirns, gegebenenfalls EEG
- Weitere Untersuchungen nach Bedarf. Bei gründlicher Untersuchung tritt in 80–90 % der Fälle ein kausaler Faktor zutage.

Differenzialdiagnostik

- Demenz:
  - schleichender Beginn und langsame Symptomentwicklung
  - normales Bewusstsein, Aufmerksamkeit erst in spätem Stadium beeinträchtigt
- Psychotische Störungen:
  - normales Bewusstsein, kognitive Funktionen nicht global beeinträchtigt, Sprache nicht völlig verwirrt; Die psychiatrische Anamnese ist unterschiedlich.
  - Akustische Halluzinationen treten bei Psychosen häufig auf, während optische Halluzinationen öfter bei deliranten Zuständen zu beobachten sind.
- Demenz und Delir sind oft bei ein und demselben Patienten zu beobachten.

Prävalenz und Prognose

- Bei betagten Patienten in stationärer Behandlung liegt die Prävalenz und Inzidenz von Delir bei etwa 25–40% **A**. Nur 30–50% der Fälle werden richtig diagnostiziert **C**.
- Es kommt vor, dass sich Patienten nach mehrwöchigen deliranten Zuständen wieder erholen.
- Die Mortalität liegt im Durchschnitt bei 25–40%; etwa 40% der Patienten kommen innerhalb 1 Jahres in institutionelle Betreuung **C**.
- Die Heimeinweisung des Patienten sollte erst erfolgen, nachdem die Ursache des Delirs diagnostiziert und sein Zustand durch entsprechende Intervention stabilisiert wurde.

Management

- Den ursächlichen Faktor betreffende Intervention
- Den Allgemeinzustand betreffende Intervention: Flüssigkeits- und Sauerstoffbedarf ausgleichen, Prävention eines Harnstaus, Regulierung der Darmtätigkeit, Absetzen unnötiger Medikamente, Dekubitusprävention, Schutz vor Verletzungen, Rehabilitation, entsprechende Beleuchtung, vertraute Gegenstände **D**
- Linderung der Ruhelosigkeit:
  - Ein atypisches Antipsychotikum kann verwendet werden, um die Ruhelosigkeit wenn nötig zu behandeln, z.B. Risperidon 1–2 × 0,25–0,5 mg, Olanzapin 1 × 2,5–5 mg oder (besonders wenn der Patient extrapyramidale Symptome hat) Quetiapin 12,5–25 mg. Zusätzlich kann Lorazepam 1–2 mg oral (oder 1 mg intramuskulär) oder alternativ Oxazepam 1–2 × 7,5–15 mg oral vorübergehend gegeben werden, um die Ängste des Patienten zu behandeln.
  - Bei hochgradiger Agitiertheit Haloperidol 2,5–5 mg i.m. Die Dosis kann alle 30 Minuten wiederholt werden, bis eine ausreichende Sedierung eintritt.
  - Haloperidol ist Demenzpatienten mit Vorsicht zu verabreichen, da es oft extrapyramidale Nebenwirkungen hervorruft.
  - Phenothiazin-Neuroleptika (z.B. Levomepromazin) sollten nicht verwendet werden.
  - Wenn die Anamnese deutliche Zeichen der Entwicklung einer Demenzerkrankung zeigt, können Acetylcholinesterase-Hemmer (Rivastigmin, Galantamin, Donepezil) in bei Demenz üblicher Dosis versucht werden, besonders dann, wenn das Delir auf andere Behandlung nicht anspricht.
  - Oft sind auch Schlaftabletten notwendig (z.B. Zopiclon 7,5 mg abends).
  - Ein friedliches, gut beleuchtetes Zimmer. Man sollte sich dem Patienten nie abrupt nähern und das Gespräch stets informativ halten.

Prävention

- Ausreichende Flüssigkeitszufuhr, Schmerztherapie, Oxygenierung, Nahrungszufuhr, Optimierung der medikamentösen Therapie, Normalisierung des Schlafrhythmus und Aufrechterhaltung der Orientierung verminderten die Inzidenz des Delirs um etwa 40% bei Krankenhauspatienten generell und bei Patienten mit chirurgischem Eingriff nach proximaler Femurfraktur.
- Perioperative Verabreichung von Haloperidol (1,5 mg/Tag) verminderte bei Patienten mit operativer Versorgung einer proximalen Femurfraktur den Schweregrad und die Dauer des Delirs.
- Multidisziplinäres Management könnte bei älteren Patienten möglicherweise eine effektive Methode zur Senkung der Delir-Inzidenz darstellen **C**.

22.03 Wahnsymptome im Alter

Definition
- Wahnstörungen manifestieren sich häufig als übertriebenes und generelles Misstrauen gegenüber anderen Menschen und deren Handlungsmotiven, verbunden mit erhöhter Aufmerksamkeit und genauer Beobachtung.
- Das Misstrauen ist entweder auf bestimmte Bereiche beschränkt oder generell.
- Gedanken sind verzerrt: Die betroffene Person ist von der Richtigkeit ihrer Urteile überzeugt.
- Wahnvorstellungen können zur Triebkraft des Handelns werden.

Prävalenz
- Wahnvorstellungen treten bei 2–4% aller betagten Menschen auf, vielleicht noch öfter.
- Frauen leiden häufiger unter Wahnvorstellungen als Männer.
- Wahnvorstellungen sind bei Patienten mit kognitiver Dysfunktion häufiger zu beobachten als bei anderen.
- Sensorische Beeinträchtigungen prädisponieren zu Wahnstörungen.
- Ältere Menschen mit paranoiden Symptomen sind sozial stärker isoliert als andere.

Symptomatik
- Diebstahl oder Belästigung sind typische Wahninhalte von älteren Menschen.
- Eine als „Partition Delusion" bezeichnete Wahnvorstellung ist bei alten Menschen, die erkranken, häufig. Die Person glaubt, dass Feinde in die Wohnung eindringen und Strahlen, Gas oder Ähnliches ausschicken. Dies wird als Bedrohung erlebt und führt zu Sicherheitsmaßnahmen. Die Eindringlinge werden auch verdächtigt, Dinge zu stehlen oder gegen andere mit minderer Qualität auszutauschen.
- Bei Demenzpatienten ist die simple Diebstahlsparanoia häufig, aber auch Eifersuchtswahn kann auftreten.

Klinische Beurteilung
Anamnese
- Seit wann besteht das Problem und wie hat es sich entwickelt?
- Die Schilderungen des Patienten sind oft unverlässlich oder schwer verständlich. Daher ist es ratsam, Familienmitglieder und Nachbarn zu befragen.
- Bemühen Sie sich um eine objektive Einschätzung der Situation: Könnte der Patient tatsächlich unter der Böswilligkeit anderer Menschen leiden?
- Warum ist eine Beurteilung gerade jetzt erforderlich? Inwiefern hat sich die Situation verändert?

Psychiatrische Untersuchung
- Kommunikation und Kooperation. Kann der Patient über die Situation reden?
- Kognitive Funktionen: Gedächtnis, Beobachtungsfähigkeit?
- Denkprozesse: Inhalt der Gedanken, Schlussfolgerungen, die Fähigkeit, eigene Darstellungen der Ereignisse in Frage zu stellen?
- Affekt: Depression, Angst, Hochgefühl, Erregtheit, defensiv, aggressiv?
- Funktionalität? Gibt es Veränderungen?

Physische Beurteilung
- Könnten die Wahnvorstellungen mit einer somatischen Erkrankung zusammenhängen?
- Leidet der Patient an akuten somatischen Erkrankungen?

Beurteilung des sozialen Umfelds
- Ist der Patient vernachlässigt, schmutzig, hungrig?
- Ist die Unterbringung angemessen?
- Ist eine Betreuung zuhause erforderlich? Sind die Betreuungspersonen erschöpft?
- Ist der Patient gewillt, sich helfen zu lassen (Hauskrankenpflege)?

Beurteilung der Dringlichkeit einer Betreuung
- Ist der Patient ängstlich, furchtsam, deprimiert oder erregt?
- Kann der Patient für sich selbst sorgen?
- Ist der Patient kooperationsfähig?
- Leidet der Patient an akuten somatischen Erkrankungen?
- Ist der Patient eine Gefahr für sich selbst oder andere, sodass eine Einweisung ins Krankenhaus gerechtfertigt ist? Der Patient kann gefährlich sein, wenn er sich bedroht fühlt. Ein Mensch mit gutem Gedächtnis, der von starkem Misstrauen erfüllt oder sehr eifersüchtig ist und über eine Waffe verfügt, ist potenziell gefährlich.

Wahnstörungen und diagnostische Alternativen
- Plötzliches Auftreten von Symptomen mit Desorientierung und bruchstückhaften Wahnvorstellungen: Delirium. Ursache?
- Vorübergehende Wahnsymptome, Gedächtnisstörungen, allgemeine Funktionsbeeinträchtigung: Demenz.
- Seit langem bestehende psychische Erkrankung, organisierter Verfolgungswahn, Halluzinationen, sonderbares Verhalten, Arzneimittelnebenwirkungen: Schizophrenie.

- Depressive Stimmung: Hoffnungslosigkeit, Niedergeschlagenheit, oft mit somatischen Wahnvorstellungen: Depression.
- Seit langem bestehende Neigung zu misstrauischem Verhalten: paranoide Persönlichkeitsstörung.
- Bizarre Wahnideen, somatische Symptome ähnlich wie bei Wahnvorstellungen, keine signifikante Demenz: schizophrene Psychose mit spätem Beginn.
- Mangel an sozialen Kontakten, keine wesentlichen Probleme mit Körperpflege oder Umfeld, keine Schizophrenie, keine Demenz, keine Depression, zurückgezogener Lebensstil: keine psychiatrische Diagnose.

Management

Kurzfristige Ziele der ärztlichen Intervention
- Optimierung des körperlichen Zustands
- Abbau von Angst und Furcht
- Ist eine zwangsweise Beurteilung und Behandlung im Interesse der Gesundheit und Sicherheit des Patienten oder zum Schutz anderer erforderlich?

Langfristige Ziele der ärztlichen Intervention
- Versuch der Erzielung und Aufrechterhaltung der Therapie-Compliance.
- Linderung des psychischen Leidensdrucks.
- Erzielen einer moderaten Symptomtoleranz.
- Überwindung der Isolation des Patienten.
- Unterstützung der Familie und Information der Bezugspersonen des Patienten.
- Ein betagter Mensch mit paranoiden Störungen ist kaum in der Lage, seine Wahnvorstellungen zu erkennen, die oft spontan wieder verschwinden oder an die sich der Patient gewöhnt hat.

Antipsychotische Medikamente
- Es gibt keine Sofortlösungen für das Problem. Beginnen Sie mit der niedrigstmöglichen Dosis, um Nebenwirkungen zu vermeiden.
- Die medikamentöse Therapie wird häufig für einen fixen Zeitraum verschrieben.
- Die Notwendigkeit einer medikamentösen Therapie sollte in regelmäßigen Abständen beurteilt werden
- Die überlegene Wirksamkeit bestimmter Arzneimittel bei dieser Patientengruppe konnte bisher nicht nachgewiesen werden.
- Daher sollte die Auswahl des Arzneimittels stets individuell, unter Berücksichtigung des psychiatrischen und physischen Befindens, das den Wahnvorstellungen zugrunde liegen kann, erfolgen. Andere physische Begleiterkrankungen und die Medikamente zu deren Behandlung beeinflussen ebenso die Wahl des Arzneimittels.
- Die Nebenwirkungsrate der neuen Generation von atypischen Antipsychotika wie Risperidon **B**, Quetiapin **B** und Olanzapin **B** ist geringer als die der älteren Antipsychika **C**. Wenn eine längerfristige antipsychotische Therapie nicht verhindert werden kann, so sollten atypische Antipsychotika bevorzugt werden.
- Folgende unerwünschte Nebenwirkungen erfordern besondere Aufmerksamkeit: extrapyramidale Symptome, Spätdyskinesien, Hypotonie, verlängerte QT-Zeit im EKG und der anticholinerge Effekt, der in Form einer Verschlechterung der kognitiven Funktionen in Erscheinung treten kann. Die atypischen Antipsychotika haben die geringsten extrapyramidalen und anticholinergen Nebenwirkungen.
- Andererseits muss in Betracht gezogen werden, dass Risperidon und Olanzapin eventuell das Risiko eines zerebralen Infarktes erhöhen können, allerdings gibt es keine überzeugende Evidenz zur Absicherung dieses Effektes. Das typische Neuroleptikum Haloperidol wirkt gut gegen Agitiertheit und Verwirrung, ohne den älteren Patienten zu sedieren.
- Empfehlungen für antipsychotische Therapien:
  - Risperidon 0,25–1–2 mg tgl.
  - Quetiapin 12,5–25 mg 1–2 × tgl., Steigerung der Dosis bis zu 75 mg 2 × tgl.
  - Olanzapin (2,5)–5–(10) mg tgl.
  - Haloperidol 0,5– 2–4 mg tgl.
  - Perphenazin 2–4(–8) mg tgl.
- Injektionen kommen bei gewalttätigen Patienten zur Anwendung:
  - Haloperidol 2,5–5 mg 2–3 × tgl. i.m.
  - Haloperidoldecanoat 25(–50) mg i.m.; die Wirkung hält 4 Wochen lang an
  - Zuclopenthixazetat 25(–50) mg i.m. wirkt über mehrere Tage
  - Zuclopenthixoldecanoat 100(–200) mg i.m. alle 3 bis 4 Wochen
  - Risperidon-Depotinjektion 25 mg i.m., wirkt 2–3 Wochen
- Bei Behandlung mit Retardpräparaten ist mit dem oralen Präparat in der niedrigsten Dosierung zu beginnen.
- Neuroleptika mit Depotwirkung sollten bei Psychosen erst eingesetzt werden, nachdem die Eignung des Präparats durch Verabreichung der schnell wirkenden Form festgestellt wurde. Nach jeder Injektion ist auf auftretende Nebenwirkungen zu achten.
- Bei durch psychotische Depression verursachten Wahnvorstellungen erhält der Patient Antidepressiva in Kombination mit Neuroleptika- oder Elektroschocktherapie (ECT – electroconvulsive therapy).
- Die Elektroschocktherapie wird derzeit in Österreich nur in besonderen Fällen an wenigen Zentren durchgeführt.

Management und Verlaufskontrolle
- Lokales Gesundheitszentrum oder Klinik
- Betreuung zu Hause: Hauskrankenpflegedienste (Arzt, Krankenschwester, Heimhilfe), psychiatrische Ambulanz
- Tagesklinik
- Psychiatrisches Krankenhaus: stationäre Behandlung bei schwerer, akuter Psychose
- Psychogeriatrisches Pflegeheim oder Klinik

In welchen Fällen Überweisung zum Facharzt für Psychiatrie?
- Die Diagnose ist unklar.
- Zwangseinweisung zur psychiatrischen Betreuung wird erwogen.
- Die Ermittlung der geeigneten medikamentösen Therapie ist problematisch.

22.04 Depression im Alter

Ziele
- Erkennen einer Depression bei älteren Menschen. Die Erkrankung wird oft nicht diagnostiziert und bleibt unbehandelt.
- Intervention bei akuter Depression mit dem Ziel der Linderung aller Symptome.
- Verbesserung der Lebensqualität des Patienten durch psychische Unterstützung und medikamentöse Behandlung mit möglichst geringen Nebenwirkungen.

Hintergrund und Epidemiologie
- Die Inzidenz schwerer Depressionen nimmt mit dem Alter ab. Die Prävalenz schwerer Depressionen bei über 64-jährigen beträgt 2–3% bei Männern und 3–5% bei Frauen.
- Die Inzidenz von Depressionen unter Einbeziehung milder Verläufe wird auf etwa 12–13% geschätzt. Frauen sind häufiger betroffen als Männer. Bei älteren Menschen, die zum Arzt kommen, ist Depression eine häufige Erkrankung (17–30%), auch unter den alten Patienten im Krankenhaus oder in Pflegeeinrichtungen. Der Alterungsprozess bedeutet geringere Möglichkeiten, Verluste und Hinfälligkeit. Schwierigkeiten bei der Anpassung an diese Veränderungen prädisponieren zur Depression. Auch einschneidende Ereignisse, wie die Erfahrung des Todes im unmittelbaren Umfeld (Verlust eines Partners oder anderen Familienmitglieds), lösen häufig Depressionen aus.
- Eine Anamnese depressiver Störungen, körperlicher Erkrankung oder Verschlechterung funktioneller Fähigkeiten stellt ebenfalls einen wesentlichen prädisponierenden Faktor dar.
- Der Alterungsprozess bedeutet geringere Möglichkeiten, Verluste und Hinfälligkeit. Schwierigkeiten bei der Anpassung an diese Veränderungen prädisponieren zur Depression. Auch einschneidende Ereignisse, wie die Erfahrung des Todes im unmittelbaren Umfeld (Verlust eines Partners oder anderen Familienmitglieds), lösen häufig Depressionen aus.

Symptome
- Die Symptome sind vielfältig, überlappen sich teilweise mit den Symptomen körperlicher Erkrankungen und sind oft nur schwer als Depression zu erkennen.
- Die wichtigsten Symptome, die eine Depression vermuten lassen, sind Niedergeschlagenheit über einen Zeitraum von mindestens 2 Wochen, Verlust des Interesses oder der Freude an den Aktivitäten des täglichen Lebens, Müdigkeit und verminderte Energie.
- Symptome wie Apathie und Antriebsschwäche können den Anschein einer Demenz erwecken.
- Den Patienten fällt es oft schwer, ihre täglichen Aufgaben zu bewältigen, und sie sind vor allem am Morgen antriebslos.
- Weitere Symptome sind Reizbarkeit, Weinerlichkeit, Angst, Pessimismus, ein Gefühl der Wertlosigkeit, Selbstvorwürfe, Selbstmordgedanken, Einsamkeit, Furchtsamkeit und Abhängigkeit von anderen Menschen.
- Eine Depression wird oft durch körperliche Symptome maskiert: Schmerzen verschiedenster Art, Hypochondrie, Schlafstörungen, Appetitlosigkeit, Gewichtsverlust und Abgeschlagenheit.

Differenzialdiagnosen
- Trauer als normale Reaktion auf ein Verlusterlebnis.
- Demenz (Tests [22.21] oder Versuch einer Antidepressivatherapie). Dabei ist jedoch zu bedenken, dass auch Demenzpatienten an einer Depression leiden können.
- Chronische Schmerzen
- Hypothyreose, Hyperparathyreoidismus
- Parkinson-Krankheit
- Vitamin-B_{12}-Mangel
- Arzneimittelnebenwirkungen (Betablocker, Diuretika, L-Dopa, Indometachin, Digoxin, Steroide, Neuroleptika, Hypoglykämie verursachende Präparate)
- Alkoholismus

Diagnostik
- Besprechen Sie die Symptome und die aktuelle Lebenssituation mit dem Patienten. Es ist wichtig, sich ein Bild darüber zu machen, wie der

Patient seine eigene Situation sieht. Wertvolle Informationen können auch von Personen im näheren Umfeld des Patienten eingeholt werden („Er ist nicht mehr der Alte").
- Anamnese: Frühere psychische Störungen, derzeitige medikamentöse Behandlung
- Körperliche und psychische Untersuchung
- Screening-Test zur Depressionsdiagnose (22.21)
- Demenztest
- Labortests (zum Ausschluss): TSH, freies Thyroxin, Blutbild, Differenzialblutbild, Vitamin B_{12}, Calcium, Leberenzyme, Elektrolyte und Kreatinin
- EKG

Management

- Aufklärung des Patienten sowie der Angehörigen und Betreuungspersonen über die Depression als behandelbare Erkrankung.
- Behandlung gleichzeitig bestehender, somatischer Erkrankungen; die Auswirkungen einer Behinderung sind nach Möglichkeit zu mildern oder zu kompensieren; wenn das gelingt, bessert sich oft auch die Depression.
- Der psychosoziale Status des Patienten, einschließlich des vorhandenen Unterstützungsnetzes, ist zu erheben.
- Kurzfristige Überprüfung des Therapieerfolges, damit die Therapie nicht zu früh aufgegeben wird. Gleichzeitig auftretende Ängste können die Besserung der Depression verlangsamen, müssen sie aber nicht verhindern.
- Fortgeschrittenes Alter ist kein Hindernis für eine Genesung.
- Für einen depressiven älteren Menschen ist eine aktive, aufmunternde und unterstützende Arzt-Patient-Beziehung wichtig.
- Die Wirksamkeit psychologischer Interventionen, besonders der kognitiv-behavioralen Therapie **B** ist bei motivierten älteren Menschen mit depressiven Störungen erwiesen.
- Nach einem Verlust braucht der Patient Zeit, um zu trauern; wenn die Symptome jedoch lange anhalten oder intensiver werden, ist an eine Depression zu denken.
- Physiotherapie wird vom Patienten möglicherweise als eine unterstützende und positive Intervention empfunden. Es gibt positive Erfahrungen mit Gymnastikgruppenprogrammen für ältere Patienten.
- Medikamentöse Behandlung:
  - Bei der Auswahl eines Antidepressivums ist die Symptomatik (apathisch – erregt) zu berücksichtigen und sicherzustellen, dass das Arzneimittel mit der Komorbidität des Patienten und anderen medikamentösen Therapien vereinbar ist.
  - Es bestehen keine Unterschiede in der Effizienz der verschiedenen Arzneimittel **A**.
  - Selektive Serotonin-Wiederaufnahmehemmer aktivieren den Patienten. Dazu gehören Citalopram, Escitalopram, Sertralin, Paroxetin und Fluvoxamin. Der MAO-A-Hemmer Moclobemid wird ebenfalls bei Depressionen im Alter verwendet.
  - Trizyklische Antidepressiva sind kontraindiziert, wenn der Patient an kardialen Leitungsstörungen, Glaukom, orthostatischer Hypotonie, einer Prädisposition zum Harnstau oder einer Sturzneigung leidet.
  - Trizyklische Antidepressiva, Amitriptylin oder Doxepin sind bei älteren Patienten auf Grund ihrer anticholinergen Nebenwirkungen nicht zu empfehlen. Nortriptylin kann sich bei apathischer Depression als wirksam erweisen. Trizyklische Antidepressiva werden zwar im Allgemeinen für Patienten im Alter von über 75 Jahren nicht empfohlen, können aber bei stationärer Behandlung in einer psychiatrischen Abteilung erwogen werden.
  - Mirtazapin in einer Anfangsdosierung von 15–30 mg tgl. ist bei Depressionen in Verbindung mit Angst oder Schlafstörungen bewährt.
  - Venlafaxin (37–150 mg tgl.) wirkt möglicherweise bei Depressionen, die auf andere Arzneimittel nicht ansprechen.
  - Bei Depressionen mit paranoiden Zügen ist ein Behandlungsversuch mit einem Antipsychotikum anzuraten (in erster Linie atypische Antipsychotika, wie Risperidon oder Quetiapin). Die Zuziehung eines Psychiaters ist zu erwägen.
  - Eine Wirkung der medikamentösen Behandlung stellt sich meist innerhalb von 4 bis 8 Wochen ein. Bei ausbleibender oder nur geringer Wirkung ist die Dosis zu erhöhen oder – bei bereits optimaler Dosierung – ein Präparat aus einer anderen Antidepressiva-Gruppe zu versuchen.
  - Die medikamentöse Therapie ist über 1–2 Jahre nach Abklingen der Depression fortzusetzen. Wenn die Depression erneut auftritt, sollte der ältere Patient das Medikament mehrere Jahre lang erhalten.
- Selbstmordtendenzen bei älteren Patienten sind als Indikation für eine stationäre Betreuung anzusehen.

Beratung und Begleitung bei der Betreuung

- Die Betreuung eines älteren depressiven Menschen kann für das Pflegepersonal und für andere Betreuungspersonen schwierig sein. Der Patient hat möglicherweise jede Hoffnung verloren, ist verbittert, macht seiner Umgebung Vorwürfe, ist abhängig und emotional labil.

- Supervisionsgruppen für das Betreuungspersonal und Beratung für betreuende Angehörige können sich als hilfreich erweisen.
- Bei diagnostischen Problemen oder bei Patienten, deren Depression trotz Behandlung nicht abklingt, ist ein Psychiater zu konsultieren. In schweren Fällen können mehrere Antidepressiva in Kombination verabreicht werden. Elektroschocktherapie ist bei sehr schweren Fällen eine sichere und effektive Therapiemöglichkeit.
- Schwer depressive und suizidale Patienten sollten in einer psychiatrischen Klinik behandelt werden.

22.05 Ernährungsbedingte Störungen bei älteren Menschen

Grundregeln

- Chronische Erkrankungen stellen die häufigsten Ursachen von Mangelernährung dar. In der Praxis sollten öfter als bisher üblich, aktive Maßnahmen zur Behandlung einer Mangelernährung gesetzt werden.
- Eine mäßige Gewichtsreduktion durch vermehrte körperliche Aktivität ist bei der Behandlung von Diabetes, Herzinsuffizienz, hohem Blutdruck und Osteoarthritis wichtig. Anderenfalls ist ein geringfügiges Übergewicht bei älteren Menschen kaum eine Indikation für eine Reduktionskost.
- Zur Osteoroseprävention ist sicherzustellen, dass der Patient ausreichend Calcium (1,5 g/Tag) zu sich nimmt. Alte Menschen in institutioneller Betreuung leiden oft an einem Vitamin-D-Mangel **Ⓐ**. Nahrungsergänzende Vitamin-D-Gaben sind bei allen Menschen im Alter von über 70 Jahren zur Osteoroseprävention zu empfehlen.
- Leidet ein älterer Mensch an einem Mangel an Vitamin B_{12} oder Eisen, liegt der Verdacht einer Magen-Darm-Erkrankung nahe.
- Die routinemäßige Einnahme von Vitaminen oder anderen Spurenelementen hat keine erwiesene Wirkung **Ⓒ**.

Prävalenz von Mangelernährung

- In der Population der alten Menschen liegt die Prävalenz bei 5–10%.
- Bei den über 80-Jährigen beträgt sie 10–20%.
- Bei alten Menschen in Spitalsbetreuung ist Mangelernährung in 27–65% der Fälle feststellbar.
- Von den in ständiger institutioneller Betreuung befindlichen alten Menschen leiden 30–80% an Mangelernährung.

Prädisponierende Faktoren

- Schwierigkeiten bei der Nahrungsbeschaffung
  - wirtschaftlich bedingt (niedrige Altersrente, Geiz)
  - Mobilitätsprobleme
  - tief verwurzelte Gewohnheiten, Alkoholismus
- Schwierigkeiten beim Kauen und Schlucken
  - Schlaganfall, Parkinsonismus, fehlende Zähne
- Erhöhter Nahrungsbedarf
  - Infektionen
  - Trauma, chirurgische Eingriffe, insbesondere bei Hüftfrakturen
- Zu Kachexie führende Erkrankungen
  - Krebs, chronische Infektionen (z.B. Tuberkulose)
  - Alzheimer-Krankheit
- Mangelhafte Verwertung von Nährstoffen
  - Malabsorption (Darmerkrankungen)
- Andere Ursachen
  - psychische Ursachen (Depression, Paranoia)
  - Arzneimittel
  - verminderter Geschmacks- oder Geruchssinn
  - vermindertes Durstgefühl
- Immobilität
- Altersbedingte, physiologische Veränderungen
  - Die Verlangsamung des Grundumsatzes und die verminderte körperliche Aktivität haben einen niedrigeren Kalorienbedarf zur Folge; bei älteren Frauen sinkt die Kalorienzufuhr oft auf unter 1500 kcal ab. Unterhalb dieser Grenze besteht die Gefahr einer Unterversorgung mit bestimmten Spurenelementen.
  - Mit zunehmendem Alter wird Muskelgewebe abgebaut, und der Anteil an Fettgewebe nimmt zu.
  - abnehmende Glukosetoleranz
  - Anfälligkeit für Störungen des Flüssigkeitshaushalts

Folgen der Mangelernährung

- Erhöhte Morbidität und Mortalität in Verbindung mit Mangelernährung
- Längere Krankenhausaufenthalte
- Beeinträchtigte Immunfunktion, langsamere Wundheilung, erhöhtes Infektionsrisiko
- Muskelfunktion und Muskelkraft lassen nach, das Sturz- und Frakturrisiko steigt.

Diagnose der Mangelernährung

- Klinische Befunde erweisen sich nicht als geeignete Indikatoren für Mangelernährung.
- Die gebräuchlichsten Indikatoren sind geringes Körpergewicht oder niedriger BMI (Body-Mass-Index), Dicke des Trizeps und des Oberarms, Serumalbumin, Hämoglobin und Lymphozy-

ten, Zusammensetzung der Kost, Zufuhr von Vitaminen, klinische Untersuchung, Gewichtsverlust.
- Derzeit gilt das als MNA (Mini Nutritional Assessment) bezeichnete Bewertungssystem als das verlässlichste Maß zur Beurteilung des Ernährungszustands. Es wurde bereits in mehreren Ländern validiert.

Behandlung von Mangelernährung

- Proteinmangel ist ein Problem, von dem besonders alte und kranke Menschen betroffen sind und das aktivere Maßnahmen erfordert, als derzeit üblicherweise gesetzt werden.
- Nahrungsergänzende Proteingaben tragen dazu bei, die Dauer einer stationären Behandlung zu verkürzen und die Häufigkeit von Komplikationen zu reduzieren Ⓐ.
- Ein älterer Mensch sollte täglich 1–1,2 g Protein pro Kilogramm Körpergewicht erhalten; im Krankheitsfall ist der Bedarf noch größer.
- Der Proteinanteil in der Nahrung sollte mit dem Alter zunehmen.

Andere häufige ernährungsbedingte Störungen

- Mangel an bestimmten Nährstoffen
- Anämien (Eisen, Vitamin B_{12}); es ist die Möglichkeit einer gastrointestinalen Grunderkrankung zu bedenken
- Osteoporose und Osteomalazie. Vitamin-D-Mangel ist oft bei alten Menschen zu beobachten, die sich in institutioneller Betreuung befinden oder sich selten im Freien aufhalten. Routinemäßige Vitamin-D-Gaben sind gerechtfertigt. In einer Dosis von 800 IE täglich erweist sich Vitamin D als wirksam zur Frakturprävention Ⓐ.
- Folsäure-Mangel ist häufig.
- Nachtblindheit
- Neuropathien (B-Vitamine)
- Adipositas
  ○ Stoffwechselerkrankungen (Diabetes)
  ○ physische Mobilitätseinschränkungen
  ○ Hautinfektionen (Intertrigo)
  ○ kardiovaskuläre Erkrankungen
- Maßnahmen zur Gewichtsreduktion sind nur mit Vorsicht zu setzen. Ein Gewichtsverlust kann leicht zu einem Verlust an Muskelgewebe und einer Zunahme des relativen Anteils an Fettgewebe führen.

22.06 Harninkontinenz im Alter

Grundsätzliches

- Die Prävalenz der Harninkontinenz (Unfähigkeit, den Harnabgang zu kontrollieren) steigt mit dem Alter rasch an. Sie ist bei betagten, körperlich schwachen Frauen in institutioneller Betreuung und bei dementen alten Menschen am höchsten.
- In der primärmedizinischen Versorgung begegnet dem Arzt Inkontinenz oft als verborgenes Symptom. Es bedarf höflicher Fragen, bevor der Patient das Symptom zugibt und eine Diagnose möglich ist.
- Bei der Suche nach den Ursachen der Inkontinenz sollten die kognitiven Funktionen des Patienten in die Untersuchung einbezogen werden. Es ist wichtig, iatrogene Ursachen, z.B. Medikamente, auszuschließen.
- Ärztliche Intervention führt oft zum Erfolg, wobei sich dieser manchmal erst nach Erprobung verschiedener Medikamente einstellt.

Ursachen einer Harninkontinenz im Alter

- Altersbedingte Veränderungen
  ○ verminderte Konzentrationsfähigkeit der Niere
  ○ verminderte Kapazität der Harnblase
  ○ nachlassende Funktion des Musculus detrusor (Restharnmenge nimmt zu)
  ○ anatomische Veränderungen im Beckenbereich (Atrophie, Vergrößerung der Prostata)
- Krankheiten als Ursache von Inkontinenz
  ○ Erkrankungen des Zentralnervensystems, z.B. Delirium, Demenz, Schlaganfall etc.
  ○ Infektionen
  ○ Obstipation
- Iatrogene Ursachen
  ○ Medikamente (z.B. am Abend eingenommene Schleifendiuretika)
  ○ invasive Verfahren und Operationen
  ○ normales Harnlassen in institutioneller Betreuung erschwert (z.B. durch Immobilisierung)

Untersuchung der Harninkontinenz bei betagten Menschen

- Zeitweilig oder ständig?
  ○ Folgende Faktoren können zu einer zeitweiligen Harninkontinenz führen:
    – Delirium
    – Infektion
    – Atrophie
    – Arzneimittel
    – psychische Ursachen

- endokrine Ursachen der Polyurie
- eingeschränkte Beweglichkeit (normale Miktion unmöglich?)
- Koprostase (schwere Obstipation)
- Ist die Inkontinenz durch eine zentralnervöse Ursache bedingt?
  - Trifft in 60–80 % der Fälle zunehmender Inkontinenz zu.
    - Könnte Harnretention die Ursache der Symptome sein?

Klassifizierung von Harninkontinenz bei betagten Menschen

- Stressinkontinenz
  - Atrophie
- Dranginkontinenz
  - motorisch (im Alter häufig)
  - sensorisch
- Reflexinkontinenz
- Überlaufinkontinenz

Maßnahmen bei Inkontinenz

Zielsetzung: kausale Behandlung

- Die Muskeln des Beckenbereichs sollten durch ein spezielles Gymnastikprogramm gekräftigt werden. Bei älteren Frauen sollte die Atrophie mit Östrogenen behandelt werden.
- Behandlung der Ursachen der Harnretention
  - vergrößerte Prostata
- Maßnahmen bei zeitweiliger Harninkontinenz
  - Behandlung der Harnwegsinfektion (nicht jedoch einer asymptomatischen Bakteriurie)
  - Überprüfung der verwendeten Medikamente (Diuretika, Alpha-Adrenolytika)

Bei nicht behandelbaren Ursachen versuchsweise Verabreichung folgender Medikamente

- Kontrolle des Musculus detrusor
  - Anticholinergika **A** und andere, die Kontraktionen der Blase einschränkende Präparate:
    - Tolterodin
    - Oxybutynin
    - Emepron
    - Trospium
    - Solifenacin
    - Duloxetin
  - Anticholinergika führen zu Mundtrockenheit. Da sie die Blut-Hirn-Schranke passieren, können sie Gedächtnisprobleme verschärfen und die Deliriumsschwelle herabsetzen.
- Versuch der Behandlung mit Präparaten, die eine Verbesserung des Schließmechanismus der Harnröhre bewirken.
  - Alpha-Adrenergika **B**
  - Präparate zur Anregung des Sphinkter:
    - Baclofen (in Österreich keine zugelassene Indikation)
- Versuch einer Behandlung mit Antidepressiva mit anticholinergen und alpha-adrenergen Wirkungen
  - Imipramin
  - Doxepin
  - Kann gleichzeitig eine Besserung einer sekundären Depression bewirken.
- Prostaglandinhemmer erweisen sich manchmal als hilfreich.
  - Das Risiko gastrointestinaler Nebenwirkungen ist zu bedenken.
- Nach Möglichkeit sind verschiedene Präparate in Kombination zu erproben.

Überlaufinkontinenz

- Die Ursache der Obstruktion ist zu ermitteln.
- Die atone Blase kann mit Hilfe cholinerger Wirkstoffe angeregt werden.
  - Präparate zur Verbesserung der Blasenkontraktionen:
    - Distigmin
    - Neostigmin (in Österreich nur als parenterales Präparat erhältlich)
    - Prostaglandin E2 (in Österreich keine orale Zubereitung erhältlich)
  - Kontraindikationen und Nebenwirkungen beachten!
- In vielen Fällen ist die Konsultation eines Urologen angezeigt.
- Intermittierender Katheterismus ist auch bei betagten Menschen möglich.
- Die Verwendung eines Dauerkatheters aus Gründen der Inkontinenz ist nicht gerechtfertigt.
- Eine fachärztliche Untersuchung ist unter den folgenden Bedingungen anzuraten:
  - kein Erfolg der gesetzten Maßnahmen
  - wiederholte Komplikationen
  - keine Besserung der Inkontinenz nach Prostataoperation
  - Patient spricht auf keines der verabreichten Medikamente an
  - übermäßige Restharnmenge
- Es ist sicherzustellen, dass dem Patienten die erforderlichen Hilfsdienste und Hilfsmittel zur Verfügung stehen:
  - Windeln
  - Sammelbehälter und Urinale
  - entsprechend gestaltete Toilette
  - andere

22.07 Infektionen im Alter

Grundregeln

- Im Alter nimmt die zellulär vermittelte und zum Teil auch die humorale Immunität ab.
- Altersbedingte Krankheiten und damit assoziierte Zustandsbilder sowie immunsupressive Medikamente beeinträchtigen die Abwehrmechanismen.
- Die Symptome einer Infektion sind oft atypisch (z.B. Gehschwierigkeiten, Verwirrtheit), und selbst leichte Infektionen können zur Dekompensation verschiedener Organe führen.
- Häufig tritt kein Fieber auf. CRP ist ein hilfreicher Marker für eine Infektion.

Pneumonie

- Prädisponierende Faktoren einer Pneumonie bei betagten Patienten ● sind:
  - beeinträchtigter Hustenreflex
  - mögliche neurologische Erkrankungen mit beeinträchtigter Funktion des Pharynx und damit die Gefahr einer Aspiration
  - obstruktive Lungenerkrankungen
  - Immobilisierung
  - Herzinsuffizienz
- Die Körpertemperatur eines Pneumoniepatienten kann normal sein. Eine Pneumonie kann sich durch folgende Symptome manifestieren: reduzierter Allgemeinzustand, Beeinträchtigung der Körperfunktionen, Verwirrtheit, eventuell auch Schmerzen im Brustbereich, verursacht durch die Lungenerkrankung selbst oder durch Verschlimmerung einer koronaren Herzerkrankung.
- Der häufigste Pneumonieerreger bei ambulanten Patienten ist Streptococcus pneumoniae (Pneumokokken); das Antibiotikum der Wahl ist in diesem Fall Penicillin G.
- Während einer Grippeepidemie treten häufig sekundäre bakterielle Pneumonien auf, die meist durch Staphylococcus aureus verursacht werden. In diesem Fall ist die Anwendung von Cefuroxim als Antibiotikum gerechtfertigt.
- Die Behandlungsdauer bei Pneumonie beträgt 10 Tage.
- Pneumonieprävention durch Pneumokokkenimpfung ● und Grippeimpfung ist anzuraten. Amantadin kann zum Grippeschutz bei nicht geimpften Patienten eingesetzt werden, wobei jedoch die Nebenwirkungen zu bedenken sind (1.40).
- Bei persistierender Lungeninfektion ist an die Möglichkeit einer Tuberkulose zu denken (Hauttest, Sputumkulturen).

Harnwegsinfektionen und Pyelonephritis

- Frauen neigen auf Grund der altersbedingten Atrophie der Scheidenschleimhaut oder eines Scheiden- oder Uterusprolaps zu Harnwegsinfektionen. Bei Männern stellt eine Prostatahyperplasie einen prädisponierenden Faktor dar. Katheterismus ist der wichtigste externe Prädispositionsfaktor einer Harnwegsinfektion. Ein Dauerkatheter sollte immer so bald wie möglich entfernt werden.
- Die Dauer der Behandlung mit Antibiotika sollte mindestens 1 Woche betragen, eine kürzere Behandlung (1–3 Tage) ist für ältere Menschen nicht geeignet.
- Die Ursache wiederholter Infektionen sollte abgeklärt und behandelt werden. Ist die Ursache nicht zu ermitteln, kann eine periodische Prophylaxe mit Trimethoprim in Form einer Dosis am Abend erfolgen. Lokale Behandlung der Schleimhäute mit Östrogen ist oft erfolgreich.
- Eine asymptomatische Bakteriurie bei betagten Patienten ist häufig und sollte nicht mit Antibiotika behandelt werden, außer es treten spezifische (Dysurie, Inkontinenz) oder nicht spezifische (Verwirrtheit, Stürze) Symptome einer Infektion auf. Eine symptomlose Bakteriurie sollte auch nicht als Ursache für den geschwächten Allgemeinzustand eines Patienten akzeptiert werden.
- Bei Patienten in institutioneller Behandlung werden manchmal Maßnahmen gegen den infektionsbedingten Geruch getroffen. Diese Praxis ist nicht zu empfehlen. Die Maßnahme reduziert auch die Häufigkeit des Einnässens nicht.
- Cefuroxim intravenös ist die Therapie der Wahl bei Pyelonephritis. Sobald sich der Allgemeinzustand bessert oder die Temperatur wieder normal ist, kann das Präparat oral anstatt intravenös verabreicht werden. Die Behandlungsdauer beträgt 2 Wochen.
- Patienten mit Dauerkatheter sollten keine prophylaktische Medikation erhalten. Die Entnahme von Proben aus dem Katheter für Kontrollzwecke ist nicht sinnvoll. Chronische Bakteriurien (z.B. durch Pseudomonas) sind bei älteren Patienten mit Dauerkatheter häufig, sie sollten nicht behandelt werden, wenn keine Allgemeinsymptome vorliegen.

Gastrointestinale und intraabdominelle Infektionen

- Da das Gefühl für viszerale Schmerzen mit dem Alter nachlässt, kann sich die Diagnose von akuter Appendizitis und Gallenwegsinfektionen als schwierig erweisen. Daher kann es unbemerkt zur Perforation bzw. zu einem akuten lebensbedrohlichen abdominellen Ereignis kommen.
- Divertikulose und Divertikulitis sind altersbedingte Erkrankungen.
- Serum-CRP- und Leukozytenbestimmungen, wiederholte klinische Untersuchungen und der Ausschluss von Infektionen anderer Organe erleichtern die richtige Diagnose.

22.08 Überprüfung des Medikamentenkonsums älterer Patienten

Grundregeln

- Nahezu jedes Medikament kann bei älteren Patienten Nebenwirkungen hervorrufen. Die Einnahme bestimmter Präparate (Benzodiazepine mit langer Halbwertszeit, orale Antidiabetika, Präparate mit anticholinergen Eigenschaften, entzündungshemmende Analgetika etc.) ist häufig mit unerwünschten Wirkungen verbunden.
- Neben der Grunderkrankung sind daher auch Medikamente als Ursache gesundheitlicher Störungen in Betracht zu ziehen ⓒ.
- Obwohl ältere Menschen oft zu einem übermäßigen Medikamentenkonsum neigen, besteht die Gefahr, dass potenziell sinnvolle Medikamente nicht ausreichend konsequent eingenommen werden (z.B. thrombolytische Therapie bei akutem Myokardinfarkt, prophylaktische Medikation, Schmerztherapie).
- Eine Verringerung des Medikamentenkonsums sollte mit Feingefühl und in gutem Einvernehmen zwischen Arzt und Patient erfolgen.
- Abklärung von Faktoren, die zu einer Verschlechterung der Compliance führen.

Beurteilung der Medikamenteneinnahme

Compliance

- Stellen Sie zuerst fest, wann und warum die Medikamente verschrieben wurden und wie der Patient sie einnimmt. Werden verschriebene Medikamente übermäßig oder in zu geringem Maß eingenommen? Nimmt der Patient von anderen Ärzten verschriebene Medikamente ein? Verwendet der Patient rezeptfreie Präparate (darunter dermatologische Produkte, Vitamine und Augentropfen)?
- Berücksichtigen Sie die Anamnese des Patienten und holen Sie Informationen von Verwandten, Krankenschwestern oder anderen Betreuungspersonen ein.
- Ein Besuch beim Patienten und eine Beurteilung der im Umfeld vorgefundenen Medikamente vermitteln ein klareres Bild vom Medikamentengebrauch.
- Schlechte Compliance einer älteren Person kann bei Verschreibung vieler verschiedener Medikamente, bei komplexen Einnahmevorschriften (mehrere Dosen pro Tag, verschiedene Formen der Administration), bei schlechtem Sehvermögen, Gedächtnisproblemen und Ungeschicklichkeit beim Öffnen der Packungen vorkommen.

Auswahl der geeigneten Medikation

- Klären Sie, welche Beschwerden einer Behandlung bedürfen. Die verschiedenen Symptome, unter denen ältere Patienten leiden, sind genau zu beurteilen. Nicht alle Beschwerden sind behandelbar, es sind aber auch nicht alle Symptome des älteren Patienten nur altersbedingt.
- Wie stark ist der Patient durch seine Symptome beeinträchtigt? Würde eine medikamentöse Behandlung mit eventuellen Nebenwirkungen mehr Probleme verursachen als die bereits bestehenden Symptome?
- Wie ist die Gesamtwirkung der Medikation einzuschätzen: Gedächtnis, Compliance, Abhängigkeit von Medikamenten, Diät, Flüssigkeitsaufnahme, mangelhafte Resorption, Leber- und Nierenfunktion?
- Bei älteren Patienten ist meist die Hälfte der für Menschen im mittleren Alter erforderlichen Dosis ausreichend. Dies ist besonders bei einer psychiatrischen Pharmakotherapie zu bedenken.
- Beginnen Sie bei einer Verschreibung stets mit der niedrigstmöglichen Dosis und beobachten Sie die Wirkungen und Nebenwirkungen genau (neue Symptome sind als mögliche Nebenwirkungen der medikamentösen Behandlung anzusehen). Steigern Sie die Dosis sehr langsam.
- Wählen Sie bei der Einstellung der Medikation des Patienten einen ganzheitlichen Ansatz, der die Wechselwirkungen zwischen verschiedenen Präparaten berücksichtigt.

Verringerung des Medikamentenkonsums

- Bisher durchgeführte Studien haben keine einheitlichen Ergebnisse erbracht ⓒ.
- Erklären Sie dem Patienten, dass seine Symptome Nebenwirkungen der verwendeten Arzneimittel sein könnten.
- Stellen Sie fest, in welchem Maß der Patient (physisch oder psychisch) von seinen Medikamenten abhängig ist.
- Schlagen Sie dem Patienten vor, versuchsweise ein Medikament abzusetzen, den eigenen Zustand zu beobachten und dem Arzt darüber zu berichten.
- Unter Umständen ist es erforderlich, alle in der Wohnumgebung des Patienten vorgefundenen Medikamente zu überprüfen und nicht essenzielle Produkte zu entsorgen. Dies kann durch die Hauskrankenschwester unter entsprechender Achtung der Meinung des alten Menschen geschehen.
- Bei Auftreten schwerer Symptome ist der Patient in ein Krankenhaus einzuweisen, wo

alle als Ursache vermuteten Medikamente abgesetzt werden und die notwendige medikamentöse Behandlung unter genauer Beobachtung des Patienten eingeleitet wird.

Verbesserung der Sicherheit im Medikamentengebrauch

- Sorgen Sie für regelmäßige Besprechungen im Pflegeheim bzw. auf der Bettenstation zum Thema Medikation. Insbesondere bei Antipsychotika, Analgetika und Schlaftabletten besteht die Gefahr, dass diese dem Patienten länger als notwendig verabreicht werden.
- Die Verabreichung sollte mit der geringstmöglichen Häufigkeit erfolgen, selbst wenn die Wirksamkeit dadurch beeinträchtigt wird.
- Sorgen Sie dafür, dass der Patient jeden Tag die gleiche Medikation erhält.
- Geben Sie klare Anweisungen in schriftlicher Form, wenn mehr als 2 Medikamente gleichzeitig verabreicht werden.
- Stellen Sie sicher, dass die schriftlichen Anweisungen allen Betreuungspersonen zugänglich sind.
- Der Tagesbedarf an Medikamenten sollte dem Patienten in einem dafür vorgesehenen Behälter verabreicht werden.
- Ersuchen Sie die Mitarbeiter der Pflegedienste und Betreuungspersonen um Berichte über den tatsächlichen Medikamentenkonsum.
- In Extremfällen kann die Aufbewahrung der Medikamente beim Pflegedienst erfolgen. Dabei soll jedoch das Recht des Patienten auf Selbstbestimmung nicht verletzt werden.

Für ältere Patienten ungeeignete oder wirkungslose Arzneimittel

- Von einer Expertengruppe in den Vereinigten Staaten wurde 1997 und 2003 eine Liste von möglicherweise für ältere Patienten ungeeigneten Arzneimitteln erarbeitet.
  - Amitriptylin und Doxepin sind hoch anticholinerge Arzneimittel, die Verwirrtheit, Gedächtnisbeeinträchtigung, Harnverhalten, Obstipation und die Verschlechterung eines Glaukoms verursachen können.
  - Lang wirksame Benzodiazepine (Diazepam, Nitrazepam) reichern sich im Fettgewebe an und können sedierend wirken bzw. eine Sturzneigung auslösen.
  - Die Dosis von Benzodiazepinen mit Kurzzeitwirkung beträgt weniger als die Hälfte der normalen Dosis.
  - Dextropropoxyphen hat ein enges therapeutisches Spektrum.
  - Das Risiko zentralnervöser und gastrointestinaler Nebenwirkungen ist bei Indometacin höher als bei anderen nicht steroidalen Antirheumatika (NSAR).
  - Meprobamat wirkt sedierend und kann zu Abhängigkeit führen.
  - Bei älteren Menschen sollte die Digoxindosis 0,125 mg nicht übersteigen.
  - Alte sedierende Antihistaminika sowie gastrointestinal wirksame Spasmolytika haben ebenfalls eine stark anticholinerge und oft auch eine stark sedierende Wirkung.
  - Die Wirksamkeit von Dihydroergotamin ist nicht erwiesen.
  - Manchmal ist es möglich, ein für den Patienten notwendiges Arzneimittel durch ein anders Präparat mit weniger Nebenwirkungen zu ersetzen, zum Beispiel:
    - Benzodiazepin mit Retardwirkung durch ein kurz wirksames Präparat
    - ein nicht steroidales Antirheumatikum durch Paracetamol
    - ein anticholinerges, trizyklisches Antidepressivum durch ein anderes Antidepressivum
    - ein Rigor auslösendes, niedrig dosiertes Neuroleptikum durch Riseperidon oder Olazepin
- Schwindel ist bei älteren Menschen nicht symptomatisch zu behandeln.

Unterversorgung mit sinnvoller Medikation

- Das Alter allein ist nie als Kontraindikation für eine potenziell sinnvolle Therapie anzusehen.
- Typische Beispiele zu selten eingesetzten Therapien:
  - Die Thrombolyse wird bei älteren Patienten mit akutem Myokardinfarkt oft auf Grund des Risikos einer Blutung vermieden. Das absolute Risiko eines tödlichen Myokardinfarkts nimmt mit dem Alter ebenso zu wie das Risiko einer Blutung. Da jedoch die absolute Zahl der durch Thrombolyse verhinderten Todesfälle noch stärker ansteigt, ist eine Therapie dennoch zu empfehlen.
  - Analgetika werden in ungenügendem Maße eingesetzt: chronischer Schmerz, Schmerzen bei Krebspatienten und Schmerzen bei Patienten in Langzeitbetreuung werden oft unterschätzt **C**.

22.10 Hypertonie bei älteren Patienten

Grundsätzliches
- Unabhängig von der eingesetzten Medikation bringt die Behandlung einer Hypertonie für den älteren Patienten in jedem Fall einen Nutzen.
- Die Therapie sollte einschleichend eingeleitet werden, um eine Minderperfusion des Gehirns und die damit verbundene Sturzgefahr zu vermeiden.
- Das Therapieziel sollte eine Normotonie (weniger als 140/90) sein, es sei denn, es würden bei diesen Blutdruckwerten orthostatische Probleme oder eine Beeinträchtigung der Nierenfunktion auftreten.

Der Blutdruck beim älteren Menschen
- Der systolische Blutdruck wird mit zunehmendem Lebensalter kontinuierlich höher, während der diastolische Blutdruck nach dem 60. Lebensjahr zurückzugehen beginnt.
- Eine isolierte systolische Hypertonie (ISH) ist eine häufig gesehene Alterserscheinung. Assoziierte Komorbiditäten bilden nicht nur eine Herausforderung für die Therapie, sondern erschweren auch den Vergleich zwischen einschlägigen Studien zur Hypertonietherapie.
- Insbesondere senkt eine Hypertonietherapie das Risiko für Schlaganfall bzw. für Herzinsuffizienz. Der Effekt auf eine KHK ist demgegenüber nur gering. Wenn bei älteren Patienten rechtzeitig eine antihypertensive Behandlung eingeleitet wird, kann möglicherweise das Risiko für eine Alzheimer-Erkrankung im fortgeschrittenen Alter verringert werden. Dieser Effekt hängt aber wahrscheinlich davon ab, welche Pharmakotherapie zum Einsatz kommt.
- Folgende Faktoren sollten bei der Hypertonietherapie beachtet werden:
  - NSAR reduzieren die Wirksamkeit von Antihypertensiva und können im Falle einer Nierenerkrankung die Nierenfunktion noch weiter beeinträchtigen.
  - Es ist schwierig, eine renovaskuläre Hypertonie zu normalisieren, ohne dabei die Nierenfunktion zu gefährden.
- Eine sehr große Blutdruckamplitude könnte auf eine Aortenklappeninsuffizienz deuten. Das Ziel sollte die Normalisierung sowohl des systolischen als auch des diastolischen Drucks sein.
- Es liegt keine Evidenz vor, die belegen würde, dass die Einleitung einer Medikamententherapie bei Patienten zwischen 80 und 85 Jahren insgesamt einen Nutzen erbringt: die Inzidenz von Schlaganfällen und das Risiko einer Herzinsuffizienz sinken zwar, aber die Mortalitätsraten bleiben gleich. Die Entscheidung über die Einleitung einer antihypertensiven Therapie sollte daher unter Bedachtnahme auf die im konkreten Fall bestehende Komorbidität und den Allgemeinzustand des Patienten getroffen werden.

Diagnostik
- Beinahe 20% der älteren Patienten zeigen eine Pseudohypertonie, weil die atherosklerotischen Arterien unter der Blutdruckmessmanschette nicht ausreichend komprimierbar sind, was zu überhöhten Messwerten führt.
- Eine „Weisskittelhypertonie" wird bei älteren Patienten häufig gefunden. Blutdruckselbstmessungen sind daher empfehlenswert.
- Für die Diagnose einer orthostatischen Hypotonie muss der Blutdruck stets auch am stehenden Patienten gemessen werden; ein asymptomatischer Abfall des systolischen Drucks um 20 mmHg ist dabei ein häufiger und akzeptabler Befund.
- Zu den Begleiterkrankungen und medikamentösen Therapien, die mit einer Blutdrucksenkung einhergehen, gehören unter anderen:
  - Parkinsonismus und die Parkinsonmedikation
  - Psychopharmaka, insbesondere Antipsychotika
  - diabetische Neuropathie
  - Nitrate

Therapie
- Lebensstilmodifikationen sind bei älteren Patienten als antihypertensive Maßnahmen in der Regel nicht wirksam. Die Erkrankungen in dieser Altersgruppe stehen üblicherweise nicht mehr mit dem Lebensstil in Zusammenhang.
- Die Behandlung sollte immer mit einer einschleichenden Dosierung eingeleitet werden. Das Therapieziel wird zwar nicht immer erreicht werden können, doch ist auch schon eine geringe Absenkung des Blutdrucks von Nutzen.
- Der Patient sollte angehalten werden, langsam vom Bett aufzustehen, und es sollten ihm die Symptome einer Präsynkope erklärt werden.
- Die Wahl des Medikaments wird sich an den bestehenden Begleiterkrankungen orientieren müssen.
- Ein Diuretikum ist oftmals die „First-line"-Therapie, es sei denn, eine Begleiterkrankung erfordert den Einsatz eines ACE-Hemmers oder eines Angiotensin-II-Blockers (wobei letzterer besonders dann angezeigt sein kann, wenn unter einem ACE-Hemmer ein Husten als Nebenwirkung auftritt).

- Eine kleine Dosis eines Thiazids ist für eine Blutdrucksenkung ausreichend.
  - Bei einem Patienten von geringer Körpergröße kann eine überhöhte Dosis eines Diuretikums leicht eine orthostatische Hypotonie auslösen.
- Wenn der ältere Patient auch noch an einem Diabetes, einer KHK oder einer Herzinsuffizienz leidet, wird ein Diuretikum allein nicht ausreichen.
  - Eine Kombination ACE-Hemmer oder AT-II-Blocker plus Diuretikum ist zur Blutdrucksenkung effektiv, kann aber orthostatische Probleme und erhöhte Kreatininkonzentrationen im Serum verursachen.
  - Ein ACE-Hemmer oder ein AT-II-Blocker sollte nicht mit einem Kalium sparenden Diuretikum kombiniert werden (Gefahr einer Hyperkaliämie). Es sollte statt dessen ein Kombinationspräparat verschrieben werden. Eine mögliche Ausnahme ist die Kombination eines ACE-Hemmers mit Spironolacton bei der Behandlung einer Herzinsuffizienz.
  - Kombinationen mit niedrigen Dosierungen sollten bevorzugt werden.
- Betablocker bringen keinen besonderen Nutzen.
  - Ihre Wirksamkeit wird möglicherweise durch Hinzufügung eines vasodilatierenden Calciumkanalblockers verbessert; eine solche Kombinationsbehandlung kann jedoch zu orthostatischen Problemen führen, da die Betablocker die notwendige Erhöhung der Herzfrequenz verhindern.
  - Ein Betablocker ist indiziert bei KHK und chronischer Herzinsuffizienz.
- Calciumkanalblocker können zum Einsatz kommen. Die gleichzeitige Gabe eines Diuretikums ist möglich, kann aber eine Hypovolämie verursachen.
- Ein ACE-Hemmer oder AT-II-Blocker ist in der Regel indiziert, wenn der Patient auch an einer chronischen Herzinsuffizienz leidet oder sich in der Anamnese ein Myokardinfarkt oder ein Typ-II-Diabetes findet.
  - Die Überwachung der Nierenfunktion ist wichtig (Kreatinin, K, Na), insbesondere wenn der Patient noch zusätzlich NSARs einnimmt.
  - Eine geringfügige Erhöhung der Serumkreatininkonzentration schließt den Einsatz eines ACE-Hemmers oder AT-II-Inhibitors meist nicht aus (außer wenn in den beiden ersten Monaten die Serumkreatininkonzentration um mehr als 30% über die Ausgangswerte hinaus ansteigt oder sich eine Hyperkaliämie entwickelt).

22.20 Gesundenuntersuchungen bei älteren Menschen

Anmerkung Österreich: **Das österreichische Gesundheitssystem kennt eine standardisierte Vorsorgeuntersuchung für Menschen ab dem 18. Lebensjahr ohne Altersobergrenze, die für alle gleich ist. Diese Vorsorgeuntersuchung wird in Österreich grundsätzlich von Ärzten durchgeführt.**

Ziele

- Möglichst lange Erhaltung von Gesundheit und Funktionsfähigkeit
- Möglichst langes Leben zuhause und späte institutionelle Pflege
- Gewährleistung von Lebensqualität und Erhöhung der Sicherheit
- Stärkung sozialer Beziehungen
- Information älterer Patienten über die verfügbaren Gesundheitsdienstleistungen und den normalen Alterungsprozess
- Senkung der Mortalität

Grundregeln

Die überzeugendste Evidenz erfolgreicher Interventionen liegt vor für präventive Hausbesuche mit multidimensionalem Check-up bei noch relativ gesunden 72- bis 78-Jährigen, wenn diese von geriatrisch qualifiziertem Personal durchgeführt werden und mehrere (> 4) Nachkontrollen umfassen.

Als wirksame Vorsorgemaßnahmen bei älteren Personen haben sich ferner die folgenden Interventionen erwiesen: Vorsorgeuntersuchung auf Brustkrebs, Raucherentwöhnung, Behandlung einer Hypertonie, vermehrte körperliche Bewegung, Impfungen und Sturzprophylaxe.

- Vorsorgeuntersuchungen im Rahmen der Besuche des Patienten in seinem zuständigen Gesundheitszentrum (vorgenommen durch die Gemeindeschwester und den persönlichen ärztlichen Betreuer) können mit gewissen Einschränkungen ebenfalls als sinnvoll gelten. Sie sind erprobte Interventionen im Rahmen der populationsbasierten primärmedizinischen Versorgung. Screenings können grundsätzlich von den verschiedensten medizinisch-technischen Fachkräften durchgeführt und bei Bedarf durch eine vom Arzt vorgenommene eingehendere Untersuchung ergänzt werden. Die Evidenzdaten für den Nutzen ungezielter Screenings unter älteren Patienten sind widersprüchlich, obwohl bei solchen Untersuchungen häufig verschiedene bis dahin noch nicht diagnostizierte Erkrankungen gefunden werden.

- Vorsorgeuntersuchungen sollten gezielt auf die Feststellung von Krankheiten ausgerichtet sein, für die es eine wirksame und auch für ältere Menschen in Frage kommende Behandlung gibt.

Screening eigener Patienten

- Es sind jene Personen zu identifizieren, die einer genaueren Untersuchung bedürfen.
- Das Hauptaugenmerk ist dabei nicht nur auf Erkrankungen, sondern auf die Funktionsfähigkeit (Beweglichkeit, kognitive Funktionen, Bewältigung der Aufgaben des täglichen Lebens) des Patienten zu legen.
- Beginnende Funktionsstörungen stellen eine Indikation für eine gründliche Untersuchung dar, da es sich oft um Anzeichen einer somatischen Erkrankung handelt.

Umfang von Screening-Programmen in der primärmedizinischen Versorgung

- Es besteht kein Konsens hinsichtlich des Umfangs eines praktisch durchführbaren Screening-Programms.
- Die Wirksamkeit der folgenden Vorsorgeuntersuchungen ist wissenschaftlich erwiesen:
  - Blutdruckmessung
  - Mammographie
  - rektale Untersuchung, Blutnachweis im Stuhl und Koloskopie
- Weiters werden die folgenden Untersuchungen empfohlen:
  - körperliche Aktivität und deren Veränderungen
  - Bewältigung der Aktivitäten des täglichen Lebens (ADL = Activities of Daily Life), (22.21) und der erweiterten Aktivitäten des täglichen Lebens (IADL = Instrumental Activities of Daily Life, Einkaufen, Umgang mit Geld, Kochen, Telefonieren)
  - Gehör: Anamnese oder Flüstern im Abstand von 20 cm vom Ohr
  - Stimmung (Untersuchung z.B. an Hand eines Depressionstests: Zung, GDS, DEPS)
  - Untersuchung der kognitiven Funktion (MMSE oder Uhrentest, s. 36.51 Demenz)
  - Sehschärfe, Augendruck
  - Blutzucker, Cholesterin, Schilddrüsenfunktion
  - EKG
  - Verwendung des MNA-Fragebogens (Mini Nutritional Assessment) zur raschen Beurteilung des Ernährungszustandes
  - Knochendichtemessung mittels Densitometrie
  - die Fähigkeit, sich auf einen Stuhl zu setzen und wieder aufzustehen, und die Gehfähigkeit (Patienten mit erhöhtem Sturzrisiko oder mit einer Sturzanamnese)

- Es wurde jedoch festgestellt, dass,
  - Screening-Programme zur Ermittlung der Sehschärfe bei asymptomatischen, älteren Patienten zu keiner Verbesserung des Sehvermögens führen **C**.
  - durch Angehörige von Gesundheitsberufen durchgeführte Screening-Untersuchungen nur selten zuvor unentdeckte gesundheitliche Probleme aufzeigen und den allgemeinen Gesundheitszustand des älteren Patienten nicht verbessern. Von grundlegender Wichtigkeit ist es, dass die das Screening durchführende Fachkraft über geriatrische Erfahrung verfügt und in der Lage ist, die spezifischen Risikofaktoren älterer Menschen zu erkennen.
  - der routinemäßige Einsatz von Fragebögen zum Nachweis psychischer Störungen (Depression, Angst) die Nachweisrate nicht erhöht bzw. die Prognose bei emotionalen Störungen nicht verbessert.
  - Interventionen zur Minimierung des Sturzrisikos auf diejenigen Patienten abzielen sollten, die am wahrscheinlichsten davon profitieren.
- Eine einheitliche Lehrmeinung zur Bedeutung der Prostatapalpation bzw. der PSA-Bestimmung im Rahmen von Vorsorgeuntersuchungen auf Prostatakarzinom besteht nicht.

Vorsorgeuntersuchungen – für wen und wie oft?

- Die Durchführung einiger oder aller der genannten Vorsorgeuntersuchungen im Abstand von 1 bis 5 Jahren kann empfohlen werden, sofern die Untersuchungsergebnisse einen Einfluss auf die vom Arzt gesetzten Maßnahmen haben. Wenn die Ergebnisse einer Vorsorgeuntersuchung therapeutische Maßnahmen indiziert erscheinen lassen, sollten diese evidenzbasiert sein und auf ihre Wirksamkeit nachkontrolliert werden. Durch Studienergebnisse abgesichert ist die Wirksamkeit von systematischen präventiven Hausbesuchen
- Die Festsetzung einer oberen Altersgrenze für Vorsorgeuntersuchungen ist problematisch; die Sinnhaftigkeit von Vorsorgeuntersuchungen bei asymptomatischen Personen im Alter von über 85 Jahren wird jedoch manchmal in Frage gestellt. Gesundheitschecks sind am sinnvollsten in der Altersgruppe der 72- bis 78-Jährigen, die oft spezifische einzelne Risikofaktoren aufweisen, die einer gezielten Intervention zugänglich sind. Auch das frühzeitige Erkennen einer beginnenden Gebrechlichkeit könnte sinnvoll sein, ist derzeit aber noch weitgehend unerforschtes Gebiet.
- Bei alten Menschen in institutioneller Betreuung sollte das Hauptaugenmerk auf die Prävention von Druckgeschwüren, Harninkontinenz und Stürzen sowie auf die Erhaltung der Bewegungs-

fähigkeit gelegt werden. Jährliche Laboruntersuchungen werden bei dieser Patientengruppe als nicht gerechtfertigt angesehen.
- Die Beurteilung des potenziellen Nutzens ist besonders problematisch, wenn
  - es keine Heilung für die Krankheit gibt,
  - frühere Untersuchungsergebnisse negativ waren,
  - die betroffene Person in ihrer Funktionsfähigkeit schwer eingeschränkt oder dement ist,
  - die zu erwartende Qualität oder Dauer des Lebens auf Grund anderer Ursachen begrenzt ist.
- Obwohl ein Alter von 85 Jahren als Obergrenze für Vorsorgeuntersuchungen gilt, sind stets die individuellen Merkmale und Betreuungsbedürfnisse des Patienten zu berücksichtigen.

22.21 Beurteilung der physischen und kognitiven Funktionen

Beurteilung von Funktionsfähigkeit und Pflegebedarf

- Es gibt zahlreiche Tests und Methoden zur Beurteilung von physischer, kognitiver und psychologischer Funktionsfähigkeit älterer Menschen. Die Auswahl der Testmethode ist davon abhängig, für welche Personengruppe sie angewendet werden soll (ein älterer Mensch, entweder eigenständig oder mit Unterstützung von sozialen Diensten zuhause oder in institutioneller Pflege lebend) und welche Variablen quantifiziert werden sollen (Screening auf funktionale Defizite, Einschätzung der Pflegebedürftigkeit, Messung des Erfolges einer Therapie oder Rehabilitation).
- Bewertungsskalen eignen sich für:
  1. die Beurteilung der Notwendigkeit einer institutionellen Betreuung
  2. Screening-Untersuchungen zur Ermittlung von funktionalen Behinderungen und Krankheiten (z.B. physische Fähigkeiten: Barthel, Lawton, Brody; kognitive Fähigkeiten: CERAD, MMSE; Depression: GDS, CERAD; siehe unten)
  3. die Festlegung von Rehabilitations- und Behandlungszielen und die Beurteilung der Wirkung der gesetzten Maßnahmen (Barthel, Lawton, Brody)
  4. Längsschnittuntersuchungen des Verlaufs der physischen Funktionsfähigkeit älterer Menschen in Langzeitbetreuung und den Vergleich verschiedener Betreuungseinrichtungen
  5. epidemiologische Forschung

- Je nach Zielsetzung kommen unterschiedliche Skalen zur Anwendung.

Skalen zur Messung der Funktionsfähigkeit

- Der **Barthel-Index** (Tabelle 22.21.1), wird häufig bei in Heimen lebenden alten Menschen angewendet.
  - Die Anwendung dieser gut validierten Skala ist einfach und erfordert nicht viel Zeit. Die Skala ist verlässlich und einigermaßen sensitiv gegenüber Veränderungen in der physischen Funktionsfähigkeit.
  - Sie kann bei zu Hause betreuten alten Menschen zur Beurteilung ihrer funktionalen Fähigkeiten und der Notwendigkeit einer institutionellen Betreuung und ebenso zur Einschätzung des Effektes einer Rehabilitation verwendet werden. Diese Skala wird von skandinavischen Geriatrieexperten empfohlen.
- Tests zur Messung der IADL-Funktionen (erweiterte Aktivitäten des täglichen Lebens) ergänzen das Bild der funktionellen Beeinträchtigung zu Hause lebender alter Menschen. In Tabelle 22.21.2 wird der **IADL-Test nach Lawton und Brody** vorgestellt.

Demenztest

- Die kognitive Funktionsfähigkeit kann z.B. mithilfe des MMSE-Tests (Mini-Mental State Examination) beurteilt werden **B**. Dies ist kein demenzspezifischer Test: So kann das Ergebnis z.B. durch ein akutes Delir beeinflusst werden. Für Dysphasiepatienten ist der Test ungeeignet.
- Mit den Fortschritten bei der Behandlung der Demenz wurden sensitivere Testmethoden eingeführt. Unter diesen ist der CERAD-Test. Dieser ist beim Screening leichter kognitiver Störungen hilfreich.
- Keiner dieser Tests ist zur Einschätzung des Therapieerfolges geeignet. Dazu sind sensitivere Meßmethoden notwendig, z.B. ADAS-Cog.

Depressions-Screening

- Zur Feststellung depressiver Störungen stehen zahlreiche Tests zur Verfügung. Besonders häufig wird der **GDS-Test** (Geriatric Depression Screening Scale) angewandt (Tabelle 22.21.3).
  - Dieser Test wurde nicht zur Überprüfung des Behandlungserfolges bei Depression entwickelt. Dazu kann z.B. Montgomery-Åsberg Depression Rating Scale (MADRS) verwendet werden.
  - Der GDS-Test ist für demente Patienten nicht geeignet. Diese können z.B. mit dem Cornell-Test untersucht werden.

Tabelle 22.21.1 **Der Barthel-Index – eine Skala zur Messung der physischen Funktionsfähigkeit**

1. Nahrungsaufnahme	Kann nicht selbständig essen	0
	Benötigt Hilfe beim Schneiden, Butter aufstreichen etc., oder benötigt spezielle Diät	5
	Unabhängig	10
2. Transfer zwischen Stuhl und Bett und zurück	Nicht möglich, kann nicht frei sitzen	0
	Kann sitzen, muss aber aus dem Bett gehoben bzw. mit viel Hilfe in den Stuhl gesetzt werden	5
	Braucht ein wenig Hilfe (verbal oder physisch)	10
	Unabhängig	15
3. Körperpflege	Braucht Hilfe bei der persönlichen Hygiene	0
	Unabhängig (Gesicht waschen, kämmen, rasieren, Zähne putzen)	5
4. Toilettenbenutzung	Auf Hilfe angewiesen	0
	Braucht ein wenig Hilfe, aber kann etwas alleine machen	5
	Unabhängig (auf die Toilette und wieder hinunter, anziehen, reinigen)	10
5. Baden	Braucht Hilfe	0
	Unabhängig	5
6. Gehen auf ebener Strecke	Immobil (oder weniger als 50 m Gehstrecke)	0
	Unabhängig im Rollstuhl inklusive Ecken, > 50 m	5
	Gehen mit Hilfe einer Person (verbal oder physisch) > 50 m	10
	Kann ohne Hilfe 50 m gehen, evtl. mit Gehilfe z.B.: Stock	15
7. Treppen steigen	Kann Treppen nicht hinauf-/hintersteigen	0
	Braucht Hilfe oder Begleitung	5
	Unabhängig	10
8. An- und Auskleiden	Gänzlich auf Hilfe angewiesen	0
	Braucht Hilfe, bewältigt aber mindestens die Hälfte der Aufgaben selbständig	5
	Unabhängig (einschließlich Schuhbänder binden und Verschlüsse schließen)	10
9. Stuhlkontrolle	Inkontinent (oder braucht Einläufe)	0
	Gelegentliche „Unfälle"	5
	Kontinent	10
10. Blasenkontrolle	Gänzlich inkontinent oder mit Katheter, unfähig alleine zurechtzukommen	0
	Gelegentliche „Unfälle"	5
	Kontinent	10
	Kontinent	10
maximal 100 Punkte		

Tabelle 22.21.2 IADL-Skala (Erweiterte Aktivitäten des täglichen Lebens), Lawton

1. Telefonieren	1	Betätigt selbständig das Telefon; kann Telefonnummern nachschauen und wählen etc.
	1	Wählt einige gut bekannte Nummern
	1	Beantwortet das Telefon, tätigt aber selbst keine Anrufe
	0	Verwendet das Telefon überhaupt nicht
2. Einkaufen	1	Erledigt alle Einkäufe selbständig
	0	Erledigt nur kleine Einkäufe selbständig
	0	Braucht für Einkäufe immer Begleitung
	0	Kann nicht einkaufen gehen
3. Mahlzeiten zubereiten	1	Kann ausreichende Mahlzeiten selbständig planen, zubereiten und servieren
	0	Kann ausreichende Mahlzeiten zubereiten, sofern Zutaten vorhanden
	0	Kann fertige Mahlzeiten aufwärmen und servieren, oder kann Mahlzeiten zwar zubereiten, ernährt sich aber nicht ausreichend
	0	Mahlzeiten müssen zubereitet und serviert werden
4. Haushaltsführung	1	Führt den Haushalt alleine oder mit gelegentlicher Hilfe (z.B. für die „grobe Arbeit")
	1	Erledigt leichte, tägliche Arbeiten selbst, wie Geschirr spülen und Bett machen
	1	Erledigt tägliche Arbeiten, kann aber den Haushalt nicht entsprechend sauber halten
	1	Braucht Hilfe im Haushalt
	0	Beteiligt sich nicht an der Hausarbeit
5. Wäsche	1	Erledigt die gesamte persönliche Wäsche selbst
	1	Wäscht Kleinigkeiten, wie z.B. Socken, Strümpfe etc.
	0	Die gesamte Wäsche muss von anderen erledigt werden
6. Verkehrsmittel	1	Benutzt selbständig öffentliche Verkehrsmittel oder fährt Auto
	1	Ruft selbst ein Taxi, benutzt aber keine öffentlichen Verkehrsmittel
	1	Benutzt öffentliche Verkehrsmittel nur in Begleitung anderer Personen
	0	Bentzt ausschließlich Taxi oder Auto und braucht dazu die Hilfe einer anderen Person
	0	Bentzt keine Verkehrsmittel

7. Eigenverantwortlicher Gebrauch von Arzneimitteln	1	Nimmt selbständig Medikamente in der richtigen Dosierung und zum richtigen Zeitpunkt ein
	0	Nimmt selbständig Medikamente ein, wenn diese in separaten Dosen zum Gebrauch bereit liegen
	0	Ist nicht in der Lage, selbständig Medikamente einzunehmen
8. Umgang mit Geld	1	Erledigt finanzielle Angelegenheiten selbständig (plant Ausgaben, stellt Schecks aus, zahlt Miete und Rechnungen, geht zur Bank), verwaltet das Einkommen
	1	Erledigt die täglichen Einkäufe, braucht aber Hilfe bei Banktransaktionen, größeren Einkäufen etc.
	0	Ist nicht in der Lage, mit Geld umzugehen

Tabelle 22.21.3 **GDS-Test (Geriatric Depression Scale)**

Anweisungen für den Patienten: Diese Fragen beziehen sich auf Stimmungen, Einstellungen und Gefühle im täglichen Leben. Bitte wählen Sie die Antwort, die Ihrer Stimmung in der vergangenen Woche am besten entspricht. Ich werde Ihnen die Fragen nun vorlesen und bitte Sie, mit „ja" oder „nein" zu antworten.

	Ja	Nein
1. Sind Sie im Wesentlichen mit Ihrem Leben zufrieden?	0	1
2. Haben Sie viele Ihrer früheren Tätigkeiten und Interessen aufgegeben?	1	0
3. Empfinden Sie eine Leere in Ihrem Leben?	1	0
4. Ist Ihnen oft langweilig?	1	0
5. Denken Sie mit Hoffnung an die Zukunft?	0	1
6. Gibt es Gedanken, die Ihnen ständig durch den Kopf gehen und Ihnen keine Ruhe lassen?	1	0
7. Sind Sie meist guter Laune?	0	1
8. Haben Sie Angst, dass Ihnen etwas Schlimmes zustoßen könnte?	1	0
9. Sind Sie meist glücklich und zufrieden?	0	1
10. Fühlen Sie sich manchmal hilflos?	1	0
11. Sind Sie oft unruhig und nervös?	1	0
12. Bleiben Sie lieber daheim als aus dem Haus zu gehen und etwas zu unternehmen?	1	0
13. Machen Sie sich oft Sorgen um die Zukunft?	1	0
14. Glauben Sie, dass Sie größere Probleme mit dem Gedächtnis haben als die meisten anderen Menschen?	1	0
15. Finden Sie Ihr jetziges Leben schön?	0	1
16. Fühlen Sie sich niedergeschlagen und traurig?	1	0
17. Fühlen Sie sich in Ihrem jetzigen Zustand ziemlich wertlos?	1	0
18. Quälen Sie Gedanken über die Vergangenheit?	1	0
19. Finden Sie das Leben aufregend?	0	1
20. Fällt es Ihnen schwer, etwas Neues zu beginnen?	1	0
21. Fühlen Sie sich voller Energie?	0	1
22. Halten Sie Ihre Situation für hoffnungslos?	1	0
23. Finden Sie, dass es den meisten Menschen besser geht als Ihnen?	1	0
24. Sorgen Sie sich oft um Kleinigkeiten?	1	0
25. Ist Ihnen oft zum Weinen zu Mute?	1	0
26. Haben Sie Schwierigkeiten, sich zu konzentrieren?	1	0
27. Stehen Sie am Morgen mit Freude auf?	0	1
28. Gehen Sie gesellschaftlichen Anlässen lieber aus dem Weg?	1	0
29. Fällt es Ihnen leicht, Entscheidungen zu treffen?	0	1
30. Können Sie so klar denken wie früher?	0	1
Gesamtergebnis	0–10	Normal
	11–20	Leichte Depression
	21–30	Schwere Depression

Evaluation von Verhaltensstörungen dementer Patienten

- Verhaltensstörungen dementer Patienten sind der größte Risikofaktor in der institutionalisierten Betreuung.
- Das Auftreten von Verhaltensstörungen muss bei der Überprüfung der medikamentösen oder anderen Behandlung der Demenz berücksichtigt werden.
- Neuropsychiatric Inventory (NPI) ist in diesem Kontext ein nützlicher Test.

22.30 Organisation der Betreuung betagter Patienten – intermediäre Dienste

Anmerkung für Österreich: **Der Großteil der in dieser Leitlinie erwähnten Dienste für die Betreuung von betagten Patienten in vertrauter Atmosphäre ist in Österreich nicht in der erwähnten Form verfügbar. Ein derartig fein graduiertes Betreuungsprogramm beispielsweise durch Tages- oder Wochentagskliniken ist für die überwiegende Mehrzahl der geriatrischen Pflegepatienten in Österreich noch nicht realisiert. Die Betreuung dieser Patienten ist durch die Zusammenarbeit von Hausärzten, Gerontopsychiatern, Abteilungen für Akutgeriatrie mit den üblichen mobilen Hilfsdiensten auf dem Gebiet der konventionellen Krankenbetreuung mit dem üblichen Angebot der Krankenpflege organisierbar.**

Allgemeines

- Intermediäre Dienste im Bereich der Altenbetreuung stellen eine heterogene Gruppe von Dienstleistungen im Grenzbereich zwischen ambulanter und institutioneller Betreuung dar. In Tabelle 22.30, die einen Überblick über die derzeitige Organisation der Altenbetreuung gibt, sind diese Dienste mit einem Sternchen (*) gekennzeichnet.
- Andere Formen intermediärer Dienste umfassen zum Beispiel:
  - eine Kombination aus Betreuungs- und Gesundheitsdiensten zu Hause und Krankenhausdienstleistungen in Form eines Heimkrankenhauses – „krankenhausbasierte Betreuung zu Hause"
  - psychogeriatrische Tagesaktivitäten
  - Tagesbetreuungsdienste für spezielle Gruppen (z.B. Demenzpatienten)
- Die Entwicklung intermediärer Dienste wird durch verschiedene gesellschaftliche Trends gefördert:
  - Ein zunehmender Prozentsatz der Bevölkerung bedarf der institutionellen Betreuung.
  - Hohe Kosten der institutionellen Betreuung und wirtschaftliche Probleme der Trägerorganisationen im Gesundheitswesen.
  - Der steigende Bedarf älterer Menschen nach qualitativ guten Dienstleistungen.

Durch Hilfsdienste betreute Wohnungen

- Ermöglichen selbst Personen mit Behinderungen ein unabhängiges Leben.
- Bieten Sicherheit für allein lebende, betagte Menschen, da Hilfe rund um die Uhr verfügbar ist.
- Ausstattungsnormen:
  - Die Größe einer solchen Wohnung für eine Person sollte bei 42–45 m² liegen.
  - Die Wohnung sollte für den Gebrauch von Mobilitätshilfen, z.B. eines Rollstuhls, geeignet sein.

Tabelle 22.30 Organisation der Betreuung betagter Patienten

Soziale Dienste	Gesundheitsbezogene Dienste
Individuelle Sozialarbeit • Information und Beratung • Vermittlung von Sozialhilfeleistungen	**Betreuung durch das Gesundheitszentrum** • Beratung in Gesundheitsfragen • Sprechstunde des Allgemeinmediziners • Zahnbehandlung • Rehabilitation • Mobile Gesundheitsdienste (*) • Psychogeriatrische Betreuung
Hausbetreuung • Heimhilfe • Transportleistungen • Finanzielle Unterstützung für Pflegende • Aktivitäten in der Tagesstätte (*) • Hauspflege tagsüber (*)	
Betreutes Wohnen • Wohnungen mit Serviceangebot (*) • Hauswirtschaftliche Versorgung und kleinere Ausbesserungen	
Therapeutische Wohngemeinschaften (*) • Wohngemeinschaften mit integrierten Pflegeleistungen	
Pflegeheime • Tagespflege (*) • Kurzzeitpflege (*) • Periodische stationäre Versorgung (*) • Spezialeinrichtungen für Demenzkranke (*) • Reguläre Langzeitpflege	**Krankenhäuser: Einrichtungen der Grundversorgung** • Tagesklinik (*) • Nachtklinik (*) • Wochentagsklinik (*) • Periodische stationäre Versorgung (*) • Sterbebegleitung/Hospize • Akutfälle • Geriatrisches Assessment • Rehabilitation • Langzeitbehandlung
	Schwerpunktkrankenhaus • Akut Erkrankte • Diagnostische Abklärungen • Rehabilitation • Psychiatrische Behandlung • Psychogeriatrische Betreuung • (Langzeitbehandlung)

- Die Erreichbarkeit von Hilfe rund um die Uhr kann durch ein Alarmsystem gewährleistet werden.
- Gemeinschaftseinrichtungen für die Bewohner und das Personal (entweder zum Haus gehörig oder durch Betreuungsdienste der Gemeinde bereitgestellt) sind erforderlich.

Wohngemeinschaften

- Eine Form des betreuten Wohnens, die betagten Menschen mit Bedarf nach Aufsicht und Hilfe rund um die Uhr ein Höchstmaß an Autonomie bietet.
- Schlafzimmer (oder Apartments) in unmittelbarer Nähe von Gemeinschaftseinrichtungen (mit Arbeits- und Sozialräumen für das Personal).
- In einem wohnungsähnlichen Umfeld, in dem eine kleine Gruppe von Menschen zusammenlebt, kommen Personen mit kognitiver Beeinträchtigung meist besser zurecht als in einer großen Institution.
- Ein an Demenz leidender Mensch bedarf der ständigen Aufsicht und braucht eine sichere Umgebung mit versperrbaren Türen.
- Wohngemeinschaften erweisen sich als besonders günstig für Demenzpatienten und für betagte Menschen, die sich zuvor in stationärer psychiatrischer Behandlung befanden.
- Einrichtungen zur Betreuung dementer Menschen sollten klein (8–10 Patienten) und auf die Betreuung von 1 oder 2 Patienten mit schwierigen Verhaltensproblemen vorbereitet sein.

Tagesklinik

- Verschiedene Zielsetzungen sind möglich: Assessment, Diagnostik, Rehabilitation, spezifische Therapien oder aber Entlastung der pflegenden Angehörigen.
- Die Pflege ist immer zielorientiert, eine Erfolgskontrolle ist vorzusehen.
- Der Klient/Patient sucht 1–5 × pro Woche die Tagesklinik auf, wobei die Dauer der Intervention im Voraus festgelegt wird (z.B. 2 bis 3 Monate).
- Die Intervention kann sowohl die klassischen Gesundheitsdienstleistungen umfassen als auch Gruppentherapie, Rehabilitationsmaßnahmen oder stimulierende Aktivitäten.
- Die Tagesklinik kann beispielsweise der geeignete Ort sein für ein eingehendes geriatrisches Assessment, für die Evaluierung von Funktionsdefiziten und für ein Rehabilitationsprogramm (falls dafür die nötigen Ressourcen zur Verfügung stehen), sie kann tagsüber die Betreuung dementer Patienten übernehmen oder Gruppenaktivitäten für Patienten mit Bedarf an spezifischen Interventionen anbieten.
- Die Betreuung in einer Tagesklinik trägt zur Verbesserung der Lebensqualität bei. Evidenzmäßig am besten dokumentiert sind einerseits die Vorzüge von Tageskliniken mit umfangreichen Ressourcen und multidisziplinärem Behandlungsangebot für Alterspatienten und andererseits die Tagesbetreuung von Demenzpatienten, die auch in bescheiden ausgestatteten Einrichtungen sehr erfolgreich sein kann.

Wochentagsklinik

- Eine Krankenhausstation, die Betreuungsdienste an Wochentagen anbietet, ist für Rehabilitationszwecke und für geriatrische Untersuchungen geeignet. Die Patienten müssen in der Lage sein, sich während des Wochenendes zu Hause selbst zu versorgen.
- Eine Kombination aus Betreuung zu Hause und im Krankenhaus motiviert die Patienten zur Rehabilitation.

Hauskrankenpflege

- Durch mobile Dienste werden Patienten, die anderenfalls einer stationären Pflege bedürften, zu Hause von qualifiziertem Betreuungspersonal medizinisch versorgt.
- Im Rahmen der Hauskrankenbetreuung kann auch kompetente Sterbebegleitung organisiert werden.
- Hauskrankenpflegedienste sind nicht billiger als die herkömmliche stationäre Pflege, führen jedoch zu einem höheren Grad an Patientenzufriedenheit **B**.

Kurzfristige und periodische Betreuung in Pflegeheimen

- Ziel dieser Betreuungsform ist es,
  - dem betagten Menschen durch Gewährleistung des Zugangs zu regelmäßiger Betreuung und Zustandsbeurteilung das Leben zu Hause zu ermöglichen,
  - die Institutionalisierung durch Verringerung der Belastung der Betreuungspersonen (Erholungspausen) hinauszuschieben oder zu verhindern **D**.
- Die Betreuung sollte im Rahmen eines rechtzeitig im Voraus erstellten Leistungs- und Betreuungsplans erfolgen.
- Die in einer solchen Einrichtung praktizierte Pflegephilosophie sollte jene einer Rehabilitationspflege sein, die verhindert, dass sich die vorbestehenden Funktionsdefizite der Patienten während der stationären Betreuung noch weiter verschlechtern.

Nachtbetreuung

- Nachtbetreuung kann für eine kleine Gruppe von Patienten bzw. deren Betreuungspersonen sinnvoll sein, wenn zum Beispiel häufiges Heben des Patienten erforderlich ist.

Zukünftige Entwicklungen

- Die vorübergehende institutionelle Betreuung ist als Unterstützung der Betreuung zu Hause zu betrachten.
- Es sollten entsprechende Ressourcen bereitgestellt werden, um eine größere Autonomie für Einzelne und Gemeinschaften zu ermöglichen.
- Durch organisatorische Koordination von Gesundheits- und Sozialdiensten ist die Entwicklung intermediärer Dienste zu fördern.
- Die Qualität der institutionellen Betreuung sollte kontinuierlich überwacht und verbessert werden.
- In einem institutionellen Rahmen lebende ältere Menschen sollten eine auf Rehabilitation abzielende Betreuungspflege erhalten
- Betreuungsleistungen für Demenzpatienten, die zuhause leben, stellen nach wie vor eine der größten Herausforderungen im Rahmen der Altenbetreuung dar.
- Für die gerontopsychiatrische Pflege werden spezialisierte intermediäre Dienste geschaffen werden müssen.
- Der Bedarf an Pflegeeinrichtungen für ältere Menschen und die Ressourcenallokation hiefür sollten systematisch und mit vergleichbaren Methoden analysiert werden.
- Das Fachwissen engagierter Allgemeinmediziner, Geriater und Gerontopsychiater ist als Unterstützung gefordert, insbesondere dann, wenn die Einweisung zur permanenten institutionellen Betreuung ansteht.
- Das Ziel besteht darin, 90% aller Menschen im Alter von über 80 Jahren mit Hilfe einer Vielfalt von Dienstleistungen ein Leben zu Hause zu ermöglichen.
- Innerhalb der gesamten Kette an Pflegeeinrichtungen, insbesondere auch in spezialisierten Zentren, sollte das Ziel der Rehabilitation verfolgt werden, auch wenn dies angesichts der oft gegebenen Multimorbidität schwer zu verwirklichen ist.
- Eine der großen Herausforderungen in der Altenpflege besteht darin, eine ausreichend große Zahl von qualifizierten und motivierten Mitarbeitern einzusetzen, die sich für die Pflege multimorbider älterer Menschen engagieren.

22.31 Beurteilung der Notwendigkeit einer institutionellen Betreuung

Grundregeln

- Vor der Einweisung eines betagten Menschen zur institutionellen Betreuung sollte stets eine sorgfältige medizinische und psychosoziale Beurteilung seiner Situation unter Einbeziehung der möglichen Wirkungen von Rehabilitation und Pflege erfolgen. Selbst bei bereits in institutioneller Pflege befindlichen Personen sollte die Möglichkeit einer Rückkehr zur häuslichen Betreuung erwogen werden.
- Die systematische Ermittlung der psychischen und funktionellen Fähigkeiten unter Einsatz standardisierter Instrumente ist ein wesentlicher Bestandteil jeder Beurteilung. Auch der Gesundheitszustand und die Lebensumstände des Patienten sind wichtige Faktoren. Die im Bereich der primärmedizinischen Versorgung bestehenden Möglichkeiten sollten ebenso in Betracht gezogen werden wie die Meinung des betroffenen Patienten selbst und seiner Betreuungspersonen.
- Für die Beurteilung des Patienten ist oft die Zusammenarbeit von Angehörigen verschiedener Sozial- und Gesundheitsberufe nötig.

Beurteilungsgruppe

- Anmerkung: Teams, wie hier beschrieben, sind in Österreich nicht verfügbar. Üblicherweise wird die Entscheidung von Hausarzt, Pflegediensten, Angehörigen und evtl. Spezialisten (Neurologie, Psychiatrie, Geriatrie oder innere Medizin etc.) gemeinsam getroffen.
- Die Beurteilung der Notwendigkeit einer institutionellen Betreuung sollte durch ein zentrales, auf diese Tätigkeit spezialisiertes Team (in großen Gemeinden durch mehrere Teams) erfolgen Ⓐ. Die Zusammensetzung der Teams kann unterschiedlich sein. Eine Vertretung der folgenden Sektoren des Gesundheitsbereichs ist denkbar:
  - geriatrisch ausgebildeter oder für die Langzeitbetreuung verantwortlicher Arzt
  - Heimkrankenschwester oder eine andere mit dem Patienten vertraute Krankenschwester
  - Sozialarbeiter
  - Psychologe
  - Physiotherapeut
  - Beschäftigungstherapeut
- In vielen Fällen ist auch die Konsultation verschiedener Spezialisten erforderlich, z.B. von Neurologen, Orthopäden, Psychiatern, Physiotherapeuten, Ophthalmologen oder HNO-Spezialisten.

Beurteilung des Patienten

- Zur Ermittlung des richtigen Maßes an Betreuung müssen zuerst die psychischen und funktionellen Fähigkeiten des Patienten bestimmt werden. Auch der Gesundheitszustand und die Lebensumstände stellen wichtige Faktoren dar.

Funktionelle Beurteilung

- Zur Ermittlung der funktionellen Behinderung eines betagten Menschen stehen verschiedene Skalen und Indikatoren zur Verfügung. Der ADS-Index nach Katz (Aktivitäten des täglichen Lebens) kommt häufig zum Einsatz. Dieser ist jedoch zur Beurteilung der funktionellen Behinderung von Patienten in nicht institutioneller Betreuung kaum geeignet (22.21). Daher sollte auch eine Beurteilung anhand der IADL-Skala (Instrumental Activities of Daily Living = erweiterte Aktivitäten des täglichen Lebens) erfolgen, die eine Aussage darüber ermöglicht, inwieweit der betagte Mensch Tätigkeiten wie Einkaufen, Kochen und Telefonieren ausführen, den Haushalt in Ordnung halten, finanzielle Angelegenheiten regeln und selbstständig Medikamente einnehmen kann (22.21).

Kognitive Beeinträchtigung und psychiatrische Symptome

- Kognitive Funktion
  - Zur Beurteilung der kognitiven Funktionsfähigkeit kann zum Beispiel der Mini-Mental-Status-Test nach Folstein angewandt werden. Der amerikanische CERAD-Test zur Beurteilung von Gedächtnisbeeinträchtigungen und früher Demenz umfasst eine größere Anzahl von Aufgaben und wird von manchen Spezialisten empfohlen. Vor der Einweisung eines alten Menschen zur institutionellen Betreuung sollte eine korrekte Demenzdiagnose erfolgen und eine mögliche Demenztherapie erprobt werden (36.52).
- Depression
  - Neben dem klinischen Erscheinungsbild sind auch die DSM-IV-Kriterien zur Depressionsdiagnose geeignet. Die GDS (geriatrische Depressionsskala) wird vielfach zum Depressions-Screening eingesetzt (22.21).
  - Auch zahlreiche andere Skalen eignen sich zur Beurteilung der funktionellen und psychischen Behinderungen eines betagten Menschen, wobei jedoch eine genaue Kenntnis der gewählten Skala von entscheidender Bedeutung ist.

Gesundheitszustand

- Die Auswirkung von Erkrankungen auf die Funktionsfähigkeit des betagten Menschen und der dadurch entstehende Betreuungsbedarf ist im Rahmen einer Untersuchung des Gesundheitszustands zu ermitteln. Bei der Auswahl des geeigneten Orts der Betreuung sind die folgenden Fragen zu berücksichtigen:
  ○ Stabilität des Zustands
    – Verhaltensstörungen dementer Patienten, schlecht eingestellter Diabetes, schwere Herzinsuffizienz oder chronisch obstruktive Lungenerkrankung sind Beispiele für Erkrankungen, die durch Instabilität gekennzeichnet sind.
  ○ Langzeitprognose der Erkrankung
    – Wenn eine Langzeitbetreuung in einer Institution ins Auge gefasst wird, ist die Auswirkung der Erkrankung auf die Funktionsfähigkeit im Voraus zu bedenken. So erfordern z.B. Verschlechterungen bei Demenz oder Parkinson-Krankheit sowie progrediente Krebserkrankungen eine vorausschauende Planung.
    – Die Prognose sollte einen Einfluss auf die Wahl des Orts der Betreuung haben.
  ○ Notwendigkeit einer Behandlung
    – Die Notwendigkeit spezieller therapeutischer Verfahren, wie z.B. mehrfache Insulininjektionen, Stoma, Druck- oder Beingeschwüre, Absaugen, Schmerzbekämpfung, Sterbebegleitung, ist zu bedenken.
    – Der Bedarf an Hilfsmitteln, z.B. Sauerstoffkonzentrator, Rollstuhl oder mechanische Hebevorrichtung, spielt bei der Entscheidung ebenfalls eine Rolle.
  ○ Sicherheitsrisiken
    – Besteht die Gefahr, dass der alte Mensch unbemerkt die Station verlässt, Alkohol oder Drogen konsumiert oder raucht?

Soziale Situation

- Die Dringlichkeit der Suche nach einem Pflegeplatz hängt von einer Vielzahl sozialer Faktoren ab.
  ○ Die Lebensumstände des Patienten sind entscheidend. In einer modern ausgestatteten Wohnung mit Lift kann ein alter Mensch länger bleiben als in einer Unterkunft ohne Fließwasser und Zentralheizung.
  ○ Finanzielle Probleme allein sollten nicht verhindern, dass alte Menschen zu Hause leben.
  ○ Das soziale Netzwerk spielt eine wichtige Rolle, wenn ein alter Mensch mit Unterstützung zu Hause lebt. Wenn jemand weder nahe Angehörige noch Freunde hat, entscheidet er sich vielleicht früher für eine institutionelle Betreuung. Andererseits kann eine problematische Beziehung (z.B. ein aggressiver, alkoholkranker Angehöriger) eine Institutionalisierung notwendig machen.
  ○ Es ist wichtig, die Meinung des Patienten und der Betreuungspersonen anzuhören und dann

zu beurteilen, ob sie der Situation gewachsen sind oder nicht. Natürlich haben die bestehenden Möglichkeiten der institutionellen Unterbringung einen Einfluss auf die Auswahl des Betreuungsortes.

Längere Betreuung zuhause

- Die Möglichkeit, den Patienten weiterhin zuhause zu betreuen, ist in allen Phasen der Beurteilung zu erwägen. Ein Hausbesuch durch einen Arzt vermittelt wahrscheinlich das beste Bild von den Lebensumständen des betagten Menschen.
  - Könnte es dem alten Menschen durch Bereitstellung von Geräten oder durch Umgestaltung der Wohnung ermöglicht werden, länger in den eigenen vier Wänden zu bleiben?
  - Kann die Belastung der Betreuungspersonen durch Ruhepausen, in denen der Patient anderswo betreut wird, entsprechend vermindert werden?
  - Würde der alte Mensch mit mehr Hilfe und Betreuung zuhause besser zurechtkommen? Durch ein individuell zugeschnittenes Angebot an Hilfeleistungen kann es alten Menschen ermöglicht werden, länger zuhause zu leben.

Spezielle Wohnungen für alte Menschen

- Das Leben in Wohnungen dieser Art wird durch die Bereitstellung grundlegender Dienstleistungen erleichtert, ist aber dem Leben zuhause sehr ähnlich. In manchen Wohnanlagen ist Hilfe rund um die Uhr verfügbar.

Wohnheime

- In manchen Wohnheimen sind bestimmte Dienstleistungen im Preis enthalten, in anderen müssen diese zugekauft werden.

Pflegeheime

- Die Insassen erhalten Unterkunft und Verpflegung und werden vom Personal bei den Aktivitäten des täglichen Lebens sowie bei der Einnahme von Medikamenten unterstützt. In manchen Pflegeheimen gibt es eigene Abteilungen für Demenzpatienten.

Krankenhäuser und krankenhausbasierte Langzeitbetreuung

- Für somatisch kranke und schwer demente Personen. Die Rehabilitationsmöglichkeiten sind oft besser als in den bisher genannten Institutionen.

Heimpflegedienste

- Die Betreuung durch qualifiziertes Gesundheitspersonal erfolgt in der Wohnung des Patienten in Situationen, die anderenfalls eine Einweisung ins Krankenhaus erfordern würden. Betreuungsleistungen dieser Art sind nur für einen begrenzten Zeitraum gedacht.
- Es gibt keine Evidenz darüber, dass Heimkrankenpflegedienste eine kostengünstigere Alternative zur stationären Betreuung sind. Durch frühzeitige Entlassung von Patienten nach chirurgischen Eingriffen und von älteren Menschen in betreuungsbedürftigem Zustand wird im Krankenhaus eine gewisse Anzahl von Akutbetten frei; die Maßnahme ist jedoch nur unter Einbeziehung der Betreuungspersonen durchführbar **Ⓑ**.

Wahl des Betreuungsortes

- Nach Ermittlung der physischen Funktionsfähigkeit, des Demenzgrades, des Gesundheitszustands, der sozialen Situation und der vorhandenen Mittel ist die Entscheidung zwischen institutioneller Betreuung und Betreuung zuhause zu treffen. Die Entscheidung sollte Personen mit entsprechender Erfahrung im Bereich der Geriatrie und der Gerontologie obliegen.
- Die Entscheidung sollte auf der Grundlage einer genauen Kenntnis der Qualität der Altenbetreuungsdienste und einer entsprechenden Evaluierung derselben erfolgen.
- Die Entscheidung ist unter Beachtung der individuellen Umstände zum richtigen Zeitpunkt zu treffen. Die Zusammenarbeit mit den nächsten Angehörigen des Patienten ist wichtig.
- In der Mehrzahl der Fälle ist letztlich Demenz der Grund für die Überführung in institutionelle Betreuung. Oft kann jedoch die Einweisung dank zusätzlicher unterstützender Maßnahmen und unter Abschätzung der weiteren Entwicklung des Zustandes hinausgeschoben werden. Eine zu frühe institutionelle Betreuung ist für den betagten Menschen ungünstig.
  - Bei beginnender Demenz benötigt die Familie Unterstützung in begrenztem Ausmaß. Vor allem die Information der Angehörigen über den Zustand des Patienten ist wichtig.
  - Bei mäßig schwerer Demenz kommt der Patient oft noch zuhause – in manchen Fällen sogar allein – zurecht. Wichtig ist dabei ein geregelter Tagesablauf, der durch die Dienstleistungen von Tageskliniken oder durch Tagesbetreuung unterstützt werden kann.
  - Ein schwer dementer alter Mensch bedarf der institutionellen Betreuung. Bei entsprechender Hilfe durch die Familie ist auch eine Betreuung zuhause möglich. In solchen Fällen müssen die Familienmitglieder ausreichend unterstützt werden.

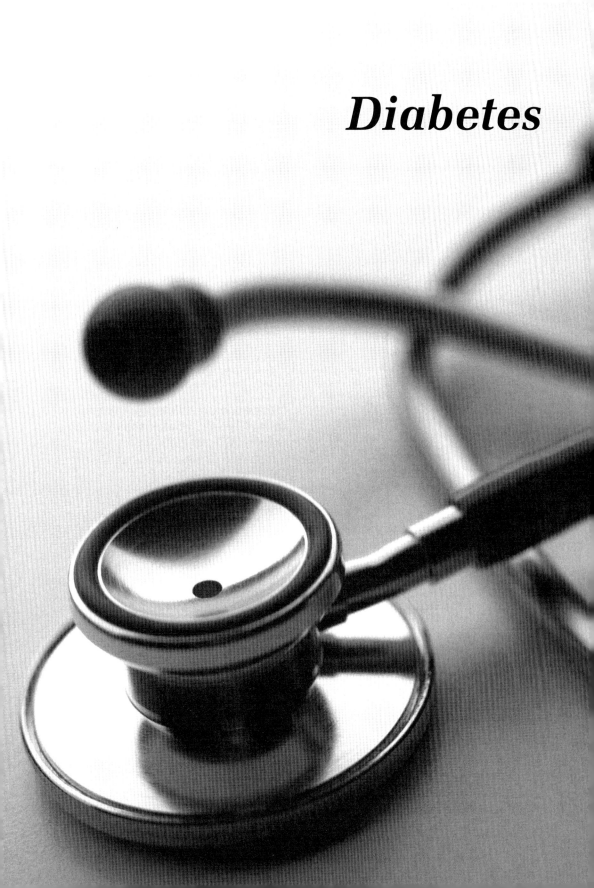

Diabetes

23.01 Diabetes mellitus: Definition, Differenzialdiagnostik und Klassifizierung

Definitionen

- Die Diagnose eines Diabetes basiert auf erhöhten Nüchternblutzuckerwerten (Plasma-Glukose ≥ 125 mg/dl bzw. ≥ 7,0 mmol/l) oder auf erhöhten 2-Stunden-Blutzuckerwerten nach oraler Glukosebelastung (Plasma-Glukose ≥ 200 mg/dl bzw. 11,0 mmol/l, Tabelle 23.01). Zur Beachtung: Kapillarblutzucker + 18 mg/dl (bzw. + 1 mmol/l) = Plasma- oder Serumzuckerspiegel. Patienten mit leicht erhöhten Nüchternwerten werden als eigene Risikogruppe betrachtet.
- Bei der gestörten Glukosetoleranz (impaired glucose tolerance – IGT) ist der Nüchternwert im Normalbereich oder leicht erhöht (< 125 mg/dl bzw < 7 mmol/l), der 2-Stunden-Wert jedoch erhöht (Plasma-Glukose > 140–200 mg/dl bzw ≥ 7,8–11,0 mmol/l).
  - Anmerkung: Die Diabetesdefiniton der österreichischen Diabetesgesellschaft folgt den WHO-Kriterien (www.sozialversicherung.at/mediaDB/75963.PDF).
- Glykosyliertes Hämoglobin, HbA1c, eignet sich gut zur Überwachung des Zuckerspiegels bei Diabetikern, die gegenwärtig verwendeten Methoden sind allerdings für die Diagnose eines Diabetes nicht genügend empfindlich.
- Liegen keine Anzeichen eines **Typ-1-Diabetes** (IDDM = insulin-dependant diabetes mellitus, insulinpflichtiger Diabetes mellitus) vor (Polydipsie, Polyurie, Gewichtsabnahme, eindeutig erhöhte Blutzuckerspiegel und Ketone in Blut und Harn) liegt die Diagnose eines Typ-2-Diabetes nahe.
- Der Begriff **Typ-2-Diabetes** (NIDDM = non-insulin-dependent diabetes mellitus, nicht insulinpflichtiger Diabetes mellitus) bezieht sich üblicherweise auf eine Diabeteserkrankung, die nach dem 35. Lebensjahr diagnostiziert wird und mit der der Patient ohne Insulinverabreichung überleben kann. Eine Insulinbehandlung von Typ-2-Diabetikern ist allerdings häufig erforderlich, um das Auftreten von durch Hyperglykämie verursachten Organschäden zu vermeiden.
- Das Alter zum Zeitpunkt der Diagnose weist nicht immer auf den Typ des Diabetes hin. Zum Zeitpunkt der Diagnose sind 10–15% der Typ-1-Diabetiker älter als 30 Jahre. Der sogenannte MODY-Diabetes (Maturity Onset Diabetes of Youth) beginnt oft, der Typ-2-Diabetes manchmal im Alter von weniger als 30 Jahren.
- In der Anfangsphase der Krankheit scheinen manche Patienten an Typ-2-Diabetes zu leiden, innerhalb weniger Jahre kommt es allerdings zu einem signifikanten Insulinmangel. Bei diesen Patienten werden üblicherweise GAD-Antikörper gefunden. Gemäß dem jüngsten WHO-Klassifikationsvorschlag werden diese Patienten als Typ-1-Diabetiker eingestuft. Dieses Krankheitsbild wird auch mit den inoffiziellen Begriffen LADA „Latent Autoimmune Diabetes in Adults" und „Typ-1 ½-Diabetes" bezeichnet.

Symptome und klinische Zeichen, die auf Typ-1-Diabetes schließen lassen (ICD-10: E10)

- Der Patient ist üblicherweise schlank oder normalgewichtig.
- Unbeabsichtigter Gewichtsverlust:
  - Signifikanter unbeabsichtigter Gewichtsverlust innerhalb weniger Wochen vor Diagnose lässt üblicherweise auf insulinpflichtigen Diabetes schließen.
- Ketoazidose zum Zeitpunkt der Diagnosestellung:
  - Ketone sind im Harn bzw. Plasma eindeutig nachzuweisen,
  - metabolische Azidose

Tabelle 23.01 Diagnostische Schwellenwerte der Glukosekonzentration (mg/dl bzw. mmol/l) in nüchternem Zustand und 2 Stunden nach Glukosetoleranztest mit 75 g Glukose (WHO 2006 www.sozialversicherung.at/mediaDB/75963.PDF)

		Venöses Blut (mg/dl bzw. mmol/l)		Kapillarblut (mg/dl bzw. mmol/l)	
		Plasma	Vollblut	Plasma	Vollblut
Abnorme Nüchternglukose (IFG)	Nüchtern	110–125 mg/dl 6,1–6,9 mmol/l	100–108 mg/dl 5,6–6,0 mmol/l	110–125 mg/dl 6,1–6,9 mmol/l	100–108 mg/dl 5,6–6,0 mmol/l
	2-Stunden-Wert	< 140 mg/dl < 7,8 mmol/l	< 120 mg/dl < 6,7 mmol/l	< 160 mg/dl < 8,9 mmol/l	< 140 mg/dl < 7,8 mmol/l
Gestörte Glukosetoleranz (IGT)	Nüchtern	< 126 mg/dl < 7,0 mmol/l	< 110 mg/dl < 6,1 mmol/l	< 126 mg/dl < 7,0 mmol/l	< 110 mg/dl < 6,1 mmol/l
	2-Stunden-Wert	140–200 mg/dl 7,8–11,0 mmol/l	120–180 mg/dl 6,7–9,9 mmol/l	160–218 mg/dl 8,9–12,1 mmol/l	140–200 mg/dl 7,8–11,0 mmol/l
Diabetes mellitus	Nüchtern	≥ 126 mg/dl ≥ 7,0 mmol/l	≥ 110 mg/dl ≥ 6,1 mmol/l	≥ 126 mg/dl ≥ 7,0 mmol/l	≥ 110 mg/dl ≥ 6,1 mmol/l
	2-Stunden-Wert	≥ 200 mg/dl ≥ 11,1 mmol/l	≥ 180 mg/dl ≥ 10,0 mmol/l	≥ 220 mg/dl ≥ 12,2 mmol/l	≥ 200 mg/dl ≥ 11,1 mmol/l

- Niedrige C-Peptid-Konzentration (= Einschränkung der eigenen Insulinausschüttung):
  - Serum-C-Peptid – niedrig zum Zeitpunkt der Diagnose (< 0,2–0,3 nmol/l), später nicht mehr nachweisbar (üblicherweise < 0,1 nmol/l). Zur Beachtung: Die C-Peptid-Konzentration hängt vom Blutzuckerspiegel ab (die Konzentration steigt bei hohen und sinkt bei niedrigen Blutzuckerwerten).
- Inselzell- oder Glutamat-Decarboxylase- (GAD-) Antikörper (positiv bei 70–80% der Patienten zum Zeitpunkt der Diagnose. Bei unter 20-jährigen Patienten ist eine Bestimmung üblicherweise nicht erforderlich).
  - Anmerkung: Die beiden letzteren Untersuchungen werden in Österreich üblicherweise nur durch Spezialambulanzen oder durch niedergelassene Diabetologen veranlasst.
- Beginn der Erkrankung im Alter von weniger als 30 Jahren, bei manchen Patienten (10–15%) tritt sie allerdings erst später auf.

Symptome und klinische Zeichen, die auf Typ-2-Diabetes schließen lassen (ICD-10: E11)

- Die häufigste Form des Diabetes (70–80% aller Diabetiker).
- 80% der Patienten sind übergewichtig.
- Das so genannte **Insulinresistenzsyndrom (metabolisches Syndrom)** geht der Krankheit häufig voraus: Übergewicht, Bluthochdruck, abnormale Lipidwerte (hohe Triglyceride [175–260 mg/dl bzw. 2–3 mmol/l, manchmal > 440 mg/dl bzw. > 5 mmol/l] und niedriges HDL-Cholesterin) und häufig erhöhte Harnsäurespiegel.
- Üblicherweise im Erwachsenenalter (> 35 Jahre) nachgewiesen.
- Arteriosklerose ist die wichtigste Komplikation der Krankheit: koronare Herzkrankheit, Arteriosklerose der unteren Extremitäten und des Gehirns und andere makrovaskuläre Erkrankungen (Schlaganfall).
- In der Familienanamnese der Patienten finden sich gehäuft Diabetes und Bluthochdruck sowie koronare Herzerkrankung.

Andere Formen von Diabetes

- **MODY** (Typ-2-Diabetes, der in jungen Jahren auftritt, ICD-10: E14.9)
  - Kann sowohl mit Typ-1- als auch Typ-2-Diabetes verwechselt werden.
  - Dazu gehört eine Reihe von Unterformen, die durch Mutation der die Insulinausschüttung regulierenden Gene verursacht werden.
  - Zu den typischen Erscheinungen von MODY-Diabetes gehören:
    - frühes Auftreten (oft < 25 Jahre, großer Schwankungsbereich!)
    - dominantes Vererbungsmuster (Bestehen von Diabetes über mehrere Generationen – wichtig: Familienmitglieder untersuchen!)
    - Insulinmangel unterschiedlichen Ausmaßes
    - Insulinempfindlichkeit, d.h. Neigung zu Hypoglykämie
  - Manche Patienten können die Krankheit durch Diät oder orale Medikamente in den Griff bekommen, während bei anderen eine Insulinbehandlung mit multiplen Injektionen erforderlich ist.
  - Bei Verdacht auf MODY sollte der Patient unbedingt in eine Spezialabteilung überwiesen werden (z.B. genetische Beratung).
- Anmerkung: Diese Form eines Diabetes mellitus tritt in Österreich deutlich seltener auf als in den nordeuropäischen Ländern.
- **Mitochondrialer Diabetes** ist ein **seltener genetischer Defekt,** der von der Mutter an die nächste Generation (sowohl in der männlichen als auch in der weiblichen Linie) weitergegeben wird. Zu den Begleiterkrankungen gehören auch Veränderungen anderer Organe wie z.B. Beeinträchtigungen des Hörvermögens. Das Ausmaß des Insulinmangels ist unterschiedlich.
- Sekundärer Diabetes (E13)
  - Tritt häufig nach Erkrankungen wie Pankreatitis auf (9.32). Kann mit Hypercortisolismus (Cortisonbehandlung oder Cushing-Syndrom) oder mit einer Überproduktion des Wachstumshormons (Akromegalie) vergesellschaftet sein. Typ-2-Diabetes findet sich häufig in der Familienanamnese.
- Diabetes nach Pankreatektomie (E 89.1)
  - Tritt nach radikaler Pankreatektomie auf. Verbunden mit erhöhter Hypoglykämieanfälligkeit.

Gestationsdiabetes

- Diabetes während der Schwangerschaft
- Bei 20–40% der Frauen kommt es später zur Ausbildung eines Typ-2-Diabetes, in seltenen Fällen zu Typ-1-Diabetes.

Oraler Glukosetoleranztest

- Zur Diagnose einer beeinträchtigten Glukosetoleranz erforderlich.
- Diabetes kann auch mittels Nüchternbluttest diagnostiziert werden.
- Dem Patienten werden in nüchternem Zustand 75 g Glukose in einer 10igen oder 20%igen Lösung verabreicht.
- Die Blutzuckerwerte werden unmittelbar vor und 2 Stunden nach Einnahme der Lösung bestimmt.

- Der Patient muss zuvor 3 Tage lang normale Mengen an Kohlenhydraten zu sich genommen haben, außer in der Nacht vor der Untersuchung.
- Interpretation der Werte siehe 23.01.

23.10 Hypoglykämie bei Diabetikern

Zielsetzungen

- Bei jedem bewusstlosen Diabetiker muss an eine Hypoglykämie gedacht werden, besonders bei Typ-1-Diabetikern.
- Zur Vermeidung einer Hypoglykämie ist die Insulindosis genau zu revidieren, wenn ein Patient
  - hypoglykämische Symptome berichtet bzw.
  - bei Selbstmessungen niedrige Blutzuckerwerte (< 70 mg/100 ml bzw. < 4 mmol/l) aufweist.
- Besonders gefährlich sind niedrige Blutzuckerwerte in der Nacht.
- Bei älteren Patienten ist bei der Behandlung mit Sulfonylharnstoffen besondere Vorsicht geboten.

Kriterien für das Vorliegen einer Hypoglykämie

- Niedrige Blutglukosewerte: < 70 mg% (4 mmol/l) bzw. bei schwerer Hypoglykämie < 55 mg% (3,1 mmol/l).
- Symptome, die auf eine Hypoglykämie hinweisen (können fallweise fehlen, siehe unten).
- Verschwinden der Symptome nach Gabe von Glukose.

Adrenerge Symptome bei Hypoglykämie

- Symptome
  - Palpitationen
  - Schweißausbrüche
  - Hungergefühl
  - Zittern der Hände
  - Unruhe
- Es ist zu beachten, dass diese Symptome mit der fortschreitenden Dauer der Erkrankung oder bei besonders strikter Blutzuckereinstellung und häufigen Hypoglykämieepisoden schwinden können. In letzterem Fall führt eine Erhöhung des Blutzuckerspiegels dazu, dass die Warnsymptome einer Unterzuckerung für einige Wochen oder Monate wieder auftreten.
- Wenn der Blutzuckerspiegel über einen längeren Zeitraum hoch war, können manchmal Symptome einer Hypoglykämie selbst dann auftreten, wenn der Blutzuckerspiegel normal ist. Dies ist vielleicht auf eine physiologische Anpassung zurückzuführen, die durch eine Verbesserung der Glukosebilanz korrigiert werden kann. Oft spielt auch die Angst des Patienten vor Hypoglykämien auf Grund von früheren Erfahrungen eine Rolle. Es empfiehlt sich, die Problematik mit dem Patienten eingehend zu besprechen.

ZNS-Symptome bei Hypoglykämie

- Zeichen einer schweren Hypoglykämie:
  - Kopfschmerz
  - Verwirrtheit
  - Sehstörungen, vor allem Doppelbilder
  - Verhaltens- und Persönlichkeitsstörungen
  - Bewusstlosigkeit und Krämpfe

Patienten mit Hypoglykämierisiko

- Das Hypoglykämierisiko ist am größten bei Diabetikern,
  - bei denen eine strikte Blutzuckereinstellung (HbA_{1c} < 7%) mit fehlenden Hypoglykämie-Symptomen besteht.
  - die sehr niedrige nächtliche Blutzuckerwerte aufweisen (der morgendliche Nüchternblutzucker kann auch hoch sein).
  - die sich stark, aber unregelmäßig körperlich betätigen.
  - die sich nicht an das Behandlungsregime halten, besonders bei Alkoholabusus.
  - die bereits schwere Hypoglykämien erlitten haben.
  - die mit Medikamenten behandelt werden, die Symptome einer Hypoglykämie verschleiern können.
  - die eine deutliche Niereninsuffizienz haben (Elimination von Insulin ist verzögert).
- Es ist zu beachten, dass die Behandlung älterer Patienten mit Sulfonylharnstoffen und Insulin einen Risikofaktor darstellt.

Therapie

- Leichte Anzeichen einer Hypoglykämie sind durch die Einnahme einer kleinen Mahlzeit, die 10 g schnell resorbierbare Glukose enthält, zu behandeln. Verschwinden die Symptome nicht binnen 10 Minuten, ist eine weitere Nahrungsaufnahme angezeigt.
- Dazu eignen sich unter anderem:
  - Sirup oder starke Zuckerlösungen (10 Zuckerwürfel in warmem Wasser), löffelweise eingenommen
  - 1 dl (ein halbes Glas) Fruchtsaft
  - 1 Esslöffel Honig
  - 1 Stück Obst
  - 1 dl gezuckerte Limonade

- 1 dl Speiseeis
- 3–5 Stück Würfelzucker
- 1 Stück Traubenzucker (10 g)
- 20 g Schokolade

- Bei eindeutiger Hypoglykämie verabreicht man eine Ampulle Glukagon (1 mg). Gleiche Dosis für Erwachsene und Kinder. Der Ampulleninhalt wird in der in der Packung enthaltenen Flüssigkeit aufgelöst und s.c. oder i.m. injiziert.
- Bei Bewusstlosigkeit wird eine Glukoselösung (10%) rasch infundiert, bis der Patient das Bewusstsein wiedererlangt. Als Erste-Hilfe-Maßnahme kann Glukagon injiziert werden. Bewusstlosen Patienten nichts zu trinken geben! Wenn keine andere Behandlung möglich ist, kann dem Patienten jedoch eine starke Zuckerlösung löffelweise eingeflößt werden.

Weitere therapeutische Maßnahmen

- Die Medikamenteneinnahme des Diabetikers ist zu überprüfen, die Ursachen der Hypoglykämie sind abzuklären.
  - Bei Verwirrtheit, Intoxikation oder schlechtem Allgemeinzustand ist der Patient unter stationärer Beobachtung zu halten, um ein Rezidiv der Hypoglykämie zu vermeiden.
  - Sobald sich der Zustand des Patienten gebessert hat und er in der Lage ist, eine Hypoglykämie zu erkennen und entsprechend zu behandeln, kann er aus der klinischen Beobachtung entlassen werden. Dabei sollte die Insulindosis reduziert und ein Termin für eine weitere Konsultation vereinbart werden, damit die Ursachen der Hypoglykämie festgestellt und die Therapie entsprechend modifiziert werden kann. Vor allem braucht der Patient klare und eindeutige Anweisungen.
  - Der Patient sollte stets ein Stück Schokolade bei sich haben. Für Notfälle ist eine Ampulle Glukagon bereitzuhalten.
  - Sulfonylharnstoffe haben Langzeitwirkung. Deshalb sind Fälle von durch Sulfonylharnstoffe verursachten Hypoglykämien mindestens 24 Stunden lang unter Beobachtung zu halten.
  - Kleinkinder sind stationär zu beobachten. Maßnahmen zur Vermeidung weiterer Anfälle sind mit den Eltern zu besprechen.
- Erlangt der Patient nicht wieder das Bewusstsein, obwohl sich sein Blutzuckerwert normalisiert hat, so ist er zu hospitalisieren, um festzustellen, ob es sich um
  - eine hypoglykämieinduzierte Hirnschädigung handelt oder
  - ob eine andere Ursache für die Bewusstlosigkeit vorliegt.

23.11 Diabetische Ketoazidose

Zielsetzungen

- Bei insulinpflichtigen Diabetikern, die Symptome welcher Art auch immer aufweisen, ist in jedem Fall eine Blutzuckermessung vorzunehmen.
- Ist der erhöhte Blutzuckerwert auf eine akute Erkrankung (Infektion) zurückzuführen, die einer Behandlung bedarf?
- Die Behandlung einer Ketoazidose erfordert stets die Einweisung in ein Krankenhaus. Wird ein hyperglykämischer, nicht ketotischer Patient nicht hospitalisiert, ist darauf zu achten,
  - dass er Insulin erhält und der Blutzuckerwert daraufhin zu sinken beginnt.
  - dass er in der Lage ist, sich selbst zu behandeln bzw. Hilfe in Anspruch zu nehmen, wenn sich sein Zustand verschlechtert.

Häufigste Ursachen der Ketoazidose

- Diabetische Ketoazidose wird durch einen Insulinmangel verursacht, der wiederum folgende Ursachen haben kann:
  - kürzlich diagnostizierter Diabetes
  - Unterbrechung der Insulinbehandlung
  - eine akute Infektion
  - eine plötzlich auftretende (akute) schwere Erkrankung wie Herzinfarkt
  - Verwendung einer Insulinpumpe. Diabetiker, die eine Insulinpumpe verwenden, können ketotisch werden, sofern nicht möglichst rasch Alternativmethoden der Insulinverabreichung zum Einsatz kommen – z.B. bei Funktionsstörung der Pumpe –, weil Insulin nicht subkutan gespeichert wird.

Symptome

- Durstgefühl
- Gesteigerte Diurese
- Übelkeit
- Schmerzen in Magen und Brustkorb
- Tachykardie
- Gewichtsverlust
- Fieber (Infektion)
- Bewusstseinstrübung
- Tiefe beschleunigte (Kussmaulsche) Atmung
- Azetongeruch im Atem

Laborbefunde

- Blutzucker meist > 300 mg% (17 mmol/l)
- Positiver Ketontest mit Harnteststreifen
- Ketonkörper erhöht
- Metabolische Azidose

Differenzialdiagnostik

- Hypoglykämie
- Hyperosmolares Koma
- Laktatazidose
- Diabetisches urämisches Koma
- Vergiftung, Verletzung, zerebrale Zirkulationsstörungen, kardiale Ursachen
- Ketoazidose bei nicht hyperglykämischen Alkoholikern (nach Beendigung der Alkoholeinnahme)

Untersuchungen und Behandlung

- Anmerkung für Österreich: Bei einer Ketoazidose wird im Normalfall die Hospitalisierung des Patienten empfohlen, in schweren Fällen unter Notarztbegleitung. (Österreich verfügt nicht, so wie Finnland, über Belegbetten in allgemeinmedizinischen Gesundheitszentren.)

Klinische Untersuchungen zur Feststellung von Infektionsherden

- Lungenauskultation
- Hautuntersuchung, vor allem zwischen den Zehen und an den Beinen (Erysipel)

Labortests

- Blutglukose
- Serumnatrium und -kalium
- Harnstreifentests und Kultur
- CRP und Leukozyten
- Säure-Basen-Gleichgewicht, falls möglich
- Serumkreatinin
- EKG
- Thoraxröntgen

Behandlung durch Flüssigkeitszufuhr

- Isotone Kochsalzlösung. Bei Hypernatriämie (Serumnatrium > 155 mmol/l) ist eine 0,45%ige NaCl-Lösung zu verabreichen.
- Bei älteren Patienten und Patienten mit Herzinsuffizienz ist unter Berücksichtigung des Allgemeinzustands und des Ansprechens vorsichtig zu dosieren, mit etwa 50% der folgenden Dosen:
  - 1000 ml 0,9% NaCl während der ersten 30 Minuten
  - 500 ml 0,9% NaCl während der folgenden 30 Minuten
  - 500 ml 0,9% NaCl/Std. bis der Blutzuckerwert etwa 12 mmol/l (216 mg%) beträgt
  - 500 ml 5% Glukose/Std. bis zum Ausgleich der Dehydratation

Insulintherapie

- Kurz wirksames Insulin 1 × stündlich i.m. verabreichen (die subkutane Resorptionsrate ist unbekannt). Wenn es die regionalen Leitlinien empfehlen, kann auch schnell wirksames Insulin verabreicht werden.
  - Anmerkung: Aufgrund der üblicherweise kurzen Transportzeiten wird für den deutschsprachigen Raum empfohlen, mit der Insulintherapie erst unter stationären Bedingungen zu beginnen.
- Bei schwerer Dehydratation oder Azidose empfiehlt sich eine i.v. Dauerinfusion (wegen der kurzen Halbwertszeit von Insulin keine Bolusgaben!).
  - Anmerkung: Die deutschen Leitlinien empfehlen die i.v. Applikation nach folgendem Schema, falls der Transportweg zu lang erscheint: Initialbolus 10–20 E i.v. plus Insulininfusion 6 E/h (0,1 E/kg Körpergewicht) bis zur Beherrschung der Ketoazidose und Absenken der Blutglukose auf 14 mmol/l (250 mg/dl)
- Dosierung bei i.m. Verabreichung:
  - Initialdosis 10–20 Einheiten
  - danach 6–8 Einheiten/Std.
  - Nach Erreichung eines Blutzuckerwerts von ca. 12 mmol/l (216 mg%) und erfolgreicher Behandlung der Dehydratation kann der Patient auf subkutane Insulingaben (10–15 Einheiten eines kurz wirksamen Insulins) umgestellt werden (auch lang wirkendes Insulin kann nach Besserung der Azidose eingesetzt werden).
  - Geht der Blutzuckerwert nicht innerhalb von 2 Stunden nach Beginn der Flüssigkeitszufuhr und Insulinbehandlung zurück, ist auf eine intravenöse Verabreichung von 12 Einheiten/Std. überzugehen.
- Dosierung bei i.v. Verabreichung:
  - Initialdosis 8–10 Einheiten als Bolus
  - in der 1. Stunde 6–12 Einheiten (anfänglich wird das Insulin teilweise in die Wand des Infusionsschlauches absorbiert)
  - danach 4–6 Einheiten/Std.
  - Insulin kann nach folgendem Schema gegeben werden:
    - Insulinlösung per Infusionspumpe: 49,5 ml 0,9% NaCl + 50 IE (0,5ml) schnell wirksames Insulin ergibt eine Insulinkonzentration von 1 IE/1ml Insulinlösung per Tropfenzähler
    - 99 ml 0,9% NaCl + 100 IE (1ml) schnell wirksames Insulin ergibt eine Insulinkonzentration von 1 IE/ml (1ml = 20gtt)
  - stündliche Blutzuckerkontrolle

Behandlung der Azidose

- Die Azidose wird im Allgemeinen durch Verabreichung von Insulin behoben. Die Behandlung einer schweren Azidose mit Bicarbonat erfordert eine genaue Dosierung und Beobachtung der Wirkung durch Überwachung des Säure-Basen-Gleichgewichts (Astrup).

Prävention und Behandlung eines Kaliummangels

- Mit einer Kaliumsubstitution wird begonnen, wenn keine Anzeichen einer Hyperkalämie (wie hohe positive T-Wellen im EKG, verkürzte QT-Strecke, verlängerter QRS-Komplex, Oligourie oder Schock) vorhanden sind.
  - während der 1. Stunde 20 mmol KCl als Zusatz zur Kochsalzlösung
  - Danach: bei Serumkaliumwerten von
    - < 3 mmol/l KCl-Gabe auf 35 mmol/Std. erhöhen
    - bei 3–4 mmol/l KCl-Gabe auf 25 mmol/Std. erhöhen
    - bei 4–5 mmol/l KCl-Gabe auf 15 mmol/Std. reduzieren
    - bei > 5 mmol/l kein Kalium verabreichen
- **Achtung:** Wegen des Arrhythmierisikos darf Kalium nicht in reiner, konzentrierter Form und nicht rasch infundiert werden.
- Die Kaliumsubstitution ist nach Absetzen der Infusionen noch 1 Woche lang fortzusetzen.
- Die Ursache der Ketoazidose ist in allen Fällen zu untersuchen. Ebenso ist zu überprüfen, ob der diabetische Patient sich seines Zustands bewusst und in der Lage ist, die erforderlichen Maßnahmen selbst zu treffen.
- Anmerkung: Auch die Kaliumsubstitution wird in Österreich in den meisten Fällen erst im stationären Bereich durchgeführt, weil viele Ordinationen nicht über die Möglichkeit zur Kaliumbestimmung verfügen.

23.12 Nicht ketotisches hyperglykämisches hyperosmolares Koma

Zielsetzungen

- Behandlung akut erkrankter hyperglykämischer Patienten, bevor ein Koma eintritt
- Nicht mit Ketoazidose verwechseln!

Klinische Symptome

- Die Patienten sind normalerweise Typ-2-Diabetiker. Ein hyperosmolares Koma kann manchmal Erstmanifestation eines Diabetes mellitus sein.
- Der Blutzuckerwert ist meist > 450 mg/dl (> 25 mmol/l).
- Keine Ketoazidose oder nur geringfügige Ketonurie.
- In vielen Fällen Fieber. Die Ursache ist normalerweise eine Infektion. Es ist allerdings zu bedenken, dass ein Patient mit einer Infektion auch fieberfrei sein kann.
- Anzeichen einer Dehydratation
- Durst, Polyurie, Müdigkeit, Bewusstseinstrübung

Prädisponierende Faktoren

- Hyperglykämie-induzierende Medikamente (Diuretika, Kortikosteroide)
- Operationen und vergleichbare Stresssituationen
- Akute schwere Infektionen:
  - Pneumonie
  - diabetische Gangrän
  - Pyelonephritis
  - Sepsis
  - Gastroenteritis mit Dehydratation
- Chronische Erkrankungen und exzessive Diuretikagabe:
  - Niereninsuffizienz
  - Herzinsuffizienz
- Geringe Flüssigkeitsaufnahme und durch verschiedene Grundkrankheiten verursachte Dehydratation
- Nicht ausreichend behandelter Diabetes

Therapie

- Die Hyperglykämie mit Fieber kann in der primären Gesundheitsversorgung behandelt werden, ein Koma erfordert jedoch Einweisung ins Krankenhaus.
- Anmerkung: finnischen Allgemeinärzten steht in den Gesundheitszentren meist eine Bettenstation zur Verfügung. In Österreich erfolgt die Behandlung einer Insulingaben erfordernden Hyperglykämie meist unter stationären Bedingungen. Mit dem Flüssigkeitsersatz sollte allerdings unverzüglich begonnen werden, die Korrektur des Elektrolythaushalts wird, wenn kein entsprechend ausgerüstetes Labor in der Praxis vorhanden ist, ebenfalls im Krankenhaus vorgenommen.
- Behandlungsgrundsätze:
  - rasche Diagnose (bei Koma beträgt die Mortalität ca. 50%)
  - ausreichende (Re)hydrierung mit 0,9%iger NaCl-Lösung
  - Behandlung der Elektrolytentgleisung (üblicherweise Hypernatriämie)
  - Ausgleich der Hyperglykämie mittels kurz wirkensamem Insulin
  - effektive Infektionsbehandlung nach Probenabnahme (Harn- und Blutkulturen usw.)
  - In vielen Fällen ist eine Thromboseprophylaxe mit niedrigmolekularem Heparin angezeigt.

Durchführung der Flüssigkeits- und Insulintherapie

- Korrektur des Flüssigkeitsdefizits (6–10 l) mit hypotoner Kochsalzlösung (= 0,45% NaCl)
- Anmerkung: Hypotone NaCl-Lösung steht in Österreich nicht zur Verfügung, verwendet wird 0,9%ige Kochsalzlösung nach dem gleichen Schema.
  - 2 Liter in den ersten 2 Stunden,
  - danach 500 ml/Std. bis Erreichung eines Blutzuckerwerts von < 280 mg/dl (= 16 mmol/l),
  - dann 3,5% Glukoselösung bis zur Beseitigung der Dehydratation Anmerkung: 3,5%ige Glukoselösung steht in Österreich nicht zur Verfügung, es wird 5%ige Glukoselösung verwendet.
- Insulin
  - Initialdosis 20 Einheiten i.v. oder 20–25 Einheiten i.m.
  - 5–7 Einheiten i.v. oder 6–8 Einheiten i.m. in 1-stündigen Intervallen.
  - Verabreichung von lang wirksamem Insulin, sobald der Blutzucker 235–280 mg/dl (13–16 mmol/l) erreicht ist.
  - Nach der Initialtherapie und Stabilisierung kann der Patient mittels oralen Antidiabetika oder auch kontrollierter Diät behandelt werden.
- Kalium
  - Nach Einsetzen der Diurese bei einer Serumkaliumkonzentration von ≤ 4 mmol/l werden 20–25 mmol Kalium im Verlauf 1 Stunde verabreicht.

23.20 Erst- und Folgeuntersuchungen bei Typ–I–Diabetes

Anmerkung: In Österreich wird die Führung von Patienten mit Typ-1-Diabetes in Kooperation mit Diabetes-Ambulanzen empfohlen.

Untersuchungen zum Zeitpunkt der Diagnose

- Klinische Untersuchung:
  - Körpergewicht, Body-Mass-Index
  - Blutdruck
  - Herz und große Arterien
  - periphere Nerven
    - Achillessehnenreflex
    - Vibrationsempfinden
  - Füße
  - Visusbestimmung
  - Augenhintergrund
- Laboruntersuchungen:
  - Nüchternblutzucker
  - HbA_{1c}
  - C-Peptid
  - nächtliche Albuminausscheidung im Harn (Mikroalbumin oder Quotient aus Albumin/Kreatinin)
  - Serumkreatinin
  - Cholesterin, LDL- und HDL-Cholesterin, Triglyceride
  - TSH, TPO-Antikörper

Klinische Untersuchungen beim Arztbesuch

- Gespräch mit dem Patienten über seinen Gesundheitszustand
- Körpergewicht
- Ergebnisse der Selbstmessung
- Dosierung des vom Patienten selbst verabreichten Insulins
- Hypoglykämien (schwere Hypoglykämien?)
- Blutdruckmessung bei jedem Arztbesuch, wenn der Patient oder ein naher Verwandter an Bluthochdruck bzw. der Patient an Albuminurie leidet
- Untersuchung der Füße, wenn der Patient Symptome zeigt oder früher bereits Probleme mit seinen Füßen hatte

Weitere einmal jährliche Untersuchungen

- Ophthalmoskopie (bei erweiterten Pupillen) und/oder Augenhintergrunduntersuchung und Visusbestimmung 23.40
- Herz und große Arterien
- Orthostasetest, wenn indiziert
- Inspektion der Füße, Überprüfung von Sensibilität (Monofilament 10 g; 23.42) und Vibrationsempfinden.
- Patellar- und Achillessehnenreflex
- Injektionsstellen (z.B. Insulin-Lipodystrophie)
- Gewicht

Laborwerte

Bei jeder Untersuchung (alle 3 bis 6 Monate)
- HbA_{1c}
- Besprechung der Selbstmessungsergebnisse

Messungen, die einmal im Jahr oder, wenn erforderlich, öfter durchgeführt werden sollten
- Cholesterin, HDL-Cholesterin, LDL-Cholesterin, Triglyceride, Kreatinin, nächtliche Albuminausscheidung im Harn (Mikroalbumin oder Quotient Albumin/Kreatinin)
- zur Überprüfung der Genauigkeit des Messgerätes des Patienten gleichzeitige Blutzuckermessung mit seinem Messgerät und Einsendung einer Probe an das Labor (unter Beachtung der

Differenz zwischen Messung im venösen Plasma bzw. kapillären Vollblut: 16–18 mg/100 ml)

Weitere Kontrollmessungen
- TSH-Messung alle 1–2 Jahre bzw. je nach Symptomatik
- Zöliakieantikörper wenn indiziert (8.84)
- Cortisolspiegel im Plasma bei Problemen mit Hypoglykämien

Selbstmessung
- Körpergewicht
- Blutzucker (regelmäßige Kontrolle, siehe unten)
- Genaue Aufzeichnungen als Basis für die Schulung und Beratung des Patienten

Blutzuckermessung zuhause

- Im Allgemeinen liefern 4–8 Blutproben am Tag ausreichende Informationen über das 24-Stunden-Glukoseprofil:
  - Der Nüchternwert dient zur Feststellung, ob die abendliche Dosis von lang wirksamem Insulin ausreicht. Ein erhöhter Nüchternwert weist auf eine zu geringe Dosierung hin, ein zu niedriger Wert auf eine zu hohe Dosierung. Zur Problematik der Nüchternhypoglykämie siehe auch 23.21
  - Ob die Dosis des schnell wirksamen Insulins die Richtige ist, wird durch vergleichende Blutzucker-Messung vor und 1,5–2 Stunden nach einer Mahlzeit festgestellt.
  - Weitere Blutproben werden vor dem Mittagessen, Abendessen und vor dem Zubettgehen genommen, um festzustellen, ob die Dosierung des kurz wirksamen Insulins (wenn verwendet) oder des morgendlichen Langzeit-Insulins ausreichend ist. Hohe Werte weisen für gewöhnlich darauf hin, dass die präprandialen Dosen von kurz wirksamem Insulin oder das morgendliche Langzeit-Insulin erhöht werden sollten.
- Während einer stabilen Phase der Krankheit reichen 2 Messungen alle 2 bis 3 Tage aus.

Blutdruck

- Der Blutdruck sollte nicht mehr als 140/80 mmHg betragen bzw. den gleichen (niedrigeren) Wert wie vor der Bluthochdruckbehandlung erreichen.
- Therapeutische Maßnahmen sind erforderlich, wenn
  - der systolische Blutdruck 140 mmHg und der diastolische Wert 80 mmHg überschreitet.
  - der Blutdruck ständig über einem früher gemessenen Wert liegt oder eine Mikroalbuminurie diagnostiziert wird, selbst wenn die oben angegebenen Grenzwerte nicht überschritten werden (Zielwert unter 130/80 mmHg).

- Erste Wahl ist eine nicht pharmakologische Therapie:
  - Beschränkung der Salzaufnahme auf weniger als 5 g pro Tag
  - Einschränkung des Alkoholkonsums
  - regelmäßige körperliche Betätigung
  - Rauchen einstellen
  - wenn nötig, Einleitung von Gewichtsreduktion und/oder Gewichtserhaltung

Pharmakotherapie bei Bluthochdruck
- ACE-Hemmer oder AT-2-Antagonisten stellen die Therapie der Wahl dar, wenn der diabetische Patient an Nephropathie oder Mikroalbuminurie leidet.
- Selektive Betablocker
- Ein niedrig dosiertes Thiaziddiuretikum
- Calciumantagonisten in der Pharmakotherapie bei Bluthochdruck siehe 4.25
- Individuelle Abstimmung der medikamentösen Behandlung (4.26)
- Diabetische Nephropathie (23.41)

23.21 Insulintherapie bei Typ-1-Diabetes

Grundregeln

- Der Typ-1-Diabetes ist durch einen Insulinmangel definiert. Das Ziel der Behandlung ist, die mangelhafte Insulinproduktion durch Insulininjektionen oder eine Insulinpumpe zu ersetzen. Die Konzentration des Insulins im Blut (d.h. die Wirkung des Insulins) sollte an den Insulinbedarf des Körpers zwischen den Mahlzeiten, in der Nacht (basales Insulin) und während der Mahlzeiten (prandiales Insulin) angepasst werden.
- Der Patient kontrolliert seine Blutzuckerwerte selbst und stimmt die Insulindosis auf seinen Tagesrhythmus, sein Essverhalten und auf das Ausmaß an körperlicher Betätigung ab. Hypoglykämieepisoden und damit verbundene Ängstlichkeit können ein wesentliches Hindernis für eine optimale Blutzuckereinstellung darstellen.
- Eine gute Einstellung der Therapie mit Insulin basiert auf:
  - Beratung durch den Arzt und eine speziell qualifizierte Diabetesschwester
  - Fähigkeit des Patienten zum Selbstmanagement seiner Krankheit im Alltag
  - gemeinsamer Problemlösung
- Die individuellen Behandlungsziele und -methoden sollten gemeinsam mit dem Patienten festgelegt werden, wobei die Lebenssituation, die Hypoglykämieneigung des Patienten und

seine Fähigkeit zum Selbstmanagement berücksichtigt werden.
- Bei Typ-1-Diabetes müssen auch regelmäßig der Blutdruck und die Blutfette kontrolliert werden.

Ziele der Blutzuckereinstellung
- Die Planung der Behandlung sollte vom Patienten, dem behandelnden Arzt und der Diabetesschwester gemeinsam vorgenommen werden.
- Nach den derzeit geltenden Richtlinien liegt der Zielbereich von HbA_{1c} unter 7% (Referenzbereich 4,0–6,0%) ohne signifikante Hypoglykämieepisoden. Dies ist in der Praxis nicht immer einzuhalten und in einzelnen Fällen können HbA_{1c}-Werte < 7,5–8% als ausreichend angesehen werden. Bei einem HbA_{1c}-Wert von < 6,5% erhöht sich jedoch das Hypoglykämierisiko **A**.
- Die anzustrebenden Blutzuckerwerte bei Selbstmessung sind:
  - vor dem Frühstück oder einer anderen Mahlzeit 72–125 mg/dl (= 4–7 mmol/l)
  - 1½–2 Stunden nach einer Mahlzeit 110–60 mg/dl (= 6–9 mmol/l)
- Es darf zu keinen schweren Hypoglykämieepisoden (bei denen der Patient Fremdhilfe benötigt) kommen.

Grundsätze der Insulintherapie
- Gewährleistung einer ausreichenden Basalinsulinversorgung rund um die Uhr.
- Die Behandlung muss insbesondere sicherstellen, dass genug Insulin für den nächtlichen Grundumsatz vorhanden ist, d.h. die Nüchternblutzuckerwerte müssen (nahezu) normal sein.
- Die Therapie muss durch Nahrungsaufnahme verursachte Blutzuckerspitzen kompensieren und bis zur nächsten Mahlzeit (nahezu) normale Blutzuckerwerte herstellen.
- Die Insulintherapie darf jedoch keine schwere Hypoglykämie verursachen.
- Der Patient muss lernen, wie er seine Insulindosis an seine Energiezufuhr und seine körperliche Betätigung anpasst und in Abhängigkeit von den gemessenen Blutzuckerwerten modifiziert. Der zulässige Dosisbereich für das Basalinsulin sollte gemeinsam mit dem Patienten festgelegt werden.
- Die Insulindosierung sollte auf den Lebensstil des Patienten abgestimmt werden.
- Die prandialen Insulindosen und die Kohlenhydratzufuhr sind aufeinander abzustimmen.
- Der Patient muss instruiert werden, wie er seine Kohlenhydrataufnahme abschätzen kann.
  - Dazu muss er die Packungsetiketten auf gekauften Lebensmitteln lesen und die Größe einer Portion nach Augenmaß beziehungsweise mit Hilfe einer Kohlenhydrattabelle bestimmen.
  - Anfangs kann auch das Wiegen der Nahrungsmittel hilfreich sein.
- Damit der Patient die prandiale Insulindosis selbstständig und flexibel anpassen kann, muss er die Messung der Blutzuckerwerte und der Kohlenhydratzufuhr verlässlich beherrschen.
- Gelegentliche Ausreißer bei den Blutzuckerwerten sollten vor der nächsten Mahlzeit durch eine zusätzliche Dosis rasch wirksamen Insulins korrigiert werden. Der Patient muss instruiert werden, wie er kurze Krankheitsperioden und andere außergewöhnliche Situationen meistern kann.

Bestimmung des Insulinbedarfs
- Der tägliche Insulinbedarf eines Typ-1-Diabetikers mit normalem Körpergewicht beträgt in der Regel etwa 0,5–1,0 Einheiten/kg KG.
  - Der Bedarf kann während der ersten Jahre nach der Diagnose (wenn noch Restinsulin produziert wird) oder bei sehr insulinsensiblen Patienten signifikant niedriger liegen (0,2–0,6 Einheiten/kg).
  - Der Insulinbedarf ist bei Adipositas, während Erkrankungen sowie bei Adoleszenten mit Insulinresistenz erhöht.
- Innerhalb der gesamten Tagesdosis sollte die Basalinsulindosis etwa die Hälfte (40–60%) ausmachen und der Rest aus Bolusinjektionen zu den Mahlzeiten bestehen.
- Blutzuckermessungen vor den Mahlzeiten (speziell vor dem Frühstück) und, falls notwendig, während der Nacht dienen zur Ermittlung der basalen Insulindosis.
- Die prandialen Insulindosen müssen auf die Kohlenhydrataufnahme abgestimmt werden. Ein Erwachsener mit Normalgewicht benötigt etwa 0,8–1,2 Einheiten eines prandialen Insulins pro 10 g Kohlenhydrate; der Bedarf ist geringer bei Patienten mit signifikanter Insulinempfindlichkeit.
- Mit Hilfe von prä- und postprandialen Blutzuckermessungen (etwa 1,5 Stunden nach einer Mahlzeit) sollte der Patient lernen, den Zusammenhang zwischen einer prandialen Bolusdosis und der Kohlenhydrataufnahme einzuschätzen. Wenn die Bolusdosis korrekt war, wird der Blutzuckerspiegel im Vergleich mit dem präprandialen Wert um nicht mehr als 36 mg/dl (= 2 mmol/l) ansteigen.

Grundsätze der Insulinverabreichung
- Folgende Insuline können als Basalinsulin eingesetzt werden: lang wirksames Insulinanalogon (Glargin oder Detemir), intermediäres NPH-Humaninsulin oder – seltener – lang wirkendes Tierinsulin.
- Bei einem Therapieschema mit mehreren Insulininjektionen pro Tag („Basis-Bolus-Prinzip",

„intensivierte Insulintherapie") wird die geringste mögliche Dosis an Basalinsulin gewählt, die noch zur Erreichung des Zielwerts für den präprandialen Blutzuckerspiegel ausreicht. Die Blutzuckerspiegel werden daher auch dann nicht übermäßig absinken, wenn eine Mahlzeit und eine prandiale Insulindosis ausgelassen oder verspätet verabreicht werden.
- Die Wirkungsdauer von Insulin Glargin beträgt etwa 24 Stunden. Eine Verabreichung pro Tag reicht daher (normalerweise) aus und sie kann zu jeder beliebigen Tageszeit erfolgen. Die Injektionszeiten dürfen sich jedoch von einem Tag zum nächsten nicht um mehr als 1–2 Stunden verschieben.
  - Gelegentlich ist der Injektionszeitpunkt wichtig und grundsätzlich kommen entweder der Morgen, der Nachmittag oder der Abend in Frage (je nach den gemessenen Blutzuckerwerten).
- Die Wirkungsdauer von Insulin Detemir schwankt dosisabhängig zwischen 12 und 24 Stunden. Bei Typ-1-Diabetes wird es gewöhnlich 2 × täglich injiziert, am Morgen/Vormittag und am Abend.
- Die Wirkungsdauer des NPH-Insulins variiert je nach Dosis zwischen 12 und 20 Stunden und es wird normalerweise 2 × täglich verabreicht, am Morgen/zu Mittag und am Abend.
  - Der Gipfel der NPH-Insulinwirkung wird 4–12 Stunden nach der Injektion erreicht. Wenn das NPH-Insulin morgens gespritzt wird, führt ein verspätetes Mittagessen leicht zu einer Hypoglykämie und es wird am Nachmittag eine Zwischenmahlzeit verzehrt werden müssen. Desgleichen kann ein am Abend verabreichtes NPH-Insulin eine nächtliche Hypoglykämie auslösen und die Blutzuckerwerte müssen daher beim Zubettgehen höher sein als beim Einsatz von Detemir oder Glargin.
- Beim Umstieg von NPH-Insulin auf Detemir oder Glargin sollte die basale Insulindosis entsprechend den HbA_{1c}-Werten anfänglich um 10–30% reduziert werden. Gleichzeitig steigt der prandiale Insulinbedarf, insbesondere beim Frühstück und beim Abendsnack. Wenn als prandiales Insulin ein rasch wirksames Insulin eingesetzt wird, muss auch eine Bolusinjektion zur Abdeckung aller Snacks gegeben werden (es sei denn, die Kohlenhydrate werden in Vorbereitung auf eine sportliche Aktivität zugeführt).
- Die Bolusdosis des prandialen Insulins und der Zeitpunkt der Injektion hängen von folgenden Parametern ab:
  - präprandialer Blutzuckerwert
    - Wenn der Blutzucker signifikant höher ist als der Zielwert, muss eine zusätzliche Bolusinjektion gegeben werden.
    - Wenn die Blutzuckerwerte zu niedrig sind, muss die Insulindosis reduziert werden oder der Patient sollte eine zusätzliche Portion von rasch resorbierbaren Kohlenhydraten verzehren.
  - ob ein rasch wirksames Insulin (Abdeckung der Mahlzeit) oder ein kurz wirksames Insulin (Abdeckung der Mahlzeit und eines nachfolgenden Snacks) als Mahlzeiteninsulin eingesetzt werden.
    - Ein rasch wirksamer Insulinbolus wird während der Mahlzeit (oder unmittelbar nach der Mahlzeit) injiziert.
    - Ein kurz wirksamer Insulinbolus wird etwa 30 Minuten vor der Mahlzeit injiziert.
  - vom Kohlenhydratgehalt der Mahlzeit oder der Zwischenmahlzeit (wie viel Insulin wird für 10 g Kohlenhydrate benötigt)
  - von den Plänen des Patienten für die Zeit nach der Mahlzeit (wenn der Patient Sport treiben will, sollte die Bolusdosis reduziert werden oder eine Zwischenmahlzeit – ohne Bolusinjektion – verzehrt werden).
  - von früher bei ähnlichen Situationen gemessenen Blutzuckerwerten.
- Wenn bei jeder Mahlzeit dieselbe Bolusdosis injiziert wird, dürfen die Kohlenhydratzufuhr und die präprandialen Blutzuckerwerte nicht variieren; diese Art der standardisierten Dosierung ist in der Praxis kaum durchführbar.
- Ein gut funktionierendes Insulinregime (d.h. HbA_{1c}-Werte im Zielbereich und keine schweren Hypoglykämieepisoden) sollte nicht ohne klare Indikation geändert werden.
  - Bei hohem HBA_{1c}-Wert und durchgehend erhöhten Blutzuckerwerten bei der Selbstmessung ist die Tagesdosis an Insulin zu erhöhen (vor allem die Basalinsulindosen, wenn sie in Relation zur Gesamtdosis zu niedrig sind).
  - Das Timing der Insulininjektionen muss unter Umständen ebenfalls angepasst werden. Anzustreben sind morgendliche Nüchternblutzuckerwerte innerhalb des Zielbereichs.
  - Als nächster Schritt erfolgt die Korrektur der anderen präprandialen Blutzuckerwerte, beginnend mit den Werten vor dem Mittagessen.

Zentrale Gesichtspunkte der Insulineinstellung

- Es sollte jeweils nur ein Faktor modifiziert werden. So lässt sich die Störgröße leichter identifizieren.
- Die Tagesdosis des basalen Insulins sollte reduziert werden, wenn der Patient wiederholt hypoglykämische Werte vor den Mahlzeiten aufweist.

- Die tägliche Basalinsulindosis sollte erhöht werden, wenn der Patient mehrmals überhöhte präprandiale Blutzuckerwerte hat. In einer 1. Phase sollten zunächst auch Blutzuckermessungen etwa 1,5 Stunden nach der Mahlzeit erfolgen, damit geprüft werden kann, ob die überhöhten Blutzuckerwerte nicht vielleicht darauf zurückzuführen sind, dass die vorangegangene prandiale Bolusdosis zu niedrig war.
- Wenn die Selbstmessung Blutzuckerwerte innerhalb des Zielbereichs ergibt, darf die Tagesdosis nicht erhöht werden.
- Eine Blutzuckermessung gibt Aufschluss über die zum Zeitpunkt der Messung im Körper aktive Insulinmenge.
  - Eine Dosis/Dosen, die die Blutzuckerkonzentration steigert/steigern, sollte/sollten erhöht werden.
  - Umgekehrt sollten Dosierungen, die die Blutzuckerwerte absenken, reduziert werden.
- Die Dosierung, die die größte Veränderung der Blutzuckerwerte bewirkt, sollte als erste korrigiert werden. Das Ziel ist, die morgendlichen Nüchternblutzuckerwerte innerhalb des Zielbereichs zu halten.

Algorithmen für die Insulintherapie (als Faustregel)

- Ein Durchschnittspatient wiegt 70 kg und sein täglicher Insulinbedarf beträgt 40–50 Einheiten.
- Für den Durchschnittspatienten gilt:
  - 1 Einheit Insulin senkt den Blutzucker um ca. 36 mg/dl (= 2 mmol/l).
  - 10 g Kohlenhydrate erhöhen den Blutzucker um ca. 36 mg/dl (= 2 mmol/l).
  - Zur Abdeckung einer Kohlenhydratzufuhr von 10 g wird ca. 1 Einheit eines prandialen Insulins benötigt.
- Man beachte: Das Gewicht (= Volumen) des Patienten und das Ausmaß der gesamten täglichen Insulindosis verändern den Algorithmus!
- Die im Einzelfall notwendige prandiale Bolusdosis wird durch Blutzuckermessungen vor und nach den Mahlzeiten bestimmt.
  - Dazu werden die Blutzuckerspiegel unmittelbar vor der Mahlzeit und ungefähr 1½ Stunden nach der Mahlzeit gemessen.
  - Die prandiale Bolusinjektion ist korrekt dosiert, wenn der postprandiale Blutzuckerwert nicht um mehr als 36 mg/dl (= 2 mmol/l) über dem präprandialen Wert liegt.

Ermittlung der individuellen Algorithmen

- Der Effekt einer Einheit Insulin (die individuelle Insulinempfindlichkeit) wird mittels folgender Formel bestimmt:
  - 84 dividiert durch die Tagesdosis an Einheiten = das Absinken der Blutzuckerkonzentration (mmol/l) pro Einheit Insulin; d.h. der Effekt einer Einheit = (2 × 42) dividiert durch die Tagesdosis des Patienten
    - Beispiel: 84/60 = 1,4 mmol/l
    - (für Ö.: 1 mmol/l = 18 mg%)
- Der Effekt von 10 g Kohlenhydraten auf die Blutzuckerwerte wird mittels folgender Formel bestimmt:
  - 140 dividiert durch das Gewicht des Patienten (kg) = Anstieg der Blutzuckerkonzentration (mmol/l) pro 10 g an zugeführten Kohlenhydraten; d.h. der Effekt auf den Blutzuckerwert von 10 g Kohlenhydraten = (2 × 70) dividiert durch das Körpergewicht des Patienten (kg)
    - Beispiel: 140/50 = 2,8 mmol/l
    - (für Ö.: 1 mmol/l = 18 mg%)
- Der Bedarf an prandialem Insulin für jeweils 10 g Kohlenhydrate wird mittels folgender Formel berechnet:
  - Der durch die Zufuhr von 10 g Kohlenhydraten bewirkte Blutzuckeranstieg dividiert durch den blutzuckersenkenden Effekt einer Einheit Insulin; d.h. der prandiale Insulinbedarf pro 10 g Kohlenhydrate = (140 dividiert durch das Körpergewicht des Patienten) dividiert durch den Wert von (84 dividiert die Tagesmenge an Insulin).
    - Beispiel: (140/50) / (84/60) = 2 Einheiten (2 Einheiten sind nötig zur Abdeckung von jeweils 10 g an zugeführten Kohlenhydraten)
1. Die vorstehenden Algorithmen sollen eine Entscheidungshilfe darstellen, wenn die Insulindosis korrigiert werden muss, und verhindern, dass es durch die Verwendung von Durchschnittswerten zu Fehlentwicklungen kommt.
2. Auf der Grundlage von Blutzuckermessungen sollte die Verlässlichkeit des Algorithmus bei jedem einzelnen Patienten verifiziert werden.
3. Die mit Hilfe der Formeln errechneten Werte sollten auf die nächste halbe oder ganze Einheit gerundet werden. Insulinempfindliche Patienten sollten Pens verwenden, die Dosierungen in halben Einheiten ermöglichen.
4. Wenn sich die Tagesmenge an Insulin ändert, muss auch der Algorithmus modifiziert werden.
5. Es sollte nicht vergessen werden, dass hohe Blutzuckwerte zu einem Verlust an Insulinempfindlichkeit, d.h. zu einer Abnahme der Wirkung, führen.
6. Im Gegensatz dazu steigert körperliche Betätigung die Insulinempfindlichkeit.

Korrektur eines gelegentlich hohen Blutzuckerwertes durch eine zusätzliche Gabe eines rasch wirksamen Insulins

- Das Ausmaß einer nötig werdenden zusätzlichen Dosis an rasch wirksamem Insulin errechnet sich nach dem folgenden Algorithmus:

- Zusätzliche Dosis (Einheiten) = (gemessener Blutzuckerwert – Zielwert) dividiert durch den Effekt von 1 Einheit Insulin
- Beispiel:
  - gemessener Blutzuckerwert = 292 mg/dl (= 16,2 mmol/l)
  - präprandialer Zielwert = 108 mg/dl (= 6,0 mmol/l)
  - Effekt einer Einheit Insulin = Blutzuckersenkung um 25 mg/dl (= 1,4 mmol) pro Einheit
  - (16,2–6,0) / 1,4 = 7 Einheiten zusätzlich.
    ¤ (für Ö.: 1 mmol/l = 18 mg%)
  1. Zwischen den Mahlzeiten werden normalerweise nur in Ausnahmesituationen Korrekturen vorgenommen, da es schwierig ist abzuschätzen, wie viel Insulin von der letzten prandialen Gabe noch aktiv ist.
  2. Nach der zusätzlichen Dosis ist die Wirkung auf den Blutzuckerspiegel zu messen, und zwar nach 2 Stunden (bei Verwendung von rasch wirksamem Insulin) beziehungsweise nach 4 Stunden (bei Verwendung von kurz wirksamem Insulin).
  3. Mehr Insulin darf wegen des Risikos einer Hypoglykämie vor der 2-Stunden- bzw. 4-Stunden-Messung nicht verabreicht werden.
  4. Zusätzliche Dosen abends sollten vermieden werden, da die Insulinempfindlichkeit in der Nacht erhöht ist.
  5. Hohe Blutzuckerwerte > 215–270 mg/dl (= 12–15 mmol/l) führen zu einer verringerten Insulinempfindlichkeit, sodass es erforderlich sein kann, die zusätzliche Gabe zu wiederholen.
  6. Eine Hypoglykämie kann auch zu einer Rebound-Hyperglykämie führen. Falls eine solche wiederholt auftritt, kann man diese Situation durch eine Reduktion der Insulinzufuhr in den Griff bekommen und entweder bei der Tagesdosis einsparen oder aber bei jener Gabe, die zu einem Rebound-Effekt geführt hat.
- Bleibt der HbA_{1c}-Wert hoch, sind folgende Fragen zu klären:
  - Wie steht es um die Compliance des Patienten, ist er in der Lage, die zugeführten Kohlenhydratmengen richtig abzuschätzen?
  - Sind die Injektionsstellen richtig gewählt und ist die Injektionstechnik korrekt?
  - Wie oft vergisst der Patient seine Insulingabe und deckt er auch wirklich alle Zwischenmahlzeiten durch zusätzliches Spritzen ab (falls dies nötig ist)?
  - Wie verlässlich sind das Blutzuckermessgerät und die gemessenen Werte?
  - Wie hoch sind die Blutzuckerwerte postprandial und am späten Abend?
  - Korrelieren die prandialen Insulindosen mit der Kohlenhydrataufnahme?
  - Wie hoch ist der Anteil des Basalinsulins an der Tagesdosis?
  - Ist die tägliche Gesamtdosis ausreichend?
- Die richtige Tagesdosis ist die niedrigste Dosis, die die Blutzuckereinstellung aufrechterhält.
- Hat die Selbstmessung immer wieder Werte im Rahmen des angestrebten Zielbereichs ergeben, kann man (normalerweise) davon ausgehen, dass die verabreichte Tagesdosis ausreichend ist und dass wahrscheinlich nur das Timing der Verabreichung geändert werden muss.
- Zeigt die Selbstmessung jedoch mehrere hypoglykämische Werte, ist (für gewöhnlich) die Tagesdosis zu verringern.

Injektionstechnik

- Es ist auf eine korrekte Hautfaltenbildung zu achten, um eine effektiv subkutane Injektion zu gewährleisten (und eine intramuskuläre Injektion oder einen zu nahe an der Hautoberfläche gelegenen Injektionsort zu vermeiden).
- Injektion in einem Winkel von 45°. Es sollen Nadeln verwendet werden, die lange genug sind (8–12 mm), um ein Heraussickern des Insulins aus der Injektionsstelle zu verhindern.
- Keine Injektion an verhärteten oder geschwollenen Hautstellen.
- Nicht durch die Kleidung hindurch injizieren.
- Die Injektionsstellen sollen regelmäßig gewechselt werden.
- Keine Injektionen in den Arm.
- Kurz wirksames Insulin 20–30 Minuten vor einer Mahlzeit unter die Bauchhaut spritzen. Rasch wirksames Insulin wird 0–10 Minuten vor (abhängig vom Blutzuckerwert) oder unmittelbar nach einer Mahlzeit injiziert.
- Handelt es sich um eine sehr ausgedehnte Mahlzeit (zum Beispiel ein Buffet), dann sollte rasch wirksames Insulin in 2 getrennten Dosen verabreicht werden.
- Rasch wirksames Insulin ist in den Oberschenkel oder am Gesäß zu injizieren.
- Der Patient sollte auf die Beschleunigung der Resorption durch körperliche Anstrengung und Hitze und ihre Verzögerung durch Kälte aufmerksam gemacht werden.
- Die Nadeln müssen täglich gewechselt werden.
- Wenn er dies vorzieht, kann der Patient auch eine Einwegspritze zur Injektion seines Insulins verwenden.
- Ein Patient, der einen Pen-Injektor (mit Ampullen) verwendet, muss auch lernen, wie man, falls es nötig sein sollte, Insulin aus der Ampulle zieht und mit einer Einwegspritze injiziert.

Insulintherapieschemata

Grundsätze

- Multiple Injektionstherapien (nach dem „Basis-Bolus-Konzept") imitieren die normale Insulinausschüttung. Es werden mit einem Basalinsulin der Grundbedarf und mit Bolusinjektionen die Mahlzeiten abgedeckt. Dies ist die Behandlungsstrategie der Wahl für Typ-1-Diabetes.
- Wenn mit einem geeigneten Insulinregime keine gute Blutzuckereinstellung erreicht werden kann (HbA_{1c}, Episoden gravierender Hypoglykämie), sollte die Möglichkeit einer Insulinpumpe erwogen werden.
- Die Second-line-Therapie besteht aus einem Insulinschema mit 2 oder 3 Injektionen pro Tag. Daran kann gedacht werden, wenn die Mahlzeiten des Patienten, die Nahrungsmenge und die körperliche Betätigung von Tag zu Tag nicht besonders variieren. Die Wirksamkeit dieser Schemata muss durch ein regelmäßiges Monitoring überwacht werden.

Multiple Injektionstherapie

- Nach der Insulinpumpentherapie sind es jene Therapieschemata, die lang und kurz wirkende Insulinanaloga miteinander kombinieren, die dem physiologischen Profil der Insulinausschüttung am nächsten kommen.
- Bei einem solchen multiplen Injektionsschema wird die Basalinsulinkomponente aus den folgenden Möglichkeiten ausgewählt: 1. zwei tägliche Injektionen eines intermediären NPH-Insulins oder von Insulin Detemir (morgens/vormittags und abends) oder 2. eine tägliche Injektion von (üblicherweise) Insulin Glargin. Die prandiale Bolusinjektion besteht entweder in einem rasch wirksamen Insulin (Aspart, Glulisin oder Lispro) oder aber in einem kurz wirksamen Insulin.
- Wenn ein NPH-Insulin als Basalinsulin eingesetzt wird, beträgt sein Anteil an der gesamten Tagesdosis 50–65%, beim Einsatz von Insulin Glargin oder Detemir ist dieser Anteil an der Tagesmenge etwa 40–50%.
- Die Dosis des prandialen Insulins errechnet sich aus der Kohlenhydrataufnahme.
- Die Dosis des prandialen Insulins für das Frühstück ist im Verhältnis zu der aufgenommenen KH-Menge normalerweise größer als jene, die bei den übrigen Mahlzeiten zur Anwendung kommt. Der Grund dafür ist die relative Insulinresistenz am Morgen und die Möglichkeit, dass das Basalinsulin nur in geringen Konzentrationen zirkuliert.
- Es ist möglich, dass für den abendlichen Snack eine geringere Dosis anfällt als für die übrigen Mahlzeiten, was insbesondere dann der Fall sein wird, wenn sich der Patient am Abend sportlich betätigt hat.
- Dazu ein Beispiel: Wenn 1 Einheit Insulin ausreicht, um 10 g Kohlenhydrate bei anderen Mahlzeiten abzudecken, so können für das Frühstück 2 Einheiten nötig sein, besonders wenn sich der Patient am Morgen noch nicht körperlich betätigt hat. Andererseits kann die für den Abendsnack benötigte Insulindosis nur 0,5–1 Einheit pro 10 g KH betragen.

Insulinpumpen

- Die Verwendung einer Insulinpumpe ist die beste Methode, um die Insulinverabreichung an das natürliche physiologische Profil anzupassen. Die unmittelbar anfallenden Kosten sind jedoch höher als bei anderen Methoden und die Verwendung der Pumpe erfordert spezielle Fertigkeiten und Motivation. Die Pumpentherapie kommt daher nur in Frage, wenn die Therapieziele mit einem multiplen Injektionsregime nicht erreicht wurden und das Therapieversagen als insulinassoziiert erachtet wird.
- Einen besonderen Nutzen entfaltet die Insulinpumpe 1. bei Patienten mit einer Hypoglykämieneigung, 2. für die Prävention nächtlicher Hypoglykämien und 3. für das Management des Dawn-Phänomens (ein erhöhter Insulinbedarf am frühen Morgen).
- Eine Pumpe setzt über einen in das subkutane Fettgewebe eingeführten Katheter einen (in Einheiten/h) vorprogrammierten Bolus eines rasch wirkenden Insulins ab. Der Katheter muss alle 3 Tage erneuert werden.
  - Beispiel: Eine tägliche Basalinsulindosis von 20 Einheiten entspricht etwa einem Durchschnitt von 0,8 IE/h. Da der physiologische Bedarf aber über 24 Stunden hinweg nicht konstant ist, kann ein auf Blutzuckermessungen gestütztes „Tagesprofil" in die Pumpe einprogrammiert werden. Beispielsweise von Mitternacht bis 3 Uhr morgens eine Zufuhr von 0,5 IE/h, von 3 Uhr morgens bis 8 Uhr morgens 1,0 IE/h, von 8 Uhr morgens bis 4 Uhr nachmittags 0,8 IE/h, von 4 Uhr nachmittags bis 10 abends 1,0 IE/h und von 10 Uhr abends bis Mitternacht 0,5 IE/h.
  - Zur Abdeckung der Mahlzeiten liefert die Pumpe die nötigen Bolusmengen im Einklang mit der jeweiligen Kohlenhydrataufnahme.
- Ein Diabetiker, der eine Insulinpumpe verwendet, muss für den Fall eines Pumpendefekts und für etwaige „pumpenfreie" Perioden auch über ein Injektionsset und einen Insulinvorrat mit Informationsmaterial verfügen.

Therapieschema mit Injektionen 2 oder 3 × täglich

- Bei Therapieschemata mit täglich 2 Injektionen wird sowohl beim Frühstück als auch beim Abendessen ein kurz- oder rasch wirksames In-

sulin und ein intermediäres NPH-Insulin verabreicht. Die Insuline werden entweder getrennt mittels Pen injiziert oder in einer Spritze zusammengemischt. Wenn ein Standardmischverhältnis gewählt wurde, kann ein fertiges Mischinsulin verwendet werden.
  - Gewöhnlich werden etwa ⅔ der gesamten Tagesdosis am Morgen injiziert. Der Patient muss in Bezug auf Mahlzeiten, KH-Zufuhr und körperliches Training einen festen Tagesablauf einhalten. Zur Prävention eines gefährlichen Abfalls des Blutzuckerspiegels muss er auch regelmäßig zusätzliche Zwischenmahlzeiten zu sich nehmen. Vor körperlichem Training muss eine Extraportion Kohlenhydrate verzehrt werden.
- Bei einem Therapieschema mit 3 Injektionen täglich wird am Morgen sowohl kurz wirksames als auch intermediäres Insulin verabreicht, dann kurz wirksames Insulin vor der Hauptmahlzeit und ein intermediäres vor dem Schlafengehen. 3 Injektionen täglich erlauben eine erhöhte zeitliche Flexibilität für die Hauptmahlzeit, ansonsten gelten aber die gleichen Restriktionen wie für das Regime mit 2 Injektionen täglich.
- Die Hauptprobleme bei diesen Therapieoptionen sind die Notwendigkeit eines fixen Tagesablaufs und strikt einzuhaltender Essenszeiten sowie die häufigen Hypoglykämieepisoden, die insbesondere durch körperliche Belastung ausgelöst werden oder in der Nacht auftreten.
- Wenn der Patient mit einem Regime mit 2 oder 3 Injektionen täglich seine Therapieziele erreicht, mit der Therapie an sich zufrieden ist und nicht über die ihm auferlegten Beschränkungen klagt, bringt ein Wechsel zu einem multiplen Injektionsregime keinen echten zusätzlichen Nutzen.

Hypoglykämie

- Das Ziel jeder Insulintherapie ist die Vermeidung von Blutzuckerwerten unter 72 mg/dl (= 4 mmol/l). In der Praxis wird das nicht immer leicht zu erreichen sein. Siehe dazu auch 23.10
- Symptome treten im Allgemeinen bei Blutzuckerwerten unter 54 mg/dl (= 3,0 mmol/l) auf. Adrenerge Warnsymptome können fehlen, wenn 1. die Erkrankung schon lange besteht, wenn 2. der Patient häufig an gravierenden Hypoglykämien leidet oder wenn 3. die Blutzuckereinstellung an sich schlecht ist.
- Auf eine Hypoglykämie folgt häufig eine reaktive Hyperglykämie. Aufgrund der übermäßigen Ausschüttung gegenregulatorischer Hormone kann die Insulinresistenz bis zu 24 h nach der Hypoglykämieepisode andauern.
- Die häufigsten Ursachen einer Hypoglykämie sind:
  - zu hoher Mahlzeitenbolus im Verhältnis zu den konsumierten Kohlenhydraten
  - gelegentlich eine fehlerhafte Injektionstechnik
  - eine verzögerte Nahrungsaufnahme oder eine ausgelassene Mahlzeit bei einer hohen Konzentration an zirkulierendem Basalinsulin
  - unerwartet starke körperliche Belastung ohne Reduktion der Insulindosis oder ohne Steigerung der KH-Aufnahme
  - körperliches Training während des maximalen Effekts des Insulins (ohne Abdeckung durch eine Dosisreduktion oder eine zusätzliche Zufuhr an Kohlenhydraten)
  - erhöhte Insulinresorption bei Wechsel der Injektionstechnik oder -stelle
  - irrtümliche i.m. oder i.v. Injektion
  - übermäßiger Alkoholkonsum und -kater (Hemmung der Glukoseproduktion durch die Leber)
  - verringerter Insulinbedarf während einer Remissionsphase oder wegen Gewichtsabnahme, Niereninsuffizienz oder endokriner Störungen wie Hypothyreose oder Nebennierenrindeninsuffizienz

Prävention der Hypoglykämie

- Die Prävention basiert auf einer entsprechenden Beratung des Patienten und seiner Fähigkeit, die Insulindosis und die Kohlenhydrataufnahme auf den voraussehbaren individuellen Tagesablauf abzustimmen.
- Ein tägliches körperliches Training erfordert – insbesondere bei Patienten mit straffer Diabeteseinstellung – Berücksichtigung durch eine Verringerung der abendlichen Basalinsulindosis um 10–20% (je nach den gemessenen Blutzuckerwerten).
- Zur Behandlung einer Hypoglykämie siehe 23.10.

Ursachen für einen erhöhten Insulinbedarf

- Gewichtszunahme. Wird die Gewichtszunahme durch eine zu hohe Insulindosierung verursacht, so sind sowohl die Dosis als auch die Kohlenhydratzaufnahme zu reduzieren.
- Akute Infektionen können den Insulinbedarf signifikant steigern.
  - Wenn die Blutzuckerspiegel wiederholt 216 mg/dl (= 12 mmol/l) überstiegen haben und eine Ketonurie besteht, ist eine zusätzliche Dosis eines rasch oder kurz wirksamen Insulins nach der oben beschriebenen Formel zu berechnen und zu verabreichen. Die Blutzuckerwerte sind in 1- bis 2-stündigen Intervallen zu überwachen.

- ○ Übelkeit und Erbrechen stellen an sich keine Indikation für eine Reduktion der Insulindosis dar, da sie ein körperliches Stresszeichen darstellen und daher normalerweise mit einem erhöhten Insulinbedarf einhergehen.
- ○ Eine „Gastroenteritis" kann Symptom einer Ketoazidose sein; daher müssen bei Diabetikern mit Abdominalbeschwerden immer der Blutzucker und die Ketone in Harn und Blut bestimmt werden
- ○ Auf eine adäquate Insulin-, Kohlenhydrat- und Flüssigkeitszufuhr ist zu achten.
- Medikation: besonders Kortikosteroide (auch intraartikuläre Injektionen), Sympathikomimetika
- Hyperthyreose
- Andere akute systemische Erkrankungen und Traumen

Morgendliche Hyperglykämie

- Eine morgendliche Hyperglykämie ist üblicherweise die Folge eines Insulinmangels, der folgende Ursachen haben kann:
  - ○ Die ungenügende Wirkung des zirkulierenden Insulins wegen eines erhöhten Insulinbedarfs am frühen Morgen (Dawn-Phänomen).
  - ○ Die Wirkung der am Vortag oder Vorabend verabreichten Insulinmenge hält nicht bis zum folgenden Morgen an.
  - ○ Zu hohe Blutzuckerwerte vor dem Einschlafen nach einem abendlichen Snack.
  - ○ Nahrungsaufnahme unmittelbar vor dem Zubettgehen ohne gleichzeitige Insulinabdeckung.
- Ein übermäßiger Kohlenhydratkonsum vor dem Zubettgehen ist nach vorangegangenen Hypoglykämieepisoden und aus Angst vor solchen relativ häufig.
  - ○ Dieser Umstand muss mit dem Patienten in aller Offenheit besprochen und gegebenenfalls die Basalinsulindosis korrigiert werden.
- Nächtliche Hypoglykämieepisoden aufgrund einer zu hohen abendlichen Insulindosis können am nächsten Morgen zu einer reaktiven Hyperglykämie führen.
- Die Ursache für eine morgendliche Hyperglykämie muss abgeklärt werden.
  - ○ Es sollten mehrere zusätzliche Blutzuckermessungen durchgeführt werden; d.h. am Abend vor dem Abendsnack, vor dem Zubettgehen, in der Nacht etwa 4 Stunden vor der üblichen Aufwachzeit und am Morgen.
  - ○ Wichtig ist es zu prüfen, ob der Blutzuckerspiegel in der Nacht niedrig oder hoch ist und ob der Patient vor dem Einschlafen hyperglykämisch ist.

Ursachen für instabilen Diabetes

- Asymptomatische Hypoglykämie, insbesondere in der Nacht, gefolgt von einer reaktiven Hyperglykämie unterschiedlicher Schwere und Dauer.
- Therapieüberdrüssigkeit und Verlust der Motivation, insbesondere wenn die Blutzuckerwerte trotz aller Bemühungen des Patienten stark schwanken.
- Mangelhaftes Wissen und mangelnde Fertigkeiten führen zu einem schlechten Verständnis für die Notwendigkeiten der Therapie und für die aus den Blutzuckermessungen zu ziehenden Konsequenzen.
- Mangelhafte Fähigkeit zur Berechnung der Kohlenhydratmengen oder fehlendes Verständnis für die Wichtigkeit dieser Berechnungen.
- Ungenügende Abstimmung zwischen Mahlzeiten, körperlicher Betätigung und Insulinzufuhr.
- Keine Bolusinjektionen zur Abdeckung der Zwischenmahlzeiten.
- Zu späte Injektion des prandialen Insulins: Dadurch kommt es zunächst zu einem übermäßigen Anstieg der Blutzuckerwerte gefolgt von einem extremen Abfallen des Wertes, wenn die Insulinwirkung einsetzt.
- Zu häufiges Wechseln des Basalinsulins.
- Gleichzeitige Modifikation mehrerer Parameter:
  - ○ Beispielsweise veranlasst ein hoher Blutzuckerwert den Patienten, sowohl die Insulindosis als auch das Ausmaß seiner körperlichen Betätigung zu erhöhen.
- Vergessen einer Insulindosis.
- Schwer vorhersehbare, unregelmäßige und ungewöhnlich anstrengende körperliche Belastung.
- Eine durch eine Überkorrektur eines hohen Blutzuckerwerts ausgelöste Hypoglykämie mit nachfolgender reaktiver Hyperglykämie führt zu einer „Berg und Talfahrt" der Blutzuckerwerte.
- Der Menstruationszyklus beeinflusst den Insulinbedarf.
  - ○ Normalerweise steigt der Insulinbedarf in der prämenstruellen Phase und während der Ovulation.
- Schwere Komorbiditäten (Niereninsuffizienz, Funktionsstörungen des Gastrointestinaltrakts, Gastroparese).
- Endokrine Störungen: Hypo- oder Hyperthyreose, Morbus Addison (wenn diese Erkrankung nicht diagnostiziert ist, verursacht sie eine signifikante Reduktion des Insulinbedarfs und daher wiederholte hypoglykämische Episoden).
- Essstörungen (Anorexie oder Bulimie)
- Insulinantikörper können überraschende hypoglykämische Episoden auslösen. Wenn keine andere Ursache für die Hypoglykämie gefunden werden kann, ist eine Insulinantikörperbestimmung angezeigt.

- Systemische Erkrankung, Trauma, körperliche Stresssituationen.
- Weglassen von Insulindosen oder zu geringe Dosierung beim Versuch einer Gewichtsreduktion.

Untersuchungen bei instabilem (Brittle-)Diabetes

- Wie schätzt der Patient selbst seine Blutzuckereinstellung und ihre Schwankungen ein?
- Funktionieren das Blutzuckermessgerät und die Teststreifen?
- Wählt der Patient die richtigen Injektionsstellen und stimmt die Injektionstechnik?
- War das aktuell verwendete Insulin zu irgendeinem Zeitpunkt gefroren oder überhitzt?
- Wie häufig treten Hypoglykämieepisoden auf?
- Üblicher Tagesrhythmus des Patienten an Arbeitstagen und an Wochenenden?
  - Arbeitsleben und damit verbundene körperliche und mentale Stresssituationen
  - übliche Essenszeiten, Ernährung und verzehrte Kohlenhydratmenge
  - körperliche Betätigung: Zeiten, Intensität und Vorbereitung darauf
  - Alkoholkonsum
- Berechnet der Patient die konsumierten Kohlenhydrate?
- Psychosoziale Situation
- Intensiviertes Monitoring über 1–2 Wochen hinweg. Die folgenden Faktoren sollten dabei in einem Patiententagebuch dokumentiert werden:
  - Dosierung des Basalinsulins und Injektionszeiten
  - Blutzuckerwerte am Morgen nach dem Aufwachen und vor der Nachtruhe
  - prä- und postprandiale (1,5 Stunden nach einer Mahlzeit gemessene) Blutzuckerwerte für die verschiedenen Mahlzeiten (Frühstück, Mittagessen, Abendessen, Abendsnack)
  - Kohlenhydratzufuhr und Insulinbolus für alle Mahlzeiten und Zwischenmahlzeiten
  - alle außerordentlichen Insulingaben
  - körperliches Training
  - Krankeitstage
- Nach der Periode des intensivierten Monitoring müssen die Diabetesschwester und/oder der Arzt genügend Zeit aufwenden, um die Aufzeichnungen mit dem Patienten zu besprechen. Dazu sollten diese schon im Voraus, z.B. via Fax oder E-Mail, übermittelt worden sein.
- Nicht außer Acht gelassen werden sollte auch die Möglichkeit einer körperlichen oder endokrinen Störung (Bestimmung von TSH, Kalium, Natrium, Cortisol, Kreatinin und von zöliakieassoziierten Antikörpern im Serum).
- Wenn die Ursache der Instabilität nicht gefunden wird, sollte der Patient zur kontinuierlichen Blutzuckermessung an einen Spezialisten überwiesen werden.
- Zur Selbstmessung der Blutzuckerwerte siehe 23.20.

Multiple Injektionsregime bei Fernreisen

- Bei Fernreisen mit Wechsel der Zeitzonen sollte zusammen mit dem Patienten ein Plan erarbeitet werden mit den Abflugzeiten, den Zeitverschiebungen der einzelnen Destinationen, den Flugzeiten und den nötig werdenden Anpassungen beim Insulinschema.

Reisen nach Westen

- Bei Reisen nach Westen nimmt die Länge des Tages zu. Ein Zeitunterschied von mehr als 2 oder 3 Stunden sollte durch eine Zusatzdosis Basalinsulin kompensiert werden. Bei Kurztrips kann Insulin Glargin nach der Uhrzeit des Ausgangslandes (alle 24 h) verabreicht werden. Für die Festlegung der Zusatzdosis wird die der übliche Basalinsulinbedarf pro Stunde herangezogen.
  - Beispiel: Wenn der tägliche Bedarf an Basalinsulin 20 Einheiten beträgt, entspricht dies etwa 0,8 IE pro Stunde. Bei einer Zeitdifferenz von 6 Stunden beträgt die zusätzliche Basalinsulindosis ca. 6 × 0,8 IE, d.h. 5 Einheiten.
- Die Mahlzeiten werden wie üblich durch eine prandiale Bolusdosis entsprechend dem Kohlenhydratkonsum abgedeckt.
- Nach der Ankunft wird das normale Injektionsschema gemäß der Uhrzeit des Ziellandes wieder aufgenommen. Gegebenenfalls sind die Dosen an die Ergebnisse der Blutzuckermessungen anzupassen.

Reisen nach Osten

- Bei Reisen nach Osten nimmt die Länge des Tages ab.
- Die notwendige Basalinsulindosis verringert sich proportional zu der Zahl der Stunden, um die sich der Tag verkürzt.
  - Beispiel: Wenn der tägliche Basalinsulinbedarf 20 IE ausmacht und die Zeitdifferenz 6 Stunden beträgt, verringert sich die Basalinsulindosis um 5 Einheiten.
- Die Mahlzeiten werden wie üblich im Einklang mit der Kohlenhydratzufuhr durch Bolusgaben abgedeckt. Nach der Ankunft wird das normale Injektionsschema gemäß der Uhrzeit des Ziellandes wieder aufgenommen. Gegebenenfalls sind die Dosen an die Ergebnisse der Blutzuckermessungen anzupassen.

23.22 Typ-1-Diabetes: Ernährung und körperliche Betätigung

- Typ-2-Diabetes, siehe 23.33.
- Die Empfehlungen zur körperlichen Betätigung laut American Diabetes Association (ADA) www.diabetes.org/weightloss-and-exercise/exercise/overview.jsp.

Grundsätze der Ernährung für Diabetiker

- Die Ernährungsempfehlungen für Patienten mit Typ1-Diabetes unterscheiden sich nicht von den allgemein gültigen Empfehlungen für eine gesunde Ernährung. Diese umfasst eine ausgewogene Zufuhr an Energieträgern, Nährstoffen, Spurenelementen und Mineralien.
- Die Kalorienaufnahme sollte an die Bedürfnisse des Patienten angepasst werden, wobei immer ein optimales Gewichtsmanagement im Vordergrund steht. Mahlzeiten und Zwischenmahlzeiten werden entsprechend dem üblichen Tagesablauf, der aktuellen Insulintherapie und dem Ausmaß der körperlichen Betätigung über den Tag verteilt.
- Moderne Insulinpumpen und Therapieschemata mit mehrfachen Injektionsmöglichkeiten am Tag („Basis-Bolus-Insulintherapie", auch „intensivierte Insulintherapie" genannt) erlauben eine große Flexibilität beim Timing der Mahlzeiten sowie bei den Portionsgrößen, vorausgesetzt die Bolusdosis zur Abdeckung der Mahlzeit entspricht der Portionsgröße und insbesondere der Kohlenhydratmenge. Eine spezielle Planung der Mahlzeiten ist normalerweise nicht nötig. Der Patient soll lernen, mit Hilfe der Glukosemessung und durch Abschätzung der Kohlenhydratmenge die Bolusdosis auf die Mahlzeit abzustimmen.
- Wird lang wirksames Insulin Glargin oder Insulin Detemir als Basalinsulin eingesetzt, muss in Verbindung mit dem Verzehr von Kohlenhydraten (wenn diese nicht zur Vorbereitung auf eine sportliche Betätigung oder zur Behandlung einer Hypoglykämie zugeführt werden) eine Bolusinjektion eines schnell wirksamen Insulins (Humaninsulinanalogon: Insulin Lispro, Aspart oder Glulisin) verabreicht werden.
- Kurz wirksames Humaninsulin (lösliches Insulin), als Bolusinjektion vor den Hauptmahlzeiten gespritzt, dient hingegen zur Abdeckung der Kohlenhydrataufnahme sowohl bei der darauf folgenden Mahlzeit als auch bei der späteren Zwischenmahlzeit.
- Therapieschemata mit 2 oder 3 Injektionen pro Tag sind unflexibler, und sowohl der Zeitpunkt der Mahlzeiten als auch die Kohlenhydratmenge müssen an die zuletzt injizierte Insulinmenge angepasst werden.
- Das Risiko für kardiovaskuläre Erkrankungen ist bei Typ-1-Diabetikern erhöht. Die diätetische Behandlung muss daher nicht nur die Kohlenhydrataufnahme berücksichtigen, sondern auch darauf abzielen, eine insgesamt gesunde Ernährung unter Bedachtnahme auf kardiovaskuläre Risikofaktoren sicherzustellen.
- Fett sollte nicht mehr als 35% der Energiezufuhr ausmachen.
  - In der Praxis bedeutet dies, dass die Aufnahme von Milchfett, gehärteten Pflanzenfetten und fettreichen Fleischprodukten eingeschränkt werden soll. Dafür sollten mehr ungesättigte Fette und mehr Fisch zugeführt werden.
  - Der empfohlene Eiweißanteil beträgt 10–20% der gesamten Energiezufuhr. Wenn der Patient an einer diabetesassoziierten Nephropathie leidet, ist das Assessment und die Beratung durch eine Ernährungsberaterin angezeigt.
- Das langfristige Ziel sollte darin bestehen, dass etwa die Hälfte der gesamten Energiezufuhr durch Kohlenhydrate abgedeckt wird. Die Insulininjektionen zu den Mahlzeiten sollten an die täglich wechselnde Nahrungszufuhr angepasst werden.
- Bei Hypertonikern muss auch die Salzzufuhr eingeschränkt werden.
- Alkohol sollte nur in solchen Mengen konsumiert werden, dass er keine Intoxikation verursacht. Einerseits senkt Alkohol die Glukosespiegel im Blut und reduziert so den Insulinbedarf, und wenn nicht auf den Blutzuckerspiegel geachtet wird, kann er daher eine schwere Hypoglykämie auslösen. Andererseits können süße alkoholische Getränke die Glukosekonzentration im Blut erhöhen. Bei der Berechnung der prandialen Insulindosis werden die im Alkohol enthaltenen Kohlenhydrate nicht berücksichtigt.

Körperliche Betätigung

- Körperliches Training verbessert die Fitness, hebt die Stimmung und hat positive Auswirkungen auf Hyperlipidämie, Adipositas und Insulinempfindlichkeit.
- Bei intensivem körperlichen Training ist die Insulindosis zu senken und/oder die Kohlenhydrataufnahme zu erhöhen.
- Durch Blutzuckermessung lernt der Patient, die Insulindosis und die Kohlenhydrataufnahme auf das Ausmaß seiner körperlichen Betätigung abzustimmen.
- Wird das Training in den Abendstunden absolviert, ist normalerweise die Insulindosis zu reduzieren, da die blutzuckersenkende Wirkung der sportlichen Betätigung über eine beträchtliche Zeitspanne anhalten kann.
- Der Blutzuckerspiegel kann entweder noch wäh-

rend des Trainings, unmittelbar danach oder einige Stunden später deutlich absacken.
- Außer bei einer übermäßigen Kohlenhydrataufladung („carb up") kommt es auch dann zu einem Blutzuckeranstieg während des körperlichen Trainings, wenn die injizierte Insulindosis zu niedrig war oder wenn die durch das Training ausgeschütteten Stresshormone die Wirkung des Insulins aufheben.
- Schwankungen des Blutzuckerspiegels hängen ab:
  ○ vom Insulinspiegel im Blut
  ○ von der Dauer und der Intensität des Trainings
  ○ von den Snacks, die vor und während des Trainings konsumiert wurden
- Allgemeine Ratschläge für den Patienten vor Beginn der Trainingseinheit:
  ○ Wenn der Blutzuckerspiegel höher als 270 mg/dl (= 15 mmol/l) mit Ketonen beträgt, sollte das Training entfallen.
  ○ Vorsicht ist geboten beim Training, wenn der Blutzuckerspiegel mehr als 300 mg/dl (= 17 mmol/l) beträgt (mit oder ohne Keton).
  ○ Aufnahme einer Kohlenhydrate enthaltenden Zwischenmahlzeit, wenn der Blutzucker vor der körperlichen Betätigung weniger als 90–110 mg/dl (= 5–6 mmol/l) beträgt, z.B. ein Glas frischer Fruchtsaft = 20 g Kohlenhydrate, verdünnt mit Wasser.
  ○ Durch Messung des Blutzuckers vor und nach dem Training kann festgestellt werden, wie das Training den Blutzucker beeinflusst.
    – Erkennen von Situationen, bei denen es notwendig ist, die Insulindosis oder die Nahrungsmenge zu modifizieren.
    – Beobachtung, wie sich verschiedene Trainingsformen auf den Blutzuckerspiegel auswirken.
  ○ Wenn nötig, während des Trainings einen zusätzlichen Kohlenhydratsnack (20–40 g/h) essen, um eine Unterzuckerung abzuwenden.
  ○ Je nach individuellen Erfordernissen und Blutzuckerspiegel Kohlenhydrataufnahme vor und nach dem Training in Stundenintervallen (20–30 g/h).
  ○ Es ist wichtig, sowohl während des Trainings als auch danach immer Kohlenhydrat-haltige Snacks/Getränke dabei haben.
  ○ Während des Gipfels der Insulinwirkung ist anstrengendes körperliches Training zu vermeiden.
  ○ Die Injektionsstellen sollten so gewählt werden, dass sie während des Trainings nicht bewegt werden.
  ○ Reduktion der Insulindosis vor der körperlichen Betätigung; bis zu 30–50% je nach Insulinart und Therapieschema.
    – Die Insulinreduktion wird bei verschiedenen Patienten unterschiedlich hoch ausfallen müssen: Sie ist abhängig vom Blutzuckerspiegel und ist auch nicht in allen Fällen notwendig.
  ○ Nach einem intensiven Training müssen die Blutzuckerwerte weiter beobachtet werden. Wenn es erst nach einer Verzögerung zu einem Abfall des Blutzuckerspiegels kommt, muss dies durch den Verzehr eines Kohlenhydratsnacks kompensiert werden.
  ○ Je nach individuellen Erfahrungen kann es notwendig sein, die Insulindosis bei der abendlichen Zwischenmahlzeit oder die abendliche Basisinsulindosis um 10–20% zu verändern.

23.31 Erstdiagnose: Typ-2-Diabetes

Zielsetzungen

- Der Patient wird aufgeklärt, dass er an einer schweren chronischen Krankheit leidet. Das Problem ist nicht die Erkrankung des Glukosestoffwechsels, sondern die Atherosklerose.
- Der Patient muss verstehen, dass er für seine Therapie selbst die Verantwortung übernehmen und, falls er übergewichtig ist, vor allem abnehmen muss. Darüber hinaus umfasst die Behandlung aber auch andere Veränderungen des Lebensstils, die nicht notwendigerweise mit dem angestrebten Gewichtsverlust zusammenhängen (körperliche Betätigung, Rauchen aufgeben, Vermeidung fettreicher Nahrung).
- Neben der Hyperglykämie sind auch andere Risikofaktoren der Atherosklerose anzusprechen und wirksam zu behandeln (Rauchen, Bluthochdruck, Dyslipidämie).

Untersuchungen zur Zeit der Diagnosestellung

- Anamnese, vor allem:
  ○ Lebensstil (körperliche Betätigung, Alkoholkonsum, Fett- und Salzgehalt der Kost, Rauchen, siehe 23.33)
  ○ Oft finden sich zum Zeitpunkt der Diagnose bereits Symptome einer koronaren Herzkrankheit.
  ○ Familienanamnese (Typ-1- oder Typ-2-Diabetes, koronare Herzkrankheit, Bluthochdruck?). Bei Geschwistern besteht ein 40%iges Risiko von Typ-2-Diabetes; es empfiehlt sich eine Untersuchung der Familienmitglieder.
- Klinische Untersuchung:
  ○ Körpergewicht, Größe, Body-Mass-Index (Gewicht/Größe^2)

- Blutdruck (angestrebter Wert 130/85 mmHg)
- Herz und große Arterien: Auskultation
- periphere Arterien: Palpation
- Füße (Vibrationsgefühl, Sensibilität, geeignete Schuhe, Schwielen, siehe 23.44)
- Visusbestimmung
- Augenhintergrund
• Laborbefunde:
- Nüchternblutzucker
- HbA_{1c}
- Harnketone (bei Typ-2-Diabetikern meist negativ)
- Serumcholesterin, HDL-Cholesterin, LDL-Cholesterin, Triglyceride
- EKG
- Serumkreatinin
- Albuminausscheidung im Morgenharn (< 20 µg/min normal, 20–200 µg/min Mikroalbuminurie, > 200 µg/min Makroalbuminurie)
- Bestimmung des Nüchternwerts der C-Peptidkonzentration im Serum*, wenn über die Diabetesform Unklarheit besteht. Ein sehr niedriger Spiegel (unter 0,2–0,3 nmol/l) weist auf einen Insulinmangel hin, der unter Umständen eine Insulintherapie rasch erforderlich macht. Eventuell leidet der Patient nicht an einem typischen Typ-2-Diabetes (siehe 23.01). Andererseits kann eine schwere Hyperglykämie (> 270 mg/dl) zu Krankheitsbeginn die Insulinausschüttung zeitweilig reduzieren, d.h. auch ein niedriger C-Peptidspiegel kann sich normalisieren, wenn die Hyperglykämie behandelt wird. Um die Notwendigkeit einer weiteren Insulinbehandlung beurteilen zu können, kann eine neuerliche Bestimmung der C-Peptidkonzentration erforderlich sein. Ein hoher C-Peptidspiegel ist schwer zu interpretieren. Er weist oft auf eine Insulinresistenz hin. Ein Glukagonbelastungstest ist nicht erforderlich.
- GAD-Antikörper*, wenn der Patient jünger als 40 ist bzw. wenn der C-Peptidspiegel weniger als 0,2–0,3 nmol/l beträgt oder wenn der Patient an einem atypischen Typ-2-Diabetes leidet (Autoimmunitätssymptome, der Patient ist schlank, die Symptome haben sich rasch entwickelt).
- * Anmerkung für Österreich: Die gekennzeichneten Untersuchungen werden in Ambulanzen mit Schwerpunkt Diabetes bei Bedarf durchgeführt und interpretiert.

Grundsätze der Patientenschulung

• Siehe Lebensstilschulung bei Typ-2-Diabetes 23.33.

23.32 Therapie und Follow-up bei Typ-2-Diabetes

Zielsetzungen

• Hauptziel der Behandlung ist, das Entstehen oder die Verschlechterung einer Atherosklerose zu verhindern. Die Behandlungsstrategie sollte auf eine Regulierung von Hyperglykämie, Hypertonie, Dyslipidämie und erhöhte Gerinnungsbereitschaft des Blutes zielen.
- Der anzustrebende Nüchternblutzuckerspiegel liegt unter 120 mg% (= 6,7 mmol/l, bei einem Regime mit NPH-Insulingabe vor dem Zubettgehen 72 bis 108 mg% [= 4–6 mmol/l] und bei Glargininsulin 72 bis 90 mg% [= 4–5 mmol/l]).
- Der angestrebte HbA_{1c}-Wert ist < 7,0%, bei NPH-Insulintherapie < 7,5%, bei Glargininsulin < 7%.
- Bluthochdruck wird aggressiv behandelt www.oedg.org/ (Ziel:130/85).
- Die angestrebten Lipidwerte können grob durch folgende Regel definiert werden: HDL-Cholesterin > 39 mg%, Triglyceride < 175 mg%, LDL-Cholesterin < 115 mg%, Cholesterin/HDL-Cholesterin < 4, Gesamtcholesterin < 190 mg%. Bei 50–70% der Patienten ist eine medikamentöse Behandlung der Hyperlipidämie zur Erreichung der angestrebten Werte erforderlich.
- Acetylsalicylsäure (100 mg) wird allen Typ-2-Diabetikern verordnet, sofern nicht kontraindiziert.
- Bemerkung Österreich lt. www.oedg.org: Therapie mit ASS, wenn neben Diabetes Typ 2 zumindest ein weiterer Risikofaktor besteht.
- Raucher sind zu motivieren, das Rauchen aufzugeben.
- Der angestrebte Body-Mass-Index liegt unter 25 kg/m², wobei 25–27 kg/m² noch als zufriedenstellend angesehen werden.

I. Therapie der Hyperglykämie

• Die Behandlung der Hyperglykämie senkt die Häufigkeit des Auftretens von mikrovaskulären Komplikationen und Symptomen. Bei Typ-2-Diabetes treten die Symptome der Hyperglykämie für gewöhnlich schleichend auf, sodass sie dem Patienten in vielen Fällen zunächst nicht bewusst werden (Müdigkeit, erhöhtes Schlafbedürfnis, Depression, Schwächegefühl). Diese Symptome treten unter Umständen gemeinsam mit den typischen Symptomen wie unbeabsichtigtem Gewichtsverlust, häufigem Harndrang und Durstgefühl auf. Die Diagnose des Typ-2-Diabetes wird durch die schwach ausgeprägte Symptomatik oft verzögert. Gewichtsverlust,

Müdigkeit und Depressionen schwächen die Motivation und Fähigkeit des Patienten, sich mit Fragen einer Änderung des Lebensstils auseinanderzusetzen. Aus diesen Gründen ist bei schwerer Hyperglykämie eine medikamentöse Behandlung stets angezeigt. Diese darf nicht an die Stelle der Lebensstilschulung treten und sollte, sofern die Schulung Erfolg zeitigt, wieder abgesetzt werden.

Grundsätze der Hyperglykämiebehandlung

- HbA_{1c} 6–8% zum Zeitpunkt der Diagnose:
  1. Lebensstilschulung (23.33) über 6 Monate; wenn nicht zielführend, mit oraler Medikation (Metformin, Sulfonylharnstoff, Glitazon oder Glinid) beginnen
- HbA_{1c} 8–10% zum Zeitpunkt der Diagnose:
  1. Lebensstilschulung und orale Medikation mit einer Substanz (Metformin, Sulfonylharnstoff, Glitazon oder Glinid) (23.33)
  2. Wird der angestrebte Spiegel von 6–8% nicht binnen 6 Monaten erreicht (Nüchternblutzucker < 120 mg% [= 6,7 mmol/l]), wird die orale Medikation mit einem weiteren Medikament kombiniert (23.34).
- HbA_{1c} 10–12% zum Zeitpunkt der Diagnose:
  ○ Lebensstilschulung und 2 oral zu verabreichende Medikamente (z.B. Metformin und Sulfonylharnstoff).
- HbA_{1c} > 12% zum Zeitpunkt der Diagnose:
  ○ Lebensstilschulung und 2 oral zu verabreichende Medikamente (z.B. Metformin und Sulfonylharnstoff) und einmal 1 × Insulin am Abend (23.35).
- Beachten Sie, dass selbst wenn mit der Verabreichung von Insulin begonnen wurde, diese Medikation nicht notwendigerweise auf Dauer fortgesetzt werden muss. Wie die oralen Medikamente, so kann auch die Insulintherapie abgesetzt werden, wenn die Lebensstiländerung zum Erfolg führt.

II. Behandlung des Bluthochdrucks

- 40–60% der Typ-2-Diabetiker leiden bereits zum Zeitpunkt der Diagnose an Bluthochdruck.
- Die UKPD-Studie hat gezeigt, dass eine erfolgreiche Behandlung des Blutdrucks, die im Zusammenhang mit Diabetes auftretenden makro- und mikrovaskulären Komplikationen (auch das Fortschreiten einer diabetischen Retinopathie) signifikant verringern kann.
- Anzustreben ist ein Wert von 130/85 mmHg.
- Alle Diabetiker sind über die Grundsätze einer nicht pharmakologischen Behandlung (Gewichtsreduktion, Salzreduktion, körperliche Betätigung) aufzuklären.
- Atherosklerotische Komplikationen können wirksam verhindert werden durch:
  ○ ein niedrig dosiertes Diuretikum (12,5–25 mg Hydrochlorothiazid)
  ○ einen selektiven Betablocker
  ○ einen ACE-Hemmer (oder, wenn ein ACE-Hemmer nicht vertragen wird, einen Angiotensin-II-Hemmer) sowie
  ○ Calciumantagonisten
- Eine erfolgreiche Beeinflussung des Blutdrucks erfordert oft die Verabreichung mehrerer Medikamente.
- Die Wahl der Hochdruckmedikation ist auch von etwaigen Begleitkrankheiten abhängig.
  ○ koronare Herzkrankheit
    – selektive Betablocker
  ○ Claudicatio intermittens, chronische Bronchitis oder Asthma
    – Diuretikum
    – ACE-Hemmer (oder Angiotensin-II-Hemmer)
  ○ Impotenz
    – ACE-Hemmer (oder Angiotensin-II-Hemmer)
  ○ metabolisches Syndrom und massive Dyslipidämie
    – ACE-Hemmer (oder Angiotensin-II-Hemmer)
  ○ diabetische Nephropathie
    – ACE-Hemmer (oder Angiotensin-II-Hemmer)

Blutdrucktherapie bei Patienten ohne Nephropathie

1. Lebensstiländerung
   ○ Salzreduktion, Vermeidung von übermäßigem Alkoholkonsum, regelmäßige körperliche Betätigung, bei übergewichtigen Patienten Gewichtsreduktion, Aufgeben des Rauchens
2. Anfänglich Verabreichung eines niedrig dosierten ACE-Hemmers, Thiaziddiuretikums oder selektiven Betablockers. Bei der Wahl des Medikaments sind Begleiterkrankungen und Nebenwirkungen zu berücksichtigen.
3. Bei Bedarf ein weiteres Medikament dem Regime hinzufügen. Kombinationen eines Diuretikums mit einem ACE-Hemmer sowie eines Diuretikums mit einem selektiven Betablocker haben sich bewährt.
4. Bei Bedarf einen Calciumantagonisten als 3. Medikament einsetzen; mögliche Kombinationen sind z.B. Diuretikum + ACE-Hemmer + lang wirksamer Calciumantagonist aus der Dihydropyridin-Gruppe oder Diuretikum + selektiver Betablocker + Calciumantagonist.
- Zeigt ein Medikament keine Wirkung, so ist es abzusetzen und die Behandlung versuchsweise auf ein Medikament einer anderen Gruppe umzustellen.
- Vor dem Medikationswechsel sollten die Compliance des Patienten und die Dosierung der Medikamente überprüft werden.

- Nach Beginn der medikamentösen Behandlung sind folgende Parameter zu überwachen (siehe auch 4.25):
  - Thiazide: Serumkalium, Harnsäure, Glukose, Lipide
  - Betablocker: Glukose und Lipide (z.B. 3 Monate nach Medikationsbeginn)
  - ACE-Hemmer: Kreatinin und Kaliumkonzentration während der ersten Wochen. Vermeidung von Salz verstärkt die Wirkung!

Blutdrucktherapie bei Patienten mit Nephropathie

- Therapieziel ist ein Blutdruck von maximal 130/85 mmHg (125/75 mmHg, wenn die Proteinausscheidung im Harn > 1 g/24 h).
  1. ACE-Hemmer (bei erhöhtem Kreatinin Dosis reduzieren) oder Angiotensin-II-Hemmer.
  2. Bei Bedarf zusätzlich ein niedrig dosiertes Thiaziddiuretikum verabreichen. Ist die Serumkreatininkonzentration > 2,3 mg%, ist das Thiaziddiuretikum durch ein Schleifendiuretikum zu ersetzen.
  3. Bei Bedarf zusätzlich einen kardioselektiven Betablocker geben.
  4. Wenn erforderlich, zusätzlich ein Antihypertensivum aus einer anderen Medikamentengruppe einsetzen.

III. Behandlung von Dyslipidämien

Therapieziel

- Bei Typ-2-Diabetikern ist das Atheroskleroserisiko so hoch, dass eine medikamentöse Therapie gegen Hyperlipidämie erforderlich ist, um die angestrebten Werte zu erreichen (siehe die in der Einleitung erwähnten Zielwerte), selbst wenn keine klinischen Zeichen einer makrovaskulären Erkrankung vorliegen. Genauere Angaben über die anzustrebenden Lipidwerte finden sich in Tabelle 23.32.1.

Therapeutische Strategie

1. Lebensstiländerungen sind dann ausreichend, wenn der LDL-Cholesterinwert auf weniger als 115 mg% (= 3 mmol/l) gesenkt wird.
   - Gewichtsreduktion, Diät (vor allem fettarme Diät), Steigerung der körperlichen Betätigung, Rauchen aufgeben
2. Optimierte Einstellung des Diabetes
   - Korrektur der Hyperglykämie reduziert die Triglyceridkonzentration, beeinflusst jedoch die LDL-Cholesterinkonzentration für gewöhnlich nicht.
3. Medikamentöse Therapie
   - Erforderlich, wenn andere Behandlungsformen den LDL-Cholesterinwert nicht unter 115 mg% (= 3 mmol/l) senken.
   - Gehört der Patient zur Hochrisikogruppe und weist LDL-Cholesterinwerte von über 155 mg% (= 4 mmol/l) auf, sollte die medikamentöse Therapie gleichzeitig mit der Diättherapie einsetzen.
   - Ein Triglyceridspiegel von > 850 mg% (= 10 mmol/l) ist eine klare Indikation, wegen des Pankreatitisrisikos die (Fibrat)therapie sofort zu beginnen.
   - Beachten Sie, dass deutlich erhöhte Triglyceridwerte (> 400 mg%) für gewöhnlich nicht nur auf Diabetes zurückzuführen sind.

Wahl der medikamentösen Therapie

- Die grundlegenden Kriterien für die Wahl der medikamentösen Therapie finden sich in Tabelle 23.32.2.
- Vergleich der Wirksamkeit verschiedener Statine: Simvastatin 10 mg = Lovastatin 20 mg = Pravastatin 20 mg = Fluvastatin 40–60 mg, Atorvastatin 10 mg = Simvastatin 20 mg
- Hinsichtlich der Dosierung siehe 24.56.

IV. ASS-Medikation

- ASS-Medikation (100 mg/Tag) ist für alle Typ-2-Diabetiker günstig; dies gilt auch für Patienten ohne klinische Zeichen einer makrovaskulären Erkrankung.
- ASS ist bei blutungsgefährdeten Patienten sowie bei aktiven Blutungen aus dem Gastrointestinaltrakt oder den Harnwegen und bei Retinopathie mit Blutungen kontraindiziert.

Beurteilung und Behandlung der Mikroalbuminurie

- Definition: nächtliche Albuminausscheidung 20–200 µg/min.
- Mikroalbuminurie bei gleichzeitiger Retinopathie kann Anzeichen einer beginnenden Nephropathie sein.
- Bei Patienten ohne Retinopathie ist die Mikroalbuminurie ein Hinweis auf ein hohes Herz-Kreislauf-Erkrankungsrisiko. Bei Patienten mit Mikroalbuminurie kann der Blutdruck normal oder erhöht sein.
- Mikroalbuminurie kann neben einer diabetischen Nephropathie auch andere Ursachen haben.
- Therapie: 1. strenge Blutdruckkontrolle, d.h. Kochsalzreduktion und Antihypertensiva verabreichen, 2. Rauchen aufgeben, 3. strikte Blutzuckereinstellung, 4. Behandlung der Dyslipidämie.

Tabelle 23.32.1 Anzustrebende Lipidwerte bei Diabetikern

Lipid	Therapieziel
HDL-Cholesterin	> 45 mg% (= 1,1 mmol/l)
Triglyceride	< 150 mg% (= 1,7 mmol/l)
LDL-Cholesterin	< 100 mg% (= 2,6 mmol/l)

- Erhöhtes Serumkreatinin/Nephrose
  - Bei Serumkreatinin > 1,7 mg% (= 150 µmol/l) ist die Nierenfunktion bereits um 50% reduziert, bei älteren Patienten sogar mehr. Der Patient ist an einen Nephrologen zu überweisen.
  - Dies gilt auch in Fällen, in denen die Proteinurie die Schwelle von 3,5 g/Tag überschreitet.

Behandlung der koronaren Herzkrankheit

Diagnose

- Zu den Routineuntersuchungen im Follow-up von Typ-2-Diabetikern gehört ein jährliches EKG.
- Klinische Belastungstests sind in Erwägung zu ziehen, wenn der Patient
  - Symptome (typisches oder atypisches klinisches Bild),
  - ein abnormes Ruhe-EKG,
  - andere arterielle Erkrankungen,
  - mehrere Risikofaktoren

  aufweist.
- Indikationen für eine Koronarangiographie (4.64)

Behandlung des Myokardinfarkts

- Bei Diabetikern ist der Nutzen einer thrombolytischen Therapie zumindest so groß wie bei Nichtdiabetikern.
  - Eine Thrombolysetherapie ist auch bei diabetischer Retinopathie nicht kontraindiziert.
- Der Nutzen einer Betablockertherapie ist bei Diabetikern, die einen Myokardinfarkt (MI) erlitten haben, noch höher anzusetzen als bei nicht diabetischen MI-Patienten.
  - Beta1-selektive Blocker maskieren die Symptome der Hypoglykämie nicht und weisen auch geringere Stoffwechselnebenwirkungen als nicht selektive Betablocker auf.
- In der akuten Phase eines Myokardinfarkts haben sich ACE-Hemmer bei Diabetikern ganz besonders bewährt.
- Intensive Sekundärprävention ist angezeigt. Statine sind sofort einzusetzen, sobald der LDL-Cholesterinwert 155 mg% (= 4 mmol/l) übersteigt.

Untersuchungen in der Arztpraxis

Bei jedem Besuch

- Symptome
  - Körperliche Leistungsfähigkeit: Koronare Herzkrankheit/Claudicatio intermittens?
  - Müdigkeit und mangelhafte Compliance können auch Ergebnis einer schlechten Blutzuckereinstellung sein.
  - Hypoglykämie (selten bei Übergewicht)

Tabelle 23.32.2 **Wahl der medikamentösen Therapie zur Behandlung von Dyslipidämie bei Typ-2-Diabetes**

Lipidstörung	Medikament der Wahl
Bei einer Kombinationstherapie ist die Dosierung jeweils zu reduzieren; dabei ist auch die Gefahr einer Muskelzellschädigung zu berücksichtigen.	
LDL-Cholesterin > 115 mg% (= 3 mmol/l) und Triglyceride < 175 mg% (= 2 mmol/l)	1. Statin
LDL-Cholesterin > 115 mg% (= 3mmol/l) und Triglyceride 175–390 mg% (= 2–4,4 mmol/l)	1. Statin 2. Fibrat oder Statin + Fibrat*
Triglyceride ≥ 400 mg%	1. Fibrat 2. Fibrat + Statin*
* Die Kombination von Fibraten und Statinen wird in Österreich wegen der Gefahr einer Rhabdomyolyse nur nach Rücksprache bzw. Vorschlag eines Spezialisten und unter engmaschiger Kontrolle von CK-Werten und Klinik empfohlen.	

- Untersuchungen
  - Körpergewicht
  - Blutdruck (Ziel 130/85 mmHg)
  - Untersuchung der Füße bei Patienten mit „Risikofuß" (bei Erfüllung eines oder mehrerer der folgenden Kriterien):
    - Vorliegen einer früheren Läsion oder Amputation,
    - Neuropathie (Beeinträchtigung der Sensibilität, des Vibrationsgefühls oder des Achillessehnenreflexes),
    - Arteriosklerose der unteren Gliedmaßen (Claudicatio, fehlende Pulse, Hautläsionen),
    - Fehlstellung und Schwielen.
  - HbA_{1c}-Wert (Bei oraler und Insulintherapie ist der Zielwert 7,0%; übersteigt der Wert 8,0%, so ist dies ein Hinweis auf schlechte Blutzuckereinstellung und eine Insulintherapie ist in Betracht zu ziehen.)
  - Nüchternblutzucker (Bei oraler Therapie und Diät ist der Zielwert 120 mg% (= 6,7 mmol/l), bei Insulintherapie mit abendlichem NPH-Insulin 70–110 mg% (= 4–5 mmol/l; ein Spiegel von ca. 110 mg% (= 6 mmol/l) entspricht einem HbA_{1c}-Spiegel von 7,5%.)
- Der Patient ist von der Wichtigkeit eines gesunden Lebensstils zu überzeugen.
- Medikation
  - Medikamentendosis (Blutdruck/Glukose/Lipide)
  - Nimmt der Patient ASS (100 mg)?

Jährliche Untersuchungen

- EKG
- Photographie des Augenfundus (mit medikamentös erweiterten Pupillen) alle 1–3 Jahre, alternativ dazu Ophthalmoskopie. Bei guter Blutzuckereinstellung (HbA_{1c} < 7,5%) und nor-

malem Befund bei der Funduskopie kann die Fundusaufnahme alle 3 Jahre erfolgen.
- Blutdruck (Zielwert 130/85 mmHg)
- Fußuntersuchung
- Untersuchung der Injektionsstellen
- LDL- und HDL-Cholesterin, Triglyceride
- Mittelstrahlurin, Serumkreatinin
- Urinalbuminausscheidung. Dafür ist ein Harnstreifentest ausreichend; bei abnormem Ergebnis ist die nächtliche Urinalbuminausscheidung zu messen.

Selbstmessung

- Körpergewicht
- Blutdruck (Selbstmessung mit eigenem Gerät empfohlen)
- Selbstmessung des Blutzuckers. Dabei ist das Überwachungsziel zu erklären, da es je nach Therapie unterschiedlich ist:
  - Patienten mit Diät müssen lernen, die den Blutzuckerspiegel im Alltag beeinflussenden Faktoren zu identifizieren.
  - Patienten, die orale Medikamente einnehmen, müssen darüber hinaus auch allfällig auftretende Hypoglykämien dokumentieren.
  - Bei Patienten mit insulinpflichtigem Diabetes ist es besonders wichtig, die Technik der Selbstmessung zu erlernen, um die Insulindosis selbst entsprechend anpassen zu können (siehe 23.35). In der Anfangsphase der Insulinverabreichung vor dem Zubettgehen ist der Nüchternblutzucker täglich zu überwachen; sobald das Ziel erreicht ist, ist eine mehrmalige Messung im Wochenverlauf ausreichend.

23.33 Lebensstilschulung von Typ-2-Diabetikern

Grundsätzliches

- Jeder Arzt für Allgemeinmedizin sollte in der Lage sein, eine Lebensstilschulung für Typ-2-Diabetiker anzubieten (in Form von Gruppenschulung oder individueller Beratung).
- Eine erfolgreiche Lebensstilschulung wirkt sich positiv auf alle bei Typ-2-Diabetikern auftretenden Stoffwechselstörungen aus **Ⓐ**.
- Es geht vor allem darum, dauerhafte Lebensstiländerungen einzuleiten.
- Eine Reduktion des Körpergewichts ist nicht das alleinige Ziel: gesteigerte körperliche Betätigung ohne Gewichtsabnahme hat ebenso eine positive Wirkung wie eine Änderung der Ernährungsgewohnheiten, auch wenn damit keine Gewichtsabnahme verbunden ist **Ⓑ**.
- Eine sehr kalorienarme Diät ist nicht besser als andere Methoden. Es geht vor allem um das Vermeiden eines Rückfalls nach Abschluss der Diät. Eine medikamentöse Therapie könnte zielführend sein.

Lebensstilschulung – wie geht man vor?

1. Beurteilung der gegenwärtigen Situation

- Erfordert einen eigenen Besuch des Patienten bei der dafür zuständigen Diätassistentin/Diabetesschwester oder beim Arzt bzw. Teilnahme an einem Gruppentreffen.
- Klinische und Laboruntersuchungen, um festzustellen,
  - um welches Problem es sich in erster Linie handelt: Blutdruck/Hyperglykämie/Dyslipidämie/Übergewicht.
  - Motivation und funktioneller Status des Patienten
  - Gestationsdiabetes
- Bewertung der Lebensgewohnheiten
  - Essensgewohnheiten (Erfragen Sie, was der Patient zu den Mahlzeiten und während deren Zubereitung und in Form von Zwischenmahlzeiten und Getränken zu sich nimmt.)
  - Salzaufnahme (salzt der Patient Speisen nach, nimmt er Speisen mit hohem Salzgehalt zu sich – Kartoffelchips, Würste, eingelegtes Gemüse, verwendet er viel Salz beim Kochen?)
  - Rauchen
  - Körperliche Betätigung, Ausmaß der körperlichen Betätigung (wie oft in der Woche gerät er außer Atem oder kommt ins Schwitzen, Dauer der körperlichen Betätigung, physische Belastung am Arbeitsplatz, körperliche Betätigung in der Freizeit?)
  - Alkoholkonsum (Erhebung der Alkoholeinheiten pro Woche, siehe Tabelle 23.33). Alkohol hat viele Kalorien; 1 g Alkohol hat 7 Kalorien. Ein durchschnittlicher Wert ist 75 kcal für ein Glas Wein.

2. Besprechung der Zielsetzungen

- Das erwünschte Ziel ist üblicherweise eine Gewichtsreduktion (siehe 24.02).
- Der Patient sollte sein Ziel selbst setzen, und dieses sollte ihm ein Anliegen sein. Die Ziele sollten eher niedrig als zu hoch angesetzt werden, sie sollten erreichbar und leicht messbar sein, sie sollten mit einer Verhaltensänderung verbunden sein **Ⓒ**.
  - Z.B. Umstieg auf fettarme Milch, den Konsum von Käse und Wurst um die Hälfte einschränken, sich mit fettarmen Produkten vertraut machen, Öl zur Zubereitung von Speisen verwenden, den Abendspaziergang um 10 Minuten verlängern. Die vereinbarten Ziele werden schriftlich festgehalten.

Tabelle 23.33 **Zur Orientierung: Die folgenden Getränke enthalten eine Einheit Alkohol = Standardgetränk (eine Einheit entspricht 8 g oder 10 ml reinem Alkohol).**

1/4 l normales Bier 1 Glas (125 ml) Wein (9 Vol%) 1 Glas (25 ml) Schnaps 1 kleines Glas (50 ml) stärkerer Wein (z.B. Sherry, Martini oder Port)
Anmerkung 1/8 l Wein mit 11–12 Vol% enthält etwa 1,5 Einheiten. Eine 330-ml-Flasche starkes Bier enthält 1,5 Einheiten. Eine 330-ml-Flasche eines sog. „Alkopop" mit 4 oder 6% Vol% enthält 1,3 bis 2 Einheiten.
Die empfohlene Maximalmenge Alkohol pro Woche beträgt für Männer 21 Standardgetränke (3 pro Tag), für Frauen 14 (2 pro Tag).

- Zu den wichtigsten Änderungen des Lebensstils, durch die eine Gewichtsabnahme erzielt und gehalten werden kann, gehören:
  ○ Reduzierung der Fettaufnahme (siehe 24.55)
  ○ insgesamt weniger essen
  ○ Reduzierung von Fett und fetthaltigen Speisen und Umstieg auf fettarme Nahrungsmittel reicht bei den meisten Patienten aus.
  ○ Regelmäßige körperliche Betätigung verspricht gute Langzeitergebnisse, was bei einem Gewichtsverlust in der Anfangsphase nicht der Fall ist.
  ○ Medikamentöse Therapie (Orlistat, Sibutramin, Rimonabant; siehe 24.02) in Verbindung mit kalorien- und fettarmer Ernährung fördert die Gewichtsabnahme. Nach einer erfolgreichen anfänglichen Gewichtsabnahme kann das Medikament weiter genommen werden, um Rückfälle zu verhindern.
  ○ Schwer übergewichtigen Patienten (BMI > 40) kann die Möglichkeit eines „gastric banding" angeboten werden. Nach der Operation verringert sich die Menge der aufgenommenen Nahrung auf ca. 2,5 dl. Die Überweisung an einen entsprechenden Chirurgen bedeutet noch nicht, dass die Operation auch wirklich durchgeführt werden kann. Zu den Kontraindikationen zählen Bulimie und Alkoholabusus.
- Sehr kalorienarme (VLC = very low calorie) Diät und Änderungen des Lebensstils **C**
  ○ Die Einhaltung einer sehr kalorienarmen Diät macht die Teilnahme an einer Lebensstilschulung keineswegs überflüssig, sondern erhöht die Notwendigkeit sogar, da eine solche nur zu einer vorübergehenden Gewichtsabnahme führt.
  ○ Der Übergang auf eine normale Diät hat allmählich zu erfolgen.
  ○ Diätberatung ist dann besonders wichtig, wenn der Patient die Diät beendet und wieder normal zu essen beginnt, da er nun neue Essensgewohnheiten zu erlernen hat. Eine Rückkehr zu den alten Essensgewohnheiten führt zu neuerlicher Gewichtszunahme.
  ○ Neben einer Diät können Medikamente (24.02) eingenommen werden, um die Kalorienaufnahme zu kontrollieren.
- Rauchen aufgeben
  ○ immer wichtig
  ○ siehe Ratschläge zur Raucherentwöhnung (40.20)
- **Ziel ist die Verbesserung der Qualität der Kost bzw. Steigerung der körperlichen Betätigung und die Erreichung des Normalgewichts.**
  ○ Wesentliche Änderungen:
    – Steigerung der körperlichen Aktivität
    – Verwendung qualitativ hochwertiger Fette, siehe 24.55
    – Verringerung der Fettaufnahme (stattdessen Erhöhung der Kohlenhydrataufnahme)
    – Beschränkung der Alkoholaufnahme auf ein Minimum, siehe 40.03
    – Reduzierung der Salzaufnahme
    – Erhöhung der Aufnahme von Obst und Gemüse
    – Beibehaltung oder Erhöhung der Aufnahme von Vollkornprodukten
    – Verringerung der Nahrungsaufnahme
    – Rauchen aufgeben, siehe 40.20

3. Anleitung zur Erreichung der individuellen Zielsetzungen

- **Empfohlene Diät**
  ○ Kalorienzufuhr je nach angestrebtem Gewicht
  ○ nicht mehr als 10% der Kalorienzufuhr aus gesättigten Fetten
  ○ Weniger als 25–35% Kalorienzufuhr aus Fetten. Wenn die aufgenommene Fettmenge höher ist, kann der Anteil der einfach ungesättigten Fettsäuren erhöht werden, wenn gleichzeitig die Kohlenhydratzufuhr gesenkt wird.
  ○ 5–10% Kalorienzufuhr aus mehrfach ungesättigten Fettsäuren
  ○ 1% der Kalorienzufuhr aus Omega-3-Fettsäuren
  ○ 50–60% der Kalorienzufuhr aus Kohlehydraten
  ○ 15% der Kalorienzufuhr aus Proteinen
  ○ weniger als 5 g Salz pro Tag
  ○ zumindest 25 g Ballaststoffe pro Tag
  ○ Alkoholaufnahme auf ein Minimum reduzieren
- **Praktische Ratschläge zur Einhaltung der oben beschriebenen Diät:**
  1. Gestalten Sie den Speiseplan abwechslungsreich und optisch ansprechend.
    – reichlich Getreideprodukte, vor allem Vollkorn
    – geringe Mengen von fettarmen und fettfreien Milchprodukten (ca. ½ l/Tag)
    – Kartoffeln in unterschiedlicher Zubereitung ohne Zugabe von Fett

- täglich viel Gemüse, Beeren und Obst
- Fisch (mehrmals pro Woche), mageres Fleisch
- Fettzufuhr verringern: pflanzliche Margarine oder Fettmischung als Brotaufstrich, Öl zum Kochen und auf Öl basierende Salatmarinaden
- wenig Zucker
2. Gewichtsabhängige Portionsgröße
   - Gewichtsänderungen zeigen an, ob die Portionsgröße richtig gewählt wurde
   - Einschätzung des Kalorienbedarfs
   - Beispiel oder Bild einer idealen Mahlzeit
3. Essen mit Vergnügen und ohne Hast
4. Festgelegte Essenszeiten zur Gewichtskontrolle
   - Ein „schrecklicher Hunger" verführt zu kleinen Zwischenmahlzeiten oder größeren Portionen als ursprünglich geplant oder zu unkontrollierter Nahrungsaufnahme bei der nächsten Mahlzeit.
   - Die meisten Patienten fühlen sich nach Einnahme eines leichten Frühstücks, Mittagessens und Nachtmahls sowie einem kleinen abendlichen Snack durchaus wohl. Ein Stück Obst im Laufe des Nachmittags stillt den Hunger.

- **Steigerung der körperlichen Betätigung**
  ○ Überlegen Sie, wie der Patient seine körperliche Betätigung im Verlauf der täglichen Aktivitäten steigern könnte. Dies erhöht den Energieverbrauch und erleichtert eine Gewichtsabnahme ebenso wie jede geplante körperliche Betätigung. Zu den am besten geeigneten Formen der körperlichen Betätigung zählen rasches Gehen, Jogging, Radfahren, Langlaufen, Rudern, Schwimmen, Aerobic und manche Ballspiele.
  ○ Es wird empfohlen, sich 3 × pro Woche 30 Minuten lang körperlich zu betätigen. Mehrere kürzere Trainingsphasen haben fast die gleiche Wirkung wie eine längere. Der Patient kann z.B. durch Führung eines Tagebuchs zur regelmäßigen Einhaltung seines Fitnessprogramms motiviert werden.
  ○ Nach Festlegung der angestrebten Ziele sollte das Fitnessprogramm mit dem Patienten besprochen werden.

4. Kontrolle
- Kontrolle ist wichtig, da die alleinige Verschreibung einer Diät zur Gewichtsreduktion nicht zu permanenten Erfolgen führt.
- Eine medikamentöse Therapie (24.02) kann Rückfälle nach erfolgreicher Gewichtsabnahme verhindern helfen.
- Siehe 24.02, 24.55, 4.24 Grundsätze des Follow-up.

23.34 Orale Antidiabetika und Exenatin zur Behandlung des Typ-2-Diabetes

- Es ist zu beachten, dass orale Antidiabetika nur einen Aspekt der umfassenden Behandlungsstrategie für den Typ-2-Diabetes (Einstellung des Blutzuckerspiegels, Beeinflussung der Blutfettwerte, des Blutdrucks und der Blutgerinnung) abdecken (23.32).

Ziele

- Die orale Medikation sollte früh begonnen werden (solange der Patient auf die Medikamente noch anspricht). Sie ist dann in Betracht zu ziehen, wenn keine Kontraindikationen vorliegen und der HbA_{1c}-Wert trotz nicht medikamentöser Maßnahmen über 6,5–7,0% liegt. Kann mit einem Medikament allein keine Senkung des HbA_{1c}-Werts unter 7,0 % erzielt werden, ist zusätzlich ein anderes Antidiabetikum zu verabreichen, außer es bestehen Kontraindikationen. Metformin ist das Mittel der Wahl.
- Eine Behandlung mit Insulin muss spätestens dann eingeleitet werden, wenn HbA_{1c} trotz Medikation mit oralen Antidiabetika oder mit dem injizierbaren GLP-1-Analogon Exenatid über 7,0% bleibt (Referenzwert 4,0–6,0%).

Orale Antidiabetika im Überblick

- Siehe Tabelle 23.34.

Metformin

- Außer bei Bestehen von Kontraindikationen ist Metformin das Medikament der Wahl 🅐. Es kann auch mit anderen Antidiabetika kombiniert werden. Bei der Langzeitanwendung senkt es die kardiovaskuläre Morbidität.
- Metformin stimuliert nicht die Insulinausschüttung, sondern senkt den Blutzuckerspiegel durch eine Hemmung der hepatischen Glukoseproduktion. Metformin führt nicht zu einer Unterzuckerung und hat eine günstigere Wirkung auf das Körpergewicht als andere Antidiabetika 🅐.
- Um eine Wirkung zu erzielen, muss die Dosierung entsprechend hoch sein (bis 3 g/Tag). Man gibt anfangs z.B. 500 mg/Tag und steigert dann die Wochendosis um 500 mg/Woche bis zu einer maximalen Dosierung von 3 g tgl.
- Die unangenehmste Nebenwirkung von Metformin sind abdominelle Beschwerden, die bei etwa 10% der Patienten zu einem Abbruch der Behandlung führen. Um das Risiko einer Laktatazidose auszuschalten, darf Metformin nicht verabreicht werden bei Patienten mit
  ○ eingeschränkter Leberfunktion,
  ○ Kreatininwerten über 1,7 mg/100 ml (=150 µmol/l),

Tabelle 23.34 Orale Antidiabetika

Produkt	Dosis (min/max)	Einzeldosen pro Tag	Reduktion des HbA_{1c}	Gewichtszunahme	Gefahr der Unterzuckerung	Eiweißbindung	Aktive Metaboliten (Leber)
Hemmer der hepatischen Glukoseproduktion							
Metformin	500–2000 mg	2	1,5–2,0%	Nein	Nein	Nein	Nein
Insulinsekretionsfördernde Medikamente							
Sulfonylharnstoffe							
Glimepirid	1–6 mg	1		++	++	> 98%	Ja
Glibenclamid	1,75–14 mg (Ö: bis 15 mg)	2	1,5–2,0%	++	++	> 98%	Ja
Glipizid	2,5–15 mg (Ö: bis 40 mg)	2	1,5–2,0%	++	++	> 98%	Ja
Phenylalaninderivate							
Nateglinid (in Ö nicht im Handel)	60–360 mg	3	1,5–2,0%		++	> 98%	Ja
Repaglinid	0,5–12 mg	3	1,5–2,0%	++	++	> 98%	Ja
Glitazone							
Rosiglitazon	4–8 mg	1	1,5–2,0%	++	++	> 98%	Unbekannt
Pioglitazon	15–45 mg	1	1,5–2,0%	++	++	> 98%	Unbekannt
Medikamente, die die Kohlenhydratresorption beeinflussen							
Guar (in Ö nicht im Handel)	5–15 g	3	0,5%	Nein	Nein	Nein	Nein

- einer Proteinurie über 0,5 g/Tag,
- Alkoholproblemen,
- einer manifesten Herzinsuffizienz oder sonstigen Leiden, die zu einer verminderten Gewebeoxygenierung führen.
- Fortgeschrittenes Alter ist keine Kontraindikation, doch sollten vor Beginn und während der Behandlung die Kreatininwerte im Normbereich liegen.
- Bei schweren Infektionen, elektiven operativen Eingriffen und Traumata muss die Metforminbehandlung unterbrochen werden. Vor der Verabreichung von intravenösen Kontrastmitteln ist sicherzustellen, dass eine normale Nierenfunktion vorliegt.

Sulfonylharnstoffe

- Die Sulfonylharnstoffe senken den Blutzuckerspiegel durch eine Stimulierung der Insulinausschüttung; bei langer Anwendung hemmen sie mikrovaskuläre (und möglicherweise auch makrovaskuläre) Veränderungen.
- Die Initialdosis kann niedrig gewählt, sollte jedoch rasch bis zur Maximaldosis gesteigert werden (tägl. Dosis Glimepirid 6 mg, Glibenclamid 10–15 mg, Glipizid 40 mg, Gliclazid 240 mg. Bei diesen Dosierungen ist eine Senkung des HbA_{1c}-Wertes um 1,5–2,0% zu erwarten). Liegt der HbA_{1c}-Wert über 10%, ist mit einer oralen Monotherapie keine zufriedenstellende Blutzuckereinstellung mehr zu erreichen **Ⓐ**.
- Unerwünschte Wirkungen treten kaum auf. Es kann jedoch zu einer protrahierten Hypoglykämie kommen, vor allem bei älteren Patienten. Glimepirid wird 1 × pro Tag gegeben, Glibenclamid 2 × tgl. und Glipizid 3 × tgl. Glipizid hat eine kürzere Wirkungsdauer als Glibenclamid.
- Schwere Niereninsuffizienz stellt eine Kontraindikation für die Behandlung mit Sulfonylharnstoffen dar.
- Es kann zu zahlreichen Wechselwirkungen mit anderen Medikamenten kommen.

Nateglinid und Repaglinid

- Nateglinid (in Ö nicht im Handel) und Repaglinid sind kurz wirkende Phenylalaninderivate, die die Insulinsekretion steigern und die vor den Mahlzeiten eingenommen werden sollten. Ihre Wirkung auf die diabetesinduzierten vaskulären Veränderungen ist noch nicht erforscht.
- Es gibt auch erst wenig gesicherte Daten über allfällige Vorteile dieser Wirkstoffe im Vergleich zu den älteren Sufonylharnstoffen (möglicherweise weniger hypoglykämische Episoden).
- Eine mit Glibenclamid (10 mg) vergleichbare Wirkung kann mit Nateglinid 3 × 120 mg oder Repaglinid 3 × 4 mg (Ö: maximale Tagesdosis 16 mg) erzielt werden.
- Das Präparat eignet sich besonders für Patienten mit hohen postprandialen Blutzuckerspiegeln, aber nur leicht erhöhten Nüchternblutzuckerwerten.
- Repaglinid wird hauptsächlich über die Galle ausgeschieden, wodurch es sich für Patienten mit mittelschwerer Niereninsuffizienz eignet.

DPP-IV-Hemmer und GLP-1-Analoga

- Von den DPP-IV- (= Dipeptidyl-Peptidase IV-) Hemmern ist **Sitagliptin** bereits verfügbar. Diese Wirkstoffe hemmen den Abbau des GLP-1- (= „glucagon-like-peptide"-)Hormons, das die Insulinausschüttung stimuliert und die Glukagonproduktion hemmt. GLP-1 wird von den L-Zellen des Dünndarms sezerniert, wenn der Blutzuckerspiegel steigt. Im Gegensatz zu den Sulfanylharnstoffen verursachen DPP-IV-Hemmer im Rahmen einer Monotherapie keine Hypoglykämie.
  - Sitagliptin kann auch mit anderen Antidiabetika kombiniert werden.
  - Für Sitagliptin liegt die Dosierung bei 1 × 100 mg täglich.
  - Die damit erzielbare Senkung der HbA_{1c}-Werte ist mit der Wirkung des Glipizids vergleichbar.
  - Im Zusammenhang mit der Sitagliptin-Einnahme wurden bislang keine signifikanten unerwünschten Wirkungen beschrieben.
- **Exenatid** ist ein GLP-1-Analogon, das 2 × tgl. subkutan verabreicht wird (Dosis 2 × 5 µg oder 2 ×10 µg).
  - Die Wirkungsweise gleicht jener der DPP-IV-Hemmer, nur wird mit der Injektionslösung eine bessere Verstärkung der GLP-1-Wirkung erzielt; zusätzlich wird die Entleerung des Magens verlangsamt. Dieser Effekt ist wohl eine der Ursachen für eine mögliche Gewichtsreduktion, er führt aber auch zu Brechreiz (bei etwa 50% der Patienten).
  - Exenatid kann statt Insulin angewandt werden, wenn trotz einer Therapie mit oralen Antidiabetikia die HbA_{1c}-Konzentration 7,0% übersteigt. Exenatid kann sowohl mit einem Sulfanyharnstoff als auch mit Metformin bzw. auch mit beiden Medikamenten kombiniert werden.

Glitazone

- Glitazone sind sogenannte „Insulin-Sensitizer", d.h. sie senken die Insulinresistenz, insbesondere in der Leber.
- Sie senken auch den Fettgehalt der Leber.
- Die kardiovaskuläre Wirkung ist noch nicht endgültig geklärt. Pioglitazon hat möglicherweise eine günstige Wirkung, Rosiglitazon hingegen möglicherweise einen nachteiligen Effekt ☯.
- Die Medikamente sind indiziert für die Behandlung einer Hyperglykämie in Form einer Monotherapie oder in Kombination mit Metformin oder einem Sulfonylharnstoff.
- Sie sind besonders wirksam bei Patienten mit hohem Taillenumfang und einer Fettleber.
- Zu Beginn der Behandlung dürfen beim Patienten keine Anzeichen oder Symptome einer Herzinsuffizienz bestehen, da die Glitazone Flüssigkeitsretention und eine Herzinsuffizienz verursachen können.
- Flüssigkeitsretention (Ödeme) finden sich bei 5% der Patienten. Fast immer kommt es zu einer klinisch nicht signifikanten Verminderung der Hämoglobinwerte (5–10 g/l).

Guar

- (In Ö nicht im Handel.)
- Guar ist ein gelbildendes Faserprodukt. Zu den Mahlzeiten eingenommen verlangsamt es die Resorption der Kohlenhydrate durch den Darm, was zu einer leichten Absenkung der Blutglukosewerte führt.
- Meteorismus, aufgetriebener Bauch und Durchfall sind die schwerwiegendsten Nebenwirkungen. Um diese zu verhindern, sollte die Dosis anfangs niedrig sein (z.B. 2,5 g/Tag) und dann einschleichend bis auf 15 g/Tag erhöht werden.

23.35 Insulintherapie bei Typ-2-Diabetes

Zielsetzungen

- Die Einstellung des Blutzuckerspiegels bei Typ-2-Diabetikern wird durch die Verabreichung von zusätzlichem Insulin, Selbstmessung des Blutzuckerspiegels und Selbsteinstellung der Insulindosis verbessert.
- Die Insulintherapie kann durchaus durch den Arzt für Allgemeinmedizin begonnen werden.
- Bei den meisten Patienten ist eine abendliche Insulindosis die Methode der Wahl.
- Ein realistisches Ziel bei Typ-2-Diabetikern ist eine Senkung des HbA_{1c}-Wertes auf 7,0% oder darunter.

Indikationen für eine Insulintherapie

- Eine Insulinbehandlung ist einzuleiten, die Behandlung der Hyperglykämie mit anderen Medikamenten nicht erfolgreich war ($HbA_{1c} > 7,0\%$).
- Temporär erhöhter Insulinbedarf:
  - Vorübergehende schwere Erkrankungen (z.B. Infektionen, Myokardinfarkt, Verschlechterung von Asthma usw.) und chirurgische Eingriffe können die Insulinresistenz verschlechtern und die Blutzuckerspiegel in einem Ausmaß erhöhen, dass eine temporäre Insulinbehandlung erforderlich wird.
  - Die Insulinbehandlung ist einzuleiten, wenn der präprandiale Blutzuckerspiegel unter den oben genannten Bedingungen wiederholt über 180 mg/dl (10 mmol/l) liegt.

Praktische Hinweise zur Einleitung einer Insulintherapie

Grundsätzliches
- Vergleichende Untersuchungen und Metauntersuchungen sprechen für eine Kombinationsbehandlung mit oralen Substanzen und abendlichem Insulin als der Methode der Wahl bei Typ-2-Diabetikern.

Abendliche Insulingabe
- Gabe von lang wirksamem Insulin zwischen 21 und 23 Uhr. Die Dosierung kann von Patient zu Patient äußerst unterschiedlich sein (8–200 IE). Der Patient sollte lernen, die Insulindosis selbst entsprechend einzustellen. Siehe unten: Follow-up bei Insulinbehandlung.
- Verglichen mit der Kombination von Sulfonylharnstoff und abendlichem Insulin oder mit 2 Insulininjektionen ohne Verabreichung eines weiteren Wirkstoffs hat sich die Kombination von Metformin und abendlichem Insulin als günstiger erwiesen, da dadurch eine Gewichtszunahme verhindert und die Häufigkeit von Hypoglykämien reduziert werden kann **B**. Die Gewichtszunahme im Laufe der Insulinbehandlung wird in erster Linie durch die Korrektur der Hyperglykämien verursacht („Kalorien, die üblicherweise über den Harn ausgeschieden werden, verbleiben nun im Körper"), und je höher der Blutzuckerspiegel vor Beginn der Insulintherapie, desto größer die Gewichtszunahme.
- Bei Patienten, die Metformin nicht vertragen, kann das abendliche Insulin unter Umständen mit Sulfonylharnstoff kombiniert werden. Bei Patienten, die zuvor mit Sulfonylharnstoff und Metformin behandelt worden sind, muss keines der beiden Medikamente abgesetzt werden. Glitazone werden in Kombination mit Insulin nicht empfohlen.
- 10 IE sind eine sichere Initialdosis für alle Patienten. Es ist wichtig, dass der Patient die Dosis selbst beispielsweise alle 3 Tage erhöht. Glargin-Insulin kann morgens, vor dem Mittagessen oder abends injiziert werden. Die vom Patienten selbst bestimmte Dosis basiert nach wie vor auf den Nüchternblutzuckerwerten.
- Dem Patienten sind schriftliche Anweisungen über die richtige Einstellung der Dosierung auf Basis der selbst vorgenommenen Messungen der Nüchternblutzuckerwerte zu geben. (Siehe Follow-up, abendliche Insulingabe.)
- Bei der abendlichen Insulinkombinationsbehandlung ist der Nüchternblutzucker-Zielwert 70–100 mg/dl (4,0–5,5 mmol/l), um einen durchschnittlichen HbA_{1c}-Wert von 7,0 % zu erreichen. Als Basalinsulin wird Glargin-Insulin empfohlen: es wirkt länger und hat ein stabileres Wirkprofil als NPH-Insulin oder Detemir-Insulin. Detemir-Insulin ist ein Insulin, das 2 × täglich verabreicht wird. Die notwendige Dosis ist etwa 50% höher als Glargin-Insulin. Die angestrebten Nüchternwerte bei Behandlung mit Glargin-Insulin sind 70–105 mg/dl dl (= 4–5 mmol/l) und HbA_{1c} < 7%, ohne dass Hypoglykämien zu befürchten sind.
- Im Rahmen der Lebensstilberatung ist besonderer Wert auf das Erlernen der Selbsteinstellung und auf Motivation zu legen.
- Kleine Zwischenmahlzeiten sind nicht Teil der Insulintherapie bei Typ-2-Diabetikern. Die Ernährungsgewohnheiten müssen zu Beginn der abendlichen Insulingabe nicht geändert werden, wenn sich der Patient bereits gesund ernährt, siehe 23.33.

Behandlung mit 2 Injektionen
- Bei Niereninsuffizienz oder anderen Kontraindikationen für die Verabreichung von oralen Antidiabetika besteht die Möglichkeit der 2-maligen Injektion von z.B. Mischinsulin oder zusätzliche Gabe von sehr rasch wirksamem Insulin in Verbindung mit 1 oder 2 Mahlzeiten.
- Bei einer 2-Injektionen-Therapie wird die morgendliche Injektion vor dem Frühstück und die 2. vor dem Abendessen verabreicht. Initialdosis: morgendliche und abendliche Injektion = Nüchternblutzuckerwerte **mmol/l** (siehe oben). Meist wird morgens und abends die gleiche Dosis verabreicht (siehe oben). Die Dosierung richtet sich nach den Nüchternblutzuckerwerten (Dosis der Injektion vor dem Abendessen) und den vor dem Abendessen gemessenen Blutzuckerwerten (Dosis der morgendlichen Injektion).

Überwachung der Insulinbehandlung
- Eine erfolgreiche und sichere Behandlung von Typ-2-Diabetikern erfordert eine Selbstmessung der Blutzuckerspiegel.
- Bei einer Kombinationstherapie mit abendlichem Insulin und oralen Wirkstoffen ist eine Bestimmung des Nüchternblutzuckerspiegels am Morgen und bei Auftreten von Symptomen einer Hypoglykämie ausreichend.
- Da der Bedarf an Insulin bei Typ-2-Diabetikern von Patient zu Patient unterschiedlich ist, sind dem jeweiligen Patienten entsprechende Anleitungen zur richtigen Dosierung des abendlichen Insulins zu geben.
  - Wenn die Nüchternwerte bei 3 aufeinanderfolgenden Messungen 180 mg/dl (= 10 mmol/l) übersteigen, ist die Dosis um 4 Einheiten zu erhöhen, wenn sie 100 mg/dl (= 5,5 mmol/l) übersteigen, ist die Dosis um 2 Einheiten zu erhöhen.

- Erfolgt die Einstellung ausschließlich durch den Arzt und ohne Mitwirkung des Patienten, ist keine gute Einstellung erzielbar, was beim Arzt und beim Patienten Frustrationsgefühle hervorruft. Die richtige Einstellung ist nicht von einem Tag auf den anderen möglich – üblicherweise dauert es 6 bis 12 Monate oder länger, bis eine optimale Einstellung erreicht werden kann.
- Bei der abendlichen Insulinkombinationsbehandlung liegt der angestrebte HbA_{1c}-Wert bei Gabe von Glargin-Insulin 7,0% (Nüchternwert 70–1000 mg/dl bzw. 4–5,5 mmol/l).
- Zu Beginn der Behandlung sollte der Patient unbedingt die Möglichkeit haben, mit dem behandelnden Arzt telefonisch oder auf andere Art Kontakt aufzunehmen.

23.36 Metabolisches Syndrom (MBS)

Zielsetzung

- Primäre und sekundäre Prävention von Typ-2-Diabetes **Ⓐ**, Herz-Kreislauf-Erkrankungen (Hypertonie, koronare Herzkrankheit, Schlaganfall, Claudicatio intermittens) und möglicherweise auch der Demenz.

Definition des metabolischen Syndroms (MBS)

- MBS bedeutet eine Kombination von Risikofaktoren für Typ-2-Diabetes und kardiovaskuläre Erkrankungen. Die Risikofaktoren sind vergesellschaftet mit Übergewicht, Insulinresistenz, endothelialer Dysfunktion und möglicherweise mit einer Zellmembranschädigung.
- Das Zusammentreffen der Risikofaktoren führt zu einem höheren Risiko von Typ-2-Diabetes und kardiovaskulären Erkrankungen als bei Vorhandensein einzelner Risikofaktoren zu erwarten wäre. Die Insulinresistenz, assoziiert mit Übergewicht, spielt bei der Akkumulation der verschiedenen Komponenten des MBS bei jedem Menschen eine wichtige Rolle. Bei Insulinresistenz ist die biologische Reaktion auf Insulin im Fett- und Muskelgewebe, in der Leber und möglicherweise im Gehirn reduziert. Die wesentliche Pathologie des Syndroms umfasst das Zusammentreffen von Insulinresistenz, kompensatorischer Hyperinsulinämie und Dyslipidämie bei einem übergewichtigen Hypertoniker.
- Typisch für das MBS ist normalerweise die Stammadipositas, die in der Praxis durch Messen des Bauchumfanges diagnostiziert wird. Bei schlanken Patienten ist ein MBS selten.
- Ein MBS kann durch Anamnese, Messung der Körpermaße, Blutdruckmessung und folgende Laborwerte auffällig werden:
  - Lipide
  - Glukose in Kapillar- oder Vollblut (OGTT oder postprandialer Blutzucker, wenn der Nüchternwert normal ist)

Diagnostik des metabolischen Syndroms

- Auf Basis des Konsens der IDF (International Diabetes Federation) aus dem Jahr 2005 gelten folgende diagnostische Kriterien:
  1. Stammfettsucht, definiert als Bauchumfang von > 94 cm bei europäischen Männern und > 80 cm bei europäischen Frauen PLUS
  2. Mindestens 2 der folgenden Faktoren:
     - Erhöhte Triglyceride: nüchtern > 150 mg/dl (= 1,70 mmol/l) oder Therapie dieser Lipidstörung
     - Niedriges HDL-Cholesterin: nüchtern < 38 mg/dl (= 1,03 mmol/l) bei Männern und < 50 mg/dl (= 1,29 mmol/l) bei Frauen, oder Therapie dieser Lipidstörung
     - Erhöhter Blutdruck: systolische Werte > 130 mmHg oder diastolische Werte > 85 mmHg, oder Therapie einer früher diagnostizierten Hypertonie
     - Erhöhter Nüchternblutzucker: > 100 mg/dl (= 5,6 mmol/l) oder früher diagnostizierter Typ-2-Diabetes. Wenn der Wert über 100 mg/dl beträgt, ist ein oraler Glukose-Toleranztest dringend empfohlen, aber nicht unbedingt notwendig für die Diagnose eines MBS.
- Andere wichtige Zeichen und klinische Ergebnisse zur Stützung der Diagnose:
  1. Familienanamnese: Verwandter 1. Grades mit Typ-2-Diabetes
  2. Adipositas: Body-Mass-Index (BMI) > 30 kg/m^2.
  3. Pathologischer Glukose-Toleranztest: verminderte Glukose-Toleranz oder Typ-2-Diabetes (NIDDM = non-insulin-dependent diabetes mellitus) nach den WHO Kriterien
  4. Hyperurikämie: Nüchternharnsäure-Wert > 7,5 mg/dl (= 450 µmol/l) bei Männern, > 5,7 mg/dl (= 340 µmol/l) bei Frauen
  5. Mikroalbuminurie: Harnalbumin > 20 mg/24 Stunden
  6. Hyperinsulinämie: Nüchternplasmainsulin > 78 pmol/l (= 13,0 mU/l)
- Morbus Alzheimer, Depression und Schlafapnoe können ebenfalls mit einem MBS einhergehen.

Prävalenz

- Entsprechend den IDF-Kriterien (International Diabetes Federation) ist die Prävalenz bei Perso-

nen mittleren Alters 38% bei Männern und 34% bei Frauen.
- Etwa die Hälfte der Patienten mit Bluthochdruck haben eine Hyperinsulinämie und/oder Insulinresistenz. In Finnland erfüllen fast die Hälfte der Hochdruckpatienten die Kriterien für ein MBS.

Therapie

- Die grundlegende Therapie ist immer nicht medikamentöser Natur (23.33) und basiert auf Lebensstil-Änderung. Dieser Zugang zeigte ausgezeichneten Erfolg, zum Beispiel bei der Prävention von Diabetes (DPS-Studie) **A**.
- Eine Lebensstiländerung ist die einzige Therapie, die einen Effekt auf alle Komponenten des MBS hat. Wenn sie nicht angewendet wird, sollte das als ethisch falsch bezeichnet werden.

Nicht medikamentöse Therapie
- Mehr körperliche Betätigung
- Gewichtsreduktion
- Änderung der Essgewohnheiten: mehr Ballaststoffe, weniger Fett (vor allem gesättigte Fette) und rasch metabolisierbare (stark raffinierte) Kohlenhydrate
- Kochsalzrestriktion
- Raucherentwöhnung
- Reduktion des Alkoholkonsums auf ein moderates Maß

Medikamentöse Therapie
- Es gibt keine medikamentöse Therapie, die das gesamte MBS erfasst. Daher sollte eine Therapie aus dem Management der einzelnen Komponenten des Syndroms bestehen.
- Wenn keine Kontraindikationen vorliegen, sollten Patienten mit MBS eine Therapie mit niedrig dosiertem Aspirin erhalten.
- Die Behandlung der Hypertonie bei Patienten mit MBS sollte keine Medikamente beinhalten, die die Insulinresistenz verschlechtern, wie nicht selektive Betablocker und hoch dosierte Diuretika, außer andere Umstände (Sekundärprävention von Myokardinfarkt) rechtfertigen ihren Einsatz. First-line-Medikamente zur Behandlung der Hypertonie sind:
  - ACE-Hemmer
  - Angiotensin-II-Rezeptorantagonisten (Losartan, Valsartan, Eprosartan, Candesartan)
  - Alpha-Rezeptorblocker
  - Calciumantagonisten
  - hoch selektive Betablocker
- Dyslipidämie bei Patienten mit MBS sollte grundsätzlich mit Statinen behandelt werden, in Anbetracht der Tatsache, dass der Patient ein hohes Risiko für KHK hat.
- Übersteigt die Hypertriglyceridämie trotz der nicht medikamentösen Maßnahmen wiederholt den Wert von 440 mg/100 ml ($\geq$ 5,0 mmol/l), so ist sie mit Fibraten zu behandeln. Bei Patienten mit MBS sollte eine medikamentöse Therapie (Statin oder Fibrat) eingeleitet werden, wenn der Triglyceridspiegel > 200 mg/100 ml (= 2,3 mmol/l) und die Gesamtcholesterin/HDL-Cholesterin-Ratio > 5 oder der HDL-Cholesterinspiegel < 35 mg/100 ml (= 0,9 mmol/l) beträgt.
- Erhöhter Blutzucker sollte bei Patienten mit MBS mit Metformin oder Thiazolidinderivaten (Pioglitazon oder Rosiglitazon) behandelt werden, da diese nicht nur die pathologischen Blutzuckerspiegel normalisieren, sondern auch einen Effekt auf die anderen Komponenten des MBS haben. Es kann auch Insulin zur Behandlung der Blutzuckerstoffwechselstörung bei MBS verwendet werden, um eine zufriedenstellende Diabeteseinstellung zu erzielen.
- Biguanide, Acarbose und Guargummi (in Österreich nur in Nahrungsergänzungsmitteln, nicht als Arzneispezialität registriert) können die Insulinresistenz korrigieren und sind daher als Erstmedikation bei übergewichtigen Typ-2-Diabetikern einsetzbar.
- Orlistat oder Sibutramin sind unter Umständen bei Patienten mit MBS mit einem BMI > 30 indiziert. Beides sind Antiadipositasmedikamente, sie reduzieren vor allem das viszerale Fett. Doch scheinen die neuen Endocannabinoidblocker den größten Nutzen für die Patienten zu haben. Rimonabant ist ein Beispiel für diese Substanzen, die schon als Antiadipositasmedikament vermarktet werden, und es hat positiven Effekt auf fast alle Komponenten des MBS.
  - Rimonabant sollte Patienten, die aktuell an einer Depression leiden, nicht verschrieben werden. Bei Patienten mit einer Depression in der Anamnese sollte die Verordnung sorgfältig überlegt werden. Diese Patienten sind engmaschig zu überwachen.

Verlaufskontrollen

- Motivation zu und Beobachtung von Lebensstilveränderungen ist von zentraler Wichtigkeit.
- Die Kontrolle von Patienten, die mit Medikamenten behandelt werden, sollte durch einen Arzt erfolgen. Regelmäßige Termine spielen auch für die Motivation des Patienten eine große Rolle.
- In Gesundheitssystemen, die Pflegepersonal im Rahmen der strukturierten Betreuung einsetzen, kann die Nachkontrolle eines Patienten, der keine medikamentöse Behandlung braucht, von einer Krankenschwester durchgeführt werden. Folgendes sollte bei einer Nachkontrolle erfolgen: Motivation zur Lebensstiländerung, Gewicht, Messen des Bauchumfangs, Blutdruckmessung, Kontrolle von Blutfetten und Nüchternblutzucker. Ein Arzt sollte jedenfalls beigezogen werden, wenn

- der Blutdruck wiederholt > 140 mmHG systolisch und/oder > 90 mmHG diastolisch ist,
- die Cholesterin/HDL-Ratio > 5 ist,
- Triglyceridwerte wiederholt > 200 mg/dl sind,
- Blutzucker > 140 mg/dl (= 7,8 mmol/l, Nüchternblutzucker > 120 mg/dl bzw. = 6,7 mmol/) ist,
- der Patient Symptome einer anderen Erkrankung entwickelt (Gicht etc.).

23.40 Diabetische Retinopathie

Zielsetzungen

- Regelmäßige Fundusuntersuchung bei Diabetikern kann Sehbehinderungen verhindern und ist außerdem kosteneffizient **B**. Fundusphotographie ist die sensitivere Methode als die Ophthalmoskopie **A**.
- Der Arzt für Allgemeinmedizin kann die Kontrollen des Fundus durchführen, bis größere Veränderungen auftreten oder die Sehschärfe abnimmt. Dann entscheidet der Augenarzt über die Untersuchungsfrequenz und die Art der nötigen Untersuchungen, er stellt die Indikation für möglicherweise notwendige Versorgung (basierend auf Fundusphotographie oder klinischer Untersuchung). Die Behandlung bleibt in den Händen des Facharztes für Augenheilkunde.
- Die Behandlung sollte in dem Moment beginnen, wenn Veränderungen des Fundus auftreten, die das Augenlicht des Patienten bedrohen.

Epidemiologie

- Diabetes ist die häufigste systemische Erkrankung, die das Auge, und vor allem die Retina und deren Kapillaren, schädigt (Mikroangiopathie).
- Sie kann auch andere Teile des Auges betreffen (siehe: Katarakt, 37.33) und rezidivierende Corneaerosionen verursachen.
- In der westlichen Welt wird die Häufigkeit von Diabetes auf bis zu 3% geschätzt.
- In allen Industrieländern ist die diabetische Retinopathie die häufigste Ursache der erworbenen Erblindung von Menschen im arbeitsfähigen Alter und die dritthäufigste Ursache (nach altersbedingter Makuladegeneration und Glaukom) einer Beeinträchtigung des Sehvermögens bei über 65-Jährigen.
- Prävalenz und Schweregrad der diabetischen Retinopathie hängen vom Diabetestyp (Typ 1 oder 2), der Krankheitsdauer und dem Grad der glykämischen Kontrolle ab. Weitere Risikofaktoren sind systolischer und diastolischer Bluthochdruck, Dyslipidämien, Nephropathie und Infektionen. Pubertät, Schwangerschaft und sozioökonomische Faktoren können ebenfalls eine Rolle spielen.
- Retinopathien verschiedener Art treten bei fast allen (80–95%) Patienten mit Typ-1-Diabetes nach 15 bis 20 Jahren auf; etwa die Hälfte dieser Patienten leidet an proliferativer Retinopathie. Gewisse Veränderungen treten bei fast 70–80% der Patienten mit Typ-2-Diabetes nach etwa 15 Jahren auf, während etwa 20% dieser Patientengruppe bereits zum Zeitpunkt der Diagnose von Diabetes mellitus Retinaveränderungen aufweisen.
- Bei etwa 20% der insulinpflichtigen Diabetiker und bei weniger als 10% der diätetisch oder mit oraler Medikation behandelten Patienten vom Typ 2 kommt es zu einer proliferativen Retinopathie.
- Klinisch signifikante Makulaödeme (siehe unten) treten bei 10 bis 25% der Diabetiker nach einer Krankheitsdauer von 20 Jahren auf.

Pathogenese

- Gefäßveränderungen der Retina werden durch Hyperglykämie verursacht und werden durch Bluthochdruck und Dyslipidämie beeinflusst, die zu Veränderungen der Blutkomponenten, der Endothelzellen der Kapillarwand (aktives Hormongewebe, das auf die Blut-Retina-Schranke Einfluss nimmt), der Perizyten (kontraktiles Gewebe) und der Basalmembran (des „Skeletts") führen. Die Gefäßwände werden schwach und durchlässig, so dass Plasma und Vollblut in die Retina austreten und dort ein Ödem, Lipidexsudation und Blutungen verursachen können. Aufgrund der Schwäche und des Absterbens der Perizyten kann es zu einer Auswölbung der Kapillaren kommen, was wiederum Mikroaneurysmen verursachen kann. Ein Verschluss von Kapillaren kann durch Erythrozyten (gesteigerte Rigidität), Thrombozyten und Leukozyten (gesteigerte Adhäsion) verursacht werden. Da bei Diabetes das fibrinolytische System beeinträchtigt ist, bleiben die Kapillaren verschlossen, was lokal zu sichtbaren Unregelmäßigkeiten im Kapillarbett, intraretinalen mikrovaskulären Anomalien (IRMA), perlschnurartigen Venen und Mikroinfarkten („cottonwool spots") und schließlich zu Angioneogenese und zur Bildung neuer Gefäße auf der Papille oder der Netzhaut in Richtung der hypoxischen, weil okkludierten Bereiche führt. Diese neuen Gefäße sind undicht und führen zum Kollaps des Glaskörpers, der sich darauf von der Netzhaut löst. Dadurch stehen die auf der hinteren Oberfläche des Glaskörpers wachsenden neuen Gefäße unter Zug, was einige dieser Gefäße zerreißen lässt und zu Blutungen führt. Dadurch wird, vor allem bei massiver fibrovaskulärer Proliferation, wieder Zug auf die Netzhaut ausgeübt. Dies kann zu einer traktionsbedingten Retinaablösung führen. Die Netzhautablösung und große Bereiche okkludierter Kapillaren führen ihrerseits zu Angiogenese und der Bildung neuer Gefäße im Vorderkammerwinkel und damit zu neovaskulärem Glaukom.

Klinisches Bild

- Alle diese Veränderungen (Mikroaneurysmen, Blutungen, Ödem, Lipidexsudationen, IRMA, retinale Mikroinfarkte, „Perlschnurbildung", neue Gefäße auf Papille oder auf der Netzhaut, Glaskörperblutungen, fibrovaskuläre Proliferation) sind zwar nicht kennzeichnend für diabetische Retinopathien, zeigen aber das typische klinische Bild einer solchen. Die diabetische Retinopathie kann in 2 Hauptgruppen eingeteilt werden: Hintergrundretinopathie (heute meist als nicht proliferative Retinopathie bezeichnet), bei der mit Ausnahme der Neubildung von Gefäßen und deren Folgeerscheinungen alle anderen Veränderungen oder Kombinationen derselben auftreten können, und proliferative Retinopathie (mit retinaler Gefäßneubildung und den entsprechenden Folgeerscheinungen).
- Die Veränderungen sind bei gut dilatierter Pupille mit dem Ophthalmoskop sichtbar oder können aufgrund von Fundusphotographien bewertet werden.

Klassifikation der Retinopathie

1. Keine diabetische Retinopathie (keine auf Diabetes zurückführbare Veränderungen)
2. Milde nicht proliferative diabetische Retinopathie (nur Mikroaneurysmen und/oder kleine, nicht von Mikroaneurysmen unterscheidbare Blutungen [Modifikation])
3. Mäßige nicht proliferative diabetische Retinopathie (mehr als nur Mikroaneurysmen, aber weniger Veränderungen als die schwere nicht proliferative diabetische Retinopathie)
4. Schwere nicht proliferative Retinopathie (früher genannt „präproliferative Retinopathie", auf jede der folgenden Läsionen kann die 4-2-1-Regel angewendet werden: mehr als 20 intraretinale Blutungen in jedem der 4 Quadranten; deutliche „Perlschnurbildung" der Venen in 2+-Quadranten; ausgeprägte intraretinale mikrovaskuläre Veränderungen [IRMA] im 1+-Quadrant und keine Zeichen einer proliferativen Retinopathie)
5. Proliferative Retinopathie (leicht, mäßig oder schwer, mit Hochrisikocharakteristika [HRC] bezüglich Verlust des Sehvermögens)
6. Fortgeschrittene diabetische Augenerkrankung (Glaskörperblutungen, traktionsbedingte Netzhautablösung, neovaskuläres Glaukom)

Klassifikation des Makulaödems

1. Makulaödem eindeutig nicht vorhanden
2. Makulaödem eindeutig vorhanden:
   - mildes diabetisches Makulaödem (einige Makulaverdickungen oder harte Exsudate am hinteren Pol, aber entfernt vom Zentrum der Makula)
   - mäßiges diabetisches Makulaödem (Netzhautverdickungen oder harte Exsudate, die sich dem Zentrum der Makula nähern, aber dieses nicht einschließen)
   - schweres diabetisches Makulaödem (Netzhautverdickung oder harte Exsudate, die das Zentrum der Makula miteinschließen)

Therapie

I. Blutzuckereinstellung

- Eine gute Blutzuckereinstellung senkt sowohl bei Patienten mit Typ-1- als auch Typ-2-Diabetes die Inzidenz und Progredienz der diabetischen Retinopathie, wie Studien an Probandengruppen in primärer und sekundärer Prävention gezeigt haben.

II. Andere medizinische Maßnahmen

- ACE-Hemmer haben verschiedenen Berichten zufolge günstige Auswirkungen auf Netzhautgefäße und Endothelzellen und verzögern das Fortschreiten der diabetischen Retinopathie. Dieser Effekt besteht unabhängig von ihrer blutdrucksenkenden Wirkung. Für sich genommen stellt dies jedoch noch keine Indikation für die Verabreichung von ACE-Hemmern dar.
- Der Blutdruck sollte medikamentös gesenkt werden, wenn er wiederholt 135/85 mmHg erreicht oder überschreitet.
- Acetylsalicylsäure (ASS) zeigte keine eindeutige Wirkung auf die Progredienz der diabetischen Retinopathie, und zwar weder bei alleiniger Verabreichung noch in Kombination mit Dipyridamol. Dies gilt auch für Ticlopidin, das allerdings in der behandelten Gruppe das Auftreten von Mikroaneurysmen leicht senkte. Es ist jedoch wichtig, darauf hinzuweisen, dass keine Gegenanzeige für die Verabreichung von ASS an Patienten mit diabetischer Retinopathie besteht, wenn es zur Behandlung einer Herz-Kreislauf-Erkrankung erforderlich ist.
- Neue per os zu verabreichende Medikamente, die auf den vaskulären Endothelwachstumsfaktor (VEGF) wirken, der sowohl mit der gesteigerten Gefäßpermeabilität als auch mit der Angioneogenese bei diabetischer Retinopathie in Zusammenhang gebracht wird, nämlich Staurosporin und LY 333531, werden zurzeit klinisch getestet. Es handelt sich um selektive Inhibitoren der Proteinkinase C beta, welche die VEGF-Funktionen vermittelt. Erste Ergebnisse erscheinen viel versprechend.

III. Lasertherapie

- Regelmäßige Augenuntersuchungen sind notwendig, um festzustellen, welche Patienten einer Lasertherapie unterzogen werden sollten **B**.
- Bei proliferativer Retinopathie kann eine rechtzeitige Lasertherapie bei 95% aller Patienten mit HRC (Hochrisikocharakteristik) den Verlust des Sehvermögens, eine Beeinträchtigung des Sehvermögens und eine Erblindung verhindern **A**.
- Indikationen für eine Lasertherapie
  1. Klinisch signifikantes Makulaödem (CSME) **A** (siehe unten)
  2. Proliferative Retinopathie: bei Risikofaktoren für eine schwere Beeinträchtigung des Sehvermögens dringend empfohlen **A**.
  3. Unter bestimmten Umständen auch in schweren Fällen von nicht proliferativer Retinopathie bei Typ-1- und Typ-2-Diabetikern, vor allem wenn regelmäßige Untersuchungen unmöglich sind.
- Definition des klinisch signifikanten Makulaödems
  1. Verdickung (Ödem) der Netzhaut mit oder ohne Lipidexsudation zumindest innerhalb von 500 μm vom Zentrum der Fovea (etwa 1/3 des Durchmessers der Sehnervpapille)
  2. Netzhautverdickung, Größe mindestens dem Durchmesser der Sehnervpapille entsprechend und die Region innerhalb eines Papillendurchmessers vom Zentrum der Fovea umfassend
- Definition des hohen Risikos für den Verlust des Sehvermögens
  1. Gefäßneubildung auf der Sehnervpapille oder innerhalb eines Papillendurchmessers davon entfernt, wobei die Fläche der Gefäßneubildung mindestens ein Drittel der Papillenoberfläche ausmacht
  2. Kleinere als die oben angeführten Gefäßneubildungen oder neue Gefäße an einer anderen Stelle der Retina, die zumindest die halbe Größe der Sehnervpapille betragen, in Verbindung mit präretinalen oder Glaskörperblutungen
  3. Präretinale oder Glaskörperblutung mit einem Durchmesser von mindestens der Größe der Sehnervpapille
- Bei einer diabetischen Makulopathie setzt man 10–100 kleine Laserpunkte, während bei einer proliferativen Retinopathie 1000 oder sogar mehrere tausend Laserpunkte erforderlich sind. Bei Patienten mit hohem Risiko für den Verlust des Sehvermögens nimmt man eine vollständige Panphotokoagulation vor, bei Patienten mit leichter bis mäßiger proliferativer Retinopathie eine sektorielle oder modifizierte Panphotokoagulation.
- Die Wirksamkeit der Lasertherapie ist durch eine Reihe von prospektiven, randomisierten Multicenterstudien bewiesen **A**.
- Bei der diabetischen Makulopathie sind die Ergebnisse nicht immer so ausgeprägt wie bei der proliferativen Retinopathie, doch gelingt es, mittels Laserbehandlung bei etwa 60% der Patienten eine Verschlechterung des Sehvermögens zu verhindern, während sich das Sehvermögen bei etwa 20% bessert und bei weiteren 20% trotz der Therapie verschlechtert **A**.
- Schätzungen zufolge haben etwa 10 Millionen Diabetiker dank der Lasertherapie ihr Sehvermögen nicht verloren. Keine andere Behandlung ist gegenwärtig in der Lage, ein ähnlich gutes Ergebnis zu erzielen.
- Bei den meisten Patienten mit persistierenden Glaskörperblutungen oder einer die Makula bedrohenden traktionsbedingten Netzhautablösung ist es möglich, das Sehvermögen durch Vitrektomie wiederherzustellen. Bei einer schon längere Zeit bestehenden Makulaablösung sowie im Fall einer Atrophie des Fundus und/oder Sehnervs oder bei Schädigung der Makula mit ausgedehntem Kapillar- und Arteriolenverschluss ist die Prognose selbst dann schlecht, wenn die brechenden Medien klar bleiben.

IV. Indikationen für vitreoretinale Operationen

- Nicht resorbierbare Glaskörperblutungen
- Traktionsbedingte, die Makula bedrohende Netzhautablösung
- Eine Kombination der vorgehenden Indikationen
- Unmöglichkeit, die Laserbehandlung vollständig durchzuführen
- Aggressive proliferative Retinopathie trotz Panphotokoagulation

Screening

- Die diabetische Retinopathie erfüllt sämtliche Kriterien einer Krankheit, bei der Screenings zu einem positiven Ergebnis führen können: die zu erfassende Population ist klar definiert, der klinische Verlauf bekannt, und es stehen wirksame Therapien zur Verfügung **B**.
- Bei allen Diabetikern ist der Fundus in regelmäßigen Abständen zu untersuchen, vorzugsweise mittels Fundusphotographie (die Ophthalmoskopie ist nicht genügend empfindlich, vor allem, wenn sie nicht von Augenärzten durchgeführt wird).

Untersuchungshäufigkeit

- Faustregel: zum Zeitpunkt der Diagnose von Diabetes und anschließend 1 × im Jahr
- Dabei sind jedoch folgende wichtige Punkte zu beachten:
  1. Bei Kindern kommt es vor der Pubertät äußerst selten zu einer Retinopathie. Die jährlichen

Untersuchungen der Augen beginnen nach Einsetzen der ersten Anzeichen der Pubertät, sinnvollerweise ab dem 10. Lebensjahr. Bilder ohne Zeichen von Retinopathie sind eine positive Nachricht für den jungen Patienten.
2. Erwachsene Typ-1-Diabetiker und insulinpflichtige Typ-2-Diabetiker sind regelmäßig 1 × im Jahr oder 1 × alle 2 Jahre zu untersuchen, bis erste Veränderungen festgestellt werden, danach 1 × jährlich oder häufiger, wenn Risikofaktoren (schlechte Blutzuckereinstellung, Nephropathie, Dyslipidämien) bestehen. Während einer Schwangerschaft ist die Untersuchung 1 × pro Trimester durchzuführen.
3. Bei Typ-2-Diabetikern mit oraler Medikation, bei denen qualitativ hochwertige photographische Aufnahmen keine Fundusveränderungen erkennen lassen: alle 2 Jahre.
4. Bei diätetisch behandelten Patienten, bei denen qualitativ hochwertige photographische Aufnahmen keine Fundusveränderungen erkennen lassen: alle 3 Jahre.
5. Bei Patienten mit einigen Veränderungen: 1 × jährlich oder im Fall von schwerer nicht proliferativer Retinopathie oder Risikofaktoren häufiger.

- Der Patient ist zur Untersuchung oder Behandlung an den Augenarzt zu überweisen, noch ehe die ersten Beeinträchtigungen des Sehvermögens eintreten.
- Die regelmäßigen Fundusuntersuchungen können so lange vom Diabetologen durchgeführt werden, bis mehr als eine minimale oder leichte nicht proliferative Retinopathie festgestellt wird. Ist dies der Fall, ist der Patient an einen Ophthalmologen zu überweisen.
- Beim photographischen Screening ist es erforderlich, dass der Diabetologe, der Arzt für Allgemeinmedizin und der Augenfacharzt miteinander Kontakt halten.

23.41 Diagnose und Behandlung der diabetischen Nephropathie

Grundregel
- Mikroalbuminurie und Blutdruck sind 1 × jährlich zu kontrollieren und wirksam zu behandeln.

Grundsätzliches
- Die Nephropathie ist eine häufige und schwerwiegende Komplikationen des Diabetes. Etwa jeder 3. Typ-1-Diabetiker ist nach etwa 15–20 jährigem Bestehen des Diabetes davon betroffen.
- Bei den Typ-2-Diabetikern weisen zum Zeitpunkt der Diagnose etwa 20% eine Mikroalbuminurie und etwa 3% eine Makroalbuminurie auf.
- Die Nephropathie weist auf eine schlechte Prognose und verkürzte Lebenserwartung hin. Die negative Auswirkung auf die Prognose ist in erster Linie auf ein deutlich erhöhtes Risiko für kardiovaskuläre Komplikationen zurückzuführen.
- Die Anzahl der Typ-2-Diabetiker, die sich einer Dialyse unterziehen müssen, ist im Steigen begriffen und ist bereits höher als die Zahl der Patienten, die aufgrund von Typ-1-Diabetes behandelt werden müssen.
- Das erste Anzeichen einer Nephropathie ist eine Mikroalbuminurie.
- Die Progredienz der Nephropathie kann durch die Behandlung verlangsamt werden.
- Beim Typ-2-Diabetes kann die Mikroalbuminurie Zeichen einer Gefäßschädigung und Teil des metabolischen Syndroms sein.

Prävention
- Die Progredienz der Mikroalbuminurie kann wie folgt hinausgezögert werden:
  - durch gute Diabeteseinstellung
  - durch wirksame Behandlung des Bluthochdrucks
  - durch Verminderung des Proteinanteils in der Nahrung ❸
  - durch Einstellen des Rauchens
  - durch Behandlung der Dyslipidämie
- Diese Maßnahmen sind besonders wichtig, wenn die Entwicklung oder Progredienz einer Niereninsuffizienz verhindert werden soll.

Screening auf eine diabetische Nephropathie
- Mikroalbuminurie ist das erste Anzeichen einer Nephropathie.
- Beim Typ-1-Diabetes ist das Entstehen einer Nephropathie während der ersten 5 Jahre der Erkrankung äußerst selten.
- Bei Kindern wird vor Eintritt der Pubertät kaum jemals eine Nephropathie diagnostiziert.
- Bei manchen Typ-2-Diabetikern liegt eine Mikroalbuminurie bereits zum Zeitpunkt der Diabetesdiagnose vor.
- Ein jährliches Screening auf Mikroalbuminurie empfiehlt sich bei allen Typ-1-Diabetikern, bei denen die Krankheit seit 5 Jahren besteht, sowie bei Typ-2-Diabetikern ab dem Zeitpunkt der Diagnose.

Mikroalbuminurie und diabetische Nephropathie
- **Die Mikroalbuminurie** wird als Albuminsekretionsrate zwischen 20 und 200 µg/min (Nacht-

harn) oder zwischen 30 und 300 mg pro Tag (im 24-Stunden-Harn) definiert. Da eine gelegentlich auftretende Albuminurie unterschiedliche Ursachen haben kann, ist ein positiver Befund im Abstand von 6 bis 12 Wochen 2 × zu überprüfen. Die Diagnose einer Mikroalbuminurie gilt als bestätigt, wenn 2 von 3 Harnproben ein positives Ergebnis zeigen.

- Bei Kindern liegt der Schwellenwert für die Diagnose einer frühkindlichen Nephropathie bei einer Albuminsekretion von 12 µg/min/m² oder 20 µg/min/1,73 m².
- Eine Nephropathie wird als eine Albuminausscheidung im Nachtharn von > 200 µg/min definiert.
- Vor allem bei Typ-1-Diabetikern geht eine Nephropathie fast immer mit einer Retinopathie einher. Wenn der Patient keine Retinopathie aufweist, ist es möglich, dass die Proteinurie nicht auf den Diabetes zurückzuführen ist.

Feststellung einer Mikroalbuminurie

Sammeln des Nachtharns

- Messung der nächtlichen Albuminausscheidung im Harn:
  ○ Der Patient entleert die Blase am Abend und hält den Zeitpunkt auf die Minute genau fest.
  ○ Am Morgen fängt der Patient den Harn in einem Sammelgefäß auf und hält den Zeitpunkt fest. Die minimale Zeitdauer für das Sammeln des Harnes beträgt 6 Stunden.
  ○ Dem untersuchenden Labor sind Körpergewicht und Größe eines Kindes bekannt zu geben, da die Albuminausscheidung auf die Körperoberfläche bezogen wird.
- Die Probe wird in einem sauberen Behälter gesammelt und kühl gelagert; Albumin hält sich 2 Wochen lang im Kühlschrank. Von Einfrieren ist Abstand zu nehmen, da es dadurch zu einem teilweisen Abbau des Albumins kommen kann.

Einzelne Harnprobe

- Das Harnsammeln kann durch die Bestimmung des Albumin-/Kreatininquotienten aus dem 1. Morgenharn oder aus jeder anderen Harnprobe ersetzt werden. Die Methode der Wahl ist jedoch das Sammeln des Nachtharns.
  ○ Bei einer Mikroalbuminurie beträgt dieses Verhältnis 3,4–34 mg/ml (30–300 mg/g).
  ○ Ein positives Ergebnis ist durch die Bestimmung aus dem Nachtharn zu verifizieren.

Testmethode

- Streifentests für Mikroalbuminurie aus einer einzigen Harnprobe können mit gewissen Vorbehalten für ein Screening verwendet werden, eignen sich allerdings nicht für die Quantifizierung einer Mikroalbuminurie.
- Es ist zu beachten, dass Albustix erst bei Konzentrationen von 300 mg/l und darüber positive Ergebnisse anzeigt. Der Test eignet sich nicht für sensitives Screenen; positive Ergebnisse sind signifikant.
- Cystatin C im Serum ist ein neuer, viel versprechender Marker für die Früherkennung der diabetischen Nephropathie, doch hat er sich bisher in der Praxis noch nicht durchgesetzt.

Behandlung der Hyperglykämie

- Der angestrebte HbA_{1c}-Wert beträgt 7,0–7,5%.

Behandlung des Bluthochdrucks

- Eine Behandlung des Bluthochdrucks bei Diabetikern ist einzuleiten, wenn der diastolische Druck wiederholt bei 90 mmHg oder darüber liegt. Bei Vorliegen einer diabetischen Retinopathie ist mit der medikamentösen Behandlung bereits bei einem diastolischen Druck von 85 mmHg zu beginnen. Anzustreben sind Werte unter 130/80–85 mmHg.
- Wird eine Mikroalbuminurie bei einem Normotoniker diagnostiziert, ist die Behandlung mit einem ACE-Hemmer in Betracht zu ziehen, zumindest wenn der diastolische Druck zwischen 85 und 90 mmHg liegt. ACE-Hemmer verringern die Mikroalbuminurie unabhängig von den Blutdruckwerten **Ⓐ**.
- Ein ACE-Hemmer ist stets das Medikament der Wahl bei Typ-1-Diabetikern. Wenn ACE-Hemmer nicht eingesetzt werden können, sind Angiotensin-II-Typ-1-Rezeptorblocker (ARB) eine gute Alternative und können als erste Therapie bei Typ-2-Diabetikern eingesetzt werden. Es können auch Thiaziddiuretika (12,5–25 mg Hydrochlorothiazid), Calciumantagonisten und selektive Betablocker eingesetzt werden. In vielen Fällen ist eine Kombinationstherapie mit diesen Medikamenten erforderlich.
- Es ist zu beachten, dass bei Diabetikern häufiger eine Nierenarterienstenose vorliegt. Zur Feststellung eines eventuell raschen Anstiegs ist das Serumkreatinin nach Einleitung einer Behandlung mit einem ACE-Hemmer zu messen.
- Kommt es bei einem Patienten aufgrund einer schweren Proteinurie zu Ödemen, ist ein Schleifendiuretikum (Furosemid) zu verabreichen. Niedrig dosierte Thiaziddiuretika können bei Typ-1-Diabetikern mit normaler Nierenfunktion in Verbindung mit anderen Antihypertensiva verschrieben werden.
- Bei den meisten Typ-2-Diabetikern ist der erhöhte Blutdruck mit Adipositas verbunden. Da eine nicht medikamentöse Behandlung in allen Fällen vorzuziehen ist, sollte man sich auf eine Reduzierung des Gewichts, Verringerung der Salzaufnahme (5–6 g/Tag), Verringerung des Al-

koholkonsums und Steigerung der körperlichen Aktivität konzentrieren.
- Eine autonome Neuropathie findet sich bei Patienten mit diabetischer Nephropathie häufig. Eine orthostatische Hypotonie sollte verhindert werden.

Ernährung

- Die entsprechende Ernährung beeinflusst folgende Faktoren, die bei der diabetischen Nephropathie eine besondere Rolle spielen:
  - Diabeteseinstellung
  - Blutdruck
  - Serumlipide
  - Adipositas
  - Nierenfunktion und Ausmaß der Proteinurie

Ziele

- Der Fettanteil der gesamten Energieaufnahme sollte 30 Prozent nicht übersteigen und der Anteil der gesättigten Fette nicht über 10 Prozent liegen. Ein- und mehrfach ungesättigte Fettsäuren sollten etwa 20 Prozent ausmachen.
- Kohlenhydrate stellen die wichtigste Energiequelle dar (50–55%).
- Der Proteinanteil an der gesamten Energieaufnahme sollte 10–20 Prozent betragen. Bei einem normalgewichtigen Erwachsenen sind 0,8 g Eiweiß/kg Körpergewicht/Tag ausreichend.

Eiweißeinschränkung

- Die auf das Körpergewicht bezogenen Einschränkungen gehen von einem normalem Körpergewicht aus.
- Eine gute Compliance seitens des Patienten ist Voraussetzung für die Verordnung von Eiweißeinschränkungen. Wenn diese Empfehlungen nicht richtig befolgt werden, kann es bei dem Patienten zu Mangelernährung kommen.
- Eine Eiweißeinschränkung ist bei älteren Typ-2-Diabetikern nicht erforderlich.
- Zu einer Proteineinschränkung gehört immer eine Phosphateinschränkung von 0,8–1 g/Tag.
- Einige Untersuchungen belegen die kurzfristige Wirkung einer Proteineinschränkung auf die Nierenfunktion bei Patienten mit Mikroalbuminurie **G**.

Eiweißeinschränkung bei verschiedenen Stadien der Nephropathie

1. Mikroalbuminurie (nächtliche Albuminausscheidung im Harn 20–200 μmol/l)
   - Eiweißaufnahme bei Erwachsenen: weniger als 1 g/kg KG/Tag
2. Klinisch nachgewiesene diabetische Nephropathie (Proteinurie > 0,5 g pro Tag oder Serumkreatinin > 200 μmol/l [2,26 mg/100 ml])
   - empfohlene tägliche Proteinaufnahme: 0,6–0,8 g/kg KG
3. Serumkreatinin > 400 μmol/l (4,50 mg/100 ml)
   - Die Diät hängt von der Behandlungsart der Urämie ab.
   - Bei konservativer Behandlung ist eine individuelle Proteineinschränkung angezeigt (< 0,6 g/kg KG pro Tag).

Diättherapie in der Praxis

- Anstelle von Eiweiß und tierischen Fetten sollten proteinarme Stärke, Saccharose (= Rohrzucker), geringe Mengen Fruchtzucker und ungesättigte pflanzliche Fette für die erforderliche Energiezufuhr sorgen. Ballaststoffreiche Kohlenhydrate werden empfohlen.
- Es empfiehlt sich eine Rücksprache mit einer Diätologin.

Indikationen für die Konsultation eines Nephrologen

- Die Serumkreatininwerte steigen rasch an.
- Die Serumkreatininwerte betragen 200 μmol/l (2,3 mg/100 ml) oder mehr.
- Ein nephrotisches Syndrom (Proteinurie 3 g oder mehr pro Tag).
- Bei Patienten mit diabetischer Nephropathie sollte mit der aktiven Behandlung einer Urämie früh begonnen werden.
- Bei Patienten unter 45 Jahren ist eine Nierentransplantation üblicherweise die Methode der Wahl. Wenn ein Koronarbypass oder eine Angioplastie erforderlich sind, sollten diese Eingriffe vor der Transplantation durchgeführt werden.
- Eine kontinuierliche ambulante Peritonealdialyse ist bei vielen Patienten eine geeignete Behandlungsmethode. Das Insulin wird mittels der Dialyselösung verabreicht.

Medikamentöse Behandlung der diabetischen Nephropathie

- Vor allem die Gabe von Glibenclamid kann bei älteren Patienten (Serumkreatinin > 160 μmol/l [1,80 mg/100 ml]) zu einer protrahierten und schweren Hypoglykämie führen. Bei Niereninsuffizienz wird eine Insulinbehandlung empfohlen, es können aber auch Glimepirid und Glipizid eingesetzt werden.
- Aufgrund des Laktazidoserisikos ist Metformin bei Serumkreatininwerten von > 150 μmol/l (1,7 mg/100 ml) zu vermeiden.
- Insulinsensitizer (Pioglitazon oder Rosiglitazon) können bei milder oder mäßiger Niereninsuffizienz eingesetzt werden.
- Aus der Gruppe der Statine werden Fluvastatin und Pravastatin bei Patienten mit Niereninsuffizienz empfohlen.
- Die Dosierung von Gemfibrozil und Fenofibrat ist bei mäßiger Niereninsuffizienz auf 50% und bei schwerer Niereninsuffizienz auf 25% zu

reduzieren. Bezafibrat sollte auch bei mäßiger Niereninsuffizienz nicht eingesetzt werden. Die Verabreichung von Fibraten bei Patienten mit Niereninsuffizienz ist im Allgemeinen sorgfältig abzuwägen.
- NSAR können die glomeruläre Filtrationsrate beeinflussen.

Andere Nieren- und Harnwegsprobleme bei Diabetikern

- Der Vorteil einer antimikrobiellen Behandlung der asymptomatischen Bakteriurie ist umstritten **Ⓑ**.
- Diabetiker haben ein erhöhtes Pyelonephritisrisiko und sind entsprechend zu behandeln.
- Eine neurogene Blasenentleerungsstörung und erhöhter Restharn stellen eine Prädisposition für Harnwegsinfektionen dar und können zu Inkontinenz führen.
- Diabetiker weisen im Zusammenhang mit operativen Eingriffen, Traumen oder systemischen Infektionen ein erhöhtes Risiko für ein akutes Nierenversagen auf.
- Kontrastmittel können zu akutem Nierenversagen führen. Wenn eine Untersuchung mit Kontrastmitteln durchgeführt werden muss, ist die Dosis so gering wie möglich zu halten und für ausreichende Flüssigkeitszufuhr zu sorgen. Metformin sollte 2 Tage vor Gabe eines Kontrastmittels abgesetzt werden.

23.42 Diabetische Neuropathie
- Polyneuropathien siehe 36.72.

Allgemeines
- Häufigkeit von Neuropathien jeglicher Form bei allen Diabetikern:
  - Etwa 25% zeigen Symptome.
  - 75–80% leiden an einer subklinischen Neuropathie (die bei der klinischen Untersuchung oder auf Grund von Auffälligkeiten im ENMG [Elektroneuromyogramm; s. 36.16] diagnostiziert wurde).
- 16% aller Diabetiker und 26% der Typ-2-Diabetiker haben chronische neuropathische Schmerzen.
- Die Diagnose einer diabetischen Neuropathie beruht auf der Diagnose eines Diabetes, typischen Symptomen und klinischen Befunden und dem Ausschluss anderer Ursachen einer Neuropathie. Das Bestehen einer Neuropathie der großen Fasern kann durch ENMG objektiv verifiziert werden, die Neuropathie der kleinen Fasern wird durch quantitative Messung der Sensibilitätsschwelle erkannt. Der Verlust der kleinen Fasern kann auch durch eine Hautbiopsie nachgewiesen werden.
- Eine Neuropathie kann das erste Anzeichen eines Typ-2-Diabetes sein.
- Eine Neuropathie der kleinen Fasern kann schon im Stadium der gestörten Glukosetoleranz auftreten.

Symmetrische und sensomotorische Polyneuropathie
- Schmerzen, die anfänglich vorwiegend distal auftreten, Parästhesien und Dysästhesien
- Muskelkrämpfe
- Schwache oder fehlende Sehnenreflexe
  - Der Achillessehnenreflex ist meist zuerst betroffen.
- Sensorische Störungen
  - Erste Beeinträchtigungen sind Störungen der Vibrationsempfindung und des Positionssinns in den unteren Gliedmaßen, andere sensorische Störungen treten erst später auf. Die Sensibilität wird durch Monofilamentuntersuchung festgestellt.
- Im weiteren Verlauf der Krankheit Muskelschwäche
- Restless-legs-Syndrom

Neuropathie der kleinen Fasern
- Kann schon im Stadium der gestörten Glukosetoleranz auftreten.
- Typische Symptome sind Brennen und Parästhesien der Füße.
- Störung des Temperaturempfindens, keine motorischen Symptome
- Wenn ein Patient eine Neuropathie der kleinen Fasern hat (gestörtes Temperaturempfinden ohne Veränderungen im ENMG), sollte ein 2-stündiger oraler Glukosetoleranztest gemacht werden, um eine mögliche gestörte Glukosetoleranz zu diagnostizieren.

Diabetische Muskelatrophie (= proximale Neuropathie)
- Meist besteht eine asymmetrische Muskelschwäche und -atrophie im Hüft- und Oberschenkelbereich mit Rücken- und Oberschenkelschmerzen.
- Im typischen Fall handelt es sich um einen männlichen Patienten mittleren oder fortgeschrittenen Alters mit schlecht eingestelltem Diabetes. Durch Korrektur der Einstellung bessert sich der Zustand des Patienten binnen 6–18 Monaten signifikant.

Diabetische thorakale Radikulopathie

- Die Erkrankung wird häufig nicht erkannt, ist aber nicht ungewöhnlich.
- Sie tritt bei Typ-2-Diabetikern im Alter von 50 bis 70 Jahren auf.
- Symptome:
  - Leitsymptom ist ein starker unilateraler Schmerz im Thoraxbereich, der binnen weniger Tage seine maximale Intensität erreicht.
  - Im betroffen Bereich können sensorische Ausfälle auftreten, manchmal kommt es zu einer regionalen Muskelschwäche in der Thorax- und Bauchregion.
  - in den Gliedmaßen keine motorischen Symptome oder Befunde
  - häufig Gewichtsverlust
- Differenzialdiagnostisch ist an Herzkrankheiten und Erkrankungen im Bauchraum zu denken.
- Häufig kommt es zu Spontanheilung.

Mononeuropathie und multiple Mononeuropathie

- Die häufigsten durch Diabetes verursachten Mononeuropathien sind:
  - Eine schmerzhafte Neuropathie des N. femoralis, die zu einer Schwächung des Quadrizeps führt, welche spontan ausheilt.
  - Karpaltunnelsyndrom (Häufigkeit über 30%)
- Störungen können in Form von Mono- oder multiplen Neuropathien auch an anderen peripheren Nerven auftreten. Üblicherweise kommt es innerhalb von Wochen oder Monaten zur einer Spontanheilung.

Diabetische Ophthalmoplegie

- Eine durch diabetische Neuropathie verursachte Störung der Augenbewegungen. Siehe 36.08.
- Der am häufigsten betroffene Nerv ist der Oculomotorius, seltener der N. abducens oder der N. trochlearis.
- Oft kommt es zu einer Spontanheilung.

Autonome Neuropathie

Symptomatik

- Verminderung oder Ausfall der Pulsvariabilität
- Orthostatische Hypotonie
- Darmfunktionsstörungen, Diarrhö, Obstipation
- Magenmotilitätsstörungen, Gastroparese, postprandiale Übelkeit
- Harnwegsstörungen
- Impotenz
- Transpirationsstörungen, Hautveränderungen
- Abschwächung oder Verschwinden der Hypoglykämiesymptome
- Veränderung des renalen Natriumstoffwechsels, diabetisches Ödem, Arrhythmien

Diagnose

- Anamnese (Symptome, Diabeteseinstellung, Alkohol)
- Klinische Untersuchung:
  - Keine Erhöhung der Pulsfrequenz oder Senkung des systolischen Blutdrucks um mehr als 20 mmHg im Orthostasetest.
  - Ein Ruhepuls über 90/min kann auf eine autonome Neuropathie hinweisen.
- Zur Diagnose werden verschiedene Tests verwendet; als die aussagekräftigsten haben sich eine Senkung der Pulsvariabilität bei forciertem Ein- und Ausatmen sowie der Orthostasetest erwiesen.

Behandlung der diabetischen Neuropathie

- Eine optimale Diabeteseinstellung ist die Grundlage der Prävention und Therapie der diabetischen Neuropathie.
- Mononeuropathie und Radikulopathie heilen meist spontan ab.
- First-line-Therapie zur Behandlung des neuropathischen Schmerzes sind trizyklische Antidepressiva ❹ ❹, Pregabalin und Gabapentin ❹. Wenn diese nicht wirksam oder nicht geeignet sind, lohnt es sich, eine Therapie mit Tramadol ❹, Duloxetin oder Venlafaxin zu versuchen. Wenn sich auch diese Substanzen als ineffektiv erweisen oder der Schmerz stark ist, kann ein Therapieversuch mit stark wirksamen Opioiden überlegt werden. Siehe auch 17.40 (z.B. Verwendung starker Opioide).
- Transkutane elektrische Nervenstimulation (TENS) hat sich als wirksam bei der Behandlung der diabetischen Neuropathie erwiesen.
- Die autonome Neuropathie wird normalerweise symptomatisch behandelt.
  - Bei orthostatischer Hypotonie ist durch ein Mineralokortikoid für ausreichendes Flüssigkeitsvolumen zu sorgen.
  - Gastroparese kann durch Metoclopramid gemildert werden; sollte diese Substanz Diarrhö verursachen, kann niedrig dosiertes Erythromycin gegeben werden.
  - Zur Behandlung der Impotenz siehe 11.40.
- Rauchen verstärkt die Neuropathie.
- Die Behandlung der Risikofaktoren für Atherosklerose reduziert auch das Risiko des Patienten, eine Neuropathie zu entwickeln.

23.43 Diabetische Makroangiopathien

Allgemeines

- Hauptziel der Behandlung eines Typ-2-Diabetes ist, durch die Behandlung von Hyperglykämie, Bluthochdruck, Hyperlipidämie und Koagulationsstörungen ❽ dem Entstehen einer atherosklerotischen Gefäßkrankheit (23.32) vorzubeugen.

Erscheinungsformen

- Die koronare Herzkrankheit ist eine frühe Komplikation von Typ-2-Diabetes. Bei der Erstdiagnose leiden Diabetiker im Vergleich zu Nicht-Diabetikern gleichen Alters bereits 2–3 × häufiger an koronarer Herzkrankheit. Bereits eine beeinträchtigte Glukosetoleranz erhöht das Risiko für die koronare Herzkrankheit.
- Das Auftreten von zerebrovaskulären Erkrankungen und insbesondere Erkrankungen der peripheren Arterien hängt von der Dauer des Diabetes ab.
- Hoher Blutdruck, erhöhte Nüchternseruminsulinwerte, Insulinresistenz, hoher Serumtriglyceridspiegel und eine niedrige HDL-Cholesterinkonzentration sind bekannte Risikofaktoren für die Entwicklung von Atherosklerose bei Typ-2-Diabetikern. Zusammen mit Stammfettsucht stellen sie die typischen Kennzeichen des metabolischen Syndroms dar (23.36).
- Asymptomatische Myokardinfarkte treten bei Diabetikern häufiger auf als bei vergleichbaren Nicht-Diabetikern. Dies ist auf die diabetische autonome Neuropathie zurückzuführen.
- Bei Diabetikern ist Herzinsuffizienz 2–5 × häufiger als bei der allgemeinen Bevölkerung. Dies ist nicht nur auf das Auftreten von koronarer Herzkrankheit oder Bluthochdruck zurückzuführen. Eine mögliche Erklärung wäre eine Diabetesbedingte Herzkrankheit aufgrund einer Stoffwechselstörung im Herzmuskel, Veränderungen der Arteriolen, kardialer Fibrose und autonomer Neuropathie.

Therapie

- Siehe Artikel 23.32.

23.44 Behandlung des diabetischen Fußes

Zielsetzungen

- Die Füße von Diabetikern sollten in regelmäßigen Abständen untersucht und behandelt werden. Dies gilt vor allem für Risikopatienten.
- In die Behandlung der Füße eines Diabetikers und seine Schulung sollte ein (diabetologisch geschulter) Fußpfleger eingebunden sein ❿.
  - Anmerkung: Diese Berufsgruppe gibt es in Österreich nicht, im niedergelassenen Bereich fällt die Begutachtung der Füße in die Verantwortung des Arztes, an Spezialabteilungen steht gelegentlich geschultes Pflegepersonal zur Verfügung.
- Hautinfektionen sollten möglichst frühzeitig und wirksam behandelt werden.
- Bei chronischen Wunden kann eine Entlastung sinnvoll sein ❽.
- Eine kritische Ischämie muss rechtzeitig erkannt und gefäßchirurgisch behandelt werden.
- Auch eine Neuroarthropathie (Charcot-Fuß) sollte rasch erkannt und behandelt werden.

Suche nach Fußproblemen und Erkennen von Risikopatienten

- Die Füße **aller** Diabetiker sind wenigstens 1 × pro Jahr zu untersuchen.
  - Besonderes Augenmerk ist dabei auf Typ-2-Diabetiker sowie auf über 30-jährige Typ-1-Diabetiker zu richten, deren Krankheit seit mehr als 15 Jahren besteht.
  - Die Untersuchung im Rahmen des Screenings und die Patientenschulung sollten durch einen (diabetologisch geschulten) Fußpfleger oder eine Diabetesschwester erfolgen ❿.
  Anmerkung: Diese Berufsgruppe gibt es in Österreich nicht, im niedergelassenen Bereich fällt die Begutachtung der Füße in die Verantwortung des Arztes, an Spezialabteilungen steht gelegentlich geschultes Pflegepersonal zur Verfügung.
- Risikopatienten sind aufgrund der Untersuchungsergebnisse als solche einzustufen und häufig einer Nachuntersuchung (nicht nur durch Pflegepersonal, sondern auch durch einen Arzt) zu unterziehen.
  - Ulzera und Infektionen in der Anamnese
  - Schwielen (erhöhtes Ulkusrisiko, wenn die Schwielen dunkle Hämorrhagien aufweisen)
  - Hautmazeration und Blasen
  - Fuß- und Zehendeformationen
    - Pes transversoplanus prädisponiert für Schwielen- oder Geschwürbildung im Zentrum des Fußballens

Tabelle 23.44 **Klassifikation zur Einschätzung des Risikos diabetischer Fußprobleme**	
Risiko Klasse 0	Keine sensorische Neuropathie, keine gestörte arterielle Durchblutung Fußfehlhaltungen
Risiko Klasse 1	Sensorische Neuropathie; der Verlust der schützenden Sensibilität wird mit 10 g Monofilament geprüft
Risiko Klasse 2	Sensorische Neuropathie; Sensibilitätsverlust Zusätzlich eines oder mehrere der folgenden Symptome: • Motorische Neuropathie • Eingeschränkte Beweglichkeit der Gelenke • Gangstörung und Fußfehlbelastung • Störung der arteriellen Durchblutung: ○ Fußpulse nicht palpabel ○ Deutlich reduzierter ABI-Index < 0,7 (Knöcheldruck < 90 or > 130 mmHg → Verdacht auf Mediasklerose) ○ Claudicatio intermittens ○ Gefährliche Ischämie (Ruheschmerz, Ulkus, Gangrän)
Risiko Klasse 3	Früheres Ulkus und/oder Amputation

– Hammerzehen
– Hallux valgus
– plantar hervorstehende Mittelfußknochen
○ herabgesetzte Sensibilität (Neuropathie: 10 g Monofilament)
○ eingeschränkte Durchblutung der Füße, vorangegangene gefäßchirurgische Eingriffe
○ Das Risiko einer Fußläsion wird auch vergrößert durch
– schlechte Blutzuckereinstellung,
– die Sehkraft bedrohende Retinopathie,
– Nephropathie,
– Rauchen,
– mangelnde Fußhygiene,
– soziale Randgruppen, Alkoholprobleme,
– psychiatrische Erkrankungen, Depression.
○ Bei bettlägerigen Diabetikern sind die Fersen durch Stützunterlagen und Lageveränderung vor Dekubitus zu schützen. Die Haut sollte täglich untersucht werden.
○ Die Einteilung in Risikoklassen hilft, jenen Patienten besondere Aufmerksamkeit und Interventionen zukommen zu lassen, die den größten Nutzen durch therapeutische Interventionen (z.B. Fußpflege, Schuheinlagen) und regelmäßige Kontrollen haben.

Fußuntersuchung bei Diabetikern

1. Suche nach Anzeichen einer Neuropathie **B**:
   ○ Prickeln, Parästhesien, Krämpfe, Ruhelosigkeit, Gefühllosigkeit, Schmerzen und Hyperästhesie sind Anzeichen einer sensorischen Neuropathie.
   ○ Verschwinden des Vibrationsgefühls, Fehlen des Achillessehnenreflexes und Beeinträchtigung der Sensibilität sind die am leichtesten zu erkennenden Zeichen einer Neuropathie (23.42). Ein 10 g Monofilament sollte stets zur Verfügung stehen

2. Überprüfung der Schuhe und ihrer Eignung für den Patienten:
   ○ Trägt der Patient Alltagsschuhe oder Schuhe, die er nur gelegentlich anzieht?
   ○ Ist der Schuh genügend groß (= Fußlänge + 1–1,5 cm)? Ist der Schuh über der großen und zweiten Zehe ausgebeult? An welchen Stellen ist das Innenfutter abgerieben?
   ○ Haben die Socken die richtige Größe und sind sie aus weicher Baumwolle?

3. Untersuchung der Durchblutung:
   ○ Bestehen Symptome einer Claudicatio?
   ○ Kalte Füße und dünne, glänzende und gerötete Haut weisen auf eine schlechte arterielle Blutversorgung hin.
   ○ Auskultation der Femoralarterien und Palpation der peripheren Arterien. Eine signifikante Makroangiopathie kann nur ausgeschlossen werden, wenn die peripheren Pulse eindeutig palpabel sind.
   ○ Autonome Neuropathie verstärkt die arteriovenöse Shunt-Bildung, aufgrund derer sich der Fuß warm anfühlt und die Venen gefüllt erscheinen. Trotz der augenscheinlich guten Durchblutung ist jedoch die Sauerstoffversorgung des Gewebes beeinträchtigt.
   ○ Die periphere Durchblutung kann mittels Doppler-Stethoskop abgeschätzt werden (5.20). Ein verringerter Knöcheldruck ist immer zu beachten. Im Fall einer Mediasklerose kann die Knöcheldruckmessung fälschlich einen hohen Wert ergeben, doch ist ein langsames (niedrig frequentes) und 1-phasiges Pulsgeräusch ein Anzeichen für eine schlechte Blutversorgung. Die Ischämie ist kritisch, wenn der Knöcheldruck weniger als 60 mmHg oder das Verhältnis zwischen Knöcheldruck und Oberarmdruck weniger als 0,85 beträgt und der Patient Schmerzen oder ein Geschwür hat. Zur Problematik der Ischämie der unteren Gliedmaßen siehe 5.60.

4. Anzeichen einer Tarsusdeformation, Veränderungen der Haut und Zehennägel, Geschwüre und Einrisse (auch zwischen den Zehen) sowie Infektionen:
   ○ Bei Candidaverdacht ist eine Pilzkultur anzulegen.
   ○ Hautverdickungen an Druckstellen
   ○ Die Erkennung von Druckstellen wird durch Verwendung eines Fußspiegels oder Pedographie erleichtert.

Behandlung von Fußfehlstellungen

- Gut passendes Schuhwerk, speziell geformte Fabriksschuhe oder, falls erforderlich, Maßschuhe
- Hauthygiene und regelmäßige Feuchtigkeitszufuhr
- Fußübungen und Gehen
- Schuheinlagen können die Gewichtsbelastung des Fußes verringern oder den Fuß auf biomechanischem Weg stimulieren.
- Orthesen, Zehenschienen, Polsterung
- Regelmäßige Hornhautentfernung
- Chirurgische Behandlung: Korrektur der Hammerzehe, operative Hallux-valgus-Korrektur, Korrektur der Zehenstellung, Metatarsusresektion

Oberflächliche Pilz- und bakterielle Infektionen

- Die Diagnose einer Pilzinfektion (13.50) sollte sich auf eine Pilzkultur stützen, die nach Abheilung einer bakteriellen Infektion angelegt wird.
  - topische Behandlung der Zehenzwischenräume (Imidazolderivate oder Terbinafin)
- Onychomykose und der so genannte Mokkasinfuß (Tinea pedis) erfordern orale Medikation (Terbinafin oder Itraconazol) (13.50). Auf das vordere Drittel des Zehennagels beschränkte Onychomykose kann mit Amorolfin-Nagellack erfolgreich behandelt werden.
- Aus einer Pilzinfektion entwickelt sich oft ein infektiöses Ekzem.
  - Plötzlich auftretendes Ekzem zwischen den Zehen und auf dem Mittelfuß mit Pustelbildung.
  - Die Behandlung mit staphylokokkenwirksamen Antibiotika (z.B. Cephalexin 3 × 500 mg; Anmerkung: lt. Austria Codex Tagesdosis 1–4 g in 2 Einzeldosen;) sollte so früh wie möglich einsetzen.
  - Kaliumpermanganatbäder (1:10.000) und in der pustulären Phase Anwendung einer Kortikoidcreme mit einem antibakteriellen Wirkstoff unter einem feuchten, mit physiologischer Kochsalzlösung getränkten Verband, der alle 4 bis 6 Stunden gewechselt oder frisch befeuchtet werden muss. Sobald sich die Infektion bessert, sollte der Verband weniger okkludierend und trockener sein, um eine „trockene Wunde" zu erzeugen.
    Anmerkung: Anstelle von Kaliumpermanganat werden in Österreich andere desifizierende Zusätze, z.B. Octenisept, verwendet.
- Bei einem Diabetiker erfordert eine Paronychie (mit eingewachsenem Zehennagel) besondere Aufmerksamkeit. Ursache sind zumeist schlecht geschnittene Zehennägel oder zu enge Schuhe.
  - Antibiotika (z.B. Cephalexin 3 × 500 mg; Anmerkung: lt. Austria Codex Tagesdosis 1–4 g in 2 Einzeldosen) sind in der Frühphase angezeigt.
  - Kaliumpermanganatbäder (in Österreich nicht in Verwendung, statt dessen meist Octenisept); Neomycin und Bacitracin sind wegen des Allergierisikos zu vermeiden.
  - Bei chronischer Paronychie ist der Nagelrand abzuschneiden und die Nagelwurzel mit Phenol zu behandeln (13.80). Granulationsgewebe ist auszuschälen. Dieser Eingriff darf nicht unter Lokalanästhesie durchgeführt werden, wenn der Fuß eindeutig schlecht durchblutet ist.
  - Der Patient ist anzuweisen, wie er die Nägel richtig schneiden soll. Der Fußpfleger kann das Nagelwachstum mit einer Spange oder einem ähnlichen Gerät korrigieren.

Indikationen für die stationäre Behandlung eines Fußgeschwürs

- Tiefes Geschwür, das sich möglicherweise bis zum Knochen oder Gelenk erstreckt
- Fieber oder schlechter Allgemeinzustand
- Weichteilinfektion um ein infiziertes Geschwür (mehr als 2 cm Durchmesser)
- Schwer zu behandelnde (kritische) Ischämie
- Unfähigkeit des Patienten, den Anweisungen zur Wundbehandlung Folge zu leisten
- Schlechte Behandlungsbedingungen (Hygiene, Familiensituation)
- Konsultation eines Facharztes ist angezeigt, wenn
  - das Geschwür nicht binnen 2 Wochen Anzeichen einer Heilung zeigt.
  - die Pulse in dem vom Ulkus betroffenen Fuß nicht tastbar sind.

Behandlung von Ulzera

- Selbst geringfügige Verletzungen müssen behandelt und kontrolliert werden.
- Der Blutzuckerspiegel sollte möglichst nahe an den Normwerten gehalten werden.
- Neuropathische Ulzera entstehen oft an Stellen mit Schwielen oder Hühneraugen und sind von hyperkeratotischer Haut umgeben.
  - In der Behandlung steht Druckentlastung an 1. Stelle.
  - Das Geschwür heilt bei Verwendung eines Gehgipses binnen 1–1,5 Monaten ab. Die Behandlung hat in einer Abteilung mit entsprechender Erfahrung zu erfolgen. Der Einsatz eines Gehgipses ist bei tiefen Infektionen, die drainiert werden müssen, sowie bei schwer zu behandelnden Ischämien, Hautrissen an Fuß oder Bein, schwerem Fußödem, aber auch bei

mangelnder Kooperationsbereitschaft des Patienten, Sehbehinderung, Gleichgewichtsstörungen und Übergewicht kontraindiziert.
  - Alternativ zum Gehgips können Einlegesohlen zur Druckentlastung eingesetzt werden, die von einem orthopädischen Schuhmacher hergestellt werden können.
- Ischämische Geschwüre finden sich an der Zehenspitze, zwischen den Zehen, an der Fußseitenkante oder an der Ferse. Die Umgebungshaut ist dünn.
  - Bei kritischer Ischämie ist die Möglichkeit einer gefäßchirurgischen Behandlung frühzeitig in Erwägung zu ziehen.
  - Oft kann eine Schuheinlage oder ein Spezialschuh zur Druckentlastung erforderlich sein.
  - Ein Gehgips kann auch bei Geschwüren an der Spitze oder Seitenkante des Fußes eingesetzt werden.
- Die Behandlung der wichtigsten Risikofaktoren:
  - LDL-Cholesterin zumindest unter 100 mg/dl (= 2,5 mmol/l, ideal unter 80 mg/dl). Fast alle Patienten brauchen Statine.
  - Thromboseprophylaxe (Aspirin, manchmal Clopidogrel oder orale Antikoagulation)
- Bei tiefen Geschwüren ist es wichtig, eine Osteomyelitis rechtzeitig zu erkennen (siehe unten).

Topische Therapie

- Eine Hyperkeratose um ein neuropathisches Geschwür ist 1 × pro Woche zu entfernen.
- Die schwarze Basis des Geschwürs, das nekrotische Gewebe, wird mittels Pinzette, Messer oder Schere abgetragen, falls erforderlich unter Lokalanästhesie.
- Die Heilung eines eitrigen tiefen Geschwürs wird durch ein Enzympräparat beschleunigt. Dieses wird mittels einer mit physiologischer Kochsalzlösung getränkten Kompresse aufgebracht, die alle 8 (bis 12) Stunden zu wechseln oder anzufeuchten ist.
- Kaliumpermanganatbäder (1:10.000) stellen eine wirksame topische antimikrobielle Therapie dar.
  Anmerkung: Anstelle von Kaliumpermanganat werden in Österreich andere desifizierende Zusätze, z.B. Octenisept, verwendet.
- Tiefe Wunden können mit Dextranomer-Puder/ Kompressen, Hydrogelen oder Hydrofaser behandelt werden ❸. Sobald das Geschwür trocken ist, kann zur weiteren Behandlung Cadexomerjod eingesetzt werden.

Antibiotikatherapie

- Antibiotika sind zumindest bei allen bis in die Muskelschicht reichenden Geschwüren und bei von infiziertem Weichgewebe umgebenen Geschwüren (deutliche Hautrötung) indiziert. Ein oberflächliches, unkompliziertes Ulkus erfordert daher keine routinemäßige antibiotische Therapie.
- Von der nach Entfernung des Eiters und nekrotischen Gewebes aus dem Gewebe an der Basis eines tiefen Geschwürs austretenden Flüssigkeit ist eine Bakterienkultur anzulegen.
- Das Antibiotikum muss gegen Staphylokokken und Streptokokken wirksam sein.
  - Cephalexin oder Cefadroxil 3 × 500 mg (Anmerkung: lt. Austria Codex Tagesdosis tgl. 1–4 g in 2 Einzeldosen) oder
  - Clindamycin 3 × 150 mg (lt. Austria Codex tgl. 0,6–1,8 g)

Tiefe Infektionen (Osteomyelitis und Weichteilinfektion)

Osteomyelitis

- Die Tiefe des Ulkus (der Knochen wird mit einer Sonde am Grund des Geschwürs erreicht), eine Fistel und reichliches Sekret weisen auf eine Osteomyelitis hin.
- Im Röntgenbild lassen sich osteomyelitische Veränderungen erst nach 2–6 Wochen, manchmal erst noch später nachweisen. Die Diagnostik mit MRI ist schneller und verlässlicher.
- Sondierung und Röntgen erweisen sich oft als für die Primäruntersuchung ausreichend.
  - Wenn die Sonde auf den Knochen auftrifft, ist das Geschwür wie eine Osteomyelitis zu behandeln.
  - Wird der Knochen von der Sonde nicht erreicht, ist wie bei einer Weichteilinfektion ein Antibiotikum zu verabreichen. Nach 2 Wochen wird der Behandlungserfolg mittels erneutem Röntgen bewertet. Lässt sich die Osteomyelitis röntgenologisch nachweisen oder sezerniert das Geschwür weiterhin, ist es wie eine Osteomyelitis zu behandeln.
- Bei einer akuten Infektion ist der CRP-Wert erhöht. Bei chronischer Osteomyelitis ist er oft normal, während die Blutsenkungsgeschwindigkeit leicht erhöht ist.
- Zur Behandlung der Osteomyelitis ist ein Spezialist beizuziehen (oft ist ein MRI notwendig, invasive Probenentnahme für eine Kultur ist oft erforderlich):
  - Während der akuten Phase empfiehlt sich z.B. eine Behandlung mit Cindamycin 4 × 450 mg i.v. + Ciprofloxacin 2 × 500 mg per os.
  - Fortsetzung der Therapie mit Clindamycin 4 × 150 mg per os (lt. Austria Codex tgl. 0,6–1,8 g).
  - Nach klinischer Heilung und wenn sich das Geschwür geschlossen hat, ist die Antibiotikatherapie 1–2 Monate lang, manchmal über Jahre, fortzusetzen.

Weichteilinfektion
- Eine Weichteilinfektion mit hohem Fieber, ähnlich Erysipel, sollte immer stationär durch i.v. Verabreichung von Antibiotika behandelt werden.
  - Schwere Fälle sind in einem Schwerpunktkrankenhaus mit Imipenem oder einem Cephalosporin der 3. Generation + Clindamycin zu behandeln.
  - In weniger schweren Fällen kann die Behandlung mit Cefuroxim 3 × 1,5 g i.v. + Clindamycin 4 × 150–300 mg per os ambulant erfolgen. Sobald Fieber und Infektion zurückgegangen sind (CRP-Bestimmung wird empfohlen), kann die orale Behandlung mit Clindamycin fortgesetzt werden. Die Gesamtdauer der Antibiotikatherapie beträgt 2–4 Wochen.
  - Penicillin G (13.20) kann bei leichtem Erysipel zum Einsatz kommen, wenn der Patient nicht an diabetischer Neuropathie oder Makroangiopathie der Füße leidet.

Charcot-Neuroarthropathie
- Bei dieser Krankheit kommt es oft zu einer rasch fortschreitenden Knochenfragmentierung, Gelenksverletzungen, einer Prädisposition für Subluxationen oder Luxationen. Sie tritt bei Patienten mit lange bestehendem Diabetes an einem nicht ischämischen Fuß auf.
  - Erste Symptome sind Ödem, leichte Schmerzen, erhöhte Temperatur und in manchen Fällen Rötung des Fußes. Im Röntgen sind Veränderungen erst im Spätstadium der Krankheit nachzuweisen. Typisch ist der Zusammenbruch des Fußgewölbes aufgrund der Zerstörung der Tarsometatarsalgelenke.
- CRP und BSG sind normal; die alkalische Phosphatase im Serum kann erhöht sein.
- Die Diagnose kann mittels MRI verifiziert werden. Die Behandlung besteht in einer 6–9-monatigen Immobilisierung des Fußes mit Gipsverband und Krücken.
- Zur Behandlung nach Amputation siehe 20.84.

Therapeutische Ratschläge für den diabetischen Patienten
- Gut passendes Schuhwerk anziehen.
- Kleinere Verletzungen sind zu vermeiden.
- Barfußgehen im Freien ist zu vermeiden.
- Füße rein halten.
- Künstliche Erwärmung schadet.
- Sorgfältige Pflege der Zehennägel vornehmen.
- Pilzinfektionen wirksam verhüten.
- Schwielenbildung vermeiden.
- Regelmäßige Feuchtigkeitszufuhr gewährleisten.

Qualitätskriterien
- Gründliche Untersuchung der Füße von Diabetikern
- Verfügbarkeit von Fußpflegeeinrichtungen
- Zugang zu fachgemäßer Betreuung
- Anzahl der Tage einer stationären Behandlung bei schweren Fußinfektionen
- Anzahl der Fälle, in denen eine Amputation durchgeführt werden musste

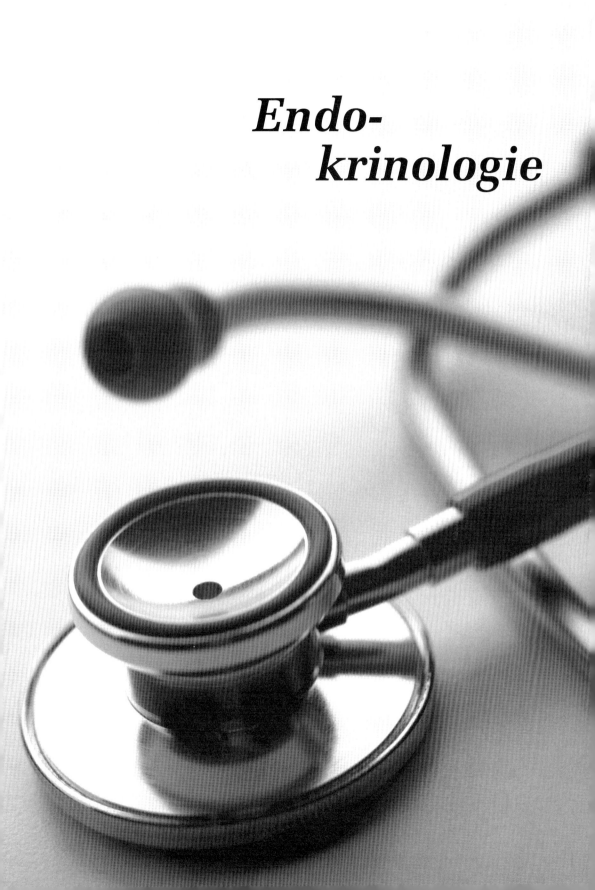

Endo-
krinologie

24.01 Vorgehen bei Adipositas

Grundsätzliches

- Bestimmung des Grades der Adipositas:
  - Bei Erwachsenen stellt die Berechnung des Body-Mass-Index (BMI) ein geeignetes Mittel hiefür dar.
  - Bei Kindern verwendet man eine Wachstumstabelle, die Körpergröße und Körpergewicht zueinander in Beziehung setzt oder altersadjustierte BMI-Tabellen.
  - Eine geringgradige Adipositas bedarf in der Regel keiner Behandlung. Eine Therapie ist üblicherweise dann angezeigt, wenn der BMI 30 kg/m² übersteigt. Je adipöser eine Person ist, desto energischer muss das Übergewicht angegangen werden.
- Erkennen einer Stammfettsucht:
  - Die Diagnose basiert auf der Messung des Taillenumfangs.
  - Eine Gewichtsreduktion sollte auch schon bei mäßigem Übergewicht (BMI 25–30) ins Auge gefasst werden, wenn der Taillenumfang 100 cm bei Männern bzw. 90 cm bei Frauen überschreitet.
- Erfassung der mit der Adipositas verbundenen Begleiterkrankungen:
  - Eine aktive Therapie gegen Adipositas sollte eingeleitet werden, wenn eine Erkrankung vorliegt, die durch das Übergewicht ausgelöst wurde und bei der durch eine Gewichtsreduktion eine Besserung zu erwarten ist.
- Therapieplanung in Abhängigkeit vom Lebensalter des Patienten:
  - Je jünger der Patient, desto aktiver sollte das Therapieprogramm gestaltet werden.
  - Patienten über 65 sollten nur dann zum Abnehmen angehalten werden, wenn zwingende Indikationen hiefür vorliegen.

Body-Mass-Index und Taillenumfang

- BMI = Körpergewicht (in kg) dividiert durch das Quadrat der Körpergröße (in m²)
  - Zum Beispiel: 78 kg/(1,70 m × 1,70 m) = 27,0 kg/m²
- Der Taillenumfang wird am stehenden Patienten gemessen. Die korrekte Messung erfolgt zwischen Darmbeinkamm und der untersten Rippe, also in einer Region, die auch bei ziemlich übergewichtigen Patienten gut abgegrenzt werden kann. Das Messergebnis wird genauer, wenn die richtige Stelle auf beiden Seiten mit einem Stift markiert und dann das Maßband über beide Markierungen geführt wird. Taillenumfangswerte von > 90 cm bei Frauen und von > 100 cm bei Männern führen zu einer deutlichen Erhöhung des Risikos für kardiovaskuläre Erkrankungen. Aber auch bei nicht ganz so hohen Werten für den Taillenumfang (> 90 cm bei Männern, > 80 cm bei Frauen) ist das Risiko bereits leicht erhöht.
- Entsprechend der WHO-Klassifikation liegt bei einem BMI 25–29,9 Übergewicht und bei einem BMI > 29,9 eine Adipositas (Fettsucht) vor. In einigen Klassifikationen wird bei einem BMI > 39,9 von einer morbiden Adipositas gesprochen. Vom klinischen Standpunkt mag diese Einteilung zu grob sein, weshalb in der folgenden Tabelle die Adipositas in Klassen von 5 BMI-Einheiten eingeteilt wird.

Tabelle 24.01 **Klassifizierung des Körpergewichts mittels BMI**

Index	Klassifizierung	160 cm	170 cm	180 cm
< 18,5	Untergewicht	< 52	< 58	< 65 kg
18,5–25	Normalgewicht	52–64	58–72	65–81 kg
25–30	Leichtes Übergewicht (WHO: „Präadipositas")	64–77	72–87	81–97 kg
30–35	Mäßiges Übergewicht (Adipositas Grad I)	77–90	87–101	97–113 kg
35–40	Starkes Übergewicht (Adipositas Grad II)	90–102	101–116	113–130 kg
> 40	Morbides Übergewicht (Adipositas Grad III)	> 102	> 116	> 130 kg

Untersuchungsgang beim adipösen Patienten

- Ätiologie
  - Die häufigste Ursache für Übergewicht ist, dass regelmäßig mehr Energie zugeführt als verbraucht wird.
  - In seltenen Fällen sind Stoffwechselstörungen die Ursache.
    - Hypothyreose (24.34), Cushing-Syndrom (24.40), Funktionsstörungen des Hypothalamus
    - Wenn keine klinischen Zeichen auf das Vorliegen derartiger Erkrankungen verweisen, sind keine Hormonbestimmungen notwendig.
- Begleiterkrankungen
  - Diese müssen abgeklärt werden, weil sie das Therapieschema beeinflussen.
  - Die wichtigsten mit einer Adipositas assoziierten Begleiterkrankungen sind unter anderen:
    - Diabetes mellitus
    - Hypertonie
    - Schlafapnoe-Syndrom (lautes intermittierendes Schnarchen, Tagesmüdigkeit), (6.71)
    - Hyperlipidämien (erhöhte Triglyceride und niedriges HDL-Cholesterin)
    - Zyklusstörungen und/oder Unfruchtbarkeit

- Sonstige Erkrankungen
  - Fettleber
  - Arthrose
  - Herzinsuffizienz
- Psychosoziale Faktoren
  - Heißhungerepisoden („binge eating") kommen bei übergewichtigen Personen häufig vor (wöchentliche unkontrollierbare Essanfälle). Schwere Essstörungen sollten behandelt werden, bevor das Gewichtsreduktionsprogramm in Angriff genommen wird.
  - Bei Fettleibigen ist es meist das Übergewicht, das ihre psychosozialen Probleme verursacht, und nicht umgekehrt.
  - Bei Patienten in einer emotional stark belastenden Lebenssituation (finanzielle Probleme, Scheidung etc.) sollte ein Gewichtsreduktionsprogramm auf später verschoben werden.
  - Motivation: Ist der Patient genügend motiviert, um sein Gewichtsmanagement engagiert anzugehen und die Lebensstiländerungen dauernd beizubehalten?
- Lebensgewohnheiten
  - Beratungsgespräch, evtl. mit einer Diätologin
    - Menge und Art der zugeführten Nahrungsmittel, Essenszeiten, Snacks, Alkoholkonsum
    - Essgewohnheiten: Essen am Abend und in der Nacht, Essen aus Frust, unkontrollierbare Essanfälle (binge eating)
    - Art und Umfang der körperlichen Betätigung
- Laboruntersuchungen
  - Blutdruck, Nüchternblutzucker, ALT (GPT), Serumcholesterin, HDL-Cholesterin und Triglyceride genügen als Screening auf die wichtigsten Begleiterkrankungen.

24.02 Behandlung der Adipositas

Beurteilung der Notwendigkeit einer Behandlung

- Übergewicht (leichte Adipositas): Body-Mass-Index (BMI) 25–30 kg/m^2
  - In der Regel keine Behandlung indiziert.
  - Eine Therapie ist bei Stammfettsucht, dem metabolischen Syndrom (23.36) oder bei nicht insulinpflichtigem Diabetes angezeigt.
  - Bei Kindern sollte auch schon ein leichtes Übergewicht bekämpft werden.
- Mäßig schwere Adipositas: BMI 30–35 kg/m^2
  - Eine Behandlung ist immer dann indiziert, wenn der Patient an Diabetes, Hypertonie, Hyperlipidämie oder anderen Adipositas-assoziierten Erkrankungen leidet **B**.
  - Junge Adipöse mit gutem Allgemeinzustand sollten behandelt werden. Die Therapie von Personen mittleren Alters ist von Fall zu Fall unter Bedachtnahme auf die zur Verfügung stehenden Möglichkeiten zu entscheiden.
- Schwere Adipositas: BMI > 35 kg/m^2
  - Muss immer behandelt werden.

Behandlungsprinzipien

- Für die Behandlung einer Adipositas stehen effektive Methoden zur Verfügung **A**.
- Es sollte ein moderates Zielgewicht angepeilt werden – eine 5–10%ige Gewichtsreduktion.
- Der Patient sollte von sich aus an der notwendigen Umstellung seiner Ernährungs- und Trainingsgewohnheiten interessiert sein.
- Einigen Patienten gelingt es, alleine ihr Gewicht zu reduzieren, weil sie verstanden haben, wie wichtig dies für ihr weiteres Leben ist, und weil sie eine geeignete Aufklärung erhalten haben.
- Vielen Patienten gelingt das Abnehmen jedoch nur mit professioneller Beratung und Unterstützung.

Auswahl der Behandlungsmethode

1. Das Basisprogramm besteht aus einer Beratung und Anleitung zu einer schrittweisen und nachhaltigen Veränderung der Lebensgewohnheiten.
   - Gut geeignet für Patienten mit leichter bis mäßiger Adipositas und für die Mehrzahl der extrem adipösen Patienten; **eine solche Verhaltensmodifikation sollte stets auch Bestandteil anderer konservativer Therapiekonzepte sein.**
2. Das Basisprogramm und eine Diät mit sehr niedriger Kalorienzufuhr
   - gut geeignet für krankhaft und extrem adipöse Patienten
   - Als Option auch bei mäßiger Fettleibigkeit einsetzbar, wenn die Basisbehandlung nicht erfolgreich war und eine starke Indikation für eine Gewichtsreduktion vorliegt (Adipositas-assoziierte Erkrankungen).
3. Medikamentöse Therapie (Orlistat, Sibutramin, Rimonabant)
   - nicht bei allen Patienten erfolgreich
   - eine Alternative, insbesondere wenn andere Therapieansätze gescheitert sind
   - Eine Lebensstilberatung muss Teil der Behandlung sein.
4. Chirurgische Interventionen
   - Geeignet nur für sorgfältig ausgewählte Patienten mit morbider Adipositas (zu den Auswahlkriterien siehe unten).

Basisprogramm

Organisation

- Eine **Gruppentherapie** ist weniger kostspielig und genauso effektiv wie individuelle Einzelsitzungen.
  - Es sollten zumindest 10 Therapiestunden in 1-wöchigen Abständen angesetzt werden.
  - Gruppengröße 10–15 Personen
  - Diese Programme werden von einer Diätologin oder einer professionellen Ernährungsberaterin mit einer speziellen Ausbildung für die Behandlung von adipösen Patienten geleitet.

Messbare Ziele

- **Die optimale Gewichtsreduktion beträgt 0,5 kg pro Woche.** Da Fettgewebe etwa 30 MJ (7000 kcal)/kg enthält, bedarf es einer täglichen Reduktion um 2100 kJ (500 kcal) bei der Energieaufnahme, um diese Gewichtsabnahme zu erreichen.
- Das Ziel besteht darin, 5–10% Körpergewicht abzubauen, was sich bereits deutlich positiv auf die Behandlung der Begleiterkrankungen der Fettleibigkeit auswirkt.
- Es wird stets eine nachhaltige Gewichtsreduktion angestrebt. Dies bedeutet, dass die geänderten Lebensgewohnheiten beibehalten werden müssen.
- Bei Kindern im Wachstum sollte das Ziel darin bestehen, das Gewicht konstant zu halten, damit durch die Längenzunahme das Verhältnis Körpergewicht zu Körpergröße verbessert wird.
- Es gibt viele Therapieprogramme, deren Wirksamkeit nicht bewiesen ist. Appetitzügler können zwar eine mäßige Gewichtsabnahme bewirken, aber der Effekt ist nicht von Dauer.

Ziele und Inhalte der Beratung

- Aufklärung und Änderung der Verhaltensweisen
  - Der Energieverbrauch ist geringer, wenn das Körpergewicht reduziert wird. Um das erreichte Gewicht zu halten, **muss die Verhaltensänderung lebenslang beibehalten werden.**
- Umstellung der Ernährungsgewohnheiten Ⓐ
  - Kalorienanalyse der derzeit verzehrten Nahrungsmittel
  - Reduktion der Kalorienzufuhr um etwa 2000 kJ (500 kcal) täglich
  - Das Hauptaugenmerk bei der Einschränkung der Energiezufuhr liegt auf einer reduzierten Fettaufnahme Ⓑ und einem erhöhten Verzehr von Gemüse.
  - Alkohol ist ebenfalls ein Faktor, der zu Übergewicht beiträgt.
  - Kleine tägliche Veränderungen wirken sich langfristig positiv aus.
  - 3 Mahlzeiten am Tag sind beizubehalten.
- Veränderungen bezüglich der körperlichen Aktivitäten Ⓐ
  - Hier hängen die Empfehlungen vom Grad der Adipositas ab.
  - Zu einer in den Tagesablauf integrierten körperlichen Betätigung sollte ermutigt werden (Treppensteigen, Weg zur Arbeit zu Fuß oder mit dem Rad zurücklegen).
  - Wenn ein Schrittzähler verwendet wird, dann sollte das Ziel zumindest 10.000 Schritte am Tag betragen.
- Änderung der Ernährungsgewohnheiten
  - Die primäre Zielsetzung besteht darin, das Essverhalten zu ändern, nicht möglichst viele Kilos zu verlieren.
  - Bewusstmachen der Umstände, die einen Essreiz auslösen. Handelt es sich um ein starkes, unbezwingbares Verlangen (Craving) nach Essen oder um wirklichen Hunger?
  - Einkäufe mit vorgeplanter Einkaufsliste
  - Vermeidung von Versuchungen (keine Nahrungsmittel herumstehen lassen!)
  - Konzentration auf die Mahlzeit (beim Essen nicht fernsehen oder lesen)
  - langsam essen

Extrem niedrigkalorische Diät (VLCD-Very low calorie diet)

- Elemente
  - 1700–2100 kJ (400–500 kcal) Energieaufnahme, maximal 3300 kJ (800 kcal) täglich
  - Eiweiß nach Bedarf (zumindest 50 g täglich)
  - essenzielle Fettsäuren, Spurenelemente und Vitamine nach Bedarf
- Prinzipien des Diätplans
  - Es sollten fertig erhältliche Formuladiäten (Formulapulver für Shakes), die die VLCD-Kriterien erfüllen, verwendet werden.
  - Diese Trinkdiät wird als einziges Nahrungsmittel durchgehend während eines Zeitraums von 8–12 Wochen konsumiert. Die Diät wird früher abgebrochen, wenn ein BMI von 25 erreicht worden ist.
  - Die Verlaufskontrolle erfolgt in 1–2-wöchigen Abständen.
  - Dieser Plan eignet sich auch für nicht insulinpflichtige Typ-2-Diabetiker sowie Hypertoniker. Vor Beginn der VLCD wird die Insulinbehandlung abgesetzt oder zumindest die Dosis beträchtlich reduziert und die Sulfonylharnstoffdosis wird halbiert (Risiko einer Hypoglykämie!). Die Dosierungen anderer Medikamente müssen nicht reduziert werden.
  - Die so erzielbare Gewichtsreduktion beträgt etwa 1,5–2 kg pro Woche; damit ist kurzfris-

tig ein Ergebnis zu erreichen, das 2–2,5-mal besser ist als das im Rahmen des Basisprogramms zu erwartende Resultat.
  ○ Eine VLCD allein bringt allerdings langfristig nicht den gewünschten Erfolg. Sie muss daher stets auch die Verhaltensmodifikation des Basisprogramms mit einbeziehen und so eine nachhaltige Umstellung der Lebensgewohnheiten sicherstellen.

Medikamentöse Therapie der Adipositas

- Beim Management der Adipositas steht eine Pharmakotherapie keineswegs im Vordergrund. Der Einsatz von Medikamenten kann jedoch bei Patienten mit einem metabolischen Syndrom oder einer anderen typischen „Adipositaserkrankung" versucht werden, wenn Lebensstiländerungen allein keinen ausreichenden Erfolg gebracht haben.
- Ein Patient, dem ein gewichtsreduzierendes Medikament verordnet wird, sollte gleichzeitig eine Beratung und Unterstützung für die Lebensstilmodifikation erhalten.
- Ein Medikament zur Therapie der Adipositas kann verschrieben werden, wenn der Patient einen BMI über 30 kg/m² aufweist (bzw. über 27–28 kg/m², wenn er an Diabetes oder einer anderen Erkrankung leidet, bei der eine Gewichtsreduktion notwendig ist).
- Der Patient sollte darüber aufgeklärt werden, dass sich die medikamentöse Therapie seiner Adipositas über mehrere Jahre erstrecken wird. Nach Absetzen des Medikaments wird es in den meisten Fällen wieder zu einer Gewichtszunahme kommen.
- Wenn binnen 3 Monaten keine signifikante Gewichtsreduktion festzustellen ist (zumindest um 5% des Ausgangsgewichts), ist das Medikament abzusetzen.

Orlistat

- Orlistat ist ein Lipasehemmer, der im Magen-Darm-Trakt wirkt. Es kommt zu einer teilweisen Verringerung der Fettresorption aus der Nahrung. Das Medikament gelangt nicht in den Blutkreislauf.
- Patienten, die 120 mg Orlistat vor den Hauptmahlzeiten einnahmen, verzeichneten im 1. Jahr eine Gewichtsreduktion, die im Durchschnitt um 3 kg besser war als die Werte in der Placebogruppe **B**. In der Orlistat-Gruppe war der Anteil der Patienten, die mehr als 10% ihres Ausgangsgewichts verloren, um 12 Prozent größer als der korrespondierende Prozentsatz in der Placebogruppe.
- Aufgrund des Wirkungsmechanismus des Medikaments kommt es zu einer deutlicheren Verringerung der LDL-Cholesterinkonzentration, als dies durch die Gewichtsreduktion allein zu erzielen gewesen wäre.
- Der Einsatz des Medikaments muss mit einer Beschränkung des Fettanteils an der gesamten Kalorienzufuhr auf maximal 30% einhergehen. Es dürfen nur fettarme Zwischenmahlzeiten verzehrt werden. Der Patient sollte eine ausreichende Ernährungsberatung erhalten.
- Häufige unerwünschte Wirkungen sind unter anderem Fett- oder Ölstühle, vermehrter Stuhldrang und ölige Flecken am Stuhl (> 1/10 Patienten).

Sibutramin

- Bei Sibutramin handelt es sich um einen zentral wirkenden Appetitzügler, der die Wiederaufnahme von Serotonin und Noradrenalin hemmt.
- Die Gewichtsreduktion bei Patienten, die täglich 15 mg Sibutramin einnahmen, lag nach 1 Jahr um durchschnittlich 4 kg über den Werten der Placebogruppe **B**. Der Anteil der Patienten, die innerhalb 1 Jahres mehr als 10% ihres Ausgangsgewichts verloren, war in der Sibutramin-Gruppe um 15% besser als in der Placebogruppe.
- Zu den häufigsten unerwünschten Wirkungen zählten Schlaflosigkeit, Übelkeit, Mundtrockenheit und Verstopfung. Diese Nebenwirkungen traten bei 7-20% der Sibutramin-Patienten auf.
- Wegen seiner Wirkungen auf Blutdruck und Herzfrequenz ist Sibutramin für Patienten mit kardiovaskulären Erkrankungen nicht zu empfehlen.

Rimonabant

- Rimonabant ist ein zentral wirkender Appetitzügler, der eine Blockade des Endocannabinoid-Rezeptors-1 bewirkt. CB1-Rezeptoren finden sich auch in Fettzellen und im Verdauungstrakt.
- Die Gewichtsreduktion bei Patienten, die täglich 20 mg Rimonabant einnahmen, lag nach 1 Jahr um durchschnittlich 5 kg über den Werten der Placebogruppe **A**. Der Anteil der Patienten, die innerhalb 1 Jahres mehr als 10% ihres Ausgangsgewichts verloren, war in den Rimonabant-Gruppen je nach Studie zwischen 17–26% besser als in den Placebogruppen.
- Zu den häufigsten unerwünschten Wirkungen zählen Übelkeit, Schwindel, Diarrhö, Angstzustände, Depressionen, Müdigkeit und Schlaflosigkeit.
  ○ Rimonabant sollte einem Patienten, der gerade eine schwere depressive Phase durchmacht, nicht verschrieben werden. Es sollte nur mit Vorsicht verordnet werden und Patienten mit einer Depressionsanamnese sollten besonders sorgfältig überwacht werden.

Chirurgische Maßnahmen bei Adipositas

Kriterien
- Lebensalter 18–60 Jahre
- BMI zumindest 35–40 kg/m²
- Ein effizientes konservatives Therapieprogramm ist erfolglos geblieben.
- Der Patient ist kooperativ.
- Es liegt kein Alkohol- oder Medikamentenmissbrauch vor.

Methoden
- Gastroplastik (Magenverkleinerung), Einsetzen eines Magenbandes **B** oder Anlegen eines Magenbypasses, sodass der Patient nur langsam und nur kleine Portionen auf einmal essen kann. Auch laparoskopische Techniken sind möglich. Die chirurgische Adipositastherapie ist mit potenziellen Komplikationen assoziiert.
- Die Operation allein ist nicht ausreichend. Eine angemessene präoperative Abklärung, eine Beratung des Patienten und Verlaufskontrollen über mehrere Jahre hinweg sind notwendig.
- Das Ergebnis einer erfolgreichen chirurgischen Intervention ist um vieles besser als das einer konservativen Therapie **A**: die Patienten nehmen um 30–40 kg ab und können das Ergebnis langfristig halten.
- Nach dem Anlegen eines Magenbypasses kann sich ein Mangel an Vitamin B_{12} und Vitamin D entwickeln.

24.10 Hypokaliämie

Grundsätzliches
- Die Kaliumwerte von Patienten unter Diuretikatherapie, insbesonders bei Patienten fortgeschrittenen Alters, sollten halbjährlich kontrolliert werden (zur Diagnose einer allenfalls vorhandenen Hypo- oder Hyperkaliämie).
- Erkennen und Korrektur einer Hypokaliämie bei Patienten mit Diarrhö und Erbrechen.
- Vermeidung einer Hypokaliämie bei diabetischer Ketoazidose durch ausreichende Supplementation.
- Leidet der Patient an einer unerklärlichen Hypokaliämie, sollte an eine Nierenerkrankung, habituelles Erbrechen und Bulimie, aber auch an einen primären Aldosteronismus (Conn-Syndrom) gedacht werden.
- Ein Magnesiummangel kann die Ursache einer therapieresistenten Hypokaliämie sein.

Referenzwerte
- Serumkalium 3,5–5,1 mmol/l
- Kaliumwerte im 24-h-Sammelharn 60–90 mmol/l
- Da die Referenzwerte von Labor zu Labor verschieden sind, sollte man jene des entsprechenden Labors notieren (Achtung: Plasma- und Serumreferenzwerte sind unterschiedlich!).

Ätiologie
- Diuretika
  - Die häufigste Ursache für eine Hypokaliämie:
    - Diese ist bei Patienten, die innerhalb der primären Gesundheitsversorgung behandelt werden, meist nicht sehr gravierend.
    - Prävention einer Diuretika-induzierten Hypokaliämie: Wenn Serumkaliumwerte < 3,7 mmol/l vorliegen, der Patient an einer Herzkrankheit leidet oder digitalisiert ist, sollte Kaliumchlorid oder ein Kalium sparendes Diuretikum (üblicherweise Amilorid, Triamteren oder Spironolacton) gegeben werden. Überprüfung der Kaliumspiegel 1–3 Monate nach Beginn der Diuretikatherapie und danach halbjährlich.
    - Durch gleichzeitige Gabe eines ACE-Hemmers im Rahmen einer medikamentösen Kombinationstherapie kann man eine Hypokaliämie verhindern.
- Essstörungen
  - Bei einer gesunden Frau mit normalem Blutdruck und unerklärlicher Hypokaliämie lautet die wahrscheinlichste Diagnose habituelles Erbrechen in Verbindung mit einer Bulimie (34.10) oder Anorexia nervosa (34.10), möglicherweise auch Laxantienabusus (hypokaliämische, hypochlorämische Alkalose, der Chloridwert im 24-h-Harn ist erniedrigt).
  - Alkoholismus und/oder Unterernährung
  - Lakritzen-Syndrom: Der Patient ist typischerweise eine junge Frau mit hohem Blutdruck und erniedrigten Serumwerten für Kalium, Plasmarenin und Aldosteron.
    Anmerkung für Österreich: Dies ist ein finnisches Phänomen und bei uns wenig verbreitet!
- Gastroenteritis
  - Da Patienten mit habituellem Erbrechen und Diarrhö beträchtliche Mengen an Kalium verlieren können, müssen bei diesen Serumkalium- und Serumnatriumwerte überwacht werden.
- Nierenerkrankungen
  - Insbesondere Tubulusfunktionsstörungen gehen mit einer Hypokaliämie einher; ein Nierenversagen führt in der Regel zu einer Hyperkaliämie.

- Seltene Erkrankungen, die meist mit einer Hypertonie einhergehen und in der Regel für Diagnose und Behandlung die Hinzuziehung eines Spezialisten erfordern:
  - **Primärer Aldosterismus** (24.41) aufgrund eines Aldosteron-produzierenden Nebennierenrindenadenoms oder (selten) eines Karzinoms. Wegweisend für die Diagnose ist bei Patienten ohne Diuretikabehandlung eine Kombination von Hypertonie und Hypokaliämie und bei Patienten unter Diuretikatherapie eine ausgeprägte Tendenz zur Hypokaliämie.
  - **Sekundärer Hyperaldosteronismus** ist assoziiert mit Herzinsuffizienz, Leberzirrhose und renovaskulärer Hypertonie und entsprechender Medikation.
  - **Cushing-Syndrom** (24.40)

Symptome einer Hypokaliämie

- Bei Patienten mit einer leichten Hypokaliämie (Serumkalium > 3 mmol/l) stehen die Symptome meist mit der Grundkrankheit in Verbindung.
- Müdigkeit und Muskelschwäche treten bei einer fortgeschritteneren Hypokaliämie auf.
- Bei Serumkaliumspiegeln unter 3 mmol/l finden sich Veränderungen im EKG: Abflachung oder Inversion der T-Welle, Ausbildung einer prominenten U-Welle, die der T-Welle ähneln (und den Eindruck eines verlängerten QT-Intervalls vermitteln) kann (TU-Verschmelzungswellen). Der Zustand kann zu schweren ventrikulären Arrhythmien führen, insbesondere bei Patienten unter Digoxin und in Fällen einer schweren Herzkrankung.

Weiterführende Untersuchungen

- Weiterführende Untersuchungen sind angezeigt, wenn nach Prüfung der Grundkrankheit und der medikamentösen Therapie die Ursache der Hypokaliämie nach wie vor unklar ist.
- Erste Tests sind die Bestimmung von Serumnatrium und -kreatinin, ein EKG und eine Blutdruckmessung.
- Kaliumwerte im 24-h-Harn, Natrium- und Chloridwerte
  - Eine normale oder gesteigerte Kaliumausscheidung (Kaliumwert im 24-h-Harn > 30 mmol) trotz einer erniedrigten Serumkaliumkonzentration bei einer natriumreichen Ernährung (eine Natriumausscheidung von 200 mmol/24 h) deutet auf Hyperaldosteronismus oder renale Hyperkaliämie.
  - Wenn die Kaliumexkretion im 24-h-Harn erniedrigt ist, dann erfolgt der Kaliumverlust auf andere Weise (über den Gastrointestinaltrakt).
- Hypertonie in Verbindung mit Hypokaliämie deutet auf Hyperaldosteronismus, Hyperkortizismus, renale Hypertonie oder Lakritzen-Syndrom.
- Eine erniedrigte Chloridexkretion im 24-h-Harn deutet auf habituelles Erbrechen.

Therapie

- Die Intensität der Behandlung hängt davon ab, ob die Hypokaliämie akut oder chronisch ist.
- Serumkaliumwerte > 3 mmol/l
  - Orale Substitution reicht gewöhnlich aus.
  - Die Dosis beträgt 2–4 g/Tag, es sei denn, der Patient verliert kontinuierlich große Kaliummengen.
  - Kaliumtabletten können Magenbeschwerden verursachen. In solchen Fällen sollte eine flüssige Darreichungsform versucht werden.
- Serumkaliumwerte < 3 mmol/l unabhängig von der Ätiologie:
  - Serumkaliumwerte unter 2,5 mmol/l entsprechen einem Mangel von 200–400 mmol im Körper.
  - Zur Substitution Gabe einer Infusion von 40–80 mmol/Tag in einer 5%igen Glukose- oder (0,45%igen) Kochsalzlösung. Aufgrund des Risikos von Arrhythmien könnte eine höhere Dosis angebracht sein
    - Wenn über eine periphere Vene infundiert wird, können 40–60 mmol Kaliumchlorid pro Liter Infusionslösung hinzugefügt werden. Die maximale Infusionsgeschwindigkeit kann 20 mmol/h betragen. Wenn nötig, kann ein zentraler Venenkatheter gelegt werden.
  - Anpassung der Dosierung an die Serumkaliumspiegel
- Diarrhö und Erbrechen bei einem Kind:
  - siehe Artikel 29.22
- Ein Patient unter Diuretikatherapie, dessen Serumkaliumwerte durch adäquate Substitution nicht ausreichend korrigiert werden können:
  - Magnesiumgaben sollten erwogen werden (24.14), (eine Kombination von Kaliumchlorid plus Magnesiumhydroxid ist verfügbar).
  - Der Serummagnesiumwert kann zwar bestimmt werden, aber das Ergebnis sagt nicht verlässlich etwas über den Magnesiumhaushalt des Körpers aus, da Magnesium, so wie das Kalium, überwiegend im Intrazellularraum gespeichert wird.
  - Wichtig ist es, einen Hyperaldosteronismus auszuschließen.
- Diabetische Ketoazidose siehe 23.11.

24.11 Hyperkaliämie

Grundsätzliches
- Regelmäßige Überprüfung des Serumkaliums bei Patienten, die Kaliumpräparate, Kalium sparende Diuretika, ACE-Hemmer oder Angiotensin-II-Rezeptorblocker (ARB) einnehmen.
- Eine Hyperkaliämie findet sich oft bei Niereninsuffizienz.
- Vermeidung einer Hyperkaliämiefehldiagnose aufgrund einer Hämolyse, Thrombozytose, Leukozytose oder, wenn während einer längeren venösen Stauung bei der Blutabnahme der pH-Wert des Blutes abfällt.

Referenzwerte
- Kaliumkonzentration im Serum 3,5–5,1 mmol/l
- Kalium im 24-Stunden-Urin 60–90 mmol

Ätiologie der Hyperkaliämie
- Nierenversagen
  - Bei einem akuten Nierenversagen liegt fast immer eine Hyperkaliämie vor.
  - Bei einer chronischen Niereninsuffizienz bleibt der Serumkaliumspiegel längere Zeit innerhalb des Normbereichs, da kompensatorische Mechanismen wirksam werden.
  - An die Möglichkeit einer Obstruktion der ableitenden Harnwege als Ursache für eine Hyperkaliämie sollte immer gedacht werden.
- Diuretika
  - Spironolacton kann eine schwere Hyperkaliämie hervorrufen, besonders wenn der Patient auch ACE-Hemmer oder Kalium einnimmt.
  - Andere Kalium sparende Diuretika (Amilorid, Triamteren) werden immer mit einem Thiazid oder mit Furosemid kombiniert. Aber auch diese Kombinationen können bei niereninsuffizienten Patienten eine Hyperkaliämie auslösen.
- ACE-Hemmer und ARB
  - Leichte Erhöhung des Serumkaliumspiegels. Bei älteren Patienten mit einer Nierenerkrankung kann der Anstieg auch signifikant sein. Bei Diabetikern besteht ein ähnliches Risiko.
- NSAR bei Nierenerkrankungen
- Schwere systemische Erkrankungen, die zu einer Azidose führen
  - akutes Kreislaufversagen
  - Gewebshypoxie
  - extensives Trauma
  - Rhabdomyolyse
- Morbus Addison
  - Eine Hyperkaliämie geht oft mit einer dunklen Hautpigmentierung, einer Hypotonie und einer Vielzahl systemischer Symptome einher (24.42).

Symptomatik der Hyperkaliämie
- EKG
  - hohe T-Wellen bei Serumkaliumwerten im Bereich von 5,5–6 mmol/l
  - Verbreiterung des QRS-Komplexes und Verschwinden der P-Wellen bei einer fortgeschrittenen Hyperkaliämie (bis zu 7–8 mmol/l)
  - Bei einer schweren Hyperkaliämie besteht ein erhöhtes Risiko für Kammerflimmern und Asystolie.
- Muskelschwäche
  - ähnlich wie bei einer Hypokaliämie

Therapie der Hyperkaliämie
- Serumkalium < 6 mmol/L, keine Veränderungen im EKG:
  - Absetzen von Kaliumpräparaten und Medikamenten, die eine Hyperkaliämie verursachen
  - nötigenfalls Rehydrierung
- Serumkalium 6–7,5 mmol/l, hohe T-Welle im EKG:
  - Behandlung der Grundkrankheit
  - 20–50 g eines Kationenaustauscherharzes werden den Getränken beigemischt und 3–4 × täglich gegeben.
  - Ist eine notfallmäßige Behandlung geboten, werden 50 g Natriumpolystyrensulfonat (= Resonium) in Wasser aufgelöst und als Einlauf appliziert. Die Verweildauer des Natriumpolystyrensulfonats (Resoniums) im Rektum sollte 30 Minuten betragen.
- Serumkaliumwerte > 7,5 mmol/l **oder** Verbreiterung des QRS-Komplexes, Zeichen eines AV-Blocks oder Kammerarrhythmien:
  - I.v. Infusion von 50–100 ml einer 7,5%igen Natriumbikarbonatlösung über 5 Minuten. Wenn nötig, Wiederholung nach 10–15 Minuten.
  - Glukose-Insulin-Infusion: Gabe von 200–500 ml einer 10%igen Glukoselösung mit 5 Einheiten/100 ml eines rasch wirksamen Insulins über eine Dauer von 30–60 Minuten. Anschließend sollte zur Vermeidung einer Hypoglykämie eine 5%ige Glukoselösung gegeben werden.
  - Eine 10%ige Calciumglukonatlösung antagonisiert die kardialen Effekte des Kaliums (10–30 ml langsam i.v.). Digitalisierte Patienten werden mit extremer Vorsicht behandelt. Merke: Das Medikament muss über einen anderen Zugang appliziert werden als das NaHCO$_3$ (ansonsten kommt es zu einer Ausfällung von Calciumcarbonat).
  - Hyponatriämischen oder hypovolämischen Patienten kann zur Neutralisierung der kardiotoxischen Wirkung des Kaliums eine 2,5%ige NaCl-Lösung mit einer Fließgeschwindigkeit von 200–400 ml/30 min gegeben werden (kon-

traindiziert bei Oligurie, Herzinsuffizienz und schwerer Hypertonie).
- Gabe eines Kationenaustauscherharzes gemäß dem obigen Schema
- NaCl-Flüssigkeitstherapie und Furosemid (20–40 mg i.v.)
- Wenn nötig, Hämo- oder Peritonealdialyse, insbesondere wenn der Patient unter einer Niereninsuffizienz oder einer Rhabdomyolyse leidet.
- Nach der Behandlung, spätestens am nächsten Tag, sollte der Serumkaliumwert kontrolliert werden.
- **Chronische Hyperkaliämie:**
  - Ist die Hyperkaliämie auf eine Niereninsuffizienz zurückzuführen, stellt Furosemid die Therapie der Wahl dar.
  - ACE-Hemmer und Spironolacton werden vermieden.

24.12 Hyponatriämie

Zielsetzungen

- Berücksichtigung der Hyponatriämie als Ursache für ansonsten unerklärliche Müdigkeit, Krämpfe, Verwirrtheit oder sogar Bewusstlosigkeit. Sowohl die Hyponatriämie an sich als auch ein falscher Umgang damit können für den Patienten gefährlich sein.
- Vermeidung einer iatrogenen Hyponatriämie: Eine hypotone Hyperhydration von schwer kranken Patienten kann zu einer schweren Hyponatriämie führen.
- Vermeidung einer zu raschen Korrektur der Hyponatriämie (Risiko einer zentralen pontinen Myelinolyse)
- Thiaziddiuretika stellen die häufigste Ursache für das SIADH (Syndrom der inadäquaten ADH-Sekretion oder Schwartz-Bartter-Syndrom) dar. Die typische Risikopatientin ist eine zart gebaute ältere Frau, die ein Thiaziddiuretikum einnimmt; bei Wassergaben oder der Infusion von hyponatriämischen Lösungen kann sich eine schwere Hyponatriämie entwickeln.

Allgemeines

- Eine Hyponatriämie wird selten durch einen Na-Mangel ausgelöst. Die häufigste Ursache ist ein Überschuss an Gesamtkörperwasser.
- Eine leichte Hyponatriämie (Serumnatriumkonzentration liegt bei circa 125–135 mmol/l) ist häufig ein Zufallsbefund bei Patienten mit schwerer Herzinsuffizienz. Die Prävalenz nimmt mit dem Lebensalter und der Anzahl der Erkrankungen zu, die Prognose ist ungünstig. Eine Zufuhr von Salz über die Nahrung bleibt wirkungslos.
- Bei einem Patienten mit einem Abfall der Plasmanatriumkonzentration unter 125 mmol/l liegt eine Hyponatriämie vor. Werte unter 115 mmol/l sind bedrohlich.
- Es gibt viele und komplizierte Entstehungsmechanismen der Hyponatriämie. Einige Formen sind idiopathisch.
- Eine iatrogene Hyponatriämie wird verursacht durch eine hypotonische Hyperhydratation (p.o. oder i.v.) eines Patienten mit verminderter Wasserdiuresekapazität.
- Eine Hyponatriämie kann die Folge exzessiver Flüssigkeitsaufnahme in Kombination mit einer Desmopressin-Therapie (gegen Nykturie bei Kindern und Senioren) sein.
- Eine milde Hyponatriämie wird üblicherweise durch eine Behandlung der zugrunde liegenden Primärerkrankung behoben, sofern diese therapierbar ist.

Normwerte

- Serumnatriumkonzentration 135–145 mmol/l
- Serumosmolalität 285–300 mOsm/kg H_2O

Ursachen

- Die Ätiologie ist meistens sofort klar. Gelegentlich kann aber das Aufdecken der verantwortlichen Grunderkrankung ein schwieriges klinisches Problem darstellen, einige Fälle bleiben ungeklärt.
- Der häufigste zu einer Hyponatriämie führende Mechanismus ist die Flüssigkeitsretention im Körper, wenn der Patient normo- bis hypervolämisch ist. Salzverlust ist eine seltenere Ursache. In diesen Fällen ist der Patient hypovolämisch und hypoton (Urinnatriumspiegel < 20 mmol/l, Korrektur durch physiologische Kochsalzlösung).

Wasserretention (hyper- oder normovolämischer Patient)

- Das Schwartz-Bartter-Syndrom (= Syndrom der inadäquaten antidiuretischen Hormonsekretion = SIADH) wird hauptsächlich durch Thiazid-Amilorid-Diuretika bei gleichzeitiger Polydipsie ausgelöst. Die typische Risikopatientin ist eine ältere normalgewichtige Frau. Carbamazepin ist die zweithäufigste medikamentöse Ursache des SIADH. Andere Medikamente, die häufig eine Hyponatriämie bewirken, sind Antiepileptika wie Oxcarbazepin und Valproat sowie Morphine, Desmopressin, Metoclopramid, Fibrate und Antidepressiva.
- Exzessiver Alkoholgenuss ist ebenfalls ein häufiger Grund für eine Hyponatriämie. Diese ist teilweise durch die Folgekrankheiten des Alko-

holismus bedingt, aber ebenso kann exzessiver Biergenuss akut die Plasmanatriumkonzentration herabsetzen. Alkohol erhöht die Diurese, später aber hat er sogar einen antidiuretischen Effekt. Wenn daher der Kater mit Trinken von Wasser oder anderen Flüssigkeiten behandelt wird, kann es zu einer Wasserretention im Körper kommen, die eine Hyponatriämie hervorruft.
- Die häufigsten Erkrankungen, die mit einem SIADH einhergehen können, sind die Pneumonie und das Lungenkarzinom. Seltener auch andere Malignome, ZNS-Erkrankungen und Hypothyreose. Postoperativ und unter Anästhesie findet man häufig eine milde Hyponatriämie.
- Ein SIADH bleibt oft idiopathisch.
- Eine akute Hyponatriämie kann auch auftreten, wenn es zu einer Verdünnung des Serums durch Wassereinläufe bei Kolonoskopien und durch Blasenspülungen nach einer transurethralen Prostataresektion gekommen ist.
- Die häufigsten schwerwiegenden Erkrankungen, die durch Wasser- und Salzretention ein SIADH auslösen können, sind Stauungsherzinsuffizienz, Zirrhose und nephrotisches Syndrom. In diesen Fällen besteht eine Tendenz zur Wasser- und Natriumretention, was in der Regel mit einer schlechteren Prognose einhergeht. Das tatsächlich zirkulierende Plasmavolumen ist vermindert, was auf Kosten der Osmolalität kompensiert wird. Eine begleitende Hyponatriämie bleibt jedoch meist asymptomatisch und ist nicht gravierend. Eine Natriumsubstitution ist nicht erforderlich. Ein aktiviertes Renin-Angiotensin-Aldosteron-System steigert die ADH-Sekretion.
- Eine Wasserintoxikation (akute Polydipsie) ist gewöhnlich psychogen. Niedrige Urinosmolalität (< 150 mOsm/kg) und Polyurie deuten auf eine Polydipsie.
- Auch eine mäßige körperliche Anstrengung scheint schon eine Hyponatriämie zu bewirken. Bei längeren körperlichen Anstrengungen steigt das Risiko einer Hyponatriämie unter der Einnahme von entzündungshemmenden Medikamenten (NSARs), bei Frauen und durch die exzessive Aufnahme salzfreier Flüssigkeiten während und unmittelbar nach der Anstrengung. Der Verlust des zirkulierenden Flüssigkeitsvolumens durch stärkere Anstrengung und durch das dadurch bedingte Schwitzen, stimuliert die ADH-Ausschüttung noch weiter und verhindert so eine Diurese.

Natriumverlust (hypovolämischer Patient)

- Renaler Natriumverlust: Diuretika, Glukokortikoidmangel (Addison-Krankheit), osmotische Diurese bei einer schweren Hyperglykämie; Urinnatriumkonzentration > 20 mmol/l
- Extrarenale Ursachen: Diarrhö, Erbrechen, großflächige Hautverbrennungen

Symptomatik

- Neurologische Symptome treten in der Regel auf, wenn der Plasmanatriumwert unter 115 mmol/l fällt. Der Schweregrad der Symptomatik hängt davon ab, wie schnell sich das Zustandsbild entwickelt.
  - Wenn der Abfall der Natriumkonzentration rasch erfolgt, können Symptome schon bei Werten von 125 mmol/l auftreten.
  - Symptomatik eines erhöhten Hirndrucks: Verwirrtheit, Kopfschmerzen, Nausea, Erbrechen sowie Lethargie, gefolgt von Bewusstlosigkeit und Krämpfen.
  - Die Symptome einer sich langsam entwickelnden oder chronischen Hyponatriämie sind vage und mild. Der Patient ist möglicherweise nur müde und verwirrt.

Diagnostik

- Anamnese: Medikamente, Erbrechen, Diarrhö, Durstgefühl, Wasseraufnahme, Urinvolumen und psychischer Status (Polydipsie).
- Klinische Beurteilung: Hyper-, Normo- oder Hypovolämie.
- Erste Labortests: Serumnatrium, Serumkalium, Serumkreatinin und Blutzucker.
- Weiterführende Untersuchungen: Serum- und Urinosmolalität, Urinnatriumkonzentration. Deutlich erhöhte Triglyceride oder eine Paraproteinämie verursachen eine Pseudohyponatriämie, bei der die Serumosmolalität normal ist.
  - Erhöhte Serumkaliumwerte deuten auf einen Glukokortikoidmangel.
  - Erhöhtes Serumkreatinin ist ein Hinweis auf eine Nierenerkrankung oder eine Hypovolämie.
  - Ein sehr hoher Blutzuckerspiegel vermindert die Serumnatriumkonzentration: Eine Blutzuckererhöhung um 90 mg% senkt den Plasmanatriumspiegel um 2 mmol/l.
  - Der Urinnatriumspiegel ist wichtig für die Abklärung der Ätiologie einer Hyponatriämie (ein Urinnatriumgehalt < 20 mmol/l deutet auf eine Hypovolämie).
  - Bei einer **echten** Hyponatriämie ist die Serumosmolalität erniedrigt. Sie kann wie folgt berechnet werden: S-osmol = 2 × Serumnatriumkonzentration + Blutzucker. Ein Wert unter 275 mOsm/l ist klinisch relevant.
  - Eine Urinosmolalität von < 150 mOsm/kg bei einer Hyponatriämie deutet auf eine Polydipsie.
  - Zur Differenzialdiagnose der Hyponatriämie siehe Tabelle 24.12.

Tabelle 24.12 **Differenzialdiagnostik der Hyponatriämie**

Natriumausscheidung im Harn	Hypovolämie	Normo- oder Hypovolämie
< 20 mmol/l	**Salzmangel** Erbrechen Diarrhö	**Vermindertes effektives Plasmavolumen** Leberzirrhose nephrotische Syndrome Herzinsuffizienz
> 20 mmol/l	**Renaler Salzverlust** Diuretika Mineralokortikoidmangel Nierenerkrankung osmotische Diurese	gesteigerte ADH-Freisetzung Glukokortikoidmangel Hypothyreose Thiazide

Therapieprinzipien

Hyponatriämie mit neurologischen Symptomen (Wasserintoxikation)

- Eine Infusion einer hypertonischen NaCl-Lösung (3% = 513 mmol/l) mit einer Geschwindigkeit von 0,05 ml/kg/min (150 ml/h/50 kg) korrigiert das Serumnatrium um 1–2 mmol/h. Die Korrektur kann auch mit halber Geschwindigkeit durchgeführt werden, wenn sich die Wasserintoxikation langsam entwickelt hat. Das Serumnatrium sollte innerhalb von 2 Tagen nicht um mehr als 24 mmol ansteigen.
- Zugabe von Furosemid (40–80 mg i.v.) zur Infusionslösung für eine rasche Diurese.
- Die Serumnatriumkonzentration wird nur bis auf 120–125 mmol/l angehoben. Dann normalisiert üblicherweise die Behandlung der Grundkrankheit die Hyponatriämie.
- Die raschen Korrekturmaßnahmen des erniedrigten Natriumspiegels werden gestoppt, wenn sich die neurologischen Symptome bessern.
- Keine überschießende Korrektur einer langsam entstandenen Hyponatriämie, da dies die neurologischen Symptome verstärkt.

Zufällig entdeckte Hyponatriämien mit milder Symptomatik

- Hat sich in aller Regel langsam entwickelt.
- Die Natriumkonzentration liegt üblicherweise über 120 mmol/l. Eine sofortige Intervention ist nicht erforderlich, einer diagnostische Abklärung sollte durchgeführt werden.
- Wenn das Zustandsbild durch eine Diarrhö oder Erbrechen hervorgerufen wird oder die Ursache klinisch unklar ist, sollte eine Infusion mit physiologischer Kochsalzlösung (150 ml/h) gegeben werden und der Behandlungserfolg alle 4 Stunden durch Bestimmung der Serumnatriumkonzentration überprüft werden. Wird die Hyponatriämie durch die Kochsalzinfusion korrigiert, dann waren Natriummangel und Hypovolämie aus einem der möglichen Gründen ursächlich. Ist diese Korrektur überhaupt nicht erfolgreich, und nimmt die Natriumausscheidung dabei zu, dann liegt der Grund in einem SIADH und man ändert die Behandlungsstrategie, indem man die Flüssigkeitsaufnahme auf 500 bis 800 ml/24 h beschränkt.
- Eine Herzinsuffizienz in Kombination mit hoch dosierter Diuretikatherapie verursacht eine milde Hyponatriämie mit Serumnatriumwerten von 125 bis 130 mmol/l. Diese kann durch die Ergänzung der Medikation mit einem ACE-Hemmer und durch eine Herabsetzung der Diuretikadosis korrigiert werden, vorausgesetzt, der Patient ist nicht zu stark ödematös.
- Eine milde Hyponatriämie (130 mmol/l), die als prognostisch ungünstig angesehen wird, geht oft nicht nur mit Ödemen einher, sondern auch mit schwerer Herzinsuffizienz, Zirrhose und einem nephrotischen Syndrom. Sie wird selbst nicht eigens therapiert, sondern nach Möglichkeit durch die Behandlung der Grundkrankheit mit korrigiert. Dabei ist die Flüssigkeitsrestriktion auf ca. 1000 ml/24 Stunden wichtig.
- Wenn die vermutete Ursache in einer Nebenniereninsuffizienz mit verminderter Cortisolproduktion (Morbus Addison) liegt, sollten Blutabnahmen zur Bestimmung des Plasmacortisols und des ACTH vorgenommen werden und dann eine Hydrocortisontherapie (Beginn mit 50 mg/24 h) begonnen werden. War eine Nebenniereninsuffizienz die Ursache, wird die spätere Therapie mit Fludocortison ergänzt.
- War die Hyponatriämie durch Thiaziddiuretika verursacht, sollte auch die Hypokaliämie korrigiert werden. Man unterbricht die Diuretikagabe und verordnet dem Patienten eine milde Flüssigkeitseinschränkung (1500 ml/24 h). Eine Salzzugabe zur Ernährung ist dabei möglich. Wenn ein anderes Medikament die Ursache war, sollten (wenn möglich) sein Absetzen und Flüssigkeitseinschränkung ausreichende Maßnahmen sein.

Nachsorge und Prophylaxe

- Überwachung der Symptome, des Flüssigkeitshaushalts, der Kalium- und Natriumspiegel.
- Akute Fälle müssen stationär behandelt werden und brauchen engmaschige Nachuntersuchungen.
- Eine Thiazid-induzierte Hyponatriämie wird mit großer Wahrscheinlichkeit rezidivieren, weil das Medikament bei diesen Patienten ein Durstgefühl mit nachfolgender Polydipsie auslöst. Diesen Patienten sollten keine Thiazide mehr verordnet werden.

- Zart gebaute ältere Patientinnen stellen oft eine Risikogruppe für Thiazid-induziertes SIADH dar.
- Ein mildes und beinahe symptomloses SIADH ist bei Älteren häufig.
- Sie werden symptomatisch, wenn große Mengen von hypotonen Flüssigkeiten verabreicht werden.

Das Trinken von großen Mengen an Wasser kann für Risikopatienten gefährlich werden (ältere Patienten mit einer Therapie mit Thiaziden, Carbamazepin oder Desmopressin).

- Gegen Nykturie bei Kindern und Senioren eingesetztes Desmopressin kann zu einer Wasserintoxikation führen, wenn der Patient zu viel trinkt.
- Routinemäßige Infusionen mit hypotonischen Flüssigkeiten nach chirurgischen Eingriffen sind gefährlich: auf Grund des SIADH ist der Patient nicht in der Lage, den Wasserüberschuss auszuscheiden.
- Als mögliche Folge könnte eine schwere Gehirnschädigung eintreten. Vermeidung des Hyponatriämierisikos durch:
  ○ Identifizierung von Risikopatienten (zart gebaute ältere Patientinnen, Patienten unter Thiaziden, Carbamazepin oder Desmopressin)
  ○ keine routinemäßige Zufuhr von hypotonischen Lösungen ohne vorherige Bestimmung des Serumnatriumspiegels
  ○ Berücksichtigung der Hyponatriämie als mögliche Ursache für Verwirrtheit und sonstige zerebrale Symptome

24.13 Hypernatriämie

Grundsätzliches

- Vermeidung einer Hypernatriämie durch adäquate Flüssigkeitstherapie bei Patienten mit Flüssigkeitsverlust.
- Bei Alterspatienten mit einem gestörten Durstempfinden muss die Flüssigkeitsaufnahme (1,5–2 l/tgl.) genau kontrolliert werden.

Referenzwerte

- Serumnatrium 136–146 mmol/l
- Natrium-Ausscheidung im 24-h-Harn 150–220 mmol

Symptome einer Hypernatriämie

- Durst, Dehydration, Hypotonie
- Zentralnervöse Symptomatik: Verwirrtheit, Somnolenz, Bewusstlosigkeit, Krämpfe

Ursachen der Hypernatriämie

- Ungenügende Flüssigkeitsaufnahme (bei betagten und dementen Patienten)
- Flüssigkeitsverlust über die Haut:
  ○ Schwitzen, Fieber, Verbrennungen
- Flüssigkeitsverlust über den Gastrointestinaltrakt:
  ○ Erbrechen, Diarrhö (geht oft mit Salzverlust einher)
- Flüssigkeitsverlust über die Nieren:
  ○ Diabetes insipidus: selten Hypernatriämie, wenn der Patient Wasser trinken darf
  ○ gestörtes Durstgefühl (Demenz)
  ○ Niedrige Urinosmolalität (< 300) bei einem hypernatriämischen Patienten deutet auf Diabetes insipidus.

Behandlung

- Das Wasserdefizit kann mit folgender Formel quantifiziert werden: $0{,}6 \times$ Körpergewicht (in kg) $\times (1 - 142/\text{Serumnatriumkonzentration})$.
- Der Ausgleich des Wasserdefizits erfolgt zum Beispiel mit einer 5%igen Glukoselösung oder einer hypotonen (0,45%) Flüssigkeit peroral oder intravenös mit einer Geschwindigkeit von 200 ml/h. Bei niedrigem Blutdruck sollte man mit einer 0,9%igen Kochsalzlösung beginnen. Die ideale Korrekturgeschwindigkeit beträgt 1 mmol/h und 10 mmol in den ersten 24 Stunden.
- Eine übermäßige Wasserzufuhr kann die neurologischen Folgeschäden einer Hypernatriämie verstärken!

24.14 Magnesiummangel

Grundsätzliches

- Die Bedeutung eines Magnesiummangels und die Notwendigkeit einer Korrektur sind umstritten. Der Stellenwert des Magnesiums wird von der Komplexität seiner Beziehungen zu anderen Elektrolyten (K, Na, Ca) und zum Säure-Basen-Haushalt bestimmt.
- Nur 2% des Gesamtkörpermagnesiums finden sich im Serum, was es schwierig macht, den Magnesiumspiegel als Maßstab für einen Magnesiummangel heranzuziehen. Üblicherweise entsprechen erniedrigte Serummagnesiumspiegel auch einem Mangel an Gesamtkörpermagnesium. Normale Serummagnesiumwerte schließen jedoch einen Mangel an Gesamtmagnesium nicht aus. Der Referenzwert für das Serummagnesium beträgt 1,7–2,4 mg/100ml (0,7–1,0 mmol/l).

- Die wesentlichste physiologische Rolle des Magnesiums liegt in seiner Funktion als Calciumantagonist im Nervengewebe.

Ursachen eines Magnesiummangels
- Hoch dosierte Diuretikamedikation; Amilorid, Triamteren und Spironolacton sind Magnesiumsparende Diuretika.
- Diarrhö, Malabsorptionssyndrom, Absaugung über Magensonde
- Prolongierte Flüssigkeitstherapie und parenterale Ernährung
- Alkoholmissbrauch
- Schlecht eingestellter Diabetes mit exzessiver Diurese

Erkrankungen, die wahrscheinlich mit einem Magnesiummangel in Zusammenhang stehen
- Therapierefraktäre Arrhythmien (einschließlich Kammerflimmern)
- Hypokaliämie, Hyponatriämie, Hypokalzämie
- Muskelschwäche, Wadenkrämpfe, Tetanie, Tremor, Hyperreflexie

Behandlung
- Indikationen für eine Behandlung sind noch nicht festgelegt worden. Magnesiummangel gilt als unterdiagnostiziert.
- Behandlung der Grunderkrankung
- Die perorale oder parenterale Dosierung beträgt 10–50 mmol/Tag.
- Patienten, die parenteral ernährt werden, benötigen eine Substitution mit 4–8 mmol/Tag.
- Eine Diuretika-induzierte Hypokaliämie kann gelegentlich nur durch zusätzliche Gaben von Magnesium korrigiert werden.
- Magnesium wird in folgenden Fällen auch ohne nachgewiesenen Magnesiummangel eingesetzt: Eklampsie (die Wirksamkeit ist bewiesen), Arrhythmien, Wadenkrämpfe. Magnesium wird nicht mehr in der akuten Phase eines Myokardinfarkts gegeben.

Referenzwerte
- Serummagnesiumwerte 1,7–2,4 mg/100 ml (0,7–1,0 mmol/l)

24.20 Hypokalzämie, Hypoparathyreodismus und Vitamin-D-Mangel

Grundlagen
- Eine durch eine Hypoalbuminämie verursachte Pseudohypokalzämie sollte ausgeschlossen werden. Ein Rückgang des Serumalbumins um 10 g/l bewirkt eine Absenkung des Serumcalciums um 0,2 mmol/l. Dies erklärt, warum es zu einer milden asymptomatischen Hypokalzämie bei schweren Erkrankungen oder bei Unterernährung kommt; in diesen Fällen sind die Spiegel des ionisierten Calciums im Serum normal.
- Die Ursache einer Hypokalzämie sollte festgestellt werden, bevor eine Substitutionstherapie eingeleitet wird. Die Konzentration des Calciums wird durch Parathormon (PTH), Vitamin D, Calcitonin und Phosphat reguliert.
- Es ist zu bedenken, dass die Referenzwerte für Calcium von Labor zu Labor unterschiedlich sein können (die Konzentration ionisierten Calciums beträgt 50% der gesamten Calciumkonzentration).

Ursachen einer Hypokalzämie
Hypoparathyreodismus
- Parathormonmangel:
  - Üblicherweise postoperativ nach einer Strumektomie oder Parathyreoidektomie. Diese Störung ist meist vorübergehend und kann zwischen 1 und 6 Monaten dauern. In manchen Fällen kann sie zeitlich unbegrenzt bestehen bleiben.
  - in seltenen Fällen eine familiäre Erkrankung als Komponente der autoimmunen Polyendokrinopathie (= APECED syndrom 1 = autoimmune polyendocrinopathy-candidiasis-ectodermal dystrophy), (24.63).

Vitamin-D-Mangel
- Führt zu einem sekundären Hyperparathyreodismus und einer Osteomalazie. Ein leichter Mangel (25-(OH) Vitamin D < 37 nmol/l) erhöht das Osteoporoserisiko (die Referenzwerte liegen bei 25–125 nmol/l; Konzentration schwankt stark je nach Jahreszeit).
- In den nordischen Ländern ist ein leichter Vitamin-D-Mangel während der Wintermonate üblich.
- Ursachen eines schweren Mangels bei Erwachsenen:
  - unzureichende Sonnenexposition und reduzierte Nahrungsaufnahme (bei älteren Patienten, die in Heimen leben)
  - Zöliakie, Malnutrition

- Die Antiepileptika Phenytoin und Carbamazepin können durch Induktion des Vitamin-D-Stoffwechsels einen Vitamin-D-Mangel hervorrufen oder verstärken.
- Vitamin-D-Stoffwechselstörungen (Lebererkrankung, Niereninsuffizienz)
- Zu den Symptomen zählen Knochenschmerzen, Muskelschwäche, Frakturen und Deformitäten.
- Prophylaxe: Zufuhr von 600–800 IU Vitamin D pro Tag bei älteren Personen

Niereninsuffizienz
- Kreatinin-Clearance < 30–40 ml/min
- Die aktive Produktion von Vitamin D (1,25 Dihydroxy-Vitamin-D, Calcitriol) geht zurück. Dies führt zu einer Hypokalzämie und einem sekundären Hyperparathyreodismus, die mit Calciumcarbonat und Alphacalcidol behandelt werden (10.22).

Andere seltene Ursachen
- Rekonvaleszenzphase einer metabolischen Knochenerkrankung (erhöhter Calciumbedarf des Knochens nach einer Nebenschilddrüsenoperation).
- Sepsis, Schock, Pankreatitis und andere schwere Erkrankungen, die einer intensivmedizinischen Behandlung bedürfen.
- Bisphosphonate, wenn der Patient einen gleichzeitigen Vitamin-D-Mangel hat.

Symptome einer Hypokalzämie

- In der Regel symptomlos, wenn der Wert für das ionisierte Calcium im Serum > 0,9 mmol/l (gesamtes Serumcalcium > 1,8 mmol/l) beträgt.
- Tetanie und Laryngospasmus sind ernste, lebensbedrohliche Symptome einer schweren Hypokalzämie, ebenso wie Arrhythmien, die durch eine verlängerte QT-Zeit hervorgerufen werden.
- Parästhesien, Hyperreflexie: Kribbeln, Taubheit und Muskelspasmen um den Mund ebenso wie in den Fingern und Zehen.
- Der Chvostek-Test (Chvostek-Reflex): Durch leichtes Beklopfen der Wange mit dem Reflexhammer können bukkale Muskelspasmen ausgelöst werden.
- Das Trousseau-Zeichen: Der Druck in einer Blutdruckmanschette wird leicht über den systolischen Blutdruck erhöht, während der Patient hyperventiliert. Nach 2–3 Minuten kann ein tetanischer Krampf an der Hand beobachtet werden. Beide Tests sind unspezifisch.

Differenzialdiagnosen einer Hypokalzämie

- Basiert auf den Bestimmungen der Parathormonkonzentrationen (PTH).
- Eine niedrige PTH-Konzentration, hervorgerufen durch einen primären Hypoparathyreoidismus, ist sehr selten.
- Eine hohe PTH-Konzentration weist auf einen sekundären Hyperparathyreoidismus hin und sollte durch die Bestimmung des 25 (OH) Vitamin D weiter abgeklärt werden
  - Niedriges Vitamin D ist hinweisend für einen ernährungsbedingten Vitaminmangel (häufig) oder ein Malabsorptionssyndrom (Zöliakie).
  - Ein normaler Vitamin-D-Spiegel weist auf eine Nierenerkrankung mit einem Versagen der Produktion des biologisch aktiven Calcitriols (1,25 (OH) Vitamin D) hin.
  - Eine häufige Ursache eines sekundären Hyperparathyreoidismus ist das chronische Nierenversagen. Dabei ist die Phosphatausscheidung vermindert, was zu einem Abfall des Serumcalciums führt, wodurch es dann zu einer erhöhten Parathormonkonzentration kommt. Die Serumkonzentration von Calcium ebenso wie die 24-Stundenausscheidung von Calcium bleiben dabei innerhalb der Normalwerte.

Laborwerte
- Siehe Tabelle 24.20.

Behandlung

Patienten mit akuten Symptomen (oftmals nach einer Schilddrüsenoperation)
- Die Symptome hängen davon ab, wie schnell sich der Zustand entwickelt hat (nach einer Thyreoidektomie oder einer Parathyreoidektomie, in Verbindung mit einer Pankreatitis).
- Gabe von 10 ml einer 10%igen Calciumglukonatlösung mittels einer intravenösen Infusion über zumindest 10 Minuten.
- Wenn nötig, Gabe einer kontinuierlichen Infusion (100 ml einer 10%igen Calciumglukonatlösung in 1 l einer 5%igen Glukoselösung mit

Tabelle 24.20 **Laborbefunde bei Hypokalzämie verschiedener Ätiologie**

	Serumphosphat	Alkal.Phosphatase	PTH	Calcium im 24-h-Harn
Hypoparathyreoidismus	erhöht	normal	erniedrigt	normal/erhöht/erniedrigt
Vitamin-D-Mangel, Osteomalazie	erniedrigt	erhöht	erhöht	erniedrigt
Niereninsuffizienz	normal/erhöht	normal/erhöht	erhöht	erniedrigt

einer Geschwindigkeit von 10–15 Tropfen/min über 12 Stunden).
- Die Geschwindigkeit der Calciuminfusion wird so eingestellt, dass die Serumcalciumwerte sich im unteren Normalbereich befinden. Steigt der Bedarf an Calcium weiter, wird Vitamin D zusätzlich zugeführt.
- Sind die Symptome einer Hypokalzämie mild (Kribbeln oder Taubheit der Gliedmaßen), besteht der Therapiebeginn in der oralen Zufuhr von Calciumkarbonat 1–3 g pro Tag zusammen mit einem Vitamin-D-Präparat.

Chronische Hypokalzämie beim Hypoparathyreoidismus

- Leichte Fälle: wenn der Calciumwert im Serum über 1,8 mmol liegt, Verschreibung von Calciumsalzen in einer Dosierung von 1 bis 3 g Calcium pro Tag.
- Eine schwere Hypokalzämie sollte zusätzlich zu den Calciumsalzen mit Vitamin-D-Derivaten (Dihydrotachysterol und Alfacalcidol) behandelt werden.
  - Die Initaldosis von Dihydrotachysterol beträgt 1–2 mg tgl., die Erhaltungsdosis 0,2–0,6 mg/Tag. Die entsprechende Dosis von Alfacalcidol ist anfangs höher, (0,25–) 0,5–2,0 µg täglich.
  - Bei einem schweren Hypoparathyreodismus sollte ein Spezialist die Behandlung einleiten.
- Der Zielwert des Calciums im Serum sollte 2,00–2,1 (–2,2) mmol/l für das Gesamtcalcium und 1,0–1,1 mmol/l für das ionisierte Calcium betragen; höhere Spiegel bergen das Risiko einer Hyperkalzurie mit daraus resultierender Nephrokalzinose und einem eventuellen Nierenversagen in sich.
- Regelmäßige Laboruntersuchungen sollten anfangs wöchentlich und später in 3- bis 6-monatlichen Intervallen durchgeführt werden.
  - Bestimmung des Serumcalciums, Phosphats, Kreatinins, und gelegentlich auch der Calciumausscheidung im 24-h-Harn.
- Zur Therapie einer Niereninsuffizienz siehe Artikel 10.22.

24.21 Hyperkalzämie und Hyperparathyreoidismus

Grundsätzliches

- Erkennen der Hyperkalzämie als Ursache der Symptome des Patienten
- Bestimmung des Gesamt-PTH im Serum (nebenschilddrüsenabhängig oder -unabhängig?)
- Behandlungsbedürftigkeit der Hyperkalzämie?
- Feststellung der Ursache der Hyperkalzämie
- Behandlung der Ursache der Hyperkalzämie

Definition und Prävalenz der Hyperkalzämie

- Der Calciumspiegel im Nüchternplasma liegt über 2,65 mmol/l (ionisiertes Calcium im Serum wiederholt > 1,3 mmol/l). Die Referenzbereiche können in den verschiedenen Labors unterschiedlich sein. Diese unterschiedlichen Werte dürfen nicht mit dem Schwellenwert für die Entscheidungsfindung verwechselt werden.
- Die Prävalenz des primären Hyperparathyreoidismus bei postmenopausalen Frauen liegt bei > 1%. Zur Prävalenz der Malignom-assoziierten Hyperkalzämie wird auf den gesonderten Abschnitt weiter unten verwiesen. Von diesen Fällen abgesehen tritt eine Hyperkalzämie kaum je auf.

Häufige Ursachen einer Hyperkalzämie
(die häufigsten Ursachen fettgedruckt)

Hyperkalzämie als Folge einer Überfunktion der Nebenschilddrüse

- **Primärer Hyperparathyreoidismus**
- Tertiärer Hyperparathyreoidismus (Dialysepatienten)
- Familiäre hypokalziurische Hyperkalzämie

Nicht durch einen Hyperparathyreoidismus bedingte Hyperkalzämie

- **Tumoren**
- Liegt ein Karzinom vor, steigen die Serumcalciumwerte entweder auf Grund osteolytischer Knochenmetastasen oder durch die Freisetzung hormonähnlicher Substanzen durch die Tumorzellen. Eine Hyperkalzämie wird bei 20% der Patientinnen mit Mammakarzinom, bei 10–15% der Patienten mit Lungen- oder Nierenkrebs, bei 10–30% der Patienten mit multiplem Myelom sowie bei 10% der Patienten mit Leukämie oder Lymphomen gefunden.
- **Sarkoidose** sowie andere granulomatöse Erkrankungen, bestimmte Lymphomtypen
- Hyperthyreoidismus, Morbus Addison (leichte Hyperkalzämie)
- Akute Niereninsuffizienz, Erholungsphase

- Rhabdomyolyse, Erholungsphase
- Medikamentös induziert:
  - Vitamin-D-Überdosierung
  - Thiaziddiuretikabehandlung (fördert die Entwicklung eines leichten Hyperparathyreoidismus)
- Immobilisierung

Symptomatik einer Hyperkalzämie

- Die Bandbreite reicht von asymptomatisch bis zur schweren systemischen Symptomatik. Asymptomatisch bleiben in der Regel Nüchternplasmacalciumkonzentrationen von < 2,8 mmol/l. Heute wird ein primärer Hyperparathyreoidismus oft zufällig entdeckt. Er findet sich auch bei Patienten mit chronischen Schmerzen, Obstipation oder depressiven Symptomen oder er wird diagnostiziert, wenn nach den Ursachen von Harnsteinen oder einer Osteoporose gefahndet wird. Eine schnelle Progredienz der Symptome und ein schlechter Allgemeinzustand deuten auf ein Malignom hin.
- Systemische Symptome:
  - Müdigkeit, Inappetenz
- Gastrointestinale Symptome:
  - Nausea, Obstipation, abdominelle Schmerzen, peptisches Ulkus, Pankreatitis
- Symptome von Seiten der Niere und des Flüssigkeitshaushalts:
  - Harn- und Nierensteine
  - Polyurie, Polydipsie, Dehydration
  - Niereninsuffizienz
- Knochen- und Gelenksymptome:
  - Arthralgie, Dauer- oder Akutschmerzen der Knochen, Frakturen
  - radiologische Veränderungen (beim Hyperparathyreoidismus, bei Malignomen)
- Neuropsychiatrische Symptome:
  - Konzentrationsschwäche, Depression, Demenz
  - Verwirrtheit, Psychose
- Kardiovaskuläre Symptome:
  - verkürzte QT-Zeit und Herzrhythmusstörungen
  - Hypertonie

Laboruntersuchungen

- Ionisiertes Serumcalcium oder Nüchternplasmacalcium und Plasmaalbumin.
- Eine Änderung des Serumalbumins um 10 g/l verursacht eine Änderung der Plasmacalciumwerte um 0,2 mmol/l in dieselbe Richtung. Bei Serumproteinstörungen ist das ionisierte Calcium ein sinnvollerer Parameter als der Gesamtcalciumspiegel.
- Die Werte des intakten Serum-PTH können zur differenzialdiagnostischen Abgrenzung zwischen einer durch Überfunktion der Nebenschilddrüse induzierten Hyperkalzämie und einer Hyperkalzämie anderer Ätiologie herangezogen werden.
- Bei Ersterer ist die PTH-Konzentration erhöht oder an der oberen Grenze des Normbereichs angesiedelt.
- Bei Hyperkalzämien anderer Genese zeigt sich die PTH-Konzentration erniedrigt oder überhaupt nicht messbar.
- **Wichtig:** Ein sekundärer Hyperparathyreoidismus, verursacht durch ungenügende Aufnahme oder Malabsorption von Calcium und/oder Vitamin D über die Nahrung, ist eine häufige Ursache für erhöhte PTH-Werte. In diesem Fall sind die Serumcalciumspiegel entweder normal oder erniedrigt.
- Aufgrund der vermuteten Ätiologie der Hyperkalzämie werden sodann weiterführende Tests ausgewählt. Die Diagnose „primärer Hyperparathyreoidismus" kann gestellt werden, wenn das gesamte ionisierte Serumcalcium- oder der Plasmacalciumspiegel und die Werte des intakten PTH im Serum erhöht sind oder an der oberen Grenze des Normbereichs liegen. (Die Konsultation eines Spezialisten ist in diesen Fällen erforderlich).
- Bei einer Hyperkalzämie mit einer von der Nebenschilddrüse unabhängigen Ätiologie sollte die Suche nach einem malignen Tumor mit Knochenmetastasen oder einer Sarkoidose eingeleitet werden (Abklärung in spezialisierten Zentren).

Therapie

Indikationen für eine Akuttherapie

- Wenn das Plasmacalcium (ionisiertes Serumcalcium)
  - < 3,25 mmol/l (< 1,6 mmol/l) liegt, ist eine sofortige Behandlung selten indiziert.
  - > 3,5 mmol/l (1,75 mmol/l) liegt, ist in aller Regel eine Akuttherapie der hyperkalzämischen Krise angezeigt.

Therapie der hyperkalzämischen Krise

- Korrektur einer Dehydration (beginnend mit einer 0,9%igen Kochsalzlösung) und Sicherstellung, dass die Diurese angeregt wird (Furosemid steigert die renale Calciumausscheidung). Kalium- und Magnesiumsubstitution nach Bedarf.
- Senkung der Serumcalciumkonzentration durch eine intravenöse Einzelgabe von Bisphosphonat (4 mg Zoledronat in 100 ml einer 0,9%igen Kochsalzlösung infundiert während 15 min) oder Calcitonin (5–10 IU/kg/tgl. in 500 ml einer 0,9%igen Kochsalzlösung/6 h). Falls erforderlich, kann an den folgenden 2–3 Tagen nochmals dieselbe Menge Calcitonin verabreicht werden.

- Zoledronat reduziert die Calciumkonzentration effektiver als Calcitonin. Die Wirkung von Calcitonin setzt zwar etwas schneller ein, ist aber insgesamt schwächer und von kürzerer Dauer. Calcitonin ist bei Patienten mit Niereninsuffizienz sicherer in der Anwendung als Zoledronat, doch stellt eine mäßige Niereninsuffizienz noch keine Kontraindikation für die Verwendung von Zoledronat dar. Ein Nierenversagen spricht meist auf eine Flüssigkeitstherapie an und bessert sich mit sinkenden Calciumspiegeln. Der Einsatz von Kortikoiden erweist sich als nützlich bei der Therapie von Myelomen, Sarkoidose, Vitamin-D-Überdosierung und bei einer Lymphom-assoziierten Hyperkalzämie.

Primärer Hyperparathyreoidismus

- Die einzige kurative Therapie besteht in einer chirurgischen Intervention. Indikationen für eine chirurgische Behandlung:
  - Plasmacalciumwert > 2,90 mmol/l oder ionisiertes Serumcalcium > 1,5 mmol/l
  - erhöhtes Serumkreatinin
  - Nieren- oder Harnsteine
  - erhebliche Hyperkalziurie (im 24 h Harn liegt das Calcium > 10 mmol)
  - osteoporotische Fraktur oder eine densitometrisch gesicherte Osteoporose
  - Patient im arbeitsfähigen Alter mit einem ionisierten Serumcalcium > 1,4 mmol/l
  - Beeinträchtigung der kognitiven Funktionen
  - weibliche Patientin mit Kinderwunsch
- Wenn bei einem primären Hyperparathyreoidismus kein chirurgischer Eingriff indiziert ist oder die Operation aus anderen Gründen nicht durchgeführt wird, sollten 2 × jährlich das Plasmacalcium (bzw. das ionisierte Serumcalcium) kontrolliert werden und das Serumkreatinin und die 24-h-Calciumausscheidung im Harn einmal gemessen werden. Wenn die Calciumwerte steigen, sollte erneut ein chirurgischer Eingriff erwogen werden. Oft (insbesondere bei älteren Patientinnen) bleiben die Plasmacalciumspiegel über Jahre hinweg unverändert. Es besteht kein Anlass, die Calciumzufuhr über die Nahrung zu beschränken, aber auf eine unnötige Calciumsupplementierung sollte verzichtet werden. Die Einnahme von Vitamin D scheint eine Hyperkalzämie zu verstärken, dennoch sollte die benötigte Tagesdosis über die Nahrung aufgenommen werden und ein Vitamin-D-Defizit sollte korrigiert werden. Die optimale Calciumaufnahme liegt bei 800 mg pro Tag. Liegt die Serumkonzentration von Vitamin D unter 40 nmol/l, sollten täglich 400 IU Vitamin D zugeführt werden. Eine Osteoporose sollte behandelt werden, wenn der T-Score-Wert der Knochendichtemessung unter der -2,5 SD liegt.

Sonstige Ursachen

- Bei diesen Hyperkalzämien sollte die Grundkrankheit adäquat behandelt werden.
- Eine kausale Therapie ist nicht immer möglich.
- Bezüglich des sekundären Hyperparathyreoidismus siehe auch (24.20).

24.24 Osteoporose

Grundsätzliches

- Das Ziel der Osteoporoseprophylaxe und -therapie ist die Vermeidung von Frakturen des Schenkelhalses, der Handgelenke, des Oberarms und der Wirbelkörper.
- Die Zielgruppe der Präventionsmaßnahmen umfasst in erster Linie Patienten, die bereits eine Niedrigenergiefraktur erlitten haben, in der Regel durch einen Sturz in der Ebene. Diese Patienten sollten einer Knochendichtemessung (Patienten unter 80) oder direkt einer Behandlung zugeführt werden, da bei ihnen das Risiko, erneut eine Fraktur zu erleiden, 2–4fach erhöht ist.
- Die Früherkennung der Osteoporose ist Aufgabe der primärmedizinischen Versorgung. Bei Frakturen in der Anamnese ist die Therapie mit den behandelnden Chirurgen abzusprechen.
- Knochendichtemessungen sollten für bestimmte Risikogruppen verfügbar sein (siehe Tabelle 24.24.1). Nur bei einem Teil der Patienten aus einer Risikogruppe findet sich bei der Knochendichtemessung auch tatsächlich ein pathologischer Befund. Ein ungezieltes Screening mittels DXA ist nicht sinnvoll **B**. Knochendichtemessungen für Patienten mit erhöhtem Risiko sind jedoch kosteneffektiv und sollten Teil der allgemeinen Gesundheitsversorgung sein.
- Die Ursachen einer sekundären Osteoporose sollten erkannt und behandelt werden (Hyperparathyreoidismus, Hyperthyreose, Cushing-Syndrom, Hypogonadismus, Urämie, Zöliakie, Glukokortikoidtherapie, rheumatoide Arthritis).
- Bisphosphonate stellen die Medikamente der Wahl für die Behandlung und Prophylaxe der Osteoporose dar. Eine Östrogentherapie eignet sich ebenfalls als Osteoporoseprophylaxe bei Frauen mit behandlungsbedürftigen postmenopausalen Symptomen, sofern keine arteriosklerotische Erkrankung besteht.
- Der individuelle Erfolg der Pharmakotherapie lässt sich aus den Knochendichtemessungen ablesen, die Auswirkungen auf Populationsebene

	Tabelle 24.24.1 Indikationen für eine Knochendichtemessung
	Klinisches Bild
1.	In der Anamnese findet sich eine Niedrigenergiefraktur vermutlich osteoporotischer Genese. Bei dieser Patientengruppe besteht ein besonders hohes Risiko für eine neuerliche Fraktur, die oft durch eine medikamentöse Osteoproseprophylaxe verhindert werden kann.
2.	Patientinnen über 65 mit Risikofaktoren, wie z.B. • Hüftfraktur in der vorhergehenden Generation (Mutter) • sitzender Lebensstil, längere Immobilisierung (z.B. nach einem Schlaganfall) • Nikotinabusus • ungenügende Zufuhr von Calcium • zierlicher Knochenbau („little woman")
3.	Beim Patienten/bei der Patientin bestehen bestimmte Leiden und Risikofaktoren, die die Entwicklung einer Osteoporose fördern, wie z.B. • frühe Menopause und keine Östrogentherapie • Hypogonadismus • langfristige (> 3 Monate) orale Glukokortikoidtherapie • Vitamin-D-Mangel • Organtransplantation mit assoziierter Pharmakotherapie • chronische Niereninsuffizienz • Cushing-Syndrom • Hyperparathyreoidismus • Hyperthyreose • Gastrointestinale Erkrankungen: Zöliakie, Colitis ulcerosa, Morbus Crohn, Status post Gastrektomie, ausgeprägte Laktoseintoleranz ohne Calciumsupplementierung • schwere Lebererkrankungen • rheumatoide Arthritis und verwandte Erkrankungen • Medikamente: Phenytoin, Carbamazepin, Thyroxin in hohen Dosen, wie sie bei der Behandlung von Schilddrüsenkarzinomen Anwendung fanden (wird nicht mehr praktiziert), Langzeittherapie mit Heparin • chirurgische oder medizinische Kastration beim Prostatakarzinom
4.	Verdacht auf Osteoporose aufgrund radiologischer Befunde (Veränderungen an den Wirbeln oder verstärkte Transparenz im Vergleich zum gesunden Knochen). Bei Patienten mit Wirbelkörperfrakturen bedarf es zur Einleitung der Therapie nicht unbedingt einer Knochendichtemessung.
5.	Verlust an Körpergröße um mehr als 5 cm, Kyphose der BWS
6.	Periphere Osteoporose bei einer Frau über 50
7.	Einige Langzeittherapien (Phenytoin, Carbamazepin, Heparin)

aus einer Abnahme der Zahl der Komplikationen.

Definitionen

- **Osteoporose** ist definiert als Zustand mit herabgesetzter Knochenfestigkeit, der die Gefahr von Knochenbrüchen steigert. Prädilektionsstellen für osteoporotische Frakturen sind etwa der proximale Femur (Schenkelhals und Trochanter), die Handgelenke und die Brustwirbel.
- Unter **Osteomalazie** versteht man eine Mineralisationsstörung der Knochenmatrix. Gelegentlich treten Osteomalazie und Osteoporose gleichzeitig auf.
- Man spricht von einer schweren Osteoporose, wenn die unzureichende Knochendichte schon zu einer oder mehreren osteoporotischen Frakturen geführt hat.
- Osteopenie bezeichnet eine leichte Minderung der Knochendichte (T-Score −2,5 bis −1).

Prävention

- **Calcium** sollte in ausreichender Menge mit der Nahrung zugeführt werden (bei Risikopatienten bis zu 1–1,5 g/Tag) Ⓐ. Tägliche empfohlene Calcium- und Vitamin-D-Zufuhr: siehe Tabelle 24.24.2 und Artikel 24.64.
  - 4 Gläser fettarme Milch oder Buttermilch enthalten ein Gramm Calcium; dieselbe Menge nimmt man mit 100 g Käse zu sich.
  - Schon während des Knochenwachstums bei Kindern und Jugendlichen sollte darauf geachtet werden, dass ausreichend Calcium zugeführt wird.
  - Die in Calciumpräparaten verfügbaren Calciummengen sind sehr unterschiedlich; eine höhere als die empfohlene Dosierung ist weder für die Prophylaxe noch für die Therapie von Nutzen.
  - Es liegen nicht genug Daten über die Wirkung von Calciumgaben auf die Knochenmineralisierung bei Männern vor.
- Die wichtigste Quelle für **Vitamin D** ist Fisch und mit Vitamin D angereicherte Milchprodukte.
  - Personen über 70 stellen eine Risikogruppe für ungenügende Vitamin-D-Aufnahme dar. Eine Vitamin-D-Supplementierung (800 IE täglich) ist sicher und indiziert, da die verfügbare Evidenz belegt, dass sie sowohl bei Männern als auch bei Frauen als Frakturprophylaxe wirksam ist Ⓐ.
  - Seniorenheimbewohnern kann das ganze Jahr über Vitamin D (800 IE täglich) und eine Calciumsupplementierung gegeben werden. Vitamin-D-Gaben reduzieren bei älteren Personen auch die Sturzhäufigkeit Ⓐ durch Stärkung der Muskulatur. Bei alten Menschen ist der Effekt des Sonnenlichtes nicht ausreichend.

- Eine Substitution von Vitamin D plus Calcium wird auch für Patienten unter einer Langzeitkortikoidtherapie empfohlen ❸. Diese benötigen oft auch eine Bisphosphonatmedikation.
- Die Serumkonzentration von Vitamin D schwankt abhängig von der Sonnenexposition beträchtlich. Konzentrationen von weniger als 40 nmol/l deuten auf einen Mangel hin und Werte unter 20 nmol/l auf einen schweren Mangel. Der Zielwert liegt bei etwa 40 bis 80 nmol/l.
- Die Umwandlung von Vitamin D in das biologisch aktive Calcitriol, das in der Niere stattfindet, kann bei einer Nierenerkrankung, aber auch bei älteren Menschen vermindert sein.
- Ein Vitamin-D- und Calciummangel bewirken einen sekundären Hyperparathyreoidismus.
- Die in nördlichen und gemäßigten Klimazonen empfohlene tägliche Zufuhr von Vitamin D ist in Tabelle 24.24.2 aufgeführt.
- **Körperliche Aktivität (19.01)** ist eine wirksame Prophylaxe gegen Osteoporose ❹.
  - Ausreichend ist eine halbe Stunde Nordic Walking 3 × pro Woche bzw. ein entsprechendes anderes Trainingsprogramm, das Zug auf die Knochen ausübt (z.B. Aerobics).
  - Ausreichende Bewegung in Kindheit und Jugend ist unerlässlich, jedoch ist es auch noch im Alter von 40 Jahren möglich, durch körperliches Training die Knochendichte zu erhöhen.
  - Eine Immobilisation (z.B. Bettruhe) führt zu einem raschen Verlust an spongiösem Knochen.
- Calcitonin und Bisphosphonate sowie Raloxifen ❹ können bei Frauen ohne Östrogentherapie eingesetzt werden. Bisphosphonate steigern die Knochendichte und Frakturen werden so vermieden. Eine präventive Osteoporosebehandlung zusätzlich zur Basistherapie (Calcium und Vitamin D) ❸ sollte immer auch für Patienten unter einer Langzeitkortikosteroidtherapie erwogen werden ❹.

Tabelle 24.24.2 **Empfohlene Calcium- und Vitaminzufuhr (in nördlichen und gemäßigten Klimazonen)**

Alter bzw. Lebensumstände	Calcium, in mg	Vitamin D, IE[1]
Wachstumsalter	900	300
21–60 Jahre	800	300
> 60 Jahre	800[2]	400
Schwangerschaft und Stillperiode	900	400

[1] 40 IE = 1 µg
[2] Eine Erhöhung der Calciumzufuhr über die Nahrung auf 500–1000 mg täglich dürfte bei Frauen die Osteoporoseprävention günstig beeinflussen.

- **Postmenopausale Hormonsubstitution**: siehe 25.51.
  - Eine postmenopausale Hormonsubstitution für die Behandlung klimakterischer Beschwerden hat einen positiven Nebeneffekt im Sinne einer Osteoporoseprophylaxe ❸, besonders in den ersten 10 Jahren. Auch danach hat die HRT noch positive Auswirkungen; insbesondere konnte gezeigt werden, dass sie das Risiko für Wirbelfrakturen mindert. Bei Patientinnen unter 75–80 Jahren ist ferner eine Verringerung des Risikos für Frakturen im Bereich des proximalen Femurs zu erwarten.
  - Wegen des Brustkrebs- und Thromboembolierisikos ist die HRT allerdings zur Prophylaxe und Therapie von Osteoporose nicht indiziert, außer die Patientin braucht aufgrund ihrer postmenopausalen Symptomatik ohnehin eine Hormonersatztherapie.
  - Raloxifen wirkt auf den Knochen- und Fettstoffwechsel wie ein Östrogen, hat aber keinen Einfluss auf Hypothalamus, Uterus oder Brustdrüse. Es konnte gezeigt werden, dass es das Risiko von Brustkrebs reduziert.

Knochendichtemessungen

- Die Früherkennung einer Osteoporose, noch bevor eine Fraktur aufgetreten ist, ist nur durch Knochendichtemessungen möglich. Dafür wird heute ein Niedrigdosisröntgenverfahren empfohlen, das auf der Zweispektren-Röntgenabsorptiometrie (DXA, engl. DEXA für Dual Energy X-ray Absorptiometry) beruht. Mit dieser Methode kann z.B. die Knochendichte des Schenkelhalses und der Lendenwirbelsäule bestimmt werden.

Tabelle 24.24.3 **Diagnostische Osteoporosekriterien. Verschiedene Geräte liefern leicht unterschiedliche Werte für Osteoporose/Osteopenie.**

Stadieneinteilung	Kriterien
Normalbefund	Knochenmasse/Knochenmineralisierung (BMD) innerhalb einer Bandbreite, die dem Durchschnittswert von gesunden 20–40-jährigen Personen (maximale Knochenmasse) ±1 SD entspricht
Geringe Knochendichte, also Osteopenie	BMD-Werte liegen 1–2,5 SD unter der Peak Bone Mass
Osteoporose	BMD-Werte liegen 2,5 SD oder mehr unter der Peak Bone Mass
Schwere Osteoporose	Die Osteoporosekriterien treffen auf den Patienten zu und er hat zudem schon eine oder mehrere Fraktur(en) erlitten.

- Die Messwerte des Patienten werden mit den Knochendichtewerten von gesunden 20–40-jährigen Personen (Maximalwert, T-Score) verglichen. Wenn Therapieentscheidungen anstehen, wird die Knochendichte des Patienten mit alterstypischen Referenzwerten (Z-Score) verglichen.
- Man spricht von signifikanter Osteoporose, wenn die Knochendichte mehr als 2,5 Standardabweichungen (SD; entspricht etwa 25%) unter dem Maximalwert liegt. Eine verminderte Knochendichte stellt einen eigenständigen Risikofaktor für Frakturen dar. Wird am Schenkelhals eine Knochendichte gemessen, die 1 SD unter dem Referenzwert liegt (Osteopenie), so verdoppelt sich das Frakturrisiko **B**. Siehe Tabelle 24.24.3.
- Eine schwere Osteoporose liegt dann vor, wenn die Knochendichte mehr als 2,5 SD unter dem Maximalwert liegt und bereits eine osteoporotische Fraktur aufgetreten ist.
- Der DEXA-Scan der Lendenwirbelsäule ist bei jungen Menschen und solchen mittleren Alters, die keine Veränderungen haben, die mit der Messung interferieren, verlässlich. Mit ansteigendem Alter beginnen Aortaverkalkungen, Osteophyten, Abnützungen an den Facettengelenken und der Verlust der intervertebralen Bandscheibenhöhe mit der Knochendichtenmessung an den Wirbelkörpern zu interferieren. Ein niedriger Wert des DEXA-Scans ist bei älteren Personen verlässlich, ein Patient mit einem normalen Wert kann jedoch infolge methodischer Fehler eine schwere, nicht erkannte Osteoporose haben.
- Bei unklaren Fällen kann eine normale Röntgenaufnahme des Rückens diese Fehlerquellen des DEXA-Scans aufdecken. Die Vielfalt dieser Fehlerquellen bedarf speziellen Wissens bei demjenigen, der diese Befunde interpretiert und eine Stellungnahme zu den Röntgenbildern abgibt. Ein Computertomographie kann die anatomische Situation von Wirbelkörpern in Problemsituationen klären.
  - Der DEXA-Scan der Hüftgelenke beinhaltet keine wesentlichen Irrtumsquellen, daher ist der DEXA-Scan des proximalen Schenkelhalses besser für die Feststellung einer Osteoporose bei Älteren geeignet.
- Die Strahlenbelastung durch die DXA-Methode ist gering und entspricht je nach DXA-Gerät einer natürlichen Strahlenbelastung von höchstens 2 Wochen. Die Strahlenexposition ist viel geringer als bei einer normalen Röntgenaufnahme derselben Region.
- Eine Osteoporosediagnose aufgrund einer Messung am peripheren Calcaneus (P-DXA) bedeutet für Frauen über 50 ein signifikantes Risiko für eine zentrale Osteoporose. Die P-pDXA eignet sich zum Screening des Frakturrisikos. Ein pathologischer Befund sollte jedoch in der Regel durch eine zentrale DXA-Messung bestätigt werden.
- Die **Ultraschallknochendichtemessung** **C** im Bereich des Calcaneus ist eine schnelle Screening-Methode, die ohne ionisierende Strahlen auskommt. Dabei handelt es sich allerdings nicht um eine Knochendichtemessung im engeren Sinn, und diese Methode kann die Messung mittels DXA nicht ersetzen. Die Ergebnisse korrelieren nicht verlässlich mit den tatsächlichen Knochendichtewerten, nur bei älteren Frauen ist das Verfahren einigermaßen aussagekräftig. Eine Ultraschalluntersuchung misst auch andere Faktoren und kann bei der Evaluierung des Frakturrisikos hilfreich sein.

Indikationen für Knochendichtemessungen

- Diese sollten auf Risikogruppen konzentriert sein, die von einer Behandlung profitieren. Siehe Tabelle 24.24.1.
- Patienten mit einer Fraktur aufgrund eines Niedrigenergietraumas
  - Patienten über 80, die eine osteoporotische Fraktur erlitten haben: Die Osteoporosepharmakotherapie kann ohne vorherige Knochendichtemessung begonnen werden.
- Eine Indikation ist gegeben bei Frauen über 65 mit 3 oder mehreren Osteoporoserisikofaktoren oder auch mit nur einem wesentlichen Risikofaktor (wie etwa positive Familienanamnese, eine vorangegangene Fraktur sowie Erkrankungen oder Medikamenten, die eine Osteoporose begünstigen).
- Bei Patienten unter 65 besteht eine Indikation bei einer langfristigen Kortisontherapie (> 3–6 Monate) oder wiederholten oralen Kortisonstößen.
- Es wurden verschiedene lokale Indices für die Risikoeinschätzung von osteoporotischen Frakturen und die Notwendigkeit einer Medikation entwickelt.

Knochendichte-Screenings

- Ungezielte Knochendichte-Screenings werden nicht als wissenschaftlich vertretbar angesehen **B**. Eine mit P-DXA diagnostizierte periphere Osteoporose sollte in der Regel vor der Therapieentscheidung durch eine DXA-Messung bestätigt werden.
- Die Knochendichtemessung wird zur individuellen Risikoevaluierung von Patienten mit einem oder mehreren Risikofaktor(en) eingesetzt, wenn eine Langzeittherapie ins Auge gefasst wird. Das dabei benutzte Messgerät sollte dann auch für die Therapiekontrollen zum Einsatz kommen.

Laboruntersuchungen bei Verdacht auf Osteoporose

- Zurzeit stehen keine Laborverfahren für die Diagnose der primären Osteoporose zur Verfügung. Die gegenwärtig zum Einsatz kommenden Verfahren zielen auf die Diagnose einer sekundären Osteoporose und einer Osteomalazie sowie zum Ausschluss anderer Ursachen von Knochenschmerzen ab. Bei Männern und prämenopausalen Frauen liegt in den meisten Fällen eine sekundäre Osteoporose vor, die von einem Spezialisten abgeklärt werden sollte.
- Primäre Laboruntersuchungen (nach Stellung der Osteoporosediagnose):
  - BSG, Blutbild, Serumcalciumwerte, Calcium im 24-h-Harn, alkalische Phosphatase, bei Männern Serumtestosteron
  - je nach Fall Serum-TSH, 1,5 mg Dexamethason-Suppressionstest, Eiweiß-Elektrophorese im Serum und Urin, Transglutaminaseantikörper, 25-OH-Vitamin-D-Spiegel
- Ein niedriger Calciumspiegel im Serum geht bei kranken alten Patienten oftmals mit einer Erniedrigung der Serumalbuminwerte einher (in einem solchen Fall ist ionisiertes Calcium ein zuverlässigerer Parameter).
- Niedrige oder normale Calciumspiegelwerte in Verbindung mit niedrigen Phosphatwerten deuten auf Ca-Malabsorption und Osteomalazie hin. Die knochenspezifische alkalische Phosphatase ist in solchen Fällen erhöht und es kommt sekundär zu einem Anstieg des Parathormonspiegels. Die Bestimmung der Gesamtkonzentration der alkalischen Phosphatase im Serum ist für die Diagnose einer primären Osteoporose nicht sinnvoll.
- Die Labortests zur Diagnose einer **sekundären Osteoporose** werden auf der Basis der Anamnese und des klinischen Bilds ausgewählt (Hyperthyreose, Hyperparathyreoidismus, Vitamin-D-Mangel, Cushing-Syndrom, Urämie, Zöliakie, Laktoseintoleranz, Myelom, rheumatoide Arthritis, allenfalls Hormontherapie bei Prostatakrebs).
- Bei Verdacht auf primären Hyperparathyreoidismus:
  - Der Parathormonspiegel und die Calciumwerte sind erhöht; Serumkreatinin und Albumin sind unauffällig. NB: Eine sekundäre Erhöhung der Parathormonwerte findet sich häufig bei Zöliakie, bei Calcium- und Vitamin-D-Mangel und bei Nierenversagen.
- Bei Verdacht auf Vitamin-D-Mangel:
  - Der 25-OH-Vitamin-D-Spiegel ist niedrig, die Serum-AP erhöht und die Calciumspiegel niedrig oder beinahe normal, die 24-h-Harnausscheidung von Calcium ist erniedrigt und der Parathormonspiegel kann sekundär erhöht sein.
  - Alte Menschen leiden in der sonnenarmen Jahreszeit in der Regel an einem Vitamin-D-Mangel, was wiederum oft die Ursache für eine geringfügige Erhöhung der AP-Werte im Serum darstellt.
  - Die Vitamin-D-Konzentration im Serum hängt bei jungen Menschen stark von der Jahreszeit und Sonneneinstrahlung ab, was die Interpretation der Befunde kompliziert, zumal die Bandbreite der Referenzwerte recht groß ist. Bei älteren Menschen ist der Effekt des Sonnenlichtes nicht signifikant oder überhaupt nicht vorhanden. Die Referenzwerte reichen in der Regel von 20 bis 105 nmol/l. Jedoch deuten bereits Werte zwischen 20 und 40 nmol/l auf einen Mangel hin. Eine sichere Untergrenze liegt bei etwa 40 nmol/l; ab diesem Wert wird die Erhöhung des Parathormonspiegels im Serum verhindert.
  - Bei Kindern führt ein Vitamin-D-Mangel zu einer Rachitis, bei Erwachsenen zu einer Osteomalazie.
- Röntgenuntersuchung
  - Frühzeichen einer Osteoporose im Röntgenbild zu erkennen, ist schwierig; man kann nur eine mehr oder weniger große Wahrscheinlichkeit für das Bestehen einer Osteoporose herauslesen. Eine mittels Röntgen diagnostizierte Wirbelfraktur darf erst nach dem Ausschluss anderer Krankheiten als osteoporotisch interpretiert werden.

Die Behandlung der Osteoporose

Ziele

- Das Ziel der Osteoporosebehandlung besteht in der Verhinderung von Knochenbrüchen, besonders von Wirbelkörper- und Hüftfrakturen. Die Pharmakotherapie sollte auf Hochrisikopatienten und Ältere ausgerichtet sein, die ja im Vergleich zu jungen Menschen ein mehrfach erhöhtes Frakturrisiko haben.
- Die Behandlung eines Patienten mit einer Fraktur zielt auch auf die Schmerzlinderung ab. Calcitonin wirkt bei der Behandlung von Wirbelkörperfrakturen auch als Analgetikum.
- Die Basistherapie der Osteoporose beruht auf demselben Maßnahmenbündel wie die oben beschriebene Osteoporoseprophylaxe: ausreichende Zufuhr an Calcium und Vitamin D, körperliche Betätigung und Rauchverzicht.
- Eine mittels DEXA diagnostizierte Osteoporose rechtfertigt noch nicht unbedingt eine Pharmakotherapie. Die Entscheidung für eine medikamentöse Therapie sollte vielmehr auf der Einschätzung des gesamten Frakturrisikos beruhen.

Die Pharmakotherapie der Osteoporose

Grundsätzliches zu den Behandlungsoptionen

- Eine Verminderung der Knochendichte um eine Standardabweichung (SD) bedeutet eine Verdoppelung bis zu einer Verdreifachung des Frakturrisikos.
- Unabhängig von der Knochendichte ist eine Frakturanamnese ein Prädiktor für eine neuerliche Fraktur. Dies wurde für Patienten mit Wirbel-, Handgelenks- und Hüftgelenksfrakturen nachgewiesen. Besonders hoch ist das Refrakturrisiko kurz nach der Erstfraktur. Bei jeder fünften postmenopausalen Frau kommt es innerhalb eines Jahres nach einem ersten Wirbelbruch zu einem neuerlichen Frakturereignis dieses Typs.
- Das Alter ist ein eigenständiger Risikofaktor für Knochenfrakturen, und zwar unabhängig von der Knochendichte. Das Risiko für Knochenbrüche verdoppelt sich mit jedem neuen Lebensjahrzehnt.

Indikationen für eine Pharmakotherapie

- Zusätzlich zur Basistherapie wird eine medikamentöse Behandlung der Osteoporose eingeleitet, wenn der Patient bereits eine osteoporotische Fraktur aufweist. Siehe Tabelle 24.24.4.
- Bei Patienten mit einer Wirbel- oder Hüftfraktur kann eine medikamentöse Therapie auch ohne vorherige Knochendichtemessung begonnen werden, sofern ein Malignom oder sonstige Ursachen für eine sekundäre Osteoporose ausgeschlossen werden können.
- Bei Patienten mit sonstigen Frakturen (Radius, Oberarm) wird vor Einleitung der Therapie die Diagnose „Osteoporose" durch eine Knochendichtemessung gesichert.
- Wenn eine Entscheidung über die Einleitung einer Pharmakotherapie getroffen werden soll und als einziger Befund ein auf eine Osteoporose hindeutender Knochendichtewert zur Verfügung steht (T-Wert ≤ -2,5 Standardabweichungen), so sind noch folgende Kriterien mit zu berücksichtigen: der Schweregrad der Osteoporose gemäß Knochendichtemessung, das Alter des Patienten (höheres Alter spricht für eine Therapie), Osteoporose in der Familienanamnese, Allgemeinzustand des Patienten, Begleiterkrankungen und -medikationen, insbesondere eine allfällige Glukokortikoidbehandlung.
- Liegt weder eine Frakturanamnese vor noch eine familiäre Häufung von Osteoporosefällen und bestehen auch keine Risikofaktoren, so wird empfohlen, mit der Knochendichtemessung bis zum Alter von 70–75 Jahren zuzuwarten, um Behandlungen mit ungünstigem Kosten-Nutzen-Verhältnis zu vermeiden. Dann ist auch ein Lebensalter erreicht, das einen Risikofaktor darstellt.

Bisphosphonate

- Die Bisphosphonate sind die Medikamente der ersten Wahl für die Osteoporosetherapie
- In Studien zeigte sich, dass die Bisphosphonate Alendronat Ⓐ (70 mg wöchentlich) und Risedronat Ⓑ (35 mg wöchentlich) die Osteoporose günstig beeinflussen und das Auftreten von osteoporotischen Frakturen im Bereich des proximalen Femurs und der Wirbelsäule verhindern können.
- Intermittierende Gaben von Etidronat B (alle 3 Monate 2 Wochen lang 400 mg/Tag) Ⓑ und Clodronat zeigten sich wirksam in der Prophylaxe von osteoporotischen Frakturen der Wirbelsäule.
- Bisphosphonate werden prophylaktisch Hochrisikopatienten verschrieben, die mit einer langfristigen oder hoch dosierten Kortikosteroidtherapie beginnen.
- Das neueste Bisphosphonat heißt Ibandronat und wird 1 × monatlich per os verabreicht.
- Zoledronat kommt bei Patienten in Frage, bei denen die anderen Therapien kontraindiziert sind oder wegen schlechter Compliance aufgegeben wurden.
  - 4–5 mg Zoledronat werden 1 × jährlich i.v. in einer Kurzinfusion verabreicht. Das Mittel wurde früher nur zur Behandlung von Knochenmetastasen und des Morbus Paget eingesetzt, doch wurde später die Osteoporose als neue Indikation hinzugefügt.
  - In der 3-jährigen Nachbeobachtungszeit hat es sich gezeigt, dass Zoledronat das relative Risiko für Wirbelbrüche um 70% und jenes für Schenkelhalsbrüche um 41% reduzieren kann Ⓐ.
  - In den ersten 3 Tagen nach der Infusion entwickeln etwa 15% der Patienten grippeähnliche Symptome, auch Fieber und Muskelschmerzen treten auf.
  - Wie bei den übrigen Bisphosphonaten sind eine gute Nierenfunktion sowie die gleichzeitige Gabe von Calcium und Vitamin D Grundvoraussetzungen für die Behandlung.

Tabelle 24.24.4 **10-Jahres-Wahrscheinlichkeit (%), eine Hüftfraktur zu erleiden. Population: schwedische Frauen und Männer mit einem Oberschenkelhals-T-Score ≤ -2,5 (Kanis JA et al. Osteoporos Int 2005;16:581-9)**

Alter	Männer	Frauen
50	5,1	2,9
60	6,0	7,8
70	14,3	18,3
80	24,3	27,9

Tabelle 24.24.5 Prophylaxe und Therapie der Osteoporose

Art der Behandlung	Durchführung
Prävention und Basistherapie	• Ausreichende Zufuhr von Calcium und Vitamin D. • Regelmäßige körperliche Betätigung. • Rauchverzicht
Pharmakotherapie:	
Östrogene	• Orale Östradioltherapie oder transdermales Pflaster mit einer Freisetzung von 25–50 μg Östradiol/Tag beziehungsweise 0,5–1,5 mg Östradiolgel einmal täglich auf die Haut aufgetragen. • Je nach dem menopausalen Status wird Progesteron ständig oder zyklisch dazukombiniert (nicht bei hysterektomierten Frauen).
Tibolon	2,5 mg per os 1 × täglich
Raloxifen	60 mg per os 1 × täglich
Bisphosphonate	• Alendronat 1 × wöchentlich 70 mg am Morgen eine halbe Stunde vor dem Frühstück mit einer ausreichenden Menge Wasser; die Patienten müssen in der halben Stunde bis zum Frühstück eine aufrechte Körperhaltung beibehalten. • Risedronat 35 g 1 × wöchentlich: Einnahme am Morgen wie bei Alendronat. • Ibandronat 150 mg 1 × monatlich: Einnahme am Morgen wie bei Alendronat, oder 3 mg i.v. alle drei Monate. • Zoledronat 5 mg i.v. 1 × jährlich.
Calcitonin	200 IE täglich intranasal; zur Schmerzbekämpfung bei Wirbelfrakturen ist wahrscheinlich bereits eine geringere Dosierung ausreichend.
Testosteron (nur bei Männern)	• Je nach Präparat entweder 250 mg Testosteronester alle 2–4 Wochen oder Testosteron-Undecanoat 1000 mg i.m. alle 10–14 Wochen. • Testosteron-Gel (mit 50 mg Testosteron): 5 mg 1 × täglich auf die Haut aufbringen.
Teriparatid	20 μg 1 × täglich s.c. 18 Monate lang.
Strontiumranelat	2 g pro Tag per os 2 Stunden nach einer Mahlzeit, vorzugsweise unmittelbar vor dem Zubettgehen.

Calcitonin

- Calcitonin wurde als eines der ersten Osteoporosemedikamente schon vor den Bisphosphonaten eingesetzt. Es entfaltet eine geringere Wirkung als die Biphosphonate. Es kann indiziert sein, wenn eine Behandlung mit Calcitonin nicht in Frage kommt. Unter Calcitonin sind kaum unerwünschte Wirkungen zu erwarten.
- Schmerzhafte osteoporotische Frakturen stellen eine spezielle Indikation für Calcitonin dar. Die Behandlungsdauer beträgt üblicherweise 1–2 Monate.
- Calcitonin verbessert nachweislich die Knochendichte in der Wirbelsäule und verringert bei postmenopausalen Patientinnen das Risiko von neuen Wirbelfrakturen. Übliche Dosierung: 200 IE als Nasalspray.
  ○ Calcitonin verbessert den Knochenmineralgehalt nur wenig. Die Wirkung ergibt sich aus einer Verbesserung der Knochenqualität, die nur schwer zu messen ist.
- Die analgetische Wirkung wird teilweise auch über das ZNS vermittelt.
- Bei der Behandlung von schmerzhaften Wirbelfrakturen kann Calcitonin in Kombination mit Bisphosphonaten gegeben werden.
  ○ Die Dauer der Kombinationstherapie bleibt in der Regel auf 2 Monate beschränkt. Eine langfristige Einnahme kann zur sogenannten „adynamischen Knochenerkrankung" führen.

Langzeittherapie mit Bisphosphonaten und Calcitonin

- Eine Langzeittherapie mit diesen Wirkstoffen ist kostspielig; daher muss die Diagnose Osteoporose gesichert sein und der therapeutische Effekt evaluiert werden. Demgemäß ist eine Grundvoraussetzung für die Therapieentscheidung in der Regel eine Knochendichtemessung im Bereich der Lendenwirbelsäule und des proximalen Femurs. Deren Ergebnisse sind dann auch die Grundlage für die Therapiekontrolle beziehungsweise für die biochemische Bestimmung der Knochenabbaurate (z.B. Harn-NTx alle 2 oder 3 Jahre oder Harn-CTX alle 3 Monate).
- Diese „Knochenmedikamente" werden zunehmend auch prophylaktisch bei Patienten mit Frakturanamnese oder mit multiplen Risikofaktoren eingesetzt. Zusätzlich können sie bei Patienten unter einer Langzeitbehandlung mit Kortikosteroiden eine positive Wirkung haben.
- Auch Patienten unter hormoneller Dauertherapie gegen Prostatakrebs benötigen in der Regel eine medikamentöse Osteoporoseprophylaxe oder eine Therapie gegen eine beginnende Osteoporose.
- Alendronat ist im Prinzip ein Medikament, das den Knochenabbau hemmt. Aufgrund einer seltenen Nebenwirkung kann es aber auch den Knochenaufbau verhindern und so paradoxerweise das Frakturrisiko erhöhen oder die Frakturheilung bei Patienten mit multiplen Erkrankungen verzögern.
- Bisphosphonate bleiben in den Knochen mehrere Jahre lang wirksam. Daher sollte die Therapiedauer begrenzt werden, z.B. auf 5 Jahre.
- 2 bis 3 Jahre nach Therapieende ist eine DXA-Messung angezeigt.
- Man ist heute überwiegend der Ansicht, dass die Behandlung während einer Frakturheilung oder

während der Konvaleszenzperiode nach einem künstlichen Gelenkersatz nicht unterbrochen werden muss.

Andere Medikationen
- **Teriparatid** Ⓐ ist ein PTH-Analogon und wird 1 × täglich subkutan injiziert. Es kommt bei einer schweren Osteoporose der Wirbelsäule zum Einsatz, wenn Bisphosphonate unwirksam oder kontraindiziert sind. Aufgrund des hohen Preises wird es selten eingesetzt. Die maximale Therapiedauer beträgt 18 Monate.
- **Anabole Steroide** (Testosteron 250 mg i.m. jede 3. Woche) sind bei männlichem Hypogonadismus indiziert. Sie wurden in besonderen Fällen Männern unter Kortisontherapie gegeben. Sie sind selbst in geringen Dosierungen für Frauen kontraindiziert.
  ○ Wenn die Serumtestosteronkonzentration leicht erniedrigt ist, aber noch im Referenzbereich liegt, wirkt sich diese Behandlung nicht positiv auf die Knochen aus. Voraussetzung für einen Therapieerfolg ist ein eindeutiger Hypogonadismus.
- **Calcitriol** ist ein aktives Vitamin D, das bei Patienten mit eingeschränkter Nierenfunktion Anwendung findet. Es werden momentan Studien durchgeführt, die abklären sollen, ob dieser Wirkstoff für die Osteoporosebehandlung und -prophylaxe bei älteren Patienten empfehlenswert ist. Problematisch sind die Notwendigkeit einer exakten Dosierung und die ungünstigen Folgen einer Überdosierung.
- **Thiazide** verringern die Calciumausscheidung im Urin und schützen vor Osteoporose Ⓒ, was bei der Auswahl einer Medikation für die Behandlung eines Bluthochdrucks oder einer Herzinsuffizienz in die Überlegungen miteinbezogen werden sollte.
- **Strontiumranelat** ist ein Medikament mit anaboler Wirkung, die jener von Teriparatid ähnelt. Es ist jedoch deutlich kostengünstiger.
  ○ Strontiumranelat hemmt die Knochenresorption, ohne die Knochenneubildung negativ zu beeinflussen. Es konnte gezeigt werden, dass es bei postmenopausalen Frauen mit Osteoporose sowohl die Zahl von Hüftgelenksbrüchen als auch die der Wirbelfrakturen senkt Ⓑ.
  ○ Der genaue Wirkmechanismus ist noch nicht geklärt.
  ○ Der Wirkstoff eignet sich für Patienten, bei denen Bisphosphonate nicht wirken oder eine Unverträglichkeit besteht. Nachteilige Wirkungen sind selten, doch kann es zu einer schweren Hypersensibilitätsreaktion kommen.
  ○ Das Medikament wird als Dauerbehandlung verabreicht: 2 g werden in Wasser aufgelöst und auf nüchternen Magen am Abend getrunken.

Die Wirkung von Medikamenten auf die Verringerung des Frakturrisikos

- Die erste osteoporotische Fraktur ist meist ein ernst zu nehmender Hinweis auf drohende weitere Knochenbrüche. Aus diesem Grund ist die sekundäre Prävention effektiver als die primäre, und die vorrangige Zielgruppe für Vorbeugungsmaßnahmen sind daher jene Patienten, bei denen schon eine Fraktur aufgetreten ist.
- Die Wirksamkeit der Östrogene für die primäre und sekundäre Prävention von Wirbel- und Hüftfrakturen kann als erwiesen gelten Ⓑ.
- Alendronat und Risedronat sind für die sekundäre Prävention nachgewiesenermaßen wirksam, weil sie bei Patienten mit manifester Osteoporose oder damit zusammenhängenden Komplikationen das Frakturrisiko verringern. Ebenso erwies sich Calcitonin in einer Dosierung von 200 IE/Tag als wirksam für die Sekundärprävention.
- Die Prävention neuerlicher Frakturen ist mit Bisphosphonaten erfolgreich möglich, wobei die NNT-Werte viel niedriger liegen als bei der Primärprävention.
- Der Nachweis einer Verminderung des Frakturrisikos war schwieriger zu führen als jener einer positiven Wirkung auf die Knochendichte. Die verminderte Knochenmineralisation stellt jedoch in jedem Fall einen Risikofaktor für Frakturen dar und ist daher per se eine therapeutische Indikation. Das wesentliche Problem im Rahmen der primären Prävention liegt eher bei der Selektion von Patienten, bei denen eine Knochendichtemessung und eine daraus resultierende Behandlung angezeigt sind.
- Es konnte gezeigt werden, dass Bisphosphonate und eine Östrogentherapie auch noch bei 75-jährigen Patientinnen wirksam sind. Im Prinzip sollte die Osteoporosetherapie immer über einen längeren Zeitraum hinweg fortgeführt werden, wenn die Risikofaktoren nicht eliminiert werden können. Oft kann jedoch die Osteoporosetherapie nach 5 Jahren beendet werden, wobei allerdings die Knochendichte auch weiterhin engmaschig kontrolliert werden muss. Bei älteren Patienten, bei denen nur mehr geringe Aussichten bestehen, dass sie noch lange ein Leben in Selbstständigkeit führen werden können, kann die Therapiedauer stark eingeschränkt werden, da die Wirkung der Bisphosphonate noch einige Jahre nach dem Absetzen des Medikaments anhält.
- Bei den über 80-Jährigen stellt die Osteoporose nicht mehr den Hauptrisikofaktor für Frakturen dar. In diesem Lebensalter liegt das Hauptrisiko

eher bei den neurologischen und kardiologischen Erkrankungen, die oft zu Stürzen führen (22.01). Eine Sturzprophylaxe ist hier zweifellos wichtig, zudem sollten die Patienten durch das Tragen von Hüftprotektoren vor Sturzfolgen geschützt werden **C**.

Kombinationstherapie und Therapiedauer

- Wenn bereits eine Basistherapie eingeleitet wurde und wegen einer menopausalen Symptomatik schon eine Östrogenbehandlung durchgeführt wird, dann bringt eine Kombination mit weiteren Osteoporosemedikamenten üblicherweise für die Prävention einer primären Osteoporose keinen zusätzlichen Nutzen. Bei 20% der Frauen reicht eine Östrogentherapie allein jedoch nicht aus und diese Patientinnen brauchen zusätzlich Bisphosphonate. Bei einer schmerzhaften Wirbelfraktur ist Calcitonin in Kombination mit Bisphosphonaten häufig zumindest für einen begrenzten Zeitraum indiziert.

Kontrollen

- Erfolgte bei einem Risikopatienten noch keine Behandlung seiner Osteopenie, dann sollte nach 2–5 Jahren die Situation neu eingeschätzt werden.
- Wenn nötig, können die Harn-NTx oder die entsprechenden Serum-CTx vor Einleitung der Therapie und nach 3 Monaten bestimmt werden: eine Abnahme um 50–60% ist ein gutes Zeichen für das Ansprechen der Therapie.
- Knochendichtemessungen zur Kontrolle der medikamentösen Osteoporosetherapie:
  ○ Bei Bedarf (oder beispielsweise 2–3 Jahre nach der Erstuntersuchung) kann die Knochendichte des Patienten erneut überprüft werden (am besten mit demselben DXA-Messgerät; aber auch dann ist mit Messfehlern in der Größenordnung von 2–3% zu rechnen). Die Knochendichtewerte sollten sich auf demselben Niveau bewegen wie vor der Behandlung.
  ○ War bei einem Patienten von Vornherein nur eine befristete Therapie geplant, dann ist nach 1–2 Jahren eine DXA-Messung angezeigt.
- Wurde die medikamentöse Behandlung durch einen Wirbelbruch veranlasst, ist eine Therapiekontrolle auf der Grundlage von Röntgenaufnahmen möglich.

24.30 Schilddrüsenfunktionsdiagnostik

Grundsätzliches

- Die klinische Untersuchung stellt den ersten Schritt in der Untersuchung der Schilddrüsenfunktion dar (einschließlich einer TSH–Bestimmung).
- Für die Labordiagnostik gilt folgende Vorgangsweise:
  ○ Primär wird das TSH bestimmt.
  ○ Zusätzliche Untersuchungen werden durchgeführt, wenn
    – bekannte verfälschende Faktoren vorliegen,
    – widersprüchliche Ergebnisse vorliegen,
    – sich der Verdacht auf eine Schilddrüsenerkrankung bestätigt (bei pathologischen Serum-TSH-Werten).
    – Bei Patienten unter Substitution ist der TSH-Wert anders zu interpretieren: In diesem Fall liegt der Zielwert für das TSH bei 1–2 mU/l – außer bei Patienten mit Schilddrüsenkarzinomen, wo der Zielwert normalerweise < 0,1 mU/l liegen sollte, also möglichst stark supprimiert.

Schilddrüsenfunktionstests

TSH-Bestimmung als Basisuntersuchung

- Sowohl das Screening für Hypothyreose als auch jenes für Hyperthyreose, wenn ein geringer Verdacht dafür besteht.
- Die TSH-Bestimmung erlaubt die Entdeckung einer subklinischen primären Hypothyreose (Serum-TSH-Spiegel erhöht, freies T4 noch im Normalbereich).
  ○ Liegt die Serum-TSH-Konzentration über 10 mU/l, ist eine Behandlung praktisch immer indiziert **C**, auch dann, wenn die Konzentration des freien T4 noch im Normbereich ist.
  ○ Sind bei einem Patienten mit Anzeichen einer Hypothyreose die Serum-TSH-Spiegel wiederholt leicht erhöht (5–10 mU/l), sollte über einen Zeitraum von 6 Monaten hinweg versuchsweise eine Therapie mit Thyroxin (50–100 µg/die) durchgeführt werden (24.34).
  ○ Patienten mit Herzinsuffizienz fühlen sich unter einer niedrig dosierten Thyroxingabe besser.
  ○ Bei Patienten mit COPD oder Angina pectoris muss diese Entscheidung individuell getroffen werden.
- Sehr stark erniedrigte TSH-Spiegel sind in den folgenden Fällen nicht unbedingt ein Zeichen für eine Hyperthyreose:
  ○ bei behandeltem Morbus Basedow,

- bei euthyreoter Struma nodosa und einigen autonomen Adenomen.
- Bei schweren systemischen Erkrankungen; das TSH steigt dabei während der Genesungsphase wieder an.
- Bei verschiedenen medikamentösen Therapien, z.B. bei einer Behandlung mit hoch dosierten Kortikosteroiden.
- Bei Vorhandensein heterophiler Antikörper kommt es zu irreführend hohen TSH-Werten bei einer Hyperthyreose und verhindert dadurch den Rückgang der Werte in den Normalbereich, auch dann, wenn die Substitutionstherapie ausreichend war.
- Nachteile:
  - Falls man sich mit der TSH-Bestimmung begnügt, können einige seltene Formen einer durch Hypophyseninsuffizienz bedingten Hypothyreose unentdeckt bleiben. Die Symptome der Hypothyreose können in diesen Fällen nur schwach ausgeprägt sein; das erste Zeichen ist meistens ein Gonadotropinmangel. Auch die Konzentration des freien T4 kann dabei im Normalbereich (nahe dem unteren Limit) sein.
  - Bei einer Schilddrüsenhormonresistenz bewirkt Thyroxin keine verminderte Produktion von TSH und diese wird auch bei Euthyreose oder Hyperthyreose hoch bleiben.
  - Diagnostisch hilft auch die Bestimmung der aktiven Hormone (fT4 oder fT3) nicht weiter.
  - Bei hospitalisierten Patienten mit einer schweren systemischen Erkrankung können die Serum-TSH-Spiegel temporär entweder erhöht oder erniedrigt sein, auch wenn keine Schilddrüsenerkrankung vorliegt. Die Serum-fT4-Konzentration liegt dabei oft nahe der unteren Grenze des Referenzwertes.
  - Die TSH-Bestimmung genügt für das Follow-up einer Hypothyreose.
  - Die TSH-Werte ändern sich nur langsam (4–6 Wochen). Wenn Veränderungen offensichtlich werden, sollte auch das fT4 bestimmt werden.

Weitere Schilddrüsenfunktionstests

- Wenn die Serum-TSH-Konzentration auffällig ist, sollten die Werte des freien T4 (fT4) im Serum bestimmt werden (in einem solchen Fall sollte das Labor diese Bestimmung automatisch durchführen).
  - Anders als bei der Bestimmung des Gesamt-T4 im Serum werden die fT4-Spiegelwerte durch Veränderungen in der Konzentration der Bindungsproteine während der Schwangerschaft nicht signifikant beeinflusst. (Gegen Ende der Schwangerschaft können die Werte leicht in Richtung des unteren Normalwertes absinken.) Dies gilt auch für eine Östrogentherapie und viele andere Medikamente, ausgenommen Carbamazepin und Phenytoin (die die fT4- und die fT3-Konzentrationen senken können).
  - Auch wenn das fT4 bei latenter Hypothyreose im Normbereich ist, kann eine Thyroxinsubstitution angebracht sein (24.34).
- Besteht aufgrund der Symptomatik und einer niedrigen TSH-Konzentration bei gleichzeitig normalem Serum-fT4-Spiegel der Verdacht auf Hyperthyreose, sollten die Serum-fT3-Werte bestimmt werden, um eine allfällige T3-Hyperthyreose erkennen zu können.
- Bei Vorliegen einer Hypothyreose (einer chronischen Thyreoiditis), einer Struma oder eines solitären Knotens oder wenn eine Hyperthyreose vom Basedow-Typ (allgemein liegt hier eine autoimmunologische Situation vor) vermutet wird, sollte ein Schilddrüsenperoxidase-Autoantikörpertest durchgeführt werden. Antikörpertests sind für das Follow-up nicht nötig.
- Ultraschalluntersuchungen stellen keine Funktionsdiagnostik dar.

Überwachung einer Substitutionstherapie

- Sie besteht in erster Linie in einer Kontrolle der TSH-Spiegel. TSH-Werte an der unteren Grenze des Referenzbereichs sind akzeptabel, solange die fT4-Spiegel normal sind und der Patient keine Symptome einer Hyperthyreose aufweist. Der Zielwert für das TSH liegt bei 1–2 mU/l, der klinische Zustand des Patienten ist aber dabei immer zu beachten.
- Bei Langzeitbehandlung reicht die TSH-Bestimmung aus. Das fT4 kann in unklaren oder widersprüchlichen Situationen ebenfalls bestimmt werden. Es sollte im oberen Normbereich liegen, da es die Quelle für die Produktion von T3 ist.
- Ist der hypothyreote Patient einmal richtig eingestellt, sind nur mehr Kontrollen in Abständen von einigen Jahren notwendig, wenn der Patient sich wohl fühlt. Dabei ist jedoch zu beachten, dass in solchen Fällen ein erhöhtes Risiko für die Entwicklung von Autoimmunerkrankungen besteht.
- An jenen Tagen, an denen fT4 und TSH bestimmt werden sollen, darf keine morgendliche Thyroxingabe erfolgen.

24.31 Schilddrüsenvergrößerung oder Schilddrüsenknoten

Grundsätzliches

- Eine Struma bei einem euthyreoten Patienten bedarf keiner Behandlung, wenn sie kein kosmetisches Problem darstellt, keine Kompressionssymptome verursacht und kein Wachstum zeigt.
- Bei Patienten mit einem solitären Schilddrüsenknoten, der bei einer klinischen oder sonographischen Untersuchung entdeckt worden ist, ist an die Möglichkeit eines Malignoms zu denken. Eine multinodöse Struma kann bösartiges Knotengewebe enthalten.
- Risikofaktoren für ein Schilddrüsenkarzinom sind:
  - männliches Geschlecht
  - Alter unter 20 oder über 70
  - solider Knoten
  - Wachstum des Knotens
  - Strahlenbehandlung des Halses
- Schilddrüsenknoten und -zysten sind häufig Zufallsbefunde bei Ultraschalluntersuchungen.

Diagnostik und Behandlungsstrategie

- Bestimmung der BSG, des freien Thyroxins (fT4) und des TSH-Wertes bei allen Patienten mit einem oder mehreren Schilddrüsenknoten. Eine mögliche Funktionsstörung wird korrigiert.
- Nach der Behebung der Funktionsstörung sollte bei allen Patienten eine Ultraschalluntersuchung des Halses und eine Feinnadelbiopsie vorgenommen werden.
  - Werden bei der Ultraschalluntersuchung mehrere Schilddrüsenknoten entdeckt, entnimmt man mittels Feinnadelpunktion vom größten und von allen suspekten Knoten eine Gewebsprobe.
- Eine Zyste mit einem Durchmesser von weniger als 4 cm sollte während der Ultraschalluntersuchung punktiert und das Material zytologisch untersucht werden.
- Eine Zyste mit einem Durchmesser von über 4 cm sollte chirurgisch entfernt werden.
- Nach der Diagnose eines Schilddrüsenknotens oder einer -zyste sind immer Kontrolluntersuchungen indiziert.
  - Besteht Verdacht auf Volumszunahme des Knotens, sind in einem Abstand von 3 bis 6 Monaten wieder eine Ultraschalluntersuchung und eine Feinnadelbiopsie angezeigt.
  - Liegt eine multinodöse Struma oder eine Zyste vor, die wahrscheinlich gutartig ist und nicht wächst, kann die nächste Kontrolle erst nach 1 Jahr erfolgen. Wenn der Befund dann unauffällig ist, sind keine weiteren Kontrollen erforderlich.

Untersuchungsmethoden

Ultraschalluntersuchung

- Die primäre Untersuchungsmethode. Sie erweist sich dann als besonders hilfreich, wenn sich ein solitärer Schilddrüsenknoten als multinodöse Struma entpuppt, die dann üblicherweise benigner Natur ist. Eine Feinnadelpunktion ist jedoch indiziert.
- Eine Feinnadelpunktion kann während der Ultraschalluntersuchung vorgenommen werden.
- Benigne und maligne Veränderungen können jedoch nicht verlässlich unterschieden werden. Als maligne erweisen sich häufig hypoechogene Knoten. Ein zystischer Knoten kann jedoch auch bösartig sein.

Feinnadelpunktion (FNP)

- In erfahrenen Händen ein verlässliches Diagnoseverfahren. Trotzdem stellen falsch negative oder unklare Ergebnisse oft ein Problem dar.
- Gewebeflüssigkeit, die mittels Feinnadelpunktion aus einer Zyste aspiriert wird, belegt nicht die gutartige Natur der Zyste; es kann ein Karzinom in der Zystenwand wachsen. Die Anzahl der Zellen, die aus einer Zyste aspiriert werden, ist oft gering und der Befund dann nicht diagnostisch verwertbar.
- Nadelgröße: 25 G

Indikationen für eine chirurgische Intervention

- Vorangegangene Bestrahlung des Halses (prädisponiert für ein Malignom).
- Der Knoten ist groß (über 4 cm) oder er verursacht Kompressionssymptome.
  Anmerkung: Österreichische Zentren empfehlen die offensive Entfernung bei Knoten > 2 cm.
- Der Knoten wächst kontinuierlich oder rezidiviert nach wiederholter Aspiration.
- Der Knoten ist von harter Konsistenz.
- Der Patient ist jung.
- Der Patient ist besorgt.
- Histologischer Befund Grad III.

Behandlung einer Struma diffusa

- Ausschluss einer Thyroiditis (24.33) sowie funktioneller Schilddrüsenstörungen (24.30).
- Identifizierung möglicher Substanzen, die eine Strumaentwicklung begünstigen (Jod, Amiodaron, Lithium, Carbamazepin, Phenytoin).
- Eine Behandlung mit Thyroxin kann auch versucht werden. Es reduziert die Strumagröße bei einer chronischen Thyroiditis, jedoch selten bei einer Struma anderer Ätiologie.
- Eine Operationsindikation ist gegeben, wenn die Struma eine Luftröhrenkompression verursacht, kosmetisch stört oder wächst.

24.32 Subakute Thyreoiditis (Thyreoiditis de Quervain, Riesenzell-Thyreoiditis)

Grundsätzliches
- Erkennen der subakuten Thyreoiditis als Ursache für Schmerzen im Halsbereich und eine beschleunigte BSG und als eine Erkrankung, die gut auf Kortikosteroide anspricht.

Symptome
- Eine systemische Erkrankung mit Halsschmerzen und einer (insgesamt oder partiell) vergrößerten Schilddrüse (histologisch ist eine Infiltration mit Riesenzellen nachweisbar, daher auch „Riesenzell-Thyreoiditis").
- Gelegentlich nur minimale Halsschmerzen („stille Thyreoiditis"), sodass erst im Nachhinein die Diagnose vermutet werden kann.

Labordiagnostik
- Die BSG ist immer erhöht, ebenso der CRP-Spiegel.
- Auf eine anfängliche Hyperthyreose folgt in 20% der Fälle 1–2 Monate nach der Behandlung eine Hypothyreose. Eine permanente Hypothyreose entwickelt sich bei 2–3% der Patienten.
- Vorübergehend können Schilddrüsenantikörper auftreten. Bei Verdacht auf eine subakute Thyreoiditis ist jedoch eine Antikörperbestimmung nicht notwendig.
- Szintigraphische und Ultraschalluntersuchungen sind nicht notwendig.
- Die Diagnose einer Riesenzell-Thyreoiditis kann durch eine Feinnadelbiopsie gesichert werden.
- Diagnosekriterien: palpatorisch druckschmerzhafte Schilddrüse, klinisches Bild einer Hyperthyreose, beschleunigte BSG und erhöhte CRP, rasches Ansprechen auf eine Kortikosteroidtherapie

Krankheitsverlauf
- Das Management der Thyreoiditis kann in der primärmedizinischen Versorgung erfolgen.
- Bleibt die Erkrankung unbehandelt, dauern die Symptome üblicherweise 3–4 Monate an, selten mehr als 1 Jahr.
- Die Erkrankung spricht innerhalb weniger Tage auf eine Behandlung mit Kortikosteroiden an (das Fieber sinkt, die Schilddrüsenschmerzen gehen zurück). Bleibt ein solcher Therapieversuch erfolglos, sollten Alternativdiagnosen in Erwägung gezogen werden: fieberhafte Lymphadenitis, akute eitrige Thyreoiditis (sehr selten).
- Es besteht eine Rezidivneigung, wenn die Kortikosteroidtherapie zu früh abgebrochen wird.

Behandlung und Verlaufskontrolle
- Gabe von Glukokortikoiden, z.B. Prednisolon 3 Tage lang 40 mg, 3 Tage lang 30 mg, 1 Woche lang 20 mg, 1 weitere Woche lang 15 mg, dann 2 Wochen lang 10 mg und 2 weitere Wochen mit 5 mg und schließlich noch 2 Wochen lang jeden 2. Morgen 5 mg.
- NSAR in der üblichen Dosierung werden für leichte Fälle meist ausreichen.
- Eine Hyperthyreose wird mit Betablockern behandelt.
- Die TSH- und die fT4-Werte sollten laufend überprüft werden, z.B. 3, 6 und 12 Monate nach der Behandlung. Eine in der Anfangsphase auftretende Hypothyreose ist in der Regel passager und bedarf selten einer Therapie; hält sie aber 4–6 Monate lang an, so ist sie vermutlich permanent und es ist eine Thyroxinsubstitution indiziert. Eine solche Substitution ist nicht notwendigerweise lebenslang erforderlich.

24.33 Chronische lymphozytäre Thyreoiditis (Hashimoto-Thyreoiditis, Autoimmunthyreoiditis)

Symptomatik
- Hypothyreose (subklinisch und klinisch)
- Hashimoto-Struma (Hashimoto-Thyreoiditis)
- Solitärer Schilddrüsenknoten (selten)
- Selten Schmerzen im Halsbereich (im Gegensatz zur subakuten Thyreoiditis)

Diagnostik
- Bei Palpation zeigt die Schilddrüse eine feste Konsistenz.
- Die BSG kann leicht beschleunigt sein (im Gegensatz zur subakuten Thyreoiditis, wo die BSG deutlich erhöht ist).
- Häufig kann ein erhöhter Schilddrüsenantikörpertiter nachgewiesen werden.
- Eine Feinnadelpunktion kann notwendig werden, wenn der Patient wegen einer Vergrößerung der Schilddrüse den Arzt aufsucht. Bei einem solitären Schilddrüsenknoten ist immer eine Biopsie indiziert, es sei denn, der Patient soll ohnehin operiert werden.
- Klassifikation aufgrund des Biopsiebefunds:
  - Hashimoto-Thyreoiditis (am häufigsten)
  - primäre Hypothyreose, also eine chronische atrophische Thyreoiditis
  - juvenile Thyreoiditis
  - asymptomatische Autoimmunthyreoiditis

- Der Patient ist häufig euthyreot. Sowohl Hypo- als auch Hyperthyreose sind möglich. Gelegentlich zeigt der Patient Augensymptome ähnlich wie bei M. Basedow.

Behandlung

- Die Behandlung der Hashimoto-Thyreoiditis besteht aus der Substitution von Thyroxin. Die Anfangsdosis beträgt 1 bis 2 Wochen lang 50 μg/tgl., danach werden 100–150 μg/tgl gegeben, wobei als Ziele angestrebt werden:
  - Behebung der Hypothyreose,
  - Reduktion des Strumavolumens, d.h. die Serum-TSH-Spiegel sollten bis auf den untersten Referenzwert erniedrigt werden.
  - Erhöhte Antikörpertiter allein rechtfertigen noch keine Behandlung (sie finden sich bei 10–15 % der Gesamtbevölkerung).
- Wenn Struma oder Knoten während der Behandlung nicht schrumpfen, muss die Diagnose hinterfragt werden. Zur Sicherung der Diagnose bzw. zum Ausschluss eines Neoplasmas sind dann eine Ultraschalluntersuchung und eine Feinnadelbiopsie notwendig.
- Bei diesen Patienten ist eine erhöhte Inzidenz von Autoimmunerkrankungen festzustellen. Anfangs sind daher eingehende jährliche Kontrolluntersuchungen angezeigt. Eine vorübergehende Hyperthyreose, die einer Behandlung bedarf, tritt oft postpartal auf (Post-partum-Thyreoiditis).

24.34 Hypothyreose

Grundsätzliches

- Erkennen einer Hypothyreose als Ursache der Beschwerden des Patienten: die Symptomatik ist oftmals sehr diskret, sobald eine Hypothyreose als mögliche Diagnose in Betracht gezogen wird, aber meist offensichtlich. Man sollte sich daher die typische Symptomatik gut einprägen.
- Zu beachten ist weiters, dass eine Hypothyreose auch Ursache erhöhter Cholesterinspiegel sein kann.

Ursachen einer Hypothyreose

Permanente Hypothyreose

- Autoimmunthyreoiditis (Thyreoiditis Hashimoto, primäre Hypothyreose)
- In seltenen (< 5 %) Fällen nach Bestrahlung der Halsregion, bei Entwicklungsanomalien der Schilddrüse, TSH-Mangel als Folge einer Hypophyseninsuffizienz

Passagere Hypothyreose

- Subakute Thyreoiditis
- Postpartale Hypothyreose 1–3 Monate post partum
- Durch Einnahme von Lithium, Amiodaron, Jod, Interferon alpha

Passagere oder permanente Hypothyreose

- Schilddrüsenoperation
- Radiojodtherapie
- Morbus Basedow
- Thyreostatika

Symptomatik und Diagnostik einer Hypothyreose

- Die individuelle Ausprägung der Symptomatik kann sehr unterschiedlich sein.
- Bei einer fortgeschrittenen Hypothyreose zählen zu den **systemischen Symptomen** Antriebsschwäche, Müdigkeit und Schläfrigkeit, Vergesslichkeit, Verlangsamung der motorischen Funktionen und der Sprache, eine heisere Stimme, Kälteempfindlichkeit, vermindertes Schwitzen, Obstipation, Gewichtszunahme sowie ein generalisiertes Ödem (prätibiales Ödem: Myxödem). **Hautsymptome** sind eine trockene, raue, kühle oder blasse Haut. Ein periorbitales Ödem kann auftreten. Das **Haar** kann spröde werden und der Patient leidet unter Haarausfall. Der Pulsschlag ist verlangsamt. Bei einer stark ausgeprägten Hypothyreose stellen eine Abschwächung des Achillessehnenreflexes sowie Verlangsamung der Bewegungen wertvolle diagnostische Indizien dar.
- Eine leichte Hypothyreose geht oft einher mit neurologischen Symptomen wie etwa Tremor und Reizbarkeit, die eher auf eine Hyperthyreose deuten würden.
- Bei der subklinischen Hypothyreose ist das Befinden des Patienten gut, das freie Thyroxin (fT4) ist im Normalbereich, aber das TSH im Serum ist erhöht. Der Patient zeigt möglicherweise schon diskrete Symptome wie Kälteempfindlichkeit und eine depressive Verstimmung, die auf eine Behandlung mit Thyroxin ansprechen.
- Bei älteren Patienten präsentiert sich das klinische Bild oft atypisch mit einer allgemeinen Verlangsamung und einer Depression, die mit einer Demenz verwechselt werden können. Es kann aber auch nur ein Vorhofflimmern als einziges Symptom vorhanden sein.
- Bei jungen Frauen kann als Erstsymptom eine Amenorrhö oder Unfruchtbarkeit auftreten.
- Eine zentral bedingte Hypothyreose (mit einer erniedrigten TSH-Konzentration) ist oft mild und der Mangel an anderen Hormonen für den Patienten meist schwerwiegender als der Thyroxinmangel.

- Eine milde Anämie und Erhöhung der Kreatininkinase oder des Kreatinins im Serum können mit einer Hypothyreose assoziiert sein.

Thyroxintherapie

- Man sollte sich vergewissern, dass die TSH-Konzentration erhöht ist, bevor man mit der Substitutionstherapie beginnt. Wenn der TSH-Spiegel bei einem Hypothyreosepatienten erniedrigt ist oder innerhalb der Referenzwerte liegt, dann besteht wahrscheinlich eine Hypophysenfunktionsstörung, und eine Abklärung durch einen Spezialisten ist angezeigt. (Solche Patienten leiden oftmals auch an einem Mangel an anderen Hormonen.)
- Eine Thyroxinsubstitution ist immer dann indiziert, wenn die TSH-Werte erhöht sind und der Patient Symptome zeigt. Bei asymptomatischen Patienten sollte dann eine Behandlung erfolgen, wenn die Serum-TSH-Konzentration über 10 mU/ml liegt und Schilddrüsenantikörper nachgewiesen werden können.
- Viele Patienten haben leicht erhöhte Serum-TSH-Spiegel (5–10 mU/l) und freie Thyroxinwerte im unteren Normalbereich (subklinische Hypothyreose).
- Diese Befundkonstellation ist häufig (bei bis zu 20% bei Frauen über 60 Jahren). Bei Werten im unteren Normalbereichbereich wird das Ergebnis durch die Bestimmungsmethoden verzerrt, was zu überhöhten Werten führt. In einem solchen Fall kann ein Versuch mit einer Thyroxinsubstitutionstherapie gemacht werden.
  - Ohne unerwünschte Wirkungen befürchten zu müssen, kann bei diesen Patienten ein Therapieversuch mit 50–100 µg Thyroxin 1 × tgl. gemacht werden. Das Vorhandensein von Antikörpern, hohe Cholesterinkonzentrationen und eine vergrößerte Schilddrüse sprechen für einen Therapieversuch. Wenn die Behandlung nicht zu einer Verbesserung des Zustands des Patienten führt, kann sie wieder abgebrochen werden. Nach dem Abbruch können vorübergehend bis zu 1 Monat lang Symptome einer Hypothyreose auftreten, bis die Schilddrüse langsam wieder ihre Funktion aufnimmt.
  - Eine Behandlung der subklinischen Hypothyreose ist nicht ganz unumstritten und das Ergebnis ist auch oft enttäuschend: Bei vielen Patienten lassen sich die Cholesterinwerte nur geringfügig korrigieren und die unspezifischen Symptome bessern sich kaum ☉.
- Bei jungen Patienten beträgt die Initialdosis 50–100 µg/Tag. 6–8 Wochen nach Therapiebeginn werden die TSH-Werte kontrolliert.
- Bei Senioren und bei Patienten mit ischämischer Herzkrankheit beginnt man mit 12,5–25 µg/Tag und erhöht die Dosis nur langsam und vorsichtig unter laufender Überwachung der Herzfrequenz. Wenn nötig, sollten Betablocker eingesetzt werden. Herzpatienten dürfen keine zu hohen Thyroxindosen erhalten.
- Der Therapieerfolg wird auf der Basis des **klinischen Bildes,** des Serum-TSH-Werts sowie anhand des freien T4 evaluiert. Die TSH-Bestimmung ist am wesentlichsten. Das freie T4 sollte im oberen Normalbereich liegen. Der Patient sollte an dem Tag, an dem das freie T4 gemessen wird, am Morgen kein Thyroxin bekommen. Sind Verlaufskontrollen über einen langen Zeitraum hinweg nötig, ist es jedoch gelegentlich gerechtfertigt, sowohl das TSH als auch das freie T4 zu bestimmen. Es ist zulässig, dass das TSH unter dem Normalwert liegt, solange das freie T4 normal ist und sich der Patient wohl fühlt. Bisweilen ist die subjektive Einschätzung des Patienten bezüglich seines Gesundheitszustandes als Dosierungskriterium höher einzuschätzen als die Laborbefunde.
- Nach einer Änderung der Thyroxindosis werden frühestens nach 8 Wochen das freie T4 und das TSH im Serum bestimmt, weil die TSH-Spiegel sich nur langsam ändern. Wenn einmal die richtige Erhaltungsdosis ermittelt worden ist, wird das TSH nur mehr in mehrjährigen Intervallen kontrolliert.
- In kontroversiellen Fällen (z.B. bei möglicherweise nur passagerer Hypothyreose) sollte der Serum-TSH-Wert 6 Wochen nach Absetzen der Therapie überprüft werden. Ist das TSH über den Normalbereich angestiegen, ist eine permanente Thyroxinsubstitutionstherapie angezeigt.
- Wenn sich der Zustand des Patienten nicht bessert oder ein niedriger Blutdruck sowie hohe Kalium- und niedrige Natriumspiegel, eine Tendenz zu niedrigen Blutzuckerwerten bzw. Pigmentstörungen vorliegen, muss an die Möglichkeit eines gleichzeitig bestehenden Morbus Addison gedacht werden. 25% der Addison-Patienten leiden auch an einer Hypothyreose (nicht zu verwechseln mit einer globalen Hypophyseninsuffizienz).

Therapie während der Schwangerschaft

- Der Thyroxinbedarf steigt um 25–50 µg.
- Bei Feststellung einer Schwangerschaft soll die Thyroxindosis so bald wie möglich um 25 µg erhöht werden, dann soll das Serum-TSH unter 4 mU/l gehalten werden.
- Eine Euthyreose ist wichtig für das Wohlbefinden der Mutter und damit auch für den Fetus, insbesondere während der frühen Phasen der Schwangerschaft.
- Bestimmte Medikamente, insbesondere eine Eisensubstitution, stören die Thyroxinresorption; die Präparate müssen daher zu unterschiedlichen Zeitpunkten eingenommen werden.

Thyroxin in der Langzeittherapie von Schilddrüsenkarzinomen

- In aller Regel hat eine Schilddrüsenoperation und eine Radiojodtherapie stattgefunden.
- Der Serum-TSH-Spiegel sollte extrem niedrig gehalten werden (weil man annimmt, dass TSH das Wachstum von papillären und follikulären Schilddrüsenkarzinomen stimuliert). Die notwendige Dosierung liegt im Allgemeinen bei 150–250 µg Thyroxin.
- Die Serumkonzentration des freien T3 sollte streng überwacht und im Normalbereich gehalten werden (das freie T3 korreliert besser mit den Symptomen einer Thyreotoxikose).
- Thyreoglobulin ist der verlässlichste Marker für das papilläre und follikuläre Schilddrüsenkarzinom. Es wäre daher wünschenswert, wenn die Thyreoglobulinkonzentration unter der Nachweisgrenze läge. Findet sich jedoch Thyreoglobulin im Serum, ist ein Spezialist zu konsultieren.
- Die Thyroxindosis kann nach 10 Jahren reduziert werden.

24.35 Hyperthyreose (Thyreotoxikose)

Grundsätzliches

- Der endgültige Therapieplan wird im Allgemeinen von einem Internisten erstellt.
- Wenn der Patient an einen Spezialisten überwiesen wird, kann sofort mit einer Betablockertherapie begonnen werden; eine Präventivmedikation sollte erwogen werden.
- Bei Vorliegen eines M. Basedow oder einer durch Schwangerschaft induzierten Hyperthyreose sollte eine prompte Überweisung an einen Facharzt erfolgen.
- Eine Hyperthyreose sollte erst behandelt werden, wenn der Patient eindeutige klinische Symptome zeigt, die Serumwerte des freien Thyroxins (fT4 oder fT3) beträchtlich erhöht und die Serum-TSH-Spiegel erniedrigt sind. In unklaren Fällen sollte man sich zunächst auf eine Betablockertherapie beschränken.
- Es ist zu beachten, dass ein Patient nach einer Radiojodtherapie oder einer Schilddrüsenoperation lebenslang wegen seiner Hypothyreose betreut werden muss.

Ursachen einer Hyperthyreose

- Morbus Basedow
  - stellt die häufigste Ursache dar
  - Alter bei Erkrankungsbeginn 30–40 Jahre
  - hauptsächlich sind Frauen betroffen
- Toxische Struma nodosa/Adenom
- Subakute Thyreoiditis (insbesondere die „stille Thyreoiditis")
- Subakute Autoimmunthyreoiditis (oft nach einer Schwangerschaft, „schmerzlose Thyreoiditis")
- Sonstige Ursachen:
  - Überdosierung von Thyroxin,
  - exzessive Zufuhr von Jod (Seetang).
  - Amiodaronmedikation; hier ist auch eine Hypothyreose möglich.
  - Bestrahlungsbedingte Thyreoiditis aufgrund einer Radiojodbehandlung; hier erfolgt eine Behandlung mit Cortison.

Symptomatik einer Hyperthyreose

- Allgemeinsymptome:
  - ausgeprägte Wärmeintoleranz und verstärktes Schwitzen
  - Müdigkeit, Muskelschwäche, Verschlechterung des Allgemeinzustands
  - verstärkter Appetit, Gewichtsverlust
  - Durst, Polyurie
- Die Schilddrüse ist häufig vergrößert.
- Hautsymptome:
  - warme und feuchte Haut
- Psychische Symptome:
  - Labilität, Nervosität, Reizbarkeit
- Kardiale Symptome:
  - Tachykardie und Arrhythmien, insbesondere Vorhofflimmern, systolische Hypertonie
- Gastrointestinale Symptome:
  - Diarrhö und diffuse abdominelle Beschwerden
- Augensymptome
  - nur bei M. Basedow
- Die Symptomatik ist individuell sehr unterschiedlich. Ältere Menschen sind oft monosymptomatisch (z.B. entweder nur Vorhofflimmern oder nur Diarrhö oder nur Müdigkeit) oder ihre Symptome sind maskiert (Patienten, die bereits mit Betablockern behandelt werden).
- Das Bestehen einer Hyperthyreose ist weniger wahrscheinlich, wenn der Patient kühle Hände hat, Wärme als angenehm empfindet, an Gewicht zunimmt und eine normal große Schilddrüse hat.

Diagnostik

- TSH unter und fT4 über den Normalwerten
- Wenn der TSH-Spiegel subnormal und die fT4-Konzentration normal ist, sollte bei Verdacht auf Hyperthyreose der fT3-Wert bestimmt werden.
- Ist das TSH normal, während fT4 und fT3 über den Referenzwerten liegen, könnten beim Patienten heterophile Antikörper gegen TSH vorhanden und eine Hyperthyreose gegeben sein.

- Wenn sowohl fT4 als auch fT3 im Normbereich liegen, der TSH-Spiegel erniedrigt ist und der Patient Symptome hat, sollte eine Behandlung erwogen werden. Ist der Patient hingegen asymptomatisch, wird nach 6 Monaten erneut getestet.
- Wenn beim Patienten ein Knoten palpiert werden kann, sollte eine szintigraphische Untersuchung zur Fahndung nach einem toxischen Adenom ins Auge gefasst werden.

Grundprinzipien der Behandlung einer Hyperthyreose

- Eine Behandlung mit **Radiojod** stellt die primäre Behandlungsform dar. Patienten mit einer leichten Hyperthyreose und einem guten Allgemeinzustand können sofort mit einer Radiojodtherapie mit einem Betablockerschutz als einziger Begleitmaßnahme beginnen; bei anderen Patienten sollte zuerst mit einer kurzzeitigen Thyreostatikagabe eine Euthyreose erzielt werden. Der endgültige Behandlungserfolg hängt von der Dosierung des Radiojods ab. Als Behandlungsziel kann eine Hypothyreose ohne Komplikationen bestimmt werden.
- Eine langfristige Thyreostatikamedikation (12–18 Monate) ist bei Schwangeren und Kindern mit kleiner Schilddrüse sowie bei Patienten mit Augensymptomen indiziert.
- Ein chirurgischer Eingriff erfolgt, wenn die Schilddrüse groß ist **B** oder ein Karzinomverdacht besteht.
- Ein Patient mit Augensymptomatik wird immer in einem spezialisierten Zentrum behandelt: Ziel ist dabei, das TSH zu erniedrigen; die Operation erfolgt nach einem Rezidiv.
- Wenn der Patient keine andere Behandlungsform wünscht, kann die Thyreostatikatherapie über Jahre hinweg fortgesetzt werden.
  - M. Basedow ist selbstlimitierend.
  - Bei einer toxischen Struma nodosa können keine dauerhaften Behandlungserfolge erwartet werden.

Einsatz einer Pharmakotherapie bei Hyperthyreose

Symptomatische Behandlung

- Betablocker **B**
  - Propranolol, 3 × 40 mg
  - Metoprolol, 2 × 50 mg

Beginn einer prophylaktischen Behandlung

- Ein Thyreostatikum (üblicherweise Carbimazol 15–40[–60] mg) kann allein gegeben werden, vorzuziehen ist jedoch eine Kombination mit einem Betablocker.
- 1 Woche nach Behandlungsbeginn sollte die Leukozytenzahl bestimmt werden und danach in 1-monatigen Abständen kontrolliert werden. Anweisungen für den Patienten im Falle einer Agranulozytose: bei Fieber oder einer Rachenentzündung soll ärztliche Hilfe in Anspruch genommen werden.

Langfristige prophylaktische Behandlung

- Wird eingeleitet, wenn der Patient eine kleine Schilddrüse hat oder Augensymptome aufweist. Die Behandlungsdauer beträgt 18 Monate **B**.
- Nach Erreichen der Euthyreose wird das Thyreostatikum Carbimazol (20 mg/24 h) mit Thyroxin (50–100 µg/24 h) kombiniert. Das Ziel besteht darin, das TSH zu senken und die Intervalle zwischen den Kontrolluntersuchungen auszudehnen, ohne Angst vor einer Hypothyreose haben zu müssen. Diese Kombinationstherapie als „die einzig richtige Behandlung" wurde allerdings kritisiert.
- Bei einem euthyreoten Patienten müssen die TSH-, fT4- und Leukozytenwerte in 2–3-monatigen Intervallen kontrolliert werden. Bei einer Euthyreose schwankt das freie T4 innerhalb des Normalbereichs und die TSH-Spiegel liegen entweder innerhalb oder leicht unterhalb des Normalbereichs.
- Bei Absetzen der Therapie kommt es bei der Hälfte der Basedow-Patienten und bei allen Patienten mit toxischer Struma nodosa zu einem Rezidiv.

Probleme während der Behandlung

Nebenwirkungen der Thyreostatika

- Agranulozytose (eine mögliche Nebenwirkung aller Thyreostatika):
  - Fieber und ein entzündeter Rachen sind die ersten Anzeichen.
  - Entwickelt sich bei 0,5 % der Patienten.
  - Erfordert den sofortigen Abbruch der Pharmakotherapie, siehe 15.05.
- Bei einer Struma multinodosa kann selten eine vollständige Remission erreicht werden.

Nachteile der Radiojodtherapie

- Keine Erhöhung des Risikos für Schilddrüsenkarzinom oder Leukämie.
- Eine permanente Hypothyreose entwickelt sich bei 60–70 % der Patienten; diese bedarf einer lebenslangen Überwachung. Eine Hypothyreose kann eine erwünschte „Nebenerscheinung" sein, die leicht zu behandeln ist.
- Passagere Strahlen-Thyreoiditis.
- Die Augensymptome können zunehmen; wenn nach einem Rezidiv ausgeprägte Augenprobleme auftreten, ist eine Operation die primäre Behandlungsoption.

Nachteile der Schilddrüsenoperation
- Setzt eine 8–10-wöchige Initialtherapie mit einem Thyreostatikum voraus (TSH-Wert muss niedrig sein).
- Eine permanente Hypothyreose bedarf einer lebenslangen Kontrolle.
- Bei 2–4% der operierten Patienten entwickelt sich eine Rekurrensparese und ein Hypoparathyreoidismus.

24.40 Cushing-Syndrom

Grundsätzliches
- Erkennen des Cushing-Habitus bei einem Hypertoniker.
- Diagnose oder Ausschluss des Cushing-Syndroms im Rahmen der primärärztlichen Versorgung mittels 1–1,5-mg-Dexamethason-Test.
- Überwachung von Patienten unter oraler Kortikosteroidtherapie zum rechtzeitigen Erkennen einer Cushing-Symptomatik.

Ursachen für einen Hyperkortizismus
- Tumor der Hypophyse (die häufigste Ursache) oder der Nebennieren
- Primäre noduläre Hyperplasien der Nebennierenrinde (sehr selten)
- Ektope ACTH-Sekretion aus einem extrahypophysären Tumor
- Medikation mit Kortikosteroiden oder ACTH. Siehe dazu den Artikel über Glukokortikoidmedikation (24.43).

Symptome (in % aller Patienten)
- Typisches Erscheinungsbild: Mondgesicht, Stiernacken bei nahezu 100%
- Gewichtszunahme bei 90%
- Muskelschwäche (proximale Myopathie) bei 90–95%
- Hypertonie bei 80%
- Hirsutismus bei 80%
- Amenorrhö bei 80%
- Striae bei 70%
- Persönlichkeitsveränderungen bei 70%

Labordiagnostik
- 1–1,5-mg-Dexamethason-Kurztest:
  - geeignete ambulante Screening-Untersuchung (in der primärärztlichen Versorgung)
  - Blutabnahme für Basalwert Serumcortisol um 8 Uhr. Um 23 Uhr schluckt der Patient 1 mg Dexamethason. Bei Kindern beträgt die Dosis 1–1,5 mg/1,72 m². Die 2. Blutabnahme zur Cortisolbestimmung erfolgt um 8 Uhr am nächsten Tag.
  - Referenzwerte:
    - Bei einem Gesunden sinkt der Ausgangswert nach der Dexamethasongabe unter 100 nmol/l.
  - Falsch positive Befunde können während einer Pharmakotherapie auftreten (Phenytoin, Carbamazepin, Barbiturate, Kontrazeptiva und andere Östrogene) und gelegentlich bei akut oder chronisch Kranken sowie bei adipösen oder depressiven Patienten.
- Weiterführende Untersuchungen werden in einer Abteilung für Endokrinologie durchgeführt. Dabei erfolgt üblicherweise zunächst die Bestimmung des Cortisolwerts im 24-h-Sammelurin. Sie ist sowohl als diagnostische Erstuntersuchung als auch als Verlaufskontrolle nützlich.

Therapie
- Außer beim iatrogenen Hyperkortizismus ist eine chirurgische Intervention die Regel.
- Bei einem eventuellen postoperativen Hypokortizismus (= akute Nebenniereninsuffizienz) werden eine Substitutionstherapie und Kontrolluntersuchungen wie bei M. Addison durchgeführt (24.42).

24.41 Primärer Hyperaldosteronismus (Conn-Syndrom)

Grundsätzliches
- Bei Hypertoniepatienten bei Erstabklärung den Serumkaliumspiegel bestimmen.
- Es besteht Verdacht auf Conn-Syndrom, wenn der Patient neben der Hypertonie
  - eine Serumkaliumkonzentration von < 3,5 mmol/l **oder**
  - während einer niedrig dosierten Diuretikatherapie eine klare Tendenz in Richtung einer Hypokaliämie (< 3,0 mmol/l) aufweist.
  - auf Antihypertensiva ungenügend, auf Spironolacton hingegen gut anspricht.

Ätiologie
- Die Ursache eines primären Hyperaldosteronismus ist in aller Regel ein Nebennierenrindenadenom (selten ein Karzinom) oder eine idiopathische Hyperplasie.

Symptomatik
- Hypertonie in Verbindung mit einer Hypokaliämie; die Hypokaliämie kann manchmal auch

nur schwach ausgeprägt sein, ja es können sogar die Kaliumspiegel im Normbereich liegen (3,5–4,0 mmol/l).
- Stark erhöhte (> 30 mmol/Tag) Kaliumsekretion im Urin im Verhältnis zu einer niedrigen Plasmakonzentration von Kalium bei natriumreicher Ernährung (24-Stunden-Sammelurin mit > 200 mmol Natrium).

Differenzialdiagnostik

- Sonstige mögliche Ursachen für das Syndrom der hypokaliämischen Hypertonie:
  - Hypertoniebehandlung mit Diuretika (hohe Serumreninkonzentration)
  - renale Hypertonie (hohe Serumreninkonzentration)
  - Cushing-Syndrom (normale Serumreninkonzentration)
  - Verzehr von großen Mengen an Lakritze (niedrige Aldosteron- und Reninkonzentration im Serum)

Basisuntersuchungen im Rahmen der Allgemeinpraxis

- Serumnatriumspiegel, Serumkaliumspiegel, Säure-Basen-Haushalt (falls verfügbar)
- Kalium und Natrium im 24-h-Sammelurin

Ergänzende Untersuchungen

- Plasmaaldosteron- und Plasmareninspiegel werden durch Facharzt oder Fachambulanz bestimmt. Vor der Bestimmung der Reninkonzentration sollten Spironolacton 4–6 Wochen lang und eine ACE-Hemmer-Medikation 2 Wochen lang abgesetzt werden (ACE-Hemmer reduzieren die Sensibilität des Tests). Es sollte genügend Salz zugeführt werden.
  - Es liegt mit hoher Wahrscheinlichkeit ein primärer Hyperaldosteronismus vor, wenn das Basisverhältnis Aldosteron/Renin > 800 beträgt und gleichzeitig die Plasmaaldosteronkonzentration über 400 liegt.

Strategien für die Untersuchung und Behandlung eines hypertonen hypokaliämischen Patienten

- Der Kaliumspiegel liegt bei 3,5–3,6 mmol/l und der Patient leidet unter leichter Hypertonie.
  - Wenn die Serumkaliumkonzentration bei den Kontrollen wieder im Normbereich liegt, besteht keine Notwendigkeit für weiterführende Untersuchungen.
  - Wenn die Serumkaliumwerte nicht in den Normbereich zurückgehen und insbesondere wenn es sich um einen älteren Patienten handelt, ist die Diagnostizierung eines Aldosteronismus nicht wesentlich. Eine Therapie mit Spironolacton (3 × tgl. 25–50 mg) kann versucht werden. Wenn dadurch eine Normalisierung der Kaliumspiegel erreicht wird und der Blutdruck unter Kontrolle bleibt, sind weiterführende Tests nicht dringend geboten. Anfangs sollte der Serumkaliumspiegel monatlich kontrolliert werden, wenn sich die Situation aber stabilisiert hat, reicht es aus, die Serumkaliumwerte bei den jährlichen Kontrolluntersuchungen im Rahmen der Hypertoniebetreuung zu überprüfen.
- Der Kaliumspiegel beträgt 3,0–3,4 mmol/l.
  - Die Basisuntersuchungen können im Rahmen der Allgemeinpraxis durchgeführt werden. Falls die Befunde auf einen Aldosteronismus hindeuten, sollte ein Ophthalmologe zugezogen werden.
  - Die Ursache einer Hypokaliämie muss immer abgeklärt werden (24.10).
- Die Kaliumspiegel liegen unter 3,0 mmol/l (schwere Hypokaliämie).
  - Weiterführende Untersuchungen sind angezeigt. Die Standardbestimmung der Plasmarenin- und der Aldosteronspiegel stellen hier die hauptsächlichen Untersuchungen dar.
  - In einer späteren Phase ist ein CT indiziert, wenn aufgrund der laborchemischen Befunde ein Verdacht auf Conn-Syndrom besteht.

24.42 Hypokortizismus (NNR-Insuffizienz, Addison-Krankheit)

Grundsätzliches

- Verdacht auf Hypokortizismus bei einem Patienten mit Gewichtsverlust, Müdigkeit, vermehrter Hautpigmentierung sowie Hypotonie. Die Erkrankung kann sich auch in einer akuten Addison-Krise, einem lebensbedrohlichen Zustand, manifestieren.
- Der Patient muss angewiesen werden, in Stresssituationen prophylaktisch die Hydrocortisonsubstitution höher zu dosieren.

Ätiologie

- Primäre Nebennierenrindeninsuffizienz (M. Addison):
  - Verursacht durch Autoimmunadrenalitis, Tuberkulose, Hämorrhagien sowie Karzinommetastasen oder als Manifestation eines APECED-Syndroms (24.63).
- Dysfunktionen der Hypophyse oder des Hypothalamus:

- Tumor, Trauma, Infektion oder Durchblutungsstörungen (bei älteren Patienten)
- In diesem Fall keine Hautpigmentierung und keine Hyperkaliämie, weil kein Mineralokortikoidmangel und kein erhöhter ACTH-Spiegel vorliegen.
• Eine Langzeitsteroidtherapie führt zu einer Suppression des adrenalen Regelkreises (iatrogene NNR-Insuffizienz), (24.43).

Symptome

Langsam zunehmende Symptome (Häufigkeit des Auftretens bei Addison-Patienten)
- Müdigkeit bei beinahe 100%
- Appetitverlust, Nausea bei 90%, Gewichtsverlust bei 80%
- Hypotonie (< 110/70 mmHg) bei 90%, anfangs nur orthostatische Hypotonie
- Überpigmentierung der Haut oder Schleimhäute bei 80%
  - Zu beachten ist, dass bei einem durch Hypopituitarismus verursachten Hypokortizismus eine blasse Haut zu beobachten ist.

Seltenere Symptome
- Abdominale Schmerzen, Diarrhö, Obstipation
- Salzhunger, Kollapsneigung, Vitiligo

Laborbefunde

- Elektrolytstörungen:
  - Hyponatriämie ist die erste Elektrolytstörung bei M. Addison.
  - Bei einem sekundären Hypokortizismus (ACTH-Mangel) sind die Serumelektrolytwerte oftmals normal, es kann aber eine Hyponatriämie auftreten.
  - Bei einem fortgeschrittenen M. Addison findet man auch noch eine Hyperkaliämie und eine Hyperkalzämie.
- Hypoglykämie, sogar Neuroglykopenie
- Normozytäre Anämie und Eosinophilie

Diagnostische Labortests
- Serumcortisol:
  - Ein Cortisolmangel ist wahrscheinlich, wenn das Morgencortisol im Serum unter 180 nmol/l liegt (bzw. bei einem schwer erkrankten Patienten in einer Stresssituation unter 500 nmol/l).
- Ist die Diagnose unsicher, sollte ein ACTH-Kurzbelastungstest durchgeführt werden.
- Wenn die Befunde auf M. Addison deuten, Überweisung des Patienten an einen Spezialisten zu weiterführenden Untersuchungen und Erstellung eines Therapieplans.
- Gegen Ende der Ausschleichphase einer Cortisontherapie kann das Ausmaß der Suppression des adrenalen Regelkreises mit Hilfe einer Blutprobe ermittelt werden, die an einem Tag ohne Medikamentengabe abgenommen wird. Der Wert sollte über 200 nmol/l Cortisol liegen.

Addison-Krise

• Eine akute Addison-Krise ist eine lebensbedrohliche Situation mit schweren Symptomen eines Hypokortizismus. Die Möglichkeit einer Addison-Krise muss in Betracht gezogen werden, wenn der Patient über extreme Müdigkeit und Asthenie klagt, einen niedrigen Blutdruck hat und es zu Nausea, Erbrechen sowie Bewusstseinstrübung gekommen ist. Ein Infekt oder extreme Stresssituationen können bei einem Hypokortizismus eine Addison-Krise auslösen.

Behandlung

- Substitution:
  - Bei Verdacht sofortige Bestimmung von Hämatokrit, Serumkalium, Serumnatrium, Blutzucker, Serumkreatinin, Plasmacortisol (Aufbewahren einer Probe für spätere Bestimmung) sowie EKG. Fahndung nach Infektionen und ein Thoraxröntgen sind häufig ebenfalls indiziert. Sofortige Einleitung der Hydrocortisonsubstitution (100–200 mg i.v.) ohne Abwarten der Befunde.
  - Die weitere Behandlung **am 1. Tag** besteht aus einer Infusion von 100 mg Hydrocortison, verabreicht über 6 Stunden, sowie danach 50–100 mg alle 6 Stunden. Die Gesamtmenge beträgt 400 mg.
  - **Am 2. Tag** Verabreichung von 200 mg Hydrocortison i.m. oder i.v., aufgeteilt auf 4 Einzelgaben.
  - **Am 3. Tag** Gabe von Hydrocortison in einer Dosierung von 3 × 25 mg per os oder 3 × 50 mg i.m. oder i.v.
  - Danach beträgt die Dosierung 30 mg/Tag (20 + 10 mg).
- Flüssigkeitstherapie:
  - Ziel ist die Korrektur einer Hypovolämie und Dehydration sowie eventuell auch einer Hyponatriämie und Hypoglykämie.
  - Infusion von 1000 ml einer Glukose-Kochsalz-Lösung über 2 Stunden. Die am 1. Tag zugeführte Gesamtflüssigkeitsmenge **sollte 3000 ml nicht übersteigen.**
- Bei Anzeichen eines bakteriellen Infekts sollten Antibiotika gegeben werden.
- Während der Akutphase sollten Hämatokrit, Serumkaliumspiegel und Blutzucker überwacht werden.
- Anmerkung: Eine derartige Überwachung ist in den meisten österreichischen Allgemeinpraxen nicht möglich, daher ist ein Patient mit Addison-Krise zur stationären Betreuung einzuweisen.

Substitutionstherapie

- Tagesdosis von 25–30 mg Hydrocortison, aufgeteilt auf 2 oder 3 Einzelgaben (um 8 und 18 Uhr), oder 5–7,5 mg Prednison vor dem Schlafengehen und (falls notwendig) 5–10 mg Hydrocortison am Nachmittag. Es sollte die kleinste wirksame Dosis gefunden werden. Eine Kontrolle der Laborwerte ist nicht nötig.
- Gabe von 0,05–0,2 mg/Tag eines Mineralokortikoids (ASTONIN-H), verabreicht in einer Einzeldosis. Überwachung der Kalium- und Natriumspiegel, des Blutdrucks und der Ödembildung.

Verhaltensregeln für außergewöhnliche Umstände

- Der Patient sollte ein Merkblatt mit Verhaltensregeln erhalten. Außerdem sollte er stets eine Addison-Notfallkarte bei sich tragen (an einem Band am Hals, am Handgelenk).
- Besteht ein fieberhafter Infekt, ist die Dosierung des Hydrocortisons zu verdoppeln.
- Der Patient sollte angewiesen werden, die Mineralokortikoiddosis und die Salzzufuhr zu erhöhen, wenn ein rascher Natriumverlust (Schwitzen, Diarrhö) zu erwarten ist.

Substitution bei chirurgischen Interventionen

- Kleine elektive Eingriffe:
  - 100 mg Hydrocortison präoperativ
  - 20 mg Hydrocortison per os postoperativ
- Kleinere Operationen:
  - 100 mg Hydrocortison alle 8 Stunden am Tag des Eingriffs
- Große Eingriffe oder extreme Stresssituation (z.B. Myokardinfarkt):
  - 100 mg Hydrocortison alle 8 Stunden 3 Tage lang

Kontrolluntersuchungen

- Jährliche Untersuchung:
  - klinische Untersuchung
  - Gewicht
  - Blutdruck
  - Serumnatrium und Serumkalium
  - Frage nach Salzhunger (bedeutet die Notwendigkeit einer Mineralokortikoidtherapie) und, falls nötig, Bestimmung des ACTH-Spiegels und des Reninspiegels im Serum
- Patienten mit einer Autoimmunadrenalitis haben ein erhöhtes Risiko, an einer anderen Autoimmunkrankheit (Typ-1-Diabetes, Hypothyreose, perniziöse Anämie, Hypogonadismus) zu erkranken.

24.43 Therapie mit Glukokortikoiden

Zielsetzungen

- Nutzung der antiphlogistischen und immunsuppressiven Eigenschaften der Glukokortikoide
- Minimierung der unerwünschten Wirkungen (durch Wahl der richtigen Applikationsform und Dosierung)
- Es ist immer sorgfältig zu prüfen, für welche Erkrankung oder Symptome die Glukokortikoide eingesetzt werden sollen und wie die Krankheitsaktivität oder die Effizienz der Glukokortikoidtherapie überwacht und kontrolliert werden kann.
- Zu beachten ist, dass nach dem Absetzen einer Langzeitkortikoidbehandlung die Fähigkeit zur Stressbewältigung für einige Monate herabgesetzt sein kann.

Indikationen

- Polymyalgia rheumatica und Arteriitis temporalis
- Schwere rheumatoide Arthritis und sonstige Kollagenosen, bestimmte immunologische Lebererkrankungen
- Schweres Asthma, falls die Symptomatik nicht durch Inhalation von Kortikosteroiden oder andere Asthmamedikationen kontrollierbar ist
- Subakute Thyreoiditis
- Fazialisparese, akute Optikusneuritis
- Ophthalmologische Symptomatik des Morbus Basedow
- Schwere Hauterkrankungen, wie Pemphigus und Pemphigoid
- Als adjuvante Therapie bei bestimmten hämatologischen Erkrankungen und Krebsarten
- Immunsuppression nach Organtransplantationen
- Erhöhter intrakranieller Druck (In der Regel wird es sich dabei um die symptomatische Behandlung einer malignen Erkrankung handeln, was bedeutet, dass die unerwünschten Langzeitwirkungen der Glukokortikoide in den Hintergrund treten.)

Wahl des Medikaments

- Prednison-, Prednisolon- und Methlyprednisolonpräparate mit mittellanger Wirkungsdauer sind wegen ihres zu vernachlässigenden Mineralokortikoideffekts die beste Wahl für eine Langzeitbehandlung.
- Bei Patienten mit Lebererkrankungen ist Prednisolon vorzuziehen, da Prednison zuerst in der Leber zu biologisch aktivem Prednisolon umgebaut werden muss.

- Dexamethason eignet sich dann am besten, wenn die Aktivität der Hypophyse reduziert werden soll. Dexamethason ist das First-line-Kortikoid bei der Therapie des erhöhten Hirndrucks.
- Hydrocortison wird nur zur physiologischen Hormonsubstitutionstherapie eingesetzt oder wenn sich der Patient in der Erholungsphase nach Suppression der Nebennierenrinde befindet.

Durchführung der Glukokortikoidtherapie

- Beginn der Behandlung mit der korrekten Eingangsdosierung (die nötigenfalls durchaus hoch sein kann).
- Für die Erhaltungstherapie wird man die niedrigste noch wirksame Dosis verwenden.
- Die Möglichkeit einer topischen Behandlung sollte stets geprüft werden.
- Für eine eingehende Unterweisung des Patienten ist Sorge zu tragen.

Der richtige Einnahmezeitpunkt

- Üblicherweise wird das Steroid als Einzeldosis am Morgen gegeben. Unter bestimmten Voraussetzungen wird die Tagesdosis allerdings auf 2 Einzelgaben aufgeteilt, nämlich dann, wenn eine ACTH-Suppression erwünscht ist (was z.B. bei einem der seltenen Fälle einer angeborenen Nebennierenhyperplasie angezeigt sein könnte) und häufig auch bei Diabetikern, weil nur durch das Fraktionieren der Tagesdosis ein konstanter Blutzuckerspiegel erzielt werden kann.

Äquivalente Dosierungen

- 5 mg Prednison – 4 mg Methylprednisolon – 0,75 mg Dexamethason – 20 mg Hydrocortison

Unerwünschte Wirkungen einer Glukokortikoidtherapie

- Akute:
  - psychische Störungen, Hyperglykämie, Flüssigkeitsretention
- Chronische:
  - Suppression des adrenokortikalen Regelkreises, Osteoporose, Hypertonie, gastrointestinale Ulzera, Katarakt und Glaukom, Infektionen, iatrogenes Cushing-Syndrom (24.40), Myopathie, Arteriosklerose, Akne

Suppression des adrenokortikalen Regelkreises

- Ist auf die Hemmung der ACTH-Sekretion zurückzuführen.
- Ist dann signifikant, wenn die Behandlung abrupt gestoppt wird oder der Patient in einer Zeit, in der er niedrige oder mittlere Erhaltungsdosen einnimmt, schweren Stresssituationen ausgesetzt ist (Entzugserscheinungen wie die Addison-Krise [24.42]).
- Ein klinisch signifikantes Risiko ist
  - unwahrscheinlich bei kurzfristiger Steroidbehandlung (< 10 Tage),
  - möglich bei einer Dosis von 10 bis 20 mg über einige Wochen,
  - wahrscheinlich, wenn Dosierungen von > 20 mg als Langzeittherapie verabreicht wurden.
- Auch die Inhalation von Steroiden kann zu einer Suppression der Glukokortikoidausschüttung führen, falls dabei Tagesdosen von > 1500 μg bei Erwachsenen oder > 400 μg bei Kindern ❶ überschritten wurden.
- Wegen des Risikos einer Suppression des adrenokortikalen Regelkreises sollte eine Langzeitsteroidbehandlung immer nur ausschleichend beendet werden. Ist man bei einer Dosierung von 5 mg täglich angelangt, so ist eine weitere Dosisreduktion auf 5 mg jeden 2. Tag möglich, bis der Patient dann ganz ohne Steroidsubstitution auskommt.

Einschätzung der Stresstoleranz

- Der Grad der Suppression des adrenokortikalen Regelkreises kann durch eine morgendliche Messung der Serumcortisolkonzentrationen ermittelt werden. Wenn der Serumcortisolwert am Morgen (8 Uhr)
  - \> 500 nmol/l beträgt, so funktioniert die Achse Hypothalamus – Hypophyse – Nebenniere normal und es wird keine Substitution benötigt, auch nicht in schweren Belastungssituationen.
  - 200–500 nmol/l beträgt, dann ist die eigene Cortisolproduktion des Patienten gut und die Steroidsubstitution kann gefahrlos ausgeschlichen werden. Allerdings kann in schweren Stresssituationen nicht mit einer adäquaten Cortisolproduktion gerechnet werden (wenn nötig, sollte das mit einem Kurz-ACTH-Test überprüft werden).
  - 100–200 nmol/l beträgt, so ist das Absetzen der Steroidtherapie wahrscheinlich noch nicht möglich und eine Glukokortikoidsubstitution wird zumindest in Stresssituationen benötigt werden.
  - < 100 nmol/l beträgt, dann liegt eine Suppression des adrenokortikalen Regelkreises vor und der Patient benötigt eine Substitutionstherapie.
- Da Prednison, Prednisolon und Methylprednisolon die Serumcortisolbestimmung beeinflussen, sollte der Patient diese Präparate innerhalb der letzten 47 Stunden vor der Bestimmung nicht mehr zuführen. Bei Bedarf wird statt Prednison, Prednisolon oder Methylprednisolon ein kurz wirksames Hydrocortison gegeben, wobei am Vortag einer für den Morgen angesetzten Serumcortisolbestimmung die nachmittägliche beziehungs-

weise abendliche Hydrocortisondosis entfällt. Eine Östrogenersatztherapie hat ebenfalls Auswirkungen auf das Ergebnis der Cortisolbestimmung.
- Indikationen für einen ACTH-Test:
  - Beim Patienten soll die Steroidtherapie eingestellt werden, und es soll geprüft werden, ob er in Stresssituationen eine Substitutionstherapie benötigen wird.
  - Die Steroidbehandlung ist abgesetzt worden, es soll in Kürze ein chirurgischer Eingriff vorgenommen werden, und es ist wichtig zu wissen, ob er perioperativ eine Substitution brauchen wird.

Substitutionstherapie in Stresssituationen

- Eine Substitutionstherapie zur Stressbewältigung ist angezeigt, wenn der Patient unter Steroidtherapie steht und eine Suppression offensichtlich oder wahrscheinlich ist.
- Wenn der Patient laufend hohe Dosierungen von Steroiden einnimmt, wird keine weitere Behandlung nötig sein.
- Empfehlungen für die Substitutionstherapie finden sich in Tabelle 24.43.

Osteoporoseprophylaxe

- Die Prävalenz einer Osteoporose während einer Langzeitglukokortikoidbehandlung (Frakturen bei 2–45% der Patienten, verminderte Knochendichte bei 70%) hängt von der Grundkrankheit, der Dauer der Therapie und allgemeinen Risikofaktoren ab. Glukokortikoide beeinflussen praktisch alle Steuerungsparameter des Knochen- und Calciumstoffwechsels.
- Prophylaxe:
  - Gabe von zusätzlichem Calcium (1500 mg/Tag)
  - Gabe von zusätzlichem Vitamin D (400 U/Tag)
  - Substitution, wenn bei einem der folgenden Wirkstoffe ein Mangel besteht: Vitamin D, Östrogene, Testosteron
  - Bisphosphonate (Alendronat, Risedronat) nach Bedarf
- Behandlung:
  - Ein Biphosphonat (Alendronat, Ibandronat 1 × 150 mg/Monat oder Risedronat) wird empfohlen, wenn Prednison in einer Dosierung 5 mg über mehr als 3 Monate verabreicht wurde und wenn die Knochendichtemessung einen T-Score Wert < -1,0 aufweist.
  - Calcitonin 200 U/Tag, appliziert mittels Nasenspray, wenn der Patient unter Schmerzen leidet oder Bisphosphonate nicht verträgt. Calcitonin ist kostspielig, und seine Effizienz ist nicht so gut dokumentiert wie jene der Bisphosphonate, aber es bietet den Vorteil einer analgetischen Wirkung. Wenn Calcitonin zur Schmerzbekämpfung eingesetzt wird, sollte die Behandlung bis zum Abklingen der Schmerzen fortgeführt werden; dann sollte das Calcitonin durch ein Bisphosphonat ersetzt werden.
  - Strontiumranelat ist ein neues Medikament in der Osteoporosetherapie und kann zukünftig in zunehmendem Maße zur Behandlung der steroidinduzierten Osteoprose eingesetzt werden. Die Dosierung besteht in der abendlichen Einnahme eines 2-g-Säckchens aufgelöst in Wasser.
  - Thiazide, wenn der Patient eindeutig an einer Hyperkalziurie leidet. Diese Behandlungsstrategie befindet sich nach wie vor in der Erprobungsphase.

Tabelle 24.43 **Empfohlene Steroiddosierungen bei NNR-insuffizienten Patienten in Stresssituationen**

Geplanter Eingriff oder klinischer Status	Steroiddosierung
Kleiner Eingriff oder leichte Erkrankung - Sanierung Leistenbruch - Kolonoskopie - Leichte Erkrankung mit Fieber - Leichte Gastroenteritis	- Erhöhung der gewohnten Substitutionsdosis um 25 mg Hydrocortison oder 5 mg Prednisolon am Tag des Eingriffs/des Auftretens der Erkrankung - Nach 1–2 Tagen Rückkehr zur gewohnten Dosierung
Mäßig schwerer Eingriff bzw. Erkrankung - Cholezystektomie - Hemikolektomie - Pneumonie - Schwere Gastroenteritis	- Am Tag des Eingriffs/des Auftretens der Erkrankung Verabreichung der gewohnten Substitutionsdosis (bzw. einer äquivalenten Dosis Hydrocortison oder Methylprednisolon) PLUS - 50–75 mg Hydrocortison oder 10–15 mg Methylprednisolon i.v. - Nach 1–2 Tagen Rückkehr zur gewohnten Dosierung
Schwerer Eingriff bzw. Erkrankung - Bypassoperation - Leberresektion - Pankreatektomie - Pankreatitis	- Am Tag des Eingriffs/des Auftretens der Erkrankung Verabreichung der gewohnten Substitutionsdosis (bzw. einer äquivalenten Dosis Hydrocortison oder Methylprednisolon) PLUS - 100–150 mg Hydrocortison oder 20–30 mg Methylprednisolon i.v. - Nach 1–2 Tagen Rückkehr zur gewohnten Dosierung
Lebensbedrohliche Erkrankung - Sepsis - Schock	- 100 mg Hydrocortison i.v., danach 50–100 mg i.v. alle 6–8 Stunden - Langsame Dosisreduktion - Bei Schock zusätzlich Fludrocortison 50 µg/Tag bis sich der Zustand bessert

24.50 Einteilung der Hyperlipidämien

Gewöhnliche Hypercholesterinämie

- Entwickelt sich durch das Zusammenwirken der Parameter Ernährung, exzessive Kalorienzufuhr (Adipositas) und genetische Veranlagung (oftmals Apoprotein-E4-Phänotyp).

Familiäre Hypercholesterinämie

- Wird durch autosomal dominanten Erbgang vererbt:
  - Prävalenz bei Heterozygoten 1:500
  - Prävalenz bei Homozygoten 1:1.000.000
- Zu den typischen klinischen Manifestationen zählen tendinöse Xanthome in den Achillessehnen (wird am einfachsten durch eine Ultraschalluntersuchung diagnostiziert), in den Kniegelenken und an den Strecksehnen der Finger.
- Arcus lipoides und Xanthelasmen (siehe Abb. 24.50) finden sich relativ häufig.
- Ein stark erhöhter Serumcholesterinwert (im Allgemeinen > 8 mmol/l [310 mg/dl]) ist die wichtigste Auffälligkeit im Lipidstatus.
- Einige Patienten weisen eine leicht erniedrigte HDL-Konzentration im Serum auf.
- Beinahe immer findet sich in der Familienanamnese ein Angehöriger mit einem frühzeitigen Auftreten einer ischämischen Herzkrankheit (KHK).

Familiäre kombinierte Hypercholesterinämie

- Wird oft erst im Erwachsenenalter manifest.
- Die wichtigste Auffälligkeit im Lipidmuster ist eine übermäßige Produktion von Apolipoprotein-B (das Hauptbindungsprotein des Cholesterins und der Triglyceride).
- Eine frühzeitige Entwicklung einer arteriellen Gefäßerkrankung bleibt möglicherweise die einzige klinische Manifestation. In der Familienanamnese gibt es Fälle einer frühzeitigen KHK. Innerhalb derselben Familie können überdies unterschiedliche Formen von Lipidanomalien unter den Verwandten aufgetreten sein.
- Arcus lipoides und Xantelasmen werden gelegentlich beobachtet.
- Die Diagnose stützt sich auf das familiär gehäufte Autreten der KHK.

Typ-III-Hyperlipoproteinämie (Dysbetalipoproteinämie)

- Eine seltene Störung
- Serumcholesterin und -triglyceride sind mäßig oder stark erhöht (beide liegen bei 270–380 mg/dl).
- Akkumulation von Abbauprodukten des VLDL-Katabolismus

Hypertriglyceridämie

- Eine leichte Hypertriglyceridämie (180–400 mg/dl) steht fast immer nur mit bestimmten Lebensgewohnheiten in Zusammenhang (Adipositas, Alkoholkonsum) und resultiert aus der Kombination von Gendefekten und Umwelteinflüssen.
- Etwa 1% der Bevölkerung zeigt eine primäre genetisch bedingte (autosomal dominante) primäre Hypertriglyceridämie.
- Ein Patient mit einer leichten Hypertriglyceridämie ist asymptomatisch.
- Ein deutlich erhöhter Triglyceridwert im Serum geht mit einem Risiko einer akuten Pankreatitis und einer eruptiven Xanthomatose einher. Gelegentlich können durch Gicht verursachte Gelenksymptome auftreten.

Metabolisches Syndrom

- Das metabolische Syndrom (23.36) steht häufig, aber nicht in allen Fällen, mit einer Hypertriglyceridämie in Verbindung. Die folgende Kombination von Risikofaktoren, die vermutlich eine angeborene Stoffwechselstörung repräsentiert, wird als „metabolisches Syndrom" bezeichnet:
- Entsprechend des IDF- (International Diabetes Federation) Konsens 2005 sind die diagnostischen Kriterien des MBS:
  - Stammfettsucht definiert als ein Taillenumfang von mindestens 94 cm bei europäischen Männern und mindestens 80 cm bei europäischen Frauen PLUS
  - zumindest 2 der folgenden Faktoren
    1. Erhöhte Serumtriglyceride: ein Nüchternwert von mindestens 1,70 mmol/l (150 mg%) oder eine spezifische Behandlung dieser Störung.

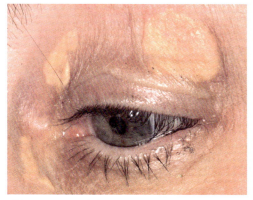

Abb. 24.50 Bei 50% der Patienten mit einer Fettstoffwechselstörung finden sich Xanthelasmen. Es stehen einige therapeutische Optionen zur Verfügung, wie operative Entfernung und Kryotherapie mit Flüssigstickstoff. Foto © R. Suhonen.

Tabelle 24.50 **Sekundäre Hyperlipidämien**

Hypercholes-terinämie	Hypertriglycerid-ämie	Hypercholesterin-ämie + Hypertri-glyceridämie
Hypothyreose	Alkohol	Hypothyreose
Nephrotisches Syndrom	Adipositas	Nephrotisches Syndrom
Cholestase	Insulinresistenz	Lebererkrankungen
Anorexie	Diabetische Ketoazidose	(Typ-2-Diabetes)
Akute inter-mittierende Porphyrie	Typ-2-Diabetes	
Hypopituita-rismus	Urämie	
	Cushing-Syndrom	
	Paraproteinämien	

2. Ein reduziertes HDL-Cholesterin: ein Nüchternwert unter 1,03 mmol/l (40 mg%) bei Männern und unter 1,29 mmol/l (50 mg%) bei Frauen oder eine spezifische Behandlung dieser Störung.
3. Ein erhöhter Blutdruck: systolisch mindestens 130 mm Hg oder diastolisch mindestens 85 mm Hg oder die Therapie einer bereits früher diagnostizierten Hypertonie.
4. Eine erhöhte Plasmaglukose im Nüchternzustand von zumindest 5,6 mmol/l (101 mg%) oder ein bereits diagnostizierter Typ-2-Diabetes. Liegt der Glukosewert über 5,6 mmol, wird ein OGTT dringend empfohlen, er ist aber nicht zwingend erforderlich um das Vorhandensein des MPS zu definieren.

Sekundäre Hyperlipidämien
- Siehe Tabelle 24.50.
- Besonders wichtig ist, eine eventuelle Hypothyreose zu erkennen.

24.51 Untersuchungen bei Patienten mit Hyperlipidämie

Grundsätzliches
- Identifizierung von Patienten mit familiärer Hypercholesterinämie und ihrer Verwandten.
- Erkennen einer sekundären Hyperlipidämie (zumeist verursacht durch eine symptomatische oder subklinische Hypothyreose).
- Erkennen einer Hyperlipidämie, die mit anderen Risikofaktoren einhergeht (wichtig bei Patienten mit einer ischämischen Herzkrankheit oder einer anderen arteriellen Erkrankung, bei KHK in der Familienanamnese, bei Hypertonikern, Diabetikern, beim metabolischen Syndrom (23.36) und bei Rauchern).

Untersuchungen bei Patienten mit behandlungsbedürftigen Blutfettwerten

Anamnese
- Arteriosklerotische Erkrankungen und hohe Cholesterinwerte in der Familienanamnese.
- Symptome einer arteriellen Gefäßerkrankung.
- Ernährungsgewohnheiten und körperliche Aktivität, der Verlauf der Gewichtszunahme bei übergewichtigen Patienten.

Klinische Untersuchung
- Blutdruck
- Auskultation des Herzens und der großen Arterien.
- Bei Verdacht auf periphere Verschlusskrankheit Untersuchung der unteren Extremitäten mittels Doppler-Sonographie.
- Untersuchung der Haut und Suche nach Xanthelasmen (um die Augen) und Sehnenxanthomen (in den Achillessehnen).
  - Bei einem Patienten mit Verdacht auf familiäre Hyperlipidämie kann eine Ultraschalluntersuchung den Nachweis für Achillessehnen-Xanthome erbringen.

Labordiagnostik
- Gesamtcholesterin im Serum, HDL-Cholesterin, Triglyceride. Der LDL-Cholesterinwert kann aus diesen Werten errechnet werden: LDL = Gesamtcholesterin–HDL–0,45 × Serumtriglyceride.
  - Es gibt auch direkte Methoden um das Serum-LDL-Cholesterin zu bestimmen, aber ihre Verwendung ist nicht etabliert und sie werden derzeit nicht für den Routineeinsatz empfohlen.
- Serum-TSH wenn nötig
- Blutzucker
- Eiweiß im Harn

24.52 Strategien und Prioritäten für ein Hyperlipidämie-Screening

Grundsätzliches
- Eine Sekundärprävention sollte erfolgen durch eine wirksame Behandlung einer Hyperlipidämie bei allen Patienten mit ischämischen Herzerkrankungen oder sonstigen arteriosklerotischen Erkrankungen (zerebralen oder peripheren Verschlusskrankheiten) **Ⓐ** sowie bei Diabetikern.
- Das allfällige Bestehen einer familiären Hypercholesterinämie sollte erhoben werden.

- Die Primärprävention sollte sich in erster Linie an die Patienten mit dem größten Risiko richten (Erwachsene im erwerbsfähigen Alter mit mehreren Risikofaktoren wie Bluthochdruck, Nikotinkonsum oder metabolischem Syndrom sowie Diabetiker).

Phase I: Personen mit deutlich erhöhtem Risiko

1. In einigen Langzeitstudien konnte bei Patienten mit ischämischer Herzerkrankung oder sonstigen arteriellen Erkrankungen und bei Diabetikern der Nutzen einer Therapie zur Lipidsenkung, insbesondere mit Statinen, klar bewiesen werden Ⓐ. In den Statin-Gruppen war ein deutlicher Rückgang der Mortalitäts- und der Komplikationsraten bei ischämischen Herzerkrankungen zu verzeichnen. Desgleichen verminderte sich die Inzidenz von Schlaganfällen Ⓐ.
2. Nach einer familiären Hypercholesterinämie ist zu fahnden, insbesondere bei
   - Patienten mit arteriosklerotischen Erkrankungen (ischämischer Herzerkrankung, zerebralen Durchblutungsstörungen) oder bei schon früh aufgetretenen Ischämien der unteren Extremitäten (Männer unter 55 Jahren, Frauen unter 65 Jahren),
   - nahen Verwandten (Kindern und Geschwistern) von Patienten mit frühzeitig auftretender koronarer Herzkrankheit,
   - Patienten, die schon früh hohe Cholesterinwerte aufwiesen (über 300 mg%),
   - nahen Verwandten von Patienten mit signifikant erhöhten Serumcholesterinwerten.

Durchführung der Screening-Untersuchungen

- Auch Frauen und ältere Menschen sollten in den Vorsorgeuntersuchungen erfasst werden, insbesondere Patienten mit deutlich erhöhtem Risiko.
- Anregung einer Überprüfung aller Lipidwerte (Serumcholesterin, HDL-Cholesterin, LDL-Cholesterin und Triglyceride), wenn der Patient aus welchem Grund auch immer in die Sprechstunde kommt.
- Abrufen der jüngsten Lipidwerte aus dem computerisierten Patientenregister bzw. diesbezügliche Überprüfung des Patientenblattes. Beifügung einer Notiz, dass die Blutfettwerte beim nächsten Arzttermin wieder überprüft werden sollen.
- Verwandte und Angehörige können in der Regel vom Indexpatienten kontaktiert werden.

Phase II: Personen mit weiteren Risikofaktoren

- Bei den Bemühungen um eine verbesserte Prävention arteriosklerotischer Erkrankungen ist ein Lipid-Screening der ganzen Bevölkerung nicht das primäre Ziel.
- Das Hauptanliegen auf der Populationsebene sollte die Förderung gesunder Ernährungs- und Lebensgewohnheiten sein, wobei dieses Ziel dann durch örtliche Aktionen im bürgernahen Bereich (z.B. in öffentlichen Restaurants) konkret erarbeitet werden kann.
- Wenn Lipid-Screening-Kampagnen geplant werden, sollte man als Zielgruppe Menschen im erwerbsfähigen Alter mit zusätzlichen Risikofaktoren wählen:
   - Übergewicht (Body-Mass-Index > 25 kg/m^2). Insbesondere Patienten mit metabolischem Syndrom (24.50), (24.50) in Verbindung mit einer Stammfettsucht sollten identifiziert werden.
   - Raucher
   - Hypertoniker
   - Patienten mit früh aufgetretener KHK in der Familie.
- Ein Lipid-Screenig ist bei allen Männern im erwerbsfähigen Alter indiziert.

Durchführung der Screening-Untersuchungen

- Vorschlag der Überprüfung aller Blutfettwerte (Serumcholesterin, HDL-Cholesterin, LDL-Cholesterin und Triglyceride), wenn der Patient in die Sprechstunde kommt.
- Die arbeitsmedizinische Betreuung und routinemäßige Gesundenuntersuchungen können dazu benutzt werden, Patienten in dieser Gruppe zu kontaktieren.
- Das Screening sollte auch eine Bewertung der weiteren Risikofaktoren umfassen (Hypertonie, Nikotinkonsum, Fettleibigkeit).
- Bei asymptomatischen Senioren oder bei Kindern besteht kein Anlass für ein solches Screening. Zum Thema „Hypercholesterinämie bei Kindern" sei auf die Leitlinie 31.64 verwiesen.

24.53 Mögliche Fehlerquellen bei der Blutfettbestimmung: LDL-Cholesterin

Zahl und Zeitpunkt der Messungen

- Eine einzige Lipidbestimmung ist nicht ausreichend verlässlich. Bevor eine Behandlung einer Hyperlipidämie eingeleitet wird, müssen die Ergebnisse von mindestens 2–3 Blutfettbestimmungen vorliegen.
- Bei der Blutabnahme sollte der Patient seit 12 Stunden nüchtern sein. Eine vorangegangene Nahrungsaufnahme würde zwar die Werte für das Gesamtcholesterin nur wenig beeinflussen,

hätte aber eine deutliche Auswirkung auf das Ergebnis der Triglyceridbestimmung.

Erkrankungen, die die Werte für Gesamt-Cholesterin und für HDL absenken

- Akuter Myokardinfarkt
- Trauma
- Chirurgischer Eingriff
- Akute Infektionen

Sekundäre Hyperlipidämie

- Wenn ein hoher Serumcholesterinspiegel festgestellt wird, sollte an die möglichen Ursachen für eine sekundäre Hyperlipidämie gedacht werden (24.50):
  - Eine Hypothyreose (kann auch nur subklinisch sein) ist die wichtigste Ursache für eine sekundäre Hyperlipidämie.
  - nicht insulinpflichtiger Diabetes mellitus
  - Nierenleiden
  - Leberleiden
  - Alkoholismus
  - antihypertensive Medikation

Berechnung des Serum-LDL-Spiegels (Friedewald-Formel)

- Das LDL-Cholesterin im Serum wird zweckmäßigerweise mit Hilfe der Friedewald-Formel ermittelt. Die Verfahren für eine direkte Bestimmung sind nur ungenügend standardisiert oder aufwändig.
- Eine Voraussetzung für die Verwendung der Friedewald-Formel ist ein Serumtriglyceridspiegel unter 4 mmol/l (< 350 mg%). Bei der Blutabnahme zur Lipidbestimmung sollte der Patient seit mindestens 12 Stunden nüchtern sein.
- **Serum-LDL-Cholesterin = Serumcholesterin minus Serum-HDL-Cholesterin minus 0,45 × Serumtriglyceride**
- Beispiel:
  - Serumcholesterin = 7,0 mmol/l
  - Serum-HDL-Cholesterin = 1,0 mmol/l
  - Serumtriglyceride = 3,1 mmol/l
  - Serum-LDL-Cholesterin = 7,0 − 1,0 − 0,45 × 3,1 = 4,6
- Die Berechnung kann mit Hilfe eines Computerprogramms vorgenommen werden.
- Anzustreben ist ein Serum-LDL-Spiegel unter < 120 mg% (bei Hochrisikopatienten unter < 95 mg%).

24.54 Behandlung der Hyperlipidämie: Zielsetzungen und Therapiewahl

Grundsätzliches

- Die Zielsetzungen sind:
  - Sekundärprävention einer arteriellen Gefäßerkrankung (Patienten mit einer diagnostizierten arteriellen Verschlusskrankheit sind die zahlenmäßig bedeutsamste Zielgruppe.)
  - Senkung des Gesamtrisikos einer arteriosklerotischen Gefäßerkrankung durch Ausschalten einzelner Risikofaktoren (kombinierter Effekt der Risikofaktoren). Die Bewertung des Risikos einer arteriellen Verschlusskrankheit kann durch die Verwendung von Risikokalkulatoren (z.B. SCORE) erleichtert werden.
    – Zu beachten ist, dass SCORE nur die Ablebenswahrscheinlichkeit angibt; das Risiko einer PAVK ist signifikant höher!
- Die Umstellung der Lebensgewohnheiten stellt bei allen Patienten das primäre Therapieziel dar.
- Ausschluss einer sekundären Hypercholesterinämie vor Beginn einer medikamentösen Therapie (Serum-TSH, Nüchternblutzucker, Urinanalyse).
- Die Korrektur erniedrigter HDL-Cholesterinspiegel und überhöhter Serumtriglyceridwerte ist wahrscheinlich zumindest bei Patienten mit einem nicht insulinpflichtigen Diabetes mellitus von Vorteil.
- Zur Minimierung des Pankreatitisrisikos sollten die Triglyceridspiegel unter 10 mmol/l (875 mg/100 ml) liegen, besser noch unter 5 mmol/l (437,5 mg/100 ml).

Patienten mit einer koronaren Herzkrankheit (KHK)

- Mit steigenden Serumcholesterinspiegeln kommt es bei KHK-Patienten zu einem deutlichen Anstieg des Risikos eines Myokardinfarkts oder eines Herztods.
- Die Wirksamkeit einer Pharmakotherapie wurde in kontrollierten Studien klar bewiesen **Ⓐ**. Der Zielwert des Serumcholesterins liegt unter 5,0 mmol/l (193,5 mg/100 ml) (LDL-Cholesterin unter 2,5 mmol/l; 96,75 mg/100 ml). Es gibt Evidenz, dass Patienten mit KHK von noch niedrigeren LDL-Spiegeln profitieren (deutlich unter 2 mmol [73 mg%]).
- Siehe Tabelle 24.54.1.

Patienten mit sonstigen arteriosklerotischen Erkrankungen (zerebrovaskuläre Erkrankungen, periphere arterielle Verschlusskrankheiten)
- Siehe oben.

Asymptomatische Hypercholesterinämie
- Anzustreben sind Serumcholesterinwerte unter 5,0 mmol/l (200 mg/100 ml) (LDL-Cholesterin unter 3,0 mmol/l; 110 mg/100 ml). Bei der Entscheidung über eine Intervention sollten das Alter und das Geschlecht sowie das Gesamtrisiko des Patienten in Betracht gezogen werden (Patienten im arbeitsfähigen Alter sind hier die wichtigste Zielgruppe).
- Siehe Tabelle 24.54.2.
- Bei asymptomatischen Hochrisikopatienten liegt der Zielwert unter 4,5 mmol (174 mg/100 ml) Gesamtcholesterin und unter 2,5 mmol (97 mg/100 ml) LDL-Cholesterin.

Ältere Patienten (> 80 Jahre)
- Für diese Altersgruppe existieren keine randomisierten prognostischen Studien.
- Bei der Therapiewahl sollte das biologische Alter und die allgemeine Prognose in Betracht gezogen werden, besonders bei jenen mit einer arteriellen Verschlusskrankheit.
- Die Therapieprinzipien sind die gleichen wie bei jüngeren Patienten.

24.55 Ernährungsgrundsätze bei erhöhtem Serumcholesterinspiegel

Grundsätzliches
- Empfehlungen an den Patienten:
  - Einschränkung der Zufuhr an gesättigten Fetten
  - Gesteigerte Aufnahme von ein- und mehrfach ungesättigten Fettsäuren (Pflanzenfetten) anstelle von gesättigten Fetten **A**. Rapsöl ist die beste Wahl.
  - Reduzierung der Cholesterinzufuhr
  - Gewichtsreduktion
  - gesteigerte Zufuhr von Ballaststoffen **A** (falls indiziert können gelbildende Ballaststoffe eingenommen werden (24.56)) > 20 g/1000 kcal
  - 2 × wöchentlich Fisch auf dem Speiseplan

Tabelle 24.54.1 **Hypercholesterinämie bei KHK-Patienten**

Serumcholesterin (mmol/l)	LDL (mmol/l)	Risiko einer Progression der Krankheit	Therapieempfehlungen
4,5 (174 mg/100 ml) oder höher	2,5 (97 mg/100 ml) oder höher	Deutlich erhöht	Diätetische Maßnahmen, Lebensstiländerung, Kontrolle der Cholesterinwerte nach 1–2 Monaten. Risikominderung durch Modifizierung anderer Risikofaktoren. Eine Pharmakotherapie ist immer dann indiziert, wenn die individuell festgelegten Zielwerte nicht erreicht werden.

Tabelle 24.54.2 **Asymptomatische Hypercholesterinämie**

Serumcholesterin (mmol/l)	LDL (mmol/l)	Risiko einer Progression der Krankheit	Therapieempfehlungen
8,0 (300 mg/100 ml) oder höher	6,5 (250 mg/100 ml) oder höher	Stark erhöht	Bewertung der Risikofaktoren. Diätetische Maßnahmen und Lebensstiländerung. Kontrolle der Cholesterinwerte nach 1–2 Monaten. Eine Pharmakotherapie ist indiziert, wenn die Zielwerte deutlich verfehlt werden. Da eine hohe Wahrscheinlichkeit einer genetischen Prädisposition besteht, ist ein Familien-Screening angezeigt.
6,5 (250 mg/100 ml) – 7,9 (300 mg/100 ml)	5,0 (200 mg/100 ml) – 6,4 (250 mg/100 ml)	Mäßig erhöht	Bewertung der Risikofaktoren und Einleitung einer Diättherapie. Kontrolle der Cholesterinwerte nach 2–4 Monaten. Weitere Maßnahmen (Pharmakotherapie) je nach Anschlagen der Diättherapie und unter Berücksichtigung sonstiger Risikofaktoren. Eine genetisch bedingte Fettstoffwechselstörung ist möglich (und sollte in derselben Weise wie bei Patienten mit Serumcholesterinspiegeln über 8 mmol/l = 309 mg/dl behandelt werden).
5,0 (200 mg/100 ml) – 6,4 (247 mg/100 ml)	3,0 (110 mg/100 ml) – 4,9 (190 mg/100 ml)	Leicht erhöht	Beratung bezüglich einer gesunden Ernährung und Bewertung der Risikofaktoren. Weitere Maßnahmen in Abhängigkeit von sonstigen Risikofaktoren. Kontrolle der Serumcholesterinwerte nach etwa 5 Jahren.

- Mit Stanolen/Sterinen angereicherte Margarine kann verzehrt werden (übergewichtige Personen sollten Diätmargarine [40% Fettanteil] verwenden oder auf Brotaufstrich ganz verzichten).
- Falls die angestrebten Serumlipidwerte durch Ernährungsumstellung nicht erreicht werden können, wird eine medikamentöse Therapie eingeleitet (anstatt nur weitere Kontrollmessungen anzuordnen).

Empfehlungen

- Fettanteil < 30 E% der Gesamtkalorien pro Tag
  - gesättigte Fette < 10 E%
  - ein- und mehrfach ungesättigte Fette 20 E%
- Diätfette
  - 250–300 mg/Tag
- Ausreichende Menge an löslichen Ballaststoffen Ⓐ
  - > 20 g /1000 kcal
- Bei adipösen Patienten Gewichtsreduktion
- Keinen gebrühten Kaffee trinken
- Einschränkung des Alkoholkonsums, wenn der Patient
  - übergewichtig ist
  - an hohem Blutdruck
  - an Hypertriglyceridämie leidet
- Bei Hypertonikern Verminderung der Salzzufuhr

Zu erwartende Wirksamkeit diätetischer Maßnahmen

- Der Nüchterncholesterinspiegel sinkt bei einigen Patienten möglicherweise um 15%, aber im Durchschnitt erreicht dieser Effekt nur ein Ausmaß von 3–6% Ⓐ.
- Bei einigen Patienten kann sogar eine Absenkung des Cholesterinspiegels um mehr als 30% erzielt werden.

Ernährungstherapie in der Praxis

- Eine gründliche Ernährungsanamnese, möglichst auf der Grundlage eines Ernährungstagebuchs, bildet die Basis der Diätberatung.
- Die Zufuhr von tierischen Fetten und Fetten aus Milchprodukten ist einzuschränken. Empfehlungen an den Patienten:
  - Verwendung von fettfreier Milch oder Sauermilch
  - Entscheidung für Milchprodukte mit reduziertem Fettgehalt
  - Verwendung von Pflanzenmargarine, Diätmargarine oder Margarine mit Zusatz von Phytostanolen bzw. Phytosterinen
  - Fettarmen Fleischprodukten, magerem Fisch, Geflügel ohne Haut sowie Würstchen mit niedrigem Fettgehalt ist der Vorzug zu geben.
- Vermeidung von cholesterinreichen Nahrungsmitteln wie:
  - fette Fleischprodukte und Milchfett
  - Innereien
  - Eidotter
- Reduktion von Übergewicht durch eine hypokalorische Diät (oder, falls notwendig, eine extrem niedrigkalorische Diät) und körperliche Bewegung.
- Erhöhung der Aufnahme von pflanzlichen Ballaststoffen Ⓐ. Empfehlenswert sind:
  - Blattgemüse, Wurzelgemüse, Hülsenfrüchte
  - Beeren und Obst
  - Vollkornprodukte
- Zubereitung der Nahrung ohne Fettzugabe oder unter Verwendung von Pflanzenölen oder Pflanzenmargarinen. Geeignete Öle sind etwa Rapsöl (das das optimale Fettsäureprofil aufweist), Olivenöl, Sonnenblumenöl, Sojaöl und Maiskernöl.
- Lieber Filterkaffee anstelle von gebrühtem Kaffee (Espresso) trinken.
- Die durch die Reduktion des Fettanteils in der Ernährung entstehende Energielücke wird durch eine Kohlenhydratsubstitution gefüllt: Kartoffeln, Getreideprodukte, Reis, Teigwaren, Obst, Beeren, Blatt- und Wurzelgemüse.

Mit Phytostanolen oder Phytosterinen angereicherte Margarine zur Behandlung der Hypercholesterinämie

- Eine tägliche Zufuhr von 25 g Sitostanol-Ester-Margarine (2 g Sterin) hat eine um 10% bessere Wirkung auf den Serumcholesterinspiegel und eine um 15% bessere Wirkung auf das LDL-Cholesterin als herkömmliche Margarine. Die Spiegel von HDL-Cholesterin und Triglyceriden werden nicht beeinflusst.
- Bei leichter Hypercholesterinämie könnte die Verwendung dieser Sitostanol-Margarine in Verbindung mit weiteren Diätmaßnahmen bereits als Behandlung ausreichen. Bei ungenügend ansprechenden Patienten können zusätzlich zum Sitostanol noch Statine gegeben werden.
- Bei Patienten mit familiärer Hypercholesterinämie oder bestimmten anderen Hypercholesterinämieformen wird es dank der Sitostanol-Margarine in manchen Fällen möglich sein, die Lipidsenker völlig abzusetzen oder zumindest eine Dosisreduktion vorzunehmen.
- Zu bedenken ist allerdings der hohe Energiegehalt von Phytostanolen oder -sterinen (weswegen übergewichtige Personen auf Fett reduzierte Produkte mit Zusatz von Phytostanolen oder -sterinen ausweichen sollten).
- Der Behandlungserfolg und das Gewicht der Patienten bedürfen einer engmaschigen Kontrolle.

24.56 Medikamentöse Behandlung der Hyperlipidämien

Grundsätzliches

- Prüfung, ob der Patient seine Ernährung den Therapiezielen entsprechend umgestellt hat, und – bei eindeutiger Indikation – sofortige Einleitung einer medikamentösen Therapie.
- Arteriosklerose- oder Diabetespatienten stellen die wichtigste Zielgruppe dar.
- Vor Einleitung einer Therapie mit Lipidsenkern Bestimmung des Serumcholesterins, der Triglyceride und des HDL-Cholesterins sowie Berechnung des LDL-Cholesterins im Serum mit Hilfe der Friedewald-Formel (LDL = Chol - HDL - TG/5).
- Ausschluss einer sekundären Hypercholesterinämie. Wenn die Ursache der sekundären Hypercholesterinämie nicht eliminiert werden kann, gelten dieselben Behandlungsrichtlinien wie für eine primäre Hypercholesterinämie.
- Identifizierung von Patienten mit familiärer Hypercholesterinämie (Serumcholesterin üblicherweise über 300 mg/dl [8 mmol/l], Xanthome, positive Familienanamnese) und Vorschlag zur Durchführung eines Familien-Screenings.
- Wenn eine erhöhte LDL-Konzentration im Serum die wichtigste Lipidanomalie darstellt, dann sind Statine die Medikamente der Wahl **Ⓐ**.
- Wenn eine erhöhte Triglyceridkonzentration (> 400 mg/dl [4,5 mmol/l]) und ein niedriger HDL-Wert die wichtigsten Auffälligkeiten darstellen, dann könnte ein Fibrat das am besten geeignete Medikament sein.

Allgemeine Prinzipien zur Auswahl des geeigneten Medikaments

- Von den häufig verwendeten Medikamenten sind Cholestyramin, Gemfibrozil, Simvastatin, Pravastatin, Lovastatin, Atorvastatin, Fluvastatin und Fenofibrat im Rahmen von randomisierten Doppelblindstudien zumindest 3 Jahre lang untersucht worden **Ⓐ**.
- Ein Statin ist das Medikament der Wahl **Ⓐ**, es sei denn, die dominierende Störung besteht in einer Hypertriglyceridämie oder einer niedrigen HDL-Konzentration. In dieser Situation kann auch ein Fibrat in Erwägung gezogen werden.
- Ionenaustauscherharze und Guargummi* sind auch während der Schwangerschaft und bei Kindern sicher in der Anwendung, weil sie nicht im Darm resorbiert werden. Ihre unerwünschten Wirkungen können problematisch sein.
(* In Österreich derzeit nicht registriert)

Wahl des Medikaments für verschiedene Formen der Hyperlipidämie

- Siehe Tabelle 24.56.

Statine

- Die wichtigste Wirkstoffgruppe unter den Lipidsenkern

Wirkungsweise

- Die Wirkung beruht auf einer Hemmung der HMG-CoA-Reduktase, was zu einer Inhibition der Cholesterinsynthese in den Hepatozyten führt. Es kommt zu einer Erhöhung der LDL-Clearance durch eine gesteigerte Anzahl von LDL-Rezeptoren an den Hepatozyten. Möglicherweise spielen aber auch die VLDL-Lipoproteine oder auch noch weitere Mechanismen eine gewisse Rolle.

Wirksamkeit

- Das LDL wird um 30–40% reduziert.
- Das HDL wird um 5–15% erhöht.
- Die Triglyceridwerte werden um 10–30% abgesenkt.
- Eine Kombination von Statinen mit Ezetimibe und Ionenaustauscherharzen ergibt eine additive Wirkung **Ⓒ**.

Nebenwirkungen

- Statine werden in der Regel gut vertragen, auch von älteren Patienten.

Tabelle 24.56 **Wahl des Lipidsenkers in Abhängigkeit vom Hyperlipidämietyp**

Typ der Dyslipidämie (Phänotyp)	Medikament der Wahl
Isolierte Hypercholesterinämie (familiäre Hypercholesterinämie)	Statine oder eine Kombination Statin plus Ezetimibe oder eine Kombination Statin plus Harz (Dosierung des Ionenaustauscherharzes < 20 g zur Vermeidung unerwünschter Wirkungen)
Sowohl Cholesterin- als auch Triglyceridwerte erhöht	Statin, wenn Serumtriglyceride < 400 mg/dl (4,5 mmol/l) Fibrate + Statin, wenn eine Erhöhung der Statindosis nicht mehr ausreicht (die Notwendigkeit einer Kombinationstherapie sollte von einem Spezialisten geprüft werden)
Isolierte Hypertriglyceridämie	Gewichtsreduktion und Einschränkung des Alkoholkonsums sind nötig, bevor der Einsatz von Medikamenten in Betracht gezogen werden sollte. Verbesserung der Diabeteseinstellung Fibrate
Hypothyreose	Wenn die Lipidstörung auf einen Hypothyreose zurückgeht, kann man mit einer Thyroxinsubstitution die Lipidwerte wieder normalisieren.

- Anstieg der Transaminasen bei etwa 2% der Patienten. Die klinische Bedeutung dieses Anstieges ist unklar, da bei den Patienten häufig auch andere Faktoren vorliegen, die diesen bewirken können. Es gibt keine eindeutige Evidenz, dass eine Statintherapie einen signifikanten Leberschaden verursachen könnte.
- Die CK (Serumkreatininkinase) muss nicht regelmäßig überprüft werden. Hier ist eine Bestimmung nur dann indiziert, wenn der Patient über unerklärliche Myalgien oder Muskelsymptome klagt. Konzentrationen, die 10 × höher als der obere Referenzwert liegen, gelten erst als signifikant. Die Inzidenz von Myopathien liegt bei etwa 0,5%.
  Anmerkung: Bei Kombination von Statinen mit Fibraten werden in Österreich regelmäßige CK-Kontrollen dringend empfohlen.
- Die Inzidenz von unerwünschten Wirkungen auf die Muskeln liegt bei < 0,1%.
- Das Risiko einer Myopathie steigt bei:
  - gleichzeitiger Gabe von Ciclosporin, Fibraten, Makroliden oder bei einer Konazol-Medikation,
  - hochbetagten Patienten,
  - Multimorbidität,
  - chirurgischen Eingriffen,
  - Hypothyreose.
- Es wurden vereinzelte Fälle von Polyneuropathie in Zusammenhang mit einer Statintherapie beschrieben.

Dosierung
- Anpassung der Dosierung Ⓐ je nach Ansprechen des Patienten. Eine Verdoppelung der Dosis führt zu einer weiteren Reduzierung des Serumcholesterins um 7%.
- Lovastatin: 20–80 mg/Tag
- Pravastatin: 20–40 mg/Tag
- Simvastatin: 10–80 mg/Tag
- Fluvastatin: (20–)40–80 mg/Tag
- Atorvastatin: 10–80 mg/Tag
- Rosuvastatin: 10–40 mg/Tag

Ionenaustauscherharze (Colestyramin)

Wirkungsweise
- Die Ionenaustauscher binden die Gallensäuren im Darm und verhindern ihre Reabsorption, sodass mehr Gallensäuren mit dem Stuhl ausgeschieden werden.
- Sie steigern nicht die Ausscheidung der neutralen Steroide über den Darm und verursachen keine Fettmalabsorption.
- Die vermehrte Exkretion von Gallensäuren führt zu einer verstärkten Neubildung von Cholesterin in der Leber (dieses wird den VLDL- und LDL-Lipoproteinen entzogen) und weiters zu einer Zunahme der Zahl der LDL-Rezeptoren auf den Hepatozyten, was wiederum eine vermehrte Cholesterinaufnahme in die Leberzellen zur Folge hat.

Wirksamkeit
- Der Gesamt- und der LDL-Cholesterinspiegel sinken um 15–30%.
- Die Serumtriglyceridwerte können leicht ansteigen.

Dosierung
- Colestyramin 16–32 g/Tag

Unerwünschte Wirkungen
- Gastrointestinale Symptome: Obstipation, Blähungen, Nausea, epigastrische Schmerzen
- Entwicklung eines Mangels an fettlöslichen Vitaminen und Folsäure

Wechselwirkungen
- Es kann zu einer Beeinträchtigung der Resorption der nachstehend aufgelisteten Wirkstoffe kommen. Diese Medikamente sollten daher zumindest 1 Stunde vor oder 4 Stunden nach dem Harzpräparat eingenommen werden.
  - Digoxin
  - Thyroxin
  - Cumarinderivate
  - Thiaziddiuretika

Guargummi*

*In Österreich nicht registriert

Wirkungsweise
- Guargummi besteht aus Galaktomannan, einem nicht resorbierbaren diätetischen Ballaststoff. Der Wirkmechanismus ist mit jenem der Ionenaustauscher zu vergleichen. Guargummi erhöht auch die Ausscheidung der neutralen Steroide über den Stuhl.

Wirksamkeit
- Das Gesamtcholesterin und das LDL-Cholesterin im Serum werden um 10–15% reduziert. Die HDL- und Triglyceridwerte werden nicht beeinflusst.
- Guargummi stellt bei Diabetikern mit einer Hypercholesterinämie eine geeignete Alternative zur Ergänzung einer Diättherapie dar und kann auch bei einer schweren Hypercholesterinämie in Kombination mit Statinen oder Fibraten eingesetzt werden.

Dosierung
- 2–5 × 5 g tgl.

Unerwünschte Wirkungen
- Bei etwa 30% der Patienten treten unerwünschte Wirkungen auf.
- Auftreibung des Abdomens, Flatulenz, Diarrhö

Fibrate (Gemfibrozil, Bezafibrat und Fenofibrat)

Wirkungsweise
- Fibrate senken den Lipidspiegel über die Aktivierung des nuklearen Hormonrezeptors PPAR (Peroxisome Proliferator Activated Receptor).

Wirksamkeit
- Die Triglyceridwerte werden um 20–70% gesenkt.
- Die HDL-Werte werden um 10–25% erhöht.
- Der LDL-Cholesterin-Anteil wird abgesenkt, falls der Ausgangswert hoch war.

Unerwünschte Wirkungen
- Leichte Bauch- und Darmbeschwerden
- Myalgie und ein Anstieg der CPK
- Möglicherweise Bildung von Gallensteinen
- Transaminasenanstieg
- In seltenen Fällen Wasserretention, Wachstum des Brustdrüsengewebes und Impotenz

Wechselwirkungen
- Die Eiweißbindung verschiedener Medikamente wird rückgängig gemacht, was zu erhöhten Serumspiegelwerten führt (Cumarine, Sulfonylharnstoffe).

Kontraindikationen
- Schwere Nieren- oder Leberfunktionsstörungen, Erkrankungen der Gallenblase

Dosierung
- Gemfibrozil: 600–1200 mg/Tag, aufgeteilt auf 2–3 Einzelgaben
- Bezafibrat: 1 × 400 mg zum Mittagessen
- Fenofibrat: 1 × 200 mg mit einer Mahlzeit

Ezetimibe
- Ezetimibe ist eine gute Wahl für Patienten, deren Hypercholesterinämie nicht mit Statinen behandelt werden kann oder bei denen die Wirkung ungenügend ist.

Wirkungsweise
- Hemmt die Cholesterinresorption im Dünndarm.
- Die Wirkung ist additiv zu jener der Statine, die die Cholesterinsynthese blockieren.

Wirksamkeit
- Als Monotherapie verringert es die LDL-Konzentration um 18–19%, die Triglyceride um 4–11% und erhöht die HDL-Konzentration um 2–3%.
- In Kombination mit Statinen steigert Ezetimib deren Wirksamkeit; die cholesterinsenkende Wirkung von Ezetimib ist mit jener hoch dosierter Statine vergleichbar.

Dosierung
- 10 mg/Tag

Unerwünschte Wirkungen
- In den bisher durchgeführten Studien gab es kaum Nebenwirkungen.

Kontrolluntersuchungen bei einer Lipidsenkertherapie
- Die Lipidkonzentrationen sollten nach 1–2 Monaten kontrolliert werden, dann nach 3–6 Monaten und danach, wenn nötig, jährlich.
- Man sollte 3–6 Monate auf den Wirkungseintritt eines Medikaments warten und erst dann ein neues Medikament verschreiben.
- Überprüfung, ob die Zielwerte für die Lipidspiegel (24.54) erreicht werden.

Labortests
- Statine: Die Serum-GPT sollte nach 1–2 Monaten und danach jährlich bestimmt werden.
- Konzentrationen über dem doppelten des oberen Limits des Referenzwertes sind klinisch relevant. Wenn unerklärliche Myalgien auftreten, Überprüfung der Serumkreatininkinase.
- Fibrate: GPT (ALT) und die alkalische Phosphatase werden nach 1–2 Monaten bestimmt und danach in 6- bis 12-monatigen Abständen. Bei einer Kombinationstherapie Fibrat plus Statin sollte die ALT (GPT) alle 3–4 Monate überprüft werden (wenn mit einem Fibrat kombiniert, sollte die Statindosierung nur die Hälfte der Normaldosis betragen). Bei Auftreten einer Myalgie sollte immer die CK gemessen werden.
Anmerkung: Aufgrund schwerer Zwischenfälle in der Vergangenheit wird in Österreich generell die engmaschige Überprüfung der CK bei einer Kombinationstherapie empfohlen.

Indikationen für die Zuziehung eines Spezialisten
- Entscheidung über die Notwendigkeit einer Kombinationstherapie.
- Neben der Fettstoffwechselstörung liegt noch eine weitere komplizierte Erkrankung vor.
- Die Serumtriglyceridwerte lagen bei Behandlungsbeginn über 900 mg/dl (10 mmol/l) und konnten auch durch die Therapie nicht unter 500 mg/dl (5 mmol/l) abgesenkt werden.
- Die Serumcholesterinwerte sind extrem hoch (über 550 mg/dl [15 mmol/l]).
- Eine ischämische Herzkrankheit oder Xanthome sind schon in einem frühen Lebensabschnitt aufgetreten (bei einem Kind, einem Jugendlichen oder einem jungen Erwachsenen).

24.61 Männlicher Hypogonadismus und Hormonsubstitution

Zielsetzungen

- Es ist zwischen primärem und sekundärem Hypogonadismus zu unterscheiden. Beim sekundären Hypogonadismus ist auch die Grundkrankheit zu behandeln.
- Falls keine Kontraindikation vorliegt: Hormonsubstitutionstherapie mit Testosteron.

Regulation der männlichen Sexualhormone

- LH stimuliert die Testosteronsekretion in den Leydig-Zellen.
- FSH stimuliert die Sertoli-Zellen der Hoden, die eine wichtige Rolle bei der Spermienproduktion spielen.

Symptome eines Hypogonadismus (Testosteronmangel)

- Ein vor der Pubertät auftretender Hypogonadismus führt zu Eunuchismus: lange Extremitäten, jünglingshafte „Kastratenstimme", schlanke Muskeln, kindliche Genitalien.
- Ein im Erwachsenenalter beginnender Hypogonadismus führt zu verminderter Libido, Impotenz und teilweiser Rückbildung der sekundären Geschlechtsmerkmale.

Hauptursachen für einen Hypogonadismus

- Primärer (testikulärer, hypergonadotroper) Hypogonadismus:
  - Klinefelter-Syndrom
  - Kryptorchismus
  - Orchitis
  - Bestrahlung, toxische Substanzen, Pharmaka
  - bestimmte systemische Erkrankungen (Leberzirrhose, Urämie)
- Sekundärer (zentraler, hypogonadotroper) Hypogonadismus:
  - angeboren
  - erworbener Hypogonadismus: Tumore der Hypophyse oder des Hypothalamus, Traumen, infiltrative Prozesse, Hypophysenapoplexie, Folgen einer Hypophysenoperation oder einer Strahlentherapie, Pharmaka (Östrogene, wie sie für die Behandlung des Prostatakarzinoms eingesetzt werden), Hyperprolaktinämie, Unterernährung, Anorexia nervosa
- Subklinischer Hypogonadismus:
  - Die Anzahl der Leydig-Zellen nimmt mit zunehmendem Alter ab.

Klinefelter-Syndrom (47, XXY)

- Inzidenz ca. 1:500
- Kleine, feste Hoden
- Lange Arme und Beine
- Verzögertes Einsetzen der Pubertät (in sehr unterschiedlichem Ausmaß)
- Bei einigen Knaben liegt während der Pubertät eine relativ normale Testosteronproduktion vor. Später sinken die Serumtestosteronwerte und die LH-Spiegel steigen (die FSH-Werte sind ebenfalls erhöht), was zu verminderter Libido, Impotenz, Gynäkomastie, Abschwächung der Ausbildung sekundärer Geschlechtsmerkmale sowie Infertilität führt. Jedes dieser Symptome kann der Grund sein, dass der Patient einen Arzt aufsucht.
- Einige Patienten zeigen eine leicht unterdurchschnittliche Intelligenz, leiden an Diabetes oder Lungenerkrankungen.

Untersuchungen

- Bestimmung von Serumtestosteron und SHBG (sexual hormone binding globulin) bzw. freiem Testosteron sowie der LH- und Prolaktinwerte.
  - Normalerweise sind nur 2% des Testosterons als freies Testosteron (d.h. in einer biologisch aktiven Form) verfügbar, während der Rest an SHBG gebunden ist.
  - Die Blutabnahme sollte am Morgen erfolgen.
- Liegen nun der Serumtestosteronspiegel im unteren Teil des Referenzbereichs und
  - besteht ein niedriger SHBG-Wert, so liegt das freie Testosteron im Normalbereich,
  - besteht ein hoher SHBG-Wert, so ist das freie Testosteron erniedrigt.
- Die SHBG-Spiegel erhöhen sich mit fortschreitendem Alter, bei Hyperthyreose und unter dem Einfluss von Östrogenen; Androgene senken die SHBG-Werte.
- Die Diagnose eines Hypogonadismus ist nicht immer einfach. Zuerst einmal zeigt die Testosteronkonzentration bei einem gesunden Mann Schwankungen. Körperliche Anstrengung, Fasten und Stress verschiedenster Ursache (z.B. Operationen) können die Konzentration zeitweise herabsetzen. Auch eine Depression vermindert sie. Zum zweiten sind die Bestimmungsmethoden für das Testosteron problematisch.
- Wenn das Serumtestosteron < 7 nmol/l ist, hat der Patient einen Hypogonadismus und seine Ursache muss bestimmt werden. Ein Serumtestosteron zwischen 7 und 12 (–14) nmol/l ist eine Grauzone, das heißt, einige dieser Patienten werden einen echten Hypogonadismus haben, aber andere werden nur niedrige Werte aus den vorher genannten zeitweisen Gründen haben oder ihr SHBG ist niedrig. Adipositas und meta-

bolisches Syndrom sind häufige Gründe für ein leicht vermindertes Serumtestosteron. Gewichtsabnahme erhöht die Testosteronkonzentration.
- Bei einem hypergonadotropen Hypogonadismus ist bei Verdacht auf Klinefelter-Syndrom eine zytogenetische Analyse (im Speziallabor) indiziert.
- Bei einem hypogonadotropen Hypogonadismus ist eine MRT der Sella-Region angezeigt (durch Spezialisten).

Behandlung
- Testosteronsubstitution sowohl bei primärem als auch bei sekundärem Hypogonadismus.
- Bei Patienten mit einem sekundären Hypogonadismus ist es möglich, dass eine Gonadotropinbehandlung die Spermaproduktion wiederherstellt.
- Beim sekundären Hypogonadismus muss auch die Ursache des Hypogonadismus behandelt werden (zum Beispiel operative Entfernung eines Hypophysentumors).

Testosteronsubstitution
- Intramuskuläres Testosteron Undecanaot alle 10 bis 14 Wochen:
  - Bewirkt eine gleichmäßigere Konzentration und länger dauernden Effekt als die Testosteronester.
- Intramuskuläre Testosteronester 250 mg (Testosteronenantat) alle 2–4 Wochen:
  - Das subjektive Wohlbefinden des Patienten ist der beste Indikator für ein adäquates Dosierungsintervall.
- Testosterongel (z.B. 5 g Testogel enthält 50 mg Testosteron) 1 × täglich (am besten am Morgen):
  - Die Testosteronkonzentrationen sollten morgens vor dem Auftragen des Gels gemessen werden. Die Dosierung ist richtig, wenn die Serumkonzentrationen innerhalb der Limits liegen.
- Testosteron-transdermales Pflaster, 2,5–5 mg/Tag:
  - Die übliche Dosierung ist ein 5-mg-Pflaster, das jede Nacht auf die Haut geklebt wird (nicht auf das Skrotum – siehe Fachinformation). Bei richtiger Dosierung finden sich die Morgentestosteronspiegel stets im Normalbereich. Die Testosteronkonzentration kann 3 Tage nach Beginn der Testosteronpatch-Applikation gemessen werden.
  - Die Behandlung mit dem Pflaster ist bedeutend kostspieliger als die intramuskulären Injektionen.
  - Testosterongels 1 × tgl.
- Während der Testosterontherapie sollten die Größe der Prostata, die Serum-PSA-Spiegel, die Serumlipidwerte und das Blutbild regelmäßig kontrolliert werden.

Kontraindikationen für eine Testosterontherapie
- Prostatakarzinom
- Eine unbehandelte Prostatahyperplasie, die das Harnlassen deutlich erschwert.

Wann sollte Testosteron verschrieben werden?
- Eine Substitutionstherapie ist indiziert, wenn Zeichen und Symptome eines Hypogonadismus bestehen und keine Kontraindikationen vorliegen. Bei einem älteren Mann sollte das Nutzen-Schadensverhältnis individuell überprüft werden. Die Knochendichte sollte gemessen werden. Wenn die Behandlung abgesetzt wird, wird die Prävention bzw. Behandlung einer Osteoporose notwendig.
- Die Behandlung allmählich fallender Testosteronspiegel eines älteren Mannes sollte mit Bedacht angegangen werden. Die Ersttherapie sollte aus Lebensstilmodifikationen (Gewichtsreduktion und allgemeine Umstellungen zur Verminderung des Risikos der arteriellen Verschlusskrankheit) bestehen. Wenn eine Testosteronersatztherapie eingeleitet wird, sollte der Nutzen erhoben und der Zustand der Prostata überwacht werden.

24.62 Gynäkomastie

Grundsätzliches
- Zur Vermeidung unnötiger Untersuchungen sollte man bei einer Vergrößerung der männlichen Brustdrüse zwischen einer (noch physiologischen) Normvariante und einer (schon pathologischen) Normabweichung unterscheiden können.
- Im Fall eines schnell wachsenden Brustgewebes oder einer symptomatischen Gynäkomastie sollte man den Patienten entweder gleich an eine spezialisierte Abteilung zu eingehenden Untersuchungen überweisen oder aber selbst die notwendigen initialen Tests durchführen.

Physiologische Gynäkomastie
- Neugeborenengynäkomastie: Beim Neugeborenen steuern die Östrogene der Mutter, die über die Plazenta auf den Neugeborenen übertragen worden sind, das Wachstum der Brüste. Dieses Phänomen bildet sich im Laufe der ersten Lebenswochen zurück, es kann gelegentlich aber auch länger andauern.
- Physiologische Pubertätsgynäkomastie: In der Pubertät kommt es bei vielen Knaben zu einer

asymmetrischen Vergrößerung des Brustgewebes. Dieses Wachstum beginnt durchschnittlich mit dem 14. Lebensjahr und endet mit dem 20. Lebensjahr. Diese Entwicklung steht wahrscheinlich mit den während der Pubertät auftretenden Schwankungen der Androgen- und Östrogenspiegel in Zusammenhang.
- Altersgynäkomastie: Bis zu 40% der älteren Männer zeigen eine Gynäkomastie, die durch die im peripheren Gewebe vor sich gehende Umwandlung von Androgenen in Östrogene verursacht wird.

Pathologische Gynäkomastie

- Zur Pubertätsgynäkomastie siehe 31.26.
- Ein **hormonell** bedingtes Brustwachstum wird bei Männern durch ein Östrogen-Androgen-Ungleichgewicht ausgelöst.
- Ein **Testosteronmangel** wird durch einen angeborenen oder erworbenen Hypogonadismus hervorgerufen (24.61). Zu den Ursachen eines Hypogonadismus zählen:
  ○ Gonadotropinmangel
  ○ Hyperprolaktinämie
  ○ Erkrankungen der Hoden
  ○ Hypersekretion von Östrogen
- Eine **gesteigerte Östrogensekretion** kann zurückzuführen sein auf:
  ○ Tumoren der Nebenniere oder der Hoden bzw. auf sonstige Tumoren, die Östrogen oder hCG (humanes Choriongonadotropin) produzieren
  ○ Leberzirrhose
  ○ Hyperthyreose
  ○ verschiedene Medikamente oder Wirkstoffe, wie z.B. Spronolacton, Östrogene, Androgene, Digoxin, Isoniazid, Phenothiazine, Amphetamine, Marihuana, trizyklische Antidepressiva, Diazepam, Ketoconazol, Penicillamin, zytotoxische und bestimmte pflanzliche Arzneimittel
- Eine **lokale nicht endokrine Gynäkomastie** kann durch einen primären Tumor oder eine Metastasenbildung verursacht worden sein.

Diagnose

- Bei der Erhebung der Anamnese ist insbesondere auf folgende Parameter zu achten:
  ○ Sexualfunktion (Impotenz, verminderte Libido)
  ○ Größe der Hoden (kleine Hoden sind ein Hinweis auf einen Hypogonadismus, eine Asymmetrie deutet auf einen Tumor)
  ○ Haarwuchs (maskulines oder feminines Verteilungsmuster der Haare?)
  ○ Milch oder eine andere Absonderung beim Zusammendrücken der Brüste
  ○ Anzeichen einer Lebererkrankung
  ○ Medikamentenanamnese

Weiterführende Untersuchungen

- Zur Pubertätsgynäkomastie siehe 31.26.
- Da eine Gynäkomastie oftmals nur eine vorübergehende Erscheinung darstellt und die Ätiologie nur in etwa der Hälfte der Fälle ermittelt werden kann, muss nicht bei allen Patienten eine Hormonanalyse veranlasst werden. Weiterführende Tests sind dann indiziert, wenn die Medikamente, die der Patient einnimmt, die Gynäkomastie nicht erklären **und**
  ○ die Brust druckempfindlich ist (ein Zeichen schnellen Wachstums) oder
  ○ der Durchmesser des Brustgewebes > 4 cm ist.
- In anderen Fällen wird die Notwendigkeit von weiteren Untersuchungen aufgrund der individuellen Gegebenheiten entschieden. Geht zum Beispiel eine Gynäkomastie mit Anzeichen eines Androgenmangels einher, so sollten immer weiterführende Tests angeordnet werden.

Laboruntersuchungen

- Die folgenden Bestimmungen sind immer angezeigt:
  ○ Serumtestosteron und sexualhormonbindendes Globulin (SHBG, oder freies Testosteron im Serum)
  ○ luteinisierendes Hormon (LH) im Serum
  ○ Serum-TSH

Auswertung der Laborbefunde

- Sind die Serum-LH-Spiegel erhöht und die Testosteronwerte erniedrigt, leidet der Patient wahrscheinlich an einem durch eine Fehlfunktion der Hoden verursachten Testosteronmangel.
- Liegen beide Werte im Normalbereich, dann liegt wahrscheinlich ein hypogonadotroper Hypogonadismus oder eine gesteigerte Östrogensekretion vor.
- Wenn sowohl die Serum-LH- als auch die freien Testosteronspiegelwerte erhöht sind, liegt eine Androgenresistenz vor oder es besteht einer der seltenen Gonadotropin sezernierenden Tumoren der Hypophyse.
- Die Serum-beta-hCG-Konzentration ist erhöht bei Trophoblastomen in den Hoden.
- In problematischen Fällen können nach Anordnung durch Spezialisten noch folgende Tests durchgeführt werden:
  ○ Serum-SHBG
  ○ Serumöstron
  ○ Serumöstradiol
  ○ Serumprolaktin
  ○ Serum-beta-HCG
  ○ Leberfunktionstests
  ○ Karyotyp
  ○ Mammographie oder Ultraschalluntersuchung der Brüste zur Strukuranalyse des Brustgewebes oder zur Fahndung nach eventuellen Tumoren

Behandlung

- Bei einer passageren Gynäkomastie bildet sich das Brustgewebe in aller Regel spontan zurück, nachdem die zugrunde liegende Ursache therapiert wurde.
- Tamoxifen ist das Medikament der Wahl.
- Leidet der Patient aus kosmetischen Gründen oder liegt ein maligner Tumor vor, ist eine Indikation für eine chirurgische Intervention gegeben.

24.63 Polyglanduläres Autoimmunsyndrom (PGAS Typ 1) (= APECED)

- Synonyme: APECED (Autoimmunes Polyendokrinopathie Candidiasis – Ektodermales Dystrophie-Syndrom)/Autoimmune Polyendokrinopathie Typ 1

Grundsätzliches

- Verdacht auf PGAS Typ 1 bei allen Kindern und Jugendlichen mit auf andere Weise nicht zu erklärenden Symptomen wie:
  - persistierende oder rezidivierende mukokutane Candidiasis
    - in leichten Fällen Mundwinkelrhagaden
  - Hypoparathyreoidismus oder M. Addison
  - Alopezie
  - chronische Keratokonjunktivitis
  - Autoimmunhepatitis bei einem Kind
  - Wangenerythem mit Fieber bei einem Kind
  - chronische Diarrhö oder schwere Obstipation
- Der Verdacht erhärtet sich durch die Präsenz von:
  - Zahnschmelzhypoplasie bei den bleibenden Zähnen
  - Nageldystrophie mit punktförmigen Defekten der Nagelplatte

Epidemiologie

- Autosomal rezessive Vererbung: Mutationen beider AIRE-Gene (Chromosomen 21q22.3).
- Betrifft alle Bevölkerungsgruppen; bis jetzt scheint das Syndrom allerdings besonders häufig bei Personen finnischer, sardischer und iranisch-jüdischer Herkunft aufzutreten.
- Klinisches Bild und Verlauf sind höchst variabel.

Symptomatik

- Die Symptome sind sehr unterschiedlich und hängen von den dominierenden Komponenten der Erkrankung ab. Zu den häufigsten ersten Anzeichen zählen ein wunder Mund, Symptome einer Hypokalzämie (Schwerfälligkeit, diffuse Tetanie, Krämpfe; oft in Verbindung mit einem fieberhaften Infekt) oder Schwäche, Müdigkeit und Gewichtsverlust. Jedoch ist keines dieser Symptome konstant manifest. Die ersten Symptome treten üblicherweise vor dem 15. Lebensjahr auf, gelegentlich auch erst im Erwachsenenalter. Neue Symptome des Syndroms können sich über die ganze Lebenszeit hinweg entwickeln.
- Siehe Tabelle 24.63.

Behandlung und Kontrollen

- Bei Verdacht auf PGAS Typ 1 sollte ein Endokrinologe konsultiert werden, der die Patientenführung überwacht.
- Die Entwicklung der einzelnen Endokrinopathien sollte mittels geeigneter Labortests sorgfältig kontrolliert werden.
- Die Therapie jeder der vorhandenen Komponenten erfolgt so, als wäre sie allein aufgetreten. Die verschiedenen Endokrinopathien können sich jedoch gegenseitig beeinflussen.
- Eine orale Candidiasis muss sehr engmaschig kontrolliert werden, weil sie als karzinogen gilt. Kontrollen durch einen Spezialisten können nötig sein.

Belastung durch die Erkrankung

- Das Ausmaß der Belastung hängt vom klinischen Bild ab. Allen Patienten gemeinsam ist das Wissen um die Tatsache, dass sie zu jeder Zeit neue,

Tabelle 24.63 Prävalenz (in %) der Komponenten von PGAS Typ 1 im 10. und 40. Lebensjahr am Beispiel von 89 Patienten in Finnland

Komponente	Lebensjahr	
	10	40
zumindest eine Endokrinopathie	74	100
Hypoparathyreoidismus	64	86
Morbus Addison	39	79
Diabetes mellitus	3	23
Hypothyreose	1	18
Ovarialatrophie		72
Männlicher Hypogonadismus		26
Perniziöse Anämie	2	31
Hepatitis	11	17
Chronische Diarrhö	11	18
Schwere Obstipation	6	21
Wangenerythem mit Fieber in der Vorgeschichte	9	11
Mukokutane Candidiasis	79	100
Keratokonjunktivitis	16	22
Alopezie	15	40
Vitiligo	8	26

möglicherweise auch lebensgefährliche Erkrankungen (Schleimhautkarzinome, Hepatitis) entwickeln können.
- Endokrine Störungen, vor allem Hypoparathyreoidismus, Addison-Krankheit und Diabetes, verlangen – vor allem wenn sie kombiniert auftreten – nicht nur tägliche Medikamenteneinnahme, sondern auch kontinuierliche Anpassung des Lebensstils und regelmäßige Kontrollen. Sie können zudem zu Funktionseinschränkungen führen.
- Kosmetische Probleme (Alopezie, Vitiligo, Mund- und Zahnerkrankungen) können zu psychologischen Herausforderungen werden.
- Die Lebenserwartung ist für die meisten Patienten nicht verändert, wenn sie gut geführt und behandelt werden, und wenn der Patient und seine Angehörigen lernen, selbst Verantwortung zu übernehmen. Dies kann allerdings sehr schwierig sein, vor allem während der Pubertät.

24.64 Klinischer Einsatz von Vitaminen

Grundsätzliches

- Der Vitaminbedarf des menschlichen Organismus wird normalerweise durch eine gesunde Ernährung abgedeckt. Dass mit einer Vitaminsupplementation eine wirksame Krankheitsprävention möglich ist, ist nicht bewiesen.
- Zu den Risikogruppen für Vitaminmangelerscheinungen gehören Kleinkinder, ältere Menschen mit unzulänglicher oder falsch zusammengesetzter Ernährung, Alkoholiker sowie Patienten mit schweren systemischen Erkrankungen. Bei diesen Personengruppen kann ein prophylaktischer Einsatz von Vitaminen sinnvoll sein und nachgewiesene Vitaminmangelerscheinungen sollten aktiv behandelt werden.
- Wenn bei Angehörigen dieser Risikogruppen unklare oder nicht spezifische Beschwerden bestehen (Schmerzzustände, Schwäche, Hautausschläge), sollte an eine Hypovitaminose als mögliche Ursache gedacht werden.

Prophylaktische Vitamin-D-Gaben bei Kindern

- Es sollten nur Präparate für eine Monotherapie mit Vitamin D zum Einsatz kommen. Der Bedarf an Vitamin A wird stets durch eine ausgewogene Ernährung abgedeckt sein.
Anmerkung: Diese Tabelle wurde für die sonnenarmen nördlichen Länder erstellt (Tabelle 24.64).

Mit Vitamin D angereicherte Nahrungsmittel

- In einigen Ländern, wie etwa Finnland, dürfen Nahrungsmittel mit Vitamin D_3 angereichert werden, und zwar alle flüssigen Milchprodukte mit 0,5 µg/100 ml und alle Aufstriche mit 10 µg/100g. Das Ziel besteht darin, eine tägliche Vitamin-D-Zufuhr von 7 µg zu gewährleisten.
- Selbst der Verzehr großer Mengen von vitaminisierten Milchprodukten würde nicht zu einem Überschreiten der oberen Grenze für eine Vitamin-D-Aufnahme führen, die noch als zulässig erachtet wird (Kinder über 1 Jahr und Erwachsene 50 µg/Tag).
- Bio-Milch oder Milch, die direkt vom Produzenten bezogen wird, ist nicht mit Vitamin D angereichert.

Die wichtigsten Indikationen für eine Vitaminsubstitution

- Vitamin B_1 sollte Alkoholkranken zur Behandlung und Vorbeugung einer Wernicke-Encephalopathie verabreicht werden (36.83).
- Vitamin B_{12} sollte bei nachgewiesenem Mangel substituiert werden.
  - Ein Vitamin-B_{12}-Mangel betrifft die ältere Bevölkerung. Prävalenzwerte sind nicht aussagekräftig, da sie je nach verwendeten Kriterien und Messmethoden differieren. Die Autoimmunerkrankung, die zu einer klassischen perniziösen Anämie führt, findet sich nur bei 15–20% der Personen mit Vitamin-B_{12}-Mangel.
  - Die häufigste Ursache stellt eine Malabsorption dar, üblicherweise eine Helicobacter-pylori-induzierte atrophische Gastritis. Nur bei Personen, die eine strikte vegane Ernährungsweise befolgen, ist eine Fehlernährung für den Vitaminmangel verantwortlich.
  - Ein Vitamin-B_{12}-Mangel, der zu einer Megaloblastose geführt hat, ist ein gefährlicher Zustand, auch wenn er hämatologisch reversibel ist (15.24). Der Mangel sollte schon in einer früheren Phase diagnostiziert und behandelt werden, weil er irreversible Symptome sowohl im zentralen als auch im peripheren Nervensystem verursachen kann, die von einer Polyneuropathie bis zu neuropsychiatrischen Symptomen reichen können. Diese Symptome können schon manifest sein, wenn der hämatologische Befund noch unauffällig ist.
  - Eine Substitutionstherapie ist indiziert bei einem symptomatischen Patienten, wenn die Vitamin-B_{12}-Serumkonzentration weniger als 150 pmol/l beträgt. Die Bestimmung der Gesamtkonzentration ist jedoch eine Methode

ohne hinreichende Sensibilität und Spezifität, sodass der Zustand sowohl unter- als auch überdiagnostiziert sein kann. Andererseits ist eine Substitutionstherapie sowohl kostengünstig als auch ungefährlich und bedarf auch nicht immer einer Verabreichung mittels Injektionen.

- Vitamin D sollte älteren institutionalisierten Patienten gegeben werden, um eine Osteoporose besonders im Winter zu verhindern, ebenso Patienten, die **Antiepileptika** einnehmen, solchen, die an einer Niereninsuffizienz leiden und Patienten, die an Osteomalazie leiden, wenn ein Vitamin-D-Mangel diagnostiziert wurde und es wird auch für nötig erachtet, dieses Vitamin Patienten mit Osteoporose in Kombination mit Calcium zu verabreichen. **Vitamin D gilt auch bei prämenopausalen Frauen als sicher, um Knochenmasse aufzubauen (dabei muss ein Mangel entweder nachgewiesen oder ein Follow-up durchgeführt werden).**
- Vitamin K sollte prophylaktisch allen Neugeborenen zur Verhinderung von Blutungen verabreicht werden.
- Eine Folsäureprophylaxe in der Frühschwangerschaft ist in speziellen Fällen angezeigt.
- Anmerkung: In Österreich gibt es Empfehlungen von Seiten des Obersten Sanitätsrates und der Gesellschaft für Kinder- und Jugendheilkunde zu einer generellen Prophlaxe von Rückenmarksmissbildungen durch Folsäuregabe bereits vor der Schwangerschaft, sowie in den ersten Schwangerschaftswochen.
- Ein Vitamin-C-Mangel wurde bei älteren Personen, die zu Hause wohnen und eine unausgewogene Kost zu sich nehmen, beobachtet.

Die wichtigsten Indikationen für den therapeutischen Einsatz von Vitaminen

- Die Behandlung von Vitaminmangelzuständen (z.B. Vitamin B_{12}, Folsäure)
- Vitamin K bei Überdosierung oraler Antikoagulantien (15.31)

Vermeidung einer übermäßigen Vitamin-A-Aufnahme

- Während einer Schwangerschaft oder falls eine solche angestrebt wird, sollten keine Produkte auf Leberbasis verzehrt werden.

Tabelle 24.64 **Dosierung von Vitamin D in nordeuropäischen Ländern**

Zielgruppe	Dosis (1 µg = 40 IU)
Säuglinge unter 1 Jahr	
• Ausschließlich oder teilweise gestillt	10 µg/Tag während des ganzen Jahres
• Mit Formula-Produkten, spezieller Babynahrung und/oder mit Vitamin D angereichertem Babybrei als hauptsächlicher Muttermilchsubstitution ernährt	6 µg/Tag während des ganzen Jahres
Alter 1–2 Jahren	
•Kinder, die mit Vitamin D angereicherte Milchprodukte oder Fette oder spezielle Kindernahrung zu sich nehmen	5–6 µg/Tag während des ganzen Jahres
• Kinder, die keine Milchprodukte zu sich nehmen oder die mit Bio-Milch (z.B. Direktkauf vom Produzenten) oder anderen nicht vitaminisierten Arten von Milch oder Milchprodukten (Joghurt, Sauermilch, Käse) ernährt werden	10 µg/Tag während des ganzen Jahres
Ältere Kinder und Jugendliche (3–15 Jahre)	
• Kinder und Jugendliche, die regelmäßig mit Vitamin D angereicherte Milchprodukte und Fette zu sich nehmen	Keine Vitaminsubstitution
• Kinder und Jugendliche, die nicht oder nicht regelmäßig vitaminisierte Milchprodukte verzehren	5–6 µg/Tag von Oktober bis März
• Dunkelhäutige Kinder	6 µg/Tag während des ganzen Jahres
Jugendliche über 15 Jahren und gesunde Erwachsene	
• Jugendliche und gesunde Erwachsene, die regelmäßig mit Vitamin D angereicherte Milchprodukte und Fette konsumieren	Keine Vitaminsubstitution
• Jugendliche und gesunde Erwachsene, die nicht oder nicht regelmäßig vitaminisierte Milchprodukte verzehren	5–6 µg/Tag von Oktober bis März
Schwangere oder stillende Mütter	10 µg/Tag von Oktober bis März

24.65 Hämochromatose (Eisenspeicherkrankheit)

Grundsätzliches

- Mit „Hämochromatose" werden pathologische Eisenablagerungen im Körper bezeichnet.
- Eine solche Eisenüberladung des Organismus tritt in der Regel in der Form einer primären oder angeborenen Hämochromatose auf, die eine relativ häufige und wahrscheinlich unterdiagnostizierte Erkrankung darstellt.
- Eine Früherkennung ist wichtig, damit den schwerwiegenden Spätfolgen dieser Erkrankung vorgebeugt werden kann.
- Eine primäre Hämochromatose sollte insbesondere in Betracht gezogen werden bei Männern im mittleren Lebensalter mit exzessiver Müdigkeit, Libidoschwäche, Körperhaarverlust, Diabetes, Hepatomegalie, Gelenksbeschwerden, bronzefarbiger Pigmentation oder einem unerklärlichen Anstieg der Serumtransaminasen.
- Eine sekundäre Hämochromatose findet sich in der Regel bei chronischen Anämien, wo sie mit der verringerten Erythropoese und mit den wiederholten Erythrozytentransfusionen in Zusammenhang steht.

Definitionen

- Eine primäre (idiopathische) Hämochromatose ist eine genetisch bedingte Störung der Eisenspeicherung, wobei die Eisenresorption in Relation zum Gesamteisengehalt im Körper gesteigert ist. Große Mengen von Eisen akkumulieren in den Körpergeweben, hauptsächlich in Leber, Bauchspeicheldrüse und Herz, wo sie fibrotische Veränderungen verursachen.
- Eine sekundäre oder erworbene Hämochromatose findet sich in der Regel bei chronischer Anämie (sideroblastische Anämie oder Beta-Thalassämie) oder bei Patienten, die zwar nicht an Eisenmangelanämie leiden, aber aus anderen Gründen wiederholte Bluttransfusionen erhalten.

Genetik der Hämochromatose

- Die meisten Hämochromatosefälle sind auf 2 Mutationen des HFE-Proteins zurückzuführen (C282Y, H63D und S65C).
- Heterozygote, d.h. Träger des genetischen Defektes, sind üblicherweise gesund.
- Man schätzt, dass etwa 5 von 1000 Europäern homozygot bezüglich der C282Y-Mutation sind. Es verursacht jedoch nicht jede solche Mutation schon eine Hämochromatose.
- In anderen Fällen kann eine Hämochromatose entweder durch eine kombinierte Heterozygotie von C282Y/H63D oder von C282Y/S65 C bedingt sein.
- Einzelmutationen von H63D und S65C scheinen nur selten zu einer signifikanten Eisenakkumulation im Körper zu führen.
- Zusätzlich zum vorher Gesagten wurde eine so genannte juvenile oder Typ-II-Hämochromatose entdeckt. Auch diese wird autosomal rezessiv vererbt.
- Diese juvenile Hämochromatose wird durch eine Mutation entweder im HAMP- Gen, welches das Hepsidin reguliert, oder durch das hämojuvenile Gen verursacht. Die Prävalenz dieser Krankheit ist nur unvollständig erfasst und es wurden nur über einzelne Fälle z.B. in Griechenland und Italien berichtet.

Symptome und klinisches Bild

- Hepatomegalie. Merkmale einer chronischen Lebererkrankung wie Ikterus, Aszites und portale Hypertension finden sich selten.
- Zwei Drittel der Patienten entwickeln einen Diabetes, der zu einer Retino-, Nephro- oder Neuropathie führen kann.
- Verstärkte Pigmentierung der Haut. Sie erscheint metallisch grau oder bronzefarben („Bronzediabetes").
- Libidoverlust, Hodenatrophie. Selten treten eine Insuffizienz der Hypophyse, der Schilddrüse oder der Nebenschilddrüse oder ein M. Addison auf.
- Müdigkeit
- Beteiligung des Herzens, Rechtsherzinsuffizienz, Rhythmusstörungen
- Arthralgie
- Wenn die Erkrankung in eine Leberzirrhose übergeht, besteht ein erhöhtes Risiko für ein Hepatom.
- Bei der juvenilen Hämochromatose beginnt die Eisenakkumulation frühzeitig und schreitet rasch voran. Frühe Symptome sind abdominelle Schmerzen, Diabetes, Hypogonadismus und kardiale Symptome, wohingegen Symptome einer Lebererkrankung weniger signifikant hervortreten.

Diagnostik

- Eine Eisenkonzentration über 27 µmol/l (= 151 µg/dl) im Serum und eine Transferrinsättigung über 60% bei Männern bzw. über 50% bei Frauen sind deutliche Hinweise auf eine Hämochromatose.
- Erhöhte Ferritinkonzentration im Serum (350–500 µg/l). Da es sich beim Ferritin um ein Akutphasenprotein handelt, sind seine Spiegelwerte auch bei vielen anderen Erkrankungen erhöht, insbesondere bei Entzündungen und Lebererkrankungen.
- Leberfunktionstests sind für die Diagnose meist nur dann hilfreich, wenn die Erkran-

kung schon bis zu einer Leberzirrhose fortgeschritten ist. Üblicherweise steigen die Serumtransaminasen nur wenig an (< 100 U/l; ALT[GPT] > AST[GOT]).
- Eine Leberbiopsie mit Eisenfärbung ist ein diagnostischer Test. Üblicherweise gilt eine Eisenkonzentration in der Leber von über 150 µmol/g Trockenmasse (normaler Referenzwert 5–40 µmol/g) als pathologisch. Der Eisengehalt der Leber kann auch durch CT oder MRT näherungsweise ermittelt werden.
- Die Sicherung der Diagnose erfolgt durch Testung auf die Mutation des HFE-Gens.
- Ein Screening mit dem HFE-Mutations-Test der Verwandten 1. Grades von Patienten mit einer homozygoten C282Y-Mutation oder von kombiniert betroffenen Heterozygoten (C282Y/H63D, C282Y/S65C) ist sinnvoll. Ethische Überlegungen sollten dabei immer angestellt werden.
- Zur Zeit wird ein generelles Screening der gesamten Bevölkerung mittels DNA-Test nicht empfohlen.

Therapie
- Ziel ist die Eliminierung des überschüssigen Eisens aus dem Körper. Die Eisenüberladung beträgt zwischen 10 und 45 g.
- Die Aderlasstherapie ist am effektivsten und sichersten. 500 ml Blut sollten mittels Aderlass 1 oder 2 × wöchentlich abgelassen werden. Kontrolle durch Blutbild (Hämoglobin und Hämatokrit im Serum 1 × wöchentlich) und Bestimmung des Eisengehalts (Serumeisen, Transferrin- und Ferritinspiegel) alle 3 Monate.
- Da 500 ml Blut 250 mg Eisen enthalten, nimmt die Eliminierung der Eisenüberladung durch wöchentlichen Aderlass 2–3 Jahre in Anspruch, bevor die Serumeisen- und Hämoglobinwerte zurückgehen. Die Ferritinwerte sollten bei 25–50 µg/l gehalten werden. Wenn nötig, kann die vollständige Eisenentleerung durch eine Leberbiopsie verifiziert werden.
- In der Folge ist ein Aderlass alle 3 Monate als Erhaltungstherapie ausreichend.
- Die Verminderung der Eisenablagerungen bei Patienten mit Anämie, Hypoproteinämie oder kardialen Störungen stellt ein Problem dar. In diesen Fällen kann die Verwendung von Desferrioxamin als Chelatbildner für Eisen hilfreich sein, doch können damit täglich nur 10–20 mg Eisen eliminiert werden.
- Die Einnahme großer Mengen von Vitamin C und Alkoholkonsum sollten vermieden werden.

Prognose
- Zu den schwerwiegendsten Komplikationen zählen insulinpflichtiger Diabetes, Herzinsuffizienz, Leberzirrhose und Hepatom.
- Für Patienten, die nicht therapiert werden, ist die Prognose schlecht; bei behandelten Patienten ist sie signifikant besser. Die 5-Jahres-Überlebensrate beträgt 70–90%.
- Die Eliminierung des Eisens reduziert bei Patienten mit Hämochromatose und Leberzirrhose nicht das Hepatomrisiko.

24.66 Akute Porphyrie

Prävalenz und Ätiologie
- Die akute intermittierende Porphyrie, die Porphyria variegata und in geringerem Maße die hereditäre Koproporhyrie können akute Symptome verursachen.
- Die Symptome setzen nach der Pubertät ein, meistens jedoch zwischen dem 20. und 40. Lebensjahr.
- Die Symptome können ausgelöst werden durch Medikamente (eine Liste der sicheren und unsicheren Medikamente kann auf der Website www.porphyria-europe.com abgerufen werden), Alkohol, Menstruation, Infektionen oder Fastenkuren.
- Bei den Porphyrien handelt es sich um autosomal dominant vererbte Krankheiten. Wird ein neuer Fall diagnostiziert, sollte daher die Familienanamnese zum Erfassen asymptomatischer Fälle erhoben werden.

Symptomatik und Diagnostik
- Beinahe alle Patienten leiden unter Bauchschmerzen. Das Abdomen kann druckempfindlich sein, aber es besteht keine Abwehrspannung der Bauchdecke.
- Erbrechen und Obstipation treten häufig auf.
- Zu den weiteren Symptomen zählen rot gefärbter Urin, Gliederschmerzen, psychiatrische Symptome, Tachykardie, Hypertonie sowie Hyponaträmie.
- Bei fortgeschrittenem Krankheitsverlauf kommt eine periphere Neuropathie hinzu (Muskelschwäche, Paresen).
- Bei Verdacht auf Porphyrie sollte das Porphobilinogen (PBG) im Urin bestimmt werden. Ein Schnelltest steht zur Verfügung, aber die Diagnose sollte immer durch eine quantitative Methode gesichert werden.
  - Eine deutlich erhöhte Ausscheidung von Porphobilinogen ist diagnostisch für akute Porphyrie.
  - Bei einem symptomatischen Patienten beträgt die Ausscheidungsrate mehr als das 10–30-fache des Referenzwertes.

Spezielle Behandlung

- Auslösende Faktoren sollten eliminiert werden.
- Die Behandlung besteht in der Gabe von 3 mg/kg Häm-Arginat (Hämtherapie) für die Dauer von 4 Tagen ❸ sowie reichlich Kohlenhydratgaben (intravenöse Glukosegaben 400 g/tgl. oder eine kohlenhydratreiche Ernährung).

Andere Therapieansätze

- Opiate zur Bekämpfung von starken Schmerzen
- Betabocker gegen Hypertonie
- Ein Neuroleptikum (z.B. Chlorpromazin [in Österreich nicht registriert]) gegen psychotische Symptome
- Ein energisches Physiotherapieprogramm gegen die Paresen

24.67 Hypophysentumore

Epidemiologie

- Relativ häufig; werden bei etwa 10–20% aller Autopsien gefunden. Klinisch bedeutungslose hypodense oder hyperdense Areale innerhalb des Hypophysengewebes, wahrscheinlich kleinen Mikroadenomen entsprechend, werden als Zufallsbefunde bei bildgebenden Schädeluntersuchungen bei 5–10% der Patienten entdeckt.

Symptome, die auf einen Hypophysentumor hinweisen

- Symptome eines Hormonmangels:
  ◦ bei Männern u.a. Libidoverlust und Impotenz; bei Frauen sekundäre Amenorrhö (Gonadotropinmangel); abnorme Müdigkeit mit Hyponatriämie und/oder normochrome Anämie (Hypocortisolismus)
- Symptome einer übermäßigen Hormonausschüttung:
  ◦ Symptome einer Hyperprolaktinämie wie Galaktorrhö und Amenorrhö, akromegaler Habitus, Merkmale des Cushing-Syndroms
- Kompressionssymptome im umgebenden Gewebe:
  ◦ Am häufigsten bestehen Augensymptome (Gesichtsfeldausfälle, Sehstörungen, Augenmuskel-Paresen).
  ◦ Kopfschmerzen
- Liquorrhö aus der Nase
- Vergrößerte Sella als radiologischer Zufallsbefund
- Hypophysäre Apoplexie

An einen Hypophysentumor ist zu denken

- Als Ursache für eine Hypothyreose (bei unverhältnismäßig niedrigem TSH-Spiegel)
- Als Ursache für eine Hyponatriämie (Hypocortisolismus)
- Als Ursache für eine normochrome Anämie

Hypopituitarismus (Hypophysenvorderlappeninsuffizienz)

- Hormonmangelsyndrome entwickeln sich üblicherweise in der nachstehenden Reihenfolge
  ◦ Wachstumshormone
  ◦ Gonadotropinmangel, führt zu Hypogonadismus
    – bei Frauen Zyklusstörungen, Amenorrhö
    – bei Männern verminderte Libido, Impotenz, Bartwuchsminderung, Muskelschwäche, Adynamie, erniedrigter Hämoglobinspiegel
  ◦ TSH-Mangel, führt zu einer milden Hypothyreose
    – Der TSH-Spiegel ist für eine Hypothyreose unverhältnismäßig niedrig. Wenn bei Patienten mit Hypothyreose der TSH-Spiegel noch im Normbereich liegt, aber im Verhältnis (zu den Schilddrüsenhormonwerten) ungewöhnlich niedrig ist, deutet dies auf eine zentrale Störung hin.
  ◦ ACTH-Mangel, führt zu Hypocortisolismus (Nebennierenrindeninsuffizienz)
    – Symptomatik schwächer als bei M. Addison
    – oftmals Hyponatriämie
  ◦ Häufig normochrome Anämie

Symptome, die auf eine hypothalamische Störung deuten

- ADH-Mangel, der zu einem Diabetes insipidus führt.
- Hyperprolaktinämie aufgrund einer Schädigung des Hypophysenstiels (Hyperprolaktinämie oftmals relativ mild, > 600 mU/l; eine häufigere Ursache für eine Hyperprolaktinämie ist ein Prolaktinom, das zu stärker erhöhten Prolaktinwerten führt).

Symptome einer Hypersekretion

- Das Prolaktinom ist der häufigste Hypophysentumor.
  ◦ Bei Mikroadenomen liegen die Serumprolaktinspiegel üblicherweise bei 40–160 ng/ml (1000–4000 mU/l), bei Makroadenomen sind sie deutlich erhöht auf > 200 ng/ml (> 5000 mU/l).
  ◦ Bei Frauen Galaktorrhö und hypogonadotroper Hypogonadismus, der zu Menstruations-

störungen, Amenorrhö und Unfruchtbarkeit führt.
- Bei Männern Libidoverlust, Impotenz und Infertilität.
- Eine Hypothyreose und eine Hyperprolaktinämie, verursacht durch die Einnahme bestimmter Medikamente (beinahe alle Psychopharmaka, Metoclopramid, jedoch nicht die Benzodiazepine), müssen ausgeschlossen werden.
- Eine durch Psychopharmaka ausgelöste Hyperprolaktinämie ist oftmals nur mild ausgeprägt mit Serumprolaktinwerten von 40 bis 80 ng/ml (1000–2000 mU/l). Dies ist bedeutungslos, solange keine Symptome vorliegen.
- Eine asymptomatische Hyperprolaktinämie kann durch eine Makroprolaktinämie hervorgerufen werden (Makroprolaktine sind inaktive polymere Prolaktinformen, die bestimmt werden können).
- Akromegalie:
  - dicke, fettige Haut und Schwitzen (Frühsymptome)
  - Verdickung der Lippen, Vergrößerung der Nase und Zunge
  - übermäßiges Wachstum der distalen Körperteile (Kinn, Hände und Füße)
  - Hypertonie, Diabetes
  - Schwitzen und Müdigkeit, Schnarchen, Arthralgie, Kopfschmerzen
- Morbus Cushing:
  - charakteristischer Habitus (Stammfettsucht, proximale Muskelschwäche, dünne Haut, Hämatomneigung)
  - Hypertonie, Diabetes aufgrund einer Insulinresistenz
  - Osteoporose
  - Menstruationsstörungen
  - endokrines Psychosyndrom

Diagnostik

- Bei Verdacht auf Hypopituitarismus Bestimmung der entsprechenden peripheren und regulierenden hypophysären Hormone (z.B. freies T4 und TSH; Morgenkonzentration von Cortisol im Serum, Plasma-ACTH-Spiegel, Serumtestosteron und Serum-LH).
- Bei Verdacht auf exzessive Hormonüberproduktion:
  - Prolaktinom: Bestimmung des Serumprolaktins.
  - Akromegalie: Serum-STH (engl. GH), Serum insulin-like growth factor-1 (IGF-1), 2-h-Glukosetoleranztest, erforderlichenfalls mit Blutzucker und Serum-GH. (Da die Befundung in erfahrene Hände gehört, sollte der Patient normalerweise an ein spezialisiertes Zentrum überwiesen werden.)
  - Morbus Cushing: Als Screening-Test der 1,0-mg-Dexamethasontest und/oder die Bestimmung des freien Cortisols im 24-h-Harn (im Falle einer Östrogenmedikation nur Bestimmung des freien Cortisols im 24-h-Harn, da Östrogene das Ergebnis einer Serumcortisoluntersuchung verfälschen, Sicherung der Diagnose durch weiterführende Tests an einer spezialisierten Einrichtung).
- Bildgebende Verfahren:
  - MRT der Sella-Region

Behandlung

- Operative Tumorentfernung
- Medikamentöse Therapie:
  - Cabergolin, Bromocriptin, Quinagolid bei Prolaktinomen
  - Octreotid, Lanreotid, Cabergolin, Bromocriptin bei Akromegalie
- Radiotherapie in ausgewählten Fällen

24.68 Seltene endokrine Tumoren (Phäochromozytom und Insulinom)

Phäochromozytom

- Ein Phäochromozytom ist ein seltener Tumor mit Katecholaminsekretion (die jährliche Inzidenz beträgt 1:400.000). Bei 0,1% aller Hypertoniker wird der Hochdruck durch ein Phäochromozytom verursacht.
- Einige Fälle sind mit endokrinologischen Syndromen assoziiert (MEN-2a, MEN-2b).

Symptome

- **Hypertonie,** oftmals mit atypischen Merkmalen:
  - anfallsweise sehr hohe Blutdruckwerte
  - schlechtes Ansprechen auf die Behandlung und Verschlechterung des Zustandes durch Betablocker
- Während der paroxysmalen Hochdruckkrisen leidet der Patient unter folgenden **Allgemeinsymptomen:** Schweißausbrüche, Herzklopfen, thorakale oder abdominale Schmerzen, Nausea, Blässe oder Flush.

Diagnostik

- Bestimmung der Katecholamine Adrenalin und Noradrenalin im 24-h-Harn. Die Sammlung sollte während einer hypertensiven Krise oder unmittelbar danach beginnen (Patient bekommt ein Sammelgefäß; die Urinsammlung sollte gleich nach Beginn der Symptomatik beginnen).

- Wenn die Befunde unauffällig sind, sollten nur bei starkem klinischen Verdacht weitere Untersuchungen folgen. Diese werden gegebenenfalls von einer endokrinologischen Spezialabteilung durchgeführt.

Behandlung
- Der Tumor wird mittels MRT oder Computertomographie der Nebennieren oder wenn nötig mittels eines MIBG- (Metajodbenzylguanidin-) Scans lokalisiert.
- Eine Tumorexstirpation ist die Methode der Wahl.

Kontrollen
- Bei Patienten, bei denen ein Phäochromozytom operativ entfernt worden ist, erfolgt jährlich eine Blutdruckkontrolle.

Insulinom
- Ein seltener Tumor des Pankreas, der Insulin sezerniert. Inzidenz 1–2 pro 1 Million Menschen pro Jahr.
- Symptome einer Hypoglykämie (Blutzuckerwert < 45 mg%): Bewusstseinseintrübungen, Sehstörungen, Konzentrationsstörungen, Krämpfe, Hungergefühl, Schwitzen.
- Symptome treten am Morgen, während langer Pausen zwischen 2 Mahlzeiten und unter körperlicher Belastung auf.
- Die Diagnose erfolgt auf der Basis einer Insulinbestimmung (oder C-Peptid-Probe) in einer Phase der Hypoglykämie: der dabei gemessene Insulinspiegel ist im Verhältnis zur Glukosekonzentration unverhältnismäßig hoch.
- Häufig muss der Patient allein aufgrund des klinischen Bilds ohne nachgewiesenem hohen Insulin-Glukose-Quotienten ins Krankenhaus eingewiesen werden. In solchen Fällen wird dann zur Provokation einer Hypoglykämie an einer Fachabteilung ein Langzeitfastentest durchgeführt.
- Das Management akuter Phasen der Hypoglykämie erfolgt wie bei Diabetikern. Wenn sich der Patient wieder erholt hat, müssen sämtliche Medikationen des Patienten erhoben werden (Sulfonylharnstoffe, Insulin).
- Differenzialdiagnostische Alternativen: längeres Fasten, Alkohol, Selbstmordversuch mit Diabetesmedikation, endokrinologische Erkrankungen (Nebenniereninsuffizienz, Hypopituitarismus, Hypothyreose), seltene Funktionsstörungen der Leber oder Nieren.
- Das Insulinom wird mittels CT oder MRT nachgewiesen.
- Operative Entfernung

Sonstige Tumoren
- Gastrinom:
  - Seltener Tumor des Pankreas oder des oberen Gastrointestinaltrakts, der multiple Ulzera im Duodenum (Zollinger-Ellison-Syndrom) verursacht.
  - Diagnose mittels Serumgastrin und Pepsinogen-1-Konzentrationsbestimmungen und/oder mittels Sekretin-Stimulationstests.
    – Protonenpumpenhemmer und H2-Blocker erhöhen die Serum-Gastrin-Konzentration
- Vipom (vasoaktive intestinale Peptide produzierende Tumoren), Glukagonom

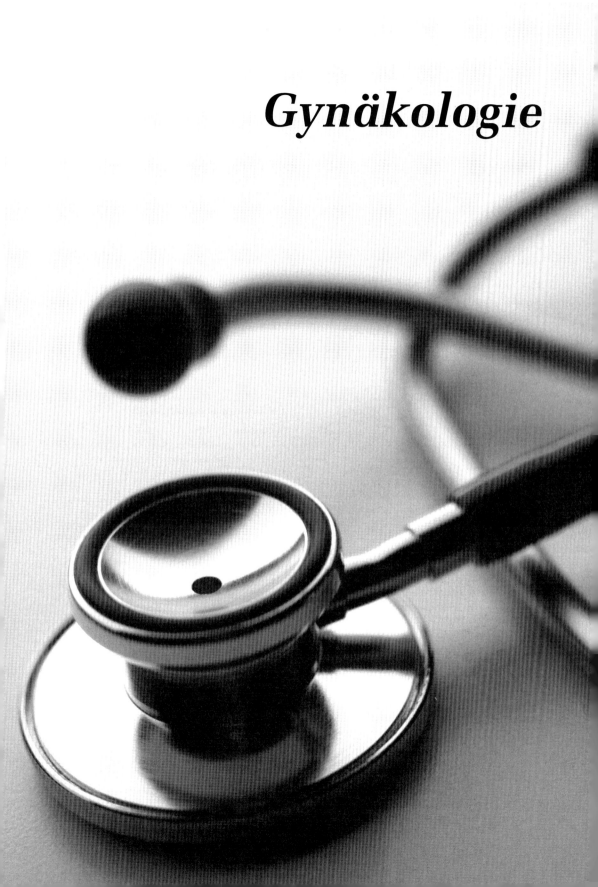

Gynäkologie

25.10 Dysmenorrhö

Epidemiologie
- Alle Frauen klagen gelegentlich über leichte Regelschmerzen.
- 10–40% klagen über eine schwere Dysmenorrhö.

Symptome
- Schmerzen im Unterbauch: 100%
- Übelkeit, Erbrechen: 90%
- Müdigkeit: 80%
- Kreuzschmerzen: 60%
- Schwindel: 60%
- Diarrhö: 60%
- Kopfschmerzen: 40%

Primäre Dysmenorrhö
Symptome
- Krampfartige Schmerzen im Unterbauch, die bei Beginn der Monatsblutung auftreten und in Rücken und Beine ausstrahlen.
- Die Schmerzen dauern etwa 24–48 Stunden an.
- Die Schmerzen stehen mit dem Ovulationszyklus in Zusammenhang.
- Das Problem tritt erstmalig 6–12 Monate nach der Menarche auf.

Ätiologie
- Die Schmerzen werden durch Prostaglandine verursacht.
- Die Prostaglandinausschüttung nimmt nach dem Eisprung zu.
- Prostaglandine verursachen Krämpfe der Gebärmutter und senken die Durchblutung, sodass es zu ischämischen Gebärmutterschmerzen kommt.
- Systemische Symptome werden durch die in den Blutkreislauf freigesetzten Prostaglandine verursacht.

Diagnostik
- Meist auf Grund der Anamnese eindeutig.
- Bei der gynäkologischen Untersuchung zeigen sich keine Auffälligkeiten.
- Laboruntersuchungen sind nicht erforderlich.

Therapie
- In leichteren Fällen ist eine Erklärung der den Symptomen zugrunde liegenden Gründe ausreichend.
- Medikamente, die die Prostaglandinsynthese hemmen, zeigen gute Wirkung **Ⓐ**:
  - Sie hemmen die Wirkung des Cyclooxygenaseenzyms und blockieren dadurch die Prostaglandinsynthese.
  - Das Medikament muss sofort bei Auftreten der Symptome eingenommen werden, wenn möglich schon davor.
  - Die Medikation ist über 24–48 Stunden einzunehmen.
  - Abhilfe gegen die Schmerzen erfolgt in 80–90% der Fälle.
  - Die Kontraktilität des Uterus wird reduziert.
  - Bei Einnahme während der gesamten Periode wird der Blutverlust um 20–30% verringert.
- Orale Kombinationskontrazeptiva:
  - Verhindern den Eisprung und die damit verbundenen Schmerzen **Ⓓ**.
  - Verdünnen das Endometrium und reduzieren die Prostaglandinproduktion.
  - Reduzieren die Regelblutung.
  - Können auch dann verschrieben werden, wenn eine Empfängnisverhütung nicht erforderlich ist.
  - Gegenanzeigen beachten!
  - Können mit Analgetikagaben kombiniert werden.
- Hormonfreisetzende Intrauterinpessare:
  - Verdünnen das Endometrium und reduzieren die Prostaglandinproduktion.
  - Verringern die Regelblutungen.
  - Sind schmerzlindernd.
  - Eignen sich nicht für sehr junge Patientinnen.
  - Hormonfreie Intrauterinpessare verstärken die Dysmenorrhö.

Sekundäre Dysmenorrhö
Symptome
- Bei Frauen, deren Regel bisher ohne Schmerzen verlief, treten vermehrt Schmerzen auf.
- Die Schmerzen treten vor Beginn der Regelblutungen auf.
- Die Schmerzen halten während der gesamten Dauer der Regelblutungen an.
- Höchste Prävalenz im Alter von 30–40 Jahren.
- Auf gynäkologische Probleme zurückführbare Beschwerden.
- Die Schmerzen sind auch teilweise auf Prostaglandine zurückzuführen.

Ätiologie
- Adenomyose (25.43) verursacht Schmerzen in 70–100% der Fälle.
- Endometriose (25.42) ist in 50–90% der Fälle für die Schmerzen verantwortlich.
- Ein Myom (25.46) verursacht in 20–80% der Fälle Schmerzen.
- Folgen einer Infektion sind in 10–50% der Fälle für Schmerzen verantwortlich.
- Menorrhagie (25.13) verursacht in 20–30% der Fälle Schmerzen.
- Intrauterinpessare (27.04) verursachen in 0–20% der Fälle Schmerzen.

Diagnostik
- Gynäkologische Untersuchung, Bluttests und Abstriche zur Diagnose einer möglichen Infektion (25.41) und Zervixabstrich (25.01)

- Transvaginale Ultraschalluntersuchung (25.02) bei Verdacht auf eine gynäkologische Erkrankung
- Laparoskopie bei schweren Schmerzen

Therapie
- Behandlung entsprechend der Ursache.
- Wird die Dysmenorrhö durch ein Intrauterinpessar verursacht, ist dieses zu entfernen.
- Prostaglandinsynthesehemmer, orale Kontrazeptiva oder eine Hormonspirale können versucht werden.

25.11 Prämenstruelles Syndrom (PMS)

Definition
- Unter prämenstruellem Syndrom (Syndroma praemenstruale, PMS) versteht man wiederholt auftretende körperliche, emotionelle und psychische Symptome unterschiedlicher Intensität bei Frauen im gebärfähigen Alter.

Inzidenz
- Fast alle Frauen leiden irgendwann im Lauf ihres Lebens an prämenstruellen Symptomen.
- Die Inzidenz des schweren PMS liegt bei weniger als 10%.
- Das PMS kann bereits vor dem 20. Lebensjahr auftreten, der typische Altersbereich liegt zwischen 30 und 45 Jahren. Die Symptome nehmen meist ab einem Alter von 45 Jahren ab.

Ätiologie
- Die Ursache ist unbekannt.
- Das PMS ist an eine ovarielle Funktion gebunden.
- Eine normale ovarielle Funktion verursacht eine abnormale Reaktion im Zentralnervensystem.
- Es wird angenommen, dass Neurotransmitter wie Serotonin und GABA eine Rolle in der Genese des Syndromes spielen.

Symptome
- Emotional: Depressionen, Gereiztheit, Stimmungsschwankungen, Zornausbrüche, Verwirrtheit, Konzentrationsschwierigkeiten, Müdigkeit, Schlafstörungen, Appetitschwankungen, sozialer Rückzug
- Physisch: Brustspannen, gespanntes Abdomen, Kopfschmerzen, Schwellungen und Schmerzen an Händen und Füßen

Diagnostik
- Wenigstens ein emotionales und ein physisches Symptom innerhalb von 5 Tagen vor Menstruationsbeginn.
- Die Symptome verschwinden innerhalb von 3 oder 4 Tagen nach Einsetzen der Menstruation und kehren frühestens nach dem 12. Zyklustag zurück.
- Die Symptome treten während 2 aufeinander folgender Zyklen auf; einzelne Zyklen können auch symptomfrei verlaufen.
- Die Symptome stören den Tagesablauf erheblich.
- Laboruntersuchungen sind nicht zweckmäßig.
- Der gynäkologische Status ist normal.
- Die Palpation der Brust ist unauffällig.

Differenzialdiagnosen
- Depression
- Persönlichkeitsstörung
- Essstörung
- Mastopathie und andere Ursachen für Anschwellen und Empfindlichkeit der Brust
- Andere ein Ödem verursachende Erkrankungen
- Hypothyreose (24.34)
- Perimenopause (25.50)

Therapie
- Häufig reicht eine Aufklärung über die Natur des Syndroms und die Tatsache, dass keine hormonelle Störung vorliegt.
- Vermeidung von Kaffee und Alkohol sowie mehr Bewegung können die Symptome lindern.
- SSRI haben sich in der Behandlung des PMS bewährt, entweder kontinuierlich oder zyklisch verabreicht, ab der Zyklusmitte bis zum Eintritt der Menstruation. Es werden niedrigere Dosen als in der Behandlung der Depression eingesetzt (z.B. Fluoxetin 20 mg tgl. oder Citalopram 10–20 mg tgl.).
- Manche Patientinnen profitieren von einer Gestagentherapie vom 15. bis 24. Zyklustag. Es gibt jedoch keine Evidenz.
- Manche Patientinnen profitieren von hormonfreisetzenden IUPs.
- Kombinierte orale Kontrazeptiva verhindern die Ovulation und können die Symptome lindern. Die kontinuierliche Anwendung von 3–6 Packungen ohne Pause bringt besseren Erfolg als der konventionelle Gebrauch mit Pausen.
- Bei ausgeprägten Ödemen kann für einige Tage ein Diuretikum verordnet werden (z.B. Spironolacton 25–100 mg/Tag).
- GnRH-Agonisten unterdrücken die Ovarfunktion und erzeugen eine Menopausesituation. Dadurch werden die Symptome des PMS vermindert. Daraus resultierende postmenopausale Symptome können mit einer Östrogen-/Gestagen-Kombination gemildert werden.

25.12 Verschiebung der Menstruation

Vorbemerkungen

- Der Zeitpunkt der Menstruation kann durch ein Gestagen mit einer guten antiöstrogenen Wirkung nach hinten verschoben werden.
- Es ist günstiger, den Zeitpunkt der Regelblutung vorzuverlegen anstatt hinauszuschieben, wenn dies für eine Reise oder aus einem anderen Grund gewünscht wird. (Damit lässt sich eine Medikamenteneinnahme während einer Reise vermeiden.)
- Frauen, die eine orale Kontrazeption mit einer Kombinationspille verwenden, nehmen diese zur Menstruationsverschiebung.

Patientinnen, die kein orales Kontrazeptivum einnehmen

- Es ist nicht bekannt, welche Risiken die Einnahme eines Gestagens im Frühstadium einer Schwangerschaft mit sich bringt. Eine Schwangerschaft soll daher ausgeschlossen sein. Während der Behandlung sind empfängnisverhütende Maßnahmen zu ergreifen (IUP, Kondom, Enthaltsamkeit).

Präparate

- Norethisteron:
  - 2 × 5 mg (3 ×, wenn Schmierblutungen auftreten) maximal 14 Tage lang. Therapie mindestens 3 Tage vor erwartetem Beginn der Regel beginnen. Die Blutung setzt 3 Tage nach Absetzen des Präparats ein.
- Lynestrenol:
  - 10 mg/Tag (normalerweise ausreichend)
  - In Fällen, in denen eine längere Amenorrhö (mehr als 14 Tage) erwünscht ist.
  - 2 Tabletten am Abend. Die Verabreichung beginnt 45 Tage vor dem erwarteten Regelbeginn und wird so lange fortgesetzt, wie die Blutung ausbleiben soll. Im Fall einer Durchbruchsblutung kann die Dosis 3–5 Tage lang auf 15 mg/Tag erhöht werden.

Patientinnen, die ein orales Kontrazeptivum nehmen

- **Patientinnen, die ein Monophasenkombinationspräparat einnehmen,** können die Einnahme einfach fortsetzen und die übliche Einnahmepause ignorieren.
  - Es ist möglich, die Pille ohne Unterbrechung so lange einzunehmen, wie Amenorrhö erwünscht ist. Zum Beispiel können 2 volle Packungen nacheinander gefolgt von einer 7-tägigen Pause eingenommen werden. Die Blutung setzt 2–4 Tage nach Absetzen ein. Nach einer Pause von 7 Tagen kann das Präparat wieder normal genommen werden.
- **Patientinnen, die ein sequentielles Zwei- oder Dreiphasenpräparat einnehmen,** können die Einnahme wie oben beschrieben fortsetzen. Es sind aber nur die 10 letzten Pillen aus der nächsten Packung zu nehmen, da diese mehr Gestagen enthalten und so das Einsetzen der Blutung verhindern.
- **Der Gestagengehalt der reinen Gestagenpille („Minipille") ist zu gering,** um für die Verschiebung der Menstruation verwendet zu werden. Patientinnen können Norethisteron wie oben beschrieben verwenden. Sie müssen allerdings auch ihre übliche tägliche Gestageneinnahme fortsetzen. Patientinnen, die die Minipille verwenden, können auch auf ein Kombinationspräparat für die Dauer der Reise wechseln, vorausgesetzt, es besteht keine Kontraindikation für Östrogene.

25.13 Menstruationsstörungen

Einleitung

- Häufig ist eine genaue Regelanamnese zielführender als eine gynäkologische Untersuchung.
- Es ist zwischen organischen und hormonellen Ursachen zu unterscheiden
- und zwischen anovulatorischen und ovulatorischen Zyklen.

Normaler Menstruationszyklus

- Das Durchschnittsalter zur Zeit der Menarche (1. Monatsblutung) beträgt 12,5 Jahre.
- Die Länge des Menstruationszyklus variiert zwischen 26 und 30, kann aber in selteneren Fällen auch 23 bzw. 36 Tage betragen.
- Die Regelblutungen dauern meist 2–7 Tage, der normale Blutverlust während eines Zyklus ist 25–40 ml, maximal 80 ml.

Terminologie

- Amenorrhö
  - Ausbleiben der Menstruation
    - Primär – Nichteintreten der Regelblutungen
    - Sekundär – Ausbleiben der Regelblutungen während mindestens 6 Monaten
  - Oligomenorrhö
    - Menstruationszyklus von mehr als 36 Tagen Länge

- Polymenorrhö
  - Menstruationszyklus von weniger als 23 Tagen Länge
- Menorrhagie
  - Regelmäßige Regelblutungen, aber mit abnorm hohem Blutverlust
- Metrorrhagie
  - Unregelmäßige Blutungen zwischen den Regelblutungen
- Dysfunktionelle Blutungen
  - Abnormale Blutungen aus dem Uterus, die nicht auf eine organische Pathologie, eine Schwangerschaft oder eine generelle Blutungsstörung zurückzuführen sind.
  - Ovulationsblutung
  - Mittelblutung zur Zeit der Ovulation
  - Durchbruchsblutung
  - Blutung zu einem ungewöhnlichen Zeitpunkt bei Hormontherapie oder hormoneller Kontrazeption

Menorrhagie oder Hypermenorrhö

- Übermäßige Blutung (> 80 ml) bei regelmäßigem Menstruationszyklus.
- Laut Blutvolumensmessungen liegt die Prävalenz bei Frauen im gebärfähigen Alter zwischen 9 und 14 %, doch leidet etwa jede 3. Frau gelegentlich an übermäßigen Regelblutungen.

Häufigste Ursachen

- Systemische Ursachen (5–15 %):
  - von-Willebrand-Krankheit
  - Störung der Schilddrüsenfunktion, mangelhaft eingestellter Diabetes
  - Adipositas
  - schlecht eingestellte Antikoagulation
- Uterine Ursachen (40–50 %):
  - Polypen der Gebärmutterhöhle und submuköse Myome (25.46)
  - Adenomyose (Invasion von Endometriumgewebe in das Myometrium)
  - nicht hormonfreisetzende Intrauterinpessare (IUPs)
  - Infektion (25.41)
  - Endometriumkarzinom (nur in 0,08 % der Fälle die Ursache von Menorrhagie) (25.46)
- Essentielle Menorrhagie (etwa 50 %):
  - Ursache mit heutigen diagnostischen Methoden nicht feststellbar. Es kommt eine Vielzahl von auslösenden Mechanismen in Frage.

Anamnese

- Die Beurteilung des Blutverlustes ist schwierig, aber äußerst wichtig. Nach objektiven Kriterien verliert nur etwa die Hälfte der Frauen, die über starke Blutungen klagen, mehr als 80 ml Blut. Zur Erfassung des tatsächlichen Blutverlustes kann eine sogenannte Pictorial Blood Assessment Chart (PBAC) eingesetzt werden, bei der die Patientin sich selbst durch einen Vergleich ihrer Binden/Tampons und ihres Blut(klumpen)verlusts mit vorgegebenen Bildern punktemäßig bewerten kann.
- Die Patientin kann auch befragt werden, ob ihre Monatsblutungen ihre Arbeit und Freizeit beeinträchtigen, ob sie mehr Binden/Tampons verbraucht als früher, ob sie während der Nacht Binden/Tampons wechseln muss, ob sich im Blut Klümpchen finden und ob sie während der Regel abgeschlagen ist oder an Schwindel leidet. (Die Antworten gestatten nicht mehr als eine grobe Abschätzung der Situation.)
- Bei einem rezenten Einsetzen der Symptome besteht Verdacht auf eine uterine Ursache, während seit längerem bestehende Symptome eher auf eine systemische oder essentielle Ursache hinweisen.
- Menorrhagische Blutungen treten regelmäßig auf, und ihre Dauer ist meist innerhalb des normalen Rahmens. Anovulatorische Blutungen treten in unregelmäßigen, meist längeren Abständen auf und dauern lange an.

Untersuchungen

- Beckenuntersuchung:
  - Größe des Uterus, Druck/Schmerzempfindlichkeit, Myome
- Komplettes Blutbild (Hämoglobin, Hämatokrit; Erythrozyten und Leukozyten) und Thrombozyten
  - Das Hämoglobin korreliert nur schlecht mit dem tatsächlichen Blutverlust. Wenn eine Frau, die über Menorrhagie klagt, ein Hämoglobin von weniger als 12 g/dl aufweist, hat sie mit 70 % Wahrscheinlichkeit einen Blutverlust von mehr als 80 ml pro Periode. Bei einer Hämoglobinkonzentration von mehr als 12 g/dl liegt diese Wahrscheinlichkeit bei 18 %. Ist die Hämoglobinkonzentration unter 8 g/dl, sollte sie zur weiteren Abklärung unbedingt zum Facharzt für Gynäkologie überwiesen werden.
- Ultraschalluntersuchung (25.02):
  - Ein vaginaler Ultraschall ist die erste Zusatzuntersuchung.
  - Haben sich die Blutungen stark verändert oder eine Anämie hervorgerufen, muss eine Ultraschalluntersuchung vor einem Behandlungsversuch durchgeführt werden.
  - Polypen und submuköse Myome werden in 50–90 % der Fälle diagnostiziert.
  - Genauere Ergebnisse können durch eine Sonohysterographie (25.02) erzielt werden (vergleichbar mit einer Hysteroskopie).
- Hysteroskopie, wenn die Ultraschalluntersuchung keine eindeutige Diagnose gestattet

- PAP-Abnahme (wenn nicht im letzten Jahr durchgeführt)
- Falls erforderlich (nur wenn andere Befunde dafür sprechen):
  - Infektionsparameter
  - Gerinnungsuntersuchungen (von-Willebrand-Faktor-Aktivität, Ristocetinkofaktoraktivität [vWF, Rco], Gerinnungsfaktor VIII)
  - TSH und freies T4
- Eine Endometriumkurettage kann nur selten genaueren Aufschluss geben.
- Eine Endometriumbiopsie (25.01) zum Ausschluss eines Malignoms ist zu erwägen, wenn die Patientin in der Zyklusmitte Blutungen oder andere Risikofaktoren (Alter > 45 Jahre, Adipositas > 90 kg, Diabetes) aufweist.

Therapie
- Systemische Ursachen:
  - von-Willebrand-Krankheit (milde und manchmal moderate Formen)
    – orale Kontrazeptiva, Desmopressin, Hormon-IUPs, Endometriumablation mittels thermischer Uterusballontherapie
- Uterine Ursachen:
  - Polypen und submuköse Fibroide
    – Polypektomie und hysteroskopische Resektion submuköser Myome
  - Adenomyose
    – medikamentöse Therapie (siehe „Behandlung der essentiellen Menorrhagie" weiter unten)
    – Endometriumablation
    – Hysterektomie
    – IUP
  - Entfernung des IUPs
  - Tranexamsäure oder ein NSAR, wenn die Patientin auf das IUP nicht verzichten will
- Essentielle Menorrhagie:
  - Tranexamsäure, 3 × 2–3 Tabletten (1–1,5 g) pro Tag über 2–3 Tage, zum Zeitpunkt der heftigsten Blutung eingenommen **Ⓐ**, kann die Blutung um etwa 20–60% reduzieren.
  - NSAR (nicht ASS), wie 3 × 500 mg/Tag Mefenaminsäure, 2 × 500 mg/Tag Naproxen, 3 × 50 mg/Tag Diclofenac oder 4 × 400 mg/Tag Ibuprofen, zum Zeitpunkt der heftigsten Blutung eingenommen, kann die Blutung um etwa 20–50% reduzieren **Ⓐ** und die Regelschmerzen lindern.
  - Orale Kombinationskontrazeptiva reduzieren die Blutungen um 40–50% **Ⓓ**. Sie vermindern auch die Regelschmerzen, und ihre kontrazeptive Wirkung ist gut. Achtung bei Raucherinnen und adipösen Patientinnen.
  - Ein Hormon-IUP verringert die Blutungen um mehr als 90%, lindert Regelschmerz und prämenstruelle Symptome und gewährleistet eine Empfängnisverhütung im selben Maß wie eine Sterilisation **Ⓑ**.
  - Das Endometrium kann durch Resektion oder thermische Ablation zerstört werden. Die Erfolgsrate beträgt 70–97%. Über einen 4-jährigen Nachsorgezeitraum ist eine weitere Behandlung in 38% der Fälle erforderlich. Die Wahrscheinlichkeit einer Schwangerschaft ist nach solchen Eingriffen gering, dennoch sollte an eine Kontrazeption gedacht werden.
  - Die Hysterektomie wird in Erwägung gezogen, wenn die medikamentöse Therapie versagt oder nicht angewandt werden kann. Sie kann transvaginal, laparoskopisch oder durch einen offenen Eingriff erfolgen. Die Patientin ist über die Notwendigkeit des Eingriffs zu informieren und muss für ihre Entscheidung genügend Zeit haben.

Irreguläre uterine Blutungen

- Unregelmäßige uterine Blutungen sind sehr häufig. Der Begriff schließt Metrorrhagien, Menometrorrhagien, Polymenorrhö, Oligomenorrhö, Spotting, Durchbruchsblutungen und ovulatorische Blutungen mit ein. Bei jüngeren Frauen meist eine funktionelle Störung, sofern keine Infektion oder durch eine Schwangerschaft bedingte Problematik vorliegt. Die Wahrscheinlichkeit einer organischen Ursache steigt mit dem Alter.

Ursachen
- Funktionelle Ursachen:
  - Störung der hormonellen Regulation von Hypothalamus, Hypophyse und Ovarien
  - Lutealinsuffizienz
  - Ovulationsblutung
- Uterine Ursachen:
  - Schwangerschaftsprobleme, siehe 26.10, 26.11
  - Infektionen, wie Endometritis oder Salpingo-Oophoritis (25.41)
  - submuköse Myome (25.46)
  - Adenomyosis, Endometriose (25.42)
  - Zervix- und Endometriumpolypen (25.46)
  - Zervix- und Gebärmutterkarzinome (25.46)
- Andere Ursachen:
  - IUP
  - Schilddrüsendysfunktion, Hyperprolaktinämie, Diabetes, Adipositas
  - eine systemische Infektion oder Bindegewebserkrankung
  - Leberzirrhose
  - Herz-Kreislauf-Erkrankungen, die zu Herzinsuffizienz oder venöser Stauung führen
  - Dysfunktion der Gerinnungsfaktoren oder Antikoagulationstherapie

- bestimmte Medikamente wie Doxycyclin, Metoclopramid, Psychopharmaka, hohe Dosen Acetylsalicylsäure, Spironolacton, Ketoconazol, Antiepileptika oder Antiöstrogene,
- hormonelle Kontrazeption

Funktionelle Ursachen
- Ovulatorische Blutungsstörungen:
  - Junge, leicht übergewichtige Mädchen und Frauen haben häufig kurze Zyklen (< 22 Tage), jedoch mit regelmäßigen Blutungen. Dies scheint nicht hormonell bedingt zu sein und erfordert keine Therapie.
  - Niedrige Östrogenspiegel zu Zyklusbeginn können Spotting nach der Menstruation hervorrufen.
- Prämenstruelle Schmierblutungen können auf eine funktionelle Gelbkörperstörung zurückzuführen sein. Eine Endometriumbiopsie zeigt histologisch ein unreifes Endometrium.
  - Bei manchen Frauen findet sich regelmäßig eine Blutung im Zusammenhang mit dem Eisprung. Die Blutung dauert einige Stunden oder auch 1–2 Tage an und erfordert keine Behandlung. Ursache ist ein rasches postovulatorisches Absinken des Östrogenspiegels.
  - Eine Kupferspirale erhöht das Risiko für Mittelblutungen und postkoitale Blutungen.
- Anovulatorische Blutungsstörungen:
  - Anovulation ist der häufigste Grund für eine funktionelle Blutung.
  - Typisch ist ein spärliches Spotting nach kurzen Zyklen und eine verlängerte profuse Blutung nach langen Zyklen.
  - Eine Hypothalamusstörung ist für gewöhnlich die Ursache einer transienten Anovulation bei jungen Frauen (z.B. durch außerordentlichen Stress, starke körperliche Anstrengung, gezielte Gewichtsreduktion, systemische Erkrankungen oder polyzystische Ovarien).
  - Nach Ende des gebärfähigen Alters ist die häufigste Ursache eine ovarielle Dysfunktion.
  - Bei längerer Dauer der Beschwerden kann es zu einer Endometriumhyperplasie kommen.
  - Das polyzystische Ovarsyndrom (PCOS, 25.15) und Adipositas sind aufgrund von Insulinresistenz oft mit Menstruationsstörungen verbunden.
  - Durchbruchsblutung bei hormoneller Kontrazeption
  - Bei der Verwendung von reinen Gestagenpillen, kontrazeptiv wirksamen Implantaten und Hormonspiralen sind Menstruationsstörungen in den ersten Monaten sehr häufig.
  - Bei der Verwendung von Kombinationskontrazeptiva kommt es meist aufgrund unregelmäßiger Einnahme zu Blutungsstörungen, aber auch Faktoren, die die Hormonkonzentrationen oder die Endometriumfunktion beeinflussen, sind eine mögliche Ursache.

Diagnostik und Untersuchungen
- Eine genaue Anamnese und körperliche Untersuchung sind besonders wichtig.
- Die Wahl der Diagnosemethoden hängt vom Alter und der Anamnese der Patientin ab.
  - Schwangerschaft und Infektionen ausschließen; in jedem Fall Zervixabstrich
    - Schwangerschaftstest aus Blut oder Harn
    - Abstriche zur Bakterienkultur (Chlamydien, eventuell Gonorrhö), CRP und Blutbild
  - Eine transvaginale Ultraschalluntersuchung (25.02) sollte wenn möglich bei allen Patientinnen durchgeführt werden. Liefert sehr verlässliche Ergebnisse bei der Diagnose von submukösen Myomen, Endometriumpolypen und -hyperplasie, kann aber eine Endometriumbiopsie nicht ersetzen (25.01).
  - Die Instillation von physiologischer Kochsalzlösung in das Uteruscavum verbessert die Genauigkeit der Ultraschallsonographie.
  - Eine Endometriumbiopsie sollte bei älteren Patientinnen (> 45 Jahre) (25.01) durchgeführt werden, vor allem bei Vorliegen von Risikofaktoren für Uteruskarzinom (25.46) (Alter, Adipositas, Diabetes).
  - Ein Pap-Abstrich, falls nicht innerhalb der letzten 12 Monate abgenommen
  - Hysteroskopie, wenn die Diagnose nach der Ultraschalluntersuchung unklar ist oder wenn eine Endometriumbiopsie aus einem bestimmten Areal erforderlich ist.
  - Laboruntersuchungen je nach Erfordernis: TSH, Prolaktin, Gerinnungsfaktoren.

Behandlung dysfunktioneller Blutungen

- Keine Behandlung ist erforderlich, wenn keine organischen Störungen als Ursache der abnormalen Blutungen gefunden werden und die Symptome vorübergehender Natur sind.
- Eventuell Entfernung eines Intrauterinpessars (auf Kontrazeption achten!) oder, falls die Patientin dies wünscht, weiteres Abwarten unter sorgfältiger Beobachtung, sofern keine organische Ursache festgestellt wurde.
- Die Blutung kann meist mittels Gestagenen gestoppt werden, wobei sich Norethisteron (3 × 5 mg/Tag), Norethisteronazetat (2 × 10 mg/Tag) und Lynestrenol (2 × 10 mg/Tag) besonders bewährt haben. Sie sind jeweils 10 Tage lang einzunehmen. Nach Absetzen des Medikaments kommt es zu einer Abbruchblutung (Patientin informieren!).
- Eine effektive Alternative zur Langzeitbehandlung ist eine Hormonspirale. Sobald das Endo-

metriumwachstum gehemmt wird, vermindert sich die Blutungsstärke und -dauer, Menstruationsschmerzen verschwinden und zugleich ist eine wirksame Kontrazeption mit der gleichen Effizienz wie bei Sterilisation garantiert.
- Zu Beginn und Ende des gebärfähigen Alters ist die wirkungsvollste Methode, hormonelle Blutungen zu unterdrücken, die gemeinsame Verabreichung von Östrogen und Gestagen über 7–14 Tage. Jungen Frauen sind orale (monophasische) Kontrazeptiva in einer Dosierung von 3 Tabletten pro Tag über 1 Woche zu verabreichen. Bei Beschwerden der Patientin sollte die Dosis reduziert werden. Eine Kombination von 2 mg/Tag Ethinylestradiol mit einem Gestagen sollte bei älteren Frauen bzw. bei Patientinnen angewandt werden, bei denen eine Gegenanzeige gegen synthetisches Östrogen besteht. Nach Absetzen des Medikaments kommt es zu einer Abbruchblutung. Ist diese massiv, so kann sie mit einem Prostaglandinhemmer oder Tranexamsäure behandelt werden.
- Die tägliche Einnahme oraler Kontrazeptiva muss im Einklang mit der dem Medikament beigegebenen Patienteninformation eingeleitet werden. Ansonsten wird die Behandlung der funktionellen Blutung mit zyklischem Gestagen an den Tagen 15–24 des Zyklus über 3–6 Monate fortgesetzt. Dabei können schwächer wirkende Gestagene und geringere Dosen verabreicht werden.
- Die Blutungsstörung bei Frauen mit hereditärer hämorrhagischer Erkrankung (milde und moderate Fälle von von-Willebrand-Erkrankung, Überträgerinnen von Hämophilie A können mit Desmopressin behandelt werden. Das Medikament wird subkutan oder als Nasalspray verabreicht (1 × tgl. 150 μg während der Blutungsstörung für Frauen mit weniger als 50 kg Körpergewicht, darüber 2 × 150 μg.
- Handelt es sich um eine profuse irreguläre Blutung, können Tranexamsäure (1–1,5 g/Tag) oder NSAR (z.B. Ibuprofen 400–600 mg/Tag) mehrmals tgl. gegeben werden.
- Eine Endometriumkurettage ist meist nicht erforderlich. Eine Kurettage ist jedoch durchzuführen, wenn sich aufgrund der anovulatorischen Zyklen eine Endometriumhyperplasie entwickelt hat. Polypen sind mittels Hysteroskopie zu entfernen. In manchen Fällen ist eine Kurettage aus diagnostischen Gründen notwendig, sie kann jedoch meist durch eine Endometriumbiopsie ersetzt werden, die ein hohes Maß an Genauigkeit aufweist.

25.14 Amenorrhö

Grundregeln
- **Amenorrhö** ist definiert als das Ausbleiben der Menstruation.
- **Primäre Amenorrhö:** Es ist nie eine Menstruation eingetreten.
- **Sekundäre Amenorrhö:** Die Menstruation ist 6 Monate hintereinander ausgeblieben, oder, wenn der Zyklus deutlich länger ist als normalerweise, es sind 3 Zyklen ausgeblieben.
- Bei der **Oligomenorrhö** ist der Zyklus länger als 36 Tage.
- Beachtung des polyzystischen Ovarsyndroms (PCOS) (25.15).

Ziele
- Die **Ursache** für eine Amenorrhö muss festgestellt werden.
- Diese ist zu behandeln.
- Die Behandlung wird für den Rest ihres Lebens Auswirkungen auf die Gesundheit der Frau haben.

Primäre Amenorrhö
- Man findet:
  - keine Pubertätszeichen mit 13–14 Jahren
  - keine Menstruation mit 16 Jahren, obwohl die Pubertät sonst normal verläuft

Ursachen
- In 45% der Fälle liegt die Ursache in einem irreversiblen Ausfall der Ovarialfunktion; oft kein Einsetzen der Pubertät.
  - normalerweise mit Chromosomenanomalien verbunden, z.B. Turnersyndrom
  - anderer ovarieller Defekt (Dysgenesie)
  - In 15% der Fälle liegt die Ursache im ZNS; häufig kein Einsetzen der Pubertät.
  - Hypophysentumor (oft Prolaktinom), andere Hirntumore, Hypophyseninsuffizienz, Kallman-Syndrom
- In 13% der Fälle ist die Ursache physiologisch; pubertäre Veränderungen bleiben oft aus.
  - konstitutionelle Verzögerung
  - Anorexie
  - exzessive Sportausübung
- In 17% ist die Ursache ein strukturelle; das Einsetzen der Pubertät verläuft ansonsten normal.
  - Selten: transverses Vaginalseptum, fehlende Zervix, Uterusagenesie
  - Selten: Testikuläre Feminisierung: xy, äußere weibliche Genitalien und Habitus, kurze Vagina, fehlendes inneres Genital
- In 10% ist die primäre Amenorrhö durch eine Systemerkrankung verursacht.
  - Hypothyreose, unbehandelte Zöliakie, Cus-

hing-Syndrom, adrenaler Hyperandrogenismus etc.
- Adipositas

Diagnose und Behandlung
- Überweisung zum Spezialisten (Kinderarzt und Gynäkologen).
- Die Patientin sollte mit Wachstumskurven, eigener Anamnese und Familienanamnese betreffend Pubertät überwiesen werden.

Sekundäre Amenorrhö

- Eine normale Funktion sowohl der Hypothalamus-Hypophysen-Ovar-Achse als auch des Endometriums ist die Voraussetzung für einen normalen Menstruationszyklus.

Anamnese
- Menstruationsanamnese, Kontrazeption
- Schwangerschaften, Geburten und damit zusammenhängende Maßnahmen
- Gewichtsverlust oder -zunahme (die Gewichtsveränderung ist mit dem Ausgangsgewicht in Bezug zu setzen: bei einem BMI von 18 können schon wenige Kilogramm Gewichtsverlust zu einer Amenorrhö führen)
- Gesteigerte sportliche Aktivitäten, Stress, Medikamente (25.21)
- Andere Symptome, die mit der Amenorrhö in Verbindung stehen (plötzliches Schwitzen, Scheidentrockenheit etc.)

Status
- Größe, Gewicht, Blutdruck
- Fettverteilung (Stammfettsucht)
- Striae, abnormale Pigmentierung von Genitalregion und Achselhöhlen
- Hirsutismus, fettige Haut, Akne
- Schilddrüse
- Brüste, evtl. Galaktorrhö
- Gynäkologische Untersuchung: Zustand des Vaginalepithels, Größe von Uterus und Ovarien

Diagnose und Behandlung
- Schwangerschaft ausschließen
- Serumprolaktin
  - Galaktorrhö? (25.21)
  - Bei erhöhtem Prolaktin und Amenorrhö – nach einer eventuellen antipsychotischen Medikation fragen (25.21).
  - Eine mögliche Ursache sind Hypophysen- oder Hypothalamustumoren (24.67).
  - **Hyperprolaktinämie** ohne eindeutige Ursache (Laktation, antipsychotische Medikation) ist ein Grund für eine Überweisung an eine spezialisierte Abteilung.
- Serum-TSH
  - Hypothyreose (24.34) ist öfter ein Grund für Menstruationsstörungen als eine Hyperthyreose (24.35).
- **Gestagen-Provokationstest** über 7–10 Tage (d.h. Dihydroprogesteron 10–20 mg/Tag oder Medroxyprogesterone 10 mg/Tag):
  - Wenn innerhalb von 2 Wochen nach der letzten Tablette eine Entzugsblutung auftritt, ist der Östrogenspiegel ausreichend für die Endometriumproliferation. Wenn keine Blutung auftritt, ist entweder der Östrogenspiegel niedrig oder das Endometrium spricht nicht an.
- Wenn keine Entzugsblutung auftritt, sind FSH und LH zu bestimmen.
- Niedriges FSH und LH:
  - hypothalamische oder hypophysäre Ätiologie
  - Anorexie: Überweisung zum Spezialisten
  - Exzessiver Sport. Das Ziel ist, die Kalorienaufnahme zu steigern. (Auf das erhöhte Osteoporoserisiko hinweisen!)
  - Wenn sportliche Aktivität und niedriges Körpergewicht keine Erklärungen für die Befunde bieten, muss die Patientin zu weiteren Untersuchungen überwiesen werden, da ein hypophysärer oder hypothalamischer Tumor ausgeschlossen werden muss.
- Hohes FSH und LH:
  - ovarielle Insuffizienz
  - Abklärung und Behandlung (Osteoporoserisiko!) von Frauen unter 40 sollten an einer Spezialambulanz vorgenommen werden.
  - frühe Menopause (in 30–50% familiär gehäuft) (25.50, 25.51)
  - Polyendokrinopathie
  - iatrogen (Operation, Chemotherapie)
- Normales FSH und LH:
  - Die Ursache liegt im Endometrium.
  - intrauterine Adhäsionen, z.B. nach Curettage (Asherman-Syndrom)
  - Überweisung zum Spezialisten
- Systemerkrankungen können eine Amenorrhö verursachen.
  - Hyperthyreose, Hypothyreose, Nieren- oder Leberinsuffizienz, schwere unbehandelte Zöliakie (8.84) etc. Normalerweise keine Entzugsblutung nach Progesteronprovokation.
- **Wenn eine Entzugsblutung auftritt**, ist die Patientin anovulatorisch bei normalem Östrogenspiegel.
- **Fragen Sie nach möglichen Stressfaktoren** (Beziehungsprobleme, berufliche Veränderungen, Tod eines nahen Menschen etc.). Es handelt sich um ein vorübergehendes Phänomen.
  - Behandlung mit zyklischem Gestagen (Dihydroprogesteron 10 mg/Tag 15–24) durch 3 Monate.
  - Wenn ohne Medikation kein normaler Zyklus erzielt werden kann, ist die Patientin an den Spezialisten zu überweisen.
- Augenfällige Gewichtszunahme, Stammfettsucht, Akne und Hirsutismus:

- polyzystisches Ovar-Syndrom
- Wenn die Ovulation ausschließlich aufgrund einer Adipositas gestört ist, wird mit zyklisch verabreichtem Gestagen behandelt bis zur Gewichtsnormalisierung, um eine Endometriumhyperplasie zu vermeiden (25.46, 25.13).
- Selten: Cushing-Syndrom (25.10).
- Wenn deutliche Zeichen einer Virilisierung vorliegen (Alopezie, Hirsutismus, Klitorisvergrößerung, Tieferwerden der Stimme) und der Serumtestosteronspiegel erhöht ist, ist die Patientin ebenfalls zum Spezialisten zu überweisen. Sie könnte an einem Androgenproduzierenden Nebennieren- oder ovariellen Tumor leiden.
- CAVE! Bei sehr hohem Testosteronspiegel tritt nach einem Gestagenprovokationstest keine Entzugsblutung auf.

25.15 Polyzystisches Ovarsyndrom (PCOS)

Grundsätzliches

- Beim polyzystischen Ovarialsyndrom (PCOS) handelt es sich nicht um ein rein gynäkologisches Problem.
- Voraussetzung für die Diagnosestellung ist, dass auf die Patientin mindestens 2 der folgenden Kriterien zutreffen: Zyklusstörungen, Hyperandrogenismus, polyzystische Ovarien.
- Die mit dem PCOS assoziierte reduzierte Insulinsensitivität ist ein Risikofaktor.

Prävalenz und Folgewirkungen

- Bei Frauen im gebärfähigen Alter wird die Prävalenz des PCOS auf 5–10% geschätzt.
- Eine PCOS-Patientin muss in verschiedenen Lebensphasen mit einer erhöhten Morbidität rechnen.

Gynäkologische Probleme

- Die Patientinnen stellen sich im Allgemeinen mit Menstruationsstörungen, Hirsutismus und Infertilität vor.
- Schwangerschaften scheinen mit einem erhöhten Risiko für Fehlgeburten, Hypertonie und Diabetes assoziiert zu sein. Es ist jedoch wahrscheinlich, dass dieses erhöhte Risiko eher mit der Adipositas in Zusammenhang steht als mit dem PCOS an sich.
- Eine langfristige Östrogenaktivität bei gleichzeitiger Verringerung der Lutealhormonaktivität prädisponiert für eine endometriale Hyperplasie und erhöht somit für die Patientin das Risiko, an einem Corpus-uteri-Karzinom zu erkranken. In der Literatur finden sich Hinweise darauf, dass PCOS-Patientinnen ein auf das 5fache erhöhtes Gebärmutterkrebsrisiko aufweisen. Es ist jedoch schwierig, zwischen den durch das Übergewicht verursachten und den auf das PCOS zurückzuführenden Risikokomponenten zu unterscheiden, weshalb die Klärung dieser Frage noch groß angelegter epidemiologischer Studien bedarf.
- Über einen allfälligen Zusammenhang mit Brustkrebs liegen keine gesicherten Daten vor.

Metabolische Störungen

- PCOS-Patientinnen weisen häufig eine verminderte Insulinsensitivität auf, die mit Stammfettsucht und Fettstoffwechselstörungen einhergeht.
- Etwa 50% der PCOS-Patientinnen sind übergewichtig.
- Einschlägige Studien zeigten, dass bei übergewichtigen PCOS-Patientinnen die Insulinresistenz und die daraus resultierende kompensatorisch erhöhte Insulinkonzentration signifikant stärker ausgeprägt waren als bei den Kontrollen (übergewichtige Frauen ohne PCOS).
- Zu den typischen Befunden zählen niedrige HDL-Werte und Hypertriglyceridämie.
- PCOS erhöht ganz offenbar das Risiko, schon frühzeitig einen Typ-2-Diabetes zu entwickeln (Risiko 2–5 × höher) und später auch noch an Hypertonie zu leiden (Risiko ist 2–3 × höher).
- Auch wenn in der Literatur immer wieder behauptet wird, dass PCOS-Patientinnen ein stark erhöhtes KHK-Risiko aufweisen, liegen noch keine gesicherten Daten vor, die diese These stützen würden.
- Das Risiko, dass es bei zerebrovaskulären Erkrankungen und Diabetes zu Komplikationen kommt, ist erhöht.

Diagnostik

- Die Diagnose basiert auf der Anamnese, dem klinischen Befund (Zyklusirregularitäten, männliches Behaarungsmuster, Akne) und, falls notwendig, auf Hormonanalysen.
- Eine gynäkologische Ultraschalluntersuchung sichert die Diagnose. Dabei wird die polyzystische Morphologie der Ovarien dargestellt.
- 2 der folgenden Kriterien müssen für eine PCOS-Diagnose zutreffen:
  - Anovulation charakterisiert durch Zyklusstörungen
  - klinische (männliches Behaarungsmuster) oder biochemische (Serumtestosteron > 2,7 nmol/l) Zeichen eines Hyperandrogenismus
  - durch Ultraschalldiagnostik nachgewiesene polyzystische Morphologie der Ovarien (Präsenz von 12 oder mehr Follikeln von 2–9 mm

Durchmesser in jedem Ovar und/oder erhöhtes Ovarvolumen > 10 ml)
- Eine Schilddrüsenerkrankung, eine Hyperprolaktinämie, Androgen-produzierende Tumoren und Störungen der Nebennierenfunktion müssen ausgeschlossen werden können.
  - Wenn sich die Patientin mit Zyklusirregularitäten vorstellt, sollten Serum-TSH und Prolaktin bestimmt werden, um andere Ursachen auszuschließen.
  - Wenn die Patientin an Hirsutismus und/oder Akne leidet, empfiehlt sich die Bestimmung des Testosteronsspiegels.
  - Die Bestimmung von FSH, LH und Estradiol im Serum ist in der Regel nicht von diagnostischem Nutzen.
- Aufgrund des Risikos für Stoffwechselstörungen sind – insbesondere bei übergewichtigen Patientinnen – die folgenden Vorsorgeuntersuchungen indiziert:
  - Blutzucker, Blutfette und Blutdruck in regelmäßigen Abständen (zum Beispiel alle 1–2 Jahre)
  - Glukosetoleranztest beim 1. Arztbesuch und dann in regelmäßigen Abständen (zum Beispiel alle 2 Jahre)

Therapie

- Der primäre Therapieansatz besteht in einer Korrektur des Übergewichts der Patientin bis zur Erreichung des Normalgewichts. Die Gewichtsabnahme kann
  - den Menstruationszyklus durch Wiederherstellung der Ovulation regulieren.
  - das Risiko von Fehlgeburten in einer frühen Schwangerschaftsphase ebenso wie andere Schwangerschafts-assoziierte Risiken signifikant reduzieren.
  - die Sicherheit und Wirksamkeit von Therapien zur Ovulationsinduktion verbessern und das Risiko von PCOS-assoziierten Spätkomplikationen, wie Typ-2-Diabetes und koronare Herzkrankheit, senken.
- Körperliche Betätigung reduziert die Insulinresistenz.
- Eine Raucherentwöhnung ist wichtig aufgrund des erhöhten Risikos für vaskuläre Erkrankungen.

Hormontherapie

- Orale Kontrazeptiva stellen den normalen Menstruationszyklus wieder her. Für die Besserung des Hirsutismus und zur Minimierung der schädlichen Wirkung der Lipide sollten progesteronhaltige Kontrazeptiva mit Antiandrogencharakter gewählt werden. Es bieten sich beispielsweise Präparate an, die Drospirenon, Cyproteronacetat oder Desogestrel enthalten.
- Zur Prophylaxe einer Endometriumhyperplasie muss zyklisch Progestogen verschrieben werden (zum Beispiel über 10 Tage an den Tagen 15–24 des Zyklus oder über 14 Tage alle 2 oder 3 Monate).
- Wenn der Hirsutismus trotz oraler Kontrazeptiva unakzeptabel ist, kann ein Antiandrogen dazugegeben werden (50 mg Cyproteronacetat an den ersten 10 Tagen des Zyklus oder Spironolacton [100–200 mg tgl.]).
- Die Serumelektrolyte (Na und K) sind in regelmäßigen Abständen zu kontrollieren, zum Beispiel 3 Monate nach Einleitung der Therapie und danach jährlich.

Metformin

- Metformin dürfte einen günstigen Effekt auf die metabolischen Risikofaktoren haben. Die Frage, ob es hilfreich bei der Auslösung einer Ovulation ist und die Chancen auf eine Schwangerschaft erhöht, wird kontroversiell dikutiert.
- PCOS-Patientinnen sind zu einem früheren Zeitpunkt als sonst üblich an einen Infertilitätsexperten (Gynäkologen) zu überweisen.
- Vor der Verschreibung von Metformin ist ein Gynäkologe zu konsultieren.
  - Obwohl angenommen wird, dass Metformin das Risiko von Gestationskomplikationen, wie Fehlgeburten in der Frühschwangerschaft, Präeklampsie und Schwangerschaftsdiabetes, vermindern kann, fehlen es heute einschlägige Ergebnisse aus ausreichend großen Placebo-kontrollierten Studien. Metformin dürfte einen günstigen Effekt auf die metabolischen Risikofaktoren haben. Die Frage, ob es hilfreich bei der Auslösung einer Ovulation ist und die Chancen auf eine Schwangerschaft erhöht, wird kontroversiell dikutiert

Behandlung der Anovulation

- Alle anderen Ovulations-induzierenden Behandlungen werden durch einen Gynäkologen mit Erfahrung in Fertilitätstherapie durchgeführt.
- Der Wirkstoff der Wahl ist Clomifenzitrat **B**. Dabei handelt es sich ein orales Antiöstrogen, das die Gonadotropinausschüttung durch die Hypophyse steigert, was wiederum zur Entwicklung eines Ovarfollikels im Ovar führt und die Ovulation induziert. Die Therapie bedarf einer engmaschigen Kontrolle entweder mittels Sonographie an den Tagen 11–13 des Zyklus oder durch Bestimmung der Progesteronkonzentration in der Mitte der Lutealphase.
- Die Dosis kann bis zu 100 mg/tgl. (maximale Dosis 150 mg/Tag) erhöht werden. Bei etwa 80% der Patientinnen wird eine Ovulation ausgelöst und die Empfängnisrate liegt bei etwa 25–50% je nach Patientinnengruppe. Die Behandlung kann

für die Dauer von bis zu 6 Ovulationszyklen fortgeführt werden.
- Wenn die Clomifentherapie nicht anspricht, erhält die Patientin Gonadotropine. Die Gonadotropintherapie ist kostenintensiv und problematischer als die Clomifenbehandlung. Gonadotropine werden täglich injiziert, doch kann es lange dauern, bis eine Ovulation induziert wird. Die Behandlung bedarf wiederholter Ultraschallkontrollen, aber das Risiko von Mehrlingsschwangerschaften oder einer ovariellen Hyperstimulation kann nie ganz ausgeschlossen werden.
- Die Kauterisierung der Ovarien („Stichelung") auf laparoskopischem Wege hat in Verbindung mit neueren Techniken wieder einen Aufschwung erlebt. Die Behandlungskosten sind deutlich niedriger als bei der Gonadotropintherapie und die Methode erwies sich als gleich effektiv. Sie reduziert auch das Risiko von Mehrlingsschwangerschaften.
- Wenn alle Therapien zur Ovulationsinduktion versagen, kann eine In-vitro-Fertilisation ins Auge gefasst werden.

25.16 Übermäßiger Haarwuchs (Hypertrichose und Hirsutismus)

Grundsätzliches
- Das polyzystische Ovarialsyndrom (PCO-Syndrom) (25.14) ist die häufigste Ursache für eine verstärkte weibliche Androgenproduktion.
- Sonstige Androgen-produzierende Tumoren treten nur selten auf.
- Enzymdefekte der Nebennieren sind ebenso rar.
- Das Cushing-Syndrom kann sowohl mit Hypertrichose als auch mit Hirsutismus einhergehen.

Diagnostisches Vorgehen
- Schwerpunkt der Anamnese ist die Erhebung der Umstände der Entwicklung des Hirsutismus: Alter, Gewichtszunahme, Absetzen oraler Kontrazeptiva.
- Lokalisierung des Hirsutismus und differenzialdiagnostische Abgrenzung zu einer Hypertrichose
- Zeichen eines Virilismus
- Menstruationszyklus und Fertilität

Androgen-bedingter verstärkter Haarwuchs
- Eine weibliche (funktionelle ovarielle) Hyperandrogenämie könnte vorliegen bei Behaarung in folgenden Bereichen:
  ○ Gesicht: Oberlippen-, Kinn- und Wangenbart
  ○ Oberkörper: Mittellinie zwischen Brüsten und Scapulae
  ○ Bauch: Mittellinie über dem Bauchnabel
  ○ Schambereich (männl. Behaarungstyp)
  ○ Beine: Haarwuchs an den Oberschenkelinnenseiten ist abnormal.

Pathogenese
Hyperandrogenämie
- Verstärkte Androgenproduktion der Ovarien oder Nebennierenrinde oder beider Drüsen
- Anwendung androgener und anabolischer Steroide

Peripherer Hirsutismus (Hypertrichosis)
- Genetische und ethnische Faktoren
- Beginn nach der Pubertät
- Verstärkung im Zuge einer Gewichtszunahme und nach dem Absetzen oraler Kontrazeptiva

Klinische Anzeichen eines Virilismus
- Menstruationsstörungen; die Diagnose eines PCO stützt sich auf eine Ultraschalluntersuchung.
- Absinken der Stimmlage
- Klitorishypertrophie
- Haarwuchs nach männlichem Verteilungsmuster, „Geheimratsecken"

Untersuchung und Behandlungsstrategie
- Prüfung, ob die Lokalisation des Haarwuchses auf einen androgenabhängigen Hirsutismus deutet.
  ○ Findet sich der übermäßige Haarwuchs auf den Beinen und Armen (nicht androgen-bedingter Hirsutismus), ist der Menstruationszyklus normal und fehlen auch sonstige Anzeichen eines Virilismus, dann sind keine weiteren Untersuchungen nötig. Therapieoptionen: keine Behandlung, lokale (kosmetische) Behandlung oder aber Einsatz von Östrogen plus Antiandrogen.
  ○ Ist der Hirsutismus androgen-bedingt, Bestimmung des Serumtestosterons. Bei Zyklusunregelmäßigkeiten auch Bestimmung des Serumprolaktins. Ein Cushing-Syndrom muss ausgeschlossen werden.
  ○ Serumtestosteronwerte < 6 nmol/l und DHEA-S (Dehydroepiandrosteron Sulfat) < 20 µmol/l schließen einen Androgen-produzierenden Tumor praktisch aus.
- Weiterführende Untersuchungen sind indiziert bei:
  ○ einer Progression des Haarwuchses
  ○ Zeichen von Virilismus
  ○ Zyklusunregelmäßigkeiten

- Infertilität
- deutlich von der Norm abweichenden Laborbefunden
- klinischem Verdacht auf M. Cushing (in diesem Fall ist ein Dexamethasontest indiziert)
- Bei Verdacht auf Cushing-Syndrom oder einen seltenen Tumor:
  - Überweisung an einen Endokrinologen.
- Erhöhte Serumtestosteronspiegel, Zyklusstörungen, Infertilität:
  - Überweisung an einen Gynäkologen

Therapieoptionen
- Möglichkeiten oft limitiert
- Lokale Behandlung (Rasieren der Haare beschleunigt nicht den Haarwuchs)
- Gewichtsreduktion: vermindert die Risikofaktoren
- Die Ergebnisse einer medikamentösen Therapie sind oft wenig zufriedenstellend.
- Chirurgische Maßnahmen

Medikamentöse Therapie
- Östrogen + Antiandrogen (Cyproteronazetat) ⊙. Wenn die Patientin einen unregelmäßigen Zyklus hat, können auch Fertilitätsprobleme auftreten. In solchen Fällen ist die Konsultation eines Spezialisten indiziert.
- Pharmakotherapie, verordnet von einem Spezialisten:
  - Dexamethason (angeborene Nebennierenhyperplasie)
  - Spironolacton ⊙
  - Ketoconazol

25.20 Klinische Brustuntersuchung: Knoten, Schmerz und benigne Veränderungen

Anatomische Struktur der weiblichen Brust
- Die Brustdrüse besteht aus 15–18 Lobuli, von denen jeder aus 10–100 Acini besteht. Die Acini umgeben die Milchgänge, die sich, sobald sie die Brustwarze erreichen, zu Sammelgängen erweitern. Jeder Lobulus hat sein eigenes Milchgangsystem.
- Die Brustwarze enthält glatte Muskelfasern und die Oberfläche der umgebenden Areola hat Öffnungen der Montgomery-Drüsen.

Klinische Untersuchung
- Der optimale Zeitpunkt ist 10 Tage nach der Menstruation, wenn durch hormonelle Veränderungen verursachte Schmerzen und Schwellungen am geringsten sind.
- Inspizieren Sie die Brüste an der sitzenden Patientin, zuerst mit seitlich hoch gehobenen Armen und dann mit den Händen hinter dem Kopf. Beachten Sie
  - mögliche Asymmetrien,
  - an der Haut Rötung, „Orangenhaut", Verhärtungen, blaue Flecken, Ulzerationen, Verdichtungen oder Einziehungen des Brustgewebes oder der Brustwarze.
- Die Palpation erfolgt in Rückenlage entweder bei seitlich ausgestrecktem oder über den Kopf gelegtem Arm.
  - Untersuchen Sie die gesamte Brust, am besten immer nach dem gleichen Schema.
  - Zuerst tasten Sie das Brustgewebe mit den Fingerspitzen oder Fingerendgliedern Quadrant für Quadrant ab.
  - Fahren Sie mit der Abtastung jedes Areales fort, indem Sie kreisförmige Bewegungen unter leichtem Druck gegen die Brustwand mit den ganzen Fingern ausführen. Achten Sie besonders auf mögliche Verhärtungen. Indem Sie wie vorher beschrieben Druck ausüben, achten Sie auf schmerzhafte Stellen, prüfen Sie, ob die verdichtete Stelle eher weich oder hart ist und ob sie gegen die Umgebung verschieblich ist.
  - Achten Sie auf jegliche Absonderung aus der Brustwarze. Gegebenenfalls palpieren und drücken Sie die Brustwarze, ob die Absonderung unilateral oder bilateral ist. Stellen Sie die Quelle der Absonderung fest, indem Sie das Areal um die Brustwarze mit den Fingern ausdrücken. Eine Absonderung, die beim Pressen eines umschriebenen Areals austritt, spricht für ein Papillom.
  - Die Palpation einer sehr großen Brust ist unzuverlässig.
- Während der Untersuchung der Axilla unterstützen Sie den Arm der Patientin, um jegliche Muskelanspannung, die die Untersuchung der axillären Lymphknoten stört, zu vermeiden. Palpieren Sie die Axilla sorgfältig in Richtung Brustwand.

Weitere Untersuchungen
- Bei der Inspektion und Palpation festgestellte Knoten oder verdächtige Veränderungen (Einziehungen, Hautveränderungen) müssen mittels Mammographie und Sonographie abgeklärt werden. Wenn notwendig, soll eine Feinnadelbiopsie oder Stanzbiopsie durchgeführt werden.

Wenn die Ursache nicht geklärt werden kann, sollte der gesamte Knoten chirurgisch entfernt werden.
- Bei Druckempfindlichkeit der Brust oder diffusen Knötchen in der prämenstruellen Phase empfiehlt es sich, zuzuwarten und die Palpation nach Ende der Menstruation erneut durchzuführen. Weist der Befund dann noch immer auf eine verdächtige Veränderung hin, ist die Patientin zu weiteren Untersuchungen zu überweisen.
- Mammographie-Screening: siehe 16.20.

Bildgebende Verfahren
- Die Mammographie bleibt die Untersuchung der Wahl.
  - bei abnormalen Hautveränderungen, palpatorisch festgestellten Veränderungen, Schmerzen in der Brust oder Absonderungen
- Eine Ultraschalluntersuchung wird oft gemeinsam mit der Mammographie durchgeführt.
  - Sie kann auch eingesetzt werden, wenn nur kurze Zeit seit der letzten Mammographie vergangen ist und die Ultraschalluntersuchung als geeignet zur Abklärung der auffälligen Veränderung erachtet wird.
- In einigen Spezialzentren wird auch eine Magnetresonanzuntersuchung (MRI) der Brüste in bestimmten Fällen durchgeführt, um zusätzliche Informationen zu erlangen.
  - Eine MRI-Untersuchung ist nicht mit Strahlenbelastung verbunden und deshalb besonders für junge Frauen geeignet, bei denen das Brust-Screening schon in frühem Alter begonnen werden muss.
- Duktographie
  - bei einseitiger seröser oder blutiger Absonderung

Probengewinnung
- Die Zytologie wird für Zelluntersuchungen aus Brustwarzenabsonderungen und aus Zystenflüssigkeiten verwendet.
- Verdächtige Hautveränderungen erfordern eine Biopsie.
- Eher solide Gewebsveränderungen sind eine Indikation für eine Stanzbiopsie unter Röntgensicht.
- Abnorme Verkalkungen können eine chirurgische Biopsie erfordern.
- Um sicherzustellen, dass das gesamte verdächtige Areal entfernt wird, verwendet man Draht- oder Farbmarkierungen. Farbmarkierungen werden auch zur Unterstützung bei der Exzision eines sezernierenden Duktus angewandt.

Gutartige Brustveränderungen
Normale Variationen
- Die Brüste sind kaum jemals völlig symmetrisch. Auch eine leicht erkennbare Größendifferenz wird als normale Variante gesehen. Eine Brust kann auch rudimentär angelegt sein oder völlig fehlen.
- Es können auch mehrere Brustdrüsen vorkommen. Überzählige Brustwarzen oder akzessorisches Brustdrüsengewebe ist in der Axillarregion beinahe üblich (und erfordert keine weiteren Vorkehrungen).
- Anmerkung: Lt. gängiger Expertenmeinung in Österreich wird die (wenig belastende) Entfernung von akzessorischem Mammagewebe empfohlen. Begründung: Dieses Gewebe neigt in der Schwangerschaft zu Entzündung und Abzessbildung. Es ist Untersuchungen wie Ultraschall oder Mammographie nicht oder nur schlecht zugänglich: Einzelfälle von auch weit fortgeschrittenen Karzinombildungen sind beschrieben.

Fibrozystische Veränderungen
- Fibrozystische Veränderungen findet man bei ungefähr 25% der menstruierenden Frauen und bei bis zur Hälfte der perimenopausalen Frauen. Zysten oder epitheliale Hyperplasien entstehen in den Brustdrüsengängen und führen zur Fibrose.
- Die charakteristischen Symptome sind Druckschmerzhaftigkeit, Schmerzen und Schwellung 1–2 Wochen vor der Menstruation.
- Es gibt 3 Haupttypen von Veränderungen: Zystische Veränderungen, duktale Hyperplasien und Bindegewebsreaktionen.
- Die Zysten sind üblicherweise 1–2 mm im Durchmesser groß. Aber bei einem Drittel können sie eine Größe von 2–3 cm erlangen und schmerzempfindlich werden. Die Größe variiert mit dem Zyklus.
  - Ein in der Allgemeinpraxis gefundener Knoten sollte beim Erstkontakt mittels Ultraschall untersucht werden. Wenn sich der Knoten als Zyste erweist, soll diese punktiert werden. Die Zystenflüssigkeit soll zur zytologischen Untersuchung gesandt werden. Eine Mammographie ist immer indiziert.
    - Anmerkung: In Österreich ist die Ultraschalluntersuchung der Brust in der Allgemeinpraxis nicht üblich, die Untersuchung wird durch den Spezialisten durchgeführt, da die sichere Beurteilung einige Übung erfordert.
- Ductektasie
  - Diese ist gewöhnlich ein asymptomatischer Zufallsbefund bei einer menopausalen Frau.
  - Bisweilen führt eine Entzündung rund um den erweiterten Drüsengang zu einer Fibrose

- mit hartem Narbengewebe, das einen Knoten bildet. Die Brustwarze kann auch eingezogen sein.
  - Wässrige oder blutige Absonderung aus der Brustwarze.
- Eine epitheliale Hyperplasie kann zur Bildung eines fibrotischen, druckschmerzhaften Brustknotens führen.
  - Hyperplastische Veränderungen sind mit einem erhöhten Risiko maligner Entartung verbunden, besonders wenn die Patientin eine familiäre Brustkrebsbelastung aufweist (bis zu 10fach erhöhtes Risiko). Die Veränderung ist teilweise kalzifiziert, oder die Feinnadelbiopsie ergibt eine lobuläre Hyperplasie.

Fibroadenom
- Bei 10% der Frauen, meist bei jungen Frauen.
- Typischerweise eine glatte Struktur, die gegenüber der Umgebung verschieblich und nicht druckschmerzhaft ist. (Die Größe verändert sich nicht mit dem Zyklus.)
- Die Mammographie zeigt eine gut umschriebene Veränderung von mittlerer Strahlendichte.
- Ein Brusthamartom ist ein Fibroadenom, das Fettgewebe enthält.

Lipom
- Weich, nicht druckschmerzhaft und meist gut beweglich gegen das umgebende Gewebe.
- Auftreten rund um das 45. Lebensjahr.
- Die Strahlendichte in der Mammographie entspricht der des umgebenden Fettgewebes.

Fettnekrose
- Nach vorangegangenem Trauma oder nach chirurgischem Eingriff.
- Kann Malignität vortäuschen.
- Das Gebiet der Fettnekrose ist unregelmäßig begrenzt und druckschmerzhaft bei der Palpation. Es kann auch zur Induration, Anhaften am Umgebungsgewebe und Hauteinziehung kommen.
- Mit der Zeit bilden sich Verkalkungen im Bereich der Fettnekrose.

Mastalgie (Mastodynie, Schmerzhaftigkeit der Brust)
- Mastalgie kann in einer oder in beiden Brüsten zyklusgebunden (etwa 70%) oder ständig (etwa 25%) auftreten. In etwa 5% der Fälle erweist sich die Mastalgie als Rippenknorpelschmerz im Bereich der Brustdrüse.
- Bei Brustkrebs tritt der Schmerz einseitig und ständig auf.
- In **bis zu 10–15%** der Fälle ist Schmerz Erstsymptom eines Karzinoms.

Untersuchung
- Detaillierte Anamnese
- Klinische Untersuchung der Brust
- Mammographie und Ultraschalluntersuchung, wenn notwendig

Therapie
- Wird kein Karzinom diagnostiziert, sind die meisten Patientinnen erleichtert, dass es sich um eine benigne Erkrankung handelt.
- Nach Konsultation eines Facharztes kann in wenigen Fällen Bromocriptin 2,5 mg/Tag, beginnend am 14. Zyklustag, versucht werden.

25.21 Absonderungen aus der Brustwarze, non puerperale Mastitis

Grundregeln
- Ausschluss eines lokalen Tumors durch ausreichend genaue Untersuchungen in allen Fällen mit einseitig auftretendem serösem oder blutigem Sekret. Austreten eines milchigen Sekrets (auch grünlich, bräunlich oder gelb) aus mehr als einem Milchgang stellt keinen Hinweis auf Brustkrebs dar.
- Mastitis bei einer nicht stillenden Frau wird in üblicher Weise behandelt. Siehe 26.24, aber nach der Behandlung soll eine Mammographie veranlasst werden.

Klinische Untersuchung
- Palpation der Brust, siehe 25.20.
- Klärung, ob die Absonderung uni- oder bilateral ist mittels Palpation und Pressen. Das ist besonders wichtig, wenn die Patientin über eine einseitige Absonderung berichtet.
- Die Untersuchung bei einseitigem oder blutigem Ausfluss umfasst:
  - Palpation der Brüste (Suche nach Knötchen und Feststellung der Öffnung des Ganges, aus dem der Ausfluss austritt)
  - Mammographie, Sonographie und Duktographie

Galaktorrhö
- Untersuchungen:
  - Palpation der Brüste
  - bei einer erwachsenen Frau Bestimmung von Prolaktin und TSH
  - wenn für notwendig erachtet, Mammographie und/oder Ultraschall
- Prolaktin ist das wichtigste Hormon zur Regulation der Milchsekretion

- Es wird vom vorderen Anteil der Hypophyse sezerniert und in geringem Maße auch von Plazenta-, Dezidua- und Endometriumgewebe.
  - Sekretionshöhepunkt im Schlaf
  - Eine Bestimmung genügt oft nicht, da z.B. Massieren oder Berühren der Brüste, Geschlechtsverkehr und Stress zeitweise die Prolaktinsekretion erhöhen können.
- Jeder Faktor, der die Dopaminwirkung hemmt, verursacht eine Hyperprolaktinämie und Galaktorrhö.
- Verschiedene Medikamente können eine Galaktorrhö hervorrufen:
  - Phenothiazin oder andere Neuroleptika
  - tricyclische Antidepressiva
  - Opiode
  - orale Kontrazeptiva
  - Östrogene oder Antiöstrogene
  - Metoclopramid
  - Verapamil
  - Isoniazid
  - Antihistaminika
- Eine Hyperprolaktinämie wird in 10% der Fälle durch eine Hypothyreose (charakterisiert durch hohes TSH und niedriges freies Thyroxin) hervorgerufen.
  - Eine Behandlung mit Thyroxin korrigiert auch die Hyperprolaktinämie.
- Wenn die Thyroxintherapie die Hyperprolaktinämie nicht korrigiert oder eine Diskrepanz beim Schilddrüsenfunktionstest vorliegt, ist die Ursache möglicherweise ein Prolaktin-sezernierendes Adenom der Hypophyse. In so einem Fall sind die Prolaktinkonzentrationen auffallend hoch (über 1000 mU/l).
  - Entsprechende Untersuchungen werden an einer Fachambulanz durchgeführt.
- Ein Viertel der Patientinnen mit chronischer Niereninsuffizienz weist eine Galaktorrhö auf.
- Eine beidseitige Galaktorrhö bei einer erwachsenen Frau mit unauffälligen Laborwerten, normalem Menstruationszyklus und ohne sonstige auffallende klinische Befunde kann bis zu 1 Jahr lang in der Allgemeinpraxis betreut werden. Wenn die Sekretion darüber hinaus anhält, sollte die Patientin zu einem Spezialisten für weitere Hypophysenfunktionstests zugewiesen werden. Zur Untersuchung einer Amenorrhö siehe 25.14.
- Manchmal hält die Milchsekretion an, obwohl abgestillt wurde.
- Wenn notwendig, kann die Milchsekretion postpartal mit einer Einmaldosis von 1 mg Cabergolin gestoppt werden. Das Medikament kann den Blutdruck für 3–4 Tage senken.
- Wenn eine Hyperprolaktinämie mit dem Einsatz von Neuroleptika im Zusammenhang steht, kann man versuchen, durch Präparatwechsel Abhilfe zu schaffen; eine die Galaktorrhö supprimierende Therapie ist nicht indiziert.
- Eine milchige Sekretion bei einem Neugeborenen bis zum Alter von einigen Wochen ist ein normales Phänomen und erfordert keine weiteren Untersuchungen.
- Eine milchige Sekretion bei Männern, Kindern oder Jugendlichen ist immer eine Indikation zur Vorstellung beim Spezialisten.

Blutige oder klare Absonderung

- Eine blutige Absonderung aus den Brüsten ohne einer zugrunde liegenden Pathologie kann es während einer Schwangerschaft oder kurz danach geben.
- Des weiteren kann aber auch ein intraduktales Papillom, eine fibrozystische Veränderung, eine Gangektasie oder ein Karzinom die Ursache sein.
- Der häufigste Grund für eine Absonderung aus der Brust ist ein intraduktales Papillom (über 40%).
  - Die Veränderung ist oft nicht zu tasten und kann nur mittels Galaktographie diagnostiziert werden.
  - Mit Ultraschall kann manchmal ein erweitertes (Milch)gangsareal entdeckt werden.
  - Solitäre Papillome sind üblicherweise gutartig, aber im Falle von multiplen Papillomen, einer Papillomatose, wird bei bis zu einem Drittel der Patientinnen ein Karzinom entdeckt.
  - Bei der 1. Konsultation kann eine Probe der Absonderung zur zytologischen Untersuchung entnommen werden.
  - Die Mammographie ergänzt durch Ultraschall wird zum Ausschluss anderer Veränderungen verwendet.

Mastitis bei nicht stillenden Frauen

- Eine periduktale Mastitis ist die häufigste Form einer Mastitis bei einer nicht stillenden Frau, die Patientin ist typischerweise eine Raucherin.
- Schmerzen und eine purulente periareoläre Absonderung sind die häufigsten Symptome.
- Bei der klinischen Untersuchung finden sich eine Entzündung, ein Abzess, ein Knoten oder eine Fistel an der Areola, oder auch eine Schlupfwarze.
- Üblicherweise handelt es sich um eine Mischinfektion, hervorgerufen sowohl von aeroben wie anaeroben Keimen; wählen sie ein Antibiotikum, das gegen Staphylokokken wirksam ist.
- Ein Abszess erfordert immer eine Drainage.
- Bei wiederholten oder chronischen Infektionen können auch ausgedehnte chirurgische Interventionen notwendig werden, z.B. eine Mamillenrevision, bei der das erkrankte duktale Areal

bis zur Mamillenspitze exzidiert wird. Die Operation wird vom Chirurgen in Lokalanästhesie ambulant durchgeführt.
- Nach der Behandlung muss immer eine Mammographie zum Ausschluss eines möglichen Karzinoms durchgeführt werden,
- Puerperale Mastitis siehe 26.24.

25.23 Mammakarzinom

Epidemiologie
- Brustkrebs ist das häufigste Karzinom bei Frauen (jede 10. Frau ist betroffen).
- Die Prävalenz der Erkrankung steigt bei Frauen über 45. Brustkrebs bei Frauen unter 30 ist selten (0,3% aller Fälle).
- Auch Männer können an Brustkrebs erkranken (1% aller Karzinome bei Männern).

Ätiologie
- Die Ätiologie ist im Detail nicht geklärt, doch scheint sie mit einem hormonellen Ungleichgewicht in Zusammenhang zu stehen.
- Ein erblicher Gendefekt ($BRCA_1$, $BRCA_2$) prädisponiert für Brustkrebs. Genetisch bedingter Brustkrebs macht 5–10% aller Fälle aus.

Risikofaktoren
- Nulliparität
- Frühe Menarche
- Späte Menopause
- Langzeiteinnahme (> 5 Jahre) von Östrogenen oder Östrogen-Progesteron-Kombinationen
- Proliferative Mastopathie
- Atypische lobuläre Hyperplasie
- Brustkrebs in der Familie
- Übergewicht postmenopausal
- Die Rolle oraler Kontrazeptiva wird kontroversiell diskutiert **C**.

Folgende Faktoren verringern das Brustkrebsrisiko
- Unterbindung ovarieller Hormonproduktion vor der Menopause (Ovarektomie, Pharmakotherapie)
- Multipara
- Erstentbindung in jungen Jahren
- Bilaterale (prophylaktische) Mastektomie
- Antiöstrogene
- Körperliche Aktivität **B**

Symptome
- Schmerzfreie Knoten in der Brust (bei etwa 80% der Patientinnen); manchmal ist der Knoten druckempfindlich.
- Einziehungen von Haut oder Brustwarze
- Ekzematöse Hautveränderungen nahe der Brustwarze (Morbus Paget)
- Sekretion aus der Brustwarze
- Frühsymptome können auch unbestimmte Schmerzen, Stechen oder Schweregefühl der Brust sein.
- Knoten in der Achselhöhle
- Durch Metastasen verursachte Symptome

Diagnostik
- Anamnese (Art und Dauer der Symptome, Wahrnehmungen der Patientin); Familienanamnese.
- Klinische Untersuchung **B**, einschließlich Inspektion und Palpation (23.10).
- Mammographie und eventuell zusätzliche bildgebende Verfahren wie Ultraschall, Zielaufnahmen, Galaktographie und MRI.
- Die Sensitivität der Mammographie ist bei älteren Altersgruppen besser als im Vergleich zu jüngeren.
- Als erste Untersuchung zusätzlich zur Mammographie gilt die Ultraschalluntersuchung, vor allem zur Differenzierung von Zysten und soliden Tumoren.
- Feinnadelbiopsien oder auch großlumige Nadelbiopsien können im Rahmen der Mammographie bzw. der US-Untersuchung oder auch unabhängig davon vorgenommen werden. Unsichere Diagnosen sind zu verifizieren, und ein negativer zytologischer Befund darf nicht als verlässlich angesehen werden, sofern andere Untersuchungsergebnisse Anlass zu einem Karzinomverdacht geben.
- Benigne Läsionen wie Mastopathie und Fibroadenom sind bei der Differenzialdiagnose in Betracht zu ziehen.
- Laboruntersuchungen sind zu Beginn nur sinnvoll, wenn der Verdacht auf ein fortgeschrittenes Stadium besteht.

Histologie
- Es gibt duktale und lobuläre Karzinome. Etwa 75–80% der invasiven Mammakarzinome sind duktal, und ca. 15% gehören dem lobulären Typ an. Die Bezeichnung „inflammatorisches Karzinom" beschreibt eine klinische Diagnose, nicht aber einen eigenen histologischen Typus. In-situ-Formen beider Typen kommen vor. Ein duktales Carcinoma in situ bedeutet eine präkanzeröse Läsion, ein lobuläres Carcinoma in situ ist aber lediglich ein Risikofaktor für die Ausbildung eines Karzinoms.
- Neben den oben genannten Formen gibt es noch eine Reihe anderer histologischer Typen, wie tubuläres, papilläres, medulläres oder muzinöses Karzinom. Der Morbus Paget der Brustwarze stellt eine eigenständige Klasse dar.

Initialbehandlung

1. Chirurgische Entfernung des Tumors (Mastektomie oder Segmentresektion). Eine brusterhaltende Operation ist möglich, wenn der Durchmesser des Tumors < 2 cm beträgt (bei einer großen Brust kann auch ein Tumor mit einem Durchmesser von 4 cm durch Segmentresektion entfernt werden) **Ⓐ**. In anderen Fällen wird eine modifizierte radikale Mastektomie vorgenommen (mit Ausräumung der axillären Lymphknoten). In manchen Fällen reicht hingegen bereits die Sentinel-Lymphknoten-Biopsie (SNB), um eine Ausbreitung auf die Lymphknoten der Achselhöhle auszuschließen. Die Rekonstruktion der Brust kann intraoperativ oder **zu einem späteren Zeitpunkt erfolgen.** Immer häufiger wird sofort eine Rekonstruktion mittels TRAM (transverse abdominal muscle flap) durchgeführt. Diese sollte aber von einem plastischen Chirurgen durchgeführt werden.
2. Chemotherapie **Ⓒ** und/oder Strahlentherapie **Ⓐ** werden gegenwärtig auch vor der Operation eingesetzt (neoadjuvante Therapie); Ziel ist es, die Tumorgröße zu vermindern, wodurch auch bei größeren Tumoren eine gewebeschonende Operation möglich würde.

Postoperative Probleme

- **Serome** (Flüssigkeitsansammlungen) im Operationsfeld können durch den Allgemeinmediziner durch Punktion mit einer sterilen Nadel entleert werden.
- Ein Lymphaustritt in der Achselhöhle kann eine Schwellung, Schmerzen, Schweregefühl, Erythem, Induration und eine lokal erhöhte Hauttemperatur verursachen; Symptome, die auf eine Infektion hinweisen. In manchen Fällen ist eine Punktion vorzunehmen, um sicherzustellen, dass die Flüssigkeit keinen Eiter enthält. Antibiotikagaben sind nicht angezeigt.
- Hämatome erfordern Punktion und Drainage (durch einen Chirurgen). Man kann auch die Spontanresorption abwarten (dies ist von der Art des Hämatoms abhängig).
- Eine Phlebitis der oberflächlichen Venen der Achselregion führt zu Hautspannungen beim Heben des Armes und wird als eine lineare Vorwölbung der Haut sichtbar. Die Erkrankung ist selbstlimitierend.
- Schmerzen, Prickeln und Parästhesien in der Schulter- und Achselregion werden durch eine operationsbedingte Durchtrennung (permanent) beziehungsweise Überdehnung (zeitlich begrenzt) der Interkostalnerven verursacht.

Postoperative Behandlung

1. Strahlentherapie (5–6 Wochen) ist nach einer Segmentresektion stets indiziert **Ⓐ**, **Ⓐ**. In anderen Fällen entscheiden Größe, TNM-Stadium und andere Charakteristika des Tumors über die Notwendigkeit einer Strahlentherapie.
2. In bestimmten Situationen erfolgt eine adjuvante Chemotherapie nach der Operation. Sowohl Zytostatika **Ⓒ** als auch Hormone können als adjuvante Therapie zum Einsatz kommen. Die Wahl der adjuvanten Therapieform hängt von der Einschätzung des Rezidivrisikos (> 10%) sowie von Alter und Hormonstatus der Patientin und vom Hormonrezeptorstatus des Tumors ab.
   - Chemotherapie ist die primäre Therapie bei prämenopausalen Patientinnen **Ⓐ**. Die Behandlungsdauer beträgt für gewöhnlich 4–6 Monate. Hormonrezeptor-positive Patientinnen werden auch mit Tamoxifen über 5 Jahre behandelt **Ⓐ**.
   - Postmenopausale Patientinnen können ebenfalls mit Zytostatika behandelt werden (4–6 Monate); Patientinnen mit Hormonrezeptor-positiven Tumoren können auch eine Antiöstrogentherapie (Tamoxifen und Toremifen) erhalten. Hormonrezeptor-positive Patientinnen können auch nur mit Antiöstrogenen über 5 Jahre behandelt werden.
   - Aromatasehemmer können adjuvant anstatt Antiöstrogenen verwendet werden, insbesondere, wenn eine Kontraindikation für Antiöstrogene vorliegt.

Behandlung rezidivierender oder fortgeschrittener Mammakarzinome

- Etwa 70% der Rezidive und Metastasen werden innerhalb von 3 Jahren nach der Operation entdeckt. Rezidive können aber auch sehr viel später auftreten, selbst noch nach 20 symptomfreien Jahren. Manche Tumoren sind äußerst aggressiv und breiten sich rasch aus, andere wieder wachsen sehr langsam.
- Etwa ein Drittel der ersten Rezidive treten im operierten Gebiet, in der Haut oder im Subkutangewebe des Brustkorbs und in örtlichen Lymphknoten auf. Fernmetastasen können Skelett, Lunge, Pleura, Bauchhöhle, Leber und Gehirn befallen.
- Strahlentherapie kann gegen Knochen- und Gehirnmetastasen solitärer und lokal rezidivierender Tumoren eingesetzt werden und ist auch bei schmerzhaften Skelettmetastasen wirksam.
- Eine Einzel- oder Kombinationschemotherapie findet in der Behandlung von fortgeschrittenen Karzinomen Anwendung **Ⓑ**. Die Therapie wird in vorher festgesetzten Intervallen wiederholt. Für gewöhnlich erfolgt die Verabreichung i.v., doch können auch orale Zytostatika eingesetzt werden. Auch lokale Injektionen sind möglich, z.B. in den Pleuraraum.
- Bei Rezeptor-positivem Brustkrebs im fortge-

schrittenen Stadium greift man zu einer Hormonbehandlung ❼. Diese erfolgt oft per os, doch gibt es auch subkutan oder intramuskulär zu verabreichende Präparate. Bei prämenopausalen Patientinnen kann auch eine Ausschaltung der Ovarialfunktion (durch Operation, Bestrahlung oder Medikamente) als Hormonbehandlung eingesetzt werden ❼.
- Bei Patientinnen mit fortgeschrittenem Brustkrebs und klinisch bestätigten Knochenmetastasen reduzieren Bisphosphonate das Risiko von Knochenläsionen und verhindern eine Hyperkalzämie ❹.
- Aromatasehemmer (Anastrozol, Letrozol, Exemestan) sind wirksamer und weniger schädlich als synthetische Progestagene und bewähren sich auch bei Patientinnen, die auf Antiöstrogene nicht mehr ansprechen ❼.

Rehabilitation

- **Physiotherapie des Oberarms und des Schultergelenks** sollte so rasch wie möglich nach der Operation beginnen und bis zum Lebensende fortgesetzt werden. Auf diese Weise kann eine Schwellung und Narbenbildung nach Entfernung der axillären Lymphknoten verhindert werden.
  - Mobilisierungsübungen
  - intermittierende Kompressionsbehandlung (kann durch den Allgemeinmediziner erfolgen)
  - Anstelle der intermittierenden Kompressionsbehandlung kann auch manuelle Lymphdrainage angewendet werden.
- Nach einer Ablatio mammae sollte die Patientin auch zuhause eine **Brustprothese** tragen, um eine gleichmäßige Gewichtsbelastung der Schultern zu gewährleisten.
- Eine **Brustrekonstruktion** kann 1 Jahr nach dem primären Eingriff vorgenommen werden. Bei Ganzkörperbestrahlung ist die Rekonstruktion erst nach 2 Jahren durchzuführen.

Nachuntersuchungen

- Ziel der Nachuntersuchung ist, unerwünschte Nebenwirkungen der Primärtherapie festzustellen und zu behandeln, Rezidive oder das Auftreten eines kontralateralen Brustkrebses zu erkennen und die Patientin bei der Bewältigung des Traumas durch Rehabilitation und psychosoziale Hilfe zu unterstützen.
- Die Möglichkeit einer adjuvanten Therapie, auch für Patientinnen mit geringem Rezidivrisiko, und des Einsatzes neuer Medikamente erfordert auch eine größere Beachtung langfristiger unerwünschter Nebenwirkungen der Therapie, wie kardiale Nebenwirkungen oder das Entstehen anderer Karzinome.
- Die Organisation der Nachuntersuchungen einer Patientin nach Brustkrebs kann der Allgemeinarzt übernehmen, doch muss dieser seitens der für die Behandlung zuständigen Krankenhausabteilung über die individuell erforderlichen Aspekte der Nachuntersuchung genauestens informiert werden. Angesichts der vielfältigen Formen von Brustkrebs kann nicht für alle Patientinnen ein und dasselbe Nachuntersuchungsprotokoll Anwendung finden ❹.
  - Den Symptomen der Patientin und der klinischen Untersuchung der betroffenen Region ist besondere Aufmerksamkeit zu schenken.
  - Eine Mammographie sollte alle 2 Jahre vorgenommen werden, wenn nötig in Kombination mit einer Ultraschalluntersuchung. Bei Patientinnen, die jünger als 50 Jahre sind, beträgt das empfohlene Intervall zwischen den Untersuchungen 1–1,5 Jahre.
  - Andere diagnostische Untersuchungen werden nach Erfordernis durchgeführt.
  - Bei Patientinnen mit einem duktalen Karzinom in situ genügt eine Nachuntersuchung der Brüste und der umgebenden Region. Bei einem lobulären invasiven Karzinom sind Rezidive häufig an anderen Stellen (kontralaterale Brust, Retroperitoneum usw.) lokalisiert als beim duktalen Karzinom, und die Untersuchung sollte auch diese Bereiche umfassen.

Schwangerschaft

- Strahlentherapie ist während der gesamten Schwangerschaft kontraindiziert. Während der ersten beiden Trimester ist es auch ratsam, auf eine Chemotherapie zu verzichten.
- Eine Schwangerschaft ist in den ersten 2 Jahren nach einer Krebstherapie zu vermeiden, weil in diesem Zeitraum das Rezidivrisiko am höchsten ist. Nach Abschluss der Behandlung stellt die Schwangerschaft selbst keinen Risikofaktor für ein Rezidiv dar. Chemotherapie oder Strahlentherapie bei Brustkrebs erhöhen nach gegenwärtigem Wissensstand das Risiko von Missbildungen nicht, sofern die Schwangerschaft nach Ende der Therapie eintritt.
- Nach einer Segmentresektion ist ein Stillen mit der operierten Brust gewöhnlich nicht möglich, die Milchproduktion der kontralateralen Brust ist von der Therapie nicht beeinträchtigt.

Postmenopausale Östrogentherapie

- Bei Frauen mit erfolgreich behandeltem Brustkrebs ist hinsichtlich einer Hormonersatztherapie Vorsicht geboten. Eine neuere randomisierte Studie (HABITS) hat gezeigt, dass eine 2-jährige Östrogentherapie das Risiko eines Brustkrebsrezidivs signifikant erhöht ❸.

- Sollten die Beschwerden einer Patientin die Einleitung einer Hormonersatztherapie gerechtfertigt erscheinen lassen, ist sie über die Vorteile und Risiken derselben eingehend zu informieren.
- Bei Brustkrebspatientinnen sollte die Therapie primär auf nicht hormonelle Alternativen ausgerichtet sein.
- In Tierversuchen hat Tibolol keine Auswirkungen auf die Brustdrüsen gezeigt; bei Patientinnen, denen Tibolol verabreicht wurde, wurden mammographisch keine Verdichtungen in der Brust festgestellt.

25.30 Vaginitis

Grundregeln

- Die Behandlung richtet sich nach der vermuteten Ursache der Infektion.
- Üblicherweise reichen eine gynäkologische Untersuchung und einfache Labortests aus, um eine eindeutige Diagnose stellen zu können.

Symptome

- Vermehrter Vaginalausfluss ohne Beckenschmerzen und Allgemeinsymptome
- Jucken und Brennen, vornehmlich am äußeren Genitale
- Charakteristischer fischartiger Geruch
- Dysurie, spürbar am Orificium urethrale

Ätiologie

- Candida-Arten (Candida albicans, C. glabrata)
- Anaerobe Bakterien (Gardnerella vaginalis, Bacteroides species etc.)
- Trichomonas vaginalis
- Aerobe Bakterien (z.B. Beta-häm. Streptokokken, E. coli)
- Actinomyces (ALO, actinomyces-like organisms) werden manchmal bei Patientinnen mit liegendem IUD gefunden (> 3 Jahre)

Diagnostik

Klinische Untersuchungen

- Jucken und Brennen lassen üblicherweise auf eine **Vaginalmykose (Candidiasis)** schließen. Der Ausfluss ist bröcklig, weißlich und haftet an der Scheidenwand.
- Ein übel riechender, zäher grauweißer Ausfluss, der an der Scheidenwand haftet, ist typisch für eine **bakterielle Vaginitis.** Zu den Symptomen zählen auch oft ein mildes Brennen und leichtes Jucken.
- Ein schaumiger, grünlicher Ausfluss ist ein Anzeichen für **Trichomoniasis.** Sie äußert sich meistens als brennender Schmerz. Heutzutage ziemlich selten.
- Reichlich gelblicher geruchloser Ausfluss legt eine Infektion mit Aerobiern nahe.
- In der Postmenopause wird das Vaginalepithel dünner und leichter reizbar. Aufgrund des Östrogenmangels kommt es zu einer Blutungsneigung **(atrophische Vaginitis).** Es ist zu bedenken, dass ein leicht bräunlicher Ausfluss ein 1. Symptom eines Uteruskarzinoms sein kann (Endometriumbiopsie ist angezeigt).
- Uterus und Adnexe sind bei einer Vaginitis nicht schmerzempfindlich. Ein eitriger Ausfluss aus dem Gebärmutterhals sollte auf Gonokokken und Chlamydien untersucht werden (vgl. Beckenentzündung 25.41).

Untersuchungsstrategie

- Eine Vaginalmykose wird aufgrund des klinischen Bildes diagnostiziert. Weniger als die Hälfte der Patientinnen mit dem Symptom Jucken haben aktuell eine vaginale Candidainfektion.
- Wenn das klinische Bild nicht wie eine Mykose aussieht, sollte ein Kaliumhydroxidtest durchgeführt werden: Dabei werden einige Tropfen Kaliumhydroxid auf das verwendete Spekulum aufgebracht; ein starker Fischgeruch weist auf eine bakterielle Vaginose hin.
- Zur Diagnose von Mykose und Trichomoniasis können auch Zellkulturen und Clue-Zellen herangezogen werden. Die Ergebnisse sollten am folgenden Tag verfügbar sein.
- Wenn Sie ein Mikroskop haben,
  - geben Sie einen Tropfen des Ausflusses auf einen Objektträger, fügen Sie einen Tropfen physiologischer Kochsalzlösung hinzu und verwenden Sie eine 400fache Vergrößerung.
- Siehe Tabelle 25.30.1.
- Bei einer bakteriellen Vaginitis treten typischerweise Schlüsselzellen (clue cells), aber nur wenige Leukozyten auf. Wenn man zusammen mit den Schlüsselzellen viele Leukozyten sieht, liegt der Verdacht auf eine gleichzeitig bestehende Zervizitis nahe (an Chlamydien denken!).
- Mykosen können als Fäden und/oder Sporen (knospende, kleine, durchsichtige und homogene Zellen) auftreten. Polymorphkernige Leukozyten können in großer Zahl vorhanden sein.

Therapie

Vaginalmykose

- Behandlung je nach klinischem Bild Bei rezidivierenden Symptomen einer Vaginalmykose sollte die Diagnose durch weitere Untersuchungen bestätigt werden.

Tabelle 25.30.1 Mikroskopische Untersuchung des Scheidenausflusses	
Infektion	Physiologischer Ausfluss
Viele Leukozyten (Zellen meist gruppenförmig angeordnet, mindestens 10/Gesichtsfeld)	Wenige Leukozyten im Gesichtsfeld
Viele kleine runde Bakterien	Stäbchenbakterien, manche sehr lang (Döderlein-Stäbchen)
	Epithelzellen
Bakterielle Vaginitis Epithelzellen enthalten Bakterien und sind von Bakterien umgeben (Schlüsselzellen)	
Mykose knospende, kleine, durchsichtige und homogene Zellen	
Trichomoniasis aktiv bewegliche Protozoen	

- Eine mögliche Balanitis des Partners muss mitbehandelt werden (z.B. mit einer Salbe).
- Behandlung: antimykotische Vaginalzäpfchen oder Vaginalkapseln für 1–3 Tage oder eine orale Einzeldosis eines Antimykotikums **Ⓐ**.
- Eine Vaginalmykose während der Schwangerschaft wird lokal behandelt **Ⓐ**.
- Bei einer Patientin, bei der bereits früher eine Vaginalmykose diagnostiziert wurde und die nun – z.B. im Zuge einer Antibiotikabehandlung – wiederum die typischen Symptome aufweist, kann eine Verschreibung „in Reserve" erwogen werden.
- Eine rezidivierende Mykose kann durch Antibiotika, orale Kontrazeptiva oder erhöhten Blutzucker verursacht werden.
- Eine rezidivierende Mykose kann auch eine prophylaktische Therapie erfordern (Einmaldosierung eines Antimykotikums 1 ×/Woche), z.B. für 2–3 Wochen. Diätanweisungen beachten (Zucker, Schokolade!).

Bakterielle Vaginitis

- Tritt häufig im Zusammenhang mit der Verwendung eines IUP auf.
- Behandlung mit Metronidazol 2–3 × 400 mg über 5–7 Tage **Ⓑ** oder 2 g als Einzeldosis.
- Als Lokaltherapie ist auch ein Metronidazol-Pessar verfügbar oder eine 2%ige Clindamycin-Salbe **Ⓐ**. Diese Optionen sind auch während einer Schwangerschaft möglich. Orales Metronidazol kann auch während der 16. Schwangerschaft eingesetzt werden **Ⓒ**, dazu auch www.uni-duesseldorf.de/awmf/ll/015-028.htm.

Atrophische Vaginitis

- Die Behandlung erfolgt mit lokal verabreichtem Östrogen (z.B. 1 Woche lang täglich abends beim Schlafengehen und danach 2 × wöchentlich).

Vaginitis durch Aerobier

- Auch desquamative entzündliche Vaginitis (desquamative inflammatory vaginitis = DIV) genannt.
- Symptome: therapieresistenter gelblicher geruchloser vaginaler Ausfluss, der die Unterwäsche verschmutzt.
- Das Vaginalepithel kann ulzeriert, gereizt und entzündet sein. Es kann bei Berührung sehr verletzlich sein und erythematöse Läsionen aufweisen.
- Im Zervixabstrich sieht man oft leichte Zellatypien und eine erhebliche Entzündungsreaktion.
- Eine mikroskopische Untersuchung des Ausflussmaterials ist charakteristisch: viele Leukozyten und Parabasalzellen. Es gibt keinen spezifischen Diagnosetest.
- Differenzialdiagnostisch kommt ein erosiver Lichen ruber planus in Frage.
- Im Zweifelsfall eine Bakterienkultur anlegen, Therapie je nach Ergebnis.
- Metronidazol hat keinen Effekt; eine lokale Behandlung mit einer Clindamycin-Salbe über eine Woche kann manchmal erfolgreich sein.

Trichomoniasis

- Behandlung mit einer Einzeldosis von Metronidazol 2 g oder 2–3 × 400–500 mg über 5–7 Tage **Ⓐ**.
- Der Sexualpartner ist in jedem Fall zu behandeln **Ⓐ**.
- Andere sexuell übertragbare Krankheiten sind auszuschließen.

Actinomyces

- Können manchmal in einem Zervixabstrich bei Patientinnen mit liegendem IUD isoliert werden.
- Können Patientinnen für Beckenentzündungen (PID) prädisponieren.

Tabelle 25.30.2				
Klinische Parameter	Normal	Mykose	Trichomoniasis	Bakterielle Vaginose
Ausfluss	Inhomogen, weiss	Bröckelig, weiss	Purulent, schaumig	Homogen, dickflüssig, übelriechend
pH	≤ 4,5	≤ 4,5	> 4,5	> 4,5
KOH test	–	–	+	++
Nativmikroskopisch	Epithelzellen, Stäbchen	Pilzfäden	Bewegliche Trichomonaden	Schlüsselzellen

- Die beste Behandlungsform ist die Entfernung des IUD, ein neues kann nach einigen Monaten eingesetzt werden.
- Wenn die Patientin Zeichen einer Infektion aufweist, sollten Penicillin und Metronidazol verschrieben werden.

Differenzialdiagnostik der Vaginitis
- Siehe Tabelle 25.30.2.

25.31 Infektion durch menschliche Papillomaviren (Human Papilloma Virus = HPV) (Kondylome)

Grundsätzliches
- Eine HPV-Infektion heilt in der Mehrzahl der Fälle spontan ab.
- Ein Zervixkarzinom entsteht nicht ohne vorausgegangene HPV-Infektion. Das Karzinom entwickelt sich über prämaligne Vorstufen.
- Stärker ausgeprägte prämaligne Veränderungen durch HPV sollen behandelt werden, geringfügige Veränderungen können bei jungen Frauen nur unter Beobachtung bleiben. (Tendenz zur Spontanheilung.)
- Sichtbare Kondylome sollten behandelt werden, wenn sie nicht spontan verschwinden.

Epidemiologie
- Übertragung hauptsächlich durch Sexualkontakt.
- Erreger ist das humane Papillomavirus (HPV), das mehr als 100 verschiedene Stämme aufweist.
- Der Übertragungszeitpunkt ist nicht feststellbar (1 bis 8 Monate, möglicherweise lange Zeit latent).
- Normalerweise zeigt sich die Infektion in für das Auge unsichtbaren zellulären Veränderungen. Diese werden bei Frauen im Zuge des Pap-Abstriches entdeckt. Manchmal kann sich die Infektion in Form klassischer, blumenkohlähnlicher Warzen (Condylomata acuminata) präsentieren. Häufig im Zustand der Immunsuppression (HIV, Medikation).

Symptome
- Die HPV-Infektion verläuft fast immer völlig asymptomatisch, sodass die Kondylome oft nur durch Zufall entdeckt werden.
- Intensiver Juckreiz und Ulzerationen im Bereich der Vulva, des Afters und des Präputiums sind möglich. Diese werden normalerweise durch eine Sekundärinfektion hervorgerufen.
- Urethralwarzen können Brennen beim Harnlassen und eine Hämaturie verursachen.
- Manche Symptome können durch andere, gleichzeitig bestehende Infektionen (Candida, Herpes, Chlamydien) bedingt sein.

Diagnostik
- Klassische, exophytische Warzen sind meist leicht mit dem bloßen Auge zu diagnostizieren. Außerdem ist eine Untersuchung der Analregion und der distalen Harnröhre (z.B. mittels eines kleinen Nasenspekulums) anzuraten.
- HPV-Infektionen werden bei Frauen meist im Zuge eines Pap-Abstrichs entdeckt (25.01). Bei wiederholt abnormen Befunden des Pap-Abstrichs (Klasse II oder ASC-US 2 bis 3 × in 12–24 Monaten) sollte die Patientin zur Kolposkopie überwiesen werden.
- Die Anwendung von Essigsäure (3–5%ig) lässt flache Läsionen bei Männern und Frauen als blasse Flecken (Essigsäurebleichung) erscheinen, der Befund ist jedoch unspezifisch und ohne Kolposkop schwer zu interpretieren. Zur Bestätigung der Diagnose ist ein histologischer Befund erforderlich. Letzteres ist jedoch für den routinemäßigen klinischen Einsatz nicht zu empfehlen, da die Mehrzahl der gesunden Erwachsenen Virusträger sind, ohne dass eine Krankheit zum Ausbruch kommt.
- Eine Biopsie ist zu empfehlen bei (vorzugsweise in Verbindung mit einer Kolpiskopie)
  - wiederholten, leichten oder schweren Anomalien im Pap-Abstrich (Klasse II–III oder ASC-US oder mehr),
  - nävusartigen Läsionen, insbesondere wenn diese pigmentiert sind,
  - therapieresistenten Warzen,
  - chronischen Symptomen (intensives Jucken, Ulzerationen).

Differenzialdiagnostik
- Bleichreaktionen nach Anwendung von Essigsäure können auch bei unspezifischen infektiöser Läsionen und bei Narben auftreten.
- Bei 30–40% aller jungen Männer sind Papeln im Bereich der Glans zu beobachten, die in keinem Zusammenhang zum HPV stehen.
- Candida (Jucken, Hautrisse), Herpes (schmerzempfindliche Ulzerationen).
- verschiedene Hauterkrankungen (z.B. Lichen sclerosus et atrophicus, Lichen planus, Psoriasis, allergisches Ekzem).

Behandlung von Kondylomen
- Ein Pap-Abstrich ist bei Frauen indiziert.
- Andere sexuell übertragbare Krankheiten nicht vergessen!

Behandlungsalternativen

- **Podophyllotoxin** Ⓐ
  - Kann von der Patientin selbst 2 × täglich an 3 aufeinander folgenden Tagen auf sichtbare Warzen aufgetragen werden. Die Behandlung kann in Abständen von 1 Woche wiederholt werden.
    - eignet sich am besten für einzelne, kleine Kondylome
    - nicht bei Schwangeren und in der Vagina bzw. im vaginalen Bereich der Zervix anzuwenden
- **Imiquimod-Salbe** Ⓐ
  - ein Immunmodulator,
    - Wird jeden 2. Tag (3 × pro Woche) auf die intakte Haut aufgebracht, ist am nächsten Morgen (6–10 Stunden nach der Anwendung) abzuwaschen.
    - Die Behandlung wird fortgesetzt, bis die Warzen verschwunden sind, jedoch nicht länger als 16 Wochen.
- **Exzision**
  - mittels Schere, Konchotom etc. (Lokalanästhesie, z.B. mit Lococain-/Prilocain-Creme)
  - für einzelne, große Warzen geeignet
- **Kryotherapie** Ⓑ
  - am besten für äußerliche Warzen geeignet
- **Elektrokoagulation** Ⓑ
  - Kontrolle der Tiefe der Gewebeschädigung ist schwierig
- **Laservaporisation**
  - beste Methode für ausgedehnte oder resistente Läsionen, unabhängig vom Ort des Auftretens
  - besonders geeignet für Warzen in der Urethralöffnung, der Vagina oder im After

Behandlung subklinischer HPV-Infektionen

- Die Therapie hängt vom Ergebnis der Kolposkopie (bzw. der Vulvoskopie/Peniskopie) und den histologischen Befunden ab. HPV-bedingte Veränderungen werden nicht behandelt, wenn keine prämalignen Veränderungen (CIN/Dysplasie) gefunden werden, weil eine Spontanheilung in diesem Stadium sehr wahrscheinlich ist. Aus dem selben Grund werden geringfügige Präkanzerosen (CIN 1/ leichte Dysplasie) bei Patientinnen, die jünger als 30 Jahre sind, nicht behandelt.
- Zervixläsionen werden je nach Ausdehnung und Schwere mittels Elektroschlinge oder Laser (Konisation) unter Kolposkopiekontrolle entfernt.
- Vaginalläsionen können mittels Laser in Verbindung mit einer Kolposkopie behandelt werden (CO_2).
- Die problematischen flachen HPV-Läsionen in der Vulva bzw. im Perineal- oder Analbereich (Jucken, Brennen, Ulzerationen) können unter Verwendung eines Kolposkops ebenfalls mit einem CO_2-Laser behandelt werden.

Behandlungsergebnisse

- Rezidive werden in 3–8% der Patientinnen nach Behandlung einer Präkanzerose (CIN) gefunden.
- Kondylom-Recidive sind nach allen Behandlungsformen häufig.
- Screening-Untersuchungen und die Behandlung symptomfreier Männer haben keinen Einfluss auf die Heilung von Mukosaläsionen bei deren weiblichen Sexualpartnern.
- Die Ergebnisse hinsichtlich des Einflusses der Verwendung von Kondomen auf die Übertragung von HPV bzw. auf den Heilungsprozess sind widersprüchlich.

Prävention

HPV- Impfung

- Zur Zeit sind zwei Impfstoffe zur Vorbeugung gegen HPV-Infektionen im klinischen Gebrauch. Es handelt sich um keine therapeutische Vakzine, das heißt, sie heilt keine zellulären Gewebsveränderungen und schützt auch nicht Personen, bei denen bereits eine Infektion vorliegt Ⓑ.
- Beide Impfstoffe richten sich gegen die HPV-Typen 16 und 18 (die für 70% der High-risk-HPV-Typen stehen) und einer richtet sich überdies gegen die Low-risk-Typen 6 und 11.
  - Die Impfstoffe bieten einen guten Schutz gegen diese Suptypen und die von ihnen hervorgerufenen Zervixveränderungen bei jungen Frauen ohne vorangegangener HPV- Infektion Ⓐ.
  - Das Impfschema besteht aus 3 Injektionen (Monat 0, 1–2 und Monat 6).
  - Der Schutzeffekt der Impfungen scheint für wenigstens 5 Jahre erwiesen.
- Wenn bei der Evaluation der Impfung auch Frauen, bei denen bereits eine Papillomainfektion diagnostiziert worden war, miteinbezogen wurden, wurde entweder kein protektiver Effekt gegen Präkanzerosen gefunden, oder der Effekt war viel geringer. Die Inzidenz von moderaten oder hochgradigen Präkanzerosen (CIN2+) in Verbindung mit den HPV-Typen 16 und 18 verringerte sich bei allen Geimpften nur um 40%.
- Zur Zeit gibt es keine Evidenz, dass die Impfung Krebs verhindern würde. Um die mögliche Entwicklung von Krebs und seiner Vorstufen zu vermeiden, sollte die HPV-Impfung Kindern im Alter von 9–12 Jahren gegeben werden; vor einer HPV-Infektion – das heißt vor Aufnahme sexueller Aktivitäten.
- Zur Zeit gibt es keine Evidenz bezüglich der Effektivität der Impfung bei Knaben und Männern.

- Die Wirksamkeit der Impfung wird man erst in 20–30 Jahren beurteilen können, wenn die Geimpften das Alter erreicht haben, in dem die Inzidenz des Zervixkarzinoms ansteigt.
- Die Impfung ändert nichts an der Notwendigkeit eines Zervixscreenings.

Zervixkarzinom-Screening

- Die Entwicklung maligner Zervixveränderungen kann durch Screening und Behandlung der sich langsam entwickelnden Zellanomalien effektiv verhindert werden.
- Mehr als 80% der Fälle von Zervixkarzinom und der damit verbundenen Todesfälle können durch ein organisiertes, die Gesamtbevölkerung miteinschließendes Pap-Abstrich-Screening im Intervall von 3–5 Jahren verhindert werden.
- Die Effektivität eines populationsbasierten Screenings hängt ab
  - vom flächendeckenden Screeningangebot,
  - von der guten Annahme des Screenings,
  - von der guten Qualität von Diagnostika und Untersuchungstechnik.
- Auch andere als organisierte Formen von Screening (spontanes oder opportunistisches Screening) haben einen Präventionseffekt in Bezug auf das Karzinom, aber nicht im gleichen Ausmaß.
- Folgeuntersuchungen und die Behandlung von entdeckten Präkanzerosen stellen einen essentiellen Teil eines Screenings dar.
- Annähernd 99% von Zervixkarzinomen können durch die Behandlung von Präkanzerosen verhindert werden.

25.32 Bartholinitis; Abszesse und Zysten der Bartholin-Drüsen

Grundsätzliches

- Ein akuter Abszess wird sofort eröffnet.
- Patientinnen mit symptomatischen Zysten sind an einen Gynäkologen zu überweisen.

Anatomie

- Die Bartholin-Drüsen liegen posterolateral des Scheidenausgangs, teilweise hinter den großen Schamlippen, eingebettet in den Beckenboden. Es handelt sich dabei um paarige Drüsen von etwa 1 cm Größe.
- Die Drüsen sind normalerweise nicht palpierbar. Der 2 cm lange Ausführungsgang aus diesen Drüsen endet am inneren hinteren Teil der kleinen Schamlippen. Die Öffnung des Ganges ist oft sichtbar.
- Ein Abszess oder eine Zyste findet man, wenn sich durch eine Infektion oder einen anderen Schaden der Drüsengang verschließt.
- Ein Abszess ist 3 × häufiger als eine Zyste.
- Etwa 2% der Frauen leiden 1 × im Leben an einer Erkrankung der Bartholin-Drüsen.

Abzess

- Es handelt sich meist um eine Mischinfektion, hervorgerufen sowohl von aeroben als auch von anaeroben Keimen. E. coli ist der häufigste aerobe und Bacterioides-Arten sind die häufigsten anaeroben Infektionsauslöser.
- Denken sie auch an die Möglichkeit einer Gonorrhö oder Chlamydien-Infektion.
- Bei einer geringgradigen Infektion besteht das einzige Symptom im Austreten von Eiter aus dem Ausführungsgang.
- Bei einer schwereren Infektion ist der Gang verlegt und es kommt zur Bildung eines Abszesses in der Drüse. Dieser Abszess ist schmerzhaft und behindert die Patientin beim Sitzen und Gehen. Als Allgemeinsymptom kann Fieber auftreten.

Zyste

- Eine Zyste im Bartholin-Gang ist meist die Folge einer Infektion.
- Sie kann aber auch durch ein Trauma oder eine Läsion des Ganges im Zuge einer Episiotomie verursacht werden.
- Eine Bartholin-Zyste ist oft ein Zufallsbefund.
- Mit zunehmendem Volumen der Zyste kann diese zu einer Schwellung und Dyspareunie führen. Sie kann infiziert werden und einen Sekundärabszess bilden.

Differenzialdiagnostik

- Infektiöses Hämatom in der Vulva.
- Infektion der Paraurethraldrüsen (Skene-Gänge). Diese befinden sich eindeutig vor der Bartholin-Drüse.
- Gutartige Tumore der Vulva wie Lipome, Fibrome oder Leiomyome.
- Bei wiederholtem Auftreten von Symptomen sollte auch an die seltene Möglichkeit eines malignen Tumors gedacht werden, vor allem bei Frauen in der Postmenopause.

Untersuchung und Behandlung

- Die Proben für Bakterienkulturen können aus dem Inhalt des Bartholin-Abszesses oder aus dem Ausfluss der infizierten Zyste genommen werden.
- Bei Verdacht auf eine Geschlechtskrankheit sollte auch Probenmaterial zur Isolierung von

N. gonorrhoeae und C. trachomatis entnommen werden.
- Wenn ein Knoten im Labium eine Zyste vermuten lässt, kann man diesen Befund leicht durch eine Ultraschalluntersuchung bestätigen, sofern eine entsprechende Praxisausstattung vorhanden ist.

Abszess
- Ein reifer fluktuierender Abszess wird unter Lokalanästhesie eröffnet und durch die Schleimhaut drainiert. Abszesse weisen oft eine lobuläre Struktur auf, und alle Lobuli müssen entleert werden. Indikationen für eine antimikrobielle Behandlung:
  - großer Abszess
  - Ausdehnung des Abszesses über die Drüse hinaus
  - Fieber
- Empfohlenes antimikrobielles Behandlungsregime:
  - Cephalosporin der 1. Generation (Cefalexin oder Cefadroxil) mind. 3 × 500 mg
  - **und** Metronidazol 3 × 400–500 mg über 7–10 Tage
  - bei Chlamydia-Infektion Azithromycin 1 g als Einmaldosis, Doxycyclin 2 × 100 mg oder Erythromycin 3 × 500 mg über 7–10 Tage (12.01)
- Wenn ein Abszess noch nicht fluktuiert, kann ein Antibiotikum verabreicht werden, ohne dass eine Drainage versucht wird. Die Patientin ist allerdings darauf hinzuweisen, dass sich der Abszess wahrscheinlich weiterentwickeln wird und in diesem Fall eröffnet werden muss.
- Kontrolluntersuchung 1 Monat nach der Inzision. Wird eine Zyste diagnostiziert, so ist eine Überweisung zur Weiterbehandlung indiziert.

Zysten
- Eine Zyste wird durch Marsupialisation behandelt (dabei werden die Ränder der Zystenauskleidung evertiert und mit der umgebenden Haut und Schleimhaut vernäht) oder durch eine Zystenexzision, durchgeführt von einem Gynäkologen. Während einer eventuellen Wartezeit auf die Operation kann eine symptomatische Zyste mittels Nadelaspiration behandelt werden.
- Ein Abszess, der sich aus einer Zyste entwickelt hat, wird wie jeder andere Abszess behandelt.
- **Während der Schwangerschaft** wird ein Abszess konservativ behandelt, da in dieser Zeit Eingriffe durch die gesteigerte Durchblutung der äußeren Genitalien erschwert werden. Eine Zyste kann durch Nadelaspiration entleert werden, eine Zystenexzision ist erst nach der Entbindung durchzuführen.

25.33 Vulvodynie

Grundsätzliches
- Es handelt sich um ein unterdiagnostiziertes Syndrom mit Schmerzzuständen und Brennen am äußeren weiblichen Genitale. Gynäkologen berichten, dass bis zu 15% aller Frauen irgendwann einmal unter Vulvabeschwerden leiden.
- Das Syndrom repräsentiert ein kompliziertes klinisches Problem, das nicht nur physisch behindernd sein kann, sondern auch seelisches Leid, sexuelle Probleme und Spannungen in der Partnerschaft auslösen kann.
- Für den behandelnden Arzt sind die Schlüsselelemente für ein erfolgreiches Krankheitsmanagement das Erkennen des mehrdimensionalen Charakters des Leidens und ein besonders einfühlsames Vorgehen.
- Es liegen nur sehr wenige evidenzbasierte Erkenntnisse zu diesem Syndrom vor.

Symptomatik und Diagnostik
- Allgemeines:
  - Einer Vulvodyniepatientin bereitet eine gynäkologische Untersuchung Schmerzen. Eine Spekulumuntersuchung, ein Abstrich oder eine bimanuelle Palpation sind für die Diagnosestellung nicht notwendig und sollten nicht gegen den Willen der Patientin durchgeführt werden.
  - Eine Vulvodynie geht in vielen Fällen mit einem Vaginismus einher, der zu unwillkürlichen Muskelspasmen oder einer Anspannung der Beckenbodenmuskeln führt.
  - Fragen Sie die Patientin, ob sie symptomfreie Tage hat. Variiert die Schmerzintensität innerhalb des Menstruationszyklus? Besteht ein Zusammenhang zwischen den Schmerzen und Geschlechtsverkehr?
  - Sie sollten die Möglichkeit ausschließen, dass den Beschwerden prämaligne oder maligne Erkrankungen zugrunde liegen. Erwägen Sie eine Abklärung allfälliger Vulvaläsionen durch eine unter Lokalanästhesie durchgeführte Biopsie und ziehen Sie gegebenenfalls einen Dermatologen bei.
- Vulvovestibulitis:
  - Das ist die häufigste Variante einer Vulvodynie.
  - Die Berührung des Vestibulum (z.B. während des Geschlechtsverkehrs) ist schmerzhaft.
  - Eine diffuse Druckschmerzhaftigkeit kann auch in der gesamten Vulvaregion vorhanden sein.
  - Der Schmerz kann mit Hilfe eines Wattestäbchens leicht lokalisiert werden. Testen Sie die Empfindlichkeit am Vestibulum punktweise mit Hilfe eines angefeuchteten Wattestäbchens.

- Die Frau empfindet in der Regel stechende Schmerzen an den Positionen 5 Uhr und 7 Uhr am hinteren Vestibulum vulvae oder, weniger häufig, in der periurethralen Region des vorderen Vestibulums oder aber an beiden Stellen.
- Die Schmerzlokalisation im hinteren Vestibulum vulvae ist eventuell mit einem Erythem an der Öffnung der Bartholin-Drüsen verbunden.
- Die Ätiologie der Vulvovestibulitis ist unbekannt. Eine Reihe von Fällen scheinen durch rekurrierende Pilz- oder Bakterieninfektionen oder die Verwendung oraler Kontrazeptiva ausgelöst zu sein.
- Dysästethische Vulvodynie (Essentielle Vulvodynie):
  - Unterscheidet sich von den zuvor genannten Syndromen insofern, als die Patientinnen in der Regel älter sind (typischerweise über 40 Jahre). Die kontinuierliche und diffuse Schmerzsymptomatik betrifft die gesamte Vulvaregion und die Schmerzen können sogar bis in den Analbereich, die Lumbalregion und in die Oberschenkel ausstrahlen. Eine Dyspareunie besteht dabei meistens nicht.
  - Die Schmerzen werden gegen Abend stärker.
  - Wird auch Pudendusneuralgie genannt.
  - Die Palpation mit einem Wattestäbchen wird nicht nur Schmerzen im Vestibulum vulvae auslösen, sondern die Patientin wird möglicherweise über starke Schmerzen in der gesamten Vulvaregion und sogar in benachbarten Bereichen klagen.
  - Man nimmt an, dass die Hyperästhesie von einer veränderten Innervation der Haut und Schleimhautmembranen der Vulva ausgelöst wird. Es handelt sich um einen neuropathischen Schmerz.

Differenzialdiagnosen

- Genitaler Herpes, andere Vulvaulzerationen
- Vulvovaginitis (z.B. Candida)
- Desquamative inflammatorische Vaginitis (seltene, durch aerobe Bakterien verursachte purulente Vaginitis)
- Vulvadermatosen (z.B. Lichen ruber planus oder Lichen sclerosus; Überweisung an einen Dermatologen)

Therapie

- Einfühlsame und unterstützende Begleitung:
  - Sprechen Sie eine mögliche Dyspareunie an. Hat das Leiden die sexuellen Beziehungen oder die Stimmungslage der Patientin beeinflusst? Verfügt das Paar über andere befriedigende sexuelle Aktivitäten? Betonen Sie die Wichtigkeit anderer Ausdrucksformen von Liebe und Zärtlichkeit?
  - Helfen Sie der Patientin, ihren Zustand und die Variabilität ihrer Symptome zu verstehen.
  - Erklären Sie ihr die relevante Anatomie möglichst mit Hilfe eines Spiegels und einer Zeichnung.
- Behandlung zu Hause:
  - Hautöl (aus der Apotheke) wird vor dem Zubettgehen auf die schmerzhaften Stellen aufgetragen – am Anfang mit Hilfe eines Spiegels.
  - Beckenbodenübungen. Es ist wichtig, dass die Patientin die verschiedenen Beckenbodenmuskeln zu orten und zu entspannen lernt. Eine Physiotherapeutin mit Erfahrung in Beckenbodenrehabilitation kann der Patientin beratend zur Seite stehen; Biofeedbacktraining kann das Ergebnis noch verbessern.
  - Es ist meist sinnvoll, den Partner in die Gespräche mit einzubeziehen.
  - Zu einem späteren Zeitpunkt können Gleitmittel oder anästhetische Gels den Geschlechtsverkehr erleichtern.
  - Grundlegende Punkte: der Genitalbereich ist nur 1 × täglich mit reinem Wasser zu waschen, locker sitzende Kleidung, in der Nacht keine Unterwäsche.
- Setzen von leicht zu erreichenden und realistischen Zielen. Eine Besserung des Beschwerdebildes wird eine lange Zeit in Anspruch nehmen. Betonen Sie die Wichtigkeit der Einhaltung der ärztlichen Anweisungen.
- Fixieren Sie Termine für Kontrolluntersuchungen; alle 3 Monate, bis sich die Beschwerden gebessert haben.
- Vulvovestibulitis:
  - Die Beschwerden können über Jahre hinweg unverändert bestehen bleiben, die Schwere der Symptomatik wird variieren. Spontanremissionen sind möglich.
  - Es stehen nur wenige effektive Therapieoptionen zur Verfügung. Eine ausreichende Aufklärung der Patientin ist ein wesentlicher Bestandteil der Behandlung und wird ihr helfen, mit ihrem Leiden fertig zu werden.
  - Empfehlen Sie einen temporären Verzicht auf orale Kontrazeptiva (z.B. ein halbes Jahr lang).
  - Wenn die Patientin auch unter Vaginismus mit Beteiligung der Beckenbodenmuskulatur leidet, überweisen Sie sie an eine Physiotherapeutin.
  - Versagen die oben genannten Therapien, dann ist die Patientin an einen Spezialisten zu überweisen.
- Ziehen Sie bei wiederholten Soorinfektionen eine Prophylaxe in Erwägung, z.B. Fluconazol 1 × 150 mg wöchentlich über einen Zeitraum von mindestens 2–3 Monaten.

- topische oder orale Fungizide (kommt als Prophylaxe u.a. in Frage)
- Essentielle vulväre Dysästhesie:
  - Die Therapie besteht in der Gabe von tricyklischen Antidepressiva, in der Regel Amitriptylin, mit einschleichender Dosierung (z.B. beginnend mit 10 mg vor dem Zubettgehen und Dosissteigerungen alle paar Wochen bis zum Verschwinden der Schmerzen).
  - 20–40 mg Amitriptylin vor dem Zubettgehen ist im Allgemeinen eine ausreichende Erhaltungsdosis.
  - Da das Ansprechen auf die Therapie nur sehr langsam erfolgt, sollte die Behandlung einige Monate fortgeführt und erst danach eine Dosisreduktion versucht werden.
  - Wenn die Patientin Amitriptylin (oder andere tryzyklische Antidepressiva) nicht verträgt, kann ein Versuch mit Pregabalin 2 × 75 mg gemacht werden, wobei die Dosis langsam gesteigert wird.
  - Eine chirurgische Intervention (Vestibulektomie) ist kontraindiziert, da es sich um Schmerzen neuropathischen Ursprungs handelt.

25.40 Gynäkologisch bedingte Schmerzen im Unterbauch

Grundregeln

- Schmerzen im Unterbauch sind häufiger auf Darmprobleme (8.09) als auf gynäkologische Beschwerden zurückzuführen.
- Regelschmerzen, Blutungsstörungen oder übel riechender Fluor vaginalis weisen auf eine gynäkologische Ursache hin.

Status

- Palpation des Abdomens (bei der Differenzialdiagnose an Appendizitis denken)
- Bei der Beurteilung des gynäkologischen Status sind folgende Fragen zu berücksichtigen:
  - Eitriger Ausfluss aus der Zervix?
  - Schmerzen, wenn die Zervix bewegt wird?
  - Tastbarer Widerstand im Uterusbereich?

Laboruntersuchungen

- Schwangerschaftstest, Harnuntersuchung, C-reaktives Protein, Blutbild, Chlamydia- und Gonorrhöabstrich

Weitere Untersuchungen

- Ultraschall (26.03, 25.02)

Patientinnen im gebärfähigen Alter

Infektionen

- Entzündungen im Beckenbereich (PID) (25.41)
- Akute Endometritis:
  - Infektion nach rezenter Entbindung, Spontanabort oder Schwangerschaftsabbruch, Einsetzen eines Intrauterinpessars oder anderen instrumentellen Eingriffen
  - Die verursachenden Keime sind zumeist von der normalen Scheidenflora, aerobe oder anaerobe Kokken.
  - Ein übel riechender Ausfluss weist auf eine anaerobe Infektion hin.
  - Symptome:
    - akute Erkrankung wenige Tage nach Geburt oder Eingriff
    - Schüttelfrost
    - Schmerzen im Unterbauch
    - Müdigkeit
    - Fieber, 39–40° C
    - manchmal Übelkeit
    - manchmal Kopf- oder Muskelschmerzen
  - Zeichen:
    - Schmerzen bei der Palpation des Unterbauchs im Bereich des Uterus und der Adnexe. Der Oberbauch ist weich und schmerzfrei.
    - Beckenuntersuchung: Uterus schmerzempfindlich, fest und beweglich
    - Adnexe normal groß
  - Diagnose:
    - Anamnese: vorausgegangene Geburt, Spontanabort, Eingriff an den inneren Geschlechtsorganen und typisches klinisches Bild
  - Therapie
    - Antibiotika (Cephalosporin, oft auch Metronidazol), meist stationär (25.41)
- Chlamydieninfektionen verursachen oft nur wenige Symptome.

Extrauterine Schwangerschaft

- Siehe Artikel 26.10.
- Schmerzen und Blutungen unterschiedlicher Intensität.
- Unter Umständen letzter Zyklus unregelmäßig oder zusätzliche Blutungen. Amenorrhö kann, muss aber nicht vorliegen.
- Bei positivem Schwangerschaftstest lässt die Ultraschalluntersuchung keine intrauterine Schwangerschaft erkennen.
- Ultraschall:
  - Wenn das Serumgonadotropin (HCG) über 1000 IU/l beträgt, sollte die Schwangerschaft im Uterus nachweisbar sein.

- Wenn das Uteruscavum leer ist oder nur eine geringe Flüssigkeitsansammlung (ein Pseudofruchtsack) sichtbar ist, soll an eine ektopische Schwangerschaft gedacht werden. In diesem Fall ist gewöhnlich eine Tubar- oder Ovarialgravidität nachweisbar.
- Das typische Bild ähnelt einem Mühlstein; das homogene plazentare Gewebe formt einen dicken Ring um einen Echo-leeren zentralen Hohlraum. Ein winziger Fötus oder auch nur ein pulsierendes Herz kann manchmal in diesem Hohlraum sichtbar sein.
• Die Feststellung einer abdominellen Schwangerschaft in der Frühgravidität mittels Ultraschalluntersuchung kann schwierig oder sogar unmöglich sein.
• Eine ektopische Schwangerschaft kann sich auch in der Zervix oder den Cornua uteri befinden.

Ovulation
• Akuter, oft unilateraler Schmerz um die Zyklusmitte, der meist binnen 24 Stunden abklingt.

Torsion oder Ruptur eines Ovars oder einer Ovarialzyste
• Siehe Artikel 25.46.
• In der Anamnese findet sich unter Umständen ein Hinweis auf eine starke Verdrehung des Körpers, z.B. durch Kegeln, Bauchtanz oder Aufwaschen des Bodens in kniender Stellung.
• Im Ultraschall erscheint die Zyste unregelmäßig und es kann freie Flüssigkeit im Peritonealraum gefunden werden.
• Ruptur des Gelbkörpers:
  - Symptome jenen einer extrauterinen Schwangerschaft ähnlich, Schwangerschaftstest jedoch negativ
  - Blut in der Bauchhöhle
  - Bei starken Schmerzen ist ein chirurgischer Eingriff die Therapie der Wahl.
• Ruptur einer Endometriosezyste:
  - Symptom ist eine akute und gravierende Irritation des Peritoneums.
  - Therapie: meist raschestmögliche Operation
• Ruptur einer Dermoidzyste:
  - selten
  - wegen der starken Reizung der Peritonealhöhle durch Talg äußerst schmerzhaft
• Torsion des Eierstocks oder Eileiters:
  - Ursache ist meist eine Zyste.
  - Die gynäkologische Untersuchung zeigt eine druckempfindliche, oft bewegliche Raumforderung.
  - Im Ultraschall erscheint das Ovar ödematös und hyperechogen. Gedrehte Tuben können wie Zysten erscheinen. Bei Mehrfachtorsion kann mittels Doppler-Ultraschall keine Durchblutung im Ovarialgewebe nachgewiesen werden.

Ovarielles Hyperstimulationssyndrom (OHS)
• Überreaktion der Ovarien auf zur Behandlung von Infertilität verabreichte Hormone.
• OHS kann von allen zur Ovulationsinduktion eingesetzten Medikamenten wie Clomiphen, Gonadotropinen, GNRH und seiner Analoga verursacht werden.
• Das Syndrom setzt im typischen Fall 3–10 Tage nach Beginn der Behandlung ein.
• Die Symptome sind Bauchschmerzen, Ödeme und Übelkeit.
• Ein erhöhtes Risiko besteht bei Frauen unter 35 mit geringem Körpergewicht, die ein GNRH-Analogon bekommen.
• Bei Verdacht auf OHS Basisuntersuchung mit Ultraschall (25.02) und Blutbild, zur Differenzialdiagnose CRP-Bestimmung.
• Im Ultraschall finden sich multizystische, oft über 80 mm im Durchmesser große Ovarien, und in schweren Fällen ist freie Flüssigkeit im Bauchraum zu finden.
• Bei dringendem Verdacht auf OHS ist eine gynäkologische Untersuchung kontraindiziert (durch Druckausübung könnten die empfindlichen Ovarien geschädigt werden).
• Eine rasche Überweisung in ein Krankenhaus oder an den für die Infertilitätstherapie zuständigen Arzt ist erforderlich.
• **Ein schweres OHS liegt vor**, wenn
  - die Patientin an schwerer Übelkeit, Diarrhö oder starker Gewichtszunahme oder
  - an auch nur geringfügiger Dyspnoe leidet,
  - die Leukozytenzahl 10.000/mm³ bzw. der Hämatokritwert 0,45 übersteigt,
  - das Ovar im Ultraschall größer als 10 cm ist.

Torsion und Nekrose eines gestielten Uterusmyoms
• Symptom ist das zyklische Auftreten von Schmerzen ähnlich wie bei Geburtswehen.
• Das Myom kann durch die Zervix in die Scheide einwachsen.
• CRP ist normalerweise erhöht.
• Ultraschall: Im Falle einer Nekrose verändert sich Aussehen und Struktur des Myoms und es kann schrumpfen.

Maligne Neoplasien
• Kann in seltenen Fällen bei Ruptur oder Blutung akute Beckenschmerzen verursachen.
• Die Patientin weist eine druckempfindliche Resistenz im Unterbauch und häufig einen Aszites auf.
• Ultraschall: Wenn ein ovarieller Tumor wächst, kann es zu einer Blutung ins Innere des Tumors selbst oder in das umgebende Gewebe kommen. Der Tumor kann sich auch drehen. Maligne Tumoren sind oft mit Aszites verbunden und die-

ser kann eine plötzliche signifikante Auftreibung des Abdomen hervorrufen.
- Plötzliche schwere akute Beckenschmerzen können auch Wehen sein, wobei weder die Schwangere noch ihre Eltern etwas von der Schwangerschaft wissen. Manchmal weiß das junge Mädchen (meist eine Schülerin) von der Schwangerschaft, aber die Mutter weiß es nicht.

Scheidenperforation
- Häufigste Ätiologie ist Geschlechtsverkehr (häufig unter Alkoholisierung) oder eine durch einen Fremdkörper verursachte Verletzung.

Amenorrhö bei jungen Frauen
- Siehe 25.14.

Strukturelle Anomalien
- Der normale Blutungsweg ist blockiert.
- Symptome:
  - Den Schmerzen gehen weniger starke, zyklisch auftretende Unterbauchschmerzen voraus, manchmal zyklisch auftretende Harnretention.
  - plötzlich einsetzende starke Beckenschmerzen, starke Irritation des Peritoneums
- Ursachen:
  - Häufigste Ursache ist eine Hymenalatresie.
  - verschiedene Gebärmutteranomalien (wie Uterus septatus bei dem ein Teil in die Scheide mündet, das Blut sich aber im anderen Teil sammelt)
- Behandlung: chirurgischer Eingriff

Torsion oder Ruptur einer Ovarialzyste
- Plötzlich auftretender Schmerz
- Behandlung: chirurgischer Eingriff

Postmenopausale Frauen
- Siehe Artikel 25.46.

Eitrige Endometritis (Pyometra)
- Ursache ist eine Verengung der Zervix, häufig aufgrund der Behandlung eines Zervixkarzinoms (wie Exzision mittels elektrochirurgischer Technik, Kryo- oder Laserkonisierung).
- Symptome:
  - schleichender Beginn
  - Die Erkrankung wird akut, wenn ein blutig-eitriger Ausfluss mit Schmerzen und Fieber auftritt.
- Therapie:
  - Erfordert Beiziehung eines Facharztes.

Maligne Uterusneoplasien
- Siehe Artikel 25.46.
- Symptome: Blutungen und Schmerzen.

Ovarialtumor
- Siehe Artikel 25.46.
- Die Symptome umfassen Schmerzen im Bauchraum, Blutungsstörungen, innere Blutungen und Harnprobleme.

Chronischer Schmerz im Unterbauch
Ursachen

Endometriose
- Siehe Artikel 25.42.
  - Adenomyosis

Neoplasien
- Siehe Artikel 25.46.

Chronische Zervizitis
- Äußert sich in Form von diffusen Schmerzen und weißlichem Ausfluss.
- Untersuchung auf Infektion und Geschlechtskrankheit.

Varizen der Adnexe
- Äußern sich in Form von diffusen Schmerzen, die im Lauf des Tages und vor allem beim Stehen stärker werden.

Prämenstruelle Spannung
- Siehe Artikel 25.11.

25.41 Diagnose und Behandlung akuter Entzündungen im weiblichen Becken (PID)

Zielsetzungen
- Früherkennung und Behandlung von PID (pelvic inflammatory disease) reduzieren das Risiko von Spätfolgen wie:
  - Infertilität
  - ektopische Schwangerschaft
  - chronische Bauchschmerzen

Epidemiologie
- Entzündliche Erkrankungen im kleinen Becken treten im Allgemeinen nur während des gebärfähigen Alters auf, und die jährliche Inzidenz liegt bei etwa 1%.

Pathophysiologie und Klinik
- Eine PID setzt typischerweise nach der Menstruation ein.

- Bei einer Beckenentzündung handelt es sich üblicherweise um eine aszendierende Infektion, die sich ausgehend von der zervikovaginalen Flora über die Schleimhaut bis in die Gebärmutter, Eileiter und schließlich in die Bauchhöhle ausbreitet und zu Endometritis und Salpingitis führt.
- Perihepatitis und Periappendizitis können ebenfalls auftreten. Tuboovarialabszesse und Pelveoperitonitis sind schwerwiegende Spätfolgen einer akuten PID.

Ätiologie der akuten PID

- Die durch den Geschlechtsverkehr übertragenen Mikroben Chlamydia trachomatis und Neisseria gonorrhoeae (wesentlich seltener) sind die wichtigsten Erreger.
- Viele andere fakultative und anaerobe Bakterien (nicht hämolysierende Streptokokken, Escherichia coli, Haemophilus influenzae, Peptokokken, Peptostreptokokken und andere Bakteroides-Arten), die häufig in der natürlichen zervikovaginalen Flora vorkommen, finden sich auch bei akuter PID. Auch Mykoplasmen und möglicherweise auch Viren werden mit akuten Beckenentzündungen in Verbindung gebracht.
- Eine PID wird üblicherweise von mehreren Erregern gleichzeitig verursacht.

Symptome der akuten PID

- Bilaterale Bauchschmerzen, die bei Erschütterung stärker werden
- Pathologischer Fluor vaginalis
- Unter Umständen Blutungsstörungen
- Fieber
- Die Schwere der Symptome kann von Patientin zu Patientin variieren; die Erkrankung kann auch asymptomatisch sein (vor allem bei Chlamydieninfektionen).

Klinischer Befund

- Druckempfindlichkeit von Zervix und Uterus
- Schwellung der Adnexe oder Tumor und Druckempfindlichkeit
- Bei einer Perihepatitis ist das rechte obere Abdomen druckempfindlich.
- Mukopurulenter Ausfluss

Laboruntersuchungen

- CRP (erhöht)
- Harnanalyse (wichtig für Differenzialdiagnose)
- HCG (Differenzialdiagnose)
- Chlamydia trachomatis und Neisseria-gonorrhoeae-Abstriche
- Unter Umständen auch Pap-Abstrich zur Feststellung einer auffälligen Zytologie

Spezielle stationär durchzuführende Untersuchungen

- Laparoskopie
- Endometriumbiopsie
- Transvaginale Sonographie

Differenzialdiagnosen

- Appendizitis
- Ektopische Schwangerschaft
- Ovarialzyste
- Endometriose
- Harnwegsinfektion

Therapie

- Allfällige Entfernung eines IUP

Antibiotische Behandlung

- Stationär ist die Behandlung intravenös zu beginnen; dies gilt vor allem für junge Patientinnen und Nulliparae.
- Die ambulante Behandlung ist in erster Linie gegen Chlamydien gerichtet: orales Doxycyclin 150 mg/Tag oder 2 × 100 mg über zumindest 10 Tage (12.01).
- Bei Verdacht auf Gonorrhö (eindeutig eitriger Ausfluss aus der Zervix) beginnt die Behandlung mit einer oralen Einzeldosis von Norfloxacin 800 mg oder Ciprofloxacin 500 mg, danach wird Doxycyclin verabreicht.
- Wenn die Patientin an bakterieller Vaginose leidet oder ein Intrauterinpessar (IUP) vorhanden ist, wird die Behandlung mit Metronidazol kombiniert. Metronidazol sollte bei geringgradiger Beckenentzündung nicht routinemäßig gegeben werden.
- Wenn eine Chlamydien- und Gonokokkeninfektion ausgeschlossen werden kann, die Infektion aber dennoch rezidiviert, etwa nach Legen eines IUP, ist eine Behandlung mit einer Kombination von Cefalexin 500 mg und Metronidazol 3 × 400 mg einzuleiten.
- Alle männlichen Sexualpartner sind zu untersuchen und Abstriche auf Chlamydien und Gonorrhö zu veranlassen.

Behandlungsergebnisse

- Die Akutphase einer Beckenentzündung bessert sich normalerweise ziemlich rasch. Die Punktion eines allfälligen Abszesses beschleunigt den Heilungsvorgang.
- Die meisten Probleme entstehen durch die Langzeitspätfolgen einer akuten Beckenentzündung: Schmerzen im Unterbauch, rezidivierende Infektionen, Infertilität und ektopische Schwangerschaft.

25.42 Endometriose

Definition
- Endometrium außerhalb der Uterushöhle, das eine chronisch entzündliche Reaktion hervorruft.
  - oberflächliche Herde am Peritoneum
  - tiefe (> 5 mm) Herde in den Ovarien im Areal zwischen Vagina und Rektum (rektovaginale Endometriose), in der Harnblase oder im Darm
- Die Pathogenese ist unklar; Endometriumgewebe wandert möglicherweise durch die Tuben in die Peritonealhöhle, oder Peritonealzellen verändern sich und werden dem Endometriumgewebe ähnlich.
- Endometrioseherde selbst synthetisieren auch Östrogen.
- Die Entwicklung einer Endometriose wird durch geschwächte Abwehrmechanismen ermöglicht.

Epidemiologie
- Betrifft nur Frauen im gebärfähigen Alter
- Das Krankheitsbild ist Östrogen-abhängig, Symptome treten in der Postmenopause sehr selten auf.
- Endometriose betrifft etwa 10% der gebärfähigen Frauen, 5% der Frauen, die sterilisiert wurden, und 25% der Patientinnen mit Fertilitätsproblemen.
- Fast 50% der Patientinnen mit Endometriose leiden an Infertilität.

Symptome und Beschwerdebild
- Das häufigste Symptom ist eine Dysmenorrhö, die einige Tage vor dem Beginn der Menstruation auftritt.
- Dyspareunie und durch Erschütterung ausgelöste Schmerzen
- Dysurie, Schmerzen bei Defäkation, blutige Stühle
- Abnorme vaginale Blutung
- Infertilität
- Resistenz im Unterbauch
- Die Symptome sind typischerweise zyklusabhängig, bei der schweren Erkrankungsform halten die Schmerzen an.

Diagnostik
- Im typischen Fall finden sich bei der gynäkologischen Untersuchung Schmerzen am seitlichen Uterus und an den hinteren Bändern, die Mobilisierung des Uterus ist schmerzhaft. In manchen Fällen zeigen sich bläuliche Endometrioseherde in der Vagina.
- Eine Ultraschalluntersuchung wird oberflächliche Herde nicht aufdecken, aber ovarielle Endometriosezysten, Endometriome, findet man leicht.
- Die Diagnose kann laparoskopisch verifiziert werden, die Symptome korrelieren aber nicht immer mit den Befunden.
- Hat die Patientin Schmerzen beim Harnlassen oder bei der Defäkation, muss eine Zystoskopie oder Colonoskopie durchgeführt werden.
- Ein MRT des kleinen Beckens ist nur zur Diagnose tief gelegener Herde notwendig.

Differenzialdiagnosen
- Adenomyose
- Ovarialtumor
- Harnwegsinfektion
- Obstipation, Analfissur
- Colon irritabile
- Muskuloskelettale Ursachen
- Psychosomatische Ursachen

Therapie
- Bei der Endometriose wird entweder der Schmerz oder die Infertilität behandelt; es ist nicht möglich, beides gleichzeitig zu behandeln.
- Es gibt keine kurative Behandlung.
- Die Pharmakotherapie zielt darauf ab, die Auswirkungen des Östrogens auf das Endometriosegewebe zu minimieren und so die Größe der Endometrioseherde zu verkleinern. Die Symptome rezidivieren bei der Hälfte der Patientinnen, wenn die Behandlung beendet wird.
- Das Ziel einer chirurgischen Behandlung ist die Entfernung von ektopischem Endometriumgewebe und die Wiederherstellung der normalen Anatomie.

Schmerztherapie
- In leichten Fällen ist die Gabe von NSAR die 1. Wahl **Ⓓ**.
- Kombinierte orale Kontrazeptia **Ⓒ** unterdrücken die ovarielle Aktivität, Sie können zyklisch oder ohne Unterbrechung 3–6 Monatsperioden genommen werden.
- Eine kontinuierliche Gabe von Gelbkörperhormonen (Medroxyprogesteronazetat 10–50 mg/Tag oder Lynestrenol 5–15 mg/Tag) unterdrückt die ovarielle Aktivität **Ⓒ**.
- Einsetzen eines Levonorgestrel sezernierenden IUPs unterdrückt das Endometrium und auch teilweise die ovarielle Aktivität **Ⓑ**.
- GNRH-Agonisten rufen ein Zustandsbild mit vermindertem Östrogen ähnlich der Menopause hervor, aber aufgrund von Menopausenbeschwerden und dem Osteoporoserisiko wird diese Medikation nur für die Dauer eines halben Jahres empfohlen. Bei einer fortgesetzten Therapie wird eine Östrogen-Progesteron-Substitution

dazugegeben, um Nebenwirkungen zu vermeiden.
- Aromatasehemmer verhindern die extraovarielle Östrogensynthese und können bei jungen Patientinnen in Kombination mit oralen Kontrazeptiva, nach einer Radikaloperation oder in der Menopause auch als alleinige Medikation gegeben werden. Diese Therapie ist noch teilweise experimentell.
- Die laparaskopische Entfernung von Endometriumherden vermindert klarerweise die Schmerzen **B**.
- Eine postoperative Hormontherapie vermindert das Risiko eines Rezidivs **C**.
- Eine chirurgische Behandlung ist bei 20% der Patientinnen nicht hilfreich und die Erkrankung rezidiviert bei 20–30% innerhalb von 5 Jahren.
- Bei sehr schwerer Endometriose werden Hysterektomie und Ovarektomie und falls nötig auch eine Blasen- oder Darmresektion erwogen.

Infertilitätsbehandlung

- Eine Hormonbehandlung, wie sie bei der Schmerztherapie verwendet wird, verhindert eine Schwangerschaft und wird deshalb bei Kinderwunsch nicht empfohlen.
- Eine Laparoskopie ist indiziert, wenn bei Patientinnen mit Fertilitätsproblemen ein Verdacht auf Endometriose besteht **B**.
- Eine laparaskopisch chirurgische Resektion scheint in leichten Fällen von Endometriose die Fruchtbarkeit zu verbessern.
- Die Entfernung einer ovariellen Endometriosezyste oder eines Endometrioms (> 4cm) verbessert die Chancen für eine Schwangerschaft und vermindert das Risiko eines Rezidivs.
- Die chirurgische Behandlung einer schweren Endometriose kann die Chancen auf eine Schwangerschaft verbessern.
- Wenn die Infertilität länger andauert oder die Erkrankung fortgeschritten ist, sollte an eine In-vitro-Fertilisation gedacht werden.
- Eine Schwangerschaft mildert die Symptome und in einigen Fällen können die Symptome nach der Entbindung völlig verschwunden.

25.43 Adenomyose

Allgemeines

- Eine Adenomyose ist charakterisiert durch die Präsenz von endometrialen Drüsenzellen und Stromazellen im Myometrium (bei einer Endometriose findet sich endometriotisches Gewebe außerhalb des Uterus).
- Die Adenomyoseherde reagieren ähnlich auf Östrogene wie das Endometrium.
- Die Herde sind entweder gleichmäßig gestreut (diffuse Adenomyose), üblicherweise in der hinteren Gebärmutterwand, oder sie bilden ein Adenomyom (fokale Adenomyose), bei dem eine große Anzahl von Herden lokal in das umliegende Gewebe einwächst.
- Die Ätiologie ist unbekannt.
- Das Adenomyoserisiko vergrößert sich nach Geburten, Fehlgeburten, Kürettagen und bei Menorrhagie.
- Etwa 1% der Frauen zeigen Symptome, in der Regel zwischen dem 35. und 50. Lebensjahr, und bei 15–20% der Patientinnen, bei denen eine Hysterektomie vorgenommen wird, findet man Adenomyoseherde.

Symptomatik

- Ein vergrößerter, druckdolenter Uterus
- Schweregefühl im Unterbauch
- Infertilität; verminderte Einnistungsmöglichkeit des Embryos in der Gebärmutterwand
- 40–50% der Patientinnen leiden unter Menorrhagien
- 10–30% unter Dysmenorrhö
- 30–40% sind symptomfrei
- Die Symptomatik ähnelt stark jener der Endometriose (25.42) und eine Differenzialdiagnose kann sich als schwierig erweisen.

Diagnostik

- Bei der gynäkologischen Untersuchung beklagt die Patientin die Druckschmerzhaftigkeit des Uterus.
- Im Ultraschallbild zeigen sich Verdickungen der hinteren Gebärmutterwand und 1–5 mm große Zysten im Myometrium.
- In der MRT kann eine Adenomyose an der Verbreiterung der Junktionalzone (Grenzfläche zwischen Endometrium und Myometrium) erkannt werden.
- Die Diagnose stellt für den Mediziner eine Herausforderung dar und sie kann erst durch eine histopathologische Untersuchung nach einer Hysterektomie endgültig gesichert werden.

Therapie

- Prostaglandininhibitoren (entzündungshemmende Medikamente) wirken bei einem Drittel der Patientinnen gegen die Menorrhagie und die Schmerzen.
- Tranexamsäure bessert bei der Hälfte der Patientinnen die Menorrhagien.
- Orale Kontrazeptiva sind wirksam gegen die Menorrhagien und die Schmerzen.
- Ein Levonorgestrel-freisetzendes IUD (Progesteronspirale) hilft bei 90% der Patientinnen gegen die Menorrhagien und die Schmerzen.

- Ein Gonadotropin-releasing-Faktoragonist (GnRH-Agonist) löst einen hypoöstrogenen Zustand und eine Amenorrhö aus und unterdrückt damit sowohl die Menorrhagie als auch die Schmerzen; er bewirkt ferner eine Größenreduktion der Adenomyoseherde. Zu den Nebenwirkungen zählen menopausale Symptome.
- Eine Gebärmutterarterienembolisation reduziert die Menorrhagien und die Anzahl der Blutungstage (noch im experimentellen Stadium).
- Die chirurgische Exzision eines lokalen Adenomyoms ist möglich. Sie kann die Symptomatik lindern und die Fertilität verbessern.
- Bei älteren Frauen mit schwerer Symptomatik, bei denen die oben genannten Therapien erfolglos geblieben sind, ist eine Hysterektomie die beste und eine definitive Behandlungsform.

25.44 Gynäkologischer Prolaps

- Harninkontinenz siehe Leitlinie 25.45.

Grundregeln

- Solange die Patientin operabel ist, können symptomatische Gebärmutter- und Scheidensenkungen chirurgisch behandelt werden.
- Gebärmutter- und Scheidensenkungen nach Schwangerschaft und Geburt können durch intensives Training der Beckenbodenmuskulatur (vor allem in den ersten 6 Monaten nach der Entbindung) verhindert werden.

Definition

- Senkungen von Organen des unteren Bauchraumes und kleinen Beckens in den Geburtskanal oder darüber hinaus bezeichnet man manchmal auch als gynäkologische Hernien. Der Beckenboden tritt tiefer und Urogenitalorgane senken sich in den Geburtskanal oder treten sogar aus diesem aus. Man unterscheidet je nach Organ:
  - Descensus uteri (Gebärmutter)
  - Eversion/Prolaps der Vagina nach Hysterektomie
  - Zystozele (Blasenvorfall)
  - Urethrozele (Harnröhre)
  - Rektozele (Rektum)
  - Enterozele (Dünndarm)
- Der Austritt des Uterus aus dem Scheidenausgang wird als Prolaps bezeichnet.
- Die 4 letzteren sind keine gynäkologischen Vorfälle im eigentlichen Sinn, da der Austritt nicht über die Vagina erfolgt.

Schweregrade

- Grad I: Zervix und Uterus werden maximal bis in das äußere Drittel der Vagina vorgeschoben.
- Grad II: Die Zervix/Portio wird im äußeren weiblichen Genitale auf der Höhe des Scheidenausgangs sichtbar.
- Grad III: Zervix/Portio liegen deutlich außerhalb des Scheidenausganges.
- Grad IV: Zervix/Portio, Vagina und Teile der Gebärmutter liegen vor dem Scheidenausgang (Totalprolaps).

Häufigkeit

- Bei schätzungsweise jeder 5. gynäkologischen Operation handelt es sich um eine Korrektur von Organsenkungen oder Ausstülpungen aus dem Scheidenausgang.

Ätiologie

- Organsenkungen und Prolapse sind altersbedingt. Probleme treten am häufigsten bei postmenopausalen Frauen auf.
- Durch die verringerte Östrogenausschüttung in der Menopause werden Bindegewebe, Schleimhäute und Beckenbodenmuskulatur schwächer und bieten den Geschlechtsorganen keinen ausreichenden Halt.
- Das Bindegewebe kann durch eine schwere Geburt auf Dauer geschädigt worden sein (Zangengeburt, Saugglocke oder sehr rasche Geburt).
- Auch bei einer Multiparität kann der Beckenboden überdehnt werden. Andere Ursachen sind schwere körperliche Arbeit, chronischer Husten, Obstipation, Aszites oder große Tumoren im Beckenbereich.
- Ungefähr 5% aller Prolapse werden durch eine angeborene Bindegewebsschwäche begünstigt, wodurch es manchmal auch bei sehr jungen Frauen, die noch nicht geboren haben, zu einem Uterusprolaps kommen kann.

Symptome

- Im Frühstadium:
  - Schweregefühl im Unterbauch, das gegen Abend stärker wird und in Ruhelage verschwindet.
  - Kreuzschmerzen und ziehende Spannungsschmerzen im Unterbauch
- Die Patientin kommt häufig erst dann zur Behandlung, wenn ein eindeutiger Prolaps bemerkbar wird oder sich das Organ bereits aus der Vagina stülpt. In diesem Stadium hat die Patientin auch andere Symptome:
  - Probleme beim Geschlechtsverkehr
  - Probleme von Seiten der Blase:
    - häufigere Miktion (Pollakisurie und Nykturie)

- Harndrang
- Stressinkontinenz
- Gefühl, die Blase unzureichend entleert zu haben
- schwacher Harnstrahl oder verlängerte Miktionsdauer
- Schwierigkeiten, die Miktion zu beginnen bzw. zu beenden
- die Patientin erleichtert die Blasenentleerung händisch oder durch Änderung der Sitzposition
- Harnverhaltung
○ Probleme von Seiten des Rektums:
- Stuhldrang
- Schmerzen bei der Defäkation
- Defäkationsschwierigkeiten
- Gefühl, das Rektum nur unzureichend entleert zu haben
- die Patientin hilft bei der Defäkation mit dem Finger nach
- Verschmutzung mit Stuhl
- Unfähigkeit, Flatulenzen zu unterdrücken
- Inkontinenz von flüssigem Stuhl
- Inkontinenz von festem Stuhl

Untersuchungen

- Art und Schweregrad des Prolaps sind zu erfassen. Dabei sollten Blase und Rektum entleert sein. Beim Provokationtest (z.B. Valsalva-Manöver) befindet sich die Patientin in liegender oder (um jenen Zustand zu simulieren, unter dem die Patientin leidet, wenn sie aufrecht steht) in halb sitzender Position. **Bei der Inspektion** ist die Senkung des Damms und eine deutliche Protrusion aus dem Scheidenausgang erkennbar.
- Bei der **Untersuchung mit dem Spekulum** fällt als erstes Anzeichen einer Läsion bzw. Schwäche der Vorderwand das Fehlen der anterioren Fornix auf.
- Wird nach Rückziehen des Spekulums die Vorderwand durch einen **Elevator** unterstützt, so wird das Fehlen der posterioren Fornix erkennbar, was auf eine beginnende Enterozele oder eine sich nach unten ausdehnende Rektozele schließen lässt.
- Die Beckenbodenmuskulatur, deren Schwäche im Allgemeinen ursächlich für den Prolaps ist, wird rektovaginal beurteilt, wobei die Patientin die betreffenden Muskeln anspannen sollte. Die Kontraktilität des Analsphinkters ist ebenfalls zu untersuchen.
- Der Schweregrad eines Gebärmuttervorfalls kann optisch vor allem dadurch festgestellt werden, dass die Patientin presst oder indem man den Gebärmutterhals mit einem Instrument nach unten zu ziehen versucht.
- Durch die Differenzialdiagnose werden einem Prolaps ähnliche Ausstülpungen wie Diverticulum urethrale, angeborene Zysten des Gartner'schen Ganges, Metastasen maligner Tumoren oder (selten) eine in diesen Bereich geschobene Darmhernie ausgeschlossen.

Therapie

Konservative Behandlung

- Kräftigung der Beckenbodenmuskulatur (schriftliche Anweisungen) unter Anleitung eines Physiotherapeuten, erforderlichenfalls mit Elektrostimulation der Muskulatur.
- Durch ein in Form und Größe entsprechendes und in die Vagina eingeführtes Hilfsmittel (kugelförmig, schlauchartig oder kegelförmig) kann die Beckenbodenmuskulatur gekräftigt werden (die Patientin spürt den Widerstand beim Zusammenziehen der Muskeln).
- In leichten Fällen kann diese Behandlung die Symptome verringern und die Patientin eine operative Behandlung vermeiden.
- Bei Nachuntersuchungen im Anschluss an eine Geburt sollten auch Anweisungen für ein entsprechendes Muskeltraining gegeben werden.
- Frauen in der Menopause sollten ein entsprechendes Muskeltraining beginnen und eine lokale Östrogenbehandlung erhalten. Beides muss auf Dauer weitergeführt werden, um die Mukosa aufzubauen, die Muskeln und Faszien zu stärken und die Durchblutung des Urogenitalbereiches zu verbessern.

Chirurgische Behandlung

- Indikationen:
  ○ hoher Schweregrad (Grad III–IV)
  ○ ausgeprägte Symptome:
    - Schmerzen
    - Protrusion in den Scheidenausgang
    - Miktionsstörung
    - Funktionsstörungen im Darm/Rektum
    - Probleme beim Geschlechtsverkehr
  ○ Im Zusammenhang mit einem Prolaps können auch andere Probleme auftreten:
    - vaginale oder zervikale Ulzerationen
    - wiederholte Harnwegsinfektionen
    - Harnverhalten
- Traditionellerweise wird der chirurgische Eingriff auf vaginalem Weg durchgeführt, heutzutage besteht allerdings auch die Möglichkeit einer laparoskopischen Operation. Die laparoskopische Behandlung eines Uterusvorfalls mit künstlichen Bändern oder Geweben hat unter anderem in jenen Fällen viel versprechende Ergebnisse erbracht, in denen eine Hysterektomie vermieden werden sollte.
- Im Zusammenhang mit der Korrektur eines Prolapses ist vor allem bei postmenopausalen Frauen stets eine vaginale Hysterektomie angezeigt. Bei jungen Patientinnen mit Kinderwunsch

kann eine sogenannte Manchester-Operation durchgeführt werden.
- Für die wiederholte Sanierung der Vagina besteht nun auch die Möglichkeit eines Mesh-Transplantats.

Kontraindikationen für die chirurgische Behandlung
- Die Patientin lehnt eine Operation ab.
- Schwangerschaft oder Puerperium (6 Monate)
- Junge Patientinnen (vor allem für radikale oder ablative Operationen)
- Absolute Kontraindikationen für eine Operation (ein teilweises Verschließen des äußeren Genitales kann unter Lokalanästhesie aber dennoch durchgeführt werden)

Erste Hilfe
- Der Prolaps wird in seine ursprüngliche Position zurückgeführt, um Komplikationen zu vermeiden (z.B. Harnverhalten, Durchblutungsstörungen bis zur Nekrose) und (mittels eines Ringes oder Tampons) innerhalb der Vagina oberhalb des Scheidenausgangs fixiert.
- Wenn ein Prolapsring (Ringpessar) aus vulkanisiertem Gummi zum Einsatz kommt, muss die Patientin auch ein Antiseptikum und eine östrogenhaltige Vaginalsalbe verwenden.
- Die oben angeführten Behandlungsmethoden können nur die Zeit bis zum chirurgischen Eingriff überbrücken und sind nur in Ausnahmefällen als eigentliche Behandlung einzusetzen (etwa bei Patientinnen in sehr schlechtem Allgemeinzustand).

25.45 Harninkontinenz bei Frauen

Grundsätzliches
- Zu unterscheiden sind die beiden Haupttypen der Inkontinenz: Belastungsinkontinenz (früher: Stressinkontinenz) und Dranginkontinenz.

Typen der Inkontinenz
1. Bei drei Viertel der erwachsenen inkontinenten Patientinnen tritt der unfreiwillige Urinverlust unter Belastung auf **(Stressinkontinenz)**.
2. Demgegenüber liegt bei der **Dranginkontinenz** eine Funktionsstörung der Blase vor, die dazu führt, dass der Harndrang so plötzlich auftritt, dass es zu einem Harnverlust kommt, bevor die Patientin die Toilette erreicht hat. Typischerweise findet sich die Dranginkontinenz bei älteren Frauen nach der Menopause, sie wird aber auch bei jungen Frauen gesehen.
3. Eine Kombination dieser beiden Typen wird als „Mischinkontinenz" bezeichnet.
4. Andere Inkontinenztypen (wie die Überlaufinkontinenz nach chirurgischen Eingriffen und die Reflexinkontinenz) treten bei Frauen selten auf.

Epidemiologie
- Die Prävalenz bei erwachsenen Frauen (in der Altersgruppe 25–55 Jahre) liegt bei etwa 20%. Jede 2. Frau verheimlicht ihr Problem.
  - Die Prävalenz beträgt 15% bei den 35-jährigen Frauen und 28% bei den 55-jährigen.
- Im Pensionsalter leiden ca. 50% der Frauen an Harninkontinenz.

Ätiologie
- Bei der **Belastungsinkontinenz (früher „Stressinkontinenz")** kann der Beckenboden durch Adipositas (> 20% Übergewicht), Schwangerschaft, Geburten oder schwere körperliche Arbeit geschwächt sein. Ferner kann Belastungsinkontinenz auch durch Bindegewebsschwäche, Asthma oder aber durch Muskelrelaxanzien wie Prazosin verursacht werden.
- **Dranginkontinenz** ist auf eine chronische Irritation der Blase zurückzuführen. Diese kann in Zusammenhang stehen mit:
  - vorangegangenen Harnwegsinfekten
  - vorangegangenen chirurgischen Eingriffen zur Beseitigung einer Inkontinenz
  - postmenopausalem Östrogenmangel
  - Diabetes mellitus oder Multipler Sklerose
  - der Einnahme bestimmter Medikamente wie Neuroleptika und Diuretika
- Eine Dranginkontinenz kann auch durch Demenz oder zerebrale Ischämie verursacht sein.
- Nach einem chirurgischen Eingriff ist auch an eine Überlaufblase als mögliche Ursache der Inkontinenz zu denken.

Untersuchungen
- Ausschluss einer Harnwegsinfektion durch Harnstreifen und ggf. Harnkultur.
- Eine Differenzierung zwischen Stressinkontinenz und Dranginkontinenz ist mit Hilfe eines Fragebogens recht zuverlässig möglich. www.degam.de/leitlinien/Inkontinenz_Fragbog.pdf
- Ausschluss von Tumoren durch eine entsprechende Untersuchung (gegebenenfalls durch eine Endoskopie).
- Der Severity-Index, entwickelt von Sandvik et al, ist ein einfaches und zuverlässiges Instrument zur Bestimmung des Schweregrads der Inkontinenz.
  - Wie oft tritt Urinverlust bei Ihnen auf?
    - 0 = nie
    - 1 = seltener als einmal im Monat
    - 2 = ein- oder mehrmals im Monat

- 3 = ein- oder mehrmals in der Woche
- 4 = täglich
◦ Wie viel Harn verlieren Sie dabei jedesmal?
- 1 = wenige Tropfen
- 2 = mehr
◦ Der Schweregrad ergibt sich aus der Gesamtpunktezahl: Zahl der Punkte aus der 1. Frage, multipliziert mit den Punkten aus der 2. Frage:
- 0 = keine Inkontinenz
- 1–2 = leichte Inkontinenz
- 3–5 = mäßige Inkontinenz
- 6–8 = schwere Inkontinenz

Indikationen für weiterführende Untersuchungen (Ultraschall, Röntgen, Urodynamik)

- Bei besonderem Leidensdruck, insbesondere wenn eine Dranginkontinenz dominiert
- Bei Rezidiv nach chirurgischem Eingriff

Konservative Behandlung

- Postmenopausale Frauen mit geringen Beschwerden sollten eine Therapie mit lokal applizierten Östrogenen versuchen (2 × wöchentlich ein Scheidenzäpfchen) **B**. Bei beiden Inkontinenzformen hat sich die lokale Östrogenapplikation als wirksamer erwiesen als eine systemische Verabreichung.
- Patientinnen mit geringgradiger Stressinkontinenz:
  ◦ Gewichtsreduktion
  ◦ Übungen zur Kräftigung der Beckenbodenmuskulatur **A**
  ◦ Duloxetin **A** ist eine neuere Behandlungsoption auch für die Stressinkontinenz. Es reduziert die Häufigkeit von unwillkürlichem Harnverlust und mildert depressive Verstimmungen, die mit Harnverlust in Verbindung stehen können.
- Patientinnen mit geringgradiger Dranginkontinenz:
  ◦ Blasentraining (Normalisierung der Miktionsfrequenz) **C**
  ◦ Für diese Indikation werden Anticholinergika eingesetzt **A**:
    – Bei Oxybutynin sollte mit einer niedrigen Initialdosis (2,5–3 mg) begonnen werden und sodann je nach individuellem Ansprechen die Dosierung bis auf maximal 3 × 5 mg/Tag gesteigert werden. Bei der neuen Retardform (Tabletten zu 10 mg, 1 × tgl.) treten weniger unerwünschte Wirkungen auf.
    – Bei Dranginkontinenz ist Tolterodin ebenso wirksam wie Oxybutynin, es verursacht jedoch möglicherweise weniger Anticholinergika-typische Nebenwirkungen (Mundtrockenheit und Sehstörungen). Es wird gleich mit der Normaldosis von 2 × 2 mg begonnen. Es steht auch eine retardierte Darreichungsform (1 × 4 mg/Tag) zur Verfügung.
  ◦ Trospiumchlorid: Die Dosierung beträgt 1–2 × 20 mg/Tag. Die Wirkung ist zumindest ebenso gut wie die der anderen Medikamente, und darüber hinaus scheint Trospiumchlorid besser verträglich zu sein.
  ◦ Solifenacin ist das neueste Medikament gegen Dranginkontinenz; Wirkungen und Nebenwirkungen dürften denen der anderen Präparate entsprechen.
- Der Versuch mit einer Elektrostimulationstherapie lohnt sich bei beiden Inkontinenzformen (bei der Stressinkontinenz wird dabei die Beckenbodenmuskulatur stimuliert, bei der Dranginkontinenz die Hyperaktivität der Blasenmuskeln reduziert) **D**.

Chirurgische Behandlungsverfahren

- Nach Beurteilung durch einen Uro-/Gynäkologen kann bei Stressinkontinenz eine chirugische Intervention erfolgen.
  ◦ Die Kolposuspension nach Burch war dabei bis Ende der Neunzigerjahre der Goldstandard. Sie kann auch recht einfach endoskopisch unter Verwendung eines Netzes oder von Fäden durchgeführt werden.
  ◦ Nach der heute gebräuchlichsten Methode wird mittels eines Bändchens eine Schlinge durch eine vaginale Inzision unterhalb der Urethra geführt, das ohne Zug dort verbleibt **A**. Ursprünglich wurden die Enden des Bändchens durch die Bauchdecke geführt und unter der Haut abgeschnitten (TVT = Tension-free Vaginal Tape) Heute werden die Enden durch das Foramen obturatorium geführt (TOT, trans-obturator tape). Die Operation kann auch in Lokalanästhesie durchgeführt werden, die Ergebnisse sind besser als bei der Kolposuspension nach Burch.
- Bei der reinen Dranginkontinenz sind Operationen normalerweise nicht zielführend. In Ausnahmefällen könnte ein Spezialist zu einer operativen Vergrößerung der Blase raten.
- Die Therapie der gemischten Inkontinenz richtet sich nach dem im Vordergrund stehenden Inkontinenztyp.

Hilfsmittel

- Einlagen, Vorlagen, Urinale sowie Kunststoffunterlagen für Betten. Vaginalkugeln und Vaginalkonen **A** sowie Vaginaltampons sind Hilfen für das Beckenbodentraining und können für den Fall einer kurzzeitigen körperlichen Belastung die Kontinenz gewährleisten.

25.46 Gynäkologische Tumoren

Grundsätzliches
- Eine frühe Diagnose und Behandlung führt z.B. bei Ovarialkarzinom zu einer signifikanten Verbesserung der Prognose.
- Die meisten gutartigen und alle malignen Tumoren und ihre präkanzerösen Erscheinungsformen sind vom Spezialisten zu behandeln.
- Eine rein symptomatische Behandlung ist nicht angezeigt. In jedem Fall, auch bei älteren Patientinnen, ist eine gynäkologische Untersuchung vorzunehmen (oder die Patientin ist an einen Spezialisten zu überweisen).

Tumoren der Zervix
Symptome und Diagnostik
- Die Symptome sind vermehrter vaginaler und mitunter blutiger Ausfluss sowie postkoitale Schmierblutungen. Spezifische Symptome sind nicht in allen Fällen feststellbar, Veränderungen werden aber bei einer Routineuntersuchung erkannt.
- Am wichtigsten ist eine zytologische Untersuchung der Vagina (Pap-Abstrich) (25.01).
- Weitere Untersuchungen sind Kolposkopie und Biopsien und/oder eine endozervikale Kürettage.

Gutartige Veränderungen des Gebärmutterhalses
- **Naboth'sche Zysten** (Ovula Nabothi) entstehen durch Verschluss der Drüsenausführungsgänge in der Gebärmutterhalsschleimhaut. Eine große Zyste kann z.B. mit der Spitze einer Kugelzange eröffnet werden.
- Symptom eines **Zervixpolypen** ist ein blutiger, oft postkoital auftretender Ausfluss. Die Größe des Polypen schwankt zwischen wenigen Millimetern und 2 cm. Gestielte Polypen nehmen ihren Ausgang in der Endozervix. Ein Polyp kann durch Abtragung mit der Schlinge entfernt werden. Gebärmutterhalspolypen sind in der Regel gutartig, das entfernte Gewebe sollte aber auf jeden Fall histologisch untersucht werden. Polypen rezidivieren häufig. Bei Rezidiven kann eine endozervikale Kürettage erfolgreich sein.
- **Kondylome** enstehen durch eine Infektion mit humanen Papillomaviren (HPV) am Gebärmutterhals. Man sieht entweder einen nach außen wachsenden Tumor oder flache Kondylome, die im zytologischen Zervixabstrich identifizierbar sind (25.31).
  - Wenn die zytologische Untersuchung auf Kondylome hinweist und sich Zeichen einer unspezifischen Infektion finden, empfiehlt sich eine lokale Behandlung mit z.B. Polyvidon-Jod-Komplex oder Clindamycin und nach etwa 6 Monaten eine Nachuntersuchung.
  - Nach außen wachsende Kondylome können operativ behandelt werden.
  - In etwa der Hälfte der Fälle kommt es innerhalb von 6 Monaten zu einer Spontanheilung.
  - Die Diagnose von Zellveränderungen, die kolposkopisch untersucht werden müssen, wird auf der Basis des histologischen Befunds gestellt. ASC-H, LSIL, HSIL (früher CIN = Cervikale intraepitheliale Neoplasie geringgradig oder schwer und Carcinoma in situ) (25.01).
  - Dysplastische Veränderungen im Gebärmutterhals werden mittels Konisation der Zervix mit der elektrischen Schlinge behandelt. Nachuntersuchungen sollten in einem gynäkologischen Zentrum oder beim Spezialisten alle 6 Monate über einen Zeitraum von 1–2 Jahren durchgeführt werden; anschließend sollte ein Pap-Abstrich 1 × jährlich vorgenommen werden.

Zervixkarzinom
- Massen-Screening (Pap-Abstriche) und die wirksame Behandlung von Präkanzerosen haben die Inzidenz gesenkt. Das Zervixkarzinom ist in vielen Entwicklungsländern eine weit verbreitete Erkrankung mit hoher Mortalität.
- Auch junge Frauen (jünger als 30 Jahre) können von Zervixkarzinomen betroffen sein können.

Symptome und Diagnostik
- Blutiger oder übel riechender Vaginalausfluss oder postkoitales Spotting. Die meisten Patientinnen sind allerdings asymptomatisch.
- Die Diagnose wird vor allem durch einen positiven Pap-Test gestellt. Ausdehnung und Tiefe der Invasion werden mittels Biopsie, Konisation, Kürettage, radiologischer Untersuchungen, MRI und Ultraschalluntersuchungen ermittelt.
- In den meisten Fällen handelt es sich um Plattenepithelkarzinome, aber in etwa 20–25% treten Adenokarzinome auf, die im Pap-Abstrich nicht so gut erkennbar sind wie Plattenepithelkarzinome.
- Bei Diskrepanzen zwischen dem klinischen Bild und dem Pap-Abstrich ist eine Biopsie durchzuführen.

Therapie
- Die Therapie hängt von der mittels Radiographie, MRI und Ultraschalluntersuchung ermittelten Ausdehnung und Invasionstiefe ab.
- Bei einem mikroinvasiven Karzinom ist eine Hysterektomie, Zervixamputation oder einfache Konisation (wenn die Fertilität erhalten bleiben soll) oft ausreichend.
- Bei invasiven Karzinomen und Tumoren, die auf die Gebärmutter beschränkt sind, sind folgende

Behandlungsoptionen möglich: präoperative intrauterine Bestrahlung, radikale Hysterektomie, Wertheim-Operation. Falls erforderlich: postoperative, externe Bestrahlung des kleinen Beckens und in manchen Fällen auch des paraaortalen Bereichs **C** oder kombinierte Strahlentherapie. Diese kann auch mit Chemotherapie kombiniert werden (so genannte Chemoradiotherapie).
- Fortgeschrittene Fälle werden ausschließlich strahlentherapeutisch **A**, manchmal in Kombination mit Chemotherapie behandelt **B**. Manchmal wird nach der Strahlentherapie eine einfache Hysterektomie durchgeführt.

Nachuntersuchung
- Werden meist in einem gynäkologischen Zentrum über 3–5 Jahre durchgeführt; anschließend 1 × jährlich gynäkologische Untersuchung.
- Pap-Abstrich, Kolposkopie und, wenn erforderlich, Blutuntersuchungen und Röntgenuntersuchung (Thoraxröntgen alle 1 oder 2 Jahre).
- Anmerkung: In Österreich werden die meisten Frauen an oder in Kooperation mit onkologischen Zentren betreut, die Nachsorgeschemata werden dort festgelegt.

Prognose
- Die 5-Jahres-Überlebensrate bei Patientinnen mit auf die Gebärmutter beschränkten Karzinomen (Stadium I) beträgt 90%, für Patientinnen im Stadium II 65% und im Stadium III 35%.

Tumoren des Corpus uteri
Symptome
- Das häufigste Symptom sind Blutungsanomalien. Bei 10% der Patientinnen ist die Ursache postmenopausaler Blutungen ein Karzinom des Endometriums.

Diagnostik
- Vor einer Behandlung ist eine Endometriumbiopsie oder eine zytologische Untersuchung (25.01) durchzuführen. Mit einer vaginalen Ultraschalluntersuchung können die Dicke des Endometriums und mögliche Polypen und Myome festgestellt werden (25.02). In der Postmenopause ist eine Endometriumdicke von weniger als 5 mm normal (bei einem Malignom sehr selten). Eine Endometriumdicke von mehr als 10 mm ist pathologisch und erfordert eine Biopsie. Bei einem Malignom wirkt das Endometrium ungleichmäßig und hat eine durchschnittliche Dicke von 15 mm. Bei gebärfähigen Frauen ist eine Endometriumdicke von über 18 mm pathologisch und macht weitere Untersuchungen erforderlich (Biopsie/Kürettage).
- Vor Einleitung einer Behandlung ist **in allen Fällen** die Ursache der postmenopausalen Blutung festzustellen. In diesen Fällen schließt ein negativer Pap-Abstrich ein Endometriumkarzinom keineswegs aus.

Klinisches Bild
- Ein vergrößerter tumoröser Uterus lässt üblicherweise auf ein Myom schließen.

Gutartige Tumoren des Corpus uteri
- Ein Polyp des Endometriums kann zu verlängerter, starker Menstruation oder Schmierblutungen führen. Polypen sind in der Ultraschalluntersuchung darstellbar oder können im Rahmen einer Endometriumbiopsie gefunden werden. Sie werden durch eine kolposkopische Abtragung oder Kürettage behandelt. Polypen sind nur in seltenen Fällen (1%) bösartig, eine gleichzeitig auftretende Hyperplasie des Endometriums findet sich allerdings häufiger (10%).

Hyperplasie des Endometriums
- Wird durch eine übermäßige Östrogenwirkung oder mangelnde bzw. kurzfristige Progesteronwirkung verursacht. Die Erkrankung tritt üblicherweise in der Prämenopause auf, da es in dieser Phase zu einer Zunahme der anovulatorischen Zyklen kommt.
- Die Diagnose wird auf Basis einer Endometriumbiopsie oder einer Kürettage gestellt:
  - Am häufigsten findet sich eine zystische Hyperplasie des Endometriums (Hyperplasia simplex, Krebsrisiko 2–3%).
  - In der Prämenopause besteht die Behandlung in der zyklischen Gabe von Progesteron (z.B. Medroxyprogesteronazetat [MPA], 10 mg täglich vom 14. bis 25. Tag des Zyklus), solange es bei der Patientin zu Blutungen kommt. Bei übermäßig starken Blutungen kann eine Hysterektomie in Erwägung gezogen werden.
- Bei der adenomatösen Hyperplasie (Hyperplasia complexa) handelt es sich um eine ernstere Erkrankung: 20–30% der unbehandelten Patientinnen entwickeln ein Karzinom. Die Behandlung umfasst bei peri- und postmenopausalen Frauen eine Hysterektomie und bei Frauen im gebärfähigen Alter eine kontinuierliche hoch dosierte Progesteronbehandlung (z.B. MPA 100 mg/Tag) und in der Folge eine Endometriumkontrollbiopsie.
- Bei der atypischen Hyperplasie handelt es sich um eine noch ernstere Erkrankung. Ohne Behandlung kommt es innerhalb von 5 Jahren in 50% zum Entstehen eines Karzinoms. In den meisten Fällen ist eine Hysterektomie notwendig.

Uterusmyom
- Jede 3. Frau im gebärfähigen Alter hat ein Myom.
- Die meisten Myome sind gutartig; bei 0,1% handelt es sich um Leiomyosarkome.

- Myome sind die häufigste Indikation für eine Hysterektomie.
- Die Größe von Myomen variiert beträchtlich.
- Submuköse Myome, die unter der Schleimhaut des Uterus liegen, führen zu schweren Blutungen und schließlich zu Anämie.
- Sie werden durch eine gynäkologische (bimanuelle) Untersuchung entdeckt, die Diagnose wird durch Ultraschalluntersuchung verifiziert.
- **Zur Beachtung:** Manchmal ist es schwierig, zwischen einem Myom und einem Ovarialtumor zu unterscheiden.
- Behandlung:
  - Hysterektomie bei Vorliegen zahlreicher Myome im Uterus und wenn kein Kinderwunsch besteht.
  - Enukleation der Myome ohne Entfernung des Uterus.
  - Submuköse Myome können während einer Hysteroskopie entfernt werden.

Endometriumkarzinom

- Das mittlere Alter bei Diagnosestellung beträgt 65 Jahre. In den meisten Fällen handelt es sich um ein Adenokarzinom des Endometriums. Das häufigste Symptom sind Blutungsstörungen. Das Risiko steigt durch Übergewicht, Diabetes mellitus, Bluthochdruck, anovulatorische Zyklen, spätes Eintreten der Menopause, Nulliparität und bei positiver Familienanamnese.

Diagnostik
- Diagnosestellung wie bei Tumoren des Fundus uteri.
- Regelmäßig durchgeführte Endometriumbiopsien tragen zur Früherkennung bei.
- Das Ausmaß der Erkrankung wird durch Kürettage, Hysteroskopie sowie Ultraschall- und MRI-Untersuchungen festgestellt.
- Das Staging wird nach dem (chirurgisch-pathologischen) FIGO-Staging-System durchgeführt.

Therapie
- Die häufigste Form der Behandlung ist eine radikale Hysterektomie und bilaterale Adnexentfernung (die Erkrankung bleibt in den meisten Fällen auf den Uterus beschränkt). Die Lymphknoten im Becken werden entfernt und manchmal auch die paraaortalen Lymphknoten, um die Ausdehnung des Karzinoms feststellen zu können. Die Verwendung laparoskopischer Techniken beschleunigt die postoperative Erholung.
- Bei oberflächlichen, hoch differenzierten Karzinomen ist postoperativ eine vaginale Strahlentherapie möglich Ⓐ.
- Bei größeren und/oder niedrig differenzierten Tumoren wird eine externe Strahlenbehandlung des kleinen Beckens und in ausgewählten Fällen eine medikamentöse Behandlung (Chemotherapie oder hormonell) durchgeführt.

Nachuntersuchung
- Nachuntersuchung in gynäkologischen Zentren über 3–5 Jahre, danach 1 × jährlich im ambulanten Bereich.
- Anmerkung: In Österreich werden die meisten Frauen an oder in Kooperation mit onkologischen Zentren betreut, die Nachsorgeschemata werden dort festgelegt.
- Klinische Untersuchung, Pap-Abstrich, Thoraxröntgen und Ultraschall.
- Rezidive finden sich am häufigsten in der Vagina.

Prognose
- Zwei Drittel der Patientinnen erkranken an einem Grad-1-Karzinom, bei dem die 5-Jahres-Überlebensrate mehr als 80% beträgt.

Ovarialtumoren

- Ovarialtumoren treten in allen Altersgruppen auf. 85% der Fälle sind gutartig.
- Die meisten malignen Tumoren treten bei postmenopausalen Frauen auf.
- Im gebärfähigen Alter kommt es häufig zu funktionellen Ovarialtumoren, bei Frauen über 50 handelt es sich allerdings in fast der Hälfte der Fälle um maligne Tumoren.

Symptome
- Die meisten Ovarialtumoren verursachen keine Symptome und werden im Zuge von Routineuntersuchungen entdeckt.
- Hormonell aktive Tumoren können Menstruationsstörungen verursachen.
- Große Tumoren können ein Druckgefühl, abdominelle Resistenzen und häufigen Harndrang verursachen.

Diagnostik
- Eine Untersuchung des kleinen Beckens ist wichtig; wenn möglich, ist auch eine Ultraschalluntersuchung durchzuführen.
- Ovarialtumoren sind grundsätzlich operativ zu entfernen, da die Dignität nur durch die histologische Untersuchung des entfernten Tumorgewebes feststellbar ist.
- Zusätzlich kann ein Tumormarker, z.B. CA-125, bestimmt werden, allerdings handelt es sich dabei um keine spezifische Methode, da sowohl Endometriose als auch Infektionen die Werte erhöhen.
- Die Früherkennung von Ovarialkarzinomen ist besonders wichtig und verbessert die Prognose. Die meisten Ovarialtumoren werden erst als solche erkannt, wenn sie sich bereits in die Bauchhöhle ausgebreitet haben.

- Ein Ovarialtumor bei postmenopausalen Frauen ist mit hoher Wahrscheinlichkeit ein Karzinom.

Pathologie
- Ursprung und Struktur von Ovarialtumoren sind unterschiedlich, in den meisten Fällen handelt es sich um Epitheltumoren.
- Tumoren können gutartig, bösartig oder sogenannte Borderline-Tumoren sein.
- Manche sind hormonell aktiv.

Gutartige Ovarialtumoren
- Epitheltumoren (serös, muzinös) sind am häufigsten (90%).
- Im gebärfähigen Alter treten am häufigsten funktionelle Ovarialzysten auf: Follikelzysten und Corpus-luteum-Zysten. (Wenn sie unilokulär sind und einen Durchmesser von weniger als 5 cm haben, kommt es zu einer Spontanremission.)
- Manche Zysten (z.B. Corpus-luteum-Zysten) können rupturieren, zu schweren Blutungen führen und einen sofortigen operativen Eingriff erfordern.
- Eine durch Stieldrehung bedingte Ischämie macht ebenfalls einen operativen Eingriff erforderlich.
- Andere Formen von Zysten sind Parovarialzysten und Dermoidzysten, die chirurgisch, in den meisten Fällen laparoskopisch, behandelt werden.
- Wenn bei einer Patientin in der Prämenopause im Zuge der Ultraschalluntersuchung eine runde Zyste mit einem Durchmesser von weniger als 5 cm gefunden wird, in der keine papilläre Struktur oder Septum erkennbar ist, ist durch eine nach 2–4 Monaten durchgeführte Nachuntersuchung zu verifizieren, ob die Zyste abgeheilt ist. Alle anderen Zysten sind durch einen Spezialisten zu behandeln.

Ovarialkarzinom
- Der Altersgipfel liegt bei 65 Jahren.

Symptome
- In den meisten Fällen liegen keine Symptome vor, und die Erkrankung wird erst diagnostiziert, wenn sie sich bereits in die Bauchhöhle ausgebreitet hat.
- Etwa die Hälfte der Patientinnen leidet an einem aufgetriebenen Abdomen und einem Druckgefühl. Es kommt rasch zur Entwicklung eines Aszites.

Diagnostik
- Siehe Ovarialtumor. Ultraschalluntersuchung: wenn der Tumor multilokulär und/oder teilweise solid ist und/oder papilläre Strukturen vorliegen, ist die Patientin zu weiteren Untersuchungen zu überweisen.
- Es ist zu beachten, dass maligne Ovarialtumoren bei Frauen in der Postmenopause häufiger auftreten.

Therapie
- Generell chirurgisch **B**. Das Ziel ist, das Krebsgewebe so vollständig wie möglich aus der Bauchhöhle zu entfernen. Hysterektomie, Resektion des Omentums und Entfernung aller sichtbaren Lymphknoten und, wenn möglich, auch der paraaortalen Lymphknoten.
- Die weitere Behandlung umfasst Chemotherapie und, in seltenen Fällen, Strahlentherapie **B**. Eine Paclitaxel-/Carboplatintherapie hat sich als Standardtherapie bei fortgeschrittenem Ovarialkarzinom etabliert. Eine Chemotherapie mit Cis-Platin ist wahrscheinlich wirksamer als eine Therapie ohne Cis-Platin **B**. Weitere tumorreduzierende chirurgische Eingriffe können erforderlich sein, ebenso neoadjuvante Chemotherapie **C**.

Nachuntersuchung
- in einem gynäkologischen Zentrum 3–5 Jahre lang nach Abschluss der Behandlung (klinischer Status, Probengewinnung durch Peritoneallavage, Ultraschall und andere bildgebende Verfahren und Tumormarker), danach in der Primärversorgung: klinischer Status, Tumormarker und Ultraschall des Beckens und Abdomens.
- Anmerkung: In Österreich werden die meisten Frauen an oder in Kooperation mit onkologischen Zentren betreut, die Nachsorgeschemata werden dort festgelegt.

Prognose
- Es ist wichtig zu wissen, dass bei einem auf die Ovarien beschränkten Karzinom die Überlebensrate der Patientinnen 80% beträgt. In den meisten Fällen hat sich das Karzinom zum Zeitpunkt der Diagnose allerdings schon weiter ausgebreitet, und die 5-Jahre-Überlebensrate beträgt daher nur mehr 35% und liegt bei Stadium IV nur noch unter 10%.

Tumoren der Vulva und Vagina
- In den meisten Fällen handelt es sich um gutartige Tumoren.
- Kondylome treten häufig bei jungen Frauen auf.
- Vulvakarzinome finden sich bei älteren Frauen.

Symptome
- Bei manchen Patientinnen kommt es zu keinen spezifischen Symptomen.
- In manchen Fällen treten Vulvareizungen, Pruritus oder Schmerzen der Genitalien auf.

Diagnostik
- Pap-Abstrich und, wenn erforderlich, Biopsie.

Gutartige Tumoren
- **Kondylome sind** der häufigste Tumor der äußeren weiblichen Genitalien und der Vagina. Manche Kondylome sind exophytisch, ein flaches Kondylom ist allerdings häufig mit freiem Auge nicht erkennbar.
- Einzeln auftretende Kondylome werden mit Podophyllotoxin-Lösung oder Imiquimod-Creme behandelt. Diese Behandlungen sind nur für Kondylome der äußeren Genitalien bestimmt und während der Schwangerschaft nicht anzuwenden.
- Vereinzelte Kondylome können mit der Schere oder mittels Kryotherapie entfernt werden.
- Tumorrezidive und große Läsionen bedürfen der Behandlung durch einen Spezialisten (CO_2-Laser und Kryotherapie) (25.31).
- Bei Vorliegen **präkanzeröser Veränderungen** von Läsionen der äußeren Genitalien (vulväre intraepitheliale Neoplasie, VIN) ist die Patientin an einen Spezialisten zu überweisen.
- Zu den weiteren Untersuchungen gehören üblicherweise Kolposkopie und Biopsie.
- Zu epithelialen Hautveränderungen gehören **Hämangiome, Nävi** und **Zysten**.
- Bei einer **Gardner-Zyste** handelt es sich um eine zystische Schwellung der Vaginalwand, die punktiert oder mit dem Skalpell eröffnet werden kann.
- Eine Zyste kann im Ausführungsgang der Bartholin'schen Drüse entstehen (25.32).
- In manchen Fällen ist eine **Endometriose** in der Vagina zu finden.
- Ein **Lichen sclerosus** ist verbunden mit einem Dünnerwerden der Haut und führt häufig zu Pruritus und Hautreizungen.
  - An den äußeren Genitalien werden hypopigmentierte Bereiche und oft kleine Wunden festgestellt. Die Diagnose erfolgt durch eine Biopsie.
  - Die Erkrankung ist nicht heilbar. Behandlungsoptionen sind Cortisonsalben, Vitamin-A-Präparate und ein chirurgischer Eingriff.
  - Manche Läsionen können bösartig werden.

Vaginalkarzinom
- Äußerst selten (Adenokarzinom oder Melanom)

Vulvakarzinom
- Selten
- Tritt in mehr als 80% der Fälle bei Frauen über 65 Jahren auf (Altersgipfel bei 75 Jahren).

Symptome
- Hautreizung, Juckreiz und Schmerzen an den äußeren Genitalien, in manchen Fällen blutiger Ausfluss.
- Es ist zu beachten, dass ein Vulvakarzinom häufiger bei Frauen auftritt, bei denen zuvor ein Lichen sclerosus der äußeren Genitalien bestand.
- Wichtig: Hautreizungen oder Juckreiz an den äußeren Genitalien sind bei älteren Patientinnen niemals ohne vorherige Untersuchung zu behandeln.

Diagnostik
- Durch Biopsie zu bestätigen.

Therapie
- Radikaloperation ❸; danach unter Umständen Strahlenbehandlung oder Chemotherapie.

Nachuntersuchung
- In gynäkologischen Zentren über 3–5 Jahre, danach im ambulanten Bereich.

Prognose
- Die 5-Jahres-Überlebensrate beträgt 50%, 70% falls der Tumor nur lokalisiert auftrat.

Eileiterkarzinom
- Asymptomatisch, wird üblicherweise im Rahmen einer Laparotomie erstmals entdeckt.
- Behandlung wie bei Ovarialkarzinom.

Trophoblastische Erkrankungen während der Schwangerschaft
- Bei einer Blasenmole wandeln sich die Chorionzotten der Plazenta zu Blasen um, und die gesamte Plazenta besteht aus einem Gewebe, das sich aus mit Flüssigkeit gefüllten Blasen zusammensetzt. Meist fehlt der Embryo.
- Die Ätiologie ist unbekannt.

Klassifikation
- Komplette und teilweise Blasenmole (molare Schwangerschaft)
- Invasive Blasenmole
- Chorionkarzinom (Plazentakarzinom)

Häufigkeit
- Die Häufigkeit einer molaren Schwangerschaft liegt bei 1:1000.
- Einer Blasenmole geht oft eine molare Schwangerschaft, ein Abort oder eine extrauterine Schwangerschaft voraus, sie kann allerdings auch Jahre nach einer normalen Geburt auftreten.

Symptome
- Uterusine Blutungen im Frühstadium der Schwangerschaft
- Übermäßige Übelkeit und Erbrechen

Diagnostik
- Der Uterus ist größer als der Schwangerschaftsdauer zukommen würde und weicher.
- „Schneegestöber" in der Ultraschalluntersuchung im Inneren der Gebärmutter und fehlender Fetus.
- Sehr hohe Serum-hCG-Werte.

Therapie und Nachuntersuchung
- Molare Schwangerschaft: Sorgfältiges Ausschaben der Gebärmutter. Wöchentliche Kontrolle des Serum-hCG-Wertes, bis dieser nicht mehr messbar ist (üblicherweise nach 2 Monaten). Wenn der Serum-hCG-Wert erneut ansteigt, sind weitere Untersuchungen erforderlich (Rezidiv oder invasive Blasenmole).
- Eine neuerliche Schwangerschaft ist 1 Jahr lang zu vermeiden. Zur Schwangerschaftsverhütung sollte ein orales Kontrazeptivum (Kombinationspräparat) verschrieben werden.
- Eine frühere Molenschwangerschaft erhöht das Risiko einer weiteren Molenschwangerschaft um das 20fache. Durch eine Ultraschalluntersuchung kann der normale Verlauf der Schwangerschaft bestätigt werden.
- Invasive Blasenmolen und Chorionkarzinom werden chemotherapeutisch behandelt.
- Metastasen können sich in Vagina, Lunge, Leber und Gehirn bilden.

Prognose
- Die 5-Jahres-Überlebensrate beträgt 80–100%.
- Leber- und Hirnmetastasen verschlechtern die Prognose.

25.50 Wechselbeschwerden

Definitionen
- Mit dem Begriff **Klimakterium** bezeichnet man den gesamten Zeitraum, in dem die Funktionsfähigkeit der Eierstöcke (Ovulation und Östrogenproduktion) allmählich abnimmt und schließlich völlig zum Stillstand kommt.
- Unter **Menopause** versteht man die letzte, durch eigene Hormonaktivität hervorgerufene Menstruationsblutung der Frau.
- Der Begriff **Perimenopause** bezeichnet den Zeitraum vor der Menopause und 1 Jahr danach.

Menopause
- Die Menopause tritt im Durchschnitt im Alter von 51 Jahren ein (Bereich 45–55 Jahre).
- Bedingt durch Ovarektomie, Radiotherapie oder Chemotherapie kann das Klimakterium früher beginnen.
- Durch Rauchen kann die Menopause 1–2 Jahre vorverlegt werden.
- Als Kriterium für die Menopause wird ein Ausbleiben der Monatsblutung über einen Zeitraum von mehr als 1 Jahr bei einer Frau im klimakterischen Alter angesehen.
- Etwa 75% der Frauen in der Menopause leiden unter das autonome Nervensystem betreffenden Symptomen wie Hitzewallungen und nächtliches Schwitzen.

Ätiologie
- Durch die Verringerung der Anzahl der Ovarfollikel kommt die Östrogenauschüttung während der Menopause nahezu völlig zum Stillstand. Gleichzeitig erhöht sich die Ausschüttung von FSH und LH.
- Ein niedriger Östrogenspiegel kann in der Prämenopause Klimakterium-ähnliche Symptome Jahre vor Ausbleiben der Menstruation hervorrufen. Oft zeigt sich aber dabei eine zumindest zeitweise Variabilität im Menstruationszyklus.

Physiologische Veränderungen
- Das Vaginalepithel atrophiert, d.h., es wird dünn und trocken. Der vaginale pH-Wert steigt, und im Pap-Abstrich zeigen sich parabasale Zellen und Lymphozyten.
- Die Veränderungen der Harnröhrenschleimhaut führen zu Dysurie und Pollakisurie.
- Bei manchen Frauen kommt es aufgrund der Atrophie des Trigonumepithels zu Dranginkontinenz.
- Aufgrund des verminderten Kollagengehalts verliert die Haut an Spannkraft und neigt zu Faltenbildung.
- Die Brüste verlieren an Größe und ändern ihre Form.
- Mit abnehmender Östrogenausschüttung kommt es zu einem rascheren altersbedingten Fortschreiten einer Osteoporose.

Symptome
- Die das autonome Nervensystem betreffenden lästigen Symptome persistieren üblicherweise über einige Jahre, bei manchen Patientinnen auch über einen Zeitraum von bis zu 10 oder 20 Jahren.
- Hitzewallungen, Erröten und nächtliches Schwitzen:
  ○ Die Symptome des Klimakteriums werden von Frau zu Frau unterschiedlich wahrgenommen. Frauen, deren Östrogenausschüttung – etwa nach einer Ovarektomie – abrupt zum Stillstand kommt, weisen die ausgeprägtesten Symptome auf. Das subjektiv empfundene Leiden aufgrund der Symptome korreliert

nicht zwangsläufig mit dem Östrogenspiegel.
- Bei Tag auftretende Hitzewallungen sind in Gesellschaft unangenehm.
- Hitzewallungen sind oft verbunden mit Palpitationen.
* Schlafstörungen:
- Schlaflosigkeit wird häufig auf nächtliches Schwitzen zurückgeführt, die Qualität des Schlafes kann allerdings auch ohne Auftreten dieses Symptoms beeinträchtigt sein.
- Bei vielen Frauen sind Schlafstörungen das einzige signifikante Symptom, das die Lebensqualität mindert.
* Psychologische Symptome:
- Müdigkeit, Reizbarkeit, Stimmungsschwankungen, Depression und Antriebslosigkeit sind häufige Symptome des Klimakteriums. Sie sind teilweise auf die Schlafstörungen zurückzuführen. Es ist unbedingt zwischen einer Depression und einer durch das Klimakterium bedingten Melancholie zu unterscheiden.
- Eine Korrelation zwischen diesen Symptomen und dem Östrogenmangel konnte bisher nicht nachgewiesen werden.
* Änderungen im Sexualverhalten:
- Das sexuelle Verlangen kann abnehmen.
- Aufgrund des Dünnerwerdens des Vaginalepithels können Schmerzen beim Geschlechtsverkehr auftreten.
* Gynäkologische Symptome:
- Während der Prämenopause können Blutungen sehr stark, schwach oder unregelmäßig sein.
- In der Phase der Postmenopause sind die auftretenden Symptome vor allem auf ein Dünnerwerden des Vaginalepithels und auf ein Schwächerwerden des Beckenbodengewebes zurückzuführen.
* Urogenitale Symptome:
- Zu den Urethralsyndromen gehören nicht infektionsbedingte Pollakisurie und Dysurie.
- Es kann zu rezidivierenden Harnwegsinfektionen kommen.
- Trigonitis kann zu Dranginkontinenz (Urge-Inkontinenz) führen.
* Symptome des Stützapparats:
- Schmerzen und Empfindlichkeit der Gelenke und Muskelschmerzen können zunehmen.
- Gelenksrheumatismus ist bei der Erstellung einer Differenzialdiagnose in Betracht zu ziehen.

Therapie

* Siehe postmenopausale Hormonersatztherapie (25.51).

25.51 Postmenopausale Hormonersatztherapie

Grundsätzliches

* Der Arzt informiert die Patientin über die wesentlichen Fakten, die Vorteile und Nachteile der Behandlung sowie über die gesundheitlichen Vorteile und Risiken bei Langzeitbehandlung. Die Entscheidung über die Einleitung einer Hormonersatztherapie bleibt der Patientin überlassen.
* Je jünger die Patientin beim Eintritt der Menopause ist, desto eher sollte eine Behandlung einsetzen.
* Bei Patientinnen mit intaktem Uterus ist die Östrogenbehandlung mit Gestagen zu kombinieren.
* Die primäre Indikation für eine postmenopausale Hormonersatztherapie (HRT) ist die Behandlung menopausaler Symptome **Ⓐ**.

Indikationen für eine HRT

* Wechselbeschwerden (Wallungen, Beschwerden im Urogenitalbereich)
* Prävention von Osteoporose nur bei Patientinnen, bei denen behandlungsbedürftige Wechselbeschwerden vorliegen. Bei anderen Patientinnen sind Bisphosphonate vorzuziehen.

Einleitung der Behandlung

* Eine Östrogenbehandlung sollte nicht zu früh eingeleitet werden, vorzugsweise nicht bevor die Menstruationszyklen unregelmäßig werden oder erst wenn keine Menstruationsblutung mehr auftritt und die Patientin eindeutige Wechselbeschwerden hat.
* In unklaren Fällen sollte ein **Progesteron**-Provokationstest (z.B Medroxyprogesteronacetat MPA, jeweils 10 mg/Tag über 10 Tage) durchgeführt werden. Wenn eine Entzugsblutung auftritt (normalerweise innerhalb 1 Woche nach dem letzten Verabreichungstag), sollte eine zyklische Gestagengabe zwischen dem 15. und 25. Zyklustag fortgeführt werden, solange regelmäßige Menstruationsblutungen auftreten.
* Bei hysterektomierten Patientinnen ist es manchmal erforderlich, den FSH-Serumspiegel zu messen. Werte über 30 IE/l zeigen einen Östrogenmangel an.
* Keine oder nur sehr schwache Blutungen sprechen für eine mangelhafte endogene Östrogenproduktion, die durch die Verabreichung von zusätzlichem Östrogen behoben werden kann, bei Frauen mit Symptomen.
* Bei unter Amenorrhö leidenden Patientinnen im Alter unter 45 Jahren sollten andere Ursachen

als das Einsetzen der Menopause in Betracht gezogen werden. Für die Differenzialdiagnose eignen sich folgende Tests: Serumprolaktin, TSH, FSH und der Progesteron-Provokationstest. Die Bestimmung der Serumöstradiolkonzentration allein reicht nicht aus.

Klinische Untersuchungen

- Vor Beginn der Behandlung sollte(n):
  - eine gynäkologische Untersuchung und eine Brustuntersuchung durchgeführt werden.
  - unbedingt ein Pap-Abstrich und eine Mammographie vorgenommen werden (Ergebnisse früherer Untersuchungen, die nicht länger als 2 Jahre zurückliegen, können herangezogen werden).
  - Blutdruck und Körpergewicht aufgezeichnet werden.
  - mögliche Kontraindikationen für eine Östrogenbehandlung geprüft werden (Familienanamnese nicht vergessen).

Kontraindikationen für die Hormonersatztherapie

- Brustkrebs. Eine Hormonersatztherapie sollte bei Frauen nach Mammakarzinom nur mit großer Vorsicht begonnen werden. Die Ergebnisse einer kürzlich durchgeführten randomisierten Studie (HABITS) zeigen, dass eine 2-jährige Östrogentherapie das Rezidivrisiko signifikant erhöht. In der Stockholm-Studie war das Rezidivrisiko jedoch nicht erhöht **C**.
- Endometriumkarzinom (nicht absolut, Begutachtung durch einen Gynäkologen erforderlich)
- schlecht behandelbare Herzinsuffizienz
- schwere Lebererkrankung
- tiefe Venenthrombose, Lungenembolie **B** oder bekannte Gerinnungsstörungen (nicht absolut) in der Anamnese
- therapieresistenter Bluthochdruck (die Einnahme von Antihypertensiva als solche stellt keine Kontraindikation dar)
- systemischer Lupus erythematodes bei Vorliegen von Antiphospholipidantikörpern im Blut (Thromboserisiko); unabgeklärte Vaginalblutung

Behandlungsgrundsätze

- Die Behandlung kann mit einem sequentiellen Östrogen-/Gestagenpräparat **B** oder nur mit Östrogen begonnen werden. Dieses wird kontinuierlich gegeben, Gestagen wird an den ersten 12 bis 14 Tagen jedes Kalendermonats zusätzlich verabreicht.
- Wenn die Patientin keine Blutungen mehr haben möchte, kann eine kontinuierliche Behandlung in Form einer täglich verabreichten Östrogen-/Progestinkombination erfolgen. Es wird jedoch empfohlen, die Behandlung frühestens 1 Jahr nach Einsetzen der Menopause zu beginnen, wenn die Blutung durch die zyklische Therapie schwach wird.
  - Die Behandlung beginnt mit niedrig dosiertem Östrogen, z.B. Östradiol, 1 mg/Tag oder einem 25-µg-Pflaster in Kombination mit einer niedrigen Dosis von Gestagen oder einem Gestagen-freisetzenden IUP. Die Dosierung kann im weiteren Verlauf je nach Reaktion oder Nebenwirkungen modifiziert werden.
- Tibolon kann als Therapieform ohne Blutungen eingesetzt werden (frühestens 12 Monate nach der letzten Menstruation).
- Bei hysterektomierten Frauen kann Östrogen alleine eingesetzt werden.

Wahl des Behandlungsregimes und Art der Verabreichung

Östrogene

- Östradiol ist das am häufigsten eingesetzte Östrogen. Es wird peroral, als Pflaster oder Gel verwendet. Die Darreichungsform sollte nach Wunsch gewählt werden.
- Bei Patientinnen mit ungünstigem Lipidprofil ist die Verabreichung in Form von Tabletten vorzuziehen, während sich für Patientinnen mit Gerinnungsstörungen in der Familienanamnese die Pflaster- oder Gelverabreichung besser eignet. Letztere Darreichungsformen eignen sich auch für Migränepatientinnen und Epileptikerinnen.
- Es sollte die niedrigstmögliche Dosis verschrieben werden, die gegen die menopausalen Symptome noch wirksam ist. Anpassung nach klinischer Symptomatik; Messungen des Östrogenspiegels sind normalerweise nicht sinnvoll.
- Für die Behandlung von Symptomen im Urogenitaltrakt allein eignet sich eine Lokalbehandlung mit Östrogensalben oder Pessaren am besten **A**. Bei älteren Patientinnen, die nicht in der Lage sind, diese lokale Behandlung selbst vorzunehmen, kann ein Östrogen-freisetzender Scheidenring eingesetzt werden. Eine topische Östrogentherapie **B** muss nicht mit Gestagen kombiniert werden. Bei jeder uterinen Blutung ist unbedingt die Ursache festzustellen.

Gestagene

- Gestagene können oral, transdermal (in Kombination mit Östrogen) und topisch mittels Hormon-freisetzenden IUPs verabreicht werden.
- Die verschiedenen Gestagene sind mit unterschiedlichen subjektiv empfundenen Nebenwirkungen verbunden.
- Die 19-Norprogestine haben eine stärkere Antiproliferationswirkung auf das Endometrium als natürliches Progesteron oder Dydrogesteron sowie 17-Alphahydroxyprogesteronderivate. Sie

sind daher bei Blutungsstörungen (Menorrhagie) wirksamer, sollten aber in höheren täglichen Dosierungen verabreicht werden (5 mg bis 10 mg Norethisteron/Tag über 12 Tage pro Zyklus).

Unerwünschte Wirkungen der Hormonersatztherapie

- Während der ersten Monate einer Hormonersatztherapie treten häufig Nebenwirkungen wie Schwellung oder Druckempfindlichkeit der Brust auf.
- Gestagen-bedingte Nebenwirkungen treten vor allem in Form von Kopfschmerzen oder psychogenen Symptomen auf. Es gibt keine Evidenz dafür, dass eine HRT eine Gewichtszunahme verursacht ❹.
- Wenn diese unerwünschten Wirkungen schwerwiegend sind oder über mehr als 3 Monate anhalten, ist die Dosis zu reduzieren.
- Durch Gestagene hervorgerufene Nebenwirkungen können durch Reduzierung auf die wirksame Minimaldosis oder eine Umstellung der Verabreichungsform auf ein transdermales Pflaster oder ein Intrauterinsystem (IUP) reduziert werden.

Blutungen

- Ziel der sequentiellen Behandlung ist, dass die Blutungen in der behandlungsfreien Woche oder nach Ende der Gestagenphase auftreten und hinsichtlich Stärke und Dauer normal sind. Bei jahrelanger Behandlung werden die Blutungen bei vielen Frauen abnehmen oder ganz ausbleiben.
- Bei Behandlungsregimes, die Blutungen verhindern sollen, sollte diese innerhalb von 4–6 Monaten ausbleiben.
- Die Ursachen unregelmäßiger Blutungen sind stets zu untersuchen (PAP, Ultraschalluntersuchung 25.01, Endometriumbiopsie 25.02).
- Die transvaginale Ultraschalluntersuchung hat eine hohe Sensitivität beim Auffinden von endometrialer Hyperplasie, submukösen Myomen und Polypen.
- Eine Endometriumbiopsie ist leicht im Rahmen des Arztbesuchs durchzuführen, Kürettagen sind selten erforderlich.

Follow-up

- Nach Beginn einer Hormonersatztherapie sollte die Patientin zumindest innerhalb 1 Jahres wieder den Arzt aufsuchen.
- Besondere Aufmerksamkeit ist während des 1. Jahres dem Verschwinden oder Weiterbestehen von Wechselbeschwerden, dem Auftreten von Nebenwirkungen und der Zufriedenheit der Patientin mit der Behandlung zu schenken.
- Bei der jährlichen Nachuntersuchung sollte der Blutdruck gemessen und eine gynäkologische Untersuchung sowie eine Brustuntersuchung durchgeführt werden.
- Eine Mammographie sowie ein PAP-Abstrich sollten alle 2 Jahre durchgeführt werden (beachten Sie den Zeitplan von Screening-Programmen).

Vorteile und Nachteile der Hormonersatztherapie

- Eine Hormonersatztherapie hat nachweislich eine positive Auswirkung auf Wechselbeschwerden ❹.
- HRT verhindert eine Atrophie sowie Entzündungen des Urogenitalbereichs.
- Eine Östrogenbehandlung verhindert die Entwicklung von menopausaler Osteoporose und Osteoporose-bedingten Knochenfrakturen.
- Östrogene haben eine direkte und indirekte (Lipide) Wirkung auf das Gefäßsystem. Epidemiologische Studien weisen auf ein verringertes Risiko eines Myokardinfarktes während der HRT hin.
- Im Rahmen einer kontrollierten Studie (HERS-Studie), bei der die Kombination von Östrogen und Gestagen für die sekundäre Prävention von CHD (koronarer Herzkrankheit) eingesetzt wurde, stieg allerdings die Anzahl kardiovaskulärer Ereignisse in der behandelten Gruppe während der ersten 12 Monate an, verringerte sich aber gegen Ende des Nachuntersuchungszeitraumes ❸.
- Die HRT ist mit einem erhöhtem Risiko für ischämischen Schlaganfall verbunden. Im Rahmen der WHI-Studie erhöhte eine im Schnitt im Alter von 63 Jahren begonnene Kombinations-HRT das Risiko für eine koronare Herzkrankheit, Schlaganfall, Lungenembolie und Brustkrebs, reduzierte jedoch die Häufigkeit von Osteoporose bei älteren asymptomatischen Patientinnen ❹.
- Eine Hormonersatztherapie bewirkt eine Verringerung der klimakterischen Depression ❻, verbessert aber nicht die kognitiven Funktionen asymptomatischer Frauen ❹.
- Sowohl eine Östrogen- als auch eine Östrogen-/Progesterontherapie scheinen das Risiko für venöse Thromboembolien zu erhöhen ❸. Bei Östrogenbehandlung wurde ein zusätzliches Risiko mit 1:10.000 und das Risiko einer letalen Lungenembolie mit 1:100.000 errechnet. Das Risiko des Entstehens einer Thromboembolie scheint in den ersten Monaten nach Beginn der Behandlung am größten zu sein. Vor Einleitung einer Östrogentherapie sind daher die Familienanamnese, frühere Thromboembolien, starkes Übergewicht und Immobilisierung in Betracht

zu ziehen. Das absolute (zusätzliche) Risiko ist allerdings gering ($3{,}2 \times 10^{-4}$ Personenjahre).
- Die Nachteile einer Hormonersatztherapie bestehen im Auftreten hormoneller Nebenwirkungen, Blutungsstörungen und einer geringfügigen Erhöhung des Brustkrebsrisikos.
  - Metaanalysen haben ergeben, dass das relative Brustkrebsrisiko bei Frauen, die zumindest 5 Jahre lang einer HRT unterzogen wurden, bei 1,35 liegt. Bei Frauen im Alter zwischen 50 und 65 Jahren, die sich nie einer Hormonersatztherapie unterzogen haben, liegt die kumulative Häufigkeit von Brustkrebs bei 45/1000 Frauen. Der Einsatz einer Hormonersatztherapie über einen Zeitraum von 10 Jahren bewirkt ein zusätzliches (zurechenbares) Risiko von 6 Fällen bei 1000 Frauen (CI 3–9). Es ist unsicher, ob das Brustkrebsrisiko bei Gabe von Östrogen alleine verglichen mit Östrogen-Gestagen-Kombinationen verändert ist. Einige Studien legten eine Zunahme des Risikos bei Gestageneinsatz nahe. Gemäß der WHI-Studie ist das Brustkrebsrisiko bei hysterektomierten Patientinnen, denen nur Östrogen verabreicht wird, nicht erhöht **B**, zumindest bei einem Follow-up von 7 Jahren.
- Epidemiologische Studien zeigen, dass eine langfristige Östrogentherapie (> 10 Jahre) ein leicht erhöhtes Risiko eines Ovarialkarzinoms nach sich ziehen kann **B**. Ein erhöhtes Risiko bei gleichzeitiger Gestagenverabreichung konnte nicht festgestellt werden.
- Bei entsprechender zusätzlicher Verabreichung von Gestagen kommt es zu keiner Erhöhung des Risikos.
- Die Kombination von Östrogen und Gestagen senkt das Risiko für kolorektale Karzinome **A**, aber Karzinome bei Patientinnen unter HRT könnten schneller progredient sein, was den Nutzen wieder aufhebt.
- Die postmenopausale Hormonersatztherapie erhöht das Risiko für Cholelithiasis und ist überdies mit einem 1,8fachen Cholezystitisrisiko assoziiert.

25.55 Ursachen von Infertilität

Allgemeines

- Bei etwa 15% der Paare tritt im Laufe des Lebens ein Fertilitätsproblem auf.
- Die Ursache der Unfruchtbarkeit liegt zu je 30% ausschließlich bei der Frau, ausschließlich beim Mann und bei beiden gleichzeitig. 10% der Fälle bleiben ungeklärt.

Ursachen der weiblichen Infertilität

- Zyklusstörungen, ungefähr 30% aller Fälle:
  - polyzystische Ovarien (das PCO-Syndrom ist wahrscheinlich genetisch bedingt)
  - gewichtsbedingtes Ausbleiben des Eisprungs (über- und untergewichtige Patientinnen, Essstörungen)
  - Hypogonadotroper Hypogonadismus:
    – Kallmann-Syndrom
    – idiopathisch
    – gewichtsbedingt
  - Hyperprolaktinämie:
    – Prolaktinom
    – medikamentös bedingt (Psychopharmaka)
  - Hypothyreose
  - vorzeitige Ovarialinsuffizienz:
    – Ullrich-Turner-Syndrom
    – FSH-Rezeptor-Insuffizienz
    – APECED (autoimmunes Polyendokrinopathie-Syndrom)
    – andere genetisch bedingte Probleme
    – Autoimmunerkrankungen
    – Galaktosämie
    – Chemotherapie oder Strahlentherapie
    – Operationsfolgen (Tumoren, schwere Endometriose)
- Endometriose, in etwa 20% der Fälle
- Tubendysfunktion, in etwa 15% der Fälle:
  - Salpingitis
  - Salpingitis isthmica nodosa
  - Folgen einer ektopischen Schwangerschaft
  - Folgen einer Appendizitis oder anderer abdominaler Infektionen **C**
  - Verwachsungen in der Bauchhöhle
  - Eileitersterilisation
- Uterine Ursachen:
  - kongenitale Anomalien
  - Myome (vor allem submuköse) und Adenomyose
  - Endometriumpolypen
  - intrauterine Verwachsungen (Asherman-Syndrom)
  - Folgen maligner Tumoren (Hysterektomie und Strahlenbehandlung)
  - Folgen einer schweren Infektion (Tuberkulose)

- Sexuelle Probleme:
  - Vaginismus
  - Geschlechtsverkehr seltener als 1 × pro Woche

Ursachen der männlichen Infertilität

- Kryptorchismus (bei Behandlung nach dem 4. Lebensjahr)
- Orchitis (Parotitis epidemica)
- Varikozele
- Hypogonadotroper Hypogonadismus:
  - Kallmann-Syndrom
  - Tumor
  - vaskulär, traumatisch
  - idiopathisch
  - andere Ursachen
- Hyperprolaktinämie
- Klinefelter-Syndrom
- 47,XYY-Männer; 46,XX-Männer
- Deletionen am Y-Chromosom
- Autosomales Rearrangement
- Gonadendysgenesie unterschiedlicher Ursachen
- FSH-Rezeptormutationen
- LH-Rezeptormutationen
- Androgenunempfindlichkeit (Rezeptormutationen, Enzymdefekte)
- Sertoli-cell-only-Syndrom
- Aspermatogenese
- APECED (autoimmunes Polyendokrinopathie-Syndrom Typ 1)
- Zystische Fibrose
- Leydig-Zellhypoplasie oder -aplasie
- Chemotherapie oder Strahlentherapie
- Hodenkrebs
- Pestizide (DBCP – 1,2-Dibromo-3-chloropropan), Schwermetalle, Lösungsmittel
- Alkoholmissbrauch
- Pharmazeutika (Sulfasalazin, Calciumantagonisten, Antiandrogene wie Ketokonazol, Anabolika)
- Anti-Sperma-Antikörper
- Strukturelle Anomalien der Spermien (gestörte Spermienmotilität, d.h. Kartagener-Syndrom, Globozoospermie, Faserscheidenanomalien)
- Systemische Erkrankungen
- Verschluss von Nebenhoden und Vas deferens (Infektionen, Geburtsfehler, Bruchoperationen, Vasektomie, zystische Fibrose)
- Anejakulation oder retrograde Ejakulation (Rückenmarksverletzungen, Beckenoperationen und Verletzungen, pelvine Lymphadenektomie, diabetische Neuropathie, andere neurologische Ursachen, unbekannte Ätiologie)
- Erektile Dysfunktion
- Mangelhafte Spermaqualität unbekannter Ursache

25.56 Untersuchung und Behandlung der Infertilität

Grundregeln

- Nach den Gründen für die Unfruchtbarkeit ist zu suchen, wenn das Paar 1 Jahr lang ungeschützten Geschlechtsverkehr hatte und keine Schwangerschaft eingetreten ist.
- Wenn sich in der Anamnese eines Partners eine Erkrankung findet, die bekanntermaßen zu Unfruchtbarkeit führt, wie eindeutig unregelmäßige Menstruation, Salpingitis oder Endometriose, oder, im Falle des männlichen Partners, Kryptorchismus oder Orchitis vorliegen, muss mit der Untersuchung nicht 1 Jahr lang gewartet werden. Das Alter des weiblichen Partners ist zu berücksichtigen. Normalerweise dauert es nicht ein ganzes Jahr, bis eine 40-jährige Frau schwanger wird, mit zunehmendem Alter verlängert sich dieser Zeitraum allerdings.

Anamnese

- Die Partner sollten den Arzt gemeinsam aufsuchen.
  - Anamnese und klinische Untersuchung beider Partner
  - die Beziehung beeinflussende Faktoren

Anamnese des weiblichen Partners

- Menstruationszyklus
- Frühere Schwangerschaften
- Frühere Empfängnisverhütung
- Infektionen
- Beckenschmerzen (Endometriose)
- Gynäkologische und andere Operationen
- Sexualanamnese

Anamnese des männlichen Partners

- Kryptorchismus
- Pubertäre Entwicklung
- Operationen (Bruch, Varikozele, Hydrozele usw.)
- Parotitis epidemica (Mumps)
- Andere Infektionen (Geschlechtskrankheiten, Epididymitis, Prostatitis)
- Verletzungen im Genitalbereich
- Mögliche Exposition gegenüber Pestiziden, anderen Chemikalien, Schwermetallen und Strahlung
- Drogen- oder Alkoholkonsum
- Erektion, Ejakulation

Fragen, die beide Partner betreffen

- Gefühle, Erwartungen und Frustration im Zusammenhang mit Unfruchtbarkeit
- Auswirkungen auf das Sexualleben
- Partnerschaftsprobleme

Untersuchungen

- Systematische Untersuchung unter Berücksichtigung der Tatsache, dass eine Ursache eine andere nicht ausschließt.
- Die Aufnahme der Anamnese und die ersten Untersuchungen können durch einen Allgemeinmediziner erfolgen, der dann entscheidet, an welche Institution das Paar zur Behandlung überwiesen werden soll.
- Der Allgemeinmediziner spielt bei der Betreuung des Paares auch in der Folge eine wichtige Rolle und ist Mitglied des mit der Behandlung betrauten Teams von Fachärzten.
- Die Behandlung erfolgt in Spezialabteilungen, die auch assistierte Reproduktion anbieten können.

Der weibliche Partner

Erstuntersuchungen

- Gynäkologische Untersuchung
- Ultraschalluntersuchung des Beckens
- Serumprogesteronspiegel am 21. Tag des Menstruationszyklus
- Serumprolaktin und TSH-Konzentrationen
- Sonosalpingographie oder Hysterosalpingographie ⓒ

Weitere Untersuchungen (Spezialklinik)

- Hormonstatus (Gonadotropine, Östradiol, Progesteron, Androgene, Schilddrüsenhormone)
- Follow-up der Follikelentwicklung
- Struktur des Uterus mittels Ultraschalluntersuchung
- Hysteroskopie
- Laparoskopie, wenn erforderlich
- Endometrium- und Ovarialbiopsie, wenn erforderlich
- Chromosomenanalyse, wenn erforderlich
- Gentests, wenn erforderlich

Der männliche Partner

Erstuntersuchungen

- Andrologische Untersuchung:
  - Haarwuchs (Bart, Schamhaare, Achselhaar)
  - mögliche Gynäkomastie (lässt auf Klinefelter-Syndrom, Hyperprolaktinämie oder Hodentumor schließen)
  - Skrotum, möglicherweise Varikozele
  - Hoden (Größe, Konsistenz, mögliche Tumoren); kleine Hoden sind ein Anzeichen schwerer Beeinträchtigungen der Spermaproduktion
  - Nebenhoden, Vasa deferentia (Agenese lässt auf zystische Fibrose schließen)
  - Prostata
- Spermaanalyse (einschließlich Anti-Sperma-Antikörper) ⓒ

Weitere Untersuchungen

- Spermaanalyse in Verbindung mit Spermapräparation ⓒ
- Hormonstatus (Gonadotropine, Testosteron, Geschlechtshormon-bindendes Globulin, Prolaktin, TSH, Schilddrüsenhormone)
- Ultraschalluntersuchung der Hoden (und Prostata, wenn erforderlich)
- Chromosomenanalyse, Messung der Y-Chromosomendeletionen
- Andere Gentests
- Hodenbiopsie (Nadelbiopsie)

Behandlung der Unfruchtbarkeit

- Mit Ausnahme des Eintretens der normalen Menopause (im Alter von etwa 50 Jahren) gibt es für eine Infertilitätsbehandlung keine Altersgrenze.
- Der Hausarzt bleibt ein Mitglied des Ärzteteams und unterstützt das Paar bei der Überwindung einer allfälligen Infertilitätskrise (25.57).
- Die Infertilitätsbehandlung erfolgt an Spezialabteilungen.

Weibliche Unfruchtbarkeit

- Einleitung des Eisprungs ⓒ:
  - Clomiphencitrat
  - Gonadotropin (eher FSH als hMG Ⓐ)
  - GnRH-Agonisten Ⓑ und Antagonisten
- Optimierung des Körpergewichts bei über- und untergewichtigen Frauen
- Behandlung anderer endokriner Störungen.
- Laparoskopische Behandlung der Endometriose ⓒ, bei schwerer Endometriose manchmal Laparotomie. Danazol wird nicht empfohlen Ⓓ.
- Laparoskopische Adhäsiolyse und Refertilisierungsoperation
- Hysteroskopische Myomentfernung ⓒ oder Polypektomie
- Assistierte Reproduktion:
  - intrauterine Insemination Ⓐ, oft in Verbindung mit Einleitung des Eisprungs ⓒ
  - In-vitro-Fertilisation (IVF) ⓒ:
    – Der Einsatz von Spendereizellen ist möglich.
    – Leihmutterschaft bei nicht funktionstüchtigem Uterus
    Anmerkung: Der Einsatz von Spendereizellen und die Leihmutterschaft sind in Österreich gesetzlich nicht gestattet.

Männliche Unfruchtbarkeit:

- Behandlung endokriner Störungen:
  - hypogonadotroper Hypogonadismus
  - Prolaktinome
  - Funktionsstörungen der Schilddrüse
- Perkutane Embolisierung eindeutiger Varikozelen. Die Behandlung subklinischer Varikozelen ist umstritten Ⓓ.

- Mikrochirurgische Vasektomierückoperation, möglicherweise Vasoepididymostomie
- Insemination:
  - oft in Verbindung mit Einleitung des Eisprungs
  - Spermapräparat (Dichtegradient, Swim-up) für intrauterine Befruchtung, IUI
  - Sperma des Partners, wenn das Spermapräparat mehr als 1 Million motile Spermien enthält
  - Spendersperma, wenn keine Spermien gefunden werden (im Sperma oder im Zuge der Hodenbiopsie)
- In-vitro-Befruchtung, wenn 4 Versuche einer intrauterinen Befruchtung zu keiner Schwangerschaft führen
- Intrazytoplasmatische Spermieninjektion, ICSI,
  - bei weniger als 1 Million Spermien im Spermapräparat,
  - geringer Motilität,
  - hohem Anteil von missgebildeten Spermien,
  - erfolglosen früheren IVF-Versuchen,
  - bei durch Aspiration aus den Nebenhoden oder durch Hodenbiopsie entnommenen Spermien,
  - bei durch Elektrostimulation hervorgerufenem Samenerguss bei Anejakulation.

25.57 Infertilitätskrise

Grundregeln

- Unfruchtbarkeit stellt für die Betroffenen oft ein großes psychologisches Problem dar. Die Intensität hängt von einer Reihe von persönlichen Faktoren ab, aber ein unerfüllter Kinderwunsch ist in jedem Fall eine psychologische Belastung. Elternschaft ist Teil der menschlichen Identität. Den natürlichen, wahrscheinlich in hohem Maße biologisch bedingten Wunsch, Kinder zu haben, aufgeben zu müssen, führt zu einer seelischen Krise, die behandelt werden muss. Diese Krise wird als Verlust der ungeborenen Kinder beschrieben, die in der Vorstellung der Betroffenen gelebt haben.

Phasen der Krise

- In der 1. Phase sind die Betroffenen üblicherweise nicht bereit, die Unfruchtbarkeit zu akzeptieren. Man bemüht sich, bessere Behandlungsmethoden zu finden und sucht die verschiedensten Ärzte auf.
- In der reaktiven Phase der Krise kommen häufig unerklärbare Schuld- und Schamgefühle auf. Die Ehepartner geben entweder jeweils sich selbst, dem Partner oder der behandelnden Institution die Schuld für das Problem. Es kommt oft zu Depressionen und Angstgefühlen. Das Treffen mit Freunden und Verwandten, die Kinder haben, wird unangenehm und führt schließlich zu Isolation. Es kann zu sexuellen Schwierigkeiten kommen. In diesem Stadium ist es besonders wichtig, das Problem mit dem für die Unfruchtbarkeitsbehandlung Zuständigen offen diskutieren zu können. Es hilft den Betroffenen zu erfahren, dass diese Gefühle eine natürliche Begleiterscheinung der Unfruchtbarkeit sind und sich nach und nach wieder geben.
- In der Überwindungsphase beginnen die Partner zu akzeptieren, dass auch ein Leben ohne eigene Kinder ein erfülltes sein kann. Alternativen wie Adoption sind in Betracht zu ziehen. Ein erfolgreiches Überwinden der Infertilitätskrise verbessert oft die Partnerbeziehung und erklärt, warum Kinder, die solche Partner doch noch bekommen haben, weniger Probleme haben als Kinder von Paaren, die keine Phase der Unfruchtbarkeit durchgemacht haben.

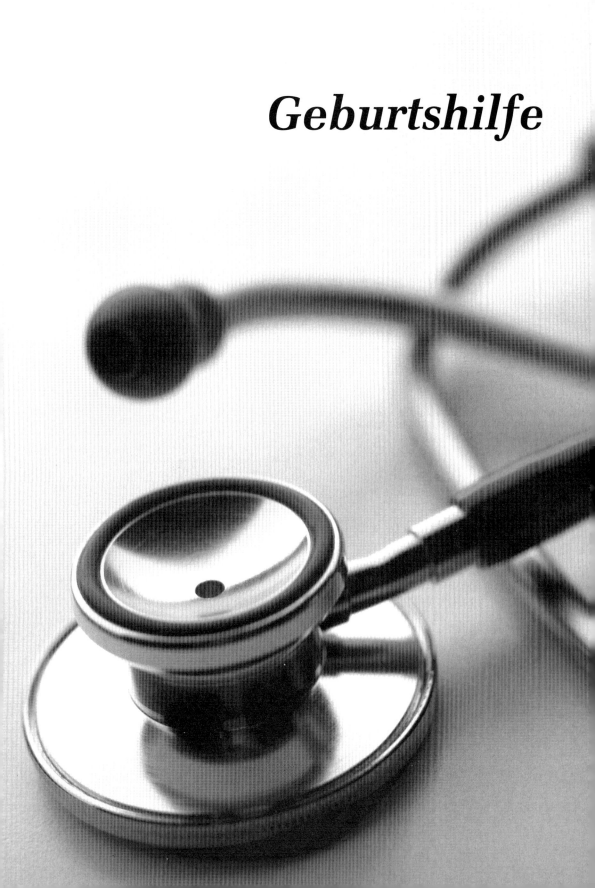

Geburtshilfe

26.02 Schwangerenberatung: Betreuung und Untersuchungen

- Anmerkung: Die Schwangerenbetreuung wird in Österreich meist durch den betreuenden Gynäkologen durchgeführt, aber auch durch den begleitenden Hausarzt, der die Schwangere, auch wenn sie gynäkologisch betreut wird, meist im Rahmen der internen Mutter-Kind-Pass-Untersuchung und zusätzlich bei Konsultationen aus anderen Ursachen, bei interkurrenten Erkrankungen sowie im Zusammenhang mit ihrem sozialen Umfeld und ihrer Familie sieht. Diejenigen Kollegen, die die gynäkologischen Untersuchungen nicht selbst vornehmen, werden daher insbesondere auf den zweiten Teil dieser Leitlinie verwiesen.
- Es ist Aufgabe der Schwangerenberatung,
  - die werdende Mutter über Schwangerschaft, Geburt und Pflege des Neugeborenen zu informieren und zu beraten,
  - zu erkennen, wann eine Schwangere psychosoziale Betreuung benötigt, und ihr diese zu geben,
  - potenzielle Gesundheitsrisiken für Fetus oder Mutter zu identifizieren, sodass auf jegliches Problem entsprechend reagiert werden kann: entweder in einer Schwangerenambulanz oder beim Facharzt,
  - bei verschiedenen Erkrankungen und Beschwerden routinemäßige Betreuung anzubieten,
  - jene Situationen zu erkennen, in denen ein Facharzt herangezogen werden muss.
- Zusammenarbeit zwischen Arzt und Hebamme auf Basis einer gemeinsam festgelegten Arbeitsteilung ist ein wesentlicher Faktor der pränatalen Gesundheitsversorgung. Wo dies möglich ist, können folgende Aufgaben im Zusammenhang mit medizinischen Untersuchungen von einer Hebamme wahrgenommen werden.
- Anmerkung: Eine Beteiligung der Hebamme ist in Österreich nur bei geplanter Hausgeburt üblich. Ansonsten werden die Untersuchungen im Rahmen des Mutter-Kind-Passes meist vom Gynäkologen, in manchen Fällen, vor allem in ländlichen Regionen, aber auch noch vom Hausarzt vorgenommen. Wegen der etwas unterschiedlichen Zahl und Zeitpunkte der üblichen Untersuchungen wurden die Termine im Folgenden nicht näher präzisiert, diese sind für Österreich im Mutter-Kind-Pass festgelegt.

1. medizinische Untersuchung bis zur 16. SSW

- Beurteilung des Gestationsalters:
  - Datum und Verlauf der letzten Menstruation?
  - War der Menstruationszyklus regelmäßig oder unregelmäßig?
  - Hatte die Patientin (bis zur Empfängnis) orale Kontrazeptiva eingenommen?
  - Datum des positiven Schwangerschaftstests?
- Das Gestationsalter wird als Anzahl der vollen Wochen und der zusätzlichen Tage in der Kartei vermerkt.
- Ist die eindeutige Feststellung des Gestationsalters nicht möglich, sollte zu dessen Bestimmung eine Ultraschalluntersuchung (26.03) durchgeführt werden ❸. Eine Ultraschalluntersuchung sollte auch dann vorgenommen werden, wenn eventuelle Probleme einer Übertragung oder ein niedriges Geburtsgewicht zu erwarten sind (frühere Schwangerschaftskomplikationen, Bluthochdruck, Rauchen).
- Die Genauigkeit, mit der das Gestationsalter im frühen und mittleren Stadium der Schwangerschaft durch Ultraschalluntersuchung festgestellt werden kann, beträgt ±7 Tage. Beträgt die Diskrepanz zwischen der Ultraschallschätzung und der letzten Menstruation mehr als 7 Tage, so ist das durch Ultraschall ermittelte Datum zur Ermittlung des Gestationsalters zu verwenden.
- Wie ist das Frühstadium verlaufen (Stimmung, allgemeiner Gesundheitszustand)?
- Leidet die Schwangere an einer chronischen Krankheit (26.15)? Andere Probleme (z.B. Übergewicht, häufige Harnwegsinfektionen, Gebärmutteranomalien)?
- Verlauf früherer Schwangerschaften und Gesundheitszustand der Neugeborenen?
- Erbliche Erkrankungen?
- Medikamenteneinnahme im Frühstadium der Schwangerschaft?
- Rauchen (40.20)
- Alkoholkonsum, Arzneimittel- oder Drogenmissbrauch? (26.18)
- Allergien?
- Berufliche Tätigkeit: potenzielle Risiken für den Fetus (wenn Schwierigkeiten zu erwarten sind, sind Arbeitsmediziner zu konsultieren)?
- Psychosoziale Probleme?
- Siehe Kriterien für fetales Screening (26.04). Das Screening für chromosomale Missbildungen variiert regional sehr stark.

Untersuchungen

- Beim 1. Termin wird eine gynäkologische Untersuchung durchgeführt, vor allem, um eventuelle Infektionen festzustellen.
  - Zu Schwangerschaftsbeginn schwillt die Vaginalschleimhaut an, sodass es unter Umstän-

den schwieriger als sonst ist, den Muttermund zu sehen. Während der gesamten Schwangerschaft verstärkt sich der physiologische Vaginalausfluss.
- Vagina und Zervix werden auf Anzeichen einer Infektion untersucht (25.30). Befunde, die auf eine Infektion hinweisen, sind u.a. Erosionen und unangenehmer oder ungewöhnlicher Ausfluss. Zusätzlich zum klinischen Bild kann vom Vaginalausfluss eine Probe entnommen und durch Alkalizusatz auf Entstehen eines „fischigen" Geruchs getestet werden. Die Probe kann auch mikroskopisch oder durch Anlegen einer Kultur auf eventuell vorhandene Hefepilze, Trichomonaden oder Bakterien untersucht werden. Bei Ausfluss aus dem Zervixkanal oder einem entsprechenden Hinweis in der Anamnese sind Abstriche auf Vorliegen einer Chlamydieninfektion oder Gonorrhö zu testen (12.01, 12.02). Die Untersuchung dient auch dazu, festzustellen, ob die Größe des Uterus der Schwangerschaftsdauer entspricht (siehe Tabelle 26.02). Bei einer Diskrepanz ist die Patientin zum Ultraschall zu überweisen.
- Bei Verdacht auf einen Uterus- oder Ovarialtumor ist die Patientin zum Ultraschall oder an eine Facharztpraxis zu überweisen.
- Eine vaginale Untersuchung kann auch im Spätstadium der Schwangerschaft durchgeführt werden, vorausgesetzt, dass sie schonend und ohne Reizung der Zervix durchgeführt wird. Eine Untersuchung ist vor allem dann notwendig, wenn die Patientin über Kontraktionen oder ein Druckgefühl klagt, da beides Anzeichen drohender vorzeitiger Wehen sein könnten. Eine eventuelle Dilatation der Zervix und ein Schleimhautvorfall können auch mittels Spekulumuntersuchung festgestellt werden.
• Bei jedem Untersuchungstermin sollte der Blutdruck gemessen werden. Harneiweiß und -zucker sowie eine Hämoglobin-/Hämatokrit-Bestimmung können einfach während der meisten Untersuchungstermine bestimmt werden.
• Screening-Tests während des ersten Trimenons:
- Blutgruppe und Antikörper
- VDRL-Test
- Hepatitis-B-s-Antigen
- HIV-Antikörper
- eventuell Screening auf fetale Entwicklungsanomalien (26.04)

Ärztliche Untersuchungen zwischen der 17. und der 34. Woche

• Ziel dieser Untersuchung ist unter anderem Abklärung, ob das Risiko von Frühgeburt, einer Störung des Uteruswachstums, eines Schwangerschaftsdiabetes oder frühzeitiger Präeklamp-

Tabelle 26.02 **Größe der Gebärmutter während der Schwangerschaft**

Schwangerschaftswoche	Größe des Uterus
6	kein sichtbares Wachstum
8	9 cm
12	12 cm
16	Mitte zwischen Symphyse und Nabel
20	Nabelhöhe

sie besteht. Angesichts des nahenden Geburtstermins möchte die Patientin wohl auch über den weiteren Verlauf der Schwangerschaft und die Entbindung informiert werden. Spätestens zu diesem Zeitpunkt sind auch Themen wie mögliche Ängste der Frau im Zusammenhang mit der Geburt anzusprechen.
• Fragen Sie, wie die werdende Mutter mit ihrer Arbeit zurechtkommt. Wann immer notwendig, ist die Patientin krankzuschreiben, selbst für kurze Zeiträume.
• Status:
- Größe der Gebärmutter (Untersuchung auf etwaige Abweichungen von mehr als 2 cm von der Referenzkurve und der individuellen Kurve der Patientin).
- Zervix: Zeichen einer drohenden Frühgeburt sind tiefer Stand des vorangehenden Fetusteils im Becken, Erweichung, Verkürzung und Öffnung der Zervix und Ausrichtung der Zervix in Richtung Scheide.
- Die Fetusgröße wird entweder auf Basis des Gewichts geschätzt oder wie folgt klassifiziert: s = klein (small for gestational age [SGA]), n = normal (normal for gestational age [NGA]) und l = groß (large for gestational age [LGA]).
- Die Fruchtwassermenge wird geschätzt und als normal, vermehrt oder verringert angegeben.
- Abnorme Gewichtszunahme (Präklampsie, abnormes Fetuswachstum, übermäßige Fruchtwassermenge, Schwangerschaftsdiabetes?).

Ärztliche Untersuchungen ab der 35. Woche

• Ziel dieser Untersuchungen ist unter anderem die Feststellung einer Anomalie der Kindslage, Feststellung des fetalen Wachstums, Beurteilung von Faktoren, die die Entbindung beeinflussen könnten, Erkennung eines Herpes genitalis sowie die Überweisung von Schwangeren, bei denen die Entbindung einer fachärztlichen Vorbereitung bedarf.
• Die werdende Mutter ist zu folgenden Punkten zu befragen:
- Kindsbewegungen
- etwaige Kontraktionen, Druckgefühl
- Ödeme

- Pruritus – bei Verdacht auf intrahepatische Schwangerschaftscholestase Blutabnahme zur Untersuchung der ALT (GPT) und Nüchtern-Gallensäurewerte.
  - Anmerkung: Die Bestimmung der Gallensäurewerte ist in Österreich nicht üblich. Stattdessen erfolgt eine Bilirubinbestimmung.
- Status:
  - Gebärmutter- und Fetusgröße
  - Kindslage
  - Zervixstatus
  - äußere Genitalien (Verdacht auf Herpes, siehe unten)

Untersuchung 5–12 Wochen nach Entbindung

- Wie geht es der Mutter hinsichtlich Stillen und Säuglingspflege?
- Mit welchen Gefühlen denkt sie an Schwangerschaft und Geburt?
- Wie ist ihre Stimmungslage? Wie geht es ihr mit ihren Aufgaben als Mutter? Beachten Sie jegliche Anzeichen einer Depression. Hat die Mutter negative Gefühle in Bezug auf die Entbindung oder ist sie sich über wesentliche Fragen nicht im Klaren, könnte eine Überweisung an das Geburtshilfeteam erwogen werden.
- Gynäkologischer Status:
  - Die Schleimhäute sind vor Normalisierung der Hormonaktivität und Menstruation oft dünn und gerötet. Dieser Zustand normalisiert sich von selbst, bei starken Beschwerden kann aber Östrogen als Vaginalzäpfchen oder Creme topisch angewendet werden. Die Wunde nach einem Dammschnitt ist unter Umständen gespannt und schmerzempfindlich, aber auch diese Beschwerden gehen im Lauf der Zeit spontan zurück.
  - Eine Zervixektopie findet sich nach der Entbindung häufig und erfordert beim Nachuntersuchungstermin keine Behandlung. Bei Wiedereinsetzen der Menstruation wird ein Zervixabstrich vorgenommen (25.01). Wird im Zusammenhang mit der Ektopie im weiteren Verlauf eine starke, der Patientin unangenehme Schleimabsonderung festgestellt, kann eine Elektrokoagulation vorgenommen werden.
  - Etwaige Infektionen sind zu diagnostizieren und zu behandeln. Fieber, abnormer Ausfluss und Druckempfindlichkeit des Uterus können Anzeichen einer Endometritis sein (25.41), die mit Antibiotika (z.B. Cephalosporin über 7 Tage + Metronidazol über 5 Tage) zu behandeln ist. Ist ein unangenehmer Ausfluss das einzige Symptom, ist er wahrscheinlich auf anaerobe Bakterien zurückzuführen, und die Behandlung kann sich auf Metronidazol beschränken.
  - Ein postpartaler Ausfluss (Lochien) hält meist 4–6 Wochen nach der Entbindung an. Bleibt er stark, sollte die Möglichkeit von Plazentaresten, einer schlechten Kontraktilität der Gebärmutter oder einer Infektion in Betracht gezogen werden.
  - Postnatal sollte ein Zervixabstrich nach Wiedereintreten des normalen Menstruationszyklus vorgenommen werden.
- Wichtige Aspekte:
  - Notwendigkeit und Methode der Verhütung (27.02). Ein Intrauterinpessar kann gelegt werden, sobald der Uterus seine normale Größe wieder erreicht hat, im Allgemeinen aber nicht vor Eintritt der Menstruation (27.04). Die „Minipille" kann während der Stillperiode eingenommen werden. Orale Kombinationspräparate oder ein Vaginalring können gegen Ende der Stillzeit verwendet werden, wenn die Muttermilch nicht mehr die Hauptnahrung des Kindes darstellt (27.03). Bei Frauen mit 3 Kindern oder im Alter von über 30 Jahren kommt auch eine Sterilisation in Frage.
  - Wenn der Blutdruck während der Schwangerschaft erhöht war, ist zu überprüfen, ob er sich normalisiert hat und die Proteinurie abgeklungen ist. Wenn während der Schwangerschaft Risikofaktoren für die zukünftige Gesundheit der Frau auftraten (Bluthochdruck, Übergewicht, Gestationsdiabetes), sind mögliche Lebensstiländerungen und andere Maßnahmen zu besprechen, die Krankheiten im späteren Leben verhindern könnten. Termine zur Nachuntersuchung durch den Allgemeinmediziner werden festgelegt.
    - Präeklampsie ist ein Risikofaktor für koronare Herzkrankheit und – in schweren Fällen – für Glomerulopathie.
    - Tiefe Venenthrombose kann auf eine hereditäre Thrombophilie hinweisen.
    - Gestationsdiabetes ist ein Hinweis auf zukünftigen Typ-2-Diabetes. Es ist ratsam, einen Glukosetoleranztest 6 Monate nach der Geburt und dann alle 3 Jahre durchzuführen. Wiederholter oder früher Gestationsdiabetes erfordert häufigere Follow-up-Untersuchungen.
  - Leidet die Mutter an Harn- oder Stuhlinkontinenz oder unbeherrschbarer Flatulenz? Bei Harninkontinenz können der Patientin Beckenbodenübungen empfohlen werden (25.45). Es empfiehlt sich, Nachuntersuchungen durchzuführen oder eine Überweisung zum Facharzt zu veranlassen.
  - Gibt es Anzeichen einer postpartalen Depression (35.13)?

Pränatales Screening

Blutgruppenantikörper

- Bei jeder Schwangeren sollte im 1. Trimenon die Blutgruppe bestimmt und die Blutprobe in einem Blutgruppenlabor auf Antikörper getestet werden. Sind Antikörper vorhanden, ist ihre Konzentration alle 4 Wochen zu bestimmen.
- Selbst wenn Rh-negative Mütter während des 1. Trimenons keine Antikörper aufweisen, muss ihr Blut in jedem Trimenon auf Antikörper untersucht werden.
- Das Vorhandensein von Antikörpern ist sowohl der Schwangerenberatungsstelle als auch der zuständigen geburtshilflichen Abteilung zu melden. Bei entsprechend hoher Antikörperkonzentration wird die Patientin in der geburtshilflichen Ambulanz regelmäßig untersucht und die Entbindung wird entsprechend geplant.

Screening auf Syphilis, HIV und Hepatitis B

- Normalerweise wird ein spezifischer ELISA-Test als Test auf Syphilis eingesetzt. Ist das Ergebnis positiv, wird die Patientin zu einem Spezialisten überwiesen.
- Die medikamentöse Behandlung einer nachgewiesenen HIV-Infektion (4.26) reduziert das Infektionsrisiko für den Fetus und das Neugeborene beträchtlich.
- Wenn die werdende Mutter HBsAg-positiv ist, muss das Neugeborene sofort nach der Geburt Hepatitis-B-Immunoglobulin und eine aktive Immunisierung erhalten.
- Die Inzidenz von Hepatitis C ist in letzter Zeit gestiegen, vor allem bei Drogenmissbrauch. Die Übertragung einer Hepatitis C von der Mutter auf das Kind kann durch medizinische Maßnahmen nicht verhindert werden. Das medizinische Personal sollte bei der Pflege von Patientinnen mit Hepatitis B oder C bzw. HIV sorgfältig darauf achten, eine Ansteckung durch deren Blut zu vermeiden (9.20). Bei Patientinnen mit Drogenmissbrauch in der Anamnese ist das Blut auf Hepatitis C zu untersuchen.

Blutdruckkontrolle

- Siehe auch 26.14 und 26.15.
- Bei jedem Untersuchungstermin der Schwangeren wird der Blutdruck nach mindestens 15 Minuten Ruhe im Sitzen gemessen. Dabei ist darauf zu achten, dass die Manschette genügend lang und breit ist.
- Der Harn ist auf Eiweiß zu untersuchen.
- Andere unspezifische Zeichen einer Präeklampsie sind u.a. ein Ödem (ein Ödem ohne Blutdruckerhöhung weist jedoch nicht auf eine Präeklampsie hin), Kopfschmerz, Schmerzen im Oberbauch, Sehstörungen und verlangsamtes Gebärmutterwachstum.
- Beträgt der diastolische Blutdruck wiederholt mehr als 90 mmHg oder ist der Blutdruck gegenüber den Blutdruckwerten der Frühschwangerschaft um mehr als 30/15 mmHg gestiegen, ist die Patientin an den Facharzt zu überweisen. Wie dringend diese Überweisung ist, hängt vom Ausmaß der Proteinurie, der Schwere der Symptome und dem Verdacht einer Gesundheitsgefährdung des Fetus ab.

Screening auf Diabetes mellitus

- Schwangerschaftsdiabetes kann mittels eines oralen Glukosetoleranztests (oGTT) mit 75 g Glukose diagnostiziert werden.
- Der oGTT ist zwischen der 26. und 28. Woche durchzuführen, wenn die Patientin folgende Risikofaktoren aufweist:
  - Glukose im Morgenharn
  - frühere Geburt eines Kindes mit mehr als 4,5 kg Geburtsgewicht
  - Alter über 40 Jahre
  - fetale Makrosomie
- Der oGTT ist im Frühstadium der Schwangerschaft durchzuführen, wenn die Patientin folgende Kriterien erfüllt:
  - Schwangerschaftsdiabetes in der Anamnese
  - rezidivierende Glukosurie
- Auch wenn der oGTT während des Frühstadiums der Schwangerschaft normal ist, muss er auf jeden Fall zwischen der 26. und 28. Woche wiederholt werden.
- Wenn der oGTT das Vorliegen eines Schwangerschaftsdiabetes bestätigt (ein oder mehrere Blutglukosewerte über der Obergrenze), ist die Patientin durch die Schwangerenbetreuungsstelle diätetisch zu beraten.
- Die Überweisung von Patientinnen an ein Fachärzteteam wird nicht überall gleich gehandhabt. In manchen Regionen werden alle Patientinnen überwiesen, in anderen nur jene, die entweder mindestens 2 pathologische oGTT-Ergebnisse bzw. einen abnormen Nüchternwert oder andere Risikofaktoren aufweisen.
- Eine fetale Makrosomie muss frühzeitig erkannt werden, um eine entsprechende Planung der Entbindung zu ermöglichen.
- Die diätetische Behandlung des Schwangerschaftsdiabetes zielt darauf ab, starke Schwankungen des Blutzuckerspiegels zu reduzieren. Dies wird am besten durch häufige und regelmäßige kleine Mahlzeiten und die Vermeidung von rasch resorbierbaren Kohlenhydraten erreicht.
- Ein Drittel der Patientinnen mit Gestationsdiabetes entwickeln in ihrem späteren Leben einen Typ-2-Diabetes. Daher ist in diesen Fällen eine Beratung bezüglich Lebensstiländerung besonders wichtig.

Anämie: Screening und Behandlung

- Siehe auch 15.22.
- Die Vermehrung des Blutplasmas der Mutter um bis zu 50% ohne eine entsprechende Vermehrung der roten Blutkörperchen führt zu einer physiologischen Anämie.
- Eine geringe mütterliche Anämie hat im Allgemeinen keine Auswirkungen auf den Fetus. Hämoglobinkonzentrationen unter 80g/l sind für Fetus und Mutter gesundheitsgefährdend.
- Microzytäre Anämie: kleine Erythrozyten und niedriger Serumferritinspiegel deuten auf eine Eisenmangelanämie hin (falls notwendig, sollte man die Konzentration des lösbaren Transferrinrezeptors, sTfR, prüfen und eine mögliche Blutung ausschließen).
- Macrozytäre Anämie: Prüfen sie den Vitamin-B_{12}- und Folsäurespiegel und die Hämolysemarker (Haptoglobin, LDH, Anzahl der Retikulozyten).
- Normozytäre Anämie: eine Kombination der oben Erwähnten
- Hämoglobin ≥ 120 g/l: keine Behandlung **B**
- Hämoglobin 110–120 g/l: subjektive Symptome wie Schwäche und Müdigkeit, die die Schwangere beunruhigen und auf die Amämie zurückzuführen sind, niedriges Serumferritin, ein MCV von < 84 fl oder ein signifikanter Abfall von Hämoglobin (> 20 g/l) rechtfertigt einen Therapieversuch mit einem Eisenpräparat **D**.
- Die WHO-Kriterien für eine Schwangerenanämie ist ein Hämoglobin < 110 g/l: Eine Eisentherapie ist normalerweise indiziert.
  - Die Dosis beträgt 50–100 mg Fe++ 1–2 × tgl.
- Falls das Hb trotz Eisensubstitution unter 100 g/l bleibt oder kontinuierlich abfällt, sollten Überlegungen über weitere Untersuchungen angestellt werden, um seltene Komplikationen auszuschließen und spezifische Maßnahmen einzuleiten.
  - Nach Ausschluss einer Infektion (CRP) und eines Eisendefizits (Eisen, Transferrinrezeptor), ist eine Knochenmarksuntersuchung gerechtfertigt.
- Hämoglobin < 85–90 g/l
  - Erythrozytenkonzentrate indiziert.
  - Spricht die Anämie auf orales Eisen nicht an, ist ein i.v. Eisenpräparat zu geben.
- Sollte die Ernährung der Patientin nicht ausreichend ausgewogen sein, ist auch eine Folsäuresubstitution in Betracht zu ziehen. Siehe Abschnitt „Ernährung".

Gebärmutterwachstum

- Ein normales Uteruswachstum spiegelt eine normale Fetusgröße und eine normale Fruchtwassermenge wider.
- Die Bestimmung der Höhe des oberen Pols der Gebärmutter im Verhältnis zur Symphyse (SFH – symphysis-fundal height) wird bei leerer Harnblase auf einem gynäkologischen Stuhl durchgeführt.
- Eine Abweichung von mehr als 2 cm von der Referenzkurve oder von den regelmäßigen individuellen SFH-Messungen der Patientin rechtfertigt weitere Untersuchungen, sofern technische Fehler ausgeschlossen wurden.
- Die Größe des Fetus und die Fruchtwassermenge sollten auch durch Palpation des Abdomens bestimmt werden. Die Ergebnisse sind an die Größe und das Gewicht der Patientin anzupassen.

Überwachung der Kindsbewegungen

- Die Mutter zählt in Ruhestellung die Zahl der Kindsbewegungen im Lauf einer Stunde. Dies sollte zu jener Tageszeit erfolgen, in der der Fetus besonders aktiv ist.
- Beträgt die Anzahl der Kindsbewegungen weniger als 10, ist die Zählung eine weitere Stunde lang fortzusetzen.
- Wenn die Mutter auch dann nur weniger als 10 Kindsbewegungen erkennen kann, sollte sie innerhalb der nächsten 24 Stunden eine gynäkologische Ambulanz aufsuchen, wo weitere Untersuchungen vorgenommen werden.

Auskultation des fetalen Herzens

- Ein hörbarer Herzschlag des Feten bestätigt, dass dieser am Leben ist. Die Auskultation des fetalen Herzens im Lauf einer Routineuntersuchung bietet kaum Informationen über den Gesundheitszustand des Feten, doch können Arrhythmien festgestellt werden.
- Isolierte Extrasystolen finden sich häufig und sind harmlos.
- Häufige Extrasystolen in regelmäßigen Abständen (jeder 3. Schlag oder mehr) sind Anlass für eine nicht dringliche Überweisung zur weiteren Untersuchung des fetalen Herzens und seiner Funktion.
- Eine persistierende Tachykardie (über 180/min) oder Bradykardie (weniger als 100/min) sind selten. Sie können auf geburtshilfliche Komplikationen hinweisen, die einer sofortigen Intervention bedürfen. Eine dringende stationäre Einweisung ist erforderlich.

Infektionen während der Schwangerschaft

Vaginale und zervikale Infektionen

- Siehe auch 25.30.
- Die häufigste Ursache für eine Vaginitis sind Hefepilze. Eine vaginale Candidiasis ist, soweit bisher bekannt, für den Fetus ungefährlich. Bei Vorliegen von Symptomen kann sie mit topischen Medikamenten behandelt werden.
- Symptome und Zeichen einer bakteriellen Vaginose (BV) sind ein gräulicher, übel riechender

Ausfluss sowie ein „fischiger Geruch" bei Alkalizusatz oder auch im Mikroskop sichtbare typische Bakterien.
- Es besteht ein Zusammenhang zwischen BV und Frühgeburten, doch ist ein routinemäßiges Screening auf BV wegen des bescheidenen Outcomes nicht zu empfehlen.
- Die antibiotische Therapie führt zu einer effektiven Linderung der Symptome, verringert aber nicht das Risiko einer Frühgeburt Ⓐ. Allerdings, nach vorangegangener Frühgeburt, reduziert eine Behandlung das Risiko eines vorzeitigen Blasensprungs und niedrigen Geburtsgewichts.
- Schwangere sollten daher befragt werden, ob sie einen unangenehmen Ausfluss bemerkt haben, bei der Spekulumuntersuchung ist auf Anzeichen einer BV zu achten.
- Bei Anzeichen einer bakteriellen Vaginose ist die Infektion zu behandeln, z.B. durch topische Anwendung von Metronidazol. Eine Nachuntersuchung nach Behandlungsende ist nicht erforderlich, doch sollte die Behandlung wiederholt werden, falls die Symptome erneut auftreten.
- Eine durch Gonorrhö oder Chlamydieninfektion verursachte Zervizitis, aber auch ein asymptomatischer Trägerstatus erhöhen das Risiko einer Frühgeburt, eines vorzeitigen Blasensprungs und die Gefahr einer Infektion des Neugeborenen. Wird aufgrund von Untersuchungsbefunden, Symptomen oder der Anamnese der Mutter eine derartige Infektion vermutet, ist diese zu diagnostizieren oder auszuschließen, z.B. mittels eines Harntests (siehe 12.01 und 12.02). Wird eine Infektion diagnostiziert, so muss diese behandelt werden.
- Rezidivierender, symptomatischer Herpes genitalis (12.05) ist mit Aciclovir per os (5 × 200 mg über 5 Tage) zu behandeln.
- Bei häufigen Herpesepisoden ist gegen Ende der Schwangerschaft eine prophylaktische Medikation mit Aciclovir (2 × 400 mg) zu erwägen oder der Patientin zumindest zu empfehlen, das Mittel sofort bei Auftreten der Symptome einzunehmen.
- Im Fall eines erstmaligen Auftretens von Herpes genitalis in der Schwangerschaft muss sofort nach Bestätigung der Diagnose eine Behandlung mit Aciclovir erfolgen. Die Beiziehung eines Facharztes ist zu anzuraten.

Harnwegsinfektionen
- Siehe auch 10.10.
- Eine asymptomatische Bakteriurie während der Schwangerschaft führt in 40% der Fälle zu einer Pyelonephritis und stellt ein Frühgeburtsrisiko dar.
- Die Behandlung einer asymptomatischen Bakteriurie reduziert das Risiko von Pyelonephritis und Frühgeburt.
- Bei den Schwangeren-Vorsorgeuntersuchungen wird ein Harntest mittels Teststreifen durchgeführt. Bei Verdacht auf eine Infektion ist eine Bakterienkultur zu veranlassen.
- Klagt die Patientin über vorzeitige Wehen, ist an die Möglichkeit einer Harnwegs- und Scheideninfektion zudenken.
- Eine asymptomatische Bakteriurie wird wie eine symptomatische Harnwegsinfektion behandelt, d.h. mit Antibiotika über 5–7 Tage.
- Eine Nachuntersuchung nach der Behandlung ist erforderlich.
- Hat die Patientin im Verlauf der Schwangerschaft 2 Infektionen, ist für den Rest der Schwangerschaft eine prophylaktische Behandlung, für gewöhnlich mit Nitrofurantoin, in Betracht zu ziehen.

Listeriose
- Siehe auch 1.23.
- Listerien können eine ernste Infektion des Uterus und Fetus verursachen, bei der ein hohes Risiko für einen Verlust des Kindes besteht (Fehlgeburt, Tod des Fetus oder des Neugeborenen).
- Listerien sind zwar verbreitete Bodenbakterien, doch geht die größte Gefahr von durch kontaminierte Lebensmittel verursachten Epidemien aus.
- Ohne symptomatische Infektion der Mutter ist die Wahrscheinlichkeit einer den Fetus gefährdenden Listeriose äußerst gering. In der Praxis ist die Möglichkeit einer Listeriose bei Patientinnen mit Fieber unbekannter Ursache bzw. bei fiebernden Patientinnen mit Darm- oder Gebärmutterbeschwerden in Betracht zu ziehen. Diese Patientinnen sind dringend zu weiteren Untersuchungen und zur Behandlung an ein Krankenhaus zu überweisen.

Streptokokken der Gruppe B, Streptococcus agalactiae
- Streptokokken der Gruppe B können bei manchen Frauen aus der normalen Scheiden- und Rektumflora isoliert werden.
- In einigen Ländern sind umfassende Screeningprogramme zur Verminderung des Risikos einer frühzeitigen Streptokokkensepsis bei Neugeborenen eingeführt worden.
- Entbindungsanstalten legen im Fall eines vorzeitigen Blasensprungs oder einer unmittelbar bevorstehenden Frühgeburt Bakterienkulturen an.
- Die „Behandlung" einer Streptokokken-B-Besiedelung während der Schwangerschaft hat keinen Einfluss auf die Inzidenz einer perinatalen Exposition und verbessert auch nicht das Outcome der Schwangerschaft.
- Es gibt keine Hinweise auf etwaige Vorteile eines Screenings einzelner Patientinnen in der Schwangerenberatung oder einer Wiederholung

der Bakterienkultur nach Abschluss einer Antibiotikatherapie.

Andere Infektionen
- Eine systemische Infektion der Mutter erhöht das Frühgeburtsrisiko, selbst wenn die Infektion nicht vom Genitalbereich ausgeht.
- Außerdem können septische Infektionen über die Plazenta in den Fetus gelangen.
- Es sind nur wenige Keime mit teratogenem Potenzial bekannt. Dazu gehören alle Herpesviren, das Rötelnvirus (29.01), Toxoplasmen (1.62) und Parvoviren (29.56).
- Bei einer Schwangeren mit Fieber unbekannter Ursache ist stets die Möglichkeit von Schwangerschaftskomplikationen zu beachten; das heißt, es muss geklärt werden, ob Anzeichen von Sepsis oder einer Uterusinfektion oder irgendwelche Hinweise auf vorzeitige Wehen vorliegen.
- Bei einer Infektion ist die Konsultation eines Facharztes zu empfehlen. Zu beachten ist auch, dass eine generalisierte Infektion während der Schwangerschaft, wie etwa Windpocken (29.55), aufgrund ihres besonderen Schweregrades die stationäre Aufnahme nötig machen könnte.

Therapieempfehlungen für häufige Schwangerschaftsbeschwerden

Übelkeit
- Fast alle Schwangeren klagen über Übelkeit, die im Allgemeinen zwischen der 5. und 7. Woche einsetzt und ihren Höhepunkt in der 9. bis 11. Woche erreicht. Meist hören die Beschwerden um die 14. Woche auf.
- Verschiedene Medikamente können die Übelkeit lindern (Vitamin B_6 10–25 mg täglich, Antihistaminika, Metoclopramid), doch gibt es wenig Beweise für ihre Wirksamkeit. Der Allgemeinmediziner sollte nach Möglichkeit nicht medikamentöse Maßnahmen einleiten.
- Dazu gehören Ruhe, Vermeidung bestimmter Speisen, Gerüche und Situationen, regelmäßige Zwischenmahlzeiten und psychologische Unterstützung.
- In schweren Fällen von Hyperemesis gravidarum ist eine stationäre Aufnahme erforderlich.

Sodbrennen
- Sodbrennen tritt häufig gegen Schwangerschaftsende auf, wenn die wachsende Gebärmutter auf den Magen einen mechanischen Druck ausübt und der untere Schließmuskel des Ösophagus nachgibt.
- Häufig ist es ausreichend, mild gewürzte Speisen in kleinen, über den Tag verteilten Mahlzeiten zu sich zu nehmen.
- In schweren Fällen können kurzfristig Antazida, Sucralfat oder H_2-Rezeptor-Antagonisten verschrieben werden.

Obstipation
- Die Schwangerschaft führt zu einer Entspannung der glatten Muskulatur und kann dadurch eine Obstipation begünstigen.
- Es empfehlen sich körperliche Aktivität und ballaststoffreiche Kost.
- Alternativ dazu können Laxantien mit Füll- und Quellmitteln oder, wenn nötig, osmotisch wirkende Abführmittel (z.B. Laktulose) und Magnesiummilch eingesetzt werden.

Krämpfe
- Zu diesem Thema finden sich in der Literatur ⊘ sehr wenige verlässliche Studien, doch berichten viele Patientinnen, dass ihnen die Einnahme von Calcium (500–1000 mg/Tag) oder Magnesium (250–500 mg/Tag) geholfen hat.

Kopfschmerz und Migräne
- Wie bei den meisten Schwangerschaftsbeschwerden ist auch hier primär eine nicht medikamentöse Therapie zu empfehlen: Ruhe, gesunder Lebensstil, Reizvermeidung, Nacken- und Schultermassage und andere physiotherapeutische Maßnahmen.
- In schweren Fällen ist eine medikamentöse Behandlung zu erwägen. Paracetamol, allein oder in Verbindung mit Codein, ist das bevorzugte Analgetikum. Kurzfristig können auch Ibuprofen und Ketoprofen verabreicht werden. Im Spätstadium der Schwangerschaft ist allerdings eine hohe Dosierung zu vermeiden.
- Ergotaminpräparate sind kontraindiziert, wobei auch Triptane wegen der bislang unzureichenden Erfahrung nicht empfohlen werden können.
- Medikamente gegen Übelkeit, wie Metoclopramid und Vitamin B_6, verschaffen unter Umständen auch bei Migräne Linderung. Auch der prophylaktische Einsatz von Metoprolol, Nifedipin oder Magnesium kann bei Migräne erwogen werden.

Depressionen
- Im Verlauf einer normalen Schwangerschaft sind Angst, Besorgnis oder Niedergeschlagenheit häufig. Pathologische Angst, Panik oder Depressionen müssen jedoch als solche erkannt und entsprechend behandelt werden.
- Zu den Vorboten gehören Schlafstörungen mit frühem Aufwachen, persistierende Appetitlosigkeit und Übelkeit, starker Pessimismus und Schuldgefühle, aber auch Interesselosigkeit oder Orientierungsstörungen.
- Falls eine medikamentöse Behandlung der Depression angezeigt erscheint, ist Citalopram das Medikament der Wahl.

Allergische Rhinitis

- Topisch an Nase und Augen anzuwendende Präparate können während der Schwangerschaft verschrieben werden.
- Von den konventionellen Antihistaminika ist vor allem Hydroxyzin in größerem Maßstab ohne ernste Nebenwirkungen eingesetzt worden, kann aber Müdigkeit verursachen.
- Hinsichtlich des Einsatzes neuer Antihistaminika liegen nur ungenügende Erfahrungsberichte vor, so dass sie nicht empfohlen werden können. Die Verwendung von Cetirizin könnte erwogen werden, da es sich um einen Metaboliten von Hydroxyzin handelt.

Rücken- und Kreuzschmerzen

- Physiotherapeutische und ergonomische Beratung erweist sich als günstig für die Vermeidung und Behandlung von Rücken- und Kreuzschmerzen.
- Bei Frauen, die an Kreuzschmerzen leiden, erweisen sich in manchen Fällen Stützgürtel zur Stabilisierung als erfolgreich.
- Bei stärkeren nächtlichen Schmerzen könnte eventuell ein Keilpolster zur Stützung des Bauches Abhilfe schaffen.

Ernährung, Lebensstil, Rauchen und Drogenmissbrauch

Ernährung

- Der Energiebedarf wird im Allgemeinen durch eine normale, ausgewogene Kost gedeckt. Der Nährwert der Nahrung ist zu beachten, um eine ausreichende Aufnahme von Spurenelementen zu gewährleisten.
- Besondere Aufmerksamkeit und diätetische Beratung benötigen Frauen mit Restriktionsdiät sowie Frauen, die unterernährt sind, sich einer Spezialdiät unterziehen oder übergewichtig sind.
- Die werdende Mutter sollte sich keiner Diät zur Vermeidung von Antigenen unterziehen, die darauf abzielt, eine eventuelle Allergie ihres Kindes zu verhindern.
- Hinsichtlich einer prophylaktischen Eisensubstitution sind die Fachmeinungen geteilt. Die routinemäßige Verabreichung von Eisenpräparaten an Schwangere reduziert zwar die Inzidenz von niedrigen Hb-Werten sowohl perinatal als auch bis 6 Wochen nach der Entbindung, doch liegen keine Erfahrungswerte über das Wohlbefinden von Mutter und Kind vor.
- Bei etwa einem Drittel der Schwangeren sind die Eisenreserven signifikant reduziert, zumindest für diese Patientengruppe sollte eine Eisensubstitution erwogen werden (15.22).
- Die Folsäureaufnahme ist für gewöhnlich bei genügender und ausgewogener Ernährung ausreichend **Ⓐ**.

- Folsäuresubstitution ist zur Prävention von Neuralrohrdefekten in folgenden Fällen angezeigt:
  ○ Folsäuresubstitution 0,4 mg/Tag (Tabletten):
    – Ein Folsäuremangel kann durch bestimmte Antiepileptika wie Phenytoin und Barbituratderivate, aber auch durch Langzeitbehandlung mit Sulfonamiden, durch intestinale Resorptionsstörungen (z.B. Zöliakie), exzessiven Alkoholkonsum oder eine unausgewogene Kost verursacht werden.
    – Folsäuresubstitution kann auch bei Schwangeren mit Typ-1-Diabetes und im Zusammenhang mit einer Clomifen-, Valproat- oder Carbamazepintherapie in Erwägung gezogen werden, ebenso wie im Fall von Neuralrohrdefekten in der Familienanamnese.
  ○ Folsäuresubstitution 4 mg/Tag (Anmerkung: In Österreich sind Tabletten zu 5 mg im Handel und werden in der beschriebenen Weise eingesetzt):
    – bei einem überdurchschnittlichen Risiko, ein Kind mit Neuralrohrdefekt zur Welt zu bringen
    – bei Neuralrohrdefekten unter engeren Verwandten in der Familienanamnese (bei einem Kind des Elternpaares, einem Kind eines Elternteiles mit einem anderen Partner oder bei Neuralrohrdefekten des Vaters oder der Mutter selbst)
  ○ Bei hohem familiärem Risiko sind die Partner bereits zum Zeitpunkt, wenn sie eine Schwangerschaft planen, zur genetischen Beratung zu überweisen.
- Die Folsäuresubstitution hat unter ärztlicher Aufsicht zu erfolgen. Die Patientin ist vor und, wenn erforderlich, während der Behandlung auf einen eventuellen Vitamin-B_{12}-Mangel zu untersuchen.
- Die verschriebene Substitutionsdosis ist auf dem Rezept deutlich zu vermerken, da die Tablettengröße in der Praxis stark variiert.
- Die Folsäuresubstitution ist im Lauf jenes Menstruationszyklus zu beginnen, nach welchem die Empfängnis stattfinden soll, und bis Ende der 12. Schwangerschaftswoche fortzusetzen.
- Internationalen Studien zufolge reduzierte Folsäure die Inzidenz von Neuralrohrdefekten, während Multivitaminpräparate keine Wirkung hatten **Ⓐ**.
- Vitamin-D-Substitution, 10 µg/Tag, empfiehlt sich für alle Schwangeren während der Wintermonate, vor allem in sonnenarmen Ländern.

Körperliche Aktivität

- Körperliche Betätigung während der Schwangerschaft mit dem Ziel, die Mutter körperlich fit zu erhalten, sollte so gestaltet werden, dass sie als möglichst angenehm empfunden wird.

- Die werdende Mutter sollte „auf ihren Körper hören". Zu den Aktivitäten, die vor allem in den letzten Monaten der Schwangerschaft unbedingt zu vermeiden sind, gehören Risikosportarten und Trainingsformen, die die Gebärmutter komprimieren oder Stößen aussetzen.
- Bei Komplikationen kann es erforderlich sein, das Ausmaß der körperlichen Aktivität einzuschränken.

Sexualität
- Während einer normalen Schwangerschaft stellt Geschlechtsverkehr keine Gefahr dar.
- Vom Geschlechtsverkehr ist abzuraten, wenn vaginale Blutungen auftreten oder die Anamnese auf das Risiko einer Frühgeburt hinweist.

Rauchen
- Nikotin passiert die Plazentaschranke rasch, so dass der Fetus derselben Nikotinkonzentration ausgesetzt ist wie die Mutter.
- Neugeborene von rauchenden Müttern sind oft übellaunig und schreien viel.
- Es ist erwiesen, dass die Nikotinexposition eines männlichen Feten die zukünftige Spermaproduktion beeinträchtigt, was zu späteren Zeugungsschwierigkeiten führen könnte.
- Zigarettenrauchen beeinträchtigt die Funktionen der Plazenta und steigern das Risiko einer Plazentaablösung. Besonders wichtig ist das Einstellen des Rauchens in Situationen, in denen plazentare Funktionsstörungen und ein niedriges Fetusgewicht festgestellt werden.
- Eine Nikotinersatztherapie kann während der Schwangerschaft durchgeführt werden. Dabei sollten Präparate mit kurzer Wirkungsdauer verwendet werden (40.20).

Alkohol
- Siehe auch 26.18.
- Soweit bisher bekannt, hat ein gelegentlicher und mäßiger Alkoholgenuss (weniger als 1 Standardgetränk pro Woche) in der Schwangerschaft keine schädliche Wirkung.
- Alkohol passiert die Plazentaschranke rasch, und die Alkoholkonzentration im Fetus kann jene der Mutter übersteigen
- Exzessiver Alkoholkonsum und vor allem Trunkenheit im Frühstadium der Schwangerschaft kann Missbildungen des Herzens und der Gliedmaßen verursachen.
- Fortsetzung eines exzessiven Alkoholkonsums nach Feststellung der Schwangerschaft (nach dem 1. Trimenon) kann ein fetales Alkoholsyndrom (FAS) verursachen, das durch Minderwuchs, Mikrozephalie, verschiedene neurologische Symptome, Entwicklungsschäden und faziale Anomalien charakterisiert ist.
- In jedem Fall ist eine Überweisung an einen Facharzt zu erwägen.

Substanzabusus anderer Art
- Siehe auch 26.18.
- Substanzabhängigkeit (Alkohol, illegale Drogen, und Missbrauch von Medikamenten zu nicht medizinischen Zwecken) stellt ein bedeutendes psychosoziales Problem dar und sollte vor allem während einer Schwangerschaft angesprochen werden.
- Substanzmissbrauch geht oft mit psychiatrischen Problemen oder auch Beziehungsproblemen Hand in Hand. Zu einem späteren Zeitpunkt sind auch Fragen anzusprechen, die mit dem Schutz des Kindes in Zusammenhang stehen.
- Die Mutter ist an einen Facharzt für Geburtshilfe zu überweisen.
- Haschisch und Marihuana:
  - Der aktive Wirkstoff ist Tetrahydrocannabinol, das die Plazentaschranke leicht passiert.
  - Eine Steigerung des Risikos von Missbildungen oder einer Fehlgeburt wurde nicht beobachtet.
  - Eine Reduzierung des Plazentakreislaufs und damit auch der Ernährung des Fetus führt zu einem höheren Risiko, ein Kind mit niedrigem Geburtsgewicht zur Welt zu bringen.
- Amphetamine:
  - Sie können kardiale Probleme, Entwicklungsanomalien an Schädel und Gehirn und eine Gaumenspalte verursachen.
  - Es besteht das Risiko von Unterernährung und unausgewogener Kost.
  - Der Plazentakreislauf wird beeinträchtigt und das Fetuswachstum dadurch verlangsamt.
  - Es besteht ein gesteigertes Risiko von Bluthochdruck, vorzeitigem Blasensprung, Frühgeburt und Infektionen.
- Kokain:
  - Kann eine Opticusatrophie und andere ophthalmologische Entwicklungsstörungen verursachen.
  - Der Plazentakreislauf wird beeinträchtigt und das Fetuswachstum dadurch verlangsamt.
  - Es besteht ein gesteigertes Risiko von Frühgeburt und Plazentaablösung.
- Opioide:
  - Gesteigertes Risiko geistiger und körperlicher Behinderung des Kindes.
  - Gesteigertes Risiko für Blutverlust der Mutter und Plazentalösung.
  - Der Fetus ist einem gesteigerten Hypoxierisiko ausgesetzt.
  - Gesteigertes Risiko eines vorzeitigen Blasensprungs, Frühgeburt und Infektionen.
  - Unter Umständen schwere Entzugssymptome beim Neugeborenen.

26.04 Screening auf fetale chromosomale Anomalien

Grundsätzliches
- Bei jeder Schwangerschaft besteht ein kleines Risiko fetaler Chromosomenanomalien.
- Die Inzidenz von Trisomie 21, die das Down-Syndrom verursacht, beträgt bei Müttern unter 30 Jahren weniger als 1/1000 und bei Müttern über 40 mehr als 1/100.
- Älteren Schwangeren (im Alter von 35–40 Jahren) sollte im Sinne eines Screenings auf Down-Syndrom die Möglichkeit einer Chorionzottenbiopsie oder Amniozentese angeboten werden.
- Nach Down-Syndrom und anderen Chromosomenanomalien kann bei Frauen jeden Alters gefahndet werden, wenn die Serummarker Auffälligkeiten zeigen oder der Ultraschall fetale Auffälligkeiten zeigt.
- Eine mögliche Strategie für das Screening auf chromosomale Anomalien ist eine kombinierte Untersuchung in der Frühschwangerschaft (Serummarker in der 8.–12. Schwangerschaftswoche und Messung der Nackenfaltentransparenz im Rahmen der routinemäßigen Ultraschalluntersuchung in der 10.–20. Woche) oder als Alternative ein Dreifachscreening des mütterlichen Serums in der 14. oder 15. Woche.
- Vergessen Sie nicht, dass jedes Screening auf freiwilliger Basis erfolgt und die Schwangere nach Aufklärung über die Verlässlichkeit, Risiken und zeitlichen Abstände der Untersuchungen und der Ergebnispräsentation selbst entscheiden kann, ob Sie diagnostische Untersuchungen des Fetus durchführen lassen will oder nicht.

Ultraschalluntersuchungen
- Werden strukturelle Anomalien des Fetus entdeckt, so sind Chromosomenuntersuchungen angezeigt, da auch die geringste Anomalie einen Hinweis auf einen Chromosomendefekt darstellen kann.
- Geringfügige Anomalien, die einen Verdacht auf Chromosomendefekte aufkommen lassen, sind unter anderem Choroidplexus-Zysten, erweiterte Nierenhohlräume, hyperechogener Darm des Feten, ein Hygrom in der Nackenregion, fetaler Hydrops, Dicke der fetalen Nackenfalte und Fehlen des Nasenbeins im 1. Trimenon.

Nackenfaltentransparenz (Nackenfaltendicke)
- Eine bei der Ultraschalluntersuchung zwischen der 10. und 13. Woche festgestellte erhöhte nuchale Transparenz spricht für ein erhöhtes Risiko einer Chromosomenanomalie, normalerweise über der 95. Perzentile.
- Die Nackenfaltentransparenz ist für gewöhnlich vorübergehend; in manchen Fällen nimmt die Schwellung jedoch zu und führt unabhängig vom Chromosomenstatus des Feten zu einem Spontanabort.
- Es wurde auch festgestellt, dass bei diesen Schwangerschaften ein leicht erhöhtes (5–10%) Risiko für angeborene Herzfehler besteht.

Screening anhand des mütterlichen Serums
- Ein Serumscreening kann im 1. und 2. Trimenon durchgeführt werden.
- Bei der Risikobewertung muss auch das Alter der Mutter in Betracht gezogen werden: bei älteren Schwangeren liefert das Serumscreening signifikant verlässlichere Ergebnisse (siehe Tabelle 26.04).

Serumscreening im 1. Trimenon
- Während des 1. Trimenons (8.–13. SSW) kann das Risiko von Chromosomenanomalien durch Messung der Serumkonzentrationen von Pregnancy-associated Plasma Protein A (PAPP-A) und β-hCG bewertet werden. Beim Down-Syndrom ist die PAPP-A-Konzentration niedriger und die Konzentration von β-hCG höher.

Screening in der Mitte der Schwangerschaft
- Während des 2. Trimenons (Wochen 15–17) erfolgt die Risikobewertung durch Messung der β-hCG-Konzentration, des fetalen β-Fetoprotein (AFP) und des Inhibin A (noch nicht in allen Ländern eingeführt).
- Beim Down-Syndrom ist die β-hCG-Konzentration höher als normal, jene von AFP niedriger.
- Bei Berücksichtigung des mütterlichen Alters identifiziert dieses Screeningprogramm die Gruppe jener Mütter (5% aller Schwangeren), bei denen ein erhöhtes Trisomie-21-Risiko besteht. Durch weiterführende Chromosomenuntersuchungen *in dieser Gruppe* können etwa 60% aller Fälle von Trisomie 21 identifiziert werden ©.

Tabelle 26.04 **Verlässlichkeit des Screenings auf das Down-Syndrom**

Methode	Prozentsatz der identifizierten Fälle
Nuchale Transparenz, 10.–14. Schwangerschaftswoche	50–60%
Kombiniertes US- und Serumscreening während des 1. Trimenons	70–80%
Serumscreening der Mutter während des 2. Trimenons, alle Mutter < 30 Jahre alt Mutter > 35 Jahre alt	70% 30–40% 70–90%
Quelle: Health Technol Assess 2003; 7(11); www.nccht-ta.org/execsumm/summ711.htm	

- Eine Erhöhung der Serumkonzentration von AFP weist eventuell auf folgende Anomalien hin:
  - Neuralrohrdefekt oder Gastroschisis
  - kongenitale Nephrose oder
  - bestimmte andere Strukturanomalien

Kombiniertes Ultraschall- und Serumscreening (Combined-Test)

- Das kombinierte Ultraschall- und Serumscreening umfasst die Messung von PAPP-A und β-hCG während des 1. Trimenons sowie
- die Berücksichtigung der nuchalen Transparenz (in mm), der Größe des Feten (Scheitel-Steiß-Länge) und des Alters der Mutter.
- Auf Grund dieser Daten kann die statistische Wahrscheinlichkeit einer Trisomie 21 mit einem Computerprogramm berechnet werden.
- Anmerkung: Der Combined-Test darf in Österreich nur von Untersuchern durchgeführt werden, die ein (jährlich zu erneuerndes) Zertifikat dafür haben.

Zwillingsschwangerschaft

- Bei einer Zwillingsschwangerschaft ist eine Ultraschalluntersuchung durchzuführen, um festzustellen, ob es sich um eine monochoriatische oder dichoriatische Schwangerschaft handelt.
- Die Bestimmung der Chorionizität ist wichtig, weil es sich bei einer monochoriatischen Schwangerschaft immer um monozygote (eineiige) Zwillinge (Mehrlinge) handelt, während 90% aller dichoriatischen Schwangerschaften dizygot (zweieiig) sind.
- Bei einer dizygoten (zweieiigen) Schwangerschaft verdoppelt sich natürlich aufgrund der Zwillingsbildung das Trisomierisiko, während bei einer monozygoten (eineiigen) Schwangerschaft die Risiken aufgrund des mütterlichen Alters die gleichen wie bei einer Einlingsschwangerschaft sind, aber beide Feten entweder normale oder abnormale Chromosomen aufweisen.
- Bei den im Rahmen des Screenings in der Schwangerschaftsmitte durchgeführten Bluttests sind die Blutwerte doppelt so hoch. Deshalb ist bei der Risikobewertung eine eventuelle Zwillingsschwangerschaft in Betracht zu ziehen. In der Praxis ist eine eindeutige Risikostratifizierung nicht möglich, doch lassen sich Zwillingsschwangerschaften aufgrund des Screenings in eine positive und eine negative Gruppe einteilen.
- Die Nackenfaltenmessung (nuchale Transparenz) kann auch bei einer Zwillingsschwangerschaft durchgeführt werden.

Chromosomenuntersuchungen am Fetus

- Fetale Chromosomenuntersuchungen zeitigen sehr verlässliche Ergebnisse; in mehr als 99% der Fälle sind die Ergebnisse definitiv.
- Diskrepanzen können auftreten, wenn die Probe Zellen sowohl mit normalen als auch mit abnormalen Chromosomen enthält (sogenannte Mosaikbefunde).
- Das Abortusrisiko nach Amniozentese beträgt 0,5%, nach einer Chorionzottenbiopsie 0,5–1%.

Chorionzottenbiopsie

- Eine Chorionzottenbiopsie kann nach der 10. Schwangerschaftswoche vorgenommen werden. Dabei wird transabdominal mit einer Nadel eine Gewebeprobe entnommen. Die Nadel wird unter Ultraschallkontrolle in das Chorion eingeführt und eine kleine Menge Plazentagewebe in die Spritze angesaugt.
- In den meisten Fällen zeigen sich in der Probe innerhalb etwa 1 Woche sich teilende Zellen, und die gefärbten Chromosomen können unter dem Mikroskop untersucht werden.
- Bringt dies kein Ergebnis, ist eine Kultur anzulegen. Das Ergebnis liegt nach 3–4 Wochen vor.

Amniozentese

- Eine Amniozentese wird meist in der 15. oder 16. Schwangerschaftswoche vorgenommen. Dabei wird transabdominal mittels einer Nadel eine Fruchtwasserprobe genommen. Um das Eindringen der Nadel in die Uterushöhle verfolgen zu können, wird der Eingriff unter Ultraschallkontrolle durchgeführt. Das Fruchtwasser enthält stets einige Fetuszellen, die für die Chromosomenuntersuchung kultiviert werden. Im Durchschnitt liegen die Ergebnisse nach 2–3 Wochen vor.
- Zusätzlich zur Chromosomenanalyse wird meist auch die AFP-Konzentration der Probe gemessen. Liegt eine strukturelle Anomalie des Fetus (z.B. verschiedene Hemmungsfehlbildungen, wie etwa ein Neuralrohrdefekt) oder eine kongenitale Nephrose vor, ist die AFP-Konzentration unter Umständen erhöht.

Indikationen für eine Chromosomenuntersuchung

- Alter der Schwangeren:
  - regional verschieden, zwischen 35 und 40 Jahren
- Feststellung leichter fetaler Anomalien im Ultraschall:
  - nuchale Transparenz mehr als 3 mm oder höher als 95. Perzentile
  - Choroidplexus-Zyste
  - Pyelektasie
  - hyperechogener Darm des Feten
  - zunehmend verzögertes Fetuswachstum

- Verdacht eines gesteigerten Risikos aufgrund der Ergebnisse der Serumscreenings der Mutter oder der kombinierten Ultraschalluntersuchung mit Serumscreening.
- Feststellung eines Strukturdefekts im Ultraschall, z.B. Nabelbruch, Klumpfuß oder kardiale Anomalien.
- Bei einem Elternteil oder einem früher geborenen Kind diagnostizierter Chromosomendefekt.

Abnormale Ergebnisse und weitere Maßnahmen

- Bei Anomalien in den Ergebnissen der Chromosomenanalyse ist den Eltern eine genetische Beratung anzubieten oder zumindest die Gelegenheit zu einem Gespräch mit einem Facharzt für Geburtshilfe zu geben. Damit soll gewährleistet werden, dass sich die Eltern der Tragweite der Ergebnisse bewusst und in der Lage sind, weitere Maßnahmen zu planen.
- Wenn die Eltern dies wünschen, können sie wegen einer gravierenden Entwicklungsstörung oder Schädigung des Fetus bis zur 24. Schwangerschaftswoche einen Schwangerschaftsabbruch verlangen.
- Anmerkung: In Österreich in ein Abbruch der Schwangerschaft in solchen Fällen bis zu deren Ende gestattet. Eine genaue Definition einer solchen Schädigung existiert nicht.
- Entschließen sich die Eltern dazu, dass das Kind ausgetragen werden soll, ist in bestmöglicher Weise für eine Verlaufskontrolle der Schwangerschaft, die Entbindung und die Versorgung des Neugeborenen zu sorgen.
- Nach einem Schwangerschaftsabbruch wegen einer Entwicklungsstörung ist die Art des Defekts durch eine Untersuchung des Feten (Inspektion, Photographien, Chromosomenanalyse, Autopsie) genauestens festzustellen. Dadurch können die Eltern im Rahmen einer genetischen Beratung über das Rezidivrisiko und entsprechende fetale Tests bei einer etwaigen späteren Schwangerschaft aufgeklärt werden.

Zukünftige Möglichkeiten

- In Zukunft werden vermutlich weitere Möglichkeiten entwickelt werden, Feten auf das Vorliegen eines Down-Syndroms zu screenen. Dazu gehören:
  - Serummarker aus dem Harn
  - Ultraschallbefunde, wie Veränderungen der Strömungsgeschwindigkeit im Ductus venosus sowie der Pulsfrequenz im Frühstadium der Schwangerschaft
  - fetale Zellen und DNA im Blutkreislauf der Mutter

26.05 Stillprobleme und Beratung

Grundsätze

- Häufiges Stillen in den ersten Lebenstagen, wann immer das Kind danach verlangt, ist besonders wichtig für weiteres erfolgreiches Stillen: Häufiges Stillen fördert die Laktation.
- Manche Mütter machen sich über die Nahrungsaufnahme ihres Kindes in den ersten Lebenstagen Sorgen. Gesunde Babys werden mit einer „Flüssigkeitslast" geboren, und anfänglicher Gewichtsverlust ist durchaus natürlich. Das Neugeborene benötigt nur geringe Nahrungsmengen, gerade so viel, wie es von der Mutter erhalten kann.
- Wird schon in den ersten Tagen mit der Flasche gefüttert, füllt sich der Magen des Säuglings zu leicht und verringert den Wunsch, richtig zu saugen, was zu verringerter Laktation führt. Dennoch beginnt die Laktation bei manchen Müttern nicht schnell genug; in so einem Fall kann dem Kind in den ersten Tagen zusätzliche Flaschennahrung gegeben werden.
- Muttermilch soll immer zuerst angeboten werden. Erst danach wird man, wenn nötig, Flaschennahrung geben. Diese ist besonders dann wichtig, wenn der Säugling ein erhöhtes Risiko für Hypoglykämien hat, zum Beispiel bei Problemen der Mutter mit der Blutzuckereinstellung während der Schwangerschaft, bei Gestose, Blutdruckmedikation oder wegen niedrigem bzw. hohem Geburtsgewicht.
- Nach Einschießen der Muttermilch ist es in den meisten Fällen nicht mehr notwendig zuzufüttern. Flaschenernährung des Neugeborenen verhindert späteres erfolgreiches Stillen nicht.
- Eine geringe Laktation kann auch später durch häufigeres Anlegen des Kindes gesteigert werden.

Stillberatung

- Beratung über das richtige Stillen sollte Teil der routinemäßigen Betreuung der Mutter sein.

Gute Stillhaltung

- Es gibt viele gute Stillpositionen. Die Mutter sollte sich in entspannter und bequemer Position befinden, und das Baby muss gut an die Brust herankommen. Das Stillen sollte von Anfang an sowohl im Sitzen als auch Liegen durchgeführt werden, um sicherzustellen, dass die Brüste gleichmäßig entleert werden.
- Um dem Baby einen guten Zugang zur Brust zu ermöglichen, muss es möglichst nahe am Körper der Mutter gehalten werden (wobei der Bauch des Kindes am Körper der Mutter aufliegt).

Richtiges Anlegen
- Der Säugling saugt sich an der Brustwarze fest, und der Warzenhof befindet sich fast zur Gänze in seinem Mund.
- Das Schlucken ist sowohl hör- als auch sichtbar.
- Wenn das Kind nahezu ununterbrochen nach der Brust verlangt, ist das Anlegen zu überprüfen. Durch falsches Anlegen kommt es nicht zur Anregung der Milchproduktion, und die Milchmenge bleibt gering.

Schnuller und Saugflasche
- Saugen gibt dem Neugeborenen immer eine Befriedigung, auch wenn es nicht hungrig ist.
- Ein Schnuller kann gegeben werden, wenn die Eltern wollen, denn er kann ein schreiendes unruhiges Kind beruhigen.
- Das Verwenden eines Schnullers verhindert erfolgreiches Stillen nicht.

Stillprobleme
Flache Brustwarzen
- Es ist wichtig, das richtige Anlegen des Kindes zu zeigen. Es lohnt sich, unterschiedliche Positionen auszuprobieren; manchmal hilft es auch, das Kind während des Stillens unter den Arm zu nehmen.
- Die Brustwarzen können entweder mit den Fingern oder durch Verwendung einer manuellen Milchpumpe stimuliert werden. In manchen Fällen bewähren sich Brusthütchen.
- Etwas Milch kann in den Mund des Kindes gepumpt werden, damit es sich bei geringer Milchmenge nicht frustriert fühlt. Wenn das Kind direkten Hautkontakt mit der Mutter hat, gewöhnt es sich schneller an die Brust und findet leichter die richtige Saugstellung.

Wunde Brustwarzen
- Der Warzenhof kann vor allem in der Anfangsphase des Stillens wund werden, wodurch das Stillen schmerzhaft wird. Die Brustwarzen können nach dem Stillen mit Fettsalben behandelt werden.
- Der Grund für das Wundwerden liegt unter Umständen daran, dass der Stillvorgang zu lange dauert. Manche Babys saugen einfach aus Vergnügen weiter, was unterbunden werden sollte, wenn es unangenehm zu werden beginnt. Das Kind nimmt üblicherweise innerhalb von 15 bis 20 Minuten genügend Milch zu sich; indem man den kleinen Finger zwischen die Brust und das obere Zahnfleisch führt, lässt sich der Stillvorgang beenden.

Brustschwellung und Milchstau
- Aufgrund der Milchproduktion kann es innerhalb von 1 bis 3 Tagen nach der Entbindung zu einer Brustschwellung kommen.
  - Häufiges Stillen bereits innerhalb der ersten 24 Lebensstunden des Säuglings und richtiges Anlegen können durch Milchstau verursachte Brustschwellungen verhindern.
  - Als Behandlung empfiehlt sich ein Entleeren der Bürste durch Stillen oder so häufig wie mögliches Abpumpen. Wenn nur 5 bis 10 ml Milch abgepumpt werden, reduziert sich der Druck und der Säugling kommt wieder besser an die Brustwarze heran.
  - Spannungen können durch Auflegen einer feuchten, kühlen Mullbinde gelindert werden.
  - Die Brüste werden händisch entleert.
- Später auftretender Milchstau könnte auf inadäquates Saugen des Kindes, zu lange Stillintervalle, Stress, zu enge Kleidung oder übermäßige Milchproduktion zurückzuführen sein.
  - Eine warme Dusche oder eine warme Kompresse erhöhen den Oxytocinreflex. Die gleiche Wirkung kann auch durch eine sanfte Brustmassage erzielt werden.
  - Das Kind soll angelegt werden, so oft es danach verlangt.
  - Wenn das Kind Saugschwierigkeiten hat, sollten die Brüste händisch oder mittels einer Milchpumpe entleert werden. Bereits das Abpumpen einer geringen Milchmenge erleichtert es dem Säugling, richtig an die Brust heranzukommen und entsprechend zu saugen.

Mastitis
- Siehe 25.22.

Neugeborenenikterus
- Bei Kindern, die gestillt werden, kann es manchmal auch noch nach der Neugeborenenperiode zu einem Ikterus kommen, aufgrund einer Interaktion der Brustmilch mit der Bilirubinexkretion.
- Diese Kinder sind aufgeweckt und befinden sich in einem guten gesundheitlichen Zustand. Der Ikterus ist nicht bedrohlich und das Stillen sollte seinetwegen nicht unterbrochen werden.
- Infektionen oder andere allgemeine Erkrankungen des Kindes sollten allerdings ausgeschlossen werden (Mittelstrahlharn, CRP).

Brustverweigerung
- Gründe für die Brustverweigerung und Behandlungsvorschläge:
  - Erkrankung des Kindes. Wenn das Kind nicht trinken kann, ist die Milch abzupumpen.
  - Verstopfte Nase: Physiologische Kochsalzlösung in die Nasenlöcher einträufeln.
  - Empfindliche Mundschleimhäute: Kann auf eine Candidiasis zurückzuführen sein; Behandlung erforderlich. Zahnen kann ebenfalls Empfindlichkeitsreaktionen hervorrufen. In diesen Fällen kann die Verabreichung von abgepumpter Milch helfen.

Trinkschwierigkeiten können unterschiedliche Ursachen haben

- Der Säugling wird daran gehindert, so zu trinken, wie er eigentlich will. Die Mutter bewegt z.B. seinen Kopf in eine falsche Position, legt das Kind nicht richtig an oder nimmt sich nicht genügend Zeit zum Stillen: Beratung der Mutter.
- Zu wenig Milch: häufigeres Stillen
  - Wie fühlt sich die Mutter? Erkundigen Sie sich nach ihren Möglichkeiten, sich zu entspannen sowie nach ihren Ess- und Trinkgewohnheiten.
- Übermäßige Milchproduktion:
  - Vor dem Stillen etwas Milch abpumpen und auf das richtige Anlegen des Säuglings achten.
  - Schrittweise Verringerung der Stillmenge: Man reicht dem Säugling nur eine Brust und pumpt von Tag zu Tag jeweils etwa 20 ml weniger aus der anderen Brust ab.

26.10 Ektopische Schwangerschaft

Grundregel

- Bei Frauen im gebärfähigen Alter mit Schmerzen im Unterbauch und/oder abnormen Blutungen, sollte man stets an eine ektopische Schwangerschaft denken, wenn eine Schwangerschaft prinzipiell möglich ist (unabhängig von der angewandten Verhütungsmethode).

Epidemiologie

- Die Inzidenz ist bei Frauen im Alter von 25 bis 34 Jahren am höchsten.
- In den 80er Jahren des letzten Jahrhunderts wurde in den westlichen Ländern ein starkes Ansteigen der Inzidenz festgestellt. Dieses stand im Zusammenhang mit Entzündungen im kleinen Becken (PID) und Infertilität, den starken Geburtenjahrgängen nach dem Zweiten Weltkrieg, dem zunehmenden Gebrauch von Intrauterinpessaren ©, verbesserter Diagnostik und der zunehmenden Zahl von Infertilitätsbehandlungen.
- Bis zu Beginn der 90er Jahre war die Inzidenz bereits wieder gefallen.
- 1994 waren in Finnland 155 von 100.000 Frauen zwischen 15 und 44 Jahren betroffen, 2000 nur mehr 84/100.000.

Lokalisation

- Die meisten ektopischen Schwangerschaften (98%) betreffen die Eileiter. Bauchhöhlen-, Eierstock- und Zervixschwangerschaften sind äußerst selten.

Risikofaktoren

- Bei weniger als 1% der Patientinnen können Risikofaktoren in der Krankengeschichte gefunden werden. Diese schließen ein:
  - vorangegangene Entzündung im kleinen Becken (PID, Chlamydien und Gonorrhö)
  - vorangegangene Operationen in der Beckenregion
  - vorangegangene ektopische Schwangerschaft
  - Verwendung eines Kupfer-IUP (nicht bei hormonellen IUPs) ©
  - Infertilität und Infertilitätstherapie in der Anamnese (z.B. IVF)
  - (Endometriose)
  - (Fehlbildungen)

Komplikationen

- Ruptur eines aktiv wachsenden Schwangerschaftsprodukts (spätestens bis zur 10.–12. Schwangerschaftswoche), das in manchen Fällen lebensbedrohlich sein kann.
- Eine sogenannte persistierende ektopische Schwangerschaft entwickelt sich spontan oder nach einer Behandlung.

Symptome

- Abnorme Blutung (in unterschiedlichem Ausmaß) und/oder Schmerzen im Unterbauch. Die Patientin muss nicht unbedingt eine eindeutige Amenorrhö haben (z.B. Frauen, die ein IUP verwenden).
- Heutzutage haben die Patientinnen meist nur geringfügige Symptome (kein akutes Schockrisiko), da sie bereits frühzeitig zur Untersuchung und Therapie erscheinen.
- Wenn das Schwangerschaftsprodukt rupturiert und in die Bauchhöhle blutet, kommt es meist zu einem Kollaps.
- Bei schweren Blutungen können Schulterschmerzen auftreten.

Diagnostik

- Beim Auftreten von Blutungen und Schmerzen sollte man zunächst feststellen, ob eine Schwangerschaft vorliegt.
  - Es empfiehlt sich, Serum für den Schwangerschaftstest zu verwenden.
  - Die empfindlichsten Tests (hCG 10–20 IE/ml) sind bereits 1 Woche vor Ausbleiben der Menstruation positiv.
  - Ein Schwangerschaftstest aus dem Harn ist weniger empfindlich: Ein positives Ergebnis ist zwar signifikant, ein negatives schließt jedoch eine ektopische Schwangerschaft nicht mit Sicherheit aus.

- Bei der klinischen Untersuchung:
  - S. Abb. 26.10
  - Das Vaginalsekret enthält keine Gewebsteile, der äußere Muttermund ist geschlossen, der Uterus ist meist nicht vergrößert (wie bei einem Spontanabort).
  - Schmerzen bei der Palpation und eine Abwehrspannung sind Hinweise auf ein akutes Geschehen.
  - Ein beschleunigter Puls und niedriger Blutdruck weisen ebenfalls auf eine Notfallsituation hin.

- Bei positivem Schwangerschaftstest wird die Lokalisation mittels Ultraschall bestätigt:
  - Eine Untersuchung mittels vaginalem Ultraschall kann etwa 41 Tage nach der letzten Menstruation (d.h. wenn die Regel etwa 2 Wochen ausgeblieben ist) eine intrauterine Schwangerschaft mit fast 100%iger Sicherheit bestätigen (dann kann der Herzschlag intrauterin nachgewiesen werden).
- Die Differenzialdiagnostik wird durch eine quantitative hCG-Messung in Verbindung mit einer Ultraschalluntersuchung erleichtert:

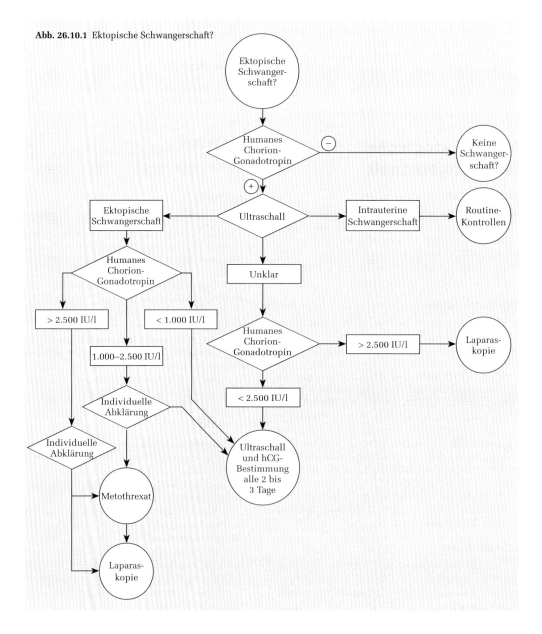

Abb. 26.10.1 Ektopische Schwangerschaft?

- Wenn der Serum-hCG-Spiegel auf über 1000 IE/ml steigt und im Ultraschall keine intrauterine Schwangerschaft zu sehen ist, kann man mit etwa 95%iger Sicherheit annehmen, dass eine ektopische Schwangerschaft vorliegt.
- Mit einem guten Ultraschallgerät kann ein erfahrener Gynäkologe eine ektopische Schwangerschaft in bis zu 90% der Fälle erkennen. Bestätigt der Ultraschall die Diagnose nicht, dann wird die Lokalisation, Größe und Art der ektopischen Schwangerschaft meist durch die Laparoskopie bestätigt (Risiko einer Ruptur!).

Therapie

- Patientinnen in schlechtem Allgemeinzustand und niedrigem Blutdruck (drohender Schock) erhalten sofort einen i.v. Zugang und Volumensubstitution. Wenn es ihr Zustand erlaubt, sollte man sie ehestens operieren. Gegenwärtig ist nur bei etwa 5% der Patientinnen wegen eines instabilen Kreislaufes oder einer massiven Blutung in den Bauchraum eine Laparotomie erforderlich.
  - Eine Radikaltherapie (Exstirpation der tuba uterina) ist unter folgenden Umständen ratsam:
    – Der Eileiter ist rupturiert und blutet.
    – Die ektopische Schwangerschaft ist an derselben Stelle schon einmal aufgetreten.
    – Die Patientin plant keine weiteren Schwangerschaften (in diesem Fall kann man in derselben Sitzung eine Sterilisation durchführen).
    – Die Schwangerschaft ist trotz einer Sterilisation eingetreten.
    – Eine IVF-Behandlung wird derzeit durchgeführt oder ist geplant.
  - **Organerhaltende chirurgische Eingriffe** können laparoskopisch vorgenommen werden, wenn die Patientin in der Zukunft schwanger werden will und eine schonende Operation technisch möglich ist ❸. Die häufigste Form eines solchen Eingriffs ist eine operative Eröffnung des Eileiters (Salpingotomie).
  - Die Schwere der Symptome, die eigene Entscheidung der Patientin, die Größe und die Beschaffenheit der ektopen Schwangerschaft sowie der hCG-Spiegel im Serum beeinflussen die Entscheidung für eine chirurgische oder eine andere Behandlung.
  - Durch eine **medikamentöse Behandlung** kann eine Resorption des Schwangerschaftsgewebes erreicht werden. Eine Behandlung mit Methotrexat sollte in Erwägung gezogen werden, wenn die Patientin nur wenige Symptome hat, die Leber- und Nierenfunktion normal, die Größe der ektopischen Schwangerschaft im Durchmesser nicht mehr als 4 cm, das Serum-hCG unter 3000 IU/l und es möglich ist, die Entwicklung des hCG-Spiegels zu verfolgen.
  - Methotrexat ❸ wird intramuskulär (50 mg/m²) oder oral zusammen mit Folsäure entweder als Einmalgabe oder in einer Serie gegeben oder lokal im Zusammenhang mit einer Sonographie oder Laparoskopie.
    – 70–90% der ektopen Schwangerschaften können erfolgreich mit einer einzelnen Gabe von Methotrexat i.m. behandelt werden.
    – Das Ergebnis ist um so besser, je niedriger der hCG-Spiegel ist ❸.
    – Als häufigste Nebenwirkung der Behandlung treten für gewöhnlich Bauchschmerzen auf, das betrifft ca. 75% der behandelten Patientinnen.
  - In manchen Fällen (18–33%) ist lediglich eine **Nachuntersuchung** notwendig (niedriger hCG-Spiegel < 1000 hCG, kleiner Gestationssack < 4cm). In diesen Fällen ist der rückläufige hCG-Spiegel durch wiederholte Messungen zu bestätigen, und die Patientin muss unter ärztlicher Beobachtung bleiben.

Weitere Therapie und Prognose

- Der endgültige Effekt der konservativen Behandlung wird durch Überprüfung des Abfalls des hCG-Spiegels (bis < 10 IE/l) bestätigt.
- Wenn der hCG-Wert eher langsam abfällt oder der Verdacht besteht, dass die primäre Behandlung versagt hat, kann Methotrexat i.m. oder oral als Booster verabreicht werden.
- Zu Beginn der nächsten Schwangerschaft sollte man die Lokalisation der Schwangerschaft frühzeitig durch hCG-Messung und transvaginale Ultraschalluntersuchung bestätigen.
- Wegen der Rezidivgefahr ist die Verwendung eines Kupfer-IUP nicht zu empfehlen.
- Die Prognose für weitere Schwangerschaften ist bei einem organerhaltenden chirurgischen Eingriff und/oder medikamentöser Behandlung gut. Das Rezidivrisiko liegt bei 5–15%.

26.11 Blutungen während der Schwangerschaft (1. und 2. Trimenon, bis zur 28. Woche)

Grundregeln

- Ob eine Patientin an eine geburtshilfliche Ambulanz überwiesen wird, wird regional unterschiedlich gehandhabt. (Für Österreich: schon aus juridischen Gründen grundsätzlich zu empfehlen!)

- Blutungen vor der 22. Woche der Schwangerschaft:
  - Bei geringfügigen Blutungen und seltenen Kontraktionen ist zu überlegen, ob der Schwangeren lediglich Ruhe empfohlen wird. Es ist nicht nachgewiesen, ob Ruhe einen positiven Einfluss hat. Wenn möglich, sollte eine Ultraschalluntersuchung durchgeführt werden.
  - Anmerkung für Österreich: die fachärztliche gynäkologische Begutachtung ist in jedem Fall zu empfehlen.
  - Bei starken Blutungen oder starken Schmerzen ist eine sofortige Überweisung an eine gynäkologische Ambulanz notwendig.
  - Eine Überweisung an eine gynäkologische Ambulanz am nächsten Werktag ist erforderlich, wenn
    - ein vollständiger Spontanabort stattgefunden hat und die Patientin fieberfrei und in gutem Allgemeinzustand ist.
    - der Fetus tot ist.
    - sich im Verlauf der Nachuntersuchung die Blutung verstärkt.
    - Anmerkung: Da die wenigsten österreichischen Hausärzte über die Möglichkeit zur Ultraschalluntersuchung verfügen, wird eine Überweisung oder Einweisung (je nach den örtlichen Möglichkeiten) in allen 3 Fällen angeraten.
- Blutung nach der 22. Woche der Schwangerschaft:
  - sofortige Einweisung an die geburtshilfliche Abteilung.

Ursachen einer Blutung

- Fehlgeburt
- Ektopische Schwangerschaft (26.20)
- Plazentare Gründe (Placenta praevia, vorzeitige Plazentalösung)
- Vaginale oder zervikale Infektionen, Polypen oder Traumen
- Blasenmole

Ursachen einer Fehlgeburt

- Fetale Anomalien
- Chromosomale Anomalien
- Immunologische Abstoßung
- Uterus- und Zervixanomalien
- Endokrinologisches Ungleichgewicht, Diabetes und Hyperthyreose, beeinträchtigte Corpus-luteum-Funktion
- Virusinfektionen, Listeriose, Toxoplasmose
- Intrauteriner Gestationssack ohne Fetus (Windei oder Ovum abortivum)

Status

- Allgemeinzustand:
  - Bei Verdacht auf eine fieberhafte Infektion oder bei starken Blutungen wird die Patientin sofort als Notfall in eine gynäkologische Abteilung überwiesen. Wenn nötig, werden die Körpertemperatur, Blutdruck und Puls gemessen (eventuell Blutbild und C-reaktives Protein).
- Gynäkologischer Status:
  - Uterus: Entspricht die Größe der Zahl der Schwangerschaftswochen? Druckempfindlichkeit? Kontraktionen? Ist die Zervixlänge verringert oder die Zervix dilatiert? Blutungen? Starke Blutungen?
  - Fetus: Ist der Fetus sichtbar oder bereits ausgestoßen? Bei nicht erweiterter Zervix: Sind Herztöne zu hören (nach der 12. Schwangerschaftswoche) oder ist die Herztätigkeit im Ultraschall sichtbar oder sind Bewegungen palpierbar (nach der 16. bis 18. Schwangerschaftswoche)?

Drohender Abort (Abortus imminens)

- Minimale Vaginalblutung und Schmerzen. Guter Allgemeinzustand. Uterus vergrößert, Zervix nicht dilatiert. Herzfunktion mittels Doppler oder Ultraschall beobachtbar.
- Ultraschall nach 1–2 Wochen wiederholen.
- Wenn nötig, Untersuchung auf Chlamydien oder Gonorrhö (in vielen Mutterberatungszentren Teil der Routineuntersuchungen).
- Ruhe kann indiziert sein, körperliche Anstrengung ist zu vermeiden. Krankenstand angezeigt.
- Raten Sie der Patientin, Geschlechtsverkehr zu vermeiden (könnte als lokaler Stimulus wirken).
- Da die Wirksamkeit dieser Medikamente nicht eindeutig nachgewiesen ist, sind Betasympathomimetika nicht routinemäßig zu verschreiben.
- Anmerkung: Die Überwachung einer gefährdeten Schwangerschaft obliegt in Österreich dem Gynäkologen.

Verhaltener Abort (missed abortion)

- Der Fetus ist abgestorben und seine Resorption hat in der Gebärmutter bereits begonnen, diese bleibt jedoch verschlossen. Die Patientin fühlt eine Schwere in der Beckengegend. Der Uterus ist nicht vergrößert. Blutungen in Form eines bräunlich-wässrigen Ausflusses. Ein verhaltener Abort kann meist mit Ultraschall im Frühstadium der Schwangerschaft (für gewöhnlich vor der 12. Woche) diagnostiziert werden.
- Überweisung am nächsten Werktag ins Krankenhaus zur Kürettage Ⓐ.

- Anmerkung: Im finnischen Original befindet sich an dieser Stelle ein Absatz über die Durchführung einer medikamentösen Uterusentleerung mit Misoprostol. Da diese in Österreich nur im stationären Bereich möglich ist, wurde auf den Absatz verzichtet.

Fehlgeburt (Abortus incipiens: incompletus, completus)

- Eine Fehlgeburt ist unausweichlich (incipiens), die Zervix ist offen. Oft starke Blutungen, Krämpfe im Unterbauch während der Uteruskontraktionen. Unter Umständen gehen Blutklumpen ab.
- Im Ultraschall Verlust des Fetus.
- Bei starker Blutung wird eine Volumssubstitution durchgeführt und der Transport in das Krankenhaus veranlasst.
- Die Behandlung besteht in Vakuumkürettage und Ausschabung des Uterus.
- Ein Abort wird als vollständig (completus) bezeichnet, wenn die Gebärmutter gänzlich entleert ist. Wenn der Uterus fast leer ist, und eine Extrauteringravidität ausgeschlossen werden kann, ist eine Kürettage nicht unbedingt erforderlich. Bei Bedarf kann das β-HCG nachkontrolliert werden. Über die Vorgangsweise wird vom Gynäkologen entschieden.
- Ein Abort wird als unvollständig (incompletus) bezeichnet, wenn nicht das gesamte Gestationsgewebe aus dem Uterus ausgestoßen wurde. Bei einer leichten Blutung kann die Patientin am folgenden Tag in ein Krankenhaus zur chirurgischen oder medikamentösen Kürettage überwiesen werden.
- Siehe auch „Wiederholte Fehlgeburten" (habitueller Abort) (26.12), „drohende vorzeitige Wehentätigkeit" (nach der 22. SSW) (26.20), Blutung in der Spätschwangerschaft (26.16).

Septischer Abort

- Die Ursache sind Keime, die von der Scheide in die Gebärmutter aufsteigen. Meist das Ergebnis eines unvollständigen unter nicht sterilen Bedingungen durchgeführten induzierten Aborts. Starke Blutungen und Schmerzen sind häufig, unter Umständen mit Symptomen eines toxischen Schocks. Die häufigsten Erreger sind E. coli und Streptococcus faecalis.
- Der Transport in ein Krankenhaus ist dringend. Eine sofortige Sepsistherapie ist eventuell nötig.

26.12 Habitueller Abort

Grundregeln

- Der Begriff „habitueller Abort" bezeichnet zumindest 3 aufeinander folgende Fehlgeburten. Spätestens dann sollte nach den Ursachen gefahndet werden.
- Die Ursache sollte schon zu einem früheren Zeitpunkt abgeklärt werden, wenn ein hohes Rezidivrisiko besteht oder wenn die Schwangerschaft auf künstliche Befruchtung zurückzuführen ist.

Epidemiologie

- Bei 10–15% aller Schwangerschaften kommt es zu einer spontanen Fehlgeburt.
- Ein habitueller Abort tritt bei 1% aller Frauen im gebärfähigen Alter auf.
- Eine erste Fehlgeburt bedeutet noch kein höheres Rezidivrisiko. Hingegen beträgt nach zwei Fehlgeburten das Rezidivrisiko 17–35% und nach drei Fehlgeburten 25–49%.
- 75% aller Fehlgeburten ereignen sich vor der 13. Schwangerschaftswoche.
- Bei 77% aller Fälle handelt es sich um Abortiveier (Molen).
- Die zwei wichtigsten Risikofaktoren stellen ein höheres Alter der Frau und die Anzahl der früheren Fehlgeburten dar.

Habitueller Abort: Ursachen

- In den meisten Fällen ist die Ursache unbekannt. Jedoch ist es sehr wahrscheinlich, dass mehrere Risikofaktoren bezüglich der fetalen Entwicklung und der Entwicklung der Plazenta verantwortlich sind.
- Die wichtigste behandelbare Ursache stellt eine Thrombophilie dar.
- In 3–5% der Fälle wird eine parentale Chromosomenaberration, wie etwa eine balancierte Translokation, gefunden.
- Zu den endokrinologischen Ursachen zählen Adipositas und Endokrinopathie in Verbindung mit einem polyzystischen Ovarsynsyndrom (25.15). Was Gelbkörperdysfunktion, Diabetes, Schilddrüsendysfunktion oder Hyperprolaktinämie als mögliche Ursachen anbelangt, ist die Evidenz unschlüssig.
- Obwohl man davon ausgeht, dass immunologische Ursachen eine Rolle spielen können, ist diese Annahme nicht endgültig bewiesen.
- Anatomische Anomalien (Gebärmutteranomalie, Myome, Polypen, Asherman-Syndrom, Zervixdysfunktion)
- Weitere Ursachen sind unter anderem Rauchen, Drogen, NSAR und bestimmte Antidepressiva.

Untersuchungen

- Wiederholte Fehlgeburten sind sowohl körperlich als auch psychisch belastend. Ziel der Untersuchung ist es, die Ursachen abzuklären und mögliche Therapien zu finden sowie die Chancen einer erfolgreichen nächsten Schwangerschaft einzuschätzen.
- Die folgende Strategie basiert auf der verfügbaren Evidenz und auf den Erfahrungen des Autors:
  - Spätestens nach der 3. Fehlgeburt ist eine gründliche Ursachenerforschung in die Wege zu leiten.
  - Untersuchungen sollten schon früher durchgeführt werden, wenn es völlig überraschend zu einer Fehlgeburt gekommen ist (z.B. wenn die Ultraschalluntersuchung einen normal entwickelten Fetus gezeigt hat).
  - Die grundlegenden Untersuchungen können prophylaktisch sogar innerhalb der Primärversorgung durchgeführt werden (bei Verdacht auf Endokrinopathie oder Thrombophilie) und sind gelegentlich auch schon nach der 1. Fehlgeburt angezeigt.

Anamnese

- Alter, frühere Schwangerschaften, Grunderkrankungen, Lebensgewohnheiten, Medikation, Giftexposition, durchgemachte Venenthrombosen.
- Sind früher schon Fehlgeburten oder Entwicklungsanomalien aufgetreten oder besteht in der Familie eine thrombotische Diathese?
- Details früherer Fehlgeburten:
  - Sind die Fehlgeburten immer auf dieselbe Art und Weise verlaufen oder gab es Unterschiede?
    - Ähnlich verlaufende wiederholte Fehlgeburten deuten auf einen Risikofaktor hin, der die Frau für habituelle Aborte prädisponiert.
  - In welcher Schwangerschaftswoche ist die Fehlgeburt eingetreten?
    - Eine frühe Fehlgeburt und ein Abortivei (Windei) sind in der Regel zufällig und die Prognose ist auch ohne Behandlung gut.
  - Eine Fehlgeburt zu einem späteren Zeitpunkt hat wahrscheinlich eine behandelbare Ursache.

Klinische Untersuchung

- Allgemeiner Gesundheitszustand: Habitus, Übergewicht, Ausschluss von Grundkrankheiten.
- Gynäkologische Untersuchung: Palpation, Ausschluss von Infektionen.
  - Eine bakterielle Vaginose sollte erkannt und behandelt werden Ⓐ.
- An Zentren gynäkologische Ultraschalluntersuchung zur Untersuchung der Gebärmutteranatomie und der Ovarienstruktur. Die Struktur des Cavum uteri sollte immer entweder mittels Sonohysterographie, 3D-(Farbdoppler-)Sonographie oder Hysteroskopie untersucht werden.

Labortests

- Kleines Blutbild, Schilddrüsenfunktionstests, Prolaktin, Blutzucker.
- Phospholipidantikörper und Untersuchungen auf Thrombophilie (Faktor-V-Mutation, d.h. APC-Resistenz, Antithrombin III, Homocystein, Prothrombinmutation).
- Spätestens nach der 3. Fehlgeburt Chromosomenanalyse beider Elternteile, bei jüngeren Paaren eventuell schon nach der 2. Fehlgeburt. Einer Antikörperuntersuchung auf Toxoplasma, Zytomegalie-Virus oder Herpesviren kommt keine Bedeutung zu.

Therapie

- Auch wenn die Ursache für habituellen Abort häufig nicht geklärt werden kann und keine spezifische Behandlung zur Verfügung steht, ist die Prognose für eine erfolgreiche Schwangerschaft dennoch gut; es besteht eine bis zu 75%ige Wahrscheinlichkeit, dass die Frau ein gesundes Kind bekommt.
- Ein Antiphospholipdsyndrom oder eine andere Thrombophilie stellen die wichtigsten behandelbaren Ursachen dar. Sie werden bei 15% der Frauen, bei denen mehrmals Fehlgeburten eingetreten sind, diagnostiziert. Heparin entweder allein oder in Kombination mit ASS senkt die Inzidenz von Fehlgeburten um 54%.
- Bei In-vitro-Befruchtungen ist es in einigen Fällen möglich, das Genom des Embryos zu untersuchen und den Embryo für den Transfer in die Gebärmutter entsprechend auszuwählen.
- Organische Fehlbildungen des Uterus wie Polypen oder eine geteilte Gebärmutter werden auf hysteroskopischem Weg behandelt.
- Es liegt noch immer keine überzeugende Evidenz über den Vorteil einer Immuntherapie vor. Eine Kortikosteroidtherapie schadet mehr als sie nutzt.
- Eine unterstützende psychologische Therapie erwies sich als hilfreich: Das Risiko einer Fehlgeburt kann sich bei jenen Frauen, die psychologische Hilfe erfahren haben, halbieren.
  - Häufige Ultraschalluntersuchungen, möglicherweise sogar 2 × wöchentlich, haben eine signifikant unterstützende Wirkung. Wenn sie einen gesunden Fetus zeigen, trägt der Befund dazu bei, bei den Eltern Spannungen abzubauen. Ultraschalluntersuchungen zeigen auch, ob die Schwangerschaft normal verläuft oder nicht.

26.13 Gestationsbedingte Trophoblasterkrankungen (GTD)

Allgemeines
- Bei einer Schwangeren mit unerklärlichen vaginalen Blutungen oder wenn nach einer Fehlgeburt oder Entbindung die Blutungen bzw. der Wochenfluss außergewöhnlich lange persistieren, sollte an eine gestationsbedingte Trophoblasterkrankung gedacht werden.
- Die Diagnose stützt sich auf die Ultraschalluntersuchung und den hCG-Test (humanes Chorion-Gonadotropin) im Serum.

Definitionen
- Bei einer Molenschwangerschaft (Blasenmole oder hydatiforme Mole) handelt es sich um eine Erkrankung der Plazenta, die durch eine Trophoblasthyperplasie und durch traubenförmig geschwollene Chorionzotten gekennzeichnet ist.
  - Aufgrund von genetischen und histopathologischen Merkmalen unterscheidet man zwischen 2 Typen von Molen, der kompletten Mole und der Partialmole.
  - Wenn die Blasenmole nicht behandelt wird, kann sie das Myometrium penetrieren (invasive oder destruierende Mole).
- Das Chorionkarzinom (syn. malignes Chorionepitheliom) ist ein malignes Neoplasma der Plazenta.
  - Etwa der Hälfte aller Chorionkarzinome geht eine komplette Blasenmole voraus; die restlichen treten nach einer Partialmole, einer normalen Schwangerschaft, einer Fehlgeburt oder einer Eileiterschwangerschaft auf.

Inzidenz
- Was die Inzidenz der Trophoblasterkrankungen anbelangt, so besteht ein signifikanter Unterschied zwischen den verschiedenen Weltregionen. In den westlichen Industrieländern ist die Inzidenz geringer als in Afrika oder Südostasien.
- Bei Frauen unter 20 und über 40 besteht ein erhöhtes Risiko. Eine Blasenmole in der Anamnese stellt einen Risikofaktor für eine weitere Molenschwangerschaft dar.

Befunde und Symptome
- Vaginale Blutungen stellen das Leitsymptom dar (in über 90% der Fälle).
  - Wenn nach einer Fehlgeburt oder Entbindung die Blutungen bzw. der Wochenfluss außergewöhnlich lange persistieren, ist zum Ausschluss einer Trophoblasterkrankung ein hCG-Test angezeigt.
- Bei Patientinnen mit kompletten Blasenmolen ist der Uterus häufig größer als dem Schwangerschaftsalter entsprechend (large for date). Bei einer Partialmole ist die Gebärmutter normal oder kleiner als erwartet.
- Hohe hCG-Spiegel können mit Hyperemesis gravidarum oder Luteinzysten im Ovar assoziiert sein.
- Sowohl bei Blasenmolen als auch bei Chorionkarzinomen können sich Metastasen entwickeln.
  - Die Lunge ist der Prädilektionsort für die Metastasen, d.h. die Patientinnen stellen sich häufig mit Dyspnoe und Hämoptyse vor.
  - Auch in der Vagina, der Leber und im Gehirn können sich Metastasen entwickeln.
- Bei der kompletten Blasenmole und bei einem Chorionkarzinom können die Serum-hCG-Werte signifikant höher sein als bei einer normalen Schwangerschaft.
  - Bei einer Partialmole bleiben hingegen die Spiegel meist innerhalb des Referenzbereichs für eine normale Ein-Kind-Schwangerschaft (< 200.000 IU/l).
- Bei der kompletten Mole findet sich im Ultraschall typischerweise ein „Schneegestöber"-Bild bei fehlenden Embryofragmenten. Das Ultraschallbild bei einer Partialmole ähnelt den Befunden bei einer Fehlgeburt oder einem verhaltenen Abort.

Therapie
- Die Methode der Wahl für eine Molenausräumung ist die Saugkürettage.
- Wenn die hCG-Werte nach dem Eingriff nicht wie erwartet sinken, ist eine Chemotherapie indiziert. Auch bei persistierenden vaginalen Blutungen und bei Metastasen kann eine Chemotherapie indiziert sein.
- Ein Chorionkarzinom wird mit Chemotherapie behandelt.

Nachsorge
- Nach der Saugkürettage sollte die Serum-hCG-Konzentration bis zur Normalisierung (< 5 IU/l) alle 1–2 Wochen kontrolliert werden, danach alle 1–2 Monate über weitere 6–12 Monate. Während dieses Zeitraums sollte die Patientin eine Schwangerschaft vermeiden. Kombinationspillen können unmittelbar nach der Kürettage begonnen werden.
- Nach einer Chemotherapie sollte die Serum-hCG-Konzentration mindestens 1 Jahr lang kontrolliert werden. Während dieses Zeitraums sollte die Patientin nicht schwanger werden.

Prognose
- Die Prognose ist gut; die 5-Jahres-Überlebensrate liegt bei 85–100% aller Patientinnen.

26.14 Schwangerschaft und Blutdruck

Zielsetzungen

- Eine Präeklampsie sollte so frühzeitig wie möglich diagnostiziert werden.
- Eine durch eine Schwangerschaft verursachte Hypertonie muss sorgfältig überwacht werden.
  - Bluthochdruck in der Schwangerschaft ist die häufigste Ursache für die Erkrankung der Mutter sowie für perinatale Morbitität und Mortalität.
- Ebenso sorgfältig sind Schwangere, die bereits vor der Schwangerschaft an Bluthochdruck litten, zu überwachen.
  - Mütter mit präexistenter Hypertonie, die eine Pfropfgestose entwickeln, haben während der 2. oder einer weiteren Schwangerschaft ein eindeutig höheres Risiko, perinatal zu versterben, als Erstgebärende, die eine Präeklampsie entwickeln, ohne schon vorher an Bluthochdruck gelitten zu haben.

Definitionen

- Als Hypertonie während der Schwangerschaft bezeichnet man einen Blutdruck ≥ 140/90 oder eine Steigerung des systolischen Blutdrucks um ≥ 30 mmHg bzw. des diastolischen Blutdrucks um ≥ 15 mmHg.
- Wenn der Blutdruck bereits vor der Schwangerschaft bzw. vor der 20. Schwangerschaftswoche erhöht ist, spricht man von chronischer Hypertonie.
- Als Gestationshypertonie bezeichnet man einen Bluthochdruck, der nach der 20. Schwangerschaftswoche auftritt.
- Der Begriff Präeklampsie bezeichnet das gleichzeitige Auftreten von Bluthochdruck und Proteinurie nach der 20. Schwangerschaftswoche.
- Eine Proteinurie (0,3 g/Tag) kann auch während einer normal verlaufenden Schwangerschaft auftreten; für die Definition einer Präeklampsie ist der kritische Wert jedoch 0,5 g/Tag.
- Die Präeklampsie beginnt manchmal mit einer Phase, in der die Nieren noch nicht geschädigt sind, sodass der Blutdruck zwar erhöht ist, aber noch keine Proteinurie besteht.
- Die Bezeichnung Pfropfgestose wird verwendet, wenn sich zusätzlich zu einem (vorbestehenden) chronischen Bluthochdruck nach der 20. Schwangerschaftswoche eine Proteinurie entwickelt.

Risikofaktoren für eine Präeklampsie

- 1. Schwangerschaft
- Mehrlingsfeten
- Präeklampsie in der Familienanamnese
- Alter < 20 Jahre oder > 40 Jahre
- Übergewicht
- Chronischer Bluthochdruck
- Diabetes
- Chronische Nierenerkrankung

Allgemeines

- Wichtigste Aufgabe der pränatalen Betreuung ist die möglichst frühzeitige Erkennung einer Präeklampsie.
- Hypertonie während der Schwangerschaft ist eine der Hauptursachen von Erkrankungen der Mutter sowie von perinataler Morbidität und Mortalität.
- Mütter mit präexistenter Hypertonie, die eine Pfropfgestose entwickeln, haben während der 2. oder einer weiteren Schwangerschaft ein eindeutig höheres Risiko, perinatal zu versterben, als Erstgebärende, die eine Präeklampsie entwickeln, ohne schon vorher an Bluthochdruck gelitten zu haben.

Blutdruck während der Schwangerschaft

- Bei einer normal verlaufenden Schwangerschaft ist der systolische Blutdruck meist etwas niedriger als vor der Schwangerschaft.
- Der diastolische Blutdruck bleibt bis zum letzten Trimenon geringfügig unter dem Niveau vor der Schwangerschaft, steigt aber dann wieder auf den Vorschwangerschaftswert.
- Bei fast der Hälfte aller Schwangeren sinkt der Blutdruck im 2. Trimenon mäßig ab.
- Diese physiologische Veränderung lässt sich im Rahmen der pränatalen Betreuung nur schwer erkennen, und meist scheint der Blutdruck über den gesamten Verlauf der Schwangerschaft regelmäßig leicht zu steigen.

Blutdruckkontrolle im Zuge der pränatalen Betreuung

- Es ist wichtig, den Blutdruck bei der 1. Konsultation zu messen und dann die Veränderungen im Lauf der Schwangerschaft festzuhalten.
- Der Blutdruck ist bei jedem Arztbesuch zu messen; er kann innerhalb kurzer Zeit stark steigen.
- Die Messung ist am unbekleideten rechten Oberarm nach einer Ruhezeit von 15 Minuten vorzunehmen; bei adipösen Patientinnen auf die ausreichende Länge und Breite der Manschette achten!
- Ängstlichen Frauen ist eine Heimmessung zu empfehlen; dies gilt auch bei Risikopatientinnen oder wenn wegen eines Blutdrucks über 140/90 mmHg eine intensivere Überwachung nötig ist.
- Im 2. Trimenon stellt ein diastolischer Blutdruck über 85 mmHg einen Risikofaktor dar.

- Bei nächtlichem Blutdruckanstieg besteht ein erhöhtes Risiko.
- Zu Beginn der Schwangerschaft ist das Risiko von Bluthochdruck und Präeklampsie zu bewerten.
- Bei gesteigertem Risiko ist die Kontrolle nach der 20. Schwangerschaftswoche zu intensivieren (Intervalle von 4 Wochen sind zu lang!).

Risikofaktoren für Präeklampsie
- 1. Schwangerschaft
- Mehrlingsfeten
- Präeklampsie in der Familienanamnese
- Alter < 20 Jahre oder > 40 Jahre
- Übergewicht
- Chronischer Bluthochdruck
- Diabetes
- Chronische Nierenerkrankung

Kontrollen bei Proteinurie
- Bei jedem Arzttermin ist der Harn auf Albumin zu testen.
- Patientinnen mit erhöhtem Blutdruck sind in der Verwendung von Teststreifen für Harntests ab 24. Schwangerschaftswoche zu unterweisen (je nach Situation 1–3 × pro Woche).

Weitere Laboruntersuchungen
- Hämatokrit
- Hämoglobin
- Serum-ALT (= GPT)
- Thrombozyten
- Blut-Harnstoff-Stickstoff (BUN)
- Der Hämatokritwert könnte wegen der Hämokonzentration im Zusammenhang mit Präeklampsie steigen.
- Hinweise auf einen abnormen Zustand sind erhöhte Transaminasen, verringerte Thrombozytenzahl sowie eine Erhöhung des BUN-Werts.

Hypertoniebehandlung während der Schwangerschaft
- Salzrestriktion und Ruhe
- Eine antihypertensive Therapie wird dann begonnen, wenn der systolische Blutdruck 160 mmHg oder der diastolische Blutdruck 105 mm Hg übersteigt; die Therapie sollte auch bei bei niedrigeren Werten (> 140/90 mmHg) begonnen werden, wenn die Patientin Symptome (wie z.B. Kopfschmerzen oder Sehstörungen) und/oder Proteinurie und/oder Ödeme hat.
- Bei Diabetes oder Nierenerkrankung wird häufig auch schon bei niedrigeren Blutdruckwerten eine medikamentöse Therapie begonnen.
- Die Therapie ist nach Konsultation eines Facharztes festzulegen.
- Der fetale Blutkreislauf wird durch keine der Therapien gesteigert. Eine starke Blutdrucksenkung könnte die Blutversorgung des Uterus beeinträchtigen **B**. Es ist darauf zu achten, dass die Medikation den Fetus nicht schädigt.
- Betablocker, der Alpha-Betablocker Labetalol (3 × 100–400 mg) und vasodilatierende lang wirksame Calciumkanalblocker können als Medikation eingesetzt werden.
- ISA-Blocker (Betablocker mit intrinsischer sympathikomimetischer Aktivität) **B**, Nifedipin **C**, Clonidin, Verapamil oder Prazosin können eingesetzt werden.
- Anmerkung: In den deutschen und österreichischen Leitlinien wird Alphamethyldopa als Medikament der 1. Wahl zur Behandlung der Hypertonie während der Schwangerschaft empfohlen.
- ACE-Hemmer, AT-II-Blocker, Diuretika, Reserpin und Diazoxid sind zu vermeiden **C**.
  - ACE-Hemmer und AT-II-Blocker sind bereits ab der 6. Woche kontraindiziert.
- Calciumsubstitution hat sich bei Frauen mit einem hohen Risiko für Schwangerschaftshypertonie bewährt **A**.

Prophylaxe der Präeklampsie
- Niedrig dosiertes ASS (50–75 mg/Tag) ab Ende des 1. Trimenon könnte bei Schwangeren der Risikogruppe die Prognose des Fetus verbessern **A**.

Überweisung
- Anmerkung: Schwangere Patientinnen mit vorbestehendem oder neu aufgetretenem Bluthochdruck werden grundsätzlich über die gesamte Schwangerschaft in enger Kooperation mit einem Gynäkologen sowie, vor allem bei chronischer Hypertonie und/oder zusätzlichen internen Erkrankungen, mit dem Internisten betreut. Alle Patientinnen mit chronischer Nierenerkrankung, schwerem Bluthochdruck oder nephrologisch bedingtem Hochdruck sollten zur Schwangerschaftsplanung überwiesen werden.
- Patientinnen mit präexistentem Bluthochdruck sollten tunlichst schon im Frühstadium der Schwangerschaft überwiesen werden, um festzustellen, ob sie eine medikamentöse Behandlung benötigen.
- Patientinnen, deren Blutdruck schon vor der 24. Schwangerschaftswoche erhöht ist, sind möglichst frühzeitig zur Differenzialdiagnose zwischen essenzieller und sekundärer Hypertonie zu überweisen.
- Bei Auftreten von Symptomen sind Patientinnen mit Hypertonie und Präeklampsie dringend stationär einzuweisen.

26.15 Systemische Erkrankungen während der Schwangerschaft

Allgemeines

- Unzureichend oder nicht behandelte systemische Erkrankungen beeinträchtigen die Fertilität, diese kann aber durch entsprechende therapeutische Maßnahmen wiederhergestellt werden.
- Eine Untersuchung und Beratung durch den die systemische Erkrankung behandelnden Facharzt und den Geburtshelfer noch vor der geplanten Empfängnis ist zur Bewertung der individuellen Risiken einer Schwangerschaft und Geburt unerlässlich.
- Systemische Erkrankungen sind bei einer Risikoschwangerschaft während des gesamten Zeitraums sorgfältig zu überwachen. Eine enge Zusammenarbeit zwischen dem betreuenden Arzt und der Entbindungsstation ist von größter Bedeutung.

Herz- und Gefäßkrankheiten

- Im 1. Trimenon beginnt das Herzminutenvolumen zu steigen und erreicht einen um 30–50% höheren Wert. Das bedeutet eine gesteigerte Herz-Kreislauf-Belastung. Herzfrequenz und Schlagvolumen nehmen zu, der periphere Gefäßwiderstand fällt.
- Die Reaktionsfähigkeit des Herz-Kreislauf-Systems auf physische Belastung wird eingeschränkt, vor allem im 3. Trimenon.
- Die Herzachse verschiebt sich durch den Zwerchfellhochstand nach horizontal und leicht links und erhöht dadurch tendenziell die Anzahl ektopischer Herzschläge.
- Während der Schwangerschaft verursacht in Rückenlage der Uterus eine Obstruktion der Vena cava, wodurch der venöse Rückstrom verringert wird. Aus diesem Grund muss die Schwangere bei jeder länger dauernden Untersuchung oder Behandlung in linke Seitenlage gebracht werden.

Hypertonie

- Siehe 26.14.
- In der Schwangerschaft ist der arterielle Blutdruck normalerweise nicht höher als 140/90 mmHg.
- Bluthochdruck in der Schwangerschaft steht in 70% der Fälle mit einer Präeklampsie, in den übrigen 30% der Fälle mit einer chronischen Hypertonie in Zusammenhang.
- In Nordeuropa beträgt die Inzidenz der chronischen Hypertonie etwa 2–4%. Das Risiko nimmt nach dem 30. Lebensjahr zu.
- Fetale Risiken stehen mit einer chronischen Plazentainsuffizienz in Zusammenhang (z.B. für das Gestationsalter zu kleine Neugeborene oder fetale Hypoxie). Die Risiken für die Mutter im Fall einer ausgeprägten Hypertonie sind Störungen der Hirndurchblutung, Herzinsuffizienz sowie Komplikationen aufgrund einer sich entwickelnden Präeklampsie.
- Ein leichter oder mäßiger Anstieg des arteriellen Blutdrucks ohne Albuminurie weist nicht auf ein hohes Risiko hin. Eine sorgfältige Überwachung der Schwangerschaft durch den Spezialisten ist jedoch erforderlich. Bei Auftreten einer Albuminurie ist eine stationäre Aufnahme angezeigt.
- Die meisten Antihypertensiva haben sich auch in der Schwangerschaft bewährt. Von allen adrenergen Betarezeptorblockern wird Labetalol am häufigsten eingesetzt und ist das Medikament der Wahl. Atenolol kann das Fetuswachstum verlangsamen. Nifedipin hat sich als sinnvoll erwiesen.
- ACE-Hemmer sind in der Schwangerschaft kontraindiziert. Sie können das Risiko fetaler Missbildungen erhöhen und hemmen auch die normale Entwicklung des Gefäßsystems. Diuretika sind auch nicht zu empfehlen, da eine Verringerung des Plasmavolumens mit chronischem Bluthochdruck und vor allem mit Präeklampsie in Zusammenhang gebracht wird.

Herzkrankheiten

- Die höhere Belastung durch die Schwangerschaft hat schwerwiegende Auswirkungen im Zusammenhang mit der Druckbelastung, z.B. bei Mitralstenose, aber auch bei angeborenen Herzkrankheiten mit Hypoxie. Bei Frauen, die an Mitralstenose leiden, besteht ein gesteigertes Risiko für Vorhofflimmern und eine akute Herzinsuffizienz in Form eines Lungenödems.
- Das Mortalitätsrisiko von Müttern mit Marfan-Syndrom, Eisenmenger-Syndrom und einer Kardiomyopathie beträgt etwa 50%.
- Bei Schwangeren mit einer Herzkrankheit besteht dann kein Risiko, wenn die funktionelle Kapazität des Herzens als NYHA-Klasse I oder II eingestuft wird (4.72).
- Die Mortalität von Schwangeren mit Herzkrankheiten der NYHA-Klassen III–IV beträgt etwa 10%, vor allem, wenn vor Beginn der Schwangerschaft keine vollständige Bewertung des kardialen Status und der erforderlichen medizinischen Maßnahmen erfolgte. Auch bei einer Schwangerschaft nach Myokardinfarkt besteht ein ebenso hohes Risiko.
- Die medizinische Behandlung ist auf die Art der kardialen Erkrankung und den Allgemeinzustand der Patientin abzustimmen.

Thrombotische Komplikationen

- Das Rezidivrisiko für tiefe Venenthrombosen oder Lungenembolie steigt in der Schwangerschaft stark an.
- Als grundlegende Labortests sind AT_{III}, Protein-C und Protein-S sowie aPTT durchzuführen, um ein etwaiges Lupus-Antikoagulans-Syndrom festzustellen.
- Wenn eine vorhergehende tiefe Venenthrombose bzw. Lungenembolie mit einem Mangel an AT_{III}, Protein-C oder Protein-S in Zusammenhang stand, hat die Thromboseprophylaxe in der 6. Schwangerschaftswoche zu beginnen und ist während der gesamten Schwangerschaft und 3 weitere Monate nach der Entbindung fortzusetzen. Auch während der Wehen erweist sich ein AT_{III}-Konzentrat als nützlich.
- War eine vorhergehende Thrombose nicht mit einem Mangel an AT_{III}, Protein-C oder Protein-S vergesellschaftet, erstreckt sich die Dauer der erforderlichen Thromboseprophylaxe von der 20. bis 24. Woche der Schwangerschaft bis zur 6.–12. Woche nach der Entbindung.
- Das Medikament der Wahl ist ein niedermolekulares Heparin, das 1 × täglich verabreicht wird ©. Eine Überwachung der Therapie ist nicht notwendig. Nach der 24. Schwangerschaftswoche oder wenn das Gewicht der Mutter 75 kg übersteigt, ist die doppelte Dosis zu verabreichen.
- Obwohl es auch möglich ist, 7500–12.500 IE unfraktioniertes Heparin subkutan zu verabreichen, ist man von dieser Behandlungsform abgekommen. Im Normalfall muss diese Therapie überwacht werden. Sowohl die Behandlung mit niedermolekularem Heparin als auch mit subkutanem Heparin muss während der Wehen unterbrochen werden – 12 Stunden vor Einleitung der Geburt.
- Phenprocoumon ist als teratogen bekannt und darf daher mit Ausnahme von Patientinnen mit prothetischem Herzklappenersatz zur Thromboseprophylaxe während der Schwangerschaft nicht verwendet werden.
- Siehe auch 5.41.

Stoffwechselstörungen

Diabetes

- Die Zahl von Schwangeren mit einer gestörten Glukosetoleranz ist etwa 10 × so hoch wie jene von Frauen mit Typ-1-Diabetes.
- Frauen mit einer durch einen insulinpflichtigen Diabetes komplizierten Schwangerschaft stellen heute im Rahmen der Geburtshilfe die wichtigste Risikogruppe dar. Da es sich nur um eine geringe Anzahl von Fällen handelt, ist es wünschenswert, die Diabeteseinstellung konzentriert in Universitätskliniken oder Schwerpunktkrankenhäusern durchzuführen.
- Diabetes bringt ein gesteigertes Risiko von Missbildungen mit sich. Dieses kann jedoch durch optimale Stoffwechseleinstellung im Zeitraum der Empfängnis reduziert werden. Der Zusammenarbeit von Geburtshelfer und Internisten kommt während der gesamten Schwangerschaft besondere Bedeutung zu.
- Vom 1. Trimenon an sollten alle 1–2 Wochen sorgfältige Kontrollen an einer Ambulanz für Risikoschwangere durchgeführt werden. Für alle Patientinnen ist zur Festlegung eines entsprechenden Therapie- bzw. Präventionsplans auch eine kurzzeitige Aufnahme an einer geburtshilflichen Abteilung angezeigt.
- Die Risiken der Mutter im späteren Stadium der Schwangerschaft sind Niereninsuffizienz, Störungen des Glukosehaushaltes, Exazerbation der diabetischen Retinopathie, ein höheres Präeklampsierisiko und Polyhydramnion. Für den Fetus besteht das Risiko von Missbildungen, Spontanabort und vorzeitigen Wehen, intrauterinem Tod, Makrosomie mit Schulterdystokie und Erb'sche Lähmung. Gleichzeitig kommt es zu ernsteren Adaptationsproblemen des Neugeborenen wie Hypoglykämie, Hypokalzämie, Hyperbilirubinämie oder Respiratory-Distress-Syndrom.
- Die Insulintherapie erfolgt in Form mehrmaliger Injektionen, da eine Behandlung mit oralen Antidiabetika wegen der Gefahr fetaler Missbildungen kontraindiziert ist.
- Eine sehr strikte Diabeteseinstellung kann zu einer Hypoglykämie der Mutter führen und hat keine bessere Wirkung als eine strikte Diabeteskontrolle während der Schwangerschaft.
- Kurz vor dem errechneten Geburtstermin erfolgt die Planung einer vaginalen Entbindung, falls diese vom geburtshilflichen Standpunkt möglich erscheint. Die Indikationen für einen Kaiserschnitt sind vorwiegend geburtshilflicher Natur, wie Schädel-Becken-Missverhältnis, fetaler Distress im 1. Wehenstadium, Verschlimmerung der Präklampsie und Einstellungs- und Haltungsanomalien, darüber hinaus aber auch eine proliferative Retinopathie oder Niereninsuffizienz der Mutter.

Hypothyreose

- Eine unbehandelte Hypothyreose wirkt sich auf die Fertilität negativ aus und erhöht das Risiko einer Fehlgeburt.
- Während der Schwangerschaft muss die Thyroxindosis um 25–50 µg erhöht werden. Die Dosis wird gleich zu Beginn der Schwangerschaft um 25 µg erhöht. Dann wird die Dosierung je nach Serum-TSH Werten angepasst, sodass dieser unter 4 mU/l bleibt.

- Der therapeutische Effekt ist vor der Empfängnis, während des 1. pränatalen Arztbesuches und möglichst auch in der 16.–20. sowie der 28.–32. Schwangerschaftswoche zu kontrollieren. Eine leichte Hyperthyreose ist weder für die Mutter noch für den Fetus gefährlich. Nach einer Schilddrüsenkarzinomoperation muss jedoch die TSH-Konzentration unterhalb der Nachweisgrenze bleiben.
- Bestimmte Medikamente, besonders Eisen, beeinträchtigen die Absorption von Thyroxin aus dem Magen-Darm-Trakt. Daher sollten diese Medikamente zu verschiedenen Zeitpunkten eingenommen werden.
- Nach der Entbindung kann die Thyroxinsubstitution wieder auf das Vorschwangerschaftsniveau gesenkt werden.

Hyperthyreose
- Eine nicht diagnostizierte und nicht behandelte Hyperthyreose kann einen Spontanabort oder vorzeitige Wehen verursachen.
- Eine Hyperthyreose ist während der Schwangerschaft schwer zu erkennen, da viele Symptome und Zeichen den Veränderungen in der normal verlaufenden Schwangerschaft (Tachykardie, Angstzustände, periphere Gefäßerweiterung, Struma, leichter Exophthalmus) ähnlich sind.
- Die biochemische Überwachung erfolgt wie bei der Hypothyreose; darüber hinaus sollte auch die Serumkonzentration der schilddrüsenstimulierenden Antikörper (TRAK) gemessen werden. Diese Antikörper passieren die Plazentaschranke und steigern das Risiko einer Hypothyreose beim Neugeborenen.
- Ein thyreostatisches Medikament (Carbimazol) ist die wichtigste Säule der Therapie. Eine biochemische Überwachung ist wichtig, um den Serumspiegel von freiem Thyroxin auf einem leicht erhöhten Niveau zu halten. Das Strumarisiko beim Neugeborenen beträgt in solchen Fällen nur 1%.
- Eine partielle Thyreoidektomie ist manchmal erforderlich, eine Radiojodtherapie ist nicht möglich

Übergewicht
- Ein Körpergewicht von mehr als 90 kg vor der Schwangerschaft erhöht das Risiko einer Schwangerschaftshypertonie im Vergleich zu normalgewichtigen Frauen um das 4fache und das Risiko eines Schwangerschaftsdiabetes um das 1½fache.
- Übergewicht erhöht auch das Risiko thromboembolischer Komplikationen, vor allem, wenn während der Schwangerschaft oder des Wochenbetts Bettruhe verordnet werden muss.
- Auch das fetale Risiko für eine Makrosomie steigt; ❹ diese wiederum kann zu verlängerter Wehentätigkeit, der Notwendigkeit eines Kaiserschnitts ❹ und zu Schulterdystokie führen.
- Bei übergewichtigen Schwangeren sollte die Gewichtszunahme nicht mehr als 4–9 kg betragen. Eine massive Gewichtsreduktion ist während der Schwangerschaft nicht empfehlenswert.

Neurologische Erkrankungen
Epilepsie
- Einer sorgfältigen Einstellung der Antiepileptikatherapie vor Beginn der Schwangerschaft kommt große Bedeutung zu.
- Grundsätzlich sollte die Antiepileptikamedikation eine Monotherapie sein (wenn möglich). Meist werden die vor der Empfängnis verabreichten Medikamente auch weiter verabreicht.
- Kinder einer Epileptikerin haben ein 1,5–2 × höheres Risiko schwererer Missbildungen als Kinder nicht epileptischer Mütter. Ein gewisses Maß an Teratogenität wird mit Antiepileptika in Zusammenhang gebracht. So verursacht z.B. Valproat bei 1% der Kinder Spina bifida. Wegen der drohenden Hypoxie ist ein Grand-Mal-Anfall für den Fetus immer gefährlicher als eine medikamentöse Behandlung der Mutter.
  - Ein gesunder Fetus kann diese hypoxischen Phasen aushalten, für einen kranken Fetus können sie lebensbedrohlich sein.
- Die Serumspiegel von Folsäure und Antiepileptika sind während der gesamten Schwangerschaft monatlich 1 × zu bestimmen. Wegen des gesteigerten Plasmavolumens sind die Medikamentenkonzentrationen häufig niedriger als normal. Das Anfallsrisiko steigt jedoch nur leicht, weil die Konzentration der frei zirkulierenden Medikamente nur geringfügig sinkt. Knapp vor dem Geburtstermin sollte die Antiepileptikadosierung jedoch wegen des höheren Anfallsrisikos während der Wehentätigkeit erhöht werden.
- Vor allem während des 1. Trimenons sind tägliche Folsäuregaben wichtig.
- Eine vaginale Entbindung ist möglich. Die Indikationen für einen Kaiserschnitt sind geburtshilflicher Natur, doch ist die Inzidenz chirurgischer Eingriffe etwa 2 × so hoch wie bei Nichtepileptikerinnen. Eine Vitamin-K-Injektion ist für das Kind von großer Wichtigkeit.
- In den meisten Fällen ist es möglich, das Kind zu stillen. Hoch dosiertes Phenemal oder Diazepam können beim Neugeborenen wegen der hohen Konzentration in der Muttermilch zu Somnolenz führen.

Migräne
- Während der Schwangerschaft ist Spannungskopfschmerz häufiger als Migräne.
- Am häufigsten treten Migräneanfälle während

des 1. und 3. Trimenons auf, sind aber im 2. Trimenon eher selten.
- Knapp vor dem Geburtstermin kann eine Differenzialdiagnose schwierig sein, weil zu diesem Zeitpunkt Präeklampsie-ähnliche Symptome (Sehstörungen, Bluthochdruck, Kopfschmerz und Schmerzen unterhalb des Zwerchfells) auftreten können.
- Prostaglandinsynthesehemmer und ASS können während des 1. Trimenons eingesetzt werden. Ergotaminderivate sind kontraindiziert.
- Prostaglandinsynthesehemmer dürfen nach der 32. Schwangerschaftswoche wegen der Gefahr eines vorzeitigen Verschlusses des fetalen Ductus arteriosus nicht mehr verabreicht werden.
- 5HT1-Antagonisten (Triptane) sind mangels ausreichender Erfahrungen während Schwangerschaft und Laktation nicht einzusetzen.
- Adrenerge Betarezeptorblocker wie Propranolol können in schweren Fällen prophylaktisch eingesetzt werden.

Zerebrale Durchblutungsstörungen
- Während der Schwangerschaft steigt das Risiko eines thrombotischen zerebralen Insults auf etwa das 10fache. Die Häufigkeit spontan auftretender subarachnoidaler Blutungen sowie der Ruptur zerebraler Angiome und Aneurysmen ist während der Schwangerschaft ebenfalls erhöht.
- Die Behandlung zerebrovaskulärer Störungen während der Schwangerschaft unterscheidet sich nicht von der Therapie nicht schwangerer Patienten. Nach einer Aneurysmaoperation erhöht eine eintretende Schwangerschaft das Risiko eines zerebralen Ereignisses nicht. Bei nicht operierten Patientinnen sind Schwangerschaft und Geburt wegen des gesteigerten Risikos relative Gegenanzeigen. Indikationen für einen Kaiserschnitt sind geburtshilflicher Natur. Die Entbindung sollte so erfolgen, dass die Mutter nicht pressen muss.

Nierenkrankheiten
- Die renale Durchblutung und glomeruläre Filtration steigen während der Schwangerschaft um 30–50%. Auch die Tubulusfunktionen ändern sich. Es kommt zu einer Erhöhung der Harnsäure- und Kreatininclearance und zu einer Verringerung der Serumkreatininkonzentration. Der normale Kreatininspiegel im Serum ist < 0,9 mg/100 ml. Vor allem rechtsseitig kommt es in einem gewissen Ausmaß zu Hydronephrose und Hydroureter.
- Die Entwicklung einer chronischen Niereninsuffizienz mit erhöhtem Serumkreatinin, Bluthochdruck und Proteinurie stellen eine Schwangerschaftskomplikation dar. Von einer Schwangerschaft ist abzuraten, wenn der diastolische Blutdruck höher als 90 mmHg ist und die Serumkreatininkonzentration einen Wert von 1,35–1,98 mg/100 ml erreicht.
- In allen Fällen sind die Nierenfunktion und die geburtshilflichen Aspekte in Zusammenarbeit mit einem Nephrologen sorgfältig zu beobachten.
- Hypertonie und Albuminurie finden sich auch bei mehr als 50% der weniger schweren Fälle von Niereninsuffizienz, und in ihrem Gefolge treten Funktionsstörungen der Plazenta, verlangsamtes Fetuswachstum und vorzeitige Wehen auf.
- Selbst bei fast normalen Ergebnissen der Nierenfunktionstests wird die Prognose einer Schwangerschaft durch Lupusnephropathie, membranöse Glomerulonephritis und Sklerodermie beeinträchtigt. In solchen Fällen besteht für eine Schwangerschaft eine relative Kontraindikation.
- In etwa 40% der Fälle verursacht eine unbehandelte asymptomatische Bakteriurie Pyelonephritis. Aus diesem Grund ist während des 1. Trimenons eine Antibiotikatherapie mit Nitrofurantoin, Cephalosporinen oder Breitbandpenicillin durchzuführen.
- Eine Patientin mit fieberhafter Pyelonephritis sollte vorzugsweise stationär auf einer gynäkologisch-geburtshilflichen Abteilung behandelt werden. Die Antibiotikatherapie, z.B. mit Cephalosporinen, erfolgt zunächst parenteral, bis die Resultate der Harnkultur und des Antibiogramms vorliegen. Die orale Antibiotikatherapie wird anschließend über 3 Wochen fortgesetzt. Das Rezidivrisiko ist während der Schwangerschaft und des Wochenbetts ziemlich hoch. Deshalb ist in solchen Fällen eine Langzeiterhaltungstherapie mit Nitrofurantoin 50 mg, Cephalexin 250 mg oder einem Breitbandpenicillin am Abend während der gesamten weiteren Schwangerschaft und im Puerperium erforderlich.
- Nach einer Nierentransplantation ist eine Schwangerschaft erst nach Ablauf von 1 bis 2 Jahren anzuraten, wenn keine Schwierigkeiten mit der Nierenfunktion oder der Immunsuppression bestehen. Eine äußerst sorgfältige Nachsorge ist jedenfalls erforderlich und sollte bereits vor der Empfängnis einsetzen.

Rheumatische Erkrankungen
- Die problematischsten rheumatischen Erkrankungen Schwangerer sind die rheumatoide Arthritis und der systemische Lupus erythematodes (SLE).
- Durch die Schwangerschaft wird die rheumatoide Arthritis unterdrückt. 75% der Frauen mit rheumatoider Arthritis haben bereits gegen Ende des 1. Trimenon geringere Schmerzen und weniger andere Symptome als nicht schwangere Pa-

tientinnen. Nach der Entbindung treten jedoch die Symptome in 90% der Fälle wieder auf und sind für gewöhnlich stärker ausgeprägt als zuvor.
- Acetylsalicylsäure, Prostaglandininhibitoren, Sulphasalazin und Glukokortikoide haben sich in der Therapie bewährt. Gold, Hydroxychloroquin, D-Penicillamin, Azathioprin und Zyklophosphamid sind nicht zu empfehlen.
- SLE stellt in der Schwangerschaft stets eine äußerst ernste Gefahr dar. Die Wahrscheinlichkeit einer Verschlechterung beträgt über 30%, und während der Schwangerschaft tritt keine Besserung ein. Die Prognose von Mutter und Fetus ist besonders in Fällen mit zirkulierenden Phospholipidantikörpern (z.B. Anticardiolipin- oder Lupus-anticoagulans-Antikörpern) schlecht, da das Risiko für thrombotische Störungen (Arterienthrombose, fibrotische Plazenta, Plazentainfarkt, Spontanabort, verzögertes Fetuswachstum und intrauteriner Tod) steigt. Solange sich der SLE in einer aktiven Phase befindet, hat jegliche Behandlung nur einen minimalen Einfluss auf die Prognose.
- Die am häufigsten angewandten therapeutischen Maßnahmen sind niedrig dosiertes Aspirin, 50(–100) mg/Tag oder niedermolekulares Heparin oder eine Kombination von beidem. Während der gesamten Schwangerschaft wird auch täglich 20 bis 40 mg Prednison per os gegeben. SLE ist eine so seltene Erkrankung, dass keine guten kontrollierten Studien zum Vergleich der verschiedenen Behandlungsregime vorliegen.

Psychiatrische Probleme

- Manche psychiatrische Medikamente, wie die Phenothiazine, verringern unter Umständen aufgrund der Steigerung der Prolaktinproduktion die Konzeptionswahrscheinlichkeit; aber auch sexuelle Probleme im Zusammenhang mit emotionalen Störungen können für das Nichteintreten einer Schwangerschaft verantwortlich sein.
- Schwangerschaft, Entbindung und Puerperium sind stets eine Zeit psychischer Belastung für die Frau. Schwere psychiatrische Störungen, sei es vor der Schwangerschaft oder im Rahmen einer früheren Schwangerschaft, Entbindung oder des Wochenbetts, stellen einen wesentlichen Risikofaktor für den Verlauf von Schwangerschaft und Puerperium dar. Das Risiko ist auch erhöht, wenn sich in der Anamnese des Partners Hinweise auf psychische Störungen finden.
- Die Notwendigkeit einer medikamentösen Behandlung während der Schwangerschaft ist im Licht des Wohlbefindens von Mutter und Kind neu zu bewerten, die Medikamente dürfen aber nicht plötzlich abgesetzt werden. Lithium kann das Risiko einer angeborenen kardialen Missbildung erhöhen. Phenothiazine und Thioxanthine gelten als sicher. Hinsichtlich der Verwendung von tricyklischen Antidepressiva, Butyrophenonen und Benzodiazepinen im 1. Trimenon bestehen Bedenken.
- Es wird ein Zusammenhang zwischen dem Auftreten von Lippen- und Gaumenspalten und der Verabreichung von Benzodiazepinderivaten während der ersten 40–60 Tage der Schwangerschaft vermutet. Die Risiken sind später nicht so eindeutig.
- Knapp vor dem Geburtstermin, in großen Mengen eingenommene Anxiolytika sedieren das Neugeborene und verursachen Schläfrigkeit und Muskelatonie.
- Die Verwendung von sog. „Antipsychotika der 1. Generation" (Phenothiazine, Tioxanthene, Haloperidol) ist während der Schwangerschaft sicher.
  ○ Bei der Behandlung der Depression, sind in dieser Reihenfolge die tricyklischen Antidepressiva Amitryptylin und Imipramin die sichersten. Bei Gabe nahe am Geburtstermin dürfte Nortriptylin schwerere Entzugssymptome beim Neugeborenen verursachen als andere Antidepressiva.
  ○ Auch SSRI, die seit langem in Gebrauch sind, wie z.B. Citalopram, können eingesetzt werden.
- Das Absetzen von Psychopharmaka gegen Ende der Schwangerschaft sollte nur unter strengster Indikationsstellung geschehen. Die Vorgangsweise sollte immer eine individuelle sein.

Asthma bronchiale

- Die Prävalenz von Asthma während der Schwangerschaft beträgt etwa 1%. Bei jeder 3. Frau verschlechtert sich der Zustand im Lauf der Schwangerschaft, bei einem weiteren Drittel bringt die Schwangerschaft aber eine Besserung. Bei einem normalen Schwangerschaftsverlauf stellt Bronchialasthma nur ein geringes Problem dar.
- Es bestehen keine Hinweise auf einen Zusammenhang zwischen angeborenen Missbildungen und der Verwendung von inhalativen Beta-2-Agonisten, Theophyllin, inhalativen Glukokortikoiden, Cromoglicinsäure und verschiedenen Antihistaminika. Kurzzeitig kann auch Bedarf an oralen Kortikosteroiden bestehen.
- Ein Status asthmaticus während der Wehen stellt ein Problem dar, weil eine zu geringe Sauerstoffversorgung der Mutter zu einer Hypoxie des Fetus führen kann. Therapeutisch ist wie bei nicht schwangeren Patientinnen vorzugehen. Bei Sectio besteht aufgrund der Hypoxiegefahr ein höheres Risiko.

Malignome in der Schwangerschaft

- Die Prävalenz einer Krebserkrankung bei Schwangeren beträgt etwa 1:1000–2000 Entbindungen, d.h. ist etwa gleich oder sogar geringer als bei nicht schwangeren Frauen vergleichbaren Alters.
- Die häufigsten Karzinome während der Schwangerschaft sind Brustkrebs, gefolgt von Leukämien sowie Zervixkarzinom, Ovarialkarzinom und Darmkrebs.
- Eine transplazentäre Passage von Karzinomzellen ist nur bei einem malignen Melanom möglich.
- Alle therapeutischen Maßnahmen (chirurgische Eingriffe, Strahlentherapie und Zytotoxika) während des 1. Trimenons sind für den Fetus gefährlich. Zytotoxische Medikamente sowie Strahlentherapie in der Region unterhalb des Zwerchfells sind während der fetalen Organogenese besonders teratogen. In diesem Zeitraum ist auch das Risiko eines Spontanaborts erhöht.
- Es ist äußerst wichtig, therapeutische Maßnahmen in jedem einzelnen Fall individuell und in Absprache mit der Patientin zu setzen.
- Meist kann der Erfolg oder Misserfolg nach Ablauf von 2 Jahren beurteilt werden: bei guter Prognose zeigen sich keine Anzeichen eines Karzinomrezidivs, bei schlechter Prognose kommt es zum Wiederauftreten der Symptomatik.
- Nach einer Brustkrebsoperation ist eine Schwangerschaft 2 Jahre lang zu vermeiden (früher wurde eine Karenz von 5 Jahren empfohlen). Es gibt keine Hinweise darauf, dass die Schwangerschaft selbst die Prognose beeinflusst, die Brustuntersuchung wird aber durch eine Schwangerschaft erschwert.

26.16 Blutungen in der Spätschwangerschaft

Grundregeln

- Bei einer Schwangeren mit Blutungen dürfen keine gynäkologischen Tastuntersuchungen durchgeführt werden.
- Eine Schwangere mit vaginalen Blutungen ist stets unverzüglich in eine geburtshilfliche Fachabteilung einzuweisen.

Die häufigsten Ursachen für Blutungen

- Blutungen in Verbindung mit dem Einsetzen der Wehen, und Öffnen des Muttermundes
- Durch eine rezente Tastuntersuchung verursachte Blutungen
- Postkoitale Blutungen
- Durch einen zervikalen Polypen verursachte Blutungen
- Blutungen aufgrund eines Traumas (siehe „Vorzeitige Ablösung der Plazenta")
- Schleimhautblutungen aufgrund einer Vaginitis
- Placenta praevia
- Vorzeitige Plazentalösung

Untersuchungen

- Eine ausführliche Anamnese ist wichtig. Eine bimanuelle Untersuchung ist zu vermeiden, Untersuchungen mit dem Spekulum, nur wenn unbedingt nötig.
- Überprüfung des Status des Fetus: Stellen Sie mit Hilfe einer Doppler- oder Ultraschalluntersuchung fest, ob Herztöne vorhanden sind.
- Bei starken Blutungen einen venösen Zugang legen und die Patientin unverzüglich mit Notarzttransport in ein Krankenhaus einliefern lassen.

Placenta praevia

- Zu den prädisponierenden Faktoren zählen vorangegangene invasive intrauterine Eingriffe, z.B. Kürettagen und Schnittentbindungen.
- Grade der Placenta praevia:
  - Placenta praevia totalis: Der innere Muttermund ist vollständig von der Plazenta überdeckt.
  - Placenta praevia partialis: Der innere Muttermund ist teilweise durch die Plazenta bedeckt.
  - Placenta praevia marginalis: Der Plazentarand erreicht den inneren Muttermund.
- Die Blutungen setzen in der Regel ohne offensichtliche Ursache ein.
- Die Blutungen sind meist von hellroter Farbe und schmerzlos.
- Auf der geburtshilflichen Abteilung wird die Diagnose durch eine Ultraschalluntersuchung gesichert; die Behandlung richtet sich nach dem Zustand von Mutter und Fetus, dem Ausmaß des Blutverlusts und der Anzahl der zurückgelegten Schwangerschaftswochen.
- Wenn die Blutungen nicht sehr ausgeprägt sind, der Zustand von Mutter und Fetus zufriedenstellend ist und wenn insbesondere auch der Geburtstermin noch weit entfernt ist, entscheidet man sich häufig für ein abwartendes Beobachten.
- Bei starken und nicht kontrollierbaren Blutungen wird ein Kaiserschnitt indiziert sein (Placenta praevia totalis oder partialis).

Vorzeitige Ablösung der Plazenta (Abruptio placentae)

- Zu den prädisponierenden Faktoren zählen:
  - traumatische Einwirkungen auf das Abdomen
  - eine akute intrauterine Volumenminderung (zum Beispiel in Verbindung mit einer Ruptur der fetalen Membranen)
  - maternale Präeklampsie oder Diabetes
- Das Risiko ist ferner erhöht bei Alkohol- und Drogenabusus; ebenso bei Patientinnen mit einer Placenta praevia oder Abruptio placentae in der Anamnese.
- Die Symptome variieren je nach Ausmaß und Schweregrad der Plazentalösung.
- Die häufigsten Symptome sind Schmerzen und ein gespannter und druckempfindlicher Uterus.
- Auch wenn eine Schocksymptomatik vorliegt, können die vaginalen Blutungen vergleichsweise gering bleiben (extensive retroplazentare Blutungen).
- Das fetale EKG zeigt Zeichen von Hypoxie.
- Wichtig ist die klinische Diagnose, eine sonographische Untersuchung wird in den meisten Fällen nicht benötigt.
- Die Behandlung an der geburtshilflichen Abteilung besteht in der Regel in einer dringlich angesetzten oder notfallmäßigen Schnittentbindung sowie in Maßnahmen gegen den Blutungsschock bei der Mutter.

26.18 Substanzmissbrauch während der Schwangerschaft

Grundregeln

- Die Menschen neigen im Allgemeinen dazu, ihren Alkohol- und Drogenkonsum herunterzuspielen, und schwangere Frauen bilden in diesem Zusammenhang keine Ausnahme. Es gilt daher, direkte Fragen über den Konsum von Suchtmitteln zu stellen und zu einem offenen Gespräch zu finden, in dessen Verlauf eine Vertrauensbasis hergestellt wird.
- Die Schwangerschaften von alkohol- oder drogenabhängigen Frauen sind Risikoschwangerschaften und müssen so früh wie möglich fachärztlich betreut werden.

Obergrenze des mäßigen Alkoholkonsums

- 1 oder 2 alkoholische Standardetränke pro Woche gelten während der Schwangerschaft als mäßiger Alkoholkonsum.
- Beim Konsum von weniger als 2 alkoholischen Standardgetränken pro Woche wurden keine negativen Auswirkungen auf den Verlauf der Schwangerschaft und auf die Gesundheit der Mutter und des Fetus festgestellt.
- Der Konsum von mindestens 5 Standardgetränken auf einmal oder mindestens 10 Standardgetränken pro Woche gilt während der Schwangerschaft als übermäßiger Alkoholkonsum.

Feststellung von Alkoholmissbrauch in der Schwangerenberatungsstelle

- In einem offenen Gespräch über Alkohol lässt sich am einfachsten herausfinden, wie viel Alkohol die Schwangere konsumiert.
- Alkoholkonsum ist vielfach kulturabhängig. In vielen Ländern bilden alkoholische Getränke einen Bestandteil des täglichen Lebens, und in diesen Ländern sollte der Arzt nicht eine generell ablehnende Haltung gegen den Alkoholkonsum einnehmen. Eine neutrale Diskussion über die Risiken von Alkoholgenuss in der Schwangerschaft ist zielführender.
- Zur Feststellung des Alkoholkonsums von schwangeren Frauen bieten sich folgende Fragen an:
  - Wie viele Gläser Wein oder Flaschen Bier trinken Sie üblicherweise im Laufe einer Woche?
  - Was ist Ihr Lieblingsgetränk?
  - Nehmen Sie alkoholische Getränke zu sich, wenn Sie mit Ihrem Partner oder mit Freunden gemütlich beisammensitzen oder wenn Sie ausgehen?
  - Haben Sie manchmal einen Kater und brauchen Sie am nächsten Tag einen Drink, um sich besser zu fühlen?
- Schwangere Frauen sagen oft, dass sie nur ganz wenig oder gar keinen Alkohol trinken. Es empfiehlt sich, nachzufragen, was sie unter „ganz wenig" Alkohol verstehen, d.h. wie viele Flaschen Bier oder Gläser Wein damit gemeint sind.
- In manchen Fällen hilft auch ein strukturierter Fragebogen bei der Besprechung des Alkoholkonsums (z.B. AUDIT).

Mit Alkoholkonsum während der Schwangerschaft verbundene Risiken

- Übermäßiger Alkoholkonsum während der Schwangerschaft erhöht das Risiko
  - einer Fehlgeburt,
  - einer Infektion des Uterus und der Eihäute,
  - einer Wachstumszögerung des Fetus,
  - von Missbildungen,
  - einer Unterentwicklung des Gehirns,
  - einer Hypoxie mit resultierendem Gehirnschaden und intrauterinem Fruchttod.

- Fetales Alkoholsyndrom und fetale Alkoholeffekte (32.11).

Überweisung

- Jede Frau, die zu einer Schwangerenuntersuchung erscheint, sollte sorgfältig befragt werden.
- Schwangere, die zugeben, dass sie regelmäßig mehrmals pro Woche Alkohol konsumieren, sind zum Spezialisten zu überweisen.
- Dort werden die Patientinnen darüber aufgeklärt, welche Folgen der Konsum von Suchtmitteln und ihr Lebensstil auf den Verlauf der Schwangerschaft und die Gesundheit ihres Kindes haben, und ermutigt, sich in dieser Hinsicht einer laufenden Kontrolle unterziehen zu lassen.
- Die laufende Kontrolle richtet sich nach den individuellen Bedürfnissen bzw. dem Zustand der jeweiligen Patientin.

Feststellung eines etwaigen Drogenmissbrauchs im Zuge der Schwangerenbetreuung

- Drogenmissbrauch während der Schwangerschaft stellt immer ein Risiko dar.
- In den meisten Fällen sprechen Drogensüchtige mit medizinischem Personal nicht freiwillig über ihre Sucht.
- Es ist daher angezeigt, eine allfällige Drogensucht direkt anzusprechen. Ein eventuelles Experimentieren mit Suchtmitteln lässt sich am einfachsten ermitteln, wenn man diese Frage unmittelbar im Anschluss nach der Frage stellt, ob die Patientin Raucherin ist.
- Auch wenn eine schwangere Patientin angibt, nicht einmal Haschisch probiert zu haben, sollte dennoch nachgefragt werden, ob sie andere Suchtmittel oder andere Stoffe probeweise genommen hat.
- Sollte dies der Fall sein, ist der Frage nachzugehen, wann dies das letzte Mal erfolgte und ob sie Amphetamine, und, wenn ja, in welcher Form konsumiert hat.
- In einem zielgerichteten Gespräch können auch Kleinigkeiten dazu beitragen, um festzustellen, wie viel Erfahrung eine Patientin mit Drogen hat.

Cannabis: Haschisch und Marihuana

- Der Wirkstoff ist Tetrahydrocannabinol (THC), der über die Plazenta in den Blutkreislauf des Fetus gelangt.
- Es ist nicht nachweisbar, dass THC Missbildungen des Fetus hervorruft oder das Risiko von Fehlgeburten erhöht; es steigert die Inzidenz von Neugeborenen mit geringem Geburtsgewicht.

Amphetamine

- Eine Amphetaminexposition des Fetus kann zu Herzfehlern, Mikrozephalie und geistigen Behinderungen führen.
- Schwangere, die Amphetamine konsumieren, nehmen kaum oder gar nicht an Gewicht zu, was leicht zu einer Unterernährung sowohl der Mutter als auch des Neugeborenen führen kann.
- Bei Neugeborenen kommt es häufig zu Entzugserscheinungen: erhöhter Blutdruck, auffällige Stimme beim Weinen, Schwierigkeiten beim Saugen und Erbrechen.

Opioide: Heroin und Buprenorphin

- Opioidabhängige Patientinnen verhalten sich nach Verbreichung einer Drogendosis weitgehend normal.
- Die Einnahme von Opioiden während der Schwangerschaft führt unter anderem zu Missbildungen der Harnwege und des Gehirns sowie zu Herzfehlern.

Überweisung

- Wenn eine schwangere Frau eingesteht, mit Drogen experimentiert zu haben, ist eine Überweisung zum Facharzt erforderlich.
- Dessen Aufgabe ist es, der Patientin detaillierte Informationen über die Auswirkungen von Drogen auf den Verlauf der Schwangerschaft und den Fetus zu geben und sich in Form von Nachuntersuchungen um das entsprechende Wachstum, die Entwicklung und das Wohlbefinden des Fetus zu kümmern.
- Die Schwangere soll ermutigt werden, an einem Entzugsprogramm teilzunehmen, das entweder ambulant oder stationär durchgeführt werden kann.
- In manchen Ländern gibt es gesetzliche Bestimmungen über zwangsweise Behandlungen, wenn sich die Betroffenen weigern, sich freiwillig einer Behandlung zu unterziehen, oder diese nicht erfolgreich war und das Leben oder die Gesundheit der Patientin auf dem Spiel steht.
- In Österreich werden schwangere Substitutionspatientinnen und schwangere Drogenabhängige in spezialisierten Zentren betreut. Opiatabhängige werden in ein Substitutionsprogramm aufgenommen, substituierte Patientinnen werden in diesem Programm belassen. Oft muss die Dosis in der Schwangerschaft erhöht werden. Beide Gruppen werden engmaschig kontrolliert, die Geburt erfolgt unter besonderer Überwachung in einer spezialisierten Klinik, die Neugeborenen werden intensiv behandelt.

26.20 Drohende Frühgeburt/Vorzeitige Wehen

- Die Wahrscheinlichkeit einer drohenden Frühgeburt wird größer, je mehr der folgenden Anzeichen auftreten (Anzeichen 1–3 sind am leichtesten zu erkennen und weisen bei gleichzeitigem Auftreten oft darauf hin, dass vorzeitige Wehen bereits eingesetzt haben):
  1. Regelmäßige Gebärmutterkontraktionen in Abständen von weniger als 10 Minuten
  2. Die Kontraktionen sind schmerzhaft.
  3. Reife und mindestens 1–2 cm dilatierte Zervix
  4. Zervix verkürzt oder verstrichen
  5. Der führende Teil des Fetus ist bis zur Spina iliaca oder noch tiefer deszendiert.
  6. Vorwölbung der Fruchtblase
  7. Blut- und Schleimabgang
- Unregelmäßige und schwache Uteruskontraktionen sind im normalen Verlauf der Schwangerschaft häufig.
- Eine Hemmung der vorzeitigen Wehen ist meist nicht erforderlich, wenn die Schwangerschaft bereits die 35. Woche erreicht hat (die untere Grenze für eine termingerechte Geburt ist 37 Wochen).

Hemmung vorzeitiger Wehen

- Nifedipin Ⓐ: 10mg Tabletten zum Kauen in Abständen von 15 Minuten bis zu einer maximalen Dosis von 40 mg.
  - Wenn Nifedipin nicht verfügbar ist, kann ein Nitroglyzerinpflaster 5–10 mg verwendet werden.
  - Kann in Absprache mit einem Geburtshelfer auch intravenös verabreicht werden.
  - Häufige Nebenwirkungen sind Tachykardie, Kopfschmerzen, Tremor und Unruhe. Lungenödem ist eine seltene, aber mögliche Komplikation, besonders dann, wenn gleichzeitig Glukokortikoide gegeben werden.
- Im Krankenhaus kann zusätzlich mit Betamimetika begonnen werden
- Weder für Betammimetika Ⓐ noch Atosiban Ⓐ haben einen gesicherten positiven Effekt auf die Prognose der Schwangerschaft.
- Das Ziel der tokolytischen Therapie ist, die Geburt 1 oder 2 Tage hinauszuzögern, damit die Glukokortikoidtherapie zur Lungenreifung des Kindes besser greifen kann.
- Vor Beginn einer Behandlung ist ein Geburtshelfer zu konsultieren.

Kortikosteroidbehandlung der unreifen fetalen Lunge

- Kortikosteroide sind zur Steigerung der Synthese von Surfactant in der fetalen Lunge in der 24.–34. Schwangerschaftswoche indiziert Ⓐ. Wenn nötig, kann die Behandlung bereits in der 22. Woche begonnen werden.
  - 12 mg Betamethason werden i.m. verabreicht, die Injektion wird nach 24 Stunden wiederholt. Diese Behandlung ist risikolos, selbst wenn die Schwangerschaft ohne Zwischenfall weitergeht. Die Meinung eines Gynäkologen ist einzuholen. Auch andere Kortikosteroide können eingesetzt werden.
  - Die Reifung der Lungen des Kindes wird in 1–4 Tagen erreicht.
- Anmerkung: Patientinnen mit vorzeitigen Wehen werden in Österreich üblicherweise an einer geburtshilflichen Abteilung mit entsprechender personeller und technischer Ausstattung (Ultraschall, Wehenschreiber …) betreut, meist zunächst stationär. Die Verantwortung des Hausarztes liegt vor allem in der zeitgerechten Ein- oder Überweisung (s. obige Anzeichen) sowie in der Organisation des angemessenen Transportmittels.

Transport

- Beim Transport ins Krankenhaus sollte die Mutter auf der Seite liegen, vor allem wenn der Blasensprung bereits stattgefunden hat und ein Nabelschnurvorfall zu befürchten ist.

26.21 Wehen und Geburt

Zeichen einer bevorstehenden Geburt

- Zeichen der bevorstehenden Geburt sind unregelmäßige Kontraktionen (Vorwehen), die ein paar Stunden andauern; sie kündigen allerdings nicht immer das Einsetzen der echten Geburtswehen an.
- Der zervikale Schleimpfropf, der den Muttermund blockiert, ist meist blutig gefärbt und geht in der Regel 1–7 Tage vor dem Beginn der Wehentätigkeit ab.
- Die Wehen kommen allmählich rhythmischer und nehmen an Intensität zu; sie dauern alle 10 Minuten 40–60 Sekunden. Die 1. Geburtsphase beginnt, wenn die Wehen in regelmäßigen Intervallen kommen und sich der Muttermund zu öffnen beginnt.
- Schon vor dem Beginn der Wehen kann es zum Blasensprung kommen. In einem solchen Fall sollte die Gebärende stationär aufgenommen werden.

Geburtsphasen

1. Phase – Eröffnungsphase

- Beginnt, wenn die Wehen regelmäßig kommen und sich der Muttermund 2–4 cm weit geöffnet hat.
- Der Muttermund öffnet sich weiter, bis er völlig (d.h. auf 10 cm) verstrichen ist.
- Der führende Teil des kindlichen Körpers – Kopf oder Steiß – tritt in das Becken der Frau.
- Diese Phase dauert bei Erstgebärenden ungefähr 7–9 Stunden, bei Mehrgebärenden ist sie kürzer.
- Wenn es mehr als 2 Stunden lang nicht zu einer zunehmenden Öffnung des Muttermunds und zu einem Absinken des Fetus kommt, spricht man von einer abnormalen Eröffnungsphase.
- Über 90% der Nullipara benötigen eine Schmerzlinderung.
- Am Ende dieser Phase platzt die Fruchtblase meist spontan.

2. Phase – mit der Austreibungsperiode

- Die 2. Wehenphase beginnt mit der vollständigen Öffnung des Muttermundes.
- Diese Phase endet mit der Geburt des Kindes.
- Der Ausdruck „Aktivphase" bezieht sich auf die Dauer der Austreibungsphase. Die Gebärende spürt allerdings nicht immer sofort einen Pressdrang, wenn der Muttermund vollständig verstrichen ist, und die Aktivphase darf erst initiiert werden, wenn dieser Drang vorhanden ist. Das Eintreten des Kindes in den Geburtskanal löst diesen Pressdrang aus.
- Es sollte nicht routinemäßig eine Episiotomie durchgeführt werden Ⓐ.
- Um ein unkontrolliertes Einreißen zu vermeiden, muss das Perineum während der Austreibungsphase geschützt werden (Dammschutz).
- Die meisten Frauen gebären in einer halb sitzenden Position, aber es können auch alternative Positionen und Hilfen, wie etwa ein Geburtsstuhl, versucht werden. Die Schwangere wählt in der Regel selbst die für sie beste Geburtsposition. Wenn eine vaginal-operative Entbindung indiziert ist, stellt die halb-aufrechte Position Ⓑ auf einem Entbindungsbett mit Beinstützen die sicherste Lösung dar.
- Wenn die Aktivphase mehr als 1½ Stunden dauert, ist die Mutter in der Regel erschöpft. Bei einer länger dauernden Aktivphase sollte daher überlegt werden, ob man noch mit einer Spontangeburt rechnen kann und gegebenenfalls eine Entscheidung über das weitere Vorgehen treffen (z.B. Einsatz einer Saugglocke).

3. Phase – Nachgeburtsphase

- Diese Phase umfasst die Ablösung und das Ausstoßen von Plazenta und Fruchtblase.
- Geschieht dies nicht innerhalb 1 Stunde nach der Entbindung, ist das 3. Stadium als abnormal zu betrachten und es muss eine manuelle Lösung und Entfernung der Plazenta ins Auge gefasst werden.

Entbindungsarten

- Spontane Vaginalgeburt:
  - Betreuung durch eine Hebamme
- Verfahren der operativen Geburtshilfe (vaginal-operative Entbindung bei Steißlage 1%, Forzepsentbindung 0,1% und Vakuumextraktion 6%, sonstige Arten der vaginal-operativen Entbindung)
- Sectio caesarea 16% (25,8% in Österreich 2006 lt. Statistik Austria, 28,6% in Deutschland 2006)

Geburtseinleitung

- Die Wehentätigkeit setzt in der Regel spontan ein. In bestimmten Situationen kann jedoch auch eine elektive Geburtseinleitung in Betracht gezogen werden.
- Indikationen:
  - Faktoren, die den Fetus betreffen: fetale Wachstumsretardierung, Oligohydramnie (Fruchtwassermangel), abnormale Kardiotokographiebefunde, Übertragung
  - Schwangerschaftsinduzierte Komplikationen oder Erkrankungen der Mutter: Präeklampsie, Hypertonie, hepatische Schwangerschaftscholestase, Diabetes, Nierenleiden, Chorioamnionitis oder vorzeitiger Blasensprung
- Methoden für die Geburtseinleitung:
  - Vaginales Prostaglandin ist am besten dokumentiert Ⓐ.
  - Prostaglandin ist auch in Tablettenform zur oralen Verabreichung verfügbar.
  - intravenöse Oxytocininfusion Ⓐ, Ⓑ
  - Amniotomie (künstliches Sprengen der Fruchtblase)
  - Kombinationen der obigen Methoden Ⓒ
- Eine elektive Geburtseinleitung ändert den Geburtsablauf an sich nicht und erhöht auch nicht das Komplikationsrisiko, vorausgesetzt, es bestand eine gerechtfertigte Indikation für die Induktion.

Fetales Monitoring während einer Krankenhausgeburt

- Farbe des Fruchtwassers: ein dickflüssiges grünes und ein blutiges Fruchtwasser deuten auf Probleme hin.
- Überwachung der fetalen Herzfrequenz:
  - Kardiotokographie (CTG) entweder extern mittels eines Transducers auf der Bauchwand der Gebärenden oder aber mithilfe einer Elektrode, die am führenden Kindsteil (Kopf oder Gesäß) appliziert wird, was einen Bla-

sensprung bzw. eine Amniotomie voraussetzt (STAN, d.h. fetales EKG und automatische ST-Streckenanalyse).
- Die Empfehlungen bezüglich des CTG-Monitorings variieren. Zum Beispiel kann stündlich ein 10–15 Minuten dauerndes intermittierendes Monitoring durchgeführt werden und während der Austreibungsphase ein kontinuierliches.
- Aus der fetalen Kopfhaut kann eine kleine Blutprobe entnommen werden.
  - Säure-Basen-Haushalt und Laktate
- Wird fetaler Distress diagnostiziert, bevor der Muttermund vollständig geöffnet ist, sollte eine Schnittentbindung erfolgen.
  - Fetaler Distress während der Austreibungsphase wird gemanagt durch eine vaginal-operative Entbindung – am häufigsten durch Vakuumextraktion. Bei einer Steißgeburt oder der Geburt von Zwilling B ist bei fetalem Distress eine manuelle Extraktion indiziert.

Vakuumextraktion und Zangengeburt

- Werden angewendet, wenn der Muttermund voll verstrichen ist, es aber zu einem Geburtsstillstand kommt oder wenn plötzlich unvorhergesehene Komplikationen auftreten.
- Eine starre Saugglocke erfordert ein die Glocke ausfüllendes künstliches Caput succedaneum („Chignon"), um eine wirksame Traktion zu entwickeln, während sich bei einer weichen Glocke die Saugwirkung sofort entfalten kann.
- Wenn es auf Schnelligkeit ankommt, ist die Zangenextraktion der Vakuumextraktion überlegen.
- Eine Episiotomie ist praktisch immer nötig.

Sectio caesarea

- Die Hälfte aller Kaiserschnitte sind elektive Schnittentbindungen, der Rest sind Fälle, bei denen während des Geburtsvorgangs unvorhergesehen Komplikationen auftreten. Ein Kaiserschnitt wird in der Regel unter Regionalanästhesie mit Hilfe der Pfannenstiel-Technik durchgeführt.
- Indikationen: Missverhältnis zwischen kindlichem Kopf und mütterlichem Becken 30%, Zustand nach Sectio 30%, fetaler Distress 15%, Beckenendlage 3%.
- Eine Notsectio wird unter Vollnarkose über eine tief gelegene vertikale Inzision durchgeführt, um eine schnelle Geburt des Kindes zu erleichtern.
- Eine Schnittentbindung ist mit einem höheren Risiko schwerer Komplikationen assoziiert als die Vaginalgeburt (Lungenembolie, Blutungen, Infektionen, Atemprobleme des Neugeborenen).
- Eine Antibiotikaprophylaxe ist indiziert nach einem Blasensprung sowie bei allen nicht elektiven und notfallmäßigen Schnittentbindungen Ⓐ.
- Niedermolekulares Heparin wird zur Thromboseprophylaxe eingesetzt, insbesondere bei übergewichtigen Müttern.

Geburt bei Beckenendlage

- Bei Feten in Beckenendlage sollte zwischen der 35. und 36. Schwangerschaftswoche versucht werden, das Kind in Schädellage zu bringen. Diese äußere Wendung ist nicht immer erfolgreich.
- Röntgenbilder der Hüften, das Gewicht und die Lage des Fetus werden in die Überlegungen miteinbezogen, ob eine Vaginalgeburt möglich ist oder nicht. Eine Steißgeburt erfordert ein erfahrenes Team.
- Bei der Steißgeburt sollte, wenn möglich, bis zur Austreibungsphase eine spontane Wehentätigkeit zugelassen werden. Die Gebärende muss allerdings in der Lage sein zu kooperieren, da sie das Kind bis zum Sichtbarwerden der Schulterblätter auspressen muss. Ein Gynäkologe wird dann spezielle Manöver vornehmen, damit Schultern und Kopf des Kindes durch den Geburtskanal durchtreten können.

Schulterdystokie

- Unter Schulterdystokie versteht man den Zustand, wenn sich nach dem Erscheinen des Kindskopfs die Schulter im Geburtskanal verkeilt. Dies kann bei großen Feten (> 4,5 kg) oder Diabetikerinnen vorkommen (Diabetes mellitus ist ein eigenständiger Risikofaktor). Um eine Schädigung des Plexus brachialis abzuwenden, müssen dann Hebamme oder Geburtshelfer spezielle Techniken anwenden.

Zwillingsgeburt

- Eine normale Vaginalgeburt ist möglich, wenn Zwilling A in Schädellage liegt und alle anderen Voraussetzungen für eine Vaginalgeburt erfüllt sind.
- Nachdem Zwilling A entbunden ist, wird Zwilling B in eine vertikale Position gebracht und eine Oxytocininfusion angelegt, um die Wehen zu verstärken. Möglicherweise muss Zwilling B extrahiert oder die Geburt mit einem Vakuumextraktor oder einer Geburtszange beendet werden. Beim heutigen Stand der geburtshilflichen Techniken ist es auch möglich, bei fetalem Distress Zwilling B mittels Notsectio zu entbinden.

Geburtsmanagement bei einer systemischen Infektion der Mutter

- Während der Geburt können sowohl Hepatitis C und B als auch HIV auf den Fetus übertragen

werden und theoretisch auch auf das Behandlungsteam.
- Während solcher Entbindungen sollten Vorsichtsmaßnahmen zur Isolierung getroffen werden, und das medizinische Personal sollte Schutzbrillen und Schutzhandschuhe tragen. Wenn möglich sollten Maßnahmen wie eine Amniotomie oder die Platzierung von Elektroden auf der fetalen Kopfhaut vermieden werden. Das Neugeborene wird geduscht und nicht gebadet. Die Vitamin-K-Gabe sollte aufgeschoben werden, bis der Säugling geduscht worden ist. Das übliche Säuglingsimpfprogramm ist jedoch durchzuführen.
- Wenn die Mutter HIV-positiv ist, muss während des ganzen Geburtsvorganges eine HIV-Medikation i.v. verabreicht und beim Neugeborenen sofort eine HIV-Medikation gestartet werden.

Schmerzmanagement während der Wehen und der Entbindung

- Eine Epiduralanästhesie (EDA) stellt die effektivste Schmerzlinderung dar **Ⓐ**.
- Auch eine parazervikale Blockade ist wirksam, desgleichen eine Spinalanästhesie und ein Pudendusblock, welche insbesondere bei Mehrgebärenden eingesetzt werden.
- Lachgas stellt eine einfache Art der Schmerzlinderung dar und ist auch wirksam, sofern die Gebärende das Gas mit der korrekten Technik inhaliert.
- Einige der natürlichen (nicht medikamentösen) Methoden der Schmerzlinderung sind: Duschen, Entspannungsbad **Ⓒ**, Akupunktur, Fußreflexzonenmassage und Quaddelungen.

Frühzeitige Entlassung aus dem Krankenhaus

- Kann dann in Betracht gezogen werden, wenn eine Termingeburt vorlag und sowohl Mutter als auch Kind wohlauf sind **Ⓒ**.
- Das postpartale Monitoring auf der Entbindungsstation sollte zumindest 6 Stunden andauern.
- Ein Kinderarzt sollte das Neugeborene unmittelbar vor der Entlassung und dann nochmals nach 2–4 Tagen in der Ambulanz untersuchen, damit beispielsweise angeborene Herzfehler erkannt werden.
- In einigen ausgewählten Fällen kann auch eine Hausgeburt erwogen werden. Bei einer geplanten Hausgeburt sollte die Mutter von einer selbstständigen Hebamme betreut werden, die aufgrund ihrer Qualifikation und Erfahrung beurteilen kann, wann sie die Gebärende in ein Krankenhaus einweisen muss, falls bei der Geburt unerwartet Komplikationen auftreten **Ⓒ**.

Geburten vor oder nach dem errechneten Termin

Vorzeitige Wehen und Frühgeburten

- Es wird empfohlen, eine Entbindung vor dem errechneten Termin (< 37 Schwangerschaftswochen) in einem Krankenhaus mit diensthabendem Kinderarzt durchzuführen. Eine extreme Frühgeburt (< 32 Wochen) sollte auf einer spezialisierten Entbindungsstation stattfinden.
- Die Behandlungsrichtlinien unterscheiden sich nicht von jenen für eine Termingeburt.

Übertragung

- Bei einer Übertragung (> 42 Wochen) sind eine intensivierte Überwachung und gelegentlich eine elektive Geburtseinleitung angezeigt.

Vitamin K

- Unabhängig von der Schwangerschaftsdauer muss dem Neugeborenen zur Prophylaxe einer Gehirnblutung unmittelbar nach der Geburt eine i.m. Vitamin-K-Gabe verabreicht werden.

26.22 Nicht stationäre Entbindung/Notfallentbindung

- Wenn die Geburt unerwartet außerhalb des Krankenhauses stattfindet, ist die Entbindung meist problemlos. Das Kind wird spontan ohne besondere geburtshilfliche Maßnahmen geboren.

Anamnese

- Anzahl früherer Geburten?
- Welche Schwangerschaftswoche?
- Gab es während der Schwangerschaft besondere Ereignisse? Gibt es Grunderkrankungen?

Klinischer Befund

- Ist der Kopf oder der Steiß sichtbar?
- Auskultation der kindlichen Herztöne (Stethoskop, Ultraschall)
- Blutdruck, Körpertemperatur, Pulsfrequenz der Mutter

Geburtshilfliche Assistenz

- Möglichst natürliche Position der Mutter an einem warmen Ort
- Saubere Unterlage
- Notwendige Instrumente in gereinigtem Zustand (Sauger, Klemme)
- Handhygiene
- Verlangsamung des vorangehenden Körperteils (Kopf) durch Unterstützung mit einer Hand
- Bei Steißlage keine Aktion, bevor nur mehr die Schultern und der Kopf ungeboren sind.

Nach der Geburt

- Das Kind trocknen.
- Begutachtung der Atemwege und Absaugen, wenn es nötig ist.
  - Wenn das Fruchtwasser klar ist und die Atemwege nicht verschleimt sind, ist kein Absaugen notwendig.
  - Wenn das Fruchtwasser grünlich ist: sofortiges Absaugen von Nase und Pharynx, damit das Kind keine Gelegenheit hat, Mekonium zu aspirieren.
  - Bei dickem, breiigem und grünem Fruchtwasser wird auch der Magen abgesaugt.
- Das Kind an einen warmen Platz bringen.

Kriterien für den Zustand des Kindes

- Flexion der Gliedmaßen unauffällig
- Guter Muskeltonus
- Sofortige Reaktionen auf Stimulierung
- Atmet spontan oder schreit innerhalb 1 Minute nach der Geburt
- Herzfrequenz über 100/min
- Haut rosig oder nur leicht bläulich

Der Apgar Score

- Siehe Tabelle 26.22.
- Die Bewertung erfolgt meist 1 Minute und 5 Minuten nach der Geburt.

Abnabelung

- Die Nabelschnur wird mit 2 sterilen Kocherklemmen abgeklemmt und mit einer sterilen Schere durchschnitten.
- Der Nabelschnurstumpf wird mit einer antiseptischen Lösung abgetupft und mit Gummi- oder Plastikklemmen verschlossen. Bei einer Geburt außerhalb des Krankenhauses kann man einen sauberen Faden oder eine saubere Schnur verwenden.
- Wenn möglich, sollte mit einer Spritze aus der plazentaren Seite der Nabelvene eine Probe Nabelschnurblut aspiriert werden, um das TSH zu bestimmen.

Wann ist eine Reanimation erforderlich?

- Wenn das Neugeborene nicht spontan zu atmen beginnt, blass und schlaff ist, und die Pulsfrequenz bei der Auskultation weniger als 100 Schläge pro Minute beträgt, sind Reanimationsmaßnahmen erforderlich.
  - In den meisten Fällen ist die Beatmung mit einer Beatmungsmaske ausreichend.
  - Verhältnis: Beatmung zu Herzmassage = 1 : 3.
  - Eine Herzmassage wird mit 2 Fingern in der Höhe der Mamillen gegen das Brustbein durchgeführt.

Kind warm halten

- Das Neugeborene soll so rasch wie möglich mit einem weichen Handtuch abgetrocknet werden.
- Es kann auf den unbekleideten Bauch der Mutter gelegt werden.
- Um das Neugeborene warm zu halten, mit einer Decke zudecken. Es ist wichtig, Hautfarbe, Atmung (im Normalfall 40–70 Atemzüge pro Minute) und Herzfrequenz (im Normalfall 120–160 Schläge pro Minute) weiter zu beobachten.

Kontraktion des Uterus und Ausstoßung der Plazenta

- Nach der Entbindung des Neugeborenen erhält die Mutter zur Stimulierung der Uteruskontraktion und zur Vermeidung exzessiver Blutungen 5 IE Oxytocin i.v. Falls kein Oxytocin zur Verfügung steht, ist es wichtig, den Uterus zu unterstützen, indem man auf den Fundus drückt, um eine Blutung während des Transports zu verhindern.
- Treten keine Blutungen auf, ist die Entbindung der Plazenta nicht dringend und kann später von einer Hebamme im Krankenhaus vorgenommen werden.
- Blutet die Mutter nach Ausstoßung der Plazenta weiter, verabreicht man 0,2 mg Methylergometrin i.m., um die Uteruskontraktion weiter zu stimulieren und damit die Blutung zu stillen. Eine Methylergometringabe vor Ausstoßung der Plazenta ist nicht zu empfehlen, da sie auch die Kontraktion der unteren Anteile der Gebärmutter fördert und so die Entbindung der Plazenta erschweren könnte.

Transport

- Anruf im Krankenhaus mit der Frage um Anweisungen und zur Ankündigung des Eintreffens.

Tabelle 26.22 Das Apgar-Score-System			
Bewertete Faktoren	0 Punkte	1 Punkt	2 Punkte
Herzfrequenz	0	< 100	> 100
Atmung	Apnoe	unregelmäßige, flache oder schwere Atmung	kräftig, Kind schreit
Farbe	blass, blau	blasse oder blaue Gliedmaßen	rosig
Muskeltonus	fehlt	schwacher, passiver Tonus	aktive Bewegung
Reflexe	fehlen	Grimassieren	aktive Abwehr

26.23 Postpartale Blutungen und Endometritis

Grundsätzliches

- Denken Sie an eine pathologische Blutung oder an eine Endometritis, wenn
  - sich der Wochenfluss wieder hellrot verfärbt.
  - der Wochenfluss einen fischartigen Geruch aufweist.
  - die Patientin über Schmerzen im Unterbauch klagt oder Fieber hat.
- Eine Endometritis mit schwerer Symptomatik erfordert intravenöse Antibiotikagaben.

Normale Lochien

- Der normale Wochenfluss dauert typischerweise 4–6(–8) Wochen. Während der ersten 3–4 Tage ist das Lochialsekret blutig rot (Lochia rubra), hierauf verfärbt es sich etwa 1 Woche lang bräunlich (Lochia serosa). Anschließend stellen sich die Lochien 3–4 Wochen als weißlicher Ausfluss dar (Lochia alba).
- Bei etwa 25% der Frauen halten die Lochien mehr als 6 Wochen an, insbesondere wenn sie stillen.
- Die Menge des Lochialsekrets variiert von Tag zu Tag. Während der Entbindung erlittene vaginale oder zervikale Lazerationen sind die Ursache für einen stärkeren Wochenfluss, ebenso das Stillen.

Blutungskomplikationen

- Zumeist handelt es sich um primäre postpartale Blutungen (< 24 Stunden nach der Entbindung); diese Fälle werden im vorliegenden Artikel nicht behandelt.
- Die Frequenz der sekundären postpartalen Blutungen (> 24 Stunden und bis zu 6 Wochen nach der Geburt) beträgt etwa 1%.
- Primäre postpartale Blutungen und eine manuelle Plazentalösung sind die hauptsächlichen Ursachen für eine sekundäre Hämorrhagie.
- Die Mehrzahl der Fälle tritt in der 2. postpartalen Woche auf.
- Die klinische Untersuchung muss darauf abzielen, die Blutungsstelle zu orten.

Ursachen für übermäßige Blutungen

- Im Körper verbliebene Plazenta- oder Eihautreste
- Endometritis
- Aufplatzen der Episiotomienaht
- Scheiden- oder Zervixriss
- Chorionkarzinome nach einer Termingeburt sind selten und von unterschiedlicher Symptomatik. Es muss jedoch an diese Möglichkeit gedacht werden, wenn die Vaginalblutung zunehmend stärker wird und/oder wenn sich die Patientin mit Brustschmerzen, Dyspnoe, Bluthusten, Kopfschmerzen oder nach Bewusstseinsverlust vorstellt (26.13).

Erhebung der rezenten geburtshilflichen Anamnese

- Verlauf der Schwangerschaft
- Entbindungs- und Erholungsphase:
  - Das Risiko von vaginalen und zervikalen Lazerationen erhöht sich durch folgende Faktoren: Saugextraktion, Zangengeburt, Steißgeburt, Sturzgeburt, Schulterdystokie und Geburt eines makrosomen Säuglings.
  - Bei Kaiserschnitt: Was waren die Indikationen, gab es Komplikationen und wie verlief die Erholung? Das Endometritisrisiko nach einer Sectio beträgt 4–10%.
- Die Krankengeschichte gibt darüber Aufschluss, ob die Plazenta und die Eihäute vollständig abgegangen sind oder teilweise im Uterus retiniert wurden.
- Stellen Sie fest, wie hoch der Blutverlust war.
- Fragen Sie die Patientin nach ihrem Allgemeinzustand und nach Symptomen, die auf eine Infektion hinweisen.

Gynäkologische Untersuchung

- Lokalisierung der Blutungsstelle!
- Inspektion der Episiotomie. Haben sich die Nähte gelöst und die Wunde wieder geöffnet? Gibt es ein tastbares Hämatom? Liegt eine offensichtliche Wundinfektion vor?
- Inspektion und Palpation der Scheidenwände.
- Inspektion des Gebärmutterhalses. Fließt Blut aus dem Uterus? Ist das Blut hellrot? Gibt es Anzeichen einer Infektion?
- Innere Untersuchung: Größe und Druckschmerzhaftigkeit der Gebärmutter.
- Wenn nötig, digitale rektale Untersuchung.

Laboruntersuchungen nach Bedarf

- CRP, Blutbild
- Tests auf humanes Choriongonadotropin (hcG-Test)

Behandlung

- Die Therapiewahl richtet sich nach den Befunden.
- Eine vorbeugende Antibiotikatherapie wird in der Regel eingesetzt für die Behandlung von leichten Blutungen aus einer Episiotomiewunde oder einer Lazeration der vaginalen oder zervikalen Schleimhaut, auch wenn nur bei einer Minderheit der Fälle eine Infektion die Ursache für die Blutungen darstellt. Die Antibiotika der Wahl sind entweder ein Cephalosporin der 1. Generation kombiniert mit Metronidazol oder

- Amoxicillin in Kombination mit Clavulansäure 3 × 500 mg tgl. 7 Tage lang.
- Eine frühzeitige chirurgische Sanierung ist indiziert bei einem Hämatom der Episiotomiewunde oder der Vagina.
- Ein kleines (< 2 cm) asymptomatisches Hämatom muss anfänglich nur überwacht werden. Eine Antibiotikatherapie sollte eingeleitet werden, wenn sich die Heilung verzögert oder sich das Hämatom infiziert.
- Der Ursache eines übermäßigen Blutflusses aus dem Uterus muss mittels Ultraschalluntersuchung nachgegangen werden.
  - Im Körper verbliebene Kontrazeptionsmittel müssen entfernt werden.
  - Wenn die Blutung schwach ist und kein Hinweis auf ein retiniertes Kontrazeptivum gegeben ist, besteht die Behandlung aus der Verabreichung von Antibiotika und regelmäßigen Kontrollen.
- Chorionkarzinome treten selten auf, aber an diese Möglichkeit sollte gedacht werden (26.13).

Endometritis

- Eine Endometritis ist eine Infektion der Gebärmutterschleimhaut (Endometrium); sie greift häufig auf das Myometrium über und wird so zu einer Endomyometritis.

Risikofaktoren
Für eine Endometritis prädisponierend sind:
- Protrahierter Geburtsvorgang
- Häufige Manipulationen und innere Untersuchungen während der Entbindung
- Blasensprung
- Im Körper verbliebene Kontrazeptionsmittel
- Saugextraktion und Zangengeburt
- Kaiserschnitt – lange Dauer, Verwendung von Instrumenten, Nähte, Ansammlung von Blut und Flüssigkeit im Becken oder im Gewebe.

Ätiologie
- Pathogene Bakterien aszendieren via Zervix von der Vagina in den Uterus, wo sie im Plazentabett und Schwangerschaftsendometrium ein ideales Wachstumssubstrat vorfinden. Mit dem Fortschreiten der Infektion wird auch das Myometrium erfasst. Durch Aussaat der Bakterien über den Blutkreislauf wird dann auch der Rest des Myometriums infiziert.
- Die häufigsten aeroben Erreger sind betahämolytische Streptokokken, Escherichia coli, Enterokokken und Chlamydien. Bakteroide und B. fragilis zählen zu den häufigsten anaeroben pathogenen Keimen. In der Regel liegt eine polymikrobielle Infektion vor.
- Viabilität und Durchblutung des Gewebes sind nach einer Sectio beeinträchtigt, was zu einer Anfälligkeit insbesondere gegenüber anaeroben Bakterien führt.

Klinische Zeichen und Symptome
- Die Symptomatik setzt im Allgemeinen 4–10 Tage nach der Entbindung ein, gelegentlich auch erst später.
- Fieber
- Unterbauchschmerzen, die in die ganze Bauchregion ausstrahlen können
  - Druckschmerzhaftigkeit von Unterbauch und Uterus und allenfalls der angrenzenden Gewebe
- Auffällig riechende Lochien
  - eitriger Ausfluss aus der Zervix

Laboruntersuchungen nach Bedarf
- CRP, erhöht bis zu 100–150 mg/l
- Gewinnung von Mittelstrahlharn zum Ausschluss einer begleitenden Harnwegsinfektion
- Bei einer schweren allgemeinen Symptomatik: Blutkulturen
- Wenn angezeigt, Tests auf Chlamydieninfektion und Gonorrhö

Behandlung
- Leichte Endometritis: Cefalexin oder Cefadroxil 3 × 500 mg tgl. in Kombination mit Metronidazol 3 × 400 mg tgl. p.o. 7–10 Tage lang.
  - Alternativ Ampicillin kombiniert mit Tinidazol.
- Eine schwere Endometritis (schwere und generalisierte Symptomatik, hohes Fieber, CRP > 100 mg/l) erfordert eine Einweisung ins Krankenhaus und eine intravenöse Antibiotikatherapie.
  - Mögliches Behandlungsschema: Anfänglich Cefuroxim 3 × 1,5 mg tgl. in Kombination mit Metronidazol 3 × 500 mg tgl. Die anschließende Therapie richtet sich nach dem Befund der Bakterienkultur.
- Bei einer Endometritis nach einem Kaiserschnitt ist eine frühzeitige intravenöse Antibiotikatherapie angezeigt, die bis zu 2 Wochen lang fortgeführt werden sollte.
- Stillen ist während der Kombinationstherapie mit Cephalosporin plus Metronidazol erlaubt.
- Behandlung einer Chlamydieninfektion (12.01).

Ansprechen auf Therapie
- Über 90% der Patientinnen sprechen innerhalb von 2–3 Tagen auf die Behandlung an.
- Wenn die Therapieansprache schlecht ist oder das Fieber persistiert:
  - Nur selten liegt eine Bakterienresistenz vor.
  - Die Infektion hat möglicherweise bereits auf die an die Gebärmutter angrenzenden Gewebe übergegriffen oder es liegt eventuell eine lumbale Peritonitis, ein Abszess, eine septische

Thrombophlebitis in der Lumbalregion oder ein infiziertes Hämatom vor.
- Es sind weiterführende stationäre Untersuchungen indiziert (Ultraschalluntersuchung, CT/MRT).

26.24 Mastitis puerperalis

Grundsätzliches
- Wenn sich eine stillende Mutter mit Fieber vorstellt, ist zur Vermeidung von Komplikationen (z.B. Abszessbildung) eine frühe Intervention mit Antibiotika indiziert.
- Die Patientin sollte zum Weiterstillen ermuntert werden, weil dadurch die Brust entleert und eine raschere Abheilung gefördert wird.

Ätiologie
- Staphylokokken sind die häufigsten Mastitiserreger. Allerdings besteht nicht immer eine bakterielle Besiedelung.
- Mamillenrhagaden und unzureichende Entleerung der Brust gelten als Risikofaktoren ❸.

Symptomatik
- Hohes Fieber, oft bis zu 40° C
- Eine Rötung, Überwärmung und ein Schmerzareal an der betroffenen Brust

Therapie
- Die Therapieentscheidung erfordert in der Regel keine Laborbefunde, weil das klinische Bild meist eindeutig ist. Antibiotika können auch nach einer bloßen Telefonkonsultation verschrieben werden, vorausgesetzt die Symptomatik besteht erst seit kurzer Zeit und die Therapie wird überwacht (d.h. die Patientin weiß, wen sie wann kontaktieren muss, sollten sich die Beschwerden nicht bessern).
- Einer febrilen Patientin mit lokaler Symptomatik sollten sofort Antibiotika verschrieben werden.
- Wenn die Patientin afebril bleibt und keine Abszessbildung sichtbar ist, besteht die Therapie nur aus einer Überwachung und einer Entleerung der Brust. Die wahrscheinlichste Krankheitsursache ist ein Anstau von Milch in den Brustdrüsen. Wärmeanwendungen (zum Beispiel mit einem Fön, einer in ein Handtuch gewickelten Wärmflasche, eine warme Dusche) vor dem Stillen helfen die Brust zu entleeren. Die Patientin sollte instruiert werden, beim Auftreten von Fieber sofort medizinische Hilfe in Anspruch zu nehmen.
  - Therapie eines Milchstaus: Der Säugling sollte immer zuerst von der betroffenen Brust trinken. Es ist auch möglich, dass zuerst etwas Milch abgepumpt wird und das Kind dann die restliche Milch trinkt. Wenn möglich, sollte die Trinkposition des Babys so gewählt werden, dass die am stärksten betroffene Stelle oben ist (um die Drainage des Exsudats zu erleichtern).

Antibiotikatherapie
- Die Gabe eines staphylokokkenwirksamen Antibiotikums ist indiziert. Die Therapiedauer beträgt 7–10 Tage.
- Cephalosporine der 1. Generation
  - Cefalexin oder Cefadroxil 3 × 500 mg tgl.
- (Di)cloxacillin 4 × 500 mg tgl.
- Wenn die Patientin auf die genannten Antibiotika allergisch ist, kann ein Erythromycinabkömmling eingesetzt werden.
  - Erythromycin 4 × 500 mg tgl.
  - Roxithromycin 2 × 150 mg tgl.
- Anmerkung: Therapieempfehlung lt. Österreichischer Fachgesellschaft für Gynäkologie: Amoxicillin/Clavulansäure 3 × 1 g, eventuell nur für 3+ Tage. Bei Unverträglichkeit Fucidinsäure oder Clindamycin.

Andere Therapieformen
- Die Patientin wird ermutigt, mit der entzündeten Brust normal weiterzustillen. Alternativ kann die Brust auch regelmäßig mit einer Milchpumpe entleert werden. Dies lindert die Schmerzen, fördert die Exsudatdrainage und verhindert eine Abszessbildung.
- Ein trotz Antibiotikatherapie und regelmäßiger Entleerung der Brust persistierendes Fieber deutet auf einen Brustabszess hin.
  - Ein Abszess muss unter Vollnarkose drainiert werden.
- Wenn die Patientin symptomfrei ist, sind keine weiteren Kontrollen nötig.
- Auch bei einer Stillenden muss die Möglichkeit eines Karzinoms in Betracht gezogen werden, insbesonders wenn die Entzündung wiederkehrt oder ein Restknoten in der Brust getastet werden kann.
- Siehe auch 25.21.

26.30 Medikamente während der Schwangerschaft

Grundsätze

- Eine medikamentöse Therapie während der Schwangerschaft soll nur verordnet werden, wenn dafür eine eindeutige Indikation besteht. Andererseits dürfen der Mutter aber auch keine Medikamente vorenthalten werden, die sie unbedingt braucht.
- Der Vorzug sollte bewährten Pharmaka gegeben werden, die schon seit Längerem auch bei Schwangeren erfolgreich eingesetzt wurden.
- Es sollte immer die geringste noch wirksame Dosierung gewählt werden.
- Für stillende Mütter gelten die gleichen Grundsätze.
- Tabelle 26.30 listet die am häufigsten vorkommenden Krankheiten und Beschwerden auf und schlägt jene Therapien vor, die für Schwangere am besten geeignet sind. Diese Empfehlungen gelten auch für die Stillzeit.

Tabelle 26.30 **Für Schwangere geeignete Medikamente**

Krankheit oder Beschwerdebild	Pharmaka, die während einer Schwangerschaft eingesetzt werden können	Anmerkungen
Akne	• Topische Behandlung, Benzoylperoxid, Clindamycin, Azelainsäure	• Medikamente, die Isotretinoin enthalten, müssen mindestens 1 Monat vor dem Verzicht auf eine wirksame Kontrazeption abgesetzt werden.
Allergie (Rhinitis, Augenbeschwerden)	• In erster Linie topische Anwendungen (Cromoglicinsäure oder lokal applizierte Kortikoide) • Bei Bedarf für eine systemische Medikation ist das Antihistaminikum Cetirizin die 1. Wahl.	• Pseudoephedrin enthaltende Pharmaka werden nicht empfohlen. • Das Antihistaminikum Loratadin eignet sich auch für stillende Mütter.
Asthma	• 1. Wahl: Inhalation von Kortikoiden und kurz wirksamen Beta-2-Mimetika • Wenn sich lang wirksame Beta-2-Agonisten oder Leukotrienrezeptorantagonisten bereits bewährt haben, können diese Mittel auch während einer Schwangerschaft weiter eingesetzt werden. • Systemische Kortikosteroide nur bei zwingender Indikation!	• Ein korrektes Asthma-Management während der Schwangerschaft ist auch für das Wohlergehen des ungeborenen Kinds wichtig. • Im Allgemeinen gelten für das Asthma-Management bei Schwangeren dieselben Grundsätze wie bei Nichtschwangeren.
Bakterielle Infektionen	• Penicilline und Cephalosporine können eingesetzt werden. • Nitrofurantoin • Clindamycin • Erythromycin und die anderen Makrolide (die längste Erfahrung hat man mit Azithromycin) im 2. und 3. Trimenon • Metronidazol (primär für den topischen Einsatz)	• Sulfonamidabkömmlinge und Trimethoprim sind im 1. Trimenon zu vermeiden. • Tetracycline sind zu vermeiden (Risiko im 2. und 3. Trimenon besonders hoch). • Fluorchinolone nur in ausgewählten Fällen
Pilzinfektionen	• Topische Antimykotika sind sinnvoll. • Systemische Antimykotika nur in lebensbedrohlichen Situationen!	• Bei vaginaler Candidiasis kann eine Einzeldosis Fluconazol (150 mg oral) gegeben werden.
Anthelmintika (Madenwurminfektionen)	• Pyrviniumembonat	• keine relevante systemische Resorption
Malariaprophylaxe	• Chlorochin und Proguanil • Mefloquin in speziellen Situationen	• Die regionale Resistenzlage ist zu beachten. • Eine Malariaprophylaxe ist wichtig!
Krätze, Kopfläuse	• Permethrin	• keine relevante systemische Resorption
Morbus Crohn, Colitis ulcerosa	• Sulfasalazin • Mesalazin • Kortikosteroide • (Azathioprin)	• Es ist wichtig, dass es während der Schwangerschaft zu einer Remission kommt!

Krankheit oder Beschwerdebild	Pharmaka, die während einer Schwangerschaft eingesetzt werden können	Anmerkungen
Analgetika und Antipyretika	• Paracetamol ist die 1. Wahl und auch während der gesamten Dauer der Schwangerschaft unbedenklich. • Nicht steroidale Antirheumatika (z.B. Ibuprofen) sind die erste Wahl.	• Eine übermäßige Verwendung von NSAR in der Phase der Planung einer Schwangerschaft kann die Fertilität beeinträchtigen. • Eine übermäßige Verwendung in der Frühphase der Schwangerschaft kann das Risiko einer Fehlgeburt steigern. • Wiederholte Gaben von NSAR sind ab der 32. Schwangerschaftswoche zu vermeiden (vorzeitiger Verschluss des Ductus arteriosus; schädlich für die Nierenfunktion des Fetus). • COX-2-selektive NSAR sind in der Schwangerschaft kontraindiziert!
Lipidsenker	• Nicht während der Schwangerschaft!	• Cholestyramin kann in ausgewählten Fällen gegeben werden (für ausreichende Zufuhr fettlöslicher Vitamine sorgen!). • HMG-CoA-Reduktasehemmer (Statine) sind während der gesamten Schwangerschaftsdauer kontraindiziert!
Hypertonie	• Labetalol, Propranolol, Metoprolol • Calciumkanalblocker (Nifedipin, Verapamil) können ab dem 2. Trimenon gegeben werden.	• Auf das Renin-Angiotensin-System einwirkende Pharmaka sind kontraindiziert! Die Medikation muss spätestens bei Bestätigung der Schwangerschaft abgesetzt werden.
Depression	• selektive Serotoninwiederaufnahmehemmer (SSRI) • tricyklische Antidepressiva	• Können beim Neugeborenen schwere medikamenteninduzierte Entzugserscheinungen auslösen. • Gegen Ende der Schwangerschaft Dosierung überprüfen! • Wenn das Medikament in der Spätschwangerschaft eingesetzt wird, sollte die Entbindung an einer Abteilung mit kinderärztlichem Bereitschaftsdienst erfolgen. • Mögliche Risiken beim Stillen sind individuell abzuwägen.
Schlaflosigkeit	• möglichst keine medikamentöse Therapie • Oxazepam kann kurzzeitig gegeben werden, falls ein Tranquilizer benötigt wird.	• Die regelmäßige Gabe von Tranquilizern oder Schlafmitteln ist zu vermeiden!
Migräne	• NSAR • Paracetamol + Codein	• Sumatriptan ist unter den spezifischen Migränemedikamenten das am längsten erprobte. Es kann gegeben werden, wenn der Anfall mit einfachen Mitteln nicht beherrschbar ist. • Der wiederholte Einsatz von Codein ist zu vermeiden. • Ergotaminderivate sind kontraindiziert!
Sodbrennen, Dyspepsie	• nicht resorbierbare Antazida und Sucralfat • Ranitidin • Omeprazol	• Misoprostol ist kontraindiziert!
Nausea und Erbrechen in der Schwangerschaft	• Pyridoxin • Prochlorperazin • Meclozin • Metoclopramid • Ingwer ⓑ	• Ein nicht medikamentöses Management sollte bevorzugt werden.

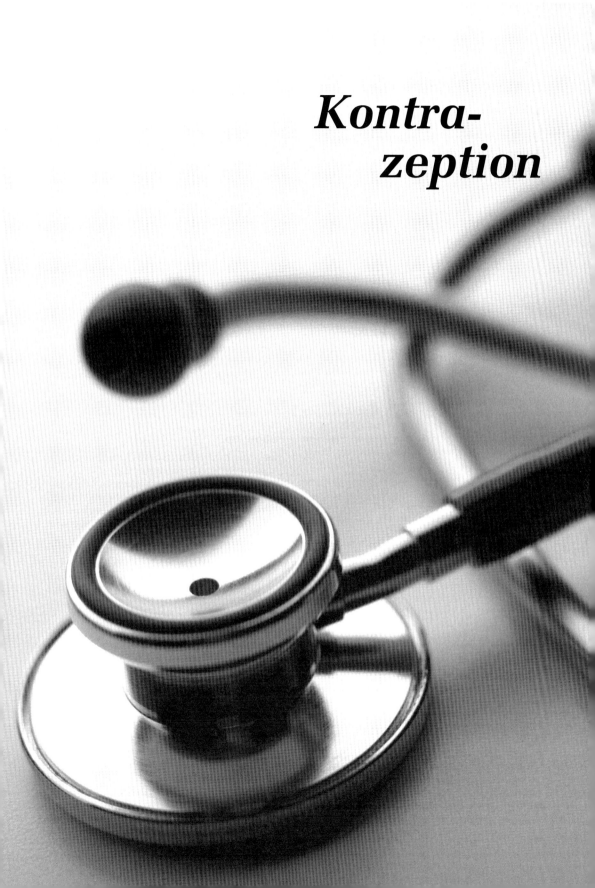

Kontrazeption

27.01 Empfängnisverhütung: Erstuntersuchung und weitere Betreuung

Beginn der Empfängnisverhütung bei jungen Mädchen

- Die Zeit, in der eine junge Frau mit Empfängnisverhütung beginnt, ist eine gute Gelegenheit, ihr Verhalten zu ihrer Gesundheit und ihr Selbstbild zu beeinflussen sowie ihre Bereitschaft, sich um die eigene Gesundheit zu kümmern.
- Vor Beginn der Empfängnisverhütung sind zu beachten:
  - psychosoziale Situation
  - Rauchen, Konsum von Alkohol oder anderen Drogen
  - etwaige Krankheiten (vor allem Migräne mit Aura, Essstörungen, Thrombosen, Blutgerinnungsstörungen, Epilepsie, Diabetes, SLE 27.08)
  - laufende Medikation
  - familiäre Risikofaktoren (z.B. Venenthrombosen, Bluthochdruck, Herz-Kreislauf-Erkrankungen)
    - Wenn ein Verwandter 1. Grades an einer Venenthrombose leidet oder gelitten hat, ist ein Bluttest zum Ausschluss einer Resistenz gegen aktiviertes Protein C angezeigt (5.41).
  - gynäkologische Anamnese (Monatsblutungen: Regelmäßigkeit, Intensität der Blutungen, Schmerzen)
  - Sexualnamnese: Alter beim ersten Geschlechtsverkehr, Anzahl der Partner, bisher verwendete Verhütungsmittel, ungeschützter Verkehr, mögliche Erfahrungen mit sexueller Gewalt, Druck oder Missbrauch. Das Gespräch bietet auch eine gute Gelegenheit, die Patientin über Chlamydieninfektionen, Kondylome und über die richtige Verwendung von Kondomen zu informieren.
- Außerdem:
  - Blutdruck kontrollieren (< 140/90)
  - Gewicht und Körpergröße festhalten (orale Kontrazeptiva scheinen das Gewicht nicht zu beeinflussen ⓒ, Übergewicht ist jedoch ein Risikofaktor)
  - Eine Untersuchung auf Chlamydien und Kondylome ist sinnvoll, wenn kein Kondom benutzt wurde.
- Bei der ersten Kontrolluntersuchung:
  - Ist die Patientin mit der Kontrazeption zufrieden, gibt es etwaige Nebenwirkungen (auflisten: vor allem Kopfschmerzen, Stimmungsschwankungen, Blutungsunregelmäßigkeiten), nimmt sie die Pille regelmäßig ein?
  - Eventuell Anamnese genauer erfragen (die Bereitschaft zu einem offenen Gespräch kann höher sein als bei der ersten Konsultation).
  - Blutdruckkontrolle
  - Untersuchung auf Chlamydien, falls indiziert
- Die nächste Untersuchung sollte nach 1 Jahr stattfinden.
  - Sie beinhaltet eine gynäkologische Untersuchung.
  - Ein Pap-Abstrich wird 2–3 Jahre nach dem 1. Geschlechtsverkehr abgenommen.
    - Zur Krebsfrüherkennung braucht vor dem 25. Lebensjahr kein Pap-Abstrich gemacht zu werden.

Beginn der Empfängnisverhütung bei erwachsenen Frauen

- Anamnese wie oben
- Geburtshilfliche Anamnese (Gestose, extrauterine Schwangerschaften, intrahepatische Cholestase in der Schwangerschaft, Sectios)
- Gynäkologische Untersuchung einschließlich einer Brustuntersuchung, Blutdruckmessung
- Pap-Abstrich (wenn nicht innerhalb von 2–3 Jahren abgenommen) und Infektions-Screening wenn nötig
- Entscheidung über die kontrazeptive Methode s. (27.02)

Follow-up

- Bei jeder Kontrolluntersuchung, unabhängig von der Art der Empfängnisverhütung:
  - Gespräch über Lebenssituation und Gewohnheiten (vor allem Rauchen (40.20), Übergewicht, Alkohol/Drogen), Zufriedenheit mit der Verhütungsmethode, mögliche Risiken für die sexuelle Gesundheit
  - Blutdruckmessung
- Gynäkologische Untersuchung durchschnittlich alle 2–3 Jahre; für Verwenderinnen von IUPs 1 × zwischen den Wechseln.
- Untersuchungen der Brust je nach Notwendigkeit
- Pap-Abstrich alle 2–3 Jahre.
- Die Schwelle für die Untersuchung auf Infektionen sollte niedrig sein.
- Nach Einsetzen eines Kupfer-IUP sollte 1 Jahr lang der Hämoglobinspiegel überwacht werden.
- Ein Kupfer-IUP, das 5 Jahre wirkt (Hormonspirale oder Cu-Spirale) kann auch für 10 Jahre in situ bleiben, wenn das IUP nach dem 40. LJ eingesetzt wurde und keine Nebenwirkungen aufgetreten sind.

27.02 Wahl der Verhütungsmethode

Zu berücksichtigende Aspekte

- Alter
- Allgemeinzustand (chronische Erkrankungen, Übergewicht)
- Rauchen
- Alkohol oder Drogenmissbrauch, unregelmäßiger Lebensstil
- Vorausgegangene Schwangerschaften
- Dauer und Stärke der Regelblutungen, Schmerzen während der Periode
- Erforderliche Dauer der Verhütung, späterer Kinderwunsch
- Erforderliche Wirksamkeit der Verhütung
- Stillperiode (siehe Tabelle 27.02), Zeit seit der letzten Entbindung
  - Das Stillen selbst bietet einen 98%igen Schutz vor einer neuerlichen Schwangerschaft, wenn die Entbindung nicht mehr als 6 Monate zurückliegt, die Menstruation nicht wieder eingesetzt hat und das Kind ausschließlich mit Muttermilch ernährt wird (Stillen mind. alle 4–6 Stunden) ⊖.
- Paarbeziehung (Häufigkeit des Geschlechtsverkehrs, wechselnde Partner oder stabile Beziehung?)
- Motivation der Frau und von ihr bevorzugte Verhütungsmethode

Eignung der verschiedenen Methoden für verschiedene Situationen

- Kontraindikationen und genauere Details über die verschiedenen Methoden sind in der einschlägigen Literatur nachzulesen.
- Die Vorteile der **Kombinationspillen** (27.03) machen sie für Frauen, die folgende Kriterien erfüllen, zur bevorzugten und besten Verhütungsmethode:
  - junge Frauen (auch Teenager) und Frauen, die noch nicht geboren haben
  - Frauen mit unregelmäßiger, lang dauernder oder schmerzhafter Menstruation oder mit starken Blutungen
  - Frauen mit Zyklusproblemen
  - Frauen, die unter Akne, fettiger Haut, fettigen Haaren oder Hirsutismus leiden
- Frauen, die zu Ovarialzysten neigen:
  - Hormonpflaster und Vaginalringe
    - gleicher Effekt wie Kombinationspillen
    - für Frauen, die nicht täglich an die Pilleneinnahme denken wollen
    - teurer als die Pille
- Wenn Kombinationspräparate kontraindiziert sind, ist der Einsatz von **Minipillen** (27.03) angezeigt:
  - Hypertonie oder steigender Blutdruck unter der Verwendung einer Kombinationspille
  - Raucherinnen und Frauen über 35 (als Alternative bietet sich eine Kombination mit natürlichem Östrogen an)
  - stillende Mütter

Tabelle 27.02 Empfängnisverhütung während der Stillperiode

Methode	Beginn nach der Geburt	Zu beachten
Laktation	Sofort	Die ersten 6 Monate, wenn das Baby ausschließlich mit Muttermilch ernährt wird, und noch keine Menstruation eingetreten ist.
Barrieremethoden	Sofort	Fragliche Verlässlichkeit (bei laktationsbedingter Amenorrhö ist ein Kondom eine sichere Methode)
IUP	8 Wochen	Wenn der Uterus noch sehr weich ist, besteht das Risiko einer Perforation.
Hormonfreisetzendes IUP	8 Wochen	Wenn der Uterus noch sehr weich ist, besteht das Risiko einer Perforation.
Implantate	nach der Kontrolluntersuchung	
Minipille (nur Gestagene)	nach der Kontrolluntersuchung	
Gestageninjektion	Nach der Kontrolluntersuchung	Postpartal selten eingesetzt
Sterilisation	1–3 Tage	Irreversibel
Postkoitale Kontrazeption		• Nur erforderlich nach Einsetzen der Menstruation • Um die Hormoneinwirkung auf den Säugling zu minimieren, sollte die Mahlzeit nach der Pilleneinnahme ausgelassen werden (Milch abpumpen und verwerfen).
Nicht zu empfehlen		
Kombinationspillen	Nach der 1. Menstruation bzw. nach 6 Monaten	• Wählen Sie die Pille mit der niedrigsten Hormonmenge. • Kann die Milchproduktion verringern.
Hormonfreisetzende Vaginalringe und -pflaster	Nach der 1. Menstruation bzw nach 6 Monaten	• Möglicherweise eine bessere Option als die Kombinationspille (kontinuierliche Hormonabgabe) • Kann die Milchproduktion verringern.

- **Verhütung durch Implantate** (27.03) eignet sich für Frauen jeglichen Alters,
  - die Langzeitverhütung brauchen.
  - bei denen keine Gegenanzeigen für Gestagene bestehen.
  - bei denen andere Verhütungsmethoden kontraindiziert sind und die keine Sterilisation wünschen.
- Injektion von Medroxyprogesteronacetat:
  - Das Präparat wird alle 3 Monate tief in den Muskel injiziert.
  - Es stellt für Frauen, bei denen Östrogen kontraindiziert ist oder Nebenwirkungen hat, eine Alternative zur Verhütung ausschließlich mit einem Progesteron dar.
  - Kann das Osteoporoserisiko erhöhen.
  - Die Injektion wird oft als unangenehm empfunden, bietet aber für Frauen, die die Pille leicht vergessen, einen Vorteil.
- **Ein hormonelles Intrauterinpessar** (27.04) stellt eine gute Alternative für Frauen dar, die bereits geboren haben und
  - eine Spirale (IUP) wünschen, aber
  - an starken Monatsblutungen leiden oder
  - bei denen die Verwendung eines Kupfer-IUP die Blutungen verstärkt.
  - In speziellen Situationen (bei menstruationsbedingter Anämie) kann sie auch bei Nullipara eingesetzt werden.
- Ein **Kupfer-IUP** (27.04) stellt für Frauen, die schon einmal geboren haben und in einer stabilen Beziehung leben, eine sichere und wirksame Verhütungsmethode dar.
- Das **Kondom** (27.05) ist das einzige Verhütungsmittel, das Infektionen vollständig ausschließt. Es sollte daher am Anfang einer neuen Beziehung oder bei wechselnden Beziehungen auch dann verwendet werden, wenn gleichzeitig eine andere Verhütungsmethode zur Anwendung kommt.

27.03 Hormonelle Kontrazeption

Orale Kombinationskontrazeptiva

- Auf dem Markt findet man 2 Arten von Kombinationspräparaten (combined oral contraceptives – COCs):
  - **Einphasenpillen**, bei denen jede Tablette die gleiche Menge an Östrogen und Gestagen enthält.
  - **Zwei- oder Dreiphasenpillen**, bei denen jede Tablette sowohl Östrogen als auch Gestagen enthält, deren Menge aber je nach Phase des Zyklus variiert. Zwischen Ein- und Zweistufenpräparaten bestehen keine wesentlichen Unterschiede hinsichtlich Wirksamkeit und unerwünschten Wirkungen ©.
- Es empfiehlt sich, falls keine Kontraindikationen bestehen, unabhängig vom Alter der Patientin mit niedrig dosierten Präparaten zu beginnen (die Menge von Ethinylöstradiol beträgt 20–30 μg; die sogenannte ultraleichte Kombinationspille enthält 20 μg Ethinylöstradiol).
- Für Frauen mit Akne oder Hirsutismus ist ein Präparat zu wählen, das als Gestagen Desogestrel oder Cyproteronacetat enthält.
- Für eine gesunde, normalgewichtige Nichtraucherin ist jedes niedrig dosierte Kombinationspräparat bis zur Menopause geeignet.
- Bei Raucherinnen über 35 sollte man mit einem Zweistufenpräparat beginnen, in dem der Gestagenanteil aus Cyproteronacetat und der Östrogenanteil aus einem sogenannten natürlichen Östrogen (Östradiolvalerat) besteht oder eine völlig andere Kontrazeption empfehlen.

Absolute Kontraindikationen für orale Kombinationspräparate:

- Jede bestätigte arterielle oder venöse Thrombose © in der Anamnese oder ein Risikofaktor für eine solche
- Diagnostizierte Thrombophilie (5.41)
- Migräne mit Aura
- Raucherin über 35 (Präparate, die natürliches Östrogen beinhalten, in Erwägung ziehen)
- Hypertonie
- BMI > 39
- Aktive Lebererkrankung
- Schwangerschaftscholestase in der Anamnese
- Systemischer Lupus erythematodes
- Blutungen des Genitaltrakts unbekannter Ursache
- Mammakarzinom
- Diabetes mit vaskulären Komplikationen
- Verdacht auf Schwangerschaft
- Die Laktation (v.a. erste 6 Monate) (27.02)
- Die absoluten Gegenanzeigen für orale Kombinationspillen beruhen auf den Risiken, die bekanntermaßen mit ihrer Anwendung korrelieren. Bei Kombinationspräparaten steht das Risiko vermutlich sowohl mit dem Östrogenanteil als auch mit dem Gestagenanteil der Pille in Zusammenhang.
- Die Inzidenz venöser Thrombosen bei Frauen zwischen 15 und 44 Jahren, die keine COCs einnehmen, liegt bei 5–10 Fällen auf 100.000 Frauenjahre. Die Inzidenz in der Schwangerschaft wird auf 60 Fälle pro 100.000 Frauenjahre geschätzt. Während der Einnahme von COCs der 3. Generation (Desogestrel and Gestoden) dürfte die Inzidenz bei 30–40 pro 100.000 Frau-

enjahren liegen, bei der Verwendung von COCs der 2. Generation (wie Levonorgestrel) liegt das Risiko bei etwa 20 in 100.000 Frauenjahren Ⓒ. Das relative Risiko für eine venöse Thrombose ist unter 3. Generation um das 1,7fache erhöht, verglichen mit Levonorgestrel Ⓒ.

- Unter Gestagenen der 3. Generation scheint das Risiko für einen Myokardinfarkt nicht erhöht zu sein, wie das für ältere orale Kontrazeptive (in geringem Ausmaß) beobachtet wird Ⓒ. Das Risiko durch orale Kontrazeptiva wird durch die Kombination mit anderen Risikofaktoren wie Rauchen, Alter (ebenso wie erhöhte Blutdruck-, Blutzucker- und Cholesterinwerte) noch weiter erhöht. Das Risiko, an einem kardiovaskulären Ereignis zu sterben, liegt für eine 35-jährige Raucherin unter COCs bei etwa 1 in 100.000 Frauenjahren (meist Schlaganfall oder Herzinfarkt). Das Risiko steigt mit zunehmendem Alter. Eine Raucherin über 35 hat bereits ein 10fach erhöhtes Risiko. Rauchen alleine ist allerdings immer ein größerer Risikofaktor als die Einnahme der Pille in einer beliebigen Altersgruppe.

Vorteile der Kombinationspille

- Hohe Wirksamkeit
- Senkung der Häufigkeit von:
  - extrauterinen Schwangerschaften
  - funktionellen Ovarialzysten
  - dysfunktionellen Blutungen
  - Dysmenorrhö Ⓓ
  - prämenstruellem Syndrom
  - Entzündungen im Beckenbereich
  - Ovarialkarzinom
  - Endometriumkarzinom
  - Myome
  - Mastopathie
- Verringerte Androgenproduktion
- Regelmäßige Blutungen
- Weniger starke Blutungen
- Blutungszeitpunkt kontrollierbar
- Spezielle Indikationen für Kombinationspräparate: siehe 27.02

Pflaster

- Ein niedrig dosiertes Kombinationsprodukt, das pro Tag 20 µg Ethinylöstradiol und 150 µg Norelgestromin freisetzt.
- Die Darreichungsform ist ein dünnes hautfarbenes, 45 mm × 45 mm großes Pflaster.
- Wirkmechanismus, Wirksamkeit und Indikationen sind ähnlich wie bei der Kombinationspille, mit nur geringen Unterschieden hinsichtlich Vor- und Nachteilen und Kontraindikationen Ⓐ.
- Einfache Anwendung: Die Dosierung erfolgt über 21 Tage (3 aufeinander folgende Pflaster für jeweils 7 Tage), gefolgt von einer dosisfreien Woche, während welcher die Monatsblutung auftritt (das 1. Pflaster ist am 1. Zyklustag anzubringen).
- Das Pflaster stellt für Frauen, die nicht täglich die Pille einnehmen wollen, eine Alternative zu oralen Kombinationspräparaten dar.

Vaginalring

- Ein niedrig dosiertes Kombinationsprodukt, das für 3 Wochen pro Tag 15 µg Ethinylöstradiol und 120 µg Etonogestrel freisetzt.
- Flexibler, transparenter Vaginalring mit einem Durchmesser von 54 mm und einer Dicke von 4 mm.
- Wirkmechanismus, Wirksamkeit und Indikationen sind ähnlich wie bei der Kombinationspille, mit nur geringen Unterschieden hinsichtlich Vor- und Nachteilen und Kontraindikationen Ⓐ.
- Der Ring wird für 3 Wochen in die Vagina eingelegt. Dann wird für 1 Woche pausiert, in welcher die Monatsblutung auftritt. Nach 1 Woche wird wieder ein neuer Ring eingesetzt.
- Der Vaginalring stellt für Frauen, die nicht täglich die Pille nehmen wollen, eine Alternative zu oralen Kombinationspillen dar.

Kontrazeption mit Gestagen

- Eine hormonelle Verhütung kann auch mit Minipillen und Hormon-freisetzenden Produkten wie subkutanen Implantaten, Gestageninjektionen und Hormon-freisetzenden IUP erfolgen.
- Die Kontraindikationen für Östrogene fallen weg und die Nebenwirkungen sind geringer, doch ist das Verhältnis zwischen Vorteilen und Risiken nicht so gut dokumentiert wie bei Kombinationspräparaten.

Kontraindikationen für die Verhütung mit Gestagenen

- Verdacht auf Schwangerschaft
- Aktive Lebererkrankungen
- Extrauterine Schwangerschaft in der Anamnese (eine Hormonspirale kann in Betracht gezogen werden, wenn Kombinationspillen nicht möglich sind)
- Ungeklärte genitale Blutungen

Minipille (nur gestagenhaltige Pille)

- Spezielle Indikationen für eine Verhütung mit der Minipille: siehe 27.02.
- Während der Verwendung der Minipille sind Blutungsstörungen häufig (die Patientin sollte darüber informiert sein).
- POPs schützen gegen eine ektopische Schwangerschaft nicht gleich sicher wie Kombinationspräparate.

Implantate zur Kontrazeption

- Es gibt 2 verschiedene Produkte:
  - ein Produkt mit 2 Implantaten, die Levonorgestrel freisetzen, Wirksamkeit 5 Jahre (4 Jahre bei Frauen mit einem Körpergewicht über 60 kg)
  - ein aus 1 Implantat bestehendes Produkt, das Etonogestrel freisetzt und 3 Jahre lang wirkt
- Implantate sind eine wirksame Verhütungsmethode, doch ist die Wirkung unter Umständen bei Frauen mit mehr als 75 kg Körpergewicht reduziert. Frauen jeden Alters, die längere Zeit hindurch verhüten wollen und bei denen keine Gegenanzeigen für Gestagene bestehen, können Implantate bekommen.
- Es ist darauf zu achten, dass das Implantat subkutan und nicht im Fettgewebe eingesetzt wird, wo es schwieriger zu entfernen ist. Eine fächerförmige Anordnung der Implantate ist leichter, wenn nur ein Implantat auf einmal in den Applikator eingelegt wird (anders als in der Produktinformation angegeben).
- Die Entfernung des Implantats ist schwieriger als das Einsetzen, wird aber dadurch erleichtert, dass der Arzt das Lokalanästhetikum vorsichtig unter die Enden des Implantats spritzt und dieses dadurch anhebt und besser sichtbar macht. Wenn die Implantate nicht gut tastbar sind, können sie mittels Ultraschall lokalisiert werden.
- Zu den häufigsten **unerwünschten Wirkungen** gehören Blutungsstörungen (Amenorrhö, Schmierblutungen), die allerdings meist im Lauf des 1. Jahres aufhören. Schwangerschaften sind selten. Tritt dennoch eine solche ein, kann sie fortgesetzt werden, doch sind die Implantate zu entfernen.

Injektionspräparate

- Eine 1-ml-Injektion
  - enthält 150 mg Medroxyprogesteronacetat.
  - wird sehr genau alle 12 Wochen tief intramuskulär verabreicht, wobei die 1. Injektion während der ersten 5 Zyklustage verabreicht wird.
  - Die Injektion kann im Lauf der ersten 5 Tage nach der Entbindung gegeben werden, wenn die Mutter nicht stillen will. Stillende Mütter bekommen die 1. Injektion 6 Wochen nach der Entbindung.
  - ist in jedem Alter anwendbar, wenn die Verhütung mit Gestagenen gewünscht wird.
- Zu den häufigsten Nebenwirkungen gehören **Blutungsstörungen,** Übelkeit, Kopfschmerzen und Gewichtszunahme. Diese Form der Verhütung kann das Osteoporoserisiko erhöhen (Ca und Vitamin D ergänzen!).
- Für manche Frauen stellen die regelmäßigen Injektionen einen Nachteil dar, andere wieder empfinden es als angenehm, nicht jeden Tag an das Einnehmen der Pille denken zu müssen.

Hormon-freisetzende Intrauterinpessare

- Ein Levonorgestrel-freisetzendes IUP ist 5 Jahre lang wirksam.
- Es stellt für Frauen, die schon einmal geboren haben und ein IUP verwenden wollen, bei Verwendung einer Kupferspirale aber starke oder zumindest verstärkte Blutungen haben, eine gute Alternative dar Ⓐ. Durch Verwendung einer Hormonspirale wird die Monatsblutung reduziert, manchmal kommt es zu Amenorrhö (etwa 20%). Zwischenblutungen kommen bei etwa einem Drittel der Frauen in den ersten Monaten vor (Frauen darüber informieren) Ⓐ.
- Eine wirksame Verhütungsmethode

Nachkontrolle bei hormoneller Kontrazeption

- Siehe 27.01.

Nebenwirkungen der hormonellen Kontrazeption

- Die meisten unerwünschten Nebenwirkungen treten nur in den ersten paar Monaten nach Behandlungsbeginn auf.
- Übelkeit:
  - eine harmlose Östrogennebenwirkung, meistens nur während der ersten Monate
  - Die Pille sollte abends eingenommen werden oder es wird auf eine Zubereitung mit geringerem Östrogengehalt gewechselt.
- Blutungsstörungen:
  - Schmierblutungen sind zu Beginn der Einnahme von Kombinationspräparaten häufig (ca. 30% der Frauen). Es ist wichtig, dass die Einnahme entsprechend der Produktinformation fortgesetzt wird.
  - Wenn die Schmierblutungen nicht nach der Anfangsphase aufhören, empfiehlt sich der Wechsel auf ein Präparat mit höherem Östrogenanteil oder einem anderen Gestagen.
  - Rauchen kann Blutungsstörungen durch Beeinflussung des Östrogenmetabolismus begünstigen.
  - Infektionen (Chlamydien), zervikale Atypien oder eine Schwangerschaft sind mögliche Blutungsursachen.
  - Einnahme vergessen?
  - Bei störender Amenorrhö eventuell auf eine Pille mit höherem Östrogenanteil wechseln.
- Kopfschmerzen:
  - Nach einer Hypertonie oder schwerer Migräne suchen.

- Ein Kontrazeptivum mit einem anderen Gestagen wählen. Schafft dies keine Abhilfe, zu einem Präparat mit einem geringeren Östrogenanteil übergehen.
- Treten die Kopfschmerzen nur während der pillenfreien Woche auf, empfehlen Sie der Patientin, jeweils 2 Zyklen (Einstufenpräparat) nacheinander zu nehmen und erst dann die Einnahme 1 Woche lang zu unterbrechen. Eine Alternative ist die Minipille.

- Libidoverlust:
  - Besteht ein Zusammenhang mit der Kontrazeption und der Lebenssituation?
  - Ein anderes Gestagen wählen (z.B. eine Kombination mit Levonorgestrel)
  - oder eine reine Gestagenkontrazeption.
  - Bei trockener Vagina kann ein Präparat mit höherem Östrogenanteil versucht werden.
- Reizbarkeit:
  - Versucht werden kann entweder eine Pille mit anderer Zusammensetzung, ein Vaginalring, eine reine Gestagenpille oder eine Zyklusverlängerung.
- Hautveränderungen sind selten:
  - COCs haben meist einen positiven Effekt auf Akne und Hirsutismus.
  - Die beste Wahl bei fettiger Haut sind Pillen mit Cyproteronacetat, Desogestrel oder Drospirenon.
  - Chloasmen sind harmlos, aber oft irreversibel.
- Brustspannen:
  - Wechsel zu einer Pille mit weniger Östrogen oder mit Drospirenon als Gestagen oder zu reinen Gestagenpillen.
- Gewichtsveränderung, Ödeme:
  - Sowohl Östrogene wie Gestagene können zu Flüssigkeitsretention führen.
  - Gestagene können anabole Wirkungen haben.
  - Die Erklärung kann auch in einem veränderten Lebensstil des Paares liegen, und die COCs haben wahrscheinlich keinen wesentlichen Effekt auf das Körpergewicht ❻.
  - Wechsel auf ein anderes Gestagen oder zu einer Pille mit weniger Östrogen
  - Wechsel auf eine Pille, die Drospirenon enthält, da diese mit Spironolacton verwandt ist.
- Blutdruckanstieg:
  - Wenn wiederholt Werte über 140/90 mmHg gemessen werden, kann ein Versuch mit einer Pille mit Drospirenon gemacht werden oder zu einer Gestagenpille oder zu nicht hormoneller Kontrazeption gegriffen werden.
- Zum Risikos für venöse Thromboembolien: siehe 5.41.

27.04 Intrauterinpessare

- Das Kupfer-IUP ist ein sicheres und wirksames Kontrazeptionsmittel für Frauen, die schon einmal geboren haben und in einer stabilen Partnerschaft leben.
- Hinsichtlich Sicherheit und Wirksamkeit bestehen nur geringe Unterschiede zwischen den einzelnen Intrauterinpessaren.

Vorteile des IUP

- Unabhängig von der Motivation der Frau ist das Intrauterinpessar ein kontinuierlich anwendbares und verlässliches Verhütungsmittel.
- Auch ältere Raucherinnen können ein IUP verwenden.
- Ein IUP kann auch in der Stillzeit verwendet werden und beeinflusst die Milchproduktion nicht.
- Ein IUP kann auch zur postkoitalen Kontrazeption verwendet werden. In diesem Fall muss es innerhalb von 6 Tagen nach dem ungeschützten Verkehr eingesetzt werden.

Kontraindikationen für das Kupferintrauterinpessar

Absolute Gegenanzeigen

- Schwangerschaft (bzw. Schwangerschaftsverdacht)
- Gegenwärtige oder kürzlich durchgemachte akute Entzündungen des Beckenbereichs
- Blutungen aus dem Genitaltrakt unbekannter Ursache
- Verdacht auf oder Vorliegen eines Zervix- oder Endometriumkarzinoms
- Blutgerinnungsstörungen
- Wilson-Krankheit oder bekannte echte Kupferallergie
- Anatomische Anomalien von Vagina, Zervix oder Corpus uteri, die das Einsetzen und den Gebrauch des IUP verhindern (z.B. Fibroide, intrauterines Septum)

Relative Gegenanzeigen

- Frühere extrauterine Schwangerschaft, wenn eine spätere Schwangerschaft erwünscht ist
- Anämie
- Starke oder sehr schmerzhafte Menstruation
- Weniger als 2 Monate nach Entbindung (es sei denn, das IUP wird unmittelbar nach der Geburt der Plazenta eingesetzt)
- Hohes Risiko von Geschlechtskrankheiten
- Frauen unter 25, die noch nicht geboren haben

Einsetzen des IUP

- Der Pap-Abstrich (maximal 1 Jahr alt) sollte der Klasse I entsprechen; etwaige Infektionen sind

zu behandeln; der Hämoglobinspiegel ist zu messen.
- IUP vorzugsweise nach Ende der Blutung (10 Tage nach Beginn der Blutung) einsetzen. Ein IUP kann unmittelbar nach einem Abort eingesetzt werden Ⓐ.
- Bei Einsetzen die Anweisungen des Herstellers und aseptisches Vorgehen beachten.
- Nach dem Einsetzen die Fäden auf Standardlänge (2,5–3 cm) kürzen.
- Nach Einsetzen des IUP ist weder die Einnahme von Antibiotika Ⓑ noch sexuelle Enthaltsamkeit notwendig.
- Es ist nicht sinnvoll, der Patientin zu raten, das Vorhandensein der Fäden selbst zu prüfen.

Nachteile des IUP und Kontrolluntersuchung

- Mögliche Probleme im Zusammenhang mit der Verwendung eines IUP sind verstärkte oder längere Blutungen, Schmerzen und Ausstoßung des IUPs. Bei unerwünschten Wirkungen ist es ratsam, das IUP zu wechseln. (Ein schlecht gelegtes IUP im Cavum uteri kann Probleme verursachen.)
- Starke Blutungen und starke Schmerzen im Zusammenhang mit der Verwendung eines IUP sind mit Prostaglandinhemmern zu behandeln.
- Eine Hormonspirale reduziert die Blutungsstärke.
- Im 1. Jahr ist wegen der Möglichkeit einer Eisenmangelanämie der Hämoglobinspiegel zu überwachen.
- Obwohl alle Intrauterinpessare eine Tendenz aufweisen, nach unten zu wandern, kommt es nur selten zu einer totalen Ausstoßung. Wenn ein IUP sich bis zu 2 cm aus seiner Lage am Fundus entfernt, ist dies noch akzeptabel, befindet es sich aber teilweise oder ganz in der Zervix, so ist es zu wechseln. Es ist darauf zu achten, dass die Fäden stets auf die gleiche Länge gekürzt werden, so dass eine Lageveränderung sichtbar wird.
- Manchmal verschwinden die Fäden. Eine Ultraschalluntersuchung kann dann den Sitz des Pessars in der Uterushöhle überprüfen. Aus Sicherheitsgründen sollte ein IUP ohne Fäden gegen ein neues ausgetauscht werden. Zur Entfernung des fadenlosen IUP eignet sich ein IUP-Haken oder eine gebogene Uteruszange. Ist die Entfernung schwierig, ist die Patientin an einen Gynäkologen zu überweisen.
- Eine bakterielle Vaginose (ein durch anaerobe Bakterien und Gardnerella vaginalis verursachter übel riechender Scheidenausfluss) sowie Nachweis von Actinomyces am Pap-Abstrich treten bei Frauen, die ein IUP benutzen, 4 × so häufig auf wie bei anderen. Behandlung mit Imidazol, Tetracyklinen oder topischer Clindamycinsalbe während 1 Woche. Bei häufigen Rezidiven IUP entfernen und erst nach einer Wartezeit von mehreren Monaten ein neues Pessar einsetzen.
- Tritt trotz der Verwendung eines IUP eine Schwangerschaft ein, ist das IUP zu entfernen.
- Wenn ein IUP wegen der Nebenwirkungen entfernt werden muss, ist an die Möglichkeit einer Schwangerschaft zu denken, wenn die Patientin während der letzten Woche Geschlechtsverkehr gehabt hat, ohne ein anderes Verhütungsmittel zu benutzen. Wenn das IUP aus irgendeinem Grund akut entfernt werden muss, ist postkoitale hormonelle Kontrazeption erforderlich.
- Routinemäßig ist 3 und 12 Monate nach dem Einsetzen des IUP und danach jeweils nach 1 Jahr eine Kontrolluntersuchung durchzuführen. Fordern Sie die Patientin auf, sich bei Problemen an ihren Arzt zu wenden.

27.05 Sonstige Methoden der Empfängnisverhütung

Barrieremethoden

- Zu den Barrieremethoden zählen das Kondom (für den Mann) und für Frauen der Schwamm, das Diaphragma sowie verschiedene Vaginaltabletten und Vaginalgels. Spermizide sollten nicht als alleinige Methode der Empfängnisverhütung verwendet werden Ⓐ.
- Das Kondom ist die einzige Verhütungsform, die vollständigen Infektionsschutz bietet. Aus diesem Grund sollte es immer bei zufälligen oder neuen sexuellen Kontakten verwendet werden, auch wenn gleichzeitig eine andere Verhütungsmethode angewandt wird. Die Wichtigkeit und Nützlichkeit von Kondomen kann nicht genug betont werden. Es sind auch Kondome ohne Latex erhältlich Ⓒ.
- Manche Gleitmittel auf Ölbasis und in die Scheide eingeführte Medikamente können das Kondom schon nach kurzer Zeit beschädigen.
- Ein Diaphragma ist eine dünne kuppelartige Gummimembran, die vor den Gebärmutterhals gestülpt wird. Diaphragmen müssen von sachkundigem Personal individuell angepasst werden. Sie sollten immer in Verbindung mit Spermiziden angewandt werden.
- Ein Verhütungsschwamm besteht aus einem Schaumstoff, der mit einem Spermizid durchtränkt ist. So ein Schwämmchen könnte als „Wegwerfdiaphragma in Einheitsgröße" beschrieben werden.

- Das Diaphragma ist mit einem erhöhten Risiko für Harnwegsinfekte assoziiert und der Verhütungsschwamm prädisponiert möglicherweise für das toxische Schocksyndrom.
- Barrieremethoden eignen sich für Personen, die nur gelegentlich oder nicht systematisch verhüten müssen.
- Die Sicherheit wird durch Probleme bei der Handhabung signifikant reduziert.
- Personen, die mittels Barrieremethode verhüten, sind auf die Möglichkeit einer postkoitalen Kontrazeption aufmerksam zu machen.

Natürliche Verhütungsmethoden

- Natürliche Methoden basieren auf Enthaltsamkeit während der Zeit der Empfängnisbereitschaft oder auf der Verwendung von Barrieremethoden an den Tagen, an denen eine Empfängnis besonders wahrscheinlich ist.
- Natürliche Verhütungsmethoden sind nicht sicher. Sie können jedoch angewandt werden, wenn eine absolut sichere Verhütung nicht erforderlich ist, z.B. wenn eine Frau den Abstand zwischen 2 Schwangerschaften verlängern will.
- Das Ei kann während weniger als 20 Stunden nach dem Eisprung befruchtet werden. Die Spermien sind häufig noch 3 Tage – in manchen Fällen 6–7 Tage – nach der Ejakulation befruchtungsfähig. Die fruchtbare Zeit dauert etwa 10 Tage.
- Der Persona-Verhütungscomputer hilft, die Zeit des Eisprungs zu bestimmen. Das System basiert auf der Bestimmung des luteinisierenden Hormons im Morgenurin mittels eines Teststäbchens. Das Ergebnis wird in „Ampelfarben" angezeigt: rot bedeutet Eisprung, gelb ist das Zeichen dafür, dass der Eisprung bevorsteht und grün steht für die Tage, an denen kein Risiko für eine Schwangerschaft bestehen sollte. Dieser Mikrocomputer speichert die spezifischen Zyklusinformationen der Benutzerin und seine Angaben sind daher auch nur für diese gültig.
- Bei der Rhythmusmethode gelten die ersten 8 Tage und (mit hoher Wahrscheinlichkeit auch) die letzten 10 Tage eines regelmäßigen 28-Tage-Zyklus als „sicher".
- Bei der Basaltemperaturmethode wird durch Messen der basalen Körpertemperatur ermittelt, wann der Eisprung stattfindet. Ein Geschlechtsverkehr ohne Verhütung ist erst ab dem Zeitpunkt der Temperaturerhöhung möglich. Die symptothermale Methode (STM) kombiniert die Temperaturmessung mit anderen Ovulationszeichen.
- Bei der Billings-Methode beobachtet die Frau die Zervixschleimkonsistenz. Die potenziell fruchtbare Zeit beginnt bei der 1. Schleimabsonderung und endet 5 Tage, nachdem diese ihr Maximum erreicht hat.
- Die Sicherheit der natürlichen Methoden ist sehr unterschiedlich (Pearl-Index 1–40) und hängt in hohem Maße von der Anwenderin ab.
- Eine ausschließliche Brusternährung des Säuglings stellt bis zur Wiederkehr der Menstruation (jedoch nur in den ersten 6 Monaten nach der Geburt) eine einigermaßen sichere Empfängnisverhütung dar.

27.06 Postkoitale Kontrazeption

Hormonelle postkoitale Kontrazeption
Levonorgestrel allein
- Die Behandlung der Wahl für postkoitale Kontrazeption
- Medikation:
  - Levonorgestrel 750 μg
- Dosierung:
  - 2 Tabletten (2 × 0,75 mg) werden so bald wie möglich, spätestens 72 Stunden nach dem Geschlechtsverkehr eingenommen **A**. Bei späterer Einnahme ist die Wirkung unsicher.
- In 1,1% der Fälle kommt es zu einer Schwangerschaft.
- Kontraindikationen:
  - Die einzige Kontraindikation ist eine Schwangerschaft.
- Unerwünschte Wirkung:
  - leichte Übelkeit

Levonorgestrel + Ethinylestradiol (Yuzpe-Schema)
- Anmerkung: In Österreich ist das Kombinationspräparat nicht mehr registriert.
- Medikation:
  - Levonorgestrel 0,25 mg + Ethinylestradiol 50 μg.
- Dosierung:
  - 2 Tabletten unmittelbar nach oder spätestens 72 Stunden nach dem Geschlechtsverkehr **C** und weitere 2 Tabletten 12 Stunden nach den ersten beiden.
- In 3,2% der Fälle kommt es zu einer Schwangerschaft **A**.
- Kontraindikationen:
  - Schwangerschaft
  - bei Migräneanfall
  - akute Porphyrie
  - Sichelzellkrise
  - frühere schwere Thrombose

- Unerwünschte Wirkungen:
  - Übelkeit und Erbrechen

Postkoitale Kontrazeption in der Stillperiode

- Die Laktation als solche ist keine Kontraindikation, allerdings sollte der Säugling vor den exogenen Steroiden geschützt werden, indem das Stillen nach Einnahme der 1. Medikation 24 Stunden lang ausgesetzt und die Milch abgepumpt und verworfen wird.

Intrauterinpessare zur postkoitalen Verhütung

- Ein Kupfer-IUP (kein Hormon-freisetzendes IUP) kann bis zu 6 Tage nach einem ungeschützten Geschlechtsverkehr eingesetzt werden und zum Zweck weiterer Verhütung an Ort und Stelle verbleiben.
- Wenn der Verdacht auf Zervizitis besteht, kann ein IUP vorsichtig eingesetzt werden, jedoch müssen vorsichtshalber Proben auf Gonokokken und Chlamydien abgenommen und eine prophylaktische antibiotische Therapie eingeleitet werden, ohne die Ergebnisse abzuwarten.

27.08 Verhütung bei Patientinnen mit systemischen Erkrankungen

Kardiovaskuläre Erkrankungen

Gefäßkrankheiten (einschließlich Mitralklappenprolaps)

- Subkutane Gestagenpräparate und Gestagenpillen sowie Gestagen- oder Kupfer-IUP (bei stabilen sexuellen Beziehungen).
- Kombinationspräparate sind aufgrund des erhöhten Thromboembolierisikos nicht zu empfehlen.

Chronischer Bluthochdruck

- Kupfer- und Gestagen-IUP, reine Gestagenpillen, Implantate und Injektionen bieten sich als Alternativen an.
- Kombinationspräparate sind kontraindiziert.

Thromboembolische Erkrankungen

- Kombinationspräparate sind kontraindiziert.
- Bei einer positiven Familienanamnese bezüglich thromboembolischen Erkrankungen sind Labortests auf eine Koagulopathie erforderlich, auch wenn es bei der Patientin selbst noch zu keinen derartigen Komplikationen gekommen ist.

Stoffwechselkrankheiten

Diabetes mellitus

- Kombinationspräparate können das Ansprechen auf Insulin beeinträchtigen. Bald nach Beginn der Einnahme von Kombinationspräparaten ist es daher wichtig, den Blutzuckerspiegel zu überprüfen.
- Bei jungen Frauen, die noch nicht geboren haben, gelten niedrig dosierte Kombinationspräparate als sicher. Ein Kupfer-IUP für Nulliparae ist eine mögliche Alternative.
- Bei Müttern oder älteren Frauen sind die Alternativen Kupfer-IUP, Hormonspirale oder eine Sterilisation.

Dyslipidämie

- Desogestrel-, Gestoden- oder Drospirenonkombinationspräparate sowie Gestagen- oder Kupfer-IUP und gestagenhaltige subkutane Implantate haben sich bewährt.

Polyzystische Ovarien (PCO)

- Kombinationspräparate mit Desogestrel, Drospirenon, Gestoden oder Cyproteronazetat als Gestagenderivat haben sich bewährt. S. 25.15.

Schwere Lebererkrankungen

- Kupfer-IUP und Barrieremethoden

Schilddrüsenerkrankungen

- Es können alle Verhütungsmittel verwendet werden.

Neurologische Erkrankungen

Migräne

- Kombinationspräparate verschlimmern die Migränesymptome bei jeder 3. Patientin. In diesen Fällen sind das IUP oder rein gestagenhaltige Kontrazeptiva die Methode der Wahl.
- Kombinationspräparate sind für Patientinnen, die im Zusammenhang mit Migräneattacken unter fokalen Symptomen leiden, nicht zu empfehlen ⊖.

Epilepsie

- Die Methode der Wahl ist ein Kupfer-IUP.
- Phenobarbital (in Österreich nicht mehr zugelassen), Phenytoin, Carbamazepin fördern die Bildung von Steroid-metabolisierenden Enzymen. Aufgrund der dadurch verringerten Steroidkonzentrationen erhöht sich das Risiko einer Schwangerschaft. Daher ist zu hoch dosierten Kombinationspräparaten oder zu einer Verdoppelung der täglichen Dosis zu raten.
- Bei Patientinnen, die Benzodiazepine oder Valproat nehmen, spricht nichts gegen die Verwendung eines Kombinationspräparates.

Psychose, Drogenabhängigkeit
- Kupfer- und Gestagen-IUP sind aufgrund ihrer Verlässlichkeit und einfachen Anwendung zu empfehlen.
- Bei manchen Patientinnen können Kombinationspräparate die Depressionsneigung verstärken, sind aber nicht kontrainidiziert.

Andere Erkrankungen
Rheumatische Erkrankungen
- Kombinationspräparate können ebenso wie eine Schwangerschaft die Symptome der rheumatoiden Arthritis lindern.
- Kombinationspräparate, die Gestagene der 2. Generation beinhalten, scheinen die Aktivität der milden oder stabilen Antiphospholipidantikörper-negativen SLE nicht zu beeinflussen **B**. Es empfiehlt sich die Verwendung eines IUP. Auch reine Gestagenpräparate können eingesetzt werden.

Malignome
- Kombinationspräparate könnten das Risiko eines Rezidivs eines hormonabhängigen Mammakarzinoms erhöhen oder die Metastasierung der Krankheit fördern.
- Bei Patientinnen mit Gebärmutterhalskarzinom spricht nichts gegen die Verwendung von Kombinationspräparaten.

Nierenkrankheiten
- Bluthochdruck in Verbindung mit Nierenerkrankungen kann die Wahl der Verhütungsmethode beeinflussen.

Asthma
- Es können alle Verhütungsmittel verwendet werden.

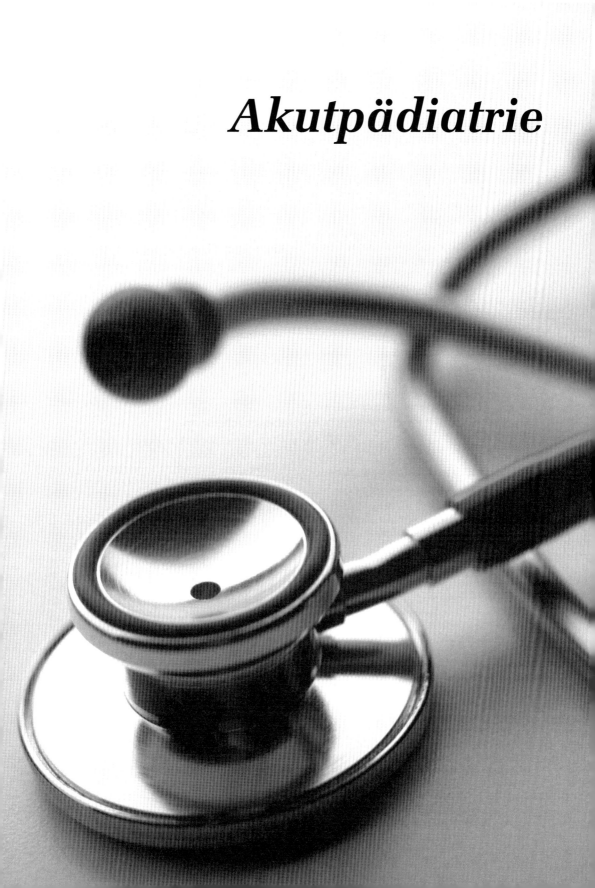

Akutpädiatrie

29.01 Kindliches Fieber

Grundsätzliches

- Wichtig ist das Erkennen von Krankheiten, die unverzüglich behandelt werden müssen (Sepsis, Meningitis 29.12), und von Erkrankungen, die innerhalb von 24 Stunden einer Behandlung zugeführt werden müssen (Harnweginfekte, Pneumonie). Wenn der Allgemeinzustand schlecht ist oder das Kind bei Berührung empfindlich reagiert, ist in der Regel eine Einweisung in ein Krankenhaus indiziert.
- Fiebernde Kinder unter 3 Monaten sollten immer an einen Kinderarzt überwiesen werden.
- Bei Kindern, die aufgrund ihrer guten Verfassung nach Hause geschickt werden könnten, soll ein Serum-CRP-Wert zum Ausschluss einer bakteriellen Infektion erhoben werden. Das CRP kann allerdings auch bei Viruserkrankungen erhöht sein.
- Bei offenkundig stark beeinträchtigtem Allgemeinzustand sollte allerdings auf Labortests verzichtet und das Kind unverzüglich an eine Fachabteilung überwiesen werden.
- Der Zustand des Kinds ist sorgfältig zu überwachen und bei Persistieren der Symptome sollte den Eltern die Möglichkeit gegeben werden, jederzeit mit dem behandelnden Arzt telefonischen Kontakt aufnehmen zu können.

Situationen, die besonderer Aufmerksamkeit bedürfen

- Wenn klinisch kein Fieberfokus zu finden ist:
  - Es sollte an die Möglichkeit einer Pneumokokkensepsis oder einer anderen Septikämie gedacht werden.
  - Ein Exanthema subitum (Roseola infantum/Dreitagefieber) (29.57) ist die häufigste harmlose Ursache für kindliches Fieber und die Harnweginfekte (29.50) stehen an erster Stelle unter den Erkrankungen, die einer speziellen Behandlung bedürfen.
- Fieber bei einem Kind unter 3 Monaten (bzw. 6 Monaten)
  - Es ist daran zu denken, dass eine schwere Erkrankung mit einem drohenden gefährlichen Verlauf zugrunde liegen könnte.
  - Der Allgemeinzustand und die Wachheit des Kindes sowie allfällige neurologische Symptome sollten erhoben werden.
  - Wenn der Allgemeinzustand des Kindes nicht stark beeinträchtigt ist und die CRP-Werte niedrig sind, ist nur eine Beobachtung angezeigt.
- Fieber und Exanthem
  - Es sollte immer auch an eine Meningokokkensepsis und an ein Kawasaki-Syndrom (29.87) als mögliche Ursachen gedacht werden.
- Fieber, Bauchschmerzen und Erbrechen
  - Appendizitis und Harnweginfekte sind als mögliche Ursachen in Betracht zu ziehen.
- Fieber und Nackenschmerzen
  - Möglichkeit einer Infektion des Zentralnervensystems.
- Fieber und Gelenkschmerzen
  - Es sollte auch an eine eitrige Arthritis gedacht werden.
- Persistierendes Fieber
  - Weiterführende Untersuchungen sind zu veranlassen.

Beurteilung des Allgemeinzustandes

- Zu den Anzeichen einer gravierenden bakteriellen Infektion zählen u.a.:
  - beeinträchtigter Allgemeinzustand
  - Trinkverweigerung
  - Berührungsempfindlichkeit (das Kind weint, sobald es berührt wird)
  - Lethargie
  - ständiges Quengeln
  - Bewusstseinseintrübung
  - Petechien (stecknadelkopfgroße Hauteinblutungen, die bei Druck nicht verschwinden)

Untersuchungen

- Bei der klinischen Untersuchung sollte man dem Allgemeinzustand, der Haut (siehe Tabelle 29.01), den Atemwegen sowie den Lymphknoten besondere Aufmerksamkeit schenken.
- Untersuchung der Ohren zur Diagnose einer akuten Otitis.
- Bei Verdacht auf eine gravierendere Infektion sollte der Serum-CRP-Wert bestimmt und eine Harnprobe (Mittelstrahlharn) untersucht werden (nach Möglichkeit auch Blutbild). Bei einem nur gering beeinträchtigten Allgemeinzustand reicht der Harntest als Erstuntersuchung aus. Die CRP-Bestimmung wird nur durchgeführt, wenn das Fieber nicht zurückgeht. Wenn das Kind binnen weniger als 8 Stunden nach Einsetzen des Fiebers vorgestellt wird, ist auch bei bakteriell verursachten Infektionen der CRP-Wert noch nicht erhöht.
- Bei einer Atemfrequenz über 40/min und bei Kindern, deren Allgemeinzustand sich zusehends verschlechtert oder bei denen außer einem exspiratorischen Stridor auch noch weitere respiratorische Probleme bestehen, ist ein Thoraxröntgen dringend indiziert. Zur Pneumonie siehe 29.36.
- Eine sauber gewonnene Urinprobe (steriler Behälter oder Mittelstrahlurin) sollte bei allen Kindern mit hohem Fieber, aber ohne offensichtlichen Infektionsherd, zur Untersuchung gelangen.

Tabelle 29.01 **Fieber und Exanthem bei einem Kind – diagnostische Hinweise.** Erkrankungen, bei denen eine sofortige Einweisung in ein Krankenhaus geboten ist, sind in Kursivschrift angeführt. Mit einem Sternchen* gekennzeichnete Krankheiten können in der Regel im Rahmen der Grundversorgung therapiert werden.

Leitsymptom, Erkrankung	Typische Merkmale	Laborbefunde
Petechien (stecknadelkopfgroße Hauteinblutungen, die bei Druck nicht verschwinden):		
Meningokokkensepsis	Das Kind ist berührungsempfindlich und schlaff, der Allgemeinzustand ist stark beeinträchtigt.	CRP erhöht
Purpura Henoch-Schoenlein (29.83)	Petechien am Gesäß und an den unteren Extremitäten, Gelenkschmerzen und Bauchschmerzen.	CRP niedrig, Thrombozyten normal
Idiopathische thrombozytopenische Purpura (ITP)/neuerer Ausdruck: Immunthrombozytopenie (29.71)	Allgemeinzustand meist gut, Temperatur oft normal.	Thrombozyten erniedrigt
Leukämie	Das Kind ist häufig müde und blass, gelegentlich klagt es über Knochenschmerzen.	Thrombozyten erniedrigt, häufig pathologische Leukozytenzahl, Hämoglobin meist erniedrigt
Vergrößerte Lymphknoten, Bindehauterythem, bukkale oder pharyngeale Symptomatik		
Kawasaki-Syndrom (29.87)	Das Kind ist berührungsempfindlich und weist weitere typische Krankheitskriterien auf.	CRP erhöht, Leukozytose
Scharlach*	Tonsillitis	Streptokokkenkultur positiv
Infektiöse Mononukleose* (Pfeiffersches Drüsenfieber) (1.42)	Häufig Tonsillitis, gelegentlich Hepatosplenomegalie, eventuell ein Exanthem als Reaktion auf eine Amoxicillintherapie.	Häufig Lymphozytose; Mononukleose-Schnelltest positiv (bei Kindern über 4 Jahren)
Kleinfleckiges Exanthem (< 3 mm):		
Exanthema subitum (29.57)	Das Fieber geht dem Ausschlag 2–4 Tage voran.	CRP niedrigt
Andere Exantheme* viraler Genese		CRP niedrig
Medikamentenreaktion* (14.03)	Im Zusammenhang mit einer Pharmakotherapie (das Medikament kann bereits wieder abgesetzt sein).	
Kawasaki-Syndrom (29.87)	Das Kind ist berührungsempfindlich und weist weitere spezifische Krankheitskriterien auf.	CRP erhöht, Leukozytose
Rote Flecken auf den Wangen:		
Erythema infectiosum* (Ringelröteln) (29.56)	Leichtes Fieber, Pharyngitis, Kopfschmerzen, Allgemeinzustand nur gering beeinträchtigt.	CRP niedrig
Bläschen auf Haut oder Schleimhaut:		
Windpocken* (29.55)	Häufig ein bekannter infektiöser Kontakt.	
Hand-Fuß-Mund-Exanthem (Coxsackie-A-Exanthem)*	Bläschen an Händen, Füßen und oft auch an der Mundschleimhaut.	
Stevens-Johnson-Syndrom	Schleimhautsymptome, Erythema multiforme	
Primäre Herpesinfektion* (13.18)	Im Falle einer Stomatitis sind sowohl die Mundschleimhaut als auch die Lippen betroffen.	
Manifester Husten und Rhinitis:		
Adenovirusinfektion*	2–8% der Patienten haben auch einen Ausschlag.	
Urtikaria:		
Virale Infektion*	Andere lokale Infektionssymptome.	CRP niedrig
Medikamentenreaktion* vom Typ I	Im Zusammenhang mit einer Pharmakotherapie.	CRP niedrig
Urtikaria und Arthritis* (Serumkrankheit) 29.82	Gelenkschwellung und Erythema; im Gefolge einer Antibiotikatherapie (meist Penicillin oder Cefaclor).	CRP niedrig
Wechselndes Fieber, mit rotem makulösem Exanthem während der fiebrigen Episoden		
Kawasaki-Syndrom (29.87)	Das Kind ist berührungsempfindlich und weist weitere typische Krankheitskriterien auf.	CRP erhöht, Leukozytose
Systemische juvenile rheumatoide Arthritis (Morbus Still)	Exanthem meist an den oberen Körperarealen.	CRP und BSG erhöht, Leukozytose

Akutpädiatrie

- Eine Kieferhöhlenentzündung (Sinusitis maxillaris) wird bei Kindern im Vorschulalter nur selten gesehen. Bezüglich bildgebender Untersuchungen siehe 29.31.

Therapie
Indikationen für eine symptomatische Fiebertherapie:
- Das Fieber geht mit unangenehmen Symptomen, wie Muskelschmerzen, Kopfschmerzen, Übelkeit, allgemeinem Schmerzgefühl und Unwohlsein oder völliger Abgeschlagenheit einher.
- Die Temperatur ist sehr hoch (39–39,5° C) **B**.
- Das Kind neigt zu Fieberkrämpfen (29.11).
- Das Kind leidet an einer Grundkrankheit, die durch das Fieber negativ beeinflusst wird, z.B. gravierende Herz-, Lungen- oder Nierenerkrankungen.

Allgemeine Maßnahmen
- Ausreichende Flüssigkeitszufuhr. Rechnerisch soll ein Kind mit einem Körpergewicht von 10 kg 1000 ml/24 Stunden trinken und ein Kind mit 20 kg 1500 ml/24 h (29.22). Fieber, Erbrechen und Diarrhö bedingen einen noch höheren Flüssigkeitsbedarf.
- Auf eine leichte, appetitanregende Ernährung ist zu achten. Häufig besteht ein Appetitmangel, was aber keinen Grund zur Sorge darstellt.
- Vermeidung von übermäßigen Anstrengungen (Sport).
- leichte Kleidung und Decken

Medikamentöse Therapie
- Antipyretika sollten nur bei Bedarf eingesetzt werden.
- Das Medikament der 1. Wahl ist Paracetamol.
  - Die Einzeldosis beträgt 15 mg/kg, die maximale Dosis 60 mg/kg/24 Stunden. Damit kann binnen 1–2 Stunden nach der Einnahme die Temperatur um etwa 1,5° C abgesenkt werden. Die Wirkungsdauer liegt bei 5–6 Stunden.
- Weitere für Kinder geeignete Antipyretika sind Ibuprofen (> 6 kg) und Naproxen (> 12 Monate). Die antipyretische Wirkung dieser Medikamente ist mindestens ebenso gut wie jene von Paracetamol, die Wirkungsdauer sogar noch länger.
  - Die Einzeldosis bei Ibuprofen beträgt 10 mg/kg, die maximale Dosis 40 mg/kg/24 Stunden.
  - Bei Naproxen beträgt die Einzeldosis 5 mg/kg, die maximale Dosis 10 mg/kg/24 Stunden.
- Aspirin (Acetylsalicylsäure) sollte bei Kindern nicht als First-line-Antipyretikum gegeben werden, weil es mehr unerwünschte Wirkungen aufweist als Paracetamol, und zwar u.a. gastrointestinale Beschwerden und Schmerzen, Übelkeit, Blutungen und gelegentlich allergische Reaktionen. Überdies gibt es deutliche Hinweise darauf, dass der Einsatz von Aspirin bei der Therapie von Fieberzuständen mit dem Reye-Syndrom assoziiert sein könnte, welches eine zwar seltene, aber gravierende unerwünschte Wirkung darstellt.
- Die Vorzüge von Paracetamol gegenüber anderen Antipyretika sind
  - gute Verträglichkeit,
  - in der empfohlenen Dosierung nur wenige bis gar keine schwerwiegenden unerwünschten Wirkungen,
  - keine Auswirkungen auf das Blutungsverhalten oder die Blutgerinnungsfaktoren.
  - Allergien treten nur selten auf.
  - Der antipyretische Effekt ist bewiesen und gut dokumentiert.

29.03 Rasselgeräusche beim Kind (Stridor, Giemen)

Zielsetzungen
- Erkennen folgender Zustände, die einer **sofortigen Behandlung** bedürfen:
  - Fremdkörperaspiration
  - Epiglottitis
- Differenzierung zwischen Laryngitis und obstruktiver Bronchitis oder Asthma (Probleme beim Aus- oder Einatmen?).
- Behandlung einer akuten obstruktiven Bronchitis durch Salbutamolinhalation (Applikation mittels Zerstäuber), (Abb. 29.03).
- Einweisung des Kindes in ein Krankenhaus, wenn die Atemschwierigkeiten nach den Erstmaßnahmen anhalten.

Hinweise für die Diagnostik
- Wenn ein bis dahin gesundes Kind im Zuge eines Infekts eine Dyspnoe entwickelt, könnte die Ursache ein Fremdkörper in den Atemwegen oder eine obstruktive Atemwegsinfektion sein.
- Eine Fremdkörperaspiration verursacht einen anfallsartigen Husten mit verschiedenen möglichen Graden der Atemnot. Meistens, aber nicht immer, vermuten bereits die Eltern eine Fremdkörperaspiration. Ein solcher Verdacht auf eine Fremdkörperaspiration stellt eine dringende Indikation für ein Thoraxröntgen und eine Bronchoskopie dar.
- Es gibt 2 Arten von obstruktiven Atemwegsinfektionen:

1. Inspiratorische Behinderung:
   - Epiglottitis
   - Laryngitis
   - Laryngotracheitis
   - bakterielle Tracheitis
2. Exspiratorische Behinderung:
   - obstruktive Bronchitis
   - Bronchiolitis
- Bei einem Thoraxröntgen deuten ein abgeflachtes Zwerchfell und eine „Trichterform" im seitlichen Strahlengang auf eine Überblähung, aber auch die jeweils zur Darstellung gelangende Atemphase beeinflusst die Interpretation.
  ○ Bei einem Kind mit bronchialer Obstruktion und Sekretretention kann es sein, dass eine Überblähung und atelektatische Lungenabschnitte gleichzeitig gesehen werden. Die Abgrenzung zwischen Atelektasen und einer Pneumonie-bedingten Konsolidierung ist nicht einfach. Ein vermindertes Lungenvolumen und eine keilförmige Zuspitzung der Verdichtung in Richtung Peripherie ist typisch für eine Atelektase ohne Pneumonie.

Epiglottitis

- Siehe Artikel 38.23.
- Der typische Patient ist ein Kind im Vorschulalter mit seit einigen Stunden anhaltendem hohem Fieber, Heiserkeit, Atemnot sowie vermehrtem Speichelfluss.
- Speichelfluss, Angstzustände und das Fehlen eines Hustens sind die verlässlichsten diagnostischen Unterscheidungskriterien gegenüber einer Laryngitis.
- Hib-Impfungen reduzieren die Inzidenz der Epiglottitis bei Kindern wirksam.

Laryngitis

- Siehe Artikel 29.32.
- Eine Entzündung des Larynx und des oberen Teils der Trachea kann die folgende wohl bekannte Trias auslösen:
  ○ Heiserkeit
  ○ bellender Husten („Krupphusten")
  ○ inspiratorischer Stridor
- Die Patienten können aufgrund ihrer klinischen Präsentation in 2 Gruppen unterteilt werden: Laryngotracheitis und spastischer Krupp (Laryngitis subglottica).
  ○ Eine **Laryngotracheitis** beginnt in der Regel schleichend und geht mit Rhinitis, Husten und einem 1–3 Tage andauerndem Fieber einher, bevor dann eine Dyspnoe einsetzt.
  ○ Ein **spastischer Krupp** ist gekennzeichnet durch die abrupt einsetzende Symptomatik – oftmals mitten in der Nacht – ohne vorherige Zeichen einer Infektion. Die meisten Patienten (80%) sind Knaben. Rezidive sind häufig.

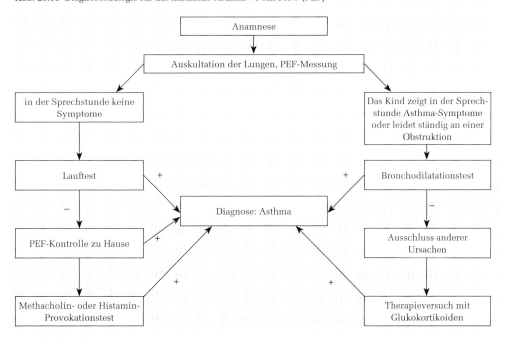

Abb. 29.03 Diagnosestrategie für das kindliche Asthma – Peak Flow (PEF)

Obstruktive Bronchitis

- Siehe Artikel 29.04.
- Die Diagnose ist meist einfach zu stellen: ein hustendes Kind, das rasch und geräuschvoll atmet.
- Bei der Auskultation fällt ein verlängertes Exspirium und Giemen auf.
- Bei einer mäßigen Obstruktion hört man eher exspiratorische Rasselgeräusche als Giemen oder Pfeifen.
- Bei einer schweren Obstruktion kann der Auskultationsbefund wegen der flachen Atmung irreführend normal sein. Die Atemfrequenz ist erhöht. Eine umfassende Beurteilung der respiratorischen Funktion durch eine sorgfältige Inspektion und Auskultation ist wichtig.
- Eine leichte Obstruktion verursacht keine sichtbare Dyspnoe, nur Rasselgeräusche oder Giemen können auskultiert werden.
  - Der Zustand kann als eine „beginnende Bronchitis" fehlinterpretiert werden, und das Kind erhält möglicherweise Antibiotika statt der notwendigen Bronchodilatatoren.
  - Bei Kindern mit einer Atemwegsobstruktion, bei denen wiederholt Rasselgeräusche und Schleimbildung auftreten, ist es wichtig zu erkennen, wann sie – unter kinderfachärztlicher Supervision – mit Steroidinhalationen behandelt werden müssen **A**. Der häufigste Fehler, der in diesem Zusammenhang gemacht wird, besteht darin, diese Kinder wiederholt antibiotisch zu behandeln.

Asthmadiagnostik beim Kind

- Siehe Artikel 31.48.
- Wenn das Kind in der Sprechstunde Asthmasymptome zeigt, ist eine klinische Diagnose sofort möglich: Nach Inhalation eines Sympathomimetikums verschwinden die Symptome und die exspiratorischen Rasselgeräusche und es kommt zu einer Verbesserung im Peak-flow-Meter (PEF – Peak Expiratory Flow).
- Wenn durch die Sympathomimetikuminhalation während der Sprechstunde keine Linderung der obstruktiven Symptomatik erzielt wird, können ein Lauftest und ein Selbstmonitoringgerät zur Peak-flow-Messung für die Diagnosefindung herangezogen werden; In unklaren Fällen kann auch ein Methacholin- oder Histamin-Provokationstest oder auch ein Therapieversuch mit Glukokortikoiden gemacht werden.

29.04 Behandlung einer obstruktiven Bronchitis und eines Asthmaanfalls beim Kind

Zielsetzungen

- Behandlung der akuten Symptome, sodass eine Einweisung in ein Krankenhaus vermieden werden kann.
- Erkennen der Asthmafrühsymptome, damit eine Dauertherapie eingeleitet werden kann.

Allgemeine Behandlungsprinzipien

- Maßnahmen zur Verbesserung des Allgemeinzustands, Sicherstellung der notwendigen Ruhephasen in Abhängigkeit vom Zustand des Kindes, wenn nötig Antipyretika, Gewährleistung einer ausreichenden Flüssigkeitsaufnahme.

Symptomatik und Untersuchungen

- Exspiratorische Dyspnoe und Stridor.
- Die Symptome entwickeln sich häufig langsam, während eines Zeitraums von einigen Tagen, und ihre Schwere wird unterschätzt **C**.
- Inspektion, Auskultation, Peak-flow (PEF), Infektionsherde, Hautuntersuchung.
- Zur Bestimmung des Schweregrads des Asthmaanfalls siehe Tabelle 29.04.1.

Medikation

- Bronchodilatatoren
  - Leichte Atemwegsobstruktion:
    - Salbutamol zur Inhalation ist das First-line-Medikament **C**.
    - Ab einem Alter von 2 Jahren ist die Inhalation als Aerosol und mittels Spacer der Applikation mit Vernebler gleichwertig **A**. Dosierung: 200 µg pro Hub, 2 bis mehrere Hübe. Vernebler: Lösung 0,15 mg/kg (max. 5 mg), s. Tabelle 29.04.2.
    - Nach 20–30 Minuten kann dieselbe Dosis noch einmal verabreicht werden (im Falle von Nebenwirkungen – wie Handtremor, Tachykardie, nervöse Unruhe – Dosis halbieren).
  - Bei einem Kind mit gesicherter Asthmadiagnose und unter Dauermedikation: Überprüfung der korrekten Inhalationstechnik und der Compliance, Ergänzung der Medikation mit einem inhalativen Kortikosteroid oder Erhöhung der Dosis des inhalativen Kortikosteroids (Grundsatz: Verdopplung der täglichen Dosis für die Dauer von 1 bis 2 Wochen).
  - Für jedes asthmatische Kind ist ein schriftlicher Behandlungsplan zu erstellen! **D**

- Offensichtliche Atemwegsobstruktion:
  - Wiederholte Salbutamolinhalationen mithilfe eines Zerstäubers oder eines Spacers.
  - Wenn die Möglichkeit besteht, sollte eine ambulante Behandlung erwogen werden: das Kind sollte in 2–4-stündigen Intervallen einige Male in der Praxis inhalieren.
  - Ein Kind mit Asthma erhält Prednisolon p.o. (2 mg/kg als Initialdosis, dann 2 mg/kg/Tag, aufgeteilt auf 2 Dosen kurmäßig während 3 bis 5 Tagen) Ⓐ.
  - Ist die Asthmadiagnose bereits gesichert und wird das Kind bereits mit Antiasthmatika behandelt, sollte nicht auf das Erhöhen der Dosis vergessen werden.
- Rezidivierende oder prolongierte Atemwegsobstruktion:
  - Wiederholte Inhalationen mit Salbutamol.
  - Bei Säuglingen und wenn anzunehmen ist, dass die Instruktionen bezüglich der Applikation der inhalativen Medikation nicht verstanden werden, sollte Salbutamol p.o. in Form eines Saftes oder in Tablettenform (0,2–0,3 mg/kg/Tag, aufgeteilt auf 3 Einzeldosen) gegeben werden (beide sind erst ab 3 Jahren zugelassen). Ab dem Säuglingsalter ist ein Kombinationspräparat mit Ambroxol/Clenbuterol zugelassen.
  - Zusätzlich Prednisolon p.o. (2 mg/kg als Initialdosis, dann 2 mg/kg, verteilt auf jeweils 2 Dosen für die Dauer von 3 bis 5 Tagen).
  - Wenn die Asthmadiagnose bereits gesichert ist und das Kind bereits Antiasthmatika erhält, sollte auf die Dosiserhöhung nicht vergessen werden.
  - Es ist ein Kontrolltermin beim Lungenfacharzt oder Kinderarzt zu vereinbaren, insbesonders wenn wiederholte Gaben von Kortikosteroiden notwendig sind.
- Schwere Atemwegsobstruktion:
  - Salbutamol inhalativ mit Sauerstoff Ⓒ mithilfe einer gut sitzenden Maske.

Tabelle 29.04.2 **Dosierung von Salbutamolinhalationslösung mit einem Zerstäuber (Konzentration 5 mg/ml; die unten angegebene Dosis wird mit einer 0,9%igen Kochsalzlösung auf 2 mg/ml verdünnt)**

Körpergewicht (kg)	Salbutamol (ml)
< 10	< 0,3
11–15	0,3–0,4
16–20	0,5–0,6
21–25	0,7–0,8
26–30	0,8–0,9
31–35	0,9–1,0
36–40	1,0
41–	1,0

- Prednisolon p.o. oder i.v. 2 mg/kg.
- Adrenalin (Konzentration **WICHTIG!** 1:1000) 0,01 ml/kg oder 0,1 ml/10 kg s.c. oder i.m. (max. 0,3 ml).
- Die Dosis kann nach 20–30 Minuten wiederholt werden (dann Wiederholung der Verabreichung in 20–30-minütigen Abständen, aber Reduktion der Dosis um die Hälfte).
- Intravenöses Theophyllin sollte nicht routinemäßig eingesetzt werden, es kann aber bei schwerem Asthma nützlich sein Ⓐ.
- Einweisung in das Krankenhaus.

Indikation für eine stationäre Behandlung und die Konsultation eines Spezialisten

- Nur die Standardbehandlung einer akuten Atemwegsobstruktion und eines komplizierten Asthmas erfolgt im Rahmen der primären Gesundheitsversorgung.

Noteinweisung in ein Krankenhaus erforderlich:
- Schwere Atemwegsobstruktion
- Die Atemwegsobstruktion spricht auch nach wiederholter Anwendung nicht auf die Bronchodilatatoren an.

Tabelle 29.04.1 **Schweregrade der Asthmaanfälle beim Kind**

Symptome	leicht	mäßig schwer	schwer
Allgemeinzustand	normal	normal	normal/beeinträchtigt
Hautfärbung	normal	blass	blass/zyanotisch
Fähigkeit zu sprechen	nicht beeinträchtigt	Satzfetzen	1–2 Worte
Atemfrequenz/min	normal	normal/< 50	> 50
Respiratorische Insuffizienz	keine/leicht	mäßig schwer	schwer
Inspiratorische Einziehungen der Zwischenrippenräume und des Jugulums	in der Regel nein	mäßig ausgeprägt	deutlich ausgeprägt
Anspannung des M. sternocleidomastoideus	in der Regel nein	mäßig	stark
Auskultation	Stridor am Ende der Ausatmungsphase	inspiratorischer + exspiratorischer Stridor	leise Atemgeräusche
PEF (% des Normalwerts/der persönlichen Bestmarke)	70–90	50–70	< 50

- Die Atemwegsobstruktion dauert lange an (nur zeitweise Besserung) und das Kind ist erschöpft.
- Je jünger das Kind ist, desto früher sollte die Einweisung in ein Krankenhaus erfolgen.
- Die Eltern sind in Sorge um ihr Kind.

Normale Krankenhauseinweisung
- Nach der 2. oder 3. eindeutigen Episode einer Atemwegsobstruktion.
- Ein stationäre Behandlung sollte bereits nach der 1. Episode erwogen werden, wenn der Obstruktion andere (leichtere) Symptome vorangingen (Auswurf von zähflüssigem Schleim, mehr als 4 Wochen anhaltender Husten, milde Form des Giemens, Atembeschwerden nach körperlicher Belastung oder kaltem Wetter).
- Ebenfalls bereits nach der 1. Episode sollte eine Krankenhauseinweisung in Betracht gezogen werden, wenn auf das Kind Risikofaktoren zutreffen: starke Tendenz zu Atopien, Asthma bei einem Verwandten 1. Grades, Tabakrauch in der elterlichen Wohnung.
- Schriftlich fixierte Behandlungspläne und Verhaltensregeln verringern das Risiko einer Krankenhauseinweisung bei einem asthmatischen Kind **C**.

29.10 Behandlung akuter Krampfanfälle bei Kindern

Grundregeln
- Die meisten Anfälle sind von kurzer Dauer (weniger als 4 Minuten) und enden spontan.
- Eine Notfallmedikation ist meistens nur dann notwendig, wenn der Anfall nicht innerhalb einiger Minuten endet oder bei wiederholtem Anfall innerhalb von 24 Stunden.
- Ein prolongierter epileptischer Anfall ist eine lebensbedrohliche Situation, der eine Notfallbehandlung erfordert. Ein Anfall, der länger als 5 Minuten dauert, wird wie ein Status epilepticus behandelt.
- Erstes Ziel: die Sicherung der Vitalfunktionen und die Einleitung der Notfallmedikation.
- Die Ursache für einen protrahierten epileptischen Anfall sollte dringlich eruiert werden.
- Ein erster epileptischer Anfall im Kindesalter erfordert in jedem Fall weiterführende Untersuchungen. Die einzige Ausnahme ist ein sporadischer kurzer symmetrischer Fieberkrampf (Fieber über 38,5° C) bei einem Kind zwischen 6 Monaten und 4 Jahren, wenn sich in der Familienanamnese Fieberkrämpfe finden. Wiederholen sich die Fieberkrämpfe während derselben Fieberepisode, sind unverzüglich weitere Untersuchungen angezeigt. Siehe auch 29.11.
- Die Mortalitätsrate und das Risiko einer Behinderung steigen, wenn der epileptische Anfall länger als 30 Minuten dauert.
- Siehe auch 32.02 Epilepsie bei Kindern.

Erste Hilfe
- Sicherung der Vitalfunktionen:
  - Etwaiges Material aus den Atemwegen entfernen (wenn nötig durch Absaugen). Patienten in Seitenlage bringen und Sauerstoff verabreichen.
  - Blutdruck, Puls und Sauerstoffsättigung messen.
- Körpertemperatur senken:
  - Kind entkleiden und wenn nötig, Körper kühlen.
  - Fiebersenkende Mittel (29.11) erst nach Gabe von Antikonvulsiva (siehe unten) geben.
- Intravenöse Infusion anlegen.
  - Zu Beginn der Behandlung ist eine i.v. Tropfinfusion nur dann angezeigt, wenn sie rasch angelegt werden kann. Entnahme einer Blutprobe zur Blutzuckerbestimmung.
  - Meist ist es günstiger, die ersten Medikamente rektal zu verabreichen.
  - Physiologische Kochsalzlösung ohne Glukose verwenden (außer bei Hypoglykämie) oder Ringer-Lösung.
  - Übermäßige Flüssigkeitszufuhr vermeiden.

Medikation
Benzodiazepine
- Medikation mit rektalem **Diazepam** beginnen, das als Fertigpräparat erhältlich ist, schnell verabreicht werden kann und den Beginn der Therapie beschleunigt.
  - Dosierung: bei einem Körpergewicht bis zu 15 kg: Einzeldosis von 5 mg.
  - Bei größeren Kindern 10 mg als Einzeldosis. Die therapeutische Serumkonzentration wird ca. 5 Minuten nach der Gabe erreicht. Keine Zäpfchen verwenden, da diese nur schlecht resorbiert werden! **C**
- Die bukkale Darreichungsform von Midazolam ist zwar als Alternative kürzlich eingeführt worden, soll aber noch restriktiv eingesetzt werden.
  - Anmerkung: In Österreich ist Midazolam in dieser Verabreichungsform nicht zugelassen.
- Nach dem Legen eines intravenösen Zugangs wird die Notfallmedikation mit einem Benzodiazepin (Diazepam, Lorazepam oder Clonazepam) i.v. fortgesetzt.
- Wenn der Anfall nicht innerhalb von 5–20 Mi-

nuten sistiert, wird die Behandlung mit Lorazepam **C** oder Clonazepam **D** fortgesezt (wenn verfügbar; ansonsten Wiederholung der Diazepam-Gabe).
- Dosierung von Diazepam i.v. Die intravenöse Einzeldosis von Diazepam beträgt 0,3 mg/kg (Kleinkinder 1–2 mg, Vorschulalter 3–5 mg, Schulalter 6–10 mg). Die maximale Einzeldosis beträgt 10 mg. Die kumulative Höchstdosis (p.r. plus i.v.) beträgt 1 mg/kg bei Kindern bis zu 20 kg Körpergewicht.
- Dosierung von Lorazepam und Clonazepam:
  ○ Die Einzeldosis beträgt 0,1 mg/kg i.v. oder p.r. bis 40 kg KG, die maximale Einzeldosis 4 mg.
  ○ Fertigpräparate zur rektalen Verabreichung sind nicht verfügbar: man kann jedoch die i.v. Lösung oder eine Mixtur mit Paraffin im Verhältnis 1 zu 1–2 verwenden.
  ○ Diese beiden Substanzen haben im Vergleich zu Diazepam den Vorteil einer längeren Wirkung.
    – Anmerkung: Clonazepam ist in Österreich nicht als i.v. Zubereitung registriert.
- Beachten Sie, dass alle Benzodiazepine vor allem bei rascher rektaler oder intravenöser Verabreichung eine Atemdepression auslösen können. Sie sind daher langsam über einen Zeitraum von 2 bis 3 Minuten zu verabreichen. Dabei ist auf die Atmung des Patienten zu achten und diese wenn nötig zu unterstützen.

Labortests und andere dringende Maßnahmen

- Bestimmung und Korrektur des Blutzuckers:
  ○ Bei Hypoglykämie (Blutzucker unter 70 mg%) innerhalb von 3–4 Minuten 2 ml/kg 10%ige Glukoselösung i.v. infundieren. Überwachung der Blutglukosekonzentration.
- Körpertemperatur senken:
  ○ Bei Fieber über 38° C Körper abkühlen und 15 mg/kg Paracetamol rektal (als Zäpfchen) verabreichen.
- Laboruntersuchungen:
  ○ Serum-CRP, Natrium, Kalium, Bluthämoglobin, Leukozyten, Serumcalcium, Blutgase (Astrup).
  ○ Patienten sofort, nicht erst nach Erhalt der Testergebnisse, in ein Krankenhaus überweisen!
- Hypokalzämie:
  ○ Bei starkem Verdacht auf Hypokalzämie kann nach der Blutabnahme für die Serumcalciumbestimmung eine 10%ige Calciumglukonatlösung i.v. verabreicht werden (Dosierung: 0,5 ml/kg während 5 Minuten). Während der Calciuminfusion ist immer eine EKG-Überwachung nötig.

Behandlung eines Status epilepticus

- Bei Persistieren des epileptischen Anfalls trotz Verabreichung der maximalen Benzodiazepindosis, Temperatursenkung und Behandlung einer allfälligen Hypoglykämie und Hypokalzämie ist folgende medikamentöse Behandlung durchzuführen:
  ○ Anmerkung: Aufgrund des flächendeckenden Notarztsystems und der vergleichsweise kurzen Transportzeiten wird die angeführte Behandlung in Österreich von nicht speziell ausgebildeten Ärzten normalerweise nicht durchgeführt und wird vom Notarzt oder stationär eingeleitet.
- **Fosphenytoin** (Prodrug von Phenytoin); die Lösung enthält 75 mg/ml Fosphenytoin, die 50 mg/ml Phenytoin (FE = phenytoin equivalents) entspricht.
  ○ Die Loading-Dose beträgt 15 mg/kg FE oder Phenytoinäquivalent i.v., bei einer Infusionsgeschwindigkeit von 2–3 mg FE/kg/min, max. 150 mg FE/min.
  ○ Fosphenytoin kann in derselben Dosierung auch i.m. verabreicht werden, wobei die Maximaldosis pro Injektionsstelle 10 ml beträgt. Bei dieser Verabreichungsform wird die maximale therapeutische Konzentration nach etwa 30 Minuten erzielt. Das Medikament ist für Kinder jeden Alters geeignet, auch für Neugeborene.
  ○ Während der i.v. Infusion ist eine EKG-Überwachung erforderlich.
- **Phenobarbital** intravenös ist eine Alternative, wenn Fosphenytoin kontraindiziert ist. Die Loading-Dose beträgt 15 mg/kg (maximale Einmaldosis 500 mg), langsam i.v., 30 mg/min (max. Geschwindigkeit 100 mg/min.)
  ○ Wenn der Anfall länger als 30 Minuten dauert, ist eine Hirnödemprophylaxe einzuleiten:
    – leichte Flüssigkeitseinschränkung (75% der erforderlichen Flüssigkeitsmenge)
    – keine Verabreichung hypotoner Lösungen
    – Furosemid 1 mg/kg i.v.
    – Patienten in eine leicht erhöhte Rückenlage (30 Grad) bringen, mit dem Kopf in Mittellage
- Gleichzeitig mit den oben angeführten Maßnahmen ist der Transport an eine Intensivstation in die Wege zu leiten. Da ein länger als 1–2 Stunden anhaltender Anfall eine Hirnschädigung zur Folge haben kann **C**, ist eine wirksamere Behandlung dringend erforderlich.

Transport ins Krankenhaus

- Wenn das Kind vorher noch nie einen epileptischen Anfall erlitten hatte, ist auch nach kurzen Anfällen fast immer eine weitere Betreuung

und Abklärung im Krankenhaus erforderlich. Nach einem längeren Anfall oder wenn durch die oben beschriebenen Maßnahmen der Anfall nicht beenden werden kann, ist eine sofortige Hospitalisierung immer notwendig. Der Transport ist unter Begleitung eines Arztes (Notarzt) durchzuführen.
- Während des Transports ist der Patient seitlich zu lagern, um das Risiko einer Fremdkörperaspiration möglichst gering zu halten. Die Vitalfunktionen sind zu überwachen.
- Während des Transports sind Mittel und Geräte zur Absaugung der Atemwege, zur kardiopulmonalen Reanimation, zur Sauerstoffgabe und zur Verabreichung zusätzlicher Medikamente bereitzuhalten.

Weiterführende Untersuchungen

- Nach dem 2. Anfall sollte das Kind stets von einem Kinderneurologen oder Pädiater untersucht werden, der die Ätiologie feststellt und die Prophylaxe weiterer Anfälle plant. Die einzige Ausnahme von dieser Regel stellt ein kurzer, typischer Fieberkrampf bei einem Kind mit Fieberkrämpfen in der Familienanamnese dar (diagnostische Vorbedingung: Alter zwischen 6 Monaten und 4 Jahren, Fieber über 38,5° C) (29.11). In solchen Fällen erscheint es ausreichend, die Eltern über Erste-Hilfe-Maßnahmen zu instruieren und eine rektal zu verabreichende Diazepamlösung zu verschreiben. Rezidive erfordern für gewöhnlich weitere Untersuchungen.
- Ein Kind mit bereits diagnostizierter Epilepsie kann nach einem für das Kind typischen kurzen Anfall in häusliche Pflege entlassen werden, sobald es sich von dem Anfall vollständig erholt hat. Anderenfalls ist es ratsam, das Kind zur weiteren Betreuung an ein Krankenhaus zu überweisen.
- Wird das Kind nach einem Anfall in häusliche Pflege entlassen, ist unbedingt darauf zu achten, dass schwere Erkrankungen wie Meningitis, Enzephalitis oder systemische Erkrankungen ausgeschlossen werden. Es sollte in jedem Fall sorgfältig körperlich untersucht und so lange unter Beobachtung gehalten werden, bis es sich von dem Anfall gänzlich erholt hat. Wann immer es angezeigt erscheint, sind Labortests wie Serum-CRP und eine Liquoruntersuchung durchzuführen.

29.11 Fieberkrämpfe

Grundregeln

- Bei einem akuten Anfall wirksame Erste-Hilfe-Maßnahmen ergreifen (29.10).
- Eine Infektion des ZNS muss ausgeschlossen werden.
- Die Eltern sind über Erste Hilfe bei Wiederholung der Anfälle aufzuklären und mit Diazepam zur rektalen Anwendung zu versorgen.
- Kinder mit untypischen (Kriterien siehe unten) oder rezidivierenden Krämpfen sind zu überweisen.

Ursachen von Krämpfen im Zusammenhang mit Fieber

- Benigne oder komplizierte Fieberkrämpfe
- Durch Fieber ausgelöste epileptische Anfälle
- Infektionen des ZNS (Meningitis, Enzephalitis)
- Infektionsbedingte Stoffwechselstörung (Hypoglykämie, Hyponatriämie)
- Benigne Fieberkrämpfe treten bei weitem am häufigsten auf

Kriterien für „typische" Fieberkrämpfe

1. Alter zwischen 6 Monaten und 6 Jahren.
2. Fieber über 38,5° C. Häufig wird das Fieber erst nach Eintritt der Krämpfe festgestellt und der Krampfanfall ist das erste Anzeichen für das Fieber.
3. Unkomplizierte Fieberkrämpfe dauern nur kurz, meistens 1–2 Minuten (Maximum 15 Minuten). Die Krämpfe imponieren typischerweise als tonisch-klonische Krämpfe (vom Grand-Mal-Typ) und sind durch Bewusstlosigkeit, symmetrische Muskelzuckungen und Versteifung der oberen oder unteren (oder aller) Gliedmaßen gekennzeichnet. In manchen Fällen kommt es nicht zu einer vollständigen Entwicklung der Krampfsymptomatik, sondern das Kind erschlafft nur.
4. Komplizierte Fieberkrämpfe dauern länger als 15 Minuten an. Sie können asymmetrisch sein, innerhalb von 24 Stunden wieder auftreten oder von asymmetrischen Lähmungen (Todd-Lähmung) gefolgt sein.
- Jede Infektion kann einen Fieberkrampf auslösen. Ein rascher Anstieg und hohes Fieber erhöht das Risiko eines Krampfanfalles. Zu Beginn des Fiebers ist das Risiko am größten. Fieberkrämpfe kommen bei bis zu 5% der Kinder vor, davon sind ungefähr 2/3 kurze, typische Fieberkrämpfe.

Indikationen für Überweisung und weiterführende Untersuchungen

- Wenn die Eltern nach Abklingen der Fieberkrämpfe mit dem Arzt telefonisch Kontakt aufnehmen, sollte sich dieser vergewissern, dass die Krämpfe nur kurze Zeit andauerten und symmetrisch waren und dass das Kind nach dem Krampfereignis wieder voll ansprechbar war.
- Ein Krampfereignis, das als Fieberkrampf interpretiert wird, könnte auch Symptom einer bakteriellen Meningitis oder Enzephalitis sein. Es ist daher ratsam, beim 1. Auftreten eines solchen Krampfanfalls das Kind zu untersuchen. Wenn das Kind nach dem Krampfanfall einen guten Allgemeinzustand aufweist und die klinische Untersuchung keine Auffälligkeiten zu Tage fördert, ist eine Einweisung ins Krankenhaus zur stationären Überwachung nicht notwendig.
- Hingegen ist nach einer Erstversorgung eine sofortige Einweisung in das Krankenhaus immer dann angezeigt, wenn es sich um ein prolongiertes Krampfereignis handelte und/oder wenn während derselben Fieberepisode mehrere Krampfereignisse auftraten.
- Ein EEG oder bildgebende Untersuchungsverfahren sind bei Fieberkrämpfen selbst dann nicht notwendig, wenn sich die Krämpfe während späterer Fieberepisoden wiederholen. Solche Untersuchungen sind nur indiziert, wenn das Kind auch ohne Fieber an Krampfanfällen leidet.

Prophylaxe

- Bei 20–30% der betroffenen Kinder treten Fieberkrämpfe im Zusammenhang mit weiteren fieberhaften Infektionen erneut auf.
  - Für spätere Fieberschübe gelten grundsätzlich dieselben Behandlungsprinzipien wie ganz allgemein für das fiebrige Kind. Es liegen in der Tat noch keine Beweise dafür vor, dass mit einer aggressiven Fiebertherapie Fieberkrämpfe verhindert werden könnten.
  - Die Eltern sollten angehalten werden, Diazepam-Rektiolen (Dosis 0,5 mg/kg) zu Hause vorrätig zu haben, und sie sollten in ihrer Anwendung unterwiesen werden.

29.12 Meningitis beim Kind

Ätiologie

- Bei Kindern ab 3 Monaten sind in 90% der Fälle Meningokokken und Pneumokokken die Erreger. Haemophilus-Meningitiden sind seit Einführung der Impfprogramme beinahe verschwunden.
- Bei den Neugeboren zählen die B-Streptokokken, E. Coli und Listeria zu den häufigsten Erregern.

Symptome einer Meningitis beim Säugling:

- Reizbarkeit
- Bewusstseinsstörungen
- Dyspnoe/Tachypnoe
- Herabgesetzter Tonus
- Weinen
- Ikterus
- Trinkunlust
- Diarrhö und Erbrechen
- Nackensteifigkeit tritt bei Kindern unter 6 Monaten weit weniger häufig auf als bei älteren Kindern. Reizbarkeit oder das Gegenteil, Lethargie, sind Leitsymptome; das Kind ist wach, aber schlecht kontaktfähig.

Symptome einer Meningitis bei einem älteren Kind

- Fieber und Kopfschmerzen („hat niemals zuvor solche Kopfschmerzen gehabt")
- Erbrechen
- Nackensteifigkeit
- Bewusstseinsstörungen
- Petechien und Purpura (Spätsymptom!)

Einschätzung der Situation

- Finden Sie (bereits am Telefon) heraus, ob
  - mit dem Säugling normal Kontakt aufgenommen werden kann,
  - ein älteres Kind an Nackensteifigkeit leidet (was überprüft werden kann, indem man das Kind auffordert, mit seiner Nase die Knie zu berühren),
  - das Kind rote Flecken (Petechien) auf der Haut zeigt.
- Wenn die Antworten negativ ausfallen, das Kind sowohl normal isst als auch trinkt und insbesondere, wenn das Kind unter Symptomen eines respiratorischen Infektes leidet, ist eine Beobachtung zu Hause als sicher einzustufen.

Erste Hilfe bei Meningitisverdacht bei einem Kind

- Wenn der kindliche Patient unter Schock steht, sofortige Infusion von zumindest 20 ml/kg einer sterilen Ringer-Lösung (oder alternativ 10–20

ml/kg einer 4%igen Albuminlösung). Die Dosierung der Ringer-Lösung kann bei Kindern bis zu 70–90 ml/kg betragen (max. 50 ml/kg für Erwachsene). Dann Flüssigkeitstherapie mit einer 5%igen Glukoselösung mit 0–20 mmol/l Kochsalz und 20–50 mmol/l Kaliumchlorid je nach Dauer des Zustandes. Eine schnelle und ausreichende Volumenauffüllung muss gewährleistet werden
- Wenn die Schocksymptomatik beim Kind nicht eindeutig ist, werden 10 ml/kg einer sterilen Ringer-Lösung infundiert; weitere Vorgangsweise je nach Ansprechen.
  ○ Als Erhaltungstherapie zum Volumenersatz wird eine **5%ige Glukoselösung** mit 0–20 mmol/l NaCl und 20–50 mmol/l KCl verabreicht, abhängig von der Dauer des Zustands.
    – Keine alleinige Gabe einer Glukoselösung, weil diese eine Hyponatriämie verursachen und das Hirnödem verstärken könnte; eine überschießende Volumenauffüllung ist zu vermeiden.
- Für die Behandlung von Krämpfen sollte Diazepam (0,5 mg/kg ad 10 mg) eingesetzt werden, und zwar entweder als rektal applizierte Lösung oder als intravenöse Injektion (29.10).
- Bewusstseinsstörungen und Krämpfe sind Anzeichen eines erhöhten intrakranialen Drucks, der während des Transports ins Krankenhaus mit einer wirksamen Maskenbeatmung behandelt werden kann.

Ablauf der Antibiotikatherapie

- Die Antibiose wird üblicherweise im Krankenhaus eingeleitet. Die ersten Wirkstoffgaben können bakterielle Toxine freisetzen, die den Zustand des Patienten vorübergehend verschlechtern.
- Besteht ein dringender Verdacht auf Meningitis (etwa bei einem Säugling mit schlechtem Allgemeinzustand und einer vorgewölbten Fontanelle oder aber bei einem älteren Kind mit Nackensteifigkeit, Bewusstseinsstörung oder Petechien) und müssen für die Fahrt zum Krankenhaus mindestens 1–2 Stunden veranschlagt werden, so ist sofort eine intravenöse Flüssigkeitstherapie einzuleiten und 0,15 mg/kg Dexamethason intravenös zu verabreichen **A** und mit einer langsamen Penicillin-G-Infusion (0,5–1 Million Einheiten/Stunde) beginnen. Diese Vorgangsweise erscheint theoretisch gut fundiert, sie ist allerdings klinisch kaum dokumentiert.
- Zur Vermeidung von Komplikationen ist möglicherweise eine 85%ige Glyzerinlösung per os wirksamer als Dexamethason **C**. Glyzerin ist meist sofort verfügbar, weil es im Labor für verschiedene diagnostische Zwecke eingesetzt wird. Die Dosis beträgt 1,5 ml/kg ad 25 ml per os.
  ○ Anmerkung: Glyzerin ist in dieser Indikation in Österreich weder verfügbar noch zugelassen.
- Vor der Einleitung der Antibiotikatherapie sollte man eine Probe für eine Bakterienkultur nehmen und wenn möglich auch eine Lumbalpunktion durchführen. Durch diese Maßnahmen darf jedoch der schnellstmögliche Transport des Patienten in eine Spezialabteilung nicht verzögert werden.
  ○ Anmerkung: In Österreich muss das jeweils schnellste Transportmittel gewählt werden, in den meisten Fällen der Rettungshubschrauber. Die Alarmierung sollte unverzüglich erfolgen, also bei begründetem Verdacht gleichzeitig mit der Alarmierung des Allgemeinarztes, wenn dieser der Erstberufene ist.

29.13 Enzephalitis beim Kind

Grundsätzliches

- Bei Verdacht auf eine kindliche Enzephalitis sollten die diagnostische Abklärung und die Behandlung grundsätzlich stationär erfolgen.
- Bei einem Säugling kann es schwierig sein, Anzeichen für eine Schädigung des Hirngewebes, wie lokale neurologische Defizite oder fokale Krampfanfälle, zu erkennen.
- Ein fieberndes und apathisches Kind, dessen Verhalten sich laut Angaben der Eltern plötzlich geändert hat, sollte hospitalisiert werden.

Symptome

- Diagnostische Hinweise für eine Beteiligung des Hirnparenchyms sind:
  ○ Wesensveränderungen (Reizbarkeit, Verstimmung)
  ○ Lethargie
  ○ Sprachstörungen
  ○ Ataxie, Hirnnervenparesen, Paresen der Gliedmaßen
  ○ Bewusstseinseintrübungen
  ○ Krämpfe
- Primäre Enzephalitis:
  ○ in den ersten Tagen Symptome, die auf eine Infektion hindeuten (Fieber, Kopfschmerzen, Müdigkeit)
  ○ anschließend Zeichen für eine Beteiligung des Hirnparenchyms (siehe oben)

- Postinfektiöse Enzephalitis (z.B. akute disseminierte Enzephalomyelitis, abgekürzt ADE):
  - eine der üblichen Infektionskrankheiten in der Vorgeschichte (in den vorangegangenen Wochen Infektion der oberen Atemwege oder Durchfälle und Erbrechen)
  - verlangsamte oder verspätet einsetzende Erholung von der Infektionskrankheit, zunehmende Müdigkeit
  - Zeichen für eine Beteiligung des Hirnparenchyms (siehe oben)

Therapie
- Bei Verdacht auf Enzephalitis (mit einer Infektion assoziierte unerklärliche zentralnervöse Störungen bzw. auf eine Enzephalitis hindeutender EEG-Befund) ist stets unverzüglich eine Behandlung einzuleiten. Diese muss sich auch gegen das Herpes-Virus richten (Aciclovir i.v.).
- Falls eine bakterielle Meningitis oder eine Borrelien-Meningoenzephalitis nicht mittels Lumbalpunktion ausgeschlossen werden können, sollte die Behandlung durch Ceftriaxon i.v. ergänzt werden.
- Bei Säuglingen wird über eine zusätzliche Antibiotikatherapie zusammen mit dem Aciclovir in Abhängigkeit vom Alter entschieden. Meistens wird entweder Penicillin G oder eine Kombination aus Ampicillin und einem Aminoglykosid eingesetzt.
- Anmerkung: Die Einleitung einer spezifischen Therapie in der prästationären Phase wird in Österreich aufgrund der zumeist kurzen Transportzeiten nur in Ausnahmefällen erforderlich sein. Vordringliche Maßnahme ist der unverzügliche (möglichst mit Notarzt) begleitete Transport an eine geeignete Abteilung, wenn möglich und sinnvoll mittels Hubschrauber.

Prognose
- Bei weniger als einem Drittel der Enzephalitispatienten kommt es zu bleibenden neurologischen Schäden bzw. Ausfällen.
- Die Zahl der Kinder unter 16 Jahren, die aufgrund einer Enzephalitis versterben oder schwere neurologische Dauerschäden davontragen, liegt bei 3,5 auf 1 Million.

29.20 Untersuchung eines Kindes mit akuter abdomineller Symptomatik

Grundsätzliches
- Erkrankungen, die einer chirurgischen Intervention bedürfen, müssen sofort erkannt werden.
- Unnötige Laboruntersuchungen sollten vermieden werden: Anamnese und klinische Untersuchung reichen meist für eine vorläufige Diagnose aus.

Erkrankungen
Akute Appendizitis
- Es handelt sich um die bei weitem häufigste Ursache für Bauchschmerzen, die notfallmäßig behandelt werden muss.
- Die Diagnose basiert auf dem typischen lokalen direkten Druckschmerz, Provokationstests (Springen, Husten, Loslassschmerz) und, in unklaren Fällen, auf Blutuntersuchungen **B**.

Pylorusstenose
- Verdacht auf eine Pylorusstenose besteht, wenn ein Kind unter 2 Monaten heftig erbricht.

Dünndarminvagination
- An eine Dünndarminvagination sollte gedacht werden, wenn ein Kind unter 2 Jahren an krampfartigen Schmerzen leidet und einen schlechten Allgemeinzustand aufweist.

Erkrankungen, die keine chirurgische Intervention erfordern
- Unter den nicht chirurgischen Fällen sind Sofortmaßnahmen geboten bei **schweren bakteriellen Infektionen** (Pyelonephritis, Meningitis); diese sollten als potenzielle Ursachen für Fieber und Erbrechen nicht übersehen werden.
- Viele abdominelle Schmerzzustände bei Kindern können vom Allgemeinmediziner behandelt werden. Das häufigste Syndrom ist die „nicht ulzeröse Dyspepsie" (Reizmagen), deren Ätiologie unbekannt ist, die aber vermutlich ein eigenständiges Krankheitsbild repräsentiert.

Anamnese
- Alter des Kindes
- Wie akut haben die Schmerzen eingesetzt und wie lange haben sie angehalten?
- Art der Schmerzen (kontinuierliche oder paroxysmale Schmerzen?)
- Begleitsymptome?

Körperliche Untersuchung

Palpation des Abdomens
- Wenn das Kind Angst hat, wird die Untersuchung am besten durchgeführt, wenn das Kind in Rückenlage und mit angezogenen Knien in den Armen eines Elternteils liegt.
- Der Bauch wird nach lokaler Druckschmerzhaftigkeit abgetastet, wobei man an einer Stelle beginnt, die möglichst weit vom vermuteten Schmerzzentrum entfernt liegt.
- Eine muskuläre Abwehrspannung der Bauchdecke ist ein Zeichen von Schmerzen. Diese Reaktion sollte zur Bestätigung der Schmerzlokalisation mehrere Male provoziert werden.

Digitale rektale Untersuchung
- Stellt für das Kind möglicherweise eine ängstigende und schmerzhafte Erfahrung dar. Daher sollte die Untersuchung nicht ohne eindeutige Indikationsstellung erfolgen.
- Bei Verdacht auf Appendizitis bringt eine rektale Untersuchung keine zusätzliche Information. Sie ist indiziert zur Beurteilung der Stuhlqualität, wenn Verdacht auf eine Invagination (Kinder < 2 Jahre) oder eine schwere Obstipation (betrifft in der Regel ältere Kinder) besteht.

Umfassende körperliche Untersuchung
- Ohren und Atemwege (Infektionen)
- Genitalien (Hoden), Leistenregion (Hernien)
- Haut (Purpura Schoenlein-Henoch (29.83))
- Bei einem Kind, das an Erbrechen oder an Diarrhö leidet, muss ein **Gewichtsverlust** immer abgeschätzt werden. Zusätzlich zu der körperlichen Untersuchung sollten die im Mutter-Kind-Pass protokollierten Messungen als Bezugswerte herangezogen werden (nötigenfalls können auch die Perzentilenkurven als Grundlage genommen werden).

Laboruntersuchungen

Urinanalyse
- Nur ein geringer Prozentsatz der Kinder mit abdominellen Schmerzen leidet an einer Harnwegsinfektion.
- Eine Fahndung nach Leukozyten und Nitriten mittels Teststreifen reicht als Screening-Untersuchung aus.
- Bei Bedarf wird eine mikroskopische Untersuchung durchgeführt und eine Bakterienkultur angelegt. Die Diagnose einer Harnwegsinfektion muss sich immer auf einen Erregernachweis stützen, vorzugsweise auf der Grundlage 2 verschiedener Proben (29.50).
- Auch bei manchen Appendizitispatienten kommt es zu einer Pyurie, hingegen ist der Nachweis von Nitriten stets Zeichen einer Harnwegsinfektion.

Leukozyten- und CRP-Werte im Serum
- Die Abklärung dieser Parameter ist wichtig in Fällen, in denen (möglicherweise auch nur leichte) Schmerzen **ziemlich plötzlich eingesetzt haben** und eine Appendizitis nicht völlig ausgeschlossen werden kann.
- Das klinische Bild und dessen bei den Kontrolluntersuchungen festgestellte Weiterentwicklung sind die wichtigsten Gründe für eine Überweisung oder für Therapieentscheidungen; ein Kind mit ausgeprägten Symptomen sollte nie nach Hause geschickt werden, nur weil die Laborbefunde nicht pathologisch sind.
- Wenn sowohl die Serum-CRP- als auch die Leukozytenwerte ❸ im Normbereich liegen, der Schmerz zumindest seit 12 Stunden andauert, aber nicht schwer ist, dann liegt wahrscheinlich keine akute Appendizitis vor, und das Kind kann zu Hause weiter beobachtet werden.
- Ist einer der Befunde oder sind gar beide Befunde auffällig, sollte das Kind in ein Krankenhaus eingewiesen werden.
- Wenn der Schmerz erst seit kurzem besteht, kann eine Appendizitis auch bei unauffälligen Laborbefunden nicht ausgeschlossen werden. Allerdings ist in einem solchen Fall eine schon fortgeschrittene Appendizitis unwahrscheinlich, und das Kind kann für einige Stunden beobachtet werden.
- Ein Vergleich der axillaren und der rektalen Körpertemperatur ist für die Diagnose einer Appendizitis nicht hilfreich.
- Bei einer schmerzhaften Obstipation ist möglicherweise die Leukozytenzahl hoch, wohingegen der Serum-CRP-Wert normal ist.

29.21 Akute abdominelle Schmerzen beim Kind

Diagnostische Hinweise
- Die wichtigsten spezifischen Ursachen und diagnostischen Hinweise für abdominelle Schmerzen für die verschiedenen Altersgruppen sind in Tabelle 29.21 aufgeführt. Erkrankungen, die einer chirurgischen Intervention bedürfen, sind fett gedruckt.

Pylorusstenose
- Entwickelt sich langsam ab der 2. Lebenswoche und verursacht schwallartiges Erbrechen.
- Bei Gedeihstörungen soll eine Einweisung zur stationären Behandlung erfolgen, spätestens,

wenn keine Gewichtszunahme mehr feststellbar ist.

Invagination

- Zu den typischen Symptomen zählen heftige krampfartige Schmerzattacken, wobei im Intervall das Kind fast schmerzfrei sein kann.
- Rapide Verschlechterung des Allgemeinzustands.
- Charakteristisch ist der Abgang von wässrigem, blutigem („fleischwasserfarbenem") Stuhl.
- Das betroffene Darmstück ist oft als walzenförmige Raumforderung palpierbar (im rechten bzw. oberen Mittelbauch).
- Bei der digitalrektalen Untersuchung ist die Ampulle entweder leer oder es finden sich kleine Mengen an wässrigem und blutigem Stuhl.
- Durch einen Darmeinlauf mit Kontrastmittel oder Luft unter radiologischer Kontrolle kann das eingestülpte Darmstück in der Regel reponiert werden.

Brucheinklemmung

- Typischer Befund bei Kindern unter 1 Jahr, selten bei älteren Kindern.
- Das Leitsymptom ist Schmerz und bei länger anhaltendem Zustand Erbrechen und eine Verschlusssymptomatik.
- Der wichtigste Hinweis ist eine druckempfindliche, harte gerötete Vorwölbung in der Region des Leistenkanals über dem Leistenband.
- Eine Kombination von Hydrozele und inkarzerierter Hernie ist möglich.
- Manuelle Reposition der inkarzerierten Hernie:
  ○ Man drückt mit 3 Fingern beginnend am höchsten Punkt der Hernie in Richtung Leistenkanal. Der Druck kann fest sein, da das Rupturrisiko von eingeklemmten Eingeweiden minimal ist. Es wird einige Minuten lang gedrückt, bis alle ausgetretenen Teile zurückgeschoben sind.
  ○ Einweisung des Patienten in ein Krankenhaus

Tabelle 29.21 **Die wichtigsten Ursachen für Abdominalschmerzen, diagnostische Hinweise für verschiedene Altersgruppen**

Altersgruppe	Ursache der Schmerzen	Diagnostische Hinweise
0–2 Jahre	**Pylorusstenose**	Schwallartiges Erbrechen; Alter 2–8 Wochen.
	Invagination	Paroxysmale Schmerzen, leichter Durchfall, bei Rektaluntersuchung Abgang von „fleischwasserfarbigem" Stuhl, „Blut am Finger".
	Hernie	Reposition ist entweder nicht einfach oder nicht erfolgreich.
	Hodentorsion	Sichtbare Schwellung (aber bei Retention ist eine intraabdominelle Torsion möglich).
	Gastroenteritis	Diarrhö oder Erbrechen sind die Kardinalsymptome.
	Otitis media	Ohrenstatus
	Harnwegsinfektion oder sonstige schwere Infektion	Fieber und Erbrechen ohne manifeste Diarrhö; Urinanalyse.
3–11 Jahre	**Appendizitis**	Schmerzverlagerung, Empfindlichkeit am lokalen Druckpunkt, Springtest.
	Dolores abdominis NUD	Die nicht ulzeröse Dyspepsie ist das häufigste mit Bauchschmerzen einhergehende Syndrom; wichtig ist die Abgrenzung zur Appendizitis.
	Mesenteriallymphadenitis	Die diagnostischen Zeichen entsprechen jenen einer Appendizitis.
	Gastroenteritis	Am Anfang Diarrhö, keine oder nur leichte Druckempfindlichkeit bei Palpation.
	Obstipation	Anamnese, harter Stuhl; Schmerzen sind oft heftig.
	Pneumonie	Husten, Auskultationsbefund, Thoraxröntgen.
	Sinusitis	Lokale Symptome, Ultraschall, Sinusröntgenaufnahme.
	Tonsillitis	Racheninspektion
	Harnwegsinfektion	Harnanalyse
	Purpura Schoenlein-Henoch	Petechien
> 11 Jahre	**Appendizitis**	Siehe oben.
	Gastroenteritis	Siehe oben.
	Salpingitis	Nur bei sexuell aktiven Patienten.
	Ovarialzyste	Kann bei Anstrengung platzen.
	Harnwegsinfekt	Urinanalyse
Erkrankungen, die einer chirurgischen Intervention bedürfen, sind fett gedruckt.		

zur chirurgischen Sanierung, die innerhalb weniger Tage stattfinden sollte. Bei Scheitern der manuellen Reposition sollte das Kind unverzüglich in eine kinderchirurgische Abteilung überstellt werden.
- Differenzialdiagnosen zur Hernieninkarzeration:
  - prall gefüllte oder akute Hydrozele oder Funikulozele
  - inguinale Lymphadenitis. (Kam früher häufig durch die BCG-Impfung vor.)
  - Hodentorsion

Akuter Hoden

- Differenzialdiagnosen:
  - Hodentorsion
  - akute Hydrozele
  - Stieldrehung einer Appendix testis (Morgagni-Hydtide)
  - Epididymitis/Epididymoorchitis
- Der Häufigkeitsgipfel liegt bei Neugeborenen und präpubertären Knaben.
- Eine Nebenhodentorsion und eine Epididymitis sind häufiger als eine Hodentorsion.
- Häufig tritt als Initialsymptom abdomineller Schmerz auf.
- Bei allen vorstehend angeführten Erkrankungen lässt sich bei Inspektion und Palpation der Hoden eine Schwellung und Druckschmerzhaftigkeit feststellen. Bei einer Hodentorsion sind die Hoden in der Regel in den oberen Teil des Skrotums oder in den Eingang des Leistenkanals hochgezogen.
- Wenn bei einem akuten Skrotum eine Hodentorsion nicht mit Sicherheit ausgeschlossen werden kann, muss sofort operiert werden.

Gastroenteritis

- Zählt zu den häufigsten Ursachen für Abdominalschmerzen bei Kindern.
- Treten als Leitsymptome Diarrhö und Erbrechen auf sowie gleichzeitig (leichte) kolikartige Leibschmerzen, dann lautet die wahrscheinlichste Diagnose „Gastroenteritis".
- Bei der Palpation zeigt sich in aller Regel keine Druckschmerzhaftigkeit.

Atemwegsinfektionen

- Pneumonie, Sinusitis, Otitis media und in manchen Fällen auch eine Tonsillitis können abdominelle Schmerzzustände auslösen.
  - Eine Untersuchung der oberen Atemwege und der Ohren und möglichst auch ein Thorax- und ein Nebenhöhlenröntgen bzw. eine Ultraschalluntersuchung der Nasennebenhöhlen sind indiziert, wenn die Befunde, die eine Appendizitis vermuten lassen, nicht ganz eindeutig sind.
- Insbesondere eine Pneumonie des rechten Unterlappens kann Schmerzen in den McBurney-Punkt projizieren.

Harnwegsinfekte und sonstige gravierende bakterielle Infektionen

- Infektionen gehen oft mit Fieber und Erbrechen einher.
- Wenn das Kind nicht unter einer manifesten Diarrhö leidet, kann die Diagnose nicht „Gastroenteritis" lauten.

Akute Appendizitis

- Das erste Symptom sind beinahe immer Schmerzen in der Umbilikalregion.
- Eine Schmerzlokalisation im rechten unteren Quadranten deutet auf eine fortgeschrittenere Erkrankung, die eine peritoneale Reizung verursacht.
- Wenn ein palpatorischer Druckschmerz am McBurney-Punkt innerhalb eines sehr kleinen Areals gegeben ist (Appendizitisschmerzpunkt), liegt höchstwahrscheinlich eine Appendizitis vor.
- Charakteristisch für eine Appendizitis sind Schmerzen, die durch Bewegungen und Vibrationen ausgelöst werden.
- Springen ist ein guter Provokationstest: Man fordert das Kind auf, zu springen und auf beiden Fersen zu landen oder von einem niedrigen Stuhl zu springen. Wenn dies keine Schmerzen auslöst, ist eine Appendizitis unwahrscheinlich.
- Erbrechen zählt zu den typischen Symptomen einer Appendizitis. Anders als bei der Gastroenteritis erbricht das Kind im Allgemeinen erst, wenn die Schmerzen schon relativ lang andauern.
- Diarrhö tritt weniger häufig auf als Erbrechen und wenn, dann niemals sehr heftig.

Obstipation

- Starke Schmerzen sind bei einer akuten Obstipation häufig gegeben; bei chronischer Obstipation treten sie selten auf.
- Der Schmerz fluktuiert und wird im mittleren Abdomen wahrgenommen.
- Bei einer akuten Obstipation kann in der Regel die Kotstauung im Dickdarm nicht palpiert werden. Bei einer digitalrektalen Untersuchung zeigt sich jedoch die Ampulle mit hartem Kot gefüllt.
- Die initiale Behandlung einer schmerzhaften Koprostase besteht in einem einzelnen Einlauf (120-ml-Einlauf). Einläufe mit großen Mengen von Wasser sollten vermieden werden. Außer

Ratschlägen bezüglich der richtigen Ernährung ist üblicherweise keine weitere Behandlung nötig.

Analfissuren

- Das Leitsymptom bilden Schmerzen beim Stuhlgang und Auflagerungen von frischem Blut auf dem Stuhl oder auf dem Toilettenpapier.
- Bei der Inspektion können die Fissuren im Übergangsbeich zwischen Haut und Schleimhaut gesehen werden; eine digitalrektale Untersuchung ist schmerzhaft und für die Stellung der Diagnose nicht notwendig. Anders als beim Erwachsenen können Analfissuren bei Kindern an allen Punkten der Schließmuskelperipherie lokalisiert sein.
- Wegen der Schmerzhaftigkeit des Stuhlgangs hat das Kind Angst, den Darm zu entleeren, was zu Verstopfung führt und außerdem das Abheilen der Fissuren verzögert, da große harte Fäkalien immer wieder neue Risse verursachen.
- Beinahe alle Fissuren können konservativ mit Quellmitteln (z.B. Lactulose) und Salben, die den Anus schützen (z.B. weiße Vaseline), therapiert werden. Hämorrhoiden- und Fissurensalben für Erwachsene sollten bei Kindern nicht angewendet werden.
- Sehr selten (< 5%) kommt es bei einem Kind zu einer Chronifizierung der Fissuren, die dann chirurgisch saniert werden müssen.

Purpura Schoenlein-Henoch

- Das Initialsymptom stellen paroxysmale Abdominalschmerzen dar.
- Ein papulöser und später petechialer Ausschlag auf Gesäßbacken und unteren Extremitäten sind wegweisend für die Diagnose.
- Eine Invagination ist eine seltene Komplikation dieser Erkrankung.

Sonstige Ursachen

- Ein sexuell aktives Mädchen im Teenageralter kann den Arzt vor ein diagnostisches Problem stellen. Potenzielle Ursachen für abdominelle Schmerzzustände können sein:
  - eine Appendizitis
  - eine genitale Genese
  - die Ruptur einer Ovarialzyste (verursacht plötzliche Abdominalschmerzen und kann durch eine körperliche Überanstrengung ausgelöst worden sein. Die Schmerzen klingen während des Beobachtungszeitraums ab, und die Laborbefunde sind normal.)
  - eine Eileiterschwangerschaft

29.22 Gastroenteritis beim Kind

Zielsetzungen und Grundsätzliches

1. Stellung der Diagnose:
   - in der Regel eine virale Gastroenteritis
   - Ausschluss aller anderen möglichen Ursachen (Invagination, gravierende bakterielle Infektionen)
   - Die Anamnese und eine klinische Untersuchung reichen im Allgemeinen aus, Laboruntersuchungen sind selten erforderlich.
2. Feststellung des Schweregrads der Dehydratation in Prozenten und Gramm:
   - leicht 4%, mittelschwer 8%, schwer 12%
   - Bei Kindern unter 1 Jahr entspricht dies 5–10–15%, bei einem Erwachsenen 3–6–9%.
   - Trockene Schleimhäute und eine verminderte Produktion von Tränenflüssigkeit und Harn deuten auf eine leichte Dehydratation.
   - Diese Symptome zusammen mit kühlen Extremitäten, einem Elastizitätsverlust der Haut und einer verlängerten (> 2 sec) Füllung der Kapillaren der palmaren Fingerspitzen weisen auf eine mäßig schwere Dehydratation hin **B**. Der Elastizitätsverlust der Haut zeigt sich als sogenanntes „Zeltphänomen": eine aufgehobene Hautfalte bleibt zeltförmig stehen und bildet sich nicht wie normalerweise sofort zurück.
   - Treffen alle oben genannten Symptome zu und finden sich außerdem eine tiefe und keuchende Atmung, eiskalte Extremitäten und ein schlechter Allgemeinzustand, dann kann man von einer schweren Dehydratation ausgehen.
   - Ein gemessener oder geschätzter Gewichtsverlust sollte auch zur Einschätzung der Dehydratation in Gramm herangezogen werden (bei akutem Brechdurchfall entspricht der Flüssigkeitsverlust in etwa dem Gewichtsverlust).
3. Wahl des Behandlungsortes:
   - Üblicherweise zu Hause; siehe weiter unten die Indikationen für eine Krankenhauseinweisung.
4. Planung der Behandlungsschritte und Erteilung der entsprechenden Instruktionen (siehe nächster Abschnitt)
5. Planung der Therapiekontrollen und Erteilung der entsprechenden Instruktionen:
   - Verbesserung des Allgemeinzustandes
   - ausreichende Diurese
   - Gewichtsaufbau
6. Prognose:
   - Eine virale Gastroenteritis dauert üblicherweise 4–7 Tage, eine Rotavireninfektion gelegentlich länger.

Therapie

1. Rehydratation des Kindes mit einer oralen Rehydratationslösung (ORS) **A**. Über einen Zeitraum

von 6 bis 10 Stunden werden 4/3 der Menge der verlorenen Flüssigkeit ersetzt.
- Die Flüssigkeit kann mittels einer Trinkflasche, einem Trinkglas, mit einem Löffel oder mittels Spritze gegeben werden.
- Die meisten Kinder trinken die Flüssigkeit lieber kalt.

2. Nach der Rehydratationsphase wird wieder eine normale Ernährung aufgenommen.
3. Bei anhaltender Diarrhö oder Erbrechen müssen die Eltern angewiesen werden, auf eine ausreichende Zufuhr von Flüssigkeit und Salz zu achten. Dies kann mit der normalen Nahrung erreicht werden, wenn das Kind jedoch an Appetitlosigkeit leidet, sollte zusätzlich Flüssigkeit aufgenommen werden. Flüssigkeiten mit sehr niedriger (z.B. Wasser) oder sehr hoher („soft drinks") Osmolarität sollten als alleiniges Nahrungsmittel bei viralen Infekten vermieden werden, da die Gabe größerer Mengen zu Störungen im Elektrolythaushalt oder zur Zunahme der Durchfälle führen kann.
   - Ob die Flüssigkeitszufuhr ausreichend ist, kann über eine Reihe klinischer Zeichen abgeschätzt werden. Ein Kind mit feuchter Zunge, das ausreichend Harn produziert und beim Weinen Tränen vergießt, ist normalerweise ausreichend hydriert.

Indikationen für eine Krankenhauseinweisung

- Das Kind muss ins Krankenhaus eingewiesen werden, wenn eines der folgenden Kriterien zutrifft:
  - Alter unter 6 Monate
  - ausgeprägte Diarrhö oder Erbrechen, schlechter Allgemeinzustand
  - Dehydratation > 8% (zumindest eine mäßig schwere Dehydratation)
  - seit mehr als 5 Tagen anhaltende Diarrhö (der Allgemeinzustand und der Gewichtsverlust sind entscheidende Faktoren)
  - kolikartige Bauchschmerzen (und plötzliches Aufhören der Diarrhö) – Invagination?
  - blutiger Durchfall
  - Verdacht auf hypo- oder hyperosmolale Dehydratation, basierend auf dem klinischen Bild oder der vorangegangenen Behandlung
  - Behandlung des Kindes zu Hause nicht möglich.
- Wenn das Kind zum Zeitpunkt der Vorstellung schockiert ist, ist Ringer-Lösung in einer Dosierung von 20 ml/kg innerhalb von 15 min zu infundieren.

29.23 Obstipation im Kindesalter

Zielsetzungen

- Eine Obstipation sollte als mögliche Ursache für gastrointestinale Beschwerden bei Kindern erkannt werden.
- Eine leichte Verstopfung bei einem Kind kann meist mit einer Ernährungsumstellung behoben werden, die die Darmmotilität anregt und zu regelmäßiger Darmentleerung führt. Eine vermehrte körperliche Betätigung sollte ebenfalls gefördert werden.
- Die Ursachen für eine Obstipation können auch außerhalb des Kolons liegen (z.B. Nahrungsmittelallergien bei Säuglingen oder Zöliakie bei Kleinkindern).

Behandlungsbedürftigkeit

- Hintergrundinformation
- Eine Obstipation muss behandelt werden, wenn
  - die Defäkation mit Schmerzen oder Angst verbunden ist,
  - die Defäkation mit großer Anstrengung einhergeht,
  - die Stuhlfrequenz weniger als 1 × alle 3 Tage beträgt.
- Eine Enkopresis (33.08) ist immer behandlungsbedürftig.
- Bei gestillten Säuglingen können Intervalle zwischen den Defäkationen bis zu 1 Woche betragen. Wenn das Baby symptomfrei ist und normal trinkt, sind keine weiteren Maßnahmen erforderlich. Bei auffälligen Säuglingen oder noch längeren Intervallen sollte das Kind zur Abklärung möglicher Ursachen und einer eventuellen Therapie einem Spezialisten vorgestellt werden.
  - Charakteristisch für Morbus Hirschsprung ist das erste Auftreten der Symptome gleich nach der Geburt, das Fehlen einer Enkopresis sowie – relativ häufig – Erbrechen, geblähtes Abdomen und verzögerte Mekonium-Ausscheidung.
  - Bei einem Anus perinealis anterior handelt es sich um eine anorektale Fehlbildung, die vorwiegend bei Mädchen auftritt und bei der der Analkanal nach vorne verlagert und meist auch verengt ist.
  - Angeborene Analstrikturen und myogene Achalasien (permanente Kontraktion der Sphinktermuskeln) sind selten.

Funktionelle Obstipation

- Klinisch gesehen gibt es 4 verschiedene Typen einer funktionellen Obstipation.

1. Gelegentliche Verstopfung ohne Enkopresis
- Das ist die häufigste Art der Verstopfung.
- Löst sich meist spontan, gutes Ansprechen auf eine Therapie.

2. Willkürliche Koordinationsstörung bei der Defäkation
- Entwickelt sich typischerweise bei Kindern zwischen 2 und 3 Jahren meistens nach einer schmerzhaften Darmentleerung, zum Beispiel aufgrund einer Analfissur.
- Das Kind lernt, wie es seinen Stuhl zurückhält.
- Der Zustand kann üblicherweise leicht behoben werden, wenn die Behandlung bald nach dem ersten Auftreten der Symptome einsetzt.
- Die Fissur heilt normalerweise, sobald die Verstopfung behoben ist. Das Abheilen der Fissur kann durch die Applikation von Vaseline oder einer anderen topischen Salbe oder mit hydrocortisonhaltigen Cremen und Zäpfchen unterstützt werden.

3. Unwillkürliche Koordinationsstörung bei der Defäkation
- Kein bewusster Vorgang.
- Es ist häufig reichlich eher weicher Stuhl vorhanden, aber während der Defäkation kontrahiert paradoxerweise der externe Sphinktermuskel.
- Hilfe wird in der Regel erst gesucht, wenn das Kind 5 bis 6 Jahre alt ist.
- Es kommt auch vor, dass die Eltern – in der fälschlichen Annahme, dass die Stuhlverhaltung emotionale Ursachen hat – psychiatrische Hilfe in Anspruch nehmen und diese dann ergebnislos bleibt.

4. Defäkationsstörungen aufgrund emotionaler Ursachen
- Hier ist eine sorgfältige Untersuchung und Therapie durch einen Kinderpsychiater angezeigt.
- Lässt man die Ursachen vom Typ 1 einmal beiseite, kann man davon ausgehen, dass die Koordinationsstörungen vom Typ 2 und 3 für etwas mehr Fälle von Verstopfung verantwortlich sind als die emotionalen Ursachen (Typ 4).
- Man sollte daran denken, dass eine Enkopresis allein noch nicht die Diagnose „emotionale Störung" rechtfertigt, da das Kotschmieren darauf zurückzuführen sein kann, dass der Darm „überläuft", weil flüssiger Stuhl unkontrolliert an der impaktierten Stuhlmasse vorbei entweicht.
- Eine differenzialdiagnostische Abgrenzung zwischen Typ 3 und Typ 4 kann sich als schwierig erweisen und bedarf einer detaillierten Anamnese und gegebenenfalls der Konsultation eines Kinderpsychiaters.

Therapie

- Die Behandlung der chronischen Obstipation besteht aus 4 Phasen: Information, stuhlabführende Maßnahmen, Vermeidung einer Neuansammlung von Stuhlmassen und Förderung einer regelmäßigen Darmentleerung.

Behandlung einer akuten Phase

1. Wenn seit einigen Wochen eine schwere Verstopfung vorliegt, sollten eine Entleerung der großkalibrigen Kotwalze und ein Toilettentraining erfolgen, damit die Darmentleerung wieder normal funktioniert. Dies erreicht man am besten durch Verabreichung eines kleinen Klistiers (Miniklistiers) am Morgen von 5 aufeinander folgenden Tagen. Wenn nötig, kann die Stuhlentleerung wiederholt werden.
2. Mit der Gabe eines Präparats auf Lactulosebasis sollte gleichzeitig für eine regelmäßige Entleerung gesorgt werden. In leichteren Fällen und bei Säuglingen kann der Einsatz dieser Präparate allein schon ausreichen. Das Ziel besteht darin, den harten Stuhl zu lösen, damit das Kind aus Erfahrung lernt, dass die Darmentleerung nicht mehr schmerzhaft ist. Die Initialdosis für Säuglinge beträgt 3–10 ml und für Kinder zwischen 2 und 6 Jahren 10–15 ml. Die darauf folgenden Dosen werden so angepasst, dass die Medikation keine Diarrhö auslöst. Laxanzien mit Füll- und Quellstoffen enthalten Plantagosamen und können anstatt Lactulose eingesetzt werden, wenn die Lactulosebehandlung allein nicht zielführend ist. Eine langfristige Verwendung dieser Laxanzientypen sollte allerdings vermieden werden. Bei Bedarf können nach der initialen Klistiergabe stimulierende Laxanzien (Bisacodyl, Na-Picosulfat, Dantron) täglich verwendet werden. Diese sollten jedoch sobald wie möglich durch Produkte auf Lactulosebasis ersetzt werden.
3. Die Therapie umfasst auch Änderungen im Essverhalten: Das Kind sollte gleich damit beginnen, möglichst viele Ballaststoffe zu sich zu nehmen.
4. Das Ansprechen auf die Behandlung wird in jedem Fall nach 4–6 Wochen überprüft. Sollte die Stuhlretention wieder auftreten, sollte die Überweisung an einen Kinderarzt überlegt werden (Kolographie, anorektale Manometrie, Rektumbiopsie).

Komplikationen

- Eine Verstopfung im Kindesalter ist als schwer anzusehen, wenn sie mit einer Überlaufenkopresis assoziiert ist oder der Patient ein Megakolon hat und die Stuhlretention sowohl klinisch als auch im Röntgen evident ist. Ein zusätzliches wichtiges Kriterium ist schlechtes Ansprechen auf die bisherige Medikation, ein sofortiger Re-

zidiv nach einer Behandlungsphase sowie urologische Probleme.
- Eine schwere idiopathische Obstipation in der Kindheit tritt bei Buben häufiger auf als bei Mädchen. Meist tritt die Symptomatik im Alter von 2–4 Jahren auf, aber in fast 25% der Fälle manifestiert sich eine Verstopfung erstmals, wenn das Kind jünger als 12 Monate alt ist.
- Bei schwerer Obstipation ist die Zusammenarbeit mit einem Kinderarzt erforderlich, bei Bedarf sollte auch mit einem Kinderchirurgen und einem Kinderpsychiater Kontakt aufgenommen werden.
- Am Anfang der Behandlung können einige Monate lang Natriumpicosulfattropfen eingesetzt werden, entweder allein oder in Verbindung mit Lactulose. Jeden Tag zur selben Zeit wird 12–24 Stunden vor der gewünschten Defäkationszeit eine Einzeldosis gegeben.
- Auch Macrogol kann bei Kindern zur Behandlung der Obstipation eingesetzt werden.
- Bei einer therapieresistenten idiopathischen Obstipation kann in seltenen Fällen eine chirurgische Intervention notwendig werden.

29.25 Vergiftungen bei Kindern

Allgemeines

- Bei allen nationalen Vergiftungszentralen wie in **Wien** Tel: ++43 (0) 1 4064343, **Homburg Saar** Tel: ++49 (0) 6841 19240, oder in **Zürich** (Schweizerisches Toxikologisches Informationszentrum) Tel: nationalweit 145, aus dem Ausland ++41 251 51 51, ist eine Liste giftiger und nicht giftiger Substanzen, Pflanzen und Wildpilze verfügbar.
- Vergiftungsinformationszentralen stehen rund um die Uhr für Auskünfte zur Verfügung.
- Zu den Substanzen, die selbst in kleinen Mengen gefährlich sind, zählen Mineralölprodukte/Kohlenwasserstoffe in den Atemwegen, Substanzen, die als Alkoholersatz Verwendung finden, stark ätzende Substanzen und einige Medikamente für Erwachsene.
- Eine Vergiftung mit einem glücklichen Ausgang gibt dem Arzt die Gelegenheit, die Eltern über zukünftige Vorsichtsmaßnahmen aufzuklären. Alle gefährlichen Substanzen im Haushalt müssen außerhalb der Reichweite von Kindern aufbewahrt werden. Wer Aktivkohle zu Hause hat, beschleunigt den Wirkungseintritt der Behandlung um 15–30 Minuten, was bezüglich der Entwicklung der Symptomatik und der Prognose wichtig sein könnte.

Prävalenz

- In der normalen Entwicklung eines Kindes gibt es eine Phase, in der es alles in den Mund steckt. Der Arzt wird daher häufig mit einem Vergiftungsverdacht konfrontiert, relativ wenige Situationen sind jedoch wirklich gefährlich.
- Die Mehrzahl der Anfragen in Vergiftungsinformationszentralen betrifft Kinder unter 6 Jahren; am häufigsten sind sie etwa 12 Monate alt.
- Ab dem Schulalter ähneln die Vergiftungsfälle bei Kindern jenen bei Erwachsenen und sie stehen häufig in Verbindung mit dem Experimentieren mit und dem Konsum von Rauschmitteln. Auch Selbstmordversuche kommen vor.

Sofortmaßnahmen am Unfallort

1. Minimieren der akuten Gefahr: Entfernen Sie die giftige Substanz aus dem Mund des Kindes und versorgen Sie sie außer Reichweite!
2. Sofortige allgemeine Erste-Hilfe-Maßnahmen: Überprüfen Sie Atmung und Kreislauf!
3. Womit hat sich das Kind vergiftet? Ermitteln Sie Zusammensetzung, Namen und chemische Eigenschaften der verursachenden Substanz!
4. Wie viel Gift wurde aufgenommen? Wenn das Kind eine toxische Substanz geschluckt hat, versuchen Sie, die Mindest- und die Höchstmenge zu schätzen!
5. Spezielle Erste-Hilfe-Maßnahmen bei Vergiftungen: Minimierung der Absorption des Giftes.
6. Bei einer schweren Symptomatik sind sofort die nötigen Maßnahmen zu einer notfallmäßigen medizinischen Versorgung einzuleiten.
7. Wenn dies möglich ist, sollten das Gift und der zugehörige Behälter dem Behandlungsteam übergeben werden.

Risikoabschätzung

- Um welche giftige Substanz handelt es sich und wie viel davon hat das Kind möglicherweise aufgenommen?
- Bei bestimmten Erkrankungen (Pica-Syndrom, Entwicklungsanomalien) besteht eine höhere Wahrscheinlichkeit, dass das Kind signifikante Mengen von toxischen Substanzen aufgenommen hat.
- Manchmal füttern sich beim Spielen Kinder gegenseitig mit größeren Mengen an Medikamenten oder Pflanzen, als sie normalerweise freiwillig zu sich nehmen würden.
- Informationen über die Toxizität von verschiedener Substanzen und über die bei Vergiftungen zu ergreifenden Maßnahmen sind bei allen nationalen Vergiftungszentralen verfügbar (siehe oben).
- Nur bei einigen wenigen Substanzen führt die toxische Wirkung zu einer beinahe sofort wahrnehmbaren Reaktion (z.B. bei aspirierten Koh-

lenwasserstoffen oder bei Ätz- oder Reizstoffen in Mund oder Auge).

Erste Hilfe bei Verdacht auf eine relevante Vergiftung

- Bei peroraler Giftaufnahme ist die Therapie der Wahl in den meisten Fällen die Verabreichung von Aktivkohle, die die Absorption des Giftes verringern soll.
  - Dosierung der Aktivkohle bei Kindern: 1–(2) g/kg (Erwachsenendosis 50–100 g)
  - Die Gabe von Aktivkohle ist **nicht** sinnvoll bei Ingestion von:
    – anorganischen Säuren
    – Laugen/ätzende Substanzen
    – Borsäure
    – Lithium
    – Elektrolytlösungen
    – Schwermetallen (Blei, Quecksilber, Eisen)
    – Alkoholen
  - In einigen Fällen sollte eine Magenspülung vorgenommen oder mit Ipecacuanha-Sirup (bedarf in einigen Ländern einer speziellen Bewilligung) ein Erbrechen induziert werden. Die Therapiewahl richtet sich nach der aufgenommenen Substanz und hängt auch davon ab, welche Methode hinsichtlich Geschwindigkeit und Sicherheit als geeigneter erachtet wird.
  - Die Aktivkohle bindet das Gift sofort und verringert daher die Absorption deutlich effektiver als der Ipecacuanha-Sirup, aber ihre Wirkung fällt umso schwächer aus, je mehr sich die Behandlung verzögert.
- Je früher nach der Giftaufnahme Maßnahmen zur Verringerung der Absorption getroffen werden, desto wirksamer sind sie. Eine Verzögerung von nur 30 Minuten kann bereits verhängnisvoll sein. Es ist daher in der Regel besser, die Aktivkohle so bald wie möglich nach der Vergiftung zu geben, als zu versuchen, das Kind in ein Krankenhaus zu bringen, damit dort die Verabreichung erfolgen kann.
- Kontraindikationen für des Herbeiführen von Erbrechen:
  - Säuglinge unter 6 Monaten
  - Bewußtseinsstörung; fehlende Schutzreflexe
  - Krampfanfälle
  - Ingestion von:
    – ätzenden Substanzen
    – schaumbildenden Substanzen
    – organischen Lösungsmitteln
    – scharfen, spitzen Gegenständen
- Toxische Substanzen auf der Haut oder in den Augen sollten mit reichlich Wasser ab- bzw. ausgewaschen werden.

29.26 Verschlucken von ätzenden Substanzen durch ein Kind

Grundsätzliches

- Ätzende Substanzen sind etwa Säuren (60 bis 80%iger Essig, säurehaltige Detergenzien, Batteriesäuren, Fiberglashärter) und Basen mit einem pH-Wert ≥ 12 (Waschlauge, Spülmittel für Geschirrspüler, Ammoniak, Ätznatron).
- Laugen mit einem pH Wert > 12,5 sind besonders ätzend.
- Das Ausspülen des Mundes und das Trinken größerer Flüssigkeitsmengen sind adäquate Erste-Hilfe-Maßnahmen.
- Bei asymptomatischen Kindern genügt in der Regel eine Beobachtung zu Hause, Kinder mit Symptomen sollten in ein Krankenhaus eingewiesen werden **B**.

Erste Hilfe zu Hause

- So bald wie möglich Ausspülen des Mundes und Rachenraums mit Wasser (Gurgeln).
- Zur Verdünnung der ätzenden Chemikalien soll das Kind größere Flüssigkeitsmengen (Wasser, Milch) trinken.
- Das Kind soll nicht zum Erbrechen gebracht werden.

Erste Hilfe in der Arztpraxis

- **Asymptomatische Kinder** können zur Beobachtung nach Hause entlassen werden. Bei Auftreten von Symptomen (siehe unten) sollten die Eltern den Arzt kontaktieren.
- Eine **Dysphagie** (die dazu führt, dass das Kind Trinken und Essen verweigert), Speichelfluss, Erbrechen oder respiratorische Probleme sind Indikationen für eine sofortige Krankenhauseinweisung **B**.
- Auch Kinder, die **Lauge**, eine **unbekannte** ätzende Substanz oder ein Waschmittel für einen gewerblichen Geschirrspüler (pH > 12,5) getrunken haben, sind in ein Krankenhaus einzuweisen.
- Es besteht keine Indikation für Laboruntersuchungen, Röntgenuntersuchungen oder die Gabe von Kortikosteroiden **B** oder Antibiotika.

Stationäre Behandlung

- Bei einem Kind mit Dysphagie, Speichelfluss, Erbrechen oder Atemstörungen ist eine Überwachung im Krankenhaus, nötigenfalls auf einer Intensivstation, geboten.
- Das Kind darf nach Belieben trinken und essen, wenn es nicht erbricht und keine Dysphagie besteht (bei Dysphagie sollte eine intravenöse Flüssigkeitsgabe erfolgen).

- Es besteht keine routinemäßige Indikation für diagnostische Untersuchungen wie Ösophagoskopie, Labortests oder Röntgen. Persistieren der Speichelfluss und die Schluckbeschwerden über einen Zeitraum von 12 bis 24 Stunden, wird eine Ösophagoskopie frühestens 24 bis 36 Stunden nach dem ersten Auftreten der Symptome durchgeführt **B**.
- Kommt es zu Atembeschwerden, ist möglicherweise eine endotracheale Intubation indiziert.

29.30 Tonsillitis und Pharyngitis beim Kind

Grundsätzliches

- Antibiotika sind nur indiziert bei Infektionen mit Gruppe-A-Streptokokken, deren Nachweis durch eine Bakterienkultur oder einen Streptokokkenantigen-Schnelltest erfolgt ist. Andernfalls ist eine symptomatische Behandlung angezeigt.
- Bei kleinen Kindern verläuft eine infektiöse Mononukleose meist symptomarm. Antibiotikatherapie ist nutzlos, Amoxicillingabe während der Infektion ruft bei fast allen Patienten ein Exanthem hervor.
- Streptokokkenepidemien sollten erkannt und gemeldet werden. Kontaminierte Nahrungsmittel und Milch sind als mögliche Ursachen bekannt.

Ätiologie

- Adenoviren sind die häufigsten verursachenden Erreger.
- Bei Kindern unter 3 Jahren wird eine Streptokokkenpharyngitis selten gesehen.

Symptomatik und Beschwerdebild

- Fieber und Halsschmerzen sind die Hauptsymptome bei einer Streptokokkeninfektion, die klinische Diagnose ist jedoch unzuverlässig.
  ○ Adenoviren und andere Viren können eine exsudative Tonsillitis verursachen.
  ○ Bei zwei Dritteln der Kinder im Schulalter, die an einer Streptokokkentonsillitis erkrankt sind, findet sich kein Exsudat.
- Bei einem Patienten, bei dem das Fieber erst kürzlich begonnen hat und neben den Halsschmerzen auch noch Husten und Rhinitis bestehen, ist eine Infektion mit einem Virus wesentlich wahrscheinlicher als mit Streptokokken.
- Halsschmerzen mit einer Rötung der Rachenschleimhaut werden oft von Adenoviren oder anderen Viren verursacht.
- Ohrenschmerzen können in die Tonsillenregion ausstrahlen; eine Schmerzausstrahlung in umgekehrter Richtung ist gleichfalls möglich.
- Eine Streptokokkenpharyngitis kann auch abdominelle Schmerzen verursachen.
- Hautausschlag: Viren, erythrogene Stämme der Gruppe-A-Streptokokken („Scharlach"), Arcanobacterium (Corynebakterien)? (Gegenüber erythrogenen Streptokokkentoxinen entwickelt sich Immunität, daher tritt „Scharlach" im Gegensatz zur Streptokokkentonsillitis ohne Exanthem nur einmal auf.)

Diagnostik

- Die Diagnose sollte auf dem Nachweis von Streptokokken im Rachenabstrich mittels Kultur oder Streptokokkenantigen-Schnelltest beruhen. Nach anderen Bakterien als Streptokokken muss nicht gefahndet werden.
- Bei einer Schnellkultur (Streptocult) liegt der Befund bereits am nächsten Morgen vor (38.21). Ein negativer Befund eines Streptokokkenantigen-Schnelltests kann durch eine Kultur verifiziert werden. (Bei Kindern unter 3 Jahren kommt eine Streptokokkentonsillitis so selten vor, dass ein negativer Antigentest nicht durch eine Kultur nachgeprüft werden braucht.)

Behandlung

- Zur Fiebersenkung und Schmerzlinderung werden Paracetamol, Naproxen oder Ibuprofen verwendet. Infektionen, die durch Streptokokken der Gruppe A verursacht worden sind, sollten mit Penicillin 50.000–100.000 Einheiten/kg/Tag in 2 bis 3 Einzeldosen, oder (bei Patienten mit einer Penicillinallergie) mit Cephalexin, 50 mg/kg/Tag, aufgeteilt auf 2 Gaben, 10 Tage lang behandelt werden **A**. Wegen der Infektiosität sollte das Kind erst 1 Tag nach Einleitung der Antibiotikatherapie wieder in den Kindergarten oder zur Schule gehen. Wie lange das Kind zu Hause bleibt, hängt von seinem Allgemeinzustand und nicht vom verursachenden Erreger ab.

29.31 Sinusitis beim Kind

Grundsätzliches

- Ein Verdacht auf Sinusitis ist gegeben, wenn ein Kind nach einem (viralen) Infekt des Respirationstrakts an einer protrahierten Rhinitis, Kopfschmerzen und Husten leidet.
- Erst bei Kindern über 7–8 Jahren liefern Röntgen und Ultraschall verlässliche Befunde über den Zustand der Nebenhöhlen.
- Bei Kindern kommt es häufiger als bei Erwachsenen zu Komplikationen im Anschluss an eine

Sinusitis. Schwellungen der Augenlider bzw. der Wange (Augenhöhlenbeteiligung) sind ein Warnzeichen!

Entwicklung der Nasennebenhöhlen

- Bei der Geburt sind die Sinus maxillares bohnengroß, und ihr Boden läuft parallel zur Insertionsstelle der Concha nasalis inferior. In den ersten 3 Lebensjahren wachsen die NNH nach lateral und posterior. Nach Ausbildung des vollständigen Gebisses wachsen sie in Richtung Gaumen, sodass ab dem 10. bis 12. Lebensjahr der Boden des Sinus maxillaris parallel zum Boden des Nasengangs verläuft. Die Kieferhöhle erreicht ihre endgültige Größe mit 15–18 Jahren.

Sinusitis

- Bei Kindern kommt eine akute Sinusitis als eine Entzündung der Schleimhäute häufig vor. Bei Säuglingen, bei denen ja die Nebenhöhlen zum Nasengang hin weit offen sind, besteht dabei eine gute Prognose, und die Infektion heilt üblicherweise spontan aus, wenn die Rhinitis zurückgeht und sich die Zilienfunktion wieder normalisiert.
- Mit zunehmendem Alter des Kinds wird das Ostium des Sinus maxillaris im Verhältnis zur Größe des Sinus immer enger. Damit steigt aber auch der Krankheitswert einer Sinusitis.

Ätiologie

- Obwohl eine Entzündung der Schleimhäute der NNH sich beinahe immer auf dem Boden einer Virusinfektion entwickelt, ist die Sinusitis selbst in der Regel ein bakterielles Geschehen.
- Bei Kindern stellen Streptococcus pneumoniae, Haemophilus influenzae und Moraxella catarrhalis die häufigsten Erreger dar.
- Wenn die Bewegung der Flimmerhärchen im Sinus ausreicht, um die bakteriellen Rückstände und die übrigen noch anfallenden Nasensekrete abzutransportieren, heilt die Infektion spontan aus. Ist dies nicht der Fall, kann ein prolongierter Sekretstau zu einer Chronifizierung der Infektion führen und Schleimhautschäden verursachen.
- Zur zystischen Fibrose siehe 31.61.

Symptome und Diagnostik

- Da die Erkrankung üblicherweise in Verbindung mit anderen Infektionen des oberen Respirationstrakts auftritt, haben die Symptome ihren Ursprung oft außerhalb der Nasennebenhöhlen. Bei kleinen Kindern sind eine persistierende Rhinitis und Reizhusten die häufigsten Symptome. Bei älteren Kindern treten meist eine persistierende Rhinitis, ein Druckgefühl über den NNH und in der Schläfenregion, Kopfschmerzen sowie Nausea auf. Gelegentlich fehlen die Symptome aber auch ganz.
- Bei Verdacht auf Sinusitis sollten immer die Nasenhöhle und der Rachen sorgfältig inspiziert werden. In der Nase kann ein eitriges Sekret sichtbar sein und gelegentlich kommt ein Eiterfluss unter der Concha medialis hervor. Beim Kleinkind stützt sich die Sinusitisdiagnose auf die klinischen Befunde, d.h. auf Symptome (Ausfluss aus der Nase, Husten, Fieber), die sich in den letzten (10 bis) 14 Tagen verschlechtert haben. Bei Kindern mit Nasenpolypen sollte eine Überweisung an einen HNO-Facharzt erfolgen, damit eine zystische Fibrose, Choanalpolypen und eine Meningozele ausgeschlossen werden können.

Röntgen und Ultraschall

- Der Einsatz von bildgebenden Verfahren zur Diagnose einer akuten Sinusitis bei Kindern ist nicht zu empfehlen.
- Bei Kindern sind Röntgenbilder der Nasennebenhöhlen nicht leicht zu interpretieren und der Röntgenbefund muss immer zur gesamten klinischen Symptomatik in Beziehung gesetzt werden. Mehr oder weniger stark ausgeprägte Schleimhautödeme werden auch bei gesunden Kindern häufig gesehen. Bei einem älteren Kind ist eine Spiegelbildung ein sicheres Entzündungszeichen. Auch ein völlig verschatteter Sinus bedarf einer Behandlung oder einer weiteren Abklärung. Noch nicht durchgebrochene Zähne können diagnostische Probleme verursachen.
- Bei älteren Kindern ist die Sonographie insbesondere für die Kontrolle des Sekretstaus und bei Sinusitisrezidiven hilfreich. Ein einfaches A-Bild vermittelt allerdings wenig Informationen über Art und Verlauf eines Schleimhautödems. Die Befunde müssen immer zu den Symptomen in Beziehung gesetzt werden, denn diese sind letzten Endes für die Entscheidung über die Notwendigkeit einer Behandlung maßgeblich.
  - Anmerkung: In Finnland werden dazu kleine, handliche Praxisgeräte eingesetzt, die in Österreich nicht üblich sind.
- Entscheidend ist immer das klinische Bild (Temperatur und Allgemeinzustand).

Therapie

- Bei einer Entzündung der NNH im Zuge eines akuten Atemwegsinfekts geht die Sinusitis im Allgemeinen zurück, wenn die Rhinitis abgeklungen ist und sich die Ziliarfunktion wieder normalisiert hat. In einem solchen Fall ist keine spezielle Behandlung nötig. Ein Persistieren der Symptome, hartnäckiger Husten, Rhinitis und Kopfschmerzen erfordern jedoch eine Untersuchung der Nasennebenhöhlen.

- Therapie: Antibiotika ❸ (üblicherweise Amoxicillin 40–50 mg/kg/Tag in 2 Einzelgaben) und abschwellende Nasentropfen. Falls eine echte Penicillinallergie besteht, wird ein Makrolidantibiotikum mit breitem Wirkungsspektrum, wie etwa Clarithromycin oder Azithromycin, empfohlen.
- Eine Bakterienkultur nach Probenahme unter der Concha nasalis media kann bei der Wahl des Antibiotikums hilfreich sein. Bei ungenügendem Ansprechen auf das erste Antibiotikum kann man Amoxicillin plus Clavulansäure verschreiben. Besteht beim Patienten eine echte Penicillinallergie, kommt Trimethoprim als Second-line-Therapie in Frage.

Rezidivierende und protrahierte Sinusitis

- Bei rezidivierenden oder protrahierten Sinusitisepisoden sollte die Behandlung einem HNO-Facharzt oder einem Spezialisten für Infektionskrankheiten des Kindesalters überlassen werden. Dabei sollten die zugrunde liegenden Faktoren abgeklärt und therapiert werden. Das lymphatische Gewebe im Rachenraum eines Kindes reagiert auf Reize heftig mit einer Entzündung. An der hinteren Pharynxwand findet man dann neben erweiterten Adenoiden und Tonsillen auch noch erweitertes lymphatisches Gewebe. Die adenoiden Wucherungen können allein schon Belüftungsstörungen verursachen und ein Abflusshindernis für den Schleim darstellen. So kann sich leicht ein Circulus vitiosus entwickeln, der nur mehr durch eine Adenoidektomie durchbrochen werden kann.
- Allergien sollten erkannt und die verursachenden Allergene so weit wie möglich eliminiert werden. Neben Allergien können auch alle sonstigen Faktoren, die die Nasenschleimhaut irritieren, wie etwa Stäube, Schadstoffe, wiederholte infektiöse Kontakte u.Ä., zur Entwicklung einer Sinusitis beitragen. Die Prognose bei einer Sinusitis ist dann gut, wenn diese zugrunde liegenden Faktoren beseitigt werden können. Zur Abklärung etwaiger anatomischer Strukturanomalien im Bereich der NNH kann ein CT hilfreich sein.
- Eine funktionelle endoskopische Sinuschirurgie (FESS = Functional Endoscopic Sinus Surgery) liefert in therapierefraktären Fällen günstige Ergebnisse bei einer nur geringen Komplikationsrate ❸.

Komplikationen

- In einem geschlossenen Raum angesammeltes pyogenes Material neigt dazu, das umliegende Gewebe zu kontaminieren. Eine Zellulitis im Wangen- oder Augenlidbereich kann das 1. Symptom einer Komplikation einer Sinusitis maxillaris oder ethmoidalis sein. Während der ersten Lebensjahre liegt der Infektionsort meist in den Siebbeinzellen, was gelegentlich zu einem periorbitalen Ödem führt. Ein Lidödem in Verbindung mit einer Rhinitis sollte als eine komplizierte Sinusitis eingestuft und das Kind in ein Krankenhaus eingewiesen werden.

29.32 Laryngitis beim Kind

Grundsätzliches

- Patienten mit leichten Beschwerden werden zu Hause behandelt.
- Schwerere Fälle von Pseudokrupp werden mit Glukokortikoiden therapiert; bei Bedarf kann als Erste-Hilfe-Maßnahme L-Adrenalin (Applikation mittels Zerstäuber) gegeben werden.
- Krankenhauseinweisung von Patienten mit
  - inspiratorischen Einziehungen bzw. schwerem inspiratorischem Stridor,
  - Verdacht auf bakterielle Tracheitis oder Pneumonie als Komplikationen einer Laryngitis.

Anamnese und klinischer Befund

- Zu den Symptomen einer Laryngitis zählen plötzlich einsetzende Heiserkeit, bellender Husten und inspiratorischer Stridor.
- Solange das Kind nicht ängstlich ist und weint, sollte versucht werden, die Brustwandbewegungen zu beobachten und den Schweregrad der Dyspnoe zu ermitteln. Der beste Zeitpunkt dafür bietet sich gleich zu Beginn des Arztbesuchs, also noch bevor das Kind „aus Angst vor dem Doktor" zu weinen beginnt.
- Aus der Anamnese sind wichtige Aufschlüsse zu gewinnen. Eine Laryngotracheitis, die sich langsam entwickelt hat, klingt auch langsamer wieder ab als eine Laryngitis, die abrupt eingesetzt hat.
- Bei Patienten mit rezidivierender Laryngitis ist der Schweregrad früherer Episoden prognostisch für den Verlauf der aktuellen Episode.
- Ein Verdacht auf Pneumonie (oder bakterielle Tracheitis) liegt nahe, wenn ein Kind mit Laryngitis peristierend fiebert und nicht auf die Behandlung anspricht. In solchen Fällen ist oft der CRP-Wert im Serum erhöht.

Behandlung

- Eine Laryngitis wird durch Viren verursacht, und ein spezifisches Therapieschema gibt es nicht. In 70% der Fälle ist das Parainfluenzavirus der ursächliche Erreger.

- Kühle und feuchte Luft lindert die Beschwerden: Bei entsprechendem Wetter sollte das Kind ins Freie gebracht werden.
- Obwohl die Wasserdampfinhalation eine etablierte Therapiemethode darstellt, liegen keine wissenschaftlichen Beweise dafür vor, dass damit eine Dyspnoe wirksam behandelt werden kann **❸**.
- **Dexamethason** ist wirksam bei spastischem Krupp in einer Dosis von 0,6 mg/kg p.o. oder i.m. (max. 10 mg) **❶**. Die Gabe kann später 1–2 × wiederholt werden. Die Wirkung setzt langsam ein. Die Inhalation von Steroiden (z.B. Budesonid 1 mg) oder orale Gaben von Methylprednisolon 2 mg/kg stellen Alternativen dar.
- Anmerkung: In Österreich sind für Kinder über 1 Jahr Suppositorien mit 100 mg Prednisolon erhältlich. Niedriger dosierte Zäpfchen für jüngere Kinder können magistrale angefertigt werden. Die rektale Gabe bei Kindern, die noch keine Tabletten schlucken können, hat den Vorteil, dass eine Injektion und die damit verbundene Aufregung vermieden werden können.
- Bei schwerem Stridor kann **L-Adrenalin** (0,5–1,0 mg/kg über 5–10 min; siehe Tabelle 29.32) mit Hilfe eines Verneblers appliziert werden **❷**. Weil der Stridor oft nach 1–2 Stunden wiederkehrt, sollten die Kinder nach den Erste-Hilfe-Maßnahmen in das Krankenhaus eingewiesen oder zumindest während dieses Zeitraums in der Arztpraxis beobachtet werden.

Indikationen für eine stationäre Behandlung

- Der Schweregrad der Dyspnoe und die Beurteilung des Allgemeinzustandes (Ermattung) bestimmen den Ort der Behandlung des kleinen Patienten.
- Heiserkeit und der typische Laryngitishusten können zu Hause behandelt werden.
- Kinder mit inspiratorischem Stridor, aber ohne Einziehungen, erholen sich rasch. Nur bei 1% dieser Patienten verschlechtert sich der Zustand deutlich.
- Bei etwa 50% der Kinder mit deutlicher Einziehung der Interkostalräume und mit Einsatz der Hilfsatemmuskeln verschlimmert sich die Erkrankung, und ein kleiner Prozentsatz dieser Patienten braucht eventuell sogar eine intensivmedizinische Behandlung. Diese Kinder müssen natürlich ins Krankenhaus eingewiesen werden.

Tabelle 29.32 Dosierung für L-Adrenalin	
Körpergewicht	Dosis
< 10 kg	4,5 mg
10–20 kg	6,8 mg
> 20 kg	9,0 mg

- Ein offensichtlich krankes, fiebriges Kind mit einer therapierefraktären, anhaltenden Laryngitis sollte mit der Verdachtsdiagnose bakterielle Tracheitis einer stationären Behandlung zugeführt werden.

29.34 Keuchhusten (Pertussis)

Zielsetzungen

- Erkennen einer Pertussisinfektion als Ursache für einen persistierenden Husten bei Schulkindern und für Hustenattacken und Keuchen bei Säuglingen.
- Behandlung des Patienten mit Makrolidantibiotika; gibt es in der Familie noch ein weiteres Kind, das jünger ist als 6 Monate, dann sollte die medikamentöse Prophylaxe die gesamte Familie mit einbeziehen **❸**.
- Anmerkung: zum Schutz der Neugeborenen und der jungen Säuglinge ist im österreichischen Impfplan eine Auffrischung der Pertussisimpfung bei Erwachsenen alle 10 Jahre empfohlen.

Erreger

- Bordetella pertussis
- Ein ähnliches Beschwerdebild kann auch durch B. parapertussis und vermutlich auch durch Chlamydien oder Adenoviren ausgelöst werden.
- B. pertussis ist äußerst ansteckend.

Prävalenz

- Die Prävalenzraten schwanken und hängen davon ab, wie gut die Bevölkerung immunisiert ist.
- Säuglinge: Eine der Mutter in ihrer Kindheit verabfolgte Schutzimpfung reicht nicht aus, um das Neugeborene zu schützen.
- Schulkinder: Eine durch die Schutzimpfung bewirkte Immunisierung hält nur 3–6 Jahre an.

Klinisches Bild

- Die Inkubationszeit beträgt 1–2 Wochen.
- Die klinische Diagnose basiert auf der Anamnese.
- Bei nicht geimpften Säuglingen und Kleinkindern finden sich während des **katarrhalischen Stadiums** (Dauer 1–2 Wochen) ein leichter Husten, gerötete Augen und eine Rhinitis, gelegentlich auch eine subfebril erhöhte Temperatur.
- Während des **konvulsiven Stadiums** treten die für Pertussis typischen Hustenanfälle auf. Bei Säuglingen und Kleinkindern können diese Hustenstöße mit inspiratorischem Stridor oder

Keuchen einhergehen. Die Keuchhustenattacken treten besonders in der Nacht auf und enden meist mit Erbrechen von Schleim. Diese Anfälle wiederholen sich in regelmäßigen Intervallen während eines Zeitraums von 1 bis 4 Wochen, dann geht der Husten langsam zurück. Bei einer neuerlichen Infektion der oberen Atemwege kann es jedoch zu einem Rezidiv der Hustenanfälle kommen.

- Während des konvulsiven Stadiums ist der Patient afebril. CRP und BSG sind meistens normal. Fieber oder erhöhte CRP- und BSG-Werte stellen einen Hinweis auf eine andere Infektion oder eine sekundäre bakterielle Infektion dar.
- Ein Kind im Schulalter, bei dem dann ein Keuchhusten diagnostiziert wird, wird üblicherweise wegen eines seit Wochen oder Monaten andauernden Hustens vorgestellt. Die Eltern geben praktisch immer an, dass dieser Husten in Form heftiger und regelmäßig wiederkehrender Anfälle auftritt. Wenn eine Befragung der Eltern ergibt, dass das Kind noch nie an einem Husten dieser Art gelitten hat, ist die Diagnose meist schon klar gegeben, auch wenn das charakteristische Keuchen bei Schulkindern nicht immer präsent ist.
- Stress, Einwirkung von Tabakrauch und Temperaturreize (z.B. der Verzehr von Eiscreme) können einen Hustenanfall auslösen. Eine solche Hyperreaktivität der Atemwege kann 3–6 Monate lang anhalten und einen Verdacht auf Asthma aufkommen lassen.
- Auch Erwachsene können an Keuchhusten erkranken.
- Bei ungeimpften Säuglingen kann sich eventuell eine **Leukozytose, insbesondere eine Lymphozytose,** entwickeln.

Diagnostische Strategien

- Epidemien fallen üblicherweise erst dann auf, wenn die Patienten schon seit Wochen oder Monaten husten. Bei solchen Patienten wird die Diagnose im Allgemeinen aufgrund einer Blutprobe gestellt, da sich der Nachweis von IgM- und IgA-Antikörpern erst 3–4 Wochen nach dem ersten Auftreten der Symptome erbringen lässt. Wenn nötig, kann man nach 4 Wochen eine weitere Serumprobe untersuchen lassen.
- Negative serologische Befunde schließen einen Keuchhusten nicht aus, weil die Sensitivität des Tests nur 50–60% beträgt.
- Bei frischen Erkrankungen (Auftreten der Symptome erst in den letzten 4 Wochen) kann man Proben für eine PCR-Untersuchung und für Erregerkulturen nehmen. Abstriche sollten über Nase oder Mund aus dem hinteren Pharynxbereich mittels eines Calciumalginattupfers mit Metallstiel gewonnen werden. Das Untersuchungsmaterial sollte möglichst bald auf einem frischen Medium (Aktivkohle-Agar mit Cephalexin) ausgestrichen werden. Kulturschalen und Abstrichtupfer können bei mikrobiologischen Laboratorien bestellt werden. Für die PCR genügt die Einsendung eines Serumröhrchens an ein qualifiziertes Labor.
- Nachdem die Diagnose durch einen positiven Erregernachweis bei einem oder mehreren Patienten gesichert wurde, können Therapieentscheidungen für die Kontaktpersonen auf der Grundlage ihrer klinischen Symptomatik getroffen werden.

Behandlung

- Säuglinge und nicht geimpfte Kinder sollten sofort zur Behandlung in ein Krankenhaus eingewiesen werden.
- Das Mittel der Wahl ist Azithromycin in einer Dosierung von 12 mg/kg/Tag über 5 Tage. Alternativ können Roxithromycin oder Clarithromycin eingesetzt werden **❸**. Eine medikamentöse Prophylaxe ist immer dann zu empfehlen, wenn der Familie des Keuchhustenpatienten noch ein weiteres Kind unter 6 Monaten angehört. Dann sollten auch immer alle Familienmitglieder in die Behandlung mit einbezogen werden.
- Das primäre Ziel der Behandlung ist die Reduktion der Infektiosität und die Verhinderung der Ausbreitung der Krankheit. Eine wirksame Linderung der Beschwerden wird vor allem dann erreicht, wenn die Behandlung bereits 1–2 Wochen nach dem ersten Auftreten der Symptome einsetzt. In der Praxis sollte sofort nach der Blutabnahme für die Kultur mit der Behandlung begonnen werden oder aber dann, wenn aufgrund der Symptome und der epidemiologischen Situation Hinweise auf Keuchhusten gegeben sind. **Wenn die Symptomatik schon seit mehr als 1 Monat besteht, lohnt sich eine Behandlung üblicherweise nicht mehr.** Mehrere Antibiotikakuren hintereinander sind nicht nützlich.
- Die Dauer der Isolierung sollte 5 Tage ab dem Beginn der Antibiotikatherapie betragen. Bestehen die Symptome schon seit mehr als 3 Wochen, ist eine Isolierung überflüssig.
- Kinder unter 7 Jahren, die mit dem Patienten Kontakt hatten, sollten eine Pertussisimpfung erhalten, wenn serologisch kein ausreichender Schutz nachgewiesen werden kann.

29.35 Wann sollte ein Kind mit Husten mit Antibiotika behandelt werden?

Die Ursachen einer Bronchitis und Grundprinzipien für die Antibiotikatherapie

- **Husten stellt eine der häufigsten Ursachen für den unnötigen Einsatz von Antibiotika dar.** Kindern mit Bronchitis sollten keine Antibiotika verschrieben werden. Ein typischer Kandidat für eine Antibiotikagabe ist ein 1–5-jähriges Kind, das seit 3–6 Tagen an Fieber, Husten und Schnupfen leidet und bei dem sich bronchiale Rasselgeräusche auskultieren lassen.
- In den Bronchialsekreten der Kinder mit Husten lassen sich oftmals pathogene Bakterien (Pneumokokken, Haemophilus oder Moraxella) nachweisen. Eine Tracheobronchitis ist jedoch fast immer eine Viruserkrankung und nicht eine bakterielle Primär- oder Sekundärinfektion.
- Bei den meisten Kindern stellt die Diagnose „akute bakterielle Bronchitis" eine unnötige Vorsichtsmaßnahme dar. Es ist jedoch wichtig, Kinder mit bronchialer Hyperreaktivität, bei denen immer wieder Episoden mit Giemen, Stridor und Rasselgeräuschen auftreten, zu erkennen. Bei solchen Kindern sollte nach Absprache mit einem Kinderarzt eine Asthmabehandlung in Betracht gezogen werden. Es wäre falsch, diesen Kindern wiederholte Antibiotikatherapien zu verordnen.
- Bei Kindern mit Husten und Fieber kann das Lungenröntgen in bis zu 70% der Fälle leichte Auffälligkeiten aufweisen. Am häufigsten finden sich eine peribronchiale Verschattung, eine Hyperinflation der Lunge, Atelektasen und eine hiläre Lymphadenopathie. Bei Kindern mit Bronchialsekretion wird oft eine peribronchiale Verschattung gesehen, die von einem Pneumoniebefund nicht leicht zu unterscheiden ist.

Antibiotika sind nicht indiziert

- bei einem auf eine Erkältung folgenden Husten, der 1–2 Wochen andauert.
- bei einem Kind mit Fieber, Rhinitis und einem schon 4 oder mehr Tage andauernden Husten (das Kind hat vermutlich eine langwierige Virusinfektion).
- bei einem Kind, das sich gerade von einer Infektion erholt, aber an Hustenanfällen leidet, speziell bei kaltem Wetter oder nach körperlicher Anstrengung (das Kind zeigt wahrscheinlich während der Rekonvaleszenz eine Hyperreaktivität der Atemwege).
- bei einem Kind, bei dem bei der Auskultation bronchiale Rasselgeräusche hörbar sind und das in der Vergangenheit wiederholt mit Antibiotika gegen eine beginnende Bronchitis behandelt wurde (das Kind leidet möglicherweise an einer leichten obstruktiven Bronchitis).
  - Gelegentlich erhält man eine Bestätigung dieser Diagnose, wenn man das Gesicht des Kinds inspiziert: Es hat eine trockene Haut sowie Anzeichen einer atopischen Dermatitis auf den Wangen und unter den Augen.

Antibiotika sind indiziert,

- wenn bei der Auskultation oder im Thoraxröntgen typische Anzeichen einer Pneumonie zu erkennen sind.
- wenn das Kind an einer gesicherten Sinusitis leidet (oder für die ein begründeter Verdacht besteht, weil ein persistierender [> 10 Tage] Husten mit Auswurf nachts und am Morgen vorliegt),
- wenn beim Kind eine Otitis media besteht.
- wenn mehrere Familienmitglieder erkrankt sind und gerade Mykoplasmeninfektionen in einem epidemischen Ausmaß zu verzeichnen sind.
- Es gibt zwar Bronchitiden und Tracheitiden mit einer bakteriellen Genese, die klinische Untersuchung ergibt in diesem Fall jedoch einen Hinweis auf eine ernsthafte Erkrankung.

29.36 Die Behandlung einer Pneumonie beim Kind

Grundsätzliches

- Kinder mit einer Pneumonie, bei denen die Diagnose auf Basis eines typischen Auskultationsbefundes oder eines Röntgenbildes gestellt worden ist, werden mit Antibiotika behandelt.

Diagnosestellung mittels Auskultation

- Es ist nicht immer einfach, zwischen Rasselgeräuschen aufgrund einer bronchialen Obstruktion und pneumonischen Rasselgeräuschen zu differenzieren. Die Letzteren sind trocken und feinblasig.
- Unilateral verminderte Atemgeräusche stellen einen deutlichen Hinweis dar.
- Eine Behandlung mit Antibiotika kann auf der Basis einer Auskultation eingeleitet werden, wenn der Allgemeinzustand des Kindes gut ist und das Kind älter als 6 Monate ist. Es ist jedoch immer wünschenswert, ein Thoraxröntgen zu veranlassen.

Wahl und Dosierung des Antibiotikums

- Wenn die körperliche Verfassung des Kindes gut und es älter als 6 Monate ist, besteht keine Notwendigkeit für eine Einweisung in ein Krankenhaus.
- Die antibiotische Substanz der Wahl für Kinder **im Vorschulalter** ist Amoxicillin, 40–50 mg/kg/tgl., in jeweils 3 Einzeldosen für die Dauer von 7 Tagen.
  - Amoxicillin ist wirksam gegen die am ehesten wahrscheinlichen Krankheitserreger: Pneumokokken und Haemophilus influenzae.
  - Makrolide können als Alternative eingesetzt werden, insbesondere wenn starker Verdacht auf eine Mykoplasmenpneumonie besteht (lang anhaltende, oft milde Symptomatik, epidemiologische Situation).
- Für Kinder **im Schulalter** ist das Medikament der Wahl ebenfalls Amoxicillin. In dieser Altergruppe sind Mykoplasmen- und Chlamydieninfektionen jedoch ziemlich häufig und in Übereinstimmung mit dem klinischen Bild kann die Verordnung von einem Makrolid überlegt werden.

Kontrolluntersuchungen

- Wenn die Pneumonie innerhalb der primären Gesundheitsversorgung behandelt wird, muss das Ansprechen auf die Therapie kontrolliert werden; Man kann z.B. die Eltern bitten, am nächsten Tag anzurufen. Wenn der Zustand des Patienten beeinträchtigt bleibt und innerhalb von 2 bis 4 Tagen keine Zeichen der Besserung feststellbar sind, sollte der Arzt die Situation neu bewerten und gegebenenfalls eine Einweisung in ein Krankenhaus veranlassen.
- Wenn lobuläre Infiltrate bzw. Atelektasen aufgetreten sind oder wenn der Patient sich nur langsam erholt, sollten zur Kontrolle Thoraxröntgenbilder angefertigt werden.
- Es ist zu bedenken, dass sich die radiologischen Befunde nur langsam normalisieren. Wenn die allgemeine Verfassung des Kindes gut ist, sollte ein Kontrollröntgen erst nach 4–6 Wochen erfolgen.
- 1 Monat nach Einsetzen der Symptome zeigen sich bei 20% der Patienten noch Auffälligkeiten im Röntgenbild, die dann langsam verschwinden.

Indikationen für eine stationäre Behandlung

- Das Kind sollte in ein Krankenhaus aufgenommen werden, wenn es
  - einen schlechten Allgemeinzustand aufweist oder sich der Allgemeinzustand in 2 Tagen nicht verbessert.
  - an Dyspnoe leidet.
  - Auch bei radiologisch ausgedehnten pneumonischen Infiltraten und/oder Atelektasen bzw.
  - bei Pleuropneumonie (Pleuraerguss) ist das Kind an ein Krankenhaus zu überweisen.
- Kinder unter 6 Monaten sollten in jedem Fall in ein Krankenhaus eingewiesen werden.

29.40 Otitis media beim Kind: Definition, Epidemiologie und Diagnose

Zielsetzungen

- Die Diagnose einer akuten Otitis media (AOM) stützt sich auf die Ergebnisse der Inspektion des Trommelfells.
- Ein Überdiagnostizieren der akuten Otitis media sollte vermieden werden; es ist daher sinnvoll, zur Sicherung der Diagnose technische Hilfsmittel einzusetzen (29.41).

Definition

- Akute Otitis media (AOM):
  - Ergussbildung im Mittelohr
  - pathologischer Trommelfellbefund (Tabelle 29.40)
  - Das Kind zeigt Symptome einer akuten Infektion.
- Sekretorische Otitis media:
  - Ergussbildung im Mittelohr, aber das Kind zeigt keine Symptome einer akuten Infektion.
- Bei einer **Myringitis** (= isolierte Entzündung des Trommelfells) zeigt das Kind Symptome und das Trommelfell ist hämorrhagisch oder bullös, aber die Trommelfellbeweglichkeit ist intakt, und es findet sich keine Flüssigkeit im Mittelohr.

Epidemiologie

- Die AOM ist die häufigste bakterielle Infektion bei Kindern und auch der häufigste Anlass für eine Antibiotikatherapie.

Tabelle 29.40 **Das Trommelfell bei einem gesunden Kind und bei einem Kind mit akuter Otitis media**

Eigenschaften des Trommelfells	Normaler Befund	Hinweise auf eine Otitis media
Farbe	perlgrau	rot, gelblich oder weiß
Transparenz	transparent	trüb
Form	konkav	flach oder vorgewölbt
Reflex	schmal, klar abgegrenzt	verbreitert oder fehlend
Beweglichkeit	gut	vermindert oder keine

- Die Inzidenz ist am höchsten in der Altersgruppe 6 Monate bis 2 Jahre **A**.
- Mit Vollendung des 1. Lebensjahrs haben 40% aller Kinder schon mindestens eine AOM-Episode durchgemacht und 1 Jahr später bereits 70% **A**.
  - Jedes 5. Kind hat bereits 3 oder mehr AOM-Episoden durchlitten.
- Die Inzidenz ist am höchsten im Winter und am niedrigsten im Sommer.

Risikofaktoren

- Einer AOM geht in der Regel eine Virusinfektion der oberen Atemwege voraus; derartige Infekte stellen den Hauptrisikofaktor für eine AOM dar **A**.
  - Der Erkrankungsgipfel liegt am 3. oder 4. Tag nach dem Auftreten der Infektionssymptome.
- Zu den sonstigen bekannten Risikofaktoren zählen:
  - Kleinkindalter
  - Tagesbetreuung außer Haus **A**
  - Auftreten von Otitiden bei anderen Familienmitgliedern **A**
  - ein oder mehrere Geschwister **A**
  - Passivrauchen **B**
  - Gebrauch eines Schnullers
- Es liegen Hinweise darauf vor, dass es bei Kindern, die nur kurzzeitig oder überhaupt nicht gestillt worden sind, zu einem vermehrten Auftreten von AOM kommen könnte **B**.
- Die Datenlage bezüglich der Rolle von Allergien als Risikofaktoren für eine AOM ist sehr widersprüchlich.

Untersuchung der Ohren

- Bei der Ohruntersuchung sitzt das Kind auf dem Schoß eines Erwachsenen, der es festhält und den Kopf des Kindes gegen seinen Oberkörper drückt.
- Es werden grundsätzlich immer beide Ohren untersucht, auch wenn das Kind nur über Schmerzen in einem Ohr klagt. Man beginnt mit der Untersuchung des gesunden Ohrs.
- Zerumen sollte aus dem äußeren Gehörgang entfernt werden, damit das Trommelfell ungehindert eingesehen werden kann.

Entfernen des Zerumens

- Die Entfernung des Zerumens stellt häufig die komplizierteste Phase der Ohruntersuchung bei einem kleinen Kind dar.
- Das Ohrenschmalz sollte ohne Eile so vorsichtig wie möglich entfernt werden, da die Haut des äußeren Gehörgangs sehr dünn und schmerzempfindlich ist.
- Die Grundvoraussetzung für eine erfolgreiche Entfernung ist, dass die erwachsene Begleitperson den Kopf des Kindes dauerhaft fixiert, indem sie ihn an die eigene Brust drückt.
- Weiche Ohrenschmalzklümpchen entlang des Gehörgangs können in der Regel leicht mit einem Wattestäbchen entfernt werden, welches hinter das Klümpchen eingeführt und dann wieder langsam zurückgezogen wird, wobei die Spitze sanft gegen die Wand des Gehörgangs gedrückt wird.
- Flüssiges Zerumen kann meist ohne Probleme abgesaugt werden.
- Eingetrocknetes Ohrenschmalz oder Ohrenschmalz, das den Gehörgang völlig verlegt, wird am besten mit einer stumpfen Kürette oder kleinen Sonde entfernt.
- Zur Entfernung von festsitzenden Zerumenklümpchen, die den ganzen Gehörgang verschließen, können etwa 30 Minuten vor der Prozedur aufweichende Ohrentropfen in den Gehörgang eingeträufelt werden.
- Anmerkung: In österreichischen Allgemeinpraxen ist meist keine Einrichtung zum Absaugen von Zerumen vorhanden. Wenn anamnestisch kein Anhaltspunkt für eine Perforation besteht, kann eine Spülung nach Lockerung durch aufweichende Ohrentropfen durchgeführt werden.

Symptomatik

- Die unspezifischen Symptome, die üblicherweise mit einer AOM einhergehen, ähneln jenen, die man bei jedem sonstigen Atemwegsinfekt ohne Beteiligung der Ohren ebenfalls findet; es kann daher nur auf der Grundlage dieser Symptomatik keine verlässliche Diagnose gestellt werden **B**.
- Ohrenschmerzen sind ein relativ spezifisches Symptom, das auf eine AOM verweist, doch findet man sie nur bei der Hälfte der an einer Otitis erkrankten Kinder **A**.
- Ein plötzlicher Hörverlust während einer Infektion des Respirationstrakts ist zwar ein deutlicher Hinweis auf eine Otitis **D**, er ist jedoch bei kleinen Kindern, die sich noch nicht klar ausdrücken können, meist nur schwer zu erkennen.
- Nächtliche Unruhe tritt bei AOM etwas häufiger auf als bei Atemwegsinfekten ohne Ohrenbeteiligung, doch hat dieses Symptom im Rahmen des klinischen Gesamtbilds nicht wirklich einen prädiktiven Wert **C**.
- Bei kleinen Kindern ist Ohrenreiben nichts Außergewöhnliches; wenn nicht gleichzeitig eine Infektion der oberen Atemwege besteht, stellt es keinen Hinweis auf eine AOM dar.

Befunde bei der Untersuchung des Trommelfells

- Beide Ohren werden mit einem pneumatischen Otoskop untersucht.
- Ein pneumatisches Otoskop und ein Kopfspiegel oder ein Otomikroskop sind hilfreiche Instrumente für Ohruntersuchungen, allerdings erfordert ihr Gebrauch einige Erfahrung.
- Die Trommelfellbeweglichkeit kann nur zuverlässig geprüft werden, wenn das Otoskop den Gehörgang luftdicht abschließt.
- Die Diagnose Otitis media beruht auf der Beurteilung des Trommelfells (siehe Tabelle 29.40).
    - Es können ein oder mehrere Kriterien für eine Otitis sprechen.
    - Unterschiedliche Verhältnisse beim Seitenvergleich stützen eine Otitisdiagnose **D**.
- Eine leichte Rötung des Trommelfells ist bei einem weinenden oder fiebrigen Kind nicht ungewöhnlich und reicht als Einzelsymptom nicht für eine Otitisdiagnose aus.
- Wurden dem Kind Paukenröhrchen eingesetzt, dann stützt sich die Diagnose AOM auf die Feststellung, dass Sekret über das Röhrchen in den Gehörgang fließt.

Technische Hilfen für die Diagnostik

- Ein Tympanometer (29.41) ist ein Gerät zur Abschätzung der Trommelfellbeweglichkeit, das leicht zu handhaben ist und rasch Ergebnisse liefert **B**.
- Das Tympanogramm kann auch dann auffällig sein, wenn keine AOM besteht, andererseits kann bei einem Ergebnis im Normbereich eine AOM praktisch ausgeschlossen werden.
- Die Ergebnisse der Tympanometrie sind bei einem weniger als 6 Monate alten Säugling oder bei einem weinenden Kind oft unzuverlässig. Man sollte daher die Tympanometrie durchführen, bevor man das Ohrenschmalz entfernt oder das pneumatische Otoskop benutzt, also bevor das Kind zu weinen anfängt.
- Ein akustisches Reflektometer ist ein neues und noch leichter zu handhabendes Gerät zur Ohruntersuchung (29.41).
    - Im Gegensatz zur Tympanometrie ist es dabei nicht notwendig, dass der Gehörgang luftdicht verschlossen wird.
    - Die Messgenauigkeit entspricht in etwa jener eines Tympanometers.

Anmerkung: Die genannten technischen Hilfsmittel sind in österreichischen Allgemeinpraxen üblicherweise nicht verfügbar, es werden die handelsüblichen Otoskope verwendet. In komplizierteren oder unklaren Fällen erfolgt die Überweisung zum Facharzt für HNO.

29.42 Akute Otitis media beim Kind: Behandlung und Nachsorge

Zielsetzungen

- Aufgabe des Arztes ist es, dafür zu sorgen, dass
    - in der akuten Phase eine effiziente Schmerzbekämpfung stattfindet.
    - die Symptomatik und der Paukenerguss innerhalb eines angemessenen Zeitraums wieder abklingen.
    - ein persistierender Mittelohrerguss (chronische Otitis media mit Erguss) nicht übersehen wird.
    - das normale Hörvermögen wiederhergestellt wird.

Initialtherapie

- In der Anfangsphase einer schmerzhaften Otitis media ist eine adäquate Analgesie besonders wichtig **C**.
    - Paracetamol (Acetaminophen) 4 × 15–20 mg/kg
    - Ibuprofen 3 × 10 mg/kg
    - Naproxen 2 × 5 mg/kg
    - schmerzstillende Ohrentropfen **C**
- Es besteht keine Notwendigkeit für die sofortige Einleitung einer Antibiotikatherapie, und das Kind muss deswegen auch nicht noch in der Nacht zur Behandlung zum Arzt gebracht werden.
- Üblicherweise lassen die Schmerzen innerhalb von ein paar Stunden von selbst nach. Dies schließt aber das Bestehen einer Otitis nicht aus, und am nächsten Tag sollte auf alle Fälle eine Untersuchung der Ohren durchgeführt werden.

Antibiotikatherapie

- Eine signifikante Anzahl kindlicher Otitiden heilt innerhalb von ein paar Wochen ohne jede Behandlung aus, jedoch profitieren einige Kinder klar von einer Antibiotikatherapie **A** (vollständige Resorption des Ergusses **B**, Schmerzlinderung **B**).
- Da noch zu wenig Klarheit darüber herrscht, welche individuellen Faktoren eine absolute Indikation für eine Antibiotikabehandlung darstellen, gilt derzeit die grundsätzliche Empfehlung, eine Otitis media primär mit Antibiotika zu therapieren **D**.
- Die optimale Dauer einer Antibiotikatherapie beträgt 5–7 Tage.
    - De facto hat sich herausgestellt, dass 5-tägige Antibiotikakuren gleich erfolgreich waren wie eine über einen Zeitraum von mehr als 1 Woche fortgeführte Pharmakotherapie **B**.

Wahl des Chemotherapeutikums

- Das empfohlene Medikament der Wahl ist Amoxicillin zu 40–100 mg/kg/tgl. oder Penicillin V 100.000 IU/kg/tgl., beide verteilt auf 2 Dosen.
  Anmerkung: In Österreich wird bei Aminopenicillin und Penicillin V die Tagesdosis üblicherweise auf 3 Gaben täglich aufgeteilt.
- Bei schlechtem Ansprechen oder wenn die Bakterienkultur des Mittelohrergusses den Nachweis eines Betalaktamase-bildenden Bakteriums geliefert hat, kann möglicherweise Amoxicillin-Clavulansäure als Second-line-Antibiotikum vorteilhafter sein.
- Bei einer Penicillinallergie können Trimethoprim, Azithromycin oder Clarithromycin zum Einsatz kommen. In den übrigen Fällen zählen u.a. Cefaclor und Cefuroxim-Axetil zu den Antibiotika 2. Wahl.
- Eine intramuskulär verabreichte Einzeldosis Ceftriaxon ist ebenfalls eine Option, insbesondere wenn zum Beispiel Erbrechen die orale Einnahme behindert.

Sonstige Medikamente

- Antihistaminika, schleimhautabschwellende Substanzen oder NSAR bringen bei der Behandlung einer Otitis keinen Vorteil **Ⓐ**.
- Abschwellende Nasentropfen können ein paar Tage lang verwendet werden, da sie die Nasenatmung eines Kindes mit Rhinitis erleichtern und damit die Schlafqualität verbessern können.

Tympanozentese

- Eine Tympanozentese (Parazentese) beschleunigt bei der primären Behandlung der akuten Otitis media nicht den Heilungsverlauf und spielt daher bei der routinemäßigen Behandlung einer komplikationslos verlaufenden Otitis keine Rolle **Ⓑ**.
- Trotzdem kann eine Parazentese gelegentlich angezeigt sein, und zwar:
  ○ als erste Hilfe bei starken Ohrenschmerzen
  ○ zur Abklärung der Ätiologie einer Otitis unter besonderen Umständen:
    – bei einer systemischen Erkrankung (z.B. Mastoiditis oder Meningitis),
    – bei Immunschwäche
    – bei Hospitalisierung aufgrund eines schwer beeinträchtigten Allgemeinzustands

Lokalanästhesie des Trommelfells vor einer Tympanozentese

- Eine Lidocain-Prilocain-Creme ist die Substanz der Wahl.
  ○ Ein Wattebausch wird mit dem Anästhetikum getränkt.
  ○ Wenn eine Alligatorpinzette zur Hand ist, kann die Watte direkt an das Trommelfell angelegt werden. Ist nur eine gewöhnliche Pinzette verfügbar, sollte die Watte so ins Ohr eingebracht werden, dass sie wieder leicht entfernt werden kann.
  ○ Das Trommelfell ist binnen 30–60 Minuten anästhesiert.

Unterstützende Maßnahmen

- Eine Erhöhung des Kopfteils des Bettes erleichtert möglicherweise die Nasenatmung bei einem Kind mit geschwollenen Schleimhäuten.

Verlaufskontrolle

- Wenn die Schmerzen nicht innerhalb weniger Tage nach Beginn der Antibiotikabehandlung nachlassen, sollte noch während der Antibiotikakur eine neuerliche Ohrenuntersuchung erfolgen.
  ○ Wenn am Trommelfell kein Heilungsprozess zu sehen ist, ist meist ein Wechsel zu einem anderen Antibiotikum angebracht.
- Der vorrangige Zweck der Kontrolluntersuchungen besteht darin, keine Kinder zu übersehen, bei denen die Sekretion und die nachfolgende Hörminderung länger als 3 Wochen anhalten.
- Ein geeigneter Zeitpunkt für eine Kontrolluntersuchung ist 1 Monat nach dem Beginn der Antibiotikatherapie.
- Im Rahmen der Kontrolluntersuchung auch eine Tympanometrie (29.41) durchzuführen, ist in höchstem Maße empfehlenswert.
- Bei der akuten Otitis media vergehen im Durchschnitt 3 bis 4 Wochen bis zur Resorption der Flüssigkeit in der Paukenhöhle **Ⓑ**.
  ○ Diese Zeitspanne kann allerdings zwischen einigen Tagen und mehreren Monaten schwanken.
  ○ Bei ungefähr 10% der Kinder findet sich noch nach 3–4 Monaten Flüssigkeit im Mittelohr.

Keine Flüssigkeit im Mittelohr

- Wenn der Zustand des Trommelfells unauffällig ist, das Kind keine Schmerzen hat und gut hört, besteht keine Notwendigkeit für weitere Kontrolluntersuchungen.

Flüssigkeit im Mittelohr

1. Wenn das Kind asymptomatisch ist, braucht keine neue Antibiotikabehandlung eingeleitet, sondern nur ein neuer Kontrolltermin 4 Wochen später fixiert werden. Ist dann noch immer Flüssigkeit im Mittelohr vorhanden und ist das Kind im Übrigen wie vor symptomfrei, wird man eine 3. Kontrolluntersuchung 1 Monat nach der 2. ansetzen. Ist die Flüssigkeit nach 3 Monaten noch immer nicht resorbiert, sollte das Kind zur

weiteren Behandlung an einen HNO-Facharzt überwiesen werden.
2. Wenn (abgesehen von einer Beeinträchtigung des Gehörs) das Kind Symptome zeigt, die auf eine Otitis hinweisen, wird man eine neuerliche Antibiotikabehandlung mit einem Second-line-Medikament einleiten. Kontrolle nach 1 Monat und, wenn nötig, weiteres Vorgehen wie unter Punkt 1 beschrieben.

Indikationen für die Beiziehung eines Facharztes

- Verdacht auf eine Komplikation der Otitis media (z.B. Mastoiditis oder Fazialisparese).
- Sekretion (29.44) aus dem Ohr, die trotz einer adäquaten Antibiotikatherapie schon länger als 7 Tage anhält (entweder über ein eingelegtes Paukenröhrchen oder eine Perforation).
- In der Bakterienkultur ist Pseudomonas nachweisbar.
- Eine symptomatische Otitis klingt auch nach der Verabreichung des Second-line-Antibiotikums nicht ab.
- Der Paukenerguss besteht seit mehr als 3 Monaten.
- Wiederholte Rezidive einer akuten Otitis media (mehr als 3 im letzten Halbjahr oder mehr als 4 innerhalb 1 Jahres).
- Das Kind litt schon vor der Infektion an einer Hörminderung.

Chronische Otitis media mit Erguss

- Gemäß der am häufigsten verwendeten Definition ist die chronische Otitis media durch eine 2–3 Monate anhaltende Sekretion aus dem Mittelohr ohne Symptome oder objektive Zeichen einer akuten Infektion charakterisiert (s. Abb. 29.42).
- Bei Kindern im Schulalter finden sich Erkrankungen an chronischer Otitis media im einstelligen Prozentbereich.
- In der Mehrzahl der Fälle entwickelt sich diese aus einer akuten Otitis media. Bei diesen Kindern wird die Flüssigkeit in der Paukenhöhle nicht wie üblich innerhalb weniger Wochen resorbiert. Mit der prolongierten Sekretion wird Paukenschleimhaut in ein aktiv schleimbildendes, sekretorisches Epithel umgewandelt, das viskoses, klebstoffartiges Sekret produziert („Leimohr").
- Es gibt aber auch Fälle, wo sich eine chronische Otitis media entwickelt, ohne dass offensichtlich eine akute Otitis media vorangegangen wäre.
- In etwa einem Drittel aller Fälle lassen sich in einer Kultur des Sekrets Bakterien nachweisen.
- Die Diagnose einer chronischen Otitis media mit Hilfe eines Otoskops ist oft schwierig, da das Trommelfell bei der Inspektion häufig täuschend normal wirkt.
- Die Beweglichkeit des Trommelfells ist jedoch reduziert oder nicht mehr gegeben, auch die Transparenz ist häufig vermindert und der Lichtreflex verändert seine Lage. Gelegentlich können Luftbläschen hinter dem Trommelfell gesehen werden.
- Ein Tympanometer ist ein höchst empfehlenswertes Instrument zur Diagnose einer chronischen Otitis media.
- Wie bei der akuten Otitis media kommt es auch bei der chronischen Otitis media zu Spontanheilungen.
- Wenn bei einem Kind ein Erguss im Mittelohr ohne weitere Symptome diagnostiziert wird und das Trommelfell normal erscheint, muss keine Antibiotikabehandlung eingeleitet werden, auch wenn das Kind andere Symptome eines akuten Atemwegsinfekts aufweist.
- Wenn der Paukenerguss über mehr als 3 Monate persistiert, sollte das Kind an einen HNO-Facharzt zum Einlegen eines Paukenröhrchens überwiesen werden.
- Bei älteren Kindern könnte ein Versuch mit einem Nasenballon gemacht werden (29.43).
- Antihistaminika, abschwellende Mittel oder Mukolytika haben bei der Behandlung der chronischen Otitis media keine Wirksamkeit gezeigt.

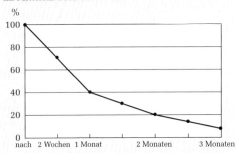

Abb. 29.42 Zeit bis zur Resorption der Ergussbildung im Mittelohr nach einer AOM

29.43 Druckausgleich im Mittelohr mittels Nasenballon

Unterdruck im Mittelohr

- Unterdruck im Mittelohr, wie er nach einer akuten Otitis media auftritt oder aber auch bisweilen bei einer Routineuntersuchung diagnostiziert wird, beruht auf einer Tubenbelüftungsstörung. Bleibt die Ohrtrompete verlegt, steigt das Risi-

ko des Patienten, an einer serösen oder sekretorischen Otitis media zu erkranken (29.40). Die bei der Tympanometrie gemessenen maximalen Werte liegen zwischen -200 und -400 dPa.
- Die wichtigsten Maßnahmen bei der Führung solcher Patienten bestehen in der Prävention und der adäquaten Behandlung von Infektionen des Respirationstrakts sowie in der Ableitung der Flüssigkeit aus dem Mittelohr.
- Wenn die Symptomatik einer akuten Otitis media fehlt, ist eine Beobachtung des Patienten über mehrere Monate hinweg angezeigt. Während dieses Zeitraums kann die Öffnung der Eustachischen Röhre durch wiederholte Valsalva-Manöver oder durch die Verwendung eines Nasenballons unterstützt werden.
- Kinder über 3 Jahren können schon lernen, wie man einen solchen Nasenballon aufbläst. Die Behandlung normalisiert den Druck in der Paukenhöhle und fördert die Heilung einer sekretorischen Otitis media ⓒ.

Technik

- Nach dem Einatmen hält sich das Kind ein Nasenloch zu; in das andere Nasenloch schiebt es das Ansatzstück für den Nasenballon und bläst diesen bis zu einem Durchmesser von 15–20 cm auf. Auch eine andere Person kann den Ballon aufpusten.
- Als Nächstes wird die Luft des Ballons in die Nase abgelassen, und das Kind versucht mehrmals zu schlucken.
- Dieser Vorgang wird 3 × täglich wiederholt, und nach 3 Wochen wird das Ohr nochmals untersucht. Diese Methode kann jederzeit angewendet werden, wenn das Kind das Gefühl hat, dass das Ohr verlegt ist.
- Diese Belüftung des Mittelohrs sollte während einer Episode einer akuten Otitis media unterbleiben.
- Nach einer Erkältung mit Schnupfen kommt es leicht wieder zu einem Unterdruck in der Paukenhöhle, und dann ist eine langfristige Überwachung des Mittelohrs indiziert. (Die Flexibilität des Trommelfells wird mit einem pneumatischen Otoskop oder einem Tympanometer geprüft.)
- Wenn nach 2–3 Monaten keine Besserung eintritt, sollte das Kind an einen HNO-Facharzt überwiesen werden.
- Die Belüftung des Mittelohrs mittels Nasenballon kann bei Erwachsenen auch im Falle rezidivierender Verlegung der Eustachischen Röhre oder bei einer Aerootitis angewendet werden (38.41).

29.44 Ohrfluss bei Kindern mit Paukenröhrcheneinlage

Zielsetzung

- Effektive Beseitigung der Otorrhö und Prüfung der Tuben auf Durchgängigkeit

Allgemeines

- Das Einlegen von Paukenröhrchen ist der bei Kindern am häufigsten durchgeführte HNO-Eingriff.
  - Die primäre Indikation ist die chronische Otitis media („Leimohr").
  - Paukenröhrchen zeigen auch eine – allerdings nur begrenzte – Wirksamkeit bei der Prophylaxe rekurrierender Otitiden.
  - Die Röhrchen erleichtern die Diagnose einer Otitis und ermöglichen die Entnahme von bakteriologischem Probematerial ohne Durchführung einer Tympanozentese.
- Die Röhrchen bleiben in der Regel 8–12 Monate lang durchgängig.
- 20–50% der Kinder mit Paukenröhrchen machen zumindest eine Otorrhöepisode durch.
- Die Diagnose basiert auf der Feststellung eines über das Röhrchen abgeleiteten Ohrflusses; sonstige, das Trommelfell betreffende Befunde sind in diesem Zusammenhang diagnostisch nicht relevant.
- Wenn das Ohr mit dem eingelegten Röhrchen schmerzhaft ist, aber keine Otorrhö vorliegt, sollte in erster Linie an einen Verschluss oder an den Verlust des Röhrchens gedacht werden.

Otorrhö unmittelbar nach dem Einlegen der Paukenröhrchen

- Ein Otorrhöschub in den ersten Tagen nach der Implantation der Röhrchen tritt relativ häufig auf.
- Der Ausfluss versiegt üblicherweise spontan und benötigt keine Behandlung.
- Wenn in der Kultur einer Sekretprobe pathogene Bakterien nachgewiesen werden, kann das Kind mit einem aufgrund von Sensibilitätstests ausgewählten Antibiotikum behandelt werden.

Akute Otorrhö

- Eine akute Otitis media, die sich in Verbindung mit einer Infektion der oberen Luftwege entwickelt, stellt die hauptsächliche Ursache für eine Otorrhö nach der Einlage von Paukenröhrchen dar.
- Bei den verursachenden Erregern einer solchen Infektion handelt es sich im Allgemeinen um die gleichen wie bei allen anderen Episoden einer AOM, sodass eine orale Antibiotikatherapie

nach den für die Behandlung der gewöhnlichen akuten Otitits media geltenden Prinzipien eingeleitet werden kann (29.40).
- Vor Beginn der Antibiotikabehandlung sollte immer eine Probe für eine Bakterienkultur genommen werden.
  - Die Kulturbefunde werden benötigt, wenn die Otorrhö nicht erwartungsgemäß binnen weniger Tage zum Stillstand kommt.
  - Die Bakterienkultur ist von besonderer Bedeutung, wenn die Begleitsymptome eines viralen Atemwegsinfekts fehlen.
  - Zu den typischen Erregern einer hartnäckigen Otorrhö zählen u.a. Pseudomonas aeruginosa oder Staphylococcus aureus.
  - Koagulase-negative Staphylokokken, die gelegentlich in der Kultur nachgewiesen werden, gehören zur normalen Bakterienflora des Gehörgangs und sind höchstwahrscheinlich unschädliche Kontaminanten.
- Der Stellenwert von Ohrentropfen bei der Behandlung einer akuten Otorrhö bei Patienten mit Paukenröhrcheneinlage ist ziemlich gering.
  - Die Wirksamkeit von Ohrentropfen wäre nur bei einer täglichen Reinigung des Gehörgangs beim Arzt gewährleistet.
  - Ototoxische Ohrentropfen sollten nur bei besonders komplizierten Fällen zum Einsatz kommen.
- Nach der Verabreichung oraler Antibiotika kommt eine Otorrhö in aller Regel binnen 3 Tagen zum Stillstand.
- Eine kurze Steroidkur in Kombination mit der Antibiotikabehandlung (z.B. Prednisolon 2 mg/kg/Tag maximal 3 Tage lang) verkürzt die Dauer des Ohrflusses deutlich; während der Inkubationszeit von Windpocken dürfen jedoch Kindern keine Steroide verabreicht werden.
- Bald nach Versiegen der Otorrhö sollte eine Ohruntersuchung erfolgen, um sicherzugehen, dass das Ohr ausgeheilt ist und nicht bloß eine Verlegung des Röhrchens für das Ende des Ausflusses verantwortlich ist.
- Die Durchgängigkeit des Röhrchens kann mittels Tympanometrie geprüft werden (29.41).

Persistierende Otorrhö

- Wenn die Otorrhö trotz der Verabreichung von mittels Antibiogramm ausgewählten Antibiotika länger als 1 Woche anhält oder wenn sich in der Kultur ein Pseudomonaswachstum zeigt, sollte das Kind an einen HNO-Facharzt überwiesen werden.
- Neben einer bakteriellen Infektion kommen für eine persistierende Otorrhö auch noch andere Ursachen in Frage (zum Beispiel Granulationsgewebe, Polypen).
- Bei einer persistierenden Otorrhö kann das Bakterienspektrum deutlich von dem einer akuten Otorrhö abweichen und sich auch noch mit zunehmender Dauer der Erkrankung ändern.

29.45 Prävention der Otitis media bei Kindern

Grundregeln

- Eine Mittelohrentzündung bei Kindern tritt meist als Komplikation eines viralen Infektes der oberen Atemwege auf. Daher reduzieren alle Maßnahmen, die Infektionen verhindern, auch das Risiko einer Mittelohrentzündung.

Risikofaktoren

- Eine Tagesbetreuung des Kindes in Institutionen wie Kindergarten etc. ist der wichtigste umweltbedingte Risikofaktor. Bei Kindern, die immer wieder an Otitis media leiden, bestünde möglicherweise eine Lösung darin, sie aus dem Kindergarten zu nehmen und zu Hause oder in einem anderen Familienverband zu betreuen.
- Wissenschaftlich lässt sich die Wirksamkeit eines solchen Schrittes zur Prävention der Otitis allerdings nicht belegen.
- Die Vermeidung von Passivrauchen erscheint ebenfalls gerechtfertigt, ein Erfolg lässt sich aber wissenschaftlich ebenfalls nicht nachweisen.
- Eine Einschränkung bei der Verwendung eines Schnullers führt ebenfalls zu einer Abnahme der Häufigkeit von Otitisrezidiven.
- Stillen über einen Zeitraum von länger als 3 Monaten könnte eine gewisse präventive Wirkung haben, die wahrscheinlich aber sehr gering ist.

Antibiotika

- Eine über mehrere Monate durchgeführte Antibiotikaprophylaxe kann die Inzidenz von Otitis media leicht reduzieren. Die klinische Sinnhaftigkeit einer Langzeitprophylaxe ist allerdings fraglich, weil zur Vorbeugung einer einzigen Otitisepisode das Kind 9 Monate lang mit Antibiotika behandelt werden müsste. Aufgrund der zunehmenden Resistenz von Bakterien gegenüber Antibiotika ist eine Langzeitprophylaxe einer kritischen Überprüfung zu unterziehen.
- Die Einleitung einer Antibiotikabehandlung unmittelbar nach Auftreten der Symptome eines banalen Infekts verhindert nicht das Auftreten einer Otitis media.
- Nahezu die Hälfte aller Erkrankungen an Otitis media, die mit einer Influenza-Infektion assozi-

iert sind, können durch Oseltamivir verhindert werden, wenn die Behandlung innerhalb von 48 Stunden nach Auftreten der Symptome beginnt.

Andere Formen der medikamentösen Behandlung

- Abschwellende Nasentropfen oder die Kombination eines Antihistaminikums mit einem abschwellenden Mittel haben sich bei der Vorbeugung von Otitis media als nicht effektiv erwiesen.

Xylitol

- Die 5 × tägliche Verabreichung eines xylitolhältigen Kaugummis verringerte über einen Beobachtungszeitraum von 3 Monaten die Häufigkeit einer Otitis media bei einem Drittel der Versuchspersonen. Über die Wirksamkeit von Xylitol in niedrigerer Dosierung oder bei längerer Verwendung liegen keine Daten vor. Bei ausschließlicher Verwendung während einer Atemwegsinfektion kann Xylitol das Entstehen einer Otitis media nicht verhindern.

Chirurgische Eingriffe

- Zur Vorbeugung einer Otitis media wird häufig eine Adenoidektomie durchgeführt. Es ist allerdings nicht erwiesen, dass durch diesen Eingriff bei kleinen Kindern einer Otitis media vorgebeugt werden kann. Nach dem gegenwärtigen Wissensstand ist eher darauf zu schließen, dass eine Adenoidektomie bei der Otitisprophylaxe keine entscheidende Rolle spielt.
- Paukenröhrchen können der Entstehung von Otitis media bis zu einem gewissen Grad vorbeugen, sind aber in erster Linie bei sezernierender Otitis indiziert, jedoch ist die Hauptindikation für ein Paukenröhrchen die chronische Otitis media („Leimohr").

Impfungen

- Durch die **Grippeimpfung** können heutzutage die meisten durch Grippeerkrankungen verursachten Mittelohrentzündungen sowie etwa ein Drittel aller Otitiserkrankungen im Laufe einer Grippeepidemie verhindert werden.
- Eine Impfung kann ab dem Alter von 6 Monaten durchgeführt werden und ist bei Kindern mit rezidivierender Otitis media durchaus zu empfehlen.
- Ein neuer konjugierter Pneumokokkenimpfstoff hat die Häufigkeit der durch die im Impfstoff enthaltenen Serotypen verursachten Mittelohrentzündungen um die Hälfte reduziert; aufgrund des breiten Spektrums der Erreger kann der Impfstoff das Auftreten von Otitis media allerdings nur in etwa 6% der Fälle verhindern.

Passive Immunisierung

- Für die Wirksamkeit einer Reihe von Immunglobulinpräparaten zur Vorbeugung von akuter Otitis media bei Kindern liegen bisher keine Nachweise vor.

29.50 Harnwegsinfekt beim Kind

- Vgl. auch Artikel 29.01.

Grundsätzliches

- Bei Kindern muss die Diagnose eines Harnwegsinfekts (HWI) immer auf einer Bakterienkultur beruhen, für die entweder ein Katheterurin oder durch Blasenpunktion gewonnener bzw. 2 Proben von einem steril gewonnenen Urin verwendet wurden.
- Das Behandlungsziel eines Harnwegsinfekts ist die Prävention einer Sepsis und einer permanenten Nierenschädigung.
- Die Untersuchung von Kindern nach ihrem 1. HWI ermöglicht eine Früherkennung von behandelbaren Fehlbildungen der Harnwege.

Epidemiologie

- Die Inzidenz beträgt 7/1000 Säuglingen bis zur Vollendung des 1. Lebensjahrs. Knaben und Mädchen sind in dieser Altersgruppe gleichermaßen betroffen.
- Später erkranken dann hauptsächlich Mädchen.

Ätiologie

- Escherichia coli ist der weitaus häufigste Erreger.
- Klebsiellen, Enterokokken und Pseudomonas sind seltener die Verursacher. Die weniger häufigen Bakterien werden üblicherweise bei Patienten mit angeborenen Fehlbildungen oder persistierenden oder rezidivierenden HWI nachgewiesen.
- Es gelingt beinahe immer der Nachweis desselben E.-coli-Stamms im Urin und im Stuhl. Die unten erwähnte Bakterienzahl gilt für E. coli; gelegentlich kann jedoch auch eine geringere Zahl von anderen Bakterien eine Infektion auslösen.

Symptomatik und Beschwerdebild

- Fieber ohne Atemwegsbeschwerden bei Säuglingen, insbesondere wenn das Kind reizbar und sein Allgemeinzustand beeinträchtigt ist. Siehe auch 29.01.

- Geringe Gewichtszunahme, Erbrechen, häufiges Weinen oder schlechter Appetit bei einem Säugling.
- Bei älteren Kindern zählen zu den Symptomen erhöhte Miktionsfrequenz, neu auftretende Enuresis, Dysurie und abdominelle Schmerzen nach der Miktion.
- Die Eltern berichten, dass der Urin des Kindes übel riecht. Das ist jedoch erstaunlicherweise ein unzuverlässiger Hinweis auf eine Harnwegsinfektion.

Diagnostik

- Die Diagnose eines 1. HWI eines Kindes sollte gesichert sein, da eine falsch positive Diagnose zu unnötigen weiteren Untersuchungen und Kontrollen führt.
- Die Diagnose beginnt zwar mit einem Screeningtest (Harnstreifen), aber die endgültige Entscheidung muss immer auf einer Bakterienkultur basieren.
- Wenn der Verdacht auf einen HWI besteht und keine sterile Urinprobe gewonnen werden kann oder wenn die Behandlung vor dem Ergebnis der Bakterienkultur eingeleitet werden muss, kann eine Blasenpunktion vorgenommen werden (29.51). Diese ist relativ leicht durchzuführen, Komplikationen treten sehr selten auf. Wenn ein Ultraschallgerät zur Verfügung steht, kann man sich vor der Punktion leicht vergewissern, ob die Blase voll ist.
- Bei Kindern, die noch Windeln tragen, wird empfohlen, zur Gewinnung einer Urinprobe eine sogenannte Urinsammeleinlage zu verwenden.
  - Die Einlage wird mittels Klettverschluss auf der Rückseite der Windel aufgebracht. Die Perianalregion und insbesondere das Harnröhrenostium des Babys werden sodann mit Wasser gereinigt, gespült und getrocknet. Dann wird die verkehrte Windel so angelegt, dass der Mittelteil der Einlage über den Harnröhrenausgang zu liegen kommt. Die Einlage wird alle 10 Minuten überprüft und entfernt, sobald sie eingenässt wurde. Falls keine Miktion erfolgte, wird sie jede halbe Stunde durch eine frische ersetzt. Mit dieser Vorgangsweise wird der Anteil der falsch positiven Urinproben beträchtlich reduziert. Die Einlage wird auch dann durch eine neue ersetzt, wenn sie durch Stuhl verunreinigt wurde.
  - Wenn das Baby die Einlage eingenässt hat, wird diese aus der Windel genommen und in einen geeigneten Behälter gelegt (zum Beispiel in einen Wegwerfbecher aus Kunststoff). Mit Hilfe einer Injektionsspritze wird dann der Urin aus der Einlage aspiriert.
  - Anmerkung Österreich: In Österreich sind Klebeurinbeutel gebräuchlich.
- Wenn eine Bakterienzahl von 105/ml oder höher im steril gewonnenen Urin oder im Punktionsurin nachgewiesen wird, ist ein HWI wahrscheinlich. Eine Bakterienzahl von etwa 103/ml schließt eine Infektion nicht aus, wenn der Harn nicht mindestens 4 Stunden in der Blase verblieben ist.
- Für die Entscheidung, ob eine Therapie notwendig ist oder nicht, muss die Wahrscheinlichkeit einer HWI mithilfe eines Urinteststreifens beurteilt werden.
  - Zeigt der Teststreifen die Anwesenheit von Nitrit, so ist dies ein zuverlässiger Indikator für einen HWI, allerdings ist dieser Test nur begrenzt verlässlich, weil Enterokokken, Staphylococcus saprophyticus und einige Vertreter der Acinetobacter-Familie kein Nitrit produzieren. Im Übrigen bleibt bei Säuglingen der Harn oft nicht lange genug in der Blase.
  - Das Screening nach Zellen im Urin mit semiquantitativen Harnstreifentests ist ausreichend zuverlässig, eine mikroskopische Untersuchung ist nicht notwendig.
- Bei einem symptomatischen Kind wird die Behandlung eingeleitet, sobald die Proben zur Sicherung der Diagnose gewonnen wurden (entweder eine Probe durch eine Balsenpunktion oder 2 rein gewonnene Urinproben). Wenn sich der Verdacht auf HWI nicht bestätigt, wird die Therapie abgebrochen und die Eltern werden informiert, dass ihr Kind nicht an einem HWI leidet. Weitere Untersuchungen werden nicht durchgeführt.
- Die bedeutendste Fehlerquelle stellt die Probennahme dar. Miktionsurin ist immer mit perinealen Bakterien kontaminiert, und die Probe ist niemals steril. Die Methode der Probenentnahme sollte bei der Festlegung des Referenzwerts für das Bakterienwachstum immer in Betracht gezogen werden. Eine rein gewonnene Spontanurinprobe stellt die beste nicht invasive Form der Probengewinnung dar. Bei Kindern kann eine geeignete Probe erhalten werden, indem man ein Auffanggefäß in den vorderen Teil des Topfes stellt, sodass eine Probe des Mittelstrahlurins in das Gefäß trifft.

Beurteilung des Infektionsgrades

- Die Beurteilung des Infektionsgrades einer Harnwegsinfektion ist leider unzuverlässig und die hier angeführten Kriterien dienen nur als Vorschlag.
  - Das Kind leidet an einer Pyelonephritis, wenn die Serum-CRP-Konzentration über 40 mg/l liegt oder das Kind zumindest 38,5° C Fieber hat.
  - Bei allen Säuglingen unter 3 Monaten sollte unabhängig von den oben genannten Kriterien

grundsätzlich eine Pyelonephritis angenommen werden.

Therapieprinzipien

- Ort der Behandlung:
  - Kinder unter 2 Jahren mit Fieber sollten zunächst stationär behandelt werden.
  - Kinder über 2 Jahren sollten hospitalisiert werden, wenn ernste Allgemeinsymptome auftreten. Bei Kindern im Vorschulalter mit einem HWI und bei Kindern im Schulalter mit febrilen Harnwegsinfekten ist in den meisten Fällen eine ambulante Behandlung ausreichend.
- Bis zum Vorliegen der Ergebnisse der Bakterienkultur sollte sich die Therapie gegen E. coli richten, weil es sich dabei um den häufigsten Erreger handelt.
- Ein Säugling mit hohem Fieber, einer erhöhten Serum-CRP-Konzentration sowie einer gesteigerten Reizbarkeit sollte parenteral im Krankenhaus behandelt werden. Die parenterale Behandlung sollte fortgesetzt werden, solange das Kind fiebert oder die CRP-Werte erhöht sind. Danach ist oft noch eine orale Therapie nötig.
  - In Österreich besteht die Übereinkunft, dass Kinder bereits nach dem ersten fieberhaften Harnwegsinfekt einem Facharzt für Urologie vorgestellt werden sollten, falls sie nicht ohnehin hospitalisiert wurden – s. weiter unten.
  - Auch die Abklärung positiver Harnstreifenbefunde und positiver Keimkultur beim asymptomatischen Kind wird üblicherweise durch den Urologen durchgeführt, da Katheterismus oder Blasenpunktion beim Kind entsprechende Ausrüstung und Erfahrung verlangen.

Antibiotikatherapie

Peroral

- Bei Kindern im Vorschul- und Schulalter wird man auch bei Vorliegen einer Niereninfektion mit oralen Gaben von Trimethoprim (8 mg/kg/24 h, aufgeteilt auf 2 Dosen) oder mit Cephalosporinen der 2. oder 3. Generation das Auslangen finden (z.B. Cephalexin 30–50 mg aufgeteilt auf 2 Dosen).
- Eine Zystitis kann mit Nitrofurantoin (5 mg/kg/24 h) oder mit Trimethoprim (8 mg/kg/24 h) aufgeteilt auf 2 Dosen behandelt werden. Weitere geeignete Medikamente sind etwa Pivmecillinam, Cephalosporine und Amoxicillin-Clavulansäure.
- Amoxicillin und Nitrofurantoin sind gegen Enterokokken wirksam.
- Anmerkung:
  - Nitrofurantoin: Eine kindgerechte Dosierung von Nitrofurantoin ist in Österreich nicht im Handel und kann in der Apotheke hergestellt werden.
  - Trimethoprim: Eine Saftform ist in Österreich nicht mehr im Handel und kann als Monosubstanz (Infectotrimed zu 50 mg bzw.

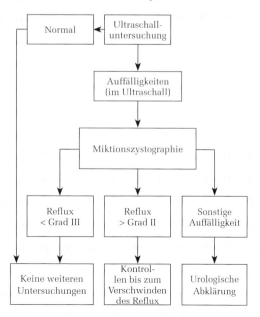

Abb. 29.50 Weiterführende Untersuchungen bei einem Kind mit Harnwegsinfekt

100 mg/5 ml) aus Deutschland importiert werden. Für etwas größere Kinder stehen TMP 100-mg-Tabletten zur Verfügung.

Parenterale Therapie im Krankenhaus
- Cephalosporine sind effektiv gegen gramnegative Stäbchen. Cefuroxim (100 mg/kg/24 h), Cefotaxim (100 mg/kg/24 h), Ceftriaxon (80 mg/kg/24 h) sowie Ceftazidim (100 mg/kg/24 h) stellen eine gute Wahl für die parenterale Therapie dar. Diese Medikamente unterscheiden sich praktisch nur durch ihren unterschiedlichen Preis, wenn man davon absieht, dass Ceftriaxon nur 1 × täglich verabreicht werden muss.
- Aminoglykoside sind gegen E. coli wirksam und werden in hohen Konzentrationen über den Urin ausgeschieden. Bezüglich der Toxizität bestehen keine signifikanten Unterschiede zwischen den einzelnen Aminoglykosiden, und für die Behandlung eines HWI bei Kindern sind sie in der Anwendung offensichtlich sicher.
- Wurden Enterokokken im Harn nachgewiesen, sollte Amoxicillin gegeben werden.

Therapiedauer
- Die Dauer der Therapie hängt von der Schwere der Infektion, dem Alter des Kindes und den Erregern ab.
- Säuglinge sollten für die Dauer von 10 Tagen therapiert werden.
- Bei älteren Kindern sollte zur Prävention eines Frührezidivs die Behandlung zumindest 5 Tage lang aufrechterhalten werden.

Behandlung einer Obstipation
- Eine schwere Obstipation kann das Risiko für einen HWI erhöhen. Bei einem Kind, das einen HWI durchgemacht hat, sollte eine Obstipation immer diagnostiziert und behandelt werden.

Weiterführende Untersuchungen
- Siehe Abb. 29.50.
- Ein paar Tage nach Beendigung der Antibiotikabehandlung wird zur Kontrolle eine Urinkultur angelegt.
- Bei allen Kindern mit einem gesicherten HWI wird eine Ultraschalluntersuchung der Nieren empfohlen.
  - Ist diese o.B., sind keine weiteren regelmäßigen Kontrolluntersuchungen mehr nötig.
  - Bei Auffälligkeiten sollte ein Kinderarzt oder Kinderurologe zur Abklärung der weiteren Vorgangsweise konsultiert werden.
- Auffällige Befunde sind oft auf einen vesikoureteralen Reflux zurückzuführen. Zum Thema „Reflux" ist derzeit ein Umdenken im Gange. Man neigt heute zur Ansicht, dass bei einer erfolgreichen Infektionsprophylaxe der Reflux wahrscheinlich keine signifikante Narbenbildung in der Niere oder Niereninsuffizienz verursacht ❸. Es ist daher damit zu rechnen, dass die Miktionszystographie als Kontrolluntersuchung nach und nach aufgegeben werden wird.
- Ein Rezidiv eines HWI tritt meist nach einer Zystitis bei Kindern ohne strukturelle Auffälligkeiten auf. Kommt es bei im Rahmen der Primärversorgung betreuten Kindern zu rezidivierenden HWI, sollten für die weiterführenden Untersuchungen, die medikamentöse Prophylaxe und weitere Kontrollen ein Kinderarzt oder Urologe konsultiert werden.

Prophylaktische Medikation
- Über Entscheidung durch einen Kinderarzt kann eine prophylaktische Medikation eingeleitet werden, wenn es bei einem Kind zu rezidivierenden HWI kommt oder wenn im Ultraschall nachgewiesene Strukturanomalien bestehen.
- Nitrofurantoin (1–2 mg/kg/tgl.) ist in einem solchen Fall die Medikation der Wahl ❸. Falls es kontraindiziert ist, stellt Trimethoprim eine Alternative dar.
- Während der medikamentösen Prophylaxe sollten auch bei einem asymptomatischen Kind ein halbes Jahr lang 1 × im Monat Harntests durchgeführt werden, und zusätzlich immer, wenn das Kind Symptome aufweist, die auf einen HWI schließen lassen.

29.51 Harnprobenahme durch Blasenpunktion bei Kindern

Indikation
- Diagnose einer Harnwegsinfektion

Erforderliches Material
- 20-ml-Spritze
- Dünne Injektionsnadel
- Desinfektionsmittel, Verbandstoff
- Handelsübliches Harnkulturgefäß
- Blutkulturflasche

Durchführung der Aspiration
1. Eine Lidocain-Gel-Anästhesie wird empfohlen (die Anästhesie der Haut tritt nach 30–45 Minuten ein).
2. Die Blase sollte so voll wie möglich sein. In akuten Fällen genügt oft eine halbstündige Wartezeit nach der Miktion. Während der Wartezeit sollte das Kind etwas trinken.

3. Das Kind liegt auf dem Rücken, die Beine sind gestreckt und werden von einer verlässlichen, ruhigen Person gehalten.
4. Die Haut wird oberhalb der Harnblase desinfiziert (z.B. mit einer 0,01%igen Chlorhexidinlösung). Wenn ein Ultraschallgerät vorhanden ist, sollte der Arzt den Füllungsstand und die Lage der Blase vor dem Eingriff überprüfen. **Dabei ist ein steriles Behältnis zum Auffangen des Harns bereitzuhalten, falls das Kind zu urinieren beginnt.**
5. Die Nadel senkrecht zur Haut durch die Querfalte oberhalb der Symphyse, die Harnblase ist manchmal höher als erwartet, (oder an jener Stelle, an der laut Ultraschall die Blase der Haut am nächsten liegt) einführen und eine Probe aspirieren (10–15 ml). Wenn auch nach relativ tiefem Einführen der Nadel kein Harn aspiriert werden kann, ist die Nadel langsam zurückzuziehen und dabei vorsichtig zu aspirieren. Manchmal ist auf diese Weise eine Probe zu gewinnen.
6. Nadel zurückziehen und die Punktionsstelle mit einem kleinen Verband abdecken. Wenn keine Probe entnommen werden konnte, Versuch nach 30 Minuten wiederholen.
7. Von der Probe eine normale Harnkultur anlegen und den restlichen Harn in eine Blutkulturflasche injizieren.
8. Falls Stuhl aspiriert wurde, die Nadel zurückziehen. Eine unbeabsichtigte Darmpunktion verursacht keine Komplikationen und es ist deswegen keine Beobachtung notwendig.

29.52 Balanitis beim Kind

Allgemeines

- Eine Balanitis (Balanoposthitis), die bei Buben im Vorschulalter häufig ist, ist auf eine physiologisch enge Vorhaut zurückzuführen.
- In leichten Fällen reichen Bäder als Behandlung aus. In schwereren Fällen können Antibiotikasalben lokal appliziert werden.
- Ein orales Antibiotikum kann gegeben werden, wenn die lokale Behandlung nicht greift oder ein Streptokokken-Schnelltest aus dem Vorhautsekret positiv ist.
- In komplizierten Fällen kann eine Zirkumzision angebracht sein.

Symptome und Diagnostik

- Zu den Symptomen zählen Rötung der Vorhaut, eitriger Ausfluss, Miktionsbeschwerden, Reizungen und sogar Harnretention. Eine Dermatitis der Vorhaut kann eine Balanitis vortäuschen.
- Eine Balanitis kann den Patienten für Harnwegsinfekte prädisponieren. Wenn ein Kind mit Balanitis und Fieber oder anderen allgemeinen Symptomen vorgestellt wird, sollte immer eine Blasenpunktion in Betracht gezogen werden. Eine Harnprobe aus einem Sammelgefäß wird bei einem Balanitispatienten stets kontaminiert sein.
- Rezidivierende Entzündungen der Vorhaut können ein Harnverhalten bewirken, das zu einer Blasenirritation sowie einer Hyperaktivität der Blasenmuskeln und in weiterer Folge zu einer sekundären Enuresis diurna führen kann.
- Eine Ballonierung der Vorhaut wird durch Adhäsionen zwischen Vorhaut und Glans verursacht. Dabei handelt es sich um ein physiologisches Phänomen, das keiner Behandlung bedarf.
- Bei der Balanitis xerotica obliterans (BXO) können Infektionen auftreten, meistens ohne dass es zu einem Aufballonieren der Vorhaut kommen kann, da die Innenhaut des Präputiums vernarbt und starr ist. Bei BXO ist immer eine Zirkumzision angezeigt.

Behandlung

- Die Evidenz hinsichtlich aller therapeutischer Zugänge in der Behandlung der kindlichen Balanitis ist unzureichend. Alle derzeit üblichen therapeutischen Verfahren sind daher empirisch und basieren auf Empfehlungen verschiedener Experten.
- In leichten Fällen reichen mehrere Bäder am Tag als Behandlung aus.
- Ist die Vorhaut stark gerötet oder geschwollen oder es findet sich eine Eiteransammlung unter der Vorhaut, wird 2–3 × täglich eine Augensalbe, die Fusidinsäure oder Chloramphenicol enthält, lokal appliziert (d.h. möglichst direkt unter die Vorhaut eingebracht).
- Ein orales Antibiotikum kann gegeben werden, wenn die lokale Behandlung nicht greift oder ein Streptokokken-Schnelltest aus dem Vorhautsekret positiv ist. Ein Penicillin oder Cephalosporin ist Mittel der Wahl.
- Bei ausgeprägter Symptomatik und bei Komplikationen, wie zum Beispiel Harnverhalten, sollte das Kind stationär behandelt werden.
- Bei einer rezidivierenden kindlichen Balanitis handelt es sich um ein selbstlimitierendes Leiden. Wenn die Balanitis jedoch mit (rezidivierenden) Harnwegsinfekten, sekundärer Enuresis oder narbiger Phimose einhergeht, sollte eine Zirkumzision erwogen werden.

29.55 Windpocken (= Varizellen)

Grundsätzliches

- Bei immungeschwächten Patienten soll eine Prophylaxe mit Zosterhyperimmunglobulin und eine symptomatische Behandlung mit Virostatika erfolgen.
- Eine Therapie mit Virostatika soll sowohl bei chronisch Kranken, schweren Atopikern, peroraler Kortikosteroidtherapie als auch bei Patienten über 13 Jahren erfolgen.

Klinisches Bild

- Keine Prodromalerscheinungen
- Eine makulopapulöse Eruption tritt plötzlich auf und entwickelt sich schnell zu Vesikeln. Die Läsionen entstehen nicht gleichzeitig, daher sind gleichzeitig verschieden Stadien zu sehen („Sternenhimmel"). Es werden auch die Schleimhäute befallen, z.B. im Mund.
- Am Beginn des Ausschlages kann auch Fieber bestehen.
- Eine Pneumonie (Husten, Verschattung im Thoraxröntgen) tritt bei Kindern selten auf, aber bei 15–30% der Erwachsenen. Das Risiko ist bei Schwangeren und Rauchern erhöht.
- Streptokokken und Staphylokokken können bakterielle Sekundärinfektionen auslösen. An Komplikationen wie z.B. an eine nekrotisierende Fasziitis, verursacht durch eine Streptokokkeninfektion, sollte gedacht werden, wenn ein Patient mit Varizellen erneut hohes Fieber entwickelt und heftige Schmerzen bekommt.
- Eine Meningoenzephalitis ist eine seltene Komplikation (1:3000–10.000).
- 10% aller Fälle mit Reye-Syndrom sind mit Windpocken assoziiert. ASS und möglicherweise auch andere NSAR sollten bei Windpockenpatienten nicht verordnet werden.
- Eine postinfektiöse passagere Thrombozytopenie kann mit Windpocken, gelegentlich mit einer Blutung in Verbindung stehen. Eine postinfektiöse Zerebellitis nach Windpocken manifestiert sich in einer Kleinhirnsymptomatik (Ataxie, Gleichgewichtsstörungen). Sie heilt spontan aus.

Kontagiosität

- Windpocken sind sehr ansteckend und werden durch Tröpfcheninfektion schon 1 Tag vor dem Ausbruch des charakteristischen Exanthems und bis zu 1 Woche nach der Erkrankung (bis alle Bläschen ausgetrocknet sind) übertragen.
- Die Inkubationszeit beträgt 10 bis 21 Tage: kürzer bei immunsupprimierten Patienten, länger wenn Zosterhyperimmunglobulin (ZIG) verabreicht wird.

Diagnostik

- Windpocken sind üblicherweise leicht zu diagnostizieren. Laboruntersuchungen sind daher nicht nötig.
- Bei Patienten aus Risikogruppen kann die Diagnose durch einen Abstrich vom Bläschengrund gesichert werden (mit einem Wattestäbchen Abstrich vom Bläschengrund nehmen und zur Entdeckung des Varicella-zoster-Antigens auf Objektträger aufbringen). Ein Nachweis aus der Bläschenflüssigkeit oder aus dem Liquor mittels PCR Test ist ebenfalls möglich.

Behandlung

- Wenn ein immuninkompetentes Kind an Windpocken erkrankt, sollte es im Krankenhaus mit Aciclovir therapiert werden.
    - Auf das Varicella-Virus hat Aciclovir eine weniger ausgeprägte Wirkung als auf das Herpes-simplex-Virus. Deshalb sollte Aciclovir intravenös verabreicht werden (1500 mg/m^2/24 Stunden, aufgeteilt auf 3 Gaben). In leichten Fällen reicht eine orale Valaciclovirtherapie aus.
- Für die Behandlung von ansonsten gesunden Kindern mit Aciclovir existieren keine anerkannten Empfehlungen **B**. Eine Aciclovirtherapie ist **eindeutig** angezeigt, wenn das Kind an einer chronischen Erkrankung oder schweren Atopien leidet, mit oralen Kortikosteroiden behandelt wird oder älter als 13 Jahre ist. Die Dosis beträgt 4 × 20 mg/kg über 5 Tage peroral als Lösung. Die Behandlung sollte innerhalb der ersten 24 Stunden nach dem Auftreten des Ausschlags einsetzen.
- Der **Juckreiz** kann mit Hydroxyzin (Zinkschüttelmixtur) gelindert werden. Bakterielle Sekundärinfektionen der Haut (Erytheme rund um die Krusten, Impetigo) können zum Beispiel mit Cephalexin (50 mg/kg/tgl. peroral) behandelt werden.
- Wenn der Verdacht auf eine invasive Streptokokkeninfektion besteht, soll der Patient notfallmäßig hospitalisiert werden. Im Krankenhaus soll eine intravenöse Kombinationstherapie mit Penicillin und Clindamycin begonnen werden und, wenn notwendig, der Infektionsherd inzidiert werden.

Prävention

- Im Fall einer Windpockenexposition sollten Patienten mit Leukämie, Lymphom oder mit angeborener oder erworbener Immunschwäche, die noch nie an Windpocken erkrankt waren oder deren Anamnese in diesem Punkt unklar ist, mit

Zosterhyperimmunglobulin (ZIG) passiv immunisiert werden.
  ○ Als Exposition gelten: Ein Fall von Windpocken oder Herpes zoster in der Familie oder Windpocken bei einer Person, mit der der Betroffene mindestens 1 Stunde lang im selben Raum verbracht hat. Im Krankenhaus gilt ein Windpockenfall im selben Zimmer als eine Exposition. Ist es bei den Geschwistern des kindlichen Risikopatienten zu einer Exposition gekommen, so besteht frühestens 8 Tage nach der Exposition Ansteckungsgefahr.
  ○ ZIG (125 IE/10 kg i.m., Höchstdosis 625 IE) sollte binnen 72 Stunden nach der Exposition gegeben werden. Es bestehen in diesem Zusammenhang allerdings keine absoluten Obergrenzen. Kommt es binnen weniger als 2 Wochen seit der letzten Immunglobulingabe erneut zu mehrfachen Expositionen, so wird nur eine halbe Dosis verabreicht.
- In Risikosituationen kann zusätzlich zu den ZIG-Gaben auch noch Aciclovir als Prophylaxe gegeben werden (Dosierung: 40 mg/kg/24 Stunden, aufgeteilt auf 4 Einzeldosen, höchstens 4 × 800 mg über einen Zeitraum von 5 Tagen), Beginn 7–9 Tage nach der Exposition; dadurch kann der Ausbruch der Krankheit verhindert oder sichergestellt werden, sodass es zu einem milden Verlauf kommt.
- Ein binnen 3 Tagen nach Exposition verabreichter Varizellenimpfstoff kann ebenfalls den Ausbruch der Krankheit verhindern.

Windpocken bei Schwangeren und zum Zeitpunkt der Entbindung

- Wenn eine Frau 0–5 Tage vor der Entbindung oder während der ersten 2 Tage nach der Entbindung an Windpocken erkrankt, besteht für den Fetus oder das Neugeborene ein hohes Infektionsrisiko. Etwa 17 % dieser Neugeborenen sind klinisch infiziert, mit einer Mortalitätsrate bis zu 31 %. Aus diesem Grund sollten alle exponierten Neugeborenen mit Zosterimmunglobulin (ZIG) und prophylaktisch mit Aciclovir behandelt werden. Bekommt das Neugeborene Symptome, muss Aciclovir intravenös verabreicht werden.
- Ein Neugeborenes braucht nicht mit ZIG behandelt zu werden, wenn eines seiner Geschwister an Windpocken erkrankt.
- Windpocken können für eine schwangere Frau gefährlich sein. Windpocken bei einer Schwangeren oder eine Windpockenexposition bei einer Schwangeren, die die Erkrankung noch nicht durchgemacht hat, erfordern eine sofortige Konsultation eines Gynäkologen und/oder eines mit dieser Erkrankung vertrauten Spezialisten. Die Therapieentscheidung wird individuell getroffen.

Impfstoff

- Ein attenuierter Lebendimpfstoff steht zur Verfügung. Die Wirksamkeit ist am besten bei gesunden Kindern **Ⓐ**. Bei etwa 5 % von ihnen tritt nach der Impfung ein leichter Ausschlag auf. Bei Kindern mit Karzinomen versagt die Schutzwirkung häufig, auch Nebenwirkungen sind häufiger. Der Schutz von kindlichen Risikopatienten wird nötigenfalls durch eine Impfung der Geschwister ergänzt.
- In den meisten Ländern ist die Impfung noch nicht Bestandteil der Schutzimpfungsprogramme, aber eine Kombination mit der Dreifachkombination MMR (Masern-Mumps-Röteln-Impfung) wird ins Auge gefasst. Siehe dazu Artikel 3.01. Auf Wunsch der Eltern kann die Windpockenimpfung für Kinder über 12 Monaten verschrieben werden.

Herpes zoster

- Das Varicella-zoster-Virus kann im Körper latent persistieren und bei Reaktivierung einen Herpes zoster (Gürtelrose) im Bereich eines Dermatoms auslösen.
- Auch bei Kindern kann es zu einer Herpes-zoster-Manifestation kommen, besonders dann, wenn sie im 1. Lebensjahr an einer leichten Form der Windpocken erkrankt waren. Siehe 1.41.

29.56 Erythema infectiosum (Ringelröteln)

Definition

- Das Erythema infectiosum (Ringelröteln, Fünfte Krankheit) ist eine exanthematöse Viruserkrankung, verursacht durch das humane Parvovirus B19. Betroffen sind in erster Linie Kinder zwischen 5 und 15 Jahren, die Erkrankung tritt epidemieartig im Frühjahr auf.

Symptome

- Typisch ist ein makulöser oder leicht erhabener Ausschlag, der über den Wangen („Ohrfeigenkrankheit") beginnt (siehe Abb. 29.56). Die Wangenläsionen sind lividrot, aber nicht druckschmerzhaft.
- Die fehlende Druckempfindlichkeit, die Symmetrie der Hautsymptome und der gute Allgemeinzustand differenzieren die Erkrankung von der bakteriellen Pannikulitis.
- Innerhalb von 1 bis 4 Tagen folgt den Wangenläsionen ein makulopapulöser Ausschlag. Der Ausschlag beginnt auf den Streckseiten der

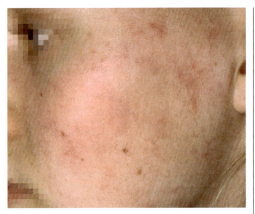

Abb. 29.56 Bei einer Parvovirusinfektion („Fünfte Krankheit") ist die Haut der Wangen unebenmäßig rot wie nach einer Ohrfeigen („Ohrfeigenkrankheit"); ähnliche erythematöse Hautveränderungen werden auf den lateralen Aspekten der Oberarme und des Rumpfes sichtbar. Das Parvovirus B 19:3 gilt als Auslöser der Infektion. Die Erkrankung heilt spontan aus. Foto R. Suhonen.

Arme und breitet sich in einem retikulären Muster bevorzugt auf den Extremitäten aus.
- Der Ausschlag dauert typischerweise 3–7 Tage, er kann aber auch über einige Wochen hinweg immer wieder verschwinden und wiederkehren.
- Ein Teil der Patienten leidet vor dem Auftreten des Ausschlages an Fieber, Kopfschmerzen, Pharyngitis und Myalgien.
- In der Phase des Ausschlags leiden 15–30% aller Patienten an Fieber. Arthralgie und Arthritis treten bei Kindern selten auf, bei Erwachsenen häufiger.
- Die Inkubationszeit beträgt 6–16 Tage. Kinder im Schulalter sind am häufigsten betroffen, und oft erkranken auch weitere Familienmitglieder. Nach Ausbruch des Ausschlags ist die Infektiosität nur mehr sehr gering, und die Kinder können ohne weiters die Schule besuchen, eine Isolierung auch gegenüber schwangeren Frauen, ist nicht sinnvoll.
- In vielen Fällen verläuft die Infektion asymptomatisch.

Diagnostik und Behandlung
- Die Diagnose stützt sich auf das klinische Bild.
- Eine Serumdiagnostik (IgM) ist zwar verfügbar, praktisch jedoch nicht notwendig.
- Das Virus ist in der Gelenksflüssigkeit oder im Knochenmark mittels PCR nachweisbar.
- Die Therapie ist symptomatisch.

Komplikationen
- Eine Parvovirusinfektion während der Schwangerschaft verursacht oftmals eine Infektion des Fetus, führt aber selten zu einer Fehlgeburt (10%).
  ◦ Die Infektion des Fetus kann eine Hepatitis und eine Knochenmarksdepression verursachen, die zur Fehlgeburt führen kann (10%).
  ◦ Parvovirusinfektionen werden serologisch diagnostiziert. Nach der Bestätigung ist die Patientin an einen Spezialisten zu überweisen. Dieser organisiert die Überwachung, um eine Infektion des Fetus und mögliche Hinweise auf eine Anämie zu finden.
- Es gibt keinen Hinweis, dass das Virus Missbildungen verursacht.
- Bei einem Patienten mit einer malignen hämatologischen Erkrankung kann das Virus eine aplastische Krise auslösen.

29.57 Exanthema subitum (Dreitagefieber, Roseola infantum)

Grundsätzliches
- Ernste Erkrankungen sollten als Ursache für das Fieber ausgeschlossen werden (s. Differenzialdiagnose).

Ätiologie
- HHV-6 und HHV-7 (die humanpathogenen Herpesviren der Typen 6 und 7)

Klinisches Bild
- Betroffen sind Kinder zwischen dem 6. Lebensmonat und dem 2. Lebensjahr. Bei Kindern unter 3 Monaten und über 3 Jahren ist die Infektion selten. Die Übertragung erfolgt durch Tröpfcheninfektion (Niesen, Husten, Sprechen).
- Die Inkubationszeit beträgt 5–15 Tage. Die Übertragung erfolgt wahrscheinlich beim Tragen auf dem Arm.
- Die Erkrankung beginnt mit hohem Fieber, das 3–5 Tage anhält, dann rasch fällt, gleichzeitig tritt ein zartes Exanthem auf. Bei einem kleinen Prozentsatz der Kinder kommt es schon vor Ende der Fieberphase zu einem Ausschlag, und bei einem ebenso geringen Prozentsatz ist ein Intervall von 1 Tag zwischen Fieber und Ausschlag zu beobachten. Der Ausschlag selbst dauert einige Stunden bis zu einigen Tagen an.
- Einzelstehende kleine rote Flecken oder makulopapulöse Läsionen erscheinen zunächst rund um die Ohren und breiten sich dann auf Gesicht, Nacken und Stamm aus.
- Weitere mögliche Symptome sind Konjunktivi-

tis, Lidödem, kleinfleckige Papeln auf Zäpfchen und Gaumen, Lymphknotenschwellung im Nacken und der Okzipitalregion **sowie eine vorgewölbte Fontanelle**.
- Nur eine Minderheit der Kinder mit einer HHV-Infektion entwickelt ein typisches Exanthema subitum ©. In den meisten Fällen manifestiert sich die Infektion als hohes Fieber ohne klare lokalisierte Symptome.
- Fieberkrämpfe, die bei 10–15% der infizierten Säuglinge auftreten, sind die wichtigste Komplikation.
- Bei Kindern kann HHV manchmal auch eine echte Enzephalitis verursachen. Das Virus kann latent bleiben und in Zusammenhang mit einer Organtransplantation oder anderen Immundefizienzen reaktiviert werden.

Differenzialdiagnostik
- Siehe den Artikel über Fieber beim Kind (29.01).
- Eine Urinanalyse ist zum Ausschluss einer Pyelonephritis notwendig.
- Im Anfangsstadium zeigt das Blutbild von Patienten mit Exanthema subitum meist eine Leukopenie.
- Die CRP-Bestimmung ist ab 12 Stunden nach Krankheitsbeginn aussagekräftig. Bei einem Exanthema subitum steigt der CRP-Wert kaum an, wogegen er bei einer septischen Infektion deutlich erhöht ist.

29.60 Stomatitis bei Kindern

Ätiologie und klinisches Bild

Mundsoor (orale Candidose)
- Stomatitis beim Kleinkind mit Candida albicans als Erreger.
- Weißliche Flecken oder Beläge, hauptsächlich auf der Zunge.
- Eine leichte orale Candidose bedarf keiner medikamentösen Therapie. Zur Selbstbehandlung kann zum Beispiel Zitronensaft verwendet werden.
- Die medikamentöse Therapie besteht in der Regel aus topischen Antimykotika (Miconazol-Mundgel, Nystatin-Darreichungen). In schweren Fällen, z.B. bei immungeschwächten Kindern, kommen systemische Fluconazol-Gaben in Frage.

Gingivostomatitis (akute herpetische Gingivostomatitis)
- Siehe Artikel 7.21.
- Wird durch das Herpes-simplex-Virus Typ 1 verursacht.
- Zu den Allgemeinsymptomen einer Primärinfektion zählen Fieber, Unwohlsein sowie Kopfschmerzen.
- Herpetiforme Effloreszenzen zeigen sich auf **Mundschleimhaut, Lippen und Zunge;** die Bläschen brechen häufig auf, was zu kleinen Erosionen führt.
- Das Zahnfleisch ist rot, geschwollen und blutet häufig. Der Mund ist extrem wund, und das Kind will nicht essen.
- Die Heilung erfolgt spontan: Das Fieber geht am 4. Tag zurück und die Bläschen verschwinden ein paar Tage später.

Herpangina
- Siehe Artikel 7.21.
- Der Erreger ist ein Coxsackie-Virus.
- Es finden sich Bläschen im **hinteren Mundbereich,** am Gaumen, auf den Tonsillen und im Rachen.
- Die Bläschen brechen häufiger auf als bei der Herpesinfektion. Die Allgemeinsymptome sind unter anderem Fieber, schmerzhafter Mund und Nahrungsverweigerung.

Hand-Fuß-Mund-Erkrankung
- Siehe Artikel 7.21.
- Die Erkrankung wird durch ein Coxsackie-Virus hervorgerufen. Bläschen können sowohl im Mund als auch an Händen und Füßen auftreten.
- Die Diagnose kann dadurch erschwert werden, dass sich die Mund- und die Hautläsionen nicht immer gleichzeitig manifestieren.
- Andere Enteroviren können ebenfalls zu einer Bläschenbildung im Mund und auf der Haut führen.
- Im Gegensatz zu den Herpesviren verursachen die Enteroviren selten eine Gingivitis (oder Zahnfleischbluten).
- Die Erkrankung tritt gehäuft im Spätsommer auf.
- Sie verläuft mild und komplikationsfrei.

Stomatitis aphthosa
- Die Erkrankung ist charakterisiert durch rezidivierende schmerzhafte Geschwüre im Mund, meist 1–5 Effloreszenzen gleichzeitig (7.23).
- Die Ätiologie ist unbekannt. L-Formen des Streptococcus sanguis wurden aus den Läsionen isoliert, aber ihre Rolle als Erreger ist unklar. Eine autoimmune Ätiologie wurde von einigen Autoren ins Spiel gebracht.
- Üblicherweise finden sich im Mund 1 bis 5 sehr schmerzhafte Ulzerationen.
- Im Unterschied zu einer Herpesinfektion kommt es zu Beginn der Krankheit nicht zu einer Bläschenbildung oder zum Auftreten von Allgemeinsymptomen (z.B. Fieber).

- Falls nötig, kann zur Behandlung eine anästhetische Salbe oder Lösung verwendet werden. Eine lokale Behandlung mit Cortison **B** kann ebenfalls hilfreich sein (7.23).

Behandlung

1. Gegen Fieber oder Schmerzen können NSAR als Saft oder Zäpfchen verordnet werden, oder auch Paracetamol (4 × 15 mg/kg täglich).
2. Gelegentlich hält eine virale Stomatitis aphthosa über einen längeren Zeitraum hinweg an, was zu einer Störung des Flüssigkeits- und Elektrolythaushalts führen kann, die eine Krankenhauseinweisung erfordert.
3. Mithilfe von Mundspülungen mit Lidocain vor der Mahlzeit kann das Kind oft dazu gebracht werden, genügend Flüssigkeit und Energie zuzuführen. Eine Einzeldosis von 5 bis 15 ml ist unbedenklich, auch wenn das Kind die Lösung schluckt.
4. Es gibt Evidenz, dass Aciclovir (und Valaciclovir) die Symptomdauer bei Herpesstomatitis verkürzen kann. Es kann bei stark symptomatischen Patienten innerhalb der ersten 3 Tage nach Symptombeginn eingesetzt werden. Für eine Lösung mit 40 mg/ml ist die Dosis 5 × 5 ml tgl. p.o. für Kinder über 2 Jahren und 5 × 2,5 ml tgl. für Kinder zwischen 3 Monaten und 2 Jahren.

29.61 Rötung oder Schwellung im Bereich des Gesichts oder der Augenlider eines Kindes – Zellulitis

Zielsetzung

- Wenn die Wange eines Kindes gerötet ist und sich bei Berührung heiß anfühlt oder wenn ein Auge zugeschwollen ist, sollte immer auch an eine Entzündung des Unterhautgewebes gedacht werden.

Differenzialdiagnose

- Ein Kind mit Zellulitis präsentiert sich mit Fieber, erhöhtem CRP-Wert und Leukozytose; diese Befunde helfen bei der differenzialdiagnostischen Abgrenzung zu einer Dakryozystitis, einer schweren Konjunktivitis und allergischen Reaktionen.

Therapie

- Fieber und auf eine bakterielle Infektion deutende Laborbefunde erfordern eine sofortige Einweisung in ein Krankenhaus.

- Die Therapie besteht in der Gabe von Cefuroxim 100 mg/kg/tgl. parenteral (vorher Blutkulturen anlegen!).

Prävalenz und Erreger

- Eine Zellgewebsentzündung der Wange hat üblicherweise eine hämatogene Genese und setzt in der Regel keine prädisponierenden Faktoren voraus.
- In 9 von 10 Fällen von Zellgewebsentzündungen im Bereich der Augen ist die Infektion periorbital (d.h. in den Augenlidern und im periokularen Gewebe) lokalisiert. In 3 von 4 Fällen wird ein prädisponierender Faktor identifiziert. Dazu zählen Hautrisse, eine Atemwegsinfektion, ein Gerstenkorn, eine Sinusitis oder eine Ohreninfektion.
- Eine orbitale Zellulitis (Orbitalphlegmone), die mit einem Exophthalmus und Sehstörungen einhergehen kann, tritt viel seltener auf.
- Bei den Erregern einer Zellgewebsentzündung, die sich aus einem Hautriss entwickelt hat, handelt es sich zumeist um Staphylococcus aureus oder Streptokokken. Zu den eher seltenen Erregern zählen Pneumokokken und Haemophilus influenzae Typ b.
- Die Einführung der Hib-Impfung hat die Haemophilus-induzierte Zellulitis praktisch eradiziert **A**.

29.62 Infektionen beim immungeschwächten Kind

Zielsetzungen

- Früherkennung:
  - einer Sepsis oder eines Sepsisrisikos
  - von schweren Viruserkrankungen
  - einer Pneumozystis-carinii-Pneumonie

Leitung der Behandlung

- Eine Zytostatikatherapie für Kinder wird in spezialisierten Zentren von pädiatrischen Hämatoonkologen oder Kinderärzten mit onkologischer Zusatzausbildung durchgeführt. Deshalb werden die Eltern angewiesen, sich immer gleich direkt mit dem Krankenhaus, das für die Behandlung ihres Kindes verantworlich ist, in Verbindung zu setzen.

Anzeichen einer Sepsis

- **Fieber** bei Neutropenie aufgrund einer Knochenmarkssuppression: Sofortige Kontaktaufnahme mit dem nächstgelegenen Kinderspital. In Fällen, wo die Auszählung der Neutrophilen $< 0,5 \times 10^9/l$ ergibt, wird eine Blutkultur ange-

legt und eine Therapie mit Breitbandantibiotika i.v. begonnen.
- Abdominelle Schmerzen **und Diarrhö** können die ersten Anzeichen einer Sepsis sein.
- Herdinfektionen ohne Fieber (Otitis, Sinusitis) können, wenn der Allgemeinzustand des Patienten gut ist, innerhalb der Primärversorgung behandelt werden.

Virusinfektionen
- Kinder unter Chemotherapie aufgrund eines Malignoms (insbesondere Leukämie und Lymphome), die mit einem Varicella-zoster-Patienten Kontakt hatten, brauchen binnen 72 Stunden Zosterhyperimmunglobulin, wenn eine solche Infektion nicht schon in ihrer Anamnese aufscheint (2 ml i.m. bei einem Körpergewicht unter 20 kg, darüber 4 ml i.m.). Sind bereits Symptome einer Varizelleninfektion aufgetreten, sollte das Kind im Krankenhaus mit i.v. verabreichtem Aciclovir behandelt werden.
- Eine Spezialabteilung ist zu konsultieren, wenn ein kindlicher Chemotherapiepatient an Masern erkrankt. In der Regel muss für die Dauer einer solchen Erkrankung die Chemotherapie unterbrochen werden. Das Kind muss nicht in jedem Fall hospitalisiert werden.

Pneumocystis carinii
- Den meisten kindlichen Karzinompatienten, die eine Chemotherapie erhalten, wird eine Trimethoprim-Sulfamethoxazolprophylaxe gegen eine P.-carinii-Pneumonie verordnet. Kommt es nichtsdestoweniger bei einem solchen Patienten zu einem Temperaturanstieg und zu einer beschleunigten flachen Atmung, so ist eine Einweisung in eine pädiatrische Abteilung zur Durchführung eines Thoraxröntgens und zur Bestimmung der arteriellen Sauerstoffsättigung geboten. Die Sicherung der Diagnose erfolgt über eine Lungenbiopsie.

Splenektomie beim Kind
- Kinder, denen eine Milzexstirpation bevorsteht, werden in der Regel zumindest 1 Monat vor der Operation gegen Pneumokokken, Meningokokken und Haemophilus influenzae geimpft. Eine Impfung gegen Influenza ist ebenfalls empfehlenswert. Hohes Fieber bei einem splenektomierten Kind ist immer ein ernst zu nehmendes Symptom. Das Kind soll umgehend in ein Krankenhaus eingewiesen werden. Dort wird eine Blutkultur angelegt und eine wirksame i.v. Antibiotikatherapie eingeleitet, die auch gegen eine Hämophilusinfektion wirksam sein soll.

29.70 Anämie beim Kind
Zielsetzungen
- Erkennen einer Leukämie und einer akuten hämolytischen Krise (15.25), da Patienten mit diesen Erkrankungen sofort an ein pädiatrisches Krankenhaus mit hämatologischer Abteilung eingewiesen werden müssen.
- Abklärung der Ursache eines Eisenmangels.
- Überprüfung, ob der Patient auf das Eisenpräparat anspricht.

Untersuchungen im Bereich der Grundversorgung
- Hämoglobinkonzentration ist altersabhängig:
  - bei der Geburt > 15,0 g/dl
  - 1–4 Monate > 10,0 g/dl
  - 5 Monate–5 Jahre > 10,5 g/dl
  - 6–15 Jahre > 11,5 g/dl
- Registrierung des Allgemeinzustandes, die Färbung der Augen (der Bindehäute), einen allfälligen Ikterus, etwaige Anzeichen einer Infektion, Angaben über Schmerzen, die Beschaffenheit der Lymphknoten, die Größe von Leber, Milz und Hoden, die kardiovaskulären Parameter und allfälliger Hinweise auf Blutungen und Ödeme
- Großes Blutbild mit Erythrozytenmorphologie und Retikulozytenzahl, BSG (und, falls entsprechende Geräte verfügbar sind, Bestimmung der Erythrozytenverteilungsbreite „RDW" als Maß der Anisozytose). Kleine Erythrozyten im peripheren Blut sind die ersten Anzeichen eines Eisenmangels. Ihr Vorhandensein im Anfangsstadium einer Anämie und ihr Verschwinden bei Ansprechen auf eine Therapie kann nur mittels Histogramm oder Mikroskopie nachgewiesen werden. Eine außergewöhnlich weite Bandbreite von Erythrozytenvolumina – die unter anderem ein Anzeichen für einen leichten Eisenmangel sein kann – äußert sich ebenfalls in einem hohen RDW-Wert. Der MCV-Wert kann noch oder schon wieder normal sein.
  - Ist das MCV nicht vermindert (normozytäre oder makrozytäre Anämie), sollte ein pädiatrischer Hämatologe oder ein Pädiater zugezogen werden (üblicherweise werden ein direkter Coombs-Test, Leber- und Nierenfunktionstests, die Bestimmung der Werte für Folsäure und Vitamin B_{12} und die Fahndung nach Blut im Stuhl und im Urin empfohlen).
  - Auch bei normalen Werten für die Hämoglobinkonzentration kann ein Eisenmangel vorliegen.
- Wenn eine isolierte Anämie vorliegt, bei den anderen Blutzellen die Werte normal sind, der direkte Coombs-Test negativ ist und wenn das Kind kein Blut verliert, besteht kein dringender Handlungsbedarf.

- Zeigen hingegen andere Zelllinien ebenfalls Auffälligkeiten, so besteht ein Verdacht auf Leukämie, und das Kind ist unverzüglich in ein Krankenhaus einzuweisen, in dem eine Untersuchung des Knochenmarks durchgeführt und eine Behandlung einer Leukämie eingeleitet werden können.

Behandlung einer Eisenmangelanämie

- Wenn die Hämoglobin- und MCV-Werte niedrig sind, aber im richtigen Verhältnis zueinander stehen, dann leidet das Kind in der Regel an einer Eisenmangelanämie. Dann wird eine Therapie mit oralem Eisensulfat (Fe ++) eingeleitet (Dosierung: 4 mg/kg/Tag in 1–3 Einzeldosen, Einnahme vorzugsweise mit Orangensaft auf nüchternen Magen).
- Die Eisentherapie sollte jedenfalls ins Auge gefasst werden, denn Studien belegen, dass ein Eisenmangel zumindest bei Säuglingen zu einer Schädigung der kognitiven Fähigkeiten führen kann. Andererseits darf eine Eisensubstitutionstherapie nicht unnötig fortgesetzt werden, da ein Eisenüberschuss auch schädlich sein kann (24.65).
- Überprüfung der Hämoglobinwerte nach 2 Wochen, möglichst in Verbindung mit einer Retikulozytenzählung (plus Histogramm beziehungsweise mikroskopische Bestimmung der Erythrozytenmorphologie). Die Diagnosestellung war korrekt, wenn der Patient auf die Behandlung anspricht. Die Retikulozytose ist ein deutlich rascher reagierender Indikator für eine erfolgreiche Eisentherapie als der Anstieg der Hämoglobinwerte.
- Nach Normalisierung der Hämoglobinwerte wird die Eisenmedikation noch mindestens 3 Monate lang weitergeführt.
- Nach Normalisierung der Ferritinkonzentration kann die Eisentherapie abgesetzt werden (vorausgesetzt, es sind keine Akut-Phase-Reaktionen im Gange). Der Ferritinwert ist ein guter Indikator für das Ausmaß der Eisenspeicherung.
- Wurde durch die Nahrungsaufnahme Eisen nur in unzureichendem Maße zugeführt, stellt die Umstellung der Ernährung des Kindes einen wichtigen Bestandteil der Therapie dar. Der Milchkonsum sollte auf maximal 500 ml täglich eingeschränkt werden.

Abklärung der Ursache des Eisenmangels

- Ein Eisendefizit stellt bloß ein Symptom dar, ist aber an sich keine Erkrankung. Daher gilt es, die Ursache für den Eisenmangel abzuklären. Wenn der Patient nur ungenügend auf die Eisensubstitution anspricht, muss nach anderen Ursachen gefahndet werden. In Betracht zu ziehen sind ein nutritives Eisendefizit (insbesondere bei kleinen Kindern), Malabsorption und Blutverlust aufgrund von Blutungen (speziell bei älteren Kindern).
  - Ernährungsanamnese (zu viel Milch?) und, wenn nötig, ein Ernährungstagebuch mit allen Mahlzeiten innerhalb 1 Woche.
  - Farbe des Stuhls (schwarz?)
  - Wachstumskurven; gegebenenfalls Bestimmung einschlägiger Antikörper im Serum zur Diagnose einer Zöliakie.
  - Tests zum Nachweis von Blut und Urin im

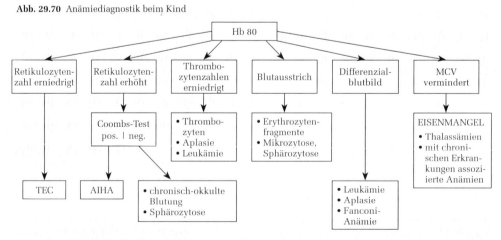

Abb. 29.70 Anämiediagnostik beim Kind

TEC = Transitorische Erythroblastopenie des Kindesalters
AIHA = Autoimmunhämolytische Anämie
MCV = Mittleres Erythrozyten-Einzelvolumen

Stuhl (Blut von 3 Stuhlproben wird untersucht).
- Wenn im Stuhl Anzeichen für einen Blutverlust gefunden wurden, Einweisung in ein pädiatrisches Krankenhaus (Blutsenkung, Endoskopien, Suche nach einem Meckel'schen Divertikel). Zu den möglichen Diagnosen zählen Meckel-Divertikel oder Kolitis des distalen Kolons, bei älteren Kindern Colitis ulcerosa oder Morbus Crohn.
- Bei Kindern im Vorschulalter sind gelegentlich okkulte gastrointestinale Blutungen aufgrund übermäßigen Milchkonsums die Ursache der Anämie. Das Kind kann auch an einer Hypoproteinämie leiden, die auf die Eisenmedikation anspricht. Im Allgemeinen trinkt das Kind große Mengen Milch, sodass allein schon aufgrund der aus der Anamnese gewonnenen Daten eine Einschränkung des Milchkonsums empfohlen werden kann. Ein totaler Verzicht auf Milch ist nicht notwendig.

Anämiediagnostik und -therapie im Krankenhaus

- Bei positivem direktem Coombs: Das Kind leidet an einer autoimmunhämolytischen Anämie (AIHA). Sofortiger Therapiebeginn mit Prednisolon mit 2–4 mg/kg/Tag in 3 Einzelgaben. Nur in Notfällen wird eine Erythrozytentransfusion gegeben.
- Leidet das Kind an einer Coombs-negativen hämolytischen Anämie und finden sich beim Neugeboren Sphärozyten im Blutausstrich, sollte beim Neugeborenen und der Mutter die Blutgruppe (AB0, Rh) bestimmt werden. Bei älteren Kindern ist die Familienanamnese zu erheben und zusätzlich die osmotische Resistenz der Erythrozyten (auch nach 24-stündiger Inkubation).
- Patienten mit hereditärer Sphärozyse (Kugelzellenanämie) brauchen Eryhtrozyteninfusionen, wenn die Hämoglobinkonzentration deutlich unter 8,0 g/dl abfällt. Die Serumbilirubinwerte und das Haptoglobin im Serum können zusätzliche Hinweise auf den Schweregrad der Hämolyse geben. Hohe Hämoglobinspiegel im Plasma, der Verlust der Haptoglobinbindungskapazität und die Präsenz von Erythrozytenfragmenten im Blutausstrich deuten auf eine intravaskuläre Hämolyse hin.
- Liegt auch eine Thrombozytopenie vor, sollten eine Befragung des Patienten nach allfälligen intestinalen Symptomen und eine Bestimmung der Kreatininspiegel in Serum und Urin erfolgen, da möglicherweise ein hämolytisch urämisches Syndrom besteht.
- Wenn die Retikulozytenzahl trotz Anämie erniedrigt und das MCV normal oder vergrößert ist, so könnte dies auf eine Knochenmarkshypoplasie zurückzuführen sein. Dann sollte ein genaues gesamtes Blutbild zum Ausschluss einer hereditären Sphärozytose erfolgen (aplastische Krise in der Regel nach einem Erythema infectiosum). Die wahrscheinlichste Ätiologie stellt die transitorische Erythroblastopenie des Kindesalters dar (TEC). Nicht zu vergessen sind auch die seltenen idiopathischen Syndrome: die Blackfan-Diamond-Anämie (Säuglinge) und die Fanconi-Anämie (ältere Kinder). Eine Untersuchung des Knochenmarks ist im Allgemeinen indiziert. Bei Verdacht auf Leukämie (Anomalien bei anderen Blutzelllinien) sollte noch am selben Tag eine Einweisung des Patienten in ein pädiatrisches Krankenhaus zu einer Knochenmarksuntersuchung erfolgen.
- Die Thalassaemia minor (Mittelmeeranämie) und die Hämoglobinopathien (Hb S, C, E) sind Beispiele für mikrozytäre Anämien, die nicht auf Eisenmedikationen ansprechen. Erhebung der Familienanamnese, Prüfung der ethnischen Zugehörigkeit, Untersuchung der Hämoglobinwerte und des MCV der Eltern und Prüfung der Zweckmäßigkeit einer Hämoglobinelektrophorese und einer isoelektrischen Fokussierung des Hämoglobins beim Kind.

29.71 Blaue Flecken und Purpura beim Kind: ITP und mögliche Differenzialdiagnosen

Klinische Charakteristika

- Bei der idiopathischen thrombozytopenischen Purpura (ITP oder Morbus Werlhof) des Kindes handelt es sich um eine akute Autoimmunerkrankung mit einer normalen Thrombozytenbildung im Knochenmark, aber mit einer deutlich verkürzten Lebensdauer der Thrombozyten im peripheren Blut.
- Idiopathische thrombozytopenische Purpura (ITP, Morbus Werlhof) tritt typischerweise in der frühen Kindheit auf und manifestiert sich in kleinen Hämatomen, Petechien und isolierter Thrombozytopenie. Etwa 50% der Patienten haben einen akuten (meist viralen) Infekt durchgemacht oder sind 2–3 Wochen zuvor geimpft worden (MMR).
- Wenn der Patient hohes Fieber hat und sein Allgemeinzustand schlecht ist, sollte man an ande-

re Krankheiten denken (Meningokokken-Septikämie, Leukämien); siehe dazu den Artikel über Fieber bei Kindern (29.01). Siehe auch den Artikel über Purpura Schoenlein-Henoch (29.83).

Anamnese

- Einnahme bestimmter Medikamente (z.B. Valproat, Acetylsalicylsäure)
- Zeichen und Symptome, die auf eine Infektion beim Patienten selbst oder bei Personen, die mit dem Kind körperlichen Kontakt hatten, hinweisen.
- Impfungen
- Blut im Urin oder im Stuhl
- Kopfschmerzen
- Abdominelle Beschwerden (Schoenlein-Henoch-Syndrom)
- Gelenkschmerzen (Schoenlein-Henoch-Syndrom)
- Familiäre Anamnese (Autoimmunerkrankungen?)

Untersuchungen

- Hinweise auf Infekte oder Blutungen
- Größe von Leber und Milz
- Tumoren
- Riesenhämangiome (Verbrauchskoagulopathie, Kasabach-Merritt-Syndrom)
- Auskultation des Kopfes, Halses und der Bauchregion (AV-Malformationen etc.)
- Die Bestimmung von Hämoglobin, Erythrozythenindizes und -morphologie, Leukozyten (einschließlich Differenzialblutbild), Thrombozyten und CRP-Wert kann noch innerhalb der primärärztlichen Versorgung veranlasst werden, wenn folgende Bedingungen erfüllt sind:
  - Das Kind weist nur wenige Hämatome und Petechien auf und die Diagnose ist nicht gesichert (bei Normalbefunden würde sich eine Krankenhauseinweisung erübrigen).
  - Die Laborbefunde (ITP vs Leukämie) helfen zu entscheiden, wohin das Kind überwiesen werden soll.
  - Im Krankenhaus wird eine Knochenmarkbiopsie durchgeführt, wenn das Kind zusätzlich zur Thrombopenie an einer Anämie und/oder Neutropenie leidet, oder wenn eine Cortisonbehandlung geplant ist.

Nachbetreuung zu Hause

- Wenn eine diagnostische Knochenmarkuntersuchung erfolgt ist und die Petechien das einzige Symptom beim Kind darstellen, kann es auch zu Hause beobachtet werden, unabhängig von der Thrombozytenzahl.
- Das Kind kann in den Kindergarten oder zur Schule gehen, wenn die dortigen Betreuungspersonen über seinen Zustand aufgeklärt wurden.

- Kontaktsportarten sind bei einer Thrombozytenzahl von über $50 \times 10^9/l$ erlaubt.
- Die Einnahme von ASS-Präparaten ist absolut kontraindiziert. NSAR und Fischöl können ebenfalls eine Thrombozytenagglutination verhindern.
- Hämoglobinwerte, Thrombozytenzahl und Stuhl sollten im Abstand von 1–4 Wochen überwacht werden. Dieses Intervall kann verlängert werden, wenn die Thrombozytenzahl zu steigen beginnt. Die Kontrolluntersuchungen können eingestellt werden, wenn die Thrombozytenzahl $2 \times$ über $150 \times 10^9/l$ gelegen ist.
- Bei den meisten Kindern normalisieren sich die Thrombozytenwerte innerhalb von wenigen Monaten von selbst, bei einer Minderheit der Patienten (15–20%) kommt es zur Chronifizierung und Persistenz über 6 Monate. In diesen Fällen ist ein pädiatrischer Hämatologe zu konsultieren.

29.72 Vergrößerung der zervikalen Lymphknoten und andere Knotenbildungen in der Hals-/Nacken-Region des Kindes

Grundsätzliches

- Eine beidseitige Vergrößerung der zervikalen Lymphknoten ist in den meisten Fällen durch eine Virusinfektion verursacht.
- Eine einseitige Lymphadenitis der Hals-/Nacken-Region ist meistens durch eine Streptokokkeninfektion der Gruppe A verursacht.
- Die Wahrscheinlichkeit, dass es sich um eine bakterielle Infektion handelt ist hoch, wenn es sich um eine einseitige, druckdolente oder erythematöse Lymphknotenvergrößerung handelt, oder wenn die Speicheldrüse entzündet ist.
- Krankenhauseinweisung des Kindes muss veranlasst werden bei schlechtem Allgemeinzustand, Dyspnoe, bei Fluktuation des Lymphknotens oder wenn der Knoten ausgeprägt und an ungewöhnlicher Stelle lokalisiert ist (z.B. subklavikulär) bzw. wenn das Blutbild auffällig ist.
- Überweisung des Kindes an einen Facharzt, wenn ein großer (> 2 cm) Lymphknoten während einer 1-monatigen Nachbeobachtungszeit nicht schrumpft.

Ursachen für Schwellungen im Hals- und Nackenbereich

- Bei einer sich rasch entwickelnden Schwellung handelt es sich beinahe immer um eine Lymphknotenvergrößerung aufgrund einer Infektion. Zu den wichtigsten Ursachen zählen:
  - Virusinfektionen
  - Streptokokken- oder Staphylokokkeninfektionen
  - Toxoplasmose
  - Tularämie
  - atypische Mykobakterieninfektionen
  - Katzenkratzkrankheit
- Bakterielle Infektion einer Speicheldrüse (Lokalisation unter dem Kieferwinkel)
- Zahnabszess
- Kawasaki-Syndrom (Fieber, Ausschlag, Konjunktivitis) (29.87)
- Tumoren ausgehend von der Schilddrüse, den Parotiden oder neuronalem Gewebe
- Lymphome oder Leukämie
- Hämatom des M. sternocleidomastoideus
- Dermoidzyste

Akute Schwellung im Hals-/Nacken-Bereich

- Bei der Mehrzahl der **akuten** bilateralen **Lymphknotenvergrößerungen** handelt es sich um eine Lymphadenitis, die Virus-assoziiert ist (insbesondere Adenovirus, Epstein-Barr-Virus und Zytomegalievirus). Eine weniger häufige Ursache ist eine Streptokokkentonsillitis, bei der es typischerweise ebenfalls zu einer Vergrößerung der Lymphknoten an den Kieferwinkeln kommt.
- Bei **einem akuten einseitigen Knoten in der Hals-/Nacken-Region** handelt es sich in 40–80% der Fälle um eine bakterielle Lymphadenitis, verursacht durch Staphylococcus aureus oder betahämolysierende Streptokokken der Gruppe A; selten liegt eine Infektion durch Anaerobier oder eine Mischinfektion vor. Der Lymphknoten misst 2,5–6 cm im Durchmesser und ist druckschmerzhaft, warm und rot. Fieber und sonstige systemische Symptome fehlen meist. Ein solitärer vergrößerter Lymphknoten ist ein typischer Befund des Kawasaki-Syndroms, einer atypischen mykobakteriellen Infektion und der seltenen Katzenkratzkrankheit.

Länger bestehende Schwellung im Hals-/Nacken-Bereich

- Schon lange bestehende Lymphknotenschwellungen im Bereich der Kieferwinkel und neben dem M. sternocleidomastoideus sind so gut wie immer harmlos. Mehr als die Hälfte der asymptomatischen Kinder im Schulalter weisen zumindest einen Lymphknoten mit mehr als 1 cm Durchmesser auf.
- Es ist wichtig, die Größe des Lymphknotens und ein allfälliges Wachstum während eines Zeitraums von 2 bis 4 Wochen zu beobachten. Bei den meisten Lymphknoten, die von den Eltern entdeckt werden, handelt es sich um „Restbestände" einer Infektion, die sich während der Nachbeobachtungszeit wieder zurückbilden.
- Vorsicht ist allerdings geboten bei Lymphknoten, die in anderen Bereichen als in der Nähe der Kieferwinkel lokalisiert sind (insbesondere subklavikuläre Knoten). Bei Verdacht auf ein Malignom sollte eine sofortige Überweisung des Kindes zu einem Facharzt für Kinderheilkunde erfolgen.
- Zu den häufigsten **infektiösen Ursachen** einer chronischen Lymphadenitis im Hals- oder Nackenbereich zählen die Toxoplasmose, atypische Mykobakterien und die Katzenkratzkrankheit.
- Bei einer Toxoplasmose (1.62) findet sich im Nackenbereich ein solitärer, nicht druckschmerzhafter und fluktuierender Lymphknoten. Die meisten Patienten sind ansonsten asymptomatisch. IgG-Aviditätstest stellt die wichtigste Diagnosemethode dar (je frischer die Infektion, desto geringer ist die Avidität).
- Anmerkung: In Österreich wird routinemäßig lediglich ein IgG- bzw. IgM-Test veranlasst. Der Aviditätstest bleibt speziellen Fragestellungen vorbehalten.
- Atypische Mykobakterien rufen oftmals eine unilaterale Lymphadenitis hervor. Das Lymphknotenwachstum ist zuerst rapid, stoppt aber nach 2–3 Wochen. Die Haut über dem angeschwollenen Lymphknoten kann gerötet sein, und bei Persistenz der Infektion kann es zur Verwachsung der Haut mit dem Lymphknoten kommen.
- Die Katzenkratzkrankheit wird zumeist durch das Bacterium Bartonella henselae hervorgerufen. In etwa 50% der Fälle geht ein Katzenbiss oder eine Kratzverletzung dem Beginn der Erkrankung voran, bei der es innerhalb von 7 bis 14 Tagen zu einer lokalen Erythembildung und Induration (Schwellung der Haut) im Wundbereich kommt; später tritt eine Lymphadenitis hinzu. Die Diagnose kann mit einer histologischen Untersuchung gesichert werden.

Ambulante Behandlung

- Eine beiseitige akute Lymphadenitis bedarf keiner Therapie. Eine Ausnahme bildet eine entzündliche Lymphknotenschwellung als Folge einer Gruppe-A-Streptokokkeninfektion.

- Die Therapie **einer einseitigen akuten Lymphknotenschwellung** richtet sich gegen die häufigsten Erreger: Stapylokokken und Streptokokken. Zu den empfohlenen Medikationen zählen Cephalexin, Erythromycin (40 mg/kg/Tag in 3 Einzeldosen), Cloxacillin und Clindamycin. Da die meisten Staphylokokken Betalactamase produzieren, kann der Einsatz von Penicillin V nicht empfohlen werden. Bei Ansprechen auf die Therapie kann innerhalb von 36–48 Stunden eine klinische Besserung beobachtet werden.

29.75 Passagere Glukosurie bei Kindern

Zielsetzungen

- Erkennen eines möglichen insulinpflichtigen Diabetes mellitus als Ursache für den Zufallsbefund „Glukosurie" und sofortige Veranlassung der notwendigen Behandlung.
- Prüfung, ob die Glukosurie auf eine prädiabetische Stoffwechsellage zurückzuführen ist, und Veranlassung der notwendigen Nachkontrollen.

Ursachen

- Die Blutzuckerwerte sind aufgrund eines bereits bestehenden Diabetes oder aus anderen Gründen erhöht:
  - Etwa 6% der Kinder mit asymptomatischer Glukosurie entwickeln später einen Typ-1-Diabetes.
- Stressfaktoren:
  - Infektionen
  - Traumen
  - Verbrennungen oder Verbrühungen
  - Hypoxie
  - Hypothermie
  - chirurgischer Eingriff
- Erniedrigte Nierenschwelle
- Hyponatriämische Dehydratation als Folge einer Diarrhö
- Bestimmte Medikamente können in hohen Dosierungen eine Glukosurie auslösen:
  - Cephalosporine
  - Penicillin G
  - Nalidixinsäure
  - Nitrofurantoin
  - Antiphlogistika
  - Ascorbinsäure

Untersuchungsgang bei asymptomatischer Glukosurie

1. Sofortige Bestimmung des Blutzuckerwerts:
   - Wenn der Nüchternblutzuckerspiegel im Plasma ≥ 126 mg/dl (7,0 µmol/l) übersteigt beziehungsweise der postprandiale Wert über ≥ 200 mg/dl (11,1 µmol/l) liegt (was im venösen Blut Werten von 120 bzw. 180 mg/dl entspricht, in µmol 6,7 bzw. 10,0), dann liegt mit hoher Wahrscheinlichkeit ein Diabetes vor, und das Kind sollte dringend weiterführenden Untersuchungen (oraler Glukosetoleranztest) und einer Therapie zugeführt werden.
   - Wenn nur die postprandialen Glukosewerte bestimmt werden können und die Ergebnisse unter 200 mg/dl liegen, sollte am nächsten Morgen der Nüchternblutzuckerspiegel ermittelt werden. Wenn dieser 125 mg/dl übersteigt, sollte wie oben beschrieben vorgegangen werden.
2. Beträgt der Blutzuckerwert < 120 mg/dl, können die weiterführenden Untersuchungen durch den Hausarzt erfolgen.
   - Zu Kontrollzwecken eine Urinprobe am nächsten Morgen oder aber spätestens wenn ein bekannter Stressfaktor, zum Beispiel eine Infektion, abgeklungen ist.
   - Bestimmung des glykosylierten Hämoglobins (HbA_{1c}).
   - Fahndung nach Autoantikörpern, wie sie mit Diabetes vom Typ 1 assoziiert sind.
3. Wenn die Befunde dieser Untersuchungen im Normalbereich liegen und sich unter den Angehörigen kein Typ-1-Diabetiker findet, sind keine weiteren Untersuchungen und Kontrollen nötig.
4. Weiterführende Untersuchungen sind hingegen angezeigt:
   - **sofort**, wenn
     - wiederholt eine Glukosurie festgestellt wird
     - das HbA_{1c} die Grenzwerte übersteigt
   - binnen 2–3 Wochen, wenn
     - Autoantikörper nachgewiesen werden konnten
     - ein Angehöriger ein Typ-1-Diabetiker ist
5. Weiterführende Untersuchungen sollten in einem spezialisierten pädiatrischen Zentrum durchgeführt werden.
   - Die Eltern werden angehalten, die morgendlichen Glukosuriewerte des Kindes zu überwachen. Im Bedarfsfall wird das Kind an einen niedergelassenen Kinderfacharzt oder ein pädiatrisches Zentrum überwiesen.

29.76 Neu diagnostizierter Typ-1-Diabetes beim Kind

Diagnostik und Therapieeinleitung

- Die Symptome eines Typ-1-Diabetes sollten rasch wahrgenommen und richtig zugeordnet werden: Durst und häufiges Harnlassen, Enuresis bei einem schon einmal sauberen Kind, Mattigkeit, Bauchschmerzen, übermäßige Dehydrierung und Gewichtsverlust. Bei einem Säugling kann als einziges Symptom eine Atemnot, die einer Asthmaattacke ähnelt, auftreten.
- Sofortmaßnahmen sind geboten, z.B. eine Glukosebestimmung mittels Reagenzstreifen im Harn oder mit einem Messgerät im Blut.
- Bei einem positiven Harnglukosetest des Kindes sollten unverzüglich weitere Maßnahmen veranlasst werden.
- Bei Diabetesverdacht bei einem Kind müssen unbedingt noch am selben Tag Maßnahmen ergriffen werden.
- Wenn der Harnglukosetest positiv war, muss sofort ein Blutglukosetest gemacht werden. Wenn die Blutglukosewerte erhöht sind (oder der Befund nicht sofort verfügbar ist), muss das Kind als Notfall an die nächste Kinderabteilung eingewiesen werden. Unter der Voraussetzung, dass sich die Blutglukosewerte im Normalbereich befinden, kann die Abklärung eines Glukosuriezufallsbefunds bei einem asymptomatischen Kind innerhalb der Grundversorgung stattfinden (29.75).
- Die Einleitung der Therapie sollte an einer spezialisierten Abteilung erfolgen.
- Rehydrierungsmaßnahmen und eine Insulintherapie sollten nur für den Fall, dass die Einlieferung in eine Kinderklinik mehrere Stunden in Anspruch nehmen würde, innerhalb der primären Gesundheitsversorgung vorgenommen werden. Ist das Kind in einem sehr schlechten Zustand, sollte telefonischer Kontakt mit einer Kinderklinik aufgenommen werden.
- Zur Korrektur der Dehydrierung sollte die Flüssigkeitsersatztherapie in der Notaufnahme des Krankenhauses eingeleitet und später auf der Station fortgeführt werden, bis die Ketoazidose abgeklungen ist.
- Die Insulintherapie sollte in Verbindung mit dem initialen Flüssigkeitsersatz gestartet werden, entweder als eine intravenöse Dauerinfusion oder in Form wiederholter subkutaner Injektionen.
- Die Diabetikerschulung für das Kind und seine Angehörigen sollte bereits in den ersten Tagen des Krankenhausaufenthalts beginnen. Die Dauer der stationären Erstbehandlung beträgt in der Regel etwa 1 Woche.

29.77 Ein Kind oder ein Jugendlicher mit Typ-1-Diabetes in der Allgemeinpraxis

Allgemeines

- Das Management eines Typ-1-Diabetes bei einem Kind erfolgt durch einen pädiatrischen Diabetologen (Zentrum).
- Wenn ein diabetisches Kind mit Fieber, Gastroenteritis oder einer anderen infektiösen Erkrankung vorgestellt wird und Glukose und Ketone im Urin festgestellt werden, muss zur Einstellung der Insulindosis ein Spezialist konsultiert werden.
- Stationäre Einweisung bei **Alarmsymptomen** (siehe auch Absatz spezielle Situationen).

Organisation der Diabetestherapie

- Die Diabetesversorgung erfolgt in Kooperation zwischen einem multidisziplinären Diabetesteam und dem Kind und seinen Angehörigen.
  - Dem Betreuungsteam müssen neben einem auf Diabetes spezialisierten Kinderarzt und einer speziell ausgebildeten Krankenschwester zumindest ein Ernährungsberater, ein Rehabilitationskoordinator und ein Sozialarbeiter angehören.
    - Anmerkung: in Österreich steht in den meisten Einrichtungen zusätzlich zum spezialisierten Kinderarzt Ernährungsberatung und psychologische Betreuung zur Verfügung.
- Die Stützpfeiler eines guten Diabetesmanagements sind die regelmäßige Insulingabe, Ernährungsempfehlungen, Stoffwechselkontrolle und eine geeignete körperliche Betätigung.

Insulin

- Siehe 23.21.
- Die Insulindosis für ein durchschnittliches Kind beträgt 0,8 Einheiten/kg/Tag, während bei einem Erwachsenen die Dosis häufig 1 Einheit/kg/Tag übersteigt.
- Die Insulindosis wird je nach Alter, Ausmaß und Qualität der Nahrungszufuhr und des Trainings und unter Berücksichtigung verschiedener psychosozialer Faktoren individuell angepasst. Mittellang und lang wirksame Insuline werden zur Deckung der Basalinsulinversorgung eingesetzt, kurz und ultrakurz wirksame Insulinpräparate zur zusätzlichen Versorgung nach Mahlzeiten. Die Dosierung richtet sich nach den Blutzuckerwerten, die mehrmals am Tag bestimmt werden müssen.

Ernährung
- Die empfohlene Diabetesdiät unterscheidet sich nicht von den Ernährungsempfehlungen für Gesunde.

Überwachung durch eine Fachabteilung
- Ein diabetisches Kind wird in der Regel alle 3 Monate in einer Diabetesambulanz kontrolliert werden.
- Die TSH-Konzentration im Serum wird 1 × jährlich überprüft und das Kind wird auf Zöliakie und Mikroalbuminurie gescreent. Ein großes Blutbild wird alle 5 Jahre gemacht, desgleichen eine Bestimmung der Kreatinin- und Lipidwerte im Serum.
  - Anmerkung: In Österreich wird die Stoffwechselkontrolle entsprechend den ISPAD-Kriterien 2007 mit Lipiden, Kreatinin, Leberfunktionsproben, Mikroalbumin und TSH 1 × jährlich durchgeführt, das Screening auf Zöliakie alle 2 Jahre.
- Im 12. Lebensjahr sollten erstmals Fundusphotographien durchgeführt und alle 1–2 Jahre wiederholt werden.
  - In Österreich werden Fundusphotographien (oder opthalmoskopische Funduskontrollen: geringere Sensitivität) jährlich ab dem 11. Lebensjahr, ab dem 9. Lebensjahr bei einer Diabetesdauer von 5 Jahren empfohlen.
- Der HbA_{1c}-Zielwert beträgt < 7,5%.
  - In der Pubertät steigt der Insulinbedarf an und die Diabeteseinstellung (HbA_{1c} < 7,5% ohne schwere Hypoglykämieepisoden) wird schwieriger.
- Die Blutzuckerteststreifen sollten gratis zur Verfügung gestellt werden. Der Bedarf an Streifen wird vom betreuenden Team geschätzt.
- Ein strukturiertes Diabetikerschulungsprogramm sollte für das Kind und seine Angehörigen zugänglich gemacht werden.
- Die üblichen Vorsorgeuntersuchungen, insbesondere im Rahmen der schulärztlichen Betreuung, sollten genau wie für andere Kinder auch wahrgenommen werden.
- Es sollte möglich sein, das spezialisierte Betreuungsteam bezüglich der Mahlzeitenplanung, etwa in Tagesbetreuungsstätten, zu konsultieren.
- Die Influenzaimpfung wird empfohlen.

Spezielle Situationen, Verhalten bei Krankheit
- Es muss stets daran gedacht werden, dass der Insulinbedarf durch interkurrente Erkrankungen (vor allem Infektionen) oder andere Stressfaktoren erhöht und durch körperliche Bewegung reduziert wird.

Alarmzeichen, die zu einer umgehenden Einweisung an eine Kinderabteilung veranlassen:
- Unstillbares Erbrechen (über 2 Stunden), viel Aceton im Harn, Acetongeruch (wie „faule Äpfel")
- Kinder unter 2–3 Jahren, Komorbiditäten
- Steigende BZ-Werte (> 300 mg/dl)
- Erschöpfte oder überforderte Betreuungspersonen
- Anhaltende Durchfallstühle
- Dehydratationszeichen oder beschleunigte oder vertiefte Atmung
- Starke Bauch- oder Kopfschmerzen
- Schlechter Allgemeinzustand, Bewusstseinsveränderungen (Unruhe oder Lethargie)
- Unklare Diagnose

Gastroenteritis bei einem diabetischen Kind
- Stündliche BZ-Messungen
- Jeden Harn auf Ketonkörper untersuchen
- Ausreichend Flüssigkeit, Glukose und Salze zuführen
- Wenn dem Kind und seinen Eltern keine klaren Richtlinien für das Verhalten in solchen Fällen mitgegeben wurden, empfiehlt sich die niedrigschwellige (telefonische) Kontaktnahme mit dem betreuenden Zentrum.
- Oft wird in solchen Fällen das Insulinregime modifiziert werden müssen.

Akuter Infekt ohne Erbrechen und Durchfall
- 1–2-stdl. BZ-Messungen, 3 × tgl. Temperatur messen
- Wenn sich das Kind nicht sehr krank fühlt:
  - Wunschkost, Menge selbst bestimmen lassen
  - Mahlzeitinsulin wie üblich anpassen, Basalinsulin unverändert
  - Blutzucker nicht zu hoch ansteigen lassen
- Wenn sich das Kind deutlich krank fühlt:
  - übliche Dosis des Basal- und Mahlzeiteninsulins spritzen
  - Nahrungszufuhr in Form von glukosehaltigen Getränken
  - Blutzucker nicht zu weit absinken lassen
  - bei **Alarmzeichen** Einweisung an eine geeignete Abteilung

Auslandsreisen
- Der behandelnde Arzt sollte dem Patienten ein Attest ausstellen, in dem das Bestehen eines insulinpflichtigen Diabetes bestätigt wird).
- Das Insulin muss im Handgepäck mitgeführt werden, wobei es ratsam ist, den Vorrat auf mehrere Gepäckstücke aufzuteilen.
- Bei Reisen mit Zeitverschiebung sollten die Zeitpunkte für Mahlzeiten und Insulininjektionen vorher festgelegt und schriftlich fixiert werden. In heißen Klimazonen erhöht sich die Insulinabsorption.

Ein bewusstloses diabetisches Kind
- An eine Hypoglykämie (bei plötzlichem Einsetzen der Symptomatik) beziehungsweise an eine Ketoazidose (bei langsamer Entwicklung der Symptomatik) ist zu denken.
- Sofortige Messung des Blutzuckers.
- Wenn das Kind hypoglykämisch ist oder keine Möglichkeiten zur Messung des Blutzuckers vorhanden sind, geben Sie sofort eine 20%ige Glukoselösung (100 ml = 20 g Kohlenhydrat) in die Vene und/oder Glukagon subkutan (die Dosis beträgt 0,5 ml bei Patienten < 25 kg, ansonsten 1,0 ml).
- Weisen Sie das Kind unverzüglich in eine Notaufnahme einer Kinderklinik ein.

29.80 Klinische Untersuchung eines Kindes mit Arthritissymptomatik

Grundsätzliches

- Die Arthritisdiagnose wird aufgrund klinischer Symptome gestellt: Schwellung oder Bewegungseinschränkung in Verbindung mit
  - Überwärmung,
  - Druckschmerzhaftigkeit oder
  - Bewegungsschmerz.
- Steifigkeit nach einer Ruhepause ist ein typisches Zeichen für Arthritis, während Schmerzen nach körperlicher Belastung häufiger bei nicht entzündlichen Gelenkserkrankungen auftreten.
- Wenn die Anamnese einen Verdacht auf Arthritis ergibt, dieser sich aber in der klinischen Untersuchung nicht erhärten lässt, sollte bei erneutem Auftreten der Symptomatik das Kind nachuntersucht werden.

Arthritissymptomatik bei einem Kleinkind

- Die Beschreibung der Symptomatik durch die Eltern gibt meist bereits einen Hinweis auf die Lokalisierung:
  - Das Kind steigt nicht allein aus dem Bett, sondern will getragen werden (eines der großen Gelenke der unteren Extremitäten).
  - Ein Knie ist gebeugt.
  - Beim Krabbeln stützt sich das Kind auf die Fäuste und nicht auf die Handflächen ab (Handgelenk).
  - Um zur Seite zu schauen, wendet das Kind nicht den Kopf, sondern verdreht den ganzen Oberkörper (Halswirbelsäule).
  - Das Kind kann am Morgen seinen Löffel und seine Tasse nicht halten (MCP- und PIP-Gelenke der Finger).

Untersuchung der Gelenke

Der folgende Untersuchungsgang der Gelenke erfordert einen Zeitaufwand von weniger als 10 Minuten.

1. Beobachtung des **Gangbilds, wenn das Kind geht und läuft**. Wenn ein kleines Kind hinkt, ist dies ein wichtiges Indiz für Schmerzen oder Steifigkeit. Berichte der Eltern über ein Hinken des Kinds sind in der Regel korrekt, auch wenn während der Untersuchung nichts davon zu sehen ist. Die Ursache für eine leichte Ungeschicklichkeit beim Laufen ist häufig eine neurologische Störung. Es sollte daher immer auch eine neurologische Untersuchung durchgeführt werden.
2. Probleme mit den Hüftgelenken sind die häufigste Ursache für ein Hinken.
3. Untersuchung der Gelenke auf **Schwellungen**.
4. Untersuchung, ob die Muskeln auf der betroffenen und der gesunden Seite gleich kräftig sind.
5. Prüfung der Hauttemperatur über den Sprunggelenken (mit der Dorsalseite der Finger) und über den Kniegelenken (mit den Handflächen) zum **Erkennen allfälliger Temperaturunterschiede**. Bei einer asymmetrischen Arthritis in diesen Gelenken besteht fast immer ein Temperaturunterschied.
6. Abtestung der **Gelenkbeweglichkeit**. Erscheint das Bewegungsausmaß normal, sollte geprüft werden, ob in den Extrempositionen des Bewegungsumfangs Schmerzen auftreten (Endphasenschmerz, muskuläre Blockade).
   - Bewegung der Sprunggelenke in verschiedene Richtungen zum Erkennen von Asymmetrien
   - Flexion der Kniegelenke:
     - Normalerweise sollte es keine Schwierigkeiten bereiten, mit den Fersen das Gesäß zu berühren.
   - Maximale Extension der Kniegelenke in Rückenlage:
     - Notieren von Asymmetrien
   - Test der Hüftgelenksinnenrotation. Das Kind sollte auf dem Rücken liegen, mit den Hüft- und Kniegelenken in 90°-Flexion. Während der Untersucher die Kniegelenke zusammenhält, werden die Unterschenkel nach außen bewegt.
     - Bei fast allen Erkrankungen der Hüftgelenke ist zuerst die Innenrotation eingeschränkt.
   - Flexion und Extension beider Ellbogengelenke zum Erkennen von Asymmetrien
   - Abtestung der Pronation und Supination der Handgelenke

- Test der maximalen Handgelenksextension:
  - Das Bewegungsausmaß sollte symmetrisch sein und zumindest 80° betragen.
- Flexion jedes einzelnen Fingers im Bereich der PIP- und DIP-Gelenke, wobei das MCP-Gelenk gerade gehalten wird. Das Kind kann auch gebeten werden, 4 Finger maximal zu beugen, wobei zuerst die distale Palmarfalte der Hand mit den Fingerspitzen berührt werden soll, dann die Handfläche so proximal wie möglich (in der 1. Position sind die MCP-Gelenke gestreckt, in der 2. gebeugt). Der 1. Test reicht zur Diagnose meist aus.
  - Normalerweise berühren die Finger ohne Schwierigkeiten die Handfläche.
  - Auch in Fällen ohne sichtbare Schwellung ist in der Regel eine Flexionseinschränkung leicht zu erkennen.

7. Erkennen eines **Kniegelenksergusses**. Mit der flachen Hand wird die Flüssigkeit aus dem Recessus suprapatellaris weggepresst und sodann mit Daumen und Zeigefinger geprüft, ob beiderseits der Patella eine Aussackung besteht.

8. **Schmerzprovokation** in den Sakroiliakalgelenken durch festes Drücken des Beckengürtels von beiden Seiten. Schmerzen in den Sakroiliakalgelenken strahlen in das Gesäß aus. Das Fehlen einer Schmerzempfindung schließt eine Sakroiliitis nicht aus. Schmerzen an den MTP-Gelenken der Füße und MCP-Gelenken der Hand können durch einen seitlichen Druck auf die Hand oder den Fuß ausgelöst werden.

9. Prüfung der **Rotation der Halswirbelsäule** (Bewegungsausmaß normal 90°) und Beugung des Kopfes nach hinten. Erkennen von Schmerzen, Bewegungseinschränkungen und Asymmetrien.

10. Bei der juvenilen Arthritis ist häufig das Kiefergelenk betroffen. Man beobachte, ob das Kind den Mund symmetrisch öffnet und überprüfe mit dem Zeigefinger, ob in beiden Gelenken eine ähnliche Gleitbewegung erfolgt. Man frage nach Schmerzen und Druckschmerzhaftigkeit der Kiefergelenke.

11. Man sollte nicht vergessen, sich durch Palpation ein Bild von der Druckschmerzhaftigkeit von Knochen und Muskeln zu machen.

Laboruntersuchungen siehe 29.81.

29.81 Diagnose und Epidemiologie der kindlichen Arthritis

- Eine Arthritis kann in der Regel von anderen Krankheiten mit Hilfe einer einfachen klinischen Untersuchung abgegrenzt werden (29.80). Dieser Artikel beschäftigt sich mit der weiteren Diagnosefindung, wenn eine Erkrankung auf Grund des klinischen Bilds bereits als Arthritis diagnostiziert wurde.

Dringlichkeit der Diagnostik

1. Sofort:
   - septische Infektion
   - Malignome (Leukämie)
   - Epiphysenlösung im Hüftgelenk
2. 1–7 Tage:
   - Fraktur
3. 2–4 Wochen:
   - juvenile rheumatoide Arthritis (Iridozyklitis!)
   - Morbus-Perthes-Krankheit

Primärdiagnostik

- Die folgenden Empfehlungen für die Erstdiagnostik orientieren sich an der Dringlichkeit der Diagnose und den zur Verfügung stehenden diagnostischen Methoden.
  1. Sofortiges Erkennen von **septischen Infektionen und Malignomen** (Durchführung diagnostischer Phase-I-Tests), (29.81.1). Schwere Bewegungsschmerzen, Fieber über 38,5° C oder eine CRP-Konzentration im Serum über 20 mg/l bei einer Monoarthritis sind ein Hinweis auf eine bakterielle Infektion. Starker Ruheschmerz und ein pathologisches Blutbild weisen auf eine Leukämie hin. Bei Verdacht auf diese Erkrankungen muss der Patient sofort in ein Krankenhaus eingewiesen werden.
  2. Erkennen der folgenden Erkrankungen auf der Basis des klinischen Bildes:
     - Transitorische Synovitis des Hüftgelenks = Coxitis fugax = Hüftschnupfen (29.84). (Wenn möglich, sollte die Diagnose durch eine Ultraschalluntersuchung gesichert werden.)
     - Purpura Schoenlein-Henoch (29.83)
     - Urtikaria mit Arthritis (Serumkrankheit) (29.82)
  3. Verdacht auf folgende Erkrankungen je nach klinischem Bild:
     - juvenile rheumatoide Arthritis (29.86)
     - postenteritische Arthritis (29.85); 2 Wochen nach Einsetzen der Symptome (oder in bestimmten Fällen sofort) Bestimmung der Serologie auf:

- Yersinien, Salmonellen (und Campylobacter)
- antinukleare Antikörper
- Ein abwartendes Verhalten über etwa 2 Wochen stellt einen guten „diagnostischen Test" dar, weil zwei Drittel aller Arthritisfälle in diesem Zeitraum geheilt sind und keine weiteren Untersuchungen benötigt werden.
- Die Interpretation einer Borrelienserologie und die entsprechenden Therapieentscheidungen sowie weiterführende Untersuchungen bei Verdacht auf juvenile rheumatoide Arthritis sollten immer von einem Spezialisten durchgeführt werden.

Differenzialdiagnostische Untersuchungen bei Verdacht auf kindliche Arthritis
- Siehe 29.81.1.

Differenzialdiagnostik
- Die Kombination von Fieber (mindestens 38,5° C) und einer CRP-Konzentration im Serum von über 20 mg/l hat für die Diagnose einer septischen Arthritis eine Sensitivität von beinahe 100%. Eine hohe Sensitivität ist notwendig, weil eine septische Arthritis stets behandelt werden muss. Eine Arthrozentese ist in der Regel nicht indiziert, wenn keiner der oben genannten Faktoren zutrifft.
    - Wenn keine Labortests möglich sind, ist bei gleichzeitigem Auftreten von Fieber und einer Monarthritis eine unverzügliche Spitalseinweisung zu veranlassen!
- Eine normale Leukozytenzahl schließt eine septische Infektion nicht aus, aber erhöhte Werte stützen die Diagnose. Die BSG beschleunigt zwar langsamer als die CRP-Konzentration, sie ist jedoch immer noch der bessere Parameter zur Differenzierung zwischen entzündlichen und nicht entzündlichen (orthopädischen) Ursachen von Gelenkbeschwerden.
- Da eine Leukämie sich anfangs als Gelenksymptomatik manifestieren kann (meistens starke Schmerzen in der Nacht), sollten die Erstuntersuchungen bei Verdacht auf Arthritis immer auch ein Differenzialblutbild umfassen.
- Bei Purpura Schoenlein-Henoch und einigen anderen Formen von akuter Arthritis können betahämolysierende Streptokokken der Gruppe A im Rachenabstrich auftreten (29.83). Sie sollten immer mit Antibiotika eradiziert werden. Die Möglichkeit von rheumatischem Fieber sollte auf der Basis der klinischen Präsentation (Fieber und migratorische Polyarthritis) erwogen werden, wenn Streptokokken der Gruppe A festgestellt werden.
- Der Urintest kann bei Purpura Schoenlein-Henoch, systemischem Lupus erythematodes (Hämaturie) und postenteritischer Arthritis (Pyurie) auffällig sein.
- Die ursächlichen Erreger einer postenteritischen Arthritis (29.85) sollten bei allen Patienten über 5 Jahren mit einer klinischen Symptomatik, die eine postenteritische Arthritis vermuten lässt, oder mit einer Arthritis, die schon mehr als 2 Wochen andauert, bestimmt werden.
- Wenn 1 bis 2 Wochen nach einer Periode mit hohem Fieber Gelenksschmerzen auftreten, sollte an ein Kawasaki-Syndrom gedacht werden (29.87).

Tabelle 29.81.1 **Differenzialdiagnostische Untersuchungen bei Verdacht auf kindliche Arthritis**

Patientengruppe	Test
Alle Kinder mit Gelenksbeschwerden (Phase I)	**CRP**
	BSG
	Leukozytenzählung, Differenzialblutbild, Hämoglobin, Thrombozytenzählung, Rachenabstrich für Streptokokkenkultur, Urintest
Arthritis, die mehr als 2 Wochen andauert oder Verdacht auf postenteritische Arthritis (Phase II)	(Antinukleare Antikörper)
	Yersinien- und **Salmonellenserologie** (> 5 Jahre)
	Stuhlprobe für Bakterienkultur (> 5 Jahre)
	Borrelienserologie
Untersuchungen durch einen Spezialisten	Antinukleare Antikörper
	Rheumafaktor
	Antistreptolysintiter
	Chlamydienserologie
	Virenantikörper

Die fett gedruckten Untersuchungen müssen immer durchgeführt werden.

Tabelle 29.81.2 **Epidemiologie der kindlichen Arthritis**

Ätiologie	Prozentsatz aller Arthritiden
Septische Arthritis	6%
Akute transitorische Arthritis	72%
– **Coxitis fugax (transitorische Synovitis des Hüftgelenks)** (29.84)	5%
– **Urtikaria mit Arthritis (Serumkrankheit)** (29.82)	5%
– **Purpura Schoenlein-Henoch** (29.83)	14%
– Andere	14%
Protrahierte Arthritis	22%
– Juvenile rheumatoide Arthritis (29.86)	17%
– Postenteritische Arthritis (29.85)	5%
Andere	< 1%
– Malignome (z.B. Leukämie)	
– Rheumatisches Fieber	

Fett gedruckte Erkrankungen können von einem Allgemeinmediziner behandelt werden.

- Bei der juvenilen rheumatoiden Arthritis lässt sich selten ein Rheumafaktor feststellen (29.86). Bei der 1. Untersuchung eines Kindes mit Arthritisverdacht sollte noch keine Rheumafaktorbestimmung gemacht werden; sie sollte auf einen späteren Zeitpunkt verschoben werden, damit eine weitere Abklärung und diagnostische Einordnung einer protrahierten Arthritis erfolgen kann.
- Ein Antistreptolysintest ist als Initialuntersuchung ungeeignet, da falsch-positive Befunde häufig sind und rheumatisches Fieber nur selten auftritt.

Epidemiologie
- Die Inzidenz von Arthritis bei Kindern beträgt 1/1000/Jahr. Eine praktische Klassifikation teilt die Arthritis in 4 Gruppen ein (Tabelle 29.81.2).

29.82 Urtikaria mit Arthritis (Serumkrankheit)

Grundsätzliches
- Ziele sind das Erkennen einer Medikamentenreaktion als Ursache des Zustandsbildes und das Vermeiden von unnötigen Untersuchungen.

Symptome und Diagnostik
- Urtikaria mit Arthritis ist ein Zustand, der der Serumkrankheit ähnelt und in der Regel auf allergischen Reaktionen gegenüber Medikamenten beruht. Die mögliche Symptomatik umfasst
  ○ einen Nesselausschlag (oder gelegentlich einen makulopapulösen Ausschlag) und
  ○ polyartikuläre Beschwerden mit Erythem, Schwellungen und Bewegungsschmerzen. Typischerweise sind der Fußrücken und die MTP-Gelenke befallen.
- Der Patient hat möglicherweise leichtes Fieber und eine leicht beschleunigte Blutsenkung und in seltenen Fällen auch eine leicht erhöhte CRP-Konzentration im Serum.
- Die Symptome treten plötzlich nach einer Antibiotikabehandlung auf (in der Regel Cefaclor oder Penicillin) und bilden sich nach 1 Woche wieder zurück.

Behandlung
- Absetzen der auslösenden Medikation (sie ist auch in Zukunft zu meiden) und Linderung des Juckreizes mit Antihistaminika. Bei Gelenkschmerzen wird Ruhe empfohlen.

29.83 Purpura Schoenlein-Henoch

Grundsätzliches
- Vor der Diagnose „Purpura Schoenlein-Henoch" müssen schwere Infektionen und hämatologische Erkrankungen ausgeschlossen werden.

Symptomatik und Beschwerdebild
- Meist sind Kinder im Alter zwischen 2 und 5 Jahren betroffen.
- Papeln, die sich dann zu Petechien weiterentwickeln, treten an den unteren Extremitäten und am Gesäß auf (Abb. 29.83).
- Periartikuläre Schwellungen und Schmerzen sind an den Sprung- und Kniegelenken sowie gelegentlich an den Hand- und Ellbogengelenken zu beobachten.
- Die Kinder klagen meist über Bauchschmerzen.
- Eine Mikrohämaturie ist im frühen Stadium der Erkrankung ein häufiger Befund, der in Verbindung mit einer normalen Thrombozytenzahl meist schon die Diagnose sichert.
- Eine manifeste Nephritis findet sich selten und nur in einem späteren Stadium der Erkrankung.

Differenzialdiagnostik
- Es sollte an eine andere Erkrankung gedacht werden, wenn
  ○ der Patient Fieber über 38,5° C hat,
  ○ die CRP-Konzentration im Serum 20 mg/l überschreitet oder die BSG über 35 mm/h liegt.
  ○ die Thrombozytenzahl erniedrigt ist oder eine Anämie oder Leukopenie festgestellt wird.
- Es ist daran zu denken, dass auch eine Meningokokkensepsis Petechien und gelegentlich auch Gelenksymptome verursachen kann. Wenn die Thrombozytenzahl erniedrigt ist (< 100), leidet der Patient möglicherweise an ITP (idiopathischer thrombozytopenischer Purpura = Werlhof-Krankheit) oder an einem hämatologischen Malignom.

Komplikationen
- Zu den akuten Komplikationen der Erkrankung zählen Darminvagination, Meläna und selten auch Blutungen in anderen Teilen des Körpers.

Behandlung und Kontrollen
- Patienten ohne intestinale Symptome können zu Hause behandelt werden, bei Bauchschmerzen oder Teerstuhl sollte jedoch eine stationäre Aufnahme erfolgen.
- Wenn nach der akuten Phase der Erkrankung weiterhin eine Mikrohämaturie besteht, sollten

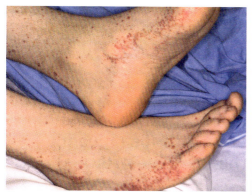

Abb. 29.83 Männliche Teenager sind von Purpura Schoenlein-Henoch, auch „allergische Purpura" genannt, am häufigsten betroffen. Es besteht keine Thrombozytopenie. In der Regel wird kein spezifischer Verursacher gefunden, obwohl der Verdacht nahe liegt, dass eine Infektion und ein Medikament die Auslöser waren. Zu befürchten ist eine Nierenbeteiligung. Der Patient braucht Ruhe; die Meinungen bezüglich der Nützlichkeit einer oralen Corticoidtherapie sind geteilt. Foto © R. Suhonen.

über die nächsten 6 Monate mehrere Harnproben genommen werden. Treten während dieses Zeitraums eine Proteinurie oder Symptome einer Nephritis auf, sollte ein Facharzt beigezogen werden.
- Wenn anfangs eine Nierenbeteiligung vorliegt und insbesondere wenn die Nierensymptome schwer sind und schon mehr als 1 Monat andauern, muss die Nierenfunktion des Patienten lebenslang überwacht werden, da das Risiko einer Niereninsuffizienz dann signifikant erhöht ist. Alle Frauen, auch jene mit lediglich leichten Nierensymptomen in der Anfangsphase der Schoenlein-Henoch-Erkrankung, sollten während und nach einer Schwangerschaft sorgfältig überwacht werden.

29.84 Coxitis fugax („Hüftschnupfen")

Grundsätzliches
- Ziel ist die Diagnose einer flüchtigen Coxitis, ausgehend von der typischen Symptomatik, und der Ausschluss einer Leukämie, einer septischen Arthritis und eines Morbus Perthes. Unnötige Untersuchungen sind zu vermeiden.

Symptomatik und Beschwerdebild
- Die Erkrankung ist die häufigste Ursache für ein akutes Hinken bei Kindern zwischen dem 3. und 10. Lebensjahr.
- Die Ursache ist eine akute, aseptische Synovitis der Hüfte.
- Das Kind hinkt oder will nicht laufen und klagt über heftige Schmerzen im Hüftgelenk, Oberschenkel oder Knie und hält das Bein im Hüftgelenk abgewinkelt und nach außen rotiert. Rotation und Extension im Hüftgelenk sind eingeschränkt.
- Die BSG kann leicht erhöht sein.
- Ein Erguss im Hüftgelenk lässt sich sonographisch gut darstellen.
- Eine Röntgenaufnahme des Hüftgelenkes ergibt keinen Befund und soll zumindest dann gemacht werden, wenn die Symptome persistieren oder das klinische Bild nicht typisch ist, immer jedoch, wenn das Kind älter als 10 Jahre ist.

Differenzialdiagnostik
- Der Patient leidet vermutlich an einer anderen Erkrankung (und sollte daher fachärztlich abgeklärt werden), wenn
  - die Symptome seit mehr als 2 Wochen anhalten,
  - der Patient jünger als 2 oder älter als 10 Jahre ist,
  - der Patient Fieber hat,
  - die CRP-Konzentration im Serum 20 mg/l übersteigt oder die BSG mehr als 35 mm/h beträgt.
- Morbus Perthes (30.24) und Epiphysenlösung (30.23), septische Arthritis, Osteomyelitis, juvenile rheumatoide Arthritis, Osteoidosteom und maligne Erkrankungen sollten als Differenzialdiagnosen ins Auge gefasst werden.
- Die Erkrankung kann gelegentlich auch beidseitig auftreten. Wenn andere Gelenke als die Hüftgelenke betroffen sind, leidet der Patient an einer anderen Erkrankung.

Behandlung
- Wenn andere Erkrankungen definitiv ausgeschlossen sind, kann das Kind in der Grundversorgung behandelt werden
- Das Kind sollte in Ruhe bleiben, und das Bein in der von ihm bevorzugten Position lagern.
- Eine Punktion des Hüftgelenks im Krankenhaus ist nur bei Verdacht auf septische Arthritis notwendig.
- Die Prognose ist gut, auch wenn keine Behandlung erfolgt.

29.85 Postenteritische Arthritis, Lyme-Borreliose und andere akute Arthritiden bei Kindern

Postenteritische Arthritis

- Eine Infektion mit Enterobakterien (Yersinien, Salmonellen, Campylobacter) geht gelegentlich in eine schwere Arthritis über. Diese kann unter Umständen nicht leicht von einer septischen Arthritis differenziert werden. Etwa 10% der Kinder zeigen nach einer Salmonelleninfektion eine Gelenkssymptomatik.
- Zu den typischen klinischen Merkmalen einer postenteritischen Arthritis zählen:
  - Die Erkrankung manifestiert sich an mehreren Gelenken (was bei einer septischen Arthritis nur selten vorkommt).
  - Bei Kindern im Vorschulalter tritt diese Erkrankung nur äußerst selten auf.
  - Die großen Gelenke der unteren Extremitäten (Knie- und Sprunggelenke) sind am häufigsten betroffen, es können aber auch die kleinen Gelenke der Zehen und Hände erkranken.
  - Der Patient hat häufig Fieber.
  - Die BSG ist deutlich beschleunigt, und CRP kann beträchtlich erhöht sein (sogar bis zu 100).
  - An eine vorangehende Diarrhö oder an abdominelle Schmerzen kann sich nur etwa die Hälfte der Patienten erinnern.
- Eine postenteritische Arthritis kann sich auch schleichend als Monoarthritis entwickeln.

Lyme-Borreliose

- Wenige Patienten erinnern sich daran, von einer Zecke gestochen worden zu sein.
- Bei Kindern sollte in allen Fällen einer prolongierten Arthritis (> 2 Wochen) eine Borrelienserologie durchgeführt werden.
- Die Interpretation einer Borrelienserologie und die Therapie einer Borrelieninfektion sollten einem Spezialisten vorbehalten bleiben.

Sonstige akute Arthritiden

- Es gibt eine Reihe weiterer akuter Arthritiden ohne diagnostische klinische Manifestation (29.82, 29.83, 29.84), die nicht in die zuvor genannten Kategorien fallen; sie müssen auch nicht differenzialdiagnostisch abgeklärt werden.
- Eine Arthritis kann auch mit Virusinfektionen in Zusammenhang stehen (Röteln, Windpocken, Parvovirus, Adenovirus).
- Die Bestimmung von Virusantikörpern ist selten notwendig, weil die Arthritis in der Regel spontan ausheilt.
- Bei einer prolongierten Arthritis mit unbekannter Ätiologie sollte eine Chlamydienserologie durchgeführt werden. Dies sollte immer unter Beiziehung eines Spezialisten erfolgen.

29.86 Juvenile idiopathische Arthritis (Juvenile rheumatoide Arthritis)

Zielsetzungen

- Bei allen Kindern mit vermuteter Arthritis müssen die Gelenke systematisch untersucht werden (29.80).
- Eine juvenile idiopathische Arthritis (JIA) sollte, auch wenn sie erst minimale Symptome aufweist, schon im Frühstadium diagnostiziert werden, damit eine asymptomatische Iridozyklitis rechtzeitig erkannt wird.
- Die Bestätigung der Diagnose „JIA" sollte immer durch ein spezialisiertes Zentrum erfolgen, das dann auch die Therapieentscheidungen treffen sollte. Danach ist es Aufgabe des Hausarztes, in Kooperation mit diesem Zentrum die medikamentöse Therapie für das Kind zu überwachen.
- Es sollten Vorkehrungen für eine adäquate Physiotherapie in der Nähe der Wohnung des jungen Patienten getroffen werden.

Definition und Epidemiologie

- Die juvenile idiopathische Arthritis (Juvenile idiopathic arthritis, JIA) wurde früher überwiegend als „juvenile rheumatoide Arthritis (juvenile rheumatoid arthritis, JRA)" bezeichnet. Diese alte Bezeichnung ist auch heute noch neben der neuen in Gebrauch.
- Als eine „juvenile idiopathische Arthritis" wird eine schon mehr als 6 Monate andauernde Arthritis eingestuft, wenn mit hinlänglicher Gewissheit andere Krankheitsursachen ausgeschlossen werden können.
- Die Krankheit hat eine Inzidenz von 15–19/100.000 und eine Prävalenz von etwa 1/1000.

Symptomatik und Beschwerdebild

- Morgensteifigkeit und Hinken sind die häufigsten Initialsymptome.
- Eine Arthritis im Bereich der oberen Gliedmaßen fällt häufig dadurch auf, dass das Kind die Hand anders als bisher einsetzt; manchmal fällt auch den Eltern ein geschwollener Finger auf.
- Persistierende Nackenschmerzen und ein Tor-

ticollis können Frühsymptome einer JIA im Bereich der HWS sein.
- Häufig können klinische Symptome nur durch eine systematische Untersuchung der Gelenke erfasst werden (29.80).
- Bei einer systemischen JIA (Still-Syndrom) können intermittierendes Fieber und ein erythematöser makulöser Ausschlag am Oberkörper während der Fieberepisoden lange die einzigen Symptome bleiben (29.01).

Subtypen der JIA

- Es wurden 7 Subtypen der JIA definiert. Etwa 20% der Patienten mit einem oligoartikulären Krankheitsbeginn entwickeln im weiteren Verlauf eine Polyarthritis. In 2% aller Fälle treten Symptome schon vor dem 1. Geburtstag des Kinds auf.

1. Oligoarthritis (1 bis 4 Gelenke sind betroffen (etwa 50% aller Fälle):
   - Setzt meist schon im Vorschulalter ein.
   - Betrifft vor allem Kinder zwischen dem 1. und 5. Lebensjahr.
   - 80% der Patienten sind Mädchen.
   - In den meisten Fällen sind zuerst das Knie- und das Sprunggelenk betroffen.
   - Antinukleare Antikörper (ANA) können in 80% der Fälle nachgewiesen werden.
   - Beinahe 50% der Patienten leiden an einer chronischen, in der Regel asymptomatischen, Iridozyklitis, die, wenn sie nicht therapiert wird, zu einem Visusverlust führen kann.
   - Die Prognose ist gut.
   - Es gibt 2 verschiedene Verlaufsformen:
     – Die Erkrankung bleibt oligoartikulär (nur 1 bis 4 Gelenke sind betroffen).
     – Die Erkrankung nimmt einen progredienten Verlauf und erfasst binnen 6 Monaten immer mehr Gelenke.
2. Seronegative Enthesitis-assoziierte Arthritis (10–15% Fälle):
   - Die großen Gelenke der unteren Gliedmaßen einschließlich der Sakroiliakalgelenke sind betroffen.
   - Findet sich bei Kindern der Altersgruppe 6–15 Jahre.
   - 90% der Patienten sind männlich.
   - HLA-B27 ist in 75% der Fälle positiv.
   - Insertionstendinopathien (Enthesitis) sind ein häufiger klinischer Befund.
3. Seronegative Polyarthritis (etwa 30% aller Patienten):
   - Betrifft Kinder zwischen dem 1. und 15. Lebensjahr.
   - Zusätzlich zu den großen Gelenken sind oft auch die kleinen Gelenke, das Kiefergelenk und die Halswirbelsäule beteiligt.
   - 90% der Patienten sind Mädchen.
   - Antinukleare Antikörper sind in 25% der Fälle nachweisbar.
4. Seropositive Polyarthritis (< 10% aller Patienten):
   - Betrifft Kinder zwischen dem 8. und 15. Lebensjahr.
   - Es handelt sich um dieselbe Erkrankung wie die seropositive rheumatoide Arthritis bei Erwachsenen.
   - 80% der Patienten sind Mädchen.
   - RF positiv
   - Bei diesem Syndrom sind Knochenerosionen häufiger als bei den anderen Subtypen.
5. Systemische JIA (< 10% aller Patienten):
   - Fieber und Ausschlag sind die Initialsymptome. Gelenksymptome entwickeln sich erst später oder fehlen manchmal ganz.
   - Beinahe immer lassen sich eine Leukozytose, eine erhöhte BSG und ein hohes CRP im Serum nachweisen.
   - ANA (antinukleare Antikörper) und Rheumafaktor sind negativ.
   - Etwa 50% der Patienten entwickeln eine Polyarthritis.
6. Als psoriatische Arthritis wird ein Krankheitsbild bezeichnet, bei dem das Kind gleichzeitig an Psoriasis und chronischer Arthritis leidet. Von einer psoriatischen Arthritis (Psoriasis-Arthritis) spricht man auch in jenen Fällen, in denen der Patient zusätzlich zur Arthritis an einer Schwellung des Fingers oder der Zehen (Daktylitis) oder typischen Nagelanomalien leidet oder einen Verwandten 1. Grades mit Psoriasis hat.
7. Nicht kategorisierbare idiopathische Arthritis.

Behandlungsgrundsätze

- Therapieziel sollte die Aufrechterhaltung der Gelenkfunktion, die Vermeidung von Achsenfehlstellungen und die Verhütung einer Gelenkdestruktion sein.
- Nicht steroidale Antirheumatika können nach Bedarf genommen werden (Naproxen, 10–20 mg/kg/Tag, Diclofenac 1–3 mg/kg/Tag, Ibuprofen 20–40 mg/kg/Tag).
- Lokale Steroidinjektionen sollten bei Gelenkerguss oder bei mäßig schwerer bis schwerer Symptomatik gegeben werden (normalerweise vom behandelnden Arzt).
- In leichteren Fällen einer Oligoarthritis mit frühem Beginn wird als Ergänzung zur lokalen Behandlung häufig Hydroxychloroquin eingesetzt.
- Wöchentliche Methotrexat-Gaben **B** sind heute der Goldstandard der systemischen Behandlung. Bei Nichtansprechen auf dieses Basistherapeutikum oder wenn Methotrexat zu starke Nebenwirkungen hat, stehen aber auch Alternativen zur Verfügung.

- Zu diesen zählen Sulfasalazin, Leflunomid und Azathioprin.
- Ist mit einer solchen Monotherapie kein ausreichender Behandlungserfolg zu erzielen, kann ein Versuch mit einer Kombination verschiedener Antirheumatika oder Biologika („biologic-response modifiers") gemacht werden. Zu den Biologika zählen Infliximab und Adalimumab als Antikörper gegen den Tumornekrosefaktor sowie das Protein Etanercept, das den TNF bindet. Der Interleukin-1-Rezeptorantagonist Anakinra kann bei Krankheitsformen mit systemischen Manifestationen eingesetzt werden.
- Laboruntersuchungen zum Zwecke der Überprüfung der Arzneimittelnebenwirkungen (21.60) können auch im Bereich der primärmedizinischen Versorgung durchgeführt werden.
- Eine dem individuellen Bedarf entsprechende Physiotherapie sollte zur Verfügung stehen.
- Impfungen sollten möglichst in einer Remissionsphase vorgenommen werden. Keine Lebendvirusimpfungen für Patienten unter hoch dosierter Glukokortikoid- und/oder einer zytotoxischen Therapie!
- Zur Bewältigung der Krankheit im schulischen Bereich bedarf es einer guten Kooperation zwischen Lehrern und Eltern. Halten die Symptome bis in die Adoleszenz hinein an, sind berufsberatende Maßnahmen wichtig.

29.87 Kawasaki-Syndrom

Pathologie

- Das Kawasaki-Syndrom ist eine akute febrile Vaskulitis, die Säuglinge und kleine Kinder betrifft. Bei Nichtbehandlung stellt eine Dilatierung der Koronararterien eine mögliche Komplikation dar.
- Die Ätiologie ist unbekannt, jedoch scheint es sich um eine Infektionskrankheit zu handeln.

Zielsetzungen

- Es sollte eine möglichst frühe Diagnosestellung angestrebt werden, da intravenöse Gaben von Immunglobulin das Risiko von Koronararterienaneurysmen vermindern können **Ⓐ**.
- Es besteht ein Verdacht auf Kawasaki-Syndrom und eine Indikation für eine stationäre Behandlung des Kindes, wenn 4 der 6 unten angeführten Diagnosekriterien erfüllt sind, und zwar unabhängig davon, wie lange die Symptome schon bestehen. Siehe dazu auch den Artikel „Kindliches Fieber" (29.01).
- Man sollte auch an das Kawasaki-Syndrom denken, wenn eine fiebrige Erkrankung eines Kleinkindes nicht auf Antibiotika reagiert und 3 der 6 nachstehend angeführten Kriterien zutreffen.

Diagnostik

- Die Diagnose beruht auf dem klinischen Bild. Ein Kawasaki-Syndrom liegt mit hoher Wahrscheinlichkeit dann vor, wenn 5 der 6 folgenden Kriterien erfüllt sind:
  1. Fieber über 38° C seit 5 oder mehr Tagen.
  2. Konjunktivale Injektion; kein Sekret oder Exsudat.
  3. Veränderungen im Mund (zumindest eines der folgenden Symptome): Erdbeerzunge, Erytheme im Rachen und auf der Mundschleimhaut sowie gerötete und aufgesprungene Lippen (Lacklippen).
  4. Veränderungen an den peripheren Extremitäten (wobei zumindest eines der folgenden Symptome vorhanden sein muss): Ödeme an den Händen oder Füßen, Palmar- und Plantarerythem, etwa 2 Wochen nach Ausbruch der Erkrankung Abschuppung der Haut an Händen und Füßen.
  5. Hautausschlag, der sehr unterschiedliche Formen annehmen kann, aber meist erythematös oder urtikariell ist.
  6. Vergrößerung eines zervikalen Lymphknotens auf > 1,5 cm.
- Bei Kindern unter 6 Monaten ist die Symptomatik möglicherweise nur partiell vorhanden. Bei einem Säugling mit einer unerklärlichen fiebrigen Erkrankung sollte man jedenfalls auch an ein Kawasaki-Syndrom denken.
- Die Symptome sind nicht immer alle gleichzeitig präsent; daher ist eine genaue diesbezügliche Befragung der Eltern wichtig.
- Bei etwa der Hälfte der Patienten tritt eine Begleitsymptomatik auf, wie etwa Otitis media, Diarrhö oder Bauchschmerzen. 25% leiden an aseptischer Meningitis, Gelenkschmerzen oder Arthritis.
- Andere Erkrankungen, die ein ähnliches Beschwerdebild verursachen, sollten ausgeschlossen werden (zum Beispiel Masern).
- An Kawasaki-Syndrom erkrankte Kinder wirken eindeutig krank. Insbesondere Säuglinge sind reizbar, schwer zu trösten und reagieren empfindlich auf jede Berührung.

Laborbefunde

- Gleich wie bei jeder anderen bakteriellen Erkrankung:
  ○ CRP und BSG **deutlich** erhöht
  ○ Leukozytose und Linksverschiebung im Differenzialblutbild
  ○ oft findet sich eine sterile Pyurie

Komplikationen

- Bei etwa 20% der unbehandelten Patienten entwickeln sich Arterienerweiterungen oder Aneurysmen der Koronararterien. Diese können thrombosieren und zu einem Myokardinfarkt und einem plötzlichen Herztod führen. Manche Aneurysmen bilden sich wieder vollständig zurück; bei anderen bleiben Stenosen, Obstruktionen oder eine Schlängelung des Gefäßes zurück.
- Aneurysmen der Herzkranzgefäße sind sonographisch darstellbar. Eine Ultraschalluntersuchung sollte unverzüglich durchgeführt werden, sobald der Verdacht auf ein Kawasaki-Syndrom besteht. Zumindest eine weitere sonographische Untersuchung zur Verlaufskontrolle ist etwa 1 Monat nach dem Auftreten der Symptome angezeigt.

Therapie

- Hoch dosiertes Immunglobulin als einzelne i.v. Bolusinjektion **Ⓐ**. Damit wird eine Dilatierung der Koronararterien wirksam verhindert und eine Linderung der Beschwerden erzielt.
- Die Behandlung sollte ehestens erfolgen, möglichst sofort nachdem die Verdachtsdiagnose Kwasaki-Syndrom gestellt wurde und idealerweise schon in der 1. Woche nach Auftreten der Symptomatik. Das bedeutet, dass die Verdachtsdiagnose so früh wie möglich gestellt und das Kind zur Behandlung in ein Krankenhaus eingewiesen werden sollte.

29.91 Plötzlicher Kindstod („SIDS")

Zielsetzungen

Vermeidung des plötzlichen Kindstods („Sudden Infant Death Syndrome – SIDS") durch Anweisung an die Eltern, ihr Kind nicht in der Bauchlage schlafen zu lassen **Ⓑ** und den Säugling nicht zu warm anzuziehen.
- Durchführung der notwendigen Studien zur Ermittlung der häufigsten Ursachen für den plötzlichen Kindstod
- Hilfestellung für die betroffene Familie
- Aufklärung über SIDS (Basisinformation)

Definition

- Unter die Definition von SIDS fällt jeder plötzliche und unerwartete Tod eines anscheinend gesunden Säuglings, der auch nach der Obduktion ungeklärt bleibt.

Diagnostik

- Für den Untersucher muss von Anfang an die Fahndung nach Hinweisen im Vordergrund stehen, die Anlass zu Wiederbelebungsmaßnahmen hätten sein können.
- Folgende Punkte sind dabei zu beachten:
  ◦ Gesundheitszustand des Säuglings
  ◦ Ereignisse vor dem Eintreten des Todes
  ◦ allfällige Erkrankungen und Symptome
  ◦ Zeitpunkt, zu dem der Säugling das letzte Mal lebend gesehen wurde
  ◦ Ort, an dem der Säugling leblos vorgefunden wurde
  ◦ gegebenenfalls Erbrochenes im Bettchen oder auf den Kleidern
- Als Ergänzung zur detaillierten Anamnese und zu den Ergebnissen der körperlichen Untersuchung werden die folgenden Labortests durchgeführt:
  ◦ großes Blutbild
  ◦ Blutzuckerwerte
  ◦ Natrium-, Kalium- und Calciumwerte im Serum
  ◦ Harnstoff-Stickstoff
  ◦ Blut- und Harnkultur
  ◦ Virus-Antikörper
  ◦ Zucker, Zellen und Bakterien im Harn
  ◦ Nachweis von Bakterien und Viren in den oberen Atemwegen und im Stuhl
  Anmerkung: In Österreich ohne Gerichtsbeschluss nicht üblich, bei allen Fällen von plötzlichem Kindstod empfiehlt sich die Rücksprache mit dem Amtsarzt, der über das weitere Vorgehen entscheidet.
- Bei Verdacht auf ein Trauma oder Kindesmisshandlung (Hämatome, Abschürfungen, alte oder rezente Frakturen etc.) wird ein Ganzkörperröntgen durchgeführt.
- Durch diese Untersuchungen ist es möglich,
  ◦ verschiedene Erkrankungen zu erkennen bzw. Verdachtsdiagnosen zu stellen (zum Beispiel Sepsis, Hypoglykämie, Störungen des Elektrolythaushalts), die als Ursachen für den plötzlichen Säuglingstod in Betracht kommen.
  ◦ eine Erklärung dafür zu finden, welche Faktoren aufgrund ihres Schweregrads als Mitverursacher oder Auslöser zum Tod beigetragen haben (zum Beispiel leichte Infekte des Respirationstrakts oder leichte Diarrhö).
- Bei einer Autopsie gewonnene Erregerproben sind fast immer kontaminiert. Dies erklärt, warum Proben, die unmittelbar nach dem Tod genommen wurden, verlässlichere Ergebnisse liefern. Analoges gilt für die Bestimmung der Zucker- und Elektrolytwerte im Blut, wo die post mortem eintretenden Veränderungen die Interpretation der Analyseergebnisse außerordentlich erschweren.

- Der erstberufene Arzt meldet einen Fall eines plötzlichen Kindstods sofort der Polizei. Diese kontaktiert den diensthabenden Staatsanwalt, der über die Freigabe der Leiche entscheidet. Wenn der beschauende Arzt keine Aussage über die Todesursache treffen kann, wird der Amtsarzt eingeschaltet, der die Entscheidung über die Notwendigkeit einer gerichtsmedizinischen Obduktion trifft.
- Bei Verdacht auf SIDS ist es geboten, der Familie beizustehen oder für eine sofortige Hilfestellung im Sinne des weiter unten Ausgeführten zu sorgen. Diese Hinweise können zumindest teilweise auch in plötzlichen Todesfällen aufgrund verschiedener bekannter Ursachen Anwendung finden.

Soforthilfe für die Familie

- Obwohl das Leben des Kindes unwiederbringlich verloren ist, braucht die Familie in dieser dramatischen Situation Unterstützung, und diese sollte ihr unverzüglich zuteil werden. Medikamente sind kein Ersatz für die notwendige Aufklärung.
- Die Eltern sollten die Möglichkeit haben, so lange sie wollen mit dem toten Säugling zusammenzusein. Dies hilft ihnen, die Realität des Todes zu akzeptieren, und verkürzt die Trauerarbeit und die damit verbundenen Reaktionen.
- In der Schockphase des Trauerprozesses stellt allein schon die Anwesenheit des Arztes für die Eltern eine Erleichterung dar.
- Es ist wichtig, mit beiden Elternteilen und nach Möglichkeit auch mit allen Geschwistern das Gespräch zu suchen. Die dabei vermittelte Erstinformation sollte leicht verständlich sein und sich auf wesentliche Dinge konzentrieren, weil die Auffassungsfähigkeit der Eltern in der Schockphase eingeschränkt ist. Auch der Trauerprozess kann dabei kurz angesprochen werden.
- Es ist notwendig, den Eltern klar zu machen, dass zur Abklärung eines plötzlichen Todesfalls auch eine polizeiliche Untersuchung erforderlich ist, was aber nicht bedeutet, dass jetzt die Eltern automatisch unter Verdacht stehen. Laut Gesetz müssen alle plötzlichen Todesfälle genau untersucht werden. Diese Untersuchungen dienen auch der rechtlichen Absicherung der Eltern. Eine entschiedene Verweigerung einer Autopsie bedeutet in der Regel, dass die Eltern den Tod ihres Kindes noch nicht akzeptiert haben.
- Bei Verdacht auf plötzlichen Kindstod sollte den Eltern insbesondere Folgendes klar gemacht werden:
  - SIDS stellt die häufigste Einzelursache für kindliche Todesfälle nach der Neonatalperiode dar.
  - Die Ursache(n) für SIDS ist (sind) nach wie vor unklar.
  - SIDS ist nicht vorhersehbar.
  - SIDS tritt während des Schlafs ein. Es ist ein für das Kind schmerzloser und unmerklicher Tod.
  - Ersticken unter Bettdecken oder durch Erbrochenes ist im Allgemeinen nicht die unmittelbare Todesursache, obwohl Teile des Mageninhalts im unmittelbaren Umfeld des Säuglings vorhanden sein können.
  - Eine harmlose Erkrankung, zum Beispiel ein Schnupfen, kann dem Tod vorausgehen, stellt jedoch nicht die Todesursache dar.
  - SIDS ist nicht ansteckend und kommt nach dem 6. Lebensmonat selten vor. Die anderen Kinder innerhalb der Familie sind nicht gefährdet.
  - Zu einem 2. SIDS-Fall in derselben Familie kommt es sehr selten.
  - Niemanden trifft direkte Schuld am Tod des Kindes, und es ist auch nicht gestorben, weil es vernachlässigt worden ist.
- Der Arzt sollte prüfen, welches Informationsangebot zum Thema SIDS lokal/regional verfügbar ist, und entsprechende Informationsblätter für einen solchen Notfall bereithalten.

Weitere Betreuung der Familie

- Am Tag nach dem Tod sollte ein Hausbesuch bei der Familie gemacht werden. Dabei sollten auch die Geschwister des toten Säuglings anwesend sein.
- Das nächste Treffen mit den Angehörigen erfolgt spätestens nach Vorliegen des Obduktionsbefunds.
- Bei einer solchen Gelegenheit zeigen sich die Eltern gelegentlich beunruhigt über die Tatsache, dass bis dahin von einem plötzlichen Kindstod die Rede war, während der Totenschein nunmehr eine andere Todesursache ausweist, etwa Ersticken, Aspiration von Mageninhalt, leichte Pneumonie etc. In solchen Fällen kann es notwendig werden, mit dem Pathologen Rücksprache zu halten.
- Die weiteren Treffen mit der Familie sollten 2 Wochen, 1 Monat, 3 und 6 Monate und 1 Jahr nach dem Tod erfolgen. Auf diese Weise ist es möglich, rechtzeitig eine Behandlung einzuleiten, falls die Familie Schwierigkeiten bei der Trauerbewältigung hat.
- Bei diesen Treffen bringen die Eltern oft erneut Fragen zur Sprache, die schon zuvor besprochen wurden. Dies bedeutet nicht notwendigerweise, dass die Information unklar oder ungenügend war, sondern ist auf die eingeschränkte Aufnah-

mefähigkeit in der Schockphase der Trauerbewältigung zurückzuführen.
- Während eines normalen Trauerprozesses beginnen die Eltern in der Vergangenheitsform auf ihr Kind Bezug zu nehmen, und sie denken auch an glückliche Momente mit ihm zurück. Die schwierigsten Zeiten für sie sind zum Beispiel der Geburtstag und der 1. Jahrestag des Todes des Säuglings. Die Trauerarbeit ist allerdings in der Regel 1 Jahr nach dem Todestag abgeschlossen.
- Alarmsignale, die darauf hindeuten, dass die Trauerarbeit nicht erfolgreich verläuft, sind wiederholte Weigerungen, den Tod ihres Kindes zu realisieren, ein Nichterscheinen beim Begräbnis bzw. die Weigerung, das Grab zu besuchen, starke Schuldgefühle oder aber eine Schuldzuweisung an andere (Ehemann/Ehefrau, Betreuungsperson oder sogar die Geschwister), sonstige familäre Probleme, Unfähigkeit, zu arbeiten, Projektion der Probleme auf die Geschwister u.Ä.
- Eine neuerliche Schwangerschaft sollte man nicht empfehlen. Eine diesbezügliche Entscheidung muss das Paar ganz allein treffen.
- Wenn nötig, kann die Milchproduktion durch Cabergolin-Gaben gestoppt werden.

Behandlung der Geschwister

- Ein SIDS hat zwangsläufig auch Auswirkungen auf die Geschwister des toten Kindes. Die erst vor Kurzem übernommene Rolle des großen Bruders oder der großen Schwester ist abrupt zu Ende, und das Kind ist nicht fähig, die Ursache(n) oder die Bedeutung dieses Ereignisses zu begreifen. Das Kind kann den Tod des Geschwisterchens nicht wahrhaben wollen, sich unbeeindruckt geben oder verschiedene Verhaltensstörungen oder psychosomatische Symptome entwickeln, wenn es nicht adäquate Unterstützung und ausreichende Antworten auf seine Fragen erhält.
- Die Fähigkeit eines Kindes, das Ereignis des Todes zu verstehen, hängt von seinem Alter ab. Kinder unter 5 Jahren sehen den Tod als etwas Reversibles an. Erst mit 10 Jahren begreifen sie das Sterben als etwas Endgültiges. Im Alter zwischen 5 und 10 sind Kinder meist davon überzeugt, dass es doch jemanden geben müsse, der für den Todesfall direkt verantwortlich ist. Erst in der Pubertät durchleben Kinder eine Trauerarbeit, die jener der Erwachsenen ähnelt.
- Es ist wichtig, den überlebenden Geschwistern zu erklären, dass SIDS nur im Säuglingsalter auftritt, dass niemand konkret die Schuld trägt an einem plötzlichen Kindstod und dass trotz eines solchen Ereignisses die überlebenden Geschwister voll und ganz gesund sind. Die Eltern sollten den Geschwistern den Tod des Säuglings mitteilen und nicht versuchen, ihr Leid vor ihnen zu verbergen. Es gibt keinen Grund, mit den Kindern böse zu sein, weil sie keine Trauer zu zeigen scheinen, denn dies ist ja nur darauf zurückzuführen, dass sie die Endgültigkeit des Todes noch nicht begreifen. Die Geschwister sollten auch zum Begräbnis mitgenommen werden.
- Probleme bei der Trauerarbeit innerhalb der Familie können in verschiedenen Symptomen der überlebenden Geschwister ihren Niederschlag finden. Eine eingehende Untersuchung ist angezeigt, wenn sich die Eltern nunmehr gegenüber ihren anderen Kindern überfürsorglich verhalten. Ergeben sich daraus offensichtliche Probleme, sollte ein Kinderpsychiater zugezogen werden.

29.100 Mumps

Kontagiosität

- Die Inkubationszeit beträgt 14–21 Tage.
- Die Ansteckungsgefahr (hochinfektiöse Tröpfcheninfektion) beginnt 1–2 Tage vor dem Auftreten der klinischen Symptome und endet etwa 7 Tage nach diesem Zeitpunkt.
- Die Erkrankung tritt heute nur mehr selten auf.

Symptome

- Fieber
- Unilaterale oder bilaterale Vergrößerung der Speicheldrüsen, besonders der Parotiden, oberhalb des Unterkiefers und vor den Ohren, was sie von der Lymphadenopathie unterscheidet.
- Schmerzen beim Schlucken
- Eine Meningoenzephalitis beginnt innerhalb einiger weniger Tage nach dem Einsetzen der übrigen Symptome mit Kopfschmerzen, Übelkeit und Erbrechen.
- Eine Enzephalitis tritt weit weniger häufig auf und entwickelt sich in der Regel mehr als 1 Woche nach dem Auftreten der übrigen Symptome.
- 30–40% aller Männer, die nach der Pubertät an Mumps erkranken, entwickeln eine Orchitis:
  - Schwellung, erhöhte Temperatur sowie Druckempfindlichkeit der Hoden.
  - Bei 20% der Patienten sind beide Hoden betroffen.
  - 2% der Männer, die an bilateraler Orchitis erkrankt sind, werden infertil.
- Pankreatitis, Thyreoiditis, Salpingitis, Mastitis und Schwerhörigkeit sind seltene Manifestationen.

Diagnostik

- Ein klinisches Bild mit Fieber und bilateraler Parotisschwellung ist bei nicht geimpften Pati-

enten charakteristisch für Mumps. Ist der Patient gegen Mumps geimpft, müssen andere Ursachen für die Parotisschwellung in Betracht gezogen werden.
- Aus seroepidemiologischen Gründen wird in Gegenden mit vollständiger Durchimpfung empfohlen, im Abstand von 2 Wochen gewonnene paarweise Serumproben untersuchen zu lassen.

Behandlung
- Bettruhe lindert die Kopfschmerzen während des Fiebers.
- Analgetika

Schutzimpfung
- Siehe Artikel 3.01.

29.101 Röteln

Infektiosität
- Die Inkubationszeit beträgt 14–21 Tage.
- Die Kontagiosität beginnt etwa 2 Tage vor dem Einsetzen der Symptome und dauert rund 1 Woche.
- Röteninfektionen treten heute in Ländern, in denen die Rötelnimpfung in das Impfprogramm aufgenommen wurde, nur mehr äußerst selten auf.

Symptome
- Leichte katarrhalische Symptome.
- Fieber (kann auch fehlen)
- Bereits vor Auftreten des Exanthems vergrößerte Lymphknoten im Nacken und an den Kieferwinkeln.
- Makulöser Ausschlag, der im Gesicht beginnt, sich auf den Stamm sowie die Extremitäten ausbreitet und innerhalb von 2 bis 3 Tagen wieder verschwindet.

Diagnostik
- Das klinische Bild reicht für die Diagnosestellung nicht aus.
- Aus epidemiologischen Gründen sollte die Diagnose durch eine 2fache Blutabnahme gesichert werden (Epidemiestatistik und Überwachung der Wirksamkeit der Rötelnschutzimpfung).

Komplikationen
- Risiko kongenitaler Fehlbildungen. Ein Schwangerschaftsabbruch ist indiziert, wenn die Röteln während der ersten 16 Wochen der Schwangerschaft auftreten.
- Eine Gelenkbeteiligung ist häufig und findet sich sowohl bei Jugendlichen als auch bei Erwachsenen.
- Thrombozytopenische Purpura (selten)
- Enzephalitis (selten)
- Nach der Exposition kann die Verabreichung von Gammaglobulin den Ausbruch der Krankheit nicht mehr verhindern.

Schutzimpfung
- Die Rötelnimpfung

29.102 Masern

Übertragung
- Die Inkubationszeit beträgt 9–11 Tage bis zum Auftreten der katarrhalischen Symptome und 14 Tage bis zum Erscheinen des Exanthems.
- Das ansteckende Stadium beginnt kurz vor der katarrhalischen Phase und endet 5–7 Tage nach Auftreten des Ausschlags.
- Dank groß angelegter Impfprogramme (3.01) treten Masernerkrankungen nur mehr sehr selten auf.

Symptomatik
- Die katarrhalischen Symptome sind immer sehr ausgeprägt: Schnupfen, trockener Husten, Konjunktivitis.
- Vor Erscheinen des Exanthems zeigen sich häufig Flecken auf der Mundschleimhaut (Kopliksche Flecken).
- Der hellrote fleckige Ausschlag beginnt hinter den Ohren und breitet sich über den Stamm bis zu den Extremitäten aus. Die Farbe des Ausschlags wechselt ins Violettrote, bevor er abblasst. Die Flecken konfluieren.

Diagnostik
- Medikamentenausschläge und Exantheme in Verbindung mit anderen viralen Infektionen (Pfeiffersches Drüsenfieber, Adenovirusinfektion, Enterovirusinfektion) sind in Ländern, in denen aufgrund ausgedehnter Impfkampagnen die Maserninzidenz allgemein als niedrig einzuschätzen ist, wahrscheinlichere Diagnosen als Masern.
- Bei Masernverdacht sollten immer gepaarte Serumproben (während der Akut- und der Konvaleszenzphase) entnommen werden. Nur eine Erhöhung der Titer bestätigt die Diagnose von frischen Masern, vorausgesetzt der Patient hat in den letzten paar Monaten keine MMR-Impfung erhalten.

Komplikationen

- Otitis media
- Pneumonie
- Enzephalitis 1/1200–1800
- Die subakute sklerosierende Panenzephalitis (SSPE) (36.32) ist eine seltene, aber schwere Spätkomplikation.
- Masern stellen für einen immungeschwächten Patienten eine schwer wiegende Erkrankung dar.
- In Entwicklungsländern verbessern Vitamin-A-Gaben die Prognose Ⓐ.

Prävention und Maßnahmen während einer Masernepidemie

- Gammaglobulingaben innerhalb von 6 Tagen nach Kontakt beugen einer Infektion vor. Die Dosis beträgt 0,2 ml/kg (bei immungeschwächten Patienten 0,5 ml/kg, die maximale Dosis beträgt 15 ml). Eine Gammaglobulintherapie kann während einer Epidemie erwogen werden, wenn die Erkrankung zu einem unerwünschten Zeitpunkt ausbrechen würde.
- Alle nicht immunisierten Personen sollten zu Beginn einer Masernepidemie eine MMR-Impfung erhalten. Die Impfung kann auch nach dem Infektionskontakt verabreicht werden. Wenn der Patient schon 1 × Gammaglobulin erhalten hat, sollte vor einer weiteren Impfung eine 3-monatige Wartezeit liegen.

Impfung

- Siehe 3.01.

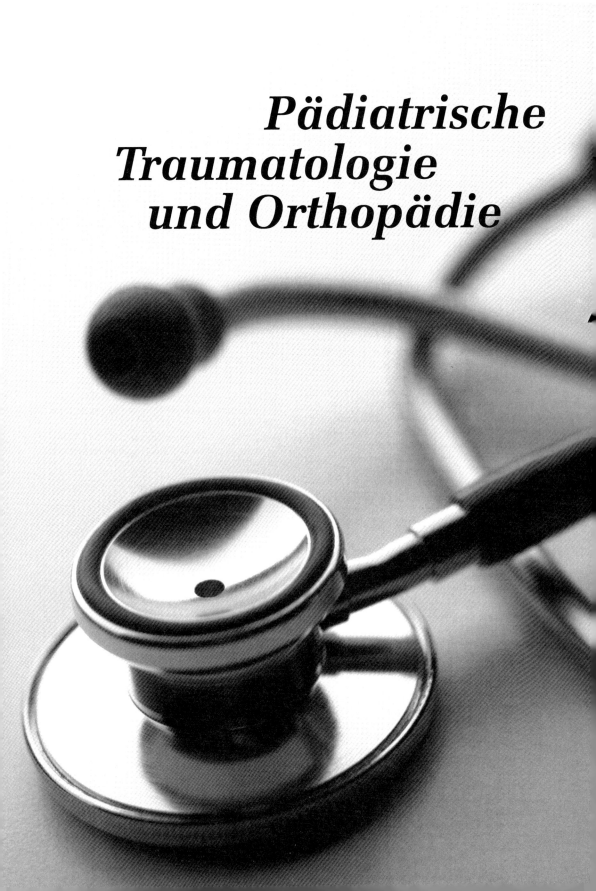

Pädiatrische Traumatologie und Orthopädie

30.02 Ein Kind, das hinkt oder nicht gehen will

- Zielgruppe dieses Artikels sind im Wesentlichen Kinder bis ins frühe Schulalter, also Patienten, die zu jung sind, um ihre Symptome verlässlich lokalisieren zu können.

Zielsetzungen und Indikationen für eine Überweisung

- Bei Kleinkindern sind Bagatellverletzungen die wahrscheinlichste Ursache. Bei Kindern im Vorschulalter ist die häufigste Ätiologie eine transitorische (aseptische) Synovitis im Bereich der Hüfte (29.84). Der Arzt sollte in der Lage sein, ohne weiterführende Untersuchungen eine transitorische Synovitis zu erkennen. Diese Erkrankungen können üblicherweise im Rahmen der Primärversorgung behandelt werden.
- Haarrissfrakturen (Knochenfissuren, siehe 30.05) können in der Primärversorgung behandelt werden, wenn der Traumamechanismus bekannt ist und kein Verdacht auf eine andere Ursache als einen Unfall besteht.
- Bakterielle Infektionen, eine Leukämie, eine Hüftgelenksepiphysiolyse (30.23) und Fälle mit Verdacht auf körperliche Misshandlung sollten sofort diagnostiziert und das Kind unverzüglich einer fachärztlichen Behandlung zugeführt werden.
- Ein offensichtlich krankes Kind mit Symptomen, die auf eine Knochen- oder Gelenksbeteiligung schließen lassen, sollte sofort in ein Krankenhaus eingewiesen werden.
- Bei Verdacht auf ein Malignom muss das Kind binnen weniger Tage an eine einschlägige Fachabteilung eines Krankenhauses überwiesen werden.
- Das Erkennen der Symptome einer idiopathischen juvenilen Arthritis (29.86) sollte nicht mehr als 2 Wochen in Anspruch nehmen. Ein Morbus Perthes (30.24) sollte innerhalb eines Monats nach Auftreten der Symptome diagnostiziert werden.
- Wenn das Kind seit mehr als 1 Woche hinkt oder nicht laufen will, ist immer die Einschaltung eines Facharztes angezeigt.

Anamnese

- Ein Hinken in der Anamnese sollte immer abgegrenzt werden gegenüber normalen „Wachstumsschmerzen", die nicht zu Hinken oder anderen klinischen Manifestationen führen.
- Der Arzt wird häufig einschätzen müssen, ob es sich bei den Ursachen für die Symptomatik um im Zuge des Wachstums auftretende Normvarianten handelt (X- oder O-Beine, Plattfüße, einwärts rotierte Zehen, siehe 31.55).
- Wie setzte das Hinken ein (plötzlich, im Zusammenhang mit einer Verletzung, nach und nach)?
- Wann tritt das Hinken auf?
  - Nach einer Ruhepause: Gelenksentzündung, idiopathische juvenile Arthritis.
  - Während körperlicher Betätigung: orthopädische Ätiologie.
  - Während körperlicher Betätigung: Überbelastung, Apophysitis.
  - „Schlecht heilende" Verletzungen bei Knaben: oligoartikuläre juvenile Arthritis, zu deren ersten Symptomen eine Enthesitis (Entzündung einer Sehneninsertionsstelle, siehe 29.86) gehört.
- Allgemeinsymptome: Fieber kann auf eine bakterielle Infektion hindeuten, ein Atemwegsinfekt kann einer transitorischen Synovitis im Bereich des Hüftgelenks vorausgehen.
- Ruheschmerzen: harmlose Beinschmerzen („Wachstumsschmerzen") (30.26), Infektion oder Tumor.
- Hinken ohne Schmerzen: Längendifferenz der unteren Gliedmaßen, neurologische Erkrankung, idiopathische juvenile Arthritis (29.86), Morbus Perthes (30.24).
- Morgensteifigkeit: ein Hinweis auf eine Arthritis, insbesondere auf eine idiopathische juvenile Arthritis.

Klinische Untersuchung

- Bei der klinischen Untersuchung ist systematisch vorzugehen, weil
  - Kleinkinder die Schmerzen nicht lokalisieren können,
  - die Schmerzen häufig ausstrahlen,
  - die über die Eltern erhobene Anamnese irreführend sein kann.
- Dieser systematische Ansatz sollte immer auch umfassen:
  - eine Untersuchung des Rückens
  - eine Untersuchung beider Hüftgelenke, Knie, Unterschenkel und Füße
- Die Untersuchung sollte orthopädische, traumatologische, neurologische, pädiatrische und rheumatologische Aspekte mit einbeziehen.
- Am nützlichsten werden die Erkenntnisse sein, die durch Inspektion gewonnen werden können. Einem Kleinkind sollte die Möglichkeit gegeben werden, nur leicht bekleidet in der Ordination zu spielen, während die Eltern seinen Fall schildern.
- Ein älteres Kind wird aufgefordert, zunächst normal, dann auf den Zehenspitzen und auf den Fersen zu gehen und schließlich eine Hockstellung einzunehmen. Wenn das Kind hinkt

- kann das Klappern der Absätze auf dem Boden einen unregelmäßigen Takt ergeben,
- wird es beim Stufensteigen mit dem gesunden Bein beginnen,
- wird ein Schritt mit dem gesunden Bein rascher ablaufen als einer mit dem betroffenen Bein.
- Prüfen Sie, nach welcher Seite Rumpf und Becken während des Gehens abkippen (Trendelenburg-Zeichen). Ersuchen Sie das Kind, abwechselnd auf einem Bein zu stehen. Wenn das Kind auf dem gesunden Bein steht, ist das Becken auf der Gegenseite angehoben; wenn es jedoch auf dem betroffenen Bein steht, kippt das Becken zur Gegenseite ab. Dies geht einher mit einer auffälligen Abkippung des Rumpfs nach der betroffenen Seite hin.

- Die Beweglichkeit der Wirbelsäule und Haltungsschäden (kompensatorische Skoliose) können dadurch überprüft werden, dass man das Kind auffordert, sich nach vorne zu beugen, und es dabei von hinten inspiziert. Dabei kann man gleich auch eine Längendifferenz der Gliedmaßen erkennen.
- Ein pathologisches Trendelenburg-Zeichen ist ein Hinweis auf eine Erkrankung im Bereich des Hüftgelenks oder auf eine Muskelschwäche in der Beckenregion (bedingt durch eine Nerven- oder Muskelerkrankung).
- Die Unfähigkeit, auf den Zehenballen oder den Fersen zu gehen, kann ein Hinweis auf Fußschmerzen, eine Bewegungseinschränkung oder eine Muskelschwäche sein.
- Bei der Inspektion sollte auch das Vorhandensein allfälliger Schwellungen oder Rötungen im Bereich der Knie oder der Knöchelgelenke als mögliche Zeichen eines Traumas geprüft werden. Wenn auch nur während einiger Wochen die Fähigkeit zur körperlichen Betätigung eingeschränkt ist, kommt es zu einer Muskelatrophie, die bei der klinischen Untersuchung auffallen muss. Bei der Inspektion der Fußsohlen wird man möglicherweise einen Fremdkörper oder eine Warze entdecken.
- Der Bewegungsspielraum der Hüft-, Knie- und Knöchelgelenke und eine allfällige Schmerzhaftigkeit werden im Seitenvergleich geprüft (29.80), während das Kind auf dem Schoß der Begleitperson sitzt oder auf dem Untersuchungstisch liegt. Besteht eine Beteiligung des Hüftgelenks, wird in erster Linie die Innenrotation im Vergleich zur kontralateralen Seite eingeschränkt sein.
- Durch Palpieren sollte versucht werden, die Ursprungsstelle des Schmerzes zu lokalisieren; dabei wird die kranke mit der gesunden Seite verglichen und notiert, wann das Kind schmerzbedingt zurückzuckt. Flüssigkeitsansammlungen (in den MTP-, den Knie- und den Knöchelgelenken) und unterschiedliche Hauttemperaturen sollten ebenfalls vermerkt werden. Dieser Teil der Untersuchung sollte als letzter ausgeführt werden.

Weiterführende Untersuchungen

- Wenn keine objektiven Zeichen zu erheben sind, sind sofortige weiterführende Untersuchungen nicht notwendig und es genügt, das Kind unter Beobachtung zu halten.
- Wenn es möglich war, ein Gelenk als die Ursache des Problems zu identifizieren, sollte dieses im Hinblick auf eine mögliche Arthritisdiagnose einer systematischen Untersuchung unterzogen werden (29.80). Zur Dringlichkeit der Diagnosestellung siehe 29.81.
- Röntgenuntersuchungen sind indiziert, wenn
  - ein Verdacht auf eine Fraktur besteht,
  - ein Verdacht auf einen Fremdkörper (etwa eine Nadel) gegeben ist,
  - die Hüftgelenksbeschwerden schon länger als 1 Woche andauern oder wenn
  - es nach mehr als 1 Woche nach dem 1. Auftreten der Symptome zu einer weiteren derartigen Episode kommt.
  - Kinder über 10 Jahren mit Hüftgelenksbeschwerden sollten immer einer Röntgenuntersuchung zugeführt werden. Insbesondere ein Morbus Perthes und die frühen Stadien einer Epiphysiolyse sind nur schwer zu diagnostizieren.
- Eine Ultraschalluntersuchung ist für die Diagnose einer Synovitis im Bereich der Hüft-, Knöchel- und Kniegelenke hilfreich (und kann im Rahmen der Primärversorgung durchgeführt werden).

30.03 Wundversorgung bei Kindern durch Pflaster und Klebemittel

Grundregeln

- Einem schmerzlosen Wundverschluss mit Gewebeklebern und Pflasterstreifen sollte der Vorzug gegenüber einer Naht gegeben werden: Die Ergebnisse sind beispielsweise bei weniger als 2 cm langen Handverletzungen gleich gut.
- Bei Kindern handelt es sich zumeist um frische, nicht blutende und oberflächliche Wunden, für die eine Versorgung ohne Hautnaht in Frage kommt **Ⓐ**.
- Schnittwunden eignen sich sehr gut für einen Verschluss mittels Kleber und Wundverschluss-

streifen, wobei die Länge des Schnitts bei der Wahl dieser Behandlungsmethode keine Rolle spielt.
- Sind die Wundränder stark ausgefranst, ist eine chirurgische Revision notwendig; eine blutende Wunde erfordert eine Ligatur: In solchen Fällen kann eine Nahtversorgung angezeigt sein.

Wundverschluss mit Pflaster oder Kleber

- Wunde mit Leitungswasser reinigen. Möglicherweise wirkt jedoch eine physiologische Kochsalzlösung weniger irritierend als Wasser. Zur Verdünnung von Antiseptika auf Wasserbasis eignen sich Chlorhexidin und Povidonjodid.
- Für die Versorgung einer frischen Wunde mit glatten Rändern (beispielsweise einer Schnittwunde) sind weder eine chirurgische Revision noch eine Antibiotikaprophylaxe nötig.
- Die Wundränder werden zusammengedrückt und die Wunde wird durch Beträufeln mit Gewebekleber (Histoacryl) verschlossen.
  - Nach dem Verschließen der Wunde mit Wundverschlussstreifen oder Gewebekleber sollte die Wunde 1 Woche lang trocken gehalten werden. Die blaue Farbe des Gewebeklebers ist nach 3 Wochen wieder verschwunden.
  - Nicht zufriedenstellende Ergebnisse können auf inkorrekte Techniken beim Verkleben zurückzuführen sein. Beispiele: Der Gewebekleber wird in die Wunde eingebracht, bevor die Wundränder zusammengepresst werden, oder die Spitze der Gewebekleberflasche wird in die Wunde gehalten.

Kontaminierte Wunde

- Je nach dem ursprünglichen Grad der Kontaminierung gilt eine Wunde nach 6 bis 18 Stunden als „alt". Eine Schnittwunde mit glatten Rändern kann daher auch noch mit einer kurzen Verzögerung verschlossen werden.
- Eine Wunde mit ausgefransten Rändern bzw. eine alte oder bereits kontaminierte Wunde wird unter sanftem Druck getrocknet und dann werden die Wundränder zusammengedrückt und ein Wundverschlusspflaster (Steristrip, Butterflypflaster) aufgebracht.
- Bei einer kontaminierten Wunde sollte 3 Tage lang Penicillin V (65 mg/kg/24 h) verabreicht werden. Ist beim Patienten unter Penicillin schon einmal eine Urtikaria aufgetreten (14.03), sollte ein Makrolidantibiotikum oder ein Cephalosporin der 1. Generation in der üblichen Dosierung verschrieben werden.
- Sind seit der letzten Tetanusauffrischungsimpfung mehr als 5 Jahre vergangen, ist eine Tetanusimpfung zu verabreichen; zusätzlich ist Immunoglobulin zu geben, wenn die Grundimmunisierung noch nicht abgeschlossen war (weniger als 3 Impfungen).

Traumatische Amputation einer Fingerkuppe

- Gute Heilungstendenz
- Eine Fingerkuppe, die vom restlichen Finger in einer Spaltbildung der Haut nahe der Nagelbasis abgetrennt worden ist, sollte mit einem Wundverschlussstreifen (z.B. Steristrip), der von volar nach dorsal über die Fingerspitze aufgebracht wird, reponiert werden oder aber mit einigen lateralen Wundnähten versorgt werden. Die Wunde wird mit Fettgaze umwickelt und der Finger zusammen mit dem Nachbarfinger mit einer Alu-Polsterschiene fixiert.
- Die Fingerkuppe kann sich schwarz oder blau verfärben, aber es ist möglich, dass das Tastgefühl erhalten bleibt.
- Mit der Zeit (nach einigen Wochen) wird das oberflächliche Gewebe als Kruste abgestoßen und der verbleibende Minifinger ist funktioneller als ein amputierter Stumpf.

30.04 Schürfwunden und Bissverletzungen bei Kindern

Wundreinigung

- Auswaschen einer Schürfwunde mit Wasser **D**, isotoner Kochsalzlösung und Antiseptikum. Nur eindeutig nekrotisches Gewebe sollte exzidiert werden.
  - Schmutz und Erde sollten sorgfältig entfernt – erforderlichenfalls unter örtlicher Betäubung – und die Wunde mit einer Bürste gereinigt werden, da Schmutzeinschlüsse viel schwerer zu behandeln sind.

Anlegen eines Verbandes

- Eine Schürfwunde sollte mit einer Fettgazekompresse abgedeckt werden, die an den Ecken mit Gazestücken fixiert wird. Die Verwendung von Klebepflastern sollte unterlassen werden. Es sind keine Antibiotika indiziert.

Weitere Behandlung

- Die Eltern sollten auf eventuelle Anzeichen einer Infektion achten – Schmerzen, Exsudat und erhöhte Temperatur. Wenn kein Exsudat sichtbar ist, sollte der Verband nicht abgenommen werden.
- Eine Infektion sollte durch wiederholtes Spülen mit warmem Wasser behandelt werden. Wenn nötig, kann orales Penicillin verordnet werden.

Komplikationen

- **Ein Gelenkerguss** aufgrund einer Schürfwunde sollte so lange als Arthritis eingestuft werden, bis eine solche verlässlich ausgeschlossen werden kann. Eine bakterielle Arthritis muss im Krankenhaus versorgt werden.
- Bei **Schürfwunden der Vulva** muss sichergestellt werden, dass die Patientin Harn lassen kann. Eine Verletzung mit geringer mechanischer Einwirkung, wie der Sturz von einem Fahrrad, führt so gut wie nie zu gravierenden Verletzungen im Urogenitalbereich.

Tierbisse

Dieser Teil der Leitlinie wurde für die deutschsprachige Ausgabe stark verändert.

- Bei einer Verletzung durch einen Tierbiss sollte eine signifikante Kontamination angenommen und auf einen primären Wundverschluss außer bei sehr sauberen, kleinen Verletzungen eher verzichtet werden.
- Die Wunde wird mit Kochsalzlösung und geeigneten Desinfektionsmitteln (Octenisept brennt nicht!) gespült. Sorgfältiges Debridement ist zur Infektionsprophylaxe wesentlich, vor allem gequetsche Wundränder sind als wichtige Keimreservoirs unbedingt abzutragen. Ebenso ist die Tiefe der Verletzung zu bestimmen (vor allem Katzenbisse haben eine ausgeprägte Stichkomponente und können tief ins Gewebe reichen), um Sehnen- und Gelenksverletzungen auszuschließen. In einigen Fällen ist eine Antibiotikaprophylaxe angezeigt (s. Tab. 30.04.1, 30.04.2). Innerhalb der folgenden 24 Stunden wird die Wunde nochmals kontrolliert und eventuell sekundär verschlossen.
- Bei Menschenbissen ist außerdem an eine mögliche HIV- oder Hepatitisinfektion zu denken.
- Die Wunde sollte engmaschig kontrolliert werden, bis eine Infektion ausgeschlossen und ein guter Heilungsverlauf beobachtet werden kann.
- Obwohl keine hochwertige Evidenz vorliegt, wird in folgenden Fällen eine Antibiotikaprophylaxe (30.04.1, 30.04.2) empfohlen:
  ○ Katzenbisse
  ○ Menschenbisse
  ○ Hundebisse: bei Biss durch freilaufenden Hund und größeren Verletzungen zu erwägen
  ○ Risikogruppen:
    – Immunsuppression
    – Herzklappenersatz
  ○ Risikoregionen:
    – Bisse am Kopf bei Säuglingen
    – Bisse an den Händen und Füßen sind aufgrund der schlechteren Durchblutung stärker infektionsgefährdet.
    – Die Indikation zur Antibiotikaprophylaxe sollte in diesen Fällen großzügiger (Ausdehnung, Tiefe, starke Quetschung etc.) gestellt werden.
- Überprüfung des Tetanusimmunisierungsstatus und gegebenenfalls Verabreichung einer Tetanusauffrischungsimpfung.
- Mit einer Tollwutgefährdung ist in Österreich nur mehr bei Bissen durch illegal eingeführte Tiere oder bei Bissen während Aufenthalten in solchen Ländern zu rechnen, die nicht tollwutfrei sind.
- Bei Bissverletzungen im Gesicht ist der junge Patient unverzüglich an einen Spezialisten (plastischen Chirurgen) zu überweisen, außer es handelt sich wirklich um eine ganz kleine Wunde.
- Ebenso erfordern ausgedehnte Weichteilverletzungen eine stationäre Aufnahme.

Vipernbiss

Siehe Artikel 17.25.

Tabelle 30.04.2 **Dosierungen der Antibiotika**

Amoxicillin + Clavulansäure	37,5–50 mg/kg KG in 3 Gaben
Flucloxacillin/Oxacillin (Oxacillin in Österreich nicht registriert)	40–100 mg/kg KG in 3 Gaben (max. 33 mg/kg KG pro Einzeldosis!)
Penicillin V	50.000–100.000 IE kg KG in 3 Gaben
Erythromycin	30–50 mg/kg KG in 2–4 Gaben
Doxycyclin	> 8 Jahre bis 50 kg KG: 4 mg/kg KG 1. Tag, 2 mg/kg KG folgende Tage
	ab 50 kg KG 200 mg 1. Tag, 100 mg folgende Tage

Tabelle 30.04.1. **Wahl des Antibiotikums**

gebissen von:	Antibiotikum	Alternative
Mensch Primaten Hunde	Amoxicillin + Clavulansäure Flucloxacillin + Penicillin V	Erythromycin
Katzen	Amoxicillin + Clavulansäure Flucloxacillin + Penicillin V	Doxycyclin (unter 8 Jahren kontraindiziert)
Ratten	Amoxicillin + Clavulansäure	Doxycyclin
Wiederkäuer, unbekannte Verursacher	Amoxicillin + Clavulansäure	Erythromycin

30.05 Frakturen bei Kindern

Nur online verfügbar.

30.06 Gelenks- und Bänderläsionen beim Kind

Radiusköpfchen-Subluxation (Pronatio dolorosa)

- Die Subluxation wird dadurch verursacht, dass ein 1- bis 5-jähriges Kind abrupt an der Hand oder am Arm gezogen wird.
- Das Kind benutzt den Arm nicht mehr und lässt ihn schlaff hängen. Zu den Differenzialdiagnosen zählen Frakturen und Arthritiden, die aber – im Gegensatz zur Subluxation – stets mit Schwellungen verbunden sind. In unklaren Fällen (z.B. zum Ausschluss einer Fraktur) ist daher eine Röntgenuntersuchung angezeigt.
- Wenn die Diagnose sicher ist, kann die Behandlung durch den Allgemeinarzt durchgeführt werden.
- Bei einer frischen Läsion kann eine Reposition dadurch erzielt werden, dass der Arzt mit einer Hand die Hand des betroffenen Arms des Kindes ergreift und dann unter Beugung des Ellbogen den Unterarm supiniert. Die andere Hand des Arztes drückt dabei auf das Radiusköpfchen am Ellbogengelenk des Kindes. Die Reposition war erfolgreich, wenn man ein Schnappen fühlen und eventuell hören konnte. Die Schmerzen verschwinden dann sofort und nach kurzer Zeit kann das Kind seinen Arm wieder benutzen.
- Bei älteren Traumen ist eine derartige Reposition oft nicht mehr möglich. In solchen Fällen besteht die Behandlung darin, dass für einige Tage eine Suspensionsschlinge getragen wird. Die Symptome verschwinden dann spontan.

Sprunggelenksdistorsion

- Die häufigste Sehnenverletzung ist eine Ruptur des Ligamentum fibulotalare anterius. Vor dem Malleolus lateralis entwickelt sich eine starke Schwellung. Bei Supination besteht Aufklappbarkeit, eine vordere Schublade findet sich erst bei zusätzlicher Verletzung des Ligamentum fibulocalcare.
- Eine Röntgenuntersuchung ist angezeigt, um eine Fraktur auszuschließen. Eine Bandverletzung ist oft mit einem minimalen Knochenabriss des distalen Endes der Fibula assoziiert. Dies hat aber keine klinische Signifikanz.
- Die Behandlung kann vom Allgemeinarzt durchgeführt werden.
- Behandelt wird mit Tapeverbänden und frühzeitiger Mobilisierung; zur Prävention einer neuerlichen Zerrung ist die Verwendung von gelenkstabilisierenden Orthesen über einen Zeitraum von 2 Monaten angezeigt.

Patellaluxation

- In der Altersgruppe der 10- bis 16-Jährigen stellen Patellaluxationen die häufigste Ursache für hämorrhagische Kniegelenksergüsse dar.
- In den meisten Fällen kommt es bald nach der Luxation zu einer spontanen Selbstreposition. Zur einschlägigen Symptomatik gehören Druckempfindlichkeit und Schwellungen unter der inneren Kniescheibenfacette sowie am inneren Femurkondylus. Der Grad der Schwellung kann von einem leichten bis zu einem massiv ausgeprägten Hämarthros variieren.
- Wenn die Kniescheibe in der Sprechstunde noch immer luxiert ist, erfolgt die Reposition durch den Arzt, der das gebeugte Knie vorsichtig in eine gestreckte Position zieht.
- Bei frischen Verletzungen ist immer eine Röntgenuntersuchung angezeigt, vor allem wenn das Knie geschwollen ist. Das primäre Ziel der Bildgebung ist es, lose Fragmente der Gelenksfläche zu finden.
- Näheres zur weiteren Behandlung siehe 18.32.
- Anmerkung: Patellaluxationen werden in Österreich üblicherweise von Spezialisten aus dem Fach Unfallchirurgie oder Orthopädie behandelt.

30.07 Schädelhirntrauma beim Kind

Grundsätzliches

- Läsionen des Zentralnervensystems kommen bei Kindern häufig vor. Üblicherweise handelt es sich um kleinere Traumen, die zum Beispiel durch Stürze oder Kollisionen mit einem anderen Kind verursacht worden sind und die als Schädelprellungen klassifiziert werden können.
- Die Beobachtung der Symptomatik und der Bewusstseinslage ist wichtig.
- Nach einer Commotio ist keine Bettruhe nötig.

Untersuchungen

- Anamnese und klinische Untersuchung mit Schwerpunkt auf:
  - Beurteilung des Bewusstseinsstatus
  - Spontanaktivität
  - Pupillenweite und Pupillenreaktion auf Licht
- Ein Schädelröntgen ist von geringem Nutzen. Es zeigt möglicherweise eine Impressionsfraktur, auf die in der Regel aber schon aufgrund der klinischen Symptome geschlossen werden kann,

oder eine Fissur, die auf eine intensive Krafteinwirkung auf den Schädel hindeutet und die gegebenenfalls in einem Krankenhaus abgeklärt werden sollte.

Beobachtung

- Der Arzt sollte ein Kind mit einem Schädeltrauma zumindest ein paar Stunden unter Beobachtung halten. Dann sollten die klinische Untersuchung wiederholt und die Befunde notiert werden, bevor das Kind nach Hause entlassen wird.
- Anmerkung: Diese Möglichkeit besteht in österreichischen Allgemeinpraxen nur selten, daher werden Kinder nach Schädeltrauma meist zur Beobachtung stationär eingewiesen.
- Ziel dieser Beobachtungsphase ist es, sicherzustellen, dass eine allenfalls aufgetretene Symptomatik (kurzzeitige Bewusstlosigkeit, Somnolenz, Blässe, Amnesie) nicht auf eine intrakranielle Blutung zurückzuführen ist.
- Eine intrakranielle Blutung bei Kindern ist in der Regel extradural und führt bald, spätestens 6–12 Stunden nach dem Trauma, zu einer Verschlechterung der Bewusstseinslage oder zu einer Halbseitensymptomatik.
- Das Kind kann entlassen werden, wenn es rote Wangen hat, schon ungeduldig geworden ist oder wenn es spielt oder liest. Bei Säuglingen deutet eine flache Fontanelle, die im Atemrhythmus pulsiert, auf einen normalen Hirndruck.
- Durch eine Person, die das Kind gut kennt, sollte die Beobachtung zu Hause fortgesetzt werden.
- Die Eltern sollten angewiesen werden, dem Kind nur flüssige Nahrung zu geben (zur Vermeidung des Aspirationsrisikos) und das Kind in der Nacht zu wecken, um seinen Allgemeinzustand zu beurteilen.
- Spätfolgen treten bei Kindern nur selten auf. Bettruhe ist nicht nützlich.

Schwere Contusio cerebri

- Eine Hirnkontusion kommt öfters vor als intrakranielle Blutungen. Es ist die häufigste Einzelursache für den Tod eines Kindes nach dem 4. Lebensjahr.
- Ab dem Zeitpunkt der Verletzung bestehen im Allgemeinen eine Bewusstseinstrübung und eine neurologische Symptomatik.
- Das Kind sollte in ein Krankenhaus gebracht werden, wo ein CT-Scanner, eine Intensivstation und eine neurochirurgische Abteilung zur Verfügung stehen. Während des Transports muss für eine adäquate Sauerstoffzufuhr zur Vermeidung bzw. Behandlung eines Hirnödems gesorgt werden.
- Anmerkung: In Österreich erfolgt der Transport mit notärztlicher Begleitung, wenn möglich mittels Hubschrauber.

30.08 Intraabdominelle Verletzungen und Blutungen bei Kindern

Grundsätzliches

- Innere Verletzungen bei Kindern werden meist durch stumpfe Traumen hervorgerufen und sind die Folgen von Unfällen im Straßenverkehr oder von Stürzen.
- Wenn der Unfallhergang und die Symptomatik den Verdacht auf eine innere Verletzung nahelegen, ist eine Krankenhauseinweisung immer gerechtfertigt.
- Innere Blutungen stellen bei Kindern keine Seltenheit dar. Die häufigsten inneren Verletzungen sind Milz-, Leber- oder Nierenrisse. Die häufigsten Lungentraumen sind Pneumothorax und Lungenprellung. Verletzungen von Bauchspeicheldrüse und Darm sind deutlich seltener. Verletzungen des Herzens und der großen Gefäße kommen bei Kindern kaum vor.

Symptome

- Bei einem stumpfen Unterleibstrauma sind Bauchschmerzen das wesentliche Symptom. Wenn Sie das Abdomen inspizieren, sollten Sie nach Anzeichen einer Prellung der Bauchwand fahnden (z.B. nach einem länglichen, von einem Sicherheitsgurt verursachten Bluterguss). Wenn Sie einen Patienten mit einer abdominellen Verletzung palpieren, wird der Bauch so gut wie immer druckdolent sein. Ein typisches Symptom für eine innere Verletzung im Thoraxbereich sind Atembeschwerden und/oder Dyspnoe.
- Die Anzeichen für eine innere Blutung können bei Kindern und Erwachsenen unterschiedlich sein.
  - Bei hypovolämischen Kindern können die üblichen Anzeichen für eine Kreislaufschwäche (Absacken des Blutdrucks oder Pulsanstieg) fehlen, ein signifikanter Blutverlust geht jedoch immer mit einer insuffizienten peripheren Durchblutung einher.
  - Bei Kindern kann es vorkommen, dass es trotz eines Blutverlusts von mehr als 25% noch immer nicht zu einem Blutdruckabfall kommt. Allerdings wird in einem solchen Fall ein deutlicher Anstieg der Pulsfrequenz zu verzeichnen sein.
- Daher sind bei der Abklärung eines kindlichen Traumas immer die Temperatur der Extremitäten, die Blässe der Haut und die Tastbarkeit der peripheren Pulse zu prüfen.
- Die Diagnose „innere Blutung" wird aufgrund einer klinischen Untersuchung gestellt. Das Ausmaß der Blutung kann zunächst anhand der

klinischen Zeichen und später durch die Bestimmung des Hämatokritwerts abgeschätzt werden. Allerdings ermöglicht hier eine einmalige Messung noch keine verlässliche Aussage über die Höhe des Blutverlusts. Wesentliche Parameter für die Abklärung des Blutverlusts sind der Traumamechanismus, der klinische Befund und der Allgemeinzustand des Patienten.

Behandlung

- Auch wenn innere Verletzungen bei Kindern in den meisten Fällen konservativ behandelt werden, ist es wesentlich, den Patienten sofort in ein Krankenhaus mit chirurgischem Bereitschaftsdienst und Überwachungsmöglichkeit in einer Intensivstation einzuliefern (Prinzip des „load and go") (17.03).
- Bei einer akuten inneren Verletzung besteht die Erstversorgung in der Gabe einer physiologischen Kochsalzlösung, sofern ein i.v. Zugang unverzüglich hergestellt werden kann. Ist der Patient hämodynamisch stabil und die Beförderungszeit zum Zielkrankenhaus nicht zu lange, ist das Legen eines Zugangs nicht notwendig.
  - Ist jedoch der Zustand des Patienten hämodynamisch instabil oder die zu erwartende Beförderungszeit zu lang, dann ist die Herstellung eines intravenösen Zugangs (2 sind besser) mit einer Kanüle von hinreichendem Kaliber nötig.
  - In Notfällen kann eine intraossäre Infusion eine Alternative darstellen: Dabei wird eine dicke Nadel in die Markhöhle der proximalen Tibia eingeführt. Bei sehr kleinen Kindern kann das allerdings schwierig zu bewerkstelligen sein.
- Ein hämodynamisch instabiles Kind hat bereits mindestens ein Viertel seines Blutvolumens verloren (20 ml pro kg Körpergewicht). Mindestens eine ebenso große Menge an Kochsalzlösung kann daher schnell infundiert werden, ohne dass damit schon der Verlust an zirkulierendem Volumen zur Gänze substituiert wäre.
- Bei Kindern können 80–90% aller die Milz und die Leber betreffenden stumpfen Traumen konservativ behandelt werden. Sind Bauchspeicheldrüse oder Nieren beteiligt, dann ist der Prozentsatz der Fälle, die einer chirurgischen Sanierung bedürfen, etwas höher. Auch eine Lungenprellung und ein Pneumothorax werden in den meisten Fällen unter einer konservativen Behandlung ausheilen.

30.09 Chirurgische Wundversorgung bei Kindern

Grundprinzipien

- Die Mehrzahl der Schnittverletzungen bei Kindern kann mit Wundverschlussstreifen oder Gewebeklebern behandelt werden ❸ (30.03).
- Hautnähte sind sinnvoll bei:
  - sauberen, breiten und tiefen, glattrandigen, frischen und blutenden Wunden
  - ausgedehnten und kontaminierten Verletzungen – nach chirurgischem Debridement
- Zu verschmutzten und alten Wunden siehe: 30.03.

Versorgung mit Hautnaht

- Man verwendet einen 5-0 oder 4-0 monofilen Nylon- oder Polypropylenfaden (in Abhängigkeit von der Größe des Kinds und der Lokalisation der Wunde), der mit einer Hautnadel (3/8 Biegung mit 3-eckigem Querschnitt) verbunden ist. Bei Kindern im Vorschulalter ist die Verwendung resorbierbaren Nahtmaterials (z.B. Polyglactin) möglich. Bei älteren Kindern sollten resorbierbare Fäden nur an Stellen eingesetzt werden, an denen eine Narbenbildung ästhetisch vertretbar ist.
- Das Ziel besteht darin, die Wundränder so miteinander zu verbinden, dass keine Spannung entsteht. Ein Zug ist für den Patienten schmerzhaft, führt zu einer Narbe und erhöht das Wundrandnekrose- und Infektionsrisiko.
- Eine saubere, frische Wunde kann auch mit einer fortlaufenden Intrakutannaht versorgt werden.
- Nicht resorbierbare Fäden im Bereich des Gesichts sollten nach 4 bis 5 Tagen entfernt werden, im Handbereich nach 7 Tagen und aus anderen Lokalisationen nach 10 bis 14 Tagen.
- Wenn nötig, können nach der Nahtentfernung Wundverschlusspflaster (Strips) aufgebracht werden.

Blutende Wunden

- Eine direkte Kompression ist ein wirksames Mittel, um eine Blutung unter Kontrolle zu bringen.
- Dabei sollte der Druck mindestens 10 Minuten lang durchgehend aufrechterhalten werden. Oft ist es sinnvoll, den das Kind begleitenden Erwachsenen zu bitten, die Wundkompression durchzuführen.
- In der Praxis ist es fast immer möglich, durch eine geeignete Naht oder mit Wundverschlusspflastern die Blutung zu stoppen; eine Ligatur eines blutenden Gefäßes ist kaum jemals nötig.
- Der Wundverschluss darf nicht zu straff sein, da sonst die Gefahr einer Wundrandnekrose besteht.

- Nach dem Verschließen der Wunde sollte ein Druckverband aufgebracht werden.
- Hinter einer starken, nicht zu stillenden Blutung kann sich eine Gelenks-, Sehnen- oder Nervenverletzung verbergen, weswegen in solchen Fällen der Patient immer einer chirurgischen Versorgung zugeführt werden sollte.

Quetschwunden im Bereich des Gesichts, des Munds, der Innenseite der Lippen und der Zunge

- In der Regel sind keine besonderen Behandlungsmaßnahmen erforderlich. Liegt jedoch eine penetrierende Wunde mit Verletzung sowohl der Außenhaut als auch der Mundschleimhaut vor, so sollte die Hautwunde geschlossen werden.
- Ausgedehnte Rissverletzungen im Zungenbereich müssen genäht werden, Blutungen aus einer Zungenarterie erfordern eine Ligatur unter Vollnarkose.
- Erstrecken sich die Verletzungen auch auf den Zahnbereich, ist ein Zahnarzt beizuziehen (7.33).
- Eine auf einen Hundebiss zurückzuführende Gesichtswunde mit ausgefransten Rändern und anzunehmender Kontamination erfordert eine stationäre Versorgung.

Bisswunde

- Die Wunde wird gesäubert und mit einer mit Kochsalzlösung befeuchteten Kompresse abgedeckt; ein primärer Wundverschluss ist in der Regel nicht angezeigt. Eine Versorgung mit einer Naht kann jedoch erwogen werden, wenn es sich um eine Gesichtswunde handelt.
- Als Infektionsprophylaxe wird intravenös Cefuroxim gegeben, in leichten Fällen Penicillin oder Amoxicillin per os.
- Der Tetanus-Immunisierungsstatus ist zu überprüfen.
- Nach einigen Tagen wird die Wunde nachkontrolliert und mit einer Naht oder Wundverschlusspflastern verschlossen.
- Bissverletzungen im Gesicht (ausgenommen eindeutige Bagatellverletzungen) erfordern das Management durch einen Spezialisten (plastischen Chirurgen).
- Siehe 18.62.

Fremdkörper in der Wunde

- Der Verletzungshergang gibt oft einen Hinweis auf einen möglichen Fremdkörpereinschluss in der Wunde. Alle tiefen Wunden sind sorgfältig zu inspizieren, was zumindest eine Lokalanästhesie erfordert.
- Bei Verdacht auf einen Fremdkörper in der Wunde können eine Ultraschalluntersuchung (bei Einschlüssen aus Holz, Glas, Kunststoff und Ähnlichem) beziehungsweise ein Röntgen (Metall, bestimmte Glassorten) angezeigt sein.

Begleitverletzungen

- Bei Kindern sind insbesondere die durch Glas oder scharfkantige Objekte verursachten Schnittwunden häufig mit signifikanten Nerven- oder Sehnenverletzungen assoziiert.
- Nervenverletzungen im Bereich der Hand (proximal der distalen Fingergelenke) erfordern ein Management durch einen Spezialisten. Eine primäre Nahtversorgung ist binnen 1 Woche vorzunehmen.

30.10 Fremdkörper im Magen-Darm-Trakt eines Kindes

- Art, Konsistenz und Form des verschluckten Fremdkörpers bestimmen die Intensität der Lokalisierungs- und Extraktionsbemühungen:
  - Das Steckenbleiben eines Fremdkörpers im Ösophagus kann schwerwiegende Symptome hervorrufen und ist manchmal lebensbedrohlich.
  - Ein Fremdkörper, der schon den Ösophagus passiert hat und bereits im Magen liegt, geht in der Regel spontan und symptomlos ab.
  - Die meisten Knopfbatterien beinhalten ein alkalisches Elektrolysat, das die Schleimhäute beschädigen kann, wenn es aufgelöst wird. Das Elektrolysat wird im Gastrointestinaltrakt freigesetzt, wenn die Ummantelung der Batterie aufbricht. Daher ist es ratsam, Patienten zu beobachten, die eine Knopfbatterie verschluckt haben, sogar wenn er/sie symptomlos ist. Eine Endoskopie sollte in Betracht gezogen werden, falls die Batterie nicht innerhalb von 48 Stunden ausgeschieden wurde.
- Fremkörper im Respirationstrakt: siehe 6.60; Fremdkörper in der Nase: siehe 38.45.

Grundsätze

1. Patienten, die irgendeinen Fremdkörper verschluckt haben und Symptome (schwerer Husten- bzw. Erstickungsanfall etc.) zeigen, sollten unverzüglich und unter Notfallbedingungen hospitalisiert werden. Röntgenuntersuchungen durch den erstbehandelnden Arzt sind nicht notwendig.
2. Wenn es sich bei dem verschluckten Objekt um eine Quecksilberbatterie handelt, sollte das Kind unverzüglich in ein Krankenhaus eingewiesen werden, wo die Batterie endoskopisch entfernt

werden kann. In unklaren Fällen können im einweisenden Ambulatorium Übersichtsaufnahmen des Hals-, Thorax- und Bauchbereichs angefertigt werden, um sicherzugehen, dass wirklich ein Fremdkörper verschluckt wurde.
  - Quecksilberbatterien sind heutzutage selten, da ihr Verkauf in vielen Ländern verboten wurde (z.B. in der Europäischen Union). In anderen Ländern werden sie aber immer noch verkauft.
3. Wenn ein Kind, das eine Knopfbatterie verschluckt hat, völlig symptomlos ist, kann die Nachsorge zu Hause durchgeführt werden. Die Darmpassage kann erleichtert werden z.B. durch Gabe von Picosulphattropfen.
4. Wenn eine Alkalibatterie nicht binnen 48 Stunden den Darm passiert hat, sollte eine Abdomennativaufnahme gemacht werden. Falls sie immer noch im Magen liegt, sollte sie endoskopisch entfernt werden.
5. Falls der Fremdkörper groß ist (> 20 mm), z.B. eine Münze, kann er an der Schleimhaut des Magens kleben bleiben. Falls das Objekt nicht ausgeschieden wurde, sollte seine Position radiologisch kontrolliert werden (1–2 Wochen nach dem Unfall). Falls notwendig, wird es endoskopisch entfernt.
6. Asymptomatische Kinder brauchen keine regelmäßige Kontrolle, falls sie nur einen kleinen Fremdkörper verschluckt haben.

30.20 Angeborene Hüftdysplasie

Allgemeines
- Wenn eine Hüftdysplasie nicht behandelt wird, kann dies zu erheblichen Entwicklungs- und Funktionsstörungen führen, die bei einigen Patienten in eine Arthrose im frühen Erwachsenenalter münden können.
- Wenn die Untersuchung auf der Entbindungsstation einen Verdacht auf Hüftdysplasie ergibt, sollte das Neugeborene im Alter von 7 Tagen nochmals an einer Kinderorthopädie untersucht werden, deren Team das Management der zukünftigen Therapie, sollte eine solche indiziert sein, übernehmen wird.
- Ein verzögerter Behandlungsbeginn verschlechtert die Prognose.
- Regelmäßig hat eine klinische Untersuchung der Hüften an einer Mütterberatungseinrichtung zu erfolgen. Bei den Kontrollen in der 6. Lebenswoche und im 4. Lebensmonat des Babys sollte jede Hüftinstabilität und Bewegungseinschränkung dokumentiert werden. Wenn das Kind zu gehen begonnen hat, sollte beobachtet werden, ob es hinkt.

Prävalenz
- Bei etwa 1 von 100 Neugeborenen wird eine Hüftdysplasie diagnostiziert. In der Mehrzahl der Fälle stabilisiert sich ein instabiles Hüftgelenk während der ersten 2 Lebenswochen spontan wieder.
- Zu den Risikofaktoren für eine Hüftdysplasie zählen weibliches Geschlecht, familiäre Häufung, Beckenendlage und Entwicklungsanomalien der unteren Extremitäten.

Untersuchung der Hüften
- Eine mit warmen Händen sanft durchgeführte Untersuchung ist für das Baby nicht schmerzhaft und es wird nicht weinen.
- Platzieren Sie den Daumen und Zeigefinger um das Knie des Säuglings und den Mittelfinger auf den großen Rollhügel.
- Am liegenden Kind werden die Knie im Winkel von 90° gebeugt; dabei werden Beinlängendifferenzen sichtbar. Dann erfolgt (durch Abduktion) ein Test auf Bewegungseinschränkungen und auf Stabilität des Hüftgelenks.
- Die Stabilität der Hüftgelenke ist einzeln zu überprüfen.
- Eine Abduktion wird ein luxiertes Hüftgelenk wieder einrenken und der Untersucher stellt normalerweise ein „Schnappen" fest, wenn die Hüfte in ihre normale Lage zurückkehrt (Ortolani-Zeichen +). Wenn jedoch die Gelenkspfanne ungewöhnlich breit ist, ist möglicherweise kein solches Schnappen wahrnehmbar.
- Eine instabile Hüfte in korrekter Position kann luxiert werden, wenn mit dem Daumen auf dem medialen Aspekt sanfter Druck gegen die Innenseite des Oberschenkels ausgeübt wird (Barlow-Zeichen +). Wenn die anderen Untersuchungen negativ sind, haben Faltenasymmetrien und Klickgeräusche während der Untersuchung keine pathologische Bedeutung.
- Die Hüftdysplasie führt innerhalb weniger Monate zu einer Verkürzung der Adduktoren, die eine Bewegungseinschränkung bei der Abduktion zur Folge hat. Dann ist eine Reponierung nicht mehr in allen Fällen möglich, auch wenn die Instabilität nicht auffällig ist.
- Wenn das Kind das gehfähige Alter erreicht, manifestiert sich die Hüftdysplasie als Gangstörung.
- Ein Kind dessen Hüften eine asymmetrisches oder ein bilaterales Abduktionsdefizit aufweisen, und ein Kind, das deutlich hinkt, müssen an eine Kinderorthopädie überwiesen werden. Die Notwendigkeit für bildgebende Untersu-

chungen wird dort vom orthopädischen Chirurgen entschieden.
- Anmerkung: In Österreich ist eine erste Ultraschalluntersuchung der Hüfte postpartal üblich, weitere sonographische Kontrollen durch Kinderarzt oder Orthopäden sind im Zuge der Mutter-Kind-Pass-Untersuchung vorgesehen.

Therapie

- Bis zum Alter von 7 Tagen ist eine Reposition und Stützung einer instabilen Hüfte möglich (mit den Oberschenkeln bis zu etwa 60° abduziert und im Winkel von 90° flexiert). Die Behandlung besteht meist im Anlegen eines Von-Rosen-Splints, der 6–8 Wochen lang appliziert wird.
- Bei verzögerter Diagnose bedarf es einer längeren Immobilisierung und eine geschlossene Reposition wird wahrscheinlich nicht mehr möglich sein.

30.21 Rückenschmerzen bei Kindern

Grundregeln

- Protrahierte Rückenschmerzen werden in der Regel durch einen Strukturdefekt verursacht.
- Häufige Ursachen für schwere Rückenschmerzen bei einem Kind unter 10 Jahren sind ein Tumor, eine Infektion oder eine systemische Erkrankung.
- Bei protrahierten Rückenschmerzen sind dann weiterführende Untersuchungen angezeigt, wenn die Schmerzen beim Kind zu Gangstörungen führen oder die körperlichen Aktivitäten beeinträchtigen.

Aktivitätsbedingter unterer Rückenschmerz

- Wird bei Kindern und Jugendlichen aller Altersstufen, die körperlich trainieren, häufig gesehen.
- Meistens ist L5 betroffen.
- Tritt bei Sportarten auf, bei denen es zu wiederholten Überstreckungen des Rückens kommt, wie z.B. Geräteturnen, Eiskunstlauf oder Ballett.
- Symptome:
  - Kreuzschmerzen, die sich unter Belastung verschlimmern und zu Bewegungseinschränkungen führen
- Befunde:
  - schmerzbedingte Aufhebung der Lumballordose
  - Das Beugen des Rückens verursacht Schmerzen, insbesondere die Extension nach dorsal.
  - Palpation und Torsion des Processus spinosus vertebrae werden als schmerzhaft empfunden.
  - häufig Muskelhartspann im Bereich des hinteren Oberschenkels
  - Röntgen o.B.
  - In der MRT (dem primären Untersuchungsverfahren) zeigt sich ein Spongiosaödem im Bereich der Pars interarticularis des Wirbelbogens; dieses kann ein- oder beidseitig sein.
- Behandlung:
  - Einschränkung der die Schmerzen verursachenden Trainingsaktivitäten während eines festzulegenden Zeitraums (3 Monate); sie können beispielsweise durch Schwimmen ersetzt werden.
  - Bei Entwicklung einer Stressfraktur: Einsatz eines Korsetts
- Prognose:
  - Die meisten Kinder werden wieder beschwerdefrei und können ihr früheres Training wieder aufnehmen.
  - In den meisten Fällen kommt es zu einer Spondylolyse, gelegentlich auch zu einer Spondylolisthese.

Spondylolyse

- Sie ist wahrscheinlich eine Spätfolge eines aktivitätsbedingten unteren Rückenschmerzes.
- Im Röntgen zeigt sich ein Saum zwischen dem vorderen und dem hinteren Teil des Wirbels (Pars interarticularis).
- Keine Verschiebung des Wirbels
- Behandlung:
  - Asymptomatisch (Zufallsbefund): keine Behandlung
  - Bei Schmerzen: Therapie wie bei der überlastungsbedingten vertebralen Osteopathie
- Die Prognose ist gut. Als Erwachsene haben diese Patienten keine gravierenderen Beschwerden als die Durchschnittsbevölkerung.

Spondylolisthese

- Zufallsbefund bei 6% aller Wehrpflichtigen
- Kreuzschmerzen, die häufig in die Oberschenkel ausstrahlen und die sich bei körperlicher Betätigung verschlimmern
- Zum klinischen Bild gehören ferner:
  - lumbale Hyperlordose, die höher als üblich lokalisiert ist
  - gelegentlich Skoliose
  - palpable Stufenbildung zwischen den Dornfortsätzen
  - Muskelverhärtung im Bereich der hinteren Oberschenkel (Hartspann)
  - in schweren Fällen radikuläre Symptomatik (neurologische Ausfälle)

- Im Röntgen (seitlicher Strahlengang) ist das Wirbelgleiten zu sehen.
- Behandlung: Maximale Belastungen (Gewichtheben, Geräteturnen) sollten vermieden werden.
- Eine Versteifung der Querfortsätze ist indiziert, wenn
  - der Patient unter rekurrierenden Schmerzen leidet.
  - das Wirbelgleiten 1/3 des sagittalen Durchmessers des Wirbelkörpers übersteigt.

Calvé-Syndrom (Vertebra plana – Plattwirbel)

- Eine seltene Erkrankung bei Kindern von 2–10 Jahren mit totalem Zerfall, Abplattung und Zusammensintern eines Wirbelkörpers.
- Häufigste Pathogenese ist ein eosinophiles Granulom im Wirbelbereich.
- Zu den Symptomen gehören ein schmerzbedingtes allgemeines Rückzugsverhalten, ein steif wirkender Gang oder gar eine absolute Weigerung zu gehen.
- Lokale Druckdolenz und hervorstehender Dornfortsatz
- Die BSG kann leicht beschleunigt sein, manchmal kommt es zu einer Leukozytose.
- Differenzialdiagnosen: Tuberkulose, Diszitis
- Bei Verdacht auf das Calvé-Syndrom ist das Kind zu weiterführenden Untersuchungen (MRT, Biopsie) in ein Krankenhaus einzuweisen.
- Üblicherweise kommt es zu einer Spontanheilung.

Diszitis

- In der Regel aseptisch, kann aber auch durch Bakterien ausgelöst werden.
- Unspezifische Schwierigkeiten beim Gehen und Sitzen sind typische klinische Erscheinungsbilder bei einem Kind im Vorschulalter.
- Die Diagnose stützt sich auf die Schmerzen beim Bewegen der Wirbelsäule und auf die Druckempfindlichkeit beim Palpieren der Wirbel.
- Das Kind sollte für weiterführende Untersuchungen (MRT, Biopsie) hospitalisiert werden.
- Eine bakterielle Spondylodiszitis erfordert intravenöse Antibiotikagaben.

Juveniler Bandscheibenvorfall

- Eine altersbezogene Degeneration der Bandscheiben kann bereits bei Kindern unter 10 Jahren auftreten.
- Die Lokalisierung des Prolaps ist in der Regel präsakral.
- Symptome und Befunde:
  - Gangauffälligkeiten und schmerzhafte Schonhaltung (Skoliose)
  - Lasègue-Zeichen pathologisch
  - Es kommt in der Regel zu keinen radikulären Symptomen mit neurologischen Ausfällen.
- Behandlung:
  - Bei Kindern ist eine chirurgische Sanierung wesentlich häufiger notwendig als bei Erwachsenen.

30.22 Skoliose und Kyphose

Screening: Zielgruppen für Überwachung und Behandlung

- Schwere Formen der Erkrankung, die sich in der frühen Kindheit entwickeln und durch Wirbelanomalien und strukturelle Defekte der Brustwirbelsäule verursacht werden, sollten erkannt werden.
- Eine frühzeitige Therapie mit einem Stützkorsett verlangsamt die Entwicklung einer Fehlbildung, wodurch eine chirurgische Intervention möglicherweise verhindert werden kann.
- Zu den Operationsindikationen zählen eine Korrektur der Fehlbildung, eine Prävention von Rückenschmerzen und eine ästhetische Verbesserung der Rückenform.

Klassifikation

- Skoliose:
  - kongenital (Fehlbildungsskoliose – vorgeburtliche Wirbelfehlbildung)
  - idiopathisch:
    - Skoliosen werden nach dem Zeitpunkt ihres Erstauftretens eingeteilt: infantile (0–3 Jahre), juvenile (4–6 Jahre) und adoleszente Skoliose (von 10 Jahren bis zum Ende der Wachstumsphase).
  - neuromuskulär
- Kyphose:
  - kongenital
  - idiopathisch (Morbus Scheuermann)
  - neuromuskulär
- Zusätzlich können verschiedene Umstände und Erkrankungen (Trauma, Tumor, Infektion) zu einer erworbenen sekundären Kypose oder Skoliose führen.

Idiopathische adoleszente Skoliose

- Häufigste Skolioseform
- Betrifft Mädchen häufiger als Knaben (Verhältnis 10:1)
- Entwickelt sich während des pubertären Wachstumsschubs (im Alter von 10–12 bei Mädchen, bei Knaben einige Jahre später)

- Differenzialdiagnosen:
  - funktionelle Skoliose, basierend auf einer Beinlängendifferenz, selten fortschreitend
  - sekundäre Skoliose – oftmals schmerzhaft (30.21)
  - Spondylolisthese
  - juveniler Bandscheibenvorfall
- Screening auf Skoliose/Kyphose bei routinemäßigen Gesundenuntersuchungen, z.B. in der Schule:
  - Das Kind steht gerade und mit dem Rücken zu Ihnen: Inspizieren Sie den Rücken; achten Sie auf Taillen- und Schulterasymmetrien.
  - Das Kind steht gebeugt mit gestreckten Knien vor Ihnen (Vorbeugetest): Notieren Sie eine Höhendifferenz zwischen den beiden Seiten des Rückens. Dieser Rippenbuckel wird mit einem Skoliometer gemessen. Ein Skoliometerwert > 6° (der einem radiologischen Winkel von etwa 10° entspricht) ist signifikant.
- In unklaren Fällen sollte alle 6 Monate eine Kontrolle erfolgen.
- Wenn der Skoliometerwert > 8° beträgt, sollte der Patient an einen pädiatrischen Orthopäden überwiesen werden.
- Die Röntgenuntersuchung (Skolioseuntersuchung am stehenden Patienten plus Feststellung der Knochenreife) fällt in den fachärztlichen Zuständigkeitsbereich.
- Behandlung:
  - Körperliches Training, Physiotherapie und Manipulationstherapien sind nicht wirksam.
  - Skoliosewinkel < 20°: Kontrollen
  - Skoliosewinkel 20–40°: Korsettversorgung **B**
  - Skoliosewinkel > 40°: chirurgischer Eingriff

Morbus Scheuermann (Adoleszentenkyphose)

- Morbus Scheuermann ist eine Wachstumsstörung an Grund- und Deckplatten der Wirbelkörper, die zu einer kyphotischen Fehlhaltung führt. Die Erkrankung wird in der Regel erst bei Kindern ab 10 Jahren gesehen. Die Fehlhaltung ist anfangs noch reversibel.
- Die Erkrankung betrifft Knaben häufiger als Mädchen (Verhältnis 4:1).
- Die meisten Kinder zeigen keine Symptome. Gelegentlich wird über Schmerzen in der Brustwirbelsäule geklagt.
- Die klinische Untersuchung zeigt eine vermehrte thorakale Kyphose (Rundrücken), eine Steifheit bei den Rückenbewegungen und eine Verspannung der hinteren Muskelgruppe des Oberschenkels.
- Die Diagnose basiert auf einem Röntgenbild mit
  - keilförmigen Wirbelkörpern, die nach vorne abgeflacht sind (3 Brustwirbel),
  - deformierten Deckplatten, in einer späteren Phase Schmorl-Knorpelknötchen (= Einbrüche von Bandscheibenmaterial in die spongiösen Wirbelkörperanteile).
- Differenzialdiagnosen: Tuberkulose, Frakturen, Tumoren
- Therapie:
  - Vermeidung von übermäßiger Beugebeanspruchung (z.B. Gewichtheben)
  - Streckübungen
  - Korsettversorgung, wenn der Kyphosewinkel > 60° ist
  - Eine chirurgische Stabilisierung ist nur selten notwendig (Kyphosewinkel > 75°).
- Die Korsetttherapie ist umso vielversprechender, je jünger der Patient und je flexibler der Rücken ist.

30.23 Hüftkopfepiphysenlösung

Grundlagen

- Eine frühzeitige Diagnose und chirurgische Sanierung sind anzustreben. Ohne Behandlung kommt es zu einem medialen und posterioren Abgleiten des Hüftkopfes und zu einer Funktionseinschränkung des Hüftgelenks. In mittelschweren und schweren Fällen ist das Risiko der Ausbildung einer sekundären Hüftgelenkosteoarthrose erhöht.

Definition

- Dislokation der proximalen Femurepiphyse
- Die Situation gilt als stabil, wenn die Epiphyse in der neuen Position fixiert ist. Der Patient ist dann in der Lage, zu gehen. Instabilität besteht, wenn die Epiphyse nicht fixiert ist und das Hüftgelenk starke Schmerzen verursacht.

Epidemiologie und Symptomatik

- Die Erkrankung betrifft Jugendliche im Alter von 10 bis 16 Jahren (bei Mädchen etwas früher), häufiger bei Übergewicht. Das Geschlechterverhältnis von männlichen zu weiblichen Patienten liegt bei 2,5.
- Bei 20–30% der Patienten sind beide Hüftgelenke betroffen.
- Der Patient hinkt. Manchmal sind die Patienten nicht einmal in der Lage zu gehen.
- Normalerweise klagen die Patienten über Schmerzen; die Intensität variiert. Schmerzen im Bereich des Knies, des Oberschenkels und der Leisten sind typisch. Schmerzen, die ins Knie ausstrahlen, sind oft irreführend, wenn man den Ursprung des Schmerzes lokalisieren will.

Diagnostik

- Die Röntgenbilder zeigen eine posteriore Ablösung der Epiphysenfuge. Bei Verdacht auf Hüftkopfepiphysenlösung (Auftreten von Hüftgelenksbeschwerden bei Patienten einer typischen Altersgruppe) sollten beide Hüftgelenke ohne Verzögerung durch eine a.p. und eine Aufnahme nach Lauenstein dargestellt werden.
- Eine rezente Dislokation kann sonographisch gut als Delle dargestellt werden. Wird bei der Ultraschalluntersuchung ein Erguss gefunden, liegen instabile Verhältnisse vor.

Behandlung

- Behandeln Sie die Situation als Notfall und überweisen Sie den Patienten sofort an einen Spezialisten.
- Die Therapie besteht immer in einem chirurgischen Eingriff. Der abgerutschte Hüftkopf wird nach Reposition mit einer Einzelschraube fixiert. Je geringer die Dislokation, desto besser ist die Prognose.
- Eine prophylaktische Fixation der asymptomatischen Gegenseite sollte in Betracht gezogen werden, wenn der Patient sehr jung ist oder an einer endokrinologischen oder metabolischen Grundkrankheit leidet (was bei 7% der Patienten der Fall ist).

30.24 Morbus Perthes-Calvé-Legg (idiopathische kindliche Hüftkopfnekrose/Osteochondrosis deformans coxae juvenilis/Pseudocoxalgie)

Grundsätzliches

- Frühzeitige Diagnose!
- Die Behandlung hat das Ziel, die kugelige Form des Femurkopfes im Acetabulum zu erhalten.

Definition

- Es handelt sich um eine idiopathische, aseptische Nekrose des Hüftkopfes, die innerhalb von 4–8 Monaten zu einer symptomatischen subchondralen Stressfraktur führen kann. Die Fraktur und die verzögerte Ossifikation des Femurkopfknorpels führen zu einer Erweichung der Epiphyse. Ohne Therapie kann es zu einer Abplattung des Femurkopfes kommen.

Epidemiologie und Symptomatik

- Kommt gehäuft bei Knaben im Alter von 6–9 Jahren vor. Das Verhältnis von männlichen zu weiblichen Erkrankten beträgt 4:1.
- In 10% der Fälle tritt die Erkrankung beidseitig auf, aber in der Regel sind nicht beide Femurköpfe gleichzeitig betroffen.
- Hinken stellt das Leitsymptom dar. Die Erkrankung ähnelt einer Coxitis fugax (29.84), beginnt aber schleichender, dauert länger an oder es kommt zu Rückfällen.
- Die Schmerzen sind in der Region zwischen Leistenbeuge und Knie lokalisiert.
- BSG, CRP-Konzentration im Serum und das Differenzialblutbild sind normal.

Diagnostik

- Ein Kind mit Symptomen wird an einen Spezialisten – ein pädiatrischer Orthopäde oder ein Kinderchirurg – überwiesen. Röngtennativaufnahmen sollten schon im Vorhinein angefertigt werden. Es ist sinnvoll, auch die gesunde Hüfte zu röntgen, um einen Vergleich zu haben.
- Die Diagnose stützt sich auf die Röntgenbefunde, wobei als erstes Anzeichen eine subchondrale Irregularität der Knochenstruktur auftritt; in der weiteren Folge kommt es zu einer Zystenbildung und einer unanatomischen Abflachung der Epihysen.
- In unklaren Fällen kann es notwendig werden, eine MRT durchzuführen.

Therapie

- Die Prognose ist bei kleinen Kindern (unter 6 Jahren) gut.
- Wenn anfangs noch keine eindeutige Indikation für eine Behandlung besteht, sollte das Kind regelmäßig nachkontrolliert und geröntgt werden, z.B. alle 3 Monate.
- Bei den klinischen Kontrolluntersuchungen sollte bei Abduktion des Hüftgelenks das Bewegungsausmaß mehr als 30° betragen. Es sollte jedes Mal eine Röntgenkontrolle durchgeführt werden.
- Zeigt sich auf den Röntgenbildern eine Subluxationstendenz oder eine Bewegungseinschränkung des Hüftgelenks, dann ist dies eine Indikation für eine Therapie. Die Ursache für die eingeschränkte Beweglichkeit kann durch eine unter Narkose durchgeführte Arthrographie festgestellt werden.
- Anmerkung: Diese Untersuchung ist in Österreich nicht üblich, für die weiterführende Diagnostik wird das MR eingesetzt.
- Maßnahmen zur Verbesserung der Hüftgelenkgeometrie, wie Spreizschienen oder chirurgische Interventionen (Femurosteotomie oder Beckenosteomie oder beides).

30.25 Osgood-Schlatter-Syndrom

Grundsätzliches
- Die Spontanheilung der Erkrankung wird durch Vermeiden übermäßiger Belastungen unterstützt.

Definition
- Krankheitsursache sind Läsionen durch wiederholte Überbelastung im Bereich der Apophyse der Tuberositas tibiae. Das Auftreten der Symptome fällt mit einem präpubertären Wachstumsschub zusammen.

Symptomatik
- Der Patient verspürt beim Laufen oder Springen Schmerzen im oberen Bereich des Unterschenkels oder im Knie. Beim Laufen ist der Schmerz beim Aufsetzen der Ferse auf dem Boden stärker als beim Abrollen (Physiologie des Extensionsapparats des Knies!).

Befunde
- Die Tuberositas tibiae ist prominent und empfindlich auf Palpation und Perkussion. In frischen Fällen fühlt sich die Haut heiß an.
- Röntgenbilder zeigen Fragmentationen im Bereich der Tuberositas. Beim typischen klinischen Bild ist eine Röntgenaufnahme nicht erforderlich.

Therapie
- Die Behandlung wird ambulant durchgeführt. Dem Patienten und seinen Eltern sollte das Krankheitsbild erklärt werden.
- Schmerzhafte sportliche Aktivitäten sind zu vermeiden (das Kind sollte beim Sportunterricht in der Schule 3 Monate lang nicht an Übungen mit Laufen oder Springen teilnehmen).
- Empfohlene Übungen während der Zeit, in der das Laufen und Springen verboten ist, sind unter anderem Schwimmen, Radfahren, Schifahren, Skaten oder Krafttraining im Fitnessstudio.
- Sportartikelhändler verkaufen spezielle Kniestützen für Springer, die möglicherweise auch die Symptome erleichtern.
- Laufübungen sind so lange verboten, bis die Druckempfindlichkeit der Tuberositas tibiae vollständig abgeklungen ist.
- In sehr milden Fällen kann dem Kind erlaubt werden, die körperliche Betätigung fortzusetzen, soweit es die Schmerzen und Symptome zulassen. Dann können die Symptome aber für mehrere Jahre bis zum Ende der Wachstumsphase bestehen bleiben.
- Bei einer besonders stark ausgeprägten Symptomatik sollte ein Orthopäde hinzugezogen werden (zu den Therapieoptionen zählen eine 4–6-wöchige Ruhigstellung im Gips sowie die Exzision einer allzu prominenten Tuberositas tibiae und/oder eines intratendinealen freien Körpers nach Abschluss der Wachstumsphase).

30.26 Harmlose Beinschmerzen bei Kindern

Grundsätzliches und Ziele
- Diagnose und Behandlung können in der Grundversorgung durchgeführt werden.
- Ziel ist, die Diagnose von harmlosen Beinschmerzen („Wachstumsschmerzen") anhand der Anamnese und des klinischen Befundes zu erstellen. Eine Arthritis, ein Trauma, eine orthopädische Erkrankung und eine Leukämie müssen ausgeschlossen werden.
- Bei Kindern unter 3 Jahren, wenn das Kind hinkt (s.a. 30.02) oder andere Befunde erhoben werden, können auch andere Ursachen für die Schmerzen in Frage kommen.

Epidemiologie
- Rezidivierende Schmerzen in den Extremitäten von Kindern im Wachstum ohne fassbares organisches Substrat.
- Die Prävalenz ist zwischen dem 3. und 11. Lebensjahr am höchsten. Mehr als ein Drittel der 4- bis 6-jährigen Kinder haben Wachstumsschmerzen.
- Eine familiäre Häufung ist die Regel.

Klinische Präsentation
- Die Schmerzen treten hauptsächlich am distalen Fuß, in der Knie-, Unter- und Oberschenkelregion auf. Die Arme sind selten beteiligt.
- Die beiden unteren Extremitäten sind meist symmetrisch betroffen, es kommt aber auch vor, dass die Schmerzen sich von einem Bein auf das andere verlagern.
- Die Schmerzen treten typischerweise abends, zur Bettzeit oder auch während der Nacht auf. Am Morgen ist das Kind beschwerdefrei (anders als bei einer Arthritis, die eine Morgensteifigkeit verursacht).
- Die Schmerzen befallen das Kind in Ruhephasen, aber nicht während körperlicher Aktivitäten.
- Die Schmerzattacken dauern von einer halben Stunde bis zu 5 Stunden.
- Die altersabhängigen Unterschiede der Morphologie der unteren Extremitäten stehen in keinem

Zusammenhang mit der Häufigkeit der Wachstumsschmerzen.
- Es sollten andere Ursachen für die Schmerzen in Betracht gezogen werden, wenn das Kind
  ○ humpelt oder wegen Schmerzen mit dem Spielen oder Sport aufhört,
  ○ ständig einseitige Schmerzen hat,
  ○ eine Begleitsymptomatik aufweist (z.B. einen angegriffenen Allgemeinzustand),
  ○ auch über die Symptome am Morgen oder tagsüber klagt.

Untersuchungen
- Wenn das klinische Bild nicht typisch ist, sollte zumindest
  ○ das komplette Blutbild (Ausschluss einer Leukämie)
  ○ und die BSG bestimmt werden.
- Eine Röntgenaufnahme ist nur gerechtfertigt, wenn die Untersuchung Verdachtsmomente liefert.

Therapie
- Selbsthilfemaßnahmen wie Massagen, warme Bäder etc. werden häufig versucht; nur wenige Eltern konsultieren einen Arzt.
- Oft kann sich der Arzt darauf beschränken, eine klinische Untersuchung (29.80) zum Ausschluss anderer Erkrankungen vorzunehmen und die Eltern über die harmlose Natur der Beschwerden aufzuklären.
- Paracetamol ist wirksam und kann vorübergehend eingesetzt werden.

30.27 Schmerzen im Bereich von Knöchel und Fuß bei Kindern und Jugendlichen

- Schmerzhafte Vorfußerkrankungen (Metatarsalgia anterior), Stressfrakturen der Metatarsalknochen und Morton-Syndrom, die hauptsächlich bei Erwachsenen vorkommen: siehe 30.27.
- Hallux valgus: siehe 20.53.

Morbus Köhler
- Es handelt sich um eine extrem seltene aseptische Nekrose des Os naviculare pedis bei Kindern im Alter von 5 bis 7 Jahren.
- Zu den Symptomen zählen Druckschmerzhaftigkeit, eine Schwellung im Bereich der Fußwurzel sowie „Schonhinken". Belastung verstärkt die Symptome.
- Die Diagnose kann aufgrund der Röntgenbilder gestellt werden; das Os naviculare erscheint unterentwickelt und fragmentiert. Es sollte eine Vergleichsaufnahme des anderen Fußes angefordert werden.
- In der Regel kommt es zu einer Spontanheilung. Für kurze Zeit kann zur Schmerzlinderung ein Unterschenkelgips angelegt werden.

Sever-Krankheit (Apophysitis calcanei)
- Schmerzen an der Insertionsstelle der Achillessehne bei Kindern (7–11 Jahre).
- Die Schmerzen sind am schlimmsten nach körperlicher Anstrengung.
- Bei Palpation zeigen sich beide Seiten des Fersenbeins schmerzhaft, aber nicht geschwollen.
- Eine Röntgenuntersuchung ist nicht notwendig, wenn die Symptome und Befunde typisch sind.
- Die Röntgenbilder zeigen möglicherweise eine Sklerose und Irregularitäten an der Calcaneusapophyse, aber dies kann auch bei asymptomatischen Patienten der Fall sein.
- Die Schmerzen verschwinden spontan im Jugendalter. Bei weniger schweren Fällen genügt eine Entlastung des Fußes. In leichten Fällen sollte der Patient 6 Wochen lang nicht springen oder laufen.

Freiberg-Köhler-Syndrom
- Es handelt sich um eine aseptische Nekrose im Bereich eines Metatarsalknochens (für gewöhnlich der 2., manchmal auch der 3. oder 4.) bei Kindern und Heranwachsenden.
- Zu den Symptomen zählen Druckschmerzhaftigkeit und Schwellungen im Bereich des Metatarsalköpfchens; bei Palpation erscheint das Köpfchen verdickt. Der eingeschränkte Bewegungsspielraum des MTP-Gelenks ist offensichtlich.
- Im Röntgen findet sich ein abgeflachtes und fragmentiertes Metatarsalköpfchen.
- Als Behandlung werden Schuhe mit dicken Sohlen, Schuheinlagen oder Fußgewölbeunterstützungen verordnet. Das kurzzeitige Tragen eines Gipsverbandes kann notwendig sein, aber operative Maßnahmen (Fragmententfernung, teilweise Abtragung oder vollständige Entfernung des Köpfchens) sind in den meisten Fällen erst vertretbar, wenn 1–2 Jahre lang eine konservative Therapie versucht wurde.

Akzessorisches Os naviculare (Os tibiale externum)
- Häufiger Zufallsbefund; in der Regel findet sich ein Sesambein in der Tibialis-posterior-Sehne.
- Dieses kann zu einer Pseudoarthrose führen oder am Kahnbein festgewachsen sein. Der Knochenvorsprung kann in Kombination mit Plattfüßen

Beschwerden auslösen; dadurch ergibt sich eine Druckbelastung des Fußes im Schuh, insbesondere beim Tragen von Eislauf- und Schischuhen
- Die Symptome beginnen in der Voradoleszenz und klingen im Allgemeinen mit der Skelettreife ab. Die Symptome persistieren selten bis ins Erwachsenenalter.
- Die Behandlung besteht in einer Verminderung der körperlichen Aktivitäten und im Tragen gut passender Schuhe oder Stiefel. Bei schweren akuten Schmerzen (rezente partielle Sehnenrisse) ist für 4–6 Wochen ein Unterschenkelgips angezeigt. Ein chirurgischer Eingriff ist gelegentlich indiziert.

Knick-Senkfuß (Pes planovalgus)

- Bei einem Kind ist ein schmerzfreier flexibler Pes planovalgus ein häufiger physiologischer Befund. In den meisten Fällen wird ein flexibler Planovalgus bei einem Kind im Wachstumsalter von selbst wieder unauffällig.
- Diese Fußdeformität ist harmlos und bedarf keiner Behandlung.
- Die Wirksamkeit von Orthesen oder speziellen Schuhen ist nicht belegt.
- Es gibt keine Beweise für einen Zusammenhang zwischen der Abflachung des inneren Fußgewölbes und anderen Problemen des Muskel- und Skelettsystems wie Wachstumsschmerzen in der Kindheit oder Knie-, Hüft- oder Rückenproblemen im Erwachsenenalter.
- Ein schmerzhafter oder rigider Planovalgus ist nicht physiologisch. Er kann verursacht sein durch eine Arthritis oder eine tarsale Koalition, aber auch durch ein Trauma oder einen Tumor ausgelöst worden sein.

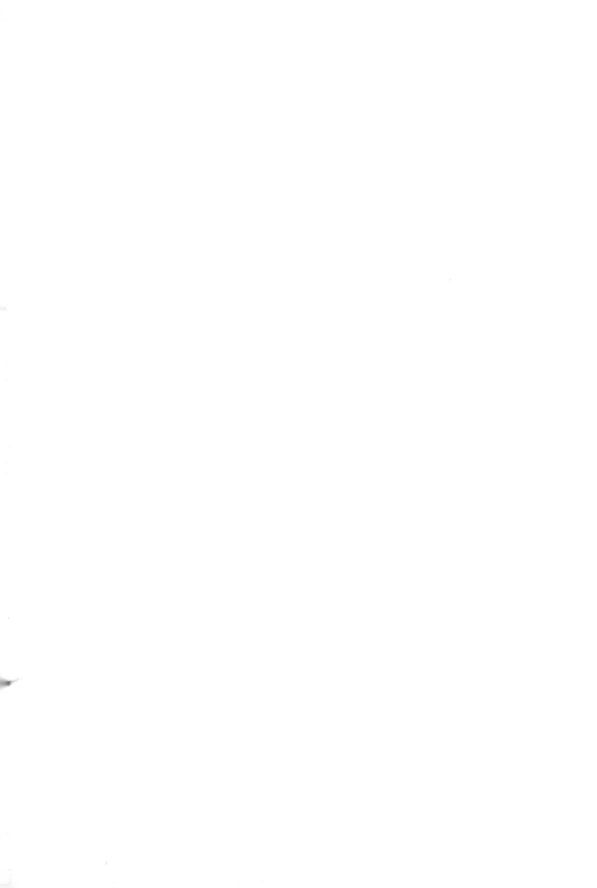

Pädiatrische Probleme und Vorsorge

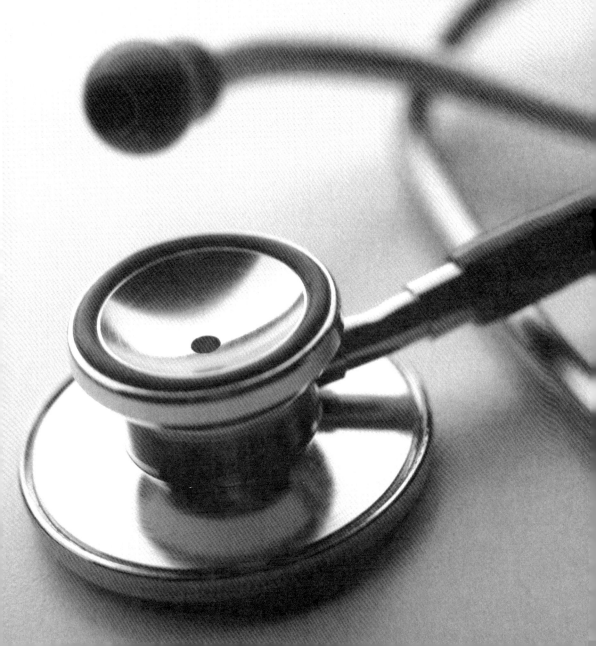

31.03 Das frühgeborene Kind

Definitionen

- Von einer **Frühgeburt** spricht man bei einer Entbindung vor der 37. Schwangerschaftswoche. Das Geburtsgewicht liegt in den meisten Fällen unter 2500 g, was ebenfalls als Kriterium für eine Frühgeburt gilt. Wie alle anderen Neugeborenen können früh geborene Kinder klein sein (small for gestational age [SGA], small for date), normal groß sein (appropriate for gestational age [AGA]) oder für ihr Gestationsalter zu groß sein (large for date).
- Unter **sehr früher Frühgeburt** versteht man ein Kind mit einem Geburtsgewicht von weniger als 1500 g. Die meisten Probleme treten bei Kindern mit einem Geburtsgewicht von weniger als 1000 g auf („extrem frühe Frühgeburten").
- Das **korrigierte Alter** wird auf der Basis des in der frühen Schwangerschaft mittels Ultraschall ermittelten Geburtstermins oder auf Basis der letzten Menstruation errechnet. Das korrigierte Alter entspricht dem biologischen Alter besser als das tatsächliche Alter. Solange der Unterschied in der Praxis eine Rolle spielt, sind alle Entwicklungsphasen des Frühgeborenen auf Basis des korrigierten Alters zu bewerten. Wenn das Kind vor der 28. Schwangerschaftswoche geboren wurde, ist die Korrektur im Alter von 1 Jahr und möglicherweise auch noch im Alter von 2 Jahren erforderlich, ab einem Alter von 3 Jahren allerdings nicht mehr.

Wachstum

- Das Wachstum ist nach dem korrigierten Alter zu bewerten.
- Es gibt Wachstumstabellen für Kinder, die bis zu 2 Monate vor dem errechneten Geburtstermin geboren wurden. Mithilfe dieser Tabellen lässt sich auch das Gewicht des Kindes entsprechend überwachen, ohne es mit der (in diesem Alter) nicht aussagekräftigen Körpergröße in Beziehung setzen zu müssen.
- Die Überwachung des noch früheren Wachstums basiert auf Tabellen für das intrauterine Wachstum.
- Kinder mit einem Geburtsgewicht von mehr als 1500 g weisen nach Erreichen ihres Geburtsgewichts (innerhalb von 10 bis 14 Tagen) ein regelmäßiges Wachstum auf.
- Aufgrund der nicht optimalen Bedingungen nach der Geburt ist das Wachstum bei sehr frühen Frühgeburten in fast allen Fällen verlangsamt. Sobald für ausreichende Ernährung gesorgt werden kann, kommt es sowohl bei diesen Kindern als auch bei Kindern mit intrauterinen Wachstumsstörungen (SGA) zu einem Aufholwachstum. Wenn dieses Aufholwachstum nicht eintritt, lässt dies auf Ernährungsprobleme, nicht intakte Körperfunktionen oder auf das Vorliegen einer Erkrankung schließen.

Ernährung

Energiezufuhr, Proteine, Mineralstoffe

- Früh geborene Kinder wachsen schneller als voll ausgetragene Kinder, wobei die Wachstumsrate dem fetalen Wachstum entspricht. Aus diesem Grund ist der gewichtsangepasste Bedarf an Nährstoffen und Energie bei früh geborenen Kindern in den ersten Lebenswochen und -monaten höher als jener von termingerecht geborenen Kindern. Auch das Aufholwachstum steigert den Bedarf an Nährstoffen und Energie. Darüber hinaus sind die von der Mutter mitgegebenen Energiereserven gering. Bei Atemwegsproblemen muss die Flüssigkeitszufuhr unter Umständen auf weniger als die Hälfte der normalen gewichtsangepassten Menge reduziert werden.
- Kinder mit einem Geburtsgewicht von 1800 g und mehr können fast in der gleichen Weise ernährt werden wie termingerecht geborene Kinder.
- Bei sehr früh Frühgeborenen sind besondere Vorkehrungen zu treffen: Bis das Kind das Stadium eines termingerecht geborenen Kindes oder ein Gewicht von 3000 bis 3500 g erreicht hat, ist die Muttermilch im Krankenhaus oder nach der Entlassung zuhause mit Proteinen und Mineralstoffen anzureichern oder spezielle Frühgeborenennahrung zu verabreichen, die mehr Energie, Proteine und Spurenelemente enthält als normale Säuglingsnahrung. Diese Form der Säuglingsnahrung kann auch zusätzlich zur Muttermilch gegeben werden. Einschlägige Instruktionen über die richtige Ernährung erhält man im Krankenhaus.

Eisen

- Aufgrund des geringeren Blutvolumens, geringerer Eisenvorräte und des relativ schnellen Wachstums haben früh geborene Kinder einen höhern Eisenbedarf als termingerecht geborene Kinder. Normalerweise erhält der Fetus in den letzten Wochen der Schwangerschaft ausreichende Eisenmengen von der Mutter.
  - Die ambulante Eisensubstitution beträgt zwischen 2 mg/kg/Tag bis maximal 15 mg/kg/Tag.
- Bis zum Alter von 12 bis 15 Monaten ist zusätzlich Eisen zu verabreichen. Den Eltern sind diesbezüglich schriftliche Informationen zu geben. Bei Verabreichung von eisenhaltigen Lösungen an Kinder, die bereits Zähne haben, ist besonders auf die Zahnhygiene zu achten.

Vitamine

- Der Vitaminvorrat von Kleinkindern ist sehr gering, und aufgrund des schnellen Wachstums besteht in den ersten Lebenswochen ein hoher Vitaminbedarf. Der Bedarf an Vitamin D ist allerdings normal, liegt also bei 400 IE/Tag. Zur Rachitisprophylaxe sollte allerdings bis zum Alter von 3 Jahren zusätzliches Vitamin D verabreicht werden. Kinder mit sehr dunkler Haut benötigen eine zusätzliche Zufuhr bis zum Alter von 5 Jahren.
- Für früh geborene Kinder gibt es spezielle Präparate, die die Vitamine A, B_{12}, E und Folsäure enthalten.
- Der Multivitaminbedarf hängt von der Art der Milch oder der Säuglingsnahrung ab.
  - Mit Muttermilch ernährte Kinder:
    - ein spezielles Vitaminpräparat für früh geborene Kinder
    - Vitamin D bis zum Alter von 2 Jahren auch im Sommer
  - Mit spezieller Nahrung für Frühgeborene ernährte Kinder:
    - Ein spezielles Vitaminpräparat für Frühgeborene ist nicht erforderlich.
    - Vitamin D wird gegeben, wenn die Vitamin-D-haltige Säuglingsnahrung weniger als 400 ml/Tag ausmacht.
    - Über die Substitution anderer Vitamine einscheidet die betreuende Frühgeburtenabteilung.

Zusätzliche Nahrung

- Ab dem Alter von 4 Monaten beginnt das früh geborene Kind wie jedes termingerecht geborene Kind auch andere Nahrungsmittel zu sich zu nehmen. Im Interesse einer ausgewogenen Ernährung haben sehr früh Frühgeborene und vor allem jene mit einem Geburtsgewicht von weniger als 1000 g bereits vor diesem Zeitpunkt, d.h. bereits im Alter von 3 bis 3,5 Monaten, Bedarf an zusätzlichen Nahrungsmitteln.

Impfungen

- Die BCG-Impfung erfolgt üblicherweise, nachdem das Kind ein Gewicht von 2 kg erreicht hat.
  - Zwischen der BCG-Impfung und anderen Impfungen sollte ein Mindestabstand von 4 Wochen liegen.
    - Anmerkung: Die BCG-Impfung ist in Österreich seit 1992 nach dem Auftreten von Impfkomplikationen ausgesetzt und lautet in den derzeit gültigen Impfempfehlungen des Obersten Sanitätsrates (siehe aktuellen Impfplan, Hinweise in 3.01): Die Impfung mit dem derzeit verfügbaren BCG-Impfstoff ist nur für begründete Einzelfälle und nach Tuberkulintestung vorgesehen.
- Alle anderen Impfungen sollten wenn möglich auf Basis des tatsächlichen (und nicht des korrigierten) Alters durchgeführt werden.
- Eine Influenzaimpfung wird für Frühgeborene mit chronischen respiratorischen Problemen (bronchopulmonale Dysplasie) ab einem Alter von 6 Monaten vor der Grippesaison empfohlen.

Krankheiten

- Während des 1. Lebensjahres brauchen früh geborene Kinder eine intensivere medizinische Betreuung als termingerecht geborene Kinder. Je kleiner das Kind, umso mehr Betreuung ist erforderlich. In den meisten Fällen handelt es sich dabei um Atemwegsinfektionen, Leistenbrüche und die Notwendigkeit von Rehabilitationsmaßnahmen.

Bronchopulmonale Dysplasie (BPD)

- Bei BPD handelt es sich um eine chronische Lungenerkrankung bei maschinell (mit Sauerstoffzugabe) beatmeten Frühgeborenen. Üblicherweise manifestiert sich diese Erkrankung vor dem Alter von 4 Wochen.
- Zu den klinischen Symptomen gehören Rasselgeräusche, Dyspnoe, Stridor und prolongierter Sauerstoffbedarf. Neben den klinischen Symptomen basiert die Diagnose auch auf typischen Veränderungen im Thoraxröntgen und einer typischen Anamnese.
- Die am schwersten betroffenen Kinder erhalten inhalative Kortikosteroide und bei Infektionen oder bei starker Schleimbildung auch Bronchodilatatoren. Wenn Diuretika zum Einsatz gekommen sind, ist diese Behandlung vor der Entlassung aus dem Krankenhaus abzusetzen und die Flüssigkeitseinschränkung aufzuheben. Auf ausreichende Ernährung ist besonders zu achten. Die Nachsorge für BPD-Kinder wird von der betreuenden Abteilung organisiert.

Sensorische Störungen

- Frühgeborene benötigen oft Therapien, die das Risiko eines Gehörschadens mit sich bringen. Das Gehör dieser Kinder ist sorgfältig zu überwachen, da manche Schädigungen erst zu einem späteren Zeitpunkt auftreten können. Neue Methoden wie die otoakustische Emission und evozierte Potentiale unterstützen die Identifikation von Kindern, die eine spezielle Nachsorge brauchen, und ermöglichen eine frühere Diagnose von Hörstörungen.
- An Retinopathien erkranken heutzutage nur noch extrem kleine Frühgeborene, wobei das Risiko bei vor der 27. Schwangerschaftswoche Geborenen am höchsten ist. Zusätzlich zur Tatsache der frühen Geburt erhöht auch eine Sauer-

stoffbehandlung das Risiko von Retinopathien. Die Augen aller vor der 31. Schwangerschaftswoche geborenen Kinder sind auf eine etwaige Retinopathie zu untersuchen. Die schwersten Fälle werden mit Laser- oder Kryotherapie behandelt. Leichte Retinopathien können später zu Kurzsichtigkeit führen. Strabismus tritt bei Frühgeborenen häufiger auf als bei termingerecht geborenen Kindern.

Psychomotorische Entwicklung

- Die neurologische Entwicklung von Frühgeborenen wird nach den gleichen Grundsätzen wie bei termingerecht geborenen Kindern beurteilt. In den ersten 18 Monaten ist zur Bewertung des Entwicklungsstadiums das korrigierte Alter heranzuziehen. Bei vor der 30. Woche geborenen Kindern ist das korrigierte Alter bis zum Alter von 18 bis 24 Monaten als Bezugswert zu nehmen; bei später Geborenen ist diese Korrektur nur über einen kürzeren Zeitraum erforderlich. Offenkundige Entwicklungsauffälligkeiten erfordern spezielle Untersuchungen und Bewertung durch einen Facharzt.
- Ein typisches Problem bei sehr früh Frühgeborenen ist eine Zerebralparese, und zwar vor allem die Diplegie. Bei Kindern mit einem Geburtsgewicht von mehr als 1500 g oder bei nach der 30. Schwangerschaftswoche Geborenen ist die Prävalenz neurologischer Störungen deutlich niedriger. Die meisten Fälle von Zerebralparese stehen allerdings nicht mit Frühgeburtlichkeit in Zusammenhang.
- Konzentrationsschwierigkeiten und Beeinträchtigungen der kognitiven Fähigkeiten treten bei Frühgeborenen ebenfalls häufiger auf als bei termingerecht geborenen Kindern. Etwa ein Drittel der Kinder mit einem Geburtsgewicht unter 1000 g benötigen in der Schule eine zusätzliche Förderung.
- Obwohl ein erhöhtes Risiko für Beeinträchtigungen besteht, entwickelt sich die Mehrheit auch der allerkleinsten Kinder mit einem Geburtsgewicht von weniger als 1500 g normal.

31.04 Abnormes Kopfwachstum bei Kindern

- Das Kopf- und das Längenwachstum eines Kindes sollten miteinander im Einklang stehen.
- Ein Kind mit einer auffälligen Kopfgröße sollte in folgenden Fällen zu weiteren Untersuchungen überwiesen werden:
  - Das Kopfwachstum weicht um > 2 SD (Standardabweichungen) vom Längenwachstum ab (Makrozephalie > +3 SD) oder < 2 SD (Mikrozephalie < -3 SD).
  - Um > 1 SD beschleunigtes Kopfwachstum im Vergleich zum Längenwachstum/beschleunigten Längenwachstum.
  - Um > 1 SD verlangsamtes Kopfwachstum im Vergleich zum Längenwachstum/verlangsamten Längenwachstum.

Beschleunigtes Kopfwachstum

- Ein beschleunigtes Kopfwachstum kann verursacht werden durch einen Verschluss der Liquorwege (Tumor, Aquäduktokklusion/Aquäduktstenose) oder durch eine Resorptionsstörung (subdurale Blutung/Subduralhämatom, denken Sie auch an ein Trauma und an Missbrauch). Auch neurometabolische Erkrankungen können zu einem beschleunigten Kopfwachstum führen.
- Wenn das Kind zusätzlich zum beschleunigten Kopfwachstum eine vorgewölbte und weit offene vordere Fontanelle hat, schielt oder eine Lidretraktion mit vertikaler Blicklähmung zeigt („Sonnenuntergangsphänomen"), dann sollte ohne Verzögerung eine Überweisung zu weiterführenden Untersuchungen erfolgen.
- Wenn das Kind zusätzlich zu den oben genannten Symptomen lethargisch ist, eine gestörte Nahrungsaufnahme aufweist oder erbricht, ist es sofort zu weiterführenden Untersuchungen und zur Therapie in die nächstgelegene pädiatrische Notaufnahme einzuweisen.

Verlangsamtes Kopfwachstum

- Ein verlangsamtes Kopfwachstum kann auf eine vorzeitige Ossifikation der Schädelnähte oder aber auf ein neurometabolisches Syndrom zurückzuführen sein.

31.05 Untersuchung der Augen und des Sehvermögens bei Kindern

Nur online verfügbar.

31.06 Maldescensus testis (Kryptorchismus)

Grundsätze

- Unbehandelt nimmt die Zahl der Keimzellen in einem nicht deszendierten Hoden mit der Zeit ab. Auch nach einer Behandlung bleibt der ursprünglich nicht deszendierte Hoden im Erwachsenenalter kleiner als Hoden, die normal deszendiert sind.
- Ungefähr die Hälfte der zum Zeitpunkt der Geburt nicht deszendierten Hoden wandern innerhalb der ersten 6 Monate spontan in das Skrotum.
- Im Vorschulalter ist ein Pendelhoden (testis saltans) häufig. Dies ist auf den Cremasterreflex zurückzuführen, der meist vor Eintritt ins Schulalter verschwindet; in manchen Fällen kommt es jedoch wieder zu einer Retraktion der Hoden.
- Die Lage der Hoden ist im Vorschulalter und Schulalter bei jeder Gesundheitsüberprüfung zu untersuchen.
- Eine Überweisung an einen Kinderurologen ist
  - erforderlich, wenn im Alter von 6 Monaten ein oder beide Hoden nicht deszendiert sind,
  - früher erforderlich, wenn Verdacht auf Fehlen eines oder beider Hoden besteht (vor allem bei Fehlbildung des äußeren Genitales),
  - auch zu einem späteren Zeitpunkt möglich, wenn sich ein Hoden dauernd außerhalb des Skrotums befindet.

Untersuchung der Hoden

- Hoden zunächst in entspannter Atmosphäre am stehenden oder im Schneidersitz (mit gekreuzten Beinen) auf dem Schoß der Mutter oder des Vaters sitzenden Kind inspizieren. (Wenn der Untersucher sich dem Hoden mit der Hand nähert, rutscht dieser oft nach oben.)
- Anschließend Hoden palpieren, wobei das Kind im Schneidersitz sitzt oder auf dem Rücken liegt. Der Hoden wird mit einer Hand von der Inguinalfalte nach unten gezogen und mit der anderen Hand festgehalten.
- Stellen Sie fest, ob der Hoden im Skrotum ganz nach unten gezogen werden kann und auch dort bleibt.

Therapie

- Ziel ist es, den Hodenhochstand schon im Alter vom 6. bis 12. Lebensmonat, spätestens jedoch im 2. Lebensjahr zu beseitigen, um Dauerschäden möglichst gering zu halten.
- Im Zweifelsfall ist unter Umständen eine weitere Beobachtung erforderlich, ehe man sich für eine bestimmte Therapie entscheidet.
- Bei echten nicht deszendierten Hoden ist ein chirurgischer Eingriff erforderlich.
- Obwohl positive Resultate durch eine hormonelle Behandlung berichtet werden **Ⓐ**, ist eine solche nur für leichtere Fälle geeignet, wenn der Hoden ins Skrotum gezogen werden kann und wieder zurückgleitet. Vor allem bei Kindern unter 2 Jahren ist die Sicherheit einer Hormonbehandlung hinsichtlich der Hodenentwicklung zweifelhaft.
  - Die Hormonbehandlung erfolgt mit HCG (human chorionic gonadotrophin) **Ⓐ** in Form von 3 Injektionen in wöchentlichen Intervallen, siehe Tabelle 31.06.

Tabelle 31.06 **HCG-Dosierung**

Alter	Einzeldosis
1–3 Jahre	1500 IE
3–6 Jahre	3000 IE
> 6 Jahre	5000 IE

- Anmerkung: In Österreich wird von einigen kinderurologischen Abteilungen seit einiger Zeit folgendes Vorgehen bevorzugt: LHRH-Nasenspray [100 mg in jedes Nasenloch 6-mal/Tag durch 3–4 Wochen]: einfacher und schmerzfrei. Die Entscheidung über die Wahl der Therapie sollte gemeinsam mit dem Urologen getroffen werden.

31.07 Suche nach sezernierender Otitis media im Rahmen von Routineuntersuchungen

- Bei asymptomatischen Kindern ist eine Ohrenuntersuchung nicht notwendig **Ⓒ**.
- Aussehen und Beweglichkeit des Trommelfells sind zu untersuchen, wenn das Kind folgende Symptome und Zeichen aufweist:
  - länger andauernde Symptome einer Infektion der Atemwege
  - Giemen oder Husten
  - häufiges nächtliches Weinen
  - rezidivierende Episoden einer akuten Otitis media

- vermutete oder beobachtete Hörminderung
- mangelndes Sprachverständnis, das Kind spricht im Alter von 18 Monaten noch immer nicht, auch keine einzelnen Wörter
• Bei entzündetem Trommelfell und Symptomen einer Mittelohrentzündung sind Antibiotika zu verschreiben. Nachuntersuchung der Ohren nach 3–4 Wochen (29.42).
• Bei einer asymptomatischen serösen oder sezernierenden Otitis media kann das Kind mindestens 3 Monate lang beobachtet werden, bevor es an einen HNO-Arzt überwiesen wird. Hinsichtlich einer Behandlung mittels Luftduschen siehe 29.43.

31.08 Herzauskultation und Blutdruckmessung bei Kindern

Herzauskultation

• Bei jeder Untersuchung des Kindes sollte sowohl eine präkordiale Auskultation des Herzens als auch eine Auskultation zwischen den Schulterblättern vorgenommen werden.
• Dabei ist auf Folgendes zu achten:
  - Lautstärke möglicher Herzgeräusche
  - Punctum maximum (PM): Stelle der größten Lautstärke
  - Systolisches oder diastolisches Herzgeräusch?
  - Zeitlicher Verlauf (crescendo oder decrescendo)?
  - Klangcharakter (schwirrend, leise zischend)?
  - Wohin wird das Geräusch weitergeleitet?
• Der 2. Herzton (S2) sollte im Pulmonalisbereich auskultiert werden. Beachten Sie, ob er akzentuiert bzw. gespalten ist und ob er konstant (pathologisch) oder nur beim Einatmen auftritt (physiologisch).
• Wenn bei der Rückenauskultation ein eindeutiges Herzgeräusch hörbar ist, sollten in allen Fällen weitere Untersuchungen durchgeführt werden, um eine Lumeneinengung eines Gefäßes (Geräusch links von der Wirbelsäule), wie einen offenen Ductus arteriosus, oder eine Pulmonalisstenose (beidseitiges Geräusch) auszuschließen.
• Herzgeräusche siehe 31.09.

Blutdruckmessung

Geräte

• Der Blutdruck wird mit einem normalen Stethoskop gemessen. Es kann auch eine Doppler-Sonde (5.20) oder ein oszillometrisches Blutdruckmessgerät mit Manometer verwendet werden.

Wann ist der Blutdruck bei Kindern zu messen?

• Blutdruckmessungen sind vorzunehmen:
  - bei allen Kindern im Alter von 5–6 Jahren und immer unabhängig vom Alter bei Kindern mit
    – einem Herzgeräusch 2. Grades,
    – einem auch noch so schwachen dorsal hörbaren Herzgeräusch,
    – einem schwachen oder nicht palpablen Femoralispuls.

Messung und Interpretation der Ergebnisse

• Kinder im Alter von weniger als 6 Monaten werden in Rückenlage untersucht. Ältere Kinder können auf dem Schoß eines Elternteils sitzen. Ängstliche Kinder und Vorschulkinder sollen am Schoß der Eltern sitzen, denn während der Blutdruckmessung sollte das Kind ruhig und entspannt sein (Blutdruckwerte schreiender Kinder sind nicht verwertbar).
• Zur Messung des Blutdrucks an den oberen Extremitäten ist die Manschette am Oberarm anzulegen.
  - Zur Auskultation Trichter in der Ellbogenbeuge ansetzen. Bei Verwendung eines Doppler-Stethoskops ist der Radialispuls auszukultieren.
• Zur Blutdruckmessung an der unteren Extremität ist die Manschette am Oberschenkel anzulegen, wenn die Messung mittels Auskultation der A. poplitea mit einem normalen Stethoskop erfolgt. Bei Verwendung einer Doppler-Sonde oder eines Oszillometers wird die Manschette um den Knöchel oberhalb der Malleoli angelegt. Puls an der A. tibialis posterior und der A. dorsalis pedis messen.
  - Normalerweise ist der Knöcheldruck zumindest so hoch wie der Oberarmdruck (auch in Rückenlage). Beim Vergleich der Messungen ist darauf zu achten, dass der Druck bei der ersten Messung aufgrund der Anspannung des Kindes höher ist als bei folgenden Messungen.
  - Wenn kein Unterschied feststellbar ist, sollte die Messung zu einem späteren Zeitpunkt wiederholt werden.
  - Wenn der Knöcheldruck auch nur geringfügig geringer ist als der Oberarmdruck, sind Messungen an allen 4 Extremitäten vorzunehmen.
  - Wenn der durchschnittliche Druck an den unteren Extremitäten 5 mmHg niedriger ist als der höhere Oberarmdruck, ist das Kind an einen Kinderarzt zu überweisen **❻**.

31.09 Herzgeräusche bei Kindern

Allgemeines

- Herzgeräusche, die auf eine organische Erkrankung hinweisen, sollten erkannt werden; 1% aller Kinder haben einen angeborenen Herzfehler
- Herzgeräusche sind zumindest bei jedem 5. Kind vorhanden, gelegentliches Auftreten ist bei mehr als der Hälfte der Kinder feststellbar (z.B. bei Fieber).
- Bei jedem Kind mit systolischem Herzgeräusch sollte der Blutdruck am rechten Arm und am Bein gemessen werden, um eine Aortenisthmusstenose auszuschließen.

Zeichen einer angeborenen Herzkrankheit

- Schlechtes Trinken, Blässe, häufiges Schwitzen und rasche Atmung (> 40/min) können bei Säuglingen Anzeichen einer Herzinsuffizienz sein.
- In vielen Fällen ist der Allgemeinzustand des Kindes trotz eines operationspflichtigen, angeborenen Herzfehlers völlig normal.
- Eine bläuliche Verfärbung um die Lippen ist normalerweise ein harmloses Phänomen, das durch die Häufung venöser Gefäße in diesem Bereich und eine schlechte Durchblutungssituation verursacht wird.
- Bei angeborenen Vitien ist eine Zyanose stets auch am Rumpf, im Gesicht und der Zunge feststellbar – wenn das Kind nicht anämisch ist.

Systolische Herzgeräusche

- Ein Herzgeräusch am oberen rechten Sternumrand lässt auf eine **bikuspide Aortenklappen-** oder **Aortenstenose** schließen. Bei der Aortenstenose ist das Geräusch in den Hals fortgeleitet. Eine Echokardiographie ist indiziert.
- Ein durch eine **Pulmonalisstenose** verursachtes Herzgeräusch klingt schärfer als das beim ASD oder als ein physiologisches Austreibungsgeräusch. Der Pulmonalklappenschluss ist verzögert, was einen konstanten, aber wandernden gespaltenen 2. Herzton bewirkt. Das Geräusch kann auch am Rücken hörbar sein.
- Bis eine Aortenisthmusstenose ausgeschlossen ist, ist kein systolisches Geräusch als physiologisch anzusehen. Zusätzlich zur Palpation der Femoralispulse ist der Blutdruck am rechten Arm und am Oberschenkel (Riva-Rocci) oder am Knöchel (oszillometrisches Gerät) zu messen. Normalerweise ist der systolische Blutdruck im Bein mindestens so hoch wie am Arm. Ein durch eine Aortenisthmusstenose verursachtes Herzgeräusch ist am Rücken links neben der Wirbelsäule hörbar. Bei Kleinkindern mit Herzinsuffizienz und niedrigem Auswurfvolumen sind unter Umständen keinerlei Herzgeräusche hörbar.

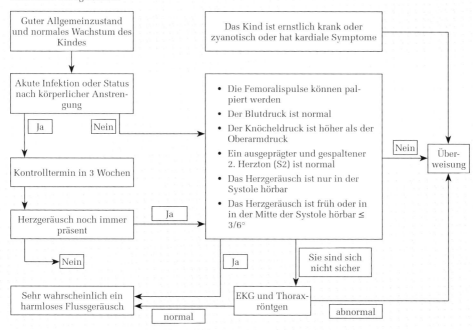

Abb. 31.09 Herzgeräusche

- Ein physiologisches Systolikum ist eine Ausschlussdiagnose.

Systolisch und diastolisch hörbares Herzgeräusch

- Ein diastolisches Herzgeräusch ist selten harmlos. Venöses Sausen ist das einzige harmlose diastolische Herzgeräusch. Dieses leise Geräusch ist an den Schlüsselbeinen, vornehmlich am rechten, sowohl in der Systole als auch in der Diastole hörbar. Das Geräusch verschwindet, wenn die Vv. jugulares komprimiert, der Kopf gedreht oder das Kind auf den Rücken gelegt wird.
- Alle anderen diastolischen Geräusche bei jugendlichen und pädiatrischen Patienten machen weitere Untersuchungen durch einen Spezialisten erforderlich.
- Ein offener Ductus arteriosus führt zu einem Herzgeräusch, das während der Systole, aber auch noch nach dem 2. Herzton hörbar ist („Maschinengeräusch"). Das Punctum maximum liegt hoch oben links. Das Geräusch ist oft auch am Rücken hörbar.

Was ist zu tun, wenn ein Herzgeräusch erstmalig gehört wird?

- Vielleicht mit Ausnahme von sehr schwachen Geräuschen vom Grad I/VI sollten die Eltern über alle festgestellten Herzgeräusche informiert werden. Ein bei Fieber aufgefallenes Herzgeräusch ist gewöhnlich ein physiologisches Austreibungsgeräusch, das in anderen Situationen eventuell nicht hörbar ist. Deshalb ist ein Geräusch während einer Infektion kein Alarmsignal, es ist aber Grund genug, mit den Eltern zu vereinbaren, wann und wo das Herz des Kindes das nächste Mal auskultiert werden soll. Eine Ausnahme von dieser Regel stellen Säuglinge unter zwei Monaten dar. Bei diesen muss ein Herzgeräusch immer ernst genommen werden.
- Den Eltern sollte erklärt werden, dass harmlose Herzgeräusche sehr häufig sind und dass bei einem Kind mit normalem Blutdruckverhältnis zwischen rechten Arm und Bein eine Aortenisthmusstenose ausgeschlossen werden kann.
- Bei Verdacht auf eine organische Herzkrankheit sollte das Kind an einen Spezialisten überwiesen werden.
  - Ausdrücke wie „ein Loch im Herzen", sollten vermieden werden, ein möglicher herzchirurgischer Eingriff sollte noch nicht thematisiert werden.
  - Außer in Fällen, wo es offensichtlich nötig ist, sollte die körperliche Aktivität nicht eingeschränkt werden.
- Wenn das Kind gesund ist und ein Herzfehler ausgeschlossen wurde, ist eine Überweisung zu weiteren Untersuchungen nicht notwendig. Diese Kinder können im Rahmen der nächsten Mutter-Kind-Pass-Untersuchung nachkontrolliert werden, wenn diese durch einen Kinderarzt erfolgt. Allerdings wird die Mehrzahl der organischen Vitien in den ersten Lebensmonaten gefunden, sodass Geräusche, die im Säuglingsalter gehört werden, sorgfältig abgeklärt werden sollten.

Endokarditisprophylaxe

- Siehe auch Empfehlungen zur Endokarditisprophylaxe (4.81).
- Eine Antibiotikaeinzeldosis zur Endokarditisprophylaxe wird vor jedem Eingriff mit möglicher Verletzung von Schleimhäuten gegeben, weil es sonst zu einer vorübergehenden iatrogenen Bakteriämie kommen könnte. Bei Patienten mit angeborenen Herzkrankheiten gelten im Übrigen die gleichen Richtlinien für eine Antibiotikatherapie wie für alle anderen Patienten.
- Ob eine Endokarditisprophylaxe nötig ist, ist in jedem Fall von einem Facharzt zu entscheiden. Üblicherweise wird eine derartige Prophylaxe bei Patienten mit einem angeborenen Herzfehler durchgeführt, wobei der ASD die Ausnahme von der Regel darstellt. Meist wird die Prophylaxe auch nach operativer Behebung des Herzfehlers durchgeführt (mit Ausnahme der Schließung eines offenen Ductus arteriosus).

31.10 EKG-Interpretation bei Kindern

Grundsätzliches

- Die Interpretation eines kindlichen EKGs muss immer in Hinblick auf das Lebensalter erfolgen.
- Die modernen EKG-Geräte mit 12 Ableitungen liefern oft auch gleich eine Zusammenfassung des EKG-Befunds. Dabei schwankt allerdings die Verlässlichkeit der Interpretation je nach den verwendeten Referenzwerten. Die Auswertung kann sogar irreführend sein, insbesondere wenn es um die Evaluierung des Herzrhythmus geht. Die Zusammenfassung enthält nämlich oft einen Hinweis wie z.B. „mögliche Hypertrophie". Dies kann durch die Registrierung einer Hochvoltage in einer einzigen Ableitung verursacht worden sein. Der Arzt muss daher bei seiner Auswertung das EKG immer in seiner Gesamtheit erfassen.
- Aufgrund der großen individuellen Schwankungen und der vom Lebensalter abhängigen Veränderungen weisen die Referenzwerte ziemlich große Bandbreiten auf. Bei Kindern stellt ein

EKG nicht immer ein sehr sensitives und treffsicheres diagnostisches Werkzeug dar; dies gilt unter anderem für die Bewertung einer ventrikulären Hypertrophie.

Herzfrequenz

- Tabelle 31.10.1

Tabelle 31.10.1 **Herzfrequenz**

Alter	Normbereich, Schläge pro min. (Mittelwert)
1–11 Monate	105–185 (130)
1–2 Jahre	90–150 (120)
3–7 Jahre	65–140 (105)
8–15 Jahre	60–130 (90)

Überleitungszeiten und elektrische Herzachse

- Beim Neugeborenen und beim Säugling zeigt sich im EKG immer eine Rechtsherzdominanz, und die elektrische Herzachse zeigt nach rechts. Mit zunehmendem Alter verschiebt sich dann die Herzachse nach links. Bei den 8- bis 12-Jährigen kann eine ausgeprägte Linksherzdominanz gegeben sein, und die QRS-Achse kann weiter nach links weisen als beim Erwachsenen. Erst bei den Teenagern gleichen sich die Verhältnisse zunehmend an jene des typischen Erwachsenen-EKG an.
- Tabelle 31.10.2

Tabelle 31.10.2 **Überleitungszeiten (sec) und Lage der elektrischen Herzachse (Grad) bei verschiedenen Altersgruppen**

	Neonatal	0,5–3 Jahre	3–15 Jahre
P-Welle (sec)	< 0,09	< 0,09	< 0,10
PR-Strecke (sec)	< 0,14	< 0,16	< 0,18
QRS-Dauer (sec)	< 0,07	< 0,08	< 0,11
Elektrische Herzachse (Grad)	+60 – +165 (+130)	+5 – +110 (+60)	0 – +110 (+60)

QT-Dauer

- Entspricht der Kammersystole. Die QT-Dauer ist frequenzabhängig.
- Tabelle 31.10.3

Tabelle 31.10.3 **Längste nicht pathologische QT-Dauer (sec) bei verschiedenen Herzfrequenzen**

Herzfrequenz (/min)	Längste nicht pathologische QT-Dauer (sec)
50	0,49
60	0,44
70	0,42
80	0,39
100	0,35
120	0,32
150	0,28
170	0,27

ST-Strecke und T-Welle

- Geringe ST-Streckenhebungen bzw. -senkungen (bis 1 mm, bezogen auf die Basislinie in den Extremitätenableitungen, in den präkordialen Ableitungen sogar noch etwas mehr) gelten als nicht pathologisch.
- Die T-Welle ist in den Ableitungen I und II in der Regel immer positiv. In der Ableitung III kann sie positiv oder negativ sein, und in der Ableitung aVR ist sie üblicherweise negativ.
- Die T-Welle ist im Allgemeinen in den rechtspräkordialen Ableitungen im Kindesalter und bis etwa zum 16. Lebensjahr negativ (Tabelle 31.10.4). Bei Kleinkindern und Kindern im Vorschulalter ist eine positive T-Welle in der Ableitung V1 ein Hinweis auf eine Rechtsherzhypertrophie.

Tabelle 31.10.4 **Physiologische negative T-Wellen in den präkordialen Ableitungen bei Kindern**

Ableitung	Alter
V1	bis 16 Jahre
V2	bis 12 Jahre
V3	bis 10 Jahre
V4	bis 5 Jahre
V5	bis 15 Stunden
V6	bis 8 Stunden

Bewertung einer ventrikulären Hypertrophie

- Der Grad einer ventrikulären Hypertrophie ist am einfachsten auf der Grundlage der präkordialen Ableitungen einzuschätzen. Allerdings ist bereits eine Rechtsabweichung der elektrischen Achse ein Hinweis auf eine rechtsventrikuläre Hypertrophie und eine Linksabweichung ein Hinweis auf eine linksventrikuläre Hypertrophie.
- Bei der Bewertung einer Ventrikelhypertrophie ist allerdings zu beachten, dass bei 8- bis 12-Jährigen sowohl die R- als auch die S-Zacke um 0,5 bis 1 mV (beziehungsweise um 5 bis 10 mm bei einer Verstärkung von 10 mm/mV) höher ist als beim Erwachsenen. Das bedeutet, dass bei Kindern dieser Altersgruppe eine Ventrikelhypertrophie nur durch eine Summierung der Q-, R- und S-Zacken nicht verlässlich bestimmt werden kann.
- Bei der Beurteilung einer Ventrikelhypertrophie ist stets zu prüfen, welche Verstärkung das EKG-Gerät verwendet (5 mm/mV oder 10 mm/mV).

Elektrische Achse

- Zur Bestimmung der elektrischen Achse geht man folgendermaßen vor: Man ermittelt die Summe der R- und S-Zacken von 2 Extremitätenableitungen (zum Beispiel Ableitung I =

horizontale Achse und aVF = vertikale Achse; R = positiver Wert, S = negativer Wert). Dann zeichnet man einen Vektor (dessen Länge der ermittelten RS-Summe entspricht) auf jeder der beiden Achsen ein. Ausgehend von den Spitzen dieser Vektoren werden im 90°-Winkel Linien gezogen. Dann verbindet man den Ursprung der Vektoren mit dem Schnittpunkt dieser beiden Linien. Der auf diese Weise entstandene Summenvektor entspricht der elektrischen Herzachse.

Rechtsventrikuläre Hypertrophie
- R in V1 ist höher als der altersspezifische Referenzwert.
- S in V6 ist tiefer als der altersspezifische Referenzwert.
- Positive T-Welle in V1 im Kindesalter über die erste Lebenswoche hinaus.
- QR-Komplex in V1
- QRS-Komplex vom RSR'-Typ in V1; ein R' höher als 1 mV (10 mm) deutet entweder auf rechtsventrikuläre Hypertrophie oder Rechtsschenkelblock oder auf beides hin.
- Referenzwerte für verschiedene Altersgruppen in Tabelle 31.10.5.

Tabelle 31.10.5 **Obere Grenzwerte für die QRS-Höhe bei Kindern (mm)**

Interpretation	Ableitung	Alter		
		< 1 Monat	1–12 Monate	1–15 Jahre
Rechtsventrikuläre Hypertrophie	R in V1	27	20	18
	S in V6	10	7	6
Linksventrikuläre Hypertrophie	S in V1	23	18	25
	R in V6	16	23	27
Rechts- und linksventrikuläre Hypertrophie	R+S in V4	53	62	54

Linksventrikuläre Hypertrophie
- R in V6 liegt über dem altersspezifischen Referenzwert.
- S in V1 ist tiefer als der altersspezifische Referenzwert.
- Negative T-Welle in den Ableitungen V5–V6 (außer am 1. Lebenstag).
- Ein tiefes Q in linkspräkordialen Ableitungen (bei Säuglingen unter 1 Jahr eine Q-Zacke tiefer als 3 mm, bei 1- bis 5-Jährigen eine Q-Zacke tiefer als 3,5 mm).
- Referenzwerte für die verschiedenen Altersgruppen in Tabelle 31.10.5.

Biventrikuläre Hypertrophie
- Sowohl die Kritierien für die rechtsventrikuläre als auch jene für die linksventrikuläre Hypertrophie werden getrennt erfüllt.
- Große QRS-Komplexe (R + S > 50 mm) in V3–V4

Rechtsatriale Hypertrophie
- Hohe (> 2,5 mm) und steile P-Zacken in Ableitungen II, III, aVF und V1

Linksatriale Hypertrophie
- Breite P-Wellen (P-mitrale) in Ableitung I und II und eine breite biphasische P-Welle, die in V1 einen negativen terminalen Teil hat

Angeborene Herzfehler, die im EKG als rechtsventrikuläre Hypertrophie imponieren können
- Pulmonalstenose
- Verschiedene Defekte mit Links-rechts-Shunts und mit erhöhtem pulmonalem Gefäßdruck
- Aortenkoarktation beim Neugeborenen (in der Regel)
- Unvollständiger Rechtsschenkelblock, beinahe immer in Verbindung mit einem Vorhofseptumdefekt

Angeborene Herzfehler, die im EKG als linksventrikuläre Hypertrophie imponieren können
- Aortenstenose
- Aortenisthmusstenose bei einem älteren Kind (in der Regel ist hier der EKG-Befund relativ unauffällig)
- Offener Ductus arteriosus (im Allgemeinen ist hier der EKG-Befund relativ unauffällig)

Angeborene Herzfehler, die im EKG als biventrikuläre Hypertrophie imponieren können
- Ventrikelseptumdefekte (je nach den spezifischen Druck- und Strömungsverhältnissen kann die eine oder die andere Kammer dominieren)

Arrhythmien

Atmungsbedingte Arrhythmien
- Bei vielen Kindern kommt es zwischen Inspirium und Exspirium zu deutlichen Schwankungen der Schlagintervalle. Wenn die P-Welle dem QRS-Komplex bei normaler Überleitungszeit vorangeht, dann ist diese Irregularität des Pulsschlags ohne jeden Krankheitswert.

Tachykardien
- Etwa 1 Kind unter 500 ist für supraventrikuläre Tachyarrhythmien erblich vorbelastet. In der Kindheit ist während einer derartigen Attacke die Pulsfrequenz im Allgemeinen „nicht zählbar"; im EKG zeigt sich meist eine Herzfrequenz über 200/min.
- Wenn die Tachykardie erstmals schon im Säuglings- oder Kleinkindalter auftritt, dann leidet das Kind mit hoher Wahrscheinlichkeit an einer Reentry-Tachykardie, auch wenn im EKG keine Deltawellen auftreten.
- Beim Wolff-Parkinson-White-Syndrom (WPW-Syndrom) werden die elektrischen Impulse auf einer zusätzlichen Leitungsbahn von den Vor-

höfen zu den Herzkammern geleitet, und es zeigt sich meist eine Deltawelle.
- In solchen Fällen kann eine atriale Arrhythmie eine gefährliche rasche ventrikuläre Erregung bewirken, und ein pädiatrischer Kardiologe sollte beurteilen, ob der Patient behandelt werden sollte. Ist die Tachykardie auf eine akzessorische Erregungsleitungsbahn oder einen so genannten doppelten AV-Knoten zurückzuführen, kann eine Katheterablation in Betracht gezogen werden, sie sollte aber nach Möglichkeit bis zum Schulalter hinausgeschoben werden.

QT-Syndrom

- Bei einem Kind, das plötzlich bewusstlos geworden ist oder das einen epileptiformen Anfall erlitten hat, ist grundsätzlich immer ein EKG zu schreiben, um ein langes QT-Intervall ausschließen zu können.
- Das Syndrom des langen QT (QT-Syndrom) ist eine erbliche Repolarisationsstörung, die eine Prädisposition für eine ventrikuläre Tachykardie schafft. Die Arrhythmie wird meist erstmals im Schulalter oder beim jungen Erwachsenen symptomatisch und imponiert in der Regel als Herzjagen oder als plötzliche Synkope nach körperlicher Anstrengung, Aufregung oder Erschrecken. Wenn ein Kind, das plötzlich bewusstlos geworden ist oder bei dem der Verdacht auf einen epileptischen Anfall besteht, eine im Verhältnis zur physiologischen Pulsfrequenz T3 zu lange QT-Strecke aufweist (was sich am besten in den Ableitungen V4–5 und II beurteilen lässt), sind weiterführende Untersuchungen unbedingt geboten.

31.11 Hypertonie bei Kindern

Grundsätzliches

- Eine essenzielle Hypertonie findet sich bei Kindern und Jugendlichen nur selten. Es sollte daher nach einer Ursache des erhöhten Blutdrucks gesucht werden, z.B. nach einer Nierenerkrankung, Aortenisthmusstenose, endokrinen Ursachen, erhöhtem intrakraniellem Druck etc. Mit einer Medikation gegen erhöhten Blutdruck sollte erst begonnen werden, wenn die Abklärung der Ursache durch den Spezialisten abgeschlossen wurde.
- Weiterführende Untersuchungen durch einen Spezialisten werden notwendig, wenn der Blutdruck bei einem Kind wiederholt den 95-Perzentilwert überschreitet (Tabelle 31.11).

Tabelle 31.11 **95-Perzentilwerte für den systolischen und diastolischen Blutdruck**

Alter (Jahre)	95-Perzentilwerte (mmHg)
< 1	110/60
1–5	115/75
6–10	125/85
11–18	140/90

Klinische Untersuchung

- Die Diagnose einer systemischen Hypertonie sollte auf innerhalb weniger Tage mehrfach wiederholten Blutdruckmessungen basieren. RR-Werte vom rechten Arm sollten zumindest 3 × gemessen werden. Die Manschette sollte 75% des Armumfangs erfassen. Die Verwendung von zu engen Manschetten führt zu inkorrekt hohen RR-Messungen. Der diastolische Blutdruck wird definiert als das Verschwinden des Korotkoff-Geräusches (Phase V). Wenn das Geräusch nicht verschwindet, dann wird der Zeitpunkt, an dem die Töne dumpfer werden (Phase IV), als Referenzpunkt für die Messung verwendet.
- Blutdruckmessungen mit der Oszillometertechnologie können von den Werten, die mit der Standardmethode (Sphygmomanometer) ermittelt wurden, leicht abweichen. Deshalb sollte zumindest in Grenzfällen mit einem Sphygmomanometer gemessen werden.
- **Weinen erhöht den Blutdruck.** Gelegentlich ist es notwendig, Vorkehrungen zu treffen, damit der Blutdruck am schlafenden Kind gemessen werden kann (31.08).
- Hat das Kind einen erhöhten Blutdruck und ein Systolikum, dann muss zum Ausschluss oder zur Bestätigung einer Aortenisthmusstenose der Blutdruck am Ober- oder Unterschenkel (mit dem Sphygmomanometer) gemessen werden. Bei Verwendung eines Oszillometers wird der Blutdruck in der unteren Extremität über dem Knöchel gemessen. Normalerweise ist der am Unterschenkel gemessene systolische Druck mindestens gleich hoch wie der am Oberarm gemessene systolische Druck **❻**.
- Auskultation des Herzens
- Tasten der Femoralispulse. Können sie nicht getastet werden oder wenn sie schwächer sind als die Brachialarterien, muss eine Aortenisthmusstenose ausgeschlossen werden.
- Palpation des Abdomens (Nierenzysten, Tumoren)
- Fahnden nach Anzeichen endokrinologischer Erkrankungen (für das Cushing-Syndrom typischer Habitus, Pigmentierung) sowie nach Hinweisen auf ein Turner-Syndrom (Kleinwuchs).

Ursachen und Differenzialdiagnosen

Neugeborene und Säuglinge
- Aortenisthmusstenose
- Angeborene Fehlbildungen der Nieren
- Nierenarterienstenose (oder Thrombose)

1–10-Jährige
- Nierenparenchymerkrankung
- Aortenisthmusstenose
- Nierenarterienstenose

11–18-Jährige
- Nierenparenchymerkrankung
- Aortenisthmusstenose
- Essentielle Hypertonie (selten; eine sekundäre Hypertonie muss immer ausgeschlossen werden!)
- Siehe auch die Artikel 4.22 und 31.08.

31.20 Normales und abnormales Größenwachstum bei Kindern

Nur online verfügbar.

31.21 Sprach- und Sprechentwicklung

Grundregeln

- Kinder, die Abweichungen von der altersbezogenen Entwicklung zeigen, sind zur Diagnostik an einen HNO-Arzt und einen Logopäden zu überweisen **A**.
- Wichtig ist, die Interaktion des Kindes mit anderen Personen zu beobachten: Wie nimmt ein Erwachsener (Mutter oder Vater) mit dem Kind Kontakt auf? Welches Stadium der emotionalen Entwicklung hat das Kind erreicht? Wie ist seine psychosoziale Situation?
- Verspätetes Sprechen bzw. verzögerte Sprachentwicklung können erstes Zeichen einer der folgenden Störungen sein: spezielles verbales Problem (Dysphasie), Legasthenie (Dyslexie), vermindertes Hörvermögen, mentale Retardierung, Autismus oder andere Störungen der Kontaktaufnahme, motorische Störung (Dyspraxie), Deprivation, Interaktionsstörungen innerhalb der Familie oder ausgeprägte psychosoziale Probleme bei Kindern mit multikulturellem Hintergrund.
- Die Sprachgeschichte der Familie oder auffällige Schwierigkeiten rechtfertigen eine engere Beobachtung der Entwicklung der kindlichen Sprach- und Kommunikationsfertigkeiten.

Indikationen für die Konsultation eines Spezialisten in den verschiedenen Altersgruppen

- 1. Lebensjahr:
  - kaum Lautäußerungen und Plappern
  - mangelnde Kontakte mit Erwachsenen
  - Verdacht auf Gehörbeeinträchtigung
  - Orientierungs-, Saug- und Schluckreflexe schlecht entwickelt; Essschwierigkeiten
  - kurzes Zungenfrenulum (31.55)
- Alter 1–2 Jahre:
  - keine Wortbildung, keine versuchte Wortbildung, keine Versuche, sich anders (durch Gesten) auszudrücken
  - Verdacht auf mangelhaftes Sprachverständnis oder das Nichtbefolgen von Aufforderungen (denken Sie an eine rezidivierende Otitis media als mögliche Ursache von Hörstörungen)
  - mangelnde Aufgewecktheit
  - mangelnde Kontaktfreudigkeit
  - Sprechfähigkeit auch nach dem 2. Geburtstag noch schlecht oder nicht eindeutig entwickelt
- Alter 3–4 Jahre:
  - Sprache mangelhaft oder unklar (falsche Reihenfolge von Lauten oder Silben, Verkürzung langer Wörter)
  - gravierende Grammatikfehler
  - geringer Wortschatz, Wortfindungsschwierigkeiten
  - geringes Sprechvermögen, keine oder nur wenige Sätze
  - unzureichende Antworten, „eigene Sprache"
  - Stottern dauert über das physiologische Stammelalter (etwa 3 Jahre) hinaus an oder setzt zu diesem Zeitpunkt ein
  - erschwerte Kontaktaufnahme, Kind unterbricht seine Beschäftigung nicht, um zuzuhören
  - einfache Anweisungen werden nicht befolgt
- Alter 5–6 Jahre:
  - Aussprachefehler (r-Rhotazismus, s-Sigmatismus, mangelhafte L-Aussprache) sind vor Schuleintritt zu therapieren **C**.
  - stockendes Sprechen (Stottern, undeutliche Artikulation) **C**.
  - Sprach- und Sprechfähigkeit altersbezogen gering oder schlecht entwickelt.
  - Die Sprache insgesamt ist nicht klar, wofür mangelnde motorische und/oder phonologischer Flüssigkeit oder mangelhaftes Sprachverständnis verantwortlich sein kann.
- Alter 7–15 Jahre:
  - sämtliche oben angeführte Probleme, soweit noch nicht untersucht

31.22 Erkennen neurologischer Störungen beim Kind

Zielsetzungen

- Alle Kinder mit verzögerter Entwicklung zur weiteren Abklärung unverzüglich überweisen!
- Die Behandlung einer Zerebralparese sollte sofort eingeleitet werden, wenn abnorme Bewegungsmuster erkannt werden **G**. Nach Möglichkeit sollte die Ursache geklärt werden.
- Zu weiterführenden Untersuchungen sind alle Kinder zu überweisen,
  - bei denen die Sehnenreflexe fehlen und die auch nur eine geringfügige Muskelhypotonie aufweisen, um Myopathien auszuschließen,
  - die trotz normaler Sehnenreflexe eine ausgeprägte Muskelhypotonie und Entwicklungsverzögerungen zeigen (Verdacht auf Entwicklungsstörung),
  - bei denen der Verdacht auf infantile Spasmen oder andere Krampfanfälle besteht.

Grundregeln

- Schon bevor eine genaue Diagnose feststeht, können den Eltern Anweisungen für den Umgang mit ihrem Kind gegeben werden und mit der Physiotherapie kann begonnen werden. Abweichungen in der kindlichen Motorik sind nicht als Zerebralparese (CP) zu bezeichnen, solange die entsprechenden Untersuchungen und Verlaufsbeobachtungen nicht abgeschlossen sind.
- Bei Kindern, an denen der Arzt eine Auffälligkeit feststellt, bzw. bei einem entsprechenden Verdacht seitens der Eltern, ist eine Überweisung zu überlegen.

Klinische Untersuchung

- **Die Entwicklung der Grobmotorik** vermittelt einen Eindruck vom allgemeinen Entwicklungsstadium des Kindes. Alle Verzögerungen oder leichten Auffälligkeiten können auf psychosoziale Faktoren zurückzuführen sein. In manchen Fällen können sie aber auch auf vererbte Erkrankungen, Entwicklungsstörungen oder -verzögerungen anderer Ursachen oder in späteren Jahren Lernschwierigkeiten hinweisen.
- Die Beurteilung der **Feinmotorik** kann für die Diagnose folgender Störungen, Krankheiten oder Probleme wegweisend sein:
  1. Allgemeine Entwicklungsverzögerung/mentale Retardierung (Prävalenz 10/1000)
  2. Manche Zerebralparesen (Prävalenz 2,5/1000)
  3. Regression in der kindlichen Entwicklung
  4. Zerebrale Feinmotorikstörungen im Zusammenhang mit motorischen Koordinationsstörungen (Prävalenz feinmotorischer Störungen einschließlich Aufmerksamkeitdefizit-Hyperaktivitätsstörung [ADHS], engl. Attention Deficit Hyperactivity Disorder [ADHD]: 70/1000 Kinder zwischen 5 und 10 Jahren)
  5. Bei manchen Fällen von Lernschwierigkeiten (10–15% der Kinder im Schulalter)
- Die Beurteilung der **Perzeption** kann für die Diagnose folgender Störungen, Krankheiten oder Probleme hilfreich sein:
  1. Allgemeine Entwicklungsverzögerung/mentale Retardierung
  2. Regression in der kindlichen Entwicklung
  3. Zerebrale Störungen der Feinmotorik im Zusammenhang mit Perzeptionsschwierigkeiten (etwa 5% der Kinder im Alter von 5 bis 10 Jahren)
  4. Spezifische Perzeptionsprobleme (2–3% der Kinder im Schulalter)
  5. In manchen Fällen von Lernschwierigkeiten
- Bei **mentaler Retardierung** zeigt das Kind eine verzögerte Entwicklung der motorischen Funktionen und der Sprache sowie eine eingeschränkte Wahrnehmungs- und Beobachtungsfähigkeit.
- Ein Verdacht auf eine **Zerebralparese** erfordert eine Beurteilung der Fein- und Grobmotorik sowie eine grundlegende neurologische Untersuchung (Muskeltonus, Sehnenreflexe, Bewegungsumfang).
- Bei **Erkrankungen, die zu einer Entwicklungverzögerung führen** (z.B. Aspartylglukosaminurie und andere lysosomale Speicherkrankheiten), finden sich als erste Symptome ein Verlust der manuellen Geschicklichkeit und der Beobachtungsfähigkeit (vermindertes Interesse an der Umwelt).
- Zu Fragen der Sprachentwicklung (31.21)
- Entspricht das Entwicklungsstadium dem Alter des Kindes (motorische Funktionen, Greifen, Kontakt, Lautgebung, Nachblicken usw.)?
- Beim Kleinkind sind Muskeltonus und Aktivität normalerweise symmetrisch, eine andauernde Asymmetrie ist ein Hinweis auf eine Entwicklungsstörung. Entspricht das Entwicklungsstadium dem Alter des Kindes (motorische Funktionen, Greifen, Kontakt, Lautgebung, Nachblicken usw.)?

Störungen der Motorik, die eine Physiotherapie erfordern

- Eine eindeutige Tendenz zu Streckhaltungen, die sich gegen den 4. Lebensmonat verstärkt (zwischen dem 3. und 6. Monat zeigen vor allem Frühgeburten eine vorübergehende Tendenz zur Streckhaltung)
- Hypertonie oder wechselnder Muskeltonus (Dystonie) beim Kleinkind
- Asymmetrischer Muskeltonus oder asymmetrische Muskeltätigkeit der Gliedmaßen

- Muskelhypotonie im Zusammenhang mit einer verzögerten oder dissoziierten Entwicklung (verzögerte Entwicklung der Grobmotorik, aber normale Feinmotorik)

Symptome, die weitere Untersuchungen erfordern

Verdacht auf infantile Spasmen oder andere Epilepsieformen
- Die Eltern von 3–7-monatigen Kindern sollten befragt werden, ob sie bei ihrem Kind Zuckungen beobachtet haben.
- Verdacht auf infantile Spasmen (Blitz-Nick-Salaam-Krämpfe oder West-Syndrom) besteht, wenn ein Kind im Wachzustand und vor allem kurz nach dem Aufwachen schnelle Zuckungen hat, die durch ein Vorwärtsbeugen des Nackens, Abduktion der Arme oder Beugung der Ellbogen oder Hochwerfen der Beine im Liegen charakterisiert sind.
- Bei infantilen Spasmen wird die Prognose durch frühzeitige Therapie verbessert.
- Alle Anfälle dieser Art erfordern sofortige Untersuchungen und therapeutische Maßnahmen.
- Der Moro-Klammerreflex (bis zum Alter von 3 [bis 4] Monaten) und Zuckungen im Schlaf während der REM-Phase sind normale Phänomene.

Muskelhypotonie
- Eine geringfügige Muskelhypotonie ist harmlos und oft familiär bedingt.
- Bei Kindern mit Muskelhypotonie sind die Sehnenreflexe zu prüfen. Fehlende Reflexe können Zeichen einer Muskeldystrophie sein, und weiterführende Untersuchungen sind angezeigt. Eine hohe CK- (Kreatinkinase-)Konzentration im Serum ist ein Hinweis auf Muskeldystrophie.
- Es ist zu beachten, dass viele Entwicklungsstörungen mit Muskelhypotonie assoziiert sind. Bei Verdacht auf eine Entwicklungsstörung ist die Diagnose so rasch wie möglich zu sichern und die Ursache festzustellen, z.B. um eine entsprechende genetische Beratung einzuleiten.

Muskelhypertonie
- Siehe oben.

Asymmetrie des Muskeltonus oder der Aktivität der Gliedmaßen
- Immer eine Indikation für eine Überweisung.

Entwicklungsstillstand oder -verzögerung
- Infantile Krämpfe
- Stoffwechselstörungen
- Entwicklungsstörung
- Neuromuskuläre Erkrankungen
- Krankheiten, die den Allgemeinzustand beeinträchtigen

31.24 Lernstörungen

Zielsetzung
- Lernstörungen müssen mit Fachkenntnis und so frühzeitig wie möglich behandelt werden.

Schulreife
- Die kognitiven und motorischen Fähigkeiten von Schulanfängern können sehr unterschiedlich entwickelt sein. Einem geringen Prozentsatz aller Kinder wird die Einschulung 1 Jahr früher oder 1 Jahr später als üblich ermöglicht. Diese Entscheidung wird nach Absprache zwischen den Eltern des Kindes und den für die Beurteilung der Schulreife zugezogenen Experten getroffen.
- Die Entscheidung zugunsten einer späteren Einschulung kann schwierig sein, da der Schulbesuch Anregungen und Erlebnisse bietet, die dem Kind zu Hause nicht zugänglich sind und die möglicherweise seine Entwicklung fördern.
- Ein Kind, dessen Einschulung auf einen späteren Zeitpunkt verschoben wurde, kann von einer intensivierten, auf die persönlichen Bedürfnisse abgestimmten Vorschulerziehung profitieren. Fast ein Viertel aller Kinder bedarf auf Grund einer verzögerten Entwicklung im kognitiven oder motorischen Bereich im Kindergartenalter und in den ersten Schuljahren besonderer und individueller Aufmerksamkeit
- In manchen Ländern wird eine Vorschulerziehung allen Kindern zur Verfügung gestellt. Dies erweitert im Allgemeinen die Möglichkeit, sich mit Lernprozessen vertraut zu machen. Die Vorschulerziehung ist so ausgerichtet, dass sie auf den individuellen Lernbedarf des Kindes Rücksicht nimmt, wie zum Beispiel bei Entwicklungsverzögerung, Sprachstörungen oder bei Verhaltensstörungen.
- Lernstörungen bei Familienmitgliedern stellen einen Risikofaktor für das Kind dar, der jedoch durch frühzeitige Präventivmaßnahmen verringert werden kann.

Lese- und Schreibstörungen
- Lesestörungen (Dyslexie) sind oft mit Schreib- und Rechtschreibstörungen (Dysgraphie) gepaart.
- Diese Störungen sind nicht mit geistiger Retardierung gleichzusetzen.
- Über 10% aller Kinder haben Schwierigkeiten, sich die grundlegenden schulischen Fähigkeiten anzueignen, wobei der Erwerb der Lesefähigkeit am häufigsten Probleme bereitet.
- Fast 6% der Erwachsenen haben Lese- und/oder Schreibschwierigkeiten.
- Dyslexie ist oft genetisch erklärbar. Mehr als

60% aller Personen mit Dyslexie haben einen nahen Verwandten, der ebenfalls Probleme mit dem Lesen und Rechtschreiben hat.

Besondere Störungen der Rechenfähigkeit

- Etwa 10–15% aller Schulkinder haben Probleme beim Erwerb mathematischer Fähigkeiten, wobei etwa 3% dieser Kinder an schwerer entwicklungsbedingter Dyskalkulie leiden.
- Dyskalkulie ist eine entwicklungsbedingte Unfähigkeit, Zahlenbegriffe zu verstehen. Diese Störung äußert sich unter anderem durch Probleme beim Zahlenvergleich, eine geringe Merkfähigkeit für mathematische Fakten und Schwierigkeiten beim Erlernen und Verarbeiten von Zahlensymbolen.

Besondere Sprachstörungen

- An Dysphasie leidende Kinder weichen bereits in frühen Entwicklungsstadien vom normalen Verlauf des Spracherwerbs ab.
- Wenn ein Kind bis zum Alter von 24 Monaten keine einzelnen Wörter spricht und bis zum Alter von 32 Monaten keine Sätze bildet, besteht der Verdacht auf Dysphasie.
- Vom Standpunkt der Differenzialdiagnose ist es wichtig, zwischen einer entwicklungsbedingten Sprachstörung und einer Hörstörung zu unterscheiden.
- Die sprachliche Beeinträchtigung kann bis ins Erwachsenenalter bestehen bleiben und sich durch Schwierigkeiten beim Sprechen und Verstehen äußern.
- Etwa 3% der Bevölkerung leiden an Dysphasie.
- Das Risiko einer sprachlichen Beeinträchtigung ist am höchsten bei Kindern, deren Sprachentwicklung im Alter von 2 bis 5 Jahren verzögert ist und in deren Familie Sprachschwächen, z.B. Dyslexie, vorkommen.
  - Interventionen zur Unterstützung der Sprachentwicklung sollten so frühzeitig wie möglich erfolgen.

Entwicklungsstörungen bei motorischen Funktionen

- Etwa 2–5% aller Kinder leiden an entwicklungsbedingten Koordinationsstörungen (Dyspraxie).
- Eine entwicklungsbedingte Koordinationsstörung äußert sich in Form ungewöhnlicher motorischer Ungeschicklichkeit, die nicht durch mentale Retardierung oder eine Erkrankung bedingt ist.
- Motorische Ungeschicklichkeit ist oft Teil eines umfassenderen Entwicklungsproblems, wie z.B. des MBD-Syndroms (minimal brain dysfunction), das heute oft als Aufmerksamkeitsdefizit-Hyperaktivitätsstörung (ADHS) bezeichnet wird.

Diagnostik und Therapie

- Zur Diagnose ist eine Untersuchung durch einen Psychologen, vorzugsweise einen Neuropsychologen, und einen Sonderschulpädagogen erforderlich.
- Lernstörungen können durch spezielle Lehrmethoden behandelt werden. Das computerunterstützte Einüben von übungsintensiven Fähigkeiten kann sich als hilfreich erweisen, wenn das Kind Freude an den Übungen hat und sein Interesse so lange aufrecht bleibt, bis die Lernziele erreicht sind.
- Bleiben Lernstörungen unbehandelt, wirkt sich dies ungünstig auf die Zukunft des Kindes aus.
- Wenn das Kind nicht entsprechend motiviert wird, sich besonders anzustrengen, können Lernstörungen zu anderen, größeren Schwierigkeiten führen, die im ungünstigsten Fall mit einem vorzeitigen Schulabbruch enden.
- Es hat sich gezeigt, dass durch frühzeitige Unterstützung bei Lernschwierigkeiten das Auftreten sekundärer Probleme wirksam verhindert werden kann.

31.25 Aufmerksamkeitsdefizitstörung mit Hyperaktivität (ADHS/ADHD)

Einleitung

- Die ADHS (Aufmerksamkeitsdefizit-Hyperaktivitätsstörung oder besser: Aufmerksamkeitsdefizitstörung mit Hyperaktivität–englisch ADHD = „attention deficit hyperactivity disorder") ist ein häufiges neuropsychiatrisches Störungsbild, das seit einiger Zeit wiederholt öffentlich zur Diskussion gestellt wurde und das durch Hyperaktivität, Konzentrationsschwierigkeiten, Impulsivität und leichte Ablenkbarkeit gekennzeichnet ist.
  - Konzentrationsstörungen ohne assoziierte Hyperaktivität werden als ADS Aufmerksamkeitsdefizitstörung (englisch ADD = „attention deficit disorder") bezeichnet.
- Während einerseits viele Kinder mit ADHS noch immer keine adäquate Behandlung bzw. Rehabilitation erhalten, sind andererseits viele Eltern nur allzu gern bereit, die Diagnose ADHS für ihr Kind auch in jenen Fällen einzufordern, in denen die eigentlichen Probleme anderswo liegen (oder eine ADHS zwar vorhanden ist, aber keineswegs im Vordergrund steht). Es muss daher immer eine umfassende Beurteilung der emotionalen Entwicklung des Kindes vorgenommen werden.

- In 50–90% der Fälle umfasst die ADHS-Symptomatik auch verschiedene psychiatrische Probleme, wie Depression, Angststörung, oppositionelle Trotzstörung (engl. oppositional defiant disorder – ODD), eine Verhaltensstörung oder eine bipolare Störung des Kindes. In einer deutlich geringeren Zahl von Fällen (20–25%) wird die ADHS mit Lern- und Entwicklungsproblemen (Motorik, Wahrnehmung, sprachliche und kommunikative Fähigkeiten) in Verbindung stehen. Selbstunsicherheit, negatives Selbstwertgefühl und soziale Angst sind gelegentlich ebenfalls präsent, wenngleich meist nicht in einer so stark ausgeprägten Form, dass sie als eigenständige Diagnosen zu werten wären.
- Überdies kann die ADHS eine Komponente einer schwerer wiegenden neuropsychiatrischen Erkrankung sein und zusätzlich Merkmale des Asperger-Syndroms, eines Zwangssyndroms und/oder einer Ticstörung aufweisen.
- Derzeit gibt es noch kein spezifisches Untersuchungs- oder Bildgebungsverfahren oder einen spezifischen neuropsychologischen Test zur gezielten ADHS-Diagnostik.
- Viele Kinder mit neuropsychiatrischen Symptomen zeigen gegenüber Sinnesreizen entweder eine Hyper- oder aber eine Hyposensibilität oder haben Probleme mit der Reaktion auf Wahrnehmungen, mit der Motorik, Koordination und Bewegungsablauf oder Schwierigkeiten bei der Verarbeitung von emotionalen Reizen. All diese Faktoren stellen für das Kind zusätzliche Belastungen dar. Einem solchen Kind ergeht es ähnlich wie einem Rechtshänder, der gebeten wird, mit seiner linken Hand ein viel zu schnell vorgelesenes Diktat in einer ihm unbekannten Sprache niederzuschreiben und der mit ansehen muss, dass alle anderen diese Aufgabe gut meistern. Unter günstigen Rahmenbedingungen wird es dem Kind gelingen, ruhiger zu werden, besser zu kommunizieren sowie Erfahrungen konstruktiv zu verarbeiten und diese mit anderen auszutauschen. Es ist wichtig, dass einem ADHS-Kind Möglichkeiten für ein solches Verhalten geboten werden. Es reicht nicht aus, dass das Kind mit Hilfe einer anderen Person die vorgeschriebenen Aufgaben mit Mühe und Not bewältigen kann.
- Das grundlegende Entwicklungsproblem bei ADHS-Kindern besteht in Schwierigkeiten bei der Wahrnehmung und Verarbeitung sowohl von Sinnesreizen als auch von emotionalen Impulsen. Überdies führen bei ihnen solche Impulse zu überstürzten Handlungen. Die Reaktionen des Kindes auf Stresssituationen (z.B. Familienstreitigkeiten, Überforderung, Trauma- oder Verlustbewältigung) erscheinen daher oft überzogen.

Prävalenz

- Bis zu 5% der Schulanfänger leiden an ADHS, d.h. wahrscheinlich ist durchschnittlich 1 Kind in jeder Klasse betroffen. ADD tritt bedeutend weniger häufig auf, doch ist hier naturgemäß die Dunkelziffer höher.
- Die genetische Prädisposition für ADHS ist signifikant. Neben der genetischen Vorbelastung scheinen jedoch auch Umweltfaktoren eine Rolle zu spielen und bestimmte Typen des frühkindlichen sozialen Umfelds können zum Auftreten von ADHS führen. Ein Elternteil eines ADHS-Kindes kann selbst ähnliche Probleme haben. Dies kann zwar zur Folge haben, dass ein solcher Elternteil die Probleme seines Kindes besser versteht, aber andererseits mag es für ihn aufgrund der eigenen Problematik besonders schwierig sein, seiner Elternrolle gerecht zu werden.
- Jungen sind von der Problematik häufiger betroffen als Mädchen. Weniger augenfälligere Probleme bei Mädchen können jedoch undiagnostiziert bleiben.
- Bei zumindest einem Drittel dieser Kinder wird die Problematik so ausgeprägt sein, dass schon im Vorschulalter eine Behandlung und Rehabilitation indiziert sind, während der Rest dann im Schulalter unterstützender Maßnahmen bedarf.
- Die ADHS-Symptomatik wird spätestens zutage treten, wenn das Kind an Gruppenaktivitäten teilnimmt und sich daraus Probleme ergeben. Manchmal trifft dies die Eltern unvorbereitet und in einer verständlichen Reaktion auf eine solche Situation schieben sie die Schuld bisweilen auf das Umfeld des Kindes.
- Aufmerksamkeitsdefizite können bis ins Erwachsenenalter Probleme bereiten und einer Intervention bedürfen.

Die Rolle der Primärversorgung

- Eine frühzeitige Diagnose ist wichtig, aber eine Behandlung und Rehabilitation sind auch noch zu einem späteren Zeitpunkt von Nutzen.
- Welche Symptomatik auch immer vorliegt, es sollte von Anfang an eine ganzheitliche Vorgangsweise angewandt werden, um nicht durch eine frühe Fokussierung auf eine spezifische Diagnose die Behandlungsoptionen zu sehr einzuengen.
- Die Probleme, wie sie von den Eltern beschrieben werden, sollten besprochen und die emotionale Entwicklung des Kindes exploriert werden. Bereiche, in denen das Kind offensichtlich keine Probleme hat, können als erledigt betrachtet werden und der Arzt sollte ergänzende Fragen bezüglich möglicher anderer Problembereiche stellen. Zum Beispiel:
  ○ Lernvermögen, Arbeitsfähigkeit: Entsprechen die Interessen des Kindes seiner Altersstufe?

- Spielfähigkeit: Zeigt das Kind Fantasie?
- Schlafmuster, Qualität des Schlafes: Ist es notwendig, das Kind zu beruhigen?
- Mögliche Ängste, Gefühle der Unsicherheit: Kann das Kind entsprechend seinem Alter auch einmal von den Eltern getrennt sein?
- Qualität des Kontakts mit Eltern, Geschwistern und Freunden, positive Gefühle und Ausdruck von Antipathie.
- Die Einstellung des Kindes gegenüber seinen eigenen Sachen und jenen anderer, Umgang mit Tieren.
- Die Fähigkeit des Kindes, eine Unterstützung durch Erwachsene in Anspruch zu nehmen, um ihre Hilfe zu bitten und ihre Anweisungen zu befolgen.
- Die Atmosphäre innerhalb der Familie, Zusammenarbeit der Eltern bei der Kindererziehung: Sind die Eltern in Sachen Disziplin zu streng? Bewältigungsmechanismen der Eltern.

- Diese Fragen werden nicht nur dem Arzt helfen zu entscheiden, ob weitere Untersuchungen notwendig sind, sondern auch bei den Eltern die Bereitschaft fördern, in eine umfassende Diskussion über die Entwicklung ihres Kindes einzutreten, die neben dessen Problemen auch jene des Familienverbands und des weiteren Umfelds berücksichtigt.
- Es ist erstrebenswert, von Beginn an beide Elternteile mit einzubeziehen. Es sollten alle Versuche unternommen werden, einen abwesenden Elternteil zu kontaktieren. Ist es nicht möglich, einen abwesenden Elternteil in die Diskussionen einzubinden, dann sollte er zumindest über die Vorgänge informiert werden. Das ist besonders wichtig für den Fall, dass das Kind einmal einer stationären Behandlung bedürfen sollte.
- Um in der Sprechstunde „das Eis zu brechen" und eine Beziehung mit dem Kind aufzubauen, kann der Arzt die Winnicott-Squiggletechnik anwenden (to squiggle = kritzeln). Es handelt sich dabei um ein Spiel, bei dem das Kind und der Arzt abwechselnd mit einem Bleistift ein paar Kritzel oder Schnörkel auf ein Blatt Papier malen. Der jeweils andere ergänzt diese dann und macht daraus ein Bild, dem auch ein Name gegeben werden kann. Kinder finden dieses Spiel in aller Regel interessant, sodass auf diese Weise der Arzt ihre speziellen Fähigkeiten zur Zusammenarbeit, zum Erfahrungs- und Gedankenaustausch und zum Einsatz ihrer Phantasie evaluieren kann. Auf ein gehemmtes Kind sollte kein Druck ausgeübt werden; es reicht schon, wenn die Schwierigkeiten in Worte gefasst werden. Die fertigen Bilder und ihre Details sollten besprochen werden, ohne dass es einer Interpretation im engeren Sinne bedürfte.

- In der Primärversorgung können strukturierte Fragebögen routinemäßig eingesetzt werden, ihre Verwendung kann aber auch mit dem behandelnden Krankenhaus abgesprochen werden. Solche Fragebögen liefern wertvolle zusätzliche Informationen für die Erstbeurteilung, da sie standardisierte Daten zur emotionalen Kapazität des Kindes liefern. Zu den ausführlichen Fragebögen zählen der auch in einer deutschen Bearbeitung vorliegende CBCL-Elternfragebogen (Child Behavior Checklist) und die deutsche Fassung des TRF-Lehrerfragebogens (Teachers' Report Form), während die Conners-Skala sich nur auf einige Kriterien zur Evaluierung der ADHS-Symptomatik beschränkt. Der Einsatz dieser Fragebögen kann mit der Durchführung von routinemäßigen Bluttests ergänzt werden.
- Wenn die Überweisung an einen Spezialisten indiziert ist, sollte das Begleitschreiben nicht nur die medizinische Anamnese enthalten, sondern auch über die vom Hausarzt in der Sprechstunde gewonnenen ersten Eindrücke berichten und außerdem angeben, welche Gründe die Familie bewogen haben, Hilfe zu suchen.
- Wenn die Angehörigen meinen, dass das Problem nur in der Tagesbetreuungseinrichtung oder in der Schule existiert und alle Verantwortung eigentlich dort liegen sollte, dann sollte diese Aussage klar protokolliert werden, da sie als Ausgangspunkt für das weitere Vorgehen dienen kann.

Behandlung und Rehabilitation

- Wenn weiterführende Untersuchungen angezeigt sind, dann sollten sie von einem multidisziplinären Team mit kinder- und neuropsychiatrischem Schwerpunkt durchgeführt werden. Alle Untersuchungen müssen immer auch die Tagesbetreuungseinrichtung oder Schule des Kindes mit einbeziehen. Die Vorgangsweise ist hier regional unterschiedlich, man ist jedoch dabei, für die Behandlung standardisierte Abläufe zu entwickeln.
- Der Ausgangspunkt für eine Intervention und für die Wahl zwischen den verschiedenen Behandlungs- und Rehabilitationsmethoden wird von einer ganzen Reihe von Faktoren bestimmt werden, etwa von gleichzeitig bestehenden Entwicklungsstörungen und emotionalen Problemen, einer allfälligen Zerrüttung der familiären Situation, den von den Eltern aufgebotenen Bewältigungsmechanismen sowie von der lokalen Verfügbarkeit einschlägiger Dienste.
- Den größten Erfolg versprechen in der Regel Interventionen, die generell eine Hilfestellung sowohl für das Kind als auch für seine Angehörigen bieten und das spezifische Ziel verfolgen,

Störfaktoren möglichst auszuschalten und positive Rahmenbedingungen für die kindliche Entwicklung zu schaffen.
- Wenngleich es wichtig ist, die Symptomatik unter Kontrolle zu bekommen, sollte immer auch auf die notwendige emotionale Entwicklung des Kindes Bedacht genommen werden. Es sollte lernen, sich seiner Gefühle in verschiedenen sozialen Situationen stärker bewusst zu werden und sie zu kommunizieren. Die Eltern sollten in der Lage sein, ihrem Kind die nötige Unterstützung zu bieten.
- Am besten dokumentiert ist die kurzfristig mit ZNS-Stimulanzien (in der Regel Methylphenidat und seinen Derivaten **B**) und mit Atomoxetin zu erzielende Wirkung auf die Hyperaktivität. Nur auf der Basis der Symptomatik darf allerdings keine medikamentöse Therapie gestartet werden, sondern es muss zuvor ein umfassendes Assessment vorgenommen werden. Eine erfolgreiche Linderung der Symptome kann auch die Beziehung zwischen dem Kind und seinen Eltern verbessern.
- Verschiedene nicht medikamentöse Behandlungsoptionen haben sich ebenfalls als wirksam erwiesen, z.B. die Entspannungstherapie.
- Für die Familien hilfreich sind ferner Interventionen wie Erziehungsberatung, Anpassungsprogramme, Urlaube vom Kind für Eltern oder Angehörige, Schaffung eines unterstützenden sozialen Umfelds, Versorgung mit gut geschriebenem Informationsmaterial, gemeinsame Aktivitäten im Rahmen von Eltern-Selbsthilfegruppen sowie in Einzelfällen eine Familienpsychotherapie.
- Eine enge Zusammenarbeit zwischen der Schule und dem Elternhaus ist notwendig und in der Regel müssen mit der Schule spezielle Abmachungen zur gezielten Betreuung des Kindes getroffen werden, etwa über die Beachtung von speziellen Bedürfnissen des Kindes, eine klare Strukturierung des Lehrangebots, den Einsatz eines Lehrerassistenten, einen Unterricht in Kleingruppen etc.
- Für die Entwicklung des Kindes ist es hilfreich, wenn ein offensichtlich auch an ADHS leidender Elternteil ebenfalls eine geeignete Behandlung und Rehabilitation erfährt.
- Eine spezielle Beratung in Sachen Ausbildung und Berufswahl wird sich als nötig erweisen; die Übergangsphase zwischen Kindheit und Erwachsenwerden erfordert eine besondere Beachtung und Hilfestellung.

31.26 Pubertäre Entwicklung und deren Störungen

Grundregeln
- Das erste Zeichen der einsetzenden Pubertät ist die Vergrößerung der Hoden bei Jungen bzw. der Brust bei Mädchen.
- Wenn die Pubertät einmal begonnen hat, schreitet sie normalerweise bis zur Reife fort.
- Bei Jungen kann die Beschleunigung einer verzögerten pubertären Entwicklung mittels Hormonbehandlung aus psychosozialen Gründen indiziert sein, auch wenn es sich um eine Normvariante handelt.

Pubertätsstadien (nach Tanner)
Brustentwicklung
- M1
  - Wie bei einem Kind ist nur die Brustwarze erhöht.
- M2
  - Knospungsphase: Leichte Vergrößerung des Brustumfangs und Vorwölbung der Brustdrüse, bei der Palpation ist etwas Drüsengewebe feststellbar. Der Warzenhof vergrößert sich.
- M3
  - Brust und Warzenhof sind weiter vergrößert und bilden in der Seitenansicht einen regelmäßigen Bogen.
- M4
  - Der Warzenhof wölbt sich vor.
- M5
  - Reife Brust: Nur die Brustwarze ist erhöht und der Warzenhof liegt auf einer Ebene mit der Kontur der Brust.

Schambehaarung
- P1
  - Wie bei einem Kind. Die Schamhaare unterscheiden sich nicht von der Behaarung im Abdominalbereich.
- P2
  - Einige lange, leicht pigmentierte, manchmal leicht gekräuselte Haare im Bereich der großen Schamlippen oder des Penisansatzes.
- P3
  - Dunkleres, stärkeres und gekräuselteres Haar, das sich in den Schambogen auszubreiten beginnt.
- P4
  - Schambehaarung wie bei Erwachsenen, aber in einem wesentlich kleineren Bereich. Die Behaarung breitet sich nicht bis auf die Innenseite der Oberschenkel aus.
- P5
  - Die Behaarung setzt sich in Richtung Nabel fort.

Männliche Genitalien

- G1
  - Hoden (< 20 mm Länge), Skrotum und Penis wie im frühen Kindesalter.
- G2
  - Skrotum und Hoden sind vergrößert (> 20 mm), die Haut über dem Skrotum ist leicht erythematös und dünner, der Penis ist allerdings noch nicht vergrößert.
- G3
  - Der Penis ist bereits länger und Skrotum und Hoden sind weiter vergrößert.
- G4
  - Der Penis hat nun auch einen größeren Durchmesser, die Eichel hat sich entwickelt und Hoden und Skrotum sind weiter vergrößert. Die Skrotalhaut ist dunkel gefärbt.
- G5
  - Die Genitalien haben die gleiche Größe und Form wie bei Erwachsenen.

Screeningregeln für die pubertäre Entwicklung

- Siehe Tabelle 31.26.
- Wenn die geschlechtliche Entwicklung der Eltern um zumindest 1 Jahr von der Norm abgewichen ist (Menarche der Mutter im Alter von 13,0 Jahren, größter Wachstumsschub des Vaters im Alter von 14,0 Jahren), ist mit einer Abweichung von 1 Jahr bei der Entwicklung des Kindes zu rechnen. Die Jugendlichen sind über diese Tatsache zu informieren.
- Bei Kindern aus Entwicklungsländern beginnt die Pubertät oft früh. Trotzdem gelten die gleichen Regeln für das Screening.
- Der geringe beschleunigende Effekt einer Adipositas tritt nur bei Mädchen auf.

Normales Wachstum in der Pubertät

- Das pubertäre Wachstum läuft in 3 Phasen ab:
  - langsames Wachstum in der frühen Pubertät
  - ein etwa 2 Jahre dauernder Wachstumsschub
  - Verlangsamung und Beendigung des Wachstums
- Der schnellste Wachstumsschub tritt bei Mädchen im Durchschnitt im Alter von 12 Jahren und bei Knaben im Durchschnitt im Alter von 14 Jahren ein.
- Mädchen wachsen am schnellsten im Stadium M3. Bei etwa einem Viertel der Mädchen beginnt der Wachstumsschub, bevor sich die Schambehaarung entwickelt, in jedem Fall aber vor der Menarche. Nach der Menarche kommt es zu einem weiteren Wachstum um 3–11 cm, im Durchschnitt um 7 cm.
- Bei Knaben tritt der Wachstumsschub erst nach der Entwicklung der Schambehaarung ein. Bei drei Vierteln der Knaben kommt es zum Wachstumsschub im Stadium G4. Wenn zu diesem Zeitpunkt der Penis noch nicht dicker geworden ist und sich die Eichel noch nicht entwickelt hat, ist mit einem weiteren Wachstum um 1–30 cm zu rechnen.

Pubertas praecox

- Die Beurteilung sollte von einem Spezialisten vorgenommen werden. Zur Feststellung, ob es sich um eine Entwicklungstörung handelt und eine Indikation für eine Überweisung vorliegt, ist zuerst in der Erstbetreuung die Anamnese zu erheben und eine klinische Untersuchung durchzuführen. Die Abklärung ist unverzüglich vorzunehmen.
- Erfassung des Pubertätsverlaufs bei nahen Familienangehörigen.
- Einer etwaigen Verwendung von Sexualhormonen, Schädeltrauma, Symptomen eines erhöhten Hirndrucks und vaginalen Blutungen ist nachzugehen.
- Wachstumsanalyse: Wachstumsgeschwindigkeit normal, ständig steigend (lässt auf eine angeborene Anomalie schließen) oder Veränderungen der Wachstumsgeschwindigkeit.
- Genaue Untersuchung des Pubertätsstadiums.
- Röntgenuntersuchung zur Bestimmung des Skelettalters (31.20).
- Spezielle Untersuchungen: Hormonstatus, neurologische Untersuchungen, Gesichtsfeldbestimmung, Ultraschalluntersuchung der Ovarien und des Uterus etc.

Klassifikation und Untersuchungen auf der Basis der Befunde

- Alleiniges Brustwachstum (Thelarche) bei Mädchen (ohne Entwicklung der Schambehaarung und beschleunigte Skelettreifung): Das Kind und die Eltern sind zu informieren, das Kind ist weiter zu beobachten.
- Ausschließlich auf Androgene zurückzuführende Wirkungen (Schambehaarung und Ach-

Tabelle 31.26 **Screeningregeln für die pubertäre Entwicklung**

	Frühestens	Spätestens
Mädchen		
M2	8,0 Jahre	13,0 Jahre, 1,25 Jahre nach P2
P2	9,0 Jahre	13,5 Jahre
Wachstumsschub	9,0 Jahre	13,5 Jahre
Menarche	10,5 Jahre	15,5 Jahre, 4,5 Jahre ab M2
Knaben		
G2	9,5 Jahre	13,5 Jahre
P2	10,0 Jahre	14,0 Jahre
Wachstumsschub	10,5 Jahre	15,5 Jahre

selhaar, Veränderungen der Talgproduktion der Haut, Akne bzw. Beschleunigung der Wachstumsgeschwindigkeit und Skelettreifung ohne Entwicklung von Brust oder Hoden): Die Ursache ist durch den Hormonstatus zu ermitteln. In den meisten Fällen besteht eine gutartige Überproduktion von Nebennierensteroiden (isolierte Adrenarche), doch sind ein Androgen ausschüttender Tumor und ein spätes Manifestwerden eines Enzymdefekts diagnostisch auszuschließen.
- Vaginalblutungen: Zum Ausschluss eines Fremdkörpers oder eines Traubensarkoms sollte eine Kolposkopie durchgeführt werden.
- Echte Pubertas praecox: Auf Basis der Ergebnisse des Hormonstatus (GnRH-Stimulationstest) wird die Ursache als zentral oder peripher eingestuft. Anschließend werden bildgebende Untersuchungen durchgeführt (Hypothalamus, Abdomen).
- Bei 8 von 10 Mädchen und 1 von 3 Knaben mit echter Pubertas praecox wird auch im Laufe von Langzeitbeobachtungen keine Ursache gefunden.

Gynäkomastie bei pubertierenden Knaben

- Eine Gynäkomastie ist ein normales vorübergehendes pubertäres Phänomen unbekannter Ursache. Sie tritt normalerweise im Stadium des schnellsten Wachstums und der Entwicklung der Genitalien auf.
- Die Brüste sind oft berührungsempfindlich, was sich bei sportlichen Aktivitäten unangenehm auswirken kann.
- Der Warzenhof ist nicht pigmentiert und Drüsengewebe ist nur mittels Palpation feststellbar (Durchmesser < 3 cm).
- Das Drüsengewebe bildet sich oft innerhalb weniger Monate zurück. Je größer das Drüsengewebe, desto länger dauert die Rückbildung.
- Wenn eine pubertäre Gynäkomastie länger besteht als 2 Monate, wird eine Spontanrückbildung unwahrscheinlich, ein chirurgisches Vorgehen kann erwogen werden.

Verzögerte Pubertät

- Nahezu alle Fälle liegen zwar innerhalb der Grenzen der normalen Varianz (2,5% der Jugendlichen entwickeln sich 2 Jahre später als der Durchschnitt), dennoch ist eine entsprechende Beratung und Unterstützung der Jugendlichen stets angezeigt, um Störungen der Persönlichkeitsentwicklung vorzubeugen.
- In vielen Fällen ist eine Hormonbehandlung zur Beschleunigung der Entwicklung angezeigt.
- Hypogonadismus bei Jugendlichen ist früh zu diagnostizieren und eine Substitutionsbehandlung ist einzuleiten, bevor sich die Betroffenen allzu sehr von ihren Kameraden unterscheiden.

Erstuntersuchungen

- Können durch einen Allgemeinarzt durchgeführt werden, ein Spezialist ist jedoch in allen Fällen beizuziehen.
- Der Wachstums- und Reifungsverlauf von engen Familienangehörigen ist zu berücksichtigen (in vielen Fällen ist eine verlangsamte Entwicklung erblich bedingt).
- Auf Anzeichen von chronischen Erkrankungen (z.B. Zöliakie, Morbus Crohn) ist zu achten.
- Es ist festzustellen, ob in der Familie Hypogonadismus oder Beeinträchtigungen des Geruchssinns vorliegen.
- Vorliegen von Orchitis, Hodenoperationen, Hirntrauma, chronischen Krankheiten?
- Langzeit-Kortikosteroidbehandlung, Strahlenbehandlung oder Behandlung mit Zytostatika?
- Analyse des Wachstums, Skelettalter, Körperproportionen (Größe im Sitzen).
- Pubertätsstadium, Größe der Hoden, Gynäkomastie.
- Untersuchung des Geruchssinns und des Farbsehens.
- Neurologische Untersuchung, einschließlich Funduskopie und Bestimmung des Gesichtsfelds.

Weitere Untersuchungen

- Sind stets angezeigt, wenn die Anamnese oder die Erstuntersuchung auf andere Ursachen als eine normale Entwicklungsverzögerung hinweist.
- Hormonstatus, Karyotyp, bildgebende Verfahren.
- Die häufigste Ursache von primärem Hypogonadismus bei Knaben ist das Klinefelter-Syndrom (Prävalenz 1:400). Anzeichen für das Vorliegen dieses Syndroms ist ein gesteigertes Längenwachstum (vor allem der Gliedmaßen) vor Eintritt der Pubertät (geringe Körpergröße im Sitzen). Die Hoden sind anfänglich vergrößert (bis zu 30 mm), nehmen aber innerhalb weniger Jahre wieder an Größe ab.
- Bei Mädchen wird Hypogonadismus in den meisten Fällen durch das Turner-Syndrom verursacht, das auf Basis eines abnormalen, sich verlangsamenden Wachstums in der Kindheit diagnostiziert wird.

31.34 Langzeiterkrankungen bei Jugendlichen

Allgemeines

- Das gleichzeitige Durchleben der Pubertät und einer Langzeiterkrankung wirft beinahe immer große Probleme auf.
- Für einen Jugendlichen, der an einer Langzeitkrankheit leidet, ist es schwieriger als für gesunde Teenager, die Herausforderungen der Entwicklungsprozesse während der Adoleszenz zu bewältigen.

Entwicklungsprozesse beim Jugendlichen

- Die Adoleszenz stellt die Entwicklungsphase zwischen Kindheit und Erwachsenenalter dar, die mit der Pubertät beginnt und dann etwa 10 Jahre lang andauert. Während dieser Zeitspanne kommt es beim Jugendlichen sowohl zu äußerlichen als auch zu innerlichen Veränderungen.
  - Die Realitäten der eigenen körperlichen und sexuellen Entwicklung stellen für den Jugendlichen eine große seelische Belastung dar. Die neuen sexuellen Funktionen seines Körpers müssen erst in das eigene Persönlichkeitsbild übernommen und zu einer definitiven Körperwahrnehmung verfestigt werden.
  - Neben dem Ablösungsprozess von den Eltern und der Suche nach einer neuen Identitätsfindung sollte dem Jugendlichen genug Raum für Wachstum und Entwicklung verbleiben.
  - Der Jugendliche beginnt mit Hilfe von Gleichaltrigen, insbesondere von Freunden aus seiner primären sozialen Bezugsgruppe („Peergroup"), seine Person auf eine neue und realistischere Art wahrzunehmen.
- Der Jugendliche entwickelt seine Erwachsenenidentität im oben erwähnten Umfeld; diese Identität wird geprägt durch eine Kombination aus gestärktem Selbstbewusstsein, einer zukunftsgerichteten Lebensorientierung und die Möglichkeit, ein Sexualleben zu haben.

Der Prozess des Krankwerdens

- Schon eine leichte somatische Erkrankung kann einen Jugendlichen ziemlich aus der Bahn werfen. In den Entwicklungsprozessen der Adoleszenz erscheint Vieles bedrohlich: Nun funktioniert auch noch der eigene Körper nicht richtig, und die Ungewissheit bezüglich der Genesung löst Angstgefühle aus.
- Es kann sein, dass der Jugendliche gezwungen ist, von seinen Eltern und von Spezialisten abhängig zu sein, was sich schlecht mit dieser Entwicklungsphase vereinbaren lässt. Die Beziehung des Teenagers zu seinen Altersgenossen wird vielleicht auch darunter leiden, da der/die Betroffene immer stärker davon überzeugt ist, anders zu sein als sie.

Langzeiterkrankung

- Bei einer Langzeiterkrankung besteht immer die Möglichkeit der Unheilbarkeit oder einer bleibenden Veränderung.
- Ein Kind ist erst ab dem Beginn der Adoleszenz in der Lage, die Natur seiner Krankheit zu verstehen. Erst dem Jugendlichen ist es möglich, die Langzeiterkrankung als Teil seiner Persönlichkeit zu sehen.
- Viele Probleme bei der Zusammenarbeit eines Jugendlichen mit seinen Betreuern werden durch eine Situation ausgelöst, in der der Jugendliche seine Krankheit als einen äußeren Feind erlebt. Der Teenager muss sich an Dinge, wie die Notwendigkeit regelmäßiger Behandlungen, möglicherweise auch einer Dauermedikation und ständiger unangenehmer Funktionseinschränkungen, erst gewöhnen. Zu den Langzeiterkrankungen, die die notwendigen psychischen Anpassungsprozesse des Jugendlichen beeinträchtigen, gehören etwa Diabetes, Rheuma, Epilepsie, Asthma, Malignome, körperliche Dauerschäden durch Traumen sowie andere Krankheiten. Sie zwingen den jungen Menschen, zu erkennen, dass er/sie sich definitiv von anderen unterscheidet.
- Zu den dabei auftretenden psychische Reaktionen gehören unter anderem:
  - Anpassungsprobleme
  - depressive Reaktionen (34.11)
- Der Schweregrad dieser Reaktionen kann sehr unterschiedlich sein, und es kann zu sehr ernsten psychologischen Symptomen bis hin zu Suizidversuchen kommen.
- Psychische Reaktionen können beeinflusst werden durch
  - die Unfähigkeit des Jugendlichen, die Auswirkungen seiner Erkrankung zu analysieren und geistig zu bewältigen,
  - eine ungenügende Fähigkeit der Antizipation.

Anerkannte Behandlungsgrundsätze

- Zusätzlich zur adäquaten Behandlung der Grunderkrankung sollte man mit dem Jugendlichen Gespräche führen, bei denen zwar Behutsamkeit und Einfühlungsvermögen geboten sind, die aber letztlich doch realistisch und offen sein müssen.
- Die Coping-Fähigkeiten des Jugendlichen können gefördert werden durch
  - die Möglichkeit, über die mit der Erkrankung einhergehenden Bedrohungsbilder zu sprechen,

- Hilfen, die dem Jugendlichen eine positivere Zukunftsschau eröffnen,
- eine realistische Annäherung an die Situation,
- das Akzeptieren der Krankheit durch den jungen Menschen als Teil seiner Persönlichkeit,
- eine optimale Interaktion zwischen dem Jugendlichen und dem Betreuungspersonal bei der Organisation von Therapien.
• Ein gezieltes Anpassungstraining kann dem Jugendlichen helfen, Coping-Fähigkeiten zu entwickeln.
• Wenn die Grundkrankheit behandelt werden muss, wird der Patient in den meisten Fällen von der pädiatrischen Abteilung im Krankenhaus in eine Erwachsenenabteilung mit den entsprechenden Therapieeinrichtungen verlegt. Diese Verlegung muss gut vorbereitet werden und sollte möglichst reibungslos vor sich gehen. Gerade auch in diesem Zusammenhang sei darauf verwiesen, dass für Jugendliche mit einer Langzeiterkrankung eine vertrauensvolle und auf Dauer angelegte Beziehung zum Hausarzt von besonderer Bedeutung ist.
• Ein Jugendlicher, der an einer Langzeiterkrankung leidet, ist nicht allein schon deswegen als psychisch gestört anzusehen, weil er/sie weint, traurig oder leicht depressiv wird oder gegen Behandlungsmaßnahmen rebelliert.
• Wenn ein Jugendlicher seine Gesundheit auf eine der eben erwähnten Weisen gefährdet, kann eine Konsultation mit einem Jugendpsychiater angebracht sein. Die Überweisung zu einer solchen speziellen Betreuung muss diskret erfolgen, und die Beweggründe hierfür müssen dem Jugendlichen konkret erläutert werden.
• Im Falle von Krisenreaktionen sollte keine medikamentöse Therapie eingeleitet werden, bevor ein Jugendpsychiater die Situation evaluiert hat.

31.36 Mobbing und Bullying in der Schule

Grundsätzliches

• Mobbing in Schulen kann man mit traditionellen Formen der spielerischen Provokation und des Hänselns in Zusammenhang bringen. Früher interpretierte man solche Handlungen als eine Art des Übens sozialer Interaktionen unter Kindern. Mittlerweile hat jedoch Mobbing in Schulen ein Ausmaß angenommen, das mit traditionellen Spielen nichts mehr zu tun hat und als Form der Gewalt angesehen werden muss.
• Es ist sowohl direktes Bullying, wie Stoßen, Schlagen oder Treten, als auch Mobbing in Form sozialer Manipulation, d.h. Ausschluss aus der Gruppe oder Verbreitung von Gerüchten, zu beobachten. (Anmerkung: im englischen Sprachgebrauch bedeutet „Bullying" körperliche oder psychische Gewalt durch Mitschüler. In diesem Artikel wird das im Deutschen übliche „Mobbing" verwendet.)
• Mobbing in der Schule ist eine Art der körperlichen und psychischen Misshandlung, die sich oft auf die schulische Leistung auswirkt und das Fernbleiben der betroffenen Kinder von der Schule bzw. Schulphobie zur Folge hat.
• Kinder, die sich in irgendeiner Weise von ihren Mitschülern unterscheiden, z.B. durch Übergewicht, Depressionen oder Lernschwierigkeiten, werden ebenso wie Neuankömmlinge häufiger als andere zu Opfern des Mobbings.

Prävalenz

• Verschiedene Studien besagen, dass $1/10 - 1/3$ aller Schüler in der Schule von Mitschülern tyrannisiert werden.
• Nach einem UNO-Bericht (2006) über Bullying gibt es für Österreich folgende Zahlen: 16,5 % der Mädchen und 22,7% der Buben gaben an, Opfer von Gewalt geworden zu sein. 25,7% der Mädchen und 14,5% der Mädchen gaben zu, mindestens 2 × pro Monat gewalttätig zu werden.
• In einer finnischen Studie, in der ein Drittel der befragten Kinder angaben, in der Schule tyrannisiert zu werden, war dies nur von einem Fünftel der Eltern und 10% der Lehrer bemerkt worden. Mit anderen Worten, die tyrannisierten Kinder sind in vielen Fällen völlig allein gelassen.
• Erwachsene sind sich im Allgemeinen des Problems nicht bewusst, und Interventionsmaßnahmen zur Verhinderung von Mobbing sind schwer durchzusetzen. Jüngere Schulkinder neigen eher dazu, Erwachsenen von ihren Erlebnissen zu berichten, während ältere Kinder diese lieber verschweigen.
• Kinder, die als Opfer oder Täter am Mobbing beteiligt sind, haben oft psychiatrische Probleme. Vor allem jene Kinder, die andere tyrannisieren und gleichzeitig selbst tyrannisiert werden, zeigen eine Vielzahl psychiatrischer Symptome und Störungen.
• Mobbing-Täter begehen später häufiger Straftaten oder neigen öfter zu Alkoholmissbrauch als die Durchschnittsbevölkerung.
• Andererseits leiden Mobbing-Opfer später häufiger an psychologischen Problemen, niedrigem Selbstwertgefühl und Schwierigkeiten in zwischenmenschlichen und Partnerbeziehungen.

Therapie

• Eine frühzeitige Intervention ist wichtig. Studien haben gezeigt, dass wiederholt tyrannisierte Kinder im Laufe der Zeit von den anderen Kindern in vielfacher Hinsicht negativ beurteilt werden.

- Schularzt und Schulpsychologe sollten ebenso wie die Lehrer bewusst darauf achten, ob Mobbing in der Schule vorkommt, den Beteiligten ihre Hilfe anbieten und mit allen Schulmitgliedern zusammenarbeiten, um das Problem zu lösen.
- Mobbing findet in der Beziehung zwischen einzelnen Kindern statt, aber alle in der Situation Anwesenden beeinflussen das Geschehen durch ihr eigenes Verhalten; daher können sich verschiedene Erziehungskampagnen, Interventionsprogramme und wechselseitige Vereinbarungen, die entweder zwischen einzelnen Schülern oder für die gesamte Schule getroffen werden, als nützlich erweisen.
- Interventionen mit der gesamten Schulgemeinschaft führen zu den besten Resultaten.
- Viele der tyrannisierten Kinder benötigen psychiatrische Therapie und Unterstützung.
- Oft braucht das aktiv Mobbing betreibende Kind selbst professionelle Hilfe. Man hilft auch dem Täter, wenn man das Mobbing beendet.
- Gespräche mit den Familien von Tätern und Opfern, die in erster Linie vom Lehrer geführt werden, sind eine sinnvolle Maßnahme. Zur Unterstützung des Lehrers können Schularzt und Schulpsychologe zugezogen werden. Diese können gemeinsam mit dem Schulgesundheitsdienst einen umfassenden Interventionsplan ausarbeiten, insbesondere wenn das Kind eindeutig psychische Probleme hat und bereits früher gesetzte Maßnahmen wirkungslos waren. So kann z.B. eine Psychologin/ein Psychologe des schulpsychologischen Dienstes als PartnerIn des Lehrers an den Gesprächen mit den Familien teilnehmen. In gemeinsamen Gesprächen mit den Familien von Tätern und Opfern sollte versucht werden, die Situation zu bereinigen und das Problem zu lösen. Die Notwendigkeit einer psychiatrischen Betreuung der betroffenen Kinder ist individuell zu beurteilen, wobei die aus früheren Gesprächen gewonnene Information herangezogen werden kann.
- Die Beurteilung, ob einer psychiatrische Betreuung empfohlen werden sollte, ist ebenfalls Aufgabe von Schularzt und Schulpsychologen. Zu diesem Zweck sind Informationen über psychiatrische Symptome und deren Dauer sowie die sozialen Fähigkeiten und die schulische Leistung des Kindes vom Lehrer einzuholen. Wenn eine psychiatrische Betreuung notwendig erscheint, sind die weiteren Maßnahmen im Rahmen eines Treffens mit dem Kind und dessen Eltern zu vereinbaren. Dabei ist die unterschiedliche Organisationsform der kinder- und jugendpsychiatrischen Einrichtungen in den einzelnen Ländern zu berücksichtigen.

31.40 Allergien bei Kindern

1. Atopische Dermatitis (31.44), (31.45)
2. Kuhmilchallergie (31.41)
3. Untersuchungen an Patienten mit Atopie (14.02)
4. Nahrungsmittelüberempfindlichkeit und -allergie (31.42)
5. Allergische Rhinitis (38.50)
6. Allergenspezifische Immuntherapie (14.09)

Prävention von Allergien

- Stillen kann Kinder vor der Entwicklung einer Neigung zu allergischen Reaktionen schützen. Eliminationsdiäten zur Allergieprävention sind weder für eine stillende Mutter noch für das Kind zu empfehlen. Eine Eliminationsdiät wird nur begonnen, wenn eine Allergie auf bestimmte Nahrungsmittel diagnostiziert wurde.

Indikationen für weiterführende Untersuchungen und Konsultation eines Spezialisten

Dermatitis

- Das Kind hat eine ausgedehnte Dermatitis, die auf topische Behandlung nicht anspricht.
- Verdacht auf Sensibilisierung gegen Grundnahrungsmittel (Kuhmilch, Getreideprodukte).

Atemwegssymptome und Rhinitis

- Allergische Rhinitis, die auf leichte Medikation nicht anspricht.
- Allergische Rhinitis, bei der eine Hyposensibilisierung erwogen wird (BEACHTE: lokale Behandlungsleitlinien für die Immuntherapie: Mindestalter 5 Jahre, IgE-mediierte Allergie).
- Verdacht auf Asthma:
  - rezidivierende obstruktive Bronchitis (mehr als 2–3 Episoden)
  - Erstauftreten einer obstruktiven Bronchitis, wenn ein Familienmitglied 1. Grades an Asthma leidet oder das Kind eine nachgewiesene IgE-mediierte Lebensmittelallergie oder atopische Dermatitis hat
  - lang anhaltender Husten gleichzeitig mit allergischer Rhinitis während der Pollensaison
  - lang (länger als 6–8 Wochen) anhaltender Husten, vor allem bei positiver Familienanamnese
  - lang anhaltender, regelmäßig auftretender nächtlicher Husten
  - ungewöhnliche Müdigkeit und Atemlosigkeit (vor allem pfeifende Atmung) beim Spiel
  - Brustschmerzen bei körperlicher Aktivität

31.41 Kuhmilchallergie

Ziele
- Erkennen einer Kuhmilchallergie als Ursache einer persistierenden Dermatitis, Diarrhö und/oder von Wachstumsstörungen beim Kleinkind
- Diagnose durch klinischen Eliminations-/Provokationstest
- Sicherstellung einer ausreichenden Ernährung und eines normalen Wachstums während der Eliminationsdiät
- Neuerlicher Provokationstest zum Nachweis der erzielten Toleranz
- Absetzen der Eliminationsdiät bei negativem Ergebnis des (neuerlichen) Provokationstests und erzielter Toleranz

Epidemiologie
- Etwa 3% aller Kinder zeigen Symptome einer Kuhmilchallergie, die meist bald nachdem das Kind zum ersten Mal kuhmilchproteinhaltige Nahrung erhalten hat, auftreten.
- Die Kuhmilchallergie tritt bei Säuglingen und Kleinkindern auf.
- Eine Kuhmilchallergie kann auch bei übermäßig lange mit Muttermilch ernährten Säuglingen auftreten.

Symptome
- Eine Kuhmilchallergie äußert sich in Form einer durch Kuhmilchproteine hervorgerufenen allergischen Entzündung mit Symptomen der Haut, des Darms und/oder der Atemwege.
- Die Klassifizierung der Symptome erfolgt nach den betroffenen Organen oder der Reihenfolge und dem Zeitpunkt ihres Auftretens:
  1. Sofortreaktionen unmittelbar nach dem Verzehr (Urtikaria, Aufstoßen oder Erbrechen, periorales Exanthem, Rhinitis, Husten und Diarrhö).
  2. Reaktionen innerhalb eines Tages nach Verzehr oder später (weicher Stuhl, Diarrhö, Obstipation, chronisches atopisches Ekzem, Wachstumsstörung und – seltener – chronische respiratorische Symptome). Die Symptome können nach mehreren Tagen auftreten, beginnen aber in der Mehrzahl der Fälle innerhalb einer Woche.
- Anaphylaktische Reaktionen/Anaphylaxie sind selten zu beobachten (rascher Beginn).
- Auch Unruhe, Bauchschmerzen und Reizbarkeit können als Symptome auftreten.
- In den meisten Fällen zeigt das Kind eine Kombination verschiedener Symptome.
- Der zugrunde liegende immunpathologische Mechanismus ist fast immer IgE-vermittelt.
- Die Laktoseintoleranz (Hypolaktasie) ist keine Kuhmilchallergie.

Diagnostik
- Diagnostische Kriterien:
  1. Symptome, die eine Kuhmilchallergie vermuten lassen, treten bei kuhmilchproteinhaltiger Ernährung auf (bei gestillten Säuglingen kann die Ursache in der Kost der Mutter liegen).
  2. Die Symptome klingen bei (diagnostischer) Elimination dieser Produkte aus der Nahrung ab (Symptomtagebuch).
  3. Nach (diagnostischer) klinischer Provokation mit kuhmilchproteinhaltigen Nahrungsmitteln treten die Symptome wieder auf (die gleichen Symptome mit der gleichen zeitlichen Verzögerung, Symptomtagebuch).
  4. Bei neuerlicher (therapeutischer) Elimination klingen die Symptome wieder ab.
     - Wenn solche neuerlichen Eliminationsversuche zuhause erfolgreich durchgeführt wurden, müssen sie unter ärztlicher Kontrolle bestätigt werden.
     - Ein Symptomtagebuch erweist sich bei der Beurteilung symptomatischer Veränderungen als hilfreich.
  5. Infektionen und Hypolaktasie sollen ausgeschlossen werden.
     - Infektionen verursachen in seltenen Fällen eine prolongierte Diarrhö; sie können jedoch auch Hautsymptome verstärken.
     - Wiederholte Antibiotikabehandlungen können Ursache einer rezidivierenden/ständigen Diarrhö sein.
     - Eine Hypolaktasie ist bei Vorschulkindern selten, während die Symptome einer Kuhmilchallergie meist im 1. Lebensjahr in Erscheinung treten.
- Labortests sind in der Diagnose von sekundärer Bedeutung.
  - Pricktests sind zu empfindlich und gleichzeitig nicht spezifisch genug.
  - Patchtests sind für diagnostische Zwecke ungeeignet.
- Die Messung von serumspezifischem IgE (RAST) ist ähnlich problematisch.
- Labortests können bei Verdacht auf mehrfache Nahrungsmittelallergie bei Kleinkindern für die Zusammenstellung der Eliminationsdiät hilfreich sein.

Provokationstest zur Diagnose und als Wiederholungstest
- Wenn eine Anaphylaxie aufgetreten ist, soll kein Provokationstest erfolgen – zumindest keinesfalls zuhause!
- Nach Möglichkeit sollte unter ärztlicher Beobachtung begonnen werden; während 1 Woche vor und nach Beginn der Provokation ist ein Symptomtagebuch zu führen.

- Grundsätzlich ist mit einer kleinen Dosis zu beginnen, die allmählich auf die altersgemäße Menge zu erhöhen ist (außer es treten Symptome auf).
- Beispiele:
  1. Einen Tropfen Kuhmilch auf der Lippe des Kindes aufbringen und eventuelle Reaktion beobachten.
  2. Wenn nach 5 Minuten keine Symptome aufgetreten sind, eine kleine Menge Milch mit dem Löffel verabreichen. 20–30 Minuten lang eventuelle Symptome abwarten.
  3. Wenn weiterhin keine Symptome auftreten, in Abständen von 20–30 Minuten größere Portionen verabreichen (z.B. 10 ml – 25 ml – 50 ml – 100 ml).
  4. Bei Auftreten eindeutiger Symptome (schriftlich festhalten) die Provokation abbrechen; somit kann eine Kuhmilchallergie diagnostiziert werden. Im Zweifelsfall besteht die Möglichkeit, die zuletzt verabreichte Dosis zu wiederholen.
  5. Wenn der Patient während des Bobachtungszeitraums in der Ordination symptomfrei bleibt, wird die Provokation zu Hause unter Führung eines Symptomtagebuchs fortgesetzt.
  6. Bei Fortsetzung der Provokation zu Hause ist eine Kontrolluntersuchung 1 Woche später anzusetzen. Die Diagnose – Kuhmilchallergie ja oder nein – ist vom Arzt zu stellen.

Behandlung der Kuhmilchallergie

- Die derzeitige Lehrmeinung besagt, dass alle Kuhmilchproteine aus der Nahrung zu eliminieren sind. Bei der Elimination ist individuell vorzugehen: Wenn die Symptome erst nach größeren Mengen auftreten, kann auf eine extrem strenge Elimination verzichtet werden.
- Nach Möglichkeit sollte der Ernährungsplan mit Hilfe einer Diätologin erstellt werden.
- Schriftliche Anweisungen für die Familie bzw. spezielle Kochkurse sind möglicherweise erforderlich.
- Bis zu einem Alter von 2 Jahren braucht das Kind eine spezielle Säuglingsnahrung (Muttermilchersatz).
- Spezialprodukte: Säuglingsnahrung auf Sojabasis, Molkehydrolysat, Kaseinhydrolysat, Säuglingsnahrung auf Aminosäurebasis (die Preise der Produkte steigen in dieser Reihenfolge).
  1. Für Säuglinge unter 6 Monaten ist ein Produkt mit höherem Hydrolysierungsgrad zu verwenden (Molke- oder Kaseinhydrolysat).
  2. Ältere Kinder erhalten Sojamilch.
  3. Synthetische Produkte auf Aminosäurebasis können verwendet werden, wenn die oben angeführten Alternativen im Provokationstest ausgeschieden werden. Mit zunehmendem Wachstum des Kindes sind diese Produkte durch Hydrolysate oder Sojamilch zu ersetzen. Nur etwa jedes 10. Kleinkind mit Kuhmilchallergie benötigt eine Säuglingsnahrung auf Aminosäurebasis.
  4. Ältere Kinder erhalten Calcium als Nahrungsergänzung (500 mg Calciumkarbonat/Tag); für eine ausreichende Zufuhr von Protein und Energieersatzstoffen ist zu sorgen. Dies gilt für Kinder ab 1 Jahr.

Nachbehandlung

- Kleinkinder und Kinder mit schweren Symptomen sind unverzüglich an einen Kinderfacharzt zur Diagnose und Erstbehandlung zu überweisen.
- Nachbehandlung und Provokationstests können beim Hausarzt erfolgen, sofern die Eltern die Ernährungsanweisungen befolgen.
- Das Wachstum wird anhand einer Wachstumstabelle kontrolliert; für eine ausreichende Ernährung ist zu sorgen.
- Die therapeutische Elimination von Kuhmilch aus der Kost ist nicht lebenslang erforderlich; es sind daher wiederholte Provokationen vorzunehmen.
- Wiederholte Provokationen können meist in häuslicher Umgebung des Kindes durch die Eltern erfolgen.

Prognose

- Die Mehrzahl der Kinder erholt sich bereits in der frühen Kindheit.
- Es besteht eine ausgeprägte Tendenz zur Atopie: Bei einem erheblichen Prozentsatz der Kinder erfolgt eine Sensibilisierung auf Inhalationsallergene und eine Entwicklung von Asthma.

31.42 Nahrungsmittelüberempfindlichkeit und -allergie

- Der Begriff der Überempfindlichkeit umfasst Nahrungsmittelallergien und Nahrungsmittelunverträglichkeiten.
- Die Symptome einer Nahrungsmittelallergie sind durch einen immunologischen Mechanismus bedingt. Zur Bestimmung des immunologischen Mechanismus können Pricktests oder Tests auf spezifische IgE-Antikörper im Serum eingesetzt werden.
- Allergien auf Grundnahrungsmittel (Milch, Getreide) verschwinden bei den meisten Kindern im Vorschulalter wieder.
- Bei Kindern im Schulalter können Allergien auf Gemüse oder Obst auftreten.

Epidemiologie

- Obwohl bis zu 50% aller Eltern von Kindern unter 2 Jahren Lebensmittel als Ursache verschiedener beim Kind auftretender Symptome vermuten, bestätigt sich der Verdacht auf eine Allergie in den meisten Fällen nicht.
- In einer an Schulkindern durchgeführten Untersuchung berichteten 24% der Befragten, dass sie auf bestimmte Lebensmittel allergisch seien oder gewesen seien.

Prävention

- Zur Allergieprävention ist eine verlässliche Identifikation der Risikogruppen erforderlich; außerdem sollten wirksame präventive Maßnahmen zur Verfügung stehen.
- Eine kleine Studie hat gezeigt, dass eine Allergenkarenz der Mutter während der Stillzeit keine Auswirkung auf die Inzidenz des atopischen Ekzems beim Kind hat **D**.
- Eine hypoallergene Ernährung während der Schwangerschaft (3. Trimenon) hat keine präventive Wirkung beim Kleinkind **C**.
- Alle Studien wurden an Kindern mit hohem Atopierisiko durchgeführt.
- Eine ausschließliche Ernährung mit Muttermilch während eines Zeitraums von mindestens 4–6 Monaten wird empfohlen.
- Bei Hochrisikosäuglingen (mindestens ein Verwandter 1. Grades mit korrekt diagnostizierter Allergie), die nicht mit Muttermilch ernährt werden können, bewährt sich teilweise hydrolysierte Babynahrung **A**. Produkte dieser Art sind nicht in allen Ländern auf dem Markt.

Ursachen von Nahrungsmittelallergien

- Grundsätzlich kann jedes Nahrungsmittel eine Allergie hervorrufen. Es gibt keine Art der Ernährung, die mit Sicherheit vor Allergien schützt.
- Wenn ein Baby bestimmte Lebensmittel nicht zu sich nimmt, kann es auch keine entsprechende Allergie oder Unverträglichkeit entwickeln.
- Siehe 31.43.

Kuhmilch- und Getreideallergien

- Sie sind die bedeutendsten Nahrungsmittelallergien.
- Treten hauptsächlich bei Kleinkindern auf.
- Selten nach dem Vorschulalter.
- Die durch diese Nahrungsmittel hervorgerufenen Symptome treten meist im frühen Kindesalter auf, bald nachdem diese Nahrungsmittel in die Ernährung des Kindes aufgenommen wurden.
- Siehe 31.41.

Zusammenhang mit Birkenpollenallergie

- Allergene im Zusammenhang mit Birkenpollenallergie:
  - Wurzelgemüse: Kartoffeln, Karotten, Sellerie, Pastinaken
  - Obst und anderes Gemüse: Äpfel, Birnen, Pfirsiche, Kiwis, Pflaumen, Mangos, Tomaten, Paprika
  - Gewürze: Senf, Kümmel, Kurkuma, Ingwer, Zimt
  - Andere: Walnüsse, Mandeln
- Durch Zubereitung (Schneiden, Einfrieren und insbesondere Kochen) verlieren Wurzeln und Gemüse in den meisten Fällen ihr allergenes Potential: die meisten auf Birkenpollen allergischen Personen vertragen Gemüse in gekochtem Zustand.
- Nach dem Vorschulalter sollte die Vermeidung von Allergenen aufgrund von Symptomen und nicht auf Grund von Testergebnissen erfolgen. Hauttests und RAST-Tests sind nicht zu empfehlen, da die Zahl der falsch positiven Ergebnisse wegen möglicher Kreuzreaktionen hoch ist.

Andere Allergene

- Erdnüsse, Soja, Fisch, Schalentiere, Eier, Weizen, Gerste, Roggen, Hafer, Buchweizen, Bananen, Avocados
- Lein-, Sesam- und Mohnsamen
- Pilze, insbesondere Shiitake
- Ursachen von Unverträglichkeit (kein Allergiemechanismus):
  - Erdbeeren, Zitrusfrüchte, Schokolade, Tomaten
- Alkoholische Getränke:
  - Getreideallergene, Anis, Farbstoffe, Metabisulfit, Benzoesäure

Anaphylaktische Reaktion

- Kann theoretisch bei jedem Lebensmittel auftreten.
- Bei Kindern mit Milch- und Eierallergie.
- Mögliche Allergene bei Kindern und Erwachsenen: Fisch, Schalentiere, Erdnüsse, Soja, Sellerie, Kiwis sowie Lein- und Sesamsamen.

Symptome einer Nahrungsmittelallergie

- Typischerweise treten mehrere Symptome auf: Magenschmerzen, Diarrhö, Hautausschläge.
- Bei 50–80 % aller Kinder, die mit atopischem Ekzem, d.h. mit schwerem Ekzem, ins Krankenhaus eingewiesen werden, werden die Symptome durch eine Nahrungsmittelallergie verstärkt (14.02).
- Auch über den Luftweg übertragene Allergene können zu einer Exazerbation eines atopischen Ekzems führen: Birkenpollen im Frühjahr, Graspollen im Wasser, Kontakt mit Haustieren (begründeter Verdacht besteht, wenn der Luft ausgesetzte Hautpartien vom Ekzem befallen sind).

- Das Ekzem kann auch in anderen Hautbereichen auftreten, die mit Allergenen in Kontakt kommen (durch Berühren eines Hundes, beim Kartoffelschälen).
- Das deutlichste gastrointestinale Symptom ist eine Kontaktallergie rund um Mund und Lippen, die nahezu sofort nach dem Verzehr auftritt und leicht mit einem Lebensmittel in Verbindung zu bringen ist (Tomaten, Zitrusfrüchte und Äpfel bei Birkenpollenallergikern).
- Andere Symptome, die kurz nach Nahrungsaufnahme auftreten (weicher Stuhl, Erbrechen), sind ebenfalls relativ leicht mit dem Allergen in Verbindung zu bringen, insbesondere wenn die Reaktion wiederholt auftritt.
- Bei verzögert auftretenden gastrointestinalen Symptomen oder bei Verschlechterung des atopischen Ekzems ist der ursächliche Zusammenhang mit einem bestimmten Lebensmittel nur sehr schwer herzustellen.
- Die Darmtätigkeit ist individuell sehr unterschiedlich; so ist bei Kleinkindern eine Stuhlhäufigkeit von 10 × täglich bis 1 × wöchentlich als normal anzusehen (sofern das Kind wohlauf ist und normal wächst).
- Jede Veränderung der Ernährung kann vorübergehende Veränderungen der Darmtätigkeit bewirken; das Gleiche gilt für Antibiotikabehandlungen.

Andere Symptome
- Eine Asthmaexazerbation kann ebenfalls mit einer Nahrungsmittelüberempfindlichkeit zusammenhängen.
- Hinweise auf einen ursächlichen Zusammenhang zwischen Nahrungsmitteln (Überempfindlichkeit) und Migräne, Arthritis, Zystitis oder Nephritis liegen nicht vor.

Diagnostik bei Nahrungsmittelallergien

- Siehe auch 31.41, 31.43.
- Grundsätzlich sollten bei älteren Kindern keine Haut- oder Bluttests durchgeführt werden, außer es besteht ein dringender Verdacht auf Nahrungsmittelallergie.
- Die Diagnose sollte auf Grund von Eliminations- und Provokationstests erfolgen. Bei für die Ernährung wichtigen Nahrungsmitteln (Milch und Weizen bei Kleinkindern) sollte ein strengerer Eliminations- und Provokationstest durchgeführt werden.
  - Das (Die) als Ursache vermutete(n) Lebensmittel wird (werden) aus dem Speiseplan völlig gestrichen (1–2 Wochen lang).
  - Das Auftreten/Verschwinden von Symptomen wird in einem Symptomtagebuch aufgezeichnet.
  - Ein Abklingen oder Verschwinden der Symptome spricht für eine Nahrungsmittelallergie, hat aber keinen diagnostischen Wert. Das Nahrungsmittel muss wieder in die Kost aufgenommen werden (Provokation).
  - Das Nahrungsmittel wird in kleinen Mengen wieder in die Kost aufgenommen; solange das Kind symptomfrei bleibt, wird die Menge allmählich auf die normale (altersgemäße) Tagesmenge gesteigert.
  - Die Symptome treten meist innerhalb 1 Woche wieder auf (Symptomtagebuch), sofern die verzehrte Menge ausreichend groß ist.
- Die Anamnese erbringt Hinweise auf Sofortreaktionen. Für die Ernährung des Kindes weniger wichtige Lebensmittel können ohne Test weggelassen und später zu einem geeigneteren Zeitpunkt getestet werden.
- Verdacht auf nahrungsmittelbedingte anaphylaktische Reaktionen: Sorgfältige Analyse des ursächlichen Faktors. Raten Sie dem Patienten NIEMALS, das Nahrungsmittel nach einiger Zeit zuhause wieder zu versuchen!
- Das Ergebnis eines Pricktests ist nur bei Kleinkindern als einigermaßen verlässlicher Hinweis auf eine echte Nahrungsmittelallergie anzusehen.
- Ein positiver Pricktest oder das Vorhandensein spezifischer IgE-Antikörper ist für die Diagnose nicht ausreichend. IgA- und IgG-Antikörper sind bei jedem Menschen nachzuweisen und von keinerlei diagnostischem Wert.
- Patch- oder Epikutantests: Ihre Anwendung zur Diagnose von Nahrungsmittelallergien erfordert umfangreiche Forschungsarbeiten. Bisher wurden Tests dieser Art nur bei ausgewählten Patienten in Spezialkliniken erprobt.

Nachsorge

- Einzelne Nahrungsmittel, deren Beitrag zur Ernährung unerheblich ist, können eliminiert werden, wenn die Beziehung zwischen Symptom und Nahrungsmittel klar ist. Strenge Tests sind nicht unbedingt erforderlich (Elimination und Provokation zu Hause bei Führung eines Symptomtagebuches sind ausreichend).
- Indikationen für fachärztliche Betreuung:
  - Kleinkind mit ausgedehntem Ekzem bzw. zunehmender Schwere der Symptome.
  - Kleinkind mit schwer zu deutenden oder verwirrenden Symptomen, dessen Eltern von einer Nahrungsmittelallergie überzeugt sind.
  - Entwicklungsstörung
  - Die Eltern haben die Kost des Kindes bereits auf bedenklich wenige Lebensmittel eingeengt.
  - Ein älteres Kind bedarf der fachärztlichen Betreuung, wenn die Gefahr einer zu einseitigen Ernährung besteht.

- Auf allgemeinmedizinischer Ebene:
  - Das Wachstum eines Kindes mit Lebensmittelallergie ist an Hand von Wachstumstabellen zu kontrollieren.
  - Impfungen erfolgen gemäß dem allgemeinen Impfschema. Eine Eierallergie ist kein Grund, das Kind nicht zu impfen, außer wenn Eier eine anaphylaktische Reaktion auslösen.
  - Der Familie ist zu raten, die Kost des Kindes allmählich einer Normalkost anzunähern.
  - Spätestens im 5. Lebensjahr ist die Ernährungssituation erneut zu überprüfen: Beruht die Eliminationsdiät auf einem Eliminations- und Provokationstest? Sollte ein Spezialist zugezogen werden?
  - Jede Eliminationsdiät bei Schulkindern sollte auf Eliminations- und Provokationstests, nicht jedoch auf Haut- oder Bluttests beruhen.
- Bei hohem Risiko einer Allergie oder Nahrungsmittelunverträglichkeit auf Soja verhindert die Gabe von Säuglingsnahrung auf Sojabasis nicht die Entstehung von Allergie oder Nahrungsmittelunverträglichkeiten.

31.43 Vorgangsweise bei Nahrungsmittel-assoziierten Symptomen

Ziele

- Eine langfristige Eliminationsdiät sollte nur mit gutem Grund begonnen werden. Beweise für den Nutzen einer langfristigen Eliminationsdiät, z.B. bei der Behandlung von atopischem Ekzem, sind nur spärlich vorhanden.
- Die im Kleinkind- oder Vorschulalter begonnene Eliminationsdiät sollte rechtzeitig (vor Schuleintritt) beendet werden, außer sie muss aus guten Gründen beibehalten werden.

Wichtige Fragen zur Anamnese

- Beschreibung der Symptomatik: Wann und in welcher Form traten die Symptome zum ersten Mal auf, wie haben sie sich in der Folge entwickelt?
  - Welche Maßnahmen waren hilfreich?
- Als Allergieursache von den Eltern vermutete Nahrungsmittel (Welche Symptome? Innerhalb welcher Zeit nach dem Verzehr?)
- Derzeitige Kost – wurden Nahrungsmittel möglicherweise bereits eliminiert? Begründung für die Eliminierung.
- Antibiotikabehandlungen (abdominelle Symptome?)
- Hautpflege (Verwendung von Basisexterna und Cortison)
- Stillzeit (genauer Ablauf: Wie lange wurde das Kind ausschließlich mit Muttermilch ernährt? Wann die erste Säuglingsnahrung verabreicht, wann mit der Beikost begonnen? Ernährung der Mutter während der Stillzeit?)
- Respiratorische Symptome
- Angehörige (insbesondere Verwandte 1. Grades): Allergien, Asthma, Hautkrankheiten, Erkrankungen des Magen-Darm-Trakts
- Rauchen (auch im Freien, im Auto, bei den Großeltern)
- Allfällige Stoffwechselerkrankung, Zöliakie oder Laktoseunverträglichkeit?
- Wachstumstabelle (Längenwachstum, Körpergewicht, Kopfumfang)

Säugling (< 1 Jahr)

- Anamnese
  - Sind die Symptome so schwer, dass weiterführende Untersuchungen gerechtfertigt sind, oder sind sie für einen Säugling normal?
  - Welche Arten von Beikost wurden dem Kind in welcher Reihenfolge angeboten? Besteht eine Korrelation zwischen dieser Reihenfolge und den Symptomen?
    - Die Führung eines Symptomtagebuchs ist hilfreich.
  - Besonders wichtig ist die Analyse von Störfaktoren.
- Es kann sinnvoll sein, die Kost zwar grundsätzlich unverändert zu lassen, jedoch die zuletzt hinzugefügten Nahrungsmittel wegzulassen und dann die Entwicklung der Symptomatik zu beobachten. Wenn mit dieser Vorgangsweise Aufschlüsse gewonnen werden können, kann probeweise jeweils ein neuer Nahrungsbestandteil hinzugenommen werden.
- Während dieser Testphase dürfen auf keinen Fall wahllos neue Nahrungsmittel in die Kost aufgenommen werden.
- Spezialdiäten, die keine Wirkung auf die Symptome haben, werden abgebrochen.

Älteres Kind

- Die Wahrscheinlichkeit Nahrungsmittel-induzierter Symptome ist bei älteren Kindern geringer.
- Kreuzreaktionen bei Birkenpollenallergie, siehe (31.42).
- Bei einem im Sommer abklingenden Hautausschlag handelt es sich höchstwahrscheinlich nicht um eine Lebensmittelallergie.

31.44 Atopische Dermatitis ("Neurodermitis") bei Kindern: klinisches Bild und Diagnose

- Behandlung einer atopischen Dermatitis bei Kindern (31.45)

Klinisches Bild

Säuglinge (im 1. Lebensjahr)
- Atopische Dermatitis = infantiles Ekzem
- **Das infantile seborrhoische Ekzem** tritt bereits in den ersten Lebenswochen als Schuppen auf dem behaarten Kopf in Erscheinung. Es manifestiert sich auch als Dermatitis in den Hautfalten und kann sich zu einer Erythrodermie weiterentwickeln.
- **Die nummuläre Variante des infantilen Ekzems** imponiert anfangs als eine kleinfleckige, oftmals krustige Dermatitis an den Wangen (Abb. 31.44.1), am Gesäß und/oder den Extremitäten (Abb. 31.44.2) und tritt gewöhnlich im Alter von 2 bis 6 Monaten auf. Auch aus dieser Dermatitis kann sich eine Erythrodermie entwickeln.

Kinder im Vorschulalter
- Bei etwa 50% der betroffenen Kinder verschwindet ein infantiles Ekzem wieder von selbst, und zwar noch vor Beginn des 2. Lebensjahrs. Bei der

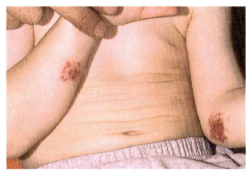

Abb. 31.44.2 Die nummuläre Dermatitis kann auch Kinder betreffen, bei denen sie im Rahmen der atopischen Dermatitis auftritt. Das nässende nummuläre Ekzem mit Krustenauflagerungen und Juckreiz erweist sich häufig als ziemlich therapieresistent. Foto © R. Suhonen.

anderen Hälfte bleibt das Krankheitsbild bestehen, aber die Dermatitis wandert zu den Beugestellen der Extremitäten (Beugenekzem).

Schulkinder
- Bei Kindern im Schulalter findet sich eine Dermatitis hauptsächlich an den Beugestellen der Extremitäten. Spezielle Ausprägungen der Dermatitis treten an Handflächen und Fußsohlen in Erscheinung (Dermatitis palmoplantaris juvenilis). Hand- und Fußsymptome sind am Ausgeprägtesten bei nassem und kaltem Wetter und können während eines sonnigen Sommers eventuell ganz abklingen ("atopischer Winterfuß").
- Bei der Diagnose von Fußdermatosen sollte daran gedacht werden, dass Dermatophytosen bei Kindern sehr selten auftreten. Fehldiagnosen und unnötige Therapien sollten vermieden werden.
- Eine atopische Dermatitis auf dem Gesäß und an den Innenseiten der Oberschenkel beginnt meistens 1–2 Jahre vor dem Schulalter und dauert in aller Regel bis zum Jugendlichenalter.

Klinische Untersuchung
- In den meisten Fällen reicht das klinische Bild zur Diagnosestellung aus.
- **Der Pricktest** ist indiziert, wenn
  - ein Säugling eine mäßige bis schwere Dermatitis zeigt.
  - bei Kindern jeden Alters eine ausgedehnte Dermatitis besteht (erythrodermische oder prä-erythrodermische Formen).
  - eine akute Episode einer Dermatitis vorliegt.
  - die Dermatitis auf den Augenlidern, Lippen und um den Mund lokalisiert ist.
  - der Patient zusätzlich zur Dermatitis noch an respiratorischen oder gastrointestinalen Symptomen leidet.
  - eine Pollenallergie vorliegt.

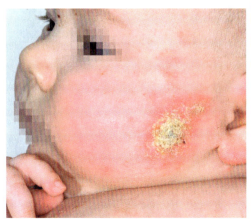

Abb. 31.44.1 Bei einem Säugling wird eine atopische Dermatitis im Gesicht mit exsudativen und krustösen Läsionen (Crusta lactea = Milchschorf = Säuglingsekzem) häufig als bakterielle Infektion fehldiagnostiziert. Tatsächlich kann in den meisten Fällen einer atopischen Dermatitis Staph. aureus in der Bakterienkultur nachgewiesen werden. Niedrigpotente topische Corticoidcremen mit hydratisierenden Verbänden können die Symptome effektiv lindern. Foto © R. Suhonen.

- Beim Pricktest werden sowohl Nahrungsmittel- als auch Atemwegsallergene getestet. Die Untersuchung wird von einem Facharzt durchgeführt.
- Der RAST-Test stellt eine alternative Methode zum Erkennen von Atemwegsallergien dar, doch lassen sich bei Nahrungsmittelallergien mit dem Haut-Pricktest meistens verlässlichere Ergebnisse erzielen.
- Je jünger das Kind ist, desto verlässlicher sind die Ergebnisse von Haut- und RAST-Tests.
- Zur Feststellung von Nahrungsmittelallergien werden auch **Patchtests** (Epikutantests) durchgeführt. Die Verlässlichkeit dieser Tests wird noch kontrovers diskutiert.
- Zur Bestätigung der Diagnose einer Nahrungsmittelallergie sind im Allgemeinen **eine Eliminationsdiät und eine perorale Nahrungsmittelprovokation** notwendig, insbesondere bei Getreide- und Milchallergien.
- Es ist daran zu denken, dass Kuhmilchantigen auch über die Muttermilch an das Baby weiter gegeben werden kann, was bei Säuglingen zur Sensibilisierung und zur Kuhmilcheiweißallergie bei ausschließlich gestillten Kindern führen kann („Muttermilchallergie").

31.45 Behandlung einer atopischen Dermatitis bei Kindern

- Atopische Dermatitis bei Kindern: klinisches Bild und Diagnose: 31.44

Ernährung

- Die folgenden Lebensmittel verursachen bei 80% aller atopischen Kinder Symptome und sollten daher bei allen Kindern mit atopischer Dermatitis vermieden werden:
  ○ Zitrusfrüchte (sowohl frisch als auch als Saft)
  ○ Schokolade und Kakao
  ○ frische Erdbeeren
- Die übrige Ernährung sollte sich nach den Ergebnissen einer Allergietestung richten. Man sollte auch daran denken, dass Nahrungsmittelallergien bei Kindern meist mit fortschreitendem Alter erlöschen. Kein Kind sollte auf eine lebenslange Eliminationsdiät gesetzt werden.

Auslöser vermeiden

- Maßnahmen zur Hausstaubreduzierung sind nur notwendig, wenn das Kind auch unter respiratorischen Symptomen leidet oder wenn mittels RAST, Prick- oder Patchtest eine Allergie gegen Hausstaubmilben gesichert wurde. Dann können milbendichte Bettüberzüge (Encasings) sinnvoll sein.
- Tierische Hautschuppen können eine atopische Dermatitis verstärken. In solchen Fällen lässt sich die Allergie durch RAST und Pricktest feststellen. Die Familie sollte allerdings ihre Heimtiere nicht schon „vorsichtshalber" weggeben, da dies Probleme anderer Art verursachen kann.

Topische Behandlung

- **Steroidhaltige** Cremen und Salben stellen die Primärtherapie dar.
- **Pflegepräparate** sollten gewechselt werden, wenn das Präparat die Haut zu reizen beginnt. Pflegepräparate lindern nicht die Entzündung bei einer atopischen Dermatitis, aber sie verhindern, dass die Haut zu viel Feuchtigkeit abgibt.
- Mäßig häufiges **Waschen**, z.B. 2–7 × pro Woche kurzes Abduschen der Haut mit lauwarmem Wasser, schadet nicht. Seifen und Reinigungssubstanzen (Syndets) sind bei der Behandlung einer Dermatitis mit sekundärer Infektion und Krustenbildung indiziert.
- Transpiration kann den Juckreiz verstärken.
- Wenn die Therapie mit Kortikosteroidcremen nicht anspricht, können als Alternative Pimecrolimus- (Elidel®-) oder Tacrolimus- (Protopic® 0,03%-)Cremen eingesetzt werden. Beide eignen sich für eine intermittierende Langzeitanwendung bei Kindern über 2 Jahren.
- Pimecrolimus wird bei mäßig schwerer atopischer Dermatitis ❸ angewendet, Tacrolimus kann auch bei schweren Fällen zum Einsatz gelangen.
  ○ Die Creme wird 2 Wochen lang 2 × täglich aufgebracht, danach bis zum Abklingen der Symptome nur mehr 1 × täglich.
  ○ Während der Behandlung sollte die Exposition gegenüber Sonnenlicht minimiert werden: Das Kind sollte nicht zu lange in der Sonne bleiben, Sonnenschutzcremes benutzen und schützende Kleidung tragen.
  ○ Die Therapie sollte von einem Dermatologen oder einem beim Einsatz von Immunomodulatoren zur Behandlung der atopischen Dermatitis erfahrenen Pädiater eingeleitet werden.
  ○ Es gab in jüngster Zeit warnende Stimmen, die eine mögliche karzinogene Wirkung von Pimecrolimus oder Tacrolimus nicht ausschlossen. Dies sollte eine weiterer Grund dafür sein, den Einsatz dieser neuen Wirkstoffe den Spezialisten zu überlassen, die damit bereits umfassende Erfahrungen gesammelt haben.

Kinder unter 2 Jahren

- 1%ige Hydrocortisoncreme zur jeweils 1 bis 3 Wochen dauernden kurmäßigen Anwendung.

- Pflegende Externa für zumindest 10 Tage in den Intervallen der Hydrocortisonkuren.
- Tägliches Duschen oder Baden ist erlaubt.

Kinder im Alter von 2 bis 6 Jahren
- Niedrig dosierte topische Kortikosteroide zur jeweils 1 bis 3 Wochen dauernden kurmäßigen Anwendung oder
- mittelstarke Kortikosteroide über einen Zeitraum von maximal 1 bis 2 Wochen.
- Pflegende Präparate für zumindest 10 Tage in den Intervallen zwischen den Hydrocortisonkuren.
- Führen die Kortikosteroidpräparate nicht zum gewünschten Erfolg, können alternativ Externa mit dem Wirkstoff Pimecrolimus oder Tacrolimus versuchsweise eingesetzt werden (s.oben).

Schulkinder
- Schwache bis mäßig starke Kortikosteroidcremen kurmäßig über einen Zeitraum von 1 bis 3 Wochen.
- Hoch dosierte Kortikosteroidcremen nur über Anweisung eines Dermatologen.
- Die Kopfhaut toleriert topische Steroide besser als andere Hautstellen.
- Wenn die konventionelle Therapie nicht anspricht, können Pimecrolimus oder Tacrolimus als Alternative angewendet werden (s.oben).

Sonstige Therapien
- **Lichttherapien** werden bei Patienten mit extensiven Hautekzemen und schlechtem Ansprechen auf die konventionelle topische Kortikosteroidbehandlung eingesetzt. Auch Säuglinge können so behandelt werden. Die selektive UV-Therapie **(SUP-Therapie)** kann bei Kindern jeden Alters eingesetzt werden. UVA-Solarien sind in einigen Fällen hilfreich. Bestrahlungen im UVB-Bereich sind in der Regel Jugendlichen oder älteren Patienten vorbehalten.
- Es liegen keine Beweise dafür vor, dass Antihistaminika Juckreiz auf eine andere Weise als durch ihre sedierende Wirkung lindern können.
- Es gibt keine Beweise für die Wirksamkeit von Gammalinolensäure, Vitaminen oder Spurenelementen, und derartige Präparate sollten daher Kindern nicht als „Therapie" verschrieben werden.

31.46 Juckreiz beim Kind

Klinisches Bild und Differenzialdiagnosen
- Die Hautveränderungen bei **Skabies** (siehe auch Artikel 13.40) sind papulös oder papulovesikulär. Häufig können Milbengänge an den Handflächen und Fußsohlen gefunden werden. Die Läsionen brechen gerne auf, und es kommt dann zu einer Krustenbildung. Große bullöse Läsionen deuten auf eine sekundäre bakterielle Infektion hin.
- Bei einer **atopischen Dermatitis** zeigt sich die Haut trocken und schuppend. In der Regel spricht die Erkrankung gut auf lokal applizierte Cortisoncremen und Pflegecremen an.
- Für **Windpocken** charakteristisch sind Ausschlag, Fieber und rascher Krankheitsverlauf.
- Eine **Urtikaria,** insbesondere ein Dermographismus, beginnt abrupt. Beim Dermographismus („Hautschrift") ist kein Ausschlag sichtbar, aber er kann durch Kratzen oder mechanische Reizung der Haut ausgelöst werden.
- Bei Kindern können Infektionen zu einer Urtikaria führen, die dann von Varizellen differenziert werden sollte.
- Eine **Hypersensitivität** kann sich ebenfalls als Juckreiz manifestieren. Zu den bekannten Ursachen zählen Zitrusfrüchte, frische Erdbeeren und Kakao.
- Im Sommer kann Juckreiz auch die Manifestation einer Lichtüberempfindlichkeit sein.
- Eine **Mastozytose** (Urticaria pigmentosa) stellt eine seltene Ursache für Juckreiz dar.

Skabies-Behandlung
- Siehe Artikel 13.40.

Die Behandlung der atopischen Dermatitis
- Siehe Artikel 31.45.

31.47 Chronischer Husten bei einem Kind

Allgemeines
- Ein chronischer Husten wird definiert als ein Husten, der länger als 6–8 Wochen andauert.
- Die wahrscheinlichste Ursache für einen Husten variiert je nach Alter des Kindes.
- Kinder aller Altersstufen können an Asthma leiden.

Ätiologie

- Die häufigste Ursachen bei einem **Säugling/Kleinkind**:
  - Infektion (als häufigste Ursache; Otitis, Bronchiolitis, Bronchitis)
  - Asthma (seltener)
  - gelegentlich strukturelle Anomalien des Respirationstrakts (Malazie, Stenose, tracheoösophageale Fistel, vaskulärer Ring)
- Die häufigsten Ursachen bei einem **Kind im Vorschulalter**:
  - Infektion (Otitis, Sinusitis, Bronchitis)
  - Asthma
  - ein Fremdkörper in den Atemwegen
- Die häufigsten Ursachen bei einem **Kind im Schulalter**:
  - Asthma
  - Infektion (z.B. Sinusitis)
  - psychogene Ursachen
- Ein Husten kann durch verschiedene Irritanzien in der Atemluft (z.B. Zigarrettenrauch) oder durch kaltes Wetter ausgelöst werden.
- Ein gastroösophagealer Reflux (GER) kann in jedem Alter auftreten.
- Ein Husten kann auch auf psychogene Ursachen zurückzuführen sein oder durch eine Tic-Störung ausgelöst werden.
- „Retrograder Schnupfen" in Verbindung mit einer allergischen Rhinitis und eine Sinusitis in den Oberkieferhöhlen sind häufige Ursachen für einen chronischen Husten (sinubronchiales Syndrom).
- Zu den sehr seltenen Ursachen für einen Husten zählen zystische Fibrose, dyskinetische Zilien, vagale Stimulation des Respirationstrakts und Zwerchfell-, Pleura- oder Perikardirritationen.

Diagnostische Hinweise

- Eine bronchiale Hyperaktivität kann sich als nächtlicher Husten, speziell in den frühen Morgenstunden, oder als Husten bei körperlicher Bewegung oder bei kaltem Wetter manifestieren. Wenn das Kind an Asthma leidet, dann wird eine nähere Befragung Atemprobleme (Dyspnoe) zu Tage fördern, auch wenn das Kind wegen eines Hustens vorgestellt wurde.
- Ein auf einen gastroösophagealen Reflux zurückgehender Husten ist während der Nacht am auffälligsten und kann mit exzessivem Rülpsen oder Regurgitation assoziiert sein.
- Ein Fremdkörper im Respirationstrakt verursacht in der Regel einen plötzlichen Hustenanfall, kann aber auch dazu führen, dass das Kind wochenlang, ja monatelang hustet. Eine Bestätigung der Diagnose mittels Röntgenbild (Thorax mit Larynx!) ist nur möglich, wenn der Fremdkörper strahlendicht ist. Andernfalls ist eine Bronchoskopie indiziert.
- Zur Akutsituation siehe 6.60.
- Nach den meisten Atemwegsinfektionen kann im Zuge der Rekonvaleszenz ein Husten auch einige Wochen lang andauern, was auf eine Bronchienirritation hindeutet. Zu solchen Infektionen zählen Rhinovirus-, Koronavirus-, Parainfluenza- und RS-Virusinfektionen, aber auch Pertussis sowie durch Mycoplasma pneumoniae oder Chlamydophila pneumoniae ausgelöste Infektionen.

Diagnostik

- Blutbild, einschließlich Eosinophile, CRP und BSG.
- Zu den Untersuchungen zum Erregernachweis zählt auch die Fahndung nach Antikörpern für Pertussis, Mykoplasmen und Chlamydien (Serum im Akutstadium und nach Genesung). Wenn eine akute Infektion diagnostiziert wird, kann eine Asthmauntersuchung auf später verschoben werden.
- Röntgenuntersuchungen erfolgen nach Bedarf.
- Allergieuntersuchungen sind sinnvoll, wenn die Anamnese dies indiziert.
- Bei begründetem Asthmaverdacht (siehe 31.48):
  - Bestimmung des PEF-Werts (peak expiratory flow = maximaler exspiratorischer Fluss) bei Kindern über 5 Jahren (korrekte Technik anwenden!)
  - Eine Spirometrie kann bei einem Kind ab dem späten Vorschulalter durchgeführt werden.
- In einer Spezialabteilung, nach Bedarf:
  - Lungenfunktionstests (siehe 6.07)
  - pH-Messungen im Ösophagus
  - Bronchoskopie und Ösophagoskopie
    - Bei Verdacht auf ein dyskinetisches Zilien-Syndrom kann im Zuge der endoskopischen Untersuchung zur Vorbereitung elektronenmikroskopischer Abklärungen eine Zilienbiopsie durchgeführt werden.
  - ösophageale pH-Bestimmung
  - Bestimmung der Immunoglobulin- und Alpha-1-Trypsin-Spiegel oder Schweißtest
  - Bei Vorschulkindern können die Oszillometrie (mit und ohne Bronchodilator) eingesetzt und Belastungstests durchgeführt werden.
- Die Asthmadiagnose bei einem kleinen Kind basiert in der Regel auf der klinischen Beurteilung, der anamnestischen Erhebung von rekurrierenden Obstruktionsepisoden und der Einschätzung von Risikofaktoren.
- Wenn Funktionstests nicht zur Verfügung stehen, müssen Attacken und ihre medikamentösen Behandlungsversuche dokumentiert werden. Es ist sehr wichtig, dass die Symptomatik, die Wirkung der eingesetzten Medikamente und die klinischen Befunde in der Krankengeschichte vermerkt werden.

31.48 Kindliches Asthma: Diagnosestellung und Therapie

- Behandlung von akutem Asthma: siehe 29.04.

Zielsetzungen
- Früherkennung des Asthmas
- Optimale Einstellung des Asthmas, sodass das Kind ein normales Leben führen kann.
- Vereinbarung, dass ein einziger Arzt die Verantwortung für die Patientenführung übernimmt.
- Periodische Therapiekontrolle, damit eventuell nicht mehr notwendige Medikamente abgesetzt werden können.

Epidemiologie
- Asthma ist die häufigste chronische Erkrankung im Kindesalter.
- Neue epidemiologische Studien zeigen, dass 4–7% aller Kinder wegen Asthma ärztlich betreut werden und ein ähnlich hoher Prozentsatz an asthmaähnlichen Symptomen leidet.
- Prognostische Faktoren für die Entwicklung von Asthma und für die Chronifizierung der Symptome sind u.a. Asthma der Eltern (besonders der Mutter), eine atopische Dermatitis des Kindes sowie eine rezidivierende Atemwegsobstruktion, insbesondere dann, wenn dieser kein Atemwegsinfekt zugrunde liegt, Atopieneigung und eine nachgewiesene Nahrungsmittelallergie.
- Zystische Fibrose, siehe 31.61.

Symptome
- Wiederholt erschwerte oder verlängerte Exspiration und Giemen.
- Reduzierte körperliche Belastbarkeit, bewusstes Vermeiden von körperlichen Anstrengungen (Husten, Dyspnoe).
- Der Patient wacht in der Nacht wegen Hustens und/oder Dyspnoe auf.
- Kontinuierliche übermäßige Produktion von Bronchialschleim, Rasselgeräusche.
- Zusätzlich: atopische Disposition (Nahrungsmittelallergie, atopische Dermatitis, allergische Rhinokonjunktivitis).
- Persistierender Husten (mehr als 6 Wochen) in Verbindung mit Dyspnoe.

Diagnostik
Anamnese:
- Erhebung der Anamnese aufgrund der Aussagen des Patienten und seiner Familienangehörigen sowie Vorbefunden.
- Gegenwärtige Symptome: erstes Auftreten, Häufigkeit und Periodizität, Schweregrad, verstärkende und erleichternde Faktoren, vor allem saisonale Schwankungen und das Auftreten von Symptomen in bestimmten Umgebungen.
- Familienanamnese
- Umwelteinflüsse: Tabakrauch, Tiere im Haushalt, sonstige milieubedingte Expositionen.
- Anzahl der Antibiotikatherapien (inklusive der Fälle, in denen eine solche Behandlung nicht indiziert war, wie bei Bronchitis).

Klinische Untersuchung
- Speziell Fahndung nach Asthma relevanten Befunden, beginnend mit einer sorgfältigen Inspektion.
- Aufzeichnungen über die Entwicklung des Längenwachstums in Wachstumskurven.
- Haltung, Thorax
- Beobachtung des Atemverhaltens
- Auskultation, auch während einer forcierten Ausatmung.
- Messung des maximalen Atemstroms bei der Ausatmung (Peak Expiratory Flow – PEF; dazu muss das Kind die richtige Technik des Ausatmens beherrschen; eine solche Peak-Flow-Messung kann etwa ab dem 4. oder 5. Lebensjahr versucht werden).
- Mund, Rachen, Nase, Ohren
- Haut (Effloreszenzen können ein Hinweis auf eine atopische Dermatitis sein)

Weitere diagnostische Maßnahmen:
- Asthmatagebuch
- Bronchodilatationstest (z.B. Salbutamol 200 µg, 2 Sprühstöße): PEF-Messung vor und nach der Bronchodilatation (Näheres zu den Berechnungen in Artikel 6.07).
- Therapeutischer Versuch mit einem Bronchodilatator (dem Kind muss die korrekte Inhalationstechnik beigebracht werden) mit PEF-Aufzeichnungen.
- Lauf-Belastungstest
  - Das Kind soll vorzugsweise im Freien laufen, so schnell es kann – 6 Minuten reichen aus (Kontrolle der Herzfrequenz).
  - Auskultation der Atemgeräusche, Messung der Sekundenkapazität (FEV1) und/oder des PEF ab dem 5. Lebensjahr: vor dem Laufen, unmittelbar nach dem Laufen und 10 (15 und 20) Minuten nach dem Laufen.
  - Belastungsinduzierte Asthmasymptome treten typischerweise 5–10 Minuten nach der körperlichen Betätigung auf und klingen ohne Medikamente in ungefähr 1 Stunde ab.
  - Wenn nötig Bereithaltung eines Bronchodilatators.
  - Der Test ist diagnostisch, wenn die Symptome für Asthma typisch sind oder wenn die Exspirationsvolumina um 15% reduziert waren,

sich aber nach Bronchodilatation wieder normalisiert haben.
  - Werte, die 10–15% unter der Norm liegen, deuten auf Asthma.
- PEF-Überwachung zu Hause:
  - Eltern und Kind wird die korrekte Messtechnik erklärt.
  - 3 Messungen am Morgen, 3 Messungen am Abend, alle Werte werden notiert.
  - Das beste Ergebnis aus jeweils 3 Messungen wird in ein PEF-Protokoll eingetragen (die notwendigen Patientenbögen werden u.a von Pharmafirmen zur Verfügung gestellt).
  - Während der 1. Woche wird der Peak-Flow ohne Medikation gemessen. In der 2. Woche wird der PEF vor und 15 Minuten nach Anwendung eines Bronchodilatators gemessen.
  - Der PEF sollte ferner auch immer dann gemessen werden, wenn Symptome auftreten und ein Bronchodilatator zum Einsatz kommt.
  - Wiederholte 20%ige Schwankungen innerhalb von 24 Stunden oder 15%ige Verbesserungen unter Bronchodilatation bestätigen die Asthmadiagnose. (Hinweis: Fluktuationen können auch durch eine falsche Exspirationstechnik verursacht werden.) Näheres zu den notwendigen Berechnungen findet sich in Artikel 6.07.
- Spirometrie:
  - Sollte bei Verfügbarkeit im Schulalter zum Einsatz kommen.
  - Die Ergebnisse von Metacholin- oder Histaminprovokationstests sind auf der Grundlage der klinischen Situation zu interpretieren.
- Allergietestung
  - Am wichtigsten ist die Anamnese; die Tests dienen zur Bestimmung des Ausmaßes einer allfälligen Atopie.
  - Pricktests für einschlägige Inhalationsallergene.
  - Screeningtests auf allergenspezifisches IgE im Serum sind für viele der häufigsten Inhalationsallergene verfügbar.

Asthma bei Kindern < 3 Jahren

- Siehe Tabellen 31.48.1 und 31.48.2

Tabelle 31.48.1 **Klinischer Index zur Beurteilung des Asthmarisikos (bei einem Kind mit rekurrierendem Giemen müssen mindestens 1 primäres Kriterium und 2 sekundäre Kriterien gegeben sein)**

Primäre Kriterien	Sekundäre Kriterien
• Ärztlich bestätigtes Asthma beim Vater oder bei der Mutter • Ärztlich bestätigtes atopisches Ekzem oder IgE-vermittelte Nahrungsmittelallergie beim Kind	• Ärztliche diagnostizierte allergische Rhinitis beim Kind • Giemen auch bei Nichtbestehen einer Infektion der Atemwege • Eosinophilie > 4%

Tabelle 31.48.2 **Patientenführung bei einem asthmatischen Kind < 3 Jahren. Zu den Asthmastufen: siehe Textteil.**

Ärztlich diagnostiziertes exspiratorisches Giemen/Dyspnoe bei einem Kind < 3 Jahren und Linderung des Symptome nach Verabreichung eines Bronchodilatators

Beim Kind besteht ein Asthmarisiko*	Beim Kind besteht kein Asthmarisiko*
• Erste Episode: Stufe 2 • Zweite Episode: Stufe 3 • Dritte Episode innerhalb eines Jahres: Stufe 4	• Erste Episode: Stufe 1 • Zweite Episode: Stufe 2 • Dritte Episode innerhalb eines Jahres: Stufe 3

* Siehe Tabelle 31.48.1

- Behandlungsstrategien für verschiedene Schweregrade (Stufen – siehe Tabelle 31.48.2)
  - Stufe 1: Bronchodilatator
  - Stufe 2: Bronchodilatator, bei Bedarf Prednisolon 2 mg/kg 3 Tage lang oder Dexamethason 0,3 mg/kg
  - Stufe 3:
    – Bronchodilatator, bei Bedarf Prednisolon 2 mg/kg 3 Tage lang oder Dexamethason 0,3 mg/kg
    – Inhalatives Kortikosteroid 1 bis 3 Monate lang plus Bronchodilatator nach Bedarf. Wird bei den Kontrolluntersuchungen eine eindeutige Obstruktion festgestellt, soll die Asthmadiagnose durch einen Spezialisten bestätigt und die reguläre Medikation weitergeführt werden.
  - Stufe 4: Es sollte erwogen werden, zusätzlich Montelukast zur Medikation zu geben.

Diagnostische Kriterien für das kindliche Asthma im Schulalter

1. Symptome oder Beschwerden, die auf Asthma deuten:
   - rezidivierende Beschwerden bei der Exspiration (zumindest 3 Episoden)
   - exspiratorisches Giemen oder
   - persistierender (> 6 Wochen) oder rezidivierender Husten (Husten ohne Atemnot sollte sorgfältig untersucht werden, um eine Überdiagnostik zu vermeiden.)
2. Zumindest einer der folgenden Punkte trifft zu:
   - signifikante (zumindest 20%ige) tageszeitliche Schwankungen der PEF-Werte
   - eine Verbesserung (um mindestens 15%) der PEF-Werte während eines Therapieversuchs
   - signifikante Verbesserung von FEV1 oder PEF (oder MEF50 = maximale exspiratorische Flussrate bei 50% der forcierten Vitalkapazität) beim Bronchodilatationstest
   - signifikante Reduktion der Werte von FEV1 oder PEF (oder MEF50) bei einem Belastungstest

- Nachweis einer bronchialen Hypersensibilität mittels eines Histamin- oder Metacholin-Provokationstests
3. Fehlen anderer Ursachen für die respiratorischen Probleme oder den Husten des Kindes (wie Sinusitis, Bronchitis, Bronchiolitis, Pertussis, Konstriktion oder Malazie von Larynx, Trachea oder Bronchien, ösophagealer Reflux, Fremdkörper, Bronchiektasie, zystische Fibrose, psychogene Ätiologie)
- Nur wenn alle 3 vorstehenden Kriterien erfüllt sind, kann die Diagnose „Asthma" als gesichert gelten.

Kriterien für die Einleitung einer Langzeitbehandlung

- Wenn bei dem Kind wöchentlich Symptome auftreten, sollte eine medikamentöse Dauertherapie erwogen werden.
- Je mehr Beschwerden das Kind zeigt, je leichter die körperliche Belastung ist, die bereits Symptome auslöst, je deutlicher die Atopiezeichen des Kindes sind und je deutlicher die Hinweise auf Asthma in der Familienanamnese sind, desto nachdrücklicher ist die Indikation für eine Behandlung mit inhalativen Kortikosteroiden gegeben.
- Ein Kind im Schulalter kann vom Arzt für Allgemeinmedizin eine medikamentöse Dauertherapie verordnet bekommen, wenn dieser mit der Behandlung von kindlichem Asthma vertraut ist.

Medikamente

- Symptomatische Bronchodilatatoren je nach Bedarf:
  - Salbutamol
  - Terbutalin
- Entzündungshemmende Medikation – in Form regelmäßig wiederholter Kuren oder als reguläre Langzeittherapie:
  - Inhalative Kortikosteroide **A**:
    – Beclometason
    – Budesonid
    – Fluticason
  - Leukotrienantagonisten LTRA **A** können bei leichtem Asthma als Alternative zu inhalativem Kortikosteroiden verwendet werden, auch wenn diese üblicherweise effektiver sind.
  - Cromoglicinsäure hat ein gutes Sicherheitsprofil, es gibt jedoch keine gesicherten Daten für den Nachweis ihrer Wirksamkeit **B**.
- Nach Ermessen eines fachlich versierten Arztes, bei Kindern jedoch nur als Begleitmedikation:
  - Bronchodilatatoren mit Langzeitwirkung:
    – Formoterol
    – Salmeterol **C**

- Schon frühzeitig sollte mit einer adäquaten Behandlung der Allergien begonnen werden, zum Beispiel durch eine Medikamentengabe während der Pollenflugsaison.
  - Augensymptome (Augentropfen):
    – Cromoglicinsäure
    – Nedocromil
    – antiallergische Augentropfen
  - Nasale Symptome (Nasenspray):
    – Cromoglicinsäure
    – Nedocromil
    – Antihistaminikum
    – Kortikosteroid
  - Bei kleinen Kindern können während der Pollenflugsaison orale Antihistaminika eingesetzt werden.

Grundsätzliches zur medikamentösen Therapie

- Angestrebt wird die zur Symptomkontrolle erforderliche Minimaldosis. Das Kind soll keinesfalls körperliche Betätigung vermeiden müssen, um keine Symptome zu bekommen.
- Bei einer leichten intermittierenden Symptomatik: symptomatisch Bronchodilatatoren, bei Bedarf.
- Symptome treten wöchentlich auf: Inhalation einer niedrigen Dosis von Kortikosteroiden (200–400 µg/Tag oder weniger, Fluticason 100–200 µg/Tag oder weniger), oder es können bei milden Symptomen auch Leukotrienantagonisten versucht werden.
- Symptome treten häufig auf und sind schwer: inhalative Kortikosteroide.
- Zur Sicherstellung der Compliance ist am Beginn der Therapie eine ausführliche Aufklärung durch den Arzt notwendig!
- Aushändigung eines Merkblatts mit Informationen zu den Medikamenten und deren Dosierung und mit Verhaltensregeln für den Fall, dass sich die Symptomatik verschlimmern sollte.
- Bekannte individuelle Auslöser (z.B. Tiere) sollten gemieden werden.
- Rauchende Eltern müssen motiviert werden, das Rauchen aufzugeben.
- Patientenschulung **A**
  - grundlegende Informationen zur Diagnose
  - Art der Erkrankung (Asthma = eine entzündliche Erkrankung)
  - Grundsätzliches zur Medikamententherapie, insbesondere Hinweise auf die Besonderheiten und unterschiedlichen Zielsetzungen der Basistherapie und der Behandlung mit Bronchodilatatoren
  - Unterweisung in der speziellen Technik der Medikamentenapplikation (korrekte Verwendung des Inhalators)
  - Therapieüberwachung zu Hause (Symptome, PEF)

- Ort der Primärbetreuung, für die Patientenführung verantwortlicher Arzt, Anlaufstelle für fachmedizinische Hilfe
- Information zu Selbsthilfegruppen
- Vermeidung von Triggerfaktoren: Verzicht der Eltern auf Nikotin, Allergene (individuell verschieden)
- Wenn das Kind über einen langen Zeitraum hinweg keine Symptome mehr zeigt (z.B. über eine ganze Saison, die davor Probleme verursacht hat, beschwerdefrei bleibt), sollte die medikamentöse Therapie wieder abgesetzt werden.

Überweisung zum Spezialisten zur Diagnostik

- Ein Arzt, der mit der Diagnose und dem Management von Asthma nicht vertraut ist, sollte alle kindlichen Patienten mit Asthmasymptomen an einen Spezialisten überweisen.
- Kinder im Vorschulalter
- Kinder, deren Symptome mit einer medikamentösen Therapie nicht unter Kontrolle gebracht werden können.
- Kinder, die auf eine niedrig dosierte Kortikosteroidbehandlung nur ungenügend ansprechen oder deren Wachstum verlangsamt ist **Ⓐ**.
- Patienten, bei denen die tägliche Dosis an inhalierten Kortikosteroiden 800 μg Budesonid oder 800 μg Beclometason oder 400 μg Fluticason zu übersteigen beginnt.

Verlaufskontrollen und Aufgabenteilung

- Kinder im Vorschulalter und alle, die eine Dauermedikation brauchen, sollten immer von einem Kinderarzt oder Pulmologen kontrolliert werden.
- Die Kooperation mit einem Kinderarzt ist auch dann zu empfehlen, wenn Kombinationstherapien erforderlich werden.
- Es ist wichtig, eine unnötig gewordene Basistherapie wieder abzusetzen (Versuch einer Therapiebeendigung nach einer etwa 6-monatigen asymptomatischen Periode; bei Patienten mit Pollenallergie jedoch keinesfalls zu Beginn der Pollenflugsaison).
- Wenn der Ausgangsbefund der Spirometrie normal ist, ist für Kinder im Schulalter eine jährliche spirometrische Untersuchung nicht notwendig.
- Patienten, die vom Hausarzt geführt werden können:
  - ältere Kinder unter Kortikosteroiden in der üblichen Dosierung
  - alle Kinder, deren Symptome sich nur auf die Pollenflugsaison beschränken

Checkliste für Kontrolluntersuchungen

- Gespräch über den Zustand des Patienten: Eine detaillierte Schilderung der körperlichen Belastbarkeit, der nächtlichen Beschwerden und des Bedarfs an Bronchodilatatoren ist zu erfragen.
- Überprüfung des zuhause geführten Asthmatagebuches oder PEF-Monitorings (eine Option für Kinder über 5 Jahre!)
- Gab es Atemwegsinfekte? (Hinweis darauf, dass die Asthmamedikation möglicherweise angepasst werden muss.)
- Peak-flow-Überwachung: Kinder ab dem 5. Lebensjahr sollten zu Hause ihren eigenen Peak-Flow-Messer haben.
- Medikation: Name des Medikaments, Dosierung, tatsächliche Einnahme (Compliance).
- Wachstumskurve (fällt in den Verantwortlichkeitsbereich des Allgemeinmediziners).
- Bestehende Nahrungsmittelallergien oder Notwendigkeit einer speziellen Diät.
- Körperliche Untersuchung: Haut, Allgemeinzustand, Haltung, Oberkörper, Inspektion von Ohren, Nase und Rachen, PEF, Auskultation.
- Neufestlegung der Medikation (schriftliche Anweisungen, z.B. durch ein Merkblatt).
- Nächste Kontrolltermine: Wo und wann?
- Ist eine Spirometrie notwendig?
- Bei jedem Kontrolltermin ist zu prüfen, ob die Medikamentenapplikation korrekt erfolgt; Frage nach der Notwendigkeit zusätzlicher Beratung oder Aufklärung.
- Bestätigungen und Atteste sind auf den neuesten Stand zu bringen.
- Weitergabe der Daten an die anderen Ärzte oder Fachkräfte des Betreuungsteams.

31.50 Ein schreiender Säugling (Schreibabys, Kolikbabys)

Allgemeines

- Schreien gehört zur normalen Entwicklung eines Säuglings, insbesondere in den ersten 3 Monaten seines Lebens.
- Schreien kann aber auch auf Hunger oder Schmerzen hinweisen oder ein Symptom einer Erkrankung sein (z.B. Infektion, Kuhmilchallergie 31.41).
- Eine sorgfältige Anamnese und eine klinische Untersuchung helfen zu differenzieren, ob das Schreien einen Bestandteil der normalen Entwicklung darstellt oder Anzeichen einer Krankheit ist.
  - Auch wenn das Schreien in den meisten Fällen Teil der normalen Entwicklung ist – das Baby kann während der Untersuchung sogar

glücklich und zufrieden wirken – kann ein übermäßig schreiendes Kind bei den Eltern Gefühle der Enttäuschung und Hilflosigkeit auslösen und wird für die Familie immer ein bedrückendes Problem darstellen. Der behandelnde Arzt sollte also Einfühlungsvermögen an den Tag legen und die Auswirkungen des Schreiens auf die Familie keinesfalls unterschätzen.
- Siehe dazu auch 33.101.

Anamnese

Schreien als Teil der normalen Entwicklung

- Wann hat das übermäßige Schreien begonnen und wie lange schreit der Säugling innerhalb eines 24-Stunden-Zyklus?
  - Normales Schreien nimmt im Alter von 2–3 Wochen zu. Das Schreien erreicht während des 2. Lebensmonats seinen Höhepunkt, und der Säugling schreit innerhalb von 24 Stunden durchschnittlich etwa 2 Stunden (Kolikphase). Nach dem 2. Lebensmonat schreit das Baby weniger und die Kolikphase endet in der Regel mit dem 4. Monat.
  - Wie viel ein Säugling schreit, unterliegt einer großen Bandbreite und auch das individuelle Schreimuster eines Babys kann täglichen Schwankungen unterworfen sein. Einen Säugling, der übermäßig schreit, bezeichnet man als „Kolik- oder Schreibaby". In klinischen Studien zu Schreibabys wurde als Einschlusskriterium „Schreien während mindestens 3 Stunden pro Tag an mindestens 3 Tagen pro Woche" verwendet. Nach dieser Definition würden 5–15 % der Säuglinge in die Kategorie der „Schreibabys" fallen.
  - Häufiges, aber noch innerhalb der Schwankungsbreite der normalen Entwicklung liegendes Schreien kann in allen Kulturkreisen – mit ihren oft recht unterschiedlichen Formen der Kinderbetreuung – beobachtet werden. Bei früh geborenen Babys erreicht das Schreien während des 2. Lebensmonats (korrigiertes Alter) seinen Spitzenwert.
- Welcher Art ist das Schreien?
  - Bei der Mehrzahl der Säuglinge handelt es sich überwiegend um eine Art Jammern, also um anhaltende und mehrmals kurz unterbrochene Äußerungen des Missempfindens. Ununterbrochen schreiende Babys sind schon bedeutend seltener und nur bei einem kleinen Prozentanteil der Schreier handelt es sich um ein lautes, im hohen Frequenzbereich liegendes „echtes Brüllen".
  - In der Kolikphase durchlaufen alle Babys alle diese Schreitypen.
  - Das Schreien kann plötzlich und ohne erkennbare Auslösungsfaktoren beginnen.

- Schreit das Kind nur zu bestimmten Zeiten des Tages oder aber kontinuierlich?
  - Das noch innerhalb der Schwankungsbreite der Normalität liegende Schreien tritt gewöhnlich nur zu gewissen Zeiten des Tages auf, während in der übrigen Zeit der Säugling einen zufriedenen Eindruck macht.
  - Am häufigsten schreit der Säugling am Abend. Für ein Baby zu sorgen, dessen Schreiepisoden vorwiegend in die Nachtzeit fallen, ist besonders anstrengend.
- Wie wird das Baby gefüttert? Wächst es normal?
  - Gestillte Babys schreien gleich häufig wie mit Fertigmilch ernährte Kinder.
  - Schreien als Teil der normalen Entwicklung hat keine Auswirkungen auf das Wachstum und der Säugling nimmt kontinuierlich zu.
- Welche Behandlungsmöglichkeiten haben die Eltern schon versucht?
  - Tropfen gegen Meteorismus (z.B. Simethicon) bleiben bei schreienden Säuglingen wirkungslos.
  - Das Hochheben und Herumtragen eines Kolikbabys hat keine Auswirkung auf das Ausmaß des Schreiens (auch wenn es vielleicht das Kind kurzfristig beruhigt).
  - Wird ein Säugling mit Nabelkolik massiert, so schreit er deswegen nicht weniger.
  - Auch wenn ein Kind gut betreut wird, kommt es innerhalb der normalen Entwicklung zu Schreiepisoden.

Schreien als Symptom von Hunger, Schmerzen oder einer Erkrankung

- Durch sorgfältige Anamnese und eine klinische Untersuchung können andere Ursachen für das Schreien ausgeschlossen werden. In einigen Fällen ist eine Beobachtungsperiode von 1–2 Wochen notwendig, um die Ursache des Schreiens zu identifizieren. Wenn die körperliche Untersuchung ohne Befund blieb, müssen keine Laboruntersuchungen durchgeführt werden.
- Ist der Säugling hungrig?
  - Wenn der Säugling zu wenig Muttermilch erhält und dies die Ursache für das Schreien ist, wird eine ergänzende Flaschennahrung die Situation entspannen. Wenn das Schreien durch Koliken verursacht wird, wird das Zufüttern wirkungslos bleiben.
- Ist der Säugling auf Kuhmilch allergisch?
  - Steht das Schreien im Zusammenhang mit der Babyfertignahrung? Es kommt sehr selten vor, dass Säuglinge eine durch das Stillen vermittelte Sensibilisierung entwickeln.
  - Zeigt das Kind intestinale Symptome: Erbrechen, Diarrhö, geringe Gewichtszunahme? Hat das Kind einen atopischen Ausschlag? Gibt es in der Familienanamnese Atopien?

- Kuhmilchallergien treten viel seltener auf als infantile Koliken. Ungefähr 6% der Kolikbabys haben tatsächlich eine Kuhmilchallergie. Es stellt den Arzt vor eine Herausforderung, diese 6% aus all den Kolikbabys herauszufiltern. Es sollte an eine Kuhmilchallergie gedacht werden, wenn der Säugling intestinale Symptome oder Hautprobleme aufweist, eine Beziehung zwischen dem ersten Auftreten der Symptome und der erstmaligen Gabe von Babyfertignahrung herzustellen ist und wenn eine positive Familienanamnese für Atopien besteht. Das Schreimuster dieser Babys erstreckt sich gleichmäßig über 24 Stunden und das Schreien wird auch nicht mit zunehmendem Alter weniger.
- Bei Verdacht auf Kuhmilchallergie sollte ein 1–2 Wochen dauernder Versuch einer Ernährungsumstellung unternommen werden. Entweder nimmt die stillende Mutter in dieser Zeitspanne keine Milch zu sich oder das Baby bekommt Babyfertigmilch. Die 1. Variante ist schwierig durchzuführen und die 2. kostspielig. Dieser Schritt sollte daher nur nach sorgfältiger Überlegung ins Auge gefasst werden und der Versuch sollte abgebrochen werden, wenn kein eindeutiges Ergebnis erzielt wird. Auf jeden Fall basiert die endgültige Diagnose Kuhmilchallergie auf der Symptomatik des Babys, wenn ihm wieder Kuhmilch zugeführt wird (31.41).
- Hat der Säugling Darmprobleme?
  - Gedeihstörungen und schwallartiges Erbrechen deuten auf eine Pylorusstenose.
  - Grünes, galligimbibiertes Erbrechen bei einem Säugling ist immer pathologisch (Darmstenose/Atresie, Volvulus etc.).
  - Morbus Hirschsprung ist charakterisiert durch Verstopfung, aufgetriebenen Bauch und Erbrechen.
- Hat der Säugling eine Infektion?
  - Hat das Baby Rhinitis, atmet es flach oder hat es Fieber?

Klinische Untersuchung eines Schreikinds

- Wiegen Sie das Kind. Vergleichen Sie das Ergebnis mit dem zuletzt ermittelten Gewicht und rechnen Sie aus, wie viel das Kind pro Woche zugenommen hat (> 150 g/Woche) bzw. führen Sie eine Prezentilenkurve.
- Führen Sie eine vollständige körperliche Untersuchung durch. Ein Baby, das aufgrund seines übermäßigen Schreiens vorgestellt wird, fühlt sich häufig während der Untersuchung gut und wirkt zufrieden, was den Ausschluss einer schwerwiegenden akuten Erkrankung leicht macht.
- Wenn der Säugling febril (> 38,5 °C) ist oder krank wirkt, sollte zum Ausschluss einer Sepsis die Einweisung in ein Krankenhaus veranlasst werden.
- Beachten Sie die neurologische Entwicklung des Kindes: Augenkontakt, Bewegungen und Muskeltonus.
- Achten Sie auf die Atemfrequenz (< 50/min), auskultieren Sie die Lungen und evaluieren Sie den kardialen Status (auch Femoralispulse).
- Palpation des Abdomens, Überprüfung des Anus
- Mundschleimhaut (Soor?)
- Trommelfell (Otitis?)
- Haut (atopisches Ekzem, Windeldermatitis?)
- Untersuchung des Augenfundus (auf retinale Blutungen), wenn der Verdacht besteht, dass das Baby geschüttelt worden ist.

Behandlung

- Jede zugrunde liegende körperliche Ursache sollte behandelt werden. Bei Verdacht auf Kuhmilchallergie sollte versuchsweise auf Kuhmilch verzichtet werden **Ⓐ**.
- In der Mehrzahl der Fälle stellt jedoch das Schreien Teil der normalen Entwicklung dar, also eine Normvariante, und verschiedene Behandlungsversuche werden vermutlich scheitern. Die Eltern müssen darüber aufgeklärt werden, dass
  - auch ein Baby, das sehr gut betreut wird, gelegentlich schreit.
  - das Schreien dem Kind nicht schadet und alle Kolikbabys (Schreibabys) normal wachsen und sich normal entwickeln.
  - sich beide Elternteile an der Betreuung des Säuglings beteiligen müssen, damit nicht ein Elternteil völlig ausgebrannt wird. Auch sollte wann immer möglich die Hilfe von Verwandten/Freunden/Kinderbetreuungseinrichtungen etc. in Anspruch genommen werden.
- Es gibt keine wirksame Behandlung zur Beruhigung eines Schreibabys. Es gibt viele verschiedene Arten der Betreuung und die Eltern müssen sich für eine Methode entscheiden.
  - Einige bevorzugen einen „natürlichen" Ansatz, wobei der Säugling die meiste Zeit Hautkontakt mit der Betreuungsperson erfährt und auf alle Regungen des Kindes sofort geantwortet wird. Andere bevorzugen eine eher strukturierte Methode, wo ein regelmäßiger Rhythmus für Nahrungsaufnahme und Schlafen angestrebt wird. Die Vor- und Nachteil dieser verschiedenen Ansätze wurden noch nicht eingehend untersucht.
  - Man vermutet, dass ein Baby durchschnittlich weniger schreit, wenn die „natürliche" Methode zum Einsatz kommt (der Säugling wird aber innerhalb von 24 Stunden immer noch mehr als 1 Stunde schreien), aber ein Baby, das engen Kontakt mit einer Bezugsperson gewohnt ist, wird dann eher schreien, wenn es allein gelassen wird. Das ständige Herumtragen des Säuglings wird auch sehr anstrengend für die Mutter.

- Die Eltern sind wahrscheinlich angesichts der sehr unterschiedlichen Ratschläge, wie sie ihr Kind behandeln sollen, verwirrt. Es ist wichtig zu betonen, dass weder das Hochnehmen des Säuglings noch die Tatsache, dass sie ihr Baby gelegentlich schreien lassen, dem Kind Schaden zufügt.
- **Das einzige, was zu unterlassen ist, ist den Säugling zu schütteln, was lebensbedrohlich sein kann.** Die Eltern können verschiedene Beruhigungsmethoden probieren (stetige beruhigende Stimulation, wie Halten, Knuddeln, Massage des Babys **C** und kontinuierliche surrende Geräusche oder, alternativ, eine Unterbrechung der Stimulation, indem das Kind zurück in seine Wiege gelegt wird), aber die Eltern und jede andere Betreuungsperson müssen wissen, dass Schütteln für ein Baby gefährlich ist.
- Zur Ermittlung des Schreimusters sollte mit der Familie Kontakt gehalten werden (Kontrolltermin oder Telefonat).
  - Wenn neue Symptome auftreten oder die Schreiepisoden mit zunehmendem Alter des Babys nicht immer seltener werden, sollte die Möglichkeit des Bestehens einer Grundkrankheit neuerlich bewertet werden. Die Eltern bedürfen der Unterstützung und sollten die Sicherheit haben, dass ihr Baby gesund ist.
  - Obwohl die Eltern das vielfach glauben, leiden Kolik/Schreibabys nicht an Schlafmangel. Eine gute Prognose ermutigt die Eltern und hilft ihnen, die Schreiphase zu überstehen.
  - Die Mutter sollte gefragt werden, wie sie mit der Situation fertig wird, und eine postpartale Depression sollte behandelt werden (35.13).
  - In den lokalen Mütterbetreuungseinrichtungen sollten Kontaktadressen von Selbsthilfegruppen aufliegen.

31.51 Neugeborenenikterus

Wichtige Punkte

- Ein durch eine Blutgruppenunverträglichkeit zwischen Mutter und Kind verursachter Ikterus wird in der Regel auf der Entbindungsstation erkannt.
- Es ist möglich, dass eine Gelbsucht anderer Ursache erst nach der Entlassung des Kindes aus dem Krankenhaus manifest wird (kürzere Verweildauer der Neugeborenen im Krankenhaus).
- Über den Sicherheitsgrenzwerten liegende Serumkonzentrationen an unkonjugiertem Bilirubin können zu neurologischen Läsionen führen.
- Die Diagnose wird vom Pädiater der Entbindungsstation gestellt.

Prävalenz

- Relativ häufig; die Mehrzahl der Fälle werden auf der Entbindungsstation entdeckt.
- Die Häufigkeit der ambulant diagnostizierten Fälle hängt davon ab, wann die Säuglinge aus dem Krankenhaus entlassen werden.

Symptome und Befunde

- Es wird empfohlen, einen Ikterus nicht nur anhand der Färbung der Haut, sondern auch nach jener der Skleren zu beurteilen, da die Hautpigmentierung sehr unterschiedlich sein kann.
- Ein Ikterus, die sich in den ersten Tagen nach der Geburt manifestiert, ist in der Regel zurückzuführen auf
  - die Resorption eines Hämatoms (z.B. Cephalhämatom unter der Kopfhaut),
  - die Muttermilch,
  - eine Harnwegsinfektion,
  - andere seltenere Ursachen, z.B. eine angeborene Bilirubin-Konjugationsstörung.
- Eine unzureichende Nahrungsaufnahme des Kindes verursacht keinen Ikterus, aber ein ikterisches ermüdet unter Umständen schnell und trinkt wenig. Eine Dehydration verschlimmert die Gelbsucht.
- Ein Ikterus, die über die 2. Lebenswoche hinaus andauert, gilt als protrahiert, und spätestens zu diesem Zeitpunkt sollte nach der Ursache gefahndet werden.
- Ein Brustmilchikterus ist die häufigste Gelbsuchtart bei den über 2 Wochen alten Säuglingen. Der Allgemeinzustand des Kindes und die Gewichtszunahme sind dabei in der Regel nicht beeinträchtigt.

Therapie

- Eine Abklärung in einer pädiatrischen Fachabteilung ist immer dann notwendig, wenn
  - das Kind Symptome zeigt (z.B. Trinkunlust) und die Gelbsucht ausgeprägt ist (unabhängig von der Bilirubinkonzentration).
  - bei einem reifgeborenen Säugling die Bilirubinkonzentration 250 µmol/l (14,625 mg/dl) übersteigt.
- Bei Frühgeborenen liegen die Sicherheitsgrenzen niedriger.
- Die Behandlung besteht in einer stationär durchgeführten Fototherapie mit UV-Licht.
- Bei Verdacht auf Brustmilchikterus kann je nach den individuellen Gegebenheiten über einen gewissen Zeitraum hinweg versuchsweise entweder ausschließlich oder teilweise Babyfertignahrung gegeben werden. Die Entscheidung für den Verzicht auf Muttermilch sollte vom Kinderarzt getroffen werden.

31.52 Schlafstörungen bei Kindern

Zielsetzungen

1. Die Eltern werden über den Schlaf und das normale Schlafverhalten von Kindern informiert und darüber aufgeklärt, dass Parasomnien in den meisten Fällen harmlos sind.
2. Bei Störungen des Schlafrhythmus von Kleinkindern kann eine frühzeitige Diagnosefindung beim Kinderarzt oder in der Kinderambulanz durchgeführt werden. Die Eltern erhalten Anleitungen, wie gestörtes Schlafverhalten korrigiert werden kann ●.
3. Zur Abklärung von Schlafstörungen werden die Eltern gebeten, über das Schlafverhalten des Kindes Tagebuch zu führen.
4. Schwere Schlafstörungen (wie Apnoe oder Narkolepsie) und Krampfanfälle im Schlaf erfordern stationäre Abklärung.

Normaler Schlaf bei Kindern

- **Das Schlafbedürfnis** von Kindern ist äußerst unterschiedlich und sinkt mit zunehmendem Alter von 20 Stunden im Alter von weniger als 6 Monaten auf durchschnittlich 9 Stunden im Teenageralter.
- **Schlafphasen während des Tages** sind ein wesentlicher Teil des Schlafes, den ein Kleinkind benötigt. Diese Schlafphasen werden mit zunehmendem Alter kürzer. Im Alter von wenigen Monaten schlafen die Kinder normalerweise 2–3 × pro Tag. Schlafphasen während des Tages treten bis zum Alter von 4 oder 5 Jahren auf.
- In den ersten Lebenswochen schlafen Kinder üblicherweise höchstens 2–4 Stunden lang durch. In manchen Fällen allerdings auch nur halb so lang. Ab dem Alter von 6 Wochen verlängert sich der **Durchschlafzeitraum** auf 6 Stunden und findet in den meisten Fällen in der Nacht statt.
- Unter **Durchschlafen in der Nacht** versteht man Schlaf von Mitternacht bis 5 Uhr früh über einen Zeitraum von mindestens 4 Wochen. Die Schlafphasen von Neugeborenen sind gleichmäßig über Tag und Nacht verteilt. Ab dem Alter von 3 Monaten decken Kinder den größten Teil ihres 14- bis 15-stündigen Schlafbedürfnisses vornehmlich durch Nachtschlaf ab.

Störungen des Schlafrhythmus

- Die häufigsten Schlafstörungen bei Säuglingen und Kleinkindern sind:
  - Einschlafschwierigkeiten
  - Schlafunterbrechungen
  - zu frühes Aufwachen
- Ein 2- bis 4-maliges Aufwachen pro Nacht im Laufe 1 Woche gilt als Schlafstörung.

Parasomnien

- Parasomnien sind Aufwachstörungen, partielles Erwachen (Halbschlaf) oder Störungen des Schlaf-Wach-Überganges.
- **Schaukelbewegungen des Körpers (Body-Rocking) und rhythmisches Schlagen des Kopfes nach vorne oder zur Seite (Head-Banging)** beginnen im Alter von 6 Monaten. Wenn sich das Kind in jeder anderen Hinsicht normal entwickelt, besteht kein Anlass für eine Behandlung. Kinder, bei denen dieses Phänomen auftritt, haben üblicherweise keine neurologischen oder psychischen Störungen. Wiederholte Zuckungen können, vor allem, wenn sie mehrmals hintereinander auftreten, Anzeichen von BNS-Anfällen sein. Kinder, bei denen ein Verdacht auf BNS besteht, sind unverzüglich an eine neurologische Kinderklinik zu überweisen.
- Unter **Zähneknirschen (Bruxismus)** versteht man ein geräuschvolles Beißen oder Aneinanderreiben der Zähne. Wenn sich das Kind in der Nacht wiederholt in die Zunge beißt, besteht der Verdacht auf Epilepsie.
- **Pavor nocturnus (nächtliche Angstzustände)** treten wie andere Parasomnien üblicherweise 1 bis 2 Stunden nach dem Einschlafen auf. Das Kind setzt sich im Bett auf, zeigt deutliche Zeichen von Angst und kann Laute von sich geben oder unter Umständen auch schreien. Der Puls ist erhöht. Die Dauer des Angstzustandes kann zwischen wenigen Minuten bis zu 20 Minuten liegen. Eine Behandlung ist nicht erforderlich. Es besteht kein Grund, das Kind aufzuwecken. Plötzliches Aufwachen in den frühen Morgenstunden kann in manchen Fällen auf epileptische Anfälle zurückzuführen sein.
- **Schlafwandeln** tritt über einen Zeitraum von wenigen Minuten bis zu einer halben Stunde auf. Das schlafwandelnde Kind sollte in das Bett zurückgebracht werden. Um die Unfallgefahr zu verringern, ist bei schlafwandelnden Kindern auf eine entsprechend sichere Umgebung zu achten.
- **Sprechen im Schlaf** tritt in verschiedenen Schlafphasen auf. Eine Behandlung ist nicht erforderlich. Sprechen im Schlaf ist von nächtlichen epileptischen Anfällen abzugrenzen, die üblicherweise mit anderen Arten lautlicher Äußerung verbunden sind.
- **Schnarchen** zählt ebenfalls zu den Parasomnien. In den meisten Fällen ist Schnarchen eine harmlose Erscheinung. Wenn es allerdings mit extremer Müdigkeit während des Tages, mit Verhaltens- oder Lernstörungen verbunden ist, sind weitergehende Untersuchungen angezeigt.
- **Albträume** stehen mit Träumen in Zusammenhang. Das Kind zeigt, wie im Fall von Pavor nocturnus, Zeichen von Angst. Im Gegensatz zum

Pavor nocturnus erinnert sich das Kind allerdings meist an seine Albträume. Es ist daher anzuraten, das Kind aufzuwecken und zu beruhigen. Albträume lassen sich durch eine beruhigende Atmosphäre vor dem Zubettgehen unter Umständen vermeiden.

Apnoe

- Atemstillstand während des Schlafes (Apnoe) ist eine ernst zu nehmende Schlafstörung bei Kindern.
- **Obstruktives Schlafapnoesyndrom** (OSAS) ist die häufigste Form dieser Störung. In den meisten Fällen wird die Verlegung der Atemwege durch eine Vergrößerung der Polypen oder der Rachenmandeln verursacht. Die Obstruktion verhindert in Kombination mit einem verringerten Muskeltonus einen freien Atemfluss.
  - Zu den Symptomen zählen ausgeprägte Müdigkeit während des Tages, Schlaflosigkeit, morgendliche Kopfschmerzen, Hyperaktivität und Lernschwierigkeiten.
  - Durch die Entfernung der Adenoide können die Symptome üblicherweise gemildert werden, wobei die Wirksamkeit dieses Vorgehens jedoch nicht durch randomisierte Studien belegt ist **D**. Die Größe der Polypen korreliert nicht immer mit dem Schweregrad der Apnoe.
  - Bei Weiterbestehen der Apnoe ist eine Tonsillektomie vorzunehmen.
  - In Zweifelsfällen sind die Diagnose einer Apnoe und das Ergebnis des chirurgischen Eingriffes durch eine eine ganze Nacht umfassende Polysomnographie zu dokumentieren.
- **Kurze zentrale Apnoen** sind bei kleinen Kindern durchaus normal. Sowohl zentrale als auch obstruktive Apnoen, die mehr als 15 Sekunden lang anhalten, erfordern weitere gründliche Untersuchungen, da sie erste Anzeichen eines plötzlichen Kindstods sein können.

Extreme Tagesmüdigkeit

- Säuglinge schlafen üblicherweise lange genug. Ausgeprägte Müdigkeit während des Tages tritt selten auf, weil das Kind, wenn es müde ist, sofort einschläft. Im wachen Zustand sollte das Kind aktiv auf seine Umwelt reagieren.
- Bei übermäßiger Tagesmüdigkeit ist in erster Linie an eine obstruktive Schlafapnoe zu denken. Narkolepsie ist ein seltenes Phänomen, das sich im Schulalter durch Ruhelosigkeit und Hyperaktivität manifestiert. Zu später auftretenden Symptomen zählen unfreiwilliges Einschlafen und Kataplexie. Narkolepsie (36.09) tritt normalerweise im Alter von 15 bis 20 Jahren auf. Bis zur richtigen Diagnose vergehen oft viele Jahre.

Untersuchung des Kindes

- Es gilt zunächst herauszufinden, was die Eltern unter Schlafstörungen verstehen.
- Eine genaue Beschreibung des Schlafverhaltens des Kindes ist erforderlich.
- Wenn es erst seit kurzem zu Schlafunterbrechungen kommt, sind auch die Trommelfelle zu untersuchen.
- Zum Ausschluss von Anämie und Infektionen sind Routinelabortests wie Blutbild und ein Harntest durchzuführen.
- Das Führen eines Schlaftagebuchs ist zu empfehlen.

Führen eines Schlaftagebuchs

- Wenn die Ursache von Schlafstörungen unklar ist, sollten die Eltern über 2 bis 3 Wochen ein Schlaftagebuch führen. In diesem Tagebuch sind mithilfe von Symbolen die Zeit des Zubettgehens, der beobachtete oder vermutete Zeitpunkt des Einschlafens, Häufigkeit und Dauer des Aufwachens, abendliches (nächtliches) Stillen oder andere abendliche (nächtliche) Nahrungsaufnahme, Schlafphasen und Esszeiten während des Tages so genau wie möglich festzuhalten.
- Aufgrund der Anamnese und des Schlaftagebuchs kann man feststellen, ob das Kind eine funktionelle Schlafstörung hat, Schlaf mit unangenehmen Erinnerungen verbindet oder an einer ernsten Erkrankung leidet, die eine stationäre Aufnahme erforderlich macht oder aber ob die Eltern unrealistische Vorstellungen von der Schlafqualität eines Kindes haben. Aus dem Schlaftagebuch geht hervor, ob das Kind zu früh oder zu spät einschläft, zu früh oder zu spät aufwacht und ob es geregelte, aber ungeeignete oder vollkommen ungeregelte Schlafgewohnheiten hat.

Behandlung von Schlafstörungen

- Die Schlafgewohnheiten und Vorstellungen der Eltern zum Schlaf ihres Kindes sollten besprochen und geändert werden. Wenn das Kind daran gewöhnt ist, unmittelbar nach dem Aufwachen die Eltern um sich zu haben oder unterhalten zu werden, kann es zu familiären Schlafproblemen kommen.
- Die beste Art und Weise, Schlafstörungen bei Kindern zu verhindern, sind ein möglichst geregelter Tagesablauf und regelmäßige Schlafzeiten **C**.
- Wenn das Kind im Bett der Eltern schläft, ist es später schwieriger, es an das Einschlafen in seinem eigenen Bett zu gewöhnen. Man sollte einem Kind nicht beibringen, in einem hell erleuchteten Raum einzuschlafen oder während es gehalten, in den Armen gewiegt oder gefüttert wird. Es sollte auch nicht unmittelbar nach dem Aufwachen gefüttert werden.

- Die Schlafumgebung sollte ruhig sein. Weiche Kuscheltiere sind ab dem Kleinkindalter zu empfehlen.
- Die beste und sanfteste Methode zur Behandlung von Störungen des Schlaf-Wach-Rhythmus ist eine allmähliche Änderung des Schlafrhythmus. Am schnellsten geht es allerdings, wenn man das Kind sich selbst in den Schlaf weinen lässt.

Schlafstörungen und Notwendigkeit einer fachärztlichen Untersuchung

- Die meisten Schlafstörungen werden durch den Allgemeinmediziner diagnostiziert und behandelt.
- Bei Verdacht auf Epilepsie sind eine Untersuchung durch einen Kinderneurologen sowie ein EEG erforderlich.
- Eine obstruktive Schlafapnoe wird von einem HNO-Arzt behandelt.
- Bei Verdacht auf zentrale Apnoe oder Narkolepsie ist das Kind zur Untersuchung an eine entsprechende Fachabteilung zu überweisen.
- Bei erschöpften Eltern ist es manchmal erforderlich, das Kind zur Änderung des Schlaf-Wach-Rhythmus in ein Krankenhaus einzuweisen.
- Bettnässen siehe 31.57.

31.53 Windelausschlag

Epidemiologie

- Ist am häufigsten zwischen dem 9. und 12. Lebensmonat zu beobachten.
- Findet sich eher bei mit Kuhmilch ernährten als bei gestillten Babys.
- Für die Behandlung haben sich Wegwerfwindeln als zweckmäßiger erwiesen als wiederverwendbare Windeln.

Klinisches Bild

- Der Ausschlag ist erythematös, die Haut ist gereizt und meist feucht, tiefe Hautfalten sind jedoch nicht betroffen.
- Bei therapieresistenten Fällen sollte an folgende differenzialdiagnostische Möglichkeiten gedacht werden:
  - atopische Dermatitis kompliziert durch Candida („Windelsoor") beziehungsweise bakterielle Infektion
  - Histiozytose (bei der auch tiefe Hautfalten betroffen sind)

Therapie

- Verwendung von Wegwerfwindeln mit guter Saugfähigkeit.
- Es sollte dafür Sorge getragen werden, dass die Haut des Babys jeweils nur kurzzeitig mit Feuchtigkeit, Urin und Stuhl in Kontakt kommt.
- Die Windeln sollten zumindest 8 × täglich gewechselt werden.
- Auftragen einer Wundschutzcreme
- Eine Zinkpaste oder Zinkoxidcreme ist häufig als wirksamer als eine steroidhaltige Creme.
- Bei Nichtansprechen sollte ein Versuch mit einer Hydrocortison-Chlorhexidin-Creme gemacht werden.
- Anmerkung: Fertige Zubereitungen mit Chlorhexidin sind in Österreich nicht im Handel, bei typischem Aussehen werden antimykotische Externa (in der akuten Phase zinkfreie Zubereitungen) eingesetzt.

31.54 Kindliche Tränengangstenose

Grundregel

- Mindestens 6 Monate sollte auf eine Spontanheilung gewartet werden.

Symptome

- Etwa 2–5% der Neugeborenen zeigen Symptome einer Tränengangstenose.
- Bei einer Stenose tränen die Augen ab der 2. Lebenswoche.
- Prädisponiert für Konjunktivitis (37.22).

Therapie

- 80% der Stenosen werden vor dem 8. Lebensmonat spontan durchgängig.
- Das Auge mit gestauter Tränenflüssigkeit ist wie folgt zu behandeln:
  - Medialen Augenwinkel mit Wattestäbchen oder kleinem Finger (mit kurz geschnittenem Nagel) 4–5 × täglich drücken, Absonderung aus dem Tränennasengang abwischen und einen Tropfen eines topischen Antibiotikums in den Konjunktivalsack einträufeln. Den Tränensack auszudrücken gelingt oft dann am leichtesten, wenn man sich dem Kind von oben her nähert, während es schläft oder aus dem Fläschchen trinkt. Der Arzt zeigt den Eltern die richtige Lage des Tränensacks, um zu verhindern, dass sie an der falschen Stelle drücken: Der Tränensack liegt unter dem im medialen Augenwinkel ansetzenden Band. Es ist darauf zu achten, dass der auf den Tränensack ausgeübte Druck groß genug ist.

- Die Behandlung wird jedes Mal wiederholt, wenn ein eitriger Sekret auftritt. Topische Antibiotika sind nur anzuwenden, wenn der Ausfluss massiv und die Bindehaut gerötet und geschwollen ist.
- Eine Überweisung an den Facharzt ist indiziert, wenn die Symptome der Stenose nach dem Alter von 6 bis 8 Monaten persistieren.

31.55 Strukturelle Anomalien bei Kindern

Grundregel

- Keine der in der Folge angeführten Auffälligkeiten erfordert ein systematisches Screening bei der Erstuntersuchung (mit Ausnahme der Fußfehlstellungen). Die meisten Anomalien sind altersabhängige Normvarianten, die mit dem Wachstum und der Entwicklung der Kinder zusammenhängen. Das Kind ist asymptomatisch, die Auffälligkeiten sind hinsichtlich der Gesundheit der Kinder im Erwachsenenalter unbedeutend.

Fehlstellungen der Extremitäten

- **Talipes metatarsovarus adductus (Sichelfuß)** ist durch eine Innenrotation des Vorfußes in Form einer invertierten Krümmung der medianen Seite des Vorfußes gekennzeichnet. In manchen Fällen ist ein Stützverband, Gipsverband oder eine chirurgische Korrektur erforderlich.
- **Der Plattfuß** ist ein unbedenkliches Phänomen, wenn die Inversion und Eversion des Vorfußes ungehindert möglich sind und der Valguswinkel verschwindet, wenn das Kind auf den Zehen steht. Es gibt keinen Kausalzusammenhang zwischen der Fußform und „Wachstumsschmerzen", die in Ruhe auftreten. Ein Plattfuß ist wahrscheinlich pathologisch, wenn er einseitig auftritt, oder wenn er bei passiver Manipulation oder bei Belastung rigid oder schmerzhaft ist.
- **Gehen mit nach außen oder innen gedrehten Füßen** ist durchaus normal und erfordert keine Behandlung. Für das Phänomen ist wahrscheinlich die altersabhängig veränderliche Stellung des Hüftgelenks verantwortlich.
- **Das Genu varum (O-Bein-Stellung)** ist bei Säuglingen und den meisten Kleinkindern die normale Beinstellung. Es ist bei einseitigem Auftreten oder bei Verschlechterung nach dem 2. Lebensjahr durch einen Facharzt zu begutachten.
- **Symmetrisches Genu valgum (X-Bein-Stellung)** ist ein normales altersabhängiges Phänomen und im Alter um 3 Jahre am auffälligsten. Bei einseitigem Auftreten oder wenn der Abstand zwischen den Malleoli mindestens 10 cm beträgt, ist die Konsultation eines Facharzts erforderlich, ebenso, wenn die X-Beinstellung im Schulalter persistiert.
- **Übereinander liegende Zehen** sind durch eine übermäßig straffe Beugersehne der unten liegenden Zehe verursacht. Eine funktionelle Beeinträchtigung ist damit nicht verbunden. Eine chirurgische Korrektur (Exzision der Sehne) wird nur aus ästhetischen Gründen angestrebt.
- **Syndaktylie** der Finger ist sobald wie möglich nach der Geburt durch einen Kinderchirurgen zu untersuchen, wenn eine knöcherne Verbindung besteht oder der Zeige- und der Mittelfinger betroffen sind. In allen anderen Fällen ist eine operative Korrektur im Alter von 4 bis 5 Jahren vorzunehmen. Alle Kinder mit einer Syndaktylie sind durch einen Kinderchirurgen zu begutachten. Eine **Syndaktylie des Fußes** ist nur aus ästhetischen Gründen indiziert.

Anatomische Auffälligkeiten des Rumpfes

- Eine **Phimose** ist bei kleinen Jungen normal. Nur eine obstruktive Balanitis (Balanitis xerotica obliterans) ist eine absolute Operationsindikation. Relative Operationsindikationen stellen die rezidivierende eitrige Balanitis und die Paraphimose (d.h. dass die Vorhaut nicht über die Glans vorgeschoben werden kann). Ein Vorwölben der Vorhaut während des Wasserlassens ist an sich noch keine Indikation für einen chirurgischen Eingriff. Eine akute Balanitis wird mit lokalen Bädern und einer antibiotischen Augensalbe, die unter die Vorhaut eingebracht wird, behandelt.
- Ein **Nabelbruch** sollte wahrscheinlich dann operiert werden, wenn im Alter von 1 Jahr die Bruchpforte Fingerbreite (d.h. zumindest einen Durchmesser von 1,5 cm) aufweist. Alle Kinder, die auch noch im Alter von 5 Jahren einen Nabelbruch aufweisen, sind an einen Kinderchirurgen zu überweisen.
- Ein **Leistenbruch** erfordert stets die Behandlung durch einen Facharzt. Die Eltern sind darüber aufzuklären, dass eine Vorwölbung an sich keine Gefahr darstellt, sollten aber informiert werden, wie der Bruch reponiert werden kann, und dass in Fällen, in denen der Bruch nicht reponiert werden kann und das Kind ständig weint, unbedingt ein Arzt aufzusuchen ist.
- Eine **Hydrozele** bedarf im Alter von weniger als 3 Jahren keines chirurgischen Eingriffs. Bei jüngeren Kindern kann die Verlaufskontrolle durch den Allgemeinarzt erfolgen (11.23).
- Vereinzelte Pigmentflecke sind üblicherweise harmlos (Abb. 31.55.1).

- Im Laufe des 1. Lebensjahres kann ein **Hämangiom** an Größe zunehmen, worauf man die Eltern bereits im Vorhinein aufmerksam machen sollte. Sie sollten darüber informiert werden, dass es in den meisten Fällen zu einer spontanen Rückbildung kommt (Abb. 31.55.2).
- Der kindliche Torticollis (ein „Pseudotumor" des M. sternocleidomastoideus) kann mit Lagerungsbehandlung und physikalischer Therapie behandelt werden. Bei Therapieresistenz sollte im Alter von 10 bis 12 Jahren ein chirurgischer Eingriff vorgenommen werden.

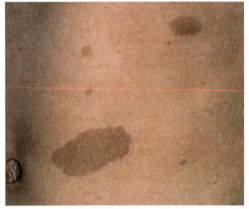

Abb. 31.55.1 Das Auftreten von einigen kleinen, ebenmäßig gefärbten braunen Flecken – sogenannten „Café-au-Lait"-Flecken – hat keinen Krankheitswert. Sind sie jedoch so zahlreich und groß wie hier im Bild, sollte an die Möglichkeit einer Neurofibromatose gedacht werden. Foto © R. Suhonen.

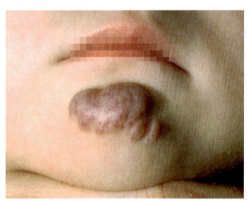

Abb. 31.55.2 In der medizinischen Literatur wird diese Art von Tumor „kapillares" oder „kavernöses Hämangiom" genannt. Die auffällige gutartige Gefäßgeschwulst kann von Geburt an präsent sein oder sich während der ersten Lebenswochen bis -monate entwickeln. Ein solches Blutschwämmchen kann auch exulzerieren. Eine Behandlung wird meist nicht benötigt, sondern das Hämangiom bildet sich noch in der Kindheit spontan von selbst zurück und hinterlässt eine blasse Narbe. Foto © R. Suhonen.

- **Pectus carinatum** (Hühnerbrust) erfordert keinen chirurgischen Eingriff. Besonders schwere Fälle einer Trichterbrust (pectus excavatum) sind manchmal nur auf operativem Weg zu beheben.

Frenulum linguae

- Ein **Frenulum linguae** ist nur dann operativ zu behandeln, wenn bei Kindern die obere Zahnreihe mit der Zunge nicht erreicht werden kann, Essschwierigkeiten auftreten oder mit Sprechschwierigkeiten bei Kindern über 4 Jahren in Zusammenhang steht. In den meisten Fällen dehnt sich das Zungenbändchen mit der Zeit spontan.
- Die Durchtrennung des Zungenbändchens ist bei Neugeborenen einfach und kann an der Geburtsabteilung vorgenommen werden. Wenn diese Maßnahme später notwendig wird, sollte sie von einem HNO-Facharzt durchgeführt werden.

31.57 Kindliche Enuresis

Grundregeln

- Bei Enuresis diurna Harn untersuchen und das Kind an einen Kinderarzt überweisen.
- Enuresis nocturna kann bei Kindern über 5 Jahren hausärztlich behandelt werden (mit einer Klingelmatte und kurzfristiger Verabreichung von Desmopressin).

Epidemiologie

- 15–20% aller Kinder im Alter von 5 Jahren leiden an Harninkontinenz, zwei Drittel von ihnen nur an Enuresis nocturna.

Ätiologie

- Die Kontrolle der Blasenentleerung ist ein komplexes Geschehen und wird gewöhnlich vor dem 4. Lebensjahr erlernt.
- Verzögerungen und Störungen der Blasenkontrolle finden sich häufig. Im Alter von 7 Jahren kommt es bei etwa 10% der Kinder noch gelegentlich zu Enuresis.
- Harninkontinenz weist an sich nicht auf eine psychologische Störung hin. Die Funktion des kindlichen Harntrakts reagiert vulnerabel auf Störungen von außen. Daher kann es auch bei bereits kontinenten Kindern nach aufregenden Ereignissen oder Veränderungen im Lebensumfeld zu Enuresis kommen. Enuresis sollte nicht als Krankheit, sondern lediglich als eine Angewohnheit gesehen werden.

Wann sollte die Behandlung erfolgen?

- Enuresis nocturna bedarf bei Kindern unter 5 Jahren und bei Kindern, die nicht öfter als 1 × pro Woche einnässen, keiner Behandlung.
- Eine wesentliche Voraussetzung für eine erfolgreiche Behandlung ist, dass das Kind selbst den Wunsch hat, trocken zu werden.

Auswahl der Therapiemethode

- Die empfohlene Therapie, die aber eine entsprechende Motivation sowohl des Kindes als auch seiner Eltern voraussetzt, ist die Anwendung eines **elektronischen Signalgebers** Ⓐ (Klingelmatte).
- **Desmopressin** in Tablettenform kann temporär, z.B. während einer Reise, eingesetzt werden Ⓐ. Die empfohlene Dosis für die Nacht ist 120 µg. Wenn 120 µg nicht wirken, kann die Dosis auf 240 µg erhöht werden. Für eine Langzeitbehandlung stellt Desmopressin eine Alternative zu einem Signalgerät in jenen Fällen dar, in denen das Signalgerät aus irgendeinem Grund – z.B. weil das Kind nicht aufwacht, wenn das Signal ertönt – wirkungslos ist.
- Nach der Verabreichung von Desmopressin in Tablettenform sollte das Kind wegen der Gefahr einer Wasserintoxikation nichts trinken. Der Nasalspray hat im Vergleich zu Tabletten ein höheres Risiko einer Hyponatriämie mit einer Gefahr der Wasserintoxikation, was in der Folge zu einem Hirnödem und zerebralen Krampfanfällen führen kann, und sollte daher nicht verwendet werden
- Tricyklische Antidepressiva sind zwar wirksam, ihr Einsatz ist aber durch Nebenwirkungen eingeschränkt Ⓑ.

Wirkungsweise und Verwendung des Signalgebers

- Der im Bett oder an der Schlafkleidung des Kindes angebrachte Sensor des Signalgebers löst einen lauten akustischen Alarm aus, wenn er nass wird.
- Jeder Alarm ist eine „Lernmöglichkeit": Das Kind wacht auf und lernt, die spontan einsetzende Blasenentleerung zu stoppen.
- Nach dem Alarm sind Kleider und Bettwäsche zu wechseln, das Kind muss aber nicht auf die Toilette gehen, wenn es das nicht wünscht. Für das Erlernen der Blasenkontrolle ist es nützlich, wenn in derselben Nacht noch ein 2. Alarm ausgelöst wird. Da es sich um einen Lernprozess handelt, ist anfänglich nicht mit trockenen Nächten zu rechnen, wohl aber nach einigen Wochen.
- Es ist wichtig, das Kind und seine Eltern über die Funktionsweise des Geräts und die Voraussetzungen seiner erfolgreichen Anwendung zu informieren. Das Kind sollte tunlichst in die Vorbereitungen (Bett vorbereiten und Signal einstellen) einbezogen werden. Die Decke mit dem Sensor sollte in der Bettmitte liegen; wenn möglich sollte das Kind am unteren Körperbereich keine Kleidung tragen, damit die Nässe den Alarm so rasch wie möglich auslöst. Es gibt aber auch Höschen mit einem Signalgeber.
- Die Eltern sollten ein Tagebuch führen (Bett nass? Alarm ausgelöst?). Das Signalgerät sollte nach spätestens 3 Monaten retourniert werden. Bei dieser Gelegenheit wird das Tagebuch geprüft und der Erfolg der Behandlung bewertet.
- Kommt es später wieder zu Bettnässen, so kann das Signalgerät neuerlich eingesetzt werden.

Untersuchung und Behandlung von Enuresis diurna

- Bei allen Kindern mit Enuresis diurna ist die Untersuchung einer Harnprobe (Teststreifen und Bakterienkultur) angezeigt.
- Enuresis diurna ist eine Indikation für die Konsultation eines Facharztes. In allen Fällen sind eine Ultraschalluntersuchung der Nieren sowie bei Verdacht auf einen vesikoureteralen Reflux eine Ausscheidungsurographie (Isotopenmethode oder radiologisch) durchzuführen.
- Tageseinnässen kann aufgrund der Ergebnisse der Zystometrie oft durch Blasentraining und Oxybutyninmedikation behandelt werden.
- Die kinderpsychiatrischen Aspekte der Enuresis werden in 31.58 behandelt.

31.58 Psychologische Aspekte bei der kindlichen Enuresis

Grundregeln

- Bei der Wahl der Art und des Zeitpunkts der Enuresistherapie sind psychische Faktoren zu berücksichtigen, da diese Faktoren die Prognose beeinflussen.

Psychische Faktoren als Ursache der Enuresis

- Psychische Faktoren können bewirken, dass ein bereits „sauberes" Kind wieder einzunässen beginnt bzw. dass Kinder, die aufgrund ihrer biologischen Reife bereits sauber sein sollten, noch einnässen.
- Enuresis kann das Wohlbefinden des Kindes beeinträchtigen.
- Eltern beschreiben Bettnässer mit Worten, die auf eine geistige Unreife schließen lassen: schlampig, ungeduldig, wird leicht zornig.

- Zu den inneren Faktoren, die ein Kind zum Bettnässer werden lassen, gehören die Angst, verlassen zu werden, und Wachstumsschwierigkeiten. Enuresis stellt eine Regression in der Entwicklung dar und kann als Hilferuf des Kindes für ein besseres Umfeld für sein geistiges Gedeihen gesehen werden.
- Nach Aussage der Eltern haben Kinder, die tagsüber einnässen, ein besonders niedriges Selbstwertgefühl und leiden mehr als andere an Ängsten und Minderwertigkeitsgefühlen. Diese Eigenschaften können auch sekundärer Natur sein und z.B. durch den Spott Gleichaltriger ausgelöst werden.

Therapie der Enuresis
- Allein die Zuwendung und die Tatsache, dass während der Untersuchung den Problemen des Kindes und der Familie große Aufmerksamkeit gewidmet wird, kann eine therapeutische Wirkung haben. Eine gute Beziehung zum Hausarzt ist der Sauberkeitserziehung förderlich.
- Ein vom Kind selbst zu führendes Tagebuch verstärkt das Gefühl der Eigenverantwortung und hilft dem Kind, trocken zu bleiben.

Bettnässeralarmsysteme
- Ein verhaltenstherapeutisches System, das auf hausärztlicher Ebene und in der Familienberatung angewandt wird Ⓐ.
- Das Bettnässeralarmsystem (31.57) scheint sich vor allem bei Kindern zu bewähren, die selbstständig sind, viele Hobbys haben, in einer guten familiären Beziehung leben und bereits früher therapeutische Erfolge zu verzeichnen hatten (bei Rückfällen). Wenn das Kind hingegen emotional unreif ist und ständig Schutz bei der Mutter sucht, ist diese Methode wenig Erfolg versprechend.

Desmopressin
- Bei der Gabe am Abend bewirkt das Präparat selbst bei Bettnässern eine „Reifung" der Antidiurese, sodass die Harnabsonderung insbesondere während der Nacht stark reduziert wird Ⓐ.
- Desmopressin wird vor allem für Situationen empfohlen, in denen sich das Kind für sein Einnässen schämt, z.B. auf Ferienlagern und bei Ausflügen. Die Wirkung des Präparats hält jedoch nur für 1 Nacht an. Einige Studien berichten über positive Langzeitwirkungen, die dem Kind helfen, trocken zu werden. Dies kann jedoch auch auf einen normalen Reifungsprozess und eine gute Beziehung zwischen Arzt und Patient sowie auf das beim Kind durch die Führung eines Tagebuchs entstehende Gefühl der Eigenverantwortung zurückzuführen sein. Eine Kombination aus Bettnässeralarm und medikamentöser Therapie führt jedenfalls zu besseren Ergebnissen als die bloße Verwendung eines Alarmsystems.

Tricyklische Antidepressiva
- Die Präparate wirken auf 3 Ebenen: Sie haben eine anticholinerge und antidepressive Wirkung und verringern die Schlaftiefe. Auf Grund der Nebenwirkungen werden tricyklische Antidepressiva derzeit nur in besonderen Fällen bei depressiven Bettnässern in Kombination mit Psychotherapie eingesetzt. Sie sind kontraindiziert bei Krampfneigung, Harnwegsobstruktion und Reflux Ⓑ.

Psychotherapie
- Ist bei Kindern mit zusätzlichen psychischen Problemen, wie z.B. Schlaflosigkeit, Spannungszuständen oder Angst, zu empfehlen. Diese Art der Therapie kann sich auch als hilfreich erweisen, wenn der die sekundäre Enuresis auslösende Stressfaktor (z.B. eine Familienkrise) noch besteht.
- Bei der Psychotherapie eines bettnässenden Kindes werden 2 unterschiedliche Strategien angewandt: Wenn die Enuresis durch die unbewusste Angst des Kindes, verlassen zu werden, bedingt ist, sollte das Problem dem Kind bewusst gemacht und auch mit den Eltern besprochen werden. Dies ist eine Möglichkeit, das Kind auf realistische Weise zu stärken. Gleichzeitig werden im Rahmen der Therapie die Selbstständigkeit, die Autonomie und die Eigenverantwortung des Kindes betont.
- Die Art und Dauer der Psychotherapie sollte von einem Kinderpsychiater oder einem Psychologen, der therapeutische Erfahrung mit Kindern hat, festgelegt werden; üblicherweise erfolgt die Therapie in einer Familienberatungsstelle, bei einem niedergelassenen Arzt oder in einer psychiatrischen Kinderklinik.
- Enuresis siehe 31.57.

31.59 Rachitis

Allgemeines
- Die Rachitis ist eine Mineralisationsstörung der Knochen.
- Bei einer Rachitis können die Serum-Ca-Konzentrationen erniedrigt oder normal sein.
- Die alkalische Phosphatase im Serum ist erhöht, es sei denn, der Patient leidet an einem Phosphatasemangel.

Ätiologie
- Vitamin-D-Mangel:
  - ungenügende Sonnenexposition
  - unzureichende Zufuhr von Vitamin D
  - Malabsorption; unbehandelte Zöliakie
  - erhöhte Ausscheidung von Vitamin D; unterbrochener enterohepatischer Kreislauf

- Störung des Vitamin-D-Metabolismus:
  - verminderte 25-Hydroxylierung; Lebererkrankungen
  - gestörte 1-Hydroxylierung; Niereninsuffizienz, Vitamin-D-abhängige Rachitis Typ I, onkogene Osteomalazie
  - Vitamin-D-Resistenz von Zielorganen; Vitamin-D-abhängige Rachitis Typ II
- Nebenwirkungen bestimmter Medikamente; Phenytoin, Isoniazid, Ketoconazol
- Phosphatmangel; X-chromosomal vererbte hypophosphatämische Rachitis, Fanconi-Syndrom
  - Der Mechanismus hinter einer gestörten Mineralisierung: Hypophosphatämie (= zu geringe Konzentration von alkalischer Phosphatase)
- Zu den Risikogruppen zählen:
  - Säuglinge, die ausschließlich gestillt werden
  - Kinder mit einer Milchunverträglichkeit
  - inaktive Kinder (insbesondere junge Mädchen mit geringem Milchkonsum)
  - Familien mit einer negativen Einstellung gegenüber einer Vitaminsupplementierung (und häufig auch gegenüber Impfungen) in Ländern, in denen eine Vitamin-D-Supplementierung empfohlen wird
  - dunkelhäutige Immigrantenkinder (deren Vitamin-D-Bedarf besonders hoch ist) in Ländern mit geringer Sonneneinstrahlung.
    – Vitamin-D-Dosierungen: siehe 24.64

Klinischer Verlauf einer Vitamin-D-abhängigen Rachitis

1. Die hypokalzämische Phase dauert in der Regel einige Tage, bei 2–9 Monate alten Säuglingen kann sie auch prolongiert sein und zu Tetanie und Krämpfen führen.
2. Die Phase von Hyperparathyreoidismus, Normokalzämie und Hypophosphatämie:
   - Wenn der Vitamin-D-Mangel andauert, entwickelt sich ein Hyperparathyreoidismus und die Hypokalzämie wird durch die Calciumfreisetzung aus den Knochen und die erniedrigte Calciumausscheidung über den Urin temporär umgekehrt, was zu einer Phosphaturie und Hypophosphatämie führt.
3. Die Phase der Hypokalzämie und schweren Knochenerkrankung mit assoziierter Wachstumsretardierung, erhöhter Anfälligkeit für Infektionen und Muskelschwäche:
   - Bei chronischem Hyperparathyreoidismus entwickelt sich im Zuge des Abbaus der Calciumvorräte im Körper eine Hypokalzämie und eine Knochenerkrankung. In dieser Phase werden Veränderungen im Röntgenbild sichtbar.

Diagnostik

- Klinisches Bild:
  - Symptome, die mit einer Hypokalzämie assoziiert sind (Tetanie, Krämpfe)
  - Knochendeformierungen und Wachstumsstörungen (rachitischer Rosenkranz der Knorpel-Knochen-Grenze der Rippen, Wachstumsstörungen an den distalen Epiphysen, Gedeihstörung, verzögerte psychomotorische Entwicklung, Muskelhypotonie)
- Röntgenbild:
  - typische Metaphysenveränderungen (Handgelenke) oder rachitischer Rosenkranz der Rippenknorpelverbindungen, die im lateralen Thoraxröntgen zu sehen sind
- Laborbefunde:
  - alkalische Phosphatase erhöht, Serum-Ca-Werte normal oder erniedrigt, Serum-P-Werte erniedrigt

Untersuchungen zur ätiologischen Abklärung

- Erhebung der Vitamin-D-Zufuhr, fahnden nach Zeichen einer Mangelernährung/Malabsorption
- Differenzialdiagnostisch sollten folgende Erkrankungen und Zustände ausgeschlossen werden:
  - Niereninsuffizienz
  - Malabsorption (Zöliakie)
  - Lebererkrankungen
  - ein passagerer Anstieg der alkalischen Phosphatasekonzentration
  - Medikation mit Antikonvulsiva
- Wenn ohne Hypokalzämie und/oder Hypophosphatämie die alkalische Phosphatase erhöht ist, muss die Möglichkeit eines Hyperparathyreoidismus ausgeschlossen werden (die rachitischen Knochenveränderungen sind nicht immer im Röntgenbild nachweisbar). In diesen Fällen sollte ein Spezialist beigezogen werden.
- Das Ansprechen auf die Therapie muss immer nach 2 Wochen durch die Bestimmung der Ca-Werte im Serum oder im Plasma sowie der Phosphate und der alkalischen Phosphatase überprüft werden (die alkalische Phosphatase kann aufgrund eines schnellen Knochenmetabolismus noch immer erhöht sein). Die Bluttests sollten nach 3 Monaten wiederholt werden (dabei auch den Parathormonspiegel überprüfen). 3–6 Monate nach Therapiebeginn Röntgenkontrolle der Handgelenke. Weitere Untersuchungen zur Erkennung von selteneren Rachitisformen sind nur bei Nichtansprechen auf die Vitamin-D-Therapie notwendig.

Therapie

- Vitamin D
  - 2000 Einheiten/Tag per os 1 Monat lang zusätzlich zur empfohlenen normalen täglichen Vitamin-D-Zufuhr.

- Gleichzeitig muss eine adäquate Calciumaufnahme sichergestellt sein. Zu diesem Zweck soll das Kind normalerweise täglich ½ Liter oder mehr an Milchprodukten konsumieren. Wenn die Calciumzufuhr nicht ausreicht, sollte ein orales Calciumpräparat gegeben werden. Dosierung: 50 mg/kg/Tag aufgeteilt auf 4 Dosen, mindestens 2 Wochen lang. Danach Dosierung je nach Ansprechen.
- Die Therapie einer symptomatischen Hypokalzämie erfordert die Beiziehung eines Spezialisten.

31.60 Rezidivierende Infektionen und Immunschwächen bei Kindern

- Siehe auch „Infektionen bei einem immunsupprimierten Kind" (29.62) und „Zystische Fibrose" (31.61).

Rezidivierende Infektionen bei Kindern: Definition

- Bei den „rezidivierenden Infektionen bei Kindern" handelt es sich in aller Regel um häufig wiederkehrende Infektionen der Atemwege.
- Üblicherweise hat ein Kind 6–10 Atemwegsinfektionen pro Jahr.
- Die überwiegende Mehrzahl der an rezidivierenden Infektionen leidenden Kinder hat ein normal funktionierendes Immunsystem. Folgende Umstände lassen auf eine normale Immunabwehr schließen:
  - Erst seitdem es eine Kinderbetreuungsstätte besucht, leidet das Kind an rezidivierenden Infektionen.
  - Es handelt sich lediglich um Infektionen der Atemwege.
  - Es handelt sich um virale Infekte.
  - Normaler Verlauf der einzelnen Infektionen bis zur vollständigen Wiederherstellung.
  - Wachstum und Entwicklung sind normal.
  - Körperliche Befunde (und Thoraxröntgen, siehe unten) sind normal.
  - Keine gesteigerte Anfälligkeit für Infektionen in der Familienanamnese.

Ursachen rezidivierender Infektionen

Kindbezogene Faktoren

- Aufgrund von genetischen Faktoren besteht bei Buben und Mädchen eine unterschiedliche Disposition für Infektionen. Buben sind anfälliger für Infektionen als Mädchen.
- Manche Kinder haben funktionelle Störungen des Mittelohrs oder der Eustachischen Röhre.
- Kinder mit gastroösophagealem Reflux neigen häufiger zu Infektionen der unteren Atemwege.
- Atopie als solche prädisponiert nicht zu Infektionen, und es ist nicht angezeigt, bei atopischen Kindern Antibiotika nach weniger strengen Kriterien zu verschreiben als bei anderen Kindern. Kinder mit „latentem Asthma" (gemeint ist eine Hyperreagibilität der Atemwege mit gelegentlich pfeifender Atmung und länger anhaltendem Husten) können leicht irrtümlich als besonders infektionsanfällig eingestuft werden.
- Ein periodisches Fiebersyndrom kommt als Ätiologie für rezidivierende Fieberepisoden bei einem Kind in Frage; einige dieser Fälle sind erblich bedingt.
- Echte Immunschwächen kommen selten vor.

Umfeldfaktoren

- Häufiger Kontakt mit Infektionen.
- Kleinkinder in Kinderkrippen und Kindergärten haben 1,5 bis 3 × so viele Infektionen wie Kinder, die zu Hause betreut werden.
- Passivrauchen
- Eine Exposition gegenüber Tabakrauch in geschlossenen Räumen kann die Anzahl der Infektionen verdoppeln.

Diagnostik

- Ein Kind mit rezidivierenden Infektionen sollte möglichst immer von ein und demselben Arzt betreut werden. Dieser verfügt dann über alle nötigen Informationen, um die Familie umfassend unterstützen zu können.

Anamnese

- Alter, in dem erstmals die rezidivierenden Infektionen auftraten (besteht ein Zusammenhang mit dem Eintritt in eine Kinderbetreuungsstätte?)
- Anzahl und Dauer der Episoden (bei Kindern unter 3 Jahren können 6–10 Infektionen pro Jahr, bei denen in Einzelfällen die Symptome auch 2–4 Monate lang anhalten können, noch als normal eingestuft werden)
- Art der Infektionen (Schweregrad), Anzahl der Antibiotikabehandlungen und/oder Krankenhausaufenthalte
- Verlauf der Infektionen und Wiederherstellung (Komplikationen?) und Gesundheitszustand im Intervall zwischen den Episoden
- Gastrointestinale und Hautsymptome (Diarrhö, Ekzeme, Abszesse)
- Atopische Symptome, Anzeichen einer Atemwegsobstruktion, Anzeichen für einen gastroösophagealen Reflux

- Eventuelle sonstige Erkrankungen des Kindes, Medikation (Immunsuppression?)
- Familienanamnese: Atopien, Asthma, Wachstumsstörungen, besondere Anfälligkeit für Infektionen, Gedeihstörung im Säuglingsalter, Todesfälle durch Infektionen
- Art der Tagesbetreuung (Größe der Gruppe)
- Passivrauchen

Status
- Der Verlauf von Wachstum und Entwicklung sollten überprüft werden (Wachstumstabellen!).
- Untersuchung der Ohren mit einem Otoskop oder Tympanometer (zum Erkennen eines Infektionsherds).
- Auskultation von Herz und Lunge (zum Erkennen eines Infektionsherds bzw. zum Ausschluss eines Herzfehlers).
- Palpation des Abdomens (zum Ausschluss vergößerter Organe).
- Zustand von Haut, Nägeln, Haaren, Zähnen und Schleimhäuten (Hypoplasie, Exanthem, Abszesse, chronischer Mundsoor).

Erstuntersuchungen

- Bei einem Kind mit rezidivierenden Infektionen sollten vom Hausarzt folgende Laboruntersuchungen veranlasst werden: großes Blutbild, Leukozytenauszählung, BSG (im Intervall) und, falls angezeigt, IgG, IgA und IgM im Serum (altersbedingte Schwankungen berücksichtigen!).
- Mundatmung und etwaiges Schnarchen lassen auf vergrößerte Adenoide schließen. Eine Röntgenaufnahme ist nicht erforderlich.
- Besonders bei Kindern unter 4 Jahren ist ein Thorax- oder Nebenhöhlenröntgen während einer infektionsfreien Periode im Allgemeinen nicht notwendig, weil daraus keine wesentlichen Schlussfolgerungen gezogen werden können.
- Eine Röntgenaufnahme während einer akuten Infektion ist bei Verdacht auf ein Pneumonierezidiv angezeigt (Erkennen eines Infektionsherds, Atelektasen, Verdacht auf einen Fremdkörper oder eine Strukturanomalie, ist der Thymusschatten sichtbar?).

Behandlung

- Sie sollten möglichst durch den Hausarzt (ständiger Kontakt zwischen Arzt und Patienten, Krankenakte mit sämtlichen Infektionen) erfolgen.
- Beratung der Eltern (symptomatische Behandlung der Infektionen, Rauchverzicht der Eltern zu Hause).
- Eventuell Wechsel der Form der Tagesbetreuung (kleinere Gruppen, Betreuung zu Hause).
- Eine Antibiotikabehandlung, die während einer Erkältung begonnen wird, wird die Entwicklung einer akuten Otitis media nicht verhindern.
- Das Kauen von Xylitol-Kaugummi nach den Mahlzeiten senkt die Zahl der akuten Otitismedia-Episoden bei 4- bis 5-Jährigen.
- Prävention einer akuten Otitis media (29.45).
- Überweisung an einen HNO-Facharzt (Indikationen siehe unten).
- Bei Kindern mit rezidivierenden Infektionen empfiehlt sich eine Immunisierung gegen Influenza. Eine Grippeimpfung schützt auch Kinder unter 24 Monaten und verringert die Häufigkeit von Komplikationen, wie etwa einer akuten Otitis media.
- Für Kinder mit rezidivierenden Infektionen kann eine Pneumokokkenimpfung in Betracht gezogen werden (3.01). Die Impfung hat keinen Einfluss auf die Anzahl der auftretenden Mittelohrentzündungen, reduziert aber sowohl die Notwendigkeit des Setzens von Paukenröhrchen als auch die Inzidenz von Pneumonien und systemischen Infektionen.

Beiziehung eines HNO-Facharztes

- Indikationen für die Beiziehung eines HNO-Arztes:
    - persistierende Rhinitis oder Husten
    - rezidivierende Sinusitiden und akute Otitis media
    - Seromukotympanon („Leimohr") und Obstruktion der Eustachischen Röhre
    - Mundatmung, Schnarchen und gestörtes Schlafverhalten
    - Malokklusionen und verzögertes Wachstum der Kieferhöhle
- Eine vorangehende Bestimmung der Größe der Adenoide, etwa durch eine Röntgenaufnahme, ist nicht angezeigt.
- Adenoide Vegetationen können beim Kind aufgrund von Atemwegsinfektionen zwar wachsen, führen aber nur selten zu einer totalen Verlegung des Nasopharynx. Chronisch entzündete Polypen werden von Bakterien besiedelt und fungieren im Verlauf viraler Infektionen als Keimreservoir, das bei Atemwegsinfekten das Komplikationsrisiko erhöht.
- Mit einer Adenoidektomie allein oder mit der Kombination Adenoidektomie plus Tympanostomie lässt sich kein zusätzlicher Benefit für die Prophylaxe von rezidivierenden Mittelohrentzündungen erzielen.
- Nach mehr als 3 dokumentierten Episoden einer akuten Mittelohrentzündung innerhalb eines halben Jahres oder nach mehr als 4 Erkrankungen in 1 Jahr sollte eine Tympanostomie in Betracht gezogen werden.

Indikationen für spezielle Untersuchungen bei Verdacht auf einen Immundefekt

- Anzeichen, die auf einen Immundefekt hindeuten:
  - Rezidivierende purulente oder invasive bakterielle Infektionen (Abszesse, Pneumonien, Sinusitiden, Sepsis, Osteomyelitis, Meningitis etc.). Bei einem Kind mit einer Anamnese von mehr als 6 Episoden einer eitrigen Otitis media, oder wenn als Komplikation eine chronische Perforation des Trommelfells oder eine Mastoiditis vorliegt, sollte an eine Immunschwäche gedacht werden.
  - Das Kind leidet an einer chronischen Pilzinfektion der Mundschleimhäute, Nägel oder Haut.
  - Das Kind leidet an Infektionen, die durch ungewöhnliche Keime (Pilze, Pneumocystis carinii) ausgelöst werden.
  - Der Therapierfolg auf Antibiotikagabe ist wiederholt insuffizient.
  - Das Kind entwickelt sich schlecht und leidet an anhaltender Diarrhö oder Dermatitis.
  - Es besteht eine familiäre Anamnese mit problematischen Infektionen oder diagnostiziertem Immundefekt.

Primäre Immundefektsyndrome

- Ein B-Zell-Mangel oder eine B-Zell-Funktionsanomalie können das Kind für rezidivierende Infektionen mit extrazellulären Bakterien prädisponieren, wobei es sich bei den Erregern meist um Bakterien mit Polysaccharidmantel handeln wird.
  - Eine primäre Hypogammaglobulinämie (Serum IgG < 2 SD) ist für etwa 70% aller Immundefizite verantwortlich.
  - Zu den Ätiologien einer Hypogammaglobulinämie zählen:
    - infantile transitorische Hypogammaglobulinämie (1/16.000)
    - allgemeines variables Immundefizit (CVID, 1/50.000)
    - X-chromosomal vererbte Agammaglobulinämie (XLA, 1/150.000)
    - Hyper-IgM-Syndrom (HIGM, 1/150.000)
- Ein selektiver IgG-Subklassenmangel, die Unfähigkeit, spezifische Polysaccharidantikörper zu bilden, sowie bestimmte Komplementdefekte erhöhen das Risiko von Infektionen mit polysaccharidbekapselten Bakterien.
- Patienten mit zellvermittelter Immunschwäche, also solche mit einer geringen Anzahl an T-Zellen oder mit defekten T-Zellen, zeigen eine gesteigerte Anfälligkeit für Infektionen mit intrazellulären pathogenen Keimen (Viren, Pneumocystis carinii, Mykobakterien, Pilze).
- Wird das Immundefizit durch eine gestörte Kooperation zwischen B- und T-Zellen hervorgerufen (CVID und HIGM-Syndrom), besteht beim Patienten eine Disposition für Infektionen mit sowohl extrazellulären als auch intrazellulären Keimen.
- Ein schwerer kombinierter Immundefekt (SCID) ist eine seltene Erkrankung, bei der es sowohl zu einer Insuffizienz der humoralen als auch der zellvermittelten Immunität kommt. Das Leiden manifestiert sich bereits im frühen Säuglingsalter und ist durch Gedeihstörungen, chronische Diarrhö, Hautveränderungen und opportunistische Infektionen gekennzeichnet.

Sonstige biochemische Anomalien, die das Infektionsrisiko erhöhen

- Zystische Fibrose (31.61):
  - exokrine Pankreasinsuffizienz, Lungeninfektionen
- Alfa-1-Antitrypsin-Mangel (AAT):
  - Phänotyp Pi ZZ (die problematischste Homozygotie), 1/1500–2000
  - Die Symptomatik betrifft Lunge und Leber und manifestiert sich meist erst im Erwachsenenalter.
- Shwachman(-Diamond-) Syndrom:
  - Minderwuchs, Neutropenie, Thrombozytopenie, Ekzeme, Prädisposition für Infektionen
- Knorpel-Haar-Hypoplasie:
  - extremer Kleinwuchs, verschiedene Immundefizite
- Wegener-Granulomatose:
  - rezidivierende Sinusitiden und Lungeninfektionen
- Primäre ziliäre Dyskinesie (immotiles Ziliensyndrom):
  - Sinusitiden, Lungeninfektionen, therapiefraktäres Asthma

Untersuchungen

- Besteht aufgrund der oben angeführten Symptome ein Verdacht auf eine Immunschwäche, ist das Kind an eine pädiatrische Abteilung zu weiterführenden Untersuchungen zu überweisen.
- Entscheidungen über ein individuelles Therapiemanagement sind dem Spezialisten vorbehalten. Dieser wird in seine Überlegungen folgende Parameter mit einbeziehen: Alter des Kindes beim 1. Auftreten der Symptome, Art der Symptomatik, Status der Organsysteme, Art der Infektionen und deren Erreger.

31.61 Zystische Fibrose (Mukoviszidose, CF)

Grundsätzliches

- In Großbritannien stellt die zystische Fibrose die häufigste Ursache für schwere chronische Erkrankungen der kindlichen Lunge dar; sie ist für die Mehrzahl der Fälle exokriner Pankreasinsuffizienz verantwortlich.
- Schweißtests sind für die Diagnose unerlässlich, sie sollten jedoch nur von speziell ausgebildetem Fachpersonal unter kontrollierten Verhältnissen und in einem stationären Rahmen durchgeführt werden.

Epidemiologie

- Die CF ist die häufigste vererbbare Stoffwechselstörung in Bevölkerungsgruppen weißer Hautfarbe. Ihre Inzidenz schwankt zwischen 1:2000 Neugeborenen (Großbritannien) und 1:20.000 (Finnland).
- Es handelt sich um einen autosomalrezessiven Erbgang. Durch Genmutationen kommt es zu einer Funktionsstörung bei jenem Molekül, das für den Transport der Chloridionen durch die apikalen Zellmembranen verantwortlich ist. Diese Mutationen führen außerdem zu verschiedenen Veränderungen bei den Elektrolytspiegeln und beim Wassergehalt von Flüssigkeiten auf Zelloberflächen. Mehr als 1000 derartiger Mutationen wurden beschrieben.
- Die Erkrankungen der Atemwege werden durch das Versagen des angeborenen lokalen Immunabwehrsystems sowie durch überschießende Entzündungsreaktionen verursacht.
- Das exokrine Sekretionssystem der Bauchspeicheldrüse wird bei 85% der Patienten schon vor oder kurz nach der Geburt durch körpereigene proteolytische Enzyme, die in den Ausführungsgängen aktiviert werden, zerstört.
- Die Sekretionsstörungen verursachen bei 70% der Patienten Lebererkrankungen (Fettleber) und bei 98% der Männer eine Aspermie. Bei Frauen ist die Fortpflanzungsfähigkeit durch die Bildung von zähflüssigem Zervikalschleim herabgesetzt.

Klinisches Bild

- Die CF zeigt ein weites Spektrum an Manifestationen, die wahrscheinlich mit den jeweiligen individuellen Mutationen am Genotyp in Zusammenhang stehen.
- Ein Mekoniumileus verursacht bei bis zu 15% der Neugeborenen mit CF eine Verlegung des Dünndarms.
- In bis zu 85% aller CF-Fälle tritt eine klinisch manifeste Pankreasinsuffizienz schon im Säuglingsalter auf.
- Gedeihstörungen werden häufig gesehen. Chronische Diarrhö (Steatorrhö) und die durch die Pankreasinsuffizienz bedingte Malabsorption führen zu einer deutlichen Wachstumsverzögerung. Diese tritt gelegentlich erst nach dem Abstillen auf, da die Muttermilch Lipase enthält.
- Bisweilen kann sich die Symptomatik auf einen rezidivierenden Rektumprolaps beschränken.
- Bei der Diagnosestellung imponiert oft ein durch übermäßiges Schwitzen verursachter Salzmangel mit metabolischer Alkalose.
- Bei Neugeborenen und Säuglingen finden sich häufig als weitere Symptome Hepatitis, Ödeme (aufgrund eines Proteinmangels) sowie auf den Mangel an fettlöslichen Vitaminen (A, E, K) zurückzuführende Störungen.
- Nach dem 1. Lebensjahr stehen die Manifestationen im Bereich der Atemwege im Vordergrund. Ein chronischer oder rezidivierender Husten stellt in der Regel das Leitsymptom dar. Akute Pneumonien mit Staphylococcus aureus, Haemophilus influenzae und Pseudomonas aeruginosa als verursachenden Erregern treten häufig auf.
- Auf eine Pneumonie folgt nicht selten eine chronische Besiedlung der Lunge durch diese Keime, wodurch das Lungengewebe allmählich zerstört wird.
- Die Patienten leiden häufig an Sinusitiden und 10–30% entwickeln Nasenpolypen.
- Die Zerstörung der pankreatischen Inselzellen kann zu Diabetes führen.
- Männer weisen eine deutlich reduzierte Fruchtbarkeit auf, nur in wenigen Fällen bleibt die Zeugungsfähigkeit erhalten.

Diagnostik

- Für die Diagnosestellung von grundlegender Bedeutung ist eine quantitative Bestimmung der Elektrolyte (Chloride) im Schweiß nach Stimulation der Schweißsekretion durch Pilokarpiniontophorese.
- Bei Säuglingen, die mehr als 3 kg wiegen, normal hydriert sind und keine signifikanten systemischen Erkrankungen zeigen, kann der Schweißtest schon 2 Wochen nach der Geburt durchgeführt werden.
- Eine Cl-Konzentration im Schweiß unter 40 mmol/l gilt als normal; ein Befund über 60 mmol/l erhärtet die Diagnose. Die Bestimmung sollte stets wiederholt werden.
- Genmutationsanalysen sind insbesondere bei Patienten mit leicht geschädigtem oder atypischem Phänotyp sinnvoll, wenn die Cl-Konzentrationen im Schweiß im mittleren Bereich liegen (lokal prävalente Mutationen vorrangig abtesten).
- Pankreasinsuffizienz: Nur reduzierte Mengen von Elastase oder Chymotrypsin im Stuhl (bei etwa 90% der Erkrankten).

Therapie und Prognose

- CF-Patienten sollten in spezialisierten Einrichtungen behandelt werden.
- Die Therapie einer Pankreaserkrankung inkludiert eine adäquate Pankreasenzymsubstitution sowie eine Nahrungssupplementation mit hoch dosierten fettlöslichen Vitaminen **Ⓒ**.
- Eine intensive Antibiotikatherapie ist angezeigt, wenn eine Infektion oder Besiedlung mit S. aureus, H. influenzae oder P. aeruginosa diagnostiziert wird.
- Die Patienten benötigen wahrscheinlich auch eine entzündungshemmende Therapie (z.B. durch Inhalation von Steroiden), Mukolytika (z.B. Kochsalzlösung zur Inhalation, DNAse **Ⓑ**) sowie eine Reinigung der Lunge von Schleim (Atemarbeit, gesteigerte körperliche Aktivität).
- Bei einigen Patienten stellt eine Lungentransplantation eine therapeutische Option dar.
- Im Jahr 2000 betrug die mittlere Überlebenszeit in den USA 32 Jahre. Heute können Neugeborene wahrscheinlich mit einer beträchtlich längeren Lebensspanne rechnen.

31.62 Rezividierende Bauchschmerzen beim Kind

Definition

- Man spricht von rezidivierenden Bauchschmerzen, wenn diese mehr als 3 Monate lang immer wieder auftreten und die normalen Aktivitäten des Kindes beeinträchtigen.

Symptomatik und Ätiologie

- Auftreten vor allem zwischen dem 6. und 12. Lebensjahr.
- Nausea oder sogar Erbrechen, weicher Stuhl, Sodbrennen; bei älteren Kindern können auch Kopfschmerzen auftreten.
- Obwohl rezidivierende Bauchschmerzen beim Kind in der Mehrzahl der Fälle funktioneller Natur sind, sind doch relativ häufig organische Ursachen gegeben (z.B. Gastritis, Ösophagitis).
- Eine **Laktoseintoleranz** entwickelt sich selten vor dem 3. oder 4. Lebensjahr. Die Symptome ähneln jenen beim Erwachsenen: aufgetriebener Bauch, Flatulenz und Diarrhö. Die Symptome treten spätestens etwa 2 Stunden nach dem Verzehr von Milchprodukten auf.
- **Eine Obstipation** kann ebenfalls Bauchschmerzen hervorrufen.
- Zumindest eines von 3 Kindern leidet unter **psychosozialen Problemen** (31.63). Zur Abklärung dieser Probleme kann es notwendig sein, unter Zuziehung von Fachleuten Beratungsgespräche mit allen Familienangehörigen zu führen.
- Die meisten Kinder mit rezidivierenden Bauchschmerzen kommen allerdings aus normal funktionierenden Familien und in vergleichenden Studien konnte keine psychogene Ätiologie für die Schmerzen gefunden werden.
- Seltenere Ursachen für rezidivierende Bauchschmerzen sind zum Beispiel:
  ○ Nahrungsmittelallergien
  ○ Zöliakie
  ○ gastroösophagealer Reflux
  ○ entzündliche Darmerkrankungen
  ○ Hypothyreose
  ○ Erkrankungen der Harnwege (bei 1% der Kinder mit rezidivierenden Bauchschmerzen wird eine Hydronephrose diagnostiziert)
  ○ Motilitätsstörung bei Colon irritabile
  ○ Pankreatitis

Untersuchungen

- In den meisten Fällen kann ein Kind mit rezidivierenden Bauchschmerzen in der Grundversorgung beurteilt werden.
- Palpation des Abdomens und digitalrektale Untersuchung.
- Blutbild, BSG, Laktosetoleranztest und Suche nach Endomysium- oder Antitransglutaminaseantikörpern und Harnuntersuchung.
  ○ Bei Kindern im Vorschulalter ist ein Laktosetoleranztest angezeigt, wenn die Anamnese klar darauf hindeutet, dass die Symptome mit dem Verzehr von Milch- und Milchprodukten in Zusammenhang stehen, insbesondere dann, wenn auch andere Familienmitglieder an einer Laktoseintoleranz leiden. Das Testergebnis ist nur dann positiv zu werten, wenn das Kind während des Tests Beschwerden bekommt und der Anstieg des Blutzuckerspiegels pathologisch niedrig ist.
  ○ Die serologischen Tests zum Nachweis einer Zöliakie sind empfindlich. Die Diagnose muss allerdings durch eine Dünndarmbiopsie verifiziert werden.
  ○ Wenn es aufgrund der Anamnese oder der körperlichen Untersuchung angezeigt erscheint, soll auch eine Nahrungsmittelallergie ausgeschlossen werden.
- Konsultation eines Spezialisten, wenn die Schmerzen das Kind besonders beeinträchtigen oder oftmals wiederkehren. Folgende Begleitsymptome machen eine Spitalseinweisung erforderlich: nächtlicher Schmerz, Gewichtsverlust, wiederholtes Erbrechen und Schluckstörung, Wachstumsretardierung und blutiger Durchfall.
- Ultraschalluntersuchungen des Abdomens sind sinnvoll zur Diagnose von (obstruktiven) Harn-

wegserkrankungen. Eine Ultraschalluntersuchung sollte bei kolikartigen, schweren Schmerzen, die für das Kind eine schwere Belastung darstellen, durchgeführt werden.
- Der Nachweis von Helicobacter-pylori-Antikörpern oder ein Helicobacter-Atemtest könnte angezeigt sein, wenn es in der Familie einen Patienten mit Ulcus pepticum gibt. Bei einem positivem Test soll das Kind an einen Spezialisten überwiesen werden.

31.63 Rezidivierende psychogene Bauch- und Kopfschmerzen bei Kindern

Grundsätzliches

- Die Mehrzahl der Probleme kann auf primärmedizinischer Ebene behandelt werden.
- Eine somatische Untersuchung ist zum Ausschluss organischer Ursachen wichtig. Dabei lässt sich gleichzeitig der psychische Zustand des Kindes und der Familie ermitteln.

Hintergrund

- Rezidivierende Bauchschmerzen sind die Reaktion eines Kindes auf emotionale Belastungen zu Hause und in der Schule.
- An psychogenen Bauchschmerzen leidende Kinder sind meist schüchtern, gewissenhaft und empfindsam. Sie stellen hohe Anforderungen an sich selbst, und es fällt ihnen oft schwer, ihre Gefühle auszudrücken.
- In vielen Fällen leiden auch die Familienangehörigen dieser Kinder an rezidivierenden Bauch- und Kopfschmerzen.
- Es sind dieselben Kinder und Jugendlichen, die an psychogenen Bauchschmerzen und an Kopfschmerzen leiden.

Therapie

- Eine somatische Untersuchung ist immer wichtig; der Ausschluss einer somatischen Ursache des Problems bedeutet für viele Patienten bereits eine Erleichterung (31.62).
- Ermutigen Sie das Kind und die Familienangehörigen, ihre Gefühle zu verbalisieren; so gelingt es vielleicht, sie behutsam auf eine mögliche Verbindung zwischen den Symptomen und den vorherrschenden Stimmungen und Empfindungen hinzuweisen.
- Wenn die üblichen Methoden nicht helfen, sollte ein Psychologe oder ein Kinderpsychiater konsultiert werden.

31.64 Diagnose und Behandlung einer Hypercholesterinämie beim Kind

Zielsetzung

- Identifizierung von Kindern mit Hypercholesterinämie durch Erhebung der Familienanamnese (hohe Serumlipidwerte und KHK bei den Eltern). Ein systematisches Screening der gesamten Kinderpopulation ist nicht sinnvoll.

Gezieltes Screening von Risikofamilien

- Nach einer Hypercholesterinämie gefahndet werden sollte in Familien, in denen Fälle einer frühen KHK aufgetreten sind.
  - Vater oder Großvater im Alter von < 55 Jahren bzw. Mutter oder Großmutter im Alter von < 65 Jahren
  - Hyperlipidämie:
    - Serumcholesterin ≥ 8,0 mmol/l (310 mg/dl)
    - bzw. LDL-Cholesterin im Serum ≥ 6,0 mmol/l (230 mg/dl)
    - Serumtriglyceride ≥ 5,0 mmol/l (440 mg/dl)
    - leichte Hyperlipidämie mit niedrigem Serum-HDL-Cholesterin (< 0,9 mmol/l, 35 mg/dl)
- Im Rahmen der Screening-Untersuchung sollten bei jedem über 2 Jahre alten Familienmitglied die Nüchternwerte (nach 12-stündigem Fasten) für das Serumcholesterin, das HDL-Cholesterin und für die Triglyceride bestimmt und das LDL-Cholesterin mit Hilfe der Friedewald-Formel ermittelt werden (24.53).
- Finden sich beim Screening erhöhte Werte, so sollte zur Bestätigung eine 2. Untersuchung durchgeführt werden.
- Vor Einleitung einer Therapie Ausschluss einer sekundären Hyperlipidämie durch Bestimmung der Serumwerte für freies T4, TSH und ALT (GPT) sowie des Albumins im Urin.
- Junge Patienten, bei denen schon eine ischämische Herzkrankheit und eine Hyperlipidämie aufgetreten sind, müssen darüber aufgeklärt werden, wie wichtig es ist, dass auch ihre Kinder und Enkel untersucht werden. Ein Familienscreening kann vom Hausarzt oder von einem Internisten eingeleitet werden, wobei die Koordination und Auswertung der Tests gemeinsam von einer internistischen und einer pädiatrischen Fachabteilung durchgeführt werden sollten.
- Besteht eine familiäre Häufung von KHK-Fällen, wird vermutlich jede neu diagnostizierte Hyperlipidämie die nächsten Angehörigen beunruhigen. Da eine genaue Erhebung der familiären Anamnese es häufig notwendig macht, dass weit voneinander entfernt lebende Perso-

nen informiert und untersucht werden müssen, kann die Einschaltung eines Genetikzentrums erwogen werden.

Klassifikation der Hypercholesterinämien

- Siehe Tabelle 31.64.

Tabelle 31.64 **Klassifikation der kindlichen Hypercholesterinämien**

	Serumcholesterin	Serum-LDL-Cholesterin
Nicht erhöht	< 5,5 (210 mg/dl)	< 4,0 (150 mg/dl)
Erhöht	5,5–6,9 (210–270 mg/dl)	4,0–5,4 (210 mg/dl)
Signifikant erhöht	≥ 7,0 (270 mg/dl)	≥ 5,5 (210 mg/dl)

Therapie: Indikationsstellung und Durchführung

- Serumcholesterinspiegel von weniger als 5,5 mmol/l (210 mg/dl, LDL < 4,0, 150 mg/dl) bedürfen keiner weiteren Maßnahmen. Bei Grenzfällen sollte eine allgemeine Diätberatung erfolgen oder wiederholt werden.
- Bei einem **erhöhten** Serumcholesterinspiegel genügt es im Allgemeinen, eine Ernährungsumstellung einzuleiten und Kontrolluntersuchungen des Kindes nach 3, 6 und 12 Monaten durchzuführen. Wenn mit der Diät nach 6–12 Monaten der Cholesterinspiegel nicht unter 5,5 mmol/l (210 mg/dl) bzw. das LDL-Cholesterin nicht unter 4,0 mmol/l (150 mg/dl) abgesenkt werden konnten, sollte das Kind in einer Kinderklinik einem pädiatrischen Endokrinologen oder einem Pädiater mit besonderer Erfahrung in der Behandlung von Fettstoffwechselstörungen vorgestellt werden. Die Ernährungsberatung sollte durch eine qualifizierte Fachkraft erfolgen. Das Kind sollte zu einem regelmäßigen körperlichen Training motiviert werden, denn tägliche körperliche Aktivität hat einen günstigen Effekt auf den Cholesterinspiegel.
- Ein Kind mit signifikant erhöhten Serumcholesterinwerten sollte direkt an eine pädiatrische Fachambulanz überwiesen werden.
- Die Entscheidung über die Notwendigkeit einer medikamentösen Therapie wird sich in erster Linie auf die familiäre Häufung von KHK-Fällen stützen. Die Pharmakotherapie (Mittel der Wahl ist ein Austauscharz ❸; als Alternative kommt ein Statin in Frage) sollte von einem erfahrenen Kinderarzt eingeleitet werden.
- Vor der Pubertät ist eine medikamentöse Therapie selten nötig, und nur extrem selten ist sie vor dem Schuleintritt indiziert.

Ernährung

- Eine Diät ist der mit Abstand wichtigste Faktor der Behandlung einer Hyperlipidämie und meist sogar für die Therapie einer genetisch bedingten kindlichen Hypercholesterinämie ausreichend. Ab dem 2. Lebensjahr sollte eine solche Diät eingehalten werden. Besonders wichtig ist die Reduzierung der Zufuhr von gesättigten Fetten.
  - Einsparung von Fett aus Milchprodukten:
    - Magermilch oder Milch mit nur 1%igem Fettanteil
    - fettfreie oder magere Milchprodukten bzw. Käsesorten
  - Sitostanol- oder Sitosterolmargarine ❸ oder Margarine aus Pflanzenölen als Brotaufstrich
  - möglichst wenig fetthaltiges Kalb- oder Schweinefleisch
  - Die Verwendung von ballaststoffreichen Vollkornprodukten und Haferflocken sowie der Verzehr von Fisch werden empfohlen.
  - Zur Gewährleistung einer ausreichenden Calciumzufuhr wird von einem totalen Verzicht auf Milchprodukte abgeraten.

31.70 Kinder und Jugendliche als Opfer von Gewalt und Misshandlung

Allgemeines

- Jedes Erleben von Gewalt (sei es als Zeuge von Gewaltanwendung oder als Opfer von Gewalt), insbesondere die Erfahrung von Gewalt in der Familie, ist für das Kind abträglich, selbst wenn kein Zeichen physischer Gewaltanwendung sichtbar ist.
- Gewalt in der Schule („Bullying"), siehe 31.36, stellt für eine erhebliche Anzahl von Kindern ein Problem dar.

Beschreibung von Gewalt

- Gewalt kann in physischer Form, durch Anwendung chemischer Substanzen, psychisch, sexuell, sozioökonomisch und kontextabhängig in Erscheinung treten.
- Weiters ist eine Unterteilung in aktive und passive Formen der Gewalt möglich. Wenn ein Kind geschlagen wird, ist dies ein Fall von aktiver Gewalt, während man die Vernachlässigung eines Kindes als passive Gewalt bezeichnet. Ein Kind ist als vernachlässigt anzusehen, wenn seine grundlegenden physischen und psychischen Bedürfnisse missachtet werden.

- Das **Münchhausen-by-Proxy-Syndrom** ist eine seltene Form der Kindesmisshandlung. Ein Erwachsener, meist die Mutter des Kindes, erfindet Symptome und stellt das Kind als krank dar, was wiederum unnötige medizinische Untersuchungen zur Folge hat. Die beim Kind festgestellten Symptome scheinen der Mutter nicht die geringsten Sorgen zu bereiten.

Im medizinischen Bereich häufig zu beobachtende Formen der Gewalt

Körperliche Misshandlung

- Dazu gehören unter anderem körperliche Bestrafung, Schlagen, Treten, Fallenlassen, Schleudern, Zufügen von Verbrennungen und Vernachlässigung.
- Die Ursache einer Verletzung lässt sich in solchen Fällen meist nicht auf einen Unfall oder ein anderes Missgeschick zurückführen; oft besteht ein Widerspruch zwischen der Art der Verletzung und der Erklärung, wie es dazu gekommen ist.
- Das Kind weist möglicherweise Anzeichen von Knochenbrüchen in verschiedenen Stadien oder blaue Flecken an atypischen Stellen auf.

Gewalt durch Verabreichung chemischer Substanzen

- Darunter fällt zum Beispiel die Verabreichung von Alkohol oder Drogen zur Ruhigstellung eines weinenden Kindes, aber auch die Verweigerung der richtigen Ernährung und das Vorenthalten von für das Kind wichtigen Medikamenten.

Psychische Gewalt

- Unter den Begriff der psychischen Gewalt fallen die Verweigerung von Betreuung, Liebe und Fürsorge, das Ängstigen, Erpressen und Bedrohen eines Kindes sowie psychischer Zwang und die Einschränkung seiner Unabhängigkeit. Das Kind als wertlos zu behandeln, es lächerlich zu machen, es gegenüber anderen zu benachteiligen oder ihm mit Hass zu begegnen, sind weitere Beispiele psychischer Gewalt.
- Die Anwendung psychischer Gewalt gegenüber Kindern und Jugendlichen kommt häufig vor und ist manchmal sogar in der ärztlichen Ordination zu beobachten. Ein Eingreifen durch Angehörige der Gesundheitsberufe ist als schwierig anzusehen.

Sexuelle Gewalt

- Dazu gehören sexuelle Belästigung und sexueller Missbrauch, der Zwang zur Prostitution und die Konfrontation des Kindes mit sexuellen Inhalten, die für sein Alter oder sein Entwicklungsstadium unangebracht sind (31.73).

Epidemiologie

- Wie häufig Gewaltakte gegen Kinder oder Jugendliche und Missbrauch vorkommen, ist schwer zu ermitteln, da nur ein geringer Prozentsatz der Fälle den Sozial- und Gesundheitsbehörden zur Kenntnis gelangt.
- Die Ergebnisse einer Umfrage unter 16-jährigen Schülern finnischer Gesamtschulen zeigten, dass 72% bereits leichte Formen der Gewalt erlebt hatten, während 7–8% schwerer Gewalt ausgesetzt waren.
- Über sexuellen Missbrauch (im Alter von 15 bis 16 Jahren) wurde von 7% der Mädchen und 3% der Knaben berichtet. Die Wahrscheinlichkeit des sexuellen Missbrauchs steigt mit dem Alter des Kindes.

Folgen von Gewalt und Missbrauch

- Die durch Misshandlung und Vernachlässigung bedingten Symptome sind unterschiedlich und unspezifisch.
- Die Folgen äußern sich körperlich:
  - Wachstumsstörungen
  - Verletzungen (in manchen Fällen führen Gehirnverletzungen sogar zur Retardierung)
  - Störungen des biologischen Rhythmus (Schlaf- und Essrhythmus und Ausschüttung von Wachstumshormonen)
  - Störungen der Selbstregulierung (Aufmerksamkeit, Harnlassen, Stuhlgang)
- oder psychisch:
  - psychische Störungen, Depressionen, Anhedonie
  - Störungen der sozialen Beziehungen
  - Nachlassen der Leistungen
  - niedriges Selbstwertgefühl
  - Unfähigkeit zur Selbstbeherrschung, Aggressivität
  - Rückzug, Weglaufen von zu Hause, Hypervigilanz
  - in schweren Fällen Symptome einer posttraumatischen Belastungsstörung (PTSD, 35.36)

Hintergrund

- Die Misshandlung und Vernachlässigung eines Kindes oder Jugendlichen hängt sowohl mit der Psychopathologie der Eltern als auch mit sozialen und umweltbedingten Faktoren zusammen.
- Eltern, die ihre Kinder misshandeln, waren meist selbst in ihrer Kindheit oder Jugend Opfer von Misshandlungen.
- Die Misshandlung erfolgt oft in Situationen, in denen die Eltern aus Enttäuschung und aufgrund eigener psychischer Probleme nicht in der Lage sind, wie erwachsene Menschen zu handeln.

- Als Risikofaktoren für familiäre Gewalt sind die Isolation der Familie, ungünstige soziale Umstände und finanzielle Probleme einzustufen.
- Depressive Mütter misshandeln ihre Kinder selten körperlich, neigen aber dazu, sie zu vernachlässigen.
- Ein erhöhtes Misshandlungsrisiko besteht bei Frühgeborenen, Schreikindern, Kindern mit körperlichen Verletzungen und bei retardierten oder chronisch kranken Kindern.

Therapie

- Fälle von Kindesmisshandlung erfordern die Zusammenarbeit aller betroffenen Behörden (Jugendamt, Gesundheitsbehörde, Polizei).
- Die Gesetzeslage hinsichtlich der Behandlung und Misshandlung von Kindern ist von Land zu Land unterschiedlich.
- In fast allen westlichen Ländern hat die Pflicht zur Information der Behörden über Misshandlungsfälle Vorrang gegenüber dem Gebot der ärztlichen Schweigepflicht. In Finnland ist es Aufgabe des Jugendamtes, nötigenfalls die Polizei zu informieren (s. Anmerkung unten).
- In Finnland wurden Richtlinien für jene Fälle erarbeitet, in denen aufgrund des Verdachts einer körperlichen Misshandlung weitere Untersuchungen vorzunehmen sind. Demnach wird bei Feststellung folgender Verletzungen eine nähere Untersuchung empfohlen:
  - alle Frakturen bei Kindern unter 1 Jahr
  - Rippen-, Oberarm-, Schulterblatt- oder Wirbelfrakturen bei Kindern unter 5 Jahren
  - Alle Schädelfrakturen, wenn:
    - eine Läsion innerhalb des Schädels vorliegt (Kontusion, Blutung etc.)
    - der Frakturspalt größer als 1 mm ist
    - eine fragmentierte Fraktur vorliegt
    - eine bilaterale Fraktur vorliegt
    - die Fraktur im hinteren Teil des Schädels lokalisiert ist
  - Verdacht auf Schütteltrauma (Shaken-Baby-Syndrom)
  - alle deutlich abgegrenzten oder durch heiße Gegenstände verursachten Verbrennungen und Verbrühungen
  - bei zahlreichen Hämatomen, die sich nicht an den typischen Stellen (Beine, Unterarme, Stirn) befinden
  - Alle Frakturen und Verletzungen bei Kindern jeden Alters, wenn eine Diskrepanz zwischen den anamnestischen Angaben und den Ergebnissen der klinischen Untersuchungen herrscht oder die Möglichkeit einer Misshandlung besteht.
- Misshandelte Kinder oder Jugendliche sind zusätzlich zur psychiatrischen Untersuchung zu überweisen.

- Bei der Einschätzung des Risikos einer weiteren Misshandlung und Vernachlässigung sind zumindest die folgenden Faktoren zu bedenken: Dauer der Misshandlung und Vernachlässigung, situationsbedingte Faktoren, psychischer Zustand der Eltern, Familienatmosphäre, soziale Beziehungen der Familie und Bindungsbeziehungen des Kindes.
- Die therapeutischen Ziele sind sowohl auf die Eltern als auch auf das Kind ausgerichtet.
- Die Behandlung besteht meist aus einer individuellen Kombination verschiedener therapeutischer und unterstützender Maßnahmen. Die Intervention der Behörden kann auch in Form einer wirtschaftlichen Unterstützung für die Familie erfolgen.
- Misshandelte oder vernachlässigte Kinder und Jugendliche müssen möglicherweise während der laufenden Untersuchungen oder auch für längere Zeit bei Pflegefamilien oder in Betreuungseinrichtungen untergebracht werden. Die Entscheidung hinsichtlich der Unterbringung der Kinder obliegt dem Jugendamt.

Prävention

- Neben therapeutischen Maßnahmen ist auch die Prävention zu fördern.
- Sinnvolle Präventivmaßnahmen umfassen
  - die Förderung des Bewusstseins der Eltern für die Problematik der Kindesmisshandlung und der Vernachlässigung und die Psychoedukation,
  - die Verbesserung des wirtschaftlichen und psychosozialen Umfeldes von Familien mit Kindern,
  - die Unterstützung von Eltern und Familien in belastenden Situationen.

Anmerkung: In Österreich besteht bei Verdacht auf Kindesmisshandlung durch erstgradig Verwandte keine unbedingte Anzeigepflicht mehr, wenn davon ausgegangen werden kann, dass die Anwendung von Gewalt nicht fortgesetzt wird (d.h., es besteht sehr wohl die Verpflichtung zur Intervention). Es ist dringend zu empfehlen, in Verdachtsfällen die weitere Gewaltanwendung durch eine Hospitalisierung zu verhindern und die Klärung gemeinsam mit Spezialisten vorzunehmen. Das Einschalten neutraler Spezialisten kann dem Hausarzt den weiteren Kontakt mit der Familie erleichtern und die Einleitung von entsprechenden therapeutischen Maßnahmen ermöglichen.

31.72 Psychiatrische Erkrankung eines Elternteils – Auswirkungen auf die Entwicklung des Kindes

Grundsätzliches

- Die psychiatrische Erkrankung eines Elternteils stellt aufgrund erblicher Faktoren sowie der direkten und indirekten Auswirkungen der Erkrankung einen erheblichen Risikofaktor für die psychische Gesundheit eines Kindes dar. Das Risiko für das Kind steigt mit zunehmenden Problemen der Eltern.
- Bei der psychiatrischen Betreuung eines Elternteils ist stets die Situation der Kinder und deren Bedürfnisse zu bedenken.
- Befindet sich ein Elternteil in einer schweren psychischen Krise, sollten auch die Kinder therapeutische Unterstützung erhalten.
- Neben einer psychischen Erkrankung eines Elternteils können auch andere Probleme bestehen: Alkohol- oder Drogenabhängigkeit, Suizidgefährdung oder Gewalttätigkeit, psychische Probleme des anderen Elternteils, Probleme in der Beziehung der Eltern zueinander oder wirtschaftliche Schwierigkeiten.
- Die angemessene Behandlung der psychiatrischen Erkrankung des Elternteils ist essenziell.
- Als Folge einer psychiatrischen Erkrankung auf Elternseite leidet die Kindererziehung wesentlich. Bisweilen sind die Bedingungen für eine ausreichend „gute Elternschaft" nicht gegeben.
- Für die klinische Beurteilung dieser Eltern-Kind-Interaktion werden die Ressourcen und Defizite der Elternschaft je nach Fall individuell bewertet.
- Kinder von psychotischen Müttern haben ein erhöhtes Risiko, verschiedene schwere psychische Störungen zu entwickeln.
- Wenn Kinder eine psychotische Erkrankung von Eltern miterleben, hat dies eine signifikante Auswirkung auf ihr Leben.
- Zur Beurteilung des psychischen Wohlbefindens eines Kindes ist die Zusammenarbeit verschiedener Fachleute erforderlich, wobei auch Tagesbetreuer und Lehrer einzubeziehen sind.

Einfluss einer psychisch kranken Mutter auf ihr Baby

- Das kindliche Gehirn entwickelt sich nach der Geburt ständig weiter. Diese Entwicklung hängt von der Qualität der Interaktion in diesem frühen Lebensstadium ab und beruht nach neuen Erkenntnissen auf interpersonellen neurobiologischen Vorgängen.
- Psychotische Mütter erweisen sich in der Interaktion mit ihren Säuglingen als nervöser und weniger aufmerksam als psychisch gesunde Mütter. Beim Spielen mit ihren Babys lächeln sie seltener, suchen weniger häufig Augenkontakt, berühren ihre Kinder kaum und gehen weniger auf deren Bedürfnisse ein.
- Die Babys ihrerseits lächeln seltener, geben weniger Geräusche von sich und suchen seltener den Augenkontakt oder den sozialen Kontakt mit der Mutter.
- Die fehlende Scheu eines Babys gegenüber Fremden hängt möglicherweise mit der Nervosität oder Unsicherheit der Mutter zusammen, der es nicht gelingt, dem Kind beim Füttern ein Gefühl der Geborgenheit zu vermitteln oder es zu trösten, wenn es weint.
- Schwere und rezidivierende depressive Episoden der Mutter und ihre stark eingeschränkte funktionelle Kapazität und Fähigkeit zur Fürsorge stellen ein großes Risiko für das Kind dar, besonders in den ersten Lebensjahren. Die Konsequenzen können mit der Zeit als ernste Symptome beim Kind manifest werden.
- Mütter, die mit – ihrer Meinung nach – depressiven Kindern zum Arzt kommen, leiden oft selbst an Depressionen oder anderen, meist unbehandelten psychischen Problemen **☉**.
- An einer Essstörung leidende Mütter füttern ihre Babys anders als gesunde Mütter; es besteht der Verdacht, dass durch ein gestörtes Essverhalten auch bei den Kindern, insbesondere bei Töchtern, Essstörungen ausgelöst werden könnten **☉**.

Therapie

- Die Interaktion zwischen einer psychotischen Mutter und ihrem Kind sollte mit strukturierten Methoden hoher Qualität beurteilt werden. Hilfe ist in Form einer Mutter-Kind-Psychotherapie oder einer psychoedukativen Beratung anzubieten. Möglicherweise ist die Zuziehung einer Betreuungsperson erforderlich. Auf jeden Fall ist die Situation sorgfältig zu beobachten.
- Mutter und Kind können in ein Mutter-Kind-Zimmer einer psychiatrischen Abteilung aufgenommen werden; eine andere Möglichkeit ist die Betreuung durch eine Arbeitsgruppe für die ambulante psychiatrische Behandlung von Kindern. Falls erforderlich, kann das Baby auch in die Säuglingsabteilung eines Kinderheims aufgenommen werden, während die Mutter im Rahmen einer intensiven, täglichen interaktiven Therapie behandelt wird.
- Der andere Elternteil, der die Aufgabe der Kinderbetreuung übernimmt, bedarf ebenfalls der Unterstützung; für die Mutter ist es wichtig, eine Kontaktperson zu haben, an die sie sich jederzeit wenden kann.

- Um die psychische Gesundheit des Kindes zu gewährleisten, sollte die Elternrolle bei der Kindererziehung von einem Experten beurteilt werden.

Eine sofortige Intervention ist erforderlich, wenn
- das Baby in sich gekehrt ist, kein Interesse an Kommunikation zeigt und keinen Kontakt zu seiner Umwelt sucht;
- das Baby depressiv und apathisch ist, sehr leicht weint und nicht die nötige Aufmerksamkeit erhält;
- die körperliche Gesundheit und Entwicklung des Babys gefährdet ist;
- die Mutter auf Grund eingeschränkter Funktionsfähigkeit ihrer Betreuungsaufgabe nicht ausreichend nachkommen kann;
- die Mutter eine ablehnende Haltung gegenüber dem Baby hat und Denkmuster zeigt, die die Sicherheit des Kindes gefährden können (Gefahr von Misshandlungen).

Die psychiatrische Erkrankung eines Elternteils bedeutet ein erhöhtes Risiko für das Kind, wenn
- die Fähigkeit der Mutter zur Interaktion und Empathie unzureichend ist und sie die Bedürfnisse des Kindes nicht erkennt;
- die Mutter während der ersten Lebensjahre des Kindes wiederholt ins Krankenhaus eingewiesen wird;
- das Kind während des Krankenhausaufenthalts der Mutter nicht in einer Pflegefamilie, sondern in einer Institution untergebracht wird;
- die psychisch kranke Mutter über kein unterstützendes Netzwerk verfügt;
- die Krankheitssymptome das Kind direkt beeinträchtigen;
- die Beziehung zum kranken Elternteil kompliziert oder zu intensiv ist und die Symptome (z.B. Ablehnung) gegen das Kind gerichtet sind;
- die Eltern in ihrer Beziehung zueinander oder in anderen Bereichen Probleme haben;
- die wesentlichen Ressourcen des Kindes eingeschränkt sind;
- das Kind weder auf die Hilfe eines ihm nahe stehenden Erwachsenen noch auf ein ausreichendes, unterstützendes Netzwerk zählen kann;
- das Kind in der Familie zu viel Verantwortung übernimmt und innerlich allein gelassen wird.

Eine Therapie für das Kind ist in Erwägung zu ziehen, wenn
- das Kind signifikante psychische Symptome zeigt (Depression, spricht darüber, sich etwas anzutun, Verhaltensstörungen, lebt in der Welt eines psychotischen Erwachsenen);
- der betroffene Elternteil einen Selbstmordversuch unternommen hat oder Selbstmord begangen hat;
- die Erkrankung des Elternteils schwer und chronisch ist;
- die Probleme oder Krankheitssymptome des Elternteils gegen das Kind gerichtet sind;
- innerhalb der Familie Gewalttätigkeit, Substanzmissbrauch und sexueller Missbrauch des Kindes vorkommen;
- das Kind in einem über seine Fähigkeiten hinausgehenden Maß Verantwortung übernimmt.

Therapie
- Bei der Familie eines psychiatrischen Patienten sollte eine kindbezogene Familiendiagnostik durchgeführt werden, in der die Situation des Kindes, die elterlichen Ressourcen und die Bedürfnisse des Kindes zu beurteilen sind. In der Folge kann die Familie einer Familientherapie zugewiesen werden; bei Bedarf ist eine psychiatrische Betreuung für das Kind vorzusehen, da dieses möglicherweise durch Ereignisse in der Familie traumatisiert ist.
- Wenn das Kind in der wahnhaften Welt des psychisch kranken Elternteils lebt, ist eine Trennung des Kindes von dem psychotischen Erwachsenen zu empfehlen. Manche Kinder übernehmen die Elternrolle und tragen die Last der Verantwortung in der Familie.
- Das Kind sollte über die Krankheit der Mutter/des Vaters aufgeklärt werden; es ist wichtig, den Familienmitgliedern Schuldgefühle zu nehmen, der Parentifizierung des Kindes entgegenzuwirken und ein unterstützendes Netzwerk zugunsten des Kindes zu aktivieren.

31.73 Sexueller Missbrauch eines Kindes – Erkennen und Behandlung

Primärversorgung
- Initiale Anamnese und Gespräch. Bei Verdacht auf sexuellen Missbrauch eines Kindes wird man ein erstes anamnestisches Gespräch führen (wenn nötig, im Beisein eines Vertreters der zuständigen Jugendfürsorgeeinrichtung).
- Wenn weniger als 3 Tage seit dem vermuteten sexuellen Übergriff vergangen sind, sofortige Veranlassung einer körperlichen Untersuchung des Kindes in einer geeigneten Spezialeinrichtung (pädiatrische oder gynäkologische Fachambulanz); Veranlassung einer Untersuchung zum frühestmöglichen Termin, wenn weniger als 14 Tage vergangen sind. Sind bereits mehr als 14 Tage vergangen, finden die üblichen Regeln für eine elektive Zuweisung Anwendung (die lokal variieren).

- Bei einem begründeten Verdacht auf sexuellen Missbrauch eines Kindes müssen die zuständigen Behörden (Jugendamt) eingeschaltet werden, damit eine Untersuchung eingeleitet und ein sicheres Umfeld für das Kind geschaffen werden kann.
- Je nach Bedarf wird man eine konsiliarische Unterstützung in Anspruch nehmen und eine multidisziplinäre Kooperation (zwischen Hausarzt, Polizei, Jugendamt und spezialisierten Betreuungseinrichtungen) in die Wege leiten.
- Prüfung der Notwendigkeit für ein Krisenmanagement und gegebenenfalls Einleitung eines solchen.

Fachmedizinische Betreuung

- Professionelle Unterstützung der Polizei, die dem Verdacht einer strafbaren Handlung an einem Kind nachgeht.
  - In akuten Fällen sexuellen Missbrauchs (seit dem mutmaßlichen Übergriff sind weniger als 14 Tage vergangen) kann eine körperliche Untersuchung zur Abklärung des Missbrauchsverdachts durchgeführt werden, auch wenn die Polizei noch kein offizielles Ersuchen für eine multidisziplinäre Unterstützung gestellt hat.
  - In nicht akuten Fällen sexuellen Missbrauchs sollte eine körperliche Untersuchung erst dann durchgeführt werden, wenn die Polizei um multidisziplinäre Assistenz ersucht hat (wenn die Eltern und/oder das Jugendamt einen Verdachtsfall der Polizei angezeigt haben).
- Ein auf offizielles Ersuchen der Polizei mit dem Kind geführtes Gespräch und die zugehörige körperliche Untersuchung sollten in einer pädiatrischen oder kinderpsychiatrischen Abteilung oder einer anderen einschlägigen Einrichtung stattfinden.
- Die emotionale Befindlichkeit des Kindes und die Notwendigkeit einer Behandlung sollten evaluiert werden.
- Zuziehung von Konsiliarärzten und multidisziplinäre Kooperation (zwischen Hausarzt, Einrichtungen der Jugendwohlfahrt und spezialisierten Betreuungsdiensten) je nach Lage des Falls.
- Prüfung der Notwendigkeit für ein Krisenmanagement und gegebenenfalls Einleitung eines solchen.

Hinweis

- Alle Untersuchungen sollten mit maximaler Objektivität durchgeführt und die Rechte aller Beteiligten bestmöglich gewahrt werden.
- Ein Verdacht auf sexuellen Missbrauch eines Kindes ist oftmals auch für die zugezogenen Fachleute bedrückend. Das medizinische Personal muss sicherstellen, dass, wenn nötig, jederzeit Hilfe und/oder Rat gesucht werden können.

Epidemiologie

- In verschiedenen Ländern durchgeführte Studien ergaben sehr unterschiedliche Ergebnisse in Sachen Prävalenz des sexuellen Missbrauchs von Kindern. Dies ist u.a. auf die von Land zu Land sehr unterschiedliche Definition des Begriffs „sexueller Missbrauch" zurückzuführen.
  - Anmerkung: Nach österreichischen Zahlen geschieht sexueller Missbrauch an Mädchen meist durch Vater, Stiefvater, Onkel oder einen nahe stehenden Bekannten. In diesen Fällen sind 98% der Täter Männer, die zu 75% aus der Familie kommen. Bei männlichen Opfern kommen die Täter seltener aus den Familien, sondern sind z.B. Lehrer, Betreuer oder Sporttrainer.

Indizien für einen sexuellen Missbrauch

- Das Kind spricht selbst darüber.
- Das Kind zeigt ein typisches Verhalten und körperliche Symptome, die auf einen Missbrauch hinweisen (siehe unten).
- Hinweise auf einen sexuellen Missbrauch werden im Zuge anderer Untersuchungen zu Tage gefördert.
- Nach der Aufdeckung pädophiler Aktivitäten besteht Anlass, sich um das Wohl des Kindes zu sorgen.

Symptome

- Körperliche Symptome:
  - blaue Flecken, Quetschungen, Platzwunden und dergleichen an ungewöhnlichen Stellen (zum Beispiel an den Armen oder der Oberschenkelinnenseite)
  - Irritationen, Leukorrhö, Schwellung oder Ulzerationen an den Genitalien
  - Geschlechtskrankheit
  - Schwangerschaft
  - Wenn der vermutete Missbrauch innerhalb der letzten 72 Stunden stattgefunden hat, sind möglicherweise in Laboruntersuchungen Spuren von Sperma und Körpersekreten des Täters, Fasern von Kleidungsstücken und dergleichen nachzuweisen.
- Emotionelle Störungen und Verhaltensstörungen:
  - sexualisiertes Verhalten (verführerisches Posieren gegenüber Erwachsenen, Berühren der Genitalien anderer Menschen, zwanghaftes oder öffentliches Masturbieren)
  - Depression, unkommunikatives Verhalten
  - Übererregtheit, Ängstlichkeit
  - Aggressionen, unsoziales Verhalten
  - Furchtsamkeit, Vermeidung von körperlichem Kontakt, Weglaufen von zu Hause

- plötzliche Regression des Verhaltens (z.B. Daumenlutschen, Enuresis) oder Verhaltensänderungen (z.B. innerer Rückzug)
- selbstdestruktives Verhalten (z.B. Selbstverletzung, gezielte Beteiligung an waghalsigen Aktivitäten, Selbstmordversuche)
- Drogen- und Alkoholmissbrauch
- Allerdings kommt es nicht bei allen sexuell missbrauchten Kindern zu Verhaltensänderungen. Manche Kinder tun ihr Möglichstes, um den Missbrauch zu vertuschen.
- Funktionelle Störungen (Art, Beginn und Intensität erheben!):
  - Essstörungen
  - Schlafstörungen, Albträume
  - Enuresis, Obstipation, Enkopresis
  - Obwohl diese Symptome auch in anderen Situationen häufig auftreten, sollte immer der Versuch gemacht werden, ihre Ursache abzuklären.
- Bei der Evaluierung der Zeichen und Symptome sollten auch die folgenden Punkte beachtet werden: Alter des Kindes, vorangegangene Vorfälle der gleichen Art, die Dringlichkeit und Intensität des Problems und die Einschätzung der Symptomatik durch eine erwachsene Vertrauensperson des Kindes.

Management
Primärversorgung
- Zunächst sollten die Faktoren, die den Missbrauchsverdacht entstehen ließen, mittels eines Gesprächs mit den Erwachsenen im Umfeld des Kindes exploriert werden. Mitarbeiter sozialer Dienste können bei Bedarf beigezogen werden. Das Kind wird üblicherweise von der Polizei oder spezialisierten Fachleuten befragt.
- Erhärtet sich der Verdacht auf sexuellen Missbrauch eines Kindes, müssen die einschlägigen Einrichtungen der Jugendwohlfahrt eingeschaltet werden, damit eine Untersuchung in die Wege geleitet werden und ein sicheres Umfeld für das Kind geschaffen werden kann.
- Der körperliche Zustand des Kindes sollte nur grob erhoben werden (keine gynäkologische Untersuchung).
- Wenn seit dem vermuteten sexuellen Übergriff weniger als 3 Tage verstrichen sind, notfallmäßige Überweisung zu einer dringlichen körperlichen Untersuchung in einer geeigneten Einrichtung (pädiatrische oder gynäkologische Abteilung eines Krankenhauses).
- Wenn weniger als 14 Tage seit dem vermuteten Missbrauchsereignis vergangen sind, wird eine körperliche Untersuchung zum frühestmöglichen Zeitpunkt vereinbart (jedenfalls innerhalb 1 Woche; die örtlichen Überweisungspraktiken variieren).
- Wenn mehr als 14 Tage seit dem vermuteten Missbrauch vergangen sind, kommen die üblicherweise angewandten Überweisungsprinzipien für eine elektive körperliche Untersuchung zur Anwendung.
- Wenn notwendig, ist das Kind einige Zeit zu beobachten, z.B. während der Tagesbetreuung oder in der Schule.
- Beraten Sie sich gegebenenfalls mit Spezialisten, bevor noch ein Verfahren eingeleitet wird (in Frage kommen Netzwerke von Experten für Fälle von Kindesmissbrauch, ein Kinderpsychiater, die Polizei, das Jugendamt).
- Der Bedarf der Angehörigen für ein Krisenmanagement sollte evaluiert werden. Gegebenenfalls sollten Überweisungen an eine geeignete Krisenmanagementeinrichtung erfolgen (Kinder- und Familienberatungsstellen; psychiatrische Ambulanzen für Kinder, Jugendliche oder Erwachsene; lokale psychologische Betreuungsstellen u.Ä.).
- Das Jugendamt und/oder die Eltern des Kindes melden den Missbrauch der Polizei.

Spezialisierte medizinische Betreuungseinrichtungen
- Die Untersuchungen bei Fällen von Kindesmissbrauch sollten zentral in Schwerpunktkrankenhäusern oder in spezialisierten Kinder- und Familienberatungsstellen durchgeführt werden.
- Wenn ein Netzwerk von klinischen Experten verfügbar ist, sollte es in problematischen Fällen auch tatsächlich konsultiert werden.
- Alle im Rahmen der Untersuchung von Kindesmissbrauchsfällen tätigen Personen sollten über die nötige fachliche Kompetenz und Erfahrung verfügen; ein einschlägiges Aus- und Weiterbildungsprogramm sollte verfügbar sein.
- Bei jedem Assessment sollten zumindest 2 Fachleute präsent sein, um
  - den nötigen Rechtsschutz sowohl für die Spezialisten als auch für das Kind und seine Angehörigen,
  - die objektive Behandlung des Falles,
  - ein adäquates Stressmanagement für die beteiligten Fachkräfte zu gewährleisten.

Psychiatrische und psychologische Untersuchung des Kindes
- Bei Verdacht auf sexuellen Missbrauch ist das medizinische Fachpersonal verpflichtet, die Polizei bei der Befragung eines Kindes zu unterstützen.
  - Die Befragung muss immer durch eine mit der kindlichen Entwicklung vertraute Person, z.B. durch einen Kinderpsychiater oder Psychologen, durchgeführt werden.
  - Die Befragung des Kindes sollte auf Video aufgezeichnet werden, damit die Aussagen des Kindes rechtlich verwertbar sind. Wenn dies nicht

- möglich ist, dann müssen die gestellten Fragen und die Aussagen des Kindes wörtlich protokolliert oder auf Tonband aufgezeichnet werden.
  ◦ Für die Befragung sollte stets ein spezielles nach psychologischen und rechtlichen Kriterien erstelltes Interviewprotokoll verwendet werden. Dabei darf der Befrager niemals seine Interpretation des Vorgefallenen einflechten oder Suggestivfragen stellen.
  ◦ Das Kind sollte anfangs aufgefordert werden, frei über den Verlauf der Dinge sprechen. Der Interviewer sollte im weiteren Verlauf der Befragung von offenen zu geschlossenen Fragen wechseln.
  ◦ Die Beschreibung des Vorfalls durch das Kind muss immer ernst genommen werden, aber im Zuge der Untersuchungen wird es auch notwendig werden, die Glaubwürdigkeit des Kindes zu überprüfen.
- Erwachsene, die dem Kind nahe stehen (z.B. die Eltern), sollten befragt werden und die Indizien und Vorkommnisse, die zu einem Missbrauchsverdacht geführt haben, sollten detailliert erörtert werden. Wachstum und Entwicklung des Kindes sollten ebenfalls zur Sprache kommen.
- Sind kleine Kinder betroffen, können Interaktionsstudien zwischen Kind und Eltern zur Ausweitung der Untersuchungen auf den Verdacht des inzestuösen sexuellen Missbrauchs eingesetzt werden.
- Der emotionale Zustand des Kindes und die Notwendigkeit einer Therapie sollten nach Abschluss des Interviews beurteilt werden.
- Untersuchungen bei Verdacht auf sexuellen Missbrauch eines Kindes stellen hohe Anforderungen und sind zeitaufwändig.
- Bei den Untersuchungen sollte stets auch die Möglichkeit einer alternativen Erklärung für die Indizien, die zu einem sexuellen Missbrauchsverdacht führten, im Auge behalten werden. Möglich sind beispielsweise eine Überinterpretation oder falsche Schlussfolgerungen aus den Berichten/Symptomen des Kindes, ein Motiv, das über die normale Fürsorge für das Kind hinausreicht (z.B. ein Sorgerechtsstreit) oder eine psychiatrische Erkrankung beziehungsweise ein Trauma bei einem Elternteil.
- Zusammen mit dem Jugendamt sollten Vorkehrungen getroffen werden, um ein sicheres Umfeld für das Kind zu schaffen (wo soll das Kind leben, Besuchsrechte) und die Untersuchung sollte in einem möglichst neutralen Rahmen stattfinden.
- Es sollten Treffen mit anderen Fachleuten arrangiert werden (Expertennetzwerke für Fälle von sexuellem Missbrauch von Kindern, Spezialisten der Polizei), wobei diese schon konsultiert werden können, bevor noch weitere Verfahrensschritte gesetzt werden.
- Die Notwendigkeit eines Krisenmanagements für das Kind und seine Angehörigen sollte abgeklärt werden. Gegebenenfalls sollte eine Überweisung an geeignete Einrichtungen erfolgen (Kinder- und Familienberatungsstellen; psychiatrische Ambulanzen für Kinder, Jugendliche oder Erwachsene; lokale psychologische Betreuungsstellen u.Ä.).

Körperliche Untersuchung des Kindes

- Das Ziel der körperlichen Untersuchung ist es,
  ◦ mögliche körperliche Verletzungen festzustellen (blaue Flecken, Abschürfungen, Ulzerationen etc.),
  ◦ den Gesundheitszustand des Kindes zu erheben,
  ◦ die Möglichkeit einer Geschlechtskrankheit und/oder Schwangerschaft abzuklären,
  ◦ das Kind nötigenfalls zum Schwangerschaftsabbruch zu überweisen.
- Die körperliche Untersuchung sollte von einem Kinderarzt und/oder einem auf Jugendliche spezialisierten Gynäkologen durchgeführt werden. Der untersuchende Arzt sollte schon ähnlich gelagerte Fälle betreut haben. Die Beobachtungen sind sorgfältig schriftlich zu dokumentieren oder zu fotografieren.
- Die körperliche Untersuchung sollte unverzüglich vorgenommen werden, wenn weniger als 3 Tage seit dem mutmaßlichen Missbrauchsereignis verstrichen sind.
- Bei der Untersuchung sollten gerichtsmedizinisch verwertbare Proben genommen werden.
  ◦ Das Kind darf sich vor der Untersuchung nicht waschen und umziehen.
  ◦ In solchen Fällen kann es möglich sein, durch Labortests Spuren von Sperma, Körperflüssigkeiten und Fasern von Kleidungsstücken des Täters nachzuweisen.
- Wenn weniger als 14 Tage seit dem mutmaßlichen Missbrauch vergangen sind, sollte die körperliche Untersuchung zum frühestmöglichen Zeitpunkt stattfinden. Schleimhautverletzungen sind dann möglicherweise noch feststellbar.
- Wichtig ist es, im Vorfeld der körperlichen Untersuchung eine möglichst positive Beziehung zum betroffenen Kind aufzubauen. Zur Unterstützung kann eine erwachsene Betreuungsperson, die nicht der Tatverdächtige sein darf, das Kind begleiten. Die Untersuchung bietet eine gute Gelegenheit zur Wiederherstellung der Selbstachtung des Kindes, z.B. dadurch, dass man ihm versichert, dass die betroffenen Körperregionen ganz normal aussehen.
- Untersuchungstechnik:
  ◦ Zuerst wird eine routinemäßige pädiatrische Untersuchung vorgenommen.
  ◦ Außerdem werden der Mundbereich, die Brüste und das Gesäß untersucht. Insbesondere ist auf

durch gewaltsames Festhalten entstandene Druckstellen im Schulter- und Hüftbereich zu achten.
    - Die Genitalien und der Analbereich werden untersucht.
- Das Kind befindet sich in Froschposition auf dem Schoß eines Erwachsenen oder stützt sich auf dem Untersuchungstisch auf Händen und Knien ab.
- Eine visuelle Untersuchung ist ausreichend.
- Der Zustand des Hymens wird überprüft.
- Wenn der mutmaßliche Missbrauch innerhalb der letzten 72 Stunden stattgefunden hat, werden mit Hilfe eines feuchten Wattetupfers Abstriche aus der Scheide und dem After genommen.
    - Allfällige Verletzungen werden fotografiert, da sie schnell verheilen.

Weitere Maßnahmen

- Alle Fälle von vermutetem sexuellem Missbrauch von Kindern sollten dem Jugendamt gemeldet werden.
- Die Behörde prüft dann, ob die Familie Unterstützung benötigt, ob die Notwendigkeit besteht, das Kind der elterlichen Obsorge zu entziehen, in welchem Ausmaß den Eltern/Elternteilen überwachte Besuchsmöglichkeiten eingeräumt werden sollen etc.
- Das Jugendamt kann bei einem Missbrauchsverdacht die Vormundschaft für das Kind übernehmen. Bei Verdacht auf Inzest ist dies von besonderer Wichtigkeit.
- Wenn Entscheidungen bezüglich der Behandlung des Kindes ⓒ und der Angehörigen getroffen werden müssen, ist in der Regel ein multidisziplinäres Vorgehen notwendig.
- Bei Verdacht auf Inzest ist zu bedenken, dass möglicherweise auch die Geschwister sexuell missbraucht worden sein könnten.

31.122 Thoraxröntgen bei einem Kind mit Symptomen einer Infektion: Indikationen und Auswertung

Nur online verfügbar.

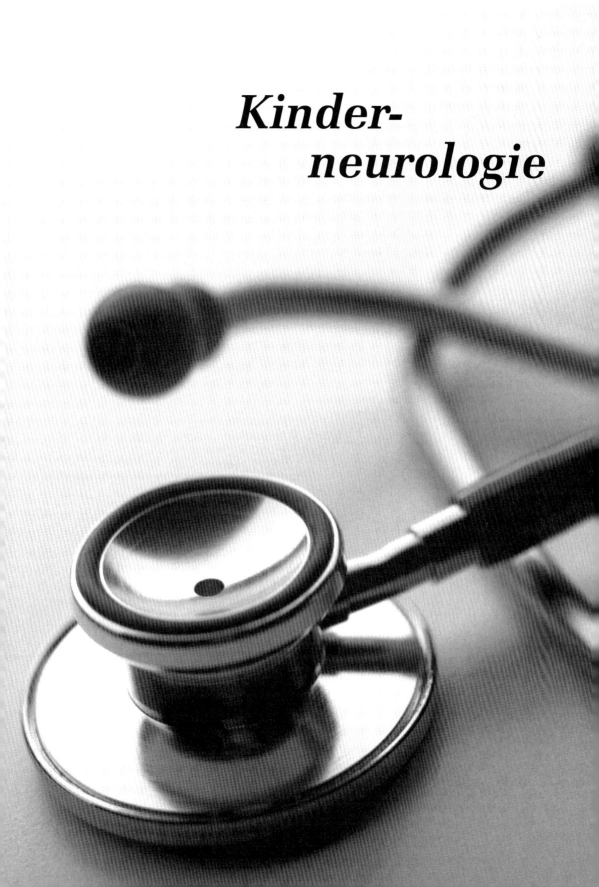

Kinder-neurologie

32.01 Kopfschmerz bei Kindern

Grundregeln

- Die Therapie des kindlichen Kopfschmerzes stützt sich auf eine genaue Anamnese, die **klinische Untersuchung,** die Auswahl geeigneter Medikamente und entsprechende Nachuntersuchungen.
- Am Ende der Konsultation sollte der Arzt noch einmal überprüfen, welche charakteristischen Eigenschaften der Kopfschmerz dieses Kindes aufweist.
- Neuroradiologische Untersuchungen sind bei Kleinkindern, Kindern, die an neu aufgetretenen Kopfschmerzen leiden, sowie bei Erbrechen oder klinischen Auffälligkeiten angezeigt.

Erste Untersuchungen

- Genaue Anamnese:
  - familiäre Situation
  - Schule, Hobbys und Freunde. Die Häufigkeit von Kopfschmerzen steigt mit dem Schuleintritt **C**.
  - Ess- und Schlafgewohnheiten, Schlafdauer
  - Wie reagiert das Kind üblicherweise auf Stress?
  - Faktoren, die den Kopfschmerz verstärken oder lindern
  - Kopfschmerzen in der Familienanamnese
  - andere Erkrankungen und Medikation
- Sorgfältige somatische und neurologische Untersuchung:
  - Die neurologische Untersuchung beinhaltet die Überprüfung der motorischen Funktionen des Kindes (Gleichgewicht, Koordination, Muskelkraft, mögliche Seitendifferenzen), der Kopfnerven (besonders Schielen, N. opticus) und der allgemeinen Entwicklung. Durch Palpation der Kopf- und Nackenmuskeln überprüft man die Muskelspannung oder die Druckschmerzhaftigkeit der Muskelansätze.
  - Visus und Fundus, Blutdruck
  - Beurteilung der Körpergröße anhand der Wachstumstabelle, bei kleinen Kindern Beurteilung des Schädelumfangs anhand der Schädelwachstumstabelle
- Untersuchung der Kieferhöhlen (Ultraschall oder Röntgen), vor allem, wenn das Kind Symptome einer Allergie der Atemwege zeigt oder häufig an Infektionen leidet.
- Serum-CRP (und BSG) bei Kindern mit Symptomen einer Infektion

Weitere Untersuchungen

- Die meisten Kinder mit Kopfschmerzen können unter entsprechender Berücksichtigung ihres Allgemeinzustandes in der Allgemeinpraxis behandelt werden.
- Wenn die Kopfschmerzen erst in jüngster Zeit aufgetreten sind, ist der Patient einige Monate lang zu beobachten, um festzustellen, ob es zu einer Verschlechterung der Symptome kommt.
- Zu den Indikationen für CT- oder MRI-Untersuchungen zählen:
  - nächtlicher und morgendlicher Kopfschmerz in Verbindung mit Erbrechen; Letzteres kann auch ohne Kopfschmerz auftreten
  - Bewusstseinstrübung in Verbindung mit Kopfschmerz
  - (im Laufe von Wochen oder Monaten) zunehmende Kopfschmerzen
  - Verhaltens- oder Stimmungsänderung
  - Verzögerung der normalen Entwicklung und des Wachstums
  - klinische Auffälligkeiten (Strabismus, verminderte Sehschärfe, Gesichtsfelddefekte, Diplopie, Trübung der Sehnervpapille, Schluckbeschwerden, Gleichgewichts- oder Koordinationsstörungen, auffällige Sehnenreflexe)
- Bildgebende Verfahren sollten auch in folgenden Fällen zum Einsatz kommen:
  - Alter des Kindes unter 5 Jahren
  - Die Kopfschmerzen werden bei körperlicher Aktivität oder Husten stärker.
- Die Konsultation eines Augenarztes:
  - zur Erkennung von latentem Strabismus und Refraktionsanomalien
- Untersuchung durch einen Zahnarzt:
  - Zahn- oder Kieferinfektionen, Korrektur von Zahn- und Kieferfehlstellungen
- EEG:
  - bei Verdacht auf Epilepsie angezeigt

Migräne

- Tritt häufig erstmalig bei Eintritt in die Vorschule oder Schule auf **C**. Vom Schuleintrittsalter an steigt die Prävalenz von Migräne und Kopfschmerz stetig bis zum Eintritt der Pubertät.
- Es besteht eine starke erbliche Prädisposition.
- Im typischen Fall ist das Kind während des Anfalls eindeutig krank, bleibt gern in einem ruhigen, abgedunkelten Raum und will nicht spielen. Nach Abklingen des Anfalls zeigt das Kind wieder vollkommen normales Verhalten.
- Migräne kann beim Kind mit Seh- und Sprechstörungen, Parästhesien und Lähmungserscheinungen einhergehen. Wenn mit einem Anfall neurologische Zeichen oder eine Aura vergesellschaftet sind, so gehen sie der Schmerzattacke voraus und verschwinden, nachdem der Schmerz einsetzt. Bei Epilepsie und Hirntumo-

ren treten die neurologischen Symptome gleichzeitig mit dem Kopfschmerz auf.
- Die Anfälle können auch in der Nacht auftreten. In solchen Fällen ist es angezeigt, die Möglichkeit eines erhöhten Hirndrucks durch bildgebende Verfahren auszuschließen.
- Meist kommt es zu nicht mehr als 2 Anfällen in 1 Woche. Tägliche Anfälle sind nicht für Migräne typisch.
- Die Diagnosestellung beruht auf Ausschluss anderer Erkrankungen und sorgfältiger Verlaufskontrolle.

Spannungskopfschmerz

- Spannungskopfschmerz entsteht durch eine dauernde Verkrampfung der Nackenmuskulatur und steht meist mit psychischem oder körperlichem Stress in Zusammenhang. Der Anfang ist meist schleichend, der Kopfschmerz tritt meist nach der Schule, nachmittags oder abends auf. Spannungskopfschmerz wird durch Ruhe gemildert.
- Spannungskopfschmerz kann auch bei Kindern mit typischen Migräneattacken auftreten, und es ist manchmal nicht möglich, zwischen Migräne und Spannungskopfschmerz eindeutig zu unterscheiden.
- Die Anfälle treten nur selten am Wochenende oder während der Ferien auf.
- Ruhe und Entspannung wirken meist besser als Medikamente.

Andere Formen von Kopfschmerz

Psychogene Kopfschmerzen

- Dauern über Tage an, werden meist nur vage beschrieben und beeinträchtigen die normalen Tätigkeiten weniger als Migräne oder Spannungskopfschmerz.
- Schwere psychische Probleme wie Schulphobien, Depressionen und Schlaflosigkeit gehen häufig mit Kopfschmerzen einher.
- In vielen Fällen ist eine langfristige professionelle Betreuung erforderlich.

Durch Augen- oder Zahnprobleme verursachte Kopfschmerzen

- Latenter Strabismus und Refraktionsanomalien können für Kopfschmerzen in der Stirn- und Schläfenregion verantwortlich sein; sobald das Kind eine Brille trägt, verschwinden diese Beschwerden.
- Kieferorthopädische Apparate können tägliche Kopfschmerzen verursachen, die nach Entfernung der Apparatur sofort aufhören.
- Patienten mit Zähneknirschen oder Okklusionsstörungen, die täglich oder häufig an auch nur leichten Kopfschmerzen leiden, sind an einen Zahnarzt zu überweisen.

Sinusitis

- Die Kopfschmerzen sind häufig auf die Stirn- und Wangenregion beschränkt, können aber auch generalisiert auftreten.
- Andere Anzeichen einer Infektion können geringfügig sein oder fehlen.

Hirntumoren und Obstruktion der Liquorzirkulation

- Kopfschmerz im Zusammenhang mit bösartigen intrakraniellen Tumoren; verstärkt sich meist sehr rasch und bietet keine diagnostischen Schwierigkeiten.
- Gutartige Hirntumoren (oft in der Fossa cranialis posterior oder an der Mittellinie gelegen) können durch Erhöhung des Hirndrucks bereits 1–2 Jahre vor Diagnosestellung Symptome verursachen.
- Ein langsam entstehender, durch Obstruktion des Aquaeductus cerebri verursachter Hydrozephalus kann nach dem 2. oder 3. Lebensjahr Kopfschmerz verursachen.
- Zu den Symptomen eines erhöhten Hirndrucks zählen:
  - Kopfschmerz während des Morgens oder Vormittags mit morgendlichem Erbrechen
  - Strabismus, Gleichgewichtsstörungen
- Ein Tumor in der Sellaregion kann zu einer Wachstumsverzögerung führen.

Schlafapnoe

- Siehe 31.52.
- Ständiges Schnarchen weist auf eine Obstruktion des Pharynx und der Atemwege hin.
- Eine nächtliche Hypoxämie kann Kopfschmerzen untertags, morgendliche Abgeschlagenheit und Konzentrationsschwierigkeiten verursachen.
- In solchen Fällen sind eine Adenoidektomie und möglicherweise auch eine Tonsillektomie angezeigt.

Idiopathischer erhöhter intrakranieller Druck (Pseudotumor cerebri)

- Der intrakranielle Druck ist ohne Zirkulationsstörungen der zerebrospinalen Flüssigkeit oder Raumforderungen erhöht.
- Die Ventrikel sind normal groß, bei der Lumbalpunktion wird ein erhöhter Liquordruck gemessen.
- Papillenödem
- Bekannte mögliche Ursachen sind Übergewicht, Tetracyklinmedikation und verschiedene hormonelle Störungen. Häufig bleibt die Ursache unbekannt.
- Bei bekannter Ursache erfolgt eine spezifische Behandlung. Medikamentöse Behandlung: Acetazolamid, Glycerin und Furosemid.

Nicht medikamentöse Behandlung

- Allein die Aufklärung des Kindes und der Eltern, dass es sich um keine ernstliche Erkrankung handelt, kann bereits eine wichtige Erleichterung bringen.
- Stress, „leerer Magen", Müdigkeit, Licht- und Lärmempfindlichkeit sowie Schädeltraumen, z.B. im Verlauf von Ballspielen, können Migräneanfälle auslösen.
- Die Eltern sollten sich über das Auftreten von Kopfschmerzen Aufzeichnungen machen und über mögliche Ursachen nachdenken.
- Regelmäßige körperliche Betätigung kann günstige Auswirkungen haben.
- In manchen Fällen sind die von dem Kind selbst oder von seinen Eltern gestellten Leistungsanforderungen zu hoch bzw. ist die Fähigkeit, mit Enttäuschungen fertig zu werden, zu wenig entwickelt. In solchen Fällen ist unter Umständen eine fachliche Beratung erforderlich, um der Familie zu helfen, hinsichtlich Schule und Freizeitbeschäftigungen eine realistischere Haltung einzunehmen.
- Ausreichender Schlaf, regelmäßige Mahlzeiten und die Vermeidung unnötiger Hast stellen wichtige Elemente der Therapie dar.

Medikamentöse Behandlung

- Wenn die Symptome das Alltagsleben dauernd beeinträchtigen, ist eine medikamentöse Therapie angezeigt.
- Das häufigste Problem dabei ist, dass das Medikament zu spät oder in nicht ausreichend hoher Dosierung verabreicht wird.

Behandlung des Migräneanfalls

- Eine ausreichende Dosis des Medikaments und, falls erforderlich, nach 1 Stunde eine weitere Dosis verabreichen.
- Gelöste Tabletten und Mixturen werden rascher resorbiert als normale Tabletten.
- Bei Erbrechen stellen Zäpfchen eine Alternative dar.
- Durch Medikamente gegen Übelkeit und Erbrechen kann die Resorption des Analgetikums verbessert werden. Zu ihren seltenen Nebenwirkungen zählen extrapyramidale und dystonische Reaktionen, die nach Absetzen des Mittels abklingen.
- Siehe Tabelle 32.01.
- Die neuen spezifischen Migränemittel werden bei Kindern noch nicht eingesetzt.

Migräneprophylaxe

- Bei schweren oder mehrmals im Monat auftretenden Anfällen angezeigt.
- Propranolol in einer Dosierung von 2 bis 4 mg/kg/Tag ❸ und Carbamazepin oder Valproat in der bei Epilepsie üblichen Dosierung.
- Die medikamentöse Migräneprophylaxe sollte jeweils nicht länger als 6 Monate lang angewendet werden.

32.02 Epilepsie des Kindesalters

- Erste Hilfe und Akutbehandlung bei Krampfanfällen (29.10)

Grundlegendes

- Ein frühes Abklären eines Epilepsieverdachts und eine frühzeitige Diagnose können bei Kindern häufig zu einer Verbesserung der Prognose führen. Eine Epilepsie kann die normale Entwicklung des Kindes, insbesondere im frühen Säuglingsalter, verzögern.
- Die Inzidenz beträgt etwa 0,35/1000/Jahr (sie ist für das 1. Lebensjahr am höchsten).
- Die Prävalenz liegt bei etwa 0,4%.
- Ungefähr 20% der betroffenen Kinder leiden an einer schweren Epilepsie (Krampfanfälle trotz Medikation).
- Bei etwa einem Drittel der Kinder finden sich auch assoziierte neurologische Zeichen und Symptome (Entwicklungsstillstand, lokomotorische Störung, Lernschwierigkeiten etc.).

Tabelle 32.01 **Behandlung kindlicher Migräneanfälle**

Medikament	Einzeldosis in mg/kg	Höchstdosis in mg/kg/Tag	Anwendungsform
Analgetika			
Paracetamol	10–15	60	Mixtur, gelöste Tablette, Tablette, Zäpfchen
Ibuprofen	10–20	40	Mixtur, gelöste Tablette, Tablette, Zäpfchen
Ketoprofen	2,5	5	Tablette/Kapsel, Zäpfchen
Naproxen	5–7	10–15	Granulat für Mixtur, Mixtur, Tablette, Zäpfchen
Medikamente gegen Übelkeit und Erbrechen			
Metoclopramid	0,15–0,30	0,5–1,0	Mixtur, Tablette, Zäpfchen
Prochlorperazin (in Österreich nicht im Handel)	0,10–0,30	0,4–0,5	Tablette, Zäpfchen

- Ein optimales Management ist nur auf der Grundlage einer möglichst präzisen Diagnose möglich. Eine Medikation, die für einen spezifischen Epilepsietyp oder ein spezifisches Epilepsiesyndrom nicht geeignet ist, kann zu einer Verschlimmerung der Krampfanfälle oder zu anderen neurologischen Manifestationen führen. Wichtig ist die Aufklärung des Kindes und seiner Familie über die korrekte Prognose, insbesondere wenn es sich um eine benigne Epilepsieform handelt.

Überweisung an einen pädiatrischen Neurologen und therapeutische Strategie

- **Grundversorgung**: Abklärung der Symptome, Überweisung an einen pädiatrischen Neurologen, anfängliches Management der Krampfanfälle, Veranlassung von Laboruntersuchungen nach Anforderung durch eine spezialisierte Abteilung.
- **Abteilung für pädiatrische Neurologie**: Diagnose und Therapie der Epilepsie und der damit assoziierten neurologischen Defizite und Symptome (wie Lernschwierigkeiten, Entwicklungsrückstand), multidisziplinäre Rehabilitation und Nachkontrolle.
- **Spezialisten für Epilepsiechirurgie**: Werden im Falle einer therapieresistenten Epilepsie konsultiert und wirken an der Indikationsstellung für eine chirurgische Intervention mit.

Untersuchungen

- **Die Epilepsiediagnose basiert auf der Anfallsanamnese.** Wichtig ist eine detaillierte Erhebung der Symptomatik der Krampfanfälle, der chronologischen Abfolge der verschiedenen Symptome und der Funktionskapazität des Kindes während des Anfalls und danach. Wenn die Krampfanfälle häufig auftreten, können (zuhause oder im Krankenhaus gemachte) Videoaufnahmen oft wertvolle zusätzliche Informationen liefern.
- Während der neurologischen Untersuchung sollte auf diagnostische Hinweise, wie lokale Befunde oder Hautveränderungen, geachtet und der Entwicklungsstand des Kindes eingeschätzt werden.
- Ein EEG ist bei Epilepsieverdacht immer indiziert.
  - Bei vielen Epilepsieformen lassen sich pathologische Befunde leichter während des Schlafens erheben, aber vielfach reicht zur Bestätigung der Diagnose ein normales Wach-EEG aus.
  - Bei Säuglingen mit Entwicklungsverzögerung stellt ein EEG auch dann eine Basisuntersuchung dar, wenn keine Krampfaktivität festgestellt wurde.
  - Ein unauffälliges EEG kann eine Epilepsie nicht ausschließen und andererseits bestätigt eine pathologische interiktale EEG-Aktivität nicht unbedingt eine Epilepsiediagnose.
- Eine MR-Untersuchung stellt die wichtigste Methode zur ätiologischen Abklärung dar. Sie ist immer indiziert bei Kindern, bei denen eine Epilepsie diagnostiziert worden ist, außer in Fällen, wo auf der Grundlage des klinischen Bilds und des EEG-Befunds ein idiopathisches Epilepsiesyndrom zuverlässig nachgewiesen werden kann.
- Weitere Untersuchungen zur ätiologischen Abklärung können ebenfalls in Betracht gezogen werden, zum Beispiel bei Verdacht auf eine zugrundeliegende metabolische Erkrankung oder einen Chromosomendefekt.

Epilepsieklassifikation

- Je nach ihrer Ätiologie können die Epilepsieformen eingeteilt werden in die
  - symptomatische Epilepsie (eine identifizierbare Ursache oder neurologische Störung war schon vor dem Epilepsiebeginn vorhanden),
  - vermutlich symptomatische Epilepsie (normale Entwicklung und Befunde; klinisches Bild, das nicht jenem eines idiopathischen Syndroms entspricht),
  - idiopathische Epilepsie (häufig genetisch bedingt).
- In Abhängigkeit vom betroffenen Hirnareal werden die Epilepsien eingeteilt in die
  - fokale Epilepsie (EEG-Befunde und Anfallsymptome sind fokal),
  - generalisierte Epilepsie (EEG-Anomalien und Anfallsymptome sind generalisiert).
- Siehe Tabelle 32.02.

Prinzipien der Medikation

- Die Erste Hilfe bei prolongierten Krampfanfällen besteht in der rektalen Gabe von Diazepam; 5 mg bis zu einem Körpergewicht von 15 kg und 10 mg bei Kindern mit höherem KG (29.10).
- Eine langfristige Medikation sollte in den meisten Fällen langsam aufdosiert werden, um das Auftreten von Nebenwirkungen zu vermeiden. Therapeutische Dosen werden in der Regel nach etwa 3 Wochen erreicht.
  - Die Dosierung sollte dem Gewicht des Kindes entsprechend berechnet werden. Die für Erwachsene geltende Dosis darf nicht überschritten werden.
  - Die Wirksamkeit hängt nicht nur von der Art des Medikaments, sondern auch von der Dosis ab. Wenn mit einer Medikation die Krampfanfälle nicht ausreichend beherrscht

Tabelle 32.02 **Epilepsieformen bei Kindern**

Epilepsieform (typisches Alter beim 1. Auftreten)	Ätiologie	Typische Krampfanfälle	Prognose
Symptomatische Epilepsie im Säuglingsalter	Schwere Entwicklungsstörung oder schwerer Gehirnschaden	Tonisch oder klonisch, Status epilepticus möglich.	Häufig Entwicklungsstillstand, kann in das BNS-Syndrom oder das Lennox-Gastaut-Syndrom übergehen.
Idiopathische Epilepsie im Säuglingsalter	Idiopathisch, kann familiär sein	Tonisch oder klonisch, Status epilepticus möglich	Die Krampfanfälle hören spontan auf, gewöhnlich normale Entwicklung. Leicht erhöhtes Risiko einer Entwicklungsstörung und einer Epilepsie im späteren Leben.
Infantile Spasmen/Blitz-Nick-Salaam-Krämpfe = BNS-Epilepsie/West-Syndrom; 4–8 Monate	4/5 der Fälle symptomatisch, 1/5 idiopathisch	Repetitive Cluster von epileptischen Spasmen charakterisiert durch eine kurze Versteifung und ein Krümmen der Gliedmaßen und des Oberkörpers. Während der Spasmen verringerte Reaktion auf die Umgebung.	Die Entwicklung wird beeinträchtigt. Eine frühzeitige effektive Medikation verbessert die Entwicklungsprognose. In der idiopathischen Gruppe ist die Prognose beinahe immer gut.
Benigne familiäre oder nicht familiäre Neugeborenenkrämpfe	Idiopathisch	Motorisch oder hypomotorisch, oftmals in Clustern. Steht in Verbindung mit Infektionen.	Die Krampfanfälligkeit verschwindet in der Regel im Alter von 18–24 Monaten, normale Entwicklung.
Schwere myoklonische Epilepsie im Säuglingsalter/ frühe infantile epileptische Enzephalopathie/Dravet-Syndrom (selten; 6 Monate)	Symptomatisch, einige Patienten weisen eine Mutation des SCN1A-Gens auf	Unilateral, prolongierte klinische Krampfanfälle assoziiert mit Fieber und gefolgt von einer transienten Hemiparese (Todd-Paralyse).	Die Krampfanfälle können durch geeignete Medikation gelindert werden. Umfassende Entwicklungsverzögerung.
Fokale symptomatische oder vermutlich symptomatische Epilepsie (in jedem Alter)	Fokaler oder unilateraler Schaden oder Entwicklungsstörung des Gehirns	Motorisch (Muskelversteifung oder Zuckungen auf einer Seite) oder psychomotorisch (verringerte Verhaltensaktivität, Kontaktverlust, Automatismus). Kann mit einer Aura beginnen (z.B. Angstreaktion).	Variabel. Bei Nichtansprechen auf die medikamentöse Therapie sollte an eine chirurgische Intervention gedacht werden.
Myoklonisch-astatische Epilepsie (Doose-Syndrom; 2–4 Jahre)	Vermutlich symptomatisch	Myoklonische, myoklonisch-astatische Krampfanfälle und Absencen. Erster Krampfanfall häufig in Verbindung mit Fieber.	Variabel: bei etwa der Hälfte der Patienten verschwinden die Krampfanfälle spontan. Entwicklung ist entweder normal oder pathologisch.
Lennox-Gastaut-Syndrom (2–5 Jahre)	Symptomatisch	Das Kind zeigt verschiedene Formen von Krampfanfällen: tonisch, tonisch-klonisch, myoklonisch, atonisch, Absencen. Status epilepticus ist häufig.	Die Krampfanfälle lassen sich in aller Regel nur schlecht medikamentös beherrschen. Häufig ist eine medikamentöse Kombinationstherapie angezeigt. Eine Epilepsiechirurgie kann möglicherweise die Symptome lindern. 80–90% der Patienten zeigen einen Abbau ihrer Fähigkeiten.
Epilepsie mit kontinuierlicher Spike-Wave oder Sharp-Slow-Wave-Aktivität im synchronisierten Schlaf/CSWS-Syndrom/Bioelektrischer Status epilepticus im Schlaf mit langsamen Wellen; 2–7 Jahre)	Symptomatisch, selten idiopathisch	Absencen entwickeln sich zusätzlich zu oder anstelle von früheren fokalen Krampfanfällen. Verschlechterung der neuropsychologischen Funktionen.	Die Krampfanfälle werden mit zunehmendem Alter in aller Regel weniger heftig, aber viele Patienten leiden an permanenten Entwicklungsdefiziten.
Absence-Epilepsie im Kindesalter (3–9 Jahre)	Idiopathisch	Kurz (etwa 10 Sekunden) dauernde und häufige (dutzende bis hunderte) Absencen.	Unter Medikation in den meisten Fällen krampffrei; Krampfbereitschaft endet binnen 1–2 Jahren. Ein kleiner Prozentsatz wird später unter generalisierten tonisch-klinischen Anfällen leiden.

Epilepsieform (typisches Alter beim 1. Auftreten)	Ätiologie	Typische Krampfanfälle	Prognose
Benigne Partialepilepsie des frühen Kindesalters mit okzipitalen Paroxysmen (Panayiotopoulos-Syndrom; 3–6 Jahre)	Idiopathisch	Prolongierte nächtliche Episoden von Übelkeit, die mit visuellen Symptomen assoziiert sein kann, starke Kopfschmerzen oder generalisierte Episoden von Bewusstseinsverlust/ Konvulsionen. Gelegentlich plötzlicher vorübergehender Verlust von Bewusstsein und Statotonus.	Gut; viele Patienten erleiden nur einige wenige Anfälle.
Benigne Epilepsie des Kindesalters mit zentrotemporalen Spikes (Rolando-Epilepsie; 3–10 Jahre)	Idiopathisch	Gesichtszuckungen, Unfähigkeit zu sprachlichen Äußerungen, vermehrter Speichelfluss, kein Bewusstseinsverlust. Sekundäre Generalisierung möglich. Mehr als die Hälfte der Patienten erleiden die Krampfanfälle nur während des Schlafens.	Die Epilepsie heilt vor dem 15. Lebensjahr aus. Erhöhtes Risiko von Lernschwierigkeiten.
Okzipitale Epilepsie des späten Kindesalters (Typ Gastaut; 3–15 Jahre)	Idiopathisch	Sehstörungen oder optische Trugbilder mit eventuell nachfolgendem Bewusstseinsverlust oder tonisch-klonischen Krampfanfällen.	In der Regel gut, aber stärker therapieresistent als andere fokale idiopathische Epilepsien.
Progressive Myoklusepilepsie (PME; 9–13 Jahre)	EPM1-Gendefekt	Myoklonien und generalisierte tonisch-klonische Krampfanfälle. Kann durch helles Licht ausgelöst werden (Fotosensibilität).	Andere neurologische Symptome können sich entwickeln (Gleichgewichtsstörungen, Ungeschicklichkeit).
Juvenile Absence-Epilepsien/Absenceepilepsie des älteren Schulkindes und Jugendlichen (9–17 Jahre)	Idiopathisch	Im Gegensatz zu den Absencen in der Kindheit dauern die Absenceepisoden länger an (20–30 Sek.), treten aber sporadischer auf.	Die Krampfveranlagung kann bis lang in das Erwachsenenalter bestehen bleiben. Generalisierte tonisch-klonische Krampfanfälle treten häufig auf.
Juvenile Myoklonus-Epilepsie/Myoklonische Epilepsie des Jugendlichen/ Janz-Syndrom (12–18 Jahre, Bandbreite 8–24 Jahre)	Idiopathisch	Myoklonische Muskelzuckungen, insbesondere am Morgen nach dem Aufwachen, generalisierte tonisch-klonische Krampfanfälle und auch (bei einem Drittel der Patienten) Absencen.	Medikation ist in der Regel wirksam; eine langfristige Medikamententherapie ist notwendig. Die Einhaltung eines regelmäßigen Lebensstils ist besonders wichtig.

werden können, sollte als erstes die Dosierung erhöht werden. Nur wenn die Krämpfe trotz der höheren Dosis weiter auftreten, sollte eine andere Monotherapie versucht werden.
  ○ In einigen Fällen ist eine Kombination zweier Medikamente indiziert. Dabei werden gewöhnlich Präparate mit unterschiedlichen Wirkmechanismen eingesetzt.
- Das Blutbild und die Serum-ALT- (GPT-)Werte sollten vor Beginn der Medikation und zumindest 1 × nach den ersten Monaten der Therapie bestimmt werden. Danach werden Laboruntersuchungen (einschließlich der Bestimmung der Wirkstoffspiegel) hauptsächlich bei Verdacht auf Neben- oder Wechselwirkungen von Medikamenten benötigt, oder wenn trotz der Medikation weiter Krampfanfälle auftreten.
- Nach 2 anfallsfreien Jahren sollte der Versuch gemacht werden, die Medikation wieder abzusetzen, außer es bestehen besondere Gründe, die Therapie fortzuführen.
  ○ Bei vielen idiopathischen Epilepsien kann nach 1 Jahr ein Absetzen der Medikation erwogen werden. Allerdings besteht bei bestimmten Syndromen (z.B. bei der juvenilen Myoklonus-Epilepsie) auch noch nach mehreren anfallsfreien Jahren ein signifikantes Risiko von Krampfrezidiven.
  ○ Bei symptomatischen Epilepsien, insbesondere wenn die Krampfanfälle medikamentös nur unvollkommen zu beherrschen waren, muss die Medikamententherapie länger fortgeführt werden, möglicherweise sogar lebenslang.

Medikamentöse Therapie der Epilepsie

- Epilepsie im Säuglingsalter:
  - Bezüglich der Wirksamkeit einer Medikamententherapie stehen nur begrenzte Daten aus klinischen Versuchen zur Verfügung ●. Das am häufigsten eingesetzte Medikament ist Phenobarbital. Phenytoin kann als Monotherapie oder in Kombination mit Phenobarbital gegeben werden (zur parenteralen Gabe von Fosphenytoin siehe 29.10).
- Infantile Spasmen:
  - Das Medikament der Wahl ist ACTH oder Vigabatrin.
- Fokale idiopathische und symptomatische Epilepsien (jeden Alters):
  - Die Medikamente der Wahl sind Carbamazepin (15–20 mg/kg/Tag), Oxcarbazepin (20–40 mg/kg/Tag) und Na-Valproat (20–40 mg/kg/Tag) ●.
- Absence-Epilepsien des Kindesalters:
  - Das Medikament der Wahl ist Ethosuximid (250–1000 mg/Tag) oder Na-Valproat (20–40 mg/kg/Tag).
- Benigne familiäre oder nicht familiäre Neugeborenenkrämpfe, juvenile Absence-Epilepsie, juvenile Myoklonus-Epilepsie, CSWS-Syndrom, myoklonische-astatische Epilepsie (Doose-Syndrom), progressive Myoklonus-Epilepsie, schwere myoklonische Epilepsie im Säuglingsalter:
  - Das Medikament der Wahl ist Na-Valproat (20–40 mg/kg/Tag).
- Lennox-Gastaut-Syndrom:
  - Das Medikament der Wahl ist Na-Valproat, jedoch ist in der Regel eine Kombinationstherapie nötig.

32.03 Autismus

Zielsetzung

- Zur Erzielung optimaler Ergebnisse sollte bei einem autistischen Kind so frühzeitig wie möglich mit der Rehabilitation begonnen werden.

Allgemeine Informationen

- Autistische Störungen umfassen eine Gruppe psychischer Störungen bei Kindern, bei welchen die sozialen Fähigkeiten des Kindes, seine Sprachentwicklung und sein Spielverhalten sich nicht altersentsprechend entwickeln und so hochgradig auffällig werden.

Epidemiologie

- Beginn: im Allgemeinen bereits im Alter von unter 3 Jahren.
- Ist bei Knaben 4 × so häufig wie bei Mädchen.
- Die Prävalenz des Autismus beträgt schätzungsweise 2–20 Fälle pro 10.000 Kinder. Für manche Merkmale des Autismus wird eine 7 × höhere Prävalenz angenommen.

Hintergrund

- Der Autismus ist eine biologisch begründbare Störung. Es ist kein spezifischer kausaler Faktor bekannt.
- Die Vererbung spielt beim Auftreten autistischer Störungen vermutlich eine wichtige Rolle.
- Bei einer kleinen Gruppe von Kindern ist der Autismus auf eine Dysfunktion des Gehirns zurückzuführen, die z.B. durch Masern während der Schwangerschaft, neonatale Herpes-Enzephalitis, Chromosomenanomalien, Fragiles-X-Syndrom oder eine Stoffwechselerkrankung verursacht wurde. Es besteht keine Verbindung zwischen MMR-Impfung und Autismus.

Symptome

- Die Symptome des Autismus sind unterschiedlich; die Störung begleitet den Patienten ein Leben lang, auch wenn ihre Erscheinungsformen sich mit zunehmendem Alter ändern.
- Unterentwicklung der sozialen Beziehungsfähigkeit:
  - Das autistische Kind kapselt sich in Gesellschaft anderer ab.
  - Der Nachahmungsdrang fehlt.
- Unterentwickelte Kommunikations- und Sprachfähigkeiten:
  - kein Plappern, keine Fokussierung des Blicks, keine Mimik, keine sprachliche Äußerung
  - höchst abnorme nonverbale Kommunikation, kein Bedürfnis nach Körperkontakt, kein Lächeln
- Sehr eingeschränkte Funktionsfähigkeit und Interesse an nur wenigen Gegenständen:
  - Wiederholung bestimmter Körperbewegungen, z.B. ständiges Schaukeln oder Aufschlagen mit dem Kopf
  - beharrliche Beschäftigung mit bestimmten Dingen
  - deutliche Angst selbst bei geringfügigen Veränderungen der Umgebung
- Weitere Symptome:
  - Angstzustände, Schlaf- und Essstörungen
  - Wutanfälle, Aggression gegen andere oder sich selbst
- 3/4 aller autistischen Kinder weisen einen intellektuellen Entwicklungsrückstand auf.

Diagnosestellung

- Auf der Grundlage der typischen Verhaltensauffälligkeiten und einer gründlichen klinischen Untersuchung.

Differenzialdiagnosen

- Asperger-Syndrom:
  - Der Unterschied gegenüber dem Autismus besteht darin, dass Kinder mit Asperger-Syndrom geistig nicht zurückgeblieben sind und keine Sprachprobleme zeigen; alle anderen Symptome sind jedoch ähnlich wie bei autistischen Kindern.
- Rett-Syndrom:
  - Eine neurodegenerative Erkrankung, von der nur Mädchen betroffen sind. Man vermutet, dass das für die Erkrankung verantwortliche Gen auf dem X-Chromosom lokalisiert ist.
  - Die Erkrankung beginnt mit autistischen Symptomen, erfasst aber in der Folge das Muskelskelettsystem und führt zu völliger Invalidität.
- Heller-Syndrom:
  - Eine schwere Entwicklungsstörung, bei der ein Kind, dessen Entwicklung zuvor normal verlaufen ist, sich rasch verändert und neurologische sowie Autismus-ähnliche Symptome zeigt.

Therapie und Rehabilitation

- Die Symptome des Autismus lassen sich durch eine gezielte und wirksame Rehabilitation vermindern.
- Ziel der Rehabilitation ist es, dem Kind bei der Bewältigung des täglichen Lebens zu helfen.
- Jedes autistische Kind braucht sein individuelles Rehabilitationsprogramm; der Rehabilitationserfolg ist am größten, wenn Eltern, Betreuungspersonen und Therapeuten zusammenarbeiten.
- Ein autistisches Kind benötigt eine Bezugsperson, die mit ihm während der Tagesbetreuung und in der Schule sein individuelles Lernprogramm durchnimmt, es beim Spielen unterstützt und ihm sowohl allein als auch bei Aktivitäten in der Gruppe hilft.
- Bei manchen Kindern erweist sich die Haltetherapie als wirksam. Bei dieser Therapie lernt das Kind, einer Person (meist der Mutter), von der es im Arm gehalten wird, in die Augen zu schauen und so Blickkontakt zu einem anderen Menschen herzustellen.
- Das therapeutische Programm kann auch Kommunikationstherapie, Lerntherapie, Musiktherapie oder Hippotherapie umfassen.

Das autistische Kind in der Familie

- Ein autistisches Kind stellt eine große Belastung für die Familie dar.
- Das autistische Kind kann niemals allein gelassen werden und bindet damit die ganze Familie ans Haus.
- Eltern empfinden zumeist den täglichen Kontakt mit Erziehern, Sprachtherapeuten und Beschäftigungstherapeuten als besonders hilfreich.
- Eine zeitweilige Betreuung durch andere Betreuungspersonen und die Zuziehung einer konstanten Bezugsperson sind für die Familie wichtig.
- Eine Schulung für die Eltern kann sich in der Therapie autistischer Störungen sowohl für Eltern als auch für Kinder als nützlich erweisen ☉.

32.04 Ticstörungen bei Kindern

Grundsätzliches

- Über einen längeren Zeitraum (mehr als 2 Monate) anhaltende Tics erfordern die Konsultation eines Kinderpsychiaters.

Definition

- Tics sind plötzliche, wiederholte und unwillkürliche, krampfartige Zuckungen oder Lautäußerungen, wobei immer derselbe Muskel bzw. dieselbe Muskelgruppe betroffen ist. Die Bewegungen sind abrupt, repetitiv und arrhythmisch und laufen unwillkürlich ab.

Klassifizierung

- Man unterscheidet zwischen vorübergehenden Tics, chronischen Tics und dem Tourette-Syndrom.
- Chronische Tics und das Tourette-Syndrom haben vermutlich einen ähnlichen Hintergrund und unterscheiden sich nur in der Schwere der Erkrankung. Das erstmalige Auftreten der Symptome im Alter von unter 21 Jahren gilt als diagnostisches Kriterium beider Erkrankungen.
- Zu den Ursachen vorübergehender Tics gibt es keine einheitliche Fachmeinung.

Epidemiologie

- Die Prävalenz chronischer Tics liegt bei über 4%.
- Die Inzidenz des Tourette-Syndroms beträgt weniger als 1% der Gesamtbevölkerung.
- Chronische motorische Tics treten durchschnittlich im Alter von 7 Jahren auf; das Tourette-Syndrom äußert sich ungefähr im gleichen Alter oder etwas später. Meist zeigen sich die Symptome erstmals im Alter von 4–15 Jahren, es wird aber auch über Fälle von Tourette-Syndrom bei Kindern im Alter von unter 1 Jahr berichtet.

Klinisches Erscheinungsbild

- Tics können überall am Körper auftreten, meist ist jedoch der Kopfbereich, insbesondere die Gesichtsmuskulatur, oder der Oberkörper betroffen.
- Die häufigsten Formen motorischer Tics sind Kopfschütteln, Gesichtsgrimassen, Hochziehen der Augenbrauen, Augenblinzeln, Naserümpfen, Mundzuckungen, Heben der Schultern und Beugen der Gliedmaßen.
- Zu den vokalen Ticsymptomen gehören Seufzen, Gähnen, Hüsteln, Schnüffeln, Grunzen, Schnauben und Bellen.
- Ein komplexeres Symptom vokaler Tics ist das plötzliche Ausstoßen obszöner Wörter und Phrasen (Koprolalie), an dem etwa 30% der Patienten mit Tourette-Syndrom leiden.
- Tics stehen im Allgemeinen mit einer Vielzahl anderer Störungen in Verbindung, wie z. B. Aufmerksamkeitsstörungen, Lernstörungen, Stottern und andere Sprachstörungen, Verhaltensstörungen, Zwangsstörungen, Panikattacken, Phobien usw.

Differenzialdiagnose

- Extreme motorische Aktivität oder Ruhelosigkeit bei kleinen Kindern
- Hyperkinesie
- Masturbatorische Aktivitäten
- Chorea und Athetose in leichter Form
- Zwangsbewegungen in Verbindung mit Symptomen der Zerebralparese (36.06)

Hintergrund

- In dem Versuch, den Hintergrund von Ticstörungen zu erklären, wird auf Erkenntnisse der Individual- und Familienpsychologie sowie auf biologische Faktoren zurückgegriffen.
- Beim Tourette-Syndrom handelt es sich vermutlich um eine erbliche Störung, für die ein Gen verantwortlich ist. Schätzungsweise sind 1,2% der Bevölkerung Träger dieses Gens, wobei etwa die Hälfte dieser Personen Symptome zeigt.
- Neben Ticstörungen treten bei Personen mit Tourette-Syndrom Aufmerksamkeitsstörungen, Verhaltensstörungen, Panikattacken und Depression um ein Vielfaches häufiger auf als bei Gesunden.
- Abgesehen von der Vererbung könnten auch andere Faktoren das Auftreten von Symptomen fördern. Bei anfälligen Menschen kommt es vor allem in Situationen, die Angst hervorrufen, und bei emotionaler Belastung zu einer Verstärkung der Symptome.

Therapie

- Der Krankheitsverlauf bei Ticstörungen und beim Tourette-Syndrom kann sehr unterschiedlich sein. Spontanremissionen sind möglich, während in anderen Fällen das Symptom mehrere Monate lang zu beobachten ist. Verständnisvolle und informative Gespräche mit dem Kind und der Familie erweisen sich als hilfreich. Wenn das Symptom über einen längeren Zeitraum nicht verschwindet, sind Untersuchungen und therapeutische Maßnahmen durch Spezialisten erforderlich.
- Schwierige Fälle werden mittels Psychotherapie und medikamentös behandelt. Vor Therapiebeginn ist die Diagnose durch eine gründliche psychiatrische und psychosoziale Untersuchung, ergänzt durch neurologische Untersuchungen, abzusichern.
- Unter den psychotherapeutischen Methoden zeigen verhaltenstherapeutische Verfahren die besten Ergebnisse. Neben therapeutischen Maßnahmen sind eine entsprechende Information, Beratung und Anleitung des Patienten wesentlich.
- Es gibt verschiedene Alternativen zur medikamentösen Therapie. Die Auswahl wird, unter anderem, durch mögliche gleichzeitig bestehende neuropsychiatrische oder psychologische Probleme eingeschränkt.
- Haloperidol und Pimozid werden zur medikamentösen Therapie eingesetzt. Auch Clonidin kommt bei Ticstörungen zum Einsatz, gilt aber als weniger wirksam als die anderen genannten Präparate.
- Vor Beginn der medikamentösen Therapie ist ein an Ticstörungen leidendes Kind zu einem Facharzt für Kinderpsychiatrie zur Untersuchung zu überweisen, unter dessen Anleitung dann die Behandlung erfolgt.

32.05 Betreuung der Familie eines Kindes mit neurologischer Behinderung

Grundregeln

- Versetzen Sie sich in die Lage der Mutter oder des Vaters des behinderten Kindes und behandeln Sie die Familie dementsprechend einfühlsam.
- Zeigen Sie Verständnis und Hilfsbereitschaft, aber seien Sie gleichzeitig realistisch. Handeln Sie nach Ihrer Überzeugung als Arzt und lassen Sie sich bei Ihren Entscheidungen nur von Tatsachen leiten.

Allgemeine Grundsätze

- Wenn bei einem Kind eine Entwicklungsstörung oder chronische Krankheit diagnostiziert wird,

werden die Hoffnungen und Träume der Eltern zunichte gemacht.
- Für die Eltern bedeutet dies oft einen äußerst harten Schlag, der ihre Einstellung gegenüber dem Kind zeit seines Lebens beeinflusst.
- Die Eltern und andere Familienmitglieder sollten ehrlich, diskret und in konsequenter Weise informiert werden. Die Vorgangsweise des betreuenden Arztes sollte sich nach der Einstellung der Familie und ihrer Fähigkeit richten, die Information aufzunehmen und zu verarbeiten.
- Krisenintervention ist mehr als nur Information: der Arzt muss sich gemeinsam mit den Eltern der Krise stellen und sie zu bewältigen suchen.

Das Verhalten der Familienmitglieder

- In schwierigen Situationen durchlaufen offensichtlich alle Familien eine Reihe von Stadien, wie sie von der Krisentheorie beschrieben wird.
- Die Stadien, welche die Familien jeweils im Einklang mit ihrem eigenen Rhythmus durchmachen, lassen sich wie folgt darstellen: Leugnung des Problems, gefolgt von Depression oder Aggressivität, Anerkennung des Problems und Hoffnung auf Abhilfe und schließlich Stabilisierung, gelassene und realistische Annahme der Situation und Bereitschaft, für die Behandlung und Rehabilitation des Kindes so zu sorgen, dass die erforderlichen Maßnahmen Teil des täglichen Lebens werden.
- Wie lange dieser Prozess dauert und wie schwierig er abläuft, hängt von der Fähigkeit des betreuenden Arztes und der Familienmitglieder ab, sich der Krise zu stellen. Schuldgefühle der Eltern sind ernst zu nehmen. Sie sind in den meisten Fällen vollkommen unbegründet, und selbst wenn die Eltern zu der entstandenen Situation beigetragen haben, nützt es nichts, ihnen Vorwürfe zu machen.
- Schuldgefühle verschärfen nur die ohnehin schon bestehende Gefahr, dem Kind übergroße Fürsorge angedeihen zu lassen. Um dies zu vermeiden, sollen die Eltern von allem Anfang an ermutigt werden, dass sie von ihrem Kind erwarten können, dass es – so gut es geht – alle altersgemäßen Alltagsaufgaben schafft – wie zum Beispiel das An- und Ausziehen – auch wenn es dazu länger braucht.
- Erfolgserlebnisse geben dem behinderten Kind Selbstvertrauen und dieses ist oft fragil und leicht zu beinträchtigen. Die Zuwendung des Arztes und seine einfühlsame, aber sachliche Vorgangsweise können der Familie ein Gefühl der Sicherheit vermitteln.
- Die Eltern machen sich um die Zukunft ihres behinderten Kindes oft große Sorgen. Der Arzt sollte zwar keine unbegründete Hoffnung erwecken oder bestärken, doch sollte er beachten, dass es auch in sehr ähnlich gelagerten Fällen eine biologische Variabilität und Unterschiede zwischen den einzelnen Betroffenen gibt.

Die Art der Behinderung

- Ob die Behinderung eines Kindes sichtbar ist oder nicht, spielt eine wesentliche Rolle. Eine sichtbare Behinderung, wie z.B. eine motorische Störung, wird im Allgemeinen nicht hinterfragt und muss nicht erst erklärt werden.
- Man hat festgestellt, dass die Menschen im Umfeld des behinderten Kindes einer sichtbaren Behinderung gegenüber positiver eingestellt sind als z.B. einer Sprachentwicklungsstörung, weil die sichtbare Behinderung leichter zu verstehen ist.

Das Verhalten des Arztes

- Der Arzt sollte für die Emotionen und für Stimmungsschwankungen der Eltern Verständnis aufbringen. Noch wichtiger ist es aber, dass der Arzt sich gegenüber der Familie freundlich und einfühlsam, aber stets professionell verhält.
- Zur professionellen Haltung gehört auch die Fähigkeit, Aggressionen seitens der Familie auch dann zu tolerieren, wenn sie sich gegen den Arzt selbst richten.
- Das Verhalten der Eltern ist häufig von einem Gefühl der Schuld geleitet.
- Unbewusst können Eltern den Arzt „testen", ob er ihre Ängste „aushält". Sie brauchen diese Information, um dem Arzt vertrauen zu können.
- Das Verhalten der Eltern wird nicht durch ihren sozialen Status oder ihr Bildungsniveau beeinflusst. Trotzdem sollte der Arzt diese Aspekte berücksichtigen, um seine Erklärungen und Anweisungen in einer den Betroffenen verständlichen Sprache zu geben.

Wann und wie sollte der Arzt den Eltern seinen Verdacht mitteilen?

- Wenn der Hausarzt einen ersten Verdacht auf eine Entwicklungsstörung oder chronische Krankheit hat, achtet er auf einzelne Symptome, die für eine solche Störung oder Erkrankung sprechen. Diese Symptome können den Eltern mitgeteilt und das Erfordernis bzw. die Möglichkeiten einer Behandlung festgelegt werden.
- In den meisten Fällen ist es ausreichend, die Familie aufzufordern, das Kind wie bisher zu versorgen und die Entwicklung des Kindes zu Hause und anlässlich der Arztbesuche zu verfolgen.
- Wenn der Muskeltonus des Kindes auffällig ist, kann das Kind an einen Physiotherapeuten zur Beurteilung und, falls erforderlich, Behandlung überwiesen werden.
- Sehr hilfreich ist ein Tagebuch, um die Weiterentwicklung des Kindes zu dokumentieren.

Wenn zunehmend der Verdacht auf das Vorliegen einer Störung besteht, werden häufigere Arztbesuche vereinbart oder aber das Kind wird zu weiteren Untersuchungen oder im Sinne einer multidisziplinären Abklärung an ein Krankenhaus überwiesen.
- Die Symptome des Kindes mit den Eltern zu besprechen, ist Sache des behandelnden Arztes. Wenn zu viele Personen in diagnoseorientierte Gespräche mit den Eltern involviert sind, besteht das Risiko, dass diese widersprüchliche Informationen erhalten und Missverständnisse entstehen. In diesem Fall, oder wenn das Kind auf die Rehabilitationsmaßnahmen zu langsam anspricht, können sich die Eltern als letzten Ausweg an verschiedene Fachleute wenden, um ein weiteres Gutachten einzuholen.
- Der behandelnde Arzt sollte die Eltern nicht davon abhalten, sollte aber offen über die realistischen Möglichkeiten und die zu erwartenden Kosten sprechen.

Diagnosestellung

- Die Diagnose sollte nicht gestellt werden, bevor die Behinderung eindeutig feststeht. Jede unachtsame Bemerkung wie etwa „es könnte sich um Zerebralparese handeln" sollte vermieden werden. Das wäre für eine gute Arzt-Patienten-Beziehung abträglich.
- Sobald die Diagnose feststeht, ist sie den Eltern mitzuteilen; dabei ist es Aufgabe des Arztes, den Eltern beizustehen und ihnen Rat und Hilfe anzubieten.
- Die Diagnosestellung ist Sache des das Kind behandelnden Arztes, der auch für die Richtigkeit der Diagnose verantwortlich ist. Ebenso ist es seine Aufgabe, die Familie von der Diagnose zu informieren. Dies hat so zu erfolgen, dass die Familie die Diagnose und die sich daraus ergebenden Folgen versteht.
- Die Information über die Diagnose ist für alle mit der medizinischen Behandlung und Rehabilitation des Kindes betrauten Personen und natürlich auch für die Familie von Bedeutung.
- Viele Fragen tauchen erst dann auf, wenn die Familie mit dem zu betreuenden Kind wieder zuhause ist. Deshalb müssen die Eltern wissen, an wen sie sich mit Fragen wenden können. Weitere Informationen über die Krankheit oder Störung ihres Kindes können die Eltern auch von Patientenorganisationen, Selbsthilfegruppen sowie aus dem Internet und anderen Quellen erhalten.
- Es ist wichtig, dass die Eltern mit ihren Nachbarn, Freunden und Verwandten über die Probleme ihres Kindes sprechen können. Diese Menschen benötigen Informationen über das Wesen und die Gründe einer Behinderung, um das Verhalten des Kindes zu verstehen und zu akzeptieren.
- Wenn sich das Kind auffällig benimmt, ist dies nicht auf schlechte Erziehung zurückzuführen.

Therapie

- Die Behandlung des Kindes und seiner Familie beginnt bereits mit der Besprechung der ersten isolierten Symptome. Sobald die Diagnose gesichert ist, kann über die Ursachen der Erkrankung oder Störung gesprochen werden.
- Hat die Familie einmal das Unvermeidliche akzeptiert, sollten alle Familienmitglieder befähigt werden, im Alltag zur Rehabilitation des Kindes beizutragen, sodass sie das Gefühl haben, ihr Bestes zu geben.
- Die von den Therapeuten zu erteilenden Instruktionen sind oft notwendigerweise äußerst detailliert. Dabei müssen nicht nur alle Informationen über die jeweilige Behinderung gegeben werden, sondern die Familienmitglieder müssen auch als wichtige Rehabilitationsmaßnahmen die im Alltag erforderlichen Fertigkeiten erlernen, z.B. wie das Kind während des Wechselns der Windeln, beim Anziehen und Füttern zu behandeln ist und wie es zu halten und zu tragen ist.
- Andererseits ist es auch wichtig, das Recht der Eltern zu betonen, nicht nur die Rolle von Rehabilitationstherapeuten zu spielen, sondern auch einfach Eltern zu sein. Das Kind wird allen regulären im Mutter-Kind-Pass vorgesehenen Untersuchungen unterzogen, erhält die vorgesehenen Impfungen und hat zu Beratungsstellen und zu allen in Kinderkliniken und -ambulanzen vorgesehenen Dienstleistungen Zugang – wie jedes andere Kind.

Prognose

- Die Familie sollte schon bei Behandlungsbeginn informiert werden, dass sich das Kind trotz aller therapeutischen Maßnahmen langsamer entwickeln wird, aber dennoch Fortschritte zu erwarten sind. Die Behandlung kann zwar die Behinderung selbst nicht beseitigen, die funktionellen und zwischenmenschlichen Einschränkungen können aber wesentlich reduziert werden.
- Bei Besprechung der Prognose ist mit großem Takt und Vorsicht vorzugehen, da jeder Fall anders gelagert ist. Den Eltern sollte dabei nicht die Hoffnung auf Besserung genommen werden, da eine positive Einstellung zu ihrem Kind und dessen Behinderung den Rehabilitationserfolg deutlich verbessern kann.
- Ermutigende Beispiele aus dem realen Leben können den Eltern die Kraft geben, daran zu glauben, dass ihr Kind es schaffen kann, ein gutes Leben zu führen.

32.10 Down-Syndrom

Zielsetzungen

- Patienten mit Down-Syndrom (DS) sollten in Bezug auf die üblichen Erkrankungen im Kindesalter und späteren Leben wie alle anderen Personen in den vorhandenen Einrichtungen des Gesundheitssystems behandelt werden.
- Bei allen für DS typischen Problemen sollten sie jedoch in den entsprechenden Sonderinstitutionen Hilfestellung erhalten.
- Die für DS typischen Erkrankungen, wie angeborene Herzkrankheiten, Augen-, Ohren- und Schilddrüsenerkrankungen sollten frühzeitig diagnostiziert werden, um ihre Auswirkungen auf die weitere Entwicklung des Patienten zu minimieren.

Epidemiologie

- In der westlichen Welt beträgt die Inzidenz von Down-Syndrom zwischen 1/600 und 1/900, bei Müttern im Alter von 40 Jahren etwa 1/100.
- Die häufigste Ursache ist Trisomie 21, gefolgt von einem gelegentlich auftretenden genetischen Mosaik, und in 1–2% der Fälle ist die Ursache eine Translokation elterlichen Ursprungs.

Diagnostik und Primärprophylaxe

- Die definitive pränatale Diagnosestellung erfolgt durch Amniozentese oder Plazentabiopsie. Im Fall einer parentalen Translokation oder wenn ein vorher geborenes Kind an Down-Syndrom leidet, bieten die meisten Länder die Möglichkeit einer Pränataldiagnose. Screeningmethoden und pränatale Chromosomenuntersuchung in Bezug auf das Alter der Mutter werden in den verschiedenen Ländern und Regionen sehr unterschiedlich gehandhabt.
- In der Klinik muss die Familie die Möglichkeit haben, vom Arzt kompetent, genau und unvoreingenommen über DS und die für DS-Kinder zur Verfügung stehenden Hilfen informiert zu werden.
  - Oft haben die Patienten auch weitere gesundheitliche Probleme.
  - Die meisten Personen mit DS zeigen eine mäßige mentale Retardierung, ihr intellektuelles Niveau kann aber stark – von schwer bis leicht beeinträchtigt – variieren. Mit entsprechender Unterstützung können manche Kinder zumindest einige Jahre lang den Lehrstoff einer normalen Grundschule bewältigen.
  - Die meisten Personen mit DS führen ein glückliches Leben, vor allem, wenn sie in einer Weise unterstützt und geschult werden, dass sie ein möglichst hohes Maß an Unabhängigkeit erreichen. Das Ziel einer „Prävention" ist weniger die Verhinderung des Leidens der betroffenen Person, wie dies z.B. bei schweren progredienten Stoffwechselstörungen der Fall ist. Vielmehr geht es darum, wie die Eltern und andere Personen im Umkreis der Betroffenen die Situation bewältigen, sowie um die wirtschaftlichen Aspekte der Betreuung und Rehabilitation.
- Die Entscheidung, ob das Kind ausgetragen oder ein Schwangerschaftsabbruch vorgenommen wird, muss gänzlich den Eltern überlassen werden. Sie haben zu entscheiden, ob sie die Verantwortung für ein behindertes Kind zu übernehmen bereit sind oder die Schwangerschaft abbrechen wollen, weil sie zu dem Schluss kommen, dass sie aus sozialen oder wirtschaftlichen Gründen nicht in der Lage sind, für ein Kind mit DS zu sorgen.

Frühzeitige Rehabilitation

- Es ist besonders wichtig ein Kind mit DS zu stillen, nicht nur, um von allem Anfang an einen intimen Kontakt zwischen Mutter und Kind aufzubauen, sondern auch um die Mundmuskulatur und motorischen Funktionen des Kindes zu fördern und dem Kind mit der Muttermilch die für den Infektionsschutz notwendigen Antikörper zuzuführen. Wenn das Kind Schwierigkeiten mit dem Trinken hat, kann geschultes Personal oder auch eine Logopädin die Mutter entsprechend beraten.
- Eine Frühförderung kann viel dazu beitragen, die Entwicklung des Kindes zu fördern und zu optimieren. Die Rehabilitation sollte individuell erfolgen und von einem multiprofessionellen Team geplant sein. Ein solches Förderprogramm wird im Idealfall im Rahmen von Hausbesuchen durch Fachkräfte begleitet, die für die Bewältigung der Entwicklungsprobleme von Kleinkindern mit besonderen Bedürfnissen geschult sind. Sie schulen auch die Familienmitglieder, die dann an dem Förderprogramm aktiv teilnehmen können. Die Frühintervention erfolgt meist durch eine „mobile Frühförderung" (in Österreich u.a. durch Vereine wie „Lebenshilfe"). Das Programm sollte auch mit einer Tagesbetreuung verbunden sein. Beratung durch einen Physiotherapeuten, Unterstützung für die Familie und Kontrolluntersuchungen sind notwendig, in manchen Fällen auch individuelle Physiotherapie.
- Es ist auch wichtig, frühzeitig für eine Kommunikationstherapie zu sorgen. Nonverbale Kommunikation, wie etwa eine Zeichensprache, hat sich als für die Sprachentwicklung förderlich erwiesen. Ganz im Gegensatz zu einer häufig geäußerten Meinung verzögert nonverbale Kommunikation die Entwicklung der Sprechfähigkeit nicht, sondern unterstützt sie.

Typische Gesundheitsprobleme bei Down-Syndrom

Wachstum
- Personen mit Trisomie 21 sind kleiner und haben einen geringeren Kopfumfang als die übrige Bevölkerung. Modifizierte Wachstumstabellen für Kinder mit DS stehen bei Ärzten, die sich auf die Behandlung behinderter Kinder spezialisiert haben, zur Verfügung.
- DS-Kinder tendieren zu Übergewicht. Dies ist hauptsächlich auf einen verlangsamten Stoffwechsel zurückzuführen, doch können auch Essgewohnheiten, Bewegungsmangel und Hypothyreose eine Rolle spielen. Das anzustrebende Körpergewicht entspricht den Angaben in den Gewichtskurven für gesunde Kinder gleicher Größe.

Sinnesorgane
- Häufig finden sich Augenprobleme:
  - Eine eingeschränkte Akkommodationsfähigkeit ist bei Kleinkindern häufig.
  - Refraktionsfehler (Myopie, Hyperopie und Amblyopie), die mit Brillen korrigierbar sind, finden sich bei über der Hälfte der Kinder und Erwachsenen.
  - In vielen Fällen stellt man ein alternierendes Einwärtsschielen fest.
  - Eine angeborene Katarakt findet sich gelegentlich; mit fortschreitendem Alter werden Katarakte häufiger und können einen chirurgischen Eingriff erfordern.
  - Etwa 5% der Kinder entwickeln im späteren Leben einen Keratokonus, der unter Umständen ebenfalls eine Operation notwendig macht.
  - Gelegentlich tritt ein Nystagmus als Folge des Reifungsproblems auf.
  - Eine augenfachärztliche Untersuchung sollte jedenfalls im Alter von 6 Monaten, beim Schuleintritt, vor Arbeitsbeginn und dann lebenslang regelmäßig erfolgen.
- Ohrenprobleme:
  - Der äußere Gehörgang ist vor allem bei Kindern sehr eng und oft durch Zerumen obturiert. Deshalb sollten regelmäßig Zerumen lösende Präparate angewandt werden.
  - Eine Minderung des Hörvermögens aus verschiedenen Gründen findet sich bereits während der Kindheit bei ca. 60% der Kinder.
  - Eine Mittelohrentzündung mit Ergussbildung und Schallleitungsschwerhörigkeit ist ein häufiges Problem und findet sich bei 60–70% aller Kinder mit DS. Daher ist in vielen Fällen eine regelmäßige Kontrolle durch den HNO-Arzt erforderlich, vor allem, weil es aufgrund der Enge des äußeren Gehörgangs leicht zu einer Fehldiagnose und -behandlung kommen kann, wenn für die Untersuchung nicht die richtigen Instrumente gewählt werden.
  - Eine Überprüfung des Hörvermögens sollte bereits im 1. Lebensjahr erfolgen und dann während der Kindheit jährlich, um die Sprachentwicklung zu optimieren. Im Erwachsenenalter wird ein Hörtest alle 3 Jahre zur Rehabilitationsplanung empfohlen.
  - Hörgeräte sind notwendig.

Zentralnervensystem
- Infantile Spasmen werden bei 1% der Kinder beobachtet; die Prognose ist jedoch besser als bei anderen Kindern. Die Inzidenz für Epilepsie (als tonisch-klonische Krämpfe) nimmt mit der Gehirnentwicklung zu.
- Schlafapnoe ist häufiger als in der Durchschnittsbevölkerung wegen der strukturellen und zentralnervösen Probleme und erfordert eine entsprechende Behandlung.
- Ab etwa dem 40. Lebensjahr zeigen sich (mikroskopisch nachweisbare) Alzheimer-artige Veränderungen des Gehirns. Wenn es zur Entwicklung einer Demenz kommt, so beginnt diese nach dem 50. Lebensjahr mit ähnlichen Symptomen wie bei der übrigen Bevölkerung. Im Allgemeinen sind die Symptome weniger ausgeprägt, wenn der Betroffene entsprechend gefordert wird und aktiv bleibt.
- Differenzialdiagnostisch sollte die Möglichkeit einer Pseudodemenz im Zusammenhang mit Hypothyreose in Betracht gezogen werden.

Psychiatrie
- Autistische Züge finden sich bei bis zu 10% der Personen mit DS.
- Eine Depression tritt 2–3 × so häufig wie bei anderen Personen mit Entwicklungsstörungen auf. Erste Wahl bei der Behandlung sind SSRI.

Endokrine Störungen
- Häufig findet sich eine Hypothyreose, die Inzidenz steigt mit zunehmendem Alter.
  - Im Rahmen der Kontrolluntersuchungen ist das klinische Bild nicht ausreichend verlässlich, sodass eine regelmäßige Kontrolle der Laborwerte erforderlich ist. Eine hohe Prävalenz von subklinischer Hypothyreose ist für Down-Syndrom besonders typisch (der TSH-Wert ist zwar erhöht, aber bei bis zu 30% der Patienten ist der Wert von freiem T4 normal). Bei einem Drittel der Kranken verschwindet die subklinische Hypothyreose spontan, diese kann einer Schilddrüsenerkrankung vorausgehen, daher sollten Laborkontrollen in kürzeren Intervallen erfolgen.
  - Autoantikörper werden bei Personen mit DS häufiger gefunden als in der Durchschnittsbevölkerung, besonders bei Hypothyreose. Der Zusammenhang mit der Dysfunktion ist unklar, jedoch können Thyreoidea-Peroxidase-

Antikörper (TPO-AK) ein Prädikator für den Beginn der Erkrankung sein.
- ○ Laborkontrolluntersuchungen:
  - – TSH-Bestimmung aus dem Nabelschnurblut
  - – TSH-Bestimmung im Alter von 1 Jahr; bei normalem Wert Kontrolle alle 2 Jahre auf Lebenszeit
- ○ Bei erhöhtem TSH ist das freie T4 zu kontrollieren.
  - – Niedriges freies T4: Thyroxinsubstitution
  - – Normales freies T4 und TSH 6–10: jährliche Kontrolle von TSH, freiem T4 und TPO-AK (Thyreoidea-Peroxidase-Antikörper, engl. TPO-Ab, alte syn. Bezeichnung MAK = mikrosomale Antikörper)
  - – Normales freies T4 und TSH > 10: halbjährliche Kontrolle von TSH, freiem T4 und TPO-AK
- Das Risiko für Diabetes ist erhöht.

Gastrointestinale Störungen
- Angeborene Auffälligkeiten, besonders Atresien, sind häufig und erfordern eine frühzeitige chirurgische Korrektur.
- Obstipation tritt sehr häufig auf und ist diätetisch und medikamentös zu behandeln. Sie kann zu Analfissuren führen, die weitere Beschwerden und Verhaltensstörungen verursachen können.
- Als mögliche Ursache der Obstipation ist die Hirschsprung-Krankheit in Betracht zu ziehen.
- Bei den von Reihenuntersuchungen erfassten Personen beträgt das Zöliakierisiko 6–7%, aber nur 0,8–3% der Personen mit Down-Syndrom zeigen irgendwann im Lauf ihres Lebens einschlägige Symptome. Ein Screening ist selbst bei nur geringfügigen Symptomen in jedem Lebensalter angezeigt, wobei die allgemein zum Screening auf Zöliakie eingesetzten Methoden zur Anwendung kommen. Eine Bestimmung der HLA-Antigene senkt die Notwendigkeit weiterer Tests auf 30%.
- Gallensteine können bereits in der Kindheit entstehen (bei einem Fünftel der Kinder).

Harnwege
- Harnwegsinfektionen können durch angeborene Anomalien verursacht werden.

Genitalien
- Kryptorchismus ist häufig, und es empfiehlt sich, die chirurgische Korrektur vor dem Schuleintrittsalter vorzunehmen (da sonst das Risiko von Hodenkrebs steigt).
- Männliche DS-Patienten sind fast immer infertil.
- Viele Frauen mit DS sind fertil, und die Notwendigkeit von Verhütungsmaßnahmen sollte beachtet werden.

Bewegungsapparat und Bindegewebe
- Die Gelenke sind abnorm beweglich, die Muskeln hypoton.
  - ○ Eine frühzeitige Belastung der Gelenke im Stehen ist zu vermeiden.
  - ○ Feste Schnürschuhe sind zu empfehlen. Wenn Plattfüße Schmerzen verursachen, sind orthopädische Einlegesohlen angezeigt. Bei Schmerzen im Fuß-, Knie- und/oder Hüftgelenk, die durch Stützmaßnahmen nicht beseitigt werden, ist ein Facharzt zu konsultieren.
  - ○ Atlantoaxiale Instabilität findet sich relativ häufig und ist bei Entscheidungen über Narkosen und Kontaktsportarten zu beachten (Risiko einer Rückenmarkskompression!).
  - ○ Patella- und Hüftluxationen führen im Allgemeinen nicht zu einer Behinderung.
  - ○ Hüftluxationen treten auch nach einem Alter von 7–8 Jahren auf, daher sollte die Stabilität der Hüftgelenke regelmäßig überprüft werden. Jeder auffällige Befund erfordert die Überweisung an einen Orthopäden.

Herz-Kreislauf
- Angeborene Herzfehler sind bei 40–50% der Kinder mit DS zu beobachten. Bei jedem Kind mit DS ist in den ersten 3 Monaten eine Ultraschalluntersuchung durchzuführen, da ein häufig auftretender totaler atrioventrikulärer Kanal im Alter von 3–6 Monaten operiert werden muss, da sich bei diesen Kindern frühzeitig eine irreversible pulmonale Hypertension entwickelt. Die Indikationen für die operative Korrektur sind dieselben wie bei anderen Kindern. Bei Zahnbehandlungen wie Zahnsteinentfernung: prophylaktische Antibiotikagabe
- Wegen der Bindegewebsschwäche kann eine Mitral- oder Aortenklappeninsuffizienz bereits im frühen Erwachsenenalter entstehen.

Immunologische und hämatologische Erkrankungen
- Respiratorische und Ohrinfekte sind sehr häufig. Die Infektionsanfälligkeit kann auf eine zelluläre Immunschwäche zurückzuführen sein, die z.B. mit häufigen Pilzinfektionen assoziiert ist. Störungen der durch Antikörper vermittelten Immunantwort sind wenig ausgeprägt und sind von sekundärer Bedeutung. Die Infektanfälligkeit korreliert mit einem IgG4-Defizit. Es ist zu beachten, dass vermehrte Schleimproduktion, bronchiale Obstruktion und Giemen durch verengte Atemwege mit verdickten, produktiven Schleimhäuten und nicht durch Infektionen verursacht sein können.
- Das Leukämierisiko ist erhöht, vor allem bei Kindern, die als Neugeborene oder Kleinkinder eine transiente leukämoide Reaktion (Leukozy-

tose, Myeloblasten und Hepatosplenomegalie) zeigten. Therapie und Prognose sind gleich wie bei anderen Kindern.
- Eine abnorme Leukozytenfunktion steht in Zusammenhang mit einer starken Anfälligkeit für Gingivitis.

Hautprobleme
- Trockene Haut, vor allem an den Wangen, ist häufig. An den Fersen treten oft wunde Stellen auf, die mit Salben behandelt werden müssen.
- Seborrhoische Ekzeme sind häufig.
- Tinea tritt manchmal in aggressiver Form auf.

Stellenwert einer Antioxidantientherapie
- Die Vorteile einer Antioxidantientherapie (Selen, Zink, Vitamin E und B_6) sind umstritten.
- Theoretisch verlangsamen diese Substanzen die durch freie Radikale verursachte vorzeitige Gewebsdegeneration.
- Ihre Wirksamkeit ist aber bis jetzt weder in der Praxis noch in kontrollierten Studien bestätigt worden. Bei offensichtlichen Mangelerscheinungen sollten diese Stoffe aber als Nahrungsmittelzusätze verabreicht werden.
- Hoch dosierte Vitamine bringen keinen Nutzen.
- Eine enthusiastische Anwendung von Antioxidantien kann niemals die Erwartungen erfüllen, und vielmehr dazu führen, dass Eltern den Zustand des Kindes fehleinschätzen.
- Wenn Sie weitere Informationen wünschen, wenden Sie sich an die Stellen, die für die Betreuung und Förderung von Personen mit besonderen Bedürfnissen zuständig sind, (in Österreich z.B. die Lebenshilfe).

32.11 Alkohol-Embryopathien (Fetales Alkoholsyndrom)

Zielsetzungen
- Der Allgemeinarzt sollte das gesamte Spektrum der potenziell mit einer pränatalen Alkoholexposition assoziierten Störungen kennen; diese werden heute meist unter dem Sammelbegriff „Alkohol-Embryopathien (AE)" zusammengefasst.
- Von AE betroffene Kinder sollten eine angemessene medizinische Behandlung und Rehabilitation erhalten und von den Einrichtungen der primären Gesundheitsversorgung im nötigen Ausmaß betreut und unterstützt werden. Die Alkohol-Embryopathien gehören zu den häufigsten – einer Prävention zugänglichen – Ursachen für Funktionsstörungen des zentralen Nervensystems.

Diagnosekriterien
- Die Diagnose „Alkohol-Embryopathie" setzt voraus, dass entweder durch ein Gespräch mit der biologischen Mutter oder mit einer verlässlichen Auskunftsperson (zum Beispiel aus dem Kreis der nahen Angehörigen oder der Sozialarbeiter) gesichert werden konnte, dass eine signifikante pränatale Alkoholexposition gegeben war.
- Von einer signifikanten pränatalen Alkoholexposition ist dann auszugehen, wenn die Mutter während der Schwangerschaft mehr als 10 Einheiten Alkohol pro Woche konsumierte oder zu Rausch-Trinken („Binge-Drinking") neigte. Es sind derzeit keine gesicherten Aussagen darüber möglich, ob es während der Schwangerschaft ein noch als unbedenklich zu bezeichnendes Ausmaß an Alkoholkonsum gibt.
- Die Diagnosekriterien für das Kontinuum der Alkohol-Embryopathien sind im Fluss und es fehlen noch anerkannte internationale Standards. Nachstehend findet sich eine Zusammenfassung der in jüngster Zeit vorgestellten Kriterien. Wenn die Alkoholexposition nicht eindeutig nachgewiesen ist, muss dieser Umstand in der Diagnose erwähnt werden (beispielsweise durch folgende Formulierung: „Keine gesicherten Angaben zur Alkoholexposition der Mutter").

FAS = Fetales Alkoholsyndrom
- Alle der folgenden Kriterien müssen zutreffen:
  1. Gesicherte Alkoholexposition der Mutter. Alkoholexposition wird definiert als ein Verhaltensmuster von exzessivem Trinken, entweder im Sinne eines substanziellen regelmäßigen Konsums oder eines episodischen starken Trinkens; die Exposition muss durch die Mutter selbst oder durch zuverlässige Auskunftspersonen bestätigt worden sein. Als Beweise für einen schädlichen Alkoholkonsum können auch herangezogen werden: häufige Episoden einer Intoxikation, die Entwicklung einer Toleranz, Entzugssymptome, soziale oder rechtliche Probleme im Zusammenhang mit exzessivem Alkoholkonsum, Selbstgefährdung unter dem Einfluss von Alkohol, alkoholinduzierte Gesundheitsprobleme.
  2. Nachweisbar vorhandene charakteristische Gesichtsanomalien, wobei zumindest 2 der folgenden Fehlbildungen gegeben sein müssen:
     1. kurze Lidspalten (< 10. Perzentile)
     2. schmales Lippenrot der Oberlippe
     3. fehlendes oder nur schwach ausgebildetes Philtrum
  3. Nachweisbar vorhandene vor- und/oder nachgeburtliche Wachstumsretardierung (Dystrophie)
     1. Körpergröße oder -gewicht < 10. Perzentile

4. Eindeutige Hinweise auf Defizite beim Hirnwachstum oder pathologische Morphogenese, wobei mindestens eines der folgenden Kriterien zutreffen muss:
   1. durch bildgebende Verfahren nachgewiesene Hirnanomalien
   2. Kopfumfang < 10. Perzentile

Fetale Alkoholeffekte (FAE)
1. Gesicherte Alkoholexposition der Mutter
2. Nachweisbar vorhandene charakteristische Gesichtsveränderungen, wobei zumindest 2 der folgenden Anomalien gegeben sein müssen:
   1. kurze Lidspalten (< 10. Perzentile)
   2. schmales Lippenrot der Oberlippe
   3. fehlendes oder nur schwach ausgebildetes Philtrum
3. Vorhandensein eines der folgenden Kriterien:
   1. Nachweisbar vorhandene vor- und/oder nachgeburtliche Wachstumsretardierung.
      1. Körpergröße oder -gewicht < 10. Perzentile
   2. Eindeutige Hinweise auf Defizite beim Hirnwachstum oder pathologische Morphogenese, wobei mindestens eines der folgenden Kriterien zutreffen muss:
      1. durch bildgebende Verfahren nachgewiesene Hirnanomalien
      2. Kopfumfang < 10. Perzentile
   3. Komplexes Muster eindeutiger Verhaltensanomalien und kognitiver Defizite, die nicht durch eine genetische Prädisposition erklärt werden können und auch nicht allein milieubedingt sind. Zu diesem Muster zählen: Schwierigkeiten bei der Ausführung komplexer Aufgaben (zum Beispiel bei der Lösung von Problemen, beim Planen und im Urteilsbereich, schlechte Rechenleistungen); Defizite im Bereich höherer Sprachleistungen (Kommunikation und Perzeption); Verhaltensstörungen (gestörtes Sozialverhalten, emotionale Instabilität).

Alkoholbedingte neurologische Entwicklungsstörungen = ARND (alcohol-related neurodevelopmental disorder)
1. Gesicherte Alkoholexposition der Mutter
2. Vorhandensein eines der folgenden Kriterien:
   1. Eindeutige Hinweise auf Defizite beim Hirnwachstum oder pathologische Morphogenese, wobei mindestens eines der folgenden Kriterien zutreffen muss:
      1. durch bildgebende Verfahren nachgewiesene Hirnanomalien
      2. Kopfumfang < 10. Perzentile
   2. Komplexes Muster eindeutiger Verhaltensanomalien und kognitiver Defizite, die nicht durch eine genetische Prädisposition erklärt werden können und auch nicht allein milieubedingt sind (siehe oben).

Alkoholbedingte körperliche Geburtsdefekte = ARBD (alcohol-related birth defect)
1. Gesicherte Alkoholexposition der Mutter
2. Nachweisbar vorhandene charakteristische Gesichtsanomalien, wobei zumindest 2 der folgenden Fehlbildungen gegeben sein müssen:
   1. kurze Lidspalten (< 10. Perzentile)
   2. schmales Lippenrot der Oberlippe
   3. fehlendes oder nur schwach ausgebildetes Philtrum
3. Angeborene strukturelle Defekte (zumindest eine auffällige Veränderung oder 2 kleinere Merkmale müssen zutreffen)

Prävalenz

- In den Industrieländern wird die Gesamtprävalenz der Alkohol-Embryopathien auf 1,1 von 100 Kindern geschätzt.
  - Es wird angenommen, dass FAS und FAE etwa 40% aller Diagnosen des AE-Kontinuums ausmachen.
- Die genauen Inzidenzzahlen sind nicht bekannt, weil alkoholbedingte Störungen, insbesondere ARND und ARBD, unterdiagnostiziert sind.

Wachstumsverzögerung (insbesondere bei FAS und FAE)

- Eine Wachstumsverzögerung des Embryos kann ab der Mitte der Schwangerschaft im Ultraschall festgestellt werden.
  - Der Wachstumsrückstand des Kinds bleibt auf Dauer bestehen (kein „Aufholen" nach der Geburt).
- Die Kinder haben ein niedriges Geburtsgewicht, und zwar nicht nur im Verhältnis zu ihrem Gestationsalter, sondern auch zu ihrer Geburtslänge. Die Relation Körpergewicht zu Körpergröße kann sich im frühen Kindesalter noch weiter verschlechtern. Bei Mädchen normalisiert sich das Gewicht-Größe-Verhältnis während der Pubertät, die Knaben bleiben jedoch schmächtig.
- Eine Mikrozephalie (Kopfumfang < -2 SD) deutet auf eine ZNS-Entwicklungsstörung hin. Bei FAS und FAE verstärkt sich die Mikrozephalie in der postnatalen Periode noch weiter; ein Defizit von bis zu 4 Standardabweichungen unter der Normkurve ist möglich.

Manifestationen der Funktionsstörungen des ZNS (FAS, FAE und ARND)

- Der Schweregrad der Symptome hängt von Dauer und Ausmaß der Alkoholexposition ab (26.18).
- Im Säuglingsalter zeigen die Kinder Schlaf- und Essstörungen und sind oft aufgrund ihrer reduzierten Habituation (Schwierigkeiten mit der Reizverarbeitung) betreuungsintensiv.

- Hypotonie und Verzögerungen der motorischen Entwicklung treten im Säuglingsalter häufig auf, allerdings ist eine individuelle Therapie nur selten erforderlich.
- Eine Verzögerung in der Sprachentwicklung wird häufig gesehen, sie kann jedoch auch auf sekundäre Faktoren zurückzuführen sein. Ob eine Sprachtherapie notwendig ist, sollte aufgrund der individuellen Fallkonstellation entschieden werden. Eine intensive Interaktion zwischen einem Erwachsenen und dem Kind wird die Sprachentwicklung unterstützen und sollte daher besonders gefördert werden.
- Impulsivität, Aufmerksamkeitsstörungen sowie eine ungenügende Selbstkontrolle sind typisch für AE-Kinder. Während der Vorschulzeit werden diese Probleme die täglichen Aktivitäten des Kindes, seine Lernfähigkeit sowie sein Sozialverhalten mehr und mehr beeinträchtigen.
- Die intellektuellen Fähigkeiten der AE-Kinder sind im Bereich zwischen normal und mentaler Retardierung angesiedelt. Im Schulalter haben diese Kinder spezifische oder generelle Lernschwierigkeiten, insbesondere in Mathematik und Fremdsprachen. Die Aufmerksamkeitsdefizite und die Beeinträchtigung der höheren Hirnfunktionen können auch Auswirkungen auf die gesamte Lernfähigkeit haben.
- Da bei AE-Kindern Gehör und Visus nicht selten beeinträchtigt sind, wird eine sorgfältige Abtestung des Hör- und des Sehvermögens empfohlen.

Rehabilitation und Prognose von AE-Kindern

- Die Prognose hängt in großem Maße vom Umfeld des Kindes ab.
- In Ländern mit organisiertem Kinder- und Jugendschutz werden viele Kinder mit FAS oder FAE zumindest zeitweilig aus dem Elternhaus entfernt. Wiederholte Episoden in verschiedenen Pflegeeinrichtungen und traumatische Erlebnisse in der frühen Kindheit können allerdings unter Umständen noch die psychische Belastung dieser Kinder verstärken und so das Risiko für sekundäre Probleme (Schule schwänzen, Verhaltensauffälligkeiten, Substanzmissbrauch) erhöhen.
- Für eine erfolgreiche Rehabilitation ist ein geschütztes Umfeld unabdingbar.
- Ein AE-Kind bedarf einer individuell geplanten Betreuung und Rehabilitation.
- Das Schuleintrittsalter und der Schultyp sind unter Bedachtnahme auf die individuellen Gegebenheiten zu wählen: Es gibt kein „typisches AE-Kind".
- Auch wenn die kognitiven Fähigkeiten eines Kindes den Besuch einer Regelschule ermöglichen, sollte geprüft werden, ob nicht eine spezielle Lernhilfe oder eine kleine Klassengröße von Vorteil wären (31.24).
- Je nach den individuellen Bedürfnissen des Kindes wird man sich gegebenenfalls für eine Sonderschule oder Integrationsklasse entscheiden.
  - Einige FAS-Kinder profitieren vom Besuch einer Klasse für Kinder mit dysphasischen Störungen, andere brauchen vielleicht Hilfe bei ihren sozialen Kontakten oder emotionalen Problemen. In manchen Fällen wiederum genügen möglicherweise schon leichte Anpassungen der traditionellen Lehrmethoden.
- Wenn Aufmerksamkeitsdefizite zu schlechten schulischen Leistungen oder signifikanten Problemen bei der sozialen Integration führen, sollte eine Medikation erwogen werden.
- Der Prävention von psychischen Problemen und Verhaltensstörungen sollte besonderes Augenmerk geschenkt werden und entsprechende Maßnahme sollten schon frühzeitig ergriffen werden.
- Siehe auch 26.18.

32.13 Behandlung psychischer Probleme von Personen mit mentaler Behinderung in der Allgemeinpraxis

Zielsetzungen

- Erkennen von Zuständen, die eine Fahndung nach psychischen oder Verhaltensstörungen erfordern
- Erkennen und Behandlung möglicher somatischer Ursachen
- Falls erforderlich, psychiatrische Erste-Hilfe-Maßnahmen
- Überweisung an eine geeignete Einrichtung zur weiteren Evaluierung und Therapie

Besondere Probleme der psychischen Entwicklung mental behinderter Personen

- Die mentale Beeinträchtigung beeinflusst Lernvermögen, Auffassungsgabe und Persönlichkeit.
- Die frühen Jahre eines mental behinderten Kindes sind von der Enttäuschung und der Bedrücktheit der Eltern überschattet. Die Fähigkeit, den erlittenen Schicksalsschlag zu verarbeiten, variiert von Familie zu Familie.

- Wegen der Notwendigkeit wiederholter stationärer Behandlung sind die Kinder oft von ihren Eltern getrennt.
- Ätiologische Abklärungen, zusätzliche Handicaps (körperliche Behinderung, sensorische Defizite, Kommunikationsprobleme, Epilepsie) und andere Erkrankungen bringen es mit sich, dass das Kind einer ständigen Beobachtung und in allen Altersstufen wiederholten körperlichen Kontakten ausgesetzt ist.
- Es kann sich als schwierig erweisen, die Anforderungen an das behinderte Kind und die in es gesetzten Erwartungen an dessen tatsächliche Leistungsfähigkeit anzupassen.
- Die Tatsache, dass das Kind tagtäglich der Hilfe bedarf, beeinflusst die Aussicht auf dessen „Selbstständigkeit".
- Die affektiven Bindungen zwischen Eltern und Kind können verzerrt sein: Gelegentlich lehnen die Eltern ihr Kind ab, schämen sich für seine Behinderung, verstecken es vor der Umwelt oder misshandeln es. Andererseits ist es aber auch möglich, dass die Eltern ihr Kind zu sehr behüten oder seine Fähigkeiten unterschätzen.
- Freundschaftliche und sexuelle Beziehungen können problematisch sein. In vielen Fällen wird es den Betroffenen verwehrt, sich mit Vertretern des anderen Geschlechts zu treffen und sexuelle Beziehungen einzugehen. Im Allgemeinen kommt es nicht in Frage, dass sie Kinder bekommen, auch wenn sie Kinder lieben.

Psychische Störungen und gestörte Verhaltensmuster

- Menschen mit intellektuellen Beeinträchtigungen weisen vielfach auch psychische und Verhaltensstörungen auf. Dies ist bei etwa 30–50% von ihnen der Fall, was einer Häufigkeit entspricht, die mindestens 2 bis 3 × höher ist als bei Personen ohne mentale Behinderung. Wegen der häufig vorhandenen Komorbidität, der beeinträchtigten Kommunikationsfähigkeit und dem ungewohnten Erscheinungsbild sind diese Störungen allerdings nicht immer gleich augenfällig.

Autistische Störungen

- Autistische Störungen sind gekennzeichnet durch eine qualitative Beeinträchtigung der sozialen Interaktion und der Kommunikation, die bereits im frühkindlichen Alter sichtbar wird und sich in eingeschränkten und sich wiederholenden, stereotypen Verhaltensmustern, Interessen und Aktivitäten manifestiert.
- Autistische Störungen sind bei mental behinderten Kindern signifikant häufiger zu finden als bei ihren Altersgenossen.
- Zusätzlich zu den autistischen Störungen finden sich bei den Betroffenen oft auch sensorische Defizite und Manierismen bzw. „seltsame" Verhaltensweisen: Blinde Personen können sich zum Beispiel ihres Geruchssinns bedienen, um sich zu orientieren, oder Personen mit Sehschwäche können ihre Finger vor den Augen bewegen, wenn sie in eine helle Lichtquelle blicken.

Aufmerksamkeitsdefizitstörung mit Hyperaktivität (ADHD)

- Zu den wesentlichen ADHD-Symptomen zählen Überaktivität, Unaufmerksamkeit und Impulsivität in einem Ausmaß, das nicht dem Entwicklungsstand des Kindes entspricht.
- Rastlosigkeit und Ablenkbarkeit können auch Symptome einer mentalen oder autistischen Störung, die Folgen einer somatischen Erkrankung oder Nebenwirkungen von Medikamenten sein.

Affektive Störungen

- Die Patienten sind manchmal nicht fähig, über ihre Gefühls- oder Stimmungslage oder andere Symptome einer Depression Auskunft zu geben.
- Auch eine Veränderung des Aussehens und der funktionellen Fähigkeiten in Verbindung mit Gereiztheit, Aggression, selbstschädigendem Verhalten, Konzentrations- und Schlafstörungen können auf eine Depression hinweisen.
- Periodische Stimmungsschwankungen, die sich als Antriebslosigkeit und dann wieder als starke Unruhe manifestieren, können ein Hinweis auf eine bipolare Störung sein.

Aggression, selbstschädigendes Verhalten und Verhaltensstörungen

- Die Ursachen für Aggressivität oder selbstschädigendes Verhalten können eine psychische Störung, aber auch Schmerzen, eine somatische Erkrankung oder Kommunikations- oder Interaktionsprobleme sein.
- Verhaltensstörungen sind gekennzeichnet durch das wiederholte Auftreten von sozial abweichenden Verhaltensmustern in Verbindung mit Wutausbrüchen, Aggressivität und destruktivem Verhalten.

Rumination

- Dieses Symptom steht unter Umständen mit einer therapiebedürftigen Refluxösophagitis in Verbindung.

Störendes Sexualverhalten

- Masturbation in Gegenwart anderer kann oft dadurch verhindert werden, dass man den Patienten entsprechendes Intimverhalten beibringt und ihnen klare Grenzen setzt.
- Auch Anhalten zu kreativer Beschäftigung, Arbeit und Hobbys kann oft Abhilfe schaffen.

Besondere Probleme der psychischen Entwicklung mental behinderter Personen
- Bestimmte Erkrankungen wie das Fragiles-X-Syndrom, das Prader-Willi-Syndrom, das fetale Alkoholsyndrom (FAS) oder die Aspartylglukosaminurie (AGU) sind mit typischen psychischen Problemen und Verhaltensauffälligkeiten assoziiert. So leiden etwa Patienten mit dem Fragiles-X-Syndrom häufig an sozialer Angststörung und Schüchternheit und sie zeigen möglicherweise Merkmale von Autismus und ADHD.

Somatische Ursachen von Verhaltensstörungen
- Unruhe kann bei mental behinderten Patienten auf somatische Schmerzen zurückzuführen sein (z.B. Otitis, Zahnprobleme, Sinusitis, gastroösophagealer Reflux oder Ulcus pepticum, Hüft(sub)luxation, Frakturen).
- In manchen Fällen kann die Einnahme von Psychopharmaka, von Antiepileptika und von Medikamenten für somatische Erkrankungen zu psychischen Problemen führen. Bei den Antiepileptika bestehen verschiedene Wechselwirkungen untereinander und mit anderen Medikamenten. Durch Erythromycin können die Carbamazepinkonzentration und durch Tetracykline die Phenytoinkonzentration auf toxische Serumspiegel ansteigen.
- Eine Kombination mit Anticholinergika kann das sogenannte anticholinergische Syndrom auslösen.
- Eine Schilddrüsendysfunktion tritt oft im Zusammenhang mit dem Down-Syndrom auf; eine Unterfunktion verursacht Depression, eine Überproduktion führt leicht zu Erregungszuständen.
- Ein intrakranieller Prozess kann Verhaltensauffälligkeiten auslösen sowie die Alltagsfähigkeiten beeinträchtigen.

Traumatische Erfahrungen und belastende Lebensereignisse
- Intellektuell beeinträchtigte Personen müssen häufig Misserfolge hinnehmen und sind oft Opfer von körperlicher und psychischer Gewalt und von sexuellem Missbrauch. Aufgrund ihrer eingeschränkten Fähigkeiten werden sie nicht selten von ihrer Umwelt schikaniert und diskriminiert.
- Die Auswirkungen von belastenden Lebensereignissen und Krisen können über einen langen Zeitraum hinweg bestehen bleiben; der/die Betroffene kann die Ereignisse nicht verarbeiten, die Symptome treten möglicherweise erst mit einer gewissen Verzögerung auf, etwa:
  - nach Veränderungen in der Familie, Geburt eines Kindes, Krankheit, Todesfall
  - nach der Übersiedlung in eine Wohngemeinschaft oder in verschiedene Formen des geschützten Wohnens
  - wenn der/die Betroffene während einer Krise erkennt, dass er/sie eine Behinderung hat oder „anders" ist
  - nach einer Phase aktiver Rehabilitation, wenn der/die Betroffene wieder zu Lebensumständen zurückkehrt, die ihm/ihr mehr Selbstständigkeit abfordern

Kommunikationsprobleme
- Alternative Kommunikationsmethoden (z.B. Bilder und Zeichensprache) können die Defizite in der sprachlichen Kommunikation teilweise oder zur Gänze kompensieren.

Ein mental behinderter Mensch als Teil der Gemeinschaft
- Personen mit geistiger Behinderung haben oft einen geschützten Platz und eine sichere Stellung innerhalb einer Gemeinschaft; wird diese Stellung jedoch gestört oder bedroht, kann dies zu neuen Symptomen führen.
- In der Gemeinschaft bilden sich aufgrund von Machtkämpfen bestimmte Verhaltensregeln heraus; werden diese Machtkämpfe aufgezeigt und zur Diskussion gestellt, können nachteilige Bindungen gelöst werden.
- Unklare Vorgaben (bezüglich erwarteter Leistungen oder bestehender Verbote) sowie inkonsequentes Verhalten (etwa wenn ein Betreuer streng und ein anderer nachgiebig ist) sollten geändert und ein einheitliches Vorgehen erarbeitet werden.
- Das Klagen über Beschwerden ist häufig ein probates Mittel zur Erreichung eines gewünschten Ziels, aber auch zur Vermeidung von ungeliebten Aufgaben oder um Aufmerksamkeit auf sich zu lenken.
- Es kann sein, dass Betroffene durch Unruhe oder das Simulieren anderer Symptome versuchen, Lernschwierigkeiten zu maskieren.

Untersuchung und Therapie von psychischen Störungen und gestörten Verhaltensmustern

- Ein eingehendes Assessment, wenn möglich durch Ärzte und Therapeuten verschiedener Fachrichtungen, ist häufig notwendig.
- Für die Diagnosefindung und während der nachfolgenden Behandlung werden Information von vielen Quellen gesammelt (vom Patienten selbst, den Eltern, anderen Angehörigen, Lehrern, Ergotherapeuten).
- Zur Diagnosefindung und zur Bewertung des Therapieerfolgs können strukturierte Skalen hilfreich sein.
- Eventuellen somatischen Erkrankungen, sensorischen Defiziten und Kommunikationsproblemen sollte gebührende Beachtung geschenkt werden.

- Eine erfolgreiche Therapie bedarf in der Regel des vollen Einsatzes sowohl des Patienten als auch des ganzen Netzwerks an beteiligten Personen.

Grundsätze einer zweckmäßigen medikamentösen Behandlung

- Die psychiatrische Diagnose oder die vermuteten Ursachen für das Verhalten des Patienten werden möglichst präzise formuliert.
- Für die medikamentöse Behandlung von Personen mit eingeschränkten mentalen Fähigkeiten gelten die gleichen Grundsätze wie für die Behandlung von Personen mit normalen mentalen Fähigkeiten.
- Die medikamentöse Therapie bei Kindern und Jugendlichen fällt, zumindest was die Diagnose und die Einleitung der Therapie betrifft, in die Verantwortung eines Spezialisten.
- Vor der Einleitung einer Langzeittherapie mit Psychopharmaka sind die Hintergrundfaktoren von einzelnen Verhaltensauffälligkeiten zu erheben und zu erwägen, ob die Möglichkeit besteht, sie mit einem speziellen Betreuungsprogramm zu beheben.
- Fällt die Entscheidung zugunsten einer Therapie mit Psychopharmaka, ist das Leitsymptom, das mit der Behandlung angegangen soll, klar zu beschreiben (z.B. „3 × täglich Wutanfälle von jeweils einer halben Stunde Dauer"), damit eine eindeutige Beurteilung des Therapieerfolgs ermöglicht wird.
- Grundregel ist, jeweils nur ein Psychopharmakon zu verschreiben. Die gleichzeitige Verabreichung von 2 Medikamenten derselben Arzneimittelgruppe sollte vermieden werden.
- Wenn im Rahmen einer Polymedikation das Behandlungsschema geändert werden soll, ist immer nur ein Medikament durch ein anderes zu ersetzen und vor jeder weiteren Änderung der Medikation die Wirkung der neuen Wirkstoffkombination über einen ausreichend langen Zeitraum hinweg (mehrere Wochen oder Monate) zu bewerten.
- Der sorgfältigen Überwachung der Pharmakotherapie kommt größte Bedeutung zu: regelmäßige Überprüfung des Therapieerfolgs, Dosisanpassung, Absetzen unwirksamer Therapien.

Sonstige Behandlungsmethoden

- Das Leben von Menschen mit mentalem Handikap unterscheidet sich vom normalen Leben in vielerlei Hinsicht und kann in den Augen von Gesunden oft erschreckend anders sein. Der/die Behinderte wird andererseits oft auch für kleine Hilfen dankbar sein und vergleicht seine/ihre Lebenssituation nicht mit den Idealvorstellungen, die andere festgelegt haben. In die Planung eines umfassenden Rehabilitationsprogramms ist daher auch eine Suche nach Bereichen einzubeziehen, in denen gezielte Hilfestellungen ermöglicht werden können.
- Je nach den spezifischen Bedürfnissen des Patienten können eine Sprachtherapie, Beschäftigungstherapie, Musiktherapie oder Physiotherapie ins Auge gefasst werden.
- Von den heute zur Verfügung stehenden psychotherapeutischen Methoden wurden verschiedene Formen der Verhaltenstherapie, Problemlösungstechniken, psychodynamische Individual- und Gruppentherapien und diverse Arten kreativer Tätigkeit mit Erfolg eingesetzt.
- Bei der Therapie von aggressivem und selbstverletzendem Verhalten könnte eine Vorgehensweise sinnvoll sein, bei der – ausgehend von einer funktionalen Analyse – dieses störende Verhalten durch angepasstere Verhaltensweisen ersetzt wird; desgleichen könnte ein verhaltenstherapeutisches Erziehungsprogramm von Nutzen sein ❻.
- Ein solides soziales Netzwerk und ein sinnvoll zusammengestelltes Programm mit einer Werktherapie oder sonstigen Aktivitäten im Rahmen einer Tagespflege sind eine wichtige Grundlage jeder therapeutischen Strategie.

Wie werden die Angehörigen mit den Problemen fertig?

- Geistige Behinderung bringt oft im Alltag der Menschen im Umfeld der Betroffenen erhebliche körperliche und psychische Belastungen mit sich. Aus Pflichtbewusstsein sprechen die betreuenden Angehörigen nicht über ihre Erschöpfung oder leugnen diese sogar. Manchmal bringen Menschen, die einen behinderten Angehörigen betreuen, enorme Opfer.
- Man sollte sich daher um das Wohl der Angehörigen und Betreuer kümmern und sie fragen, wie sie mit ihren Problemen fertig werden.
- Wie spielt sich ihr Leben ab? Bekommt die Familie Besuch? Trifft sie sich mit Freunden, wie dies früher der Fall war?
  - Haben alle auch genügend Zeit für sich selbst und zu ihrer Erholung?
- Eine Hilfe für die das Kind betreuenden Angehörigen kann durch eine regelmäßige Entlastungspflege außer Haus erzielt werden. Die sozialen Dienste stellen für solche Zwecke meist spezielle finanzielle Beihilfen zur Verfügung.
- Spezialisierte Betreuungsdienste und -organisationen für Personen mit mentalem Handikap bieten Freizeitaktivitäten, Ferienaufenthalte in Camps, Betreuungskräfte und Betreuungsfamilien, Selbsthilfegruppen, Trainingskurse und Ähnliches an.

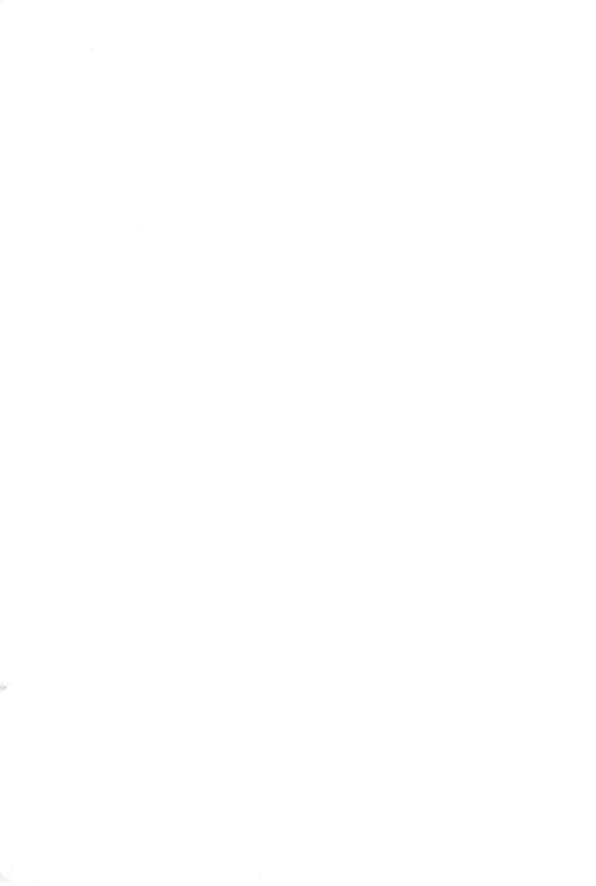

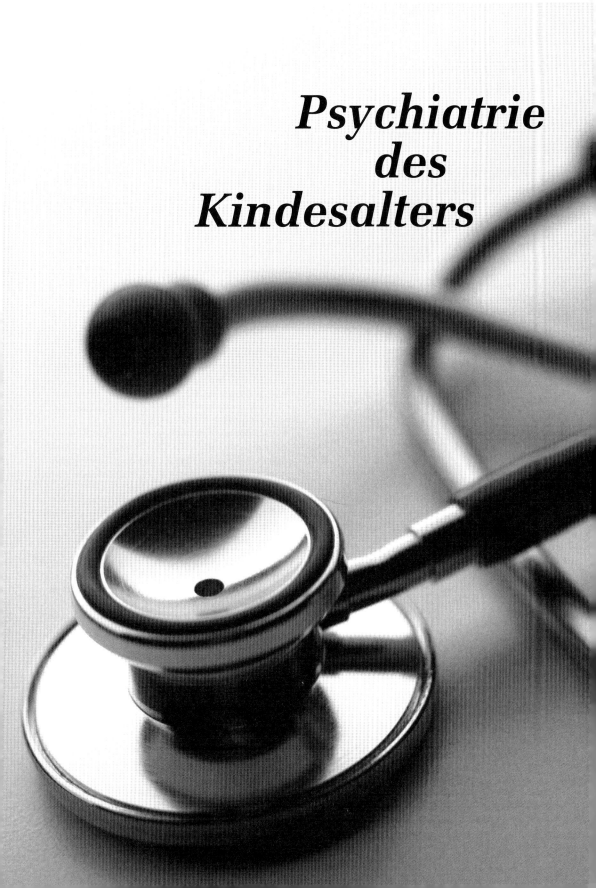

Psychiatrie des Kindesalters

33.02 Depression im Kindesalter

Zielsetzung
- Erkennen der Depression eines Kindes. Die Symptome sind komplex und oft irritierend.

Wie äußern sich Depressionen bei einem Kind?
- Die Depression eines Kindes zeigt sich in Form von Melancholie und verminderter Erlebnisfähigkeit.
- Das Interesse an der Umwelt schwindet ebenso wie die Fähigkeit, Freude und Befriedigung zu empfinden.
- Depressive Kinder fühlen sich abgelehnt. Sie glauben, dass sie niemand mag, und haben Schwierigkeiten, angebotene Hilfe anzunehmen.
- Ein depressives Kind wirkt oft unglücklich und traurig.

Epidemiologie
- Die Prävalenz schwerer Depressionen beträgt 0,1–2% bei Schulkindern und 2,5–6% bei Jugendlichen.
- Leichtere, klinisch signifikante Depressionen treten bei etwa 4% aller Kinder auf; 10–40% der Kinder leiden an depressiven Episoden.

Diagnostik; Symptome in verschiedenen Altersgruppen

Depression des Säuglings:
- Es gibt keine anerkannten Kriterien der Depression des Säuglings. Studien haben gezeigt, dass Symptome bei Säuglingen durch unbefriedigende Interaktion ausgelöst werden.
- Meist ist die Depression des Säuglings auf die Interaktion mit einem depressiven Elternteil zurückzuführen.
  - Eine depressive Mutter (oder ein depressiver Vater) sucht keinen Augenkontakt zum Kind und spricht wenig oder nichts mit dem Kind (keine Babysprache).
  - Das Baby wird selten aufgenommen, Handgriffe erfolgen eher mechanisch, das Baby wird auf Abstand gehalten.
  - Die Mutter (oder der Vater) ist erschöpft, die Betreuung des Babys wird zu einer schweren und mühevollen Pflicht.
  - Die Mutter (oder der Vater) bezweifelt die eigene Fähigkeit, sich um das Baby zu kümmern.
  - Im schlimmsten Fall denkt die Mutter (der Vater) an Selbstmord oder an die Tötung des Babys.
- Ein depressiver Säugling vermeidet Augenkontakt.
- Die Fähigkeit des Kindes, Interesse an seiner Umwelt und an anderen Menschen zu zeigen, ist beeinträchtigt.
- Das Kind ist passiv.
- Das Weinen des Kindes ist gedämpft und kläglich.
- Oft treten bei depressiven Säuglingen Schlaf- und Essstörungen auf.
- Sowohl die geistige als auch die motorische Entwicklung ist verzögert, sogar Rückschritte sind möglich.
- Im Extremfall verliert das Kind die Lust am Leben.

Depression bei Kleinkindern:
- Die Depression äußert sich oft durch Reizbarkeit, Unzufriedenheit und Langeweile.
- Das Kind hat die Lebensfreude verloren, will nicht mehr spielen.
- Unruhe als Zeichen von Konzentrationsmangel.
- Das Kind ist oft müde.
- Das Kind hat Probleme beim Einschlafen oder wacht in der Nacht auf.
- In manchen Fällen äußert sich die Depression durch Zornausbrüche oder eine Unfähigkeit des Kindes, mit anderen zu spielen.
- Mit Depressionen einhergehende, selbstzerstörerische Tendenzen (33.07) können dazu führen, dass das Kind versucht, von zu Hause wegzulaufen; oft besteht eine ausgeprägte Neigung zu Unfällen.
- Psychosomatische Symptome, wie Enkopresis, Kopfschmerzen und Bauchschmerzen, können ebenfalls Anzeichen einer Depression sein.
- Veränderungen im Appetit können Zeichen einer Depression sein.

Depression bei SchHalsulkindern:
- Die Depression äußert sich oft durch Reizbarkeit und Langeweile.
- Ein vermindertes Interesse an der Umwelt und eine reduzierte Lebensfreude haben zur Folge, dass das Kind in der Freizeit weniger aktiv ist oder sich von solchen Aktivitäten zurückzieht.
- Konzentrationsprobleme kommen durch Ruhelosigkeit zum Ausdruck.
- Das Kind ist oft müde, schläft viel oder wacht am frühen Morgen auf.
- Die schulische Leistung ist beeinträchtigt.
- Das Kind hält sich selbst für wertlos, betrachtet sich als Versager und hat Schuldgefühle.
- Um ihr Gefühl der Wertlosigkeit zu überdecken, spielen manche Kinder den Clown. Sie maskieren das eigene Gefühl der Hoffnungslosigkeit, indem sie andere zum Lachen bringen.
- Eine anhaltende Depression kann zu sozialem Rückzug und Isolation führen; das Kind läuft

Gefahr, in der Schule zu einem Ziel der Angriffe anderer Kinder zu werden oder selbst in die Rolle des Angreifers zu verfallen.
- Depressionen können bei einem Kind selbstzerstörerische Gedanken auslösen und – im Extremfall – in einem Akt der Selbstzerstörung gipfeln.
- Selbstmorde von Kindern sind gewalttätig und werden daher oft fälschlich als Unfälle interpretiert.

Differenzialdiagnose
- Depressionen bei Kindern können mit Angstzuständen, Schulphobien und Verhaltensstörungen einhergehen.
- Bei Kindern und Jugendlichen werden Depressionen oft von verschiedenen somatischen Störungen begleitet. Aber auch kranke Kinder wirken oft gedämpft und depressiv.
- Auch nicht depressive Kinder können traurig, müde und erschöpft sein; eine kurzfristige depressive Reaktion kann entwicklungsbedingt – möglicherweise in Verbindung mit einem Verlusterlebnis oder einer Veränderung der Lebensumstände – auftreten.
- Wenn sich die Depression ungünstig auf die psychosoziale Kompetenz des Kindes auswirkt, z.B. beim Umgang mit Freunden oder in der Schule, oder wenn die geistige Entwicklung leidet, ist eine entsprechende Behandlung erforderlich.

Beurteilung eines depressiven Kindes
- Zur Diagnose bzw. Behandlung einer Depression ist meist die Konsultation eines Kinderpsychiaters erforderlich.
- Die Beurteilung eines depressiven Kindes durch einen Arzt, in einer Beratungsstelle oder durch die Schulkrankenschwester sollte sich nicht nur auf das Kind konzentrieren, sondern auch die Eltern und möglicherweise andere erwachsene Bezugspersonen sowie den (die) Lehrer des Kindes einbeziehen.
- Im Gespräch mit dem Kind ist es ratsam, in für das Kind leicht verständlichen Worten nach Depressionssymptomen zu fragen („Schläfst du gut?").
- Wenn der Verdacht einer Suizidgefährdung besteht, ist dies durch direkte Fragen anzusprechen („Ist es dir in letzter Zeit so schlecht gegangen, dass du daran gedacht hast, dich selbst zu verletzen oder gar umzubringen?").
- Wenn das Kind die Frage bejaht, sind die Eltern darüber zu befragen, ob ihnen bewusst ist, wie schlecht es dem Kind geht und dass es selbstmordgefährdet ist.
- Abgesehen von den Antworten, die das Kind im Gespräch gibt, ist auch auf die Erscheinung des Kindes und seine Interaktion mit den Eltern zu achten, vor allem bei Säuglingen und Kleinkindern.
- Bei der Beurteilung und Behandlung eines depressiven Kindes ist die Lebenssituation der Familie zu berücksichtigen, da die Depression durch Ereignisse in der Familie ausgelöst worden sein kann und die Eltern in der Therapie immer eine wichtige Rolle spielen.
- Fragebögen (z.B. CDI – Children's Depression Inventory) können bei Schulkindern und Jugendlichen zur Diagnose der Depression eingesetzt werden.

Behandlung der Depression
Allgemeine Grundsätze
- Ein depressives Kind bedarf der Unterstützung eines Erwachsenen, der selbst mit den Gefühlen des Kindes – Verzweiflung, Hilflosigkeit, Wut und Bitterkeit – angstfrei umgehen kann und dabei Interesse und Verständnis für die Bedürfnisse des Kindes zeigt.
- Die Eltern oder Betreuungspersonen des Kindes sind immer in die Therapie einzubeziehen, da das Kind untrennbar mit der Familie verbunden ist.
- Die Art der Therapie hängt von der Schwere der Depression, der Familiensituation und den im System verfügbaren Behandlungsmöglichkeiten ab.

Depression im Säuglings- und Kleinkindalter
- Eine befriedigende Interaktion mit einem Erwachsenen ist für das Kind besonders wichtig. Diese Grundvoraussetzung kann durch Behandlung der Depression der Mutter (des Vaters) bzw. durch Unterstützung der Eltern in ihrer Beziehung zum Kind oder, falls dies nicht möglich ist, durch Beiziehung einer anderen Betreuungsperson für das Kind geschaffen werden. In schweren Fällen ist möglicherweise eine Interaktionstherapie erforderlich.
- An Universitätskliniken und Kinderkliniken werden psychiatrische Therapien für Säuglinge und Kleinkinder angeboten.

Depression bei Schulkindern
- Kurzfristige Depressionen als Reaktion auf eine Veränderung
  - können in einer Beratungsstelle oder vom Hausarzt in Zusammenarbeit mit der Familie behandelt werden.
  - erfordern eine entsprechende Nachsorge, um festzustellen, ob die Depression tatsächlich vorüber ist oder ob die Therapie auf fachärztlicher Ebene fortzusetzen ist.
- Indikationen für eine fachärztliche oder andere spezialisierte Betreuung (in einer kinderpsych-

iatrischen Klinik oder einer Familienberatungsstelle):
- anhaltende Depression (länger als 2 Monate), auch wenn die auftretenden Symptome nur leicht sind
- schwere Depression, die die Funktionsfähigkeit des Kindes beeinträchtigt
- Depression in Verbindung mit multiplen oder schweren Verhaltensstörungen

Wahl der Behandlung
- Eine Familientherapie ist vor allem bei kleineren Kindern indiziert, wenn die Eltern oder ein Elternteil depressiv sind oder das Kind offensichtlich vernachlässigt wurde.
- Eine Individualtherapie eignet sich besonders für Jugendliche, in manchen Fällen aber auch für kleinere Kinder ❸.
- Suizidgefährdete Kinder sollten sofort zur Behandlung an eine Spezialklinik (Kinderneuropsychiatrie) überwiesen werden. Das vorrangige Ziel der Therapie ist die Gewährleistung der körperlichen Sicherheit des Kindes durch ambulante oder stationäre Behandlung.
- Eine stationäre Behandlung ist auch dann indiziert, wenn die Depression die schulische Leistung des Kindes und seine psychosoziale Bewältigungskompetenz stark beeinträchtigt.
- Selektive Serotoninwiederaufnahmehemmer (SSRIs) können zur medikamentösen Therapie schwerer oder anhaltender Depressionen bei Kindern eingesetzt werden (33.21). Jüngste Studien haben jedoch gezeigt, dass die Wirksamkeit dieser Präparate geringer ist als ursprünglich angenommen; in einigen Studien gibt es deutliche Hinweise auf einen ursächlichen Zusammenhang mit einer erhöhten Suizidalität.
- Eine medikamentöse Therapie sollte stets vom Kinderpsychiater sorgfältig erwogen und durch häufige Kontrollen überwacht werden.
- Tricyklische Antidepressiva haben bei Kindern im Volksschulalter ❸ keinen Nutzen.

Depressionsprognose bei Kindern
- Die Wahrscheinlichkeit der vollständigen Erholung nach einer ersten depressiven Episode liegt bei fast 100%.
- Schwere Depressionen bei Kindern dauern oft lange an, und es kommt häufig zu Rezidiven.
- Eine Depression im Kindesalter erhöht das Depressions- und Suizidrisiko im Jugendlichen- und Erwachsenenalter.

33.03 Anpassungsstörungen im Kindesalter

Grundregeln
- Patienten mit Anpassungsstörungen haben Schwierigkeiten, sich an bestimmte psychosoziale Stressfaktoren anzupassen, und entwickeln in der Folge entsprechende Symptome. Es handelt sich demnach um eine reaktive Störung, die mit der Lebenssituation des Patienten zusammenhängt.
- Angstzustände infolge einer emotionalen Belastung wechseln mit Normalzuständen.
- Die individuelle Prädisposition und die Vulnerabilität des Kindes spielen eine wichtige Rolle in der Ätiologie der Störung.
- Veränderungen der Lebensumstände, Verlusterlebnisse, Trennung von der Familie, Anfeindungen durch andere Kinder in der Schule oder Krankheit können eine Anpassungsstörung auslösen.

Epidemiologie
- Die Prävalenz von Anpassungsstörungen ist unklar, liegt aber nach Aussage mancher Studien bei 4%.
- Eine erhebliche Anzahl der zur psychiatrischen Beurteilung an Notfallstationen überwiesenen Jugendlichen (etwa 40%) leidet an Anpassungsstörungen.

Symptome und klinisches Erscheinungsbild
- Die Symptome treten innerhalb von 1 bis 3 Monaten nach der belastenden Situation oder dem traumatischen Erlebnis auf.
- Wenn die Symptome länger als 6 Monate nach dem belastenden Ereignis anhalten, handelt es sich mit großer Wahrscheinlichkeit um eine andere psychiatrische Störung.
- Die Symptome sind ähnlich wie bei anderen psychischen Störungen. Das klinische Erscheinungsbild hängt weitgehend vom Alter und Entwicklungsstadium des Kindes ab.
- Die Reaktionen und Einstellungen (gegenüber dem die Störung auslösenden Ereignis) der dem Kind nahe stehenden Personen bzw. seiner Eltern sowie deren Fähigkeiten und Möglichkeiten, dem Kind beizustehen, haben vermutlich einen Einfluss auf das Auftreten der Störung.
- Bei der Diagnosestellung sind andere psychische Störungen auszuschließen.

Charakterisierung von Anpassungsstörungen
- Kurze depressive Reaktion
- Längere depressive Reaktion
- Angst und depressive Reaktion gemischt

- Mit vorwiegend emotionalen Störungen anderer Art (z.B. regressives Verhalten)
- Mit vorwiegender Störung des Sozialverhaltens
- Gemischte Störung von Gefühl und Sozialverhalten

Therapie
- Wissenschaftliche Informationen sind nur spärlich verfügbar.
- Veränderungen im Umfeld des Kindes und Maßnahmen zur Unterstützung und Anleitung des Kindes und der Familie erweisen sich als hilfreich. Leichte Anpassungsstörungen können auf primärmedizinischer Ebene unter Beachtung der erwähnten Grundsätze behandelt werden.
- Über Erfolge kognitiver Therapien zur Behandlung schwererer Formen von Anpassungsstörungen wird berichtet.
- Nach derzeitigem Wissensstand erholen sich Kinder von Anpassungsstörungen gut. Dazu sind eine frühzeitige Diagnose und Therapie wichtig.
- Vor allem bei traumatischen Ereignissen, die auch für die Eltern schwer zu verarbeiten sind und sie in ihrer Rolle als Beschützer des Kindes emotional belasten, ist die Notwendigkeit einer individuellen psychologischen Betreuung sorgfältig zu erwägen.
- Auch Kinder können an **akuten Stressreaktionen** und **posttraumatischen Belastungsstörungen** (PTBS) leiden (Erwachsene siehe 35.36). Diese Störungen müssen behandelt werden, da Kinder die erlebten Traumata nicht vergessen. Vielmehr benötigen sie Unterstützung zur Verarbeitung des Erlebten. Die Technik des Debriefings wird auch bei Kindern angewandt, erweist sich aber vor allem bei Vorschulkindern oft als nicht ausreichend.

33.04 Panikstörung im Kindesalter

Grundregeln
- Wenn ein Kind unerklärliche somatische Symptome zeigt, die den Anzeichen einer Panikstörung entsprechen, ist die Konsultation eines Kinderpsychiaters erforderlich.
- Eine möglichst frühzeitige Diagnose ist wichtig, um zu verhindern, dass das Kind in der Familie oder seinem weiteren sozialen Umfeld in die Rolle des Kranken verfällt.

Epidemiologie
- Mehr als 10% der Kinder zeigen Angstsymptome, die den Kriterien von Angststörungen oder subklinischen Phobien entsprechen.
- Nach dem Ergebnis mehrerer Studien leiden 1,7 bis 7,6% aller Kinder im Schulalter an Schulphobien.

Allgemeine Information
- Ein autosomaldominanter Erbgang der Panikstörung wird vermutet.
- Dem Auftreten einer Panikstörung geht oft der Tod eines nahestehenden Menschen, eine Krankheit oder bei Jugendlichen eine Trennung von einer Freundin oder einem Freund voraus.
- Als Folge einer nicht diagnostizierten und unbehandelten Panikstörung kann bei einem Kind ein Vermeidungsverhalten entstehen, das den Alltag schwer beeinträchtigt und sich am häufigsten durch Schulabbruch äußert.

Symptome
- Erstes Auftreten der Störung meist im Alter von 5 bis 10 Jahren
- Herzklopfen
- Schwäche
- Zittern
- Angst zu sterben oder verrückt zu werden
- Kurzatmigkeit
- Schwindel
- Engegefühl und Schmerzen in der Brust
- Kribbeln in den Fingern und im Gesicht
- Erstickungsgefühl
- Schweißausbrüche
- Hitzewallungen, Schüttelfrost und Kälteschauer
- Verschwommenes Sehen
- Oft werden vorrangig somatische Symptome geschildert und Untersuchungen auf dieser Ebene angeordnet.

Differenzialdiagnosen
- Asthma bronchiale
- Hyperthyreose
- Neurologische Störung
- Herzerkrankung
- Nebenwirkung einer medikamentösen Therapie (Salbutamol)
- Coffeinwirkung

Therapie
- Zur Diagnose einer Panikstörung bei Kindern und Jugendlichen sind fachärztliche Untersuchungen erforderlich; vor allem sollte eine medikamentöse Therapie nur unter fachärztlicher Aufsicht eingeleitet werden.
- Es kommen in erster Linie psychologische Therapien zum Einsatz. Wenn notwendig, kann auch eine medikamentöse Therapie eingeleitet werden.
- Verschiedene Psychotherapieformen stehen zur Verfügung. Zur Behandlung der sekundären Symptome der Panikstörung wird eine Verhal-

tenstherapie empfohlen. Eine genaue Information und die Einbeziehung der Eltern und der Betreuungspersonen des Kindes sind für den Erfolg der Therapie von entscheidender Bedeutung.
- Falls eine medikamentöse Therapie notwendig ist, sind in erster Linie Serotoninwiederaufnahmehemmer (SSRIs) in Betracht zu ziehen. Es bestehen ältere Erfahrungen auch mit Clomipramin.
- Anmerkung: In letzter Zeit gibt es warnende Studien über die Anwendung von SSRIs bei Kindern und Jugendlichen wegen einer möglichen erhöhten Suizidgefahr. Es wird daher die Konsultation eines Kinderpsychiaters vor Behandlungseinleitung angeraten sowie eine engmaschige Beobachtung der Patienten, vor allem zu Therapiebeginn.

33.05 Zwangsstörungen im Kindesalter

Allgemeines
- Verhaltensrituale ohne weitere nennenswerte Probleme sind bei Kindern vor der Pubertät oft normal.

Epidemiologie
- Zwangsstörungen (engl. obsessive compulsive disorders, OCD) sind relativ selten.
- Die Prävalenz bei Kindern und Jugendlichen wird je nach Stichprobe und untersuchter Altersgruppe mit 0,3–3% angegeben.
- Etwa 30–50% der Zwangsstörungen im Erwachsenenalter haben bereits in der Kindheit begonnen.
- Zwangsstörungen neigen zur Chronifizierung.
- Psychiatrische Beratung und Betreuung wird oft erst relativ spät in Anspruch genommen; dies wirkt sich möglicherweise auf die Prognose aus. Eine frühzeitige Intervention ist empfehlenswert.
- Ein früher Beginn einer Zwangsstörung wird derzeit mit einer erhöhten genetischen Vorbelastung in Verbindung gebracht.
- Studien haben gezeigt, dass bei engen Verwandten des betroffenen Kindes im Vergleich zur Gesamtbevölkerung vermehrt Zwangsstörungen und Tics festzustellen sind.

Ätiologie
- Ätiologie und Pathogenese der Zwangsstörung sind noch nicht bekannt, man geht jedoch von einer multifaktoriellen Entstehung aus, an der biologische und psychische Faktoren beteiligt sind. Derzeit werden neurobiologische Modelle bevorzugt.
- Genetische Studien lassen eine genetische Prädisposition zur Zwangsstörung vermuten. Die Störung tritt oft in Verbindung mit Tics auf, wobei beide Störungen in der engeren Familie häufiger auftreten als in der Gesamtbevölkerung.
- Es wird angenommen, dass eine frontotemporale Dysfunktion sowie eine Dysfunktion der Basalganglien in der Ätiologie eine Rolle spielen.
- Eine Fehlsteuerung auf Neurotransmitterebene (z.B. Serotonin, Dopamin und Glutamat) wurde ebenfalls mit der Pathogenese der Zwangsstörung in Verbindung gebracht.
- In der Psychologie geht man davon aus, dass Zwangsstörungen mit Depressionen in Verbindung stehen und das Über-Ich von Personen mit Zwangsstörungen übermäßig streng und restriktiv ist.
- Es besteht eine Wechselwirkung zwischen Zwangsstörungen und familiärem Zusammenleben. In den Familien der betroffenen Patienten findet man häufig eine Neigung zum Perfektionismus.

Symptome
- Die Störung manifestiert sich in Form immer wiederkehrender
  - Zwangsgedanken und Obsessionen sowie
  - zwanghafter Handlungen.
- Typische Zwangsgedanken sind immer wiederkehrende, zwanghafte Ideen, Impulse und Phantasien. Typische zwanghafte Handlungen sind z.B. ständiges Händewaschen, wiederholte Kontrollen, z.B. ob Elektrogeräte ausgeschaltet oder Türen verschlossen sind. Zwanghafte rituelle Handlungen beim Zubettgehen, Aufstehen, Ankleiden und Zur-Schule-Gehen sind bei Kindern häufig zu beobachten.
- Die Symptome sind sehr zeitraubend, verursachen ausgeprägtes Unbehagen oder führen zu einer wesentlichen Beeinträchtigung der täglichen Abläufe auf sozialer, akademischer oder beruflicher Ebene.
- Zeitweise erkennt der Betroffene seine Obsessionen und Zwangshandlungen als unvernünftig. Es ist jedoch möglich, dass Kinder aufgrund ihrer kognitiven Unreife nicht zu dieser Einsicht gelangen.
- Im Rahmen von Studien wurden Beeinträchtigungen der Handlungsfähigkeit, des Gedächtnisses und der visuell-räumlichen Wahrnehmungsfähigkeit von Patienten mit Zwangsstörungen festgestellt.
- Zwangsstörungen im Kindesalter stehen oft mit anderen psychiatrischen Störungen, wie Tics, Tourette-Syndrom, schwerer Depression, Angststörung und Verhaltensstörung, in Verbindung.

- Eine Infektion mit betahämolysierenden Streptokokken kann bei manchen Kindern eine Zwangssymptomatik auslösen; es ist daher ratsam, nach Infektionen in der Krankengeschichte zu fragen und eine Rachenkultur abzunehmen.
- Frühzeitige Diagnose und Therapieeinleitung ist vermutlich für eine gute Prognose von entscheidender Bedeutung.

Therapie

- Zur Behandlung werden verschiedene Formen der Psycho- und Pharmakotherapie eingesetzt.
- Derzeit gilt die kognitive Verhaltenstherapie als der wirksamste psychotherapeutische Ansatz.
- Medikamente mit Wirkung auf das serotonerge System erweisen sich als wirksam. Dabei ist jedoch zu bedenken, dass diese Präparate für den Einsatz in der Pädiatrie offiziell nicht zugelassen sind.
  - Clomipramin wurde früher häufig verwendet, wird jedoch auf Grund seines Nebenwirkungsprofils nicht mehr als Erstmedikation empfohlen.
- Die selektiven Serotoninwiederaufnahmehemmer (SSRIs), die weniger Nebenwirkungen hervorrufen als Clomipramin, haben sich ebenfalls als wirksam erwiesen. Ein klinisches Ansprechen und ein Abklingen der Symptome sind oft erst nach 6–10 Wochen festzustellen; häufig sind höhere SSRI-Dosierungen erforderlich als bei anderen Störungen.
  - Bei manchen Patienten ist eine längere medikamentöse Behandlung erforderlich.
- Anmerkung: In letzter Zeit gibt es warnende Studien über die Anwendung von SSRIs bei Kindern und Jugendlichen wegen einer möglichen erhöhten Suizidgefahr. In Österreich ist nur der Wirkstoff Sertralin in der Therapie von Zwangsstörungen bei Kindern und Jugendlichen zugelassen. Es ist zu empfehlen, die Indikationsstellung einem Facharzt für Kinderneuropsychiatrie mit Erfahrung in der Behandlung von Kindern zu überlassen, und die Kinder engmaschig zu überwachen, vor allem zu Therapiebeginn.
- Derzeit wird eine Kombination aus kognitiver Verhaltenstherapie und Pharmakotherapie empfohlen. Man nimmt an, dass eine kombinierte Therapie dieser Art eine deutliche Zustandsbesserung und niedrigere Rückfallsraten bewirkt.
- Da Kinder und Jugendliche mit Zwangsstörungen oft die Familie in ihre Symptome mit einbeziehen, ist die Mitwirkung der Familie bei der Therapie von entscheidender Bedeutung.
- Der Verlauf der Störung ist unterschiedlich, Rückfälle sind häufig zu beobachten.

33.06 Verhaltensstörungen bei Kindern und Jugendlichen

Grundsätzliches

- Wiederholtes asoziales oder aggressives Verhalten, wie z.B. Stehlen, Wutausbrüche, Gewalttätigkeit, Vandalismus oder Bullying (sinngemäß: Mobbing, Schikanieren, Terrorisieren) (31.36), ist typisch für Verhaltensstörungen.
- Verhaltensstörungen sind oft mit anderen psychischen Störungen gepaart, vor allem mit der Aufmerksamkeitsdefizit-Hyperaktivitätsstörung (ADHS, s. 31.25), mit Lernstörungen (31.24) und mit Depressionen (34.11, 33.02).

Auftretende Probleme

Auf den familiären Rahmen beschränkte Verhaltensstörungen

- Die Prognose ist in diesem Fall besser als bei anderen Störungen.

Verhaltensstörungen bei vorhandenen sozialen Bindungen

- Das Kind ist gut in seine Altersgruppe eingebunden und fähig, Empathie für Gleichaltrige zu zeigen. Sein Über-Ich weicht zwar von den Normen der Gesellschaft ab, entspricht aber jenen der Gruppe.

Verhaltensstörungen bei fehlenden sozialen Bindungen

- Das Kind hat keine positiven Beziehungen und ist nicht in der Lage, Empathie zu empfinden.

Verhaltensstörungen mit oppositionellem, aufsässigem Verhalten

- Meist nur bei Kinder unter 10 Jahren zu beobachten.
- Das Verhalten des Kindes ist typischerweise durch Ungehorsam gekennzeichnet, zeigt aber keine ernsthafte Aggressivität.

Diagnosestellung

- Voraussetzung für diese Diagnose ist ein kohärentes Muster im Sozialverhalten. Einzelne asoziale oder kriminelle Handlungen sind zur Rechtfertigung der Diagnose nicht ausreichend.

Differenzialdiagnosen

- Aufmerksamkeitsdefizit-Hyperaktivitätsstörung (ADHS)
- Motorische Ungeschicklichkeit, Schwierigkeiten beim Zeichnen und Sprachstörungen können Anzeichen einer generalisierten Entwicklungsstörung sein.

Risikofaktoren in der Familie für die Entwicklung einer Verhaltensstörung bei Kindern und Jugendlichen

- Fehlen von Regeln, Vereinbarungen und Regelmäßigkeit. Die Kinder wissen nicht, was ihnen erlaubt ist und was von ihnen erwartet wird.
- Die Eltern kümmern sich nicht darum, was ihre Kinder tun oder empfinden.
- Inkonsequenz bei Lob und Strafe
- Die Fähigkeit zum Erkennen und Lösen von Problemen ist unterentwickelt.
- Die Beziehung der Eltern ist instabil.
- Die Grenze zwischen den Generationen fehlt oder ist schwach ausgeprägt.

Therapie

- Der Hausarzt kann bei Bedarf in Zusammenarbeit mit anderen Fachleuten den Eltern helfen, ihre erzieherischen Fähigkeiten zu verbessern und ihre Gefühle zu verbalisieren ⓑ.
- Problemlösende Therapien sind oft erfolgreich.
- Wenn das Problem auf diesem Weg nicht zu lösen ist, sollte der Hausarzt entweder eine Familienberatungsstelle oder einen Kinderpsychiater zu Rate ziehen.
- Kinder mit schwersten Verhaltensstörungen sollten direkt an eine kinderpsychiatrische Klinik überwiesen werden.
- Manche Kinder im Alter von über 12 Jahren werden in speziellen Einrichtungen (meist Heime) oder Sonderschulen betreut, die mit kinder- und jugendpsychiatrischen Kliniken zusammenarbeiten.

33.07 Suizidales Verhalten von Kindern und Jugendlichen

Grundsätzliches

- Kinder können suizidale Handlungen auf verschiedenste Art und Weise planen und sind imstande, ihre Pläne auch umzusetzen, z.B. indem sie sich in den dichten Straßenverkehr werfen, aber auch durch Erhängen oder Erschießen und durch den Konsum toxischer Substanzen wie Medikamente und Alkohol.
- Aufgrund der von Kindern und Jugendlichen angewandten Methoden werden ihre Selbstmorde wahrscheinlich oft als Unfälle eingestuft.
- Über Selbstmorde von Kindern und Jugendlichen sollte nicht in den Medien berichtet werden, Vorträge über suizidales Verhalten sollten nicht vor Minderjährigen gehalten werden.

Epidemiologie

- Selbstmordgedanken sind bei Kindern und Jugendlichen häufig und stehen keinesfalls immer mit anderen Symptomen einer Psychopathologie in Verbindung.
- Die Häufigkeit suizidaler Phantasien und suizidalen Verhaltens bei Kindern hat in den letzten Jahrzehnten zugenommen. Selbstmorde vorpubertärer Kinder sind selten, die Zahl steigt jedoch bei Jugendlichen mit zunehmendem Alter.
- Knaben begehen häufiger Selbstmord als Mädchen.
- Wenn Kinder an eine psychiatrische Notfallsambulanz überwiesen werden, geschieht dies meist auf Grund von suizidalem Verhalten.
- Das Risiko einer Wiederholung suizidaler Handlungen im späteren Leben ist im Allgemeinen hoch, lässt sich jedoch beim einzelnen Kind oder Jugendlichen nur schwer einschätzen.

Hintergrund

- Suizidale Kinder sind im Allgemeinen depressiv und kommen oft aus schwierigen familiären Verhältnissen.
- Schwer zu bewältigende Erlebnisse und eine belastende Lebenssituation, wie z.B. Scheidung der Eltern, Verlust eines geliebten Menschen, Ende einer Liebesbeziehung und Probleme verschiedenster Art in der Schule oder mit den Eltern, lösen bei Jugendlichen die Neigung zu suizidalem Verhalten aus.
- Weitere Risikofaktoren sind Alkohol- und Drogenkonsum, frühere Selbstmordversuche, eine nicht der Norm entsprechende sexuelle Ausrichtung sowie erlittene physische oder sexuelle Gewalt.

Symptome

- Als suizidales Verhalten sind sowohl Todesphantasien und ausdrücklich geäußerte Todeswünsche als auch Selbstmordversuche und erfolgreiche Selbstmorde zu werten.
- Kinder und Jugendliche überschätzen im Allgemeinen die Letalität verschiedener Selbstmordmethoden, sodass selbst Jugendlichen mit ausgeprägter Selbstmordabsicht die Selbsttötung unter Umständen misslingt.
- Suizidale Phantasien und Verhaltensweisen sind bei Kindern und Jugendlichen immer ernst zu nehmen. Manipulative Selbstmorddrohungen sind nicht immer leicht von ernsthaften Selbstmordgedanken zu unterscheiden.
- Achten Sie immer auf eine mögliche Depression und auf andere psychische Symptome und denken Sie an die Möglichkeit eines Substanzmissbrauchs.
- Bei jüngeren Kindern kann sich die Selbstmord-

neigung durch Weglaufen von zu Hause oder durch häufige Unfälle äußern.
- Aggressive Störungen der Impulskontrolle, asoziales Verhalten, Substanzmissbrauch und Trennungsangst sind bei Kindern und vor allem bei Jugendlichen mit Selbstmordgedanken assoziiert 34.12.
- Kinder, die mit Selbstmord drohen, wollen ihrer Umgebung vermitteln, wie verzweifelt sie sind; wenn ihre Situation unbeachtet bleibt, kann es sein, dass sie ihr Vorhaben ausführen.

Therapie

- Beinhaltet sowohl die akute Beurteilung und Intervention als auch die danach erforderliche psychiatrische Behandlung der bestehenden psychischen Störungen. Selbstmordgefährdete Jugendliche sollten immer zur psychiatrischen Untersuchung überwiesen werden.
- Beachten Sie stets die Möglichkeit einer Depression oder anderer psychiatrischer Symptome und Störungen sowie Alkohol- und Drogenkonsum.
- Die **Ernsthaftigkeit des suizidalen Verhaltens** ist aufgrund der folgenden Informationen zu beurteilen:
  - Versteht der Jugendliche, was Selbstmord bedeutet?
  - Welche Symptome der Selbstmordgefährdung bestehen und in welchen Situationen treten diese auf?
  - Hat das Kind bzw. der Jugendliche einen Selbstmord im Detail geplant?
  - Zeigt sich beim Kind Angst oder ist es agitiert?
  - Ist die Familie in der Lage, das Kind rund um die Uhr vor seinen Selbstmordimpulsen zu schützen?
  - Einschätzung der Risikofaktoren, die bekanntermaßen mit Selbstmordimpulsen assoziiert sind.
- Eine **Notaufnahme im Krankenhaus** ist erforderlich, wenn
  - suizidale Phantasien oder Verhaltensweisen während der Arztkonsultation ständig präsent sind;
  - der psychische Zustand des Jugendlichen auffällig und sein Verhalten auf Grund mangelnder Stabilität unvorhersehbar ist;
  - die Eltern bis zum Zeitpunkt der psychiatrischen Untersuchung eine sichere Umgebung mit ständiger Überwachung nicht gewährleisten können;
  - die Eltern auf Grund eigener psychischer Verfassung dem Jugendlichen keine Unterstützung bieten können.
- Wenn keine Notaufnahme erforderlich ist:
  - Überweisen Sie das Kind so bald wie möglich zur psychiatrischen Konsultation. Überprüfen Sie telefonisch, ob diese unverzüglich stattfindet.
  - Besprechen Sie die Sicherheit der Umgebung mit den Eltern und überzeugen Sie sich, dass Schusswaffen, Alkohol, Drogen oder andere gefährliche Gegenstände zu Hause nicht greifbar sind.
  - Raten Sie den Eltern, sich nötigenfalls an eine Notfallambulanz zu wenden.
  - Bleiben Sie mit der Familie in Kontakt, z.B. telefonisch, bis die psychiatrische Konsultation erfolgt ist. Es ist wichtig, die Familie bei der Durchführung der geplanten Schritte zu unterstützen, da diese sonst dazu neigt, die Selbstmordgefährdung des Kindes zu leugnen, sobald die Symptome etwas abklingen.
- Die Therapie wird individuell geplant und meist ambulant oder stationär als Krisenintervention begonnen und danach als Individual- oder Familientherapie fortgesetzt.

33.08 Enkopresis

Allgemeines

- Sauberkeitserziehung erfordert sowohl neurologische Reife als auch eine entsprechende psychische Entwicklung.
- Mehr als die Hälfte aller Kinder sind im Alter von 18 bis 24 Monaten bereits sauber, und fast alle Kinder erwerben diese Fähigkeit, bevor sie 2½ Jahre alt sind.
- Ein Alter von 4 Jahren ist als die Grenze zu betrachten, ab der das Einkoten tagsüber oder nachts als abnormal anzusehen ist und als Enkopresis bezeichnet wird.

Epidemiologie

- Enkopresis ist bei Knaben häufiger anzutreffen als bei Mädchen. Nach Aussage ihrer Eltern koten 0,6% der 8- bis 9-jährigen Knaben 1 × wöchentlich tagsüber oder nachts ein; selteneres Einkoten ist bei 4,3% zu beobachten. Die entsprechenden Zahlen für Mädchen liegen bei 0,1 % bzw. 2,1 %.

Symptome

- Das Einkoten unterscheidet sich in mehrfacher Weise vom Einnässen. Zum Einkoten kommt es meist tagsüber, während das Einnässen meistens nachts erfolgt.

Klassifikation nach Symptomen

- Unvollständige Kontrolle der Mastdarmfunktion.
  - Dem Kind ist nicht immer bewusst, dass es Kot absetzt.

- Das Problem kann durch eine verzögerte geistige Entwicklung, neurologische Störungen oder soziale Konflikte bedingt sein.
- Das mangelnde Sauberkeitsverhalten kann durch falsches oder unzulängliches Toilettentraining oder durch psychischen Stress in der Lebensphase, in der die Stuhlkontrolle erlernt werden sollte, bedingt sein.
- Das Kind ist zwar in der Lage, den physiologischen Prozess des Stuhlgangs zu kontrollieren, setzt aber Kot am falschen Ort ab.
  - Das Symptom kann abklingen und wieder auftreten. Unter psychischer Belastung kann es vorkommen, dass das Kind die Kontrolle über die Darmfunktion verliert. Bei richtigem Umgang mit dem Problem kann das Symptom nach Ende der belastenden Situation wieder verschwinden.
  - Ein Kind kann aber auch die Familie durch sein Einkoten irritieren und dadurch Aggressionen zum Ausdruck bringen.
- Auch Obstipation, die Ansammlung von Kot im Darm und das Überlaufen von flüssigem Stuhl aus dem durch verhärteten Kot verstopften Mastdarm können Enkopresis zur Folge haben.
  - Mögliche Ursache: ein ständiger „Kampf" der Eltern mit dem Kind bei der Sauberkeitserziehung oder aber Schmerzen beim Stuhlgang, z.B. aufgrund einer Analfissur.
- Vom **psychologischen Standpunkt** aus kann man Enkopresis als regressives oder aggressives Symptom interpretieren. Bei manchen Kindern ist das Einkoten Anzeichen einer Depression; diesen Kindern ist Sauberkeit oder auch die eigene Entwicklung gleichgültig. Manchmal ist Enkopresis jedoch auch ein Ausdruck der Angst oder sogar Ekel vor dem Toilettensitz.

Differenzialdiagnosen
- Aganglionäres Megakolon (Hirschsprungsche Erkrankung)
- Spina bifida
- Analfissur
- Diarrhö

Untersuchungen
- Im Zuge der Anamnese ist es wichtig, mögliche organische Faktoren zu ermitteln und auf die Entwicklungsgeschichte des Kindes und der Familie, die Sauberkeitserziehung und das diesbezügliche Verhalten des Kindes einzugehen.
- Bei der Erhebung des somatischen Status wird der Grad der neurophysiologischen Reife ermittelt; mögliche Anzeichen einer Aufmerksamkeitsdefizit-Hyperaktivitätsstörung (ADHD) werden untersucht; die Bauchdecke wird palpiert (Megakolon); die Afterregion wird untersucht, und es erfolgt eine digitalrektale Untersuchung des Anus (Länge des Analkanals).
- Auch die Füße sind zu untersuchen: Hohlfuß mit Muskelhypotonie sowie Empfindungs- oder Reflexdefizite sind als mögliche Hinweise auf eine Rückenmarkserkrankung zu werten. Veränderungen der Haut oder Grübchen entlang der Mittellinie im Lendenbereich stellen eine Indikation für eine radiologische Untersuchung des Rückgrats dar.
- Erheben des psychiatrischen Status

Behandlung
- Je nach Situation liegt die Betonung auf unterschiedlichen therapeutischen Komponenten:
  - Feststellung und Behandlung einer möglichen Obstipation
  - verhaltenstherapeutisches Programm zur Erzielung eines regelmäßigen Stuhlgangs **C**
  - Therapie der Eltern
  - stationäre Betreuung zur Einleitung einer wirksamen Therapie
  - regelmäßige Therapie über einen ausreichend langen Zeitraum, da die Rückfallsneigung groß ist
- Wenn das Problem – wie oft bei kleinen Kindern – in einem fehlerhaften Toilettentraining besteht, ist ein Lernprogramm mit entsprechender Kontrolle und kleinen Belohnungen erforderlich. Wenn dies auf primärmedizinischer Ebene nicht innerhalb einiger Monate die gewünschten Ergebnisse bringt, sollte das Kind zur fachmedizinischen Betreuung überwiesen werden. Ist die Beziehung zwischen Eltern und Kind aufgrund des Symptoms gespannt, ist ein kurzer Krankenhausaufenthalt angebracht, insbesondere wenn zur Behandlung der Obstipation Einläufe erforderlich sind.

33.09 Elektiver Mutismus

Grundsätzliches
- Als elektiven Mutismus bezeichnet man eine Form der Verhaltensauffälligkeit, bei der ein Kind, das bereits sprechen gelernt hat, in bestimmten sozialen Situationen das Sprechen verweigert.
- Das Temperament des Kindes und die Komponente der Angst spielen beim elektiven Mutismus eine wesentliche Rolle.
- Die Häufigkeit von Angststörungen ist bei Angehörigen elektiv mutistischer Kinder größer als in der Gesamtbevölkerung.

Epidemiologie

- Die Prävalenz des elektiven Mutismus wird auf 0,2–0,8% geschätzt. Am häufigsten tritt die Störung bei 5- bis 7-Jährigen beim Eintritt in den Kindergarten oder in die Schule auf.
- Eine frühzeitige Intervention ist wichtig, da insbesondere in Fällen von lange bestehendem elektiven Mutismus nur schwer eine Verhaltensänderung zu bewirken ist.

Symptome

- Emotionale Faktoren spielen in der Ätiologie eine wichtige Rolle.
- Das Kind weigert sich, in bestimmten sozialen Situationen (die Sprechen erfordern, wie z.B. in der Schule) zu sprechen, obwohl es in anderen Situationen dazu durchaus in der Lage ist. Das Schweigen ist demnach nicht durch ein organisches Problem oder das mangelnde Verständnis der gesprochenen Sprache bedingt. Die Störung manifestiert sich meist allmählich.
- Das Kind spricht zwar zu Hause, verweigert aber in einer anderen Umgebung das Sprechen. Die umgekehrte Situation ist selten.
- Etwa 70% der mutistischen Kinder leiden auch an anderen psychischen Problemen, wie Angst, Enkopresis, Enuresis, Hyperaktivität oder Tics.

Therapie

- Kinder mit elektivem Mutismus sollten fachärztlich (psychiatrisch) untersucht werden.
- Vor Therapiebeginn sollte eine genaue Erfassung des primären Problems und von Komorbiditäten erhoben werden.
- Es gibt in der Therapie des elektiven Mutismus verschiedene Ansätze, darunter Familientherapie, Spieltherapie, Verhaltenstherapie, Sprachtherapie und Gruppentherapie.
- Derzeit werden Verhaltensmodifikation und andere kognitive Methoden, bei gleichzeitiger Zusammenarbeit mit der Familie und den Lehrern bzw. dem Betreuungspersonal, empfohlen.
- In jüngster Zeit wurde über die erfolgreiche Anwendung von selektiven Serotoninwiederaufnahmehemmern zu Behandlung elektiv mutistischer Kinder berichtet. Eine medikamentöse Therapie kann zwar derzeit nicht als Methode der Wahl empfohlen werden, doch wenn andere Behandlungsmethoden keine Wirkung zeigen, kann im Rahmen des Behandlungsprogramms auch eine Medikation vorgesehen werden.
- Selbst nach erfolgreicher Behandlung kann es sein, dass das Kind schüchtern bleibt und in bestimmten Situationen weiterhin unter Angstsymptomen leidet.

33.20 Psychotherapie bei Kindern und Jugendlichen

Zielsetzungen

- Dem Patienten soll geholfen werden:
    - Erlebnisse zu verarbeiten, die Angst und Schmerz ausgelöst haben, und eine gesunde und ausgeglichene Persönlichkeitsentwicklung zu unterstützen
    - Probleme in der Beziehung zu Erwachsenen und Gleichaltrigen zu bewältigen
    - zu einer positiveren Einstellung zu sich selbst und der eigenen Beziehung zu anderen Menschen zu finden

Voraussetzung für die Therapie

- Vor Therapiebeginn muss eine genaue Exploration und Untersuchung durchgeführt werden und eine exakte Diagnostik erfolgen; die therapeutischen Ziele sind sowohl mit dem Kind/Jugendlichen als auch mit dessen Familie zu vereinbaren.
- Eine psychotherapeutische Behandlung erfordert nicht nur eine positive Einstellung des betroffenen Kindes oder Jugendlichen, sondern auch die Zustimmung der Eltern.
- Je jünger der Patient ist, desto wichtiger ist es für eine erfolgreiche Psychotherapie, sich der Unterstützung und Akzeptanz der Eltern zu vergewissern.
- Bei älteren Jugendlichen werden die geplanten Therapieschritte klar und deutlich mit dem Jugendlichen selbst vereinbart.
- Die Rahmenbedingungen für die Psychotherapie sollten eindeutig festgelegt werden. Ort und Dauer der therapeutischen Sitzungen sollten während der gesamten Therapie gleich bleiben. Therapeutische Sitzungen dauern 45–50 Minuten, bei Gruppentherapie **A** auch länger.
- Individuelle Therapiesitzungen finden zumindest 1 × wöchentlich statt.
- Psychotherapie mit Kindern erfordert immer eine Zusammenarbeit mit den Eltern. Bei Jugendlichen hängt die Mitbeteiligung der Eltern vom Alter des Patienten und von der Art des Problems ab.
- Individuell können bei Bedarf auch andere Behandlungsformen herangezogen werden.

Psychodynamische Individualtherapie

- Die psychodynamische Individualtherapie ist eine der gebräuchlichsten Formen der Psychotherapie, die bei Kindern, Jugendlichen und Erwachsenen zum Einsatz kommt.
- Das Ziel besteht darin,
    - die Entfaltung der psychischen Entwicklung des Kindes oder Jugendlichen zu ermöglichen

oder die Blockierungen zu lösen, die eine Entwicklung verhindern,
- das Erleben und Ertragen unterschiedlicher Emotionen zu erleichtern,
- Bewältigungsstrategien zu unterstützen,
- Kommunikationsfähigkeit aufzubauen,
- die Selbstachtung zu steigern,
- die Fähigkeit zur Bewältigung von Enttäuschungen zu stärken,
- Angst und psychisches Leiden abzubauen.
- Die psychodynamische Individualtherapie beruht auf einem psychoanalytischen Bezugsrahmen. Ein erfahrener Therapeut nimmt das Erleben der inneren Welt des Kindes/Jugendlichen wahr. Während seiner psychotherapeutischen Interventionen ist er sich stets der Einzigartigkeit der Person bewusst und berücksichtigt das Wesen des Problems.

Kognitive Verhaltenspsychotherapie

- Kognitive Psychotherapien werden in zunehmendem Maß sowohl bei Erwachsenen als auch bei Kindern und Jugendlichen eingesetzt.
- Die kognitive Psychotherapie konzentriert sich auf Störungen in der kognitiven Entwicklung und des Verhaltens eines Kindes oder Jugendlichen. Nach den Erkenntnissen der Verhaltens- und Lerntheorie sind die Störungen zurückzuführen auf
  - Lernprozesse,
  - Konditionierungsprozesse auf Grund erlernter Verhaltensmodelle und Reaktionen,
  - abträgliche Denkmuster.
- Das therapeutische Ziel besteht darin, dass
  - das Kind bzw. der Jugendliche seine Gefühle erkennt und benennt,
  - das Kind das negative Bild, das es von sich selbst, von anderen und von der Umwelt hat, ändert,
  - soziale und kommunikative Fähigkeiten verbessert werden.
- Der Therapeut stellt eine wichtige zwischenmenschliche Beziehung zum Kind dar, er sollte aber auch als beistehender Partner des Kindes fungieren.
- Die kognitive Therapie erfordert ein gewisses Maß an Reife im Bereich der kognitiven Fähigkeiten. Sie wird daher vor allem bei Kindern im Schulalter angewandt.
- Die kognitive Therapie eignet sich unter anderem zur Behandlung von Depression, Anorexia nervosa und verschiedenen Angststörungen, Zwangsstörungen, Aufmerksamkeitsstörungen und verschiedenen Verhaltensauffälligkeiten.
- Die Therapie wird 1 × pro Woche über einen definierten Zeitraum durchgeführt oder als Langzeittherapie je nach den Bedürfnissen des Kindes oder des Jugendlichen.

Traumatherapie

- Die Traumatherapie ist auf die Bearbeitung traumatischer Erlebnisse ausgerichtet. Die Therapiedauer ist oft kürzer als bei anderen Formen der Psychotherapie. Bei Kindern, deren traumatische Erlebnisse sich über eine längere Periode ihres Lebens erstreckten, ist meist eine längere Psychotherapie erforderlich.
- Dem Spielen kommt in der kindlichen Psychotherapie und Traumatherapie eine wichtige Funktion zu. Das Kind kann seine Gefühle und Gedanken durch das Spiel zum Ausdruck bringen. Spielen ist eine für Kinder typische Ausdrucksform, mit der sie verschiedenste Erlebnisse verarbeiten. Das Spielen an sich hat bereits eine therapeutische Wirkung.
- Die in der Spieltherapie verwendeten Spielsachen sind entweder standardisiert oder so ausgewählt, dass das Kind durch sein Spiel verschiedene Situationen und Emotionen zum Ausdruck bringen kann. Bei Schulkindern übernehmen Spiele in der Gruppe die Rolle der Spielsachen bei kleineren Kindern.
- Bei der Therapie von Jugendlichen spielen neben verschiedenen Formen der Traumatherapie auch Gespräch und Verbalisierung eine wichtige Rolle.

Psychotherapie in Bezug auf die frühe Interaktion (bei Säuglingen und Kleinkindern)

- Die Therapie wird oft als Mutter-Kind- oder Mutter-Vater-Kind-Therapie durchgeführt
- Die Therapie kann z.B. für Essstörungen, Schlafstörungen und Störungen der Interaktion angewandt werden.
- Eine Mutter-Kind-Therapie hat bei der Behandlung der postpartalen Depression einen hohen Stellenwert. Sie unterstützt die Interaktion und trägt zusätzlich zur Gesundung der Mutter bei, indem die positive Erfahrung der Mutterschaft erlebt werden kann.
- Die Therapie bei kleinen Kindern ist relativ neu und in Entwicklung, sie hat zusätzlich auch eine präventive Wirkung.
- Bei dieser Therapie wird die Interaktion zwischen Mutter oder Vater und dem Kind direkt unterstützt. Zusätzlich wird auch ermöglicht, die inneren Bilder der Eltern zu bearbeiten und psychodynamisch umzusetzen.

Kunsttherapie

- Die Kunsttherapie verbindet den künstlerischen Ausdruck mit dem therapeutischen Prozess. Die Therapie konzentriert sich sowohl auf den künstlerischen Ausdruck des Patienten als auch auf den Kontakt, der dadurch zu einer anderen

Person hergestellt wird. Der Therapeut agiert als Rezipient und Deuter der inneren Bilder des Patienten und hilft diesem, sich den Schwierigkeiten, Ängsten und Konflikten zu stellen, die den therapeutischen Prozess behindern.
- Kunsttherapie in der Gruppe ist auf die Behandlung des Patienten durch einen Gruppenprozess ausgerichtet Ⓐ. Der Prozess erfasst alle Gruppenmitglieder, ihre Bilder und den Therapeuten.

Psychomotorische Therapie

- Die psychomotorische Therapie kombiniert Therapie mit Körperübungen und unterstützt die sozialen Beziehungen.
- Der Patient erlebt durch ein individuell ausgewähltes Übungsprogramm, in dem auch Entspannungs- und Dehnungsübungen enthalten sind, ein unmittelbares Gefühl angenehmen Wohlbefindens.
- In den therapeutischen Sitzungen werden Unruhe und Erregung abgebaut und Entspannung geübt. Gleichzeitig entwickeln die Kinder und Jugendlichen soziale Fähigkeiten und lernen, ihre Gefühle zu verbalisieren und anderen zuzuhören.
- Die besten Ergebnisse erbringt diese Form der Therapie bei der Behandlung von Kindern und Jugendlichen mit
  - Depressionen, Aufmerksamkeitsstörungen und motorischen Störungen,
  - niedrigem Selbstwertgefühl,
  - verschiedenen Phobien,
  - asozialer Verhaltenssymptomatik.
- Wird auch bei der Behandlung von Autismus, Asperger-Syndrom und Anorexia nervosa angewandt.
- Die psychomotorische Therapie kann als Individualtherapie, als Gruppentherapie Ⓐ oder als Kombination beider Therapieformen praktiziert werden.

Reittherapie (Hippotherapie)

- Die Reittherapie wird zur Behandlung und Rehabilitation von Kindern und Jugendlichen eingesetzt, die körperlich behindert bzw. krank sind oder an einer Verhaltensstörung oder einer emotionalen Störung leiden.
- Durch die Bewegung des Pferdes und den Kontakt mit dem Tier beim Reiten können die Kommunikationsfähigkeiten eines gehemmten oder beeinträchtigten Patienten aktiviert werden. Der emotionale Kontakt mit dem Pferd ist wichtig.
- Die Reittherapie erweckt beim Patienten viele Sinne: sie bewirkt eine Normalisierung und Verbesserung der physischen Reaktionen, der Wahrnehmung, der Sinnesfunktionen und der Sprache. Gleichzeitig bessern sich die Konzentrationsfähigkeit und die Selbstbeherrschung des Patienten; bei Kindern und Jugendlichen werden die sozialen Fähigkeiten gestärkt. Das psychologische Ziel besteht darin, die Kinder und Jugendlichen zu befähigen, Freude, ein Gefühl des Erfolgs und Vertrauen in die eigenen Fähigkeiten zu erfahren. Durch positive Erlebnisse soll ein stärkeres Selbstwertgefühl aufgebaut werden.
- Die Therapie eignet sich zur Behandlung von
  - Verhaltensstörungen, Aufmerksamkeitsstörungen und Essstörungen,
  - Störungen der Beziehungsfähigkeit,
  - Autismus.

Musiktherapie

- Musik wirkt auf vielfältige Weise auf den Menschen – ihr Einfluss erreicht die tieferen Ebenen der Gehirnfunktion (vegetatives Nervensystem) ebenso wie die höheren.
- Musiktherapie hat eine positive Wirkung bei Kindern
  - mit Kontaktschwierigkeiten,
  - mit mutistischem, psychotischem oder aggressivem Verhalten.
- Wenn Kinder oder Jugendliche nicht fähig sind, ihre Gedanken und Gefühle zu verbalisieren, kann die Musiktherapie erfolgreich sein.
- Die Musiktherapie kann eine rezeptive und eine produktive Komponente umfassen. Auch Kombinationen mit Kunsttherapie und psychomotorischer Therapie sind möglich. Da Musik beim Menschen ein Gefühl des Wohlbefindens auslöst, steigert sie die Wirksamkeit anderer Therapieformen.

Beschäftigungstherapie

- Unterstützt die ganzheitliche Funktionsfähigkeit des gestörten Kindes oder Jugendlichen. Ziel der Therapie ist es, die Ausdrucksfähigkeit des Kindes oder Jugendlichen zu verbessern, Erfolgserlebnisse zu vermitteln und Lernfähigkeiten zu entwickeln. Im Rahmen der Beschäftigungstherapie werden Kinder und Jugendliche zu kreativen Tätigkeiten wie Theater, Musik, Kunst und körperliche Bewegung angeregt.
- Das Ziel besteht darin, durch sensorische Integration die Art und Weise, wie das Gehirn Sinnesempfindungen wahrnimmt, einordnet und verarbeitet, zu beeinflussen.
- Im Rahmen der Beschäftigungstherapie üben die Patienten Tätigkeiten, die ihnen im täglichen Leben ein größeres Maß an Unabhängigkeit verleihen. Zweck der Therapie ist es, Kinder und Jugendliche zu Freizeitbeschäftigungen anzuregen, die ihnen auch nach Beendigung der Therapie Freude bereiten.

Gruppentherapie

- Die Gruppentherapie **Ⓐ** beruht auf psychotherapeutischen Methoden und dient in erster Linie dem Ziel, die Mitglieder der Gruppe zur Entwicklung interaktiver und heilungsfördernder Formen der Kommunikation zu ermutigen.
- Insbesondere bei Kindern mit gestörten Beziehungen zu Gleichaltrigen („Peers") erweist sich die Gruppentherapie als hilfreich.
- Bei Kindern besteht die Gruppentherapie hauptsächlich aus Spielen und anderen Aktivitäten; bei Jugendlichen spielt oft das Gespräch eine wichtige therapeutische Rolle. Probleme werden in der Therapie direkt behandelt. Aufgabe des oder der Therapeuten ist es, durch Lenkung der Aktivitäten oder Gespräche eine konstruktive Kommunikation zwischen den Mitgliedern der Gruppe zu ermöglichen.
- Eine Therapiegruppe besteht meist aus 3–5 Kindern oder Jugendlichen. Für größere Gruppen sind 2 Therapeuten erforderlich. Gruppentherapeutische Sitzungen finden meist 1–2 × pro Woche statt und dauern jeweils 1–1,5 Stunden.
- Manchmal finden die therapeutischen Sitzungen der Kinder gemeinsam mit jenen der Eltern statt. Bei diesen Sitzungen werden nicht nur die Verhaltensprobleme der Kinder oder Jugendlichen behandelt, sondern auch die Art und Weise, wie die Eltern damit umgehen. Auf diesem Wege sollen neue Problemlösungen gefunden werden.

Zusammenarbeit mit den Eltern

- Das Verhalten eines Kindes oder Jugendlichen ist meist das Ergebnis verschiedenster Faktoren. Daher ist zur Behandlung stets mehr als eine Methode erforderlich. In jedem Fall ist die Zusammenarbeit mit den Eltern für den Behandlungserfolg von entscheidender Bedeutung.
- Bei bestimmten Störungen ist die Therapie in erster Linie auf die Familie ausgerichtet. Elternschulungen, Familientherapie und multisystemische Therapie **Ⓓ** sind im Allgemeinen bei der Behandlung von verhaltensgestörten Kindern und Jugendlichen wirksamer als eine Individualtherapie.
- Manchmal stellt sich heraus, dass die Eltern selbst einer Psychotherapie bedürfen.
- Während der Psychotherapeut des Kindes auch mit den Eltern arbeiten kann, wird im Falle von Jugendlichen die Therapie der Eltern oft einem anderen Therapeuten überlassen. Die Sitzungen mit den Eltern dienen dem Zweck, diese über die psychische Entwicklung bei Kindern und Jugendlichen im Allgemeinen und den Hintergrund der Störungen ihres eigenen Kindes zu informieren, sodass sie ein besseres Verständnis für die Probleme des Kindes entwickeln. Gleichzeitig erhält der Therapeut von den Eltern Informationen über Ereignisse, die das Kind vielleicht nicht erwähnt hat, die aber für den Therapeuten und sein Verständnis der Situation wichtig sind. Bei diesen Begegnungen geht es weder darum, die Eltern zu „verhören", noch ihnen die Schuld für die Probleme ihres Kindes zuzuweisen.
- Im Rahmen dieser Sitzungen werden die Probleme des Kindes oder Jugendlichen besprochen, neue Lösungsmöglichkeiten für Problemsituationen zuhause gesucht und die Eltern in ihrer Erziehungsarbeit unterstützt. Es ist wichtig, die Eltern auch über die Wirkungen der Therapie auf das Verhalten des Kindes oder Jugendlichen zu informieren.

33.21 Psychopharmakotherapie bei Kindern und Jugendlichen

Grundsätzliches

- Bei Kindern und Jugendlichen werden Psychopharmaka nur selten angewendet.
- Bei entsprechender Sorgfalt und in Kombination mit einer psychotherapeutischen Behandlung kann eine medikamentöse Therapie bei Kindern eine Linderung des psychischen Leidensdrucks bewirken und die Genesung beschleunigen.
- Die psychopharmakologische Therapie bei Kindern ist Aufgabe des **Spezialisten.**
  - Der Hausarzt sollte für die Überwachung der Therapie verantwortlich sein (Monitoring).
  - Es ist wichtig, dass der Hausarzt über die Psychopharmakatherapie genau Bescheid weiß (Interaktionen mit anderen Medikamenten, Nebenwirkungen etc.).
  - Die zuständigen professionellen Helfer im Gesundheitsbereich sollten eine gemeinsame positive Einstellung zu Psychopharmaka haben. So kann das Kind und seine Familie motiviert werden, die Behandlung zu bejahen.

Vor Verschreibung der Medikation

- Vor der Verschreibung muss eine sorgfältige Diagnose erstellt werden, die Möglichkeiten anderer Therapieansätze sind zu evaluieren.
- Die möglichen Risiken einer Medikation sollten gegenüber den Risiken, auf eine Medikation zu verzichten abgewogen werden. Die Vorteile einer Medikation sollten ebenfalls gegenüber den möglichen Risiken ausgelotet werden.
- Zur Vorbereitung auf die medikamentöse Therapie ist es wichtig, mit dem Kind und den Eltern ausführlich zu besprechen, warum die Therapie sinnvoll ist, welche Wirkungen die Medikamen-

te haben und welche Nebenwirkungen auftreten können. Ein Gespräch über die weit verbreiteten Annahmen und Ängste im Zusammenhang mit diesen Präparaten ist sinnvoll.

- Es ist sehr wichtig, eine gute Compliance zu erreichen.
- Vor der Medikation ist es nützlich, die Zielsymptome der psychischen Störung und die möglichen Nebenwirkungen der Psychopharmaka zu erklären und aufzuschreiben. Es sollte vereinbart werden, wer von den nahe stehenden Personen die Überwachung schriftlich dokumentiert (Monitoring, im ambulanten Bereich die Eltern, Lehrer etc., im Krankenhaus die Krankenschwestern, Spieltherapeut, Lehrer, Eltern etc.).
  - Das Monitoring sollte idealerweise vor dem Therapiestart begonnen werden und – abhängig von der Wirkung des Medikaments – für einen genügend langen Zeitraum fortgeführt werden.
  - Zum Monitoring können standardisierte Symptomtabellen verwendet werden, es können aber auch individuelle kindzentrierte Schemata kreiert werden.

Untersuchungen vor Therapiebeginn und während der Behandlung

- Eine sorgfältige klinische Untersuchung sollte vor Therapiebeginn durchgeführt werden (Erhebung des somatischen und neurologischen Status). Physikalische und neurologische Untersuchungen sollten während der Therapie wiederholt werden.
- Ein Laborstatus vor Therapiebeginn, insbesondere in Bezug auf das gewählte Medikament, sowie notwendige Laborkontrollen während der Behandlung sind zu beachten.

Beginn und Ende der Therapie

- Die Therapie mit Psychopharmaka beginnt man – bei Erwachsenen wie bei Kindern – in den meisten Fällen mit niedriger Dosis, die dann allmählich gesteigert wird. Desgleichen kann die Behandlung beinträchtigt sein, wenn die Dosis reduziert wird.
  - Die Dosierung und die Einnahmefrequenz kann bei Kindern von den Empfehlungen für Erwachsene abweichen (bedingt durch metabolische und andere unterschiedliche Eigenschaften des kindlichen Stoffwechsels).
  - Es kann sein, dass die Medikation die Zielsymptome erst einige Wochen nach Therapiebeginn beinflusst.
  - Das zentrale Nervensystem von Kindern und Jugendlichen ist noch nicht voll entwickelt, daher können sich Medikamente im Vergleich zu Erwachsenen anders auswirken.

Medikamente

- **Antipsychotika** werden zur Behandlung und Prophylaxe psychotischer Symptome eingesetzt. Einige Neuroleptika werden auch zur Behandlung anderer Störungen verwendet (Tics, Tourette-Syndrom, Aggressivität bei psychischen Störungen).
  - Atypische Neuroleptika sind in der Psychopharmakotherapie von Kindern weitgehend an die Stelle der konventionellen Neuroleptika getreten.
- **Antidepressiva:** Serotoninspezifische Wiederaufnahmehemmer (SSRIs) werden – neben der Behandlung von Depressionen – auch bei Panikstörungen, Zwangsstörungen und bestimmten anderen Angststörungen bei Kindern und Jugendlichen eingesetzt.
  - SSRIs können jedoch gesteigerte Unruhe und Agitiertheit bewirken, besonders am Beginn der Medikation. Die Medikation wird auch mit erhöhtem Suizidrisiko in Zusammenhang gebracht. Der SSRI der Wahl für diese Patientengruppe ist daher Fluoxetin ❸. Patienten, die SSRIs einnehmen, müssen sorgfältig und in kurzen Abständen auf das Ansprechen der Behandlung und auf mögliche Nebenwirkungen untersucht und kontrolliert werden.
  - Andere Antidepressiva (MAOIs, tricyklische Antidepressiva, Venlafaxin, Mirtazapin etc.) werden bei der Behandlung der Depression bei Kindern und Jugendlichen nur selten angewendet.
- **Anxiolytika** (Benzodiazepine, Hydroxyzin) werden nur nach sorgfältiger Indikationsstellung als Kurzzeittherapie verwendet: – wenn andere Therapien zur Kontrolle von schweren Angstzuständen versagen, – zur Wiederherstellung eines normalen Schlafmusters, – zur Behandlung bestimmter Schlafstörungen.
  - Diese Medikamente dürfen keinesfalls für die Langzeitbehandlung von Angststörungen verwendet werden.
- **Medikamente zur Behandlung des Aufmerksamkeitdefizit-Hyperaktivitätssyndroms (ADHS)** (31.25) sind u.a. Methylphenidat, Dexamphetamin (in Österreich nicht registriert) und der Norepinephrinwiederaufnahmehemmer Atomoxetin. Bei diesen Medikamenten bestehen Wirkungsnachweise für die Behandlung von ADHS bei Kindern und Jugendlichen. Die Wirkung von Clonidin wurde bei hyperkinetischen Kindern mit Aufmerksamkeitsdefizitstörungen und bei Kindern mit Tic-Störungen oder Tourette-Syndrom untersucht. Die Dosierung des Präparats ist in diesen Fällen niedriger als bei Verwendung zur Hypertonietherapie.
- **Stimmungsstabilisatoren (Mood-Stabilisers)** wie Carbamazepin werden mit positiven Resultaten

bei Kindern nicht nur zur Behandlung von bipolaren Störungen verwendet, sondern auch zur Kontrolle von Hyperaktivität und aggressiven Verhaltensstörungen. Wegen seiner leichteren Nebenwirkungen gilt Carbamazepin als unbedenklicher als Neuroleptika.
  - Auch mit Valproat wurden bei der Behandlung von bipolaren Störungen und bei aggressiven Verhaltensstörungen Erfolge erzielt.
  - Lithium wird zur Behandlung aggressiver Verhaltensstörungen und affektiver Erkrankungen eingesetzt. Zur Nachsorge bei Lithiumtherapie siehe 35.22.

33.101 Schreibabys – psychologische Aspekte

Grundprinzipien

- Zielsetzung
  - Der negative Kreislauf, in den Mutter und Kind durch das übermäßige Schreien des Säuglings geraten, soll durch eine richtige Einschätzung der Situation bzw. durch entsprechende Maßnahmen durchbrochen werden. Die Voraussetzungen für das Entstehen einer tragfähigen Bindung als Grundlage für die gesamte Entwicklung des Kindes werden so gestärkt.
- Eine Differenzialdiagnose ist unbedingt erforderlich.
  - Somatische Erkrankungen sind unter allen Umständen auszuschließen bzw. zu behandeln. Wenn ein Säugling übermäßig viel schreit, ist das Problem oft weder somatischer noch psychischer Natur. Somatische Symptome gehen immer Hand in Hand mit psychischen Symptomen, und psychische Probleme manifestieren sich oft als somatische Symptome. In der Praxis erweist sich die Suche nach Ursache und Wirkung oft als nutzlos. Meist sind verschiedene Ansätze erforderlich. Alle verfügbaren Mittel sind einzusetzen, um den Circulus vitiosus zu durchbrechen.
- Bei Säuglingen ist die Unterscheidung zwischen somatischen und psychischen Problemen oft unmöglich – gerade in diesem Entwicklungsstadium entstehen psychosomatische Probleme. Babys nehmen sowohl positive als auch negative Gefühle ganzheitlich wahr und drücken sich in erster Linie durch physische Mittel aus.
- Wenn ein Kind eindeutig krank oder verletzt ist, stellt Schreien eine verständliche Reaktion dar. Man sollte jedoch stets bedenken, dass somatische und psychische Faktoren zusammenhängen. Die Betreuung eines kranken Kindes fordert den Eltern immer mehr ab als die Versorgung eines gesunden Kindes, weil sie oft schwieriger und weniger befriedigend ist. Die Eltern brauchen mehr Ausdauer, und bei den Reaktionen des Kindes ist oft kein kohärentes Muster festzustellen. Manchmal besteht wenig Hoffnung für die Zukunft. Traumatische Erfahrungen des Kindes, z.B. schmerzhafte Untersuchungen oder die Trennung von den Eltern während eines Krankenhausaufenthaltes, können zur Folge haben, dass das Kind panisch reagiert, schwer zu beruhigen ist und viel schreit.
- All das hängt mit der Beziehung zwischen Mutter und Kind und dem Entstehen einer dauerhaften Bindung zusammen. Oft sind Probleme in dieser frühen Beziehung der Grund, warum das Baby übermäßig viel schreit. Beziehungsprobleme können entweder von der Mutter oder vom Kind ausgehen, aber immer sind beide an diesem Dilemma beteiligt. Auch der Vater spielt von Anfang an eine wichtige Rolle im Leben des Kindes, wenn auch zum Teil nur indirekt durch seine Unterstützung für die Mutter. Das Baby baut jedenfalls schon frühzeitig auch zum Vater eine Beziehung auf.

Warum ein Säugling schreit

- Babys schreien niemals aus Bosheit oder weil sie ihre Eltern ärgern oder manipulieren wollen, selbst wenn bei den Eltern manchmal dieses Gefühl entsteht. Babys verspüren keinen Wunsch nach Eigenständigkeit; sie brauchen entschlossen handelnde Eltern, die bereit sind, Verantwortung zu übernehmen. Babys machen ihren Eltern auch keine Vorwürfe, sie halten sie nicht für nutzlos, und sie hassen sie nicht, obwohl Eltern dies oft glauben. Schreiende Babys fühlen sich einfach aus irgendeinem Grund nicht wohl: Sie sind unzufrieden, fühlen sich unbehaglich oder haben Schmerzen. In einer Beziehung, die durch Unsicherheit, Feindseligkeit, Unberechenbarkeit oder Gleichgültigkeit geprägt ist, vermissen Babys die nötige psychische Unterstützung. Wenn sie sich in den Händen Erwachsener nicht sicher fühlen, sind sie gezwungenermaßen auf sich selbst angewiesen. Dieses Gefühl äußert sich oft in physischer Anspannung, in der Ablehnung von körperlichem Kontakt mit den Eltern, der Verweigerung der Nahrungsaufnahme oder ähnlichen Reaktionen. Oft sind Symptome wie Schlafstörungen, Hyperaktivität, eine niedrige Reizschwelle, eine für das Alter des Kindes unverhältnismäßig große Ungeduld und eine niedrige Frustrationstoleranz zu beobachten.
- Schreien ist für Babys eine natürliche Ausdrucksform und ein wesentliches Kommunikationsmittel. Häufigkeit und Intensität des Schreiens sind relativ; nicht alle Eltern beurteilen ähnliche Si-

tuationen gleich, und ihre Einschätzungen weichen oft von der Norm ab. In manchen Familien lässt man Babys nie schreien. Auch die Tatsache, dass ein Baby überhaupt nicht schreit, ist Anlass zur Sorge (Hat das Baby resigniert oder ist es depressiv?).

- Ein Schreikind ist immer ein Problem für die ganze Familie. Manchmal wird ein schreiender Säugling zum Sündenbock, wenn die Beziehung der Eltern in eine Krise gerät. Auch ältere Geschwister leiden schwer unter einem brüllenden Baby. Es kommt vor, dass ein Kind für den Rest seines Lebens als schwierig oder anspruchsvoll abgestempelt wird, nur weil die Situation nicht rechtzeitig durch eine Analyse der Erwartungen und Einstellungen der Eltern zu ihrem schwierigen Baby bewältigt wurde.
- Das übermäßige Schreien eines Babys kann seinen Ursprung auch in den psychischen Problemen der Mutter haben. Die Ursache muss nicht unbedingt in einer depressiven oder psychotischen Störung der Mutter liegen. Probleme verschiedenster Art können dem Schreiverhalten des Babys zu Grunde liegen, so zum Beispiel ein Kindheitstrauma der Mutter, eine schwierige Beziehung der Mutter zur eigenen Mutter oder Probleme während der Schwangerschaft, bei der Geburt oder in der perinatalen Phase bei diesem bzw. bei älteren Kindern. Eine Erstgebärende fühlt sich oft als Mutter sehr unsicher, gewinnt aber bei entsprechender Unterstützung am Anfang und mit zunehmender Erfahrung an Selbstsicherheit. Wenn das Schreien des Säuglings die Mutter ängstigt, kann diese ihr Baby, das sich selbst unsicher fühlt, nicht beruhigen. Ein Baby hat ein ausgeprägtes Gefühl für den Gemütszustand der Mutter und reagiert entsprechend darauf.
- Siehe dazu auch Artikel 31.50.

Beurteilung von Beziehungsproblemen

- Für eine Beurteilung ist es erforderlich, Mutter und Kind gemeinsam zu beobachten. Ein entsprechender Eindruck kann in relativ kurzer Zeit gewonnen werden, obzwar eine verlässliche Beurteilung längere und wiederholte Beobachtungen erfordert. Der Arzt sollte seinen Eindrücken vertrauen und den Mut haben, ein Gespräch über die möglichen Ursachen des Problems zu beginnen.
- Somatische Probleme
- Psychiatrische Probleme der Mutter (31.72)

Beurteilung der Rolle des Kindes

- Liegt die psychische und physische Entwicklung des Kindes im normalen Schwankungsbereich oder gibt es Anzeichen einer Abweichung von der Norm, einer Fehlentwicklung der motorischen Fähigkeiten, einer mangelnden Kontaktfähigkeit oder von Vernachlässigung bzw. Missbrauch? Gibt es Probleme beim Stillen? Hat ein über 4 Monate alter Säugling im Tagesablauf einen regelmäßigen Rhythmus entwickelt?
- Wirkt das Kind ruhig, kontaktfreudig (Augenkontakt, Lächeln, Reaktion auf Stimmen), an der Umgebung interessiert, zufrieden in den Armen der Mutter? Reagiert es auf die Mutter und findet eine Kommunikation statt? Oder ist das Kind unruhig, motorisch angespannt, verkrampft in seinen Bewegungen und der gesamten Erscheinung, überempfindlich auf Reize, leicht erregbar und zu heftigem Schreien neigend, schwer zu beruhigen, unbehaglich in den Armen der Mutter, den Kontaktversuchen der Mutter abgeneigt (wendet den Kopf ab, schließt die Augen, schläft ein), mit besorgtem und müdem Gesichtsausdruck?
- Was kann man aus der Art des Weinens und aus dem Gesichtsausdruck schließen (Hunger, Schmerz, Müdigkeit, Verzweiflung, Hilflosigkeit)?

Beurteilung der Rolle der Mutter

- Zeigt die Mutter Interesse an ihrem Baby, versucht sie, zu diesem in Kontakt zu treten? Wie redet sie mit dem Kind? Was sagt sie und wie drückt sie es aus? Kann sich die Mutter in die Situation des Babys hineindenken? Ist sie in der Lage, zwischen verschiedenen Arten des Weinens und deren Bedeutung zu unterscheiden? Wie gut kommt die Mutter im Allgemeinen mit der Betreuung des Babys und den täglichen Pflichten zurecht? Agiert die Mutter der jeweiligen Situation entsprechend? Wirkt sie in ihrer Art zu sprechen und mit dem Baby umzugehen harmonisch oder drückt sie Unsicherheit und Aggression aus? Ist sie enttäuscht, wenn das Baby auf ihre Zuwendung nicht sofort positiv reagiert? Fühlt sie sich von ihrem Kind gekränkt? Zeigt die Mutter ungeachtet ihrer eigenen Müdigkeit Mitgefühl für ihr Baby oder bringt sie offene Feindseligkeit zum Ausdruck? Welchen Eindruck vermittelt die Mutter von ihrem Kind? Ist dieser überwiegend positiv oder negativ? Es kommt nicht selten vor, dass Mütter einen sehr negativen Eindruck von ihren Kindern haben, weil sie sich von ihnen ausgenutzt fühlen.
- Vergessen Sie nicht, auch den persönlichen Zustand der Mutter zu beurteilen. Wirkt die Mutter erschöpft, ernst oder desorientiert und kommen ihr leicht die Tränen? Klagt sie über körperliche Krankheitsgefühle? Scheint sie übermäßig besorgt oder gleichgültig? Fürchtet sie, dass das Baby ernsthaft krank, ständig hungrig oder von Schmerzen geplagt ist? Hat sie Angst vor der Meinung anderer oder davor, dass etwas

Schreckliches passieren könnte? Was immer die Frau über ihre Erfahrungen mit der Betreuung des Babys oder über ihre Situation als Mutter zum Ausdruck bringt, muss ernst genommen und darf nicht als unwichtig abgetan werden. Ermutigung allein reicht nicht aus!

Beurteilen des Elternverhaltens

- Fragen an die Mutter bzw. die Eltern:
  - Wie würden die Eltern ihr Kind beschreiben?
  - Entspricht die Elternrolle ihren Erwartungen oder trifft sie manches unvorbereitet?
  - Was fällt ihnen am schwersten? Was macht ihnen die größte Freude?
  - Hat die Mutter/der Vater bereits frühere Erfahrungen mit Babys?
  - Erleben beide Eltern das Schreien des Babys auf ähnliche Weise?
  - Können die Eltern damit umgehen, dass sie die Situation möglicherweise unterschiedlich sehen?
  - Haben sie eine gute Beziehung zueinander? Hat die Geburt des Kindes die Beziehung gestärkt oder hat sie zu einer Entfremdung geführt?
  - Erhält die Familie Unterstützung aus ihrem Umfeld? Gibt es Großeltern, Verwandte oder Freunde, die die Eltern um Hilfe bitten können, und haben sie dazu auch den Mut?
  - Hat die Mutter Kontakt zur Außenwelt oder hat sie sich ganz zurückgezogen?
  - Hat die Mutter Kontakt zu anderen Frauen? Wie steht es mit ihrer Beziehung zur eigenen Mutter (daraus lässt sich auf die Fähigkeit der Mutter schließen, eine Bindung zu ihrem eigenen Kind zu entwickeln)?
  - Was wäre nach Meinung der Mutter am besten geeignet, ihr bei der Bewältigung dieser kräfteraubenden Situation zu helfen? Klären Sie ab, ob die Mutter zuhause Unterstützung braucht und bereit wäre, Hilfe von außen anzunehmen. Stellen Sie fest, ob Unterstützung durch Sozialdienste erforderlich ist.
  - Was könnte nach Ansicht der Eltern im schlimmsten Fall passieren, wenn das Baby weiterhin so viel schreit wie bisher (Gefahr der Misshandlung)?
  - Eltern haben letztendlich immer irgendeine Vermutung, warum ihr Baby ständig schreit, auch wenn dies Idee möglicherweise irreal ist. Fragen sind immer nützlich.
  - Gleichgültig, welche Probleme im Laufe des Gesprächs auftauchen, fragen Sie die Mutter, ob es jemanden gibt, mit dem sie ihre Situation und vor allem ihre eigene Fähigkeit, damit fertig zu werden, besprechen kann.

Maßnahmen und Behandlung

- Ermutigen Sie die Mutter, auch über negative und widersprüchliche Gefühle zu sprechen, vermitteln Sie ihr, dass andere Mütter Ähnliches empfinden. Weisen Sie sie darauf hin, dass es in Kinderkliniken Psychologen und Kinderpsychiater gibt, die sie fachlich beraten können.
- Manchmal ist für die Mutter eine intensive Unterstützung zum Aufbau ihrer eigenen Stärken wichtiger als eine detaillierte Unterweisung in Fragen der Kinderbetreuung. Dadurch gelingt es der Mutter, ihr Kind realistisch zu betrachten und sich für die Botschaften zu öffnen, die ihr das Baby vermitteln will.
- Mutter und Kind bedürfen manchmal der Hilfe eines Therapeuten, der ihre Beziehung vom Standpunkt eines Außenstehenden betrachtet.
- Gesprächsgruppen für Mutter und Kind erweisen sich als hilfreich. Dort haben die Mütter Gelegenheit, sich mit anderen Frauen in der gleichen Situation über ihre Gefühle auszutauschen, über unterschiedliche Lösungsmöglichkeiten zu sprechen und zu einem realistischeren Bild von der Problematik der Kinderbetreuung zu gelangen; die gruppendynamischen Prozesse unter der Anleitung von Therapeuten haben eine günstige Wirkung. Vielleicht gibt es Gruppen dieser Art in Ihrer Umgebung, aber selbst wenn eine Gemeinde es sich nicht leisten kann, Unterstützung dieser Art anzubieten, können Kinderkliniken Eltern und Babys mit ähnlichen Problemen zusammenführen und eventuell Räumlichkeiten für Gruppen, die von den Eltern selbst organisiert werden, zur Verfügung stellen.
- Es ist wichtig, die Beziehungen der Mutter zur Außenwelt zu fördern. Wenn die Gefahr besteht, dass sie zu Hause vereinsamt, sollte man sie zur Teilnahme an Mutter-Kind-Gruppen auf Spielplätzen und in Pfarrheimen, zum Besuch von Gymnastikkursen für Mutter und Kind, von musikalischen Spielgruppen und dergleichen anregen.
- Manchmal braucht die Mutter eine individuelle psychiatrische Beurteilung und eine entsprechende Therapie bzw. Medikation. Wenn es sich eindeutig um eine postpartale Depression oder Psychose handelt 35.13, entsprechen Untersuchung und Behandlung dem bei Depression und Psychose üblichen Vorgehen, wobei in diesem Fall besonders darauf zu achten ist, dass die Verbindung zwischen Mutter und Kind aufrechtbleibt und der Erwachsene, der die Betreuung des Babys übernimmt, zuverlässig und beziehungsfähig ist.
- Manche Eltern brauchen eine therapeutische Unterstützung, um die Probleme ihrer Beziehung zueinander zu bewältigen (z.B. Familienambulanzen, Familienberatungsstellen etc.).

- Wenn sich die Eltern große Sorgen um die Gesundheit des Babys machen, trägt eine gründliche Untersuchung durch einen Kinderarzt erheblich zur Entspannung der Situation bei.
- Hyperaktive Schreibabys reagieren oft positiv auf physische Entspannung, z.B. Babymassage, die gleichzeitig einen engen Kontakt zur Mutter mit sich bringt. Viele Mütterberatungsstellen stellen schriftliche Anleitungen zur Verfügung oder bieten Beratung zu diesem Thema an. Ein fester, sicherer Griff ist wichtig, da damit dem Baby ein beruhigendes Gefühl des „Zusammenhaltens" vermittelt wird. Oft muss eine Mutter erst ermutigt werden, mit ihrem Kind zu sprechen und ihm vorzusingen. Eine „schweigende" Mutter ist oft eine depressive Mutter. Es kann sein, dass der Mutter noch nicht bewusst ist, dass ihr Baby auf ihre Stimme reagiert. Auch die Bedeutung des Augenkontakts ist zu betonen.
- Wenn das Baby auch zu Hause in einem Tragetuch getragen wird, fördert dies ein Gefühl der Nähe und des engen Kontakts zur Mutter, wodurch sich das Baby eher entspannt. Um Bauchschmerzen zu lindern, hilft es oft, wenn das Baby aufrecht getragen wird.
- Hausbesuche sind bei Familien mit Säuglingen hilfreich, da sie ein deutlicheres Bild von der Familiensituation und den täglichen Abläufen vermitteln.
- **Vertrauen Sie Ihren Eindrücken** und zögern Sie nicht, Fragen zu stellen, solange Sie dabei diskret vorgehen.
- Ziehen Sie keine übereilten Schlüsse. Nehmen Sie sich genug Zeit, wenn Sie wissen, dass Sie ein Schreibaby zu untersuchen haben.
- **Versuchen Sie nicht, das Problem im Zuge einer einzigen Konsultation zu lösen.** Vereinbaren Sie einen weiteren Termin, selbst wenn alle Möglichkeiten zur Beruhigung der Situation bereits erschöpft zu sein scheinen.

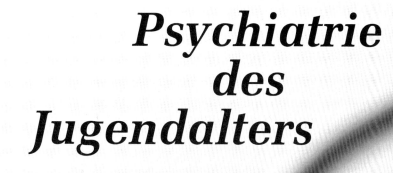

Psychiatrie des Jugendalters

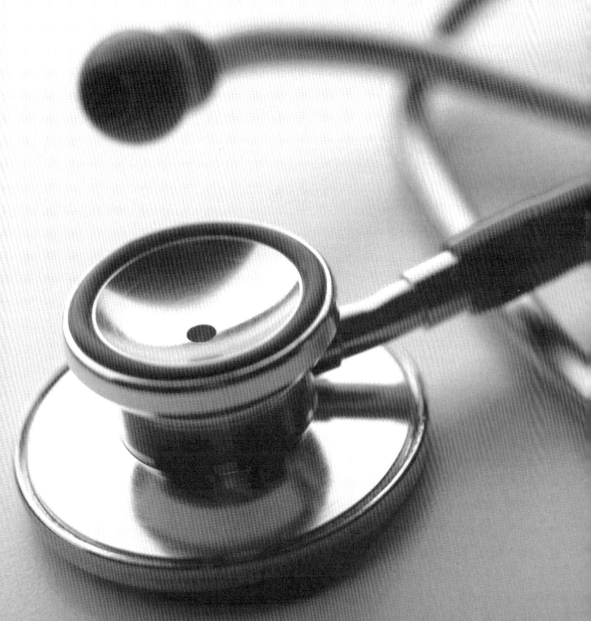

34.10 Essstörungen bei Kindern und Jugendlichen

Zielsetzungen

- Essstörungen sind bei jungen Mädchen sehr häufig, vor allem die Bulimie findet sich aber auch bei männlichen Jugendlichen.
- Der Arzt muss von sich aus auf Merkmale einer Essstörung achten, denn die Kinder und Jugendlichen berichten selten spontan darüber.
- Die Diagnose und die Therapieplanung fallen in den Aufgabenbereich von spezialisierten Therapeuten.

Grundsätzliches

- Der Begriff „Essstörung" kennzeichnet ein Krankheitsbild, bei dem Essen und Ernährung instrumentalisiert werden und eine manipulative Rolle eingenommen haben: Über das Essen soll die äußere Erscheinung des Körpers reguliert werden.
- Das Spektrum der Essstörungen ist breit gefächert. Die am häufigsten auftretenden Störungen sind die Anorexia nervosa und die Bulimia nervosa. Außerdem werden inkomplete klinische Bilder und episodisches Binge Eating (Essattacken) immer häufiger gesehen.
- In letzter Zeit besteht ein internationaler Trend, mehr auf Früherkennung der Symptome zu achten.
- Auch kleine Kinder können an verschiedenen Formen von Essstörungen leiden, die sich auf Probleme in den Beziehungen zwischen dem Kind und seiner Bezugsperson zurückführen lassen.

Ätiologie

- Man geht davon aus, dass Essstörungen eine vielschichtige Genese haben. Sowohl genetische und soziokulturelle Faktoren als auch die individuelle Entwicklungsdynamik können das Essverhalten beeinflussen.
- Der typische Krankheitsbeginn fällt in die Zeit der Pubertät wenn sich der Körper verändert und wächst.
- Eine Anorexia nervosa tritt charakteristischerweise zwischen dem 14. und 16. Lebensjahr oder um den 18. Geburtstag auf. Eine Bulimie erscheint in den meisten Fällen im Alter zwischen 19 und 20 Jahren.
- Bei Mädchen treten Essstörungen 10–15 × so häufig auf wie bei männlichen Jugendlichen.
- Jedes 150. Mädchen im Alter zwischen 14 und 16 Jahren leidet an Anorexia nervosa.
- Für die Bulimie stehen keine epidemiologischen Daten zur Verfügung, man geht aber davon aus, dass sie häufiger auftritt als die Anorexia nervosa.

Diagnostische Kriterien für eine Anorexia nervosa (F50.0)

- Der jugendliche Patient empfindet das für ihn geltende Normalgewicht als zu hoch.
- Das Körpergewicht des Patienten liegt um mindestens 15% unter dem Normalgewicht.
- Die Körperwahrnehmung des Patienten ist gestört (Körperschemastörungen).
- Der Patient hat Angst, zuzunehmen.
- Es liegt keine andere Krankheit vor, die den Gewichtsverlust erklären könnte.

Diagnostische Kriterien für eine Bulimia nervosa (F50.2)

- Ausgeprägter Wunsch, schlank zu sein; phobische Angst vor einer Gewichtszunahme.
- Episodisches „Binge Eating" (Essattacken) mindestens 2 × wöchentlich, bei dem der Patient die Kontrolle über sein Essverhalten verliert.
- Nach der Essattacke wird versucht, die verschlungene Nahrung wieder loszuwerden, zum Beispiel durch selbstinduziertes Erbrechen sowie durch Laxanzien- oder Diuretikaabusus.

Symptomatik

- Eine Anorexia nervosa beginnt im Allgemeinen schleichend.
- Die Gewichtsabnahme kann entweder sehr rasch oder sehr langsam erfolgen. In der Regel gehen die Patienten weiter zur Schule; sie gehen weiterhin ihren Hobbys nach und fühlen sich großartig. Deswegen sind die Angehörigen auch meistens überrascht, wenn sie herausfinden, dass ihr Kind an einer Mangelernährung leidet.
- Als **Screenigtest** für Patienten mit Verdacht auf Essstörungen erweist sich ein Fragebogen als hilfreich (jede positive Antwort erhält einen Punkt; 2 oder mehr Punkte sind ein Hinweis auf eine Essstörung):
  ○ Versuchen Sie zu erbrechen, wenn Sie ein unangenehmes Völlegefühl verspüren?
  ○ Machen Sie sich Sorgen darüber, dass Sie unkontrolliert große Nahrungsmengen zu sich nehmen könnten?
  ○ Haben Sie in den letzten 3 Monaten mehr als 6 kg an Gewicht verloren?
  ○ Sind Sie selbst der Meinung, Sie seien übergewichtig, obwohl andere sagen, Sie seien untergewichtig?
  ○ Kreisen Ihre Gedanken ständig um das Thema Essen?
- Den anorektischen Jugendlichen fehlt jegliche Krankheitseinsicht, und es braucht Zeit und Ge-

duld, sie dazu zu motivieren, eine Behandlung zu akzeptieren.
- Zu den somatischen Symptomen zählen:
  - Ausbleiben der Regelblutung
  - Verlangsamung des Metabolismus, Verstopfung
  - langsamer Puls, niedriger Blutdruck
  - gerötete und kalte Gliedmaßen
  - Reduktion des subkutanen Fettgewebes
- Bulimische Adoleszente wissen, dass ihre Essgewohnheiten nicht normal sind, aber ihre Sucht erfüllt sie so mit Schuld- und Schamgefühlen, dass es für sie nicht einfach ist, sich in Behandlung zu begeben.
- Eine Bulimie verursacht auch körperliche Symptome:
  - Menstruationsstörungen
  - Störungen des Elektrolyt- und des Säure-Basen-Haushalts, hervorgerufen durch das regelmäßige Erbrechen, sowie Erosionen des Zahnschmelzes (7.31)

Labordiagnostische Befunde

- Bei der Anorexia nervosa:
  - leichte Anämie
  - Blutzuckerspiegel im unteren Normbereich
- Bei der Bulimie:
  - Hypokaliämie
  - erhöhte Serumamylase

Differenzialdiagnosen

- Schwere somatische Erkrankungen, u.a. Gehirntumoren
- Psychiatrische Erkrankungen – schwere Depression, Psychose, Drogenkonsum

Therapie

- Wenn die Symptome mit den diagnostischen Kriterien einer Anorexia nervosa übereinstimmen, dann sollte die Situation mit der Familie besprochen werden, bevor eine Behandlung organisiert wird.
- Der Jugendliche und seine Angehörigen sollten über die Schwere der Störung aufgeklärt werden.
- Den Patienten zur Mitarbeit bei seiner Therapie zu motivieren, ist in manchen Fällen ein recht zeitaufwändiges Unterfangen.
- Die Behandlung umfasst 2 Komponenten:
  - die Wiedererlangung des normalen Körpergewichts
  - eine psychotherapeutische Behandlung
- Wenn die Mangelernährung lebensbedrohlich ist, wird der Patient zuerst in ein Krankenhaus eingewiesen und danach einer Psychotherapie zugeführt.
- Es können unterschiedliche Formen der Psychotherapie zum Einsatz gelangen: Sowohl individuelle als auch familientherapeutische Verfahren erzielten gute Ergebnisse. Bei Bulimiepatienten war man sowohl mit einer kognitiven Therapie als auch mit einer medikamentösen Behandlung erfolgreich ❸.
- Bei Jugendlichen zwischen dem 14. und 16. Lebensjahr konnten durch die Miteinbeziehung der ganzen Familie in die Behandlung gute Ergebnisse erreicht werden, weil die Symptomatik der Jugendlichen meist mit Schwierigkeiten beim Ablösungsprozess vom Elternhaus in Zusammenhang steht.
- Bei älteren Patienten erwiesen sich individuelle unterstützende Langzeittherapien als besonders erfolgreich zur Erzielung einer vollständigen Heilung.
- Ein prolongierter Zustand der Mangelernährung und eine insuffiziente ambulante Behandlung sind Gründe, den Patienten einer Zwangsbehandlung zuzuführen.

Medikamentöse Therapie

- Eine medikamentöse Therapie sollte immer von einem Spezialisten eingeleitet werden.
- Der Einsatz von verschiedenen Psychopharmaka wie etwa Neuroleptika und Antidepressiva ❶ ist bei der Behandlung der Anorexia nervosa erprobt worden. In kontrollierten Studien erwiesen sie sich nur dann als uneingeschränkt hilfreich, wenn die Störung eindeutig mit einer Depression verknüpft war.
- Ein Großteil der Forschungsarbeiten zur pharmakologischen Behandlung der Bulimie konzentrierte sich auf Antidepressiva, insbesondere Fluoxetin, mit dem man bei etwa zwei Dritteln der bulimischen Patienten die Zahl der Episoden des „Binge Eating" und des selbstinduzierten Erbrechens reduzieren konnte ❶.

Prognose

- Eine frühe Intervention verbessert die Prognose.
- Essstörungen umfassen eine Gruppe von gravierenden Erkrankungen, die schwer therapierbar sind. Bei anorektischen Patienten ist die kurzfristige Prognose gut, die langfristige Prognose allerdings schlechter. Die Mortalität beträgt auch heute noch 5 bis 16%.
- Es sind nicht genügend Langzeitstudien zur Prognose bei Bulimie durchgeführt worden, man geht jedoch davon aus, dass die Erkrankung ein mehrjähriger Prozess ist.
- Eine Bulimie kann mit einer Depression, einer Tendenz zur Destruktivität, dem Missbrauch von Alkohol oder Drogen und anderen psychologischen Problemen assoziiert sein.

34.11 Depression bei Jugendlichen

Allgemeines

- Eine depressive Stimmungslage ist bei Jugendlichen häufig zu finden; in der Mehrzahl der Fälle haben jedoch solche Episoden im Zuge des Wachstums- und Entwicklungsprozesses keinen Krankheitswert.
- Bei der Evaluierung der Depression eines Jugendlichen sollten dessen aktueller Entwicklungsstand sowie Erlebnisse, die möglicherweise seine Affektlage beeinflusst haben, Berücksichtigung finden.
- Bei einem Jugendlichen kann sich eine Depression in einer vielfältigen Symptomatik manifestieren. Sie kann beispielsweise in „larvierten" Formen auftreten, etwa wenn der Jugendliche sich in eine fanatische Ausübung seiner Hobbys flüchtet oder Verhaltensstörungen entwickelt (Streitsucht, Diebstahl, Substanzmissbrauch). Typischerweise wirkt der Jugendliche nur dann depressiv, wenn er über seine Depression spricht.
- Bei Depressiven kommt es zu einem höheren Zigaretten-, Drogen- und Alkoholkonsum als bei anderen jungen Menschen.
- Eine Depression eines Jugendlichen ist eine psychiatrische Erkrankung, die ernst genommen und richtig behandelt werden muss.

Epidemiologie

- Studien an der Normalbevölkerung haben gezeigt, dass die Prävalenz schwerer Depressionen (schwere depressive Störung – gegenwärtige Episode nach der Nomenklatur von DSM-IV) 3,4%, jene der anhaltenden leichten depressiven Verstimmung (Dysthymie nach DSM-IV) 3,2% und die lebenslange Prävalenz für schwere Depressionen 13% betragen. Depressive Zustände finden sich bei weiblichen Jugendlichen weitaus häufiger als bei männlichen. Verschiedene Studien haben gezeigt, dass bei 40% der depressiven Jugendlichen noch eine weitere psychiatrische Komorbidität besteht.
- Eine schwere Depression bei einem Jugendlichen geht mit einem gesteigerten Suizidrisiko einher. In verschiedenen Post-mortem-Studien über jugendliche Selbstmörder fand man bei 51 bis 80% Symptome einer schweren Depression. Das Risiko einer Selbsttötung steigt, wenn zu der Depression noch ein Substanzmissbrauch und asoziales Verhalten hinzukommen.

Ätiologie

- Noch sind nicht alle Faktoren, die die Entwicklung einer Depression beeinflussen, im Detail bekannt, aber es ist belegt, dass sowohl soziodemographische Faktoren als auch belastende Lebensereignisse mit einer Depression assoziiert sind. Es wurde beobachtet, dass depressive Jugendliche über geringere soziale Fertigkeiten verfügen als andere junge Menschen und ihre Selbstbewertung negativer ist.
- Das Risiko, eine klinische Depression zu entwickeln, ist größer, wenn schon ein anderes Familienmitglied an einer schweren Depression oder an einer bipolaren affektiven Störung litt.

Symptomatik

- Psychiatrische Symptome im Verlauf des normalen Entwicklungsprozesses sind passager und nicht mit einer direkten oder indirekten Selbstzerstörung assoziiert; die Leistungsfähigkeit des Jugendlichen wird dadurch nicht nachhaltig eingeschränkt.
- Wichtig ist die Unterscheidung zwischen einer depressiven Verstimmung, die für das Jugendalter normal ist, und einer pathologischen Depression.

Leichte depressive Episoden in der Adoleszenz (oder Kummer nach Verlustereignissen)

- Anhaltende Traurigkeit nach Verlustereignissen, Weinen
- Stimmungsschwankungen: Traurigkeit – Hass – Freude
- Abrupte Schwankungen im Selbstwertgefühl
- Gelegentliche Ängste betreffend das körperliche Erscheinungsbild
- Mäßige körperliche Beschwerden
- Gelegentliche Schlafstörungen
- Alternativ Zuflucht zu Abwehrmechanismen unterschiedlicher Formen: primitive (z. B. Verleugnen, Schuldzuweisung an andere, Spaltung) oder reifere (Rationalisierung, Verweigerung)
- Die Sozialkontakte sind intakt, ebenso die Fähigkeit, Essen und Hobbys zu genießen und sich für jemanden oder etwas zu begeistern.

Pathologische Depression

- Melancholie, Langeweile, Gefühl der inneren Leere oder ständige Reizbarkeit
- Unkontrollierbare Gefühlsausbrüche
- Konzentrationsschwierigkeiten
- Negative Selbstbewertung und Schamgefühle, manchmal übertriebene Schuldgefühle
- Wiederkehrende Gedanken an Tod und Selbstmord, Suizidszenarios
- Schlafstörungen (Einschlafstörungen, Durchschlafstörungen, Insomnie in den frühen Morgenstunden, Albträume)
- Schwankungen des Körpergewichts
- Besorgtheit um den eigenen Körper, die bis zur Hypochondrie gehen kann

- Schmerzen und verschiedene somatische Beschwerden
- Freudlosigkeit und Interessenverlust
- Reduzierung und Einengung der Beziehungen zu anderen Menschen
- Dominanz primitiver Abwehrmechanismen

Untersuchung und Überweisung eines depressiven Jugendlichen

- Somatische Ursachen für die Müdigkeit, Apathie usw. sollten ausgeschlossen werden.
- Bei der Untersuchung eines depressiven Jugendlichen sollte bedacht werden, dass bei ihm vielleicht eine negative Selbstbewertung besteht und er daher möglicherweise Schwierigkeiten hat, mit einem Fremden zu sprechen. Man sollte also ausreichend Zeit für das Gespräch einplanen und direkte Fragen stellen, mit denen die Dauer und Natur der Symptomatik und ihre Auswirkung auf das Alltagsleben erhoben werden können. Dabei sind Fragen, die die Schule, die Hobbys und die Zeit, die der Jugendliche mit seinen Freunden verbringt, besonders wichtig. Erkundigungen nach autoaggressiven Gedanken sollten in einer getrennten Phase erfolgen, da sie unter Umständen Sofortmaßnahmen erfordern können.
- Ein strukturierter Fragebogen zum gegenwärtigen Lebensgefühl, das Depressionsinventar von Beck (BDI) **B** kann zur Intensitätsskalierung der Depression herangezogen werden. Das BDI ist eine nützliche Screeningmethode zum Erkennen einer Depression, obwohl es gelegentlich zu falsch positiven Ergebnissen führt.
- Wenn beim Heranwachsenden eine anhaltende depressive Störung vorliegt oder Symptome einer schweren Depression oder Autoaggression auftreten, sollte der junge Mensch zur Untersuchung an eine Spezialabteilung für Jugendpsychiatrie überwiesen werden.
- Besteht ein Selbstmordrisiko, sollte die Einweisung unverzüglich erfolgen. Eine telefonische Konsultation einer spezialisierten Abteilung kann bei der Evaluierung hilfreich sein.
- Leichte depressive Verstimmungen und Trauerreaktionen können innerhalb der primären Gesundheitsversorgung (Allgemeinmedizin) behandelt werden.

Therapie einer Depression

- Innerhalb der primären Gesundheitsversorgung kann der Jugendliche mit einer unterstützenden Gesprächstherapie geführt werden. Wenn notwendig, kann temporär zur Linderung der Symptomatik eine medikamentöse Therapie eingesetzt werden, wie etwa sehr kurzzeitig Hypnotika oder Anxiolytika. Wenn sich aber die Affektstörung nicht bessert oder die Leistungsfähigkeit des jungen Menschen absinkt, kann eine Evaluierung durch eine spezialisierte Abteilung nötig werden (wobei man immer auch an die Möglichkeit einer telefonischen Konsultation denken sollte).
- Die Diagnose einer schweren Depression, die Therapieplanung und die Therapiekontrolle werden in einer spezialisierten Abteilung durchgeführt. Da eine beträchtliche Anzahl von früh (< 20 Jahre) einsetzenden leichten depressiven Verstimmungen sich zu schweren Depressionen weiterentwickeln, ist es wichtig, für eine Langzeitbehandlung vorzusorgen, die auch etwaige sonst noch bestehende psychische Störungen mit erfasst.
- Jugendliche werden primär mit unterschiedlichen psychotherapeutischen Methoden individuell behandelt, jedoch sind eine enge Zusammenarbeit mit den Eltern und Maßnahmen, die die Eltern unterstützen, wesentliche Bestandteile der Therapie. Häufig wird auch eine Rehabilitation notwendig sein (z.B. Ausbildungsmaßnahmen, soziale Hilfen).
- Es liegen wissenschaftliche Beweise für die Wirksamkeit von kurzzeitigen kognitiven Verhaltenstherapien bei der Behandlung von leichten und mäßig schweren jugendlichen Depressionen vor **B**. Dies gilt jedoch nicht für schwere depressive Störungen.
- Die Wirksamkeit von interpersonaler Psychotherapie bei schwerer Depression von Jugendlichen wurde erforscht, die positiven Ergebnisse sind belegt, aber es ist fraglich, ob daraus allgemeine Schlussfolgerungen gezogen werden können, da die Zahl der Studienteilnehmer klein ist und die Probanden selektiert sind.
- Es gibt keine kontrollierten Studien über langdauernde psychodynamische Therapien.
- Ungelöste Konfliktsituationen mit den Eltern beeinträchtigen die Bewältigung einer schweren Depression.
- Zur Behandlung einer jugendlichen Depression ist es gegebenenfalls notwendig, Medikamente zur Linderung der Symptomatik und zur Wiederherstellung der Leistungsfähigkeit einzusetzen; in einigen Fällen ist dies auch erforderlich, um andere Therapieformen initiieren zu können.
- Im Rahmen von kontrollierten Studien konnte nicht nachgewiesen werden, dass tricyklische Antidepressiva wirksamer sind als ein Placebo **B**; ihr Einsatz bei Jugendlichen wird daher nicht empfohlen.
- Andererseits erwiesen sich selektive Serotoninwiederaufnahmehemmer (SSRI) zumindest für die Behandlung von schweren Depressionen als nützlich, doch erscheinen hier noch weitere wissenschaftliche Untersuchungen geboten.

- Nach der Einleitung der medikamentösen Therapie bedarf es einer sorgfältigen Überwachung der erwünschten und unerwünschten Wirkungen durch den Arzt. Empfohlen werden muss eine Behandlung über einen Zeitraum von mindestens 4 bis 6 Monaten.
- Hat der Jugendliche manische oder hypomanische Phasen durchlebt oder sind in der Familienanamnese bipolare Störungen aufgetreten, kann keine SSRI-Medikation verordnet werden, es sei denn, dass gleichzeitig auch Antipsychotika zum Einsatz kommen. Einleitung und Kontrolle der medikamentösen Therapie müssen sorgfältig geplant werden, da in der Anfangsphase der Behandlung selbstdestruktive Impulse gesteigert sein können.

34.12 Suizidrisiko bei Jugendlichen

Allgemeines
- Suizidgedanken sowie versuchte und vollendete Suizide sind in der Kindheit selten, aber die Inzidenz steigt während der Pubertät.
- Ein früherer Suizidversuch ist der wichtigste Risikofaktor für einen erneuten Suizidversuch oder vollendeten Suizid.

Epidemiologie
- Die jährliche Prävalenz von Suizidgedanken bei Jugendlichen liegt bei etwa 10–15% und jene der Selbstmordversuche bei etwa 2–5%.
- Bei Mädchen finden sich häufiger Suizidgedanken und -versuche, aber 80% aller vollendeten Suizide werden von männlichen Jugendlichen verübt.

Risikofaktoren für eine Selbsttötung bei Jugendlichen
- Jeder 3. Betroffene hat schon einen Suizidversuch hinter sich.
- Etwa 60% der jugendlichen Selbstmörder hatten zuvor mit jemandem über ihre Suizidabsichten gesprochen; Jungen sprechen allerdings darüber meist nur mit ihren Freunden in der Gruppe.
- In über 90% der Fälle gehen der Selbsttötung psychiatrische Störungen voraus, bei der Hälfte der Fälle eine Affektstörung.
- Bei zumindest einem Viertel war ein schwerer Substanzmissbrauch zu verzeichnen.
- Die häufigsten Auslöser für einen Suizid bzw. Suizidversuche stellen Trennungssituationen oder ein Streit mit einer dem Jugendlichen nahe stehenden Person dar.

Symptome
- Suizidales Verhalten in der Adoleszenz ist meist mit aktuellen psychosozialen Problemen assoziiert, wie etwa Streit, einem Verlusterlebnis und Enttäuschungen.
- In der Regel waren Affektstörungen, schwerer Substanzmissbrauch und, insbesondere bei männlichen Jugendlichen, antisoziales Verhalten gegeben.

Erkennen und Bewertung eines Suizidrisikos
- Selbstzerstörerisches Verhalten bei Jugendlichen steht eng mit Depressionen und Substanzmissbrauch in Verbindung.
- Wenn man bei einem Jugendlichen eine depressive Verstimmung vermutet, sollte man ihn auf Suizidgedanken und Selbsttötungsversuche ansprechen.
- Die aktuellen Lebensumstände und die Familiensituation müssen abgeklärt werden.
- Art und Schweregrad einer psychiatrischen Störung und/oder eines Substanzmissbrauchs sind zu evaluieren.
- Nach etwaigen früheren Suizidversuchen muss gefragt werden.
- Man versuche zu beurteilen, ob der Patient wirklich sterben will, ob er/sie Selbsttötungspläne gefasst oder schon Vorbereitungen zur Ausführung getroffen hat.

Therapie
- Die nächsten Arzttermine immer fix vereinbaren! Ermutigen Sie den Patienten, die Behandlung fortzusetzen!
- Der Zugang zur Therapie ist maximal zu erleichtern.
- Stehen die autoaggressiven Tendenzen mit einer schweren Depression in Verbindung, dann sollte unverzüglich die Behandlung der Depression eingeleitet werden.
- Für eine Psychopharmakatherapie eines depressiven Jugendlichen mit suizidalen Tendenzen ist unter den selektiven Serotoninwiederaufnahmehemmern (SSRI) Fluoxetin die erste Wahl.
- Anmerkung für Österreich: Vor der Anwendung von SSRIs bei Jugendlichen wird gewarnt, da sie möglicherweise autoaggressive Impulse verstärken können. Die Einleitung einer medikamentösen Therapie sollte immer durch einen Facharzt für Kinder- und Jugendpsychiatrie erfolgen.
- Ein Jugendlicher, der bereits einen Suizidversuch hinter sich hat, muss immer – und zwar möglichst kurzfristig – zu einer psychiatrischen Konsultation überwiesen werden.
- Die Aufnahme in eine psychiatrische Abteilung

- **❸** sollte erwogen werden, wenn der suizidgefährdete Jugendliche an einer
  - psychotischen Störung,
  - einer schweren Depression,
  - oder einer bipolaren Störung leidet.
  - Wenn er stark aggressives Verhalten zeigt.
  - Wenn schwerer Substanzmissbrauch oder Abhängigkeit vorliegt.
  - Wenn bei einer vorangegangenen suizidalen Episode eine ambulante Betreuung offenkundig erfolglos war.
- Auch nach einem ernsthaften Suizidversuch (d.h. hohe Letalität der Mittel oder feste Selbsttötungsabsicht) ist eine Einweisung in ein Krankenhaus gerechtfertigt, wenn der Jugendliche aktive Suizidgedanken hegt und wenn seine Familie keine ausreichende Unterstützung bieten kann.
- Die Zwangseinweisung ist in Deutschland (Landesregelungen) und Österreich (Bundesregelung www.lebenshilfe-stmk.at/cms/index.php?id=131) nach dem Unterbringungsgesetz, in der Schweiz im „Fürsorgerischen Freiheitsentzug" geregelt.

34.13 Psychose bei einem Jugendlichen

Zielsetzungen

- Erkennen einer Psychose bei einem Jugendlichen anhand der Einschränkung seiner Alltagsfähigkeiten oder der typischen Psychosesymptomatik.
- Wenn ein Jugendlicher destruktive Verhaltensweisen zeigt, sollte man immer auch an eine schwere psychische Störung denken, auch wenn keine Symptome einer Psychose vorliegen.
- In einer Akutsituation ist für eine Einweisung des Patienten in ein Krankenhaus zu sorgen oder eine ausreichende Überwachung entsprechend der für die Behandlung Erwachsener geltenden Prinzipien zu organisieren.
- Die Beziehung zum Jugendlichen und/oder zu seiner Familie sollte so gestaltet werden, dass infolge zusätzliche Untersuchungen durch einen Facharzt für Jugendpsychiatrie möglich werden.

Grundsätzliches

- Der Begriff Adoleszenz bezieht sich auf den Zeitraum zwischen dem 12. und dem 22. Lebensjahr (15–19 ± 3 Jahre). Für die Praxis bedeutet das, dass eine Person in den ersten 10 Jahren nach Beginn der Pubertät als adoleszent gilt.
- Sowohl die körperliche als auch die geistige Entwicklung geht in der Adoleszenz rasch vor sich, insbesondere anfangs. Diese raschen Veränderungen stellen für den Jugendlichen eine Belastung dar, und er ist daher anfälliger für psychische Störungen, was auch an der steigenden Anzahl derartiger Störungen in der Phase, in der aus Kindern Jugendliche werden, abgelesen werden kann.
- Die speziellen Verhaltensweisen und Vorstellungen, die für diese rasche Entwicklung in der Adoleszenz charakteristisch sind, und das gängige Bild „jung = rücksichtslos" erschweren die Diagnose von psychiatrischen Störungen bei Adoleszenten sehr.
- Schon in den 1970er Jahren konnten Offer und Offer zeigen, dass die geistige Gesundheit von Jugendlichen mit Verhaltensauffälligkeiten und ähnlichen Symptomen invers korreliert.
- Laufer erstellt die folgende Klassifikation der Psychosen bei Jugendlichen:
  - Akute psychotische Zustände, die zum Beispiel zu Suizidversuchen führen können.
  - Psychotische Zustände, in deren Rahmen sich die Störung im Wesentlichen als Verhaltensanomalie des Patienten oder in einem mangelnden Realitätsbezug manifestiert, z.B. eine lebensbedrohliche Essstörung mit gestörter Köperwahrnehmung.
  - Psychotische Persönlichkeit, die den funktionellen Psychosen der Erwachsenen ähnelt und zum Beispiel Syndrome wie Schizophrenie einschließt.
- Im Allgemeinen sind Jugendliche nicht in der Lage, starke Emotionen zu verarbeiten. Sie befreien sich vielmehr von diesen Emotionen durch symbolträchtige, sehr konkrete Verhaltensweisen.
  - Ein junger Mann zum Beispiel empfindet, dass ihm durch den Alkoholismus seiner Eltern alles Positive in seinem Leben vorenthalten wurde, und projiziert sein Schicksal indirekt dadurch nach außen, indem er stiehlt und exzessiv trinkt. Analog dazu kann ein junges Mädchen, das sexuell missbraucht worden ist, seine Erlebnisse dadurch zu reflektieren versuchen, dass es vorgibt, keinerlei Selbstwertgefühl mehr zu haben und für jeden interessierten Mann verfügbar sei.
- Prinzipiell gelten für diese Psychosen dieselben Regeln wie für jene, die sich über längere Zeiträume hinweg hinter Verhaltensstörungen verbergen können. Jemand, der zum Beispiel einen Suizidversuch begangen hat, wollte damit vielleicht seinen Körper als Wurzel alles Bösen und aller Probleme loswerden, ohne sich zu diesem Zeitpunkt der Finalität dieses Akts bewusst gewesen zu sein.
- Jugendliche sind generell „einer Psychose näher" als Erwachsene, weil sie normalerweise nur

über schwache psychische Abwehrmechanismen verfügen.
- Die geistige Gesundheit eines jungen Menschen kann nicht nach denselben Kriterien beurteilt werden wie jene von Erwachsenen. Eine umfassende Evaluierung der Entwicklung des Jugendlichen ist für die Bewertung der Symptomatik wesentlich.
- Generell kann festgehalten werden, dass jede anhaltende Symptomatik oder Verhaltensweise, die mit der gesunden Entwicklung eines Jugendlichen in Konflikt steht, eine psychiatrische Abklärung verdient, weil sich dahinter eine psychische Erkrankung verbergen könnte.

Epidemiologie
- Etwa 10–20% der Jugendlichen leiden an einer psychischen Störung, die einer Abklärung und Behandlung bedarf.
- Die Schätzungen hinsichtlich der Prävalenz von Psychosen zeigen stark variierende Ergebnisse. Es dürften etwa 0,5% der Jugendlichen an einer schizoiden Psychose und etwa 1% an einer affektiven Psychose leiden. Affektive Psychosen treten bei Mädchen doppelt so häufig auf wie bei männlichen Jugendlichen.
- Diese Zahlen entsprechen Schätzungen, denen zufolge sich bei 55% der Patienten mit schizophrenen Symptomen die ersten Anzeichen der Erkrankung bereits vor dem 20. Lebensjahr manifestierten, bei 14% bereits vor dem 14. Lebensjahr und 33% der Patienten mit affektiven Psychosen jünger als 20 Jahre sind.
- Zur Prävalenz toxischer und anderer offensichtlich organischer Psychosen liegen keine Schätzungen vor.

Ätiologie
- Für die Ätiologie der Psychosen sind genetische und somatische Parameter gleichermaßen wichtig wie im Individuum und seiner Familie begründete psychische Faktoren. Bei der Abklärung der Ätiologie auf der individuellen Ebene findet man oft heraus, dass ein psychotischer Jugendlicher in seinem Leben an vielfältigen Anpassungs- und Verhaltensstörungen gelitten hat.
- Epilepsie und andere zerebrale Erkrankungen wie ein Tumor oder eine Stoffwechselstörung sind möglich – allerdings seltene – Ursachen für Psychosen.
- Drogenkonsum kann eine toxische Psychose auslösen oder eine latente Psychose triggern.

Hochrisikogruppen für Psychosen
- Bei den folgenden 3 Gruppen besteht ein hohes (etwa 40%iges) Risiko, innerhalb 1 Jahres eine Psychose zu entwickeln:
  - Jugendliche, die entweder wiederholt oder aber über längere Zeiträume hinweg bereits Symptome gezeigt haben, die einer leichten Psychose ähnelten, bei denen aber die Symptomatik noch nicht den Grad einer echten Psychose erreicht hat.
  - Jugendliche mit eindeutigen, allerdings jeweils nur sehr kurzzeitigen psychotischen Episoden (Dauer: jeweils nur ein paar Stunden oder einen Teil eines Tages).
  - Jugendliche, in deren Familie ein Angehöriger an Schizophrenie oder bestimmten anderen psychotischen Störungen leidet, sowie solche, die selbst eine schizoide Persönlichkeit haben und deren Funktionsscore innerhalb des letzten Jahres um 30 oder mehr Punkte auf der GAF-Skala gesunken ist.

Initialsymptome einer schizophrenen Störung bei einem Jugendlichen
- Neben den in DSM IV (Diagnostic and Statistical Manual of Mental Disorders) aufgelisteten Kriterien für eine Schizophrenie kann bei Jugendlichen noch folgende spezifische Symptomatik bestehen:
  - zunehmende Passivität
  - motorische Verlangsamung
  - Tendenz zum sozialen Rückzug und zu Misstrauen
  - Ich-Bezogenheit
  - zwanghafte Handlungen
  - affektive Labilität
  - mangelnde Impulskontrolle
  - asoziales Verhalten
  - schlechter Schulerfolg trotz Fähigkeiten
  - Wahnvorstellungen und Halluzinationen
  - Apathie und Freudlosigkeit
  - atypische neurologische oder neurovegetative Symptome
  - Nach weitgehend akzeptierter Auffassung sollte die Diagnose „Schizophrenie" bei einem Jugendlichen erst nach einer 1-jährigen Beobachtungszeit definitiv gestellt werden.

Symptomatik der affektiven Störungen bei Adoleszenten
- Neben den in DSM IV (Diagnostic and Statistical Manual of Mental Disorders) aufgelisteten Kriterien für eine affektive Psychose können bei Jugendlichen noch folgende spezifische Symptome einer **Depression** und Manie bestehen:
  - Müdigkeit, Adynamie
  - Insomnie/Hypersomnie
  - Kopfschmerzen, abdominelle Störungen
  - Reizbarkeit, Feindseligkeit
  - Melancholie, sozialer Rückzug
  - psychomotorische Erschöpfung
  - Gefühl der Wertlosigkeit

- Selbstbeschuldigungen und Schuldgefühle
- Suizidgedanken
- asoziales, abnormales Verhalten
- Flucht in eine Phantasiewelt
• Symptome einer **Manie**:
- Euphorie
- Hyperaktivität
- impulsive, oberflächliche Beziehungen zu anderen Personen
- sexuelle Enthemmung
- Reizbarkeit, Aggressivität, Drohverhalten
- neurovegetative Symptome wie Hyperphagie, Enkopresis, Schwitzen, exzessive Zufuhr von Zucker oder Salz
• Die Symptome einer Schizophrenie und von affektiven Psychosen sind bei Jugendlichen und Erwachsenen im Prinzip ähnlich, außer dass bei Jugendlichen Wahnideen und akustische Halluzinationen hinter aggressiven Verhaltensweisen oder Angstzuständen verborgen sein können.
• Bei Jugendlichen ist es oft besonders schwierig, zwischen Psychosen und einer schweren Depression zu unterscheiden. Paranoide Psychosen und damit assoziierte Ängste und Misstrauen können sich darin manifestieren, dass der Jugendliche die Gesellschaft von asozialen Gruppen sucht, in denen Aggression und der exzessive Konsum von Alkohol und Drogen als Abwehrmechanismen akzeptiert sind. Passivität, Veränderungen im Gefühlsleben und sozialer Rückzug sind generell zu beobachten und zumindest für Angehörige des Patienten erkennbare Symptome.
• Die Diagnose einer affektiven Psychose ist bei Jugendlichen besonders schwierig. Ein manischer Teenager setzt seine Hyperaktivität in direkte Handlungen um und versucht, seine unerträglich gewordene Gefühlslage durch Trinken, Drogenkonsum oder anderes ungezügeltes Verhalten abzureagieren, zum Beispiel durch Promiskuität und aggressives oder rücksichtsloses Verhalten im Straßenverkehr.
• Ein depressiver Jugendlicher kann seinen Gemütszustand und das Gefühl der inneren Leere nicht mehr ertragen und sucht die Flucht in ein autoaggressives Verhalten. Dabei kommt es ähnlich wie bei Erwachsenen zu Selbstmordgedanken, suizidalem Verhalten und Selbstvorwürfen.

Therapie
• Ein psychotischer Jugendlicher wird primär psychiatrisch abgeklärt. In Akutfällen muss direkt in ein Krankenhaus eingewiesen werden, wenn nötig auch nach den Bestimmungen im Unterbringungsgesetz (für Österreich: www.lebenshilfe-stmk.at/cms/index.php?id=131).
• Das Ziel der Therapie besteht darin, dem Jugendlichen bei der Bewältigung einer wichtigen Entwicklungsphase zu helfen und ihn so zu unterstützen, dass er später im Erwachsenenalter sein Potenzial optimal ausschöpfen kann.
• Das Behandlungsspektrum ist breit und zeitaufwändig, und die Beziehungen zwischen dem Adoleszenten und seinen Eltern und anderen wichtigen erwachsenen Bezugspersonen spielen dabei eine tragende Rolle. Eine Pharmakotherapie wird eingesetzt, um die psychotischen Symptome zu minimieren, sodass positive Kontakte möglich werden und die Leistungsfähigkeit wiederhergestellt wird.

34.15 Soziale Ausgrenzung von Jugendlichen

Allgemeines
• Marginalisierte Jugendliche erhalten aufgrund von sozialen und psychischen Problemen von den Gesundheitseinrichtungen nur wenig Unterstützung.
• Eine soziale Ausgrenzung kann durch das Zusammenspiel einer ganzen Reihe ungünstiger Faktoren zustande gekommen sein. Einem Jugendlichen in einer solchen Situation wird bewusst, dass er im Vergleich zu Gleichaltrigen wesentlich schlechter dasteht in Bezug zur wirtschaftlichen Situation, zur Ausbildung, den Lebensbedingungen und dem Erlernen von lebenspraktischen Fertigkeiten.
• Der Marginalisierungsprozess ist komplex, zumeist geht er aber mit beträchtlichen gesundheitlichen Problemen einher.

Prävalenz
• Marginalisierte Jugendliche sind im Allgemeinen männlich.
• Die meisten Kinder, die psychiatrischer Hilfe bedürfen, sind Knaben, aber ab dem 13. oder 14. Lebensjahr steigt auch die Zahl der betroffenen Mädchen.
• So wie der Anteil der männlichen Jugendlichen steigt, die eine gesundheitliche Betreuung brauchen, so steigt auch generell der Anteil jener, die der Dienstleistungen der Kinder- und Jugendfürsorge bedürfen.

Ursachen für eine soziale Ausgrenzung
• Schwere psychische Störungen (Depression, Psychose, Entwicklungsstörungen)
• Asoziales Verhalten
• Alkohol- oder Drogenkonsum
• Abträgliche Lebensumstände

Gesundheitsprobleme von marginalisierten Jugendlichen

- Die folgenden 3 wichtigen Faktoren sind mit Suizidgefährdung assoziiert: Alkoholkonsum, asoziales Verhalten und Depression.
- Die Probleme werden zwar häufig durchaus wahrgenommen, aber es fehlt an den nötigen Mitteln, um wirksam helfen zu können. In den Einrichtungen der Gesundheitsversorgung betrachtet man den betroffenen Jugendlichen wahrscheinlich oft als schwach motiviertes Individuum mit einer geringen Aufmerksamkeitsspanne.
- Je differenzierter die Problematik des Adoleszenten ist, desto ganzheitlicher müssen die Hilfen ausfallen, die er/sie erhält.

Umgang mit einem marginalisierten Jugendlichen und seine Überweisung zur Behandlung

- Eine mögliche psychische Störung, die zur Marginalisierung geführt hat, muss abgeklärt und behandelt werden. Der Jugendliche kann zu einer Eingangsuntersuchung für eine Rehabilitation überwiesen werden.
- Der Jugendliche sollte eine Berufsberatung erhalten, und die Möglichkeiten für eine entsprechende Betreuung müssen geprüft werden.
- Angehörige verschiedener Dienste müssen zusammenarbeiten, um einem Adoleszenten zu helfen, der gleichzeitig mit einer ganzen Vielfalt von Problemen konfrontiert ist.
- Wichtig ist, dass man mit den zu Ablösung und Eigenständigkeit eines Jugendlichen führenden Entwicklungsprozessen vertraut ist und abschätzen kann, wie weit der/die Betroffene in der Lage ist, für seinen/ihren weiteren Lebensweg und seine/ihre Behandlung Eigenverantwortung zu übernehmen.

34.20 Psychische Probleme bei Jugendlichen: Evaluierung und Überweisung zur psychiatrischen Behandlung

Notwendigkeit einer Behandlung

- Jugendliche bedürfen häufiger einer psychiatrischen Betreuung als Kinder. Etwa 20–30% der Jugendlichen durchleben psychische Krisen. Komorbidität ist häufig; z.B. Depression und Symptome von Angst treten oft gleichzeitig auf.
- Die meisten psychischen Störungen, die sich im Erwachsenenalter manifestieren, beginnen im Jugendalter (um das 16. Lebensjahr).

Untersuchung eines Jugendlichen

- Die wichtigste Informationsquelle ist der Jugendliche selbst, ein Gespräch mit den Eltern kann jedoch hilfreiche ergänzende Informationen liefern.
- Lehrer und Angehörige des schulärztlichen Diensts erkennen meist schon sehr früh die psychischen Probleme von Adoleszenten.
- Wiederholte Gespräche ohne Zeitdruck und in einer freien Atmosphäre sind bei der psychiatrischen Evaluierung eines Jugendlichen von Vorteil.

Grundsätzliches zum Umgang mit Jugendlichen

- Bedenken Sie, dass Jugendliche weder Kinder noch Erwachsene sind.
- Respektieren Sie das Streben eines Jugendlichen nach Autonomie und Selbstbestimmung.
- Ermutigen Sie den Jugendlichen, über seine persönlichen Erlebnisse zu sprechen; zeigen Sie Interesse!
- Seien Sie neutral und vermeiden Sie es, für Personen, die den Teenager ablehnen, Partei zu ergreifen.
- Achten Sie auf die folgenden Punkte:
  - Wie steht der Jugendliche zu sich selbst und zu seinen Eltern; wie sieht er seinen Körper; wie steht es mit seinem Realitätssinn?
  - Welche Einstellung hat er gegenüber Autoritätspersonen?
  - Welche Beziehungen bestehen zu Gleichaltrigen seiner persönlichen Umgebung (peer group)? Hat der Jugendliche Freunde oder zieht er sich von anderen Menschen zurück?
  - Zeigt der Jugendliche Symptome einer schweren psychischen Störung, die eine eingehende Exploration erforderlich machen würden?
  - Es ist wichtig, mögliche Selbstverletzungen zu beachten und nachzufragen. Selbstdestruktive Gedanken und selbstdestruktives Verhalten sollen offen besprochen werden.

Anzeichen für eine schwere psychische Störung, die die Beiziehung eines Jugendpsychiaters erfordern

- Die Konsultation mit einem Jugendpsychiater ist immer in folgenden Situationen indiziert:
  - Mangelhafter Schulerfolg, Rückgang der schulischen Leistungen.
  - Selbstmordversuch oder Suizidgedanken in Verbindung mit dem erklärten Wunsch zu sterben.

- Unkontrolliertes Verhalten zu Hause, tätliche Angriffe auf die Eltern, Zerstörung von Einrichtungsgegenständen; der Jugendliche schließt sich in seinem Zimmer ein.
- Der Jugendliche ist davon überzeugt, dass sich sein Körper verändert hat oder dabei ist, sich zu verändern.
- Er reagiert tätlich auf eine verbale Beleidigung.
- Es besteht Realitätsverlust oder eine Flucht aus der Realität, zum Beispiel durch i.v. Drogenkonsum, schwere Essstörung, Selbstverletzung.
- Rückzug aus den sozialen Beziehungen.

Beeinträchtigter Realitätssinn

- Eine schwere Psychose, z.B. Schizophrenie, beginnt im Jugendalter.
- Es ist wichtig, dass ein Jugendlicher, bei dem mögliche Frühsymptome einer Psychose auftreten, behandelt wird, auch wenn der Nachweis der Diagnose „Psychose" im jungen Alter oft unzuverlässig ist. Die Behandlung von Frühsymptomen soll bereits begonnen werden, noch bevor die eigentliche Psychose auftritt
- Die Symptome einer echten Psychose ähneln jenen von Psychosen im Erwachsenenalter (34.13).

Depressive Symptomatik beim Jugendlichen

- Siehe Artikel 34.13.

Aggressives Verhalten

- Ist für dieses Alter typisch; es ist wichtig, Situationen zu erkennen, in denen aggressives Verhalten und das Selbstbild des Jugendlichen seine Persönlichkeitsentwicklung beeinträchtigen.
- Die Anzeichen für pathologische Formen der Aggression werden im Abschnitt über „Anzeichen für eine schwere psychische Störung" beschrieben.

Schädlicher Gebrauch von Alkohol und Drogen

- Schwerer Alkohol- oder Drogenmissbrauch ist ein Zeichen dafür, dass der Jugendliche in Not ist und Hilfe benötigt. Für eine Beurteilung des Problems sind Informationen von Personen, die in engem Kontakt mit dem Jugendlichen stehen, oft sehr nützlich.
- Der problematische Gebrauch von Rauschmittel ist häufig mit anderen mentalen Gesundheitsproblemen assoziiert. Der Missbrauch kann der Versuch einer Selbstbehandlung sein. Ebenso kann das Symptom des Missbrauchs auf eine andere psychische Störung hinweisen oder diese verdecken. Somit wird das Erkennen der eigentlichen Störung erschwert.

Psychosomatische Symptome

- Sind bei Jugendlichen häufig, treten typischerweise in bestimmten Situationen auf und sind passager.
- Gedanken und Vorstellungen, die mit diesen Symptomen einhergehen, sollten evaluiert werden (zum Beispiel Angst vor einer schweren Krankheit oder vor dem Tod).
- In den meisten Fällen tragen ein klärendes Gespräch und eine realistische Information des Jugendlichen dazu bei, dass solche Symptome wieder abklingen.
- Schwerwiegende, lang andauernde psychosomatische Symptome erfordern die Überweisung zum Jugendpsychiater.

Behandlungsperspektiven

- Bei Jugendlichen sollte eine Therapie mit Psychopharmaka nur nach strenger Indikationsstellung erfolgen. Das Wissen über Wirkung und Nebenwirkungen von Psychopharmaka (z.B. von SSRIs) bei Jugendlichen ist zur Zeit nicht ausreichend, daher ist Vorsicht bei der Verschreibung geboten.
- Das Risiko einer Abhängigkeit ist zu bewerten, bevor man Anxiolytika rezeptiert. (Eine Alkoholabhängigkeit und beträchtliche Loslösungs- bzw. Partnerschaftsprobleme stellen ein erhöhtes Risiko für die Entwicklung einer Abhängigkeit dar.)
- Eine psychotherapeutische Unterstützung ist für psychisch auffällige Jugendliche essenziell. Sie bedürfen jedoch meist nur einer kurzfristigen psychotherapeutischen Betreuung.
- Für die Behandlung von schwereren Störungen ist oft eine Kombination einer pharmakologischen Therapie mit einer Psychotherapie notwendig.
- Zur Behandlung von Psychosen bei Jugendlichen ist häufig eine längere stationäre Behandlung in einer jugendpsychiatrischen Abteilung notwendig; dort erzielt man in der Regel mit einer Kombination aus medikamentöser Therapie und Psychotherapie gute Erfolge.
- Das Streben der Jugendlichen nach Unabhängigkeit und Autonomie im Verhältnis zu ihren Eltern führt im Zusammenhang mit Entscheidungen über die Behandlung zu einem ethischen Problem: Wer hat die Autorität, in Fragen, die die körperliche Entwicklung berühren und die therapeutischen Optionen betreffen, zu entscheiden? In der Regel wird man versuchen, die Autonomie des jungen Menschen zu respektieren.

34.30 Substanzmissbrauch bei Jugendlichen

Zielsetzungen

- Erkennen eines Substanzkonsums eines Jugendlichen und entsprechende Intervention, da auch schon ein gelegentlicher Konsum schwerwiegende gesundheitliche Risiken mit sich bringen kann.
- Erkennen etwaiger Suizidtendenzen und Überweisung eines psychotischen Patienten an die psychiatrische Notaufnahme.
- Bei Jugendlichen unter 18 Jahren Kontaktaufnahme mit den Eltern, auch wenn nur ein sporadischer Substanzkonsum zu bestehen scheint.
- Evaluierung der Situation aus der Perspektive des Kinder- und Jugendschutzes, gegebenenfalls Kontaktaufnahme mit einer Einrichtung der Jugendfürsorge.

Epidemiologie

- Während der letzten 10 Jahre hat bei Adoleszenten der Alkohol- und Drogenkonsum zugenommen.
- Bei jenen jungen Menschen, die einen Suchtstoff „nur probiert" haben, kommt es nur in Einzelfällen zu einer Substanzabhängigkeit oder zu einem Alkohol- oder Drogenabusus.
- Nach einer finnischen Umfrage von 2002 über Alkohol- und Drogenabusus hatten 17% der 15- bis 19-jährigen und 29% der 20- bis 29-jährigen Befragten Erfahrung mit Cannabis-Konsum.
- Eine Befragung an finnischen Schulen aus dem Jahr 2004 ergibt:
  - 26% der Schüler der 9. Klasse in Gesamtschulen gaben an, im letzten Monat berauscht gewesen zu sein; die entsprechende Zahl bei Oberstufenschülern in AHS-Schulen war 35%.
  - 11% der Schüler der 9. Klasse gaben an, zumindest ein Mal Erfahrung mit illegalen Drogen gemacht zu haben, bei Oberstufenschüler waren es 18%.
- In einer 1998/99 an finnischen Schulen durchgeführten Studie wird berichtet, dass 11% der Kinder der 5. Klasse einer Gesamtschule angaben, bereits mit Marihuana oder Cannabis experimentiert zu haben (2% hatten schon mindestens 5 derartige Erfahrungen hinter sich). In den beiden letzten Klassen einer höheren Schule betrugen die entsprechenden Zahlen 15% und 5% und in der Oberstufe einer berufsbildenden höheren Schule 20% und 7%.

Erkennen des Problems

- Bei einer Intoxikation oder deliranten Symptomen (Verwirrtheit) oder wenn unter Substanzeinfluss einen Unfall verursacht wurde, muss der Jugendliche sofort stationär eingewiesen werden.
- Es kann sein, dass ein Jugendlicher von sich aus Hilfe sucht, wenn er unter Depressionen, Angststörungen oder Schlafstörungen leidet.
  - In einem solchen Fall sollte man abzuklären versuchen, ob diese Symptome mit einem Substanzkonsum zusammenhängen. Der Jugendliche sieht eventuell keinen Zusammenhang zwischen seinem regelmäßigen Cannabiskonsum und seiner möglichen Depression.
  - Der Jugendliche sollte direkt und neutral befragt werden. Fragen nach seiner Symptomatik sollten einfühlsam gestellt werden, weil Jugendliche Fragen nach ihrem Substanzkonsum vielfach als Anschuldigungen interpretieren.
- Es können aber auch die Eltern sein, die eine Einrichtung des Gesundheitswesens kontaktieren, weil sie den Verdacht hegen, dass ihr Kind Drogen konsumiert oder an drogenassoziierten Problemen leidet, und weil sich der Jugendliche weigert, Hilfe anzunehmen.
  - Wenn die Eltern einen solchen Verdacht haben, sollten sie den Jugendlichen direkt darauf ansprechen. Liegt tatsächlich ein Drogen- oder Alkoholabusus vor und weigert sich der Jugendliche, mit Experten darüber zu sprechen, dann sollten sich die Eltern mit Bitte um Hilfestellung an ein Therapiezentrum für suchtkranke Jugendliche wenden.
    - Eine Familientherapie kann auch dann erfolgreich sein, wenn nicht alle Familienmitglieder an den Sitzungen teilnehmen.
- Wenn ein Verdacht von Drogenmissbrauch in der Schule auftaucht:
  - Für solche Fälle sollte die Schule einen Aktionsplan über Interventionsmöglichkeiten bei Drogenabusus haben.
  - Ein möglicher Drogenmissbrauch sollte in einem vertrauensvollen Rahmen offen angesprochen werden, dabei sollte vor allem geklärt werden, wie die Angelegenheit begonnen hat.
  - Die Eltern sollten über den erkannten Drogengebrauch informiert werden.
- Möglich ist auch, dass der Jugendliche selbst Hilfe sucht, um von seiner Substanzabhängigkeit loszukommen.

Behandlung

- Die Situation sollte sowohl aus somatischer als auch aus psychiatrischer Sicht überprüft werden.
- Die Behandlung stellt die psychotherapeutische Intervention stärker in den Mittelpunkt als die Pharmakotherapie.
- Die Betreuung der Suchtkranken ist von Region

zu Region und von Land zu Land unterschiedlich organisiert. In größeren städtischen Ballungsräumen gibt es Spezialeinrichtungen für Kinder und Jugendliche (Alterslimit 13-23 Jahre) oder andere auf Substanzentzug spezialisierte Behandlungszentren.
- Im ländlichen Raum wird die Suchtproblematik von Jugendlichen von psychiatrischen Abteilungen, vom Psychosozialen Dienst bzw. von anderen sozialen Diensten abgedeckt.
- Unter den Patienten in jugendpsychiatrischen Stationen stellt Substanzkonsum oftmals nur einen Teil einer umfassenderen Problematik dar.
- Die Familie des Jugendlichen sollte in die Behandlung einbezogen werden. In Fällen, in denen der Jugendliche seinen Substanzkonsum nicht unbedingt als Problem sieht, können Familientherapiesitzungen ein Umdenken bewirken helfen. Studien haben gezeigt, dass eine Familientherapie wirksamer ist als eine Einzeltherapie **B**.
- Viele Entzugseinrichtungen für Jugendliche verzichten auf den Einsatz einer medikamentösen Therapie und setzen stattdessen zum Beispiel auf einen Entzug durch Akupunktur (wie z.B. in Skandinavien).

Komorbiditäten
- Die meisten jungen Suchtkranken leiden auch unter anderen psychischen Problemen, am häufigsten an Verhaltensstörungen, an einem Aufmerksamkeitsdefizit mit Hyperaktivität oder an einer kognitiven Störung (34.11, 34.12).
- Bei der Behandlung von Suchtproblemen eines Jugendlichen sollte immer auch dessen psychische Situation mit bedacht werden.
- Wenn bei einem jungen Menschen sowohl ein Substanzkonsum als auch ein psychiatrisches Problem vorliegt, ist es sinnvoll, sich bei der Behandlung zuerst auf den Entzug zu konzentrieren.
- Sonstige Probleme in der Familie des Patienten sollten mit berücksichtigt werden.

Medikation
- Die Strategie für die Verschreibung einer Medikation wird im Wesentlichen von den sonstigen psychischen Problemen des Jugendlichen bestimmt. Manchmal stellt der Substanzkonsum eine Form der Selbstbehandlung dar, mit der die/der Jugendliche zum Beispiel die Symptome einer Depression lindern will.
- Am häufigsten nehmen Patienten Medikamente gegen Angstgefühle und Schlafstörungen. Benzodiazepine können Teil der Suchtproblematik sein oder sie können es werden; ihr Einsatz sollte daher sehr sorgfältig erwogen werden. Niedrig dosierte Neuroleptika können Verwendung finden.
- Eine Opiatsubstitutionstherapie wird in Zentren durchgeführt, die sich auf diese Methode spezialisiert haben.
- Anmerkung: Die Substitutionstherapie wird in Österreich im ambulanten Bereich über die Amtsärzte und in manchen Regionen über speziell dafür ausgebildete Hausärzte durchgeführt.

Zusammenarbeit mit Einrichtungen der Jugendfürsorge
- Die Gesetzgebung jedes Landes bestimmt, wie weit die Intervention von Jugendfürsorgern gehen kann, wenn ihnen Probleme bekannt werden, die mit dem Substanzkonsum von Jugendlichen zusammenhängen.
- Die Einrichtungen des Gesundheitswesens und der Jugendfürsorge sollten sich auf gemeinsame Vorgangsweisen einigen und zusammenarbeiten.
- Liegt ein schwerer Substanzmissbrauch vor (z.B. intravenöser Drogenkonsum) oder aber eine multiple Problematik (Substanzabusus plus Suizidgefährdung), kann eine Zwangsbehandlung in einer Einrichtung notwendig werden (je nach Gesetzeslage, in Österreich gemäß dem Unterbringungsgesetz).
- Eine institutionalisierte Behandlung wird auch für Personen über 18 Jahren empfohlen, auf die das vorher Gesagte zutrifft.

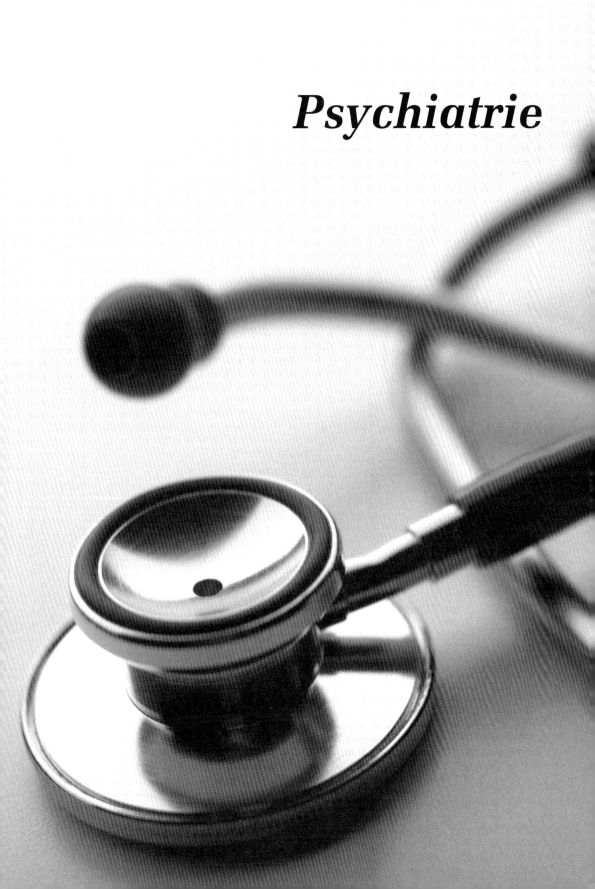
Psychiatrie

35.01 Psychische Störungen infolge organischer Erkrankungen

Ziel

- Die Identifizierung organischer Erkrankungen, die psychiatrische Symptome hervorrufen, und zwar möglichst in der Frühphase. Viele dieser Erkrankungen sind heilbar.

Grundregeln

- Die ersten Anzeichen von Demenz (36.52) und Delir 22.02 werden häufig als psychiatrische Symptome eingestuft. Die meisten der hier vorgestellten Störungen sind auch ätiologische Faktoren für eine Demenz oder ein Delir.
- Häufig liegt eine Komorbidität vor, d.h. der Patient leidet zugleich an organischen und psychiatrischen Problemen. Das Wissen, an einer ernsthaften Erkrankung zu leiden, sowie die Einschränkungen infolge dieser Erkrankung prädisponieren geradezu zu psychischen Störungen. Geistig retardierte Patienten und solche mit Demenzerkrankungen haben ebenfalls ein Risiko für psychiatrische Zustandsbilder.

Wann liegt eine organische Ursache nahe?

- Beim Delir, vor allem, wenn ein älterer Mensch ohne psychiatrische Anamnese in einen akuten Verwirrtheitszustand fällt.
- Bei psychotischen Zustandsbildern, die nicht mit Sicherheit funktionell bedingt sind, insbesondere dann, wenn der Patient keine psychotische Anamnese aufweist.
- Bei Verdacht auf Demenz.
- Wenn der Patient zusätzlich neurologische Symptome entwickelt (Parese, epileptischer Anfall, Lähmungszeichen von Hirnnerven).
- Wenn der Patient Symptome einer Infektion zeigt.
- Wenn der Patient an einer ernsten organischen Erkrankung leidet (Diabetes, Hochdruck, Herzinsuffizienz, Vorhofflimmern, Nieren- oder Leberinsuffizienz usw.).
- Wenn die psychiatrischen Symptome atypisch sind und ein erfahrener Kliniker die klinischen Anzeichen als ungewöhnlich einschätzt.

Organische Störungen, die sich als psychiatrische Symptomatik präsentieren können

Infektionen

- **Infektionen** bei älteren Menschen und Patienten in schlechtem Gesundheitszustand (Pneumonie, Harnwegsinfekte, Sepsis)
- Infektionen des ZNS
  1. Die Enzephalitis (36.32) kann mit psychischen Veränderung beginnen, die der akuten Psychose ähneln.
  2. Die Meningitis ist – zusammen mit einem möglichen Verwirrtheitszustand – meist mit den typischen Symptomen einer Allgemeininfektion assoziiert, wie Fieber, Kopfschmerzen, Nackensteife, schlechter Allgemeinzustand.
  3. Gelegentlich wird immer noch eine Syphilis mit Symptomen von Seiten des Nervensystems beobachtet (36.32). Anfangs führt sie bisweilen zu unspezifischen psychischen Symptomen, die als eine Depression interpretiert werden können. Später führt die Erkrankung zu Persönlichkeitsveränderungen, typischerweise Größenwahn, und später zur Demenz. Die Patienten zeigen daneben auch neurologische Symptome: das Argyll-Robertson-Pupillenphänomen 36.08, Störungen der Tiefensensibilität in den Beinen sowie zerebrale Vaskulopathien bei der neurovaskulären Syphilis.
  4. Auch eine Borreliose kann sich im ZNS manifestieren.
  5. Eine subakut sklerosierende Panenzephalitis (SSPE) beginnt manchmal mit Symptomen, die einer Psychose ähneln 36.32.
  6. **AIDS** kann von Demenz, Depression, Persönlichkeitsveränderungen und sogar Psychose begleitet sein.

Stoffwechselstörungen

- Bei **Hypoglykämie** kann es zu Angst- und Verwirrtheitszuständen sowie anderen neuropsychiatrischen Symptomen kommen, z.B. zu aggressivem Verhalten.
- Die **Hyperglykämie** wird gelegentlich von Angstzuständen, Agitiertheit oder Delir begleitet.
- **Störungen des Wasserhaushalts**, wie Hypo- und Hypernatriämie können eine akute Verwirrtheit auslösen.
- **Störungen der Schilddrüsenfunktion:** Hypothyreose verursacht Depressionen, während eine Hyperthyreose durch Agitiertheit und Schlaflosigkeit gekennzeichnet ist.
- Eine **Hyperkalzämie** (Ursache: Adenom der Nebenschilddrüse) kann Symptome hervorrufen, die als Depression interpretiert werden.
- Ein **Leberkoma** oder Leberversagen verursacht Bewusstseinsveränderungen. Solche Patienten haben meist eine Lebererkrankung oder schweren Alkoholismus in der Anamnese.
- Ein **Vitamin-B$_{12}$-Mangel** führt zu Demenz und Gedächtnisstörungen.

Epileptischer Dämmerzustand, temporale Epilepsie, postiktaler Zustand

- Falls der Patient ungewöhnliches Verhalten zeigt, die an Anfälle erinnern, könnte die Ursa-

che ein epileptischer Dämmerzustand sein. Ein während einer solchen Phase abgeleitetes EEG kann diese Frage klären.
- Einige Patienten mit einer temporalen Epilepsie zeigen zugleich psychotische Symptome.
- Einige Patienten mit Epilepsie leiden nach Anfällen an Verwirrtheitszuständen, die mehrere Stunden anhalten und während derer sie sich aggressiv verhalten können.

Vaskuläre ZNS-Erkrankungen
- Akuter (ischämischer) Schlaganfall (36.21) (in einem nicht motorischen Bereich):
  ○ Beim älteren Menschen kann sich ein Schlaganfall unter Umständen nur als Verwirrtheit ohne sonstige Anzeichen manifestieren.
  ○ Ein Infarkt in der rechten (nicht dominanten) Hemisphäre beeinflusst das Raumgefühl. Der Patient kann hier seine Umwelt als abnorm empfinden, was den Eindruck einer psychiatrischen Störung vermitteln kann, wenn der Patient keine anderen Schlaganfallzeichen hat.
  ○ Ein Infarkt in der linken (dominanten) Hemisphäre verursacht unter Umständen nur eine sensorische Aphasie (Unfähigkeit beim Sprachverständnis, während die Sprache des Patienten selbst weitgehend normal ist), was ebenfalls einer psychiatrischen Störung ähnelt.

Demenz
- Eine **vaskuläre Demenz** (36.53) kann als Depression und Verwirrtheitszustand imponieren, bevor noch demenzielle und neurologische Symptome auffallen.
- Die **Alzheimer-Erkrankung** (36.54) ist mit diversen psychiatrischen Symptomen verbunden:
  ○ In den frühen Stadien der Erkrankung kommt es häufig zu einer Depression.
  ○ Die Anzeichen der beeinträchtigten Gedächtnisleistung werden bisweilen vom Patienten geleugnet und überspielt, was unter Umständen als paranoide Symptome erscheinen könnte.
  ○ In der mittelgradig schweren Erkrankungsphase werden viele Patienten ängstlich und ruhelos. Viele Betroffene leiden auch an Schlaflosigkeit.
  ○ In den mittel- bis schwergradigen Phasen kommt es häufig zu Verhaltensauffälligkeiten wie Einkoten, zielloses Umherirren, unkontrollierte Aggressivität, unvermitteltes Laufen, ständiges An- und Ausziehen oder Essstörungen.
- Bei der **Lewy-body-Demenz** kommt es, abgesehen von Beeinträchtigungen des Gedächtnisses, auch zu Sehstörungen und Rigidität, die mit Depression verwechselt werden können. Diese Patienten reagieren sehr sensibel auf Antiparkinsonmittel, die bei ihnen unter Umständen Verwirrtheitszustände auslösen.
- Die **Creutzfeldt-Jakob-Krankheit** (36.34) ist durch eine rasch voranschreitende Demenz charakterisiert, die von neurologischen Symptomen begleitet wird (Paralyse, extrapyramidale Symptome, Myoklonien). Im Frühstadium kann diese Erkrankung oft auch als psychiatrische Störung gedeutet werden.
- Die **Chorea Huntington** wird oft als Psychose, sogar als Schizophrenie diagnostiziert. Diese Patienten sind lebhaft und überaktiv. Die Entwicklung von choreiformen Hyperkinesen und ähnliche Erkrankungen in der Familie sollten den Verdacht auf eine Chorea Huntington nahelegen.
- **Morbus Pick** und andere frontale Demenzen.

Verwirrtheit als Nebenwirkung einer Parkinsonmedikation
- Bei schweren Fällen von M. Parkinson benötigt der Patient unter Umständen eine hohe Dosierung von dopaminergen Präparaten (Levodopa, Selegilin, Dopaminagonisten und COMT-Hemmer) und Anticholinergika (die klassischen Antiparkinsonmittel), um das Bewegungsvermögen zu erhalten. Als synergistisches Ergebnis dieser Medikation kann sich ein Verwirrtheitszustand entwickeln, ausgelöst eventuell durch ein neu dazu gekommenes Medikaments.
- Die durch Levodopa ausgelöste Verwirrtheit ist oft von Halluzinationen begleitet, in denen der Patient tote oder ferne Verwandte vor sich sieht, sich aber dabei bewusst ist, dass es sich um Halluzinationen handelt.
- Die Therapie besteht im Reduzieren der Medikation, was wiederum das Bewegungsvermögen einschränken kann. Daher ist in der Medikation ein Gleichgewicht anzustreben: Entweder ist der Patient mobiler und wird dabei verwirrt, oder er ist weniger mobil, wird aber nicht verwirrt.

Raumfordernde intrakraniale Prozesse
- Ein **Tumor des Frontallappens** kann eine allmähliche Persönlichkeitsveränderung bewirken. Zu den Symptomen gehören unter Umständen eine Verlangsamung und Beeinträchtigung von Denken und Verhalten, ein Verlust des Urteilsvermögens und manchmal des Geruchssinns.
- Ein **Tumor des Temporallappens** kann ebenfalls zu Persönlichkeitsveränderungen führen und verursacht oft epileptische Anfälle.
- Das **chronische Subduralhämatom** (18.05) kann eine Verlangsamung und Beeinträchtigung der geistigen Fähigkeiten mit sich bringen, die sich allmählich im Laufe von Wochen oder Monaten verschlechtern. Es ist oft von Übelkeit, Kopfschmerzen und Bewusstseinsschwankungen

begleitet. Die Patienten sind häufig ältere Menschen oder Alkoholiker.
- Bei unvollständiger Anamnese (d.h. keine Auskünfte über mögliche Traumata) sollten sowohl ein **Epiduralhämatom** als auch ein subakutes Subduralhämatom (18.05) als Ursache einer plötzlichen Verwirrtheit in Betracht gezogen werden.

Störungen infolge von Substanzmissbrauch und Entzugssymptomen
- Verwirrtheitszustände können auch auf Substanzmissbrauch oder eine abnorme Sensibilität auf Medikamente zurückzuführen sein (siehe auch unter Delir (22.02), Toxine und Medikation).
- **Alkoholmissbrauch** ist oft gut verborgen, besonders bei Frauen.
- Falls ein Alkoholmissbrauch bekannt ist, sollte das **Wernicke-Korsakoff-Syndrom** (36.83) in Betracht gezogen werden, und der Patient sollte mit Thiamin behandelt werden, falls er hospitalisiert wird.

35.02 Psychosomatische Symptome

Grundregeln
- Psychosomatische Symptome verschwinden nur selten völlig. Die Zielsetzung der Therapie besteht deshalb darin, eine harmonische Beziehung der Zusammenarbeit mit dem Patienten aufzubauen, in der dieser nicht mehr Hilfestellung benötigt, als der Arzt für ihn leisten kann.
- Patienten möchten ihre Symptome benannt und beachtet wissen. Erst danach können sie diese Symptome auch zulassen und sind bereit für eine Behandlung. Das gemeinsame Ziel der Benennung des psychosomatischen Symptoms stellt eine Art Abmachung zwischen Arzt und Patient dar. Der Patient ist so lange nicht zufrieden gestellt, bis die Erklärung seines behandelnden Arztes für die Symptome mit der eigenen Sicht der Dinge übereinstimmt.
- Unnötige diagnostische Maßnahmen sollten möglichst reduziert, nicht medikamentöse Therapien dagegen in den Vordergrund gerückt werden, wie z.B. psychologische Unterstützung und körperliches Training.
- Der Arzt sollte weder das Vorhandensein des Symptoms noch dessen subjektiv empfundenen Schweregrad anzweifeln.
- Die Fähigkeit des Arztes, während des Gesprächs sowohl dem Patienten zuzuhören als auch sich mit ihm auseinanderzusetzen, ist eine Vorbedingung zum Verstehen der psychologischen Hintergründe der somatischen Symptome.
- Es ist wesentlich, dass der Arzt hier die Rolle des „Lehrers" spielen kann, der den Patienten verstehen hilft, wie psychischer Stress und Ängste durch die Tätigkeit des vegetativen Nervensystems und durch Muskelspannung auf natürliche Weise somatische Symptome oder Schmerzen verursachen können. Die Symptome dabei im psychiatrischen Zusammenhang zu benennen, ist allgemein nicht zu empfehlen.

Chronischer Schmerz und das psychosomatische Syndrom
- Es ist wichtig, Schmerzen und alle Symptome psychischer Genese ebenso ernst zu nehmen wie rein somatische Beschwerden.
- Solche Patienten haben typischerweise Schwierigkeiten, ihre Emotionen zu verstehen und auszudrücken (Alexithymie: keine Worte für Gefühle).
- Um etwas über die Lebensbedingungen des Patienten zu erfahren, kann es leichter sein, zunächst eine Frage über das Auftreten und den Schweregrad der Symptome oder Schmerzen in verschiedenen Alltagssituationen zu stellen.
- Siehe auch: Chronischer Schmerz (17.40), Erschöpfung/Übermüdung (35.06) und Fibromyalgie (20.82).

Psychiatrische Störungen mit somatischen Symptomen
- Eine schwere **Depression** kann mit den Symptomen eines chronischen Schmerzsyndroms oder einer somatischen Erschöpfung präsentiert sein (35.20, 35.21). 25% aller Patienten mit einem chronischen Schmerzsyndrom erfüllen zugleich die Kriterien für eine schwere Depression.
- Patienten mit einer **Panikstörung** (35.29) haben Anfälle mit somatischen Empfindungen, die auf der Aktivierung des vegetativen Nervensystems beruhen: Hyperventilation, Herzrasen, Schmerzen in der Brust, Kurzatmigkeit, Schwindel, Bewusstseinsverlust, Schweißausbrüche, Todesangst. Bei einer generalisierten Angststörung sind durch das vegetative Nervensystem ausgelöste Angstzustände vor sozialen Situationen und Phobiesymptome ebenfalls durchaus häufig.
- Bei der **Schizophrenie** sind die somatischen Symptome oft sehr ungewöhnlich und Teil eines größeren paranoiden Systems.
- Im Fall einer **dissoziativen Reaktion** (Konversionsstörung) besteht ein typisches Symptom im Verlust einer physiologischen Funktion (Paralyse, Blindheit), was dann eine bestimmte psychologische Bedeutung für den individuellen Patienten annimmt.

- Die **Somatisierungsstörung** ist eine chronische Erkrankung, die ihren Beginn in der Adoleszenz nimmt, wenn der (meist weibliche) Patient an diversen somatischen Beschwerden leidet.
- Bei einer **Trauerreaktion** empfindet der Patient oft Symptome der Erkrankung, die der Verlust eines geliebten Menschen verursacht hat. Diese Symptome können auch beim Jahrestag des Todes, am Geburtstag des Verstorbenen oder zu anderen Feiertagen aktiv werden. Legt der Patient psychosomatische Symptome an den Tag, ist es daher oft nützlich, sich nach der Todesursache von verstorbenen Angehörigen und der Haltung des Patienten zu dem Verlust zu erkundigen.
- Die **Hypochondrie** manifestiert sich als beständige Angst vor dem Krankwerden bzw. als der Verdacht des Krankseins auf der Grundlage einer falschen Interpretation körperlicher Symptome. Zu den Auslösefaktoren gehören die Krankheit bzw. der Tod eines nahe stehenden Menschen oder eine eigene frühere Erkrankung.
- Beim **Münchhausen-Syndrom** wird die Patientenrolle absichtlich angestrebt, und zwar ohne das Ziel eines direkten Nutzens wie z.B. finanzielle Vorteile oder die Entbindung von bestimmten Arbeiten und Aufgaben. Diese Menschen können ihrem Körper (oral oder auf anderen Wegen) schädliche Substanzen oder Gegenstände zuführen, um somatische Symptome hervorzurufen und damit die Beachtung des Arztes zu bekommen.

Diagnostische Tests, Medikation, Krankschreibung und Pensionierung

- Bei psychosomatischen Erkrankungen können die Verordnung von diagnostischen Untersuchungen und die Ausstellung von Rezepten, im Sinne eines unausgesprochenen und ehrenhaften Kompromisses, zum Bestandteil der Arzt-Patient-Beziehung werden. Die Nachteile dieser Praxis sind die Kosten für unnötige Labortests und Behandlungen sowie eine eventuelle Medikamentenabhängigkeit und die Nebenwirkungen der überflüssigen Medikamente.
- Der Erfolg der Alternativmedizin bei psychosomatischen Störungen beruht weitgehend auf dieser Art von Kompromiss, daneben jedoch auch auf Empathie.
- Ein typischer Irrtum – der sich oft verhängnisvoll auf die Arzt-Patient-Beziehung auswirkt – liegt darin, dass Krankschreibungen oder gar Pensionierungen so thematisiert werden, als wären die Symptome der ausschlaggebende Faktor. Wenn der Arzt die Krankschreibung oder Pensionierung ablehnt, indem er auf den geringen Schweregrad der Beschwerden verweist, stellt er damit das subjektive Erleben des Patienten infrage und kränkt ihn womöglich.
- Entschließt sich der Arzt also, den Patienten nicht krankzuschreiben bzw. die Pensionierung zu empfehlen, muss er ihn daher davon überzeugen, dass er dennoch weder die Symptome noch den Schweregrad der Schmerzen anzweifelt.
- Falls die psychosomatischen Symptome mit einer Lebenskrise oder einem Burn-out zu tun haben, ist eine Krankschreibung häufig angezeigt. Eine Burn-out-Problematik erfordert meist 2 bis 3 Wochen, eine schwere Depression eine 2 bis 3 Monate lange Freistellung von der Arbeit.
- Die Einschätzung, ob die Pensionierung des Patienten zu befürworten ist, wird in erster Linie vom Erschöpfungsgrad des Patienten, von seinem allgemeinen Befinden, seiner Fähigkeit, Gefühle auszudrücken, sowie von seiner Persönlichkeit und Lebenssituation abhängen. Es sollte hier am besten die fachliche Meinung eines Psychiaters oder Psychologen eingeholt werden, und zwar bereits zu Beginn der möglichen Pensionierung.

Die Qualität der Beziehung zwischen Arzt und Patient

- Analytische und interpretierende Psychotherapie führt selten weiter.
- Die Arzt-Patient-Beziehung sollte unterstützende und aufrichtende Funktion haben.
- Regelmäßiger und langfristiger Kontakt zu einem „somatischen" Mediziner stellt die bestmögliche Unterstützung für einen chronisch psychosomatischen Patienten dar, kann seine funktionalen Fähigkeiten verbessern und hilft überdies, Ressourcen sparen.
- Die Behandlung sollte mit dem Aufbau einer vertrauensvollen, beschützenden Arzt-Patient-Beziehung beginnen (aktive diagnostische Strategien zu den Symptomen, Therapien zur Symptombeseitigung bzw. -linderung, flexible Haltung gegenüber alternativmedizinischen Behandlungen).
- Vor allem am Anfang ist es besser, ein Psychologisieren der Symptome sowie die Interpretation ihrer Bedeutung zu vermeiden.
- Es ist wichtig, den Patienten davon zu überzeugen, dass die Arzt-Patient-Beziehung fortgesetzt werden kann, egal, ob die Symptome weiter bestehen oder verschwinden. Symptome sollten nicht als „Eintrittskarte" in die Arzt-Patient-Beziehung betrachtet werden.
- Unklug wäre es, Hoffnung auf Heilung zu vermitteln. Stattdessen kann die realistische Aussicht auf allmähliche Besserung oder Linderung der Symptome angeboten werden. Der Arzt muss sich bewusst sein, dass er den abhängigen Patienten früher oder später enttäuschen wird.
- Nach der akuten Phase kann die Arzt-Patient-Beziehung durchaus während des gesamten Le-

bens des Patienten fortgesetzt werden, zunächst in Form häufiger Arztbesuche (z.B. 1 × pro Monat), später kann der Kontakt seltener, aber regelmäßig sein.
- Während des Arztgesprächs sollte weniger die Symptomatik als vielmehr die gegenwärtige Lebenssituation des Patienten zum Thema gemacht werden. Obwohl ein solches Gespräch oberflächlich, ungeplant und keineswegs psychotherapeutisch erscheinen mag, bietet diese Form der Arzt-Patient-Beziehung Patienten mit chronischem Schmerz und anderen psychosomatischen Symptomen die bestmögliche Unterstützung.
- Das Ziel der Arzt-Patient-Beziehung liegt darin, dem Patienten Sicherheit zu geben und ihn davon abzuhalten, in einen Circulus vitiosus von unterschiedlichen Therapien und Heilungsversuchen abzugleiten, der die Lage nur kompliziert.
- Wenn der Arzt für längere Zeit auf Urlaub oder Reisen ist, sollte er den Patienten für Notfälle an einen Kollegen verweisen und diesen auch vorab über Symptomatik und Hintergrund des Patienten informieren. Diese Maßnahme bietet die beste Gewähr dafür, dass der Patient in der Zwischenzeit nicht in der Notaufnahme auftaucht.

Andere Therapien

- Eine Familientherapie kann von Nutzen sein, wenn die Symptomatik Teil eines Kommunikationsproblems oder Machtkampfes innerhalb der Familie des Patienten darstellt. Systemische, strategische und lösungsorientierte Familien- oder Netzwerksitzungen sind unter Umständen die effektivste und wirtschaftlichste Möglichkeit, die intrafamiliäre Kommunikation zu beeinflussen.
- Auch die kognitive Verhaltenstherapie **Ⓐ** hat in der Behandlung unerklärbarer somatischer Symptome nützliche Ergebnisse gezeigt.
- Wesentlich ist es, die psychosomatischen Symptome ebenso ernst wie rein somatische Beschwerden zu nehmen und unnötiges Interpretieren und Psychologisieren zu unterlassen.
- Allgemein empfiehlt es sich, eine pharmakologische Therapie zu vermeiden. Allerdings scheinen Antidepressiva Wirksamkeit bei psychogenen Schmerzen und der somatoformen Schmerzstörung **Ⓑ** zu zeigen.
- Die Voraussetzungen zur Rehabilitation sind besser, wenn der Patient diese nicht als Bedrohung der geschützten Arzt-Patient-Beziehung erlebt bzw. als Vehikel für den Arzt, sich eines „schwierigen" Patienten zu entledigen.
- Eine flexible Einstellung des Arztes zur Alternativmedizin kann dem Patienten gesundheits-schädliche und teure Therapieexperimente ersparen.
- Einige Patienten mit chronischer psychosomatischer Symptomatik „brauchen" ihr Symptom oder ihr Leiden. Das chronische Symptom wird unbewusst für ein geringeres Übel gehalten als die Alternative des Gesundwerdens – mit den diversen Konsequenzen, die dies hätte.

35.03 Behandlung von Schlafstörungen

Grundregeln

- Vor einer medikamentösen Behandlung soll geklärt werden, ob sich die Schlaflosigkeit des Patienten durch eine Lebensstiländerung beheben lässt.
- Depression, psychotische Erkrankungen oder Schlafapnoe sind differenzialdiagnostisch auszuschließen, da diese Störungen anders behandelt werden.
- Der gelegentlichen bzw. kurzfristigen Anwendung von Hypnotika sollte gegenüber einer regelmäßigen Einnahme der Vorzug gegeben werden.
- Bereits zu Beginn einer Therapie muss dem Patienten die Notwendigkeit eines allmählichen Ausschleichens der Medikation erklärt werden.

Epidemiologie

- Chronische Schlaflosigkeit/Insomnie ist bei der Normalbevölkerung häufig (bis zu 10%).

Notwendige Informationen

- Wie viel schläft der Patient während des Tages, einschließlich Mittagsschlaf? (Das Führen eines Schlaftagebuchs kann hilfreich sein.)
- Bestehen Schwierigkeiten beim Einschlafen oder beim Durchschlafen?
- Verursacht die Schlaflosigkeit tagsüber Müdigkeit oder andere Symptome?
  - Patienten mit Schlafapnoe (36.09, 6.71) klagen normalerweise nicht über Schlaflosigkeit, sondern über Müdigkeit und sogar Narkolepsie tagsüber sowie über Reizbarkeit und Merkstörungen. Hypnotika vermeiden!
- Besteht die Schlaflosigkeit nur vorübergehend oder jede Nacht?
- Ernährungsbedingte Faktoren, vor allem Kaffee und Alkohol:
  - Schon 2–3 Tassen Kaffee können die Schlafqualität beeinträchtigen.
  - Alkohol verringert die Anteile der REM- und Tiefschlafperioden.
- Die derzeitige Medikation des Patienten:

- Betablocker können Albträume verursachen.
- Abends eingenommene Diuretika können die Blase füllen und den Schlaf stören.

Klinische Abklärung

- Falls die Ursachen der Schlaflosigkeit unklar sind, sollten auch psychiatrische und somatische Störungen in Betracht gezogen werden, ebenso ist nach Medikamenten zu fragen, die Schlaflosigkeit auslösen können, besonders im Falle älterer Patienten.
- Pollakisurie (Prostata-Hyperplasie) kann die Ursache für Schlafstörungen sein.
- Chronische Herzinsuffizienz kann Schlaflosigkeit verursachen (gegebenenfalls EKG und Thoraxröntgen).
- Bei Bedarf Blutbild und Blutsenkung zum Ausschluss von Anämie und anderen systemischen Ursachen.
- Es ist zu beurteilen, ob der Patient an Depression leidet.

Allgemeine Ratschläge für Patienten

- Gehen Sie immer zur selben Uhrzeit ins Bett, auch am Wochenende **C**.
- Falls Sie nicht in der ersten halben Stunde einschlafen können, bleiben Sie nicht wach liegen, sondern stehen Sie auf und versuchen Sie es wieder, wenn Sie müde sind.
- Versuchen Sie auch, regelmäßig zur selben Zeit aufzuwachen.
- Im Bett sollten Sie nicht lesen, fernsehen oder arbeiten **C**.
- Vermeiden Sie Mittagsschläfchen (länger als 20–30 Minuten).
- Treiben Sie regelmäßig Sport (mindestens 3–4 × pro Woche) **C**, aber tun Sie dies nicht am Abend, falls es Sie am Einschlafen hindert.
- Reduzieren Sie den Konsum von Alkohol, Kaffee, Zigaretten und Schlafmitteln.
- Sorgen Sie dafür, dass Ihr Schlafzimmer ruhig, dunkel und angenehm kühl ist.
- Vermeiden Sie intensives Grübeln und Emotionen am Abend.

Pharmakotherapie

- Die First-line-Therapie einer **vorübergehenden Schlaflosigkeit** mit Einschlafstörungen besteht in der Medikation von Non-Benzodiazepinen **A** (Zaleplon, Zolpidem **B**, Zopiclon) oder einer geringen Dosis von kurz bis mittellang wirkenden Benzodiazepinen.
- Wenn der Patient morgens **vorzeitig erwacht**, sind Oxazepam und Nitrazepam geeignete Medikamente. Zaleplon kann bei Bedarf bis zu 4 h vor der Aufwachzeit eingenommen werden, ein morgendlicher „Hang-over" ist individuell unterschiedlich ausgeprägt. Der Patient muss selbst beurteilen, wieweit er beeinträchtigt ist, und ob er z.B. in der Lage ist, ein Fahrzeug zu lenken.
- Falls der Patient bisher keine Schlafmittel eingenommen hat, verschreiben Sie nur eine geringe Menge (10–30 Tabletten) und ersuchen Sie ihn, erneut in die Ordination zu kommen, wenn er mehr braucht. Ermuntern Sie den Patienten, sich öfter ein paar Tage vom Medikament „freizunehmen", zum Beispiel an den Wochenenden.

Sonderfälle

- Bei Patienten mit vorübergehender Schlaflosigkeit, die tagsüber unter Angstzuständen leiden, kann ein lang wirkendes Benzodiazepin die Therapie der Wahl sein.
- Ist der Patient depressiv und leidet er unter Durchschlafstörungen, ist möglicherweise eine kleine Dosis eines sedierend wirkenden Antidepressivums angezeigt (Doxepin, Trimipramin, Amitriptylin, Mianserin, Mirtazapin usw.). Im Gegensatz zu den Benzodiazepinen sollten diese Medikamente regelmäßig jeden Abend eingenommen werden. Bleiben Sie in Kontakt mit dem Patienten und beurteilen Sie seinen Bedarf an anderen Behandlungsformen gegen die Depression.
- Bei schweren Schlafstörungen sind unter Umständen Neuroleptika (Levomepromazin, Chlorprothixen) wirksamer als Benzodiazepine. Zum Beispiel sind Neuroleptika bei verwirrten und agitierten Patienten angezeigt. Die Therapie mit Neuroleptika ist bei Patienten mit beginnender Psychose zur Behandlung einer Schlafstörung nicht geeignet; schon beim Verdacht einer Psychose sollte ein Psychiater hinzugezogen werden.
- Falls Medikamente vom Benzodiazepin-Typ kontraindiziert sind, besteht eine Alternative in sedierenden Antihistaminika, z.B. Hydroxyzin.
- L-Tryptophan reduziert die Schlaflosigkeit bei einigen Patienten, aber die Wirkung lässt innerhalb weniger Tage nach. Dasselbe gilt für Melatonin das gut für die Behandlung des Jetlags **A** geeignet ist. Natürliche Mittel wie Baldrian entbehren einer wissenschaftlichen Grundlage. Bei der Behandlung von Schlaflosigkeit gibt es oft starke Placeboeffekte.

Unerwünschte Nebenwirkungen von Hypnotika

- Wenn die Wirkung von Schlafmitteln nachlässt, kann es zur sogenannten **Rebound-Schlaflosigkeit** kommen. Dies bedeutet Ein- und Durchschlafstörungen nach der Einnahme von Medikamenten. Selbst wenn die Schlafmittel nur kurzfristig verschrieben wurden, kann eine solche Rebound-Schlaflosigkeit auftreten. Das Symptom wird besonders häufig nach Einnahme

von kurz wirkenden Benzodiazepinen beobachtet und entsteht in den frühen Morgenstunden, wenn die Wirkung zu abrupt nachlässt. Andererseits können sich die Symptome auch in den Nächten nach dem Absetzen des Medikaments zeigen und variieren dabei je nach vorheriger Dosis und Verschreibungsdauer.
- Bisweilen kommt es auch zur sogenannten **Rebound-Angst,** bei der sich Patienten am Tag nach der Einnahme von Benzodiazepinen ungewöhnlich aktiv und/oder agitiert fühlen.
- Die Einnahme von lang wirkenden Benzodiazepinen kann am Tag danach Probleme der psychomotorischen und kognitiven Funktionen auslösen.
- Benzodiazepine beeinträchtigen gelegentlich das Gedächtnis (antegrade Amnesie).
- Bei einer Unterbrechung des Schlafes kann es auch zu Verwirrung kommen. Es besteht die Gefahr von Schwindel und Sturzattacken. Diese Probleme ergeben sich insbesondere bei den kurz wirkenden „High-affinity"-Benzodiazepinen (Midazolam und Triazolam).

Abhängigkeit und Absetzsymptome

- Benzodiazepine sollten am besten abgesetzt werden, indem man 1–2 Tage vor dem Ende der Behandlung die Dosis halbiert.
- Eine kurze Medikationsdauer und mäßige Dosierungen sind der beste Weg zum Vermeiden von Entzugssymptomen.
- Falls der Patient über längere Zeit hinweg hohe Dosen eingenommen hat, muss die Medikation allmählich ausgeschlichen werden.
- Entzugssymptome zeigen sich bei lang wirkenden Präparaten etwa 5–7 Tage nach dem Ende der Behandlung, bei kürzer wirkenden früher (hier können sie auch schwerer sein).
- Die Umstellung auf länger wirkende Benzodiazepine kann manchmal den Absetzprozess erleichtern.

35.04 Der gewalttätige Patient

Das Umfeld beim Gespräch mit einem gewalttätigen Patienten

Beim Patientengespräch anwesende Personen

- Die Privatsphäre des Patienten wird gewahrt, indem das Gespräch mit dem Patienten hinter geschlossenen Türen und unter vier Augen geführt wird. Der Arzt sollte näher zur Türe sitzen als der erregte Patient.
- Wenn ein erregter Patient als potenziell gefährlich angesehen wird, kann das Patientengespräch bei geöffneter Türe stattfinden, wobei sich andere Personen in Türnähe im Nebenraum aufhalten. Ist dies nicht ausreichend, können auch weitere Personen während des Gesprächs anwesend sein.
- Im Extremfall muss der Patient an einen Rollstuhl, an eine Tragbahre oder an ein Bett angebunden werden.

Der Gesprächsraum

- Im Raum sollten sich keine Wurf- oder scharfen Gegenstände befinden.
- Es ist dafür zu sorgen, dass der Arzt über einen Notrufknopf oder ein anderes System Hilfe herbeirufen kann.
- Die Ordinationshilfe und anderes Personal sollten die Möglichkeit haben, den Arzt durch ein Zeichen oder ein bestimmtes Stichwort vor einem Patienten, der unerwartet gefährlich werden könnte, zu warnen.
- Der Patient darf auf keine scharfen oder scharfkantigen Gegenstände Zugriff haben (Messer in der Teeküche!).

Bei der Vorstellung eines gewalttätigen Patienten

- Sofortige Beurteilung der Ursache für gewalttätiges Verhalten:
  - Trunkenheit
  - Delirium
  - Narkotika
  - akute Verwirrtheit mit organischer Ursache
  - Psychose
  - Persönlichkeitsstörung
- Delirante, unter Alkohol- oder Drogeneinfluss stehende oder psychotische Patienten können im Allgemeinen durch ein ruhiges Gespräch allein nicht beruhigt werden.
- Patienten mit Persönlichkeitsstörungen können häufig beruhigt werden, indem der Arzt mit ihnen spricht, können aber außerordentlich gewalttätig werden, wenn sie unter Alkoholeinfluss stehen.

Medikamentöse Behandlung vor dem Patientengespräch

- Neuroleptika oder Benzodiazepine können deliranten oder unter Drogen- oder Alkoholeinfluss stehenden Patienten verabreicht werden (siehe unten) ☉, die Diagnosestellung ist jedoch nach der Medikation möglicherweise schwieriger.
- Zur Beruhigung eines psychotischen Patienten sind zumeist Neuroleptika erforderlich, bei manchen Patienten ist jedoch eine Zwangseinweisung in eine psychiatrische Abteilung (in Österreich nach dem Unterbringungsgesetz www.

lebenshilfe-stmk.at/cms/fileadmin/lh_steiermark/recht/Gesetzestexte/UbG/Unterbringungsgesetz_BABS.doc) zur medikamentösen Behandlung notwendig. Bei Angstzuständen kann der überweisende Arzt dem Patienten ein entsprechendes Medikament verabreichen.

Verhalten des Arztes

- Vermeiden Sie unter allen Umständen, auf die Aggressivität des Patienten mit Gegenaggression zu reagieren.
- Während des Gesprächs ist auf den richtigen Tonfall zu achten und alles zu vermeiden, was den Patienten in Verlegenheit bringen oder verwirren könnte oder von ihm als Anschuldigung, Drohung oder Missbilligung ausgelegt werden und seine Gewaltbereitschaft erhöhen könnte.
- Achten Sie auf einen ruhigen und neutralen Tonfall.
- Vor allem Patienten mit Persönlichkeitsstörungen sollte der Eindruck vermittelt werden, dass sich der Arzt in ihre Lage versetzen kann („Ich kann sehr gut verstehen, dass Sie nervös sind ...").
- Kommen Sie dem Patienten nicht zu nahe. Ein direkter intensiver Augenkontakt kann auch als bedrohlich empfunden werden.

Selbstverteidigung

- Setzen Sie sich keiner unnötigen Gefahr aus. Es ist oft beruhigend zu wissen, dass Personen anwesend sind, die im Notfall eingreifen können.
- Wenn möglich, sind Brillen, Krawatten und Halsketten abzulegen.
- Überlegen Sie im Voraus, wie Sie Gesicht, Kopf und Hals bei einem Angriff schützen können.
- Wenn Sie der Patient an den Handgelenken packt, können Sie sich meist mit einer Drehbewegung Ihrer Unterarme gegen die Daumen des Patienten befreien.
- Fasst Sie der Patient von hinten, können Sie sich oft aus der Umklammerung befreien, indem Sie sich mit auf die Brust gesenktem Kopf rasch umdrehen.
- Versucht der Patient, Sie zu beißen, drücken Sie Ihren Arm/Ihre Hand tiefer in den Mund des Patienten und halten Sie ihm mit der anderen Hand die Nase zu.

Immobilisierung des Patienten

- Ziel ist der Schutz des Patienten und des behandelnden Personals.
- Wird ein Patient zeitweilig gefesselt oder festgeschnallt, so hat ein Mitglied des Personals stets in seiner Nähe zu bleiben.
- Vergessen Sie bei längerer Immobilisierung des Patienten nicht auf die Gefahr einer Thromboembolie.

Medikamentöse Behandlung eines gewalttätigen Patienten

- Ziel ist die Sedierung eines psychotischen oder erregten Patienten, wenn sich das Gespräch nicht als ausreichend erweist.
- Bei drohender Gewalttätigkeit können die Verabreichung von Antipsychotika und Benzodiazepinen sowie der Einsatz von erfahrenem Personal die Gefahr beseitigen ●.
- Haloperidol ist das wirksamste Mittel ●. Das Medikament kann in einer oralen Dosierung von 2,5 bis 5 mg p.o. oder i.m. verabreicht werden; erforderlichenfalls kann die Verabreichung nach jeweils 30–60 Minuten wiederholt werden. Für gewöhnlich tritt die Beruhigung des Patienten nach mehreren Injektionen ein. Die Maximaldosis beträgt 100 mg/Tag.
- Diazepam kann gleichzeitig mit Haloperidol verabreicht werden ●. Die Dosierung beträgt 10–20 mg per os oder in Form einer langsamen intravenösen Injektion. Eine Alternative bietet Lorazepam (2–4 mg i.m. oder i.v.). Benzodiazepine können auch allein, d.h. ohne Haloperidol, angewandt werden.
- Betablocker können bei der Behandlung von Erregungszuständen und aggressivem Verhalten bei Personen mit erworbener Hirnläsion wirksam sein ●.

Weitere Maßnahmen

- Sobald sich der Patient beruhigt hat, ist festzustellen, ob
  - eine behandlungsbedürftige somatische Erkrankung (Verletzung, Infektion wie Enzephalitis, Intoxikation) vorliegt.
  - der Patient zwangsweise in eine psychiatrische Abteilung eingewiesen werden sollte.
  - der Patient während oder vor der Begegnung mit dem Arzt eine Gewalt- oder Straftat begangen hat, die einer polizeilichen Untersuchung bedarf.
- Je nach der Situation kann der Patient zur stationären Aufnahme oder zur ambulanten Behandlung überwiesen, zur Behandlung seines Alkoholproblems oder familiärer Probleme an eine entsprechende Einrichtung verwiesen oder auch ohne weitere Behandlung nach Hause entlassen werden.
- Bei der Entlassung nach Hause ist dem Patienten in jedem Fall die Möglichkeit anzubieten, sich über seine Lebenssituation mit einem geeigneten Experten zu beraten.

35.05 Der suizidale Patient

Grundregeln

- Gedanken an Selbstverletzungen, Selbstmordgedanken, Selbstmordpläne, Selbstmordabsichten und auch die möglichen verfügbaren Methoden für einen Selbstmord sollen offen erfragt und besprochen werden.
- Der Arzt sollte dem Patienten dabei helfen, nach Alternativen zum Selbstmord zu suchen, und ihm mit konkreten, praktischen Ratschlägen Sicherheit vermitteln.
- Wesentlich ist es, dafür zu sorgen, dass der Patient jederzeit Hilfe bekommen kann.
- Falls der Patient zustimmt, sollten Familienangehörige zu den Gesprächen eingeladen werden.

Erkennen eines suizidgefährdeten Patienten

- Die Mehrzahl der Menschen, die an einem Suizid starben, haben an einer psychischen Störung gelitten (90%): davon sind Depressionen die größte Gruppe (2/3 der Suizide), Drogenabhängigkeit (40–50%) und Schizophrenie (5–10%). Psychiatrische Komorbiditäten sind häufig.

Risikofaktoren

- Die Schwere der Depression:
  - Hoffnungslosigkeit kombiniert mit Depression, gepaart mit Angstzuständen, Panikattacken, Impulsivität, schwerer Schlaflosigkeit, beträchtliche Störungen des Konzentrationsvermögens und Gedächtnisses, Verlust der Fähigkeit, Freude zu empfinden, rasche Änderungen der Stimmungslage, psychomotorische Agitiertheit, nihilistische psychotische Wahnvorstellungen.
- Ein früherer Suizidversuch, insbesondere wenn dieser mit gewaltsamen Mitteln verübt wurde (Erhängen etc.).
- Entschluss oder konkreter Plan zum Suizid, ein Abschiedsbrief, ein kürzlich aufgesetztes Testament oder das Verschenken von Habseligkeiten
- Gleichzeitig bestehender Substanzmissbrauch
- Hoffnungslose Stimmungslage (das wichtigste Gefahrenzeichen), Schlaflosigkeit, Gewaltfantasien, Selbstverachtung und Erinnerungsprobleme beim depressiven Patienten
- Aufgeben von Zukunftsplänen, Verlust eines sinnvollen Lebensgefühls
- Instabile Persönlichkeitsstörung, Psychose
- Die Verfügbarkeit von Selbstmordwerkzeugen (Waffen, Medikamente)
- Einsamkeit, fehlende soziale Unterstützung
- Vorliegen von somatischen Störungen oder von Behinderungen
- Suizid eines Familenangehörigen oder anderen engen Bekannten

- Männer haben ein höheres Suizidrisiko als Frauen. Das Suizidrisiko steigt mit zunehmendem Alter.
- Einem Suizid können auslösende Faktoren vorangehen: eine Lebenskrise, ein kürzlich erlittener Verlust (z.B. Scheidung), eine Situation, die Schamgefühle auslöst (Trunkenheit am Steuer, Arbeitslosigkeit, Konkurs usw.).
- Patienten mit Selbstmordgedanken suchen sehr häufig Ärzte und Gesundheitseinrichtungen auf, auch wenn sie ihre Absichten nicht unbedingt deutlich ausdrücken.
- Auch biologische Faktoren werden mit Suizid in Verbindung gebracht: bei selbstdestruktiven Personen scheint die Funktion des serotonergen Systems – im Vergleich zu Kontrollgruppen – gestört zu sein, der Unterschied ist teilweise genetisch determiniert.

Grundlagen der Behandlung

- Vor einer Behandlung sind die folgenden Themen abzuklären, um den Ernst der Lage und das Suizidrisiko beurteilen zu können:
  - Ist der Patient psychotisch?
  - Fähigkeiten und Verhalten des Patienten im Alltag: Kann er arbeiten? Kann er für sich sorgen? Isst und trinkt er genügend? Verbringt er den ganzen Tag im Bett?
  - Fähigkeit des Patienten zu sozialen Kontakten? Motivation zur Therapie?
  - Soziales Netzwerk: Lebt er allein, hat er Familie und/oder Lebenspartner? Wie sind die Beziehungen innerhalb der Familie gelagert? Kann die Familie Unterstützung leisten?
  - Hat der Patient somatische Probleme, die der Behandlung bedürfen?
  - Besteht eine Suchtproblematik? Ist Alkoholmissbrauch ein Grundproblem? Ein betrunkener Patient, der mit Suizid droht, muss untergebracht werden. Das Suizidrisiko ist erneut einzuschätzen, wenn der Patient ausgenüchtert ist.
- Eine Zwangsbehandlung ist dann zu erwägen, wenn der Patient an einer schweren oder psychotischen Depression leidet, da das Suizidrisiko in diesen Fällen am höchsten ist.
- Falls Sie sich entschließen, den Patienten in der allgemeinmedizinischen Praxis zu betreuen, sorgen Sie dafür, dass er zu jeder Tages- und Nachtzeit Hilfe bekommen kann.
- Es ist von Vorteil, wenn der Patient immer mit demselben Mediziner oder demselben Team zu tun hat. Optionen:
  - Allgemeinmediziner
  - Psychiater
  - Ambulanz einer Nervenklinik
  - psychiatrische Ambulanz
  - Klinik für Drogenkranke

Sorgen Sie dafür, dass der Patient in Betreuung ist, während er auf weitere Therapie wartet
- Wer einen Suizidpatienten betreut, sollte aktiv Kontakt mit ihm aufnehmen und ihn von sich aus anrufen, wenn ein Termin versäumt wurde **C**.
- Falls der Patient eine stationäre Aufnahme wünscht, sollte man diesem Wunsch nachkommen. Die stationäre Krisenbehandlung sollte in Zusammenarbeit mit dem erstbehandelnden Team organisiert werden.

Medikation für Patienten mit Suizidrisiko

- Vor dem Beginn der medikamentösen Behandlung sollte man ermitteln, welche früheren Medikamente der Patient möglicherweise noch zu Hause hat (insbesondere toxische Produkte, z.B. psychotrope Substanzen, potenziell toxische Schmerzmittel wie Paracetamol und Dextropropoxyphen sowie Betablocker).
- Laut neuesten Forschungsergebnissen verringert die Behandlung einer Depression das Suizidrisiko. Die gewählte Medikation sollte so atoxisch wie möglich sein, z.B. mit einem Serotoninwiederaufnahmehemmer (SSRI). Die Dosis sollte adäquat sein und die Behandlungsdauer sollte lang genug sein (mind. 6 Monate).
- Bei der medikamentösen Therapie einer Depression ist zu berücksichtigen, dass die Wirkung mit einer gewissen Zeitverzögerung einsetzt und das Suizidrisiko sich während der Einschleichphase sogar erhöht, ehe die Depression sich bessert. Erste Anzeichen einer Wirkung der Medikamente sind kein Grund, die Intensität der Krisentherapie herabzusetzen.
- Viele Patienten brauchen bis zum Beginn des Wirkungseintritts des Antidepressivums eine Behandlung der Angstzustände mit lang wirksamen Benzodiazepinen oder Neuroleptika und manchmal auch Medikamente gegen Schlaflosigkeit. Manche Patienten benötigen eine Elektrokrampftherapie (EKT) in einer psychiatrischen Abteilung.
- Medikamente sollten nur für die Dauer von 1 bis 2 Wochen verschrieben werden. Die modernen, weniger toxischen Antidepressiva machen die Therapie sicherer.

Zwangsbehandlung

- Eine Selbstmorddrohung allein rechtfertigt noch keine Zwangsbehandlung. Tiefe Hoffnungslosigkeit und der Wunsch zu sterben können Anzeichen einer Psychose sein, die eine stationäre Behandlung erfordert (manchmal auch gegen den Willen des Patienten).
- Wenn ein Arzt den Patienten sicher ins Krankenhaus begleiten kann, ist eine Einweisung zur Zwangsbehandlung nicht immer nötig.
- In Österreich ist die Unterbringung im Unterbringungsgesetz geregelt www.lebenshilfe-stmk.at/cms/fileadmin/lh_steiermark/recht/Gesetzestexte/UbG/Unterbringungsgesetz_BABS.doc

35.06 Müdigkeit oder Abgeschlagenheit

Ziele
- Klären, was der Patient unter Müdigkeit versteht.
- Somatische Erkrankungen ausschließen.
- Schlafstörungen (6.71) und Depression als mögliche Ursachen erkennen.
- Die psychischen Probleme eines am Burn-out-Syndrom leidenden Patienten erkennen.
- Einen Patienten, der sich langsam von einer Infektionskrankheit erholt, ermutigen, dabei jedoch nicht die Nachsorge außer Acht lassen.
- Vorübergehende Belastung, Müdigkeit und Depression sind normal im Leben.
- Aufhorchen, wenn ein „bisher gesunder" Patient über Müdigkeit klagt – die zugrunde liegende Ursache kann eine ernsthafte Erkrankung sein.

Grundregeln
- Eine körperliche Erkrankung bzw. die darauf folgende Rekonvaleszenz können zu Erschöpfungszuständen oder Abgeschlagenheit führen, doch werden sie normalerweise auch von spezifischeren Symptomen begleitet. Müdigkeit korreliert mit den durch die Krankheit hervorgerufenen psychosozialen Problemen.
- Stress ist der Versuch, sich an eine belastende Situation anzupassen. Gelingt dieser Anpassungsprozess nicht, kommt es zum Burn-out.
- Burn-out (44.37) wird durch Stress am Arbeitsplatz hervorgerufen. In der Regel entsteht Burn-out nicht durch übermäßige Arbeit, sondern durch schlecht beherrschbare Arbeitssituationen oder durch Arbeit, die nicht der Persönlichkeit des Arbeitenden entspricht.
- Der Begriff „chronisches Müdigkeitssyndrom (CSF)" ist eine deskriptive Bezeichnung für ein Syndrom, das die Leistungsfähigkeit betrifft und wahrscheinlich mehrere Ursachen sowohl körperlicher als auch seelischer Art hat.
- Ein deprimierter Patient spricht vielleicht von „Müdigkeit/Abgeschlagenheit", meint aber eigentlich, dass er an Depression leidet. Zu den weiteren Symptomen der Depression gehören

Apathie, Melancholie, Schlafstörungen, Angst und Essstörungen.
- Der normale Alterungsprozess verursacht keine Müdigkeit. Das Leistungsniveau von alternden Personen muss dem anderer Personen gleichen Alters gegenübergestellt werden.

Bekannte Krankheiten und Situationen, die Müdigkeit bzw. Abgespanntheit hervorrufen können

- Finden Sie heraus, ob das Müdigkeitssymptom durch
  - eine körperliche Erkrankung oder durch Rekonvaleszenz
  - eine psychische Störung bzw. ein psychosoziales Problem
  - Tagesmüdigkeit aufgrund von Schlafapnoe 6.71 oder anderen Schlafstörungen (36.09); besonders wichtig, wenn der Patient z.B. Berufsfahrer ist.
  - Burn-out (18.106)
  - normale oder unerwünschte Nebenwirkungen von Medikamenten hervorgerufen wird.
- Fragen Sie nach wichtigen krankheitsspezifischen Symptomen, da die nachfolgenden Untersuchungen darauf aufbauen. (Müdigkeit ist ein derart verbreitetes Symptom, dass sie für sich allein genommen ein diagnostisch nahezu nutzloses Symptom darstellt.)
- Krankheiten oder Situationen, die Müdigkeit hervorrufen können, umfassen:
  - Hypothyreose: Kältegefühl, Trägheit, trockene Haut (Änderungen dieser Eigenschaften) und geistige Lethargie
  - Hyperthyreose: Schweißausbrüche, Gewichtsverlust, Muskelermüdung, körperliche Schwäche
  - Diabetes: Durst, Polyurie, Gewichtsverlust
  - Anämien: geringere körperliche Belastbarkeit bei ausgeprägter Anämie
  - Infektionen: Fieber, Gewichtsverlust, Herdsymptome
  - Chronisch entzündliche Erkrankungen
  - Maligne Erkrankungen: Gewichtsverlust, Schmerz, Herdsymptome; manchmal paraneoplastisch erklärbare Müdigkeit ohne sonstige Symptome (z.B. Hyponatriämie)
  - Herzinsuffizienz: Müdigkeit nach körperlicher Aktivität, Dyspnoe bei Anstrengung, Tachykardie
  - Fibromyalgie: chronischer, diffuser Schmerz und schmerzhafte Druckpunkte (Tender Points), Schlafstörungen, leichte Depression etc.
  - Arzneimittelnebenwirkungen: bei neurologischen und psychischen Erkrankungen verabreichte Medikamente, Schlafmittel. Immer bedenken, dass ein psychisch kranker Patient auch eine somatische Erkrankung haben kann.
  - Stoffwechseleffekte von Arzneimitteln: Hypokaliämie, Hyponatriämie, Dehydratation
  - Chronische Erkrankungen von Nieren oder Leber
  - Degenerative neurologische Erkrankungen: Demenz, M. Parkinson

Laboruntersuchungen

- Nur begrenzt sinnvoll, wenn Müdigkeit das einzige Symptom ist. Ziel ist, körperliche Erkrankungen auszuschließen.
- Blutbild, Blutsenkung, Serum-TSH, ALT, Kreatinin, Basisuntersuchungen des Harns, Blutzucker, Elektrolyte. Falls Hämoglobin und Blutsenkung Grenzwerte ergeben, sollten sie mit früheren Werten des Patienten verglichen werden; die Veränderung kann von Bedeutung sein.
- Besteht noch immer die Möglichkeit einer somatischen Erkrankung, können die Untersuchungen z.B. auf Serumkreatinin, EKG, Thoraxröntgen ausgeweitet werden.
- Erklären Sie dem Patienten, dass die Untersuchungen dem Ausschluss möglicher Erkrankungen dienen und dass negative Befunde nicht enttäuschen sollen. Fragen Sie den Patienten, ob seine Müdigkeit andere Ursachen haben könnte und welche Krankheit er eventuell vermutet (z.B. Schlafentzug, Schwierigkeiten bei der Anpassung an Schichtarbeit, Restless legs). Bei unauffälligen Befunden mit der Einschätzung des psychosozialen Zusammenhangs fortfahren.

Chronisches Müdigkeitssyndrom (CFS) und Therapiegrundsätze

- Das chronische Müdigkeitssyndrom ist eine wenig verstandene und unspezifische diagnostische Größe, deren Existenz weiterhin umstritten ist.
- Ihr voraus geht häufig eine Infektion, von der sich der Patient nicht erholt, die Erschöpfungszustände dauern mehr als 6 Monate an. Danach sind die Symptome vor allem somatisch.
- Die Diagnose kann gestellt werden, wenn mindestens 4 der folgenden Symptome vorliegen:
  - Gedächtnisstörungen
  - Rachenschmerzen
  - empfindliche Lymphknoten
  - Muskelschmerzen
  - Gelenkschmerzen
  - Kopfschmerzen
  - Schlafstörungen (Schlaf bringt keine Erholung)
  - mehr als 24 Stunden andauernde Unpässlichkeit nach körperlicher Aktivität
- Die Diagnose erfordert den Ausschluss körperlicher und psychischer Erkrankungen. Auch soll-

- te der Patient nicht an Demenz, Alkoholismus, Anorexie, Bulimie oder ausgeprägter Adipositas leiden.
- Des Weiteren ist abzuklären, ob es eine spezifische Infektionsätiologie oder endokrinologische Erklärung für das Syndrom gibt. Das Phänomen ist heterogen, häufig stimmungsabhängig und umstritten.
- Die kognitive Verhaltenstherapie **B** in Verbindung mit ärztlicher Kontrolle und Patientenunterweisung hat sich als wirksam erwiesen.
- Körperliche Aktivität hat ebenfalls zur Beseitigung der Müdigkeit geführt.
- Die Therapie bei einem abgeschlagen wirkenden Patienten mit Antidepressiva zu beginnen, mag eine verlockende Alternative sein; doch kann dieser Therapieansatz dazu verleiten, die Lebenssituation und die somatischen Symptome des Patienten außer Acht zu lassen. Andererseits verhindern endlose Untersuchungen zum Ausschluss von Krankheiten womöglich die Behandlung von Müdigkeit und Depression.
- Ein 2002 erschienener Arbeitsgruppenbericht über CFS wurde als unwissenschaftlich kritisiert; Patientenorganisationen waren hingegen erfreut („endlich wird anerkannt, dass CFS eine echte Krankheit ist, von der jeder betroffen sein kann").
- Allgemein gilt jedoch, dass es sich um eine Problematik mit vielfachen Ätiologien vor allem psychosozialer Natur handelt. Die Gefahr bei der Medikalisierung dieses Zustands besteht darin, dass die wahren Probleme des Patienten nicht gelöst werden. Endlos sich hinziehende Untersuchungen sollten daher gestoppt werden, und die Konsultation sollte eine positive, unterstützende Beratungsfunktion übernehmen, wie dies bei Fibromyalgiepatienten der Fall ist. Patientenorganisationen haben Vorbehalte gegenüber der bedenkenlosen Anwendung von kognitiver Psychotherapie und körperlicher Aktivität.

Untersuchungsstrategie

- Müdigkeit/Abgeschlagenheit allein ist ein allgemeines Symptom und normalerweise diagnostisch nicht sehr hilfreich. Nicht vorhandene Müdigkeit kann hingegen aufschlussreich sein.
- Bei Müdigkeit als einziges Symptom ist der Ausschluss der häufigsten Erkrankungen ein adäquater Ansatz.
- Ist eine Erkrankung eher unwahrscheinlich, sollte der Patient gefragt werden, ob die Ursache der Müdigkeit nicht woanders liegen könnte; damit kann schon einmal begonnen werden, die psychosoziale Situation des Patienten zu bewerten.
- Patienten, die andauernd müde sind und häufig den Arzt aufsuchen, sollten einmal sorgfältig untersucht und dann darin unterstützt werden, ihre schwierigen Lebensumstände zu bewältigen. Tonika können helfen, wenn auch der medizinische Nachweis für ihre Wirksamkeit begrenzt ist.
- Ärztliche Kontrollen sind eine praktische Möglichkeit für Patienten, die sich nur langsam von Virusinfektionen erholen.
- Immer die Persönlichkeit des über Müdigkeit/Abgeschlagenheit klagenden Patienten bedenken und versuchen, festzustellen, wie er mit Änderungen im Leben fertig wird. Besonders sorgsam bei Patienten vorgehen, die selten den Arzt aufsuchen, da hier sogar vage Symptome als potenzielle Anzeichen für eine ernsthafte Erkrankung anzusehen sind.

35.11 Schizophrenie

Ziele

- Die Behandlung vor der ersten psychotischen Phase beginnen.
- Rechtzeitiges Erkennen von Prodromalsymptomen sowie der ersten Symptome einer Psychose.
- Die Einbeziehung der Familie und des sozialen Netzes des Patienten in die Behandlung vermindert die Rückfallgefahr **A**.

Allgemeines

- Die Ätiologie der Schizophrenie umfasst biologische, psychologische und soziale Faktoren.
- Die Symptome der Schizophrenie gehen auf kognitive und emotionale Funktionsstörungen unterschiedlicher Schweregrade zurück, die für den Patienten Isolation, Apathie und emotionale Schwierigkeiten bedeuten.
- Es kommt zu Denkblockaden, Wahn, bizarren Assoziationen und Zerfahrenheit im Denken.
- Die emotionalen Probleme sind durch Inkohärenz der Gedanken- mit der Gefühlswelt gekennzeichnet. Typisch ist ein flacher oder stumpfer Affekt. Der Patient kann auch bizarre Gefühle haben, die schwer zu verstehen sind.

Symptome

- In der akuten Phase haben die Patienten fast immer halluzinatorische Erlebnisse, am häufigsten akustische Halluzinationen. Auch somatische Halluzinationen sind möglich, zum Beispiel kann der Patient das Gefühl äußern, eine Maschine im Gehirn zu haben, ebenso kommen olfaktorische oder geschmackliche Halluzinationen vor.
- Optische Halluzinationen sind weniger häufig und könnten auch symptomatisch für eine organische Hirnschädigung sein.

- Wahnvorstellungen sind häufig. So glauben die Patienten zum Beispiel, in der Zeitung oder im Fernsehen werde auf sie Bezug genommen, oder sie haben das Gefühl, von anderen Menschen durch telepathische Befehle gesteuert zu werden. Im schlimmsten Fall handelt es sich um einen Verfolgungswahn, wobei der Patient der Bedrohung entfliehen will, die er ständig verspürt, oder aber sich mit Aggressionen zu verteidigen versucht.
- Eine katatone Körperhaltung ist möglich, früher galt diese als typisches Symptom.
- Schizophreniepatienten sind oft depressiv und suizidgefährdet.

Ätiologie

- Es dürfte biologische Prädispositionen für die Schizophrenie geben, psychosoziale Faktoren können initial den Beginn der Krankheit triggern, später diese aufrechterhalten.
- Schizophrenie hat auch eine genetische Komponente. Es gibt zudem Hinweise darauf, dass eine Influenza im 2. Trimenon der Schwangerschaft das Risiko von Schizophrenie beim Kind erhöht.
- Schizophreniepatienten haben eine verminderte Fähigkeit, sensorische und emotionale Impulse zu filtern (Informationsverarbeitungsdefizit). Dies führt zu einer verringerten Stresstoleranz und damit zu Symptomen von erhöhtem psychosozialem Stress bei normalen Lebenskrisen.
- Die strukturelle Schwäche macht die Patienten hochgradig vulnerabel für Störungen der frühkindlichen Interaktion, z.B. exzessive Bindungen, Konflikte mit den Eltern oder eine prinzipiell unverlässliche elterliche Reaktion. Die Persönlichkeitsentwicklung der Patienten verläuft nicht normal, und es fehlt der Bezug zur Realität, weshalb Stresssituationen leicht zu psychotischen Zuständen führen können.

Epidemiologie

- Die Prävalenz für Schizophrenie beträgt ca. 1%. Die Inzidenz einer erstmaligen Schizophrenieerkrankung liegt bei 0,2% pro Jahr. Die Symptome der Schizophrenie unterscheiden sich je nach der umgebenden Kultur: zum Beispiel findet sich die katatone Form häufig in afrikanischen Kulturen, während die paranoide Schizophrenie in der industrialisierten Welt wesentlich öfter beobachtet wird.

Diagnosestellung

- Basiert auf den Symptomen, wobei die Störung mindestens 1 Monat lang bestehen muss und zu einer Veränderung der Alltagsfähigkeiten geführt hat.

- Häufig sondern sich Patienten schon von anderen Menschen ab, bevor die Erkrankung selbst ausbricht. Sie können befremdliche Gefühle einer Ich-Veränderung verspüren oder große Angst oder irreale Sensationen erleben.
- Bereits in dieser Phase sollte sowohl für den Patienten als auch für nahe Angehörige eine aktive Therapie und Rehabilitation begonnen werden.
- Das Erstgespräch sollte in Ruhe, mit viel Empathie und Interesse durchgeführt werden. Es ist vorteilhaft, eine neutrale Haltung zu den Antworten des Patienten einzunehmen. Eine klinische Untersuchung ist jedenfalls für viele Symptome angezeigt, um beispielsweise Halluzinationen, die von neurologischen Erkrankungen ausgelöst werden, auszuschließen. Siehe 35.01.

Therapie

- Zu den angezeigten Behandlungsformen gehören die medikamentöse Therapie, Psychotherapie, angehörigenorientierte ❸ und Gruppentherapie sowie Rehabilitation. Der Behandlungsplan sollte eine Kombination dieser Möglichkeiten darstellen und an die individuellen Bedürfnisse des Patienten angepasst sein.
- Auch akute Psychosen erfordern nicht immer die stationäre Aufnahme. Wenn der Patient sich kooperativ zeigt, kann die Behandlung an ambulanten Einrichtungen durchgeführt werden.
- Falls notwendig, müssen Patienten jedoch auch zwangseingewiesen (in Österreich: Unterbringung nach § 8 UBG, www.lebenshilfe-stmk.at/cms/fileadmin/lh_steiermark/recht/Gesetzestexte/UbG/Unterbringungsgesetz_BABS.doc) werden.
- Die Verantwortung für die ambulante Behandlung von Psychosen kann von den Psychosozialen Diensten (PSD) oder anderen sozialpsychiatrischen Einrichtungen (in Österreich z.B. Pro Mente) übernommen werden ❸.

Medikation

In der akuten Phase

- Neuroleptika sind am wirksamsten zur Linderung von aktiven psychotischen Symptomen; daneben werden sie auch gegen Depressionen und Angstzustände eingesetzt.
- Bei akuten psychotischen Angstzuständen sind die Mittel der Wahl Haloperidol 2,5–5 mg i.m. oder i.v. ❷, Zuclopenthixol 100 mg i.m. ❷, bei normalgewichtigen Erwachsenen in Kombination mit Clonazepam ❷. Die Wirkung hält mehrere Tage lang an.
- Jede Erfahrung des Patienten mit einer früheren Medikation ist bei der Auswahl der Therapie wichtig, da unterschiedliche Prädispositionen bei den Nebenwirkungen vorliegen können.

- Eine allmähliche Erhöhung der Dosis kann dabei hilfreich sein, die geringste wirksame Dosis zu bestimmen und so die unangenehmen Nebenwirkungen zu vermeiden, deretwegen der Patient die medikamentöse Therapie evtl. verweigern würde.

Langzeittherapie
- Die Dosierungen sind bei der Langzeitbehandlung üblicherweise geringer als in der Akutsituation. Die Dosis von Chlorpromazin **Ⓐ** und anderen sogenannten hoch dosierten Neuroleptika liegt bei 200–400 mg/Tag in akuten Fällen und bei 100–200 mg/Tag zur Dauertherapie **Ⓑ**. (Anmerkung: Chlorpromazin ist in Österreich nicht registriert).
- Die neuen „atypischen" Neuroleptika (Risperidon **Ⓑ**, Olanzapin **Ⓑ**, Quetiapin **Ⓑ** und Ziprasidon) haben weniger Nebenwirkungen als die traditionellen Neuroleptika **Ⓑ**.
- Olanzapin erhöht das Diabetesrisiko **Ⓒ**.
- Clozapin ist in der Bekämpfung von Symptomen und Rezidiven **Ⓐ** wirksamer als die „typischen" Neuroleptika. Anmerkung: Clozapin darf aufgrund der schweren Nebenwirkungen in Österreich nur mehr als Mittel der letzten Wahl unter genauen Auflagen eingesetzt werden, eine Verordnung ohne Konsultation eines Spezialisten ist keinesfalls anzuraten
- Es gibt keine Evidenz dafür, dass die Wirksamkeit der neueren atypischen Neuroleptika mit jener von Clozapin vergleichbar ist **Ⓓ** (35.42).
- Die niedrig dosierten Neuroleptika werden für gewöhnlich wie folgt dosiert: Haloperidol 4–12 mg/Tag, Perphenazin 8–32 mg/Tag, Risperidon 3–6 mg/Tag und Olanzapin 20 mg/Tag **Ⓑ**.
- Aripiprazol ist ein neues Medikament mit dem Vorteil eines leichten stimmungsaufhellenden Effekts.
- Nach der psychotischen Phase kann die Dosierung allmählich verringert werden, wobei der Patient regelmäßig zu betreuen ist. Sobald die minimale Wirkungsdosis ermittelt ist, kann die Medikation entweder regelmäßig oral oder als Langzeitdepotinjektionen gegeben werden **Ⓑ**.
- Eine Weiterführung der Medikation bis zu 2 Jahre nach der psychotischen Phase verringert die Gefahr von Rückfällen **Ⓐ**. Kommt es dennoch zu einem Rückfall, wird empfohlen, die Medikation über 5 Jahre fortzusetzen.

Adjuvante Therapien
- Für Patienten mit Angst- und Panikzuständen stellen Benzodiazepine eine hilfreiche Ergänzung der Medikation dar. Diazepam zum Beispiel lässt sich mit einer Neuroleptikatherapie kombinieren, wobei man mit kleinen Dosen anfängt und bei Bedarf bis auf 3 × 10 mg steigert. Die Therapie ist auszuschleichen, sobald die psychotischen Angststörungen abgeklungen sind.
- In der akuten Phase ist die Schizophrenie häufig von einer depressiven Grundstimmung, Hoffnungslosigkeit und einer erhöhten Suizidalität begleitet. Viele Patienten mit einer chronischen Schizophrenie sind daneben noch depressiv. Eine antidepressive Medikation ist bei allen schizophrenen Patienten mit Depression notwendig (35.41).
- Stimmungsstabilisierende Medikamente wie Valproat **Ⓒ** und Lamotrigin **Ⓒ** haben sich ebenfalls in Kombination mit Neuroleptika in manchen Fällen als nützlich erwiesen.

Nebenwirkungen
- Der Hausarzt kann mit Nebenwirkungen einer Neuroleptikatherapie konfrontiert sein: Hoch dosierte Neuroleptika lösen gelegentlich eine orthostatische Hypotonie und Kreislaufprobleme aus, weiters wurden erhöhte Leberfunktionsparameter beobachtet, bis hin zum Ikterus. In diesen Fällen ist die medikamentöse Therapie in Kooperation mit dem Facharzt zu wechseln. Auch allergische Reaktionen sind möglich.
- Manche Patienten entwickeln auf Chlorpromazin eine photosensitive Reaktion, die einem Sonnenbrand ähnelt. Der Einsatz dieses Präparats im Sommer wird daher nicht empfohlen. (Chlorpromazin ist in Österreich nicht registriert.)
- Zu den neurologischen Nebenwirkungen gehören Parkinsonismus und extrapyramidale Symptome. Es ist deshalb genauestens auf unwillkürliche Zuckungen zu achten, insbesondere der Kiefer, der Zunge sowie im Nacken. Nebenwirkungen sind grundsätzlich eine Indikation zur Konsultation eines Facharztes.
- Traditionelle Neuroleptika können zu kardialen Komplikationen führen **Ⓑ**.

Familie
- Wenn die Familie und gute Bekannte eines Schizophreniepatienten von Anfang an in die Behandlung einbezogen werden, reduziert dies das Rückfallrisiko **Ⓐ**. Ein solcher Schritt erleichtert langfristig auch die Rehabilitation und hilft zugleich den Angehörigen dabei, ihre eigene Krise besser zu bewältigen.
- Es ist dabei wichtig, den Angehörigen zu helfen, das Bedürfnis des Patienten nach Isolation und Rückzug als positive Reaktion zu verstehen und diesen Tendenzen nicht mit einer kritischen, vorwurfsvollen Haltung dem Patienten gegenüber zu begegnen.
- Patienten, die Langzeitpflege benötigen, ihre Familien sowie ihr soziales Netzwerk finden Unterstützung in sozialpsychiatrischen Einrichtungen zur Familienbetreuung. Das Ziel liegt

hier darin, ein unterstützendes Netz zu schaffen, in dem der Patient genügend Zeit für sich selbst bekommt, aber dennoch Wärme und Zuspruch erfährt. Die an den Patienten gerichteten Erwartungen und Ansprüche sollten möglichst gering gehalten werden.

Einzelpsychotherapie
- Einzelpsychotherapie kann dem Patienten dabei helfen, seine Erkrankung besser in den Griff zu bekommen, seine Stärken und Schwächen zu erkennen und neue Lösungen für Stresssituationen zu entwickeln.
- Eine kognitive Therapie verringert bei Schizophreniepatienten das Rückfallrisiko ⓒ.

Betreuung durch Allgemeinmediziner oder Facharzt?
- Die Zuständigkeit für die Betreuung von Schizophreniepatienten ist von der regionalen Versorgungsstruktur abhängig.
- Wenn ein Patient eine schizophrene Erstepisode erlebt, ist er an einen Facharzt weiterzuverweisen.
- Patienten mit instabilen Zustandsbildern benötigen eine Betreuung durch den Spezialisten, können aber auch durch den Hausarzt versorgt werden, der die Möglichkeit zu einer engen Kooperation mit einem Spezialisten hat.
- Eine Clozapintherapie (35.42) sollte unter fachärztlicher Kontrolle begonnen werden, kann jedoch durch einen Allgemeinmediziner weiterbetreut werden. Anmerkung: Clozapin darf aufgrund der schweren Nebenwirkungen in Österreich nur mehr als Mittel der letzten Wahl unter genauen Auflagen eingesetzt werden, eine Verordnung ohne Beiziehung eines Spezialisten ist keinesfalls anzuraten.

Prognose
- Schizophrenie ist eine schwere Erkrankung, die Prognose ist jedoch nicht generell schlecht. Nach den Daten diverser Follow-up-Studien werden 25–30% aller Patienten nach einer Erstepisode von schizophrener Psychose geheilt und sind auch nach 5–10 Jahren symptomfrei. Nur 10–20% bleiben so schwer krank, dass sie tägliche Betreuung benötigen. Andere Patienten erholen sich immerhin so weit, dass sie soziale Beziehungen aufrechterhalten können.
- Persistierende Symptome einer Schizophrenie treten in unterschiedlichen Formen auf: Der Patient kann wiederholt an psychotischen Episoden leiden, zu anderen Zeiten aber beinahe frei von Symptomen sein.

35.12 Wahnhafte Störungen

Die Problematik geriatrischer Patienten mit wahnhaften Störungen wird in 22.03 behandelt.

Allgemeines
- Das wichtigste, wenn auch nicht das einzige Symptom von wahnhaften Störungen ist ein resistenter, unerschütterlicher Wahn. Halluzinationen treten dabei selten auf. Die Patienten erscheinen oft kritisch, ärgerlich, misstrauisch, humorlos, anklagend und sozial isoliert.
- Die Person hat ihre eigenen Regeln für die Verarbeitung von wahrgenommenen Informationen im Sinne einer verzerrten Realität entwickelt. So können kleine, harmlose, unspezifisch wahrgenommene Ereignisse als Zeichen einer Gefahr, die ihre Sicherheit bedroht, und als Beweis eines Verfolgtwerdens interpretiert werden.
- Sie treten jedoch nicht immer in Form von Verfolgungswahn auf, daneben gibt es auch z.B. den Eifersuchtswahn, den körperbezogenen Wahn, den Liebeswahn oder auch den Größenwahn.

Epidemiologie
- Die Prävalenz von wahnhaften Störungen wird auf 0,03% geschätzt, kann aber auch höher sein, da viele Patienten von sich aus keine Hilfe suchen.
- Frauen sind etwas häufiger als Männer betroffen.
- Das Durchschnittsalter beim Auftreten der Krankheit beträgt 40 Jahre.
- Zwei Drittel der Patienten leidet in zumindest einer Lebensphase gleichzeitig an einer Depression oder anderen psychischen Störungen.

Ätiologie
- Die Ätiologie der wahnhaften Störungen ist unbekannt, doch spielen viele psychosoziale Faktoren eine Rolle: ein Umfeld in der Kindheit, in dem die Entwicklung von normalem Vertrauen nicht möglich war, Schwerhörigkeit, Sehstörungen, Emigration oder hohes Alter. Ein bestimmter Typ eines zerebralen Dopaminrezeptorgens scheint mit der Krankheit assoziiert zu sein.

Symptome
- Die Wahnvorstellungen sind konstant vorhanden und – im Gegensatz zur Schizophrenie – klar und strukturiert, weniger bizarr. Die Patienten passen sich an ihren Wahn an, ohne dass sich ihre Persönlichkeit ändert. Sie sind häufig überempfindlich und extrem vorsichtig, was wiederum zu ihrer gesellschaftlichen Isolation führen kann.
- Die funktionelle Leistung bleibt in vielen Fällen erhalten, und es gelingt dem Patienten, seine Erkrankung vor anderen zu verbergen.

Diagnosestellung

- Bestehen einer wahnhaften Störung (z.B. die Vorstellung, der Patient werde von jemandem, oft auch einer wohl bekannten Person, verfolgt, vergiftet, geliebt oder auch verletzt) über mindestens 1 Monat.
- Auditive oder visuelle Wahnvorstellungen können auftreten, stehen aber nicht im Vordergrund. Die Kriterien einer Schizophrenie sind nicht gegeben.
- Abgesehen von den Wahnvorstellungen ist das Verhalten des Patienten unauffällig.
- Eine im Zusammenhang mit wahnhaften Störungen auftretende affektive Psychose ist von eindeutig kürzerer Dauer als der Wahn.
- Die Symptome sind nicht auf eine organische Erkrankung, medikamentöse Behandlung oder Substanzmissbrauch zurückzuführen.

Differenzialdiagnosen

- Allgemeine Krankheitszustände (M. Parkinson, vaskuläre Demenz, M. Alzheimer, M. Huntington, Hypo- und Hyperthyreose, Basalganglienstörung) und manche Medikamente (Amphetaminderivate, Anticholinergika, Parkinsonmedikamente, Cimetidin, Disulfiram, Kortikosteroide und Isoniazid) können Wahnvorstellungen auslösen.
- Paranoide Persönlichkeitsstörung
- Schizophrenie mit paranoiden Zügen
- Schwere, mit psychotischen Symptomen einhergehende Depression
- Bipolare Störung

Behandlung

- Bei 80% der Patienten mit wahnhaften Störungen kommt es zu einer völligen oder partiellen Remission. Manche Fälle bleiben therapieresistent und chronisch. Eine korrekte Behandlung verbessert die Prognose signifikant.
- Die Patienten suchen nur in seltenen Fällen von sich aus Hilfe, meist ist es ihre Familie, die eine Behandlung veranlasst.
- Eine stationäre Aufnahme ist angezeigt, wenn der Patient eindeutige psychotische Symptome zeigt oder eine Suizid- oder andere Gewaltimpulse nicht unter Kontrolle hat. Manchmal ist eine stationäre Aufnahme auch zur Differenzialdiagnose erforderlich.
- Eine Psychotherapie schafft wegen des mangelnden Vertrauens des Patienten nur selten Abhilfe, doch können ein supportive Psychotherapie und ein gutes Arzt-Patienten-Verhältnis dem Patienten helfen, seine Symptome unter Kontrolle zu bringen.
- Die paranoide Einstellung des Patienten kann auch eine Medikation verhindern. Es empfiehlt sich, mit Antipsychotika in niedriger Dosierung (z.B. Risperidon 2–4 mg/Tag Haloperidol) zu beginnen und die Dosis langsam zu steigern.

Psychotherapeutische Aspekte

- Der Wahn darf nicht in Abrede gestellt werden, da er dadurch verstärkt werden könnte, wenn der Patient das Gefühl hat, er müsse seine Ansichten verteidigen. Irreale Vorstellungen können nicht durch logische Argumente verändert werden.
- Andererseits sollte man auch nicht vorgeben, an die Richtigkeit der Wahnvorstellung zu glauben, weil es wichtig ist, den Realitätssinn des Patienten zu fördern.
- Der Therapeut muss die Sorgen des Patienten ernst nehmen und ihm helfen, sein Leben mit dem Wahn angenehmer zu gestalten.
- Der Patient ist übersensibel und wittert eine Gefahr schon aufgrund einer minimalen, wahrgenommenen Information. Er neigt zu (falschen) Interpretationen, die seine wahnhaften Vorstellungen und Ängste stützen. Es ist zu beachten, dass der Wahn ein Mittel zur Bewältigung eines überwältigenden Gefühls wie Scham oder Unzulänglichkeit sein kann, was zu Überempfindlichkeit führen kann. Die Therapie kann dem Patienten helfen, seine Interpretationsregeln zu ändern und seinen Realitätssinn zu verbessern.
- Seien Sie dem Patienten gegenüber aufrichtig. Erklären Sie genau, welche Medikamente Sie wegen welcher Zustände (Angst, Reizbarkeit oder Schlaflosigkeit usw.) verschreiben und was für Nebenwirkungen auftreten könnten. Halten Sie die Behandlungszeiten und Verlaufskontrollen strikt ein.
- Überprüfen Sie, ob der Wahn durch belastende Ereignisse oder Erfahrungen im Leben des Patienten ausgelöst wurde, und helfen Sie dem Patienten, diese Erfahrungen auf andere Weise als durch Wahnvorstellungen zu bewältigen.

35.13 Wochenbettpsychose und andere postpartale psychische Störungen

Ziele

- Nach der Entbindung treten Depressionen häufig auf.
- Risikopatientinnen sollen erkannt werden und der Verdacht auf eine postpartale Depression soll genau überprüft werden.
- Die Diagnose einer Wochenbettpsychose ist so rasch wie möglich zu stellen.

Epidemiologie

- Nicht weniger als 80% der Mütter leiden nach der Entbindung an depressiven Zuständen, was als ganz normales Phänomen zu betrachten ist.
- Etwa 10–20% der Mütter erfüllen nach der Entbindung die diagnostischen Kriterien für eine Wochenbettdepression.
- Die Inzidenz von Wochenbettpsychosen, die eine stationäre Aufnahme erfordern, beträgt 1–2 pro 1000 Geburten.

Allgemeines

- Im 1. Monat nach der Entbindung ist das Risiko einer Depression 3 × so hoch wie bei Nullipara gleichen Alters.
- Bei Frauen, die bereits vor der Schwangerschaft an Depressionen litten, beträgt das Risiko einer Wochenbettdepression 25%. Wenn die Frau schon einmal an Wochenbettdepression gelitten hat, beträgt das Rezidivrisiko 40%.
- Weitere Risikofaktoren für psychische Probleme nach der Entbindung sind Erstgeburten, Beziehungsprobleme, Geburt eines unehelichen Kindes, Kaiserschnitt und affektive Störungen in der Familienanamnese.
- Das größte Risiko, an einer Wochenbettpsychose zu erkranken, besteht bei Frauen mit einer bipolaren affektiven Störung in der Anamnese.
- Funktionsstörungen der Schilddrüse sind post partum häufig und sollten als Teil der Untersuchungen bei depressiven Symptomen ausgeschlossen werden.

Postpartales Stimmungstief

- Bis zu 80% aller jungen Mütter leiden nach der Entbindung bis zu einem gewissen Grad an Melancholie, wobei die Symptome 3–5 Tage nach der Entbindung am stärksten ausgeprägt sind. Es ist dies ein häufiges Phänomen und wird oft als eine natürliche Reaktion auf die Geburt betrachtet, die allerdings das Risiko erhöht, dass die Mutter eine Wochenbettdepression entwickelt.
- Die häufigsten Symptome sind Weinerlichkeit, Stimmungsschwankungen, Kopfschmerzen, Reizbarkeit, manchmal Appetitverlust und Schlafstörungen.
- Die Zustände klingen für gewöhnlich spontan ab und erfordern als Behandlung nicht mehr als eine verständnisvolle Zuwendung der Familienmitglieder und des Arztes.

Wochenbettdepression

- Tritt zumeist innerhalb der ersten 3 Monate nach der Entbindung auf, die Inzidenz bleibt aber bis zu 6 Monate nach der Geburt erhöht.
- Prädisponierende Faktoren sind u.a. schwere Depressionen in der Anamnese, Stress, negative Erfahrungen im Verlauf der Perinatalperiode sowie ein Mangel an Verständnis und Unterstützung durch das Umfeld. In Kulturen, in denen die Familie oder die Gemeinschaft die junge Mutter in einem hohen Ausmaß umsorgt, ist die Prävalenz von Wochenbettdepressionen geringer.
- Typische Symptome sind Schlafstörungen, Lustlosigkeit, Konzentrationsschwäche, Unzulänglichkeitsgefühl, übermäßige Sorge und Angst um das Kind. Die Symptome können ebenso schwerwiegend sein wie bei einer Psychose.
- Thyreoiditis und Hypothyreose können bei der jungen Mutter ebenfalls Depressionen verursachen.
- Eine Depression beeinträchtigt die Fähigkeit der jungen Mutter, sich um ihr Kind ausreichend zu kümmern, und kann auch die Entwicklung einer normalen Mutter-Kind-Beziehung gefährden. Außerdem steigt aufgrund einer Wochenbettdepression der Mutter auch das Risiko des Kindes und der ganzen Familie, in der Folge psychiatrische Störungen zu entwickeln. Die Inzidenz des plötzlichen Kindstodes ist bei Kindern von an postpartalen Depressionen leidenden Müttern höher als in Kontrollgruppen.

Therapie

- Die Behandlung von Wochenbettdepressionen unterscheidet sich nicht von der bei anderen Depressionen zur Anwendung kommenden Therapien (35.22). Oft ist die Beiziehung eines Facharztes angezeigt. Zu den möglichen Behandlungsformen gehören die Pharmakotherapie (35.41), **C**, Unterstützung durch die Personen im Umfeld, Unterstützung bei der Betreuung des Kindes sowie Psychotherapie. In manchen Fällen kann eine stationäre Aufnahme erforderlich werden.
- Wenn die Symptome persistieren, ist eine Neubewertung der Situation – eventuell auch durch einen Psychiater – erforderlich, um negative Folgen für das Kind und die Familie zu vermeiden.

Wochenbettpsychose

- Die seltenste, aber auch schwerste Form der postpartalen psychiatrischen Störungen ist die Wochenbettpsychose.
- Die Symptome setzen meist 3–14 Tage nach der Entbindung ein. In diesem Stadium sind Mutter und Kind zumeist bereits zuhause, und es sind die Familienmitglieder, die auf das seltsame Verhalten der Mutter aufmerksam werden.
- Zu den ersten Symptomen gehören Ruhelosigkeit, Schlaflosigkeit, Erregungszustände und Stimmungsschwankungen, gefolgt von Verwirrtheit und für gewöhnlich einer manischen Psychose.
- Die Wochenbettpsychose stellt einen **psychiatrischen Notfall** dar und erfordert eine Einweisung

ins Krankenhaus. Es besteht ein beträchtliches Suizidrisiko, und auch das Neugeborene kann in Gefahr sein.
- Die Therapie umfasst Antipsychotika, Psychotherapie und Unterstützung der Mutter und der Familie durch das Umfeld.
- Bei einer psychotischen Depression kann eine Elektrokrampftherapie raschere Besserung bringen, als eine medikamentöse Behandlung.
- Auch eine Östrogentherapie hat viel versprechende Ergebnisse gezeigt.
- Nach der 1. Episode ist die Prognose gut, doch kommt es nach weiteren Geburten häufig zu einem Rezidiv. Die Patientin und ihre Familie sind über diese Gefahr aufzuklären.
- Während jeder weiteren Schwangerschaft ist die Patientin an einen Psychiater zu überweisen. Eine frühzeitige Behandlung mit Antidepressiva kann das Wiederauftreten der Psychose verhindern.

35.14 Malignes neuroleptisches Syndrom (MNS)

Ziel
- Richtiges Erkennen und Behandlung des malignen neuroleptischen Syndroms bei Patienten mit
  - Fieber,
  - extrapyramidalen Symptomen,
  - vegetativen Störungen,
  - Bewusstseinsveränderungen.

Epidemiologie
- Kommt bei ungefähr 0,2–1,4% aller Patienten vor, die Neuroleptika bekommen. Das MNS entwickelt sich oft kurz nach Beginn einer Neuroleptikamedikation oder nach einer wesentlichen Dosisänderung.
- Das MSN wird üblicherweise bei niedrig dosierten Neuroleptika (wie etwa Haloperidol) beobachtet, kann aber auch eine Folge der Verwendung von sogenannten hoch dosierten Neuroleptika sein. Es wurde auch bei atypischen Antipsychotika beobachtet.
- Außer bei Neuroleptika könnte MNS im Zusammenhang mit einer Metoclopramidtherapie oder auch beim abrupten Absetzen von dopaminergen Medikamenten wie z.B. Levodopa vorkommen.

Klinisches Bild
- Ein MNS kann diagnostiziert werden, wenn der Patient zwei der unten genannten Hauptsymptome aufweist und daneben Bewusstseinstrübungen, Leukozytose oder erhöhte CK-Werte (Kreatinkinase) festgestellt werden:
  1. Hyperthermie: Körpertemperatur über 37,5° C ohne alternative Begründung
  2. schwere extrapyramidale Symptome:
     – Muskelrigor (häufig das dominante Symptom neben dem Fieber)
     – okulogyre Krise (Dystonie der Augenmuskulatur)
     – Opisthotonus
     – Retrokollis (krampfbedingtes Rückwärtsbeugen des Kopfes)
     – Trismus
     – choreoathetotische Bewegungen
     – Dyskinesien
     – Nahrungsverweigerung (Unfähigkeit zu Schlucken)
     – Speichelfluss
  3. Störungen des autonomen Nervensystems:
     – erhöhter oder schwankender Blutdruck
     – Tachykardie
     – Tachypnoe
     – starke Transpiration
     – Inkontinenz oder Harnverhalten

Zusätzliche Kriterien
- Veränderungen des Bewusstseinszustands
- Leukozytose
- Erhöhte Serum-CK-Werte (Kreatinkinase)

Laboruntersuchungen
- Veränderungen von Laborparametern sind nicht diagnostisch. Die am häufigsten anzutreffenden Veränderungen sind
  - erhöhte CK-Werte (Kreatinkinase) (in ca. zwei Drittel der Fälle),
  - Leukozytose,
  - erhöhter Hämatokrit als Folge der Dehydration.
- Darüber hinaus könnten die Patienten Veränderungen des Elektrolyt- oder des Säure-Basen-Haushalts zeigen.
- Eine Kontrolle der Serumkreatinkinase empfiehlt sich, da ein normalisierter Wert eine positive Reaktion auf die Behandlung anzeigt.

Differenzialdiagnostik
- Wichtig ist es, andere Störungen auszuschließen, bei denen Bewusstseinstrübung, Verwirrtheit sowie erhöhte Körpertemperatur vorkommen:
  - Meningitis, Enzephalitis (Liquorpunktion, Schädel-CT)
  - maligne Hyperthermie (Cave: Narkosekomplikation!)
  - Letale Katatonie bei Schizophrenie. Diesem Zustand gehen extreme Agitiertheit und Halluzinationen voran. Später kommt es zu Muskelrigor, abnormen Körperhaltungen sowie

Stupor. Die Symptome sind häufig nur schwer von MNS zu differenzieren. Die Durchführung einer Elektrokrampftherapie kann in therapieresistenten Fällen hilfreich sein.
- Dysregulation der Körpertemperatur bei Patienten, die Anticholinergika erhalten. Hier fehlen die Symptome Schweißausbrüche, Rigor oder erhöhte Serumkreatinkinase.
- Das zentrale anticholinerge Syndrom wird durch den exzessiven Einsatz von anticholinergen Präparaten und bestimmten Psychopharmaka ausgelöst. Zu den Symptomen gehören Verwirrtheit, Agitiertheit, Krämpfe sowie leicht erhöhte Körpertemperatur. Die Pupillen sind geweitet, die Haut ist trocken und gerötet, der Mund trocken. Typisch sind ferner Tachykardie, Harnverhalten und klingende Darmgeräusche.
• Als Serotonin-Syndrom bezeichnet man einen Zustand, der dem MNS ähnelt und durch den gleichzeitigen Einsatz von serotoninspezifischen Antidepressiva und MAO-Hemmern verursacht werden kann. Symptome sind unter anderem Fieber, Tremor, Verwirrtheit, Unruhe, Rigor, Myoklonus und epileptische Anfälle. Das Syndrom lässt sich durch Absetzen der serotonergen Medikation beherrschen.

Therapie
• Leichte Fälle lassen sich ambulant behandeln, sofern Folgeuntersuchungen im Labor organisiert werden können:
- Absetzen der Neuroleptika
- Auf eine ausreichende Flüssigkeitszufuhr und Überwachung der Nierenfunktion (Risiko: Rhabdomyolyse (10.21) und Nierenversagen) achten.
- Regulation der Körpertemperatur durch Gabe von Antipyretika und mechanische Mittel
- Behandlung von Sekundärinfektionen (eine Aspirationspneumonie ist möglich)
- respiratorische Unterstützung
- Laborkontrollen
- Medikamentöse Therapie mit Bromocriptin (oder Dantrolen):
  – Die empfohlene Anfangsdosis von Bromocriptin liegt bei 3 × 5 mg täglich. Die Reaktion auf diese 15 mg/d ist genau zu beobachten (Linderung des Muskelrigors, Absinken der Körpertemperatur und des Serumkreatinkinasewerts), dann wird die Dosis so lange gesteigert, bis die Symptome sich bessern (bis zu 3 × 20 mg tägl.). Nach dem Abklingen der Symptome ist die Medikation 10 Tage lang fortzusetzen und danach auszuschleichen.
• Die Unruhe lässt sich mit Benzodiazepinen behandeln. Bei Verdacht auf Katatonie ist auch eine Elektrokrampftherapie in Erwägung zu ziehen. Anticholinergika haben sich als nicht wirksam erwiesen.

Nachbehandlung eines MNS
• Die Wiederaufnahme der Neuroleptikatherapie nach einem MNS liegt in der Verantwortlichkeit des Facharztes. Neuroleptika sollten keinesfalls innerhalb von 2–4 Wochen nach Abklingen eines MNS gegeben werden. Hier kommt besser der Einsatz von antipsychotischen Wirkstoffen einer anderen Substanzklasse in Frage.
• Das MNS ist eine schwere Therapiekomplikation, die den staatlichen Aufsichtsorganen (in Österreich: Bundesministerium f. Gesundheit) gemeldet werden muss.

35.20 Erkennen und Diagnose einer Depression

Grundregeln
• Eine Depression sollte erkannt werden, auch wenn sie sich hinter unklaren Gefühlen und Empfindungen und anderen Symptomen verbirgt.
• Schätzen Sie den Schweregrad der Depression ein. Dieser Schritt ist entscheidend für die Wahl der geeigneten Behandlungsmethode.
• Achten Sie auf psychotische Symptome und schätzen Sie das Risiko ein, ob der Patient einen Suizidversuch unternehmen könnte. Wenn nötig, sorgen Sie für eine Zwangseinweisung.
• Schließen Sie die Möglichkeit einer psychischen Störung infolge organischer Erkrankungen (35.01) und einer bipolaren affektiven Störung (35.22) aus.
• Achten Sie auf weitere Symptome, die Aufmerksamkeit und Behandlung benötigen:
  - Angststörung (35.31)
  - Substanzmissbrauch (40.01)
  - Persönlichkeitsstörung
  - somatische Erkrankungen (35.27)

Definition
• Als Depression bezeichnet man
  - eine normale emotionale Reaktion, die häufig mit Veränderungen in der Lebenssituation und Verlusten zusammenhängt.
  - eine depressive Stimmung, das heißt ein länger (Wochen, Monate) andauernder Emotionszustand, der einem der Hauptsymptome des depressiven Syndroms entspricht.
  - den eigentlichen depressiven Zustand, der sich als beschreibbares Syndrom präsentiert.

- In der diagnostischen Einteilung nach ICD10 wird die Depression wie folgt klassifiziert:
  - depressive Episode (major depression, F32)
  - rezidivierende depressive Störung (recurrent depression) (F33), bei der eine Langzeitbehandlung erwogen werden muss
- Die Symptome einer Depression sind bei Kindern und älteren Menschen, bei Männern und Frauen unterschiedlich.
- Die Vielfältigkeit der Depression erschwert es sowohl dem Patienten als auch dem Arzt, sie zu erkennen und zu behandeln.

Risikofaktoren für eine Depression

- Frühere depressive Episode(n)
- Depressive Störungen in der Familie
- Gravierende negative Änderung der Lebensumstände
- Prädisponierende Persönlichkeitsfaktoren
- Weibliches Geschlecht
- Junger Erwachsener oder mittleres Lebensalter
- Postpartale Periode
- Lang andauernde somatische Erkrankungen
- Niedriger sozioökonomischer Status
- Scheidung, Partnerverlust oder alleine lebend
- Langzeitarbeitslosigkeit
- Alkohol oder Drogenmissbrauch

Erkennen einer Depression

- Die Basis bei der Diagnose der Depression ist das klinische Untersuchungsgespräch. Die Einschätzung fällt leichter, wenn das Gespräch in einer ruhigen, sicheren und freien Atmosphäre stattfindet, was es erlaubt, auch Fragen zur Stimmungslage zu stellen.
- Während des Gesprächstermins erwähnt der Patient oft nur seine somatischen Beschwerden oder einzelne Symptome, die mit Depression assoziiert sind wie Schlafstörungen oder Müdigkeit.
- Während des Gesprächs sollten Sie von offenen Fragen zu eher geschlossenen übergehen, um die spezifischen Symptome der Depression zu bestimmen.
- Bei dem Gespräch geht es vor allem um
  - Symptome und Schwere der Depression,
  - mögliche psychotische Symptome,
  - andere wichtige psychische Symptome,
  - vorangegangene Veränderungen der Lebensumstände (Familie, Arbeit),
  - Veränderungen in der Belastbarkeit,
  - Gedanken „sich etwas anzutun", Suizidversuche und -pläne.

Bewertungsskalen

- Zum Erkennen einer Depression lässt sich eine Reihe von validierten Symptomskalen zur Unterstützung heranziehen:
  - Fragebögen:
    - DEPS
    - BDI = Beck Depression Inventory www.unifr.ch/ztd/HTS/inftest/WEB-Informationssystem/de/4de001/53f264a8f50e11d380fc005004431da2/hb.htm,
    - PHQ-9 Prime MD Patient Health Questionnaire www.klinikum.uni-heidelberg.de/fileadmin/Psychosomatische_Klinik/download/PHQ_Manual1.pdf
  - Beurteilungsskalen:
    - HDRS = Hamilton depression rating scale healthnet.umassmed.edu/mhealth/HAMD.pdf
    - MADRS = Montgomery-Åsberg depression rating scale www.cnsforum.com/streamfile.aspx?filename=MADRS.pdf&path=pdf.
- Es bestehen keine signifikanten Unterschiede bezüglich der Treffsicherheit zwischen diesen Skalen.

Symptome und Diagnostik

- Zu den Kernsymptomen der Depression gehören
  - niedergeschlagene Stimmungslage,
  - Freud- und Interesselosigkeit,
  - Erschöpfung,
  - Verlust von Selbstvertrauen und Selbstachtung,
  - unangemessene Selbstkritik oder unangebrachte Schuldgefühle,
  - wiederkehrende Gedanken an Tod oder Selbstmord, oder suizidales Verhalten,
  - Antriebslosigkeit, das Gefühl von Unentschlossenheit oder des Unvermögens, sich zu konzentrieren,
  - psychomotorische Verlangsamung oder Erregung,
  - Schlafstörungen,
  - Veränderungen in Appetit und Gewicht.
- Für die Diagnose Depression (F32–F33) ist das gleichzeitige Vorliegen von mindestens 4 der oben erwähnten Symptome über einen Zeitraum von mindestens 2 Wochen erforderlich; zusätzlich müssen mindestens 2 der 3 erstgenannten Symptome vorliegen.
- Andere psychische Störungen (Angst oder Persönlichkeitsstörungen, Substanzmissbrauch) oder auch deren Medikation kann die Symptome sogar einer schweren Depression maskieren.
- Typischerweise beschreiben Patienten dem Hausarzt somatische Wahrnehmungen, die mit der Depression zu tun haben; was sie nicht beschreiben oder sogar zu verschweigen versuchen, sind Veränderungen der Stimmungslage, die sie durchmachen.

Schweregrad der Symptome und Alltagsfähigkeiten des Patienten

- Die Diagnose Depression (F32–F33) bedeutet, dass der Patient an einem ernsthaften depressiven Syndrom leidet.
- Die Einteilung der Depression erfolgt in mehrere Kategorien, die sich nach dem Schweregrad und der Qualität der Symptome richten:
  - Leichte depressive Episode: 4–5 Symptome:
    - Patient ist häufig arbeitsfähig.
  - Mittelgradige depressive Episode: 6–7 Symptome:
    - Patient ist häufig nicht arbeitsfähig und kann selbst Routineaufgaben nicht erledigen. Eine Arbeitsunfähigkeitsmeldung ist zumeist angebracht.
  - Schwere depressive Episode: 8–10 Symptome:
    - Patient benötigt ständige Überwachung, oft in einer Klinik.
  - Psychotische Depression:
    - Zusätzlich zu den Anzeichen einer schwergradigen Depression zeigt der Patient hier psychotische Symptome (depressiver Stupor, Wahnvorstellungen, Halluzinationen). Krankenhauseinweisung oder sehr intensive ambulante Behandlung und genaue Kontrollen.

Differenzialdiagnostik

- War der Patient jemals in stark gehobener Stimmungslage? Dies würde auf eine bipolare affektive Störung hinweisen (35.22).
- Hat der Patient Wahnvorstellungen oder Halluzinationen, wie sie für Schizophrenie charakteristisch sind? Dies wären Anzeichen für eine schizoaffektive Störung.
- Durch eine somatische Erkrankung, Medikamente oder andere Substanzen (z. B. Alkohol oder Drogen) kann eine organische affektive Störung verursacht werden (35.01).

35.21 Depression

Grundregeln

- Beurteilen Sie die Schwere der Depression (leicht/moderat/schwer/psychotisch), da das Setting und das weitere Vorgehen weitgehend dadurch determiniert wird.
- Beurteilen Sie die funktionellen Fähigkeiten: Ist der Patient in der Lage, mit seiner Lebens- und Arbeitssituation zurechtzukommen, muss er krankgeschrieben werden, sind weitere stützende Maßnahmen oder eine stationäre Einweisung erforderlich?
- Evaluieren Sie das Suizidrisiko und organisieren Sie eine entsprechende engmaschige ambulante Betreuung oder eine stationäre Einweisung (freiwillig oder als Zwangseinweisung; in Österreich: Unterbringung nach § 8 UBG).
- Der Einsatz von sowohl medikamentösen wie psychotherapeutischen Therapien ist gerechtfertigt. Die besten Ergebnisse werden oft durch eine Kombination von beidem erzielt.

Prävalenz und Verlauf der Erkrankung

- Die Depression ist eine verbreitete Erkrankung; ihre Prävalenz liegt laut diversen Bevölkerungsstudien bei 4–5%, die Lebenszeitprävalenz bei 15%.
- Zu Beginn einer Depression treffen häufig erbliche Faktoren und prädisponierende Persönlichkeitsmerkmale zusammen, wobei der endgültige Auslöser in vielen Fällen psychosoziale Belastungen sind.
- Eine schwere Depression beginnt oft nach einem einschneidenden negativen Erlebnis (Scheidung, Kündigung, andere Verluste).
- Rezidivierende Episoden sind häufig (> 50%).
- Das Suizidrisiko wächst mit dem Grad der Depression. Selbstmordgedanken und Suizidversuche sind häufig. Bei Männern liegt dieses Risiko höher als bei Frauen.

Diagnostik

- Siehe 35.20.

Klinik

- Der Patient versteht seine depressive Stimmung nicht und kann sein Leiden nicht als Depression erkennen. Es ist für den Patienten hilfreich, wenn man im Gespräch die Symptomkriterien benennt. So ist es durchaus möglich, dass der Patient, dann seine eigenen Erlebnisinhalte besser ausdrücken kann
- Viele Depressive haben eine verlangsamte Sprechweise und geben auf Fragen verzögerte und verkürzte Antworten, sie erscheinen niedergeschlagen, verlangsamt und angespannt.
- Bei der psychotischen Depression ist der Realitätssinn gestört, der Patient wirkt unrealistisch pessimistisch, auch wortkarg, er ist isoliert und kann nicht für sich sorgen.
- Viele Patienten leiden an kognitiven Beeinträchtigungen und häufig klagen sie über Konzentrations- und Merkstörungen.

Behandlung

- Zu den Behandlungsoptionen bei einer Depression gehören:
  - empirisch gestützte Formen der Psychotherapie

- Pharmakotherapie (Antidepressiva)
- Kombination aus Psychotherapie und Pharmakotherapie
- in bestimmten Fällen auch andere somatische Therapien (z.B. Lichttherapie oder Elektrokonvulsionstherapie)
- zur Entscheidung der Behandlung in der akuten Phase siehe Tabelle 35.21.1
• Siehe auch die Leitlinien 35.05, 35.41 und 35.51.
• Die Reaktionen des Patienten auf die gewählte Behandlung sind zu beobachten, eventuell kann die Therapie im Abstand mehrerer Wochen geändert werden, bis keine Symptome mehr vorhanden sind.

Akutbehandlung

Pharmakotherapie
• Wenn der Patient im Rahmen der Grundversorgung – also vom Hausarzt – behandelt werden kann, sollte mit der Medikation gleich begonnen werden (35.41).
  - Entscheiden Sie, ob der Patient zusätzlich eine Therapie wegen Angstzuständen (35.43) benötigt oder eventuell wegen psychotischer Symptome Neuroleptika verordnet bekommen sollte.
  - Vereinbaren Sie einen kurzfristigen Kontrolltermin oder bitten Sie den Patienten, am folgenden Tag anzurufen. Falls der Patient nicht anruft, versuchen Sie auf jeden Fall, mit ihm Kontakt aufzunehmen.
  - Informieren Sie den Patienten und die Angehörigen ausreichend über das Thema Depression, ihren Verlauf und die mögliche Behandlung.

Psychotherapien
• Psychotherapeutische Interventionen werden vor allem bei leicht- und mittelgradigen depressiven Störungen eingesetzt.
• Ein Problem ist die unterschiedliche Verfügbarkeit.
• Die Unterschiede zwischen den Psychotherapieformen und der Zugang stellen Probleme dar.
• Der Patient muss motiviert und gewillt sein, sich für wöchentliche Sitzungen zu verpflichten.
• Möglichkeiten:
  - kognitive Psychotherapie 🅑
  - psychodynamische Psychotherapie 🅒
  - interpersonale Therapie
  - systemische Therapie
• Bezüglich der Therapieentscheidung für den Patienten siehe auch 35.51.

Elektrokonvulsionstherapie (EKT)
• Angezeigt bei schweren psychotischen oder sog. melancholischen Störungen, besonders bei unmittelbarer Suizidgefährdung.
• Ebenso effektiv wie Pharmakotherapie, wenn nicht effektiver.

Lichttherapie
• Hat gute Ergebnisse bei Winterdepression gezeigt (saisonal bedingte affektive Störung).
• Dabei wird dem Patienten 30 bis 60 Minuten lang helles Licht mit einer Intensität von 2500 Lux verabreicht.
• Die Wirkung kann nach etwa 1 Woche beurteilt werden.

Behandlung nach der akuten Phase
• Auch wenn der Patient symptomfrei ist, sollte die Medikation 6 Monate lang weitergegeben werden.
• Informieren Sie den Patienten über das Rezidivrisiko und über Möglichkeiten, sich Unterstützung zu holen.
• Falls der Patient bereits eine rezidivierende depressive Episode erlitten hat, sollte eine präventive antidepressive Therapie 2 bis 3 Jahre lang fortgesetzt werden. Manche Patienten brauchen eine weitere Dauermedikation.
• Setzen Sie bei Kontrollterminen allgemeine psychotherapeutische Strategien ein:
  - Helfen Sie dem Patienten, seine Lebenssituation zu klären.
  - Stützen Sie das Selbstwertgefühl des Patienten.
  - Helfen Sie bei der Trauerarbeit.
  - Helfen Sie beim Verändern der depressiven Gedankengänge.
  - Kooperieren Sie mit dem sozialen Netzwerk des Patienten.
  - Informieren Sie den Patienten und seine Familie über Depression und ihre Behandlung.
• Wenn nötig, organisieren Sie soziale Unterstützungsleistungen in Zusammenarbeit mit Sozialarbeitern.

Tabelle 35.21.1 **Schwere der Depression und Wahl der Therapie in der Akutphase**

Behandlung	leicht	mittel	schwer	psychotisch
Psychotherapie	+	+	(+)	–
Antidepressiva	+	+	+	+
Antipsychotika	–	–	–	+
Elektrokonvulsionstherapie	–	–	+	+

Staging, Kriterien für die fachärztliche Konsultation und stationäre Einweisung

- Eine Überweisung zum Facharzt für Psychiatrie ist indiziert(,)
  - wenn bei dem Patienten Suizidgefahr besteht.
  - bei Problemen mit der Diagnose oder der Therapie.
  - bei schweren Problemen in der Kooperation mit dem Patienten.
  - bei drohender Arbeitslosigkeit länger als 3 Monate.
  - bei Verdacht auf bipolare Störung.
  - wenn eine Langzeittherapie angebracht ist.
  - wenn eine Psychotherapie notwendig ist.
- Zur Abstufung der Behandlung siehe Tabelle 35.21.2.
- Der Patient ist in ein **Krankenhaus** einzuweisen (und zwar sofort und wenn nötig, auch gegen seinen Willen), wenn er
  - nicht für sich sorgen kann.
  - offensichtlich den Realitätssinn verloren hat.
  - suizidal oder unfähig zur Kooperation ist (35.05).
- Sichern Sie eine kontinuierliche Therapie und Betreuung, bis der Patient im Krankenhaus eintrifft. Besonders während des Transports kann es zu gefährlichen Situationen kommen, beachten Sie das Suizidrisiko!
- Anmerkung: Die Vorgangsweise in Österreich ist folgende: Grundsätzlich sollte, wenn möglich, an Ort und Stelle ein Facharzt zugezogen werden. Ist das nicht möglich, bzw. wenn dieser eine Unterbringung für erforderlich hält, ist zunächst der Amtsarzt zu rufen, der die Bescheinigung nach § 8 ausstellt. Falls auch dieser nicht verfügbar ist, kann ein beamteter Gemeindearzt die Bescheinigung ausstellen und den Patienten mit polizeilicher Begleitung überstellen lassen. Ist auch dieser nicht erreichbar, muss die Polizei über Gefahr im Verzug entscheiden und den Patienten nötigenfalls unter Anwendung von Zwang an eine Abteilung mit Unterbringungsmöglichkeit verbringen. Die Unterbringung ist nach dem Gesetz begründet bei Selbst- oder Fremdgefährdung.

35.22 Bipolare affektive Störung (manisch-depressive Krankheit)

Grundregeln

- Hauptziel der Behandlung ist die Akuttherapie und die Prophylaxe von Rezidiven manischer und depressiver Episoden.
- Bei depressiven Patienten ist immer festzustellen, ob der Patient frühere manische oder hypomanische Phasen hatte, d.h. ob eine bipolare Störung besteht.
- Akutphasen einer bipolaren Störung werden in psychiatrischen Abteilungen behandelt (stationäre Einweisung).
- Manische Patienten sofort hospitalisieren.

Prävalenz und Einteilung

- Die Lebenszeitinzidenz einer bipolaren Störung liegt bei ca. 1,0–1,6%.
- Die bipolare Störung ist mit einer hohen suizidalen Mortalität assoziiert (SMR 20, SMR = standardisierte Mortalitätsrate). Schätzungsweise die Hälfte der Patienten mit einer bipolaren Störung unternimmt zumindest einen Suizidversuch während einer Krankheitsphase.
- Die Störung wird in 2 Kategorien unterteilt:
  - Bei der klassischen bipolaren Störung Typ I kommt es sowohl zu manischen als auch zu depressiven Episoden.
  - Die bipolare Störung Typ 2 zeigt alternierende Episoden von Hypomanie und Depression.

Symptome und Diagnostik

- Üblicherweise hat der Patient sowohl depressive als auch manische bzw. hypomanische Episoden, selten kommt es nur zu hypomanischen/manischen Episoden.

Hypomanie

- Leicht ausgeprägte, aber deutlich wahrnehmbare gehobene Stimmungslage, die vom normalen üblichen psychischen Befinden des Patienten abweicht.
- Die Dauer variiert zwischen einigen Tagen und einigen Wochen.

Tabelle 35.21.2 **Staging bei der Depressionsbehandlung**

Allgemeinmedizin	Facharzt	Psychiatrie
Leichte oder mittelgradige akute Depression	Schwere akute Depression	Psychotische Depression
	Mittelgradige Depression mit multiplen Störungen	Ernsthafte Suizidgefährdung
	Selbstdestruktives Verhalten	Schwere Depression und Unfähigkeit, für sich selbst zu sorgen
	Therapieresistente Depression	
	Depression und Langzeitarbeitslosigkeit (> 3 Monate)	

- Mindestens 3 der folgenden Symptome müssen vorhanden sein:
  - gesteigerte Aktivität und körperliche Ruhelosigkeit
  - gesteigerte Gesprächigkeit
  - Konzentrationsschwierigkeiten und leichte Ablenkbarkeit
  - vermindertes Schlafbedürfnis
  - gesteigertes sexuelles Verlangen
  - Kaufrausch oder ähnliches verantwortungsloses Verhalten
  - übertriebene Geselligkeit und Vertraulichkeit

Manie

- Die Symptome sind weitgehend dieselben wie bei der Hypomanie, nur stärker ausgeprägt, daher kommt es zu sozialen Beeinträchtigungen und dem Verlust gewisser Fähigkeiten. Aufgrund des Fehlens von Schuldgefühlen und Überaktivität kann ein manischer Patient Schaden in seinem familiären Umfeld und in seinem Berufsleben anrichten, zudem kann er sich selbst und außenstehende Personen in gefährliche Situationen bringen.
- Der Manie geht oft eine mildere präsymptomatische Phase voraus; der Patient fühlt sich zunehmend energiegeladen, das Schlafbedürfnis nimmt ab und ein Gefühl des Aufgewühltseins beginnt sich zu entwickeln.
- Möglicherweise nimmt sich der Patient während der Konsultation zusammen und verhält sich ganz normal, er kann sogar gute Erklärungen für sein Verhalten geben. Deswegen sollte die Anamnese nicht nur vom Patienten, sondern auch von anderen Menschen aus seinem Umfeld erhoben werden.
- Für eine Diagnose müssen 3 der folgenden Symptome (bzw. 4, falls die Stimmungslage gereizt ist) mindestens 1 Woche hindurch vorhanden sein:
  - Überaktivität und physische Rastlosigkeit
  - vermehrte Gesprächigkeit und Logorrhö
  - gesteigerter Gedankenfluss oder das Gefühl „schneller zu denken"
  - Enthemmung
  - vermindertes Schlafbedürfnis (Patienten schlafen typischerweise nur wenige Stunden pro Nacht)
  - gesteigertes Selbstwertgefühl oder Größenwahn
  - Ablenkbarkeit oder ständiges Ändern von Handlungen oder Plänen
  - rücksichtsloses oder unverantwortliches Verhalten mit Risiken, die der Patient nicht erkennt
  - erhöhter sexueller Antrieb und Promiskuität
- Bei einer psychotischen Manie hat der Patient wahnhafte Zustände oder Halluzinationen.
- Mitunter kann sich der Zustand zu einer einem Delirium ähnlichen Verwirrtheit entwickeln, die einer sofortigen Therapie bedarf.

Depressive Episoden

- Die depressiven Phasen einer bipolaren Störung unterscheiden sich nicht von schweren Stadien der Depression (35.20, 35.21), die Pharmakotherapie ist jedoch verschieden.

Gemischte Episoden

- Manische und depressive Phasen liegen zur selben Zeit vor oder wechseln einander rasch ab („rapid cycling").
- Trotz depressiver Stimmungslage kann der Antrieb gesteigert sein.
- Typischerweise wechselt der Zustand des Patienten und sowohl extreme Stimmungslagen als auch die entgegengesetzten Symptome können vorkommen.

Differenzialdiagnosen

- Bestimmte Medikamente (Amphetamine, Kortikosteroide, Levodopa und Isoniazid) ebenso wie Hyperthyreose und manche intrakraniale Prozesse können eine Manie hervorrufen, wenn auch eher selten.
- Bezüglich Alkohol oder Substanzmissbrauch siehe 40.10.
- Häufige Ursachen für eine Fehldiagnose: Frühere euphorischen Phasen bleiben unbeachtet – eine depressiven Phase wird als „normale" Depression verkannt.

Behandlung

- Akutphasen der bipolaren Störung werden in der Regel von einem Facharzt für Psychiatrie behandelt.
- Das Pharmakotherapieprofil variiert je nach unterschiedlicher Krankheitsphase.
- Das Behandlungsschema beim Typ 2 ist im Prinzip ähnlich wie beim Typ 1. Es gibt jedoch Unterschiede bei der antidepressiven Medikation (geringeres Risiko bei Typ 2) und bei der Eignung von Lamotrigin bei der Erhaltungstherapie (nicht geeignet für die Monotherapie beim Typ 1).
- Nach der Akutphase ist es wichtig, neue Episoden und eine funktionelle Beeinträchtigung zu verhindern. Überwachen Sie den psychiatrischen Status des Patienten und informieren Sie den Patienten und seine Angehörigen umfassend über bipolare Störungen, um neu auftretende Episoden schon im Frühstadium zu erkennen und um Risikofaktoren wie Stress und Schlafmangel zu vermeiden.

- Die verschiedenen Behandlungsoptionen in den unterschiedlichen Phasen der Störung sind in Tabelle 35.22 aufgelistet.

Behandlung von Manie und Hypomanie
- Manische Patienten benötigen fast immer eine stationäre Einweisung, nötigenfalls eine Zwangsunterbringung. Mild manische Phasen können manchmal – bei kooperativen Patienten – durch Fachärzte für Psychiatrie in einem intensiven ambulanten Setting behandelt werden.
- Bei der Pharmakotherapie der Manie ist fast immer eine Zweierkombination notwendig, z.B. Lithium oder Valproat ❹ zusammen mit einem atypischen Neuroleptikum ❹, (35.40).
- Die Hypomanie ist meist eine leichte Störung von kurzer Dauer; die Behandlung bei ambulanten Patienten besteht in der Gabe eines stabilisierenden Medikaments wie sie zur Erhaltungstherapie angewandt wird oder/und eines atypischen Neuroleptikums.

Behandlung der bipolaren Depression
- Der unkorrekte Gebrauch von Antidepressiva ohne gleichzeitige stabilisierende Medikation kann eine Hypomanie oder Manie auslösen/oder das Wiederauftreten von Krankheitsepisoden beschleunigen. Die Behandlung besteht daher in der Gabe von stabilisierenden Medikamenten alleine oder in Kombination mit Antidepressiva.
- Bei den stabilisierenden Medikamenten haben Lithium und Lamotrigan ❸ den besten antidepressiven Effekt, bei Antipsychotika Quetiapin (300–600 mg/Tag).

Behandlung der gemischten Episode
- Es werden dieselben Medikamente verwendet wie bei der Behandlung der Manie.
- Die empfohlene Medikation inkludiert z.B. Valproat und Olanzapin.
- Antidepressiva dürfen während einer gemischten Episode nicht gegeben werden, weil diese die Symptomatik verstärken können, indem sie u.U. manische Symptome und Stimmungsänderungen provozieren.

Dauertherapie

- In der Remissionsphase ist eine kontinuierliche Pharmakotherapie notwendig, um Krankheitsepisoden zu verhindern.
- Medikamente, die eine Manie oder Hypomanie (Antidepressiva) oder Depression (Neuroleptika der 1. Generation) auslösen können, sollen vermieden werden.
- Bei immer wiederkehrenden Krankheitsphasen ist eine lebenslange Dauertherapie notwendig. Sogar nach einer langen (> 10 Jahre) symptomlosen Phase während der Erhaltungstherapie kommt es fast immer zum Wiederauftreten von Krankheitsepisoden, wenn die Dauertherapie unterbrochen wird.
- Der Hausarzt kann durchaus die Verantwortung für die Dauertherapie übernehmen, wenn sich der Zustand des Patienten stabilisiert hat und die Compliance gut ist.
- Bei Verwendung von Lithium muss der Serumspiegel zumindest halbjährlich kontrolliert wer-

Tabelle 35.22 Übersicht und Behandlungsoptionen beim Typ 1 der bipolaren Störung in den verschiedenen Phasen der Erkrankung

Phase	Therapie
Akute Manie	Lithium (Konzentration 0,80–1,20 mmol/l)
	Valproat
	Carbamazepin
	atypische Neuroleptika
	Clonazepam (nur als adjuvante Behandlung)
	die genannten Medikamente in Kombination
	Elektrokonvulsionstherapie (EKT, in therapieresistenten Fällen)
Depressive Episode	Lithium (Konzentration 0,80–1,20 mmol/l)
	Lamotrigin
	Valproat
	Carbamazepin
	die genannten Medikamente in Kombination
	Antidepressiva (nur in Kombination mit einem der genannten Medikamente, nach 6–12 Wochen der Remission langsam ausschleichen)
	Elektrokonvulsionstherapie (EKT)
Gemischte Episode	Valproat
	Lithium (Konzentration 0,80–1,20 mmol/l)
	Carbamazepin
	atypische Neuroleptika
	die genannten Medikamente in Kombination
Rapid cycling	Valproat
	Carbamazepin
	Lithium
	Lamotrigin (bei Typ 2)
	die genannten Medikamente in Kombination
Erhaltungstherapie	Lithium (Konzentration 0,60–1,00 mmol/l)
	Carbamazepin
	Valproat
	Lamotrigin (nicht als Monotherapie bei Typ 1)
	Olanzapin
	die genannten Medikamente in Kombination

den (optimaler Serumspiegel bei der Dauertherapie: 0,6 bis 1,0 mmol/L) sowie jährlich zusätzlich TSH, Kreatinin und Elektrolyte.
- Lithium hat eine schmale therapeutische Breite. Ein Plasmaspiegel > 1,50 mmol/L kann schon toxisch sein. Die Lithium-Clearance wird reduziert durch Dehydration, Hyponatriämie, Einnahme von entzündungshemmenden Medikamenten und bei Niereninsuffizienz.
- Bei Verdacht auf Überdosierung sollte möglichst schnell die Plasmakonzentration bestimmt werden und die Dosis verringert oder die Medikation für eine Weile pausiert werden; im Falle einer Intoxikation ist eine Krankenhauseinweisung unerlässlich.
- Bei Beendigung oder Reduzierung der Lithiummedikation wird langsam über Wochen reduziert; ein abruptes Absetzen kann eine Manie oder eine Depression auslösen.
- Psychosoziale Interventionen in der Remissionsphase (Patienteninstruktionen, kognitive Psychotherapie, Beratung der Familie) sind für die Krankheitseinsicht und für die Prophylaxe von neuen Episoden sehr hilfreich.

Zyklothymie

- Die Zyklothymie ist eine psychische Störung, bei der hypomanische und milde depressive Episoden alternieren. Schwere Depressionen oder Manien treten hier nicht auf.
- Die geschätzte Lebenszeitprävalenz beträgt 0,4 bis 1%.
- Bis zu 50% der Patienten entwickeln später eine bipolare Störung.
- Die pharmakologischen Optionen sind Lithium, Valproat und Carbamazepin; allerdings suchen die meisten Patienten wegen der Milde der Symptome gar keine Behandlung.
- Die Patienten sollten über die Möglichkeit einer bipolaren Störung informiert werden, insbesondere dann, wenn die Familienanamnese auf ein hohes Risiko hinweist.

35.23 Chronische depressive Verstimmung (Dysthymie)

Grundregeln

- Bei der Dysthymie handelt es sich um eine milde, jedoch chronische (> 2 Jahre) depressive Störung.
- Durch die Behandlung einer Dysthymie ist es möglich, die langfristige Beeinträchtigung der Alltagskompetenz und spätere Phasen einer schweren Depression (Double Depression) zu verhindern (siehe 35.25), die bei solchen Patienten häufig vorkommen.
- Antidepressive Medikation und Psychotherapie sind bei der Behandlung der Dysthymie wirksam.

Epidemiologie und Verlauf der Erkrankung

- Die Prävalenz chronisch depressiver Störungen liegt bei 3–5%. Frauen haben eine höhere Prävalenz als Männer.
- Häufig wird eine Komorbidität von Dysthymie und Angststörung, Persönlichkeitsstörungen, Substanzmissbrauch und – bei jungen Patientinnen – auch Essstörungen beobachtet.

Symptome und Diagnostik

- Die Hälfte der Patienten hat ihre ersten Symptome vor dem 25. Lebensjahr.
- Wenn die Symptome in jungen Jahren beginnen, können die Patienten sie als natürlichen Teil ihres Lebens erachten und deshalb jahrelang keine Hilfe suchen.

Diagnosekriterien

- Zumeist depressive Stimmungslage seit mindestens 2 Jahren sowie mindestens 2 der im Folgenden genannten Symptome:
  - herabgesetzte Energie oder Antriebskraft
  - Schlaflosigkeit
  - vermindertes Selbstwertgefühl oder Gefühle der Unzulänglichkeit
  - Konzentrationsschwierigkeiten
  - häufiges Weinen
  - Libidoverlust, Lustlosigkeit
  - Gefühle von Hoffnungslosigkeit oder Verzweiflung
  - ein Gefühl der Überlastung durch das tägliche Leben
  - pessimistische Gedanken über die Vergangenheit oder andauernder Kummer über vergangene Ereignisse
  - Rückzug aus sozialen Beziehungen
  - verminderte Gesprächsbereitschaft

Befunde

- Im Unterschied zur ausgeprägten depressiven Störung sind die Symptome der Dysthymie fast ständig präsent; es gibt kaum wechselnde Phasen der Erkrankung.
- Die Dysthymie verursacht oft wegen der langen Krankheitsdauer eine Verschlechterung der funktionalen Fähigkeiten. Es kommt häufig zu einer eingeschränkten Arbeitsfähigkeit.

Behandlung

- Siehe auch 35.41.

Tabelle 35.25 Behandlung von Patienten mit Komorbiditäten				
Komorbidität	SSRIs	Andere Antidepressiva	Kurzzeit-Psychotherapie	Weitere Behandlungsoptionen
Depression and Substanzmissbrauch	++	–	–	Entzugstherapien
Depression und Angststörungen (generalisierte Angst, Panikstörungen, Sozialphobie)	++	+	+	
Depression und Persönlichkeitsstörungen (Borderline-Persönlichkeit)	++	–	–	niedrig dosierte Antipsychotika, Langzeitpsychotherapie

- Ungefähr die Hälfte der Patienten zeigt ein gutes Ansprechen auf eine Langzeitbehandlung (> 6 Monate) mit Antidepressiva (in Studien nachgewiesen für z.B. Imipramin, Fluoxetin, Moclobemid und Sertralin) Ⓐ.
- Die meisten Patienten profitieren von einer stabilen, unterstützenden Arzt-Patienten-Beziehung.
- Verschiedene Psychotherapien, insbesondere in Kombination mit Pharmakotherapie, haben ebenfalls gute Wirkungen gezeigt.

35.25 Depression bei anderen psychiatrischen Erkrankungen

Depression und Substanzmissbrauch

- Bei Patienten mit Substanzmissbrauch oder -abhängigkeit ist Depression eine häufige Diagnose. Substanzmissbrauch kann depressive Störungen auch auslösen.
- Eine komorbide Substanzabhängigkeit bzw. Substanzmissbrauch (meist Alkoholabusus) besteht bei 10–30% der Patienten mit Depression. Bei Frauen geht die Depression in den meisten Fällen dem Drogenproblem voraus, bei Männern ist die Reihenfolge meist umgekehrt.
- Ein komorbider Substanzmissbrauch erhöht das Suizidrisiko.
- Zu den Therapieoptionen siehe Tabelle 35.25.
- Siehe auch 40.02, 40.05.

Depression und Angststörungen

- Das gemeinsame Auftreten einer Depression und einer Angststörung ist ein häufiges klinisches Problem, und Ziel ist, die Symptome beider Störungen in den Griff zu bekommen.
- Antidepressiva wirken sowohl bei Depressionen als auch bei den meisten Angststörungen (mit Ausnahme bestimmter Phobien). Sie wirken auch gegen die Angstzustände bei depressiven Patienten, wenn Depression und Angststörungen gemeinsam auftreten.
- Selektive Serotoninwiederaufnahmehemmer (SSRI) wirken gegen fast alle Angststörungen und sind daher die Therapie der Wahl (Tabelle 35.25).
- Patienten mit Panikstörungen sind empfindlich gegen Überreizung und die bei Gabe von SSRI bestehende Möglichkeit von verstärkten Angstzuständen, daher muss die SSRI-Dosierung bei solchen Patienten behutsam gesteigert werden.
- Bei der Entscheidung über Notwendigkeit und Art der Psychotherapie ist es wichtig, eine eventuell gleichzeitig bestehende Angststörung abzuklären.
- Siehe auch 35.31.
- Bei der Behandlung von Komorbiditäten kann die Kombination von verschiedenen Behandlungsmodalitäten (z.B. Pharmakotherapie und Psychotherapie) besonders vorteilhaft sein.

Depression und Persönlichkeitsstörungen

- Eine Depression bei Patienten mit einer komorbiden Borderline-Persönlichkeitsstörung erfordert eine fachärztliche Behandlung.
- Der Einsatz von SSRI wird empfohlen, falls der Patient zugleich an einer Borderline-Persönlichkeitsstörung leidet (siehe Tabelle 35.25).
- Eine Langzeitpsychotherapie über mehrere Jahre kann sinnvoll sein, falls eine solche verfügbar ist, und der Patient motiviert und geeignet ist, aus der Psychotherapie Nutzen zu ziehen. Siehe auch 35.33.

„Double Depression"

- Bei ungefähr 10–20% der Patienten mit einer „major depression" geht der Depression eine lang dauernde Dysthymie voraus; man spricht von einer „doppelten Depression" (35.23).
- Eine vorangehende chronische Depression bedeutet eine schlechtere Prognose für eine vollständige Remission.
- Die Behandlung ist ähnlich wie bei der „normalen" Depression, eine besondere Aufmerksamkeit sollte jedoch den Residualsymptomen und gründlichen Nachuntersuchungen geschenkt werden.

Postpartale Depression

- Siehe 35.13.

Saisonale affektive Störung (SAD oder „Winterdepression")

- Diese Patienten leiden besonders im Herbst und im Winter an depressiven Episoden.
- Zusätzlich zu den Symptomen der Depression sind sog. atypische Symptome wie gesteigertes Schlafbedürfnis, Tagesmüdigkeit, gesteigerter Appetit und Gewichtszunahme präsent. Die Patienten reagieren sensibel auf Einflüsse aus ihrem Umfeld.
- Zur Prävention und zur Behandlung wird helles Licht ❸ eingesetzt (wichtig sind grüne/blaue/gelbe Wellenlängen ❸). Bei einer typischen SAD wurde eine Dosis-Wirkungs-Beziehung beobachtet ❸.

35.27 Depression, Drogen und somatische Erkrankungen

Grundsätzliches

- Die Depression ist eine häufige Störung, die in Zusammenhang mit anderen psychiatrischen und somatischen Erkrankungen steht, was sowohl Diagnose wie Behandlung oft erschwert.
- Nach mehreren Studien zeigen 20–60% aller Patienten mit allgemeinmedizinischen Zustandsbildern Symptome einer Depression, und 15–45% erfüllen die Diagnosekriterien für eine affektive Störung.
- Es ist immer daran zu denken, dass somatische Erkrankungen eine Depression verursachen können (siehe Tabelle 35.27).
- Als mögliche Ursache für Stimmungsstörungen ist auch Drogen- und Medikamentenmissbrauch auszuschließen (siehe Tabelle 35.27).
- Die Rolle von somatischen Differenzialdiagnosen ist besonders wichtig:
  - bei älteren Patienten ohne anamnestische Stimmungsstörungen
  - bei Patienten mit atypischen Symptomen einer Depression
  - bei Patienten, denen traditionelle Behandlungsmethoden einer Depression nicht helfen
- Bei einem Patienten mit einer somatischen Erkrankung ist es nicht immer leicht, die somatischen Symptome von jenen der Depression zu differenzieren.
- Bevor eine antidepressive Pharmakotherapie begonnen wird, sollten die potenziellen Interaktionen beachtet werden, die bei einer gleichzeitigen Medikation für somatische Krankheiten auftreten können.

Allgemeine medizinische Hinweise

- Depression ist insbesondere vergesellschaftet mit:
  - Schlaganfall, Demenz und Morbus Parkinson
  - Hypothyreose, Hyperparathyreoidismus
  - Diabetes und koronarer Herzkrankheit
  - Malignomen
  - Erschöpfungszuständen und Fibromyalgie
- Depressive Patienten haben ein erhöhtes Herzinfarktrisiko. Nach einem erlittenen Myokardinfarkt erhöht Depression als komorbide Störung die Mortalität an Herzerkrankungen.

Tabelle 35.27 **Krankheiten, Medikamente und Substanzen, die affektive Störungen verursachen können**

Krankheiten	Medikament	Psychoaktive Substanz
Schlaganfall	Anabolika	Alkohol
B_1-, B_2-, B_6- oder B_{12}-Vitaminmangel	Antipsychotika	Amphetamine (während des Entzugs)
Folsäuremangel	Betablocker	Ecstasy (MDMA)
Diabetes mellitus	Östrogene	Kokain (während des Entzugs)
Hypothyreose	Digitalis	
Hyperthyreose	Clonidin	
Hypoadrenalismus (M. Addison, Hypopituitarismus)	Kortikosteroide	
Hyperadrenalismus (Cushing-Syndrom)	Methyldopa	
Hyperparathyroidismus	Ranitidin	
Hypoparathyroidismus		
Morbus Parkinson		
Porphyrie		
Koronare Herzkrankheit		
Status post Myokardinfarkt		
Neoplasmen (bes. Pankreas-Ca.)		
Temporallappenepilepsie		
Urämie		

35.29 Panikstörung

Zentrale Punkte
- Die Panikstörung zeigt einen eher chronischen Verlauf und hat auch in jenen Fällen ein hohes Rezidivrisiko, bei denen sich die Symptome bessern lassen.
- Die subjektiven Wahrnehmungen der Patienten während der Panikattacken sind maßgeblich für die Einschätzung des Schweregrads der Panik und Angst.
- Sowohl die Pharmakotherapie als auch die kognitive Verhaltenstherapie sind wirksamer als Placebo bzw. Kontrolltherapie.
- Die Kombination von Antidepressiva mit einer Konfrontationstherapie (Exposition) wirkt besser als andere Therapien zur kurzfristigen Behandlung von Patienten mit Panikstörung bei agoraphobischem Vermeidungsverhalten.

Ziele
- Die korrekte Diagnose einer Panikstörung
- Erkennen der häufigsten Begleiterkrankungen einer Panikstörung wie Depression, Suizidrisiko oder Alkoholmissbrauch
- Die angemessene Behandlung, Minimierung der Symptome

Epidemiologie
- Die Prävalenz von Panikstörungen wird auf 3–4% geschätzt.
- Die Panikstörung tritt oft gemeinsam mit Agoraphobie auf.
- Panikstörungen kommen bei Frauen doppelt so häufig wie bei Männern vor.
- Der Beginn liegt oft in der Pubertät oder im jungen Erwachsenenalter, bisweilen auch schon in der Kindheit.
- Ungefähr 30% der Patienten erholen sich vollständig, es kommt jedoch häufig zu Rezidiven. In 40–50% der Fälle verbleiben Residualsymptome. Bei etwa 20% der Patienten bleibt ein ernstliches und chronisches Leiden.
- 25% der erwachsenen Panikpatienten zeigten in der Kindheit Schulängste.

Symptome
- Der Patient erleidet über die Dauer von 4 Wochen mindestens 4 Panikattacken.
- Die Panikattacken sind nicht mit einer speziellen Situation oder bestimmten Begleitumständen assoziiert, und sie lassen sich auch nicht vorhersagen.
- Die Panikattacken lassen sich nicht einer somatischen Erkrankung zuordnen.
- Die Symptome erreichen innerhalb von 10 Minuten ihre maximale Intensität.
- Mindestens 4 der unten aufgelisteten Symptome müssen vorhanden sein, und mindestens eines davon muss zu den Punkten (a) bis (d) gehören:
  - (a) Palpitationen oder erhöhte Pulsfrequenz
  - (b) Schweißausbrüche
  - (c) Zittern oder Schütteln
  - (d) trockener Mund
  - (e) Atemnot
  - (f) Gefühl des Erstickens
  - (g) Schmerzen oder Unwohlsein in der Brust
  - (h) Übelkeit oder Unterleibsbeschwerden
  - (i) Schwindelgefühl, Unsicherheit, Kraftlosigkeit oder Benommenheit
  - (j) Gefühle von Unwirklichkeit oder Depersonalisation
  - (k) Furcht vor Kontrollverlust, vor dem „Verrücktwerden" oder vor einer Ohnmacht
  - (l) Todesangst
  - (m) Hitzewallungen oder Kälteschauer
  - (n) Taubheit oder Kribbelgefühle

Differenzialdiagnostik
- Andere psychiatrische Erkrankungen:
  - phobische Störungen, generalisierte Angststörung, Depression
- Kardiovaskuläre Störungen:
  - Anämie, Tachyarrhythmie, Angina pectoris
- Endokrine Störungen:
  - Hyperthyreose, Hyperglykämie (23.10), Menopause
- Respiratorische Störungen:
  - Asthma, Hyperventilation, Lungenembolie, Lungenödem
- Neurologische Störungen:
  - zerebrale vaskuläre Störungen (36.04), Epilepsie, TIA
- Entzugssymptome:
  - Alkohol, Koffein, Amphetamine
- Eine Panikattacke kann durch überhöhte Dosen von Beta-2-Sympathomimetika ausgelöst werden, die gegen Asthma verordnet werden.
- Phäochromozytom: Hier sind die einer Panikattacke ähnlichen Zustände vor allem durch Flush, Palpitationen und einen deutlich erhöhten Blutdruck gekennzeichnet.

Untersuchungen
- Körperliche Untersuchung
- Serum TSH
- EKG

- Eine Depression kann auch für maligne Erkrankungen prädisponieren. Jedenfalls besteht ein geringfügiger, aber klinisch signifikanter Zusammenhang zwischen Depression und der Inzidenz von Krebserkrankungen.

- Weitere Untersuchungen (Blutbild, Glukose, Calcium) nach Bedarf, ebenso neurologische Konsultation

Behandlungsstrategien

- Wichtig ist immer eine Abschätzung des Suizidrisikos.
- Oft ist eine Kombination von medikamentöser Behandlung **A** und Psychotherapie (40.03) angezeigt.
- Ein supportiver Ansatz, Ermutigung des Patienten und ein offenes Gespräch über seine Situation (das beinhaltet ein Besprechen der gutartigen Natur der somatischen Symptome) sind geeignete Strategien.
- Ein möglicher komorbider Alkoholmissbrauch erfordert entsprechende Maßnahmen, zum Beispiel eine Kurzintervention bei Alkoholproblemen (40.03). Alkohol aggraviert die Paniksymptomatik.
- Die Wirkung einer Behandlung ist nachhaltig **C**.

Medikamentöse Therapie

Selektive Serotoninwiederaufnahmehemmer (SSRI)

- SSRI sind die Therapie der Wahl **B**, sie sind wirksam und sicher **A**.
- Zu den Medikamenten der ersten Wahl gehören Citalopram, Escitalopram, Paroxetin und Sertralin. Fluoxetin und Fluvoxamin können ebenfalls verwendet werden.
- Sie werden ebenso eingesetzt wie bei der Behandlung von Depressionen, allerdings wird mit der halben Dosis begonnen (z.B. Citalopram 10 mg/Tag), da Panikpatienten anfälliger für die möglichen Nebenwirkungen sind.
- Bei wiederkehrenden Symptomen ist eine längere prophylaktische Behandlung indiziert.

Tricyklische Antidepressiva

- Clomipramin **A**:
  - Anfangsdosis: 1 × 10 mg tgl., schrittweise erhöhen
  - Die Dosierung ist die gleiche wie bei der Behandlung von Depressionen oder etwas geringer: 100–200 mg/Tag.
  - Eine Wirkung tritt nach 2–4 Wochen ein.
  - Zu Beginn der Behandlung können sich die Symptome unter Umständen sogar verstärken.
  - Anticholinerge Nebenwirkungen und Gewichtszunahme sind häufig.

Benzodiazepine

- Nicht geeignet bei Alkoholmissbrauch. Nicht als First-line-Medikation! Sie können zu Beginn der Behandlung eingesetzt werden, zum Beispiel in Kombination mit SSRI. Später sollten sie jedoch ausschleichend abgesetzt werden.
- Alprazolam **B**:
  - Anfangsdosis: 3 × 0,25 mg/Tag
  - Erhaltungstherapie: 1,5–4 mg/Tag
  - langsam ausschleichen: 0,25 mg/Woche
  - Falls das Ausschleichen nicht gelingt, auf Clonazepam wechseln, das sich evtl. leichter absetzen lässt.
- Clonazepam:
  - Anfangsdosis: 2 × 0,5 mg/Tag
  - Erhaltungstherapie: 1–4 mg/Tag

Venlafaxin

- Anfangsdosis: 37,5 mg/Tag
- Erhaltungsdosis: 75–225 mg/Tag

MAO-Hemmer

- Moclobemid:
  - Anfangsdosis: 2 × 75 mg/Tag
  - Erhaltungstherapie: 300–600 mg/Tag

Dauer der medikamentösen Therapie

- Oft ist eine Langzeitbehandlung erforderlich, ähnlich wie bei der Depression.
- 8–12 Monate bei wirksamer Dosierung

Psychotherapie

- Die kognitive Psychotherapie zeigt gute Wirkung **A**, auch z.B. kognitives Restrukturieren (Denkmuster aufbrechen) **D**.
- Konfrontationstherapie (Exposition) **A**
- Selbsthilfegruppen, Entspannung, edukative Maßnahmen
- Rehabilitation

35.31 Angststörung

Grundregeln

- Angst ist ein normaler, der Furcht ähnlicher Gemütszustand.
- Intensive, lang anhaltende Angstzustände, die sich sowohl psychologisch auswirken als auch das Sozialverhalten einschränken, werden als Angststörungen bezeichnet.
- Wenn die Angst intensiv oder chronisch wird, sollte darüber gesprochen werden wie der Patient die Angst erlebt, also über die subjektiven Eigenheiten des Zustandsbilds und die Hintergründe. Zur guten Behandlung eines Patienten mit Angststörung gehören eine behutsame Erfassung der Situation, in der sich der Patient befindet, die Erklärung der Wechselbeziehung von Ursache und Wirkung, die erforderlichen Informationen und eine entsprechende Wissensvermittlung, die dem Patienten hilft, sein Problem zu verstehen. Emotionale und rationale Gesichtspunkte sollten gemeinsam mit dem Patienten analysiert werden.

- Bei akuten Angstzuständen, die die Alltagsfähigkeiten des Patienten einschränken, kann eine vorübergehende medikamentöse Behandlung angezeigt sein. Im Falle schwerer, chronischer Angstzustände kann allerdings auch eine Langzeitmedikation erforderlich sein (35.43).

Epidemiologie

- Angststörungen zählen zu den häufigsten psychischen Erkrankungen, wobei Frauen häufiger als Männer betroffen sind.

Pathogenese

- Angstgefühle treten oft in alltäglichen Situationen auf und stehen häufig mit Sorgen über alltägliche Probleme wie z.B. unerledigte Aufgaben in Zusammenhang.
- Lang anhaltende Angstgefühle können zu psychologischen Abwehrmechanismen oder Verhaltensweisen sekundärer Vermeidung oder Anpassung führen. Angst und ihre möglichen Ursachen sind in manchen Fällen auch auf negative Erlebnisse in der Kindheit oder kürzlich erlebte Stresssituationen zurückzuführen, derer sich der Patient nicht bewusst ist oder die nur im Unterbewusstsein vorhanden sind.
- Der Unterschied zwischen normaler und pathologischer Angst ist oft nicht klar zu erkennen. Ein wichtiges Kriterium ist die normale Bewältigung von Alltagssituationen.

Symptome

- Anfallsartige oder dauernde Angst, die in Zusammenhang mit bestimmten Situationen entstehen kann.
- Quälende Sorgen, Furcht, Konzentrationsschwierigkeiten, Agitiertheit, Einschlafstörungen.
- Körperliche Beschwerden sind typische Zeichen: Herzklopfen, Zittern, Schwindelgefühle, Schweißausbrüche, Übelkeit, häufiger Harndrang, Magenbeschwerden, das Gefühl zu ersticken, zittrige Stimme, Erröten.
- Dauerndes Gefühl der Verspannung im Nacken- und Rückenbereich, Kopfschmerzen, „Kloß im Hals", Müdigkeit.

Wichtige Formen der Angststörung

Panikstörungen
- Siehe 35.29.

Soziale Phobien
- Zeichnen sich vor allem durch intensive Angstgefühle und damit verbundenes Vermeidungsverhalten in gesellschaftlichen Situationen aus.
- Die Phobie ist häufig mit folgenden Situationen verbunden:
  - Essen oder Trinken in der Öffentlichkeit
  - Begegnung mit Vorgesetzten oder fremden Personen
  - Situationen, in denen sich der Patient vor anderen exponieren muss (Halten von Reden etc.)
  - Arbeit oder Verrichtung anderer Tätigkeiten im Beisein anderer Personen
  - Telefonieren

Spezifische Phobien
- Zu den typischen Situationen gehören der Aufenthalt in großen Höhen, Dunkelheit, geschlossene Räume, der Anblick von Schlangen und Insekten.
- Im Gegensatz zu anderen Angststörungen spielt der Effekt einer Pharmakotherapie in diesen Fällen eine weniger signifikante Rolle.
- Bei entsprechender Motivation des Patienten kann eine Expositionstherapie eingesetzt werden.

Generalisierte Angststörung
- Die lebenslange Prävalenz beträgt 5,1% (gemäß den DSM-IIIR-Kriterien) und 8,9% (gemäß den ICD-10-Kriterien), aber nur etwa 20–30% der Patienten werden tatsächlich entsprechend ihrer Symptome behandelt.
- Zu den Symptomen gehören eine kontinuierliche unrealistische Angst wie Befürchtungen und Besorgnis über die Zukunft oder alltägliche Ereignisse.
- Der Patient zeigt oft ein innerliches Spannungsgefühl und motorische Unruhe.
- Der Patient reagiert mit Angstsymptomen auf Stresssituationen wie Rückschläge, Belastungen, gesellschaftliche Situationen und gesundheitliche Beeinträchtigungen.
- Die Erkrankung ist oft mit einer Depression, Phobien oder Hypochondrie assoziiert.

Posttraumatische Belastungsstörung
- Siehe 35.36.

Zwangsstörungen
- Siehe 35.32.

Differenzialdiagnosen

- Viele somatische Erkrankungen können Angststörungen imitieren, und dies kann ebenso umgekehrt der Fall sein (z.B. Anämie, viele Herzkrankheiten, chronische Lungenembolie, Asthma, Hyperthyreose und andere endokrine Erkrankungen, Infektionen etc.).
- Bestimmte Substanzen (sympathomimetische Wirkstoffe, Koffein-, Drogen- oder Alkoholvergiftung, aber auch das Absetzen von Sedativa) können generalisierte Angststörungen oder Panikattacken auslösen.

- Die Unterscheidung von Angst und Depression ist nicht immer einfach, sehr häufig treten bei einem Patienten beide Krankheitsbilder auf. Es wird angenommen, dass zwischen diesen Störungen fließende Übergänge bestehen, wobei die Symptomatik von Ängstlichkeit bis zu einer Depression bzw. von Erregungszuständen bis zur Lethargie schwanken kann.

Therapeutische Grundregeln

- Die Behandlung setzt eine Identifikation der Symptome und die korrekte Diagnosestellung voraus und umfasst eine ausreichende Information des Patienten, die Analyse seiner Probleme und Emotionen, um so seine Situation zu verbessern.
- Bei intensiven Angstzuständen ist eine zeitweilige medikamentöse Behandlung erforderlich. Bei schweren chronischen Angstzuständen kann eine Langzeitbehandlung z.B. mit Antidepressiva notwendig sein Ⓐ (35.43).
- Die Pharmakotherapie scheint bei der Behandlung der Sozialphobie wirksam zu sein, wobei es für SSRI die stärkste Evidenz für eine Wirksamkeit gibt Ⓑ.
- Autogenes Training kann bei der Bewältigung von Stress und Angst hilfreich sein, die Wirksamkeit ist aber nicht eindeutig nachweisbar Ⓒ.

35.32 Zwangsstörung

Einleitung

- Die Erkrankung beginnt meist im Alter von etwa 20 Jahren; bei einem Drittel der Patienten tritt eine Zwangsstörung (engl. obsessive-compulsive disorder, [OCD]) bereits in der Pubertät auf.
- Die Zwangsstörung ist in den meisten Fällen eine chronische Erkrankung.
- Die wirksamen Behandlungsformen sind die kognitive Verhaltenstherapie und die Pharmakotherapie mit selektiven Serotoninwiederaufnahmehemmern (SSRIs) oder Clomipramin.

Ziele

- Als Arzt sollte man an diese nicht seltene Störung denken, insbesondere dann, wenn der Patient an einer Depression oder unter Angstzuständen leidet. Fragen Sie ihn nach zwanghaftem Verhalten und obsessiven Gedanken.
- Behandeln Sie Patienten mit Zwangsstörung mit Clomipramin oder SSRIs in vergleichsweise hoher Dosierung. Überwachen Sie das Ansprechen der Therapie über einen genügend langen Zeitraum.

Epidemiologie

- Nach diversen Querschnittstudien liegt die Prävalenz von Zwangsstörungen in der Gesamtbevölkerung bei 1,6%. Die Lebenszeitprävalenz von Zwangsstörungen beträgt etwa 2,5% Ⓑ.
- Die Prävalenz von Zwangsstörungen ist geschlechtsunabhängig.

Ätiologie

- Genetische Studien, neue bildgebende Verfahren sowie die mithilfe der Psychochirurgie erzielten Ergebnisse legen den Schluss nahe, dass bei Zwangsstörungen eine biologische Ursache besteht.
- Viele Studien fokussieren derzeit das serotonerge System, da bei der Zwangsstörung gute Behandlungserfolge mit serotoninselektiven Medikamenten erzielt werden.
- Im Experiment kommt es bei Gabe von Serotoninagonisten zur Exazerbation der Symptome einer Zwangsstörung.
- Spezifische Zwangsstörungsgene sind bisher nicht identifiziert worden, doch einige Studien legen die Vermutung nahe, dass die Störung bisweilen mit einer genetischen Prädisposition assoziiert ist. Man nimmt an, dass die Zwangsstörung erblich bedingt ist, wenn der Krankheitsbeginn bereits in der Kindheit liegt (manchmal gleichzeitig mit einer Tic-Störung).

Klinisches Bild

- Eine Zwangsstörung ist im ICD-10 als eigenständige Störung klassifiziert.
- Der Patient leidet entweder unter obsessiven Gedanken oder unter zwanghaftem Verhalten. Diese Zwangsgedanken bzw. Zwangshandlungen zeigen ein Wiederholungsmuster, und der Patient selbst empfindet sie als störend.
- Patienten mit Zwangsstörungen erkennen durchaus, dass ihre Obsessionen aus ihrer eigenen Psyche heraus entstehen.
- Zu den typischen Zwangsgedanken gehören:
  - Angst vor Vergiftung oder Ansteckung
  - die Vorstellung, sich selbst oder jemand anderen verletzt zu haben
  - Angst vor Kontrollverlust
  - sich aufdrängende sexuelle Gedanken
  - übersteigerte religiöse oder moralische Ansprüche
  - „verbotene Gedanken"
  - das Bedürfnis, Dinge auf bestimmte Weise zu aufzubewahren
  - das zwanghafte Bedürfnis zu reden, Fragen zu stellen oder etwas zu bekennen.
- Zu den typischen Zwangshandlungen gehören:
  - Händewaschen, Wiederholung von Handlungen, Kontrollieren, Zählen

- das Ordnen von Habseligkeiten, das Horten oder Aufheben von meist wertlosen Dingen (Anmerkung: im Deutschen als Messie-Syndrom, Vermüllungssyndrom oder Diogenes-Syndrom bekannt – vor allem in der populärwissenschaftlichen Literatur –, in der englischen Literatur als „compulsive hoarding" bezeichnet.)
- Zwangshandlungen werden häufig nach strikten Ritualen ausgeführt und wiederholt. Das Ziel ist es, Erleichterung von etwas zu erlangen, das als unangenehm erlebt wird. Den Patienten ist üblicherweise klar, dass ihr Verhalten unvernünftig ist.
- Die Symptome einer Zwangsstörung verursachen Leiden, beanspruchen Zeit (über 1 Stunde täglich) und/oder beeinträchtigen das Alltagsleben des Patienten erheblich.
- Der Beginn der Störung liegt üblicherweise im Alter von ca. 20 Jahren, bei einem Drittel der Patienten tritt er aber schon in der Kindheit ein.
- Eine Zwangsstörung ist meist eine Langzeiterkrankung, sie kann sogar lebenslang andauern. Die Symptome bessern sich oft mit der Zeit, und sie variieren in der Intensität zwischen unbedeutenden Schrullen und schwerem Leiden.
- Bei der Zwangsstörung handelt es sich um eine zu selten diagnostizierte und zu wenig behandelte Störung, weil die Patienten ihre Symptome entweder verbergen oder gar nicht als Zeichen einer Erkrankung erkennen.

Differenzialdiagnosen

- Bei vielen psychiatrischen Erkrankungen treten Zwangsgedanken auf, ein Zwangsverhalten jedoch nicht besonders häufig. Das Vorliegen von Zwangsverhalten erhärtet daher die Diagnose einer Zwangsstörung.
- Tic-Störungen (Tourette-Syndrom und andere Tic-Störungen), (32.04) können einer Zwangsstörung ähneln. Tics und Zwangsstörungen treten oft gleichzeitig auf, vor allem wenn die Störung bereits in der Kindheit beginnt.
- Bei der generalisierten Angststörung hält der Patient die Ursache seiner Angstzustände für wirklich, während er hinter den Symptomen einer Zwangsstörung keine realen Ursachen erkennt.
- Patienten mit Zwangsstörungen leiden manchmal an Panikattacken, häufiger sind jedoch obsessive Ängste.
- Zwangsstörungen und Depression treten bei Erwachsenen oft gemeinsam auf, weit seltener bei Kindern und Heranwachsenden.
- Essstörungen und Schizophrenie sind häufige komorbide Störungen bei einer Zwangsstörung. Die typische Schizophrenie kommt aber auch nicht häufiger als in der Gesamtbevölkerung vor – manche Patienten jedoch können in Bezug auf ihre Zwangsgedanken wahnhafte Inhalte präsentieren und aus diesem Grund die Diagnose einer psychotischen Störung provozieren. Im Gegensatz zu Psychotikern haben Menschen mit Zwangsstörungen allerdings weiterhin einen klaren Begriff davon, was real ist und was nicht.
- Bei Kindern und Heranwachsenden können Zwangsstörungen ein antisoziales Problemverhalten auslösen oder verstärken, ebenso kommt es mitunter zu Aufmerksamkeits- und Konzentrationsproblemen.
- Obwohl Stress eine Zwangsstörung sehr wohl exazerbieren kann, treten die Symptome unabhängig von Stressfaktoren auf.
- Patienten mit Zwangsstörungen suchen die Behandlung meist aufgrund der Depression oder der Angstzustände und nicht wegen der Zwangsgedanken und/oder Zwangshandlungen selbst. Kurze Fragen nach wiederholtem Händewaschen, dem Bedürfnis, bestimmte Dinge nachzukontrollieren oder zu zwanghaften Gedanken führen in 80% der Fälle zur korrekten Diagnose einer Zwangsstörung.
- Nur wenige Menschen mit Zwangsstörungen leiden an einer anankastischen oder Zwangspersönlichkeitsstörung (F 60.5). Diese ist durch ein Persönlichkeitsmuster definiert, das von übermäßiger Beschäftigung mit Regeln und Zeitplänen sowie von Perfektionismus, Starrheit und Eigensinn gekennzeichnet ist.

Komorbidität

- Psychiatrische Zustandsbilder, die mit Zwangsstörungen assoziiert sein können, sind unter anderem:
  - Angststörungen (wie z.B. Panikstörung oder eine soziale Phobie)
  - Depression/Dysthymie
  - Verhaltens und Aufmerksamkeitsstörungen (z.B. Aufmerksamkeitsdefizitstörung mit Hyperaktivität, ADHS)
  - Lernstörung
  - Tic-Störung
  - Trichotillomanie (Ausreißen von Haaren)
  - Dysmorphophobie (eingebildete Hässlichkeit)

Therapie

- Aufklärung ist von großer Wichtigkeit, damit Patienten und Angehörige lernen, wie sie mit den Zwangsstörungen am besten umgehen und ihre Komplikationen vermeiden können.
- Die kognitive Verhaltenstherapie zeigt bei Zwangsstörungen gute Wirksamkeit.
- Die wirksamste medikamentöse Behandlungsform ist die Medikation mit SSRI. Das Ansprechen ist unabhängig von einer möglichen Depression.
- Die SSRI werden in höherer Dosierung als bei

der Depression gegeben, wobei die Dosis allmählich erhöht wird. Die häufigsten Wirkstoffe sind:
- Escitalopram (10–20 mg/Tag)
- Fluvoxamin (25–250 mg/Tag)
- Fluoxetin (5–60 mg/Tag)
- Paroxetin (10–40 mg/Tag)
- Citalopram (20–60 mg/Tag)
- Sertralin (50–150 mg/Tag)

- Die Wirksamkeit von Clomipramin (ein tricyklisches Antidepressivum) ist gut untersucht: In kontrollierten Studien erfolgte ein Ansprechen bei 50–85% der Patienten. Die Anfangsdosis beträgt 25 mg. Diese Dosis kann auf bis zu 150–200 mg/Tag gesteigert werden, das ist eine höhere Dosierung als bei Depression.
- Die Wirkung tritt unter Umständen langsam ein (innerhalb von 2 bis 3 Monaten), und die Wirksamkeit kann sich dann noch 1 Jahr hindurch steigern.
- Die Medikation sollte mindestens 1,5 Jahre lang, manchmal sogar lebenslang beibehalten werden.
- Rezidive kommen häufig beim Absetzen der Medikation vor, insbesondere wenn sich der Patient keiner kognitiven Verhaltenstherapie unterzogen hat. Es wird in diesen Fällen empfohlen, die Medikation weiter einzunehmen, vor allem, wenn keine Möglichkeit für kognitive Verhaltenstherapie besteht.
- Andere tricyklische Antidepressiva oder Neuroleptika sind nicht wirksam. Wenn bei Patienten mit Zwangsstörung Symptome bestehen bleiben, die auf SSRI alleine ungenügend ansprechen, können zusätzlich zu SSRI Neuroleptika verwendet werden **B**. Neuroleptika können auch verschrieben werden, um die Tic-Symptome zu lindern.
- Eine Kombination von medikamentöser Therapie und Verhaltenstherapie zeigt oft gute Ergebnisse.

35.33 Persönlichkeitsstörung

Definition und Klassifikation
- Der Terminus Persönlichkeitsstörung bezeichnet tief verwurzelte und andauernde Verhaltensmuster, die unflexibel sind und eine Anpassung an verschiedene Umstände und bestimmte Lebenssituationen verhindern.
- Im DSM-IV (diagnostisch-statistisches Manual von psychiatrischen Störungen) werden Persönlichkeitsstörungen im Wesentlichen in 3 Cluster eingeteilt:
  - Cluster A umfasst paranoide, schizoide und schizotypische Persönlichkeitsstörungen. Personen mit solchen Störungen erscheinen oft seltsam oder exzentrisch.
  - Cluster B umfasst asoziale, Borderline-, histrionische und narzisstische Persönlichkeitsstörungen. An solchen Störungen leidende Personen erscheinen oft als überspannt, emotional und unberechenbar.
  - Cluster C umfasst selbstunsichere, abhängige und zwanghafte Störungen. Personen mit solchen Störungen leiden oft an Angstzuständen oder Phobien.

Asoziale Persönlichkeitsstörung
Beschreibung
- Typisch für diese Störung ist, dass die Betroffenen die Realität nicht wahrnehmen, ihren sozialen Aufgaben nicht nachkommen, auf die Gefühle anderer keine Rücksicht nehmen und unfähig sind, sich in die Situation anderer einzufühlen.
- Die Diskrepanz zwischen dem Verhalten der betroffenen Person und den gesellschaftlichen Verhaltensnormen ist oft beträchtlich.
- Typisch sind auch niedrige Frustrationstoleranz, niedrige Reizbarkeits- und Aggressionsschwelle sowie gewaltbereites Verhalten.
- Das Innenleben des Patienten zeichnet sich durch einen Mangel an Gefühlen aus, Schuldgefühle und Einfühlungsvermögen fehlen, oder der Patient zeigt betont starke Emotionen, Angst und Impulsivität.
- Tritt bei Männern häufiger auf, es sind jedoch auch Frauen betroffen.
- Nicht alle Patienten begehen Straftaten, andererseits erfüllen Gewohnheitsverbrecher nicht immer die Kriterien einer asozialen Persönlichkeitsstörung.
- Nach dem DSM IV beginnen die Symptome um das 15. Lebensjahr, oft vor Einsetzen der Pubertät.
- Die meisten Patienten haben bereits in der frühen Kindheit schwere und permanente Verhaltensstörungen gezeigt, unabhängig von der familiären Atmosphäre und den sozialen Faktoren des Lebensumfeldes.
- Die Situation wird oft kompliziert durch gleichzeitigen Substanzmissbrauch oder Sucht.
- Je mehr sekundäre Vorteile sich der Patient durch sein Verhalten verschaffen kann, desto komplexer wird die Situation.
- Die kumulative Prävalenz beträgt 2–3%, unter männlichen Strafgefangenen bis zu 60%.
- Genetische Faktoren spielen eine wichtige ätiologische Rolle. Die Funktionen der präfrontalen Hirnareale zeigen Abweichungen bei neuropsychologischen Tests und bei strukturellen und funktionellen bildgebenden Verfahren (wie MR).

- Etwa 80% können vor dem Alter von 45 Jahren von ihrem problematischen Verhalten geheilt werden, obwohl die alten Verhaltensmodelle bei Stresssituationen wieder auftreten können. Die Prognose im Erwachsenenalter ist jedoch oft schlecht: Vorzeitiger Tod, Kriminalität, Probleme in zwischenmenschlichen Beziehungen, Drogenmissbrauch, andere mentale Störungen und die exzessive Nutzung von sozialen Einrichtungen sind häufig.

Behandlungsgrundsätze
- Formulieren Sie eine konkrete Beschreibung der Problematik und machen Sie praktikable Lösungsvorschläge.
- Überwinden Sie eine negative Einstellung, die durch die Aggressionen und das antisoziale Verhalten des Patienten hervorgerufen wird.
- Eine Pharmakotherapie mit SSRI oder Valproinsäure kann bei der Behandlung von Impulsivität und Aggressivität nützlich sein. In Einzelfällen haben Antipsychotika der neuesten Generation deutlichen Benefit gezeigt.
- Derzeit laufen Interventionsstudien bei Kindern, um die Prognose für Risikokinder zu verbessern.
- Einige Patienten dürften von einer strukturierten Langzeitverhaltenstherapie oder von psychodynamischer Psychotherapie profitieren.

Verhalten während der Konsultation
- Obgleich es keine wissenschaftliche Evidenz für die günstigen Auswirkungen für spezielle Interventionen gibt, sollte man nicht pessimistisch sein.
- Aufgrund ihres Verhaltens sind antisoziale Patienten oft damit konfrontiert, dass andere die Geduld mit ihnen verlieren und ihnen Vorwürfe machen. Aus diesem Grund sind Belehrungsversuche nicht zielführend.
- Das Wichtigste sind empathische Gelassenheit, Flexibilität und ein praxisnahes Vorgehen.
- Es ist wichtig, dass der Arzt sich seiner eigenen Gegenübertragung bewusst ist. Professionelle Supervision kann dem Arzt helfen, seine eigenen Gefühle zu verstehen.
- Versuchen Sie, die Probleme des Patienten so klar wie möglich zu definieren. Stellen Sie dabei folgende 5 Fragen:
  - Warum sind Sie zu mir gekommen?
  - Warum gerade jetzt?
  - Was erwarten Sie von mir?
  - Was ist Ihrer Meinung nach die Ursache Ihrer Probleme?
  - Was wäre geschehen, wenn Sie jetzt nicht zu mir gekommen wären?
- Fragen Sie sich, ob das Symptom, dessentwegen der Patient zu Ihnen gekommen ist, ein Vorwand für eine Kontaktaufnahme ist, der auf etwas Wesentlicheres hindeutet. (Auf diese Weise können eventuell unnötige Untersuchungen vermieden werden.)
- Durch eine Behandlung oder den Ausschluss einer somatischen Erkrankung kann die Reizbarkeit und Impulsivität des Patienten verringert werden.
- Die Inzidenz psychiatrischer Störungen (Manie, Schizophrenie, Alkoholismus und Drogensucht) ist bei Patienten mit einer asozialen Persönlichkeitsstörung erhöht. Eine Behandlung dieser Störungen kann auch Verhaltensstörungen günstig beeinflussen.
- Normale Lebenskrisen, Beziehungsprobleme oder Arbeitslosigkeit können die Ursache von Stimmungsschwankungen sein. Für die Patienten ist das Gefühl, verstanden zu werden, mindestens ebenso wichtig wie für alle anderen Menschen.
- Die Gelegenheit, die eigenen Probleme in einer empathischen (aber immer professionellen) menschlichen Beziehung jemand anderem mitzuteilen, ist oft die beste Methode, um selbstzerstörerische Impulse zu dämpfen und die Zeit als Heilmittel wirken zu lassen.

35.34 Anpassungsstörungen

Grundregeln
- Anpassungsstörungen (engl. adjustment disorders) sind reaktive und meistens kurz dauernde Zustandsbilder, die mit der Lebenssituation von Patienten in Zusammenhang stehen. Sie treten nach größeren Veränderungen im Leben oder nach psychisch belastenden Erfahrungen auf und manifestieren sich in Angstzuständen, Depressionen oder Verhaltensauffälligkeiten.
- Die Diagnose einer Anpassungsstörung wird durch Ausschluss anderer Störungen gestellt: Belastende Ereignisse (Stressoren) können eine Reihe von psychischen Störungen auslösen, insbesondere schwere depressive Zustände (35.21).
- Obwohl Anpassungsstörungen meist mild und vorübergehend sind, sollte man sie ernstnehmen. Eine Anpassungsstörung kann sich zu einer schwereren Störung entwickeln, und vor allem bei jungen Menschen kann sie mit autodestruktivem Verhalten gekoppelt sein.

Diagnostik
- Auch wenn Anpassungsstörungen zu den häufigsten Beschwerdebildern gehören, die in einer Hausarztpraxis präsent sind, erfordert die Diag-

nosestellung unbedingt den Ausschluss anderer Störungen. Das Vorliegen eines Stressors allein bedeutet nicht automatisch, dass der Patient an einer Anpassungsstörung leidet.

Diagnosekriterien

- Emotionale Symptome oder Verhaltensänderungen entwickeln sich innerhalb von 3 Monaten nach Auftreten eines belastenden Ereignisses.
- Die Symptome oder Verhaltensmerkmale sind klinisch signifikant:
  - Der Stressor verursacht mehr Leiden als erwartet oder
  - führt zu erheblicher Beeinträchtigung der sozialen und beruflichen Lebensbereiche des Patienten.
  - Die Störung erfüllt weder die Kriterien einer anderen psychischen Störung, die mit der Lebenssituation des Patienten zusammenhängen könnte, noch handelt es sich um die Aggravierung einer bestehenden Störung.
- Die Symptome sind nicht durch verlustbedingten Kummer hervorgerufen worden.
- Wenn der Stressor den Patienten nicht mehr betrifft, verschwinden die Symptome innerhalb von 6 Monaten.

Diagnosestellung aufgrund wichtiger Symptome

- Reaktive Depression:
  - Die primären Symptome sind ein depressives Zustandsbild, Weinen und Hoffnungslosigkeit.
- Reaktive Angstzustände:
  - Die primären Symptome sind Nervosität, Besorgtheit und Anspannung.
- Reaktive Verhaltensstörung:
  - Manifestiert sich primär in Form eines Verhaltens, das die Rechte anderer Menschen und zentrale altersrelevante soziale Normen und Regeln überschreitet (z.B. Vandalismus, rücksichtsloses Autofahren, körperliche Gewaltanwendung).
- Reaktive emotionale Verhaltensstörung:
  - Die wichtigsten Manifestationen sind hier sowohl emotionale Symptome als auch für Verhaltensstörungen typische.

Behandlung

- Die Behandlung einer Verhaltensstörung wird entsprechend den Prinzipien von Psychotherapie für Krisenpatienten (Krisenintervention) durchgeführt (35.50).
- Der Patient will gehört und verstanden werden. Die betreuende Person sollte einerseits die psychische Notlage zur Kenntnis nehmen, die mit der Lebenssituation des Patienten zu tun hat, und ihm gleichzeitig mit viel Gelassenheit dabei helfen, diese Situation zu überwinden oder wenigstens zu verbessern.
- Typischerweise sollten 1 bis 2 Gesprächstermine die schwierige Lage lindern, sodass der Patient sich allmählich wieder vorstellen kann, wie er/sie mit der neuen Situation zurechtkommen könnte.
- Die Notwendigkeit eines Krankenstands schwankt zwischen einigen Tagen und mehreren Wochen.
- Pharmakotherapie spielt eine eher sekundäre Rolle: Zur Linderung schwererer Angstzustände lassen sich Benzodiazepine einsetzen, und Einschlafschwierigkeiten können mit kurz wirkenden Hypnotika behandelt werden.

35.36 Akute Belastungsreaktion und posttraumatische Belastungsstörung

Einführung

- Auf hochgradig traumatische Ereignisse kann die menschliche Psyche auf 2 verschiedene Arten reagieren: mit einer Belastungsreaktion oder aber mit einer Belastungsstörung.
  - Eine **Belastungsreaktion** (engl. stress reaction) ist im Prinzip eine normale Antwort auf ein außergewöhnlich traumatisches Ereignis und erfordert nicht unbedingt eine medizinische Behandlung.
  - Eine **Belastungsstörung** (engl. stress disorder) dagegen ist eine Indikation für medizinische Behandlung.
- Denken Sie immer an die Möglichkeit einer **posttraumatischen Belastungsstörung (PTBS)**, (engl. post-traumatic stress disorder, PTSD), wenn der Patient im Laufe der vergangenen 6 Monate außergewöhnlich belastende und psychisch traumatisierende Erlebnisse oder Erfahrungen hatte.

Epidemiologie

- Nach einer größeren Katastrophe erleben 50–90% der Betroffenen im Rahmen der Stressbelastung zumindest einen kurzen Schock, der für gewöhnlich die Kriterien einer akuten Belastungsreaktion erfüllt. Die Symptome in der akuten Phase geben nicht notwendigerweise Aufschluss über die Entwicklung von Langzeitstörungen.
- Nach Schätzungen erleiden je nach Population etwa 1–11% der Bevölkerung irgendwann im Leben eine posttraumatische Belastungsstörung. Darüber hinaus erleben bis zu 15% der Bevölkerung abgemilderte Formen dieses Leidens.

- Der Anteil von betroffenen Individuen könnte in entsprechend prädisponierten Populationen sogar erheblich höher liegen.
- Belastungsstörungen können Menschen aller Altersstufen – auch Kinder – erleiden.
- Zu den typischen Auslösern solcher Störungen gehören schwere Unfälle, Erleben von Krieg oder Terrorismus, das Mitansehen oder gar Selbsterfahren von Gewalthandlungen sowie Vergewaltigung.
- Eine deutliche Mehrheit der PTBS-Patienten leidet im Laufe ihres Lebens auch an anderen psychischen Störungen, z.B. an Alkoholmissbrauch oder affektiven Störungen.

Akute Belastungsreaktion

Symptome
- Die körperlichen und emotionalen Symptome einer generalisierten Angststörung zeigen sich innerhalb der 1. Stunde nach einem belastenden Erlebnis, darunter sind möglicherweise auch Symptome, die mit dem sozialen Verhalten oder der Stimmungslage zu tun haben. Nach der Exposition mit einem belastenden Ereignis sollten die Symptome innerhalb von 8 Stunden allmählich wieder nachlassen. Bei länger anhaltender Exposition mit dem Stressor können die Symptome auch bis zu 48 Stunden anhalten.
- Im Allgemeinen verschwinden die Symptome innerhalb von 72 Stunden vollständig.

Differenzialdiagnosen und Untersuchungen
- Ähnliche akute Symptome könnten auch bei einer somatischen Erkrankung, einer Vergiftung oder der Komplikation einer Verletzung auftreten.
- Panikstörung
- Die Diagnose beruht auf aufmerksamem Beobachten des Patienten und aktivem Zuhören.

Behandlung
- Im Fall von großen Katastrophen oder Unfällen sollten die im Folgenden einzeln beschriebenen allgemeinen Richtlinien befolgt werden.
- Zur Behandlung von Angstzuständen oder Schlafstörungen können für einige Tage kurz wirkende Benzodiazepine oder Hypnotika verschrieben werden.

Psychologische Erste-Hilfe-Maßnahmen und psychische Versorgung nach Katastrophen und Unfällen

Grundprinzipien der Intervention:
- Nah
- Unmittelbar
- Zuversichtlich
- Einfach

Empfehlungen für psychologische Erste-Hilfe-Maßnahmen
- Denken Sie an die Möglichkeit von mehrfachen Verletzungen.
- Sorgen Sie dafür, dass die Überlebenden ruhen können, es warm haben und heiße Getränke angeboten bekommen.
- Leiten Sie psychologische Unterstützungsmaßnahmen in die Wege, entweder direkt vor Ort oder in unmittelbarer Nähe, um es den Überlebenden zu ermöglichen, bei Bedarf auch anderen zu helfen und so ein Gefühl der Solidarität mit ihnen zu entwickeln. Sorgen Sie dafür, dass Betroffene in einer vertrauten Umgebung bleiben können und nicht transferiert werden.
- Sorgen Sie dafür, dass alle Überlebenden gemeinsam Unterstützung erfahren und dass keiner von ihnen allein gelassen wird. Familienmitglieder sollen zusammenbleiben, wann immer möglich.
- Delegieren Sie die psychologischen Erste-Hilfe-Maßnahmen so weit wie möglich an ausgebildete Laien der Rettungsmannschaften (in Österreich: KID – Kriseninterventionsdienst des Roten Kreuzes).
- Leiten Sie möglichst rasch Maßnahmen zur Krisenintervention ein (in Österreich: Psychosozialer Notdienst), um eine Fixierung auf das psychische Trauma zu vermeiden. Bieten Sie in der ersten Belastungsphase Gelegenheiten zum Gespräch und zu Gefühlsäußerungen an, aber unternehmen Sie nichts, um diese Phase bewusst zu verkürzen.
- Seien Sie sich der Unterschiede zwischen der psychologischen Ersten Hilfe und nachfolgenden Unterstützungsmaßnahmen bewusst (Überweisung an diverse Betreuungseinrichtungen, falls erforderlich).
- Wenn ernsthaft verstörte Opfer, die zur Panik neigen und evtl. andere Personen durcheinander bringen, mit den Erste-Hilfe-Maßnahmen nicht beruhigt werden können, sollten diese an spezielle Therapieeinrichtungen überwiesen werden, wo sich ein auf Belastungsreaktionen spezialisiertes Team um sie kümmern kann.
- Seien Sie beim Einsatz von Psychopharmaka zurückhaltend und konsultieren Sie nach Möglichkeit einen Psychiater. Falls Tranquilizer gegeben wurden, sollte der Patient sich ausruhen und auf einer Trage evakuiert werden.
- Widmen Sie solchen Patienten besondere Aufmerksamkeit, die zum Zeitpunkt des Unglücks an einer somatischen oder psychischen Erkrankung litten.
- Geben Sie den Überlebenden, deren Angehörigen und den Vertretern der Medien präzise und verantwortungsbewusste Informationen. Treten Sie falschen Gerüchten unverzüglich entgegen.

- Geben Sie den Betroffenen praktikable Unterweisungen zur Selbsthilfe.
- Kümmern Sie sich auch um die Angehörigen und andere sekundäre Opfer.
- Gestatten Sie Überlebenden, falls sie dies wünschen, von verstorbenen Angehörigen Abschied zu nehmen. Dies hat beim Betroffenen häufig positive Auswirkungen auf den eigenen Umgang mit der Krise.

Organisation der psychischen Nachbetreuung
- Unmittelbar nach einem größeren Unglück sind soziale Unterstützungsmaßnahmen ebenso notwendig wie medizinische und psychologische Interventionen; die Organisation der psychischen Nachbetreuung liegt in der Zuständigkeit des medizinischen Personals. Freiwillige Laienhelfer dürfen jedoch weiterhin Teile der psychologischen Betreuung übernehmen.
- Um den Opfern dabei zu helfen, ihre Krise aus eigener Kraft zu bewältigen, sollten schriftliche und auch elektronische Informationen in ausreichendem Maß verfügbar sein, persönliche Gespräche und Begegnungen sollten angebahnt werden usw.
- Betroffene, die anfangs an hochgradigen belastungsbedingten Symptomen leiden, sollten einem Krisenmanagementteam (in Österreich: Psychosozialer Dienst) in ihrer Nähe anvertraut werden.
- Für das Rettungsteam und das medizinische Personal, das unter schwerem psychischen Stress stand, sollte eine **entlastende Gruppensitzung** üblicherweise noch am selben Tag oder jedenfalls innerhalb von 24 Stunden **nach dem belastenden Einsatz** durchgeführt werden. Die Demobilisierung findet erst statt, wenn alle Rettungsmaßnahmen vollständig erledigt sind.
- Für primäre und sekundäre Opfer kann – soweit notwendig – eine Gruppensitzung (für 10–15 Personen) zur psychologischen Nachbesprechung (Debriefing) angesetzt werden – nicht früher als üblicherweise innerhalb von 1 bis 3 Tagen nach dem Vorfall. Folgende Aspekte sollten dabei berücksichtigt werden:
    - Die psychischen Traumata aller Gruppenmitglieder sollten möglichst von ähnlicher Art und Schweregrad sein.
    - Personen, die offen Symptome von erneutem Durchleben der belastenden Situation („flash-backs") oder ein Vermeidungsverhalten zeigen, nehmen besser nicht an einer Gruppenbesprechung teil. Diesen Betroffenen sollte eine individuelle Krisenintervention angeboten werden.
    - Die Person, die eine Sitzung zum psychischen Debriefing leitet, muss in Krisentherapie entsprechend ausgebildet sein und befähigt sein, gruppendynamische Prozesse zu leiten. Sie sollte außerdem über weitere Behandlungsmöglichkeiten für die einzelnen Teilnehmer Bescheid wissen.
    - Psychisches Debriefing ist am besten geeignet für Gruppen, die auch in Zukunft zusammenarbeiten werden, wie etwa Rettungsteams oder medizinisches Personal. Das Debriefing kann dazu beitragen, dass die zukünftige Belastungsfähigkeit des Teams verbessert wird.
    - Gruppensitzungen zum Debriefing ersetzen nicht die Notwendigkeit für individuelle Krisenintervention. Es gibt derzeit keinen Nachweis dafür, dass individuelle Einzelsitzungen zum psychischen Debriefing eine brauchbare Behandlungsform zur Prävention einer posttraumatischen Belastungsstörung sind.
    - Die Teilnahme an einem psychischen Debriefing muss absolut freiwillig sein. (Für das Einsatzpersonal ist eine solche Gruppenarbeit eine Gelegenheit, weitere Fähigkeiten für ein gutes Stressmanagement zu erwerben.)
    - Bei weniger dramatischen Ereignissen sollte nicht primär ein Debriefing zur psychischen Betreuung angewandt werden. Der Situation entsprechende Information und Beratung sowie die Gelegenheit zum Gespräch mit professionellen Helfern können in diesen Fällen für gewöhnlich als angemessene Unterstützung gelten.
    - Wer Beratung und Betreuung durch ein Sozialarbeiterteam benötigt, sollte entsprechend weiterverwiesen werden.

Posttraumatische Belastungsstörung (PTBS): Symptome und Diagnostik
Symptome
- Ständiges Wiedererleben des traumatischen Ereignisses („flash-backs"):
    - wiederkehrende belastende Erinnerungen an das Ereignis
    - ereignisbezogenen Albträume
    - dissoziative Flash-back-Episoden und das Gefühl, das Ereignis immer wieder zu erleben
    - heftiges Gefühl der Verzweiflung bei jeder Erinnerung an das traumatische Ereignis
    - körperliche Reaktionen auf Reize (optisch, sensorisch, akustisch, olfaktorisch), die bestimmten Aspekten des traumatischen Ereignisses ähnlich sind
- Vermeidung von Reizen, die mit dem Trauma zu tun haben, und eine generelle Abstumpfung der Reaktionsfähigkeit:
    - aktives Vermeiden von Gedanken, Gefühlen, Tätigkeiten, Orten oder Menschen, die mit dem Trauma in Verbindung stehen
    - Unfähigkeit, sich an wichtige Aspekte des Traumas zu erinnern

- vermindertes Interesse an wichtigen Tätigkeiten, ein Gefühl von Distanziertheit, eingeschränkte Bandbreite der Stimmungslagen, das Gefühl einer überschatteten Zukunft
- Persistierende Symptome einer vegetativen Übererregung:
  - Ein- und Durchschlafprobleme
  - Reizbarkeit oder Wutausbrüche
  - Konzentrationsstörungen
  - übermäßige Wachsamkeit
  - außergewöhnliche Schreckhaftigkeit
- Die Diagnose einer posttraumatischen Belastungsstörung ist gerechtfertigt, wenn die Symptome länger als 1 Monat andauern. Im Allgemeinen sollte der Abstand zwischen dem zugrunde liegenden Vorfall und dem Einsetzen der Symptome nicht länger als 6 Monate betragen, weil die kausale Verbindung bei längeren Zeiträumen zumeist fragwürdig ist.
- Die Kriterien einer PTBS-Diagnose halten fest, dass die betroffene Person einem Geschehen ausgesetzt gewesen sein muss, das nahezu bei jedem Menschen eine tief greifende Verzweiflung auslösen würde. Außerdem verlangen die Diagnosekriterien der American Psychiatric Association (DSM-IV), dass die subjektiven Reaktionen der betreffenden Person von starker Angst, Hilflosigkeit und Entsetzen gekennzeichnet waren.

Differenzialdiagnosen
- Anpassungsstörungen und sonstige Reaktionen auf schwere Belastungen
- Prolongierte depressive Reaktion nach einem traumatischen Ereignis
- Rezidiv einer bestehenden psychischen Störung nach einem belastenden Erlebnis
- Generalisierte Angststörung ohne vorhergehendes traumatisches Ereignis
- Persönlichkeitsveränderungen nach einem Katastrophenerlebnis

Diagnostik
- Behutsam geführtes Gespräch mit dem Patienten und detaillierte Symptomanamnese, nach Möglichkeit mit Hilfe von standardisierten Fragebögen.
- Psychologische Untersuchung
- Ausschluss diverser möglicher körperlicher Ursachen von vegetativer Hyperaktivität (z.B. Hyperthyreose, Auslösefaktoren für übermäßige Adrenalinsekretion, Gebrauch von Stimulanzien).

Posttraumatische Belastungsstörung: Behandlung

Psychotherapie
- Supportive (unterstützende) Therapie durch den Allgemeinmediziner, häufig in Kombination mit Pharmakotherapie.
- Einzel oder Gruppentherapie, organisiert durch ein Krisenmanagement-Team (in Österreich: Psychosozialer Dienst).
- Krisenintervention oder problemzentrierte psychodynamisch-interpersonelle Kurzzeitpsychotherapie in einer psychiatrischen Einrichtung.
- Kurze Behandlungs- und Untersuchungsphase, entweder stationär in der psychiatrischen Abteilung eines allgemeinen Krankenhauses oder in der offenen Station einer psychiatrischen Klinik.
- Wenn die Störung länger als 3 Monate anhält, sollte eine traumafokussierte kognitive Verhaltenstherapie ❸ in spezialisierten Einrichtungen oder bei einem niedergelassenen Psychotherapeuten arrangiert werden.

Pharmakotherapie
- Zum Lindern der anfänglichen Angstzustände und für einen besseren Schlaf: Kurzfristig Benzodiazepine in normaler Dosierung mit dem Ziel, diese Medikation zu reduzieren und rasch wieder abzusetzen. Benzodiazepine sind für die Langzeittherapie nicht geeignet.
- Antidepressiva – empfohlene Reihenfolge:
  - selektive Serotoninwiederaufnahmehemmer (SSRI),
  - Serotonin-Noradrenalinwiederaufnahmehemmer (SNRI),
  - Amitryptilin
- Falls indiziert, wird empfohlen, jedes Antidepressivum mit geringer Dosis zu beginnen, die dann allmählich erhöht wird. Der Patient sollte im Hinblick auf mögliche unerwünschte Nebenwirkungen überwacht werden. Die genaue Dosis lässt sich für gewöhnlich durch Titration ermitteln (Trial-and-error). Mit Hilfe von Antidepressiva kann eine signifikante Besserung erzielt werden, auch in Fällen, bei denen der Patient keine offenkundigen Symptome einer Depression zeigt.
- Bei prolongierten Schlafstörungen ist ein sedierend wirkendes Antidepressivum zur Schlafenszeit die beste Wahl.
- In Fällen, bei denen die Symptome einer vegetativen Übererregung im Vordergrund stehen, können Betablocker (insbesondere Propranolol), Clonidin oder andere Präparate versucht werden, die die sympathische Aktivität herabsetzen.
- Es ist zu beachten, dass PTBS-Patienten zur Selbstbehandlung mit Alkohol neigen.
- Bei prolongiertem Verlauf ist die Kombination Psychotherapie und Pharmakotherapie in vielen Fällen von Vorteil.

35.40 Pharmakotherapie bei psychiatrischen Notfällen

Neuroleptika bei akuter Psychose

- Die Behandlung von aggressiven Patienten kann mit folgenden Medikamenten begonnen werden:
  - Olanzapin 10 mg i.m. – Bei Bedarf kann diese Dosis nach 2 h und dann nochmals nach 4 h wiederholt werden. Die maximale Tagesdosis ist 30 mg. – Die gleichzeitige parenterale Gabe von Benzodiazepinen kann gefährlich sein.
  - Risperidon 2 mg als orale Lösung und Lorazepam 2 mg oral
  - Zuclopenthixolacetat Ⓑ 50–150 mg i.m. – Diese Dosis sollte frühestens nach 24 h erneut gegeben werden, meist aber 2–3 Tage nach der Erstmedikation. (Die häufigsten Nebenwirkungen sind extrapyramidale Symptome, zum Umgang damit siehe den Abschnitt über unerwünschte Nebenwirkungen).
  - Haloperidol Ⓑ 2,5–5 mg i.m. – Die Dosis kann mehrmals täglich wiederholt werden. Stündliche i.m. Gaben, bis der Patient sich beruhigt, sind möglich (extrapyramidale Symptome sind auch hier die häufigsten Nebenwirkungen).
- Mit Diazepam 5–10 mg (3–4 × täglich p.o.) oder Lorazepam (1–2,5 mg p.o. oder i.m.) lassen sich die Angstzustände des Patienten während der ersten Tage einer akuten Psychose lindern.

Antidepressiva

- Für depressive Patienten mit Schlaflosigkeit und Angstzuständen ist die Therapie der Wahl ein sedierend wirkendes Antidepressivum, abends eingenommen (Mirtazapin, Mianserin, Trazodon oder ein tricyklisches Antidepressivum wie z.B. Amitriptylin oder Doxepin).
- Bereits eine niedrige Dosis eines der genannten sedierenden Antidepressiva kann ein kurz wirksames Hypnotikum ersetzen.

Therapiebeginn mit tricyklischen Antidepressiva

- Die Therapie mit Tricyklika beginnt der Patient mit 25–50 mg um 20 Uhr. Wenn bis 22 Uhr keine Müdigkeit eintritt, können weitere 25 mg gegeben werden, was sich bei Bedarf um Mitternacht noch einmal wiederholen lässt.
- Falls der Patient erst nach 100 mg einschlafen konnte, aber am Morgen nicht besonders benommen war, sollte er am nächsten Abend 1–2 h vor der üblichen Schlafenszeit 100 mg des Präparats einnehmen. Auf diese Weise wird die Erhaltungsdosis, die für Tricyklika normalerweise bei mindestens 150 mg/Tag liegt, rasch erreicht.

Therapiebeginn mit SSRI

- Serotoninspezifische Wiederaufnahmehemmer (SSRI) werden für gewöhnlich mit der therapeutischen Dosis begonnen.

Manie

- Wenn der Patient an Schlafproblemen leidet, ist eine Medikation notwendig, da extreme Schlaflosigkeit eine Manie auslösen kann.
- Ein sedierend wirkendes Neuroleptikum ist die Therapie der Wahl (Chlorpromazin [in Österreich nicht registriert], Chlorprotixen, Levomepromazin). Bei Bedarf kann für kurze Zeit auch ein Hypnotikum dazugegeben werden.
- Dosistitration: Zuerst 100–200 mg (Levomepromazin: 25–50 mg) um 19 Uhr. Falls der Patient bis 21 Uhr nicht schläfrig wird, kann er nochmals 100 mg (50 mg) einnehmen und dies jeweils nach 2 h, um 23 und um 1 Uhr, wiederholen.
- Anmerkung: Laut Austria Codex ist die maximale Tageshöchstdosis von Levomepromazin im ambulanten Bereich 300 mg.
- Wenn der Patient damit mindestens 5 h lang schläft und sich am Morgen nicht zu benommen fühlt, sollte er am nächsten Abend ca. 2 h vor der üblichen Schlafenszeit jene Dosis einnehmen, die er am vergangenen Abend insgesamt hatte (also zwischen 100 und 500 mg).

Delir

- Das wichtigste Ziel ist, die Ursache für das Delir zu eruieren und nach Möglichkeit zu behandeln.
- Haloperidol 5 mg i.m., alle 30–60 min ist die Therapie der Wahl. In schweren Fällen braucht man unter Umständen Dosierungen bis zu 100 mg/Tag.

Agitierte Patienten mit Demenz

- Haloperidol 0,5–5 mg oder Lorazepam 0,5–1 mg

Nebenwirkungen

- Malignes neuroleptisches Syndrom, siehe 35.14.
- Extrapyramidale Nebenwirkungen: Dystonie und Akathisie (= Unvermögen, ruhig zu sitzen, Drang, umherzulaufen):
  - Die wichtigste Behandlung: Reduktion der Dosis des Medikaments, das die Symptome auslöst, oder Umstellen auf ein Präparat mit weniger Nebenwirkungen.
  - Die genannten Symptome treten am häufigsten bei Haloperidol, Perphenazin, Fluphenazin, Flupentixol und Zuclopenthixol auf.
  - Die Soforttherapie bei akuter Dystonie ist Biperiden 3 × 2 mg oral oder 2,5–5 mg i.m.
- Bei Akathisie ist die Dosis des Antipsychotikums zu reduzieren. Die Symptome lassen sich

vorübergehend z.B. mit Propanolol lindern, in Dosen zwischen 40 und 120 mg/Tag.
- Anticholinerge Nebenwirkungen:
  - Hohe Dosen von sedierend wirkenden Neuroleptika und tricyklischen Antidepressiva können zusammen mit Medikamenten gegen M. Parkinson und anderen Anticholinergika zum anticholinergen Syndrom führen, dessen Kennzeichen Verwirrtheit, Reizbarkeit und Delir sind.
  - Obstipation, Harnverhaltung, erhöhter Augeninnendruck
- Alle Antidepressiva können während der ersten Behandlungstage eine Akathisie auslösen.
  - Patienten mit Panikstörungen sind hierfür besonders anfällig.
  - Die Behandlung ist besonders wichtig, weil die Akathisie zu einem erhöhten Suizidrisiko beitragen kann.
  - Benzodiazepine sind die geeignete Therapie.
- Senkung der Krampfschwelle:
  - Chlorpromazin (in Österreich nicht registriert) und Clozapin haben eine höhere epileptogene Wirkung als Thioridazin oder Fluphenazin.
  - Am stärksten epileptogen unter den tricyklischen Antidepressiva wirken Amitriptylin, Imipramin, Clomipramin und Nortriptylin, am wenigsten Doxepin.
  - Auch bei allen anderen Antidepressiva ist Vorsicht geboten, wenn sie Epileptikern verschrieben werden.
- Das Risiko einer Agranulozytose besteht bei Behandlung mit Clozapin (1:100–1:1000), Mianserin (1:4000–1:10.000) und Mirtazapin.
- Clozapin kann daneben auch Myokarditis und Kardiomyopathien hervorrufen **C**.
  - Anmerkung: In Österreich bestehen für Clozapin daher umfangreiche Anwendungsbeschränkungen.
- Trazodon (1:1000–1:10.000), bisweilen auch Chlorpromazin (in Österreich nicht registriert), kann Priapismus auslösen. Betroffene Patienten sollten rasch eine urologische Notfallsbehandlung erhalten.
- Medikamenteninteraktionen:
  - Carbamazepin aktiviert die Leberenzyme und senkt die Blutkonzentration vieler anderer Medikamente.
  - Fluoxetin, Fluvoxamin und Paroxetin hemmen die metabolische Enzymaktivität in der Leber und können zu erhöhten Konzentrationen anderer Medikamente führen.
- MAO-Hemmer (z.B. Moclobemid) können zusammen mit tricyklischen Antidepressiva und serotoninspezifischen Wiederaufnahmehemmern (SSRIs) eine hypertensive Krise oder das serotoninerge Syndrom (oder Serotonin-Syndrom) auslösen (mit Symptomen wie profuses Schwitzen, Ataxie, Agitation, Schwindel, Hyperreflexie, Myoklonien, Tremor, Diarrhö, Koordinationsstörungen, erhöhte Körpertemperatur, Verwirrtheit oder Hypomanie). Diese Medikamente sollten keinesfalls in Kombination gegeben werden.
- Das serotoninerge Syndrom kann auftreten, wenn der Patient
  - 2 (oder mehrere) Antidepressiva gleichzeitig oder
  - Tramadol gemeinsam mit Antidepressiva einnimmt.

35.41 Medikamentöse Behandlung der Depression

Ziele
- Wahl des geeigneten Antidepressivums
- Die Dosierung sollte angepasst werden und hoch genug sein, um eine ausreichende Wirksamkeit zu erreichen.
- Ausreichend lange Therapiedauer
- Eine antidepressive Medikation wirkt unterstützend bei anderen Behandlungsformen wie Psychotherapie.
- Eine Langzeitprophylaxe ist bei rezidivierender Depression notwendig.

Wann sollte eine Antidepressivatherapie begonnen werden?
- Die meisten Patienten, die an Depression **A** oder an Dysthymie **A** leiden, profitieren von einer antidepressiven Therapie. Die Medikation muss jedoch individuell angepasst werden, indem man das geeignete Präparat sucht und die Therapie bei Bedarf auch wechselt.
- Der positive Effekt von Antidepressiva ist nicht direkt proportional zum Schweregrad der Depression.
- Bei einer länger andauernden Depression sollte der Arzt – unabhängig vom Schweregrad – immer die Gabe eines Antidepressivums veranlassen.
- Antidepressiva zeigen auch eine gute Wirkung bei Patienten, deren Depression durch eine körperliche Erkrankung **A** verursacht ist.
- Nach mehreren Studien können diese Medikamente manchmal auch bei einer verlängerten Trauerreaktion oder einer posttraumatischen Belastungsstörung angezeigt sein.
- Die Wirksamkeit der Medikation ist immer auch von gleichzeitig durchgeführten anderen Therapien abhängig. Bei der Behandlung depressiver Patienten ist es sehr wichtig, den Kontakt zu halten, selbst wenn dies nur gelegentlich geschieht.

Es ist für Patienten leichter, vorher vereinbarte Termine einzuhalten, als aus eigenem Antrieb zu kommen.
- Häufig ist zu Beginn der Behandlung zusätzlich zum Antidepressivum ein Anxiolytikum angezeigt, um die stärksten Ängste zu mildern (Cave: Gefahren bei Langzeittherapie!) **B**. Benzodiazepine allein haben jedoch keine antidepressive Wirkung **B**.

Therapiedauer
- Volle Dosierung noch mindestens 6–9 Monate nach Abklingen der Depression beibehalten.
- Dosierung sollte individuell angepasst werden: eine zu geringe Dosis ist unwirksam, eine zu hohe schwächt die Wirkung, verstärkt aber die Nebenwirkungen (dies gilt vor allem für tricyklische Antidepressiva).
- Die Medikation ist ausschleichend abzusetzen.
- Selbst kurzfristige Medikamentengabe kann wirksam sein, zum Beispiel gegen Schlafstörungen bei chronischer Depression (Dysthymie).
- Falls anamnestisch eine depressive Störung (F33.x) schon früher gut auf eine Medikation reagiert hat, könnte eine Erhaltungstherapie – selbst über mehrere Jahre hindurch – nötig sein **A**. Nach 3 depressiven Episoden ist immer eine lange Erhaltungstherapie angezeigt.

Auswahlkriterien
- Wählen Sie einige wenige Antidepressiva aus und machen Sie sich eingehend mit deren Wirkung und Nebenwirkungen vertraut.
- Hauptgruppen:
  - selektive Serotoninwiederaufnahmehemmer (SSRIs) **A**
  - neuere Medikamente, die die Wiederaufnahme von Serotonin und Noradrenalin hemmen (SNRIs) und/oder aminerge Rezeptoren beeinflussen
  - selektive reversible MAO-A-Hemmer **A**
  - tricyklische Serotonin- und Noradrenalinwiederaufnahmehemmer
- Die Präparate unterscheiden sich mehr in den Nebenwirkungen **A** als in der therapeutischen Effizienz **C**.
- SSRI sind oft die Therapie der Wahl, weil sie einfach in der Anwendung sind, kaum Nebenwirkungen haben (besonders bei älteren Patienten) und zudem relativ ungefährlich sind **A**.
- Bei älteren Patienten ist die Verträglichkeit des jeweiligen Präparats ein kritischer Punkt. Tricyklische Antidepressiva sollten älteren Menschen daher nur verschrieben werden, wenn es keine Alternative dazu gibt **A**.
- Mirtazapin, Mianserin, Trazodon oder Tricyklika sind besonders bei depressiven Patienten mit **Schlaf- oder Angststörungen** geeignet.

Selektive Serotoninwiederaufnahmehemmer (SSRI)
- Sind ebenso effektiv wie tricyklische Antidepressiva.
- Wirken nicht sedierend (ein Schlafmittel ist am Beginn der Behandlung oft zusätzlich angezeigt, sollte jedoch so kurz wie möglich gegeben werden).
- Die Wirkung tritt 2–3 Wochen nach Therapiebeginn ein.
- Sind deutlich teurer als ältere Antidepressiva.
- Haben weniger Nebenwirkungen als die Tricyklika, was die Compliance verbessert.
- Sie haben im Vergleich zu Tricyklika mehr Nebenwirkungen allgemeiner Natur wie Übelkeit, Appetitminderung, Durchfälle, Schlafstörungen, Nervosität, Angstzustände.
- Bei der Umstellung auf MAO-Hemmer ist eine „Auswaschperiode" von 2 bis 5 Wochen erforderlich.

Citalopram
- Die Dosierung liegt bei 1 × 20–60 mg täglich, üblicherweise am Morgen. Anfangsdosis für ältere Patienten: 10 mg.
- Die Halbwertszeit beträgt ca. 36 h.
- Es bestehen keine signifikanten Interaktionen mit anderen Medikamenten, obwohl in Kombination mit manchen Neuroleptika eine Erhöhung der Citalopramkonzentration verzeichnet wurde, was kaum eine klinische Auswirkung hat.
- Nebenwirkungen sind Übelkeit, Schlafstörungen und Schweißausbrüche.
- Vorsicht ist bei der Behandlung von Epileptikern geboten.

Escitalopram
- Escitalopram ist das S-Enantiomer von Citalopram und ein hochspezifischer Hemmer der Wiederaufnahme von Serotonin.
- Dosierung: 1 × 10–20 mg täglich, üblicherweise am Morgen.
- Die Halbwertszeit liegt bei ca. 30 h.
- Es bestehen keine signifikanten Interaktionen mit anderen Medikamenten, obwohl in Kombination mit manchen Neuroleptika eine Erhöhung der Escitalopram-Konzentration verzeichnet wurde, was keine klinische Bedeutung hat.
- Nebenwirkungen sind Übelkeit, Schlafstörungen und Schweißausbrüche.
- Vorsicht ist bei der Behandlung von Epileptikern geboten.

Fluoxetin
- Die Dosierung bei Depression ist 20–40 mg pro 24 h, in 1–2 Tagesdosen (morgens und evtl. mittags); bei Bulimie 60 mg pro 24 h, üblicherweise als einmalige Morgendosis.

- Die Halbwertzeit beträgt 2–4 Tage, wobei aktive Metaboliten wesentlich länger vorhanden sind.
- Eine bestehende Nieren- oder Leberinsuffizienz kann die Halbwertszeit von Fluoxetin verlängern.
- Bei der Umstellung auf MAO-Hemmer ist eine „Auswaschperiode" von mindestens 5 Wochen zu beachten.
- Typische Nebenwirkungen dieser Gruppe von Präparaten sind Übelkeit, Schwindel und Schlafstörungen.
- Führt zu beträchtlichen Konzentrationserhöhungen vieler Medikamente, die in der Leber metabolisiert werden, z.B. tricyklische Antidepressiva, Benzodiazepine mit Langzeitwirkung, Carbamazepin und Valproat.
- Chinidin (in Kombinationspräparaten wie sogenannten Grippemitteln enthalten) kann die Konzentration von Fluoxetin erheblich steigern.

Fluvoxamin
- Die Dosierung beträgt 100–200 mg, max. 300 mg pro 24 h 🅐.
- Dosierungen von über 150 mg werden normalerweise in 2–3 Dosen aufgeteilt. Die Anfangsdosis ist abends einzunehmen.
- Die durchschnittliche Halbwertszeit beträgt 20 h.
- Typische Nebenwirkungen dieser Gruppe von Präparaten sind Übelkeit, Erbrechen, Schlaflosigkeit oder auch Schläfrigkeit, Kopfschmerzen, Tremor und Schwindel.
- Verzögert die Clearance von Medikamenten, die in der Leber metabolisiert werden. Zeigt signifikante Interaktionen mit Betablockern, Haloperidol, Chinidin und Cumarinen.
- Kann die Plasmakonzentration von tricyklischen Präparaten erhöhen.
- Nachgewiesen wurde ein Anstieg von Leberenzymen und Kreatinin.
- Bei der Behandlung von Epileptikern ist Vorsicht geboten, da sich die Anfallsneigung erhöhen kann.

Paroxetin
- Die Anfangsdosis liegt bei 20 mg am Morgen. Die Dosis kann in Schritten von 10 bis auf 50 mg erhöht werden. Für Patienten über 65 liegt das Maximum bei 40 mg. Bei Leber- oder Nierenfunktionsstörungen ist die sichere Dosis ca. 20 mg pro 24 h.
- Die Halbwertszeit beträgt im Durchschnitt 24 h, zeigt aber individuelle Schwankungen.
- Nebenwirkungen sind Übelkeit, Schwitzen und Schlafstörungen; für Männer zusätzlich verminderte Libido und Ejakulationsstörungen.
- Es kommt zu Interaktionen mit tricyklischen Antidepressiva, Neuroleptika auf Phenothiazinbasis, Cumarinen, Cimetidin, Antiarrhythmika der Klasse IA und IC (Chinidin, Flecainid), Phenytoin und anderen Antikonvulsiva.

Sertralin
- Anfangsdosis: 1 × 50 mg täglich (morgens oder abends). Wenn nötig, kann die Dosierung über mehrere Wochen allmählich auf bis zu 200 mg erhöht werden.
- Die Halbwertszeit liegt bei durchschnittlich 26 h.
- Keine besonderen Auswirkungen auf die Psychomotorik, dennoch sollten Patienten vor dem Autofahren und dem Bedienen gefährlicher Maschinen gewarnt werden. Nebenwirkungen: Kopfschmerzen, Übelkeit, Schlafstörungen, Schwindel und Mundtrockenheit.
- Hat keine signifikante Auswirkung auf die Clearance von Medikamenten, die in der Leber metabolisiert werden.
- Kann geringfügig mit bestimmten Medikamenten interagieren, so sollte etwa Lithium so niedrig wie möglich dosiert werden; ebenso sollte während einer Cumarintherapie die Prothrombinzeit (INR) überwacht werden, da diese ansteigen kann.
- Vorsicht ist bei der Behandlung von Epileptikern geboten.

Neuere Medikamente, die die Serotonin- und Noradrenalinwiederaufnahme hemmen (SNRIs) und/oder aminerge Rezeptoren beeinflussen

Duloxetin
- Ist ein Serotonin- und Noradrenalinwiederaufnahmehemmer, ebenso ein schwacher Dopaminwiederaufnahmehemmer und hat keine signifikante Wirkung auf histaminerge, dopaminerge, cholinerge oder adrenerge Rezeptoren.
- Eine weitere Indikation ist die Behandlung der diabetischen Neuropathie bei Erwachsenen.
- Die Startdosis ist 60 mg/Tag, die maximale Tagesdosis ist 120 mg aufgeteilt auf gleiche Dosen.
- Ein Ansprechen auf die Behandlung wird meist innerhalb von 2–4 Wochen erreicht. Es gibt keine klinische Evidenz dafür, dass eine höhere Dosis die Ansprechrate verbessert, wenn mit der Startdosis kein Ansprechen erreicht wurde.
- Bei der Behandlung von älteren Patienten braucht die Dosis nicht angepasst werden, Vorsicht ist jedoch geboten, wenn die Tageshöchstdosis (120 mg) gegeben wird.
- Nebenwirkungen: Übelkeit, Mundtrockenheit, Obstipation, Schlaflosigkeit, Schläfrigkeit, Schwindel.
- Für Jugendliche und Kinder ungeeignet.
- Nicht während der Schwangerschaft oder Stillzeit zu verabreichen.

- Nicht bei Patienten mit Leberinsuffizienz und höhergradiger Niereninsuffizienz.
- Darf nicht mit starken CYP1A2-Inhibitoren wie Fluvoxamin, Ciprofloxacin, Enoxacin kombiniert werden.
- Nicht gemeinsam mit MAO-Hemmern.
- Gleichzeitige Einnahme von Chinidin kann den Duloxetinspiegel steigern.

Mianserin
- Verursacht weniger Nebenwirkungen als die Tricyklika.
- Wird gewöhnlich abends eingenommen.
- Die Abgeschlagenheit, die manchmal in der Frühphase der Behandlung auftritt, kann die Compliance beeinträchtigen.
- Bislang wurden keine tödlichen Vergiftungen beobachtet.
- Nebenwirkungen:
  - Da Fälle von Knochenmarkdepression beobachtet wurden, die größtenteils auf Agranulozytose bzw. Granulozytopenie zurückzuführen waren, sollten die Patienten sofort einen Arzt aufsuchen, wenn Hinweise auf eine Infektion vorliegen. Früher bestand die Empfehlung, 4–6 Monate nach Behandlungsbeginn die Leukozytenzahl zu kontrollieren.

Milnacipran
- Das ist ein Serotonin- und Noradrenalinwiederaufnahmehemmer.
- Die Dosis ist für gewöhnlich 2 × 50 mg täglich.
- Bei Niereninsuffizienz sollte die Dosis herabgesetzt werden.
- Die Halbwertszeit beträgt ca. 8 h. Ein Steadystate wird nach 2–3 Tagen erreicht.
- Wird weitgehend unverändert über die Niere ausgeschieden. Eine Leberinsuffizienz hat keine wesentlichen Auswirkungen auf die Pharmakokinetik.
- Bei Schlafstörungen und Angstzuständen ist allgemein eine symptomatische Behandlung nötig.
- Vorsicht ist immer bei suizidalen Tendenzen angezeigt. Die psychomotorische Aktivität des Patienten kann sich steigern, ehe die Depression gemildert ist.
- Kontraindikationen:
  - zusammen mit MAO-Hemmern, Triptanen (insbesondere Sumatriptan), Digoxin, Adrenalin, Noradrenalin, Clonidin und ähnlichen Wirkstoffen
  - bei Prostatahyperplasie und anderen Erkrankungen des Urogenitaltrakts
  - während der Schwangerschaft und Stillzeit
- Zu den häufigsten Nebenwirkungen gehören Schwindel, Hyperhidrosis, Angst, Hitzewallungen und Dysurie. Übelkeit, Emesis, anticholinerge Nebenwirkungen, Tremor, Herzrasen und Agitiertheit können ebenfalls vorkommen.

Kardiovaskuläre Nebenwirkungen zeigen sich in erster Linie bei Patienten mit vorbestehenden Herz-Kreislauf-Erkrankungen oder entsprechender Medikation.
- Chinidin (in Kombinationspräparaten, z.B. in sogenannten Grippemitteln, enthalten) kann den Mianserin-Plasmaspiegel signifikant erhöhen.

Mirtazapin
- Die Anfangsdosis ist 15 mg, die dann je nach Bedarf allmählich gesteigert wird. Die durchschnittlich wirksame Dosis liegt bei 15–45 mg. Für ältere Patienten liegt die Dosis nicht anders als für Menschen im arbeitsfähigen Alter, aber die Reaktion ebenso wie mögliche Nebenwirkungen sollten hier genauer überwacht werden.
- Das Präparat kann in einer Einzeldosis vor dem Schlafengehen eingenommen werden.
- Diese Substanz wirkt 🅐 am besten, wenn die Symptome zu jenen des sogenannten somatischen Syndroms bei Depression gehören: Freudlosigkeit, psychomotorische Hemmung, Verlangsamung, Schlafstörungen, andere Störungen, Interessenverlust, Suizidgedanken und Morgentief.
- Die Halbwertszeit von 20 bis 40 h wird durch eine Nieren- oder Leberinsuffizienz verlängert.
- Kann die Wirkung von Alkohol und Benzodiazepinen verstärken.
- Darf nicht zusammen mit MAO-Hemmern verschrieben werden.
- Kann die Konzentrationsfähigkeit und Aufmerksamkeit herabsetzen.
- Nebenwirkungen: Appetitsteigerung und Gewichtszunahme, Müdigkeit, (orthostatische) Hypotonie, Manie, Krampfanfälle, Tremor, Myoklonie, Ödeme, akute Knochenmarkdepression, erhöhte Serumwerte der Transaminasen und Exantheme.

Reboxetin
- Ein selektiver und sehr potenter Noradrenalinwiederaufnahmehemmer. Daneben hat das Präparat auch eine schwache SSRI-Wirkung.
- Die Anfangsdosis beträgt 2 × 4 mg bei Erwachsenen. Nach 3–4 Wochen kann auf bis zu 10 mg/Tag gesteigert werden, wobei die Höchstdosis bei 12 mg/Tag liegt. Dieses Medikament wird für ältere Patienten nicht empfohlen.
- Die Wirkung ist eher aktivierend als hypnotisch.
- Zu den Nebenwirkungen zählen Mundtrockenheit, Obstipation, Schlaflosigkeit und Hyperhidrosis.
- Das Medikament ist nicht geeignet für Epileptiker oder Patienten mit schweren somatischen Erkrankungen. Vorsicht ist überdies angezeigt bei Patienten mit gutartiger Prostatahyperplasie, Glaukom und kardialen Erkrankungen.

- Nur unter Vorbehalt zusammen mit Wirkstoffen anzuwenden, die durch andere Enzyme als CYP2D6 metabolisiert werden.
- Sollte nicht mit MAO-Hemmern kombiniert werden.
- Kontraindiziert während der Schwangerschaft und Stillzeit.
- Wirksamkeit Ⓐ

Trazodon
- Angezeigt bei Patienten mit leichter bis mittelschwerer Depression, wenn tricyklische Antidepressiva nicht vertragen werden.
- Die kardiovaskuläre Wirkung ist im Vergleich zu den Tricyklika geringer.
- Zu den möglichen Nebenwirkungen zählen Blutdrucksenkung sowie Priapismus.
- Maximaldosis: 600 mg pro 24 h, in 3 Gaben geteilt.

Venlafaxin
- Es sollte mit einer möglichst niederen Dosis angefangen werden (2 × 37,5 mg täglich). Die Normaldosis liegt bei 1 × 75 mg täglich. Wenn notwendig, kann die Dosierung in 4-Tages-Intervallen um jeweils 75 mg bis zu insgesamt 225 mg täglich, bei schwerer Depression bis zu 375 mg täglich, erhöht werden. Die empfohlene Höchstdosis beträgt 3 × 125 mg täglich. Häufig kann die Dosis verringert, bisweilen sogar halbiert werden, wenn der Patient 1 Monat lang ohne Symptome war. Besondere Vorsicht ist bei der Behandlung älterer Menschen geboten.
- Die Therapie ist vorsichtig auszuschleichen, mit abnehmenden Dosen über einen Zeitraum von mindestens 2 Wochen. Es kann zu Entzugssymptomen kommen wie Übelkeit, Schwindel, Kopfschmerzen, Schlafstörungen, allgemeines Unwohlsein, Angstzustände und Muskelkrämpfe.
- Nicht in Verbindung mit MAO-Hemmern zu verwenden.
- Kann zur Blutdruckerhöhung führen, weshalb empfohlen wird, bei allen Venlafaxinpatienten regelmäßig den Blutdruck zu messen. Besondere Vorsicht ist bei Herzpatienten geboten.
- Bei Patienten mit Miktionsstörungen, akutem Engwinkelglaukom, erhöhtem Innenaugendruck, Hypotonie oder Herzbeschwerden sind regelmäßige Kontrolluntersuchungen notwendig. Die depressive Phase von bipolaren Patienten kann während einer Venlafaxintherapie in eine Manie übergehen.
- Mögliche Nebenwirkungen sind Schwindelgefühl, Schläfrigkeit, Nervosität, gastrointestinale Symptome, Kopfschmerzen, Herz-Kreislauf-Symptome, erhöhter Appetit und Gewichtszunahme, ZNS-Symptome, Anpassungsschwierigkeiten, häufigere Blasenentleerung, sexuelle Störungen, Schweißausbrüche und Labilität.
- Venlafaxin sollte mindestens 1 Woche vor der Umstellung auf MAO-Hemmer abgesetzt werden.
- Es gibt Interaktionen mit zahlreichen Präparaten, die in der Leber metabolisiert werden, z.B. mit Chinidin, Paroxetin, Ketoconazol, Erythromycin, Verapamil und Cimetidin.
- Wirksamkeit Ⓐ

Sulpirid
- Ein Neuroleptikum mit antidepressiver Wirkung.
- Am wirksamsten in einer Dosierung von 50 bis 400 mg täglich für Erwachsene.
- Wird morgens und mittags gegeben, da eine Abenddosis zu Schlafstörungen führen könnte.
- Nebenwirkungen sind Milchabsonderung, verursacht durch eine gesteigerte Prolaktinsekretion, und gelegentlich motorische Unruhe (Akathisie).
- Bei Langzeitverwendung können sich Spätdyskinesien entwickeln, besonders bei älteren Patienten. Falls diese über einen längeren Zeitraum anhalten, werden sie eventuell irreversibel. Ein Lippenschmatzen ist meist das erste Anzeichen von Spätdyskinesien, die beim Absetzen des Präparats für gewöhnlich wieder verschwinden.

Selektive reversible MAO-A-Hemmer

Moclobemid
- Ein selektiver reversibler MAO-A-Hemmer, der ohne Einschränkung der Ernährungsgewohnheiten verwendet werden kann.
- Wird bei allen Formen der Depression eingesetzt.
- Anfangsdosis: 2 × 150 mg
- Zu beachten:
  - Wird gut vertragen.
  - Wirkt aktivierend.
  - Auch für ältere Patienten geeignet.
  - Kann bei Bedarf mit Anxiolytika und Neuroleptika kombiniert werden; eine Kombination mit Benzodiazepinen kann zu Beginn der Therapie sogar angezeigt sein (der aktivierende Effekt führt bisweilen zu Schlaflosigkeit).
  - Sollte nicht in Verbindung mit SSRI eingesetzt werden; dies gilt sowohl für die neuen selektiven Serotoninwiederaufnahmehemmer als auch für Clomipramin und Trazodon.
  - Bei der Umstellung von einem SSRI auf Moclobemid ist eine „Auswaschperiode" von mindestens 2 Wochen erforderlich.
  - Bei der Umstellung von allen anderen Antidepressiva ist keine „Auswaschperiode" angezeigt.
  - In Kombination mit Cimetidin ist Vorsicht geboten; die Moclobemiddosis sollte hier zumindest halbiert werden.

- Kann die Wirksamkeit von systemisch gegebenen Sympathikomimetika erhöhen und verlängern.

Tricyklische Serotononin- und Noradrenalinwiederaufnahmehemmer

- Präparate: Amitriptylin, Clomipramin, Doxepin, Nortriptylin und Trimipramin (Anmerkung: Trimipramin ist in Österreich nicht registriert).
- Sind schon lange auf dem Markt, daher stehen Forschungsergebnisse und praktische Erfahrung zur Verfügung.
- Die übliche Erwachsenendosis liegt bei 75–150 mg pro 24 h. Eine tägliche Dosis von 150 bis 300 mg ist in den meisten Fällen wirksam. Es gibt jedoch auch Studien, die die Wirksamkeit von niedrig dosierten Therapien belegen **Ⓐ**. Eine Bestimmung der Plasmakonzentration im Verlauf der Behandlung ist angezeigt. Bei einer Tagesdosis von 150 mg pro 24 h ist die Konzentration für 30% der Patienten immer noch zu niedrig.
- Kann als Einzeldosis am Abend verordnet werden.
- Am häufigsten treten anticholinerge Nebenwirkungen auf:
  - Mundtrockenheit
  - Obstipation
  - Harnverhaltung
- Weitere mögliche Nebenwirkungen:
  - Gewichtszunahme, Sedierung, orthostatische Hypotonie
- Außerdem zu beachten:
  - Vorsicht bei Herz-Kreislauf-Erkrankungen.
  - Die gleichzeitige Gabe von Chinin (in einigen Kombinationspräparaten, wie sogenannten Grippemitteln, enthalten) erhöht die Plasmaspiegel von Amitryptilin, Clomipramin, Nortriptylin und Trimipramin. Zur Beachtung: es gibt auch Kombinationspräparate, die Amitryptilin enthalten. Einige Kombinationspräparate enthalten Perphenazin: Chinidin kann den Plasmaspiegel dieses Medikaments gefährlich erhöhen (Risiko von Arrhythmien).
  - Leicht erhöhtes Risiko von Arrhythmien.
  - Bei Patienten mit kompensierter Herzinsuffizienz können Tricyklika eingesetzt werden.
  - Bei Epileptikern ist die Krampfschwelle herabgesetzt.
  - Beim Einsatz von Lokalanästhetika usw. kann sich die Wirksamkeit von Adrenalin und Noradrenalin beträchtlich erhöhen.
  - Zu vermeiden bei Alkoholikern (Gefahr einer Intoxikation).
  - Sind vermutlich nicht teratogen, sollten jedoch im letzten Trimenon gemieden werden.

Andere Antidepressiva

Johanniskraut (Hypericum perforatum)

- In der kurzfristigen Behandlung von leichten bis mittelschweren depressiven Störungen zeigte ein Auszug aus Hypericum perforatum höhere Wirksamkeit als ein Placebo **Ⓑ**.
- Der Johanniskrautauszug kann die Serumkonzentration und damit die Wirksamkeit von gleichzeitig angewendeten Wirkstoffen wie Ciclosporin, Digoxin, oralen Kontrazeptiva, Theophyllin, Cumarinen und Indinavir erheblich verringern.

Kombination von Antidepressiva

- Bei psychotischer Depression sollte das Antidepressivum mit einem Neuroleptikum kombiniert werden, z.B. mit Risperidon oder Olanzapin, wenn Wahnsymptome oder Halluzinationen auftreten.
- Lithium kann dazugegeben werden, wenn eine adäquate Dosis eines tricyklischen Antidepressivums ungenügend wirkt. Falls die Reaktion weiterhin unzureichend bleibt, können zusätzlich geringfügige, aber allmählich gesteigerte Dosen von Schilddrüsenhormon gegeben werden. Eine Reaktion zeigt sich für gewöhnlich nach 2 Wochen.
- Tricyklische Antidepressiva können auch mit selektiven Serotoninwiederaufnahmehemmern (oder umgekehrt) kombiniert werden.
- Wenn ein sedierendes Antidepressivum bei einem Patienten mit Depression und Schlafstörung gegeben und dabei eine nur unzureichende antidepressive Wirkung erreicht wurde, kann – mit Vorsicht – ein zusätzliches Antidepressivum (kein MAO-Hemmer!) verschrieben werden. Das Risiko eines Serotonin-Syndroms sollte beachtet werden. Der Patient muss darüber aufgeklärt werden, die Medikation sofort zu stoppen und seinen Hausarzt oder den Notdienst zu kontaktieren, wenn folgende Symptome auftreten: starkes Schwitzen, Ataxie, Agitation, Schwindel, Hyperreflexie, Myokonien, Tremor, Diarrhö, Koordinationsstörungen, erhöhte Körpertemperatur, Verwirrtheit oder Hypomanie.
- Wegen des Risikos eines Serotonin-Syndroms dürfen selektive reversible MAO-A-Hemmer nicht mit anderen Antidepressiva kombiniert werden.
- Fluoxetin, Fluvoxamin und Paroxetin können die Plasmakonzentration von tricyklischen Antidepressiva mehr als verdoppeln, da sie die Metabolisierung in der Leber verzögern.

35.42 Clozapintherapie

Hintergrund

- Clozapin ist ein Antipsychotikum, das sich in der Behandlung der therapieresistenten Schizophrenie bewährt hat. Es ist frei von vielen Nebenwirkungen, wie extrapyramidalen Symptomen, Spätdyskinesien oder einer Erhöhung des Serumprolaktinspiegels, die bei anderen Antipsychotika auftreten.
- Zu den schweren Nebenwirkungen von Clozapin gehören **Granulozytopenie oder Agranulozytose** (bei 0,8% der Patienten) sowie nach neueren Berichten auch **Myokarditis und Kardiomyopathie** (0,29% der Patienten) ☻.
- Bei therapieresistenter Schizophrenie ist Clozapin ausschließlich von Fachärzten für Psychiatrie oder von Ärzten mit ausreichender Erfahrung bei der Anwendung der Clozapintherapie zu verschreiben. Bei Psychosen im Zusammenhang mit M. Parkinson kann Clozapin auch von Neurologen verschrieben werden.
- Viele mit Clozapin behandelte schizophrene Patienten können im Rahmen ihres gewohnten Umfelds verbleiben. Aus diesem Grund sollten mit solchen Fällen konfrontierte Allgemeinmediziner mit den Grundsätzen der Überwachung der Clozapintherapie vertraut sein (häufige Labortests, Erkennen von Nebenwirkungen).
- Vor allem in hoher Dosierung kann Clozapin bei 2–5% der Patienten epileptische Anfälle auslösen.
- Eine häufig auftretende Nebenwirkung ist Obstipation, die unbehandelt zu einem paralytischen Ileus führen kann.
- Verschiedene Medikamente, Rauchen und Kaffee können klinisch signifikante Veränderungen der Clozapinkonzentration hervorrufen.
- Falls es notwendig wird, Clozapin abrupt abzusetzen (z.B. aufgrund einer Granulozytopenie), können die Symptome der Schizophrenie innerhalb weniger Tage wieder auftreten. Die meisten Patienten zeigen auch wegen des cholinergen Rebound-Effekts Entzugssymptome.

Dosierung

- Die empfohlene Maximaldosis von Clozapin beträgt 600 mg/Tag. Sie kann in 2–3 Einzeldosen aufgeteilt werden, wobei eine höhere Dosis vor dem Zubettgehen eingenommen werden soll.
- Ein behandelnder Allgemeinmediziner sollte die Dosierung nicht ohne vorherige Rücksprache mit dem für die ursprüngliche Dosierung verantwortlichen Facharzt verändern.

Anwendung und Überwachung der Therapie

- Clozapin sollte nicht gleichzeitig mit Medikamenten verabreicht werden, die eine Myelosuppression hervorrufen könnten. Auch die Verwendung lang wirksamer Depotinjektionen von Antipsychotika ist zu vermeiden.
- Sorgen Sie durch eine Absprache mit dem Untersuchungslaboratorium dafür, dass dem behandelnden Arzt die Ergebnisse des weißen Blutbilds sofort bekannt gegeben und im Patientenblatt vermerkt werden. Monitoring-Formulare können vom Hersteller des Medikaments angefordert werden.
  - Vor Beginn der Clozapintherapie (für gewöhnlich im Krankenhaus) ist ein weißes Blutbild mit Differenzialzählung zu erstellen.
  - Nach Beginn der Therapie ist während der ersten 18 Behandlungswochen wöchentlich ein weißes Blutbild inklusive Bestimmung der Zahl der neutrophilen Granulozyten zu erstellen.
  - Nach 18 Behandlungswochen ist, solange der Patient Clozapin einnimmt, ein weißes Blutbild mindestens 1 × im Monat zu erstellen.
- Bei jeder Konsultation ist der Patient daran zu erinnern, sich bei jeder etwaigen Infektion wie Fieber oder Halsschmerzen sofort zu melden.

Maßnahmen bei Leukozytopenie/Granulozytopenie

- Im Fall einer Infektion oder bei einem weißen Blutbild mit Leukozytenwerten unter $3,5 \times 10^9$ oder neutrophilen Granulozyten unter $2,0 \times 10^9$ sind folgende Regeln einzuhalten:
  - Das weiße Blutbild mit Differenzialzählung ist sofort zu wiederholen.
  - Bei einem weißen Blutbild von $3,0–3,5 \times 10^9$ oder einer Granulozytenzahl von $1,5–2,0 \times 10^9$ sind beide Tests zumindest 2 × wöchentlich zu wiederholen, bis die Werte wieder normal sind.
- Bei einem weißen Blutbild mit Werten unter $3,0 \times 10^9$ oder einer Granulozytenzahl unter $1,5 \times 10^9$
  - ist die Clozapintherapie sofort abzusetzen und das weiße Blutbild täglich zu überprüfen, bis die Werte wieder anzusteigen beginnen (wenn eine Überwachung während des Wochenendes schwierig ist, kann die Untersuchung auf den nächsten Arbeitstag verschoben werden, doch ist der Patient anzuweisen, sich bei Auftreten von Symptomen einer Infektion unverzüglich an die Notaufnahme zu wenden).
- Sinken die Werte des weißen Blutbilds nach Absetzen des Clozapins weiter auf weniger als $2,0 \times 10^9$ oder die Granulozytenzahl auf weniger als $1,0 \times 10^9$,

- so ist die Behandlung unter Anleitung durch einen erfahrenen Hämatologen durchzuführen.
- Der Patient ist zur Überwachung in eine allgemeine Krankenhausabteilung aufzunehmen.
- **Wenn die Clozapintherapie aus hämatologischen Gründen abgesetzt wurde, ist eine weitere Behandlung des Patienten mit Clozapin ausgeschlossen.**

35.43 Medikamentöse Behandlung von Angststörungen und verwandten Störungen

Ziele
- Identifizieren Sie genau die Art der Störung.
- Verschaffen Sie sich einen Überblick über die Faktoren, die zum Störungsbild beitragen und evaluieren Sie das Erfordernis einer medikamentösen Behandlung.
- Vermeiden Sie möglichst eine Dauerbehandlung mit Anxiolytika.
- Überlegen Sie Alternativen zu einer Benzodiazepinbehandlung und die Möglichkeiten einer Psychotherapie.

Verschiedene Angststörungen
- Die Behandlung richtet sich nach der Art des Störungsbildes.
  - So werden etwa generalisierte Angststörungen, Panikstörungen, soziale Phobien und gemischte Angst-Depressions-Störungen medikamentös auf unterschiedliche Weise behandelt.
  - Eine Kurzzeitbehandlung mit Benzodiazepinen ist bei Anpassungsstörungen, die sich in Form von Angstzuständen äußern, und in der akuten Phase einer posttraumatischen Stressreaktion möglich.

Generalisierte Angststörung
- Die am häufigsten auftretende Angststörung.
- Eine medikamentöse Behandlung ist häufig angezeigt, allerdings klarerweise nur als Unterstützung von psychosozialen Maßnahmen. Prädisponierende Faktoren (Stress, Medikamenten- oder Kaffeeabusus usw.) sind zu berücksichtigen.
- Antidepressiva **Ⓐ** (selektive Serotoninwiederaufnahmehemmer [SSRIs] und, wenn notwendig, auch Serotonin-Norepinephrinwiederaufnahmehemmer [SNRIs] oder sedierende tricyklische Antidepressiva) sind bei der Langzeitbehandlung von Angstzuständen wahrscheinlich günstiger als eine Behandlung mit Benzodiazepinen **Ⓒ**.
- Die wichtigsten Unterschiede zwischen den einzelnen Benzodiazepinen sind pharmakokinetischer Natur. Benzodiazepine mit Langzeitwirkung (Diazepam, Chlordiazepoxid, Chlorazepat – in Österreich nicht im Handel) sind vor allem bei chronischen Störungen sowie während der Dosisverringerung und vor dem Absetzen der Medikation zu verabreichen. Oxazepam und Lorazepam haben eine mittlere Wirkungsdauer, und da sie in der Leber nur geringfügig metabolisiert werden, eignen sie sich auch für ältere Menschen und Patienten mit Lebererkrankungen **Ⓐ**.
- Sedierte Personen dürfen kein Fahrzeug lenken. Anxiolytika und sedierende Medikamente mit Benzodiapezinstruktur werden leicht in Drogentests detektiert.
- Zu den häufigsten unerwünschten Wirkungen von Benzodiazepinen zählen Sedierung, Beeinträchtigungen der Psychomotorik und vorübergehende Gedächtnisstörungen.
- Benzodiazepine **Ⓐ** sollten, wenn möglich, nur in niedrigen Dosierungen und über einen kurzen Zeitraum (2–6 Wochen) gegeben werden. Um möglichen Entzugssyndromen vorzubeugen, ist die tägliche Dosierung vor dem Absetzen allmählich zu verringern.
- Buspiron ist eine Nicht-Benzodiazepin- (Azapiron-)Verbindung, deren Wirkung 1–3 Wochen (wie im Falle von Antidepressiva) nach Behandlungsbeginn eintritt. Indikationen sind chronische Angststörungen, bei denen eine sofortige Bekämpfung der Symptome nicht erforderlich ist. Es liegen keine Berichte über Entzugserscheinungen, Beeinträchtigungen der Psychomotorik oder der kognitiven Funktion vor.
- Betarezeptorantagonisten verringern die durch die Stimulation des sympathischen Nervensystems in Verbindung mit Angstzuständen hervorgerufenen Symptome. Wirksam sein können auch Antihistaminika **Ⓐ** oder Pregabalin, in speziellen Fällen Alpha-2-Agonisten (Clonidin) oder niedrig dosierte Neuroleptika.

Panikstörungen
- Siehe Artikel 35.29.
- Wiederholt auftretende, plötzliche Furcht- oder Angstattacken sind charakteristisch für Panikstörungen. Eine Panikattacke kann zu Vermeidungsverhalten (Panikstörung mit Agoraphobie) führen. Die Furcht vor Panikattacken ist oft mit generalisierter antizipativer Angst verbunden.
- Bei Panikstörungen sind selektive Serotoninwiederaufnahmehemmer und Clomipramin Medikamente der Wahl, in der Anfangsphase (wenn eine paradoxe Verschlimmerung der Panikstö-

rung auftreten kann) können unterstützend Benzodiazepine verwendet werden. Buspiron ist bei Panikstörungen offenbar nicht wirksam.

Sozialphobie
- Äußert sich in Situationen, woi sich der Patient durch andere Menschen beobachtet fühlt. Zu den Symptomen gehören erhöhte Herzfrequenz, Palpitationen, Tremor, Beeinträchtigungen des Sprechvermögens und Erröten.
- Betarezeptorantagonisten können bei sozialen Phobien zur Linderung von Symptomen einer Sympathikusstimulierung versucht werden.
- Benzodiazepine können zur kurzfristigen Behandlung von ausgeprägten Symptomen verabreicht werden.
- SSRI, SNRI, oder MAO-Hemmer können bei ausgeprägten Angstsymptomen, die manchmal eine kontinuierliche Behandlung erforderlich machen, eingesetzt werden.

Obsessiv-zwanghafte Störungen
- Äußern sich als wiederholte zwanghafte Gedanken oder Handlungen. Der Patient ist sich der Sinnlosigkeit seiner Handlungen bewusst und versucht, das zwanghafte Verhalten zu unterdrücken, was wiederum zu gesteigerter Angst führen kann.
- Clomipramin und SSRI haben sich bei diesem Störungsbild als wirksam erwiesen. Die Dosierung entspricht jener bei der Behandlung von Depressionen. Die therapeutische Wirkung setzt üblicherweise erst Wochen oder Monate nach Behandlungsbeginn ein.

Gemischte Angst-Depressions-Störung
- Ein relativ neues Krankheitsbild in der ICD-Klassifikation. Keine der beiden Störungen ist eindeutig dominant.
- Häufig sind Antidepressiva indiziert, alternativ dazu kann Buspiron gegeben werden.

Grundregeln
- Die medikamentöse Behandlung von Angststörungen ist nicht in allen Fällen angezeigt, und besondere Merkmale der jeweiligen Störung werden nicht immer entsprechend berücksichtigt. Eine sorgfältig gewählte medikamentöse Therapie kann viele Symptome von Angststörungen weitgehend verringern.
- Die besten Ergebnisse bei Angststörungen lassen sich durch die Kombination von Psychopharmaka mit psychotherapeutischer Behandlung erzielen. Kognitive Therapien, Verhaltenstherapien und dynamische Psychotherapien erweisen sich vor allem bei der Behandlung von persistierenden Angststörungen als nützlich.

35.45 Langfristige Einnahme von Benzodiazepinen und Benzodiazepinentzug

Zielsetzungen
- Eine Entzugsbehandlung ist indiziert, wenn die schädlichen Wirkungen der Medikation ihren Nutzen überwiegen.
- Es sollte immer derselbe Arzt die Benzodiazepinrezepte für einen bestimmten Patienten ausstellen.
- Ein Entzug sollte langsam und schrittweise über einen Zeitraum von einigen Wochen oder Monaten durchgeführt werden.
- Etwaige außerdem noch bestehende psychiatrische Probleme oder ein Substanzmissbrauch sollten gleichzeitig behandelt werden.
- Das Risiko, dass der Patient eine Abhängigkeit entwickelt, kann reduziert werden, wenn gleich bei der ersten Verschreibung des Wirkstoffs Medikationspausen eingeplant werden.

Grundsätzliches zur Diagnosestellung
- Eine Benzodiazepinabhängigkeit (ICD-10 Code F13.2) ist charakterisiert durch eine Toleranzentwicklung (die Wirksamkeit lässt allmählich nach), die Notwendigkeit einer Dosiserhöhung und das Auftreten von Entzugssymptomen, wenn die Dosis reduziert wird (Tab. 35.45.1), sowie die Fortführung der Einnahme trotz eindeutig schädlicher Folgen.
- Es gibt 3 häufige Formen der Benzodiazepinabhängigkeit: Beim schädlichen Gebrauch von Benzodiazepinen (ICD-10 Code| F13.1) ist der Patient nicht abhängig, aber der Wirkstoff kann körperliche oder mentale Schäden verursachen, etwa Verhaltensstörungen. Zum Benzodiazepinentzugssyndrom (ICD-10 Code F13.3) zählen spezifische körperliche Symptome (Tab. 35.45.1). Mit einer Verzögerung von ein paar Wochen ist auch ein Delir möglich (ICD-10 Code F13.4).
  - **Abhängigkeit bei gebräuchlicher therapeutischer Dosierung** (Niedrigdosisabhängigkeit): iatrogen; bei betagten Personen oder bei Patienten in Langzeitpflege ist nach einigen Jahren der Einnahme etwa die Hälfte dieser Patienten betroffen.
  - **Eskalierende Abhängigkeit**: Zuerst werden Benzodiazepine in der Standarddosierung eingenommen. Der Patient braucht dann allmählich höhere Dosierungen und geht zu verschiedenen Ärzten, um mit mehreren Rezepten dann auf die immer höher werdende Dosis zu kommen.
  - **Polysubstanzmissbrauch**: Der Patient benutzt Benzodiazepine als „Freizeit-/Entspannungs-

Tabelle 35.45.1 **Benzodiazepinentzugssymptome**
affektive und kognitive Störungen
Angst, Furchtsamkeit
allgemeines Unwohlsein, Reizbarkeit
Pessimismus
wiederkehrende obsessive/zwanghafte Vorstellungen, Misstrauen
Schlafstörungen
Schlaflosigkeit, gestörter Schlaf-Wach-Rhythmus, Tagesmüdigkeit
körperliche Zeichen und Symptome
Tachykardie (Herzfrequenz über 100/min), Hypertonie
Hyperreflexie, erhöhter Muskeltonus, Myoklonien, Tremor, Ataxie
Agitation, motorische Unruhe
Myalgie, Arthralgie
Übelkeit, verstopfte Nase
Schwitzen
Tinnitus
Grand-mal-Anfälle
Wahrnehmungsstörungen
Depersonalisationserscheinungen (vorübergehende Entfremdung vom eigenen Ich)
verschwommenes Sehen, Hyperakusis
Illusionen, Halluzinationen

droge" um „high" zu werden, oder um den „High"-Zustand, den er mittels anderer Freizeitdrogen erreicht hat, noch zu steigern oder um eine Entzugssymptomatik zu lindern.
- Das Absetzen der Benzodiazepine kann theoretisch folgende Entzugserscheinungen nach sich ziehen: Rückfall (Wiederauftreten der früheren Symptomatik; d.h. die ursprüngliche Angststörung kehrt zurück), Rebound-Effekt (vorübergehende Verschlimmerung der ursprünglichen Symptomatik) und die eigentlichen Entzugssymptome.

Erstuntersuchungen

- Die folgenden Punkte sollten geklärt werden:
  ○ Das wahre Ausmaß der Dosierung und die Dauer der Einnahme; es sollten Daten von allen vorangegangenen Behandlungen eingeholt werden.
  ○ Was denkt der Patient über seinen Medikamentengebrauch und sieht er die Notwendigkeit für einen Entzug?
  ○ Gegenwärtiger Substanzmissbrauch und Anamnese: welche Substanzen, wie viel davon, welche Therapieansätze wurden versucht?
- Der Nutzen in Gegenüberstellung zu den schädlichen Wirkungen sollte mit dem Patienten besprochen werden.
  ○ Benefit einer langfristigen Einnahme:
    – In einigen Fällen reichen Therapiealternativen nicht aus, um Angststörungen oder Schlafstörungen in den Griff zu bekommen, ferner kann die Medikation auch klar von Vorteil sein für die Behandlung einer aktuell bestehenden psychiatrischen oder neurologischen Erkrankung.
  ○ Schädliche Wirkungen bei langfristiger Einnahme:
    – Alle Benzodiazepine sind mit dem Risiko einer Abhängigkeitsentwicklung assoziiert.
    – Benzodiazepine entfalten eine sedierende Wirkung, sie machen den Patienten anfällig für Unfälle, verursachen Störungen der kognitiven Funktion und können zu Verwirrung und Agitation führen, insbesondere bei Demenzpatienten.
    – Gelegentlich reduzieren sie die Fähigkeit des Patienten, seine Impulse zu kontrollieren, was zu Substanzmissbrauch und gewalttätigem Verhalten führt. Ist bereits ein Substanzmissbrauch gegeben, so verstärken Benzodiazepine das Alkohol-Craving.
    – Benzodiazepine passieren die Plazentaschranke.
    – Benzodiazepine können gefährliche Situationen im Straßenverkehr oder am Arbeitsplatz verursachen.
    – Sehr hohe Dosierungen sind lebensbedrohlich, genauso wie unter Umständen Polysubstanzmissbrauch auch nur geringen Ausmaßes.
    – Der Nutzen von Schlaftabletten ist nur für eine kurzfristige Einnahme dokumentiert.
    – Es liegen keine Beweise dafür vor, dass Benzodiazepine bei der Therapie einer Alkoholabhängigkeit von Nutzen wären.
  ○ Benefits in Verbindung mit einem Entzug:
    – Es entsteht ein realistisches Bild vom Ausmaß des aktuellen Medikamentenkonsums.
    – Grundsätzlich befreit sich der Patient von unnötiger und schädlicher Medikation und erfährt so eine Verbesserung seiner Lebensqualität.
  ○ Probleme in Verbindung mit einem Entzug:
    – Es kann zu einer vorübergehenden Verstärkung der Angstsymptomatik und zu einer Rebound-Insomnie kommen (insbesondere wenn der Entzug zu rasch vorgenommen wird).
    – Ein Entzug erfordert Motivation, Zeit, Geduld und Bereitschaft zur Zusammenarbeit, auch von Seiten des Arztes.
- Die korrekte Diagnose muss im Einklang mit der offiziellen Klassifikation der Erkrankungen gestellt und im Krankenblatt des Patienten notiert werden.
- Es ist sinnvoll, mit dem Patienten offen über die diagnostischen Kriterien (gemäß ICD), die Entzugssymptomatik (Tab. 35.45.1) und auch über

Nutzen und schädliche Wirkungen der Medikation zu sprechen (siehe oben).
- Jede bestehende psychiatrische Störung sollte abgeklärt und, wenn indiziert, therapiert werden. Bei Stimmungsschwankungen und Angststörungen, sollten zumindest 2–3 Wochen vor dem Benzodiazepinentzug SSRIs oder eine andere geeignete Medikation gestartet werden.
- Eine kontrollierte langfristige Einnahme kann erwogen werden, wenn die schädlichen Wirkungen des Entzugs den erwarteten Nutzen überwiegen. Eine Abhängigkeit ist an sich noch kein Grund für einen Entzug, vorausgesetzt der behandelnde Arzt kommt zu der Ansicht, dass eine langfristige Einnahme keinen Schaden verursacht.
- Ein Entzug wird empfohlen, wenn dadurch eine Verbesserung des allgemeinen Gesundheitszustands des Patienten zu erwarten ist.

Therapiestaging und Indikation für die Zuziehung eines Spezialisten

- Im Bereitschaftsdienst:
  - Der Patient sollte an seinen behandelnden Arzt (Hausarzt) verwiesen werden.
  - Grundsätzlich sollten keine Rezepte für Sedativa ausgestellt werden, Medikamente für akute Entzugssymptome sollen jedoch verschrieben werden (siehe 40.10).
  - Symptome eines Intoxikanzien- oder Medikamentenentzugs werden nur behandelt, wenn objektive Manifestationen präsent sind (bedrohliches Verhalten gilt nicht als Entzugssymptom und man kann den Patienten bitten, später wieder in die Ambulanz zu kommen, oder es kann die Einweisung in eine Betreuungseinrichtung empfohlen werden [40.10]).
- Ein Entzug kann im Rahmen der primären Gesundheitsversorgung gestartet werden, vorausgesetzt,
  - die aktuelle Dosis ist niedriger als das 1 ½-fache der maximal empfohlenen Tagesdosis.
  - der Patient leidet nicht an einer schweren psychiatrischen Erkrankung und weist keinen Polysubstanzmissbrauch auf.
  - der Patient ist gewillt, sich dem Therapieplan zu unterwerfen.
- Eine psychiatrische Konsultation wird empfohlen, wenn
  - der Patient nicht voll kooperativ ist,
  - Anzeichen einer schweren Persönlichkeitsstörung vorhanden sind oder der Patient entweder an einer nicht eingestellten schweren Depression oder schweren Angststörung leidet oder in der Anamnese eine psychotische Erkrankung aufweist,
  - die Medikation mit Benzodiazepinen 4 Monate lang ohne Entzugsversuch aufrechterhalten worden ist (die Konsultation sollte unter anderem die Diagnose verifizieren und Therapiealternativen ausloten).
- Eine Konsultation mit einem Psychiater oder einem anderen auf dem Gebiet des Entzugs erfahrenen Arzt beziehungsweise eine Überweisung an eine Drogenklinik ist indiziert, wenn
  - frühere Entzugsversuche gescheitert sind,
  - die aktuelle Dosis mehr als das 1 ½-fache der maximal empfohlenen Tagesdosis beträgt,
  - der Patient Benzodiazepine in Dosierungen einnimmt, die die empfohlene maximale Tagesdosis überschreiten, ohne einen Entzugsversuch gemacht zu haben (während des Konsiliums sollte unter anderem auch eine Abwägung zwischen Nutzen und unerwünschten Wirkungen erfolgen),
  - es sich um einen Patienten mit Polysubstanzmissbrauch oder hohem Alkoholkonsum handelt.
- Eine Konsultation mit einem Neurologen ist indiziert, wenn der Patient
  - Krampfanfälle in der Anamnese aufweist,
  - an einer neurologischen Erkrankung leidet, die wahrscheinlich auf eine Benzodiazepintherapie ansprechen würde.
- Eine stationäre Aufnahme (Station eines allgemeinen oder Sonderkrankenhauses, psychiatrische Abteilung) für die gesamte Dauer der Entzugstherapie, mindestens aber während ihrer ersten Phase ist indiziert, wenn
  - die aktuelle Benzodiazepindosis mehr als 2 × so hoch ist wie die empfohlene maximale Tagesdosis (schwere Hochdosisabhängigkeit),
  - die Höhe der aktuellen Dosis nicht verlässlich bestimmt werden kann,
  - der Patient von mehreren Substanzen abhängig ist oder in seiner Anamnese ein wiederholter Polysubstanzmissbrauch aufscheint,
  - der Patient an anderen schweren Begleiterkrankungen leidet (wie eine signifikante Schlafapnoe, eine koronare Herzkrankheit, eine schwere Depression),
  - der Patient Barbiturate einnimmt (Anmerkung: In Österreich nicht mehr zugelassen).

Therapieplan

- Der Therapieplan, sowohl für den langfristigen Gebrauch des Medikaments als auch für den Entzug, muss schriftlich festgelegt werden. Die relevanten Blätter der Krankengeschichte können auch kopiert und dann vom Patienten unterschrieben werden.
- Der Patient muss sich schriftlich damit einverstanden erklären, dass
  - alle relevanten Daten von früheren Therapieplätzen angefordert werden dürfen,
  - eine Kopie des Therapieplans sofort an alle vorherigen Therapieplätze geschickt werden

darf, später gefolgt von Information über seine Therapiefortschritte oder das Scheitern der Therapie,
- in bestimmten Fällen lokale Apotheken gebeten werden, Auskunft über die Medikamenteneinkäufe des Patienten im letzten Jahr zu geben.
- Der Patient sollte darüber aufgeklärt werden, dass während der Entzugstherapie stichprobenartig Drogentests durchgeführt werden, entweder mittels Atemanalyse oder Urintest (Point-of-care-Tests auf Benzodiazepine sind jedoch relativ ungenau).
- Der Patient sollte im Voraus darüber informiert werden, dass seine Rezepte nicht erneuert werden, auch wenn er behauptet, dass er sie verloren hat oder sie ihm gestohlen worden sind (jedoch müssen akute, objektiv wahrnehmbare Entzugssymptome sofort behandelt werden, wenn dies indiziert ist).
- In komplizierten Fällen (wenn sich die Dosis von den offiziellen Dosierungsempfehlungen unterscheidet oder wenn der Verdacht besteht, dass die Betreuung durch eine zentrale Stelle nicht den gewünschten Erfolg bringt, oder wenn in der Vergangenheit schon mehrere Entzugsversuche fehlgeschlagen sind) kann mit einer geeigneten Apotheke auch eine spezielle Vereinbarung getroffen werden. Siehe auch 40.10.
- Man kann den Patienten auffordern, über seine Medikamenteneinnahme Tagebuch zu führen. Ein solches Tagebuch hilft dem Patienten auch, Risikosituationen zu erkennen, sodass er sich dann alternative Strategien zur Bewältigung der Situation überlegen kann.

Bestimmung der Anfangsdosis

- Der Entzug sollte mit einer Dosis gestartet werden, die hoch genug ist, um keine Entzugssymptome auszulösen (Tab. 35.45.1), die aber den Patienten schlafen lässt.
  - Notfallmäßige Beurteilung von Entzugssymptomen: Herzfrequenz, Blutdruck, Tremor, Schwitzen.
  - Die Entzugssymptome können auch mithilfe des Entzugs-Skala-Fragebogens CIWA-B (Clinical Institute Withdrawal Assessment-Benzodiazepines) evaluiert werden.
- Bei der stationären Betreuung kann die Diazepamdosis alle 2 Stunden um 20 mg erhöht werden (bis zu 200 mg/24 h), aber nur, wenn der Patient klinische Entzugssymptome und keine Anzeichen einer Sedierung zeigt.
- In den meisten Fällen ist es möglich, sehr hohe Anfangsdosierungen innerhalb etwa 1 Woche zu halbieren (bei stationärer Betreuung), insbesondere wenn das verwendete Medikament Diazepam war.

- Die Dosis kann entweder langsam oder in Relation zur Schwere der Entzugssymptome reduziert werden; bei der stationären Betreuung besteht kein wesentlicher Unterschied zwischen diesen 2 Methoden.
- Carbamazepin oder Natriumvalproat können während des Benzodiazepinentzugs als adjuvante Medikation eingesetzt werden. Mehr Details zu adjuvanten Medikamenten unten.
- Wenn ein vorheriger Entzugsversuch gescheitert ist oder der Patient sehr anfällig für Entzugssymptome ist oder die verwendeten Wirkstoffe nur sehr kurzfristig wirksam sind, kann es sinnvoll sein, für eine Zeitspanne von 1–2 Wochen auf Diazepam umzusteigen, wobei die Wirkungsäquivalente zu berücksichtigen sind (Tabelle 35.45.2). Bezüglich eines langsamen Entzugsplans für ambulante Patienten, siehe www.benzo.org.uk/manual/bzsched.htm

Entzug bei niedrig und bei hoch dosierter Medikation

- Wenn die vom Patient eingenommene Dosis höher als die maximale empfohlene Tagesdosis ist, sollte sie alle 1–2 Wochen um 10–25% reduziert werden.
  - Die maximale empfohlene Tagesdosis beträgt etwa 40 mg bei Diazepam, 120 mg bei Oxazepam und 6 mg bei Alprazolam.
- Wenn die vom Patient eingenommene Dosis geringer ist als die maximale empfohlene Tagesdosis oder wenn sie dieser entspricht, sollte die Dosis alle 2–3 Wochen um 10–20% reduziert werden. Alle Hypnotika müssen langsam ausgeschlichen werden, auch wenn sie nur kurzfristig angewendet worden sind.
- Wenn Probleme in Form einer verstärkten Entzugssymptomatik auftreten, dann sollte die Dosis nicht erhöht, aber die Entzugsgeschwindigkeit verlangsamt werden.
  - Entzugssymptome entwickeln sich innerhalb von 1–2 Tagen nach der Reduktion oder nach dem Absetzen von kurzfristig wirksamen Benzodiazepinen, aber bei langfristig wirksamen Benzodiazepinen kann es 2–14 Tage dauern, bis sich nach der Dosisreduktion oder nach dem Einstellen der Einnahme eine Entzugssymptomatik zeigt.
  - Es wird empfohlen, in diesem Stadium jede Einnahme „nach Bedarf" zu vermeiden; das Ziel sollte die Einnahme der Medikamente in vorbestimmten regelmäßigen Abständen sein.
- Mit dem Patienten sollte mindestens 1 × monatlich ein Kontrolltermin vereinbart werden, am Anfang öfters. Die Entzugssymptomatik sollte offen besprochen und der Patient bei seinem Entzugsversuch unterstützt werden.

- Kompromisse können geschlossen werden, was die Geschwindigkeit des Entzugs, aber nicht was das Ziel betrifft **B**.

Nachsorge und Prognose

- Auch wenn der Entzug schon erfolgreich abgeschlossen wurde, sind Nachsorgetermine für den Patient hilfreich (Risiko eines Rückfalls oder anderer psychiatrischer Symptome).
- Verschiedene Selbsthilfe- und Diskussionsgruppen stehen zur Verfügung.
- Bei etwa 70–80% der Patienten ist nach einer Niedrigdosismedikation ein schrittweiser Entzug erfolgreich und läuft ohne größere Probleme ab. Bei hoch motivierten Patienten mit Polysubstanzmissbrauch verläuft in 1 von 4 Fällen der 1. Entzugsversuch erfolgreich. Schwere Persönlichkeitsstörungen beeinträchtigen die Prognose, insbesondere bei Patienten mit Polysubstanzmissbrauch.
- Bei Patienten mit Polysubstanzmissbrauch zeigt im Allgemeinen eine kognitive Verhaltenstherapie keine höhere Erfolgsrate beim Entzug als eine herkömmliche Betreuung in einer Drogenklinik.
- Nach dem Benzodiazepinentzug bedürfen viele Patienten einer Therapiealternative für das Management ihrer Angststörungen oder Depressionen.

Erfolgloser Entzug

- Sollte der Entzugsversuch scheitern, muss der Patient ermutigt werden, es noch einmal zu versuchen; eine vorwurfsvolle Haltung ist hier nicht hilfreich.
- Frühere Therapieplätze sollten, wie im Therapieplan vorgesehen, über den erfolglosen Entzugsversuch informiert werden.
- Konsultationen mit einem Spezialisten wie oben beschrieben.
- Es kann ratsam sein, zuerst auf Diazepam oder ein anderes lang wirksames Benzodiazepin umzusteigen (Umstellung schrittweise über einen Zeitraum von 1–2 Wochen hinweg unter Beachtung der unterschiedlichen Potenz der beiden Wirkstoffe, siehe Tab. 35.45.2).
- Adjuvante Medikamente können in Betracht gezogen werden. Sie zeigen zwar in der Regel nur einen geringen Benefit, aber ihr versuchsweiser Einsatz ist insbesondere dann angezeigt, wenn ein vorangegangener Entzugsversuch fehlgeschlagen ist.
  - Die Verabreichung von Propranolol 2–3 × 10–20 (bis zu 40) mg täglich kann sich für die Linderung von körperlichen Symptomen, die durch das überaktive autonome Nervensystem hervorgerufen werden, als hilfreich erweisen.
  - Valproat und Carbamazepin **B**, möglicherweise auch Oxcarbazepin, Gabapentin und Topiramat, können die Entzugssymptomatik etwas lindern oder zumindest die Erfolgschancen steigern und Krampfanfälle verhindern.
  - Sedierende Antidepressiva (Mirtazapin, Mianserin, Amitriptylin) sind ebenso schlaffördernd wie etwa 25–100 mg Hydroxyzin; bezüglich der Antidepressiva siehe 35.41. Imipramin erleichtert den Entzug bei Patienten mit einer generalisierten Angststörung, ebenso Pregabalin.
  - Die Wirkung von Buspiron ist bei Patienten mit einer Drogenabhängigkeit ungenügend **B**. Bei Patienten mit generalisierten Angststörungen konnten jedoch damit einige Erfolge erzielt werden.

Tabelle 35.45.2 **Eigenschaften von Benzodiazepinen**

Medikament	Äquivalenz-Dosis, mg[1]	Zeit bis zur Peak-Konzentration, in min	Halbwertszeit, in h (aktive Metaboliten)
Alprazolam	1	40–120	6–12
Diazepam	10	20–90	20–50 (36–200)
Clonazepam	0,5–1	60–240	18–50
Chlordiazepoxid	25	50–120	5–30 (36–200)
Lorazepam	2	60–120	10–20
Midazolam	5–10	20–45	1–3
Nitrazepam	10	30–240	15–38
Oxazepam	30	120–240	4–15
Temazepam	20	30–60	8–22
Triazolam	0,25	50–150	2–5
Zaleplon[2]	20	30–60	2
Zolpidem[2]	20	30–180	2–4
Zopiclon[2]	15	50–240	4–8

[1] Diese Medikamente haben eine unterschiedliche Pharmakokinetik, aber diese Richtwerte können anfangs benutzt werden, zum Beispiel beim Umstieg von einem kurz wirksamen Pharmakon auf Diazepam.
[2] Hypnotika ähnlich den Benzodiazepinen

- Melatonin (2–6 mg) erwies sich gelegentlich als hilfreich bei Schlafstörungen während der Entzugsperiode.
- Die unter der Aufsicht eines Anästhesisten erfolgte Gabe von Dexmedetomidin trug dazu bei, bei einem Entzug von Benzodiazepinen und Opioiden eine schwere Entzugssymptomatik abzuwenden; dies war auch bei Kindern der Fall.
- Es sollte immer daran gedacht werden, dass adjuvante Medikamente ihre eigenen Nebenwirkungen und Kontraindikationen haben.

Wie man eine Abhängigkeit vermeidet

- Wenn Benzodiazepine oder andere Hypnotika verschrieben werden, sollten sich der Arzt und der Patient darüber einig sein, wann die Medikation wieder abgesetzt werden soll.
- Bei der Therapie von Angstsymptomen (35.31), (35.43) oder Schlafstörungen (35.03) sollten immer auch Behandlungsalternativen bedacht werden.
- Es muss immer die kleinste wirksame Dosis zum Einsatz kommen. Der Patient kann versuchen, von Zeit zu Zeit auf die Medikation zu verzichten.
- Bei einer niedrigen Dosierung kann der einfache Ratschlag des Arztes, doch die Dosis zu reduzieren, durchaus Wirkung zeigen und zu einer geringeren Medikamenteneinnahme des Patienten führen.
- Die Art und Weise, wie Benzodiazepinderivate eine Abhängigkeit verursachen, unterscheidet sich von Produkt zu Produkt. Es ist daher besser, ausgenommen in Akutsituationen, Wirkstoffe wie Oxazepam oder Chlordiazepoxid zu bevorzugen (langsamerer Wirkungseintritt). Zu den Medikamenten, die zu vermeiden sind, zählen Diazepam, Lorazepam und Alprazolam, zumindest bei Patienten mit einem bekannten Drogenabhängigkeitsproblem.
- Es sollten keine Rezepte für große Mengen ausgestellt werden; es ist besser, öfter ein Rezept auszustellen. Wenn der Patient behauptet, dass ein Rezept verloren gegangen ist, dann dürfen keine erneuerbaren Rezepte mehr ausgestellt werden.
- Die Gründe für eine langfristige Einnahme sollten zumindest 1 × jährlich reevaluiert werden. Die Haltung des Arztes sollte dabei nicht moralisierend, sondern objektiv sein.
- Es sollte mit Kollegen vereinbart sein (z.B. im Rahmen des Bereitschaftsdienstes), dass bei der ersten Vorstellung prinzipiell keine Benzodiazepine verschrieben werden – außer in Notfällen mit eindeutiger Indikation. Dies sollte auch den Patienten offen zur Kenntnis gebracht werden.

35.50 Psychotherapie in der Allgemeinmedizin

Der Bedarf an Psychotherapie in der Allgemeinmedizin

- Im allgemeinmedizinischen Bereich kann nur bei der Hälfte der Patienten eine klar definierte, traditionelle medizinische Diagnose gestellt werden. Die andere Hälfte der Patienten leidet an Beschwerden und Symptomen, die mit seelischen Nöten, Lebensereignissen, Problemen mit der Familie oder anderen sozialen Beziehungen in Zusammenhang stehen. Zur Behandlung dieser Patienten kann in der allgemeinärztlichen Praxis ein psychotherapeutischer Ansatz sehr hilfreich sein.
- Allgemeinmediziner begegnen vielen Patienten mit psychosomatischen Störungen. Sehr oft gilt die Aufmerksamkeit aber mehr den somatischen Beschwerden, und die Patienten werden zu Spezialisten überwiesen, bei denen die Behandlung womöglich weniger wirksam ist als beim gut geschulten Allgemeinmediziner.

Praktische Erwägungen

- Alle Behandlungen auf der Basis einer guten Arzt-Patienten-Beziehung haben psychotherapeutische Effekte.
- Je besser diese Beziehung ist, desto leichter kann der Arzt beurteilen, ob der Patient tatsächlich eine Psychotherapie braucht und welche Behandlungsform zu wählen ist.
- In der allgemeinärztlichen Praxis ist eine spezifische psychiatrische Diagnose nicht immer nötig. Wichtiger ist es, sich ein umfassendes Bild vom Patienten, seiner Familie und seinem sozialen Umfeld zu machen. Ebenso wesentlich ist es, die Ängste des Patienten, seine Stimmungslage, Gefühle von Schuld und Scham, seine Lebensfreude oder seinen Lebensüberdruss und mögliche Selbstmordgedanken zu erkennen.
- Falls der Arzt seinen Therapieansatz auf die Familie des Patienten erweitern will, lässt sich seine Arbeit als familienorientiert definieren, wobei die therapeutische Wirkung über den behandelten Patienten hinausgeht.

Auswahl an Therapiemöglichkeiten für den Allgemeinmediziner

Supportive (unterstützende) Psychotherapie

- Eine vorzügliche Behandlungsmethode, wenn der Patient Symptome zeigt, die auf eine aktuelle Notlage und Konflikte hinweisen, bei denen anzunehmen ist, dass lediglich eine vorübergehende Hilfe notwendig ist.

- Zielt darauf ab, die Fähigkeiten des Patienten zu stärken, und ist für Allgemeinmediziner geeignet, die keine spezielle psychotherapeutische Ausbildung haben.
- Obwohl es in der supportiven Psychotherapie nicht um Übertragung und Gegenübertragung geht, sollte sich der Arzt dieser Phänomene bewusst sein.
- In der unterstützenden Therapie nimmt der Arzt eine empathische, menschliche, verständnis- und respektvolle Haltung ein und vermittelt zugleich Zuversicht und Sicherheit.
- Für diese Therapie sollte immer genügend Zeit reserviert sein, um eine hektische Atmosphäre zu vermeiden.
- Der Arzt muss sich seiner eigenen negativen oder aggressiven Gefühle bewusst sein und sie kontrollieren, damit sie nicht in die Therapie einfließen. Man sollte beachten, dass sich eine mögliche anfängliche Abneigung gegen einen Patienten ändern kann, wenn man ihn mit der Zeit besser versteht.
- Wenn die Therapie längere Zeit dauert, besteht die potenzielle Gefahr einer Abhängigkeitsbeziehung zwischen Arzt und Patient. In solchen Fällen sollte die Therapie darauf abzielen, den Patienten zur Unabhängigkeit zu ermutigen. In der Praxis bedeutet dies zum Beispiel, Therapiesitzungen in längeren Zeitabständen zu vereinbaren. Der Patient wird dazu ermutigt, seine eigenen Entscheidungen zu treffen. Eine autoritäre Haltung ist zu vermeiden.

Krisenintervention
- Die Grundregeln einer Krisenintervention sind weitgehend dieselben wie für eine unterstützende Therapie. Allerdings müssen hier wesentlich rascher Lösungen gefunden werden.
- Die Behandlung beginnt oft in einer Notfallsituation; der typische Fall ist ein Patient mit panischen Angstzuständen, im Stadium extremer Unentschlossenheit oder in Suizidgefahr. Selbstmordgedanken sollten offen besprochen werden, um dem Patienten dabei zu helfen, zu neuer Hoffnung und einem realistischen Optimismus zu finden sowie Ideen zur Lösung der Angst zu entwickeln.
- In der akuten Krise ist es sehr wichtig, dass der Arzt ruhig, zuversichtlich und empathisch bleibt. Wenn der Patient das Gefühl hat, dass der Arzt sich für seine Situation interessiert, verständnisvoll ist und keine Eile hat, wird es leichter für ihn sein, einen Ausweg aus der Krise zu finden. Wenn man dem Patienten die Möglichkeit gibt, den Arzt telefonisch zu erreichen, wird er sich sicherer fühlen.
- Zu Beginn der Behandlung kann es sinnvoll sein, die Psychotherapie mit einer kurzfristigen medikamentösen Behandlung zu kombinieren.
- In eine Krisenintervention sollten alle Familienangehörigen und sonstige von der Krise betroffenen Personen miteinbezogen werden.

Familienorientierte Therapie
- Eine Familientherapie kann von Nutzen sein, wenn ein Familienangehöriger schwere psychische oder psychosomatische Probleme hat oder wenn innerhalb der Familie Erkrankungen oder Symptome auftreten, die mit einer schwierigen Lebenssituation verknüpft sind.
- Das Ziel ist es, dabei zu helfen, dass sich die Beziehungen innerhalb der Familie so entwickeln, dass die Probleme oder die Erkrankung gelindert oder gelöst bzw. geheilt werden. Ein weiteres Ziel besteht darin, zukünftige Probleme und Erkrankungen in der Familie zu verhindern. Therapeutische Gespräche mit der Familie können dieser ebenfalls dabei helfen, eine Art Selbstwirksamkeit in Gang zu bringen und bessere Beziehungen untereinander zu entwickeln.
- In der Praxis besteht Familientherapie in Empathie, der Konfrontation mit Verlust und Trauer, dem Auffinden der Stärken und Ressourcen innerhalb der Familie sowie im Verbessern ihrer Fähigkeiten zur Problemlösung. Das Ziel ist es, einen Prozess in Gang zu bringen, der ohne eine langjährige Therapie zur Heilung führt.
- Am besten sind die Ergebnisse, wenn ein multiprofessionelles Team die Wichtigkeit der familienorientierten Therapie akzeptiert und wenn ein oder mehrere Mitglieder dieses Teams über eine spezielle Ausbildung in Familienmedizin und Familientherapie verfügen.

Supervision als Hilfe bei Psychotherapie in der allgemeinärztlichen Praxis

- Am besten setzt der Allgemeinmediziner die Psychotherapieform ein, mit der er vertraut ist. Je öfter ein Arzt Psychotherapie einsetzt, desto mehr Patienten werden zu ihm kommen, die Nutzen aus dieser Behandlung ziehen, denn es gibt einen erheblichen Bedarf an psychotherapeutischer Unterstützung. Sehr häufig kann dies auch eine Belastung für den Arzt darstellen. Anzeichen von Erschöpfung sollten daher rechtzeitig erkannt werden, und der Arzt sollte die Möglichkeit zur Weiterbildung oder Supervision haben, zum Beispiel in Form von Balint-Gruppen oder einer Einzelsupervision.

35.51 Psychotherapieformen für Erwachsene

Ziele

- Hürden für die psychische Entwicklung und Reifung des Patienten erkennen und beseitigen,
- Dem Patienten dabei helfen, besseren Einblick in das eigene Fühlen, Denken und Handeln zu gewinnen sowie einschätzen zu können, ob dieses Fühlen, Denken und Handeln angemessen ist.
- Den Patienten unterstützen, neue Wege im Umgang mit zwischenmenschlichen Beziehungen zu finden.

Überweisung zur Psychotherapie

- Nach Schätzungen könnten 2–3% der Bevölkerung von einer Psychotherapie profitieren.
- Um die Notwendigkeit und Begründung für eine Psychotherapie festzustellen, bedarf es einer Facharztkonsultation.
- Der Allgemeinmediziner sollte immer an Psychotherapie als Behandlungsoption denken, vor allem, wenn ein Patient psychiatrische Symptome entwickelt ❸. Psychotherapie ist wirksamer, wenn Diagnose und Behandlung bereits im Frühstadium stattfinden.
- Psychotherapie ist zusätzlich zu erwägen,
  - wenn der Patient an einer nicht psychotischen Störung mit Symptomen einer Angststörung, einer Depression oder Persönlichkeitsstörung leidet, die seine Arbeitsfähigkeit oder die sozialen Beziehungen beeinträchtigen.
  - bei psychischen Störungen von Jugendlichen.
  - wenn medikamentöse Therapie und Krisenintervention keine Wirkung zeigen und die Medikation sich allmählich zur Dauerlösung entwickelt.
  - wenn der Patient ein größeres Bedürfnis empfindet, sich selbst zu verändern als sich seiner Umgebung anzupassen.
- Die Kombination von Psychotherapie und Medikation zeigt oft gute Wirkungen, aber eine Psychotherapie kann durchaus auch als alleinige Behandlungsform angewendet werden.

Formen der Psychotherapie

- Über 400 verschiedene Techniken der Psychotherapie werden in der Literatur beschrieben. Die meisten davon sind Abwandlungen der folgenden 6 Hauptformen:
  - psychodynamische Psychotherapie
  - kognitive Psychotherapie
  - interpersonale Psychotherapie
  - systemische Psychotherapie und Familientherapie
  - Gruppentherapie
  - unterstützende Psychotherapie

Psychoanalytische (psychodynamische) Psychotherapien

- Grundlage:
  - Beurteilen der Auswirkungen früherer Erlebnisse auf derzeitige Funktionsmuster (Denken, Fühlen, Handeln, Vorstellungen)
- Ziele:
  - Dem Patienten helfen, seinen eigenen Lebensentwurf zu verstehen und wirksame Alternativen für eine gelungenes Selbst zu finden, die ihm mehr Selbständigkeit verschaffen.
- Methode:
  - therapeutische Beziehung
  - freie Assoziation
  - Analyse der Abwehrmechanismen und Interpretation von Übertragungen, Gegenübertragungen, insbesondere in Bezug auf den Therapeuten/die Therapeutin.
  - Die Schwerpunkte der jeweiligen psychoanalytischen Schule sind unterschiedlich und richten sich nach der spezifischen Ausprägung der psychischen Störung.
- Indikationen:
  - Analytische Psychotherapien wirken am besten bei neurotischen Störungen, z.B. bei Zwangsstörungen, Angststörungen und dissoziativen Störungen, bei psychiatrischen Symptomen infolge von somatischen Erkrankungen, bei Dysthymie, Anpassungsstörungen sowie bei leicht bis mittelgradigen Stimmungs- und Persönlichkeitsstörungen.
  - Persönlichkeitsstörungen und komorbide Zustandsbilder, bei denen Merkmale einer Persönlichkeitsstörung eine maßgebliche Rolle spielen, bilden eine wesentliche Indikation für analytische Psychotherapie. Komorbidität bei Persönlichkeitsstörungen ist in Zusammenhang mit den meisten psychiatrischen Diagnosen relativ häufig: zu 56% bei Angststörungen, 41% bei Phobien, 41% bei schwerer Depression und 22% bei Sozialphobien. Bei psychischen Störungen, die zu Arbeitsunfähigkeit führen, besteht häufig eine Komorbidität mit einer Persönlichkeitsstörung. Dieses Faktum sollte für geplante Rehabilitationsmaßnahmen berücksichtigt werden. Randomisierte Studien haben gezeigt, dass die psychoanalytische Psychotherapie gute Erfolge insbesondere bei der Behandlung einer Borderline-Persönlichkeitsstörung zeigt.
  - In einer Studie, die 2005 publiziert wurde, zeigt sich, dass Patienten, die eine Psychotherapie erhalten, im Durchschnitt 3 verschiedene DSM-Diagnosen haben.

- Therapiedauer:
  - zwischen mehreren Monaten und mehreren Jahren
  - die Sitzungen müssen ausreichend oft abgehalten werden
- Behandlungsformen:
  - Psychoanalyse: 3–5 Sitzungen pro Woche über 4–6 Jahre
  - analytisch-psychodynamisch orientierte Einzelpsychotherapie: 1–3 Sitzungen pro Woche über 2–4 Jahre
  - psychodynamische Kurzpsychotherapie: begrenzte Anzahl von Sitzungen (12–40), eingeschränkter Fokus

Kognitive Therapie

- Grundlagen:
  - kognitive Störungen (Gedanken) und verwandte Emotionen
- Ziel:
  - persönliche kognitive Störungen, die Symptome verursachen, zu erkennen und zu verändern
- Methode:
  - therapeutische Sitzungen, normalerweise 1–2 pro Woche über 1–3 Jahre
  - bei Kurzzeittherapien genügt eine beschränkte Anzahl von Sitzungen (15–20)
- Indikationen:
  - Sie wird vor allem bei Angst- und Panikstörung, Zwangsstörung, Depression, Nervosität, und Substanzmissbrauch angewendet.
- In den letzten Jahren veränderte sich die kognitive Therapie grundlegend: ein systematischer Therapieprozess wurde entwickelt, der die folgenden 3 Kriterien erfüllt:
  - Die Therapie basiert auf einer umfassenden Theorie, die von Forschungsergebnissen gestützt wird.
  - Die Therapie ist operationalisiert, und der therapeutische Prozess wird durch theoretische Konzepte erhärtet.
  - Die Wirksamkeit der Therapie ist durch wissenschaftliche Studien belegt.
- Die kognitive Therapie ist die am ausführlichsten untersuchte Therapieform, und ihre Wirksamkeit hat sich in kontrollierten randomisierten Studien deutlicher nachweisen lassen, als dies bei anderen Therapien der Fall ist. Die Untersuchung der Wirksamkeit wird dadurch erleichtert, dass standardisierte Manuale vorliegen, mit denen sich der Therapieprozess auf kontrollierte Weise wiederholen lässt.

Familientherapie

- Die Familientherapie wurzelt in der psychodynamischen Theorie, der kognitiven Theorie und der systemisch orientierten Familienforschung.
- Grundlagen:
  - Störungen der innerfamiliären Interaktion oder bei einem individuellen Familienmitglied
- Ziele:
  - das Interaktionsmuster innerhalb der Familie zu verändern und die Stärken der Familie zu finden
- Indikationen:
  - insbesondere indiziert im Falle schwerer psychiatrischer Störungen sowie bei Abhängigkeitsproblemen
  - In Kriseninterventionen kann eine Familientherapie unter Umständen blockierte Situationen klären (z.B. eine Scheidungskrise oder die Ablösung eines erwachsen werdenden Kindes).

Interpersonale Psychotherapie

- Grundlagen:
  - Der Grundgedanke dabei ist, dass bei jeder psychischen Störung ein bestimmter psychosozialer, zwischenmenschlicher Hintergrund vorhanden ist. Die interpersonale Psychotherapie konzentriert sich auf aktuelle Interaktionsbeziehungen. Das Phänomen der Übertragung oder die Rückschau auf Kindheitserfahrungen gehören nicht zum Therapieprozess, auch wenn deren Wichtigkeit nicht in Abrede gestellt wird. Als die wesentlichsten Erfahrungen werden hier die aktuell vorhandenen Beziehungen betrachtet und stehen deshalb im Mittelpunkt.
- Indikationen:
  - Ursprünglich nur zur Behandlung akuter Depressionen entwickelt. Die Methode wurde dann jedoch zum Einsatz bei anderen psychischen Störungen weiterentwickelt.
- Methoden:
  - Es werden 4 Hauptproblembereiche betont:
    – Konflikte mit der eigenen Rolle
    – zwischenmenschliche Konflikte
    – verlängerte Trauerreaktion
    – Rollenwechsel
- Ziel:
  - dem Patienten beim Entwickeln von Coping-Strategien zur Lösung von sozialen und zwischenmenschlichen Problemen zu helfen
- Dauer:
  - für gewöhnlich auf 12–16 Wochen beschränkt

Gruppenpsychotherapie

- Viele Techniken, die man in der Individualtherapie einsetzt, lassen sich auf die Arbeit mit Gruppen übertragen. In der Gruppentherapie können psychodynamische, interpersonale und kognitive Methoden verwendet werden. Eine Spezialform der Gruppentherapie ist das Psychodrama, eine Technik, bei der innere Konflikte in spielhandlungsartigen Prozessen verarbeitet werden.

Unterstützende (supportive) Psychotherapie

- Grundlagen:
  - Die psychodynamische unterstützende Psychotherapie wird vor allem zur Behandlung von Patienten mit schweren Persönlichkeitsstörungen eingesetzt.
- Ziel:
  - Eine bessere Beherrschung der Symptome sowie eine realistischere Einstellung zur Erkrankung. Zu den Hauptthemen gehört das Erarbeiten von Lösungen für Alltagsprobleme: im Leben, im Haushalt, bei der Arbeit. Die Lösung akuter Familienkonflikte und das Fertigwerden mit altersspezifischen Entwicklungsproblemen – etwa in den Bereichen Beziehungen, Sexualität, Einsamkeit, Hobbys oder in religiösen Fragen – ist ebenso wichtig.
- Methode:
  - Die wichtigsten therapeutischen Elemente bestehen darin, die unterstützende Therapiebeziehung kontinuierlich zu gestalten und den Patienten vor allem als Person zu betrachten. Die theoretische Grundlage der unterstützenden Therapie baut auf mehreren Fundamenten auf. Die psychodynamische Erfahrung ist vermutlich der wesentlichste Faktor zum Verständnis des Patienten und im Supervidieren des therapeutischen Prozesses. Der kognitive Ansatz ist ebenfalls immer sehr wichtig.
- Der hier beschriebene Prozess ist eine besondere klinische Anwendung der unterstützenden Psychotherapie, die eine wichtige Rolle in der Behandlung von Psychosen spielt.

Kurzpsychotherapien

- Unter dem gemeinsamen Begriff Kurzpsychotherapien wird eine Gruppe von verschiedenen psychotherapeutischen Techniken zusammengefasst, die alle mit beschränkten Zeithorizonten arbeiten (5–20 Sitzungen), ansonsten aber zum Teil auf unterschiedlichen theoretischen Grundlagen basieren.
- Die Bekanntesten davon sind:
  - psychodynamisch orientierte Kurztherapie
  - Krisenintervention
  - kognitiv orientierte Kurztherapie
  - kognitiv-analytische Therapie
  - lösungsorientierte Familientherapie
  - interpersonale Therapie

Wirksamkeit von Psychotherapien

- Metaanalysen haben gezeigt, dass Psychotherapie eine höchst effektive Behandlungsform ist. Im Durchschnitt zeigte sich bei über 90% der Patienten, die sich einer Psychotherapie unterzogen, eine signifikante Besserung im Vergleich zu Kontrollgruppen, die keine Psychotherapie erhielten. Dieser Effekt hatte auch nach 5 Jahren Bestand.
- Es gibt nur wenige Wirksamkeitsstudien, die verschiedene Psychotherapieformen mit Langzeitergebnissen miteinander vergleichen.
  - Der Vergleich verschiedener Psychotherapietechniken auf der Basis methodologischer Wirksamkeitsstudien ist ein wesentlich komplexeres Forschungsproblem als z.B. der Vergleich zwischen Pharmakotherapien. Einstweilen stehen daher keine brauchbaren und einigermaßen kostengünstigen Methoden zum Vergleich zwischen Psychotherapien zur Verfügung. Die meisten psychischen Störungen sind von längerer Dauer. Leider sprechen die vorliegenden Wirksamkeitsstudien die Frage der langfristigen Wirkung jedoch nicht an. Die Mehrzahl der Studien über Wirksamkeit und Effizienz von Therapien (99%) behandeln Kurztherapien, und selbst dort beschränken sich die Schätzungen über die Wirksamkeit auf die kurzfristigen Ergebnisse. Immerhin liegen hier Dutzende von Metaanalysen zur Untersuchung der Wirksamkeit von Psychotherapien vor, die die Resultate von mehreren hundert Fallstudien zusammenfassen. Nach diesen Studien ist die Wirksamkeit von Psychotherapie – im Vergleich zu einer unbehandelten Kontrollgruppe – dieselbe wie bei Patienten, die Psychopharmaka einnehmen.
  - Neuere Metaanalysen zeigen, dass psychodynamische und kognitive Langzeittherapien bei der Behandlung von Persönlichkeitsstörungen wirksam sind. In einer Metaanalyse über Kurzzeittherapien wurde nachgewiesen, dass diese Therapieform bei psychiatrischen Störungen wirksam ist.
- Ein Vergleich von Langzeit- und Kurzzeittherapien war bisher nicht möglich.
  - Die Probleme in Bezug auf die Forschungsmethoden sind besonders kompliziert, wenn man einen kontrollierten Vergleich von lang andauernden Psychotherapieverfahren untersuchen will, da es äußerst schwierig ist, ein randomisiertes Studiendesign bei Langzeitpsychotherapien anzuwenden. Bis heute gibt es jedenfalls keine kontrollierten Studien, in denen der Vergleich von Langzeit- mit Kurzzeittherapien gelungen wäre.

Prioritäten in der Psychotherapie

- Da die Ressourcen in der Psychotherapie limitiert sind, gilt es zu entscheiden, wen man einer solchen Therapie zuweist. Johan Cullberg aus Schweden (1995) legte ein Modell für das Setzen von Prioritäten in der Psychotherapie vor, das auch präventive und soziale Faktoren berücksichtigt:

Erste Priorität
- Behandlung von diagnostizierten psychiatrischen Störungen oder Symptomen sowie von Behinderungen der normalen psychologischen Entwicklung, z.B.:
  - Persönlichkeitsstörungen mit Suizidgefahr
  - Angst, Stimmungs- und Essstörungen
  - Zwangsstörungen und bestimmte andere Störungen wie Phobien oder pathologisches Glücksspiel
  - Erstpsychosen und Familienangehörige der betroffenen Patienten
  - Langzeitpsychosen (unterstützende Psychotherapie)
  - Langzeitpersönlichkeitsstörungen, die persönliches Leid sowie eine eingeschränkte Lebens- und Arbeitsfähigkeit verursachen
  - Angstzustände und Depressionen in Zusammenhang mit traumatischen Erfahrungen und somatoforme Störungen

Zweite Priorität
- Präventivbehandlung für Angestellte im Gesundheits- und Pflegebereich sowie in Berufen, die eine hohe Selbstreflektion erfordern:
  - Personen, die in der Pflege von psychisch Kranken arbeiten
  - Personen im Bildungsbereich und in Führungspositionen
  - Personen in kreativen Berufen, z.B. im Kunstbereich oder in der wissenschaftlichen Forschung, wo der Einsatz der Phantasie und die Entwicklung neuer Ideen essenziell ist

Dritte Priorität
- Menschen ohne eigentliche Indikation, die aus besonderen Gründen Psychotherapie machen wollen:
  - Langzeitpsychosen
  - Psychotherapie in bestimmten Fällen, die traditionell als für Psychotherapie kontraindiziert galten

35.62 Transsexualität

Grundregeln
- Transsexualität wird definiert als eine Störung der Geschlechtsidentität und gehört zu den psychischen Störungen.
- Das wesentliche Merkmal der Transsexualität ist der Widerspruch zwischen der selbst empfundenen sexuellen Identität und dem anatomischen Geschlecht.
- Die transsexuelle Person betrachtet sich permanent und eindeutig dem jeweils anderen Geschlecht zugehörig mit dem Wunsch, das Geschlecht sowohl anatomisch als auch in sozialer Hinsicht so zu ändern, dass es dem eigenen Selbstbild entspricht.
- Stellt man sich die Geschlechtsidentitätsstörungen als Kontinuum vor, ist die Transsexualität die schwerste Form dieser Störungen.

Epidemiologie
- In den Niederlanden beträgt Schätzungen zufolge die Prävalenz der Transsexualität bei Männern 1:11.900 und bei Frauen 1:34.000.
- Die Ursache der Transsexualität ist unbekannt, doch gibt es unterschiedliche Theorien, die von verschiedenen Grundannahmen ausgehen.

Diagnostik
- Bei Verdacht auf eine Geschlechtsidentitätsstörung ist der/die Patient/in zur Evaluation an ein spezialisiertes multidisziplinäres Team zu überweisen.
- Vor der Überweisung zu einer genauen Beurteilung ist die Möglichkeit einer psychotischen Störung auszuschließen. Umfangreiche psychiatrische Untersuchungen sind nicht erforderlich.
- Für die Diagnose von Transsexualität ist eine genaue psychiatrische Untersuchung erforderlich, die sich über mindestens 6 Monate erstreckt und häufige Kontakte mit dem Patienten/der Patientin voraussetzt.

Therapie
- Nach Stellung der Diagnose erarbeiten der/die Patient/in und das Diagnoseteam gemeinsam einen Therapie- und Rehabilitationsplan mit verschiedenen Therapieoptionen, wie etwa Psychotherapie, Behandlung allfälliger psychiatrischer Komorbiditäten und einer allmählichen Umstellung der Geschlechtszugehörigkeit sowohl in sozialer als auch anatomischer Hinsicht. Der Therapieplan ist auf die individuellen Bedürfnisse des Patienten/der Patientin abzustimmen.
- Wenn die Entscheidung für eine Geschlechtsumwandlung getroffen wird, erfolgt die Behandlung in 3 Phasen.

- Diese Dreiphasentherapie beginnt mit dem sogenannten Praxistest. Nach der Diagnosestellung kann die Hormonbehandlung eingeleitet werden. Ist diese erfolgreich, können weitere Maßnahmen in Form von chirurgischen Eingriffen erfolgen. Sowohl die Hormonbehandlung als auch die chirurgischen Eingriffe setzen eine entsprechende Eignung und Reife des Patienten voraus.

Praxistest

- Der Patient/Die Patientin beginnt, seine/ihre Lebensführung im Einklang mit der Rolle des erwünschten Geschlechts zu gestalten.
- Vor dieser Phase kann keine Entscheidung über die Geschlechtsumwandlung getroffen werden, da es wichtig ist, die Auswirkungen der Veränderung auf die Familie, die Arbeit und die Zukunftsperspektiven des Patienten/der Patientin einzuschätzen.
- Meistens ändern die PatientInnen ihren Vornamen im Laufe dieser Phase.
- Zum Abschluss dieser Phase erfolgt eine Bewertung der Zufriedenheit des Patienten/der Patientin mit seinem/ihren neuen Leben und seiner/ihrer Fähigkeit, ihre beruflichen und sozialen Beziehungen zu bewältigen.

Hormonbehandlung

- Die Hormonbehandlung kann erst nach Abschluss der Diagnosephase begonnen werden, sofern der Patient/die Patientin die erforderliche Eignung und Reife aufweist. Die Patienten müssen ein Mindestalter von 18 Jahren haben und mit den gesellschaftlichen und medizinischen Risiken einer Hormonbehandlung vertraut sein. Ihre Geschlechtsidentität muss eindeutig feststellbar sein, und es dürfen keine Probleme wie z.B. schwer wiegendes antisoziales oder psychotisches Verhalten, Selbstgefährdung oder Drogenmissbrauch vorliegen.
- Der Psychiater des die Patienten beurteilenden multidisziplinären Teams ordnet die Hormonbehandlung an. Diese kann von einem Frauenarzt oder endokrinologisch geschulten Internisten durchgeführt werden.
- Viele Wirkungen einer Hormonbehandlung sind selbst nach jahrelanger Behandlung partiell reversibel.
- Die Nachsorge kann nach entsprechender Einführung einem Allgemeinmediziner oder einem Facharzt übertragen werden.

Chirurgische Behandlung

- Die Entscheidung über die Einleitung einer chirurgischen Behandlung wird nach einem erfolgreichen Praxistest, der sich mindestens über 12 Monate erstreckt, von einem multidisziplinären Team getroffen.
- Zu diesem Zeitpunkt kann der Patient um seine Kastration ansuchen.
- Die bei einer Frau-zu-Mann-Umwandlung durchzuführenden chirurgischen Eingriffe umfassen Hysterektomie, Salpingo-Oophorektomie, Vaginektomie, Metoidoplastie, Skrotoplastie, Urethroplastie und Phalloplastie, die Mann-zu-Frau-Umwandlung umfasst die Schritte Orchiektomie, Penektomie und Vaginoplastie. Es gibt verschiedene Operationstechniken.

Rehabilitation

- Unter Umständen erfordern transsexuelle Patienten auch eine phoniatrische oder logopädische Behandlung oder Beratung bzw. chirurgische Eingriffe am Schildknorpel und an den Stimmbändern.
- Im Rahmen der Rehabilitation von Patienten nach einer Mann-zu-Frau-Umwandlung ist auch eine Beseitigung der Körperbehaarung, d.h. eine Epilation erforderlich.
- Im Verlauf des Umwandlungsprozesses sind die Patienten auf die Unterstützung durch ihr soziales Umfeld und auf eine psychiatrische Begleitung angewiesen.

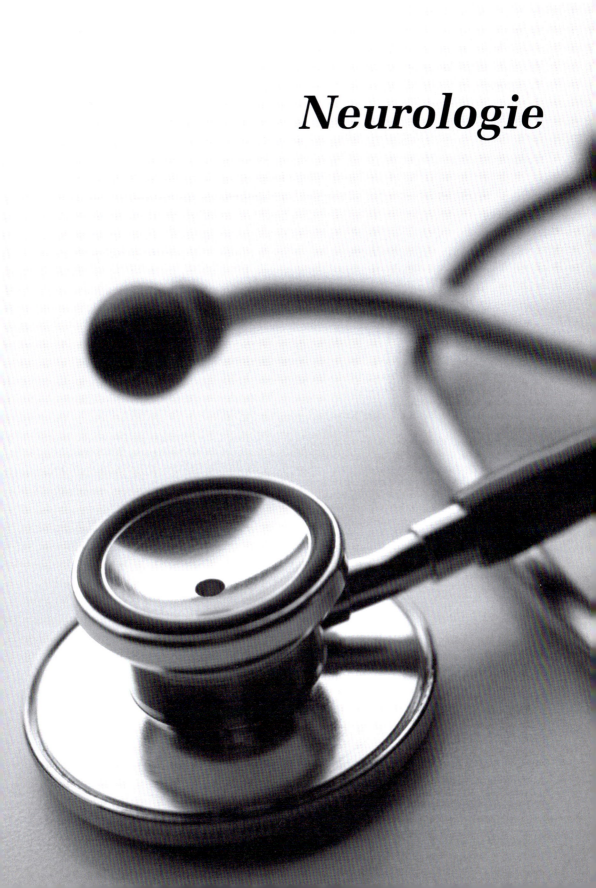
Neurologie

36.02 Der bewusstlose Patient

Grundsätzliches

- Ein bewusstloser Patient ist nicht ansprechbar, kann durch äußere Reize nicht geweckt werden und befolgt Aufforderungen nicht.
- Eine Bewusstlosigkeit wird ausgelöst durch eine bilaterale hemisphärische Dysfunktion oder eine Störung des retikulären Aktivierungssystems im Hirnstamm.
- Es gibt verschiedene Ursachen für Bewusstlosigkeit – viele davon sind lebensbedrohlich (Tabelle 36.02.1). Diagnose und Behandlung sollten daher gleichzeitig erfolgen.
- Eine sofortige Intervention verschafft zusätzliche Zeit für die Ermittlung der Ursache der Bewusstlosigkeit und für die Einleitung einer geeigneten Behandlung.
  ○ Reanimation: siehe 17.01.

Sofortige Intervention

1. Befolgen der ABC-Regel (Atemwege freimachen, Beatmen, Circulation [wiederherstellen!])
2. Prävention einer Aspiration
3. Ausschluss oder Behandlung einer Hypoglykämie
   ○ Eine sofortige Intervention kann auch eine Thiamingabe einschließen (bei Alkoholikern vor einer Glukosegabe).
   ○ Wenn der Zustand des Patienten stabilisiert ist, dann sollte die Ursache für die Bewusstlosigkeit ergründet werden. Berichte von Augenzeugen, die den Vorgang beobachtet haben, sind von größter Bedeutung, ebenso wie die Sicherung aller verfügbaren Daten zur Anamnese und bisherigen Medikation.

Ermittlung der Ursache für die Bewusstseinsstörung

- Als Gedächtnisstütze für wichtige und therapierbare Ursachen einer Bewusstlosigkeit dient die **MIDAS**-Regel: **M**eningitis – **I**ntoxikation – **D**iabetes – **A**noxie – **S**ubdurales Hämatom.

Die häufigsten Ursachen einer Bewusstlosigkeit

- In der klinischen Praxis können die Ursachen für eine Bewusstlosigkeit in 4 Hauptkategorien eingeteilt werden:
  1. Eine strukturelle intrakranielle Ursache:
     – Zum Beispiel Zerebralinfarkt, Gehirnblutung, Gehirnprellung, Hirntumor, zerebraler Abszess oder eine andere raumfordernde Läsion.
     – Eine supratentorielle Ursache sollte erwogen werden beim Vorhandensein von Dysphasie, Hemiparesen, unwillkürlicher konjugierter Blickwendung („die Augen blicken in Richtung der Läsion, weg von der Hemiparese") und eines positiven Babinski-Zeichens auf der Seite der Hemiparese.
     – Eine infratentorielle Ursache sollte ins Auge gefasst werden bei diskonjugierten Augenbewegungen, Nystagmus, Dysphagie, Dysarthrie, Ataxie, Hemiparese, Blickdeviation in Richtung Parese („beide Augen blicken von der Läsion weg"), Tetraplegie, bilateral positivem Babinski-Zeichen, okzipitalen Kopfschmerzen und Erbrechen.
     – Die Diagnose basiert auf einer Erhebung des neurologischen Status und neuroradiologischen Untersuchungen. Ein Schädel-CT ist die Untersuchung der Wahl.
  2. Eine systemische oder diffuse Ursache zerebralen Ursprungs, zum Beispiel metabolischer, toxischer, hypoxischer oder septischer Ätiologie (60–70% der Fälle):
     – Keine fokalen neurologischen Befunde, Symptomatik im Wesentlichen „symmetrisch" (keine unilateralen Symptome). Zu den typischen Symptomen zählen Verwirrtheit, Benommenheit, Myoklonien, Asterixis, Tremor und beispielsweise stecknadelkopfenge Pupillen (Opiatintoxikation).
     – Zusätzlich zur klinischen Untersuchung bilden Laborbefunde die Stützpfeiler der Diagnosefindung.
  3. Infektion des Zentralnervensystems (Meningoenzephalitis, Enzephalitis):
     – Die Symptomatik deutet auf eine Hirnhautreizung hin, d.h. Fieber, Nackensteifigkeit und Verwirrung vor dem Bewusstseinsverlust.

Tabelle 36.02.1 **Glasgow-Koma-Skala**

Kriterium		Score
Augenöffnung	spontan	4
	auf Anruf	3
	auf Schmerzreiz	2
	nicht	1
Beste motorische Reaktion	führt Befehle aus	6
	gezielte Schmerzabwehr	5
	ungezielte Schmerzabwehr	4
	beugt auf Schmerz (abnormale Flexion)	3
	streckt auf Schmerz (Extension)	2
	keine Reaktion	1
Beste verbale Reaktion	orientiert	5
	desorientiert	4
	Wortsalat	3
	unverständliche Laute	2
	keine Antwort	1
		Maximum 3–15

– Die Diagnose basiert auf der Untersuchung des Liquors und auf Blutkulturen.
4. Epileptische oder andere Anfälle und postiktale Zustände:
– Die Diagnose basiert auf Augenzeugenberichten, der Anamnese (Anfallneigung) und einem Elektroenzephalogramm (EEG).

Klinische Untersuchung eines bewusstlosen Patienten

Allgemeinzustand

- Der Allgemeinzustand des Patienten wird erhoben, und zwar unter Einbeziehung von Kopf, Hals, Haut, Körpertemperatur, Fötor, Art der Atmung, kardiovaskulärem Status, Lungenauskultation, Abdomen und Extremitäten.
- Gefahndet werden sollte auch nach Zeichen eines Traumas, Infektion, Nackensteifigkeit, Hypertonie, Hypotonie, chronischer Erkrankung (Malignität, Lungen, Leber, Nieren, Herz, Immunschwäche), Intoxikation (z.B. Nadeleinstichstellen).

Neurologische Untersuchung

- Das Ziel einer neurologischen Untersuchung sollte entweder die Lokalisierung oder der Ausschluss einer zerebralen Läsion als Ursache der Bewusstlosigkeit sein.

1. Die Prüfung des Grades der Bewusstlosigkeit sollte systematisch vorgenommen werden.
   – Aufforderung zur Augenöffnung (unter Umständen ist es notwendig, dem Patienten ins Ohr zu schreien), beste motorische Reaktion (falls notwendig auf Schmerzreiz; zum Beispiel durch Druck supraorbital, auf Nagelbett oder Sternum) und beste verbale Antwort.
   – Diese Variablen bilden die Glasgow-Koma-Skala (engl. GCS, siehe Tabelle 36.02.2). Die Reaktionen des Patienten werden auf dem Krankenblatt notiert.
2. Neuroophthalmologischer Status:
   – Die für Bewusstsein und mentale Wachheit verantwortlichen Gehirnareale sind in der Nähe jener Hirnstammstrukturen lokalisiert, die auch mit den Augenbewegungen in Verbindung stehen. Eine Untersuchung der Augen ist daher besonders wichtig.
   – Es sollten überprüft werden: Pupillenreaktionen (Größe, Symmetrie, Lichtreaktion), Papille (Venenpuls, Papillenödem, Blutungen) und Augenbewegungen (Ruheposition, spontane Bewegungen und falls nötig okulozephaler Reflex).
   – Okulozephaler Reflex (vestibulookulärer Reflex oder Puppenaugenphänomen): Der

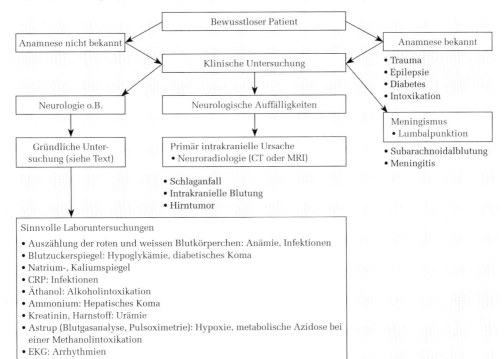

Abb. 36.5 Abklärung der Ursachen einer Bewusstseinsstörung

Kopf des Patienten wird rasch von links nach rechts gedreht oder gekippt. Eine normale Reaktion wäre, dass sich die Augen in der der Kopfbewegung entgegengesetzten Richtung bewegen.
3. Hirnstammreflexe:
   - Die Wimpern- und Kornealreflexe testen die Funktion des oberen Pons.
   - Der Hustenreflex (z.B. als Reaktion auf Trachealabsaugung) testet die Funktion des unteren Pons.
   - Der okulozephale Reflex ist auch ein Hirnstammreflex und ein Indikator für das Funktionieren des unteren Pons.
4. Einseitige neurologische Symptome:
   - Auf Seitenunterschiede sollte geachtet werden, und zwar im Zusammenhang mit spontanen Bewegungen, Schmerzreaktionen, Extremitätentonus und -reflexen und dem Babinski-Zeichen.

Tabelle 36.02.2

Ursachen für einen Bewusstseinsverlust, die unmittelbar lebensbedrohlich sind

1. Ein schnell wachsender intrakranieller Prozess, der rasch eine zerebrale Herniation und eine Hirnstammkompression auslösen kann.
   - Der Patient gleitet rasch in eine immer tiefere Bewusstlosigkeit ab.
   - Die Pupillen sind asymmetrisch, eine dilatiert und starr (Parese des N. oculomotorius).
   - Es handelt sich um einen neurochirurgischen Notfall und ein sofortiges CT des Kopfes wird benötigt.
2. Erhöhter intrakranieller Druck:
   - Der Patient leidet an Kopfschmerzen, erbricht und weist ein Papillenödem auf.
   - Dies ist ein neurochirurgischer Notfall und ein sofortiges CT des Kopfes ist erforderlich.
3. Bewusstseinsverlust bei einem antikoagulierten Patienten oder bei einem Patienten, der aus anderen Gründen zu Blutungen neigt (z.B. Hämophilie):
   - Zu den typischen Befunden zählen lokalisierte neurologische Symptome und eine schwankende Bewusstseinslage.
   - Bis zum Beweis des Gegenteils sollte an eine Hirnblutung gedacht werden.
   - Es könnte sich hier um einen neurochirurgischen Notfall handeln, daher ist sofort ein Schädel-CT zu veranlassen.
4. Basilaristhrombose:
   - Zu den typischen Zeichen und Symptomen zählen Spastizität, eine Bewusstseinseintrübung, verwaschenes Sprechen, Augenbewegungsstörungen, Hemiparese oder Tetraparese.
   - Es handelt sich um einen neurologischen Notfall und ein sofortiges CT (+ CT-Angiographie) oder eine MRT (+ MRT-Angiographie) des Kopfes werden benötigt.
5. Bakterielle Meningitis:
   - Als typische Zeichen und Symptome finden sich Verwirrtheit, Fieber, Nackensteifigkeit, Anfälle und eventuell Hautveränderungen (Petechien).
   - Die Behandlung sollte umgehend einsetzen. Die Diagnose basiert auf dem Liquor-Befund (+ Blutkulturen).

Notfälle
- Eine Reihe von Ursachen für einen Bewusstseinsverlust führen bei Nichtbehandlung schnell zum Tod. Eine klinische Untersuchung des Patienten sollte deshalb darauf abzielen, diese Ursachen umgehend zu identifizieren oder auszuschließen. Siehe Tabelle 36.02.1.

Laboruntersuchungen
- Die Erstuntersuchungen sollten umfassen:
  - EKG und Thoraxröntgen
  - Blutzucker und arterielle Blutgase
  - CRP, großes Blutbild
  - CK, TnT
  - Kreatinin, Harnstoff, Na, K, Ca
  - ALT, Gamma-GT
  - aPTT, INR
  - Mittelstrahlurin, Bakterienkultur des Urins
  - Intoxikationsanalysen nach Bedarf

Neuroradiologische Untersuchungen
- Schädel-CT
- Ist in aller Regel die erste bildgebende Untersuchung an einem bewusstlosen Patienten.
- Hirn-MRT
- Folgt im Allgemeinen auf das CT.
- Ergibt ausgezeichnete Bilder, insbesondere der Fossa cranii posterior, des Hirnstamms und der Substantia alba.
- CT-Angiographie, MRT-Angiographie
- Dann notwendig, wenn pathologische vaskuläre Befunde die Therapiewahl beeinflussen würden, zum Beispiel bei Verdacht auf Basilaristhrombose, Sinusthrombose, zerebrale Vaskulitis oder Karotisdissektion.

Sonstige Untersuchungen
- EEG
- Indiziert, wenn der Bewusstlosigkeit ein Anfall voranging, sowie bei Verdacht auf einen nicht konvulsiven Status epilepticus (SE).
- Ein EEG kann auch Aufschluss geben über Stoffwechselstörungen (z.B. hepatisches Koma) oder Infektionen (z.B. Herpesenzephalitis).
- Untersuchungen des Liquor cerebrospinalis
- Bei Verdacht auf eine Infektion (oder eine entzündliche Erkrankung des Zentralnervensystems) oder wenn die Ätiologie des Bewusstseinsverlusts nicht zu ergründen ist, sollte immer eine Liquorprobe genommen werden.
- Die Liquoruntersuchungen sollten umfassen: Aussehen der Flüssigkeit (Xanthochromie), Zellzahl, Protein, Glukose sowie Anfärbung und Bakterienkultur (bei Verdacht auf eine Infektion). 2 Extraröhrchen sollten entnommen und die notwendigen Folgeuntersuchungen durchgeführt werden.

36.03 Paralyse – Muskelschwäche

Ätiologie

- Paralyse oder Muskelschwäche können u.a. verursacht werden durch:
  - Erkrankungen des 1. motorischen Neurons
  - Erkrankungen des 2. motorischen Neurons
  - Schädigungen der neuromuskulären Synapse
  - eine Myopathie
  - endokrinologische und metabolische Ursachen
  - psychosoziale Faktoren (psychogene Paralyse)

Neurologische Befunde bei Läsionen des 1. Motoneurons oder Schädigung der Pyramidenbahn

- Paralysen, die nicht auf den Bereich der Nervenwurzel oder des peripheren Nervs beschränkt sind; zu den Symptomen zählen Muskelschwäche, Störung der Feinmotorik und der Sensibilität, Ataxie.
- Bei der akuten Ausprägung (Schockphase) ist der Muskeltonus vermindert und die Sehnenreflexe können fehlen.
- Häufig findet sich ein plantares Extensorzeichen (Babinski +).
- Steigerung der Sehnenreflexe, Klonus.
- Steigerung des Muskeltonus oder Spastizität.

Zerebrale Ursachen

- Hirninfarkt (36.21)
- TIA (36.20)
- Hirnblutung (36.22)
- Hirntumoren (36.80)
- Intrakranielle Blutung (18.05)
- Symptome:
  - unilaterale Muskelschwäche, häufig mit einer Dysästhesie
  - verstärkte Reflexe
  - plantares Extensorzeichen (Babinski +)
  - Anomalien der Hirnnerven und neuropsychologische Symptome werden häufig gesehen.

Rückenmarksläsionen

- Siehe 36.60.
- Trauma
- Tumor
- Kreislaufstörung
- Spondylomyelopathie
- Syringomyelie, Myelitis etc.
- Symptome:
  - Hinweise auf eine Schädigung des Rückenmarks sind:
    - Paraparese: Muskelschwäche in den unteren Extremitäten
    - Tetraparese: Muskelschwäche in den oberen und unteren Extremitäten
    - Paraplegie
    - Tetraplegie
    - ferner Spastizität der Extremitäten, Dysästhesie, Blasenschwäche und erektile Dysfunktion
  - Hinweise auf eine lokalisierte Läsion des Rückenmarks, wie sie etwa bei einer Syringomyelie oder einem intramedullären Tumor gegeben ist, sind:
    - Muskelschwäche und Atrophie der Hände oder des Schulterbereichs
    - Störung der Wärme- und Kältewahrnehmung, auch wenn der Tast- und Vibrationssinn intakt sind (Dysästhesie)

Erkrankungen, die mehrere Bereiche des ZNS schädigen

- Beispiel: Entmarkungskrankheiten (36.45)
- Symptome sind: Dysästhesie, Koordinationsstörungen, Spastik, Muskelschwäche und Müdigkeit.

Neurologische Befunde bei Erkrankungen des 2. Motoneurons

- Abgeschwächte oder erloschene Sehnenreflexe
- Verminderter Muskeltonus
- Muskelatrophie
- Paralysen und sensible Ausfälle folgen der Verteilung der Nervenwurzeln oder peripheren Nerven oder sind in den distalen Teilen der Extremitäten lokalisiert.
- Flexorreflex oder fehlender Plantarreflex

Polyneuropathien

- Siehe 36.72.
- Die Muskelkraft und Sehnenreflexe nehmen symmetrisch ab, progrediente Sensibilitätsstörungen (socken- oder handschuhförmige Verteilung), später Entwicklung einer Muskelatrophie in den distalen Extremitätenanteilen.

Polyradikulitiden

- Siehe 36.74.
- Im Allgemeinen eine symmetrische Muskelschwäche, die innerhalb weniger Tage oder Wochen von distal nach proximal fortschreitet. Die chronische Form entwickelt sich langsamer. Häufig findet sich eine Myalgie in den Extremitäten und die Sehnenreflexe sind abgeschwächt oder erloschen.

Radikulopathien, Schädigung einer oder mehrerer Nervenwurzeln

- Siehe 36.73.
- Zu den Symptomen zählen Parästhesie, Taubheitsgefühl und Schmerzen, die in die von den

beteiligten Nervenwurzeln innervierten Dermatome ausstrahlen.
- Zunehmende Muskelschwäche im Versorgungsgebiet des betroffenen Nervs und verminderte segmentale Sehnenreflexe. Nach Chronifizierung kommt es zu einer Muskelatrophie.

Schädigung oder Verletzung des Plexus, Plexusneuritis
- Die Symptomatik umfasst Myalgie, Sensibilitätsstörungen, Muskelschwäche, verminderte Sehnenreflexe und Muskelatrophie und tritt in einem oder mehreren Segmenten der peripheren Nerven des betroffenen Plexus auf.

Nerveneinklemmung oder -kompression
- Siehe 36.71.
- Symptome sind etwa Muskelschwäche in dem von einem einzelnen peripheren Nerv innervierten Bereich sowie damit in Zusammenhang stehende Sensibilitätsstörungen.

Störungen des 1. und 2. Motoneurons
Erkrankungen des Motoneurons
- Amyotrophische Lateralsklerose (36.61)
- Symptomatik: progressive Muskelschwäche der willkürlichen Muskeln mit Muskelatrophie und unwillkürlichem Muskelzucken oder Faszikulationen.
- Es kann jedoch auch zu einer (spastischen) Erhöhung des Muskeltonus kommen, und der Plantarreflex kann vom Extensortyp sein.

Neurologische Befunde bei Störungen im Bereich der neuromuskulären Synapsen
- Eine typische Präsentation ist muskuläre Ermüdbarkeit, die durch körperliche Anstrengung verstärkt wird.
- Reflexe und Sensibilität erscheinen nicht beeinträchtigt.
- Der Plantarreflex kann vom Flexortyp sein oder fehlen.

Myasthenia gravis
- Siehe 36.66.
- Typischerweise ermüdet die Willkürmuskulatur leicht und die Schwäche bessert sich in Ruhe.

Myastheniesyndrom
- Siehe 36.66.
- Die Myasthenie ist in den proximalen Muskeln ausgeprägter.

Kongenitale Myasthenien
- Sind extrem selten.

Neurologische Befunde bei Myopathien
- Muskelschwäche
- Muskelatrophie, gelegentlich -hypertrophie.
- Bei einigen Krankheiten: Myalgie, Muskelhypotonie.
- Reflexe meist normal.
- Der Plantarreflex ist vom Flexortyp oder fehlt.

Myopathien
- Zu ihnen zählt man kongenitale Muskeldystrophien, metabolische Myopathien, die entzündliche Myopathie oder Myositis sowie toxische und endokrine Myopathien (36.65).

Periodische Paralysen: sporadische Attacken einer schlaffen Lähmung
- Hypokaliämisch: Krankheitsbeginn in der Jugend
- Hyperkaliämisch: Krankheitsbeginn im Kindesalter
- Normokaliämisch:
  ○ Die myasthenische Attacke tritt meist nach körperlicher Anstrengung oder nach einer kohlenhydratreichen Mahlzeit auf.

Andere endokrine oder metabolische Ursachen
- Hypo- oder Hyperthyreose und Hypo- oder Hyperkalzämie können mit Muskelschwäche einhergehen.

36.04 Differenzialdiagnosen bei plötzlichem (episodischem) Bewusstseinsverlust

Grundsätzliches
- Die Mehrzahl der Bewusstseinsverlustepisoden ist benigner Natur, es sollte aber immer daran gedacht werden, dass den Ereignissen schwere Erkrankungen zugrunde liegen können.

Episodischer Bewusstseinsverlust: Klassifikation der für die Primärversorgung bedeutsamen Fälle
- Vasovagale Synkope
- Hypoglykämische Episode
- Mit einer Herz- oder Lungenerkrankung assoziierter Bewusstseinsverlust
- Bewusstseinsverlust in Verbindung mit einer neurologischen Erkrankung oder Symptomatik:

- Epileptischer Anfall:
  - generalisierter Anfall
  - fokaler Anfall
- Zerebrovaskuläre Störungen:
  - TIA oder Infarkt im Versorgungsbereich der Karotis
  - TIA oder Infarkt im vertebrobasilären Versorgungsbereich
- Transiente globale Amnesie (TGA) = amnestische Episode
- Paroxysmale Kopfschmerzen:
  - primäre Kopfschmerzen
  - sekundäre Kopfschmerzen
- Paroxysmaler Schwindel („Schwindelanfälle"):
  - benigner Lagerungsschwindel
  - akute Vestibulopathie (Neuropathia vestibularis)
  - Attacken bei Morbus Ménière
- Orthostatisch bedingter Kollaps
- Psychogene Ursachen

Typische Symptomatik der Episoden

- Für eine Synkope typisch sind die Erhebbarkeit einer (emotionalen) Stresssituation (z.B. bevorstehende Blutabnahme, emotionale Ausnahmesituation), präsynkopale Zeichen (Blässe, Schwitzen, Unwohlsein), die kurze Dauer (weniger als 1 Minute) sowie die kurze Erholungszeit. Dehydrierung, Anämie oder Hypoglykämie zählen zu den wichtigsten potenziellen Auslösern eines Bewusstseinsverlusts.
- Bei einer „Drop Attack" kommt es zu einem plötzlichen Verlust des Muskeltonus ohne Bewusstseinsverlust. Sturzereignisse bei älteren Menschen werden häufig auf diese Weise ausgelöst, da schon geringfügige Störungen der Gehirnperfusion zum Sturz des Patienten führen können, ohne dass dieser aber gleich das Bewusstsein verlieren muss.
- Ein hypoglykämischer Anfall geht unter anderem einher mit beschleunigter Herzfrequenz, Schwitzen, Hungergefühl, Tremor, Kopfschmerzen, Verwirrtheit, Sehstörungen sowie Reizbarkeit und sonstigen transienten emotionalen Symptomen. Diese Beschwerden klingen ab, sobald sich der Blutzuckerspiegel wieder normalisiert hat.
- Eine vorbestehende Herzerkrankung und Symptome, die auf einen kardialen Ursprung deuten (Herzrhythmusstörungen, Schmerzen in der Brust) lassen auf einen kardiogenen Bewusstseinsverlust schließen (KHK, Klappenvitien, Reizleitungsstörungen, verlängerte QT-Strecken, WPW-Syndrom, SVT, ventrikuläre Tachykardie etc.).
  - In diesen Fällen erlangt der Patient das Bewusstsein rasch wieder, sobald die Durchblutung wieder ausreichend ist. Der Patient zeigt in der Regel weder Krämpfe noch eine postiktale Verwirrtheit, es kann jedoch manchmal ein kurzzeitiges Zucken der Extremitäten beobachtet werden.
  - Typische Symptome einer Lungenembolie sind neben dem Kollaps Dyspnoe, Schmerzen in der Brust und Husten.
- Für einen generalisierten epileptischen Anfall charakteristisch sind das plötzliche Einsetzen, der Bewusstseinsverlust, rhythmische tonisch-klonische Krämpfe, Inkontinenz, eine langsame Erholung und eine postiktale Verwirrtheit. In derartigen Fällen besteht immer die Gefahr einer Selbstverletzung.
  - Die Dauer eines typischen unkomplizierten Anfalls beträgt etwa 1 Minute.
- Zeichen, die auf einen fokalen epileptischen Anfall schließen lassen, sind neurologische Prodromalerscheinungen („Aura" wie einer aufsteigenden epigastrische Sensation, Déjà vu, sensorische Störungen, Sprachstörungen, Zuckungen der Extremitäten, tonische Krampfhaltungen), abruptes Einsetzen, Bewusstseinseintrübung und, in einigen Fällen, die Progredienz der Symptome zu tonisch-klonischen Konvulsionen.
- Zerebrovaskuläre Störungen sind gekennzeichnet durch das plötzliche Einsetzen der auf ein neurologisches Defizit hindeutenden Symptomatik. Wenn sich der Patient dem Arzt vorstellt, können die Symptome schon weitgehend oder völlig abgeklungen sein. Wenn man einmal von reinen TIA-Episoden absieht, wird allerdings in den meisten Fällen der Untersucher noch eine Restsymptomatik vorfinden.
  - Bei Patienten mit TIA-Episoden (36.20) bestehen meist kardiovaskuläre Risikofaktoren. Die Symptome dauern weniger als 24 Stunden an.
    - Bei einer TIA im Versorgungsbereich der Karotis leidet der Patient unter unilateraler Schwäche der Extremitäten, vorübergehendem Visusverlust und, wenn die dominante Hemisphäre betroffen ist, unter Sprachstörungen.
    - Kennzeichnend für eine TIA im vertebrobasilären Versorgungsbereich sind Schwindel, verschwommenes Sehen, Diplopie, verwaschene Sprache und Sturzattacken (hier kann eine Differenzialdiagnose schwierig sein).
- **Primäre Kopfschmerzen** manifestieren sich als wiederholte Episoden von Kopfschmerzen ähnlichen Charakters. Eine Untersuchung fördert keine pathologischen Aspekte zu Tage. Hingegen werden sich bei einem Patienten mit **sekundären Kopfschmerzen** (zum Beispiel verursacht durch eine Minderperfusion des Gehirns oder einen Hirntumor) bei der Untersuchung typischerweise Auffälligkeiten zeigen und die Kopfschmer-

zen werden kaum je die Kriterien der Ursachen von primären Kopfschmerzen erfüllen (36.43, 36.42, 36.41).

- Die Diagnose transiente globale Amnesie (TGA) bezieht sich auf eine wenige Stunden andauernde Episode, während der der Patient nicht in der Lage ist, neue Gedächtnisinhalte zu speichern. Ansonsten ist jedoch sein Verhalten normal, nur stellt er wiederholt dieselben Fragen und kann sich später an Ereignisse während der Attacke überhaupt nicht mehr erinnern. Die Symptome lassen weder auf einen epileptischen Anfall noch auf eine eingeschränkte Perfusion der Vertebrobasilarregion schließen (36.20). Anders als bei einer TIA-Episode ist eine typische TGA-Episode nicht mit einem erhöhten Schlaganfallrisiko assoziiert. Die genaue Ätiologie einer TGA ist noch keineswegs geklärt.
- Beim benignen Lagerungsschwindel (siehe 38.72, 38.70) führen bestimmte Lageveränderungen des Kopfes zu einer schweren transienten Schwindelattacke, die aber nicht mit anderen neurologischen Symptomen vergesellschaftet ist.
  - Sonstige Ursachen für akute Schwindelattacken können die akute Vestibulopathie und Anfälle im Zuge eines Morbus Ménière sein (38.71).
  - Bei orthostatisch bedingten Synkopen kommt es zu einem Schwächeanfall, zu Benommenheit oder zu einem Beinahekollaps beim Aufstehen aus einer sitzenden oder liegenden Position. Oft handelt es sich um Patienten fortgeschrittenen Alters und unter Multimedikation. Eine autonome Neuropathie (etwa bei Diabetikern) verschlimmert die Symptome noch.
  - Einem psychogenen Kollaps gehen üblicherweise Angstgefühle, Angstvorstellungen, Panik und eine Hyperventilation voran. Der Patient hat meist schon ähnliche Attacken durchlebt (35.29).
  - Zu den selteneren Ursachen von episodischem Bewusstseinsverlust zählen:
    – Hypersensibilität des Karotissinus (Karotissinus-Synkope)
      – Die Stimulation des Karotissinus (zum Beispiel durch einen engen Kragen) löst über den vagalen Reflex einen Kollaps aus.
    – Narkolepsie
      – Der Symptomenkreis umfasst: permanente Schlafneigung am Tag, Kataplexie (plötzlicher Verlust des Muskeltonus, der beispielsweise durch Lachen ausgelöst werden kann), Schlaflähmung und hypnagoge Halluzinationen während des Einschlafens oder Aufwachens.

Diagnostik
Anamnese, Statuserhebung und Basisuntersuchungen

- Besonders wichtig ist es, eine präzise Beschreibung der Bewusstseinsausfälle zu erhalten. Ergänzend zu den Schilderungen des Patienten stellt die Fremdanamnese den Grundpfeiler der Diagnose dar. Bei Überlegungen bezüglich weiterführender Untersuchungen sollten die Krankengeschichte des Patienten und die aktuelle Medikation (Antihypertensiva, Antipsychotika und andere vasoaktive Medikamente) ebenso Berücksichtigung finden wie die Familienanamnese (zum Beispiel Epilepsie, Migräne, plötzlicher Herztod, bekanntes QT-Syndrom).
- **Körperliche Untersuchung:**
  ○ Welchen Eindruck macht der Patient (wirkt er normal, müde, gedrückt etc.)?
  ○ Anzeichen eines Traumas (könnte die Ursache für eine Bewusstseinsbeeinträchtigung oder für eine sekundäre Sturzattacke sein)?
  ○ Hinweise auf einen Zungenbiss; war der Patient inkontinent (weist auf einen Krampfanfall hin)?
  ○ Ödeme oder andere Anzeichen einer Herzerkrankung (lassen auf eine kardiogene Ätiologie schließen).
- **Kardiovaskulärer Status:**
  ○ Eine 5-Punkte-Gedächtnisstütze:
    1. Anamnese, Medikation
    2. Klinischer Befund: Allgemeinzustand, Jugularvenenpuls, arterieller Puls, Blutdruck, Auskultation des Herzens
    3. EKG
    4. Thoraxröntgen
    5. Laborwerte (siehe unten)
  ○ Bei Kollapsneigung in der Anamnese ist die Durchführung eines Orthostasetests wichtig. Der Patient leidet an orthostatischer Dysregulation, wenn der systolische Blutdruck beim Aufstehen um > 15–20 mmHg abfällt. Es sollte zumindest 2 Minuten auf einen möglichen Blutdruckabfall gewartet werden.
  ○ Eine sorgfältige Auswertung des EKG ist sehr wichtig (ischämische Veränderungen, Rhythmus, Extrasystolen, PR-Zeit, QT-Zeit etc.).
- **Neurologischer Status:**
  ○ Eine 5-Punkte-Gedächtnisstütze:
    1. Anamnese
    2. Klinischer Befund: Bewusstseinslage, Nackensteifigkeit, Hirnnerven, neurologische Defizite/Seitendifferenzen
    3. Ultraschall der Karotiden
    4. CT oder MR des Gehirns
    5. Liquordiagnostik (+ andere Laboruntersuchungen)
    6. EEG

- Eine Bewusstseinseintrübung und die Unfähigkeit zu kooperieren deuten auf Epilepsie oder eine sonstige neurologische Ätiologie. Erst nach sorgfältigem Überdenken der Patientenanamnese und der Untersuchungsergebnisse sollten Labor- und weiterführende Tests eingeleitet werden.
- Wenn aufgrund der Anamnese und der körperlichen Untersuchung der Verdacht besteht, dass der Kollaps des Patienten durch ein akutes neurologisches Leiden verursacht worden ist (zum Beispiel eine Minderdurchblutung des Gehirns), dann sollte dringlich eine CT oder MR des Gehirns erwogen werden.
- Zusätzlich kann eine Lumbalpunktion durchgeführt werden, zum Beispiel wenn ein Verdacht auf eine Subarachnoidalblutung (36.23) besteht.
- Ein EEG ist sinnvoll, wenn ein epileptisches Geschehen als Auslöser für den Bewusstseinsausfall in Betracht kommt.
- Die folgenden Untersuchungen sollten erwogen werden:
  - Routinemäßig vorzunehmende Untersuchungen:
    – EKG, Blutzuckerwerte, CRP, Blutbild, Kreatinin, Elektrolyte
    – Wenn angezeigt: Schilddrüsenfunktionstests, Drogentests (Ethanol, Methanol, illegale Drogen, Medikamente)
  - Bei Verdacht auf eine kardiogene Ätiologie oder auf Lungenembolie:
    – EKG, CK, CK-MB, arterielle Blutgase, Fibrin D-Dimere, TnT, CRP
- Untersuchungen nach einem epileptischen Anfall:
  - CK, Antiepileptikaspiegel im Blut (bei bekannten Epileptikern), möglichst auch Ca, Leberfunktionstests, Ammoniak

Weiterführende Untersuchungen

- Wenn die Basisuntersuchungen auf ein kardiogenes Geschehen hindeuten, sollten die folgenden Maßnahmen überlegt werden: Echokardiographie, Langzeit-EKG (ambulant) und Belastungs-EKG.
- Bei Verdacht auf orthostatische Synkopen könnte eine Langzeitblutdruckmessung für die Sicherung der Diagnose hilfreich sein.
- Über die Notwendigkeit der folgenden neurologischen Untersuchungen ist in Abhängigkeit von den spezifischen individuellen Gegebenheiten zu entscheiden: CT-Angio, MR, MRI, Magnetresonanzangiographie oder EEG (Schlaf-, Video- oder ambulantes Langzeit-EEG).
- Im Rahmen der neurologischen Statuserhebung könnte eine Untersuchung der Funktion des autonomen Nervensystems sinnvoll sein. Bei rezidivierenden Synkopen kann eventuell eine Kipptischuntersuchung diagnostische Hinweise liefern.

36.05 Gangstörungen

Grundsätzliches

- Bei Jugendlichen und Menschen im Erwerbsalter sind Gangstörungen meist auf eine spezifische Grunderkrankung zurückzuführen.
- Bei älteren Menschen stehen langsam progrediente Gangstörungen meist mit Multimorbidität in Zusammenhang.

Nicht neurologische Ursachen für Gangstörungen

- Fraktur im Bereich der unteren Extremitäten
- Gelenkschäden, Arthritis, Arthrosen
- Schlechter Allgemeinzustand
- Orthostatische Hypotonie (Blutdruck sowohl am stehenden als auch am sitzenden Patienten messen; gesamte Medikation überprüfen!)
- Minderdurchblutung der unteren Extremitäten (ischämische Claudicatio-Schmerzen, fehlende Pulse, Hautveränderungen)
- Lokalisierte Bein-/Fußschmerzen (Schwielen, Zehenfehlstellungen, Senkfuß/Plattfuß etc.)
- Alte Traumen

Neurologische Ursachen für Gangstörungen

- Je jünger der Patient mit einer Gangstörung, desto wahrscheinlicher ist eine neurologische Ätiologie.
- Rückenmarkskompression, Paraparese 36.60:
  - Signifikant ist eine berichtete akute Schwäche in den unteren Extremitäten. Es handelt sich dann um einen Notfall, und der Patient sollte unverzüglich in ein Krankenhaus eingewiesen werden.
- Nervenwurzelkompression im Bereich der Lendenwirbelsäule und Cauda equina:
  - Insbesondere bei einem jungen Patienten bestehen hier typischerweise in das Bein ausstrahlende Kreuzschmerzen. Einen solchen Zustand bezeichnet man allerdings nicht als Gangstörung, sondern als Ischias.
  - „Das Gehen fällt mir schwer" ist eine typische Aussage älterer Menschen, bei denen die Symptome einer chronischen Stenose im Bereich der LWS akut geworden sind.
  - Gehen die Gangstörungen mit einer Sphinkterdysfunktion und Sensibilitätsstörungen im Gesäß einher (Beispiel: Cauda-equina-Syndrom), liegt ein Notfall vor, und der Patient

sollte sofort in ein Krankenhaus eingewiesen werden.
- Subdurales Hämatom (insbesondere bei einer bilateralen Symptomatik):
  - Zu den Symptomen zählen Schwäche in den unteren Extremitäten, beeinträchtigtes oder fluktuierendes Bewusstsein sowie mögliche Anzeichen eines erhöhten Hirndrucks bzw. eine leichte Hemiparese.
  - In der Anamnese kann sich eine (möglicherweise auch nur leichte) Kopfverletzung finden.
  - Risikogruppen: ältere Menschen, Alkoholkranke und Patienten unter Antikoagulantien
- Multiple lakunäre Infarkte oder vaskuläre (frontale) Degeneration des Gehirns:
  - Stellen bei älteren Patienten die häufigsten Ursachen für sich langsam oder graduell entwickelnde oder progrediente Gangstörungen dar.
  - Eine typische Präsentation ist ein apraktischer Gang beziehungsweise eine magnetische Apraxie (die Beine wären kräftig genug, aber der Patient ist unfähig, einige Schritte zu gehen, oder er trippelt; die Füße „kleben am Boden fest").
  - Sturzneigung (22.01)
- Normaldruckhydrozephalus mit der typischen Trias:
  - Demenz
  - ataktische Gangstörung
  - Harninkontinenz
- Die zugrunde liegende Ursache ist eine Störung der Liquorzirkulation, siehe auch 36.52.
- Morbus Parkinson oder sekundärer Parkinsonismus (36.47):
  - Werden selten von einer Gangstörung ausgehend diagnostiziert, da sich diese Symptomatik erst in einem späteren Stadium der Erkrankung entwickelt (obwohl es auch schon im Frühstadium zu einer Schrittverkürzung kommen kann).
- Alkoholismus (36.83):
  - zerebellare Gangataxie (schwankender und breitbasiger Gang, Ataxie vorwiegend in den unteren Extremitäten)
  - Polyneuropathie mit im Akutstadium so heftigen Schmerzen in den Füßen (Hyperalgesie, Allodynie), dass der Patient unfähig ist, zu gehen.
  - Myopathie (selten)
- Polyradikulitis (36.74):
  - Verursacht innerhalb einiger weniger Tage eine zunehmende Schwäche in den unteren Extremitäten in Verbindung mit Sensibilitätsstörungen; später treten auch Symptome in den oberen Extremitäten auf. Die Sehnenreflexe sind abgeschwächt oder erloschen.
- Myelitis (36.73) und Multiple Sklerose (36.45):
  - Plaques im Rückenmark verursachen innerhalb von wenigen Tagen eine Schwäche und einen Sensibilitätsverlust in den unteren Extremitäten. Häufig findet sich auch eine Sphinkterdysfunktion.
- Verschiedene andere neurologische Erkrankungen (Tumoren im Hirn oder im Rückenmarkskanal, eine Slow-Virus-Infektion, Polyneuropathie, Myopathie, ALS etc.) können ebenfalls zu Gangstörungen führen. Wenn die Ursache für eine Einschränkung des Gehvermögens unklar ist, sollte immer eine neurologische Untersuchung eingeplant werden.

36.06 Dyskinesien und Schluckauf

Einleitung
- Unwillkürliche Bewegungen (Dyskinesien) werden häufig durch eine Verletzung oder Störung des extrapyramidalen Systems ausgelöst oder stehen mit einer degenerativen Hirnerkrankung in Zusammenhang.
- Ihre Ätiologie ist in vielen Fällen unbekannt. Bei einigen Patienten wurden jedoch genetische Ursachen identifiziert.
- Unwillkürliche Bewegungen sind oft therapieresistent.

Fokale Dystonie

Zervikale Dystonie, z.B. Schiefhals (Torticollis spasmodicus)
- Beginn im Erwachsenenalter
- Die Halsmuskeln drehen, neigen oder ziehen zuerst den Kopf ruckartig in eine Richtung; dies führt allmählich zu einer bleibenden abnormen Kopfhaltung. Dabei können auch Schmerzen im Nacken auftreten.
- Die Behandlung besteht aus einer Injektion von kleinen Dosen von Botulinumtoxin in die hyperaktiven Muskeln **Ⓐ**. Gelegentlich bedarf es zur Identifizierung der betroffenen Muskeln einer elektromyographischen Untersuchung. Eine Muskelschwäche, z.B. eine Dysphagie, stellt eine mögliche unerwünschte Wirkung der Injektionen dar. Die Wirkung der Injektion hält 2–4 Monate an; Wiederholungen der Injektionsbehandlung sind daher notwendig.
- Die pharmakologische Therapie ist nur begrenzt wirksam. Die am häufigsten verwendeten Medikamente sind Analgetika, Benzodiazepine und Anticholinergika.

Mogigraphie oder Schreibkrampf
- Muskelkrämpfe in der Schreibhand hindern den Patienten meist daran, mit einem Schreibgerät zu schreiben, in manchen Fällen auch an der Benutzung einer Tastatur. Ähnliche Symptome werden auch bei Musikern, z.B. Klavier- oder Gitarrespielern, beobachtet (Musikerkrampf).
- Die Störung entwickelt sich häufig dann, wenn der Patient unter Stress viel schreiben musste. Ansonsten funktioniert die Hand normal, und es liegt keine manifeste Nervenschädigung vor.
- Der Zustand zwingt den Patienten vielfach dazu, die den Krampf auslösende Tätigkeit aufzugeben. Es kann eine Behandlung mit Botulinumtoxin versucht werden; elektromyographische Kontrollen sind notwendig.

Blepharospasmus
- Unwillkürliches Schließen der Augenlider (Lidkrampf).
- Mit Botulinumtoxin konnten gute Behandlungsergebnisse erzielt werden **C**.

Oromandibuläre Dystonie
- Betrifft Mund Kiefer oder Kaumuskeln.
- Oft zeigt der Patient einen begleitenden Blepharospasmus (Meige-Syndrom).

Spastische Dysphonie
- Kontraktion der Kehlkopfmuskeln verursacht gepresste Phonation oder Stimmausfälle.
- Die Behandlung mit Botulinumtoxin zeigt gute Resultate.

Faziale Spasmen
- Unwillkürliche Kontraktionen der Gesichtsmuskeln, wobei manchmal nur eine Gesichtshälfte betroffen ist (formal nicht als Dystonien klassifiziert).
- Zu den möglichen ätiologischen Faktoren zählen die Folgen von Gesichtsparesen (38.10), eine Degeneration des N. facialis oder seine Kompression (Spasmus hemifacialis).
- Die Injektion von Botulinumtoxin ist die wirksamste Behandlungsoption **B**. Zu den sonstigen Therapiemöglichkeiten gehören die Verabreichung von Phenytoin oder Carbamazepin (häufig mit nicht zufrieden stellenden Ergebnissen) und eine chirurgische Dekompression des Gesichtsnervs.

Generalisierte Dystonie
- Häufig vererbt
- Einsetzen in der Kindheit

Hemiballismus
- Verursacht durch Läsionen in der Region des Nucleus subthalamicus, meist als Folge eines Hirninfarkts. In solchen Fällen setzen die Symptome akut ein, und der Patient ist in der Regel in einem fortgeschrittenen Alter.
- Die ballistischen Bewegungen betreffen die proximalen Muskeln der oberen und unteren Extremitäten; es werden heftige Schleuderbewegungen mit den Gliedmaßen ausgeführt.
- Therapie: Die Gabe von 3 × 1–2 mg Haloperidol täglich verbessert die Beschwerden einigermaßen. In einigen Fällen kann die Verabreichung von Natrium-Valproat (800–1200 mg/Tag) wirksam sein. Allgemein legt sich der Hemiballismus innerhalb einiger Wochen; die Symptome können jedoch auch persistieren.

Chorea und Athetose
- Mit Chorea werden plötzlich einschießende unwillkürliche Bewegungen bezeichnet und mit Athetose distal betonte Krümmungen, ein „wurmartiges" unwillkürliches Bewegungsmuster. Wenn die beiden Störungen vergesellschaftet sind, bezeichnet man den Zustand als Choreoathetose.
- Eine Choreoathetose kann mit einer Zerebralparese unter Beteiligung der Basalganglien assoziiert sein. Eine Sydenham-Chorea tritt als Spätkomplikation einer Streptokokkeninfektion auf und ist eine Arteriitis der kleinen Arterien im Bereich der Basalganglien. Betroffen sind Kinder und Jugendliche. Die Erkrankung kann mit rheumatischem Fieber oder Karditis vergesellschaftet sein.
- Morbus Huntington (bisherige Bezeichnung „Chorea Huntington", siehe 36.55) ist eine genetisch bedingte (dominant vererbte) Erkrankung mit Demenz, die typischerweise im mittleren Lebensalter einsetzt. Die choreatischen unwillkürlichen Bewegungen variieren in ihrer Intensität.
- Eine mit dem Gebrauch von Neuroleptika vergesellschaftete **Spät-Dyskinesie** und die durch dopaminerge Medikamente (s. unten) verursachte Dyskinesie imponieren meist choreatisch.

Restless-legs-Syndrom
- Siehe auch 20.80.
- Das Syndrom verursacht Missempfindungen oder Schmerzen in den unteren Extremitäten, insbesondere beim Schlafengehen. Der Patient verspürt häufig den Drang aufzustehen und herumzugehen.
- Die Symptome können mit Eisenmangel, Urämie, Schwangerschaft oder Neuropathie in Zusammenhang stehen.
- Die Behandlung besteht aus der Korrektur eines allfälligen Eisenmangels, der Gabe von kleinen Dosen von dopaminergen Pharmaka (z.B. Pramipexol, Ropinirol, Levodopa) bzw. von Gabapentin, Tramadol oder Clonazepam.

Medikamenteninduzierte Dyskinesien

Levodopa

- Bei Patienten, die schon lange an M. Parkinson leiden, kann Levodopa choreoathetoide Bewegungen (36.47) und schmerzhafte Muskelkrämpfe (Dystonien) auslösen.

Antipsychotika

- Die Einnahme von Antipsychotika (Neuroleptika einschließlich Antivertiginosa und Metoclopramid) steht mit einigen Varianten von Dyskinesien in Zusammenhang.
- Eine **akute Dystonie** entwickelt sich am Beginn der Pharmakotherapie. Eine Kontorsion der Extremitäten, des Kopfes, Gesichts und der Augen in unphysiologische und auch schmerzhafte Stellungen ist charakteristisch. Die Störung betrifft meist junge Männer.
  - Therapie:
    - Anticholinergika; eine langsame intravenöse Infusion von 5 mg Biperiden führt zu einer raschen Besserung; bei der i.v. Gabe von 5–10 mg Diazepam tritt die Wirkung etwas verzögert auf.
    - Das die Störung auslösende Medikament sollte abgesetzt werden.
- Ein **medikamenteninduzierter Parkinsonismus** (36.47) tritt typischerweise auf, wenn der Patient große Dosen eines Antipsychotikums eingenommen hat. Die Störung ist dosisabhängig und im Allgemeinen reversibel.
- Eine **Akathisie** ist eine medikamenteninduzierte motorische Unruhe; der Patient verspürt einen Bewegungsdrang. Besonders stark sind die Beine betroffen.
  - Zu den häufigsten Auslösern einer Akathisie zählen in erster Linie Antipsychotika (jeder 5. Patient, der klassische Neuroleptika einnimmt, ist betroffen) und Metoclopramid, in seltenen Fällen sind Antidepressiva die Auslöser.
  - Eine Akathisie muss vom Restless-legs-Syndrom unterschieden werden (siehe oben), bei dem der Patient Schwierigkeiten hat, sich hinzulegen und zu schlafen. Bei einer Akathisie marschiert der Patient typischerweise auf der Stelle und ist unfähig, still zu sitzen.
  - Eine Dosisreduktion oder ein Wechsel des Medikaments lindert die Symptomatik. Als alternative Wirkstoffe kommen z.B. atypische Antipsychotika (Risperidon, Olanzapin, Quetiapin, Aripiprazol, Clozapin) in Frage.
- Die **Spät-Dyskinesie** zählt zu den schwersten mit Antipsychotika assoziierten Bewegungsstörungen, weil sie chronifizieren kann. Im Allgemeinen entwickeln sich die Symptome nach einer jahrelangen Therapie mit einer antipsychotischen Substanz, aber es wurde auch schon nach einer nur 6-monatigen Einnahme über derartige Störungen berichtet. Das Risiko für eine Spätdyskinesie ist im Zusammenhang mit atypischen Antipsychotika offensichtlich geringer als mit typischen Neuroleptika. Die typischen Manifestationen sind unwillkürliche Bewegungen im Mundbereich, es können aber auch Gliedmaßen und Rumpf betroffen sein. Typischerweise kommt es zum Auftreten oder zur Verstärkung dieser Symptome, wenn die Dosis des Antipsychotikums reduziert wird. Ältere und weibliche Patienten haben ein größeres Risiko.
  - Behandlung:
    - Nach Möglichkeit sollte die antipsychotische Medikation abgesetzt werden. Die unwillkürlichen Bewegungen verstärken sich dann zunächst, sollten aber binnen weniger Wochen allmählich verschwinden.
    - Die effektivste Therapie einer Spät-Dyskinesie ist ein Antipsychotikum, das die Dopaminrezeptoren blockiert, wie etwa Haloperidol. Bei langfristiger Einnahme dieses Wirkstoffs kommt es jedoch zu einer Exazerbation der Störung. Zu den sonstigen Therapieoptionen zählen Reserpin, Natrium-Valproat, Propranolol, Clonidin und Tetrabenazin (in Österreich nicht registriert), aber ihre Wirkung ist vielfach nicht zufrieden stellend.
    - In einigen Fällen kann der Einsatz von Botulinumtoxin erwogen werden.
    - Am zweckmäßigsten ist daher die Prävention: Eine prolongierte Behandlung mit Antipsychotika sollte nach Möglichkeit vermieden werden.

Sonstige Bewegungsstörungen

- Die **Myoklonie** ist durch kurz andauernde Muskelkontraktionen charakterisiert. Diese können physiologisch sein, zum Beispiel Zuckungen der Gliedmaßen beim Einschlafen und Schluckauf (36.06). Myoklonien treten bisweilen familiär gehäuft auf und können viele neurologische Störungen begleiten, wie etwa die progressive Myoklonusepilepsie und die Creutzfeldt-Jakob-Krankheit. In einigen Fällen stellt die Gabe von Piracetam eine effektive Therapie dar.
- Ein **Tic** ist eine kurz andauernde, unwillkürliche Bewegung, am häufigsten im Gesicht oder am Hals. Tics können mit dem Tourette-Syndrom in Verbindung stehen.
- Auch die verschiedenen Formen des Tremors (36.48) werden als Bewegungsstörungen klassifiziert.

Schluckauf

- Schluckauf ist eine Myoklonie des Diaphragmas.

Ursachen

- Physiologischer Schluckauf:
  - Überessen
  - CO_2-haltige Getränke
  - Temperaturveränderungen
- Toxische und metabolische Ursachen:
  - Alkohol
  - Urämie
- Erkrankungen des Hirnstamms:
  - Blutung
  - Infarkt
  - Tumor
  - Infektion
  - Multiple Sklerose
- Mediastinale Prozesse:
  - Lymphom
- Erkrankungen des Oberbauchs:
  - Hiatushernie
  - Magenkarzinom
  - subphrenischer Abszess
  - Ileus
  - postoperativ
- Andere Ursachen:
  - psychiatrische Ursachen
  - „Essenzieller Schluckauf" ohne identifizierbare Ursache

Behandlung

- Behandlung je nach Ätiologie
- Physiologischer Schluckauf:
  - ein Löffel feiner trockener Zucker
  - in eine Papiertüte atmen
  - vom gegenüberliegenden Rand eines Glases trinken
- Medikamentöse Behandlung:
  - Natrium-Valproat 1 g/Tag oral
  - Metoclopramid 40 mg/Tag rectal
  - Droperidol 1,25–2,5 mg i.v.
- Phrenektomie ist kaum indiziert.

36.07 Tremor

Grundsätzliches

- Die bedeutendsten Tremorerkrankungen sind der essentielle Tremor (36.48) und M. Parkinson (36.47).
- Die verschiedenen Tremorformen werden durch eine klinische Untersuchung differenziert. Die Charakterisierung der Art des Tremors erleichtert die Differenzialdiagnose.
- Ruhetremor und Intentionstremor sind die beiden Haupttypen.

Ruhetremor

- In Ruhe bei nicht zielgerichteten Bewegungen am ausgeprägtesten.
- Weist eine niedrige Frequenz und eine weite Amplitude auf.
- Der sogenannte „Pillendrehertremor" (Synonyme: „Geldzählen" oder „Münzenzählen") ist gekennzeichnet durch winzige Rollbewegungen des Daumens und Zeigefingers gegeneinander mit begleitenden kleinen Supinations-Pronations-Bewegungen des Unterarms.
- Unterkiefer und Lippen können zittern, der Kopf tut es fast nie.
- Der Tremor ist bei Bewegungen kurzzeitig geringer oder verschwindet ganz (z. B. wenn der Arm nach oben ausgestreckt wird), verstärkt sich aber bei emotionaler Anspannung und ängstlicher Unruhe.

Ätiologie

- Die häufigste Ursache ist die Parkinson-Krankheit.
- Zu den sonstigen Ursachen zählen:
  - Neuroleptika und andere Dopaminantagonisten
  - bestimmte extrapyramidale Störungen, die dem Morbus Parkinson ähneln
  - Selten ist eine Variante des essenziellen Tremors die Ursache.

Intentionstremor

- Manifestiert sich nur, wenn die Muskeln willkürlich kontrahiert werden, entweder durch eine zielgerichtete Bewegung oder wenn eine bestimmte Haltung eingenommen und beibehalten wird (Haltetremor), und verschwindet wieder, wenn die Muskeln entspannt sind.
- Der Tremor erfasst die Finger und oberen Gliedmaßen, aber auch den Kopf, die Mundregion, den Kehlkopf (Stimme) und die unteren Extremitäten.
- Die Tremoramplitude verstärkt sich bei Bewegungen, die präzises Agieren verlangen, sowie bei Stress oder Angst.
- Eine Ataxie ist das wichtigste differenzialdiagnostische Kriterium.
- Häufige Ursachen:
  - Alkoholismus
  - benigner essenzieller Tremor
  - verstärkter physiologischer Tremor
- Seltene Ursachen:
  - Kleinhirnläsionen
  - symptomatischer Tremor
  - toxischer Tremor
  - psychogener Tremor

Physiologischer Tremor

- Tritt bei allen Menschen auf, z.B. als Haltetremor; kann aus den verschiedensten Ursachen heraus symptomatisch werden.
- Eine Behandlung ist mit verschiedenen nicht

selektiven Betablockern (Propranolol, Timolol) möglich.
- Ätiologie:
  - vermehrte Ausschüttung von Katecholaminen; Stress, körperliche Betätigung, Ermüdung, Abstinenzsyndrom
  - Coffein, Nikotin
  - Hyperthyreose, Phäochromozytom
  - Hypoglykämie, Hypothermie
  - Medikamente: Levodopa, Lithium, Valproat, Neuroleptika, Pindolol, Cimetidin, Sympathomimetika (Isoprenalin, Salbutamol etc.), tricyklische Antidepressiva, SSRI, Mexiletin, Thyroxin

Metabolischer Tremor
- Ätiologie:
  - Leberparenchymschäden
  - Urämie, Hypokaliämie, Hypomagnesiämie
  - Polyzythämie
  - Hyperkapnie
  - Steatorrhö, Malabsorption, Vitamin-B_{12}-Mangel
- Hauptsächlich tritt der Tremor distal in den Extremitäten auf und hat angesichts der zugrunde liegenden Erkrankung in der Regel keinen hohen Stellenwert.

Tremor bei Kleinhirnerkrankungen
- Ätiologie:
  - Alkoholismus
  - Multiple Sklerose
  - Hirntumoren und Hirninfarkte
  - hereditär
- Zusätzlich zum Halte- oder Aktionstremor können Intentionstremor, Ataxie, Gleichgewichtsstörungen, Nystagmus, Sprachstörungen und Muskelhypotonie auftreten.
- Der Tremor ist distal am ausgeprägtesten, seine Frequenz ist in den oberen Extremitäten höher als in den unteren.

Toxischer Tremor
- Insbesondere bei Schwermetallvergiftungen (z.B. durch Quecksilber, Blei, Arsen und Phosphor, aber auch bei bestimmten Chemikalien wie Dioxin) wird ein Halte- oder Aktionstremor gesehen.
- Zusätzlich zum Tremor, der auch in Ruhe anhaltend vorhanden sein kann, können Myoklonien und andere unwillkürliche Bewegungen auftreten.

Symptomatischer Tremor
- Bei den folgenden neurologischen Störungen kann zusätzlich zu den Symptomen der Grundkrankheit ein Aktionstremor auftreten:
  - Dystonien
  - bestimmte Neuropathien (z.B. erbliche), Polyradiculitis
  - Hirnverletzungen
  - Tourette-Syndrom
  - Morbus Wilson
- Auch ein Parkinsonpatient kann neben dem Ruhetremor einen Intentionstremor aufweisen.

Psychogener Tremor
- Oft gemischter Tremor (Ruhe- und Aktionstremor) mit variabler Frequenz und Amplitude.
- Kann plötzlich beginnen und auch aufhören, wenn er nicht beachtet wird.

36.08 Neurologische Augensymptome Pupillendifferenz (Anisokorie) Doppelbilder (Diplopie)

Grundsätzliches
- Zuerst sollte die Medikation des Patienten überprüft werden, insbesondere, ob Augentropfen verwendet werden. Auch nach Pflanzenkontakt fragen.
- Wenn beide Pupillen eine normale Lichtreaktion zeigen, hat eine geringe Pupillendifferenz keine klinische Bedeutung.
- Wenn ungleiche Pupillen ein isoliertes Symptom ohne andere neurologische Beschwerden und Auffälligkeiten sind, dann bedarf es in der Regel keiner weiteren neurologischen Untersuchungen.
- Wenn nicht feststeht, ob die unterschiedliche Pupillengröße ein neues oder schon länger bestehendes Phänomen darstellt, sollten zum Vergleich alte Fotos herangezogen werden.
- Man sollte auch an eine Augenverletzung als mögliche Ursache einer Pupillendifferenz denken.

Weitere Ursachen für einen Größenunterschied zwischen den Pupillen
- Die Adie-Pupille ist normal groß oder etwas größer als im Regelfall und ihre Licht- und Konvergenzreaktion ist sehr verlangsamt. Es handelt sich um ein gutartiges Leiden, das häufig mit einer Areflexie assoziiert ist (Holmes-Adie-Syndrom).
- Eine Lähmung des III. Hirnnervs (Oculomotorius) verursacht eine Vergrößerung der Pupille bei fehlender Lichtreaktion. Bei einem bewusstlosen Patienten ist das im Allgemeinen ein Hinweis auf eine Erhöhung des intrakraniellen Druckes und die damit verbundene Kompression des III.

Hirnnervs sowie eine mögliche Hirnstammeinklemmung.
- Beim Argyll-Robertson-Phänomen ist die Pupille verengt und zeigt keine Lichtreaktion bei intakter Konvergenzreaktion. Dieses Phänomen steht beinahe immer mit Syphilis in Verbindung.
- Das Horner-Syndrom ist gekennzeichnet durch Pupillenverengung (Miosis), Herabhängen des Oberlids (Ptose), gelegentlich Enophthalmus und Fehlen der Schweißsekretion auf der betroffenen Seite des Gesichts (Anhidrosis). Dies ist auf eine Läsion der sympathischen Nervenbahnen im ZNS zurückzuführen: entweder im oberen Teil des Thorax (z.B. Oberlappentumor), im Bereich der Karotis (z.B. Karotisdissektion) oder im Bereich des Auges.

Grundsätzliches

- Es ist festzustellen, ob
  - die Diplopie permanent oder zeitweilig auftritt, z.B. nur abends, wenn der Patient müde ist.
  - das Doppeltsehen in allen Blickrichtungen auftritt oder nur, wenn der Patient in eine bestimmte Richtung schaut.
  - ob nebeneinander liegende oder teilweise überlappende Bilder gesehen werden.
  - ob andere Beschwerden oder Symptome vorliegen, z.B. eine Ptose.
- Patienten mit einer permanenten oder rezidivierenden Diplopie sollten in der Regel an einen Neurologen überwiesen werden.

Ursachen für Doppelbilder

Latenter Strabismus

- Ein latenter Strabismus kann eine Diplopie auslösen, insbesondere, wenn der Patient müde ist.

Paresen einzelner Augenmuskeln

- Lähmungen einzelner Augenmuskeln können auch ein Doppeltsehen verursachen, wenn das andere Auge nicht mehr normal in alle Blickrichtungen „mitwandert". In leichten Fällen ist es dem Arzt meist gar nicht möglich, eine Parese eindeutig festzustellen, auch wenn der Patient über Doppelbilder berichtet.
- Der N. oculomotorius (III. Hirnnerv) innerviert die meisten Muskeln, die die Augen bewegen, aber auch die Muskeln, die das Oberlid heben und die Pupillenweite verändern.
  - Bei einer vollständigen Oculomotorius-Parese
    - hängt das Oberlid herab (Ptose),
    - zeigt eine weite Pupille keine Lichtreaktion,
    - weicht der Bulbus nach unten und außen ab.
  - Bei einer teilweisen Lähmung aufgrund einer Nervenkompression zeigt sich als Leitsymptom eine weite Pupille mit fehlender Lichtreaktion.
  - Bei einer teilweisen, durch eine diabetische Neuropathie verursachten Parese ist die Pupillenfunktion in der Regel intakt, aber es kommt zu Blickparesen mit Doppelbildern.
  - Doppelbilder aufgrund einer Oculomotorius-Parese liegen teilweise untereinander.
- Der N. trochlearis (IV. Hirnnerv) innerviert den oberen schrägen Augenmuskel (M. obliquus superior).
  - Wenn dieser Nerv gelähmt ist, hat der Patient Schwierigkeiten, den Blick zu senken, und er sieht Doppelbilder, insbesondere, wenn er Treppen hinuntersteigt. Es kommt zur Wahrnehmung von 2 übereinander liegenden Bildern.
- Der N. abducens (VI. Hirnnerv) innerviert den äußeren geraden Augenmuskel (M. rectus lateralis). Eine Lähmung dieses Nervs macht eine direkte Seitwärtsbewegung des Augapfels unmöglich.
  - Das Auge steht einwärts, und die Wahrnehmung der Doppelbilder verstärkt sich beim Blick auf die geschädigte Seite.
  - Die beiden Bilder werden nebeneinander wahrgenommen.
- Ätiologie von Augenmuskelparesen:
  - Läsionen im Bereich des Hirnstamms an den Nervenkernen (TIA, Schlaganfall, Tumor, Infektion, MS etc.)
  - Ein Tumor oder ein Aneurysma, welche eine Nervenkompression verursachen, Kopfverletzungen, Meningitis oder Durchblutungsstörungen:
    - Orbita und Sinus cavernosus sind häufige Lokalisationen für Läsionen.
    - Erhöhter intrakranialer Druck führt häufig zu Läsionen des N. oculomotorius und des N. abducens.
    - Eine Mononeuropathie der motorischen Augennerven ist nicht selten, am häufigsten ist der N. oculomotorius betroffen, meist in Zusammenhang mit einem Diabetes.
  - Die internukleare Ophthalmoplegie (INO) ist zurückzuführen auf eine gestörte internukleare Koordination der die Augenmuskeln innervierenden Nerven. Das Einwärtsrollen des kranken Auges ist nicht möglich, stattdessen kommt es zu einem Augenzittern. Zu den möglichen Ursachen zählen Gefäßläsionen oder, insbesondere bei jungen Personen, MS (36.45).

Muskelerkrankungen

- Doppelbilder können auch bei bestimmten Muskelerkrankungen auftreten (36.65). Die Wahrnehmung von Doppelbildern bei Müdigkeit kann das 1. Symptom einer Myasthenia gravis darstellen

(36.66). Häufig kommt es in diesem Zusammenhang auch zu einem Herabhängen des Oberlids (Ptose). Man kann versuchen, eine Myasthenie zu provozieren, indem man den Patienten auffordert, nach oben zu blicken. Im Normalfall ist das für etwa 1½ Minuten ohne Schwierigkeiten möglich, während sich bei Vorliegen einer Myasthenie im Allgemeinen innerhalb 1 Minute eine Ptose zeigt.

36.09 Schlafstörungen

Ziele
- Schlafstörungen als Ursache für Tagesmüdigkeit erkennen
- Sekundärursachen für Müdigkeit vor speziellen Untersuchungen ausschließen
- Durch Schlafstörungen verursachte gesundheitliche Gefährdungen bzw. Unfälle vermeiden

Prävalenz
- Etwa 5% der Erwachsenen leiden an chronischer Schlaflosigkeit und 3% an Tagesmüdigkeit.

Klassifikation
- Schlaflosigkeit (35.03)
- Übermäßige Tagesmüdigkeit, Narkolepsie, unwillkürliche Schlafattacken:
  ○ durch Schlaflosigkeit hervorgerufene Müdigkeit
  ○ Schlaf-Apnoe-Episoden
  ○ Restless legs und Myoklonien während des Schlafes
  ○ Medikamente
  ○ psychiatrische Ursachen
  ○ Narkolepsie
  ○ sonstige Hypersomnien
  ○ Schlafentzug
- Störungen des Schlaf-Wach-Rhythmus:
  ○ Jetlag-Syndrom
  ○ Stress durch Schichtarbeit
- Parasomnien:
  ○ Somnambulismus
  ○ nächtliche Angstzustände
  ○ Bettnässen
  ○ sonstige Parasomnien (Alpträume, Bruxismus)

Altersabhängigkeit
- Zu den typischen Parasomnien in der Kindheit gehören u.a. Schlafwandeln, nächtliche Angstzustände (Pavor nocturnus) sowie Hin-und-her-Rollen des Kopfes (Jactatio capitis).
- Bei Erwachsenen sind die häufigsten Parasomnien Schnarchen, Albträume und im Schlaf Sprechen (zumeist mit psychologischem Hintergrund).
- Die Schlafapnoe (6.71) kann in jedem Alter auftreten, doch ist sie im mittleren Alter am häufigsten.
- Fragmentierter Schlaf und Schlaflosigkeit betreffen ältere Menschen.

Untersuchungen
- Primäruntersuchungen:
  ○ Anamnese bezüglich Dauer und Qualität des Schlafs, Tagesmüdigkeit und Auftreten von Schlafparalysen (Schlaftagebuch) (31.52).
  ○ Die meisten Schlafstörungen können anhand der klinischen Symptome „diagnostiziert" werden.
- Schlafuntersuchungen:
  ○ Pathologisch abrupt einsetzendes Schlafbedürfnis (Narkolepsie) kann mittels EEG diagnostiziert werden. Ein MSLT (multipler Schlaflatenztest) wird zur Erfassung des Grads der Tagesschläfrigkeit herangezogen. Die Fähigkeit zur anhaltenden Vigilanz (d.h. vollen Aufmerksamkeit) ist in einigen Berufen (z.B. Chauffeure) unumgänglich. Dies kann mit dem multiplen Wachbleibetest (MWT) objektiv getestet werden.
  ○ In Universitätskliniken oder sonstigen spezialisierten Krankenhäusern (schlafmedizinischen Zentren) können auch polysomnographische Aufzeichnungen und andere Spezialuntersuchungen (Videotelemetrie, Schlafprofilanalysen) durchgeführt werden.
  ○ Spezifische Schlafstörungen, wie etwa Narkolepsie, sollten in Spezialkliniken bzw. -abteilungen diagnostiziert und behandelt werden.

Narkolepsie
- Die Narkolepsie ist eine seltene Störung des Regulationsmechanismus der REM-Phase. Sie beginnt zumeist in der Adoleszenz oder im frühen Erwachsenenalter, ist stark mit einem bestimmten Haplotyp und möglicherweise mit einer Autoimmunätiologie assoziiert.
- Symptome
  ○ Tagesschläfrigkeit, imperative Einschlafattacken
  ○ plötzlicher Muskeltonusverlust (Kataplexie)
  ○ Schlafparalyse (plötzliche Lähmung der Körpermuskulatur beim Einschlafen oder Aufwachen)
  ○ Hypnagoge Halluzinationen (visuelle oder akustische Halluzinationen bei Schlafbeginn oder beim Aufwachen); im Gegensatz zum psychotischen Patienten weiß der Patient aber, dass die Phänomene nicht real existieren.

- Diagnose
  - klinisches Bild
  - Erfassung der mittleren Schlaflatenz durch MSLT (36.16) bestätigt die Diagnose und zeigt, dass die REM-Schlafphase bereits kurz nach dem Einschlafen einsetzt.
- Therapie
  - Wird in Spezialabteilungen eingeleitet.
  - Psychostimulantien: Prolintan oder Phencamphamin 10–30 mg/Tag (in Österreich nicht registriert.)
  - Bei Kataplexie können tricyklische Antidepressiva wirksam sein (z.B. Clomipramin 75–150 mg/Tag) **D**.
  - Wenn möglich, sollten die Arbeitsbedingungen so gestaltet werden, dass der Patient während des Tages ein kurzes Nickerchen halten darf (z.B. Bauern).
  - Die Möglichkeit von Narkolepsie-induzierten Unfällen z.B. im Straßenverkehr muss bedacht werden.

Jetlag

- Kurz vor dem Schlafengehen am Zielort eingenommenes Melatonin im Dosisbereich von 0,5 bis 5 mg hilft, Jetlag-Symptome zu mildern **A**.

36.15 Klinische Verwendung neuroradiologischer Bildgebungsverfahren

Schädelröntgen

- Wird nicht mehr zur Darstellung von Schädelverletzungen verwendet, weil damit pathologische Veränderungen im Gehirn nicht ausgeschlossen werden können.
- Bei Kindern ermöglicht ein Schädelröntgen den Nachweis einer Kraniosynostose, also eines vorzeitigen Verschlusses der Schädelnähte.

Einfaches Wirbelsäulenröntgen

- Zu den aussagekräftigen Befunden bei neurologischen Erkrankungen zählen:
  - Stenosen des Rückenmarkskanals (am häufigsten posteriore Osteophyten)
  - Verengung oder Erweiterung (Neurinom) des Foramen intervertebrale und Destruktion des Wirbelkörpers
- Der Nachweis von Fehlhaltungen, wie etwa einer Skoliose, stützt sich auch weiterhin auf Nativaufnahmen.

- Mit Hilfe von Thoraxleeraufnahmen können Prozesse im Spinalkanal nicht ausgeschlossen werden, sie sind aber für die Planung weiterführender Untersuchungen notwendig: Magnetresonanztomographie (MRT) und Computertomographie (CT). Die Myelographie wird nicht mehr routinemäßig eingesetzt.

Computertomographie

- Stellt für die **meisten zerebralen Prozesse** die Basisuntersuchung dar.
  - Eine CT ist die verlässlichste und schnellste Methode zur Diagnose bzw. zum Ausschluss von Hirnblutungen und ermöglicht die Differenzialdiagnose Hirnblutung versus Hirninfarkt.
- **Die Gabe eines Kontrastmittels** verbessert die Genauigkeit der Diagnose und ermöglicht Aussagen darüber, ob z.B. eine Schädigung der Blut-Hirn-Schranke oder eine pathologische Neovaskularisation (Neoplasmen, Thrombosen, Hirninfarkt, subdurales Hämatom etc.) vorliegt.
- Eine CT ist nur dann zur Darstellung von Prozessen im Rückenmarkskanal geeignet, wenn die genaue Lokalisation der Läsion bekannt ist.
- **Eine CT ist nicht sinnvoll für die Längsdarstellung des Wirbelkanals:** Die Untersuchung dauert zu lange, die Strahlenexposition ist zu hoch und die Läsion ist möglicherweise zwischen den dargestellten Schichten lokalisiert.

Magnetresonanztomographie (MRT)

- Eine MRT ist die beste Methode zur Untersuchung des Gehirns und des Rückens. Bei akuten neurologischen Problemen ist allerdings ein CT häufig leichter verfügbar und schneller.
- Verwendet keine ionisierende Strahlung.
- Ermöglicht die freie Wahl der Schichtebene und verschiedener Darstellungsarten zur Bewertung der Veränderungen.
- Die Untersuchung wird je nach Problemstellung gezielt angewandt, eine ausführliche wohlformulierte Zuweisung ist daher Voraussetzung für eine erfolgreiche Untersuchung.
- Dieses Verfahren **eignet sich für die Längsdarstellung des Wirbelkanals** und liefert oft auch aufschlussreichere Daten über das Gehirn als eine CT.
- Prozesse in der hinteren Schädelgrube und im Hirnstamm können **nur** durch eine MRT ausgeschlossen werden.
- Die **Magnetresonanzangiographie** kann zur Darstellung von Blutgefäßen eingesetzt werden **D**. Sie ist geeignet zum Screening von Aneurysmen in SAB-Familien.
- Kontraindikationen:
  - Herzschrittmacher und andere implantierte elektronische Geräte

- intrakorporale magnetisierbare metallische Objekte (ältere Aneurysmen-Clips), metallische Cochlea-Implantate
- Klaustrophobie

Digitale Substraktionsangiographie (DSA) und herkömmliche Angiographiemethoden

- Die DSA ist die Methode der Wahl bei sowohl Neuro- als auch sonstigen Angiographien.
- Ein Kontrastmittel wird in die Arterie injiziert.
- Die konventionelle filmgestützte Angiographie wird heute nur mehr in Krankenhäusern eingesetzt, in denen keine DSA zur Verfügung steht.
- Die meisten neuroradiologischen Angiographien werden stationär durchgeführt.
- Indikationen für eine **Karotisangiographie:**
  - Wenn wegen einer Karotisstenose eine Endarteriektomie vorgesehen ist.
  - Subarachnoidalblutungen, Verdacht auf Aneurysma: Aneurysmabehandlung durch endovaskuläre Coils (Platinspiralen)
  - Verdacht auf Arteriitis oder eine andere zerebrovaskuläre Erkrankung
  - Untersuchung der Vaskularisation eines bekannten Hirntumors oder von arteriovenösen (AV) Fehlbildungen vor einem operativen Eingriff. Angiographische Behandlung der AV-Fehlbildung
- Indikationen für eine Vertebralisangiographie:
  - Bei einer Läsion in der hinteren Schädelgrube und im Versorgungsbereich des vertebrobasilären Systems: Indikationen analog zu jenen einer Karotisangiographie.
  - Das Risiko von Komplikationen ist allerdings deutlich höher als bei einer Karotisangiographie und die Untersuchung kann nur an jüngeren Patienten (etwa 50 Jahre oder jünger) vorgenommen werden.
- Indikationen für eine Aortenbogenangiographie:
  - Zur Abklärung einer Stenose der Arteria carotis (häufig im Anschluss an einen entsprechenden Sonographiebefund) bei Patienten, bei denen nach einer TIA oder einem Hirninfarkt eine Operation geplant ist. Die Kriterien werden im Detail im Artikel „TIA" (36.20) behandelt.
  - Verdacht auf Takayasu-Arteriitis oder Subclavian-Steal-Syndrom.
- Bei allen erwähnten angiographischen Untersuchungen besteht ein ca. 1%iges Schlaganfallrisiko.

CT–Angiographie

- Diese neue Methode wird mit dem Fortschritt der Technologie bei immer mehr Indikationen eingesetzt werden.
- Eine elektive CT-Angiographie kann nach einer Ultraschalluntersuchung bei Karotisstenosen durchgeführt werden, wenn nötig.
- Indikationen für eine akute CT-Angiographie:
  - frische Subarachnoidalblutung
  - Verdacht auf Sinusthrombose (in manchen Fällen wird für den Ausschluss eine MRT benötigt)
  - Von Fall zu Fall kann die Untersuchungsmethode auch für weiter gefasste als die angegebenen Indikationen eingesetzt werden.

Ultraschall- und Doppler-Untersuchung der Karotiden

- Es handelt sich um nicht invasive Methoden zur Diagnose von Karotisstenosen und von Wandveränderungen in den Karotiden.
- Wenn die Untersuchung von einem erfahrenen Arzt durchgeführt wird, besteht eine gute Korrelation der Befunde mit den Ergebnissen einer Angiographie.
- Das Verfahren wird eingesetzt
  - zur Selektion von Patienten, die für eine Aortenbogenangiographie in Frage kommen,
  - als eine Orientierung über den Zustand der Karotiden bei Patienten mit Störung der zerebralen Durchblutung, bei denen eine Angiographie kontraindiziert ist,
  - vor einem koronarchirurgischen Eingriff.

Echoenzephalographie

- Bei **Säuglingen mit offenen Fontanellen** stellt die Echtzeitechographie eine häufig verwendete Methode zur Darstellung der Gehirnstruktur dar.
- Wird für die Diagnose von peri- und intraventrikulären Blutungen beim Neugeborenen verwendet sowie bei Verdacht auf Hydrozephalus zur Abklärung der Liquormenge in den Hirnventrikeln.
- Wird zur Beurteilung der Strukturen in den zentralen Hirnanteilen verwendet.

Nuklearmedizinische Untersuchungen

Single-Photon-Emissions-Computertomographie (SPECT)

- Ermöglicht mit Hilfe radioaktiver Marker (IMP, HM-PAO) das Erkennen von Durchblutungsveränderungen in verschiedenen Hirnarealen.
- Obwohl sich diese Methode noch im Entwicklungsstadium befindet, kann sie bereits eingesetzt werden:
  - zur Frühdiagnose von Hirninfarkten
  - zur Differenzierung zwischen der Alzheimer-Krankheit (bilaterale degenerative Prozesse im Bereich der Temporal- und Parietallappen)

und einer vaskulären Demenz (unregelmäßige Isotopenverteilung)
- zur Frühdiagnose von Herpes-simplex-Enzephalitis
- zur Diagnose eines M. Parkinson

Positronen-Emissionstomographie (PET)
- Ermöglicht die quantitative Bestimmung und die Lokalisierung von Metaboliten im Gehirn und liefert eine 2-dimensionale Darstellung.
- In der Neurologie sind die Hauptanwendungsbereiche dieser Methode M. Alzheimer, M. Parkinson, Neuroonkologie und Epilepsie.

36.16 Neurophysiologische Untersuchungen für den klinischen Einsatz

Grundsätzliches
- Die klinische Neurophysiologie ist das medizinische Fach, das sich mit der Messung der elektrischen Aktivitäten des Zentralen Nervensystems, der peripheren Nerven und der Muskeln befasst.
- Die Messung der elektrischen Aktivität ist in der Regel eine sensitive Methode, sie ist jedoch nicht spezifisch in Bezug auf die Ätiologie der Läsion.
- Manche ihrer Untersuchungsverfahren sind sehr arbeitsaufwändig.
- Sie können außerdem in manchen Fällen für den Patienten unangenehm sein. Daher ist ihr Einsatz als Screeningverfahren nicht gerechtfertigt.
- Es bestehen keine Kontraindikationen oder Altersbeschränkungen.
- Die Signifikanz allfälliger positiver Befunde ist stets vor dem Hintergrund des konkreten klinischen Bilds zu beurteilen.
- Neurophysiologische Untersuchungsverfahren werden zusammen mit neuroradiologischen Untersuchungen und sonstigen Tests in der Diagnostik neurologischer Erkrankungen eingesetzt, nachdem eine erste anatomische Abklärung durch Anamneseerhebung und klinische Untersuchung vorgenommen wurde.

EEG – Elektroenzephalogramm
- Indikationen
  - episodische Symptome, insbesondere wenn ein Verdacht auf Epilepsie besteht, sowie zur näheren Bestimmung der Epilepsieform
  - Enzephalitis
  - Delir, akute Enzephalopathie, seltener Demenz
- Die Einnahme von Antiepileptika braucht für eine EEG-Untersuchung nicht ausgesetzt zu werden. Die Benzodiazepindosis sollte hingegen vermindert werden.
- Bei Verdacht auf Epilepsie besteht eine deutliche Korrelation zwischen einem epileptiformen EEG-Befund und der Diagnose Epilepsie und der Epilepsieform (primäre generalisierte Epilepsie oder fokale Epilepsie). Bei sonstigen pathologischen Befunden ist hingegen die Korrelation weniger verlässlich.
- Bei einer Temporallappen-Epilepsie wird sich für ein Schlaf-EEG (Patient war seit dem frühen Morgen wach) eine erhöhte Krampfbereitschaft ergeben. Bei Verdacht auf generalisierte Epilepsie erfüllt ein Schlafentzugs-EEG (der Patient wurde die ganze Nacht hindurch wach gehalten) einen analogen Zweck. Eine Schlaf-EEG-Aufzeichnung wird üblicherweise bei Kindern und Neugeborenen versucht.
- Spezial-EEGs (Durchführung in Zusammenarbeit mit einer Abteilung für Klinische Neurophysiologie): ambulantes Langzeit-EEG, Video-Langzeit-EEG, quantitative EEG-Analyse.
- Eine kontinuierliche EEG-Überwachung wird unter anderem beim Management des Status epilepticus zur Beurteilung des Ansprechens auf die Behandlung eingesetzt.

ENMG – Elektroneuromyographie
- Die ENMG dient zur Untersuchung der Funktionen der Vorderhornzellen, der Nervenwurzeln, der Nervenplexus, der peripheren Nerven, der myoneuralen Synapsen und der Muskelzellen.
- Das Verfahren ist zur Austestung des ZNS (Gehirn und Rückenmark) nicht geeignet.
- Lässt die Symptomatik auf eine Läsion des oberen Motorneurons schließen (Reflexsteigerung, pathologisches Babinski-Zeichen) und/oder kommt es zu einer zunehmenden Schwäche der unteren Extremitäten, sollten zuerst neuroradiologische Untersuchungen, eine Untersuchung des Liquors und sonstige vom Neurologen empfohlene Untersuchungen durchgeführt werden.
- Die häufigsten Indikationen für eine ENMG sind verschiedene Kombinationen von Schmerzen, Sensibilitätsverlust und Muskelschwäche.
- Häufig ist es möglich, für die Ursache und die Höhe der Läsion eine Arbeitshypothese zu erstellen, die sich auf den erhobenen Neurostatus (Parästhesie und Muskelschwäche) stützt.
- Die klinische Untersuchung auf eine Nerveneinklemmung (vor allem des Nervus medianus im Handgelenk) kann ohne Befund bleiben, obwohl der Patient über wiederholte Episoden von Taubheitsgefühl im Medianusbereich berichtet.

- Der Verdacht auf eine Axonschädigung ist die häufigste Ursache für eine Überweisung zur ENMG. In der Nadel-EMG kann eine Axonschädigung (Fibrillation, Denervierung) erst nach 2 bis 3 Wochen nachgewiesen werden. Sollte schon früher eine ENMG für notwendig erachtet werden, sollte ein Spezialist für Klinische Neurophysiologie konsultiert werden. Eine Nadel-EMG kann zu einer Erhöhung der Muskelenzymspiegel (CK) im Serum führen.
- Um dem Patienten nicht unbedingt notwendige umfangreiche und belastende Untersuchungen zu ersparen, sollten in der Überweisung eine spezifische Verdachtsdiagnose und eine Begründung für den angeforderten Test angeführt werden.
- Die häufigsten Indikationen sind:
  - Nerveneinklemmung, lokale Nervenschädigung: Einklemmung des Nervus medianus im Bereich des Karpaltunnels, ulnare Neuropathie im Bereich des Ellenbogens, radiale Neuropathie im Bereich des Oberarms, peroneale Neuropathie im Kniebereich, Morton-Metatarsalgie im Fuß
  - Nervenwurzelläsion: lumbosakrale Radikulopathie, zervikale Radikulopathie
  - Polyneuropathien, Neuromyopathien, Motorneuronläsionen etc.
  - Nervenplexusläsionen, beispielsweise nach Schulter- oder sonstigen Traumen
  - Polyradikulitis (auch in der Akutphase), Plexusneuritis, Radikulitis, Mononeuritis
  - Schädigungen der Myozyten und der Synapsen (selten; erfordern weitere Untersuchungen durch einen Spezialisten)
- Eine **Neurographie**, d.h. die bloße Messung der Nervenleitgeschwindigkeit dient zum Nachweis oder zum Ausschluss eines Karpaltunnelsyndroms. Nicht geeignet ist diese Untersuchung zum Nachweis einer zervikalen Radikulopathie.
- **Messung der Nervenleitgeschwindigkeit:** Bei einem völlig unauffälligen Befund kann man ein signifikantes (d.h. operationsbedürftiges) Karpaltunnelsyndrom ausschließen. Sonstige Befunde sind von ungewisser Signifikanz, sodass in der Regel eine ENMG zur weiteren Abklärung erforderlich ist.
- Botulinum-Toxin-Injektionstherapie unter EMG-Kontrolle: z.B. bei Dystonie, Spastizität.

Quantitative Sensibilitätstests

- „Small-Fiber"-Neuropathie; die Untersuchung dient zur Bestätigung einer neuropathischen Komponente (Sensibilisierung) bei protrahierten Schmerzzuständen. Die Abweichung wird durch ENMG nicht erkannt.
- In der Regel als weiterführende Untersuchung nach einer ENMG angezeigt.

Evozierte Potenziale

- In der neurologischen Diagnostik werden evozierte Potenziale (EPs) zur Untersuchung der Demyelinisierung (bei MS) im Bereich der Seh- und der Hörbahn und der sonstigen sensorischen Hirnstammbahnen eingesetzt.
- Die motorischen Bahnen können mithilfe einer Magnetstimulation der Hirnrinde untersucht werden.

Diagnostik organischer Schlafstörungen

- Als Grundlage der Behandlung von Schlafstörungen reicht die Anamnese des Patienten üblicherweise aus, zusätzliche Informationen über nächtliches Verhalten können von Familienmitgliedern eingeholt werden.
- Ein Schlaftagebuch ist oft hilfreich, wenn man Tagesmüdigkeit abklären will und wenn man die Gründe für Schlaflosigkeit erforscht.
- Wenn eine organische Schlafstörung z.B. zu verminderter Arbeitsfähigkeit führt und die Möglichkeiten einer aktiven Behandlung überlegt werden, müssen beim Patienten diagnostische Aufzeichnungen während des Nachschlafes abgenommen werden.
- **Polysomnographie (PSG):** umfasst verschiedene simultan abgeleitete Messdaten inkl. Messungen der Atmung, Sauerstoffsättigung etc.
- **Erweiterte Polysomnographie:** inkl. Schlafanalyse, EEG und die vorher aufgeführten Messungen. Es handelt sich um eine arbeitsintensive, über Nacht durchgeführte Untersuchung in einem Schlaflabor.
- **Limitierte Nacht-Polygraphie:** enthält keine Schlafanalyse, ist daher leichter durchzuführen.
- Um den Schweregrad verschiedener organischer Schlafstörungen (Schlafapnoe, Schnarchen, Restless Legs) festzustellen, werden einige Ableitungen zu Hause durchgeführt. Sie sind auch bei der Differenzialdiagnose nützlich.
- Das Ausmaß und die Palette der verschiedenen Messmethoden variiert zwischen den verschiedenen Untersuchungsstellen. Der Test sollte ausreichend umfangreich sein.
- **Multipler Schlaf-Latenz-Test (MSLT) und Maintenance-of-Wakefulness-Test (MWT, Aufrechterhaltung der Wachheit):** die Untersuchungen brauchen einen vollen Tag zur Durchführung und zielen darauf ab, mithilfe von 4 Ableitungen, die in einem Schlaflabor gemacht werden, den Grad der Tagesmüdigkeit festzustellen.

36.20 Transitorische ischämische Attacke (TIA)

Grundregeln

- Als transitorische ischämische Attacke (TIA) wurde bislang eine flüchtige Hirndurchblutungsstörung bezeichnet, deren Symptome weniger als 24 Stunden anhalten. Ihre Ätiologie ist die gleiche wie beim ischämischen Hirninfarkt, d.h. atheromatös veränderte Makrogefäße, eine Mikroangiopathie oder eine kardiogene Embolie. Die TIA kann auch hämodynamischen Ursprungs sein und als Symptom mehrerer anderer Hirnerkrankungen in Erscheinung treten.
- Die Definition einer TIA wird derzeit revidiert. Nun geht man davon aus, dass kraniale bildgebende Verfahren die einzige Möglichkeit darstellen, zwischen einer TIA und einem Hirninfarkt mit passageren Symptomen zu unterscheiden.
- Falls die transitorischen ischämischen Symptome länger als 1–2 Stunden anhalten, so hat der Patient zumeist einen Hirninfarkt und nicht eine TIA erlitten.
- Bis zu 10% der Patienten erleiden innerhalb 1 Woche nach ihrer 1. TIA einen Hirninfarkt, und 10–20% der Patienten innerhalb von 3 Monaten.
- Ein Patient mit einer TIA muss unverzüglich zur Untersuchung in ein Krankenhaus eingewiesen werden, insbesondere bei ungeklärter Ätiologie oder unklaren Behandlungsrichtlinien.

Diagnosestellung

- Aufgrund der Anamnese.
- Ist die A. carotis am Geschehen beteiligt, äußert sich das generell in einer Hemiparese oder Hemiparästhesie vor allem der oberen Extremitäten in Verbindung mit einer Schwäche des unteren Astes des Fazialisnervs.
- Eine Ischämie der dominanten Hemisphäre verursacht eine Dysphasie, die zuweilen das einzige Anzeichen für eine TIA ist.
- Einseitiger Visusverlust (Amaurosis fugax) verweist auf eine ipsilaterale Netzhautischämie. Meistens ist sie auf ein Gerinnsel aus der A. carotis oder aus dem zentralen Kreislauf zurückzuführen.
- Ein typisches Symptom für die Beteiligung des vertebrobasilären Systems ist Schwindel in Verbindung mit Hirnstamm- oder Kleinhirnsymptomen (Diplopie, Dysphagie, Dysarthrie sowie Taubheitsgefühle und Parese in einer oder beiden Körperhälften). Schwindel allein ist noch kein Hinweis auf eine zerebrale Durchblutungsstörung.
- Ein vorübergehender Muskeltonusverlust in den Beinen (Drop-Attack), binokuläre Erblindung und Sehstörungen (Augenflimmern) sind ebenfalls Symptome einer vertebrobasilären TIA.

Klinische Untersuchungen und Anzeichen für eine TIA

- Eine TIA rechtfertigt eine CT oder MRI des Schädels, insbesondere bei der Erstabklärung. Die Charakteristika der Attacke und die Lokalisation der betroffenen Gefäße können auf die Ätiologie verweisen. Eine Abklärung der Ursache ist für eine erfolgreiche Prophylaxe unumgänglich. Patienten mit einer TIA haben ein signifikant höheres Risiko, einen Hirninfarkt sowie andere vaskuläre Ereignisse zu erleiden.
- Die ätiologische Abklärung einer TIA sollte rasch an einem entsprechenden Krankenhaus durchgeführt werden. Die klinischen Untersuchungen umfassen eine Untersuchung der A. carotis, meistens mittels Duplexsonographie. Der Zustand des gesamten Kreislaufsystems sollte klinisch erfasst werden, um sonstige Manifestationen der Atherosklerose festzustellen und potenziell kardioembolische Erkrankungen zu diagnostizieren.
  - Ein Vorhofflimmern ist die wichtigste kardiogene Ursache einer TIA, doch sollte auch an folgende Möglichkeiten gedacht werden: Herzklappenerkrankung, künstliche Herzklappen, Myokardinfarkt, dilatative Kardiomyopathie, Endokarditis und Aortenatheromatose.
- Die klinische Untersuchung sollte den peripher getasteten Puls sowie eine Blutdruckmessung an beiden Armen umfassen.
- Aufschlussreiche Blutuntersuchungen sind Blutbild, BSG, C-reaktives Protein (CRP), Blutzucker und Lipidprofil.
- EKG und Thoraxröntgen sollten immer durchgeführt werden.
- Seltene Ursachen für eine TIA sind unter „Hirninfarkt" (36.21) angeführt.

Differenzialdiagnosen

- Migräne
- Epilepsie
- Morbus Ménière, Neuronitis vestibularis, benigner Lagerungsschwindel
- Synkope

Behandlung

Dringlichkeit der Behandlung

- Ein bis dahin selbständig handlungsfähiger Patient, der einer aktiven Behandlung bedarf, muss sofort in ein geeignetes Krankenhaus, nach Möglichkeit in eines mit Stroke Unit, eingewiesen werden.
- Sucht der Patient aber erst einige Wochen nach der Attacke zum ersten Mal den Arzt auf, können die Untersuchungen auch ambulant durch-

geführt werden. Erleidet der Patient eine neue TIA, muss er sofort hospitalisiert werden.
- Ist die Ursache der TIA bekannt und wurde bereits eine Behandlung eingeleitet, sollte eine neurologische Abteilung vor Zuweisung des Patienten konsultiert werden.

ASS
- ASS sollte auch dann verordnet werden, wenn nur Verdacht auf eine TIA besteht, wenn keine Kontraindikation vorliegt Ⓐ.
  - Die ASS beträgt 100 mg/Tag.
  - Dipyridamol 2 × 200 mg täglich kann dazu gegeben werden; es gibt ein Kombinationsprodukt mit ASS Ⓐ.
- Clopidogrel sollte als Mittel 2. Wahl in Erwägung gezogen werden, wenn ein weiteres vaskuläres Ereignis (z.B. eine TIA) während der ASS- bzw. der ASS+Dipyridamol-Behandlung eintritt. Eine gleichzeitig vorhandene periphere arterielle Verschlusskrankheit ist evtl. eine weitere Indikation für die Gabe von Clopidogrel. Die Indikationen für Clopidogrel bei einer koronaren Herzkrankheit (KHK) sollten ebenfalls bedacht werden.
- Falls der Patient eine KHK oder eine sonstige symptomatische arterielle Gefäßerkrankung hat, sollten Statine auch dann verschrieben werden, wenn die Lipidwerte normal sind.

Antikoagulantion
- Eine TIA kardialen Ursprungs erfordert eine orale Antikoagulation mit Cumarinen, die wegen des initial erhöhten Thromboserisikos möglichst während einer Heparintherapie eingeleitet werden soll. Ⓐ.
- Ist die TIA ursächlich nicht auf eine Herzerkrankung zurückzuführen, sind Cumarine in den ersten 3 Monaten möglicherweise sinnvoll, gesicherte, evidenzbasierte Indikationen gibt es dafür derzeit nicht.
- Eine kraniale Computertomographie ist Voraussetzung für die Einleitung einer Antikoagulantientherapie, welche unter stationären Bedingungen, wenn möglich unter fachärztlicher Kontrolle, vorgenommen werden sollte.

Chirurgisches Management (Endarteriektomie)
- Ein chirurgisches Management ist dann sinnvoll, wenn die perioperative Komplikationsrate (Schlaganfall und Tod) des operierenden Chirurgen unter 6% liegt.
- Ein chirurgischer Eingriff ist bei einer ausgeprägten Karotisstenose (70–99%) indiziert, falls der Patient eine TIA, einen Netzhautinfarkt oder einen nicht invalidisierenden Schlaganfall im Stromgebiet der verengten Arterie erlitten hat (bei einem hochgradigen Verschluss der Arteria cerebri media beispielsweise ist kein chirurgischer Eingriff indiziert) Ⓐ.
- Ein chirurgischer Eingriff sollte auch bei asymptomatischen Patienten unter 75 Jahren in Erwägung gezogen werden, wenn eine schwere Karotisstenose (70–99%) vorliegt.
- Eine asymptomatische Karotisstenose ist ein Hinweis auf ein erhöhtes Schlaganfallrisiko und indiziert die sofortige Einleitung von primär- und sekundärprophylaktischen Maßnahmen.
- Eine Operation ist kontraindiziert, wenn
  - die intrakranialen Gefäße stärker stenosiert sind als die A. carotis,
  - die A. carotis komplett verschlossen ist,
  - der Patient einen schweren invalidisierenden Infarkt mit ausgeprägtem neurologischen Defizit erlitten hat,
  - sich der Patient in einer instabilen Akutphase befindet.
- Gehört der Patient zu einer Hochrisikogruppe (nicht ausreichend eingestellter Bluthochdruck, nicht ausreichend eingestellter Diabetes, instabile KHK oder schwere Allgemeinerkrankung), ist der von einer Operation zu erwartende Nutzen individuell gegen mögliche Risiken abzuwägen.
- Ob ein Patient für einen chirurgischen Eingriff in Frage kommt, sollte von einem Neurologen unter Beiziehung eines Gefäßchirurgen beurteilt werden.

Sekundärprophylaxe
- Ausreichende Behandlung des Bluthochdrucks.
- Erwiesenermaßen sind Statine, ACE-Hemmer und Angiotensin-II-Rezeptorblocker für eine wirksame Schlaganfall- und TIA-Prophylaxe geeignet und bieten so eine wesentlich verbesserte medikamentöse Therapie Ⓐ.
- Auf das Rauchen verzichten.
- Übergewicht behandeln und mehr Bewegung verordnen.

36.21 Schlaganfall

Epidemiologie
- Ein Hirninfarkt ist die Ursache von etwa 85% aller Schlaganfälle. Jeder 3. Betroffene ist ein Erwachsener im arbeitsfähigen Alter.

Ätiologie
- Eine Arteriosklerose der großen Gefäße ist ungefähr für die Hälfte aller Hirninfarkte verantwortlich, Mikroangiopathien und kardiogene Embolien für je ein weiteres Viertel. Das Verhältnis variiert jedoch je nach Altersgruppe der Patienten.
- Zu den häufigsten Risikofaktoren für Hirninfarkte zählen fortgeschrittenes Alter, Hypertonie,

- Diabetes, Hypercholesterinämie, Rauchen, eine bekannte zerebrale Durchblutungsstörung und sonstige vaskuläre Erkrankungen.
- Zirka 1 von 4 Hirninfarkten (mit einer gewissen altersabhängigen Schwankungsbreite) ist auf eine kardiogene Embolie zurückzuführen. Zu den ätiologischen Faktoren zählen hierbei Vorhofflimmern, Myokardinfarkt, Herzinsuffizienz, Mitralklappenprolaps, Endokarditis, Vorhofmyxom sowie Klappenprothesen. Bei Patienten über 80 stellt Vorhofflimmern in jedem 4. Fall den ursächlichen Faktor dar.
- Bei jungen Patienten ist die zugrunde liegenden Ursache selten eine Arteriosklerose. Der Infarkt wird am häufigsten durch eine Arteriendissektion oder eine paradoxe Embolie in Verbindung mit angeborener oder erworbener Thrombophilie hervorgerufen, insbesondere bei Patienten mit einem offenen Foramen ovale.
- Screeninguntersuchungen zur Früherkennung einer Thrombophilie sollten insbesondere bei jungen Patienten durchgeführt werden, deren zerebrale Embolie potenziell venösen Ursprungs ist.
- Migräne mit Aura kann speziell bei Rauchern und bei Frauen unter oralen Kontrazeptiva oder einer HRT ein wichtiger Vorbote sein.
- Der Konsum illegaler Drogen ist ein signifikanter Risikofaktor für Hirninfarkt. Weitere Auslöser sind Dehydration, ein chirurgischer Eingriff, Schwangerschaft, Immobilisierung, Beginn und Ende einer Antikoagulantientherapie, akuter exzessiver Alkoholkonsum und eine akute Infektion.

Klinisches Bild

- Ein Hirninfarkt führt im Allgemeinen zu akuter Hemiplegie und/oder sensiblen Ausfällen und expressiven Sprachstörungen. Auftreten können ferner eine Hemiparese, hängender Mundwinkel, Sehstörungen und gestörte Augenbewegungen, Schluckstörungen, Schwindel, Gleichgewichtsprobleme oder Tetraplegie. Ein akutes neuropsychologisches Defizit, z.B. Dyspraxie, Gedächtnisverlust oder Verwirrtheit, können ebenfalls auf einen Hirninfarkt hindeuten.
- Ein **Karotisverschluss (Hemisphäreninfarkt)** führt typischerweise zu einer Hemiparese und/oder Sensibilitätsstörungen und ist meist mit einer Schwäche des unteren Astes des Fazialisnervs assoziiert.
  - Am häufigsten tritt ein Verschluss der A. cerebri media (ACM-Infarkt) auf; die Paralyse ist dabei in den oberen Extremitäten ausgeprägter.
  - Selten ist ein Verschluss der A. cerebri anterior (ACA-Infarkt); er führt zu einer beinbetonten Hemiparese und zu Harninkontinenz.
  - Ein Infarkt in der dominanten Hemisphäre verursacht häufig expressive und rezeptive Sprachstörungen sowie Lese- und Schreibstörungen.
  - Ein Infarkt in der nicht dominanten Hemisphäre kann eine Störung des Richtungssinns und der räumlichen Orientierung sowie eine Anosognosie (Unfähigkeit zum Erkennen eigener krankheitsbedingter Funktionsausfälle) und einen sensorischen Neglect (Wahrnehmungsstörung mit Vernachlässigung der betroffenen Körperseite) nach sich ziehen.
- Ein **vertebrobasilärer Verschluss (Hirnstamminfarkt)** präsentiert typischerweise einen akuten und starken Schwindel, Nausea, Diplopie, Dysphagie, Dysarthrie und sensorische Störungen, Schwäche oder Parese in den kontralateralen Extremitäten. Die Symptome werden durch einen progredienten (häufig sich über mehrere Tage hinweg entwickelnden) Verschluss der A. vertebralis, A. basilaris und der Kleinhirnarterien verursacht. Eine homonyme Hemianopsie ohne Paralyse wird in den meisten Fällen durch einen Verschluss der A. cerebri posterior hervorgerufen.
- **Lakunäre Hirninfarkte („minor strokes")** sind kleine Infarkte, die in der Folge eines Verschlusses kleiner Endarterien auftreten. Sie sind entweder subkortikal, in den Basalganglien oder im Hirnstamm lokalisiert. Die häufigste Ursache für lakunäre Hirninfarkte stellt eine Hypertonie dar; sie werden aber auch häufig durch Diabetes Typ 2, eine Vaskulitis oder Hyperhomozysteinämie ausgelöst. Das klinische Erscheinungsbild ist meist charakteristisch: reine, meist fluktuierende motorische oder sensible Hemiparese, Ataxie und Hemiparese oder „Dysarthria-Clumsy-Hand"-Syndrom (verwaschene Sprache in Verbindung mit einer Ungeschicklichkeit der Hand). Siehe dazu auch „Vaskuläre Demenz" (36.53).
- Eine **Sinusthrombose (Hirnvenenthrombose)** kann Frauen während der Schwangerschaft oder im Wochenbett treffen und steht meist in Zusammenhang mit einer Hormontherapie, Dehydrierung, Koagulopathien oder Malignomen. Eine Sinusthrombose führt zum Erscheinungsbild erhöhten Hirndrucks: Kopfschmerzen, Bewusstseinstrübung oder Krampfanfälle mit Verlust des Bewusstseins sowie einer Paralyse, die nicht mit den arteriellen Versorgungsbereichen korreliert.
- Bei Hirninfarkten treten selten Kopfschmerzen auf, zumindest nicht in der Initialphase. Ein großer Infarkt kann einen erhöhten intrakraniellen Druck, Kopfschmerzen, Übelkeit und Bewusstseinstrübungen verursachen.

Diagnostischer Algorithmus

1. Wird der Zustand durch eine Störung der Gehirnperfusion oder eine andere Erkrankung (Hirntumor, chronisches subdurales Hämatom, Epilepsie, Migräne, MS, Enzephalitis etc.) hervorgerufen?
2. Leidet der Patient an einem ischämischen zerebralen Defizit oder an einer Hirnblutung? Diese beiden Möglichkeiten müssen mittels CT differenziert werden.
3. Wenn es sich um einen Infarkt handelt, wurde der Verschluss durch eine Embolie verursacht?
   - Bei akutem Einsetzen (z.B. beim Aufstehen aus dem Bett oder bei Überanstrengung) deuten Bewusstseinsverlust, Krämpfe und eine Anamnese mit einem potenziell emboligenen Herzleiden auf eine kardiogene Embolie. Ein CT kann zum Beispiel einen hämorrhagischen Infarkt oder multiple Infarkte zeigen. Die Einleitung einer Antikoagulantientherapie sollte erwogen werden.
4. Hat eine Rekanalisation stattgefunden? Ist der Zustand des Patienten während der Untersuchung stabil oder progredient oder kommt es zu rekurrierenden Infarkten?
   - Unter einem progredienten Insult („progressive stroke") versteht man eine kontinuierliche Zunahme der Symptome eines Karotisverschlusses über 24 Stunden oder einer vertebrobasilären Ischämie-Symptomatik über 48 Stunden. Die instabile Phase dauert gewöhnlich bis zur Rekanalisation, die entweder spontan oder nach einer Thrombolyse erfolgen kann. Eine Besserung der Symptomatik bedeutet nicht immer eine Verminderung des Risikos. In einer instabilen Phase ist häufig die Einleitung einer notfallmäßigen Antikoagulantientherapie gerechtfertigt.
5. Sonstige Ätiologien?
   - Nackenschmerzen, Horner-Syndrom und ein Hals-Trauma vor dem Schlaganfall sind Hinweise auf eine Karotisdissektion, die Anlass zu einer Antikoagulantientherapie sein muss **Ⓓ**.
   - Eine Autoimmunerkrankung lässt eine Vaskulitis vermuten, die einer ihrer Ätiologie entsprechenden Behandlung bedarf.
   - Frühere Venenthrombosen oder Fehlgeburten bei einer jungen Patientin sprechen für eine hereditäre Blutgerinnungsstörung.

Therapie

- Alle Patienten (auch die vorher selbstversorgungsfähigen) sollten in ein qualifiziertes und über die nötigen Spezialisten verfügendes Zentrum eingewiesen werden, wo sie nach Möglichkeit in einer eigenen Schlaganfallstation („Stroke Unit") betreut werden sollten **Ⓐ**.
- Die Versorgung in einem solchen auf Schlaganfallpatienten spezialisierten Therapiezentrum ist kosteneffektiv, reduziert die Mortalität und verbessert die Chancen der Betroffenen, wieder zur Selbstversorgungsfähigkeit zurückzufinden **Ⓐ**.
- Allgemeine Behandlungsprinzipien:
  - Die Atemwege müssen freigehalten werden, wenn nötig durch Einlage eines Airways oder durch Intubation. In der Notaufnahme wird eine Sauerstofftherapie eingeleitet und fortgeführt, sollten Probleme mit der Ventilation oder Oxygenierung vorliegen.
  - Während der Akutphase sollte immer eine intravenöse Flüssigkeitszufuhr erfolgen. Grundsätzlich keine perorale Zufuhr mehr. Eine kontinuierliche Überwachung des EKG und des Blutdrucks werden begonnen.
- Körpertemperatur:
  - Ein Absenken der Körperkerntemperatur ist die effektivste neuroprotektive Behandlung bei zerebralen Ischämien. Fieber vergrößert den ischämischen Hirnschaden, fördert Blutung und Schwellung und erhöht die Mortalität. Das Ziel besteht in der Erhaltung einer normalen Körpertemperatur.
- Hirnödem
  - Eine Ödembildung nach Hirninfarkt ist ein lebensbedrohlicher Zustand, der mit Temperaturabsenkung, Blutzuckerkontrolle, Osmotherapie, Lagerungstherapie, Prävention von Unruhe und Krämpfen, Aufrechterhaltung von optimalen Blutgaswerten, oder, in schwersten Fällen bei Patienten unter 60 Jahren, mit einer Hemikraniotomie behandelt werden kann.
- Blutdruck
  - Ein Hirninfarkt ist oft mit einem akuten reaktiven Blutdruckanstieg assoziiert, der als Abwehrmechanismus fungiert, weswegen eine Blutdruckabsenkung in den ersten 48 Stunden nicht generell empfohlen wird.
    - Liegt der diastolische Druck unter 120 mmHg und der systolische Druck unter 220 mmHg, wird keine antihypertensive Medikation benötigt. Werden jedoch eine Thrombolyse oder eine Antikoagulantientherapie initiiert, sollte man als Obergrenzen 185/110 mmHg einhalten.
    - Als First-line-Antihypertensiva dienen Labetalol oder Enalapril, die intravenös verabreicht werden. Vasodilatatoren und andere Formen einer abrupten Blutdrucksenkung sollten vermieden werden (keine Nifedipin-Kautabletten oder -Kapseln) **Ⓒ**.
    Anm. Ö: Wegen der guten Steuerbarkeit wird häufig Urapidil i.v. (langsam, nach Wirkung dosiert) eingesetzt.

- Übersteigt der systolische Druck 220 mmHg, sollte in der Akutphase eine Blutdrucksenkung erfolgen, ebenso immer dann, wenn dies unter kardiovaskulären Gesichtspunkten notwendig erscheint.
- Alle Anzeichen einer Herzinsuffizienz müssen therapiert werden.
- Arrhythmien:
  - Hirninfarktpatienten weisen während der akuten Phase oft Herzrhythmusstörungen, eine myokardiale Minderdurchblutung und ST-Veränderungen im EKG auf. Diese weisen auf eine Myokardschädigung hin. Häufig ist eine Betablockade indiziert.
- Management des Blutzuckers und des Flüssigkeitshaushalts:
  - In der Akutphase ist eine auch noch so geringe Hyperglykämie (> 8 mmol/l = > 145mg/100ml) behandlungsbedürftig, ansonsten verschlimmert sie die zerebrale Ischämie und erhöht die Mortalität.
  - Ein erhöhter Hämatokritwert deutet auf eine Dehydration hin, die durch intravenöse Flüssigkeitszufuhr korrigiert werden sollte. Die Mehrzahl der Schlaganfallpatienten ist bei ihrer Einlieferung dehydriert, was die Prognose verschlechtert.
- Prävention einer Pneumonie: Das Aspirationsrisiko ist hoch, und Flüssigkeiten dürfen nur nach einem sorgfältigen Schlucktest oral verabreicht werden. Bei jedem Patienten, der erbrochen hat oder längere Zeit auf dem Boden liegend oder bewusstlos aufgefunden worden ist, muss eine Aspiration angenommen werden, weswegen schon vor dem Auftreten von Thoraxsymptomen oder einem Anstieg des CRP-Werts eine intravenöse Antibiotikaprophylaxe initiiert werden sollte.
- Prävention einer tiefen Venenthrombose und einer Lungenembolie:
  - Niedermolekulare Heparine: Dalteparin 2500 IU, 1 × tgl. oder 2 × tgl. subkutan oder Enoxaparin 40 mg, 1 × tgl. oder 2 × tgl. subkutan ❸.
- Antikoagulantientherapie:
  - Entweder unfraktioniertes Heparin unter aPPT-Kontrolle oder niedermolekulares Heparin entsprechend der Anti-FXa-Aktivität.
  - Indikationen für eine Antikoagulantientherapie: kardiogene Embolie, arterielle oder Sinusthrombose, progrediente Thrombose der Basilaris oder einer anderen Arterie oder häufig rekurrierende TIA.
  - Eine Warfarintherapie wird unter Heparinschutz schon nach 2 Tagen eingeleitet, und bei einer Karotisdissektion wird die orale Antikoagulation gewöhnlich 6 Monate lang fortgeführt. Die Behandlung der kardiogenen Embolie dauert so lange, bis die potenzielle Emboliequelle beseitigt ist.
  - Wird eine Warfarinbehandlung ohne Heparinschutz initiiert, steigt das Risiko für thrombotische Komplikationen.
  - Wurde die Antikoagulantientherapie wegen einer Dissektion veranlasst und zeigen die Kontrollen (Ultraschalluntersuchung oder MR-Angiographie) eine voll durchgängige oder völlig verschlossene Arterie, wird Warfarin durch Aspirin ersetzt. Ansonsten wird die Warfarintherapie fortgesetzt und in speziellen Fällen ein gefäßchirurgischer Eingriff erwogen.
  - Bei der Einleitung einer Antikoagulantientherapie müssen Indikationen und Kontraindikationen sorgfältig gegeneinander abgewogen werden.
- Thrombolyse mit rekombinantem Gewebe-Plasminogenaktivator (rt-PA) ❹:
  - 2002 wurde die Thrombolyse mit rt-PA in den EU-Ländern für die Behandlung des ischämischen Schlaganfalls zugelassen, wenn sie innerhalb von 3 Stunden nach dem Beginn der Symptomatik einsetzt und strenge Selektionskriterien eingehalten werden.
  - Bei einem Basilarisverschluss treffen andere Selektionskriterien zu, und es ist ein längeres Zeitfenster zulässig.
  - Zentren, die diese Therapieform anbieten, haben einschlägige Behandlungsrichtlinien erstellt, die u.a. auch den notfallmedizinischen Bereich umfassen.
- Rehabilitation:
  - Sie beginnt bereits zu einem frühen Zeitpunkt und ist am effektivsten, wenn sie durch ein multidisziplinäres Team in einer „Stroke Unit" durchgeführt wird. Nach Ende der instabilen Phase beginnt eine schrittweise Mobilisierung des Patienten (36.92).
- Die Sekundärprävention nach einem Hirninfarkt beginnt schon während der akuten Phase nach Abklärung der individuellen Risikofaktoren.
  - Die Senkung des Blutdrucks ist die wirksamste Therapieform, und Diabetiker scheinen davon am meisten zu profitieren.
  - ACE-Hemmer und AT1-Rezeptorantagonisten scheinen auch unabhängig von einem antihypertensiven Effekt prophylaktische Wirkungen zu entfalten.
  - Statine sind bei einer symptomatischen Arteriopathie angezeigt, und zwar unabhängig von den Cholesterinwerten des Patienten.
  - Siehe 36.20.

36.22 Intrazerebrale Blutung

Epidemiologie
- Intrazerebrale Blutungen sind die Ursache für ca. 15% der Schlaganfälle.
- Ihre Inzidenz ist aufgrund der effizienteren Hypertoniebehandlung zurückgegangen.
- Die Mortalität in der Akutphase ist bei intrazerebraler Blutung höher als beim Hirninfarkt (ischämischer Insult).

Ätiologie
- Bluthochdruck ist die häufigste Ursache für intrazerebrale Blutungen. Er führt zu Veränderungen der Gefäßwände der kleinen Hirngefäße (Mikroangiopathie). Eine Hypertonie-assoziierte Blutung tritt zumeist im Bereich der Basalganglien, des Thalamus, Kleinhirns oder Hirnstamms auf. Eine derartige Blutung führt in der Regel zu ausgeprägter Hemiparese und Bewusstseinsstörung. Die Blutung kann auch in den Liquorräumen auftreten.
- Seltenere Ursachen einer intrazerebralen Blutung sind arteriovenöse Fehlbildungen, zerebrale Amyloidangiopathie, Kavernome und maligne Gehirntumoren. Anzeichen für einen Tumor sind z.B. eine ungewöhnliche Lokalisation der Blutung und die Abwesenheit einer Hypertonie. Durch die massive Blutung ist ein Tumor in einer in der Akutphase durchgeführten CT nicht immer erkennbar. Zumeist ist die Diagnose erst einige Wochen nach dem Ereignis mittels MRI oder CT mit Kontrastmittel möglich.
- Eine Blutung im Temporallappen rührt häufig von einem Aneurysma der mittleren Hirnarterie her, wobei in einem solchen Fall die Blutung als Subarachnoidalblutung angesehen werden kann (36.23).
- Weitere Ursachen für Blut in der Gehirn- und Rückenmarksflüssigkeit sind unter 36.23 nachzulesen.

Symptome
- Rasch progrediente Hemiplegie, evtl. in Verbindung mit Bewusstseinsstörungen, Erbrechen oder fokale Epilepsie mit Bewusstlosigkeit. Intrazerebrale Blutungen sind nicht immer mit Kopfschmerzen assoziiert, insbesondere nicht in der Frühphase.
- Die neurologischen Anzeichen und Symptome sind dieselben wie beim Hirninfarkt, entwickeln sich jedoch etwas langsamer und hängen von Lokalisation und Ausmaß der Blutung ab. Eine intrazerebrale Blutung kann auch vorübergehende Symptome, ähnlich jenen einer transitorischen ischämischen Attacke (TIA), hervorrufen.
- Kleinhirnblutung: Schwindel, Erbrechen, Ataxie und Störung der Augenbewegung sind die häufigsten Symptome. Eine rasche Verschlechterung des Bewusstseinszustandes ist möglich, und ein Patient mit geringen Symptomen kann aufgrund einer plötzlichen Störung des Liquorabflusses einen Atemstillstand erleiden.
- Die typischen Symptome für eine Blutung im Brückenbereich sind Bewusstlosigkeit und verengte Pupillen.
- Falls die Blutung ausgedehnt oder im Hirnstamm bzw. im Kleinhirn angesiedelt ist, besteht die Gefahr einer intrakraniellen Drucksteigerung (36.81).
- Bei nahezu 50% der Patienten hält die intrazerebrale Blutung über 24 Stunden an. Deshalb ist es angebracht, alle spontanen oder iatrogenen (orale Antikoagulation) Blutungstendenzen zu bekämpfen, wenn noch Chancen auf eine Remission bestehen. Maßnahmen zur Senkung des Blutdrucks auf unter 180/100 mmHg müssen eingeleitet werden, doch ist eine Hypotonie zu vermeiden, um eine ausreichende Gewebsdurchblutung sicherzustellen.

Diagnostik und Therapie
- Alle vorher selbstständigen, handlungsfähigen Patienten sollten in einer Spezialklinik (Stroke Unit, neurologische Abteilung) behandelt werden.
- Die CT ist das diagnostische Verfahren der Wahl, daher sollte ein Krankenhaus angefahren werden (mit Notarztbegleitung), das über die Möglichkeit eines Akut-CT verfügt. Eine Lumbalpunktion bei Schwerstkranken ist kontraindiziert.
- Die Behandlung eines Patienten mit intrazerebraler Blutung unterscheidet sich kaum von jener eines Patienten mit Hirninfarkt, siehe 36.21. Bettruhe ist erforderlich, jegliche Blutungsneigung (INR > 1,3) muss sofort mittels Gerinnungsfaktorkonzentraten korrigiert werden. Besondere Vorsicht ist bei der Gabe von Antikoagulantien nach der Akutphase geboten.
- Mit der Rehabilitation sollte früh begonnen werden (36.92).
- Das Risiko einer neuerlichen Blutung kann durch gute Blutdruckeinstellung deutlich gesenkt werden.
- In der Frühphase einer Intrazerebralblutung ist die Mortalitätsrate hoch, jedoch ist die Prognose für die überlebenden Patienten besser als für Patienten mit ischämischem Hirninfarkt.

Neurochirurgisches Management der intrazerebralen Blutung
- Bei intrazerebraler Blutung sollte immer ein Neurochirurg beigezogen werden. Ein chirurgischer Eingriff ist jedoch selten indiziert, außer bei einer Kleinhirnblutung.

36.23 Zerebrales Aneurysma und Subarachnoidalblutung (SAB)

Zielsetzungen

- An eine subarachnoidale Blutung (SAB) sollte auch bei geringster Symptomatik gedacht werden. Die Diagnose wird mittels Akut-CT gestellt.
- Der Patient sollte unverzüglich in notfallmedizinisch geschulter Begleitung an eine neurochirurgische Abteilung zur zerebralen Angiographie transferiert werden.
- Ein rupturiertes zerebrales Aneurysma muss in der Akutphase verschlossen werden (mikrochirurgisches Clipping oder endovaskulärer Zugang), um eine weitere Blutung zu vermeiden.
- Der Patient sollte auf eine neurologische Intensivstation in einem geeigneten Krankenhaus aufgenommen werden.
- Rehabilitation und Beurteilung der Arbeitsfähigkeit liegen im Verantwortungsbereich der Neurologischen Abteilung.
- Unrupturierte Aneurysmen sollten verschlossen werden, um eine spätere Blutung zu vermeiden.
- Die Öffentlichkeit sollte über die Risikofaktoren informiert werden.
- Wenn möglich, sollte bei den Angehörigen eines SAB-Patienten nach Aneurysmen gefahndet werden.

Grundsätzliches

- Die Hauptlokalisation von Aneurysmen ist der Circulus Willisii, sie bluten üblicherweise in den Liquorraum (SAB).
- Ein Patient, der eine erste Blutung überlebt, ist sofort dem Risiko einer neuerlichen Blutung ausgesetzt.
- Eine Subarachnoidalblutung kann das Gehirn schädigen:
  - akute Schädigung (durch erhöhten intrakranialen Druck, Perfusionsausfall, Blutung ins Parenchym)
  - subakute Schädigung (durch Spasmus der Hirnarterien und ischämischen Hirnschaden)
  - Spätschäden (Hydrocephalus communicans)

Inzidenz

- Die Lifetime-Inzidenz der Gesamtbevölkerung, an einem zerebralen Aneurysma zu erkranken liegt bei 2–3%.
- Es wird geschätzt, dass 100.000 Finnen ein unrupturiertes zerebrales Aneurysma haben (bei einer Population von 5,2 Millionen), von denen die Mehrzahl nie symptomatisch werden wird.
- Zerebrale Aneurysmen sind in Finnland häufiger als in anderen Ländern. Jährlich erleiden ca. 1000 von diesen eine Hirnblutung, davon die Hälfte mit tödlichem Ausgang – die Zahl ist höher als die der Verkehrstoten.
- SAB betreffen, anders als Hirninfarkte und Hirnblutungen, die Bevölkerung im Arbeitsprozess (Altersmedian 51 Jahre).
- Erworbene Risikofaktoren umfassen:
  - Alter
  - Rauchen
  - exzessiver Alkoholkonsum
  - Hypertonie
- Kongenitale Risikofaktoren umfassen
  - Aneurysmen in der Familienanamnese (10% aller SAB-Fälle)
  - Zystennieren (1% aller SAB-Fälle).

Symptomatik und Beschwerdebild

- Das charakteristische Symptom einer SAB ist ein intensiver, unbarmherziger Kopfschmerz, der
  - oft mit Nausea, Erbrechen, zunehmender Nackensteifigkeit und Lichtempfindlichkeit einhergeht,
  - mit Symptomen vergesellschaftet sein kann, die Hinweis auf die Lokalisation geben (Lähmung einer Extremität, Sprachprobleme, Doppelbilder),
  - mit Krämpfen und Bewusstseinsverlust verbunden sein kann.
- Der Zustand der Patienten beim ersten Arztkontakt kann von „wach und orientiert" bis tief bewusstlos reichen.
- Ein Patient mit milder Symptomatik sucht möglicherweise erst einige Tage nach dem Symptombeginn ärztliche Hilfe.
- Bis zu einem Drittel der Patienten hatten vorher, üblicherweise unerkannt, eine oligosymptomatische Frühblutung (minor leak, „Sentinel-Blutung").
- Eine SAB kann bei bekannten Migränikern oder bei Patienten mit milden Symptomen bei der ersten Konsultation unentdeckt bleiben.

SAB und andere Ursachen für Blut im Liquor

- Primäre (spontane) SAB:
  - rupturiertes zerebrales Aneurysma (80%)
  - Blutung aus einer arteriovenösen oder anderen Malformation (5%)
  - spinale SAB (selten)
  - Durch neuroradiologische Untersuchungen nicht identifizierte Ursache (15%):
    - Die Angiographie wird üblicherweise innerhalb einer Woche wiederholt.
    - Eine perimesenzephalische Blutung ist charakterisiert durch eine gute Prognose und rasche Erholung.

- Sekundäre SAB:
  - Eine spontane Hirnblutung kann in die Ventrikel und den Liquorraum einbrechen.
- Schon eine leichte Kontusion kann zu einem blutig tingierten Liquor führen.
  - Bei Schädeltrauma ist eine Lumbalpunktion kontraindiziert und ohne diagnostischen Wert.
- Andere Ursachen:
  - alle Erkrankungen und Situationen mit Blutungsneigung oder Antikoagulation
  - Hirntumor (selten)
  - entzündliche Erkrankungen
  - vaskuläre Erkrankungen
- Blutung als Folge einer Lumbalpunktion:
  - Die Lumbalpunktion ist technisch schwierig, es kann eine kleine Vene punktiert werden.

CT-Befunde in der SAB-Diagnostik

- Eine SAB wird mittels akut durchgeführter **Computertomographie** diagnostiziert oder ausgeschlossen.
- In der CT zeigt sich eine akute Blutung als helle Zone in den Liquorräumen, in der Sellaregion, im Bereich der Sylvius'schen Furche, dem Interhemisphärenraum oder der hinteren Schädelgrube.
  - Auch in den Ventrikeln können Veränderungen gefunden werden.
- Die Blutung kann bis in das Hirnparenchym reichen.
- Ein normaler CT-Befund schließt eine SAB nicht aus, besonders wenn schon einige Tage oder Wochen seit der Blutung vergangen sind.
- Wenn klinisch eine SAB möglich, der CT-Befund aber negativ ist, sollte eine Lumbalpunktion durchgeführt werden.
- Die Liquoruntersuchung kann eine abgelaufene Subarachnoidalblutung aufdecken (Siderophagen).

Therapie in der akuten Phase und Transferierung des Patienten

- Der klinische Verdacht auf eine SAB begründet die sofortige Einweisung in ein Krankenhaus zur Computertomographie.
- Wenn die SAB bestätigt wird, sollte der Patient an eine neurochirurgische Abteilung transferiert werden.
  - Ein Patient mit SAB sollte auf einer Intensivstation oder durch entsprechend geschultes Personal überwacht werden. Der Patient darf nicht auf einer Allgemeinstation behandelt werden.
  - Der diensthabende Neurochirurg sollte sofort telefonisch kontaktiert werden, wenn möglich sollten die CT-Bilder telemedizinisch zu ihm übermittelt werden.
  - Der Patient sollte entweder sofort transferiert werden (bei großem Hämatom, schlechtem Allgemeinzustand oder Hydrozephalus) oder spätestens am Folgetag.
  - Um eine perakute Blutung zu verhindern, empfiehlt sich eine sofortige antifibrinolytische Therapie (Tranexamsäure).
- Der Transport muss unter Begleitung durch einen kompetenten Notarzt und unter Sicherstellung einer ausreichenden Atmung erfolgen.
- Aneurysmen müssen mit einer 4-Gefäß-Angiographie identifiziert oder ausgeschlossen werden.
  - Die Angio-CT ist die Untersuchungsmethode der Wahl.
  - Invasive Angiographie (digitale Subtraktionsangiographie, DSA) falls indiziert.
- Symptomatische medikamentöse Behandlung von
  - Blutdruck,
  - Kopfschmerz,
  - Nausea,
  - epileptischen Anfällen.

Akuttherapie eines Aneurysmas

- Ein rupturiertes Aneurysma muss spätestens am Folgetag verschlossen werden, um eine neuerliche Blutung zu verhindern. Die anatomische Lage des Aneurysmas und die Erfahrung des Behandlungsteams bestimmen die Art des Eingriffes.
- Mikrochirurgisches Clipping des Aneurysmahalses über Kraniotomie:
  - +: sicherer als die endovaskuläre Behandlung
  - −: Risiko eines ischämischen Hirnschadens
- Verschluss des Aneurysmas durch Coils, Stents und andere Materialien über einen endovaskulären Zugang
  - +: weniger invasiv
  - −: nur bei bestimmten Arten von Aneurysma anwendbar
  - −: benötigt angiographische Beobachtung, um den sicheren Verschluss des Aneurysmas zu bestätigen
- Ein Hämatom kann eine sofortige Evakuation nötig machen.
- Ein Hydrozephalus kann die Einbringung einer intrakranialen Druckmessung per Kraniotomie erforderlich machen.
- Eine Subarachnoidalblutung ist eine akute systemische Erkrankung, die auch Herz und Lunge belastet.
- Medikamente (Nimodipin) können eingesetzt werden, in der Hoffnung, dass das Auftreten ischämischer Spätschäden des Gehirns verhindert wird **A**.

Langzeitprognose der Subarachnoidalblutung

- Von allen SAB-Patienten sterben 50% an der Blutung oder ihren Folgen, nur 20% kehren in den Arbeitsprozess zurück.
- Eine ausgedehnte SAB, zerebrale Blutung und ein ischämischer Hirnschaden kann eine deutliche Behinderung oder den Tod bewirken.
- Während der Akutphase kann eine Glaskörperblutung mit einer daraus resultierenden Sehbehinderung auftreten.
- In einem späteren Stadium kann sich ein Hydrozephalus entwickeln, der die Anlage eines Shunt notwendig macht.

Screening von Verwandten

- Zerebrale Aneurysmen und SAB sind multifaktorielle Erkrankungen.
- 10% der Patienten haben Aneurysmen in der Familienanamnese.
  - Falls nötig, kann ein Spezialist für klinische Genetik konsultiert werden.
- Screening naher Angehöriger (Geschwister, Kinder, Eltern):
  - wenn 2 enge Verwandte ein Aneurysma oder SAB in der Vorgeschichte haben
  - im Alter von 30–60 Jahren
  - mittels Magnetresonanzangiographie oder Angio-CT

Behandlung eines unrupturierten Aneurysmas

- Ein unrupturiertes Aneurysma verschließt sich nie spontan.
- Zahlreiche Patienten werden mit der Fragestellung einer Sanierung vorgestellt, da
  - 30% der Patienten mit SAB weitere, unrupturierte Aneurysmen aufweisen.
  - Familien mit Aneurysmaanamnese häufiger untersucht werden.
- Prophylaktische Operationen werden für Patienten unter 60 Jahren empfohlen.

Prävention

- Beendigung des Rauchens
- Behandlung einer Hypertonie
- Vermeidung exzessiven Alkoholkonsums
- Eine spezifische prophylaktische Behandlung, die die Entwicklung oder die Ruptur eines Aneurysmas verhindert, existiert nicht.

36.25 Untersuchung von Patienten mit epileptischen Symptomen

- Siehe Diagnostik von epileptischen Symptomen 36.04.

Grundsätzliches

- Nach einem 1. Anfall ist es Aufgabe des zu Hilfe gerufenen erstbehandelnden Arztes, den Ablauf des epileptischen Anfalls einschließlich der vorausgegangenen und nachfolgenden postiktalen Zeichen und Symptome zu beschreiben und zu dokumentieren.
- Der Patient sollte zu einer eingehenden neurologischen Untersuchung zwecks Sicherung der Diagnose und genauer ätiologischer Abklärung überwiesen werden (bei einem 1. Anfall im Erwachsenenalter sollte als mögliche Ursache ein Hirntumor in Betracht gezogen werden). Beim ersten Alkoholentzugsanfall eines Patienten sollte man gleich vorgehen wie bei Verdacht auf einen nicht provozierten Krampfanfall.
- Wenn der Anfall nicht klar epileptiform ist, kann eine kardiologische Untersuchung oft entscheidende Hinweise liefern.

Epidemiologie

- Die Inzidenz bei Patienten über 15 beträgt 24/100.000 pro Jahr und die Prävalenz ist 700/100.000.

Ätiologie

- Schädel-Hirn-Trauma 10%
- Perinatale Schäden 10%
- Zerebrovaskuläre Prozesse 6%
- Infektionen des ZNS 5%
- Hirntumoren 3%
- Sonstige organische Ursachen 5%
- Ätiologie unbekannt 61%

Anfallsformen

- **Partielle (fokale, lokalisationsbezogene) Anfälle.** Die Symptome verweisen auf eine lokalisierte Gehirnläsion und reflektieren die Funktionsstörung dieses Hirnareals.
  - Muskelzuckungen oder somatosensible Dysästhesien in einer Extremität, halbseitig oder im Gesicht (Jackson-Anfälle).
  - Visuelle Störungen oder andere Symptome, die typisch für eine Temporallappenepilepsie sind (z.B. abdominelle Missempfindungen, olfaktorische oder gustatorische Empfindungen, Déjà-vu-Erlebnis [36.04], Absencen [früher Petit mal]).
  - Partielle Anfälle können sekundär generalisieren.

- **Generalisierte Anfälle.** Das Initalsymptom ist der Verlust des Bewusstseins; die Krämpfe sind von Anfang an symmetrisch. Dazu zählen:
  - Grand-Mal-Anfälle ohne Prodromi oder Prodromalstadium (tonisch-klonische Anfälle)
  - kurze Absencen bei Kindern (bei Erwachsenen gehen solche Petit-mal-Attacken oft vom Schläfenlappen aus)

Anamnese

- Erhebung auslösender (disponierender) Faktoren (z.B. Schlafentzug, Fasten, Alkoholkonsum – aber insbesondere Alkoholentzug, Medikamente, Flackerlichtstimulation [36.83]).
- Was hat der Patient bei Beginn des Anfalls gerade gemacht?
- Prodromale Symptome und Empfindungen (z.B. Nausea, Taubheitsgefühl im Bereich eines Armes/einer Hand, Schwindel).
- Blieb der Patient während des Anfalls bei Bewusstsein?
- Augenzeugenberichte des Anfalls.
- Erholung von der Attacke (schnell oder allmählich, Orientierung, Gedächtnisstörung).
- Unkontrollierter Stuhl- oder Harnabgang.
- Gesichtsfarbe

Klinischer Befund

- Wenn der Arzt den Patienten schon während des Anfalls oder unmittelbar danach untersuchen kann, ist es wichtig, Folgendes zu erheben:
  - allfällige Verletzungen
  - Zungenbiss – ja oder nein?
  - Bestehen unilaterale neurologische Symptome? (Eine Todd-Paralyse nach dem Anfall ist ein Hinweis auf eine Epilepsie fokalen Ursprungs.)
  - Pupillenreaktion, positives Babinski-Zeichen
  - Ist zu erkennen, ob der Patient kürzlich Alkohol konsumiert hat oder gibt es Hinweise auf eine Intoxikation?
  - Blutdruck, Puls, Hinweise auf eine kardiovaskuläre Ätiologie
- Wenn der Patient erst einige Tage nach dem Anfall beim Arzt vorstellig wird, sind meist keine signifikanten klinischen Befunde mehr zu erheben. Es ist aber jedenfalls ratsam, auf unilaterale neurologische Symptome sowie Anzeichen eines erhöhten Hirndrucks zu achten.

Laboruntersuchungen

- Blutbild; Calcium, Natrium, Kalium, Kreatinin, Creatinkinase und Glukose im Blutzucker, TSH Serum
- TSH
- EKG (Überleitungszeiten messen!)

Zusätzliche Tests/Untersuchungen in einem neurologischen Zentrum

- EEG (Elektroenzephalogramm):
  - Das optimale Timing wäre, so früh wie möglich nach einem Anfall ein Wach-EEG zu schreiben, nötigenfalls gefolgt von einem Schlaf-EEG. Epilepsie-typische EEG-Befunde (Spikes, scharfe Wellen, Spike-and-Slow-Wave-Komplexe) sind in hohem Maße mit einer Epilepsie assoziiert; fokale Slow-Wave-Entladungen lassen ein zerebrales Trauma vermuten.
- Zur Abklärung der Ätiologie der Epilepsie sollten eine Computertomographie des Schädels (CT) oder eine Kernspintomographie (MRI) durchgeführt werden (falls die entsprechenden Ressourcen verfügbar sind; ausgenommen offensichtliche Entzugskrampfanfälle).
- **Spezielle Tests/Untersuchungen** werden für problematische Fälle benötigt, wie etwa in Verbindung mit therapierefraktärer Epilepsie, der Diagnostik von atypischen Anfällen und wenn ein chirurgisches Eingreifen erwogen wird:
  - Mittels einer **Langzeit-EEG-Überwachung** (mobiles Langzeit-EEG) soll versucht werden, ein EEG während eines Anfalls zu schreiben (36.16).
  - Bei der **videotelemetrischen Langzeit-EEG-Überwachung** (36.16) soll simultan zur EEG-Ableitung ein Videobild aufgezeichnet werden.

Kardiologische Untersuchungen

- Der verstärkte Einsatz des Langzeit-EKGs und der Tilt-Test haben gezeigt, dass Herzrhythmusstörungen oder Blutdruckschwankungen oft die Ursache von Krampfanfällen sind.
- Wenn der Anfall nicht epileptiform ist, ist die Ursache wahrscheinlich kardiovaskulär.

36.26 Behandlung des Status epilepticus (Grand Mal)

Grundsätzliches

- Ein generalisierter Anfall wird als prolongiert eingestuft, wenn die Krämpfe länger als 5–10 Minuten dauern.
- Um eine irreversible Hirnschädigung zu vermeiden, sollte der Anfall so schnell wie möglich unterbrochen werden, und zwar spätestens binnen 30 Minuten nach Einsetzen der Konvulsionen.

- Eine Hypoglykämie muss immer erkannt und behandelt werden.
- Ein möglicher Thiaminmangel ist zu korrigieren (Alkoholiker und Personen, die sich schlecht oder eingeschränkt ernähren, stellen Risikogruppen dar).
- Beim Status epilepticus ist Diazepam das Medikament der Wahl. Die Verabreichung sollte i.v. erfolgen, da die Wirkung einer rektalen Anwendung vermindert sein kann, wenn das Medikament im Stuhl zurückgehalten wird. Lorazepam ist eine Alternative. Es hat eine längere Wirkungsdauer, aber eine geringere Bioverfügbarkeit als Diazepam.
- Wenn der Anfall mehr als 10 Minuten andauert oder wenn bereits mehrere Dosen Diazepam gegeben worden sind oder wenn sich ein Anfall innerhalb eines Tages 3 × wiederholt, wird eine Sättigungsdosis Phenytoin gegeben. Fosphenytoin ist ein Propharmakon von Phenytoin und wird im Körper zu Phenytoin umgewandelt. Es ist wasserlöslich und verursacht daher weniger Venenreizungen. Proepanutin sollte vor Gebrauch bis zu einer maximalen Konzentration von 25 mg Phenytoinäquivalenten (PE)/ml (1,5–25 mg PE/ml) verdünnt werden (ist derzeit in Österreich nicht registriert).
- Ein Status epilepticus erfordert eine Beobachtung im Krankenhaus und eine Abklärung der Ätiologie (CT/MRI des Gehirns, Liquoruntersuchung, weitere Laboruntersuchungen) sowie eine weitere Behandlung nach dem Ende des Anfalls.

Die ersten 10 Minuten

1. Sicherung und Überwachung der Vitalfunktionen
   - Atemwegssicherung, Sauerstoffgabe und nötigenfalls Intubation nach erfolgter Relaxation
   - EKG-Überwachung, Pulsoxymetrie
   - Auch während und nach der Gabe von Medikamenten ist eine sorgfältige Überwachung nötig.
2. Thiamin 100 mg i.v.
3. Glukose-Schnelltest und Behandlung der Hypoglykämie.
4. Diazepam wird vorzugsweise als i.v. (oder rektaler) Bolus von 5–10 mg gegeben oder aber 4 mg Lorazepam innerhalb von 2 Minuten.
5. Anamnese und klinische Untersuchung.
6. Laboruntersuchungen: Blutbild, CRP, Natrium, Kalium, Kreatinin im Serum, Antiepileptikakonzentrationen im Serum, Blutprobe zur Prüfung auf Intoxikation.

Krämpfe von 10–40 Minuten Dauer

1. Phenytoin: 18 mg Phenytoinäquivalente (PE)/kg verdünnt auf 25 mg PE/ml bei einer Injektionsgeschwindigkeit von 150 mg PE/min.
2. Wird damit keine Sistierung der Anfälle erreicht, wiederholte Gabe von Diazepam in einer Dosierung von 5 mg (maximale Dosis 30 mg i.v.) oder aber 5–10 Minuten nach der 1. Dosis gegebenenfalls Verabreichung von Lorazepam in einer Dosierung von 4 mg. Die Wirkung beider Medikamente setzt nach 2–3 Minuten ein. Die Wirkungsdauer beträgt bei Diazepam nur 15–30 min, bei Lorazepam jedoch 12–24 h.
3. Bei fehlendem Erfolg zusätzlich i.v. Phenytoingabe im Ausmaß von 7–10 mg PE/kg. Wenn der Patient Phenytoin schlecht verträgt, Verabreichung von Valproat als i.v. Bolus von 15–20 mg/kg (200 mg/min) und danach 1–2 mg/kg/h.

Krämpfe mit einer Dauer von über 40 Minuten

- Der Patient wird unter Notarztbegleitung an eine Intensivstation transportiert, wo Anästhetika eingesetzt werden können.

36.27 Behandlung der Epilepsie bei Erwachsenen

Grundlagen

- Epilepsie erfordert eine medikamentöse Langzeittherapie, deswegen sollte die Indikationsstellung sorgfältig erfolgen.
- Die Therapie mit Antiepileptika sollte begonnen werden, sobald die Diagnose und somit die Gefahr weiterer Anfälle feststeht.
- Bildgebende Verfahren zur Darstellung des Gehirns sollten gleich nach dem ersten Anfall eingesetzt werden, um Ursachen, die chirurgisch behandelt werden können, zu identifizieren.

Allgemeines

- Bleibt eine Epilepsie unbehandelt, kommt es zu einer zunehmenden Häufigkeit von Anfällen, und mit der Zeit kann es auch im anfallsfreien Intervall zu Störungen der Gehirnfunktion kommen (z.B. kognitive Defizite).
- Mit der Zahl der Anfälle steigt auch das Risiko für Unfälle und Traumen.
- Epileptiker haben verglichen mit der normalen Bevölkerung ein 2–3 × höheres Mortalitätsrisiko.
- Mit modernen Medikamenten kann bei 80% der Patienten Anfallsfreiheit bzw. eine zufrieden stellende Einstellung erreicht werden. Hinsichtlich der Wirksamkeit der neuen Antiepileptika sind im Vergleich zu den älteren Medikamenten keine signifikanten Unterschiede zu verzeichnen.

Behandlungskette

- Nach Sicherung der Diagnose „Epilepsie" wird in einer neurologischen Abteilung die Behandlung eingeleitet.
- Bei Patienten im arbeitsfähigen Alter erfolgen die laufenden Kontrollen durch einen Neurologen.
- Bei gut eingestellten Patienten, insbesondere wenn es sich um ältere und multimorbide Menschen handelt, kann die Nachsorge auch im Rahmen der primären Gesundheitsversorgung durchgeführt werden.
  - Werden die laufenden Kontrollen an die primäre Ebene delegiert, sind vom Neurologen ein individueller Behandlungsplan und genaue Instruktionen für die Nachsorge auszuarbeiten.
  - Wenn sich die Einstellung verschlechtert, neue Nebenwirkungen bzw. sonstige alarmierende Entwicklungen auftreten, wird der Patient an einen Neurologen überwiesen.
  - Die Patientenführung sollte beim Neurologen verbleiben, wenn das Leiden nur schlecht beherrschbar ist (Wäre eine neue medikamentöse Therapie oder ein chirurgischer Eingriff von Vorteil? ❸) oder die Medikation zu Nebenwirkungen geführt hat ❷. Entscheidungen, wie das Absetzen der Pharmakotherapie ❷, die Bewertung der Fahrtüchtigkeit oder Arbeitsfähigkeit des Patienten sowie die Kontrollen während einer Schwangerschaft, fallen immer in das Aufgabengebiet eines Neurologen.

Wahl und Durchführung der Pharmakotherapie

Einleitung, Dosierung, Überwachung der Blutspiegel und laufende Kontrollen

- Eine Pharmakotherapie wird im Allgemeinen eingeleitet, wenn der Patient innerhalb 1 Jahres 2 oder mehr epileptische Anfälle erlitten hat, ohne dass offensichtliche auslösende Faktoren vorliegen.
- Eine Medikation sollte schon nach dem 1. Anfall gegeben werden, wenn die Diagnose zweifelsfrei feststeht und das Risiko für weitere Anfälle hoch ist.
  - symptomatische Epilepsie in Verbindung mit Hirninfarkt, Hirnverletzung, Demenz bei älteren Patienten oder mit einer sonstigen offensichtlichen Ätiologie.
- Die Wahl des Antiepileptikums erfolgt aufgrund der Epilepsieform, wobei anfangs immer eine Monotherapie zum Einsatz gelangt.

Dosierung und Wahl des Medikaments

- Das Ziel besteht darin, die niedrigste effektive Dosis zu finden, bei der der Patient anfallsfrei bleibt.
- Bei neu diagnostizierten Patienten soll die Behandlung in erster Linie dazu dienen, dem Patienten die Angst vor Anfällen zu nehmen und ihm eine normale Lebensführung ohne Angst zu ermöglichen.
- Carbamazepin, Oxcarbazepin, Lamotrigin, Topiramat oder Gabapentin werden zur Behandlung partieller/fokaler Anfälle verwendet.
- **Valproat** ist das Medikament der Wahl, wenn der Patient an verschiedenen Anfallsformen leidet:
  - generalisierte tonisch-klonische Anfälle (Grand-Mal-Anfälle) ohne prodromale Symptome
  - typische Absencen
  - myoklonische Anfälle
  - atonische Anfälle
- Von den neuen Antiepileptika sind **Lamotrigin** und **Topiramat** auch bei Formen der generalisierten Epilepsie wirksam.
- Die Dosierung wird immer individuell angepasst. Zur Dosisfindung können jedoch die Steady-state-Konzentrationen bestimmt werden. Zur Erreichung des Gleichgewichtszustands sind mindestens 3–5 Eliminationshalbwertszeiten des Medikaments notwendig.

Überwachung der Spiegel und Anpassung der Medikation

- Die Konzentrationsbestimmung erfolgt in der Regel mittels einer Blutprobe vor der Morgendosis.
- Treten Anfälle im therapeutischen Bereich auf (siehe Tabelle 36.27), wird bis zum höchsten noch verträglichen Niveau aufdosiert.
- Es ist daran zu denken, dass die Angaben betreffend Konzentrationen und Halbwertszeiten Durchschnittswerte aus verschiedenen Studien darstellen und dass eine beträchtliche Anzahl von Patienten vom Durchschnitt abweicht. **Wenn eine Dosiserhöhung innerhalb des therapeutischen Bereichs erfolgt, ist ein Monitoring der dosisabhängigen Nebenwirkungen sinnvoller als die bloße Überprüfung der Laborwerte (Ausnahme: Phenytoin).**
- Der Patient wird über die dosisabhängigen unerwünschten Wirkungen informiert, sodass er gegebenenfalls den Arzt kontaktiert, wenn die höchste noch verträgliche Dosis überschritten ist. Die Dosis wird dann bis zur höchsten noch tolerierten Schwelle reduziert und der Patient daraufhin überwacht, ob damit ohne Zusatzmedikation eine Anfallskontrolle gewährleistet ist.
- Wenn bei einem bestimmten Dosierungsschema weiterhin vereinzelt Anfälle auftreten, muss die Therapie in der Regel intensiviert werden, auch wenn für die Anfälle ein offensichtlicher auslösender Faktor vorlag (gilt nicht in Fällen mangelnder Compliance und bei Alkoholabusus).

- Obwohl prophylaktische Antiepileptika nach einer akuten Hirnverletzung die Anfallshäufigkeit reduzieren, haben sie keine Auswirkung auf die Mortalität und verhindern auch nicht das Auftreten einer Spätepilepsie **Ⓐ**.

Kontrolle der Laborwerte
- Therapiekontrolle: siehe Medikamentenliste weiter unten.
- Wenn die medikamentöse Therapie über einen langen Zeitraum ohne Nebenwirkungen vertragen worden ist, können die routinemäßigen Laborkontrollen beträchtlich eingeschränkt werden.
- Bei einigen der neueren Antiepileptika sind auch in der einleitenden Phase der Therapie keine Kontrollen der Blutspiegelwerte mehr nötig.

Nebenwirkungen
- Gelegentlich muss wegen intolerabler Nebenwirkungen das Medikament gewechselt werden.
- Bei idiosynkratischen Reaktionen wie Ekzemen ist immer ein Wirkstoffwechsel notwendig.
- Bei Therapiebeginn und im Fall einer Dosiserhöhung können die Medikamente zentralnervöse Nebenwirkungen verursachen, die meistens nach 1–2 Monaten wieder abklingen.

Antiepileptische Medikamente

Anmerkung: Die angegebenen Dosierungen unterscheiden sich in einigen Fällen von den Empfehlungen des Austria Codex. Da jedoch die Einstellung ohnehin individuell und in den allermeisten Fällen durch den Spezialisten erfolgt, wurden die Angaben des finnischen Originals belassen.

Phenytoin
- Verwendung bei partiellen Epilepsien und bei generalisierten tonisch-klonischen Anfällen.
- Ein Vorzug von Phenytoin, neben seiner Wirksamkeit, ist die parenterale Anwendbarkeit (Fosphenytoin). Die Anwendung ist jedoch wegen der spezifischen Kinetik und möglicher Interaktionen ziemlich kompliziert.
- Phenytoin verursacht auch akute ZNS-Nebenwirkungen und langfristige, unerwünschte Wirkungen wie Gingivahyperplasie und Osteoporose. Aus diesen Gründen wird Phenytoin zunehmend von anderen Wirkstoffen abgelöst.
- Die Startdosis beträgt 2 × 50 mg/Tag; 2 × 100 mg ist eine häufige initiale Dosierung.
- Sättigungskinetik: Erfordert eine vorsichtige Aufdosierung mit einer Dosissteigerung bis zu 25 mg/Tag. Die Blutspiegelwerte müssen überwacht werden.
- Wird in der Leber metabolisiert (Zytochrom P450).
- Enzyminduktor
- Während des 1. Jahres Blutbild- und ALT- (= GPT-)Überwachung.
- Bei langfristiger Verschreibung auch Kontrolle der alkalischen Phosphatase (AP).
- Es ist daran zu denken, dass das Medikament gelegentlich auch schon bei Konzentrationen unterhalb des therapeutischen Bereichs wirksam ist.

Gabapentin
- Findet Verwendung bei partiellen Epilepsieformen und auch als Analgetikum bei neuropathischem Schmerz.
- Wird über die Nieren ausgeschieden, keine Interaktionen.
- Effektiv als Add-on-Medikament bei therapierefraktärer partieller Epilepsie **Ⓐ**.
- Dosissteigerung 300–600 mg/Tag bis zu 900–2400 bis 3600 (4800) mg/Tag.

Carbamazepin
- Ist bei allen fokalen Epilepsieformen wirksam **Ⓑ**. Zu den Problemen, die bei der Einnahme von Carbamazepin auftreten können, zählen

Tabelle 36.27 Pharmakokinetik der Antiepileptika			
Medikament	Therapeutische Konzentration µmol/l	Halbwertszeit (Stunden)	Tage bis zum Steady-State
Carbamazepin	20–50	10–30	15–30
Valproat	350–700	8–20	3–5
Phenytoin	40–80	9–20(–140)	7–14(–60)
Phenobarbital	50–150	50–100(–160)	10–30
Primidon	30–50	4–12	10–30
Ethosuximid	300–600	40–70	10–15
Clonazepam	0,05–0,2	22–33(–60)	5–7(–13)
Clobazam	–	20	–
Oxcarbazepin	30–120	5–8	15–21
Vigabatrin	–	8–10	2
Lamotrigin	–	29	–
Gabapentin	–	5–7	–

ZNS-Nebenwirkungen, die besonders in der Initialphase häufig auftreten: idiosynkratische Reaktionen (morbilliforme Exantheme), eine komplizierte Pharmakokinetik sowie Medikamentenwechselwirkungen.
- Der Wirkstoff wird in der Leber metabolisiert (Zytochrom-P450-Enzyminduktor).
- Es sollen Präparate mit Depotwirkung verwendet werden.
- Die Initialdosis ist 2 × 100 mg/Tag, in der Regel bis zu 2 × 300 mg.
- Die Aufdosierung erfolgt in 200-mg-Schritten.
- Die Wirksamkeit korreliert gut mit der therapeutischen Konzentration.
- Niedrigere Konzentrationen (unter 20 µmol/l) zeigen keine Wirkung.
- Während des 1. Jahres müssen Blutbild und ALT (= GPT) kontrolliert werden.
- Eine leichte Leukopenie (bis zu 2×10^9/l) oder erhöhte Leberenzyme (GPT bis zu 150–200) sind nicht Vorboten schwerer Nebenwirkungen.
- Eine stärkere Leukopenie oder weitere Erhöhung der GPT erfordert einen Medikamentenwechsel.
- Indiziert für partielle Epilepsien und tonisch-klonische Anfälle.

Clobazam
- Wird nur als Add-on-Medikament verwendet, hauptsächlich bei partiellen Epilepsieformen.
- Dosierung: 10–20 mg/Tag, bis zu 80 mg/Tag.
- Die Dosis wird je nach Ansprechen angepasst; eine Bestimmung der Blutspiegelwerte ist nicht notwendig.

Lamotrigin
- Wird bei allen Formen der Epilepsie eingesetzt.
- Hautreaktionen sind möglich. Wenn sehr langsam aufdosiert wird, treten diese seltener auf. Die Empfehlungen bezüglich der Dosissteigerung müssen genau beachtet und der Patient muss über das mögliche Auftreten von Hauterscheinungen informiert werden. Nötigenfalls ist das Medikament dann abzusetzen.
- Das Medikament erhöht die Konzentration von Carbamazepin-Epoxid um bis zu 45%: Führt dies zu Nebenwirkungen, so ist die Carbamazepindosis zu reduzieren.
- Wird in der Leber metabolisiert.
- Bei einer Kombination mit Valproat muss langsamer aufdosiert werden: 1.–2. Woche: 25 mg jeden 2. Tag, 3.–4. Woche: 2 × 25 mg; danach 100–200(–300) mg/Tag in 1–2 Gaben.
- In Kombination mit anderen Enzyminhibitoren, wie Carbamazepin, Eindosierung: 1.–2. Woche: 50 mg, 3.–4. Woche: 2 × 50 mg; danach 2 × 100–200 mg (bis zu 700 mg/Tag).
- Monotherapie: 1.–2. Woche: 1 × 25 mg, 3.–4. Woche: 1 × 50 mg; danach 100–200–500 mg/Tag in 1–2 Gaben.

Levetiracetam
- Als Monotherapie bei partiellen Anfällen verwendet.
- Einsatz als „Add-on"-Medikation bei partiellen, sekundärgeneralisierten Anfällen Ⓐ.
- Startdosis 2 × 500 mg, kann in Schritten von 2 × 500 mg alle 2 Wochen bis zu 2 × 1500 mg gesteigert werden.
- Keine Interaktionen mit anderen Medikamenten bekannt.
- Die häufigsten Nebenwirkungen kommen aus dem ZNS: Schläfrigkeit, Schwindel.

Oxcarbazepin
- Einsatz bei partiellen Epilepsien und generalisierten tonisch-klonischen Anfällen.
- Oxcarbazepin Ⓐ verursacht weniger unerwünschte Wirkungen und Interaktionen mit anderen Medikamenten als Carbamazepin, ist aber gleich wirksam. Es wird daher immer häufiger verordnet.
- Allerdings verursacht Oxcarbazepin insbesondere bei älteren Patienten eine Hyponatriämie, die bei Auftreten von Symptomen einen Medikamentenwechsel erfordert.
- Dosissteigerung um 300 mg bis zu einer Höchstdosis von 600–1200 mg/Tag, wenn nötig bis zu 3000–4000 mg/Tag.
- Blutspiegelkontrollen sind nicht erforderlich.
- Bei Verdacht auf symptomatische Hyponatriämie wird der Serumnatriumspiegel kontrolliert.

Tiagabin (in Österreich nicht registriert)
- Indiziert bei partiellen Epilepsien.
- Wird in der Leber metabolisiert (Zytochrom P450).
- Initialdosis 10–50 mg/Tag mit wöchentlichen Steigerungen.
- Dosierung 2 × täglich, hohe Dosierungen 3–4 × täglich.
- Bei Zusatztherapie zu einem Enzyminduktor beträgt die Mindestdosis 30 mg/Tag, ohne enzyminduzierendes Medikament 10 mg/Tag.
- Höchstdosis 70 mg/Tag.

Topiramat
- Indiziert bei partiellen und generalisierten Epilepsieformen.
- Wird teilweise in der Leber metabolisiert.
- Enzyminduktoren verringern die Topiramat-Konzentration.
- Ein schnelles Auftitrieren kann kognitive Beeinträchtigungen verursachen, deshalb muss einschleichend dosiert werden.
- Gewichtsverlust (Kontrolle)
- Risiko von Nierensteinen (der Patient soll viel trinken).
- Langsames Aufdosieren: 1.–2. Woche: 25 mg abends, 3.–4. Woche: 2 × 25 mg, weitere Do-

siserhöhungen 25–50 mg/Tag, bis zu 200–400 (1000) mg/Tag.

Valproat
- Einsatz bei generalisierten und partiellen Epilepsieformen.
- Zu den unerwünschten Wirkungen zählen Gewichtszunahme und hormonelle Veränderungen, Tremor und Haarausfall. Valproat zeigt eine etwas stärkere teratogene Wirkung als Carbamazepin. Es verursacht weniger Nebenwirkungen als Carbamazepin oder Phenytoin, kann aber in seltenen Fällen zu sehr schweren Leberreaktionen führen.
- Wird in der Leber metabolisiert (Zytochrom P450).
- Enzyminhibitor
- Depottabletten, Verabreichung 1–2 × täglich.
- Die Initialdosis für Erwachsene beträgt 1000 mg/Tag, Dosiserhöhung in 500 mg-Schritten.
- Höchstdosis 2000–(3000) mg/Tag.
- Die Wirksamkeit korreliert nicht sehr gut mit der therapeutischen Konzentration.
- Kontrollen: Blutbild und GPT während des 1. Jahres (NICHT Amylase).
- Erbrechen stellt das häufigste Initialsymptom eines akuten Leberschadens dar, der jedoch nur selten vorkommt. Die Kombination von Erbrechen und Gewichtsverlust tritt bei 82% der Patienten auf. Routinemäßige Leberfunktionstests ergeben NICHT unbedingt pathologische Befunde.

Vigabatrin
- Als Mittel der letzten Wahl in sonst ausweglosen Fällen bei partiellen Epilepsien. Medikament der Wahl bei infantilen Spasmen.
- Wird durch die Nieren ausgeschieden, keine medikamentösen Interaktionen.
- Dosissteigerungen in 500-mg-Schritten bis zu einer Höchstdosis von 2–3(–4) g/Tag.
- Blutspiegelkontrollen werden nicht benötigt.
- Ein Drittel der Patienten entwickelt konzentrische Einschränkungen des Gesichtsfelds; das muss bei der Risiko-Nutzen-Abwägung immer bedacht werden.
- Die Therapie wird ausschließlich von Spezialisten eingeleitet. Augenärztliche Kontrollen sind angezeigt.

Management einer therapieresistenten Epilepsie

- Etwa 35% der Patienten benötigen eine Kombination von mehreren Medikamenten, und 20% erreichen trotz einer Kombinationstherapie mit modernen Antiepileptika keine Anfallsfreiheit.
- Ein Patient mit einer medikamentös therapierefraktären Epilepsie sollte immer von einem Neurologen betreut werden. Bei partiellen Epilepsieformen können Gabapentin, Lamotrigin Ⓐ, Topiramat oder Vigabatrin mit herkömmlichen Medikamenten kombiniert werden. Für generalisierte Epilepsien eignen sich Lamotrigin oder Topiramat.
- Einige Patienten mit medikamentös nicht behandelbaren partiellen Epilepsien profitieren von einem chirurgischen Eingriff. Ein Neurologe nimmt die nötige präoperative Evaluierung vor.

36.28 Epileptiker im Straßenverkehr und am Arbeitsplatz

Straßenverkehr
- Auch nur ein epileptischer Anfall oder das einmalige Auftreten von induzierten Krämpfen schließt den Patienten auf Dauer vom Lenken von Lkws, Bussen und Taxis aus.
- Für das nicht berufsmäßige Lenken eines Pkws kann aufgrund eines Eignungsgutachtens eines Neurologen dem Patienten nach einer mindestens 1-jährigen Anfallsfreiheit, wobei auch nächtliche Krämpfe und kurzzeitige Bewusstseinsstörungen zu berücksichtigen sind, eine Erlaubnis erteilt werden.
- Nach einem 1. Anfall muss, wenn alle Untersuchungen o.B. bleiben, ein 3-monatiges Fahrverbot erteilt werden. Wird eine Epilepsie oder eine andere Erkrankung des Gehirns diagnostiziert, so sollte der Betroffene 1 Jahr lang kein Kfz lenken.
- Antiepileptika stellen in der Regel kein Hindernis für eine Lenkererlaubnis dar. Andere mögliche (z.B. neuropsychologische) Störungen sind im Hinblick auf die Fähigkeit zur Teilnahme am Straßenverkehr als gravierender einzuschätzen.
- Im Allgemeinen sind Ärzte an das Berufsgeheimnis gebunden; der Patient wird aufgefordert, kein Fahrzeug zu lenken, ohne dass dies der Behörde gemeldet wird.

Berufstätigkeit
- Wenn die Krampfanfälle des Patienten medikamentös nicht kontrolliert werden können, sollte der Patient nicht im Verkehrswesen oder an einem unfallgefährdeten Arbeitsplatz arbeiten (hohes Baugerüst, Bedienen von gefährlichen Maschinen).
- Eine Beeinträchtigung der Arbeitsfähigkeit ist nur bei Vorliegen einer schweren Epilepsie gegeben, vorausgesetzt, der Arbeitsplatz wurde unter Bedachtnahme auf das Anfallsrisiko ausgewählt.

Die neuropsychologischen Probleme, die Epileptiker häufig bewältigen müssen, beeinflussen die Eignung für einen bestimmten Arbeitsplatz oft mehr als die Anfälle. Eine sorgfältige Abklärung der allenfalls für den epileptischen Patienten nötigen Rehabilitationsmaßnahmen kann angezeigt sein.
- Bei einem medikamentös gut eingestellten Patienten kommt es zu keiner Beeinträchtigung der Arbeitsleistung.
- Die negative Haltung, die einem Epilepsiepatienten vielfach in seinem beruflichen Umfeld entgegengebracht wird, schränkt häufig seine Leistungsfähigkeit stärker ein als seine Erkrankung.

36.30 ZNS-Manifestationen im Rahmen von Infektionskrankheiten

Grundregeln

- Infektionen können auf das Zentralnervensystem direkte oder indirekte Auswirkungen haben:
  - direkte, wenn sich die Krankheitserreger direkt bis in das Zentralnervensystem ausbreiten, oder
  - indirekte Auswirkungen, z.B. durch Toxine, Fieber oder Elektrolytstörungen; in diesem Fall finden sich im Liquor cerebrospinalis keine entzündlichen Reaktionen.
- Bei Vorliegen neurologischer Symptome sind Patienten, die an einer Infektionskrankheit leiden, zur Untersuchung und entsprechenden Therapie ins Krankenhaus einzuweisen.
- Bei Patienten, die mit Neuroleptika behandelt werden, kann ein **malignes neuroleptisches Syndrom** (36.06) mit hohem Fieber, Verwirrtheit und Rigor auftreten.

Häufigste Symptome

Kopfschmerzen

- Häufig handelt es sich um Kopfschmerzen vom vaskulären Typ, die als dumpf pochender, pulsierender Schmerz empfunden werden. **Keine Nackensteifigkeit.** Ursachen:
  - Infektionen im Bereich des Kopfes (Sinusitis, dentale Infektionen)
  - Pyelonephritis
  - Bronchopneumonie
  - Sepsis
  - verschiedene virale Infektionen
- Die Therapie besteht in einer Behandlung der Grundkrankheit und, bei entsprechender Indikation, der Verabreichung von Prostaglandinsynthesehemmern.

Übelkeit und Erbrechen

- Behandlung der Grundkrankheit, intravenöse Rehydratation, Metoclopramid- oder Domperidonsuppositorien.

Verwirrtheit

- Häufig ausschließlich auf das hohe Fieber zurückzuführen. Aber auch eine Sepsis kann die Ursache sein, vor allem bei älteren Patienten. Verwirrtheit tritt auch im Zusammenhang mit Atemwegsinfektionen oder bei einer Pyelonephritis auf. Natürlich muss auch an eine Meningitis und Enzephalitis gedacht werden.
- Bei Verdacht auf eine ZNS-Infektion ist eine Lumbalpunktion zu erwägen.
- Eine übermäßige Sedierung des Patienten ist zu vermeiden, um die Überwachung des Bewusstseinszustandes nicht zu beeinträchtigen.

Epileptische Anfälle

- Vor allem bei Epileptikern, aber auch bei anderen Patienten können Fieber, Störungen des Elektrolythaushalts oder Toxine Anfälle auslösen.
- Die Behandlung umfasst die intravenöse Verabreichung von Diazepam, Fiebersenkung und die Behandlung der Grundkrankheit oder der Elektrolytstörung.

36.31 Meningitis

Anmerkung: In Österreich werden Patienten mit Meningitisverdacht stationär abgeklärt und behandelt, bei Verdacht auf bakterielle Meningitis wird der raschestmögliche Transport unter Notarztbegleitung empfohlen, wenn möglich sofortiger Beginn der Antibiose, unabhängig von der Ätiologie (z.B. Ceftriaxon, 1–2 g langsam i.v.). Eine Lumbalpunktion wird unter stationären Bedingungen vorgenommen, die Beurteilung der Befunde wurde für Interessierte im Text belassen.

Ziele

- Die Ursache einer akuten Meningitis ist so rasch wie möglich festzustellen und die Erkrankung je nach der vorliegenden Ätiologie zu behandeln.
- Allgemeinsymptome und Bewusstseinstrübungen können auch bei Fehlen von Nackensteifigkeit durch eine langsam progrediente Meningitis hervorgerufen werden.

Akute bakterielle Meningitis

- Bei Erwachsenen sind Neisseria meningitidis und Streptococcus pneumoniae die häufigsten Erreger.

Symptome
- Hohes Fieber
- Kopfschmerz
- Nackensteifigkeit
- Bewusstseinstrübung
- Häufig finden sich bei Meningokokkeninfektionen Petechien und Endotoxinschock.

Diagnose
- Erhöhtes CRP
- Vor Beginn einer Behandlung sind zu Kulturzwecken Liquor- und Blutproben zu nehmen.
  - Der Liquor cerebrospinalis ist trübe, tropft bei Punktion als Zeichen des erhöhten Druckes.
  - Die Untersuchungen umfassen Zellzahl, Glukose, Protein, einen gefärbten Ausstrich sowie eine Bakterienkultur.

Typische Liquorbefunde
- Polymorphkernige Leukozyten 1000–10.000 × 10^6/l
- Niedriger Glukosespiegel < 36 mg/dl.
- Proteinkonzentration erhöht auf > 1000 mg/l.
- Im Anfangsstadium ist die Zellvermehrung im Liquor unter Umständen noch nicht voll entwickelt, sodass nach einigen Stunden eine weitere Probe genommen werden sollte.

Therapie
- Anfänglich 6 × 2–4 Millionen IE G-Penicillin i.v.; bei gegen Penicillin allergischen Patienten 1 × 4 g Ceftriaxon i.v.
- Die angeführte Initialbehandlung eignet sich sowohl für Meningokokken- als auch für Pneumokokkenmeningitis. Besteht Verdacht auf eine durch Haemophilus verursachte Infektion, ist 1 × 2 g Ceftriaxon i.v. das Medikament der Wahl bzw. als Alternative 6 × 2 g Ampicillin. Die endgültige Wahl des Antibiotikums erfolgt, sobald der Erreger bekannt ist.
- Es empfiehlt sich, 15 Minuten vor Verabreichung des Antibiotikums **über 3 Tage** jeweils **4 × 10 mg Dexamethason** i.v. zu geben **Ⓐ**.
- Berichten zufolge können Komplikationen durch die orale Verabreichung von Glycerin per os verringert werden (in Österreich nicht registriert). Die optimale Dosierung ist nicht bekannt.
- Handelt es sich um eine Meningokokkeninfektion, ist eine prophylaktische Behandlung folgender Personenkreise ratsam:
  - Familienangehörige
  - andere Kinder und Angestellte in Tagesheimen, Kindergärten und Mitschüler des betroffenen Kindes
  - Personen, die mit dem Speichel des Patienten in Berührung gekommen sind
- Medikamentöse Prophylaxe **Ⓒ**:
  - Bei Erwachsenen wird eine Einzeldosis von 500 mg Ciprofloxacin verabreicht.
  - Kindern kann auch 2 × 10 mg/kg Rifampicin über 2 Tage gegeben werden.
- Wenn möglich, ist eine Impfung gegen die spezifische Meningokokkenuntergruppe zu erwägen.

Akute virale Meningitis

- 3–4 × so häufig wie bakterielle Meningitis. Die vorherrschenden Erreger sind Coxsackie-, Echo- und Herpesviren, in Österreich auch FSME.
- Mumps tritt dank umfassender Impfungen nur mehr selten auf.
- Häufigstes Auftreten im Herbst und Frühwinter.
- Bei akuter, spontan ausheilender Meningitis ist die Möglichkeit einer HIV-Infektion in Betracht zu ziehen.

Symptome
- Die Symptome entwickeln sich langsamer als bei bakterieller Meningitis, und auch der Allgemeinzustand des Patienten ist eindeutig besser.
  - Kopfschmerzen
  - Übelkeit und Erbrechen
  - Müdigkeit
  - Häufig, aber nicht in allen Fällen findet sich Nackensteifigkeit.

Diagnose
- Lumbalpunktion zum Ausschluss einer bakteriellen Meningitis.
- Eine Probennahme zur Bakterienanfärbung und -kultur (eventuell einschließlich Tuberkulose) ist selbst bei klarem Liquor anzuraten.
- Zusätzlich sind 2 ml der Liquorprobe für eine spätere virologische Untersuchung aufzubewahren.
- Gleichzeitig ist zum Zweck der Antikörpertestung eine Serumprobe zu nehmen und die Untersuchung nach 10–14 Tagen zu wiederholen.

Typische Liquorbefunde
- Leukozyten, vor allem mononukleare Zellen 20–200 × 10^6/l
- Glukose > 36 mg/dl
- Proteine im Allgemeinen unter 1000 mg/l

Therapie
- Je nach Symptomatik, anfänglich mit Flüssigkeitszufuhr.
- Bei Übelkeit Metoclopramid; bei Kopfschmerzen ein Prostaglandinhemmer (NSAR).
- Eine Entscheidung über die bestgeeignete Therapieform und -einrichtung hängt von der definitiven Diagnose und dem Allgemeinzustand des Patienten ab. Je nach Lebensumständen und Zustand kann der Patient auch in häuslicher Pflege verbleiben.
- Bei Persistieren oder Verschlechterung der Symptome ist eine diagnostische Neubewertung erforderlich.

Subakute und chronische Meningitis

Ursachen
- Tuberkulose
- Pilze
- Borrelia
- Syphilis
- Sarkoidose
- Maligne Tumoren
- Diese Patienten sind in jedem Fall zum Zweck entsprechender Tests und Bewertung stationär aufzunehmen.

Symptome
- Fieber, Kopfschmerzen, Müdigkeit
- Nackensteifigkeit kann, muss aber nicht vorliegen.

Meningitis tuberculosa

- Heute eher selten, sollte aber trotzdem in Betracht gezogen werden, da eine frühzeitige Behandlung für die Prognose ausschlaggebend ist.
- Der Patient ist hinsichtlich einer rezenten oder einer früher behandelten Tuberkulose zu befragen.
- Die Symptome entwickeln sich langsam über 1–2 Wochen.
- Die Therapie muss spätestens einsetzen, wenn erste Anzeichen einer Bewusstseinstrübung des Patienten auftreten.

Liquorbefunde
- Die Befunde gleichen jenen einer viralen Meningitis mit einer Ausnahme: Die Glukosekonzentration beträgt weniger als 36 mg/dl.
- Anfänglich kann der Glukosewert allerdings normal sein, vor allem, wenn der Patient eine Glukoseinfusion erhalten hat.
- Diagnostische Probleme können auf die mangelnde Zuverlässigkeit der säurefesten Färbungen zurückzuführen sein oder darauf, dass die Bestätigung der Diagnose durch die Kultur erst so spät vorliegt, dass sie für die Therapieentscheidung wertlos ist.

Weitere Untersuchungen
- Tuberkuloseausstrich und -kultur werden auch aus Sputum und Urin vorgenommen. Ein Thoraxröntgen wird mit der Fragestellung Tuberkulose gemacht.

Therapie
- Pyrazinamid, Rifampicin, anfänglich eventuell Isoniazid (INH) und (bis zu 2 Monate lang) eine Kombination von Streptomycin und Ethambutol.
- Die Dauer der Behandlung beträgt 9–12 Monate, im Fall eines Tuberkuloms mindestens 18 Monate. Steroide können sich als additive Therapie bewähren.

Mykotische Meningitis

- Eine seltene Erkrankung, außer bei Beeinträchtigung des Immunsystems durch andere Faktoren.
- Zu den Ursachen gehören Candida albicans, Cryptococcus sowie – oft in Verbindung mit Diabetes – Mukormykose im Bereich der Nasennebenhöhlen.
- Die Symptome sind jenen einer Meningitis tuberculosa ähnlich.

Liquorbefunde
- Ähnliche Befunde wie bei Tbc-Meningitis, doch finden sich auch einige polymorphkernige Leukozyten.
- Die Diagnose stützt sich auf die Ergebnisse der Pilzkultur.

Borrelien-Meningitis

- Kann im Zuge einer Lyme-Krankheit (Borreliose) (1.29) auftreten, eine mögliche Manifestation der Neuroborreliose.
- Die Symptome treten im Allgemeinen 1–2 Monate nach einem Zeckenbiss – eventuell mit nachfolgendem Erythema migrans – auf.
- Es ist allerdings daran zu denken, dass ein Zeckenbiss eventuell in der Vergangenheit nicht wahrgenommen wurde und dass es nicht immer zu einer Hautreaktion kommt.

Symptome
- Langsam zunehmende Nacken- und Rückenschmerzen.
- Kopfschmerzen und Müdigkeit
- Bei manchen Patienten eindeutige Nackensteifigkeit.
- Häufig finden sich Hirnnervenlähmungen, meist in Form einer Fazialislähmung.
- Neuralgie und/oder motorische Paresen der Nervenwurzel oder peripheren Nerven.

Liquorbefunde
- Die Zellzahl entspricht weitgehend jener bei viraler Meningitis, die Glukosewerte sind meist normal.
- Die Proteinkonzentrationen im Liquor sind oft > 1000 mg/l.
- Der IgG-Index des Liquors ist erhöht (Normalwert < 0,60).
- Die Zahl der Borrelien-Antikörper (1.29) ist meist sowohl im Serum und im Liquor, gelegentlich auch nur in einem der beiden, erhöht. Falsch positive Borrelia-Antikörper finden sich bei Syphilis, Rückfallfieber (Borrelia recurrentis) und Tuberkulose.

Therapie
- In den meisten Fällen klingen die Symptome auch ohne Behandlung innerhalb einiger Wo-

chen oder Monate ab, können aber manchmal auch chronisch werden. Selbst nach langen (mehrere Jahre andauernden) symptomfreien Perioden können neuerlich Symptome einer chronischen Borreliose auftreten. Aus diesem Grund ist eine möglichst frühzeitig einsetzende Therapie angezeigt.
- Die wirksamste Behandlung einer chronischen Borreliose besteht in der Verabreichung von 1 × 2 g Ceftriaxon i.v. über 14 Tage.

Weitere chronische Formen einer Meningitis

- Zu den wichtigsten weiteren Formen einer Meningitis gehören jene, die möglicherweise mit **sekundärer Syphilis und Neurosarkoidose** vergesellschaftet sind, sowie **Karzinome und Lymphome,** die sich in die Hirnhaut ausbreiten. Syphilis wird am besten mittels Serum- und Liquor-TPHA festgestellt, der Nachweis maligner Zellen erfordert eine zytologische Untersuchung des Liquors.

36.32 Enzephalitis

Ziele

- Der Verdacht auf Enzephalitis besteht bei Patienten mit plötzlich auftretender Verwirrtheit oder Stupor, sofern keine andere Ursache erkennbar ist.
- Bei Verdacht auf Enzephalitis sollte sofort eine stationäre Einweisung erfolgen.

Ätiologie

- Die häufigste Form der Enzephalitis ist die Meningoenzephalitis, bei der sich die Krankheit von den Meningen auf das Gehirngewebe ausgebreitet hat.
- Die Inzidenz der viralen Enzephalitis beträgt 3/100.000 pro Jahr.
- Die häufigsten Ursachen sind:
  - Herpes-simplex-Virus
  - Enteroviren im Spätsommer
  - Zecken-Enzephalitis
- Weitere Erreger:
  - Zytomegalievirus, Ebstein-Barr-Virus, Varicella-Virus, Adenoviren, Influenzaviren und Flaviviren (Japan-Enzephalitis)
- Eine HIV-Infektion kann von einer chronischen Enzephalitis begleitet sein, die durch das HI-Virus selbst oder – bei immunsupprimierten Patienten – durch andere Mikroorganismen, vor allem Toxoplasmen, verursacht wird.
- Bakterielle Erkrankungen mit Enzephalitis-Symptomatik:
  - Listeriose
  - Mykoplasmeninfektionen
  - Borreliose
  - Syphilis

Differenzialdiagnostik

- Die Differenzialdiagnostik kann durch eine einige Tage nach einer subarachnoidalen oder zerebralen Blutung auftretende Reaktion der polymorphkernigen Leukozyten im Liquor bei gleichzeitig niedrigem Glukosespiegel kompliziert werden.

Herpes-Enzephalitis

- Eine durch das HSV-1-Virus verursachte Erkrankung, bei der Fieber, Müdigkeit und Kopfschmerzen meist mit Symptomen einhergehen, die auf eine Temporallappenläsion hinweisen:
  - Verwirrtheit und Halluzinationen
  - epileptische Anfälle
  - Dysphasie
  - Bewusstseinstrübung

Diagnostik

- Der Liquorbefund ist typisch für eine virale Meningitis, die Zuckerwerte sind meist normal.
- Eine Enzephalitis ist dann unwahrscheinlich, wenn der Patient fieberfrei und der Liquorbefund normal ist.
- Im akuten Stadium lässt sich das Virus in der Zerebrospinalflüssigkeit mittels PCR-Methode nachweisen.
- Das EEG zeigt Anomalien und weist auf Läsionen eines oder beider Temporallappen hin. Gelegentlich sieht man typische periodische Veränderungen.
- Im Frühstadium sind die im CT des Schädels sichtbaren Veränderungen im Allgemeinen gering, erst nach etwa 1 Woche sind Veränderungen im betroffenen Temporalbereich zu sehen. Pathologische Befunde sind meistens früher im MRI und mittels SPECT fassbar.
- In einem späteren Stadium wird die Diagnose durch eine Erhöhung der Herpes-Antikörper im Liquor bestätigt. Veränderungen der Serumantigene oder positive Ergebnisse von einer Rachenabstrichkultur sollten nicht als signifikant gewertet werden. Viruskulturen aus einer Liquorprobe sind nur in seltenen Fällen positiv.

Therapie

- In der Praxis ist eine Therapie bereits aufgrund eines klinischen Verdachtes einzuleiten, da die Mortalität bei unbehandelten Fällen etwa 70% beträgt und die Überlebenden häufig an schweren Folgeerscheinungen leiden.

- 3 × 10 mg/kg Aciclovir i.v. über 10 Tage
- Bei Verdacht auf Herpes-Enzephalitis bzw. im Rahmen der Therapie ist darauf zu achten, dass behandelbare bakterielle Erkrankungen ausgeschlossen worden sind. In unklaren Fällen empfiehlt es sich, eine gleichzeitige Therapie, z.B. gegen eine meningeale Tuberkulose, durchzuführen.

Prognose
- Auch in therapierten Fällen beträgt die Mortalität etwa 20%, und eine vollständige oder zufriedenstellende Wiederherstellung ist nur bei 50–60% der Patienten zu erwarten.

Enzephalitis nach Windpocken
- Eine der häufigsten Enzephalitisformen in der Pädiatrie.
- Tritt im typischen Fall 2–4 Wochen nach den anderen Infektionssymptomen auf.
- Eine antivirale Therapie mit Aciclovir wird als notwendig erachtet, auch wenn Forschungsergebnisse noch fehlen.
- Zur Varizellen-Impfung siehe 3.01.

Zeckenenzephalitis (FSME)
- Die Erkrankung wird durch eine Virusinfektion nach Zeckenbiss verursacht.
- Mit FSME infizierte Zecken kommen z.B. in Finnland und Schweden, in allen Baltischen Staaten und in zahlreichen Regionen Mitteleuropas und Russlands vor. Österreich ist Endemiegebiet.

Symptome
- Eine klinische Erkrankung tritt bei 10–30% der infizierten Personen auf.
- Die Inkubationszeit beträgt 7–14 Tage.
- Der Krankheitsverlauf zeigt 2 Stadien:
  - Im 1. Stadium, das bis zu einer Woche andauert, zeigt der Patient Symptome wie bei einem grippalen Infekt.
  - Nach dieser Phase ist der Patient etwa 1 Woche lang symptomfrei, dann folgt ein zwischen 1 Woche und 2 Monate dauerndes Spätstadium mit den typischen Symptomen einer Meningoenzephalitis.

Prognose, Therapie und Prophylaxe
- Nach Abklingen der Krankheit zeigt der Patient häufig eine gewisse Reizbarkeit und andere neuropsychiatrische Symptome. Auch Dauerschäden wie Lähmungen sind möglich.
- Die Behandlung beschränkt sich auf die Symptome. Im meningealen Stadium sind Bettruhe und stationäre Aufnahme zu empfehlen.
- Es gibt einen Impfstoff mit inaktivierten Viren. Die Impfung erfolgt in Form von 2 Injektionen im Abstand von 1 Monat sowie einer Auffrischungsimpfung nach 1 Jahr. Der Impfschutz ist gut, die Nebenwirkungen sind gering **❸**.

Chronische Neuroborreliose
- Siehe 1.29.
- Zu den möglichen Symptomen gehören:
  - progrediente Demenz
  - MS-artiges klinisches Bild
  - Ataxie
  - Paresen im Bereich der Hirnnerven
  - chronischer paroxysmaler Schwindel
  - Gehörverlust
  - Myelitis
  - Polyradikulitis
  - Polyneuropathie
  - verschiedene psychische Symptome
- Die serologische Diagnostik und Therapie wie bei Borrelien-Meningitis.

Syphilis des Nervensystems
- Die Möglichkeit einer Syphilis ist in Betracht zu ziehen:
  - bei Meningitis
  - im Kontext einer Differenzialdiagnose von Myelitis oder spinaler Meningitis
  - bei der Diagnose progredienter vaskulärer Symptome
- **Dementia paralytica** ist die klassische Manifestation einer Demenz bei Syphilis im Spätstadium.
- **Tabes dorsalis** ist charakterisiert durch sensorische Defizite aufgrund der Schädigung der Hinterstränge des Rückenmarks sowie durch Ataxie, Sensibilitätsstörungen und neuropathische Schmerzen.
- Der TPHA-Test eignet sich als diagnostischer Screeningtest.

36.33 Hirnabszess

Grundregeln
- Bei Verdacht auf einen Hirnabszess ist der Patient an die Notaufnahme eines Krankenhauses zu überweisen. Meistens zeigt der Patient ein neurologische Herdsymptome.
- Eine Lumbalpunktion ist wegen der Gefahr einer Einklemmung kontraindiziert.

Ätiologie
- Vorausgehende Infektionen als Ausgangspunkt:
  - Sepsis
  - Infektionen des Ohres und der Nasennebenhöhlen

- ○ Atemwegsinfektionen
- ○ Endokarditis
- Die Verschleppung der Keime, oft Streptokokken, Staphylokokken oder Anaerobier, erfolgt zumeist hämatogen; Mischinfektionen sind häufig. Es können sich gleichzeitig mehrere Abszesse entwickeln.

Symptome

- Die Symptome werden hauptsächlich durch die lokale Auswirkung des Abszesses auf das Hirngewebe verursacht, d.h., die Symptome weisen auf bestimmte Areale hin.
- Symptome einer Infektion sind oft geringfügig oder fehlen gänzlich.
- Die neurologischen Symptome nehmen typischerweise einen progredienten Verlauf:
  - ○ Hemiparese
  - ○ Dysphasie
  - ○ Gesichtsfeldausfälle
  - ○ Persönlichkeitsveränderungen
  - ○ epileptische Anfälle
  - ○ Kopfschmerzen
  - ○ Häufig findet sich ein Papillenödem.

Diagnosestellung

- Im CT zeigt sich im Allgemeinen eine typische kreisrunde, von einem Ödem umgebene Läsion. Die Läsion kann oft erst nach einer neurochirurgischen Punktion mit Sicherheit von einem malignen Tumor unterschieden werden.

Therapie

- Die Wahl des therapeutischen Vorgehens hängt vom jeweiligen Erreger ab (meist Penicillin oder Chloramphenicol in Kombination mit Metronidazol).
  - ○ Anmerkung: Chloramphenicol ist aufgrund seiner schweren Nebenwirkungen (aplastische Anämie) in Österreich nur mehr zur lokalen Anwendung am Auge zugelassen, gilt international aber noch als Reserveantibiotikum für bedrohliche Infektionen wie z.B. den Staphylokokken-Hirnabszess.
- Die Überweisung an einen Neurochirurgen ist erforderlich.

36.34 Slow-Virus-Infektionen des Zentralnervensystems

SSPE – Subakute sklerosierende Panenzephalitis

- Eine durch das Masernvirus verursachte Enzephalitis bei Kindern und jungen Erwachsenen. Systematisch durchgeführte Masernimpfungen haben dafür gesorgt, dass diese Erkrankung äußerst selten geworden ist.
- Langsam progredient; zu den Symptomen gehören eine Verschlechterung der psychischen Leistung, motorische Störungen und Muskelfaszikulieren.
- Führt meist zum Tod, gewöhnlich innerhalb von weniger als 2 Jahren.

Diagnostik

- Die Liquorprobe zeigt für gewöhnlich eine leichte mononukleare Pleiozytose, eine Erhöhung der Proteinkonzentration (> 1000 mg/l), einen erhöhten IgG-Index und Masernvirusantikörper.
- Das EEG zeigt als typischen Befund periodische Wellenkomplexe.

PML – Progrediente multifokale Leukoenzephalopathie

- Eine progrediente Papovavirusinfektion, die Läsionen der weißen Hirnsubstanz verursacht.
- Diese seltene Infektion findet sich bei Patienten mit Lymphomen, Karzinomen, Sarkoidose oder Immunsuppression.
- Typische Befunde sind eine progrediente motorische Störung und eine Verschlechterung der psychischen Leistung.
- Die Krankheit führt im Allgemeinen innerhalb von 3–6 Monaten zum Tod.

Creutzfeldt-Jakob-Krankheit (CJD)

Sporadische CJD

- Eine subakute, zu Demenz führende Prionenkrankheit bei Patienten im Alter von 50 bis 70 Jahren mit fortschreitenden motorischen Störungen und myoklonischen Zuckungen.
- Die Inzidenz der sporadischen Form beträgt 1/1.000.000 pro Jahr. Führt für gewöhnlich in 3–12 Monaten zum Tod.

Neue und atypische Form der CJD

- Die bovine spongiforme Enzephalopathie (BSE), eine Prionenkrankheit des Rindes („Rinderwahnsinn") wurde erstmals 1986 in Großbritannien identifiziert.

- Im Jahr 1996 wurde bestätigt, dass BSE auch Menschen infizieren und bei jüngeren Menschen eine Variante der CJD auslösen kann.
- Zwischen 1995 und 2000 trat in Großbritannien bei etwa 100 Personen die neue Abart der CJD auf. Die meisten dieser Patienten waren zwischen 15 und 35 Jahren alt.
- Zu den ersten Symptomen gehören eine Depression und sensorische Ausfälle, später Demenz, zerebellare Symptome, Myoklonien, unwillkürliche Bewegungen und andere neurologische Zeichen.
- Im Gegensatz zur sporadischen Form kann die Krankheit über mehr als 1 Jahr bestehen, ohne dass EEG-Veränderungen auftreten.
- Die Inkubationszeit ist unbekannt, scheint aber möglicherweise bis 20 oder 30 Jahre zu betragen.
- BSE kann durch Bluttransfusionen übertragen werden. Viele Staaten haben ein Blutspendeverbot für Personen erlassen, die zwischen 1980 und 1996 in Großbritannien wohnhaft waren.
- Mittlerweile ist BSE bei Rindern in mehreren europäischen Ländern festgestellt worden.

Diagnostik
- Routinemäßige Liquortests und CT-Befunde sind normal, bei der sporadischen Form findet sich aber im EEG eine progrediente Veränderung mit triphasischen scharfen Wellenkomplexen im Sekundenabstand.
- MRI und einige spezielle Liquortests können ebenfalls pathologische Veränderungen aufzeigen.
- Die Infektiosität der Erkrankung ist durch Beimpfung von Versuchstieren mit ZNS-Gewebe von erkrankten Tieren nachgewiesen worden. Die Versuchstiere erkranken nach einer langen asymptomatischen Latenzperiode.
- Obwohl der einzige bestätigte Infektionsweg der sporadischen CJD jener über infiziertes ZNS-Gewebe bzw. Hornhaut ist, wird empfohlen, während der Behandlung eines Patienten auf die sogenannte Blutschrankenisolierung zu achten, d.h. den Patienten so zu behandeln, als wäre sein Blut infektiös.
- Der Erreger ist gegen verschiedene gebräuchliche Desinfektionsmittel resistent, nicht aber gegen Natriumhydroxid.

36.35 Poliomyelitis und Postpoliosyndrom

Akute Poliomyelitis

Infektion
- Eine Infektion ist bei nicht ausreichendem Impfschutz in jenen Gebieten Asiens und Afrikas möglich, in denen die Krankheit endemisch ist.
- Die Inkubationszeit beträgt 1–2 Wochen.

Symptomatik
- Zu Beginn der Erkrankung treten typischerweise Muskelschmerzen und Parästhesien auf.
- Bei 1% der infizierten Personen kommt es zu einer aseptischen Meningitis, 1–2% davon entwickeln Lähmungen.
- Die sich rasch entwickelnden schlaffen Lähmungen treten oft asymmetrisch auf.
- 10–15% der Patienten mit Lähmungen entwickeln auch bulbäre Symptome, meist pharyngeale Paresen. Eine bulbäre Symptomatik weist eine Mortalität bis zu 50% auf.
- Neben Muskelschwäche kann auch eine Läsion des Atemzentrums zu respiratorischer Insuffizienz führen.
- Die Erholung beginnt einige Wochen nach Auftreten der Symptome und zieht sich meist über etwa 6 Monate hin.
- Eine relativ gute Wiederherstellung der Funktionalität ist bei inkomplett gelähmter Muskulatur zu erwarten.

Diagnostik der akuten Poliomyelitis

Serologie und Stuhl auf Viren
- Liquor
  - Nachweis von 20–300 mononuklearen Leukozyten, von denen einige anfänglich polymorphkernig sein können.
  - Die Proteinkonzentration kann auf bis zu 2000 mg/l erhöht sein.
  - Die Glukosekonzentration ist normal.

Differenzialdiagnosen
- Coxsackie- und Echoviren können die Ursache einer Erkrankung sein, die einer leichten Form einer Poliomyelitis ähnelt.
- Bei einer Polyradikulitis (36.74) sind die Symptome im Allgemeinen symmetrisch und die Zellbefunde im Liquor sind normal, während die Proteinkonzentration erhöht ist.

Impfung
- In vielen entwickelten Ländern ist das Risiko einer Polioinfektion marginal, aber immer noch möglich. Eine durchgemachte Polioinfektion macht die Impfung nicht überflüssig, da sie nur

Postpoliosyndrom

- Viele Poliomyelitispatienten entwickeln noch viele Jahre nach der akuten Erkrankung zusätzliche Symptome, die ihre funktionellen Fähigkeiten stark einschränken können.

Diagnostische Kriterien

- Frühere paralytische Poliomyelitis mit (im EMG nachgewiesenem) Verlust an Motoneuronen.
- Partielle oder völlige funktionelle Erholung, die von einem neurologisch und funktionell stabilen Intervall gefolgt ist.
- Neuerliche Muskelschwäche oder abnorme Ermüdbarkeit der Muskeln (verminderte Ausdauer). Die Symptome können auch generalisierte Müdigkeit, Muskelatrophie oder Muskel- und Gelenkschmerzen umfassen. Seltener können auch Atem- und Schluckschwierigkeiten auftreten.
- Die Symptome persisiteren für mindestens 1 Jahr.
- Andere Krankheiten als Erklärung der Symptome wurden ausgeschlossen.

Behandlung und Rehabilitation

- Erstellen eines Selbstbehandlungsplanes
- Verbesserung und/oder Erhaltung der Mobilität
- Förderung des Gebrauchs der intellektuellen Fähigkeiten
- Auswahl von Hilfsmitteln und Anleitung in der Verwendung
- Feststellung der Notwendigkeit von Wohnungsadaptionen
- Überweisung zu weiteren Untersuchungen
- Feststellung der Notwendigkeit und Durchführbarkeit von beruflicher Rehabilitatiion
- Assessment von Sozialversicherungsfragen mit den erforderlichen Anträgen und Gutachten
- Management spezieller Probleme (Stimme, Atmung, Schluckschwierigkeiten, Stimmung)

36.40 Kopfschmerzen

Epidemiologie und Klassifikation

- 70–95% aller Menschen leiden zu irgendeinem Zeitpunkt in ihrem Leben an Kopfschmerzen.
- Kopfschmerzen treten am häufigsten bei den 20–45-Jährigen auf, danach nimmt mit zunehmendem Lebensalter die Inzidenz stetig ab.
- Laut internationalen Kriterien werden Kopfschmerzen in 14 verschiedene Klassen eingeteilt. Die Klassen 1–4 sind primäre, die Klassen 5–12 sekundäre Kopfschmerzen, und die Klassen 13 und 14 umfassen kraniale Neuralgien, Gesichtsschmerzen und andere Kopfschmerzen. In der Klassifikation der Internationalen Kopfschmerzgesellschaft (IHS) wird jeder Kopfschmerz eines Patienten separat erfasst; d.h., es können bei einem Patienten verschiedene Arten von Kopfschmerzen nebeneinander bestehen.

Primäre Kopfschmerzen

- Migräne (36.42)
- Spannungskopfschmerz (36.41)
- Cluster-Kopfschmerz und Trigemino-autonome Kopfschmerzen (TAK) (36.43)
- Sonstige primäre Kopfschmerzen

Sekundäre Kopfschmerzen

- Kopfschmerzen im Zusammenhang mit zerebrovaskulären Störungen
- Kopfschmerzen, assoziiert mit Druckveränderungen im Liquor oder im Hirn (Raumforderungen, Hydrozephalus, Kopfschmerzen durch spontane oder postpunktionelle Abnahme des Liquordrucks)
- Kopfschmerzen nach Trauma
- Kopfschmerzen in Verbindung mit Infektionen
- Kopfschmerzen durch Entzug (z.B. Analgetika Ⓓ, Coffein, Alkohol)
- Kopfschmerzen, assoziiert mit Störungen der Homöostase (Störungen im Elektrolythaushalt etc.)
- Kopfschmerzen in Verbindung mit Veränderungen im Bereich des knöchernen Schädels, z.B. der Ohren, Augen, Nasennebenhöhlen und Zähne

Kraniale Neuralgien und andere Kopfschmerzen

- Kraniale Neuralgien und Gesichtsschmerzen (36.76)
- Sonstige Kopfschmerzen

Untersuchung des Kopfschmerzpatienten

- Von der Anamnese ausgehend, differenziert der Untersuchungsgang zwischen den beiden folgenden Arten des Kopfschmerzes:
  - akuter Schmerz
  - subakuter, chronischer Schmerz

Ursachen für akute Kopfschmerzen

- Migräneanfall
- Subarachnoidalblutung (SAB), (36.23) und intrazerebrale Blutungen (36.22)
- Meningitis oder eine andere Infektion
- Schädel-Hirn-Trauma
- Neuralgien
- Vasodilatantien, Nitrate
- Kopfschmerzen in Verbindung mit körperlicher Anstrengung, koitale Kopfschmerzen

- Plötzlicher Anstieg des Blutdrucks, Phäochromozytom (24.68)
- Erhöhter intrakranieller Druck
- Cluster-Kopfschmerz (36.43)

Ursachen für subakute oder chronische Kopfschmerzen
- Spannungskopfschmerzen
- Analgetikakopfschmerz ❶
- Tumorbedingte Kopfschmerzen
- Posttraumatische Kopfschmerzen
- Intrakraniale Hypotension
- Sinusitis, Otitis
- Chronische Meningitis (Sarkoidose, Pilze, Tuberkulose)
- Kopfschmerzen, verursacht durch Erkrankungen der Zähne bzw. durch Bissanomalien
- Hyperthyreose
- Hyperparathyreoidismus
- Hypoglykämie, Hypoxie, Hyperkapnie
- Vaskulitis, Sinusthrombose

Chronische tägliche Kopfschmerzen
- Tägliche oder beinahe tägliche Kopfschmerzen, die eine Kombination unterschiedlicher Kopfschmerzarten darstellen, wie etwa chronische Migräne, chronische Spannungskopfschmerzen, Analgetikaabusus etc. Es ist von äußerster Wichtigkeit, den übermäßigen Konsum von Analgetika einzustellen ❶ und dann jede einzelne Kopfschmerzform gezielt zu behandeln.

Diagnostische Strategie zur Abklärung der Kopfschmerzsymptomatik

- Analyse der Ursache des Kopfschmerzes.
- Sorgfältige Untersuchung des Patienten und Erhebung seines allgemeinen und neurologischen Status.
- Evaluierung der Notwendigkeit ergänzender (differenzial-)diagnostischer Untersuchungen.
- Dem Patienten sollten die den Kopfschmerzen zugrunde liegenden Mechanismen erklärt werden.
- Prüfung der Therapieoptionen.

Anamnese und Statuserhebung
- Dauer der Schmerzen:
  - 1–3 Tage, wie bei der Migräne, oder eher stetige Schmerzen wie bei Spannungskopfschmerzen etc.
  - sehr kurze Schmerzattacken, wie bei einer Episode von Cluster-Kopfschmerzen (30–180 min) oder einer neuralgischen Attacke (Sekunden)
- Einsetzen der Symptome:
  - plötzlich, wie bei SAB, Migräne oder Cluster-Kopfschmerz
  - allmählich, wie bei Spannungkopfschmerz oder Raumforderungen, Infektionen etc.
- Häufigkeit der Attacken:
  - Bei wiederkehrenden, lang anhaltenden Schmerzen handelt es sich meist um Migräne oder Spannungskopfschmerzen.
  - Episoden von Cluster-Kopfschmerz treten täglich auf.
- Schmerzlokalisation:
  - Spannungskopfschmerzen sind häufig im Hinterkopf und im Schläfenbereich lokalisiert; sie treten einseitig oder beidseitig auf.
  - Migräne-Kopfschmerzen sind fast immer und Cluster-Kopfschmerzen immer einseitig.
  - Zu den Ursachen für einseitige temporale Kopfschmerzen zählen etwa Spannungskopfschmerzen, Zähneknirschen, Sinusitis, Arteriitis temporalis (21.46) sowie Kiefergelenksdysfunktionen und Bissanomalien.
- Schmerzcharakter:
  - Vaskuläre Schmerzen sind häufig klopfend oder pulsierend; Spannungskopfschmerzen sind gekennzeichnet durch band- oder ringförmige Schmerzen mit Druck- oder Engegefühl („Schraubstock").
  - Migräne und Kopfschmerzen infolge einer intrakraniellen Drucksteigerung (36.81) beginnen früh am Morgen.
  - Cluster-Kopfschmerzattacken treten häufig nach ein paar Stunden Schlaf auf.
- Mit den Kopfschmerzen assoziierte Symptomatik:
  - Prodromale Symptome, wie Müdigkeit, Gähnen, Lust auf etwas Süßes etc. gehen häufig einer Migräne voraus.
  - Die Aurasymptome von Migränepatienten können ausgeprägte visuelle Erscheinungen sein, Blitzfiguren und Flimmerskotome, seltener auch hemilaterale Parästhesien, Sprachstörungen u.Ä.
  - Während einer TIA-Episode (36.20) verschwimmt das Gesichtsfeld zumindest teilweise, aber es treten keine Flimmerskotome auf; Parästhesien und Sprachstörungen können jedoch auch auf eine ischämische zerebrovaskuläre Störung hindeuten. Auf eine TIA-Episode folgen keine Kopfschmerzen.
  - Eine Aura kann gelegentlich auch Kennzeichen einer Epilepsie sein oder mit einem Tumor in Zusammenhang stehen.
  - Spannungkopfschmerzen führen nicht zu Nausea oder Erbrechen. Wenn diese Symptome auftreten, dann liegt entweder eine simultane Migräneattacke vor oder die Übelkeit steht mit einer intrakraniellen Drucksteigerung in Zusammenhang.
- Triggerfaktoren und lindernde Faktoren:
  - Eine Migräneattacke kann durch eine Änderung des Stresslevels oder durch Alkohol ausgelöst werden, ebenso durch bestimmte Gerüche und grelles Licht.

- Ein Migränepatient sucht Ruhe in einem abgedunkelten Raum; eine Person mit Spannungskopfschmerzen beschreibt hingegen Linderung durch Alkohol oder durch einen Spaziergang.
- Bisherige Pharmakotherapie:
  - Die tägliche Einnahme von Analgetika ist mit dem Risiko eines Analgetikakopfschmerzes assoziiert.
  - Triptane sind nur bei Migräne und Cluster-Kopfschmerz wirksam.

Erhebung des Status

- Die Erhebung des neurologischen Status eines Kopfschmerzpatienten erfolgt interiktal; dann liegt allerdings häufig ein unauffälliger Befund vor.
- Bei allen Kopfschmerzpatienten sollte der Augenhintergrund untersucht werden. Irregularitäten am Papillenrand und das Fehlen eines Venenpulses können Hinweise auf einen erhöhten intrakraniellen Druck sein.
- Im Falle von Kopfschmerzen im Bereich der Augen sollte
  - der Augeninnendruck gemessen werden.
  - der Blutdruck gemessen werden.

Weitere Untersuchungen

- Primäre Kopfschmerzerkrankungen wie Migräne und Spannungskopfschmerzen werden auf der Basis von Anamnese und Status diagnostiziert.
- Wenn für die Differenzialdiagnose nötig, sollten selektiv folgende Parameter überprüft werden:
  - Blutbild und Differenzialblutbild
  - BSG
  - Serum-TSH und/oder freies T_4
  - Nüchternblutzuckerspiegel
  - Natrium, Kalium und Calcium im Serum
  - Serumkreatinin
- Bei Patienten mit Symptomen einer Infektion wird eine Ultraschall- oder Röntgenuntersuchung der Kiefer- und Stirnhöhlen durchgeführt.
- Eine Lumbalpunktion sollte durchgeführt werden, wenn ein Verdacht auf SAB, Meningitis oder eine ZNS-Infektion besteht. Zur Verifizierung einer SAB gilt ein Schädel-CT als bevorzugtes Untersuchungsverfahren, weil eine Lumbalpunktion bei SAB-Patienten das Risiko einer Herniation vergrößern kann. Wenn bei SAB-Verdacht das Schädel-CT unauffällig ist, muss zum definitiven Ausschluss eine Lumbalpunktion vorgenommen werden.

Indikationen für die Überweisung zu weiterführenden Untersuchungen

- Die Kopfschmerzen gehen mit auffälligen Befunden in der körperlichen Untersuchung einher:
  - Nackensteifigkeit, Persönlichkeitsveränderung, Diplopie, Papillenschwellung, asymmetrische Reflexe etc.
- Die Kopfschmerzen dauern an, obwohl der Status normal ist.
- Die Kopfschmerzen treten in Verbindung mit körperlicher Anstrengung oder Husten auf.
- Bei Verdacht auf eine ZNS-Infektion oder eine SAB.
- Es besteht eine Indikation für die Durchführung eines Schädel-CTs oder einer MRT (siehe 36.41), und eine Abklärung durch eine neurologische Abteilung erscheint geboten.
- Der Patient benötigt eine Analgetika- oder Ergotaminentzugstherapie.
- Die Kopfschmerzattacken eines Patienten lassen sich im Rahmen der Grundversorgung nicht mit Medikamenten beherrschen.
- Die Kopfschmerzen haben zur Arbeitsunfähigkeit des Patienten geführt.

Therapie der Kopfschmerzen

- Die Behandlung der Kopfschmerzen wird in den Artikeln über die verschiedenen Kopfschmerzformen detailliert erörtert:
  - Spannungskopfschmerzen (36.41)
  - Migräne (36.42)
  - Kopfschmerzen nach Lumbalpunktionen
  - Kopfschmerzen bei Kindern (32.01)

36.41 Kopfschmerz vom Spannungstyp

Grundregeln

- Spannungskopfschmerz ist die häufigste Kopfschmerzform überhaupt; die Ursache bleibt unklar.
- Laut Definition eines internationalen Klassifikationsausschusses (ICHD 2004) wird zwischen episodischen (< 15 Kopfschmerztage/Monat) und chronischen (> 15 Kopfschmerztage/Monat) Verlaufsformen unterschieden.
- Kopfschmerzen vom Spannungstyp werden sowohl durch muskuläre als auch psychische Anspannung hervorgerufen.
- Befunde der Muskelpalpation korrelieren nicht mit dem Auftreten von Kopfschmerz.
- In komplizierten Fällen tritt Spannungskopfschmerz gemeinsam mit Migräne auf.

Symptome

- Ein stetiger, gegen Abend hin zunehmender, unangenehm drückender und einengender „schraubstockartiger" Schmerz.

- An Schläfen, Hinterhaupt und Schädeldach lokalisierbar; normalerweise beidseitig, evtl. aber auch einseitig.
- Die Kopfhaut kann stellenweise druckschmerzempfindlich sein, der Patient verspürt unerträglich stechende Schmerzen am Schädeldach.
- Gelegentlich nächtliche Taubheit der oberen Extremitäten.
- Schwindel im Sitzen oder beim Aufstehen, begleitet von dem Gefühl, kurz das Gleichgewicht zu verlieren.
- Häufig in Verbindung mit depressionsartigen Schlafstörungen.

Diagnosestellung

- Anhand von Anamnese und klinischer Untersuchung.
- Der neurologische Befund ist normal.
- Einige Patienten zeigen sich bei Palpation an Schläfen und Hinterhaupt schmerzempfindlich und im Nacken- und Schulterbereich verspannt.
- Im Röntgenbild zeigen die Halswirbel häufig eine aufgehobene Lordose.

Differenzialdiagnosen

- Migräne ohne Aura (dazu gehören: Prodromalsymptome, Übelkeit/Erbrechen, verstärkt bei Belastung)
- Mit Migräne vergesellschaftete Schmerzempfindlichkeit der Haut im Kopfbereich
- Malokklusion (Schmerzlokalisation, Bruxismus)
- Sinusitis (Röntgen oder Ultraschall der Kieferhöhlen)
- Glaukom (Tonometrie)
- Arteriitis temporalis (BSG erhöht, häufig einseitig)
- Hyperthyreose
- Hyperparathyreoidismus
- Kompression des N. occipitalis major (entlang der Grenzen des innervierten Bereichs, einseitig)
- Hirntumor (morgendliche Übelkeit, zunehmend schlimmer werdende Kopfschmerzen, sonstige relevante Symptome)

Indikationen für kranielle Computertomographie (CCT) oder MRI bei Kopfschmerzen

- Verdacht auf Subarachnoidalblutung
- An Intensität zunehmende Kopfschmerzen
- Auffälliger neurologischer Status in Verbindung mit Kopfschmerzen
- Kopfschmerzen treten nur in Verbindung mit Husten oder körperlicher Anstrengung auf
- Synkope mit Kopfschmerzen
- Lage-/haltungsabhängiger Kopfschmerz
- Endokrine Störung mit Kopfschmerzen
- Der Patient oder ein Angehöriger leidet an Neurofibromatose.
- Rezidivierendes Erbrechen in Verbindung mit Kopfschmerzen

Therapie

Episodischer Spannungskopfschmerz

- Bewegungs- und Dehnungsübungen, Sport
- Kurzzeittherapie (5 Tage) mit Paracetamol oder NSAR, bei Bedarf in Kombination mit Muskelrelaxans oder Benzodiazepin

Chronischer Spannungskopfschmerz

- Eventuellen übermäßigen Gebrauch von Analgetika einstellen.
- Massage, Sport, Bewegung, Walking, Sauna (keine Fitnessübungen, kein Joggen)
- Ergonomie
- Entspannung
- Physiotherapie, Akupunktur
- Therapeutische Lokalanästhesie der Triggerpunkte
- Medikation:
  ○ Amitriptylin 10–25 mg am Abend, Tizanidin 6 mg/Tag, allein oder in Kombination.
  ○ Die medikamentöse Therapie wird je nach Fall über 1–6 Monate fortgesetzt.

36.42 Migräne

Grundregeln

- Die Therapie bei leichter Migräne erfolgt in Form von Paracetamol-, Acetylsalicylsäure- oder NSAR-Gaben entweder alleine oder in Kombination mit Metoclopramid.
- Bei schweren bzw. Attacken, die arbeitsunfähig machen, sollten Triptane als Primärtherapie und nicht erst dann eingesetzt werden, wenn sich zu Beginn der Attacke eingenommene NSAR als unwirksam erwiesen haben Ⓑ.

Definition und Epidemiologie

- Migräne ist eine erbliche, anfallsartig auftretende Erkrankung, die von den Hirnstammkernen ausgeht.
- Die Prävalenz beträgt 10% der Gesamtbevölkerung. Bei den Männern sind 4,8% und bei den Frauen 14,6% betroffen. Tritt vorwiegend bei Personen im arbeitsfähigen Alter auf.
- Man unterscheidet folgende Migränehauptformen: Migräne mit Aura (15%), bei der den Kopfschmerzattacken Prodromalsymptome (z.B. Sehstörungen) vorausgehen, die als Aura bezeichnet

werden, sowie Migräne ohne Aura (85%), die unmittelbar mit Kopfschmerzen beginnt.
- Auslösende Faktoren sind u.a. Störungen des Schlaf-Wach-Rhythmus, Hypoglykämie und Veränderungen im Ausmaß der Stressbelastung. Mit Ausnahme von Alkohol ist die Wirkung von Ernährungsfaktoren individuell sehr unterschiedlich.

Symptome

- Prodromalsymptome am Tag vor der Attacke: Gähnen, Hunger nach Süßigkeiten, Müdigkeit und Persönlichkeitsveränderung.
- Aurasymptome: zunehmende Sehstörungen, Flimmerskotom, Zackensehen, Taubheitsgefühl, Sprachstörungen, 5–60 Minuten andauernde Parästhesie.
- Gegen Ende der Auraphase oder danach setzen pulsierende, einseitige, schwere oder mittlere Kopfschmerzen ein, gefolgt von Übelkeit und Erbrechen.
- Die Migräne ohne Aura beginnt mit den Kopfschmerzen.
- Eine Migräne-Aura kann auch ohne nachfolgende Kopfschmerzen auftreten (Achtung: Differenzialdiagnose).
- Die Attacke selbst wird von Störungen des autonomen Nervensystems wie Hautblässe, Störung der Darmmotilität etc. begleitet.

Diagnostik

- Anhand der Anamnese und des unauffälligen neurologischen Befundes zwischen den Attacken. Bei erwachsenen Patienten mit typischer Migräne ist bei normalem neurologischen Status kein bildgebendes Verfahren angezeigt **B**.

Diagnostische Kriterien für Migräne mit Aura (ICHD 2004)

- Der Patient hatte zumindest 2 Attacken mit folgenden Merkmalen:
  ○ Aurasymptom
  ○ Die Aura dauert über 4 Minuten bzw. der Patient hat 2 aufeinander folgende Auren.
  ○ Der Aura folgen innerhalb von 60 Minuten die Kopfschmerzen.
- Die Kopfschmerzen erfüllen die Kriterien der Migräne ohne Aura.

Diagnostische Kriterien für Migräne ohne Aura (ICHD 2004)

- Der Patient hatte zumindest 5 Kopfschmerzattacken von 4–72 Stunden Dauer mit zumindest 2 Merkmalen der Gruppe A und zumindest 1 Merkmal der Gruppe B.
  ○ **A. Symptome**
    – pulsierender Kopfschmerz
    – einseitiger Kopfschmerz

    – mittlerer bis schwerer Kopfschmerz, der die Betroffenen in der Ausübung ihrer normalen täglichen Tätigkeiten behindert
    – Körperliche Aktivität verstärkt den Kopfschmerz.
  ○ **B. Symptome**
    – Übelkeit und/oder Erbrechen
    – Photophobie und Phonophobie

Differenzialdiagnosen

- Spannungskopfschmerz (keine Prodromalsymptome, Bewegung bessert die Beschwerden)
- Subarachnoidalblutung
- Transitorische ischämische Attacke (TIA, dunkle Gesichtsfeldausfälle, keine hellen Sehstörungen, kein nachfolgender Kopfschmerz)
- Glaukoma acutum
- Meningitis (Fieber)
- Epileptischer Anfall (Temporallappenepilepsie)
- Cluster-Kopfschmerz (typischerweise keine Aura, kein Erbrechen)

Behandlung der Migräneattacke

- In einem ruhigen, abgedunkelten Raum rasten.
- Während eines Migräneanfalls werden Medikamente am besten rektal bzw. als Brausetabletten oder in Pulverform resorbiert.
- Die Kombination von Metoclopramid **A** mit anderen Migränemedikamenten verbessert deren Resorption.

Nicht steroidale Antirheumatika (NSAR)

- Acetylsalicylsäure 1000 mg oder Paracetamol 1000 mg entweder alleine oder in Kombination mit Metoclopramid 10–20 mg bzw. einem anderen peroral verabreichten NSAR **A**: Ketoprofen 50–100 mg, Naproxen 500–1000 mg, Ibuprofen 800 mg, Mefenaminsäure 200 mg etc.

Triptane

- Triptane sind bei schweren bzw. arbeitsunfähig machenden Migräneanfällen Mittel der ersten Wahl **B**.
- Sumatriptan 50–100 mg p.o. **A**, 25 mg Suppositorien, 6 mg s.c. **A**, 20 mg intranasal
- Zolmitriptan 2,5–5 mg p.o., 5 mg intranasal
- Naratriptan 2,5–5 mg p.o.
- Rizatriptan 5–10 mg p.o. **A**
- Almotriptan 12,5 mg p.o.
- Eletriptan 40–80 mg p.o. **A**
- Frovatriptan 2.5 mg p.o.
- Triptane sind bei hemiplegischer, basilarer oder ophthalmoplegischer Migräne nicht indiziert.
- Kontraindikationen für Triptane:
  ○ ischämische Herzkrankheit, Prinzmetal-Angina, rezente TIA, Subarachnoidalblutung, Schlaganfall, unbehandelter oder aus anderen Gründen hoher Blutdruck und schwere Niereninsuffizienz **B**

Ergotaminderivate
- Ergotamintartrat 1–2 mg p.o. oder rektal
- Dihydroergotamin 1,0 mg i.m. oder 0,5 mg i.v.

Sonstige Arzneimittel
- Pitofenon-Metamizol 5 ml i.m.
- Diazepam 2–10 mg p.o./rektal
- Tramadol 50–100 mg p.o./rektal/s.c.

Medikation während der Schwangerschaft und Stillzeit
- Paracetamol kann während der gesamten Schwangerschaft eingenommen werden. Tolfenaminsäure und Naproxen können in der Frühphase der Schwangerschaft eingesetzt werden.
- Triptane und Ergotamine sind kontraindiziert. Von Sumatriptan ist bekannt, dass es, wie wahrscheinlich auch andere Triptane, in die Muttermilch übergeht.

Prophylaxe
- Einen gleichmäßigen Schlaf-Wach-Rhythmus einhalten, regelmäßig Mahlzeiten einnehmen und auslösende Faktoren vermeiden.
- Medikamentöse Prophylaxe überlegen, wenn 3 oder mehr Anfälle im Monat auftreten.
- Betablocker
  - Propranolol 2–3 × 20–40 mg/Tag, 1 × 160 mg/Tag
  - Metoprolol 47,5–200 mg/Tag
  - Atenolol 100 mg /Tag
  - Timolol 10 mg/Tag
- Amitriptylin 10–25 mg/Tag, insbesondere wenn Spannungskopfschmerz in Verbindung mit Migräne auftritt.
- Natriumvalproat 2–3 × 300–500 mgTag (siehe auch Nachbehandlung der Epilepsie 36.27)
- Topiramat 75–100 mg/Tag in 2 Dosen

Maßnahmen bei täglich auftretenden chronischen Kopfschmerzen
- Chronische tägliche Kopfschmerzen, bei denen häufig chronische Migräne und Spannungskopfschmerz einander überlagern, können durch Absetzen sämtlicher davor im Übermaß eingenommener Analgetika und Beginn einer Kopfschmerzprophylaxe, möglicherweise in Kombination mit Amitriptylin, behandelt werden.

36.43 Cluster-Kopfschmerz (Bing-Horton-Syndrom)

Definition und Epidemiologie
- Dieser Kopfschmerz, der sich von Migräne unterscheidet, beginnt im Alter von 30–40 Jahren und betrifft vor allem (80%) Männer. Die Prävalenz ist etwa 0,3 pro 1000, wobei 10% an der kontinuierlichen, chronischen Form leiden.

Symptome und Diagnostik
- Streng einseitig lokalisierter, stark pulsierender, quälender, brennender und stechender heftiger Schmerz in der Augenregion, der etwa 30–180 Minuten dauert.
- Die Attacken erfolgen in 3–4 Wochen andauernden Clusterphasen, die von 2-monatigen bis mehrjährigen symptomfreien Perioden unterbrochen sein können.
- Die Schmerzattacken treten täglich auf, häufig während der Nacht nach ein paar Stunden Schlaf und einige bevorzugt in der REM-Phase.
- Die Attacken werden von Tränensekretion, Bindehautreizung, Miosis und Ptosis ipsilateral begleitet.
- Es gibt keine Prodromalsymptome.
- Es gibt kein Erbrechen.
- Die Diagnose wird anhand der Symptome erstellt.

Differenzialdiagnosen
- Migräne (36.42) (erstmaliges Auftreten in jüngerem Alter, längere und seltener auftretende Attacken, Prodromalsymptome, Übelkeit).
- Trigeminusneuralgie (36.76) (Attacken sind wie Elektroschocks, dauern kürzer und werden durch Berühren der Haut und Zähne auf der Schmerzseite ausgelöst).
- Atypischer Gesichtsschmerz (milderer, ständiger Schmerz, häufig im Anschluss an Gebiss- oder Gesichtsoperationen).
- Einseitiger, an den Schläfen lokalisierbarer Spannungskopfschmerz (leichter, Dauerschmerz).
- Chronisch paroxysmale Hemikranie (betrifft zumeist Frauen, mehr als 5 Attacken pro Tag, die jeweils ein paar Minuten dauern, Indomethazin bricht die Clusterphase ab).

Therapie
Akute Attacke
1. Sumatriptan 6 mg s.c. ❸
2. Ergotamin 2 mg rektal **oder** schnell wirkende Triptane p.o. oder intranasal und NSAR können ebenfalls versucht werden (doch häufig ohne jede Wirkung).
3. 15–20 Minuten lang reinen Sauerstoff über eine Gesichtsmaske mit einer Durchflussrate von 7 l/

Minute einatmen. Die Therapie kann nach einer 5-minütigen Pause wiederholt werden. Der Patient könnte auch zu Hause ein Sauerstoffgerät bereithalten.

Prophylaxe

1. Verapamil beginnend mit 3 × 80 mg tägl. bis zu 480 mg/Tag oder mehr, wenn keine kardiovaskulären Kontraindikationen vorliegen.
2. Prednison 80 mg 5 Tage hindurch, dann einige Wochen lang 60 mg, danach das Steroid 1 Woche lang absetzen (es gilt hier, die Nebenwirkungen einer Langzeittherapie mit Steroiden zu bedenken).
3. Propanolol 3 × 40 mg tägl., Sotalol 2 × 80 mg tägl., Atenolol 1 × 100 mg tägl. können versucht werden, wenn die vorangegangenen Therapien versagen oder kontraindiziert sind.
4. Lithium (erfordert Kontrolle der Konzentration im Blut, da bereits kurzzeitige Überdosierungen eine Nierenschädigung herbeiführen können; die niedrigste wirksame Dosis anstreben). Die gleichzeitige Verwendung von NSAR sollte vermieden werden.

36.45 Multiple Sklerose (Encephalitis disseminata)

Ziele

- Die Symptome einer möglichen Multiplen Sklerose (MS) sollten erkannt, abgeklärt und der Patient zu entsprechenden Untersuchungen überwiesen werden.
- Für MS-Patienten sind eine angemessene Führung, Behandlung und Rehabilitation erforderlich.

Epidemiologie

- In den Hochrisikogebieten (Skandinavien, Nordamerika, Kanada und Südaustralien) ist die Prävalenz 30–120/100.000 und MS die häufigste invalidisierende Krankheit des Nervensystems bei jungen Menschen; sie ist auch die häufigste demyelinisierende Erkrankung.
- Frauen sind doppelt so häufig von MS betroffen wie Männer. Ihr Durchschnittsalter bei Ausbruch der Krankheit liegt bei 30 Jahren. Die jüngsten Patienten sind 13 bis 14 Jahre alt. Vor Einsetzen der Pubertät ist die Krankheit äußerst selten.

Ätiologie

- Die Ätiologie ist unbekannt.
- Virusinfektionen in der Kindheit, die latent im Körper verbleiben, könnten Auslöser für eine fehlgeleitete Immunreaktion sein, d.h., es kommt zu einer gegen das Nervengewebe gerichteten (Auto)immunreaktion. Eine später erworbene Virusinfektion könnte durch Aktivierung der Leukozyten (T-Zellen) eine MS triggern.
- Bei der MS umfassen die pathologischen Befunde Leukozyteneinlagerungen, Verlust und Regeneration von Myelin und myelinbildenden Oligodendrozyten, Axondegenerationen und Astrogliose. Die Entzündungszellen beherrschen das pathologische Bild in der Initialphase, später überwiegt die Degeneration.
- Sowohl Umwelt- also auch erbliche Faktoren spielen eine Rolle für die Anfälligkeit für MS. Die Rolle der HLA-Region am Chromosom 6 ist gesichert. MS-Patienten besitzen öfter als erwartet die Gewebskomponenten HLA-A3, B7 und DR2. MS kommt 25 × häufiger unter Geschwistern von (finnischen) MS-Patienten vor als im Rest der Bevölkerung. Proteinkinase-C-alpha-(PRKCA-)Gene sind nachweislich mit der Anfälligkeit für MA assoziiert. Dieses Gen reguliert den Zugang von Entzündungszellen zum ZNS.
- Auch eine fehlerhafte Myelinstruktur ist ein möglicher prädisponierender Faktor.

Klinische Manifestationen

- Eine Demyelinisierung tritt an Herden im **Gehirn, Sehnerv und Rückenmark** auf. Die Symptome hängen von der Lokalisation und Größe der Läsionen ab. In der Regel gibt es mehrere solche Stellen in der weißen Substanz des zentralen Nervensystems; die Symptome sind daher vielfältig.

Häufigste Symptome

- Verschwommenes Sehen in einem oder beiden Augen (Optikusneuritis)
- Spastische Parese einer oder mehrerer Extremitäten
- Ataktischer Gang, Intentionstremor
- Diverse somatosensorische Störungen
- Blasen- und Darmfunktionsstörungen
- Impotenz
- Doppelbilder, hervorgerufen durch Augenmuskelparese oder internukleare Ophthalmoplegie (36.08)
- Schwindel und Übelkeit
- Sprachstörungen, üblicherweise Dysarthrie
- Erhöhte Ermüdbarkeit
- Weniger häufige Symptome:
  - kognitive Störungen
  - Trigeminusneuralgie (36.76)
  - Epilepsie ist bei MS-Patienten etwas häufiger als in der Durchschnittsbevölkerung.
  - Polyneuropathie ohne andere nachweisbare Ursache

- Die Krankheit verläuft in Schüben, wobei alte Herde ruhen und neue gebildet werden. Sowohl die Symptome als auch der Verlauf der Krankheit sind idiosynkratisch. Verschiedene, das Immunsystem aktivierende Faktoren, wie z.B. Infektionen, Impfungen, chirurgische Eingriffe, Traumata und Stress, verschlimmern die MS.

Diagnostik

- Die Diagnose beruht auf der Beschreibung der Symptome durch den Patienten sowie auf einer klinischen Untersuchung durch einen Neurologen.
- Das wichtigste Unterscheidungsmerkmal der Krankheit ist ihre schubförmig verlaufende Symptomatik. Die Diagnose lässt sich erst bestätigen, wenn wieder eine Symptomverschlechterung eintritt.
- Die auf eine MS hinweisenden Entzündungsherde im Gehirn und Rückenmark sind durch eine MRI deutlicher abzugrenzen als durch eine CT (8.71). Die Computertomografie wird in der Diagnostik der MS nicht mehr verwendet.
- Bestätigt wird die Diagnose durch
  - eine erhöhte Zellzahl im Liquorbefund und vermehrte Bildung von Immunglobulin (IgG-Index und oligoklonale Banden),
  - Abnormitäten in neurophysiologisch evozierten Reiztests der Seh-, Hör- und somatosensorischen Bahnen (36.15).
- Die auf eine MS verweisenden Entzündungsherde im Gehirn und Rückenmark sind durch eine MRI deutlicher abzugrenzen als durch eine CT (36.15).
- Es ist wichtig, andere **behandelbare Krankheiten** auszuschließen. Sind etwa die Symptome auf **eine Region** beschränkt, liegt der Verdacht auf einen Tumor oder eine medulläre Kompression nahe.
- Die Diagnose Multiple Sklerose sollte dem Patienten erst mitgeteilt werden, wenn sie sich bestätigt hat.

Therapie und Prognose

- Multiple Sklerose ist nicht heilbar. Trotzdem konnte ihre Prognose stetig verbessert werden.
- Die besten Ergebnisse werden mit einer Kombination aus Medikation, Rehabilitation und entsprechender Lebensweise erzielt.
- Die richtige Behandlung von bakteriellen Infekten ist entscheidend. Die am häufigsten infrage kommenden Infekte sind Harnwegsinfekte, Sinusitiden und Zahngranulome. Werden sie nicht behandelt, können sie einen MS-Schub auslösen.
- **Methylprednisolon i.v.** ist in der Akutphase eines Schubs am wirksamsten **B**. Die Therapie sollte aber nicht sofort bei Eintritt der Exazerbation einsetzen, da sich bei manchen Patienten die Symptome auch spontan zurückbilden können. Steht der Schub mit einem viralen oder bakteriellen Infekt in Verbindung, sollten keine Steroide verabreicht werden.
- Eine **Optikusneuritis** bzw. eine drastische Verschlechterung der Krankheit wird immer mit Methylprednisolon behandelt.
- Es ist erwiesen, dass die Gabe von **Betainterferon** die Häufigkeit der MS-Schübe reduziert **B**, vorbeugend gegen die Bildung neuer Herde wirkt und den Verlust der funktionellen Fähigkeiten verzögert. Diese Therapie ist für Patienten mit wiederholten akuten MS-Schüben indiziert.
- Glatirameracetat dient der Exazerbationsprophylaxe **C** und verzögert die Entwicklung von Funktionseinschränkungen.
- Auf eine entsprechende **Behandlung der individuellen Symptome** ist zu achten.
  - Eine Spastizität ist nicht immer schädlich; sie kann auch als wichtige Stütze für die unteren Extremitäten und deren geschwächte Muskulatur sowie zur Bewegungserleichterung dienen. Muskelentspannende Medikamente **D** sind u.a. Baclofen, Tizanidin, Clonazepam und Diazepam, s. 36.94.
  - Physiotherapie ist eine wesentliche Strategie zur Behandlung der Bewegungsstörungen.
  - Blasenfunktionsstörungen treten in unterschiedlicher Form auf; ihre Behandlung sollte auf einer urologischen Untersuchung beruhen. Bei Blasenfunktionsstörungen kommt es häufiger zu Harnwegsinfekten; nach HWI-Symptomen ist aktiv zu fahnden. Für manche Patienten ist eine intermittierende Katheterisierung angezeigt.
  - Eine Obstipation kann medikamentös behandelt werden.
- Die MS ist eine chronische, lebenslange Krankheit, bei der **Lebensstil und psychologische Faktoren** eine entscheidende Rolle spielen.
- Die Behandlung einer Depression verbessert die Prognose.
- Um sozialer Isolation vorzubeugen, sind leichtes körperliches Training und Hobbys empfohlen.
- Ein Einfluss der Ernährung auf den Verlauf der Erkrankung, vor allem auch des Fettsäureanteils, konnte nicht nachgewiesen werden **B**. Dennoch ist es sinnvoll, eine ausgewogene, ballaststoffreiche Kost mit einem hohen Anteil an ungesättigten Fetten und ausreichender Zufuhr von Vitamin D zu empfehlen.
- Zu Beginn ist es für Patienten schwierig, die Krankheit zu akzeptieren und die Therapievorschriften zu verstehen. Es ist wichtig, sowohl dem Patienten als auch seinen engsten Angehörigen ein richtiges Bild der Multiplen Sklerose zu vermitteln. Eine Konsultation über Behand-

lung und Rehabilitation im Beisein der Familie wird empfohlen. Das richtige Timing für Beratung und Rehabilitation ist besonders wichtig.
- Erkundigen Sie sich über Möglichkeiten eines **Anpassungstrainings** in Ihrer Region. Phasen der stationären Rehabilitation, operative Therapien und entsprechende Hilfsmittel unterstützen den behinderten Patienten bei der Bewältigung des Alltags zu Hause.
- Ein MS-Patient braucht einen **Arzt seines Vertrauens,** der ihn, seine Lebenssituation und Probleme kennt.

36.47 Morbus Parkinson

Ätiologie

- Die Krankheit beginnt typischerweise zwischen dem 50. und 70. Lebensjahr, das Durchschnittsalter des Auftretens der ersten Symptome liegt bei 62 Jahren.
- Die Erkrankung geht zurück auf eine Zerstörung der Neuronen des nigrostriatalen Systems und einen daraus folgenden Dopaminmangel im Striatum.
- Die Ätiologie ist in den meisten Fällen unbekannt.
- Zu den seltenen Ursachen eines Parkinsonismus zählen:
  ○ Vergiftungen (Kohlenmonoxid, Mangan, MTPT)
  ○ Hirninfarkt, Hirntumor oder Hirnverletzung
  ○ genetische Faktoren
- Ein (sekundärer, iatrogener) Parkinsonismus ist eine häufige Nebenwirkung von Neuroleptika.

Symptome

- Am Beginn ist die Symptomatik in der Regel unilateral. Es sollte an andere Ursachen gedacht werden, wenn der Patient bilaterale Symptome ohne Tremor präsentiert.
- Kardinalsymptome:
  ○ Ruhetremor
  ○ Hypokinese
  ○ gesteigerter Muskeltonus (Rigor)
- Sonstige Symptome:
  ○ Muskelschmerzen
  ○ abnormale Körperhaltung
  ○ Sturzneigung
  ○ Dysfunktionen im Bereich des autonomen Nervensystems (Obstipation, Impotenz, orthostatische Hypotonie, Dranginkontinenz und Blasenentleerungsstörungen),
  ○ Speichelfluss und Schluckschwierigkeiten
  ○ Seborrhö (Salbengesicht)
  ○ Depression (bei etwa 50% der Patienten)
  ○ Demenz in den späten Phasen der Erkrankung (15–30% der Fälle)
  ○ psychotische Symptome im Zusammenhang mit der Medikation
- Im Gegensatz zur Alzheimer-Krankheit kommt es häufiger zu leichten Gedächtnisstörungen als zu einer Demenz.
- Der Tremor ist grobschlägig und vermindert sich bei Bewegung.
- Der Mund kann zittern, der Kopf tut es meistens nicht („Nein-nein"-Tremor des Kopfs = Parkinson-Syndrom ist unwahrscheinlich).
- Je nach Tremortyp kann der Rigor als ein konstanter („Bleirohr"-Rigidität) oder als ein rhythmisch fluktuierender Widerstand („Zahnradphänomen") empfunden werden.
- Die Hypokinese äußert sich als Bewegungsarmut (Akinese) und Bewegungsverlangsamung (Bradykinese).
- Mimik und Lidschlag sind reduziert, das Gesicht nimmt eine maskenartige Starre an („Maskengesicht") und es kann sich eine monotone Sprechweise entwickeln.
- Der Patient schreibt langsamer und die Handschrift wird kleiner (Mikrographie).
- Die Arme werden abgewinkelt an den Hüften gehalten und schwingen beim Gehen nicht mit, der Gang ist kleinschrittig, schlurfend und verlangsamt.
- Mit der Zeit kommt es zu einer vornübergebeugten Haltung.
- Die Sturztendenz kann sowohl auf die motorischen Probleme als auch auf die orthostatische Hypotonie zurückzuführen sein.
- Psychischer und physischer Stress verstärkt alle Symptome.
- Nicht alle Patienten zeigen das Vollbild aller Symptome.

Diagnostik

- Es besteht ein Verdacht auf M. Parkinson, wenn der Patient 2 der 3 Kardinalsymptome aufweist (Tremor, Hypokinese, Rigor).
- Die Beschwerden setzen schleichend ein, also nicht im Laufe weniger Tage oder 1 Woche.
- Stürze und Demenz treten in der Initialphase nicht auf.
- Hyperreflexie oder ein positives Babinski-Zeichen gehören nicht zur Parkinson-Symptomatik.
- Die häufigsten Fehldiagnosen betreffen Patienten mit essentiellem Tremor.
- Es sollten alle Erkrankungen ausgeschlossen werden, bei denen Symptomatik und Beschwerdebild über das für Parkinson typische Bild hinausgehen:
  ○ progressive supranukleare Blickparese (BSP = eingeschränkte Augenbewegungen)

- multiple Systematrophie/Shy-Drager-Syndrom (ausgeprägte orthostatische Hypotonie)
- kortikobasale Degeneration (unilaterale Extremitätenrigidität, Apraxie)
- Normaldruckhydrozephalus (Ataxie in den unteren Extremitäten, Inkontinenz)
- Lewy-Körper-Demenz (frühe Demenz, Halluzinationen)
- Multi-Infarkt-Syndrom (Gedächtnisdefizite und Affektstörungen, Spastizität und/oder positives Babinski-Zeichen, kein Ruhetremor)
- Morbus Alzheimer (schwere Demenz)
- medikamenteninduzierte Parkinson-Krankheit (üblicherweise rasches Auftreten, Tremor seltener)
• Einige Erkrankungen, die Parkinsonismus verursachen (Lewy-Körper-Demenz, multiple Systematrophie, kortikobasale Degeneration, progressive supranukleare Parese), können in den frühen Stadien der Erkrankung nicht mit Sicherheit von einem Morbus Parkinson unterschieden werden.

Therapie

- Der Patient soll körperlich so aktiv wie möglich bleiben; weiters stehen Parkinsonmedikamente und für bestimmte Fälle auch operative Verfahren zur Verfügung. Physiotherapie ❿ soll die Funktionskapazität und die Gelenkbeweglichkeit so weit wie möglich erhalten.
- Ein Neurologe sollte die Therapie planen, insbesondere bei jüngeren (z.B. noch berufstätigen) Patienten, um die Nebenwirkungen einer Langzeitbehandlung zu minimieren.
- Die medikamentöse Therapie ist an die individuellen Gegebenheiten anzupassen und wird insbesondere Alter und Komorbidität des Patienten berücksichtigen.
- Eine völlige Symptomfreiheit ist nicht notwendigerweise das Therapieziel, da die Langzeitergebnisse bei Patienten, die etwas zu niedrig eingestellt waren, besser sind.
- Die Patienten sollten über die Wirkung der Medikamente aufgeklärt werden. Sie sollten auch angehalten werden, jeweils 2–3 Tage vor einer Kontrolluntersuchung Medikation, Mahlzeiten und Medikamentenwirkung zu notieren.

L-Dopa

- Dopaminerge Zellen wandeln Levodopa in Dopamin um.
- Wird in Kombination mit einem Decarboxylasehemmer (Carbidopa, Benserazid) gegeben, der den Abbau von Levodopa außerhalb des ZNS hemmt und daher die peripheren Nebenwirkungen verringert.
- Man beginnt mit einer niedrigen Initialdosis (3 × 50 mg tgl.) und erhöht dann schrittweise (in 3- bis 5-tägigen Intervallen) auf bis zu 3 × 100–200 mg tgl., je nach Ansprechen und Nebenwirkungen.
- Die Resorption des Wirkstoffs ist von Patient zu Patient sehr verschieden, so dass sogar eine noch höhere Dosierung erforderlich sein kann.
- Die Wirkung des Medikaments wird über die Wachphase verteilt. In der Frühphase der Behandlung (d.h. in den ersten Jahren) sollte das Medikament etwa um 7 Uhr früh, zu Mittag und gegen 17 Uhr eingenommen werden (also in Abständen von jeweils 5 Stunden), sofern der Patient in der Zeit zwischen 7 Uhr und 22 Uhr wach ist.
- In den ersten 1 bis 2 Monaten wird das Medikament zusammen mit Nahrung eingenommen (Anpassungsperiode), später auf leeren Magen, z.B. etwa jeweils 30–45 Minuten vor den Mahlzeiten; dadurch kann ein besserer und verlässlicherer Wirkungseintritt erzielt und die Resorption (Bioverfügbarkeit) optimiert werden. Einige Depotpräparate bilden hier eine Ausnahme; sie werden etwas besser resobiert, wenn der Patient ein wenig Nahrung zu sich genommen hat.
- Die Wirksamkeit der Depotpräparate erreicht etwa 60–70% der Werte der Standardmedikation; bei ihnen sind die Plasmaspitzenspiegel niedriger, die Wirkungsdauer ist verlängert, und der Wirkungseintritt erfolgt langsamer (innerhalb von 2 Stunden). Bei den Standardformen setzt die Wirkung schon nach 45 Minuten ein, es sei denn, sie werden vor dem Schlucken gekaut. Bei den wasserlöslichen Darreichungsformen tritt die Wirkung am raschesten ein.
- Das Medikament hat in der Regel einen günstigen Einfluss auf den Rigor und die Bewegungsstörungen, und die unerwünschten Wirkungen halten sich anfangs in Grenzen.
- Unerwünschte Wirkungen:
  - gastrointestinale Störungen (Übelkeit, Magenschmerzen, Sodbrennen)
  - Schwindel, verstärktes Schwitzen
  - Verwirrtheit, Halluzinationen
  - Herzrhythmusstörungen (selten)
  - Neuroleptika vermindern die Wirksamkeit
- Eine Langzeittherapie mit L-Dopa führt bei vielen Patienten zu Dyskinesien oder Dystonien. Eine Dosisreduzierung bringt zwar eine Besserung, gleichzeitig verschlimmert sich aber meist die Parkinson-Symptomatik. Ein weiteres typisches Problem ist die Verkürzung der Wirkdauer von L-Dopa (wearing off).
- Jüngere Patienten sind empfänglicher für Dyskinesien. Da bei diesen Patienten mit einer Langzeittherapie gerechnet werden muss, wird man versuchen, anfangs mit einem Wirkstoff auszukommen, der bei einer Monotherapie keine Dyskinesien auslöst (z.B. MAO-B-Inhibitoren oder

Dopaminagonisten). Der Einsatz von L-Dopa kann so häufig hinausgezögert werden **B**, oder es kann zumindest die Tagesdosis gering gehalten werden.

MAO-B-Hemmer (Selegilin, Rasagilin)

- Wirken als MAO-B-Hemmer und potenzieren die Wirkung von L-Dopa. Wird im Allgemeinen am Morgen eingenommen, Selegilin 5 bis 10 mg, Rasagilin 1 mg.
- Eine Begleitmedikation mit einem MAO-A-Hemmer ist kontraindiziert (Risiko einer hypertensiven Krise).
- Selegilin verstärkt eine orthostatische Hypotonie und kann Schlafstörungen verursachen.
- Die Studienergebnisse sind widersprüchlich, doch gibt es Hinweise darauf, dass MAO-B-Hemmer möglicherweise die Progredienz der Krankheit verlangsamen **B**.

Entacapon

- Entacapon ist ein Katechol-O-Methyltransferase-(COMT-)Enzymhemmer. Da L-Dopa ein Substrat der COMT ist, hemmt Entacapon den Abbau von L-Dopa im Körper und verlängert daher dessen Wirkungsdauer.
- Eine Tablette (200 mg) wird als adjuvante Therapie zu L-Dopa eingenommen.
- Hilfreich für Patienten mit „Wearing-off"-Wirkungsschwankungen **A**.
- Entacapon hat keinen Einfluss auf die maximale Plasmakonzentration bei Standardformen von L-Dopa, bei Depotpräparaten kommt es jedoch möglicherweise zu einer Erhöhung der Konzentration.
- Das Medikament wird gut vertragen und hat noch keine schweren organischen Nebenwirkungen ausgelöst.
- Entacapon steigert möglicherweise die unerwünschten dopaminergen Wirkungen, etwa die Dauer der Dyskinesie. Beim Einsatz von L-Dopa-Depotformen kann sich auch die Intensität der Dyskinesie verstärken. In diesen Fällen sollten die Einzeldosen des L-Dopa reduziert werden.
- Kann Diarrhö und abdominelle Schmerzen verursachen sowie eine Verfärbung des Harns.
- Neben einer eigenen 200-mg-Tablette Entacapone ist auch ein Kombinationspräparat mit L-Dopa, Carbidopa und Entacapon in einer Tablette verfügbar.

Dopaminagonisten

- Stimulieren die Dopaminrezeptoren, d.h. wirken wie Dopamin.
- Einige Medikamente (Bromocriptin, Cabergolin und Pergolid) sind Ergot-Derivate, einige der Dopaminagonisten der neueren Generation (Pramipexol und Ropinirol) hingegen nicht.
- Diese Medikamente werden auch bei L-Dopa-induzierten motorischen Komplikationen eingesetzt; Pergolid ist dabei wahrscheinlich etwas wirksamer als Bromocriptin **C**.
- Der Patient muss sich langsam an die Medikation gewöhnen.
- Die Wirkstoffe werden anfangs niedrig dosiert und dann meist während 4–8 Wochen, schrittweise bis zur Erhaltungsdosis gesteigert.
- Dopaminagonisten sind in ihrer Wirksamkeit L-Dopa unterlegen, sie sind jedoch effektiver als Amantadin oder Anticholinergika.
- Der Vorteil dieser Medikamente gegenüber L-Dopa besteht in ihrer längeren Wirkungsdauer; die Halbwertszeiten der Dopaminagonisten betragen einige Stunden (gegenüber 1 Stunde bei L-Dopa).
- Die Nebenwirkungen sind ähnlich wie jene von L-Dopa, treten aber häufiger auf. Betagte vertragen die Medikamente weniger gut als jüngere Patienten.
- Bei den unerwünschten Wirkungen ist die Tagesschläfrigkeit hervorzuheben. Der Patient kann sehr plötzlich einschlafen. Dieses Phänomen findet sich bei allen Dopaminagonisten.
- Ergot-Derivate können Pleuritis und eine Fibrose, insbesondere in der Lunge, an den Herzklappen und im Magen, verursachen. Pleuraergüsse und erhöhte BSG- und CRP-Werte sind damit assoziiert. Die Pleuraflüssigkeit verschwindet bei Absetzen des Medikaments; eine Lungenfibrose kann jedoch irreversibel sein und zu einer dauerhaften Beeinträchtigung der Atemfunktion führen.
- Wenn Ergot-Derivate verordnet worden sind, sind Kontrollen der BSG- und der CRP-Konzentration im Serum in 6-Monate-Intervallen angezeigt. Zumindest bei Pergolid ist auch eine Echokardiographie angezeigt.
- Bei Patienten, die eine Pleuritis entwickelt haben, kann ein Non-Ergot-Agonist eingesetzt werden. Der Wechsel zu einem anderen Ergot-Agonisten würde einen Rückfall bewirken.
- Die Verwendung von Non-Ergot-Agonisten kann aufgrund eines vorteilhafteren Sicherheitsprofils empfohlen werden.
- Apomorphin ist ein Dopaminagonist der alten Generation, der bei peroraler Gabe lebertoxisch wirkt, nicht jedoch bei Umgehung des enterohepatischen Kreislaufs. In Europa stehen ein Apo-Pen (für die s.c. Selbstapplikation) und ein einer Insulinpumpe ähnliches Infusionsgerät zur Verfügung.
- Die Wirkung von Apomorphin setzt binnen weniger Minuten ein, hält aber nur kurze Zeit an (1–2 Stunden).

Anticholinergika

- Alle Patienten können aus der Verabreichung von Anticholinergika Nutzen ziehen, allerdings kommt es bei ihnen häufig zu Nebenwirkungen.
- Die Therapie wird mit einer niedrigen Initialdosis eingeleitet, sodann dosiert man schrittweise auf bis zur gewünschten Wirkung oder bis unerwünschte Wirkungen eine weitere Dosissteigerung unmöglich machen.
- Zu den Nebenwirkungen der Anticholinergika zählen die Verschlechterung eines (unbehandelten) Engwinkelglaukoms, Gedächtnisstörungen auch bei Patienten mit bislang normaler Gedächtnisleistung, Sehstörungen, Verwirrtheit (daran ist zu denken, wenn der Patient Gedächtnisdefizite hat), Mundtrockenheit, Obstipation, Harnverhalten (bei einem Patienten mit Prostatahypertrophie zu beachten!).

Amantadin

- Wurde ursprünglich für Influenza A entwickelt.
- Die günstige Wirkung des Medikaments auf die Parkinson-Symptomatik wurde zufällig entdeckt.
- Der Wirkungsmechanismus war lange Zeit weitgehend ungeklärt, bis man erkannte, dass das Medikament einen bestimmten Rezeptor (NMDA = N-Methyl-D-Aspartat) blockiert.
- NMDA-Rezeptoren sind mit Dyskinesien assoziiert, sodass u.a. der antidyskinetische Effekt eine der Indikationen von Amantadin darstellt.
- Die Wirksamkeit ist vergleichbar mit jener der Anticholinergika, obwohl dazu nur wenige Daten aus randomisierten kontrollierten Studien vorliegen **D**.
- Die Therapie kann gleich mit therapeutischen Dosen begonnen werden, Nebenwirkungen treten selten auf.
- Gelegentlich kann sich eine Toleranz entwickeln.
- Die schädlichste unerwünschte Wirkung besteht in einer Livedo reticularis. Auch Ödeme der unteren Extremitäten sind möglich.

Stereotaktische Eingriffe

- Die Elektrostimulation mittels einer stereotaktisch ins Gehirn implantierten Elektrode hat die früheren lokalen neuroablativen Eingriffe (Thalamotomie, Pallidotomie) praktisch abgelöst.
- Die Elektrode kann uni- or bilateral implantiert werden.
- Die Stimulation des Nukleus subthalamicus ist besonders bei fluktuierenden Symptomen (Dyskinesien, wearing-off) wirksam.
- Die Thalamusstimulation kann besonders bei der Tremorbehandlung hilfreich sein.

Spezielle Therapieprobleme

- Dystonie:
  - Eine Dystonie ist eine lang andauernde und gelegentlich recht schmerzhafte Muskelkontraktion.
  - L-Dopa kann hilfreich sein; jedoch kann die Intensität der Dystonie von den Schwankungen der Plasmaspiegelwerte abhängen.
  - Dystonien am Morgen oder in der Nacht können mit Dopaminagonisten angegangen werden, da diese Wirkstoffgruppe eine lange Wirkungsdauer aufweist. Diazepam (5 mg) sollte beim Schlafengehen eingenommen werden.
  - Am Morgen kann eine rasch einsetzende L-Dopa-Wirkung durch die Verwendung der wasserlöslichen Form des Präparats erzielt werden.
- Mit Parkinson-Medikamenten assoziierte Verwirrtheit:
  - Das ist häufig ein schwerwiegendes Problem.
  - Bei einer bereits lange andauernden Erkrankung und bei betagten Patienten korreliert die Verwirrtheit in den meisten Fällen mit der Abnahme der kognitiven Funktion und tritt auch unter anderem als L-Dopa-Medikation auf.
  - Verwirrtheit tritt üblicherweise bei Dopaminrezeptoragonisten auf. Die Dosis muss reduziert oder das Medikament abgesetzt werden, dafür die L-Dopa-Dosis erhöht. Klassische Neuroleptika können nicht eingesetzt werden, da diese die Dopaminrezeptoren blockieren und zu einer Verschlechterung der Parkinson-Symptomatik führen.
  - Sogenannte „atypische" Neuroleptika, wie Quetiapin, kommen hingegen für eine Therapie in Frage, vorausgesetzt, sie werden langsam aufdosiert (eine allfällige Sedierung des Patienten könnte den Einsatz ausschließen).
  - Alzheimer-Medikamente können für die Behandlung einer Psychose hilfreich sein. Allerdings können diese die Parkinson-Symptome verstärken.
- Therapie bei einer „End-of-dose"-Akinese:
  - Es kommt zur totalen Zerstörung der Neuronen.
  - L-Dopa ist nicht mehr wirksam.
  - Dopaminagonisten zeigen nur mehr eine geringe Wirksamkeit.
  - Behandlungsversuche sind unergiebig (Grundpflege).

36.48 Essenzieller Tremor (ET)

Ziel
- Aufgrund des klinischen Bildes einen essenziellen Tremor vom Parkinson-Syndrom und anderen tremorbetonten Erkrankungen zu differenzieren.

Symptome
- Der essenzielle Tremor (ET) wird durch Bewegung ausgelöst (Aktionstremor) und ist in Ruhelage nur selten zu beobachten.
- ET ist bei statischen Haltestellungen, etwa wenn die Arme nach vorne ausgestreckt gehalten werden, besonders ausgeprägt.
- ET kann auch die Zunge betreffen, oder der Kopf wird seitlich hin- und herbewegt („Nein-Nein"-Bewegung, keine Parkinson-Erkrankung).
- Psychische Belastung verstärkt das Zittern, das in einem sozialen Umfeld, z.B. bei der Erledigung von Bankgeschäften oder beim Halten einer Tee- oder Kaffeetasse, besonders schlimm ist.
- Der Tremor tritt verstärkt auf, sobald feinmotorische Fertigkeiten gefragt sind (z.B. Unterschrift), und wird durch die Zufuhr geringer Alkoholmengen gedämpft.
- Essenzieller Tremor kann stark invalidisierend wirken.

Diagnosestellung
- Anhand der Anamnese und körperlichen Untersuchung.
- Mit einer Prävalenz von ca. 5% ist ET häufiger als der durch das Parkinson-Syndrom hervorgerufene Tremor.
- Bei etwa der Hälfte der Patienten handelt es sich um eine erbliche Erkrankung.
- Etwa die Hälfte der Patienten ist unter 40, viele (über 60%) haben eine positive Familienanamnese. Genetische Defekte wurden an den Chromosomen 2p22 und 3q13 nachgewiesen.
- Das Vererbungsmuster ist autosomal dominant, d.h. ca. die Hälfte der Nachkommen erbt die Tremorneigung.
- Alkohol lindert die Symptome, Nervosität verschlechtert sie.

Differenzialdiagnostik
- ET weist keines der typischen Parkinson-Symptome auf, wie
  - Hypokinese,
  - Rigidität.
- Beim essenziellen Tremor ist
  - das Gesicht des Patienten ausdrucksvoll,
  - die Bewegungsgeschwindigkeit normal,
  - der Muskeltonus normal,
  - der Gang normal.
- Das differenzialdiagnostisch größere Problem ist evtl. die klinische Unterscheidung des essenziellen Tremors von verstärktem physiologischem Tremor bei toxisch metabolischen Störungen (36.07).
- Das Risiko einer Parkinson-Erkrankung ist bei Patienten mit ET größer; manchmal bestehen beide Tremorformen gleichzeitig.

Therapie
- Nicht kardioselektive Betablocker:
  - Propranolol 2–3 × 20–80 mg; Timolol 2 × 10–15 mg
- Betablocker können bei Bedarf oder regelmäßig verwendet werden.
- Nicht alle Patienten sprechen auf die medikamentöse Behandlung an.
- Betablocker mit intrinsischer sympathomimetischer Wirkung (ISA, z.B. Pindolol) können die Symptome verschlechtern.
- In spezifischen Fällen kann Primidon oder Benzodiazepin gegeben werden. Bei einigen Patienten ist Acetazolamid, Gabapentin oder Topiramat ⊙ hilfreich.
- Botulinuminjektionen werden in Einzelfällen eingesetzt (Kopfzittern, selten Handtremor).
- Neurochirurgische Eingriffe (Thalamusstimulation oder Thalamotomie) können in Fällen von Arzneimittelresistenz bzw. starker Invalidisierung überlegt werden. Die Thalamusstimulation ist sicherer und wahrscheinlich auch wirksamer als eine Thalamotomie und kann bilateral eingesetzt werden.

36.50 Gedächtnisstörungen und Demenz
- Untersuchung eines Patienten mit Gedächtnisstörungen (36.51)

Definition
- Als Demenz bezeichnet man die Verschlechterung von mehr als einer kognitiven Funktion – im Vergleich zur früheren Leistungsfähigkeit – in einem solchen Ausmaß, dass die selbstständige Ausübung von Alltagstätigkeiten, von sozialen Kontakten und die Arbeitsfähigkeit beeinträchtigt sind.
- Die kognitive Beeinträchtigung bei Demenz beruht auf einer organischen Ursache:
  - Die klinische Diagnose einer Demenz basiert auf einer adäquaten Untersuchung durch einen Arzt, der den Patienten kennt.

- Es kann unterschieden werden zwischen progressiver Demenz (Beispiel: M. Alzheimer), Demenz als permanenter Folge einer anderen Erkrankung oder Läsion (z.B. einer Hirnschädigung) und behandelbaren Demenzformen (36.52).

Symptome

- Abnahme der Gedächtnisleistung (Unfähigkeit zur Speicherung neuer Gedächtnisinhalte und Beeinträchtigung der Abruffunktion).
- Die kognitiven Defizite manifestieren sich durch mindestens 1 der folgenden Störungen:
  ○ Aphasie (Sprachstörung)
  ○ Apraxie (Unfähigkeit, trotz Erhalt der sensorischen Funktionen motorische Aktivitäten auszuführen)
  ○ Agnosie (Unfähigkeit, trotz Erhalt der sensorischen Funktionen Gegenstände wiederzuerkennen oder zu identifizieren)
  ○ Beeinträchtigung der höheren Hirnfunktionen (wie Planungsfähigkeit, Organisationsvermögen, Sequenzierfähigkeit, Abstraktionsvermögen)
- Eine Demenz führt nicht zu einer Bewusstseinseintrübung, obwohl Demenzpatienten ein höheres Risiko haben, ein Delir zu entwickeln. Bei der differenzialdiagnostischen Abklärung ist das Erkennen eines Deliriums deswegen sehr wichtig, weil diese Patienten einer notfallmäßigen Behandlung zugeführt werden müssen.

Schweregrade der Demenz

- **Mild**
  ○ Obwohl Arbeitsfähigkeit und soziale Kompetenz deutlich eingeschränkt sind, ist der Patient noch zur selbstständigen Lebensführung fähig und verfügt über ein noch hinreichendes Urteilsvermögen.
- **Mäßig**
  ○ Die Teilnahme des Patienten am normalen Leben ist nur mehr eingeschränkt möglich, ein Mindestmaß an Überwachung ist notwendig.
  ○ Die meisten Patienten können nicht mehr Auto fahren.
  ○ Der Patient ist nur mehr beschränkt geschäftsfähig.
- **Schwer**
  ○ Die Alltagsaktivitäten sind in einem solchen Maße beeinträchtigt, dass der Patient einer ständigen Überwachung bedarf.

Epidemiologie der Demenz

Auftreten

- Eine Demenz kann in jedem Erwachsenenalter auftreten, die Prävalenz steigt jedoch mit fortschreitendem Lebensalter.
- In der Altersgruppe der 65–74-Jährigen leiden 4% an einer mäßigen oder schweren Demenz; bei den 75–84-Jährigen sind es 11% und in der Altersgruppe 85+ bereits 35%.
- In der Altersgruppe 65+ weisen 30% eine milde Form einer Gedächtnisstörung auf.

Demenzformen

- Alzheimer-Krankheit, 60–70% (36.54)
- Alzheimer-Krankheit plus vaskuläre Faktoren, 10%
- Vaskuläre Demenzen, 15–20% (36.53)
- Demenzen anderer Genese, 10% (36.52, 36.55)
- Demenzen mit therapierbaren Ursachen, 5–10%; finden sich meist in den jüngeren Altersgruppen

Normales Altern und Gedächtnis

- Wenn keine zentralnervösen Störungen vorliegen, beeinträchtigen die altersbezogenen Veränderungen die kognitiven Funktionen nur geringfügig und haben keine signifikante Auswirkung auf die Alltagsaktivitäten des Patienten oder auf seine soziale Kompetenz.
- Ältere Menschen sind im Normalfall durchaus fähig, Neues zu erlernen, nur erfolgt die Informationsaufnahme etwas langsamer; sie dürfen deswegen aber keineswegs als „senil" eingestuft werden.
- Im Zuge des normalen Alterungsprozesses kommt es zu einer leichten Beeinträchtigung von Funktionen wie
  ○ Lernfähigkeit,
  ○ Geschwindigkeit kognitiver Prozesse,
  ○ abstraktes Denken, das geistige Flexibilität erfordert,
  ○ Gedächtnisleistung.

Differenzialdiagnosen bei Gedächtnisstörungen

- Normales Altern
- Isolierte Gedächtnisstörungen (Amnesien)
- Sonstige neuropsychologische Störungen (wie Aphasie oder Apraxie) (36.91)
- Psychiatrische Störungen
- Akuter Verwirrtheitszustand (Delir)
- Mentale Retardierung
- Demenz
- Progressive Gedächtnisstörungen

Ursachen für Gedächtnisstörungen

- Ursachen für vorübergehende Gedächtnisstörungen:
  ○ transitorische ischämische Attacke – TIA
  ○ globale Amnesie (36.04)
  ○ leichte Hirnverletzungen
  ○ epileptische Anfälle

- Medikamente
- Stimulanzien
- psychiatrische Ursachen
- akuter Verwirrtheitszustand (Delir)
- Die therapierbaren Ursachen von Gedächtnisstörungen sind im Wesentlichen identisch mit jenen der behandelbaren Demenz (36.52). Progressive Gedächtnisstörungen werden verursacht durch
  - die Alzheimer-Krankheit (36.54),
  - vaskuläre Demenzen (36.53),
  - andere Zustände, die zu Demenz führen (36.55).

Psychiatrische Störungen und das Gedächtnis

- Gedächtnisstörungen sind mit einigen psychiatrischen Störungen assoziiert. Zu diesen zählen:
  - Stimmungsstörungen: Depression, Angst
  - Burn-out-Syndrom
  - Schizophrenie und andere Psychosen
- Depressionen, Angststörungen und sonstige psychiatrische Faktoren können überdies eine Gedächtnisstörung anderer Genese noch verstärken.
- Gedächtnisstörungen in Verbindung mit funktionellen psychiatrischen Störungen wirken sich im Allgemeinen nur geringfügig aus und können zu Aufmerksamkeits- und Konzentrationsdefiziten und zu einer Verringerung der Toleranz gegenüber Interferenzen und einem Informationsüberangebot führen. Hingegen kann eine Depression mit gravierenderen Gedächtnisstörungen assoziiert sein, obwohl diese selten so umfassend und einschränkend sein werden wie bei einer Demenz (man spricht in diesem Fall von einer Pseudodemenz).
- Eine Depression mit einer manifesten Gedächtnisstörung weist meist die folgenden Charakteristika auf, die sie von einer echten Demenz unterscheiden:
  - Vorangegangene psychiatrische Störungen.
  - Das Auftreten der Symptomatik ist meist zeitlich klar bestimmbar.
  - Die Symptomatik ist von kurzer Dauer und rasch progredient.
  - Das Krankheitsbewusstsein des Patienten und seine Stimmungslabilität sind deutlich erhöht.
  - Der Patient gibt Antworten wie „Ich weiß nicht" und leidet unter selektiven Gedächtnislücken, wobei sowohl das Kurzzeitgedächtnis als auch das Altgedächtnis betroffen sind.
- Bei Verdacht auf eine Depression oder eine andere Affektstörung sollte sofort ein Therapieversuch eingeleitet werden.

36.51 Untersuchung von Patienten mit Gedächtnisstörungen und Demenz

Wann besteht Verdacht auf eine Gedächtnisstörung?

- Unter den folgenden Umständen sollte an das Vorliegen einer Demenz gedacht werden:
  - Der Patient oder seine Angehörigen äußern sich besorgt über seine nachlassende Gedächtnisleistung oder andere mentale Leistungsdefizite, auch wenn seine sozialen Fertigkeiten erhalten geblieben sind.
  - Die Selbstständigkeit des Patienten nimmt ab, er braucht zunehmend Hilfe.
  - Der Patient vergisst wiederholt Verabredungen, hat deutliche Schwierigkeiten, Therapieanweisungen zu folgen, oder nimmt Gesundheitsdienstleistungen übermäßig und wahllos in Anspruch.
  - Der Patient ist depressiv oder ängstlich und klagt über kognitive Defizite.
  - Der Patient fühlt sich akut verwirrt.
  - Während der Sprechstunde fallen dem Arzt oder der Sprechstundenhilfe der veränderte geistige Zustand des Patienten auf („ein seltsamer, auffälliger Patient").

Austestung von Patienten mit Gedächtnisstörungen

1. Überprüfung der Symptome (leidet der Patient wirklich unter Gedächtnisdefiziten oder Demenz?)
2. Identifizierung von behandelbaren Ursachen
3. Erkennen von sekundären Faktoren, die zur geistigen Leistung des Patienten beitragen

Beurteilung der Funktionsfähigkeit

- Bei der Erhebung der Symptome ist die Bewertung der **Funktionsfähigkeit** wesentlich.

Geistige oder kognitive Leistungsfähigkeit

- Der Mini-Mental-State-Test (MMSE) ist ein Kurztest zur Einschätzung der intellektuellen Leistungsfähigkeit. Dabei sollte aber nicht vergessen werden, dass die Testergebnisse durch den Bildungsstand des Patienten und durch sprachliche Probleme verfälscht sein können.
- Für die Bewertung der mentalen Leistungsfähigkeit ist eine umfassendere neuropsychologische Untersuchung sinnvoll (36.91). Zu den speziellen Indikationen für diese Untersuchung zählen die Evaluierung der Arbeitsfähigkeit oder der Rehabilitationsmöglichkeiten, eine differenzialdiagnostische Abklärung (spezifische Störung, Depression) und die Beurteilung der Geschäfts-

fähigkeit in problematischen Situationen von neuen, insbesondere jüngeren Patienten. Bei leichten und neu aufgetretenen Störungen ist eine Diagnosestellung oft erst durch eine Wiederholung der Untersuchung nach 6–12 Monaten möglich.

Soziale Fertigkeiten
- Bei den Aktivitäten des täglichen Lebens werden Körperpflege, Essen, Anziehen, Gehen, Toilettengang und Kontinenz bewertet (grundlegende Aktivitäten des täglichen Lebens = ADL). Zu den anspruchsvolleren Tätigkeiten (instrumentelle Aktivitäten des täglichen Lebens = IADL) zählen das Telefonieren, Einkaufen, Kochen, Hausarbeit, Außer-Haus-Gehen sowie die richtige Einnahme von Medikamenten und die Verwaltung der persönlichen Finanzen. Zur Beurteilung der ADL- und IADL-Fähigkeiten wurden einige Kurztests entwickelt (22.21).
- Die Einschätzung der sozialen Fertigkeiten des Patienten stützt sich meist auf Gespräche mit dem Patienten und Angehörigen sowie auf Berichte von Betreuungspersonen.

Affekt
- Eine **Depression** kann im Gespräch und durch Beobachtung des Patienten erkannt werden. Gelegentlich liegt eine „larvierte" Depression vor, die sich in mentalen Defiziten oder einer somatischen Symptomatik äußert. In solchen Fällen kann die Diagnose nur durch einen Behandlungsversuch unter regelmäßigen Kontrollen gesichert werden. Zusätzlich zur Depression ist auch auf Ängstlichkeit, psychotische Symptome, Ruhelosigkeit und andere mögliche Formen von Verhaltens- und Persönlichkeitsveränderungen zu achten. In unklaren Fällen sollte der Patient einer psychiatrischen Untersuchung zugeführt werden.

Basisuntersuchungen für Patienten mit Gedächtnisstörungen

- Erhebung der Anamnese, Befragung von Angehörigen und Beschaffung von ärztlichen Aufzeichnungen.
- Klinische Beurteilung der geistigen Leistungsfähigkeit: kurzer Screeningtest, z.B. Mini-Mental-State-Examination (MMSE).
- Evaluierung der sozialen Fertigkeiten und der affektiven Befindlichkeit.
- Vornahme einer körperlichen und einer neurologischen Untersuchung:
  - In der Anfangsphase einer Alzheimer-Erkrankung ist der neurologische Status üblicherweise normal.
  - Unilaterale Symptome (einseitige Schwäche, pathologischer Romberg-Test, verstärkte Sehnenreflexe, positives Babinski-Zeichen) und Bulbärzeichen (Dysarthrie, Dysphagie, zwanghaftes Weinen und Lachen) sowie extrapyramidale Symptome (erhöhter Muskeltonus, Trippelgang) sind Hinweise auf eine vaskuläre Demenz.
  - Extrapyramidale Symptome (häufig in Verbindung mit einem Tremor) deuten auf ein Parkinson-Syndrom hin.
  - Eine Gangapraxie stellt einen Hinweis auf einen Normaldruckhydrozephalus oder eine subkortikale vaskuläre Demenz dar.
  - Ein Myoklonus, häufig in Verbindung mit anderen Statusanomalien, ist ein Hinweis auf eine Creutzfeldt-Jakob-Erkrankung.
  - Unwillkürliche Bewegungen legen die Verdachtsdiagnose Chorea Huntington nahe. Sie werden aber auch bei der medikamentösen Therapie von Parkinson-Patienten beobachtet.
- Basisuntersuchungen:
  - Labor: Blutbild; Bestimmung der Serumspiegel für Kalium, Natrium, Zucker, Calcium, Kreatinin, ALT, TSH und Vitamin B_{12}.
  - Bildgebende Verfahren: Schädel-CT (oder -MRI)
  - Ergänzende Untersuchungen je nach Lage des Falls:
    - BSG, GGT, alkalische Phosphatase, Cholesterinspiegel, freies Thyroxin, Folsäurespiegel, TPHA-Test, HIV und Borrelien-Antikörper, Urinanalyse, Schwermetalle im Urin, Drogenscreening
- Wenn die Ursache für die Gedächtnisstörungen unklar ist, sollte der Patient zu einem Facharzt für Neurologie und/oder Psychiatrie zur Beurteilung und zu weiterführenden Untersuchungen überwiesen werden.

36.52 Behandelbare Ursachen von Demenz und Gedächtnisstörungen

Ziele
- Rechtzeitige Identifizierung einer beginnenden Demenz beziehungsweise behandelbarer Ursachen einer Demenz sowie Erkennen einer durch Medikamente (Benzodiazepine) und Alkohol ausgelösten Demenz.
- Behandlung dieser Patienten, bevor ihre mentale Kapazität ein Stadium bleibender Beeinträchtigung erreicht.

Depressive Demenz (früher „Pseudodemenz")

- Bei dement erscheinenden Patienten sollte auch an die Möglichkeit einer Depression als Ursache der Symptome gedacht werden 36.50. Es sollte sofort ein entsprechender Behandlungsversuch unternommen werden.

Hypothyreose

- Eine Demenz bei älteren Patienten kann andere Symptome einer Hypothyreose maskieren.

Hyper- und Hypokalzämie

- Auch wenn der Patient schon schwer dement ist, kann die Calciumkonzentration im Serum bloß leicht erhöht sein. Ionisiertes Calcium ist ein besserer Marker des Calciumhaushalts.
- Die Häufigkeit des Auftretens eines Hyperparathyreoidismus bei älteren Patienten beträgt 4%.
- Ein Anstieg der Parathormonkonzentration im Serum ist ein Hinweis auf ein Nebenschilddrüsenadenom.
- In bestimmten Fällen wird sich ein chirurgischer Eingriff empfehlen.
- Zu den Manifestationen eines Hypoparathyreoidismus zählen zusätzlich zu Gedächtnisstörungen und Demenzsymptomen auch epileptische Anfälle, Ataxie und Muskelspasmen.

Vitamin-B_{12}-Mangel

- Ein Defizit der kognitiven Leistungsfähigkeit wurde bei 25% der Patienten festgestellt.
- Die Symptomatik kann den Blutbildveränderungen vorausgehen oder diese können überhaupt ganz fehlen.

Chronisches subdurales Hämatom

- Die Mehrzahl dieser Patienten ist fortgeschrittenen Alters.
- Die Hälfte von ihnen präsentiert Symptome wie Abnahme der Merkfähigkeit oder Verwirrung.
- Das Trauma kann schon einige Monate zuvor eingetreten sein. Einige Patienten können sich vielleicht an gar keine Kopfverletzung erinnern.
- Speziell bei einem bilateralen subduralen Hämatom treten nicht unbedingt unilaterale neurologische Symptome auf, es ist auch nicht immer im CT sichtbar.
- Die Therapie besteht in der neurochirurgischen Entfernung des Hämatoms; wenn das Hämatom jedoch weniger als 1 cm dick ist, reicht die Überwachung der Resorption häufig aus.

Normaldruckhydrozephalus (NPH)

- Teilweise Störung der Liquorzirkulation. Der Zustand kann sich als Spätkomplikation nach einer Meningitis oder Enzephalitis, nach einer subarachnoidalen Blutung, nach Hirnverletzungen oder nach einem hirnchirurgischen Eingriff entwickeln. In einigen Fällen ist die Ursache unklar.
- Zu den NPH-Symptomen zählen eine progressive Gedächtnisstörung und Demenz, eine apraktische Gangstörung, Harninkontinenz, Rigidität und gelegentlich Spastizität und Verstärkung der Sehnenreflexe.
- In manchen Fällen kann das Anlegen eines Shunts die Beschwerden bessern. In diesem Fall ist es ratsam, während der Shunt-OP eine Gehirnbiopsie zu entnehmen und auf eine gleichzeitig bestehende Alzheimer-Erkrankung zu untersuchen.

Vitamin-B_1-(Thiamin-)Mangel

- Thiaminmangel kann ein Wernicke-Syndrom mit u.a. Augenbewegungsstörungen, Ataxie und Gedächtnisstörungen auslösen (36.83).

Infektionen

- Auch heute finden sich noch Fälle von Demenz, die auf einer tertiären Syphilis beruhen (12.03).
- Demenz kann auch als Folgeerscheinung einer bakteriellen oder tuberkulösen Meningitis auftreten.
- Gedächtnisstörungen und Demenz können Symptome eines Immunschwächesyndroms sein.
- Borrelia-burgdorferi-Spirochäten können eine chronische Enzephalitis und Demenz auslösen (36.32, 1.29).

Urämie

- Gedächtnisstörungen sind zusammen mit Persönlichkeitsveränderungen, Apathie, Flattertremor, Muskelzuckungen und Spasmen typische Symptome einer Urämie.

Lebererkrankungen

- Die Akkumulation von toxischen Substanzen im Gehirn ist heute weitgehend anerkannt als mögliche Ursache einer hepatischen Enzephalopathie.
- Dabei ist die Ammoniakkonzentration im Serum erhöht.
- Zu den Symptomen zählen unter anderen verminderte geistige Leistungsfähigkeit und auch gestörtes Bewusstsein sowie grobschlägiger Tremor.

Chronische Lungenerkrankungen

- Diese können im Zusammenhang mit Sauerstoffmangel und Kohlendioxidretention eine zerebrale Insuffizienz verursachen; jedoch führen nur extrem schwere Lungenerkrankungen tatsächlich zu einer Demenz.

Hypoglykämie

- Wiederholte und prolongierte hypoglykämische Schocks können unter Umständen zu einem permanenten Gehirnschaden, Gedächtnisstörungen und Demenz führen.

Tumoren

- Symptome in Verbindung mit malignen Tumoren (z.B. Gliomen und Metastasen) sind in aller Regel rasch progredient; daher sollte der Patient mit der gebotenen Dringlichkeit untersucht werden.
- Mit benignen Tumoren assoziierte Symptome zeigen möglicherweise nur eine schleichende Verschlechterung, was die Abgrenzung gegenüber der Alzheimer-Krankheit, psychiatrischen Zuständen oder anderen Erkrankungen erschweren kann. In solchen Fällen ist der Tumor häufig im Stirnlappen oder der Kleinhirnsichel lokalisiert.
- Bei malignen Tumoren kann sich eine Demenz auch als **paraneoplastisches Phänomen** manifestieren. In solchen Fällen ist die Symptomatik oft ein Hinweis auf ein Lungen- oder Mammakarzinom.
- Siehe auch „Ursachen eines Delirs" (22.02)

36.53 Vaskuläre Demenz (VD)

Definition

- Es handelt sich um Demenzformen, bei denen aufgrund verschiedener vaskulärer Faktoren (Risikofaktoren, Schlaganfall) Hirngewebe zerstört wird. Die vaskuläre Demenz stellt kein eigenständiges Krankheitsbild dar, sondern ein Syndrom mit unterschiedlichen Ursachen und klinischen Manifestationen.
- Die VD wurde auch als „Multiinfarktdemenz" bezeichnet.
- Der derzeit gültige Begriff für Störungen von Gedächtnis und Informationsverarbeitung, die durch zerebrovaskuläre Veränderungen bedingt sind, ist „vascular cognitive impairment" (VCI). Er umfasst auch schwerere Krankheitsbilder mit Demenzzeichen.

Mit einer VD assoziierte zerebrovaskuläre Erkrankungen

- Atherothrombotischer Schlaganfall
- Kardioembolischer Schlaganfall
- Lakunäre Infarkte
- Hämodynamische Ursachen
- Ischämische Läsionen der weißen Substanz (WML = White Matter Lesions)
- Intrakraniale Blutungen
- Eigenständige Erkrankungen von Hirngefäßen
- Bestimmte hämatologische Erkrankungen

Beschwerden und klinische Symptome

- Kognitive Defizite machen sich relativ rasch bemerkbar (innerhalb von wenigen Tagen oder Wochen).
- Häufig findet sich eine stufenweise Verschlechterung und ein Fluktuieren der Symptomatik.
- Nicht selten ist der Beginn schleichend, und das klinische Bild verschlechtert sich nur langsam.
- Auch bei milden Demenzformen deuten die klinischen Befunde häufig auf fokale Hirnschädigungen hin.
  - unilaterale Schwäche oder Ungeschicklichkeit
  - bulbäre Symptome: Dysarthrie und Dysphagie
  - Gangstörungen: hemiplegisch oder apraktisch-ataktisch
- Persönlichkeit und Einsicht bleiben relativ lange erhalten. Affektstörungen finden sich häufig: Angstgefühle, emotionale Labilität.
- Der Patient leidet in vielen Fällen an einer kardialen oder zerebrovaskulären Erkrankung.
- Pathologische Laborbefunde können auf die Grunderkrankungen zurückzuführen sein, etwa Hyperlipidämie, Diabetes.
- Das Hirn-CT bzw. MRT zeigt einen Infarkt/Infarkte und/oder ischämische Veränderungen der weißen Substanz.
- In fortgeschrittenen Fällen kommt es zu einer Verlangsamung des EEG und häufig zu fokalen Störungen.

Unterteilung der VD

- Eine **kortikale vaskuläre Demenz** (Multiinfarktdemenz) deutet auf Infarkte atherothrombotischer bzw. kardioembolischer Genese hin. Bei der kortikalen VD treten typischerweise Aphasie und Hemiplegie mit assoziierten Gangstörungen auf. Der Beginn des Abbaus von Gedächtnis und Informationsverarbeitung tritt plötzlich auf und die Symptome nehmen schrittweise zu.
- Bei der **subkortikalen (mikroangiopathischen) Demenz** (früher: SAE oder Status lacunaris) dominieren zerebrale Mikroangiopathien, lakunäre Infarkte und ischämische Läsionen der weißen Substanz. Zu den typischen Symptomen zählen Sprachstörungen (Dysarthrie) sowie rein motorische oder sensible Hemiparese. Der Beginn des Abbaus der Informationsverarbeitung ist üblicherweise schleichend und das Fortschreiten gleichmäßiger als bei der kortikalen Form.

Behandlung

- Die Auswirkungen einer Therapie der Risikofaktoren für zerebrovaskuläre Erkrankungen (z.B. Hypertonie, Hypotonie, Herzrhythmusstörungen, Störungen des Zucker- und Fettstoffwechsels) sind noch nicht völlig geklärt. Es ist jedoch wahrscheinlich, dass solche Therapien eine signifikante Präventivwirkung entfalten.
- Die Behandlung der Risikofaktoren für zerebrovaskuläre Erkrankungen wie auch die Sekundärprävention entsprechen den Richtlinien zur Schlaganfallbehandlung. Die Wirksamkeit einer spezifischen Pharmakotherapie (Acetylsalicylsäure **D**, Dipyridamol, Antikoagulantien) in der symptomatischen Behandlung einer vaskulären Demenz konnte in klinischen Studien nicht nachgewiesen werden.
- Vorläufigen Ergebnissen zufolge dürften Acetylcholinesterasehemmer (Donepezil, Galantamin) einen gewissen Effekt in der symptomatischen Behandlung aufweisen. Im Moment ist keiner der Wirkstoffe für diese Indikation zugelassen.

36.54 Alzheimer-Demenz

Symptome

- Die Krankheit beginnt meist mit Gedächtnisstörungen: Das Erlernen neuer Fertigkeiten ist erschwert.
- Die Symptomatik entwickelt sich in der Regel langsam und ist progredient, obwohl Schwankungen im Krankheitsverlauf auftreten können.
- Die Dauer der Erkrankung vom Auftreten der ersten Symptome bis zum Tod beträgt etwa 12 Jahre (Schwankungsbreite 2–20 Jahre).

Diagnostik

- Die Befunde der körperlichen Untersuchung sind anfangs unauffällig. Später erhöhter Muskeltonus, der Patient zeigt einen vornüber gebeugten, schleppenden Gang und verliert an Gewicht.
- Kognitive Kurz-Tests (MMSE, CERAD) zeigen eine Beeinträchtigung besonders in der zeitlichen Orientierung und im Langzeitgedächtnis.
- Die Laborwerte sind normal.
- Schädel-CT und -MRT können in den frühen Phasen der Krankheit o.B. bleiben; später findet man im CT unspezifische Atrophien. Das MRT zeigt im Vergleich mit anderen Hirnarealen möglicherweise eine ausgeprägte Atrophie im entorhinalen Cortex und im Hippocampus.
- Das EEG ist normal oder verlangsamt.
- Die klinische Diagnose ist in etwa 90% der Fälle korrekt. Bis jetzt konnten keine spezifischen Labormarker gefunden werden.
- Ein Spezialist kann weitere Untersuchungen wie SPECT (Single-Photonen Emission Computer Tomographie), Liquoruntersuchungen und Gentests anordnen.

Verlauf der Alzheimer-Demenz

Frühstadium (geringer Grad der Beeinträchtigungen)

- Abnahme der Gedächtnisleistung (Beeinträchtigung beim Verarbeiten neuer Informationen oder beim Abrufen von gespeicherter Information).
- Probleme in der räumlichen Orientierung; der Patient verirrt sich leicht, insbesondere in nicht vertrauter Umgebung.
- Die zeitliche Orientierung geht verloren.
- Wortfindungsstörungen treten auf.
- Das Verstehen von komplizierten und abstrakten Ideen ist eingeschränkt.
- Der Patient ist antriebslos und in sich gekehrt.
- Gelegentlich ist der Patient depressiv, paranoid oder aggressiv.
- Die funktionale Kontrolle ist geschwächt und komplizierte Aufgaben im Haushalt verursachen Probleme (z.B. Kochen).

2. Stadium (mäßig schwere Symptomatik)

- Fehlende Krankheitseinsicht.
- Die örtliche Orientierung ist deutlich beeinträchtigt.
- Der Patient findet sich selbst in vertrauter Umgebung nicht mehr zurecht.
- Es kommt zu verschiedenen Formen von Halluzinationen (die sich allerdings bei der Lewy-Körperchen-Demenz häufiger finden als bei der Demenz vom Alzheimer-Typ).
- Der Patient verliert an Gewicht.
- Es entstehen Probleme bei den alltäglichen Verrichtungen (z.B. Ankleiden).

3. Stadium (schwere bis sehr schwere Störungen)

- Weitgehender Verlust der Sprechfähigkeit und der Fähigkeit, Sprache zu verstehen.
- Die Gliedmaßen werden steif, und der Patient wird gehunfähig, wenn diese Funktionen nicht durch geeignete Rehabilitationsmassnahmen trainiert werden.
- Der Patient ist inkontinent.
- Es kann zu Krampfanfällen kommen.
- Alltagsverrichtungen sind nicht mehr möglich (Anziehen, Waschen, Toilettengang, Essen).

Therapie

- Eine präventive oder kurative Therapie steht nicht zur Verfügung.
- Donepezil **A**, Rivastigmin **A** und Galantamin **A** bringen bei leichten oder mittelschweren

Alzheimer-Demenzen einigen therapeutischen Benefit: Es kommt zu einer Milderung der funktionellen und kognitiven Defizite und der Verhaltensstörungen.
- Memantin ist von Nutzen bei mittelschweren und schweren Alzheimer-Demenzen **A**.
- Die Kombination von Memantin und Donepezil scheint sowohl von Nutzen als auch sicher zu sein **B**.
- Das Ziel der Therapie besteht darin, die Funktionsfähigkeit (so lange wie möglich) zu erhalten und den Zeitpunkt der Notwendigkeit einer Hospitalisierung hinauszuzögern.
- Depressionen wurden mit 5–10(–20) mg Paroxetin oder Citalopram 1 × tgl. behandelt. Antidepressiva können gelegentlich die Situation verbessern, aber die Nebenwirkungen sollten vermieden werden. In Studien hatte Risperidon in einer Dosierung von 0,25–0,5 mg (2 × tgl.) einen positiven Effekt auf die Verhaltensstörungen. Allerdings erhöht sich dadurch bei betagten Demenzpatienten das Schlaganfallrisiko.
- Die Funktionsfähigkeit des Alzheimer-Patienten kann häufig vorübergehend verbessert werden, wenn er in geeigneter Weise geistig stimuliert wird. Die Unterstützung und Pflege durch die verantwortlichen Betreuungspersonen stellen einen wesentlichen Teil der Therapie dar.
- Eine Hormonersatztherapie **B** oder Antiphlogistika scheinen keinen Nutzen bei der Erhaltung der kognitiven Funktion bei Alzheimer-Kranken zu bringen.

36.55 Demenzen aufgrund anderer Erkrankungen

- Zu den „Slow Infections" des ZNS siehe 36.34.

Lewy-Körperchen-Demenz (DLB)

- Verursacht 10–15% aller Fälle von Demenz.
- Bei M. Parkinson werden Lewy-Körperchen typischerweise in den Basalganglien gefunden. Bei DLB sind sie auch in der Großhirnrinde festzustellen. Die Hälfte der Patienten mit DLB zeigt auch zerebrale Veränderungen, wie sie für die Alzheimer-Demenz charakteristisch sind.
- In der Frühphase sind die Gedächtnisfunktionen erhalten, die vorherrschenden Symptome umfassen Störungen der Kontrolle von Aufmerksamkeit und Wachheit, Störungen der ausführenden Funktionen und frühe Parkinson-ähnliche Symptome (Rigidität, Verlangsamung, Gangstörungen). Visuelle Halluzinationen können das erste Krankheitsanzeichen sein, die Symptome sind durch deutliche Fluktuationen charakterisiert.
- Die durchschnittliche Dauer der Erkrankung beträgt 8 Jahre.
- Patienten mit DLB reagieren empfindlich auf Neuroleptika, von denen schon sehr geringe Dosen Verwirrung und Gangstörungen auslösen können. Niedrige Dosen von L-Dopa (150–300 mg/tgl.) sollten diese Symptome lindern. Atypische Neuroleptika (Clozapin, Risperidon, Quetiapin) können die visuellen Halluzinationen und die Verwirrtheit reduzieren. Acetylcholinesterasehemmer (Donepezil, Galantamin, Rivastigmin) scheinen bei DLB-induzierten Verhaltensstörungen wirksam zu sein.
- Frühzeitig muss mit Physiotherapie und Gehübungen begonnen werden, um die motorischen Funktionen zu erhalten.

Frontallappendemenz

- Bei der Frontallappendemenz sind akzentuierte Atrophien hauptsächlich in den Frontal- und Temporallappen lokalisiert.
- Das klinische Bild ähnelt jenem der Alzheimer-Demenz, aber die Frontallappensymptomatik, insbesondere enthemmtes Verhalten und frühzeitige Aphasie, sind typisch für die Frontallappendemenz.
- Der Gedächtnisverlust ist weniger ausgeprägt als bei der Alzheimer-Krankheit.
- Die Erkrankung manifestiert sich oftmals vor dem 65. Lebensjahr, und häufig gibt es eine positive Familienanamnese.
- Prognose und Verlauf der Erkrankung ähneln jenen der Alzheimer-Demenz.

Huntington-Krankheit

- Bei der Huntington-Krankheit (Chorea Huntington) handelt es sich um eine autosomal dominant vererbte Krankheit mit progressivem intellektuellem Abbau.
- Die Diagnose kann durch einen Gentest gesichert werden.
- Die Symptomatik manifestiert sich im Allgemeinen im mittleren Lebensalter (30–50 Jahre).
- Ataxie, choreatische Bewegungen, Demenz und Wesensveränderungen. Der Patient wird oftmals als psychotisch diagnostiziert.
- Järvi-Hakola-Nasu-Krankheit. Die polyzystische lipomembranöse Osteodysplasie mit sklerosierender Leukoenzephalopathie (PLO-SL) oder Järvi-Hakola-Nasu-Krankheit ist eine autosomal rezessive Erbkrankheit (bes. in Japan und Finnland).
- Die Diagnose kann durch einen Gentest gesichert werden.
- Beim Patienten bilden sich multiple Knochenzysten, etwa in den Fuß- und Handknochen, und

in weiterer Folge kommt es zu pathologischen Frakturen.
- Progrediente demenzielle Entwicklung. Die Patienten zeigen ein enthemmtes Verhalten.
- Die Symptome beginnen sich im Alter von 30–40 Jahren zu manifestieren.

Creutzfeldt-Jakob-Erkrankung

- Eine potenziell infektiöse Demenz, die durch Prionen verursacht wird (36.34).

M. Parkinson

- Bei der Parkinson-Erkrankung leiden insbesondere in den späten Phasen 15–30% der Patienten an Demenz.
- Die Symptome sind von der selben Art wie bei der Lewy-Körperchen-Demenz. Verlangsamung der Aktivitäten und Verfall der exekutiven Funktionen, der Handlungsplanung und anderer frontaler Funktionen sind häufig.
- Es kann manchmal schwierig sein, eine Demenz von einer Depression und einer Bradykinesie zu unterscheiden.
- Acetylcholinesterasehemmer sind hilfreich für die Patienten. Milde bis moderate Parkinson-assoziierte Demenz ist eine der anerkannten Indikationen für Rivastigmin **B**.

36.56 Behandlung der Demenz

Unterstützende Maßnahmen bei der Betreuung zuhause

- Die Unterstützung der Familienangehörigen, die den Patienten zuhause pflegen, ist von äußerster Wichtigkeit. Allein stehende Patienten mit progressiver Demenz brauchen bald institutionelle Pflege (Pflege- oder Altersheim), wenn sie keine ausreichende Unterstützung erhalten (22.30).
- Regelmäßige Kontrollen (in der Ordination oder in der Form von Hausbesuchen) etwa jeden 3. Monat sind notwendig, um die jeweils neu entstehenden Probleme zu bewältigen.
- Es sollte für regelmäßige Besuche einer Krankenschwester gesorgt und sichergestellt werden, dass der Bedarf an Basispflege abgedeckt ist.
- Zur Entlastung der pflegenden Angehörigen sollte eine teilstationäre Pflege (Tagesklinik) oder eine vorübergehende Heimunterbringung bei Bedarf ermöglicht werden.

Unterbringung des Patienten in einem Heim

- Die häufigsten Ursachen für eine dauerhafte Heimunterbringung sind:
  - Verhaltensstörungen, insbesondere Aggressionen (die häufigste Ursache)
  - Überforderung oder Erkrankung des Pflegenden
  - Verlust der motorischen Funktionen
  - Verlust der Selbstständigkeit bei den Aktivitäten des täglichen Lebens (Toilettengang, Waschen)
  - Inkontinenz (hier haben sich Windelhosen als zweckmäßig erwiesen)
  - Patient erkennt Familienangehörige nicht und findet sich im eigenen Heim nicht mehr zurecht
  - nächtliche Unruhe (hier ist eine entsprechende medikamentöse Therapie am Abend oft hilfreich)
- Wenn das betreuende Familienmitglied den Patienten nicht mehr zuhause pflegen will, sollten die Gründe hiefür besprochen werden. Sind diese Gründe nicht überwindbar, muss eine langfristige Heimunterbringung in die Wege geleitet werden. Eine Pflegeperson, die das örtlich verfügbare Pflegeangebot kennt (und Erfahrung mit den entsprechenden Einrichtungen gesammelt hat), ist die beste Expertin, wenn geprüft werden muss, ob eine Fortführung ambulanter Betreuung im häuslichen Umfeld noch möglich ist.
- Tägliche Besuche einer Krankenschwester und nächtliche Kontrollen verlängern die Zeitspanne für eine mögliche Hauspflege allein stehender Patienten. In einigen Fällen können elektronische Überwachungsgeräte eingesetzt werden. Eine demente Person ist allerdings nicht mehr in der Lage, Alarmmelder zu benutzen. Die größten Gefahren für den Patienten sind der Ausbruch eines Brands und das Sich-Verlaufen. Wenn die Krankheit fortschreitet, stellen ein Pflegeheim oder sonstige Formen geschützten Wohnens (mit Nachtüberwachung) den nächsten Schritt in der Versorgungsstrategie dar.

Faktoren, die die Demenzsymptomatik verschlimmern

- Faktoren, die die Funktionskapazität des Patienten einschränken, müssen erkannt und nach Möglichkeit beseitigt werden. Dazu zählen:
  - ungewohnte Umgebung (Reisen nur zusammen mit einem vertrauten Angehörigen)
  - Der Patient ist für eine längere Zeit allein.
  - Überstimulierung (z.B. Zusammentreffen mit zu vielen fremden Menschen)
  - Dunkelheit (passendes Licht auch in der Nacht)

- alle Infektionen (besonders häufig sind Harnwegsinfekte)
- Operationen und Narkosen: nur wenn unbedingt nötig (eine Epiduralanästhesie ist nicht notwendigerweise sicherer als eine Vollnarkose)
- heißes Wetter (Hitze, Flüssigkeitsverlust)
- Vielzahl an Medikamenten

Grundsätzliches zur Pharmakotherapie von Verhaltensstörungen

- Die Behandlung von Verhaltensstörungen ist primär nicht medikamentös, d.h. durch Management von Faktoren, die symptomauslösend oder -verschlechternd wirken können, wie Infektionen, Schmerz oder Unsicherheitsgefühl.
- Sedativa sollten nur niedrig dosiert und nur bei Bedarf gegeben werden. Am Abend kann die Dosis höher sein, da sich Unruhe in der Nacht ungünstig auswirkt.
- Bei einer Alzheimer-Krankheit oder einer vaskulären Demenz sollte bei Verdacht auf Depressionen und Angstzustände eine Therapie mit Antidepressiva versucht werden 🅒. Unruhe und Aggressionen können durch Angstzustände verursacht werden, die möglicherweise auf Antidepressiva ansprechen.
- Stellen sich andere Therapiemaßnahmen als unwirksam heraus, sollten neue atypische Antipsychotika verschrieben werden. Mittel der 1. Wahl ist Risperidon, das als einzige Substanz für die Behandlung der Verhaltensstörungen bei Demenz zugelassen ist.
- Das Ansprechen ist individuell sehr unterschiedlich, und zur Erzielung einer optimalen Wirkung ist es sinnvoll, Therapieversuche mit verschiedenen Medikamenten zu unternehmen. Wenn – in akuten Situationen – ein sehr rasches Ansprechen erforderlich ist, kann auch Haloperidol in niedriger Dosierung (2,5–5 mg) i.v. oder i.m. verabreicht werden.
- Benzodiazepine mit mittellanger Wirkdauer wie z.B. Oxazepam können koninuierlich oder bei Bedarf gegeben werden.
- Donepezil, Rivastigmin, Galantamin und Memantine haben ebenfalls eine Wirkung bei Verhaltensstörungen im Rahmen einer Alzheimer-Demenz, siehe 36.54.

Beispiele für eine medikamentöse Therapie

- **Benzodiazepine**
  - Oxazepam 7,5–30 mg für die Nacht, nötigenfalls auch tagsüber.
  - Temazepam 10–30 mg für die Nacht, falls nötig; für die Behandlung von Angstzuständen auch tagsüber 5–10 mg; rascher Wirkungseintritt.
- **Neuroleptika** 🅐
  - Risperidon bei Aggressionen und psychotischen Symptomen 2 × 0,25–0,5 mg tgl.
  - Haloperidol bei Aggressionen, Angstzuständen und Unruhe 2–3 × 0,25–0,5 mg tgl.; zumindest bei Aggressionen wirksam 🅒, allerdings kommt es häufig zu extrapyramidalen Nebenwirkungen.
- **Antidepressiva** 🅒
  - Citalopram 1 × 10–20 mg tgl.; aktivierend
  - Sertralin 1 × 25–50 mg
  - Mirtazapin 1 × 15–30 mg am Abend (sedierend)

36.60 Rückenmarkserkrankungen

Grundregel

- Bis zur Stellung einer anderen Diagnose ist bei einer Rückenmarksläsion davon auszugehen, dass sie durch eine Kompression bedingt ist.

Situationen, in denen dringender Handlungsbedarf besteht

- Ein Patient mit Verdacht auf eine Rückenmarkskompression ist sofort an eine neurologische oder an eine neurochirurgische Abteilung zu überweisen, wenn
  - die Läsion auf ein Trauma zurückzuführen ist.
  - innerhalb kurzer Zeit (innerhalb weniger Tage) eine Paraparese oder Tetraparese aufgetreten ist.
  - die Parese einen progredienten Verlauf nimmt, sodass der Patient nicht mehr stehen oder gehen kann oder Inkontinenz oder Harnverhalten auftritt.
- Wenn die Kompression eine totale Paraparese bewirkt, ist das Rückenmark innerhalb von 24 Stunden zu entlasten, um eine permanente Lähmung zu verhindern.

Symptome einer Rückenmarksläsion

- Verletzungen des Rückenmarks führen zu einer Schädigung des oberen Motoneurons.
- Symptome: Unterhalb der Läsion kommt es zu Muskelschwäche und Muskelparese sowie einer Taubheit der Haut. Es kann auch eine Blasen- und Darmlähmung auftreten.
- Bei langsamer Progredienz der Läsion kommt es zu spastischer Para- oder Tetraparese. Typische Symptome sind
  - Erhöhung des Muskeltonus (Spastizität),
  - gesteigerte Sehnenreflexe,
  - positives Babinski-Zeichen.

- ○ Die Blasenfunktion erfolgt über den Miktionsreflex; die Blase entleert sich häufig und führt zu Urge-ähnlicher Inkontinenz oder, abhängig von der Höhe der Läsion, auch zu Harnverhalten.
- Bei rascher Progredienz (z.B. bei Traumata, Durchblutungsstörungen oder Wirbelsäulenmetastasen) kann es zum spinalen Schock kommen. Dieser tritt in Form einer schlaffen Lähmung auf und man sieht das klinische Bild einer Verletzung des unteren Motoneurons.
  - ○ schlaffe Lähmung
  - ○ schwache oder fehlende Reflexe, negatives Babinski-Zeichen
  - ○ Harnverhalten und oft Darmlähmung
  - ○ Innerhalb von 1–4 Wochen entwickelt sich eine spastische Parese mit Zeichen einer Verletzung des oberen motorischen Neurons.

Feststellung der Höhe der Läsion

- Manche Rückenmarkserkrankungen sind lokal begrenzt, andere sind disseminiert. Versuchen Sie, die Höhe und die Lokalisation der Läsion zu bestimmen.
  - ○ Handelt es sich wirklich um eine Schädigung des oberen Motoneurons (siehe oben)?
  - ○ Schließen Sie zentrale Erkrankungen aus. Rückenmarkserkrankungen wirken sich nicht auf die Hirnnerven, das Bewusstsein oder höhere Mentalfunktionen (Sprache, Gedächtnis) aus. Bei Hirnschädigungen liegt üblicherweise zumindest eines dieser Symptome vor. Ein parasagittaler Tumor, der sich zwischen den Hemisphären ausdehnt, kann zu einer spastischen Paraparese ohne Vorliegen anderer Symptome führen.
  - ○ Bei der Bestimmung der Höhe der Läsion ist es besonders wichtig, zwischen Para- und Tetraparese zu unterscheiden. Wenn keine Zeichen oder Symptome an den oberen Extremitäten zu beobachten sind, liegt die Läsion unterhalb des Segmentes Th1.
  - ○ Versuchen Sie, das sensorische Niveau zu bestimmen. Bei diffusen Erkrankungen des Rückenmarks kann dieses nicht bestimmt werden, während es bei Rückenmarkskompressionen üblicherweise feststellbar ist. Die Läsion des Rückenmarks liegt normalerweise höher als das sensorische Niveau. Klopfempfindlichkeit kann auf eine Läsion der Wirbelsäule hinweisen. Eine Reithosenanästhesie kann einen Tumor im Conus medullaris, dem untersten Abschnitt des Rückenmarks, anzeigen.
  - ○ Im Röntgen der Wirbelsäule können Wirbelbrüche, Spondylose oder Wirbelerosionen dargestellt werden. Ein normales WS-Röntgen schließt eine Kompression des Rückenmarks nicht aus.
  - ○ Läsionen der Lendenwirbelsäule bewirken keine Kompression des Rückenmarks, sondern Läsionen des unteren Motoneurons.

Ursachen von Rückenmarksläsionen

Rückenmarkskompression
- Rückenmarkstraumata:
  - ○ Sind bei Einlieferung des Patienten ins Krankenhaus üblicherweise bekannt.
  - ○ Der Patient ist in eine orthopädische oder neurochirurgische Abteilung einzuweisen.
- Rückenmarkstumoren:
  - ○ Extradurale (25%):
    - Üblicherweise Metastasen, rasche Progredienz, üblicherweise schmerzhaft.
    - Der Primärtumor kann, muss aber nicht bekannt sein.
  - ○ Intradurale (50%):
    - Meningeome oder Neurinome; langsame Progredienz. Möglicherweise sehr gute Prognose.
  - ○ Intramedulläre (25%):
    - Gliome
    - Die Prognose ist bisher schlecht, operative Eingriffe erbringen jedoch immer bessere Ergebnisse.
- Epiduralabszess:
  - ○ Symptome und Zeichen einer Infektion müssen nicht unbedingt vorliegen.
  - ○ Sind primär auf Spondylitis oder Osteomyelitis zurückzuführen.
- Spinale epidurale Hämatome:
  - ○ Können eine Komplikation einer Behandlung mit Antikoagulantien sein.
  - ○ Treten manchmal nach einem chirurgischen oder ähnlichem Eingriff in der Region auf.
- Mechanische Kompression:
  - ○ Spondylose (am häufigsten in der Zervikalregion)
  - ○ medianer Bandscheibenvorfall

Infektionen und entzündliche Erkrankungen
- Myelitis:
  - ○ Kann diffus, transversal (Läsion in einem schmalen Bereich, die Symptome kommen von unterhalb dieser Höhe) oder aufsteigend sein.
  - ○ häufig Blasenlähmung
  - ○ Ursachen:
    - Virusinfektion (HSV2, HIV, Polio, Coxackie)
    - spezifische Erreger (Borreliose, Syphilis, Tbc)
    - Myelitis als Folge von Infektion oder Impfung
    - MS
    - Bindegewebserkrankungen wie SLE
    - Sarkoidose

- Abszesse:
  - epidurale (Bakterien, z.B. Tuberkulose)
  - intradurale (z.B. Protozoen)

Vaskuläre Läsionen des Rückenmarks
- Hämatome:
  - epidurale (Kompressionen: siehe oben)
  - intramedulläre
    - Üblicherweise durch arteriovenöse Missbildungen verursacht.
- Infarkt der Arteria spinalis anterior
- Aortendissektion

Andere Erkrankungen des Rückenmarks
- Vitamin-B_{12}-Mangel
  - Eine diffuse, langsam progrediente Rückenmarksläsion.
- Durch Radiotherapie verursachte Rückenmarksläsionen.
- Rheumatoide Arthritis und Erkrankungen, die zu Veränderungen der Kopfgelenke (atlantookzipital) führen
- M. Paget
- Syringomyelie
- Hohlraum im Rückenmark, üblicherweise in der Zervikalregion (posttraumatisch, bei Tumoren oder congenital)
- Spinale Muskelatrophien

36.61 Amyotrophe Lateralsklerose (ALS)

Grundregeln
- Die Bezeichnungen ALS und Motoneuronenerkrankung (MND) werden oft parallel verwendet. Die ALS ist die häufigste Form der MND.
- Die ALS ist eine fortschreitende neurodegenerative Erkrankung, welche die Motoneurone im Hirn und Rückenmark befällt und zu einer **progredienten Schwäche und Atrophie der willkürlichen quergestreiften Muskulatur ohne sensorische Defizite** führt.
- Die Funktionen des autonomen Nervensystems und der Sphinktermuskulatur bleiben erhalten.
- Es bestehen keine signifikanten kognitiven Einschränkungen.
- Die Diagnose sollte auf Grund von Untersuchungen in einer neurologischen Abteilung durch Ausschluss anderer Krankheiten erfolgen.

Ätiologie
- Die Ätiologie der ALS ist bis heute unbekannt.
- Die Krankheit ist nicht ansteckend.
- 5–10% der Fälle stellen die familiäre Variante der Krankheit (FALS) dar; doch ist der Vererbungsmechanismus nicht wirklich geklärt.
- Der Nachweis einer rezessiv vererbten D90A/SOD1-Mutation ist bedeutend bezüglich Prognose und genetischer Beratung.

Epidemiologie
- Inzidenz: 1–2,5/100.000
- Prävalenz: 2,5–8,5/100.000 (erhöhte Prävalenz in bestimmten Gebieten des Westpazifiks)
- Mittleres Alter bei Ausbruch der Krankheit ist 55 Jahre.

Symptome
- Zu den häufigsten Primärsymptomen gehört eine distale Schwäche der oberen oder unteren Extremitäten bei Funktionen, die eine normale Muskelstärke erfordern.
- Beinkrämpfe sind typisch.
- Ist der Bulbus mit betroffen, äußern sich die Anfangssymptome in Sprech- und Schluckstörungen.
- 10–25% der Patienten klagen evtl. über ein zumeist leichtes distales Taubheitsgefühl, Parästhesien oder milde Schmerzen.

Klinischer Verlauf
- Muskelschwäche und -atrophie schreiten nach proximal fort, wobei sie in den distalen Teilen beginnen und auf andere Gliedmaßen, Atemmuskel und Bulbärregion übergreifen. Die Schwäche kann auch in der Bulbärregion beginnen und nach distal fortschreiten.
- Sind die oberen Motoneurone beteiligt, führt dies zu (nicht immer erkannter) Spastizität und zu beschleunigten Sehnenreflexen. Bei etwa 50% der Fälle ist das Babinski-Zeichen positiv.
- Eine Schädigung der unteren Motoneurone schwächt den Muskeltonus und die Reflexe, weshalb der Tonus individuell unterschiedlich sein kann.
- Bei fortschreitender Krankheit treten Muskelatrophie und -schwäche immer stärker in den Vordergrund.
- Der Herzmuskel ist nicht betroffen.
- Die Augenmuskelfunktionen bleiben bis zum Endstadium der Krankheit intakt.

Klinische Befunde
- Als Leitbefund gilt eine Atrophie der kleinen Daumenballen- und Handflächenmuskeln.
- Gewichtsverlust ist vor allem eine Folge der Muskelatrophie.
- Faszikulationen in den Muskeln und der Zunge. Faszikulationen allein sind noch kein Zeichen für eine pathologische Situation.
- Bei echten und persistierenden sensorischen Symptomen sollte nach einer alternativen Diagnose gesucht werden.

- Diskret frontal betonte Demenz kann in einigen Fällen auftreten, ein typischer Fall wäre eine ältere Frau mit bulbärem Krankheitsbeginn.

Labortests
- Es gibt keinen spezifischen Labortest für ALS.
- Routineuntersuchungen sollten durchgeführt werden, um andere behandelbare Erkrankungen auszuschließen (nach Angaben des Neurologen).
  - Das Serum-CK und der Proteinspiegel im Liquor können leicht erhöht sein.
  - Bei atypischen Fällen sollte eine Lumbalpunktion vorgenommen werden.
  - Bei etwa 5% der Patienten kann die Immunelektrophorese eine Paraproteinämie ergeben, doch ist deren klinische Signifikanz unsicher.
- ENMG (Elektroneuromyographie) ist für die Diagnose wesentlich und sollte von einem Neurologen mit entsprechender Fragestellung angefordert werden. Handelt es sich definitiv um ALS, dann zeigen ENMG-Untersuchungen:
  - Fibrillation und Faszikulation
  - Verminderung der Aktionspotenziale motorischer Einheiten und Polyphasie
  - Normale motorische Nervenleitgeschwindigkeit bzw. bei schwerer betroffenen Muskeln nicht unter 70% des normalen Durchschnittswerts. Ein motorischer Leitungsblock kann ein Hinweis für eine möglicherweise behandelbare Erkrankung sein, wie z.B. eine multifokale Motoneuropathie.
- Bildgebende Verfahren wie CT oder MRI von Kopf und Hals werden empfohlen, um andere ZNS-Erkrankungen, zervikale spondylotische Myelopathie und Neoplasma auszuschließen.

Prognose
- Es sollten keine Angaben zur Lebenserwartung gemacht werden.
  - Die mittlere Überlebenszeit beträgt etwa 3,5 Jahre ab Beginn der Symptome, aber 10% der Patienten können mehr als 10 Jahre überleben.
  - Wenn der Patient bei Ausbruch der Krankheit schon älter ist und Bulbär- bzw. Atmungsstörungen schon früh im klinischen Verlauf eintreten, ist die Prognose zumeist schlechter.
  - Die Grundtodesursache ist ALS, doch ist in den meisten Fällen die unmittelbare Todesursache Lungenentzündung.

Behandlung
- Die Therapie beschränkt sich auf symptomatische Maßnahmen.
- Es hat sich gezeigt, dass Riluzol (2 × 50 mg) das Überleben oder die Notwendigkeit mechanischer Beatmung um 3 Monate im Mittel verlängert **B**. Es verbessert aber nicht die klinischen Symptome. Paradoxerweise kann es aber zu Muskelschwäche führen, die sich jedoch nach Absetzen des Medikamentes auf das vorbestehende Niveau einpendelt. Diese Nebenwirkung ist aber selten. Es kann zu leichter Übelkeit kommen. Tödliche Nebenwirkungen oder signifikante Wechselwirkungen wurden nicht beschrieben. Blutbild und Serumaminotransferasen sollten vor und während der Riluzol-Therapie erhoben werden. Die Therapie ist auszusetzen, wenn ALT den oberen Normalgrenzwert um das 5fache übersteigt. Die Therapie sollte von einem spezialisierten Neurologen eingeleitet werden.

Asthenie
- Physiotherapie zur Erhaltung der Muskelfunktion. Die Übungen müssen an die Leistungsfähigkeit des Patienten angepasst werden. Die Muskeln können durch Training nicht gestärkt werden, doch werden Kontrakturen verhindert.
- Ein Ergotherapeut sollte bei der Anschaffung von Hilfsmitteln und Behelfen beratend zur Seite stehen.

Krämpfe und Spastizität
- Chininchlorid + Meprobamat, Chininchlorid + Diazepam, Phenytoin oder Carbamazepin sind wirksam.
- Behandlung der Spastizität (36.94)

Salivation und Schleimbildung
- Scopolaminpflaster am Kieferwinkel
- Amitryptilin 2–3 × 25–50 mg p.o. (Mittel der Wahl)
- Benzhexol (Trihexylphenidyl) anfangs 1 × 2 mg, danach bis zu 3–4 × 2 mg (in Österreich nicht registriert)
- Glykopyrrolat 0,1–0,2 s.c. oder i.m., wenn andere Therapien versagen
- ALS-Patienten profitieren selten von Antitussiva.
- Korrekte Positionierung des Kopfes und Entleerung der Hohlräume
- Tragbares Absauggerät zur häuslichen Verwendung (Unterweisung im Umgang mit dem Gerät erforderlich)

Sprechschwierigkeiten
- Möglichst frühe Zuweisung zu einem Logopäden, um Tipps für den Erwerb von Schluck- und Kommunikationsbehelfen zu erhalten.
- Unwillkürliche Wein- und Lachkrämpfe werden durch die Pseudobulbärparese hervorgerufen. Imipraminderivate können hier helfen.

Dysphagie
- Halbfeste Nahrung
- Anleitung durch einen Logopäden

- Ernährung über Nasen-Magen-Sonde nur temporär.
- Die Anlage eines perkutan endoskopischen Gastrostoma (PEG) ist besonders hilfreich. Die Möglichkeit eines PEG sollte im Frühstadium der Krankheit besprochen werden.
- Die Betreuungspersonen sollen mit Erste-Hilfe-Maßnahmen vertraut gemacht werden.

Ateminsuffizienz
- Höhenverstellbares Bett
- Sauerstoff-Nasensonde
- Beatmung mit BiPAP (Bilevel Positive Airway Pressure) oder sonstige Therapie (zur Anwendung zu Hause).
- Assistierte Beatmung mittels Tracheostomie nur nach umfassender Diskussion der möglichen Folgen mit der Familie sowie dem neurologischen und respiratorischen Betreuungsteam. Die gemeinsam mit dem Patienten getroffenen Entscheidungen bezüglich evtl. Einsatz eines Atemgeräts werden im Krankenakt vermerkt und den Akutbetreuungsteams mitgeteilt.
- Im Endstadium (Aspirationspneumonie, CO_2-Narkose) kommen palliativmedizinische Maßnahmen zur Anwendung.

36.65 Myopathien

Grundsätzliches
- Die meisten Myopathien sind hereditäre Erkrankungen.
- Die diagnostische Abklärung sollte in Schwerpunktkrankenhäusern bzw. in speziellen Ambulanzen für neuromuskuläre Erkrankungen stattfinden.

Untersuchung von Patienten mit muskulären Störungen
- Vorgeschichte der aktuellen Beschwerden, Familienanamnese, körperliche Untersuchung und Laboruntersuchungen.
- Die Kreatininkinase im Serum ist bei vielen Myopathien erhöht.
  - Normale Werte schließen eine Myopathie nicht aus.
  - Die Spiegel sind auch bei Traumen, intramuskulären Injektionen und vorangegangener ENMG erhöht.
- Elektroneuromyographie (ENMG)
- Muskelbiopsie
  - Eignet sich zur Differenzialdiagnose von Myopathien und Neuropathien. Aufgrund der dazu benötigten speziellen Techniken sollten derartige Biopsien nur in Einrichtungen mit genügend Erfahrung auf diesem Gebiet durchgeführt werden.
- Bildgebende Verfahren zur Darstellung des Muskels (CT, MRI)
  - Sehr gut geeignet, um Grad und Ausdehnung der Muskelschädigung zu bestimmen.
  - Oft notwendig, um die geeignete Stelle für eine Biopsie festzulegen.
  - Ein MRI erlaubt die Identifizierung entzündlicher Veränderungen im Muskel.
- DNA-Untersuchungen
  - Primäre Methode, wenn klinisch ein klarer Verdacht vorliegt: Dystrophia myotonica (Typ 1 und 2), Dystrophinopathie, tibiale Muskeldystrophie, FSH Dystrophie, Kennedy-Krankheit.
  - Geeignet zur Sicherung der Diagnose, wenn andere Untersuchungen den Verdacht auf eine spezifische Erkrankung erbracht haben: primäre Neuropathien, Motoneuronenerkrankungen, Myotonien, Dystrophien, mitochondriale Myopathien etc.

Wann sollte an eine Myopathie gedacht werden?
- Nur aufgrund der Symptomatik kann in der Regel noch keine Diagnose gestellt werden, aber sie kann Hinweise auf die Notwendigkeit weiterführender neurologischer Untersuchungen geben.
- Zu den typischen Symptomen zählen:
  - langsam progrediente Muskelschwäche
  - Muskelatrophie
  - Muskelsteifigkeit oder -krämpfe unter Belastung
  - Ptose
  - Dysphagie
  - Sprachstörungen
- Eine positive Familienanamnese stützt die Verdachtsdiagnose.

Behandlung und Rehabilitation
- Die Behandlung sollte unter der Aufsicht eines spezialisierten Zentrums durchgeführt werden.
- Viele Myopathien schränken die Mobilität des Patienten ein und beeinträchtigen die Aktivitäten des täglichen Lebens. Häufig sind Physiotherapie, Wohnungsadaptierung und diverse Hilfsmittel notwendig. Anpassungstraining sowie gelegentlich Rehabilitationsbehandlungen in speziellen Einrichtungen können für den Patienten hilfreich sein.
- Der Patient sollte auch über die Vererbbarkeit seiner Erkrankung aufgeklärt werden. Gegebenenfalls sollte er an eine genetische Beratungsstelle zu Untersuchungen und einem Aufklärungsgespräch überwiesen werden.

Myopathien in der frühen Kindheit

- Zu den Symptomen zählen:
  - Muskelhypotonus und Muskelschwäche beim Neugeborenen oder Säugling – der Kopf kann nicht aufrecht gehalten werden, verarmte Mimik, Immobilität, Atembeschwerden oder rezidivierende Atemwegsinfektionen.
  - Hüftgelenkluxation, Gelenkkontrakturen und Skoliose, aber auch distale Arthrogryposen können mit einer kongenitalen Myopathie vergesellschaftet sein.
- Eine Nemalin-Myopathie tritt in diesem Alter auf. Auch Dystrophia myotonica und Myasthenie können kongenital sein.

Spinale Muskelatrophien (SMA)

- Diese Erkrankungen sind charakterisiert durch eine Degeneration der Vorderhornzellen des Rückenmarks. Es handelt sich meist um autosomal rezessiv vererbte Erkrankungen.
- Zu den Symptomen zählen Muskelschlaffheit, Muskelschwäche und Muskelatrophie. Auch Faszikulationen können auftreten.
- SMA (spinale muskuläre Atrophie) I–III werden durch einen Defekt im SMN-Gen verursacht, es kann ein direkter DNA-Test verwendet werden. Es gibt zahlreiche Subkategorien anderer seltener Muskelatrophien oder motorischer Neuropathien (z.B. die X-chromosomal rezessiv vererbte Kennedy-Krankheit, eine spinal-bulbäre Muskelatrophie, SBMA).

(SMA Typ I) Werdnig-Hoffman-Erkrankung

- Krankheitsbeginn im Allgemeinen während der ersten Lebenswochen; die Prognose ist schlecht.

(SMA Typ II) Intermediär-Form

- Es gibt auch eine intermediäre Form der Erkrankung mit weniger schweren Symptomen und Krankheitsbeginn um den 12. Lebensmonat. Sie verursacht beachtliche Behinderungen, die Lebenserwartung kann aber über 50 Jahre betragen.

(SMA Typ III) Kugelberg-Welander-Erkrankung

- Krankheitsbeginn: Kindheit bis frühes Jugendalter. Schwere und Progression der Erkrankung sind variabel, die Symptome können einseitig sein oder auf eine Extremität beschränkt bleiben.

Amyotrophe Lateralsklerose (ALS)

- Siehe 36.61.

Hereditäre Neuropathien und Krankheiten im Bereich der neuromuskulären Synapse

- Hereditäre Neuropathien (36.72) und Krankheiten im Bereich der neuromuskulären Synapse, wie etwa die Myasthenia gravis (36.66) und das myasthenische Syndrom (Lambert-Eaton) (36.66) führen ebenfalls zu einer Muskelschwäche; bei repetitiven Bewegungen kommt es zu muskulären Ermüdungserscheinungen und zu Muskelschwäche. Bei differenzialdiagnostischen Abklärungen sollten diese Erkrankungen in Betracht gezogen werden.

Progressive Muskeldystrophien

- Es gibt verschiedene Formen von Dystrophien, die sich in ihrem klinischen Bild und Vererbungsmodus unterscheiden. Muskelbiopsien zeigen einen charakteristischen histopathologischen Befund, z.B. ist der Durchmesser der Muskelfasern sehr unterschiedlich. Einige der Fasern atrophieren, andere regenerieren und die Muskelfasern werden durch Binde- und Fettgewebe ersetzt. Meist findet sich ein typischer ENMG-Befund. In der aktiven Phase ist die CK im Serum stark erhöht.

Duchenne-Typ (Maligne Muskeldystrophie)

- Eine der schwersten Formen der Muskeldystrophien. Vererbungsmodus: X-chromosomal rezessiv. Etwa ein Drittel der Fälle sind Neumutationen. Die zugrunde liegende Ursache ist ein Dystrophinmangel in der Oberflächenmembran der Skelettmuskeln, was sich in einer Biopsie nachweisen lässt. In zwei Drittel der Fälle bringt ein DNA-Test mit Deletions- und Duplikations-Screening die Bestätigung.
- Betroffen sind Knaben, Krankheitsbeginn meist um das 5. Lebensjahr.
  - Zu den Initialsymptomen zählen eine Gangstörung und eine Muskelschwäche der proximalen Muskelgruppen (erschwertes Aufstehen aus der Hocke).
  - Die Waden sind dick (Pseudohypertrophie).
  - Die Muskelschwäche nimmt zu, und etwa ab dem 12. Lebensjahr ist der Patient auf den Rollstuhl angewiesen.
  - Andere Manifestationen der Erkrankung sind Gelenkkontrakturen und Deformierung des Rückens (Skoliose), ferner Atembeschwerden und erhöhte Infektanfälligkeit.
- Ca. 15% der gentragenden Frauen zeigen Myopathiesymptome unterschiedlichen Ausmaßes.

Becker-Typ (Benigne Muskeldystrophie)

- X-chromosomal-rezessive Vererbung.
- Die Dystrophinwerte sind vermindert, aber nicht so stark wie bei der Duchenne-Muskeldystrophie.
- Der Schweregrad ist variabel.
- Krankheitsbeginn von der Kindheit bis ins Erwachsenenalter möglich.
- Eine Kardiomyopathie kann das größte Problem sein.

Gliedergürteldystrophien
- Die Muskelschwäche ist in den proximalen Muskeln der Extremitäten lokalisiert (Schwierigkeiten beim Stiegensteigen und Hochhalten der Arme).
- Krankheitsbeginn: Kindheit bis frühes Erwachsenenalter.
- Vererbungsmodus meist autosomal rezessiv, selten autosomal dominant.
- 20 verschiedene krankheitsverusachende Gen-Loci sind bekannt; sie können in spezialisierten genetischen Labors differenziert werden.

Fazio-skapulo-humerale Dystrophie
- Verursacht eine Muskelschwäche in den betroffenen Bereichen, das klinische Bild kann sehr variabel sein.
- Die Erkrankung ist relativ gutartig und wird autosomal dominant vererbt.

Myotone Dystrophie (Curschmann-Batten-Steinert-Syndrom)
- Eine Erkrankung mit autosomal dominantem Erbgang.
- Gehört zu den verbreitetsten Dystrophien mit unterschiedlicher klinischer Ausprägung und Schweregrad.
- Diagnose mittels DNA-Befund.

Dystrophia myotonica Typ I
- Auftreten der ersten Symptome: unmittelbar nach der Geburt bis zum hohen Alter.
- Zu den klinischen Manifestationen zählen:
  - Muskelatrophie und -schwäche insbesondere in der distalen Extremitätenmuskulatur sowie im Bereich der Gesichtsmuskeln und Augenlider.
  - Eine Myotonie, z.B. eine prolongierte Muskelkontraktion, wenn der Patient nach Faustschluss die Hand zu öffnen versucht, lässt sich im EMG darstellen.
  - endokrine Störungen, z.B. Insulinresistenz
  - Herzrhythmusstörungen
  - Katarakt
- Bei hereditären Formen der Erkrankung kann der Patient auch mental retardiert sein.
- Bei Symptombeginn im Schulalter kann sich die Krankheit als „Schulproblem" (und nicht als Muskelsymptomatik) darstellen.

Dystrophia myotonica Typ II
- Üblicherweise milder als Typ I, Krankheitsbeginn nach dem 25. Lebensjahr bis ins hohe Alter.
- Diffuse Muskelschmerzen und -steifigkeit.
- Fortschreitende proximale Muskelschwäche.
- Verschieden ausgeprägt: Katarakt, Herzrhythmusstörungen, endokrine Störungen, erhöhte Leberenzyme, Tremor, Wadenhypertrophie.
- Sogar im EMG ist eine Myotonie nicht immer nachweisbar.

Kongenitale Myotonie und periodische Lähmungen
- Die Erkrankungen werden durch einen genetischen Defekt im Ionen-Kanal verursacht, mit dominantem oder rezessivem Erbgang, verlaufen aber nicht progressiv wie Dystrophien.
- Charakteristische Zeichen: Bei der klinischen Untersuchung und im EMG findet man eine Myotonie, aber keinen Hinweis auf Muskelzerstörung.

Distale Myopathien
- Betroffen sind in erster Linie die distalen Muskelgruppen der Extremitäten.
- Die Diagnose erfolgt durch DNA-Untersuchung in einem spezialisierten Labor.
- 1993 wurde in Finnland ein neuer Phänotyp der distalen Myopathie, die tibiale Muskeldystrophie (TMD, OMIN #600334 Udd myopathy www.ncbi.nlm.nih.gov/entrez/dispomim.cgi?id=600334) beschrieben; in Finnland sind bisher über 500 solcher Krankheitsfälle belegt. Die tatsächliche Prävalenz wird auf ca. 1000 Patienten geschätzt, d.h. es ist die häufigste Myopathie des Landes.
  - Die Symptome treten erstmals im mittleren Lebensalter auf; der Patient entwickelt einen unsicheren „Watschelgang". Das EMG-Bild zeigt charakteristische Muskeldestruktionen, und CT/MRT zeigen hoch selektive Zerstörungen in den prätibialen Muskeln.
  - Die Erkrankung ist langsam progredient. Der Patient hat keine Schmerzen oder sensorische Defizite. Nützlich sind physikalische Therapien und Gehhilfen. Es ist keine kurative Therapie bekannt.
- Die distale Myopathie vom Welander-Typ ist eine autosomal dominante Erkrankung, die fast ausschließlich in Schweden, aber auch einigen Teilen Finnlands vorkommt. Die ersten Symptome treten um das 40. Lebensjahr auf.

Myositis
- Entzündliche Autoimunerkrankung unbekannter Ätiologie.
- 3 Haupttypen: Polymyositis, Einschluss-Körperchen-Myositis und Dermatomyositis.
- Krankheitsbeginn meist zwischen dem 50. und 70. Lebensjahr. Kann jedoch auch Kinder betreffen, die dann als typische Manifestation eine Dermatomyositis zeigen.
- Kann mit anderen Autoimunerkrankungen assoziiert sein.
- Zu den Symptomen zählen subakute symmetrische Muskelschwäche und (seltener) muskelkaterartige Schmerzen.

- Laborbefunde: CK im Serum erhöht; bei einigen Patienten sind auch BSG und Gammaglobulin erhöht.
- Eine MR-Darstellung des Muskels ist sehr gut zur Spezifizierung der Diagnose und zur Auswahl einer Biopsiestelle geeignet. Bei einer Muskelbiopsie zeigen sich entzündliche Infiltrate, bei Dermatomyositis besonders perivaskulär. Eine paraneoplastische Myositis zeigt sich als ausgedehnte Nekrose von Muskelzellen ohne nennenswerte Anreicherung von Entzündungszellen.
- Zur Therapie werden Kortikosteroide und zytotoxische Substanzen eingesetzt. Allfällige Begleiterkrankungen wie Karzinome oder Autoimmunerkrankungen müssen ebenfalls diagnostiziert und behandelt werden. Steroide werden über einen längeren Zeitraum gegeben; die Therapie sollte nie ohne Konsultation eines Spezialisten abgebrochen werden.

Mitochondriale Myopathien

- Myopathien mit verschiedenen klinischen Ausprägungen: chronische Ophthalmoplegie, progressive proximale Schwäche oder das klinische Bild einer metabolischen Myopathie (s.u.).
- Bei Kindern oft mit Enzephalopathie oder Hepatopathie assoziiert, bei Erwachsenen nur isoliert auftretend.
- Der Laktat-Spiegel kann erhöht sein.
- Der Verdacht wird durch Muskelbiopsie erhärtet und die endgültige Diagnose durch DANN-Methode festgelegt.

Metabolische Myopathien

- Es handelt sich um seltene Myopathien, die sich als belastungsabhängige Muskelschwäche, Muskelschmerzen nach Anstrengung und als erhöhte Neigung zu Muskelkrämpfen manifestieren. Selten tritt auch ein schwerer Muskelzelluntergang (Rhabdomyolyse) auf, der wegen der Gefahr eines akuten Nierenschadens die Bereitschaft zur Intensivstationsbehandlung erfordert. Die Ursache ist ein Enzymdefekt im Muskelstoffwechsel.

Sekundäre Myopathien

- Eine Störung des Muskelgewebes kann mit einer systemischen Erkrankung assoziiert sein.
  - Hyperthyreose
  - Hypothyreose
  - Hyperparathyreose, Hyperkalziämie
  - Morbus Cushing
  - Alkoholismus

36.66 Myasthenia gravis und Myastheniesyndrom (Lambert-Eaton)

Myasthenia gravis pseudoparalytica

- Eine seltene Erkrankung; die jährliche Inzidenz beträgt etwa 2–8/1.000.000.
- Die Therapie gehört in die Hände eines erfahrenen Neurologen.
- 2 Hauptformen:
  - Okuläre Myasthenie – beschränkt sich auf die Augen- und Lidmuskulatur (ca. 15% der Fälle).
  - Generalisierte Myasthenie. Die Symptome sind meist in der proximalen Schulter- und Beckenmuskulatur an stärksten ausgeprägt.

Ätiologie

- Autoimmunerkrankung, bei der die neuromuskuläre Erregungsübertragung der willkürlichen Muskeln gestört ist.
- Bei der generalisierten Form lassen sich häufig (in 80% der Fälle), bei der okulären Form nur ca. bei der Hälfte der Patienten, Antikörper gegen myoneurale Acetylcholinrezeptoren nachweisen.
- Auch Anti-MuSK (muskelspezifische Kinase) Antikörper werden gefunden.
- Assoziiert mit den Gewebstypen HLA B8 und Dr3.
- 70–80% der Patienten leiden an einer Thymushyperplasie; bei ca. 10% findet sich ein benignes Thymom. Die ersten Symptome der Erkrankung treten eventuell erst einige Jahre nach der Diagnose des Thymoms auf.

Symptome

- In unterschiedlicher Intensität auftretende Ermüdung und Schwäche der willkürlichen Muskulatur, die sich unter Belastung verschlechtert und in Ruhe wieder bessert. Sie kann sich auch in nur einem Muskel bzw. einer Muskelgruppe manifestieren.
  - Doppelbilder, einseitige Ptose
  - bulbäre Symptome, näselnde Stimme und Ermüdung beim Sprechen
  - Schwäche der Gesichtsmuskulatur: Hypomimie, Grimassieren/Pfeifen sind nicht möglich.
  - Muskelschwäche im Hals-/Nacken-Bereich, den Extremitäten und Hüften
- Die klinischen Symptome sind individuell sehr unterschiedlich.

Begleiterkrankungen

- Der Patient hat ein überdurchschnittlich hohes Risiko für andere Autoimmunerkrankungen:
  - Thyreoiditis, Arthritis, SLE, perniziöse Anämie, Zöliakie, Sjögren-Syndrom

Diagnostik
- Klinischer Nachweis der Muskelermüdbarkeit bei Muskelstimulationstests
- Tensilon-Test (Edrophonium, ein kurz wirksamer Anticholinesteraseinhibitor)
- Nachweis von Serumantikörpern gegen Acetylcholinrezeptoren; neurophysiologische Tests: EMG-Tetanisierung, Einzelfaser-EMG

Differenzialdiagnosen
- Myopathien, Myositis, Myastheniesyndrom Lambert-Eaton, hereditäre Myasthenie, Guillain-Barré-Syndrom (= akute idiopathische Polyneuritis), Tumoren des Hirnstamms (im Falle okulärer und bulbärer Symptome), MS, ALS, Hypokaliämie, Hypokalzämie, Hypomagnesiämie, Hypothyreose, Burn-out-Syndrom, Depression, kongenitaler Strabismus/Heterophorie.
- Penicillamin kann die Produktion von Acetylcholinrezeptorantikörpern sowie MG-Symptome auslösen.

Therapie
- Symptomatische Medikation: Cholinesterase-Hemmer (Pyridostigmin, Distigmin), Ephedrin, Theophyllamin, Kaliumpräparate.
  - Eine Überdosierung eines Cholinesterasehemmers kann eine cholinerge Krise auslösen, wobei die differenzialdiagnostische Abgrenzung zur myasthenischen Krise schwierig ist.
  - Symptome einer Überdosierung: Muskelzuckungen, Muskelkrämpfe, Hypersalivation und eine Muskelschwäche, die sich durch die Medikation verschlechtert.
- Thymektomie (bei der generalisierten MG, nicht bei der okulären Myasthenie).
- Immunsuppressiva: zuvor Ausschluss eines Infektionsherds.
  - Cortison entweder oral oder intravenös als Pulstherapie **C**.
  - Azathioprim; der Effekt zeigt sich erst nach 6 Monaten.
- Plasmapherese (hauptsächlich bei der myasthenischen Krise); die Wirksamkeit ist fraglich **C**.
- Gelegentlich hilft i.v. Immunoglobulin.

Myasthenische Krise
- Der häufigste Auslöser sind Infekte: Pneumonie, Sinusitis, HWI, dentale Infekte.
- Die Leitsymptome sind eine ausgeprägte Muskelschwäche, insbesondere der Atemmuskulatur, sowie bulbäre Zeichen. Zusätzlich treten Unruhe, Schwitzen und Tachykardie auf.
- Therapie:
  - Respiratorische Therapie; Achtung: die Werte des arteriellen Säure-Basen-Gleichgewichts sind nicht verlässlich!
  - parenterale Gabe von Cholinesteraseinhibitoren (entweder subkutan oder intramuskulär)
  - Bei Bedarf Plasmapherese und Gabe von Immunsuppressiva.

Prognose
- Nach einer Thymektomie kommt es bei 70% der Patienten zu einer Besserung.
- Eine Remission wird bei etwa 25% erzielt.

Spezielle Probleme
- Infektionen:
  - Infektionen aggravieren häufig die Krankheitssymptome.
  - Grippeimpfung ist indiziert, wenn keine immunsuppressive Therapie gegeben wird.
- Keine Verwendung von Expektorantien oder Antitussiva mit atemdepressiver Wirkung. Theophyllin oder Ephedrin führen häufig zu einer Besserung der bulbären Symptome und der Atemmuskelschwäche bei Infektionen.
- Sonstige Medikationen:
  - Absolut kontraindiziert: Morphin, Penicillamin, Procainamid, Chinidin, Gabapentin, Chloroquin, Lithium, Botulinustoxin, Aminoglykosid- und Makrolidantibiotika (inkl. Telithromycin). Hingegen ist es üblicherweise möglich, Erythromycin zu verwenden.
  - Mit Vorsicht einsetzbar (weil sie die Symptomatik verstärken können): Betablocker, Calciumkanalblocker, Benzodiazepine, orale Kontrazeptiva, Sulfonamide, Tetrazykline, Fluorochinolone, Gold, kurz wirksame Hypnotika, zentral wirksame Analgetika, Statine.
  - Sicher in der Anwendung: Ibuprofen, Paracetamol.
  - Sicherste Einschlafhilfen: sedierende Antihistamine.
- Schwangerschaft und Geburt bedürfen der Überwachung durch einen Spezialisten. Die Mutter kann ihr Kind normal stillen.
  - Das Neugeborene kann eine transiente Neugeborenen-Myasthenie entwickeln (die Antiacetylcholinrezeptorantikörper gehen durch die Plazenta von der Mutter auf den Fetus über). Die Symptome erscheinen 3–6 Tage nach der Geburt und verschwinden nach ca. 3 Wochen. Eine Mutter mit Myasthenia gravis sollte daher 6 Tage nach der Entbindung im Krankenhaus bleiben.
- Ist eine Narkose geplant, muss die MG dem Anästhesieteam bekannt sein. Langsame Erholung nach Anästhesie kann sogar das erste Symptom einer Myasthenia gravis sein!

Zahnbehandlung

- Die Cholinesterasehemmer sollten 1 Stunde vor der Zahnbehandlung eingenommen werden.
- Für die meisten Patienten ist eine Lokalanästhesie geeignet.

- Bei einem Patienten mit ausgeprägter Symptomatik sollten Zahnbehandlungen im Krankenhaus stattfinden.

Myastheniesyndrom – Eaton-Lambert-(Rooke-)Syndrom

- Sehr selten (die exakte Prävalenz ist nicht bekannt).
- 2 Formen:
  - Paraneoplasie; kann sich schon vor der Entwicklung des Tumors manifestieren.
    - Ca. 60% aller Patienten haben ein kleinzelliges Lungenkarzinom, kann aber auch mit anderen Tumoren vergesellschaftet sein.
  - Autoimmunerkrankung ohne assoziiertes Malignom.

36.70 Periphere Neuropathien: Untersuchung des Patienten

Ziele

- Beantwortung folgender Fragen:
  - Sind die Symptome des Patienten auf eine Schädigung des peripheren Nervensystems zurückzuführen?
  - Ist nur ein Nerv betroffen (Mononeuropathie)?
  - Leidet der Patient an einer systemischen Schädigung des peripheren Nervensystems (Polyneuropathie)?

Symptome

- Motorische Symptome:
  - Schwäche, Ermüdung, Krämpfe, Faszikulationen (Tic)
- Sensorische Symptome:
  - sensorische Ausfälle, Dysästhesien, Schmerzen, brennendes Gefühl, Ataxie
- Symptome des autonomen Nervensystems:
  - orthostatische Hypotonie
  - Störungen des Verdauungstrakts, des Harntrakts oder der Schweißbildung
  - Impotenz

Anamnese

- Viele Neuropathien sind auf systemische Erkrankungen zurückzuführen.
- Risikogruppen:
  - Diabetiker
  - Alkoholiker
- Erfragen Sie:
  - vorangegangene Erkrankungen
  - medikamentöse Therapien (36.72)
  - Exposition gegenüber Umweltgiften (36.72)
  - Alkoholkonsum
  - Symptome bei Familienangehörigen und Verwandten (36.72)
  - Vergesellschaftung der Neuropathie mit einer systemischen Erkrankung (36.72)
  - Krankheitsverlauf: akut, subakut (mehrere Wochen oder einige wenige Monate), chronisch (Monate, Jahre) oder rezidivierend

Entscheidende klinische Befunde

- Rasche Diagnostik peripherer Nervenschädigungen (36.70)
- Muskelschwäche oder -atrophie
- Sensorische Ausfälle und Dysästhesien (alle sensorischen Modalitäten)

Tabelle 36.70 Typische Symptome und klinische Befunde bei den häufigsten Schädigungen der peripheren Nerven

Nerv	Beeinträchtigung	Atrophie	Sensorische Beeinträchtigung
N. medianus	Opposition des Daumens	Daumenballen	Palmare Seite des Daumens, Zeige- und Mittelfingers
N. radialis	Extension des Handgelenks und der Finger	Radiale Seite des Unterarms	Dorsale Seite der Hand, Daumenwurzel
N. ulnaris	Adduktion und Abduktion der Finger	Interossea, Hypothenarmuskeln	Kleiner Finger und ulnare Seite des Ringfingers (IV)
N. femoralis	Extension des Knies, Heben des gestreckten Beins	M. quadriceps femoris	Vorderseite des Oberschenkels
N. peronaeus	Extension der Zehen und des Fußes	M. tibialis anterior (Schienbeinkante „scharf")	Laterale Seite des Beins, Wurzeln der Zehen I-II
N. tibialis	Flexion des Fußes, Zehenspitzenstand	Kleine Plantarmuskeln	Fußsohle
N. cutaneus lateralis femoralis	–	–	Laterale anteriore Oberfläche des Oberschenkels
Zur Beachtung: Übermäßig ausgeprägte Reflexe, Spastizität, Unbeholfenheit und Paresen sowie sensorische Beeinträchtigungen, die nicht dem Bild von Erkrankungen der peripheren Nerven oder des Nervenwurzelbereichs entsprechen, weisen auf Störungen des Zentralnervensystems hin.			

- Schwache oder fehlende Sehnenreflexe, verminderter Muskeltonus
- Trophische Hautveränderungen
- Klinische Befunde, die auf Störungen des autonomen Nervensystems hinweisen:
  - Pupillenanomalien
  - trockene Socken (Anhidrosis)
  - atmungsabhängige Bradykardie

Formen der Neuropathie
Polyneuropathie
- Polyneuropathie (36.72)
- Häufigste Form: sensomotorische Polyneuropathie, mit aszendierender, symmetrischer distaler Dysästhesie („sock-and-glove" type), schlaffe Muskelschwäche, Muskelermüdung, fehlende Sehnenreflexe.
- Reine sensorische bzw. motorische Polyneuropathien sind selten.
- Ätiologie (36.72)

Multiple Mononeuropathie
- 2 oder mehr Nerven verschiedener Extremitäten sind betroffen (z.B. N. ulnaris und N. peroneus).
- Das klassische Bild im Zusammenhang mit Periarteriitis nodosa, Kollagenkrankheiten und Diabetes.

Mononeuropathie
- Bestimmte Mononeuropathien sind für bestimmte Ätiologien typisch:
  - Parese des N. femoralis und des N. oculomotorius: Diabetes
  - Parese des N. facialis: Sarkoidose, Borreliose
- Siehe auch: Nerveneinklemmungs- und Kompressionssyndrome (36.71).

Differenzialdiagnosetik
- Bei Störungen des oberen Motoneurons können die Sehnenreflexe zunächst verringert, später aber verstärkt sein; auch der Muskeltonus kann erhöht sein. Der Patient kann auch andere Anzeichen einer Schädigung des Gehirns (36.21, 36.73) oder des Rückenmarks (36.60) aufweisen.
- Bei Muskelerkrankungen (36.65) und Motoneuronenstörungen (ALS), (36.61) finden sich keine Dysästhesien.
- Erkrankungen des Stütz- und Bewegungsapparats (Arthritis, Osteoarthritis, Tendinitis usw.) gehen nicht mit Veränderungen der Reflexe oder mit Dysästhesien einher. Gelenks- und Sehnenschmerzen sind häufig.
- Polyradikulitis (36.74) ist eine Erkrankung der peripheren Nerven mit rascher und heftiger Progredienz und muss aus diesen Gründen rasch erkannt werden.

36.71 Nerveneinklemmung und -kompressionsschäden

Kompressionsneuropathie
- Eine periphere **Nervenkompression** (Druckschädigung) wird durch Druck auf den Nerv **von außen** verursacht. Häufig handelt es sich um ein **einmaliges Ereignis** (z.B. wenn der Patient [nach Alkoholgenuss] im tiefen Schlaf auf dem Oberarm schläft), manchmal um ein intermittierendes Auftreten (z.B. wenn er sich beim Telefonieren auf den Ellbogen aufstützt).
- Die größte Wahrscheinlichkeit einer Kompressionsstörung besteht bei Nerven, die nicht in schützende Weichteile eingebettet sind.
- Die **Kompressionsneuropathie** klingt für gewöhnlich nach Aufhören des externen Drucks spontan ab.

Nervendruckschädigung
- Unter der **Einklemmung** eines peripheren Nervs versteht man eine Situation, bei der der Nerv **durch ihn umgebende anatomische Strukturen komprimiert wird.** Für gewöhnlich handelt es sich um einen stetig ausgeübten Druck, dessen Intensität je nach Ausmaß des Gewebsödems und der Belastung der Extremität variiert.
- Eine vollständige **Wiederherstellung nach einer Nervendruckschädigung erfordert** im Allgemeinen **eine Behandlung** (Reduktion des Ödems, operative Nervenfreilegung usw.).
- Periphere Nerveneinklemmung ist eine häufige Ursache von Schmerzen und „Taubheitsgefühl". Seltener – in chronischen Fällen – kommt es auch distal der Kompressionsstelle zu einer motorischen Schwäche oder Atrophie der vom komprimierten Nerv versorgten Muskeln.

Symptome der Nerveneinklemmung und -kompression
Sensible Symptome
- Gefühllosigkeit, Stechen oder Kribbeln, erhöhte oder verringerte Sensibilität, Schmerzen. Die Symptome treten meist in der Nacht verstärkt auf.
- Die sensiblen Symptome treten zumeist distal der Einklemmung auf, können aber auch bis zur Nervenwurzel ausstrahlen (z.B. Karpaltunnelsyndrom → Nackenschmerzen).

Motorische Symptome
- Muskelschwäche mit Funktionsstörungen und eventuell auch Atrophie distal der Läsion.
- Bei **Druckschädigung** erfordern motorische Symptome eine rechtzeitige chirurgische Behandlung, da eine unbehandelte Muskelatrophie gewöhnlich irreversibel ist.

- Tinelsches Zeichen
  - Der Ort der Nervenläsion ist beim Palpieren schmerzhaft; beim Beklopfen treten distal ausstrahlende Sensationen auf.
  - Bei Entlastung der Kompression wandert die Stelle, an der das Tinelsche Zeichen auftritt, distal den Nerv entlang. Dieses Phänomen erweist sich als nützlich für die Prognose nach der Entlastung.

Die häufigsten durch Nerveneinklemmung und -kompression verursachten Störungen

- Karpaltunnelsyndrom
- Einklemmung des N. ulnaris im Bereich der Ulnarisrinne
- Kompressionsparese des N. radialis
- Einklemmung des N. ulnaris in Bereich des Handgelenks
- Peroneusparese
- Andere durch Nerveneinklemmung oder -kompression verursachte Störungen sind augenscheinlich seltener.

N. medianus

Einklemmung im Bereich des Handgelenks (Karpaltunnelsyndrom oder Symptome von Nervenschmerzen im Handgelenk)

- Siehe 20.61.
- Die typischen Patienten sind Frauen mittleren Alters, die bei der Arbeit ihre Hände stark beanspruchen.
- Symptome und klinische Befunde:
  - Gefühllosigkeit von Daumen, Zeige- und Mittelfinger, Schwäche und Ungeschicklichkeit bei Daumenopposition.
  - Gelegentlich bis zum Nacken ausstrahlende sensible Symptome.
  - Ein typisches Symptom ist nächtliche Gefühllosigkeit der oberen Extremität.
  - Oft bilateral, selbst bei nur unilateralen Symptomen.
- Konservative oder chirurgische Behandlung, siehe 20.61.

Nerveneinklemmung am proximalen Ende des Unterarms unterhalb des M. pronator (Pronatorsyndrom)

- Selten, wird zu häufig diagnostiziert.
- Symptome und klinische Befunde:
  - Wie oben; zusätzlich wird jedoch der Schmerz durch Pronation des Unterarms gegen einen Widerstand hervorgerufen und strahlt distal aus; gelegentlich findet sich auch eine Schwäche bei Flexion von Ellbogen und Handgelenk.

N. ulnaris

Einklemmung des N. ulnaris im Bereich der Ulnarisrinne (Cubitaltunnelsyndrom)

- Symptome und klinische Befunde:
  - sensorische Symptome im Ringfinger und kleinen Finger
  - Flexionsschwäche des Ring- und Kleinfingers
  - Schwäche bei Scherenbewegung
- Wenn die Symptome auf eine Luxation des N. ulnaris aus der Ulnarisrinne zurückzuführen sind, werden sie durch Flexion des Ellbogens ausgelöst und die Luxation ist gleichzeitig palpier- oder spürbar.
- Die Therapie der Wahl ist eine einfache Dekompression **⊙**.

Einklemmung im Bereich des Handgelenks (Ulnaristunnelsyndrom)

- Siehe 20.62.
- Symptome und klinische Befunde:
  - wie oben, Ringfinger und kleiner Finger
  - Schwäche bei Scherenbewegung

Nerveneinklemmung in der Handfläche (Einklemmung des motorischen Nervenastes, der den M. interosseus palmaris I versorgt)

- Selten; in der typischen Anamnese findet sich z.B. Arbeit als Fliesenleger, Radrennsport, örtliche Verletzungen.
- Es handelt sich häufig nicht um eine echte Nerveneinklemmung, sondern eher um eine lokalisierte Kompression.
- Symptome und klinische Befunde:
  - Adduktionsschwäche von Daumen und Zeigefinger, Schmerzen im Bereich der ulnaren Mittelhandknochen
  - keine sensorische Beeinträchtigung

N. radialis

Kompression im posterioren Bereich des Oberarms (Parkbanklähmung)

- Alkoholkonsum kann dazu beitragen (der Patient schläft auf der Hand/dem Arm).
- Symptome und klinische Befunde:
  - Schwäche oder Parese von Fingern und Handgelenk bei der Extension.
  - Sensorische Symptome auf der radialen Seite des Handrückens.
  - Die Extension des Ellbogengelenks ist meist normal.
- Therapie:
  - Im Allgemeinen kommt es unter ärztlicher Beobachtung im Laufe von einigen Monaten zu einer spontanen Wiederherstellung.
  - Sollte dies nicht zutreffen, sind weiterführende Untersuchungen angezeigt.

Einklemmung am proximalen Ende des N. radialis unterhalb des M. supinator (Supinatorsyndrom)

- Bei etwa 1% der Fälle wird der klinische Verdacht diagnostisch bestätigt; die Symptome werden meist durch eine lokale Tendinitis oder andere schmerzhafte Zustände hervorgerufen.
- Symptome und klinische Befunde:
  - ausschließlich motorische Schwäche bei Extension des Handgelenks und der Finger bei normaler Sensibilität

N. peroneus communis

Einklemmung an der proximalen Fibula

- Beerenpflücker, Alkoholiker
- Symptome und klinische Befunde:
  - Sensible Symptome vor der Fibula und im Bereich des Metatarsus.
  - Parese oder schwache Dorsalflexion des Knöchels und Fußes.
  - Der Fuß hängt schlaff herunter, der Patient geht mit kurzen Schritten und kann nicht auf den Fersen gehen.
- Therapie:
  - Im Allgemeinen kommt es nach einigen Monaten zu einer spontanen Erholung. Ärztliche Kontrollen sind angezeigt.
  - Sollte dies nicht der Fall sein, sind weiterführende Untersuchungen angezeigt.
- NB: von L5-Wurzelsymptomen, zu differenzieren

N. tibialis posterior

Einklemmung auf der Höhe des Malleolus medialis (Tarsaltunnelsyndrom)

- Symptome und klinische Befunde:
  - Sensorische Defizite und Schmerzen im Plantarbereich, Schmerzen im Bereich des Malleolus medialis.
  - Motorische Symptome sind selten: Atrophie der kleinen Plantarmuskeln.
  - Zehenstand schwierig

N. femoralis cutaneus lateralis

Einklemmung am Ligamentum inguinale („Meralgia paraesthetica")

- Siehe 20.63.
- Häufig finden sich Nervenreizungen ohne eigentliche Nerveneinklemmung (die Symptome persistieren nicht).
- Symptome und klinische Befunde:
  - ausschließlich sensible Symptome
  - brennende Schmerzen und Taubheit im lateralen Bereich des Oberschenkels
- Therapie:
  - systematische Gewichtsabnahme, Vermeidung enger Kleidung
  - Injektion eines Lokalanästhetikums im medialen Bereich des lateralen Ligamentansatzes (etwa 2 cm medial und leicht kaudal der Spina iliaca anterior superior).
  - In refraktären Fällen besteht die Therapie in einer chirurgischen Nervenfreilegung oder Neurolyse.

Diagnostik von Nerveneinklemmungen

- Eine Elektroneuromyographie (ENMG) ist dann ergänzend zu klinischen Untersuchungen erforderlich, wenn die Kompressionsneuropathie nicht wie erwartet abklingt oder wenn ein chirurgischer Eingriff erwogen wird. Dabei wird auch eine etwaige Polyneuropathie erkannt, die das Risiko einer Nervenläsion vergrößert.
- Bei Nervenschäden mit atypischer Klinik ist die Konsultation eines Spezialisten zu empfehlen.
- Die Entscheidung über einen chirurgischen Eingriff ist einem Spezialisten zu überlassen.

36.72 Polyneuropathien

Definition

- Symmetrische Erkrankung der (motorischen und sensorischen) peripheren Nerven und des autonomen Nervensystems.
- Die Erkrankung kann auch durch eine neurotoxische Substanz verursacht sein.
  - Die häufigsten Ursachen einer Polyneuropathie sind Diabetes, Hypothyreose, Alkohol und Vitamin-B_{12}-Mangel. Auch Patienten auf Intensivstationen können PNP entwickeln. Andere Ursachen sind seltener.

Diagnostik

- Bei manchen Patienten ist die Untersuchung und Behandlung durch den Hausarzt möglich und ausreichend, bei anderen wird eine Überweisung zum Spezialisten erforderlich.
- Die Diagnose kann mittels ENMG (Elektroneuromyographie) bestätigt werden. Diese Untersuchung liefert auch Informationen über die Art und den Schweregrad der Polyneuropathie. Messungen der Hitze- und Kälteschwellenwerte können für die Diagnose einer Polyneuropathie der feinen Nervenfasern herangezogen werden.
- Bei etwa 25% der Patienten bleibt die Ursache trotz genauer klinischer Untersuchung unbekannt.

Untersuchungen

- Die folgenden Untersuchungen können durch den Hausarzt durchgeführt werden: Glukoseto-

leranz, Blutbild, Vitamin B_{12}, BSG, GGT, TSH und Serumkreatinin.
- Wenn die Ursache auf Basis der Anamnese und der Erstuntersuchungen nicht feststellbar ist, sollte der Patient an einen Neurologen überwiesen werden.
- Eine hereditäre motorische und sensorische Neuropathie (HMSN) und eine hereditäre Neuropathie mit Neigung zu Drucklähmungen (HNPP) kann mittels DNA-Analyse diagnostiziert werden.
- Die häufigsten Ursachen einer Polyneuropathie sind Diabetes, Hypothyreose, Alkohol und Vitamin-B_{12}-Mangel. Andere Ursachen sind selten.

Toxische Neuropathien

Alkohol-Polyneuropathie
- Die häufigste Form der toxischen Neuropathie.
- Bei etwa 20% der Alkoholiker klinisch bestätigt; weitere 30% sind subklinisch (d.h. Anomalien zeigen sich nur im ENMG).
- Typische sensomotorische Neuropathie, bei der in leichten Fällen vor allem sensorische Symptome auftreten (brennende Füße und schmerzhafte Parästhesie), während es in schweren Fällen auch zu motorischen Beeinträchtigungen kommt.
- Im Falle einer chronischen Polyneuropathie zeigt sowohl die Krankheit als auch deren Heilung einen langsamen Verlauf.
- Eine akute Neuropathie tritt nach Genuss von übermäßigen Alkoholmengen in den distalen Extremitäten, üblicherweise zunächst in den Beinen auf. Zu den Symptomen gehören schwere Hyperalgesie, Erythem und gelegentlich auch Ödeme, die das Gehen unmöglich machen.
- Behandlung:
  - Die Symptome einer Polyneuropathie bessern sich nach einer ausreichend langen Alkoholabstinenz (ca. 6 Monate). Nach Trinkexzessen ist eine Vitamin-B-Therapie angezeigt.

Durch Schwermetalle und Lösungsmittel verursachte Polyneuropathien
- Exposition gegenüber Arsen, Blei, Thallium, Quecksilber und Gold kann eine klinisch relevante Polyneuropathie auslösen.
- Lösungsmittel wie **Hexan** in Klebern, **MBK (Methylbutylketon)** in Farben und Schellacken und für die Beschichtung von Papier eingesetztes **Acrylamid** können als Ergebnis der beruflichen Exposition, gelegentlich auch durch bewusstes Schnüffeln, zu Polyneuropathie führen. Weitere Verursacher sind Kohlenstoffdisulfid (CS_2) und Organophosphate.

Medikamentenbedingte Polyneuropathie
- Viele zytotoxische Medikamente (vor allem Cisplatin und Vincristin) können eine periphere Neuropathie verursachen.
- Durch Nitrofurantoin und Isoniazid (INH) verursachte Polyneuropathien stellen ein relativ häufiges Problem dar. Eine INH-Polyneuropathie ist meist mit Schmerzen verbunden.
- Disulfiram (Antabus) kann zu einer Neuropathie führen, die fälschlich dem Alkoholmissbrauch zugerechnet werden kann.
- Pyridoxin (Vitamin B_6) in hohen Dosierungen kann eine Polyneuropathie auslösen (wobei die sensorischen Symptome stärker ausgeprägt sind). Dies kann zu Problemen bei der Diagnosestellung führen, wenn Patienten mit Polyneuropathien Vitamin-B-Präparate verschrieben werden, ohne dass zuvor die spezifische Ursache der Erkrankung abgeklärt wurde.
- Zu anderen möglichen Verursachern gehören Chloramphenicol, Clioquinol (in Österreich nur topisch), Dapson, Metronidazol, einige Antiarrhythmika (Amiodaron, Propafenon), Ethionamid (nicht in Österreich), Glutethimid (nicht in Österreich), Hydralazin und Chlorprothixen. Neue Verursacher sind Statine und Zalcitabin (eine antiretrovirale Substanz).

Metabolische Neuropathien

Diabetische Neuropathie
- Siehe Diabetes 23.42.

Urämische Polyneuropathie
- Häufige Komplikation bei Niereninsuffizienz, die bei etwa 25% der Patienten auftritt. Die Hämodialyse ist eine wirksame Behandlungsform.
- Diese Krankheit unterscheidet sich von anderen metabolischen Neuropathien dadurch, dass die sensorischen und motorischen Beeinträchtigungen gleich schwer sind (d.h. die sensorischen Symptome sind nicht dominant).

Polyneuropathie in Verbindung mit Vitaminmangel
- Vitamin-B_{12}-Mangel (perniziöse Anämie) ist in der klinischen Praxis oft mit Polyneuropathie verbunden.
- Eine Vitamin-B_{12}-Therapie führt innerhalb etwa 1 Jahres zur teilweisen Beseitigung der Symptome.
- Durch Nikotinsäure- oder Tryptophanmangel verursachte Pellagra wurde in westlichen Ländern unter Alkoholikern beobachtet. Darüber hinaus kann Pyridoxin- (B_6), Thiamin- (B_1) oder Tocopherolmangel (E) in seltenen Fällen zu Polyneuropathie führen. Eine nach einer Gastroplastik auftretende Neuropathie kann auf Vitaminmangel zurückzuführen sein.

Polyneuropathie in Verbindung mit einer Hypothyreose

- Diese Erkrankung tritt meist in Form einer Mononeuropathie auf (= Karpaltunnelsyndrom, häufig bilateral).
- Eine sensorische Polyneuropathie ist die zweithäufigste Form einer peripher–nervösen Schädigung bei Hypothyreose.
- Unter Substitutionstherapie ist die Neuropathie vollständig reversibel.

Polyneuropathie in Verbindung mit akuter Porphyrie

- Zum klinischen Bild gehören akute Bauchschmerzen, psychiatrische Symptome und periphere Neuropathie.
- Der Patient weist typischerweise eine akute schlaffe motorische Lähmung sowie fehlende Sehnenreflexe auf.

Paraneoplastische Polyneuropathie

- Bei männlichen Patienten ist diese Erkrankung üblicherweise mit Lungenkrebs, bei weiblichen Patienten mit Brustkrebs vergesellschaftet.
- Bei Vorliegen einer subakuten sensorischen Polyneuropathie ist der Patient auf eine Krebserkrankung zu untersuchen.
- Bei paraneoplastischen Neuropathien ist die Proteinkonzentration im Liquor häufig erhöht.
- Motorische Neuropathien können auch mit Leukämien und Myelomen in Verbindung stehen.

Hereditäre Neuropathien

- Manche Polyneuropathien sind erblich, die Vererbbarkeit kann allerdings unentdeckt bleiben, wenn nicht die ganze Familie genetisch untersucht wird. Ein großer Teil dieser hereditären Neuropathien wird autosomal dominant vererbt. Bei der Diagnose hereditärer Polyneuropathien spielt die Molekulargenetik heute eine zentrale Rolle.
- Neben den unten erwähnten Erkrankungen gibt es weitere, seltenere sensomotorische oder sensible Neuropathien.

Hereditäre motorische und sensorische Neuropathie (HMSN)

- Typ 1: Demyelinisierende Charcot-Marie-Tooth-Krankheit
  - Eine deutliche Muskelschwäche in der Peroneusregion geht typischerweise mit einer distalen Atrophie und einem ausgeprägten Fußgewölbe seit der Kindheit einher.
  - Die Symptome sind unterschiedlich stark ausgeprägt.
  - ENMG zeigt eine stark verminderte motorische Nervenleitgeschwindigkeit.
  - Die Vererbung erfolgt autosomal dominant.
- Typ 2: Neuronale Charcot-Marie-Tooth-Krankheit.
  - Die Muskelschwäche entwickelt sich oft später als bei Typ 1.
  - Im ENMG zeigen sich nur leicht verringerte oder normale Nervenleitgeschwindigkeiten.
  - Das Muskel-ENMG zeigt eine chronische Denervation.
  - Beide Typen können mit einer tibialen Muskeldystrophie verwechselt werden. Bei Letzterer handelt es sich um eine autosomal dominant vererbbare Muskelerkrankung mit normaler Nervenleitgeschwindigkeit.
- **Brittle Nerve-Syndrome** (etwa: „Syndrom der empfindlichen Nerven"):
  - Intermittierende Lähmungen und Parästhesie, verursacht durch die Anfälligkeit der Myelinscheiden.
  - Verringerte Nervenleitgeschwindigkeit besonders in den Gebieten der Nerveneinklemmung.
  - Autosomal dominant vererbt.

Mit immunologischen Störungen vergesellschaftete Polyneuropathien

Akute Polyradikulitis = Guillain-Barré-Syndrom

- Innerhalb weniger Tage oder Wochen treten eine akute aufsteigende Muskelschwäche und Gefühllosigkeit auf. Bei Verdacht auf diese Erkrankung ist der Patient unverzüglich in stationäre Behandlung zu überweisen (36.74).
- Es gibt verschiedene Formen der chronisch entzündlichen Polyneuropathien: demyelinisierende und axonale sowie motorische und sensorische Polyneuropathien. Die Diagnose erfolgt auf Basis eines ENMG und durch Antikörpertests.

Neuropathie in Verbindung mit HIV-Infektionen

- Bei 10–30% der HIV-Patienten gehen die ersten Symptome entweder vom ZNS oder dem peripheren Nervensystem aus.
- Zu den in Verbindung mit HIV-Infektionen und AIDS beobachteten Neuropathien zählen:
  - distale schmerzhafte sensorische Polyneuropathie
  - multiple Mononeuropathien
  - progrediente Polyradikulitis (Guillain-Barré)
  - chronische Ausfälle vom Guillain-Barré-Typ
  - progrediente Polyradikulitis
- Darüber hinaus können viele andere Viren (Zytomegalie, Herpes, Hepatitis B und C) Neuropathien hervorrufen.

Neuropathie bei Lyme-Krankheit

- Siehe 1.29.
- Die ersten Symptome wie Parese oder eine schmerzhafte Radikulitis können vom peripheren Nervensystem ausgehen.

- Üblicherweise besteht eine subakute sensomotorische Polyneuropathie.
- Gelegentlich kommt es zu Symptomen, die mit einer Mononeuritis in Zusammenhang stehen (am häufigsten handelt es sich dabei um Fazialislähmungen, es kann aber auch zu einer Lähmung des N. peroneus kommen).
- Schmerzhafte Radikulopathie oder Polyradikulitis
- Darüber hinaus können viele andere Bakterien oder Parasiten (Diphtherie, Lepra, Trypanosomen) Neuropathien verursachen.

Polyneuropathie in Verbindung mit Paraproteinämien

- Benigne Paraproteinämien oder Myelome können mit einer durch die Proteinbindung im peripheren Nerv verursachte sensomotorische Polyneuropathie einhergehen.
- Bei deutlich ausgeprägten Symptomen besteht die Therapie in Immunsuppression (Kortikoide oder Zytostatika) oder, in schweren Fällen, Plasmapherese.

Polyneuropathien in Verbindung mit Vaskulitis und systemischen Erkrankungen

- Durch Vaskulitis verursachte Neuropathien gehen häufig mit einseitigen, vor allem in den unteren Extremitäten auftretenden Symptomen einher.
- Ein SLE kann mit vielen Formen von Neuropathien, einer der Guillain-Barré-Krankheit ähnlichen oder einer distalen sensomotorischen Polyneuropathie vergesellschaftet sein.
- Neben Mononeuropathien kann das Sjögren-Syndrom auch mit einer distalen sensomotorischen Polyneuropathie einhergehen.
- MCTD (mixed connective tissue disease) oder Sarkoidose können ebenfalls mit Neuropathien verbunden sein.

Behandlung, Prognose und Follow-up von Polyneuropathien

- Die Ätiologie ist für die Behandlung und Prognose von entscheidender Bedeutung. Die Behandlung richtet sich gegen die auslösende Ursache.
- Medikamentöse Behandlung der Symptome.

Behandlung neuropathischer Schmerzen

- Bei **nozizeptiven Schmerzen**, die durch eine Schädigung des Gewebes, in dem der Schmerz empfunden wird, verursacht werden, sind die Nerven an sich gesund. Die Behandlung zielt auf die den Schmerz auslösende Ursache ab, was mit entzündungshemmenden Analgetika erfolgen kann.
- **Neuropathische Schmerzen** deuten auf eine Schädigung des Nervengewebes selbst hin.
  - Einem elektrischen Schlag ähnliche Schmerzen oder einschießender Schmerz: Carbamazepin bis zu 2–3 × 200 mg (einschleichende Dosiserhöhung).
  - Anhaltender Schmerz, Hyperalgesie, zu Schlafstörungen führender Schmerz: Amitriptylin, Initialdosis 10–25 mg pro Tag (abends), Steigerung im Laufe von 2–3 Wochen auf bis zu 100 mg pro Tag. Alternative Medikamente sind u.a. Clomipramin, Imipramin und Pregabalin.

36.73 Radikulopathien

Symptome

- Die meisten Beeinträchtigungen der Nervenwurzeln sind mit **Schmerzen** verbunden, die von der Wirbelsäule ausgehend in den von der betroffenen Nervenwurzel innervierten Bereich **ausstrahlen**. Diese Form des Schmerzes tritt typischerweise bei einer Kompression der Nervenwurzel auf, wobei ein stärkerer Druck den Schmerz verstärkt und eine Druckentlastung zu Erleichterung führt. In leichten Fällen kann eine ausstrahlende Parästhesie statt eines Schmerzes auftreten.
- **Sensorische Beeinträchtigungen** im von der Nervenwurzel versorgten Bereich. Die Variationen und Überschneidungen zwischen den von verschiedenen Nerven versorgten Arealen sind dabei zu berücksichtigen. Auch der vollkommene Ausfall einer Nervenwurzel muss nicht unbedingt zu kompletter Anästhesie führen.
- **Muskelschwäche** in einem von einer Nervenwurzel innervierten Areal und in chronischen Fällen **Atrophie**. Chronische Wurzelschädigungen können auch zu Faszikulationen führen.
- Die von der Wurzel gesteuerten Reflexe sind **abgeschwächt** oder **fehlen**.

Checkliste

- Siehe Tabelle 36.73.

Ursachen von Radikulopathien

Kompression

- Diskusprolaps:
  - am häufigsten lumbal
  - Bei durch eine Läsion der Nervenwurzel bedingten Beschwerden mit **Schwäche der unteren Extremitäten** tritt der Schmerz üblicherweise am Rücken und/oder in den **unteren Extremitäten** auf. Wenn die Schwäche nicht

mit Schmerzen verbunden ist, besteht ein Verdacht auf andere Ursachen (Rückenmarksläsionen) (36.60) oder Gangstörungen (36.05).
- Zervikaler Diskusprolaps:
  - Die ersten Symptome sind akute Nackenschmerzen, oft im Zusammenhang mit Bewegungen des Kopfes.
  - Der Schmerz strahlt in die obere Extremität aus und verstärkt sich bei Neigen des Kopfes in Richtung des Schmerzes.
  - Es kommt häufig zu Nackensteifigkeit.
  - Die häufigste Lokalisation ist C5–C6; gefolgt von C4–C5 und C6–C7.
  - Ein medianer Vorfall kann das Rückenmark komprimieren und Schwäche in den unteren Extremitäten hervorrufen. In diesen Fällen ist eine Behandlung dringend erforderlich.
  - In leichten Fällen reicht eine konservative Behandlung aus. Chirurgische Eingriffe: bei Paresen, schweren sensorischen Störungen, persistierenden Schmerzen.
- Tumoren:
  - Die Beschwerden haben einen langsam progredienten Verlauf und können sich auf mehrere Nervenwurzeln ausbreiten.
  - Bei einer Lokalisation des Tumors im Nacken oder der Brustwirbelsäule treten auch Symptome einer Rückenmarkskompression auf.
  - Ein Neurinom führt zu einer Erweiterung des Wurzelkanals, die auch in der Röntgenleeraufnahme erkennbar ist (da der Wurzelkanal von C2 normalerweise weiter ist als die anderen Kanäle, müssen die beiden Seiten verglichen werden).
- Degenerative Veränderungen:
  - Vor allem im Bereich der Halswirbelsäule kann eine Verengung des Wurzelkanals Symptome einer Wurzelreizung hervorrufen.
  - Es ist darauf zu achten, dass sich der radiologische und der klinische Befund auf dieselben Abschnitte beziehen.
  - Mittels bildgebender Verfahren können häufig auch asymptomatische Einengungen der Intervertebralforamina dargestellt werden.

Entzündungen
- Herpes zoster (1.41)
- Radikulitis:
  - Eine oder mehrere Nervenwurzeln betreffende Radikulitiden häufig ungeklärter Ätiologie treten sowohl im Hals- als auch im Lendenwirbelbereich auf. Eine mögliche Ursache ist die Borreliose.
- Polyradikulitis:
  - Entsteht innerhalb weniger Tage und führt zu einer aufsteigenden symmetrischen Muskelschwäche. Eine Behandlung ist dringend erforderlich (36.74).

Tabelle 36.73 **Klinische Befunde bei Nervenwurzelläsionen**

Zervikalnervenwurzeln

Wurzel	Ausstrahlung	Betroffene Muskeln	Reflex
C2–C3	Hinterkopf		
C4	Nacken		
C5	Schulter, Oberarm,	Schulter, Oberarm	Biceps
C6	Daumen	Oberarm, Unterarm	Biceps
C7	Mittelfinger	Oberarm, Hand	Triceps
C8	Kleiner Finger	Tiefe Handmuskeln	Triceps

Thorakale Nervenwurzeln

Wurzel	Betroffene Region
Th1	Unterhalb des Schlüsselbeins
Th5	Brustwarzen
Th10	Nabel
Th12	Leistenregion

Lumbale Nervenwurzeln

Wurzel	Ausstrahlung	Schwäche	Reflex
L2	Oberschenkel-Leistenregion	Lumbalflexion	
L3	Vorderseite des Oberschenkels	Knieextension	
L4	Vorderseite des Ober- und Unterschenkels	Knieextension	Kniescheibe
L5	Große Zehe	Große Zehe und Zehenextension	

Sakrale Nervenwurzeln

Wurzel	Ausstrahlung	Beeinträchtigung	Reflex
S1	Fersen und Fußsohlen	Zehenspitzenstand	Achillessehne
S2	Rückseite und Innenseite des Oberschenkels	Untere sakrale Wurzeln: „Sattel"-Denervation, Harnblase, Darm, Sexualfunktion	

Diabetes

- Diabetische Radikulopathie im Brustwirbelbereich führt zu einseitigen gürtelförmigen Schmerzen, sensorischen Beeinträchtigungen und lokalisierter Muskelschwäche (23.42).

Dringlichkeit der Behandlung

- Notfälle:
  - Cauda-Equina-Syndrom
  - plötzlich auftretende komplette radikuläre Peronäusparese
  - Symptome einer Rückenmarkskompression (sensible Demarkation am Stamm, beidseitige Schwäche der unteren Extremitäten oder Tetraplegie)
- Behandlung ist dringend erforderlich bei:
  - radikulären motorischen Ausfällen
  - unerträglichen Schmerzen

Überweisung

- Konservative Behandlung:
  - stationäre Behandlung – konservativ, physikalische Therapie
- Chirurgischer Eingriff:
  - Orthopädie: Lumbalregion
  - Neurochirurgie: Zervikalregion, Brustwirbelsäule, Tumoren
- Diagnostik ungeklärter Krankheitsbilder:
  - Neurologie

Diagnostik

- **Das ENG-EMG** eignet sich für die Differenzialdiagnose von Läsionen der Nervenwurzeln und anderen Störungen der peripheren Nerven und ermöglicht die Feststellung der Dauer der Erkrankung.
- Eine Denervierung tritt erst nach 2–3 Wochen ein; aus diesem Grund ist ein **ENG-EMG** in akuten Fällen nicht aussagekräftig (36.16).
- In vielen Fällen sind neuroradiologische Untersuchungen erforderlich. Für die Lumbalregion ist (zur Not) CT oder (möglichst) MRI, für die Hals- bzw. Brustwirbelregion nur die MRI die Methode der Wahl.

36.74 Guillain-Barré-Syndrom (Polyradikulitis)

Ziel

- Bei Patienten mit Schwächegefühl bzw. Taubheit in den Extremitäten an die Möglichkeit einer Polyneuritis denken.

Grundregeln

- Die Polyneuritis ist eine Entzündung der Nervenwurzeln, die vor allem die motorischen Nerven betrifft und einen aufsteigenden Verlauf nimmt.
- Die Ätiologie ist unbekannt.
- Bei 70% der Patienten geht der Erkrankung ein Infekt (z.B. Campylobacter jejuni), eine Impfung oder eine Immunmanipulation voraus.
- Ihre Inzidenz beträgt 1,0–1,9/100.000 Einwohner/Jahr weltweit.
- Es gibt 2 klinische Verlaufsformen: eine akute idiopathische (95% der Fälle) sowie eine seltene chronische bzw. rezidivierende.

Symptome

- Aufsteigende, symmetrische Symptome: Kribbeln, Taubheit und Muskelschwäche, beginnend in den unteren Extremitäten und im weiteren Verlauf aufsteigend.
- Das klinische Bild wird von der Muskelschwäche geprägt.
- Die Krankheit kann innerhalb von Stunden zu einer Atemlähmung führen.
- Häufig verbunden mit einer peripheren Hirnnervenlähmung, am häufigsten mit einer Fazialisparese.
- Keine Blasenfunktionsstörung.
- Häufig Nacken- und Rückenschmerzen.

Diagnostik

- Die Sehnenreflexe sind schwach oder fehlen.
- Nur geringe sensorische Störungen.
- Symmetrische Muskelschwäche.
- Zellzahl im Liquorbefund normal, doch evtl. vermehrt Leukozyten vorhanden, bis zu 50/mm³.
- Erhöhte Eiweißkonzentration im Liquor, sogar bis zu 6000–7000 mg/l (manchmal wird eine Eiweißvermehrung erst gegen Ende der 2. Krankheitswoche nachgewiesen).
- ENG/EMG-Befunde können die Diagnose bestätigen, jedoch erst 3 Wochen nach Einsetzen der Krankheit.
- Bluttests haben keinen diagnostischen Nutzen.

Differenzialdiagnosen

- Akute paralytische Poliomyelitis (asymmetrisch, stärkere Leukozytose im Liquor)
- Akute Myelitis (Läsion der oberen Motoneurone, Blasenlähmung)

- Polyneuropathie in Verbindung mit Diphtherie
- Botulismus
- Myasthenia gravis
- Akute Polyneuropathie (36.72)

Therapie
- Der Patient wird in ein Krankenhaus überstellt, das über **Beatmungsgeräte** und bei Bedarf über eine Intensivstation verfügt.
- Bei Anzeichen von Atemversagen möglichst frühe **Intubation** des Patienten.
- Steroide haben sich bei der Behandlung der akuten Verlaufsform der Polyneuritis als unwirksam erwiesen **B**.
- Schwere Fälle (Verlust der Gehfähigkeit, drohende Notwendigkeit eines Respirators) mit i.v. Immunoglobulin **A** oder Plasmapherese **A** behandeln. Diese Therapien sollten in den ersten beiden Krankheitswochen erfolgen.
- Physiotherapie wird empfohlen, sobald die Symptome nicht mehr fortschreiten.
- **Thromboseprophylaxe** bei gelähmten Patienten.
- Steroide werden bei den chronisch rezidivierenden Verlaufsformen der Erkrankung empfohlen.

Prognose
- **Vollständige Remission** bei mehr als 90% der akuten idiopathischen Fälle innerhalb von 1–2 Jahren.
- Mortalität 5–10%
- Die progrediente Phase dauert etwa 4 Wochen, die stabile Phase etwa 2 Wochen, die Rekonvaleszenz etwa 6 Wochen.

36.76 Trigeminusneuralgie

Symptome
- Die Trigeminusneuralgie ist durch anfallsartiges Auftreten von heftigen Elektroschock-ähnlichen Schmerzen in einer Gesichtshälfte im Versorgungsgebiet eines der Äste des Trigeminusnervs gekennzeichnet.
- Zwischen den Attacken ist der Patient völlig schmerzfrei, wobei neuerliche Schmerzattacken durch Berühren bestimmter Gesichtsbereiche (Triggerzonen) oder durch Essen ausgelöst werden können.
- Die Schmerzattacken sind sehr kurz und „einschießend" oder stechend.
- Es gibt keine permanenten neurologischen Ausfälle.
- Im schlimmsten Fall kann die Trigeminusneuralgie den Patienten am Waschen des Gesichts oder Zähneputzen hindern und vom Sprechen oder sogar Essen und Trinken abhalten.

Differenzialdiagnosen
- Der sogenannte **atypische Gesichtsschmerz** ist wesentlich häufiger als die Trigeminusneuralgie.
  - Er äußert sich normalerweise durch tiefen Dauerschmerz, der nicht auf eine Gesichtshälfte beschränkt ist.
  - Die Grundkrankheit ist häufig eine Depression.
  - Abweichende Befunde im neurologischen Status oder ungenügende Wirksamkeit von Carbamazepin erfordern ein MRI des Gehirns.
- Siehe auch Cluster-Kopfschmerz 36.43.

Therapie
Trigeminusneuralgie
- Das Arzneimittel der ersten Wahl ist **Carbamazepin**. Die Dosis wird schrittweise erhöht, bis der Patient darauf anspricht (oder bis es zu unerträglichen Nebenwirkungen kommt).
- Oxcarbazepin ist eine Alternative und kann insbesondere dann eingesetzt werden, wenn Carbamazepin Nebenwirkungen hervorruft (Müdigkeit, Schwindel). Es ist ein Derivat des Carbamazepins, aber besser verträglich. Oxcarbazepin ist bei Trigeminusneuralgie gleich wirksam wie Carbamazepin **C**.
- Die Initialdosis beträgt für Carbamazepin 2 × 100 mg, für Oxcarbazepin 2 × 150 mg. Die Dosis kann langsam bis auf 1200 mg/24 h Carbamazepin oder 1800 mg/24h Oxcarbazepin gesteigert werden.
- Zu Beginn werden Blutbildkontrollen und Leberfunktionstests empfohlen. Bei Anzeichen einer Überdosierung (Schwindel, Müdigkeit, Doppeltsehen oder Nystagmus) kann der Carbamazepinspiegel bestimmt werden.
- Andere Medikamente:
  - Es gibt Evidenz, dass Lamotrigin als „Add-on"-Therapie zu Carbamazepin wirksam ist (Cave: Hautausschläge).
  - Auch Baclofen hat sich bei Trigeminusneuralgie als wirksam erwiesen. Die Dosis kann bei Bedarf bis auf 80 mg/24 Stunden gesteigert werden.
  - Phenytoin, Clonazepam, Valproat oder Gabapentin können alternativ versucht werden.
  - Intravenöses Phosphenytoin oder Lidocain kann bei schweren Exazerbationen versucht werden, wenn auch die Wirkung dieser Substanzen nicht in randomisierten kontrollierten Studien nachgewiesen wurde. Nach der Infusion wird die Medikation per oral mit einer wirksamen noch tolerierbaren Dosierung fortgesetzt.
- Da Trigeminusneuralgie eine Neigung zur Spontanremission hat, kann nach einigen Monaten

versucht werden, die Medikation schrittweise auszuschleichen. Ist eine Substanz nicht ausreichend, kann eine Kombinationstherapie mit Medikamenten mit unterschiedlichem Wirkmechanimus versucht werden.
- Eine operative Behandlung ist ebenfalls möglich (Thermokoagulation des Ganglion Gasseri oder ein mikrochirurgischer Eingriff, bei dem das auf den Nerv drückende Gefäß verlagert (wird).

Atypischer Gesichtsschmerz
- Zähne, Nasennebenhöhlen, Kiefergelenke, Augen und Nerven müssen als Ausgangspunkte für Gesichtsschmerz bedacht werden.
- Atypischer Gesichtsschmerz wird vor allem mit Antidepressiva behandelt. Tricyklische Antidepressiva werden in geringen Dosierungen verabreicht, Venlafaxin in ähnlicher Dosierung wie in der Depressionsbehandlung.

36.80 Hirntumoren

Grundsätzliches
- Hirntumoren treten in allen Lebensaltern auf.
- Sie sind im frühen Kindesalter und ab dem mittleren Lebensalter am häufigsten.

Ätiologie
- Die Ursache der meisten Hirntumoren ist unbekannt. Bei Immunsuppression und Immunschwäche (AIDS) steigt die Inzidenz des primären zerebralen Lymphoms.
- Bei Neurofibromatose Typ 2 und tuberöser Sklerose ist das Hirntumorrisiko erhöht.

Die häufigsten Hirntumoren
- Bei etwa der Hälfte aller Hirntumoren handelt es sich um **Gliome**. Ihre Klassifizierung erfolgt nach den Stammzellen und dem Grad der Malignität.
  - **Astrozytome** (Grad I–IV) treten im Erwachsenenalter auf. Sie entwickeln sich im Hirngewebe und infiltrieren ohne scharfe Abgrenzung das umliegende Gewebe. Grad I und II zeigen ein eher langsames Wachstum, bei Grad III beträgt die Überlebenszeit des Patienten wenige Jahre. Bei Patienten mit **Glioblastoma multiforme** (Grad IV) ist die Überlebenszeit unabhängig von der eingesetzten Therapie maximal 1 Jahr.
  - **Oligodendrogliome** (Grad I–IV) zeigen ein langsameres Wachstum als Astrozytome und haben daher eine bessere Prognose. Sie enthalten oft Verkalkungen.
  - **Ependymome** (Grad I–IV) gehen vom Ependymgewebe aus und sind in der Ventrikelauskleidung lokalisiert, vor allem im Bereich des 4. Ventrikels. Der Tumor spricht auf Strahlentherapie relativ gut an. Bei einer Lokalisation des Tumors oberhalb des Tentoriums ist die Prognose eher günstig, Ependymome im 4. Ventrikel können jedoch nur selten vollständig entfernt werden, so dass hier die Prognose schlechter ist.
  - **Medulloblastome** (Grad I–IV) sind im Kindesalter auftretende Tumoren, die unterhalb des Tentoriums liegen und in den Rückenmarkskanal metastasieren können. Sie sind bösartig, sprechen aber auf Strahlentherapie an.
  - **Pilozytische Astrozytome** (zerebelläre Astrozytome, Spongioblastome) (Grad I–II) sind die häufigsten Tumoren des Kindesalters. Sie sind unterhalb des Tentoriums oder im Chiasma opticum lokalisiert. Zerebelläre Astrozytome sind durch einen erfolgreichen chirurgischen Eingriff heilbar.
- **Neurinome** oder Schwannome sind gutartig und wachsen langsam. Sie können in verschiedenen Teilen des Nervensystems lokalisiert sein. Im Schädelbereich bilden sie sich in den Hirnnerven, am häufigsten im N. acusticus.
- **Kolloidzysten** sind seltene benigne Tumoren im 3. Ventrikel.
- **Meningeome** sind gutartige, verkapselte, umschriebene Tumoren der Hirnhäute. Anaplasien treten nur selten auf. Meningeome wachsen langsam und finden sich vorwiegend bei Frauen und Personen mittleren oder höheren Alters. Eine Totalexzision ist oft möglich.
- Die häufigste Form von **Hypophysentumoren** sind Hypophysenadenome (24.67). In derselben Region finden sich auch **Kraniopharyngeome**, angeborene Tumoren, die Hypophyseninsuffizienz und/oder Sehstörungen verursachen können.
- Bei **primären zerebralen Lymphomen** ist gegenwärtig eine steigende Tendenz zu beobachten.
- **Dermoidtumoren** sind gutartig, enthalten Strukturelemente der Haut und sind gewöhnlich an der Mittellinie des Gehirns lokalisiert.
- **Epidermoidtumoren** sind benigne cholesterinhaltige Massen.
- Metastasen:
  - Etwa ein Viertel aller Hirntumoren sind Metastasen von in anderen Körperregionen lokalisierten Tumoren.
  - Viele Neoplasmen, vor allem Lungen- und Brustkrebs, können in das Gehirn metastasieren.
- Bei **meningealer Karzinose** können maligne neoplastische Zellen an den Meningen proliferieren, ohne ein umschriebenes Neoplasma zu bilden.

Das Erscheinungsbild der Erkrankung ähnelt jenem einer chronischen Meningitis (36.31). Meningeale Karzinose tritt in Verbindung mit Melanom, Leukämien, Mammakarzinom und Lungenkrebs auf.

Symptomatik

- Es finden sich sowohl generalisierte, durch eine intrakranielle Raumforderung verursachte Symptome als auch lokale Symptome, die durch Gewebsschädigungen, Druck oder Reizung hervorgerufen werden.
- Die Symptome sind langsam progredient. Zu akuten Symptomen kann es bei Blutungen in den Tumor kommen.
- Bei langsam wachsenden Tumoren passt sich das Gehirn an die Raumforderung an. Aus diesem Grund kann der Tumor zum Zeitpunkt der ersten Drucksymptome bereits relativ groß sein. Die Symptome werden rasch stärker, sobald der verfügbare Schädelraum gänzlich ausgefüllt ist.

Allgemeinsymptome

- Bei etwa 15% der Patienten ist eine **Epilepsie** das 1. Symptom. Sie findet sich bei etwa 30% aller Tumorpatienten. Beim Auftreten von Epilepsie, vor allem einer fokalen Epilepsie, ist bei Erwachsenen in jedem Fall an einen Tumor zu denken (36.55).
- **Kopfschmerz** ist kein Frühsymptom. Er tritt erst auf, wenn der Tumor durch Blockierung der Liquorzirkulation einen Hydrozephalus verursacht oder so groß wird, dass er den intrakraniellen Druck erhöht (36.81). Typisch für durch einen Tumor verursachte Kopfschmerzen sind:
  - fortschreitende Zunahme der Schmerzen
  - Auftreten im Liegen, morgendliche Schmerzen, Unterbrechung des Schlafs durch Schmerzen
  - Übelkeit und Erbrechen
  - Verstärkung der Schmerzen bei Druckerhöhung (Husten oder Pressen)
- **Fälschlich lokalisiert erscheinende Symptome:** Bei steigendem intrakraniellen Druck kommt es häufig zu einer Läsion des N. oculomotorius und des N. abducens (36.81), selbst wenn der Tumor nicht in ihrer Nähe liegt. Der Hirnstamm kann gegen den Rand des Tentorium cerebelli gedrückt werden, so dass Symptome einer Hemiparese auftreten.

Lokale Symptome

- Ein Tumor im vorderen Teil des **Frontallappens** verursacht Persönlichkeitsveränderungen: Verlangsamung, Leistungsminderung, Verlust der Selbstkritikfähigkeit. In manchen Fällen kommt es zu einem Verlust des Geruchssinns. Ein Tumor im hinteren Teil des Frontallappens kann auf den N. opticus drücken und zu einem einseitigen Visusverlust und einer Optikusatrophie führen. Erstreckt sich der Tumor bis in den Gyrus praecentralis, kann es zu einer langsam progredienten Hemiparese oder zu epileptischen Anfällen vom Jackson-Typ (fokalen Anfällen mit unilateralen Zuckungen der Gliedmaßen) kommen. Ein Tumor der dominanten Hemisphäre kann zu Dysphasie führen.
- Ein Tumor im **Parietallappen** kann eine unilaterale sensorische oder motorische Störung sowie neuropsychologische Störungen hervorrufen; bei tiefem Sitz kann es zu einer homonymen Hemianopsie kommen.
- Tumoren im **Temporallappen** verursachen oft Temporallappen-Epilepsie (36.25). Außerdem kann es zu Gedächtnisverlust und Persönlichkeitsveränderungen kommen. Ein Tumor im Wernicke-Areal führt zu Sprech- und Sprachverständnisstörungen. Auch Gesichtsfeldbeeinträchtigungen sind möglich.
- Ein Tumor im **Okzipitallappen** verursacht Gesichtsfeldausfälle oder anfallsartige Visusstörungen.
- Im Anfangsstadium verursacht ein **Kleinhirntumor** oft Symptome eines erhöhten Hirndrucks, während lokale Symptome wie Gleichgewichtsstörungen, Dysarthrie und Ataxie meist geringfügig sind.
- Tumoren im **Hirnstamm** verursachen Hirnstammsyndrome wie Störungen der Hirnnerven mit Symptomen der langen Nervenbahnen. Auch die Liquorzirkulation kann gestört sein.
- Die häufigsten Tumoren im **Kleinhirnbrückenwinkel** sind Akustikusneurinome. Das 1. Symptom ist ein langsamer sensoneuraler Hörverlust. Später finden sich Schwindel und eine Schädigung der benachbarten Hirnnerven: Gesichtsparästhesien und motorische Störungen. Im weiteren Verlauf verursacht der Tumor eine Kompression des Hirnstamms mit Hydrozephalus und Extremitätensymptomen.
- Tumoren der **Sella turcica** (24.67) verursachen hormonelle Störungen und Gesichtsfeldausfälle aufgrund einer Kompression des Chiasma opticum.
- Symptome zentraler Tumoren:
  - **Kolloidzysten** verursachen zeitweilig Störungen der Liquorzirkulation, die sich in Kopfschmerzen, Übelkeit und Schwäche bemerkbar machen.
  - Tumoren im Bereich der **Glandula pinealis** führen zum Parinaud-Syndrom, bei dem es beim Patienten zu einer vertikalen Blickparese kommt.
  - Ein Tumor im Bereich der **Capsula interna** verursacht Paresen, während ein Tumor der Basalganglien zu Extrapyramidalsymptomen führt.

Diagnostik

- Die Anamnese und eine neurologische Untersuchung sind unerlässlich. Objektiv feststellbare Anomalien sind signifikant. Ein **Papillenödem** ist heutzutage selten, da Tumoren meist diagnostiziert werden, bevor sie sich entwickeln können.
- Oft ist nicht von Anfang an klar, ob die Symptome auf einen Tumor zurückzuführen sind. Bei der klinischen Untersuchung zeigt der Patient Symptome, die darauf hinweisen, dass das Hirn betroffen ist und weitere Tests erforderlich sind: Siehe **CT- oder MRI-Untersuchungen des Gehirns** (36.15).
- Erforderlichenfalls sollte vor einem chirurgischen Eingriff eine Angiographie oder MR-Angiographie erfolgen.
- **Eine Liquoruntersuchung spielt in der Hirntumordiagnostik keine Rolle.** In manchen Fällen wird die Zytologie der Zerebrospinalflüssigkeit untersucht, und bei Lymphomen werden die Oberflächenmarker bestimmt.
- Frühsymptome eines Akustikusneurinoms können mittels otologischer Untersuchungen erkannt werden. Das BAEP (= brainstem auditory evoked potential/auditorische evozierte Hirnstammpotentiale) ist bereits im Frühstadium außerhalb der Norm (36.15).
- Im Rahmen der Vorbereitung auf eine Strahlentherapie kann eine offene oder stereotaktische **Biopsie** vorgenommen werden.

Therapie

Therapie des erhöhten Hirndrucks

- Erhöhter intrakranieller Druck (36.81)
- Zeigt ein Patient Symptome eines erhöhten Hirndrucks oder signifikante neurologische Ausfälle, so kann sein Zustand innerhalb von 6–24 Stunden durch eine Reduktion des den Tumor umgebenden Ödems mit Dexamethason gebessert werden.
- Dexamethason kann in einer Dosierung von 4 × 5 mg per os oder i.v. verabreicht werden. Bei lebensbedrohlichen Symptomen (Bewusstlosigkeit, Pupillenerweiterung) gibt man 1,5–2 g/kg KG Mannitol i.v. Dadurch wird der Zustand des Patienten für die Dauer von etwa 3 Stunden verbessert, so dass er in eine neurochirurgische Abteilung verlegt werden kann.

Chirurgie und Strahlentherapie

- Zur Festlegung der Therapie für Hirntumorpatienten ist die **Konsultation eines Neurochirurgen** unerlässlich. Selbst im Fall eines inoperablen Tumors muss dem Patienten und seiner Familie die Gewissheit gegeben werden, dass alle therapeutischen Alternativen durch einen Spezialisten geprüft worden sind.
- Der Erfolg eines chirurgischen Eingriffs hängt in erster Linie von der Lokalisation des Tumors ab. Auch Größe und Art des Tumors sowie das Alter und der Allgemeinzustand des Patienten spielen eine wichtige Rolle.
- Ziel der Behandlung **benigner Tumore** ist eine vollständige Entfernung.
- Bei **Gliomen** ist eine vollständige Entfernung der Geschwulst nur selten erfolgreich. Die Rezidivtendenz ist im Allgemeinen hoch. Oft wird zur Linderung der Symptome und zur Verlängerung der Lebenszeit eine partielle Resektion vorgenommen, an die meist eine Strahlentherapie anschließt.
- **Zerebrale Lymphome** sprechen auf Strahlentherapie gut an. Die Strahlentherapie erfolgt im Anschluss an eine Biopsie.
- **Solitäre Metastasen** sind chirurgisch zu entfernen.
- Inoperable Tumoren können einen Hydrozephalus verursachen. In solchen Fällen kann eine **Shuntoperation** Abhilfe schaffen. Ein Hydrozephalus kann sich auch postoperativ entwickeln.
- Eine **Strahlentherapie** ist bei Hirntumoren im Allgemeinen nicht kurativ. In der Regel ist vorab eine Hirnbiopsie erforderlich. Während der Strahlentherapie ist wegen des Ödemrisikos Dexamethason zu verabreichen.
- Zu den neueren Therapieformen gehören die externe stereotaktische Bestrahlung mit einem „Gammaknife" ⊙ oder mit einem stereotaktischen Linearbeschleuniger oder aber eine interne Behandlung durch Einpflanzung eines Radioisotops. Weitere Verfahren, die sich noch im Experimentalstadium befinden, sind die Boron-Neutron-Capture-Therapie (BNCT), die Therapie mit zytotoxischen Genen sowie Zytostatikabehandlungen.

Nachsorge

- Die Nachsorge für Tumorpatienten erfolgt zu Anfang meist in der neurochirurgischen oder neurologischen Ambulanz. Im terminalen Stadium kann die palliative Behandlung der Primärversorgung übertragen werden.
- **Blutuntersuchungen oder Thoraxröntgen** sind für die Evaluierung eines Hirntumors ohne Bedeutung, da primäre Hirntumoren über das ZNS hinaus keine Metastasen bilden.

Probleme

- Der Tumor oder die Tumortherapie haben **Restsymptome neurologischer Ausfälle** hinterlassen. Bei einer guten Prognose ist dem Patienten die Möglichkeit einer Rehabilitation zu geben, auch wenn diese kurzfristig ist.
- **Epilepsie** findet sich häufig. Hat der Patient vor der Operation an epileptischen Anfällen gelit-

ten, ist die medikamentöse Behandlung nach der Entfernung des Tumors fortzusetzen.
- Klagt der Patient über Kopfschmerzen, Übelkeit, Schläfrigkeit oder zeigt er eine Verschlechterung seiner geistigen Fähigkeiten oder Gehstörungen, besteht Verdacht auf eine **Shunt-Dysfunktion**. Die Funktionstüchtigkeit des Ventrikelshunts kann mittels Schädel- und Thoraxröntgen festgestellt werden. Bei Palpation des Shunts ist das Ventil zumeist hinter dem rechten Ohr tastbar. Es sollte elastisch sein, bei einem harten oder eingedrückten Ventil liegt vermutlich eine Dysfunktion vor. Bei Verdacht ist zumeist ein Hirn-CT angezeigt.

Wann besteht Verdacht auf ein Rezidiv?
- Verschlimmerung der neurologischen Ausfälle. Der behandelnde Arzt muss die früher vorliegenden Symptome und Zeichen kennen.
- Auftreten von Symptomen eines gesteigerten Hirndrucks.
- Häufigere epileptische Anfälle oder Anfälle mit veränderter Symptomatik.
- Die allgemeine Leistungsfähigkeit des Patienten ist beeinträchtigt.
- Bei Verdacht auf ein Rezidiv ist ein Neurologe oder Neurochirurg zu konsultieren. Die therapeutischen Möglichkeiten bei einem Tumorrezidiv sind je nach Patient unterschiedlich. Gelegentlich sind progrediente Symptome auf eine Strahlenenzephalopathie zurückzuführen.

36.81 Erhöhter intrakranieller Druck (Hirndruck)

Zielsetzungen
- Bei einem Patienten mit Symptomen wie Kopfschmerzen, Nausea und Erbrechen, bei Gedächtnis-, Seh- und Gleichgewichtsstörungen sowie Bewusstseinsbeeinträchtigung muss an erhöhten Hirndruck als mögliche Ursache gedacht werden.
- Zur Fahndung nach einem Papillenödem sollte eine direkte Ophthalmoskopie durchgeführt werden; normale Papillen schließen allerdings einen akuten Anstieg des Hirndrucks nicht aus. Erhöhter intrakranieller Druck erfordert eine sofortige bildgebende Darstellung des Kopfes in einem entsprechenden Krankenhaus, um die Ursache feststellen und die entsprechende Behandlung beginnen zu können.

Grundsätzliches
- Bei Erwachsenen ist das Gehirn vom festen Knochenschädel umschlossen. Jede Volumenszunahme des Gewebes innerhalb des Schädels führt daher anfänglich zu einer Verminderung des Volumens von Liquor und Venenblut, später steigt der intrakranielle Druck (Normalwert: 10 mmHg).
- Der intrakranielle Druck kann innerhalb von Stunden auf (durch Unterbrechung der zerebralen Zirkulation) lebensgefährliche Werte steigen, der Prozess kann aber auch langsam über mehrere Monate verlaufen.

Symptome
- Kopfschmerzen, Übelkeit und Erbrechen (besonders morgens)
- Beeinträchtigung von Gedächtnis, Konzentration, Antrieb, Gleichgewicht und Sehen
- Verlangsamung, Somnolenz und beeinträchtigtes Bewusstsein
- Ein Papillenödem entwickelt sich erst mit der Zeit.
- Akutsymptome:
  - bei sich rasch ausbreitendem intrakranialem Prozess (z.B. Hämorrhagie) oder akuter Verschlechterung eines bereits erhöhten Drucks
  - Gefahr der Hirnherniation und zerebraler Ischämie
  - beeinträchtigtes Bewusstsein
  - Transtentorielle Herniation- der Temporallappen werden durch die Tentoriumsöffnung gedrückt:
    – erweiterte Pupille (Schädigung des III. Hirnnerven)
  - Tonsillare Herniation: das Kleinhirn wird durch das Foramen magnum gedrückt:
    – Atem- und Kreislaufregulation in Gefahr
    – mögliche Komplikation einer bei erhöhtem Liquordruck durchgeführten Lumbalpunktion

Diagnostik
- Die Diagnose basiert auf der Anamnese, der neurologischen Untersuchung und den Ergebnissen neuroradiologischer und anderer entsprechender Untersuchungen.
  - Eine in einem akuten Stadium erstellte **CT** wird beinahe immer einen erhöhten intrakraniellen Druck bestätigen und Hinweise auf die Ursache liefern.
  - Eine Lumbalpunktion ist kontraindiziert.
- Zur gesicherten Abklärung der Ätiologie wird häufig eine MRT benötigt.
- Eine invasive Überwachung des intrakranialen Drucks ist an einer Intensivstation möglich.

Ätiologie

- Intrakranielle Raumforderung:
  - Traumatische Blutung:
    - akutes Epiduralhämatom
    - akutes subdurales oder intrazerebrales Hämatom (Hirnkontusion)
    - chronisches Subduralhämatom: Ältere, Alkoholiker, Shunt-Patienten, antikoagulierte Patienten
  - Spontanblutung:
    - akute Hirnblutung
    - akute Subarachnoidalblutung (SAB) (36.23)
  - Hirnabszess
  - Intrakranieller Tumor:
    - Mechanismus: Tumorgröße, Hirnödem oder Hydrozephalus
- Hochdruck-Hydrozephalus:
  - Obstruktiver Hydrozephalus:
    - Die Liquorzirkulation in den Ventrikeln ist blockiert.
    - Tumoren, Aquäductstenose oder andere Behinderungen des Liquorflusses
  - Resorptiver Hydrozephalus:
    - Die Absorption des Liquor von der Hirnoberfläche ins Venenblut ist gestört.
    - akute Meningitis oder SAB
    - Folgeschaden nach Meningitis, SAB, Trauma oder anderer Erkrankung
- Normaldruckhydrozephalus
- Der intrakranielle Druck steigt intermittierend an.
  - **Symptomtrias** aus Gangstörung, Harninkontinenz und Demenz (36.52)
- Blockierter Shunt bei Hydrozephalus-Patienten (29.14)
- Hirnödem:
  - Das Hirngewebe enthält mehr Wasser als gewöhnlich.
  - Zytotoxisches Hirnödem:
    - Verletzte Gehirnzellen schwellen an.
    - Trauma, Ischämie, Entzündung und viele andere Ursachen.
    - Schwierig zu behandeln.
  - Vaskulär bedingtes Hirnödem:
    - Durchbrechung der Integrität der Blut-Hirn-Schranke führt zu einer Schwellung des Hirngewebes.
    - Tumor, Hydrozephalus, Hirnabszess, Meningitis oder andere Ursache.
    - Linderung durch Steroide möglich.

Therapie

- Akutes Auftreten – mit Verschlechterung der Bewusstseinslage und Zeichen der Einklemmung – ist eine medizinische Notfallsituation, die sofortiges Eingreifen und eine neurochirurgische Behandlung erfordert.
- Die Behandlung eines Hirnödems:
  - Intubation eines bewusstlosen Patienten und kontrollierte Hyperventilation.
    - Exzessive Hyperventilation verursacht eine zerebrale Ischämie.
  - Osmotische Diuretika vermindern den Druck zwar rasch, jedoch nur vorübergehend.
    - Mannitol 15%, 300–500 ml i.v. während des Transportes (Harnkatheter setzen)
  - Kortikosteroide
    - z.B. Dexamethason 10–20 mg p.o. oder i.m.
    - Vermindert tumorbedingte Ödeme oder Hydrozephalus erst nach 12 Stunden.
    - Kein Nutzen bei einer akuten Hirnverletzung.
  - Lagerung mit aufrechtem Oberkörper.
- Die Behandlung eines Hydrozephalus:
  - Ventrikulostomie, Shunt oder Punktion des Bodens des 3. Ventrikels
  - Reparatur eines blockierten Shunts bei einem Patienten mit liegendem Shunt (29.14)
  - Entfernung eines Abflusshindernisses (z.B. Tumor)
- Entfernen einer intrakraniellen Raumforderung:
  - Ausräumen eines Hämatoms, Exzision eines Tumors, Punktion eines Abszesses
- Korrektur des Flüssigkeits- und Elektrolythaushalts (Natrium)
- Behandlung einer das ZNS beeinträchtigenden Infektion
- Ein Papillenödem kann das Augenlicht gefährden, wenn die Behandlung verzögert wird.
  - Hirntumoren und Hydrozephalus bei Kindern.

36.82 Hydrozephalus beim Erwachsenen und Shuntkomplikationen

Hydrozephalus

- Täglich werden im Hirn etwa 500 ml Zerebrospinalflüssigkeit (CSF) gebildet, hauptsächlich in den Seitenventrikeln. Von den Seitenventrikeln gelangt der Liquor zuerst in den 3. Ventrikel und dann über den Aquaeductus Sylvii in den 4. Ventrikel. Von dort verteilt er sich im gesamten Subarachnoidalraum und wird durch die Arachnoidalzotten wieder in den Blutkreislauf rückresorbiert.
- Im Falle eines Hydrozephalus kommt es aufgrund einer gestörten Liquorzirkulation zu einer Aufweitung der Ventrikelräume. Der Hirndruck – normalerweise weniger als 10 mmHg – ist bei

einem Hydrozephalus entweder intermittierend oder ständig erhöht.
- Ein Okklusionshydrozephalus (nicht kommunizierender Hydrozephalus) entwickelt sich aufgrund einer Blockade an irgendeiner Stelle des Ventrikelsystems, was zu einer Erweiterung der proximal der Okklusion gelegenen Ventrikel führt.
- Bei einem kommunizierenden Hydrozephalus liegt eine Störung der Liquorpassage in den Subarachnoidalraum oder eine verzögerte Liquorrückresorption über die Arachnoidalzotten vor und das Ventrikelsystem ist insgesamt erweitert.

Wozu dient ein Shunt und wie funktioniert er?

- Ein Shunt zählt zu den wichtigsten Implantaten beim Menschen. Er ist jedoch technisch noch nicht völlig ausgereift.
- Das Ziel eines Shuntsystems besteht in der Ableitung des Liquors aus den Ventrikeln, was zu einer Entlastung des Hydrozephalus und zur Symptomfreiheit des Patienten führt.
- Das Leben des Patienten und seine Fähigkeiten können lebenslang völlig von diesem Shuntsystem abhängen.
- Beim Normaldruckhydrozephalus (NPH) soll eine Shuntanlage zur Linderung der Symptomentrias (Demenz, Gangstörung, Harninkontinenz) führen.
- Ein Shuntsystem besteht aus 2 Silikonkathetern mit einem Ventil als Verbindung. Der proximale Katheter wird über ein Bohrloch in der Stirn- oder der Okzipitalregion in den rechten Seitenventrikel eingebracht. Der distale Katheter verläuft im Unterhautfettgewebe bis zur Bauchhöhle oder wird durch einen Schnitt unter dem Kinn über die innere Jugularvene bis in den rechten Vorhof des Herzens gelegt.
- Das Ventil wird in der Regel hinter dem rechten Ohr platziert. Der Ventilöffnungsdruck beträgt meist 5–10 cm H_2O, was einen übermäßigen Liquorfluss durch den Shunt verhindert. Der Öffnungsdruck eines Magnetventils kann in nicht invasiver Weise verstellt werden.
- Die Katheter und das Ventil sind auf einem nativen Röntgenbild und auf CT-Bildern von Schädel, Thorax und Bauchhöhle gut zu erkennen. Der ventrikuläre Katheter und das Ventil erscheinen auf einem MRI-Bild des Kopfes als Artefakte.

Shuntkomplikationen

- Shuntobstruktionen, Infektionen oder Überdrainage sind möglich. Der Shunt kann den Patienten für ein subdurales Hämatom prädisponieren, er kann eventuell nicht mehr benötigt werden oder als Implantat ein Spannungsgefühl unter der Haut hervorrufen.

Shuntobstruktionen und ihr akutes Management

- Viele Faktoren können zu einer Verstopfung des proximalen Katheters, des Ventils oder des distalen Katheters führen.
  ○ Die Ursache kann oft nicht eruiert werden.
  ○ Es findet sich Blut oder eine hohe Zellzahl oder Protein im Liquor.
  ○ Es kann sich die Verbindung zu einem Katheter lösen oder aufgrund veränderter Verhältnisse kann sich die Shuntkapazität als ungenügend erweisen.
  ○ Die Spitze des Peritonealkatheters kann mit dem umliegenden Gewebe verwachsen.
- Patienten, die von ihrem Shunt abhängig sind, befinden sich bei einer Shuntobstruktion innerhalb von wenigen Stunden in unmittelbarer Lebensgefahr.
- Wenn sich ein Patient mit Symptomen, die auf einen erhöhten Hirndruck hinweisen, vorstellt (36.81), muss er unverzüglich in ein Krankenhaus eingeliefert werden, in dem rund um die Uhr ein Notfall-Schädel-CT gemacht werden kann.
- Wenn das klinische Bild und das CT auf eine Shuntobstruktion hindeuten, muss der Patient sofort an eine neurochirurgische Abteilung zur Shuntrevision überwiesen werden.
- Abhängig von den örtlichen Gegebenheiten und der Organisation der Betreuung kann auch eine Telekonsultation in Frage kommen. Dabei werden die digitalisierten CT-Bilder dem diensthabenden Spezialisten einer neurochirurgischen Abteilung übermittelt und es wird in Absprache mit ihm über die notfallmäßige Behandlung entschieden.
- Es sollte Klarheit über das Ausmaß der Erste-Hilfe-Fähigkeiten bestehen, über die die Person verfügen muss, die den Patienten ins Krankenhaus begleitet.

Infektion

- Eine Shuntinfektion bei einem Erwachsenen manifestiert sich als Bakteriämie mit persistierendem Fieber.
- Ein infizierter Shunt muss fast immer entfernt und ersetzt werden.
- Wenn sich aufgrund eines implantierten ventrikuloatrialen Shunts eine Shuntnephritis entwickelt, muss dieser Shunttyp entfernt und durch einen ventrikuloperitonealen Shunt ersetzt werden.
- Die Penetration des Ventils oder Katheters durch die Haut stellt einen Notfall dar, der sofort behoben werden muss.

Überdrainage

- Beim Schlitzventrikelsyndrom erscheinen die zerebralen Ventrikel kollabiert und der Patient klagt über Kopfschmerzen.
- Die Zuschaltung eines Antisiphonsystems kann bei aufrechter Stellung des Patienten eine Überdrainage verhindern.
- Der Wechsel zu einem Magnetventil, das die Anpassung des Eröffnungsdrucks ermöglicht, kann die Symptomatik lindern.

Shunt und subdurales Hämatom

- Ein Shunt prädisponiert den Patienten für einen chronischen Subduralerguss oder ein Hämatom.
- Dies erfordert häufig eine sehr langwierige Therapie, bei der sich auch eine Ausräumung über ein Bohrloch als nötig erweisen kann.

Nicht mehr benötigter Shunt und Shuntentfernung

- Die Verhältnisse können sich so entwickeln, dass der Shunt nicht mehr benötigt wird, beispielsweise nach einer Tumorexzision oder wenn die Ätiologie der Symptomatik abgeklärt werden kann und es sich herausstellt, dass eine Alzheimer-Demenz und kein NPH vorliegt.
- Ein überflüssig gewordener Shunt wird in der Regel entfernt, wenn sich der distale Katheter im Blutkreislauf befindet (Risiko einer Shuntnephritis), wenn der Shunt Probleme bereitet oder der Patient noch jung ist.
- Vor der Explantation sollte der Shunt versuchsweise einige Zeit geschlossen werden. Der proximale Katheter wird nicht immer entfernt, weil das Herausziehen mit einem Risiko von Ventrikelblutungen assoziiert ist.

Beschwerden des Shuntpatienten

- Patienten klagen manchmal darüber, dass das Ventil oder die Katheter unter der Haut zu auffällig sind oder Unbehagen verursachen.

36.83 Neurologische Komplikationen bei Alkoholismus

Grundlagen

- Alkohol passiert die Blut-Hirn-Schranke und ruft immer neurologische Symptome hervor; zumeist sind diese Symptome auf Ethanol zurückzuführen. In dieser Leitlinie werden neurologische Erkrankungen erörtert, die mit Alkohol in Verbindung stehen und eine Therapie erfordern.
- Die Behandlung von Alkoholentzugssymptomen wird in 40.04 behandelt.
- Nach längerer, exzessiver Alkoholaufnahme tritt ein **Entzugssyndrom auf,** das schwerer als ein verkaterter Zustand ist und mit **epileptischen Anfällen** oder **Delirium tremens** einhergehen kann.
- Bei der Differenzialdiagnose der Entzugssymptome sollte an die Möglichkeit einer **Hirnkontusion, intrakraniellen Blutung oder Infektionen des Zentralnervensystems** sowie insbesondere an eine beginnende **Wernicke-Enzephalopathie gedacht** werden.
- Ein Thiamin-Mangel (Vitamin B_1) verursacht die Wernicke-Enzephalopathie.
- Thiamin-Mangel kann auch eine Polyneuropathie, Beriberi sowie ein Marchiafava-Bignami-Syndrom hervorrufen (Nekrose des Corpus callosum).

Epilepsie

- Wenn ein lang dauernder übermäßiger Konsum von Alkohol oder einer anderen Substanz, die auf das zentrale Nervensystem einwirkt (Barbiturate, Benzodiazepine etc.), plötzlich abgebrochen wird, kommt es zu einer temporären Übererregbarkeit des Gehirns. Dies führt häufig zu Symptomen eines typischen Entzugssyndroms.
- Der (übermäßige) Gebrauch von Drogen (Heroin, Kokain, Amphetamine) verursacht an sich noch keine Krampfanfälle, diese können jedoch bei Intoxikation (Überdosierung) ausgelöst werden.
- Bei etwa 25 % der Patienten, die in Finnland mit akuten Anfällen in die Notaufnahmen allgemeiner Krankenhäuser eingeliefert werden, sind die Krämpfe wahrscheinlich durch Alkohol- oder Drogenabusus ausgelöst worden (finnische Zahlen) **C**. Bei Alkoholkranken liegt das Epilepsieanfallrisiko 10 × höher als bei einer Kontrollpopulation.
- Bei den Anfällen handelt es sich in erster Linie um generalisierte Grand-mal-(GM-) oder fokale Anfälle, die zusammen mit anderen Symptomen eines Entzugssyndroms auftreten, wenn nach lang dauerndem exzessiven Alkohol- oder Medikamentenabusus der Konsum der Substanzen abrupt eingestellt wird.
- Die Diagnose wird gestellt, wenn ein zeitlicher Zusammenhang zwischen den Anfällen, anderen Symptomen des Alkoholentzugssyndroms und der Beendigung eines langfristigen und übermäßigen Alkoholkonsums besteht.
- Hangover-Effekte sind die leichteste Form einer Entzugssymptomatik und gehen in der Regel nicht mit Anfällen einher, es sei denn, die Anfallsschwelle ist durch eine andere Ursache (Narbe, Tumor etc.) erniedrigt.
- Das abrupte Absetzen von Alkohol nach einer

längeren Phase übermäßigen Konsums führt oft zu einem typischen Alkoholentzugssyndrom, das mit einem Anfall oder wiederholten Anfällen innerhalb eines Zeitraums von wenigen Stunden einsetzt. Diese Symptomatik tritt gewöhlich 1–2 Tage nach dem letzten alkoholischen Getränk auf.
- Wenn Krampfanfälle erst später auftreten, kommt als Ursache entweder die abklingende Wirkung eines Sedativums oder eine organische Hirnerkrankung in Frage (z.B. ein subdurales Hämatom).
- Ein Patient mit einem Entzugsanfall wird gleich untersucht wie jeder andere Patient mit einem akuten Krampfanfall (36.25). Wenn nichts auf eine lokale Hirnerkrankung deutet, beträgt die Wahrscheinlichkeit für das Vorliegen einer therapiebedürftigen Erkrankung (Hirnblutung, Trauma, Schlaganfall) etwa 6%. Angezeigt ist eine Überprüfung des Elektrolythaushaltes, des Blutzuckers und des Säure-Basen-Gleichgewichtes (eine respiratorische Alkalose deutet auf einen Alkoholentzug hin).
- Alkoholentzugsanfälle können zu einem Status epilepticus führen (36.26). Daher ist sofort nach dem 1. Anfall die rektale oder intravenöse (nicht jedoch intramuskuläre) Gabe eines rasch wirksamen Medikaments (z.B. Diazepam) angezeigt.
- Keine Verschreibung von Antiepileptika für Patienten, die große Mengen von Alkohol trinken, weil sie nicht in der Lage sind, die Medikation regelmäßig einzunehmen ❶. Häufig setzt der Patient während einer Trinkphase mit der Einnahme völlig aus. Alkohol beeinflusst den Medikamentenmetabolismus. Bei Epileptikern erhöht die unregelmäßige Einnahme von Antiepileptika die Anfallsfrequenz, was bedacht werden sollte, wenn es sich bei dem Patienten um einen Alkoholkranken mit posttraumatischer Epilepsie handelt.
- Eine fokale Epilepsie oder eine fokale neurologische Schädigung deuten in der Regel auf eine Hirnerkrankung hin ❷ und rechtfertigen immer eine bildgebende Gehirnuntersuchung nach dem ersten Anfall. Bei einer posttraumatischen Epilepsie oder bei Epilepsien, die durch einen Schlaganfall oder andere Gehirnläsionen ausgelöst wurden, manifestieren sich Alkoholentzugsanfälle zumeist als fokale Krämpfe ❷.
- Wenn der mäßige Konsum von Alkohol bei einer Person, die nicht an Epilepsie leidet, erstmals einen Anfall auslöst, ist immer eine sorgfältige neurologische Untersuchung gerechtfertigt ❷.
- Das gelegentliche mäßige Trinken von Alkohol (1–2 Standardgetränke) im Zuge einer Mahlzeit erhöht nicht die Anfallsfrequenz und beeinträchtigt auch nicht den Metabolismus der Antiepileptika. Ein Alkoholkonsum bis zur Volltrunkenheit (Binge drinking) führt bei Epileptikern eindeutig zu einem erhöhten Anfallsrisiko.

Alkohol, Epilepsie und Führerschein
- Personen mit rezenten Alkoholentzugsanfällen sollten keinen Führerschein erhalten. Die erfolgreiche Behandlung des Alkoholismus stellt die Grundvoraussetzung für eine Lenkerberechtigung dar. Dies sollte dem Patienten erklärt werden.

Wernicke-Enzephalopathie
- Zu den Risikogruppen gehören neben unterernährten Alkoholikern auch unterernährte ältere Menschen, über einen längeren Zeitraum erbrechende Patienten, parenteral ernährte Patienten, Karzinompatienten und Patienten mit chronischen Darmerkrankungen.
- Thiamin ist für den Kohlenhydratstoffwechsel erforderlich; so zum Beispiel erhöht die Gabe von Glukose den Thiaminbedarf.

Symptome
- Das Vollbild dieser Mangelerscheinung ist selten, und einige mild verlaufende Fälle bleiben unerkannt. Deshalb ist es **von großer Bedeutung, an diese Erkrankung zu denken!**
- Augensymptome: Nystagmus, Abduzensparese, konjugierte Blickparese, verlangsamter Pupillenreflex, Anisokorie, Ptose, Netzhautblutung, Papillenödem.
- Mentale Symptome: **Korsakow-Syndrom** (Verlust des Kurzzeitgedächtnisses, Desorientiertheit, Amnesie und transiente Konfabulation), euphorische Stimmung, Wahnvorstellungen, Konzentrationsmangel, Passivität, Depression, Agitiertheit
- Gang- und Gleichgewichtsstörungen (Ataxie und Polyneuropathie).
- Bewusstseinsstörungen: Somnolenz, Bewusstlosigkeit.
- Hypothermie oder Hyperthermie
- Hypotonie

Therapie
- Die Krankheit verläuft oft tödlich; deshalb muss bereits bei Verdacht mit der Behandlung begonnen werden.
- In Zweifelsfällen sollte dem Alkoholiker noch vor der kohlenhydratreichen Nahrung oder Infusion 50–100 mg Thiamin i.v. verabreicht werden. Die Therapie sollte 2 Wochen hindurch täglich fortgesetzt werden. Thiamin wird nicht leicht über den Darm aufgenommen.

Pellagra
- Eine Mangelerkrankung, die unter Alkoholikern der westlichen Welt eher selten ist; sie wird durch einen Mangel an Nikotinsäure bzw. ihrem Vorläufer, dem Tryptophan, hervorgerufen.

Symptome
- Ekzem, Demenz und Durchfall (oder Verstopfung), möglicherweise auch eine spastische Parese oder Polyneuropathie, primitive Reflexe, Appetitverlust, Inkontinenz, Zungenschmerzen, Epilepsie und Delirium.

Großhirnatrophie bei Alkoholikern
- Eine verminderte Denkfähigkeit ist bei Alkoholikern etwa 4 × häufiger als bei der normalen Bevölkerung. Der Zustand ist bei dauerhafter Alkoholabstinenz jedoch reversibel.
- Die Diagnose sollte aber erst dann auf Alkoholdemenz lauten, wenn alle anderen Ursachen der Demenz ausgeschlossen worden sind.

Alkoholische Kleinhirnatrophie
- Die häufigste Ursache für eine alkoholinduzierte Gangataxie; sie kommt häufiger vor als z.B. eine signifikante Polyneuropathie.

Klinische Manifestationen
- Die Symptome entwickeln sich subakut in Verbindung mit schwerem Alkoholmissbrauch und treten nach exzessivem Genuss am deutlichsten in Erscheinung.
- Breiter Gang und Schwierigkeiten, geradeaus zu gehen.
- Symmetrische Oszillationen beim Knie-Hacken-Versuch.
- Niederfrequenter (3 Hz) Tremor der unteren Extremitäten tritt auf, wenn der auf dem Rücken liegende Patient das Bein mit 90° gebeugtem Knie hebt.

Differenzialdiagnose
- Die Symptome einer alkoholinduzierten Kleinhirndegeneration sind typischerweise auf die unteren Extremitäten beschränkt. Andere Störungen, die zerebelläre Symptome hervorrufen, betreffen in ihrer Symptomatik auch die oberen Extremitäten und die Hirnnervenregion (Multiple Sklerose, paraneoplastische Kleinhirnatrophie, erbliche Erkrankungen des Kleinhirns).

Therapie
- Alkoholabstinenz

ZNS-Myelinolyse (zentrale pontine Myelinolyse)
- Iatrogene Störung, hervorgerufen durch eine rasche Korrektur einer ausgeprägten Hyponatriämie (Na < 120 mmol/l).
- Die meisten Patienten sind Alkoholiker, doch kann sich die Krankheit auch in Verbindung mit einer Hyponatriämie anderer Ursache entwickeln.
- Entgegen früheren Annahmen ist die Myelinolyse nicht auf die Ponts-Region beschränkt.

Klinische Manifestationen
- Milde Formen verlaufen subklinisch und sind kaum zu diagnostizieren, wohingegen schwere Verlaufsformen zu einer Tetraparese, Bewusstseinstrübung und zu neurologischen Hirnstörungen (Schwierigkeiten beim Schlucken, Dysarthrie, Nystagmus, Blickparese) führen. Schwere Verlaufsformen können letal enden.

Therapie
- Eine alkoholinduzierte Hyponatriämie sollte nicht mit Infusionen behandelt werden. Ein möglichst langsamer Natriumausgleich unter stationären Bedingungen wird empfohlen, und zwar um < 0,5 mmol/l/h, doch selbst dann kann es zu einer Myelinolyse kommen **D**.
- Falls sich der klinische Zustand des Patienten während der Normalisierung verschlechtert, ist die Natriumzufuhr einzustellen und eine Senkung des Natriumspiegels zu versuchen.

Sonstiges
- **Polyneuropathien** (36.72) und **Kompressionsneuropathien** (36.71) sind bei Alkoholikern relativ häufig; ebenso häufig ist eine milde Myopathie (36.65), eine schwere **Myopathie** ist hingegen selten.
- Alkoholiker sind natürlich öfter von folgenden neurologischen Störungen betroffen:
  - **Gehirnverletzungen** kommen bei Alkoholikern durchschnittlich 3 × häufiger vor als in der Normalbevölkerung. Leichte Verletzungen bleiben häufig unbemerkt.
  - chronische subdurale Hämatome
  - Zerebrale Durchblutungsstörungen:
    - Andauernder exzessiver Alkoholkonsum (> 60 g Äthanol/Tag) ist erwiesenermaßen ein Risikofaktor für eine spontane intrazerebrale Blutung, eine Subarachnoidalblutung und einen ischämischen Schlaganfall **C**.
  - **Die hepatische Enzephalopathie** wird durch Leberinsuffizienz hervorgerufen. Zu den Symptomen gehören Verlust der Aufmerksamkeit, posturaler Tremor, Asterixis und Myoklonie. Das EEG zeigt langsame Wellenaktivität, und im MRI sind typische hyperintense Läsionen im Bereich des Globus pallidus zu sehen, die wahrscheinlich auf eine erhöhte Mangankonzentration in dieser Hirnstruktur zurückzuführen sind.
  - **Bewegungsstörungen**
    - Im Zustand des Alkoholentzugs kommt es zu einem Haltetremor, der einem essenziellen Tremor ähnelt. Alkoholentzugserscheinungen können auch Symptome umfassen, die Morbus Parkinson (36.47) ähnlich sind, führen jedoch nicht zum Ausbruch dieser Krankheit.

- Bei Kleinhirndegeneration und hepatischer Enzephalopathie kommt es auch zu Tremor (siehe oben).
  - Schlafstörungen
    - Die Intoxikation verstärkt die Schlafapnoe.
  - Infektionen
    - Listeria und insbesondere Pneumokokkenmeningitis sind bei schweren Alkoholikern häufig.

Fetales Alkoholsyndrom (FAS)

- Alkohol ist plazentagängig und zerstört das in Entwicklung befindliche Nervensystem des Fetus.
- Das Risiko eines Spontanaborts während des 2. Schwangerschaftsdrittels ist 3 × so hoch, wenn täglich 4 Gläser Alkohol getrunken werden.
- Zu den FAS- (32.11) Symptomen gehören geringe Gesamtgröße und kleiner Kopf des Neugeborenen, abnorme Gesichtsmerkmale, Entwicklungsstörungen und Epilepsie.

36.90 Aphasie und Dysphasie

Aphasie, Dysphasie

- Die beiden Termini beschreiben Zustände, bei denen aufgrund einer Erkrankung oder eines Traumas die Fähigkeit zur Verarbeitung, zur Wiedergabe und zum Verständnis gesprochener und geschriebener Sprache beeinträchtigt ist. Die Läsion ist häufig in der linken Hemisphäre lokalisiert.
- Häufig assoziiert mit diesen Defiziten sind Störungen anderer kortikaler Gehirnfunktionen:
  - Artikulation (Dysarthrie)
  - Gedächtnisleistung (Amnesie)
  - Wahrnehmung (Agnosie)
  - Ausführung sinnvoller und zweckentsprechender Bewegungen (Apraxie)

Hauptformen

- Motorische (Broca-)Aphasie:
  - Mühsame und verlangsamte Sprache; das Sprachverständnis des Patienten ist häufig nicht so stark gestört wie sein Sprechvermögen.
- Sensorische (Wernicke-)Aphasie:
  - müheloses, flüssiges Sprechen mit einer Fülle von verstümmelten Worten (Kauderwelsch); signifikante Beeinträchtigung des Sprachverständnisses
- Anomie:
  - An sich flüssiges Sprechen, aber Schwierigkeiten beim Zuordnen von Namen und Wortfindungsstörungen. Es treten auch Störungen im linguistischen Gedächtnis auf.

Schweregrade

- Leicht:
  - Wird nicht immer diagnostiziert; der Patient ist sich jedoch möglicherweise seiner Schwächen bewusst, die ihn auch bei der Arbeit beeinträchtigen und dadurch ein sekundäres Risiko für seine geistige Gesundheit mit sich bringen können.
- Mäßig schwer:
  - Signifikante Einschränkungen der Sprachfunktionen; der Patient zeigt starke Defizite bei der Wortfindung und beim Wortverständnis.
- Schwer:
  - Alle Sprachfunktionen sind gravierend beeinträchtigt.

Ziele der Rehabilitation

- Möglichst weitgehende Restitution der verlorenen Fähigkeiten (wiederherstellende Rehabilitation).
- Training, um die verbliebenen kommunikativen Fähigkeiten maximal zu nutzen (kompensatorische Rehabilitation).
- Förderung der Anpassung des Patienten an seine Behinderung und seine geänderte Lebenssituation.
- Interdisziplinäres Teamwork hat bei der Rehabilitation die größten Chancen auf Erfolg. Rehabilitation braucht Zeit; während des 1. Jahres der Behinderung sind die größten Fortschritte möglich. Die größten Verbesserungen werden bei den leichteren Fällen erzielt **B**.

Rehabilitationsmethoden

- Leichte Schädigung:
  - Untersuchung und Rehabilitation werden von Logopäden und Neuropsychologen durchgeführt. Eine intensive wiederherstellende Rehabilitation bringt die besten Erfolge.
- Mäßige Schädigung:
  - Wiederherstellende und kompensatorische Rehabilitation durch Logopäden und Ergotherapeuten zielen auf eine Optimierung der Kommunikationsfähigkeit ab.
- Schwere Schädigung:
  - Rehabilitation durch Logopäden und Ergotherapeuten mit dem Ziel, irgendeine Art der Kommunikation mit dem Patienten zu entwickeln; dazu kommen Beratung und Unterweisung von Betreuungspersonen des Patienten

Persönlichkeitsveränderungen. Erkrankungen, die häufig mit neuropsychologischen Symptomen einhergehen

- Zerebrovaskuläre Erkrankungen
- Hirntrauma
- Degenerative Gehirnerkrankungen (z.B. die Alzheimer-Demenz und M.Parkinson)
- Alkoholismus
- Hirntumoren
- Psychiatrische Erkrankungen (Depression und Schizophrenie)

Indikationen für eine neuropsychologische Untersuchung

- Eine diagnostische Fragestellung, insbesondere die Differenzierung zwischen psychologischen Faktoren und hirnorganisch bedingten Ursachen.
- Symptomen-Mapping und Erarbeitung des kognitiven Hirnleistungsprofils (Sammlung von Daten über erhalten gebliebene Funktionen bzw. Funktionsdefizite).
- Beurteilung der kognitiven Leistung des Patienten zur Rehabilitationsplanung oder im Rahmen der Berufs- und Ausbildungsplanung.
- Bewertung der kognitiven Leistung des Patienten zwecks Beurteilung seiner Arbeitsfähigkeit.
- Spezielle Fälle, wie die Notwendigkeit der Beurteilung der Geschäftsfähigkeit eines Patienten oder der Aberkennung seines Führerscheins.

Neuropsychologische Rehabilitation

- Die neuropsychologische Rehabilitation basiert auf einer neuropsychologischen Untersuchung.
- Die neuropsychologische Rehabilitation ist Teil der medizinischen Rehabilitation.
- Die neuropsychologische Rehabilitation umfasst ein Trainieren der beeinträchtigten Funktion und die Förderung der funktionellen Kompensation von geschädigten durch intakte Hirnareale.
- Die Therapieplanung richtet sich nach den individuellen Gegebenheiten, also der Art der neuropsychologischen Störungen, der Persönlichkeit, dem Bildungsstand, dem Beruf etc.
- Die neuropsychologische Rehabilitation wird auf der tertiären Ebene der Gesundheitsversorgung durchgeführt, also in Spezialeinrichtungen und Universitätskliniken, in den meisten regionalen Schwerpunktkrankenhäusern und in Rehabilitationszentren.

36.92 Rehabilitation nach Schlaganfall

- Bei einem Großteil der Menschen, die einen Schlaganfall erlitten haben, bleiben Störungen zurück, die ihre Alltagsaktivitäten beeinträchtigen. Die wichtigsten Symptome sind:
  - Paresen der Extremitäten (im Akutstadium bei drei Viertel der Patienten)
  - Gesichtsfeldausfälle
  - Störungen der höheren Hirnfunktionen:
    - Aphasie oder Defizite beim Sprechen oder beim Sprachverständnis (36.90)
    - Apraxie oder Bewegungsstörungen (36.91)
    - Agnosie oder kognitive Defizite (36.91)

Rehabilitationsziele bei einem Schlaganfallpatienten

- Eine extensive Langzeittherapie zielt auf die Rückbildung oder Linderung der Erkrankungsfolgen ab.
- Unterstützung des Patienten bei der Bewältigung der neuen Situation.

Rehabilitationsmaßnahmen

- **Physiotherapie**
  - Fördert eine Spontanremission.
  - Verhindert Fehlhaltungen und hilft, unerwünschte Bewegungsmuster zu vermeiden.
  - Normalisiert den Muskeltonus.
  - Die Effektivität der Physiotherapie wurde durch neue Techniken verbessert:
    - Die funktionale elektrische Stimulation aktiviert die willkürliche Muskelfunktion. Die elektrische Stimulation der Haut kann an der betroffenen Extremität die Sensibilität verbessern und die Spastizität verringern.
    - Ein intensives Krafttraining der oberen Extremität kann unter Umständen wieder aktive Bewegungen ermöglichen und die funktionellen Fähigkeiten verbessern.
    - Gangtraining mit partieller Unterstützung des Körpergewichts erhöht die Effektivität des (Wieder-)Gehen-Lernens und der Patient lernt dies rascher.
- **Ergotherapie**
  - Umsetzung der in der Physiotherapie neu erlernten Fertigkeiten in Alltagsaktivitäten.
  - Ermittlung der für den Patienten notwendigen Hilfsmittel und Einübung ihres Gebrauchs.
- **Logopädie** (36.90)
  - Die Art der aphasischen Defizite oder der (bei Schlaganfallpatienten eher seltenen) Dysarthrien wird ermittelt und ein individuelles logopädisches Programm erstellt.
  - Die Angehörigen werden über alternative Kommunikationsmethoden informiert und entsprechend unterwiesen.

- **Neuropsychologische Rehabilitation**
  - Nur wenige Schlaganfallpatienten brauchen eine neuropsychologische Rehabilitation. Neuropsychologische Rehabilitationsleistungen stehen auch nur in begrenztem Ausmaß zur Verfügung.
  - Neuropsychologische Tests werden eingesetzt, um die Art und das Ausmaß der kognitiven Defizite zu evaluieren.
  - Ziel der Rehabilitation ist es, die Funktionsstörungen zu korrigieren und diese durch den gezielten Einsatz der noch zur Verfügung stehenden Fähigkeiten maximal zu kompensieren.

Rehabilitationsstrategien

- Die besten Erfolge werden durch eine Frührehabilitation erzielt **Ⓐ**.
- Die Rehabilitation erfordert ein Teamwork **Ⓐ**.
- Falls entsprechende Ressourcen verfügbar sind, sollte ein Rehabilitationsteam folgende Fachkräfte umfassen:
  - Arzt
  - Krankenschwester
  - Sozialarbeiter
  - Physiotherapeut
  - Ergotherapeut
  - Logopäde
  - Neuropsychologe
- Eine organisierte stationäre Betreuung ist besonders effektiv; in spezialisierten „Stroke Units" erstversorgte Patienten haben deutlich bessere Chancen, 1 Jahr nach dem Schlaganfall noch am Leben zu sein und auch wieder im eigenen Zuhause ein selbstständiges Leben zu führen **Ⓐ**.
- Unabhängig von den zur Verfügung stehenden Ressourcen ist der für die Rehabilitation wichtigste Faktor echtes Engagement auf Seiten der Betreuer des Schlaganfallpatienten.
- Aufgabenbereich des Rehabilitationsteams:
  - Fixierung störungsspezifischer Rehabilitationsziele (z.B. Wiedereingliederung in die Arbeitswelt oder selbstständiges Wohnen im eigenen Zuhause).
  - Ausarbeitung eines Plans zur Erreichung dieser Ziele; dieser sollte in regelmäßigen Abständen überprüft und nötigenfalls aktualisiert werden.

Ablauf der Rehabilitationstherapie

1. Stationäre Intensivrehabilitation (SIR) **Ⓑ** im Akutkrankenhaus (bzw. einer „Stroke Unit"):
   - Mit einer Physiotherapie sollte bereits am Tag des Schlaganfalls oder am darauf folgenden Tag begonnen werden, anfänglich mit Lagerungstherapie und später mit immer anspruchsvolleren aktiven Übungen. Insbesondere sollte die gelähmte Seite trainiert und so verhindert werden, dass die nicht betroffene Seite die Funktionsverluste der gelähmten Seite kompensiert. In der Phase der Frührehabilitation sollte auf Hilfsmittel möglichst verzichtet werden. Die Evaluierung des Bedarfs an Hilfsmitteln sollte erst später erfolgen, wenn sich die Situation des Patienten bereits stabilisiert hat.
   - Im Krankenhaus sollten möglichst früh Bemühungen unternommen werden, auch andere Formen der Rehabilitation zu initiieren (beispielsweise Logopädie).
   - Das gesamte Betreuungsteam und die Angehörigen des Patienten sollten in die Rehabilitation einbezogen werden.
   - Eine akute Erkrankung führt häufig zu einer reaktiven Depression. Wird dieser Zustand rechtzeitig erkannt und behandelt, so fördert dies die Motivation zur Rehabilitation und verbessert ihre Ergebnisse.
   - Anfangs sollten tägliche Therapiesitzungen stattfinden.
   - Der Patient sollte entlassen werden, sobald er in der Lage ist, die Alltagsaktivitäten selbstständig zu bewältigen **Ⓑ**.
   - Wenn der Patient nach der Akutphase nicht selbstständig zu Hause leben kann, aber noch ein gewisses Rehabilitationspotenzial vorhanden ist, sollte eine weitere Intensivrehabilitation in einer spezialisierten Einrichtung erwogen werden.
2. Ambulante Intensivrehabilitation:
   - Die Intensivrehabilitation **Ⓑ** sollte nach der Entlassung aus dem Krankenhaus auf ambulanter Basis 2–3 × wöchentlich fortgeführt werden.
   - Die Intensivrehabilitation sollte erst abgebrochen werden, wenn keine weiteren Fortschritte mehr festgestellt werden können.
3. Sicherung des Rehabilitationserfolgs:
   - Der Übergang in die Erhaltungs- und Stabilisierungsphase der Rehabilitation erfolgt nach Abschluss der Intensivrehabilitation, im Allgemeinen 6 Monate bis zu 1 Jahr nach dem Schlaganfall.
   - Das dabei verfolgte Ziel ist eine nachhaltige Sicherung der Rehabilitationsergebnisse.
   - Dies erfolgt in der Regel durch:
     – je nach Fall mit 2–3 Physiotherapieserien pro Jahr
     – sonstige Therapieformen (wie etwa Logopädie), durch mehrere Behandlungssitzungen pro Jahr beziehungsweise regelmäßige Kontrollen
     – Gruppentherapie (z.B. Gruppensprachtherapie, Gedächtnistraining in der Gruppe etc.) je nach Bedarf
     – Schwer beeinträchtigte Patienten, die im häuslichen Umfeld gepflegt werden, kön-

nen, falls nötig, jeweils für 3–4 Wochen in eine Rehabilitationseinrichtung eingewiesen werden. Die Zielsetzung besteht darin, beim Patienten ein Maximum an Selbstständigkeit zu erhalten und gleichzeitig bei den Angehörigen die Motivation zur Hauspflege zu fördern.
- Therapien im Rahmen der Erhaltungsrehabilitation fallen eindeutig in den Verantwortungsbereich der primären Gesundheitsversorgung.

Anpassungstraining

- Wenn sich nach der Phase der Intensivrehabilitation die permanenten Folgen des Schlaganfalls abzeichnen, wird der Patient häufig depressiv und leidet an Anpassungsstörungen (weil er z.B. aus dem Arbeitsleben ausscheiden muss). In diesem Stadium ist häufig ein Anpassungstraining hilfreich.

36.93 Folgeschäden nach Schädelhirntrauma

Definition

- Definitionsgemäß ist eine Gehirnverletzung (auch „Kopfverletzung" genannt) ein Trauma des Kopfes, gefolgt von mindestens einem der folgenden Symptome:
  - jegliche Zeitspanne von Bewusstlosigkeit
  - jeglicher Gedächtnisverlust betreffend Vorfälle unmittelbar vor oder nach dem Unfall
  - jede Veränderung des mentalen Zustandes zur Zeit des Unfalls oder
  - fokalneurologische Zeichen oder Symptome, die auf eine Hirnverletzung deuten, welche vorübergehend oder bleibend sein können. Eine traumatische Gehirnverletzung kann auch durch die Ergebnisse bildgebender Untersuchungen diagnostiziert werden. Ein Schlag auf den Kopf ist für die Diagnose traumatische Gehirnverletzung nicht ausreichend.

Grundregeln

- Sämtliche Primärdaten zum Trauma werden sorgfältig dokumentiert, da sie für die Behandlung der Folgeschäden und die Planung der Rehabilitation wichtig sein können.
- Bleibende Folgeschäden können frühestens 1 Jahr nach dem Trauma bewertet werden.
- Eine neuropsychologische Untersuchung ist oft erforderlich, um das Ausmaß der Residualsymptomatik, den Grad der Behinderung und der funktionellen Kapazität des Patienten sowie die Arbeitsfähigkeit zu bestimmen und weitere Rehabilitationsmaßnahmen zu planen.

Allgemeine Bemerkungen

- Die Beurteilung und Behandlung von akuten Gehirnverletzungen werden in einem anderen Artikel erörtert (18.03).
- 12 Monate nach dem Trauma können üblicherweise Folgeschäden als permanent angesehen und keine Verbesserungen mehr erwartet werden. Kinder bilden eine bemerkenswerte Ausnahme, Verbesserungen können sich noch lange Zeit nach der Verletzung zeigen. Rehabilitationsmaßnahmen nach der Verletzung spielen für Art und Ausdehnung der bleibenden kognitiven Symptome ebenso eine Rolle wie bei der emotionalen und psychosozialen Bewältigung. Die dem Patienten zur Verfügung stehende Bewältigungskapazität kann erst beurteilt werden, wenn die behinderte Person real den Situationen und Aktivitäten der täglichen Routine ausgesetzt ist.

Bewertung des Schweregrades der Gehirnverletzung

- Der Schweregrad der Verletzung wird einmal aufgrund der Primärinformationen bestimmt, d.h. Mechanismus des Traumas, Dauer einer eventuellen Bewusstlosigkeit und posttraumatischen Amnesie (PTA) (18.03), der Bewusstseinszustand bei Einlieferung ins Krankenhaus (Glasgow Coma scale, siehe 17.03) sowie das Ergebnis der neurologischen Befunderhebung.
- Folgende Faktoren sind ebenfalls zu berücksichtigen: Gesundheitszustand vor dem traumatischen Ereignis, Ergebnisse der CT- und MRI-Untersuchungen, neuropsychologische Befunde sowie soziales und berufliches Umfeld.
- Bei der Beurteilung von CT und MRI-Befunden muss der Zeitverlauf der Untersuchungen berücksichtigt werden. Wiederholte Bilder (Follow-up) sind im Zusammenhang mit Überweisungen empfohlen.

Gehirnverletzung und Rehabilitation

- Einige Patienten mit mittelschweren bis schweren Gehirnverletzungen erholen sich so weit, dass sie wieder arbeiten können.
- Eine posttraumatische Epilepsie ist zu behandeln, man darf aber nicht vergessen, dass die nach einem Schlag auf den Kopf am häufigsten auftretende Form von Schwindel ein benigner Lagerungsschwindel ist, der gut auf eine Behandlung anspricht (38.72).
- Patienten nach Hirnverletzungen sollen nach Möglichkeit in speziellen Rehabilitationseinheiten behandelt werden.

36.94 Behandlung der Spastizität

Grundregeln

- Spastizität erfordert nicht unbedingt eine Behandlung. Sie kann auch als Stütze für Gliedmaßen mit Muskelschwäche dienen und die Bewegung erleichtern.
- Eine medikamentöse Behandlung ist angezeigt, wenn es bei adäquater Muskelstärke zu einer ausgeprägten Spastizität kommt.
- Eine medikamentöse Behandlung ist immer angezeigt, wenn ein vollständig gehunfähiger Patient unter spastischen Extremitäten leidet.
- Andere in Betracht kommende Behandlungsformen sind Regionalanästhesie eines Nervs oder von Nervenwurzeln mit Alkohol oder Phenol sowie bestimmte neurochirurgische Verfahren.

Allgemeine Informationen

- Eine ZNS-Schädigung führt zu Muskelsteifigkeit, die sich in Form von Spastizität oder Rigidität äußert. Die Spastizität wird durch Schädigung des pyramidal(-motorisch)en Systems hervorgerufen. Eine Rigidität, die auftritt, wenn der Muskel rasch gestreckt wird, ist typisch. Sie trifft anfangs auf starken Widerstand, der bei fortdauernder Streckung nachlässt. Das für motorische Schädigungen charakteristische „Klappmesserphänomen" bei Spastizität unterscheidet sich vom „Bleirohrphänomen" der Rigidität bei Erkrankungen des extrapyramidalen Systems.
- Die häufigste Ursache für die Schädigung des motorischen Systems sind zerebrovaskuläre Ereignisse (36.21, 36.23), Tumoren (36.80), Gehirn- und Rückenmarksverletzungen (36.60) sowie die MS (36.45).

Motorische Symptome

- Neben der Spastizität verursacht eine Schädigung der Pyramidenbahn auch
  - Muskelschwäche,
  - verstärkte Sehnenreflexe,
  - ein positives Babinski-Zeichen,
  - Krämpfe in den Streck- oder Beugemuskeln.
- Eine Schädigung der Motorik der unteren Extremitäten kann auch Symptome hervorrufen, welche die Blasen- und Darmfunktion betreffen:
  - erhöhte Miktionsfrequenz durch eine überaktive Blase („Detrusor hyperreflexie")
  - Inkontinenz

Medikamentöse Therapie

- Baclofen **D** und Diazepam sind bei Rückenmarksverletzungen wirksamer als bei Gehirnverletzungen. Unter den Nebenwirkungen beider Arzneimittel ist vor allem Benommenheit zu nennen; hohe Dosierungen verursachen auch Verwirrtheit, Unruhe und Hypotonie. Ein abruptes Absetzen der medikamentösen Therapie kann epileptische Anfälle auslösen. Tizanidin und Clonazepam sind sowohl bei Gehirn- als auch bei Rückenmarksverletzungen wirksam **D**.

Baclofen

- Für gewöhnlich beträgt die Initialdosis 2 bis 3 × 5 mg.
- Die durchschnittliche Dosierung ist 20 bis 30 mg/Tag.
- Die maximale Tagesdosis beträgt 75 mg.
- Eine Überdosis verursacht Muskelhypotonie, die vom Patienten als erhöhte Muskelschwäche empfunden wird.
- Baclofen kann auch intrathekal gegeben werden **A**.

Diazepam

- Die Dosis wird individuell angepasst, anfangs 2 bis 3 × 2,5 bis 5 mg.
- Nebenwirkungen treten vor Erreichen des therapeutischen Spiegels auf.
- Diazepam wird in Verbindung mit Baclofen eingesetzt und anfangs nur am Abend verabreicht.

Tizanidin

- Eine ausreichend spastizitätsmindernde Dosis beträgt 3 bis 4 × 4 bis 6 mg. Die Maximaldosis ist 3 × 12 mg.
- Zu den Nebenwirkungen gehören Benommenheit, Müdigkeit und Mundtrockenheit. Wird Tizanidin in Kombination mit Antihypertensiva eingesetzt, kann es Hypotonie und Bradykardie verursachen.

Antikonvulsiva

- Die Spastizität geht gelegentlich mit Muskelkrämpfen in den unteren Extremitäten und im Rumpf einher. Diese Spasmen sind von kurzer Dauer, aber schmerzhaft. Sie können mit Antikonvulsiva behandelt werden, z.B. mit Clonazepam 0,5 bis 2,0 mg für die Nacht.

Clostridium Botulinum – Neurotoxin

- Botulinustoxin wurde schon bisher zur lokalen Behandlung verschiedener Muskeldystonien gebraucht.
- Es kann auch in der Behandlung schwerer lokaler Muskelspasmen mit Fehlhaltungen und Schmerzen bei MS verwendet werden.
- Das Toxin wird in verschiedene Punkte des spastischen Muskels injiziert, sodass es in breiten Kontakt mit den Nerven-Muskelverbindungen kommt.
- Die Behandlung mit Botulinustoxin sollte nur von speziell ausgebildeten Ärzten mit Erfahrung mit der Therapie und der nötigen Ausrüstung

durchgeführt werden. Am Beginn ist die Therapie unter Elektromyographie- (EMG-)Kontrolle erforderlich.
- Die optimale muskelspezifische Dosis wird durch Dosisänderung in kleinen Schritten titriert.

Chirurgische Behandlung

- Ein chirurgischer Eingriff ist nur bei einer ausgeprägten, durch Rückenmarksschädigung hervorgerufenen Parese der unteren Extremitäten indiziert. Der die Spastizität aufrechterhaltende Reflexbogen wird durch **Ablation der Vorderhornnervenwurzeln in Höhe L1 bis S1** unterbrochen.
- Der Reflexbogen kann auch durch Regionalanästhesie **der Nervenwurzeln mit Alkohol oder Phenol** unterbrochen werden. Dieses Verfahren schädigt die Sakralnervenwurzeln und kann zu Blasen- und Darmfunktionsstörungen führen.
- Bei der **Myelotomie** wird der Reflexbogen in Höhe L1 bis S1 zwischen Vorder- und Hinterhorn unterbrochen. Die Wirkung hält lange an.
- Schmerz und Spastizität in den unteren Extremitäten können auch durch **Elektrostimulation** behandelt werden. Elektroden werden im Rahmen eines chirurgischen Eingriffs im Rückenmark implantiert. Dieses Verfahren wird nur bei Patienten angewandt, die von einer transkutanen Probestimulation profitieren.

Allgemeine Maßnahmen

- Die Spastizität kann auch durch kontinuierliche und regelmäßige **Physiotherapie** gemildert werden. Eine Eistherapie erhöht die Wirksamkeit der Physiotherapie.
- Das Ausmaß der Spastizität hängt auch von der Körperhaltung ab. So ist zum Beispiel die Spastizität der Extensoren in aufrechter Haltung weniger ausgeprägt als im Liegen.
- **Die Blasenfunktion** sollte engmaschig kontrolliert werden, denn sensorische Stimuli im Unterbauch können Krämpfe in den gelähmten Muskeln hervorrufen. Eine Detrusorhyperreflexie wird mit Anticholinergika behandelt.
- Besonderes Augenmerk ist der Prophylaxe und Behandlung von **Harnwegsinfekten** zu widmen.
- Für nicht gehfähige Patienten ist **Hautpflege** besonders wichtig, da schmerzhafte Dekubitalgeschwüre die Spastizität erhöhen.

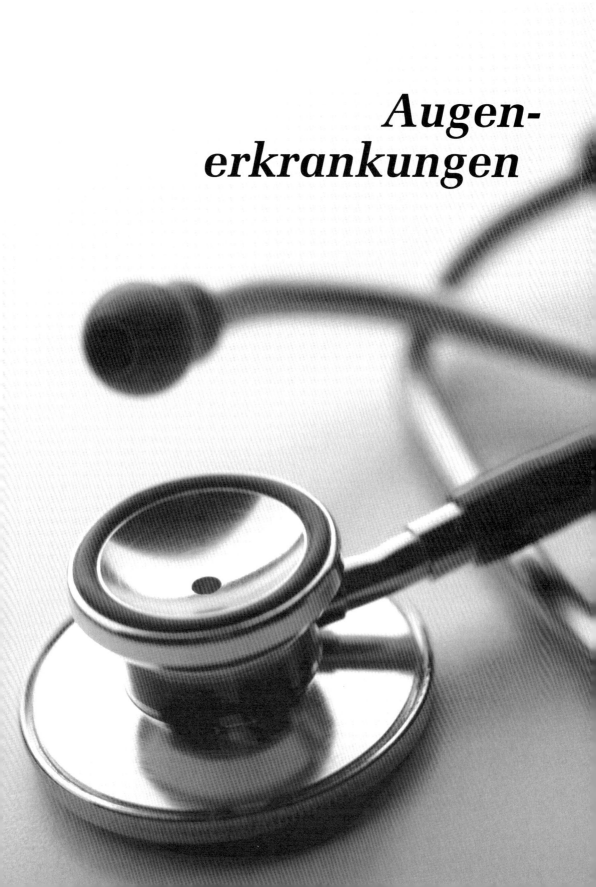

Augen-
erkrankungen

37.01 Visusbestimmung

- Grundlegende Sehfunktionen können innerhalb der Grundversorgung präzise bestimmt werden, vorausgesetzt, dass die Testmethoden bekannt sind und die einschlägigen Anweisungen eingehalten werden.
- Die Sehleistung (Visus) setzt sich aus mehr als 10 simultan ablaufenden Einzelfunktionen zusammen, die alle unabhängig voneinander gestört sein können. Eine Schädigung der Sehbahnen kann Symptome verursachen, die von einem unerfahrenen Untersucher sogar als Somatisierung missverstanden werden können. Wesentlich ist die korrekte Interpretation von visuellen Symptomen. Da für immer mehr Gebiete der Berufstätigkeit, wie etwa für die Büroarbeit, eine ausgezeichnete Sehleistung erforderlich ist, wird die Bedeutung der Visusbestimmung in Zukunft noch steigen.
- Bis jetzt liegen noch kaum Beweise dafür vor, dass generelle Screening-Untersuchungen von asymptomatischen älteren Menschen zu einer Verbesserung der Sehkraft führen können **C**. Trotzdem sollten in der Betreuung älterer Personen Sehtests, Brillen zur Korrektur von Refraktionsanomalien und Sehbehelfe ihren Platz haben. Die Lebensqualität und die Selbstständigkeit stehen in Beziehung zu der Qualität der sensorischen Funktionen im Bereich des Sehens und des Hörens.

Sehbahnen

- Die Stäbchen- und Zapfen in der äußeren Schicht der Retina absorbieren die Lichtenergie und wandeln sie in elektrische Signale um.
- Die visuellen Daten werden über den Nervus opticus zum lateralen Kniehöcker (Corpus geniculatum laterale) weitergeleitet und gelangen von dort zur primären Sehrinde im Okzipitallappen, wo Teile der vom linken und vom rechten Auge gelieferten Bilder miteinander verknüpft werden. In den assoziativen Arealen des Cortex wird dann die visuelle Information mit Daten kombiniert, die von anderen Sinnesorganen beziehungsweise vom Gedächtnis geliefert werden. Die subkortikale visuelle Information ist mit dem Gleichgewichtssinn, motorischer Funktion und der Raumwahrnehmung verknüpft.
- Bei der Sehleistung handelt es sich um eine zerebrale Funktion. Der periphere Teil des visuellen Systems liefert Daten wie eine Kamera. Von diesen sind am Arbeitsplatz und im Straßenverkehr vor allem die kontrastarmen visuellen Informationen und die Bewegungswahrnehmung wichtig. Die Orientierung einer sehbehinderten Person im Raum und ihre Fähigkeit, sich dort zurechtzufinden, müssen daher sowohl in einer vertrauten als auch in einer fremden Umgebung bewertet werden.

Methoden zur Visusbestimmung

- Die klinische Evaluierung des Sehvermögens umfasst traditionell die folgenden Einzelfunktionen: Sehschärfe, Binokularsehen, Farbensehen und Gesichtsfeld. Zusätzlich sind Akkommodation (insbesondere bei alterssichtigen Personen), Dämmerungssehen, Kontrastempfindlichkeit und Blendungsempfindlichkeit sowie die Wahrnehmung von Bewegungen wesentlich.

Sehschärfe

- Die Sehschärfe entspricht der Größe der kleinsten Sehprobenzeichen, die noch korrekt erkannt werden. Gemäß internationalen Empfehlungen sollte die Sehschärfe mittels einer Leseprobentafel gemessen werden, bei der der Abstand zwischen den Sehprobenzeichen (Optotypen) ihrer Breite entspricht und der Zeilenabstand der Höhe der darunter liegenden Zeichenzeile. Die alten Snellen-Tafeln werden heute zunehmend durch Tafeln mit Buchstaben, Zahlen und Symbolen ersetzt.
- Die WHO empfiehlt, dass die Sehschärfe in der Nähe und der Entfernung gemessen wird und dass für beide Messungen ähnliche Optotypen benutzt werden, um Unterschiede in der Nah- und Fernsehleistung feststellen zu können. whqlibdoc.who.int/hq/2003/WHO_PBL_03.91.pdf
- Die Verwendung von Lichtboxen mit einer standardisierten gleichmäßigen Ausleuchtung löst das Problem der nicht standardisierten Beleuchtung der Optotypen.
- Die Sehschärfe sollte bei Erwachsenen im Abstand von 4 Metern und bei Kindern im Abstand von 3 Metern gemessen werden. (Es sind jedoch in vielen Ländern noch immer Leseprobentafeln für einen Abstand von 5 bzw. 6 Metern in Gebrauch). Der Patient liest in jeder Zeile den 1. und letzten Optotypen bis zu der Zeile, wo er zu zögern beginnt. In dieser Zeile soll er dann alle Optotypen lesen. Wenn er weniger als 3 von 5 Optotypen korrekt erkennt, wird er gebeten, die Zeile darüber vorzulesen. Die Sehschärfe entspricht dem Wert der Zeile, in der mindestens 3 von 5 Optotypen korrekt erkannt wurden. Die sinnvollste Art der Dokumentation der Testergebnisse besteht in einer Angabe der folgenden Art: 0,8 (-2) [20/25 (-2); 6/9 (-2)]. Bei diesem Beispiel hatte der Patient 2 falsche Antworten in Zeile 0,8 [20/25; 6/9].
- Die Nahsehschärfe (Nahvisus) wird mit einer genormten Sehtafel im Abstand von 40 cm festgestellt oder, wenn der Patient eine Lesebrille trägt, in jenem Abstand, bei dem ihm die Brille zur

besten Sehleistung verhilft. Das Ergebnis kann beispielsweise folgendermaßen notiert werden: „Liest Zeile 0,8 bei einem Abstand von 52 cm". Die Sehschärfe kann dann berechnet werden, indem man den Abstand durch 40 dividiert und das Ergebnis mit dem Zeilenwert multipliziert $(52/40) \times 0,8 = 1,0$.

Kontrastsehen

- Die Kontrastsensitivität bezeichnet die Fähigkeit, Unterschiede in der Leuchtdichte zwischen benachbarten Flächen zu erkennen. Je blasser der Schatten, den eine Person erkennen kann, desto besser ist ihr Kontrastsehen.
- Die Kontrastsensitivität kann durch einen Optotypentest oder einen Gittertest ermittelt werden. Diese Tests sind bei Diabetikern zur Verlaufskontrolle der Sehleistung hilfreich (bei diesen kommt es zuerst zu einer Beeinträchtigung der Fähigkeit zur Wahrnehmung schwacher Kontraste, bevor dann die Kontrastsensitivität generell eingeschränkt ist), ferner in der Arbeitsmedizin (einige neurotoxische Substanzen beeinträchtigen das Kontrastsehen) sowie im Zuge der Abklärung von vagen visuellen Symptomen (beginnende Infektion des Sehnervs, bestimmte Vergiftungen).

Gesichtsfeld

- Das Gesichtsfeld bezeichnet das Areal, das mit einem unbewegten Auge auf einmal wahrgenommen werden kann. Demgegenüber ist das funktionelle Gesichtsfeld aufgrund der kontinuierlichen Augenbewegungen größer. Das zentrale Gesichtsfeld ist wichtig für anspruchsvolle Aufgaben im Nah- und im Fernbereich, während der periphere Teil des Gesichtsfelds für unsere Umgebungswahrnehmung bedeutsam ist, wenn wir uns bewegen bzw. fortbewegen.
- Die Gesichtsfelder können durch Fingerperimetrie, mit dem Konfrontationsperimeter oder durch Verwendung eines Stabs mit einer kleinen Kugel gemessen werden. Die zu untersuchende Person sitzt, schaut geradeaus und gibt an, wann und von welcher Seite sie die Finger, den Vice-Versa-Teststab oder die Kugel sieht. Der Untersucher folgt mit seinen Augen nicht der Bewegung der Finger, des Stabs oder der Kugel, sondern beobachtet, ob der Blick des Patienten geradeaus fixiert bleibt.
- Gesichtsfeldeinschränkungen (insbesondere homonyme) können mit den oben beschriebenen Methoden nachgewiesen werden, nicht aber kleine Skotome. Klinische Messungen differenzieren nicht zwischen einem völligen (absoluten) Gesichtsfeldausfall und einem partiellen Ausfall, bei dem die Bewegungswahrnehmung erhalten ist. Im zweiteren Fall kann eine Rehabilitation die Funktion erheblich verbessern.

Farbsehen

- Das Farbsehen kann in der Grundversorgung mit den Ishihara- **B**, Velhagen- oder HRR-Tests untersucht werden. Mit diesen Tests können die typischen Farbsinnstörungen im Rot-Grün-Bereich gut nachgewiesen werden, allerdings liefern diese Screeningmethoden auch bei einigen Normalsichtigen falsch positive Ergebnisse. Pathologische Befunde müssen daher durch Sortiertests wie etwa den Farnsworth-Panel-D-15-Test bestätigt werden. Von den Sortiertests ist der Good-Lite PV-16-Farbensehtest für die Grundversorgung geeignet. Art und Schweregrad der Störung können durch Einzeichnen der Ergebnisse in einen Protokollbogen bestimmt werden.
- Das Farbsehen sollte gemessen werden „zu Mittag an einem nordseitigen Fenster an einem Tag mit bedecktem Himmel". Um diesen Bedingungen zu genügen, sollte eine blaue „Daylight"-Lampe (Farbtemperatur > 6000 K) eingesetzt werden.

Dämmerungssehen

- Die Zapfenzellen funktionieren bei Tageslicht (photopisches Sehen) und die Stäbchenzellen bei geringer Lichtintensität (skotopisches Sehen). Bei geringen Leuchtdichten existiert ein größerer Bereich, in dem beide Zelltypen kombiniert zum Einsatz kommen (mesopisches Sehen). Eine rasche Adaptation und eine ausreichende Sehkraft bei geringer Lichtintensität sind für bestimmte Berufe besonders wichtig, aber auch für die Alltagsaktivitäten bedeutsam.
- Die Adaptationsgeschwindigkeit der Zapfen kann gemessen werden, indem man die Fähigkeit des Patienten, die Farben der roten und blauen Chips im CONE-Adaptationstests zu erkennen, mit jener des Untersuchers vergleicht (der natürlich ein normales Dunkelanpassungsvermögen haben muss). Die Bestimmung der Schwellenwerte für das Dämmerungssehen ist unter anderem bei der Einstellung von Sicherheitspersonal wichtig.

Akkommodation und Presbyopie

- Die Alterssichtigkeit stellt im Arbeitsleben ein so häufiges Problem dar, dass sie spezieller Aufmerksamkeit bedarf.
- Die Auswirkungen einer Presbyopie am Arbeitsplatz kommen besonders zum Tragen bei Büro- und Bildschirmarbeit, bei Kontrollaufgaben und sowie in Berufen, wo der Arbeitnehmer höher als in Augenhöhe befindliche Objekte klar erkennen können muss (Techniker, Krankenschwestern, Bibliothekare). Ergonomisch unzulängliche Verhältnisse, wie beispielsweise eine zu hohe Platzierung des Computerbildschirms, führen

zu Nickbewegungen, einem vorgestreckten Kinn und einer Vorwärtsneigung des ganzen Körpers, was Nacken-, Schulter- und Kreuzschmerzen zur Folge haben kann (s.a. 44.36).
- Neben der Sehschärfe sollten also ergonomische Bedingungen und die Beleuchtung am Arbeitsplatz presbyoper Arbeitnehmer beachtet werden.
- Bei Menschen mit Down-Syndrom sollte an eine mögliche Akkomodationsschwäche gedacht werden, ebenso wie bei Kindern mit lokomotorischen Behinderungen. Wenn der Augenkontakt nicht angemessen herstellbar ist, sollte ein Augenfacharzt zugezogen werden.
- Siehe www.lea-test.fi

37.02 Bewertung einer Beeinträchtigung und Behinderung durch Visusminderung

- Die große Mehrheit der Personen mit eingeschränktem Sehvermögen sind ältere Menschen, die auch noch an zahlreichen weiteren Behinderungen und chronischen Krankheiten leiden. Die Einstufung von völlig blinden Personen als sehbehindert ist eine klare Entscheidung. Hingegen wird sich bei nicht völlig Erblindeten das Ausmaß ihrer Behinderung in verschiedenen Situationen als unterschiedlich erweisen. Die folgenden 2 Fälle veranschaulichen dieses Problem: Herr A. hat ein normales Gesichtsfeld und ein zentrales Skotom. Bei Herrn B. liegt ein Tunnelsehen mit einem intakten zentralen Gesichtsfeld vor.
  - Herr A. hat keine Orientierungsprobleme, da seine periphere Sicht intakt ist, wohingegen Herr B. den Blindenstock benutzt.
  - Bei ihren Alltagsaktivitäten benutzen beide verschiedene Techniken, wie sie jeweils für Blinde, Sehbehinderte und Normalsichtige typisch sind.
  - Herr A. kann weder die Mimik seiner Gesprächspartner wahrnehmen noch Bekannte auf der Straße erkennen. Herr B. kann in einer Gruppenkommunikation keine Gesten oder Reaktionen der anderen Gruppenangehörigen wahrnehmen.
  - Da das Lesen für ihn ein langwieriger und mühsamer Prozess ist, benutzt Herr A. Hörbücher, während Herr B. ohne Probleme die Zeitung lesen kann.
- Es ist offensichtlich, dass zur Beurteilung des Grades der Sehschwäche dieser beiden Menschen nicht dieselbe Bezeichnung verwendet werden kann. Keiner der beiden ist blind, beide müssen sich aber in einigen Situationen der Techniken völlig blinder Menschen bedienen, wohingegen sie andere Aufgaben wie Normalsichtige bewältigen können.
- Für statistische Zwecke wird eine Sehbeeinträchtigung definiert als eine Sehschärfe von weniger als 6/18 (0,3, 20/60) (WHO/PBL/03.91 whqlibdoc.who.int/hq/2003/WHO_PBL_03.91.pdf) oder ein Restgesichtsfeld, das auf weniger als 10° vom Zentrum eingeschränkt ist. Wie 1992 von der WHO/ICEVI-Expertengruppe ausgeführt wurde, sollten diese Werte allerdings nicht als Grenzwerte für die Zuerkennung von Leistungen herangezogen werden.
- Die Planung von Rehabilitationsleistungen und besonderen Förderungen richtet sich nach dem Ausmaß der Funktionseinschränkung („Behinderung"). Deren Einschätzung erfordert eine gründliche Evaluierung aller visuellen Funktionen und deren Auswirkungen auf die Kommunikationsfähigkeit, die Bewältigung der Alltagsaktivitäten, die Orientierung und die Mobilität; dabei ist auch zu bewerten, ob Aufgabenstellungen erfüllt werden können, bei denen vor allem das Nahsehen zum Tragen kommt (z.B. Lesen und Schreiben). Hilfestellungen werden sodann in jenen Bereichen zu erbringen sein, in denen sie unabhängig von der Sehschärfe oder der Gesichtsfeldgröße besonders benötigt werden. Die nationalen Organisationen der Sehbehinderten haben ihre Vertreter auf regionaler und lokaler Ebene und können bei der Evaluierung der Notwendigkeit einer Rehabilitation und der Beschaffung von Hilfsmitteln beratend zur Seite stehen.
- Die neue Internationale Klassifikation der Funktionstüchtigkeit, Behinderung und Gesundheit (ICF) empfiehlt die Berücksichtigung von 9 verschiedenen Bereichen: Lernen und Wissensanwendung, allgemeine Aufgaben und Anforderungen, Kommunikation, Mobilität, Selbstversorgung, häusliches Leben, interpersonelle Interaktionen und Beziehungen, bedeutende Lebensbereiche, Gemeinschafts-, soziales und staatsbürgerliches Leben.
- Dass die ICF-Klassifikation nicht auf Kinder oder auf Personen mit Mehrfachbehinderungen anwendbar ist, stellt eine offensichtliche Unzulänglichkeit dar, da mehr als 50% der sehbehinderten Personen auch noch eine andere Behinderung, Störung oder chronische Erkrankung aufweisen, die ihre Lebensqualität signifikant beeinflusst.
- Der ICF für Kinder wird in Kürze verfügbar sein. 60–70% der sehbehinderten Kinder haben Mehrfachbehinderungen. Bei allen Kindern mit

motorischen Störungen oder Hörbehinderungen sollte nach Sehbehinderung gefahndet werden, ebenso bei Kindern mit mentalen Behinderungen oder nach Hirntraumen durch Unfälle oder Infektionen. Hirntraumen sind für mehr als ein Fünftel aller Sehstörungen bei Kindern verantwortlich. Das Ziel der WHO-Leitlinien ist die Verbesserung der Informationsqualität und Vereinfachung des Informationsaustausches zwischen Ärzten, Schulen und sozialen Diensten.
- Siehe www.lea-test.fi

37.03 Refraktionsfehler

Visusverschlechterung, siehe 37.05.

Zielsetzungen

- Das Verstehen der grundlegenden Funktionen des Auges als optisches System und seiner möglichen Störungen.

Definition

- Als Refraktionsfehler bezeichnet man ein Missverhältnis zwischen der Brechkraft des optischen Systems „Auge" und dessen Achsenlänge (also eine „falsche" Lage der Netzhaut, die dem Film in einer Kamera entspricht). Personen, bei denen dieses Verhältnis stimmt, sind „emmetrop". Ist dieses Verhältnis gestört, so liegt eine „Ametropie" (Fehlsichtigkeit) vor und es bedarf einer optischen Korrektur, um wieder eine Emmetropie zu erreichen.

Grundregeln

- Die wichtigsten Elemente des Refraktionssystems Auge sind die Hornhaut (43 dpt = Dioptrien) und die Linse (23 dpt), zusammen 66 dpt. Sie sorgen dafür, dass die von weit entfernten Objekten reflektierten und parallel einfallenden Lichtstrahlen auf der Netzhaut fokussiert werden, sodass dort ein scharfes Abbild entsteht. Beim emmetropen Auge liegt die Netzhautebene 23–24 mm hinter der Hornhaut.
- Die Brechkraft der Hornhaut lässt sich nicht verändern.
- Hingegen kann mit Hilfe der Ziliarmuskulatur die Brechkraft der Linse verstärkt werden (Akkommodation). Beim Blick in die Ferne entspannen sich die Ziliarmuskeln, während die als Linsenaufhängung fungierenden Zonulafasern gespannt sind; in dieser Situation weist die Linse ihre geringste Dicke, ihre größte Ausdehnung und ihre geringste Brechkraft auf. Für das Nahsehen muss akkomodiert werden: Die Ziliarmuskulatur wird gespannt, die Zonulafasern entspannen sich, der Krümmungsradius der aus einem elastischen Material bestehenden Linse erhöht sich und damit auch deren Brechkraft. Die Akkommodationsbreite nimmt allerdings mit zunehmendem Alter ab, was ab dem 40. bis 45. Lebensjahr wahrnehmbar wird (Presbyopie).
- Eine Ametropie ist in der Regel eher auf eine abnormale Achsenlänge des Auges zurückzuführen, selten auf eine veränderte Brechkraft der Hornhaut (Keratokonus, Cornea plana) oder der Linse (Kernsklerose, Spherophakie). Deshalb finden sich bestimmte Augenkrankheiten häufiger bei Myopen (Netzhautablösung), andere wiederum häufiger bei Hyperopen (Engwinkelglaukom, Verschlüsse der Retinavenen, senile Makuladegeneration).

Hyperopie (Weitsichtigkeit)

- Die meisten Kinder sind bei der Geburt weitsichtig, d.h. das Auge ist in Relation zum Linsensystem zu kurz. Kinder weisen in der Regel eine ausgezeichnete Akkommodationsfähigkeit (etwa 20 dpt) auf und können daher dieses Missverhältnis sehr gut kompensieren. Bis zum 7. Lebensjahr erreicht der Augapfel die Länge von 23–24 mm eines emmetropen Erwachsenen.
- Ein hyperopes Kind kann einen konvergenten Strabismus (Esotropie) entwickeln, insbesondere wenn ein Auge stärker hyperop ist als das Partnerauge (Anisometropie) und daher stärker akkommodieren muss. Dieses Zusammenwirken von Konvergenz und Akkommodation führt zu Esotropie.
- Eine starke Weitsichtigkeit findet sich seltener als eine Kurzsichtigkeit, sie ist aber deswegen unangenehmer, da dabei alle Objekte unabhängig von ihrer Entfernung unscharf abgebildet werden. Eine leichte Weitsichtigkeit kann leicht durch Akkommodation kompensiert werden (latente Hyperopie), aber da die Akkommodationsfähigkeit mit fortschreitendem Alter nachlässt, bekommen solche Patienten schließlich Augenbeschwerden (akkommodative Asthenopie), zuerst beim Nahsehen, wo ja der Akkommodationsbedarf am größten ist, später auch beim Blick in die Ferne.
- Die Symptome sind unterschiedlich:
  ○ Kopfschmerzen, vor allem Stirnkopfschmerzen, Schmerzen um die Augen herum
  ○ Magenprobleme
  ○ brennende Augen, Fremdkörpergefühl im Auge, müde Augen (Asthenopie)
  ○ Die Augen können auch gerötet sein.
- Differenzialdiagnostisch sollte an das Sicca-Syndrom (Schirmer-Probe und künstliche Tränen), an einen latenten Strabismus oder eine unzureichende Konvergenz gedacht werden.

- Gelegentlich führen eine diabetische Makulopathie, eine senile Makuladegeneration und eine zentrale seröse Retinopathie zu einem Makulaödem. Dadurch verringert sich die effektive Achsenlänge des Auges, das dann weitsichtig wird.

Behandlung
- Bei der Untersuchung fällt auf, dass auch beim Sehen in die Ferne akkomodiert wird.
- Wenn eine entsprechende Anpassung mit Konvexgläsern (Plusgläsern) erfolgt, sodass der Patient mit unangestrengten Augen in der Ferne sehen kann, ist ein jüngerer Mensch anfangs in der Lage, mit denselben Gläsern auch Tätigkeiten in der Nähe ohne Probleme zu erledigen. Später wird der Patient dann bifokale, trifokale oder multifokale (Gleitsicht-) Brillen brauchen, die sowohl das Sehen in der Ferne korrigieren als auch das geschwächte Akkommodationsvermögen beim Nahsehen kompensieren.

Myopie (Kurzsichtigkeit)
- Jeder 3. Jugendliche oder junge Erwachsene ist myop.
- Bei Myopen ist die Bulbuslänge für die Brechkraft zu groß. Von einem weit entfernten Objekt reflektierte Lichtstrahlen werden schon vor der Netzhaut fokussiert. Ein Millimeter Überlänge entspricht 2–3 Dioptrien an Kurzsichtigkeit (Achsenmyopie). Mit konkaven Brillengläsern (Minusgläsern) werden die einfallenden Lichtstrahlen zerstreut, sodass durch die Wirkung des Linsensystems des Auges ein scharfes Abbild in der Netzhautebene zustande kommt.
- Bei normalsichtigen Augen liegt die Fernpunktebene des Auges bei unendlich (in der Praxis wird dies mit 6 Metern gleichgesetzt). Bei einer Kurzsichtigkeit von 3 Dioptrien sieht man auf eine Distanz von 33 cm scharf (die in Dioptrien angegebene Brechkraft einer Linse beträgt 1/Brennweite in Metern). In diesem Beispiel ist die Brennweite 0,33-m (1/0,33-m = 3-dpt). Die Augen einer Person mit einer Kurzsichtigkeit von 3-dpt sind beim Lesen eines 33-cm entfernten Textes entspannt. Alle Objekte jenseits dieser Fernpunktebene werden jedoch nicht mehr scharf gesehen. Durch starkes Zusammenkneifen der Augen kann jedoch die Bildschärfe verbessert werden. Der verschmälerte Sehschlitz hat dann eine ähnliche Wirkung wie die Blende einer Kamera: je kleiner die Blendenöffnung, desto größer wird die Tiefenschärfe. Diesseits des Fernpunkts gelegene Objekte können nur mit Hilfe der Akkommodation scharf gesehen werden.
- Bei der Visusprüfung kann eine sogenannte stenopäische Lücke verwendet werden, um zwischen Brechungsfehlern und organischen Ursachen für eine Beeinträchtigung des Sehvermögens zu unterscheiden, da im letzteren Fall das Schauen durch ein Loch zu keiner Verbesserung der Sehkraft führt, sondern das Visusdefizit oft sogar noch verschlimmert. Ein mit einer Nadel in ein Blatt Papier gestochenes Loch kann als stenopäische Lücke dienen.
- Kurzsichtige sehen in der Ferne gelegene Objekte verschwommen. Kinder setzen sich zum Fernsehen näher als üblich an das Fernsehgerät heran, Schulkinder können nicht sehen, was auf der Tafel steht, insbesondere wenn sie groß sind und daher im hinteren Teil des Klassenzimmers sitzen. Solche Probleme treten erneut auf, wenn die Brille zu schwach wird.
- Autofahrer bemerken, dass sie in der Dunkelheit schlecht sehen, oder sie erkennen sogar bei Tageslicht die Verkehrszeichen nicht mehr.

Differenzialdiagnosen
- Ein Keratokonus und eine kataraktbedingte verstärkte Brechkraft der Linse können zu einer Myopie führen. Eine alterssichtige Person mit Katarakt kann andererseits möglicherweise wieder ohne Brillen lesen (sogenanntes „Zweites Sehen").
- Eine akute Schwellung der Linse bei einer Hyperglykämie (im Rahmen eines Diabetes mellitus) oder einer epidemischen Nephropathie verursacht eine vorübergehende Myopie.

Behandlung
- Konkave Gläser (Minusgläser) oder Kontaktlinsen.
- Gegenwärtig ist die Refraktionschirurgie populär. Eine Schwächung der Brechkraft der Hornhaut kann durch Einschnitte oder (häufiger) durch ein „Abschleifen" der Hornhaut mit einem Excimer-Laser und ähnliche Techniken erfolgen.
- Solche chirurgischen Eingriffe bergen das Risiko einer irreversiblen Schädigung der Hornhaut: es kann zur Narbenbildung kommen, die dann zu Schleiersehen führt **C**. Daher sind chirurgische Maßnahmen nicht die Therapie der Wahl bei Myopien, die mit Brillen oder Kontaktlinsen völlig risikolos behandelt werden können.

Astigmatismus
- Die Brechkraft der Hornhaut ist nicht gleichförmig, weil sie häufig eine unregelmäßige Krümmung aufweist; die Krümmung ist entweder nicht in allen Meridianen gleich (regulärer Astigmatismus) oder die Wölbung der Oberfläche ist völlig unregelmäßig (irregulärer Astigmatismus). Der reguläre Astigmatismus ist durch 2 verschiedene Krümmungsradien der Hornhaut gekennzeichnet: einen kleineren und einen größeren.

- Die stärker gewölbte Oberfläche bricht die Lichtstrahlen stärker als die weniger gewölbte, sodass auf der Netzhaut niemals ein scharfes Bild entsteht.

Symptome
- Die Patienten sehen die vertikalen und horizontalen Elemente eines Textes oder eines Bildes unterschiedlich scharf.
- Dies kann zu Kopfschmerzen und einer Überanstrengung der Augen führen.

Behandlung
- Korrektur durch eine Brille mit Zylindergläsern mit einer Brechkraft nur in einem Winkel von 90° zur Achse (regulärer Astigmatismus).
- Ein irregulärer Astigmatismus kann nicht mit Brillen korrigiert werden. Er tritt bei einem Keratokonus und einer Narbenbildung in der Hornhaut auf und kann mit harten Kontaktlinsen gut korrigiert werden, vorausgesetzt die Hornhautmitte ist klar. Bringen die Linsen nicht den gewünschten Erfolg, ist eine invasive Behandlung (Keratoplastik) indiziert.

Presbyopie (Alterssichtigkeit)
Grundregeln
- Die Akkommodationsamplitude, die bei Kindern noch beinahe 20 Dioptrien beträgt, verringert sich in den folgenden Lebensjahrzehnten zunehmend. Etwa ab dem 45. Lebensjahr beginnt die reduzierte Akkommodationsfähigkeit aufzufallen, da die notwendige Reserve von einem Drittel nicht mehr vorhanden ist. Etwa ab dem 60. Lebensjahr ist praktisch keine Akkommodation mehr möglich.

Behandlung
- Plusgläser, gegebenenfalls zusätzlich zu den benötigten Fernbrillen. Das Ausmaß dieser zusätzlichen Korrektur beträt etwa + 1 dpt bei 45-Jährigen und ein Maximum von + 2,5 dpt bei Personen über 60 Jahren.
- Stärkere Korrekturen sind im Nahbereich für stark Sehbehinderte sinnvoll. Der Bedarf an Vergrößerung wird mit einer einfachen Formel ermittelt: 1/Sehschärfe in der Ferne (z.B. für einen Fernvisus von 0,2 beträgt die benötigte zusätzliche Korrektur 5 dpt).

37.05 Visusverschlechterung
- Siehe Tabelle 37.05.

Grundregeln
- Der Ursache einer Visusminderung muss immer auf den Grund gegangen werden.
- Wenn die Ursache eines akuten Sehabfalls unklar bleibt, muss der Patient dringend einem Augenarzt vorgestellt werden. Je schneller der Sehverlust eingetreten ist, desto rascher muss gehandelt werden. Denken Sie vor allem an einen Zentralarterienverschluss.

Anamnese
- Betrifft die Visusminderung nur ein Auge oder beide?
- Trat die Sehstörung binnen Sekunden, Minuten, Stunden, Tagen, Monaten oder Jahren auf?
- Vorboten oder Begleitsymptome (lokale und systemische):
  - Rötung des Auges
  - schmerzendes Auge, Schmerzen bei Augenbewegungen
  - Schmerzen in der Schläfenregion, Kopfschmerzen oder Kieferschmerzen
  - Fieber, Müdigkeit, generalisierte Schmerzen
  - Gewichtsabnahme
  - sonstige Veränderungen der Sehfunktion (Mouches volantes, Blitze, Mikropsie [verkleinertes Sehen], Makropsie, Diplopie, Gesichtsfeldveränderungen)
- Komorbidität und Pharmakotherapie: Diabetes, hämatologische Erkrankungen, Hypertonie, Polymyalgia rheumatica oder sonstige Kollagenosen, Infektionen (z.B. HIV, Lyme-Borreliose) usw. Je nach geografischer Lokalisation ist an unterschiedliche Ursachen zu denken. Das Herkunftsland bzw. die Reiseanamnese ist zu erfragen (z.B. Onkozerkose, Lepra, Malaria).

Untersuchung
- Sehschärfe
- Gesichtsfeld (Fingerperimetrie)
- Augenbewegungen, Doppelbilder
- Pupillenreaktionen
- Ophthalmoskopie: Fundus-Rotreflex, Glaskörper, Optikusnerv, Retina und insbesondere die Makula

Plötzlicher Visusverlust oder Sehminderung: passager, schmerzlos, nur einige Sekunden dauernd
Papillenödem (Stauungspapille)
- Ätiologie
  - Erhöhter intrakranieller Druck breitet sich über den Subarachnoidalraum bis zur Opti-

Tabelle 37.05 Ursachen für eine Minderung der Sehkraft

	Lateralität[1]	Schmerzen	Rötung	Systemische Symptome
Sehsturz, binnen Minuten bis Stunden				
Zentralarterienverschluss	uni	nein	nein	möglich, TIA
Arteriitis temporalis	uni-bi	nein	nein	wesentlich: Gewichtsabnahme, Müdigkeit, akute und chronische Schmerzen = Polymyalgia rheumatica
Engwinkelglaukom	uni	ja	ja	ja: Kopfschmerzen, Bauchschmerzen, Übelkeit
Anteriore ischämische Optikusneuropathie	uni-bi	nein	nein	nein (Kardiovaskuläre Erkrankungen)
Zentralvenenverschluss	uni	nein	nein	nein (DM, Hypertonie, Gerinnungsstörungen)
Glaskörperblutung	uni	nein	nein	nein (Kardiovaskuläre Erkrankungen)
Foveablutung	uni	nein	nein	nein (Myopie)
Netzhautablösung	uni	nein	nein	nein (Myopie)
Vergiftung: Methanol, Alkohol, Chinin, Ethambutol, Thioridazin, Chloroquin	bi	nein	nein	ja
Visusminderung periodisch (mit typischer Dauer)				
Papillenödem (Sekunden, Sehsturzepisoden dauern weniger als eine Sekunde)	uni-bi	nein	nein	assoziiert mit erhöhtem intrakraniellen Druck
Okuläre TIA, Amaurosis fugax (Minuten)	uni-bi	nein	nein	kardiovaskuläre Morbidität, sonstige TIA-Symptomatik
Migräne (ca. 15–20 min., bis zu 1–2 Stunden)	uni-bi	nein	nein	sonstige Migränesymptomatik
Progredient (Tempo der Entwicklung)[2]				
Keratitis (Tage)	uni	ja	ja	nein (fragen Sie nach vorangegangenen Verletzungen und Kontaktlinsen)
Hornhautödem (Stunden)	uni-bi	nein/ja	nein/ja	möglich (Engwinkelglaukom)
Endophthalmitis (Stunden–Tage)	uni	ja	ja	nein (fragen Sie nach vorangegangenen Augenoperationen oder -verletzungen)
Iridozyklitis (Tage)	uni[3]	ja	ja	möglich (rheumatische Erkrankungen, diverse Systemkrankheiten)
Katarakt (Stunden–Tage)	uni-bi	nein	nein	nein
Offenwinkelglaukom (Monate, Jahre)	uni-bi	nein	nein	nein
Optikusneuritis (1 Tag–mehrere Tage)	uni-bi[3]	nein	ja	möglich (MS)
Kompressionsläsion des N. opticus/der Sehbahn	uni-bi	nein	nein	möglich
Chorioretinitis (Tage–Wochen)	uni[3]	nein	ja	möglich
Makulaödem (Stunden–Tage)	uni-bi	nein	nein	möglich (DM), venöse Thrombosen
Altersabhängige Makuladegeneration (Tage–Wochen)	uni-bi	nein	nein	nein
Makulaloch und präretinale Fibrose (Tage-Monate)	uni	nein	nein	nein (in Kombination mit einer inkompletten Glaskörperabhebung)
Hereditäre retinale Degeneration z.B. Retinitis pigmentosa (Jahre)	bi	nein	nein	möglich (Syndrome)

[1] uni = unilateral, bi = bilateral
[2] In einem Zeitraum von Sekunden, Minuten, Stunden, Tagen, Wochen, Monaten, Jahren.
[3] Beide Augen können zu unterschiedlichen Zeiten betroffen sein und Rezidive sind möglich.

kusnervenscheide aus und führt zu einer Behinderung bzw. Unterbrechung der axonalen Impulsleitung.
  - Ursachen können Hirntumore, subdurale oder subarachnoidale Blutungen, Meningitis, Enzephalitis, ein Hirnabszess oder ein Hydrozephalus sein.
- Symptome und Befunde
  - gelegentlich Diplopie (Abduzensparese)
  - Schwindel, Kopfschmerzen, Übelkeit und Erbrechen, insbesondere am Morgen
  - Tinnitus
  - blinder Fleck vergrößert, ansonsten normales Gesichtsfeld
  - Ein Papillenödem ist häufig schon ophthalmoskopisch nachweisbar.
    1. Frühphase: Papillenrand unschärfer, zentrale Vorwölbung der Papille, fehlender Venenpuls (im Unterschied zu Drusenpapillen)
    2. Fortgeschrittene Phase: Prominenz des Papillenkopfs, deutliche Randunschärfe, Blutungen, Stauung der Netzhautvenen, retinale Infarkte
    3. Chronisches Stadium: erweiterte Kapillaren
    4. Atrophisches Stadium: Optikusatrophie, Visusabfall
- Differenzialdiagnosen
  - Schwere hypertensive Retinopathie:
    – bilateral
  - Zentralvenenverschluss:
    – unilateral
  - Papillitis:
    – unilateral, bei Kindern meist bilateral (70%)
  - Pseudopapillenödem (hyperopes Auge, Drusen und andere Papillenanomalien); bei unklarer Diagnose sollte der Patient an einen Augenfacharzt überwiesen werden.
- Im Falle eines bilateralen Papillenödems Überweisung des Patienten in eine neurologische oder neurochirurgische Abteilung.
- NB: Eine Papille ist möglicherweise atrophisch (Sehschärfe vermindert) und reagiert nicht mehr auf das Ödem, obwohl die zugrunde liegende Ursache ein erhöhter intrakranieller Druck ist.

Akuter Sehsturz (binnen Sekunden), schmerzlos

Zentralarterienverschluss

- Siehe 37.40.
- Ätiologie
  - Der Embolus oder Thrombus kann aus dem Herzen kommen (Auflagerungen an den Klappen, wandständiger Thrombus, oder aus atherosklerotischen Plaques der Aorta oder – häufiger – der Karotiden).
  - Transiente ischämische Attacken (TIA) gehen einem Verschluss häufig voraus. Eine Amaurosis fugax ist eine okuläre TIA, die sich als eine plötzliche und wenige Minuten (3–5) bis zu einer halben Stunde anhaltende Erblindung manifestiert. Auslöser sind im Allgemeinen Cholesterinemboli. Eine vertebrobasiläre Durchblutungsstörung ist assoziiert mit verwaschenem Sprechen und einem weniger als 1 Minute dauerndem Visusverlust.
  - Der typische Patient ist eine Person fortgeschrittenen Alters mit kardiovaskulärer Morbidität, selten ein junger Patient mit Klappenvitium.
  - Eine Arteriitis temporalis muss immer ausgeschlossen werden (die Sehkraft des anderen Auges kann mit einer Kortikosteroidtherapie gerettet werden!).
- Befunde
  - Sehschärfe reicht von der Wahrnehmung von Handbewegungen bis zur Lichtscheinwahrnehmung
  - afferenter Pupillendefekt
  - Der Fundus ist anfänglich normal, er wird jedoch innerhalb von 60 Minuten milchweiß und ödematös mit einem „kirschroten Fleck" in der Makula.
  - Bisweilen sind intravaskulär glitzernde Cholesterinplaques (Hollenhorst-Plaques) oder sklerotische Emboli zu sehen.
- Erste Hilfe
  - Ein fester, etwa 1 Minute haltender Druck mit den Fingerspitzen gefolgt von einer plötzlichen Druckentlastung kann bewirken, dass die Emboli sich von der Zentralarterie in einen Arterienast verlagern, wenn der intraokuläre Druck bei der Druckentlastung plötzlich sinkt. Dieses Vorgehen stellt zumindest in einem Teil der zentralen Netzhaut die Durchblutung wieder her. Der Patient kann auf dem Weg zum Arzt die intermittierende Druckmassage fortsetzen.
  - Falls die Anweisungen telefonisch gegeben werden, muss nach rezenten Augenoperationen (z.B. Katarakt) gefragt werden!
  - In der Notfallsituation können eventuell 250 mg ASS und eine Tablette Acetazolamid p.o. gegeben werden, danach wird der Patient schnellstens an eine ophthalmologische Abteilung transportiert. (Cave: Sulfonamidallergie!) Bei geschwächten Patienten ist Vorsicht angezeigt.
  - An der Augenabteilung kann zur raschen Senkung des IOD eine Punktion der Vorderkammer (Parazentese) vorgenommen werden.
  - Die Thrombolyse ist derzeit noch in Erprobung.

Anteriore ischämische Optikusneuropathie (AION)
- Ätiologie
  - Die häufigste Ursache für einen plötzlichen Visusverlust bei über 50-Jährigen. Tritt auch bei jüngeren Personen mit prädisponierenden Faktoren auf (Fettstoffwechselstörungen, Diabetes, Rauchen, Drusen, kleine Papillen). Auch an eine Arteriitis temporalis ist zu denken.
  - Die Durchblutungsstörung betrifft häufig den Nervus opticus selbst.
- Befunde
  - Die Pupillenreaktion auf Licht ist eingeschränkt oder nicht vorhanden (relativer afferenter Pupillendefekt [RAPD], also Marcus-Gunn-Phänomen).
  - blasse, ödematöse Papille
  - horizontale Gesichtsfeldausfälle
- Differenzialdiagnose
  - Papillenödem (bilateral, Visus normal oder nur geringfügig beeinträchtigt)
- Behandlung
  - Wenn möglich, Erkennen und Behandlung der prädisponierenden Faktoren.
  - Acetylsalicysäure
  - Wenn eine Arteriitis temporalis nicht ausgeschlossen werden kann, Gabe von Kortikosteroiden zur Vermeidung eines Visusverlusts im anderen Auge.

Plötzliche Erblindung mit Kopfschmerzen oder generalisierten Symptomen

Arteriitis temporalis, Polymyalgia rheumatica
- Siehe 21.46.
- Symptome:
  - Die Patienten sind überwiegend älter als 45 Jahre.
  - Schmerzen im Schläfenbereich, Kopfschmerzen, Claudicatio des Kiefers (Ischämie der Kaumuskeln) und Probleme beim Essen
  - Berührungsempfindlichkeit/Druckdolenz im Schläfenbereich
  - verminderte Sehschärfe
  - Fieber, Gewichtsabnahme, Muskelschmerzen über Wochen oder Monate
- Die wichtigste Untersuchung:
  - Blutsenkungsgeschwindigkeit (unverzüglich!): normalerweise erhöht (über 40, häufig 80–100 mm/h), Thrombozytenzahl
- Sicherung der Diagnose:
  - Wenn durchführbar, Biopsie der A. temporalis. Die Therapie wird schon vor dem Einlangen des Biopsiebefundes eingeleitet.
- Therapie:
  - Prednisolon, anfangs in hohen Dosen i.v.

Plötzliche Sehverschlechterung nach dem Konsum toxischer Substanzen
- Methanolvergiftung
  - Schon eine kleine Menge Methanol verursacht eine toxische Optikusneuropathie und einen akuten Visusabfall.
  - Die Papille ist hyperämisch.
  - Die Diagnose basiert auf der Anamnese, die auf den Konsum von Methanol schließen lässt.
  - Sofortige Einweisung in eine Intensivstation: Behandlung der Azidose.
  - Chinin-induzierte Erblindung: siehe 37.46
    - Eine hohe Dosis Chinin kann binnen 6–24 Stunden nach Einnahme des Wirkstoffs zu einer schweren und nur teilweise reversiblen Sehschädigung führen.
  - Ethambutol kann eine toxische Optikusneuropathie hervorrufen, Thioridazin und Chloroquin eine toxische Retinopathie.

Schmerzlose Sehminderung über Stunden

Hypertensive Retinopathie
- Ätiologie
  - Ein hoher Blutdruck führt zu einer akuten Verengung der Netzhautarterien (Autoregulation) und langfristig zu einer Hypertrophie der glatten Muskulatur der Arterienwände (Arteriosklerose).
  - Eine hypertensive Retinopathie tritt in Verbindung mit einer Präklampsie und einer malignen Hypertonie auf und findet sich insbesondere auch bei schlecht eingestellten älteren Patienten mit Hypertonie.
- Befunde
  - Akute Form: extreme Engstellung der Netzhautarteriolen, Papillenödem, Netzhautblutungen (flammen-, punkt oder fleckförmig) und Lipidexsudate, Makulaödem.
  - Chronische Form: allgemeine und topische Sklerose der Netzhautarteriolen: Gefäßengstellung (Arterie/Vene < 2/3), Gefäßwandverdickungen, die als deutliche Reflexstreifen imponieren (Kupfer- und Silberdrahtarterien) pathologische arteriovenöse Kreuzungszeichen, Netzhautblutungen und Lipidexsudate.
- Behandlung
  - Die akute Form stellt einen Notfall dar: Überweisung an eine Abteilung für Innere Medizin.
  - Die Sehverschlechterung ist weitgehend reversibel.

Zentralvenenverschluss
- Siehe 37.41.
- Der typische Patient ist Diabetiker oder Hypertoniker und über 50 Jahre alt.

- Die zugrunde liegende Ursache ist häufig ein unbehandeltes Glaukom oder eine für Venenthrombosen prädestinierende Erkrankung (Diabetes, Hypertonie, Polycythaemia vera, Einnahme oraler Kontrazeptiva oder Gerinnungsstörungen).
- Die Sehschärfe reicht von fast normal bis zur bloßen Wahrnehmung von Handbewegungen.
- Fundus: großflächige retinale Punkt- und Fleckblutungen und Lipidexsudate, Ödeme, Venen prall erweitert und geschlängelt, Papille ödematös, retinale Mikroinfarkte („Cotton-Wool-Areale").
- Untersuchungen
  - Blutdruck
  - Blutzucker
  - Blutfette
  - Hb, Hk, Erythrozytenzahl und weißes Blutbild
  - Augeninnendruck
  - Fahndung nach Gerinnungsstörungen
- Behandlung
  - Keine unmittelbare Behandlung der Thrombose selbst. Innerhalb 1 Monats Einweisung in eine Augenabteilung zur Abklärung, ob eine Lasertherapie zur Prophylaxe eines Neovaskularisationsglaukoms indiziert ist.

Glaskörperblutung

- Siehe 37.42.
- Kann zu einer plötzlichen Sehverschlechterung führen.
- Der Patient klagt über plötzlich aufgetretene dunkle Wolken, Flocken oder „Rußregen" (Mückenschwärme/Mouches volantes, „Spinnengewebe") im Blickfeld, die mitwandern können, wenn er die Augen oder den Kopf bewegt.
- In den meisten Fällen ist eine sogenannte hintere Glaskörperablösung oder eine diabetische oder andere proliferative Retinopathie (z.B. ein Verschluss der Zentralvene oder ihrer Äste, manchmal ein Zentralarterienverschluss oder ein sogenanntes okuläres ischämisches Syndrom) die Ursache.
- Weitere mögliche Ursachen sind eine senile Makuladegeneration, eine Netzhautablösung mit Schädigung der Retinalvene, ferner intraokuläre Tumoren (z.B. ein malignes uveales Melanom) beziehungsweise ein stumpfes oder perforierendes Trauma.
- Die Ophthalmoskopie zeigt einen Rotreflex mit einem dunklen, wandernden Schatten im Glaskörper.
- Der Patient sollte binnen 24 Stunden einem Augenarzt vorgestellt werden, insbesondere wenn er Blitze wahrnimmt und kein Diabetiker ist (Ausschluss einer Netzhautablösung).

Sehverschlechterung innerhalb von Stunden mit Kopfschmerzen und gastrointestinalen Beschwerden als Begleitsymptomatik

Glaukomanfall

- Siehe 37.34.
- Der Patient klagt über Augenschmerzen und/oder Kopfschmerzen, bisweilen berichtet er über das Wahrnehmen von Farbenringen um Lichtquellen herum (als Folge eines Hornhautödems).
- Übelkeit und Erbrechen treten häufig auf.
- Das Auge ist im Allgemeinen hoch rot, die Hornhaut (häufig) trüb, die Pupille mittelweit, vertikal-oval und lichtstarr, die Vorderkammer ist flach.
- Der Augeninnendruck ist stark erhöht (im Allgemeinen > 60 mmHg).
- Als Differenzialdiagnosen sind ein akutes Abdomen und eine potenzielle Kopfschmerzursache (beispielsweise eine Subarachnoidalblutung) in Betracht zu ziehen.
- Erste Hilfe
  - Acetazolamid 500 mg i.v. oder per os, jedoch nur, wenn keine Sulfonamidallergie besteht.
  - Unverzügliche Überweisung des Patienten an eine ophthalmologische Fachabteilung, wo mittels Laserbehandlung eine Flüssigkeitsentlastung durch die Iris erreicht werden kann.

Sehverschlechterung innerhalb von Tagen mit anfänglichen leichten Augenschmerzen

Iridozyklitis

- Siehe 37.32.

Chorioretinitis

- Verursacher sind unter anderem Toxoplasma gondii, Toxocara canis (Hundespulwurm), Mycobacterium tuberculosis sowie das Zytomegalie-Virus bei HIV- oder aufgrund anderer Ursachen immungeschwächten Patienten.
- Zu den häufigsten Symptomen zählen Visusminderung und Mouches volantes.
- Die Diagnose erfordert eine Fundusuntersuchung unter Pupillenerweiterung. Die Therapie erfolgt in einer ophthalmologischen Fachabteilung.

Retinitis

- Wird etwa bei der Lyme-Borreliose gesehen.
- Herpesviren können ein sogenanntes akutes retinales Nekrosesyndrom auslösen.

Endophthalmitis

- Es handelt sich um eine Infektion des Augeninneren durch Bakterien (akut: Staphylococcus

epidermidis, S. aureus, Streptococci, Pseudomonas aeruginosa; chronisch: Propionibacterium acnes) oder Pilze.
- Zu den prädisponierenden Faktoren zählen rezente Augenoperationen (z.B. nach Katatraktoperation in ≤ 0,1% der operierten Augen), penetrierende Verletzungen, perforierende Hornhautulzera, systemische Erkrankungen wie Diabetes, Immunsuppression oder Narkotikaabusus.
- Symptome und klinische Zeichen sind Lidschwellungen, ausgeprägte Hyperämie, Schmerzen, Visusabfall, Leukozyten in der Vorderkammer (Hypopyon) und fehlender Rotreflex.
- Der Patient muss zur Rettung seines Augenlichts sofort an eine Augenabteilung überwiesen werden (intravitreale und lokale Antibiotikagaben, paraokuläre und systemische Steroide).

Sympathische Ophthalmie
- Autoimmune granulomatöse Entzündungsreaktion des zuvor gesunden Partnerauges („sympathisierendes" Auge) einige Tage bis zu mehreren Jahrzehnten nach einer schweren penetrierenden Verletzung des anderen Auges. Zellen und Rötung in der Vorderkammer.
- Überweisung des Patienten an eine Augenabteilung

Entwicklung einer Sehminderung über mehrere Tage hinweg mit Schatten im Gesichtsfeld

Netzhautablösung oder Glaskörperabhebung
- Siehe 37.43.
- Der Patient ist meist myop und hat eine Kataraktoperation, eine stumpfe Augenverletzung oder eine Glaskörperabhebung in der Anamnese.
- Eine hintere Glaskörperabhebung tritt in der Regel nach dem 60. Lebensjahr auf, bei Myopen auch schon im 4. Lebensjahrzehnt. Sie verursacht lästige, aber im Allgemeinen harmlose Erscheinungen, wie Mouches volantes und Lichtblitze (Photopsie), was darauf hindeutet, dass der schrumpfende Glaskörper eine Zugspannung auf die Netzhaut ausübt, die wiederum zu einem (üblicherweise hufeisenförmigen) Netzhauteinriss und/oder zu einer Blutung führen kann.
- Der Patient nimmt Lichtblitze, Mückenschwärme und einen dunklen Schatten am Rande des Gesichtsfelds wahr. Das zentrale Sehen wird erst dann beeinträchtigt, wenn die Ablösung die Fovea erreicht.
  - Wenn der Patient in einen schwach beleuchteten Raum tritt, sieht er einen Lichtblitz immer im selben Gesichtsfeldareal eines Auges (im Gegensatz dazu kommt es bei einer Migräne zu einer Bildstörung ähnlich wie bei in einem schlechten Fernsehempfang und es sind meist beide Augen betroffen).
- Ist die Ablösung so groß und so zentral gelegen, dass sie in der direkten Ophthalmoskopie darstellbar ist, so fehlt ein Rotreflex für die abgelösten Areale und es zeigt sich eine flottierende, gräuliche, vorhangartig gefältelte Retina mit geschlängelten Blutgefäßen im Glaskörperraum; kleinere, peripher gelegene Ablösungen sind in der direkten Ophthalmoskopie oft kaum auszumachen.
- Therapie
  - Überweisung des Patienten an eine ophthalmologische Fachabteilung am nächsten Morgen. (Ein chirurgischer Eingriff sollte innerhalb 1 Woche erfolgen und hat einen noch höheren Dringlichkeitsgrad, wenn die Makula noch nicht abgelöst ist.)
  - NB: Bei Kurzsichtigen kann sich innerhalb von Monaten aus kleinen peripheren Netzhauteinrissen eine Ablatio retinae ohne akute Symptomatik entwickeln. Erst wenn schon ein großer Teil der Netzhaut abgelöst ist, bemerkt der Patient eine Einengung des Gesichtsfelds; wenn sich dann auch die Makula ablöst, kommt es zu einem plötzlichen Visusverfall.

Entwicklung einer Sehverschlechterung über mehrere Tage hinweg bei gleichzeitigem Auftreten von dumpfen, durch Augenbewegungen verstärkten Schmerzen

Retrobulbäre Optikusneuritis, Papillitis (Sehnervenneuritis)
- Ätiologie
  - meist unbekannt
  - Frauen sind häufiger betroffen als Männer.
  - Möglicherweise wurde bereits die Diagnose „Encephalitis disseminata" (Multiple Sklerose – MS) gestellt oder die retrobulbäre Neuritis ist die erste und einzige MS-Manifestation, bevor Jahre später weitere Symptome dieser Erkrankung auftreten. Eine MS mit einer Optikusneuritis als Erstsymptom hat in der Regel eine bessere Prognose.
  - virale Infektionen
  - Onchozerkose (Flussblindheit), Lyme-Borreliose.
- Sehverschlechterung und Zentralskotom. Bisweilen ist der Visus auf das Wahrnehmen von Handbewegungen beschränkt.
- Störungen des Farbsehens und der Kontrastsensitivität.
- Es liegt eine relative afferente Pupillenstörung vor, auch wenn die Sehschärfe beinahe normal ist (Marcus-Gunn-Phänomen).
- Die Papille ist möglicherweise ödematös und hyperämisch, wenn der Sehnervenkopf entzün-

det ist (Papillitis), nach einer Neuritis hingegen ist sie abgeblasst und atroph.
- Ansonsten ist das Auge unauffällig.
- Differenzialdiagnosen
  - frühes Papillenödem (nahezu immer beidseitig)
  - Hirntumor (Meningiom) oder sonstige Ursache für eine Kompression des Optikusnervs (bei atypischen Patienten ist stets ein Neuroimaging indiziert).
  - Papillendrusen – führen zu keiner Sehminderung.
  - anteriore ischämische Optikusneuropathie (im Allgemeinen bei älteren Patienten)
  - Arteriitis temporalis (ältere Patienten)
- Behandlung
  - In leichten Fällen nur Verlaufskontrollen und allenfalls Gabe von Vitamin B, obwohl dessen Wirksamkeit nicht bewiesen ist.
  - Bei einer manifesten Visusreduktion sollte der Patient im stationären Rahmen einen Cortisonstoß i.v. (1 g, 3 Tage lang) erhalten, obwohl Steroide keinen Langzeitnutzen hinsichtlich einer Verbesserung der Sehvermögens haben dürften **B**.

Visusminderung und/oder Metamorphopsie, Mikropsie, Makropsie

- Die Symptomatik entwickelt sich im Verlauf von mehreren Tagen oder Wochen.
- Ödeme oder ein Zug auf das Makulazentrum führen zu einem Verzerrtsehen (Metamorphopsie) und zu Veränderungen in der Bildgröße (meistens zu einer Mikropsie). Diese Symptome können für den Patienten sehr verwirrend sein.
- Verschiedene Ursachen sind möglich:
  - Ist der Patient Diabetiker, dann ist die Ursache zumeist eine Leckage aus den Kapillaren in die Fovea (diabetisches Makulaödem).
  - Bei der senilen Makuladegeneration kommt es zu Exsudaten aus den Gefäßneubildungen unter der Netzhaut.
  - Makulaloch oder präretinale Fibrose als Folge einer „erfolglosen" hinteren Glaskörperabhebung.
  - Bei Diabetikern und bei Patienten mit Retinitis oder bestimmten Uveitiden (zystisches Makulaödem) kann eine Kataraktextraktion eine Leckage aus den Kapillaren der Makula verursachen.
  - Eine schwere Myopie kann zu einer Ruptur der unterhalb der Makula gelegenen Strukturen und zum Einsprossen von brüchigen Kapillaren aus der Chorioidea durch die Bruch'sche Membran führen.
  - Die sogenannte zentrale seröse Chorioretinopathie wird bei gestressten und beruflich stark in Anspruch genommenen Personen gesehen, vorwiegend bei Männern, aber auch bei schwangeren Frauen. Eine spontane Ausheilung binnen wenigen Monaten ist möglich.
  - Retinale Makroaneurysmen können intraretinale Blutungen auslösen.
- Eine Metamorphopsie erfordert immer eine Überweisung an einen Augenspezialisten. Besonders Diabetiker und einige Patienten mit einer senilen Makuladegeneration benötigen eine Lasertherapie oder eine Behandlung mit VEGF-Inhibitoren. Patienten mit Makuladegeneration haben eine dringliche Behandlungsindikation.

Schmerzlose Sehminderung mit langsamer Progredienz (über Monate oder Jahre)

Katarakt
- Siehe 37.33.
- Gelegentlich uniokulare Diplopie oder Polyopie.
- Blendungsempfindlichkeit, besonders gegenüber Scheinwerferlicht von entgegenkommenden Autos.
- Roter Fundusreflex uneinheitlich, teilweise nicht sichtbar oder gänzlich fehlend. Augenhintergrund möglicherweise überhaupt nicht einsehbar.
- Bei Diabetikern, Patienten unter einer Kortikosteroidtherapie oder nach stumpfen Augenverletzungen kann sich eine Katarakt frühzeitig und schnell entwickeln, ansonsten tritt sie meist erst nach dem 60. Lebensjahr auf.
- Der Zeitpunkt der Operation hängt von der Geschwindigkeit der Sehverschlechterung und von den Anforderungen an das Sehvermögen des Patienten (Beruf und Alltagsaktivitäten) ab.

Refraktionsanomalien
- Siehe 37.03.

Myopie
- Beim Sehen in der Ferne kneift der Patient die Lider zusammen oder blinzelt, während das Nahsehen normal ist. Der Patient hat eventuell Probleme, aus derselben Distanz wie andere Personen einem Fernsehprogramm zu folgen, oder er kann in der Schule die Tafel nicht richtig sehen.
  - Die Sehleistung in der Ferne (herabgesetzt) und in der Nähe (normal) getrennt prüfen. Eine stenopäische Lücke verbessert das Sehen in der Ferne.

Hyperopie
- Meist symptomlos bis ins Alter, in dem das Nahsehen beeinträchtigt ist. Schüler oder Studenten zeigen manchmal Kopfschmerzen, die im Lauf des Tages zunehmen, und wie ein zu enges Stirnband empfunden werden, sowie Augenmüdigkeit, Gefühl der Augenüberbeanspruchung (As-

thenopie), gelegentlich auch Fremdkörpergefühl in den Augen. Diese Symptome werden durch die übermäßige Akkommodation verursacht.
- Je nach Grad der Hyperopie kann der Fernvisus ohne Brillen gut sein, hingegen können Schwierigkeiten und Beschwerden beim Nahsehen auftreten. Es kann aber auch eine Visusminderung sowohl in der Ferne als auch beim Nahsehen gegeben sein. Beim Versuch, Objekte in der Nähe zu fixieren, kann zur Hyperopie eine Esotropie hinzutreten.

Astigmatismus
- Geschriebenes erscheint gelegentlich unscharf, die Betroffenen haben oft den Eindruck einer Überbeanspruchung der Augen (Asthenopie).

Sehminderung und Gesichtsfeldausfälle mit Progredienz über Monate oder Jahre

Primäres Offenwinkelglaukom (Glaucoma chronicum simplex)
- Kann fast bis zum Schluss asymptomatisch bleiben.
- Die Papille ist blass und zeigt eine ausgeprägte Aushöhlung (Papillenexkavation, ein- oder beidseitig).
- Der Patient hat möglicherweise keine weiteren Symptome.
- Der Augeninnendruck wird gemessen (kann auch im Normbereich liegen = Normaldruckglaukom).
- Die Fingerperimetrie kann zeigen, dass weite Teile des Gesichtsfelds bereits ausgefallen sind, meist im unteren temporalen Areal.
- Der Augenarzt stellt die Diagnose und übernimmt die Verantwortung für die weitere Behandlung.
- Differenzialdiagnosen: Hirntumor, vaskuläre Erkrankungen des Nervus opticus.

Hereditäre Netzhautdegenerationen
- Darunter versteht man eine Gruppe von progredienten Erkrankungen, die vielfach Teil eines Syndroms sind.
- Die Retinopathia pigmentosa (RP oder Retinitis pigmentosa) ist in den Industriestaaten eine der häufigsten Ursache für eine Sehbehinderung im arbeitsfähigen Alter.
- Zu den Symptomen zählen Blendungsempfindlichkeit und Photophobie, Nachtblindheit und progrediente Einengung des Gesichtsfelds. Das zentrale Sehen kann noch für lange Zeit erhalten bleiben oder sich schon im frühen Erwachsenenalter verschlechtern.
- Befunde sind unter anderem tunnelförmiges Restgesichtsfeld, blasse Papille, verengte retinale Arteriolen und Pigmentablagerungen.

- Überweisung des Patienten an einen Augenarzt zur Diagnosestellung und Besprechung der Prognose, zur Therapie möglicher assoziierter Erkrankungen (Myopie und Astigmatismus, Katarakt und Glaukom, Makulaödem) sowie zwecks Anpassung von Sehhilfen und zur Rehabilitation.

37.06 Gerötetes, tränendes oder schmerzendes Auge

Bindehautrötung
- Am auffälligsten im Bindehautsack.
- Die Blutgefäße bewegen sich mit der Bindehaut.
- Häufig beidseitig.
- Konjunktivitis siehe 37.22.

Perikorneale Rötung
- Blaurote Zone um die Hornhaut herum
- Häufig einseitig
- Akute Iritis (37.32):
  ○ Lichtempfindlichkeit, Augenschmerzen
  ○ enge und unregelmäßige Pupille
  ○ Visusverschlechterung möglich
  ○ Druckschmerz
  ○ tränendes Auge
- Akutes Engwinkelglaukom (37.34):
  ○ heftige Schmerzen im Bereich der Augen
  ○ Übelkeit und Erbrechen
  ○ Sehverschlechterung
  ○ Trübung der Hornhaut
  ○ mittelgroße, nicht reaktive Pupillen
  ○ Der Patient sieht eventuell einen Farbring um eine Lichtquelle.
- Hornhautulzera (37.24):
  ○ Rötung des Hornhautrandes in der Nähe des Geschwürs
  ○ leichte Lichtempfindlichkeit
  ○ Augenschmerzen unterschiedlicher Intensität, gelegentlich ein Fremdkörpergefühl
  ○ Ein Hornhautulkus lässt sich mit Fluoreszein anfärben.
- Peripheres Hornhautulkus (37.25):
  ○ gerötetes und schmerzendes Auge 37.06
  ○ keine Visusverschlechterung
  ○ Durch Einfärbung mit Fluoreszein wird das periphere Hornhautulkus sichtbar.
- Episkleritis (37.31):
  ○ kein vermehrter Tränenfluss
  ○ Schmerzen und Fremdkörpergefühl, gelegentlich Lichtscheu
  ○ lokale Schmerzhaftigkeit bei Palpation
  ○ spontane Heilung innerhalb von 1–2 Wochen

Tränendes Auge mit Reizung oder Fremdkörpergefühl

- Hordeolum (Gerstenkorn) am Lidrand (37.13)
- Chalazion (Hagelkorn) im Bereich des Tarsus (37.13)
- Fremdkörper in der Hornhaut oder auf der Bindehaut (37.26)
- Hornhautulzera
- Einwärtswendung der Wimpern (Trichiasis)
- Entropium und Ektropium

37.07 Schmerzen im Auge und in der Orbitaregion

Grundsätzliches

- Von vielen Strukturen im Schädel und der Hals-/Nackenregion können Schmerzen in das Auge einstrahlen. Charakteristik und Lokalisation der Schmerzen helfen bei der Diagnose.

Ursachen und Behandlung

Aus der Hals-, Nacken- und Schulterregion einstrahlende muskuloskelettale Schmerzen

- Schmerzen mit Ursprung in den tiefen Muskeln der Hals-/Nackenregion strahlen auf die laterale Seite des Auges aus.
- Schmerzen mit Ursprung in der oberflächlichen Muskulatur der Hals-/Nackenregion und im M. trapezius strahlen in die Schläfenregion aus.
- Schmerzen mit Ursprung im M. sternocleidomastoideus können in Richtung Augenbraue ausstrahlen.
- Wenn Schmerzen im Bereich des Auges ihren Ursprung in den Muskeln des Schädels oder der Hals-/Nackenregion haben, ist eine Physiotherapie möglicherweise hilfreich, zur Sicherung einer anhaltenden Schmerzfreiheit ist aber in der Regel eine Umgestaltung des Arbeitsplatzes nach ergonomischen Kriterien notwendig.
- Das Nachlassen der Schmerzen beim Dehnen der Muskeln unter einer heißen Dusche ist ein diagnostischer Hinweis.

Entzündung des N. supraorbitalis

- Der Patient klagt über Schmerzen im Bereich der Augenbraue.
- Die Nervenaustrittsstelle am oberen Rand der Augenhöhle ist druckdolent.

Okklusionsstörungen

- Der Patient sollte über allfällige Zahnbehandlungen oder -regulierungen befragt werden; schon eine kleine Veränderung des Zahnreihenschlusses kann Schmerzen auslösen.

Entzündung oder allergische Schwellung der Siebbein- und Keilbeinhöhlen

- Symptome:
  - Schlechte Belüftung der Nebenhöhlen führt zu typischen Schmerzen im und hinter dem Auge.
  - Der Schmerz ist häufig hinter dem Auge lokalisiert, der Patient hat das Gefühl, dass das Auge aus der Augenhöhle herausgedrückt wird. Es ist jedoch kein Exophthalmus erkennbar.
  - Der Patient hat ständig das Bedürfnis, sich zu räuspern, da der in den Rachen hinabfließende Schleim die Stimmbänder reizt.
  - Das Fokussieren von Objekten kann erschwert sein, obwohl die Sehschärfe normal ist.
  - Es kommt zu einer Schmerzlinderung, solange man mit der Handfläche auf das schmerzhafte Auge drückt.
- Therapie:
  - Die folgende Behandlung kann auch für die Diagnosestellung hilfreich sein: Einbringen von Nasenspray in das Nasenloch auf der Seite des schmerzhaften Auges, eine Viertelstunde Dampfinhalation, sodann Nasenreinigung und erneute Applikation von Nasenspray.
  - Vasokonstriktoren in Tablettenform und ein Wärmekissen für das Gesicht können als adjuvante Therapien eingesetzt werden.
  - Ein gutes Ansprechen auf diese Behandlung stützt die Diagnose.

37.10 Entropium und Ektropium

Grundregeln

- Behandlung eines Ektropiums, bevor sich eine Bindehauthypertrophie entwickelt
- Behandlung eines Entropiums, bevor ein Hornhautulkus entsteht

Symptome

- Das Unterlid ist häufiger betroffen. Mit zunehmendem Alter wird das Bindegewebe des Lids lockerer, das Fettgewebe bildet sich zurück, die Haut wird dünner und ihre Flexibilität nimmt ab.

Entropium

- Dabei handelt es sich um eine Einwärtskantung des Lids. Die Wimpern scheuern auf der Hornhaut, wodurch es zu Fremdkörpergefühl, Tränenfluss und Bindehauterythem kommt.
- Bei länger andauernder Reizung entwickeln sich Hornhauttrübungen und -geschwüre.

Ektropium

- Ein Ektropium ist eine Auswärtskehrung des Lides. Es handelt sich entweder um eine Fehlstellung des Lidrandes oder des ganzen Lidknorpels. Es kommt zu Reizungen, einer Rötung und einer Hypertrophierung der frei liegenden Bindehaut.
- In weiterer Folge bilden sich auf der exponierten Bindehaut Geschwüre.
- Das senile Ektropium des Unterlids ist die häufigste Lidfehlstellung.
- Der für den Lidschluss verantwortliche M. orbicularis oculi wird vom N. facialis innerviert. Eine Fazialislähmung kann daher zu einem paralytischen Ektropium des Unterlids führen.

Behandlung

- Mit einem Zug ausübenden Heftpflaster kann man die Symptome eines Entropiums temporär lindern: ein Schmetterlingspflaster hält das Lid in der korrekten Position.
- Sowohl beim Entropium als auch beim Ektropium sollte bereits in einer frühen Phase eine Lidoperation vorgenommen werden. Ein Ektropium sollte operiert werden, bevor sich eine Bindehauthypertrophie entwickeln kann. Solche Eingriffe können generell unter Lokalanästhesie durchgeführt werden.

37.11 Ptosis palpebrae

Grundregel

- Überweisung des Patienten an einen Spezialisten (Augenarzt oder Neurologen) zur Abklärung der Ursache

Ätiologie und klinische Merkmale

- Wenn die Muskeln, die das Oberlid anheben (M. levator palpebrae, M. tarsalis), nicht richtig funktionieren, wird das Oberlid ptotisch. Die Ptose kann auch mit einer Lähmung der Augenmuskeln in Verbindung stehen. Sie kann als eine eigenständige Erkrankung oder aber als Teil eines Syndroms auftreten.
- Die häufigste Form ist die kongenitale Ptose.
  - Sie ist in der Regel einseitig und seit der Geburt konstant.
  - Ob der kongenitalen Ptosis eine muskuläre oder neurologische Pathologie zugrunde liegt, ist nicht bekannt.
  - Die Schwere des Zustandsbildes variiert von kaum sichtbar bis zu einer vollständigen Bedeckung der Pupille. Wenn die Pupille verdeckt ist, entwickelt sich keine normale Sehfähigkeit und das Auge wird amblyopisch.
- Eine sekundäre Ptose kann ein Symptom einer Muskelerkrankung (Myasthenia gravis (36.66), Ophthalmoplegia progressiva externa oder Myotonia dystrophica = M. Curschmann-Steinert 36.65) sein. Das Symptom kann ferner mit einer Okulomotoriusparese in Verbindung stehen, weil der den Lidhebermuskel (M. levator palpebrae superioris) versorgende Nerv vom N. oculomotorius abzweigt. In diesem Fall hat der Patient zusätzlich zur Ptose immer auch noch weitere Symptome.

Untersuchung des Patienten

- Die Asymmetrie ist in den meisten Fällen sofort sichtbar. Wenn der Patient nach oben blickt, hebt sich sein ptotisches Oberlid nicht normal und die Hornhaut gleitet unter das Lid.
- Untersuchung der Pupillenreaktion (bei einer Okulomotoriusparese findet sich eine Miosis).
- Untersuchung der Augenbewegungen (bei einer Okulomotoriusparese kommt es häufig zu einem Strabismus divergens).

Therapie

- Eine leichte Ptose bedarf keiner Behandlung, wenn sie keine kosmetischen Probleme verursacht.
- Eine kosmetisch störende Ptose sollte operativ korrigiert werden.
- Wenn die Pupille frei ist und sich das Sehvermögen normal entwickeln kann, sollte die Operation erst im Schulalter vorgenommen werden. Wird hingegen die Pupillenöffnung vom Oberlid verdeckt, sollte zur Amblyopieprävention eine operative Lidhebung möglichst schon im Säuglingsalter stattfinden.

37.12 Lagophthalmus („Hasenauge")

Zielsetzungen

- Erkennen der Gefahr, die eine erweiterte Lidspalte mit inkomplettem Lidschluss (Lagophthalmus) mit sich bringt, und Prävention einer Hornhautaustrocknung mit ihren möglichen Komplikationen.

Symptomatik

- Wenn sich die Augenlider beim Blinzeln und Schlafen nicht über dem Auge schließen lassen, wird die Hornhaut rasch austrocknen und sich entzünden. Es kann dann zu einer spontanen Hornhautperforation kommen.

- Die Bindehaut ist gerötet, gereizt und geschwollen.
- Es können sich auch Hornhauttrübungen entwickeln.

Ätiologie

- Bewusstlosigkeit (z.B. bei Patienten auf der Intensivstation)
- Eine Fazialisparese oder Gesichtsverletzung (gelähmter oder verletzter M. orbicularis oris)
- Orbitaltumor (mechanische Faktoren, Exophthalmus)

Behandlungsstrategie

- Wenn ein Lagophthalmus festgestellt wird, muss sofort eine Behandlung eingeleitet werden. Anderenfalls kann es zu einer permanenten Visusminderung bei einem bis dahin gesunden Auge kommen.
- Künstliche Tränen und Augensalben sollten häufig und in größeren Mengen appliziert werden. Anfangs kann zur Vermeidung einer Sekundärinfektion eine antibiotische Salbe zum Einsatz kommen.
- Das Augenlid kann in der Nacht mit einem speziellen Pflaster geschlossen werden oder es wird über Nacht ein „Uhrglasverband" (Plexiglaskalotte) aufgebracht, der wie eine feuchte Kammer wirkt.
- Wenn damit gerechnet werden muss, dass der Lidschluss mehr als nur wenige Wochen unmöglich sein wird, sollte ein Augenarzt beigezogen werden, der die Augenlider temporär oder permanent vereinigen wird (Tarsorrhaphie = operative Lidspaltenverengung). Sobald der Patient wieder selbst die Lider vollständig schließen kann, ist eine Wiederauftrennung problemlos möglich.

37.13 Chalazion (Hagelkorn) und Hordeolum (Gerstenkorn)

Zielsetzungen

- Differenzierung eines Gerstenkorns von schweren Infektionen der Augenregion.
- Linderung der Symptomatik durch antibiotische Augentropfen und, wenn notwendig, durch Inzision des Hordeolums mit einer Nadel.

Definition und Ätiologie

- Ein Chalazion entwickelt sich im Augenlid aufgrund eines Verschlusses des Ausführungsgangs einer Meibomschen Drüse und eines dadurch verursachten Sekretstaus. Ein Chalazion kann sich zu einem Hordeolum weiterentwickeln.
- Ein Gerstenkorn (Hordeolum externum bzw. Hordeolum internum) ist eine Infektion der externen Drüsen (Zeissche und Mollsche Drüsen) oder der tieferen Meibom-Talgdrüsen des Augenlids.
- Der Erreger ist in den meisten Fällen Staphylococcus aureus.

Symptomatik

- Ein Hagelkorn entwickelt sich langsam und verursacht keine anderen Symptome als eine leichte Rötung des Augenlids. Es tritt zumeist in der Altersgruppe der 20- bis 40-Jährigen auf.
- Bei einem Hordeolum kommt es zu einer schmerzhaften Schwellung und Rötung des gesamten Augenlids. Am Lid ist eine berührungsempfindliche Verhärtung tastbar.
- Nach ein paar Tagen entwickelt sich ein purulenter Abszess. Die Beschwerden lassen nach, sobald das Hordeolum aufbricht.

Differenzialdiagnosen

- Differenzialdiagnostisch sollten eine Dakryozystitis, eine Dakryoadenitis oder eine Orbitalphlegmone berücksichtigt werden. All diese Erkrankungen sind jedoch seltener und schmerzhafter als Gerstenkörner.
  - Bei der Dakryoadenitis liegt die schmerzhafte Stelle schläfenseitig, bei der Dakryozystitis im Bereich des inneren Lidwinkels.

Behandlung

- Ein Chalazion heilt so gut wie immer spontan aus. Jedoch kann es nach anfänglichem Wachstum einige Monate lang stagnieren. Kurzfristig können Antibiotika- und Hydrocortison-haltige Augentropfen eingesetzt werden. Wenn ein großes Hagelkorn über längere Zeit bestehen bleibt, kann ein Augenarzt den Drüseninhalt entfernen und die Kapsel exzidieren. Auch eine Triamcinoloninjektion in das Chalazion kann versucht werden.
- Die Behandlung eines Gerstenkorns besteht in der lokalen Applikation von Antibiotika-haltigen Augentropfen. Ein Abszess kann mit der Spitze einer Injektionsnadel oder mit einer Fremdkörperpinzette geöffnet werden.

37.15 Blepharitis

Zielsetzungen
- Rechtzeitiges Erkennen des Krankheitsbilds, da dieses zur Chronifizierung neigt.
- Motivierung des Patienten, um eine Chronifizierung zu verhindern.

Ätiologie
- Die zugrunde liegende Pathologie ist wahrscheinlich in der Struktur des Lidrands oder der Zusammensetzung der Talgsekretion zu finden. An den Wurzeln der Wimpern sammeln sich Hautschuppen und begünstigen das Bakterienwachstum. Die Infektion greift auf die Talgdrüsen über und verändert die Sekretzusammensetzung der Meibomschen Drüsen. Schließlich kommt es zu einer Obstruktion der Drüsenausführungsgänge (Meibomitis).
- Im Laufe mehrerer Jahre werden so viele Drüsen zerstört, dass der Tränenfilm reißt; dadurch kommt es zu einem „trockenen Auge" und zu einem Reizzustand.

Diagnosestellung
- Der Lidrand ist rot, man sieht Schuppen, manchmal auch Krusten.

Behandlung
- Reinigung des Lidrands mit einem angefeuchteten Wattestäbchen zur Entfernung der Schuppen.
- Mit einer Fingerkuppe werden Augentropfen (Hydrocortison + Antibiotikum) am Lidrand aufgetragen.
- Anfangs werden die Tropfen jeden Abend appliziert. Wenn sich der Lidrand wieder normalisiert hat, wird über einen längeren Zeitraum hinweg die Behandlung 1 × wöchentlich fortgeführt. Wenn die Entzündung erneut auftritt, muss der Patient die Therapie wieder aufnehmen.

37.16 Lidverletzungen, präseptale Zellulitis und orbitale Zellulitis

Wichtig
- Eine Infektion, die sich bis in die Augenhöhle ausgebreitet hat (orbitale Zellulitis), macht eine sofortige Krankenhauseinweisung erforderlich.

Definitionen und Ätiologie
- Eine **orbitale Zellulitis** ist eine Infektion im Inneren der Orbita (postseptal).
  - Es handelt sich um einen für Sehvermögen und Leben bedrohlichen Prozess.
  - Mögliche auslösende Faktoren:
    - Infektion aller Nasennebenhöhlen (Pansinusitis)
    - Mastoiditis
    - Orbitatrauma, gelegentlich unbekannter Fremdkörper
    - präseptale Zellulitis
    - hämatogene Ausbreitung (Sepsis)

Präseptale Zellulitis
Diagnose
- Eitrige und häufig ausgedehnte Wundinfektion im Bereich des Lids, die zu einer ausgeprägten Hautnekrose führen kann.
- Differenzialdiagnose
  - Die Krankheit muss abgegrenzt werden von einer orbitalen Zellulitis (siehe unten), die Schmerzen, eine Protrusion des Augapfels und Doppelbilder verursacht.
  - Eine akute Dakryozystitis ruft Schwellungen und eine Rötung um den Tränensack im inneren Augenwinkel und gelegentlich Fieber hervor.

Behandlung
- Einweisung in ein Krankenhaus zur Abklärung, zum Wunddebridement und zur Einleitung der Antibiotikatherapie.
- Wenn sich eine Lidwunde noch nicht zur einer präseptalen Zellulitis entwickelt hat, kann sie innerhalb der Grundversorgung behandelt werden. Systemische Antibiotika sind indiziert, da sich die Infektion leicht ausbreitet.
- Ein Cephalosporin (z.B. Cephalexin) ist das Antibiotikum der Wahl; topisch werden antibiotische Augensalben und Augentropfen appliziert. Die Wunde sollte 3 × täglich besprüht werden und sie kann mit Fettgaze und einem leichten Gazeverband abgedeckt werden.

Orbitale Zellulitis
Symptome und Befunde
- Ödeme und Rötung der Augenlider, der Bindehaut und der Augenhöhle.
- Starke Schmerzen, Protrusio bulbi, eingeschränkte Augenbewegungen, Doppelbilder.
  - Diese Befunde sind diagnostisch.
- Eine durch die Infektion und die Ödeme verursachte Schädigung des Sehnervs kann Visusminderungen und sehr rasch auch einen Totalverlust der Sehkraft bewirken.
- Die Infektion kann sich auch intrakraniell ausbreiten und zu einer ZNS-Symptomatik und in der Folge zum Tod führen.

Behandlung
- Verdacht auf orbitale Zellulitis ist eine Indikation für eine sofortige Einweisung in ein Krankenhaus mit Notfallröntgeneinrichtungen (CT, MRI) und einem ophthalmologischen und HNO-Bereitschaftsdienst.
- Die Therapie besteht in der i.v. Gabe von Breitbandantibiotika, der peroralen Verabreichung von Kortikosteroiden und in engmaschigen Kontrollen. Allfällige Abszesse werden drainiert.
- Ist die Ursache eine eitrige Pansinusitis, werden die betroffenen Nebenhöhlen von einem HNO-Arzt drainiert.

37.21 Subkonjunktivale Blutung (Sugillation)

Ziele
- Erkennen eines erhöhten Blutdrucks (Messen nicht vergessen!) und anderer möglicher Ursachen

Ätiologie
- Eine Sugillation entwickelt sich im Allgemeinen spontan.
- Ein erhöhter Blutdruck, Antikoagulantientherapie, eine Bindehautentzündung, ein okuläres Trauma sowie die epidemische Nephropathie zählen zu den möglichen Ursachen.

Symptome
- Der Patient ist in der Regel asymptomatisch und bemerkt die Hautblutung zufällig. Gelegentlich fühlt sich das Auge steif an.

Therapie
- Medikamente sind wirkungslos. Die Normalisierung der geröteten Bindehaut dauert zumindest einige Wochen.
- Diagnose und Behandlung der Grundkrankheit

37.22 Konjunktivitis

Grundregeln
- Eine Konjunktivitis muss von folgenden Erkrankungen abgegrenzt werden, die einer Untersuchung und Behandlung durch einen Augenarzt bedürfen:
  - Iritis
  - Keratitis
  - leichter Glaukomanfall
- Bei Kleinkindern, die wegen einer Augensekretion vorgestellt werden, immer auch die Ohren untersuchen! Oft leiden sie auch an einer Otitis media.
- Allergische Konjunktividen sollten als solche erkannt und unnötige topische Antibiotikagaben vermieden werden.

Ätiologie
- Bakterien
  - Pneumokokken, Haemophilus, Chlamydien, Meningokokken, Gonokokken, Staphylokokken, Moraxella, E. coli etc.
- Viren
  - Adenovirus, Herpes-simplex-Virus, Molluscum contagiosum
- Pilze
  - Candida albicans
- Atopien
- „chemische" Konjunktivitis
  - lokal applizierte Medikamente, sonstige Reize
- Trockene Augen

Symptomatik
- Augensekretion
- Verklebte Augenlider am Morgen
- Fremdkörpergefühl
- Brennen
- Jucken, gewöhnlich in Verbindung mit einer allergischen Reaktion
- Selten Photophobie (diese ist in der Regel das Symptom einer Iritis)

Diagnostik
- Zeigt sich beim Patienten ein purulentes Sekret im Auge, dann kann man fast sicher von einer bakteriellen oder viralen Konjunktivitis ausgehen.
- Bei Erwachsenen sind verklebte Augenlider ein wichtiger Hinweis auf eine bakterielle Konjunktivitis, wohingegen Jucken und häufige Konjunktivitisepisoden in der Anamnese die Wahrscheinlichkeit einer bakteriellen Genese verringern ⊖.
- Liegt keine eitrige Absonderung oder nur eine ganz geringe Sekretion vor, ist die differenzialdiagnostische Abklärung schwieriger und es sollte auf folgende Punkte geachtet werden:
  - Leidet der Patient gleichzeitig an einem Infekt der oberen Atemwege, handelt es sich wahrscheinlich um eine virale oder bakterielle Konjunktivitis.
  - Finden sich beim Patienten Atopien mit allergischen Erscheinungen (wässrige Rhinorrhö, persistierender Husten, atopisches Ekzem),

liegt wahrscheinlich eine allergische Konjunktivitis vor. Eine Pollen- oder Tierexposition geht aus der Anamnese nicht immer klar hervor. Nur bei der allergischen Konjunktivitis ist der Schleim fädenziehend.
- Eine Entzündung mit einer leicht purulenten oder ohne Sekretion kann als Konjunktivitis eingestuft werden, wenn der Patient **keine** der folgenden Symptome zeigt, die auf eine Keratitis, Iritis, Episkleritis oder ein akutes Glaukom deuten:
  ○ starke akute oder chronische Schmerzen
  ○ Lichtempfindlichkeit (Zeichen einer Iritis, kommt jedoch manchmal bei der allergischen Konjunktivitis vor)
  ○ Druckempfindlichkeit
  ○ Visusminderung
  ○ Hornhauttrübungen und -flecke oder Hornhautgeschwüre
  ○ schmale oder verzerrte Pupille
- Wenn beim Patienten eines oder mehrere der oben genannten Symptome auftreten, muss das Auge gründlicher untersucht werden:
  ○ Inspektion der Hornhaut vor und nach Fluoreszeinanfärbung
  ○ Visusbestimmung
  ○ Messung des intraokulären Drucks mit einem Tonometer (wenn kein Verdacht auf Hornhautulkus besteht)
- Wenn Wange oder Augenlid gerötet sind, oder wenn ein Auge aufgrund eines Ödems zugeschwollen ist, muss an eine präseptale Zellulitis (selten an eine Orbitalphlegmone 37.20) gedacht werden (37.16, 29.61).

Therapie

- Eine akute Konjunktivitis im Zusammenhang mit einem viralen Atemwegsinfekt kann mit künstlicher Tränenflüssigkeit behandelt werden.
- Auch eine nur leicht purulente Konjunktivitis (verursacht durch ein Virus oder Bakterien) sollte 3–7 Tage mit antibiotischen Tropfen therapiert werden **B**. Ist die Sekretion stark, wird für die Nacht eine Augensalbe empfohlen (auch tagsüber, wenn der Patient zu Hause ist).
  ○ Gentamicin-Tropfen (4–) 6–8 × täglich
  ○ Fuzidinsäurehaltige Salben werden nur 2 × täglich eingestrichen, die Augentropfen sind viskös und daher schwieriger anzuwenden als wasser- oder fettlösliche Chloramphenicol-Tropfen. Der einfachste Weg bei Kindern ist, die Augentropfen in den inneren Augenwinkel zu tropfen, während das Kind schläft.
  ○ Norfloxacin-Tropfen können zwar als First-line-Therapeutikum verwendet werden, sollten aber vorzugsweise therapierefraktären Fällen vorbehalten bleiben.
- Für die Therapie einer allergischen Konjunktivitis eignen sich:
  ○ Natriumcromoglycat-Tropfen: Sie verhindern, dass sich das Allergen in den Mukosazellen festsetzt, und stellen das Basistherapeutikum dar. Für akute Symptome können Tropfen, die 40 mg/ml Natriumcromoglycat enthalten, eingesetzt werden.
  ○ topische Antihistaminika (z.B. Levocabastin, Nedocromil)
  ○ Vasokonstriktorische Augentropfen sollen nicht zum Einsatz kommen.
  ○ Eine ausgeprägte konjunktivale Allergie ist eine Indikation für weiterführende Untersuchungen durch einen Spezialisten.

Spezielle Probleme

- Wenn die Augentropfen nicht binnen 1 Woche Wirkung zeigen, Absetzen des Antibiotikums und Überprüfung der Diagnose. Denkbar sind
  ○ eine virale Infektion.
  ○ eine durch resistente Bakterien verursachte Infektion (bei großen Mengen eitrigen Sekrets sollte an die Möglichkeit einer Gonokokken-Konjunktivitis [Gonoblenorrhö] gedacht werden).
  ○ eine Chlamydien-Konjunktivitis (die sich beim Neugeborenen am Ende der 1. Lebenswoche als Einschlusskonjunktivitis und beim Erwachsenen als Einschlusskörperchen-Konjunktivitis/Schwimmbad-Konjunktivitis mit kleinen durchscheinenden Knötchen manifestiert).
  ○ Eine Dakryostenose (Tränenkanalstenose) (31.54) ist eine häufige Ursache für eine rezidivierende Konjunktivitis bei Kindern unter 6 Monaten.
  ○ Auch eine unkorrekte Erstdiagnose ist möglich.
- Wenn das Neugeborene typische Symptome einer Chlamydien-Konjunktivitis zeigt, sowohl vom Patienten als auch von der Mutter einen Abstrich nehmen und auf Chlamydien testen (für den Abstrich verwendet man dasselbe Besteck wie für einen Gebärmutterhalsabstrich) und Einleitung einer peroralen Erythromycintherapie für Mutter und Kind.
- Wenn ein Erwachsener an einer typischen Einschlusskörperchen-Konjunktivitis leidet, sollten Patient/in und Partner/in Doxycyclin oder Erythromycin per os erhalten. Lokal applizierte Tetracyclin-Tropfen ergänzen die Behandlung.
- In allen anderen Fällen, insbesondere bei atypischer oder sehr schwerer Symptomatik, sollte ein Augenarzt konsultiert werden.

Indikationen für eine Bakterienkultur

- Schwere Konjunktivitis
- Hornhautläsionen

Dakryozystitis (Tränensackentzündung)

- Eine chronische Dakryozystitis stellt eine seltene Ursache für eine Augensekretion dar.
  - Die Erkrankung trifft am häufigsten Frauen mittleren und höheren Alters.
  - Bei Druck auf den Tränensack entleert sich ein entzündliches Sekret aus den Tränengängen.
  - Die Therapie besteht in der topischen Anwendung von Antibiotika und bei Therapieversagen in einem chirurgischen Eingriff, mit dem die verlegte Verbindung zwischen Tränensack und Nasenhöhle wieder durchgängig gemacht wird (Dakryozystorhinostomie).

37.23 Pterygium (Flügelfell)

Grundregel

- Ein Pterygium sollte nur dann operativ entfernt werden, wenn es Symptome verursacht.

Symptome und Merkmale

- Ein Pterygium wird definiert als eine keilförmig in die Hornhaut einwachsende gefäßreiche Bindegewebswucherung. Es geht in der Regel von der nasalen Lidspalte aus.
- Ein heißes, trockenes Umfeld mit Staubentwicklung fördert die Entwicklung eines Pterygiums.
- Es wächst über Monate und Jahre in das Zentrum der Hornhaut hinein und führt schließlich zu einer Sehbehinderung. Es kann aber auch zu einem spontanen Wachstumsstillstand kommen.
- Bei einigen Patienten entzündet sich das Pterygium und führt zu ständigen Beschwerden und Tränenfluss.

Behandlung

- Eine operative Entfernung ist die Therapie der Wahl.
- Nach einer Resektion kommt es allerdings nicht selten zu einem Rezidiv Ⓐ.

37.24 Corneaulzerationen und -erosionen

Grundregeln

- Wichtig ist das Erkennen einer Hornhautulzeration als Ursache für eine okuläre Symptomatik (bei der klinischen Untersuchung Fluoresceineinfärbung vornehmen).
- Eine durch ein mechanisches Trauma verursachte Erosion kann auch vom entsprechend ausgerüsteten Allgemeinarzt behandelt werden.
- Die Diagnose und Therapie sonstiger Hornhautulzerationen sollte jedoch einem Facharzt vorbehalten bleiben.

Ätiologie

- Hornhautgeschwüre können steril oder infiziert sein. Normalerweise üben eine intakte Hornhaut und ein normaler Tränenfluss eine gute Schutzwirkung gegen Augeninfektionen aus. Bei einer geschädigten Hornhaut besteht hingegen ein erhöhtes Infektionsrisiko.
- Ein infiziertes Hornhautgeschwür (Ulcus corneae serpens) wird heute selten gesehen; es entwickelt sich im Allgemeinen nur auf einer bereits vorgeschädigten Hornhaut (Trauma, Kontaktlinsenverletzung, Keratoconjunctivitis sicca usw.).

Symptome und Merkmale

Ulcus corneae serpens (das kriechende Geschwür)

- Schmerzen, Rötung, Sekret, Visusbeeinträchtigung und Lichtscheu.
- Auf der Hornhaut ist eine graue Trübung zu erkennen.
- Bei schweren Fällen ist in der Vorderkammer eine Eiteransammlung (Hypopyon) sichtbar. Das Ulkus kann sich in die Tiefe des Auges ausdehnen und eine sekundäre Iritis verursachen.
- Der Patient sollte zur stationären Behandlung eingewiesen werden. Ein Abstrich zur Identifizierung von spezifischen Erregern sollte durchgeführt werden.

Keratitis dendritica (Herpes corneae)

- Ein durch das Herpes-simplex-Virus verursachtes Ulkus lässt sich nach Einfärben mit Fluoreszein als typische zweigartige Trübung darstellen.
- Zu den Symptomen zählen eine leichte Rötung, Fremdkörpergefühl, Photophobie und Visusverschlechterung. In der Anamnese finden sich häufig auch schon vorangegangene Episoden von Herpes-simplex-Infektionen.
- Als Therapie wird 5 × täglich eine Aciclovirsalbe appliziert Ⓐ.
- Der Patient sollte an einen Augenarzt überwiesen werden, weil das Geschwür lange Zeit offen

bleiben kann und der Heilungsprozess mikroskopisch kontrolliert werden sollte.

Hornhauterosion (Erosio corneae)

- Eine Hornhauterosion entwickelt sich nur selten spontan, sondern ist in der Regel die Folge eines Traumas. Der Patient empfindet ein starkes Fremdkörpergefühl und es kommt zu einem verstärkten Tränenfluss.
- Nach Anfärben mit Fluoreszein wird die Erosion deutlich sichtbar.
- Das Auge ist schmerzhaft, solange die Epithelisierung nicht abgeschlossen ist, was im Allgemeinen 1–3 Tage dauert.
- Die Therapie besteht in der Gabe von Antibiotika-haltigen Augentropfen oder -salben auf Ölbasis, um Infektionen und eine Adhäsion des Augenlids an der Hornhaut zu vermeiden.
- Befindet sich die Erosion im Hornhautzentrum, ist das Sehvermögen temporär beeinträchtigt. Die Wiedererlangung eines Normalvisus braucht länger als die Epithelisierung, was dem Patienten zur Vermeidung unnötiger Arztbesuche erklärt werden sollte.
- Der Patient sollte angewiesen werden, sich nicht das betroffene Auge zu reiben.
- Bezüglich der Therapie einer Hornhauterosion siehe auch Artikel 37.26.

37.25 Peripheres Hornhautulkus

Grundregel

- Periphere Hornhautulzera sollten mit Antibiotika und cortisonhaltigen Augentropfen behandelt werden, bis die Symptome wieder abklingen.

Symptomatik

- Bindehautrötung, Schmerzen und Fremdkörpergefühl

Ursachen

- Wahrscheinlich bakterielle Toxine

Diagnosestellung

- Ein peripheres Hornhautulkus kann durch laterale Fluoreszeineinfärbung der Hornhaut sichtbar gemacht werden. Die Hornhaut ist in diesem Bereich trüb.
- Die wichtigste Differenzialdiagnose ist eine periphere Keratitis als Folge einer Skleritis, die beispielsweise mit einer rheumatoiden Arthritis in Zusammenhang stehen kann.

Behandlung

- Antibiotika und kortikosteroidhaltige Augentropfen. Der Patient sollte jedoch einem Augenarzt vorgestellt werden. Ein Kontrolltermin ist nicht notwendig, es sei denn, es kommt zu einem Rezidiv.

37.26 Fremdkörper in der Hornhaut

Grundregel

- Jeder Fremdkörper auf der Hornhaut sollte entfernt werden, bei metallischen Fremdkörpern auch der zugehörige Rostring.

Symptome

- Ein Hornhautfremdkörper wird empfunden, als wäre er unter dem Oberlid lokalisiert.
- Ein metallischer Fremdkörper korrodiert rasch. Es bildet sich Rost, der Reizungen verursacht und daher zur Gänze entfernt werden muss.
- Nach Entfernung des Fremdkörpers hält das Fremdkörpergefühl bis zur Regeneration des Hornhautepithels noch 1 bis 2 Tage an.
- War der Fremdkörper im Hornhautzentrum lokalisiert, braucht die Wiederherstellung der normalen Sehschärfe länger als die Epithelisierung, weil ein neu gebildetes Hornhautepithel noch nicht so transparent ist wie ein schon ausgereiftes.

Techniken der Fremdkörperentfernung

- Der Patient liegt auf dem Rücken.
- Im Abstand von einigen Minuten werden je 1 Tropfen eines lokalen Anästhetikums in das Auge geträufelt.
- Unter Verwendung einer Lupe werden mit der stumpfen Spitze einer Fremdkörpernadel der Fremdkörper und der Rostring entfernt.
- Ist eine Hornhautfräse verfügbar, dann sollte mit ihr der Rost herausgefräst werden. Wenn ein Metallsplitter längere Zeit im Auge verblieben ist, kommt es zu einer Trübung der Hornhaut um den Fremdkörper herum. Eine solche Hornhauttrübung muss nicht entfernt werden. Hingegen ist ein Rostring ein Fremdkörper, der entfernt gehört.

Weitere Behandlung

- Bleibt keine signifikante Erosion zurück, so genügt das einmalige Auftragen einer Augensalbe. Ist der Heilungsverlauf der Hornhaut nicht zufriedenstellend, dann sollten lokale Antibiotika appliziert werden.

- Eine Erosion wird mit einem lokal applizierten Antibiotikum behandelt (z.B. antibiotische Tropfen oder eine Augensalbe). Anwendung 3–4 × täglich 3–4 Tage lang.
- Ein Augenverband ist im Allgemeinen nicht indiziert **Ⓐ**. Viele Patienten empfinden ihn allerdings als schmerzlindernd.
- Eine verzögerte Wundheilung des ursprünglichen Ulkus durch mangelhaftes Zusammenwachsen der neuen Hornhautepithelschicht mit den darunterliegenden Hornhautabschnitten ist die häufigste Ursache für ein Rezidiv. Das Abheilen der Erosion kann durch Augenzwinkern und die Verwendung von anästhesierenden Augentropfen verzögert werden.

Indikationen für die Überweisung an einen Facharzt

- Wenn ein Fremdkörper oder ein Rostring nicht entfernt werden kann, oder die erforderliche Ausrüstung oder Übung nicht vorhanden ist, sollte der Patient innerhalb von 1 Tag an einen Augenarzt überwiesen werden (nicht notwendigerweise am Abend).
- Der Rost ist einfacher abzutragen, wenn vorher eine Augensalbe eingestrichen wurde; deshalb sollte als Erste-Hilfe-Maßnahme eine solche großzügig appliziert werden.

37.27 Augenverletzungen

Verdacht auf eine penetrierende Augenverletzung

- Typischer Unfallhergang: Während der Bearbeitung eines Metallobjekts wird ein Splitter ins Auge geschleudert oder ein scharfkantiger Fremdkörper, zum Beispiel ein Glassplitter, dringt in das Auge ein.
- Der Patient sollte mit beidseitigem Augenverband an eine ophthalmologische Abteilung transportiert werden. Ein Kind kann mit einem Deckverband auf beiden Augen auf dem Schoß eines Elternteils sitzen. Wenn das Abdecken beider Augen dem Kind jedoch Angst macht, ist nur das verletzte Auge abzudecken.

Reizungen oder Verätzungen des Auges

- Das Auge sollte sofort (möglichst noch am Unfallort) gespült werden; ist dies nicht geschehen, ist die Spülung sofort nach Eintreffen des Patienten in der Arztpraxis nachzuholen. Die Spülung sollte mindestens 10 Minuten lang dauern, besser noch wären 30 Minuten (oder sogar 60 Minuten, wenn eine Verätzung durch eine Lauge vorliegt).
- In Flaschen über einen längeren Zeitraum aufbewahrtes Wasser sollten nicht für Augenspülungen verwendet werden, weil die Flüssigkeit unsteril sein könnte. Eine Kochsalzlösung in Wegwerfflaschen ist für die Erste Hilfe an Arbeitsstätten zu empfehlen, in denen mit gefährlichen Substanzen gearbeitet wird. Auch Leitungswasser eignet sich zum Ausspülen der Augen.
- Zuerst sollte das Auge mit einer 0,9%igen Kochsalzlösung gespült werden. Während des Transports sollte die Spülung mit einem Infusionsset (ohne Nadel) fortgeführt werden. Eine Lokalanästhesie der Hornhaut erleichtert die Spülung.
- Tränengas wird am besten mit Hilfe eines Luftstroms entfernt, der mindestens 10 Minuten lang appliziert wird. Spülungen mit Wasser sind in der Regel nicht hilfreich.
- Untersuchung des Auges mit einer Lupe und nach Fluoreszeineinfärbung. Kleine Erosionen der Hornhaut können in der Allgemeinpraxis behandelt werden. Wenn jedoch die Erosionen ausgedehnter sind, sich bis zum Limbus hinziehen (Risiko einer verzögerten Wundheilung) oder die Hornhaut trüb ist, dann sollte der Patient umgehend einem Augenarzt vorgestellt werden.
- Je trüber das Auge, desto schwerwiegender ist die Situation! Die Prognose bezüglich der Sehkraft hängt ab von der Fluoreszeinanfärbung in der Hornhaut (Beschreibung mittels Zifferblatt) und der Ausdehnung des betroffenen Sklerabezirks (in Prozentanteilen).
  - Wenn die Hornhaut in einem Ausmaß unter 6 Zifferblattstunden des Limbus mit Fluoreszein eingefärbt und weniger als die Hälfte der okulären Oberfläche betroffen ist, dann besteht bezüglich der Sehkraft eine günstige Prognose.
  - Die Prognose ist als relativ günstig einzuschätzen, wenn die Fluoreszeinfärbung 9 Zifferblattstunden nicht übersteigt und weniger als 75% der Bindehaut betroffen sind.
  - Ist eine Fluoreszeinfärbung im Limbus corneae „rund um die Uhr" (12 Stunden) gegeben und auch die gesamte Bindehaut betroffen (Verlust der Stammzellen), dann ist die Prognose sehr ungünstig. Sie ist jedoch signifikant besser, wenn 1–2 Zifferblattstunden des Limbus oder 20% der bulbären Bindehaut noch intakt sind.

Lidverletzungen

- Bei Risswunden sollten eine Revision und eine Abtragung von Hautteilen vermieden werden. Fremdmaterial kann durch Spülungen ausgewaschen werden.

- Es sollten keine Salben verwendet werden.
- Patienten mit Verletzung der Lidkante oder tiefen Lidverletzungen sind sofort einer fachärztlichen Behandlung zuzuführen.

Augenverletzungen durch Aufschlag eines Balls oder durch Faustschlag

- Überprüfung der Pupillenreaktionen, der Augenbewegungen, des Augenhintergrunds, des intraokulären Drucks und der Berührungswahrnehmung im Unterlid.
  - Eingeschränkte Augenbewegung, Diplopie oder Parästhesie des Unterlids deuten auf eine Orbitafraktur hin und sind Indikationen für eine sofortige Einweisung.
  - Eine asymmetrische Pupillenreaktion lässt an eine Prellungsverletzung denken. Solche Patienten können eine signifikante Blutung in der Vorderkammer haben, auch wenn kein Blutstreifen am Grund der Vorderkammer sichtbar ist. Patienten mit einer Kontusion des Augapfels sind an einen Augenarzt zu überweisen.
  - Bei der Fundusuntersuchung festgestellte Blutungen oder Aderhautrisse machen eine Behandlung in der Augenklinik notwendig.
- Wenn der Patient keine Doppelbilder sieht, die Vorderkammer frei ist, keine Visusverschlechterung vorliegt (überprüfen, subjektive Einschätzung des Patienten ist nicht ausreichend!) und die Pupillenreaktionen normal sind, ist keine Überweisung notwendig.

Blut in der Vorderkammer (Hyphaema)

- Das Auge sollte schnellstens von einem Augenarzt untersucht werden (der Patient wird am besten mit beidseitigem Augenverband transportiert).

Leichte Sehverschlechterung am verletzten Auge ohne sonstige Symptome oder Krankheitszeichen

- Kontrollierende Überprüfung des Visus am nächsten Tag.
  - Hat sich das Sehvermögen nicht verbessert, Vorstellung des Patienten beim Augenarzt am nächsten Arbeitstag.
  - Hat sich die Sehschärfe weiter verschlechtert, sofortige Konsultation eines Augenarztes.

Fremdkörper im Auge

- Siehe 37.26.

37.28 Augenschäden durch UV-Strahlung (Photoophthalmie/Photokeratitis)

Grundsätzliches

- Symptomatische Patienten mit antibiotikahaltigen Salben oder Augentropfen behandeln.
- Lokalanästhetika als Augentropfen sind zu vermeiden.

Ursachen

- Die Hornhaut absorbiert die Ultraviolettstrahlung der Sonne. Je höher im Gebirge man sich befindet, desto mehr UV-Strahlung wird absorbiert, weil die dünne Luft mehr Strahlung durchlässt.
- Schnee reflektiert 85% der UV-Strahlung und verstärkt die UV-Exposition der Hornhaut (Gefahr der „Schneeblindheit"). Beim Lichtbogenschweißen wird ebenfalls UV-Strahlung emittiert (Gefahr der „Verblitzung").

Symptomatik

- Tränenfluss
- Intensives Fremdkörpergefühl
- Schmerzen
- Lichtempfindlichkeit
- Blepharospasmus
- Die Latenzzeit von der UV-Exposition bis zum Einsetzen der Symptomatik beträgt in der Regel 6–8 Stunden. Nach 1 bis 2 Tagen kommt es zu einer Remission.

Klinische Zeichen

- Rötung der Bindehaut; nach Fluoreszeinfärbung zeigen sich inselförmige Infiltrate auf der Hornhaut (Keratitis).
- In schweren Fällen ist das Hornhautepithel abgelöst und es kommt zu einer Hornhauterosion.

Therapie

- Prophylaxe mit Lichtschutzgläsern, die die UV-Strahlung absorbieren.
- Keine Verschreibung von lokalen Anästhetika, weil sie nur kurzzeitig wirken und bei einer Erosion den Heilungsverlauf verzögern können. Anästhesierende Augentropfen können aber in der Arztpraxis zur Erleichterung der klinischen Untersuchung eingesetzt werden. Kompressionsverbände und Analgetikagaben zur Schmerzlinderung.
- Wenn eine Hornhauterosion vorliegt, ist sie mit einer antibiotikahaltigen Salbe zu behandeln (37.24).

37.29 Augenbeschwerden bei Kontaktlinsenträgern

Grundregeln

- Bei eingesetzten Kontaktlinsen sollten keine Augentropfen verwendet werden (Ausnahmen: konservierungsmittelfreies Natriumcromoglycat oder Präparate, die die Augen feucht halten sollen).
- Viele Augenpräparate und ihre Konservierungsmittel (z.B. Benzalkoniumchlorid) werden von den Kontaktlinsen absorbiert, was toxische oder allergische Reaktionen auslösen kann. Außerdem werden Heilungsprozesse durch Kontaktlinsen, die ja einen Fremdkörper im Auge darstellen, verzögert.
- Hornhautläsionen können durch eine rechtzeitige Behandlung verhindert werden.
- Kontaktlinsenträger mit Pollenallergien sollten ihre Linsen nicht tragen, wenn sie symptomatisch sind.
- Auch bei sonstigen allergischen Manifestationen mit Beteiligung der Augen sollten keine Kontaktlinsen getragen werden.
- Ein leichtes Sicca-Syndrom stellt eine relative Kontraindikation für das Tragen von Kontaktlinsen dar; ausgeprägte „trockene Augen" sind eine absolute Kontraindikation.
- Kontaktlinsen sollten nicht getragen werden, wenn die Luft sehr staubig oder besonders trocken oder heiß ist. Intensive Computerarbeit ist eine relative Kontraindikation.
- Beim Schwimmen oder Tauchen in nicht ganz sauberem Wasser (z.B. im Swimmingpool) sollte auf das Tragen von Kontaktlinsen verzichtet werden (wenn Wegwerflinsen benutzt werden, sollten sie sofort nach dem Schwimmen herausgenommen und durch ein frisches Paar ersetzt werden).
- Während einer Husten- oder Erkältungsepisode sollten keine Kontaktlinsen getragen werden.
- Alle Kontaktlinsenträger benötigen eine regelmäßige augenärztliche Kontrolle: junge Patienten (< 20 Jahre) mit Allergien sollten sich alle 6 Monate untersuchen lassen, andere Kontaktlinsenträger 1 × jährlich.
- Ein Augenarzt muss entscheiden, ob Dauerlinsen getragen werden können, und auf regelmäßige Kontrollen achten.
- Konventionelle Kontaktlinsen sind für das Tragen während des Tages konzipiert und sollten nicht über 24 Stunden getragen werden. Sogenannte „Dauerlinsen" sind nur in Sonderfällen akzeptabel.
- Patienten mit Dauerlinsen bedürfen 2 × jährlich einer augenärztlichen Kontrolluntersuchung.
- Nach einer Lasertherapie oder einem sonstigen chirurgischen Eingriff zur Behebung einer Refraktionsanomalie sollte stets ein Augenarzt die Indikation für die Kontaktlinsen überprüfen, ebenso nach anderen chirurgischen Eingriffen an der Cornea (Entfernung eines Pterygium, Hornhauttransplantation) und nach Verletzungen.

Augenuntersuchung und Therapie

- Solange akute Augenbeschwerden bestehen, sollten keine Kontaktlinsen getragen werden.
- Augenuntersuchung mit einer Lupe und blauem Licht und nach Fluoreszeinfärbung. Zeigt sich eine Hornhautläsion (eine Fluoreszein absorbierende Stelle auf der Hornhaut), ist ein Ophthalmologe zuzuziehen.
- Leidet der Patient an einer Bindehautentzündung, sollten antibiotische Tropfen oder Salben beziehungsweise beides verschrieben werden. Es ist empfehlenswert, vor Beginn der Therapie einen Bindehautabstrich für eine Erregerkultur und eine Resistenzbestimmung vorzunehmen. Für eine Bakterienkultur werden auch Proben von der Aufbewahrungsflüssigkeit und von den Linsen selbst genommen.
- Wenn sich die Symptome und die Visusbeeinträchtigung nicht innerhalb von ein paar Tagen bessern, wird erneut eine Untersuchung mit Fluoreszeinfärbung durchgeführt und ein Augenarzt konsultiert (eine Iritis, Keratitis und ein Glaukomanfall müssen ausgeschlossen werden können).
- Bei chronischen Entzündungen der Augen oder anderen persistierenden Symptomen muss der Patient auf jeden Fall zum Augenarzt überwiesen werden. Dabei sollte ein Abstrich von der Konjunktiva (Ober- und Unterlid) gemacht werden.
- Bei Augenschmerzen und -sekretion sowie herabgesetzter Sehschärfe wird der Patient unverzüglich an eine ophthalmologische Abteilung überwiesen.
- Ohne Begutachtung durch den Spezialisten sollten bei Kontaktlinsenträgern zur Therapie von entzündeten Augen keine Kortikosteroidtropfen rezeptiert werden.
- Persistierende Augenbeschwerden bei Kontaktlinsenträgern rechtfertigen auch schon bei einer bloß geringfügigen Symptomatik die Überweisung an einen Augenarzt.
- Eine allergische Konjunktivitis geht häufig mit juckenden und trockenen Augen einher, wobei die Beschwerden auch noch nach dem Entfernen der Kontaktlinsen anhalten können. Bei Juckreiz und Schmerzen sollten keine Kontaktlinsen getragen werden.

- Zur Behandlung einer allergischen Bindehautentzündung steht eine Vielzahl von Augentropfen zur Verfügung, die weder Cortison noch Konservierungsmittel enthalten.
  - Mastzellstabilisatoren (z.B. konservierungsmittelfreies Natriumcromoglycat) können auch verwendet werden, während die Kontaktlinsen getragen werden.
  - Antihistaminikatropfen (z.B. Olopatadin, Emedastin, Ketotifen) sind sicher und für den Langzeitgebrauch geeignet. Sie dürfen allerdings nicht zusammen mit den Kontaktlinsen verwendet werden. Wenn sie nicht wirken, ist die Konjunktivitis wahrscheinlich nicht allergischer Genese.
- Vasokonstriktorische Augentropfen sollten für die Behandlung eines roten Auges nicht verwendet werden.
- Kontaktlinsenträger sollten künstliche Tränen und sonstige Augentropfen nur dann verwenden, wenn es sich um konservierungsmittelfreie Präparate handelt.

Austausch der Kontaktlinsen und der Pflegelösung

- Die Kontaktlinsen sollten nach den Vorschriften des Herstellers ausgetauscht werden. Die Kontaktlinsenbehälter sollten zumindest alle 6 Monate durch neue ersetzt werden.
- Bei sauerstoffdurchlässigen harten Kontaktlinsen beträgt die Lebensdauer 2 Jahre.
- Allergiker oder Patienten mit aus sonstigen Gründen empfindlichen Augen sollten Monatslinsen oder besser Tageslinsen tragen.
- Die Reinigungsflüssigkeit kann toxische Reaktionen verursachen, etwa wenn das Wasserstoffperoxid in der Lösung nicht ausreichend neutralisiert wurde.
- Sowohl die Kontaktlinsenpflegemittel als auch die Tabletten zur Proteinentfernung (Enzymreiniger) können allergische Reaktionen verursachen.
- Wenn die Kontaktlinsen zur Desinfektion mit dem Wasserstoffperoxid längere Zeit im Kontaktlinsenbehälter gelegen sind, sollten sie vor der neuerlichen Verwendung gut gespült werden.

37.30 Trockenes Auge (Sicca-Syndrom/ Keratoconjunctivitis sicca)

Zielsetzungen

- Erkennen typischer Symptome des Sicca-Syndroms („trockenes Auge")
- Erkennen und Management allfälliger Grundkrankheiten
- Linderung der Beschwerden und Verhinderung von Dauerschäden

Symptome

- Brennen und Sandkorngefühl, paradoxerweise begleitet von zeitweiligem Tränenträufeln (Reflexlakrimation wegen der zunehmenden Reizung).
- Am ausgeprägtesten ist die Symptomatik am Morgen (die Tränensekretion nimmt in der Nacht ab), bei Wind (Verdunstung), in verrauchten Räumen oder in staubiger Luft (die Schutzfunktion der Tränen fehlt).
- Die Bindehaut ist besonders reizempfindlich und daher häufig gerötet.
- Ansonsten asymptomatische Patienten können in klimatisierten Räumen Beschwerden entwickeln (das auf die trockene Raumluft zurückzuführende „Office-Eye"-Syndrom).

Ätiologie

- Altersbedingte verringerte Tränenfilmproduktion.
- Kollagenosen wie eine rheumatoide Arthritis schädigen die Tränendrüsen (Keratoconjunctivitis sicca) und die Speicheldrüsen (Sjögren-Syndrom 21.43).
- Hauterkrankungen wie Psoriasis, atopische Dermatitis, seborrhoische Dermatitis, Akne rosacea, Erythema multiforme, okuläres Pemphigoid und Lyell-Syndrom.
- Bestimmte Arzneimittel, insbesondere Betablocker. Daher Medikation des Patienten überprüfen!
- Endokrinologische Faktoren (Menopause, Basedow-Krankheit, Antiöstrogentherapie).

Diagnostik

- Eine typische Krankengeschichte ist meist schon diagnostisch.
- Der Tränenmeniskus (Tränen, die sich am Unterlidrand sammeln) ist kaum oder nicht vorhanden und das Auge erscheint trocken.
- Der Lichtreflex der Hornhaut kann unregelmäßig sein und in schweren Fällen können Epithelfäden (Filamente von getrockneten Epithelzellen) auf der Hornhautoberfläche zu sehen sein.

- Das Ergebnis des Schirmer-Tests liegt nach 5 Minuten bei unter 5–10 mm.

Schirmer-Test

- Verwendung von speziellen Filterpapierstreifen.
- Der Schirmer-Test wird zur Testung auf das Sicca-Syndrom eingesetzt und misst die Tränenproduktion. Zuerst werden anästhesierende Oxybuprocain-Augentropfen zur Vermeidung von Reflextränen eingeträufelt, ein paar Minuten später kann der Test beginnen.
- Das Teststreifenende wird an einer Kerbe umgebogen und in die untere Lidfalte zwischen mittlerem und lateralem Drittel des Augenlids eingehängt, und zwar so, dass der Streifen nach unten zeigt. Der Patient kann nach Belieben die Augen offen oder geschlossen halten.
- Nach 5 Minuten werden die Streifen entfernt und die Länge der voll gesogenen Strecke (ab der Kerbe) gemessen. Das Ergebnis wird in mm angegeben.

Patientenmanagement

- Bekannte prädisponierende Faktoren sollten nach Möglichkeit ausgeschaltet werden.
- Der Patient sollte Wind, Staub sowie klimatisierte Räume meiden.
- Ein Luftbefeuchter kann hilfreich sein und in schweren Fällen kann die Verdunstung durch das Tragen von Schwimmbrillen minimiert werden.
- Der Patient sollte die Augen am Morgen nicht mit Wasser waschen. Waschen mag zwar kurzfristig ein angenehmes Gefühl vermitteln, es verstärkt aber langfristig die Augentrockenheit.
- Verschiedene Arten von „künstlichen Tränen" sind rezeptfrei erhältlich. Da jeder Patient anders auf diverse Tränenersatzmittel reagiert, sollten verschiedene Produkte getestet und dann jene Zusammensetzung gewählt werden, die die Symptome am effektivsten lindert. Man beginnt am besten mit einer zähflüssigen Darreichungsform und vergleicht diese dann mit einer dünnflüssigen. „Künstliche Tränen" sind nicht mit natürlichen vergleichbar. Tränenersatzstoffe, die Benzalkoniumchlorid als Konservierungsmittel enthalten, sollten nicht über längere Zeiträume hinweg verwendet werden.
- Reichen die „künstlichen Tränen" als Therapie nicht aus, sollte ein Augenarzt bezüglich Möglichkeiten eines temporären oder permanenten Verschlusses der Tränenpünktchen konsultiert werden.

37.31 Episkleritis

Zielsetzungen

- Differenzialdiagnostisch ist zwischen Episkleritis und Iritis zu unterscheiden.
- Ziel ist die Linderung der Symptome.

Ätiologie und Pathologie

- Episkleritiden treten selten auf, weil die Vaskularisierung der Skleren gering ist und die Bindehaut sie vor externen Reizen schützt. Die Entzündung ist beinahe immer endogen und die Lederhauterkrankungen weisen Gemeinsamkeiten mit den Kollagenosen auf.
- Die äußere, vaskuläre und lockere Schicht der Sklera bezeichnet man als Episklera. Eine Episkleritis ist häufiger als eine Skleritis.
- Eine Episkleritis kann ein Symptom einer Kollagenose sein oder mit einer Allergie zusammenhängen.

Symptome

- Der Patient ist asymptomatisch oder hat leichte Augenschmerzen.
- Die Episkleritis kann sich nodulär, sektoral oder diffus manifestieren. Bei der nodulären Form der Entzündung (Episcleritis nodularis) zeigt sich ein roter Knoten unter der Bindehaut, bei der sektoralen Episkleritis breitet sich die Rötung sektorenförmig bis zum Hornhautrand aus und bei der diffusen Form ist die Episklera um die Hornhaut herum gerötet.
- Eine leichte Iritis in Verbindung mit einer diffusen Episkleritis kann differenzialdiagnostische Probleme aufwerfen. Wenn das Auge lichtempfindlich oder die Sehschärfe vermindert ist, sollte eine Iritis als Diagnose in Betracht gezogen werden.
- Eine Episkleritis heilt ohne Folgeerscheinungen aus, bei der Skleritis bleibt eine bläuliche Atrophie der Lederhaut als Narbe unter der Bindehaut zurück.

Behandlung

- Eine Episkleritis sollte mit nicht steroidalen Antiphlogista per os behandelt werden. Lokal applizierbare NSAR (z.B. Diclofenac-Augentropfen) beschleunigen den Heilungsprozess.
- Der Patient sollte Zugluft und Hitze meiden, die den Heilungsverlauf verzögern.
- Patienten mit persistierender Entzündung sollten an einen Augenarzt überwiesen werden, der über eine Steroidtherapie entscheidet.
- Skleritispatienten sollten von einem Augenarzt behandelt werden.

37.32 Iridozyklitis (Iritis)

Zielsetzungen

- Verdacht auf Iridozyklitis besteht bei einem schmerzhaften roten Auge oder lokaler Schmerzhaftigkeit im Auge sowie bei Photophobie; diese Patienten sollten an einen Augenarzt überwiesen werden.
- Bei Kindern mit juveniler chronischer Arthritis (manchmal ist nur ein Gelenk, z.B. ein Fingergelenk betroffen) ist an eine Iridozyklitis zu denken, auch wenn die Augen normal erscheinen.
- Prädisponierende Faktoren für eine Iridozyklitis sollten erkannt und behandelt werden (Infekte der oberen Atemwege, der Zähne und des Zahnfleischs, Sarkoidose, juvenile chronische Arthritis, ankylosierende Spondylitis und andere seronegative Spondylarthritiden, Darminfektionen und Diabetes mellitus).
- Zur Vermeidung von Chronifizierung und Spätfolgen (Glaukom, Katarakt) sollte der Heilungsverlauf überwacht werden.
- Der Patient sollte ermutigt werden, nicht nur seine Augenerkrankung behandeln zu lassen, sondern auch bei prädisponierenden Faktoren für eine Therapie und Prävention zu sorgen, um Komplikationen vorzubeugen (HLA-B27-positive Patienten, Patienten mit Infektionen).

Epidemiologie und Ätiologie

- Inzidenz einer akuten Iridozyklitis: 12/100.000/Jahr (alle Uveitiden 20/100.000/Jahr).
- Hauptsächlich sind junge Erwachsene betroffen.
- Nur selten findet sich die Erkrankung bei Kindern (Ausnahme: Patienten mit juveniler chronischer Arthritis) und bei Patienten im mittleren Alter sowie älteren Menschen (Ausnahmen: Diabetiker, Patienten mit Herpes-zoster-Infektion, Vaskulitis oder Lymphom).
- Die akute Iridozyklitis neigt zu Rezidiven. Sie betrifft vorerst ein Auge, wechselt aber dann zum anderen Auge.
- Aktive Infektionsherde an anderen Stellen im Körper können eine Iridozyklitis auslösen (insbesondere bei HLA-B27-positiven Personen und in Zusammenhang mit folgenden Erregern: Yersinia enterocolitica, Salmonellen, Campylobacter, Klebsiellen, Shigellen oder Chlamydien der Serotypen D und E). Eine Iridozyklitis kann außerdem eine Manifestation einer der folgenden systemischen Erkrankungen sein:
  - Spondylitis ankylosans
  - Sarkoidose
  - juvenile chronische Arthritis, insbesondere Oligoarthritis bei Kleinkindern (chronische asymptomatische Iridozyklitis)
  - M. Behçet (HLA-B51-positive Personen)
  - systemische Infektionen (Beispiele: Herpesviren, durch Borrelia burgdorferi verursachte Lyme-Borreliose, Toxoplasma gondii, Toxocara canis, HIV, Syphilis)
  - Sinusitis
  - Zahngranulome
  - Darminfekte
  - Diabetes mellitus, Typ 1 und 2
- Kann in Zusammenhang stehen mit einer Infektion des vorderen Augenabschnittes (Beispiel: Keratitis) oder mit einem Trauma (Beispiele: lange in der Hornhaut verweilende Fremdkörper, Prellung des Augapfels).
- Bei Diabetes kann eine Iridozyklitis als erstes Symptom auftreten und so zur Diagnose führen. Bei Patienten mit Typ-2-Diabetes finden sich häufig Veränderungen am Augenhintergrund.
- Bei älteren Personen kann eine Iritis mit arteriellen Durchblutungsstörungen einhergehen (sogenanntes Ischämiesyndrom des Auges).
- Daher ist die sorgfältige Untersuchung des Fundus nach Pupillendilatation eine wichtige Untersuchung, die eine Vielzahl von Informationen liefert.
- Oft kann keine Ursache gefunden werden (idiopathische Iridozyklitis).

Symptome und Befunde

- Dumpfer Schmerz im Auge
- Photophobie (Tränenträufeln, Blepharospasmus)
- Injektion am Hornhautrand (kann auch fehlen)
- Sehverschlechterung (Visus kann anfangs noch normal sein)
- Keine Sekretion, kein Fremdkörpergefühl
- Fast in allen Fällen unilateral (außer bei einer assoziierten systemischen Grunderkrankung)
- Häufig ist die Pupille miotisch (Reizmiosis)
- Bei persistierender Entzündung möglicherweise Verklebungen der Iris mit der Linsenvorderfläche (hintere Synechien)

Untersuchung des Patienten und Einleitung der Behandlung

- Bei jedem der 3 Symptome (Schmerzen, Lichtscheu oder Injektion am Hornhautrand) ist der Verdacht auf eine Iridozyklitis gerechtfertigt.
- Ein solcher Patient muss innerhalb von 24 Stunden einem Augenarzt vorgestellt werden. Die Diagnose wird durch eine mikroskopische Untersuchung (Zellen und Rötung in der Vorderkammer) bestätigt, denn die Behandlung einer unspezifischen Reizung mit steroidhaltigen Augentropfen kann zu Dauerschäden führen (insbesondere im Falle einer Herpes-Keratitis!).
- Patienten mit rezidivierender Iridozyklitis, die schon mit ihrer Erkrankung vertraut sind, können selbstständig Mydriatika applizieren, sollten

aber binnen 24 Stunden einen Augenarzt aufsuchen. Eine prompte mydriatische und Steroidbehandlung ist von Nutzen und kann die Dauer der Erkrankung abkürzen; der Patient sollte ein Mydriaticum zuhause haben.
- Laboruntersuchungen werden entsprechend der Patientenanamnese durchgeführt; routinemäßige Tests sind nicht nötig.
  - Thoraxröntgen bei Verdacht auf Sarkoidose (akute bilaterale Iridozyklitis)
  - NNH-Röntgen bei Sinusitissymptomen
  - Untersuchung auf Chlamydien und Darminfektionen
  - Bei Gelenksymptomen oder Rückenschmerzen ist der Patient an einen Rheumatologen zu überweisen.

Therapie

- Therapiebeginn erst nach Bestätigung der Diagnose.
  1. Lokale Steroidtherapie, z.B. Augentropfen mit Dexamethason, anfangs 1 Tropfen alle 1–2 Stunden, später 4–5 × täglich. Steroidsalben für die Nacht.
  2. Lang wirksame Zykloplegika, z.B. Atropin oder Scopolamin, 1 Tropfen 1–2 × täglich.
- Die Behandlung mit Steroidtropfen wird mit der gleichen Frequenz bis zur 1. Kontrolle, in der Regel innerhalb 1 Woche, fortgesetzt und danach je nach Ansprechen.
- Bei einer schweren Iridozyklitis (Fibrin, Hypopyon in der Vorderkammer, hoher intraokulärer Druck, hintere Synechien) Einweisung in ein Krankenhaus; paraokuläre Steroidinjektionen oder perorale Steroide könnten indiziert sein.
- Bei häufigen Iridozyklitisrezidiven kann bei Patienten mit rheumatoiden Erkrankungen Sulfasalazin als Prophylaxe versucht werden.

37.33 Katarakt (Grauer Star)

Grundsätzliches

- Eine Katarakt sollte operiert werden, wenn die subjektive Beeinträchtigung durch die Visuseinschränkung signifikant ist. Was eine signifikante Beeinträchtigung ist, hängt von den Aktivitäten des Patienten am Arbeitsplatz und in der Freizeit ab. Bei Kataraktpatienten im arbeitsfähigen Alter sollte jedenfalls schon früh eine chirurgische Intervention erfolgen.

Untersuchungen

- Die Sehschärfe wird ohne Brillen oder aber mit den Brillen, die der Patient üblicherweise trägt (sowohl Minus- als auch Pluskorrekturen), gemessen.
- Bei der Spaltlampenuntersuchung ist die Pupille blass, gräulich oder grünlich-braun.
- Die Pupillen sind lichtreaktiv.
- Bei der Ophthalmoskopie ist der Fundus-Rotreflex abgeschwächt, verschattet oder er fehlt völlig.
- Die Einsehbarkeit des Augenhintergrunds ist deutlich erschwert oder gänzlich blockiert.
- Der intraokuläre Druck ist normal. (Allerdings kann eine reife Katarakt mit Linsenschwellung zu einem akuten Anstieg des Augeninnendrucks führen.)

Dringlichkeit der Überweisung

- Die Überweisung muss sofort erfolgen, wenn alle der folgenden Voraussetzungen gegeben sind:
  - Der Patient kann nur Handbewegungen oder einen Lichtschein wahrnehmen.
  - Die Pupille ist grauweiß.
  - Die Vorderkammer ist tiefer als im anderen Auge oder der intraokuläre Druck ist erhöht.
- Andernfalls erfolgt eine normale Überweisung.

Therapie

- Die Katarakt kann ambulant unter Lokalanästhesie extrahiert und eine intraokulare Kunstlinse implantiert werden **Ⓐ**.
- Der Patient ist operabel, wenn er fähig ist, auf dem Rücken zu liegen (etwa ohne signifikante Dyspnoe).
- Ein Kopftremor oder Unruhe können Indikationen für eine Vollnarkose sein.

Nach der Operation

- Augentropfen als lokale Anwendung während 3–4 Wochen nach der Operation. Das Eintropfen kann erleichtert werden, wenn man für die Spitze des Applikators ein Loch in alte Brillen bohrt.
- Bei Fremdkörpergefühl (verursacht durch Nähte) Überweisung des Patienten an einen Augenarzt. Heute werden Nähte nur mehr selten gemacht.
- Sofortige Einweisung des Patienten in ein Krankenhaus, wenn es zu einem Sehsturz gekommen ist oder der Patient Schmerzen im Auge hat (es könnte eine Endophthalmitis oder ein erhöhter Augeninnendruck vorliegen).
- Eine sich über Monate oder Jahre nach der Kataraktoperation hinziehende schmerzlose graduelle Sehverschlechterung wird in der Regel durch eine sekundäre Trübung der Linsenkapsel verursacht **Ⓑ**. In solchen Fällen ist der Rotreflex verschwommen. Die Behandlung erfolgt durch Laserchirurgie.

37.34 Glaukom (Grüner Star)

Zielsetzungen

- Ein Arzt für Allgemeinmedizin sollte primär in der Lage sein, die Symptome eines akuten Glaukomanfalls zu erkennen, und mit den Diagnosekriterien und den Grundprinzipien der Akutversorgung vertraut sein.
- Diagnose und Nachsorge beim Weitwinkelglaukom erfordern die apparative Ausrüstung und die fachliche Erfahrung eines Ophthalmologen.

Akutes Engwinkelglaukom

- Bei einem Glaukomanfall müssen Diagnosestellung und Einleitung der Behandlung ohne Verzögerung erfolgen.
- In atypischen Fällen sollte der Allgemeinarzt nicht zögern, sich mit dem diensthabenden Ophthalmologen der nächstgelegenen Augenabteilung in Verbindung zu setzen und dessen Ratschläge zur Behandlung und zu einer eventuellen Überweisung einholen.

Symptomatik

- Kopf- und Augenschmerzen
- Häufig Übelkeit und Erbrechen
- Rötung des Auges
- Bisweilen Erscheinen von Farbringen um Lichtquellen (Ursache: Hornhautödem)
- Visusminderung

Primäre Diagnosemethode

- Messung des intraokulären Drucks (IOD in der Regel über 50–80 mmHg)

Tabelle 37.34 Risikofaktoren für die Entwicklung eines Glaukoms

Risikofaktoren[1]	Höhe des Risikos[2]	Evidenzlevel
Alter	Verdoppelt sich alle 10 Jahre	A
Intraokulärer Druck		
22–29 mmHg	10–13 ×	A
> 30–35 mmHg	40 ×	
Myopie	2–4 ×	A
Exfoliationssyndrom	5–10 ×[2)]	A
Positive Familienanamnese	3–9 ×	A
Geringer Perfusionsdruck zusammen mit Alter	3 ×	(B)

[1] Die ethnische Zugehörigkeit stellt ebenfalls einen Risikofaktor dar; z.B. haben Menschen schwarzer Hautfarbe ein höheres Glaukomrisiko als Weiße, und die Krankheit ist auch schwerer zu behandeln. Die Rolle von Diabetes als Risikofaktor ist ungewiss.
[2] Die Angaben gelten für Personen von 65–70 Jahren und darüber.

Sonstige Befunde

- Verminderte Sehschärfe
- Bindehautrötung
- Mittelweite, starre Pupille
- Trübung des Hornhautepithels
- Der Bulbus fühlt sich bei Palpation durch das Lid hart an.

Behandlung

1. Absenken des IOD mit Hilfe von 500 mg Acetazolamid (i.m., i.v. oder p.o.).
   - Die schnellste und stärkste Wirkung erzielt man mit einer intravenösen Verabreichung.
   - Bei Erbrechen keine Tabletten verabreichen!
   - Eine intramuskuläre Injektion kann schmerzhaft sein.
   - Eine Allergie auf Sulfonamide stellt eine Kontraindikation dar.
2. Nach der Gabe von Acetazolamid kann Pilocarpin in 10- bis 15-minütigen Intervallen in die Augen eingeträufelt werden.
3. Es können auch Timololtropfen verabreicht werden, es sei denn der Patient leidet an
   - Asthma,
   - Bradykardie oder
   - einem AV-Block II. oder III. Grades.
4. Sofortige Einweisung des Patienten in eine Augenklinik, wo man die Medikation zur Senkung des IOD fortsetzen kann und eine periphere Laseriridotomie durchführen wird.

Was der Allgemeinarzt über das Weitwinkelglaukom wissen sollte

- Bei den meisten Patienten stellt das primäre Weitwinkelglaukom eine langsam progrediente Erkrankung dar, die jahrelang keine Beschwerden verursacht.
- Ein Weitwinkelglaukom führt zu einer progredienten Optikusneuropathie mit typischen strukturellen und funktionellen Defiziten der Sehnervenpapille, der Nervenfasern und des Gesichtsfeldes.
- Ein Glaukompatient braucht lebenslang Kontrolluntersuchungen.

Befunde

- Sehschärfe und Intraokulardruck:
  - Eine normale zentrale Sehschärfe und ein statistisch normaler IOD (10–21 mmHg) schließen ein Offenwinkelglaukom nicht aus (Normaldruckglaukom).
  - Das Risiko für Glaukomschäden wächst mit zunehmendem IOD (insbesondere wenn er 30 mmHg überschreitet).
  - Häufig ist zwar der IOD bis auf 21–30 mmHg angestiegen, aber die Sehnervenpapille ist unverändert und es kommt zu keinen Gesichts-

feldausfällen (sogenannte okuläre Hypertension).
- Typische fundoskopische Glaukombefunde:
  - Papillenasymmetrie zwischen rechtem und linkem Auge
  - vergrößerte oder tropfenförmige Papillenexkavation oder Abblassung im Vergleich zum anderen Auge
- Fingerperimetrie
  - Die Fingerperimetrie zeigt nur beim fortgeschrittenen Glaukom Gesichtsfeldausfälle.

Risikogruppen

- Der Allgemeinmediziner sollte bei Patienten aus Risikogruppen an ein mögliches Glaukom denken (Tabelle 37.34) und sie zu weiterführenden Untersuchungen an einen Augenarzt überweisen.

Pharmakotherapie und Begleiterkrankungen

- Es ist sinnvoll, den Patienten nicht nur nach seiner Medikation zu befragen, sondern gezielt auch nach Augentropfen, weil einige Betroffene diese zu erwähnen vergessen.
- Bestimmte Medikamente, die für andere Erkrankungen verschrieben wurden, können zu einer Erhöhung des IOD führen (z.B. Kortikosteroide, Parasympatholytika).
- Eine topisch applizierte Glaukomedikation kann ihrerseits auch systemische Nebenwirkungen hervorrufen:
  - Alpharezeptorenblocker (Apraclonidin, Brimonidin):
    – Austrocknen der Mund- und Nasenschleimhaut, Geschmacksveränderungen, Verlangsamung der Herzfrequenz und Hypotonie, Müdigkeit
  - Nicht selektive Betablocker (Timolol, Carteolol):
    – Bradykardie, Hypotonie, Exazerbation eines Asthma bronchiale, Schwindel, Nausea, Depression, Schlafstörungen
    – Nicht selektive Betablocker sollten Patienten mit Asthma, Bradykardie, niedrigem Blutdruck, unbehandelter Herzinsuffizienz oder AV-Block II. und III. Grades nicht verschrieben werden.
  - Selektive Betablocker (Betaxolol):
    – Die unerwünschten systemischen Wirkungen sind dieselben wie bei den nicht selektiven Substanzen; sie treten aber seltener auf.
  - Systemische Carboanhydrasehemmer (Acetazolamid):
    – Müdigkeit, Schwindel, gastrointestinale Störungen, metabolische Azidose, Depression, Parästhesien in den Extremitäten, Hypersensibilitätsreaktionen, Hypokaliämie, Nierensteine
  - Topische Carboanhydrasehemmer (Dorzolamid, Brinzolamid):
    – Geschmacksstörungen, Mundtrockenheit. Bei Sulfonamiden und Carboanhydrasehemmern können auch noch andere Nebenwirkungen auftreten.
  - Prostaglandinderivate (Latanoprost, Travoprost, Bimatoprost, Unoproston):
    – Es sind keine häufigen systemischen Nebenwirkungen bekannt.
  - Parasympathomimetika (Pilocarpin, Carbachol):
    – Kopfschmerzen zu Beginn der Therapie, aber kaum sonstige systemische Wirkungen.

37.40 Retinaler Zentralarterienverschluss

Grundregel

- Wenn der Patient noch am Tag des Visusverlusts vorstellig wird, sollte mittels Bulbusmassage versucht werden, die Durchblutung anzuregen und den Augeninnendruck zu senken.

Symptomatik

- Die Anamnese ist typisch: schmerzloser Sehverlust bei einem bis dahin gesunden Auge.

Klinisches Bild und Krankheitsverlauf

- Der Visus ist extrem beeinträchtigt: Bestenfalls ist noch Fingerzählen möglich, bei etwa 20% der Patienten ist nur mehr eine Lichtwahrnehmung gegeben.
- Die Lichtreaktion der Pupillen ist schwach.

Fundoskopische Befunde

- Die Befunde hängen vom Alter des Verschlusses ab.
- Unmittelbar nach dem Ereignis ist nur ein kleines Ödem in der Netzhaut erkennbar. Dieses vergrößert sich innerhalb der nächsten Stunden, dann wird die Retina weiß und die Fovea rot. (Im Bereich der Fovea ist die Retina sehr dünn und die Farbe der Aderhaut scheint durch die Retina durch). Die Retinalarterien sind verschmälert und spastisch.
- Innerhalb der nächsten Wochen verschwindet das Netzhautödem und die nekrotischen inneren

Schichten der Retina werden durch transparentes Narbengewebe ersetzt. Die Arterien bleiben verschmälert, während die Venen ihr normales Aussehen wiedererlangen.
- Als Folge der Okklusion entwickelt sich im Allgemeinen eine totale Optikusatrophie.

Sonstige Untersuchungen

- Bei einem Patienten mit einem retinalen Zentralarterienverschluss sind folgende Untersuchungen indiziert:
  - BSG (Arteriitis temporalis)
  - Blutfette und Blutzucker
  - EKG (Vorhofflimmern)
  - Thoraxröntgen (Herzinsuffizienz)
  - Auskultation und Sonographie der Karotis (arteriosklerotische Plaques)
- Untersuchungen bzgl. Gerinnungsstörungen sind nur bei Patienten angezeigt, bei denen auch an anderen Stellen Thrombosen aufgetreten sind.
- Ein Zentralarterienverschluss wird in der Regel durch eine Embolie ausgelöst. Selten sind Arterienspasmen die Ursache. Eine Arteriosklerose ist für eine Okklusion prädisponierend. Bei den meisten Patienten besteht bereits eine arteriosklerotische Erkrankung, meist eine Karotisstenose. Die Abklärung des kardiovaskulären Status und eine neurologische Begutachtung sind daher für die Therapieplanung der Grunderkrankung notwendig.

Therapie

- Der Verschluss kann meist nicht wieder eröffnet werden. Experimentelle Studien haben gezeigt, dass schon 100 Minuten nach einem Verschluss irreversible Netzhautschädigungen vorliegen.
- Durch Massieren des Bulbus über den geschlossenen Augenlidern kann eventuell eine Verlagerung des Embolus in einen distaleren Gefäßabschnitt erreicht und das Ausmaß der Netzhautschädigung begrenzt werden. Die Perfusion der Retina kann möglicherweise durch ein jeweils etwa 1-minütiges Aufdrücken der Handfläche auf das Auge gefolgt von einem kurzzeitigen Lösen des Drucks verbessert werden (siehe 37.05). Mit dieser Methode kann der intraokuläre Druck abgesenkt werden.
- Eine medikamentöse Absenkung des Augeninnendrucks ist ebenfalls möglich (Acetazolamid, 500 mg i.v. oder p.o.).
- Derartige Behandlungsversuche sollten jedoch nur in den ersten 8 Stunden nach dem Sehsturz unternommen werden.
- Acetylsalicylsäure (100–250 mg/Tag) kann eingesetzt werden, wenn auch noch weitere arteriosklerotische Symptome oder Erkrankungen vorliegen.
- Die intraarterielle Fibrinolyse der retinalen Zentralarterie kann versucht werden, wenn nicht mehr als 6 Stunden seit dem Verschluss vergangen sind. Dies ist derzeit noch eine experimentelle Behandlung und wird nicht routinemäßig vorgenommen **C**.

37.41 Zentralvenenverschluss (Retinathrombose)

Zielsetzung

- Identifizierung und Behandlung prädisponierender Faktoren (Diabetes, Hypertonie, Glaukom, Neigung zu Venenthrombosen) und solche Fälle, wo eine Laserbehandlung erforderlich ist.

Definition

- Verschluss der retinalen Zentralvene durch Thrombose in der Regel im Bereich der Lamina cribrosa.
- Venenastverschlüsse treten an arteriovenösen Kreuzungsstellen auf.

Häufigkeit und Risikofaktoren

- Retinale Venenverschlüsse sind die häufigste vaskuläre Erkrankung des Augenhintergrunds nach der diabetischen Retinopathie.
- Kommt bei beiden Geschlechtern etwa gleich häufig vor; die Patienten sind normalerweise über 65 Jahre alt.
- Venenastthrombosen sind 3–4 × häufiger als Zentralvenenverschlüsse.
- Die Inzidenz der Zentralvenenverschlüsse liegt bei 0,1 bis 0,4% bei Personen über 40 Jahren.

Prädisponierende Faktoren

- Diabetes, Hypertonie und Arteriosklerose zählen zu den häufigsten Risikofaktoren.
- Bei etwa 20% der Patienten mit Zentralvenenverschluss liegt ein unbehandeltes Glaukom vor.
- Erhöhte Blutviskosität: Polyzythämie, Makroglobulinämie, Myelom, Lymphom, Leukämien.
- Infektionen
- Bei jungen Patienten Gerinnungsstörungen: APC-Resistenz (5.41), Hormonsubstitution, Vaskulitis (z.B. SLE, HIV oder Sarkoidose).

Symptome und Befunde

- Eine schmerzlose einseitige Visusminderung, die beim Aufwachen bemerkt wird (Zentralvenenverschluss).
- Visus variiert je nach Lokalisierung und Grad der Thrombose von nahezu normal bis zu Fingerzählen.

- Bei einem Totalverschluss zeigt die Ophthalmoskopie
  - ein Netzhaut- und Papillenödem,
  - ausgedehnte Fleckblutungen in der Retina,
  - verdickte und vermehrt geschlängelte Netzhautvenen,
  - retinale Mikroinfarkte („Cotton-wool"-Herde).
- Bei einem partiellen Verschluss sind die Befunde weniger ausgeprägt und bei einer Venenastthrombose sind nur Veränderungen im betroffenen Quadranten des Fundus erkennbar, am häufigsten im oberen temporalen Quadranten, wobei sich oft auch Ödeme und Blutungen in der Makula finden.

Behandlung

- Eine effektive Notfallmedikation steht nicht zur Verfügung. ASS wird empfohlen, wenn keine Kontraindikationen vorliegen.
- Antikoagulantien werden nur eingesetzt, wenn ein Gerinnungsdefekt diagnostiziert wird: wiederholte Thrombosen, positive Familienanamnese. Siehe 5.41. Bei dieser Entscheidung sollte ein Augenarzt oder Internist beigezogen werden.
- Wichtig ist die Identifizierung und Therapie der prädisponierenden Faktoren (siehe oben).

Untersuchungen

- Allgemeinuntersuchung (Allgemeinarzt, Internist)
- Blutdruck, Blutzucker und Blutfette, Blutbild
- Augendruck
- Spezielle Untersuchungen bei jungen Menschen und Patienten mit positiver Familienanamnese oder wiederholten Thrombosen (z.B. Faktor-V-Leyden).
- Augenärztliche Untersuchung: eine Lasertherapie kann in der Folge indiziert sein.

Prognose

- Bis zu einem Drittel aller Zentralvenen- und beinahe alle Astenenverschlüsse sind ischämisch (Kapillarverschluss).
- Nach einem Zentralvenenverschluss entwickeln etwa zwei Drittel der Patienten Gefäßneubildungen am Augenhintergrund, und etwa die Hälfte ein neovaskuläres Glaukom (das sogenannte 100-Tage-Glaukom).
- Eine prompte Laserbehandlung der Retina (panretinale Fotokoagulation) hemmt in allen Fällen die Angioneogenese, Erfolge hinsichtlich des Makulaödems sind nur bei Astverschlüssen zu erwarten.

37.42 Glaskörperblutung

Zielsetzung

- Erkennen des Krankheitsbildes und der zugrunde liegenden Ursache.

Ätiologie

- Eine Glaskörperblutung ist kein eigenständiges Krankheitsbild, sondern ein Symptom verschiedener Augenerkrankungen. Die Prävalenz beträgt ca. 7/100.000 Personen pro Jahr und das Durchschnittsalter der Patienten liegt bei 60 Jahren. Zu den häufigsten Ursachen zählen:
  - Glaskörperabhebung, z.T. in Verbindung mit Netzhauteinrissen
  - proliferative diabetische Retinopathie
  - andere vasookklusive Erkrankungen mit proliferativer Retinopathie (Zentralvenenverschluss, seltener arterielle Verschlüsse; Vaskulitis, Sichelzellanämie)
  - Makroaneurysmen der Retinalarterien
  - die exsudative („feuchte") Form der senilen Makuladegeneration
  - Gefäßanomalien der Netzhaut wie z.B. Morbus Coats (Retinitis exsudativa externa), ein Netzhautangiom oder der Morbus v. Hippel-Lindau (Netzhautangiomatose) sowie subarachnoidale Blutungen
  - malignes Melanom der Aderhaut
  - Augenverletzungen: Sowohl ein stumpfes Trauma (Kontusion) als auch eine perforierende Augenverletzung können zu Netzhautrissen führen.

Symptome und Befunde

- Nebelschwaden erscheinen plötzlich im Gesichtsfeld, der Visus ist beeinträchtigt. Im frühen Stadium kann es auch zu Mückensehen und zu Lichtblitzen kommen.
- Die Koagel können vom Patienten als einzelne bewegliche Schatten wahrgenommen werden (spezifisch für die Glaskörperblutung).
- Eine starke Glaskörperblutung kann zu einem derart massiven Sehverlust führen, dass der Patient nur mehr einen Lichtschein wahrnehmen kann.
- Bei der Ophthalmoskopie erscheinen wandernde dunkle Schatten im Fundusreflex und die Details des Fundus sind verwaschen. Einzelheiten des Augenhintergrunds können möglicherweise überhaupt nicht eingesehen werden (eventuell gar kein Fundusrotlicht).

Überweisung

- Eine Vorstellung des Patienten zur fachärztlichen Abklärung noch am selben oder zumindest am nächsten Tag ist dringend geboten. Kann

der Fundus nicht eingesehen werden, ist eine Ultraschalluntersuchung zum Erkennen einer Netzhautablösung wichtig.
- Wenn als Grunderkrankung ein Diabetes vorliegt und der Fundus bereits gelasert wurde, sollte der behandelnde Augenarzt kontaktiert werden.

Behandlung
- Die meisten Glaskörperblutungen resorbieren sich ohne spezifische Therapie. Die Gabe von Tranexamsäure sollte nicht erwogen werden.
- Man kann den Patienten anweisen, vorübergehend auf einem dickeren Kissen als gewöhnlich oder gar in sitzender Position zu schlafen, damit durch die Wirkung der Schwerkraft das Blut besser resorbiert und so auch die Sehbeeinträchtigung schneller wieder beseitigt werden kann.
- Eine proliferative Retinopathie wird immer mit einer Lasertherapie behandelt. Auch bei Netzhauteinrissen infolge einer Glaskörperabhebung oder eines Traumas wird eine Laserkoagulation durchgeführt.
- Je nach Ursache ist oft auch in anderen Fällen eine Lasertherapie erforderlich, die in den unbeeinträchtigten Arealen baldmöglichst vorgenommen werden sollte (meist im oberen Teil). Sobald der Glaskörper wieder ausreichend klar ist, sollte sie weitergeführt werden.
- Eine Vitrektomie ist indiziert, wenn die Glaskörperblutung innerhalb einer gewissen Zeit nicht aufklart, sowie sofort bei einer Netzhautablösung.

37.43 Netzhautablösung (Amotio/Ablatio retinae)

Grundsätzliches
- Eine Netzhautablösung sollte erkannt und operativ versorgt werden.

Epidemiologie, Symptome und Klinik
- Für die Netzhautablösung gibt es in der Bevölkerung eine kumulierte Inzidenz von 0,1%. Verglichen mit Patienten ohne Refraktionsanomalien oder mit einer Hyperopie steigt die Inzidenz bei Kurzsichtigen auf das 8fache. Ein erhöhtes Risiko besteht auch nach Kataraktoperationen und nach Kontusions- sowie Perforationsverletzungen der Augen.
- Der Netzhautablösung geht eine periphere Degeneration der Netzhaut mit Ablösung des Glaskörpers voraus. Der Glaskörper ist durch zarte Gewebestränge mit der Retina verbunden. Wenn sich der Glaskörper zurückzieht, kann der Zug dieser Stränge Risse in der Netzhaut verursachen. Glaskörperflüssigkeit unterspült die Netzhaut und löst diese vom Pigmentepithel ab. Die Glaskörperabhebung als solche hat keinen Krankheitswert.
- Zu den Initialsymptomen zählen schwimmende Flecke und Punkte („Mouches volantes") im Gesichtsfeld, Sehstörungen und Lichtblitze. Die anfänglichen Symptome sind nicht spezifisch. Dieselben Erscheinungen können auch bei „harmlosen" Glaskörpertrübungen und bei Durchblutungsstörungen auftreten.
- Bei zunehmender Netzhautablösung entwickeln sich Gesichtsfeldeinschränkungen auf der kontralateralen Seite.
- Bei jungen kurzsichtigen Patienten geht die Netzhautabhebung schleichend vor sich und bleibt lange Zeit asymptomatisch. Regelmäßige Augenuntersuchungen werden daher empfohlen. Eine Augenuntersuchung sollte auch veranlasst werden, wenn zunehmend Trübungen oder Lichtblitze wahrgenommen werden.

Klinische Untersuchung
- Vor der Untersuchung der Netzhaut sollte die Pupille erweitert werden.
  - Bei einer Netzhautablösung ist der ophthalmoskopische Befund beinahe immer pathologisch: Die abgelöste Netzhaut ist trübe, gefältet und beweglich. Die Netzhautgefäße sind an der Stelle der Abhebung dunkel und gewunden.
  - Der Netzhautreflex kann einen grün/gräulichen oszillierenden Schatten zeigen.
- Eine flache periphere Ablösung kann schlecht zu erkennen sein. Schon beim geringsten Verdacht auf eine Netzhautablösung sollte ein Augenfacharzt hinzugezogen werden.

Therapie
- Die Therapie der Wahl ist die operative Sanierung der Netzhautablösung. Die Operation sollte so bald wie möglich stattfinden, aber in der Regel nicht abends oder am Wochenende. Rücksprache mit der örtlich zuständigen ophthalmologischen Abteilung!
- Der Patient soll auf der Seite des erkrankten Auges liegen.

37.44 Altersbedingte Makuladegeneration (AMD)

Zielsetzung

- Diese führende Ursache für starken Sehverlust im Alter sollte erkannt und das Ausmaß der dadurch entstehenden Beeinträchtigung der Alltagskompetenz des Patienten eingeschätzt werden. Wenn ein Verdacht auf die exsudative Form der Erkrankung besteht (feuchte Makulopathie), muss der Patient ohne Verzögerung zur Untersuchung und Behandlung überwiesen werden.

Epidemiologie

- Die AMD ist in allen Industrienationen bei Patienten über 65 Jahren die häufigste Ursache für ein herabgesetztes Sehvermögen.
- Anzeichen der Erkrankung zeigen sich bei 2–23% der 43- bis 64-Jährigen und bei 27–37% der Angehörigen der Altersgruppe 75+. Die Prävalenz beträgt für leichte Ausprägung der AMD 10%, für die fortgeschrittene AMD beträgt sie bei Personen über 60 Jahren 1%. Bei 2 von 3 Patienten tritt die AMD beidseitig auf.
- Ein Zehntel der Patienten leidet an der „feuchten" („exsudativen") Form der AMD und 90% an der „trockenen" („nicht exsudativen") Form.
- Die schwere Form kommt bei Frauen häufiger als bei Männern vor.

Pathogenese

- Es kommt zu einem altersabhängigen langsamen Untergang des Pigmentepithels und der Fotorezeptoren, was zur Makuladegeneration führt, d.h. das für das scharfe Sehen verantwortliche Netzhautareal fällt aus.
- Veränderungen in der Durchblutung des Fundus (Arteriolosklerose) scheinen bei dieser Entwicklung ebenfalls eine Rolle zu spielen.
- Die AMD hat mit der kardiovaskulären Mortalität bestimmte Risikofaktoren gemeinsam: Hypertonie, Hypercholesterinämie, Rauchen, Übergewicht und eine Ernährungsweise, die eine zu geringe Menge an protektiven Nährstoffen enthält (Antioxidantien).
- Bei Patienten mit AMD wurde gezeigt, dass sie eine genetische Prädisposition haben; beispielsweise erhöhen Genmutationen mit den Komplementfaktoren H, TLR4 und möglicherweise Apolipoprotein E das Risiko.

Formen

Atrophische oder trockene Form

- Das Pigmentepithel und die Fotorezeptoren erleiden degenerative Veränderungen, die zu ihrem Untergang führen.
- Aufgrund der ungleichmäßigen Verteilung der Pigmente im Pigmentepithel werden pigmentierte und depigmentierte Herde genauso im Fundus gesehen wie gelbliche, ziemlich regelmäßige, blasse degenerative Ablagerungen unterschiedlicher Größe („Drusen").
- Die degenerativen Prozesse gehen langsam vor sich und erreichen ihr Endstadium erst nach Jahren oder gar Jahrzehnten.

Exsudative oder feuchte Form

- Kann sich aus der trockenen Form entwickeln.
- Von der Aderhaut ausgehende Gefäßneubildungen („choroidale Neovaskularisationen") durchbrechen die Bruch'sche Membran und sprießen unter das retinale Pigmentepithel (RPE) und die Netzhaut ein. Diese häufig undichten Gefäßaussprossungen breiten sich rasch aus, was zu einer Leckage von Blut und Zellflüssigkeit in den subretinalen Raum und damit zu einer Herabsetzung des Sehvermögens führt.
- Zusätzlich zu diesen atrophischen Veränderungen werden im Fundus Ödeme, (gelbliche) Lipidexsudate und verschiedene Blutungsherde gesehen.
- Die Blutungen können sich manchmal bis in den Glaskörperraum ausbreiten.
- Die Erkrankung schreitet im Allgemeinen rasch voran (binnen wenigen Wochen oder Monaten).
- Differenzialdiagnose: passageres Makulaödem und diabetische Makulopathie (siehe dazu „Visusverlust", Abschnitt „Metamorphopsie" 37.05).

Symptome

- Wenn das nicht dominante Auge zuerst betroffen war, bemerken ältere Patienten die Symptome meist erst, wenn das 2., bessere Auge ebenfalls Anzeichen der Erkrankung zeigt. Das heißt, beim 1. Auge kann bereits ein Visusverlust aufgetreten sein, ohne dass es der Patient bemerkt hätte.
- Typische Erfahrungen der Patienten: Verzerrtsehen von Objekten und Linien (Metamorphopsie) und Verschwinden oder Größenveränderungen von Buchstaben (Mikropsie, Makropsie; Ursache: Flüssigkeitsansammlungen unter und in der Netzhaut).
- Der Patient kann einen grauen zentralen Fleck sehen, es kann auch ein Teil des zentralen Gesichtsfelds (relatives oder absolutes Skotom) fehlen, dies erschwert das Erkennen von Gesichtern.
- Es kann auch zu Veränderungen beim Farbsehen kommen (blau und gelb sind zuerst betroffen), ferner kann ein grauer Schatten auftreten.
- Sowohl Nah- als auch Fernvisus verschlechtern sich zunehmend: bei der trockenen Form der AMD werden typischerweise nur mehr Werte

von 0,1 bis 0,3 erreicht und bei der exsudativen Form können nur mehr Fingerbewegungen erkannt werden.

Diagnosestellung

- Die Diagnose basiert auf der Untersuchung des Augenhintergrundes.
- Bei Verdacht Überweisung des Patienten an einen Augenarzt. Patienten mit feuchter AMD benötigen eine rasche Überweisung an eine Augenklinik, an der eine Behandlung mit anti-VEGF-Antikörpern („vascular endothelial growth factor" [VEGF] Gefäßwachstumsfaktor) und eine Lasertherapie zur Verfügung stehen.

Therapie

- Für die AMD ist keine Behandlungsmethode bekannt; bei einem Teil des Patientenguts (10–20% der Patienten, die an der exsudativen Form leiden) können die neuen Blutgefäße verschlossen und das zerstörte Areal mittels Laserphotokoagulation **B** oder photodynamischer Therapie **A** begrenzt werden. Für einige in den Glaskörper eingebrachte Antikörper gegen den vaskulären endothelialen Wachstumsfaktor oder VEGF (Pegatanib, Bevacizunab, Ranibizumab) konnte gezeigt werden, dass die Verschlechterung des Sehvermögens zum Stillstand kommt und einige Antikörper (Ranibizumab) haben die Prognose für das Sehvermögen sogar verbessert. Die Behandlungsoptionen werden immer durch den Spezialisten beurteilt.
- Der Patient wird nicht komplett erblinden.
  - Die Lesefähigkeit kann zerstört werden.
  - Das periphere Sehvermögen wird bewahrt und daher bleibt die Fähigkeit, sich für die alltäglichen Aktivitäten zu Hause einigermaßen gut fortzubewegen, erhalten.
  - Die Kommunikation wird dadurch erschwert, dass der Patient den Gesichtsausdruck des Gegenübers schlecht sehen kann. Viele der Betroffenen haben zusätzlich ein herabgesetztes Hörvermögen, was die Verständigungsprobleme verstärkt.
- Bei der Rehabilitation ist es wesentlich,
  - den Einsatz von optischen und elektronischen Sehhilfen anzuregen und zu beraten: z.B. Fernsehen aus kürzerer Entfernung.
  - eine ausreichende Beleuchtung zu Hause sicherzustellen, und für die Sicherheit in der Küche zu sorgen, damit Verbrennungen vermieden werden (z.B. Verwendung von Schutzhandschuhen bei der Handhabung warmer Speisen).
  - für Unterstützung im Haushalt, bei Einkäufen und sonstigen Wegen zu sorgen.
- Bei einer großen Zahl von Patienten (40%) mit feuchter AMD erkrankt innerhalb von 5 Jahren auch das 2. Auge. Außerdem kann es zu einem späteren Zeitpunkt auch im behandelten Auge zu einem Fortschreiten der Erkrankung kommen.
- Regelmäßige Untersuchungen des Sehvermögens sind wichtig, um eine mögliche Verzerrung zu entdecken (Amsler-Gitter-Test).
- Das Fortschreiten der trockenen AMD in eine extensive, die das Sehvermögen beeinträchtigt, oder in eine exsudative Form, kann vorhergesagt werden. Wenn eine große sogenannte Druse vorhanden ist (mit einem Durchmesser > 125 μm, das heißt der Durchmesser einer Vene am Rand der Scheibe) oder Pigmentabnormitäten in einem Auge bestehen, liegt ein Risiko vor; wenn beide Befunde in einem Auge vorhanden sind, sind es 2, wenn die gleichen Befunde im anderen Auge erhoben werden, liegen 3 oder 4 Risikofaktoren vor. Wenn nur mittelgroße, jedoch keine großen Drusen in beiden Augen bestehen, erhöht sich die Zahl der Risikofaktoren um 1. Das 5-Jahres-Risiko einer zumindest bei einem Auge bestehenden fortgeschrittenen AMD beträgt 0,5% (kein Risikofaktor), 3% (1 RF), 12% (2 RF), 25% (3 RF) oder 50% (4 RF).
- Die Progressionsrate der trockenen Form der AMD kann durch die Einnahme hoher Dosen von Antioxidantien (Vitamine C und E, Betacarotin, oder Lutein bei Rauchern und Zinksupplementierung) verringert werden **B**.

37.45 Retinoblastom

Zielsetzungen

- Erkennen des Retinoblastoms in einer frühen Phase; meist aufgrund von Beobachtungen der Eltern oder Verwandten, die über einen weißen Pupillenreflex (Leukokorie/„amaurotisches Katzenauge") beim Kind berichten.

Epidemiologie und Prognose

- Es handelt sich um den häufigsten bösartigen Augentumor im Kindesalter.
- Es sind meistens Kinder vor dem 3. Lebensjahr, sehr selten Kinder nach dem 8. Lebensjahr betroffen.
- Ein Drittel der an Retinoblastom erkrankten Kinder haben Tumoren in beiden Augen.
- Ein Teil der Retinoblastome wird vererbt. Die meisten Erkrankungen gehen jedoch auf Neumutationen zurück und nur bei jedem 10. betroffenen Kind ist ein erkrankter Verwandter eruierbar.

- Wenn eine sofortige Therapie ausbleibt, wird das betroffene Auge rasch erblinden und der Tumor kann metastasieren und zum Tod des Kinds führen. Eine frühe Diagnose ist die unabdingbare Voraussetzung für den Erhalt der Sehkraft.

Symptome

- Das häufigste Symptom ist die Leukokorie, ein weißer Reflex in der Pupillenöffnung. Dieser ist am leichtesten bei dunklen Lichtverhältnissen und weit geöffneter Pupille wahrnehmbar und fällt daher im Allgemeinen zuerst den Eltern auf. Eine von den Eltern beobachtete Leukokorie ist immer ein medizinischer Notfall, der auch dann die sofortige Vorstellung des Kindes bei einem Augenarzt erfordert, wenn in der Praxis des Allgemeinmediziners die weiße Pupille nicht verifiziert werden kann.
- In eindeutigen Fällen ist meist ein Schatten oder eine pathologische weiße Stelle im Fundusreflex zu sehen.
- Das 2. Leitsymptom ist ein Strabismus. Für ein Retinoblastom typisch ist, dass ein Kind, das zuvor eine Normalstellung der Augen hatte, plötzlich zu schielen beginnt. Aus diesem Grund sollte jedes Kind, das plötzlich eine offensichtliche Schielstellung der Augen entwickelt hat, unverzüglich an einen Augenarzt überwiesen werden.
- In der Regel zeigt ein von einem Retinoblastom befallenes Auge keine konjunktivale Injektion oder sonstige Auffälligkeiten.

Therapie

- Konservativen Therapien, die das Auge und ein Restsehvermögen erhalten, wird der Vorzug gegeben: Kryokoagulation, Plaquebestrahlung und Lasertherapie.
- Tumore im fortgeschrittenen Stadium erfordern die Enukleation des betroffenen Auges. Eine Ausbreitung des Tumors in der Orbita muss mit Chemotherapie und Bestrahlung behandelt werden. Beide Therapieformen können unter Umständen auch bei fortgeschrittenen Tumoren das Auge retten.
- Optimale Behandlungserfolge werden dann erzielt, wenn das Management der Retinoblastompatienten in einer Spezialeinrichtung erfolgt.

Screening

- Bei einer positiven Familienanamnese muss der Augenhintergrund des Säuglings bereits während der ersten 2 Lebenswochen in Vollnarkose untersucht werden; danach sind regelmäßige Kontrollen angezeigt.

37.46 Chininamblyopie

Nur online verfügbar.

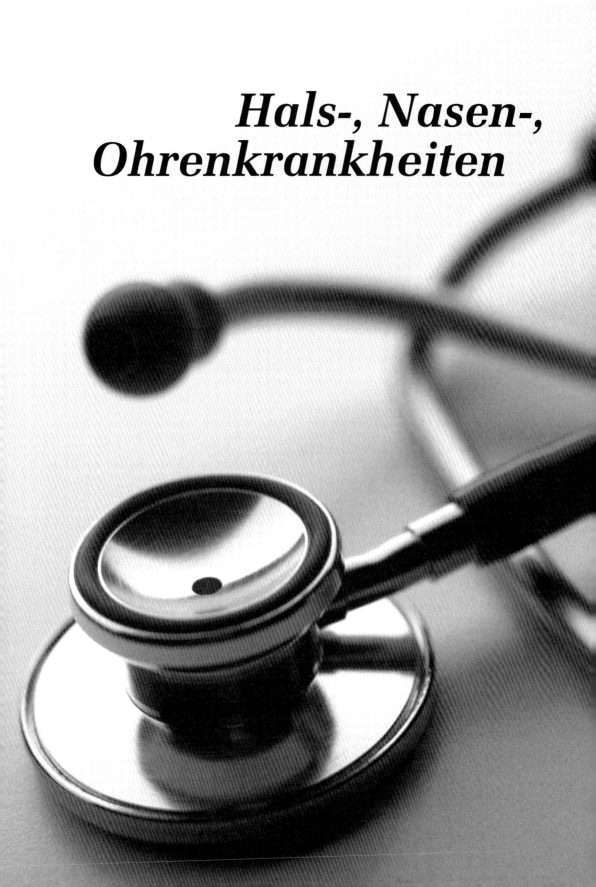

Hals-, Nasen-, Ohrenkrankheiten

38.01 Infektionen der oberen Atemwege bei Erwachsenen

Grundsätzliches

- In mehr als der Hälfte der Fälle ist das auslösende Agens ein Rhinovirus. Es sind mehr als 100 verschiedene Stämme bekannt. Derzeit ist keine spezifische Therapie gegen diese Viren bekannt.
- Diagnose einer Virusinfektion durch Ausschluss
  - einer Streptokokkentonsillitis (30–65/1000 Personen/Jahr) (38.20),
  - einer Sinusitis maxillaris (10–25/1000 Personen/Jahr) (38.31),
  - sonstiger Erkrankungen bakterieller Genese (Otitis media, Pneumonie, Peritonsillarabszess etc.).
- Vermeidung unnötiger Antibiotikagaben **A**:
  - Husten oder bronchiale Rassel- und Pfeifgeräusche (Symptome und Zeichen einer Bronchitis) stellen keine Indikation für Antibiotika dar (6.10).
  - Der Einsatz von Antibiotika ist bei banalen Erkältungen nicht sinnvoll **A**.
- Wichtig ist es, zu erkennen, ob es sich um eine rezidivierende oder chronische Infektion handelt.
- Dem Patienten sollte nahe gelegt werden, mit dem Rauchen aufzuhören.

Untersuchungen

Anamnese

- Frühere Episoden einer Sinusitis oder Bronchitis
- Rauchverhalten
- Fieber

Lungen

- Rasselgeräusche, Giemen, Sputum
- Wenn der Patient ein pfeifendes Atmen oder eine Dyspnoe zeigt, sollte der Peakflow (PEFR) gemessen und ein Broncholysetest gemacht werden.

Mund und Pharynx

- Eine peritonsillare Schwellung ist ein Hinweis auf einen Abszess (etwa bei 2/1000 Patienten mit Halsschmerzen).
- Bei Verdacht auf eine Streptokokkeninfektion Entnahme eines Rachenabstrichs zwecks Kultur.

Hals

- Vergrößerte Lymphknoten (Adenovirus, Mononukleose, Streptokokken)
- Druckempfindliche Schilddrüse (eine subakute Thyreoiditis ist eine ungewöhnliche Ursache für Halsschmerzen (24.32))

Sinusitis maxillaris

- Bildgebende Untersuchungen der Kieferhöhlen sind bei kurzen Erkältungserkrankungen nicht empfohlen, weil diese häufig mit Schleimansammlung in den Nebenhöhlen einhergehen.
- Lokale Symptome und Beschwerden, die länger als eine Woche anhalten, sind Indikationen für eine Ultraschalluntersuchung (38.30).
- Anmerkung: Ultraschalluntersuchungen der Nasennebenhöhlen werden in Österreich nicht durchgeführt (in Finnland gibt es geeignete Kelingeräte für die Allgemeinpraxis). Röntgen und CT sind die üblichen bildgebenden Verfahren.

Ohren

- Bei erwachsenen Patienten werden die Ohren nur dann untersucht, wenn über Ohrenschmerzen berichtet wird.
- In diesen Fällen handelt es sich zumeist um Schmerzen, die vom Rachen oder den Lymphknoten der Kiefergelenke in die Ohren ausstrahlen.

Labortests

- Laboruntersuchungen sind nur dann gerechtfertigt, wenn der Befund für die Therapieplanung von Bedeutung ist.
- Bei Verdacht auf Tonsillitis Entnahme eines Rachenabstrichs (vorzugsweise für eine Streptokokkenkultur).
- Bei Verdacht auf Mononukleose Durchführung eines Mononukleose-Schnelltests oder einer Epstein-Barr-Virusserologie (1.42).

Therapie

Symptomatische Behandlung

- Analgetika gegen die Schmerzen (Paracetamol ist die sicherste Lösung).
- Dampfinhalationen können Symptome lindern **C**.
- Mittel zur Abschwellung der Nasenschleimhaut können temporär eingesetzt werden **A**.
- Antihistaminika lindern die Symptome einer banalen Erkältungskrankheit nicht **A**. Die Kombination von Antihistaminika und abschwellenden Substanzen kann eine gewisse Erleichterung der Allgemeinsymptome bewirken.
- Eine langfristige tägliche Zufuhr von hoch dosiertem Vitamin C scheint als Erkältungsprophylaxe nicht effektiv zu sein, kann aber vielleicht zu einer bescheidenen Reduzierung der Dauer der Erkältungssymptomatik führen **C**.

Bakterielle Erkrankungen

- Auch bakterielle Erkrankungen können selbstlimitierend sein. Die Therapieeffekte von Antibiotika auf eine Tonsillitis **A** und eine akute Kieferhöhlenentzündung **A** sind sehr gering:

Die Dauer der Beschwerden kann bestenfalls um einen Tag abgekürzt werden.
- Um nachteilige Wirkungen für den Patienten und die Gesamtpopulation zu vermeiden, ist bei der Verordnung von Antibiotika bei Infektionen des oberen Respirationstrakts Vorsicht geboten.
- Wird der Einsatz eines Antibiotikums für notwendig erachtet, wird die Wahl beeinflusst durch
  - das epidemiologische Wissen über die wahrscheinlichste Ätiologie,
  - die Wirksamkeit und Verträglichkeit des Antibiotikums,
  - den Preis des Medikaments.
- Mittel der ersten Wahl sind in der Regel Penicillin oder Amoxicillin, während Makrolide nur Patienten mit einer Penicillinallergie verschrieben werden sollten.

Kontrollen

- Patienten mit einem positiven Streptokokkentest brauchen nach der Therapie keine weiteren Kontrolluntersuchungen.
- Ein weiterer Arztbesuch ist nur angezeigt, wenn die Symptome anhalten oder wiederkehren.
  - Bei rezidivierender Sinusitis ist eine Kontrolluntersuchung für die Planung der weiteren Therapie indiziert.

38.02 Heiserkeit, Laryngitis und Dysphonie

Grundsätzliches

- Bei der Behandlung der Laryngitis lauten die wichtigsten Ratschläge an die Patienten: Stimme schonen und Husten, Räuspern und Flüstern vermeiden! Stimmschonung bedeutet jedoch nicht, dass der Patient überhaupt nicht mehr sprechen soll, er sollte sich nur deutlich einschränken. Antibiotika sind nicht indiziert. Wichtig ist es, die Schleimhaut der Stimmbänder feucht zu halten (Dampfinhalation).
- Patienten in „Sprechberufen" sollten, wenn sie an akuter Heiserkeit leiden, 1 Woche Krankenstand nehmen.
- Eine indirekte Laryngoskopie muss immer durchgeführt werden, wenn die Heiserkeit nicht mit einer Infektion der Atemwege assoziiert ist, sowie bei allen Patienten, bei denen die Heiserkeit schon mehr als 2 Wochen andauert. Wenn die Stimmbänder bei der indirekten Laryngoskopie nicht vollständig eingesehen werden können, sollte der Patient an einen HNO-Facharzt überwiesen werden.
- Heiserkeit bei Kindern ist eine Indikation für die Konsultation eines HNO-Facharzts (eine indirekte Laryngoskopie ist schwierig durchzuführen).

Heiserkeit bei Kindern

- Ursachen:
  - Stimmbandknötchen
  - Stimmbandpapillom
  - Laryngitis
  - funktionelle Stimmstörungen
  - angeborene strukturelle Anomalien (Laryngomalazie, Stenosen)
- Bei Kindern, die laut und mit heiserer Stimme sprechen, sollte das Gehör überprüft werden.
- Eine indirekte Laryngoskopie ist schwierig durchzuführen.
- Überweisung an einen HNO-Facharzt.
- Die Stimmbänder eines heiseren Kindes müssen stets untersucht werden.

Akute Heiserkeit, beginnend mit den Symptomen eines Atemwegsinfekts

Laryngitis

- Die Stimmbänder sind erythematös und ödematös.
- Die Behandlung umfasst Stimmschonung, Dampfinhalationen, Antitussiva und das Vermeiden von Husten, Räuspern und Flüstern.
- Antibiotika können aufgrund von anderen Infekten des Respirationstrakts (jedoch nicht nur wegen der Laryngitis allein) indiziert sein **B**.
- Personen, die zu ihrer Berufsausübung ihre Stimme brauchen (Lehrer, Betreuer im Kindergarten, Telefonisten etc.) sollten einen ausreichend langen Krankenstand (von mindestens 1 Woche Dauer) nehmen.

Prolongierte Heiserkeit (> 2 Wochen), beginnend mit Infektionssymptomen

Laryngitis

- Die Stimmbänder sind erythematös, ödematös und manchmal ausgetrocknet oder mit Krusten oder Schleim bedeckt.
- Erkennen von etwaigen persistierenden Infektionen, Fragen nach dem Beruf und möglichen toxischen Einwirkungen, Allergien (ausführliche Anamnese!) sowie einem allfälligen gastropharyngealen Reflux.
- Ösophagealer Reflux stellt möglicherweise eine der häufigsten Ursachen für prolongierte Heiserkeit dar.
- Die Behandlung besteht in Stimmschonung, Dampfinhalationen, Gabe von Antitussiva und allenfalls versuchsweise Antibiotika (im Zuge der Behandlung anderer respiratorischer Symptome oder auch nur aufgrund der Laryngitis).

- Wenn eine Refluxerkrankung als Ursache vermutet wird, wird mindestens 3 Monate mit einem Protonenpumpenhemmer Ⓒ behandelt, außerdem wird eine Gastroskopie und eine 24-h-pH-Messung der Speiseröhre empfohlen.

Funktionelle Stimmstörung
- Tritt oft nach einer Infektion des Respirationstraktes auf und hält auch noch nach Ausheilen der Infektion an (siehe unten).

Prolongierte Heiserkeit ohne Infektionssymptome

Funktionelle Stimmstörung
- Symptome: Heiserkeit, vorzeitige Stimmermüdung oder Heiserkeit nach dem Sprechen; gelegentlich Kehlkopfschmerzen oder ein Globusgefühl. Patienten mit einer Stimmstörung müssen nicht immer heiser sein!
- Die Struktur der Stimmbänder weist keine Auffälligkeiten auf.
- Organische Ursachen sollten ausgeschlossen werden.
- Zugrunde liegende Ursachen sollten erkannt werden (übermäßiges Sprechen, eine aufgeregte Art zu sprechen sowie die Stimme stark beanspruchende Hobbys, ungünstige akustische Verhältnisse am Arbeitsplatz (z.B. Hintergrundlärm oder starker Hall).
- Überweisung des Patienten an einen HNO-Facharzt, falls keine adäquate indirekte Laryngoskopie möglich ist oder eine fachärztliche Beratung für die Behandlung wünschenswert erscheint.
- Logopädische Beratung und Therapie sind immer notwendig.
  - Alle Patienten, die zu einer logopädischen Therapie überwiesen werden, sollten auch einem HNO-Facharzt vorgestellt werden (der Patient kann mit der Therapie schon vor dem Termin beim Facharzt beginnen).
- Behandlungsprinzipien: Entspannung, Vermeidung lauten Sprechens, Atem-, Haltungs- und Sprechübungen, Stimmschutz und ergonomische Beratung.

Stimmbandlähmung
- Symptome:
  - Die Bewegung der Stimmbänder ist eingeschränkt oder das Stimmband ist völlig gelähmt.
  - Anomalie oder Asymmetrie der Stimmbandlage während der Inspiration.
  - Der Patient ist immer heiser (eine „flüsternde", verhauchte Stimme).
  - Identifikation der Ursache:
    - Komplikation einer Operation
    - Tumoren (Schädelbasis, Nacken, Mediastinum, einschließlich der Lungen)
    - Virusinfekte („idiopathische")
    - neurologische Erkrankungen
- Der Patient sollte immer an einen Facharzt für HNO-Heilkunde überwiesen werden.
- Möglichst frühe Überweisung des Patienten zu einer logopädischen Therapie. (Die Therapie besteht anfangs in einer „Stimmgymnastik" zur Korrektur der hauptsächlichen Schwäche, später wird dann die Vermeidung von inkorrekten Kompensationsmechanismen trainiert.)
- Stimmverstärkung
- Stimmverstärkende chirurgische Eingriffe (Thyroplastik, Injektionsmethoden). Eine Operation sollte bereits 6 Monate nach Auftreten der Lähmungserscheinungen erwogen werden.

Chronische Laryngitis
- Die Stimmbänder sind gerötet, ausgetrocknet, verkrustet oder mit Schleim bedeckt. Das Epithel ist verdickt und hyperkeratotisch.
- Sowohl eine berufliche, toxische oder Allergenexposition sollte in Betracht gezogen werden. (Detaillierte Erhebung der Anamnese!)
- Ursächlich können auch Infekte der oberen und unteren Atemwege, Medikamente (Inhalationssteroide bei Asthma), eine Strahlentherapie, ein ösophagealer Reflux oder funktionelle Faktoren in Frage kommen.
- Überweisung des Patienten an einen HNO-Spezialisten.
- Der Zustand ist nicht selten therapieresistent.
- Die Behandlung besteht aus „Stimmhygiene" und Dampfinhalationen.

Tumoren
- Benigne Tumoren (Knötchen, Polypen, Granulome)
- Maligne Tumoren
- Der Patient sollte in jedem Fall an einen HNO-Facharzt überwiesen werden.
- Eine funktionelle Sprachstörung kann mit einem gutartigen Tumor assoziiert sein. Die Patienten benötigen eine logopädische Therapie.

Heiserkeit in Verbindung mit einer neurologischen Erkrankung
- Myasthenia gravis, Multiple Sklerose, Morbus Parkinson, amyotrophe Lateralsklerose.
- Die Stimme ist rau und leise. Die Lautstärke, Tonhöhe oder der Sprachrhythmus können verändert sein. Eine Belastung der Stimme verschlimmert die Symptome.
- Die Beweglichkeit oder die Apposition der Stimmbänder kann bei der indirekten Laryngoskopie fehlerhaft erscheinen, der Befund kann aber auch weitgehend unauffällig sein.
- Überweisung des Patienten an einen HNO-Facharzt oder Neurologen.

Indikationen für eine indirekte Laryngoskopie bei heiseren Patienten

- Eine indirekte Laryngoskopie sollte in jedem Fall vorgenommen werden,
  - wenn die Heiserkeit mehr als 2 Wochen andauert.
  - wenn die Heiserkeit nicht in Zusammenhang mit einer Erkältung steht.
  - bei allen Kindern (zum Ausschluss eines Papilloms).
  - bei allen Rauchern ab 30.
- Wenn eine indirekte Laryngoskopie nicht zuverlässig ausgeführt werden kann, sollte der Patient an einen Spezialisten überwiesen werden. Eine flüchtige Untersuchung reicht in diesem Fall nicht aus.

Dauer des Krankenstandes

- Wenn der Patient in seinem Beruf nicht notwendigerweise seine Stimme braucht, dann richtet sich die Dauer des Krankenstandes nach der allgemeinen Verfassung.
- Hat der Patient einen Sprechberuf, dann sollte er 1–4 Wochen krankgeschrieben werden.
- Es ist nicht notwendig, ein totales Sprechverbot zu erteilen, aber eine Schonung der Stimme und das Vermeiden von Husten, Räuspern und Flüstern ist indiziert.

38.03 Ohrenschmerzen beim Erwachsenen

Grundsätzliches

- Die Ursache der lokalen Schmerzen ist durch sorgfältige Anamnese und eine klinische Untersuchung abzuklären.
- Es sollte an die Möglichkeit gedacht werden, dass es sich um ausstrahlende Schmerzen handelt, die ihren Ursprung in verschiedenen Strukturen des Pharynx oder des Hals-Nacken-Bereichs haben können.

Primäre Ohrenschmerzen

- Primäre Ohrenschmerzen haben ihren Ursprung im Ohr oder in angrenzenden Strukturen.
- Für die Schmerzen kann eine Entzündung oder eine Verletzung des Gehörgangs (38.37) oder des Mittelohrs verantwortlich sein (38.35).
- Schmerzen bei einer chronischen Otitis media (38.36) sind oft der Hinweis auf eine Komplikation.
- Ohrenschmerzen können auch das 1. Symptom eines malignen Tumors im Gehörgang (38.60) (oder im Mittelohr) sein. Tumoren des Gehörgangs sind bei einer normalen Inspektion nicht immer zu erkennen. Es bedarf dazu einer Otomikroskopie und möglicherweise auch einer Biopsie.
- Kalte Luft und Wind können Ohrenschmerzen verursachen, insbesondere bei Patienten mit weitem Gehörgang. Diese Schmerzen klingen in einem warmen Raum rasch wieder ab.
- Negative Druckverhältnisse: Infektion, Barotitis oder Barotrauma (38.41).
- Neuralgien im Bereich der Ohren sind möglich, aber selten.

Fortgeleitete (sekundäre) Ohrenschmerzen

- Pathologische Prozesse, die anderswo ablaufen, projizieren Schmerzen in die Ohrenregion.
- Der häufigste Auslöser für sekundäre Ohrenschmerzen ist eine Dysfunktion oder Anomalie des Kauapparats (7.17). Kiefergelenksschmerzen werden häufiger im Ohr verspürt als im Gelenk selbst. Auch Zahnschmerzen strahlen möglicherweise in die Ohren aus. Bei Patienten mit unerklärlichen Ohrenschmerzen sollten die Zähne untersucht und die Kaumuskeln und die Kiefergelenke palpiert werden.
- Erkrankungen der Parotis (38.11) können ebenfalls Ohrenschmerzen verursachen.
- Schmerzen, die von der Hals-Nacken-Region ausgehen, werden häufig zu den Ohren fortgeleitet. Muskelverspannungen im Nackenbereich (20.01) führen oft zu Schmerzen an der Insertionsstelle des M. sternocleidomastoideus. Auch das Zervikalsyndrom tritt häufig zusammen mit Ohrenschmerzen auf. Die Palpation der Nackenmuskeln ist daher bei der Abklärung von Ohrenschmerzen wichtig.
- Die meisten sekundären Ohrenschmerzen gehen auf Erkrankungen des Pharynx zurück. Durch eine Tonsillitis (38.20) oder einen Peritonsillarabszess verursachte Ohrenschmerzen (38.22) können über den N. glossopharyngeus zum Ohr fortgeleitet werden.
- Schmerzen, die ihren Ursprung im Pharynx, der Zunge oder dem Gaumen haben, können durch kaum sichtbare Pathologien, wie etwa einen kleinen Tumor, ausgelöst worden sein.
- Über den N. vagus können Schmerzen vom Ösophagus, der Schilddrüse oder den Bronchien fortgeleitet werden. Die häufigste Ursache für eine Schmerzmediation über den Vagusnerv ist eine benigne Ulzeration der Stimmbänder, es kann aber auch ein Larynxkarzinom vorliegen.
- Eine Dissektion oder andere Läsionen der großen Arterien im Thorax und Hals-Nacken-Be-

reich können ebenfalls Schmerzen verursachen, die dann über das sympathische Nervensystem fortgeleitet werden.

Basisuntersuchungen bei Patienten mit Ohrenschmerzen

- Otorhinolaryngologische Untersuchung:
  - Otoskopie
  - Laryngoskopie
  - anteriore und posteriore Rhinoskopie und indirekte Laryngoskopie
  - Palpation der Kiefergelenke (Untersuchung des Gelenks mit dem kleinen Finger, während der Patient seinen Mund wiederholt öffnet und schließt)
  - Palpation des Hals-Nacken-Bereichs
- Radiologische Untersuchungen:
  - Nebenhöhlen
  - Panoramaröntgen der Zähne
  - Röntgenbilder der HWS (bei Verdacht auf Zervikalsyndrom)

Weiterführende Untersuchungen

- Wenn die Ursache der Ohrenschmerzen durch eine sorgfältige Anamnese und eine klinische Untersuchung nicht abgeklärt werden kann, ist es zum Ausschluss eines Malignoms unbedingt erforderlich, weiterführende Untersuchungen zu veranlassen, wobei man in der Regel die entsprechenden Spezialisten zuziehen wird. Die symptomatische Schmerzbehandlung stellt nur das sekundäre Ziel dar.

38.04 Tinnitus

Einleitung

- Abklärung der Ursache. In Einzelfällen kann es möglich sein, die Ursache zu eliminieren (Lärm, Otosklerose, Akustikusneurinom).
- Es sollte an Morbus Ménière gedacht werden.
- In der Mehrzahl der Fälle ist Tinnitus nicht heilbar. Dem Patienten sollte erklärt werden, dass sein Zustand zugegebenermaßen belastend, aber harmloser Natur ist.

Definition und Epidemiologie

- Tinnitus bezeichnet eine Geräuschwahrnehmung bei fehlendem externem akustischen Reiz.
- Ein subjektiver Tinnitus wird nur vom Patienten wahrgenommen. Ein objektiver Tinnitus liegt vor, wenn auch der Untersucher, entweder mit oder ohne Stethoskop, eine Hörwahrnehmung hat. Ein objektiver Tinnitus tritt selten auf. Wenn der Tinnitus im Rhythmus des Herzschlags pulsiert, könnte er durch eine vaskuläre Pathologie hervorgerufen sein. Dann sollte der Patient ergänzenden Untersuchungen zugeführt werden.
- Fast jeder Mensch leidet zu irgendeinem Zeitpunkt seines Leben an Tinnitus. Bei etwa 10% der Bevölkerung ist Tinnitus kontinuierlich und störend. Die Prävalenz für schweren Tinnitus liegt bei etwa 1%.

Ätiologie

- Die häufigste Ursache ist Lärm (Lärmexposition am Arbeitsplatz, Musik, Explosion, Feuerwerk, Schüsse).
- Unabhängig von seiner Ätiologie geht Tinnitus häufig mit einer sensoneuralen Hörminderung oder einer Schallleitungsschwerhörigkeit einher.
- Tinnitus wird im Allgemeinen durch eine Schädigung des Innenohrs verursacht, die zu einer gesteigerten automatischen Aktivität des N. cochlearis und einer falschen Geräuschwahrnehmung im Gehirn führt.

Klinisches Bild

- Der Klangcharakter der Hörwahrnehmung variiert (das Ohrgeräusch kann klingend, fluktuierend, pfeifend, wimmernd, zischend, summend, brummend etc. sein).
- Ein tieftoniges Geräusch steht oft mit einer Mittelohrerkrankung oder der Ménière-Krankheit in Zusammenhang.
- Allerdings reicht die Tonlage des Geräusches nicht zur Identifikation der Ursache aus.
- Der Grad der Beeinträchtigung durch Tinnitus ist ebenfalls unterschiedlich; die Bandbreite geht von nur in leiser Umgebung wahrgenommenem Tinnitus bis Tinnitus, der die Lebensqualität vermindert.
- Tinnitus kann zu Schlafstörungen, Verschlechterung der Schlafqualität, Konzentrationsstörungen und Depressionen führen.

Untersuchungen und Indikationen für die Beiziehung eines Spezialisten

- Fragen, ob der Tinnitus von einem Schwindel begleitet wird (zur Diagnose und Behandlung von Schwindel siehe Artikel 38.70).
  - Der Patient sollte zu einer möglichen Lärmexposition und zu seiner Medikamenteneinnahme befragt werden (z.B. Aspirin, Valproat, ototoxische Medikation).
  - Inspektion des Trommelfells und Abtestung der Trommelfellbeweglichkeit
  - Stimmgabelversuche nach Weber und Rinne
  - Audiogramm
  - Bei unilateraler (sensoneuraler) Innenohrschwerhörigkeit sind immer weiterführende

Untersuchungen zum Ausschluss eines Akustikusneurinoms angezeigt. Überweisung des Patienten an einen HNO-Facharzt.
- Wenn der Patient bei einem normalen Trommelfellbefund unter Schallleitungsschwerhörigkeit leidet, sollte eine Überweisung wegen des Verdachts auf Otosklerose erfolgen (38.17).
- Wenn beim Patienten keine Hörstörung vorliegt oder die Hörminderung bilateral ist, hängt die Indikation für die Zuziehung eines Spezialisten davon ab, ob der Tinnitus behandlungsbedürftig ist oder nicht. In der Regel ist keine Überweisung notwendig.

Therapie

- In den meisten Fällen steht keine effektive Therapie zur Verfügung.
- Hörgeräteträger können durch Anhebung des Schallpegels den Tinnitus weitgehend ausblenden **C**.
- Die durch den Tinnitus verursachten Unannehmlichkeiten können gelindert werden durch:
  - Beratung des Patienten (man erklärt, wie häufig Tinnitus auftritt und dass er gutartiger Natur ist)
  - Überlagerung des Tinnitus durch Hintergrundgeräusche wie z.B. laufendes Radio oder Benutzung eines Walkmans
  - Behandlung einer gleichzeitig auftretenden Depression
- Die medikamentöse Therapie, die versucht werden kann, umfasst Substanzen
  - zur Verbesserung der Durchblutung (in schweren Fällen kann z.B. Betahistin versuchsweise gegeben werden) oder zur Senkung des Flüssigkeitsdrucks im Innenohr (Meniére'sche Krankheit [38.71]),
  - zur Verminderung der Nervenstimulation, z.B. Antiepileptika,
  - zur Erleichterung der Schlafstörungen und Verbesserung der Stimmungslage.
- Andere Behandlungsmöglichkeiten bei schwerem Tinnitus, der die Lebensqualität des Patienten ernstlich beeinträchtigt, umfassen Klangtherapie, Desensibilisierungstraining und „Tinnitus-Retraining-Therapie" (TRT).
- Chirurgische Eingriffe sind bei Tinnitus indiziert, der durch Mittelohrerkrankung (Otosklerose 38.17) oder vaskuläre Pathologien verursacht ist.
- Selbsthilfegruppen (Tinnitusbewältigungsgruppen) **B**

38.05 Zerumen

Grundsätzliches

- Das Zerumen schützt den Gehörgang vor Infektionen.
- Ohrenschmalz sollte nicht entfernt werden, es sei denn,
  - es verursacht eine Hörminderung oder andere Symptome
  - es behindert eine Untersuchung des Gehörgangs und des Trommelfells

Symptome

- Der Patient hat das Gefühl, dass seine Ohren verlegt sind. Zusätzlich kann das Zerumen ein brummendes Geräusch, eine Hörminderung und gelegentlich auch Schwindel verursachen.

Entfernung des Zerumens

- Weiches Ohrenwachs ist in der Regel einfach mit Hilfe eines Saugaufsatzes oder eines Wattestäbchens über das Otoskop zu entfernen.
- Härtere Pfropfen können oftmals erfolgreich mit einer Alligatorpinzette ausgeräumt werden. Ein gewöhnliches Ohrenzängelchen ist in diesem Fall häufig nicht fein genug.
- Festsitzendes Zerumen kann schwierig zu entfernen sein. Wenn der Zerumenpfropf nicht mit einer Sonde oder durch Einführen einer Kürette hinter den Pfropfen und anschließendes Ziehen oder aber mit einer kleinen Alligatorpinzette extrahiert werden kann, sollte das Ohr mit einer körperwarmen Kochsalzlösung (oder mit Wasser) gespült werden. Der Strahl der Spritze ist gegen die hintere obere Wand des Gehörgangs zu richten, wobei der Gehörgang durch Ziehen am Ohrläppchen gerade gerichtet wird.
- Bei perforiertem Trommelfell ist eine Spülung kontraindiziert.
- Es kann versucht werden, den Pfropfen vor dem Spülen mit einer oberflächenaktiven Flüssigkeit, Salzlösung oder Wasser, aufzuweichen **B**.
- Patienten mit einer Tendenz zur Bildung obturierender Zerumenpfropfen sollten das Ohrenschmalz 1–2 × jährlich entfernen lassen.

38.06 Riechstörungen

Grundsätzliches
- Erkennen von „fortgeleiteten" Störungen durch Obstruktion der Nasenhöhlen, die durch Selbsthilfemaßnahmen und Medikation gebessert werden können.
- Es sollte immer auch ein Tumor im Bereich der Geruchsnerven oder des Tractus olfactorius als mögliche Ursache in Betracht gezogen werden.

Definition
- Bei den Riechstörungen unterscheidet man zwischen Anosmie (fehlender Geruchssinn), Hyposmie (verminderter Geruchssinn), Hyperosmie (verstärkte Empfindlichkeit auf Gerüche) sowie Dysosmie/Parosmie (verfälschter Geruchssinn). Sie können durch zentrale (intrakranielle) Störungen des olfaktorischen Systems oder periphere (intranasale) Belüftungsstörungen verursacht werden.
- Es sollte auch bedacht werden, dass ein Patient oft zuerst über eine Beeinträchtigung des Geschmackssinns klagt!

Untersuchungen
- Für die Riechprüfung sollte eine Flasche mit Teer zur Verfügung stehen.
  Anmerkung: Teer ist in Österreich zwar über die Apotheke erhältlich, aber auch Rosenwasser oder Zimtöl eignen sich für die Riechprüfung.
- Klinische Untersuchung der Nase (vordere und hintere Rhinoskopie).

Ursachen
- In akuten Fällen ermöglicht die Anamnese eine sichere Diagnose (Infektion oder Verletzung).
- Intranasale Schleimhautschwellung ist die häufigste Ursache:
  ○ virale oder bakterielle Infektion, allergische Rhinitis (38.50)
  ○ Eine wechselnde Riechleistung steht oft mit einer chronischen Rhinitis in Zusammenhang (38.55) und insbesondere auch mit **Nasenpolypen** (38.54).
- Verletzungen und Tumoren sind seltene Ursachen:
  ○ Stumpfe Schädeltraumen (besonders am Hinterkopf) können eine Schädigung des **Riechbündels** und eine dauerhafte Einschränkung des Riechvermögens zur Folge haben.
  ○ Ein Tumor am Grund der vorderen Schädelgrube, z.B. ein Meningeom in der Riechrinne oder ein Tumor des N. olfactorius, d.h. ein Ästhesioneuroblastom, kann die Riechkolben oder die Riechbahn schädigen und zu Hyposmie oder Anosmie führen.
- Sonstige Ursachen sind:
  ○ toxische Substanzen
  ○ Medikamente, die eine allergische Rhinitis verursachen (Lokalanästhetika, Antibiotika)
  ○ neurologische Erkrankungen (außer den Tumoren)
    – Migräne: Überempfindlichkeit gegenüber Duftstoffen
    – Temporallappenepilepsie: olfaktorische Halluzinationen
    – Neurodegenerative Erkrankungen: M. Parkinson, M. Alzheimer
  ○ endokrine Erkrankungen bzw. Funktionsstörungen (Hypopituitarismus, Diabetes)
  ○ Veränderungen während des Menstruationszyklus
  ○ psychische Ursachen (Hysterie, Karzinophobie)

Behandlung
- Bei Nasenerkrankungen kann eine kausale Therapie hilfreich sein.
- Nach einer viralen oder bakteriellen Infektion erholt sich der Geruchssinn zumindest teilweise im Laufe der Zeit. Steroide intranasal können versucht werden.
- Anosmie, die durch Nasenpolypen verursacht ist, kann mit Kortikosteroiden oder durch eine chirurgische Intervention behandelt werden.
- Es gibt keine Behandlung von Läsionen der Riechbahn.

Indikationen für die Beiziehung eines Facharztes
- Unilaterale Störungen und Anosmie oder Dysosmie (verzerrte Geruchsempfindung) ohne offensichtliche intranasale Ursache sowie olfaktorische Halluzinationen lassen einen Tumor vermuten und erfordern eine Abklärung durch einen HNO-Facharzt.
- Auch ein Patient mit irreversibler Störung des Geruchssinnes nach einer Infektion oder Verletzung sollte einmal vom HNO-Facharzt begutachtet werden.

38.08 Ein Knoten im Halsbereich

Grundsätzliches

- Für die Abklärung der Ursache sind allfällige Symptome einer Infektion, das Alter des Patienten und die Lokalisierung des Knotens von Bedeutung.
- Nach einer akuten Infektion sind die Lymphknoten im Halsbereich häufig beidseits vergrößert. Dieser Artikel beschäftigt sich mit Fällen, in denen der Knoten innerhalb eines Zeitraums von 2 bis 4 Wochen nicht wieder geschrumpft ist oder nicht eindeutig mit einer lokalen Infektion in Verbindung steht.

Kinder

- Eine infektiöse Ursache ist häufig, siehe (29.72).
- Es ist, unter anderem, an eine EBV-Infektion (Mononukleose) und bei einer einseitigen Lymphknotenschwellung speziell an eine Toxoplasmose oder Tularämie zu denken.
- Lymphangiome und Hämangiome sind gutartige Knoten, die sich in den meisten Fällen bereits in den ersten Lebensmonaten des Kindes manifestieren. Zysten in der zervikalen Region werden meist erst später bemerkt, gelegentlich erst im frühen Erwachsenenalter.
- Tumoren sind selten, maligne Tumoren sind häufiger als gutartige.

Junge Erwachsene unter 40

- Entzündliche Veränderungen werden ähnlich häufig wie bei Kindern und Jugendlichen gesehen, es findet sich jedoch ein höherer Anteil an Tumoren.
- In der Zervikalregion finden sich Zysten meist vor dem M. sternocleidomastoideus oder am Zungenbein.
- Die Mehrzahl der in den Speicheldrüsen und in der Schilddrüse lokalisierten Tumoren (24.31) ist gutartig. Die Diagnose wird durch einen chirurgischen Eingriff gesichert; bildgebende Verfahren und die Zytologie können nur Hinweise geben.
- Bei den malignen Tumoren im Halsbereich stehen die Lymphome zahlenmäßig an erster Stelle, es folgen Karzinome der Schilddrüse (24.31) und der Speicheldrüsen, während Metastasen von Plattenepithelkarzinomen in der Kopf- und Halsregion eher selten sind.

Erwachsene über 40

- Bei einem Knoten im Halsbereich besteht immer der Verdacht der Malignität; ein beträchtlicher Anteil der nicht in der Region Schilddrüse/Speicheldrüsen lokalisierten Knoten ist bösartig.
- Die meisten malignen Knoten sind Metastasen von Plattenepithelkarzinomen und Lymphomen. Ein Plattenepithelkarzinom nimmt in der Regel seinen Ausgang in den Schleimhäuten des Kopf- und Halsbereichs.
- Weitere in dieser Region häufige Malignome sind Tumoren der Schilddrüse oder der Speicheldrüsen.
- Ein Knoten in der Fossa supraclavicularis ist in aller Regel eine Metastase eines in einer anderen Region lokalisierten Karzinoms.

Untersuchungen

- Alle auffälligen Knoten sind eine Indikation für weiterführende Untersuchungen.
- Wenn die Knoten als vergrößerte Lymphknoten imponieren und sie in Verbindung mit einer Racheninfektion stehen, ist es zulässig, die Entwicklung 1 Monat lang ohne weitere Untersuchungen zu beobachten.
- Bei Kindern und Jugendlichen kann man sich bei Knoten unter 2 cm Durchmesser darauf beschränken, sie zu beobachten, bis sie eindeutig schrumpfen oder ganz verschwunden sind.

Worauf ist besonders zu achten?

- Lokale Schmerzen
- Schwierigkeiten oder Schmerzen beim Schlucken
- Heiserkeit
- Allfällige frühere Karzinome, entfernte Naevi oder Tumoren der Lippen
- Allgemeine Symptome (Fieber, Müdigkeit, Gewichtsabnahme, Nachtschweiß, Appetitverlust)
- Reiseanamnese (Tuberkulose, Pilzinfektionen)
- Tierkontakte (Toxoplasmose, Tularämie)

Körperliche Untersuchung

- Palpation des Halsbereichs und des Gesichts (auch bimanuelles Palpieren des Mundbodens)
- Otorhinolaryngologische Untersuchung
- Wenn der Patient einen multiplen lokalen Knoten hat, empfiehlt sich eine Untersuchung von anderen Lymphknotenregionen (Fossae supraclaviculares, Achselhöhlen, Leisten und Milz).

Weiterführende Untersuchungen

- Ultraschalluntersuchung + Feinnadelbiopsie
  - Die Feinnadelbiopsie gibt nur vage Hinweise; falsche Befunde sind häufig.
- Von einer offenen Biopsie oder einer einfachen Exzision des Knotens ist abzusehen, weil meist schon in der initialen Phase ein umfassenderer chirurgischer Eingriff indiziert ist.
- Weitere bildgebende Verfahren kommen nach Bedarf zum Einsatz, allerdings erst nach einer fachärztlichen Untersuchung.

38.09 Globussyndrom („Kloß" im Hals)

Grundsätzliches
- Ausschluss von organischen Erkrankungen: Tumoren im Kopf- und Halsbereich, gastroösophagealer Reflux, Spasmus des oberen Ösophagussphincters, Schilddrüsenknoten. Zu den möglichen Ursachen zählen auch eine verlängerte Uvula, ein verlängerter Processus styloideus oder Osteophyten der HWS.
- Die Behandlung erfolgt normalerweise symptomatisch. Dem Patienten wird die Gutartigkeit der Beschwerden versichert.

Definition
- Der Patient hat in der Mitte der Kehlkopfregion ein Globusgefühl, einen Druck oder ein Missempfinden, üblicherweise am oberen Beginn des Ösophagus in der Höhe des Jugulums.
- In der Regel hat der Patient weder Schmerzen, Schluckbeschwerden noch Gewichtsverlust.

Epidemiologie
- Häufiger bei jungen Menschen und bei Frauen anzutreffen.
- Steht oft in Zusammenhang mit psychischen Problemen (z.B. Krebsangst).

Anamnese
- Das Globusgefühl tritt im Allgemeinen nur auf, wenn der Patient mit leerem Mund schluckt, und bessert sich, wenn er Nahrung zu sich nimmt.
- Keine Schmerzen und kein Gewichtsverlust.
- Der Patient sollte zu einem HNO-Facharzt überwiesen werden, wenn er Schwierigkeiten oder Schmerzen beim Schlucken, Gewichtsverlust oder ausstrahlende Schmerzen (z.B. zum Ohr) hat.
- Der Patient sollte nach gastroösophagealen Symptomen befragt werden (Refluxkrankheit).
- Frage nach Schilddrüsensymptomen.
- Frage nach psychisch belastenden Ereignissen.

Untersuchungen und Behandlung
- Phase I:
  - zugrunde liegende psychologische Störungen
  - Inspektion des Mundes und des Rachens, Palpation des Mundbodens, der Zunge und der Tonsillen
  - Palpation des Halsbereichs
  - Eine indirekte Laryngoskopie der unteren Partien von Pharynx und Larynx oder Nasolaryngoskopie mit einem flexiblen Fiberoptikendoskop ist wichtig
  - Besteht eine Tendenz zu Refluxereignissen?
  - Schilddrüsenfunktionstests
  - Therapeutischer Versuch: H2-Rezeptorenantagonist oder Protonenpumpenhemmer **Ⓒ**. Der Patient sollte davon überzeugt werden, dass seine Beschwerden rein funktionellen Ursprungs sind.
- Phase II:
  - Bei Persistieren der Symptomatik: Beiziehung eines HNO-Facharztes
  - Röntgenaufnahmen von Hypopharynx und Ösophagus
  - Ultraschalluntersuchung des Hals-Nacken-Bereichs
  - Thoraxröntgen
  - erforderlichenfalls Hypopharyngoösophagoskopie mit einem geraden Endoskop in Narkose
- Zur chronischen Pharyngitis siehe Artikel 38.24.

38.10 Fazialisparese

Grundregeln
- Eine **periphere** Fazialisparese ist oft idiopathisch (sog. Bell'sche Parese), kann allerdings auch durch Varizella-Zoster-Virus (Ramsay-Hunt-Syndrom) verursacht werden, mit Borreliose (Lyme-Krankheit) assoziiert sein oder, in seltenen Fällen, durch einen Tumor hervorgerufen werden.
- Eine **zentrale** Fazialisparese zeigt sich als Hängen des kontralateralen Mundwinkels, während die Funktion der oberen Fazialisäste unbeeinflusst bleibt.
- Mit Ausnahme der zentralen Fazialisparese werden die Patienten zur Untersuchung und Behandlung an den HNO-Spezialisten überwiesen.

Bell'sche Parese (idiopathische Fazialisparese)
- Die Reaktivierung eines Herpesvirus wird als plausible Ursache erwogen, jedoch gibt es für diese Theorie keine stichhaltige Evidenz.
- In der Praxis beruht die Diagnose auf der klinischen Untersuchung zum Ausschluss anderer Ursachen.
  - Die Motorik des Gesichts wird in Ruhe und Bewegung (Mimik) beurteilt.
  - Die Gesichtssymmetrie in Ruhe wird durch Vergleich der Lidspalte, der Nasolabialfalte und der Stellung des Mundes mit der gesunden Seite festgestellt.
  - Die Abschwächung der Muskelfunktion wird ebenfalls mit der gesunden Seite verglichen: Heben der Augenbrauen (Stirnrunzeln), lang-

sames Augenschließen, Lächeln, Naserümpfen, Pfeifen (Lippen spitzen)
- Der Schweregrad unwillkürlicher Muskelkontraktionen (sog. Synkinese) wird erhoben.
• Zusätzlich bestehen oft eine Störung des Geschmackssinns, Verringerung der Tränenproduktion, Schmerzen um das Ohr und Hyperakusis (Geräusche werden aufgrund der abnormalen Funktion des Stapediusmuskels als zu laut wahrgenommen).
• Die Behandlung besteht aus befeuchtenden Augentropfen und einem Augenschutz (feuchte Kammer), um der Austrocknung der Hornhaut vorzubeugen. Gegenwärtig herrscht die Meinung, dass die Patienten von einer frühen Behandlung (innerhalb von 72 Stunden) mit oralen Kortikosteroiden und antiviralen Medikamenten ❶ profitieren können, aber verlässliche Forschungsdaten, die diesen Zugang stützen, sind rar ❷.
• Die Patienten benötigen psychologische Unterstützung.
• Die Prognose der idiopathischen peripheren Fazialisparese ist gut, jedoch bleiben bei einem Drittel der Patienten bis zu einem gewissen Grad Funktionsstörungen des Fazialisnervs zurück.
• In der Behandlung einer anhaltenden Fazialisparese ist die Zusammenarbeit zwischen dem Otorhinolaryngologen, dem Ophthalmologen und einem Plastischen Chirurgen erforderlich.

Differenzialdiagnosen

• Borreliose (siehe auch 1.29)
- Fazialisparese ist das häufigste neurologische Einzelsymptom der Lyme-Borreliose.
- Man sollte besonders im Sommer oder Frühherbst an die Borreliose als mögliche Ursache einer Fazialisparese denken.
- In über 30% der Fazialisparesen bei Kindern werden Borrelien als Auslöser nachgewiesen, besonders wenn die Lähmung beidseitig auftritt.
- Sicherung der Diagnose durch die Serologie und, wenn erforderlich, eine Liquorprobe.
- Behandlung mittels Antibiotika, um Spätsymptomen vorzubeugen (Amoxicillin 2 × 1 g tgl. für Erwachsene, 50 mg/kg/24h für Kinder in 2 Dosen tgl., durch 2–3 Wochen; Doxycyclin 2 × 100–200 mg tgl. durch 2–3 Wochen als Alternative für Erwachsene.
• Varizella-Zosterinfektion (siehe auch 1.41)
- verursacht die sog. Ramsay-Hunt-Fazialisparese
- Zusätzlich zur Gesichtslähmung bestehen Schmerzen und Bläschen am Ohrläppchen und im äußeren Gehörgang
- Behandlung mit Valaciclovir per os (7–10 Tage 3 × 1 g tgl.)

- Schwangerschaft, Diabetes und Immunsuppression sind prädisponierende Faktoren für eine durch Herpesviren verursachte Fazialisparese
• Falls die Fazialisparese atypisch oder verlängert verläuft, kann ein MRI des Schädels und des N. facialis erforderlich sein, um Tumoren auszuschließen.
• Tumoren der Parotis können eine Fazialisparese hervorrufen. Bei der Untersuchung an die Parotis denken!
• Eine Gesichtslähmung kann mit einer akuten oder chronischen Otitis oder mit Tumoren der Ohrregion einhergehen: Ohr und Gehör untersuchen!

38.11 Speicheldrüsenschwellung

Grundsätzliches

• Eine Behandlung mit Antibiotika ist dann notwendig, wenn die Speicheldrüsenschwellung mit Absonderung eines eitrigen Sekrets aus der Öffnung der Drüsengänge einhergeht oder andere Anzeichen für eine bakterielle Infektion vorliegen.
• Eine einseitige Schwellung ist üblicherweise auf einen Speichelstein (Sialolithiasis) zurückzuführen.
• Eine beidseitige nahezu symptomlose Schwellung kann durch eine Sialodenose (übermäßiger Speichelfluss) verursacht sein und es sollte ein Zusammenhang mit einer systemischen Erkrankung oder dem Sjögren-Syndrom erwogen werden.
• Wenn sich die Schwellung langsam entwickelt, sollte die Möglichkeit eines Tumors bedacht werden, insbesondere wenn der Patient über 50 ist. Machen Sie keine Biopsie, sondern überweisen Sie den Patienten an einen Facharzt.

Untersuchung der Speicheldrüsen

• Bei Auftreten von Symptomen sollten Alter und Geschlecht des Patienten in Betracht gezogen werden.
- Kinder und Jugendliche: virale Infektionen und rezidivierende juvenile Parotitis.
- Patienten mittleren Alters: Speichelsteine, chronische Infektionen und Tumore.
- Je älter der Patient, desto höher ist die Wahrscheinlichkeit eines Tumors.
- Frauen leiden öfter als Männer an rheumatischen Erkrankungen mit einer Beteiligung der Speicheldrüsen.

- Die Untersuchung besteht aus einer bimanuellen Palpation der Speicheldrüsen (auch intraoral!). Beachten Sie, dass gesunde Parotiden nicht leicht zu tasten sind, wohingegen eine Druckempfindlichkeit bei der Palpation in der Regel auf eine Entzündung hindeutet.

Differenzialdiagnosen bei Speicheldrüsenschwellung

Akute eitrige Sialadenitis/Parotitis
- Schmerzhaftes, gewöhnlich einseitiges Anschwellen der Glandula parotis. Die Haut über der Drüse kann gerötet sein und der Patient kann Allgemeinsymptome aufweisen.
- In der Regel ist nur eine Drüse betroffen.
- Die häufigsten Erreger sind Staphylokokken und Streptokokken.
- Diagnose:
  - Meist sind Leukozytenzahl und CRP erhöht.
  - Auf Druck können die Speicheldrüsengänge ein eitriges Sekret absondern, das bakteriologisch untersucht werden sollte.
- Therapie:
  - Bei schwerer Symptomatik i.v. Therapie z.B. Cefuroxim 3 × 750 mg–1,5 g tgl. über einige Tage. Oft ist auch eine Therapie gegen Anaerobier notwendig.
  - Bei einer nur mäßig schweren oder bereits wieder abklingenden Symptomatik können Amoxicillin-Clavulansäure oder ein Cephalosporin auch oral verabreicht werden.
  - ein Antiphlogistikum
  - Durch eine sanfte Massage kann das eitrige Sekret aus der Drüse gedrückt werden.

Chronische Sialadenitis / Parotitis
- Die Infektionen können rezidivieren. Die Drüse kann sich bei Palpation hart anfühlen und auch zwischen den akuten Infektionsphasen geschwollen bleiben.
- Die Erkrankung sollte vom Facharzt für HNO behandelt werden.
- Häufig ist die zugrunde liegende Ursache eine Sialolithiasis, besonders wenn die Glandula submandibularis betroffen ist.
- In hartnäckigen Fällen sollte an die Möglichkeit einer Tuberkulose gedacht werden.
- Diagnose:
  - klinische Untersuchung, Ultraschall und, falls indiziert, Sialographie oder MR-Sialographie
- Therapie:
  - Für die Therapie einer akuten Phase gelten die oben genannten Empfehlungen.
  - Wenn die Submandibulardrüse betroffen ist, ist die Therapie der Wahl häufig die Drüsenresektion in einer nicht akuten Phase.
  - Eine chronische Sialadenitis der Parotis bedarf einer langfristigen Antibiotikatherapie (Amoxicillin oder Doxycyclin über 1–2 Monate).
  - In bestimmten Fällen ist eine Sialendoskopie indiziert.
  - Andere Therapien je nach Ätiologie.

Virale Infektionen
- Mumps wird bei geimpften Patienten nur selten gesehen.
- Andere virale Infektionen können gelegentlich ein ähnliches klinisches Bild zeigen.
- Können einseitig oder beidseitig auftreten.

Sialolithiasis (Steine in den Speichelgängen oder -drüsen)
- Die Steine treten einseitig auf und entwickeln sich meist in den Gängen der Glandulae submandibulares oder – seltener – der Glandulae parotides.
- Der Patient leidet nach dem Essen unter Schmerzen und Schwellungen. Die Schwellung der Drüse oder des Ganges entwickelt sich rasch und kann von einigen Stunden bis zu mehreren Tagen andauern.
- Diagnose:
  - charakteristische Anamnese
  - Die Steine in den Gängen können unter Umständen tastbar sein.
  - Ultraschalluntersuchung, falls indiziert
- Therapie:
  - Wenn die Steine nicht entfernt werden, können sie zu einer chronischen Parotitis führen. Die Konkremente werden entweder durch Gangdilatation oder durch Gangschlitzung entfernt (in einer HNO-Abteilung oder einer Abteilung für Mundchirurgie). In einigen Fällen ist eine endoskopische Entfernung möglich.
  - Bei Steinen in der Gl. submandibularis muss in der Regel eine Totalresektion der Drüse erfolgen.
  - Infektionsepisoden werden mit Antibiotika und Antiphlogistika behandelt.

Sialadenose (Sialosis)
- Eine meist die Parotiden betreffende beidseitige, diffuse und sich langsam entwickelnde und symptomlose Schwellung. Es wird meist eine neuropathische Ursache für die Vergrößerung der Drüsen vermutet.
- Die häufigsten Erkrankungen oder Leiden, bei denen eine Sialadenose auftreten kann, sind Diabetes, Alkoholismus, Lebererkrankungen, Anorexie und Bulimie.
- Wann immer möglich sollte die Behandlung auf die zugrunde liegende Erkrankung abzielen.
- Adipositas und Sjögren-Syndrom können ebenfalls mit einer Vergrößerung der Speicheldrüsen assoziiert sein, dabei liegt jedoch eine völlig andere Ätiologie vor.

Sjögren-Syndrom
- Siehe 7.10.
- Kann eine Primärerkrankung sein oder sekundär bei anderen Kollagenosen auftreten.
- Zur Symptomatik zählen Mundtrockenheit und Trockenhaut der Augen, meist auch vergrößerte Speicheldrüsen und noch andere Symptome.
- Wird üblicherweise bei Patientinnen über 40 diagnostiziert.
- Zu den ersten Untersuchungen zählen die Überprüfung der Mundtrockenheit und der Trockenheit der Augen und im Anschluss daran eine Testung auf SS-A- und SS-B-Antikörper.
- Die Behandlung eines Patienten, dessen einzige Symptome ein trockener Mund und trockene Augen sind, kann symptomatisch erfolgen.

Tumoren der Speicheldrüsen
- Ein Tumor präsentiert sich normalerweise als ein schmerzloser oder mit nur minimaler Symptomatik verbundener Knoten. Tumoren im Bereich der Glandula parotis können bisweilen unmittelbar unter der Haut gefühlt werden.
- Der Knoten könnte unter Umständen mit einer geschwollenen Parotis verwechselt werden.
- Eine einseitige Schwellung, eine klare Abgrenzung des Knotens gegenüber dem umgebenden Gewebe sowie die Härte der Schwellung sind charakteristisch für Tumoren.
- Eine vorübergehende Schwellung ist in der Regel nicht mit einem Tumor assoziiert.
- Die Schwellung kann auch hinter dem Kieferwinkel auftreten.
- Bei Verdacht auf einen Tumor darf keine offene Biopsie erfolgen. Eine Ultraschalluntersuchung und eine Feinnadelbiopsie können durchgeführt werden, jedoch ist unabhängig vom Untersuchungsergebnis immer eine Überweisung an einen Spezialisten geboten.
- Etwa 80% aller Speicheldrüsentumoren sind gutartig.

Andere Ursachen
- Sarkoidose
- Lymphom
- Lymphadenopathie in Verbindung mit einer HIV-Infektion

38.15 Interpretation eines Audiogramms: Hörschäden

Qualitätsanforderungen für Audiogramme
- Für zuverlässige Untersuchungen des Gehörs bedarf es einer adäquaten Ausstattung, eines geeigneten Untersuchungsraums und qualifizierten Personals.
- Die Gehöruntersuchungen sollten in schallgedämmten Räumlichkeiten durchgeführt werden; ein diagnostisches oder klinisches Audiometer wird benötigt.
- Der Untersucher sollte mit den Messungen der Luft- und Knochenleitung sowie dem richtigen Einsatz der Vertäubung vertraut sein. Bei der Sprachaudiometrie wird zusätzlich ein Abspielgerät (z.B. ein CD-Player, Laufwerk eines PC) benötigt.
- International gültige Richtlinien finden sich in den ISO-Normen 6189 und 8253-1, 8253-2, 8253-3.

Grade des Hörverlusts
- Entsprechend der WHO-Klassifikation bezieht sich die Beeinträchtigung des Hörvermögens auf die durchschnittlichen Hörschwellen in den sogenannten Sprachfrequenzen, d.h. auf die Hörleistung des besseren Ohrs im Frequenzband 0,5–2kHz = $BEHL_{0,5-2\,kHz}$ (Tabelle 38.15; BEHL = better ear hearing level). Eine neuere und empfehlenswerte Klassifikation einer EU-Arbeitsgruppe basiert auf den Frequenzen: 0,5–4 kHz = $BEHL_{0,5-4\,kHz}$ (Tabelle 38.15).
- Der Grad des Hörverlusts wird in der Regel an der Hörschwelle des besseren Ohrs bestimmt. Dennoch verursacht eine schwere einseitige Hörminderung eine beträchtliche zusätzliche Behinderung, auch wenn diese in den genannten Klassifikationen keine Berücksichtigung findet. Das Hörvermögen, insbesondere das Sprachverständnis, ist in einem solchen Fall stark beeinträchtigt, besonders in einer lauten Umgebung.

Tabelle 38.15 Grade des Hörverlusts in 2 verschiedenen Klassifikationen (WHO und EU-Arbeitsgruppe)

Grad des Hörverlusts	WHO (1991)	EU-Arbeitsgruppe (1996)
Leichter Hörverlust	20–40 dB	20 dB < $BEHL_{0,5-4\,kHz}$ < 40 dB
Mittlerer Hörverlust	41–60 dB	40 dB < $BEHL_{0,5-4\,kHz}$ < 70 dB
Schwerer Hörverlust	61–80 dB	70 dB < $BEHL_{0,5-4\,kHz}$ < 95 dB
Hochgradiger Hörverlust	> 80 dB	$BEHL_{0,5-4\,kHz}$ > 95 dB

Nach finnischen Beurteilungskriterien kann daher ein einseitig tauber Patient in die Klasse 3 eingestuft werden (15% Behinderung). Wenn im Frequenzband 0,5 bis 2 kHz die Differenz zwischen den durchschnittlichen Hörschwellen des linken und des rechten Ohrs 35 dB übersteigt, wird der Hörverlust des Patienten um eine Klasse höher eingestuft als es aufgrund der Hörleistung des besseren Ohrs gerechtfertigt wäre.

Schallleitungs- oder Schallempfindungsstörung?

- Die Frage konduktive versus sensoneurale Schwerhörigkeit kann mittels Audiometrie nur beantwortet werden, wenn die Hörschwellen sowohl für die Luftleitung als auch für die Knochenleitung gemessen werden. Der Patient leidet unter einer Schallleitungsschwerhörigkeit, wenn die Knochenleitungsschwellen bei 20 dB oder besser liegen und die Luftleitungsschwellen im Frequenzband 0,5 bis 2 kHz um mindestens 15 dB schlechter sind als bei der Knochenleitung. Die Knochenleitungsschwellen können niemals deutlich schlechter sein als die Luftleitungsschwellen! Da die maximalen Outputs der Audiometer bei Messungen der Knochenleitung immer niedriger (leiser) sind als bei Luftleitungsmessungen, kann bei schweren Hördefiziten die Komponente der konduktiven Hörstörung nicht verlässlich ermittelt werden. Stimmgabeltests sind oft wertvoll.
- Bei sensoneuralen Hörstörungen (Schallempfindungsstörungen) sind die Knochenleitungsschwellen schlechter als 20 dB, und die Differenz zwischen Luft- und Knochenleitungsschwellen beträgt weniger als 15 dB.
- Bei einem gemischten Hörverlust sind beide Komponenten präsent. Die Knochenleitungsschwelle ist schlechter als 20 dB, die Differenz zwischen Luft- und Knochenleitung übersteigt 15 dB.

Ursachen für eine Schallleitungsstörung

- Bei einer Störung der Schallleitung (konduktive Hörstörung) kommt es beim Weber-Test zu einer Lateralisierung zur schlechteren Seite, der Rinne-Test ist negativ. Ein Rinne-Test ist negativ, wenn die Schallleitungsdifferenz bei der Stimmgabelfrequenz mindestens 20 dB beträgt.
- Eine Schallleitungsschwerhörigkeit ist praktisch immer vom Rigiditätstyp, wobei die tiefen Frequenzen am stärksten betroffen sind.
- Otitis media
  ○ siehe Artikel 38.35
  ○ die häufigste Ursache für eine vorübergehende verminderte Hörfähigkeit
  ○ Eine akute Otitis media oder eine sekretorische Otitis media (Seromukotympanon, engl. „glue ear" – „Leimohr") verursachen in der Regel einen konduktiven Hörverlust von 10 bis 25 dB (oder auch weniger, aber niemals mehr als 30 dB).
- Perforation des Trommelfells und prolongierte Otitis media
  ○ Der Hörverlust ist bei den tiefen Frequenzen am größten.
  ○ Wenn die konduktive Hörminderung (Differenz Knochenleitung/Luftleitung) bei einer chronischen Otitis media mehr als 30 dB beträgt, dann sind auch die Gehörknöchelchen in Mitleidenschaft gezogen worden (Unterbrechung oder Fixierung).
  ○ Das Audiogramm bei chronischer Otorrhoe kann auch eine sensoneurale Hörstörung als Folge einer Cochlealäsion zeigen.
  ○ Eine totale Adhäsion des Trommelfells führt zu einer konduktiven Schwerhörigkeit von etwa 60 dB (das Ausmaß einer reinen konduktiven Hörstörung beträgt maximal 60 dB).
- Otosklerose
  ○ Siehe Artikel 36.05.
  ○ Der Hörverlust ist zunächst bei den tiefen Frequenzen bemerkbar und erfasst später höhere Frequenzen.
  ○ Die Schallleitungsschwerhörigkeit kann 60 dB erreichen. Vor allem in schweren Fällen ist auch eine sensoneurale Komponente präsent.
- Eine konduktive Hörstörung vom Massentyp (bei hohen Frequenzen) ist selten. Sie könnte beispielsweise verursacht werden durch:
  ○ ein atrophisches Trommelfell
  ○ eine Unterbrechung der Gehörknöchelchenkette

Ursachen einer Schallempfindungsstörung (sensoneurale Hörstörung)

- Presbyakusis (Altersschwerhörigkeit)
  ○ Dabei handelt es sich immer um eine sensoneurale Schwerhörigkeit.
  ○ In der Regel zeigt das Audiogramm bei den höheren Frequenzen sehr deutlich abfallende Kurvenverläufe.
  ○ Die Altersschwerhörigkeit schreitet unterschiedlich schnell voran.
  ○ In Relation zu den Reintonhörschwellen kann die Sprachdiskriminationsfähigkeit relativ stark eingeschränkt sein (Cocktailparty-Effekt).
- Lärmbedingter Hörverlust
  ○ Siehe Artikel 38.42.
  ○ Bei einer geringgradigen lärmbedingten Schwerhörigkeit ist die Höreinbuße bei etwa 4 kHz (3–6 kHz) am größten (4-kHz-Senke).
  ○ Hörschwellenkurven, die im Bereich der ho-

hen Frequenzen stetig abfallen, sind ebenfalls sehr häufig. Doppelte Einbrüche werden ebenfalls gefunden.
- Eine fortgeschrittenere Lärmschwerhörigkeit kann auch den mittleren Frequenzbereich erfassen. Bei einer chronischen, reinen Lärmschwerhörigkeit sind jedoch nie die niedrigen Frequenzen betroffen.
- Zur Sicherung der Diagnose „Lärmschwerhörigkeit" reicht ein audiometrischer Befund nicht aus, es bedarf auch einer entsprechenden Lärmexposition in der Anamnese. Andere Ursachen für eine ähnliche Hörstörung müssen ausgeschlossen werden.
- Morbus Ménière
  - Siehe Artikel 36.70.
  - In der frühen Phase der Erkrankung handelt es sich meist um eine sensoneurale und fluktuierende Hörstörung.
  - Anfangs wird nur die Tieftonschwerhörigkeit offensichtlich, und zeitweise kann sich das Hörvermögen sogar wieder weitgehend normalisieren.
  - Ein vorübergehender Abfall im Tieftonbereich während einer Ménière-Attacke kann übrigens einen wertvollen Hinweis für die Diagnosestellung darstellen.
  - Im späteren Krankheitsstadium zeigt sich beim Hörverlust ein flacher Kurvenverlauf, aber es kann sich auch eine Hochtonschwerhörigkeit entwickeln. Der pantonale Hörverlust der Spätphase ist meist kaum oder nicht mehr fluktuierend.
- Plötzlicher Hörverlust (Hörsturz)
  - Die Ätiologie ist unbekannt. Wahrscheinlich kann ein Hörsturz viele Ursachen haben.
  - Das Audiogramm zeigt möglicherweise verschiedene Varianten sensoneuraler Hörstörungen.
  - Ein leichter akuter Hörverlust, der auf den Tieftonbereich beschränkt ist, hat die beste Prognose. Eine Behandlung mit Dexamethason könnte hilfreich sein ⓒ. Die Sinnhaftigkeit sonstiger medikamentöser Behandlungsoptionen wird noch kontrovers diskutiert.
  - Indikation zur Überweisung an den Spezialisten (medizinischer Notfall).
  - Wenn die Symptome beispielsweise nach dem Tauchen, nach dem Schnäuzen, nach körperlicher Betätigung oder nach einem Flug auftreten, könnte beim Patienten eine Ruptur des runden Fensters vorliegen (Notoperation notwendig!).
- Chronische Otitis media
  - Siehe weiter oben den Abschnitt „Perforation des Trommelfells und prolongierte Otitis media" bei Ursachen von konduktiven Hörstörungen.
  - Wenn sich bei einem Patienten mit chronischer Otitis media oder einem Cholesteatom ein akuter Hörverlust entwickelt, könnte eine cochleare Störung vorliegen, die einer dringenden Behandlung bedarf.
- Akustikusneurinom (Kleinhirnbrückenwinkeltumor, Tumor des VIII. Hirnnervs)
  - Typischerweise entwickelt sich eine langsam progrediente, einseitige, sensoneurale Schwerhörigkeit.
  - Die Hörminderung ist meist im Hochtonbereich am ausgeprägtesten.
  - Es kann jedoch jede Art von einseitiger sensoneuraler Hörminderung (auch eine akute oder eine fluktuierende) mit einem Akustikusneurinom assoziiert sein.

Verlässlichkeit eines Audiogramms

- Audiometriebefunde sind nicht immer völlig verlässlich, insbesondere wenn mit einem gewissen Grad an Hörverlust ökonomische Vorteile in Verbindung stehen (z.B. in der Form von Versicherungsleistungen oder eines sicheren Arbeitsplatzes). Betrugsfälle kommen häufig vor, und ungefähr ein Fünftel der Entschädigungsleistungen aufgrund von Hörverlusten sind überhöht angesetzt worden.
- Als Faustregel kann gelten, dass die Hörminderung als signifikant oder realistisch einzustufen ist, wenn bei Nachkontrollen die Reintonhörschwellen mindestens 15 dB in einem Frequenzbereich beziehungsweise mindestens 10 dB in 2 benachbarten Frequenzbereichen unterhalb der Norm liegen. Jedoch können sogar noch größere Defizite vorgetäuscht sein.
- Beurteilung des Audiometriebefundes
  - Je qualifizierter der Untersucher, desto verlässlicher der Befund.
  - Die Distanz zwischen Untersucher und Testperson während des Gesprächs vermittelt einen guten Eindruck vom Hörvermögen der Testperson.
  - Das Verhalten des Patienten gibt Hinweise darauf, ob er seine Hörstörung nicht vielleicht übertreibt.
  - Die Luft- und Knochenleitungsschwellen müssen konkordant sein (in der Regel besteht bei sensoneuralen Hörstörungen Anspruch auf Entschädigungsleistungen).
  - Die Sprachaudiometrie erweist sich für die Verifizierung der Befunde der Reintonaudiometrie als besonders wertvoll.
- Trotz der Messungen der Luft- und Knochenleitung ist es manchmal schwierig, eine konduktive Komponente des Hörverlustes zu erkennen. In solchen Fällen sind meist Stimmgabeltests hilfreich.

Indikationen zur Überweisung zum Spezialisten

- In folgenden Fällen ist ein Audiometriebefund eine Indikation für eine Überweisung:
  - Es wird eine Hörrehabilitation benötigt (38.16). Faustregel: durchschnittliche Verschlechterung der Hörschwelle im Bereich der Frequenz 0,5–4 kHz des besseren Ohres von mindestens 30 dB (20 dB bei Kindern, 30–40 dB bei älteren Menschen).
  - Es besteht die Möglichkeit einer schweren Erkrankung (Komplikation einer chronischen Otitis media, Akustikusneurinom etc.).
  - Der Patient leidet an einer behandlungsbedürftigen Ohrenerkrankung (sekretorische Otitis media, Otosklerose, Hörsturz).

38.16 Technische Hilfen zur Rehabilitation von Hörgeschädigten

Bedarf für Hörrehabilitation

- Die Prävalenz von Personen mit einer Hörminderung, die einer Hörrehabilitation bedürfen (in der Regel durch eine Versorgung mit Hörhilfen), beträgt in westeuropäischen Ländern etwa 5% der Bevölkerung.
- In Finnland geht man davon aus, dass 3% der 55-Jährigen und 22% der 75-Jährigen eine Hörrehabilitation benötigen würden.

Hörhilfen

Prinzipielles zur Funktionsweise

- Hörgerätetypen:
  - Hinter-dem-Ohr-Geräte (einschließlich Hörbrillen)
  - Im-Ohr-Geräte können bei leichten oder mittelgradigen Hörstörungen zum Einsatz kommen (38.15). Voraussetzung sind manuelle Geschicklichkeit und gutes Sehvermögen.
  - Taschenhörgeräte (etwa 1%) sind geeignet für hochgradige Schwerhörigkeit und für Patienten, die für die kleineren Geräte nicht die nötige Fingerfertigkeit aufbringen können.
- Für alle Hörgerätetypen gilt, dass in den nächsten Jahren die digital programmierbaren Geräte bzw. die Hörhilfen mit digitaler Signalverarbeitung marktführend sein werden.
- In der Regel werden Töne über Luftleitung in das Ohr übertragen. Leidet der Patient an einer Atresie des äußeren Gehörgangs oder an einer chronischen Otitis media mit Erguss, kann er mit einem Knochenleitungshörgerät oder mit einem knochenverankerten Hörsystem versorgt werden.
- Die Benutzung eines Hörgeräts bedarf immer einiger Übung. Bis zu 10–25% aller Besitzer eines Hörgeräts benutzen es nicht, weil sie ungenügend motiviert sind oder weil sie den richtigen Umgang mit ihrem Hörgerät nicht beherrschen.
- Hörgeräte müssen regelmäßig überprüft und gewartet werden. Die Batterien müssen bei Bedarf ausgetauscht werden. Alle Einrichtungen der primären Gesundheitsversorgung sollten in der Lage sein, Patienten mit Hörgeräten Hilfestellung zu geben.

Häufige Ursachen für eine Fehlfunktion des Hörgeräts

- Das Hörgerät sitzt nicht richtig (Pfeifgeräusch, akustische Rückkopplung). Korrektur des Sitzes des Hörgeräts
- Das Ohrpassstück hat einen lockeren Sitz (Pfeifgeräusch). Das Ohrpassstück muss ersetzt werden.
- Der Schallkanal des Ohrpassstücks (oder des Gehäuses des Im-Ohr-Geräts) ist mit Zerumen verlegt (das Gerät ist stumm). Schallkanal von Zerumen befreien. Das Ohrpassstück kann mit einer milden Seife oder einem speziellen Reinigungsmittel gesäubert werden. Es sollte nicht vergessen werden, das Hörgerät zu trocknen, weil auch Wassertropfen das Gerät blockieren können. Der Schallkanal eines Im-Ohr-Geräts wird mit einem Spezialinstrument gereinigt. Nötigenfalls ist auch der Zerumenfilter zu ersetzen.
- Die Batterien sind leer oder falsch eingesetzt worden (das Hörgerät bleibt stumm). Wechsel oder richtiges Einsetzen der Batterien.
- Die Batterien sind für das Hörgerät nicht geeignet (Zink-Luft-Knopfzellen verursachen bei einigen Hörgeräten einen Brummton). Man sollte es mit einem anderen Batterientyp versuchen (oder sich an einen Hörgeräteakustiker wenden).
- Der Schallschlauch eines Hinter-dem-Ohr-Geräts ist steif oder gebrochen (Pfeifgeräusch). Eine falsche Schlauchlänge verursacht dasselbe Problem. Der Schlauch muss ausgetauscht werden.
- Das Kabel eines Taschenhörgeräts ist gebrochen oder der Kontakt ist schlecht (das Hörgerät bleibt stumm oder die Übertragung wird unterbrochen). Das Kabel muss ausgetauscht werden.
- Der M-T-Schalter befindet sich in der falschen Position (das Hörgerät bleibt stumm). Korrektur der Schalterstellung: M für Mikrofon, T für Telefonspule. Bei manchen Hörgeräten können beide Funktionen gleichzeitig genutzt werden (Schalter in MT-Stellung).

Funktionstestung eines Hörgeräts

- Gehen Sie die vorstehende Checkliste durch.
- Bei einem funktionstüchtigen Hörgerät kann

durch Einschalten des Geräts und Einstellen der maximalen Lautstärke eine akustische Rückkopplung (Pfeiftöne) ausgelöst werden. Umschließen Sie Ihr Hinter-dem-Ohr- oder ihr In-dem-Ohr-Gerät mit der Hand: Kommt es zu keiner akustischen Rückkopplung, obwohl die Batterie in Ordnung ist, dann funktioniert das Gerät nicht richtig und sollte von einem Hörgeräteakustiker überprüft werden. Taschenhörgeräte können auf dieselbe Weise getestet werden, indem man das Mikrophon nahe an den Empfänger (das Ohrstück) heranbringt.
- Die Qualität des Sprachklangs kann getestet werden, indem man eine an den Gehörgang des Testers angepasste Otoplastik benutzt. Eine andere Möglichkeit stellt die Verwendung spezieller Stethoskopohrstücke dar. Man beachte, dass die vom Hörgerät gelieferten Frequenzbänder keineswegs einen linearen High-Fidelity-Output repräsentieren.

Sonstige technische Hilfen für Hörgeschädigte

Kommunikationsverstärker
- Geeignet für ältere Patienten, die selbst mit einem Taschenhörgerät nicht mehr zurechtkommen.
- Wird anstelle eines Hörgeräts eingesetzt, um Sprache und Umweltgeräusche zu verstärken.

Alarmgeräte
- Türklingeln
- Signalanlagen für Telefonklingel
- Vibrationswecker
- Lichtklingeln für Telefon und Tür
- Lichtsignalanlage für weinende Babys

Telekommunikationsgeräte
- Hörverstärker
- Mobiler Hörverstärker für Telefone (= Teleschlinge/Telefonverstärker, kann auch verwendet werden, um das akustische Signal des Telefons in induktive Signale für Hörgeräteträger umzuwandeln, die ihr Hörgerät dann auf „T" schalten).
- Telefonverstärker/Teleschlingen für Handys (Hörgerät auf Position „T").
- Texttelefon (für Menschen mit sehr starker Schwerhörigkeit). Die SMS-Dienste von Handys, Fax und E-Mail können ebenfalls als Kommunikationsmöglichkeiten genutzt werden.

Speziell für Hörgeschädigte konzipierte Unterhaltungselektronik, induktives Hören
- Zusätzliche Kopfhörer oder Ohrhörer (drahtlose Infrarotohrhörer sind ebenfalls verfügbar; einige Infrarotgeräte produzieren ein akustisches Signal, andere wiederum ein induktives Signal, das von einem Hörgerät in T-Stellung empfangen werden kann).
- Für TV/Radio gibt es mobile Induktionsschleifen, die an einen eigenen Ausgang des Radio- oder TV-Geräts angeschlossen werden, oder es wird eine Schleife mit einem eigenen Verstärker im Raum aufgestellt (das Hörgerät auf Position „T").
- Induktive Höranlagen sind bereits in einigen öffentlichen Gebäuden (Kirchen, Konferenzsäle, Theater) und Bürogebäuden verfügbar. Auch Einrichtungen der Gesundheitsversorgung sollten damit ausgestattet werden. Wenn in einem öffentlichen Gebäude eine fixe induktve Höranlage installiert ist, so sollte es ein sichtbares Zeichen geben, um den Besucher darüber zu informieren.

Externes Konferenzmikrophon
- Ein eigenes Mikrophon, heutzutage für gewöhnlich auf Radiofrequenzübertragung. Das Mikrophon wird näher am Sprecher angebracht, um das Verhältnis Sprachsignal/Umgebungslärm zu verbessern.

Hilsmittel für die Hörschulung
- Spielzeug, Rekorder und andere Hilfsmittel für Hörübungen mit hörgeschädigten Kindern.
- Spezielle technische Einrichtungen in Schulen (in der Regel Radiofrequenzkommunikation zwischen dem Lehrer und dem hörgeschädigten Kind).

Cochleaimplantate
- Cochleaimplantate sind Hörgeräte für schwer hörgeschädigte Patienten. Das Gerät übermittelt ein elektrisches Signal direkt zum Hörnerv unter Umgehung des funktionslosen Innenohrs.
- Cochleaimplantate kommen sowohl in Frage für postlingual gehörlose Kinder und Erwachsene als auch für prä- oder perilingual hörgeschädigte Kinder. Prälingual ertaubte Erwachsene sind keine Zielgruppe für Cochleaimplantate.
- Nach der Implantation muss das Gerät individuell programmiert und ein Hörtraining durchgeführt werden. Prä- und perilingual ertaubte Kinder benötigen dieselbe Hörrehabilitation wie Patienten, die seit ihrer frühen Kindheit schwer hörgeschädigt sind.
- Implantatträger bedürfen einer lebenslangen Nachsorge.

Hinweise für die Hörgeräteanpassung
- Eine apparative Hörrehabilitation sollte in Erwägung gezogen werden, wenn für das bessere Ohr die Hörschwelle im Frequenzbereich 0,5–4 kHz ($BEHL_{0,5-4kHz}$) 30 dB oder schlechter beträgt (nach den derzeit geltenden finnischen Richtlinien). Bei Kindern liegt der Schwellenwert bei 20 dB, wohingegen bei Senioren meist ein Schwellen-

wert von 30 dB zur Anwendung gelangt. Ziel der Hörrehabilitation mit Hörhilfen ist beidseitiges Hören, d.h. eine Versorgung beider Ohren mit Hörhilfen ist als Regel zu betrachten. Die Motivation des Patienten und seine sozialen Bedürfnisse sind von wesentlicher Bedeutung. Man beachte, dass eine Hörminderung bei einem allein lebenden älteren Menschen oft zur sozialen Isolation führt.
- Die Beurteilung, ob der Patient mit einem Hörgerät oder einer sonstigen technischen Hilfe versorgt werden soll und welche Art von Hörgerät am besten geeignet ist, kann mehrere Besuche in der Wohnung oder am Arbeitsplatz des Betroffenen erfordern.
- Das Programm zur Hörrehabilitation umfasst die Abklärung der Hörstörung, allfälliger sonstiger gesundheitlicher Probleme und der sozialen Situation des Patienten.

Indikationen für die Überweisung zur Hörhilfenanpassung

- Zusammenfassung:
  - Bei Kindern: Die Hörschwelle des besseren Ohrs im Frequenzband 0,5–4 kHz ($BEHL_{0,5-4\,kHz}$) liegt bei 20 dB oder schlechter.
  - Bei Erwachsenen: Die Hörschwelle des besseren Ohrs im Frequenzband 0,5–4 kHz ($BEHL_{0,5-4\,kHz}$) liegt bei 30 dB (bei Senioren 30–40 dB) oder schlechter.
- Der Patient sollte zu seinen Problemen befragt und seine Angaben sollten in der Überweisung angeführt werden.
  Anmerkung: Hörhilfen werden in Österreich in der Regel vom entsprechenden Fachhandel angepasst, die Überweisung erfolgt daher bei Bedarf meistens an den HNO-Facharzt, bei Geräteproblemen ist der Händler der direkte Ansprechpartner.

38.17 Otosklerose

Grundsätzliches

- Verdacht auf Otosklerose besteht bei einem Patienten mit Schallleitungsschwerhörigkeit bei normalem Trommelfellbefund.

Definition

- Eine Otosklerose ist eine primäre fokale Erkrankung der Labyrinthkapsel, die sich bei ansonsten gesunden Menschen manifestiert. Sie steht in keiner Verbindung mit bekannten Skeletterkrankungen mit Ausnahme der Osteogenesis imperfecta (Glasknochenkrankheit).

Epidemiologie

- Die Prävalenz für die klinisch manifeste Otosklerose liegt bei 0,3%; zusätzlich dürften sich bei 10% der Bevölkerung Otoskleroseherde in der Labyrinthkapsel ohne klinische Symptomatik finden (Schätzung aufgrund von Autopsieergebnissen).
- Die Erkrankung tritt in der Regel zwischen dem 30. und 40. Lebensjahr auf. Nur selten manifestiert sich das Leiden früher.

Symptomatik und Beschwerdebild

- Das Leitsymptom stellt eine langsam progrediente **Schwerhörigkeit** dar, von der kaum jemals beide Ohren gleichzeitig betroffen sind. Beim besseren Ohr kommt es im Allgemeinen erst Jahre später ebenfalls zu einer Hörverschlechterung.
- Bei manchen Patienten tritt ein Tinnitus auf. Typischerweise handelt es sich um einen Tinnitus im Tieftonbereich. Leichte Gleichgewichtsstörungen können auftreten.
- Die Otoskopie zeigt ein intaktes, helles und normal bewegliches Trommelfell. Am Trommelfell können Folgen einer kindlichen Otitis media sichtbar sein und so die Diagnose erschweren.
- In der funktionellen Untersuchung finden sich typische Zeichen einer Schallleitungsschwerhörigkeit.
  - Das Erkennen von gesprochenen und geflüsterten Worten ist beeinträchtigt. Wörter, die tieftonige Silben (Vokale wie a, o, u) enthalten, werden besonders schlecht erkannt.
  - Bei der Weber-Stimmgabelprüfung erfolgt eine Lateralisation zum stärker betroffenen Ohr, und der Rinne-Versuch ist pathologisch (negativ).
  - Das Audiogramm zeigt eine um bis zu 60 dB (also dem Maximum) verschlechterte, flache Schallleitungskurve. Liegt nur eine Fixierung des Steigbügels, aber ein normales Innenohr vor, kann die Knochenleitung nahezu normal sein.
  - Die Knochenleitung weist charakteristischerweise die sogenannte Carhart-Senke (Hörabfall bei 2000 Hz) auf.
  - Eine kombinierte Schwerhörigkeit mit eingeschränkter Luft- und Knochenleitung ist häufig. Im Tieffrequenzbereich besteht jedoch ein deutlicher Unterschied zwischen Luft- und Knochenleitung.
  - Im Sprachaudigramm ist die Sprachhörschwelle im gleichen Ausmaß verschlechtert wie die Schallleitungsschwelle. Die Sprachdiskriminierung ist im Fall einer reinen Stapesankylose zufrieden stellend, sie kann aber bei einer kombinierten Hörstörung beeinträchtigt sein.

- Die Impedanzmessung zeigt einen normalen Mittelohrdruck und das Fehlen des Stapediusreflexes.

Behandlung

- Es steht keine medikamentöse oder sonstige Therapie zur Verfügung, die die Bildung von Otoskleroseherden verhindert.
- Bei fortschreitender Innenohrschwerhörigkeit können in spezialisierten Zentren hohe Fluoriddosen gegeben werden, um die Progression der Erkrankung zu verlangsamen.

Linderung der Hörstörung

- Hörhilfen sind für Otosklerosepatienten gut geeignet und führen zu einer Hörverbesserung, die eine adäquate soziale Integration sichert.
- Folgende Kriterien können als Indikationen für chirurgische Eingriffe genommen werden:
  - Bei einer Schallleitungsschwelle von 30 dB (500–2000 Hz) oder schlechter, bei mindestens 15 dB Schallleitungsdefizit und negativem Rinne-Test.
  - Wenn die zu erwartende Hörschwelle nach der Operation 30 dB oder besser ist oder um nicht mehr als 15 dB schlechter als am besseren Ohr.

38.20 Halsschmerzen und Tonsillitis

Grundsätzliches

- Abnahme eines Rachenabstrichs oder eines Schnelltests bei Patienten mit eindeutigen Zeichen einer Tonsillitis ohne andere Symptome einer Atemwegsinfektion (übliche Anzeichen eines Virusinfektes wie z.B. Rhinitis, Husten, Heiserkeit).
- Antibiotika sind bei Infektionen mit Streptokokken der Gruppe A indiziert. Ein Peritonsillarabszess sollte erkannt und sofort behandelt werden.
- Der Arzt sollte die folgenden Krankheiten erkennen:
  - Pfeiffersches Drüsenfieber (Mononucleosis infectiosa)
  - pharyngeale Gonorrhö
  - subakute Thyreoiditis
  - Granulozytopenie (bei Patienten, die Medikamente einnehmen, die auf das Knochenmark einwirken)
- Bei rezidivierender Tonsillitis sollte die Infektionsquelle identifiziert werden.
- Epidemien sollten erkannt und bekämpft werden (auch jene, die auf Streptokokken der Gruppe C oder G zurückzuführen sind).

Ätiologie der Tonsillitis

- Streptokokken der Gruppe A verursachen 5–20% (während Epidemien 40%) aller Fälle von Tonsillitis. Die Prävalenz der Tonsillitis ist im Sommer am niedrigsten.
- Andere Streptokokken verursachen gegebenenfalls Epidemien, aber keine Folgekrankheiten.
- Neisseria gonorrhoeae rufen selten Tonsillitiden hervor (1%).
- Mykoplasmen und Chlamydien werden gleich oft bei asymptomatischen und bei symptomatischen Patienten nachgewiesen, es muss daher nicht nach ihnen gefahndet werden.
- Ein Pfeiffersches Drüsenfieber wird bei 1–2% der Patienten diagnostiziert.
- Das Arcanobacterium ist in weniger als 1% der Fälle der verursachende Erreger. Das klinische Bild entspricht jenem des Scharlachs. Es ist keine Therapie angezeigt.
- Bei der Mehrzahl der Patienten hat eine Halsentzündung eine virale Ätiologie. Viren können auch für hohes Fieber, Hautausschlag und ein pharyngeales Exsudat verantwortlich sein.

Risikogruppen

- Streptokokken: Kinder nach dem 3. Lebensjahr und junge Erwachsene (15–24 Jahre)
- Mononukleose (1.42): Kinder und junge Erwachsene
- Gonorrhö: sexuell aktive Personen

Untersuchungen

- Inspektion des Pharynx: peritonsilläres Ödem, Exsudat, Trismus
- Palpation der Hals-Nacken-Region
  - Vergrößerte Lymphknoten an einer anderen Stelle als an den Kiefernwinkeln: Mononukleose? (1.42)
  - Vergrößerte druckschmerzhafte Schilddrüse: Thyreoiditis?
- Hautausschlag: Viren, erythrogene Stämme der Gruppe-A-Streptokokken, Arcanobacterium (Corynebakterien)?
- Lidödeme: Pfeiffersches Drüsenfieber?
- Andere Infektionsherde: Nasennebenhöhlen, Ohren, Zähne, unterer Respirationstrakt.
- Eine Streptokokkenkultur oder ein Schnelltest sind die wichtigsten Laboruntersuchungen. Das klinische Bild allein reicht zur Identifizierung des Erregers nicht aus.
  - Eine Kultur auf der Basis eines Rachenabstrichs ist hiefür die genaueste und günstigste Untersuchung, vorausgesetzt, dass die Benachrichtigung des Patienten über den Befund

und eine evtl. notwendige Medikationsänderung effektiv organisiert wird.
  - Mit einer Streptokokkenkultur können auch Non-A-Streptokokken nachgewiesen werden (keine Hemmung der Hämolyse rund um eine Bacitracin-Scheibe).
  ○ Wenn ein Schnelltest Anwendung findet, sollte ein negativer Befund durch eine Kultur bestätigt werden (Eine Bestätigung eines negativen Befunds ist bei Kindern unter 3 Jahren nicht notwendig, da Streptokokkenerkrankungen in dieser Altersgruppe ungewöhnlich sind).
- Falls erforderlich, wird auch ein Mononukleose-Schnelltest und eine Kultur auf Neisseria gonorrhoeae durchgeführt.

Behandlung

- Antibiotika sind nur indiziert bei Patienten mit einem positiven Befund einer Kultur oder eines Schnelltests für
  ○ Streptokokken der Gruppe A oder
  ○ alle Streptokokkenarten, wenn sehr beeinträchtigende Symptome vorliegen, insbesondere aber während einer Epidemie.
- Wenn der Patient unter schwer wiegenden Symptomen leidet, kann bis zum Vorliegen des Ergebnisses der Bakterienkultur eine Tagesdosis eines Antibiotikums gegeben werden. Fällt dieser Befund negativ aus, sollte auf weitere Antibiotikagaben verzichtet werden.
  Anmerkung: In Österreich liegt in den meisten Fällen liegt das Ergebnis einer Kultur frühestens nach 3–4 Tagen vor. Bei entsprechender Klinik wird die Therapie eingeleitet und nach Einlangen des Resultats evtl. modifiziert.

Pharmakotherapie bei einer Streptokokkenerkrankung

- Penicillin V 1,5 Millionen IU 2 × tgl. durch 10 Tage (Anmerkung: lt. Austria Codex empfohlene Gabe 3 × tgl. 1,0–1,5 Mio IU)
- Bei Penicillinallergie: orales Cefalexin 2 × 750 mg oder Cefadroxil 1 × 1 g Ⓐ
  Anmerkung: Lt. Austria Codex empfohlene Dosierungen: Cefalexin 1–4 g/Tag auf 2–3 Einzeldosen verteilt, Cefadroxil 2 × 0,5–1 g tgl.
  Anmerkung für Österreich: Wegen der möglichen Kreuzreaktivität mit den Cephalosporinen – in abnehmender Intensität von Cephalosporinen der I. Generation zu Cephalosporinen der III. Generation im Ausmaß von 1,7 bis 5,6% – werden für diese Fälle folgende Alternativen empfohlen: GRAM POS: Staphylokokken, Streptokokken, Pneumokokken: Clindamycin, Makrolide, GRAM NEG: E. coli, Enterobakterien: Chinolone, Doxycyclin, Trimethoprim.

- Die sofortige Einleitung einer Antibiotikatherapie ist nicht notwendig: Eine Verschiebung um 1(–3) Tag(e) erhöht die Komplikationsrate nicht und verzögert auch nicht das Abklingen der Akutsymptomatik.
- Antibiotika verkürzen allerdings die Gesamtdauer der Symptomatik ein wenig Ⓐ und vermindern auch das Risiko für rheumatisches Fieber.
- Ein Analgetikum Ⓑ (Paracetamol und Ibuprofen sind hier am sichersten) wirkt effektiv gegen die Symptome als Antibiotika. Bei Erwachsenen kann ein schmerzhafter Rachen sogar mit einem Lidocainspray oder Gurgellösung behandelt werden.
- Non-A-Streptokokken: Bei Patienten mit schwerer Symptomatik und während Epidemien wird man die gleiche medikamentöse Therapie einsetzen wie gegen Streptokokken der Gruppe A.
- Eine neuerliche Kultur eines Rachenabstrichs ist nur dann sinnvoll, wenn es zu einem Rezidiv kommt.
- Der Patient ist 1 Tag nach Beginn der Antibiotikabehandlung nicht mehr infektiös.

Pharmakotherapie bei sonstigen, eine Tonsillitis verursachenden Erregern

- Eine pharyngeale Gonorrhö verursacht häufig nur leichte Symptome. In einem solchen Fall sind Antibiotika zu geben und die Kontaktpersonen zu ermitteln.
- Ein Pfeiffersches Drüsenfieber sollte **nicht** mit Antibiotika behandelt werden. Insbesondere Ampicillin sollte vermieden werden (Exanthem!).

Peritonsillarabszess

- Trismus (Probleme und Schmerzen beim Öffnen des Mundes).
- Schluck- und Salivationsstörungen können auftreten.
- Ödematöse Schwellungen im Umfeld der Tonsillen, Verschiebung der Uvula, Asymmetrie und Vorwölbung des Gaumenbogens.
- Die Behandlung besteht in einer Drainage des Abszesses (meist in Verbindung mit einer sofortigen Tonsillektomie) und Gabe von Antibiotika.

Rezidivierende Tonsillitis

- Wiederholte Halsschmerzen mit einem positiven Test auf Gruppe-A-Streptokokken.
- Eine Reinfektion ist die häufigste Ursache.
- Rachenabstriche sollten nicht nur beim Patienten selbst, sondern bei allen Familienmitgliedern genommen werden.
- Symptomatische Arbeitskollegen sollten ermittelt werden.

- Bei einer wiederholten Infektion sind Cephalexin oder Cephadroxil die Therapeutika der ersten Wahl, da sie die Streptokokken der Gruppe A sogar noch wirksamer bekämpfen als Penicillin **A**. Clindamycin (2 × 300 mg für die Dauer von 10 Tagen) tötet nicht nur Gruppe-A-Streptokokken ab, sondern kann auch ein von anderen Bakterien ausgelöstes Rezidiv verhindern.
  (Anmerkung: Dosisempfehlung lt. Austria-Codex für Clindamycin tgl. 600–1800 mg in 4 Einzelgaben aufgeteilt.)

Indikationen für eine Tonsillektomie

- Wiederholte, nachweislich bakteriell bedingte Halsentzündungen (> 4 ×/Jahr), unabhängig von der Art des Erregers **C**.
  - Daten und Ergebnisse der Bakterienkulturen und Schnelltests sollten der Überweisung beigeschlossen werden.
- Komplikationen bei einer akuten Tonsillitis: Peritonsillarabszess, Septikämie, ausgehend von den Tonsillen.
  - Ein Peritonsillarabszess bei einem Patienten unter 40 Jahren wird durch eine notfallmäßige Tonsillektomie ohne vorherige Inzision behandelt.
- Malignomverdacht (bei deutlicher Asymmetrie oder Ulzeration).
- Behinderung der Atmung durch vergrößerte Tonsillen (die sich beinahe berühren können), ebenso eine Schlafapnoe oder Okklusionsbehinderung.
- Eine chronische Tonsillitis ist eine relative Indikation für eine Tonsillektomie. Die Operation ist angezeigt, wenn der Patient ständig unter schlechtem Atem, Halsschmerzen und Würgegefühl leidet und wenn innerhalb eines festgelegten Beobachtungszeitraums die Symptome nicht verschwinden.

Streptokokkenepidemien

- Ein Verdacht auf eine Streptokokkenepidemie ist gegeben,
  - wenn mehrere Patienten am gleichen Ort erkrankt sind ODER
  - wenn ein und derselbe Patient unter rezidivierenden Streptokokkeninfektionen leidet.
- Epidemien treten für gewöhnlich in Tagesheimen, Schulen, geriatrischen Pflegeinstitutionen, und militärischen Einrichtungen auf.
- Bei schweren Epidemien muss an die Möglichkeit einer Infektion durch Lebensmittel gedacht werden.
- Eine Schwester (in Österreich: Gesundheitsamtsangehörige) sollte den Ort, wo die Epidemie ihren Ausgang genommen hat, besuchen und Streptokokkenkulturen sowohl von den symptomatischen als auch von den asymptomatischen Personen abnehmen.
- Alle Personen mit positiver Kultur sollten gleichzeitig behandelt werden und 1 Tag nach Beginn der Therapie vom Tagesheim, Schule oder Arbeitsplatz ferngehalten werden, egal ob sie Symptome haben oder nicht. Symptomatische Patienten können eventuell einen längeren Krankenstand benötigen. Nach der Therapie sind keine Proben zur Kontrolle notwendig.
- Die Abnahme von Kultur und Behandlung von Familienangehörigen der symptomatischen Patienten sollte erwogen werden.

38.21 Rachenabstrich zur Bakterienbestimmung

Grundlagen und Ziele

- Nachweis oder Ausschluss von betahämolysierenden Streptokokken der Gruppe A.
- Während Epidemien wird auch nach anderen Streptokokkentypen (Gruppen C und G) gefahndet.
- Nach anderen Keimen wird nur bei spezieller Indikation gefahndet.
  - Gonorrhö oder Pertussis können bakteriologisch und eine Mononukleose serologisch diagnostiziert werden.
  - Nach Chlamydien und Mykoplasmen muss nicht gefahndet werden.

Vorgangsweise

- Sie sollten sich mit der Probeentnahmetechnik und der Befundinterpretation vertraut machen.
- Sie sollten sicherstellen, dass das nötige Material auch außerhalb der Sprechstunden zur Verfügung steht.
- Verfahrensvereinbarungen mit dem auswertenden Labor werden empfohlen.
- Eine Krankenschwester oder eine medizinisch-technische Assistentin können ebenfalls Abstriche für Bakterienkulturen vornehmen.

Abnahme eines Rachenabstrichs

- Eine Kopflampe, ein geeigneter Sessel und – bei Kindern – eine Person, die das Kind festhält.
- Verwendung eines Carbon-Tupferträgers oder des Tupferträgers aus der Schnelltestpackung.
- Fest mit dem Holzspatel auf die Zunge drücken.
- Abstrich von beiden Tonsillen und der Rachenhinterwand, vorzugsweise von mit Sekret bedeckten Stellen nehmen.

Kultur

- Sofortiges Anlegen der Kultur auf einer Blutagarplatte (an Bacitracin-Platte denken) oder Versand der Probe in einem Stuart-Transportmedium.
- Die Probe soll für 18–24 Stunden in einem warmen Inkubator stehen. Ein positiver Befund kann oft schon eher erkannt werden (bitten Sie den Patienten, am nächsten Morgen anzurufen).
- Wenn ein durchsichtiger (nicht schmutzig grüner) Hof um die Bakterienkolonie entsteht, ist dies ein Hinweis auf betahämolysierende Streptokokken.
- Gruppe-A-Streptokokken werden identifiziert durch die Ausbildung eines Hemmhofes (keine Hämolyse) um die Bacitracin-Platte.

Schnelltest

- Durchführung des Tests laut Instruktionen auf der Packungsbeilage.
- Jeder Test sollte eine Positivkontrolle beinhalten.
- Mit dem Test können nur Streptokokken der Gruppe A nachgewiesen werden.

Sonstige verursachende Erreger

- Gonokokken: spezielle Kultur.
- Mononukleose: Schnelltest, Epstein-Barr-Virus mittels Serologie oder Blutabstrich (Lymphozytose und atypische Lymphozyten).
- Pertussis: Spezialkultur. Sie sollten vorher mit dem Labor Kontakt aufnehmen.

38.22 Drainage eines Peritonsillarabszesses

Nur online verfügbar.

38.23 Epiglottitis bei Kindern und Erwachsenen

Grundsätzliches

- Bei einem begründeten Verdacht auf Epiglottitis sollte man darauf verzichten, den Mund öffnen zu lassen und den Rachen zu inspizieren, und den Patienten (das Kind) unverzüglich unter ärztlicher Begleitung hospitalisieren (sitzend auf dem Schoß eines Elternteils).
- Ist eine Epiglottitis aufgrund der Symptome nicht wahrscheinlich, aber möglich, dann sollten Rachen und Kehlkopf inspiziert werden, bevor der Patient mit Behandlungsinstruktionen nach Hause entlassen wird.
- Bei drohender Obstruktion der Atemwege sollte zuerst eine Beatmung mit Maske versucht werden.
- Wenn die Sauerstoffapplikation über die Maske nicht erfolgreich ist, sollte der Arzt entweder eine Intubation oder eine Punktion der Trachea mit einer dicken Infusionsnadel versuchen (6.60).
  ○ Eine dicke Kanüle mit einem daran zu befestigenden Atembeutel sollte leicht zugänglich in jedem Notfallpaket enthalten sein.
  Anmerkung: In Österreich sind Notfalltracheotomiesets erhältlich, die handelsüblichen Kanülen können am Ambubeutel nicht befestigt werden.

Symptomatik

- Ein Kind im Vorschulalter hat über einige Stunden hinweg hohes Fieber, Heiserkeit und Dyspnoe und zeigt einen starken Speichelfluss.
- Bei einer Epiglottitis ist meist kein Husten zu beobachten, aber häufiger als bei einer Laryngitis finden sich Speichelfluss und nervöse Unruhe.
- Schluckschmerzen stellen ein typisches Symptom bei einer Epiglottitis beim Erwachsenen dar.
- **Bei einem Erwachsenen, der über heftige Schluckschmerzen klagt,** sollte eine indirekte Laryngoskopie durchgeführt und die Epiglottis untersucht werden, insbesondere dann, wenn der klinische Befund der Pharynxinspektion keine gravierenden Ergebnisse gezeigt hatte.

Ätiologie und Epidemiologie

- Infolge der Hib-Schutzimpfungen tritt die Epiglottitis bei Kindern nur mehr selten auf.
- In höheren Altersgruppen steigen hingegen die Fallzahlen an.

Erste Hilfe und notfallmedizinische Versorgung

- Vermeidung aller Prozeduren, die orale oder pharyngeale Irritationen hervorrufen oder das Kind ängstigen.
- Begleitung des kindlichen Patienten (der von einem Elternteil gehalten wird) in ein Krankenhaus mit Einrichtungen für eine Intubation an einer Intensivstation. Die Maske für die Sauerstoffapplikation wird in der Nähe des Mundes gehalten, sofern dies möglich ist, ohne das Kind zu ängstigen. Ein erwachsener Patient wird in einer sitzenden oder halb sitzenden Position transportiert.
- Bei drohender Atemwegsobstruktion:
  ○ Beatmungsversuch mit einer Maske und einem Pharyngealtubus. Oft reicht ein leichter

Überdruck in den oberen Luftwegen aus, um diese wieder aufzuweiten.
- Wenn die Beatmung mit einer Maske erfolglos bleibt, Versuch einer Intubation mit einem dünnen Tubus (dieser sollte keinesfalls dicker sein als der kleine Finger des Patienten). Wenn die Intubation nicht binnen 10–20 Sekunden zum Erfolg führt oder wenn der Arzt wenig Erfahrung beim Intubieren hat, sollte die Trachea zwischen Schilddrüse und Ringknorpel durch Insertion einer dicken (beispielsweise einer Viggo-) Kanüle senkrecht zur Luftröhre punktiert werden. Man steckt eine 20-ml-Spritze auf die Nadel und stellt über ein Zwischenstück die Verbindung mit dem Atembeutel her. Über diesen Katheter wird dann der Patient mit 100%igem Sauerstoff beatmet. Anmerkung: Ein solches Zwischenstück ist in Österreich nicht erhältlich.

Antibiotikatherapie
- Cefuroxim i.v. ist wirksam gegen Haemophilus und betahämolysierende Streptokokken, welche beim Erwachsenen die häufigsten verursachenden Erreger darstellen.

38.24 Chronische Pharyngitis

Grundsätzliches
- Eine chronische Pharyngitis stellt nur in seltenen Fällen ein selbstständiges Krankheitsbild dar. Es sollte versucht werden, alle Faktoren auszuschalten, die die Entzündung perpetuieren könnten.

Ursachen einer chronischen Pharyngitis
- Exogene Ursachen:
  - trockene und staubige Luft
  - Rauchen und Passivrauchen
  - Schleimhautirritationen
  - chemische Noxen und Staub
  - Medikamente (einschließlich topischer Zubereitungen)
  - Alkohol
  - Allergene
  - Strahlentherapie
  - Überbeanspruchung der Stimme (laute Umgebung)
- Endogene Ursachen:
  - Infektionen des Nasenraums und der Nasennebenhöhlen
  - Postnasal-drip-Symptomatik (Nasensekret läuft in den Rachen)
  - chronische Nasenobstruktion, Mundatmung
  - Infektionen des Mundes und der Zähne
  - chronische oder rezidivierende Tonsillitis
  - chronische entzündliche Lungenerkrankungen
  - Erkrankungen des Ösophagus und des Magens (gastroösophagealer Reflux)
  - hormonelle Ursachen
  - falsche Sprechtechnik
  - anatomische Besonderheiten (breiter Rachen u.Ä.)
  - systemische Erkrankungen

Befunde
- Das klinische Erscheinungsbild ist vielfältig.
- Bei der katharrhalischen Pharyngitis ist die Kehlkopfschleimhaut geschwollen und gerötet. Die Uvula kann verlängert und geschwollen sein. Damit ist oft eine Tendenz zum Schnarchen verbunden, was wiederum auf ein Schlafapnoe-Syndrom hinweisen kann (6.71).
- Bei der hypertrophischen Pharyngitis chronica kommt es im ganzen Rachenraum zu einer Vermehrung von lymphatischem Gewebe. Gelegentlich können akzessorische Lymphstränge an der Rachenhinterwand gesehen werden.
- Bei der Pharyngitis sicca finden sich dünne Schleimhäute, die manchmal mit Krusten bedeckt sind. Der Rachen ist weit, es kann zur Bildung eines übelriechenden zähen Schleims kommen.

Behandlung
- Die Notwendigkeit für eine Behandlung ist von der individuellen Symptomatik abhängig: Schmerzen, Enge- oder Globusgefühl im Hals, Schluck- und Räusperzwang, Schnarchen, Heiserkeit und Mundgeruch.
- Eine sorgfältige Untersuchung empfiehlt sich allein schon zur Beseitigung der Krebsangst, die oft mit einer solchen Symptomatik einhergeht.
- Die Abklärung der zum Persistieren der Pharyngitis beitragenden Faktoren ist zeitaufwändig und erfordert die Kooperation des Patienten.
- Durch Infektionsherde, nasale Obstruktionen und Magensekret verursachte Irritationen müssen ausgeschlossen werden.
- Ein Räusperzwang oder Hustenreiz kann medikamentös behandelt werden.
- In zentralbeheizten Räumen kann der Einsatz von Luftbefeuchtern ein Austrocknen des Pharynx verhindern.
- Ein Nikotinverzicht ist unabdingbar, sonst sind alle anderen Maßnahmen nutzlos.
- Eine Tonsillektomie könnte von Vorteil sein. Sie sollte jedoch nicht als Therapie für eine Pharyngitis sicca eingesetzt werden.

- Bei einer Pharyngitis sicca sind oft Vitamin-A-haltige Nasentropfen, Sesamöl oder ein Spray zur Nasenbefeuchtung hilfreich.
- Gurgeln hilft bei der Entfernung des zähen Schleims aus dem Rachenraum und kann den Foetor ex ore mildern.

38.25 Blutung nach Tonsillektomie

Grundsätzliches

- Blutungen können unmittelbar nach der Operation auftreten (Primärblutungen) oder etwa 1 Woche postoperativ (Nachblutungen).
- Nachblutungen werden durch die Ablösung der Fibrinbeläge von den Wundflächen vor der endgültigen Epithelialisierung verursacht.
- Eine Primärblutung muss am Ort der Operation gestillt werden. Wenn bei Nachblutungen keine nahe gelegene HNO-Abteilung mit einer Notaufnahme zur Verfügung steht, sollten auf lokaler Ebene Behandlungsmöglichkeiten gegeben sein (örtliches Krankenhaus oder Allgemeinmediziner mit einschlägiger Erfahrung).

Behandlung

1. Beruhigung des Patienten.
   - Die Blutung im Rachenraum und das blutige Erbrechen von verschlucktem Blut ängstigen den Patienten (Mageninhalt vermehrt die Menge des erbrochenen Blutes). Der Patient sollte daher nach Möglichkeit kein Blut schlucken.
2. Überprüfung des Allgemeinzustands des Patienten.
   - In Einzelfällen kann die Blutung massiv sein, und der Blutverlust muss sofort kompensiert werden.

   Anmerkung für Österreich: Alle folgenden Ausführungen sind für diejenigen Allgemeinärzte gedacht, die über entsprechende Ausrüstung und Erfahrung verfügen und in entlegeneren Gebieten tätig sind. Bei Fehlen dieser Voraussetzungen bzw. bei ausreichend kurzen Transportzeiten sollte der Patient schnellstmöglich und mit ärztlicher Begleitung (bei stärkerer Blutung) an eine HNO- oder, wenn näher gelegen, eine allgemeinchirurgische Abteilung transportiert werden. Bis dahin erfolgt die Volumssubstitution und evtl. Kompression der Blutungsstelle mittels Kugeltupfer, soweit diese toleriert wird.
3. Eine adäquate Ausrüstung muss vorhanden sein:
   - Kopflampe
   - Spatel
   - elektrischer Sauger
   - Pinzetten
   - Gazetupfer
   - Elektrokauter
   - Lokalanästhetika (4%ige Lidocain-Adrenalin-Lösung für eine topische Anästhesie und eine 0,5%ige Lösung für eine Infiltrationsanästhesie)
4. Eine Schwester muss zur Assistenz zur Verfügung stehen.
5. Zuerst entfernt man mittels Sauger und Pinzette (und kleinen Gazetupfern) Blutklümpchen und Debris aus dem Wundbett. Man versucht, das verletzte Gefäß zu lokalisieren, und injiziert dann unter diese Stelle ein Lokalanästhetikum (wie bei der Lokalanästhesie vor einer Tonsillektomie). Wenn das Auffinden der Blutungsstelle Schwierigkeiten bereitet oder die Blutung massiv ist, kann man (ab diesem Zeitpunkt oder überhaupt schon von Anfang an) unter Verwendung von Kocher-Pinzetten das blutende Areal mit einem in eine 4%ige Lidocain-Adrenalin-Lösung getauchten Gazetupfer komprimieren. Dies beruhigt die Situation und stillt meist auch die Blutung, kann aber andererseits die Lokalisierung des verletzten Gefäßes erschweren.
6. Manchmal stoppt die Blutung nach der Entfernung der Blutklümpchen, und der Patient muss nur bis zum nächsten Tag zur Beobachtung in ein Krankenhaus gebracht werden. Ist keine Blutstillung möglich, muss das blutende Gefäß mittels Elektrokoagulation verödet oder unterbunden (mit resorbierbarem Nahtmaterial) werden. Dies kann technisch schwierig sein. Die Kauterisation oder die Ligatur darf nicht zu tief unter die Oberfläche reichen, weil die Karotis gelegentlich unmittelbar unter dem Mandelbett verläuft. Ist es schwierig, die Gefäßblutung zu lokalisieren, sollte das Mandelbett sorgfältig exploriert werden. Diese Maßnahmen sollten daher in jedem Fall von einem Spezialisten unter stationären Bedingungen durchgeführt werden.
7. Systemische Hämostatika sind nicht hilfreich, außer bei jenen Nachblutungen, die ihre Ursache in Gerinnungsstörungen haben.
8. Der Allgemeinzustand des Patienten sollte während Notfallmaßnahmen und Transport überwacht werden (Kollapstendenz, Beruhigung, Blutungsschock). Steht genügend Zeit zur Verfügung, sollte vor der Prozedur Atropin (1 mg/10 kg i.m.) gegeben werden.
9. Bei Kindern muss die Blutstillung meist unter Vollnarkose durchgeführt werden.

38.30 Sinusitis: Diagnostik

Grundsätzliches

- Die akute Rhinosinusitis ist in den meisten Fällen ein selbstlimitierender Prozess, bei dem ein Antibiotikaeinsatz nicht sinnvoll ist **Ⓐ**. Durch eine klinische Untersuchung ist es möglich, eine schwere Sinusitis auszuschließen und sich bei den leichteren Fällen auf eine rein symptomatische Behandlung zu beschränken.
- Bei Verdacht auf eine hartnäckige bakterielle Sinusitis ist eine von einem erfahrenen Arzt durchzuführende Ultraschalluntersuchung der Nebenhöhlen die Methode der Wahl, da sie keine Strahlenbelastung mit sich bringt und kostengünstig ist.
  Anmerkung: In Finnland stehen den Allgemeinärzten kleine, handliche Ultraschallgeräte zur Verfügung, die es in Österreich nicht gibt. Daher wird die Diagnose in österreichischen Hausarztpraxen meist klinisch gestellt und in Zweifelsfällen bzw. bei Therapieresistenz durch bildgebende Verfahren (Röntgen, Spiral-CT, s. unten) abgeklärt.
- Wenn eine Antibiotikabehandlung grundsätzlich jenen Patienten vorbehalten wird, deren Beschwerden schon seit mehr als 1 Woche andauern und die im Ultraschall einen Flüssigkeitsspiegel aufweisen, kann im Rahmen der primärärztlichen Versorgung die Zahl der unnötigen Verschreibungen von Antibiotika für Sinusitiden deutlich gesenkt werden.
- Eine Röntgenuntersuchung der NNH sollte durchgeführt werden, wenn die Symptome persistieren oder wiederholt auftreten und Verdacht auf eine chronische Sinusitis besteht.
- Die Befunde der Ultraschall- oder Röntgenuntersuchung sollten die Therapie bestimmen: Bei negativen Befunden sind keine Antibiotika indiziert.
- Bei schweren Fällen (Verdacht auf Stirnhöhlenentzündung oder auf bakterielle Pansinusitis) ist zur Vermeidung von Komplikationen eine Antibiotikabehandlung klinisch gerechtfertigt.
- Sinusitis bei Kindern: siehe 29.31.

Ultraschalluntersuchung

- Ergebnisse von Kieferhöhlenpunktionen zeigen, dass eine von einem erfahrenen Arzt durchgeführte Ultraschalluntersuchung hinsichtlich Sensitivität und Spezifität einer Röntgenuntersuchung ebenbürtig ist.
- In den ersten Tagen einer banalen Erkältung mit Schnupfen ist ein Sekretstau in den Sinus maxillares ein häufiger Befund **Ⓒ**. Eine Ultraschalluntersuchung der NNH sollte daher erst vorgenommen werden, wenn die Beschwerden schon länger als 1 Woche andauern.
- Sogar eine Sinusitis frontalis kann mittels Ultraschalluntersuchung diagnostiziert werden.
  - Anmerkung: In Finnland stehen den Allgemeinärzten kleine, handliche Ultraschallgeräte zur Verfügung, die es in Österreich nicht gibt.

Einsatz bildgebender Verfahren

Eine Röntgenübersicht der Nebenhöhlen ist indiziert:

- Ausschluss einer Sinusitis zur Vermeidung unnötiger Antibiotikabehandlungen (insbesondere bei Patienten, die wegen ihrer klinischen Symptomatik bereits wiederholt mit Antibiotika therapiert wurden)
- Bei unklarer klinischer Diagnose. Vor allem bei ausgeprägter Allgemeinsymptomatik: Wenn keine eindeutige Sinusitis erkennbar ist, muss nach anderen bakteriellen Erkrankungen gesucht werden.
- Bei protrahiertem Verlauf einer Sinusitis.
- Bei Verdacht, dass eine chronische Sinusitis die Ursache einer bestehenden Asthmasymptomatik sein könnte.
- Vor Überweisung des Patienten an eine Fachabteilung.

Computertomographie:

- Mittels Röntgenübersicht keine Klärung der Situation möglich (die CT ist aussagekräftiger).
- Obligat vor NNH-endoskopischen Eingriffen.

Magnetresonanztomographie

- Bei Verdacht auf einen Tumor.

38.31 Akute Sinusitis maxillaris

Grundsätzliches

- Antibiotika oder bildgebende Verfahren zur Diagnosestellung einer Sinusitis sind während der ersten 10 Tage eines grippalen Infektes mit Schnupfen für die Diagnosestellung einer Sinusitis nicht indiziert.
- Eine Sinusitis wird bei Erwachsenen und Kindern über 7 Jahren mittels einer Ultraschalluntersuchung diagnostiziert.
  Anmerkung: In Finnland stehen den Allgemeinärzten kleine, handliche Ultraschallgeräte zur Verfügung, die es in Österreich nicht gibt. Daher wird die Diagnose in österreichischen Hausarztpraxen meist klinisch gestellt und in Zweifelsfällen bzw. bei Therapieresistenz durch bildgebende Verfahren (Röntgen, Spiral-CT) abgeklärt.

- Antibiotika sind nur für Patienten mit Flüssigkeitsspiegel in der Kieferhöhle angezeigt.
- Es ist bekannt, dass eine Sinusitis eine Asthmasymptomatik verschlimmert.
- Bei rezidivierender Sinusitis sollte nach einem prädisponierenden Faktor gesucht werden.

Definition und Epidemiologie

- Üblicherweise spricht man von einer „Sinusitis", wenn es sich um eine Sinusitis maxillaris handelt, obwohl die Infektion möglicherweise auch andere Nebenhöhlen betrifft. In der Praxis wird eine akute Sinusitis diagnostiziert, wenn in der Kieferhöhle eines symptomatischen Patienten ein Flüssigkeitsspiegel festgestellt wird.
- Einer Sinusitis geht in aller Regel ein Virusinfekt des oberen Respirationstrakts voran. In weniger als 5% der Fälle eines respiratorischen Infektes kommt es zur Komplikation im Sinne einer Sinusitis.
- Eine allergische oder vasomotorische Rhinitis sowie ungünstige anatomische Verhältnisse prädisponieren für eine Sinusitis. Eine Obstruktion des Ostiums und ein Funktionsdefizit der Zilien sind die wichtigsten Faktoren in der Pathophysiologie.
- Aufgrund der anatomischen Verhältnisse bei Kindern kann bei einem Alter unter 3 Jahren kaum je von einer Sinusitis als eigenständigem Krankheitsbild gesprochen werden.

Symptome

- Gesichtsschmerz über der infizierten Nasennebenhöhle
- Eitriges Nasensekret
- Persistierender Husten und Rhinitis
- Kopfschmerzen
- Riechstörungen
- Oftmals auch asymptomatisch

Erreger

- Haemophilus: 30–40%
- Pneumokokken: etwa 20–30%
- Sonstige Erreger: Moraxella, Streptokokken, Viren, Anaerobier, sonstige Bakterien

Diagnostik

- Im Röntgenbefund sind ein Flüssigkeitsspiegel oder aber freie Nebenhöhlen verlässliche Befunde. Bei Kindern finden sich häufig Schleimhautschwellungen, die im Röntgen einen Sekretstau kaschieren können. Die Wahrscheinlichkeit einer Flüssigkeitsretention steigt daher mit dem Grad der Schleimhautschwellung.
- Wenn die entsprechenden Untersuchungseinrichtungen nicht zur Verfügung stehen, können einem Patienten mit ausgeprägter Symptomatik Antibiotika verschrieben werden, oder es kann für diagnostische und therapeutische Zwecke eine Lavage durchgeführt werden. Eine weitere Antibiotikabehandlung sollte allerdings nur bei gesicherter Diagnose verordnet werden.

Therapie

- Die Therapie der Wahl ist eine Antibiotikagabe über 7 Tage **Ⓐ**.
- Das Medikament der Wahl ist **Amoxicillin**.
  - 2 × 500–750 mg für Erwachsene (Anmerkung: lt. Austria-Codex bis zu 3 g in 2–3 Einzelgaben aufgeteilt)
  - 40 mg/kg KG täglich für Kinder, aufgeteilt auf 2–3 Einzelgaben
- Wenn das Medikament der 1. Wahl nicht erfolgreich war (und die Therapie nicht auf der Basis von Kultur und Empfindlichkeitstest des Erregers aus dem Nebenhöhlensekret gewählt wurde), so ist die nächste Wahl Doxycyclin (Anfangsdosis täglich 150–200 mg, dann 150 mg) oder Amoxicillin-Clavulansäure (Erwachsene 1500 mg täglich, Kinder 20 mg/kg KG, aufgeteilt in 2 Gaben täglich, Anmerkung: lt. Austria Codex Erwachsene 2 g tgl.).
- Die 2. Alternative stellen folgende Substanzen dar: Trimethoprim, Cephalosporine der 2. Generation und Breitspektrummakrolide **Ⓓ** wie Azithromycin, Clarithromycin und Roxithromycin. Die Chinolone sollten für resistente Pneumokokken-Stämme in Reserve gehalten werden.
- Wenn der Patient über starke Schmerzen klagt oder an häufigen Sinusitisepisoden leidet, kann schon beim 1. Arztbesuch eine Nebenhöhlenspülung in Erwägung gezogen werden.
  - Anmerkung: Spülungen und die Indikationsstellung dafür sind in Österreich üblicherweise dem Facharzt vorbehalten. Spülungen werden kaum mehr vorgenommen, bei Therapieresistenz oder gehäuften Rezidiven ist die endoskopische Siebbeinchirurgie derzeit Standard.
- Die konservative Therapie der Funktionsstörung („verstopfte Nase") besteht in der topischen Applikation von Schleimhaut abschwellenden Substanzen für die Dauer von maximal 7 Tagen.
- Der Einsatz von Steroiden ist hilfreich bei rezidivierenden und chronischen Sinusitiden **Ⓑ**.
- Präparate auf Pseudoephedrin- und Antihistaminbasis können zusätzlich gegeben werden.
- Eine Nasenspülung mit einer Salzlösung führt zu einer subjektiven Linderung der Beschwerden.
- Wenn die Symptome trotz einer antibiotischen Behandlung persistieren, sollte der Patient nochmals in die Sprechstunde kommen. Wenn sich dann im Ultraschall oder im Röntgen eine Flüssigkeitsretention findet, kann eine Kieferhöhlenspülung vorgenommen werden.

- Anmerkung: Spülungen und die Indikationsstellung dafür sind in Österreich üblicherweise dem Facharzt vorbehalten. Spülungen werden kaum mehr vorgenommen, bei Therapieresistenz oder gehäuften Rezidiven ist die endoskopische Siebbeinchirurgie derzeit Standard. In diesen Fällen ist daher eine Überweisung zum Spezialisten zu empfehlen.

Erkennen von prädisponierenden Faktoren für eine rezidivierende Sinusitis
- Allergische Rhinitis (Anamnese, Eosinophilie-Syndrom)
- Schleimhautschwellung, Polypen, Septumdeviation (anteriore Rhinoskopie)
- Zustand der Zähne (dentogene Sinusitis)
- Adenoidhyperplasie (Schnarchen, Mundatmung)

Indikationen für die Beiziehung eines Spezialisten
- Keine Linderung der Beschwerden nach 4–6-wöchiger Behandlung
- Kinder mit persistierender Sinusitis auch nach 2 Antibiotikabehandlungen
- Erwachsene mit mehr als 3 Episoden innerhalb von 6 Monaten oder mit einer chronischen Sinusitis

Chirurgische Therapie
Indikationen
- Rezidivierende akute Sinusitis
- Die Operationsentscheidung basiert auf einer diagnostischen endoskopischen Untersuchung und einer Computertomographie der Nebenhöhlen.

Die Operation
- Minimal-invasive Chirurgie der Nasennebenhöhlen (FESS = Functional Endoscopic Sinus Surgery = Endoskopische Kieferhöhlenfensterung): Die entzündlich veränderte Schleimhaut wird aus den vorderen Siebbeinzellen entfernt und eine Ostienerweiterung vorgenommen.

Ergebnisse
- Der Heilungsprozess der Mukosa fördert eine normale Zilienaktivität und durchbricht den Circulus vitiosus.
- Auch nach einer FESS kann es zu einem Rezidiv kommen.

Behandlung einer Sinusitis nach einer Operation
- Eine Spülung unterhalb der unteren Nasenmuschel ist üblicherweise nicht notwendig, allerdings ist eine frühere Operation keine Kontraindikation dafür.

38.32 Akute Sinusitis frontalis

Grundsätzliches
- Der Arzt sollte in der Lage sein, eine akute Sinusitis frontalis zu erkennen, die initiale Versorgung sicherzustellen und jene Patienten zu identifizieren, die eine sofortige Behandlung benötigen.
- Ist im Röntgenbild ein Flüssigkeitsspiegel sichtbar, ist eine Stirnhöhlenentzündung sehr wahrscheinlich, sind die Sinus frei, kann eine Sinusitis frontalis ausgeschlossen werden.
- Wenn die Stirnhöhlen im Röntgenbild völlig strahlendicht sind, könnte man sie als „unterentwickelt" fehlinterpretieren. In solchen Fällen hängt die Therapiewahl von der Klinik ab.

Ätiologie
- Eine Sinusitis frontalis wird definiert als entzündlicher Sekretstau in den Stirnhöhlen.
- Einer Sinusitis frontalis geht im Allgemeinen ein akuter Virusinfekt der oberen Atemwege voran. Etwa zwei Drittel dieser Patienten leiden auch an einer Sinusitis maxillaris.
- Die Infektion greift über den Ductus nasofrontalis von den vorderen Sinus ethmoidales zur Stirnhöhle über. Dieser schmale Kanal wird durch eine Infektion, eine Allergie oder sonstige Schleimhautirritationen leicht verlegt.
- Zu den häufigsten verursachenden Erregern gehören Streptococcus pneumoniae und Haemophilus influenzae.
- Bei Kindern bilden sich die Stirnhöhlen erst zwischen dem 8. und 10. Lebensjahr aus.

Symptomatik und Diagnostik
- Man sollte immer an eine Stirnhöhlenentzündung denken, wenn eine Rhinitis oder Sinusitis maxillaris von frontalen Kopfschmerzen begleitet wird.
- Die übrigen Symptome ähneln jenen der Kieferhöhlenentzündung.
- Bei einer Sinusitis frontalis leidet der Patient häufig unter morgendlichen Kopfschmerzen, und der Allgemeinzustand ist deutlich beeinträchtigt.
- Die Diagnose kann nicht allein auf Basis der klinischen Symptomatik oder von Laborbefunden gestellt werden.
- Ein in den Röntgenbildern sichtbarer Flüssigkeitsspiegel in den Nebenhöhlen ist diagnostisch beweisend. Eine im Röntgenbild als frei erkennbare Stirnhöhle schließt eine Sinusitis frontalis aus. In problematischen Fällen sollte der Patient bei der Röntgenaufnahme den Kopf

schief halten, damit ein allfälliger Flüssigkeitsspiegel besser dargestellt wird.
- Ein bei der Ultraschalluntersuchung festgestelltes Hinterwandecho reicht für die Diagnosestellung aus, wenn jedoch die Symptome mehr als 3 Tage lang persistieren, ist auch eine Röntgenuntersuchung angezeigt.
  Anmerkung: In Finnland stehen den Allgemeinärzten kleine, handliche Ultraschallgeräte zur Verfügung, die es in Österreich nicht gibt. Daher wird die Diagnose in österreichischen Hausarztpraxen meist klinisch gestellt und in Zweifelsfällen bzw. bei Therapieresistenz durch bildgebende Verfahren abgeklärt (38.30).
- Manche Patienten zeigen eine schwere Symptomatik. Das Risiko von Komplikationen (Meningitis, orbitaler Abszess etc.) ist höher als bei der Sinusitis maxillaris. **Intensive Kopfschmerzen, ein Lidödem oder Meningismus sind Anzeichen einer beginnenden Komplikation, und der Patient sollte unverzüglich in ein Krankenhaus eingewiesen werden.**

Behandlung
- Auf die Ausführungen zur Behandlung einer Sinusitis maxillaris wird verwiesen (38.31).
- Eine Spülung der Kieferhöhlen hilft, den mittleren Teil der Nasenhöhle zu reinigen, und verbessert dadurch die Entleerung von Flüssigkeit aus der Stirnhöhle.
- Eine antibakterielle Behandlung ist in allen Fällen indiziert. Ist der Erreger nicht bekannt, so gelten die nachstehenden Antibiotika als empfehlenswert (in dieser Reihenfolge): Amoxicillin, Penicillin, Tetracycline, Trimethoprim und Cephalosporine.
- Abschwellende Nasentropfen sollten immer Bestandteil einer konservativen Therapie sein. Die maximale Dauer der Behandlung beträgt 10 Tage.

Kontrollen und weitere Behandlung
- Wenn bei der Kieferhöhlenspülung Sekret gewonnen werden kann, so sollte diese nach 2–3 Tagen wiederholt werden.
- Wenn sich die Stirnkopfschmerzen nicht bessern und ein Flüssigkeitsstau in der Stirnhöhle gegeben ist, sollte der Patient an eine Fachabteilung überwiesen werden.

38.33 Chronische Sinusitis

Grundsätzliches
- Wichtig ist das Erkennen einer chronischen Sinusitis und die Überweisung jener Patienten, die eine Behandlung durch einen HNO-Facharzt brauchen.

Definition und Ätiologie
- Eine Sinusitis wird als chronisch definiert, wenn eine akute Infektion trotz aktiver Therapie nicht innerhalb von 3 Monaten ausheilt.
- Zu den wahrscheinlichen Ursachen einer chronischen Sinusitis zählen Störungen der Belüftung der Nebenhöhlen und permanente Veränderungen im Gas-Partialdruck in den Nebenhöhlen, die zu einem enzymatischen Ungleichgewicht in der Schleimhaut führen und irreversible Veränderungen der Schleimhäute hervorrufen.
- Es liegen keine eindeutigen Beweise dafür vor, dass das Einatmen von Luftschadstoffen in geschlossenen Räumen zu einer chronischen Sinusitis führen könnte.

Symptomatik und Diagnostik
- Die Symptome einer chronischen Sinusitis sind üblicherweise auf eine Rhinitis-Entzündung des Rachens, des Kehlkopfs und der Bronchien in Zusammenhang mit einer akuten Sinusitis zurückzuführen.
- Gelegentlich können Schmerzen über dem betroffenen Sinus vorhanden sein.
- Eine chronische Sinusitis frontalis kann einen Dauerschmerz und Lidödeme verursachen.
- Kopfschmerzen und Schwindel treten häufig bei einer chronischen Sinusitis sphenoidalis auf.
- Wichtig ist die Differenzierung zwischen einer chronischen Sinusitis mit eitrigem Sekretstau und einer Sinusitis, bei der die Nebenhöhlen durch Schleimhautschwellungen verlegt wurden. Bei der Letzteren ist eine ausreichende Sekretelimination möglich und eine chirurgische Therapie daher nicht indiziert. Eine solche Verdickung der Mukosa kann zwar durch eine Allergie ausgelöst worden sein, jedoch ist eine unspezifische Schleimhautirritation die wahrscheinlichere Ursache.
- Innerhalb der medizinischen Primärversorgung stellen Röntgen- und Ultraschalluntersuchungen der Nasennebenhöhlen wichtige diagnostische Methoden dar, ergänzt in problematischen Fällen durch eine Punktion der Kieferhöhlen.
  Anmerkung: In Finnland stehen den Allgemeinärzten kleine, handliche Ultraschallgeräte zur Verfügung die es in Österreich nicht gibt. Zum diagnostischen Repertoire in Österreich gehören auch Endoskopie und die Spi-

ral-CT, wenn die zuvor erwähnten Verfahren keine Klarheit bringen. Nativröntgen sind nur bei Spiegelbildung aussagekräftig.

Behandlung

- Die konservative Therapie zielt ab auf eine Öffnung der Nasennebenhöhlenausführungsgänge, eine Vermeidung exazerbierender Faktoren sowie auf eine Behandlung der Symptome.
- Bei ausgewählten Patienten mit rekurrierender oder chronischer Sinusitis beschleunigen intranasal applizierte Steroide die Heilungsphase nach einer Episode einer akuten Rhinosinusitis ®.
- Die chirurgische Therapie bezweckt die Beseitigung der anatomischen Anomalie, die den Sekretstau verursacht, das Anlegen einer Drainageöffnung, die Resektion der entzündeten Mukosa oder die Ausräumung des ganzen Sinus.
- Eine chronische Sinusitis ist eine Aufgabenstellung für einen Spezialisten, die laufende Kontrolle wird jedoch auch an die Primärversorgung delegiert.

38.35 Akute Otitis media beim Erwachsenen

Ätiologie

- In der Regel kann keine andere Ursache gefunden werden als eine Obstruktion der Tuba Eustachii aufgrund einer Infektion der oberen Luftwege.
- Obwohl nasopharyngeale Tumoren selten auftreten, sollten sie als mögliche Ursache einer Otitis media beim Erwachsenen in Betracht gezogen werden. Wenn die Infektion länger andauert, sollte der Patient an einen HNO-Facharzt zum Ausschluss eines Tumors überwiesen werden.
- Ein Barotrauma (38.41) führt zu einer serösen Otitis media.
- Eine Strahlentherapie des Pharynx kann eine Verlegung der Eustachischen Röhre und eine akute Otitis media hervorrufen.

Symptome

- Ohrenschmerzen und das Gefühl eines verlegten Ohres sind typische Symptome.

Klinische Anzeichen

- Das Trommelfell ist matt oder trüb und im Allgemeinen gerötet.
- Bei der Untersuchung mit dem pneumatischen Otoskop stellt sich heraus, dass der Trommelfellreflex pathologisch ist. Die Tympanometrie ® oder die akustische Reflektometrie (29.41) sind zuverlässige Hilfsmittel bei der Diagnose.
- Anmerkung: In Österreich werden die beschriebenen Instrumente in der allgemeinmedizinischen Routinediagnostik nicht eingesetzt, ein handelsübliches Otoskop ist in unkomplizierten Fällen ausreichend.

Behandlung

- Die häufigsten ursächlichen Erreger einer eitrigen Otitis media sind Streptococcus pneumoniae, Haemophilus influenzae und Moraxella catarrhalis. Eine Antibiotikatherapie sollte sich daher gegen diese Bakterien richten.
  - Amoxicillin (2 × 750 mg, Ö: lt. Austria Codex 2–3 × 1000 mg) oder Penicillin V ((2 × 2 Mio IE, Ö: lt. Austria Codex 3 × 1,5 Mio IE) für eine Woche sind die Therapie der Wahl.
  - Alternativ können Amoxicillin-Clavulansäure, Trimethoprim, sowie Cephalosporine der 2. Generation oder Makrolidantibiotika eingesetzt werden.
- Mit Komplikationen ist selten zu rechnen. Wenn der Patient über starke Schmerzen klagt, kann bei der 1. Konsultation eine Parazentese des Trommelfells durchgeführt werden. Bei einer persistierenden oder schweren Otitis media ist eine Parazentese praktisch immer indiziert.
- Eine durch ein Barotrauma verursachte seröse Otitis media kann mit Vasokonstriktoren und durch eine Belüftung des Mittelohrs (38.41) behandelt werden; nötigenfalls wird man auch eine Parazentese vornehmen. Die Gabe von Antibiotika ist nur bei Verdacht auf eine Sekundärinfektion angezeigt.

Kontrollen

- Bei erwachsenen Patienten sind keine routinemäßigen Nachkontrollen notwendig. Der Patient wird nur aufgefordert, sich mit dem Arzt in Verbindung zu setzen, wenn er nach 3–4 Wochen ein Druckgefühl im Ohr verspürt oder wenn fallweise Schmerzen auftreten.

38.36 Chronische Otitis media

Grundsätzliches

- Patienten mit einem Cholesteatom oder einer chronischen Perforation sollten an einen HNO-Facharzt überwiesen werden. Patienten höheren Alters oder mit schlechtem Allgemeinzustand können konservativ behandelt werden.
- Während der Patient auf seinen Termin beim

HNO-Facharzt wartet, sollte eine adäquate lokale Behandlung vorgenommen werden.

Definition

- Man spricht von einer chronischen Otitis media, wenn der Patient seit mehr als 2 Monaten an der Infektion leidet. Die Infektionsaktivität variiert möglicherweise, und die Infektion mag auch abklingen, aber es kann ein bleibender Schaden oder eine Hörminderung zurückbleiben.

Chronische Otitis media mit Erguss

- Es findet sich gelbliches oder grünliches eitriges Sekret aus einer permanenten Perforation des Trommelfells.
- Durch die Perforation kann man das Mittelohr einsehen, das sich nass und glänzend präsentiert, oder reichliche Sekretion aus dem Ohr erfordert, sodass Tampons im Gehörgang mehrmals täglich gewechselt werden müssen.

Cholesteatom

- Das abgeschilferte Epithel des Gehörgangs und des Trommelfells wächst in das Mittelohr und in den Processus mastoideus ein, was einen osteolytischen tumorartigen Prozess auslöst.

Verursachende Erreger

- Die verursachenden Keime sind andere als bei der akuten Otitis media; es ist möglich, dass mehrere Erreger gleichzeitig isoliert werden können.
- Die dominierenden Bakterien sind Pseudomonas aeruginosa (grünlicher, unangenehm süßlich riechender Ohrfluss) und Staphylococcus aureus. Proteus-Stämme, Klebsiella, E. coli und viele andere aerobe Bakterien sind ebenfalls häufig nachzuweisen. In einem Drittel der Fälle findet man auch anaerobe Bakterien (übelriechendes Sekret).

Symptomatik und Beschwerdebild

- Eine Perforation der Shrapnell-Membran (syn. Pars flaccida des Trommelfells) ist beinahe immer ein Hinweis auf ein Cholesteatom.
- Ein randständiger Trommelfelldefekt der Pars tensa spricht auch für ein Cholesteatom, oft kann auch in der Paukenhöhle eine verhornte Masse gesehen werden. Wenn das Ohr mit einer Kochsalzlösung gespült wird, wird in der auslaufenden Flüssigkeit häufig ein weißes Sediment (Keratin des Cholesteatoms) sichtbar.
- Das Ohr kann radiologisch mittels Computertomographie genauer untersucht werden.

Konservative Behandlung einer chronischen Otitis media

- Das Erscheinungsbild des Trommelfells ist wichtig für die Beurteilung der Erkrankung.
  - Wenn das Ohr trocken ist und eine zentrale Perforation der Pars tensa vorliegt, ist keine Behandlung indiziert. Ein Myringoplastik sollte für einen späteren Zeitpunkt eingeplant werden.
  - Wenn das Ohr trocken ist, jedoch eine Perforation in der Shrapnell-Membran sichtbar ist, liegt höchstwahrscheinlich ein Cholesteatom vor und es besteht eine Indikation für eine Operation.

Behandlung eines rinnenden Ohrs

Erstkonsultation

1. Bei Ohrfluss sollte eine Bakterienkultur angelegt werden. Wenn schon Antibiotikagaben erfolgt sind, ist auch eine Pilzkultur angezeigt, weil Hefepilze, Candida, Penicillium oder Aspergillus vorliegen könnten und eine weitere Antibiotikatherapie die Symptome nur verschlimmern würde.
2. Spülung des Ohrs mit einer 37° C warmen sterilen Kochsalzlösung, Trocknung des Gehörgangs mit Watte und Dokumentation des Zustands des Trommelfells.
3. Das Spülen und Trocknen des Ohrs ist wichtig, bevor lokale Medikamente zur Anwendung kommen. Bei Verwendung eines Saugers sollte an die Möglichkeit einer kalorischen Reaktion aufgrund des Kaltluftstroms gedacht werden; sollte der Patient über Schwindel klagen, ist das Absaugen sofort abzubrechen.
4. Bevor das Ergebnis des Antibiotika-Resistenztests vorliegt, sind vorzugsweise antibiotikafreie Ohrentropfen anzuwenden. Ist die Shrapnell-Membran betroffen, wird eine 1–2%ige Essigsäure-Alkohol-Lösung empfohlen. Wenn große Teile der Schleimhaut des Mittelohrs freiliegen, sollte keine mehr als 50%ige Alkohollösung verwendet werden. Alternativ können andere nicht ototoxische Ohrentropfen (eine Kombination eines lokalen Antiseptikums mit Kortikosteroiden) verwendet werden (4–5 Tropfen 3 × am Tag). Das Fläschchen ist vor dem Eintropfen in der Hand anzuwärmen, damit die kalorische Reaktion keinen Schwindelanfall beim Patienten auslöst. Beim Eintropfen sollte der Patient 5 Minuten mit dem Ohr nach oben liegen. Anschließend kann die überschüssige Flüssigkeit in ein Stück Watte in der Ohröffnung abfließen.
5. Systemische Bakteriostatika sind bei Patienten mit Ohrfluss nur während einer Infektion der oberen Atemwege indiziert oder wenn sich die Sekretion übermäßig verstärkt hat. Es werden dieselben Antibiotika wie für die akute Otitis media gegeben.

2. und 3. Arztbesuch

- Beim 2. Besuch nach etwa 10 Tagen ist das Ohr vielleicht schon trocken.

- Wiederholung der klinischen Untersuchung, da durch das Abschwellen möglicherweise ein veränderter Befund zutage kommt.
- Wenn das Ohr noch immer rinnt, ist eine Spülung mit einer Kochsalzlösung vorzunehmen.
- Zu diesem Zeitpunkt können antibiotische Ohrentropfen (keine systemischen Antibiotika) verschrieben werden, je nach Ergebnis des Resistenztests **Ⓐ**.
    - Antibiotische Ohrentropfen, insbesondere solche, die Aminoglykoside enthalten (z.B. Neomycin, Gentamicin, Framycetin), können bisweilen zu einer Schädigung der Cochlea führen und neigen generell dazu, die Haut des Gehörgangs zu sensibilisieren.
    - Die Ototoxizität muss bei der Behandlung eines stark laufenden Ohrs nicht bedacht werden, weil die geschwollene Schleimhaut um das runde Fenster den Kontakt der Tropfen mit dem Trommelfell und die Resorption in die Cochlea verhindert.
- Wenn in der Kultur ein Nachweis von Pilzen erbracht wurde, können Fungizide im Ohr angewendet werden (z.B. eine 1–2%ige Essigsäure-Alkohol-Lösung). Kortikosteroide in Tropfenform sollten bei einer mykotischen Otitis nicht gegeben werden. Gehörgang und Trommelfell können mit einem Watteträger, der mit einer 0,5–1%igen Methyl-Rosenwasser-Lösung getränkt ist, behandelt werden.
- Nach dem 3. Besuch sollte der Patient an einen Facharzt zur Prüfung einer Operationsindikation überwiesen werden. Wenn notwendig, sollte die konservative Therapie bis zum Operationstermin fortgesetzt werden.

38.37 Otitis externa

Grundsätzliches

- Es sollten topisch wirksame Medikamente verwendet werden.
- Aufklärung des Patienten über auslösende oder aggravierende Faktoren.
- Bei einer persistierenden Entzündung sind auch Malignome und eine Otitis externa maligna als Ursachen in Betracht zu ziehen.

Prädisponierende Faktoren

- Es sollte kein Wasser im Gehörgang verbleiben (eine akute diffuse Otitis externa tritt häufig im Sommer auf – „Bade-Otitis").
- Heißes und feuchtes Klima.
- Atopien und andere Allergien, seborrhoische Ekzeme und sonstige Dermatosen, bestimmte systemische Erkrankungen (Diabetes) sowie verschiedene psychosoziale Probleme.
- Chronische und gelegentlich auch akute Otitis media.
- Eine Otitis externa kann auch mit verschiedenen Hautinfektionen wie Erysipel oder Herpes zoster vergesellschaftet sein.

Untersuchungen

Anamnese

- Dauer der aktuellen Beschwerden und etwaiger früherer Episoden.
- Gingen dem Auftreten der Symptome eine Selbstbehandlung des Gehörgangs, sonstige Traumen oder das Eindringen von Wasser in den Gehörgang voran?
- Allergien und andere Hauterkrankungen sollten ebenso erhoben werden wie allenfalls bestehende systemische Erkrankungen.
- Medikamente und Kosmetika, die ins Ohr eingebracht oder in der Ohrumgebung aufgetragen wurden, können die Ursache für eine Otitis externa sein.

Klinische Befunde

- Bei der akuten Otitis externa ist die Haut des Gehörgangs rot, feucht und geschwollen, und sehr empfindlich. Gelegentlich kann im äußeren Teil des Gehörgangs ein kleiner Abszess vorhanden sein. Die Haut des Gehörgangs kann so massiv angeschwollen sein, dass das Trommelfell nicht mehr sichtbar ist.
- Bei der chronischen Entzündung ist die Haut des Gehörgangs nicht empfindlich, sondern das Hauptsymptom ist Juckreiz. Die Haut ist verdickt und schuppt.

Klinische Untersuchung

1. Reinigung des Gehörgangs: Extraktion möglicher Fremdkörper; Hautschuppen und Sekretablagerungen sollten vorsichtig mechanisch entfernt werden.
2. Spülung des Gehörgangs mit handwarmer Kochsalzlösung (nicht bei einem perforierten Trommelfell) und Trocknen mittels Sauger oder Watteträger.
3. Inspektion des Trommelfells mittels (pneumatischem) Otoskop zum Erkennen einer chronischen oder akuten Otitis media. Auch Stimmgabeltests sind oft hilfreich.

Labor- und Röntgenuntersuchungen

- Die Differenzierung zwischen einer akuten fulminant verlaufenden Otitis externa und einer Mastoiditis kann schwierig sein.
- Bei einer akuten Infektion dominieren in der Regel die grampositiven Kokken. Bei chronischen Infekten kann man auch gramnegative Stäbchen und gelegentlich Pilze nachweisen. Bei einer

pilzbedingten Otitis externa kann der Gehörgang schimmelig erscheinen und mit grauem Exsudat gefüllt sein. Das Anlegen von Bakterien- oder Pilzkulturen ist nur bei persistierenden chronischen Fällen angezeigt.

Behandlung

- Eine gründliche und häufige Gehörgangsreinigung (Spülung mit einer Kochsalzlösung und anschließendes Trocknen) stellt die wichtigste Behandlung für die Otitis externa dar.
- Zum Spülen eines seborrhoischen Gehörgangs kann ein Ethanol-Wasser-Gemisch (30/70) verwendet werden.
- Ein stark angeschwollener Gehörgang wird lokal mit einem Gazetampon, der mit einem topisch wirksamen Medikament getränkt wurde, behandelt. Eine antibiotikahaltige Steroidlösung oder eine 3%ige Borsäuretinktur kommen u.a. hiefür in Frage ❸.
  Anmerkung: Borsäuretinktur: Fertige Zubereitungen sind in Österreich nicht registriert, meist wird 40%iger Alkohol verwendet.
- Wenn kein Tampon nötig ist, werden Ohrentropfen zur topischen Behandlung eingesetzt.
- Ein Abszess im Gehörgang kann eröffnet werden, zum Beispiel mit der gleichen Lanzette, mit der man eine Tympanozentese durchführt, wobei eine Lidocain-Prilocain-Creme als Anästhetikum eingesetzt wird.

Topische Medikation

- Präparate zur topischen Applikation sollten entsprechend den üblichen dermatologischen Prinzipien ausgewählt werden: wässrig für eine akute Entzündung, fettig für eine chronische Entzündung. Ein niedriger ph-Wert der Salbe ist vorteilhaft.
- Zur Vermeidung von Kontaktallergien sollten die verwendeten Präparate so einfach wie möglich zusammengesetzt sein. Besonders topisches Neomycin oder Bacitracin sollten vermieden werden.
- Topische Antimykotika sollten nur bei nachgewiesener Pilzinfektion zum Einsatz kommen.
- Juckreiz und Schwellungen des Gehörgangs lassen sich am besten mit lokalen Kortikosteroiden behandeln.

Systemisch wirksame Medikamente

- NSAR finden Anwendung bei akuten Entzündungen.
- Systemisch wirkende Antibiotika sind üblicherweise nicht indiziert.

Rezidivierende oder chronische Otits externa

- Dem Patienten ist von jeder Manipulation in den Gehörgängen abzuraten.
- Verschreibung einer kortikosteroidhaltigen Salbe/Lösung zur Linderung des Juckreizes.
- Kein Duschen oder Schwimmen ohne entsprechenden Schutz des Gehörgangs. Patienten mit häufigen Rezidiven einer Otitis externa sollten grundsätzlich darauf achten, kein Wasser in den Gehörgang eindringen zu lassen.

Indikationen für die Überweisung an einen Facharzt

- Vorliegen einer chronischen oder rezidivierenden Otits externa trotz mikrobiologischer Abklärung und entsprechender Therapieversuche.
- Granulationsgewebe im Gehörgang ist möglicherweise ein Anzeichen für eine Otitis externa maligna.
- Eine unilaterale Otitis externa bei älteren Patienten könnte ein Symptom eines malignen Tumors sein. Überweisung des Patienten an einen Facharzt, wenn er auf die Behandlung nicht zufriedenstellend anspricht.

38.38 Akute Mastoiditis

Grundsätzliches

- Notfallmäßige Einweisung von Patienten mit einer Otitis media, bei denen sich ein Abszess in der retroaurikulären oder Hals-Nacken-Region ausgebildet hat.

Symptome

- Eine Mastoiditis ist meist eine Exazerbation einer akuten eitrigen Otitis media.
- Das klinische Bild zeigt
  - hohes Fieber,
  - deutlichen Druckschmerz am Ohr und Schwellung, Rötung und Druckempfindlichkeit bei Beklopfen der retroaurikulären Region,
  - schlechten Allgemeinzustand.
- Wenn eine Antibiotikatherapie eingeleitet wird, kann der Krankheitsverlauf leichter sein, aber sie resultiert in einer sekretorischen oder chronischen Otitis media mit Ohrfluss.

Untersuchungen

- Laborbefunde:
  - deutliche Leukozytose
  - erhöhte BSG- und CRP-Werte
- Ein unauffälliges Röntgenbild zeigt klare Septen zwischen den Kammern des Warzenfortsatzes und die Röntgendichte in den Kammern ist hoch. Bei einer Mastoiditis sind die Zelltrennwände unscharf und die Kammern verschattet. Wenn das Röntgenbild von einem Radiologen

als nicht pathologisch interpretiert wird, kann bei einem Patienten über 3 Jahren eine Mastoiditis praktisch ausgeschlossen werden.

Differenzialdiagnosen

- Otitis externa mit Schwellung des äußeren Gehörgangs. Die Symptome sind nicht so ausgeprägt wie bei einer Mastoiditis, die Laborbefunde nur wenig auffällig und das Mastoid im Röntgenbild normal.
- Wenn ein Patient eine Lymphadenitis im Hals-Nacken-Bereich zeigt, sollten immer die Ohren untersucht werden.

Behandlung

- Sofortige Überweisung des Patienten an einen Spezialisten. Wenn eine Behandlung mit Antibiotika (z.B. Cefuroxim) innerhalb von 1–2 Tagen nicht anspricht, sollte eine Mastoidektomie durchgeführt werden.
- Eine Stichinzision des Trommelfells ist indiziert zum Abfluss des infektiösen Sekrets, zur Druckerleichterung und zur Vermeidung von Nekrosen des Trommelfells.
  - Zur Erregeridentifizierung eine Bakterienkultur aus einer Probe des Aspirats anlegen.

38.40 Läsionen der Ohrmuschel

Grundsätzliches

- Eine Verletzung sollte so versorgt werden, dass
  - das ästhetische Ergebnis zufriedenstellend ist.
  - die Funktion erhalten bleibt (z.B. auch Tragen von Brillen und Hörhilfen).

Behandlungsprinzipien

- Bei der Behandlung von Ohrmuschelverletzungen strikt aseptische Techniken anwenden.
- Freiliegendes Knorpelgewebe oder Perichondrium mit Haut bedecken. So viel Haut wie möglich erhalten.

Art der Verletzungen

- Kleine reine Schnittwunden können mit einem 5–0 Monofilamentfaden vernäht werden. Bei kleinen Wunden kann Knorpelgewebe von der Haut gestützt werden, bei großen Wunden muss das Knorpelgewebe bisweilen mit einem 4–0 resorbierbaren Faden genäht werden.
- Quetschungen und kontaminierte Schnittwunden werden zuerst mechanisch gereinigt und dann mit Kochsalzlösung gespült. Wenn Teile der Ohrmuschel exstirpiert werden müssen, geschieht das am besten durch eine keilförmige Exzision. Dabei zeigt die Spitze des Keils zum Mittelpunkt der Ohrmuschel. Werden die Wundränder zusammengenäht, bleibt die ursprüngliche Form der Ohrmuschel erhalten, sie wird nur kleiner. Man kann auch Haut auf die Auricula transplantieren, wofür man einen gestielten Hautlappen braucht.
- Bei einem Totalabriss die Ohrmuschel nicht einfach entsorgen. Eine Replantation könnte möglich sein; oder zumindest kann Knorpelgewebe unter die Haut transplantiert werden, um zu einem späteren Zeitpunkt die Grundlage für rekonstruktive Operationen durch einen plastischen Chirurgen zu schaffen.

Weitere Behandlung

- Nach dem Anlegen der Naht wird die Ohrmuschel durch Watte und Verbände in ihrer natürlichen Position gestützt.
- Bei kontaminierten Wunden ist die prophylaktische Gabe von Antibiotika indiziert (betalaktamaseresistente Penicilline, Cephalosporine der 1. Generation).
- Tetanusstatus abklären.
- Hautnähte können nach 5 Tagen entfernt werden.

Hämatome

- Bei einer stumpfen Verletzung der Ohrmuschel kann sich zwischen Knorpelgewebe und Perichondrium ein Hämatom bilden. Dieses kann als eine fluktuierendes, nicht druckschmerzhaftes Infiltrat getastet werden.
- Aseptische Ausräumung des Hämatoms durch Aspiration mit einer Nadel und einer Injektionsspritze. Nach der Prozedur wird ein anatomisch richtig sitzender Druckverband angelegt. Gelegentlich muss an den darauffolgenden Tagen noch mehrmals abpunktiert werden.
- Ein altes, mit Nadel und Spritze nicht abzupunktierendes Hämatom durch einen kleinen Schnitt unter aseptischen Kautelen entleeren.
- Wird ein Otohämatom nicht behandelt, kann es zu einer Deformation des Ohrmuschelknorpels und somit der ganzen Ohrmuschel kommen.

Erfrierungen und Verbrennungen

- Es gibt keine spezielle Behandlung von Erfrierungen an der Ohrmuschel. Nötigenfalls sollte eine Sekundärinfektion durch die Gabe von Aseptika bzw. eine Antibiotikaprophylaxe verhindert werden. Leichte Erfrierungen heilen meist spontan aus. Schwere Erfrierungen können zu Nekrosen führen, die eine Resektion von Teilen der Ohrmuschel erforderlich machen können (an einer spezialisierten Abteilung).

- Verbrennungen an der Ohrmuschel sollten nach denselben Prinzipien wie Verbrennungen am übrigen Körper behandelt werden.

Ohrmuschelperichondritis

- Eine Infektion des Perichondriums kann als Folge von Verletzungen des äußeren Ohrs auftreten.
- Das 1. Symptom sind starke Schmerzen. Nach ein paar Stunden rötet sich die Haut über dem Entzündungsherd, sie wird druckschmerzhaft und es kommt zu Schwellungen. Zwischen Perichondrium und Knorpel sammelt sich Eiter an.
- Dieser Zustand erfordert eine operative Sanierung und intravenöse Antibiose unter stationären Bedingungen.
- Bei unbehandelten Infektionen kann es zu einer ausgedehnten Zerstörung des Knorpelgewebes und somit einer schweren Deformität der Ohrmuschel kommen.

38.41 Barotitis und Barotrauma

Mechanismus

- Wenn der atmosphärische Druck sinkt (z.B. wenn ein Flugzeug abhebt), entweicht der erhöhte Druck im Mittelohr in der Regel durch die Eustachische Röhre in den Nasopharynx.
- Bei zunehmendem Druck (z.B. bei einer Flugzeuglandung) wird durch Schlucken und Druckausgleichsmanöver (siehe unten) Luft in das Mittelohr gebracht.
- Wenn der Druckgradient zwischen der Außenluft und dem Mittelohr mehr als 80 mmHg beträgt, öffnet sich die Eustachische Röhre nicht. Es kommt zu einer Barotitis oder einem Barotrauma.
- Zu den prädisponierenden Faktoren für eine Barotitis zählen:
  ○ Infektion des oberen Respirationstrakts, Mittelohrentzündung
  ○ allergische oder chronische Rhinitis
  ○ Septumdeviation
  ○ Sinusitis
  ○ Rachenmandelhyperplasie
  ○ Tumoren des Nasopharynx
  ○ Gaumenspalte oder deren Folgeschäden

Symptome

- Gefühl, dass die Ohren verlegt sind, Brummen in den Ohren und gelegentlich leichter Schwindel.
- Ohrenschmerzen (bei einer Druckdifferenz von mehr als 60 mmHg)
- Starke Schmerzen und Ruptur des Trommelfells, was die Schmerzen dann üblicherweise erleichtert. Es kann ein blutiger Ohrfluss auftreten.

Befunde

- Retrahiertes, gespanntes oder wenig bewegliches Trommelfell.
- Klare, blutige oder rötliche Flüssigkeit im Mittelohr.
- Der Hammergriff ist gerötet und es zeigen sich kleine Petechien auf dem Trommelfell.
- Liegt eine Perforation vor, so ist sie meistens im vorderen Teil der Pars tensa lokalisiert.
- Schallleitungsstörung beim Stimmgabeltest (Rinne Test: negativ, Weber-Test: Lateralisation zum kranken Ohr).

Prophylaxe

- Vermeidung von Flugreisen mit Infektionen des oberen Respirationstraktes, Mittelohrentzündungen oder Sinusitis.
- Druckausgleichsmanöver während des Landeanfluges des Flugzeuges:
  ○ Öffnen und bewegen des Mundes und des Unterkiefers, schlucken, gähnen.
  ○ Schlucken mit zugehaltener Nase und geschlossenem Mund (Toynbee Manöver).
  ○ Valsalva-Manöver: Der Patient erzeugt bei geschlossenem Mund und zugehaltener Nase einen Überdruck im Nasen-Rachen-Raum, indem er nach tiefer Inspiration die Exspirationsmuskulatur anspannt.
  ○ Orale Sympathomimetika können hilfreich sein **B**.
- Abschwellende Nasentropfen, die vor dem Landeanflug bzw. bei der Landung lokal appliziert werden **D**.
- Es ist ratsam, während des Landeanfluges nicht zu schlafen.

Behandlung

- Konstriktion der Nasenschleimhaut und der Mukosa der Tuba eustachii mit abschwellenden Tropfen oder Sprays.
- Der Patient öffnet die Eustachische Röhre mit einem Nasenballon (29.43).
- Der Patient verwendet einen Politzer-Ballon.
- Führt die symptomatische Behandlung nicht binnen weniger Tage zum gewünschten Erfolg und werden die Beschwerden als belastend empfunden, sollte man eine Tympanozentese überlegen. Gegebenenfalls sollte ein Facharzt beigezogen werden.

38.42 Lärmschwerhörigkeit

Lärmexposition als Ursache für Hörminderung

- Eine langfristige Einwirkung von Lärm kann eine chronische Schädigung des Innenohrs bewirken.
- Kurz dauernde intensive Schalltraumata (wie etwa bei Schlagbohrmaschinen, Schüssen oder Explosionen, Feuerwerken, Musik etc.) können eine mechanische Schädigung des Mittelohrs oder des Innenohrs verursachen.
- Die Inzidenz der Lärmschwerhörigkeit kann durch eine ausreichende Aufklärung über die schädlichen Auswirkungen des Lärms und durch Förderung der Verwendung von Gehörschutzmitteln (Kapseln, Stöpsel etc.) verringert werden.

Dezibelskala

- Die Energie der Schallintensität (Dezibel) = 10 × log I/i, wobei
  - I = die beobachtete Schallintensität,
  - i = Referenzpegel (0 Dezibel): entspricht der durchschnittlichen Hörschwelle, die durch internationale Vereinbarung festgelegt wurde (20 mikroPascal = 20µPa).
- 3 Dezibel mehr an Schallintensität entspricht einer Verdoppelung der Schallenergie.

Unschädliche Lärmexpositonszeiten (Dauerlärm)

- Siehe Tabelle 38.42.1.
- Als Gefährdungsschwelle für ständige Lärmexposition wird ein Schalldruckpegel von 85 dB (A) angesehen. Ein kurz dauernder Lärmreiz darf einen Schalldruckpegel von 140 dB (A) nicht überschreiten.

Klinisches Bild

- Eine vorübergehende Erhöhung der Hörschwelle stellt einen physiologischen Schutzmechanismus dar. Wenn nach einem 8-stündigen Arbeitstag die vollständige Wiederherstellung des Hörvermögens länger als 16 Stunden dauert, ist mit einer bleibenden Hörschwellenverschiebung zu rechnen. Ein temporärer Abfall des Hörvermögens tritt im selben Frequenzbereich (etwa 3000–6000 Hz) auf wie die ersten Anzeichen einer bleibenden Lärmschwerhörigkeit.
- Bei der chronischen Lärmschwerhörigkeit handelt es sich um eine Innenohrschwerhörigkeit, die in der Regel seitengleich auftritt. Der Hörverlust beginnt meist bei 4000 Hz und erfasst dann das gesamte für das Sprachverständnis bedeutsame Frequenzband (500–2000 Hz).
  - Als wichtigste Differenzialdiagnosen sind Presbyakusis (Altersschwerhörigkeit) und angeborene Gehörschäden zu nennen.
  - Die Diagnose einer lärminduzierten Gehörschädigung basiert auf dem zweifelsfreien Nachweis einer Lärmexposition und einer plausiblen Korrelation zwischen der Intensität der Lärmexposition und dem Grad der Hörminderung.

Kontrolle des Hörvermögens von Personen mit beruflicher Lärmexposition

- Regelmäßige Kontrollen des Hörvermögens sind indiziert, wenn die oben beschriebenen unschädlichen Lärmschwellen und Expositionszeiten überschritten werden.
- Zweck einer Überprüfung des Gehörs bei der Einstellungsuntersuchung ist es, Arbeitnehmer zu erkennen, bei denen schon eine Hörminderung vorliegt oder die nicht für einen lärmexponierten Arbeitsplatz geeignet sind. Die Entscheidung darüber, ob eine Eignung vorliegt oder nicht, muss von einem HNO-Facharzt oder einem Facharzt für Arbeitsmedizin getroffen werden.
- Bei der Untersuchung vor der Einstellung werden die Hörschwellen innerhalb des gesamten Frequenzbereichs des Audiometers kontrolliert (250–500–1000–2000–3000–4000–6000–8000 Hz).
- Regelmäßige Check-ups sollen in den ersten 4 Jahren einer berufsbedingten Lärmexposition jährlich durchgeführt werden und danach alle 3 Jahre. Der Zweck der häufigeren Kontrollen in den ersten Jahren des Arbeitsverhältnisses besteht darin, jene Personen herauszufiltern, die an einer besonderen individuellen Lärmempfindlichkeit leiden.
- Anmerkung: Die in Österreich früher verpflichtenden Untersuchungen von lärmexponierten Arbeitnehmern durch die AUVA sind nunmehr freiwillig und durch den Betrieb zu organisieren. Es existieren allerdings Bestimmungen zum Tragen von Gehörschutz und zur Sanierung von Lärmarbeitsplätzen (ArbeitnehmerInnenschutzgesetz).

Tabelle 38.42.1 **Lärmexpositionszeiten ohne Gehörgefährdung**

Maximale Lärmintensität dB (A)	tägliche Expositiondauer ohne Gehörgefährdung
85	8 Stunden
88	4 Stunden
91	2 Stunden
94	1 Stunde
97	30 min.
100	15 min.
106	4 min.
112	1 min.
115	Weniger als 30 Sekunden

Tabelle 38.42.2 Kategorien der Hörminderung	
Hörkategorie	Hörschwelle [1]
I	20 dB oder besser in beiden Ohren in allen Frequenzbereichen. Wenn eines dieser Kriterien nicht erfüllt ist, sollten die aktuellen Hörschwellen aller Frequenzbereiche bestimmt werden.
II	20 dB oder besser im Sprachfrequenzbereich (0,5–1–2 kHz), bis 40 dB bei 3 kHz und bis 65 dB bei 4 kHz.
III	Hörminderung im Sprachfrequenzbereich, aber durchschnittliche Hörschwelle besser als 20 dB oder Hörschwelle überschreitet 40 dB bei 3 kHz oder 65 dB bei 4 kHz.
IV	Durchschnittliche Hörschwelle im Sprachfrequenzbereich 20 dB oder schlechter.

[1] Die Hörschwellen werden für beide Ohren getrennt überprüft. Das schlechtere Ohr ist für die Einstufung maßgeblich. Es können aber auch die Ergebnisse für jedes Ohr getrennt angegeben werden.

- Die periodischen Gehörkontrollen bestehen in einem Screening zur Prüfung der Hörschwelle bei einem Schallpegel von 20 dB. Aufgrund der Ergebnisse dieses Gehörscreenings werden die Arbeitnehmer in verschiedene Kategorien der Hörtüchtigkeit eingeteilt.

Kategorien der Hörminderung
- Siehe Tabelle 38.42.2.
- Die Hörschwellen werden für beide Ohren getrennt überprüft, das schlechtere Ohr ist für die Einstufung maßgeblich. Es können aber auch die Ergebnisse für jedes Ohr getrennt angegeben werden.

Prävention und Prognose
- Das Ziel besteht in der Prävention der Entwicklung einer das Sprachverständnis behindernden Schwerhörigkeit.
- Eine Aufklärung der Arbeitnehmer über die mit einer Lärmexposition am Arbeitsplatz verbundenen Risiken ist von größter Wichtigkeit.
- Die Lärmpegel können durch technische Maßnahmen abgesenkt werden.
- Als zusätzliche Prophylaxe empfiehlt sich die Verwendung von Gehörschutzmitteln.
  ○ Eine Unterweisung in der richtigen Verwendung der Gehörschutzmittel verbessert die Wirksamkeit der Schutzmaßnahmen.
- Eine Progredienz der lärmbedingten Gehörschädigung kann durch Beendigung der Lärmexposition vermieden werden.

38.43 Nasenbeinfraktur

Grundsätzliches
- Eine Nasenbeinreposition sollte möglichst rasch erfolgen (spätestens 1 Woche nach dem Unfall). Patienten mit weiteren Frakturen des Gesichtsschädels oder nach einigen erfolglosen Repositionsversuchen sollten der fachärztlichen Behandlung zugeführt werden.

Klinische Untersuchung
- Palpation und Inspektion sind die wichtigsten Untersuchungsmethoden.
- Ein eventuell vorhandenes Ödem kann durch kurzzeitiges Zusammendrücken der Nase reduziert werden.
- Verdacht auf eine Fraktur besteht bei Schwellung oder Dislokation der Nase, bei Blut in den Nasenlöchern oder wenn eine Krepitation palpiert werden kann. Der obere Nasengang ist häufig verlegt.
- Die Diagnose wird erschwert durch
  ○ Schwellungen,
  ○ frühere Nasenfrakturen und -distorsionen,
  ○ vorbestehende Nasenseptumdeviationen.

Behandlung
- Frakturen, die sich auf die Nasenpyramide beschränken, können ambulant versorgt werden.
- Für die Reposition ist eine Lokalanästhesie notwendig. Es kann dasselbe Anästhetikum verwendet werden wie für die Kieferhöhlenpunktion (38.31). Ein Wattebausch wird mit einem Anästhetikum getränkt und in den oberen Nasengang eingeführt. Einen 2. Wattebausch gibt man zwischen untere und mittlere Nasenmuschel. Beide Tampons sollten so weit hinten wie möglich platziert werden. Die Lokalanästhesie wird mit Infiltration einer 1%igen Lidocainlösung seitlich an der Nase und am Nasenrücken vervollständigt.
- Ein leicht gebogenes Elevatorium oder ein spezielles Instrument, die Cottle-Walsham-Septum-Richtzange, kann zum Reponieren der Fraktur verwendet werden. Der Zweck der Reposition ist die Trennung der dislozierten Knochenfragmente. Dies gelingt in der Regel am besten, indem man die Nase in die Richtung der Dislokation drückt. Nachdem die Fragmente mit dem Elevatorium losgelöst wurden, werden sie in die normale Position gebracht, wobei man mit den Fingern auf der Nase den Vorgang kontrolliert.
- Die Knochenfragmente werden im Allgemeinen durch das Periost in der gewünschten Form gehalten. Die äußere Schienung der Nase erfolgt durch Pflasterzug.
- Eine Nasenwurzelfraktur bedarf üblicherweise einer chirurgischen Korrektur. Sie ist als Impression im Bereich der Nasenwurzel zu sehen.

- Bei Frakturen des knorpeligen Teils der Nase sollte der Patient zur fachärztlichen Behandlung überwiesen werden.
- Röntgenaufnahmen sind bei isolierten Nasenbeinfrakturen nicht unbedingt indiziert. Die Reposition kann auf Basis des klinischen Bildes erfolgen. Eine Krepitation ist der verlässlichste Hinweis auf eine Fraktur.
- Kleine Frakturen am unteren Ende des Nasenbeins müssen nicht reponiert werden, wenn keine Formveränderung der Nase vorliegt.

38.44 Fremdkörper im Gehörgang

- Fremdkörper im Gehörgang findet man gewöhnlich bei Kindern. Bei Erwachsenen bleibt gelegentlich ein Stück Watte oder ein Säuberungsbehelf im Gehörgang stecken.
- Ein Fremdkörper, der lange Zeit im Gehörgang verbleibt, verursacht eine lokale Entzündung, die die Entfernung erschwert (Dies ist insbesondere bei Pflanzenteilen der Fall, die aufquellen, wenn sie Flüssigkeit absorbieren).

Entfernung eines Fremdkörpers

- Kleine Fremdkörper können leicht mit einer Ohrpinzette, einer kleinen Fasszange (Ohrzängchen) oder mittels Sauger entfernt werden.
- Ein Fremdkörper in der Nähe des Trommelfells wird am besten mittels Spülung entfernt.
- Lebende Insekten im Gehörgang sind besonders lästig. Als Erste-Hilfe-Maßnahme kann Wasser oder Speiseöl in den Gehörgang eingebracht werden.
- Große Fremdkörper können oft mit einer Ohrsonde mit stumpfem Haken herausmanipuliert werden; um die empfindliche Haut des Gehörgangs bestmöglich zu schonen, muss dabei der Haken mit großer Vorsicht hinter den Fremdkörper geschoben werden, was unter Umständen schmerzhaft sein kann.
- Wenn die Entfernung schwierig erscheint, kann sie einem HNO-Facharzt überlassen werden, der mit einer Lokalanästhesie oder (bei Kindern gegebenenfalls auch) mit einer Vollnarkose arbeiten wird.

Nachsorge

- Nach der Extraktion eines Fremdkörpers ist die Haut des Gehörgangs meist irritiert oder verletzt. Eine Spontanheilung innerhalb weniger Tage ist die Regel.
- Ist die Haut infiziert, so ist einige Tage lang eine Behandlung mit desinfizierenden und kortikosteroidhaltigen Ohrentropfen angezeigt.
- Hat sich im Zuge der Fremdkörperentfernung die Haut des knöchernen Gehörgangs abgelöst, so sollte sie mit einem Tampon, der mit einer antibiotikahaltigen Salbe bestrichen wurde, wieder in die anatomisch richtige Stellung gedrückt werden.
- Bei Hautverletzungen im Gehörgang ist eine Kontrolluntersuchung nach 1 Woche angezeigt.

38.45 Fremdkörper in der Nase

Grundsätzliches

- Zu den typischen Fremdkörpern, die sich in Nasen finden, zählen Perlen, Murmeln, kleine Teile von Plastikspielzeug, Münzen, Erbsen, Nüsse, Gummi- oder Schaumstoffstücke und Papier.
- Wasser absorbierende Fremdkörper quellen in der Nase auf. Dadurch wird die umliegende Schleimhaut irritiert und schwillt ihrerseits an. Die Schleimhautschwellung und die vermehrte Sekretion halten dann den Fremdkörper in der Nase fest.
- Die Fremdkörper sind in der Regel zwischen der oberen und mittleren Nasenmuschel lokalisiert, selten im unteren Nasengang.

Symptome und Diagnosestellung

- Die Diagnose ist oft einfach und klar: die Eltern bemerken einen Fremdkörper in der Nase des Kindes, oder das Kind (oder die Aufsichtsperson) berichtet über das mögliche Vorhandensein eines Fremdkörpers. Bei späterer Diagnose ist eine einseitige Obstruktion das Hauptsymptom.
- Eventuell einseitige eitrige, übel riechende Sekretion aus der Nase.
- Die Diagnose ist üblicherweise durch Inspektion in die Nase gesichert. Manchmal ist der Fremdkörper ohne jegliches Instrument im Vestibulum sichtbar, aber normalerweise wird ein Spekulum benötigt.

Entfernung des Fremdkörpers

- Durch Einblasen von Luft („parent's kiss"):
  - Die Mutter, der Vater oder eine andere vertraute Person bedeckt den Mund des Kindes vorsichtig mit ihren/seinen Lippen, die freie Nasenöffnung wird durch Fingerdruck verschlossen, ein festes schnelles Einblasen von Luft in den Mund des Kindes führt durch den Luftstrom durch die Nase zu einer Lösung des Fremdkörpers.
  - Das Einblasen von Luft scheint eine sichere und effiziente Methode zu sein ⓒ. Der Fremd-

körper kann so in etwa 80% der Fälle entfernt werden. Theoretisch birgt diese Methode das Risiko in sich, das Trommelfell durch den Druck zu verletzen, allerdings ist eine solche Verletzung bis jetzt in der Praxis nicht beschrieben worden.
- Wenn der Fremdkörper mit der Blasetechnik nicht entfernt werden kann, so wird ein Vasokonstriktor zur Abschwellung der Schleimhaut verwendet. (Applikation eines mit Lidocain-Adrenalin-Lösung getränkten Wattetupfers). Die dadurch bewirkte Schmerzlinderung und Abschwellung erleichtert die Extraktion des Fremdkörpers.
- Nach einer Lokalanästhesie und dem Absaugen der Sekrete wird der Fremdkörper am besten unter Sichtkontrolle mit Hilfe des Nasenspekulums mit einem Sauger, einer Ohrsonde oder einer kleinen Pinzette entfernt. Die Unterscheidung zwischen Schaumstoffteilen und umgebenden Sekreten kann schwierig sein.
- Bei der Entfernung eines harten Fremdkörpers sollte die Sonde hinter diesen manipuliert und dann zusammen mit dem Fremdkörper wieder zurückgezogen werden. Das Erfassen zum Beispiel einer Perle kann sich jedoch als schwierig erweisen.
- Während der Entfernung muss sorgfältig darauf geachtet werden, den Fremdkörper nicht in den Rachen zu schieben, das kann zu Obstruktion der Atemwege oder Aspiration führen. Auch sind die Nasenschleimhäute sehr verletzlich, die Fremdkörperentfernung muss sehr zart erfolgen.
- Sollte die Entfernung mit den oben beschriebenen Methoden nicht erfolgreich sein, so sollte das Kind zu einem Facharzt für HNO-Erkrankungen überwiesen werden. Manchmal muss eine Extraktion in leichter Allgemeinanästhesie durchgeführt werden.

38.46 Epistaxis

Grundsätzliches

- Identifizierung der Blutungsstelle und Stoppen der Blutung.
- Eruieren der Blutungsursache durch eine gründliche Anamnese.
- Beurteilung der Notwendigkeit für weiterführende Untersuchungen.

Ursachen und diagnostische Beurteilung

- Austrocknung der Nasenschleimhaut im vorderen Teil der Nasenhöhle.
- Traumen: Nasenfraktur, Quetschung, Manipulation mit einem Finger.
- Infektionen des Respirationstrakts (insbesondere bei Kindern).
- Medikamente, die für Blutungen prädisponieren (ASS, gelegentlich andere NSAR, Antikoagulantien).
- Bluthochdruck (es sollte der Blutdruck gemessen werden!).
- Arteriosklerose und fortgeschrittenes Alter.
- Selten Blutgerinnungsstörungen, hämatologische Erkrankungen (einschlägiger Verdacht besteht bei Patienten mit Petechien oder noch anderen Blutungen beziehungsweise wenn sich das Stoppen der Blutung als sehr schwierig erweist).

Rezidivierende oder chronische Epistaxis
- Zu denken ist:
  - bei Kindern an einen Fremdkörper
  - bei älteren Patienten an einen Tumor, vor allem, wenn die Blutung aus der Nase einseitig ist

Erstuntersuchung und Behandlung

1. Nase säubern: Tamponade entfernen, absaugen oder den Patienten auffordern, die Blutklumpen auszuschnäuzen.
2. Identifizierung der Blutungsstelle mittels vorderer Rhinoskopie: Von welcher Seite geht die Blutung aus? Liegt die Blutungsstelle␣am Nasenseptum (Locus Kiesselbachii), im oberen Teil der Nase oder im unteren hinteren Teil der Nase?
3. Konstriktion der Schleimhäute mit einer Kombination Lokalanästhetikum plus Vasokonstriktor (Lidocain 40 mg/ml plus Adrenalin 1:1000, 3 Tropfen auf je 5 ml der Lösung).
   - Wattebausch mit der Lösung tränken.
   - Etwa 3 Minuten lang die Watte auf die mutmaßliche Blutungsstelle gedrückt halten.
   - Bei starker Blutung wird ein mit der gleichen Lösung getränkter Tampon in das blutende Nasenloch eingebracht.
4. Wenn die Blutungsstelle als kleines (stecknadelkopfgroßes) Klümpchen sichtbar ist oder die oberflächennahen Versorgungsgefäße auszumachen sind, verödet man mit einem Tropfen **Silbernitrat** (1. Wahl) beziehungsweise mit Chromiumtrioxid oder mit einem Elektrokauter.
   - Zur Bereitung des Silbernitrattropfens wird ein Ende eines Metallstifts erhitzt und dann in das Silbernitratpulver getaucht, das dann am Stift anhaftet. Dann wird der Metallstift wieder in die Flamme gehalten, sodass das Silbernitrat schmilzt und sich ein Tropfen bildet. Den Tropfen lässt man dann an der Luft erkalten.
   - Der Silbernitrattropfen wird hierauf so auf die Blutungsstelle appliziert, dass sich eine helle

koagulierte Stelle von 2 bis 4 mm Durchmesser ergibt. Das umgebende Gewebe muss sofort mit einer 0,9%igen Kochsalzlösung gespült werden, die wiederholt mit einem Wattetupfer appliziert wird. Schließlich wird die Nase vorsichtig mit einem trockenen Wattestück getrocknet.

Anmerkung: diese Maßnahme wird in Österreich üblicherweise vom Spezialisten gesetzt, da es zu Verätzungen oder Perforationen der Nasenwand kommen kann.

5. War die Blutungsstelle nicht einsehbar und konnte die Blutung trotzdem gestoppt werden oder handelte es sich um eine weniger starke Blutung, so ist das Einlegen einer Tamponade nicht notwendig. Der Patient nimmt ein Merkblatt mit Instruktionen mit nach Hause, damit er weiß, was im Fall einer neuerlichen Blutung zu tun ist.
   - Wenn die Blutung anhält oder wenn sie sehr stark war, wird eine vordere Tamponade eingelegt.
     – Applikation einer lokalen Lidocain-Adrenalin-Lösung (siehe oben).
     – Ein langer Gazetampon wird mit 0,9%iger Kochsalz- oder Tranexamsäurelösung getränkt und mit weißer Vaseline gleitfähig gemacht. Die Länge der schmalen Gazerolle sollte zumindest 50 cm betragen.
     – Sodann wird unter visueller Kontrolle (Nasenspekulum) das Nasenloch tamponiert, wobei zuerst die hinteren und oberen Hohlräume und schließlich der vordere Nasenraum gefüllt werden.
     – Die Tamponade bleibt zumindest 1 Tag und maximal 3 Tage liegen. Die Entfernung erfolgt in mehreren Einzelschritten, indem man jeweils so viel vom Tamponmaterial herauszieht, als sich leicht lösen lässt. Kommt es zu einer erneuten Blutung, so wird der Tampon abgeschnitten, der noch nicht entfernte Rest wieder in das Nasenloch zurückgeschoben und die endgültige Extraktion später durchgeführt.
   - Es kann auch Gelatine (beispielsweise Spongostan) in das Nasenloch eingebracht werden. Die Gelatine löst sich dann meist von selbst auf oder fällt spontan wieder heraus.
6. Eine hintere Tamponade sollte eingelegt werden, wenn die Blutung mit der vorderen Tamponade nicht gestillt werden konnte.
   - Applikation der Lidocain-Adrenalin-Lösung (siehe oben).
   - Als Alternative zum klassischen Gazetampon (dessen Anwendung hier nicht beschrieben wird) kann ein gebrauchsfertiger Silikontampon mit 2 getrennt aufblasbaren Ballons zum Einsatz kommen (ist kein zur Nasentamponade bestimmter Silikontampon verfügbar, so kann man auch einen Foley-Blasenkatheter benutzen).
   - Der leere Tampon wird so in die Nase eingelegt, dass ein Ende im hinteren Pharynx sichtbar ist.
   - Der hintere Ballon wird mit einer spezifizierten Luftmenge aufgeblasen (in der Regel etwa 10 cm^3) und dann in die Choanenöffnung gezogen. Dann wird der vordere Ballon mit einer ausreichenden Menge Luft aufgeblasen, sodass er das Nasenloch gut verschließt. Bei Verwendung eines Foley-Katheters wird eine vordere Tamponade gemacht und der Katheter davor befestigt.
   - Der Tampon bleibt 2–4 Tage lang liegen. Der Patient muss immer in einem Krankenhaus behandelt werden.
   - Penicillin V oder Erythromycin wird 4–5 Tage lang als Antibiotikaprophylaxe gegeben.
7. Wenn die Blutung massiv war, sollte der Hämoglobinwert (Hämatokrit) bestimmt werden.

Patienteninstruktionen für zu Hause

1. Bleiben Sie ruhig.
2. Sitzen Sie vornübergelehnt, damit Sie kein Blut schlucken.
3. Schnäuzen Sie Blutklümpchen aus der Nase heraus und schließen Sie das blutende Nasenloch durch Pressen des Fingers seitlich auf den Nasenflügel während eines Zeitraums von mindestens 5 Minuten. Dann lösen Sie langsam den Druck.
4. Legen Sie eine kalte Packung auf Ihren Nacken oder Ihre Stirn.
5. Wenn die Blutung nicht innerhalb von 5 Minuten zum Stillstand gekommen ist, putzen Sie noch einmal die Nase und führen sie einen Wattepfropfen in das blutende Nasenloch ein. Drücken Sie erneut von der Seite auf den Nasenflügel, diesmal 15 Minuten lang. Wenn die Blutung so nicht gestoppt werden kann, muss ein Arzt kontaktiert werden. Wenn Sie einen Arzt aufsuchen, sollten Sie (im Auto) sitzen, nicht liegen.

Indikationen für die Beiziehung eines Spezialisten

Sofortige Einweisung

- Ist nötig, wenn die Blutung durch die Tamponade nicht gestoppt werden kann. Bei einer starken oder prolongierten Blutung Infusion einer physiologischen Kochsalzlösung während des Transports. Der Patient soll eine sitzende Position einnehmen oder in Seitenlage transportiert werden, damit er kein Blut schluckt.
- Ein Patient mit einer hinteren Tamponade sollte, wenn eine weitere Betreuung in einem lokalen

Krankenhaus nicht möglich ist, an eine spezialisierte Abteilung überwiesen werden.

Elektive Überweisung
- Ist angezeigt, wenn es trotz lokaler Behandlung immer wieder zu Blutungen kommt (seltene Ursachen – wie Tumoren – sollten ausgeschlossen werden).

38.50 Allergische Rhinitis

Zielsetzungen
- Erkennen einer allergischen atopischen Rhinitis (siehe Tabelle 38.50)
- Erkennen und Behandlung von Ursachen einer nicht allergischen Rhinitis und von aggravierenden Faktoren (Polypen, Septumdeviation, Adenoide bei Kindern etc.)
- Aufklärung der Patienten mit allergischer Rhinitis, wie sie ihre Allergenexposition minimieren können
- Identifizierung von nicht spezifischen Reizstoffen in der Luft (Tabakrauch, Staub, Abgase) in der Umwelt des Patienten
- Evaluierung der Notwendigkeit für spezielle Untersuchungen (berufsbedingte Rhinitis, Planung einer Immuntherapie)
- Wahl und Durchführung der Behandlung (Medikation, Immuntherapie)

Epidemiologie
- Etwa 15% der Erwachsenen in Westeuropa zeigen eine atopische IgE-vermittelte Rhinitis. In etwa 10% dieser Fälle wird die Rhinitis durch eine Pollenallergie ausgelöst. Weitere häufige Ursachen einer allergischen Rhinitis sind Allergene aus Tierhaaren, Getreide und anderen organischen Luftbeimengungen, häufig bei Exposition am Arbeitsplatz (38.53). Zusätzlich leiden etwa 10% aller Erwachsenen an einer nicht allergischen hypersensitiven Rhinitis, was bedeutet, dass die Gesamtprävalenz der Rhinitis mit Überempfindlichkeit in der erwachsenen Bevölkerung etwa 25% beträgt.
- Bei Rhinitis durch Feuchtigkeitsschäden in Gebäuden (45.04) findet man nur wenige Patienten mit IgE-getriggerter Überempfindlichekit auf Mikroben. Eine Abklärung bezüglich Milbenallergie sollte stets durchgeführt werden.

Untersuchungen
- Genaue und ausführliche Anamnese (mit Hilfe eines Fragebogens, z.B. ASF – Allergie Screening Fragebogen www.oegam.at/upload/1012_%C3%96GAM%20Allergie%20Therapie_final.pdf). Röntgenuntersuchung der Nasennebenhöhlen, insbesondere wenn die Symptome schon lange bestehen (Monate, Jahre).
- Rhinoskopie nach topischer Abschwellung der Nasenschleimhaut (beim 1. Besuch ist eine sorgfältige Untersuchung des HNO-Bereichs indiziert).
- Wenn möglich auch Nasenabstrich und Zählung der Eosinophilen im Nasenabstrich (38.51), insbesondere wenn die Symptome das ganze Jahr über anhalten. Diese Untersuchung führt zwar nicht zu einer spezifischen Diagnose, aber sie gibt zusätzlich Information darüber, ob eine nicht infektiöse Rhinitis durch eine allergische oder eine vasomotorische Reaktion verursacht ist.
- RAST- und Prick-Tests, wenn möglich.

Weiterführende Untersuchungen
- Eine Überweisung an einen Allergologen ist notwendig, wenn:
  - Verdacht auf eine berufsbedingte Rhinitis besteht
  - eine Immuntherapie ins Auge gefasst wird
  - der Patient an einer therapierefraktären Rhinitis leidet

ARIA-Empfehlungen
- Bei den ARIA-(Allergic rhinitis and its impact on asthma-)Empfehlungen handelt es sich um

Tabelle 38.50 **Symptome und Befunde bei verschiedenen Formen von Rhinitis mit Überempfindlichkeit**

	Allergische Rhinitis	Nicht allergische Rhinitis	
		Eosinophile Rhinitis	Nicht eosinophile Rhinitis (vasomotorische)
Genetische Veranlagung	Ja (Atopieneigung)	Nein	Nein
Alter bei Erkrankungsbeginn	Kindheit	Mittleres Lebensalter (30–50 Jahre)	Mittleres Lebensalter (oft > 40 Jahre)
Auftreten der Symptome	Saisonal, kann auch perennial sein	Ganzjährig	Ganzjährig
Asthma	Bei etwa 20%	Bei 30–40%	Selten
Polypen	Gelegentlich	Häufig	Selten
Prick-/RAST-Tests positiv	Ja	Nein	Nein
Sekretorische Eosinophilie	Häufig	Irgendwann bei allen Patienten (diagnostisches Kriterium)	Nein

Leitlinien zur Diagnose und zur Therapie der AR für Allgemeinmediziner und Fachärzte, die von einem Expertenpanel unter der Schirmherrschaft der WHO entwickelt wurden. Die Betonung liegt auf dem Konzept einer ganzheitlichen Betrachtung der Erkrankungen des Respirationstrakts („one airway, one disease"). Die Hauptbotschaft der Arbeitsgruppe besteht darin, dass die Verbindung und Interdependenz zwischen Rhinitis und Asthmasymptomatik nicht aus den Augen gelassen werden darf und dass bei Untersuchungen und Therapien nach Möglichkeit beide Krankheitsbilder gleichzeitig berücksichtigt werden sollten. Die ARIA-Klassifikation für Rhinitiden wurde unter Berücksichtigung der Dauer der Symptomatik und ihres Einflusses auf die Lebensqualität erstellt.

Therapie

- Eine gründliche Eliminierung/Vermeidung von Allergenen (Haustiere, Hausstaub **C**) stellt die wichtigste Maßnahme bei allen Formen der allergischen Rhinitis dar.
- Therapien aus verschiedenen Medikamentengruppen werden kombiniert und je nach Symptomatik individuell dosiert.
- Antihistaminika sind wirksam gegen Niesen und rinnende Nase bei atopischer Rhinitis **A**. In Kombination mit einem Sympathomimetikum verschaffen sie auch Erleichterung bei einer verstopften Nase **A**.
- Lokale Steroide sind bei allen Syptomen der allergischen Rhinitis wirksam; darüber hinaus sind sie die einzige Wirkstoffgruppe, die das Wachstum von Polypen signifikant einschränkt **A**.
- Cromone sind in beschränktem Maße gegen alle Symptome einer allergischen Rhinitis wirksam, aber der Therapieerfolg ist insgesamt deutlich geringer als beim Einsatz von Kortikosteroiden.
- Leukotrienantagonisten können alle Syptome der allergischen Rhinitis lindern **A**.
- Eine Immuntherapie (Hyposensibilisierung, Desensibilisierung), (14.09) wird hauptsächlich bei der polleninduzierten Rhinitis eingesetzt **A**. Ein Spezialist stellt einen Therapieplan auf. Bei einem erwachsenen Patienten kann ein Allgemeinmediziner in Zusammenarbeit mit einem Spezialisten die Therapie durchführen.

Medikamentöse Therapie

Saisonale Rhinitis

- Antihistaminika allein sind möglicherweise ausreichend, solange die Pollenbelastung gering ist. Sie sollten bei Bestehen einer Pollenallergie bei Bedarf zusätzlich zu einer topischen Therapie (lokale Steroide) Verwendung finden. Lokal applizierte Antihistaminika, Levocabastin und Azelastin, stellen eine Alternative zu den Tabletten dar. Antihistaminika sind auch als Augentropfen verfügbar.
- Lokale Steroide sind am wirksamsten gegen nasale Symptome, wenn die Behandlung schon vor der Pollensaison begonnen und über deren gesamte Dauer hinweg aufrechterhalten wird. Die Patienten können die Dosierung je nach Exposition (Pollenbelastung) und Schwere der Symptome selbst steuern. Es wird empfohlen, lokale Steroide auch bei moderaten und schweren intermittierenden und sogar bei leichten persistierenden Symptomen in Erwägung zu ziehen (ARIA-Klassifikation).
- Eine Behandlung mit Cromonen wird ebenfalls schon vor dem Beginn der Pollensaison und dem Auftreten der ersten Symptome eingeleitet. Zusätzlich zu Nasensprays sind auch Augentropfen erhältlich. Die Therapie wird über den ganzen Zeitraum der Pollensaison fortgeführt.
- Leukotrienantagonisten sind gleich stark wirksam wie Antihistaminika. Sie sind besonders bei Patienten, die sowohl unter allergischer Rhinitis als auch Asthma leiden, hilfreich.

Perenniale Rhinitis

- **Lokale Steroide** können entweder zeitweilig oder als Dauertherapie (zum Beispiel bei Patienten mit Nasenpolypen) eingesetzt werden. Die Startdosis beträgt im Allgemeinen 2 Hübe täglich (am Abend) in beide Nasenlöcher. Die Erhaltungsdosis ist in der Regel geringer, z.B. ein Spraystoß in jedes Nasenloch an jedem 2. Tag.
- Antihistaminika können je nach Bedarf gegen Niesen und Nasenfluss eingesetzt werden; in Kombination mit einem Sympathomimetikum bringen sie Hilfe bei den leichteren Formen einer verstopften Nase.
- Cromone können prophylaktisch zur Linderung der durch Hausstaub verursachten Symptomatik eingesetzt werden, zum Beispiel vor einem Hausputz.

NARES (nicht allergische Rhinitis mit eosinophilem Syndrom)

- Bei diesem Typ der hypersensitiven Rhinitis sind Antihistaminika, lokale Steroide und andere bei allergischer Rhinitis verwendete Medikamente wirksam.

Vasomotorische Rhinitis

- Ipratropiumbromid (ein Anticholinergikum) ist wirksam bei rinnender Nase. Anmerkung: zur nasalen Anwendung steht in Österreich kein Präparat zur Verfügung.
- Antihistaminika in Kombination mit Sympathikomimetika können ebenfalls die Symptome mildern.

38.51 Untersuchung eines Nasenabstrichs

Grundsätzliches

- Die mikroskopische Untersuchung eines Nasenabstrichs ist eine der Routineuntersuchungen bei Patienten mit den Symptomen einer chronischen Rhinitis. Der Abstrich liefert zwar noch keine eindeutigen Hinweise auf eine spezifische Diagnose, gibt jedoch Aufschluss darüber, ob eine Allergie oder Hypersensibilität als Ursache wahrscheinlich ist oder nicht. Ein Nasenabstrich kann ferner zur Sicherung der Diagnose „vasomotorische Rhinitis" dienen.

Probengewinnung

- Vorsichtig die Oberfläche der mittleren oder der unteren Nasenmuschel (möglichst hoch) mit einem Wattetupfer abreiben.
- Bei der Prüfung auf Präsenz entzündungsrelevanter Zellen (Neutrophile, Eosinophile, Basophile, Lymphozyten) kann man eine Probe dadurch gewinnen, dass man den Patienten bittet, in eine Plastikfolie zu schnäuzen.
- Die Sekretprobe wird auf einem Objektträger verstrichen und an der Luft getrocknet.
- Eine Anfärbung mit Eosin-Methylenblau reicht für den Nachweis von Entzündungszellen aus.

Auswertung

- Im Rahmen der primären Gesundheitsversorgung können Nasenabstriche auf die Präsenz von Entzündungszellen untersucht werden. Die Mikroskopie beschränkt sich dabei auf die Ermittlung der Zahl der Neutrophilen und Eosinophilen.
- Für die Untersuchung von morphologischen Veränderungen im Epithel der Nasenschleimhäute bedarf es einer speziellen Technik der Probennahme, und der Untersucher muss gute zytologische Kenntnisse haben. Die Daten, die im Rahmen einer eingehenden zytologischen Untersuchung der Nase gewonnen werden können, sind in Tabelle 38.51 zusammengefasst.

Tabelle 38.51 **Auswertung eines Nasenabstrichs**

Vorgefundene Zelltypen	Interpretation
• Neutrophile	• Irritative Rhinitis
• Neutrophile plus Viruseinschlüsse und/oder Bakterien	• Virale bzw bakterielle Infektion
• Eosinophile • Basophile	• Allergie oder nicht allergische eosinophile Rhinitis (NARES = non-allergic rhinitis with eosinophilia syndrome), ASS-induzierte Rhinitis
• Säulenzellen • Becherzellen	• Vitale Mukosa
• Metaplastische Zellen • Schuppenzellen	• Atrophische Mukosa

38.53 Berufsbedingte Rhinitis

Zielsetzungen

- Es sollte versucht werden, den Kausalzusammenhang zwischen einer berufsbedingten Allergenexposition und einer aufgetretenen Rhinitis herzustellen, vor allem unter dem Gesichtspunkt, die Exposition zu reduzieren und neue Erkrankungsfälle zu verhindern.
- Die gleichzeitige Entwicklung eines berufsbedingten Asthmas sollte verhindert oder ein bereits bestehendes Asthma so früh wie möglich diagnostiziert werden.

Prävalenz

- In Europa sind am häufigsten Landwirte und Bäcker von einer berufsbedingten Rhinitis betroffen.

Klinisches Bild

- Bald nach der Ankunft am Arbeitsplatz fängt der Patient zu niesen an, und seine Nase läuft (Rhinorrhö).
- Halsschmerzen, muköse Flüssigkeit im Rachen oder trockenes Sekret im vorderen Teil der Nase, Jucken oder Brennen in den Augen und Tränenfluss sind weitere mögliche Symptome.
- In den frühen Phasen der Erkrankung verschwinden die Symptome wieder, wenn der Patient den Arbeitsplatz am Wochenende oder während der Ferien verlässt. Bei fortgesetzter Allergenexposition kommt es allerdings zu einer Chronifizierung der Symptome, und es kommt nicht mehr zu einer Remission, wenn der Patient dem Arbeitsplatz fern bleibt.

Untersuchungen

- Wichtig ist das Erheben der Vorgeschichte der Allergenexposition und der Entwicklung des Beschwerdebilds, insbesondere der Verbindung zwischen den Krankheitszeichen und des berufsbedingten Kontakts mit den Allergenen. Treten die Symptome auch außerhalb des Arbeitsplatzes auf?
- Anteriore Rhinoskopie. Leidet der Patient an Infektionen, Polypen oder einer anatomisch bedingten Obstruktion?

- Ultraschall- oder Röntgenuntersuchung der Nebenhöhlen zum Ausschluss einer chronischen Sinusitis.
- Bestimmung der IgE im Serum zur Prüfung auf eine Atopie, wenn die Anamnese oder das Nasensekret nicht auf eine Allergie deuten.

Weiterführende Untersuchungen

- Haut-Pricktest zum schnellen Nachweis der Allergie auf bestimmte Allergene. Die Basistestserie umfasst in der Regel Pollen, Tierepithelien, Hausstaubmilben etc. Weiterführende Testreihen inkludieren auch spezifische berufsbedingte Irritanzien, wie tierische Epithelien, Mehl, Zimmerpflanzen, Sägemehl, bestimmte Schimmelpilze und verschiedene Chemikalien.
- Ein spezifisches IgE-Testverfahren (RAST) wird durchgeführt, wenn ein starker Verdacht auf einen spezifischen Expositionsfaktor fällt, aber die Hauttests negativ waren oder nicht zur Verfügung standen. Gegebenenfalls wird man auch das Gesamt-IgE im Serum bestimmen, um eine Bestätigung für die Ergebnisse der spezifischen RAST- oder Pricktests zu erhalten.
- Peak-Flow-Messungen werden zu Hause und am Arbeitsplatz durchgeführt, wenn der Patient über respiratorische Symptome klagt.
- Nasale Provokationstests mit relevanten Allergenen werden von einem HNO-Arzt beziehungsweise von einem Pulmologen durchgeführt.
- Wenn der nasale Provokationstest, die Pricktests und/oder die spezielle IgE-Bestimmung für relevante Allergene positiv sind, gilt die Diagnose einer berufsbedingten Rhinitis als gesichert. Bestimmte Chemikalen können allerdings auch ohne eine IgE-vermittelte Hypersensibilität eine berufsbedingte Rhinitis verursachen.

Weitere Behandlungsstrategie

- Wenn Veränderungen des Arbeitsplatzes nicht möglich sind, sollten Atemschutzbehelfe zur Expositionsprophylaxe eingesetzt werden. So benutzen zum Beispiel Bauern mit berufsbedingter Rhinitis und Asthma bei der Arbeit helmartige Gebläsefiltergeräte. Diese Vorrichtungen können eventuell verhindern, dass die betroffene Person nach einer berufsbedingten Rhinitis auch noch ein Asthma entwickelt.
- Wenn die Beschwerden relativ leicht sind und die Arbeitsbedingungen nicht modifiziert werden können, kann der Patient versuchen, seine Arbeit unter medikamentöser Therapie weiter auszuführen, vorausgesetzt, dass für eine kontinuierliche arbeitsmedizinische Überwachung gesorgt ist.

38.54 Polyposis nasi

Zielsetzungen

- Polypen erkennen und sie von einer geschwollenen mittleren Nasenmuschel (und von Tumoren) unterscheiden können.
- Therapie einleiten (Entfernung der Polypen durch den Facharzt für HNO/Anwendung lokaler Steroide).
- Sinusitis behandeln, die mit einer Polyposis vergesellschaftet sein kann.
- Beurteilung, ob die Notwendigkeit einer weiteren Therapie beim Facharzt besteht (Ethmoidektomie).

Pathogenese

- Nasenpolypen entstehen in der Regel aus Schleimhaut der Siebbeinzellen, können sich aber auch aus der Kieferhöhle entwickeln (sogenannte Choanalpolypen), obwohl dies weit weniger häufig vorkommt. Es wird geschätzt, dass etwa 4% der Patienten mit chronischer Rhinitis an Nasenpolypen leiden.
- Pathogenese und Ätiologie von Nasenpolypen sind größtenteils unbekannt. Eine Polyposis wird mit einem chronischen Schleimhautinfekt und gelegentlich auch mit Allergien in Verbindung gebracht. Bei Patienten mit häufig rezidivierender therapierefraktärer Polyposis nasi stellt möglicherweise eine Unverträglichkeit gegenüber Acetylsalicylsäure die eigentliche Ursache dar. Bei Kindern treten Nasenpolypen extrem selten auf (Ausnahme: Choanalpolypen können manchmal vorkommen) und sind im Allgemeinen mit einer zystischen Fibrose assoziiert (31.61).

Symptome

- Das Leitsymptom ist eine permanente Verstopfung der Nase, eine durch das Anschwellen der Nasenmuschelschleimhäute bedingte Obstruktion fluktuiert typischerweise.

Untersuchung

- Anamnese: Ist in der Vergangenheit schon einmal eine Unverträglichkeit gegenüber Acetylsalicylsäure (Aspirin) aufgetreten?
- Rhinoskopie:
  ○ Palpieren des Polypen mit einem Wattetupfer (der Polyp bewegt sich; nicht schmerzhaft).
  ○ Bei Verdacht auf einen Polypen neuerliche Untersuchung der Nase nach Durchführung einer Schleimhautabschwellung (siehe Artikel 38.55 über die Untersuchung einer verlegten Nase).
  ○ Choanalpolypen werden im Allgemeinen nur in der posterioren Rhinoskopie sichtbar.

- Röntgenuntersuchung der Nasenhöhlen und Nasennebenhöhlen (nur eine CT gibt verlässlich Aufschluss über den Status der Cellulae ethmoidales).
- Wenn möglich, Nasenabstrich (Eosinophile, Neutrophile).
- Eine histologische Untersuchung der entfernten Polypen ist immer angezeigt (Differenzialdiagnose: Papillom).

Behandlung
- Kortikosteroide sind die einzige Wirkstoffgruppe, die eine Wirkung auf das Polypenwachstum entfaltet. Eine lokale Steroidapplikation stellt die **Therapie** der Wahl bei Nasenpolypen dar ⓑ.
- Die lokale Therapie zeigt nur wenig Wirkung, wenn die Nase von großen Polypen verlegt ist. Solche Polypen müssen zuerst operativ entfernt werden.

Entfernung von Nasenpolypen (endonasale Polypektomie)
- Ein Arzt innerhalb des Systems der primären Gesundheitsversorgung kann einen solitären Polypen selbst abtragen.
  1. Aufbringen von mit einem Anästhetikum (4% Lidocain + Adrenalin 1:1000 verdünnt 2 Tropfen/5 ml) getränkten Gazestreifchen an der Basis des Polypen. 20 Minuten abwarten. Sollten mehrere Polypen vorhanden sein, kann eine Nervenblockade der Nasenschleimhaut durchgeführt werden: Ein mit einem Anästhetikum getränktes Gazestreifchen wird in den Meatus nasalis superior eingeführt und ein weiteres in den Nasengang zwischen der unteren und mittleren Nasenmuschel. Beide sollten so weit hinten wie möglich platziert werden. Dann muss mindestens 30 Minuten lang gewartet werden.
  2. Die offene Polypenschlinge wird am Nasengrund zum Polypen manövriert und dann über ihn gelegt. Die Schlinge sollte ganz unten an der Basis des Polypen zu liegen kommen. Dann wird der Polypenschnürer fest um den Polypen herum zusammengezogen und ruckartig angerissen, damit der Polyp zusammen mit seiner Verankerung in den Siebbeinzellen abgetragen wird.
  3. Der Patient sollte bis zum Nachlassen der Betäubung überwacht werden (etwa 1 Stunde lang). Allfällige Nachblutungen hören entweder von selbst auf oder lassen sich rasch durch Applikation eines resorbierbaren Gelatine-Schwämmchens oder eine (Spongostan-)Tamponade stillen.
- Anmerkung: Üblicherweise wird dies in Österreich vom Facharzt für HNO durchgeführt.

Überweisung zur fachärztlichen Behandlung
- Patienten mit häufigen Polypenrezidiven sollten an einen Spezialisten zur Evaluierung der Notwendigkeit einer Ethmoidektomie und eines endoskopischen Eingriffs überwiesen werden.

Prognose
- Patienten mit einer Aspirinintoleranz neigen zu häufig wiederkehrender Polyposis. Viele dieser Patienten leiden an therapiebedürftigem Asthma.

38.55 Behinderte Nasenatmung

Grundsätzliches
- Erkennen von ursächlichen Infektionsherden, von Polypen und Tumoren.
- Erkennen von Strukturanomalien der Nasenhöhlen und Identifizierung von möglichen Allergenen oder Reizstoffen.
- Eine Septumdeviation sollte immer als mögliche Ursache für Nasenerkrankungen bis hin zu Störungen im Bereich der unteren Atemwege, insbesondere auch für Infektionen, in Betracht gezogen werden.
- Diagnose einer Septumdeviation mittels anteriorer Rhinoskopie.

Häufige Ursachen von nasalen Obstruktionen
- Die saisonale Form der allergischen Rhinitis (38.50), Nasenpolypen (38.54) sowie eine Sinusitis mit diskreten Beschwerden (38.33).
- Häufig auch der langfristige Gebrauch von topisch angewendeten Vasokonstriktoren und bestimmten Antihypertensiva.
- Bei Kindern hypertrophe Adenoide oder gelegentlich ein Fremdkörper.

Septumdeviation
- Nur bei wenigen Menschen findet sich eine ganz gerade Nasenscheidewand.
- Eine Septumdeviation ist signifikant, wenn sie die normale Funktion der Nase wie Nasenatmung, Sekretabfluss aus Nase und Nebenhöhlen oder das Geruchsvermögen beeinträchtigt. Die Symptome können ein- oder beidseitig auftreten.
- Eine angeborene Verformung der Nasenscheidewand kann mit anderen Entwicklungsanomalien des Mittelgesichts, wie einer Choanalatresie

oder einer Lippen-Kiefer-Gaumen-Spalte, assoziiert sein.
- Eine während des Wachstums erworbene Verformung der Nasenscheidewand kann durch ein asynchrones gleichzeitiges Wachstum des Septums von vielen Seiten her verursacht worden sein.
- Eine erworbene „angeborene" Septumdeviation tritt bei 5% der normalen vaginalen Geburten auf.
- Eine Septumfraktur als Teilsymptom einer Nasenfraktur ist eine Verdachtsdiagnose bei Schleimhautläsionen der Nasenscheidewand und bei Septumhämatomen und Verdickungen. Eine Fraktur des knorpeligen Anteils des Septums kann auch ohne Nasenfraktur auftreten, jedoch nimmt das Risiko einer Septumbeteiligung mit dem Schweregrad einer Nasenverletzung zu.

Anamnese

- Dauer, Zeit und Ort des Auftretens, Bestehen von Atopien in der Familie sowie offenkundiges Vorhandensein von Allergenen oder Reizstoffen geben Hinweise auf eine allergische Genese.
- Eine vorangegangene Infektion deutet auf eine Sinusitis hin.
- Der Patient sollte nach Medikamenteneinnahme, nach seinem Rauchverhalten und nach seiner Arbeit gefragt werden.
- Riechstörungen können schon bei geringer Obstruktion des oberen Anteils der Nase auftreten.
- Gesichtsschmerzen können bei sehr ausgeprägten Septumvorsprüngen auftreten.

Klinische Symptome

- Schmerzhaftigkeit bei Druck oder Perkussion des Gesichtes ist ein Hinweis auf einen Infektionsherd.
- Juckreiz, wässriger Ausfluss und Niesen deuten auf Allergene oder Reizstoffe als Ursache für die Symptome.
- Eine Septumdeviation, Fremdkörper sowie Tumoren verursachen unilaterale Symptome.

Basisuntersuchungen

- Eine gründliche Inspektion der Nase und des oberen Rachenraums mit Hilfe einer guten Lichtquelle, ergänzt durch eine sorgfältige Anamnese stellen die wichtigsten diagnostischen Methoden dar. Zu achten ist auf Strukturanomalien, Schleimhautschwellungen, Polypen und Tumoren (nach ihnen sollte im oberen Teil der Nasenhöhle und unter der Concha nasalis media gefahndet werden). Mit 2 Tropfen Adrenalin (1:1000) auf 1 Wattestäbchen kann die Schleimhaut wirksam zum Abschwellen gebracht werden, sodass die Nasenhöhle voll eingesehen werden kann.
- Eine die Nasenatmung behindernde Septumdeviation kann aufgrund der Geräusche bei der Nasenatmung diagnostiziert werden; verschließt man einen Nasengang durch seitlichen Fingerdruck auf einen Nasenflügel, ist dabei auch eine getrennte Bewertung der beiden Seiten möglich.
- Eine Sinusitis maxillaris kann mittels Ultraschall- oder Röntgenuntersuchung diagnostiziert werden. Bei prolongierter Symptomatik sollte immer eine Röntgenaufnahme der Nebenhöhlen angefertigt werden.
- Erhöhte Eosinophilenzahlen im Nasensekret deuten auf eine Allergie hin.

Behandlung

- Vermeidung bekannter Auslöser (bestimmte Medikamente bzw. spezifische Reizstoffe in der Umgebungsluft).
- Wesentlich ist ein Rauchverzicht, der jedem anderen Therapieversuch vorangehen muss.
- Nach Sicherung einer allergischen Genese kann mit der topischen Behandlung einer allergischen Rhinitis begonnen werden.

Indikationen für die Beiziehung eines Spezialisten

- Zur Abklärung bestimmter Allergene, der beruflichen Exposition, einer chronischen Sinusitis und schwerer Strukturanomalien.
- Eine rötliche blutende Geschwulst in der Nasenhöhle.
- Indikationen für die chirurgische Sanierung einer Septumdeviation:
  ○ Eine Beeinträchtigung der Nasenatmung stellt die Hauptindikation dar.
  ○ Zu den weiteren Indikationen zählen häufiges Nasenbluten, rezidivierende Sinusitis, Kopfschmerzen sowie Gesichtsschmerzen.

38.56 Atrophische Rhinitis und Ozäna (Rhinitis atrophicans cum foetore)

Zielsetzung

- Der Arzt sollte:
  ○ atrophische Veränderungen in der Nasenschleimhaut möglichst früh erkennen
  ○ den Patienten dazu anhalten, in regelmäßigen Abständen zu Nasenspülungen und zur Applikation einer lokalen Therapie in die Praxis zu kommen
  ○ über den sinnvollen Einsatz von Antibiotika Bescheid wissen

- abklären können, wann der Patient einem HNO-Arzt zur fachärztlichen Behandlung vorgestellt werden muss

Prävalenz
- Eine Atrophie der Nasenschleimhaut tritt entweder primär oder als Folge einer Nasenoperation, eines Traumas oder einer Strahlentherapie auf. Das fortgeschrittene Stadium einer Rhinitis atrophicans, die Stinknase (Ozäna), tritt in entwickelten Ländern nur mehr selten auf. Nur ein paar wenige Neuerkrankungen werden jährlich diagnostiziert. Hingegen werden bei älteren Patienten leichtere Atrophiefälle häufiger gesehen.

Symptome
- Eine leichte Atrophie der Nasenschleimhaut hat eine Störung des Sekretflusses zur Folge. Daher kommt es zur Ansammlungen eines viskösen Sekrets und zu Borkenbildung in den Nasenhöhlen.
- Zu den typischen Symptomen zählen eine verstopfte Nase, Kopfschmerzen und ein starker Foetor, den der Patient selbst nicht wahrnimmt, der aber von anderen Personen schon aus mehreren Metern Entfernung gerochen werden kann. In der Nase bildet sich ein grünlicher überriechender borkenartiger Belag, es kommt zu Irritationen und Blutungen in der darunter liegenden Schleimhautmembran. Untypisch ist hingegen eine Schwellung der Schleimhautmembran.
- Mit fortschreitendem Krankheitsverlauf kommt es zu einer anormalen Ausweitung der Nasenhöhlen. Trotzdem klagen die Patienten vielfach auch dann noch über eine verstopfte Nase.

Untersuchungen
- Rhinoskopie
- Nasenabstrich (Plattenepithelzellen, metaplastische Zellen)
- Bakterienkultur (zur Sicherung der Diagnose Ozäna); in der Probe zeigt sich ein Wachstum von Klebsiella ozaenae (oft mit verschiedenen anderen Stäbchenbakterien vergesellschaftet).
- Bei Verdacht auf Sinusitis Röntgenuntersuchung der Nasennebenhöhlen

Behandlung
- Häufige Spülungen der Nasenhöhlen mit physiologischer Kochsalzlösung, z.B. mit einem Spülgefäß.
- Befeuchtende Nasensprays.
- Ölhaltige Sprays und Tropfen.
- Cave: Cortisonhaltige Sprays sind bei einer atrophischen Rhinitis kontraindiziert, auch wenn der Patient über eine verstopfte Nase klagt!
- Bei schwerer Symptomatik kann auf der Grundlage eines Erregernachweises mittels Kultur eine Antibiotikatherapie in Betracht gezogen werden.

Weiterführende Untersuchungen und Behandlungen
- Bei jeder Neuerkrankung an Ozäna sollte zur Planung der Therapie und der Verlaufskontrollen ein Facharzt beigezogen werden.

Nachkontrollen
- Patienten, die eine Behandlung benötigen (Spülungen, Entfernung der Borken), sollten 2–4 × jährlich je nach Schwere der Symptome zu einer Kontrolluntersuchung bestellt werden.

38.60 Tumoren im Gehörgang

Grundsätzliches
- Wichtig ist ein möglichst frühes Erkennen von malignen Tumoren, weil die Prognose bei fortgeschrittenen Karzinomen im Gehörgang schlecht ist.
- Bei einer persistierenden unilateralen Otitis externa, insbesondere bei älteren Patienten, ist auch an einen bösartigen Tumor zu denken.

Benigne Tumoren
- Gutartige Tumoren im Gehörgang haben ihren Ursprung in der Haut, ihren Drüsen, im Knorpelgewebe oder im Knochen. Sie treten sehr selten auf.

Gehörgangsexostosen
- Dies sind die häufigsten gutartigen Tumoren des knöchernen Gehörgangs.
- In der Nähe des Trommelfells kann unter der Haut eine konvexe knöcherne Einengung ertastet werden.
- In der Regel asymptomatisch, bis es zu einem kompletten Verschluss des Gehörgangs kommt.
- Gehörgangsexostosen können sich als Reaktion auf einen wiederholten Kaltwasserreiz entwickeln (den Schwimmern „wachsen die Ohren zu"; „Paddlerkrankheit").
- Die meisten Gehörgangsexostosen bedürfen keiner Behandlung; verursachen sie Beschwerden, können sie operativ abgetragen werden.

Osteom
- Kommt sehr viel seltener vor als Exostosen.
- Es handelt sich im Allgemeinen um einen gestielten Tumor.
- Symptome treten erst dann auf, wenn der Tumor den Gehörgang verschließt.

Polypen
- Treten meist in Verbindung mit einer Otitis media und gelegentlich mit einer chronischen Otitis externa auf.

- Eitriger Ohrfluss ist häufig.
- Die Polypen wachsen üblicherweise vom Mittelohr durch eine Perforation im Trommelfell in den Gehörgang ein und füllen diesen bisweilen komplett aus.
- Die Entfernung der Polypen fällt in das Aufgabengebiet eines HNO-Facharztes. Der Polyp muss histologisch untersucht werden.

Cholesteatom

- Wenn die Migration der Epithelzellen des Gehörganges behindert ist, kann sich aus Hautschüppchen und Zerumen ein Cholesteatom im Gehörgang entwickeln. Dieses Gebilde aus Hautabschuppungen wächst und kann den knöchernen Gehörgang zerstören oder das Trommelfell sowie Mittelohrstrukturen schädigen.
- Eine operative Entfernung des Cholesteatoms kann schwierig sein, weil es fest mit der empfindlichen Haut des Gehörgangs verbunden ist.
- Wenn das Cholesteatom groß ist oder Beschwerden hervorruft, sollte der Patient an einen Facharzt für HNO überwiesen werden.

Maligne Tumoren

- Bei den meisten Malignomen des Gehörgangs handelt es sich um Plattenepithelkarzinome. Basaliome treten viel seltener auf.
- Das Leitsymptom sind Schmerzen.
- Die Differenzialdiagnose zwischen Karzinom und chronischer Otitis externa ist schwierig. Ein Basaliom ist am schwierigsten zu erkennen, weil es unter der normalen Haut entstehen und sich schon weit ausgebreitet kann, bevor die Diagnose gestellt wird.
- Bei einer persistierenden unilateralen Otitis externa, insbesondere bei älteren Patienten, ist immer auch an einen malignen Tumor zu denken.

38.61 Tumoren der äußeren Nase

Grundsätzliches

- Bei Verdacht auf ein Basaliom kann eine kleine Wucherung von einem Allgemeinmediziner exstirpiert werden: Man exstirpiert bis 5 mm ins gesunde Gewebe (2–3 mm gemessen vom Gewebesrand) oder der Patient wird zu einem HNO-Facharzt oder einem plastischen Chirurgen überwiesen.
- Patienten mit einem großen Basalzellkarzinom oder mit Wucherungen in der Umgebung der Nasenlöcher (möglicherweise ein Plattenepithelkarzinom) beziehungsweise solche, bei denen eine hohe Wahrscheinlichkeit für ein Melanom besteht, sollten an einen HNO-Facharzt oder an einen plastischen Chirurgen überwiesen werden, ohne dass vorher eine Biopsie entnommen wird.

Gutartige Tumoren

Nävus

- Dies ist der häufigste äußere Nasentumor.
- Manifestiert sich als leicht erhabene, verfärbte Läsion.
- Eine Exzision ist angezeigt, wenn der Nävus
  - rasch wächst oder sonst ein Verdacht auf Malignität besteht.
  - ulzeriert oder blutet.

Hämangiom

- Eine recht häufige Erscheinung bei Neugeborenen und Kleinkindern (bei etwa 10% der Kinder, mehr als die Hälfte in der Kopf- und Nackenregion).
- Imponiert als kleine, erhabene (manchmal bläuliche) Läsion, die an Größe zunimmt.
- In 30% der Fälle sind die Hämangiome schon bei der Geburt vorhanden, in anderem Fall wachsen sie innerhalb der ersten Lebenswochen.
- Behandlung:
  - Während der ersten Lebensjahre Beobachtung ohne Interventionen oder Überweisung zu einem HNO-Facharzt oder Kinderchirurgen.
  - Wenn das Hämangiom ein Auge betrifft, ist das Zuziehen eines Spezialisten sinnvoll.
  - Wenn störende Läsionen bleiben, sollte ein Abschätzen der Behandlungsoptionen vor dem Schulalter vorgenommen werden.
  - Laserchirurgie

Sonstige (seltene) Tumoren

- Fibrom
- Lipom
- Chondrom
- Osteom
- Lymphangiom

Bösartige Tumoren

- Die Inzidenz maligner Tumoren nimmt zu.
- Prävention und Früherkennung sind also von äußerster Wichtigkeit, wobei dem Patienten eine bedeutsame Aufgabe zukommt (Eigenuntersuchung der Haut).
- Die primäre Behandlungsstrategie besteht in einem chirurgischen Eingriff.

Basaliom (Basalzellkarzinom)

- Der häufigste bösartige äußerliche Nasentumor.
- Ein perlförmiges rötliches Knötchen entwickelt sich auf der Nase; später kommen eine zentrale Ulzeration und eine Schuppenbildung hinzu. Diese Läsionen mit ihren aufgeworfenen Rand-

säumen scheinen nicht zu wachsen, aber der Tumor infiltriert und destruiert bereits tiefere Strukturen.
- Der Tumor bleibt immer, aber in 20–30% der Fälle finden sich multiple Basaliome im Gesicht und auf dem Kopf.
- Behandlung:
  - Bei Verdacht auf ein kleines Basaliom sollte die Exzision mit einem weiten Sicherheitsrand (im Gesunden) erfolgen. Die Kryotherapie stellt eine Alternative zur Exstirpation dar, insbesondere bei Basaliomen auf den Augenlidern.
  - Ist die Diagnose ungewiss und die Läsion groß, kann eine Biopsie im Randbereich des Tumors vorgenommen werden.
    - Wenn die Diagnose Basalzellkarzinom gesichert ist, sollte der Patient an eine spezialisierte Abteilung überwiesen werden, da sich an der Exzisionsstelle eine kosmetische Rekonstruktion als notwendig erweisen könnte.
    - Regelmäßige Nachkontrollen sind angezeigt.
  - Wenn bei älteren Patienten oder Patienten in schlechtem Gesundheitszustand die Entfernung eines mutmaßlichen Basalioms nicht angezeigt ist, kann bei aufgekratzten und blutenden Geschwülsten Silbernitrat lokal appliziert werden oder eine Kryotherapie zur Anwendung kommen.
  - Ein Basaliom im knorpeligen Teil der Nase sollte von einem HNO-Facharzt behandelt werden, weil der Tumor schon eine ausgedehnte Zerstörung der Knorpelstrukturen verursacht haben könnte. Eine Operation zur Rekonstruktion dieses Bereiches kann notwendig sein.

Plattenepithelkarzinom

- Findet sich auf der Nase nicht so häufig wie das Basaliom. Prädilektionsstellen sind die Umgebung der Nasenlöcher.
- Auf der Haut entwickelt sich ein Knötchen, das die Form eines Blumenkohltumors annehmen kann. In weiterer Folge entsteht ein zentraler exulzerierter Krater.
- Was das Wachstum, die Gewebedestruktivität und die Metastasenbildung anbelangt, ist das Plattenepithelkarzinom aggressiver als das Basaliom.
- Der Tumor wird 5–10 mm im Gesunden entfernt, normalerweise ist eine Rekonstruktion an der Exzisionsstelle notwendig. Deshalb sollten Tumoren im Nasenvorhof immer an einer spezialisierten Abteilung entfernt werden.
- Wenn der histologische Befund der exzidierten Läsion ein Plattenepithelkarzinom ergibt, sollte auch nach einer kompletten Exstirpation des Tumors ein HNO-Facharzt beigezogen werden.

Melanom

- Bei klinischem Verdacht auf ein Melanom sollte der Patient von einem spezialisierten Team weiter betreut werden. Wenn der histologische Befund ein Melanom bestätigt, muss der Patient immer einer fachärztlichen Behandlung zugeführt werden, wobei man sich vergewissern sollte, dass er rasch einen Behandlungstermin erhält.

38.62 Tumoren der Nase und der Nasennebenhöhlen

Grundsätzliches

- Bei rezidivierender Sinusitis bei älteren Patienten ist an einen Nebenhöhlentumor zu denken, insbesondere wenn der Patient anamnestisch keine Neigung zu Nebenhöhlenentzündungen aufweist.

Osteom

- Knöcherne Gewebsneubildung.
- Oftmals als Zufallsbefund bei einer Röntgenaufnahme der Nebenhöhlen diagnostiziert (sichtbar als runde, solide strahlendurchlässige Verschattung, die einem Tumor ähnelt).
- Osteome sieht man am häufigsten in den Stirnhöhlen.
- Zunächst röntgenologische Kontrollen.
- Sie bedürfen keiner Behandlung, es sei denn, sie wachsen oder verursachen Symptome durch Druck auf andere Strukturen.

Papillom

- Der häufigste Nasennebenhöhlentumor, häufiger bei Männern.
- Beim exophytischen Papillom bilden das Epithel und das darunter liegende Bindegewebe pilzförmige Wucherungen, die in der Nasenhöhle und am Septum zu sehen sind.
  - Eine lokale Exzision ist üblicherweise ausreichend (Kryotherapie oder Laserchirurgie nach Biopsie).
- Übergangszellpapillome treten in der Regel im Nasenmuschelbereich und in den Nebenhöhlen auf.
  - Symptome:
    - Behinderung der Nasenatmung durch den Tumor, da er die Nasenhöhlen verlegt
    - Epistaxis
    - Ein Papillom in der Siebbeinregion kann Tränenfluss verursachen, den Tränengang

verlegen oder nach der Zerstörung der Knochenstrukturen eine Vorwölbung des medialen Anteils des Augapfels verursachen.
- Überweisung des Patienten an eine Spezialabteilung. Papillome zeigen eine Tendenz zu Rezidiven und zur malignen Entartung. Die Patienten müssen über einen langen Zeitraum nachkontrolliert werden.

Maligne Tumoren

Epidemiologie
- Die jährliche Inzidenz beträgt etwa 1:100.000. Männer sind häufiger betroffen als Frauen.
- Berufliche Exposition kann eine Rolle spielen: Sägemehl, Leder, Textilien, Chemikalien.
- Es gibt Dutzende verschiedene histologische Typen.
- Plattenepithelkarzinom ist die häufigste bösartige Tumorart.
- Melanome der Schleimhäute sind selten, aber aggressiv.

Symptome
- Es gibt keine Frühzeichen.
- Tumoren in den Nasenhöhlen führen in der Regel zu Obstruktion, zu Sekretion und zu Blutungen.
- Tumoren in den Nasennebenhöhlen können rezidivierende Sinusitiden hervorrufen. Bei Erwachsenen sind bei rezidivierenden Nasennebenhöhlenentzündungen Röntgenuntersuchungen indiziert.
- Auffälligkeiten in den umgebenden Geweben:
  - Verdrängung des Augapfels nach vorne oder seitwärts
  - Einschränkung der Augenbewegungen, Sehstörungen
  - eine vorgewölbte Wange, Tränenfluss
  - Destruktionen am Gaumen: Lockerwerden der Zähne, Zahnprothesen sitzen nicht mehr richtig
  - Schmerzen im Bereich der oberen Zahnreihe und der Wange stellen ein Spätsymptom dar.

Diagnose
- Anteriore und posteriore Rhinoskopie, bildgebende Verfahren und, falls erforderlich, Antroskopie und eine Biopsie.

Behandlung und Prognose
- Die Behandlung erfolgt an spezialisierten Einrichtungen, chirurgisch und/oder mit Strahlentherapie.
- Die durchschnittliche 5-Jahres-Heilungsrate beträgt etwa 50%.

38.63 Malignome im Bereich von Kopf und Hals

- In diesem Artikel werden die Karzinome der Mundhöhle, des Rachens, der oberen Atemwege und der Speicheldrüsen behandelt, wobei nur die wichtigsten Krebsformen besprochen werden.
- Lymphome (15.44) und Schilddrüsentumore (24.31) sowie Hautkarzinome (13.77) wurden an anderer Stelle abgehandelt.
- Ein Knoten im Halsbereich kann auch das 1. Anzeichen eines Lymphoms sein (siehe 38.08).

Allgemeines
- Am häufigsten finden sich Plattenepithelkarzinome und Karzinome, die von den Speicheldrüsen ausgehen (über 90% der Fälle).
- Für die Therapie, die Behandlung, die Morbidität und die Prognose ist eine möglichst frühe Diagnose von essenzieller Bedeutung.
- Bei Plattenepithelkarzinomen treten Metastasen initial im Halsbereich auf und erst später in anderen Arealen.
- Die durchschnittliche 5-Jahres-Überlebensrate beträgt etwa 50%, kann aber bei kleinen, lokalisierten Tumoren auch Werte über 90% erreichen.
- Die Mehrzahl der Betroffenen ist über 40 Jahre alt.
- Das Risiko für diese Karzinome wird durch exzessiven Tabak- und Alkoholkonsum signifikant gesteigert. Jedoch treffen nicht auf alle Patienten die üblichen Risikofaktoren zu.

Präkanzerosen
- Eine Leukoplakie (7.23) imponiert als eine weiße, uniforme und nicht wegwischbare Veränderung oder Läsion der Schleimhaut. In einigen Fällen kann es zu einer Entartung kommen.
- Eine Erythroplakie (7.23) ist eine rötliche Schleimhautveränderung mit hohem Risiko für maligne Entartung.
- Die Therapie besteht, wo immer möglich, in einer Exzision. Extensive Läsionen sollten beobachtet und mittels regelmäßiger Biopsien kontrolliert werden.

Biopsien und sonstige Untersuchungen
- Von einer oralen oder pharyngealen Läsion sollte entweder eine Skalpell- oder eine Stanzbiopsie gemacht werden. Die Biopsie kann vom entsprechend qualifizierten Allgemeinarzt oder von einem Spezialisten durchgeführt werden.
- Falsch negative Biopsiebefunde sind möglich. Bei einer klinisch eindeutig pathologischen Läsion ist daher auch ein Patient mit negativem

Biopsiebefund stets an einen Spezialisten zu überweisen.
- Bei einem ansonsten symptomlosen Patienten mit einem Knoten im Hals-Nacken-Bereich sollte immer eine gründliche HNO-Untersuchung samt Ultraschalldiagnostik und Feinnadelbiopsie durchgeführt werden (siehe 38.08).
- Eine Entscheidung über die Notwendigkeit anderer bildgebender Untersuchungen (Thoraxröntgen ausgenommen) sollte stets von einem Spezialisten getroffen werden.

Therapieempfehlungen
- Vermeidung von Risikofaktoren (Rauchen, Alkohol).
- Kleine und lokale Karzinome werden in der Regel mittels chirurgischer Maßnahmen therapiert, außer bei Larynxkarzinomen, wo die Strahlentherapie als Alternative durchgeführt werden kann. Bei hypopharingealen und nasopharyngealen Karzinomen ist eine Kombination von Strahlentherapie und Chemotherapie möglich.
- Bei ausgedehnteren Karzinomen wird ein chirurgischer Eingriff mit einer Strahlentherapie kombiniert. Je nach Allgemeinzustand des Patienten kann oft zusätzlich zur Strahlentherapie eine Chemotherapie indiziert sein.
- Wegen der Möglichkeit von Mikrometastasen wird der Halsbereich oft auch dann behandelt, wenn die Lymphknoten unauffällig sind.
- Die operative Entfernung von großen Tumoren erfordert häufig eine Rekonstruktion mit Hilfe freier Hauttransplantate, die u.a. von Oberschenkel, Unterarm oder Hüfte entnommen werden können.
- Wenn eine Operation (z.B. eine Laryngektomie) die Lebensqualität signifikant einschränken würde, kann für das Management von großen Tumoren des Larynx und Hypopharynx eine sich auf eine Strahlentherapie plus Chemotherapie beschränkende Behandlung versucht werden.

Beschwerdebild, Symptome und spezielle Merkmale

Allgemeine Symptome
- Im Frühstadium treten wenig oder keine Symptome auf, höchstens eine lokale Veränderung.
- Wenn sich die Krankheit schon ausgebreitet hat, treten bei einigen Patienten eventuell Schmerzen auf.
- Das 1. Zeichen ist oftmals ein Knoten im Halsbereich.
- Generalisierte Symptome sind eher ein Hinweis auf eine andere Erkrankung oder eine Krebserkrankung im fortgeschrittenen Stadium.
- Bei Blutungen sind immer weiterführende Untersuchungen angezeigt. Blutungen treten in den frühen Krankheitsstadien selten auf.

Lippenkarzinome
- Siehe 13.77.
- Kruste/Schorf oder Geschwür
- Meist eine gute Prognose.

Karzinome der Mundhöhle und des Rachens
- Die klinischen Merkmale können ein Geschwür, eine exophytische Läsion oder bloß ein umschriebener weißer Fleck sein.
- Bei einem Erwachsenen kann sich ein malignes Neoplasma einer Tonsille als unilaterale, protrahierte oder rekurrierende Tonsillitis manifestieren.
- Asymmetrie der Tonsillenregion ohne Symptome einer Infektion.

Nasen- und Nasopharynxkarzinome
- Siehe 38.62.
- Symptome:
  - rezidivierendes Nasenbluten
  - verstopfte Nase
  - hartnäckige einseitige Sinusitis
  - Ohrinfektionen erstmals im Erwachsenenalter

Hypopharynxkarzinome
- Symptome:
  - Schluckbeschwerden, eventuell ins Ohr ausstrahlend
  - Dysphagie
  - Kloßgefühl im Hals
- In der Regel ist die Prognose schlecht.
- Patienten, die besonders über Rachenschmerzen klagen, sollten an einen HNO-Spezialisten überwiesen werden.

Larynxkarzinome
- Das 1. Anzeichen eines Karzinoms im Bereich der Stimmbänder ist eine anhaltende Heiserkeit!
- Wenn das Karzinom vom Bereich oberhalb der Stimmbänder ausgeht, klagt der Patient über ein Kloßgefühl im Hals.
- Ein pfeifendes Geräusch bei der Inspiration kann durch eine Verengung des Kehlkopfes verursacht sein.
- Eine Dyspnoe zählt zu den Spätsymptomen.

Karzinome der großen Speicheldrüsen
- In der Regel ein symptomloser Knoten.
- Wichtig ist eine Feinnadelbiopsie, wobei jedoch an die Möglichkeit einer Fehldiagnose gedacht werden muss (siehe 38.08).
- Endgültige Bestätigung der Diagnose im Zuge der Operation.

Kontrolluntersuchungen
- Bei Plattenepithelkarzinomen tritt die Mehrzahl der Rezidive innerhalb von 2–3 Jahren auf.

- Bei einer Kontrolluntersuchung sollte der ursprünglichen Tumorlokalisation, dem umgebenden Bereich und den Lymphknoten im Halsbereich besonderes Augenmerk geschenkt werden, weil hier am ehesten Rezidive auftreten.
- Bildgebende Untersuchungen nur bei eindeutiger Indikation.
- Routinemäßige klinische Nachuntersuchungen in den ersten 5 Jahren. Insbesondere die Speicheldrüsenkarzinome bedürfen einer längeren Nachsorge. Eine Kontrolluntersuchung alle 2–4 Monate während der ersten 3 Jahre, danach alle 6 Monate. Die Kontrollen sollten in der Regel von einem Spezialisten durchgeführt werden.
- Die Patienten haben ein erhöhtes Risiko für andere Tumoren, insbesondere Kopf-Hals-Karzinome sowie Lungen- oder Ösophaguskarzinome. Alle neuen Symptome müssen unverzüglich abgeklärt werden.
- Nach einer Strahlentherapie ist aufgrund des Risikos einer Radioosteonekrose eine Intensivierung der Oral- und Dentalhygiene empfehlenswert.

Palliativbehandlung

- Zum pharmakologischen Management von Tumorschmerzen und zu sonstigen palliativen Maßnahmen bei Krebspatienten siehe 16.10 und 16.11.
- Eine Tracheotomie sollte frühzeitig vorgenommen werden, wenn der Tumor und die Schwellung eine normale Atmung nicht mehr zulassen.
- Eine Gastrostomie (eine PEG-Sonde) ist angezeigt, wenn Schluckbeschwerden bestehen.

38.70 Schwindel

Zielsetzungen

- Erkennen von benignem Lagerungsschwindel, zervikogenem Schwindel, orthostatischer Hypotonie und einer Neuritis vestibularis ohne weiterführende Untersuchungen.
- Eine TIA, die sich bei älteren Patienten als Schwindel manifestiert, wird mit ASS und/oder Dipyridamol behandelt. Jüngere Patienten werden zu weiterführenden Untersuchungen an ein Krankenhaus überwiesen.
- Weiterführende Untersuchungen sind bei häufig wiederkehrenden oder persistierenden Drehschwindelattacken angezeigt, ebenso bei Patienten mit Hörminderung oder anderen Befunden, die möglicherweise mit einem Nystagmus assoziiert sind. Bei Schwindelattacken ist auch der Verdacht auf Morbus Ménière, Akustikusneurinom, temporale Epilepsie, Multiple Sklerose und degenerative Veränderungen der Halswirbelsäule angebracht.
- Falls anzunehmen ist, dass der Schwindel die Nebenwirkung einer Medikation darstellt, sollte das Medikament abgesetzt oder die Dosis reduziert werden.
- Bei älteren Menschen sollten keine Medikamente gegen Schwindel verschrieben werden.

Ursachen

- Der Schwindel ist meist auf organische Störungen zurückzuführen: Ein Patient, der wegen Schwindel einen Arzt aufsucht, sollte daher nicht als neurotisch abgetan werden. In der folgenden Liste werden die häufigsten Ursachen des Schwindels aufgezählt, allerdings nicht notwendigerweise nach ihrer Bedeutung geordnet:
  - gutartiger Lagerungsschwindel (38.72)
  - M. Ménière (38.71)
  - otogener Schwindel ohne ätiologische Basis
  - die sogenannte „vestibuläre Neuronitis"
  - verspannte Nackenmuskulatur
  - unzureichende Perfusion des Hirnstamms und des Kleinhirns
  - Kleinhirnatrophie
  - Schwindel bei älteren Patienten im Zuge des normalen Alterungsprozesses (Hirn, Augen, Gleichgewichtsorgan, Lagesinn, Orthostase)
  - Panikattacke (Hyperventilation)
  - Schwindel, der sich trotz eingehender Untersuchungen nicht zuordnen lässt
- Nur etwa 10% der Patienten, die an Schwindel leiden, gehören der letzten Gruppe an.
- Bei Patienten, die wegen ihres Schwindels einen Allgemeinmediziner aufsuchen, stellt oftmals eine exzessive Medikamenteneinnahme die Ursache der Beschwerden dar.

Anamnese

- Für eine exakte Diagnose sollte der Patient seine Schwindelanfälle möglichst genau beschreiben.
  - Leidet der Patient unter Drehschwindel? Hat er das Gefühl, dass er während des Schwindels stürzen könnte? Ist diese Sturztendenz richtungsgebunden?
  - Sind die Schwindelanfälle mit bestimmten Situationen assoziiert (Veränderung der Kopfhaltung, Drehen des Kopfes, körperliche Anstrengungen)?
  - Handelt es sich um paroxysmale Attacken (kurz andauernd bei Lageschwindel und TIA, länger andauernd bei M. Ménière). Ein sehr heftiger Dauerschwindel, der seit mehr als 1 Woche andauert, wird häufig von einer vestibulären Neuronitis oder einem Kleinhirninfarkt hervorgerufen. Ein leichter Dauerschwindel ist zervikogen.
  - Zu den Symptomen bei Halsmuskelverspan-

nung gehören: „Seekrankheit", Kopfschmerzen, Probleme mit Sehschärfe, Übelkeit und Empfindlichkeit der Kopfhaut.
- Begleitsymptome, die auf eine Hirn- oder Ohrbeteiligung schließen lassen.
  ○ Hörstörung oder Tinnitus (M. Ménière, Akustikusneurinom).
  ○ Lähmungserscheinungen (TIA)
- Erhebung der Dauermedikation

Status

- Auftreten eines Nystagmus in bestimmten Positionen, besonders in zurückgelehnter Position mit gestrecktem Nacken:
  ○ Findet sich bei Neuronitis vestibularis (horizontal), M. Ménière sowie beim Lagerungsschwindel (rotatorisch).
  ○ Der selten auftretende vertikale Nystagmus deutet auf eine zerebrale Störung.
- Neurologische, otologische und Kreislaufuntersuchung:
  ○ Beim Unterberger-Tretversuch tritt der Patient 40 × mit geschlossenen Augen auf der Stelle. Der Befund ist pathologisch, wenn sich der Patient um mehr als 45 Grad nach einer Seite dreht. Mit diesem Test lässt sich leicht eine unilaterale Anomalie feststellen (beispielsweise kommt es bei der vestibulären Neuronitis oder beim Akustikusneurinom zu einer Rotation in Richtung der betroffenen Seite).
  ○ Mit dem Romberg-Versuch wird objektiv der Grad der Gleichgewichtsstörung evaluiert.
  ○ Gang
  ○ Koordinationstests
  ○ Hirnnerven, Sehnenreflexe
  ○ Trommelfell (Otitis oder Perforation)
  ○ Stimmgabeltest
  ○ Ein Audiogramm ist indiziert, wenn der Patient über persistierenden Drehschwindel (> 1 min) oder Tinnitus klagt oder eine Hörstörung vermutet wird.
  ○ Blutdruckmessung im Sitzen und im Stehen
  ○ Auskultation des Herzens und der Jugularvenen
- Der Nackenbereich sollte ebenfalls untersucht werden (Muskelverspannungen, Kompressionstest), Bewegungen und Verspannungen der Halswirbelsäule.

Beschwerdebild und Symptome

Benigner Lagerungsschwindel

- Siehe 38.72.
- Die Schwindelattacken setzen häufig am Morgen ein.
- Sie werden schlimmer, wenn sich der Patient aus einer sitzenden Position zurücklehnt oder sich ein paar Sekunden nach einer Lageveränderung im Bett erneut umdreht. Eine Wiederholung der Umlagerung verursacht dann die gleichen Symptome in abgeschwächter Form.
- Häufig ist es in der Praxis möglich, durch Neigen des Patienten in zurückgelehnte Position (mit gestrecktem Nacken) einen Schwindelanfall auszulösen
- Der Schwindelanfall geht häufig mit einem Nystagmus einher (meist ein Rotationsnystagmus).
- Bei 90% der Patienten klingen die Schwindelanfälle gewöhnlich innerhalb von 3 Monaten ab, doch sind Rückfälle möglich.

Vestibularis-Ausfall (vestibuläre Neuronitis)

- Plötzlich einsetzende heftige Drehschwindelattacken und Nausea.
- Normales (symmetrisches) Audiogramm.
- Spontaner horizontaler Nystagmus zum gesunden Ohr.
- Die schweren Schwindelanfälle lassen innerhalb von 1 bis 2 Wochen nach. Leichte Gleichgewichtsstörungen halten länger an.
- Es kommt zu keinem Rückfall.

Morbus Ménière

- Siehe 38.71.
- Symptomentrias: Drehschwindel, Tinnitus, variable Hörstörungen.
- Schwindelanfälle dauern 2–5 Stunden (Schwankungsbreite 10 Minuten bis 48 Stunden).
- Häufig Druckgefühl in den Ohren.
- Auf den anfänglichen vorübergehenden Hörverlust folgt später eine permanente Innenohrschwerhörigkeit, beginnend mit einer Tieftonschwerhörigkeit. Die Sprachdiskriminierung verschlechtert sich.

Psychogener Angstschwindel (Hyperventilation)

- Betrifft in der Regel jüngere Personen und tritt entweder als chronifizierter Dauerschwindel oder in bestimmten Situationen (beim Schlangestehen, in Geschäften, im Theater) auf. Eine Diagnose kann gestellt werden, nachdem organische Ursachen mit ausreichender Sicherheit ausgeschlossen worden sind.
- Es finden sich weder Drehschwindel noch Nystagmus.

Zervikogener Schwindel

- Die Empfindung für Bewegung und Haltung in der Zervikalregion sind gestört.
- Verursacht durch Muskelverspannungen oder Zervikalsyndrom.
- An Befunden finden sich entweder eine verspannte Nacken- und Schultermuskulatur oder ein positiver Kompressionstest.
- Nystagmus ist nicht typisch.

Altersbedingter Schwindel

- Entwickelt sich aus der Kombination mehrerer Faktoren wie Abschwächung der sensorischen

Wahrnehmung, Durchblutung, Blutdruckregulation, Medikation; siehe 22.01.

Schwindel verursacht durch Medikamente und Alkoholabusus

- Medikamente, die eine orthostatische Hypotonie hervorrufen (Antihypertensiva und Parkinson-Medikamente, tricyklische Antidepressiva, Phenothiazine).
- Antikonvulsiva: Carbamazepin und Phenytoin können zerebellare Schwindelanfälle mit Ataxie und Nystagmus auslösen.
- Benzodiazepine
- Alkoholabusus:
  - Zerebellare Degeneration bei chronischem Alkoholismus: Koordinationsprobleme, Ataxie und Tremor.
  - Polyneuropathie, die das Empfinden für die Körperposition beeinträchtigt.

TIA

- Bei TIA finden sich in den meisten Fällen außer Schwindel auch noch andere ZNS-Symptome (Diplopie, Dysarthrie, Lähmungserscheinungen in den Extremitäten).
- Individuelle Schwankschwindelattacken, begleitet von Nystagmus (selten zu beobachten, weil der Anfall im Allgemeinen vorüber ist, wenn der Patient von einem Arzt untersucht wird).
- „Drop attack" – die Beine knicken plötzlich ein und es kommt zu einem Sturz.
- Vorhandene Risikofaktoren für einen Schlaganfall (Hypertonie, Atherosklerose, Diabetes) erhöhen sowohl die Wahrscheinlichkeit der Diagnose als auch das für ein Rezidiv.

Akustikusneurinom

- Eine langsam progrediente, einseitige Hörminderung stellt das Leitsymptom dar.
- Tinnitus
- Gangunsicherheit, aber meist kein Drehschwindel.

Multiple Sklerose

- Gelegentlich treten als Initialsymptome Schwindelgefühl und Gangunsicherheit auf.
- Für die Diagnose sind andere neurologische Befunde wegweisend.

Kardiogener Schwindel

- Bei einer orthostatischen Hypertonie sind die Symptome am Morgen und nach einer Mahlzeit am ausgeprägtesten.
- Herzrhythmusstörungen können mit Schwindelattacken (kein Drehschwindel) und Kollaps einhergehen.
- Schwindel kann auch auf körperliche Überanstrengung zurückzuführen sein.

Ergänzende Untersuchungen

- Basisuntersuchungen:
  - EKG, Blutbild, BSG.
  - Audiogramm, wenn eine Ohrenerkrankung vermutet wird.
  - Ein Röntgen der HWS ist in der Regel nicht sinnvoll.
- Spezialisierte Untersuchungen:
  - ENG (Elektronystagmographie) in den meisten Fällen; CT oder MRI, wenn Verdacht auf eine zerebrale Störung oder ein Akustikusneurinom besteht.
  - BAEP (evozierte Hirnstammpotenziale) zum Ausschluss eines Akustikusneurinoms (36.16).
  - EEG nur bei Verdacht auf Epilepsie.
- Überweisung an Fachärzte:
  - Die Notwendigkeit für die Beiziehung eines Spezialisten ergibt sich aus Anamnese und Status. Meist nicht erforderlich.
  - In Abhängigkeit von den beobachteten Zeichen und Symptomen wird der Patient gegebenenfalls an einen Otologen, Neurologen oder Kardiologen überwiesen.

Behandlung des Schwindels

- Akute Schwindelattacken (eventuell in Verbindung mit Erbrechen): Prochlorperazin (in Österreich nicht registriert) in Tabletten- oder Zäpfchenform.
- Lageschwindel: Lagerungsübungen, keine Medikamente.
- Bei Patienten im akuten Stadium einer vestibulären Neuronitis: Die Gabe von peroralem Methylprednisolon mit ausschleichender Dosierung beginnend mit 100 mg/tgl. über einen Zeitraum von 3 Wochen scheint die periphere Vestibularfunktion zu verbessern. Es fehlen jedoch noch gesicherte Daten über die klinischen Outcomes (Schwindel und Gleichgewichtsstörungen) **B**.
- Undefinierter Schwindel oder mit einem Ohr assoziierter Schwindel: Betahistin.
- Die Gabe von Antihistaminika kann versucht werden, es gibt jedoch wenig Beweise für ihre Wirksamkeit.
- Zerebrale Ursachen: Nur der epileptische Schwindel kann behandelt werden. Relative Präventionsmöglichkeit für TIA und möglicherweise nachfolgenden zerebralen Insult: mit ASS und/oder Dipyridamol.
- Zervikogener Schwindel: Physiotherapie und Akupunktur, geeignetes körperliches Trainingsprogramm für den Patienten.
- Panikattacken: selektive Serotoninwiederaufnahmehemmer (SSRI), tricyklische Antidepressiva, Alprazolam, Clonazepam.
- Für alle Patienten mit wiederkehrenden Schwindelanfällen empfiehlt sich ein Eigentraining zur besseren Gleichgewichtskontrolle.

38.71 Morbus Ménière

Ätiologie

- Die Ménière-Krankheit ist charakterisiert durch einen endolymphatischen Hydrops im Innenohr. Die Ätiologie ist unbekannt.

Diagnosestellung

- Für die Diagnose maßgebend sind 3 Symptome:
  - paroxysmaler Tinnitus, gefolgt von
  - Schwindelanfällen und
  - Schwerhörigkeit.
- Anfangs kommt es zu wiederholtem Auftreten von Drehschwindelattacken (Dauer ½ h–6 h), daran schließt sich eine asymptomatische Phase.
- Die Krankheit beginnt im Alter von 20 bis 60 Jahren meist unilateral, betrifft aber später bei 15–20% der Patienten beide Ohren.
- Die Anamnese und der Krankheitsverlauf geben wichtige Hinweise für die Diagnose. Diese kann oftmals erst nach einer monatelangen Beobachtungsperiode gestellt werden. Spätestens zu diesem Zeitpunkt sollte die Zuziehung eines HNO-Facharztes erfolgen. Die Erkrankung wird generell überdiagnostiziert: durch Mangeldurchblutung des Innenohrs verursachte Dauersymptome werden fälschlicherweise als Ménière-Krankheit interpretiert.

Symptomatik und Beschwerdebild

- Schwindel, der Übelkeit und Erbrechen verursacht, ist das quälendste Symptom.
- Im betroffenen Ohr besteht ein Druckgefühl.
- Anfangs tritt eine intermittierende sensorisch (cochlear) bedingte Hörstörung auf, aber mit Fortschreiten des Krankheitsverlaufs bleibt die Schwerhörigkeit bestehen und verschlechtert sich bei einigen Patienten bis zur Taubheit.
- Ein Recruitment und eine besondere Geräuschempfindlichkeit sind oft mit der Hörminderung assoziiert.
- Das Aussehen und die Beweglichkeit des Trommelfells und die Ergebnisse der Gleichgewichtstests sind normal.
- Im Audiogramm zeigt sich ein flacher, für Innenohrschwerhörigkeit typischer Kurvenverlauf. Der Tieftonbereich ist am meisten betroffen. Der Verlauf des Audiogramms ist jedoch nicht diagnostisch für die Erkrankung.
- Während einer Attacke kann ein Nystagmus in Richtung des betroffenen Ohrs beobachtet werden.
- Die kalorische Reaktion des betroffenen Ohrs verringert sich kontinuierlich.

Differenzialdiagnosen

- Neuronitis vestibularis:
  - keine Hörstörung
  - nur eine oder jedenfalls nur wenige heftige Schwindelattacken
- Akustikusneurinom (Schwannom):
  - Kann anfangs ebenfalls paroxysmale Schwindelattacken auslösen, allerdings kommt es im Intervall zu keiner Erholung des Hörvermögens.
  - Die Worterkennung ist insbesondere auf der betroffenen Seite schlecht.

Behandlung

- Zuerst wird eine konservative Therapie versucht.
- Das Medikament der Wahl ist Betahistin **Ⓒ**, beginnend mit einer Dosis von 3 × 16–32 mg, und ein Diuretikum. Die Erhaltungsdosis von Betahistin nach Stabilisierung des Zustandes liegt bei 3 × 8–16 mg. Wenn 3 Monate lang kein Schwindelanfall aufgetreten ist, kann die Medikation abgesetzt und, falls die Symptome wiederkehren, erneut aufgenommen werden. Wenn während der medikamentösen Therapie erneut Ménière-Attacken auftreten, dann sollte 2–4 Wochen hindurch eine erhöhte Dosis verabreicht werden.
- Betahistin neutralisiert die Wirkung von Antihistaminika.
- Die Aufklärung und Beratung des Patienten, die Vermeidung von Stress und ein regelmäßiger Lebensrhythmus sind ebenso wichtig wie die medikamentöse Therapie. Eine gute Arzt-Patienten-Beziehung ist nötig.
- Eine reduzierte Salzzufuhr kann durchaus empfohlen werden, obwohl eindeutige wissenschaftliche Beweise für die Wirksamkeit dieser Maßnahme fehlen.
- Selbsthilfegruppen können dem Patienten durch Beratung und konkrete Hilfe bei der Bewältigung der Erkrankung zur Seite stehen.
- Bei schweren Fällen mit Hörverlust und invalidisierenden Attacken zählen zu den Therapieoptionen die Injektion von lokalen Anästhetika und Aminoglykosiden in das Mittelohr, eine Saccusdekompression oder eine Neurektomie des Nervus vestibularis.

Erlaubnis zum Lenken eines Kraftfahrzeugs

- Da sich die Attacken beinahe immer mit Warnsymptomen ankündigen, ist der Patient nicht grundsätzlich fahruntauglich. Im Gegensatz zu den durchblutungsfördernden Medikamenten können allerdings Antiemetika die Fahrtüchtigkeit beeinträchtigen.

38.72 Benigner Lagerungsschwindel

Grundsätzliches

- Der benigne paroxysmale Lagerungsschwindel (BPPV, benign paroxysmal positional vertigo) tritt als häufigste Schwindelform auf.
- Vermeidung von unnötigen Untersuchungen, Überweisungen und unwirksamen Medikamenten
- Der Patient kann mit Repositionsmanövern von seinen Beschwerden befreit werden.
- Sowohl die Diagnose als auch die Behandlung des Zustandes erfolgen innerhalb der primären Gesundheitsversorgung.
  - Die Diagnose ist beim 1. Arztbesuch leichter zu stellen, weil der (allein schon diagnostische) Nystagmus wieder verschwunden sein kann, wenn der Patient nach einer Überweisung schließlich von einem Spezialisten untersucht wird.
- Die Erkrankung tritt so häufig auf, dass Allgemeinmediziner damit Erfahrung haben.

Epidemiologie

- Etwa 20 % aller Patienten mit Schwindel leiden an Lageschwindel. Er ist somit die häufigste Einzelursache für Schwindel.
- Die Erkrankung tritt in allen Altersgruppen auf, aber Personen im mittleren Lebensalter und ältere Patienten sind am häufigsten betroffen.

Ätiologie

- Die Erkrankung wird wahrscheinlich durch eine Verklumpung von Partikeln im posterioren Bogengang eines Ohres (selten in beiden Ohren) verursacht, die eine heftige Schwindelattacke bei Lageveränderung hervorrufen.
- Gelegentlich kann eine kleine Verletzung oder eine Überdehnung als Auslöser fungieren, aber in den meisten Fällen werden keine prädisponierenden Faktoren gefunden.
- Die Behandlung zielt darauf ab, den Pfropf aus dem Bogengang hinauszubewegen.

Klinisches Bild und Diagnostik

Symptome

- Die Symptome setzen meist am Morgen ein, wenn der Patient noch im Bett liegt oder sich gerade aufgesetzt hat.
- Es handelt sich um heftige Dreh- oder Schwankschwindelattacken, verbunden mit Übelkeit.
- Der Patient kann, nachdem er sich vom ersten Schock erholt hat, in der Regel normal gehen, aber gewisse Positionen (Hinlegen, Aufrichten, Kopfneigung nach vorn – etwa beim Waschen des Gesichts – sowie eine gleichzeitige Kopfreklination und -rotation im Stehen) lösen erneut einen Schwindelanfall aus.
- Die Patienten neigen dazu, die den Schwindel auslösende Lage zu vermeiden, und schlafen in einer teilweise sitzenden Position.

Diagnostik

- Die Diagnose lässt sich aus der Anamnese erstellen und wird durch die klinische Untersuchung bestätigt.
- Diagnostische Lagerungsproben bzw. Provokationsmanöver mit verschiedenen Kopfhaltungen sind der Schlüssel zur Diagnose. Die sonstigen Befunde sind normal.
  - Der Patient soll die Augen offen halten. Er liegt auf der Untersuchungsliege und wird rasch in Richtung Bauchlage gedreht, wobei der Nacken gestreckt und der Kopf zur Seite gedreht wird. Nach 2–20 Sekunden kommt es zu einer heftigen Schwindelattacke mit Rotationsnystagmus. Der Nystagmus lässt sodann langsam nach. Wenn sich der Patient aufsetzt, wiederholt sich die Reaktion. Wenn die Lagerungsprobe wiederholt wird, kehrt der Schwindel in abgeschwächter Form wieder. Wenn der Schwindel bei Rotation des Nackens nach rechts (oder bei rechter Seitenlage) stärker ausgeprägt ist, so ist das rechte Ohr betroffen.
- Eine apparative Diagnostik ist nicht erforderlich. Ein Elektronystagmogramm (ENG) zeigt den für den benignen Lagerungsschwindel typischen Rotatationsnystagmus nicht eindeutig an.

Differenzialdiagnosen

- Zu den häufigsten Fehldiagnosen zählen:
  - transitorische ischämische Attacke, TIA (akuter Schwindelanfall bei einem älteren Patienten)
  - zervikogener Schwindel (ebenfalls lageabhängig, aber kein Nystagmus)
  - Neuronitis vestibularis (Gleichgewicht im Stehen beeinträchtigt)
- In atypischen Fällen (es lässt sich kein Nystagmus beobachten, bei wiederholtem Lagewechsel zeigt sich nur eine geringe Ermüdbarkeit der Reaktion, die Symptome persistieren trotz Behandlung) sollte die Beiziehung einen Otorhinolaryngologen oder eines Neurologen erwogen werden.

Prognose

- Ohne Behandlung hält die Symptomatik im Durchschnitt etwa 10 Wochen an, wobei aber hier eine große Schwankungsbreite möglich ist.
- Rezidive sind häufig.

Behandlung

- Eine medikamentöse Therapie ist nicht wirksam.

- Dem Patienten sollte die gutartige Natur seiner Beschwerden erklärt werden, und es sollten ihm Befreiungsmanöver zur Selbsthilfe empfohlen werden:
  - Der Patient sollte 1 Woche lang 5 × täglich 5 × hintereinander die Lagerung einnehmen, die den Schwindel auslöst.
- In vielen Fällen kann auch mit einem effizienten Einzelmanöver eine Heilung erzielt werden (entweder mit dem Semont- oder mit dem Epley-Manöver **B**, allerdings bedarf es zu dessen Durchführung eines erfahrenen Spezialisten (meist eines Physiotherapeuten).

38.80 Versorgung von Patienten mit Tracheostoma

Pflege der Trachealkanüle

- Einige Tage nach dem Anlegen eines Tracheostomas sollte eine normale Kanüle ohne Manschette eingeführt werden, es sei denn, der Patient benötigt eine blockbare Kanüle, z.B. bei mechanischer Beatmung, großen Mengen an Sekret oder Aspirationsrisiko.
- Eine gefensterte Kanüle erleichtert das Sprechen während der Exspiration, wenn die Öffnung der Kanüle mit einem Finger verschlossen wird.
- Moderne Tracheostomiekanülen müssen nur etwa alle 4 Wochen gewechselt werden (in Abhängigkeit vom Zustand der Kanüle ab).
- Die Innenkanüle sollte je nach Bedarf, in der Regel jedoch mehrmals täglich, unter fließendem Wasser mit einer Kanülenreinigungsbürste gereinigt werden. Wenn nötig, kann ein mildes Flüssigreinigungsmittel verwendet werden.
- Wichtig ist die Befeuchtung der Atemluft; ein Wärme-Feuchtigkeitsaustauscher („künstliche Nase") sollte entweder direkt auf die Trachealkanüle oder das Haltebändchen gesteckt werden. Die Verwendung eines Ultraschallverneblers oder eines Raumluftbefeuchters kann ebenfalls sinnvoll sein.
- Wenn Schleim und Sekrete nicht in ausreichendem Maße abgehustet werden können, müssen die Bronchien und die Trachea öfters mit einem dünnen Absaugkatheter abgesaugt werden (es darf nur beim Herausziehen des Katheters abgesaugt werden und die ganze Prozedur sollte nicht mehr als 15 Sekunden dauern).
- Wenn sich trotz Befeuchtung und sachgerechter Pflege des Katheters getrocknetes Sekret in den unteren Atemwegen sammelt, kann es zu einer Verschlechterung des Zustands des Patienten kommen. Dann kann es nötig werden, die Borken und Pfropfen mit einer Pinzette zu entfernen, gegebenenfalls im Rahmen einer Bronchoskopie.

Komplikationen

- Wenn der Patient Probleme mit der Atmung hat und die Innenkanüle nicht mit getrocknetem Sekret verstopft ist, kann die Durchgängigkeit der Luftwege und der korrekte Sitz der Kanüle mit einem Glasfaserendoskop über die Trachealkanüle überprüft werden (gegebenenfalls Zuziehung eines Spezialisten).
- Narbengewebe rund um das Stoma kann zu einer Stenose führen und einer chirurgischen Sanierung bedürfen.
- Wenn sich um das Stoma herum Granulationsgewebe bildet, kann es zu Blutungen und Vernarbungen kommen. Dieses Gewebe kann vom Chirurgen abgetragen werden.
- Wenn ein schlecht sitzender Katheter an der Hinterwand der Trachea scheuert und Blutungen verursacht, sollte er von einem Spezialisten ausgetauscht werden.

Entwöhnung

- Anfänglich kann man versuchen, immer kleinere Katheter zu verwenden.
- Dann wird die Kanüle abgestöpselt. Wenn der Patient diese Maßnahme (beispielsweise durchgehend 48 Stunden lang) toleriert, kann eine vollständige Entfernung des Trachealkatheters in Betracht gezogen werden. Vor der Entfernung sollte der Larynx entweder mit einem Spiegel oder einem flexiblem Nasolaryngoskop überprüft werden.
- Nach der Kanülenentfernung sollte das Stoma mit Gaze abgedeckt werden. Innerhalb weniger Tage wird sich das Stoma von selbst schließen.

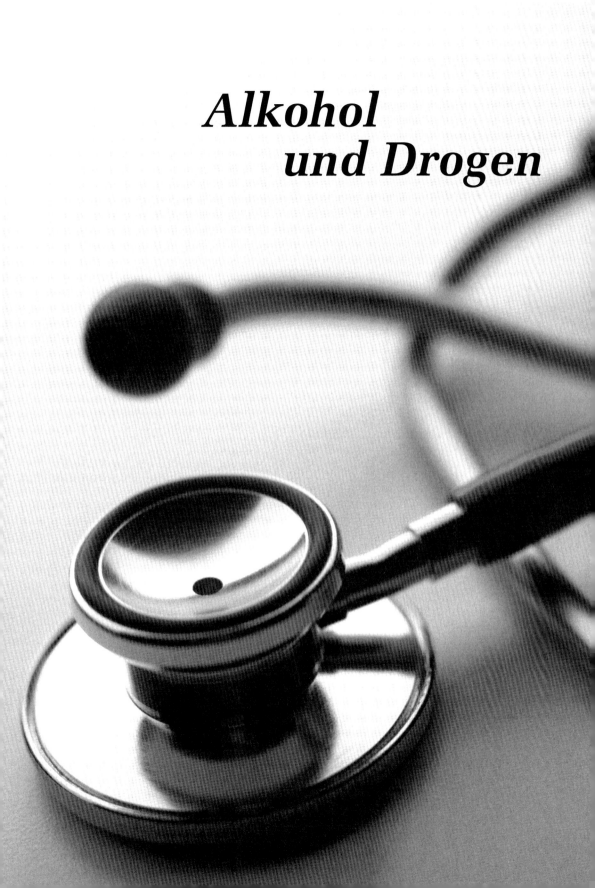

Alkohol und Drogen

40.01 Erkennen von schädlichem Gebrauch von Alkohol und Drogen

Grundsätzliches

- Bei schädlichem Gebrauch von Alkohol und Drogen (neue Terminologie für „Alkohol- und Drogenmissbrauch") können neben der gestörten sozialen Integration gesundheitliche Probleme auftreten, die den Betroffenen veranlassen, ärztliche Hilfe in Anspruch zu nehmen. Vor allem die innerhalb der primären Gesundheitsversorgung tätigen Ärzte befinden sich in einer Schlüsselposition, denn sie können schädlichen Gebrauch von Alkohol und Drogen oft in einem frühen Stadium erkennen, in dem Interventionen einfacher und Erfolg versprechender sind.
- Deshalb sind in erster Linie Allgemeinmediziner, Arbeitsmediziner, Schulärzte und Studenten betreuende Ärzte gefordert, besonders aufmerksam zu sein, um Probleme, die mit Alkohol- und Drogenkonsum assoziiert sind, zu erkennen.
- Der einfachste Weg, um Alkohol- und Drogenprobleme anzugehen, besteht darin, den Patienten klar und unmissverständlich nach seinem Alkohol- oder Drogenkonsum zu befragen. Damit gibt der Arzt seinem Patienten auch das Gefühl, dass seine mit Alkohol- oder Drogenabhängigkeit assoziierten Probleme behandelt werden können. Strukturierte Fragebögen, z.B. AUDIT Ⓐ, sind hilfreich beim Erkennen eines Alkoholproblems.
- Das Erkennen kann erleichtert werden, indem man klinische Anzeichen, die Hinweise auf Alkohol oder Drogengebrauch geben, offen mit dem Patienten bespricht. Ein Hausarzt kann durchaus die Behandlung eines Alkohol- oder Drogenproblems durchführen oder den Patienten an eine spezialisierte Einrichtung überweisen.

Direkter Nachweis von Alkohol- oder Drogenkonsum

- Alkoholkonsum kann durch den typischen Geruch der Ausatemluft, durch Verwendung eines Alkoholtestgeräts oder durch die Bestimmung des Blutalkoholspiegels erkannt werden.
- Zum Nachweis anderer Drogen ist eine Urinprobe notwendig. Wenn ein Gebrauch von Drogen vermutet wird, ist vorerst eine Untersuchung mittels eines qualitativen Drogen-Screeningtests erforderlich. Bei Intoxikation mit Drogen oder Drogenmissbrauch sind genauere Untersuchungen notwendig und die Urinprobe wird an ein spezialisiertes Labor gesandt. Es bestehen länderspezifische Vorgehensweisen bezüglich Drogentests am Arbeitsplatz und der klinischen Anwendung von Drogentests. Ein Drogenscreening mit Hilfe einer Urinprobe ist nur nach Aufklärung und Zustimmung des Betroffenen statthaft.
- Zum Thema „Intoxikation" siehe 17.20.

Typische Symptome und Anzeichen bei schädlichem Gebrauch von Alkohol und Drogen

- Drogen beeinflussen den Bewusstseinszustand sowie die Affektlage, einige Drogen können Halluzinationen hervorrufen.
- Insbesondere neurologische Störungen und sonstige psychische Störungen müssen erkannt oder ausgeschlossen werden.
- Zum schädlichen Drogengebrauch kann als Komplikation zusätzlich eine gleichzeitige andere Erkrankung auftreten, beispielsweise eine Kopfverletzung, ein Diabetes oder eine Infektion.
- Einige unspezifische Anzeichen, die im Zusammenhang mit schädlichem Drogengebrauch auftreten können:
  - Fernbleiben von der Schule, Nachlassen der schulischen Leistung bzw. des Studienerfolgs
  - Verhaltensstörungen bei Kindern und Jugendlichen
  - Einstichstellen und Infektionen an den Einstichstellen
  - Abfall der allgemeinen oder beruflichen Leistungsfähigkeit, schwere Konzentrationsstörungen
  - Vergiftungsnotfälle im Rahmen von Suizidversuchen oder aus anderen Gründen
  - Schlaflosigkeit und Depression
  - unentschuldigtes Fernbleiben vom Arbeitsplatz
  - erhöhtes Unfallrisiko
  - diffuse abdominelle Beschwerden und unerklärliche Schmerzen
  - Probleme im Umgang mit nahe stehenden Personen oder Arbeitskollegen
  - finanzielle Probleme
  - familiäre Probleme
  - forderndes Verhalten und Tätlichkeiten

Verwendung eines semistrukturierten Interviews zur Diagnose eines schädlichen Alkoholkonsums

- Ist etwas zeitaufwändig und setzt die Kooperationsbereitschaft des Patienten voraus. Der Patient kann ermuntert werden, im Internet einen Selbsttest zu machen: das kann den Gesprächseinstieg zur persönlichen Problematik des Patienten erleichtern.
- Siehe auch 40.03.

40.1.1. AUDIT ist der von der WHO empfohlene Screeningtest für den Alkoholkonsum

Wählen Sie Ihre Antwort aus und schreiben Sie die zugehörige (in Klammern angegebene) Punktezahl in das Kästchen.

Eine Alkoholeinheit (ein Drink) entspricht einem Glas Normalbier ODER einem Glas Wein ODER 2 Deziliter Schnaps. Merke: Eine Flasche/Dose Starkbier (0,5 l) kann bis zu 3–4 Alkoholeinheiten enthalten.

1. Wie oft trinken Sie alkoholische Getränke?
   (0) Nie
   (1) 1 × im Monat oder weniger häufig
   (2) 2–3 × im Monat
   (3) 2–3 × pro Woche
   (4) 4 × pro Woche oder häufiger

2. Wie viele Drinks konsumieren Sie typischerweise an Tagen, an denen Sie Alkohol zu sich nehmen?
   (0) 1 oder 2
   (1) 3 oder 4
   (2) 5 oder 6
   (3) 7, 8 oder 9
   (4) 10 oder mehr

3. Wie oft konsumieren Sie 6 oder mehrere Drinks bei einer Gelegenheit?
   (0) Nie
   (1) Weniger als 1 × im Monat
   (2) 1 × im Monat
   (3) 1 × pro Woche
   (4) Täglich oder beinahe täglich

4. Wie oft während des vergangenen Jahres konnten Sie nicht mehr aufhören zu trinken, wenn Sie einmal damit begonnen hatten?
   (0) Nie
   (1) Weniger als 1 × im Monat
   (2) 1 × im Monat
   (3) 1 × pro Woche
   (4) Täglich oder beinahe täglich

5. Wie oft konnten Sie während der letzten 12 Monate Ihren Verpflichtungen nicht mehr nachkommen, weil Sie zu viel getrunken hatten?
   (1) Nie
   (2) Weniger als 1 × im Monat
   (3) 1 × im Monat
   (4) 1 × pro Woche
   (5) Täglich oder beinahe täglich

6. Wie oft während des vergangenen Jahres brauchten Sie schon am Morgen einen Drink, weil Sie am Vortag zu viel getrunken hatten?
   (0) Nie
   (1) Weniger als 1 × im Monat
   (2) 1 × im Monat
   (3) 1 × pro Woche
   (4) Täglich oder beinahe täglich

7. Wie oft hatten Sie während der letzten 12 Monate Schuldgefühle oder ein schlechtes Gewissen, weil Sie zu viel getrunken hatten?
   (0) Nie
   (1) Weniger als 1 × im Monat
   (2) 1 × im Monat
   (3) 1 × pro Woche
   (4) Täglich oder beinahe täglich

8. Wie oft während des vergangenen Jahres konnten Sie sich aufgrund Ihres Alkoholkonsums nicht mehr daran erinnern, was in der Nacht zuvor passiert war?
   (0) Nie
   (1) Weniger als 1 × im Monat
   (2) 1 × im Monat
   (3) 1 × pro Woche
   (4) Täglich oder beinahe täglich

9. Ist es schon vorgekommen, dass Sie sich selbst oder eine andere Person unter Alkoholeinfluss verletzt haben?
   (0) Nein
   (2) Ja, aber nicht im letzten Jahr
   (4) Ja, im letzten Jahr

10. Hat sich ein Verwandter, Freund oder Arzt schon einmal über Ihre Trinkgewohnheiten besorgt gezeigt oder angeregt, dass Sie Ihren Alkoholkonsum einschränken sollten?
    (0) Nein
    (2) Ja, aber nicht im letzten Jahr
    (4) Ja, im letzten Jahr

Zählen Sie Ihre Punktezahlen zusammen!

- Der AUDIT (Alcohol Use Disorders Identification Test) ist der empfehlenswerteste Test für das Assessment eines schädlichen Gebrauchs von Alkohol und weist eine Sensitivität von etwa 90% auf (die Grenze der Gefährdung liegt bei 8–11 Punkten).
- Darüber hinaus gibt es noch einige andere Alkohol-Screeningtests, wobei die meisten auf dem Michigan Alcoholism Screening Test (MAST) ❻ basieren. Eine gekürzte Version des MAST-Tests stellt der Veterans Alcoholism Screening Test (VAST) dar.

Laboruntersuchungen zur Diagnose von Alkoholabusus

Serum-Gamma-Glutamyltransferase (GGT)
- Bei 70–90% der Alkoholkranken sind die Serumwerte erhöht.
- Die Sensitivität für die Erkennung von schwerem Alkoholgebrauch besonders bei jüngeren Personen liegt lediglich bei 10–30%.
- Der Test ist geeignet, um den Rückgang des Alkoholkonsums zu dokumentieren.
- Bei Abstinenz normalisieren sich die Werte nur langsam (Halbwertszeit etwa 26 Tage).
- Erhöhte Serumwerte können auch mit folgenden Erkrankungen assoziiert sein:
  - Erkrankungen der Leber und der Galle
  - Diabetes
  - Adipositas
  - Medikamente wie Amitriptylin, Barbiturate, Phenytoin, Kontrazeptiva und Warfarin können zu einem Anstieg der Serumwerte führen.

Andere Leberenzyme
- Siehe Artikel über auffällige Leberenzymwerte 9.12.

MCV (mittleres Erythrozytenvolumen)
- Erhöhte Werte bei 48–90% der Alkoholkranken.
- Die Halbwertszeit des MCV beträgt 120 Tage, ist daher für die Nachsorge weniger geeignet.
- Bei Abstinenz werden innerhalb von einigen Monaten wieder Normalwerte erzielt.
  - Kein geeigneter Indikator zum Erkennen eines Rückfalls.
  - Zu anderen möglichen Ursachen für pathologische Werte siehe den Artikel über erhöhtes MCV (15.08).

CDT (carbohydrate deficient transferrin)
- Es kommt zu einer erhöhten CDT-Konzentration, wenn der tägliche Alkoholkonsum 50–80 g übersteigt.
- Die Halbwertszeit beträgt 15 Tage.
- Der Test ist sensitiv für die Erkennung der Alkohol-Krankheit (Sensitivität über 90%), zur Früherkennung der Aufnahme großer Alkoholmengen ist die Sensitivität jedoch so niedrig wie GGT (ca. 30%).
- Das CDT kann zum Nachweis eines regelmäßig überhöhten Alkoholkonsums in jenen Fällen verwendet werden, wo die klinische Anamnese und die Bestimmung von MCV und GGT keine hinreichende Klarheit gebracht haben (auch in Fällen, wo der GGT-Wert aus einem anderen Grund erhöht ist).
- Die oberen Grenzwerte sind 20 U/l bei Männern und 26 U/l bei Frauen. Auch geringe Abweichungen sind klinisch relevant.
  - Desialotransferrin (Serum-DST) ist eine Transferrin-Form, die einen Teil des Carbohydrate-Deficient-Transferrins (CDT) darstellt. Die Bestimmungsmethode für DTS ist wesentlich spezifischer im Vergleich zu CDT. Das Resultat wird in Prozent des totalen Transferrins angegeben. Referenzwerte: Männer < 1,8%, Frauen < 1,6%.
- Pathologische Werte treten auch bei multipler Sklerose, primär biliärer Zirrhose, chronischer aktiver Hepatitis und beim seltenen Carbohydrate-Deficient-Glycoprotein-(CDG-)Syndrom auf.

Tabelle 40.01 **Abhängigkeitstest (SDS-Skala)**

Im letzten Jahr …	Nie (0)	Manchmal (1)	Oft (2)	Immer (3)
Denken Sie an Ihren Konsum von Alkohol oder anderer Drogen und beantworten Sie die Fragen in Bezug auf die Substanzen, die Sie am häufigsten konsumieren.				
1. Konnten Sie den Alkohol- oder Drogenkonsum nicht unter Kontrolle halten?				
2. Machte Sie der Gedanke, keinen Alkohol oder andere Droge zur Verfügung zu haben, ängstlich oder unruhig?				
3. Machten Sie sich Sorgen über Ihren Alkohol- oder Drogenkonsum?				
4. Haben Sie gewünscht, aufhören zu können?				
5. Wie schwierig wäre es für Sie aufzuhören oder ohne Alkohol oder Drogen auszukommen?	Überhaupt nicht (0)	Etwas (1)	Sehr schwierig (2)	Unmöglich (3)

Verwendung eines strukturierten Interviews zur Diagnose einer Drogenabhängigkeit

- Das wichtigste Werkzeug zur Feststellung eines Drogenmissbrauchs ist ein systematisches Interview mit Fragen, die spezifische Substanzen und Substanzgruppen betreffen. Es wird nach jeder Substanz extra gefragt: in welchem Alter er zu dieser Substanz kam, wann der problematische oder zwanghafte Gebrauch begann, ob er schon versucht hat aufzuhören oder das Problem zu behandeln, nach dem Erfolg von Aufhörversuchen etc.
- Es wurden einige Tests zur Diagnose eines schädlichen Gebrauchs von Drogen entwickelt; einige sind ziemlich umfangreich, andere wiederum kürzer und damit auch für die Anwendung im Bereich der primären Gesundheitsversorgung geeignet.
- Insbesondere die Verwendung von umfangreicheren Fragebögen, wie des EuropASI (European Addiction Severity Index), erfordert ein Mindestmaß an Schulung des Testers und Unterweisung des Patienten.
- Der EuropASI kann eingesetzt werden, um die Notwendigkeit für eine Behandlung und Rehabilitation des Patienten allgemein einzuschätzen. Der Test wird zum Beispiel häufiger in Zentren eingesetzt, um die Notwendigkeit einer Substitutionstherapie bei einer Opiatabhängigkeit zu evaluieren.
- Nicht so umfangreiche Standardtests, die auch als Selbsttests eingesetzt werden können, sind beispielsweise der DAST (Drug Abuse Screening Test) und die SDS-Skala (Severity of Dependence Scale): siehe Tabelle 40.01.
- Beide Tests können gut in der Grundversorgung verwendet werden, da der Patient den Fragebogen in wenigen Minuten ausfüllen kann.
- Viele Zentren, die sich mit dem Management von Drogenabhängigkeit befassen, verwenden für epidemiologische Studien den Fragebogen der Pompidou-Gruppe des Europarats. Der Fragebogen erfasst strukturiert die Anamnese der Drogenabhängigkeit sowie typische Risikoverhaltensmuster. Der Pompidou-Fragebogen kann auch innerhalb der Grundversorgung verwendet werden, wenn innerhalb der Patientenpopulation die Anzahl der Drogenabhängigen hoch ist. Er wird auch bei der von der EU geschaffenen Europäischen Beobachtungsstelle für Drogen und Drogensucht (EBDD – engl. EMCDDA) eingesetzt.

40.02 Betreuung von Alkohol- und Drogenabhängigen

Grundsätzliches

- Im Bereich der Grundversorgung ist die Schwelle, Hilfe in Anspruch zu nehmen, niedrig: dies ist eine Chance für Früherkennung und rechtzeitige Einleitung einer Therapie.
- Im Falle einer Überdosierung sollte der Patient überwacht und behandelt werden.
- Aufklärung und sonstige Serviceleistungen im Zusammenhang mit dem i.v. Drogenkonsum und der Sexualhygiene sollten jenen Drogenabhängigen zugänglich gemacht werden, die ansonsten keinen Kontakt mit Gesundheitseinrichtungen haben. Auf diese Weise können Drogenabhängige medizinische Hilfe in Anspruch nehmen, ohne dass sie gezwungen wären, als Voraussetzung für jegliche Hilfe den Drogenkonsum einzustellen oder formelle Leistungsanträge zu stellen.

Allgemeine Hinweise zum Drogenproblem

- Infektiöse Viruserkrankungen (Hepatitiden und HIV) sowie Tuberkulose und sexuell übertragbare Krankheiten, deren Verbreitung mit dem Drogenkonsum in Zusammenhang steht, stellen ein ständig wachsendes Gesundheitsrisiko für die gesamte Bevölkerung dar.
- Konsum und Abhängigkeit von harten Drogen (Amphetamine, Heroin, Kokain) breiten sich ähnlich wie Krankheitsepidemien unter den habituellen Drogenkonsumenten aus.
- Chronisch Abhängige, die täglich Drogen konsumieren, verteilen Substanzen, die zur Abhängigkeit führen (Benzodiazepine, Buprenorphin und andere Opiate). Darüber hinaus handeln sie mit Drogen, um ihren eigenen Konsum zu finanzieren. Die Verwendung von i.v. Drogen ist in dieser Gruppe häufig – mit dem Ziel, die Wirkung der teuren Droge zu maximieren. Hepatitiden und HIV werden durch den gemeinsamen Gebrauch von Nadeln und Spritzen verbreitet. Unhygienische Injektionstechniken verursachen häufig lokale und systemische Infektionen und Komplikationen, die die Gesundheitseinrichtungen zunehmend belasten.

Grundzüge einer Notfallversorgung und eines Entzugs

Erste-Hilfe-Maßnahmen

- Die Bewältigung von Heroinüberdosierungen gehört mittlerweile fast zu einer der Hauptaufgaben in den Notaufnahmen. Auf eine i.v. He-

roininjektion folgt sofort eine respiratorische Insuffizienz. Die spezifische Therapie hiefür ist die Gabe von Naloxon (17.20).
- Der Ersatz von Heroin mit Buprenorphin führte zu einer drastischen Senkung der Fallzahlen mit Heroinüberdosierung. Stattdessen gibt es jedoch zunehmend Intoxikationen, die durch den gleichzeitigen Gebrauch von Buprenorphin, Benzodiazepinen und anderen Sedativa verursacht werden; in diesen Fällen ist die Wirkung von Naloxon unzureichend.
- Nach einer erfolgreichen Reanimation sollte der Patient die Möglichkeit erhalten, in einer spezialisierten Abteilung für Drogenabhängige nachbeobachtet zu werden, falls eine derartige Einrichtung vorhanden ist.
- Psychosen – verursacht durch Amphetamine oder andere Stimulantien bzw. Halluzinogene – sollten als Notfälle in eine psychiatrische Abteilung eingewiesen werden, falls die Kriterien für eine Zwangsbehandlung erfüllt sind.
- In vielen Fällen wird es sich um eine lediglich passagere Psychose handeln. Eine allfällige Überweisung zu einer weiteren Therapie liegt dann im Verantwortungsbereich der behandelnden psychiatrischen Abteilung.
- Bei wegen medizinischer Probleme wie Septikämie, Hepatitis oder eines anderen Leidens hospitalisierten opiatabhängigen Patienten kann das Management von akuten Entzugserscheinungen notwendig werden. In solchen Fällen kann – unter Bedachtnahme auf die nationale Gesetzeslage – eine Substitutionstherapie durchgeführt werden.
- Opiatentzug und die Substitutionstherapie sollten in den Verantwortungsbereich von spezialisierten Kliniken fallen.

Betreuungseinrichtungen für Drogenabhängige
- In vielen Ländern wurden für i.v. Drogenabhängige Gesundheitsberatungsdienste geschaffen, die auch Nadelaustauschprogramme durchführen.
- Dieser Service wird anonym angeboten. Die Drogenabhängigen können ihre gebrauchten Spritzen und Nadeln abgeben und erhalten dafür im Austausch ein frisches Spritzbesteck.
- Diese Betreuungseinrichtungen bieten auch eine Beratung über Infektionskrankheiten, führen Impfungen gegen Hepatitis A und B sowie HIV-Tests durch, geben Kondome ab, klären über sexuell übertragbare Krankheiten auf und überweisen jene, die an einem Entzug interessiert sind, an entsprechende Therapieeinrichtungen.
- Die Betreuungsteams umfassen in der Regel neben qualifiziertem Personal aus den Gesundheitsberufen und Sozialarbeitern auch ehemalige Drogenabhängige und beratende Ärzte.

Entzugstherapien
- Patienten, die von Stimulanzien oder Opiaten abhängig sind, brauchen zur Überwindung ihrer Abhängigkeit eine Entzugstherapie.
- Viele dieser Patienten haben zur Bewältigung ihrer Abhängigkeit hohe Dosen von Benzodiazepinen verwendet, weswegen bei der Planung der Therapie die von diesen Wirkstoffen verursachten Probleme (wie z.B. ein starkes Verlangen nach Drogen bis hin zu Anfällen mit Bewusstseinsverlust und Krämpfen) berücksichtigt werden müssen.
- Gegebenenfalls brauchen auch Personen, die von Cannabis in hohen Dosen abhängig sind, einen Entzug oder aber es muss die Cannabis-Abhängigkeit bei der Therapieplanung für andere Arten der Drogenabhängigkeit mit einbezogen werden.
- Bei Opiatabhängigkeit ist meist eine spezielle medikamentöse Therapie notwendig, die nur in spezialisierten Zentren zur Verfügung steht (40.10).

Rehabilitation für Drogenabhängige
- Voraussetzung für die Rehabilitation eines Drogenabhängigen ist meist eine Langzeittherapie im Rahmen eines speziellen Programmes. Die ersten Phasen der Therapie sollten unter stationären Rahmenbedingungen stattfinden, die nicht nur dem Patienten in seinem Ringen gegen die Abhängigkeit eine optimale Unterstützung bieten, sondern auch den zusätzlichen Vorteil haben, ihn vom weiteren Umgang mit aktiven Drogenkonsumenten fernzuhalten.
- Diese 1. Remissionsphase dauert üblicherweise 3–6 Monate. Einige Patienten brauchen in diesem Therapieabschnitt unter Umständen eine Pharmakotherapie für psychiatrische Symptome.
- Die Benzodiazepin-Entzugstherapie findet häufig in dieser Phase statt. Danach werden viele Patienten in nicht pharmakologische Entzugsprogramme eingegliedert. Eine Therapie in einem solchen Zentrum kann 6 Monate bis zu 1 Jahr dauern.
- Auch nach dieser Zeit brauchen noch viele Patienten die Unterstützung in einer Selbsthilfegruppe, die aus ehemaligen Drogenabhängigen besteht (Anonyme Drogenabhängige).

Behandlung von Alkoholkranken
- Optionen
  - Ambulante Therapie **C**, Kurzintervention (40.03), ambulante Entgiftung, Therapie unter Aufsicht mit Disulfiram (40.05), Naltrexon (40.05) oder Acamprostat kombiniert mit zusätzlicher Therapie in einer geeigneten Einrichtung (40.05).

- Diazepam-Stoßtherapie (40.04)
- Kliniken und Einrichtungen („A-Kliniken") mit Behandlungsteams, die auf Alkohol- und Drogenabhängigkeit spezialisiert sind.
- Der Entzug von Delirpatienten sollte in einem psychiatrischen Krankenhaus oder einer Intensivstation erfolgen.
* Die sozialmedizinische Grundversorgung sollte auch Einrichtungen für die notfallmäßige Versorgung von Alkohol- oder Drogenabhängigen umfassen.
* Diese Zentren sollten in Kooperation mit den verschiedenen Trägern eingerichtet werden, um Unwirtschaftlichkeit zu vermeiden und sicherzustellen, dass niemand ohne adäquate Versorgung bleibt. Eine Zusammenarbeit mit psychiatrischen Abteilungen ist notwendig, da Patienten in Alkohol- und Drogenentzugsprogrammen häufig mit psychiatrischen Problemen kämpfen.

Spezielle Therapieangebote für Alkohol- und Drogenabhängige

Beratungsstellen und Ambulatorien

* Ambulante Hilfe für Alkohol- und Drogenabhängige und ihre Angehörigen. Die Mitarbeiter dieser Zentren sind Fachkräfte mit einer medizinischen oder Krankenpflegeausbildung oder Sozialarbeiter. Die Angebote umfassen:
  - ambulante Entgiftung
  - Individual-, Familien- oder Gruppentherapien
  - Beratung bei sozialen Problemen
  - Behandlung von anderen Gesundheitsproblemen
* Die Dienstleistungen werden kostenlos angeboten. In der Regel muss vorab ein Termin vereinbart werden.
* Einige dieser Einrichtungen sind auch ohne vorherige Terminvereinbarung immer verfügbar.

Entgiftungsstationen

* Das Ziel der Behandlung ist es,
  - dem Patienten innerhalb einer kurzen Zeitspanne (5–12 Tage) im Rahmen einer stationären Behandlung zu helfen, auf den Alkohol- oder Drogenkonsum zu verzichten.
  - eine körperliche Rehabilitation einzuleiten und bei der Lösung von sozialen Problemen zu helfen.
* Diese Therapie kann auch teilstationär in einem Gesundheitszentrum durchgeführt werden.

Selbsthilfegruppen

* Selbsthilfegruppen sind eingetragene Vereine, die von Klienten der A-Kliniken geleitet werden. Sie kümmern sich um die Nachsorge und die Unterstützung nach Abschluss der Therapie.

AA-Gruppen

* Anonyme Selbsthilfegruppen, die von Alkoholikern gegründet worden sind.
* Eine ähnliche Gruppe für Verwandte oder Freunde von Alkoholikern nennt sich Al-Anon.
* Die Al-Anon Familiengruppen akzeptieren alle Alkoholiker oder ihre Angehörigen oder Freunde.
* Die Gruppen verstehen sich als Foren für die Diskussion alkoholassoziierter Probleme und unterstützen die Mitglieder in ihren Bemühungen um Abstinenz.
* Einige Besonderheiten der AA-Bewegung sind wahrscheinlich Erfolg versprechend $\bigodot$.

Psychotherapien

* Verschiedene Formen von Psychotherapien (kognitive und Verhaltenstherapien, Kurzinterventionen oder Familientherapien) und die Kombination mit anderen Therapien, die für die Behandlung der Alkoholabhängigkeit geeignet sind, werden in vielen Kliniken oder Betreuungseinrichtungen angeboten

Arbeitsmedizin

* Arbeitsmedizinische Dienste haben die wichtige Aufgabe, innerbetriebliche Strategien für den Umgang mit alkohol- oder drogenabhängigen Arbeitnehmern zu entwickeln, diese zur Behandlung zu motivieren, und Hilfe bei Behandlungseinleitung und Rehabilitationsplanung anzubieten.

40.03 Kurzintervention bei übermäßigem Alkoholkonsum

Grundprinzip

* Es ist oft möglich, nach Erkennen des Problems das gesundheitsschädigende Trinkverhalten eines Patienten durch Aufklärung und gezielte Beratung zu beeinflussen. Kurzinterventionen sind geeignete und kostengünstige Instrumente, mit denen dieses Ziel auch im Rahmen der Grundversorgung umgesetzt werden kann $\bigodot$.

Epidemiologie

* Definition von schädlichem Gebrauch von Alkohol:
  - Männer: 7 oder mehr Standardgetränke bei einer Gelegenheit oder mehr als 24 Standardgetränke in 1 Woche.
  - Frauen: 5 oder mehr Standardgetränke bei einer Gelegenheit oder mehr als 16 Standardgetränke in 1 Woche.

- 1 Standardgetränk beinhaltet 12 g absoluten Alkohol. (Anm.: das entspricht 0,3 l Bier oder 1/8 Wein oder 1 kl. Schnaps.)
- Auf 10% der stärksten Trinker fällt mehr als die Hälfte der Gesamtkonsums an Alkohol. In der Praxis bedeutet dies durchschnittlich 7–8 Flaschen Bier am Tag oder 4 Flaschen Schnaps pro Woche.
- 90% der stärksten Trinker sind Männer, die überwiegend zwischen 20 und 39 Jahren alt sind. Bis zu 20% der Männer und 10% der Frauen im arbeitsfähigen Alter zählen zu den starken Trinkern.
- Der größte Anteil des gesamten Alkoholkonsums wird von Menschen im arbeitsfähigen Alter konsumiert. Die Mehrzahl der starken Trinker ist in den Arbeitsprozess eingegliedert.
- Die Gesundheitsschädigung durch übermäßigen Alkoholkonsum kann fast jedes Organ des Körpers betreffen. Alkohol ist die wichtigste (singuläre) Ursache für frühzeitigen Tod von Männern im arbeitsfähigen Alter.

Erkennen eines übermäßigen Alkoholkonsums

- Siehe Artikel „Erkennen einer Alkohol- und Drogenabhängigkeit" (40.01)
- Im primärmedizinischem Bereich wird der schädliche Gebrauch von Alkohol durch folgende Tests diagnostiziert: klinische Untersuchung, Labortests, direkte Befragung über den Alkoholkonsum oder durch den AUDIT-Fragebogen Ⓐ. Die Sensitivität und Spezifität des AUDIT-Fragebogens beträgt fast 90%. Die Sensitivität von Labortests ist gering (30–40%). Im Frühstadium des Risikoverhaltens bleibt eine klinische Untersuchung ohne Aufschluss.

Kurzintervention

- Eine Kurzintervention besteht aus Fragen, Gesprächen und gezielter Beratung, damit der Patient sein Risikoverhalten erkennt. Üblicherweise wird als Ziel vereinbart, den Alkoholkonsum zu reduzieren.
- Wenn der Patient nicht bereit ist, über seinen Alkoholkonsum zu sprechen, wird ihm in Aussicht gestellt, dass auch ein späterer Kontakt zu einem passenden Zeitpunkt sehr gut möglich ist.
- Wiederholte Konsultationen verbessern die Wirksamkeit einer Kurzintervention. Das Ausmaß und die Frequenz der Gespräche werden individuell festgelegt, je nach dem Bedarf für Hilfestellung.
- Die Prinzipien der Kurzintervention: Feedback – Beratung – Stufenplan – Eigenverantwortung – Empathie – Selbstwirksamkeit.
- Themen, die in den einzelnen Sitzungen zur Sprache gebracht werden können:
  - Was denkt der Patient über das eigene Trinkverhalten?
  - Statusanalyse (wöchentlich konsumierte Alkoholmenge, Einfluss auf die Gesundheit, alkoholbezogene Probleme in der Familie und am Arbeitsplatz, Toleranzentwicklung).
  - Ergebnisse der Labortests (Leberenzyme, MCV und, falls erforderlich, sonstige Parameter). Es sollte stets betont werden, dass die Veränderungen reversibel sind.
  - Alkoholkonsum des Patienten, verglichen mit den Durchschnittswerten.
  - Alkoholkonsum des Patienten, verglichen mit dem seiner Bekannten.
  - Alkoholbezogene Risiken (Adipositas, Hypertonie, Lebererkrankungen, Kopfschmerzen, Kater, Schlaflosigkeit, Sexualstörungen, Unfälle).
  - Vorteile eines reduzierten Alkoholkonsums (die Toleranzschwelle und die Gefahr einer Alkoholabhängigkeit sinken, Sicherheitsaspekte, ökonomischer Vorteil).
  - Informationsblätter (Risiken eines übermäßigen Alkoholkonsums; Selbsttest für das Trinkverhalten. Wie viel darf man trinken, ohne seine Gesundheit zu gefährden? Wie reduziert man seine Trinkmenge?).
  - Grenzwerte für den Alkoholkonsum einmalig, täglich, wöchentlich oder monatlich können gemeinsam mit dem Patienten vereinbart werden. Für viele Patienten sind Aufzeichnungen („Trinktagebuch") ein geeignetes Werkzeug für die Kontrolle der Trinkmengen.
  - Wenn noch keine Abhängigkeit entstanden ist, ist es sinnvoll, im Gespräch mit dem Patienten die gute Prognose für eine erfolgreiche Reduktion des Alkoholkonsums zu betonen.

Für wen ist eine Kurzintervention nützlich?

- Starke Trinker (und jene, die der Grenze zum exzessiven Trinken schon gefährlich nahe sind), die aber noch keine durch ihren Alkoholmissbrauch verursachten schweren Störungen aufweisen. Möglicherweise ist ihnen auch ihr exzessiver Alkoholkonsum noch nicht richtig bewusst oder sie haben sich noch nicht um Hilfestellung zur Reduzierung ihrer Trinkmenge bemüht.
- Der übermäßige Alkoholkonsum wird von Hausärzten aufgrund anderer Beschwerden und bei Vorsorgeuntersuchungen diagnostiziert, wenn dem Arzt Symptome oder Laborbefunde auffallen, die auf Alkoholmissbrauch deuten und wenn exzessives Trinken als mögliche Ursache der Symptome evident ist. Insbesondere Vorsorgeuntersuchungen sind eine gute Gelegenheit, Trinkgewohnheiten im Sinne eines Screenings zu hinterfragen, z.B. mit einem strukturierten Fragebogen (AUDIT).

- Es ist nicht sehr realistisch, in Notfallsituationen das Trinkverhalten eines Patienten beeinflussen zu wollen, insbesondere wenn eine Intoxikation vorliegt. Besser ist es, dafür einen neuen Termin zu vereinbaren **Ⓒ**. Beim Alkotest eines Autofahrers sollte man den Betroffenen darüber aufklären, wo er professionelle Hilfe finden kann **Ⓑ**.
- Ein starker Trinker mit einer manifesten Alkoholabhängigkeit profitiert selten von einer Kurzintervention. Wenn während einer beispielsweise 3-monatigen Intervention keine Reduktion der Trinkmenge erreicht werden kann, sollte der Patient an eine auf alkoholassoziierte Erkrankungen spezialisierte Einrichtung überwiesen werden.

40.04 Behandlung von Alkoholentzug

Ziele

- Unterstützung des Patienten in der Bereitschaft, ohne Alkohol auszukommen, bei der Anpassung der Körperfunktionen an die Alkoholkarenz und Prophylaxe von Entzugserscheinungen wie Krampfanfälle, Arrhythmien oder Delirium tremens.
- Schaffung von ruhigen, vorurteilsfreien Rahmenbedingungen, unter denen der Patient in seiner Motivation bestärkt wird, sich seinem Alkoholproblem zu stellen.
- Prophylaxe irreversibler Hirnschäden, die sich aus einem Thiamindefizit ergeben könnten (Wernicke-Enzephalopathie).

Pathologie

- Es müssen zumindest über einige Tage hinweg 80 g reiner Alkohol konsumiert werden, bevor überhaupt klinisch signifikante Alkoholentzugssymptome auftreten.
- Schwere Entzugssymptome sind ein Hinweis auf einen Alkoholkonsum von 180 mg pro Tag über eine oder mehrere Wochen.

Medikamentöse Therapie

- Allen Patienten, die unter Alkoholentzugssymptomen leiden, wird routinemäßig Thiamin (Vitamin B_1) gegeben.
    - intramuskulär 50–100 mg
    - Es ist nicht sicher, dass eine oral verabreichte Vitaminsupplementation vom Körper ausreichend resorbiert wird.
- Nach der CIWA-AR-Scale (Schweregradeinteilung der Entzugssymptomatik) entspricht ein Score unter 20 leichten Entzugssymptomen, die keinen Einsatz von Sedativa erfordern.
    - Die Einnahme zusätzlicher Arzneimittel während des Entzugs sollte möglichst vermieden werden, da die Einnahme von verschiedenen Medikamenten zu Medikamentenabusus führen kann.
    - Die Dehydrierung und das Salzdefizit bei milden Entzugserscheinungen sollte mit Sportgetränken oder fettreduzierter Milch oral ausgeglichen werden. Bei schweren Erscheinungen ist eine kalium- und magnesiumhaltige Infusion notwendig. NB: Keine Glukoseinfusionen im Anfangsstadium geben!
    - Nur Patienten, die dem Arzt persönlich bekannt sind, sollten eine Medikation erhalten. Niemals einem Unbekannten ein Rezept ausstellen!
    - Dem Patienten kann die tägliche Dosis seiner Medikation auf einmal ausgefolgt werden, z.B. Chlordiazepoxid **Ⓐ** 25–50(–75) mg.
    - Die Medikation wird dann über einen Zeitraum von einigen Tagen ausgeschlichen. Wenn der Patient seine tägliche Dosis abholt, muss er nüchtern sein.
- Wenn der CIWA-AR-Score über 20 liegt, ist eine Diazepam-Aufdosierung angezeigt **Ⓐ**.

Grundsätzliches zur Diazepam-Aufdosierung

- Dem Patienten wird in einem Zeitraum von weniger als 12 Stunden eine Initialdosis Diazepam verabreicht. Die Eliminierung des Medikaments und seiner aktiven Metaboliten braucht einige Tage. Die Therapie wird in spezialisierten Zentren durchgeführt.
- Zu achten ist auf die Korrektur einer möglichen Dehydration und eines gestörten Elektrolythaushalts.

Zur Beachtung

- Vor Medikationsbeginn sind eine Schädelverletzung, eine Infektion, ein Diabetes oder eine Medikamentenintoxikation auszuschließen.
- Ein unbehandeltes Delirium kann lebensbedrohlich sein.

Dosierung

- Eine Dosis von 20 mg Diazepam wird (unter stationären Bedingungen) oral alle 90 bis 120 Minuten verabreicht, bis der Patient friedlich einschläft. Wenn die Atemluftkontrolle mehr als 1 Promille ergibt, beträgt die Startdosis 10 mg.
- Die durchschnittliche Gesamtdosis Diazepam, die für die Aufdosierung benötigt wird, beträgt 80–120 mg (4–5 Dosen, verteilt über 8–10 Stunden). Bei mehr als 90% der Patienten reicht eine Dosis unter 180 mg aus. Wenn nötig, kann die sedierende Wirkung des Diazepams noch durch die orale Gabe von 5 mg Haloperidol gesteigert werden, wenn der Patient aggressiv ist und besonders bei Halluzinationen.

- Der häufigste Fehler besteht in einer zu langsamen Aufdosierung.

Nachsorge
- Ab Verabreichung der Diazepam-Ladungsdosis muss der Patient 2 Tage lang stationär überwacht werden. Die Initialdosis Diazepam reicht aus, um den Patienten mehrere Nächte gut schlafen zu lassen. Falls der Patient an Schlafstörungen leidet, kann an den ersten 5–10 Abenden 20 mg Temazepam gegeben werden.
  Anmerkung: Temazepam ist in Österreich nicht registriert, Lorazepam ist der am ehesten entsprechende Wirkstoff.
- Bei der Entlassung aus der stationären Behandlung wird dem Patienten eine Warnung (schriftlich und nachweislich!) mitgegeben, dass die Medikation während der nächsten 5 Tage seine Leistungsfähigkeit und Eignung zum Lenken von Kraftfahrzeugen beeinträchtigen wird. Während dieser Zeitspanne sollte kein Alkohol getrunken werden.
- Der Einsatz von höher dosierten Neuroleptika wird bei einer Alkoholentzugstherapie nicht empfohlen, weil diese die Krampfschwelle senken Ⓐ und zu einer Hypotonie führen können.
- Nach dem Entzug wird der Patient an einer geeigneten Institution weiter betreut; das kann eine arbeitsmedizinische Einrichtung, ein Gesundheitszentrum oder eine Ambulanz für Alkoholkranke sein.

40.05 Pharmakotherapie bei Alkoholabhängigkeit

Einleitung
- Bei einer Alkoholabhängigkeit handelt es sich um eine chronische Erkrankung, deren Prognose durch eine medikamentöse Unterstützung verbessert werden kann.
- Psychosoziale Therapiekonzepte, die für die Behandlung der Alkoholabhängigkeit geeignet sind, können alleine – auch ohne medikamentöse Therapie – bei leichter oder mäßiger Abhängigkeit von Alkohol wirksam sein.
- Eine überwachte Therapie mit Disulfiram oder Naltrexon Ⓐ, kombiniert mit psychosozialen Therapiemaßnahmen – und adaptiert in ein passendes medikamentöses Therapiemanagement – verstärkt den Therapieerfolg nachhaltig. Entsprechend können die Ergebnisse mit Acamprosat Ⓒ verbessert werden
- Die besten Ergebnisse wurden mit einer Kombination von Pharmakotherapie und psychotherapeutischen Interventionen erzielt, die auf eine Kontrolle des Alkoholkonsums und auf eine Rückfallprophylaxe abzielen, eingebettet in ein familienorientiertes und psychosoziales Therapiekonzept. In Alkoholentzugskliniken werden diese kognitiven Methoden in das Entzugsprogramm für alkoholabhängige Patienten eingebaut.

Naltrexon
- Naltrexon ist ein Opiatantagonist, und sein Einsatz bei der Entwöhnung beruht auf der Hypothese, dass eine Abhängigkeit eine Fehlfunktion des Belohnungssystems im Zentralnervensystem darstellt. Diese Fehlfunktion kann durch eine Blockade der Opiatrezeptoren gebessert werden.

Dosierung
- Die empfohlene tägliche Dosis beträgt 50 mg.
- Die Bioverfügbarkeit zeigt jedoch eine große Variabilität, und die für die Blockade der Opiatrezeptoren erforderliche Tagesdosis kann zwischen 25 mg und 100 mg liegen. Die Dosisfindung muss daher in Abhängigkeit vom individuellen klinischen Ansprechen des Patienten erfolgen.

Klinische Wirksamkeit
- In Kombination mit einem psychosozialen Therapiekonzept steigert Naltrexon die Anzahl der Abstinenztage und reduziert die Anzahl der Rückfälle Ⓐ.
- Um eine Abstinenz zu erreichen, sollte die initiale Therapiephase nicht unterbrochen werden und von ausreichend langer Dauer sein.

Unerwünschte Wirkungen
- Naltrexon kann zu Störungen der Leberfunktion führen. Nach Therapiebeginn sollten alle 2–3 Wochen die Serumtransaminasen (ALT/GPT und AST/GOT) bestimmt werden.

Disulfiram
- Disulfiram wird bei motivierten Patienten nach erfolgreicher Entwöhnung als „Kurzintervention" zur Unterstützung und zur Vermeidung von „spontanen" Rückfällen eingesetzt.
- Ergebnisse, die durch ein psychosoziales Konzept alleine erzielt wurden, werden durch eine sorgfältig durchgeführte Disulfiram-Medikation (unter Supervision) signifikant verbessert.
- Disulfiram ist ein Aldehyddehydrogenaseinhibitor. Durch diese Hemmung kommt es nach dem Konsum von Alkohol zu einer Anreicherung von Azetaldehyd im Körper.
- Acetaldehyd verursacht sehr unangenehme systemische Reaktionen („Antabusreaktion" oder Acetaldehydsyndrom), die den Patienten davon abhalten sollen, Alkohol zu trinken.

- Mit folgenden Symptomen ist zu rechnen: Gesichtsröte, Hypotonie, reflektorische Tachykardie, Palpitationen, Angstzustände, Kopfschmerzen, Übelkeit und Erbrechen.

Dosierung
- Die Startdosis beträgt an 3 aufeinander folgenden Tagen 800 mg, dann werden 400 mg 2 × wöchentlich gegeben. Alternativ kann eine Dosis von 100–200 mg täglich eingenommen werden.
- Der Patient muss das Medikament unter Aufsicht einnehmen.
- Auch kleine Mengen Alkohol können bis zu 2 Wochen nach der letzten Dosis noch eine Reaktion hervorrufen.
- Bei manchen Patienten reichen die oben genannten Dosierungen nicht aus, um eine Reaktion auszulösen. In solchen Fällen kann die Dosis verdoppelt werden.
- Die Medikation sollte über einen Zeitraum von 6 bis 12 Monaten eingenommen werden. Während dieser Zeit verringert sich das Rückfallrisiko. Wenn der Patient nach Absetzen der Medikation einen Rückfall erleidet, kann erneut eine Therapie mit Disulfiram begonnen werden.
- Die pharmakologische Wirksamkeit von Disulfiram-Implantaten ist noch nicht hinreichend erwiesen.

Kontrollen
- Zur Vermeidung von unerwünschten Wirkungen sollten vor der Einleitung der Behandlung und danach 2 Monate lang alle 2 Wochen die Leberenzyme (ALT/GPT und GGT) bestimmt werden.
- Die Labormarker für Alkoholkonsum, wie Gamma-GT, MCV und CDT, sollten bei den regelmäßigen Nachuntersuchungen, also etwa alle 3–6 Monate, erhoben werden. Positive Veränderungen bei diesen Markern sind ein Hinweis auf eine Alkoholabstinenz.
- Disulfiram kann 2–3 Monate nach Therapiebeginn zu Schädigungen der Leber führen. Auch wenn nach Absetzen der Therapie nicht mit einer Chronifizierung des Schadens zu rechnen ist, kann er in sehr seltenen Fällen lebensbedrohlich werden.
- Engmaschige Kontrollen sind am Beginn der Therapie wichtig, weil Disulfiram auch neurologische und psychiatrische Nebenwirkungen sowie Hautreaktionen verursachen kann.
- Bei der Einnahme von Disulfiram kann es zu Wechselwirkungen mit Phenytoin, Theophyllin und Warfarin kommen. Die Dosierung dieser Medikamente ist daher entsprechend anzupassen.
- Die gleichzeitige Einnahme von Metronidazol, Isoniazid und Amitriptylin kann zu Verwirrtheitszuständen und in weiterer Folge zu Psychosen führen.

Acamprosat

- Acamprosat ist ein Calciumsalz des Taurins. Effekte auf das glutaminerge System des Hirnstoffwechsels sind erwiesen. Zusätzlich wirkt Acamprosat als Antagonist auf die GABA-Rezeptoren. Man nimmt an, dass Acamprosat das Verlangen („Craving") nach Alkohol reduziert, der zugrunde liegende Mechanismus auf zellulärer Ebene ist noch nicht bekannt.
- Als Therapieunterstützung bei schwerer oder mäßig schwerer Alkoholabhängigkeit geeignet, wenn das Therapieziel die völlige Abstinenz ist.
- Die Evidenz betreffend die Wirksamkeit von Acamprosat ist kontroversiell **C**.

Dosis
- Die Tablettenstärke von Acamprosat beträgt 333 mg. Die empfohlene Dosis beträgt 3 × 2 Tabletten täglich.
- Die Medikation wird unmittelbar nach der Entgiftung begonnen und sollte maximal 1 Jahr dauern.

Nebenwirkungen und Kontraindikationen
- Die berichteten Nebenwirkungen waren milderer Natur; Diarrhö ist am häufigsten. Andere Nebenwirkungen sind u.a. Dyspepsie, Übelkeit, Schwindel und Juckreiz.
- Acamprosat wird während der Schwangerschaft und in der Stillperiode nicht empfohlen. Das Medikament ist kontraindiziert bei schwerer Nieren- oder Leberinsuffizienz.
- Bezüglich Interaktionen gibt es nur wenige Studien. Bei gleichzeitiger Gabe mit anderen Medikamenten, die bei der Behandlung des Alkoholismus verwendet werden, wie z.B. Disulfiram oder Naltrexon wurden keine gesundheitsschädlichen Interaktionen beobachtet, das gilt auch bei der Gabe mit Benzodiazepinen, Antidepressiva oder Hypnotika.

Sonstige Wirkstoffe

- Selektive Serotoninwiederaufnahmehemmer (SSRIs) verbessern nicht die Ergebnisse, die bei einem psychosozialen Therapiekonzept bei Alkohlabhängigkeit erzielt werden
  - 30–60% der Alkoholiker erfüllen die klinischen Merkmale einer Depression. Antidepressiva verbessern wahrscheinlich Symptome einer Depression bei Personen mit einem Alkoholproblem.
  - „Problemtrinken" ist oft assoziiert mit mentalen Gesundheitsproblemen, die Kooperation mit spezialisierten psychiatrischen Einrichtungen kann notwendig sein (insbesondere bei psychotischen Störungen).
- Hypnotika sind nur bei kurzzeitiger Gabe wirksam. Eine Medikation bei Angststörungen (SSRIs, möglicherweise Buspiron) scheint Angst-

symptome bei Personen mit Alkoholproblem zu reduzieren.
- Topiramat ist ein Antiepileptikum, das möglicherweise das Alkoholcraving antagonisiert und daher bei der Behandlung der Alkoholabhängigkeit von Nutzen sein könnte **Ⓑ**.
- Stickoxid (Lachgas) ist bei der Behandlung von Alkoholismus unwirksam. Akupunktur verbessert den Therapieerfolg nicht.

40.10 Umgang mit Medikamentenabhängigen in der ärztlichen Praxis

Zielsetzungen

- Charakteristischerweise ist einem Medikamentenabhängigen jedes Mittel recht, um höhere als die empfohlenen Dosen jener Substanz zu erhalten, von der er abhängig ist. Eine Arzneimittelabhängigkeit unterscheidet sich klar von der üblichen Gewöhnung an Medikamente, bei der das abrupte Absetzen einer nicht mehr erforderlichen Medikation aufgrund von Entzugssymptomen nicht möglich ist.
- Ein gewisses Maß an Misstrauen ist notwendig, um einen Medikamentensüchtigen zu erkennen. Wenn der Arzt aber einem Süchtigen begegnet, sollte er Einfühlungsvermögen aufbringen, die Problematik direkt ansprechen und den ehrlichen Wunsch haben, den Patienten zu verstehen und ihm zu helfen.

Suchtmittel, die allgemein in der Drogenszene gehandelt werden

- Buprenorphin
- Oxycodon
- Methadon
- Dextromethorphan (perorale und intravenöse Darreichungsform)
- Opiate
- Kodein
- Tramadol
- Zentral wirksame Appetitzügler
  - Methylphenidat
  - Dextromethamphetamin
- Opiathaltige Antitussiva
- Benzodiazepine (besonders jene mit raschem Wirkungseintritt, z.B. Alprazolam, Midazolam, Temazepam und Diazepam)
- Medikamente, die in Verbindung mit Alkohol zu einer Intoxikation führen:
  - atropinhaltige Medikamente gegen Diarrhö
  - Biperiden
- Barbiturate

Strategien eines Medikamentenabhängigen für die Substanzbeschaffung

- Bevorzugte Adressaten:
  - junge Ärzte
  - Ärzte, die aufgrund von persönlichen Problemen oder Mangel an fachlicher Kompetenz Rezepte gegen Bezahlung ausstellen
  - gutgläubige und empathische Ärzte
- Ein Patient, der sich Suchtstoffe beschaffen will,
  - kennt die Indikationen für Narkotika und kann dem Arzt eine plausible Anamnese und Symptomatik schildern.
  - gibt möglicherweise zu, dass er abhängig ist, behauptet aber, er wolle von der Droge loskommen und brauche die Substanz nur vorübergehend, um die schlimmste Zeit durchzustehen.
  - versucht, mit verschiedenen rührseligen Geschichten den Arzt zu erweichen.
  - klagt häufig über Nackenschmerzen, Migräne oder Harnwegskoliken. Die Rezeptierung eines starken Opioids für einen bis dahin unbekannten Patienten, ist – zumindest beim 1. Arztbesuch – kaum jemals gerechtfertigt.
  - kann oft verschiedene Unterlagen über seine Krankheit vorweisen, zum Beispiel Befunde, Bestätigungen und Rezepte von bekannten Ärzten. Manche Süchtige hatten tatsächlich einmal die Krankheit, an der sie noch immer zu leiden vorgeben.
  - zeigt häufig eine Narbe als Beweis für seine Schmerzen.
  - geht in größeren Abständen, aber regelmäßig, gleich zu mehreren Ärzten und gibt bei jedem vor, das Medikament ohnehin nur wie verschrieben einzunehmen.
  - droht unter Umständen mit Gewaltanwendung, Selbstmord oder Erpressung, indem er beispielsweise ankündigt, sich an eine Zeitung wenden zu wollen.
- Medikamentenabhängig können auch einnehmende und attraktive junge Menschen sein.

Wie reagiert man bei Verdacht auf Medikamentenabhängigkeit?

- Der Arzt sollte erklären, dass Entzugssymptome zwar sehr unangenehm sein können, aber selten ein lebensbedrohliches Ausmaß annehmen. Auf diese Weise bringt er etwas mehr Disziplin in die Situation.
- Ein Arzt, der sich nicht aus der Ruhe bringen lässt, zeigt, dass er die Situation unter Kontrolle hat und auch nicht leicht hinters Licht zu führen ist.
- Der Arzt könnte etwa vorschlagen, eine spezielle Einrichtung der Drogentherapie zu kontaktieren,

wo der Patient adäquat versorgt werden kann und ihm dann bei der Rehabilitation zu helfen.
- Zur akuten Schmerzbehandlung könnte der Arzt andere Analgetika als Opiate (z.B. Naproxen) verschreiben und sie mit einer geringen Dosis eines sedierenden Neuroleptikums (Levomepromazin 25–50 mg) kombinieren, dies hilft auch beim Einschlafen. Bei Schlafstörungen kann Hydroxyzin (50–100 mg) oder Doxepin (25–50 mg) gegeben werden.
- Patienten, die ganz klar nur an der Rezeptierung von Opiaten, Psychostimulanzien oder Barbituraten interessiert sind, sollte man diese Substanzen nicht verschreiben.
- Bemerkt man die Symptome eines drohenden oder bereits beginnenden Opiatentzugs, keine Opiate verschreiben, sondern die zu den klinischen Zeichen und Begleitumständen passende Erste-Hilfe-Medikation geben (Buprenorphin, Clonidin oder Lofexidin). Überweisen Sie den Patient an eine Behandlungseinrichtung, die eine angemessene Drogenrehabilitation und ein umfassendes Management der Drogenabhängigkeit anbieten kann (40.11).
- Sollte zur Linderung unmittelbar drohender Entzugsbeschwerden doch die Verschreibung von Benzodiazepinen erforderlich sein, so sollte
  - die Verschreibung nicht bei der Erstkonsultation erfolgen, sondern
  - dem Patienten besser an Ort und Stelle die erforderliche Dosis des Medikamentes verabreicht werden und
  - ein Termin für den nächsten Besuch vereinbart werden, oder der Patient wird sofort an eine Drogentherapieeinrichtung verwiesen, wo die passende Entzugstherapie ambulant oder stationär angeboten wird.
- Keine Verschreibung von Benzodiazepinen an unbekannte Patienten oder solche, die zu Suchtverhalten neigen; keine Rezeptierung von hohen Dosen oder großen Mengen eines Medikaments, vor allem nicht schon beim 1. Besuch und ohne regelmäßige Kontakte bzw. eine gefestigte psychotherapeutische Beziehung zwischen Arzt und Patienten.
- Die Fälschung einer Verschreibung wird erschwert durch einen (zusätzlichen) Namensstempel und den Gebrauch eines farbigen (nicht schwarzen) Stiftes für die Unterschrift.
- Möglich ist auch die Durchführung verschiedener einschlägiger Untersuchungen (ewa einer gründlichen körperlichen Untersuchung bei einem Schmerzpatienten) oder die Anforderung eines fachärztlichen Konsiliarbefunds zur diagnostischen Abklärung. Damit gewinnt man Zeit und kann Patienten, die nur an Drogenbeschaffung interessiert sind, oder bloße Dealer auf freundliche, aber wirksame Art abweisen.

- Wenn ein Medikamentensüchtiger mit Drohungen kommt, sollte man auf keinen Fall nachgeben und letztlich doch das geforderte Rezept ausstellen. Man sollte vielmehr dem Patienten ankündigen, dass man umgehend die Polizei rufen oder den Erpressungsversuch zur Anzeige bringen werde. Bezüglich des Verhaltens gegenüber einem gewalttätigen Patienten wird auf 35.04 verwiesen.
- Eine erfolgreiche Arzt-Patienten-Beziehung kann dann aufgebaut werden, wenn der Arzt in der Lage ist, die schwierige somatische, psychische oder soziale Situation eines Medikamentenabhängigen zu verstehen, und versucht, diesem Kranken im Rahmen seiner Möglichkeiten auch wirklich zu helfen.
- Nicht vergessen sollte man auch, dass die meisten Patienten, die regelmäßig Benzodiazepine einnehmen, keine Drogensüchtigen im engeren Sinne sind, sondern eine Dauertherapie benötigen, um eine chronifizierte schwere Angstsymptomatik zu bewältigen.

Untersuchungsgang eines Medikamentenmissbrauchers und Festlegung der Behandlungsbedürfnisse

- Ein Patient mit dem verzweifelten Verlangen nach Drogen setzt sich dem Risiko einer tödlichen Überdosierung aus und stellt eine Gefahr für sich und/oder seine Umgebung dar. Der Patient kann aggressiv sein, selbstzerstörerisches Verhalten zeigen und an Amnesie leiden.
- Ein unkontrollierbarer, amnestischer Patient unter dem Einfluss einer Mischung verschiedener Substanzen sollte unverzüglich zu weiteren Untersuchungen in ein Krankenhaus eingewiesen werden. Abhängig vom Zustand des Patienten wird die Notfalleinweisung mit der Zustimmung des Patienten oder – der jeweiligen Rechtslage folgend – zwangsweise erfolgen.
- Die Festlegung der Behandlungsbedürfnisse kann in der Grundversorgung begonnen werden, wenn der Patient willens und in der Lage ist, zu kooperieren und die relevanten Informationen über seinen chaotischen Medikamentenmissbrauch zur Verfügung stellt.
- Folgende Angaben sollten mit dem Patienten festgehalten werden: wann wurden die Medikamente erstmals verschrieben und aufgrund welcher Indikation, wann begann der Missbrauch, wann geriet er außer Kontrolle? Es sollte auch festgestellt werden, welcher Anteil an der täglichen Dosis aus der Verschreibung durch einen Arzt stammt und wie viel illegal zugekauft wird.
- Auch der Schweregrad der verminderten Fähigkeit des Patienten, seinen Drogengebrauch zu kontrollieren, soll festgestellt werden. Es kann

sicherer sein, dem Patienten unter Aufsicht eine tägliche Dosis in einer Gesundheitseinrichtung zu verabreichen oder die ärztlich verschriebene Dosis wird in einer bestimmten Apotheke ausgegeben.

Behandlungsprinzipien

- Der Patient muss eine zur Kontrolle der Entzugserscheinungen und Begleitsymptome ausreichende Medikation erhalten, entweder unter Aufsicht in einer Gesundheitseinrichtung oder in einer bestimmten Apotheke. Kontrolltermine sollten in ausreichend kurzen Intervallen vereinbart werden, um den Fortschritt des Patienten zu beobachten. Falls die Medikation in einer Gesundheinrichtung verabreicht wird, sollen tägliche Kontakte mit einer bestimmten Betreuungsperson erfolgen. Der behandelnde Arzt verfolgt den Fortschritt 2–3 × pro Woche (entweder aufgrund einer Besprechung mit der Betreuungsperson oder einer Konsultation mit dem Patienten). Wenn die Akutsituation unter Kontrolle gebracht ist, genügen ärztliche Interventionen alle 1–4 Wochen.
- Das Anfangsziel der kontrollierten Medikamentengabe ist, den Patienten bezüglich seines Umgangs mit Medikamenten zu stabilisieren, um den Teufelskreis aus Verlangen nach höheren Dosen und der folgenden Überdosierung zu durchbrechen und das Auftreten schwerer Entzugssymptome wie Krampfanfälle und Delirien zu verhindern. Die stabilisierende Dosis muss üblicherweise nicht höher sein als die medizinisch empfohlene Höchstdosis, auch wenn manche Patienten eine Vorgeschichte mit teilweise sehr hohen Dosen haben. Das Verlangen nach höheren Dosen ist eine Indikation für eine Überweisung in eine geeignete Drogentherapieeinrichtung.
- Wenn die Drogenabhängigkeit bestätigt wurde und/oder der Grad der Abhängigkeit und andere Anzeichen des Drogengebrauchs während der ersten 2–6 Wochen der Behandlung festgestellt wurden, sollte eine graduelle Dosisverminderung geplant werden. Die Geschwindigkeit der Dosisreduktion wird individuell geplant, je nach Schweregrad der physischen Abhängigkeit und anderen assoziierten psychiatrischen Erkrankungen.
- Hat der Patient eine Vorgeschichte im Sinne einer Polytoxikomanie, können die Erfolgschancen einer allgemeinmedizinischen Entzugsbehandlung, besonders was Alkoholmissbrauch angeht, vermindert sein. In diesem Fall sollte die Behandlung der Alkoholabhängigkeit intensiviert werden, indem man den Patienten zur Teilnahme an psychosozialen Alkoholrehabilitationsprogramm verpflichtet. Die Rehabilitation kann z.B. in der kontrollierten Medikamentenbehandlung mit Disulfiram, Naltrexon oder Acamprosat bestehen. Schlagen diese Maßnahmen fehl, muss der Patient in eine passende Rehabilitationseinrichtung überwiesen werden.
- Die Behandlung der Sucht nach Opioidanalgetika, einer unerwünschten Nebenwirkung einer ärztlich verschriebenen Behandlung, folgt prinzipiell den gleichen Richtlinien wie die Behandlung einer Benzodiazepin-Abhängigkeit.
  - Anmerkung: **Die Substitutionsbehandlung von Patienten mit Abhängigkeit von illegalen Suchtmitteln ist in Österreich gesetzlich geregelt.** Sie darf innerhalb der Grundversorgung nur bei Ärzten durchgeführt werden, die im Rahmen des Substitutionsprogrammes ausgebildet wurden. Vor der Behandlung solcher Patienten wird in jedem Fall die genaue Klärung der rechtlichen Situation in der jeweiligen Region dringend empfohlen.
- Tramadol, Codein oder andere verschriebene Opioidanalgetika sollten unter engmaschiger Aufsicht ausgeschlichen werden.
- Sollten die Opiat-Entzugssymptome zu problematisch werden, können sie mit Clonidin erleichtert werden.
- Der Patient sollte nach Absetzen der Opiatanalgetika engmaschig auf Zeichen eines Rückfalls kontrolliert werden. Falls das Craving nach Opioiden nach der Unterdrückung der Entzugssymptome wieder auftritt, kann Naltrexon zur Vorbeugung eines Rückfalls verwendet werden. Naltrexon darf nur bei Opioid-freien Patienten verwendet werden, man kann mit kleinen Dosen beginnen, z.B. 12,5 mg initial, 7–10 Tage nach Absetzen der Droge und nachdem man sorgfältig überprüft hat, dass der Patient keine Opiatagonisten verwendet.

40.11 Behandlung von Drogenabhängigen

Zur Situation in Österreich, wo es im ambulanten Bereich ein strukturiertes und gesetzlich geregeltes Substitutionsprogramm gibt: siehe die Anmerkungen an den entsprechenden Textstellen.

Allgemeines

- Ein Arzt kann jederzeit mit Drogenabhängigen konfrontiert werden. Dann ist es wichtig, eine Abhängigkeit (Alkohol, Drogen) zu erkennen und professionell und angemessen zu reagieren (40.02).
- Ein Abhängiger könnte auch versuchen, sich Suchtmittel zu beschaffen (40.10). Abhängige können an akuten Psychosen mit Angstzustän-

den und Halluzinationen leiden oder an akuter Hepatitis, Endokarditis und an allen möglichen schweren Erkrankungen von Pneumonie bis zur Sepsis und zu epileptischen Anfällen und vielen anderen Störungen.
- Ein Abhängiger könnte auch an den Arzt mit dem Wunsch herantreten, eine Entzugs- oder Substitutionstherapie machen zu wollen. In einem solchen Falle sollte man stets bedenken, dass ein vom Patienten verlangter ambulanter Entzug mit Hilfe von Kodein, Äthylmorphin, Dextropropoxyphen oder Tramadol nur wenig Chancen auf Erfolg hat. Der Einsatz von Buprenorphin und Methadon zur Substitution beim Entzug oder als Dauermedikation bleibt spezialisierten Abteilungen von Krankenhäusern vorbehalten oder erfordert zumindest, dass der Patient von einer solchen Einrichtung überwacht wird.
- **Anmerkung: In Österreich existieren kontrollierte Substitutionsbehandlungsmöglichkeiten sowohl in Spezialambulanzen als auch im allgemeinmedizinischen Bereich, PatientInnen sind innerhalb dieser Strukturen zu behandeln. Substitutionsprogramme im niedergelassenen Bereich existieren derzeit in Wien und in Teilen der Bundesländer, werden aber ausgebaut. Informationen über den aktuellen Stand sind bei den Landesärztekammern erhältlich.**
- Bei allen Kontakten mit Suchtmittelabhängigen sollte wegen der Gefahr einer weiteren Ausbreitung von HBV, HCV und HIV das mit einem intravenösen Drogenkonsum assoziierte Risiko besprochen werden.

Häufige somatische Erkrankungen: Beschwerdebilder und Symptomatik

- Zentralnervöse Komplikationen, Rhabdomyolyse und periphere Nervenkompressionen infolge Überdosis und Bewusstlosigkeit werden in letzter Zeit häufiger gesehen.
- Vergiftungen durch Gammahydroxybuttersäure (GHB) und ihren Precursor Gammabutyrolacton (GBL), die notfallmedizinische Behandlung erfordern.
- Virusinfektionen:
  - Bei Drogenkonsumenten kommt es zum epidemischen Auftreten von Hepatitis A.
  - Viele Abhängige mit i.v. Drogenkonsum leiden an Hepatitis C (60–80%) und manche auch noch zusätzlich an Hepatitis B. In akuten Fällen kommt es dann zu einem Ikterus in Verbindung mit einem schlechten Allgemeinzustand und einer Hepatomegalie. Die Mehrzahl der Patienten bleibt allerdings asymptomatisch und Virusträger.
  - HIV-Infektionen nehmen zu, und in Ländern wie Finnland ist nahezu ein Fünftel der Infektionen mit i.v. Drogenkonsum assoziiert.
- Die Bandbreite der Infektionen reicht von infizierten Einstichstellen bis zur Endokarditis.
- Einstichstellen finden sich nicht nur in der Armbeuge, sondern an praktisch allen Körperstellen. Abhängige, die schon seit langer Zeit i.v. Drogen konsumieren, weisen oft Einstichstellen zwischen den Fingern und den Zehen auf.
- Periphere arterielle Verschlüsse mit Nekrosen und Amputation distaler Extremitäten nach Injektion von gemahlenen und (nicht vollständig) aufgelösten Tabletten.
- Patienten, die sich Dextropropoxyphen injizieren, können nekrotische Hautdefekte aufweisen, das Gleiche gilt für retardierte Morphine, die i.v. konsumiert werden.
- Bei Cannabiskonsumenten sind Augenbindehäute und Mundschleimhaut häufig gerötet.
- Opiatkonsumenten haben verengte, nicht reagierende Pupillen.
- Amphetaminkonsumenten sind meist hyperkinetisch und zeigen Hypertonie und Tachykardie.
- Es gibt eine steigende Anzahl von schwangeren jungen Frauen, die von Heroin, Amphetaminen oder mehreren Substanzen gleichzeitig abhängig sind und denen es ohne eine Therapie nicht gelingt, von den Suchtmitteln loszukommen (26.18).

Psychiatrische Erkrankungen: Beschwerdebilder und Symptomatik

- Angstzustände, Impulskontrollstörungen und starke Affektschwankungen sind typisch.
- Die meisten Patienten leiden neben ihrer Alkohol- oder Drogenabhängigkeit auch an einer Persönlichkeitsstörung.
- Immer mehr drogenabhängige Personen weisen eine chronische psychiatrische Störung (Schizophrenie) auf.
- Es sollte besonders auf psychotische Symptome geachtet werden.
  - Massive paranoide oder halluzinatorische Symptome rechtfertigen eine Behandlung in einer geschlossenen Abteilung eines psychiatrischen Krankenhauses.
  - Leichtere paranoide Symptome (der Patient fühlt sich beobachtet) und akustische Halluzinationen (der Patient hört, dass man seinen Namen ruft, oder er hört das Telefon läuten) klingen oft auch ohne neuroleptische Therapie ab, und der Patient ist mit dieser Symptomatik vertraut.
- Eine akute Depression tritt typischerweise dann auf, wenn die Wirkung von Amphetaminen oder Kokain abklingt; eher chronische Formen von Depression und Apathie können mit jeder Droge primär oder sekundär assoziiert sein.

- Die meisten drogenabhängigen Patienten sind auch starke Trinker.
- Aufgrund von Angstzuständen, Schlafstörungen und anderen Nebenwirkungen des Suchtstoffabusus werden viele Drogenkonsumenten auch noch zusätzlich von Benzodiazepinen abhängig.

Untersuchung

- Blutbild, CRP, Leberenzyme, HbsAg im Serum, Hepatitis-C-Antikörper, HIV-Antikörper und ein Drogenscreening im Urin zählen zu den Basisuntersuchungen.
- Mit einer qualitativen Urinanalyse können u.a. folgende Drogen nachgewiesen werden:
  - Cannabis, Opiate (ausgenommen Buprenorphin, Tramadol und Dextropropoxyphen), Amphetamine, Benzodiazepine und Kokain. Wenn ein Nachweis von Buprenorphin als notwendig erachtet wird, sollte er eigens angefordert werden.
- Kodein (kodeinhaltige Antitussiva) sowie Paracetamol-Kodein-Kombinationspräparate können zu positiven Befunden führen.
- In Abhängigkeit von der klinischen Symptomatik können auch noch andere Labor- und Röntgenuntersuchungen angezeigt sein.

Schutzimpfungen

- Konsumenten intravenös applizierter Drogen und alle Personen, die mit ihnen in engem Kontakt stehen, sollten gegen Hepatitis A und B geimpft werden. Die Notwendigkeit für eine solche Schutzimpfung sollte immer zur Sprache gebracht werden, wenn die klinischen Befunde dazu Anlass geben.

Pharmakotherapie

- Die Gabe von Benzodiazepinen sollte vermieden werden; andererseits ist es wichtig, eine allfällige Benzodiazepinabhängigkeit zu diagnostizieren und eine entsprechende Behandlung einzuleiten.
- Besteht ein Krampfanfallsrisiko (Barbiturat- oder Benzodiazepinabhängigkeit, Konvulsionen in der Anamnese), sollte Carbamazepin eingesetzt werden (bei Hepatitis-C-Patienten hingegen Oxcarbazepin). Diese Medikamente können auch zur Behandlung von Aggressivitätsproblemen und Stimmungsschwankungen gegeben werden.
- Durch Amphetamine oder andere Stimulanzien verursachte Psychosen und Angstzustände können kurzzeitig mit Benzodiazepinen behandelt werden. Bei einer schweren Symptomatik erweist sich die Gabe von Haloperidol als wirksam. Die bei Amphetaminvergiftung auftretende Tachykardie und Hypertonie kann mit Clonidin (2–3 × tgl. 75–150 µg) behandelt werden (dämpft auch die Opiatentzugssymptome bei Polytoxicomanen) oder mit 20–40 mg Propanolol, 2–3 × tgl.
- Kurz wirksame Benzodiazepine sollten jeweils nur kurzzeitig (maximal 3 bis 5 Tage lang) zum Einsatz gelangen. Wenn die Insomnia lange andauert und ein gutes und gefestigtes Vertrauensverhältnis zwischen Arzt und Patient besteht, können Promazin oder sedierende tricyklische Antidepressiva rezeptiert werden, vorausgesetzt, der Patient hat keine Leber- oder Herzkrankung und es besteht keine unkontrollierte Polytoxikomanie
- Bei einer persistierenden Depression stellen zum Beispiel Citalopram und Sulpirid sichere Alternativen dar. Eine gleichzeitige Einnahme von Serotoninwiederaufnahmehemmern (SSRI) und Amphetaminderivaten kann zu gefährlichen Nebenwirkungen führen, die vermieden werden sollten.
- Das Thema „Entzug und Substitutionstherapie bei Opiatabhängigkeit" wird weiter unten behandelt.

Überweisung zur weiteren Behandlung

- Wenn der körperliche Zustand des Patienten eine sofortige Behandlung in einer spezialisierten Abteilung erfordert, wird der Patient gemäß den üblichen Kriterien dorthin überwiesen. Es ist jedoch schon in dieser frühen Phase sinnvoll, die Möglichkeiten zur Behandlung einer Abhängigkeit zu besprechen.
- Ist der Patient psychotisch, ist eine Überweisung zur psychiatrischen Behandlung erforderlich.
- Bei Minderjährigen rechtfertigt ein schwerer Missbrauch von Suchtmitteln eine Zwangseinweisung.
- Erkundigen Sie sich nach den Möglichkeiten einer Behandlung in ihrer Region und machen Sie diese Informationen in Ihrer Praxis verfügbar. Damit können Angst- und Hassgefühle beziehungsweise das Gefühl der Hilflosigkeit abgebaut und damit mehr psychische Ressourcen für die Behandlung mobilisiert werden.

Entzug und substitutionsgestützte Behandlung bei Opiatabhängigkeit

Entzugstherapie

- **Anmerkung: In Österreich darf eine ambulante Substitutionstherapie nur nach den gesetzlich festgelegten Regeln erfolgen, s. weiter oben!**
- Ein Kombinationspräparat mit Buprenorphin und Naloxon wird für die ambulante Entzugstherapie empfohlen, da der i.v. Missbrauch von reinem Buprenorphin häufig ist. Allerdings darf das Präparat nicht zur Entzugsbehandlung in der Schwangerschaft verwendet werden.

- Buprenorphin ist das Medikament der Wahl für einen Entzug bei Opiatabhängigkeit **Ⓐ**.
- Bei einem Opiatentzug wird die Medikation unter Aufsicht mit einer Einzeldosis von 2 bis 4 mg gestartet, wenn zumindest 6 Stunden seit der letzten Dosis Heroin vergangen sind. Hat der Patient Methadon genommen, so muss je nach der verwendeten Dosis mindestens eine Zeitspanne von 24 bis 48 Stunden verstrichen sein. Nach der Initialdosis sollte der Patient ca. 3–4 Stunden überwacht werden, um eventuelle Entzugssymptome, die durch das Medikament ausgelöst werden können, rasch zu erkennen (Buprenorphin kann einen Opiatentzug triggern, wenn der Patient in den letzten 24 Stunden ein lang wirksames Opioid eingenommen hat).
- Wenn der Entzugspatient Buprenorphin schon über einen längeren Zeitraum hinweg genommen hat, sollte sich die Entzugstherapie über 1 bis 2 Monate erstrecken und ausschleichend erfolgen. Buprenorphin kann als Initialmedikation zur Unterdrückung der Entzugssymptomatik gegeben werden, aber auch in der erforderlichen Dosierung und in der notwendigen Dauer bei Patienten eingesetzt werden, die an einer somatischen Erkrankung leiden und bei denen anderenfalls die Entzugssymptomatik den klinischen Zustand verschlechtern und die Therapie beeinträchtigen würde (nationale Vorschriftenlage beachten!).
- Clonidin oder Lofexidin (in Österreich nicht registriert) **Ⓒ** kann zur Steuerung von Entzugssymptomen bei leichter Opiatabhängigkeit gegeben werden, etwa bei Jugendlichen unter 18 Jahren, die nur kurz Opiate konsumiert haben. Weitere Indikationen für den Einsatz von Clonidin und Lofexidin sind:
    - Entzugssymptome zu Beginn einer Buprenorphinbehandlung, wenn der Patient bis dahin mit Methadon oder einem anderen lang wirkenden Opiatagonisten substituiert hat.
    - die Ausschleichphase einer Entzugsbehandlung mit Buprenorphin, wenn eine schwere Entzugssymptomatik vorliegt.
    - eine Zunahme der Entzugssymptome in jenen Fällen, in denen ein Umstieg von Buprenorphin auf Naltrexon nötig wurde **Ⓒ**.
- Die Startdosis für Clonidin beträgt 2–4 × 75–200 µg. Die maximale tägliche Dosis liegt bei 1–1,2 mg. Der Blutdruck muss unbedingt überwacht werden.
- Lofexidin wird zunehmend beim Opiatentzug eingesetzt, da das Medikament den Blutdruck nicht so stark absenkt und die Patienten offenbar diesen Wirkstoff bevorzugen. Die Dosis beträgt 1–2 Tabletten, die 2–3 × täglich bei einer maximalen Tagesdosis von 12 Tabletten (2,4 mg) gegeben werden (in Österreich nicht registriert).
- Bei einem Heroinentzug kann die Medikation über 7–10 Tage hinweg verabreicht werden. Bei Entzugssymptomen in der Ausschleichphase einer Buprenorphinbehandlung kann das Medikament während 2–3 Wochen eingesetzt werden. Sowohl bei Clonidin als auch bei Lofexidin ist eine Zusatzmedikation erforderlich: entzündungshemmende Analgetika, niedrig dosiertes Levomepromazin und häufig auch Loperamid gegen Diarrhö sowie niedrige Dosen von Benzodiazepinen.
- Eine schneller und erfolgreicher Opiatentzug ohne längere Substitutions- oder Erhaltungstherapie ist höchst unwahrscheinlich, wenn schon eine chronische Opiatabhängigkeit vorlag. Anstelle eines Kurzentzugs kann daher Buprenorphin auch für eine länger andauernde Entzugsbehandlung (1 Monat) oder für eine (bis maximal 12 Monate dauernde) Kurzzeitsubstitutionstherapie, deren Ziel der Entzug ist, eingesetzt werden. Diese Therapieoption eignet sich für abstinenzmotivierte Patienten, die sich jahrelang selbst mit Buprenorphin behandelt haben. Wenn auch ein derartiger langsamer Entzugsversuch erfolglos bleibt, kann die Medikation als Substitutionstherapie weitergegeben werden.

Substitutionstherapie
- Es kann eine Buprenorphin-Naloxon-Kombination **Ⓐ** oder Methadon zur Substitutionstherapie herangezogen werden **Ⓑ**. Das Medikament ist allerdings nicht für Schwangere geeignet. Mit täglichen Buprenorphindosen von 16 bis 24 mg lässt sich eine gute Compliance erzielen. Für eine Standardtherapie gelten 32 mg als tägliche Maximaldosis. Mäßig hohe Dosen von Methadon erwiesen sich als gleich effektiv wie hohe Dosen von Buprenorphin. Wenn hoch dosiertes Buprenorphin (16–32 mg/tgl.) nicht ausreicht, um das Craving nach Opiaten, nach Buprenorphin-Injektionen oder die Entzugssymptome zu unterdrücken, dann stellt die Gabe von Methadon die bessere Alternative dar.
- **Anmerkung: Im Rahmen des österreichischen Substitutionsprogramms kommen, vor allem bei Methadonunverträglichkeit, auch orale retardierte Morphine zum Einsatz.**
- Wenn mit Buprenorphin eine Substitutionstherapie durchgeführt werden soll, dann ist die Initialdosis gleich hoch wie beim Entzug (siehe oben). Die Dosis wird je nach Ansprechen täglich um 2–8 mg bis zur optimalen Behandlungsdosis von 12 bis 24 mg gesteigert. Hat der Patient regelmäßig mehr als 8 mg injizierbares Buprenorphin täglich verwendet, kann die Einstiegsdosis auch höher als 8 mg sein. Der Patient ist auf das Auftreten eines Cravings nach Opioiden und die Manifestation von Entzugssymptomen vor der

nächsten Dosis ebenso zu überwachen wie auf einen allfälligen Beikonsum injizierbarer Substanzen. Eine Benzodiazepineinnahme, die mit der Zeit zu einer Akkumulation geführt hat, wird bei Erreichen der optimalen Substitutionsdosis ausgeschlichen. Wurden die Benzodiazepine in sehr hohen Dosen eingesetzt, dann können sie beim Aufstocken der Buprenorphindosis eine Sedierung verursachen, sodass das Tempo der Dosissteigerungen verlangsamt werden muss.

- Die Medikation mit Methadon beginnt mit 10–20 mg je nach Zustand des Patienten. Während der ersten 24 Stunden beträgt die maximale Dosis 30–40 mg. Die Dosis wird sodann jeden Tag um 5 mg bis zu einer täglichen Dosis von 50 mg erhöht. Danach wird je nach Ansprechen das Intervall zwischen den Dosissteigerungen auf 3–7 Tage ausgedehnt. Es ist zu beachten, dass es sich im Gegensatz zu Buprenorphin bei Methadon um eine toxische Substanz handelt und die Dosisaufstockung erst nach 1 Woche zu einer Stabilisierung führt. Eine Wirkung, die jener von hoch dosiertem Buprenorphin entspricht, wird mit 60–80 mg Methadon erzielt. Bei der Mehrzahl der Patienten entwickelt sich jedoch in den ersten Behandlungswochen nach Erreichen der Stabilisierungsphase zunehmend eine Methadontoleranz, welche zu Entzugssymptomen führt und Dosissteigerungen erforderlich macht. Bei einer langfristig konzipierten Therapie ist daher die Methadondosis an die individuellen Gegebenheiten jedes Patienten anzupassen, wobei man im Regelfall mit 80–120 mg pro Tag gut auskommen wird **Ⓐ**.
- Die Wirkstoffeinnahme im Rahmen einer Substitutionstherapie findet in der Regel unter Aufsicht statt. Je nach der nationalen Vorschriftenlage kann aber auch eine „Mitgabe-Verordnung" zulässig sein. Eine solche setzt eine gute Compliance voraus. Der Wechsel zu eine Einnahme zu Hause kann erfolgen, wenn der Beigebrauch von Opioiden oder anderen Substanzen aufgehört hat, die richtige Dosis gefunden wurde, sich der Patient wohlfühlt und gelernt hat, die Kontrolltermine einzuhalten.
- Bei Buprenorphin kann der Patient nach ca. 1 Monat zu einer weniger häufig überwachten Verabreichung wechseln (jeden 2. Tag oder 3 × in der Woche erhält er im Behandlungszentrum 2–3 Tagesmengen). An einen Patienten mit guter Compliance kann ein Maximum von 8 Tagesdosen auf einmal abgegeben werden.
- Die Gefahr der Injektion ist bei der Kombination mit Naloxon geringer als bei reinem Buprenorphin. Daher kann bei der Verwendung des Kombinationspräparats die restriktive Mitgaberegelung gelockert werden und dem Patienten mehr Verantwortung für den korrekten Substanzgebrauch übertragen werden.
- Dem Patienten sollte ein Attest mitgegeben werden, das den rechtmäßigen Besitz der Substanzen für therapeutische Zwecke bestätigt. Diese Bestätigung sollte auch Dosierungs- und Aufbewahrungsvorschriften enthalten. Methadon muss in einem geschlossenen Behältnis aufbewahrt werden, da bei einem Erwachsenen, der nicht an Methadon gewöhnt ist, bereits eine Tagesdosis tödlich wirkt.
- **Anmerkung für Österreich: Die Medikation zur Substitution wird in der Apotheke unter Aufsicht eingenommen und nur innerhalb der erwähnten Substitutionsprogramme. „Mitgabe-Verordnung" ist bei Verlässlichkeit für maximal 1 Woche möglich.**
- Die Burprenorphin-Naloxon-Kombination wurde 2007 in der EU zugelassen. Aufgrund der bisherigen Erfahrungen und Forschungsergebnisse ist das Risiko der Injektion und eine Weitergabe innerhalb der Straßenszene geringer als bei anderen Substitutionsmitteln. Das kann in Zukunft flexiblere Formen der substitutionsgestützten Behandlung ermöglichen. Klinische Versuche mit Depotformen von Buprenorphin bzw. mit Implantaten sind im Gange, was für die Zukunft eine noch sicherere Substitutionstherapie erwarten lässt.
- **Anmerkung für Österreich: Es wird wiederum auf das österreichische Substitutionsprogramm verwiesen, s.o.**

Erhaltungstherapie

- Buprenorphin und Methadon können bei Opiatabhängigen, bei denen eine erfolgreiche Entzugsbehandlung nicht zu erwarten ist, auch als Erhaltungtherapie verabreicht werden. Der Allgemeinzustand der Patienten kann verbessert und z.B. das Risiko der Infektionsausbreitung verringert werden. Die weitere Entwicklung der organisierten und kontrollierten Abgabe in einer Substitutions- und Erhaltungstherapie ist auch eine Maßnahme gegen das weltweite Netzwerk des illegalen Drogenhandels und -schmuggels.

40.12 Doping mit Steroiden

Anmerkung: Viele der genannten Substanzen sind in Österreich nicht registriert. Wegen der Internationalisierung des illegalen Marktes wurden diese und auch die entsprechenden Handelnamen belassen.

Zielsetzungen

- Wenn ein junger Leistungssportler oder ein Hobbykraftsportler eine behandlungsbedürftige

- Akne entwickelt, ist daran zu denken, dass der Patient eventuell anabole Steroide genommen hat, ebenso, wenn er über Infertilität, Verlust des sexuellen Verlangens, kardiale Symptome, Depressionen, unkontrollierte Wutausbrüche oder Schlafstörungen klagt.
- Es sollte insbesondere auch zu denken geben, wenn die Person zusätzlich eine gut entwickelte Muskulatur und auch noch andere Anabolikanebenwirkungen aufweist.
- Vor Beginn einer Aknetherapie sollte jedenfalls die Verwendung von anabolen Steroiden ausgeschlossen werden.
- Denken Sie daran, dass es bei Steroidkonsumenten zu Herzerkrankungen bis zum akuten Herzinfarkt kommen kann!

Präparate

- Alle Steroide, die für das Doping eingesetzt werden, haben sowohl androgene als auch anabole Wirkungen. Das Spektrum der für nicht therapeutische Zwecke verwendeten anabolen Substanzen, die auf dem Schwarzmarkt erhältlich sind, umfasst unter anderen folgende Präparate:
- Nandrolon
  - Das am häufigsten verwendete injizierbare anabole Steroid.
  - Methandrostenolon-Präparate werden am Schwarzmarkt etwa unter den Namen Silabolin, Deca-Durabolin, Retabolin und Laurobolin verkauft.
  - Bei Dopingtests noch lange nach der Verabreichung nachzuweisen.
- Methandrostenolon
  - Das am häufigsten verwendete perorale anabole Steroid.
  - Ist als 5- oder 10-mg-Tabletten auf dem Schwarzmarkt, etwa unter den Namen Dianabol, Anabol, Anabolin, Methandrostenolon und Metabolin.
- Testosteron und Testosteronderivate
  - Die am häufigsten konfiszierte anabole Substanz.
  - Auf der Straße werden einige Präparate osteuropäischer Herkunft verkauft. Kommerzielle injizierbare Präparate sind z.B. Androxon, Estandron Prolongatum, Omnadren, Primodian-Depot, Primoteston-Depot, Restandol, Sustanon, Panteston, Testen, Testoviron depot und Undestor. Das „populärste" Präparat ist Sustanon 250 mit einer breiten Palette von Nachahmungsprodukten.
  - Testosteron Undecanoat (Panteston) ist ein oral verabreichtes Testosteronderivat. Unter dem Spitznamen „Schokoladerosinen" ist Panteston bei Athleten populär, da es in Dopingtests nur kurz nach der Anwendung nachweisbar ist.
- Trenbolon
  - Ein injizierbares Nandrolon-Derivat, das auf der Straße verkauft wird (Parabolan, Finajet). Trenbolon wird nicht aromatisiert und verursacht daher weniger oft eine Gynäkomastie als z.B. Testosteron.
- Stanozolol
  - Wird sowohl injiziert als auch als Tablette verabreicht.
  - Die bekanntesten Handelsnamen sind Stromba und Winstol.
- Oxymetholon
  - Verwendung als Tabletten
  - Die bekanntesten Handelsnamen sind Anapolon, Anadrol und Androlic.
  - Wie andere anabole Steroide, die als Tabletten verwendet werden, hat Oxymetholon einen stärkeren Einfluss auf die Leber als injizierte anabolische Steroids.
- Oxandrolone
  - nur als Tablette; meist unter dem Handelsnamen Anavar
- Fluoxymesterone
  - als Tablette
  - Der bekannteste Handelsname ist Halotestin.
- Tamoxifen und Clomiphen
  - Östrogenrezeptorantagonisten, die zur Vermeidung einer Gynäkomastie während des Einsatzes von anabolen Steroiden verwendet werden.
- Humanes Choriongonadotropin
  - Wird verwendet, um die körpereigene Testosteronproduktion am oder gegen Ende einer Steroidverwendungsphase anzukurbeln.
- Insulin
  - Insulin wird im Zusammenhang mit Steroiddoping verwendet, um anabole Wirkung zu erreichen und die durch Steroide und Wachstumshormone verursachte Insulinresistenz zu verringern. Insulinüberdosierung führt sehr rasch zu Hypoglykämie und Bewusstlosigkeit.
- Clenbuterol
  - Oraler Beta-2-Agonist zur Behandlung von Asthma (auch bei Pferden). Die häufigsten Handelsnamen sind Ventipulmin, Spiropent und Clenbuterol, enthalten auch in Mucospas.
  - Erhöht den Proteingehalt quergestreifter Muskeln und fördert die Mobilisierung des Muskelglykogens und der Körperfettdepots. Die Größe der Muskelzellen nimmt zu, während ihre Anzahl gleich bleibt.
- Wachstumshormon
  - Hat anabole Wirkung. Die häufigsten Handelsnamen der durch DNA-Rekombinationstechnik hergestellten Präparate sind Genotropin, Norditropin, Humatrope und Saizen. Das ge-

genwärtig am häufigsten konfiszierte Produkt ist aber das chinesische Jintropin.
- Die auf dem Schwarzmarkt am häufigsten anzutreffende Zubereitung ist menschlichen Ursprungs, ihre Langzeitverwendung wird mit dem Risiko einer Creutzfeldt-Jacob-Erkrankung in Verbindung gebracht.
- Verursacht Arthralgien, Ödeme und Cardiomyopathien.

Häufige Nebenwirkungen

Subjektive Nebenwirkungen
- Vermehrtes aggressives Verhalten
- Stimmungsschwankungen:
  - Euphorie (Omnipotenz)
  - Depression (meist nach Absetzen)
  - Wahnvorstellungen
  - Schlafstörungen (meist nach Absetzen)
- Gesteigerte Libido, später Impotenz
- Spastizität
- Kopfschmerzen
- Schwindelgefühl
- Übelkeit

Urogenitale Nebenwirkungen
- Bei Männern:
  - Dysurie
  - Hodenschmerzen
  - Oligozoospermie oder Azoospermie
  - Prostatahypertrophie
  - Prostatakarzinom
  - Gynäkomastie
- Bei Frauen:
  - Schrumpfen der Brüste
  - Tiefere Stimme
  - Zyklusstörungen, Amennorhö
  - Vergrößerung der Klitoris
  - Uterusatrophie
  - Teratogene Wirkungen (Pseudohermaphroditismus, Tod des Fetus)

Hepatische Nebenwirkungen
- Anstieg der Transaminasenwerte
- Cholestase
- Anstieg des LDL-Cholesterinspiegels
- Absinken des HDL-Cholesterinspiegels
- Peliosis hepatis (blutgefüllte Zysten in der Leber)
- Benigne Tumoren
- Rupturen von hepatischen Tumoren
- Karzinome
- Hepatisches Koma

Muskuloskeletale Nebenwirkungen
- Gesteigerte Verletzungsanfälligkeit
- Vorzeitiger Epiphysenschluss (diese jungen Menschen werden nie ihr volles Wachstumspotenzial erreichen)

Kardiovaskuläre und vaskuläre Nebenwirkungen
- Erhöhter Blutdruck
- Kardiomyopathie
- Direkte toxische Wirkungen (kardiovaskuläres Ereignis)
- koronare Herzerkrankung
- Arrhythmien

Endokrine Nebenwirkungen
- Gestörte Glukosetoleranz und Insulinresistenz
- Veränderungen in der Schilddrüsenfunktion

Dermatologische Nebenwirkungen
- Seborrhö, fettige Haut und fettiges Haar
- Komedonen, Talgzysten
- Papulopustulöse oder zystische Akne oder Rosazea
- Furunkulose, Follikulitis, Pyodermie, Abszesse (von kontaminierten Nadeln)
- „Male pattern" Alopezie (bei Frauen, irreversibel)
- Hirsutismus im Gesicht und am Körper (bei Frauen)
- Striae

Immunologische Nebenwirkungen
- Eine reduzierte Immunglobulin-A-Konzentration kann zu einer gesteigerten Infektionsanfälligkeit führen.

Untersuchungen
- Serum-ALT, Serum-AST
- Cholesterinspiegel, HDL-Cholesterin im Serum
- Serumtriglyceride
- Ultraschalluntersuchung der Leber
- Spermiogramm
- Serum-Testosteron, FSH, LH, Sexualhormon bindendes Globulin (SHBG)
- EKG; Thoraxröntgen

Entzug
- Warnung vor den Risiken, die mit einem Steroidmissbrauch einhergehen.
- Der Patient sollte darüber informiert werden, dass das Absetzen von Steroiden nach vielen Wochen der Anwendung Müdigkeit, Depressionen und Impotenz hervorrufen kann.

Kontrollen
- Serum-SHBG, Serum-LH
- Gegebenenfalls Überwachung der Leberfunktion
- Überweisung an einen Sportmediziner

40.20 Raucherentwöhnung

Siehe dazu Internetseite www.oegam.at/upload/1058_%D6GAM%20Konsensus%20Raucher_Update_final.pdf

- 7 von 10 Rauchern würden gerne aufhören zu rauchen. Im Durchschnitt kommt es jedoch erst nach 3–4 Anläufen zu einer Raucherentwöhnung.
- Der bloße Rat eines Arztes, mit dem Rauchen aufzuhören, erwies sich schon oft als wirksam Ⓐ, eine 3 Minuten dauernde Kurzintervention erzielte einen noch besseren Erfolg. Daher wurden in den USA Merkschemata für mögliche Hilfen des Arztes bei der Raucherentwöhnung entwickelt (z.B. „The Six A's Approach" – siehe weiter unten).
- Eine Nikotinersatztherapie erhöht die Erfolgsquote bei einer Raucherentwöhnung auf das 1,5- bis 2fache Ⓐ.
- Bupropion ist mindestens so wirksam wie Nikotinersatztherapie Ⓐ, Vareniclin könnte noch besser wirksam sein als Bupropion Ⓐ
- Nikotinabhängigkeit (F17.2) ist hinsichtlich der pharmakologischen und Verhaltenskontrollfaktoren ähnlich wie andere Formen der Substanzabhängigkeit.
- 14% aller Todesfälle sind auf Erkrankungen zurückzuführen, die mit dem Rauchen in Zusammenhang stehen, und 50% der Raucher werden an Krankheiten sterben, die durch Rauchen verursacht werden (40.21).
- Die Mehrheit der Raucher (80%) sucht mindestens 1 × jährlich ihren Hausarzt auf, aber nur etwa 20% von ihnen werden bei dieser Gelegenheit aufgefordert, mit dem Rauchen aufzuhören.
- Initiativen zur Raucherentwöhnung sollten in der Gesundheitspolitik eines jeden Staats („Public Health") einen festen Platz haben Ⓒ.

Raucherentwöhnung

Stadienmodell der Verhaltensänderung

- Eine Motivation zu einer Lebensstilveränderung wurde im „Stages of Change"-Modell von Prochaska und DiClemente beschrieben (siehe Abb. 40.20):
  - Raucher im Stadium „stabiler Raucher" (Apathie, Ablehnung) sind nicht bereit, mit dem Rauchen aufzuhören.
  - Raucher in einem Stadium der „Vorüberlegung" haben die Absicht, bald aufzuhören.
  - Raucher in der „Vorbereitungsphase" wollen definitiv aufhören und haben schon einen Plan, wie sie das umsetzen wollen.

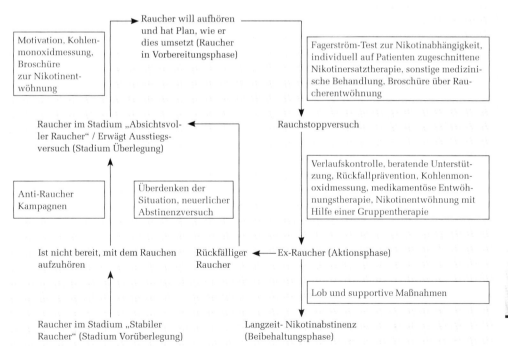

Abb. 40.20 Der Prozess der Raucherentwöhnung und seine Stadien und die verschiedenen Interventionen während des Prozesses (nach Prochaska JO und DiClemente CC „Stages and processes of self-change in smoking: towards an interactive model of change". J Consult Clin Psychol 1983; 51: 390-5; adaptiert).

- ○ „Aktionsphase" (Nikotinentwöhnung) und
- ○ „Erhaltungsphase" (Langzeitnichtraucher)
- Sie sollten abklären, in welchem Stadium sich der Patient befindet, um ihn bestmöglich unterstützen und motivieren zu können **C**.
- Die Kurzinterventionsmethode des „Motivational Interviewing" kann die Bereitschaft des Patienten, seinen Willen und seine Fähigkeit, seinen Lebensstil zu ändern, verstärken.
- Es ist zu akzeptieren, dass eine Nikotinentwöhnung ein langwieriger Prozess ist.

Gesundheitliche Vorteile des Nichtrauchens
- Kohlenmonoxid verschwindet in 1 Tag aus dem Blut, Nikotin in 2 Tagen.
- Husten und Schleimprodukion werden innerhalb von 1–2 Monaten leichter und die Lungenfunktion verbessert sich signifikant innerhalb 2–3 Monaten nach dem Aufhören.
- Das subjektive Stressniveau wird abgesenkt, was sich sowohl auf die Schlafquantität als auch die -qualität positiv auswirkt.
- Das Risiko für einen Myokardinfarkt wird sich innerhalb von 5 Jahren halbieren und jenes für Lungenkrebs innerhalb von 10 Jahren. Die Sterblichkeit an ischämischer Herzkrankheit verringert sich um über 30% **C**.
- Das Risiko für einen Schlaganfall sinkt in 5–15 Jahren auf das Niveau eines Nichtrauchers.
- Bei einer chronisch obstruktiven Lungenerkrankung wirkt sich ein Rauchstopp zu jedem Zeitpunkt günstig auf die Prognose aus.

Nikotin-Entzugssymptome
- Ein Rauchstopp wird bei der Mehrzahl der Betroffenen zu verschiedenen Entzugssymptomen führen, die im Allgemeinen durch das Absinken der Nikotinkonzentration im Körper hervorgerufen werden. Dazu gehören:
  - ○ Reizbarkeit
  - ○ Ungeduld
  - ○ heftiges Verlangen nach einer Zigarette („Craving")
  - ○ Rastlosigkeit
  - ○ Beeinträchtigung der Konzentrationsfähigkeit
  - ○ Schlaflosigkeit
  - ○ Kopfschmerzen
  - ○ Heißhunger
- Die Symptome treten erstmals innerhalb von 2 bis 12 Stunden nach dem Rauchstopp auf, erreichen ihren Höhepunkt in den Tagen 1 bis 3 und halten durchschnittlich 3 bis 4 Wochen lang an.
- Die Dauer der Entzugssymptomatik weist eine sehr große interindividuelle Schwankungsbreite auf. Sie kann nicht aufgrund der Anzahl der gerauchten Zigaretten oder aufgrund des Ergebnisses eines Nikotinabhängigkeitstests (z.B. des Fagerström-Tests) prognostiziert werden.
- Kaffee kann möglicherweise Entzugssymptome verstärken.

Gewichtszunahme
- Nach einer Nikotinentwöhnung muss mit einer Gewichtszunahme gerechnet werden.
- Die durchschnittliche Gewichtszunahme während der ersten 6–12 Monate nach dem Rauchstopp beträgt bei Männern 2,8 kg und bei Frauen 3,8 kg. 10% der Männer und 13% der Frauen werden jedoch mehr als 13 kg zunehmen.
- Dem Patienten ist zu raten, sein Gewicht durch eine ausgewogene Ernährung und gesteigerte körperliche Aktivität unter Kontrolle zu halten, das Hauptaugenmerk sollte jedoch immer auf die Raucherentwöhnung gelegt werden, und nicht auf das Gewichtsmanagement.
- Eine Nikotinersatztherapie, insbesondere Nikotinkaugummi, verhindert möglicherweise die Gewichtszunahme.

Patientenführung
Kurzintervention
- Allen Rauchern sollte die Möglichkeit gegeben werden, sich mit ihrem Arzt über ihren Nikotinkonsum auszusprechen.
- Als unterstützende Maßnahme für die Raucherentwöhnung ist eine 3-minütige Kurzberatung effektiver als die bloße Empfehlung, das Rauchen aufzugeben **A**.
- „Six A's Approach":
  1. (A1 = „Ask") FRAGEN Sie jeden Patienten routinemäßig mindestens 1 × im Jahr nach seinem Nikotinkonsum.
     - Dies kann leicht im Rahmen einer ärztlichen Untersuchung geschehen oder bei der Einleitung von Behandlungs- oder Vorbeugungsmaßnahmen.
  2. (A2 = „Assess") BEURTEILEN Sie, ob der Patient wirklich bereit und ernsthaft gewillt ist, mit dem Rauchen aufzuhören. Fragen Sie nach früheren Entwöhnungsversuchen (wie erfolgreich, wie kam es zum Rückfall etc.).
  3. (A3 = „Account") Machen Sie sich AUFZEICHNUNGEN über den Nikotinstatus.
     - Vorzugsweise im Rahmen der von Ihnen geführten Krankengeschichte, der sie beipielsweise ein eigenes Blatt über den Nikotinstatus beifügen können.
     - Notieren sie die spezifischen Rauchgewohnheiten: Zigarren, Zigaretten, Schnupftabak, Pfeife.
     - Wie viel raucht der Patient?
     - Seit wann raucht der Patient? Anzahl der Packungsjahre (z.B. 20 Jahre lang ½ Packung am Tag = 10 Packungsjahre)
  4. (A4 = „Advise") BERATEN/ERMUNTERN/ MOTIVIEREN Sie den Patienten, mit dem

Rauchen aufzuhören, und leiten Sie, wenn notwendig, eine Behandlung ein.
- Wenn Sie der Überzeugung sind, dass ein Nikotinstopp die Prognose einer speziellen Erkrankung des Patienten verbessert, machen Sie ihm das eindringlich klar.
- Bereiten Sie den Patienten auf Situationen vor, in denen die Versuchung, zu rauchen, groß sein wird, und erwähnen Sie mögliche Entzugssymptome.
- Besprechen Sie mit dem Patienten, welche Therapieoptionen zur Verfügung stehen.
5. (A5 = „Assist") UNTERSTÜTZEN und helfen Sie dem Patienten bei seinem Entwöhnungsversuch.
- Positives Feedback ist wesentlich für einen erfolgreichen Rauchstop.
- Jeder rauchfreie Tag ist ein Erfolg und rechtfertigt eine weitere Motivation.
- Wenn nötig, überweisen Sie den Patienten an Spezialeinrichtungen (Gruppenprogramme, auf Raucherentwöhnung spezialisierte Krankenschwester, regionale Beratungsstellen).
6. (A6 = „Arrange") PLANEN Sie die Nachsorgetermine für die Verlaufskontrolle ein.

Begleitung und Unterstützung
- Eine individuelle Beratung ist effektiv **A**.
- Je höher die Zahl der Kontakte mit dem Patienten, je länger die Dauer des Interventionsprozesses, je stärker fächerübergreifend die Kontakte und je individueller die Intervention, desto höher ist offenbar die Erfolgsrate einer Nikotinentwöhnung.
- Telefonische Beratung bringt einen zusätzlichen Effekt.
- Auch die Beratung durch eine Praxismitarbeiterin allein hat einen positiven Effekt.
- Eine organisierte schrittweise Einschränkung des Tabakkonsums könnte unter Umständen Erfolg versprechend sein **C**.

Raucherentwöhnung in der Gruppe
- Eine geeignete Gruppengröße umfasst etwa 8–12 Personen.
  ○ Eine Sitzung sollte ca. 1½ Stunden dauern, und die Gruppe sollte sich über einen Zeitraum von 6 bis 10 Wochen hinweg 6–10 × treffen, wie im Gruppenprogramm festgelegt. Dieses sollte
    - abwechslungsreich und flexibel sein,
    - einen Stufenbau aufweisen,
    - sich an den Bedürfnissen der Gruppenmitglieder orientieren.
  ○ Verhaltenstherapeutisch orientierte Gruppenarbeit hat im Vergleich zu Selbsthilfeprogrammen oder Kurzinterventionen eindeutig bessere Ergebnisse gebracht **A**.

Tabelle 40.20. 2-Fragen-Test nach Fagerström zur Nikotinabhängigkeit

Frage	Zeit/Zigarettenzahl	Punkte
Wie viele Minuten vergehen morgens nach dem Aufstehen bis zur ersten Zigarette?	bis 6 Minuten	3
	6–30 Minuten	2
	31–60 Minuten	1
	mehr als 60 Minuten	0
Wie viele Zigaretten rauchen Sie am Tag?	weniger als 10	0
	11–20	1
	21–30	2
	mehr als 30	3

Testauswertung:
Gesamtpunktezahl 0–1 = geringe Nikotinabhängigkeit,
2 Punkte = mäßige Nikotinabhängigkeit,
3 Punkte = schwere Nikotinabhängigkeit,
4–6 Punkte = extreme Nikotinabhängigkeit.

  ○ Das „Stadienmodell der Verhaltensänderung" kann auch mit der Gruppe durchgearbeitet werden **C**.
  ○ Der Gruppenleiter muss sich sorgfältig auf jede Sitzung vorbereiten und selbst über eine entsprechende Ausbildung verfügen.

Medikamentöse Entwöhnungshilfen
Nikotinersatztherapie
- Eine Nikotinsubstitution mildert die Entzugssymptome deutlich.
- Kontrolltermine und Unterstützung sollten besonders in den ersten Tagen angeboten werden.
- Alle Formen der Nikotinersatztherapie (Nikotinkaugummi, transdermale Nikotinpflaster, Nikotinnasensprays, Nikotininhaler, sublinguale Tabletten und Lutschtabletten) liefern gute Ergebnisse und steigern die Erfolgsaussichten der Raucherentwöhnung auf das 1½- bis 2fache **A**.
- Allen Rauchern, die mehr als 10 Zigaretten täglich rauchen, sollte eine Nikotinersatztherapie ans Herz gelegt werden. Der Grad der Nikotinabhängigkeit kann mit dem Fragerström-Test ermittelt werden, Tabelle 40.20.
- Die Dosierung der Nikotinssubstitution muss ausreichend hoch gewählt werden, da der „peak effect" des Nikotins aus Tabak innerhalb 1 Minute eintritt, während der Peak bei der Nikotinersatztherapie erst nach 30 Minuten erreicht wird.
- Die empfohlene Dauer der Behandlung liegt bei 3–6 Monaten.
- Ein geeignetes Produkt/geeignete Produkte wird/werden individuell nach dem Grad der Abhängigkeit und der Lebenssituation sowie den Vorlieben des Patienten ausgewählt. Zum Beispiel:
  ○ Für einen stark nikotinabhängigen Raucher 8–12 Stück eines 4-mg-Nikotinkaugummis am Tag.
  ○ Anfänglich für 3 Monate das stärkste Nikotinpflaster, gefolgt von 3 Wochen mit einem

- mittelstarken Pflaster und schließlich das schwächste Pflaster.
    - 8–12 Lutschtabletten (maximal 30 der 1 mg oder 15 der 2 mg Lutschtabletten täglich) oder 4–6 Inhalationskapseln (maximal 12 Kapseln täglich).
- Gute Anleitung zur Verwendung der Produkte ist entscheidend, da unangenehme Nebenwirkungen oft durch inkorrekten Gebrauch entstehen, z.B. das zu rasche Kauen des Kaugummis.
- Verschiedene Applikationsformen können kombiniert werden. Eine Kombination von Pflaster mit entweder Kaugummi oder Nasenspray ist Erfolg versprechender als jedes Produkt für sich allein.
- Eine Nikotinersatztherapie, auch wenn sie für eine lange Zeit angewendet wird, ist weniger gesundheitsschädlich als Rauchen.
- Der Nikotinkaugummi sollte schließlich langsam ausgeschlichen oder durch Nikotinpflaster ersetzt werden, weil es bereits Berichte über die Entwicklung einer Abhängigkeit gegenüber Nikotinkaugummi gibt; bei Pflastern hingegen ist nichts Derartiges bekannt.
- Eine Nikotinsubstitution kann auch von Patienten mit einer KHK sicher genutzt werden. Relative Kontraindikationen bestehen bis 2 Wochen nach einem Myokardinfarkt, bei instabiler Angina pectoris und schweren Herzrhythmusstörungen.
- Nikotinersatzprodukte stellen für Schwangere und während der Stillzeit eine bessere Alternative dar als Rauchen. In diesem Fall werden kurz wirkende Präparate empfohlen **Ⓑ**.

Bupropion

- Bupropion hat sich bei der Raucherentwöhnung als wirksam erwiesen **Ⓐ**.
- Die Dosierung für die 1. Woche beträgt 1 × 150 mg tgl. Von der 2. Woche an 2 × 150 mg tgl. Für den Rauchstopp wird ein Stichtag innerhalb der 1. oder 2. Woche der Behandlung festgelegt. Die Behandlung erstreckt sich über 7–9 Wochen.
- Die Wirkung beruht auf einer selektiven Blockierung des neuronalen Reuptakes von Katecholaminen (Noradrenalin and Dopamin).
- Unterstützung und Nachsorge bilden einen Teil der Therapie.
- Eine Kombination von Bupropion und einer Nikotinersatztherapie ist möglich.
- Bupropion neigt in höheren Dosen zur Auslösung von Krampfanfällen. Es ist daher bei Patienten mit Krampfanfällen in der Anamnese kontraindiziert. Besondere Vorsicht ist angebracht bei der gleichzeitigen Gabe von Medikamenten, die zu einer Senkung der Krampfschwelle führen können (Antipsychotika, Antidepressiva, Malariamittel, Chinolone, sedierende Antihistamine, Tramadol, Theophyllin, systemische Kortikosteroide oder blutzuckersenkende Antidiabetika), sowie bei Alkoholabhängigen oder Patienten mit Schädelhirntrauma in der Anamnese.

Vareniclin

- Vareniclin ist eine wirksame Substanz zur Raucherentwöhnung **Ⓐ**.
- Die Wirkung beruht auf einer partiellen Aktivierung von Nikotinrezeptoren.
- Die Behandlung wird 1–2 Wochen vor dem Rauchstopp begonnen und die Dosis im Laufe der 1. Woche schrittweise bis zur empfohlenen Dosis von 2 × 1 mg tgl. gesteigert. Die Gesamtbehandlungsdauer beträgt 12 Wochen.
- Unterstützung und Nachsorge bilden einen Teil der Therapie.
- Sollte bei schwerer Niereninsuffizienz nicht verwendet werden.
- Kann Übelkeit verursachen.
- Aufgrund des Wirkungsmechanismus von Vareniclin ist eine Kombination mit Nikotinersatztherapie nicht logisch und kann die unangenehmen Nebenwirkungen von Nikotin verstärken.

Andere Medikamente

- **Rimonabant** ist in der Raucherentwöhnung wirksam **Ⓒ**.
  - Die Behandlung der Nikotinabhängigkeit ist keine Zulassungsindikation der Substanz.
  - Die Wirkung wird über das Endocannabinoidsystem vermittelt.
  - Kann mit einer Nikotinersatztherapie kombiniert werden.
  - Dosierung und Anwendung wie in der Behandlung der Adipositas.
  - Sollte bei Patienten mit einer mittleren bis schweren Depression nicht angewendet werden. Sorgfältige Behandlung und engmaschige Kontrolltermine bei Patienten mit Depression oder Angststörung in der Anamnese.
  - Kann Depression, Ängstlichkeit, Übelkeit, Schwindel und Schlaflosigkeit hervorrufen oder zu Infektionen des oberen Respirationstraktes prädisponieren.
- **Nortriptylin** ist bei der Raucherentwöhnung wirksam **Ⓐ**.
  - Die Behandlung der Nikotinabhängigkeit ist keine Zulassungsindikation der Substanz.
  - Dosierung 75–100 mg/Tag. Die Dosis wird am Anfang titriert.
  - kostengünstig
- Andere Antidepressiva als Bupropion und Nortriptylin sind bei der Raucherentwöhnung nicht wirksam **Ⓐ**.
- Anxiolytika sind bei der Nikotinentwöhnung nicht wirksam **Ⓐ**.

- Es liegen keine Beweise für die Wirksamkeit von Naltrexon für eine langfristige Nikotinabstinenz vor **Ⓑ**.
- Weder Akupunktur **Ⓑ** noch Hypnose sind wirksame Behandlungsformen. Körperliches Training kann als Teil der Entzugsbehandlung hilfreich sein **Ⓒ**.
- Nikotin erhöht die Aktivität des Enzyms CYP1A2 und beschleunigt dadurch die Ausscheidung bestimmter Substanzen. Es wurde gezeigt, dass Rauchen zu einer klinisch signifikanten Absenkung der Plasmaspiegel der folgenden Medikamente führt: Theophyllin, Tacrin, Flecainid, Propoxyphen, Propranolol, Atenolol, Nifedipin, Benzodiazepine, Chlordiazepoxid, Heparin, tricyklische Antidepressiva, Haloperidol und Clozapin. Nach einem Rauchstopp kann es daher zu einer Veränderung der Plasmakonzentrationen kommen.

40.21 Die wichtigsten Gesundheitsrisiken des Rauchens

Nikotinkonsum und Gesundheitsrisiken

- Männliche Raucher haben, verglichen mit Nichtrauchern, ein 1,7 × höheres Risiko vorzeitig zu sterben. Bei Raucherinnen erhöht sich das Risiko um den Faktor 1,3 bis 1,9 **Ⓐ**. Das Ausmaß des zusätzlichen Risikos korreliert mit der Anzahl der konsumierten Zigaretten und der Zahl der Raucherjahre. Nach einer Nikotinkarenz sinkt das Risiko wieder **Ⓐ**.
- Das Risiko, an Lungenkrebs zu erkranken, ist bei Rauchern im Schnitt auf das 12fache erhöht, steigt aber bei erhöhtem Konsum noch stärker an. Rauchen erhöht das Risiko für Karzinome des Mundes, des Ösophagus, der Blase, der Nieren und der Bauchspeicheldrüse. Gleichzeitig beeinträchtigt es die Wirksamkeit von antineoplastischen Medikamenten.
- Erhöht ist weiters das Risiko eines Myokardinfarkts und von zerebrovaskulären Erkrankungen. Bei Frauen unter oraler Kontrazeption erhöht Rauchen synergistisch das Risiko für thromboembolische Komplikationen.
- Das Schlaganfallrisiko steigt an.
- Das Risiko, eine Demenz zu entwickeln, ist möglicherweise ebenfalls erhöht.
- Rauchen kann das durch eine Chemikalienexposition am Arbeitsplatz bedingte Risiko additiv oder synergistisch verstärken und damit die Wahrscheinlichkeit, eine Berufskrankheit zu entwickeln, erhöhen.
- Die perinatale Mortalität und das Risiko eines plötzlichen Kindstods sind bei einer Mutter, die raucht, erhöht.

Das Rauchen und seine schädlichen Auswirkungen

- Rauchen verursacht Arteriosklerose und damit unter anderem auch eine Claudicatio intermittens. Rauchen kann auch zu Impotenz führen, weil die Blutzirkulation im Penis gestört sein kann.
- Rauchen bewirkt eine ständige Irritation der Atemwege. Chronische Bronchitis, COPD und Emphysem kommen bei Rauchern weitaus häufiger vor als bei Nichtrauchern.
- Raucher leiden häufiger an akuten Infekten des Respirationstrakts als Nichtraucher.
- Auch an Magengeschwüren erkranken Raucher häufiger. Ein Rauchverzicht verhindert Ulkusrezidive gleich wirksam wie eine effektive medikamentöse Therapie.

Passivrauchen

Krebsrisiko

- Passivrauchen erhöht das Lungenkrebsrisiko um etwa 25%. Dass es dadurch auch zu einer Erhöhung des individuellen Risikos kommt, konnte ebenfalls gezeigt werden.

Kardiovaskuläre Erkrankungen

- Eine Tabakrauchexposition erhöht das Risiko für eine koronare Herzkrankheit. Neue Studien haben gezeigt, dass bei Rauchern das Risiko für ein koronares Ereignis in einer Population um 25–30% höher ist als bei nicht exponierten Personengruppen. Das Risiko für die Gesamtheit der Passivraucher beträgt etwa die Hälfte des zusätzlichen Risikos von Aktivrauchern. Das Risiko ist dosisabhängig, d.h. es steigt mit zunehmender Exposition. Anders als beim Lungenkrebs wurde eine Erhöhung des Risikos auch auf der individuellen Ebene noch nicht nachgewiesen. Unter dem Gesichtspunkt der Volksgesundheit ist jedenfalls die Erhöhung des KHK-Risikos bedeutsamer als das erhöhte Lungenkrebsrisiko, da die koronare Herzkrankheit eine höhere Prävalenz aufweist.
- Obwohl die Datenlage hinsichtlich einer Verbindung zwischen Passivrauchen und Schlaganfallrisiko noch dürftig ist, scheint eine solche doch in einem ebenso hohen Ausmaß gegeben zu sein wie zwischen Rauchen und koronarer Herzkrankheit.

Weitere schädliche Auswirkungen des Rauchens auf den Respirationstrakt (zusätzlich zum Lungenkrebsrisiko)

- Passivrauchen verursacht entzündliche Veränderungen der Atemwege, die nicht nur zur Entwicklung von respiratorischen Symptomen und Beeinträchtigungen der Lungenfunktion, sondern auch zum Auftreten von Asthma führen können. Eine Tabakrauchexposition unterdrückt auch die Immunantwort und die Funktion des Flimmerepithels, was die Anfälligkeit für Atemwegsinfektionen erhöht.
- Bei Kindern führt die Rauchexposition zu einer gesteigerten Anfälligkeit für Infekte des Respirationstrakts und zu einem erhöhten Asthmarisiko. Bei Kindern, die bereits an Asthma leiden, kann Passivrauchen eine Exazerbation der Erkrankung auslösen.
- Auch bei Erwachsenen kann eine Rauchexposition das Risiko für Asthma und COPD erhöhen. Es gibt weiters deutliche Hinweise darauf, dass Passivrauchen mit einer erhöhten Anfälligkeit für invasive Pneumokokkeninfektionen verbunden ist.

Weitere schädliche Wirkungen des Rauchens

- Nikotin verursacht eine starke Abhängigkeit, die vergleichbar ist mit einer Abhängigkeit von Rauschmitteln.
- Bei einer Schwangeren, die raucht, wird das Wachstum des Fetus verlangsamt. Kinder von rauchenden Müttern wiegen bei der Geburt um etwa 200 g weniger als Kinder von Nichtraucherinnen.
- Es besteht eine direkte Korrelation zwischen der Menge des in die Muttermilch übertretenden Nikotins und der Höhe des Zigarettenkonsums.
- Rauchen kann die klinische Wirkung von verschiedenen Medikamenten verändern. Histamin-H2-Blocker verhindern ein Ulkusrezidiv bei Rauchern weniger effektiv als bei Nichtrauchern. Nikotin beeinträchtigt die Wirksamkeit von Medikationen gegen Angina pectoris und von Diuretika und beschleunigt den Abbau einer Reihe weiterer Wirkstoffe, darunter Theophyllin, Coffein, Imipramin, Pentazocin und Vitamin C.
- Eine Nikotinentwöhnung reduziert wahrscheinlich die Mortalitätsrate nach Traumen, doch ist das bislang hiezu vorliegende Datenmaterial statistisch nicht signifikant **C**.

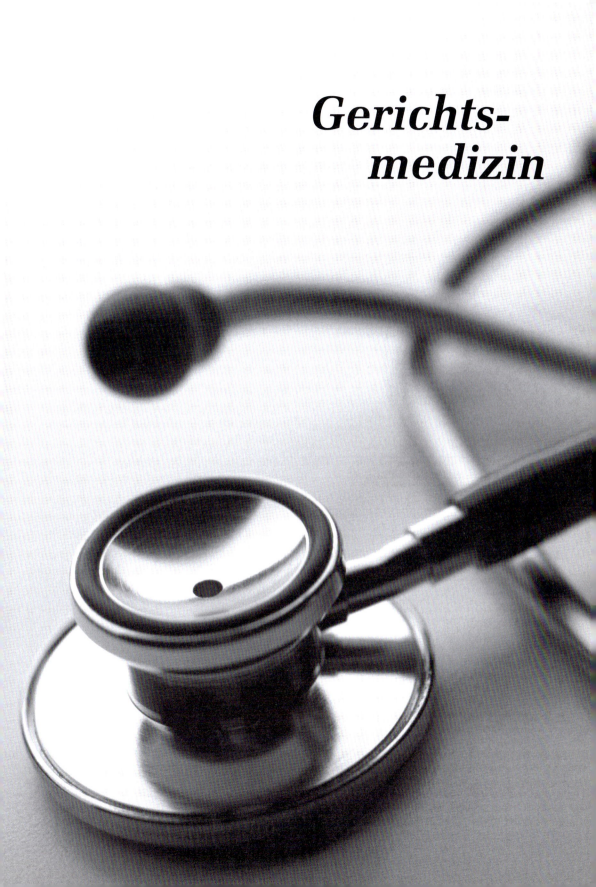

Gerichts-medizin

41.02 Bestimmung des Todeszeitpunkts

- Die Feststellung des Todeszeitpunkts kann von großer Bedeutung sein:
  - für die Strafjustiz (gerichtsmedizinische Sachverständigengutachten)
  - für Rechtsstreitigkeiten betreffend Versicherungsleistungen, Schadenersatz oder Pensionsansprüche
  - für die Beurteilung der Verlässlichkeit von Angaben zur Todesursache
- Alle Beobachtungen sollten sofort systematisch protokolliert werden. Schlüsse aus den erhobenen Daten können später gezogen werden.
- Anmerkung für Österreich: Wenn Verdacht auf Fremdverschulden nicht sicher auszuschließen ist, ist in jedem Fall der diensthabende Staatsanwalt zu verständigen, der über die weitere Vorgangsweise entscheidet.
- Sie sollten immer dann mit dem örtlich zuständigen Institut für Gerichtsmedizin Rücksprache halten,
  - wenn die Bestimmung des Todeszeitpunkts besonders wichtig ist, wie im Falle eines Tötungsdelikts, und daher mehrere Methoden nebeneinander angewandt werden sollten.
  - wenn Sie die Bestimmungsmethoden nicht sicher beherrschen.

Tabelle 41.02 Für die Bestimmung des Todeszeitpunkts ist Folgendes zu beachten: Checkliste	
Handlungen und Feststellungen	Notieren/Protokollieren
Den Toten entkleiden	Toter wurde vollständig entkleidet.
Uhrzeit	Beginn und Ende der Untersuchung protokollieren.
Livores mortis (Totenflecken)	Notieren, wo sie lokalisiert sind und ob sie unter Druck verschwinden.
Rigor mortis	Untersuchen Sie alle Gelenke einzeln, beginnend mit dem Kiefergelenk und mit den Zehengelenken endend.
Temperaturmessung	Messung und Protokollierung der Rektaltemperatur: Thermometer 10 Minuten lang in einer Tiefe von 10 cm belassen; bei Tötungsdelikt mehrere Messungen in halbstündigen Abständen. Die genauen Zeitpunkte der Temperaturmessung(en) protokollieren. Umgebungstemperatur messen und protokollieren, Angaben zur Bekleidung, zum Gewicht und zur Statur des Toten notieren.
Veränderungen im Zuge der Verwesung	Beginnen Sie mit der Untersuchung der Bauchwand. Venengeflecht wird sichtbar. Haut löst sich ab. Maden/Fliegen
Sonstige Feststellungen	Poststempel der eingegangenen Post und Datum von Quittungen, Ablaufdaten verderblicher Produkte, Zeitpunkte von Telefongesprächen, usw. Blätter/Schneereste unter dem Kopf der Leiche.

  - Wenn Sie Ihre Schlussfolgerungen aufgrund der Ergebnisse von Temperaturmessungen ziehen.
- Für die Bestimmung des Todeszeitpunkts ist Folgendes zu beachten: siehe Tabelle 41.02.
- Veränderungen an der Leiche

Auskühlen der Leiche

- Die Körpertemperatur wird per rectum 10 cm tief in situ gemessen, ohne die Leiche umzulagern oder Veränderungen an der Kleidung vorzunehmen.
- Messung der Umgebungstemperatur in unmittelbarer Nähe der Körpertemperaturmessung.
- Der Todeszeitpunkt sollte geschätzt werden unter Berücksichtigung des Körperbaus, der Kleidung und der Wärmeleitung der Oberfläche, auf der die Leiche liegt. In den ersten 10 Stunden post mortem beträgt ein Todeszeitschätzfehler in der Regel +/- 2 Stunden und danach +/- 3–4 Stunden.
- Je nach Gegebenheiten des Falls kann es notwendig sein, zeitlich gestaffelte Temperaturmessungen durchzuführen, z.B. in Abständen von 1 bis 2 Stunden.

Rigor mortis

- Alle Gelenke sollten systematisch untersucht werden. Bei Raumtemperatur erfasst die Leichenstarre
  - Kiefergelenk und Nacken nach 2–4 Stunden
  - als nächstes Finger und Zehen
  - und zuletzt die großen Gelenke (Ellbogen, Knie und Hüftgelenke)
- Nach 6–8 Stunden ist die Totenstarre voll ausgeprägt. Wenn die Verwesung nach etwa 2 Tagen Lagerung bei Raumtemperatur einsetzt, beginnt sie sich in umgekehrter Reihenfolge wieder zu lösen.
- Fieber, heißes Wetter und körperliche Betätigung vor dem Todeseintritt beschleunigen den Prozess, kaltes Wetter und eine gut entwickelte Muskulatur verzögern ihn.

Livores mortis (Totenflecken)

- Das Blut versackt und verfärbt die unteren Extremitäten mit Ausnahme der Leichenteile, die am Boden aufliegen. In Rückenlage sind die Leichenflecken
  - nach 15–20 Minuten seitlich am Thorax sichtbar,
  - nach 20–40 Minuten an Hals und Ohren,
  - nach 2–3 Stunden deutlich konfluierend,
  - 10–12 Stunden nach dem Todeszeitpunkt voll ausgeprägt.
- Die Totenflecken lassen sich mit Fingerdruck wegdrücken oder wandern bei Umlagerung des Leichnams, wenn seit dem Todeszeitpunkt nicht mehr als 4–6 Stunden vergangen sind.
- Bei einem Ertrunkenen, dessen Leiche aus dem

Wasser geborgen wurde, ist die Haut in der Regel durchgehend gleichmäßig rosa.
- Bei an Blutverlust verstorbenen Patienten treten üblicherweise keine Totenflecken auf.
- Die Verwesung zerstört die Livores.

Sonstige Methoden

- Geachtet werden sollte auf
  - den Grad der Austrocknung der Leiche (Augen, Finger, Lippen)
  - Anzeichen von Verwesung (die Haut des Bauchs wird zuerst grün)
  - Eier oder Larven von Insekten

41.11 Untersuchung eines Vergewaltigungs- oder Inzestopfers

Grundregeln

- Bei strafrechtlichen Ermittlungen muss zwischen Polizei und Arzt eine Absprache bezüglich Termin und Zielsetzungen der medizinischen Untersuchung erfolgen. Der Arzt sollte das Opfer so bald wie möglich nach dem mutmaßlichen Sexualdelikt untersuchen.
- Wenn das Opfer das Vergehen bereits der Polizei berichtet hat, sollte die polizeiliche Untersuchung vor der ärztlichen Untersuchung durchgeführt werden. Wenn noch nicht geschehen, ermutigen Sie das Opfer dazu.
- Die Untersuchung umfasst die Dokumentation aller körperlichen Verletzungen, eine Untersuchung des äußeren Genitales, eine gynäkologische Untersuchung und die Entnahme von Probenmaterial für forensische Zwecke.
- Wenn das Opfer minderjährig ist, kontaktieren sie die Fürsorge und Kinderschutzeinrichtungen.
- Konsultieren Sie in problematischen Fällen einen Gerichtsmediziner.
- Beugen Sie einer Schwangerschaft und Infektionen vor.
- Organisieren Sie kompetente Beratung und die weitere Betreuung.
- Zur Betreuung von Inzestopfern siehe auch 25.60.

Klinische Untersuchung und Probenahme für forensische Zwecke

- Siehe dazu die österreichische Leitlinie inkl. Checkliste www.oeggg.at/fileadmin/user_upload/downloads/Leitlinien/Leitlinie_der_OEGGG_bei_V.a._Vorliegen_von_Sexualdelikten_mit_Checkliste.pdf
- Der Arzt sollte eine Krankenschwester zur Assistenz bei der Untersuchung beiziehen.
- Die Patientin sollte möglichst jemanden zur seelischen Unterstützung bei sich haben.
- Die Untersuchung darf nicht durchgeführt werden, falls das Opfer diese verweigert.
- Dokumentieren Sie die Krankengeschichte präzise. Eine übermäßig detaillierte Geschichte kann jedoch Diskrepanzen mit der polizeilichen Aufzeichnung zur Folge haben und Probleme bei einem Verfahren verursachen.
  - Zeitpunkt des Angriffes
  - Ort des Angriffs (Zuhause des Opfers oder Angreifers, Park, Wald etc.)
  - Zahl und Identität der Angreifer
  - Art der Gewalt und Verwendung von Waffen
  - Vaginale, rektale oder orale Penetration oder Versuch
  - digitale Penetration oder Penetration mit Gegenständen
  - Beobachtete das Opfer eine Ejakulation?
  - Verwendete der Angreifer ein Kondom?
  - die Körperstellung des Opfers während des Angriffs
  - Entkleidung, freiwillig oder gezwungen?
  - letzter freiwilliger Geschlechtsverkehr vor dem Vergehen (wann, mit wem, vaginal/rektal/oral, Kondombenutzung, Ejakulation)
  - Unternahm das Opfer etwas, das möglicherweise Beweise nach dem Angriff zerstört oder verändert hat: Baden, Duschen, Abwischen, Verwendung von Tampons, Zahnhygiene, Darmentleerung, Kleidungswechsel?
- Dokumentieren Sie detailliert, z.B. als Zeichnung, alle feststellbaren Verletzungen: Quetschungen, Kratzer, Abschürfungen, und beschreiben Sie, wie diese entstanden sein könnten. Denken Sie an eine sorgfältige gynäkologische klinische Untersuchung.

Nachweis von Samenflüssigkeit

- Entnahme eines Abstrichs vom Scheidenhinter- und Seitengewölbe sowie von der Gebärmutter mit einem Wattetupfer. Das Probenmaterial wird auf Objektträger aufgebracht, und es werden sowohl die Glasplättchen als auch der Tupfer getrocknet. Die Probe wird in einem reinen Plastikröhrchen in einem Kühlschrank oder Tiefkühlschrank aufbewahrt.
- Gegebenenfalls werden auch Hautabstriche vom äußeren Genitale, dem Anus oder dem Mund genommen. Zusätzlich sollten Abstriche von Haut oder Kleiderstücken genommen werden, wenn sich dort mögliche Spuren von Samenflüssigkeit finden. Dazu wird ein mit destilliertem Wasser angefeuchteter Baumwolltupfer über den Fleck gerieben, der Vorgang wird mit einem trockenen Tupfer wiederholt.
- Verklebtes Schamhaar wird in reine Probenröhrchen oder Beutel abgefüllt.

- Die Kleidung kann nach dem Trocknen der Polizei zur Untersuchung übergeben werden.
- DNA-Analysen werden mit demselben Probenmaterial nach den Spermaanalysen durchgeführt.

Referenzproben
- 2–5 ml EDTA-Blut aller Beteiligten; Aufbewahrung im Kühlschrank.
- In einigen Fällen verlangt die Polizei Proben von Haar, Schamhaar, Faserteilchen oder Fingernägeln. Die Polizei verfügt unter Umständen über ein eigenes Besteck mit Kämmen, Tapes und Scheren, wie sie zur Gewinnung und Übersendung spezieller Proben notwendig sind. Schamhaare werden mit einem feinen Kamm ausgekämmt, und der Kamm mit dem Probematerial wird dann der Polizei übergeben. Faserproben werden gewonnen, indem man einen Klebestreifen auf die Haut drückt.
- Wenn mehrere Tage seit der verdächtigen Vergewaltigung vergangen sind, sollte ein rechtsmedizinischer Spezialist konsultiert werden.
- Haarproben sollten durch Auszupfen und nicht durch Abschneiden gewonnen werden. Referenzproben von Haaren/Schamhaaren werden in Umschläge oder Papierbeutel gegeben.
- Für jede Fingernagelprobe sollte ein eigenes trockenes Röhrchen verwendet werden.

Alkohol- und Drogentests
- Es kommt dasselbe Gerät zur Anwendung wie beim Alkotest.

Schwangerschaftstest
- Eine vorbestehende Schwangerschaft sollte mit einem Graviditätstest ausgeschlossen werden.
- Postkoitale Kontrazeption, wenn erforderlich (27.06).

Untersuchung auf Geschlechtskrankheiten
Untersuchung
- Test auf Chlamydien und Gonokokken.
- HIV-Serologie und HbSAg. Eine Hepatitis-B-Impfung sollte einem Vergewaltigungsopfer angeboten werden, wenn es dies wünscht und HbSAg-negativ ist.

Behandlung
- HIV-Prophylaxe, wenn vom Angreifer bekannt ist, dass er HIV positiv ist.
- Ein Tetanus-Booster ist angezeigt, falls das Opfer verletzt wurde (auch vaginale und rektale Wunden).
- Das Opfer wird instruiert, ein Kondom zu verwenden, bis alle venerischen Erkrankungen ausgeschlossen sind.
- Einem asymptomatischen Vergewaltigungsopfer kann eine Einzeldosis eines Antibiotikums gegen Chlamydien und Gonorrhö gegeben werden (s. auch 12.01 und 12.02).

Weiterbetreuung
- Der Arzt soll das Opfer nach 3–4 Wochen sehen:
  - Chlamydien und Gonokokken-Proben
  - HbSAg und HB-IgM
  - Luesserologie 4–8 Wochen nach dem Ereignis
  - HIV-Antikörper nach (3–)6 Monaten
- Die Proben sollten in einem versperrten Raum gelagert werden.

Übermittlung der Proben an ein Labor
- Alle Beutel, Probefläschchen und Tupfer sollten mit der Bezeichnung der Probe und mit dem Namen des Opfers versehen werden. Die Polizei sollte nach ihren Gepflogenheiten bei der Dokumentation von forensischen Proben befragt werden.
- Die Begleitpapiere sollten die folgenden Angaben enthalten:
  - persönliche Daten der Patientin
  - eine kurze Beschreibung des Ereignisses und den Zeitpunkt
    - Der Zeitpunkt des letzten Geschlechtsverkehrs sollte angegeben werden, damit die Samenproben korrekt interpretiert werden können.
  - Zeit und Ort der Probennahme und Name des für die Probennahme Verantwortlichen
  - Rücksendeadresse

Emotionale Unterstützung und Nachbetreuung
- Von Anfang an sollte jede Anstrengung unternommen werden, um Schuldgefühle bei der Betroffenen zu reduzieren und zu betonen, dass sie nicht der schuldige Teil ist. Der Angreifer ist verantwortlich für den Vorfall.
- Wenn möglich, sollte die Patientin eine Begleitperson haben, wenn sie entlassen wird.
- Die betroffene Person sollte die Möglichkeit haben, ihre Gedanken und Sorgen bald nach dem Ereignis auszudrücken und sie sollte wissen, wie sie professionelle Hilfe erreichen kann, wenn sie diese benötigt (schriftliche Kontaktadressen). Links dazu z.B.: für Deutschland www.social-net.de/branchenbuch/2431.html, für Österreich www.frauenratgeberin.at/cms/frauenratgeberin/stichwort_thema.htm?doc=CMS1101318423964
- Eine psychologische Untersuchung (durch einen Arzt oder einen Psychologen) ist nach 1–2 Wochen angezeigt. Es ist sehr wichtig, dass es dem Opfer erlaubt ist, seine Gefühle und seinen Zorn öffentlich auszudrücken.
- Falls das Opfer minderjährig ist, ist die Konsultation eines Kinder- und Jugendpsychiaters immer erforderlich.
- Die Patientin sollte am günstigsten 3 Monate nach dem psychologischen Trauma eingeschätzt werden. Ein Psychiater sollte eine schriftliche Darstellung dieser Einschätzung verfassen.

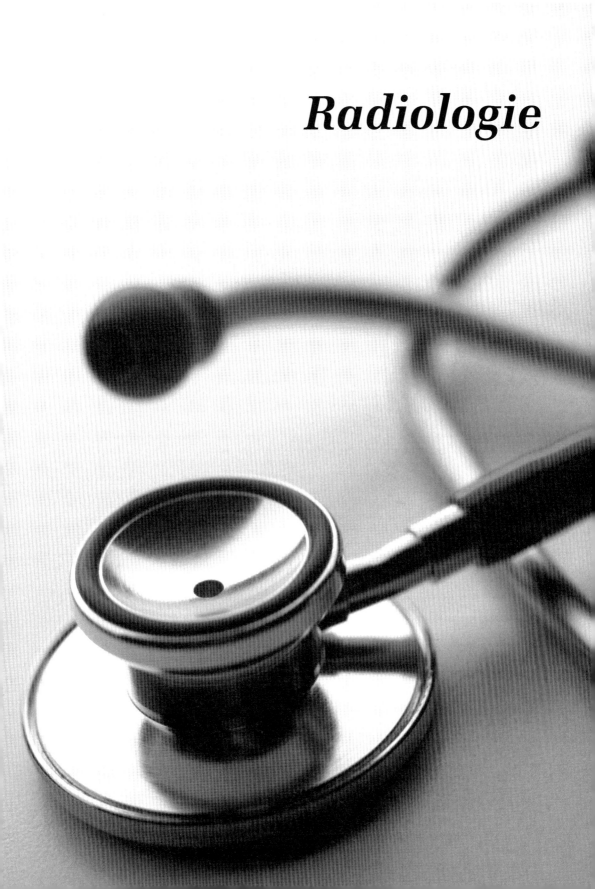
Radiologie

42.01 Verschattungen im Thoraxröntgen

- Anmerkung: Da der Hausarzt in Österreich in den wenigsten Fällen Erstbefunder eines Thoraxröntgens ist, liegt die Bedeutung des folgenden Textes vor allem in der Möglichkeit, Befunde nachvollziehen zu können, und in der Information darüber, welche Informationen von einem Thoraxröntgen erwartet werden können.

Grundlegendes zur Interpretation eines Thoraxröntgenbildes

- Die Strahlungsdosis eines Thoraxröntgens ist gering (p.a. Röntgen ca. 0,03 mSv, entspricht 3 Tagen natürlicher Hintergrundstrahlung, seitliches Röntgen ca. doppelt so viel).
- Es sollte ein adäquater Röntgenbildbetrachter oder Bildmonitor zum Einsatz kommen. Nicht empfehlenswert ist es z.B., Röntgenbilder nur gegen das an einem Fenster einfallende Licht zu beurteilen. Die Hintergrundbeleuchtung sollte gedämpft sein.
- Wenn ältere Röntgenbilder vorhanden sind, sollten aktuelle Auffälligkeiten immer im Vergleich zu Vorbefunden beurteilt werden.
  - War die Auffälligkeit schon in einem früheren Röntgenbild zu sehen?
  - Ist die verdächtige Stelle größer oder kleiner geworden?
- Die Interpretation eines Thoraxröntgens ist nicht einfach. Wenn nötig, sollte ein Radiologe konsultiert werden.
- Bei einer Röntgenaufnahme des Brustkorbs, die auf den ersten Blick normal erscheint, kann trotzdem ein wichtiger pathologischer Befund, der beispielsweise von Herz, Mediastinum oder Zwerchfell verdeckt wird, nicht ausgeschlossen werden. Die Fehlinterpretation eines Röntgenbildes ist häufig ein Wahrnehmungsproblem.

Ist das Röntgenbild technisch adäquat?

- In einem überbelichteten (zu dunklen) Röntgenbild ist das Lungenparenchym schwer zu beurteilen.
- Krankhafte Erscheinungen hinter dem Herzen gelangen in einem unterbelichteten (zu hellen) Bild nicht zur Darstellung.
- Das Röntgenbild muss präzise im anterior-posterioren Strahlengang aufgenommen worden sein (Dornfortsätze der Wirbel genau in der Mitte zwischen den Schlüsselbeinen), weil zum Beispiel die Hili bei einem schräg aufgenommenen Bild nicht richtig beurteilt werden können.
- Der Rippen-Zwerchfell-Winkel sollte dargestellt sein.
- Zwischen im Liegen und im Stehen aufgenommenen Röntgenbildern gibt es Unterschiede: Im ersten Fall wirkt das Herz größer, das Muster der Lungengefäße tritt stärker hervor und das Mediastinum breiter.

Beispiele möglicher Befunde

Entzündliche Veränderungen

- Bei einer akuten Bronchitis ist das Röntgenbild normal.
- Bei einer Pneumonie zeigt das Thoraxröntgen ein oder mehrere unscharf begrenzte Infiltrate, beziehungsweise bei einer viralen Pneumonie gelegentlich eine deutliche peribronchiale Verschattung.
- Tuberkulöse Veränderungen sind in der Regel an der Lungenspitze zu sehen. Es können auch Kavernen vorliegen.
- Eine Pneumonie kann durch eine spezifische Pathologie verursacht worden sein (Lungenkarzinom, Bronchiektasie, Aspiration [z.B. eines Fremdkörpers] oder eine Immunschwäche).

Atelektasen

- Im Röntgen zeigt sich ein lokales Infiltrat, das sich auf einen Lappen beschränkt und das durch eine Okklusion eines Bronchialasts durch einen Tumor, einen Fremdkörper oder durch viskösen Schleim verursacht worden sein kann. Die Ursache sollte immer geklärt werden.
- Plattenatelektasen sind weit häufiger zu beobachten als gewöhnliche Atelektasen. Ihre klinische Bedeutung ist unklar (auch ein Karzinom kann sich manchmal dahinter verbergen).

Lungenkarzinom

- Die radiologischen Befunde variieren. Die häufigsten pathologischen Veränderungen sind Verschattungen durch Atelektasen (von 1 bis 2 cm bis zu 10 cm Durchmesser und entweder scharf oder unscharf begrenzt) sowie eine einseitige Hilusvergrößerung oder eine Verbreiterung des Mediastinums, Pleuraerguss, Knochendestruktion (wird üblicherweise in den Rippen gesucht).
- Wenn der Tumor klein ist bzw. intrabronchial oder hinter dem Mediastinum oder dem Zwerchfell lokalisiert ist, kann das Röntgenbild unauffällig sein.
- Bei einer Pneumonie bei einem langjährigen Raucher sollte ca. 1 Monat nach Abschluss der Behandlung ein Thoraxröntgen zum Ausschluss eines Lungenkarzinoms angefertigt werden.

Lungenmetastasen

- Ein oder mehrere Rundschatten unterschiedlicher Größe sind sichtbar. Gelegentlich sind in beiden Lungen ein mikronoduläres Muster oder streifige Verdichtungen zu sehen.

Sarkoidose
- Die Hiluslymphknoten sind symmetrisch vergrößert, besonders im Anfangsstadium. Das Lungenparenchym kann streifige oder fleckige Verschattungen aufweisen, betont in den oberen und/oder mittleren Lungenfeldern.

Hodgkin-Lymphom und sonstige Lymphome
- Verbreiterung des Mediastinums, Hilusvergrößerung

Herzinsuffizienz
- Das Herz ist vergrößert. Die Herzbreite im a.p. Bild beträgt mehr als die Hälfte der inneren Thoraxbreite.
  - Die Abweichung der Herzbreite eines Individuums im a.p. Strahlengang übersteigt üblicherweise 1,5 cm nicht. Die alte Daumenregel besagt, dass eine Zunahme der Herzbreite von mehr als 1,5–2 cm, im Vergleich zu Vorbefunden, abnormal ist und eine Herzinsuffizienz oder einen Perikarderguss vermuten lässt.
  - Wenn das Herzvolumen (auf a.p. und seitlichen Bildern gemessen und zur Körperoberfläche in Beziehung gesetzt) den Wert von 500 ml/m^2 bei Männern und 450 ml/m^2 bei Frauen übersteigt, so ist das pathologisch.
- Bei einer leichten linksventrikulären Insuffizienz sind die Gefäße im Oberfeld der Lunge vergrößert.
  - Bei einem interstitiellen Ödem stellt sich die Gefäßzeichnung verschwommen dar, die Interlobärspalten sind deutlich sichtbar, es finden sich 1–2 cm breite horizontale Streifen (Kerley-B-Linien), und es kommt zu einem Pleuraerguss (üblicherweise zuerst auf der rechten Seite).
  - Beim alveolären Ödem zeigen sich schlecht abgegrenzte fleckige Infiltrate.
  - Bei Patienten mit einem Emphysem kann der Röntgenbefund atypisch sein und dem einer Pneumonie ähneln.

Pleuraerguss
- Der Rippen-Zwerchfell-Winkel ist oft, aber nicht immer abgerundet. Der hintere Rippen-Zwerchfell-Winkel ist dabei der 1. (schon bei kleiner Flüssigkeitsmenge). Besteht ein klinischer Verdacht auf einen Pleuraerguss, dann kann die Flüssigkeit mittels Ultraschall nachgewiesen werden oder (falls nicht verfügbar) die Diagnose mit einem Röntgenbild mit dem Patienten in Seitenlage und horizontalem Strahlengang gesichert werden: Der Erguss bildet eine Schicht zwischen Lungen und Thoraxwand (bei seitlicher Aufnahme).

Gutartige pleurale Läsionen
- Können von der inneren (Fibrose der viszeralen Pleura) oder der äußeren Pleura (Plaques der parietalen Pleura) ausgehen.
- Erstere gehen oft mit adhäsiven, abgerundeten Pleurawinkeln und ausgedehnten Adhäsionssträngen einher. Letztere zeigen sich häufiger als lokale, oft verkalkte Vorwölbungen der Pleura.
- Beide werden in einigen Prozent der Individuen der Gesamtbevölkerung gefunden. Die Prävalenz ist bei Männern höher als bei Frauen und nimmt mit dem Alter zu.
- Besonders die Plaques der parietalen Pleura sind oft durch berufliche Asbestexposition (44.51) verursacht und werden, wenn beidseitig, als Berufskrankheit anerkannt. (Anm.: Die Kriterien für die Anerkennung als Berufskrankheit sind gesetzlich geregelt.)
- Differenzialdiagnostisch müssen Insertionspunkte der Interkostalmuskulatur, extrapleurales Fett und maligne Veränderungen der Pleura (Metastasen, Mesotheliom) berücksichtigt werden.

Spontanpneumothorax
- Zwischen Lunge und Thoraxwand ist ein Lufteinschluss sichtbar (dunkles Areal ohne Lungenstrukturen). Es kann sogar ein vollständiger Lungenkollaps vorliegen.
- Gelegentlich übersteigt der Druck in der Pleurahöhle den atmosphärischen Druck (Spannungspneumothorax). Das Mediastinum ist in diesem Fall zur gesunden Seite hin verschoben. Ein Spannungspneumothorax muss sofort durch Punktion der betroffenen Seite oder durch eine Thoraxdrainage (mit Sog) entlastet werden.

Sonstige Verschattungen in der Lunge
- Lungenverschattungen treten bei vielen Erkrankungen auf (eosinophile Pneumonie, allergische Alveolitis, wie etwa bei der Farmerlunge, sowie fibrosierende Alveolitis).
- Ein solitärer Rundherd sollte bis zum Nachweis der Gegenteils als maligen betrachtet werden. Wenn ein solitärer Rundherd 2 Jahre unverändert bleibt, kann er praktisch als gutartig angesehen werden.

Lungenembolie
- Selbst große Emboli können im Thoraxröntgen lange unsichtbar bleiben, und allfällige Befunde sind häufig atypisch. Für die Erstdiagnose ist daher das klinische Bild maßgeblich.
- Die primäre radiologische Untersuchungsmethode ist ein Kontrastmittel-CT, in speziellen Fällen (wenn z.B. Kontrastmittel kontraindiziert sind), eine Szintigraphie der Lunge oder (MR-)Pulmonalisangiographie.

42.02 Urographie und Pyelographie

Sicherheitsvorkehrungen

- Der Befund einer rezenten Kreatininbestimmung muss vorliegen.
  - Bei Serumkreatininspiegeln zwischen 1,7 und 2,2 mg/100 ml (150 und 200 µmol/l) sollte die Indikationsstellung für die Untersuchung sorgfältig geprüft werden.
  - Die Untersuchung ist kontraindiziert, wenn das Serumkreatinin den Wert von 2,2 mg/100 ml (200 µmol/l) übersteigt.
- Eine Metformin-Medikation sollte 3 Tage vor der Untersuchung ausgesetzt werden.

Ausscheidungsurographie

- Stellte früher bei Verdacht auf Harnsteine die Basisuntersuchung dar, ist aber jetzt durch das Spiral-CT abgelöst worden, bei dem Kontrastmittelgaben nicht mehr notwendig sind.
- Wird Omnipaque 300 als Kontrastmittel verwendet, beträgt die Dosis für einen Erwachsenen 40 ml. Das Kontrastmittel wird langsam (über einen Zeitraum von 1 bis 2 Minuten) injiziert.
- Untersuchungsgang: Nativaufnahme (mit Harnblase), Injektion des Kontrastmittels, nach 5 min Röntgenaufnahme (mit Darstellung der Nieren), weitere Aufnahmen nach 20 min, 45 min (mit Darstellung des gesamten Harntrakts), solange die renale Ausscheidung und die Ureteren noch sichtbar sind. Am Ende der Untersuchung erfolgt eine Aufnahme der Blase nach Miktion. Wenn eine Niere sehr langsam ausscheidet, kann es vorkommen, dass das letzte Bild erst 6–12 Stunden nach Verabreichung des Kontrastmittels aufgenommen wird.

Intravenöse Pyelographie (mit Ureterkompression)

- Es wird dasselbe Kontrastmittel wie für die Ausscheidungsurographie eingesetzt.
- Untersuchungsgang: Leeraufnahme, Injektion des Kontrastmittels, Aufnahme nach 5 min, dann Ureterkompression, nach 10 min eine weitere Aufnahme und ein letztes Bild nach Aufhebung der Kompression.

42.03 Ultraschalldiagnostik: Indikationen und Vorbereitung des Patienten

Ultraschalluntersuchung des Abdomens

Patientenvorbereitung

- Der Patient sollte 6 Stunden vorher nichts essen und 2 Stunden vor der Untersuchung nichts trinken.
- Zur Untersuchung der Gallenblase muss der Patient nüchtern sein, da Essen eine Kontraktion der Gallenblase bewirkt. Bei anderen Indikationen sind die Auswirkung von Essen oder Trinken minimal oder null.
- Im Notfall kann die Untersuchung auch ohne Vorbereitung durchgeführt werden.

Oberbauch

- Umfasst Untersuchung von Leber, Gallenblase, Gallengänge, Bauchspeicheldrüse, Milz, Nieren, Aorta und Retroperitonealraum (Näheres weiter unten).

Aszites

- Unter anderem bei Patienten mit Herzinsuffizienz, Leberzirrhose, nephrotischem Syndrom oder einem Tumor im Bauchraum kann ein klinischer Verdacht auf Aszites durch eine Ultraschalluntersuchung bestätigt werden.
- Ein gering ausgeprägter Aszites ist am ehesten zwischen rechter Niere und Leber zu sehen, wo er eine sichelförmige Flüssigkeitsansammlung bildet. Auch im Unterbauch um die Blase nach Aszites suchen, wo sich öfters kleine Mengen Flüssigkeit ansammeln.

Infektionen im Bauchraum

- Eine Ultraschalluntersuchung kann bei der Diagnose einer akuten Infektion oder einer Peritonitis hilfreich sein (freie Flüssigkeit oder Gas im Bauchraum, wenn die Indikation für einen chirurgischen Eingriff geprüft werden soll. Eine Peritonitis ist schwierig nachzuweisen, da die herabgesetzte Darmmotilität extrem schlechte Sichtbedingungen schaffen kann.
- Ein Verdacht auf einen intraabdominalen Abszess als Komplikation eines abdominalchirurgischen Eingriffs oder einer Appendizitis ist eine Indikation für eine Sonographie, wenngleich oft ein CT erforderlich ist **B**.
- Bei Verdacht auf akute Appendizitis wird eine Ultraschalluntersuchung nicht routinemäßig vorgenommen (obwohl die Sensitivität der Sonographie nicht ausreicht, um bei einem nega-

tiven Befund eine Appendizitis auszuschließen, ist ein entzündeter Wurmfortsatz meist zu erkennen) B.

Bauchspeicheldrüse
- Das Pankreas wird bei der Oberbauchuntersuchung mit erfasst.
- Indikationen
  - Verdacht auf mäßige oder schwere Pankreatitis
  - Verdacht auf eine Pankreas-Pseudozyste
  - Verdacht auf ein Pankreaskarzinom
- Eine Ultraschalluntersuchung der Bauchspeicheldrüse ist eher von geringer Sensitivität und birgt viele Fehlerquellen in sich. Liegt der Patient längere Zeit auf dem Rücken, kann es zu intestinalen Gasansammlungen kommen, die das Retroperitoneum ungünstig „abschatten". Es ist empfehlenswert, bei der Untersuchung auch andere Körperlagen (Wenden in verschiedene Richtungen, Sitzen) zu versuchen, da das Pankreas oft schwierig darzustellen ist.

Leber
- Bei der Untersuchung des Oberbauchs wird die Leber mit erfasst.
- Indikationen sind alle Lebererkrankungen: Hepatomegalie, Zirrhose, Tumoren und Metastasen, Zysten und Abszesse, Gallengangsverschluss, abdominales Trauma, Ikterus.
  - Zirrhose und Fettleber erhöhen die Echogenität der Leber. Die Nierenrinde stellt einen guten Referenzpunkt dar, da sie normalerweise eine der Leber sehr ähnliche Echodichte aufweist.
  - Die Sensitivität in der Diagnostik der Zirrhose ist wahrscheinlich gering. Die Leber kann kleiner als gewöhnlich sein, mit schlecht abgrenzbaren Rändern und unregelmäßiger Echogenität. Aszites und Kollateralgefäße können in der terminalen Phase gefunden werden.

Nieren und Nebennieren
- Nieren und Nebennieren werden bei der Oberbauchuntersuchung mit erfasst (nicht in Österreich; nach Vorgaben der Sozialversicherungen gesonderte Zuweisung vonnöten).
- Bei Nierentumoren, Zysten, Zystennieren, Hydronephrose, Trauma und stummer Niere.
- Nebennierenadenome können meist durch eine Ultraschalluntersuchung diagnostiziert (aber nicht ausgeschlossen) werden.
- Bei Kindern mit Harnwegsinfekten ist die Sonographie die primäre Untersuchungsmethode zum Ausschluss struktureller Anomalien.
- Es sind keine vorbereitenden Maßnahmen nötig.
- Bezweckt die Untersuchung die Abklärung von rekurrierenden Bauchschmerzen bei einem Kind, sollte der kleine Patient 6 Stunden vor der elektiven Untersuchung nichts mehr essen und 2 Stunden vorher nichts mehr trinken.

Milz
- Die Milz wird bei der Oberbauchuntersuchung mit erfasst.
- Eine Sonographie ist indiziert bei Splenomegalien sowie bei Milzriss duch abdominales Trauma. Der Ultraschall ist nicht sensitiv beim Nachweis von Rupturen, wenn man also eine solche vermutet, müssen auch bei normalem Befund klinische Folgeuntersuchungen durchgeführt werden, in unklaren Fällen eine Wiederholung des Ultraschalls und der Einsatz anderer bildgebender Verfahren (CT, MRI).

Gallenblase
- Die Sonographie ist eine sensitive primäre Untersuchungsmethode bei der Diagnostik von Gallensteinleiden und Cholezystitiden.
- Ein Gallenblasenkarzinom kann durch eine Ultraschalluntersuchung nicht ausgeschlossen werden.

Harnblase und Prostata
- Die Sonographie dient der Abklärung einer Hämaturie und zur Diagnose eines Harnverhaltens.
- Bestimmung des Restharns nach Miktion (42.04).
- Bestimmung der Prostatagröße, Erkennen von Prostataknoten.
- Vorbereitung: Der Patient sollte bei der Untersuchung eine volle Harnblase haben.
- Eine transrektale Ultraschalluntersuchung wird von Urologen als Basisuntersuchung bei der Beurteilung einer Prostataerkrankung eingesetzt.

Ultraschalluntersuchung des Beckens und Ultraschalldiagnostik während der Schwangerschaft
- Siehe 25.02, 26.03.

Ultraschalluntersuchung der Blutgefäße

Aorta
- Aortenaneurysma und Aortendissektion. Ein Aneurysma mit einer Größe von über 3 cm erfordert Follow-up-Untersuchungen, über 5 cm sollte eine operative Sanierung in Betracht gezogen werden.

Gefäßprothesen
- Indiziert bei Operationskomplikationen: Hämatome, Aneurysma oder Abszess.

Kompressionssonographie und Doppler-Untersuchung der unteren Extremitäten
- Bei arteriellen Stenosen und Verschlüssen in den unteren Extremitäten ❸.
- Bei einer tiefen Thrombose der V. femoralis oder der V. poplitea ❸ (5.40). Eine Ultraschalluntersuchung hat nur geringe Sensitivität bei der Untersuchung der Unterschenkelvenen ❸.
- Bei der Vorbereitung einer Varizenoperation ermöglicht die US-Untersuchung die Beurteilung der Funktion der Oberflächenvenen.

Karotiden
- Karotisstenose, als Kontrolluntersuchung nach einer Endarteriektomie.
- Eine Stenose von mehr als 50% (nach Messung oder Fluss-Kriterien) wird als hämodynamisch wirksam eingestuft.

Ultraschalluntersuchung des Thorax
Pleura- und Perikardhöhle
- Bei Verdacht auf Pleura- oder Perikarderguss
- **Echokardiographie** (durch einen Kardiologen)

Ultraschalluntersuchung der Schilddrüse und Nebenschilddrüsen
- Als Primäruntersuchung eines Schilddrüsenknotens.
- Es ist keine Vorbereitung notwendig.

Weichteilgewebe und Gelenke der Extremitäten
- Zur Abklärung der Notwendigkeit einer chirurgischen Sanierung von Muskel- und Sehnenverletzungen (z.B. Rotatorenmanschette, Achillessehne, Patellasehne)
- Baker-Zyste, Hygrom, Peritendinitis
- Diagnose einer Synovitis
- Sicherung der Diagnose eines Ganglions
- Hinken oder Hüftschmerzen bei Kindern (Hüftgelenkserguss)

Sinus maxillaris und Sinus frontalis
- Zur Diagnose einer Sinusitis und zur Therapiekontrolle.
- Siehe 38.30.
- Anmerkung: In Österreich keine übliche Untersuchung: in Finnland sind dazu handliche Ultraschallsonden erhältlich, die leicht in der Praxis eingesetzt werden können.

Hoden und Nebenhoden
- Vergrößertes oder schmerzhaftes Skrotum (Differenzialdiagnose Hodentorsion versus Epididymitis, Varikozele, Hydrozele, Spermatozele, Hodenbruch, Hämatom oder Hodenkontusion).
- Immer angezeigt bei Verdacht auf ein Hodenkarzinom.
- Zur Abklärung männlicher Unfruchtbarkeit.

Ultraschallgestützte Biopsien und Punktionen
- Pleuraergüsse und Aszites.
- Bei der Drainage von Zysten, Hämatomen und Abszessen.
- Nachweis und Lokalisation von Synovialflüssigkeit erleichtert die diagnostische Aspiration v.a. im Ellbogen, Sprung- und Handgelenken. Falls sich der Patient vor der Punktion fürchtet, sichert die US-Lokalisierung meist den Erfolg beim 1. Punktionsversuch.
- Zytologische und histologische Probennahme bei Verdacht auf Tumoren (z.B. Mammakarzinom, Schilddrüsenkarzinom).

Ultraschalluntersuchungen beim Allgemeinmediziner
- Eine Ultraschalluntersuchung ist eine dynamische Untersuchung, bei welcher schon während des Untersuchungsgangs die Befundung erfolgen muss. Eine Interpretation der Ergebnisse kann in der Regel nicht nach der Untersuchung anhand von Ausdrucken vorgenommen werden.
- Ein Allgemeinmediziner, der Ultraschalluntersuchungen durchführen will, sollte von einem Spezialisten eingeschult werden.
- Einige Ultraschalluntersuchungen können von Ärzten jeglicher Fachrichtung durchgeführt werden, andere setzen bei Nicht-Radiologen eine spezielle Qualifikation voraus.
- Ein positiver Befund ist signifikant (der Patient sollte jedoch nicht mit falsch positiven Befunden geängstigt werden): Hingegen kann ein von einem unerfahrenen Untersucher erhobener negativer Ultraschallbefund nicht als Ausschluss einer therapiebedürftigen Erkrankung angesehen werden.

Nach einschlägiger lokaler Schulung kann jeder Arzt die folgenden Untersuchungen durchführen
- Bestimmung von Größe und Lage eines flüssigkeitsgefüllten Hohlraums vor einer Punktion (Harnblase, Pleurahöhle, Aszites, Abszess, Synovia).
- Messung des Restharnvolumens und der Prostatagröße zur Planung einer Pharmakotherapie bei Prostatahyperplasie (42.04).

Ein Arzt mit spezieller Zusatzqualifikation für Sonographie kann folgende Untersuchungen durchführen
- Fahndung nach Gallensteinen und Anzeichen einer akuten Cholezystitis (verdickte Gallenblasenwand und/oder Halo) bei einem Patienten mit Oberbauchschmerzen.

- Diagnose einer Hydronephrose oder einer Ureterdilatation bei Patienten mit urologischen Symptomen.
- Diagnose oder Ausschluss eines Bauchaortenaneurysmas.
- Nachweis eines Perikardergusses.
- Nachweis von Aszites oder von intraabdominellen Blutungen (z.B. bei Patienten mit einem leichten stumpfen Bauchtrauma, das aufgrund der Anamnese oder der klinischen Präsentation keine stationäre Behandlung erfordert).
- Zur Größeneinschätzung der Milz (eine Länge von mehr als 10–12 cm hat wahrscheinlich Krankheitswert).
- Nachweis einer Hydrozele.
- Zur Differenzierung zwischen einem Erguss oder einem Abszess und anderen subkutanen Raumforderungen (eine Sicherung der Diagnose durch Punktion kann nach der Ultraschalluntersuchung erfolgen).
- Verschiedene Ultraschalluntersuchungen bei Schwangeren (26.03).

42.04 Messung des Restharnvolumens mittels Ultraschall

Grundsätzliches

- Die Messung des Restharnvolumens kann von jedem Arzt durchgeführt werden und erfordert nur eine kurze Unterweisung.

Indikationen

- Harninkontinenz (zum Ausschluss einer Überlaufblase)
- Harnwegsbeschwerden bei älteren Männern
- Harnwegsinfekte beim Mann
- Tastbare Raumforderung im Unterbauch
- Erhöhte Kreatininwerte im Serum (zum Ausschluss einer Obstruktion)

Untersuchungstechnik

- Der Patient entleert die Blase.
- Man führt die Ultraschallsonde in Querrichtung und sucht die Darstellung der Blase in ihrer maximalen Ausdehnung. Dann fixiert man das Bild und stellt die horizontale (a) und die vertikale (b) Ausdehnung der Blase fest.
- Dann dreht man den Schallkopf in die Längsrichtung, sucht die maximale Längsausdehnung (c) der Blase und misst sie.
- Das (annähernde Mindest-) Restharnvolumen = $0,6 \times a \times b \times c$ ❸. Bei Messwerten in cm erhält man das Ergebnis in ml.
  - Ein 100 ml übersteigendes Restharnvolumen ist pathologisch, und mehr als 200 ml stellen in der Regel eine Indikation für eine Behandlung dar.
- Die Messung des Prostatavolumens kann mit derselben Formel erfolgen.

Untersuchung der vollen Blase

- Will man vor einer Blasenpunktion oder einer perkutanen Zystostomie Position und Tiefe der Blase feststellen, dann soll der Patient vor der Untersuchung nicht urinieren, sondern die Ultraschalluntersuchung erfolgt bei voller Blase.

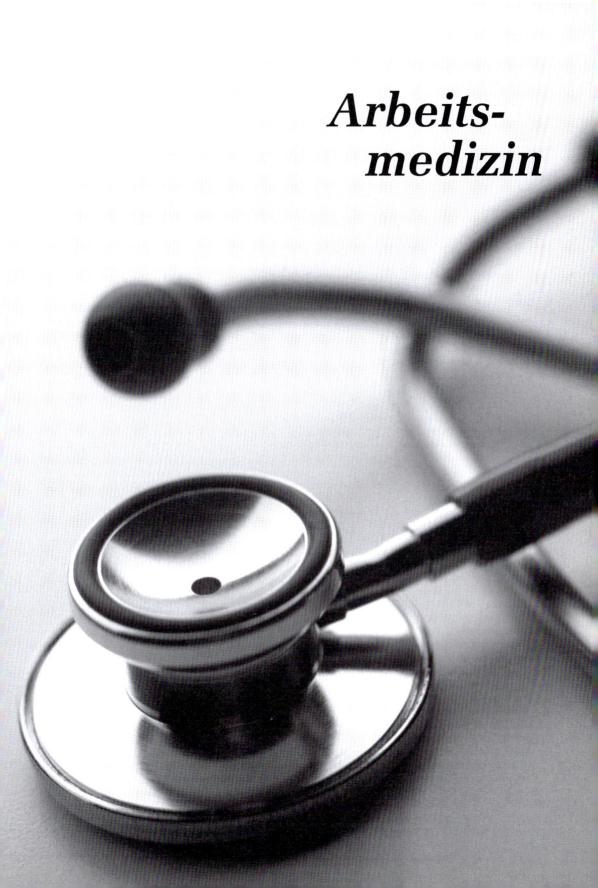

Arbeits-
medizin

44.30 Gefährdung durch physikalische Einwirkungen am Arbeitsplatz

Lärm

Lärmexposition

- Es wird angenommen, dass eine Lärmbelastung von 85 dB während 40 Stunden pro Woche für etwa 95% der Bevölkerung keine Gefährdung des Gehörs darstellt.
- Nicht nur in der Industrie kommt es zu einer Lärmexposition, sondern auch in Lehrberufen, bei der Kinderbetreuung, in Großküchen, bei Reinigungsarbeiten etc.
- Arbeitnehmer beim Militär, im Bergbau und in der Metallindustrie sind dem für das Gehör gefährlicheren Impulslärm ausgesetzt.
- Zur Lärmschwerhörigkeit siehe 38.42.

Prävention

- Zweck einer medizinischen Untersuchung vor dem Einsatz eines Arbeitnehmers an einem lärmexponierten Arbeitsplatz ist es, Personen zu identifizieren, die nicht für einen Arbeitsplatz mit Lärmeinwirkung geeignet sind. Zu dieser Gruppe zählen insbesondere junge Menschen mit jeder Art von Innenohrschwerhörigkeit.
- Eine bereits bestehende Lärmschwerhörigkeit stellt an sich keinen Hinderungsgrund für Arbeit unter Lärmexposition dar.
- Bei Arbeitskräften, die unter Verhältnissen tätig sind, bei denen die Lärmeinwirkung die Gefährdungsschwelle überschreitet, sollten periodisch Hörtests durchgeführt werden (38.42). Diese regelmäßigen präventivmedizinischen Kontrollen sollten in den ersten 4 Jahren jährlich und dann alle 3 Jahre einmal stattfinden.
- Das Ziel der jährlichen Überwachung besteht darin, Personen, die besonders zu einer temporären Hörminderung neigen, zu identifizieren und Maßnahmen zur Verbesserung ihres Gehörschutzes zu ergreifen.
- Arbeitnehmer mit einer Schwerhörigkeit 3. Grades sollten weiterführenden Untersuchungen zugeführt werden, es sei denn, ihre Hörminderung wäre schon zuvor genau untersucht worden. Siehe dazu auch 38.42.
- Anmerkung: Gehöruntersuchungen sind in Österreich nur mehr auf Wunsch der Beschäftigten durch die Arbeitgeber zu ermöglichen. Die diesbezüglichen gesetzlichen Bestimmung finden sich im ArbeitnehmerInnenschutzgesetz bzw. der ArbeitnehmerInnenschutzverordnung.

Strahlung

Exposition

- **Ionisierende Strahlen.** Gefährdet sind u.a. etwa Arbeitnehmer in Atomkraftwerken, röntgentechnische Assistenten, Radiologen und Röntgentechniker in der Industrie.
- Ionisierende Strahlen können in allen Organen Karzinome verursachen.
- **Nicht ionisierende Strahlen** werden nach den Wellenlängen eingeteilt in:
  - optische Strahlen (ultraviolette Strahlen = UV, sichtbares Licht und Infrarotstrahlen = IR)
  - Radiofrequenzstrahlen (Mikrowellen und Funkwellen)
  - niedrigfrequente elektromagnetische Felder
- Nicht ionisierende Strahlen haben hauptsächlich akut gefährliche Wirkungen (UV-Strahlung kann auch für Hautkrebs prädisponieren).
  - Die häufigsten die Augen betreffende Berufskrankheiten sind strahlungsinduzierte Schäden der Cornea oder der Konjunktiva (z.B. Schweißerophthalmie) (37.28).

Prävention

- Der einwandfreie Zustand der Ausrüstung muss gewährleistet sein, und die Sicherheitsbestimmungen sind genau einzuhalten.
- Die Exposition gegenüber ionisierenden Strahlen wird mit einem Dosimeter überwacht.
- Die regelmäßigen Kontrolluntersuchungen von Arbeitnehmern, die an ihrem Arbeitsplatz ionisierenden Strahlen ausgesetzt sind, müssen gemäß den einschlägigen nationalen Regelwerken erfolgen.

Erschütterungen

- Eine Gefährdung der Hände entsteht durch Erschütterungen, wie sie z.B. ausgehen von handgehaltenen Druckluftgeräten, Kreissägen, Schlaghämmern oder anderen Geräten und Maschinen, die Vibrationen erzeugen.
- Erschütterungen können das Raynaud-Phänomen hervorrufen („Weißfingerkrankheit", siehe 21.04) sowie eine periphere Polyneuropathie, hauptsächlich in den Armen.
- Vibrationssyndrom, siehe 5.62.
- Das Ziel einer medizinischen Einstellungsuntersuchung besteht in der Identifikation von Personen mit vorbestehendem Raynaud-Phänomen, schlechter peripherer Durchblutung, Karpaltunnelsyndrom oder sonstigen Erkrankungen mit Beteiligung der Hände, die sich bei Exposition gegenüber Erschütterungen verschlechtern könnten.
- Bei den regelmäßigen präventivmedizinischen Überwachungen sollte eine beginnende Symptomatik so früh wie möglich erkannt werden.

44.31 Gesundheitsgefährdung am Arbeitsplatz durch physikalische und chemische Einwirkungen

Exposition

- Gesetzliche Bestimmungen und die Fortschritte im Bereich des Arbeitsschutzes und der Arbeitsmedizin haben zu einer Reduzierung des Expositionsrisikos gegenüber gefährdenden Einwirkungen am Arbeitsplatz geführt.
- Informationsmangel kann insbesondere in kleinen Betrieben dazu führen, dass die Arbeitsschutzbestimmungen nicht voll umgesetzt werden.
- Physikalische Einwirkungen:
  - Nicht nur in der Industrie kommt es zu einer Lärmexposition, sondern auch bei der Lehrtätigkeit, der Kinderbetreuung, in Großküchen, bei Reinigungsarbeiten etc. Arbeitnehmer beim Militär, im Bergbau und in der Metallindustrie sind dem für das Gehör besonders gefährlichen Impulslärm ausgesetzt.
  - Bei Arbeitnehmern in Atomkraftwerken, röntgentechnischen Assistenten und Radiologen sowie bei Röntgentechnikern in der Industrie besteht eine Exposition gegenüber ionisierender Strahlung.
  - Gefährliche UV-Strahlung entsteht beim Schweißen, durch UV-Lampen und Scheinwerferlicht. Intensives sichtbares Licht entsteht beim Lichtbogenschweißen, durch Flutlicht und beim Einsatz von Lasern. Infrarotstrahlen entstehen auf Oberflächen, die Hitze abstrahlen. Radiofrequente elektromagnetische Felder und Mikrowellen werden unter anderem eingesetzt bei industriellen Heizungsprozessen, Mikrowellenöfen, medizinisch-therapeutischen Geräten, Mobiltelefonen und ihren Sendern sowie bei Radaranlagen. Niederfrequente und statische elektrische und magnetische Felder finden sich unter anderem im Umfeld von Stromleitungen.
  - Eine Gefährdung der Hände entsteht durch Vibrationen, wie sie etwa ausgehen von handgehaltenen Druckluftgeräten, Kettensägen, Naglern/Tackern oder sonstigen Schwingungen auslösenden Geräten und Maschinen. Ganzkörperschwingungen werden u.a. von landwirtschaftlichen und Erdbaumaschinen verursacht.
- Chemische Einwirkungen:
  - Etwa 60.000 unterschiedliche chemische Substanzen werden insgesamt an den verschiedenen Arbeitsplätzen eingesetzt, die für den Arbeitsschutz zuständigen Stellen sind aufgrund der Vielfalt dieser Chemikalien mit den unterschiedlichsten Problemen konfrontiert.

Einschätzung der Gefahreneinwirkung

- Die Bewertung der Exposition ist Teil der Risikoeinschätzung. Die bloße Exposition eines Arbeitnehmers ist jedoch noch nicht mit einer Erkrankung gleichzusetzen.
- Bei Verdacht auf eine Berufskrankheit sollten sowohl der Arbeitgeber als auch der Arbeitnehmer bezüglich der möglichen Exposition befragt werden. Gegebenenfalls können ein Lokalaugenschein und die Kontrolle der arbeitshygienischen Verhältnisse durch Messungen angezeigt sein.
  - Die Exposition gegenüber Luftschadstoffen wird von den für Arbeitsschutz zuständigen Stellen durch Messung der Schadstoffkonzentration am Arbeitsplatz evaluiert.
  - Die Exposition gegenüber bestimmten Substanzen kann auf der Grundlage von Blut-, Urin- oder Ausatemluftproben der Arbeitnehmer quantifiziert werden (biologisches Monitoring).
  - Während es mithilfe biologischer Kontrollmessungen möglich ist, die meisten mit einem Gesundheitsrisiko assoziierten Metalle zu identifizieren, können aus der Vielzahl organischer Verbindungen nur ganz wenige auf diese Weise zuverlässig nachgewiesen werden.
  - Die Auswertung der arbeitshygienischen Messungen erfolgt durch einen Vergleich der gefundenen Ergebnisse mit den offiziellen Grenzwerten.
- Die Hersteller von Chemikalien sind gesetzlich verpflichtet, gesundheits- und umweltschädliche Chemikalien in Listen zu erfassen, auf der Verpackung auf die Schädlichkeit des Produkts und auf die erforderlichen Schutzmaßnahmen hinzuweisen sowie relevante Sicherheitsdatenblätter zur Verfügung zu stellen.
- Physikalische Einwirkungen:
  - Es wird angenommen, dass eine Lärmbelastung von 85 dB während 40 Stunden pro Woche für etwa 95% der Bevölkerung keine Gefährdung des Gehörs darstellt.
  - Es gibt gesetzliche Bestimmungen bezüglich der zulässigen Vibrationsexposition am Arbeitsplatz.
  - Die Klassifikation der Strahlungsexposition am Arbeitsplatz ist von Land zu Land verschieden. In Finnland (und in Österreich) werden strahlenexponierte Arbeitnehmer entweder der Gefährdungsklasse A oder B zugeordnet. Die Gefährdungsklasse A umfasst alle Arbeitnehmer, deren Augenlinsen, Haut, Hände und Füße am Arbeitsplatz tatsächlich oder potenziell einer effektiven Jahresdosis von 6

Tabelle 44.31.1 **In der Arbeitswelt besonders häufige karzinogene Chemikalien**

Art der Hautmanifestation	Häufigste Auslöser
Irritative Kontaktdermatitis	Feucht- und Schmutzarbeit
	Detergenzien
	Mineralöle, Kühl- und Schmiermittel
	Organische Lösungsmittel
	Hantieren mit Lebensmitteln
Allergische Kontaktdermatitis	Kunststoffverarbeitung (z.B. Epoxyverbindungen, Acrylate, synthetische Harze)
	Gummi und Gummichemikalien
	Metalle und ihre Verbindungen (z.B. Nickel, Chromverbindungen, Kobalt)
	Formaldehyd und antimikrobielle Wirkstoffe
	Organische Stäube und Materialien (z.B. Zierpflanzen, Bäume, Gemüse)
Proteinkontaktdermatitis	Organische Stäube und Materialien (z.B. Tierepithel, Mehl, Getreide, Tiernahrung, Zierpflanzen)
	Naturkautschuk

mSv oder einer Äquivalenzdosis von mehr als drei Zehntel des offiziellen Grenzwerts ausgesetzt sind. Alle sonstigen strahlenexponierten Arbeitnehmer fallen in die Gefährdungsklasse B. Österreichische Strahlenschutzverordnung www.strahlenschutz.org/dokumente/downloads/AllgStrSchV2006.pdf

- Chemische Einwirkungen:
  - Neben der Konzentration wird die Gefährlichkeit einer Chemikalie beeinflusst durch die Wirkung der Substanz, die Absorption im Körper, die Zeitdauer und Intensität der Einwirkung, die Arbeitsmethoden sowie durch individuelle Faktoren.
  - Die meisten Gefahrenstoffe am Arbeitsplatz gelangen über die Atemwege in den Körper.
  - Feste, flüssige oder gasförmige Substanzen können auch Irritationen oder Verätzungen der Haut, der Schleimhäute oder der Augenbindehaut verursachen.
  - Der Grad der Gefährdung durch verschiedene Schadstoffe wird von der Partikelgröße und vom Aggregatzustand (Stäube oder Dämpfe) ebenso beeinflusst wie von der biologischen Aktivität des Staubs (Irritations- und Sensibilisierungspotenzial, Fibrogenizität).
  - Cyanide, Chlorphenole, einige organische Lösungsmittel und verschiedene Herbizide und Pestizide werden auch über die Haut aufgenommen.

Gesundheitsgefährdung durch physikalische und chemische Einwirkungen

- Physikalische Einwirkungen:
  - Zu Lärmschwerhörigkeit siehe 38.42.
  - Ionisierende Strahlen können in allen Organen Karzinome verursachen.
  - Nicht ionisierende Strahlen verursachen hauptsächlich akute gefährliche Wirkungen (UV-Strahlen können auch für Hautkrebs prädisponieren).
    - Die häufigste, die Augen betreffende Berufskrankheit sind strahlungsinduzierte Schäden der Cornea oder der Conjunktiva (z.B. Schweißerophthalmie) (37.28).
  - Vibrationen können das Raynaud-Phänomen auslösen (weiße Finger, siehe 5.62), ebenso eine periphere Polyneuropathie, vor allem im Bereich der Arme. Sie können außerdem ein Karpaltunnelsyndrom verursachen oder verschlimmern.
    - Ganzkörperschwingungen erhöhen wahrscheinlich das Risiko für Rückenbeschwerden, Bandscheibenvorfall und Hüftgelenksarthrose.
- Gefährdung durch chemische Einwirkungen:
  - Hauterkrankungen sind die häufigste Berufskrankheit. Siehe Tabelle 44.31.1.

Tabelle 44.31.2 **In der Arbeitswelt besonders häufige karzinogene Chemikalien (Quelle: „Finnish Register of Employees Exposed to Carcinogens")**

Substanz	Art der Exposition	Erhöhtes Risiko für
Tabakrauch am Arbeitsplatz	Verschiedene Berufe, vor allem Baugewerbe	Lungenkrebs
Hexavalente Chromverbindungen, Nickel und seine anorganischen Verbindungen	Herstellung von Chromaten und Dichromaten, Chrom- und Nickelüberzüge, Schweißen und Schleifen von rostfreiem Stahl	Lungenkarzinom und Karzinome der Nasennebenhöhlen
Polycyklische aromatische Kohlenwasserstoffe	Exposition gegenüber Abgasen, Rauch, Ruß und Steinkohlenteer	Lungenkrebs
Benzol	Reparaturarbeiten an Maschinen und Geräten, chemische Prozesse, Laborarbeit	Leukämie, möglicherweise Lymphom
Asbest	Abbruch von alten Gebäuden und Renovierungsarbeiten, Isolierungsarbeiten, Schiffbau	Lungenkarzinom, Pleura- oder Peritonealkarzinom (Mesotheliom), möglicherweise Kehlkopf-, Darm- und Nierenkrebs

- Viele Chemikalien können Arbeitnehmer für Allergien des Respirationstrakts sensibilisieren (z.B. Substanzen der Kunststoffindustrie, natürliche Harze, Detergenzien und Desinfektionsmittel), siehe 6.33.
  - Dem Einsetzen der Symptomatik geht eine asymptomatische Latenzzeit von variabler Dauer voraus.
  - Nasale und konjunktivale Symptome können einer Lungenerkrankung vorangehen.
- Asbestinduziertes Lungenkarzinom und Mesotheliom sind die bekanntesten berufsbezogenen Malignome.
- Die laut „Finnish Register of Employees Exposed to Carcinogens" häufigsten krebserregenden Chemikalien sind in Tabelle 44.31.2 angeführt.

Vorsorgeuntersuchungen

- Die Prophylaxe berufsbezogener Erkrankungen besteht in erster Linie in einer Reduzierung der Exposition gegenüber schädlichen Einwirkungen.
- Bei der Einstellungsuntersuchung von Arbeitnehmern, die schädlichen Einwirkungen am Arbeitsplatz ausgesetzt und für berufsbezogenen, Erkrankungen besonders anfällig sind, sollten die notwendigen Maßnahmen besprochen werden. Durch regelmäßige Vorsorgeuntersuchungen kann das nötige Monitoring sichergestellt werden. Die jeweiligen nationalen Vorschriften regeln die gesundheitliche Überwachung von Arbeitnehmern, die am Arbeitsplatz besonderen Risiken ausgesetzt sind.
- Zu Lärmschwerhörigkeit siehe 38.42.
- Im Falle einer Exposition gegenüber Vibrationen soll bei der Erstuntersuchung gefahndet werden nach einem vorbestehenden Raynaud-Phänomen, peripheren Durchblutungsstörungen, einem Karpaltunnelsyndrom und sonstigen Leiden im Bereich der oberen Extremitäten, die sich durch die Einwirkung von Erschütterungen verschlechtern würden. Bei den regelmäßigen Kontrolluntersuchungen sollte dann bei Auftreten einschlägiger Symptome sofort gehandelt werden.
- Zur Vermeidung einer Strahlenexposition ist es wichtig, die Funktionstüchtigkeit der Geräte sorgfältig zu überwachen und die einschlägigen Sicherheitsvorschriften genau einzuhalten.
  - Die Exposition gegenüber ionisierenden Strahlen wird mit Dosimetern gemessen. Für die Untersuchungen von Arbeitnehmern, die am Arbeitsplatz ionisierenden Strahlen ausgesetzt sind, sind die einschlägigen nationalen Vorschriften zu beachten.

44.35 Berufsbedingte Virusexposition

Grundsätzliches

- Eine berufsbedingte Exposition gegenüber Viren soll durch eine adäquate Schulung und Schutzmaßnahmen für das Personal verhindert werden.
- Sofort nach einer akzidentiellen Exposition soll das Infektionsrisiko beurteilt und die nötige Postexpositionsprophylaxe eingeleitet werden.
- In allen Notaufnahmen und Erstversorgungseinrichtungen müssen klare Anweisungen vorliegen, wie im Falle einer Exposition vorzugehen ist.

Verletzungen mit Infektionsgefährdung

- Perkutane Exposition durch eine Nadel oder einem anderen, mit Blut, blutigem Sekret oder Gewebsflüssigkeiten kontaminierten Instrument
- Exposition von Augen oder Mund bzw. erythematöser oder nicht intakter Haut durch Blutspritzer
- Bisswunden

Sofortmaßnahmen

- Kein Ausdrücken der Wunde, sondern reichliches Spülen mit Wasser.
- Bei Stichverletzungen: Wunde bluten lassen.
- Entfernung eventueller Fremdkörper.
- Waschen des verletzten Hautareals mit Wasser und Seife.
- Wenn Blut offene Hautstellen, eine Wunde oder eine Stichverletzung kontaminiert, wird eine alkoholgetränkte Kompresse 2 Minuten lang auf die verletzte Stelle gedrückt oder die Wunde mit Alkohol ausgespült.
- Bei Schleimhautkontakt: Spülungen mit reichlich Wasser.

Laboruntersuchungen

- Folgende Blutuntersuchungen der Infektionsquelle werden mit Einverständnis dieser Patienten veranlasst: HIV-Antikörper, Hepatitis-B-Oberflächenantigene (HBs-Ag), Hepatitis-B-Kernantikörper (HBc-Ab), Hepatitis-C-Antikörper (HCV-Ab). Für Hepatitis B und HIV sind auch Schnelltests verfügbar. Wenn der Patient aufgrund seiner Erkrankung nicht in der Lage ist, seine Zustimmung zu erteilen, kann der Arzt über die Probeentnahme entscheiden.
- Eine entsprechende serologische Untersuchung wird auch bei der exponierten Person durchgeführt („zero sample"). Diese Proben werden unverzüglich ins Labor gebracht, wenn die potenzielle Infektionsquelle die Zustimmung verweigert. Wenn Blutproben der Quelle zur Verfü-

Tabelle 44.35.1

Impfstatus der exponierten Person	Übertragungsquelle HBsAg +	Übertragungsquelle HBsAg -	Übertragungsquelle HBsAg ?
Nicht geimpft	Anti-HBV-Immunoglobulin 5 ml i.m. Hepatitis-Grundimmunisierung einleiten	Hepatitis-Grundimmunisierung einleiten	Hepatitis-Grundimmunisierung einleiten
Geimpft, Titer bekannt	Keine Behandlung	Keine Behandlung	Keine Behandlung
Geimpft, kein Titer	Anti-HBV-Immunoglobulin 5 ml i.m. und ein Booster	Keine Behandlung	Wenn ein starker Verdacht auf einen Carrier-Status besteht, Prozedere wie HBsAg+
Geimpft, Titer unbekannt	Titer der exponierten Person bestimmen (HBs-Ab). Wenn ausreichend, keine Behandlung. Wenn nicht ausreichend, Anti-HBV-immunoglobulin 5 ml i.m. und ein Booster	Keine Behandlung	Titer der exponierten Person bestimmen (Anti-HBs). Wenn ausreichend, keine Behandlung. Wenn nicht ausreichend, Booster und Titerkontrolle nach 1–2 Monaten.

gung stehen, können die „zero samples" bis zum Vorliegen der Befunde für die mögliche Infektionsquelle eingefroren werden. Sind diese Befunde negativ, dann müssen die „zero samples" der exponierten Person nicht mehr untersucht werden, und es sind keine weiteren Kontrollen mehr notwendig. Wenn die HIV-, Hepatitis-B-oder -C-Serologien der Infektionsquelle positiv waren, werden die „zero samples" zur Untersuchung geschickt.
- Bei Unfällen außerhalb der normalen Labordienstzeiten können die Proben in 7-ml-Serumröhrchen (2/Person) gesammelt und bis zum nächsten Arbeitstag im Kühlschrank aufbewahrt werden.
- Wenn der Quellenpatient nicht bekannt ist oder nicht kooperiert oder wenn er sich als HIV-, HBV- oder HCV-positiv herausstellt, werden bei der exponierten Person 1, 3 und 6 Monate nach der akzidentiellen Exposition weitere serologische Tests durchgeführt.

Hepatitis-B-Postexpositionsprophylaxe bei verifiziertem oder sehr wahrscheinlichem Carrier-Status
- Siehe Tabelle 44.35.1.

Hepatitis-C-Exposition
- Wenn das Risiko offensichtlich ist, kann sofort zur Beurteilung der Infektiosität ein HCV- und PCR-Test bei der potenziellen Infektionsquelle durchgeführt werden.
- Nach Hepatitis-C-Antikörpern wird nach 1, 3 und 6 Monaten nach der Exposition gefahndet.
- Wenn während dieser Kontrollen Hepatitis-C-Antikörper nachgewiesen werden, kann die Interferonbehandlung eingeleitet werden.
- Es steht keine Hepatitis-C-Impfung zur Verfügung.

Berufsbedingte HIV-Exposition
- HIV-Serologie sofort nach der Exposition und Wiederholung des Tests im 2-Monate-Intervall während der nächsten 6 Monate.
- Während der Nachkontrollzeit wird die Verwendung von Kondomen empfohlen.
- Meldung der akzidentiellen Exposition an den Unfallversicherungsträger
- Wenn das Infektionsrisiko evident ist, sollte eine medikamentöse Postexpositionsprophylaxe erwogen werden (1.45). Die Behandlung sollte innerhalb von 2 Stunden nach der Exposition beginnen. Informationen über die einzusetzende Medikation sollten an einer Einrichtung eingeholt werden, an der HIV-Patienten behandelt werden, eine diesbezügliche Information sollte in der Praxis aufliegen.

Infektionsrisiko nach einer Exposition
- Siehe Tabelle 44.35.2.

Tabelle 44.35.2 **Berufsbedingte Virusexposition**

Virus	Penetrierende Wunde	Biss	Infektiöses Material		
			sicher	wahrscheinlich	unwahrscheinlich
HBV	5–25%	bewiesen	Blut, Blutprodukte	Sperma, Körperflüssigkeiten, Vaginalsekrete, Sputum	Urin, Fäzes
HCV	1–5%	nicht bewiesen	Blut	Blutprodukte, mit Blut kontaminierte Körperflüssigkeiten, Sperma, Vaginalsekrete	Sputum, Urin
HIV	0,3–0,4%	bewiesen	Blut, Blutprodukte	Sperma, Vaginalsekret, Liquor, Muttermilch, Exsudate, seröse Flüssigkeiten, Fruchtwasser, Sputum	Sputum, Urin, Fäzes

Vorsichtsmaßnahmen für medizinisches Personal beim Umgang mit HIV-positiven und Hepatitis-Patienten

- Verwendung von Handschuhen und Gesichtsmasken bei der Behandlung von Patienten mit Verletzungen, Vermeiden von Stichwunden.
- Verwendung von Handschuhen bei Blutabnahmen. Das Tragen einer Gesichtsmaske ist nicht notwendig (bei Verwendung von Vakuumröhrchen).
- Bei der Handhabung von scharfen Gegenständen muss besonderes umsichtig vorgegangen werden, sie müssen sicher entsorgt werden.

44.36 Bildschirmarbeit

Einleitung

- Bildschirmarbeit kann zu Verspannungen im Bereich des Nackens, der Schultern und der Arme führen. Die dabei auftretende Symptomatik ist oft nur vorübergehender Natur und manifestiert sich möglicherweise nur am Arbeitsplatz.
- Einige der Probleme, insbesondere jene, die den Nacken, die Schultern, die Hände und die Augen betreffen, können jedoch auch persistieren und das Wohlbefinden und die Arbeitsfähigkeit des Arbeitnehmers beeinträchtigen.
- Durch eine ergonomischere Gestaltung des Arbeitsplatzes und der Arbeitsabläufe können viele dieser Unannehmlichkeiten vermieden oder zumindest gelindert werden.

Problematik der Bildschirmarbeit

- Mögliche Problemursachen:
  - langes Sitzen vor dem Bildschirm ohne Haltungsänderung
  - häufiges Wiederholen derselben Handbewegungen und Arbeiten mit der Computermaus über lange Zeiträume hinweg
  - unzweckmäßiges Design oder falsche Positionierung von Tastatur oder Maus
  - unbequeme und nicht richtig abgestützte Position der Hände
  - falsche Sitzhaltung mit vorfallenden Schultern oder aber Überstreckung des Nackens
  - Probleme im Zusammenhang mit einer Visusbeeinträchtigung
  - ungenügende Arbeitspausen
- Faktoren wie Beleuchtung, Raumtemperatur, Luftqualität und die Ausgestaltung des Computerarbeitsplatzes sind für das Wohlbefinden der Arbeitnehmer ebenfalls von Bedeutung.

Prävention

- Die ergonomisch richtige Gestaltung des Computerarbeitsplatzes und möglichst augenschonende Arbeitsbedingungen bedürfen einer eingehenden Planung.
- Die Arbeitsabläufe sollten gut organisiert und abwechslungsreich gestaltet sein.
- Die gesamte Arbeitsbelastung sollte optimal aufgeteilt sein.
- Der Arbeitnehmer sollte die für den richtigen Einsatz der Informations- und Computertechnik nötige Schulung erhalten.
- Regelmäßige Arbeitspausen sind einzuplanen, wobei mindestens eine Pause pro Arbeitsstunde vorzusehen ist. Dem Arbeitnehmer sollte die Möglichkeit gegeben werden, von seinem Arbeitsplatz aufzustehen und zur Entspannung ein paar Schritte zu gehen, wann immer dies mit den Arbeitsabläufen und seinen Aufgaben vereinbar ist.
- Innerhalb der EU ist eine Richtlinie für die Bildschirmarbeit in Kraft (Richtlinie 90/270/EWG des Rates vom 29. Mai 1990 über die Mindestvorschriften bezüglich der Sicherheit und des Gesundheitsschutzes bei der Arbeit an Bildschirmgeräten). www.eur-lex.europa.eu/LexUriServ/LexUriServ.do?uri=CELEX:31990L0270:EN:HTML.
- Weitere Informationen z.B. unter www.noe.arbeiterkammer.at/pictures/d30/bildschirmarbeitsplatz_2004.pdf

Untersuchung der Augen und des Sehvermögens

- Der Arbeitgeber hat für eine Untersuchung des Sehvermögens und der Augen von Bildschirmarbeitskräften Sorge zu tragen.
- Im Einklang mit den Bestimmungen der oben erwähnten Ratsrichtlinie haben Arbeitnehmer das Recht auf eine angemessene Untersuchung der Augen und des Sehvermögens durch eine Person mit entsprechender Qualifikation, und zwar
  - vor Aufnahme der Bildschirmarbeit,
  - anschließend regelmäßig und
  - beim Auftreten von Sehbeschwerden, die auf die Bildschirmarbeit zurückgeführt werden können.
- Folgeuntersuchungen werden nach Ermessen des betriebsärztlichen Dienstes veranlasst.
- Die Arbeitnehmer haben das Recht auf eine augenärztliche Untersuchung, wenn sich dies aufgrund der Ergebnisse der vorstehend erwähnten Untersuchung als erforderlich erweist.
- Bei der Untersuchung vor der Einstellung
  - führt eine arbeitsmedizinisch geschulte Fachkraft mit Hilfe geeigneter Geräte einen Test des Sehvermögens durch. Dabei muss entweder

ohne oder mit Brillen eine für die vorgesehene Arbeit ausreichende Sehschärfe gegeben sein.
- Falls nötig wird die Augenuntersuchung von einem Optiker oder Augenarzt vorgenommen.
- Anmerkung: In Österreich kann die Beurteilung der Sehkraft duch den Facharzt für Augenheilkunde, durch einen geprüften Optiker oder einen Facharzt für Arbeitsmedizin durchgeführt werden, die Verschreibung einer entsprechenden Brille ist aber dem Facharzt für Augenheilkunde vorbehalten.

- Bei Arbeitnehmern über 40 sollten wegen der Presbyopie regelmäßig Visusprüfungen erfolgen. Im Allgemeinen sollten diese alle 3–5 Jahre erfolgen. Durch regelmäßige Augenuntersuchungen soll festgestellt werden, ob eine Anpassung der Brillen (oder anderer Sehhilfen) aufgrund des normalen Alterungsprozesses notwendig ist.

Spezielle Sehhilfen

- Der Arbeitnehmer ist verpflichtet, nötigenfalls den Arbeitnehmern Spezialbrillen oder andere für die Bildschirmarbeit geeignete Sehhilfen zur Verfügung zu stellen.
- Spezialbrillen unterscheiden sich von herkömmlichen Brillen in Bezug auf ihre Brechkraft, den Linsentyp oder die Montage der Gläser. Auch wenn der betroffene Arbeitnehmer diese Brillen nur bei der Arbeit trägt, gelten diese nicht als spezielle Sehhilfen, wenn sie sich nicht von herkömmlichen Brillen unterscheiden.
- Grundregeln:
  - Der Computerarbeitsplatz sollte nach Möglichkeit so gestaltet sein, dass der Arbeitnehmer seine normalen Brillen verwenden kann.
  - Der Arbeitnehmer sollte mit seiner Brille auf allen bei seiner Arbeit anfallenden Distanzen gut sehen können.
  - Zur Gewährleistung einer effizienten Kooperation sollte das arbeitsmedizinische Personal eingeschaltet werden. Es sollte den behandelnden Optiker oder Augenarzt über die Dimensionen des Computerarbeitsplatzes unterrichten.
- Interventionen:
  - Treten bei einem Arbeitnehmer Sehprobleme auf, sollte das arbeitsmedizinische Personal prüfen,
    - ob der Computerarbeitsplatz so umgestaltet werden kann, dass der Arbeitnehmer mit seiner normalen Brille auskommt und
    - ob der Visus des Arbeitnehmers optimal korrigiert ist.
  - Bei Bedarf ist der Arbeitnehmer zu einer entsprechenden Untersuchung an einen Augenarzt oder einen qualifizierten Spezialisten für Optometrie zu überweisen. Auf der Grundlage der dabei gewonnenen Untersuchungsergebnisse wird dann das arbeitsmedizinische Personal über die Notwendigkeit der Verwendung von Spezialbrillen entscheiden.
- Die Kosten für die Untersuchung und auch die für eine Bildschirmarbeitsbrille sind in Österreich und Deutschland vom Arbeitgeber zu tragen.

44.37 Burn-out-Syndrom (chronisches Erschöpfungssyndrom)

- Siehe auch Artikel 35.06.

Zielsetzungen

- Burn-out ist keine Krankheit im eigentlichen Sinn, sondern ein Syndrom. Eine Medikalisierung des Problems ist nicht sinnvoll.
- Ein Burn-out-Syndrom sollte erkannt und Begleiterkrankungen, insbesondere psychologische Probleme, abgeklärt werden.
- Zwischen depressiven Störungen und Burnout gibt es Überschneidungen (35.21). Eine Depression sollte grundsätzlich immer aktiv behandelt werden. Ein chronischer Erschöpfungszustand kann auch Symptom einer somatischen Erkrankung sein (35.06).

Epidemiologie

- Ein Burn-out-Syndrom entsteht nicht über Nacht. Im Gegenteil, es entwickelt sich schleichend als Ergebnis einer Interaktion zwischen der eigenen Persönlichkeit, dem Arbeitsumfeld und dem Kollegenkreis.
- Ein Burn-out ist nicht dasselbe wie durch hohe Arbeitsbelastung ausgelöster Stress. Stress entsteht im Rahmen einer Anpassungleistung an Arbeitsbelastungen und ist nicht von vornherein negativ. Zu einem Burn-out-Syndrom kommt es, wenn Anpassung nicht ausreicht, eine Normalisierung nicht erreicht werden kann, und die Stresssituation anhält.

Symptomatik und Diagnosestellung

- Die wesentlichen Symptome eines Burn-outs sind:
  - völlige körperliche Erschöpfung
  - zynische Einstellung gegenüber der Arbeit
  - beeinträchtigtes berufliches Selbstwertgefühl
- Zu den häufigen psychiatrischen Differenzialdiagnosen zählen (klinische Hinweise in Klammern):

- schwere Depression (insbesondere wenn ein Gefühl der Wertlosigkeit oder Schuldgefühle vorhanden sind)
- schädlicher Gebrauch von Alkohol und/oder Drogen (zum Beispiel wiederholte kurze Fehlzeiten)
- sogenannte atypische Depression (wenn z.B. Kränkungen am Arbeitsplatz starke affektive Schwankungen auslösen)
- Stressstörungen (ein konkreter externer Triggerfaktor muss identifizierbar sein)
- generalisierte Angststörungen (Befürchtung, dass die eigene Leistung den Anforderungen nicht genügt, ständige Ruhelosigkeit)
- Sozialphobie (unangemessene Angst vor sozialen Situationen)
- Somatisierungsstörung (wechselnde körperliche Beschwerden)
- Persönlichkeitsstörung (Probleme variabler Ausprägung, die sich aber durch das ganze Erwachsenenalter ziehen)
- Anpassungsstörungen (Reaktion auf einen identifizierbaren externen Stressfaktor, der unerwartet zu einer Funktionsstörung führt)
• Nach der derzeit gültigen Klassifikation von Erkrankungen ist das Burn-out-Syndrom eine Diagnose von Symptomen, die in ihrer Gesamtheit nicht als berufsbezogenes Leiden eingestuft werden und daher auch keine Ansprüche auf Entschädigungszahlungen begründen. Leistungen der Krankenversicherungsträger setzen ebenfalls voraus, dass der Verlust der Arbeitsfähigkeit das Ergebnis einer Erkrankung sein muss.
• Wenn der Patient aufgrund seines chronischen Erschöpfungszustandes nicht arbeitsfähig ist, dann kann sein Zustand als Krankheit eingestuft werden, und es wird als Hauptdiagnose eine psychische Störung angeführt (z.B. depressiver Zustand, Anpassungsstörung, somatoforme Störung). Das Burn-out-Syndrom kann als Sekundärdiagnose dokumentiert werden.

Behandlung

• Ist der Patient arbeitsunfähig, kann die Situation durch einen Krankenstand entschärft werden.
  - Es dauert in der Regel ein paar Tage und Nächte, bis sich der Schlafrhythmus des Patienten wieder normalisiert hat.
  - Ein schweres Burn-out-Syndrom mit Beeinträchtigung der Leistungsfähigkeit des Patienten macht einen Krankenstand von 2 bis 3 Wochen erforderlich.
  - Ein schweres depressives Zustandsbild bedingt häufig eine noch längere Arbeitsunfähigkeit, weil es nach Abklingen der Symptomatik noch einige Zeit dauert, bis der Patient seine volle Leistungsfähigkeit wiedererlangt hat.
  - Eine bloße Krankschreibung ist kein Ersatz für eine Therapie mit Verlaufskontrolle. Es sollten regelmäßige Kontrolltermine mit dem Patienten vereinbart werden.
• Die Behandlung wird für jeden Patienten individuell geplant und kann beispielsweise Stressmanagement, eine Pharmakotherapie oder eine Psychotherapie umfassen.
• Psychische Probleme, wie etwa eine Depression, müssen aktiv behandelt werden.
• Wichtig ist, den subjektiven Leidensdruck des Patienten zu explorieren und sich mit seinen Lebensumständen vertraut zu machen.
• Wenn sich die Situation des Patienten innerhalb von 2 bis 3 Monaten nicht grundlegend verbessert oder wenn die Diagnose unklar bleibt, sollte der Patient an einen Facharzt für Psychiatrie überwiesen werden.
• Wenn beim arbeitsmedizinischen Dienst der Eindruck entsteht, dass bei einem bestimmten Arbeitgeber besonders viele Arbeitskräfte „ausgebrannt" sind, sollten Schritte eingeleitet werden, um Abhilfe zu schaffen.

Prävention des Burn-out-Syndroms

• Ein Burn-out kann verhindert werden durch:
  - klare Unterscheidung von Arbeits- und Freizeit
  - die Fähigkeit, „nein" zu sagen
  - die Fähigkeit, das Arbeitspensum vorausplanend einzuteilen
  - Aufmerksamkeit gegenüber dem eigenen körperlichen Zustand
  - das Eingeständnis der Grenzen der eigenen Leistungsfähigkeit
  - ein gutes Verhältnis zu den Familienmitgliedern
  - ein gutes Verhältnis zu den Kollegen
  - ein offenes Betriebsklima
  - angemessene Karriereentwicklung
  - einen als unterstützend erlebten Arbeitgeber
  - eine klare Abgrenzung des Aufgabenbereichs
  - die Wahrnehmung der eigenen Arbeit als sinnvolle Aufgabe
  - die Weiterentwicklung der eigenen beruflichen Qualifikation
  - Zur Burn-out-Prophylaxe vor allem in den helfenden Berufen (Gesundheitsberufe, Lehrer) eignen sich auch Balintgruppen und Supervisionsangebote.

44.51 Asbestinduzierte Erkrankungen

Asbeststaubexposition

- Das primäre Ziel besteht darin, Menschen vor Asbeststaubexposition zu schützen.
- Asbest ist der Überbegriff für eine Gruppe von in der Natur als Mineralien vorkommenden faserförmigen Silikaten (Aktinolit, Antophyllit, Krokydolit, Chrysotil und Tremolit).
- In vielen Ländern wurde die Verwendung von Asbest bereits verboten.
- Auch in Österreich und Deutschland sind Tätigkeiten, bei denen Arbeitnehmer Asbestfasern ausgesetzt sind, grundsätzlich verboten, mit Ausnahme der Behandlung und Entsorgung von Materialien, die bei Abbruch- und Asbestsanierungsarbeiten anfallen:
  - Viele alte Gebäude können noch immer große Mengen Asbest enthalten. Die Gefahr einer Asbestexposition ist bei Renovierungsarbeiten besonders groß, wenn alte Bausubstanz beseitigt werden muss, und zwar insbesondere dann, wenn die Schutzvorschriften nicht eingehalten und entsprechende Techniken missachtet werden.
- Die industriellen Hygienelimits (Human Toxicity Potential, HTP) betragen 0,1 Fasern/cm^3 (Handlungsbedarf) und 0,3 Fasern/cm^3 (Höchstgrenze) (Zulässiger Höchstwert in Österreich lt. Grenzwerteverordnung 2006: 0,1 F/cm^3).
- Vor Inkrafttreten der aktuellen Gesetzgebung konnte es zu einer Asbestexposition kommen, wenn unter folgenden Bedingungen gearbeitet wurde: Asbestspritzen, Gewinnung asbesthaltiger Mineralien, Herstellung von Asbestprodukten, Arbeiten mit Brems- und Kupplungsbelägen, Service- und Wartungsarbeiten, Arbeiten in Schiffswerften, Installation von Heizkesseln, Auskleiden bzw. Ausbauen von Öfen, Umhüllung von Rohren, sonstige Dämmarbeiten, Herstellung von Baustoffen, Bauarbeiten und haustechnische Arbeiten.

Asbestassoziierte Erkrankungen

- Asbest kann Bronchuskarzinome, Mesotheliome (Malignom der Pleura und des Peritoneums), Lungenfibrosen (Asbestose) sowie pleurale Veränderungen (wie z.B. Fibrose der Pleura parietalis mit Bildung von Plaques, diffuse Fibrose der Pleura visceralis, exsudative Pleuritis und Retroperitonealfibrose) verursachen. Asbest kann auch ein ätiologischer Faktor bei der sehr seltenen retroperitonealen Fibrose sein, ferner erhöht es das Kehlkopfkrebsrisiko.
- Ein Expositionsschwellenwert, bis zu dem keine erhöhte Inzidenz an asbestbezogenen Erkrankungen auftritt, konnte nicht ermittelt werden.
- Andererseits steht außer Zweifel, dass mit zunehmender Exposition das Risiko asbestinduzierter Karzinome ansteigt.
- Die Latenzphase zwischen Exposition und Ausbrechen der Krankheit beträgt in der Regel mehr als 10 Jahre; bei asbestbezogenen Karzinomen kann die Latenzzeit 10 bis 40 Jahre oder noch länger dauern.
- Die Zahl der asbestinduzierten Karzinome, die auf frühere Asbestexposition zurückzuführen sind, wird im Zeitraum 2010 bis 2015 ihren Gipfelwert erreichen.

Lungenkrebs

- Alle Asbestformen erhöhen das Krebsrisiko.
- Die Kombination Rauchen plus Asbestexposition erhöht das Karzinomrisiko mehr als die einzelnen Risikofaktoren alleine. Das Lungenkrebsrisiko bei rauchenden Abestarbeitern kann bis auf das 50fache erhöht sein.
- Ein durch Asbest verursachtes Bronchuskarzinom unterscheidet sich weder in der Lokalisierung noch im histologischen Befund von gewöhnlichem Lungenkrebs, tritt aber oft in jüngerem Alter auf, als durch Rauchen verursachte Karzinome.
- Eine Früherkennung einer noch in einem initialen Stadium befindlichen und daher noch kleinen und operablen Läsion ist mit Hilfe eines Low-dose-Spiral-CTs möglich.
- Die arbeitsbiographischen Daten jedes Lungenkrebspatienten müssen erhoben und die Möglichkeit einer arbeitsplatzbezogenen Ätiologie ins Auge gefasst werden.
- In unklaren Fällen kann man Spezialisten für Pneumokoniosen konsultieren.

Mesotheliom (Neoplasma der Pleura und des Peritoneums)

- Außer Asbest und den in der Natur vorkommenden Erionitfasern sind bisher keine anderen Ursachen für ein Mesotheliom zuverlässig nachgewiesen worden.
- Krokydolit, auch bekannt als „blauer Asbest", stellt das höchste Risiko dar.
- Die Latenzzeit zur Entwicklung eines Mesothelioms beträgt 30–50 Jahre.
- Zur Exposition genügen kurze Belastungen: Eine starke Belastung über 1 Woche oder auch nur einen einzigen Tag kann Mesotheliome verursachen.
- Ein Verdacht auf eine berufsbedingte Ursache ist bei allen Mesotheliomfällen gegeben; zur Verifizierung reicht üblicherweise eine detaillierte Arbeitsanamnese aus.
- Wegen der schwierigen Diagnostik bleiben Mesotheliome, vor allem peritoneale, oft unerkannt.

Asbestose (eine Form der Pneumokoniose)
- Asbest kann in jeder Form eine Asbestose verursachen.
- Eine Asbestose ist eine diffuse interstitielle Lungenfibrose.
- Die Diagnose einer Asbestose beruht auf dem Nachweis einer signifikanten berufsbedingten Asbestexposition sowie auf radiologischen Lungenbefunden, in der Regel mittels hochauflösender Computertomographie (HRCT).
- Bis zu 20% der Arbeiter, die mit Asbest in Kontakt kommen, können die histopathologischen Veränderungen einer Lungenfibrose aufweisen, selbst wenn das Thoraxröntgen unauffällig ist.
- Wegen der langen Latenzzeit ist anzunehmen, dass diejenigen, die derzeit eine Asbestose entwickeln, in den 70er Jahren des vergangenen Jahrhunderts Kontakt hatten.
- Das Erkennen einer beginnenden diffusen Lungenfibrose im Thoraxröntgen erfordert vom Radiologen eine besonders große Erfahrung.
- Im HRCT lassen sich Veränderungen im Lungengewebe früher nachweisen als im Thoraxröntgen.
- Pleurale Veränderungen können mögliche Läsionen des Parenchyms maskieren.
- Wenn sich die Asbestose ausgedehnt hat, wird die Diagnose durch die Klinik (Belastungsdyspnoe) sowie Befunde aus Lungenfunktionstests gestützt. Typischerweise finden sich im Lungenfunktionsbefund Zeichen einer Restriktion oder einer Beeinträchtigung des Gasaustauschs.

Pleurale Veränderungen
- Im Vergleich zum konventionellen Thoraxröntgen ist die hochauflösende Computertomographie von wesentlich höherer diagnostischer Aussagekraft.
- Pleuraplaques:
  - Auch eine geringe Asbestbelastung kann pleurale Plaques verursachen.
  - Die Plaques werden im Thoraxröntgen nach einer Latenzzeit von 20 Jahren sichtbar. Sie finden sich gewöhnlich an der Pleura parietalis zwischen der 5. und 10. Rippe.
  - Eine bilaterale Verdickung der Pleura parietalis ist ein zuverlässiges Zeichen für eine Asbestexposition. Oft wird die Verdickung zunächst nur auf einer Seite bemerkt, aber im Zuge der weiteren Kontrollen werden auf beiden Seiten Plaques sichtbar.
  - Die Patienten bleiben trotz der Plaques meist asymptomatisch.
- Läsionen der Pleura visceralis:
  - Veränderungen der Pleura visceralis weisen auf eine stärkere Asbestexposition hin als Plaques alleine, der Patient hat ein erhöhtes Lungenkrebsrisiko.
  - Die Pleura visceralis wird im Rahmen der Fibrose verdickt und verklebt mit der Pleura parietalis. Bei manchen Patienten ist das die Folge einer exsudativen Pleuritis.
  - Bei der Differenzialdiagnose sollte man bei adipösen Patienten auch die Fettansammlung im Pleuraraum berücksichtigen.
  - In der Frühphase der Erkrankung ist der Patient noch asymptomatisch, er entwickelt aber in den fortgeschrittenen Stadien die auf eine Asbestose hinweisenden Symptome.
  - Bestand keine Asbestexposition, kann eine diffuse Pleurafibrose auch auf eine Kollagenose zurückzuführen sein oder eine unerwünschte Medikamentenwirkung darstellen.
  - Eine Pleuritis kann innerhalb von 10 Jahren nach der 1. Exposition auftreten. Die Assoziation mit der Exposition wird oft erst bei den folgenden Kontrolluntersuchungen aufgedeckt.
- Runde Atelektasen:
  - Können in allen Teilen der Lunge auftreten. Das atelektatische Lungengewebe unter der fibrotischen Pleura ist narbig verändert, sodass die rundliche Verschattung entsteht. Die Spiralstruktur einer runden Atelektase ist im Schichtbild gut erkennbar.
  - Wenn die Röntgenuntersuchung nicht eindeutig die typische Struktur einer Spiralatelektase zeigt, sollte die Benignität des Befundes verifiziert werden, z.B. durch eine Nadelbiopsie.
- Exsudative Pleuritis:
  - Eine Asbestexposition kann schon binnen 10 Jahren nach dem Erstkontakt zu einer exsudativen Pleuritis führen. Es gibt kein spezifisches Zeichen, das für diese Krankheit typisch ist. Der Kausalzusammenhang mit einer Asbestexposition ist oft nicht eindeutig und kann erst im Zuge einer systematischen Nachbeobachtung gesichert werden.

Medizinische Überwachung von Personen mit Asbestexposition – Diagnostik
- Der Gesundheitszustand von Personen mit berufsbedingter Asbestexposition in der Anamnese sollte regelmäßig kontrolliert werden.
- Arbeitnehmer sollten vor Beginn einer Asbestexposition einer Einstellungsuntersuchung unterzogen werden, Kontrolluntersuchungen sollten alle 3 Jahre folgen.
  - Anmerkung: die regelmäßige Untersuchung von asbestexponierten Arbeitnehmern ist in Österreich verpflichtend, und darf nur von dazu ermächtigten Ärzten durchgeführt werden, siehe www.arbeitsinspektion.gv.at/NR/rdonlyres/34C0CE01-9934-417D-8562-6F95C2790409/0/VGUE.pdf

- Das Ziel einer hochqualitativen und sorgfältigen Reihenuntersuchung und der medizinischen Beobachtung von Personen, die einer Asbestbelastung ausgesetzt sind oder aber auch eine asbestbezogene Krankheit entwickelt haben, besteht in der Früherkennung und Verbesserung der Prognose von Berufskrankheiten und gleichzeitig darin, dem Patienten angemessenen sozialmedizinischen Nutzen zu gewährleisten (ILO Occuopational Cancer Convention No, 139,1974 1, und Asbestos Convention No. 162, 1986 2).
- Die neuen Untersuchungsmethoden zur Diagnostik von asbestbezogenen Krankheiten (HR-CT, Spiral CT) haben sich deutlich sensitiver und exakter dem Thoraxröntgen gegenüber bewährt. Diese Techniken bieten schon im Frühstadium bessere Möglichkeiten zum Nachweis von durch Asbest hervorgerufenen pleuralen und parenchymalen Veränderungen.
- Da die durch Asbestexposition ausgelösten Erkrankungen erst nach vielen Jahren auftreten können, sollten Kontrolluntersuchungen auch nach Beendigung des Kontakts durchgeführt werden.
- Finden sich Zeichen oder Symptome, die zu einem asbestinduzierten Krankheitsbild passen oder eine solche Diagnose nahelegen, so empfiehlt es sich, die diagnostischen Untersuchungen in einer Lungenabteilung oder in einer arbeitsmedizinischen Facheinrichtung durchführen zu lassen.
- Menschen mit signifikanter Exposition, die gleichzeitig Raucher sind, gehören einer Hochrisikogruppe an; bei diesen könnten sich die auf Früherkennung abzielenden Untersuchungsmethoden bewähren.

Screening

- Die Kosteneffektivität eines Screenings auf Lungenkrebs konnte noch nicht nachgewiesen werden.
- Ein auf Sputumkulturen und Lungenröntgen beruhendes Screening hat gezeigt, dass die Rate der diagnostizierten Bronchialkarzinome im Vergleich zu einer nicht gescreenten Personengruppe höher war und diese auch besser behandelbar waren, derzeit gibt es aber noch keine Evidenz, dass Screening die Mortalität senkt.
- Da die Diagnose von Bronchialkarzinomen oft verzögert und die Prognose schlecht ist, werden neue Methoden, speziell bei Hochrisikopatienten verfolgt; das Spiral-CT scheint vielversprechend zu sein.
- Das Screening auf Bronchialkarzinome bei asbestexponierten Personen sollte jedenfalls in Zukunft immer an die aktuelle medizinische Entwicklung und das Wissen angepasst sein www.ielcap.org/, www.nci.nih.gov/nmlst.

Was ist bei Vorliegen einer Berufskrankheit zu beachten?

- Mesotheliome, Bronchuskarzinome und pleurale bzw. parenchymale Fibrosen bei Personen mit Asbestexposition müssen abgeklärt und die Diagnosen dem zuständigen Versicherungsträger gemeldet werden.
- Damit wird sichergestellt, dass die Betroffenen die für Berufskrankheiten vorgesehenen Entschädigungen erhalten. Derartige Entschädigungsleistungen für die direkt Betroffenen, aber auch die Rentenzahlungen an die Angehörigen eines an einer Berufskrankheit Verstorbenen können beträchtliche Summen repräsentieren, insbesondere wenn eine berufsbedingte Krebserkrankung vorliegt.
- In allen Fällen, bei denen der begründete Verdacht besteht, dass die auf eine berufliche Asbestexposition zurückzuführende Erkrankung die unmittelbare Todesursache oder lebensverkürzend war, ist eine gerichtsmedizinische Obduktion anzustreben. Eine solche ist auch zu veranlassen, wenn ein routinemäßiger Autopsiebefund einschlägige Verdachtsmomente ergibt.

Anmerkung: Jeder Verdacht auf eine beruflich verursachte Erkrankung ist bei der AUVA zu melden, auch wenn er noch nicht erhärtet werden konnte. Die AUVA stellt dazu spezielle Formulare zur Verfügung.

- Meldeformulare und Berufskrankheitenliste unter: www.auva.at
- Bestimmungen für Deutschland: www.de.osha.eu.int/statistics/grundlegende_infos/

44.52 Silikose

Exposition

- Das primäre Ziel ist, eine Exposition gegenüber kristallinem kieselsäurehaltigem (SiO_2) Staub (Quarz, Cristobalit oder Tridymit) zu vermeiden.
- Kontakt mit Siliciumstaub kann in folgenden Berufen erfolgen:
  - Bergbau, Erzgewinnung, Stein-, Bau- und Gießereiarbeiten
  - bei der Herstellung von Glas-, Porzellan-, Email-, Ton- und Steinprodukten
  - Sandstrahl- und Schleifarbeiten
  - Herstellung und Abtragen von feuerfestem Material
  - In der Bauindustrie: Abbruch alter Bauten im Zuge von Renovierungsarbeiten, Trockenschleif- und Räumarbeiten. Neben Kieselgur

wurde etwa auch Asbest für die Herstellung von Rohrisolierungen verwendet (Exposition gegenüber Mischstaub).

Krankheiten

- Kristalline Formen von Silikat können eine Lungenfibrose verursachen – Silikose (Grinder's disease).
- Die Silikose präsentiert sich in Form von nodulär fibrotischen Veränderungen des Lungengewebes, vorwiegend in den Lungenoberfeldern.
- Patienten mit einer Silikose geben üblicherweise eine Exposition mit Siliciumstaub über einen Zeitraum von mindestens 10 Jahren an, die Latenzperoide beträgt üblicherweise 20 Jahre.
- Eine Exposition mit einer Mischung von Staub (gleichzeitige Exposition mit einem Gemisch von Mineralstaub) kann eine irreguläre Lungenfibrose verursachen (gemischte Staubpneumokoniosen).
- Exposition sowohl mit kristallinem Siliciumstaub als auch die Staublunge prädisponieren für eine pulmonale Tuberkulose (Silikotuberkulose), diese wird als Berufkrankheit gewertet.
- Die IARC (International Agency for Research on Cancer/WHO) klassifiziert kristallinen Siliciumstaub als Klasse 1 karzinogen.
- Lungenkrebs, der sich bei Patienten mit Silikose entwickelt, wird ebenfalls als Berufkrankheit angesehen.

Klinik

- Nodulär fibrotische Veränderungen des Lungengewebes, speziell in den Lungenoberfeldern.
- Der Patient kann noch symptomfrei sein, selbst wenn der radiologische Befund auffällig ist. Zu den Symptomen gehören Reizhusten und Dyspnoe.
- Bei der Auskultation sind feine Rasselgeräusche in der Mittel- und Endphase der Einatmung zu hören.
- Die Lungenfunktionstests zeigen anfangs eine Verminderung der Vitalkapazität. Mit Fortschreiten der Krankheit wird oft eine Obstruktion und Diffusionsstörung beobachtet.

Diagnostik

- Signifikante Kontakte mit Quarzstaub.
- Selbst bei sichtbaren Anomalien im Röntgenbefund kann der Patient symptomfrei sein.
- Manchmal ist eine Lungenbiopsie nötig.
- Lungenfunktionstests helfen bei der Bestimmung des Schweregrads der Leistungsminderung.

Kontrolle

- Es gibt spezifische nationale Bestimmungen für die Überwachung von Arbeitern, die dem Risiko einer berufsbedingten Silikose ausgesetzt sind.
  - Der Arbeiter sollte einer Ausgangsuntersuchung und dann regelmäßigen Kontrollen alle 3 Jahre unterzogen werden.
  - Diese Untersuchungen sollten die Anamnese, eine klinische Untersuchung, Lungenröntgen (im p.a. und lateralen Strahlengang) und Spirometrie beinhalten.
- Wenn eine Kontrolluntersuchung Auffälligkeiten zeigt und sich Hinweise auf eine Pneumokoniose ergeben, sollten die weiteren klinisch-diagnostischen Schritte in einer spezialisierten Einrichtung erfolgen.
- Da die Krankheitssymptome erst mit einer langen Latenzzeit in Relation zur Exposition auftreten können, müssen die Untersuchungen entsprechend lange durchgeführt werden.
- Eine Meldung als Berufskrankheit muss veranlasst werden. Für Österreich gibt es dazu Vordrucke.
- Anmerkung:
  - In Österreich ist die Überwachung von Siliciumstaub-exponierten Arbeitnehmern im ArbeitnehmerInnenschutzgesetz geregelt: www.auva.at.
  - Bestimmungen für Deutschland: www.de.osha.eu.int/statistics/grundlegende_infos

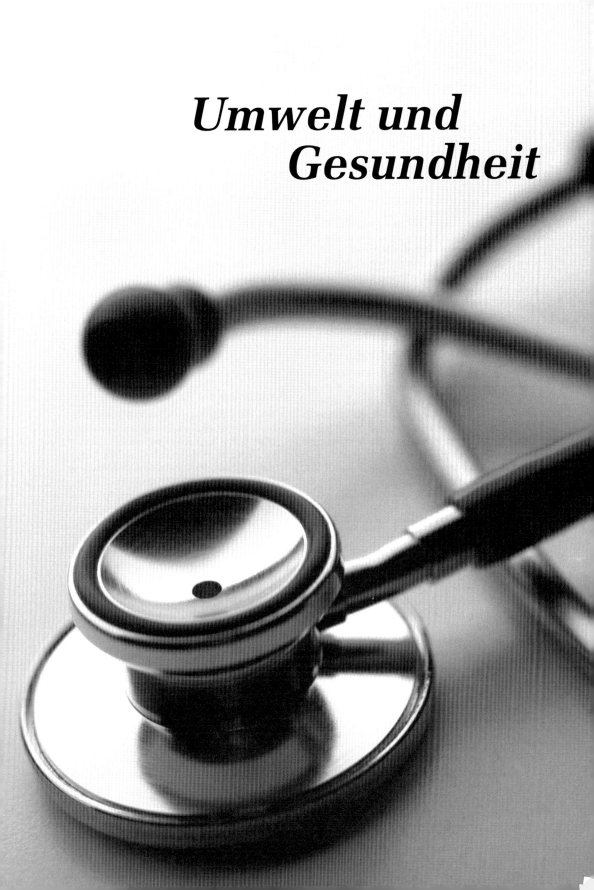

Umwelt und Gesundheit

45.01 Gesundheitsschäden durch Luftverschmutzung

- Wenn man von den übel riechenden Schwefelverbindungen absieht, ist die Luftverschmutzung nur in den Ballungszonen eine direkt wahrnehmbare Gefahr. Dort sind die gefährlichsten Schadstoffe lungengängige Partikel und Stickoxide.

Emittenten

- In den Städten ist der Verkehr der größte Schadstoffemittent (Stickstoffdioxid, lungengängige Partikel, Kohlenwasserstoffe, Kohlenmonoxid).
- Es folgt die Energieproduktion (Stickstoffdioxid, Schwefeldioxid, lungengängige Partikel).
- Als Drittes sind die Industrieabgase zu nennen (Schwefeldioxid, Stickstoffdioxid, lungengängige Partikel, Kohlenwasserstoffe, übel riechende Schwefelverbindungen, Schwermetalle).

Gesundheitsschädigende Wirkungen

- Die lungengängigen Partikel gelten heute als die gefährlichsten Schadstoffe im Bereich der Luftverschmutzung, weil sie als einzige auf der Ebene der Gesamtpopulation eine signifikante Verkürzung der Lebenserwartung zur Folge haben. Zu ihren unmittelbar schädlichen Wirkungen zählen ein erhöhte Prävalenz für Husten, Atemwegsinfekte, asthmatische Leiden und COPD sowie eine erhöhtes Hospitalisierungsrisiko für Patienten mit kardialen Problemen oder zerebrovaskulären Störungen.
- Stickstoffdioxid, Schwefeldioxid und Ozon (das in der verschmutzen Luft aus einer Reaktion zwischen Stickstoffdioxid und Kohlenwasserstoffen hervorgeht) irritieren die Atemwege.
  - An akuten Problemen verursachen sie Husten, Asthmaanfälle und Atemwegsinfekte.
  - Darüber hinaus verschlechtern sie das Beschwerdebild bei chronischer Bronchitis und bei Asthma.
- Erhöhte Kohlenmonoxidkonzentrationen sind bei Herzpatienten mit längeren Hospitalisierungszeiten und bei Patienten mit schweren Grunderkrankungen mit erhöhten Mortalitätsraten assoziiert.
- Gentoxische Verbindungen, wie etwa die polyaromatischen Kohlenwasserstoffe, die sich in den Abgasen des Straßenverkehrs und der Energieproduktion finden, erhöhen das Lungenkrebsrisiko. Man schätzt, dass in den Städten jährlich 2–3 Fälle von Lungenkrebs pro 100.000 Einwohner direkt auf die Luftverschmutzung zurückzuführen sind.
- Übel riechende Schwefelverbindungen, wie etwa die Merkaptane oder Schwefelwasserstoff, führen zu akuten gesundheitlichen Problemen (z.B. Atemnot), wenn sie plötzlich in hohen Konzentrationen auftreten. Ihre langfristigen Wirkungen umfassen eine Reizung der Augen und der Atemwege, Kopfschmerzen, Müdigkeit, Depressionen und Übelkeit.
- Bleiemissionen stellen in jenen Ländern, in denen dem Benzin kein Blei mehr zugemischt werden darf, kein signifikantes Verschmutzungsproblem mehr dar. Blutspiegelwerte unter 10 µg/100 ml dürften die Entwicklung des ZNS bei Feten und Kleinkindern nicht mehr negativ beeinflussen. In den skandinavischen Ländern liegen die Bleispiegelwerte bei Kindern unter 2–5 µg/100 ml. In der Umgebung von Gießereien und Hüttenwerken können erhöhte Bleikonzentrationen im Gemüse (Salat, Petersilie, Dill) auftreten, weil es zu einer Kontaminierung durch die dort anfallenden Staubemissionen kommt.
- Cadmium ist ein Schadstoff, der in der Metallurgie anfällt. Es akkumuliert in der Leber von Rindern und Elchen. Der Verzehr größerer Mengen dieser Innereien ist daher nicht empfehlenswert.

Richtlinien

- Für die zulässigen Grenzwerte für Schwefeldioxid, Stickstoffdioxid, Kohlenmonoxid und Partikel gibt es nationale Regelwerke. In den größeren Städten wird die Belastung der Luft durch diese Schadstoffe kontinuierlich überwacht.
- Die EU-Richtlinie 1999/30/EG vom 22. 4. 1999 über Grenzwerte für Schwefeldioxid, Stickstoffdioxid und Stickstoffoxide, Partikel und Blei in der Luft legt aus Gründen des Gesundheitsschutzes kurzfristige und/oder langfristige Grenzwerte für die Durchschnittskonzentration von Stickstoffdioxid (200 µg/m^3, 1 h), lungengängige Partikel (50 µg/m^3, 24 h), Schwefeldioxid und Blei in der Atemluft fest.

45.02 Epidemiegefahr durch kontaminiertes Trinkwasser

Lebensmittelvergiftungen: siehe 8.43.

- Epidemien treten häufiger in Regionen auf, in denen die Wasserwerke Grundwasser verteilen als in Regionen, in denen Oberflächenwasser benutzt wird, weil Grundwasser anders als Oberflächenwasser nicht desinfiziert werden muss.
- Zur Untersuchung von Lebensmittelvergiftungen sollten örtliche Komitees gebildet werden. Lebensmittelvergiftungen s. 8.43.

Überwachung der Trinkwasserqualität

- Anmerkung: In Österreich obliegt die Überwachung des Trinkwassers dem öffentlichen Sanitätsdienst bzw. Gesundheitsbehörden (Amtsarzt, Gemeinde- bzw. Distriktsarzt).
- Die Überwachung der Qualität des von Wasserversorgungsanlagen gelieferten Trinkwassers erfolgt durch die Entnahme von Wasserproben, die regelmäßigen chemischen, mikrobiologischen und physikalischen Analysen unterzogen werden.
- In den EU-Ländern gilt die Präsenz von E. coli und Enterokokken als mikrobiologischer Indikator für eine Kontamination. Eine 100-ml-Wasserprobe sollte frei von diesen Bakterien sein. Seit Ende 2003 muss alles Trinkwasser innerhalb der EU diesen Kriterien entsprechen.
- Wenn die oben erwähnten Bakterien in den Wasserproben gefunden werden, müssen sofort Kontrollproben genommen werden. Gleichzeitig sind verschiedene Maßnahmen zu ergreifen: Verbot der Nutzung dieses Wassers als Trinkwasser, Desinfektion des Wasserleitungssystems oder Empfehlung an die Verbraucher, das Wasser vor der Verwendung abzukochen.

Mögliche Ursachen für Trinkwasser-induzierte Epidemien

- Zu den häufigsten Ursachen von Epidemien nach Trinkwasserkontamination zählen pathogene Fäkalkeime menschlichen oder tierischen Ursprungs, unzureichende Trinkwasseraufbereitung oder eine Kombination dieser beiden Faktoren.

Die häufigsten Erreger in Nordeuropa

- Viren (Noro-, Astro-, Rota-, Adeno- und Enteroviren)
- Bakterien (Campylobacter jejuni, Yersinia enterocolitica, Salmonella, E. coli einschließlich des enterohämorrhagischen E. coli (EHEC) O157, Plesiomonas shigelloides, Aeromonas)
- Parasiten, insbesondere in Fällen von Reisediarrhö (Giardia lamblia, Cryptosporidium, Entamoeba histolytica)
- Schimmelpilzgifte verursachen nur sehr selten durch eine Kontamination des Trink- oder Badewassers eine allergische oder toxische Allgemein- bzw. Atemwegssymptomatik.

Laboruntersuchungen und Differenzialdiagnosen

- Bei Epidemien müssen von zumindest 5–10 erkrankten Personen Proben für die folgenden Untersuchungen genommen werden:
    - Untersuchung von Stuhlkulturen auf die oben erwähnten Bakterien und auf Clostridium perfringens, Bacillus cereus und Staphylococcus aureus.
    - Untersuchung der Stuhlkultur auf Viren, PCR (zum Nachweis von Noro-, Astro- oder Rotaviren), Elektronenmikroskopie des Stuhls und diagnostische Schnelltests auf Viren (Rota- und Adenoviren).
    - Zu erwägen: mikroskopische Untersuchung auf Parasiten.
- Eine Konsultation mit einem Spezialisten für Infektionserkrankungen vom nächsten Schwerpunktkrankenhaus ist ratsam.
- Als Differenzialdiagnosen sollten durch Nahrungsmittel übertragene Infektionen und Vergiftungen sowie durch menschlichen Kontakt übertragene Virusinfektionen in Betracht gezogen werden.

Berichte

- Wenn in Ihrer Region Infektionen berichtet werden, die vermutlich oder gesichert durch Trinkwasser übertragen werden, ist den Richtlinien zu folgen, die von der zuständigen Behörde (Amtsarzt) ausgegeben werden.

45.03 Schadstoffbelastung in Innenräumen

- Siehe auch 45.04.

Ursachen und Schadstoffquellen

- Baustoffe, Werkstoffe der Einrichtungsgegenstände, menschliche Aktivitäten, Haustiere sowie Außenluft sind als wichtigste Schadstoffquellen für die Raumluft zu nennen. Physikalische, chemische oder biologische Faktoren, aber auch eine Strahlenbelastung, können gesundheitsschädliche Auswirkungen haben.
- Die gefährlichste radioaktive Strahlungsquelle in einem geschlossenen Raum ist das Radon. Radon ist ein Zerfallsprodukt des Urans, das durch Diffusion aus dem Erdreich seinen Weg in die Raumluft findet.
- Die für die Verschmutzung der Raumluft bedeutsamsten physikalischen Faktoren sind Temperatur, Ausmaß der Lüftung, Feuchtigkeit, Fasern (Asbest, industriell hergestellte Mineralfasern) sowie Hausstaub.

Biologische Faktoren

- Dazu zählen Viren, Bakterien, Schimmelpilze, Hausstaubmilben sowie menschliche und tierische Hautschuppen.
- Die Hauptquelle für eine bakterielle Kontamination der Raumluft sind Menschen.

- Erhöhte Schimmelpilzkonzentrationen sind meist auf Wasserschäden zurückzuführen.
- Die häufigsten Allergene in der Raumluft sind Tierepithelien und Tierkot, Schimmelpilze und, in einem geringeren Ausmaß, Hausstaubmilben und ihr Kot sowie Pflanzen.

Chemische Faktoren

- Zu den wichtigsten chemischen Belastungen in geschlossenen Räumen zählen Tabakrauch (aktives und passives Rauchen), flüchtige organische Verbindungen (VOC), polyzyklisch aromatische Kohlenwasserstoffe (PAH) und Formaldehyd sowie viele anorganische Gase wie Kohlenmonoxid, Ozon, Stickstoffdioxid, Nitrite und Ammoniak.
- Baustoffe, Lacke, Klebstoffe, Polsterungen und Möbelbezugsstoffe sowie Verbrennungsprozesse geben organisch-chemische Schadstoffe an die Raumluft ab.

Gesundheitsschädliche Auswirkungen

- Eine erhöhte Konzentration von Schimmelpilzen oder ihren Metaboliten aufgrund eines Feuchtigkeitsschadens in einem Gebäude verursacht Symptome, die dem als „Sick-Building-Syndrom" (SBS) bekannten Symptomenkomplex ähnlich sind. Menschen, die in Häusern mit feuchten Mauern wohnen, leiden häufiger an Entzündungen und Infekten der oberen Atemwege sowie an allergischen Erkrankungen und Befindlichkeitsstörungen.
- Allergische Reaktionen durch Schadstoffe im Wohnumfeld sind entweder vom verzögerten Typ (Farmerlunge, Befeuchterfieber) oder (in der Regel) vom IgE-vermittelten Soforttyp (Asthma, atopische Rhinitis, atopisches Ekzem). Die häufigste Ursache für eine allergische Sofortreaktion ist eine Exposition gegenüber Tierepithelien oder Tierexkrementen, Schimmelpilzen oder Hausstaubmilben.
- Spanplatten, einige Möbelwerkstoffe und Lacke emittieren Formaldehyd, das zu Reizungen der Schleimhäute der Augen, der Nase und der Atemwege führt. Formaldehyd hat einen typischen stechenden Geruch.
- Das Syndrom, das durch eine Proliferation von Schimmelpilzen und/oder Schimmelpilzmetaboliten nach Feuchtigkeitsschäden an Gebäuden hervorgerufen wird, wird in Kapitel 45.04 detailliert behandelt.
- Die genauen Ursachen des Sick-Building-Syndroms sind nicht bekannt. Man geht derzeit jedoch davon aus, dass das Syndrom eine multifaktorielle Genese hat und aufgrund vielfältiger chemischer und mikrobiologischer Expositionsfaktoren sowie problematischer physikalischer Raumbedingungen in Verbindung mit psychologischen Problemen entsteht. In neuen Bürogebäuden können bis zu 30% der Arbeitnehmer vom SBS-Syndrom betroffen sein.
- SBS-Symptome: siehe Tabelle 45.03.

Tabelle 45.03 **Die häufigsten Symptome und Ursachen des Sick-Building-Syndroms**

Symptome	Prozentanteil
Augenreizungen	81
Rachenreizungen	71
Kopfschmerzen	67
Müdigkeit	53
Verstopfte Nase	51
Ausschlag, trockene Haut	38
Dyspnoe	33
Husten	24
Schwindel	22
Übelkeit	15
Ursachen	**Prozentanteil**
Fehlerhafte Belüftungssysteme	50
Chemische Belastung der Raumluft	19
Schadstoffe aus der Außenluft	11
Mikrobenbelastung der Raumluft	5
Fasern	4
Unbekannt	11

Quelle: US National Institute for Occupational Health and Safety

45.04 Mikrobielle Verseuchung von Gebäuden mit Wasserschäden

Grundsätzliches

- In diesem Artikel wird die Bezeichnung „Schimmel" als Überbegriff für Schimmelpilze, Hefepilze und Bakterien (z.B. Actinomyces) verwendet.
- Nach Wasserschäden in Gebäuden ist zur Verhütung von Schimmelbildung und Mikrobenwachstum eine rasche Sanierung dringend geboten.
- Die Bewertung des Ausmaßes der Schimmelexposition fällt in den meisten Fällen in den Zuständigkeitsbereich der Sanitätsbehörde. Patienten mit Verdacht auf Asthma, exogen allergische Alveolitis oder ODTS (Organic Dust Toxic Syn-

drom) sollten an spezialisierte Zentren überwiesen werden.
- Die mit einer Schimmelexposition durch Feuchtschäden in Gebäuden assoziierte Symptomatik kann als Reizung der Augen, der Haut oder der Atemwege (Symptome) oder als Rhinitis, Asthma bzw. sogar als allergische Alveolitis (Syndrome) imponieren.
- Die Diagnose von mit Schimmelexposition assoziierten Erkrankungen basiert auf dem Nachweis einer Exposition, dem klinischen Bild und einer differenzialdiagnostischen Abklärung.
- Wichtig ist es, zeitgleich das beschädigte Gebäude und die symptomatischen Personen zu untersuchen.

Epidemiologie der durch Schimmelexposition induzierten Erkrankungen

- Feuchtigkeitsschäden treten wahrscheinlich in mehr als 50% aller Gebäude in großen Teilen Europas auf. Dieses Problem scheint alle Arten von Gebäuden, also auch Einfamilienhäuser, Wohnungen, Schulgebäude, Krankenhäuser und Tageszentren zu betreffen
- Flachdächer verursachen häufig Probleme. Auch neuere Gebäude können aufgrund von bautechnischen Mängeln oder Leitungswasserschäden betroffen sein.

Durch Schimmelexposition verursachte Symptome und klinisches Bild der damit assoziierten Erkrankungen

- Bei etwa der Hälfte der betroffenen Personen besteht eine irritative Symptomatik:
  - Augensymptome
  - verstopfte, juckende oder rinnende Nase
  - Halsschmerzen, heisere Stimme
  - Husten
  - Schleimbildung
  - Hautjucken und Hautrötung

Allgemeinsymptome

- Müdigkeit, Kopfschmerzen, Übelkeit, Fieber, Gelenk- und Muskelschmerzen
- Organic Dust Toxic Syndrom (ODTS = Vergiftung durch organische Stäube)

Erkrankungen

- Eine Schimmelpilzallergie ist selten die Ursache für die Symptome.
- Rhinokonjunktivitis
- Asthma
- Exogen allergische Alveolitis (Hypersensitivitätspneumonie/Farmerlunge)
- ODTS

Sekundärinfektionen

- Sinusitis, Bronchitis, Mittelohrentzündungen

Strategien zur Evaluierung einer Schimmelexposition zu Hause oder am Arbeitsplatz

Anamnese

- Ausmaß des Wasserschadens
- Symptomprävalenz bei exponierten Personen
- Art der Symptome
- Zeitlicher Zusammenhang zwischen dem Auftreten der Symptome und der Exposition
- Am Arbeitsplatz kann das Ausmaß des Problems beispielsweise durch eine Fragebogenerhebung ermittelt werden.

Klinische Manifestation

- Augen, Nase, Haut und Atemwege sollten klinisch untersucht werden.
- Eine auf Asthma, Alveolitis oder ODTS verweisende Symptomatik sollte festgehalten werden.

Differenzialdiagnosen

- Allergische Reaktionen auf Heimtiere, Pollen oder sonstige Inhalationsallergene
- Sinusitis, protrahierte Bronchitis (Mykoplasmen oder Chlamydien etc.)
  - Rezidivierende Infekte können auch ein Hinweis auf eine Schimmelexposition sein!
- Rauchen
- Psychosoziale Probleme

Maßnahmenkatalog

- Möglichst rasche Sanierung der Wasserschäden zur Vermeidung einer anhaltenden Schimmelexposition.
- Wenn das Ausmaß des Problems begrenzt und die Anzahl der symptomatischen Personen gering ist oder wenn überhaupt keine schweren schimmelinduzierten Erkrankungen vorliegen, können die Sanierungsarbeiten und die Nachsorge für den betroffenen Personenkreis unter der Kontrolle der lokalen Gesundheitsbehörde durchgeführt werden.
- Wenn hingegen das Problem große Ausmaße erreicht hat und schwere Erkrankungen vorliegen (Asthma, allergische Alveolitis, ODTS, rezidivierende Infekte), sollten die örtlich zuständigen Verwaltungsbehörden das Gebäude technisch prüfen lassen und die lokalen Gesundheitszentren sollten Spezialisten hinzuziehen, die die Raumluft in den betroffenen Gebäuden mikrobiologisch untersuchen können.
- Bei der technischen Inspektion des geschädigten Gebäudes werden Materialproben für mikrobiologische Analysen gezogen. Führt die Auswertung der Materialproben zu einem negativen Befund, obwohl ein nachdrücklicher Verdacht auf einen Wasserschaden besteht (z.B. bei charakteristischem Schimmelgeruch), werden Pro-

ben des Oberflächenstaubs und der Raumluft genommen.
- Wenn die Inspektion des Gebäudes eine auf Feuchtschäden zurückzuführende mikrobielle Verseuchung ergibt und wenn bereits eine größere Zahl symptomatischer Patienten vorhanden beziehungsweise die festgestellte Symptomatik für Allergien typisch ist, sollten bei den betroffenen Personen Pricktests mit Schimmelextrakten und Tests auf IgE-Antikörper durchgeführt werden. Antikörper der Klasse IgG sind in erster Linie ein Hinweis darauf, dass es bei der betroffenen Person zu einer mikrobiellen Exposition gekommen ist.
- Bei Verdacht auf Asthma, allergische Alveolitis oder ODTS sind weiterführende Untersuchungen in einem spezialisierten Zentrum angezeigt.

Zur Mikrobiologie in Gebäuden mit Wasserschäden

- Die folgenden Keime brauchen zum Gedeihen viel Wasser: Aspergillus fumigatus, Exophiala, Phialophora, Trichoderma, Ulocladium, Stachybotrys, Fusarium, Actinomyzetes, Hefepilze, gramnegative Bakterien (z.B. Pseudomonas).
- Keime, die mäßig viel oder nur wenig Wasser benötigen: Aspergillus versicolor, Eurotium, Penicillium (P. chrysogenum, P. auratiogriseum), Wallemia.
- Einige Keime können Mykotoxine produzieren, wie etwa Stachybotrys chartarum (atra), Aspergillus versicolor und Trichoderma viride.

Register

Benutzungshinweis: Das Register ist nach Begriffen mit den zugehörigen Leitliniennummern geordnet. Fett gedruckte Leitliniennummern weisen auf umfangreichere Informationen zum gesuchten Begriff hin.

Abdomen, akutes **08.09**, **29.20**, **29.21**
Abdominalschmerz 05.40, **08.08**, **08.09**, 24.66, **31.62**, **31.63**
Abgeschlagenheit 16.11, **35.06**
Ablatio retinae **37.43**
Abortus **26.11**, **26.12**
Absence **32.02**
Abszess **13.23**
Acarbose 23.34
Acetabulum **20.76**
Achillessehne **20.52**
ACTH **24.40**
Actinomyces **25.30**
Adams-Stokes-Syndrom 36.02
Addison-Krankheit 24.12, **24.42**, 24.63
Addisonkrise **24.42**
Adenomyose **25.43**
Aderlass 15.07
ADHS **31.25**
Adipositas **19.01**, **24.01**, **24.02**, **24.52**, 31.20
Adoleszenz s. Kap. 33, 34
Adrenarche 31.26
Affektive Psychose **34.13**
Agammaglobulinämie 31.60
Aggression 32.13, 33.06, **34.20**, 35.04
Aggressiver Patient **35.40**
Agitiertheit **35.40**
Agnosie **36.91**
Agoraphobie **35.29**
Agranulozytose **15.05**
AIDS **01.45**, **01.71**
Akathisie 35.40
Akkomodation **37.01**
Akne **13.60**
Akromegalie **24.67**
Akromioplastik **20.05**
Akrozyanose **21.04**
Aktinische Keratose **13.76**
Akupunktur 17.40, **20.72**
Akute Herzinsuffizienz **04.70**
Akute Otitis media beim Kind **29.42**
Akute Phase 15.03
Akute Prostatitis **11.10**
Akutes Abdomen beim Kind **29.21**
Akutes Koronarsyndrom **04.58**, 17.03
Alarmsysteme **31.57**
Albumin 24.20, 24.21
Albumin/Kreatinin-Quotient 23.41
Albuminurie 10.03, 23.41
Aldosteron **24.41**
Alexithymie 35.02
Alkalische Phosphatase **09.13**, 24.20, 24.24
Alkohol **24.64**, 32.11, 34.20, 34.30, **36.83**, s. Kap. 40 f.
Alkohol bei Jugendlichen 34.30
Alkoholbedingte Geburtsdefekte 32.11

Alkoholbedingte neurologische Entwicklungsstörungen 32.11
Alkoholbedingte Neuropathie 36.72
Alkohol-Embryopathien 32.11
Alkoholentwöhnungsmittel **40.05**
Alkoholentzug 36.29
Alkoholentzugsdelir **36.83**
Alkoholintoxikation **17.20**
Allergie **31.40**, **31.41**, **31.42**, **31.43**, 31.44, 31.45, s. Kap. 14
Allergietest **13.05**, 13.10, 13.13, 31.42, 31.44
Allergische Dermatitis **13.13**
Allergische Rhinitis **38.50**
Allodynie 17.40
Alopezie **13.03**, 24.63
Alpha-1-Antitrypsin 06.34, 31.60
Alte Menschen 35.01, s. Kap. 22
Altenbetreuung **22.30**, **22.31**, **22.32**
Alterssichtigkeit 37.01, 37.03
Alveolitis 45.04
Alzheimer-Krankheit **36.50**, **36.51**, **36.52**
Amaurose **37.05**, 37.45
Amaurosis fugax **21.46**, **37.05**
Amblyopie 37.01, 37.02
AMD **37.44**
Amenorrhoe **25.13**, **25.14**
Amöbiasis **01.63**
Amotio retinae **37.43**
Amputation **18.53**, **20.84**
Amyloidose **21.71**
Amyotrophische Lateralsklerose 36.03, **36.61**, 36.94
Anabolika **19.11**
Analabszess **08.64**
Analfissur **08.63**, 33.08
Analgesie 17.03, 17.40
Analgetika **08.33**, **17.40**, 36.40
Analgosedierung 04.70, **17.03**
Analschmerzen **08.60**
Anämie **15.20**, 15.21, 15.22, 15.23, 15.24, 15.25, 15.42, 15.60, **29.70**
Anämie, Eisenmangel- **29.70**
Anaphylaxie 03.01, 13.42, **14.01**, 31.41, 31.42
ANCA **21.44**
Aneurysma **05.63**, **36.22**
Anfälle **36.25**
Angina pectoris **04.58**, 04.61, **04.63**, **04.64**
Angina tonsillaris **29.30**, **38.20**
Angiographie **04.64**
Angioneurotisches Ödem 13.74, 14.03, **14.10**
Angststörungen 33.04, 35.05, **35.31**, **35.40**, **35.43**
Anisokorie **36.08**
Anisometropie 37.03
Ankylostomiasis **02.33**
Anomalien **31.55**

Anorexia nervosa **08.01**, **34.10**
Anosmie 38.06
Anpassungsstörungen **35.34**
Anpassungsstörungen im Kindesalter **33.03**
Anthrax **02.31**
Antibiotika in der Schwangerschaft **26.17**
Antibiotika, Umgang mit **01.81**
Antibiotikaprophylaxe **02.03**
Anticytoplasmatische Antikörper **21.44**
Antidepressiva 33.21, 35.21, 35.29, 35.40, **35.41**, 35.43
Antidot **17.21**
Antihypertensiva **04.25**
Antikoagulation **04.49**, **05.44**, 15.31
Antikonvulsiva 32.02, **36.27**, **36.28**
Antiöstrogene **25.23**
Antiphospholipid-Syndrom **21.41**
Antipsychotika 33.21, **35.11**, 35.40
Antirheumatika **08.33**, **21.20**, **21.62**, **21.63**, **21.64**, **21.65**, **21.66**
Anurie 10.20, **11.04**
Anxiolytika 33.21, **35.41**, 35.43
Aortenaneurysma **05.63**
Aortenisthmusstenose **04.28**
Aortenklappe 04.10, 04.11, 04.12
Aortenklappeninsuffizienz **04.11**
Aortenklappenstenose **04.11**, 19.02
Aphasie **36.90**, 36.91
Aphthen **07.20**
Apnoe **06.71**, 17.03
Apolipoprotein 24.50
Appendizitis **29.20**, **29.21**
Apraxie **31.24**, **36.05**
Aquäduktstenose **31.04**
Arbeitsmedizin 13.13, s. Kap. 44
ARDS **06.44**
Aromatase-Inhibitoren **25.23**
Arrhythmie 04.35, 04.36, **04.37**, **04.38**, **04.40**, **04.41**, **04.42**, **04.43**, **04.44**, 17.03
Arterielle Verschlusskrankheit 19.01
Arteriitis temporalis **21.46**, **24.43**
Arthritis beim Kind **29.80**, **29.81**, **29.82**
Arthritis psoriatica 13.71, **21.30**, **29.86**
Arthritis s. Kap. 21
Arthritis urica **21.50**
Arthritis, idiopathische juvenile 30.02
Arthritis, juvenile rheumatoide **29.81**, **29.86**
Arthritis, posteneritisch **29.85**
Arthritis, rheumatoide **21.20**, **21.21**, 21.22, 24.43
Arthroplastik **21.22**
Arthrose **20.75**, **21.03**
Artikulation **31.21**

Arzneimittelreaktion 13.13, 13.17, **14.03**
Arzt-Patient-Beziehung 35.02, **35.50**
Asbest 06.02, 06.50, **44.51**, 45.03
Ascaris lumbricoides **01.54**, 02.33
Asoziale Persönlichkeitsstörung **35.33**
Asoziales Verhalten 33.06, 34.15
Asperger-Syndrom **32.03**
Aspermie **25.55**
Asphyxie **17.03**
Aspiration **17.20**
Asthenopie **37.03**, **37.05**
Asthma bronchiale **06.03**, **06.07**, **06.30**, **06.31**, **06.32**, **06.33**, 06.44, 14.02, 19.01, 24.43, 29.03, **29.04**, **31.48**
Asthma, belastungsinduziertes **19.11**
Asthma, kindliches 29.03, **29.04**, **31.48**
Asthmaanfall **06.32**, 17.03
Astigmatismus **37.03**
Astrozytom **36.80**
Ataxie **36.05**
Atelektase **42.01**
Atemnot **04.71**, **06.03**
Atemnotsyndrom **02.36**
Atemwegsinfektionen **38.01**, s. Kap. 06, 29 (Kinder)
Atemwegsobstruktion **31.48**, s. Asthma
Atherosklerose **05.60**
Atmungsfunktionstests **06.07**
Atopie 13.10, 13.13, **14.02**, **31.44**, **31.45**
Atopische Dermatitis **31.44**
Audiometrie **38.15**
Aufmerksamkeitsdefizit **31.25**
Aufmerksamkeitsstörung mit Hyperaktivität **33.21**
Augenbindehaut **37.06**
Augenheilkunde beim Kind 29.61, 31.54
Augenheilkunde s. Kap. 37
Augenhintergrund **37.05**
Augenlid **37.10**, 37.11
Augenschmerzen **37.07**
Augenuntersuchung 37.01, 44.36
Ausdauertraining **19.01**
Ausgrenzung **34.15**
Auskultation **31.08**, **31.09**
Autismus **32.03**
Autoaggression **34.11**
Autoimmunthyreoiditis **24.30**, **24.33**, **24.34**
Autonome Neuropathie **23.42**
AV-Block **04.43**
Azathioprin **21.65**
Azidose **17.01**

Babynahrung **31.43**
Bäckerasthma **06.33**
Badedermatitis **01.50**
Bakerzyste 05.11, **20.45**
Bakterielle Arthritis **21.03**
Balanitis **11.20**, **29.52**
Bandverletzung 18.33, **18.37**, **30.06**
Barotrauma **38.41**
Barrett-Ösophagus **08.30**

Bartholinitis **25.32**
Basaliom **13.77**
Basaltemperaturmethode **27.05**
Basis-Bolus-Therapie **23.21**, **23.22**
Basophilie 15.04
Bauchtrauma **30.08**
BCG **06.20**
BCG-Impfung **03.01**
Beatmung **17.01**, **17.02**, 17.03
Beatmung, künstliche **06.05**, 17.02
Beckenbodentraining 25.33, 25.43, 25.45
Beckenentzündung **25.41**
Beckenfraktur **18.12**
Beckenschmerzen **08.10**
Behinderte Kinder **32.01**, **32.02**, **32.03**, **32.04**, **32.05**, **32.10**, **32.11**, **32.13**
Behindertes Kind s. Kap. 32
Behinderung 32.05, **37.02**
Beinamputation **20.84**
Beinlängendifferenz **30.20**
Beinödeme **05.10**, **05.42**, **05.53**
Beinschmerzen 20.33, 20.80, 20.90, **30.26**
Belastungsreaktion **35.36**
Belastungsstörung 33.03, **35.36**
Belüftung 45.03
Benigne Prostatahyperplasie **11.12**
Benzodiazepin-Abhängigkeit 35.41, **35.45**
Berufsasthma **06.33**
Berufsdermatitis **13.10**
Berufskrankheit **44.30**, **44.35**, **44.36**, **44.37**, **44.51**, **44.52**, s. Kap. 44
Beschäftigungstherapie **33.20**
Bethesda-Klassifikation **25.01**
Betreutes Wohnen **22.30**, **22.31**
Bettnässen **31.57**
Bewegung **19.01**, 31.22
Bewegungsapparat s. Kap. 20, 21, 19
Bewegungsapparat, kindlicher s. Kap. 30, 31
Bewegungstests **20.02**
Bewusstlosigkeit 17.03, 17.24, **36.02**, **36.21**
Bewusstseinsstörung **36.02**
Bewusstseinsverlust **04.36**, **36.04**
Bifaszikulärer Block **04.03**
Bildschirmarbeit **44.36**
Billingsmethode **27.05**
Bindehaut **37.06**, **37.21**
Bindehautentzündung **37.06**
Bing-Horton-Syndrom **36.43**
Bipolare Störung 33.21, 34.13, **35.22**
Birkenpollenallergie **31.42**
Bisswunden **18.62**, **30.04**
Bizepssehne **20.06**
Bizeps-Test **20.02**
Blasenentleerung **11.30**
Blasenkarzinom **11.43**
Blasenkatheterismus **11.31**
Blasenmole **25.46**
Blasenpunktion **29.51**
Blasentamponade **11.07**
Blastenkrise 15.40, **15.45**
Blepharitis 37.13, **37.15**, 37.16
Blepharospasmus **37.28**
Blindheit 37.02, **37.05**

Blitzschlag **18.41**
Blutausstrich **15.02**
Blutdruckeinstellung 04.23, 04.24, 04.25, 04.26
Blutdruckeinstellung bei älteren Menschen **22.10**
Blutdruckmessung **31.08**
Blutdruckmonitoring, ambulantes 04.22
Bluterbrechen **08.05**
Blutfette **31.64**
Blutgerinnung **15.31**, **15.32**, 27.03
Blutgerinnungsstörung **05.41**, 15.30, 15.31, **15.32**
Blutgruppenbestimmung **15.60**
Blutgruppeninkompatibilität **15.61**
Blutgruppenunverträglichkeit 31.51
Bluthochdruck beim Kind **31.11**
Bluthochdruck s. Hypertonie
Blutkoagel in der Blase **11.07**
Blutkrankheiten s. Kap. 15
Blutsenkung **15.03**
Bluttransfusion **15.60**, **15.61**
Blutung 15.09, **15.10**, 15.21, 17.03, 26.23, 30.08
Blutung rectal **08.51**
Blutungen in der Schwangerschaft **26.11**, **26.16**
Blutungen, intrakranielle **18.05**
Blutungsneigung **15.32**
Blutzellenmorphologie **15.02**
BMI **24.01**, **24.02**
BNP **04.72**
Body-Mass-Index 23.36, **24.02**
Bolustod **17.03**
Borderline 35.25, 35.33
Borreliose **01.29**, 29.13, **29.85**, 36.31, 38.10
Bradyarrhythmie **04.43**
Bradykardie **04.43**, 04.44
Breitkomplextachykardie **04.42**
Brille 37.03, 44.36
Brittle-Diabetes 23.21
Bronchiale Hyperreagibilität 31.47
Bronchiektasen **06.24**
Bronchitis **06.02**, 06.02, **06.10**, **29.04**, 31.61
Bronchitis, chronische **06.34**
Bronchodilatatoren **06.31**
Bronchospasmus **29.04**
Brucellose **02.30**, **02.31**
Brugada Syndrom 04.41
Brustimplantate 25.23
Brustrekonstruktion **18.54**
Brustschmerzen **04.55**, **25.20**
Brustschmerzen, atypische **04.63**
Bruxismus 31.52, 32.01
Bulbärparalyse **36.61**
Bulbärsymptomatik **36.45**
Bulbus **37.34**
Bulbusmassage **37.40**
Bulimia nervosa **34.10**
Bulimie **34.10**, 35.41
Burkitt-Lymphom **15.44**
Burnout 35.02, **44.37**
Burnout-Syndrom **35.06**
Bursa 20.35, 20.36, **20.46**
Bursitis 20.35, 20.36, **20.46**

Calcitonin 24.21, 24.24, 24.43
Calcium **24.21**, 24.24
Calvé-Syndrom 30.21
Candidose **07.22**, **13.50**
Cannabis 34.30
Carcinomscreening **08.71**
Cephalea 07.16, 31.63, **32.01**, **36.40**
Cerebralparese 31.22
CFS **35.06**
Chagas-Krankheit 02.33
Chalazion **37.13**
Charcot-Neuroarthropathie 23.44
Cheilitis **07.11**, **13.01**
Chemikalien **44.31**
Chemotherapie **01.71**, **16.02**
Chlamydien 01.81, **12.01**, 26.02, 37.22
Chloroquin **21.63**
Cholangitis, sklerosierende **09.25**
Cholelithiasis **09.24**
Cholera 02.01
Cholestase **09.10**
Cholesteatom **38.36**, 38.60
Cholesterin **31.64**, s. Kap. 24
Cholesterinembolie **05.61**
Chondrokalzinose 21.03, **21.52**
Chondromalazie **20.42**
Chopart-Gelenk 18.38
Chorea Huntington 35.01, **36.55**
Chorioidea **37.44**
Chorioiditis **37.32**
Chorionepitheliom **25.46**
Chorionkarzinom **26.13**
Chorioretinitis 37.05
Chromosomenaberrationen 32.10
Chromosomenanalyse 15.48
Chronic fatigue syndrome **35.06**
Chronisch lymphatische Leukämie **15.43**
Chronisch myeloische Leukämie **15.40**
Chronische Krankheit beim Kind **31.34**
Chronische Polyarthritis (c. P.) **21.20**, **21.21**
Chronische Prostatitis **11.11**
Chronischer Husten **31.47**
Chronischer Schmerz **17.40**, 35.02
Chronisches Müdigkeitssyndrom **35.06**
Chronobiologische Störungen **31.52**
Churg-Strauss-Syndrom **21.44**
Claudicatio intermittens **05.11**, **05.60**
Claudicatio spinalis **20.33**
Claviculafraktur **18.20**
Clozapintherapie **35.42**
Cluster-Kopfschmerz **36.40**, **36.42**, **36.43**
Cocain 17.22
Colitis ulcerosa **08.80**
Colitis, antibiotikaassoziiert **08.42**
Commotio cerebri **18.02**, **18.03**, **30.07**
Computergestütze EKG-Auswertung **04.06**
Condylomata acuminata **25.31**
Connsyndrom **24.41**
Contusio cerebri **18.04**, **30.07**

Coombstest 15.25
COPD **06.34**, 40.20
Cor pulmonale 04.02
Cornea **37.25**, **37.26**, 37.27
Cornell-Kriterien **04.27**
Coronavirus **02.36**
Corticoidtherapie **24.43**
Coxitis fugax **29.84**
CPAP **04.70**, **04.71**, **06.71**, 17.03
C-Peptid 23.01, **23.31**
Crack 17.22
Creatinkinase **04.60**, 10.21
Cremasterreflex 31.06
CREST-Syndrom **21.40**
Creutzfeldt-Jakob-Syndrom 35.01, **36.34**, **36.55**
CSWS-Syndrom 32.02
Cumarine s. Antikoagulation
Cushing-Syndrom **04.28**, **24.40**
Cyclosporin **21.66**

Dakryostenose **37.22**
Dakryozystitis 37.16, **37.22**
Dämpfe 44.31
De Quervain **20.21**
Debriefing 35.36
Decubitus **13.83**
Defibrillation **17.01**, 17.03
Dehydratation **18.63**, 23.11, 23.12, **24.13**, 29.76
Delir **22.02**, 34.30, 35.01, 35.04, 35.40
Delirium 22.03, 35.01, **36.50**
Delirium tremens **36.83**
Dellwarzen **13.31**
Demenz 22.03, 35.01, 35.40, **36.50**, **36.51**, **36.52**, **36.53**, **36.54**, **36.55**, **36.56**
Denguefieber **02.30**, **02.32**
Depression 31.72, 33.21, 34.12, 34.13, 35.02, 35.03, 35.05, **35.20**, **35.21**, 35.23, 35.25, 35.27, 35.27, 35.40, **44.37**
Depression beim Kind 31.50
Depression im Alter **22.04**
Depression s. Kap. 35
Depression und Drogen **35.27**
Depression, postpartale **35.13**
Depression, reaktive 33.03, 35.25, 35.34
Depressionen bei Jugendlichen **34.11**
Depressive Episode 35.20
Depressive Störung 35.21
Depressive Verstimmung 35.23
Dermatitis **13.10**, **13.12**, 13.62, 31.44, **31.45**, 31.53, 44.31, s. Kap. 13
Dermatitis herpetiformis Duhring **13.70**
Dermatologie 31.44, 31.45, s. Kap. 13
Dermatomykosen 13.10, 13.11, **13.50**
Dermatosen **13.01**
Dermographismus **13.05**
Dermoidzyste 13.81
Desensibilisierung 14.09
Desmopressin **31.57**
Dexamethason-Kurztest **24.40**

Diabetes insipidus 10.01, 24.13
Diabetes mellitus **19.01**, 24.02, 24.13, 24.43, 24.52, **24.54**, 24.65
Diabetes mellitus beim Kind **29.76**, **29.77**
Diabetes mellitus, Typ 1 **23.21**, **23.22**, **29.76**
Diabetes s. Kap. 23
Diabetische Nephropathie 23.32
Diabetische Neuropathie 36.72
Diabetische Retinopathie 23.32
Diabetischer Fuß **23.44**
Dialyse **10.23**
Diaphragma **27.05**
Diarrhö **01.20**, **01.63**, **02.03**, **08.40**, **08.41**, **08.42**, **08.44**, 24.12, 29.20, **29.22**
Diastolikum 31.08, **31.09**
Diät 31.42, 31.64, s. Ernährung
Differentialblutbild 15.02
Diogenes-Syndrom **35.32**
Diskusprolaps 20.01, 30.21
Distorsion **18.37**
Diurese **10.01**
Divertikulitis **08.82**
Doose-Syndrom 32.02
Doping **19.11**, 19.12, **40.12**
Dopplerunterschung **05.20**
Double Depression **35.25**
Down-Syndrom **32.10**
Drakunkulose **02.32**
Dranginkontinenz **22.06**, **25.45**
Dreitagefieber **29.57**
Drogen 34.13, 34.20, 35.25, 35.27, s. Kap. 40
Drogen bei Jugendlichen **34.30**
Drogentherapiezentren **40.11**
Drusen **37.44**
Duchenne-Muskeldystrophie **36.65**
Dunkeladaptation **37.01**
Dupuytren **20.24**
Durchfallerkrankung **01.63**, **02.03**, **08.40**, **08.41**, **08.42**, **08.44**, 24.12, 29.20, **29.22**
Durchschlafstörungen **35.03**
Dysarthrie **36.90**
Dysgraphie 31.24
Dyskalkulie 31.24
Dyskinesien **36.06**
Dyslexie 31.24
Dyslipidämie **24.50**, **24.51**, **24.52**, 31.64
Dysmenorrhoe **25.10**, **25.42**
Dyspareunie 25.33
Dyspepsie **08.31**, **08.32**
Dysphagie **08.04**
Dysphasie 31.24, 36.21, **36.90**, 36.91
Dyspnoe 04.63, 04.70, 04.71, 04.72, **06.03**, **06.05**, 06.32, 06.34, 06.42, 06.43, 06.61, 17.03
Dyspraxie 36.21
Dysthyme Störung 35.41
Dysthymie **35.23**
Dystonie 31.22
Dystrophie 32.11
Dysurie 10.10

Ebolavirus **02.32**
EBV **01.42**, 29.30

Echinokokkose **01.51**, 02.33
Echokardiographie s. Kap. 04
Ecstasy 17.22
Effluvium **13.03**
Eifersuchtswahn 35.12
Ein- und Durchschlafstörungen **35.03**, 35.36, 35.41
Einkoten 25.23, **33.08**
Eisenmangel 15.01, 15.20, **15.21, 15.22, 19.12**
Eiweißallergie **31.42**
Ekchymose 01.70, **15.30**
EKG **04.06**, 24.11
EKG-Interpretation beim Kind **31.10**
Ektopische Schwangerschaft 25.40, **26.10**
Ektropium **37.10**
Ekzem 13.16, 13.22, **31.44, 31.45**, s. Kap. 13
Elektiver Mutismus **33.09**
Elektrokardiogramm **04.01**, 04.02, 04.03, **04.05, 04.06**, 04.07, 04.27, 04.42, 04.61, 04.82, 04.86, **19.10**
Elektrokrampftherapie 35.21
Elektrounfall **18.41**
Eliminationsdiät **31.43**
Eltern 31.72, 32.05
Embolie **05.43**, 37.40
Emotionale Störungen 33.03, 35.02
Empfängnisverhütung s. Kap. 27
Emphysem **06.34**
Encephalitis disseminata **36.45**
Endokarditis **04.80**
Endokarditis, bakterielle **04.80, 04.81**
Endokarditis, infektiöse **04.80**
Endokrinologie 31.06, 31.26, s. Kap. 24
Endometriose 25.10, 25.40, **25.42**
Endometritis **25.40**, 25.41
Endometriumkarzinom **25.46**
Endophthalmitis 37.05, 37.28
Endoprothese **20.76**
Endoskopie 08.21, 08.22
Engwinkelglaukom **37.34**
Enkopresis 29.23, **33.08**
Entamoeba histolytica **01.63**
Enterobiasis 02.33
Enterobius vermicularis **01.55**
Enteropathische Arthritis **21.31**
Entgiftung **40.11**
Entropium **37.10**
Entwicklungsstillstand 32.02
Entwicklungsstörung 31.03, 31.21, 31.22, 31.24, 32.05
Entzug **35.45**
Entzugssyndrom **40.04**
Enuresis **31.57**
Enzephalitis 02.30, 02.32, **29.13, 36.32**, 36.34
Enzephalopathie, bovine spongiforme **36.34**
Eosinophilie **06.42, 15.06**
Epicondylitis **20.20**
Epidemien 45.02
Epidermale Nekrolyse 14.03
Epidermolysis bullosa 13.70
Epiglottitis 29.03, **38.23**
Epilepsie 24.68, **29.10**, 29.11, 32.01,
32.02, **36.04, 36.25, 36.26, 36.27, 36.28**, 36.83
Epilepsie bei Kindern **32.02**
Epileptischer Anfall 17.03, 24.68, 32.02, 36.26
Epiphyseolyse **30.23**
Episkleritis **37.31**
Epistaxis **38.46**
Epstein-Barr-Virus **01.42**
Eradikationstherapie **08.32**
Erbrechen **08.02**, 08.03, **08.43**, 24.12
Erektile Dysfunktion **11.40**
Erfrierung 13.91, **18.42**, 18.43
Ergometrie **04.04**
Ergonomie **44.36**
Ergotherapie **36.92**
Ermüdungsfraktur **18.64**
Ermüdungssyndrom 35.06
Ernährung 14.04, **22.05**, 29.77, 31.41, **31.42**, 31.43, 31.64
Erosion 08.32, 37.26
Erschöpfung **44.37**
Erschütterung **44.30**
Erstversorgung **17.03**
Ertrinken 17.03
Erysipel **01.81**, 13.12, **13.20**
Erysipeloid **01.22**
Erythema chronicum migrans **01.29**
Erythema exsudativum multiforme **13.17**, 13.18
Erythema infectiosum **29.56**
Erythema multiforme **07.23**
Erythema nodosum 06.43, 13.12, **13.75**
Erythrasma 13.11
Erythrodermie 31.44, 31.45
Erythroplakie **07.23, 37.26**
Erythropoetin 15.23, **19.12**
Erythrozyten **15.07, 15.08**
Erythrozytenantikörper 15.60
Erythrozytentransfusion **15.60**
Erythrozytose **15.41**
Escherichia coli 45.02
Esotropie **37.03**
Essentieller Tremor **36.48**
Essstörung 24.10
Essstörungen bei Kindern und Jugendlichen **34.10**
Ethylenglykolvergiftung **17.22**
Ewing-Sarkom **20.91**
Exanthema subitum **29.57**
Exogen allergische Alveolitis **06.41**
Exposition **44.30, 44.31**
Extrapyramidale Symptome 17.21, 35.14
Extrasystolie, supraventrikuläre **04.37**
Extrauterine Schwangerschaft **26.10**, 27.04

Faltenzunge **07.24**
Familientherapie 33.02, 33.20, 35.50, 35.51
Farbsehen **37.01**
Farbwahrnehmung 37.44
Fasziitis **13.21**
Faszikulationen 17.21, 32.04
Fatigue **35.06**
Fazialisparese **38.10**

Fehlbindung **31.55**
Fehlgeburt **26.12**
Feinnadelbiopsie **24.31**
Fertilität **25.55**
Fetale Alkoholeffekte 32.11
Fetales Alkohol-Syndrom 26.02, **32.11**
Fettabsaugung 18.52
Fettstoffwechselstörung **24.51**
Fettstoffwechselstörungen 24.50, 24.52, 24.53, 24.54, 24.55, 24.56, 31.64
Fibrate **24.54**
Fibrinolyse 37.40
Fibromyalgie **20.82**, 35.06
Fibrose 44.51
Fibulafraktur **18.36**
Fieber **01.10**, 01.42, **01.42**, 01.70, **02.30**, 24.42
Fieber beim Kind **29.01**
Fieber unbekannter Genese **01.10**, 29.01, **29.101**
Fieberblasen **13.18**
Fieberkrampf **29.11**
Filariose 02.33
Filzläuse 13.11, **13.41**
Fingergelenksluxation **18.26**
Finkelsteintest 20.21
Fischbandwurm **01.52**, 15.24
Fissura ani **08.63**
Flash-backs **35.36**
Flügelfell **37.23**
Flugreise **02.04**
Flüssigkeitsersatz 17.01, 17.03, 17.20, 18.63
Follikulitis **13.23**
Folsäure 04.63, **15.22, 15.24, 24.64**
Fontanelle 31.04
Formaldehyd 45.03
Fötor ex ore **07.13**
Fotorezeptor 37.44
Fournier-Gangrän **13.21**
Fragiles-X-Syndrom 32.13
Fraktur, pathologische 15.46
Fremdkörper **06.60, 30.10, 37.26**, 38.44, **38.45**
Friedewald-Formel **31.64**
Frostschutzmittel **17.22**
Frühe Interaktion 33.20
Frühgeborenes 01.71, **31.03**
Frühgeburt **26.20**
FUO **01.10**, 29.101
Furunkulose **13.23**
Fuß 18.38, 20.50, 20.52, 20.53, 23.44
Fußfehlstellung **30.27**, 31.55
Fußfraktur **18.38**
Fußuntersuchung 23.44

GAD-Antikörper **23.31**
Galakorrhö **24.67**
Galaktorrhö **25.21**
Gallensteine **09.24**
Gangrän **05.60**, 13.21
Gangstörung 22.01, **36.05**
Gase **06.44**, 44.31
Gasgangrän **13.21**
Gastrinom 24.68
Gastroenteritis 02.03, **08.40, 08.41, 29.22**

Gastroenterologie 31.41, s. Kap. 08, 09
Gastroenterologie beim Kind 29.20, 29.21, 29.22, 29.23, 29.25, 29.26, 31.41, 31.42, 31.62
Gastroskopie **08.21**
Gaumenspalte **07.26**, 18.50
Geburt **26.22**, 26.23
Geburtshilfe s. Kap. 26
Geburtstermin 31.03
Gedächtnisstörungen **36.50**, **36.51**, **36.52**
Gedeihstörung 31.60
Gefäßverschluss **05.61**
Gehirnerschütterung **18.03**
Gehör **38.15**, 38.16, **44.30**
Gehörgang 38.44
Gelbfieber 02.01, **02.32**
Gelenksblutung 15.32
Gelenkserguss 18.33, **20.40**
Gelenksersatz **20.76**
Gelenkverletzung **18.37**, **30.06**
Gemütsstörungen 35.20
Generalisierte Angststörung **35.43**
Genitalien **31.26**
Geriatrie 13.83, s. Kap. 22
Gerichtsmedizin s. Kap. 41
Gerinnungsstörung **15.31**, **15.32**, 27.08
Geschlecht **31.26**
Geschlechtsidentität 35.62
Geschlechtskrankheiten 25.31, s. Kap. 12
Geschmacksstörungen **07.12**
Geschwür s. Ulcus
Gesichtsfeld **37.01**, 37.44
Gesichtsschmerz **36.76**, 37.07
Gesichtstrauma 18.51
Gesichtsverletzung 17.03
Gestagene 27.03
Gestationsdiabetes 23.01
Gesundenuntersuchung **22.20**
Getreideallergie 06.33, **31.42**
Gewalt 31.36, **31.70**
Gewalttätiger Patient **35.04**
Gewebekleber **30.04**
Gewichtsreduktion 23.33
Gewichtsverlust **08.01**
Giardia lamblia **01.60**
Gicht 21.01, 21.03, **21.50**, **21.51**
Gilbert-Meulengracht-Syndrom **09.11**
Gingivahyperplasie 21.66
Gingivaler Abszess **07.36**
Gingivitis **07.32**, 29.60
Glasgow-Koma-Skala **17.03**, 17.20, 18.02, **36.02**
Glaskörperblutung 23.40, **37.42**
Glaukom 37.05, 37.06, **37.34**
Gleithoden **31.06**
Gliedmaßenamputation **20.84**
Glioblastoma **36.80**
Gliom **36.80**
Globusgefühl **38.09**
Glomeruläre Filtrationsrate **10.02**, 10.22
Glomerulonephritis **10.31**
Glossalgie **07.15**
Glossitis **07.24**

Glucagonom **24.68**
Glukagon 23.10
Glukokortikoid-Therapie **24.43**
Glukosetoleranztest 23.01
Glukosurie **29.75**
Glutamat 14.04
Gonokokken 37.22
Gonokokken-Arthritis **21.03**
Gonorrhoe **01.81**, **12.02**, 25.41
Graft-versus-host-disease 15.61
Grauer Star **37.33**
Grippe **01.40**
Grippeimpfung **01.40**, **03.01**, 22.07
Größenwachstum **31.20**
Grüner Star **37.34**
Gruppenpsychotherapie 35.51
Guillain-Barré-Syndrom **36.74**
Guyon-Loge 20.62
Gynäkologie s. Kap. 25
Gynäkologische Tumoren **25.46**
Gynäkomastie **24.62**, 31.26

Haarausfall **13.03**
Haarfollikel **13.23**
Haarzunge **07.24**
Habitueller Abort **26.12**
Hakenwurminfektionen 02.33
Hallux 18.38
Halluzination 17.21, 35.11
Hals-, Nasen-, Ohrenkrankheiten beim Kind s. Kap. 29, 31
Hals-, Nasen-, Ohrenkrankheiten s. Kap. 38
Halsrippensyndrom **20.60**
Hämangiom 31.55
Hämarthros **18.33**
Hämatemesis **08.05**
Hämatokrit 15.07, 15.08, **19.12**
Hämatologische Erkrankungen **01.71**, s. Kap. 15
Hämatom **15.30**, **18.60**
Hämatom, intrakranielles **18.05**, 35.01, **36.22**, 36.23
Hämatospermie **11.08**
Hämaturie **11.06**
Hämochromatose **24.65**
Hämodilution **15.22**
Hämoglobin 15.07, **15.20**, 15.21, 15.22, 15.23, 15.25, 15.41
Hämoglobinopathien 29.70
Hämolyse **15.25**
Hämolytische Anämie **15.25**
Hämophilie **15.32**
Hämoptyse **06.02**
Hämorrhagische Diathese **15.30**, **15.31**, 29.71
Hämorrhagisches Fieber **02.30**, **02.32**
Hämorrhoiden **08.62**, **08.63**
Handdermatitis **13.10**
Handdermatosen **13.10**, 13.14
Handekzem 13.14
Hand-Fuß-Mund-Krankheit **07.21**, 29.60
Handgelenksfraktur **18.25**
Handschuhe **13.10**, 14.05
Handwurzel **20.23**
Harnableitung aus der Blase **11.30**, 11.31, 11.32, 29.51

Harninkontinenz **22.06**, **25.45**
Harnkultur **10.05**
Harnröhrenstriktur **11.03**
Harnröhrentrauma **11.08**
Harnsediment **10.05**
Harnsteine **11.41**
Harnstrahl **11.03**
Harnuntersuchung 10.05, 11.06
Harnverhalten **10.20**, **11.04**
Harnwegserkrankungen s. Kap. 11
Harnwegsinfekt 01.81, 10.05, **10.10**, 11.02, 11.12, 12.01
Harnwegsinfekt beim Kind **29.50**
Harnwegsinfektionen **29.50**
Harnwegskatheterisierung **11.31**, 11.32, 29.51
Hasenpest **01.21**
Hashimoto-Thyreoiditis **24.33**, **24.34**
Hautkrankheiten **07.23**, 31.46, **44.31**, s. Kap. 13
Hautkrankheiten beim Kind 31.40, 31.44, 31.45, 31.46
Hautkrebs 13.76, **13.77**
Hautschutz **13.91**
Hauttumoren 13.77
HbA1c **23.20**, 23.32
Hefepilze 45.04
Heimbetreuung **22.31**
Heiserkeit 38.02
Helicobacter pylori **01.81**, **08.32**
Heller-Syndrom **32.03**
Helminthose 01.51, 01.52, 01.53, **01.54**, 01.55, 01.60, 02.33
Hemianopsie 37.43
Hemikranie **36.42**
Hepatische Enzephalopathie 35.01
Hepatitis 02.01, 02.30, 03.01, **09.20**, **09.21**, 44.35
Hepatopathie 27.08, s. Kap. 09
Hernie **08.85**, 31.55
Heroin 17.22
Herpangina **29.60**
Herpes genitalis **12.05**, 13.18
Herpes ophthalmicus 37.32
Herpes simplex 13.17, **13.18**
Herpes zoster **01.41**, 01.71
Herzgeräusche **04.10**, **04.11**, 31.08, **31.09**, s. Online-Version (Demo)
Herzinfarkt s. Myokardinfarkt
Herzinsuffizienz **04.72**, 04.90, 06.80, 19.02, 24.12
Herzklappenprothese 04.11, **04.12**
Herzkrankheit, koronare 04.55, **04.58**, **04.63**, 04.64, 04.65
Herzkrankheiten s. Kap. 04
Herzmuskelentzündung **04.82**
Herzrhythmusstörung 31.10
Herzschrittmacher **04.52**
Herzstillstand **17.01**
Hinken **30.02**
Hirnabszess **36.33**
Hirnblutung 17.03, 18.02, **36.22**, **36.23**
Hirnödem **36.81**
Hirntrauma **18.02**, 18.04, 18.05
Hirntumoren 32.01, **36.80**
Hirnverletzungen 18.03, **36.93**
Hirschsprung-Krankheit 29.23
Hirsutismus **25.16**, 27.03

Histamin 13.02
Histiozytom 20.91
Histrionisch 35.33
Hitzekrankheit 18.63
HIV-Infektion 01.45, 01.71, 15.05, 44.35
HLA-B27-Antigen 37.32
Hochwuchs 31.20
Hoden 11.22, 31.06
Hodenkrebs 11.43
Hodensack-Vergrößerung 11.23
Hodentorsion 11.22
Hodgkin 15.39, 15.44
Hodgkin-Lymphom 15.44
Homocystein 04.63
Hordeolum 37.13
Hörhilfen 38.16
Hormonersatztherapie 24.24, 24.61, 25.51
Hornhaut 37.24, 37.25, 37.26, 37.27, 37.28, 37.30, 37.31
Horton- Riesenzellarteriitis 21.46
HPV- Impfung 25.31
Hüftdysplasie 30.20
Hüftfraktur 18.12
Hüftkopfepiphysenlösung 30.23
Hüftkopfnekrose 30.24
Hühnerbrust 31.55
Hundebiss 18.62, 30.04
Hunger 31.50
Huntington-Krankheit 35.01, 36.55
Husten 06.02, 06.02, 06.44, 29.34, 29.35, 31.47, 31.61, s. Asthma
Hydrops 20.40
Hydrozele testis 11.23, 29.21, 31.55
Hydrozephalus 31.04, 36.81, 36.82
Hygiene 44.35
Hymenalatresie 25.40
Hymenolepiasis 02.33
Hymenoptera 13.42
Hyperaktivität 31.25
Hyperaldosteronismus 04.28, 24.10, 24.41
Hyperandrogenismus 25.16
Hyperbilirubinämie 09.11
Hypercholesterinämie 24.50, 24.51, 24.52, 24.53, 24.54, 24.55, 31.64
Hypereosinophilie-Syndrom 15.06
Hyperglykämie 23.11, 23.12, 24.12, 29.76, 29.77, s. Kap. 23
Hyperkaliämie 04.72, 24.11
Hyperkalzämie 24.21, 35.01
Hyperkapnie 06.05
Hyperlipidämie 04.63, 23.32, 24.50, 24.51, 24.52, 24.53, 24.54, 24.55, 24.56, 31.64
Hypermenorrhoe 25.13, 27.03
Hypernatriämie 24.13
Hypernephrom 11.43
Hyperopie 37.03, 37.05
Hyperparathyreoidismus 10.22, 24.24, 31.59
Hyperparathyroidismus 04.28
Hyperprolaktinämie 24.62, 24.67, 25.21
Hypersensitivität 14.02, 31.40
Hypersplenismus 15.05, 15.10
Hypertensive Krise 04.23
Hyperthermie 18.63, 35.14

Hyperthyreose 24.30, 24.31, 24.32, 24.33, 24.35, 35.01
Hypertone Krise 04.23
Hypertonie 04.20, 04.21, 04.22, 04.23, 04.24, 04.25, 04.26, 04.27, 19.01, 19.02, 24.10, 24.41, 24.68
Hypertonie biem Kind 31.11
Hypertonie im Alter 22.10
Hypertonie, endokrine 04.28
Hypertonie, pulmonale 04.90
Hypertonie, renale 04.28
Hypertonie, renovaskuläre 04.28
Hypertonie, sekundäre 04.28
Hypertrichose 25.16
Hypertrophie, linksventrikuläre 04.02, 04.27, 04.86
Hypertrophie, rechtsventrikuläre 04.02, 04.90
Hyperventilation 06.04, 17.03
Hyphaema 37.27
Hypoalbuminämie 10.04
Hypoallergene Nahrung 31.43
Hypochondrie 35.02
Hypogammaglobulinämie 31.60
Hypoglykämie 17.03, 23.10, 24.42, 24.68, 29.77, 35.01
Hypogonadismus 11.45, 24.24, 24.61, 24.67, 31.26
Hypogonadotroper Hypogonadismus 24.61, 25.55
Hypokaliämie 24.10, 24.14, 24.41
Hypokalzämie 24.20, 24.63, 31.59
Hypokapnie 06.04, 17.11
Hypokinesie 36.47
Hypomanie 35.22
Hyponatriämie 04.72, 24.11, 24.12, 24.42
Hypoparathyreoidismus 24.20, 24.63
Hypopharynxtumor 38.63
Hypophyeninsuffizienz 24.61
Hypophysenadenom 24.40
Hypophysenfunktionsstörung 24.61
Hypophyseninsuffizienz 24.67
Hypophysentumor 24.67
Hypopituitarismus 24.67
Hypoproteinämie 10.04
Hypopyon 37.32
Hyposensibilisierung 14.09
Hypothermie 18.42, 18.43
Hypothyreose 24.30, 24.32, 24.33, 24.34, 24.35, 24.52, 24.56, 24.67, 32.10
Hypotonie 04.36, 24.12, 24.42
Hypovolämie 04.36, 24.12
Hypoxämie 17.11
Hysterie 35.02

Idiopathische thrombozytopenische Purpura 29.71
IgA-Mangel 31.60
IgA-Nephropathie 10.32
Ikterus 09.10, 31.51
Ileus 08.81
Immersionstrauma 18.42
Immundefizit 31.60
Immunglobuline 03.01
Immunschwäche 01.45, 01.62, 01.72

Immunsuppression 01.41, 01.71, 03.01, 10.24, 24.43, 29.62
Immuntherapie 14.09
Impetigo 01.81, 13.22
Impfung 02.01, 02.32, 03.01, 31.03
Impingement 20.05
Implantat 27.03
Impotenz 11.40
Impulsives Verhalten 35.33
Impulskontrollstörung 31.25
Induratio penis plastica 11.21
Infantile Spasmen 32.02
Infantile Zerebralparese 32.05, 36.94
Infektionskrankheiten 22.07, 31.60, 36.30, 44.35, s. Kap. 01, 02
Infektionsprophylaxe 02.01
Infertilität 25.55
Influenza 01.40
Infraspinatus-Test 20.02
Inguinalschmerz 20.34
Inhalation 06.31, 06.44, 06.60, 31.48, 44.31
Inhalationstrauma 18.40
Injektionsnadelverletzungen 44.35
Inkontinenz 22.06, 25.45
Innenraum 45.03, 45.04
INR 05.44, 15.31
Insektenstich 13.42
Insomnie 31.52, 36.09
Instabilität 20.41
Institutionelle Betreuung 22.31
Insulin 23.21
Insulinom 24.68
Insulinpumpe 23.21
Insulinresistenz 23.01, 23.36
Insulintherapie 23.35
Interpersonale Psychotherapie 35.51
Intertrigo 13.50
Intoxikation 17.03, 17.20, 17.21, 34.30
Intraartikuläre Injektion 21.10
Intrakarnielle Blutungen 36.22, 36.23
Intrakarnieller Druck 32.01
Intrakranielle Blutungen 17.03, 18.05
Intrakranieller Druck 24.12, 36.81
Intraokulärer Druck 37.05, 37.34
Intrauterinpessar 25.10, 27.01, 27.02, 27.03, 27.04, 27.06
Intubation 17.01, 17.02, 17.03
Invagination 29.20, 29.21
In-Vitro-Fertilisation 25.56
Inzest 31.73, 41.11
Iridozyklitis 29.86, 37.06, 37.32
Irisläsion 13.17
Iritis 06.43, 37.32
Ischämische Attacke, transitorische 36.20
Ischämische Herzkrankheit 04.55, 04.58, 04.60, 04.61, 04.63, 04.64, 04.65, 04.72, 19.01, 19.02
Isopropanolvergiftung 17.22
ITP 29.71

Janz-Syndrom 32.02
Jetlag 02.04, 35.03
Juckreiz 31.46
Jugendpsychiatrie 34.20

Kachexie **22.05**
Kalium 24.11, 24.12
Kälteagglutinine 15.60
Kälteschutz **13.91**
Kammerflattern **04.41**
Kammerflimmern **04.41**, **17.01**, 17.03
Kandidose 13.11, 26.02
Kaposisarkom **01.45**
Kardiologie **31.11**, s. Kap. 04
Kardiologie bei Kindern 31.08, 31.09, 31.10
Kardiomyopathie **04.85**, **04.86**, 19.02
Kardiomyopathie, alkoholische **04.85**
Kardiomyopathie, dilatative **04.85**
Kardiomyopathie, hypertrophische **04.86**
Kardiomyopathie, kongestive 04.85
Kardiomyopathie, restriktive 04.85
Kardiopulmonale Reanimation **17.01**, 17.02
Kardioversion 04.46, 18.41
Karies **07.31**
Karotissinus-Syndrom 04.43
Karpalflexoren **20.21**
Karpaltunnel **20.61**
Karpaltunnelsyndrom 36.71
Karzinogene **44.31**
Karzinom beim Kind 16.21
Karzinom, duktales **25.21**
Karzinomscreening **16.20**
Karzinomtherapie, palliative 16.11
Kataplexie 35.03
Katarakt **37.33**
Katatonie 35.14
Kathastrophen **35.36**
Katheterablation **04.48**
Katheterismus der Blase **11.30**, **11.31**
Katzenauge **37.45**
Katzenbiss **18.62**
Katzenkratzkrankheit **29.72**
Kawasaki-Syndrom 29.72, **29.87**
Keloid **13.79**, 18.50, 18.51
Keratitis **37.24**, 37.28
Keratokonjunctivitis sicca 21.43
Keratokonus **37.03**
Keratose **13.76**
Keuchhusten **29.34**, 31.47
KHK **24.52**
Kieferluxation **18.06**
Kieferspalte **07.26**
Kinderheilkunde 13.11, s. Kap. 29, 30, 31
Kinderneurologie s. Kap. 32
Kinderpsychiatrie s. Kap. 33, 34
Kindesmissbrauch **31.73**
Kindlicher Harnwegsinfekt **29.50**
Kindliches Asthma **31.48**
Kindstod, plötzlicher **29.91**
Kleienpilzerkrankung **13.51**
Kleinwuchs **31.20**
Klimakterium 24.24, **25.50**, 25.51
Klimatisierung 45.03
Klinefelter-Syndrom **24.61**, 31.26
Klingelmatte **31.57**
Klumpfuß 31.55
Knick-Senkfuß **30.27**
Knie **20.41**, **20.42**

Kniegelenk **20.41**, **20.42**
Kniescheibenluxation **18.32**, 18.33
Knieverletzungen **18.33**
Knöchelfraktur **18.36**
Knöchelverletzung **18.37**
Knochenalter **31.20**
Knochendichtemessung **24.24**
Knochenkrankheit **31.59**
Knochenmarkfibrose **15.42**
Knochenmarkuntersuchung **15.01**
Knochensarkom **20.91**
Knochentumor **20.90**, **20.91**
Köbner-Phänomen **13.73**
Kognitive Funktion **22.21**
Kognitive Therapie 33.20, 35.51
Kognitive Verhaltenstherapie 33.20
Kohlenmonoxid 45.03
Kohlenmonoxidvergiftung 17.03, 17.11, **17.24**, 18.40
Kokain 17.22
Kolik **31.50**
Kolitis 01.63
Kollagenose **21.04**, **21.42**
Kollaps 18.63
Kolorektales Karzinom **08.70**, **08.71**
Kolorektales Karzinom, Nachsorge **08.72**
Kolorektales Karzinom, Risikopatienten **08.73**
Koloskopie **08.22**
Koma **36.02**
Komedonen **13.60**
Kompartmentsyndrom **18.65**
Komplexes regionales Schmerzsyndrom **17.41**
Kompressionssyndrom **20.60**
Kompressionsverband **05.53**
Kondom **27.02**, **27.05**
Kondylome **25.31**
Konjunktiva **37.06**, **37.21**, **37.30**, 37.31
Konjunktivitis **37.22**
Kontaktdermatitis 13.10, **13.12**, 13.13
Kontaktekzem **13.14**
Kontaktlinse **37.29**
Kontraktur des Penis **11.21**
Kontraktur, dupuytren\ësche
Kontrastsehen **37.01**
Kontrazeption 26.02, s. Kap. 27
Kontrazeptiva, orale **25.12**, s. Kap. 27
Konvergenz **37.03**
Konversionsstörung 35.02
Kopflaus **13.41**
Kopfschmerz **07.16**, **36.41**, **36.42**, 37.05
Kopfschmerz bei Kindern 29.12, 31.63, **32.01**
Kopfwachstum **31.04**
Koprolalie **32.04**
Kornea **37.24**, **37.25**, 37.27
Koronarangiographie **04.64**
Koronararterien-Bypass **04.63**, **04.64**, **04.65**
Koronararthrienthrombose 04.63
Koronare Herzkrankheit 04.55, 04.60, 04.61, **04.63**, **04.64**, 04.65, 04.72, 19.01, 19.02

Koronarsyndrom, akutes **04.58**
Körpergröße **31.20**
Körperlaus **13.42**
Korsakow-Syndrom 35.01, **36.83**
Kosmetische Chirurgie **18.50**
Krampfanfall **24.68**, 31.22, **32.02**, **36.26**, **36.27**
Krankheitsbewältigung **31.34**
Krätzmilbe **13.40**
Krebsbehandlung, palliative 16.11
Krebserkrankungen **16.21**, s. Kap. 16
Krebs-Screening **16.20**
Kreuzbandverletzung **18.33**
Kreuzschmerzen **19.01**, 20.100, **20.30**
Krimfieber **02.32**
Krise 31.34
Krisenintervention 35.36, 35.50
Krupp **29.03**
Kryoglobulinämie 15.47, **21.44**
Kryotherapie 13.30
Kryptorchismus **31.06**
Kuhmilch **31.41**
Kumarine s. Antikoagulation
Kunsttherapie 33.20
Kurzzeitpsychotherapie 35.51
Kussmaulsche Atmung 23.11
Kyphose **30.22**

Lactoseintoleranz **08.83**, **31.41**, 31.62
Lagerungsschwindel **38.72**
Lagophthalmus **37.12**
LAHB **04.03**
Lambert-Eaton-Myasthenie-Syndrom **36.66**
Landkartenzunge **07.24**
Landwirtschaft **06.33**
Längenwachstum **31.20**
Langzeit-EKG **04.05**
Langzeiterkrankung **31.34**
Lärm **38.42**
Lärmschwerhörigkeit **38.42**
Larva migrans 02.33
Larve 13.42
Laryngitis **29.32**, 38.02
Laryngoskopie **17.02**
Larynxkarzinom 38.63
Larynxödem **14.10**
Laser **37.41**
Läsionen der Zunge **07.24**
Lassa-Fieber 02.32
Latexallergie 13.10, **14.05**
Laugen 17.20
Läuse **13.41**
Lebensmittelunverträglichkeit **14.04**, **31.41**, 31.42, 31.43
Lebensmittelvergiftung **08.43**
Lebensstil 04.24
Leberabszess **01.63**
Lebererkrankungen s. Kap. 09
Leberfunktionsparameter **09.12**
Leberzirrhose **09.21**, **09.22**, 24.62
Leberzirrhose, biliäre **09.23**
Legg-Perthes-Krankheit **30.24**
Legionellose 02.30, **06.11**
Leishmaniose **02.30**, 02.33
Leistenregion **13.11**
Leistenschmerz **20.34**

Lennox-Gastaut-Syndrom 32.02
Lepra **02.30**, **02.31**
Leptospirose **02.30**, **02.31**
Lernschwierigkeiten 31.36
Lernstörung 31.22, **31.24**, 31.25
Leukämie 01.71, 15.39, 15.42, 15.48, 29.62
Leukämie, akut **15.45**
Leukämie, chronische **15.40**, **15.43**
Leukämoide Reaktion 15.04
Leukoenzephalopathie, progressive multifokale **36.34**
Leukopenie 01.71, **15.05**
Leukoplakie **07.23**, 38.63
Leukotrien-Antagonisten **06.31**
Leukozytose **15.04**, 15.41
Levatorsyndrom **08.10**
Lewy-Körperchen-Krankheit **36.55**
Lichen planus **07.23**, 13.12, **13.73**
Lichtempfindlichkeit 37.31, **37.32**
Lichtsensibilisierung **13.82**
Lichttherapie 31.45, 35.21
Lid **37.10**, **37.15**, **37.16**, 37.23, 37.27
Lidptose **37.11**
Lidschluss **37.12**
Linksherzinsuffizienz **04.70**
Linksschenkelblock **04.03**
Linse **37.29**
Linsentrübung **37.33**
Lippenkarzinom **13.77**, 38.63
Lippenspalte **07.26**
Liquor **13.04**
Liquorshunt **36.82**
Lisfranc-Gelenk 18.38
Lithium 35.22
Logopädie **36.92**
Loiasis 02.33
Lokalanästhesie 17.40
LPHB **04.03**
Lues **12.03**
Luftverschmutzung **45.01**, 45.03
Lumbalgie 19.00, **20.30**, **30.21**
Lunatummalazie **20.23**
Lunge 31.47, 31.48, s. Kap. 6
Lunge beim Kind 29.03, 29.04, 29.35, 29.36, 31.47, 31.48
Lungenembolie **05.40**
Lungenentzündung **06.11**, **29.36**
Lungenfibrose **44.51**, **44.52**
Lungenfibrose,idiopathische **06.40**
Lungenfunktion **06.07**, 17.11, **31.48**
Lungeninfarkt **06.02**
Lungenkarzinom **06.50**
Lungenkrankheiten 45.01, s. Kap. 6
Lungenkrankheiten, chronisch obstruktive **06.03**, **06.34**, **19.01**
Lungenkrankheiten, obstruktive 06.05, **06.31**, **06.33**
Lungenkrankheiten, obstruktive beim Kind 29.03, 29.04, 31.48
Lungenkrebs **06.02**
Lungenödem **04.70**, **04.71**, **06.34**, 17.03
Lungentransplantation 31.61
Lupus erythematodes **21.03**, **21.41**
Lutein 37.44
Lyme-Borreliose **01.29**, 21.03, **29.85**
Lyme-Neuroborreliose 29.13, **36.31**
Lymphadenitis **29.72**

Lymphadenopathie **15.44**
Lymphdrainage **15.44**
Lymphödem 18.50, **18.52**
Lymphödeme **05.10**
Lymphogranuloma inguinale **12.06**
Lymphom 15.39, **15.44**, 24.21, 38.08
Lymphopenie **15.05**
Lymphozytose **15.04**, 15.43
Lysetherapie **04.61**, 04.65, 17.03

Madenwürmer **01.55**
Magen- Darmkrankheiten beim Kind 29.21, 29.22, 29.23, 29.25, 29.26, 31.41, 31.42, 31.61, 31.62
Magen-Darmkrankheiten s. Kap. 08
Magengeschwür **01.81**, 08.21, **08.32**, 08.33
Magenspülung 17.20
Magnesiummangel 24.10, **24.14**
Major depression 35.20
Makroalbuminurie **23.31**
Makroglobulinämie **15.47**
Makuladegeneration **37.44**
MAK-Wert **44.31**
Malabsorptionssyndrom **08.84**
Malaria 02.01, **02.02**, 02.30
Maldeszensus **31.06**
Malignes neuroleptisches Syndrom **35.14**, **36.30**
Malleolarfraktur **18.36**
Malnutrition **22.05**
Malokklusion **07.16**
Mammachirurgie 18.50, **18.54**
Mammakarzinom 18.50, 25.21, **25.23**
Mammaknoten **25.20**
Mammapalpation **25.20**
Mammarekonstruktion **18.54**
Mammographie **25.23**
Manie 35.22, 35.40
Manisch-depressive Krankheit **35.22**
MAO-Hemmer **35.41**
Marburg-Virus-Krankheit **02.32**
Marcoumartherapie **05.44**
Marschfraktur **18.64**
Marsupialisation **25.32**
Masern **29.102**
Mastektomie 18.54, **25.23**
Mastitis **01.81**, **25.21**
Mastitis puerperalis **26.24**
Mastodynie **25.20**
Mastoiditis **38.38**
Materialentfernung **18.39**
Maximaler Exspirationsstrom **06.30**
Mediastinaltumor **15.44**
Mediastinum **06.62**
Medikamentenabhängigkeit **40.10**
Medikamentenintoxikation 17.20, **17.21**
Medikamentenmissbrauch **40.10**
Medikamentenreaktion **14.03**, 14.10
Megaloblasten **15.08**
Megaloblastische Anämie **15.24**
Meibom-Drüsen 37.13, 37.15
Mekoniumileus **31.61**
Melaena **08.52**, 15.21
Melanom **07.23**, **13.77**, 18.50, 38.61
Menarche **25.13**, **31.26**
Meningismus **36.31**

Meningitis 02.01, 02.30, **29.12**, **36.31**
Meningokokken 02.01, **29.12**
Meningokokkenvakzine **01.72**, 03.01
Meniskus 18.33, 20.40, 20.41, **20.44**
Menopause 24.24, **25.50**, 25.51
Menorrhagie **25.13**
Menschenbiss **18.62**
Menstruationsstörung **25.13**
Menstruationsverschiebung **25.12**
Mentale Behinderung **32.13**
Meralgie **20.63**
Mesotheliom **06.80**, **44.51**
Messie-Syndrom **35.32**
Metabolisches Syndrom **23.01**, **23.32**, **23.36**, 24.02, **24.50**, **25.15**
Meteorismus **08.08**
Methämoglobinämie **17.11**
Methanolvergiftung 17.20, **17.22**
Methotrexat **21.64**
Metrorrhagie **25.13**, 27.03
Migräne 27.08, 32.01, **36.40**, **36.41**, **36.42**
Mikroalbuminurie **23.20**, **23.31**, 23.41
Mikroaneurysmen 23.40
Mikroskopische Polyangitis **21.44**
Mikrozephalie **31.04**, 32.11
Miktionsstörung **11.03**, **29.50**, 31.57
Milchallergie **31.41**, **31.42**
Minor stroke **36.21**
Mischkollagenosen **21.42**
Missbrauch 31.70, **31.73**, **41.11**
Misshandlung 31.36, **31.70**
Mitralklappe 04.11, 04.12
Mitralklappeninsuffizienz **04.11**
Mitralklappenprolaps **04.11**
Mittelfußfraktur **18.38**
Mittelhandfraktur **18.25**
Mittelohrbelüftung **29.44**
Mittleres Erythrozytenvolumen **15.08**
MMSE **22.21**, **22.31**, **36.51**, **36.54**
MNS **35.14**
Mobbing **31.36**
MODY-Diabetes **23.01**
Molenschwangerschaft 25.46, **26.13**
Mollsche Drüsen 37.13
Mollusca contagiosa **13.31**
Monarthritis **21.01**
Mondbein **20.23**
Monitor **44.36**
Monoaminoxidasehemmer 33.21
Monoklonale Gammopathie **15.47**
Mononeuropathie, diabetische 23.42
Mononeuropathien **36.70**
Mononukleose **01.42**, **29.30**
Monozytose 15.04
Morbus Addison 24.11, 24.12, **24.42**, 24.63
Morbus Alzheimer **36.54**
Morbus Basedow 24.30, 24.31, **24.35**
Morbus Bechterew **21.32**
Morbus Boeck 21.03
Morbus Crohn **08.80**
Morbus Cushing **24.40**
Morbus Hodgkin **15.39**, **15.44**
Morbus Kienböck **20.23**
Morbus Köhler **30.27**
Morbus Meniere **38.71**

1590

Morbus Osgood-Schlatter **30.25**
Morbus Parkinson **36.47**
Morbus Perthes 30.02, **30.24**
Morbus Scheuermann **30.22**
Morbus Sudeck **17.41**
Motoneuronenkrankheit **36.61**
Motorik 31.22
Motorische Aktivität 31.25
Mouches volantes **37.42**, 37.43
Mrcoumartherapie 04.49
Mückensehen 37.42
Mucoviszidose **31.61**
Müdigkeit 35.03, **35.06**
Müdigkeitssyndrom **35.06**
Multiinfarktdemenz **36.53**
Multiple Sklerose **36.45**, **36.94**
Multiples Myelom **15.46**, 24.21
Mumps **29.100**
Münchhausen-by-Proxy **31.70**
Münchhausen-Syndrom 35.02
Mundbrennen **07.15**
Mundgeruch **07.13**
Mundhöhlenkarzinom 38.63
Mundkrankheiten s. Kap. 07
Mundschleimhaut **07.21**
Mundsoor **29.60**
Mundtrockenheit **07.10**
Mundwinkelrhagaden **07.11**
Musiktherapie 33.20
Muskelatrophie **36.65**
Muskeldystrophien **36.65**
Muskelerkrankungen 18.61, 31.22, 36.03, **36.65**, 36.66
Muskelhypotonie 24.12
Muskelkompartment **18.65**
Muskelkrämpfe 24.14
Muskelrigor 35.14
Muskelschmerz **20.82**
Muskelschwäche **36.03**
Muskelverletzung **18.61**
Mutismus **33.09**
Mutterberatung 26.02, 26.05
Mutter-Kind-Beziehung 31.72
Muttermilch 26.05, 31.03
Myasthenia gravis 06.05, **36.03**, **36.66**
Mycoplasmainfektionen **06.10**, 06.11, 06.12, 31.47
Myelitis **36.60**
Myelodysplastisches Syndrom **15.39**, **15.48**
Myelofibrose **15.42**
Myelographie 36.15
Myelom **15.39**
Myelopathie 20.01
Myeloproliferative Erkrankungen 15.07, 15.09, **15.40**, 15.41, **15.42**
Myiasis 02.33
Mykobakterien, atypische **06.23**
Mykoplasmen s. Mycoplasmen
Mykosen 01.45, **13.50**, 25.30
Myokardinfarkt **04.58**, **04.60**, **04.61**, 04.63, 04.64, 17.03
Myokardischämie 04.55, **04.63**, 04.64, 04.65
Myokarditis **04.82**
Myom 25.10, 25.40, **25.46**
Myopathien s. Muskelerkrankungen
Myopie **37.03**, 37.05, 37.43

Myositis **36.65**
Myringitis 29.40
Myxödem **24.34**

Nabelkolik **31.50**
Nackenschmerz **20.01**
Nadelstich 44.35
Nagel **13.80**
Nahrungsmittelallergie 14.02, **14.04**, **31.41**, **31.42**, **31.43**
Narbe 13.79, 18.50, 18.51
Narkolepsie 31.52, 35.03
Narzismus 35.33
Nasenabstrich **38.51**
Nasenbeinfraktur **38.43**
Nasenbluten **38.46**
Nasennebenhöhlen 37.07
Nasenpolypen **38.54**
Nasentumoren **38.61**
Natrium 24.12, 24.13
Nävus 13.77
Nebennierenadenom **24.41**
Nebennierenhyperplasie 24.40, **24.41**
Nebennierentumor 24.10, 24.41, **24.68**
Necrobiosis lipoidica **13.12**
Neisseria gonorrhoeae **12.02**, 37.22
Nekrosen 13.83
Nekrotisierende Fasziitis **13.21**
Nematodeninfektionen 02.33
Nephritis **11.06**
Nephrologie s. Kap. 10
Nephropathie, diabetische 23.32
Nephrotisches Syndrom **10.04**, **24.12**
Nervenkompressionssyndrome **36.70**, **36.71**
Nervenschädigung **36.89**
Netzhautablösung **37.43**
Netzhautödem 37.41
Neugeborenenikterus **31.51**
Neugeborenenkrämpfe 32.02
Neuralgie 17.40, **36.40**, **36.71**
Neuralrohrdefekte 26.02
Neurasthenie 35.06
Neuroborreliose **01.29**, **36.31**
Neurodermitis 13.12, 13.13, **31.45**
Neuroleptika 35.14, 35.40
Neurologie 18.02, 18.03, 18.04, 18.05, 18.11, 31.21, 31.24, 31.25, s. Kap. 36
Neurologie, Kinder u. Jugendliche s. Kap. 32
Neurologische Störung 31.21, **31.22**
Neurologische Untersuchung 31.22
Neuropathie, diabetische 36.72
Neuropathische Schmerzen **17.40**
Neurophysiologie **36.16**
Neuropsychologische Tests **36.91**
Neuroradiologie **36.15**
Neutropenie 01.70, **15.05**, **29.62**
Neutrophilie 15.04
Nichtstationäre Entbindung 26.22
NIDDM **24.52**
Niereninsuffizienz 10.22, **24.11**, **24.20**
Nierenkrankheiten s. Kap. 10
Nierenversagen **10.20**

Nierenversagen, chronisches **24.11**
Nierenzellkarzinom **11.43**
Nierenzyste 10.40
Nikotinsucht **40.20**, **40.21**
Non-Hodgkin-Lymphom **15.39**, **15.44**
Non-Q-Infarkt **04.58**
Noradrenalin-Wiederaufnahmhemmer **35.41**
Normoblasten **15.08**
Notfall **06.32**, s. Kap. 20
Notfallentbindung **26.22**
Notfallversorgung, extramural **17.03**
NSTEMI **04.58**
N. medianus **20.61**
N. thoracicus longus 20.09
N. ulnaris **20.62**
Nummuläres Ekzem **13.16**

Obduktion 41.02
Obsessionen 33.05
Obstipation **08.07**
Obstipation beim Kind 29.20, 29.21, **29.23**
Obstruktive Atemwegserkrankung beim Kind 29.03, 29.04, **31.48**
Obstruktive Atemwegserkrankungen 06.03, 06.05, 06.31, 06.33, 06.34, 19.01
Offenwinkelglaukom **37.34**
Ohrmuschel **38.40**
Oligomenorrhoe **25.13**, **25.14**
Onchozerkose 02.33
Onkologie s. Kap. 16
Onychomykose **13.50**
Operationsfreigabe **17.30**
Opfer **31.70**
Ophthalmoskopie 23.40, 37.41, 37.43, 37.44
Opioidintoxikation **17.22**
Opisthotonus 35.14
Opportunistische Infektionen **01.45**
Optikusatrophie **37.40**
Optikusneuritis **36.45**
Optikusneuropathie **37.34**
Orale Kontrazeptiva **27.02**, **27.03**
Oraler Glucosetoleranztest 23.01
Orbita **37.16**, 37.45
Orbitalphlegmone **37.16**
Orchitis **11.22**, **29.100**
Organtransplantation **10.24**
Orthopädie 18.37, s. Kap. 20
Orthopädie b. Kind s. Kap. 30
Orthostatische Hypotonie **04.07**, 22.01, **22.10**
Osgood-Schlatter-Syndrom **30.25**
Ösophagusvarizen **08.05**
Osteoarthropathie, primäre hypertrophische **21.03**
Osteoarthrose **19.01**
Osteochondritis **20.47**
Osteochondrom **20.90**
Osteom 38.62
Osteomalazie **24.20**, 24.24
Osteomyelitis 23.44
Osteopenie **24.24**
Osteoporose 19.01, **24.24**, 24.43
Osteosarkom **20.90**
Osteosynthese **18.39**

Östrogene 27.03
Otitis externa 38.37
Otitis media 01.81, 29.40, 29.42, 29.45, 38.35, 38.36
Otosklerose 38.17
Ovarialtumor 25.40
Ovarialtumoren 25.46
Ovarialzysten 25.40, 25.46
Ovarielles Hyperstimulationssyndrom 25.40, 25.55
Ovulationsinduktion 25.55
Ozaena 38.56
Ozon 06.44, 45.01

Painful arc 20.02
Palliativbehandlung 06.51, 16.11
Palmaraponeurose 20.24
Panayiotopoulos-Syndrom 32.02
Panikattacke 35.29
Panikstörung 35.02, 35.29, 35.43
Panikstörung im Kindesalter 33.04, 33.21
Pankreasinsuffizienz 09.32, 31.61
Pankreaskarzinom 09.33
Pankreatitis 09.30, 09.31
Papillenasymmetrie 37.34
Papillenödem 36.80, 36.81, 37.41
Papillom 38.62
Papillom, intraduktales 25.21
Papillomaviren 25.01, 25.31
Paralyse 18.11, 32.05, 36.03, 36.08, 36.71, 38.10
Parametritis 25.41
Paranoide Störung 22.03, 34.13, 35.12, 35.33
Paraphimose 11.20, 31.55
Paraplegie 18.11
Paraproteinämien 15.46
Parasitäre Erkrankungen 01.51, 01.52, 01.53, 01.54, 01.55, 01.60, 02.33, 13.41
Parasomnien 31.52, 35.03
Parästhesie Arm 20.60
Parästhesie Hand 20.61
Parkinson-Krankheit 36.48, 36.55
Parodontitis 07.36
Parodontose 07.32
Paronychie 13.80
Parotistumoren 38.11
Parotitis 29.100, 38.11
Partielle Thromboplastinzeit 15.31
Partus 26.21, 26.22, 26.23
Patella 20.42, 20.43
Patellaluxation 18.32, 18.33, 30.06
Pavor nocturnus 31.52
PCI 04.58, 04.60, 04.61, 04.63, 04.64, 04.65
Peitschenschlagsyndrom 20.01
Pellagra 24.64
Pemphigoid 13.70
Pemphigus 13.70
Pemphigus vulgaris 07.23
Pendelhoden 31.06
Penisinduration 11.21
Perikarditis 04.65, 04.82
Perimetrie 37.01
Periorale Dermatitis 13.62
Periphere arterielle Verschlusskrankheit 05.60

Peritonealdialyse 10.23
Perniziöse Anämie 15.24
Persönlichkeitsstörung 35.04, 35.33
Pertussis 29.34
Pest 02.31
Petechien 15.10, 15.30, 29.83
Peyronie-Krankheit 11.21
Pfeiffersches Drüsenfieber 01.42, 29.30
Pflegeheim 22.31
Phantomschmerz 17.40
Phäochromozytom 04.28, 24.68
Pharyngitis 29.30
Phenprocoumontherapie 04.49, 05.44
Philadelphia-Chromosom 15.40
Phimose 11.20, 31.55
Phlebitis 05.35
Phlebografie 05.30
Phlebologie s. Kap. 5
Phlegmone 13.21, 29.61, 37.16
Phobie, Schul- 33.21
Phosphat 24.20
Phosphatmangel 31.59
Photokeratitis 37.28
Photophobie 37.28, 37.32
Photophthalmie 37.28
Phototherapie 13.71, 31.46
Physikalische Medizin 17.40, 18.11, 18.52, 18.61, 18.65, 20.75, s. Kap. 19
Pickwick-Syndrom 06.71
PID 25.41
Pigmentierung der Mundschleimhaut 07.23
Pilokarpin-Iontophorese 31.61
Pilonidalsinus 13.81
Pilzerkrankungen 13.50
Pilzinfektion 07.22
Pilzvergiftung 17.20, 29.25
Pityriasis rosea 13.72
Pityriasis versicolor 13.51
Placenta praevia 26.16
Plasmazellen 15.46
Plasmodien 02.02
Plasmozytom 15.46
Plastische Chirurgie 18.50, 18.51
Plattfuß 30.27, 31.55
Plazentalösung 26.16
Pleuraerguss 06.80
Pleuramesotheliom 44.51
Pleurapunktion 06.80
Pleuritis 06.80
Pleuropneumonie 29.36
Plötzlicher Kindstod 29.91
Pneumocystis carinii 31.60
Pneumokokkenimpfung 01.72, 03.01, 22.07
Pneumokoniosen 06.40, 44.51
Pneumonie 02.36, 06.11, 06.12
Pneumonie beim Kind 29.35, 29.36
Pneumothorax 06.61, 17.03
Polidipsie 23.12
Poliomyelitis 02.01, 36.35
Pollenallergie 38.50
Polyarteritis nodosa 21.44
Polyarthritis 21.01, 29.80, 29.81, 29.86
Polycythaemia vera 15.07, 15.41
Polydipsie 10.01

Polyglanduläres Autoimmunsyndrom 24.63
Polymedikation 22.08
Polymenorrhoe 25.13
Polymyalgia rheumatica 21.03, 21.45, 24.43
Polymyositis 36.65
Polyneuropathien 36.70, 36.72, 36.83
Polypen 38.54
Polytrauma 17.03
Polyurie 10.01, 23.12
Polyzystische Nierenkrankheiten 10.40
Polyzystisches Ovarsyndrom 25.15, 25.55
Polyzythämie 15.07
Popeye Bizeps 20.06
Porphobilinogen 24.66
Porphyrie 24.66
Postherpetische Neuralgie 01.41, 17.40
Postkardiotomiesyndrom 04.65
Postkoitale Kontrazeption 27.06
Post-nasal drip Syndrom 31.47, 38.24
Postpartale Blutungen 26.23
Postpartale psychische Störungen 35.13
Postphlebitisches Syndrom 05.40
Posttraumatische Belastungsstörung 35.36
Post-Zoster-Neuralgie 01.41, 17.40
Prader-Willi-Syndrom 32.13
Prädiabetische Stoffwechsellage 29.75
Präeklampsie 26.14
Präkanzerose 13.76
Prämenstruelles Syndrom 25.11
Presbyopie 37.01, 37.03
Pricktest 13.05
Primärer Hyperaldosteronismus 24.41
Prionenkrankheiten 36.34
Processus styloideus radii 20.21
Progesteronprovokation 25.14
Prolactin 25.21
Prolaktinom 24.67
Proliferative Retinopathie 23.40
Pronatio dolorosa 30.06
Prophylaxe bei Reisenden 02.01, 02.02
Prostatakarzinom 11.13
Prostataknoten 11.13
Prostatatumor 11.13
Prostatavergrößerung 11.12
Prostatavolumen 11.12
Prostatitis 11.11
Proteinurie 10.03, 10.04, 10.32, 23.41
Prothrombinzeit 04.49, 05.44, 15.31
Protozoeninfektionen 02.33
Provokationstest 06.33, 13.05
Pruritus 13.02, 31.46
Pruritus ani 08.61
PSA Prostataspezifisches Antigen 11.12, 11.13, 16.20
Pseudoanämie 19.12
Pseudocoxalgie 30.24

Pseudodemenz **36.50**
Pseudogicht **21.52**
Pseudohyperaldosteronismus **04.28**
Pseudokrupp **29.03, 29.32**
Pseudotumor cerebri **32.01**
Psoriasis 13.11, **13.71**, 21.30
Psoriasis-Arthritis **21.03**
Psychiatrie s. Kap. 35
Psychiatrie beim Kind 31.25, 31.36, s. Kap. 33, 34
Psychiatrische Notfälle **35.40**
Psychiatrische Probleme bei Jugendlichen s. Kap. 34
Psychische Probleme bei Jugendlichen s. Kap. 34
Psychische Probleme und mentale Behinderung **32.13**
Psychische Störungen infolge organischer Erkrankungen **35.01**
Psychoaktive Substanz **35.27**
Psychoanalyse **33.20, 35.51**
Psychodrama **35.51**
Psychodynamische Individualtherapie **33.20**
Psychogene Kopfschmerzen **32.01**
Psychomotorische Agitiertheit **35.14, 35.40**
Psychopharmakotherapie bei Kindern und Jugendlichen **33.21**
Psychose 31.72, **34.13**, 34.20, **35.11**
Psychosen bei Erwachsenen s. Kap. 35
Psychosen bei Jugendlichen s. Kap. 34
Psychosen bei Kindern s. Kap. 33
Psychosomatik 31.63, 34.20, **35.02**
Psychosoziale Dienste 34.20, **40.02**
Psychotherapie **35.50, 35.51**
Psychotherapie bei Kindern und Jugendlichen **33.20**
Psychotherapie, Gruppen- 33.20
Psychotrope Arzneimittel 33.21
PTBS **35.36**
PTCA **04.58, 04.60, 04.61, 04.63, 04.64**, 04.65
Pterygium **37.23**
Ptose **37.11**
PTZ 04.49, **05.44**, 15.31
Pubertät **31.26**, s. Kap. 34
Pubertätsgynäkomastie **24.62**
Pudendusneuralgie **25.33**
Pulmologie s. Kap. 06
Pulmologie b. Kind s. Kap. 29, 31
Pulmonale Fibrose **06.40**
Pulmonalembolie 04.02, **05.40, 05.43**, 17.03
Pulmonalklappe **04.10**
Pulmonalödem **04.70, 04.71**
Pulslose elektrische Aktivität 17.01, 17.03, 18.43
Pulsoxymetrie 06.32, **17.11**
Pupille **37.32, 37.33**
Pupillenreflex 37.45
Purpura 15.10, **15.30**
Purpura Schoenlein-Henoch **21.44**, 29.21, **29.83**
Purpura, thrombozytopenische **29.101**
PUVA-Therapie **13.71**
Pyelonephritis **01.81**, 10.10

Pylorusstenose 29.21
Pyodermie **13.22**
Pyometra 25.40
Pyrophosphat-Arthropathie **21.03**

Q-Fieber **02.30, 02.31**
QTc 04.07
QT-Syndrom **04.07**, 04.41, 17.21, 19.02
Quarz **44.52**
Quinckeödem **14.10**

Rachitis **31.59**
Radikulitits **36.73**
Radikulopathie **36.73**
Radiojodtherapie **24.35**
Radiologie s. Kap. 31, 42
Radiusfraktur **18.25**
Radiusköpfchenluxation **30.06**
Radon **45.03**
Rapid cycling **35.22**
Rauchen 06.34, **06.50**, 26.02, 27.03, **40.21**
Raucherentwöhnung **40.20**
Raynaud-Syndrom **05.62, 21.04**
Reaktive Arthritis 01.20, 12.01, **21.31**
Reaktive Depression 35.25, **35.34**
Reaktive Verhaltensstörung **35.34**
Reanimation **17.01**, 17.02, 17.03
Rechtsmedizin s. Kap. 41
Rechtsschenkelblock **04.03**
Reflexe 31.22, 36.03, 36.50, 36.60, 36.73
Refluxösophagitis **08.30**, 38.02
Refraktionsanomalien **37.03, 37.05**
Rehabilitation **36.92**, 19.100
Rehabilitation, Krebspatienten **16.22**
Reisediarrhö **02.03**
Reisekrankheiten 08.03, s. Kap. 02
Reisen, Insulintherapie 23.21
Reiter-Krankheit 01.20, **21.31**
Reittherapie **33.20**
Reizdarmsyndrom **08.08**
Rektale Blutung **08.50, 08.51**
Rektozele **25.43**
Renale Insuffizienz 04.72, **24.21**
Renin 24.41
Replantation **18.51, 18.53**
Reproduktionstechnik **25.56**
Respiratorische Insuffizienz **06.05**, 06.34, 17.02, 17.03
Restharn **42.04**
Retardierung 31.22
Retikulozyten 15.25
Retikulozytose 15.20
Retina 37.43, 37.45
Retinaarterienverschluss **37.40**
Retinadegeneration 37.43
Retinathrombose **37.41**
Retinoblastom **37.45**
Retinopathie 23.32, 37.42
Rett-Syndrom **32.03**
Revaskularisation **04.65**
Rezidivierende depressive Störung 35.20
Rhabdomyolyse 10.20, **10.21**, 18.41, 24.11
Rheumachirurgie **21.22**

Rheumafaktor 21.01
Rheumatisches Fieber 21.03, **21.31**, **29.81**
Rheumatoide Arthritis 21.03, **21.20**, **21.21**, **29.86**
Rheumatologie s. Kap. 21
Rheumatologie beim Kind 29.80, 29.81, 29.84, 29.85, 29.86
Rhinitis 31.40, 38.53
Rhinitis atrophicans **38.56**
Rhinitis vasomotorica **38.50**
Rhinophym 13.61
Rhythmusstörung 17.03, s. Kap. 04
Rickettsien **02.30, 02.31**
Riechstörungen **38.06**
Rigor **36.47**
Ringelröteln **29.56**
Rippenfraktur **18.12**
Risikoschwangerschaft **26.15**
Romano-Ward-Syndrom **04.07**
Röntgenuntersuchung s. Kap. 42
Rosacea **13.61**
Röschenflechte **13.72**
Roseola infantum **29.57**
Rostring **37.26**
Rotatorenmanschette **20.05**
Rotavirus **29.22**
Röteln **29.101**
Rotes Auge **37.06**
Rotlauf **13.20**
Rotreflex 37.33
Rücken s. Kap. 20
Rückenmarkkompression **36.60**
Rückenmarkserkrankungen **36.60**
Rückenmarkstumoren **36.60**
Rückenmarksverletzungen **18.11**
Rückenschmerz **19.01**, 20.30, 30.21
Rückenverletzungen **18.10**
Rückfallfieber **02.30**

Sacraldermoid **13.81**
Sakroileitis **21.32**
Salazopyrin **21.62**
Salmonelleninfektion **01.81**
Salpingitis **25.41**
Samenstrangtorsion 11.22, 29.21
Sarkoidose **06.43**, 24.21, 24.67
Sarkoidose, pulmonale **06.43**
Sarkoidose-Arthritis **21.03**
Sarkom **20.91**
SARS **02.36**
Sauerstoffsättigung **17.11**
Sauerstofftherapie 04.70, 06.05, 06.34, 13.21, 17.24
Säuglingsikterus **31.51**
Säuren **17.20**
Scapula **20.09**
Scapulafraktur **18.20**
Schädelhirntrauma 17.03, **36.93**
Schädeltrauma **18.02, 18.03**, 18.04, 18.05
Schädeltrauma, Kind **30.07**
Schadstoffbelastung **45.03**
Schanker **12.06**
Scheidendiaphragma **27.05**
Scheidenperforation **25.40**
Schielen **37.02**
Schießscheibenphänomen **13.17**
Schilddrüse 24.33

Schilddrüsenantikörper 24.33
Schilddrüsenfunktionsdiagnostik 24.30
Schilddrüsenknoten 24.31
Schilddrüsenkrebs 24.31
Schimmel 45.04
Schirmertest 37.30
Schistosomiasis 01.50, 02.30, 02.33
Schizoid 35.33
Schizophrenie 22.03, 34.13, 35.05, 35.11, 35.13, 35.40, 35.42, 36.55
Schlafapnoe 06.71, 31.52
Schlafkrankheit 02.30, 02.33
Schlafparalyse 35.03
Schlafstörungen 31.52, 35.03, 36.09
Schlaganfall 17.03, 36.21, 36.22, 36.92
Schleimbeutel 20.46
Schleimbeutelentzündung 20.46
Schleimhautulcera 07.20
Schleudertrauma 20.01
Schluckstörung 08.04
Schmerzbehandlung 08.33, 16.10, 16.11, 17.40, 17.41
Schmerzhaftes Auge 37.32
Schmerzsyndrom 20.82
Schnarchen 06.71
Schneeblindheit 37.28
Schock 14.01, 17.03, 17.03
Schreibaby 31.50, 33.01
Schrittmacher-Syndrom 04.52
Schule 31.36, 34.20
Schulphobie 35.25
Schulterblatt abstehend 20.09
Schulterblattfraktur 18.20
Schultergelenk 20.05
Schulterluxation 18.21
Schulterschmerz 20.01
Schürfwunde 30.04
Schütteltrauma 31.50
Schwangerschaft 01.81, 03.01, 10.10, 12.01, 24.30, 24.34, 24.35, 24.64
Schwangerschaftshypertonie 26.14
Schwangerschaftskomplikationen 26.02
Schwartz-Bartter-Syndrom 24.12
Schweißtest 37.28
Schweißtest 31.61
Schwerhörigkeit 44.30
Schwindel 22.01, 38.70
Scratchtest 13.05
Screening auf fetale chromosomale Anomalien 26.04
Screening auf Karzinome 08.71
Seborrhoische Dermatitis 13.15
Sectio caesarea 26.21
Sedierung 17.03, 35.04, 35.40
Segmentresektion 25.23
Sehbehinderung 37.02, 37.05
Sehkraft 37.01, 37.02, 44.36
Sehleistung 37.01
Sehminderung 37.05
Sehnenentzündung 20.06
Sehnenruptur 20.06
Sehnenscheidenentzündung 20.21
Sehschärfe 37.02
Sehschwäche 37.03
Sehstörung 21.46, 37.02, 37.05,
37.33, 37.34, 37.40, 37.41, 37.42, 37.43, 37.44
Sehsturz 37.40, 37.41
Sehtest 37.01
Sehverlust 37.40
Sekundäre Anämie 15.23
Selbstmord 35.05, 35.21
Selbstmord bei Kindern 33.07
Selbstmordabsicht 34.11
Selbstmordgedanken 35.21
Selbstmordversuch 35.05
Selbsttötung 35.05
Selbstverletzendes Verhalten 33.02
Selbstverletzung 34.12, 34.20
Selstmord bei Kindern 34.11
Seminom 11.43
Sensibilisierung 14.02, 14.03, 14.04, 14.05, 31.41, 31.43, 31.44, 31.45
Sepsis 01.70
Septumdeviation 38.55
Serotonerges Syndrom 35.14, 35.40
Serotoninaufnahme-Inhibitoren 33.21, 34.11, 35.41
Serumkrankheit 29.82
Sever-Krankheit 30.27
Sexualdelikt 31.73
Sexualentwicklung 31.26
Sexualität 26.02, 27.03
Sexuelle Gewalt 41.11
Shuntkomplikationen 36.82
SIADH 24.12
Sialadenitis 38.11
Sialolithiasis 38.11
Sicca-Syndrom 37.29, 37.30
Sichelfuß 31.55
Sick-Building-Syndrom 45.03
Sick-Sinus-Syndrom 04.43, 04.44
Sigmoidoskopie 08.22
Silikose 44.52
Singultus 36.06, 36.76
Sinuatrialer Block 04.43, 04.44
Sinus pilonidalis 13.81
Sinusarrest 04.44
Sinusitis 01.81, 06.02, 37.07, 38.30
Sinusitis beim Kind 29.31
Sinusitis beim kind 32.01
Sinusitis ethmoidalis 29.31
Sinusitis frontalis 38.32
Sinusitis maxillaris 29.31, 38.31
Sinusitis, chronisch 38.33
Sinustachykardie 04.38
Sjögren-Syndrom 21.43, 37.30
Skabies 13.11, 13.40
Sklera 37.06
Skleritis 37.22, 37.31
Sklerodermie 21.40
Skoliose 30.22
Skorbut 24.64
Skotom 37.44
Skrotalhernie 11.23
Skrotum 31.06
SLAP-Läsion 20.06
Small-for-date 31.03
SNRI 35.41
Sodbrennen 08.30, 08.31
Sojaallergie 31.42
Sokolow-Kriterien 04.27
Solare Keratose 13.76
Somatisierung 35.02
Somatisierungsstörung 35.02
Somnambulismus 31.52, 35.03
Somnolenz 36.09
Sonnenschutz 13.82, 13.91
Sonnenstich 18.63
Sonographie 42.03
Sozialdienst 22.30
Soziale Ausgrenzung 34.15
Spacer 06.31, 31.48
Spannungskopfschmerz 32.01, 36.41
Spannungspneumothorax 17.03, 17.03
Spastizität 18.11, 36.61, 36.94
Speeds-Test 20.06
Speicheldrüsen 38.11
Speicheldrüsenkarzinom 38.63
Speichelstein 38.11
Spermatozele 11.23
Spermizide 27.05
Spezifische Immuntherapie 14.09
Spieltherapie 33.20
Spinalkanal 20.33
Spinnenbiß 13.42
Spirochaeten 01.29
Spiroergometrie 04.04
Spirometrie 06.07, 06.30, 31.48
Spitzfuß 31.55
Splenektomie 01.72, 03.01
Splenomegalie 15.07, 15.09
Spondylarthropathien 21.03
Spondylitis ankylosans 21.03, 21.32
Spondylodiszitis 30.21
Spondylolisthese 30.21
Sport 23.22
Sprachstörung 31.21, 31.24, 31.25, 36.90
Sprunggelenk 30.06, 30.27
Sprunggelenksdistorsion 30.06
Spulwürmer 01.54
SSA-oder SSB- Antikörper 21.43
SSRI 33.21, 34.11, 35.14, 35.41
Stammzelltransplantation 15.46, 15.48
Staphylococcus 01.28
Status asthmaticus 06.32, 29.04
Status epilepticus 17.03, 29.10, 36.26
Stauungsekzem 13.12
Stein-Leventhal 25.15
Steißbein 18.12
STEMI 04.61
Steroide 40.12
Stevens-Johnson-Syndrom 13.17, 14.03
Still Geräusch 04.10
Stillen 26.05
Stoffwechselstörungen 24.01, s. Kap. 24
Stoffwechselstörungen beim Kind 29.76, 29.77, 31.61, 31.64
Stomatitis 07.20, 13.18, 29.60
Stomatitis aphthosa 07.23
Stomatologie s. Kap. 07
Störung des Sozialverhaltens 33.03, 33.06, 34.15
Stottern 31.21
Strabismus 32.01, 37.45
Strahlentherapie 16.01
Streptococcus pneumoniae 29.12

1594

Streptokokkeninfektionen **21.31**
Stressinkontinenz **25.45**
Stromunfall **18.41**
Strongyloidiasis 02.33
Struma **24.31, 24.33, 24.35**
Struma nodosa 24.35
Strumektomie **24.20, 24.35**
Stuhlinkontinenz **08.06**
Sturzattacke 04.36
Styloiditis radii **20.21**
Subakute sklerosierende Panenzephalitis 29.102, **36.34**
Subarachnoidalblutung 17.03, 18.02, 18.03, **36.23**
Substanzmissbrauch 17.20, **26.18**, 35.25, s. Kap. 40
Substanzmissbrauch bei Jugendlichen **34.30**
Subunguales Hämatom **18.60**
Sucht 26.18, 34.30, s. Kap. 40
Sudeck-Krankheit **17.41**
Sugillation **37.21**
Suizid **33.07**, 34.11, **35.05**, 35.21
Suizidales Verhalten von Kindern und Jugendlichen **33.07**
Suizidgefahr 35.22
Suizidgefährdete Kinder 33.02
Suizidrisiko 34.11
Suizidrisiko bei Jugendlichen **34.12**
Sulfasalazin **21.62**
Sulfonylharnstoffe 23.34
Supportive Psychotherapie 35.50, 35.51
Suprapubische Zystostomie **11.32**
Supraspinatus **20.05**
Supraspinatus-Test **20.02**
Sympathische Reflexdystrophie **17.41**
Syndaktylie **31.55**
Syndrom der 1.Rippe **20.60**
Synechien **37.32**
Synkope 04.35, **04.36**, **14.01**
Synovitis 30.02
Syphilis **12.03**
Systemische Erkrankungen während der Schwangerschaft **26.15**
Systemische Therapie 35.51
Systolikum 04.10, 04.11, 31.08, **31.09**

Tachykardie 04.35, **04.38, 04.39, 04.41, 04.42**, 17.03, 19.02
Tachykardie, supraventrikuläre **04.38, 04.39**
Tachykardie, ventrikuläre **04.41**
Tageklinik 22.30, **22.32**
Tageslinsen **37.29**
Tagesmüdigkeit 06.71, 31.52, s.a. Müdigkeit
Takayasu- Syndrom **21.44**
Talgdrüsen 37.15
Tarsorrhaphie **37.12**
Tendinitis **20.21**, 20.52
Tendinitis calcarea **20.05**
Tennisellbogen **20.20**
TENS **17.40**
Testis-Schmerz **11.22**
Testosteronmangel **11.45, 24.61**
Testosterontherapie **24.61**

Tetanie **24.20**, 31.59
Tetanus **01.24**
Tetanus-Prophylaxe **01.24, 03.01**
Thalassämie 15.20, 15.25
Thenaratrophie **20.61**
Thiaminmangel **36.83**
Thompsontest **20.52**
Thoraxdrainage **06.61**
Thoraxmissbildung **31.55**
Thoraxschmerz **04.55**, 04.58, **04.63**, 04.65
Thromboembolie **05.43**
Thrombolyse **04.61**, 04.65, 17.03
Thrombophilie **05.41**, 27.08
Thrombophlebitis **05.35**
Thrombose **05.42**, 15.49, 37.40, 37.41
Thrombozytämie 15.41, **15.49**
Thrombozytopenie **15.10**, 15.30, 15.45, 29.101, **29.71**
Thrombozytose **15.09**, 15.41
Thyreoglobulin 24.34
Thyreoiditis de Quervain **24.32**
Thyreoiditis, subakute **24.32**, 24.35
Thyreotoxikose **24.35**
Thyroxin **24.30**, 24.33, **24.34**, 24.35, 24.56
Tic-Störungen **32.04**
Tierbiss **18.62**, 30.04
Tietze **20.83**
Tinea **13.50**, 13.51
Tinea inguinalis 13.11
Tinea versicolor **13.51**
Tinnitus **38.04**
Tollwut **01.46**, 02.01
Tollwutimpfung 01.46, 03.01
Tonsillektomie 38.25
Tonsillitis 01.42, **01.81, 29.30**, 38.20
Torsade de pointes 04.07, **04.41**
Tortikollis 20.01, **31.55**
Totenbeschau **41.02**
Tourette-Syndrom **32.04**
Toxische Dermatitis **13.14**
Toxizität 44.31, s.a. Vergiftungen
Toxocara 02.33
Toxoplasmose **01.62**, 29.72
Tracheostomie **06.60, 38.80**
Tracheotomie 06.60, **17.02**
Training **19.01**
Tränendes Auge 31.54
Tränenflüssigkeit 37.30
Tränengang **31.54**
Tränengas 37.27
Tränenkanal 37.22
Transferrinsättigung **24.65**
Transfusion **15.60, 15.61**
Transfusionsreaktion **15.61**
Translokation 32.10
Transsexualität **35.62**
Trauerreaktion 35.02
Trauma 35.36, s. Kap. 19
Trauma beim Kind 31.70, 31.73, s. Kap. 30
Traumatische Amputation **18.53**
Trematodeninfektionen 02.33
Tremor **36.07, 36.47, 36.48**
Trepanation 15.01
Treponema pallidum **12.03**
Tretinoin 13.60
Triage **17.03**

Trichinose **01.53**, 02.33
Trichomoniasis 25.01, **25.30**
Trichterbrust **31.55**
Trichuriasis 02.33
Trifaszikulärer Block **04.03**
Trigeminusneuralgie 17.40, **36.76**
Triglyceride beim Kind 31.64
Trikuspidalklappe 04.11, 04.12
Trikuspidalklappeninsuffizienz **04.11**
Trinkwasser **45.02**
Tripper **12.02**
Trismus **01.24**, 35.14
Trisomie 21 **32.10**
Trockenes Auge **37.30**
Tropenkrankheiten **02.30**
Trophoblast **26.13**
Troponin **04.60**
Tryglyceride s. Fettstoffwechselstörungen
Trypanosomiasis 02.30, **02.33**
Tubargravidität 25.40, 26.10
Tubendysfunktion **25.55**
Tuberkulintest **06.20**
Tuberkulose **06.20, 06.21, 06.22**, 44.52
Tularämie **01.21**
Tumor 37.45, s. Kap. 16
Tumorschmerzen **16.10**
Turnersyndrom **31.26**
TVT **25.45**
Typhus 02.30

Übelkeit **08.02**
Überdosis **17.22**
Übergewicht **24.01**, 24.55, 31.20
Uhrglasverband 37.12
Ulcus corneae **37.24**
Ulcus cruris **05.50, 05.51, 05.53**, 18.50
Ulcus molle 12.03, **12.06**
Ulcus pepticum **08.32**, 15.21
Ulcus ventriculi **01.81**, 08.32
Ulcus, Druck 13.83
Ulnartunnel **20.62**
Ultraschall-Indikationen **42.03**
Ultraviolette Strahlen **37.28**
Umweltmedizin s. Kap. 45
Umweltverschmutzung **45.01**
Unfälle 35.36
Unfruchtbarkeit **25.55, 25.57**
Unguis incarceratus **13.80**
Unterbauchschmerz **25.40**
Unterbringung 35.05
Unterkühlung 17.03, 18.42, **18.43**
Unterschenkelekzem 13.12
Urethrastriktur **11.03**
Urethritis **12.01**
Urgeinkontinenz **22.06, 25.45**
Urinuntersuchung 10.05, **29.51**
Urolithiasis **11.41**
Urologie 31.06, s. Kap. 11
Urologie beim Kind 29.50, 29.51, 29.52, 31.06, 31.57
Urtikaria 13.02, **13.74**, 14.03, **29.82**
Uteruskarzinom **25.46**
Uterusprolaps **25.43**
Uveitis 06.43, **37.32**
UV-Therapie **31.45**

Vaginalabstrich 26.02
Vaginalkarzinom **25.46**
Vaginalpessar **27.05**
Vaginalprolaps **25.43**
Vaginalring **27.03, 27.05**
Vaginismus **25.33**
Vaginitis **25.30**
Vaginose 25.01
Vagusstimulation 04.39
Vakuumextraktion **26.21**
Varicellen **29.55**
Varikozele **11.23**
Varizellen 36.32
Varizen **05.30, 05.50**
Vasculitis **21.44**
Vaskulitis 10.31, 15.30, **29.87**
Vasopressin 31.57
VAS-Skala **17.40**
Venenentzündung **05.35**
Venenerkrankungen s. Kap. 05
Veneninsuffizienz 05.10, **05.30,**
05.53
Venenthrombose **05.11, 05.35, 05.40,**
05.42, 37.41
venerische Erkrankungen s. Kap. 12
Ventrikelhypertrophie **04.02**
Ventrikuläre Extrasystolie 04.35,
04.40
Verätzung **29.26, 37.27**
Verblitzung **37.28**
Verbrennung 17.03, **18.40,** 18.41,
18.50
Vergewaltigung 31.70, **31.73, 41.11**
Vergiftungen 17.03, **17.20, 17.22,**
17.24, 29.25, 29.26
Vergiftungszentralen **17.20, 29.25**
Verhaltensstörung **31.25**
Verhaltensstörungen bei Kindern
und Jugendlichen **33.06**
Verhaltenstherapie **35.51**
Verhütung s. Kap. 27
Verhütungsschwamm **27.05**
Verletzung **37.16,** s. Kap. 18
Verletzungen beim Auge 37.16
Verletzungen beim Kind s. Kap. 30
Verrucae **13.30**
Verschattungen im Thoraxröntgen
42.01
Vertebra plana 30.21
Vertigo 08.02, **38.70,** 38.72
Verwirrtheit 22.02, 34.30, 35.04,
36.32
Verwirrtheit beim alten Menschen
35.01
Vesikoureteraler Reflux **29.50**
Vibrationen 44.30
Vibrationssyndrom **05.62**
Vipom **24.68**
Virale Arthritis **21.03**
Virilismus **25.16**

Virologie 44.35, s. Kap. 01, 02
Visus **37.01, 37.02,** 44.36
Visusminderung **37.05,** 37.41
Visusverschlechterung **37.44**
Vitalkapazität **06.07**
Vitamin A **24.64**
Vitamin B12-Mangel **15.24,** 35.01
Vitamin D 10.22, **24.20,** 24.21
Vitamin D-Mangel 22.05, 24.24,
31.59
Vitamin K 15.31
Vitamine **24.64**
Vitaminsubstitution 22.05, **24.64**
Vitium 04.11, **31.09**
Vitrektomie 37.42
Vogelzüchterlunge **06.41**
Von Willebrand Erkrankung 15.31
Von-Willebrand-Krankheit 15.31,
15.32
Vorhautenge **11.20**
Vorhofflattern **04.42,** 17.03
Vorhofflimmern 04.35, 04.42, **04.45,**
04.46, 04.48, 04.49, 04.50, 04.72,
05.44, 24.35, **30.47**
Vorsorgeuntersuchung **22.20**
Vorzeitige Wehen **26.20**
Vulvakarzinom **25.46**
Vulvodynie **25.33**

Wachstum **31.20,** 31.26
Wachstumsretardierung 32.11
Wachstumsschmerzen **30.26**
Wachstumsstörung 31.60
Wadenschmerz **05.11,** 30.26
Wahn **22.03**
Wahnhafte Störungen **35.12**
Wahnvorstellungen 35.11
Wahrnehmung 31.22
Waldenström **15.47**
Warze **13.30**
Wasserintoxikation **24.12**
Wasserschaden **45.04**
Wasserverschmutzung **45.02**
Wasserversorgung 45.02
Waterhouse Friedrichsen Syndrom
29.12
Wechselbeschwerden **25.50**
Wegener-Granulomatose **21.44**
Wegwerflinsen **37.29**
Wehen **26.20, 26.21**
Weichteilinfektion 13.21
Weichteilsarkom **20.91**
Weinen **31.50,** 33.01
Weißfingerkrankheit **05.62**
Wernicke-Encephalopathie **24.64,**
36.83
Wiederherstellungschirurgie **18.51**
Willebrand **15.32**
Wimpern 37.10
Windeldermatitis **13.11, 31.53**

Windpocken **01.41**
Winkelblockglaukom 37.06, **37.34**
Winterdepression **35.25**
Wirbelfraktur **18.10,** 24.24
Wochenbettpsychose **35.13**
Wolff-Parkinson-White-Syndrom
04.39, **04.42,** 31.10
Wundinfektion 13.21
Wundversorgung **30.04, 30.09**
Würmer 01.52, 01.54, **01.55, 01.60**

Xanthelasma **24.50**
Xanthom **24.50,** 24.51
Xerophthalmie 37.03, **37.30**

Yergason-Zeichen **20.06**
Yuzpe-Schema **27.06**

Zahn **07.31, 07.35**
Zahnentwicklung **07.30**
Zahnextraktion **07.35**
Zahnfleischbluten **07.32,** 15.31
Zahnmedizin 18.06, s. Kap. 07
Zahnschmelz-Hypoplasie **07.30,**
24.63
Zahnschmerz **07.34**
Zahnstein **07.32**
Zahnverletzungen **07.33**
Zangengeburt **26.21**
Zeckenkrankheit 01.29, 36.32
Zeckenstich 01.29, **03.01**
Zehenfraktur **18.38**
Zeissche Drüsen 37.13
Zellulitis **29.61, 37.16**
Zentralarterienverschluss **37.40**
Zentralvenenverschluss **37.41**
Zerebralparese **32.05**
Zerkariendermatitis **01.50**
Zerumen **38.05**
Zervixabstrich **25.01**
Zervixcarzinom **25.01**
Zervixdysplasie **25.01, 25.31**
Zervixkarzinom **25.46**
Zervixpolyp **25.46**
Zervizitis **12.01,** 26.02
Zirkumzision **11.20**
Zöliakie **08.84,** 31.62
Zungenbändchen **31.55**
Zwang **33.05, 35.32**
Zwangsstörung **35.32,** 35.43
Zwangsstörungen im Kindesalter
33.05
Zyklothyme Störung **35.22**
Zystenruptur **25.40**
Zystische Fibrose 31.60, **31.61**
Zystitis **01.81,** 10.05, 10.10, **29.50**
Zystizerkose 02.33
Zystocele **25.43**
Zystostomie **11.30, 11.32**